中医从基础走向临床丛书

六经辨证从此来

名医解读

《伤寒论》

六经理论与临床

瞿岳云

编著

CS

K 湖南科学技术出版社

国家一级出版社 全国百佳图书出版单位·长沙

前　言

　　中医理论源远流长，历经数千年的历史长河，犹如一个巨大的文化宝库，蕴含着璀璨发光的宝石。历史的东汉，社会变革、动荡、疫疬与战争，其时名医张仲景，勤求古训，博采众方，结而成集，名之曰《伤寒论》。其书首创理法方药系统的"六经辨证"理论，开创了中医辨证论治的先河，因而被赞誉为中医辨证论治的大师，临床学的奠基人，方剂学的鼻祖，辨证施护的先驱，此即仲景之功也。

　　《伤寒论》传世迄今已近两千年，虽饱经风霜，然其足已名垂青史。六经乃《伤寒论》之魂、之根，千百年来，古今中外众多学者十分重视对伤寒六经的研究，并为此做出了不懈的努力。正如近代中医学家恽铁樵所曰："《伤寒论》第一重要之处为六经，而第一难解之处亦为六经，凡读伤寒者无不于此致力，凡注伤寒者亦无不于此致力。"

　　《伤寒论》其理法简而详，其疗效卓著，应若桴鼓，吸引了众多医家、学者莫大的兴趣，为业医者之津筏；作者之构思精而奥，寓理之博而深，使学者触之朗然，用之效然，而思之茫然，以至于只知其然而不知其所以然。

　　《伤寒论》之所以用"伤寒"二字命名，根据《伤寒论》书中所讨论的内容及历代诸家对《伤寒论》一书的认识，伤寒论的"伤寒"涵义，包括了广义伤寒和狭伤寒两个方面。所谓广义伤寒，包含了多种外感病及多种杂病。

　　《伤寒论》的理论方药不仅可以治外感伤寒之病、温热之病，还可以治疗内伤之杂病，为什么？关键是六经辨证具备了中医最基本的辨证论治思维方法，由此出发，自然很多疾病可迎刃而解。实则在《伤寒论》300多条条文的背后，展示了一个宏大的中医辨证论治理论体系，越是深入发掘思考，所得越多。中医在诊治疾病的过程中，需要摆脱一些固有观念的束缚，冲破旧的思维模式，从患者实际情况出发，重新组合已知的知识，去发现或寻找病证之间新的联系，采取新的治疗措施，以适应千变万化的临床需要。要达到这一目的，必须精通《伤寒论》的六经辨证。

　　因为六经辨证具有创造性思维的几个基本特征：①流畅性。即从一种病证信息迅速联想到多种病证信息的能力。六经辨证都有明确的规定，一旦掌握了这些脉证机制，就可以展开多方面的联想。②精细性。六经辨证具有病、证、症三个层次的结构体系，它有助于人们多向地、多层次地进行思考。③灵活性。《伤寒论》的六经没有一个固定不变的脉证，论中所谓"观其脉证，知犯何逆，随证治之"以及方剂灵活加减，都体现了这种灵活的精神。④跳跃性。六经外应天气，内合脏腑经络，六经各病有助于人们在大时空范围内驰骋想象，表现在跨越阳病阴病、表病里病、脏病腑病间的联想，跨越不同病位、病性之间的联想。其创造性思维方法主要体现在立体思维、对立思维、结合思维、形象思维、辐射思维与辐集思维等6个方面，充分揭示了六经辨证的思维形式是最积极、最活跃、最富有成果、最能产生新思想新事物的一种创造性思维。

　　概念所反映的事物的本质，即是概念的内涵。六经辨证，是将疾病过程中整体病理变化的形式为主要病理基础，依其整体病理变化的程度不同，归纳为六类证候，每类证候中包括若干种病症。实质上是对疾病不同阶段的综合性认识，它包括了机体正气的盛衰、内外邪气的强弱、机体的反应程度、病情的转归趋势以及体现在外表的各种表象的综合。

　　将"三"与阴阳的结合应用是中医的一个伟大创举，也是中医中药最具特色的内容之一。《伤寒论》是以"三阴三阳"六经名病的，如"太阳之为病""阳明之为病"等。从"三"与"一分为三"的内涵看，三阴三阳的概念，即是建立在以数字"三"为核心的结构性基础上的，"一分为三"作为东方哲学的重要命题，是中华民族对人类文明独特的贡献。"三"蕴含着对宇宙的直觉感悟和理性认知。在浩瀚无际、冥冥神秘的天空中，日、月、星3种不同的光体或明亮源，直接影响着对自然界的感知和生活实践的方式。随着文明的进程，"三"逐渐固化为人们的思维定势，"三起而成日，三日而成规，三旬而成月，三月而成时，三时而成功"。中医学把一阳分为三阳，把一阴分为三阴，即三阴三阳，以适应认识疾病，对事物、疾病进行比较分类之需要。为什么事物的本质中存在着质、量、度3个方面？为什么在一切生物体的新陈代谢中有且只有物质代谢、能量代谢、信息代谢3种形式？为什么生物的遗传密码是由3个碱基来决定的？生命的三胚层学说，为什么颜色具有色调、浓度和明度3种基本属性等，反映了这一哲学方法对自然现象与规律的认识与总结。

　　这在《伤寒论》中表现为三阴三阳，"六"的阴阳六经与六经病证、六经辨证理论。三阴三阳医学建立的病位、病性、病时结构体系，都可以从三者的关系求解，三者的相互关系及其变化，反映了疾病的多样性、复杂性，理清并把握三者间的关系，就把握了中医临床辨证的核心内涵，同时兼容生理、病理、病因、治则、治法及预后等方面内容，为当代中医学的发展展现了一幅新的图景。"三"作为东方哲学的密码，是中华民族重要的思维方式，无处不表征着中华民族认识自然、认识事物的思维特征。一分为三，支撑了中华民族的传统文化体系的建立与发展，同样也支撑了中医学知识体系的形成与发展。认识与把握中医学、把握《伤寒论》，同样要从一分为三入手，三阴三阳理论体系的建立与发展，同样是运用一分为三哲学方法发展《伤寒论》的成果，为当代中医学的发展提供了一个具有东方哲学基础的理论模板。

　　《伤寒论》的核心是六经辨证，然而对于伤寒、六经、六经辨证的概念、实质等，古代医家，现代学者，仁者见仁，智者见智，众说纷纭，各执一端，各有其理，展现的是多角度、全方位"千古论坛"之态势。面对如是，虽经诸家论辩，终未能尽善人意，虽穷经皓首，亦难领略其真谛哉！以诸医之大贤，尚且如此，则吾岂敢妄论，故而在此仅将新中国成立以来诸贤学者有关《伤寒论》六经研究的代表性文献，作了系统梳理、综合归纳，结集为这本《六经辨证从此来——名医解读〈伤寒论〉六经理论与临床》。因而从这一角度而言，斯作实为热心研究《伤寒论》六经诸贤专家学者集体的结晶。

　　全书分为上、下两篇。上篇主要为对六经的概念、六经辨证的实质以及三阴三阳与三阴三阳辨证等的理论研究；下篇则主要为运用六经理论对临床诸病的辨治研究。对于伤寒六经理论中具有争议的问题，各家不同之说的见解，其中必有其理其据，甚至独具匠心之悟之验，往往颇给人启迪，开拓思路，故而书中对某一争论命题的相关不同"各家学说"一并收录列入其中，以供研究参考，其孰是孰非，读者可择善而从之。

　　本书取材广泛，内容丰富，虽不敢断言是此研究的"一览无余"之作，却实为此领城研究的"全景缩影"之集。

瞿岳云

于湖南中医药大学

目　　录

上篇　《伤寒论》六经博论

下篇 诸病从六经辨治

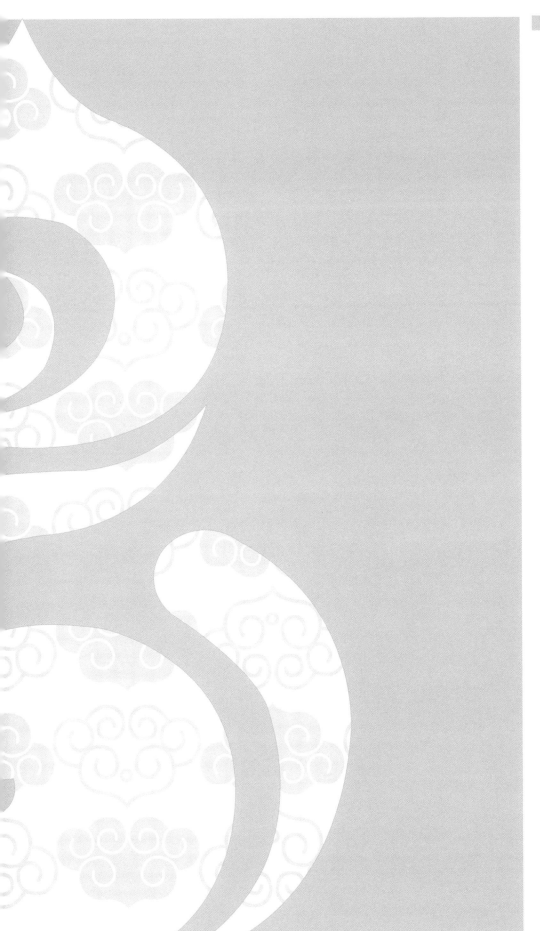

上篇 《伤寒论》六经博论

1 六经概念源流

伤寒学说的理论内核，始终与伤寒、六经、三阳三阴等几个基本概念密不可分。因此，考察这几个基本概念的起源和原始涵义，是研究伤寒学术体系发生发展规律的出发点。学者万晓刚就六经、三阳三阴概念的起源、演变及其关系，做了初步考证。

六经概念原始

六经一词，首见于《素问·阴阳应象大论》。该词于《黄帝内经》中有数见，如"六经为川""六经波荡""六经不通""六经调者"等，这是考证六经概念的原始依据。

《素问·阴阳应象大论》全篇以天地阴阳之气，配属人身脏腑经络，曰："余闻上古圣人，论理人形，列别脏腑，端络经脉，会通六合，各从其经，气穴所发，各有处名，溪谷属骨，皆有所起，分部逆从，各有条理，四时阴阳，尽有经纪，外内之应，皆有表里。"古人常用古代哲学推理之认识方法，各以类从，所谓比类取象是也。其论六经，自亦不离其宗，曰："天气通于肺，地气通于嗌，风气通于肝，雷气通于心，谷气通于脾，雨气通于肾。六经为川，肠胃为海，九窍为水注之气。"在论五脏与天地风雷雨相通相配之后，将六经、肠胃、九窍并列，以江河、海洋、水注之气相比属，实则暗寓经络、脏腑、孔窍之关系于其中。是以肠胃者，脏腑之代称也，为气血精微生化之源泉；六经者，经络之替词也，为气血津精运行之通道；而九窍者，则是气血精微所流注之孔穴。

"经，织也。"（《说文解字》）织物之纵线是也，与纬相对应。中医学引之，用以表述人体营卫气血运行之通道，即所谓经络或经脉是也。内在之脏腑与外在之肌肤孔窍，全赖经脉联络沟通，组成一个不可分割之有机整体。《素问·阴阳应象大论》所言，正是这种整体观念的形象表述，故六经概念当是经络之意无疑。其后各篇或言"波荡"，或谓"不通"，皆与江河之喻密切相关，是以其通行气血之功用，昭然若揭；而人身之中，运行气血精微之责，非经脉莫属。故而六经一词，其初始本义，是人体经络之概称。

人体经络，手足分属而计有十二，名曰手足太阳经脉、手足阳明经脉、手足少阳经脉、手足太阴经脉、手足少阴经脉、手足厥阴经脉。若不言手足而仅据阴阳属性归类，则有三阳三阴之名谓，一般指代足之经脉。《素问·阴阳离合论》曰："圣人南面而立，前曰广明，后曰太冲，太冲之地，名曰少阴，少阴之上，名曰太阳，太阳根起于至阴，结于命门，名曰阴中之阳。中身而上，名曰广明，广明之下，名曰太阴，太阴之前，名曰阳明，阳明根起于厉兑，名曰阴中之阳。厥阴之表，名曰少阳，少阳根起于窍阴，名曰阴中之少阳。是故三阳之离合也，太阳为开，阳明为阖，少阳为枢。三经者，不得相失也，搏而勿浮，命曰一阳。"又曰："外者为阳，内者为阴，然则中为阴，其冲在下，名曰太阴，太阴根起于隐白，名曰阴中之阴。太阴之后，名曰少阴，少阴根起于涌泉，名曰阴中之少阴。少阴之前，名曰厥阴，厥阴根起于大敦，阴之绝阳，名曰阴之绝阴。是故三阴之离合也，太阴为开，厥阴为阖，少阴为枢。三经者，不得相失也，搏而勿沉，名曰一阴。"此之论三阳（太阳、阳明、少阳）三阴（太阴、少阴、厥阴），是以经脉言，故以"三经"别谓三阳、三阴。由此推论，前之所言六经，即此"三阳"与"三阴"（经脉）之合称。

三阳三阴概念萌芽

三阴三阳概念起源可溯之于《周易》。"日月之谓易",从文字起源分析,易也者,暗寓阳上阴下、阳尊阴贱之阴阳观于其中。《易经》象数之学以三为奇,二为偶,三奇(九)为老阳,三偶(六)为老阴,一奇二偶(七)为少阳,两奇一偶(八)为少阴。八卦以三阳爻为乾,三阴爻为坤,三阳三阴之数,意味着三阳三阴概念已萌芽于中。四象之数,依据宋儒之说,则明确提出少阳、少阴概念;而与之相应者,老阳、老阴概念,未尝不可视作太阳、太阴概念之原始。尽管我们尚未找到确凿依据证明此时已有阳明、厥阴类似概念出现,但亦可推论,由两仪而四象,由四象而八卦,是阴阳两极、太少互别,进而演变形成三阳三阴概念之思维历程。由此可知,三阳三阴概念,其原始本义是阴阳定性及量化标准。

自夏代之《连山》,经商代之《归藏》,而至周代之《周易》,易学历经数变而终于乾坤一统,演为天地之间、天人之际,博大精深的学术体系。古代医学在认识人体生理病理及其与天地自然的关系时,自发地采用了易学理论,以解释各种生理病理现象。三阴三阳概念由此逐渐融入医学体系,渐变为一组特殊的概念。故而在《黄帝内经》理论体系中,三阳三阴概念所寓者广,随其所论对象不同而含义各异。

《黄帝内经》三阳三阴概念

在古代医学体系中,三阳三阴概念的确立及具体引用,实际历程较我们所想象的更为漫长。在马王堆汉墓出土之医籍中,《阴阳脉灸经》(甲本)载有钜阳脉、少阳脉、阳明脉、肩脉、耳脉、齿脉、大阴脉(钜阴脉)、厥阴脉、少阴脉、臂钜阴脉、臂少阴脉。《足臂十一脉灸经》则记载了足泰阳、足少阳、足阳明、足少阴、足泰阴、足(厥)阴、臂泰阴、臂少阴、臂太阳、臂少阳、臂阳明。其文曰"上足(脉)六,手(脉)五",较之《黄帝内经》,缺手厥阴脉。从文字上分析,前者当较后者更为古朴,是三阳三阴概念逐渐融入早期经络学说的真实反映。直至《黄帝内经》时代,三阳三阴概念中之太阳、阳明、少阳、太阴、少阴、厥阴六个子概念,才得以明文确立,然仍带有前期的遗痕,如太阳、巨阳之混用等。

《黄帝内经》三阳三阴概念,其指事虽众,然初始涵义,仍承袭易学之说,故《素问·天元纪大论》曰:"阴阳之气各有多少,故曰三阴三阳也。"《素问·至真要大论》曰:"阴阳之三也,何谓?曰:气有多少,异用也。"是阴阳两仪,据其气之多寡,一分为三:一阳指少阳,二阳谓阳明,三阳曰太阳;一阴曰厥阴,二阴言少阴,三阴谓太阴。故《黄帝内经》所言三阳三阴,概而论之,不外有二:一则分别为太阳、阳明、少阳和太阴、少阴、厥阴之总称,一则特指太阳和太阴。具体所论,则可大略类之如次:

1. 阴阳定量:按阳气多寡,为太阳、阳明、少阳之序;据阴气之多寡,为太阴、少阴、厥阴之列。此乃承易学本义而为之,后之所言各类,皆敷衍此意派生而来,万变不离其宗是也。

2. 经脉命名:据经脉生理结构位置和特性,以之与三阳三阴本义比类相从,而有太阳(经)、阳明(经)、少阳(经)、太阴(经)、少阴(经)、厥阴(经)之名谓。在此基础上,更以手足别之,与内在相应脏腑互配,而成现行十二经脉系统。

3. 标本从化:以天人相应之整体观念为据,论述人体与自然之关系。《素问》曰:"寒暑燥湿风火,天之阴阳也,三阴三阳上奉之。""风化厥阴,热化少阴,湿化太阴,火化少阳,燥化阳明,寒化太阳。""是以太阳之上,寒气治之,中见少阴;阳明之上,燥气治之,中见太阴;少阳之上,火气治之,中见厥阴;太阴之上,湿气治之,中见阳明;少阴之上,热气治之,中见太阳;厥阴之上,风气治之,中见少阳。少阳太阴从本,少阴太阳从本从标,阳明厥阴从乎中见之气。"

4. 生理层次：按阳外阴内之阴阳观，首先明确提出三阳主外、三阴主内之生理层次，进而结合相应经络脏腑之生理特性，划分三阳、三阴各自之生理层次浅深。以三阳言，太阳主外，阳明主内，少阳居二者之间；以三阴论，太阴主外，厥阴主内，少阴居二者之间。《素问》所论之开阖枢学说即可认为是这种生理层次划分的一种具体表述形式。

5. 体质禀赋：据阴阳气血禀赋之不同，将之分为太阴、少阴、太阳、少阳、阴阳和平五类体质，谓之五态。究其理源，此说显为易学四象之变，故未言及阳明、厥阴二态。

以上仅就《黄帝内经》所论，粗略勾勒三阳三阴概念所指之事体，未能尽言其详，然准此而推演，则理义自明。

六经与三阳三阴关系演变

《黄帝内经》所言"六经"，其本义实为人体经脉系统，而与它义无涉。然阴阳之道，其要一也。如是则"六经"之三阳三阴，又必然与其他涵义相关，以致六经概念与三阳三阴概念之内涵与外延，时有混淆，此后世六经实质纷争之源耶？《难经》未言六经之名，而曰十二经，此乃秉承《灵枢》十二经脉而来。其所指者，经脉明矣。故曰"三阳三阴""手足三阴三阳"，皆以《黄帝内经》六经之原义为基准。

《伤寒论》以三阳三阴作为纲领，论外感热病之发生发展规律和诊治原则，将理论和实践紧密结合，创理法方药一体化辨证论治模式，从而开创了中医临证医学的新天地，对后世中医药学的发展，产生了极为重大的影响。然披览全书，无一句言及"六经"之辞，其三阳三阴所指是否"六经"，竟成千古讼案。

细考原著，其理论渊源主要与《素问·热论》相关，而《热论》所言之三阳三阴，大体本于经络。由此而论，《伤寒论》三阳三阴概念，源于《黄帝内经》经脉系统，即"六经"本体。然《伤寒论》所述，绝非仅限于经脉为病，相反以大量篇幅讨论了脏腑阴阳气血之失调。故而可知，《伤寒论》之三阳三阴，据中医整体观念，本于经络而推及脏腑，实际已将《黄帝内经》中的"六经"三阳三阴概念之内涵与外延扩大。

"六经"之辞，明确引用解释外感热病的发病机制者，应责之于晋人皇甫谧。其在撰写的《针灸甲乙经·六经受病发伤寒热病》中，既引用《黄帝内经》《难经》之论述，阐述经脉受邪而病之脉症表现和治疗方法；又引述《黄帝内经》之言，论及"肝热""脾热"等五脏热病。由此推论，皇甫谧之所谓"六经"，源自《黄帝内经》"六经"经脉系统，而将相应脏腑纳入六经概念范围之中，提出伤寒热病之发生，是三阳三阴经脉及脏腑受邪所致，故曰"六经受病"。尤需深思者，皇甫谧论述六经，并未引述仲景之文。如此则无法判定，仲景三阳三阴概念，皇甫谧是否认为其与"六经"有着必然联系。尽管从原著分析，二者有着惊人的一致性。

时至《诸病源候论》成书，巢元方大量引述《黄帝内经》《伤寒论》之文以释"伤寒候"。承皇甫谧之说，谓六经受病而为伤寒。而于六经之概念，曰三阳三阴，既有经脉之外，亦有脏腑之内，更有生理层次浅深之分。其实质是巢氏之六经概念，由《黄帝内经》经脉系统渐次扩展，已有包容《黄帝内经》三阳三阴概念诸多内涵之势。由此推知，巢元方实际上已将仲景三阳三阴概念与六经概念等同视之。

宋人朱肱曰："古人治伤寒有法，非杂病可比，五种不同，六经各异。"认为六经即足之六条经脉。其说秉承《黄帝内经》之六经原意，而将手足十二经缩限于足之六经。金人成无己则以"三日六经俱病"，以释原文之"三阴三阳、六经六府皆受病"，明确六经为经络脏腑之总称。至此，六经概念已开始为医家习用以指代仲景三阳三阴概念，且每将《黄帝内经》之三阳三阴概念多种内涵赋予六经概念，以致形成后世六经与三阳三阴混称互代之局面，故有六经气化、六经形层、六经地面等诸说的出现。

值得注意的是，后世六经概念，虽以《黄帝内经》六经为据，拓展其内涵外延而接近《黄帝内经》三阳三阴概念，然较之《黄帝内经》之三阳三阴概念，六经地面（六经地形）、六经形层等学说，在某些方面已突破《黄帝内经》之范畴。某些方面则与《黄帝内经》三阳三阴概念所指不相类同,是以后世六经概念,与《黄帝内经》三阳三阴概念之间,有部分错位之现象。

因此,我们可据形式逻辑之概念与集合加以总结:《黄帝内经》六经概念(子集)隶属于三阳三阴概念(母集),单纯指代经脉系统(手足十二经);皇甫谧之六经(子集),较之《黄帝内经》六经范围扩大,意指经脉及相应脏腑,仍隶属于三阳三阴概念(母集);巢元方六经,概指经脉、脏腑及生理层次,基本相类于《黄帝内经》三阳三阴概念(等价集),此时六经已具备与三阳三阴概念互换之基本条件,但其实质范围,仍小于《黄帝内经》三阳三阴概念。自此以降,六经概念范畴或缩小,或扩大,或部分错位,众说纷纭,争论不休。究其根由,皆源自医家对《黄帝内经》和《伤寒论》三阳三阴概念理解不同。

据上述可知,六经一词,原指经脉,隶属于三阳三阴概念。随着时代之前进,其内涵与外延也在不断变化,以致后世六经与三阳三阴概念互混交错,但其实质仍有一定差异。须特别申明的是,无论六经内涵与外延之变迁如何,其为生理概念之属性,始终未曾变化。因此,近代病理层次说、症候群说、病证虚实说等,难免有混淆概念之嫌。

2　六经命名本源

学者路玫等对"六经"命名提出了独特见解，认为六经名称中，太阴、少阴、太阳、少阳均来自于《周易》。《周易·系辞上》曰："《易》有太极，是生两仪，两仪生四象，四象生八卦，八卦定吉凶，吉凶生大业。"其中，"太极"是阐明宇宙从无极而太极，以至万物化生的过程。"两仪"即为太极的阴、阳二仪。"两仪生四象，四象生八卦"，意指浩瀚宇宙间的一切事物和现象都包含着"阴"和"阳"两方面。要明白六经名称深刻的含义，首先要知晓阴阳。《灵枢·病传》曰："明于阴阳，如惑之解，如醉之醒。"

"阴阳"的概念源自于人类对自然的观察。与人类生活日夜相伴的是太阳和月亮。每日太阳从东方升起，从西方落下。当太阳落下后，月亮又从东方升起，西方落下，如此往复无穷。随着太阳从东方升起，视觉上给人们带来了光明，身体可以感觉到温暖，有了光明和温暖，人们就喜欢活动、劳作，采摘果实或狩猎以充饥，充分享受大自然带给他们的幸福，从而心情愉悦。伴随太阳从西方落下，光明渐渐消失，身体逐渐感觉寒冷，不自觉地卷曲成团，静卧保暖，期待天明太阳的升起，重新恢复白昼的欢乐。久而久之人们慢慢地懂得了光明与黑暗给他们带来的是两种截然不同的感受和生活方式。于是，就把与白昼相伴的太阳、东方、光明、温暖、饱餐、活动、心情愉悦等归于一类；与黑夜相伴的月亮、西方、黑暗、寒冷、饥饿、安静、心情沮丧等归于一类。

为了便于人与人之间的交流以及对事物的记忆，在人类社会中逐渐产生了语言和象形文字（简单的图画，是文字的雏形）。人们通过对太阳、月亮形态的进一步观察，发现太阳的形状始终是一个完整的圆形，而月亮就好像是两个半圆的组合，且随着时间的变化有着盈亏圆缺等不同改变。于是人们就把太阳画成"—"，把月亮画成"--"。并创造了象形文字"日""月"。形符"—"表示太阳，称为阳爻；形符"--"表示月亮，称为阴爻。与太阳同在的白昼、温暖，用形符"—"表示；与月亮相伴的黑夜、寒冷，用形符"--"表示。

一年四季，春去秋来，寒来暑往，气温随四时的变化而呈现出周期性的改变。《灵枢·顺气一日分为四时》曰："黄帝曰：愿闻四时之气。岐伯曰：春生，夏长，秋收，冬藏，是气之常也，人亦应之，以一日分为四时，朝则为春，日中为夏，日入为秋，夜半为冬。"明确指出一天之内气温的变化如同一年四季的气温变化一样，呈现出周期性。但是，人们在观察中发现，一天中的"白昼"与"黑夜"，一年中的"寒冷"与"温暖"的变化并不是突发转变，而是呈现出此消彼长的渐进性特点。古人就在阴阳形符（"两仪"）"—""--"的基础之上，根据时下的温度变化，用阴阳形符"—""--"进一步组合进行标识。

以一日为例，白昼气温高，但清晨与正午的气温并不一样；夜晚气温低，但黄昏与夜间的温度也不相同。当太阳从地平线上刚刚升起时，由于地平面照射的角度太小，地表温度经太阳照射有所提高，但地表以下温度依然很低，对于此时太阳的位置和气温的状况，取名为少阳。意思为太阳初升、地球表面温度虽高，但深层温度仍低。正午，太阳直射地面，地表与地下温度都得以提高，取名为太阳。傍晚，太阳刚刚落山，地表温度虽然有所下降，但此时地下温度仍未改变，取名为少阴。子夜，太阳绕到地球的背面，地表、地下温度比白天都有所下降，取名为太阴。这就是所谓的"两仪生四象"。

两仪者，阴阳也，四象者，太、少阴阳也。阴阳相贯，如环无端。两仪之阴阳相贯，阴连阳处为少阳，阳连阴处为少阴。"四象"不仅能说明一天之中时间、温度的变化，同样也能说明一年四季季节的改变。少阳表示大地表面虽然阴气未散，但天空已阳光普照，暖风吹动，犹如四季中的春天。太阳两阳相合，表示阳气充斥于天地间，酷热难耐，就像一年四季中炎炎酷热的夏天。少阴表示大地上的阳热还未消尽，而天空中的阴寒却已来临，就像寒霜将至的秋天。太阴两阴相合，表示阴气充斥于天地间，阴寒凝结，就像四季中寒冷凛冽的冬天。《汉书·律历志》曰："太阴者，北方，于时为冬；太阳者，南方，于时为夏；少阴者，西方，于时为秋；少阳者，东方，于时为春。"

古人将人体从头至足（手）的前、中、后三个不同侧面分为十二个区域，与其相应地分布有十二条经脉。"四象"用于经脉的命名，虽可以用来标注人体的内外、前后，但由于人体有前、中、后三个侧面，仍缺少一对阴阳之象，于是，古人就在"四象"的基础上，进一步引入了一阴（厥阴）一阳（阳明），构成了对阴阳的三分法，从而产生了"三阴三阳"。

那么"厥阴"和"阳明"的名称因何而来呢？在《素问·至真要大论》中黄帝问岐伯："愿闻阴阳之三也，何谓？岐伯曰：气有多少，异用也。帝曰：阳明，何谓也？岐伯曰：两阳合明也。帝曰：厥阴，何也？岐伯曰：两阴交尽也。"这段话的大意是：阴阳各分为三是什么意思？岐伯回答说：阴阳之气各有多少，作用各有不同。黄帝又问：为什么称为阳明？岐伯说：两阳相合而明，故称阳明。黄帝再问：何以称为厥阴？岐伯再答：两阴交尽，故称为厥阴。对于"两阳合明"，历代医家有几种不同的认识：一种认为"两阳合明"就是太阳、少阳两阳叠加，属阳中之阳，阳气最盛，其次是太阳，再次为少阳，如张景岳在《类经·经络类》中谈到"阳明者，言阳盛之极也"。清代张志聪在《黄帝内经素问集注·刺疟篇》中注："阳明者，两阳合明，阳热光明之气也。"在十二经脉中阳明对太阴、太阳对少阴、少阳对厥阴（可理解为阳气到了强弩之末），似乎也印证了这一说法。在阴阳的基本概念中，阴阳之间是对立统一、互相依存，同性相斥、异性相吸。两阳叠加岂不贻笑大方？另外，"太"有至大、至高、至盛的含义，在线《新华字典》解释"太"字"凡言大而以为形容未尽，则作太"。因而，既然有太阳，就不可能有比太阳更盛之阳。

第二种认识就是将"两阳合明"直接从字面解释，如王好古《此事难知·卷上》所曰："阳明居太阳、少阳之中，二阳合明，故曰阳明。"高士宗《黄帝素问直解》曰："有少阳之阳，有太阳之阳，两阳相合而明，则中有阳明也。"执此观点者认为，阳明居太阳、少阳之间，太阳与少阳相合，"两阳合明"，故称为阳明。此"明"从何而来？仍没有一个合理的解释。

还有学者认为，"两阳合明"实际上与"两阴交尽"处于对等位置。"合"应是聚合、合拢的意思。"两阳合明"并非指两阳叠加，而是指阳气从一种生发的状态、释放的状态收拢聚合起来，使它转入蓄积收藏的状态。就如同是"阴尽阳生""两阴交尽"的厥阴。时至今日，对于阳明、厥阴的含义，仍未见有令人满意的解释。"两阳"指太阳和少阳无疑。《周易·系辞上》中曰："《易》有太极，是生两仪，两仪生四象，四象生八卦。"太阳出自于"⚊"，少阳出自于"⚋"。

既然"两阳相合"是指从"两仪"中分出的太阳与少阳相合，《素问·阴阳离合》曰："日为阳，月为阴。"那么"两仪"所代表的"日""月"相合恰是一个"明"字。又因是两"阳"相合，故将"阳"与"明"组成一个新的名字——阳明，从而丰富了"阳"的内涵。犹如人的姓与名：杨光（阳光）、张阳、白云，穴位的名称阳白等，其意义相同。

以此类推，有"两阳合明"之"阳明"，就应有两阴相合之"阴明"，既"阴"又"明"，似乎矛盾。又或称为"阴暗"，用"阴暗"对"阳明"，犹如"对仗"，过于直白。如此，起名不如"撞名"。民间所谓的"撞名"，就是为了让单门独后的子女躲避灾难，祈愿长大成人而采用的一种起名方式。即家长抱着新生孩儿出家门，当遇到第一个人时，就恳求其为孩子起名字。如果一直碰不到人，就要以出门后看到的第一个东西为名字。因此，在民间就有了石头、钉耙、扁担、箩筐、门墩等人名。由于太阴、少阴之后缺少一阴，于是，就采用"撞名"之法，称"厥阴"。"厥"乃短、缺之意。《汉书·司马相如传》曰："是以汤、武至尊严，不失肃祗；舜在假典，顾省厥遗。"句中的"顾省厥遗"就是回顾省察其缺失、遗漏的意思。"厥阴"可以直接理解为"缺阴"。《素问·至真要大论》曰："幽明何如？岐伯曰：两阴交尽故曰幽，两阳合明故曰明。"这里的"幽"有昏暗、阴暗之意，寓意阴气将尽。

综上所述，六经的名称源自于古人对大自然的观察，尤其是对太阳、月亮的观察产生了"阴阳"的概念，随着人们对自然生活认识的提高，将一天分为早晨、中午、傍晚、夜半而产生了少阳、太阳、少阴、太阴。而要完整地标定出人体内外的前、中、后三个侧面，就要在阴阳分别两分法的基础上，再加上一对阴阳名称。于是，在《黄帝内经》中巧妙地将太阳、少阳的"出生地"日（阳）、月（阴）相合并，称"阳明"，即所谓"两阳合明也"。三阴中已有太阴、少阴，仍缺少一阴，于是，起名不如"撞名"，命名"厥阴"，即"缺阴"的意思。所以，阳明、厥阴从《黄帝内经》开始才有此名词。

3 六经及六经辨证之源

　　《伤寒论》自成书以来，一直指导着临床实践，及至近代，已逐渐走出国门，为世界医学界研究的课题之一。如 20 世纪初日本汉方医界的一代宗师汤本求真对其的高度评价："本于伤寒之诊断、疗法，推述万病之证治，能悟其真髓，则万病之治如示诸掌。""由于六经辨证贯穿着八纲而联系于脏腑经络，尤其是以脏腑经络生理病理变化为基础，从而使辨证言之有物，而不是空中楼阁。"这就是以六经辨证研究《伤寒论》立于不败之地的根本原因。而要研究六经及六经辨证的实质，就必须追本溯源，方能探其隐赜。学者梁华龙等通过研究发现，《伤寒论》的六经及六经辨证，其来源首先是以哲学思想为主的《易经》，其次亦取自于医学经典《黄帝内经》，并结合了自己的临床实践，是一个从理论到实践，又从实践到理论的过程。

《周易》是《伤寒论》六经和六经辨证的哲学思想来源

　　1. 《易经》对《伤寒论》的影响：《周易》成书于商周至春秋之际，是我国古代最有权威的哲学典籍，一直倍受重视和推崇。当时各个学科对《易经论理》，纷纷争先恐后地进行移植和运用，将其作为圭臬，指导着天文、地理等社会科学和自然科学的发展方向，西汉初即"天下唯有《易》卜，未有它书"，到仲景生活的东汉末年，《周易》的影响更大。当时正是儒学独尊，而《周易》的地位又居最高，"儒家的经典当时有六部，而《周易》最为重要，不但早已以'六艺之原'冠于诸经之首，而且还被誉之为'大道之原'"。而且汉末对《周易》的研究，已摆脱象数卜巫的拘执，而从探讨其自然发展规律方面着眼，《易经》的哲学思想已渗透到社会的方方面面，数学、天文、地学、化学、文学等都沿用易理构建本学科理论，可见《周易》在当时的影响之大，《易经》理论运用于中医学也在情理之中。

　　另一方面，从中医理论的形成来看。一开始医巫不分，及至仲景编撰《伤寒论》，经历了秦汉时期，与中国古代哲学一直相伴发展。而《周易》的哲学思想在这一阶段一直占主导地位，故其辩证法思想对中医理论形成的影响是不言而喻的。尤其至东汉末年，《易》学研究极为昌盛，仲景生于其时，受当时环境的影响，学习、研究《周易》，将《易经》学运用于医学是完全有可能的，《周易》的特殊地位决定了其与《伤寒论》之间的源流关系。

　　2. 从《伤寒论》本著分析：近代有研究《伤寒论》者，从仲景自序及著作内容中找到了许多依据，可看出仲景著《伤寒论》时，颇受《周易》的影响。

　　《伤寒论·自序》中仲景写到"撰用《素问》《九卷》《八十一难》《阴阳大论》《胎胪药录》，并《平脉辨证》，为《伤寒杂病论》合十六卷"，其中《阴阳大论》一书，根据推断应是《周易》之别名。而其中"则思过半矣"，就来源于《系辞下》，而且是与孔子论"卦时"的那段话一并提出来的。从《伤寒论》中，亦常可看到《周易》的内容，如以《周易》星宿命名的方剂有白虎汤，大小青龙汤，真武汤等；以水火之数推断病程的如《伤寒论》第 7 条"发于阳，七日愈；发于阴，六日愈。以阳数七、阴数六故也"。也有人认为这里的"阳数七、阴数六"，是涉及了《易》学中的数术理论。

　　3. 《周易》内容与《伤寒论》六经、六经辨证：《周易》针对的是自然界这一整体，《伤寒论》针对的是人体这一整体，从两者对待不同整体的相似性，可得出《伤寒论》与《周易》之间存在着必然联系。

　　从六经、六经辨证与泰卦之间的一致性可以看出《伤寒论》六经辨证来源于《周易·泰卦》。泰卦上坤下乾，地处天位，天处地位。地气上升，天气下降，是相交之意。在自然界是万物滋生，通调和顺的象征。在体表示机体中阴阳相系，水火既济，处于一种和谐统一、阴平阳秘的正常生理状态。根据"外者为阳，内者为阴"的原则进行排列，即太阳、阳明、少阳、少阴、厥阴、太阴。将这一顺序中的六经以六爻代之，进行画图排列则是一幅泰卦之象。这是六经起源于《周易》所出现的必然结果。六经病之临床表现、病情演变、传变规律及治疗、预后等基本内容与泰卦之象有着必然的内在联系和一致性。《周易》"卦时"学说的主要内容包括过程论观点、阶段论观点、场景论观点，而《伤寒论》六经辨证即体现了这三种观点。《伤寒论》把伤寒病的发展过程看成是六个不同阶段组成的思维方法，和《周易》"卦时"学说中把一卦六爻看成是一个时代的思维方法完全一致。六经病证是伤寒病发展过程中六个不同阶段的病理现象的综合概括。六经辨证之"证"，除了是伤寒病的六个不同阶段的诊断概念外，还可以是六经阶段中下一层次的诊断概念，是六经病证中更为具体更为深入的病理现象的概括。不管是较大发展阶段的六经病证，还是更为具体的各个汤证，在病因、发病及传变、转归等多方面都自成体系。

六经脱胎于《周易》六爻、象数。《伤寒论》之六经所表述的是六种"象"，而病象的演进则是"六爻之动"的模拟。为了使"立意尽象"能"象其物宜"，《伤寒论》没有选择八卦模式而选择了六爻，模拟了六爻的特征。并吸收了《周易》的时象观念，而推导出六经时象系统，在一定程度上符合疾病的病情变化趋势。《伤寒论》六经和《易》数有密切关系，《伤寒论》主要引用"天以六六为节"和"七日来复"的《易》数，反映《伤寒论》在六经辨证时"象以定数""数以征象"的特征。

《伤寒论》六经辨证体系是以临床病例为基础，以古代朴素辩证法思想为指导，结合《易经》六位概念而建立起来的一种理论体系。《周易》以六爻组成一卦，复将每卦分为六位，从而代表事物的初生、壮盛、渐消、始衰、衰极、渐复的循环过程。仲景认识到疾病自始至终总是经历着发生、壮盛、渐弱、始衰、衰极、来复的过程，便用六位概念发挥《素问·热论》的六经分证理论，将外感热病分为三阴三阳六个阶段：太阳病为疾病发生的初级阶段，相当卦的初位；阳明病为极盛时期，在卦相当二位；少阳病代表阳热消退阶段，相当卦之三位；太阴病代表阴证中较为轻浅的病症，相当卦之四位；少阴病为三阴之最重阶段，为阴中；厥阴病表示疾病的渐复阶段，为卦之上位。仲景运用三易总结病因病机治则方药、根据六位创立六经辨证论治体系。《周易》是言变之道，《伤寒论》是言变之方。总之，从《伤寒论》成书的时代背景，及其与《周易》内容之间的相通性，可推断出仲景将《易经》原理作为中医学的理论指导和思维方法，《伤寒论》六经、六经辨证与《周易》的哲学原理有着必然的联系。

《黄帝内经》是《伤寒论》六经及六经辨证的医学理论来源

1.《伤寒论》六经及六经辨证是对《黄帝内经》的继承与发展：《黄帝内经》中也有用六经分类疾病者，如《素问·热论》，而且也论述了六经病的传变及治疗等，所以有许多医家认为《伤寒论》六经辨证源于《黄帝内经》，是对《黄帝内经》六经、六经辨证论治的继承和发展。

六经辨证源出于《黄帝内经》81篇医论中。《热论》《刺疟》《刺腰痛》三篇用六经辨证论治。《伤寒论》继承了《黄帝内经》中的六经辨证，仍分太阳、阳明、少阳、太阴、少阴、厥阴六个阶段，仍以阴阳表里为辨证大纲。但是，《伤寒论》中的六经辨证不仅是一种辨证方法，而且已形成一个综合性的辨证论治体系，综合了邪正阴阳、表里虚实、经络脏腑、营卫气血等内容，有机结合成体系。

《伤寒论》六经分类方法，沿用了《热论》六经分类的名称。然就六经含义，两者之间有着本质上的区别，《热论》的六经只以经络作为六种分证的纲领，《伤寒论》之六经，是以脏腑气血津液为本，使六经辨证言之有物，论之有据，其远远突破了六经的循行部位和经脉的作用；《热论》之六经病，不仅其范围较小，而且病症比较简单，只局限于六经的热证和实证，《伤寒论》之六经病，其范围较大，病情亦较复杂，每经都反映出阴、阳、表、里、寒、热、虚、实复杂的病情；《热论》六经传变的方式，大抵有两种，其一是三二一传经方式，其二是表里传经方式，而《伤寒论》则在六经循行传变的基础上，提出了越经传，表里传，直中，以及阳经传阴经，阴经传阳经等多种传变方式，这样就突破了《热论》"三、二、一"的固定呆板的传经模式，丰富和发展了六经传变的内容。《伤寒论》传经，是把时间和脉证有机地结合起来进行辨证，重视时间对于传经的影响，但并未完全囿于时间日期，体现了时空统一的辨证关系。张仲景在全面系统地研究《黄帝内经》《难经》三阴三阳理论的基础上，认识到六淫致病必须通过人体三阴三阳起作用，于是撇开了三阴三阳病理变化过程中非本质的、外部的联系，从其内部本质上进行研究，从而把三阴三阳抽象出来，成为概括人体脏腑、经络、气血生理病理的特殊概念。《伤寒论》六经辨证与《热论》六经分证同中有异，"同"是其发展的基础，是内在继承性的联系，是同出一源之"同"；"异"是发展中的不同，不同处即其发展所在。

2. 《伤寒论》六经辨证是足六经理论的发展：通过运用文献研究方法对早期中医典籍的分析，认为早期文献比较强调足六经理论的应用，《伤寒论》中的六经辨证是足六经理论的发展。早期经脉理论强调足六经。《足臂十一脉灸经》是先述足脉后述手脉；《阴阳十一脉灸经》虽然按阴脉阳脉分述，但仍各以足脉为先。简帛医书时代所总结的医疗经验，已显现出足脉的临床意义重于手脉。而《黄帝内经》的经脉理论，是在《足臂十一脉灸经》《阴阳十一脉灸经》等早期经脉认识的基础上发展而来，并形成以足六经分类病证的方法。《热论》以六经概念分类、阐释热病，是足六经理论运用于临床疾病辨证的表现之一，《伤寒论》六经辨证仍然属于这一结果的延续和发展。《伤寒论》中所列六经病的主要表现，明显属于足六经病候范围。

《伤寒论》六经及六经辨证是《黄帝内经》《周易》的综合

推演《伤寒论》六经及六经辨证的实质，是仲师遵循"内""难"之医理，深究《周易》之哲理，在《周易》之三阴三阳的思想指导下而创立起来的。《伤寒论》中的"六经"源于《黄帝内经》，《黄帝内经》中的"六经"源于《易经》。

通过对六经理论进行系统的考察后，我们认为六经的形成经过了"名""形、名结合""形、名、用结合"和"形、名、用、像结合"四个阶段。①三阴、三阳"名"的阶段。阴阳理论产生于《易经》，是作为人类认识事物的哲学概念而被应用的，是三阴三阳"名"的阶段，是三阴三阳理论的初级阶段，也是医家三阴三阳理论的嚆矢。②三阴三阳"名""形"结合的阶段。《黄帝内经》和《难经》的作者，将三阴三阳理论移植到医学中来，将《易经》中宏观宇宙，重共性、多思变的认识论思想继承过来，并赋予相对微观的人体形质，使三阴三阳理论，在《易经》哲理的"名"的基础上，注入"形"的内容，将一个崭新的"形、名"结合的三阴三阳理论作为说理工具，运用到医学中来。③三阴三阳"形、名、用"结合阶段。仲景之三阴三阳学说，除具有"形""名"结合的概念外，又赋予其"用"——即功能的概念，这个功能即是气化，它包括六经六气的标本从化和脏腑、经络物质基础之间的转化。④三阴三阳"形、名、用、像结合"阶段。六经的功能即气化，其生理和病理都表现于体表，外在的现象反映了机体功能的本质，仲景将其有机结合，粹炼出六经病证的模型，完善了六经以及六经辨证的概念。

《黄帝内经》根据大气存在着"风、热、暑、湿、燥、寒"六气的变化，在《易》四象学说的基础上，发挥增加了"阳明""厥阴"之名，以与六气相契。三阴三阳的模式起源于河图生数的交变，继而与经络、脏腑、气化等相结合，最终完成六经辨证的系统理论模式。《伤寒论》的六经辨证是对这一系统理论模式的整体的运用。

《伤寒论》六经及六经辨证融会了仲景的临床实践

六经辨证理论的形成符合人们的认识规律，张仲景所处的时代，疫疠流行，使仲景有丰富的医疗经验，从而能够确立方证，完成初级阶段的认识。对方证进行分类排队，概括与抽象，使之条理化、系统化。继承《素问·热论》以六经分证这一成果，将方证分成六大类，配以六经名称而形成六经辨证提纲。把三阴三阳抽象为阴阳两纲，完成了六经辨证的认识历程，建立了六经辨证理论体系。仲景六经辨证思维方法形成于思维的八步转化——摄取、设想、排除、构建、修改、储备、运用、总结。经过了观察→求异→放弃→成形→适应→积累→验证→成书的过程，是对临床实践的总结、提炼和升华，是将生产实践中的经验性和实验性成果，通过思辨，升华到了思维的境界和哲学的范畴，为我们当前中医科研成果的理论化和进一步指导临床提供了良好的借鉴。

《伤寒论》六经理论和六经辨证方法的来源和形成是一个复杂的、综合的、渐进的过程，它经过了对古典哲学和汉代以前医学的传承和嬗变，并融入了张仲景个人的临床实践经验和思维成果。首先其思辩性理论来源于《周易》，是《周易》中的辩证法思想和对事物的认识论；其次是其医学理论来源于《黄帝内经》，《黄帝内经》的理论雏形奠定了六经辨证方法的基础；前两者的结合加之仲景个人思维成果形成了系统的六经理论和六经辨证方法。具体地说，从其历史背景及发展过程来认识，三阴三阳来源于《易经》，是作为一种哲学思维出现的，发展至《黄帝内经》，哲学的三阴三阳转变为医学的三阴三阳，至汉《伤寒论》，形成了一个以名（认识论思想）、形（脏腑经络等人体形质）、用（脏腑经络的生理功能）、象（生理功能失常时所出现的六经证候）为内容实质的四位一体的三阴三阳理论体系。

"想真正领会和运用《伤寒论》的精神实质，就要先读《易经》。"只有弄清六经所包含的原始的认识论思想，才能全面地揭示《伤寒论》六经、六经辨证的实质，才能更好地运用和发展此理论。

4　六经的解剖基础

　　学者梁启军从解剖学的角度，对"六经"进行了探析。

　　宏观上人体正气祛邪外出的路径选择或者最小化邪气的损害有以下六个基本趋势：一是从哪里进来就从哪里出去，因为进处即是易出处；二是从最近或最便利的人体大型外通腔道祛出，如通过呼吸道、消化道、口腔、肛门、尿道等；三是通过到达体表最近路径祛出；四是通过微观路径，如经络祛出；五是就地限制包裹；六是病邪被驱入并滞留于没有明显外通出口的空腔脏器或关节腔一类的人体第三腔隙。

张仲景六经辨证和治疗思维的科学实质

　　寒邪横来，侵袭太阳；太阳即一身之表（健康状态下，皮肤是人体向体外散发热量和排出水液的一个终端界面，人体感了表寒之后，肌表闭塞，其水液排出受阻，本应从皮肤而出的水液则趋向于通过肺和膀胱从口鼻和尿道两处终端界口排出体外。因皮肤、口鼻、尿道是人体排出水液的三处首要终端；在水液代谢这一功能上，在水液排出体外这一终端环节上，在感受寒邪之后三者功能异常的相关性上，皮肤、肺、膀胱是紧密相关联的人体"三表"，所以伤寒论中的太阳经是包括肺、皮肤、膀胱的一身之表）。寒主收引，闭塞汗孔，汗不得出，邪不得去；因肺主皮毛，肺也是正常情况下人体水液外排的一重要出口，肺与皮毛二者关系密切，不得出之汗转从肺代谢而出；而呼吸道及肺腔又是人体"内表面"（可以将人体看作是一个有中间通道的大细胞或者一个圆筒，这样皮肤就是外表面，整个消化道和呼吸道及肺腔就是内表面，因为它们有较大端口直通外界）之一，犯太阳之邪同时犯肺；欲从肺出之"汗"和欲从肺入之邪相煎，故喘作，可以说"外感无汗"这一症状若较重，则多兼"喘"。此时正气欲祛邪气而出的宏观态势（宏观免疫规律）是欲祛其从来处——皮肤和肺而出。对此，张仲景重用麻黄发汗，以汗祛邪而喘平；用甘草补中焦、上焦之气，以充实汗源，桂枝温阳化气，二者共补正气以助麻黄发汗祛邪外出；杏仁实肺气，扶正以祛邪，并助麻黄平喘。这样麻黄汤扶正祛邪并用，达到了邪从哪里来就从哪里出去的目的。如此看来麻黄汤中的 4 味药是 2 个药组：甘草、桂枝、杏仁扶正，杏仁、麻黄祛邪，扶正、祛邪并用，使病邪从来处——太阳之表（皮肤和肺）而出。当太阳表虚中风时，因风性开泄，未闭汗孔，邪有出路，人体正气可以祛邪外出，但因正气不足而表虚，无力祛邪尽出。所以张仲景用甘草、白芍、大枣培补正气以充汗源；桂枝、生姜温阳化气，且生姜有解表作用，如此五药并用则正气足、汗源充沛而风邪自去；药后服热粥，亦是温阳助汗，以利邪去。可见桂枝汤是典型扶正方，通过"治人（扶正）"以治愈疾病。

　　如果人体没有在太阳之表——皮肤（包括肺和膀胱）将病邪祛出体外，病邪则进一步深入体内，此时已经越过太阳和肺的病邪与人体的大型外通腔道，也是另一个内表面——整个消化道，一直处在抵抗之中的人体正气依势因势，趋向于将病邪从胃肠道祛出体外，此时正邪斗争的主要场所从体表和呼吸道及肺腔转向胃肠，太阳病转为阳明病了。因胃肠道有上下两个外通界口，上面是口腔，下面是肛门，所以正气祛邪外出，根据具体情况就会形成从上界口而出和从下界口而出的两个趋势。于是，阳明病有偏上界口的阳明经病和偏下界口的阳明腑病。病在经时，病邪离口较近，正气就祛邪欲从口出。故张仲景曰："伤寒呕多，虽有阳证，不可攻之。""阳明病，心下硬满者，不可攻之。攻之利遂不止者死，利止者愈。""阳明病，面合色赤，不可攻之；攻之必发热，色黄者，小便不利也。""呕多""面合色赤"表明人体正气欲祛邪从上界口而去，"心下硬满"表明病位偏上，对前二者的治疗应顺应人体正气祛邪外出之宏观态势，从上界口祛邪而去，若攻下就是逆人体自体免疫趋势，是错误的治疗思维，会危及生命；对于后者，因病位偏上，从上祛邪而出是顺势治疗，最好从上而解，"硬满"是有形之邪，若攻下，邪去而正气未伤，则邪出后利止，疾病就治好了，若邪去而正亦伤，导致"利不止"，则有生命危险，所以不宜贸然用攻下法。

如果人体正气和药物治疗未将胃肠之邪尽祛出，则胃肠之余邪就可能会传入胆腑等与胃肠道联系较紧、较直接的内含细小空腔的器官或组织，阳明病就传为少阳病了。《伤寒论》中的少阳首先是指胆腑，胆腑与胃肠道相通，正气欲祛阳明余邪或直入少阳之邪入胆腑或其他细小腔隙，是顺理成章的。"少阳之为病，口苦，咽干，目眩也"。这一条就是描述邪扰胆腑出现的症状。"少阳中风，两耳无所闻，目赤，胸中满而烦者，不可吐下，吐下则悸而惊"。这一条描述的是指胸中心肺以外的相对次要组织腔隙、耳道、咽鼓管、眼窝部腔隙等人体上部非主要腔隙被病邪侵犯所出现的症状；也是少阳之气主升，欲祛邪从上而出的表现，"不可吐下"强调不可逆势治疗。"本太阳病不解，转入少阳者，胁下硬满，干呕不能食，往来寒热；尚未吐下，脉沉紧者，与小柴胡汤"。本条的少阳之位指的是胁下胸膜腔之类的较小人体腔隙，而且其病邪不像上述3条所描述的少阳之邪是从阳明（胃肠）而来，而是从太阳直传而来，且有渐进阳明（胃肠道）之势，故"干呕"，这也是欲从上解之势，但尚未进入胃肠道，故"尚未吐下"，而且本条所述少阳病是太阳之邪直入少阳引起，祛邪从太阳而解，即从病邪来处而出，仍是人体宏观自体免疫的主流趋势，所以张仲景用小柴胡汤治之，它给出了少阳病治疗的一般思路。本方的7味药是3个组合：一是柴胡、生姜一组，开通邪出之路；二是半夏、黄连一组，攻邪；三是人参、大枣、炙甘草一组，扶正。诸药共同组成扶正祛邪名方。扶正—攻邪（祛邪）—邪出路径是张种景治疗思维关注的主要三元也！

小肠上借胃以通口，下借大肠以通肛门，可以看成是间接通于体外的人体单独腔道，是人体选择祛邪外出的次于太阳、肺、消化道上下端（胃及以上，大肠及以下）腔道，正气祛邪斗争经历太阳、阳明（消化道上下端）、少阳阶段，若还没有胜邪而病愈，邪气进一步深入，小肠则是自然的正祛邪场所。因小肠的主要功能被脾（太阴）包括，故以小肠为主要表现的消化吸收方面的功能障碍的症状就被归入脾（太阴）病范畴，所以医圣以"太阴病"冠之而论治于腑病之后。病至太阴，正气多已虚，多以里虚寒为主要矛盾，所以医圣论曰："自利不渴者，属太阴，以其有寒故也，当温之，宜服四逆辈。"这一条指出治太阴的关键是温里扶正，则邪自去。

比之太阴，邪气更难进入的内脏空腔是心脏和肾脏的内腔了，当病邪侵入心、肾二脏时，表明心肾正气已经比较虚弱了。当病位主要在心腔时，少阴病易热化，一是因为心为阳脏，邪易热化；二是心腔无直接管道通体外，人体意图通过发热，增强人体代谢，将其"带出"体外，发热也是人体重要自身免疫现象。当病位主要在肾时，肾为水脏，下连膀胱，祛邪下行膀胱以排出体外，是人体自体免疫祛邪外出的首选，如患肾盂肾炎时，出现尿多、尿频就是祛邪下出的表现；相对心之病易热化，肾之疾患易寒化，因为肾是水脏。少阴热化时，治疗思维主要是扶正、清热，"少阴病，得之二三日以上，心中烦不得卧，黄连阿胶汤主之"就是这个思路。"少阴病，身体疼，手足寒，骨节疼，脉沉者，附子汤主之"就是这种治疗思想的应用。所以附子汤中有3个药组：一是附子温阳；二是人参、白术、芍药、附子扶正；三是茯苓、白术引邪下出。太阳、少阴两感者，则用麻黄细辛附子汤以温阳发汗，使邪气从来处——肌表太阳而出。

少阴传病之后，所有空腔脏腑都被邪气传变，唯一实心脏器——肝就是人体最后堡垒了，所以厥阴首先是肝脏及其所属组织；因为肝是相对实体器官，居于体内，其"相关空间"难以界定，宏观免疫态势难以形成，所以以肝为脏器核心的厥阴病表现很复杂，张仲景对其论治也不像其他五经那样顺手。

六经的解剖基础

从上文看出，张仲景发现和充分应用了人体正气祛邪离体的宏观态势，并根据脉象和其他症状确定包括正气虚实、邪气盛衰、目前正气欲祛邪外出的态势（即邪气欲进之势和路径，特别是正气欲祛邪外出之势和路径）在内的病势，然后因势利导、扶正祛邪治疗疾病，所以六经太阳、阳明、少阳、太阴、少阴、厥阴概念的最核心部分，是体现人体免疫态势趋向的，与"太阳""阳明""少阳""太阴""少阴""厥阴"的核心器官与其相关空间（正气祛邪外出—离开实体组织的趋向空间），包括体外、呼吸道及肺腔、膀胱腔（太阳对应空间），胃腔及上消化道、大肠内腔（阳明对应空间），胆腔及其他细小组织内部腔隙（少阳对应空间），小肠内腔（太阴对应空间），心腔、血管和肾腔（少阴对应空间），肝外（相对实体脏器）；器官的形质是疾病所罹部位，器官的相关空间是正气祛邪欲出之处。这也是《伤寒论》只有太阳、阳明、少阳、太阴、少阴、厥阴经的原因，因为它们都是建立在确切的组织器官及相关腔隙基础之上的。对人体自体宏观免疫规律（态势）及其组织器官、组织器官腔隙解剖基础的科学认识是理解六经辨证和整个中医治疗科学性的关键。因势利导、扶正祛邪是张仲景《伤寒论》临床治疗思想的灵魂。

5 六经的生理基础

对于《伤寒论》六经是否代表一定的生理基础问题，历代医家认识不一，而这一点恰恰是探讨《伤寒论》六经实质的关键。任何疾病的证候，都是机体内正邪斗争病理变化的外在表现。尽管正邪的强弱，病势的进退，要受到诸如气候、环境、体质、情志等多方面条件的影响而决定其复杂多变的机制，但任其千变万化，无非是病位的变迁，阴阳的盛衰。而这一切在每一时间空间内，无不在机体生态上引起脏腑、经络、气血的生理改变。因之，疾病的整个过程都是在一定的脏腑、经络、气血等生理范围内进行。《伤寒论》的所有内容均在辨析六经的病理变化，这就更不能离开六经所属的生理基础。学者李浩澎认为，舍此而去论述六经，只能是舍本逐末，无法触及真谛。

《伤寒论》以六经指代生理病理是对《黄帝内经》的承袭

《伤寒论》是以三阴三阳六经命名病证的，如"太阳之为病""阳明之为病"等。三阴三阳是古代的哲学用语，然其见于医学理论的《黄帝内经》，已有其特定的内涵和具体的外延。《黄帝内经》大部分篇章直接以三阴三阳之名，作为人体特定的生理代词，并以此论述生理病理，记述解剖位置，解释天人相通的道理等。

考《黄帝内经》中论及三阴三阳者，不下七十余处，上及天文、气象，下及生物的生、长、壮、老、已，尽管在运用其理论说明自然与生物的复杂机理时常有机地变换次序，然而每当六经与人体的生理病理发生联系时，其指代一般是具体的，固定的。如《素问·至真要大论》曰："少阴司天，热淫所胜，佛然至，火行其政，民病胸中烦热，嗌干……唾血、血泄，鼽衄嚏呕……病本于肺。"为什么少阴司天会出现肺的这些病症？是因为少阴司天，则君火旺，火能克金，故肺病多。又如："阳明在泉，燥淫所胜……善太息，心胁痛。"为什么阳明在泉会出现这些病症？因阳明在泉燥气太过，金克肝木所致。其六气司天在泉与人体的发病关系尽管不尽若是，但在天为少阴司天之气，在人合少阴君火之脏，在泉为阳明燥烈之气，在人应燥金大肠的指代是很明白的。再如《素问·六元正纪大论》曰："厥阴所至为里急，少阴所至为疡胗身热，太阴所至为积饮否隔，少阳所至为嚏呕，为疮疡，阳明所至为浮虚，太阳所至为屈伸不利。"这是什么意思呢？因厥阴属肝，肝主筋，故病则为里急，少阴属心，心主血，故病则疡胗身热，太阴属脾主消化，故病则为积饮阻隔，少阳属胆主相火，故病则为嚏、呕、疮疡，阳明属大肠而合肺，肺主皮毛，故病则皮毛变形而为浮虚，太阳属膀胱与肾相合，肾主寒水，病则在骨，故屈伸不利。这里三阴三阳六经为病，与人体脏腑的关系指代亦是很明显的。再如《素问·六微旨大论》曰："少阳之上，火气治之，中见厥阴。阳明之上，燥气治之，中见太阴。太阳之上，寒气治之，中见少阴。厥阴之上，风气治之，中见少阳。少阴之上，热气治之，中见太阳。太阴之上，湿气治之，中见阳明。"不管标本中见理论的价值如何，但其少阳与厥阴、阳明与太阴、太阳与少阴的表里互化关系，与人体的胆和肝，胃和脾，小肠和心等的生理病理两相印证，其指代亦是很实在的。《灵枢》经脉第十、经别第十一、经筋第十三诸篇，更具体将五脏六腑与十二经脉、经别、经筋、生理解剖、病理病证联为一体，使手足三阴三阳在人体的生理范围更加具体。《素问·阴阳别论》干脆以"二阳之病""三阳为病""一阳发病"，分别代替阳明胃肠，膀胱小肠，胆与三焦的名称。据此可知，《素问·热论》的一日巨阳受之，二日阳明受之等的"巨阳""阳明"等三阴三阳之名，是具体地指代脏腑经络的生理基础。很明显，张仲景在《伤寒论》中承袭了《黄帝内经》这种以三阴三阳之名指代生理基础的称谓，直接称

"太阳之为病""阳明之为病"等。其中每经名字本身，即代表着其所属的脏腑、经络、气血等生理基础在内，"之为病"后才是论病辨证。这就是说"太阳之为病"，就是在太阳经所属的生理基——膀胱、小肠等经、腑生理范围内发生了病变，至于发生什么病变，乃据受邪性质不同而异，感于风则多中风，感于寒则多伤寒，感于温邪多温病。因此，太阳一经有中风、伤寒、温病之分。但由于这些病的发生所涉及生理基础类同，故其病变证机既有相类的一般性、同一性（如六经纲领条意，正是高度概括了各经病证的一般证机），又可因病邪的性质不同而各具特殊性、个别性（如中风、伤寒、温病各据的不同证机）。但任其复杂多变，凡病机主要在太阳所含生理范围内者，仲景统称为太阳病，它经率皆如此。这是仲景基于《黄帝内经》以生理基础划分病证的一种疾病分类法，这个概念应该是很清楚的。有些人基于六经每经病中的一般性、同一性，把六经简单地看作"六病"，忽略了其形成"六病"的生理基础，否定了六经的物质性，模糊了三阴三阳六经之名在中医学中首先是一个生理名词的概念。这不能不认为是一种只见树木不见森林的偏见。对此时贤刘渡舟教授认为"《伤寒论》之六经，是继承了《热论》的六经，而有其脏腑经络的客观存在，所以六经是物，而不是符号"，确系掷地有声之论。

伤寒论六经生理基础略例

　　《伤寒论》是以六经命名病证，以列证分析的笔法书写的，其中没有专论脏腑生理的篇章，这可能是注家对六经认识聚讼纷纭的一个重要原因。加之代远年湮，脱简错讹，确非张仲景书之原貌。然细绎原文，虽不似张志聪说的"联贯井然，实有次第"，但每经原文以病理证生理，确仍能勾画出脏腑经络等生理基础的基本轮廓。略析之以昭梗概。

　　"太阳之为病，脉浮，项强痛而恶寒。"为什么太阳病能出现这些症状？这是由其生理基础所决定的。因足太阳膀胱经脉上额交巅还出别下项，所以头项痛；因太阳经气对机体有护内卫外的功能，外邪束之，经气被郁，故恶寒；因太阳主表其气主开，阳气欲伸，正邪交争于表，是故脉浮。显然，本纲条文虽简，却述出了足太阳经气为病的基本定状，也反证了足太阳膀胱经的循行部位及其生理功能特点。而原文第71、第72、第73、第74诸条明显辨析的是邪在太阳经表不解，循经入足太阳膀胱之腑的病理机制。故成无己、喻嘉言、陈修园等都认为太阳病有经证腑证之别。如陈修园曰："何谓太阳府证，曰：表邪不去，必入于里。膀胱为表中之里也，有蓄水蓄血之辨。""太阳病，其人口渴，烦躁不得眠，脉浮，小便不利，水入即吐，为膀胱蓄水症，宜五等散。""太阳病，其人如狂，小腹硬满，小便自利，脉沉，为膀胱蓄血症，宜桃仁承气汤。"这说明陈修园尽管宗张志聪以气化解六经之学，但并不否认六经的生理基础。不足的是，他只承认足太阳腑证，而没有认识到手太阳腑证，却将蓄血证亦归入膀胱腑证中，这一点钱天来另具卓识，如曰："注家有血蓄膀胱之说，恐尤为不经。愚谓仲景之意，盖以太阳在经之表邪未解，故热邪随经，内入于府，而瘀热结于膀胱，则热在上焦，血受煎迫，故溢入回肠，其所以不能自下者，蓄积在少腹而急结也，如果膀胱之血蓄而不行，则膀胱淤塞，下文所谓少腹硬满，小便自利者，又何自出乎？"钱氏太阳蓄血不应在膀胱之论理，确比陈氏高出一筹。但对"血受煎迫，故溢入回肠"之论，亦应进一步探讨。《灵枢·肠胃》曰："小肠后附脊，左环回周迭积，其注入回肠者，外附于脐上，回运环十六曲，大二寸半，径八分分之少半，长三丈二尺。"《灵枢·经脉》曰："小肠手太阳之脉……入缺盆络心，循咽下隔，抵胃属小肠。"《伤寒论》太阳蓄血诸条中描述蓄血的主要症状是"少腹急结""少腹满""少腹当硬满"，是知太阳蓄血血蓄脐下少腹无疑。小肠之腑盘踞脐周正当蓄血之处，小肠之脉上络心中，心主血，与小肠相表里，又为"阳中之阳"，故与太阳经生理病理休戚相关，太阳邪热入里伤及血分，焉有不动小肠之经、伤及血脉之理？因知太阳腑证，实为邪热在经不解，循足太阳之经入腑则为蓄水的膀胱腑证。邪热循手太阳小肠之经入里，则为蓄血的小肠腑证无疑。如果这些看法是正确的，则太阳病证所反证的生理基础，已涉手足二经经腑无疑矣。

　　"阳明之为病，胃家实是也。"《黄帝内经》曰："大肠小肠皆属胃。"章虚谷曰："胃家者，统阳明经府而言，实者，受邪之谓。"可知此纲虽仅10字，已将阳明手足二腑尽括在内。《伤寒论》第202条

"阳明病，口燥但欲漱水不欲咽者，此必衄"。第206条"阳明病，面合色赤，不可攻之，必发热，色黄者，小便不利也"。黄坤载注第206条病机曰："以面之赤色，是经热而非府热。若是府热，则毛蒸汗泄，阳气发越，面无赤色。"结合二经循行而布的生理，黄氏之论理精义明。据此可知，《伤寒论》中的阳明病，已涉及手足经腑无疑。

"少阳之为病，口苦咽干目眩也。"《伤寒论》第264条："少阳中风，两耳无所闻、目赤、胸中满而烦者，不可吐下，吐下则悸而惊。"《黄帝内经》曰："病有口苦者，名曰胆瘅。"《灵枢·经脉》曰："胆足少阳之脉，起于目锐眦，上抵头角，下耳后……是动则病口苦，善太息，胸胁满不能转侧。"热邪入少阳之腑，熏灼于胆，肝气上逆则口苦；热邪循经上扰，碍及清窍，则目眩目赤，两耳无所闻；邪热阻及少阳经枢，枢机不利，故胸满而烦，故知此二条的病变，已涉及少阳胆经、腑无疑。而第96条"若腹中痛""若心下悸、小便不利"以及第107条"伤寒八九日，下之胸满烦惊，小便不利，谵语，一身尽重，不可转侧者，柴胡加龙骨牡蛎汤"所涉证机，明显是邪热已扰及上焦心神，阻及下焦气化，碍及中焦胃气的上、中、下三焦受病之证，是知本经病变，亦涉及手少阳三焦之生理基础矣。

"太阴之为病，腹满而吐，食不下，自利益甚，时腹自痛，若下之，必胸下结硬。"《灵枢》曰："脾足太阴之脉……入府属脾络胃……是动，食则呕，胃脘痛，腹胀善噫……食不下，烦心，心下急痛，溏、瘕、泄。"这两段论述互相印证，知本条主述的是足太阴脾经、腑的病变。但第274条"太阴中风，四肢烦疼，阳微阴濇而长者，为欲愈"和第276条"太阴病，脉浮者可发汗，宜桂枝汤"，只能认为是手太阴肺经之证，否则"桂枝汤""脉浮"是无法解释的，这一点柯韵伯认识得透彻，如曰"太阴主开，不全主里也。脉浮者病在表，可发汗，阴亦然也"。肺主皮毛，故一身之表实太阳太阴合司之，因知太阴篇之病，已括及手足二经无疑了。

"少阴之为病，脉微细，但欲寐也。"沈尧封曰："微，薄也，属阳虚；细，小也，属阴虚。但欲寐者，卫气行于阴而不行阳也。"阳气衰微，鼓动无力，故脉微；阴血不足，脉道不充，则脉细。肾寓阳，心主血，故历代医家大都认为《伤寒论》少阴病病机已涉及心、肾二脏。纵观少阴篇诸条文，有寒化热化之分，寒化者多为肾阳衰微，热化者多为心阴亏损，故以四逆辈温阳救逆以蠲寒水；以黄连阿胶辈清热除烦，以滋离宫之火。其方、证、因、治，显涉心肾二脏无疑。

"厥阴之为病，消渴，气上撞心，心中痛热，饥而不欲食，食则吐蛔，下之，利不止。"

本经提纲历来争议甚多，但所论症状实已括及手足二经。消渴，气上撞心，心中痛热，正是邪犯手厥阴化热而上冲心包之症，饥而不欲食，食则吐蛔，下之利不止，正是邪犯足厥阴，肝气横逆犯胃所致。诚如舒驰远曰："厥阴邪气上逆，故上撞心。痛热者，热甚也；心中疼热，阳热在上也，饥而不欲食者，阴寒在胃也。"舒氏之论虽未明云肝气犯胃而使胃寒，但"邪气上逆，上撞心""心中疼热""阳热在上"的"上"均指的是心包，此足证他是承认厥阴有手经见证的。

《伤寒论》原文虽有杂伪，但一般对六纲原文怀疑者较少，故以此为基础略加采撷，其六经生理基础已历历可辨。这不仅证明了《伤寒论》"六经是物，不是符号"论点的正确性，而且也纠正了《伤寒论》六经传足不传手的不当看法。

正因为《伤寒论》六经的生理基础是实在的，所以六经辨证既能以六经之间脏腑气化的阴阳消长关系去辨疾病的演化传变的一般规律性，又能依各经所属的脏腑经络等生理基础去辨析每经受病病机变化的定位性。因此六经病证既有太阳、阳明、少阳、太阴、少阴、厥阴的由表入里的传变关系，每经病中又有表、里、寒、热、虚、实的不同辨证内容。这一切在《伤寒论》中是体现得很清楚的。因此以横的阴阳消长规律去辨外感（因外感热病多传变），以纵的寒热虚实去辨杂病（杂病多久居一经）的基本精神贯穿于整个《伤寒论》中。所以《伤寒论》六经辨证是能统括外感热病、内伤杂病的辨治大法。诚如柯韵伯曰："夫仲景之六经，是分六区地面，所赅者广……凡风寒温热内伤外感自表及里有寒有热或虚或实无所不包，故以伤寒杂病为一书而总名《伤寒杂病论》。"六经辨证有这样的囊括力，离开整个人体的生理基础是难以想象的。

6　六经生理

　　六经学说来源于《素问·热论》的六经分证，张仲景将其发展后使之成为理法方药完备的理论体系，至今对临床仍有着重要的指导作用。六经学说不仅适用于外感伤寒，对温病及内伤杂病也同样有重要的指导意义。伤寒大家柯韵伯曰："原夫仲景之六经，为百病立法，不专为伤寒一科。伤寒、杂病治无二理，咸归六经之节制。"临床部分医家由于对伤寒六经生理缺乏透彻理解，因而不能将六经辨证有效地应用于临床实践，学者雒晓东对六经的生理做了独特见解的阐述。

六经生理系统的组成

　　六经就是将人体生命的物质基础和功能作用分为六个系统，每一经以其直接所属的脏腑为核心，以经络为依据，联系气血精津液、五体九窍而成。这六个系统可用标本中气及其从化理论反映六经的气化特点、主从关系及联系方式；用开阖枢理论反映六经经气的转输规律；用六经的气血多少、阴阳盛微反映其物质基础和功能作用的相对定量关系；用脏腑经络和经气相统一的观点反映人体六经气化的有机联系；以"元真""胃气""相火"三大系统阐述六经表里相合三大系统的作用特点。人体六经联系的渠道和实质就在于经络和三焦气化，实现其联系的物质承担者，就是经气。

　　六经系统包括脏腑经络及其标本中气、开阖枢的气化理论两大部分内容，但其核心仍在于脏腑，特别是五脏，经络形层、五体九窍从属于脏腑，六经标本中气、开阖枢之机也本于脏腑。唐容川曰："六经出于脏腑，脏腑各有一经脉，游行出入，以布其化……谓六经之上，其主治者皆其本气也，本气根于脏腑，是本气居经脉之上也。"六经系统众多的层次结构和机能性质之所以能形成一个有机的整体，全在于"经气"的作用，故不能不深究之。

六经经气及其转输规律

　　"经气"的概念来源于《黄帝内经》，《素问·离合真邪论》曰："真气者，经气也。"《灵枢·刺节真邪》曰："真气者，所受于天，与谷气并而充身者也。"也即是说，经气来源于先天父母之精气，受由肺吸入的大自然的清气与水谷精气的不断充养。《难经》曰："三焦者，元气之别使，主通行三气，经历五脏六腑。"此说明元气、谷气、清气在三焦汇合，输布于五脏六腑，成为脏腑功能活动的动力。此种在三焦汇合以后之气，即人身经气。三气相合，通汇于周身，为各经所用。然各经的物质及功能发挥（即经气特性）又有所不同，布达于太阳之表的经气为营阴和卫阳，游行于三焦腠理的称为气液，运行于经络之中的往往称为血气，在阳明为胃气，在少阴为阴阳，其功能也各不相同，从而形成了六经标本气化的不同性质。但其来源不外于元、谷气和清气。其经气随三焦和经络气化布散于周身，蕴含着较大的能量，包括气、血、精、津、液五种人体生命活动所必需的基础物质。经气分为阴阳两类，阳气代表功能发挥状态的基础物质，无形而有质，有温煦和推动作用。阴精指相对静态的基础物质，有形而有质，有濡润、滋养作用。阴精有精、血、津、液之分，阳气有元气、宗气、营气、卫气之别，二者互为一体，不可分离。这些基础物质的生化、转输和代谢过程，就是人体生命活动的具体体现。

　　升降出入是自然界物质运动的基本形式。人体居天地气交之中，自然与天地相应，与自然界处于同步运动状态，因此，人体脏腑经络的功能作用和气血精津液的生化、转输、代谢过程，都表现为升降出入的运动形式。

《素问·阴阳离合论》及《灵枢·根结》篇以门户开阖转枢之情态说明了人体六经经气的转输规律。太阳、太阴为开,言营阴卫阳之出表卫外。人身经气,发源于肾,升发于肝,滋养于后天脾胃水谷之精气和大自然的清气,而敷布却在于上焦心肺。在六经经气的升发致用过程中,五脏的激发推动作用是最重要的,太阳经气,特别是卫阳之气,是在上焦肺脏的宣发功能推动下布散于周身肤表皮毛的,这主要通过三焦气化的途径来实现。太阴所生的营血津液的转输敷布,主要是通过心脏布散血气津液的功能来完成的,故《灵枢·决气》曰:“上焦(主要指心肺)开发,宣五谷味,熏肤、充身、泽毛,若雾露之溉。”柯韵伯曰:“营卫行于表而实发源于心肺,故太阳病则营卫病,营卫病则心肺病矣。”

阳明为阖,言其维护阳热于肠胃,完成受纳腐熟水谷、传导排泄糟粕的功能。性属燥金,赖肺气清肃下行。脾可通过转输津液以助阳明之燥化。

厥阴为阖,言阴血由心包下潜,蓄藏于肝脏,相火蕴含其内,受其疏泄调节,完成人体生命活动的物质需要。肾主闭藏,以助厥阴之阖。

少阳、少阴为枢,少阳为阳枢,以三焦为主输转气液;少阴为阴枢,以血脉为主流通运行血气。二者以君相之火为主持,内外交贯,环转流行不息。肝主藏血、疏泄,合心包调节促进少阳相火的潜蓄升发,又为少阴精血的流行周布起调节气机的作用。少阳为枢,外以助太阳之开,内以助阳明之阖,故《伤寒论》有服小柴胡汤后“上焦得通,津液得下,胃气因和,身戢然汗出而解”的记述。少阴为枢,通过心血的运行,外可助太阴之开以转输营血津液于周身,内可助厥阴之阖使阴血由心包下潜藏于肝脏。

人体有十二经脉顺次相接的经气循环运行规律,但督脉总督人体一身之阳,任脉总任人体一身之阴,阳维脉维系诸阳,阴维脉维系诸阴,冲脉为人体经脉之海,带脉加强一身的横向联系,阴跷阳跷可使阳入阴,阴出阳,阴阳相交。这样,人体的经络纵横交错,便形成了一个类似网状联系的整体,再加上经气在经络内外的出入,经络和三焦气化的统一,使人体的经气输布形成了一个立体的、整体的、类似门户开阖枢似的转输方式,或上升外出而为开,或下降内入而为阖,或在出入升降之间,游行于三焦腠理,流通于经脉之中。人体六经经气,一方面沿经络运行,一方面通过三焦敷布,仅此二种途径。而开阖枢式的经气转输规律是三焦和经络气化共同作用的结果,其经气运行的关键,仍在于五脏的激发和推动作用。

六经经气的气化

用于阐述六经经气气化的理论是六经标本中气及其从化理论,这一理论来源于《黄帝内经》的运气学说。《素问·六微旨大论》曰:“少阳之上,火气治之,中见厥阴;阳明之上,燥气治之,中见太阴;太阳之上,寒气治之,中见少阴;厥阴之上,风气治之,中见少阳;少阴之上,热气治之,中见太阳;太阴之上,湿气治之,中见阳明;所谓本也,本之下,中之见也,见之下,气之标也。”《素问·至真要大论》曰:“少阳、太阴从本,太阳、少阴从本从标,阳明、厥阴不从标本,从乎中也……故从本者化生于本,从标本者,有标本之化,从中者以中气为化也。”《黄帝内经》的六经标本中气及其从化理论,属于运气学说的内容,原是用以推测气候变化对人体生理病理以及万物的影响,自清代张志聪始,运气学说的标本中气及其从化理论被用来说明伤寒之理,形成了《伤寒论》六经经气气化学说。那么,天有此六气阴阳,人与天地相应,自然也有此六气阴阳,这符合现代全息理论的思想方法,也是六经标本中气及其从化的运气学说被用来阐释人体六经生理病理的根据。

就人体而言,六经配六气,六气为本,六经分阴阳,阴阳为标,其相互表里者为中气。本气是人体经气在六经中的具体体现,为本经气化的依据,更是对本经气化特性的概括。中气是本经中可以见到的相表里之经的经气,主要是通过气化作用使其经气相互联系渗透来实现的,它决定了阴阳表里两经在生理病理方面的特殊联系,是六经表里相合成为三大系统的内在根据。标气也是六经气化特性的反映,特别是能量和性质方面的标识。

人体六经标本中气及其从化，在每经中各有具体的内容。太阳本寒主要指布达于表的营血津液（营阴），标气三阳主要指在表的卫阳之气，且与肺的宣发功能联系密切。太阳本寒而标阳，言其卫阳以营阴为基础。中见少阴，指少阴心肾阴阳是太阳之气的根基，也有标本之分。少阴本热标阴，本热言其心阳命火的主宰作用，标阴言其心血肾精，少阴与太阳组成一大系统，皆为本标两从。阳明本燥标阳，以本概标，反映大肠、胃的燥化功能，但其体阳而用阴，从其中气，离不开太阴脾肺转输津液的作用。太阴本湿标阴，以本概标，从其本气，重在津液的生成输布。少阳本火标阳，以本概标，从其本气，主要对其相火的升发致用而言，重在三焦的功能，中见厥阴，以阴血为基。厥阴本风，言心包的敷布火气和肝脏的疏泄调节功能，标阴指其收蓄潜藏的阴血而言，厥阴从中，言其是少阳相火潜蓄调节、升发致用的基础。

标本中气及其从化理论，反映了六经生理的一般特性。但标本有气虚气盛，从化有太过不及，是为六经病理改变的重要本质，临床宜详审之。

六经气血多少及阴阳盛微

六经气血之多少，《黄帝内经》有几种不同的说法，以《素问·血气形志》篇为准，六经气血多少主要体现在经气的质和量上。太阳多血少气，以其太阳的营血津液而言，成为化生标气三阳的雄厚物质基础。厥阴多血少气，以其藏血、蓄血的功能而言。阳明为水谷之海，气血之源，故多血多气。少阴心主神明，统血运，少阴肾推动激发人体的一切生命活动，二者皆以阳气为主，故少阴少血多气。少阳相火在君主神明的主持下完成具体的气液转输过程，也以阳气为主，故少血多气。太阴脾有运化之能，肺为气之大主，故皆少血多气。

六经的阴阳盛微，生理上主要反映人体经气在性质及其量上的大略差别，病理上主要反映外感热病过程中阳气和阴液损伤的不同层次及外感病演进的大体过程。

太阳统营卫、司气立，内通于六经，外应于六气，时时和自然界进行物质和能量的交换，其阳气量盛，故为三阳；病理上处于外邪初犯，邪尚在表，正气尚盛的阶段。阳明为其燥化之能，也有强盛的阳气为基础，但从量上不如太阳的阳气强大，故为二阳；病理过程中，若邪入阳明，随其气机内阖，阳郁不散，蓄积转增，则多为高热烦渴之症。少阳以厥阴阴血为基，阳气由微渐盛，故为一阳；病理过程中，往往反映人体阳气受抑以致不足，邪气入于腠理，正邪交争，互有进退的阶段。太阴主持一身之津液，其阴气最盛，故为三阴；病理过程中往往反映邪入三阴，以中气损伤为主，但此时阴液损伤却不甚严重。少阴为一身阳气阴液之根基，阳根于阴，以心血肾精为基，但量上较太阴主持的津液为少，故为二阴；病入少阴，说明人体阳气阴液已损伤到严重程度，已动摇了人身之根本。厥阴功在蓄藏阴血，以助少阳相火之成化，为阴尽阳生之地，故为一阴；病理过程中往往反映人体阳气内郁或上逆的证候以及外感热病的转化向愈。

六经表里相合的三大系统

依据阴阳表里两经在结构和机能上的联系，可将六经分为三大系统。

1. 元真系统：元真系统包括太阳、少阴两经，分主表里。太阳统营卫、司气立，为六经之藩篱；少阴为太阳之基，司神机、统水火，为一身阴阳之大主，造物成化之基元。五脏六腑、四肢百骸皆赖其所统，一身相火皆依其所用。肾精心血在少阴阳气的蒸化下统率小肠、膀胱气化，故此系统是主持人体表里内外的两大支柱，也为六经之核心。

2. 胃气系统：胃气系统包括阳明、太阴两经。阳明重在受纳腐熟水谷，传导排泄糟粕；太阴重在运化水湿和水谷精微。此系统燥湿相济，燥从湿化，由阳化阴，功能变物质，重在水谷精气的生成敷布。其水谷精气包括阳气和阴液两个方面，其气液上升外出以助太阳之气化，下降内入以滋养元阴元阳。人禀先天之气以生，赖后天水谷精气以长、以成、以用，故人在禀生之后，又以胃气为第一紧要。这也是李东垣著《脾胃论》的立论根据。

3. 相火系统：所谓相火，是在君主神明的主持下，具体完成、促进人体生命活动和生长发育以及组织更新等气化活动的阳热之气。相火系统包括少阳、厥阴两经。风从火化，司相火，阴中生阳，能使物质变功能。此系统重在肝脏的疏泄调节机能，收蓄阴血，旺盛生机，从而推动机体的一切生化过程，实是一身相火的概括。

以上三大系统分而为三，合而为一。元真系统源于先天父母之精气，为先天之本，肇物之始，水火之基，分主全身表里，故此系统为"胃气""相火"两大系统的基础，为人体生命活动的主宰。胃气系统为水谷精气的来源，先天精气非胃气不能滋之，先后二天之精气相合，为一身气化的基础，乃经气之源泉。相火系统重在主持一身经气的潜蓄、升发、致用过程及气机的调摄，元阴元阳的升发致用，水谷精气的生成敷布，均离不开此系统的作用。这三大系统在生理上各有偏重，协同和合，共同完成人体的生命活动。

由于阴阳表里两经在结构上、机能上的特殊联系，其经气相互融合，其气化特性也多相一致，故太阳、少阴分主寒热而又各有寒热，少阳、厥阴分主风火而又各有风火，阳明、太阴分主燥湿而又各有燥湿。但每经又只代表矛盾的一个侧面，有主有次，因此需要通过从化的方式以解决其矛盾。如太阳、少阴分主寒热，而少阴为太阳之基，是矛盾的主要方面，少阴阴阳的偏盛偏衰，往往决定着太阳的从化。阳明、太阴分主燥湿，而太阴是矛盾的主要方面，多燥从湿化，故阳明也多湿热为病，而太阴病发生燥化的则较少。少阳、厥阴分主风火，而少阳是矛盾的主要方面，多风从火化，故厥阴多见阳热病证。

总之，六经是一个有机的整体系统，其在不同角度，不同层次上有着错综复杂的协同作用。六经理论将人体生命从结构到机能分为六个系统，又有标本中气、开阖枢的气化理论以说明其每经的气化特点、联系方式及经气转输规律等，即每经均有自己的特定结构和机能。表里两经相合成为三大系统，在生理上有其正常的从化规律，发病则有从化太过或不及等不同的表现形式。从三阳经看，其经气有着特定的转输规律，重在三焦气液的表里出入，其中阳明胃气为其基础，胃气不衰，邪断不至入三阴。从三阴来看，以少阴的阴阳为其根本，太阴禀其气而能开，厥阴禀其气而能阖。也即是说，阳明的胃气为三阳的基础，少阴的阴阳为三阴的根本，也为一身之根本，其较阳明的基础更深一层。这里需要特别强调的是，人身经气是一个有机联系的整体，来源于先天父母之精气，滋养于后天水谷之精气和大自然的清气，根据其组成、结构、分布和功用的不同，从而形成了不同的六经气化特性。但其经气是作为一个有机整体系统来发挥作用的，如太阳的营阴、卫阳以阳明胃气（包括气、液二部分）和少阴阴精阳气为根基，通过三焦和经络气化联系为一个有机的整体，而且离不开五脏的激发和推动，从而发挥其护表拒邪、维持内外环境间协调统一的作用。其他各经也同样是在六经整体协同作用的基础上完成其具体功用的。

7　论六经源宗《黄帝内经》《难经》

　　学者黄飞认为，《伤寒论》之六经，源宗《黄帝内经》《难经》。其曰尝读《史记·扁鹊仓公列传》，惊呼诸医之工巧神圣，仿若仙人。惜代远年湮，医籍散乱，终究难窥其全貌，仅能于残垣断壁、蛀虫书简中隐约琢磨其义，竟似"管中窥豹，略见一斑"。后汉继有华佗、仲景闻名于世，然佗不幸死于武帝之疑，临终于狱中将平生所撰之书稿授予狱卒，只望能将平生所学、所知传于后人，然狱卒终惧而不敢受，华佗愤而俱焚之，悲哉！怨哉！惜哉！南阳人张机，性笃精思，于乱世之中，感叹往昔沦丧、横夭莫救，论广伊尹汤液为《伤寒杂病论》，合十六卷，望后世医者见病知源，精究方术。书成恰逢乱世，天下大乱，其书简之原貌早已不知去向。幸得太医令王叔和撰次，得以传世。今之世人才得以一见如此不朽之作，如若形同《汤液经》之失存于世，则真乃中华民族之大损失也，幸哉！幸哉！叔和有此功劳，当为后世赞扬。东晋皇甫谧于其《针灸甲乙经》序中亦赞叹仲景之见侍中王仲宣之诊事，虽扁鹊、仓公亦无以加也；直言仲景所论，用之多验；叔和撰次之余论甚精，皆可施用。观之后世之良医、名医，上迄隋唐，下至当代，无不于《伤寒论》有专门研究，甚者毕其身于此书，而终修成正果，名垂青史。唐代孙思邈曰："至于仲景，特有神功，医人未能赞仰。"宋代林亿、孙奇等在校注医书过程中认为"百病之急莫急于伤寒"，而首校《伤寒论》，并于序文中论曰："其言精而奥，其法简而详，非浅见寡闻者所能及。"

　　黄飞始涉猎仲景之书，初多以颂记条文，旁参诸家，仿伤寒大家刘渡舟老先生之法，参照成无己《注解伤寒论》，旁参《伤寒来苏集》《伤寒贯珠集》等后世诸家，以期汇通八达，触类旁通，全面认识《伤寒论》之含义。成无己成"以经注经"注解《伤寒论》之第一次，并力畅"三纲学说"；柯韵伯以六经为纲，首此以方领证，以证名篇，却为后世研究《伤寒论》开辟了先河；尤在泾广览医籍，择善精研，独倾仲景之学，主张六经为纲，以"法"为目，以方类证，于伤寒之学实有大贡献。后世至于《伤寒论》研究者，数不胜数。然多各成一家，于某一方面有特殊贡献或专门发挥。《伤寒论》各版本之辨，仲景其人传记之考，叔和功过之争，《伤寒论》原序之考论，伤寒名实之释解，六经实质之分歧等，一家一言，各自为营，或相互诋毁、针锋相对，或顶礼膜拜，互相吹捧。自宋元明清，以迄当代，诠释伤寒的注疏，汗牛充栋。然纵观诸多问难之中，最是难解的、最是困扰的非六经本质莫属。据《伤寒论》原序"撰用《素问》《九卷》《八十一难》《阴阳大论》《胎胪药录》，并《平脉辨证》，为《伤寒杂病论》合十六卷"一语，可见仲景之术与《黄帝内经》《难经》关联紧密。

　　有关"六经"本质与《黄帝内经》《难经》的关联性问题，后世医家论述颇多，大致分为三类。其一，《伤寒论》"六经"理论起源于《黄帝内经》，即认为《伤寒论》六经理论，继承了《素问·热论》以及《灵枢·经脉》的六经理论的融会结合，认为《黄帝内经》所载脏腑经络是六经本质的物质基础及理论依据，宋代朱肱首倡此说，后人汪琥亦力畅其说，刘渡舟亦主张六经本质乃是经络和脏腑的结合。其二，《伤寒论》六经本质虽来自《黄帝内经》，然却非《黄帝内经》所论六经本质之升华。如万友生等即认为《伤寒论》六经本质是以脏腑经络为主体，营卫气血津液为物质基础，通过气化活动，发挥功能；姜春华更是提出张仲景融会了《黄帝内经》全部阴阳概念，包括了表里、寒热、虚实、经络脏腑、气血营卫、邪正消长等，成为一个多种概念的高度综合体。其三，《伤寒论》六经本质别有他意，不同于《黄帝内经》，诸如喻嘉言等从解剖部位释六经，把六经比喻为六个部门或职能部门，柯韵伯认为六经之经是地面经界，主张《伤寒论》六经理论是分区地面，所赅者广，不专在经络，并以地理比类人体，倡经界之说；俞根初把人体分为六个层次；祝味菊据"正邪相争，阴阳消长"理论，把六经分为五个阶段；郭子光认为六经本质是六个大的病理层次的反映，并在大的层次基础上，又可分为若干较小的病理层次，主张汤证理论；黄文东、金寿山等传袭陆渊雷之说，主张六经本质为"症候群说"，认为其本质即为根据表里、寒热、虚实，把疾病合为六个症候群，无以名之，只好假借《黄帝内经》"三阴三阳"名目，于名则同，于实则有别。此外譬如"兴奋-抑制说""理想模型说""神经病理单位说"及"模糊数学集合说"等多是主张《伤寒论》六经学术思想自成体系，于《黄帝内经》六经概念有别，甚者主张两者之间毫无关联。上述医家就六经本质之于《黄帝内经》关联性上纠结如是，或此或彼，各执一词，且都论据凿凿。

六经本质与《黄帝内经》

黄飞认为，虽不敢断定《伤寒论》之六经本质即为《黄帝内经》所论之六经，然可以肯定的是，《伤寒论》六经本质之于《黄帝内经》必然关联密切，《黄帝内经》关于六经的含义是《伤寒论》六经本质的核心要素。《黄帝内经》约成书于春秋战国，西汉刘向、刘歆父子在编写《七略》的时候明确说到医学书籍有《黄帝内经》《黄帝外经》《扁鹊内经》《扁鹊外经》《白氏内经》《白氏外经》《旁篇》，张仲景《伤寒论》成书于东汉末年，其同乡何颙评价其"君用思精而韵不高，后将为良医"，以仲景如此慎思缜密之人，其在学医过程中，必当于《黄帝内经》反复推敲，倡晓其义，其在《伤寒论》序中即言"撰用《素问》《九卷》《八十一难》《阴阳大论》《胎胪药录》《平脉辨证》，为《伤寒杂病论》合十六卷"，即可谓明证，张仲景医学思想之受《黄帝内经》影响之大，不言而喻。甚至可以说《黄帝内经》是《伤寒论》成书的土壤之一，故《伤寒论》之精髓六经本质定当与《黄帝内经》六经本质有着不可分割的联系。

《伤寒论》中没有"六经"或"三阴三阳"之为何的专门论述，以仲景在序文中之慨叹"虽未能尽愈诸病，庶可以见病知源，若能寻余所集，思过半矣"。可以看出，他是非常渴望《伤寒论》得到传播学习的，故如若其所论之"太阳、阳明……厥阴"理论终是其自创之医学体系，其必当于专篇、专著中详述其义，以使后学者免生猜疑，更准确、更快速地理解其文，然从目前所知张仲景的书籍中未有见到。之所以仲景未作专门解释，可能性比较大的一个原因即为六经本质在其所见到的医书中已有记载或论述，无需再论。其所需要做的工作即为完善、丰富和细化六经的内容，并且结合《胎胪药录》，做到理法方药一体，以便后人学习和临床应用，终写成了不朽著作《伤寒杂病论》。

《伤寒论》中本无"六经"字眼的存在，与之相类似的论述为"三阴三阳"，故从原文角度论述两者关联性的时候，则应当从"三阴三阳"的论述或者"太阳、阳明……厥阴"的论述着手，而不能直接论述"六经"，当然在《黄帝内经》中"六经"与"三阴三阳"之间大多时候是同一含义，但如果研究初始，即等同于两者，则有偷换概念的嫌疑，而不足取。《伤寒论》中关于"三阳三阴"的论述诸多，散见各篇。《灵枢·卫气行》曰："在于三阳，必候其气在于阳而刺之。病在于三阴，必候其气在阴分而刺之。"《灵枢·逆顺肥瘦》曰："手之三阴，从藏走手，手之三阳，从手走头，足之三阳，从头走足，足之三阴，从足走腹。"《素问·热论》曰："三阴三阳，五藏六府皆受病，荣卫不行，五藏不通则死矣。"《素问·天元纪大论》曰："何谓气有多少，形有盛衰？鬼臾区曰：阴阳之气各有多少，故曰三阴三阳也。"《素问·阴阳离合论》曰："是故三阳之离合也，太阳为开，阳明为阖，少阳为枢。三经者，不得相失也，搏而勿浮，命曰一阳……是故三阴之离合也，太阴为开，厥阴为阖，少阴为枢。三经者不得相失也。搏而勿沉，名曰一阴。阴阳……积传为一周，气里形表而为相成也。"《素问·阴阳别论》曰："三阳在头，三阴在手，所谓一也。别于阳者，知病忌时；别于阴者，知死生之期。"《素问·太阴阳明论》曰："足太阴者三阴也，其脉贯胃属脾络嗌，故太阴为之行气于三阴。阳明者表也，五藏六府之海也，亦为之行气于三阳。"《难经·七难》曰："冬至之后，得甲子少阳王，复得甲子阳明王，复得甲子太阳王，复得甲子太阴王，复得甲子少阴王，复得甲子厥阴王。王各六十日，六六三百六十日，以成一岁。此三阳三阴之王时日大要也。"《伤寒论》与《黄帝内经》《难经》中有关"三阴三阳"的论述，有很大程度上的神似，即均可作"经络"解。

《伤寒论》与《素问·热论》之间的紧密联系，估计是所有研习《伤寒论》者不可否认的。《素问·热论》曰："伤寒一日，巨阳受之，故头项痛腰脊强……六日厥阴受之，厥阴脉循阴器而络于肝，故烦满而囊缩。"《伤寒论》应曰："伤寒一日，太阳受之""太阳之为病，脉浮头项强痛而恶寒""伤寒二三日，阳明、少阳证不见者，为不传也""阳明居中，主土也，万物所归，无所复传。始虽恶寒，二日自止，此为阳明病也""伤寒三日，少阳脉小者，欲已也。"《素问·热论》曰："七日巨阳病衰，头痛少愈。"《伤寒论》应曰："太阳病，头痛至七日以上自愈者，以行其经尽故也。"《素问·热论》曰："诸遗者，热甚而强食之，故有所遗也。若此者，皆病已衰，而热有所藏，因其谷气相薄，两热相合，故有所遗也。"《伤寒论》应曰："病人脉已解，而日暮微烦，以病新差，人强与谷，脾胃气尚弱，不能消谷，故令微烦。损谷则愈。"诸多论述，何其相似，能蔽目称两者无关联乎？

六经与《难经》

作为注解《黄帝内经》发难而成的《难经》中亦有多处记载与《伤寒论》颇多吻合之处。如《难经》曰："伤寒有五，有中风，有伤寒，有湿温，有热病，有温病，其所苦各不同。中风之脉，阳浮而滑，阴濡而弱……伤寒之脉，阴阳俱盛而紧涩；热病之脉，阴阳俱浮。"《伤寒论》应之而论曰："太阳病，发热汗出，恶风，脉缓者，名为中风。""太阳中风，阳浮而阴弱。""太阳病，或已发热，或未发热，必恶寒，体痛，呕逆，脉阴阳俱紧者，名为伤寒。""太阳病，发热而渴，不恶寒者为温病……风温为病，脉阴阳俱浮。"《金匮要略》增论："湿家，其人但头汗出，背强，欲得被覆向火。若下之早则哕，或胸满，小便不利，舌上如胎者，以丹田有热，胸上有寒，渴欲得饮而不能饮，则口燥烦也。""太阳中热者，暍是也。"《素问·热论》亦曰："诸夫热病，皆伤寒之类也。"从三家之论可知，伤寒之概念及含义的论述，古已有之，非仲景首创，三者系一脉相承。伤寒之概念及含义即属一脉相承，则论治伤寒之核心——六经，其本质必与《黄帝内经》《难经》同音共律，息息相关。

六经与经络

经络源出《黄帝内经》可以说是中医界不争的事实，《灵枢》中有多篇在论述经络，可以说自《灵枢》始，经络学说亦趋臻完善。六经本质与经络之关联，医家言之已久，且诸多医家均主张《伤寒论》之六经与经络学说之间血肉相连，关系紧密，但又各有说法，或偏执于经络，或亦有发挥，但总离不开经络。如朱肱力主经络说，率先提出六经本质即是经络。伤寒大家刘渡舟认为经络和脏腑是六经的物质基础，六经应代表经络和脏腑的生理病理过程，六经概括了十二经，内属于脏腑，是不容置疑的事实。然与此相反的是，亦有主张《伤寒论》之六经本质与经络毫无关联之说，如方有执"六经六部说"、俞根初"六经形层说"、祝味菊"六经阶段说"、陆渊雷"症候群说"、牛元起"证候抽象说"及柯韵伯"六经地面说"等。尚有"治法说""六界说""六病说"。钱潢曰："大约六经证治中，无非是法，无一字一句非法也。"恽铁樵论曰："六经者，就人体所著之病状，为之六界说者也。是故病然后有六经可言，不病直无其物。"刘绍武论曰："六经是生理的，其循行有固定的线路，虽无病，其存在依然；《伤寒论》的六病是病理的，是人为的划分证候类型的方法，无病则'六病'不复存在。"如此种种，大多力主《伤寒论》六经本质独立于经络之外，与经络之间无必然之联系。

近人程门雪先生曾就六经本质提出过自己的观点，认为讲到《黄帝内经》就必须承认两点，第一点是承认经络学说，第二点是承认其与《素问·热论》六经的一致性。黄飞颇同意程门雪先生之说，经络简而言之即为气血运行之通道，细而言之是一个"内属于脏腑，外络于肢节"的系统，在内部联系五脏、六腑，外部联系筋肉、皮肤等组织，经络本身可分为十二经脉、奇经八脉、十二经别、十五络脉及无数小络。此外，筋肉方面，按经络分为十二经筋；皮肤部分按经络分为十二皮部。

《伤寒论》中诸多的记载及内容，均可体现其六经所论与经络系统之间的密切联系。如《伤寒论》序中即言"夫天布五行，以运万类，人禀五常，以有五脏，经络府俞，阴阳会通，玄冥幽微，变化难极"。《伤寒论·辨脉法》曰："游于经络，出入脏腑。"《伤寒论·平脉法》曰："水入于经，其血乃程。"证实《伤寒论》与经络之间不可分割的关系，自然六经本质亦属其中。六经正篇亦多次论述直呼经或络，更是明证。如《太阳病》篇曰："太阳病，头痛至七日以上自愈者，以行其经尽故也。如欲作再经者，针足阳明，使经不传则愈。""证象阳旦……附子温经，亡阳故也。""伤寒，若吐、若下后……发汗则动经。""太阳病，过经十余日。""伤寒十三日，过经谵语者。""太阳病……到经不解，必清血。""太阳病六七日，表证仍在……所以然者，以太阳随经，瘀热在里故也。"《阳明病》篇曰："汗出谵语者……须下者，过经乃可下之。"《霍乱病》篇曰："伤寒，其脉微涩者……却四五日，至阴经上……所以然者，经尽故也……到后经中……复过一经能食。"上述诸条均是直呼经或络，且从行文中的经或者络的含义来说即为经络。此外亦有诸多论述，虽未名言经或络，然确是"经络"其义无疑。如《辨脉法》篇曰："阴脉不足，阳往从之，阳脉不足，阴往从之……阴气上入阳中……阳气下陷阴中。""阴中于邪……故使邪中于阴也，阳中于邪……阴阳俱厥。"《太阳病》篇曰："病有发热恶寒者，发于阳也……以阳数七，阴数六故也。"《少阳病》篇曰："伤寒六七日，无大热……此为阳去入阴故也。""伤寒三日，三阳为尽，三阴当受邪，其人反能食而不呕，此为三阴不受邪也。"《厥阴病》篇曰："凡厥者，阴阳气不相顺接，便为厥。"上述诸条文均就经络言，虽未言经络，然直叙腧穴，故亦可为明证。《平脉法》篇曰："少阴脉不至……当刺期门巨阙。"《太阳病》篇曰"太阳病，初服桂枝汤……先刺风池、风府""伤寒腹满谵语……刺期门""伤寒发热，啬啬恶寒……刺期门""太阳与少阳并病……当刺大椎、肺俞、肝俞……当刺期门""妇人中风，发热恶寒……当刺期门，随其实而取之""太阳少阳并病……当刺大椎、肺俞、肝俞"。《阳明病》篇曰："阳明病，下血谵语者……但头汗出，刺期门。"《金匮要略》行文中亦有诸多论述，可为证实两者关联性提供明证。首篇即名曰"脏腑经络先后病脉证"，并在篇中言"夫人秉五常……一者，经络受邪……血脉相传……不令邪风干忤经络，适中经络……即导引、吐纳、针灸、膏摩……病则无由入其腠理"。"极寒伤经，极热伤络"。《中风历节》篇曰"邪在于络……邪在于经""邪气中经，则身痒而瘾疹"。《血痹虚劳》篇曰："五劳虚极羸瘦……经络荣卫气伤。"《跌蹶手指臂肿转筋阴狐疝蛔虫病脉证治》篇曰："病跌蹶……此太阳经伤也。"《妇人妊娠病》篇曰"妇人伤胎……当刺泻劳宫及关元"。以上论述可以明证《伤寒论》六经本质与经络之间有着千丝万缕的联系，应予肯定，不容置疑。万友生说："《伤寒论》之六经并非全是指经络，其六经辨证并非但指经络辨证则可；《伤寒论》之六经及其六经辨证完全与经络辨证无关则不可。"

六经与《针灸甲乙经》

《针灸甲乙经》成书年代为东晋，距《黄帝内经》及《伤寒杂病论》成书不远，是采用《素问》《针经》和《明堂孔穴针灸治要》等三部书撰集而成。然颇为巧合的是《针灸甲乙经》中同时收集了《难经》及张仲景《伤寒杂病论》的部分论述，如《太阳中风感于寒发痉第四》篇的部分论述。可见在皇甫谧看来，《伤寒杂病论》确与《黄帝内经》《难经》之间存在密切的联系，所以物以类聚而并收录之。且皇甫谧在卷七直呼"六经受病发伤寒热病"，内容亦以引用《黄帝内经》《难经》为主，且部分论述颇与仲景所论同。可见精研《黄帝内经》《难经》，旁通伤寒之皇甫谧亦是赞成两者之间是一脉相承，关联密切的。

总之，《伤寒论》之六经本质源宗《黄帝内经》《难经》，根出《素问·热论》。

8 《伤寒论》与《黄帝内经》六经之辨

《说文解字》曰："经，织也。从系，里声。""经"最早是指织布的纵线，后引申指道路的南北，后世又引申指"义理、法则、原则和经典"。如何理解六经之含义本质，是学习理解及应用张仲景经方学术的关键。近代中医家恽铁樵曰："《伤寒论》第一重要之处为六经，而第一难解之处亦为六经。"受原著序文、成书年代及背景影响，大多数医家学者认为，张仲景著《伤寒杂病论》是继承发展《黄帝内经》而成书，遂以《黄帝内经》之六经理论来阐释《伤寒论》之六经，但有部分学者如章太炎、岳美中、胡希恕等并不认同此说。学者潘龙康等从六经源流、证候、治则治法、传变方面探讨了《伤寒论》与《黄帝内经》六经之异同。

从六经源流辨

根据《伤寒论》序中"撰用《素问》《九卷》《八十一难》《阴阳大论》《胎胪药录》，并《平脉辨证》，为《伤寒杂病论》，合十六卷"。历代注家以此为据，认为张仲景之书正如原序所述，即撰用《素问》《九卷》《难经》等诸多经典医著，而后博采众家而著书立说。也正是由于此序导致了部分医家注解和研究张仲景《伤寒论》多以《黄帝内经》理论为释，即认为伤寒六经是沿袭发展《素问·热论》及《灵枢·经脉》之六经经络循行属络脏腑理论而创六经病证辨治体系，此为张仲景所著《伤寒论》之六经根源。由于原书受时代背景及战乱影响，流传中部分内容亡佚，加之后世医家补充发挥，故序文内容真伪有待肯定。张仲景当时著书是否正如其序所述，胡希恕从文字、语句、声律上分析，提出"此序有问题"的质疑，指出此序不似张仲景本人所著，且仔细研读、比较序文与全书论著内容，其语句和全书撰写风格亦有区别，不似出于一人之手。杨绍伊、李茂如、钱超尘等也在考证相关资料后指出"《伤寒论》原序中'撰用《素问》……并《平脉辨证》'为后人所加，非张仲景文字。"晋代皇甫谧生活的年代与张仲景相距不远，考其所著《针灸甲乙经》序曰："伊尹以亚圣之才，撰用《神农本草》，以为《汤液》……仲景论广伊尹《汤液》为十数卷，用之多验。"南梁陶弘景所著《辅行诀脏腑用药法要》亦曰："商有圣相伊尹，撰《汤液经法》……昔南阳张机，依此诸方，撰为《伤寒论》一部，疗治明悉，后学咸尊奉之。"元代王好古曰："殷伊尹用《本草》为汤液，汉仲景广《汤液》为大法。"据此可知，张仲景并非据序中所列书目为参考，而是在《汤液经》的基础上撰写，其理论并非来自《黄帝内经》理论体系，其序所述不可全信。两个六经来源非一脉相承，《黄帝内经》之六经经络循行属络脏腑理论与伤寒六经病证辨治体系不可完全等同，以经解经正确与否仍需进一步结合理论及临床实际思考。

从六经证候辨

关于六经证候的描述，《黄帝内经》中所述的六经症候群是以"足三阳、足三阴"经脉走行部位与络属脏腑器官来归纳。如《素问·热论》中所列，一日太阳，症见"头项痛，腰脊强"；三日少阳，症见"胸胁痛而耳聋"；六日厥阴，症见"烦满而囊缩"。恽铁樵提出："《伤寒论》与《黄帝内经》之六经是均以病状而定之名词，但两者亦有相异之处，《黄帝内经》所述之六经主要是经络的走行以及表里相关，然《伤寒论》之六经侧重于六经证候，是区别于六组证候的界限，是人体所著之病状，为之界说者也。"余无言在其所著《伤寒论新义》中亦言："而仲景名用六经之名，实非《素问》之实，仅以六经名其篇章，将症状显分为六大类，而谆谆示谕后人。"日本学者喜多村直宽在《伤寒疏义》中也提出类似观点："本经无六经字面，所谓三阴三阳，不过假以表里寒热虚实之义，固非脏腑经络相配之谓也。"从张仲景原著条文中比较分析，《伤寒论》之六经证候多以阴阳寒热虚实表里来述。三阳经病证候为机体机能不衰、抗邪有力，以阳证、热证、实证为表现；三阴经病证候为身体功能衰退低下、抗邪无力，以阴证、虚证、寒证为表现。仔细比较两个六经证候不难鉴别，兹列举如下：

1. 太阳病证候：《素问·热论》曰"伤寒一日，巨阳受之，故头项痛，腰脊强"。巨者大也，巨阳即太阳也，太阳主身之表，如人体之藩篱，膀胱经走行于后背旁。《灵枢·经脉》曰："足太阳之脉……从巅入络脑，还出别下项，循肩髆内，挟脊抵腰中。"外邪侵及太阳膀胱经，经络气血运行不利，则表现为足太阳经循行部位上的相关病证。《伤寒论·辨太阳病脉证并治》曰："太阳之为病，脉浮，头项强痛而恶寒。"太阳病为邪趋于表，卫表不和，正邪抗争有力，体液充斥肌表，机体欲借发汗以解表达邪，故见头痛、身痛、项强、脉浮之症。

2. 阳明病证候：《素问·热论》曰"病至二日阳明受之……其脉挟鼻络于目，故身热目疼而鼻干，不得卧也"。《灵枢·经脉》曰："胃足阳明之脉，起于鼻之交頞中，旁纳太阳之脉，下循鼻外……是动则病……甚则欲上高而歌，弃衣而走。"足阳明胃经从头至足，经过面部挟鼻络目，阳明热盛，其经病则见身热、目疼、鼻干；阳明内热，肠腑热结，扰动心神，上冲犯脑，则见神志精神异常等症状。《伤寒论·辨阳明病脉证并治》曰："阳明之为病，胃家实是也。"阳明病为邪气充斥于体内，正邪抗争于里，呈里热炽盛之象，胃肠阴津损伤便结成实。

3. 少阳病证候：《素问·热论》曰"病至三日少阳受之，少阳主胆，其脉循胁络于耳，故胸胁痛而耳聋"。《灵枢·经脉》曰："胆足少阳之脉……从耳后入耳中，出走耳前，至目锐眦后……下颈合缺盆以下胸中，贯膈络肝属胆，循胁里……从缺盆下腋，循胸过季胁。"足少阳经起于目外眦，其循行入耳，经过胸胁部抵小腿外侧，达小指次指之端。其经病则表现为经络循行所过之处的病证，如耳部病候、胸胁痛等。《伤寒论·辨少阳病脉证并治》曰："少阳之为病，口苦，咽干，目眩也。"少阳为人体之半表半里，邪趋于表，抗争于外则恶寒发热，邪未入里故不见阳明里实热之胃家实征象，热郁于胸胁，气机不利影响胃纳运化，则见苦于胸胁满、不欲食、呕吐之症。

4. 太阴病证候：《素问·热论》曰"病至四日太阴受之，太阴脉布胃中络于嗌，故腹满而嗌干"。《灵枢·经脉》曰："脾足太阴之脉，起于大指之端……上膝股内前廉，入腹属脾络胃，上膈，挟咽……是动则病……胃脘痛，腹胀，善噫。"足太阴循行过腹部，联脾络胃，上过横膈，循咽上行。其病经脉气机不利则腹部胀满，脾之健运失常，运化传送无力，津不上承则嗌干。《伤寒论·辨太阴病脉证并治》曰："太阴之为病，腹满而吐，食不下，自利益甚，时腹自痛。若下之，必胸下结硬。"太阴病为在里之虚寒证，脾胃肠腑功能低下，纳运失常则见腹满；虚寒内盛，温运无权，上逆为吐，下泻为利；此腹满为虚满，若误用下法则更虚其里，造成胸下结硬之证。

5. 少阴病证候：《素问·热论》曰"病至五日少阴受之，少阴脉贯肾络于肺，系舌本，故口燥舌干而渴"。《灵枢·经脉》曰："足少阴之脉……属肾络膀胱……从肾上贯肝膈，入肺中，循喉咙，挟舌本……是主肾所生病者，口热舌干，咽肿，上气，嗌干及痛。"足少阴肾脉联络于膀胱，上过肝膈，络肺脏，通过咽喉系于舌，其经脉病则见口腔、咽部病候。《伤寒论·辨少阴病脉证并治》曰："少阴之为病，脉微细，但欲寐也。"少阴病为全身机能低下，已无力抗邪，正气一番虚衰之象，脉道空虚则微细，阴邪偏胜则静，故见但欲寐。

6. 厥阴病证候：《素问·热论》曰"病至六日厥阴受之，厥阴脉循阴器而络于肝，故烦满而囊缩"。《灵枢·经脉》曰："肝足厥阴之脉……过阴器，抵小腹，挟胃属肝络胆……是主肝所生病者，胸满……狐疝，遗溺闭癃。"肝足厥阴脉，其循经小腹，绕阴器，经脉病则见阴部病候。《伤寒论·辨厥阴病脉证并治》曰："厥阴之为病，消渴，气上撞心，心中疼热，饥而不欲食，食则吐蛔，下之利不止。"厥阴病为寒热错杂证，热冲气逆则消渴，气逆冲胸，心中疼热；里寒趋于下，机能衰退，运化无权则饥不欲食，食则吐蛔，下利不止。

从六经治则治法辨

《黄帝内经》确立了"治之各通其藏脉"之法则，意为六经病治则当以疏通调节所病脏腑经脉为根本。具体治法则列出了"其未满三日者，可汗而已；其满三日者，可泄而已"之法。言对于外感热病，发病未过三日，邪气尚浅，未入于里，病在三阳，趋于表浅，可用发汗解表法；病过三日，邪气入里，趋于三阴，可用泄热通里之法。《素问·热论》中对于外感热病之治则与治法的描述，更多是为指导针刺临床的具体应用。关于六经病的治则治法，即病至太阳、阳明、少阳病阶段采用汗法，以祛邪外出达表；病至太阴、少阴、厥阴病阶段采用下法，以因势利导，攻下为宜。而张仲景在书中明确指出，三阳病除太阳病外，阳明、少阳病皆禁汗法，三阴病则更无提及可下之法。太阳病由于病证在表，宜以汗解，列桂枝汤、麻黄汤、葛根汤等发汗剂。阳明病热结成实者，列承气汤类方以泻下通便；热而未实，列白虎汤、白虎加人参汤方以清热；若结实于胸，列瓜蒂散以涌吐达邪；少阳病为邪居半表半里，汗吐下皆非所宜，列柴胡剂类方、黄芩汤等以和解达邪；太阴病为在里之虚寒，汗下吐均非所宜，列理中汤等方剂温中散寒；少阴病呈病体机能沉衰之象，列麻黄附子细辛汤、麻黄附子甘草汤等方剂以温性亢奋发汗；厥阴病乃寒热错杂之证，列乌梅丸、柴胡桂枝干姜汤等方剂以寒热并用。

从六经传变辨

六经传变方式有向里传与不向里传之别，其向里传为由表及里，由阳入阴，其传变依次为太阳始，次传阳明、少阳、太阴、少阴、厥阴。一日传一经，六日传尽，至七日后再传，邪若不内传，各经缓解的时间大约在受病的第 7 日。但是在临床实际中很难见到典型按六经传变过程之疾病。如果依据《素问·热论》"日传一经"之说，其传变皆与足经关系密切，而未言及手经证候，这也是一个令人费解的地方。近代章太炎对于"传经""经脉"之说也持否定观点，他指出"叔和之失，独在以《黄帝内经》一日一经之说强相附会，遂失仲景大义""一经犹言一候，与病脉义不相涉""仲景书不说经脉流注"。《伤寒论》所以分六部者，各有所系，名目次第，虽袭《黄帝内经》，固非以经脉区分也。按《伤寒论》太阳等六篇并不加经字，犹曰太阳部、阳明部耳，且张仲景在书中从未言及六经即为经脉或脏腑之说。

任应秋指出"学习《伤寒论》中的三阴三阳，不与《素问·热论》分别对待，很难融会通达"，这是肺腑之言。正确理解和认识《伤寒论》与《黄帝内经》两个六经之异同是研读张仲景学说之关键。由于原序误导和影响，导致历代注家避免不了将两个"六经"视为一同并陷入以经解经。岳美中说："伤寒论所论六经与《黄帝内经》迥异，强合一起只会越讲越糊涂，于读书临证毫无益处。"从历代医家著作中考究可知，张仲景当时著书并非依序所述，而是在《汤液经》基础上发挥而成。关于六经证候表现描述，《黄帝内经》之六经以经络循行脏腑理论为基础，其所病与经络及络属脏腑为主。张仲景之六经范围明显更广，不仅包括经络，亦涉及脏腑、五行、气化、八纲等其他理论观点，是概把一切疾病（包括伤寒、杂病）的证候类分为 6 种类型论述，虽与《素问·热论》六经之名目相同，而实有明显区别。余长荣指出"伤寒六经为伤寒病证候所现 6 个提纲，即是将伤寒分为 6 个症候群，每经病名各指代某一些症候群。"《伤寒论》六经之概念明显更为广泛，包括病位、病性、病势等，与《素问·热论》所述六经明显不同。关于治则治法，《素问·热论》中三阴病、三阳病只提汗、下二法，《伤寒论》中太阳宜汗解，阳明、少阳更是禁汗，三阴病更无可下之法。病邪传经方面，《素问·热论》中所论及"日传一经"之说，若牵强附会于《伤寒论》六经，验之临床更是不切实际。

9 六经钤百病

古人有"六经钤百病"之说，认为六经辨证方法广泛适用于包括外感、内伤在内的各种疾病。对此，近人多持否定态度。许多人认为六经辨证是一种仅适用于外感病的辨证方法，甚至有人认为六经辨证主要适用于外感风寒的病证。为什么会出现如此不同的学术观点呢？原因主要还是学者对《伤寒论》"六经"实质的认识，即三阴三阳的实质问题，存在争议。目前多数学者倾向于综合说，认为三阴三阳，即六经，是三阴三阳相应的经络、脏腑及其气化功能的综合体，或者说是伤寒疾病不同病理阶段。所以三阴三阳辨证方法，主要适用于风寒外感病临床。学者赵进喜对《伤寒论》三阴三阳的实质问题，略有所悟，并对临床应用三阴三阳辨证方法，略有所得，提出了自己的见解。

六系统生理和六系统病变

众所周知，春秋战国到秦汉三国时代，是中医基本理论体系形成时期。限于当时的条件，中医对人体生理功能的认识，只能通过疾病的表现来分析，只能基于"有诸内，必形诸外"的思路，采取宏观观察的方法来进行。同时，中医理论体系形成，又受到当时哲学尤其是阴阳五行学说的巨大影响。以五行学说为指导，归纳人体生理功能则为五脏五大系统，即脏象学说。由此，派生出脏腑辨证方法。以阴阳学说为指导，阴阳可进一步分为三阴三阳，则可归纳人体生理功能为三阴三阳六个系统。由此，产生了三阴三阳辨证方法。三阴三阳六系统与五脏系统，既有关系，又有区别，绝对不能等同视之，以此代彼。近现代医家认识到了五脏六腑的生理功能，而常常忽视三阴三阳六系统生理功能的客观存在，可以说，已严重影响了中医临床思维，因此必须给予足够重视。

实际上，《伤寒论》的太阳系统是人体肌表抵御外邪、调和营卫功能的概括。以肺主气，外合皮毛，开窍于鼻，督脉主持诸阳，足太阳膀胱之脉，"连于风府，故为诸阳主气"，所以，太阳系统功能的维持，实有关于肺与督脉、足太阳膀胱经脉功能的正常发挥。生理情况下，肌表无外邪侵袭，营卫调和，肺气宣降有序，汗出有度，体温正常。病理情况下，正邪交争于表、营卫不和、肺失宣降、汗出异常，则可表现为恶寒、发热、汗出异常、头项强痛、鼻塞、咳喘等，即为太阳系统病变典型证候。

阳明系统是人体胃肠通降、传导化物功能的概括。以胃主受纳，主腐熟水谷，与脾相表里，共为气血生化之源，小肠为受盛之官，化物出焉，大肠为传导之官，变化出焉，所以，阳明系统功能的维持，实有关于脾胃和大小肠功能的正常发挥。生理情况下，胃肠通降有常，胃实则肠虚，肠实则胃虚，更虚更实，大便通畅。病理情况下，胃肠通降功能失调，肠道传导失职，则可表现为大便不通的胃家实证，为阳明系统病变证候特点。

少阳系统是人体调节情志、生发阳气、疏利气机功能的概括。以肝主情志，主疏泄，主气机，胆主决断，主人体春升之气，三焦为元气之别使，主气化，所以，少阳系统功能的维持，实有关于肝胆和三焦功能的正常发挥。生理情况下，情志调畅，阳气升降出入有序，气机条达。病理情况下，情志抑郁，阳气不伸，气郁化热，则可表现为胸胁苦满、心烦郁闷、口苦咽干、头晕耳鸣等，即为少阳系统病变典型证候。

太阴系统是人体脾胃运化、化生输布水谷精微功能的概括。以脾主运化，与胃相表里，生化气血，输布津液，小肠为受盛之官，分清泌浊，大肠主传导，所以，太阴系统功能的维持，实有关于脾胃和大小肠功能的正常发挥。生理情况下，脾胃健运，气血生化有源，津液输布有常。病理情况下，脾胃运化功能失职，升降失司，则可表现为腹满时痛、呕吐下利等证，为太阴系统病变典型证候。

少阴系统是人体内部阴阳固秘、水火交济功能的概括。以心肾同居少阴，心主火而主神明，肾主水而内寓元阴元阳，所以，少阴系统功能的维持，实有关于心肾功能的正常发挥。生理情况下，体内阴阳调和，阴平阳秘，精神内守。病理情况下，心肾水火不交，甚至阴阳亡脱，神失守舍，则可表现为如心中烦，不得眠，或神疲肢冷，脉微细，甚或出现四肢厥冷、汗出淋漓、脉微欲绝，即为少阴系统病变典型证候。

厥阴系统是人体控制情绪、潜藏阳气、平衡气机功能的概括。以肝主气机，主情志，体阴而用阳，与脾胃密切相关，与心母子相应，与肾精血同源。所以，厥阴系统功能的维持，实有关于肝与脾胃、心肾功能的正常发挥。生理情况下，情绪稳定，阴精闭藏，阳气有制，气机平调。病理情况下，人的情绪控制无力、阳气不能潜藏、肝气横逆犯胃，则可表现为性急易怒，头晕头痛，咽干口渴，自觉气上撞心，心中痛热等厥阴系统病变典型证候。

可见，三阴三阳六系统与五脏六腑的关系是十分复杂的。绝对不能把三阴三阳理解为相应的脏腑、经络及其气化功能的综合体。如太阳系统与肺关系密切而与手太阳小肠及其经络无涉；太阴系统与脾胃、大肠、小肠关系密切，而与手太阴肺及其经络无涉，皆应予明确。三阴三阳六系统病变的表现相应的也各有特点，但因为不同系统之间，与五脏五系统一样，存在着有机联系，临床上也常有两个或多个系统同时受病的情况。可表现为多系统证候并见，称为并病，如太阳少阳并病刺期门、大椎证即是。更有一个系统病变为主，累及其他系统功能，表现为一个系统证候为主，多系统证候同见，称为合病，如太阳阳明合病麻黄汤证、三阳合病白虎汤证即是。而且，三阴三阳各系统病变之间，与五脏病变一样，一定条件下还可以互相转化。如太阳体质之人，患太阳系统病变，失治误治，热结胃肠，可表现为调胃承气汤证；太阳病误下，中阳受伤，转属太阴，更可表现为腹满时痛桂枝加芍药汤证，皆是其例。

三阴三阳人群体质分类与发病

三阴三阳作为人体六个生理系统，与五脏五系统一样，是客观存在的。由于在人群各个个体，体内各系统生理功能的不平衡是绝对的，所以就形成了人群不同的体质类型。五脏系统功能不平衡，决定了人群体质可划分为木、火、土、金、水五个类型。《灵枢·阴阳二十五人》就是以五行学说为指导来划分人群体质类型。三阴三阳各系统功能不平衡，决定了人群体质可划分为三阴三阳六个类型。即太阳体质、阳明体质、少阳体质、太阴体质、少阴体质、厥阴体质。《灵枢·通天》就是以阴阳学说为指导来划分人群体质类型。

太阳体质之人，具体可分为卫阳充实之人、卫阳虚弱之人、卫阳亢盛之人。卫阳充实之人，体质壮实，腠理致密，卫阳充实，机体抗邪能力较强，感受外邪，易表现为发热、恶寒、身痛、无汗等表实证（太阳病伤寒），即麻黄汤证；卫阳虚弱之人，体质虚弱，腠理疏松，卫阳不足，平素易感，感受外邪，易表现为发热、恶风、汗出等表虚证（太阳病中风），即桂枝汤证；卫阳亢盛之人，体质较强，阳气过盛，或素有内热，感受外邪，则表现为发热重、恶寒轻、头痛、咽痛、汗出不畅、口渴等表热证（太阳病温病、风温），相当于后世的银翘散证等。

阳明体质之人，具体可分为胃阳亢盛之人、胃热阴虚之人、胃寒气实之人。胃阳亢盛之人，体格壮实，肌肉丰满，胃肠消化功能好，食欲亢进，平素能吃能睡，工作效率高，发病易表现为发热、大便干结的阳明腑实证，所谓"正阳阳明""胃家实"，即承气汤证；胃热阴虚之人，体格较弱，体形较胃阳亢盛之人要瘦，食欲较好，有大便干倾向，发病易表现为大便干结、小便数多的脾约证，所谓"太阳阳明"，即麻子仁丸证；胃寒气实之人，体质尚壮实，食欲好，有大便不畅倾向，但平素畏寒、不任生冷饮食，发病易表现为大便不通、胃痛、呕吐等胃寒实证，包括大黄附子汤证、吴茱萸汤证等。

少阳体质之人，具体可分为少阳气虚之人、气郁之人、郁热之人。女性相对多见。其少阳气虚之人，体质虚弱，体力不足，性情忧郁，喜悲观，发病易表现为胸胁胀满，情志抑郁，疲乏无力，腹胀腹泻，妇女月经不调等，相当于后世逍遥散证；少阳气郁之人，体质相对稍好，平素性喜抑郁，体力尚可，发病易表现为胸胁苦满，抑郁心烦，恶心呕吐，口苦咽干，头晕耳鸣等，即小柴胡汤证；少阳郁热之人，体质较强，体力较好，或素有内热，喜生气，发病易表现为心烦郁怒、头晕头痛、口苦咽干、胁痛腹满等，即大柴胡汤证、龙胆泻肝汤证等。

太阴体质之人，具体可分为太阴气虚之人、太阴阳虚之人、太阴湿阻之人。太阴气虚之人，体质虚弱，体力不足，进食生冷油腻，有腹泻倾向，发病易表现为腹满胀痛、呕吐、腹泻等，相当于后世参苓白术散证；太阴阳虚之人，体质虚弱，体力不足，平素畏寒，四肢不温，大便稀溏；发病易表现为腹满冷痛、畏寒肢冷、呕吐下利清水等，即理中汤证；太阴湿阻之人，体质较弱，体形虚胖，或素有痰湿，发病则表现为头重、肢体沉重、脘腹胀满、口中黏腻、大便不爽等，相当于后世平胃散证等。

少阴体质之人，具体可分为少阴阳虚之人、少阴阴虚之人、少阴阴阳俱虚之人。少阴阳虚之人，体质虚弱，平素畏寒，腰膝酸冷，性功能减退，发病易表现为畏寒肢冷、腰膝冷痛、神疲思睡，甚至可见四肢厥冷、冷汗淋漓等阳衰危症（少阴寒化证），即四逆汤证、真武汤证、附子汤证等；少阴阴虚之人，体质虚弱，平素怕热，喜思考，有失眠倾向，性功能虚性亢奋，发病易表现为发热、心烦、失眠、五心烦热、遗精等（少阴热化证），即黄连阿胶汤证、猪苓汤证等；少阴阴阳俱虚之人，体质虚弱，体力不足，神疲气短，易冷易热，发病则表现为四末冷凉而手足心热，心悸气短，心烦而神疲，甚至出现四肢厥冷、汗出淋漓、躁扰不宁，或神昏，脉微欲绝等阴阳两脱险症，可表现为肾气丸证、参附龙牡汤证等。

厥阴体质之人，具体可分为厥阴阳亢之人、阴虚阳亢之人、虚阳亢奋之人。厥阴阳亢之人，体质壮实，性急易怒，控制情绪能力较差，发病易表现为头晕目眩、头胀头痛，或胃脘灼热疼痛、自觉气上撞心等，相当于后世连梅汤证、百合乌药散证、一贯煎证；阴虚阳亢之人体质较虚，体力相对不足，平素控制情绪能力较差，易怒，发病易表现为咽干口燥、头晕眼花、耳鸣、烘热汗出、失眠健忘、腰膝酸软等，相当于后世镇肝息风汤证、天麻钩藤饮证等；虚阳亢奋之人，体质虚弱，体力严重不足，神疲乏力，性急易躁，发病则表现为头晕眼花，虚烦不宁，头痛耳鸣，腰膝酸冷，甚至出现面红如妆，时时汗出、四肢厥冷等，相当于后世潜阳汤证。

可见，三阴三阳不同体质的人，各有各的易感外邪、易受病因。发病后，临床表现各有特点，进一步发展，转归预后也有区别。三阴三阳不同体质者遭遇外邪、情志失调、饮食失节、劳倦内伤等病因而发病，由于"从化"的机转，很容易表现为相应的三阴三阳六系统病变。即上文提到的太阳体质之人，易发生太阳系统病变；阳明体质之人，易发生阳明系统病变；少阳体质之人，易发生少阳系统病变；太阴体质之人，易发生太阴系统病变；少阴体质之人，易发生少阴系统病变；厥阴体质之人，易发生厥阴系统病变。如太阳体质之人，易发生麻黄汤证、桂枝汤证、大青龙汤证、小青龙汤证等；阳明体质之人，易发生承气汤证、麻子仁丸证等。当然，这种情况也不是绝对的。阳明体质之人，初受风寒，也可暂时表现为阳明病麻黄汤证；少阴体质之人，初受风寒，可表现为少阴病麻黄附子细辛汤证；少阴体质之人，情志不畅，气机郁滞，也可表现为少阴病四逆散证；阳明体质之人，感受外邪，郁热不解，也可表现为阳明病小柴胡汤证。这里的阳明病、少阴病是指阳明、少阴体质之人为病，并不能等同于阳明系统病变、少阴系统病变。

可见，三阴三阳辨证，即六经辨证，实际上就是在辨三阴三阳六系统病变的基础上，参照患者不同的体质类型所进行的方剂辨证，即"辨方证"。对于三阴三阳辨证方法的适应范围，我们认为既然三阴三阳是客观存在的人体生理六系统，三阴三阳辨证方法当然就可能适合于各种疾病，当然也适用于包括糖尿病、肾病在内的多种内伤杂病。

三阴三阳辨证方法，以其重视体质，所以最能体现"治病求本"的精神，重视辨方证，强调有是证用是方，用药针对性强，所以最能突出中医治病个体化治疗的优势，所以临床应用常可取得较好疗效。

10 六经认识

研究《伤寒论》，必定会涉及"六经病"和"六经辨证"这两个重要概念。其实，"六经病"和"六经辨证"这两个概念都是后人在研究《伤寒论》过程中，作为对三阳三阴病和三阳三阴辨证的简称而提出来的，张仲景《伤寒论》中并没有六经病和六经辨证的提法。与"六经病"及"六经辨证"直接相关的是"六经"的提法。因为《伤寒论》中的三阳三阴病被概括或简称为"六经病"，才会出现后来的众说纷纭的有关《伤寒论》"六经"实质的争鸣。一方面，对《伤寒论》"六经"实质的争鸣在一定意义上拓宽了学术发展的空间；但另一方面，由于对《伤寒论》"六经"实质的争鸣偏离了文献研究所必须面对的学术发展史的根据，因而又在不同程度上导致了学术认识上的混乱，甚至有些人不顾文献事实而加以任意曲解，在客观上阻碍了认识《伤寒论》所论之伤寒病。学者姜元安等认为，从文献研究的角度应该对《伤寒论》"六经"的名实要有一个基本的认识。

《黄帝内经》中的"六经"

"六经"这一概念，最早见于《黄帝内经》。《素问·阴阳应象大论》曰："六经为川，肠胃为海，九窍为水注之气。"相对于肠胃而言，"六经"是一个纵向的概念，主要指人身之经脉而言。《灵枢·逆顺肥瘦》曰："手之三阴，从脏走手，手之三阳，从手走头；足之三阳，从头走足，足之三阴，从足走腹。"说明了经脉纵向行走的特点。当然，作为经脉概念的六经实际上是包括了手足十二经脉。分而言之，则为手足十二经脉；合而言之，则为六经。手在上而足在下，故手足经脉又以上下来分。如《灵枢·刺节真邪》曰："六经调者，谓之不病。虽病，谓之自已也。一经上实下虚而不通者，此必有横络盛加于大经，令之不通。"因此，在《黄帝内经》中"六经"的概念就是指经脉而言。

《伤寒论》中没有"六经"提法

仲景在《伤寒论》中并没有直接用"六经"的称谓，而是以"太阳病""阳明病""少阳病""太阴病""少阴病""厥阴病"这种方式予以表述对伤寒病的认识，这种表述方式实际上就是三阳三阴病。那么，是从何时开始《伤寒论》中的三阳三阴病被称为"六经病"？以"六经病"之简称代替三阳三阴病，是否依然能够完整地反映出《伤寒论》之本意？

在研究《伤寒论》的过程中，最早用"六经病"来代表三阳三阴病的是宋代医家朱肱。朱肱著有《类证活人书》，又称《南阳活人书》，其著作以问答形式，论述伤寒证治及与湿热、暑热诸证的异同。由于其书具有简明易晓的特点，对于推广《伤寒论》起到了非常积极的作用，以至于《医剩》中曰："宜乎世之言伤寒者，只知有《活人书》而不知有长沙之书也。"朱肱研究《伤寒论》，最重视经脉的作用，他指出"治伤寒先须识经络，不识经络，触途冥行，不知邪气之所在。往往病在太阳，反攻少阴；证是厥阴，乃和少阳；寒邪未除，真气受毙"。朱肱认为《伤寒论》中所谓的"太阳病"就是足太阳膀胱经的病变，"阳明病"就是足阳明胃经的病变，"少阳病"就是足少阳胆经的病变，"太阴病"就是足太阴脾经的病变，"少阴病"就是足少阴肾经的病变，"厥阴病"就是足厥阴肝经的病变。从而将《伤寒论》中的三阳三阴病与经脉之六经病变直接等同起来。如此一来，"六经病"就成了三阳三阴病的代名词了。

将三阳三阴的病变与经脉密切联系起来，本来也无可非议。《伤寒论》中所述三阳三阴病变与经脉之六经确有密不可分的关系。如《太阳病》中"太阳之为病，脉浮，头项强痛而恶寒"，如果离开了经脉之六经，则其中的"头项强痛"就不能得到最具说服力的解释。但是，如果将《伤寒论》中的三阳三阴病变等同于经脉之六经病变，则难免有些武断和机械。毕竟，《伤寒论》没有以"辨太阳经病脉证并治"等形式提出，其论述的内容也不是仅仅靠经脉之六经所能完全解释的。所以，后世的一些医家并不赞同将《伤寒论》之三阳三阴与经脉之六经简单等同。

朱肱首先提出了《伤寒论》的三阳三阴病就是"六经病"，但有关《伤寒论》"六经"名实之争则肇始于明代方有执。自方有执提出"六经者，犹儒家六经之经，犹言部也。部犹今之六部之部……天下之大，事物之众，六部尽之矣。人身之有，百骸之多，六经尽之矣。由此观之，则百病皆可得而原委"之后，由于方有执只取"六经"以概"三阳三阴"，从而引发了有关《伤寒论》"六经"名实之争。

应该注意到的事实是，如果就"六经"一词的本身意义而言，在《黄帝内经》中指的是经脉，而朱肱也认为"六经"就是经脉。从这个意义上说，"六经"之名实是没有异议的。但从宋元以来，在伤寒学术自成体系后，"六经"的概念已经超越了经脉的限定，"六经"已经成了三阳三阴的代名词。即自方有执之后，有关《伤寒论》"六经"名实之争实际上关系到对三阳三阴的认识。

三阳三阴之名实

现在所谓的"六经病"，实际上是指《伤寒论》中的三阳三阴病，这是不可否认的事实。但是，《伤寒论》中的三阳三阴病，是仲景在特定条件下所论述的三阳三阴病，而不是在漫无边际地谈论与三阳三阴有关的病变。即仲景是在伤寒病这一特定条件下论述在风寒邪气影响下的人体三阳三阴所发生的病变，包括其发病特点、发展变化规律、传变及预后等。所以，要讨论《伤寒论》中有关伤寒病三阳三阴之名实，必须明确这一点。

1.《黄帝内经》之三阳三阴与脏腑经脉的关系：在讨论与伤寒病相关的三阳三阴名实这一问题之前，还是应该先回到《黄帝内经》中来认识三阳三阴。三阳三阴是《黄帝内经》阴阳理论的重要组成部分，也是中国古代认识宇宙和自然的主要思想和方法。三阳三阴的阴阳模式是由一分为二、二分为三的方法而来的，即由最初之一阴一阳（阴阳），发展出二阴二阳（太阴、少阴，太阳、少阳），进而发展出三阴三阳（太阴、少阴、厥阴，太阳、阳明、少阳）。《素问·至真要大论》曰："愿闻阴阳之三也，何谓？岐伯曰：气有多少，异用也。帝曰：阳明，何谓也？岐伯曰：两阳合明也。帝曰：厥阴，何谓也？岐伯曰：两阴交尽也。"故《素问·天元纪大论》中有"阴阳之气，各有多少，故曰三阴三阳也"之语。三阳三阴的不同名称本身代表着阴阳气的多少，具体而言，少阳为一阳、阳明为二阳、太阳为三阳；厥阴为一阴、少阴为二阴、太阴为三阴。这在《素问·阴阳别论》和《素问·阴阳类论》中都有明确的描述。当三阳三阴落实到人体脏腑经脉时，是直接用之以代表不同的脏腑经脉，而不只是代表经脉。《灵枢·海论》曰："夫十二经脉者，内属于腑脏，外络于肢节。"指出了在脏腑与经脉的关系上，是脏腑为本，经脉为枝。离开了脏腑而单言经脉，则经脉就成为了无本之枝。因此，《灵枢·经脉》中所说的"肺手太阴脉""脾足太阴脉""胃足阳明脉""大肠手阳明脉""小肠手太阳脉""心手少阴脉""肾足少阴脉""膀胱足太阳脉""心主手厥阴脉""三焦手少阳脉""胆足少阳脉"和"肝足厥阴脉"等称谓，必将脏腑之名冠以经脉之前。十二经脉的这种命名方式，不仅明确了脏腑与经脉之间的相互关系，更为重要的是建立了在阴阳属性上脏腑与经脉之间的不可分割性。

以此可见《黄帝内经》中所谓"六经"与"三阳三阴"不同概念之区别。"六经"只指经脉而言，而人体中之"三阳三阴"则直接将脏腑与经脉联系在一起。

2.《伤寒论》三阳三阴病之源：虽然说人体中之三阳三阴直接将脏腑经脉联系在一起，但它又不完全等同于其所代表的脏腑经脉。因为以三阳三阴为说理方法的最重要而且最显著特点在于阴阳气之多少。《伤寒论》所论之伤寒病，始终以阳气为立论中心。虽然在伤寒病过程中脏腑经脉功能失常是其疾病过程中证候形成的基础，但仲景仍然是以"辨太阳病（或阳明病，或少阳病，或太阴病，或少阴病，或厥阴病）"之模式作为认识伤寒病之发病及其传变的方法，而不是以"辨膀胱及太阳经病（或胃及阳明经病等）"之方法来论述伤寒病之发病与传变。

虽然在《素问·热论》中曾以经脉为主而论三阳三阴病，如"伤寒一日，巨阳受之，故头项痛，腰脊强。二日阳明受之，阳明主肉，其脉侠鼻络于目，故身热目疼而鼻干，不得卧也。三日少阳受之，少阳主胆，其脉循胁络于耳，故胸胁痛而耳聋。三阳经络皆受其病而未入于藏者，故可汗而已。四日太阴受之，太阴脉布胃中，络于嗌，故腹满而嗌干。五日少阴受之，少阴脉贯肾络于肺，系舌本，故口燥舌干而渴。六日厥阴受之，厥阴脉循阴器而络于肝，故烦满而囊缩。三阴三阳，五脏六腑皆受病，营卫不行，五脏不通，则死矣"。但《黄帝内经》并没有将经脉独立于"五脏六腑"之外。所以，在继承《黄帝内经》学术理论的基础上，仲景创立了三阳三阴辨证方法以认识伤寒病之发病特点及其传变规律。《伤寒论》中运用三阳三阴方法认识伤寒病实际上是源自于《素问·热论》。

经脉之"六经"不能取代《伤寒论》之三阳三阴

如果朱肱最初以经络之"六经病"取代《伤寒论》之三阳三阴病可以完全说明伤寒病之发生、发展及传变规律，之后恐怕也不会发生所谓的《伤寒论》"六经"实质之争。

1. 伤寒传足不传手：当朱肱以经脉之"六经病"取代三阳三阴病时，则将《伤寒论》之三阳三阴病完全定位于足之六经。《类证活人书》中第一卷即论经络："足太阳膀胱之经，从目内眦上头连于风府，分为四道，下项并别脉上下六道以行于背与身为经。太阳之经为诸阳主气，或中寒邪，必发热而恶寒。缘头项腰脊，是太阳经所过处，今头项痛，身体痛，腰脊强，其脉尺寸俱，浮者，故知太阳经受病也。"为了强调三阳三阴为足之六经病变，在卷第四中更明确指出："此一卷论阴阳。治伤寒须识阴阳二证。手足各有三阴三阳，合为十二经。在手背者为阳，属表，为腑；在手掌里者为阴，属里，为脏。足经仿此。伤寒只传足经，不传手经。《素问·热论》亦只说足三阴三阳受病。巢元方言一日太阳属小肠，误矣。"《素问·热论》是论述伤寒病，《伤寒论》亦是论述伤寒病。从这一层面看，朱肱提出"伤寒传足不传手"是依据《素问·热论》和《伤寒论》中所论之伤寒病，反映出在伤寒病的传变过程中，主要涉及足之三阳三阴这一事实。但是，朱肱对伤寒病的认识是将《伤寒论》中的三阳三阴病与经脉之六经病变直接等同起来，因而难以在理论上澄清"伤寒传足不传手"这一事实。医家们或从气血运行与经脉之关系的角度提倡"但言足经，则其左右前后，阴阳诸证，无不可按而得，而手经亦在其中，不必言矣"，或从伤寒病中脏腑经脉所表现出来的具体病证而谓"伤寒传经，手足俱病"，似乎言之有理，但又与事实上的"伤寒传足不传手"不符。众说不一，莫可一衷。正如周学海所曰："观于诸家之论：不亦可以恍惚矣乎？""伤寒传足不传手"这一命题，关系到两个主题：其一是"伤寒病"，其二是伤寒病的传变。其实，医家们在论述"伤寒传足不传手"时，忽略了一个重要问题，即在伤寒病过程中，为什么会发生传变？

2. 伤寒病的传变基础：传变问题所涉及的是伤寒病的发生、发展及变化规律。伤寒病是在风寒邪气作用下人体发生的病变。风寒邪气伤人，由表入里、由浅而深，有其自身发生、发展及变化的规律。邪气往往始于经络而后渐次深入脏腑，进而引起脏腑经络的不同病理变化。由于三阳三阴所属的脏腑经络具有不同的阴阳属性，决定了在同一风寒邪气作用下会产生不同的病理反应并引起不同的发展变化。导致伤寒病的风寒邪气具有伤人阳气的特点，所以，在伤寒病中，风寒邪气与人体阳气之间的相互作用及消长关系，始终影响着疾病的发展变化。换言之，风寒邪气伤人阳气始终是伤寒病发生、发展和变化的中心。当疾病是以阳气之盛衰消长为中心而发展变化时，所涉及的脏腑经络也必定与阳气有着密切的关系。太阳，又称巨阳，以其脉连于风府（即督脉），故为诸阳主气；阳明，谓之"两阳合明"，亦是阳气昌盛之意；少阳，又称"小阳"，非谓其阳气弱小，而是指其为阳气初生，具升发之特点；太阴，与阳明为表里，能借阳明之阳而转输水谷精微之气使之上输于肺而化为营卫气血；少阴，为先天之本，一身水火阴阳之根，阳气之存亡关乎少阴；厥阴，谓之"两阴交尽"，为阴尽阳生之藏。而上述三阳、三阴所属之阳气特点，皆本于与其相关的脏腑特性。即太阳之阳本于膀胱，阳明之阳本于胃，少阳之阳本于胆，太阴之阳本于脾，少阴之阳本于肾，厥阴之阳本于肝。显而易见，三阳、三阴阳气之本主要关乎足之三阳三阴，而非手之三阳三阴。所以，无论是《素问·热论》，还是《伤寒论》，所呈现出伤寒病主要涉及足之三阳三阴，反映了伤寒病以风寒邪气伤人阳气这一事实。如果从风寒邪气伤人阳气这一事实立论来阐述伤寒病之发病与传变，则"伤寒传足不传手"之理易明。

所以，根据伤寒病由表入里，以次浅深的发病特点，仲景确立了以三阳三阴为主的辨证方法。运用这一方法，将伤寒病分别归属于太阳、阳明、少阳、太阴、少阴和厥阴。不但可以阐明伤寒病发病时太阳病、阳明病、少阳病、太阴病、少阴病和厥阴病各自的发病特点，还可以明确伤寒病由阳入阴，由表入里的发展变化规律，以及三阳三阴病之间相互影响的关系。因此，运用三阳三阴辨证方法能够正确地判断和把握伤寒病的发生、发展和变化规律。由此可见，朱肱以经络之"六经病"取代《伤寒论》之三阳三阴病无法说明伤寒病之发生、发展及传变规律，因此，经脉之"六经"亦根本不能取代三阴三阳。

当"六经病"的概念随着朱肱《类证活人书》而得以传播，随着明清以来的学术争鸣而逐渐定型时，人们对"六经病"与伤寒病相关之最初意义的认识却变得模糊不清。有关《伤寒论》"六经"名实之争在偏离伤寒病的前提下纷纷而起，但对《伤寒论》中以三阴三阳的方法认识伤寒病则越离越远，使得世人难以认识《伤寒论》专论伤寒病之真面目。《伤寒论》中以认识伤寒病为中心的三阳三阴辨证方法与体系已经难以为世人所识。

虽然"六经病"在名义上取代《伤寒论》之三阳三阴病为时已久，虽然自明清以来有关《伤寒论》"六经"实质之争迄今尚未止息，但是，必须承认以下两点事实：其一，今天研究《伤寒论》所提之"六经"与朱肱所言之六经，或者说与《黄帝内经》之以经脉为本之六经已经是不同的概念；其二，如果以约定俗成的态度将《伤寒论》之三阳三阴病定型为"六经病"，则必须将《伤寒论》之"六经"还原到三阳三阴，用三阳三阴的方法来认识《伤寒论》所论之伤寒病。

11 六经内涵

　　《伤寒论》"六经"的含义究竟是什么，确实系历代医家所争论之焦点，亦是历代医家研究《伤寒论》的重点。大家都知道"六经"并不是从《伤寒论》中提出的中医术语。《伤寒论》无"六经"之说，用"六经"来解释《伤寒论》三阴三阳六病，是宋代朱肱、庞安时等的认识。"六经"的内涵是什么呢？"六经"就是太阳经脉、阳明经脉、少阳经脉、太阴经脉、少阴经脉、厥阴经脉等六经脉，简称"六经"。长期以来对"六经"的争论，使我们的理解有误。在《素问·热论》中，三阴三阳（太阳、阳明、少阳，太阴、少阴、厥阴）指的是六经脉，《素问·热论》中省略了后面的"经脉"二字，并非三阴三阳这六个概念就是经脉的专有名称，后人及许多中医书籍都称"六经是指太阳、阳明、少阳、太阴、少阴、厥阴而言"，其实是误解。其中漏掉了"经脉"两字，正确的说法是"六经是指太阳经脉、阳明经脉、少阳经脉、太阴经脉、少阴经脉、厥阴经脉而言"。

　　学者柴瑞震等认为，应该明确的是太阳、阳明、少阳、太阴、少阴、厥阴这六个概念，原本是阴、阳的分化，一阴分为三阴，一阳分为三阳，不是专指六经脉。三阴三阳既是对经脉的划分，又是对六气（厥阴风气、少阴热气、太阴湿气、少阳火气、阳明燥气、太阳寒气）的阴阳划分，也是对脏、腑（太阴肺、脾，少阴心、肾，厥阴肝、心包络，太阳膀胱、小肠，阳明胃、大肠，少阳胆、三焦）的阴阳划分。在《伤寒论》中，张仲景运用三阴三阳对外感病进行划分，分为太阳病、阳明病、少阳病、太阴病、少阴病、厥阴病等六个类型，完全不同于《素问·热论》中的三阴三阳六经，不应将两者混淆。宋代朱肱、庞安时等人，只见《伤寒论》中的三阴三阳，不见后面的"病"字，而误解三阴三阳"六病"为三阴三阳"六经"。刘绍武在20世纪70年代就针对"六经"撰文指出，"六经"当为"六病"。王琦、瞿岳云、苏庆民等也撰文或著书指出《伤寒论》三阴三阳六病不是三阴三阳六经。《伤寒论》中各篇标题的格式均是"辨某某病脉证并治"，并未见"辨某某经脉病脉证并治"的标题。可见这是误解三阴三阳这六个概念为"六经"。

　　六病是指太阳病、阳明病、少阳病、太阴病、少阴病、厥阴病六者而言。《伤寒论》以三阴三阳六病作为辨证论治的纲领，各篇题目的格式是"辨某某病脉证并治"。六病辨证是以脏腑、经脉（及络脉）、营、卫、气、血、津、液的生理功能和病理变化为基础，结合人体抗病能力的强弱，病因的属性，病势的进退、缓急等因素，将外感疾病发展演变过程中所出现的各种病证，进行综合分析，归纳其证候特点，病变部位，损及脏腑、经脉（及络脉），寒热趋向，邪正盛衰等，作为疾病诊断与治疗依据。

　　《伤寒论》无"六经"之说，"六经"也不是专指三阴三阳。高等医药院校教材等书载有"六经是指太阳、阳明、少阳、太阴、少阴、厥阴而言"是误解。在《黄帝内经·素问》及《灵枢》中，三阴三阳是阴阳的分化，一分为三，三阴三阳是对经脉的划分，又是对六气（风、热、湿、火、燥、寒）的划分。由此可见，"六经"不是指太阳、阳明、少阳、太阴、少阴、厥阴而言。

　　在《伤寒论》中，张仲景使用三阴三阳来命名外感疾病的不同类型和不同病位，称为太阳病、阳明病、少阳病、太阴病、少阴病、厥阴病。《素问·热论》中的三阴三阳是指六经脉，作为经脉的名称使用，两者含义不同。宋代朱肱、庞安时等人不明三阴三阳是阴阳的分化，不是专指六经脉，误解《伤寒论》三阴三阳六病为沿用《素问·热论》的三阴三阳六经分证。其只见三阴三阳六个概念，不见后面的"病"字，误解《伤寒论》三阴三阳六病为"六经"。导致后人争论不休，至今仍未取得共识。

　　其实，《素问·热论》只论述了六经脉病的部分热证、实证，未涉及虚证、寒证，变化只有两感。治疗仅限于汗、下两法，既不全面，又不具体。《伤寒论》则全面讨论了六淫为患，脏腑、经脉（及络脉）、营、卫、气、血、津、液，邪正消长，虚实变化，表里出入，阴阳盛衰等多种病证及其变化。其治疗，实际包括了八法，而且针、药并用。可见，《伤寒论》三阴三阳六病完全不同于《素问·热论》的三阴三阳六经分证。

《伤寒论》六病理论，是学习和研究《伤寒论》的重要问题。因为长期以来误解"六病"为"六经"。历代都因不能很好解释《伤寒论》三阳三阴六病而产生不同的争论。"六经"实质的研究，各人从不同的角度提出许多不同见解，大体而言，有经络（实指经脉）说、脏腑说、气化说、部位说、阶段说、症候群说、综合说等，还有西学东渐后渗入的其他学说等。这些学说，见仁见智，互有发挥，但又各有其片面性，都不能全面解释《伤寒论》的三阴三阳六病理论。因此，应该废止强加于《伤寒论》的"六经"。

脏腑是人体功能的核心，经脉"内属于脏腑，外络于肢节"，是联系人体内外，即脏腑与四肢百骸的结构，营、卫、气、血、津、液也是人体的物质结构。六淫致病，必然影响人体的脏腑、经脉（及络脉）、营、卫、气、血、津、液等，产生不同的病证。气化是人体功能活动的概括，气化正常则人体健康，气化失常则发生疾病。所以，外感疾病的变化离不开脏腑、经脉（及络脉）、营、卫、气、血、津、液及其功能活动。正确理解和运用三阴三阳六病理论进行辨证论治，能很好地提高疗效，深入研究《伤寒论》的"六病"理论，进而寻找《伤寒论》理论上的重大突破口，是今后研究《伤寒论》的重大课题和重要任务之一。

三阴三阳六病之证，是脏腑、经脉（及络脉）、营、卫、气、血、津、液的病理变化反映于临床的各种证候。六病辨证即以此为基础，结合人体内外因素，全面综合分析，判明其病位、证候、病势等，作为辨证治疗的依据。《伤寒论》各篇题目的格式是"辨某某病脉证并治"，因此，六病辨证包括"病、脉、证、治"四个方面的内容。而且其中最关键之处是对各病的主证以及疾病发展过程中出现的复杂征象的辨证，而后作出合理的治疗。

兹将三阴三阳六病及其辨证略述如下：

太阳病是外感病的初起阶段。此时人体的阳气仍旺盛，外邪侵犯，仅卫表受之，风寒袭表，而出现风寒表证。因其风寒在表，而出现"脉浮，头项强痛而恶寒"的证候。凡外感病初起见此脉证者，即称为太阳病（不是太阳经病）。太阳病虽为表病，但病邪入里，则可出现里证。故太阳病有表里之分，太阳病依病者体质的属性不同，而出现中风与伤寒两大类型。太阳病中风证的主要脉证有发热、恶风寒、头项强痛、自汗、鼻鸣干呕、脉缓等，其病机为风寒袭表，腠理疏松，营卫失和。由于具有自汗、脉浮缓的特征，故又称为表虚证。太阳病伤寒证的主要脉证有发热、恶风寒、头项强痛、身痛腰痛、骨节疼痛、无汗而喘、脉浮紧的特征，故又称为表实证。太阳病里证，有蓄血、蓄水之分，亦为太阳病腑证。若太阳病表证未罢，外邪乘机侵入膀胱，膀胱气化失司，水气蓄留不得下行，而有脉浮、发热、烦渴或渴欲饮水、水入则吐、小便不利、少腹里急等症，名曰蓄水证。若外邪乘机深入下焦，化热而与瘀血相结，见有少腹急结，或少腹痞满，如狂或发狂，小便自利等，则为蓄血证。此外，在太阳病的发展过程中，随感邪轻重、脏腑偏盛偏衰或宿疾等因素，而证候有兼夹或传变。或以太阳病为主，而又兼夹某证者，即称太阳病兼证。如太阳病中风证兼喘、兼汗漏不止等；若因失治误治，或病情继续发展，而引起变化者，则称为太阳病变证。如虚寒证、结胸证、痞证、火逆证等。

阳明病是外感病中三阳病的极期阶段，邪气旺盛，其证多属里热炽盛为主，主证有身热、汗自出、不恶寒反恶热、口渴、脉大等。临床上凡见上述脉证者，即可诊断为阳明病。但阳明病因其燥热与肠胃糟粕相结与否，而有热证、实证之分。若燥热虽盛，但未与糟粕相结而充斥于全身，见有身大热、汗自出、不恶寒反恶热、脉洪大、大渴引饮等，称为阳明病热证。若燥热之邪与肠中糟粕搏结不解，致燥屎阻滞，腑气不通，见有潮热、谵语、手足溅然汗出、腹满不大便、脉沉实，甚则目中不了了、睛不和、循衣摸床、微喘直视、惕而不安等，称为阳明病腑实证；又有胃热约束脾之转输功能，致大便秘结，不大便十余日无所苦者，名曰脾约证。另有胃肠津亏而大便鞭结等证，亦属阳明病范畴。此外，阳明病篇中还有湿热发黄、血热致衄、蓄血、阳明病中寒等证。

少阳病介于三阳病之太阳病与阳明病之间，为半表半里病，其脉证主要有往来寒热、胸胁苦满、嘿嘿不欲食、心烦喜呕、舌苔白、脉弦细等。因少阳病位于太阳病与阳明病之间，故少阳病有兼表与兼里的不同。如兼太阳病表证，则有发热、微恶寒、肢节烦痛、心下支结等；如兼阳明病里实证，则有往来寒热、呕不止、心下结，或心下痞鞕、郁郁微烦，或潮热、不大便等。若少阳病误下后，病邪弥漫，表里俱病，虚寒相兼，则有胸满烦惊、小便不利、一身尽重、不可转侧等证。若少阳病兼水饮内结，则有往来寒热、心烦、胸胁满微结、小便不利、渴而不呕、但头汗出等证。

太阴病为外邪入里之病，主要侵犯脾脏，脾主湿，主运化精微，而赖阳气之温煦。太阴病则脾阳不运，寒湿阻滞，故出现"腹满而吐，食不下，自利益甚，时腹自痛"。太阴病可由三阳病传变而来，也可直接发为太阴病。当太阴病已成，而太阳病表证未去者，即为太阴病兼表证。若太阴病脾络不和，致腹满时痛，或大实痛者，则为太阴病腹痛证。太阴病进一步发展，脾肾两虚，即为病情向少阴病转化。当阳气恢复之时，太阴病可有"脾家实，腐秽当去"之自愈机转。若太阴病日久，寒湿郁而化热者，亦可转属阳明病。太阴病不愈可转属厥阴病。

少阴病为外感疾病的最后危重阶段。此时邪犯少阴肾，肾为水火之脏，生命之根，肾阳衰亡，人即死亡。少阴病有寒化、热化两途。少阴病寒化证，阴邪盛阳气衰，气血不足，故"脉微细，但欲寐"，其证多见恶寒踡卧，心烦或烦躁，下利清谷，口中和或渴喜热饮，饮量不多，小便清利，手足厥冷等；也有因阳气太虚，阴寒内盛，虚阳外越，反见不恶寒、发热、面赤、烦躁、脉微欲绝等内真寒外假热的严重症状。少阴病热化证，则由于肾水不足，心火上炎，水火不济而成，以心中烦不得卧、咽干、咽痛，或下利口渴、舌红或绛、苔少或无苔、脉细数等为主要脉证。此外，少阴病的变化亦较复杂，如兼太阳病未罢者，便是少阴病兼太阳病。有少阴病热化伤津，邪热并归阳明病而腑实者，即少阴病急下证。还有热移膀胱及下厥上竭等不同证候。少阴病危重阶段，阳气衰微，阴阳离竭，人即死亡。少阴病死证最多，所以挽救阳气，回阳救逆是抢救必要手段。阳回则生，阳不回则亡。有一分阳气便有一分生机。

厥阴病为外感疾病危重阶段，但不是最后阶段。厥阴病证情复杂，可归纳为上热下寒、厥热胜复，以及厥、利、呕、哕四大类证。厥阴病以"消渴，气上撞心，心中疼热，饥而不欲食，食则吐蛔，下之利不止"为主要表现。此实代表的是上热下寒、寒热错杂的病机。厥阴病篇中如蛔厥证、呕吐下利、饮食入口即吐证，咽喉不利、唾脓血、泄利不止证，均属此类。厥热胜复，多是厥阴病寒证中出现的阴阳争胜现象，其特点是手足冷与发热交错出现。若阴邪胜则厥利，阳气胜则发热。如果阴阳胜复未定，厥利与发热的时间互有短长，则一般可从二者时间孰长孰短加以比较，以推测阴阳的消长、邪正的胜负及其相互演变趋势。如厥热相等，或热多于厥，为阳气来复，阴寒消退，正能胜邪之佳兆；若厥多于热，是邪胜正衰，主病进。若厥回之后，发热不止，是阳复太过，可转化为下利脓血，或喉痛等热证。若发热之后，复厥不止，是阳复不及。厥证病机为"阴阳气不相顺接"，其表现为手足逆冷。轻者仅十指（趾）清冷，重者则手冷过肘，足冷过膝。引起阴阳气不相顺接者原因甚多，故厥逆亦有多种，如脏厥、蛔厥、寒厥、热厥、气郁致厥、水饮致厥等。当各随其证而治之。厥阴病下利，有寒利、热利、寒热错杂之利。呕有下焦虚寒，阴寒上逆之呕；有肝气挟浊阴上逆之呕；有厥阴病转出少阳病之呕而发热。哕证亦有虚寒之哕与实热之哕等，宜详审辨。察其证，知其因，明其理，治其据，则效亦宏著也。厥阴病虽然证候复杂，但未转入少阴病，肾阳未衰，未见阳亡阴竭现象，尚有生机，必至邪入少阴病阶段，肾阳衰亡，阴阳离决，人才会死亡。

太阳病、阳明病、少阳病、太阴病、少阴病、厥阴病的排列顺序，与疾病的传变层次无关。实际上外感病传变的层次一般是太阳病→少阳病→阳明病→太阴病→厥阴病→少阴病。从学习《伤寒论》中可以体会和认识到，疾病的传变不仅仅如此简单，在临床上还会更加复杂。

由于误用"六经"解释《伤寒论》三阴三阳六病，才产生出各种各样的看法和不合理的解释。如经脉说、脏腑说、气化说、部位说、阶段说、症候群说、综合说等诸种认识，其间谁对谁错？从现今看法是各种认识都有其一定的道理，其间无所谓对与错。细推自汉迄今，春秋两千，张仲景之论有其当时之时代背景、语言背景及思维背景，时过境迁，谁人能道出当时之真实境况，故凡后世种种对中医经典《伤寒论》的认识，包括现代"六经"研究又提出了许多不同的看法。可谓仁者见仁，智者见智，众说纷纭，但都不能合理地解释《伤寒论》三阴三阳六病的原义或本义。可见"六经"不等于《伤寒论》三阴三阳六病，不能强加"六经"于《伤寒论》，称为《伤寒论》"六经"辨证。《伤寒论》本无"六经"之说，不能说《素问·热论》"六经"分证发展为《伤寒论》"六经"辨证。应该正确认识《素问·热论》三阴三阳与《伤寒论》三阴三阳所指不同，前者指经脉，后者指疾病，两者含义不同。因此，应该纠正《伤寒论》"六经辨证"之误，正确使用"三阴三阳六病辨证"或简称"六病辨证"才无悖乎《伤寒论》的原义。

12 六经诸说

　　《伤寒论》的主要学术成就之一，在于其创立了六经辨证论治体系。千百年来，古今中外众多学者十分重视对伤寒六经的研究，并为此做出了不懈的努力。正如恽铁樵所说："《伤寒论》第一重要之处为六经，而第一难解之处亦为六经，凡读伤寒者无不于此致力，凡注伤寒者亦无不于此致力。"为了比较全面而客观地向读者展示历代医家在六经研究方面所取得的成果，学者王庆国等查阅了大量的古今文献，并对六经诸说加以归纳，共得 41 种。

　　1. 经络说：朱肱提出"治伤寒者先须识经络，不识经络，触途冥行，不知邪气之所在"。故《类证活人书》卷一专设经络图，示人经络循行之路以辨六经病症。如"足太阳膀胱之经，从目内眦上头连于风府，分为四道，下项并正，别脉上下，六道以行于背……今头项痛，身体疼，腰脊强，其脉尺寸俱浮者，故知太阳经受病也。"其后汪琥等亦从此说，但并不限于足经，而是手足并论，使此说得到了进一步的发展。

　　2. 脏腑说：何志雄认为"《伤寒论》六经，是为认识外感疾病的需要，在脏象学说的基础上，对人体功能作出的另一层次的概括。首先将脏腑功能分为阴阳两大类，五脏属阴，六腑属阳，然后再根据各脏腑的不同功能以及所属经络不同的循行部位，分为三阴三阳，名之曰太阳、阳明、少阳、太阴、少阴、厥阴，这便是伤寒六经。每一经的功能并非是其所概括的脏或腑的功能的机械相加，而是综合了这些脏腑与外感疾病有关的功能"。其中"以肺气统属太阳，小肠隶属于阳明，是与《黄帝内经》的六经最明显的区别"。鲁福安亦曰："六经之中除表现有本经所属脏腑的病变以外，还包括有不少它经所属脏腑的病变。"可见近人以脏腑释六经，与古人不同，已不再拘泥于同名经所属的脏腑，而是结合六经病变特点予以适当的调整。

　　3. 气化说：此说源于《黄帝内经》，后由伤寒注家张隐庵、陈修园、唐容川等发挥，用六气特点解释伤寒六经，故又称"六气说"。如陈修园大倡此说曰："六气之本标中气不明，不可以读伤寒论。"刘渡舟指出"讲求六经标、本、中气化学说时，首先要建立三者之间的有机联系"。即"太阳为寒水之经，本寒而标热，中见少阴之热化""阳明本燥而标阳，中见太阴之湿化""少阳本火而标阳，中见厥阴风木""太阴本湿而标阴，中见阳明燥化""少阴本热而标阴，中见太阳寒气之化""厥阴本气为风，标气为阴，中见少阳火气"。并结合六经病对标本中气化学说进行系统论述，同时指出"标本中的气化学说，有辩证法思想和唯物论的观点。它能系统地分析六经的生理病理以及发病之规律，而指导临床并为历代医家所重视"。

　　但也有学者对此说提出了不同的观点。如章炳麟为《伤寒论今释》序曰："假借运气，附会岁露，以实效之书，变为空谈。"陈亦人亦曰："大多强词夺理，玄奥难深。"而近来郝印卿在深入研究的基础上，对此说做出了较为客观的评价："由《素问》六气气化到伤寒六经气化显然是中医学术的发展，以三阴三阳为框架，天六气和人六经为中心的对应同构，是继《素问》以五行为框架，五运和五脏为中心的对应同构之后，对天人相应内容的又一系统归纳。不言而喻，只要中医藏象理论不变，六经气化学说即不可能因个人的好恶而被抹杀。"

　　另有将脏腑功能活动称为气化者，与此说概念不同。

　　4. 地面说：柯琴认为"夫仲景之六经，是分六区地面，所赅者广，虽以脉为经络，而不专在经络上立说……请以地理喻，六经犹列国也"。即"内自心胸外自巅顶，前至额颅，后至肩背，下及于足，内和膀胱，是太阳地面。……内自心胸至胃及肠，外自头颅，由面至腹，下及于足，是阳明地面。由心至咽，出口颊，上耳目，斜至巅，外自胁内属胆，是少阳地面……自腹由脾及二肠魄门，为太阴地面。自腹至两肾及膀胱溺道，为少阴地面。自腹由肝上隔至心，从胁肋下及于小腹宗筋，为厥阴地面"。

5. 六部说：方有执则把六经比喻为门类或职能部门，"六经之经，与经络之经不同。六经者，犹儒家之六经，犹言部也。部，犹今六部之部……天下之大，万事之众，六部尽之矣。人身之有，百骸之多，六经尽之矣"。并绘制人体示意图对六经六部受邪加以说明，认为阳病在表自外而内，"太阳者，风寒之著人，人必皮肤当之……皮肤在躯壳之外，故曰表……表合太阳足膀胱经；阳明者，风寒之邪过皮肤而又进，接皮肤者肌肉也……肌肉居五合之中，为躯壳之正，内与阳明足胃经合也；少阳者，邪过肌肉而又进，则又进到躯壳之内，脏腑之外，所谓半表半里者，少阳足胆经之合也"。而阴病在里自下而上，"太阴，脾也。脾居中而主事，故次少阳而为三阴之先受。少阴，肾也。厥阴，肝也……且阴道逆，其主下，故肝虽近脾，肾虽远而居下，肾次脾受，肝最后受"。

6. 形层说：俞根初把人体分成六个层次，说明病邪浅深与进退，"太阳经主皮毛，阳明经主肌肉，少阳经主腠理，太阴经主肢末，少阴经主血脉，厥阴经主筋膜。太阳内部主胸中，少阳内部主隔中，阳明内部主中脘，太阴内部主大腹，少阴内部主小腹，厥阴内部主少腹"。并将胸腹部位亦分属六经以利于辨证。

7. 三焦说：何廉臣于《重订通俗伤寒论》中勘曰"张长沙治伤寒法，虽分六经，亦不外三焦。言六经者，明邪所从入之门，行经之径，病之所由起所由传也。不外三焦者，以有形之痰涎水饮瘀血渣滓，为邪所搏结，病之所由成所由变也。窃谓病在躯壳，当分六经形层。病入脏腑，当辨三焦部分。详审其所夹所邪，分际清晰，庶免颟顸之弊。其分析法，首辨三焦部分"。认为伤寒六经辨证中包含着三焦辨证的思想内容，两者有机地结合，适用于各种外感及内伤杂病。

8. 阶段说：祝味菊根据人体正气与病邪抗争的状态，按六经次序分成五个阶段，"太阳之为病，正气因受邪激而开始合度之抵抗也。阳明之为病，元气偾张，机能旺盛，而抵抗太过也。少阳之为病，抗能时断时续，邪机屡进屡退，抵抗之力，未能长相继也。太阴、少阴之为病，正气懦怯，全体或局部之抵抗不足也。厥阴之为病，正邪相搏，存亡危急之秋，体工最后之反抗也。一切时感，其体工抵抗之情形，不出此五段范围。此吾卅年来独有之心得也"。

9. 病理层次说：郭子光认为"把三阴三阳解释为疾病变化发展的六个阶段是不合适的"。而"三阴三阳实际上是六个大的病理层次的反应。所谓太阳病，属于人体肤表阴阳的失调阳明病是病在里，多涉及胸中胃肠少阳病在半表半里，多涉及胆和三焦太阴病的病位较深，多涉及脾胃少阴病的病位更深，多涉及心肾厥阴病则多涉及肝经。这六个大的病理层次里面，又可分为若干较小的病理层次，人们将这种小的病理层次的反应和针对其治疗的方药联系起来，称为汤证"。

10. 阴阳胜复说：柯雪帆认为"外感热病的病变部位虽然离不开脏腑、经络，并且在某个阶段有可能主要表现为某一脏腑、经络的病理变化，但外感热病毕竟是一种全身性的疾病，仅仅用一二个脏腑或一二条经络，显然不能作出完满的解释。众所周知，邪正斗争是外感病的主要矛盾，而阴阳胜复是邪正斗争的具体表现，它反映了病邪的性质及其变化、人体正气的变化以及邪正双方力量的对比，用阴阳胜复来解释伤寒六经辨证就抓住了邪正斗争这个主要矛盾。用阴阳胜复解释六经辨证，是从整体出发，从动态变化看问题，比较符合外感热病是全身性疾病、外感热病发展有阶段性这两个特点。因此，我认为阴阳胜复是《伤寒论》六经辨证的理论基础"。时振声亦曰："从阴阳消长结合脏腑、经络的变化来看六经病，就不会局限在某一经络、某一脏腑，而是可以看到急性热病是一个全身性疾病。"

11. 位向性量说：肖德馨归纳"六经含义有四种定位、定向、定性、定量"。定位，即六经有表示病变部位的含义。定向，即六经有表示外感病发生、发展和演化趋向的含义。定性，即六经有表示疾病性质或属性的含义。定量，即六经有表示病情虚实或盛衰程度的含义。同时强调"只有把四种含义综合起来，才能比较全面地反映六经的内涵"。

12. 八纲说：日本喜多村直宽曰"本经无六经字面，所谓三阴三阳，不过假以标表里寒热虚实之义，因非脏腑经络相配之谓也。此义讨究本论而昭然自彰，前注动辄彼是纽合，与经旨背而驰也……凡病属阳、属热、属实者，谓之三阳；属阴、属寒、属虚者，谓之三阴。细而析之，则邪在表而热实者，太阳也；邪在半表里而热实者，少阳也；邪入胃而热实者，阳明也。又邪在表而虚寒者，少阴也；邪在半表里而虚寒者，厥阴也；邪入胃而虚寒者，太阴也"。

国内有陈逊斋等亦从此说。而张琪对此说持否认观点："近人又有舍弃脏腑经络，以八纲解释六经，虽然比较简明易懂，但对六经的实际意义是只见树木不见森林的片面看法，只可作为抽象的概念，不能作具体的分析，所以其结果却是得半遗全。"

13. 证候抽象说：牛元起认为"证是六经的基础，六经是证候的抽象。《伤寒论》采用了列证辨析的写作手法。……仲景通过对各个证型的分析判别，根据各个证的品格的高低，普遍意义的大小而加以排列分类，从而构成全书的梁柱。各经提纲就是在各种各样的证中提炼出来的。先实践，后理论，先提炼，后命名，这是中医学实际的发展过程，也是六经辨证体系实际的创立过程"。而且"把六经理解为证候类型的抽象，并不是否认它与脏腑、经络、气血、营卫等有关；恰恰相反，它能更正确、更客观地反映脏腑、经络、气血、营卫的病理而不囿于经络之狭"。

14. 症群说：此说受西医学理论影响，首先由陆渊雷提出"太阳、阳明等六经之名……指热病之症候群，为汤液家所宗，《伤寒论》及《素问·热论》是也"。20 世纪 50 年代黄文东、金寿山、盛国荣、吕敦厚、何云鹤、孙宝楚等皆执此说。如黄文东曰："所谓六经，就是太阳、阳明、少阳、太阴、少阴、厥阴，就这六个病型的症候群，利用分经辨症，及其诊断方法，以鉴别表、里、寒、热、虚、实等种种轻重不同的情况，来运用汗、吐、下、和、温、清、补、涩，以及针灸等种种不同的治法，这就是中医治疗伤寒的基本法则。"何云鹤追溯了《灵枢》《素问》六经之含义，与《伤寒论》比较，认为其各有不同。而六经"在《伤寒论》，指热病侵袭人体后发生的各类型症候群。……症候群的名称沿用了当时的流行术语，太阳、阳明、少阳、太阴、少阴、厥阴，由此掌握了一般热病的临床规例和传变，更由此创立了执简驭繁的药治方法"。

15. 综合体说：姜春华指出"《伤寒论》六经之名来自《黄帝内经》，但其内容实质已非经络之旧，作者融会《黄帝内经》全部阴阳概念，包括了表里寒热虚实、经络脏腑、营卫气血、邪正消长等，成为一个多种概念的高度综合体。它不是单纯的经络，也不是单纯的地区和病程划分，更不是简单的症候群。后人不从六经全部精神与《黄帝内经》的全部阴阳概念来联系体会，而拘于《伤寒》六经中某些符合于《黄帝内经》的经络途径的症状为说，因此不能阐明仲景六经的实质。吾人欲认识仲景六经，必须从《黄帝内经》的全部阴阳概念，包括经络、脏腑、气血、营卫等来理解，决不可单纯地用某些观点来理解，否则就会陷于片面"。

16. 治法说：伤寒六经，既是辨证的纲领，又是论治的准则。因此一些医家对其研究侧重于治法方面。钱潢认为"大约六经证治中，无非是法，无一字一句非法也"。又如尤在泾释《伤寒论》强调治法，认为太阳的治法，不外乎正治、权变、斡旋、救逆、类病、明辨、杂治七种，其他诸经亦各有法，诸法如珠之贯通于全论，故名其著为《伤寒贯珠集》。俞长荣亦曰："学习和研究《伤寒论》的重点应该转移，不要在条文辨释上花费过多精力，而应该去研究它的精华所在诊治大法。"并指出"再过几十年或百余年，《伤寒论》必将改写。那时也许'伤寒''六经'等名称将被改换，但本论的诊治大法精神将与中医学永远共存"。

17. 六界说：恽铁樵认为"六经者，就人体所著之病状，为之六界说者也。是故病然后有六经可言。不病直无其物"。又曰："伤寒论之六经所言甚简，苟知其为病后之界说由属易解。不必多为曲说，使人坠五里雾中也。"刘渡舟指出"六经辨证……不是空中楼阁。'经者，径也'，据经则知邪气来去之路；'经者，界也'，据经则知病有范围，彼此不相混淆。有了范围，有了界限，就能使我们在辨证时一目了然"。如此界、经结合，以释六经之"经"字含义，不仅概念明了，而且对临床具有指导意义。

18. 六病说：刘绍武认为"在《伤寒论》的原著中找不到'六经'立论的有力依据。相反地倒有

137个条文在谈'病',这些条文明白地指出为'太阳病''阳明病'……况且各篇之标题就是称'病'而非'经'的,依照原著,称作'六病'在学习中反倒觉得明白畅晓,应用上敏捷方便"。并强调"经"与"病"的概念有本质区别:"六经是生理的,其循行有固定的线路,虽无病,其存在依然;《伤寒论》的六病是病理的,是人为的划分证候类型的方法,无病则'六病'不复存在。"

19. 环节说: 孙泽先认为"六经不是六个独立的病,也不是六个独立的症候群,它是疾病变化之中具有不同性质的六个环节。这六个环节分别标志着正邪力量对比的不同情况,它们有机地联系起来,构成了疾病由量变到质变、由开始到终结的全部过程,从而概括出疾病发生发展的一般规律"。其中太阳病的主要矛盾在于相对阳虚;阳明病的主要矛盾在于过度阳盛;少阳病的主要矛盾在于气郁不伸;太阴病的主要矛盾在于中阳虚衰;少阴病的主要矛盾在于元阳衰微;厥阴病的主要矛盾在于气机阻滞。

20. 时空说: 岳美中认为"时间和空间,纵横地交织在一起,才形成宇宙。人在其间,生存下去,繁殖下去,是须臾不能离开它的"。认为"仲景之《伤寒论》,在总的辨病上,既审查到病在空间上的客观存在,又抓住时间上的发展变化"。因此,伤寒六经把外感病分成三阴三阳,旨在空间和时间,不仅明辨了空间上客观存在的"证",而且又认识了在变化发展时间上的"候"。因此各方治的运用亦"都是既掌握了空间,又抓住时间,针对病情,很仔细地随机以应付之"。同时指出,《伤寒杂病论》对于急性热病和慢性杂病"掌握了空间和时间的辨证规律,给我们不少启示,有助于我们更好地继承、挖掘中医学的精华"。

21. 阴阳离合说: 陈治恒认为"《伤寒论》以三阴三阳作为辨证纲领,本于阴阳离合的理论。张仲景撰述的伤寒杂病论,在论述外感病部分,以三阴三阳作为辨证纲领、论治准则,正是他根据《黄帝内经》阴阳离合理论,结合实践的具体运用"。如果"只将三阴三阳局限在经络、脏腑形态结构上看问题,不但与仲景立论不符,而且有刻舟求剑之弊"。由于"人是一个有机的整体,阴阳保持着相对的平衡。在正常情况下,是不可能察见阴阳所属的络络、脏腑及其气化的不同表现。当人体感受外邪之后,阴阳的相对平衡和协调统一遭到破坏,就会导致阴阳的离而失和,根据所呈现的脉证,本'以常测变'的原则,就可辨其病之所在"。并强调"在研习《伤寒论》时,对三阴三阳开阖枢的关系是不应忽视的"。

22. 《周易》太极说: 王梅竹认为"《伤寒论》之六经辨证体系的形成,是以张仲景的平脉辨证之医疗实践为基础,遵循《内》《难》之医理,深究《周易》之哲理,在《周易》之阴阳的思想指导下而创立起来的"。刘联群进一步指出"六经是概括人体阴阳气血变化规律的纲领,这个纲领本于《周易》太极阴阳。三阳归属在太极阳端,三阴归属在太极的阴端,但为一个整体,并把人体十二经脉纳入六经之中,构成了一个人体与大气相合的整体循环模式,体现了以阴阳为纲的基本原理。在病理方面,六经是用来观察、分析和认识疾病的说理工具……从总体讲,太阳是一切阳性疾病的始发期,阳明是一切阳性疾病的最明显期,少阳是一切阳性疾病的衰减期,太阴是一切阴性疾病的始发期,少阴是一切阴性疾病的最深重期,厥阴是一切阴性疾病的衰减期"。

23. 体质说: 郑元让认为"病发于阳、病发于阴是仲景对体质的划分"。并以机体脏腑功能状态为依据提出六经人假设:认为气血充盛,脏腑健和者为太阳人;胃阳素盛,津液偏欠者为阳明人;胆火偏盛三焦枢机不利者为少阳人;脾阳不足,不耐寒湿者为太阴人;气血不足,心肾阳虚者为少阴人;肝肾阴虚,相火偏亢者为厥阴人。同时指出"伤寒六经人之假说归纳了人体千差万别的素质。虽然尚存在介于这些类型之间的体质,但提挈此六种体质,基本上可以驾驭对所有人的辨证论治"。

24. 系统说: 张长恩谓"人体是自然界里的一个系统,而六经是人体六个相互联系的子系统"。肖德馨进一步提出"《素问·热论》就已把六经作为系统概念,用来概括外感疾病的发展过程。《伤寒论》在此基础上,总结前人及汉代医家治疗一切外感病的经验、方法,以六经系统概念作为理论支架,形成了理法方药完整的六经辨证体系。整个六经系统,是代表整个患者是由六个相互联系的部分组成的有机整体,和疾病是有六个相互联系的阶段组成的总体过程"。而"每个子系统由哪些要素成分组成,要视各要素在外感病过程中相互联系、相互影响、互作用、相互制约的关系来决定"。并对六经各系统的要素组成经络、脏腑、体形、皮部及官窍进行了逐一归纳。

25. 集论说：杨培坤等认为"仲景学说中的六经一体观，就是把人体的总体系统视为一个集合，而六经中的每一经视为这个集合中的元素……就六经统中的每一个子系统而言，其所属的脏腑、经络、官窍等，又均为一个集合，因而我们也可以用集合的表示法予以描述"。同时"结合集合的有关运算，就可以通过集论的数学模型对仲景学说中的辨证与论治的思维过程予以描述"。

26. 病理神经动态说：朱式夷从现代神经病理学的观点，探讨伤寒辨证论治规律，认为六经为不同"病理神经动态"的六个病理阶段。太阳即先有抑制转向兴奋；阳明即兴奋期；少阳即兴奋抑制交替期；太阴即抑制期；少阴即机能衰竭期；厥阴即中枢衰败期。并指出"为什么伤寒论有这样高的评价，丰富的内容呢？主要是它充分地说明'伤寒'病的各种不同体质、不同病灶、不同证候的复杂情况，归纳出其中的规律，而这种规律反映的不仅具有伤寒的特征，且实际上讨论了其他疾病都可遇到的神经动态"。

27. 高级神经活动说：20世纪50年代全国曾掀起对巴甫洛夫高级神经活动学说的学习热潮，因此不少中医学者，试图运用这一学说阐释六经证治原理。如王慎轩提出"中医学术的理论和经验，有很多部分，可以用巴甫洛夫的学说来解释它的原理，伤寒论的六经证治法，也可以用他的学说来证明"。认为"大脑皮质内经常发生着两种精神活动过程，即兴奋与抑制。兴奋和抑制，调节适当，就是生理健康的现象，兴奋和抑制反射太过，就是病理变化现象。仲景以兴奋太过而发生的症候群，叫做三阳证"。太阳病是兴奋反应趋向表部；阳明病是兴奋反应趋向在里部；少阳病是神经的兴奋太过，而正气抵抗病毒的能力乍强乍弱。而又"以抑制太过而发生的症候群，叫做三阴证"。轻度的抑制太过为太阴病；高度的抑制太过为少阴病；抑制过于强烈，反而会出现兴奋反抗现象的为厥阴病。

28. 模糊聚类说：孟庆云认为"中医诊断处方可以说是典型的模糊现象，使用的语言是模糊语言"，而"控制论中的模糊控制，是建立在模糊数学基础上，运用模糊概念对模糊现象进行识别、控制"。因此提出"六经为六种模糊聚类分析，其识别要点，主要应从正邪抗干扰力与干扰、病期时间、脏腑病变空间等因素加以分析。即六经病是正邪、时间和表现于脏腑经络之症状的函数"。

29. 理想模型说：瞿岳云认为"从方法论的角度而言，《伤寒论》六经分证的实质，是运用理想方法建立的'理想模型'，属于抽象科学"。并解释曰："所谓'理想模型'就是为了便于研究而建立的在思维中可以实现的一种高度抽象的理想形态。"因为"用单一的脏腑、经络、气化和时空的观点来解释和表叙外感热病的发展规律，都有一定的局限性。于是张仲景不自觉地运用科学抽象中的理想化方法，并且为了强化说理，使自己的抽象思维更加纯化，在《黄帝内经》的影响之下，借用六条经络之名，抓住热病发展过程中的主要矛盾和主要特征，排除种种次要的、非本质的因素干扰，而建立了既有脏腑经络，又有邪正消长阴阳胜复和时间空间概念的六个理想模型——六经分证理论"。

30. 病理时相说：杨麦青从细胞和细胞因子水平探讨《伤寒论》六经学说，认为"《伤寒论》是一部临床生理病理学，凡热性病伴全身性机体反应、发展及其转归者均属伤寒。其间显示为炎症、微循环障碍、发热、水电解质代谢和酸碱平衡紊乱、缺氧、休克、毒血症、弥漫性血管内凝血以及心力衰竭等不同病理时相。轻者仅演进一二阶段'不传'而'自止'，重者'传经''直中''合病''并病'，迅兼数个阶段"。

31. 多级多路立体说：王文明认为"《伤寒论》的六经辨证分型，是运用理想化方法……组成一级六路的既独立又相互联系的辨证分型体系，作为多级多路分型的总纲。纲明则目随之而立，所以每一经在提纲主证的统领下，以八纲的辨证方法分成若干纵横层次，形成二、三级多路分型体系。在有的经中，还可在此之下分成若干小层次和具体汤证，以组成第四、第五级多级多路辨证分型网络……由此不难看出张仲景在著述《伤寒论》时就充分地运用了'多级多路调节'理论，使外感热病在辨证分型上形成多级多路体系。进而建立起六个层次分明，又相互联系的多级多路体系的辨证论治立体模型"。

32. 二值逻辑三维说：黄宗南等对《伤寒论》三阴三阳进行了数学模型设计，认为"阴阳二值逻辑是仲师《伤寒论》的主要思维方法，表里寒热虚实是由阴阳逻辑衍生出来的具体逻辑值，成为三阴三阳辨证论治的主要思路，而三阴三阳提纲的精神恰好与这三组二值逻辑相一致，于是构成了三维立方体的几何模型设计条件"。

33. 六经非经论：王琦认为"《伤寒论》诸多谬说曲解者，皆与这一'经'字有关。今当力斥其非，拨乱反正"。认为当称"三阴三阳六病"。阎艳丽亦曰："正是'六经辨证'模糊了《伤寒论》的本来面目，缩小了对《伤寒论》研究的视野，拘谨了思路，并招致任意附会仲景书的后果，理当弃去，而代之以原著提示的'六病辨证'。"此说虽与"六病说"论据有相近之处，但以否定伤寒"六经"这一名词为其主要目的。

34. 伤寒六经与抗损伤反应过程说：朱家鲁认为"在伤寒六经病证的演变过程中，机体的防御机能是随着疾病的变化为转移的。因此，可以根据六经的传变规律来掌握其不同阶段的起作用的抗损伤反应过程"。认为"三阳病变都是正盛邪实，机体之抗损伤反应较为显著。至于邪入三阴，多系正气溃败，机体的抗损伤反应受到破坏，此时多表现为机体的保护性代偿作用为其特征"。并结合六经病证加以论述。

35. 伤寒六经与应激学说：应激学说创立于20世纪30年代，主要是从内分泌角度概括疾病发生发展的一般规律，其规律分为三期。孙泽先把六经三个主要环节，即六经的太阳（相对阳虚）—阳明（阳盛）—少阴（绝对阳虚），与应激学说的三个期，即动员期分解代谢—抵抗期合成代谢—衰竭期分解代谢相互比较，认为"六经和应激学说各自通过以上三个主要环节，来说明疾病发生发展的全部过程中机体内部的主要变化情况。三个主要环节的形成，都基于矛盾向相反方面的两次转化，也称两次否定"，而"六经和应激学说在矛盾运动规律上的联系，预示了中、西医在理论上结合的可能性"。

36. 伤寒六经与时间生物学：蔡抗四认为"近20年形成的新的边缘学科——时间生物学早在古代《伤寒论》中就得到充分的反映。六经病解的时间推算和服药方法，就是这一理论具体用于临床"。许世瑞亦认为"《伤寒论》中以大量条文记载了六经病证发生、发展、传变、向愈的规律，其中所示六经病证欲解的规律变化，最具时间医学意义"。

37. 伤寒六经与逻辑学：程磐基从逻辑学角度对《伤寒论》的六经病进行探讨，分析六经病的概念与张仲景思想方法。指出"六经病篇首'某某之为病……'一条，可以认为是为六经病下的定义，具有提纲挈领的作用，是《伤寒论》辨证论治的纲领"。并提出了六经病各自的外延定义及内涵定义，如原文第1条可以认为是太阳病的外延定义。其内涵定义是风寒袭表，卫气受邪。且"逻辑学认为，分类是进一步明确概念外延的一种方法"。所以原文第2、第3条"运用了分析、对比的方法来区别太阳病的两种类型"。而"这种分类方法使得太阳病的外延定义更为明确"。

38. 伤寒六经与自然辩证法：杨麦青运用自然辩证法探讨仲景学说及伤寒六经。指出"事物的矛盾法则，是辩证法的最基本的法则"，而《伤寒论》中的矛盾统一，是通过六经病具体形态互相转化的对立统一……《伤寒论》在六经传变的具体分析基础上完成了阴阳、虚实、邪正、寒热的对立统一，显示了错综复杂的疾病规律在各个不同过程中的矛盾特征"。此外，还结合六经病就有关质量互变律、现象和本质、同一性和差别性等进行了讨论。

39. 伤寒六经与哲学：陈云平指出"《伤寒论》创立了六经证治，从而使中医辨证论治体系完整化、系统化……通篇贯穿张仲景朴素唯物论思想"，认为《伤寒论》六经证治，就是通过机体在外的不同表现，进行综合分析，判断其内在病理变化。因此"张仲景不但是一位伟大的医学家，而且也是一位伟大的哲学家。所以学习《伤寒论》不仅要学他的辨证论治方法，还要学习他的哲学思想，才能全面领会《伤寒论》的本义，探明张仲景的学术思想"。

40. 伤寒六经与信息数学：朱式夷探讨《伤寒论》六经辨证规律，提出"中医的辨证是经过一系列的数学演算而后成立的，绝不是任意的逻辑。演算愈细致精确，辨证功夫愈深"。而"这种独特的运算方法实际上属于信息数学。它启蒙于《黄帝内经》，奠基于《伤寒杂病论》，成熟于清代，是仲景学说的光辉成就之一，可命名为仲景数学"。

41. 伤寒六经与三论：20世纪80年代以来随着系统论、控制论、信息论的盛行，国内学者开始运用这些理论阐述六经辨证规律。如廖子君从系统论角度探讨《伤寒论》六经体系孟庆云从控制论模糊识别探讨《伤寒论》六经涵义，王宝瑞论述《伤寒论》六经辨证理论体系中的信息论方法等。而宋天彬指出"用现代的眼光来看，《伤寒论》包含丰富的系统论、控制论、信息论思想，可见只要是真理，古今中外的认识都会不谋而合"。

除上述诸说外，尚有将上述的两种或两种以上观点组合而成的其他学说，如脏腑经络说、脏腑经络气化说等。

13   六经要素

　　学者黄飞等认为，《伤寒论》迄今已近两千年，虽饱经风霜，其全貌已难得一见，然其仅存部分也足以名垂青史，载入史册。《伤寒论》宗《黄帝内经》《难经》之旨，开辨证论治之先河，极大地发扬和继承了《黄帝内经》《难经》的六经理论。仲景阐释六经病证理论之慎思缜密，前后一贯，一气呵成，字字珠玑，言之凿凿，犹如道之一以贯之，而浑然天成。六经实乃《伤寒论》之魂、之根，凡读伤寒者，无不于此致力，凡注伤寒者亦不于此致力。为学问者当做到正本清源，六经好比《伤寒论》之根本源流，最需精研深思，融会贯通，不可走马观花，不求甚解，否则最终只得窥其皮毛，不明精旨。后世虽经诸家论辩，终未能尽善人意，虽穷经皓首，亦难领略其真谛哉！以诸医之大贤，尚且如此，则吾岂敢妄论。故严守《黄帝内经》《难经》精旨，立足《伤寒论》原文，以期极近仲景原义，旨在探析与《伤寒论》密切关联的诸多要素，仿孔圣之"述而不作"，摆事实，讲道理，力求客观准确，于医中圣人之本旨，心向往之。

　　《伤寒论》以六经名篇，曰"太阳病脉证并治，阳明病脉证并治"，六篇一气呵成，首动尾应，鳞甲森然，浑然天成。昔人谓六经铃百病，然六经终为何义？做何解？其实质是什么？是最困扰诸多伤寒大家和学习者的紧要问题，凡细究、精研伤寒者无不于此下功夫，穷思竭虑，方法百出，力求汇通。吾以两喻言之，伤寒之学如毛，六经本质如皮，"皮之不存，毛将焉附"；伤寒之学犹如串珠，六经本质犹如串绳，本质即明，犹如首尾呼应，统归一贯，而论中诸语，个个在手矣！梁华龙融会诸家之说，总结前贤之论六经本质的学术思想有近30家之多，王庆国遍览古籍、文献，总结前人关于六经本质的认识有41种之多。《伤寒论》研习者们，大多于此孜孜不倦，乐此不疲，并多有造诣或发挥。然诸家之论终不出"发挥""移植""融会"三法，或以中医生理病理阐发六经本质，或以临床病证说明六经本质，或以现代科学方法和理论移植以释六经本质，然而时至今日，反似注疏愈多，真理愈晦。

　　《伤寒论》原文本无"六经"字眼，与之接近的论述当为"三阴、三阳"。阳明病篇："三阳合病，腹满身重……白虎汤主之"；少阳病篇："三阳合病，脉浮大，上关上，但欲眠睡，目合则汗"；"伤寒六七日，无大热，其人躁烦者，此为阳去入阴故也……此为三阴不受邪也"。后人改称"六经"，即"太阳、阳明、少阳、太阴、少阴、厥阴"，并且各卷俱以其名篇，"六经"之论乃成。

六经与《黄帝内经》

　　《伤寒论》六经本质源出于《黄帝内经》，是《黄帝内经》六经体系的继承和发展张仲景本人受《黄帝内经》影响颇深，《伤寒论》之六经理念必受《黄帝内经》六经理念启发。《黄帝内经》约成书于春秋战国，西汉刘向、刘歆父子在编写《七略》的时候明确说到医学书籍有《黄帝内经》《黄帝外经》《扁鹊内经》《扁鹊外经》《白氏内经》《白氏外经》《旁篇》。张仲景《伤寒论》成书于东汉末年，其同乡何颙评价其"君用思精而韵不高，后将为良医"，以仲景如此慎思缜密之人，其在学医过程中，必当于《黄帝内经》反复推敲，畅晓其义，其在《伤寒论》序中即言"撰用《素问》《九卷》《八十一难》《阴阳大论》《胎胪药录》，并《平脉辨证》，为《伤寒杂病论》合十六卷"，即可谓明证，张仲景医学思想之受《黄帝内经》影响之大，不言而喻。甚至可以说《黄帝内经》是《伤寒论》成书的土壤之一，故《伤寒论》之精髓六经本质定当与《黄帝内经》六经本质有着不可分割的联系。

　　《伤寒论》中本无"六经"字眼的存在，与之相类似的论述为"三阴、三阳"，故从原文角度论述两者关联性的时候，则应当从"三阴、三阳"的论述或者"太阳、阳明……厥阴"的论述着手，而不能直接论述"六经"，当然在《黄帝内经》中"六经"与"三阴、三阳"之间大多时候是同一含义，但如果研究初试，即等同于两者，则有偷换概念的嫌疑，而不足取。可以比较《伤寒论》与《黄帝内经》《难经》中有关"三阴、三阳"的论述，有很大程度上的神似，即均可作"经络"解，后文会有详细论述。

六经与经络

经络学说成书于《黄帝内经》，《伤寒论》六经本质亦与经络学说密不可分，六经本质与经络之关联，医家言之已久，首推无求子朱肱，且诸多医家均主张《伤寒论》六经与经络之间血肉相连，关系紧密，但又各有说法，或偏执于经络，或有发挥，但总不离经络本身。《伤寒论》《金匮要略》中诸多的记载及内容，均可体现其六经所论与经络系统之间的密切联系。如《伤寒论》序中即言"夫天布五行，以运万类，人禀五常，以有五脏，经络府俞，阴阳会通，玄冥幽微，变化难极"。《伤寒论·辨脉法》曰："游于经络，出入脏腑。"《伤寒论·平脉法》曰："水入于经，其血乃程。"可力证《伤寒论》与经络之间不可分割的关系，自然六经本质亦属其中。六经正篇亦多次直呼经或络，更是明证。如《太阳病》篇曰"太阳病，头痛至七日，使经不传则愈"等。以明证《伤寒论》六经本质之于经络之间有着千丝万缕的联系，应予肯定。

六经与其传次

六经本质确定存在传变，且传次顺序当与《热论》篇一致。从《伤寒论》原文中，可以肯定的是，六经确实存在传变。如"伤寒一日，太阳受之……脉数急者，为传也""伤寒二三日，阳明、少阳证不见者，为不传也"，即可明证。然关于六经传次规律则亦有争论。大多数学者基本肯定原文中张仲景所采用的行文顺序，即为太阳、阳明、少阳、太阴、少阴、厥阴的顺序。少数学者提出因"开阖枢"之说，即"太阳为开，阳明为合，少阳为枢；太阴为开，厥阴为合，少阴为枢"而提出六经顺序当为太阳、少阳、阳明、太阴、厥阴、少阴。其中尤以"太阳为表，阳明为里，少阳为半表半里"，而主张顺序为太阳、少阳、阳明者居多。如戴元礼即力主此说，并强调"如若《热论》所言，一日太阳，二日……在半表半里乎"。

前已论证《伤寒论》六经与《黄帝内经》《难经》二经、经络均存在密切的关联性，则六经传次顺序亦当从之，《伤寒论》行文规范缜密，各篇之间次第和谐，浑然天成，何容质疑。《伤寒论》六经正篇次序，《伤寒例》中所言"太阳受病者也，当一二日发……厥阴受病也，当六七日发"之三阴三阳次第，均与《素问·热论》所遵之秩次如出一辙，黄帝仲圣之论，岂容妄议。

六经与"开、阖、枢"

《黄帝内经》"开、阖、枢"理论是《伤寒论》六经本质的重要内容，是六经功用的理论基础。有关"开、阖、枢"的最早论述来源于《素问·阴阳离合论》及《灵枢·根结》，即"太阳为开"。其在原文中的本意为阐释六经的生理功能及病理变化。然自明清始诸多研究伤寒医家尝试运用"开阖枢"理论注解伤寒，其中不乏伤寒大家，如张志聪、柯韵伯、陈修园及唐宗海诸公。近人陈治恒直曰："《伤寒论》以三阴三阳作为辨证纲领，本于阴阳离合的理论。"危北海、郁仁存均认可开阖枢学说不仅可以解释六经病的传变，而且对六经病的机制、症状及治疗等各方面，均有一定的指导意义，并且从多个方面进行了阐述，充分肯定了《伤寒论》六经与"开阖枢"之间的联系。过分强调两者之间的联系，或直呼《伤寒论》六经本于"开阖枢"或许言过其词，然两者之间确有不可分割的联系则确信无疑。《伤寒论》原文中虽未出现"开、阖、枢"字样或系统论述，然六经正篇似乎有多处体现出"开、阖、枢"的思想精神。如《灵枢·根结》曰："太阳为开，阳明为合，少阳为枢。故开折……太阴为开，厥阴为合，少阴为枢……故开折。"如"风水恶风……越婢汤主之"条，即可与之比拟，太阳主开，风湿犯之，开机不利，肉节渍肿，故以越婢汤开鬼门，启腠理而开泄太阳，则"开"机复畅，而水制焉。凡此种种，在《伤寒论》行文中多有体现。其中有关"少阳为枢"的观点，更是得到了诸多伤寒学者及医家的认可，故多主张论治少阳枢机不利，当用和法，以柴胡剂主之。以上种种证据，均说明两者之间确有联系，"开阖枢"思想确是"六经"本质的要素之一。

六经与脏腑

脏腑学说是六经本质的基础之一，脏腑联系经络，经络关联六经，脏腑学说是六经本质的最主要组成部分。有关六经本质与脏腑的关联性，还是得到了《伤寒论》研习者的一致认可。这其中的观点大致统一，也稍有区别。如岭南名医何志雄即认为"《伤寒论》六经，是为认识外感疾病的需要，在藏象学说的基础上，对人体功能作出的另一层次的概括。首先将脏腑功能分为阴阳两大类：五脏属阴，六腑属阳；然后再根据各脏腑的不同功能以及所属经络不同的循行部位，分为三阴三阳，名之曰太阳、阳明、少阳、太阴、少阴、厥阴，这便是伤寒六经"。主张"脏腑经络说"者，认为脏腑和经络一样，也是六经本质的物质基础之一，明清以后诸家均持此说，伤寒大家刘渡舟即是此说的倡导者。关于六经所系之脏腑则亦有不同见解者，如章太炎以太阳、少阴属心病，阳明太阴属胃肠病，少阳、厥阴属三焦病者，相较其他"脏腑说"之倡导者，真可谓是别具一格，真真应了章公之风骨性格。《伤寒论》之六经相关的脏腑，目前比较公认的仍然是与经络关联的脏腑，如太阳之膀胱、小肠，阳明之胃、大肠，少阳之胆、三焦，太阴之肺、脾，少阴之心肾，厥阴之肝心包。相关论述在《伤寒论》的行文中均有多处体现，或者直述其名。例证，如"太阳病，热结膀胱，其人如狂""黄家日晡所发热……膀胱急，少腹满""大肠有热者……小肠有寒者""阳明之为病，胃家实是也"；"伤寒脉浮而缓……以脾家实，腐秽当去故也""伤寒发热，啬啬恶寒……此肝乘肺也""伤寒二三日，心中悸而烦者"。诸如此类，不胜枚举，可见《伤寒论》与脏腑确有不可分割的联系，则脏腑亦为《伤寒论》六经本质的重要因素之一，而毋庸置疑。

六经与八纲

六经本质与八纲学说可以说是同源异流，两者之间相互交错，相辅相成。明清肇始医家渐多推崇八纲辨证，即"阴阳、表里、寒热、虚实"，简单实用，一目了然。八纲实为《伤寒论》六经本质的要素之一，张仲景行文中自始至终，情不自禁中即会流露出八纲之旨，上至阴阳虚实，下至表里寒热，无一阙漏。亦有诸多医家从八纲入手，研究、注解伤寒论。如陈逊斋即认为"六经的本质即是八纲，指出《伤寒论》的六经，即为阴阳表里寒热虚实之代名词也"。宋代许叔微当为以八纲研究六经本质之典型者，且其学术尤为强调阴阳两纲。日本医家喜多村更是直呼"所谓三阴三阳，不过假以表里、寒热、虚实之意"。

"八纲辨证"之说虽起自明清，然其精义在《黄帝内经》《难经》中已广泛涉及。如《素问》中即不乏《阴阳应象大论》《阴阳离合论》《阴阳别论》《通评虚实论》等专篇论述，并且于八纲之意已日臻完善，仅未明示而已。仲景之文，书成汉末，伤寒精旨，源起岐黄，根宗《黄帝内经》《难经》。故张仲景于《伤寒论》中多处提及阴阳表里寒热虚实，便不足为奇。如：阴阳为八纲之纲领，亦可说八纲首分阴阳，故在《伤寒论》中有关阴阳的论述颇多，有脉分阴阳者，有病分阴阳者，亦有证分阴阳者。其中《太阳病》篇中"病有发热恶寒者，发于阳也……以阳数七，阴数六故也"条最是关键，有甚者，在重新编次《伤寒论》条文的过程中，认为本条为全篇的核心而冠于篇首，以示其重。柯韵伯、尤在泾、吴谦等伤寒名家均以此条为伤寒首分阴阳，而为重中之重。

吾尚不确定仲景于《伤寒论》所谓的表里的具体含义到底如何，然其确在行文中明明白白地、不厌其烦地多次提到了表里。可想而知，表里之辨之于伤寒论治之重要性。如"伤寒，医下之，续得下利清谷不止……救表，宜桂枝汤""太阳病，先下而不愈……里未和，然后复下之""伤寒五六日……必有表，复有里也……此为半在里半在外也""伤寒大下后……表未解也，不可攻痞，当先解表，表解乃可攻痞"寒热犹如人之水火，阴盛则寒，阳盛则热，阴虚则热，阳虚则寒，万变不离其宗。《伤寒论》恰恰讲的就是有关寒热的问题，故必然多属重中之重。如"自利不渴者，属太阴，以其藏有寒故也。当温之，宜服四逆辈""下利，欲饮水者，以有热故也，白头翁汤主之""病人身大热，热在骨髓也"。文中尚有多处言及寒热之处，不再多言。张仲景尤为强调虚实之辨，提出要明辨虚实，勿犯"虚虚实实"之弊，以警示后人。此外篇中条文如"下之后，复发汗，必振寒，脉微细。所以然者，以内外俱虚故也""发汗后，恶寒者，与调胃承气汤"等均明辨虚实，而为仲景《伤寒论》之六经亦重"虚实"之确凿证据。

综上所述，八纲（阴阳表里寒热虚实）确为《伤寒论》六经本质的构成要素，六经本质似乎很多方面可以从八纲的角度进行分析和阐释，然如若认为六经本质即八纲，则未免管中窥豹，一叶障目，而只知树木，不知森林乎？

六经与病位

六经本质之重要特征即明确病位，使医者可以明确疾病之所居，而选择采用不同治疗手段，切中要害。《史记·扁鹊苍公列传》曰："扁鹊过齐，齐桓侯客之……其在骨髓，虽司命无奈之何。"《灵枢·百病始生》曰："是故虚邪之中人也，始于皮肤……留而不出，传舍于肠胃之外，募原之间。"不论扁鹊诊齐侯，亦是内难所论疾病病位，可见中医学早在春秋战国是业已形成了有关疾病所在病所的论述。然由于如今的教材多将经络辨证、卫气营血辨证、脏腑辨证及八纲辨证等分别论述，而未融会贯通，致使如今中医学生多对中医病所的认识不够，临床论治动辄脏腑、气血，而不论人之形有筋脉肉皮骨之分，气有营卫之别，囫囵一气，统以八纲脏腑言之，好比朱肱之言"不识经络，则犹触途冥行，不知邪气所在"。仲圣原序首推扁鹊之神圣工巧，次自述撰用《黄帝内经》《难经》而成其书，故仲景能不通晓病所病位之论乎？《伤寒论》之六经本质与病位能无关联乎？

后世诸多医家亦从病位出发以释《伤寒论》六经本质者，可谓离仲景又近一步矣。柯琴曰："夫仲景之六经，是分六区地面，所赅者广，虽以脉为经络，而不专在经络上立说……请以地理喻，六经犹列国也。"方有执曰："太阳者，风寒之著人。"俞根初曰："太阳经主皮毛……厥阴经主筋膜。太阳内部主胸中，少阳内部主隔中，阳明内部主中脘，太阴内部主大腹，少阴内部主小腹，厥阴内部主少腹。"以上三家关于六经本质之说虽稍有区别，然大相径庭，主病位立论而释六经。其实在《伤寒论》的行文中，多处均明确提到了病位，且明言筋脉肉皮骨，胃肠，五脏等。如"病人身大热……热在皮肤，寒在骨髓……寒在皮肤，热在骨髓""四肢九窍……为外皮肤所中也""风令脉浮，寒令脉急，极寒伤经，极热伤络""太阳中风，脉浮紧……筋惕肉瞤""阴气孤绝，阳气独发……邪气内藏于心，外舍分肉之间"，等等。从以上诸多论述，可以看出《伤寒论》六经之本质实能体现病位病所，而病位亦当为六经本质之要素之一，确无异议。

六经与营卫

营卫学说亦是六经本质的重要内容之一，如果说脏腑是六经的基础，那营卫即为六经之精华，六经本质多数是通过营卫的作用而体现出来的。营卫之说源自《黄帝内经》《难经》，《灵枢·营卫生会》曰："人受气于谷，谷入于胃……阴阳相贯，如环无端。"又曰："营出于中焦，卫处于下焦。"《灵枢·营气》曰："营气之道，内谷为宝。谷入于胃，乃传之肺，流溢于中，布散于外，精专者行于经隧，常营无已，终而复始，是谓天地之纪。"又曰："五藏者，所以藏精神魂魄者也……如环之无端，亭亭淳淳乎，孰能穷之。"《难经·三十难》引经曰："人受气于谷，谷入于胃，乃传与五藏六府……阴阳相贯，如环之无端，故知荣卫相随也。"《难经·三十二难》曰："心者血，肺者气，血为荣，气为卫，相随上下，谓之荣卫，通行经络，营周于外，故令心肺在膈上也。"从论述不难看出，营卫之气为人身之精气，阴阳相贯，周流于身，营行脉中，卫行脉外，荣卫相随。仲景精研《黄帝内经》《难经》，通晓经旨，必当不会置营卫不顾，而空留遗憾猜忌。后世医家于此，亦是认可营卫应当为六经本质的要素之一，因为《伤寒论》原文中即有多处体现了有关营卫的属性。如《辨脉法》中"寸口脉浮而紧……风则伤卫，寒则伤荣，荣卫俱病""趺阳脉迟而缓……荣卫内陷"。《平脉法》中"寸口卫气盛，名曰高，荣气盛，名曰章"。《太阳病》篇中"病常自汗出者，此为荣气和。荣气和者，外不谐，以卫气不共荣气谐和故尔。以荣行脉中，卫行脉外，复发其汗，荣卫和则愈""太阳病，发热汗出者，此为荣弱卫强，故使汗出，欲救邪风者，宜桂枝汤"。后世医家于此多有发挥，如成无己、许叔微等，甚者如方有执提出"三纲鼎力"说，而力主"风伤卫，寒伤荣，风寒两伤荣卫"，高度认可《伤寒论》六经与营卫之间的密切关联。

吾尚不可明辨六经与营卫之间的所属关系，然《伤寒论》六经的体系中确实在多处体现了营卫不和即是疾病的主要原因，治疗的目的即是调整营卫失调，故营卫之属性亦应是《伤寒论》六经本质的要素之一。

六经与六经气化

气化学说可以在诸多方面丰富和解释《伤寒论》之六经本质，是六经本质的重要解释依据和理论基础之一。六经气化理论即标本中气互见理论，首见于《黄帝内经》。《素问·六微旨大论》曰："少阳之上，火气治之，中见厥阴……本标不同，气应异象。"《素问·至真要大论》曰："少阳太阴从本，少阴太阳从本从标，阳明厥阴，不从标本，从乎中也。"后经过伤寒学家们的移植和发挥，用以阐释六经本质，借以说明六经为病的生理病理特点而应用于临床。而以六经气化暨六经标本中见学说释六经者，首推钱塘二张，继之者黄元御、陈修园等，如清陈修园曰："六气之标本中气不明，不可以独《伤寒论》。"清代名医郑钦安在《医理真传》中曰："六经各有标、本、中三气为主。客邪入于其中，便有从中化为病，有不从中而从标化为病，有本气为病。故入一经，初见在标，转瞬在中，学者不能细研究，便不知邪之出入也。"刘渡舟宗钱塘二张之说而尤为推崇六经气化学说，并颇有造诣。他指出"讲求六经气化学说时，首先要建立三者之间的有机联系。并明示其义：太阳为寒水之经，本寒而标热，中见少阴之热化；阳明本燥而标阳，中见太阴之湿化；少阳本火而标阳，中见厥阴风木；太阴本湿而标阴，中见阳明燥化；少阴本热而标阴，中见太阳寒气之化；厥阴本气为风，标气为阴，中见少阳火气"。万友生教授也是坚持六经气化学说的医家之一，然而他认为的气化是指物质在脏腑经络作用下相互转化的功能活动，而不是如钱塘学派所提出的标本中气的气化理论。对于气化理论，有极尽推崇的，亦有针锋相对的。如《伤寒论今释》序曰："假借运气，附会岁露，以实效之书，变为空谈。"伤寒学者陈亦人则认为气化理论"大多强词夺理，玄奥难深"而力排之。无论是钱塘二张的标本中见气化理论，还是后人的脏腑经络气化理论，均对于理解《伤寒论》中某些关键问题大有裨益，然而如若过分强调气化，则未免以偏概全，因小失大。

以《素问》气化理论为例，即"少阳太阴从本，少阴太阳从本从标，阳明厥阴，不从标本，从乎中也"，确能与六经本质暗合。如太阳少阴从本从标，太阳本寒标热，《伤寒论》中太阳病主要表现确为发热及寒水为病两端，少阴本热而标阴，故少阴病亦有寒化和热化之别；少阳太阴从本，少阳本火而标阳，故少阳病多属火属阳，如"少阳之为病，口苦咽干目眩""胸胁苦满，嘿嘿不欲饮食，心烦喜呕"等；太阴本湿而标阴，标本同气，故而从本，故太阴病多阴多湿，如"太阴病，自利不渴者，属太阴，以其藏有寒故也"。阳明厥阴不从标本，从乎中也，"阳明本燥而标阳，中见太阴之湿化"，阳明病虽多属热属燥，然亦不乏属中见太阴之湿化者，如"食谷欲呕，属阳明也，吴茱萸汤主之"；"厥阴本气为风，标气为阴，中见少阳火气"，两阴交尽，厥阴病本当属阴属寒，然厥阴病临床多表现为寒热错杂之证，可谓与其中见少阳火气有不可分割的关联，如"厥阴之为病，消渴，气上撞心，心中疼热"。总之，《伤寒论》虽未明确气化之说，然其六经正篇之病理症状，均有意无意地体现出六经标本中气气化理论，故吾认为六经气化亦可能为六经本质的要素之一，然有关气化的具体含义，仍期待后学进一步研究，完善其义。

六经本质与三焦

三焦与六经好比地球之经纬，两者纵横捭阖，相互交错，六经中有三焦，三焦亦可分六经，三焦、六经之间相互补充，而使病位、病性等疾病特征的识别更显著、准确。三焦理论肇始《黄帝内经》《难经》，《灵枢·营卫生会》曰："上焦出于胃上口……中焦亦并胃中，出上焦之后……下焦者，别回肠，注于膀胱而渗入焉。"《难经·三十一难》曰："三焦者，水谷之道路，气之所终始也。上焦者……其治在膻中……中焦者……下焦者……故名曰三焦。"后世温病学家尤倡三焦辨证学说，如吴鞠通即仿《伤寒论》而做《温病条辨》，即以三焦辨证为纲论述温病。殊不知仲景在论治伤寒和杂病的过程中，均多次提到三焦，足见三焦与六经之间的关系非同一般。清代何廉臣独倡此说，其曰："张长沙治伤寒法，虽分六经，亦不外三焦。言六经者，明邪所从入之门，行经之径，病之所由起所由传也。不外三焦者，以有形之痰涎水饮瘀血渣滓，为邪所搏结，病之所由成所由变也。窃谓病在躯壳，当分六经形层。病入脏腑，当辨三焦部分。详审其所夹所邪，分际清晰，庶免颠顶之弊。其分析法，首辨三焦部分。"《太阳病》篇载有"太阳病六七日……此热在下焦""妇人伤寒发热……无犯胃气及上二焦……""伤寒，服汤药……理中者，理中焦，此利在下焦"。《阳明病》篇载有"阳明病，胁下硬满……上焦得通""食谷欲呕……得汤反剧者，属上焦也"。《少阴病》篇载有"少阴病，欲如不吐……小便白者，以下焦虚有寒"。无论是伤寒病的论治，还是诸多杂病的论治，均夹叙夹议有三焦，足见《伤寒论》六经与三焦之间互有交集，两者互为要素。

14　六经与六经病

　　《伤寒论》是中医必读的经典著作，它以六经辨证的方法，阐述了多种急性热病的发生、发展、变化及转归的规律，揭示了急性热病的动态变化。现行教材认为要将脏腑、经络、气化三者联系起来看，不能孤立地强调一方面来解释六经的实质问题。学者时振声认为《伤寒论》六经辨证，是从大量的临床实践中，以阴阳相互消长来说明急性热病的动态变化的，正邪之间的斗争反映了阴阳消长的变化，同时贯穿于整个急性热病的全过程。时振声并不否认六经有其脏腑、经络的物质基础，但由于急性热病是一个全身性的感染性疾病，因此，不宜单独局限在某个脏腑或某条经络的损害上来看问题，这样似乎更能全面地反映出急性热病的辨证规律。其对有关《伤寒论》六经与六经病，做了分析。

太阳与太阳病

　　太阳主表，统辖营卫，已为历代医家所公认，凡外邪侵入机体，必先犯太阳，抵御外邪又主要是卫气的作用，其性刚悍，运行迅速流利，故卫气还有温养内外，护卫肌表，滋养腠理，启闭汗孔等功能。既然太阳主表，卫气亦敷布于表，太阳的含义似可认为是肌表阳气活动的功能，根据《黄帝内经》的阴阳之气多少而分三阴三阳，太阳为三阳，为阳气最充足阶段，外邪侵犯，卫阳有足够的能力奋起抵抗，故以正邪相争的阴阳消长来理解太阳似乎更为确切。

　　《伤寒论》关于太阳病的提纲是："太阳之为病，脉浮，头项强痛而恶寒。"大多数注家皆以经脉循行来解释，如《医宗金鉴·伤寒论注》曰："太阳经脉上额交巅，入络脑，还出别下项，连风府，故邪客其位，必令头项强痛也。"有以经脉循行及气化来解释者，如张志聪指出"太阳之为病脉浮，言太阳运行于周身之肤表，病通体之表阳，故其脉应之而浮也。头项者，太阳经脉所循行之分部也，病在表而移于分部，故强痛也。恶寒者，恶本寒之气也，盖太阳之上，寒气主之，以寒为本，以热为标，故也"。陈修园将太阳病分为经之为病、气之为病，以太阳之脉连风府，上头项，挟脊抵腰至足，循身至背，故其病头项强痛，为经之病；以太阳之上，寒气主之，其病有因风而始恶寒者，有不因风而自恶寒者，虽有微甚，而总不离乎恶寒，为气之为病。柯韵伯亦用经络及气化解释，但他在《伤寒论翼》中提出"营卫行于表而发源于心肺，故太阳病则营卫病，营卫病则心肺病矣"。如以太阳为卫气抗邪之病或表现为肺病尚符合实际情况，将心病亦归入太阳表证，显然与病机不符，因为心病毕竟属于里证，太阳表证入里发生蓄血证，方见心病证候，亦可认为是属"逆传心包"之例，一般太阳表证则是类似卫分表证，似与心病关系不大。

　　关于太阳为肺之病，李时珍在《本草纲目》麻黄条下指出"风寒之邪，皆由皮毛而入，皮毛者，肺之合也，肺主卫气，包罗一身，天之象也，是证虽属于太阳，而肺实受邪气，其证时兼面赤怫郁，咳嗽有痰，喘而胸满诸证，非肺病乎？盖皮毛外闭，则邪热内攻，而肺气喷郁"。《灵枢·经脉》曰："肺手太阴之脉……是动则病肺胀满，膨膨而喘咳……是主肺所生病者，咳上气，喘渴，烦心，胸满……气盛有余，则肩背痛，风寒汗出中风，小便数而欠；气虚则肩背痛，寒，少气不足以息，溺色变。"大部分表现都在太阳病中可以看到，因此太阳病的脏腑定位，除太阳经脉循行外，还应和肺有关，才符合临床实际。另外，卫气的运行始于足太阳膀胱经，又经上焦宣发输布，所以太阳病既有足太阳膀胱经的症状，也应有肺气失宣的症状。这样也能和温病学的辨证统一起来，如果单纯以经脉来解释就显得不足了，从正邪斗争的阴阳消长结合脏腑经络来认识太阳病较为恰当。

由于太阳反映了肌表阳气的活动功能，太阳病的提纲反映了表证表脉，如外邪侵犯则卫阳与之抗拒于表，故现脉浮；太阳经气运行受阻，故有头项强痛；开始卫阳被遏，阳气外达不及，故有恶寒继则卫阳与邪抗拒，阳气浮盛，故必发热；由于肺合皮毛，外邪雍遏，阳气不得宣越，故有鼻塞、咳喘。所以太阳病反映了急性热病开始阶段，外邪初入，邪气虽盛，人体的阳气亦盛，故能全力以赴的抗邪，阳气旺盛，故为太阳（三阳）病。

太阳病中桂枝汤证与麻黄汤证的主要区别在于有汗与无汗，这决定于卫阳被遏的程度以及营阴是否内守有关，也反映了机体阴阳消长的变化。桂枝汤证有许多加减的方证，这反映了邪正相争在太阳病中阴阳的不断消长；太阳篇中除了太阳病的证治，还有白虎加人参汤、调胃承气汤、小柴胡汤、大柴胡汤、小建中汤、四逆汤、真武汤，这反映了太阳病可以向阳明病、少阳病、太阴病、少阴病、厥阴病的传变，说明了太阳病的动态变化，也是邪正相争、阴阳消长的结果。从阴阳消长结合脏腑、经络的变化来看六经病，就不会局限在某一经络、某一脏腑，而是可以看到急性热病是一个全身性疾病，虽然有六经病之分，但是合起来是一个整体，特别是初起阶段（太阳病），可以向其他各经传变，所谓传变就是指传经或转属他经而言，应当灵活地来看，其中一病也可出现交叉现象，这就是合病、并病的由来，也有的是正在传变中，这些都属于传变的范围，只有这样才能对急性热病的动态变化深入了解。

阳明与阳明病

《素问·至真要大论》曰："阳明何谓也？岐伯曰：两阳合明也。"高士宗解释为"有少阳之阳，太阳之阳，两阳相合而明，则中有阳明也"。高氏的解释是指阳明在太阳与少阳之间。柯韵伯以两阳合明，内外皆阳之象来解释，说明阳明表里皆热，热势最盛。诚然，阴阳阶段在急性热病过程中是热势最高的时期，但由于热盛耗气，机体的阳气必然有所损耗，按《黄帝内经》阴阳之气各有多少来分三阴三阳，太阳是三阳，阳明正是二阳，少阳则是一阳，这是从正气的角度来考虑的，而柯氏是从邪热炽盛的角度来看阳明的。阳明属胃主里，在生理上具有腐熟水谷的作用，其性是喜燥恶湿，按照手足十二经来说，阳明是包括足阳明胃及手阳明大肠经的，因此即使单提及胃，也应当有包括肠在内的概念。

《伤寒论》关于阳明病的提纲是："阳明之为病，胃家实是也。"胃家实者，邪热入胃，与糟粕相结而成实，非胃气自盛也。尤在泾认为凡伤寒腹满、便闭、潮热、转矢气、手足濈濈汗出等，皆为胃实之证。阳明病提纲应该包括经证及腑证，如章虚谷曰："胃家者，统阳明经府而言也，实者，受邪之谓。"

《伤寒论》第182条指出阳明病的外证是："身热汗自出，不恶寒反恶热也。"说明阳明病是里热盛而蒸蒸发热，汗出濈濈然由内外溢，无表证而不恶寒，里热盛故反恶热。所谓外证是指胃实之外见者，有诸内必形诸外，外证即反映了阳明病经证和腑证共有的特点，只不过腑证的胃实进一步加重，不仅有外证，而且还有腹证（如腹满硬痛、绕脐疼痛等）。阳明病邪热很盛，治疗上比较急迫，故阳明有三急下证。陆九芝曰："其生死不过浃辰之间，即日用对病真方尚恐无及，而可药不中病，涸此中焦危急之候乎！"说明了阳明病阶段在治疗上要特别重视，措施要果断及时，才能挽救病人生命。阳明病虽然是急性热病的极期，从正气角度来看，邪热盛而正气受耗，气阴两伤，故经证多用白虎加人参汤治疗，腑证又多强调急下存阴，所以称阳明为二阳者，因阳气有耗伤也。实则阳明，虚则太阴，两者从阴阳消长的角度来看，本来就可以互相转化，阳明篇中凡属胃中虚冷或阳明中寒，正是代表了阳明向太阴过渡的一种类型。

少阳与少阳病

按照十二经脉，少阳是指手少阳三焦及足少阳胆；按照三阴三阳与六气的关系来说，少阳是主相火；按照阴阳气各自多少来说，少阳为一阳。因此在《黄帝内经》中少阳的生理功能是少阳主春，属相火，易动，生机旺盛，通利三焦。《素问·六节脏象论》载有"凡十一脏，取决于胆也"。指出胆在脏腑中所起的作用，能够促使各脏的生理功能正常活动。《素问·阴阳类论》又载有"一阳为游部"，王冰解释为"游，谓游行；部，谓身形部分也……散布精微，游行诸部也"。反映了少阳的功能宜通畅，疏泄为顺，要不郁不结，郁则化火，结则痞硬胀满。

根据《伤寒论》六经辨证的规律，病始于太阳巨阳，阳气很盛，继则为阳明二阳，阳气有所耗减，再进一步发展则为少阳一阳，阳气损耗更多，故少阳是呈正虚邪实的局面。如果病情再进一步发展，则将由阳入阴，故少阳为阳经与阴经之枢纽。

《伤寒论》中少阳病的提纲是："少阳之为病，口苦，咽干，目眩也。"少阳为相火所寄，相火以游行于表为轻，以郁结于里为重。胆热上腾则口苦，津液为热所灼则咽干，目为肝胆外候，少阳风木上升，故目眩。但是口苦、咽干、目眩在太阳病、阳明病中亦可见到，因此单纯以口苦、咽干、目眩来确定少阳病尚觉不够。由于小柴胡汤是治疗少阳病的主方，太阳篇第96条小柴胡汤证的往来寒热、胸胁苦满、默默不欲饮食、心烦喜呕，当与少阳病的提纲合参。《伤寒论》第97条"血弱气尽，腠理开，邪气因入"，正好说明了少阳的阳气不足，故少阳病为一阳病，由于邪正相争，邪胜则寒，正胜则热，故见往来寒热；少阳经脉循行胸胁，故胸胁苦满；邪气从阳入阴，故默默不言貌；脾胃受损，不能消化水谷，故不欲饮食；少阳属木，木火上逆，则心中烦扰；胆气横逆，胃失和降，故时时欲呕。柯韵伯曰："呕渴虽六经俱有之证，而少阳阳明之病机在呕渴中分。"这是有实践根据的，一般渴则属阳明，呕则属少阳。

太阴与太阴病

太阴是指足太阴脾，太阴与阳明同居中土，在正常情况下，水谷的腐熟、消化和排泄，分别由胃肠负担，而水谷精微物质的吸收、运化则赖脾的作用。如果脾能散精，水谷精微物质能被利用，则可维持正常的生理功能。若脾不能散精，此阴津变为水湿而为害于机体。

根据《伤寒论》阴阳消长的规律，病在三阳，由于正邪相争，阳气胜邪则病向愈，阳气耗损，邪气胜正，则病情继续发展。病在三阴，阳气都已不足，阳气盛则病不能入三阴。在太阴阶段，由于体内津液尚充足，且属阴经的开始，邪气影响机体还不太严重，证候也比较单纯，有时可以自愈，故太阴称为三阴。

《伤寒论》中太阴病的提纲是："太阴之为病，腹满而吐，食不下，自利益甚，时腹自痛，若下之，必胸下结硬。"由于脾阳受伤则其运化及升清降浊的功能失调，邪入太阴，从寒化湿，壅滞经气不通，故腹满而痛；脾受病影响于胃，胃为寒湿所困，故食不下；胃气上逆则呕吐，脾阳下陷则自利益甚，如误下则脾阳更衰，阴寒之邪结于胸下，故结硬。太阴病的脉多浮缓或弱，除了太阴病提纲症状外，太阴病尚可有手足自温及自利不渴，由于太阴病阴气（津液）尚足，故有时可以"虽暴烦下利日十余行，必自止，以脾家实，腐秽当去故也"。

太阴病的成因有三：一是由太阳误治而来，如太阴篇第279条有"本太阳病，医反下之，因尔腹满时痛者，属太阴也"。说明误下伤及脾阳，由太阳转属太阴。二是脏有寒（阳虚），寒邪直中太阴而成，如太阴篇第227条有"自利不渴者，属太阴，以其脏有寒故也"。指出寒邪直中太阴后，病从湿化，寒湿相合，故见自利不渴。三是由阳明转化而来，因脾胃同居中焦，实则阳明，虚则太阴；燥太过为阳明，湿太过为太阴；热为阳明，寒为太阴。如阳明篇第205条有"阳明病，心下硬满者，不可攻之，攻之利遂不止者死，利止者愈"。因胃家不实，攻下后转属太阴而有下利，如果利遂不止，说明病情继续恶化，由太阴而转化为少阴，甚至转为厥阴寒厥，表示预后不好；如果利止，则病仅在太阴，未发生转变，故预后好。

少阴与少阴病

少阴是指手少阴心及足少阴肾，心藏神而主火，肾藏精而主水，在正常的生理活动中，心火通过经脉下交于肾，肾水亦可上济于心，相互协调，以成既济之用。肾主精，卫气出下焦是在肾精的基础上产生的，化气上行，通过上焦的敷布，卫外为固。肾主五液，入心为汗，心主血脉，营阴内守，因此太阳之作用全靠少阴水火所供养，太阳之附盛，必因少阴之不虚，如少阴虚则太阳亦虚，故实则太阳，虚则少阴，表则太阳，里则少阴。

少阳为阳枢，阳虚便入于阴，少阴为阴枢，主水火二气，寒热杂居，寒热若有偏胜，即转入厥阴。柯韵伯曰："少阳为阳枢，少阴为阴根枢……呕者主出，阳主外也，寐者主入，阴主内也。"指枢机与阴阳出入有关，同时说明了少阳有喜呕的特点，少阴有欲寐的特点。按照《黄帝内经》阴阳气各有多少来分三阴三阳，在阴经阳气都是虚的，太阴为三阴，少阴为二阴，阴气不如太阴阶段充足，阳气本虚，阴气亦少，故呈阴阳两虚，或是以阳虚为主，或是以阴虚为主，阳虚而极或阴耗而极，必然要发生转化，由此也可说明少阴为阴中之枢纽。

《伤寒论》中少阴病的提纲是："少阴之为病，脉微细，但欲寐也。"唐容川解释曰："微是肾之精气虚，细是心之血虚……血少故脉细，微属气分，旺则鼓动而不微，须知血属心所主而流行于脉中，心病则阴血少而脉细，气属肾所生而发生则为卫阳，卫阳出则醒，入则寐，所以有昼夜也。今肾气病则困于内，而卫阳不出，故但欲寐。"从少阴病的病机，说明了营卫与心肾的关系，少阴病中尚有不得眠，与但欲寐正相反，不得眠为肾水不足，心火独亢，心肾不交所致，但欲寐是阴阳气血俱虚引起。

柯韵伯曰："少阴为性命之根，少阴病是生死关，故六经中独于少阴历言死证。"柯氏谓少阴为性命之根，可能是肾为先天之意，少阴病是生死关应该是指少阴为阴中之枢纽，其寒化、热化发展下去可入厥阴。如果入厥阴则病情危笃，不恶化则病情可逐渐好转，故是生死关，柯氏谓六经中独于少阴历言死证则欠妥，观少阴篇中死证并不比厥阴篇中死证多，病情亦不如厥阴篇重，厥阴篇言死证比少阴篇还多3条。诚然，少阴病阳虚进一步亡阳而厥，病人可以死亡，但是亡阳而厥已属厥阴病范围，而不再是少阴病了，这就是动态变化的特点，是病情发展变化的体现。至于热化阴衰进一步发展为阳亢阴竭，以致阴阳气不相顺接而为热厥，亦当属于厥阴病的范围。因此，真正的生死关头在急性热病发展过程中，应该属于厥阴病，少阴病中所言死证亦皆是厥阴病。

少阴病的由来有二：一是指传经而来，包括三种情况。①太阳病误治多汗亡阳而恶寒，或汗后心阳不足而来，这在太阳篇中有很多类似条文，少阴篇第283条载"病人脉阴阳俱紧，反汗出者，亡阳也，此属少阴，法当咽痛，而复吐利。"尤在泾说本条是太阳转属少阴。②由阳阴转属而来，如阳阴篇第227条的猪苓汤证，则是阳明病转变为热在下焦，属少阴阴虚兼水热互结之证。③由太阴转属而来，如霍乱吐利应属太阴，吐利而亡阳脱液，用四逆加人参汤即是。一是指直中，如少阴篇第282条"少阴病，欲吐不吐，心烦，但欲寐，五六日，自利而渴者，属少阴也，虚故引水自救，若小便色白者，少阴病形悉具"。尤在泾谓此是少阴自受寒邪之证，寒初到经，欲受不可，欲却不能，故欲吐不吐，心烦，看似热证，以但欲寐征之，则可知少阴虚寒证。

总之，少阴病在急性热病过程中，是气血阴阳俱虚的状态，所以称少阴为枢者，因可以向热化、寒化两个方面转化。虽然是机体气血阴阳俱虚，但如不再进一步转变，仍有恢复之希望，如果再进一步转属厥阴，则可致阴阳离决，预后很差，故厥阴篇中殊多死证也。

厥阴与厥阴病

《素问·至真要大论》曰："厥阴何也？岐伯曰：两阴交尽也。"说明厥阴为三阴之终尽。《素问·阴阳类论》又有"一阴至绝，作晦朔"。厥阴为阴至尽，故称至绝，阴尽阳生，阳生是朔，阴尽是晦，故作朔晦。古人所谓厥阴阴尽阳生，是受朴素的辩证法思想的影响，由阳入阴，由阴出阳，周而复始，循环不已，如环无端。厥阴是急性热病发展的最后阶段，所谓阴尽阳生，应当这样来理解，如是阳气将亡，阳回则生，由于本身阳亡不能自生，必须通过治疗才能阳回。如是阴液耗竭，亦不能自复，救阴方能正复。

《伤寒论》中关于厥阴病的提纲是："厥阴之为病，消渴，气上撞心，心中疼热，饥而不欲食，食则吐蛔，下之利不止。"其表现为寒热错杂，因此古代医家多强调寒热错杂为厥阴病的本质，在临床表现上则厥阴病有阴阳胜复的特点。厥阴病的提纲所反映的证候是蛔厥临床表现的一部分，是属于厥阴病的范围，但不能反映出厥阴病的本质。急性热病终末阶段，由于阳气或阴气（阴液）衰微到极点而表现的阴盛阳亡和阳亢阴竭，才是反映了厥阴病的本质。丹波元简也曾提到"盖物穷则变，是以少阴之寒极而为此病矣"，是指寒厥而言。叶天士曰："形象畏寒，身中热楚，邪将竟入厥阴，是阴气欲绝也。"是指热厥而言，都说明阴盛阳亡的寒厥和阳亢阴竭的热厥是厥阴病。从阴阳气的多少来看厥阴，厥阴为一阴，阳气已衰，阴气也竭，无论从哪一方面来看，都容易发生阴阳气不相顺接的情况。寒厥是阳气为阴寒之邪所陷，热厥为阴气为阳热之邪所阻，都是正邪斗争阴阳消长的最后生死关头；而蛔厥则是由于一时性的剧痛所表现的阴阳气不相顺接，不是阳气或阴气衰微到极点，也不是正邪斗争、阴阳消长的最后关头，因此似不能反映厥阴病的本质。

六经辨证是从多种急性热病的治病过程中归纳出来的共性的东西，对每一种急性热病的发展变化过程，都有一定的指导意义。

15　六经层次理论

　　无论任何事物，皆以空间和时间作为自己存在的方式和条件，从无限的宇宙，到微小的离子，无不是一个多层次的组合，因此，层次是认识事物的根本和出发点。学者梁华龙以层次理论为依据，从六经生理、病理、病证、方证、治则等方面进行了分析、归纳，为六经病的诊断和治疗提供了科学的理论认识。

六经层次理论的导出

　　宇宙中任何事物都具有无限的层次性，疾病的产生和发展、转归也不例外。如《灵枢·百病始生》曰："虚邪之中人也，始于皮肤，皮肤缓则腠理开，开则邪从毛发入，入则抵深，深则毛发立，毛发立则淅然，故皮肤病。留而不去，则传舍于络脉……留而不去，传舍于经……留而不去，传舍于输。"由此可见，邪气侵袭人体，大多是从皮毛循次入里，步步深入。发病具有其层次性，病证也同样具备有层次性，病中有证，证中有症，一种病包括了多个证候，一个证候又可出现多个症状，一个症状则有轻重、部位、范围的区别。而诊断时，则是通过对症状的认识，去判断其为何病何证。疾病的治疗也是通过不同气味、归经、属性、用量的药物，实现其功能治法，体现其治疗原则，治则包含了治法，治法体现了治则，而治法又是靠药物表达，药物又有产地、品种、炮制等的不同，可见层次理论在整个医事活动中具有非常重要的指导意义。

　　《伤寒论》六经学说，其层次性则更为明显。从生理而言，六经的循行部位有前后、内外的层次；从发病而言，有表里、浅深的层次；从病证而言，有轻重、缓急的层次；从治疗而言，有寒热、补泻的层次。虽言病在某经，但仍有部位深浅之别；太阳经证与腑证相较，则经证为表、为外，而太阳又为三阳之表，三阳又为三阴之表，三阴之中，太阴又为之表，这都是在同一基准下相较而言的，故而在此提出六经的层次学说，为六经病的诊断和治疗提供更科学的理论。

六经生理的层次

　　对于六经物质概念上的层次，一般认为六经分为三阴三阳，太阳为阳中之阳，归于乾卦，亦称为老阳或"三阳"，阳明为两阳合明，所含阳气居中，称为"二阳"；少阳所含阳气最少，称为"一阳"。太阴为阴中之至阴，归于坤卦，称为"三阴"，厥阴居中，称为"二阴"，少阴在后，称为"一阴"，这是从六经的生理中所含阴阳之气的多寡来划分六经的层次。而其空间概念上的层次，三阳在表，三阴在里，众所公认，但就六经的具体层次，伤寒学家们存在着不同认识，以往多从线性的角度去认识六经的层次，其中以《素问·热论》及《难经》为依据者，结合六经在人体的排列顺序，认为六经的生理层次是太阳→阳明→少阳→太阴→少阴→厥阴，太阳为最表，而厥阴为最里，然而厥阴又与太阳相接，形成一个环形的闭合系统。有学者以"开、阖、枢"学说中"太阳为开，阳明为阖，少阳为枢，太阴为开，少阴为阖，厥阴为枢"为理论根据，认为开在外，阖在里，枢居于开、阖之间，所以少阳应在太阳和阳明之间，而厥阴应在太阴和少阴之间，其六经的生理层次就成为太阳→少阳→阳明→太阴→厥阴→少阴，太阳为三阳之表，阳明为三阳之里，少阳为三阳的半表半里；太阴为三阴之表，少阴为三阴之里，厥阴为三阴的半表半里。

　　近时对于六经的生理层次，有人从平面和立体的角度去认识，结合六经病的传变和证候，认为三阳中，阳明和少阳居于一个平面上即三阳中，太阳为表层，而阳明和少阳为里层，太阳和阳明、少阳之间的关系，是一个立体结构，而阳明和少阳的关系则是一个平面关系，这种认识虽然解决了三阳病的传变疑问，但在人体六经的排列中，找不到理论根据。因此六经的生理层次，应以人体经络的排列为主，结合六经病证的传变，以太阳→阳明→少阳→太阴→厥阴→少阴为准。

六经病理的层次

　　六经病理包括发病和传变两个方面的内容，其发病的层次，《素问·热论》曰："伤寒一日巨阳受之，二日阳明受之，三日少阳受之，四日太阴受之，五日少阴受之，六日厥阴受之。"说明六经病的发生，从层次上讲，是先表后里，渐次由浅入深的，但是在临床上并非如《素问·热论》所说一日一经，六日一个轮回。虽然六经有着明显的深浅层次，但决定发病与否和病变部位的是正气的强弱和邪气的盛衰，正气与邪气的力量对比，是决定发病性质和发病部位的关键因素。但不管其病发何经何腑何脏，都有其一定的部位。一般而言，病发三阳则轻，病发三阴则重；而三阳病中，太阳病易治，阳明病不易治；三阴病中，太阴病轻，厥阴病则重。由于太阳在表，是人体防御机能的最外层，为六经的藩篱，行于太阳经中的卫气既能固护肌表，抗御外邪，防止疾病的发生，又能起到驱逐邪气，促进疾病痊愈的作用，所以伤寒发病往往是其最外层的太阳首当其冲。阳明在三阳最里层，居中属土，万物所归，邪传阳明则无所复传，故其病情较重，多为阳热亢极，损伤阴津或燥实内结，腑气不通的证候，容易痊愈也容易加重；少阳在三阳的半表半里之间，故其发病则见为枢机不利，气机不畅的寒热往来等症。病邪既可以向其外层传变，转出太阳而解，也可以向其里层传变，内传阳明而加重。三阴之中，唯厥阴最为复杂，从层次而言，其居于六经的最后，又与六经最外层的太阳相接，所以又称阴尽阳复之经，其发病则多为寒热错杂、厥热胜负、虚实兼见的证候。

六经病证的层次

　　在六经病证中，分为阳经病和阴经病两大类，阳经病包括太阳病、阳明病和少阳病；阴经病包括太阴病、少阴病和厥阴病。太阳病为表，在最浅层，阳明病为三阳之里，少阳病居于半表半里；三阴病居里，而太阴为三阴之表，厥阴为三阴之里。在每一经病中又有经证和腑证之分，而同是经证或腑证，又有不同的深浅层次，即伤寒→六经病→经证和腑证→经证，分为中风和伤寒，腑证又分为在手经、在足经→经证的中风、伤寒又分为轻重、深浅层次，腑证又分为寒热虚实不同证型。以下以太阳病经证为例，分析六经病的层次：太阳经证虽最居浅表，但在其中仍有部位浅深之别及层次内外之分。

　　太阳经证的最表层：脉浮、发热、恶风寒。邪气初感，经气尚盛，邪欲内入而正气拒之，正气欲驱邪离体，邪欲克正内侵。正邪抗争于太阳浅表，因而正邪斗争胜负的反映，也就格外明显。所以太阳经病中，首先强调的就是"发热、恶寒、脉浮"。

　　太阳经证的第二层：脉微缓，发热恶寒，热多寒少。因为邪虽入里，正气内郁，但并不意味着正气虚弱，所以风寒之邪反而不似初客时强盛，且又被太阳经标阳之热所化，故由邪在最浅表时的发热、恶寒并重，变为热多寒少，脉象由浮紧变为微缓，这就反映了正邪斗争的矛盾，不但在时间上和空间上有所变化，而其正邪双方的量也在变化，在这种量的变化上，同时也包含了部分质的变化。"脉微缓"与"脉浮紧"相较，不但邪气减弱，而且也有阳郁的迹象；从发热恶寒并重到热多寒少，是邪气由于时间的延伸，空间的深入，量发生了变化，二者相比，后者病位稍深是很明显的。

　　太阳经证的第三层：脉迟，反发热，不能作汗，身痒。"反发热"，反映了两个问题：其一，说明邪气较发热恶寒，热多寒少阶段又深一层；"脉迟"是经证第三层脉微缓的进一步发展，脉由紧→微缓→迟，是邪气逐步入里，阳气逐渐怫郁过程的反映。而证状从发热恶寒并重→热多寒少→反发热，也是正邪二者量的变化。因此，此条脉迟当是表邪内入，尚未离太阳之经，而阳郁化热之象已见的脉象。

　　太阳经证的第四层：脉涩，躁烦，不知痛处，短气。由于邪气内入，使阳气怫郁，此时的主要矛盾由正邪抗争转化为以阳郁为主。"脉涩"则是阳气怫郁的结果。前条"反发热"，而本条则"躁烦"，是邪气更深，阳郁更甚，热象渐重所致。可见本证的病变部位是阳邪怫郁在"经"，比起上述，都深一层。从"不知痛处，乍在腹中，乍在四肢，按之不可得"知是阳邪闭郁太阳经各处，比身痒则深。

　　太阳经证的几个层次，从脉象言：由脉浮紧→微缓→脉迟→脉涩；从寒热言：由发热恶寒→热多寒少→反发热→烦躁；从面色言：由面色无改变→面反有热色→面热赤→面色缘缘正赤；从感觉言：由身疼痛→身必痒→不知痛处，都可看出，虽同是太阳经，但其病变部位不同，在空间上是几个不同的层次，因而表现出几个不同的证候，出现了寒邪渐次入里，郁而化热的演变过程。

六经方证的层次

　　由于病证的寒热、表里、正邪等因素有着不同层次，因而治疗用方遣药也同样存在着不同层次，在治疗时，就有不同的方剂和不同的药物用量，如麻、桂二方是用于治疗风寒在表，症见发热、恶寒、头项强痛、脉浮的太阳经表证；桂枝二越婢一汤则用于表寒未尽，内郁有热的太阳经表寒夹杂内热的寒未解，郁而化热，症见发热恶寒证、热多寒少或日二、三度发的表证日久不解证；大青龙汤治疗客寒束表，阳热内郁，症见发热恶寒、头身疼痛、无汗而烦躁，脉象浮缓或浮紧的客寒包火证；而麻杏甘石汤则是针对邪热郁闭在肺而设，其所治为热邪内郁，不能外散，虽热盛反见身无大热、汗出而喘；邪气从太阳进入阳明，疾病的性质在寒、热量的渐变基础上，发生了质的变化，已由表寒变化为里热，因此出现以热盛为主要矛盾的证候，症见壮热口渴、烦躁汗出、脉象洪大等一派里热盛极的脉证，白虎汤就成为治疗里实热的首方；寒极生热，热极生寒，实极变虚，虚极似实，邪热过盛，极易损伤阴津，因而白虎汤证的发展，势必伤及气阴，从而导致气阴两虚，此时需在甘寒清热的白虎汤基础上加上大补气阴的人参，祛邪的同时兼以扶正；邪热久羁，气阴损伤过多，主要矛盾由邪实转化为正虚，治疗时则以扶正为主，祛邪为辅，所以竹叶石膏汤是用于热病之后，余热未尽，气阴已伤而见少气、懒言、低热、口渴的证候。

　　从祛寒、清热药物的应用而言，从麻、桂二方→桂枝二越婢一汤→大青龙汤→麻杏甘石汤→白虎汤→白虎加人参汤→竹叶石膏汤，散寒药物麻黄、桂枝从量大到量小，从有到无（大青龙汤除外）；其清热药石膏从无到有，从小剂量到大剂量，又从大剂量到小剂量；而补益气阴的药物则随着热邪损伤气阴的程度而增加。从病机的寒热而言，则从纯表寒→表寒兼有内微热→表寒兼有内大热→邪热闭阻于肺→阳明内热亢盛→内热盛兼见气阴两虚→气阴两虚而余热未清，是一个从表寒渐减，内热渐增，又由内热渐盛到内热渐减，正气渐虚的病变过程。在这个过程中，由于寒、热、虚、实的增减，出现了不同的方证层次。

六经病治则治法的层次

　　六经病的治则治法，分为不同的层次，在总的法则指导下，采用不同的治疗方法，达到治疗的目的。

　　六经病治则的第一层是"调和阴阳"，调和阴阳的法则靠两个方面来实现，其一，是通过外因调治，其二，是机体自身自和能力的恢复，内外因的结合，达到机体的"阴阳自和"。仲景在《伤寒论》中，除了确立了理、法、方、药治疗体系外，还提出了不经治疗而靠机体自身的调节能力，使阴阳自和而痊愈的理论。阴阳自和意在治病求本，本于阴阳，阴阳不和则病。阴阳相和，则疾病即可痊愈。在调和阴阳的治则下，六经病的主要治则体现在"扶阳气、存阴液、保胃气"三大原则中，这是六经病治法的第二层。无论是扶正还是祛邪，始终贯穿着扶阳气、存阴液、保胃气的治疗原则。

保胃气体现在疾病治疗的全过程中，靠各种不同的治疗方法来体现，这些治疗方法即是六经病治则治法的第三层。如祛邪寓保胃气、扶正顾护胃气、补益匡扶胃气、预后当察胃气。在具体的运用中，又可分为不同层次，祛邪保胃气分为发汗滋化源，如桂枝汤啜热稀粥；和解扶正托邪，如大柴胡汤用人参、生姜、大枣；清邪热保胃津，如白虎汤用粳米、甘草；攻下顺承胃气如承气汤类。扶正顾护胃气有温补壮胃气，如理中汤用人参、白术、干姜等；燮理和胃气，如生姜、甘草、半夏三个泻心汤；滋阴养胃气，如竹叶石膏汤等。

伤津液的主要因素大致可分为医源性伤津、体质性伤津和病理性伤津三种。治疗温热病"宜刻刻顾其津液""存得一分津液，便有一分生机"，故有"存津液是阳明救死之法"的说法。存津液靠顾护阴津、直接养阴、间接养阴来体现，而顾护阴津需注意汗下不伤阴津，阴血不足慎用汗吐下等法。直接养阴的方法有坚阴止利、养阴泻火、养阴利水、养阴润燥等。间接养阴法包括撤热生津、急下存阴以及回阳救阴等方法，总结起来，不外存、养、化三法，所谓存法，即防止和减少津液的损耗，以维持人体的津液平衡；所谓养法，即是以甘凉滋润之品补养津液；而化法是通过阳气转运阳复阴生或转化无用之水而成为有用之津液。

扶阳气的法则包括了顾护表阳，如桂枝加附子汤；救助心阳，如桂枝甘草汤类；扶助肾阳，如真武汤、附子汤等；温补脾阳，如理中汤，苓桂术甘汤等；回阳救逆，如四逆汤类等具体方法，顾护阳气的方法，归纳起来有升阳、温阳、通阳、养阳、潜阳等五种。

治法的第三层，体现了"保胃气、扶阳气、存津液"的治疗原则，而保胃气、扶阳气、存津液则又体现了"调和阴阳"的治疗大则。

16　六经气化理论

　　"六经气化"说系古代医家研究《伤寒论》的重要学说之一，其根据《素问》王冰增补"运气七篇大论"中"六经标本中气"理论及"天人相应"的整体观念，分析阐发《伤寒论》六经病之发生、发展及证治规律，以指导临床。学者杨茹芸等对此做了探讨分析。

历史沿革

　　气化学说源于《素问》中的运气七篇大论。《素问·六微旨大论》曰："上下有位，左右有纪……因天之序，盛衰之时，移光定位，正立而待之，此之谓也。少阳之上，火气治之，中见厥阴……所谓本也，本之下中之见也，见之下气之标也。本标不同，气应异象。"《素问·至真要大论》曰："少阳太阴从本，少阴太阳从本从标，阳明厥阴不从标本，从乎中也。故从本者化生于本，从标本者有标本之化，从中者以中气为化也。"金代刘完素以"五运六气"推演疾病发病规律，提出"大凡治病，必先明标本"，促进"气化"学说形成。明代张景岳《类经图翼·标本中气从化解》以"标本中气"解释脏腑经络间气化规律，阐发六经病变机理及治疗用药的生理基础，为研究伤寒论的重要学派——六经气化学派的形成奠定了基础。

　　系统提出"六经气化"理论的是钱塘医派的张志聪、张令韶。张志聪在《伤寒论集注·伤寒论本义》中曰："仲祖著伤寒原名《卒病论》，本于五运六气阴阳大论，故释人之阴阳应天地之六气。"他还曰："治伤寒六经之病，能于标中求之，思过半矣。"二张融会《黄帝内经》"六气""标本中气配属与从化"规律和"天人相应"模式，从三阴三阳及气化的角度，分析《伤寒论》六经的生理特性和病理变化，依据八纲辨证的不同来解释人体感受外邪之后，所现诸症及疾病过程中的不同阶段救疗之法。至此"六经气化"说正式成形，并成为钱塘医派学术特征之一。钱塘医派另一代表人物高士宗于《医学正传》提出"以药性之运气合人身之运气而用之"，"气化"学说得到进一步的拓展应用。

　　自张氏之后，历代医家在"六经气化"说系统构架下各抒己意。如黄元御在《伤寒悬解·六气司令》称"人身十二经，仲景伤寒，但立六经者，少阴、少阳、阳明，手经司气，而足经从化者也；厥阴、太阴、太阳，足经司气而手经从化者也"，完善了六经从化关系，提出"两经同气"的观点。陈修园于《伤寒论浅注·自序》称"六经之本标中气不明，不可以读《伤寒论》"，将二张理论删其玄奥隐晦不明，另辟蹊径，"开阖枢"理论印证其中。陆懋修在《＜伤寒论＞六经提纲》一文中撰到"六经提纲，皆主气化，六经为标，六气为本"遵经守旧，阐前贤"六经气化"之未备，在王朴庄《伤寒论注》"风挟寒气从经而入府，及其为病，必兼中气之化"，六经从化重中气的基础上，提出"伤寒独重阳明"的观点。火神派鼻祖——郑钦安在《医理真传·厥阴经证解》撰曰："六经各有标本中气为主，客邪入于其中，便有从中化为病，有不从中而从标化为病，有本气为病。故入一经，初见在标转瞬在中。"并以此为基础提出"六经定法贯解"。

　　"六经气化"说是秉承《黄帝内经》理论的基础上，经历代医家发展积累，由明代张景岳提出，经钱塘"二张"、陈修园、陆懋修等后世医家不断完善形成，以"标本中气"为核心理论研究《伤寒论》六经病的一门学说。

理论探析

　　"天人相应"是古中医理论的核心理念，着重人与自然、人与天地之整体联系，如"与天地相应，与四时相副，人参天地"（《灵枢·制节真邪》），"与天地如一"（《素问·脉要精微论》）中均有体现。天人相应是中医学的"整体观"的重要组成部分，也是"六经气化"说的理论背景。"天人相应"是一种认识的方法论，即借助于对自然界天地阴阳五行规律的认识来解释和指导人事，认识人体自身和疾病的治疗，天人相应思想体现在取象比类的方法中，是中医实践的指导法则，同样指导"六经气化"理论的形成，"标本中气"理论即是张志聪在《黄帝内经》"天人相应"的思索中得出的。

　　"六经气化"说是以五行和五脏为中心的对应同构理论指导下，将《黄帝内经》的六气和《伤寒论》三阴三阳病脉证并治体系，具体结合的结果。其基本理论即"标本中气"，其中天之六气（风、寒、暑、湿、燥、热）是气候物化现象产生的根源，故谓六气为"本"，在人体则为脏腑经络等物质构成的六大系统；三阴三阳为"标"，与标气相表里之气为中气。"本"即事物的本体、本质，如病之始生为本；"标"，即标志、标象，如病所发为标，即三阴三阳，是用以表示或者标记六气的标志。"中"，即中见之气，是标本之间所维系的阴阳表里关系，乃是阴阳表里之相合的产物，存在于表里之间，有节制六气，平衡阴阳，调节气化盛衰、转化枢机的作用。

　　《素问·天元纪大论》曰："寒暑燥湿风火，天之六气也，三阴三阳上奉之。"以人体的三阴三阳为标，六气为本，标与本之间有主从关系和某种对立关系。其中，本气和标气阴阳属性一致，从本化或从中气化；不一致，可从本化或从标化。"三阴三阳"以六气为本，六气以三阴三阳为标，阴阳表里之相合而为中气。其从化规律，具有互为阴阳表里制约相配关系。阐述了自然界六气阴阳消长生克制化的规律。

　　"气化"即脏腑经络功能活动的概括，脏腑经络离开气化就缺乏了功能活动的反应，气化离开了脏腑经络就失去活动的物质基础。以"标本中气"理论，指导六经证治之法则，称为"六经气化"说。仲景在《伤寒论·序》写到"天布五行，以运万类"，"运"即为气化之机，揭示了《伤寒论》的内涵。以太阳、阳明、少阳、太阴、少阴、厥阴用作篇名，将《黄帝内经》"标本中气"理论，贯穿其中，执简驭繁，将人与自然的密切关系，作为防治疾病的一种方法，即陈修园所谓"疾病千端，治法万变，统于六经之中"。

研究概况

　　关于伤寒六经气化理论，近年来学术界已经积累若干研究成果，主要分为"六经气化"说之阐述、发挥、诸家经验探讨、临床实践等。

　　1. 理论阐述：在六经气化理论之阐述与发明方面，石冠卿从含义、从化与治疗三个角度，对于"标本中气"的理论进行阐述。戴玉强调对"六经"实质的正确理解，认为六经气化是以脏腑经络物质基础，阴阳消长胜负为基本动力的理论体系，对"六经气化"说形与气的辩证关系、生理病理特点及标本中气从化、分配等理论进行了系统全面的研究，为"六经气化"研究提供了范本。刘渡舟于著作《伤寒论十四讲》专列"《伤寒论》的气化学说"一讲，解析"六经"标、本、中气之间的联系，以探索六经六气阴阳气化之机，提出"六经气化"有辩证法思想和唯物论的观点，在《伤寒论临证指要》结合临床实践系统分析六经的生理病理以及病发之规律，提出标、本、中气的整体观，针对"中气"临证的重要意义进行阐述，并称"用气化学术研究《伤寒论》乃是最高层次"。崔英子等总结了六经气化学说在《伤寒论》六经病的发生及病情相关性中的体现，并认为虽然六经病皆有从本、从标、从中气三种传化情况，但体质因素是影响邪气从化及病情复杂性的关键，唐小宝等结合伤寒六经病特点分析标本中气理论，认为风火相助、燥湿相济及水火互根是脏腑气化的三个基本过程。陆鸿滨认为"六经气化"说是六经营卫气血在正常及病理状态下的变化规律，其生理病理特点主要是为适应外界环境的一系列调节机制。

2. 理论发挥：吴雄志透过空间结构的原理，图解六经传变之说，主张应灵活运用，以体现知常达变的原则，提出"六经气化"说的"机窍学说"、衡动观和颠倒观。张磊在"六经气化"说"开阖枢"理论的基础上，提出六经"标本中气"理论的实质就是"阴阳气"的内外出入运动，另辟蹊径对《伤寒论》的理论进行解读，为《伤寒论》指导的现代临床运用提供新思维。裴卉等将"六经气化"说在"郁证"的病因、病机及治疗进行了论述和总结，拓展"六经气化"说关于具体疾病的研究方向。王慧峰认为"天人相应"理论是"六经气化"说贯穿始终的主导思想，六经气化是脏象气化大环境的一部分。

3. 诸家探讨：在对于个别医家之学术探讨方面，林亭秀围绕"六经气化"论创立者张志聪研究产生六经气化论的时代背景、六经气化论的创立与发展，研究探讨张氏对《伤寒论》药物的应用与标本中气相关的方证理论。胡谦等分析黄元御的"六气"治方思想，提炼黄元御"以六气偏见与主气旺衰释病变原委，合于方药纠偏复衡、抑旺扶衰之理"等学术思想，为现代临床应用提供参考。林亭秀等分析名医张锡纯的气化观，认为张氏师古而不泥古、参西而不离中，以脏腑经络为本，以"气化"释伤寒，拓宽经方治疗今病的思路，从而将伤寒学术研究归于实用。刘卫东疏理总结唐宗海《六经方证中西通解》中唐氏对"六经气化"的认识，对唐氏新型六经气化学说进行了描述。傅文录总结郑钦安六经气化学说特点在于"扶阳气、存津液"两端。

4. 临床应用：张磊等从"六经气化"角度探讨高血压病中医病机，提出高血压主要有太阳少阴气化失司、太阴阳明气化失司及厥阴少阳气化失司三大类，为高血压的辨证论治提供了新的治疗思路。马建伟等以"六经气化"为理论基础，诠释痤疮病因病机，认为阳明主降，阳明降少阳、太阳顺降，逆则为火、为湿使风火、湿热上犯颜面，发为痤疮。

5. 学说异议：关于"六经气化"说，赵恩俭认为运气之学非实学，以六气解六经，使六经平脉、辨证之实在学问成为"肤泛虚空"之谈。王伯章则认为"此种见解，较难理解，终是曲高和寡"。陈亦人也认为以"六经气化"说解伤寒非为有益，反徒增烦琐障碍。

"知其要者一言而中，不知其要者流散无穷"，"六经气化"说，作为解释《伤寒论》的一种研究方法，对推动伤寒论学术发展起到重要作用，并有效指导临床。关于"六经气化"说的研究日趋增多，但主要局限于对理论探讨及概念辨析，缺乏明确的临床治疗案例及相关研究，"六经气化"说玄奥多疑，争议颇多，但其作为从《黄帝内经》为代表的上古医学角度研究《伤寒论》六经病的理论具有重要的学术价值和研究意义。

17   六经气化与真气

六经辨证为《伤寒论》的核心，历代医家对六经实质的阐述层出不穷，使六经理论得到了极大的补充发展。清代名医郑寿全，字钦安，为中医扶阳学派开山之祖。郑钦安精于《周易》《黄帝内经》《伤寒论》，尤其对仲景之六经颇有独到的见解，故又被视作伤寒学派南派的代表人物。郑钦安等重视一元真气以及六经气化，认为气化二字乃《伤寒论》一书之真机，并基于一元真气流行创造性地提出"六经仍是一经"。该观点将一元真气与六经六气相互联系，从一元真气在六经的不同状态着眼，与《伤寒论》六经之方药相参解，以独特视角阐释了张仲景立法立方之妙，启发了学者对六经内涵的理解。

真气为六经气化的主线

郑钦安推崇陈修园的六经气化学说，认为"气化"二字为《伤寒论》一书之真机，一元真气实为六经气化之根本。所谓气化者，必先有气方才能化，此气即是真气。真气者，观郑钦安诸书所言，实为坎中真阳与真阴和合之气，《医法圆通》曰："真气二字，指真阴、真阳也。真阴指母之精气，真阳指父之精气，二气浑为一气，周流上下四旁，主宰神明，即寓于中"。先天乾金之气落于坤宫，乾坤交媾，阴阳和合化而为"坎"，坎中一阳为真阳，原属先天乾元，坎中二阴实为真阴，原属先天坤元，真阳真阴和谐合一，浑然为一气。故郑钦安曰："夫人身立命，本乾元一气，落于坤宫，二气合一，化生六子，分布上、中、下，虽有定位，却是死机，全凭这一团真气运行，周流不已。"然二气之中，阳主动而阴主静，故全赖一息真阳为二气动力之源，统领诸阴布运于人身内外上下四旁，脏腑、筋骨、经络、肌肉、皮肤皆得其养，气血津精液皆得其充，即《医理真传》中曰："阳行一寸，阴即行一寸，阳停一刻，阴即停一刻。可知阳者，阴之主也。"从病理而言，人身诸病皆病此一元真气，郑钦安特立万病一气说，"病有万端，发于一元。一元者，二气浑为一气者也。一气盈缩，病即生焉"。《素问·上古天真论》亦有"恬惔虚无，真气从之，精神内守，病安从来"，说明了真气在维持人体的健康中发挥了重要作用。由此可见，在郑钦安学术理论体系中，真阴真阳和合之真气为贯穿六经乃至人体一切生理病理的主线。

六经即是六气，六气仍为一气

郑钦安在《医法圆通·自序》中曰："思之日久，偶悟得天地一阴阳耳。分之为亿万阴阳，合之为一阴阳……知此，始明仲景之六经还是一经，人身之五气还是一气，三焦还是一焦，万病总是在阴阳之中。"郑钦安所述"一经"实指人身一元真气，其在《医法圆通》中示人"一气分为六气图"并加以阐述："今以一圈分为六层，是将一元真气分为六气。六气，即六经也。""经"即是"气"，人体之气在不同层次和部位分别表现出不同的运动状态，其不同的运动状态又激发和维持人体中各项生理功能，即人体气机的升降出入与开阖枢。6 种不同层次的气归根结底只是一元真气的移形变化，而六经正代表人体生理中六个不同的层次，故六经实为一元真气的六种不同运动状态，分则为六，合则为一，如郑钦安曰"仲景知得六步之精义，移步换形，移步更名，变化万端，不出范围"，又曰："六气六经之所由判，亦无非这一点胎元，流行充周之所化育也。"

六气为一元真气的不同状态

天有六气，地有五行，六气五行皆备于人身。六气之风、寒、暑、湿、燥、火与五行之木、火、土、金、水除了反映各自的天地属性外，亦是古人取象比类描述天地气机流行状态的方式。人生天地气交之中，人与天地相参，人之六经与天之六气同气相感、同名相应。六经经气与厥阴风木、少阴君火、少阳相火、太阴湿土、阳明燥金、太阳寒水之气相通应。天之六气本于阴阳二气的交感和合变化，人之六经本于真阴真阳二气的交感和合，即本于一元真气的离合运动。

1. 太阳寒水：郑钦安认为太阳为寒水之区，居于坎宫子位，而人身之气机俱从子时发起。且太阳如天之日，从海而出，海为储水之区，水性主寒，故曰太阳寒水。从六经气化层面细究太阳寒水，"寒水"二字除反映六气之"寒"与五行之"水"，实隐喻封藏之意。黄元御言"水以蛰藏为性"，故以"寒水"言太阳，是意指在太阳这个层次，真阳之气应处于秘藏状态。寒水封藏真阳，而水则成暖水，当真阳发动时，又能蒸腾寒水而成氤氲之象，真阳与真阴彼此和谐合一浑然为一气，此阴阳和合之气即为真气，《医法圆通》曰："太阳从水中而出，子时一阳发动，真机运行，自下而上，自内而外，散水精之气于周身，无时无刻无息不运行也。"故太阳寒水之意，一指真阳的秘藏，二指真阳发动，真阳真阴和合化一，氤氲化育之势。

2. 少阴君火：少阴为君火，君即是君主之意。少阴对应心、肾两脏，而心属火，肾属水，然心火虽位于上，实生于下，水中所藏真阳即为心火之源。少阴与太阳互为表里，太阳底面便是少阴，太阳寒水主封藏，所封藏者便是这一点真火。故就脏腑而言，少阴君火专指心火，以言其主宰神明之功，就元气气化出入而言，少阴君火实分布于上下，在下之真火为少阴君火之体，在上之心火为少阴君火之用，《医法圆通》曰："真火与君火本同一气，真火旺则君火始能旺，真火衰则君火亦即衰。真火藏于水中，二气浑为一气，故曰一元。"一元即为真气，水火包含于其中，为体之真火上腾，则载太阳真水上交于心，而心火得以清明，待水气旺极则复降，为用之君火亦随之而降，真水真火相依而行，浑然一气，昼出从阳，夜入从阴。在古代封建社会，人君有且只能有一个，而立于君旁辅佐之相则不唯一，各司其职。故将居上为用，主宰神明、统乎十二官，阳中包阴之离火称为君火。而居下为体，藏而不用之真火称作相火，虽名为相火但实系于少阴，此相火与少阳相火之内涵截然不同。相不唯一，各司其职，少阳之相火重在寓意真气往来周流运转之功。真火之相火实为元阳封藏之所，少阳相火流转之根源。

3. 厥阴风木：厥阴为风木，木具有升发之意，所升发者为太阳少阴氤氲所化之真气。《四圣心源》曰："冬水闭藏，一得春风鼓动，阳从地起，生意乃萌。"寒水封藏之真火蒸腾，真水欲上交于心，有木气升发之象，此时真气初出于寒水而心火之气尚未旺盛，故又言木为水火之中气。风木之"风"为春日温暖和煦之风，风木之"木"为初春草木生发之嫩木，皆意在比类真气初升，生发生长和温暖和煦之象。郑钦安认为"木为至阴之脏，一阳在下，其卦象为（震）"，生理之木气为真气初升之象，故一阳在下，若阳气上浮则生理转为病理，此时木气不疏，则真气反生邪火。故乌梅丸一方，郑钦安认为乌梅味酸，可顺木之性，而重在佐肉桂、附子、细辛、干姜、花椒一派辛热之品，导致一阳之气下降，使真气归于木之本位，则厥阴之气可畅达而无滞机。

4. 少阳相火：少阳为相火。金、木、水、土各有所主，唯火分君相。然君相二火本同一气，因其功用在不同层次各有所偏，故一分为二。所谓君火，是言居上之火主宰神明，有统领十二官之功。谓其相火，是言其有周流运转之能。火属阳，主动，而君火需澄澈清明以主宰神明，故离中有真阴以镇其阳，坎中有真水以藏其火。少阳相火为君火之用，游行三焦，周流全身，外达于肌肤，内至于脏腑，温煦周身，枢转一身之精津气血液，保持脏腑气机如常，激发五脏六腑的生理功能。君火为君，坐镇宫城而统领天下，相火为臣，禀命于君而周流四方。相火者，终究为一元真气周流之象，称其为火，是言其动也，火为造化之机，不能不动，亦不可以妄动。若因外邪或内伤，阻一元真气流行之机，则生理之相火反化病理之邪火。然一元真气本携人体精津气血液而流转，今相火反为邪火，轻则伤津伐气，重则动血耗精，故相火流转以通为顺，真气流转需畅通无阻。

5. 太阴湿土：太阴在天为湿，在地为土，在人为脾。火能生土，郑钦安云"顾二火不可分，而二火亦不胜合，所以一往一来，化生中土"，此二火一为心中离火，一为坎中真火，其实皆为一团真气往来流行之功用。真气为阴阳和合之气，则土得真水而润，得真火而暖，故能腐熟水谷而化生万物，以湿言土即是寓意土中真气往来，水火和合，温润之象。水谷即得腐熟，所化之精气又依赖真气流行而得以输散布护。"二气往来，化生中土，万物生焉，二气亦赖焉"，后天所化水谷精气除能濡养人体五脏六腑，又能充养先天真气，故曰"真气虽存，却借后天水谷之精气而立"，"水谷之精气与先天之真气相依而行，周流上下四旁，真是无微不照也"。由此可知，湿土之用全在于真气往来流行。

6. 阳明燥金：阳明为燥金，燥金有收敛肃降之意。意喻真气收敛肃降的状态。当居下之真火发动，携真水而成真气上济于心，此间有风木升举之象。待离中真阴携心火下降交于肾，其中有燥金收敛肃降之意。真气循环往复，中土得真水而能润，得心火而能暖，真水真火合于中宫，由此燥湿相济。太阴阳明皆含土气，湿土重在生化布散，燥金重在收敛肃降，其实均隐喻真气不同的运动状态，不同的运动状态又决定了其各自的生理功能。

"六经仍是一经"论的临床价值

郑钦安曰"周身骨节、经络，皆是后天有形之质，全赖一气贯注。虽各处发病形势不同，总在一气之中"，又曰"气者，周身躯壳之大用也。用药以治病，实以治气也"。其临证治疗十分重视气机的循环出入、升降浮沉。《素问·六微旨大论》曰："出入废，则神机化灭；升降息，则气立孤危。"出入与升降皆是言"真气"的运动状态，故"治病实以治气"。真气寄于五脏六腑、精津气血液中，真气的流行促使了脏腑功能的正常发挥，即郑钦安所言："二气浑为一气，一气中含五气，五气生发万物，阴阳配合，迭相运用，化生五脏六腑、百脉经络。"

在临床治疗时，郑钦安立法用药始终抓住真气流行这一根本主线，因真气运动状态异常导致的疾病，通过开宣、温通、潜下、调枢、清热、清下等法，使真气运行回归于常态。如在论述桂枝汤时，言其协和营卫，"阴阳合化，协于中和，二气流通，自然无滞机矣"，以开宣法恢复真气流行。言理中汤"可化周身之阳气。阳气化行，而阴邪即灭，中州大振"，以温通法使真气流行，中宫运转，升降依序，"自然体健而身安矣"。言姜桂汤扶心阳，化水中之寒气，且"今所扶者是先天之真气，非外感之客气"，即可知其用药皆着眼于人身真气而非外在客邪。又曰"滋肾丸一方为补水，纳气归肾之方"，全方阴阳合用，安桂扶心之阳，亦通坎中阳，使阳气潜藏。虽知母、黄柏皆苦寒养阴之药，但其要仍在于使真阳潜藏，真气能依常而动。郑钦安言及白虎汤、大承气汤时，虽用苦寒之品以泻亢盛之热，而其目的仍是"就在这元阴、元阳上探盛衰"，真阴真阳存，则真气存。邪热亢盛耗伤真阴亦会妨碍一元真气之流行。

因真气不足或真气运转无力，导致温煦、蒸腾、运化、布散、濡养不足等情况，则采用温补一法，温扶先天真阳，使阳旺阴随，真气流转，则诸病自愈。郑钦安曰："凡人一身全赖一团真火，真火欲绝，故病见纯阴。"张仲景立四逆汤以回阳，其中附子能补先天欲绝之火种，但虑群阴阻塞附子下达之机，佐以干姜之辛散，以为前驱，荡尽阴邪，迎阳归舍，火种复兴。用甘草以缓其正气，亦有补土伏火之意，全方皆着眼于一元真气之收藏出入。"钦安卢氏"一脉认为四逆汤含"收藏之道"，能使相火收藏，生长为阳，收藏为阴，故阳行阴令，并在四逆汤的基础上拓展出了四逆法，使其运用更加广泛。有真阴不足者，阳孤无匹，郑钦安列独参汤（洋参）、六味地黄汤以补先天元阴，阳得阴附，阴阳和谐，真气亦能正常升降出入。有君火弱不能镇纳群阴者，阴气太盛逼出元阳，郑钦安选用潜阳丹，以附子补坎中真阳，龟板通阴，助阳下潜之力，砂仁宣中宫之阴邪，又能纳气归肾，佐甘草补中伏火，使真阴真阳相合，真气归于本位。

　　"一元真气"为郑钦安认识人体生理病理的核心。真气即真阴、真阳，二气的和谐合一共同维持人体的各项生理功能。郑钦安论治"真气"，皆是在真阴真阳的消长盈亏上探求。用真气流行阐释六经各层次的气机状态，拓展丰富了六经的内涵。为理解挖掘六经的治法、方药提供了新思路。此外，针对部分疑难杂症，始终抓住恢复一元真气的正常流行，把握六经各经真阴真阳的生理状态，对强化中医经典思维，指导临床提高疗效具有重要价值。

18 六经气化理论研究

气化学说是以标本中气的理论研究《伤寒论》的六经证治。此学说历来备受争议，尊奉者秉之为圭臬，非议者弃之若敝屣。自张隐庵以降，各家纷争未曾停息。然气化学说终究为伤寒学派之重要分支，实有加以深入研究之必要。学者姚海强等对此有关领域的研究择其荦荦大端，做了分析。

气化学说概述

《伤寒论》气化学说，源自《素问·天元纪大论》六气配属规律、《素问·六微旨大论》标本中气分配规律及《素问·至真要大论》标本中气从化规律。然而气化学说与《黄帝内经》的五运六气理论又有所不同，它乃是经过一些伤寒学家的选择和发挥而形成的。仲景并没有对六经的概念和本质进行阐述，这就造成了后世争论数千年而仍无定论的局面。《伤寒论》中并没有明确讲到气化理论，至金元时期刘完素和张子和始对六经与六气的关系进行论述，但是仍没有明确地将此理论运用到伤寒学的研究中。而明代的张景岳对此领域则颇有建树，提出"六气皆有太过不及"，对前人的认识进行了补充，也奠定了清代气化学派形成的基础。清代张志聪在其所著《伤寒论宗印》与《伤寒论集解》中始系统地运用六气标本中气理论来阐述伤寒六经，分析其病机、证候与遣方用药，伤寒气化学派至此得以确立。而后，张令韶、陈修园、黄元御、陆九芝、唐宗海、周学海、高学山、郑寿全、曹颖甫诸氏承其余绪，各有阐发。至当代，刘渡舟充分认识到此学说的重要性，曾指出"气化学说有机地与六经辨证论治相结合，反映六气阴阳的幽微玄妙变化难极。使人读之如饮甘露陈酿，沁人心脾，拍案叫绝"。

当代研究概况

1. 对气化学说形成渊源的研究：对于这方面各研究者几乎没有争议，都倾向于气化学说脱胎于《黄帝内经》，是在"人与天地相应"的观念指导下将《黄帝内经》中标本中气理论运用于《伤寒论》的研究，创立了六经气化学说。用于阐述六经经气气化的理论是六经标本中气及其从化理论，这一理论来源于《黄帝内经》的运气学说。气化学说援取《黄帝内经》七篇大论中理论，运用标本中气理论研究伤寒六经病证的方法，被称为"六经气化学说"，成为研究仲景学术思想的主要流派。张仲景全面地继承和发展了《黄帝内经》运气学说，结合外感热病的实际情况，创立了《伤寒论》气化学说。仲景重视气化学说，事实俱在，胜如雄辩。气化学说，如树之有本，水之有源，肇始于《黄帝内经》七篇大论而以"阴阳大论"为嚆矢。此外冉雪峰认为，在气化理论方面，《黄帝内经》与《伤寒论》可以相辅相成，前者可指导后者，而后者可证实前者。《黄帝内经》的加临标本，是气化空虚的，伤寒的加临标本，是脉证事实的。由此可看出两个道理，即气化原理可以运用脉证，脉证经验又可证实气化。

2. 对气化学说义理的研究：现代学者对此问题的探讨多是处于阐释的层面，各家虽亦有不同、各有侧重，但整体上尚没有大的争议，这些解释主要是针对三个方面。

（1）标本中气的分配规律：韩世明解释本气在上、标气在下及中见之气的具体含义为，在地万物顺应在天三阳三阴六气而生长变化，即"物生其应，气脉其应"，故称本气在上，标气在下，而斡旋周流其间者即为中见之气。陈亦人认为，六气主管三阴三阳，实际是指六经的性质，少阳、阳明、太阳、厥阴、少阴、太阴的性质分别为火、燥、寒、风、热、湿。雒晓东结合脏象学说及精气血津液学说，分析了六气的标本中见的性质颇有见地。如分析太阳本寒，指布达于表的营血津液（营阴），标气三阳主要指在表的卫阳之气，太阳本寒而标阳，言其卫阳以营阴为基础。中见少阴，指少阴心肾阴阳是太阳之气的根基，也有标本之分。李星提出以三阴三阳配六气的方法。

（2）标本中气的从化规律：梁华龙提出"讲求六经标、本、中气的气化学说时，首先要建立三者的有机联系"。在其从化原理的解释方面以方药中为代表，他指出，少阳、太阴标本阴阳属性一致，故而在分析其气候变化时重点在本气方面；少阴、太阳标本阴阳属性不一致，故分析时，要分别考虑它们的本气和标气；阳明本燥标阳，中见太阴湿土，厥阴本风标阴，中见少阳相火。由于燥从湿化、风从火化，故而阳明、厥阴不从标本从乎中见，要注意到六气之间的转化问题。于勇进一步指出，其本从标之不同主要取决于主治之气（本气）的盛衰和中气的调节能力，若中气与标本之间有燥湿相济、水火相生关系则从中气之化。此外，刘渡舟指出了前人之弊在于只讲"表里相络者为中气"的形式而忽略了中气与本经的生理病理关系，提出了六经病亦可从中气之化，因而可以更好地解释六经病变的证候，颇有创见。韩世明认为"六经标本中气从化理论，是对于六经两两相合的三个系统的认识""太阳少阴系统可称之为'气立与神机'系统""阳明太阴系统可称之为水谷精微化生系统""厥阴少阳系统可称之为相火发生系统，即体内物质分解化生能量的基础系统"。

（3）运用此理论来研究六经辨证：有学者指出"《伤寒论》的气化是以标本中气理论为指导，阐明六经证治规律的理论，是《黄帝内经》气化理论的具体应用和发展"。李星指出，标本中气理论对六气从化的一般规律进行了分析，但临床上切不可墨守此规。张志明以气化理论解释六经病中出现各种病症之原理。此外，翟慕东指出六经病证的发生是由六气的特性所决定的，可根据每一经所属脏腑经络的禀气性质并结合病因特点，总结出每一经病的相应脉证，以此作为整体规律，进行辨病分经。在六经气化理论中，韩世明提出"六经统领六气"，并特别强调了经络的作用。在病因病机方面张斌提出"《伤寒论》重六气的变化而不重六淫的致病""《伤寒论》虽以风、寒二邪为主要病因，实际却是结合六经，统讲六气为病的"。对于此领域的研究仍没有摆脱张志聪等清代注家的藩篱，只是对于某些问题进行了更细致的阐释，或是对于这些清代气化派注家本身的注释进行解析，鲜有人提出具有创新性的学术论点。

3. 对相关问题的争论：刘渡舟指出"气化学说"现今逐渐凋谢已濒于失传，它是从中医的理论特点而产生，是天人相应的整体观，六气人体的辨证法，不应目之为"形而上学"，而对它加以批判。"只要中医脏象理论不变，六经气化学说即不可能因个人好恶而被抹杀"。梁华龙认为，六经病变中气化运动的规律正可体现《伤寒论》中的辨证论治思想，掌握它对于研究理论和指导临床均有非常重要的现实意义。

"六气之标本中气不明，不可以读《伤寒论》"，但是亦有学者提出不同的意见，"（气化理论）不仅无助于理解《伤寒论》辨证论治的理论，相反，造成人为的障碍，增加学习的困难，甚至把学者引入机械、唯心论的歧途""以六气解六经，其弊在于虚，使六经平脉辨证之实在学问成为肤泛空虚之谈"。此外，有学者在解析《伤寒论》第184条时评气化学说为"无聊"。然而此等争论孰是孰非实难评判，因各家所学师承有异，理解体会亦殊。对于此类学术争鸣亦完全没有必要定为一统，因为医学之最终意义乃在于临床取效而非舞文弄墨，苟能秉此求真之心各抒己见，或许正可促进学术之繁荣，此等意义非可云微。

4. 对气化学说与临床关系的研究：所有医学的理论，最终还要以临床实践为指归，气化学说自然也只有在临床中发挥出显著的疗效才是对自身最好的证明。但可惜的是，关于这方面的现代文献却不多见，仅是少数研究者有所涉及。昌炳如指出"标、本、中气学说的指导思想对疾病有三种作用：一是探究病因，二是说明病理，三是指导治疗。

针对以上问题，今后该领域的研究需要注意以下三个方面。①要对气化理论的概念和基本原理进行系统的深入合理的阐释，解决古人悬而未决或语焉不详的问题，这是进行更深层次研究的基础。②对于该学说及该学派的发展传承脉络进行详尽而细致的研究，包括该学说的产生背景、源流及发展，以及重要医家的研究方法、思路和学术观点进行全面的勾勒，这样可使后人易于传承并在前人的基础上发扬创新。③在以上研究的基础上要着重于运用该学说指导临床实践，务必使医家当临证之际有法可循，易于辨证立法，遣方用药，并取得良好的疗效。

19 从《黄帝内经》气化析六经实质

六经概念始于《素问》，除了对经络三阴三阳的论述，还有运气七篇大论对三阴三阳的描述，伤寒六经的实质，应该将二者结合起来，运用于临床，指导伤寒的辨证论治，使得医家有法可依。而《素问》中《天元纪大论》《五运行大论》《六微旨大论》《气交变大论》《五常政大论》《六元正纪大论》《至真要大论》运气七篇大论对伤寒六经实质的阐释，亦被称为"六经气化说"。很多医家、学者从《素问·热论》去分析伤寒之邪"日传一经，七日复传"之理正确与否，却可能忽略《素问》运气七篇大论对六经的定义。虽亦有医家认为以六经气化说解释《伤寒论》牵强附会，如章太炎认为张志聪、陈修园"假借运气，附会岁露，以实效之书变为玄谈"，但学者黄德彬等认为张仲景分六经论病，虽有创新，亦定有所传承，观《伤寒论》通篇对伤寒传经日数的描述，则知伤寒六经实质与《素问》运气七篇大论关系密切。

六经实质

1. 六经概念： 从古到今，对六经实质的认识一直在发展：宋代朱肱认为六经即经络。金代成无己明确了"六经"成为三阴三阳病的代称。明代方有执认为"六经"为"六部"，统管人身百骸，而并非经络之经。清代柯琴提出"六经地面说"，认为伤寒六经不仅是针灸学里点线相连的经络及道路，而且包括了有联系的脏腑器官组成的大面。清代尤在泾认为伤寒之邪有在经在脏在腑之异，黄元御亦推崇此说并加以完善补充。清代汪琥将足六经扩为手足十二经。清代张志聪提出"六经气化说"，以五运六气、标本中气之理阐释"六经"实质，黄元御、陈修园、唐容川、陆九芝皆推崇此说。

前人从不同的角度分析六经实质，互为补充，亦各有不足之处。柯雪帆主编的教材《伤寒论选读》中则较为详细全面地讲述了六经实质，其中讲述："伤寒六经辨证以太阳、阳明、少阳、太阴、少阴、厥阴来划分外感病证治，是一个包括邪正、阴阳、气血、脏腑、经络、气化、发展阶段等理论以及治法、方药在内的综合性临床辨证论治体系。"而从六经气化的角度辨析六经实质，分析伤寒传经的规律，以便对疾病的预后有一定判断。

《伤寒卒病论集》曰："撰用《素问》《九卷》《八十一难》《阴阳大论》《胎胪药录》，并《平脉辨证》，为《伤寒杂病论》。"无论是从常理推之，还是从古至今千百位伤寒名家看法，《伤寒论》一书与《黄帝内经》关系密切，定有传承。三阴三阳即六经，其观点始于《黄帝内经》，故伤寒六经的定义与相传规律，当参照《黄帝内经》说法。

2. 六经次序： "天人相应"一直贯穿所有的中医思维，六经即是"天人相应"的一个缩影。《素问·六微旨大论》曰："上下有位，左右有纪；故少阳之右，阳明治之；阳明之右，太阳治之；太阳之右，厥阴治之；厥阴之右，少阴治之；少阴之右，太阴治之；太阴之右，少阳治之。"其次序可以表示为：少阳→阳明→太阳→厥阴→少阴→太阴→少阳，六气循环不已。厥阴为一阴，为物质生发的始基，由少渐多，渐至太阳，太阳为三阳，为阳之最盛，物极而反，又至厥阴，此六气对时空的影响。万物皆是在不断的运动状态下存在的，天之六气一直在变迁运动，人身体因受六气影响，其状态也是在不断变化的。故张志聪于《伤寒论集注》曰："故《素问·至真要大论》论六气司天、六气在泉，皆始于厥阴，终于太阳……正气之行，每日相移。"意思即是人身正气受天之六气的影响，日行一气，从厥阴而至太阳，恰与《伤寒论》外邪传经次序相反。

唐容川《伤寒论浅注补正》曰："无病之人，由阴而阳，由一而三，始于厥阴，终于太阳，周而复始，运行不息，莫知其然；无病之人，经气之传，无所凭验；病则由阳而阴，由三而一，始于太阳，终于厥阴；自得病之日即从太阳逆传，一日一经。"意思即是伤寒传经是一日太阳，二日阳明，三日少阳，四日太阴，五日少阴，六日厥阴的次序。张志聪、唐容川等明悟之士深研《素问》中《至真要大论》《六微旨大论》《天元纪大论》等诸篇以释伤寒六经，正与《素问·热论》篇释伤寒传经旨意相合。

3. 传经日数：张志聪《伤寒论宗印》曰"太阳之右，厥阴治之；厥阴之右……夫伤寒一日，太阳受之，左旋而二日阳明，三日……七日来复于太阳，此六气之主日也；子午之岁，上见少阴；丑未之岁，上见阳明……此六气之主岁也；日出而阳气微，少阳之所主也；日中而阳气隆，太阳之所主也……此六气之主时也"。这是天之六气对人之六经影响的深刻阐释。物质无时无刻不在变化之中，且受天之六气、地之五行而影响，人秉五行、六气而生、长、化、收、藏，故六气对人的影响从主日上来看，便是一日一经。当然从主时上来看，一日十二个时辰则又可分出六气所主之时，如"太阳病，欲解时，从巳至未上"，则一日来看，正气与邪气皆旺于太阳经，同理，从年份来讲，人体每年所受的天之六气影响也是不断变化的。基于以上所述，除可知伤寒日传一经的规律趋势，亦可知人体因受六气影响的变化微妙复杂，不可拘泥。

根据现代医学的观察研究，很多疾病存在七日向愈的规律。譬如感冒若未经治疗，七日痊愈的概率较高。"七日节律"很大程度上暗合了伤寒之邪"日传一经，七日复传"之理论。

4. 六经之"经"释：伤寒六经之"经"与经络之"经"能否画等号，其关系如何？这是六经的一大争论之点。前辈多有辨析，且一般总结为伤寒六经与经络绝不能画等号，但又关系密切。诚如所言，伤寒六经若与经络无关系的话，则《伤寒论》第1条"太阳之为病，头项强痛"、《伤寒例》中"阳明受病，身热目疼鼻干""少阳受病，胸胁痛而耳聋""太阴受病，腹满而嗌干""少阴受病，口燥舌干而渴""厥阴受病，烦满而囊缩"所言为何？若说能画等号，则"太阳病脉浮，恶寒""阳明病脉大，恶热""少阳病脉弦，口苦咽干目眩""太阴病尺寸俱沉细，自利益甚""少阴病脉微细，但欲寐""厥阴病尺寸俱微缓，消渴，手足厥冷"所言为何？关于这点，张志聪在《伤寒论集注》中作了区别归纳。如伤寒之太阳病分为"通体太阳"和"分部太阳"。其所言"通体太阳"为人身五脏六腑四肢百骸中因受太阳寒水之气影响的功能部分，皮肤毫毛肌表是也，故太阳之为病，脉浮，头项强痛而恶寒。"分部太阳"即是指经络之足太阳膀胱经，而膀胱经这条经络亦是秉太阳寒水而生，天人相应，寒邪袭表则其循行部位"头项"也会生病而"强痛"；同理，胃属土，足阳明化气于燥金，燥则生热，土主肉，火盛则脉大，故阳明病则身热脉大，而阳明经这条经络亦是秉阳明燥金而生，病则其循行部位"目""鼻"也会生病而疼干。余经不言自明，皆准此也。这说明伤寒六经包含了经络之六经，而其涵盖之面又远不止经络之六经。所以辨析伤寒传经及其相关传经日数不能单从经络去分析，而更多应该从六经气化角度去分析。

伤寒传经传脏传腑辨

1. 伤寒传经诸家说法：金代医家成无己首次根据《素问·热论》提出"伤寒之邪日传一经，七日复传"。元代王好古提出多种传经模式，如巡经传、越经传、上下传、误下传、表里传，并未认可"伤寒之邪日传一经，七日复传"。明代医家张景岳认为"伤寒传变，不可以日数拘，亦不可以次序拘"。明末医家李中梓认为"太阳受病于一日，至七日为行"，并非"日传一经"。清代张志聪认为根据《素问》七篇运气大论，受"天之六气"影响，人身正气之传是"日传一经，七日复传"，而伤寒之邪传则不受日数所拘。清代尤在泾与黄元御皆肯定"伤寒之邪日传一经，七日复传"，并且认为这种传法只是在经传经，应该与在脏在腑之传经严格区分。清代柯琴认为"七日乃太阳一经行尽之期，不是六经传变之日"，否定了伤寒"日传一经"的理论。清代吴坤安认为伤寒断无日传一经之理，其说始于误解经义。清代徐灵胎认为伤寒传经没有次序，不存在"日传一经，七日复传"。清代张璐认为某经虚则传于某经，本无定例。清代陈修园认为"七日"为太阳病自行其本经，非日传一经。民国章太炎否定伤寒自太阳而厥阴的传经次序和"一日一经"的说法。民国张锡纯认为六经相传之次序是按照《素问·热论》自太阳依次传入厥阴，但并非日传一经。李克绍认为"传经"一说牵强附会，但是认为六经病都有前驱期，"日传一经"可以作为由前驱期转入典型症状期的日数参考。郝万山认为没有日传一经的情况，"七日"只是太阳病一个自然病程，存在七日向愈的趋势。

由此可见，后世医家认可伤寒之邪"日传一经，七日复传"者少，否定者多。但伤寒有经病、有脏病、有腑病，所以伤寒之邪"传经"，有在经传经，有在脏在腑之传经，此当明辨区分。在经传经可言"日传一经，七日复传"，若伤寒之邪已入脏入腑，则其传经日数已无定例。

2. 伤寒在经传经及其日数辨：天之六气对人之六气的影响，以正气而言，自厥阴而至太阳，日传一经。感邪则从太阳逆传，自太阳而厥阴，六日周遍六经。此正合《素问·热论》所言之六经传经次序及日数。但伤寒医家大多认为伤寒传经不可以《素问·热论》的传经日数为标准。比如陈修园于《伤寒论浅注》曰："岂有一日太阳则见头痛、发热等证，至六日厥阴不已，七日来复于太阳，复又见头痛发热之证乎？此必无之理也。"此初看实为不易之理，但其所言之传经，为伤寒之邪在脏在腑的情况，并非在经传经的情况。

后世医家否定伤寒之邪"日传一经，七日复传"，除了忽略运气七篇大论对六经实质的定义外，最大的原因当是没有伤寒在经传经与在脏在腑传经的概念。

黄元御在《伤寒悬解》中对在经传经与在脏在腑传经之辨，可谓警愦觉聋。其于《太阳传经》一篇曰："伤寒、中风，一日太阳，二日阳明，三日少阳，四日太阴，五日少阴，六日厥阴，日传一经，六日而遍，此定数也，诸所谓不传者，言不传脏腑，并非不传经络。"伤寒在经传经，此亦是李克绍于《伤寒解惑论》中所指的"六经发病的前驱期"。自成无己首提伤寒日传一经，六日周遍六经之说法，后世及当代诸多医家皆群起而抨击之，诸家未曾深思其因，成无己或另有深意。直至张志聪再次以《素问》中《六微旨大论》《天元纪大论》《至真要大论》等诸篇为基础深阐伤寒传经，陈修园、唐容川加以阐释发挥，加上方有执、黄元御明辨在经传经和在脏在腑传经的区别，其义始彰。

《伤寒绪论》曰："如太阳传阳明，谓循经传，太阳传少阳，谓越经传，太阳传太阴，谓误下传，太阳传少阴，谓表里传，太阳传厥阴，谓首尾传，因此经本虚，邪即传之，本无定例也。"其曰"因此经本虚，邪即传之"实际上是邪自经传脏腑，非自经传经；其余所言诸传法皆是太阳之经感邪而传诸经之脏腑，传于何脏何腑，视其本经经气之虚实，本无定例。并不是说伤寒之邪可以自太阳之经表而随意传诸经之经表。天之六气移位有常，人之六气亦相随之，无病之人，正气自厥阴而太阳捱日相传，伤寒之人，邪气自太阳而厥阴捱日相传，亦必捱经相传，岂有无序无纪随意而传之理？

《伤寒论》第4条："伤寒，一日太阳受之，脉若静者，为不传，颇欲吐，若躁烦脉数急者，为传也。"其不传之意，是邪不里传阳明、少阳之腑，并不是不传阳明之经表。若不传阳明之经，难道伤寒之头项强痛而恶寒一日即愈？临床观之未有之事。若病不愈，而太阳与阳明六气轮转次序相捱，则必从太阳至阳明而传入。第8条："太阳病头痛至七日以上自愈者，以行其经尽故也，若欲作再经者，针足阳明，使经不传则愈。"此条论述伤寒之邪传遍六经之经表而未愈，亦未传入脏腑，则必捱经再传，至第七日而再传太阳，八日再传阳明之际，针足阳明阻断其传经则愈。因足阳明经多气多血，针刺其经络可调动正气抗邪使其向愈。当然，此条颇有争论，如李中梓于《伤寒括要·辨成氏再传之讹》对于此条则曰："此言始终只在太阳一经者也"，又曰"太阳受病于一日，至七日为行"，又曰"若七日不愈，欲再传阳明矣，当针足阳明，迎而夺之也"意思即伤寒之邪仍停于太阳经表。此空口无凭，何以邪停于太阳一经至七日之久，至八日又忽传阳明？此不经之谈也，亦与伤寒其余条文不合。第10条："风家，表解而不了了者，十二日愈。"这条意思是六日表解，而正气未复，则再需六日，等正气行遍六经而愈。此条解释诸家虽有异，但十二日为六之倍数，是伤寒之邪"日传一经，七日复传"之映照。此亦与"太阳受病于一日，至七日为行"之论毫无衔接。

3. 伤寒传经日数与入脏入腑的联系：伤寒之邪日传一经，若传遍六经而表邪未解，则复从太阳循环再传。郝万山所讲述之"七日节律"是"伤寒邪传一日一经，六日经遍"之论的一个印证，此意义是讲述人体感伤寒之邪存在七日向愈的趋势，此亦是概言，不可拘泥。所以临床观之，常有超过七日而表证未愈的现象。论中亦有讲述。如《伤寒论》第37条：“太阳病，十日以去……脉但浮者，与麻黄汤。”第46条：“太阳病，脉浮紧，无汗，发热，身疼痛，八九日不解，表证仍在，此当发其汗……麻黄汤主之。”此为三阴之脏、三阳之腑里气平和，所以邪不内传而在经表，即伤寒之邪“日传一经，七日复传”，而太阳经表之阳衰，所以邪遍传六经不解，仍停于表，邪在表则不拘传至何经，仍用麻黄汤、桂枝汤类方发表。

而有医家如李中梓、郝万山等认为所谓在经传经而未入脏入腑的情况，即是仍在太阳本经，并未传至其他经表。而且有学者认为辨析伤寒之邪“日传一经，七日复传”是以经释经，是对临床并无实际指导意义的“鸡肋”。但从伤寒原文分析，伤寒之邪自经入脏入腑的日数与在经传经之“日传一经”有相合之处，因邪在经表之用药与在脏在腑之用药截然不同，所以辨明此义便显得很重要了。

观《伤寒论》涉及日数之条文，多达87条，其意不仅在解释“伤寒邪传一日一经，六日经遍，七日复传”之理，更多的是在论述自经传脏传腑与日数的关系。因太阳感邪后必捱经相传，若脏腑阴阳有所偏盛，则邪易从其本经自入其脏腑。如①第184条：“恶寒何故自罢？答曰：阳明居中主土也，万物所归，无所复传，始虽恶寒，二日自止，此为阳明病也。”此说明太阳表邪二日传阳明之经后，有二日传阳明胃腑的趋势，前提条件是此人阳明之腑阳素盛，一经表邪郁闭，则易在二日之期传入阳明之腑。②第5条：“伤寒，二三日阳明少阳证不见者，为不传也。”此意为表邪虽二日传入阳明之经，但二日不传阳明胃腑；三日传入少阳之经，但三日未传少阳胆腑。此条亦在告诫医家，伤寒有二日传阳明之腑、三日传少阳之腑的趋势，但不可拘泥于日数，当从证、脉上求。③第358条：“伤寒四五日，腹中痛，若转气下趋少腹者，此欲自利也。”此说明太阳表邪在四日传太阴之经后，有在四日之期传入太阴脾脏的趋势，若四日已传太阴脾脏，则五日症显。④第282条：“少阴病，欲吐不吐，心烦，但欲寐，五六日自利而渴者，属少阴也。”此说明太阳表邪在五日传少阴之经后，有在五日传入少阴肾脏的趋势。⑤第343条：“伤寒六七日，脉微，手足厥冷，烦躁，灸厥阴，厥不还者，死。”此说明太阳表邪六日传厥阴之经后，有在六日之期传入厥阴肝脏的趋势。⑥第270条：“伤寒三日，三阳为尽，三阴当受邪，其人反能食而不呕，此为三阴不受邪也。”此说明伤寒三日传遍三阳，四日传入太阴之经后，有从太阴之经传入太阴脾脏的趋势，而“能食而不呕”则表示虽有趋势而实际并未入里，则邪仍自经传经，“当”“反”皆表露出这种趋势普遍存在。如此各个条文，意在使医家对疾病有明确的预后判断，以指导处方用药，非闲文也。李克绍亦在《伤寒解惑论》中言及三阳病三阴病发病由前驱期到各经具体症状的出现日期和次序，可参考“一日太阳二日阳明三日少阳四日太阴五日少阴六日厥阴”之传经日期与次序，而其之所以会出现这样的传经趋势，六经气化学说是最好的解释。

《景岳全书·传经辨》曰：“伤寒传变，不可以日数为拘，亦不可以次序为拘，如《黄帝内经》言一日太阳，二日阳明，三日少阳之类，盖言传经之大概，非谓凡患伤寒者，必皆如此也。”其所说传经之大概，即是上文所论伤寒之邪由经表传入脏腑在日数上的大概规律，若论在经表之传经，则必因天人相应而日传一经，六日经遍，七日复传。

“伤寒六经”的实质包含甚广，从不同的角度分析，能得出不同的结论。而对“六经实质”的定义，又会影响对“伤寒传经”的理解。“伤寒六经”实质与六经气化不可分割，若脱离了气化层面的理解，则“伤寒传经”中有诸多问题也无从理解。从六经气化角度去分析六经实质，肯定了伤寒之邪“日传一经，七日复传”是合理的。这是理解《伤寒论》的一个根本性问题，能否正确理解六经实质与传经的问题将直接影响临床对外感疾病的判断、预后、处方用药甚至是远程诊断等。伤寒之邪“日传一经，七日复传”之理自成无己提出后，抨击者多，认可者少，之所以会出现这种情况，是因为抨击者没有站在相对应的角度去观察。而从《素问》去追溯源头，并结合《伤寒论》原文去分析，肯定其理论的合理性，从而使其更好地指导临床。

20　六经气机升降理论

气机升降学说，是中医学从整体观、恒动观出发，研究人体生理活动、病理变化及其内在规律的学说。是中医基本理论的一个重要组成部分。仲景在其《伤寒论》中虽然没有明确提出气机升降理论，但从内容上分析，显然是继承了《黄帝内经》气机升降理论，并将其运用于临床医疗中，他不仅使辨气机升降成为辨证求因、审因论治的一个重要内容，同时在传变规律、病理变化、确立治则、组方用药等各个方面，都具体地运用了这一理论。学者梁华龙从气机升降出入阐释了《伤寒论》六经病理、治法、用方理论，以期对《伤寒论》的研究有所裨益。

气机升降的涵义

气机升降，是宇宙运动的一种形式，也是人体脏腑生理功能和生命活动的基本形式之一。气机升降的基本内容是阴升阳降、阴出阳入，并以中土为枢轴，火、金、水、木为轮周的协调运转所体现。升降出入失调则病变发生，升降出入停止，即意味着生命活动的结束，因此，人体生理和病理状态，是气机升降正常和异常的反映。

气机升降理论，源于《素问·六微旨大论》。作为天地之气的运动形式，必须"升已而降，降者为天；降已而升，升者为地；天气下降，气流于地；地气上升，气腾于天，故高下相召，升降相因，而变作矣"。但人居于天地之间，与天地相应，人体也为一小天地，因此气机升降是人体的生命活动中的一种形式，"出入废则神机化灭，升降息则气立孤危。故非出入，则无以生、长、壮、老、已；非升降则无以生、长、化、收、藏。是以升降出入，无器不有"。这种气机升降的理论，是中医学从"恒动"的角度出发，研究人体生理活动、病理变化及其内在规律的学说，它贯穿于生理学、病理学、发病学、治疗学、方药学诸方面。

升降理论在六经证治中的特点

1. **"顺而调之"是治病立法的宗旨**：所谓"顺而调之"，是指根据与六经相应的脏腑经络的不同特点，顺应其升降之性确定治疗原则，从而达到斡旋气机，治愈疾病的目的。如太阴阳明互为表里，脾胃升清降浊的特性，基本上代表了太阴阳明二经气机升降的特点。唯脾气升健，阴土始运，方能输布水谷精微，通上达下，荣润脏腑内外，其病多因脾气不运，清气下陷为多，故以理中汤、四逆汤等温中升脾，俾阳复中安，升降调和，脾气升则诸证可除；胃气息息和降，则食谷方可虚实更替。若邪气入胃，化燥成实，燥热内结，则胃不得降，故以承气汤承顺胃气而下降，通其郁闭，和治气机。若脾胃不和，寒热不调，升降反作，则以寒热并用，辛开苦降之法，升脾之清，降胃之浊，阴阳并调，皆顺其升降之势而立法。

2. **知常达变，调畅气机**：顺应气机特性治疗疾病为其大则，但是外感病的发展变化，曲折多变，机体气机失常的表现也极其复杂，往往是病变在此，表现在彼，真假混淆，升降交杂。仲景则以整体观为前提，抓住体现疾病本质的主证，详审气机升降，治疗方法也随之灵活而多变。对气机升降失调，且证情表现较为单一者，一般采取以降制升，以升举陷的调理方法，即病势向上者治之以降；病势趋下者，治之以升。对于升降逆乱的病情，又常采用升降并施的方法以恢复常态，总之，升以举陷，而降以制逆，升降并施是《伤寒论》调理气机的常法。但人体是统一整体，脏腑经络气机运行生理上相互联系，病理上相互影响，故可出现本在此而标在彼的"气反"现象，其病既反。其治也宜反。仲景抓住脏腑间气机升降出入的有机联系，治疗上又以出入调升降，以升降调出入，寓降于升，寓升于降等多种应变方法。

3. 因势利导，治病祛邪： 仲景以气机升降理论指导汗、吐、下诸祛邪方法的施用，反复强调祛邪要据其病位及所现之势，因势利导，或吐或汗，或泄或导，以达祛邪外出的目的。其病势欲下，病邪在下者，引而竭之；病有上行之势，病邪在上者，以涌吐之法，因而越之。祛邪若不顺其病邪之势，则会产生各种变证。但顺势治疗，固为常法，也需升之得当，降之适宜，施之以平，过用则伤和，引起不良后果。即祛邪虽顺势也当有所分寸，只有既顺其势，又不过用，升而不致浮越，降而不致沉脱，升降适度，以平为期，方可邪去正复，阴阳平和。

4. 揆度浮沉，遣药制方： 药物是治疗祛病的主要手段。药物作用于人体，也有升降浮沉等不同趋向。仲景在治疗疾病的过程中，针对人体不同的病变部位和病势趋向，选用升降浮沉不同特性药物以纠正人体气机之偏颇。同时还针对某些药物具有双向性调节作用这一特点，通过恰当配伍，准确的用量，发挥药物的某种作用，使全方对人体具有一定的升降趋向。另外，为了使药物确切地到达病变所在，充分发挥作用，利用某些具升降之性的药物作为舟楫，载药到达病所，也是仲景制方所用心之处。

升降失常的六经及脏腑病机

1. 六经经气升降出入失常：

（1）太阳病是营卫出入之机的失调：太阳主表，而且能统营卫，太阳病的病机即营卫不和（包括营卫不和及卫闭营郁），而所谓营卫不和，实际上是营卫升降出入失调。太阳统一身之营卫，风寒之邪侵袭人体，营卫首当其冲，从而破坏了营卫升降出入的动态平衡，出现一系列太阳病的病理变化及临床表现。太阳中风主要是感受风邪，风为阳邪，卫本行脉外，又得阳邪而助之，强于外则其气愈外浮，卫阳被风邪所引动，浮盛于外，而逆其"降入"之顺，不能降入于营，以致内外不能相通相用，导致外卫不固，内营不守，营卫不能谐和，发为中风。太阳伤寒主要是外感寒邪，寒邪外束，则卫阳闭郁，营阴涩滞，故卫不能降、入营不能升、出，互不贯通，互不支持，以致影响了营卫生理作用。从上可见，太阳中风的主要病理变化为当降入者而浮盛，当升出者而升出太过；太阳伤寒的主要病理变化为应当降入者不得降入而郁闭，当升出者不得升出而涩滞。

（2）阳明病是阳土之气的不降：在生理情况下，只有阳明之气的息息和降，才能够保持诸气的正常运行。阳明所属为胃及大肠，若阳明之气不降，饮食水谷停于胃肠，加之燥热搏结，便成燥实内壅之候，阳明之气的不降多呈阳热之气亢而向上、向外之象。如热邪弥漫于阳明之经，充斥于表里内外，即可见到阳明热证。若误用发汗、利小便等法，伤及胃津，致使阳土之气无阴液携恋而不能降，阳土不降，又致阴土不升，其胃气不降而约束脾气不升而成脾约证。

（3）少阳病是气机升降道路的不畅：通应内外，应腠理而主一身之半表半里者，为少阳三焦之气。邪入少阳，经气不利，气机升降道路壅塞，必然表现出阴出阳入与阴升阳降的失常。如小柴胡汤证，症状表现在周身表里上下，气机郁而不舒的病机，既有胆经的郁滞，又有三焦经的不畅。

（4）太阴病是阴土之气的不升：脾胃同居中焦，为气机升降的枢轴。脾土之气不升，则胃土之气不降，其理与胃土之气不降而后脾土之气不升相同。从太阴病提纲而言，是以脾土的不升，碍及胃土的不降，脾胃之气反作而致太阴病症。

（5）少阴病是心肾水火升降的失常：其原因虽是水中之"水火"与火中之"水火"的偏盛偏衰，但本质上无非是水衰与火衰两方面，其水盛或火盛是在水衰或火衰的基础上继发，故少阴病不外阳虚寒化证与阴虚热化证两种类型。肾阳衰微，不能蒸腾肾水以达于上、外，则下见下利、小便色白而长，上见口渴；若不及时治疗，则在下在内阴凝不化，在上在外阴液更为缺乏，则在上在外的阳气失于阴液携恋而不能上、不能入，反而上浮外越见戴阳、格阳之证。若肾水亏虚，不能上济心火，且心血不足，不能携恋心火下行，反而炎上而见心烦、不得眠诸症。

（6）厥阴病是气血升降的逆乱：厥阴之经，禀风木而寄相火，若因肾阴亏损，肝血不足，则阴不恋阳，水不济火，津不涵木，相火浊气随风木上逆，不能疏泄条达，则气血也会因之而逆乱，气火应降而反上逆，阴血应升而不上荣，故亦属阴不升而阳不降的气机逆乱。

六经之气的升降紊乱，与所属脏腑的气机逆乱密切相关，其逆乱形式一则升降不及，一则升降反作，一则升降太过，三者虽有区别，但又互为联系，升之不及则可因降之太过，降之太过必会升之不及，清阳不升则浊阴不降，气机阻塞则升降不通。

2. 升降失常的脏腑气机：《伤寒论》气机的理论主要体现在六经络属的脏腑病机上，文中自始至终贯穿着脏腑气机升降的理论。对于气机升降学说的运用，主要的有脾胃升降，心肾升降，肝胆升降，肺肾升降，肝肺升降，肝胃升降，肝脾升降等方面。

（1）太阴脾与阳明胃升降失常：可出现三种情况。一则邪从热化，腑气壅滞，胃不通降而出现绕脐腹痛，腹满不大便，脉沉实的阳明腑实证，上扰心神，可见神昏谵语，治用承气汤，通腑结，下垢浊，承降其胃气。二则脾阳素虚，邪陷太阴，升运无权，变为寒湿，出现自利不渴、时腹自痛等，方用理中汤温中焦祛寒湿，则脾气自然升健。三则在太阳病变证中，有脾陷胃逆，寒热错杂的泻心汤证，有胃气虚逆、饮伏气逆的旋复代赭汤证。

（2）厥阴肝与少阳胆的升降：肝属风木，其性善升；胆寄相火，最宜通降。肝不升则克脾土，胆不降则伤胃气。肝有疏泄之功，脾之升赖肝木之升，胆寄相火，有蒸化水谷之能，胃之降赖胆木之通降。肝升胆降则木性疏泄，才能运脾和胃。也可分为三个方面：①少阳病小柴胡汤的功能，是和降胆胃，转利枢机而使胆降肝升。②四逆散证，系肝郁热闭，脾气不升，而致四肢厥冷，腹痛，泄利下重。③厥阴病由肝经阴气寒凝于下，胆胃积热于上的上热下寒证，用乌梅丸温补肝肾，通阳散寒，遂其上升外达之性，俾肝升胆降，气机恢复正常。

（3）太阴肺与少阴肾的升降：肺主气，宜肃降，与肾共主大气之吐纳，肝升肺降，可推动气血运行。若肺失肃降，可见以下病症：一为太阳伤寒，表寒外束，里有水饮，寒水射肺，失其肃降，故见无汗而喘的小青龙汤证。二为太阳伤寒，邪从热化，肺失肃降，故见汗出而喘的麻杏甘石汤证。三为肾虚不纳，肺气不降，而见四逆汤证的喘。四为太阴脾约证，其实质上是肺津不能滋降，以麻子仁丸滋润肺津，下降肺气，津随肺气肃降濡布，能润肠通便。

（4）手少阴心与足少阴肾的升降：心肾相交，全凭升降，而心气之降由肾气之升，肾气之升又因心气之降。心肾升降失常的病变，在《伤寒论》中的表现，一为少阴病真武汤证为肾阳式微，寒水上逆，侮土凌心，用真武汤温肾阳散寒，温降水邪。二为少阴热化，不能上济心火，心中烦热不得卧，治以黄连阿胶汤滋水泻火，交通心肾，坎离既济，心烦不眠自解。三为阳气衰微的虚寒戴阳证、格阳证等，皆是升降失常所致，其治法皆属于调升降，运枢机，以通格拒。如此则心肾阳气来复，气机升降调和，阴阳恢复平衡。四为太阳病变证中的桂枝加桂汤证、苓桂甘枣汤证等，则属于心阳虚不能下温肾水，而致肾气、肾水上逆。

其他如脾肺升降失常，脾气不升，肺气不降，不能通调水道，下输膀胱，小便不利，水湿内停，阳气不化的桂枝去桂加茯苓白术汤证；膀胱气化不行，肺气失于肃利，三焦失于通调，水津不能施布的五苓散证；肝肺不调，升降失衡，气化不利，水津不布，疏泄不畅，滞留经络的悬饮十枣汤证；肝胃不和，肝不能疏泄下降，胃浊上逆的吴茱萸汤证等，都是脏腑气机升降失调的病理改变。

气机升降理论在组方中的运用

仲景组方中的气机升降理论，涉及药物配伍、煎煮方法、剂型等各方面，探讨仲景的组方中的气机升降理论，对于指导临床，扩大运用经方等大有裨益。尤其是组方配伍切合病机，病机为当降而不降者，则应遣方以降，当升而不升者，则遣方以升，升降反作者，则升降同调。如太阳伤寒为表气闭束，肺气不降，其方麻黄汤则以麻黄开闭升散邪气，而以杏仁降肺气，其升降和合，既开闭以升散寒邪，又肃降以通调肺气。阳明腑实证为阳明胃之气壅而不降，故承气汤以苦寒降泄之药承顺胃气以下降。寒热互结而成痞证，使脾胃升降失常，其组方则是以辛温升散和苦寒降泄相伍，以开痞散结，辛开苦降用于寒热错杂之证，是仲景的独特组方规律。寒热往来，胸胁苦满等气机郁滞的少阳病以小柴胡汤辛凉的柴胡、辛温的生姜升提，苦温的半夏，苦寒的黄芩沉降，且以参、草、枣健中补气，以增加气机枢纽的运转之功，从而调节气机的升降。

气是维持生命活动的能源，物质运动及伴随着发生的化生和转化，即是气化，它是体内物质代谢的同义词，究其着眼点在于"化"上；气的功能活动，以及气在脏腑组织中的表现形式谓气机，其着眼点在"机"上。而人体的气化运动，主要是处于升与降、出与入的矛盾统一体中，简称"气机升降"，其着眼点在"升降"这一运动形式上。升降出入既是生理功能与生命活动的概括，那么升降出入的失常，必然导致脏腑气血功能的紊乱而产生疾病。导致气机升降失常的原因，也不外乎内因、外因两个方面。张仲景在《伤寒论》六经病证的论述中，深入地阐述了气机升降理论的内蕴。

21 六经标本中气理论

六经标本中气理论，肇始于《黄帝内经》中专论五运六气的七篇大论，《伤寒论》继承并发展了《黄帝内经》的标本中气理论，创造性地将其贯穿到伤寒外感病和内伤杂病辨证施治的全过程。至金元时期，刘完素、张子和对"风"与"火"的关系做了阐述，为后世医家进一步探讨六经标本中气关系奠定了科学的理论基础。明清时期，从明代张景岳提出人身脏腑经络与天之六气之间密切相关，到清代张志聪、徐延祚、张令韶运用标本中气理论全面注释《伤寒论》，再到陈修园对六经标本中气理论的系统整理，最后经过黄元御、唐容川、陈修园、郑钦安、徐延祚及周学海等中医大家的补充与完善，使六经气化学说渐臻成熟。学者张磊对六经标本中气理论的实质做了分析，为《伤寒论》的理论研究开辟了一条新思路。

六经标本中气理论的渊源

《素问·六微旨大论》曰："少阳之上，火气治之，中见厥阴……中见阳明。所谓本也。本之下，中之见也。见之下，气之标也。本标不同，气应异象。"标本气化中的"气"主要是指风、热、火、湿、寒、燥六气，亦即自然界的各种气候变化。"化"，在《素问·天元纪大论》中释为"物之生谓之化""在地为化，化生五味"等，故可以说是指自然界中的各种物性、物化现象，"化"的最终目标就是"变"。因此，气化的含义是指自然界六气的生克制化现象及由此而演变来的六经（三阴三阳）的制化规律。

六经标本中气理论中的"标"与"本"的最初含义，《说文解字》曰："木下曰本。从木，一在其下。""标，木杪末也。从木，票声。"《文选·游天台山赋》中"赤城霞起而建标"注曰："标，立物以标识也。"《仪礼·丧服》"皆下本"疏曰："本，根也。"细考《黄帝内经》，"标"指三阴三阳六经，"本"指风、热、火、湿、寒、燥六气。三阴三阳由六气所化而为之主，标记六气，故为气之标，标识了六气之阴阳多寡，及六气的发生、转化、次序（位）。风、热、火、湿、寒、燥六气是气候物化现象的根源，是物质承担者，故谓六气为"本"，代表了事物的本质、本体，彰明了六气气候特征和生化作用的实际所在。六气标本实则是五运六气七篇大论运用阴阳学说具体推衍自然气候和生化作用时相应提出的一对名实（名称及实际存在的事物）概念。

关于"中气"，马莳注曰："中气者，三阴三阳各犹夫妇之配合相守。"谓六气中的每一气必有另外一气与之相互对立统一，并作用其中，参与其气化，因此相对而言，称为"中见之气"。"中气"是标本相互联系的枢纽，且与"标气"是互为表里的关系。六气的生化和运行由两个基本矛盾所决定，其一，是自身标本的对立统一；其二，是自身与中气的对立统一。

六气为本，乃是气化学说的第一手资料，气化就是六气的变化，阴阳为标，说明六气必须分出阴阳，它虽为六气所化生，但必须由阴阳定性后才能在实际中应用。"中气"乃阴阳表里相合的产物，存在于标本之间，故有节制六气、平衡阴阳的作用。"标气""本气""中见之气"鼎足而三，互相联系，互相配合，互相支持，互相制约，构成一个有机的整体。

六经标本中气分配规律

经标本中气理论的分配规律是：少阳以火气为本，以一阳为标，中见厥阴；阳明以燥气为本，以二阳为标，中见太阴；太阳以寒气为本，以三阳为标，中见少阴；厥阴以风气为本，以一阴为标，中见少阳；少阴以热气为本，以二阴为标，中见太阳，太阴以湿气为本，以三阴为标，中见阳明。

六经标本中气从化规律

六经标本中气从化规律是说明六气的正常生化在标本中气间的关系，主要包含以下三个方面的内容。

1. 标本同气，多从本化，少阳太阴多从本：少阳之本为相火而标为一阳少阳，本标同气为阳，而且中见之气风木无论从六气抑或五行都从火化；太阴之本为湿土，而标为三阴太阴，标本同气共为阴，并且中见之气燥金，从六气更移观察是燥随湿起，由五行分析是土能生金、子从母化。故生理状态下，少阳多从本火化，太阴多从本湿化；病理状态亦然，少阳病多从本化火，太阴病多从本化湿。

2. 标本异气，多从本从标化，少阴太阳多从本从标：少阴之本为君火，而标为二阴少阴；太阳之本为寒水，而标为三阳太阳，标本异气。生理状态下，少阴太阳或从本化或从标化；病理状态下亦然，至于临床实际应用中从何而化，当视患者的体质偏性而定。

3. 阳明厥阴，多从中气而化：阳明为燥金，从燥而化，故燥为本；阳明为标，太阴为中见之气，阳明乃阳之极，阳极而阴生，故阳明多从中见之太阴湿化，从而共同维持了燥湿相济的生理平衡。厥阴为风木，从风而化，故风为本；厥阴为标，少阳为中见之气，厥阴为两阴交尽，阴气到此已极，极而尽，阴极而阳生，本则生火，故厥阴从中见少阳火化，此时由阴变阳，阴退阳进，则保持了生气继续，生机延续。高士宗曰："两阳合明，阳之极矣，无取乎燥，从中见太阴之气，以为生化，两阴交尽，阴气极矣，无取乎风，从中见少阳之气，以为生化也。"病理状态下亦然。

以上的从化规律只是相对而言而非绝对之论。少阳太阴多从本，也存从中从标化之时；少阴太阳从标从本，也必关乎中气；阳明厥阴从中气而化，也必涉其本、标，六经病理，各经皆有从本、从标、从中见气化之太过与不及。正如清代医家郑钦安在《医理真传》中曰："六经各有标、本、中三气为主。客邪入于其中，便有从中化为病，有不从中而从标化为病，有本气为病。故入一经，初见在标，转瞬在中，学者不能细研究，便不知邪之出入也。"

标本中气从化规律所体现的一个重要原则是盛则从化。而决定盛则从化的因素有三个方面。

第一，外六气的特性。外六气是指自然界中六淫之气，即风、寒、暑、湿、燥、火。外六气分别具有不同的特性，如风性疏泄、善行数变，寒性收引凝敛，暑性酷热，湿性重浊黏滞，燥性干涩，火性炎上等。不同的六淫邪气侵袭人体会产生不同的病理表现。

第二，内六气的盛衰与体质的偏性。内六气是指与外六气相对应的存在于人体内部的六气。生理状态下，外六气与内六气息息相应、同类相昭，外六气之风对应内六气之厥阴风木，寒对应太阳寒水，暑对应少阴君火，湿对应太阴湿土，燥对应阳明燥金，火对应少阳相火。人体感受异常之外六气即六淫之气，人体的正常气化就会受影响而紊乱。一般情况下，由于受同气相求的影响，外感六淫能引动相对应的内六气气化失常，但不同的人因其体质的差异而形成了不同的内六气偏性，即使感受同一种异常外六气，其机体也会出现不同的从化现象。清代徐延祚在《医粹精言》中明确阐述："夫百病之生，总不出于六气之化，如感风寒暑湿燥火而为病者，病天之六气也，病在吾身，而吾身中又有六气之化，如中风，天之阳邪也，病吾身之肌表，则为发热咳嚏……如感吾身之阳热，则为病热，感吾身之阴寒，则病为寒，感吾身之燥气，则为便难。"由此可见，内六气的盛衰与体质的偏性在标本中气从化中起决定性的作用。

第三，失治与误治。在《伤寒论》太阳篇中有近一半的篇幅讲的是太阳病失治误治后的纷繁复杂的变证，这充分证明了失治误治对六经标本中气从化的影响是不容忽视的。可以说正是由于六经病的失治误治，才造成了六经标本中气从化的多样性和复杂性。

陈修园在《伤寒论浅注》中提到"凡汗之失宜，过之则伤正而虚其阳，不及则热炽而伤其阴。虚其阳，则从少阴阴化之证多，以太阳、少阴相表里也；伤其阴，则从阳明阳化之证多，以太阴、阳明递相传也。所谓寒化、热化，由误治则变此者也"。影响六经标本中气从化规律的三个因素中，外六气的特性、失治与误治都属于外因，而内六气的盛衰及体质的偏性属于内因。内因是基础，外因是条件，因此内六气的盛衰与体质的偏性处于关键的主导地位，是决定性的因素。

六经之间互为中见的特定关系

以六气分主六经，区分六经的性质，并提出六经之间互为中见的特定关系。六气分管三阴三阳，少阳的性质为火，阳明的性质为燥，太阴的性质为湿，太阳的性质为寒，少阴的性质为热，厥阴的性质为风，六经之间通过互为中见的关系相连，"中见之气"成为六经六气相互关联的枢纽，起着节制六气、平衡阴阳的作用。由此而形成了三对对应制化关系，成为统摄六经的主线。

其一，厥阴少阳的升降调节。厥阴风木以条达为顺，少阳相火以潜降为和，两者互为中见之气。正是凭借两者互为中见的关系，形成了厥阴升少阳降的对应制化关系，从而保证了气机升降运动的正常进行。少阳胆与厥阴肝相表里，同居中焦，共具枢转之能，肝木气升胆木气降则清阳升而浊阴降，厥阴少阳的升降枢机保证了气机调畅与水道的通畅。

其二，太阴阳明的燥湿调节。太阴湿土与阳明燥金为两经的生理主气，凭借互为中见的关系，形成了太阴湿与阳明燥的对应制化关系。脾的运化功能与胃的腐熟功能正是在太阴阳明的燥湿相济的调节下完成的。

其三，太阳少阴的寒热调节。太阳寒水与少阴君火是两经的生理主气，凭借互为中见的关系相连，形成了太阳寒与少阴热的对应制化关系。完成津液代谢的功能需要依赖太阳寒水的正常气化，同时又赖于少阴阳热的蒸腾气化，两经主气一寒一热，寒热互调共同维持人体动态的生理平衡。

人体通过厥阴少阳的升降调节，太阴阳明的燥湿调节，太阳少阴的寒热调节，使人体在阴阳气的消长胜负过程中始终处于一个动态的整体平衡之中，从而维持机体的正常气化功能。

以上三种平衡密切相关，互相配合，互相支持，互相制约，共同保持六经的整体动态平衡。只要任意一种平衡被打破，其他平衡也会受到相应的影响，当超出自身的调节范围时其平衡也会被打破，整个六经体系的平衡就不复存在，从而形成六经病。因此，六经病的病机均为寒热调节、燥湿调节、升降调节中某一个环节的失常，其中又包含着标、本、中气的太过与不及。

六经标本中气理论的实质

由以上对六经标本中气理论的分配规律和从化规律研究发现，六经标本中气理论的实质是阴阳气的内外出入运动。

阴阳本为真元一气，由于阴阳消长及五行生克制化的作用而发生了六化，由一而三，三级而量变，阴阳消长三分为：一阴厥阴，二阴少阴，三阴太阴；一阳少阳，二阳阳明，三阳太阳。

太阴为开，厥阴为合，少阴为枢；太阳为开，阳明为合，少阳为枢。开合枢是阴阳气内外出入运动的工作机制。太阳主开，开机启动，阳气开始释放升发，当释放到一定程度后，释放终止，在阳明主合的作用下，阳气由外而达内，开始潜藏，太阳主开与阳明主合要靠少阳枢机的作用来实现。在阳气由内而外，又由外而内的出入过程中，阴气也同时进行着相对的运动，即阳气释放时阴气潜藏，阳气潜藏时阴气释放。阴阳之气就是在开合枢的不断变化中进行着释放与潜藏的内外出入运动。

　　在天人相应与同构理论指导下，以六气气化为示范，用自然之气（外六气）的三阴三阳属性，风热湿火燥寒气候特征和生化作用及标本中气，类比概括人体手足六经及其脏腑、气血津液功能（亦为六气，即内六气），继而按外六气正常从化规律推阐内六气生理活动，最后落实至外六气为外因，内六气为内因所发生的病理变化，系统解释《伤寒论》六经病脉证并治体系的概念和内容。在这个过程中，六气标本中气理论逐渐演变为六经标本中气理论。所以称人体六经标本中气理论的实质是阴阳气的内外出入运动。

　　六经标本中气理论是中医学理论体系中不可或缺的一部分，其对临床实践的指导作用不言而喻，不应持否定态度，应进一步深入研究。古代医家在天人相应的整体观指导下，将运气学说中的标本中气理论创造性地运用于《伤寒论》六经辨治规律，虽不一定就是仲景撰写《伤寒论》的本来思路，但它很好地解释了人体脏腑、经络、气血的生理功能和病理变化。同时，六经标本中气理论为《伤寒论》的理论研究开辟了一条新的思路，对《伤寒论》的临床应用有重要意义。

22 六经 "枢" 机理论

《伤寒论》确立了中医辨证论治体系，集理法方药于著作中，并首次提出六经辨证，为后世医家所推崇。姜莉云教授对《黄帝内经》及《伤寒论》研习颇深，把中医经典理论和扶阳学术思想有机结合起来，认为人以阴为体阳之为用，"六经"乃阴阳运行之道也，而"开阖枢"则是六经灵魂，"枢"机为"开阖枢"理论之关键。学者孔维红等以"少阴枢""少阳枢"理论为切入点，探讨了人阴阳之气运行与圆运动的关系。

析阴阳理论

阴阳是中国古代哲学思想范畴，是古人在生活和生产过程中对天地间自然规律所表现出的"数"和"象"的描述，也就是描述万物生化消灭这一周期运动过程。《道德经》中载有"道生一，一生二，二生三，三生万物。万物负阴而抱阳，冲气以为和"。早在上古时代对宇宙及万物规律就有如此精辟的认识，宇宙运生阴阳，阴阳和则产万物，万物皆体阴用阳，"阴平阳秘"故万物和，宇宙中万物皆由阴阳构成。在《易传·系辞上传》中曾有对阴阳的论述"易有太极，是生两仪，两仪生四象，四象生八卦"。易经为了更好地阐述事物运行、变化故演化出四象太阳、少阳、太阴、少阴。《黄帝内经》曰："阴阳者，天地之道也，万物之纲纪，变化之父母，生杀之本始，神明之府也，治病必求于本……寒极生热，热极生寒。寒气生浊，热气生清。"以"象"的思维方式更深入描述阴阳，同时由哲学阴阳引申到中医阴阳，开始把阴阳运行理论应用到人体生理和病理方面，对中医理论影响深远。在《四圣心源》中论述春夏秋冬阴阳之多少，是以"阳升于岁半之前，阴降于岁半之后，阳之半升则为春，全升则为夏，阴之半降则为秋，全降则为冬"。阳气的布散运行显现为万物的生化消灭，阴阳本无形无象，万物所体者"阴"，所用者"阳"，显者"象"，阴阳之气属内证，存在但不可见，阴阳之象则是外证，有形有象显而可见，故阴为阳之体，阳行之以用，《长沙药解》对阴阳有如此论述："阴静而阳动，阴则内守，阳则外散。"可见，阴阳合和，则万物化生，万象变化，阴阳是天地及人体运行规律之根本，万物皆离不开阴阳。

三阴三阳开阖枢理论

"开阖枢"理论是探索宇宙、生命及分析事物的方法。三阴三阳开阖枢是为了表述阴阳在生化过程中开合升降出入的状态。《素问·至真要大论》黄帝曰："愿闻阴阳之三何谓？岐伯曰：气有多少异用也。"就是同一物在不同阶段，阴阳总是或偏多或偏少，阴阳量的变化是一个有机的运动过程，为了更全面阐述阴阳运行，布散及升降出入，故诞生"开阖枢"理论。《素问·阴阳离合论》曰："圣人南面而立，前曰广明，后曰太冲；太冲之地，名曰少阴；少阴之上，名曰太阳……广明之下，名曰太阴；太阴之前，名曰阳明……厥阴之表，名曰少阳。是故三阳之离合也，太阳为开，阳明为阖，少阳为枢……三阴之离合也，太阴为开，厥阴为阖，少阴为枢。"姜莉云在临床中善先辨阴阳，应用三阴三阳开阖枢理论指导病理及病机，认为天地及人体阴阳之气的运行似太极之图，循环无端，运动不止，阳极生阴，阴极生阳，清代医家彭子益称为阴阳之"圆运动"。少阴应冬至之时，阴寒之极封藏阳甚，阳始出于阴，阳之渐开，故曰太阳为开，此时阳少阴多。春分之时阴阳各半，之后阴渐收藏，转化为阳，此时阳多阴少，故曰厥阴为阴之阖。夏至之日阳全升，阳极也，阳极化阴，此时阳入于阴，阳气升转为阳气降，故为阳之枢。夏至时土下封藏之阳气随木气升发于土上，地面上阳热盛满，地下所藏阳热不多，故称少阳。少阳在少阴之表、上、外，可以理解为阳气通过少阴之藏，太阳开，厥阴阖到表之少阳。夏至之后，阳热极必反，阴气渐长，太阴开阴之门户，阳气收藏，秋分之后阴多阳少，阳明阖收藏阳气甚，故称阳明为阴之绝阳。冬至时，阴封藏阳甚，达极点，寒极生热，故少阴为阴之枢，少阴枢转自如，阳出于阴，阴化阳，故少阴、少阳两枢运转，阴阳之气运动圆。很多学者认识到六经辨证的重要性，却忽略阴阳"开阖枢"乃六经的灵魂，开阖枢理论对人的生理病理病机及疾病辨证施治具有重要的指导意义。

"枢"机为阴阳气运动之关键

各医家对开阖枢理论认识和运用各有不同，但凡中医大家对枢机的掌握和运用远远大于开和阖。《说文解字》中载有"枢，户枢也"，也就是门户的转轴，是门开合的重要部分和关键点，无轴或轴失灵则影响整个门的开合状态，要么常开或常闭。明代著名医家卢之颐在其著作《本草乘雅半偈·芷园素社疟疾论疏》曰："不列少阳形证者，以太阳为开，阳明为阖，少阳为枢，而之能开，阖之能阖，枢转之也。设舍枢，则无开阖矣，无从觅枢矣，故开阖既陷，枢机岂能独留。倘中见枢象，即为开阖两持。"可见，开阖枢是一个有机整体，相互制约，开阖也制约着枢机运转。"枢"机主运转阴阳气血至全身经络皮肤，"枢"机可分为表之枢、表里之枢、里之枢。

1. 表之枢：《伤寒论》曰"风则伤卫，寒则伤荣"。荣卫行于一身皮肤腠理中，卫气行于脉外，而荣气走于脉中，共同影响着阴阳之气在表的运行，具有护卫肌表的作用。风邪其性开泄，而寒邪性闭合，开泄之风正伤属收敛之卫气则荣病，而闭合之寒则伤升发之荣气故卫病。是故《伤寒论》中风属疏泄之病桂枝汤主之，疏泄表现为发热、汗出、恶风之象，需桂枝汤收敛其荣气。伤寒属收敛之病麻黄汤主之，收敛则表现为无汗、恶寒、全身酸痛之象，用麻黄汤开泄卫气。而在临证中，常恶寒，发热并现，追其因是中风和伤寒并兼，首以中风或伤寒致病，荣伤或卫伤波及表之"枢"机，故荣卫皆病，宜麻黄桂枝各半汤调和枢机，阳气升发则热，闭故恶寒，枢调和表之荣卫开合之态，开合自如病自愈，故在临证中投麻黄桂枝各半汤治表病效果明显。

2. 半表半里之枢：半表半里之枢病即少阳之枢是阴阳气出入、升降、浮沉表里之通道，此通道阻滞，枢机欲开不得里之阳气闭塞不出阴盛则寒，欲闭不得阳热郁结于上，阴不敛阳故热。《伤寒论》是以"太阳病不解，转入少阳者，胁下硬满，干呕不能食，往来寒热，尚未吐下，脉沉紧者，与小柴胡汤"。表病未愈，由表向里过程中即半表半里之病。少阳病由太阳不解，表之枢失运，由此波及表里之枢，在里之阴阳运行至荣卫受制，病久时阴阳之气在表里之间运行不畅，少阳枢失灵，开合失调，枢机偏于开则热，偏于合者易寒，故小柴胡汤主治往来寒热之证，以枢转少阳枢机，阴阳开阖自如故病自愈。

3. 里之枢：少阴枢病为里之枢病，此枢机真阳藏于坎水中，真阳足则升，能交通心肾之火，是人生长立命之根本，也是人体生死之枢。《伤寒论》少阴篇中曰"少阴病，脉沉者，急温之，宜四逆汤"，是故四逆汤乃少阴枢机之剂。阳虚象显，平素恶寒、四肢不温者乃肾中命门之火虚，不足以温通一身之远端，此时需小剂量四逆汤枢转少阴，使肾中一点真阳温升至全身经络皮肤。而不必等到四肢厥冷、恶寒蜷卧、欲寐、脉微细才投之，此时已是少阴枢失运，此时投四逆汤枢转少阴则阳出于阴，有起死回生之效。

少阴少阳两枢斡转阴阳之气运动圆

少阴少阳两枢相助为用，缺一不可。少阳居上焦，少阴位下焦，中焦则是太阴、阳明、太阳、厥阴。少阴枢转藏在肾阴中的真阳得以温升，通过太阳开阳，厥阴敛阴，阳气得以全升，达到上焦各脏，"上焦如雾"宣发布散阳气达到全身脏腑器官，通过表里之枢、表之枢斡转运行至全身经络及皮肤。在外在上焦之阳赖少阳枢机收敛、密藏至少阴肾水中,阳气得以永生,否则虚阳外跃,生化无源,阳耗阴亡。人体阴阳之气圆运动以少阴少阳枢机运转为主,太阳、厥阴、太阴、阳明为辅,若其一枢失灵则运动失圆,阴阳失和,阳气失温运,阴气失秘藏,气机失调,病自现。可见少阴少阳两枢如此关键,在临证中善用两枢之剂使人身气机运动圆则病自愈。

少阴之枢剂四逆汤合少阳之枢剂小柴胡汤机制

四逆汤乃仲景为少阴病而立,实为回阳祛阴之方。火神派鼻祖郑钦安在《医理真传·卷二》中论述"四逆一方,乃回阳之主方也,世多畏惧,由其不知仲景立方之意也。夫此方既列于寒入少阴……仲景虽未一一指称,凡属阳虚之人,亦当以此法投之,未为不可"。郑钦安研习仲景立法立方之精髓,嘱咐后学者"一见是阳虚症,而即以此方在分两轻重上斟酌,预为防之"。附子为四逆汤之君药,性升味辛大热,味辛而大热能补肾中真火,实乃"回阳救逆第一品",辛燥易开,开太阳温通十二经脉达上焦及皮毛。干姜辛温,能助附子温通走散之力,有"附子无姜不热"之说。甘草性平味甘,有补益中气,调和诸药之功,既能缓姜附峻烈之性,又能厚中焦脾土,使姜附走而受之,达到"土覆火永存"之效。三药合用既能温肾中真火,又使火藏肾水之中而永生,因此,四逆汤为枢转少阴之剂。小柴胡汤主治少阳病,柴胡为君药,性升味辛苦,升而辛能开阳使阳气温升,苦易敛,使相火收藏至肾水之中。《本草纲目》中论述柴胡:"治阳气下陷,平肝、胆、三焦、包络相火。"柴胡易升能阖契合少阳"枢"机。配苦寒之黄芩,以敛降上焦郁结之热,助柴胡阖少阳之火,半夏性辛温,助柴胡开郁热燥结之气,开太阴使火热归于少阴。配辛温之生姜下气散郁,温通经脉达皮毛,易升易降,调和开合皆病之"枢"。用味甘之人参、甘草,温中焦厚土气,运用"厚土伏火,补土火升"的思路,是以中焦脾土运转,阳得以升降,阴能藏阳,人身阴阳运动圆。两枢之剂并用,相互为援,若单用四逆汤阳气能温升,但只升不降,火浮游于表,相火不秘,燥热伤阴,故需小柴胡汤收降相火于肾阴中,使真火生化有源运动才能循环不止,阴阳和气机通畅邪自祛病自愈。

《素问·阴阳应象大论》中指出"善诊者,察色按脉,先辨阴阳",张仲景在《伤寒论》中提出六经辨证,其实质是辨三阴、三阳,归根结底是辨阴阳,故阴阳是辨证之总纲,而三阴、三阳开阖枢是阴阳圆运动的关键部分,掌握阴阳运动过程,才能辨其阴阳。所以在临床工作中,认清医理,识得病机,才能"知病之源",对症用药,以便除其病,安民生。

23　六经开、阖、枢理论渊源

　　《伤寒论》六经辨证中之治"开、阖、枢"理论，导源于《黄帝内经》，千百年来一直有效地指导着中医临床实践。是论首见于《素问·阴阳离合论》，其曰："是故三阳之离合也，太阳为开，阳明为阖，少阳为枢……是故三阴之离合也，太阴为开，厥阴为阖，少阴为枢。"《黄帝内经》"开、阖、枢"理论对后世影响较大，如杨上善、王冰、张景岳、吴崑、马莳、柯韵伯、陈修园、汪机等人都对此大加阐释，并多有发挥。学者陈明对此理论的渊源及内涵进行了解读，以期对《伤寒艳》六经病证的研究，对中医临床更为贴切的运用有所裨益。

六经开、阖、枢理论的源起

　　1. 从《素问·阴阳离合论》篇名谈起：三阴三阳之"开、阖、枢"，首见于《素问·阴阳离合论》，所以欲深入解读"开、阖、枢"，有必要先理解其篇名"阴阳离合"之意。纵观《素问》篇章之排序及《阴阳离合论》之具体内容，此"阴阳"，指三阴三阳。而"离合"，则可从以下两方面理解。

　　（1）"离合"者，出入、差别之意："离合"指三阴三阳之气数不等，各有出入。《素问·天元纪大论》曰："阴阳之气，各有多少，故曰三阴三阳也。"观《素问》前10篇篇章之序，第一篇《上古天真论》、第二篇《四气调神大论》为养生篇章；第三至第七篇为阴阳五行内容，其中第三篇《生气通天论》重点强调阳气的重要性，第四篇《金匮真言论》、第五篇《阴阳应象大论》讲人之阴阳以应天之阴阳，形成四时五脏阴阳系统理论。然而天人相合、阴阳对应之间，亦有气数之多少差别，故第六篇《阴阳离合论》便重点阐述阴阳的离合出入，开篇即曰："今三阴三阳，不应阴阳，其故何也？"意即三阴三阳各有气之大数，并非绝对如《阴阳应象大论》所述之阴阳功能对应，如阳在外主开、阴在内主合，而是对应时各有些离合出入，阳亦有合，阴亦有开。对应是相对的，而有阴阳气数不等则是绝对的。故第七篇《阴阳别论》则接着讲阴阳气数之不同，并将其用于疾病的诊断。之后，第八篇《灵兰秘典论》、第九篇《六节藏象论》、第十篇《五脏生成》、第十一篇《五脏别论》等就开始主要讲藏象理论了。综上所述，所谓"阴阳离合"，则是指三阴三阳之气数不等，各有出入，而"开、阖、枢"便是其离合出入的具体表现形式。故《阴阳离合论》在讲阴阳之"开、阖、枢"之前，以"是故三阳（三阴）之离合也"句冠之。

　　（2）"离合"者，谓分工与合作、可分与统一：离，分工、分开；合，合作、配合、统一。"阴阳离合"即是讲三阴三阳既分工又合作，既具可分性又有统一性。"阴阳离合"学说是《黄帝内经》阴阳理论的重要组成部分，其核心是阴阳的可分性与统一性，《素问·阴阳离合论》曰："外者为阳，内者为阴。"阳在外，又可分为太阳、阳明、少阳，阴在内，又分为太阴、少阴、厥阴，此为"离"；而三阳实为一阳所化，三阴实为一阴所生，此则为"合"。"分而言之谓之离，阴阳各有其经也。并而言之谓之合，表里同归一气也。"从功能而言，三阴三阳"离"则有开、有阖、有枢，"合"则为"三经者不得相失也"。分而有三，合则为一，阴阳之"开、阖、枢"相互配合，以共同完成万物之生长变化。故《素问·阴阳离合论》开篇先曰："阴阳者，数之可十，推之可百，数之可千，推之可万，万之大不可胜数，然其要一也。"王冰注曰："一，谓离合也。虽不可胜数，然其要妙，以离合推步，悉可知之。"故该篇在论述其"开、阖、枢"之后又曰："三经者不得相失也，搏而勿浮，名曰一阳……搏而勿沉，名曰一阴。""搏"，本意搏动，指经脉搏动，在此引申为功能状态。"浮""沉"，此代表不同、差异。浮为阳，故阳经言"浮";沉为阴,故阴经言"沉"。三阳三阴尽管有"开、阖、枢"之不同功能状态,但三经必须密切配合,缺一不可。有开无阖,则经气涣散;有阖无开,则经气郁滞。而若枢转失常,则开阖皆废。正如王冰注曰:"若经气应至,无沉浮之异,则悉可谓一阴(一阳)之气,非复有三阴(三阳)差降之殊用也。"阴阳的这种"离合"理论,有其重要的临床意义,如《伤寒论》既有六经分证的"离"状,又有合病、并病的"合"状。又三阳病均有发热,此为"合";而又有太阳之发热恶寒、阳明之但热不寒、少阳之往来寒热的不同,此则又为"离"。

2. "开、阖、枢"源于四时阴阳之变化:"开、阖、枢"的概念源于四时阴阳的变化,早在老子《道德经》第十章载曰:"天门开阖,能为雌乎?"《鬼谷子·捭阖》开篇曰:"观阴阳之开阖以命物,知存亡之门户。"《周易·系辞上》曰:"是故阖户谓之坤,辟户谓之乾,一阖一辟谓之变,往来不穷谓之通。"辟,即开。可见,老子、鬼谷子、《周易》均是通过开阖来阐述阴阳运动变化的。故"开、阖、枢"理论是阴阳学说的重要理论之一。又《管子·宙合》曰:"春采生,秋采蓏,夏处阴,冬处阳,此言圣人之动静、开阖、诎信、涅儒、取与之必因于时也。"《鬼谷子·持枢》曰:"持枢,谓春生、夏长、秋收、冬藏,天之正也,不可干而逆之。逆之者,虽成必败。"皆言圣人之行事如四时阴阳之开阖,可见阴阳开阖和四时季节变化是紧密相连的。

《素问·阴阳离合论》认为,四时的阴阳变化促使万物生长化收藏,而这个过程是通过"开、阖、枢"的功能形式来完成的,"天覆地载,万物方生,未出地者,命曰阴处,名曰阴中之阴……;则出地者,名曰阴中之阳。阳予之正,阴为之主。故生因春,长因夏,收因秋,藏因冬,失常则天地四塞。"正,即正气,能量;主,为主体,物质。天之阳气给予万物生长之能量,地之阴气构成万物生存之形体,即"阳化气,阴成形"也。王冰注曰:"阳施正气,万物方生;阴为之主,群形乃立。"万物生于土,未出地面时为阴中之阴,其阶段相当于"阖";已出地面为阴中之阳,其阶段相当于"开",而运转于"未出"与"已出"之间者谓之"枢",有了阴阳的"开、阖、枢",从此万物才能四季生长化收藏。一旦"开、阖、枢"功能失常,则生化泯灭,天地四塞。人与天地相参,四时相应,人体气机之升降出入,亦赖其三阴三阳的"开、阖、枢"功能运转,太阳、太阴主开,少阳、少阴主枢,阳明、厥阴主阖,以维持人体的正常生命活动。

"开、阖、枢"之内涵

1. "开、阖、枢"字义解读:"开",小篆写为"開",会意字,两扇门中有一横,表示门闩,下面是一双手,会意用手打开门闩。故开的本意为开门。《说文解字》曰:"开,张也。"《古今韵会》谓"启也",形容门户张启的状态,意为开启、开张、打开。开,亦有开通、开始的意思。李白《望天门山》曰:"天门中断楚江开,碧水东流至此回。"《五音集韵》曰:"开,通也。""开",即作开通讲。又,开为开始,如《后汉书·冯衍传》曰:"开岁发春兮,百卉含英。"据此,《素问·阴阳离合论》之太阳、太阴为开,可理解为太阳、太阴经气主开启、开通,为三阳、三阴之开始的意思。

"阖",形声字,从门,盍声。本义:门扇。《说文解字》曰:"阖,门扇也,一曰闭也。从门盍声。"《尔雅·释宫》曰:"阖,谓之扉。"即门面、门板。又《古今韵会》曰:"双曰阖,阖,门也;单曰扇,扇,户也。"可知,"阖"是指两扇门对合的状态。引申为蓄积、包纳。《素问·阴阳离合论》谓阳明、厥阴为阖,意即阳明为阳气蓄积之所,厥阴为阴气藏纳之地,故《素问·至真要大论》谓阳明为"两阳合明"、厥阴为"两阴交尽也"。

"枢",《说文解字》曰:"枢,户枢也。"即门轴,指门户转动时的状态。引申为枢机、枢转、关键,如《集韵》谓枢"本也"。阴阳学说中,"枢"指的是四时阴阳变化的关键。如《鬼谷子·持枢》中所谓"持枢",就是要顺应四时阴阳运动的变化。《灵枢·根结》曰:"五脏六腑折关败枢,开阖而走。"此"关"与"枢",皆为关键的意思。《素问·阴阳离合论》谓少阳、少阴为枢,其意即为少阳、少阴主枢机,为三阳、三阴运转的关键。

2. "开、阖、枢"与三阴三阳之气：《素问·天元纪大论》曰"阴阳之气，各有多少，故曰三阴三阳也"。三阴三阳其气不等，由此分为太阳、少阳、阳明、太阴、少阴、厥阴。一阳少阳为小阳、初生之阳，生机盎然，灵巧多动；二阳阳明为"两阳合明"、阳气盛极，能量充足；三阳太阳为老阳、巨阳，守护有加，御敌于外。三阴太阴为老阴，老成持重，居阴之表；二阴少阴为小阴，文静秀气，心灵手巧；一阴厥阴为尽阴、"两阴交尽"，阴气盛极。由此《素问·阴阳离合论》及《灵枢·根结》篇均曰"太"者为"开"，"少"者为"枢"，阴阳之"极"者为"阖"。故六经之"开、阖、枢"与其经气之多寡密切相关。六经"开、阖、枢"既是对阴阳盛衰变化的表达，又是对六经气化功能状态的描述。《黄帝内经》以三阴三阳示阴阳气数之多少，以"开、阖、枢"示阴阳气化之状态。

3. "开、阖、枢"与六经气机之运动：《素问·六微旨大论》曰"故非出入，则无以生长壮老已；非升降，则无以生长化收藏。是以升降出入，无器不有"。《灵枢·根结》形象地运用"根"与"结"概括了六经之气的运行，"脉气所起为根，所归为结。"以十二经脉之脉气起始与归结的部位，来阐明经气运行之升降出入规律。《灵枢·卫气》对此亦有相似论述，只是将"根结"称为"标本"。而六经气机的升降出入，则是以"开、阖、枢"的形式体现的。"开"而能出、能运、能升；"阖"则可入、可纳、可降；而开阖运转、升降出入，则"枢"在其中，以贯通阴阳，既济水火。"开者主出，阖者主入，枢者主出入之间。"人体十二经脉之气通过"开、阖、枢"的运转，促使气机上下流动，内外通达，从而构建人体脏腑、经络、体表组织之间的广泛联系。同时也为中医临证提供辨治的依据，如太阳主开，病则用汗法，而吐下者禁；阳明宜阖，病则用下法，汗者禁；少阳为枢，病则用和法，汗吐下者皆禁等。

4. "开、阖、枢"与六经之标本中气：六经"开、阖、枢"是六经气化功能的具体表现形式，而六经的气化是以标本中气作为物质基础的，因此其标本中气也就成为"开、阖、枢"运转的重要物质基础。标本中气的概念由《素问·六微旨大论》提出，是运气学说的重要组成部分，掌握标本中气的道理是理解六经"开、阖、枢"的关键。如"太阳之上，寒气治之，中见少阴"，说明太阳为寒水之气，其主开的功能，是以少阴心肾阳气作为后盾的，尤其表现在卫气的生成及出入运行上。《灵枢·营卫生会》曰"卫出于下焦"，少阴肾阳的蒸腾气化，令卫气充盛于太阳经，通过太阳主开而温煦体表，以肥腠御邪。若肾阳不足，卫气蒸腾乏力，则容易招致外邪侵袭，导致太阳病或太阳少阴两感证。再如"阳明之上，燥气治之，中见太阴"，阳明为燥金之气，"两阳合明"而主阖，其经气在运转过程中易化燥、伤阴，因此时时需要太阴湿土之气的润泽，否则容易阖而太过，令燥热内生，甚至导致燥屎的形成而发生阳明腑实证。可见，六经通过标本中气相互构成亲密的表里关系，在发挥"开、阖、枢"的功能时，虚则互助，实则互抑，生克乘化，运转不息。

5. "开、阖、枢"的争议：关于六经是"开、阖、枢"还是"关阖枢"是有争议的。王冰本《素问·阴阳离合论》、史崧本《灵枢·根结》及《针灸甲乙经·经脉根结》等皆作"开、阖、枢"，而与"开、阖、枢"观点并存的还有"关、阖、枢"之论，其争议源于杨上善《黄帝内经太素》(以下称《太素》)"关阖枢"说及王冰本《素问·皮部论》的几句话"太阳之阳，名曰关枢""太阴之阴，名曰关蛰""关折，则关节渎而暴疾起矣。故暴病者取之太阳"。于是有了太阳、太阴主"关"之说。从版本沿革角度看，《太素》较王冰《素问》本、史崧《灵枢》本更近古貌，杨氏在《太素》之卷五"阴阳合"、卷十"经脉根结"中，均将太阳、太阴为开中的"开"字写作"关"。宋代林亿等新校正王冰《素问》本"太阳为开，阳明为阖，少阳为枢"句后注曰："按《九墟》太阳为关，阳明为合，少阳为枢，故关折则肉节渎缓而暴病起矣……《甲乙经》同。"《九墟》，是《灵枢经》传本之一，亦有《九卷》《九灵》之名。清代萧延平校注《太素》时，对杨氏"关阖枢"论大加肯定，并引《灵枢·根结》篇"不知根结，五脏六腑折关败枢，开阖而走"语为证。此外，明代汪机续注《读素问钞》时亦曰："盖言太阳居表，在于人身如门之关，使营卫流于外者固；阳明居里，在于人身如门之阖，使营卫守于内者固；少阳居中，在于人身如门之枢，转动由之，使营卫出入内外也常。"

那么，要怎样看待这个问题呢？我们认为，六经为"开、阖、枢"义胜，理由为：①从字形上看，

"开""关"二字字形相近，容易因传抄互误。萧延平在校注《太素·卷五·阴阳合》时按曰："太阳为关，'关'字《甲乙经》《素问》《灵枢》均作'开'，日本抄本均作'開'，乃'關'之省文。""省文"，即减少字的笔画。可见"關（关）"的简体字"開"与"開（开）"字形非常接近，容易互误。关于日本抄本均作"開"，丹波元坚作了证实，《素问绍识》曰："《太素》开作開，按：即关字。"《素问补识》一书亦认为，开、关二字因字形相近容易互误，"此'太阳为开'，关误作开。杜甫《早行》诗：'干戈异揖让，奔边关其情。'杨伦笺曰：'关，一作开。'王的次注，杜的诗作，均写成于 8 世纪 60 年代……二字互误亦同，皆由字形相似所致。"《黄帝内经》非出自一人之手，亦非同时代作品，其版本流传主要是靠传抄的方式，在其过程中因传抄致误是很有可能的。这种情况在《黄帝内经》中非仅一处，如《灵枢·本脏》曰"卫气者，所以温分肉，充皮肤，肥腠理，司关合者也"，显然这里的"关"无论是从文义还是医理上讲都应作"开"字为胜。②从字义上讲，《说文解字》曰："关，以木横持门户也。"指门闩栓门的状态。而"开"古体写作"開"，会意字，表示用一双手打开门闩，本意为开门。《说文解字》曰："开，张也。"用手打开关闭着的门，此过程包含了"关"与"开"，意思是由关闭到开通，所以《五音集韵》将"开"与"关"均释为"通也"。意义相通，可以相互借用。"关阖枢"可以看作是从另一方面对"开、阖、枢"的补充反证。③从文理上说，"开、阖、枢"是借门户开与阖的枢转来比喻六经经气的功能状态，有开有阖，枢在其间。而如果讲成"关阖枢"，则因"关"与"阖"文义相近，就显得比喻没那么生动贴切了。有学者为证实"关阖枢"试引《灵枢·根结》"五脏六腑折关败枢，开阖而走"一句作解，似嫌望文生义，与文理不切。此"折关败枢"之"折"与"败"都是损坏、损伤的意思；而"关"与"枢"同义，关键的意思。所以"折关败枢"意为如果不了解脏腑的根结之所在，则会造成关键性的损伤，强调六经"根结"的重要性。且下文在讲到太阳、太阴为病时，仍然用"开折"表达，足证此"折关败枢"之"关"非"关阖枢"之"关"，而是作关键、枢机解。④从医理上讲，《灵枢·根结》不但论述了六经"开、阖、枢"的生理功能，而且举例阐述了六经"开、阖、枢"失常的病机及病证，称为"折"，即损伤的意思。其中太阳"开折则肉节渎而暴病起矣，故暴病者取之太阳"，太阴"开折则仓廪无所输，膈洞，膈洞者取之太阴"。太阳主开，敷布卫气，开之失常，则不能温煦肌肤关节，而致腠理疏松，肌肤松缓，骨节不利，谓之"肉节渎"。"渎"，此作动词，本义轻慢、不敬，在此引申为松缓、松弛。同时，开之太过，卫气不固，而招致外邪的侵袭易发急性外感病，所以外感表证，治在太阳。太阴主开，以营运精微，故曰"脾藏营""脾为之使"，开之失常，脾不健运，则易发"膈洞"之证，即脘痞、洞泄的表现，故脘痞、洞泄，治在太阴。

可见，开与关是一种事物功能状态的两个端点，二者不可绝对分割开来，关为开之前状，开是关之张启，无关就无所谓开，无开也无所谓关，开与关只是从不同角度观察事物或工作的场面而已。如太阳主开，为太阳经的功能特点，但其"开"也并不是洞开无度，而是有度的开，开中亦有关。所以《素问·皮部论》才又曰："太阳之阳，名曰关枢。"这是对"太阳主开"的辩证论释。"太阳主开"，为人与自然沟通打开了通道，是维持人与自然平衡所必需。但"开"是动态的，"开者，所以司动静之基"，可见开是"动静结合"的，并非绝对的开而不关，启而不闭，而是随着自然界昼夜晨昏的变化，来调节开关之度，当开则必开，当关亦需关，其规律一般是昼开夜关，以应自然阳气之生息，正如《素问·生气通天论》曰："故阳气者，一日而主外，平旦人气生，日中而阳气隆，日西而阳气已虚，气门乃闭。"再者，太阳之开中有关，对防御外邪侵袭至关重要，当邪气侵袭人体时，太阳之气则昼日开门起而抗邪，夜晚合户而固守正气，开合有度，排浊护正，驱邪御邪。故又曰"关枢"，即开关之枢，也可理解为"管束"也。

综上所述，太阳主"开"与主"关"，只是从不同角度进行阐发，其理则一，正如张景岳《类经》注释"太阳之阳，名曰关枢"时所说，此"词异而义同也"。

六经"开、阖、枢"的常与病

1. 太阳为开：主敷布营卫，通畅津液。太阳经开，则卫行营濡，肤润腠肥，津液布畅而为汗，所谓"汗出溱溱是谓津"；太阳腑开，则膀胱气化，小肠受盛，泌清别浊，二便畅利，而能"气化则能出矣"。故太阳张启，则营卫和谐，皮腠温润，津液流行，表里畅达，上下利通，方能正气伸张，抵御外邪。失常则外邪侵袭，营卫不和，气化不利，表里不畅，小便不通，"开折则肉节渎而暴病起矣，故暴病者取之太阳"。

2. 阳明为阖：主蓄纳阳气，腐熟水谷。阳明经阖，则阳气盛聚，温煦脏腑百骸，所谓"两阳合明也"。吴崑曰："阳明在里，受纳阳气，谓之阖。"张景岳则曰："阳明为阖，谓阳气蓄于内，为三阳之里也。"阳明腑阖，受纳水谷，化生气血，传导糟粕。王冰所谓"阖者所以执禁锢之权"。失常则或为"热结在里，表里俱热"而成大热；或为传导失司，燥屎结聚而为腑实；或为气血不足，筋肉失养而生痿疾。"阖折则气无所止息而痿疾起矣，故痿疾者取之阳明。"

3. 少阳为枢：主枢转阴阳，沟通表里，贯通上下，畅达脾胃。少阳"枢"义有二：首先，少阳为三阳之枢，介于太阳、阳明之间，枢转三阳之经气；其次，少阳为六经之枢，介于三阳、三阴之间，枢转表里之阴阳。又少阳主火，手少阳三焦又是气与水的通道，故在病理情况下，少阳发病易兼夹证多，兼太阳、兼阳明、兼三阴证，以及夹痰、夹湿、夹水、夹气、夹火等，此皆因少阳主枢机之故。《灵枢·根结》曰："枢折，即骨繇而不安于地。故骨繇者，取之少阳。"繇，即摇。骨，此非指人之骨骼，而是指维系"枢轴"运转之机关骨架，犹如门轴之槽臼，或固定门框之合页。故骨摇者，并非指人之筋骨痿废，不能行走，而是指犹门轴之松动摇晃，或门轴倾斜欲倒所致的繁杂之证，故本篇下文曰："所谓骨繇者，摇故也""骨繇者，节缓而不收也。"喻示少阳为病，犹如枢机紊乱，开阖不得，临床表现必其症繁杂，兼夹较多。治当理顺根源，执简驭繁，故治"当穷其本也"。

4. 太阴为开：主运化精微，化生营气，吐故纳新。太阴能化运营气，《灵枢·营气》有曰："故气从太阴出，注手阳明……复出太阴。此营气之所行也。"营气沿十二经脉运行，始于手太阴，而又终于手太阴。《灵枢·本神》有曰"脾藏营"，《灵枢·营卫生会》有曰"营出于中焦"，皆言足太阴脾为营气化生之地。可见，太阴主管着人体营气的生成与运行，这与"太阴主开（关）"是分不开的，关则化营，开则运营。故太阴开关失常，则可致营气或化生不足，或运行迟滞。《素问·刺禁论》曰"脾为之使"，指太阴脾能转运水谷精微于全身，是太阴主开的主要表现。失常则脾失健运，升降紊乱，清浊混杂，而生脘痞、泄泻之证，"故开折则仓廪无所输，膈洞，膈洞者取之太阴。"

5. 厥阴为阖：主阖禁阴气，蕴生阳气，藏血舍魂。《素问·至真要大论》谓厥阴为"两阴交尽"，又曰"两阴交尽谓之幽"。"幽"，幽禁的意思，厥阴为太阴、少阴两阴之尽，故能幽禁阴气，以利阳气蕴生。又厥阴肝木藏血主相火，既为肾水之子，又为心火之母，而厥阴心包主喜乐。故厥阴主阖，又能协同水火，共御寒热，虽是两阴交尽，却又阴尽阳生。失常则阴阳紊乱，寒热错杂，气血不调，神情抑制，即"阖折则气绝而喜悲，悲者取之厥阴"。

6. 少阴为枢：主既济水火，交通心肾。少阴统管心与肾，一阴一阳，一水一火，其经气、脏气枢转于太阴、厥阴之间，这一重要的生理基础则是基于五行间的生克乘侮关系。盖少阴肾水可以涵养厥阴肝木，生理情况下通过少阴肾的枢转作用，不断地为厥阴肝木输送精气，以维持肝脏的舒畅条达及藏血之功；与此同时，心火可以煦生脾土，故在少阴心的枢转作用下，太阴脾土才得以源源不断地温化，以健运水谷气血。故在病理状态下，尤其当少阴心肾水火失常之时，除水火不济而见心肾不交诸症，还可导致其枢机转运失司，或火不燠土而致呕哕下利、四肢厥冷，或水不涵木而头眩心悸、身欲擗，《灵枢·根结》总括为枢机"不通"，故"枢折则脉有所结而不通，不通者取之少阴"。

"开、阖、枢"理论源于四时阴阳气数的变化，天有四时更替及昼夜晨昏的轮转，万物得以生长收藏而有"开、阖、枢"之表现，人亦应之则有三阴三阳之离合，离则有开、有阖、有枢，合则为一阴一阳，"三经不得相失也"。六经"开、阖、枢"既是对阴阳盛衰变化的表达，又是对六经气化状态的描述，是以六经的标本中气为物质基础，以气机的升降出入为功能状态。太阳、太阴主开，则能出、能运、能升；阳明、厥阴主阖，则能入、能纳、能降；少阳、少阴主枢，则枢转阴阳，既济水火。应之临床，"开折"则或太阳阳气不布，卫外不固而"暴病"，治则汗之为法，吐下为禁；或为太阴转运不能，清浊紊乱而"膈洞"，治则补之温之，汗吐下禁。"合折"则或阳明燥热结聚，气血损伤而生"痿疾"，治则清下滋补，汗法为禁；或为厥阴藏泄失衡，寒热错杂而"气绝"，治则或清或温，汗吐下禁。"枢折"则或少阳枢机不利，气血失调而"骨繇"，治唯和之为法，汗吐下禁。或少阴水火失济，心肾不交而"不通"，汗吐下法皆为之禁。

24　六经开、阖、枢理论应用

在《伤寒论》中，并未明确提出开、阖、枢的说法，唯言"传变"则有之。历来名家注《伤寒论》者，以"开、阖、枢"之说作解释者很多。《伤寒论》"开、阖、枢"理论盛于明清之季，柯韵伯、张志聪、陈修园等都极力倡论此说，尤以卢之颐倡之最激，渐至于成为研究张仲景学说的一大流派。学者梁华龙对此理论在《伤寒论》六经辨证中的应用做了辨析。

《伤寒论》开、阖、枢说的渊薮及争议

开、阖、枢说最早见于《素问·阴阳离合论》和《灵枢·根结》篇。《伤寒论》虽无开、阖、枢的记载，但由于仲景善于"勤求古训"，已把《黄帝内经》的学术思想融入在《伤寒杂病论》中。故后世医家，为了说明六经病的机能，阐发了仲景的这一学术思想。以开、阖、枢为理论，对《伤寒论》进行了注疏。有关《黄帝内经》的开、阖、枢理论，后世解释颇多，阴阳盛衰转化说、六经经气逆变说、六经经气盛衰动转说等，其开、阖、枢的意义，不仅是说明由阳到阴，由阴到阳，由初到盛、由盛到衰，由衰到转的阴阳运转递变过程，而且同时应该看到它是一个完整而辩证的整体，有开则有阖，有阖则有开，开阖之间又离不开枢转。所以开、阖、枢乃是说明同一事物的三个方面，彼此各有所主而又不可分离，是一个不可分割的整体。是以开、阖、枢原理说明三阴、三阳经络的生理、病理现象，开、阖、枢作用的失调，就必然导致六经疾病的发生。太阳为表，太阴为里中之表，俱属于开。两阳合明为阳明，两阴交尽为厥阴，俱属于阖；开阖关键在于枢，枢又有阳枢、阴枢之分，少阳位于太阳、阳明之间，为阳中之半表半里，转太阳则开，转阳明则阖，故为阳中之枢；少阴位于太阴、厥阴之间，为阴中之半表半里，转太阴则开，转厥阴则阖，故为阴中之枢。

《伤寒论》开、阖、枢说的意义

仲景《伤寒论》以六经为纲，为治病应变之法，主要是以开、阖、枢体现三阴三阳及阳经与阴经之间的病理机转。以开、阖、枢比喻六经的生理功能，对于掌握六经的病机及治法有一定的意义，据此探讨《伤寒论》的六经辨证论治，有助于加深理解和便于掌握六经病的特点和治则。以开、阖、枢的原理来理解《伤寒论》六经，有助于对伤寒六经病的性质有更为深刻的认识，有助于判定六经病变的动向，因而在临床实践中具有指导作用。

《伤寒论》开、阖、枢学说的运用

运用开、阖、枢理论，对《伤寒论》的理、法、方、药进行研究和阐释，是后世研究《伤寒论》的结晶。通过对开、阖、枢理论和《伤寒论》的对照研究，认为开、阖、枢理论与气化理论、气机升降理论一样，在《伤寒论》的学习和运用中，有着极其重要的价值。

《伤寒论》六经是以《黄帝内经》理论为基础的，其中与脏腑经络的关系最为密切，三阴三阳的六经名称与《黄帝内经》经络理论完全相同，六经病的症状，亦多经络及其所络属脏腑受病的表现，而《黄帝内经》中的开、阖、枢原理主要用于阐明经络的生理、病理变化。虽然《伤寒论》中没有明确提

出开、阖、枢的说法，但就其论述病变的机制和传变来看，始终贯穿这种精神。开、阖、枢学说不仅可以解释六经病的传变，而且对六经病的病机、症状及治疗等方面，均有一定指导意义。

1. 解释六经病机和症状：伤寒六经的性质和特点，可以以开、阖、枢为理论基础，来进行阐释。六经病变的发生，乃是其所属经络脏腑开、阖、枢作用失调的结果。

太阳为三阳之开，主一身之表，为病邪出入门户，外邪袭人，始自太阳。太阳统营卫，一方面主司汗孔的开合，另一方面抗御外邪，防止入侵，其太阳经通行营卫，其腑膀胱又主司气化。因此太阳的作用为上行外达，故称太阳为开。当正气不足，外邪侵袭人体，太阳首当其冲而发病，导致"开"的机能紊乱；或者当开而反闭，见发热恶寒、汗不出而喘；或当"阖"而反开，致汗出恶风，脉浮缓；或气化不行而口渴，小便不利。总之太阳之气不能上行外达卫外而为固，腠理开合紊乱不节，以至于产生了太阳病。

阳明位于三阳之里，主腐化传导，阳气蓄内而生精排浊，其特点"内行下达"。故称阳明为三阳之阖。邪侵阳明，则其内行下达的机能遭到破坏，不能够腐化传导，生精排浊，则其阖的功能紊乱，故出现不能食、大便燥结或呕逆、小便数、热结旁流，若其阖的作用进一步破坏，阳气不能内蓄，反而外蒸上逆则见潮热、谵语、大汗等症。

少阳位于半表半里，具有宣通、升发、疏调的作用，故称之为"枢"。少阳病多为枢机不利，升发条达不及而为病。例如正邪分争于半表半里，风热壅盛，故有往来寒热、胸胁苦满、心烦喜呕的症状，少阳病，既可外兼太阳，也可内兼阳明，因而在三阳中有着重要的枢转作用。

太阴居阴分之表，主宣发、输布，凡气血化生，血脉周流，津液四布，都是太阴经的作用。因此称太阴经为三阴之"开"。太阴病，是因其宣散、输布、运化的作用，也即"开"的机能紊乱所导致的结果。如水津不能布输则见腹满时痛、呕吐下利不渴，是太阴脾运失职，当"开"不开；而肺气壅郁不开，则喘满、咳嗽，是手太阴肺气不开所致。

少阴居于阴分之中，为一阴初生，所连脏腑心火肾水，所藏物质心血肾精，皆宣布通达全身而为用，与全身各经脉脏器有着密切的关系。在三阴经中，少阴枢机不利，则心肾中水火不交，各自为政，故可见心烦不眠的热化证，又可出现脉微下利的寒化证，尚可见到单纯枢机不利的四逆散证。

厥阴居阴分之里，为两阴之交尽，手厥阴心包代行君令，使阴血敛而火不作；足厥阴肝主藏血，使血脉潜藏而精不泄，故称厥阴为三阴之阖。若厥阴阖的机能失常，则出现寒热不能交阖，而见错杂胜负之象，阴血不能潜藏则见呕吐或下利脓血等症。

2. 阐发六经病变的传变关系：《伤寒论》六经病变的转化是复杂的，但也有它一定的规律。在三阳经开、阖、枢之间，太阳"开"的作用可以转属阳明"阖"，也可转属少阳"枢"。少阳作为"阳枢"的作用，在于少阳邪气多来自太阳"开"，又最易入里转属阳明"阖"，而阳明"阖"一般不传向太阳"开"或少阳"枢"，即所谓"无所复传"。其出路或见自解，或阳热亢极以致危殆。在三阴开、阖、枢之间，太阴为里虚寒证，病情进一步发展，很容易转为全身性虚寒证的少阴病。少阴作为阴枢的作用在于病邪来自太阴"开"，又可转向太阴"开"或厥阴"阖"，其出路或阳复而解，或转出阳经而愈。

阴阳之间，关系也甚密切，一般是阳经的"开、阖、枢"，皆可转至三阴，表示病情的进展。阴经的"开、阖、枢"，又皆可以转出三阳，表示病情的好转。其相互转属关系最为密切的是太阳"开"与少阴"枢"，阳明"阖"与太阴"开"，少阳"枢"与厥阴"阖"。其转化归规律是"实则三阳，虚则三阴"。

三阳的"开、阖、枢"，与三阴的"开、阖、枢"相应一对之间，各有特点，又互有相同之处。例如少阳"枢"以及少阴"枢"，皆为半表半里，颇有相似之处，少阳为阳枢，侧重于表，少阴为阴枢，侧重于里；少阳为病，多寒热往来，少阴为病，多寒化热化；少阳心烦喜呕，少阴心烦欲寐，呕主出为阳主于外，寐主入为阴主于内，都为枢机不利之象。少阳病的阳微结，与少阴病的纯阴结有疑似之处；少阳病的柴胡证与少阴病的四逆散证，病机又多类同。因此，阴阳二"枢"，其病变机制异中有同，同中有异。

三阳之"开"与三阴之"开"间存在着内在联系，太阳之"开"的功能失调，可影响及太阴之"开"，使其宣散失常而见咳喘，而太阴之"开"失常，热在太阴肺，开之太过，则影响太阳主卫的功能，而见汗出；又太阳"开"之不及，汗当出反而不出，郁于内则碍及太阴之输布而生湿发黄，太阴不能输布，则太阳也失却营卫化源而不能主司皮毛开合；若太阳能开，汗泄而小便利则太阴宣散、输布如常，咳喘、发黄自然痊愈。若太阴能够宣散布输，则太阳之气充足，也能正常主司毛孔，故其两者之间联系紧密。

三阳之"阖"与三阴之"阖"关系也非常密切，阳阴主土属胃，胃气盛，则邪不传三阴，胃气虚则邪易传三阴；故三阴是否受邪，一般不在太阳、少阳，而在阳明，故有阳明为三阴之外蔽的说法。此外，阳明也是三阴病邪的出路，它既是三阳之里，有为三阴抗邪的作用，又是三阴之表，有为三阴透邪的功能，太阴大实痛、少阴三急下、厥阴实热厥，均需清泄阳明，方可痊愈。

3. 预测六经病变的预后：用开、阖、枢说来观察六经的吉凶有一定的意义。无论三阳病或三阴病，病在开时，多为病轻易治；病在阖时，则稍重稍深不易治。"枢"在六经病预后中，它既可外出转至开，又可内入转至阖。但少阴为阴枢，其病预后多不良，而少阳为阳枢，若病自太阳"开"来，则病为进，若由厥阴之"阖"转来，则病为好转，外出向愈。因为疾病是一个不断发展的过程，在观察疾病的好转与否，判断预后时，不可静止地看待某一个孤立的阶段，而必须前后联系起来分析。开、阖、枢学说正是以发展和运动的观点来观察疾病动向的。

4. 指导六经病的治疗：六经病乃是六经正常"开、阖、枢"作用发生障碍的结果，因此六经证治大法和方药，都是针对恢复三阴、三阳"开、阖、枢"的正常作用这一目的而设的。三阳病是开、阖、枢的功能失调，其立法旨在恢复开、阖、枢之功能。太阳病，表闭不开，或表疏开之太过，以麻黄汤开腠发汗祛邪，使闭者开。桂枝汤调和营卫，使主卫司表的功能恢复，都是针对太阳"开"的功能而立法遣方的。阳明病是向内下达的"阖"的功能失常，故主以攻下，祛其留邪，恢复阳明受纳传导之职。少阳病枢机不利，邪在半表半里，既不可汗，又不可下，则用小柴胡汤以和解表里，恢复其枢机的作用。六经病最基本的治疗原则，是通过方药和针灸的方法，调整三阴三阳"开、阖、枢"的机能，使之恢复其正常的作用，疾病就可痊愈。

用开、阖、枢理论来研究《伤寒论》六经，也体现了中医学的整体观念，并且能够很巧妙地利用六经之间的联系进行论治。如外感病在临床上除了出现比较典型的六经病象之外，也往往出现错综复杂的二经（或三经）皆受病的症状，即所谓合病之类，治疗时除了兼顾的法则外，还有开太阳即所以阖阳明、枢少阳即所以阖阳明，以及阖阳明即所以枢少阳的法则，这些都是以开、阖、枢理论指导临床实践的。

25　六经"或然症"与阴阳"开阖枢"

张仲景在《伤寒论》大部分条文中均已明列出主病证、治法、处方、药物剂量、煎服法及服药禁忌等,开创后世医家的典范。但在第 40 条(小青龙汤证)、第 96 条(小柴胡汤证)、第 316 条(真武汤证)、第 317 条(通脉四逆汤证)、第 318 条(四逆散证)和第 386 条(理中汤证)条中,行文特殊,提出诸多的"或然症",后列药物加减。"或然",顾名思义,就是也许如此,含不确定之意。这一现象与张仲景文法严谨的风格而言,值得深入研究。

据文献显示,后世医家对"或然症"多从用药规律角度进行方证研究,鲜有人提出张仲景为何只有在这些条文中以"或然症"的方式行文。这些条文形成的原因是否有内在的联系?这些独特的行文方式是否是张仲景留给我们深层的提示?顾植山教授认为,《伤寒论》六经实质是三阴三阳。三阴三阳的"开合枢"是伤寒六经的理论模型。因此,学者王雷着眼于《伤寒论》,从"开、阖、枢"角度看伤寒"或然症",发现张仲景"或然症"的条文实是对阴阳"枢机"的高度概括和示例,具有非常高的研究价值。

三阴三阳"开阖枢"与伤寒六经的关系

对于阴阳"开阖枢"与伤寒六经的关系,太阳为"开",阳之始也。阳根于阴,气行血,血载气。太阳来源于少阴枢转,厥阴所阖之阴,是出阴入阳的过程。阳明主阳之"阖",阖者入阴封藏于阴。少阳为枢,枢转阳气入阴。故少阳小柴胡汤证是少阳枢转不利,阳不入阴所致。若少阴枢机不利,则是四逆汤枢转阴阳,由阳入阴。附子、干姜化阴为气,正所谓"阳化气,阴成形"。厥阴主"阖",阴之阖也。因此,三阴三阳是对人体气化六种状态的表述,是六经实质之所在。

"或然症"与阴阳"开阖枢"

少阳、少阴为六经阴阳气化之枢,其机以畅利为要。若枢机运转失职,一身阴阳之运转、温养、激发功能紊乱,必然会出现百病丛生,其临床可以出现的见证症目繁多,非文字所能陈述。故《伤寒论》中"或然症",亦不过是张仲景举例示人而已。学者应意会之。

1. 少阳枢机不利:《伤寒论》第 96 条,小柴胡汤证是因少阳"枢机不利"而出现的众多症状表现。少阳为阳之枢,枢机运转,水火气机得以升降自如。反之,在病理情况下,势必影响其经络所过之处,及肝胆气机不达,气血郁滞,故现上焦"或胁下痞硬""或心下悸";三焦决渎失调,水液的疏布、代谢障碍,故现"或渴,小便不利""或不渴、身有微热";胆气不降,上扰心神,故"或胸中烦";相火上犯于肺,故"或咳者";胆汁不能助脾消化吸收,则饮食功能减弱,故"或腹中痛"。

《伤寒论》第 318 条:"少阴病,四逆,其人或咳,或悸,或小便不利,或腹中痛,或泄利下重者,四逆散主之。"柯韵伯的《伤寒来苏集》认为"四逆皆少阴枢机无主,升降不利所致";而如陆渊雷《伤寒论今释》曰"其病盖少阳之类证,决非少阴";《伤寒杂病论义疏》则明确将其纳入少阳篇内,认为"少阳病,气上逆,今胁下痛,痛甚则呕逆,此为胆不降也"。因为从四逆散的方药柴胡、白芍、枳实、甘草来看,本方实有疏肝理脾、和营消满的功效。由此可推测,少阳相火郁闭于内,难以游运阳气于周身,枢机不利,郁结于上,自身疏泄条达之性衰减,故郁气于内。气有余便是火,内有余火而外不疏布阳气，故见阴阳之气不相顺接的"四逆"之象。火曰炎上，相火上犯上焦，故"其人或咳，或悸"；三焦不利，水布障碍，故"或小便不利"；阳郁不得温阳中焦，故"或腹中痛，或泄利下重者"。

而纵观《伤寒论》中列举的柴胡证不下 40 个，涉及脏腑众多，堪称六经之首，恰恰说明少阳枢机，涉及范围广泛，症目繁多，非文字所能陈述，故张仲景只能"或然"省文而已。由此再来看《伤寒论》第 101 条"伤寒中风，有柴胡证，但见一证便是，不必悉具"，实是张仲景在点名少阳病的病机和本质，亦在提示后学留心于此。

2. 少阴枢机不利：《伤寒论》第 316 条"少阴病，二三日不已，至四五日，腹痛，小便不利，四肢沉重疼痛，自下利者，此为有水气。其人或咳，或小便利，或下利，或呕者，真武汤主之"。此条文张仲景明确指出"此为有水气"所致。从少阴枢机来看，枢机不利，则心肾水火不交，阴阳寒热失衡，水湿停留而弥漫表里三焦。水邪上犯于上焦，则"其人或咳"；水阻中焦，升降失调，故"或呕者"；水不得气化，趋下而"或小便利"；水走大肠则"或下利"。第 317 条："少阴病，下利清谷，里寒外热，手足厥逆，脉微欲绝，身反不恶寒，其人面色赤，或腹痛，或干呕，或咽痛，或利止脉不出者，通脉四逆汤主之。"少阴枢转阴阳，使心肾水火升降有序，上下交融，不致过寒过热。此条张仲景概括了少阴枢机不利，"里寒外热，手足厥逆"，阴阳离绝的险证。阳气上脱，故"或干呕，或咽痛"；阳不温煦中焦，故"或腹痛"；下焦失温，无阳气化，故"或利止脉不出者"。

从以上两条文，可以看出，少阴枢机不利而引起阴阳敷布失常，水不得气化而导致全身三焦、多脏腑功能失调，症状亦是繁多。故张仲景亦以"或然症"为示例，以期后学领悟之。

3. 太阴枢机不利：《伤寒论》第 386 条"霍乱，头痛、发热、身疼痛、热多欲饮水者，五苓散主之；寒多不用水者，理中丸"。条文中未有明确的"或然症"的描述。但是在理中丸方的后面却有"若脐上筑者，肾气动也，去术加桂四两……腹中痛者，加人参，足前成四两半。寒者，加干姜，足前成四两半。腹满者，去术，加附子一枚"，其亦属于或然症的范畴。太阴为"由阳入阴"之始，太阴不开，阳不得布，运化失常。阳气亏耗，则"肾气动也"；中焦阳虚，升降失职故"吐多""下多""腹中痛""腹满"；水不得阳化，上犯于心，则"悸"；水不得布散，则"渴欲得水"。因此，整个方剂加减立足于太阴枢机不利而导致阳虚水停，正合条文"寒多不用水者"之意。脾胃居中焦，运化水谷和水液，是人体气机升降之枢纽。枢机不利，三焦不畅，百病丛生。

4. 太阳、太阴"开"机不利：《伤寒论》第 40 条"伤寒表不解，心下有水气，干呕发热而咳，或渴，或利，或噎，或小便不利，少腹满，或喘者，小青龙汤主之"。从传统病机分析来看，小青龙汤证是伤寒表不解，心下有水气，外寒内饮，由表里两证构成。在外，具有典型的外感风寒表实证的特点；在内，是素有寒饮，阻滞气机。若从三阴三阳"开阖枢"来分析，应属于太阳、太阴"开"机不利。太阳主阳之"开"，风寒外袭，"开"机受阻，阳不得出表卫外。太阴主阴之"开""心下有水气"，枢机受阻，故"或然症"丛生。水不得布则"或渴"；水趋下焦，不得气化，则"或利""或小便不利、少腹满"；上冲于上焦，则"或噎""或喘者"。因此，小青龙汤证的"或然症"，主因为"心下有水饮"导致太阴"枢机"不利所致。但是从临床角度来看，人体阴阳一体，阴阳"开机"受阻，需要整体调理"开阖枢"，既要解表又需解里，枢机通利，病证始解。如此分析小青龙汤证，别有意味。

三焦与枢机不利

针对以上分析，伤寒六经出现枢机不利时，从疾病部位来讲，涉及多个脏腑；从疾病症状来看，繁目众多。因此，所谓"机"，从木，本义为弓弩上的发射机关，可引申为关键点、预兆等含义。当人体阴阳气化失司，著于枢机，在整体运行出现紊乱则就会表现如此。因少阳主三焦。三焦从部位来讲分上中下三焦，涵盖众多脏腑；从功能来看，有通调水道、运行元气之功。当少阳枢机不利，则以三焦阳气"微结"于上中焦为主，偏于实证；少阴枢机不利，则是肾阳不足，温煦失职，三焦无阳，水不运化，则以三焦"阳虚"于中下焦为主，偏于虚证。因此，在临床中，涉及病位众多，症状复杂之证，当立足三焦整体来考虑。

比如清代王清任的血府逐瘀汤主治条目繁多,从瞀闷、急躁到不眠、夜不安等,主要汇集于"血府逐瘀汤所治之症目"下。然王氏未解释其组方思路,对其病机论述也甚少,仅有"治胸中血府血瘀之证"诸语。后世医家惯将其以活血化瘀论功,视为"血瘀证"专方,然该方之临床适应证甚广,难仅以血瘀病机阐述方论之间的矛盾。运用"开阖枢"理论阐述血府逐瘀汤组方思路,使有关该方"方论"诸多疑惑得到较合理解释。血府逐瘀汤实由四逆散、桃红四物汤和桔梗、牛膝组成。其中四物汤补血活血,主治少阴;四逆散疏肝理气,主治少阳;桔梗、牛膝,一升一降,升降相因,重在调畅气机。纵观全方,气血阴阳同调,治气、养血之功多于活血化瘀,确为少阳、少阴转枢妙方。《伤寒论》中妇人热入血室,小柴胡汤主之,血室应属下焦。血瘀而不理血,重在疏肝理气,枢机输转,诸证消失。伤寒也有"上焦得通,津液得下"论述。《黄帝内经》曰"凡十一脏取决于胆",又曰"心者,君主之官"。"枢"具有枢纽、关键之意,《庄子·齐物论》释文:"要也。"这说明《黄帝内经》对于少阳与少阴的功能和地位,有着更高的定位和论述,符合"枢机"的内涵。

对于《伤寒论》的研究,方证思维备受现代人的青睐,而对张仲景六经辨证体系形成的理论依据少有人深入探讨。曾有学者提出,《伤寒论》的体系源自《汤液经法》,属于《汉书·艺文志》里的"经方家",与《黄帝内经》不是一个理论体系。而张仲景作为一代大家,不可能不学习中医经典《黄帝内经》,其应继承了古代医家的思想精华,在《黄帝内经》三阴三阳"开阖枢"气化理论的基础上,创造性地凝练出六经辨证体系,才成就了"医圣"的地位。因此,《伤寒论》"或然症"的独特行文方式,似乎是张仲景有意为之,旨意明确。故运用"开合枢"思维来研究《伤寒论》六经辨证体系确有独到之处,可作为现代学习《伤寒论》者的又一法门。

26 六经少阴为开阖枢之阴枢

开阖枢作为《黄帝内经》《伤寒论》互证互参的"纽带"之一，其含义隽永，自古至今阐述者颇多，其中不乏意见相左者，而关于"阴枢"之所在，即便经典早已明述，但至今仍无定论。由于受到六经传变规律、脏腑功能等影响，致使后人对此不刊之论常有疑虑，导致"厥阴为枢"之类的"凿凿之言"时常撼动圣人之所论，摇摆清明之道统。学者马坤等对此做了辨析阐述。

厥阴为枢

1. 依六经传变规律：此说渊源已无从查起，但在 20 世纪已蔚然成风。其将《素问·热论》与《伤寒论》一致的"伤寒"传变规律以开阖枢排序：太阳（开）→阳明（阖）→少阳（枢），太阴（开）→少阴（枢）→厥阴（阖），发现阴阳"枢""阖"无法对应，故建议调整为"厥阴为枢"和"少阴为阖"，以契合开阖枢传变规律。此说以六经传变规律映射"少阴为枢"之差池，提出"厥阴为枢"的修正观点，看似严谨，实则皆非。

《素问·热论》和《伤寒论》中的传变规律为感邪后"六经病"出现的先后顺序，为病理状态；而开阖枢为机体正常情况下，阴阳离入出合运动所形成的状态，为生理状态，故不必曲意附会，姜春华曾明言此说。

2. 依经脉分布位置：此说基于《素问·阴阳离合论》中阐述开阖枢时言及经脉、穴位提出，认为其源于经络。据经脉分布规律：厥阴、少阳在中，凸显户枢、中轴之义，且互为表里，故均为枢机。此说立足本源，参经考穴，看似理由充分，实为断章取义。

其谬误之处：三阴经之循行存在交错，仅以契合自身理论的部分循行为立足点，而弃经络整体于不顾，实难立足；原文中"经络"的空间位置明显与十二经循行不符。故仅据寥寥数语的经络及穴位描述，不足以佐证开阖枢基于经络理论，但若能将其与经络融会贯通，则实为高见。

3. 依舌诊、脉诊部位划分：舌、脉二诊中舌边望肝胆，左关候肝胆，二者均为中焦所在，身处"枢纽"，暗合枢机理论。此说以诊法为切入点，立论新颖，但难逃想当然之弊。因舌中和右关脉尚可候脾胃，若如此推测，则脾胃亦为枢机否？

4. 依脏腑功能：以《黄帝内经》心主藏神和肾主藏精等内容为据，结合《格致余论》和《内科摘要》等著述，强调肾以蓄潜固守为任，为涵养神志之官邸，封藏精血之府宅，更似阖机之责。厥阴属风木，主疏泄，且"罢极之本"暗喻将军之官有极而复返之特性，犹月之晦而始朔，符合阴尽阳生之理，参照《读医随笔》强调肝握升降之枢和厥阴病厥热胜复的特点，故厥阴更合枢机之性。此说立足经典，旁征博引，以"阖""枢"归纳脏腑功能，看似无法撼动，但实为"颠倒黑白"。

《类经》《景岳全书》明言少阴为水火之宅，而水火即阴阳，即少阴为"水火同体""阴阳同宗"，兼具收发之性，合于太阴则收藏，合于厥阴则释放。

观《素问·至真要大论》和《说文解字》，让太、少二阴之功能隐而不见为厥阴之能，即终结一个循环，转而开启另一个崭新的循环，所以厥阴"转枢"的是两个完整循环的衔接。此意丑时、丑月及临卦皆可为证。故方先生提出厥阴以厥热胜复彰显疾病转归，为"向愈"或"恶化"的枢机。

5. 依《伤寒论》之厥阴与开阖枢之少阴相同：此观点据《伤寒论后条辨》提出《伤寒论》与《素问》之三阴证不能等同视之，认为张仲景将《灵枢·根结》"枢机"的论述表述成《伤寒论》的"阴阳气不相顺接"，即《伤寒论》厥阴之能实为《素问》少阴之用枢机所在。此观点以《灵枢》与《伤寒论》所述之异为立足点，看似无可厚非，实则望文生义。张仲景在序中明言以《素问》《九卷》为参而作此书，当知前书中已有六经称谓，径直沿用，未改弦更张，则二者含义必定相同，至于其中差池，只是详略有疏而已。且"枢折"诸证实为手、足少阴病的症状概览。

6. 依表里、标本关系： 此观点据《黄帝内经》提出，少阳与厥阴互为中见、表里，故厥阴当为阴枢。以脏腑表里、标本中见为依据，看似立意深奥，实为"指鹿为马"。其谬有二：若以此推论，则太阳与少阴当均为"开"，阳明与太阴当均为"阖"，岂不滑稽；标本中见之理，侧重运气概念，更近于"象"的层面，而开阖枢更重于"理"的层面，称谓虽似，含义悬殊，如太阳在运气为寒水，其象水冰地坼，在六经为阳盛阴衰，其应炎炎夏日。

7. 依阴枢理论不够完善： 秉此观点者据《足臂十一脉灸经》和《阴阳十一脉灸经》中心包经缺如，提出"阴枢"在《黄帝内经》成书时，还未完备，故后世理应完善。此说以经络起源为依据，看似言之有理，实则自说难圆。据现存医典考证，《黄帝内经》成书的确较晚，故前书对《黄帝内经》可能有一定影响。但《灵枢》已载完整经络系统，《素问》提及开阖枢理论，二者同出一书，实难断定孰先孰后，故不可据前书而否今论。

8. 依三阴三阳对应关系： 秉此观点的医家据《素问·阴阳类论》和《素问·阴阳别论》中三阴三阳的分类，提出三阳中一阳主枢、二阳主阖，三阴中一阴主阖、二阴主枢，故此二者应当互换，即一阳与一阴同为"枢"，二阳与二阴同为"阖"。此观点将《黄帝内经》前后互鉴，看似严谨，实则张冠李戴。

"取类比象"是中医的核心理念，思路方法之一。《黄帝内经》中常见同词不同意，如二阳可为阳明，可为脉象；如脾为仓廪之官，又司谦议之职。《素问·六元纪大论》主论运气，此中"三阴三阳"当为运气理念。虽可将运气与六经按阴阳爻数代表阴阳二气多少、状态各异来进行配属、探讨，但此二者含义不同，若混为一谈，强求对应，终是无益。

少阴为枢

实则少阴为枢的定论早已明示于《黄帝内经》，暗藏于《伤寒论》。且历代不乏直言于斯的大家，如吴崑、陈修园等。姜春华更是直言否定厥阴为枢。

1. 依阳枢定阴枢： 古圣先贤对少阳为枢并无争议。观《伤寒论》第 99 条、第 229 条，少阳主方既开太阳，又阖阳明，个中缘由暗藏第 148 条"半在里半在外"中，即少阳横跨"里（阳明）外（太阳）"。反观《伤寒论》第 277 条与第 353 条、第 354 条均以少阴主方"四逆汤"为治。虽张仲景未明言少阴为"半在里半在外"，但其主方却已达到"内拨"太阴，"外调"厥阴，说明少阴在三阴之"地位"当与少阳在三阳之"地位"相同，即枢机所在。

2. 依功能定阴枢：《黄帝内经》中阴阳划分方式有二。①统论时间与人体部位的两分法；②统论经络、六气、辨证等的三分法。其中开阖枢是典型的三分法。《素问·至真要大论》明言六经功能"异用"是因"气有多少"。此处之"气"只有以"阴气"和"阳气"划分，方能无愧先贤"六经钤百病"的阐述。

厥阴主春，秋冬之终了，为"两阴交尽"；阳明主秋，春夏之终了，为"两阳合明"，二者同为阴阳轮转极点，功能相似，"气"的"含量"也应该处于同一层级，故"角色"相同，即"阖机"所在。

3. 依空间定阴枢： 实则张仲景已将枢机"奥秘"藏于"六经病欲解时"之中。若以此来展现欲解时，则不难发现：太阳病欲解时所占 3 个时辰的阳爻数量最多（15 爻），少阳居中（12 爻），阳明最少（6 爻），同理太阴病欲解时所占 3 个时辰阴爻数量最多（15 爻），少阴居中（12 爻），厥阴最少（9 爻），可见少阳、少阴同居中位，据"枢机"应在"开""阖"之中，则少阴当为阴枢。

通过阳枢之所对应、功能之所发挥、空间之所占据三个维度阐释少阴为阴枢的理论依据，并借此明晰少阴、厥阴之功用，拓展少阴诸方的临床应用范围。

27　开、阖、枢理论在六经气化中的作用

在《伤寒论》六经气化学说中，大多医家运用开阖枢理论阐述疾病的病理及治法，但往往忽略人体经气运行在六经开阖枢之间的广泛联系，局限了人们对开阖枢相关疾病的认识和分类。学者雒晓东对气化学说有较深入的研究，认为开、阖、枢理论阐述了人体经气的升降出入运转，经气的开阖枢运转，使六经之间形成了广泛的动态联系，并将这一理论运用于临床分析，对经气开阖枢相关疾病的病机和治法有较全面的认识。

运用开、阖、枢理论阐述人体的生理

开、阖、枢理论首载于《黄帝内经》，它是借用门的开阖枢转三种状态阐述气机的升降出入运转。张志聪创立气化学说后，便开始运用开阖枢理论阐述人体经气运转的生理与病理。太阳、太阴为开，是经气向上向外的运动状态，阳明、厥阴为阖是经气向下向内的运动状态，少阳、少阴为枢是经气在上下内外枢转过程中的运动状态。

具体说来，六经之中三阳是以三焦为通路运转经气，三焦就是少阳枢机。通过少阳三焦这个气液水火的通路，外可助太阳之开卫气达表，内可助阳明之阖，助气液、阳气的潜藏。太阳为开，是在少阴心阳命火的蒸化下，肾中经气循三焦通路上升外达，再通过肺布散于全身肤表，成为护卫体表的三阳之气，主要功能是宣发阳气于肤表，固护周身。阳明为阖，是将脾肺转输来的经气循三焦通路潜降于下焦。少阳为枢，则是经气在太阳、阳明开阖之间的运转状态。由此可见，三阳的开阖枢反映的是经气（气液）在三焦中外出和内入的运转，所以太阳、阳明、少阳三者在生理和病理上可以互相影响。

三阴是以血脉为通路运转经气，心所主的血脉就是少阴枢机。通过血脉（包括经脉、血脉、络脉、奇经八脉等）通路，外可助太阳之开，使水谷经气上升外达，内可助厥阴之阖，使阴血、阳气潜藏。太阴为开主要指脾运化水谷精微，通过心主血脉的功能布散至全身。厥阴为阖，是阴血、阳气循血脉通路向下焦潜降收敛的过程，少阴为枢则是经气在太阴、厥阴开阖之间的运行状态。

需要指出，三阳的三焦通路和三阴的血脉通路不是隔绝的。首先，太阳和少阴、阳明和太阴、少阳和厥阴由于经脉相连、经气相通，形成了表里关系，这种表里关系使得二者在生理病理上相互影响。其次，张志聪曰"脉内之血气，从气街而出于脉外。脉外之气血，从井荥而溜于脉中，出于气街"，通过气街和井荥输经合，沟通了少阳枢机和少阴枢机的联系。少阴血脉中的经气可以通过气街进入少阳三焦中，而少阳三焦中的经气也可以通过井荥输经合进入少阴血脉中，这样少阳三焦和少阴血脉之间就形成了一个相互连通的经气运转环路，使得二者在生理病理上相互影响。

六经经气的开阖枢与五脏是相互联系的。在五脏的推动下，通过三焦通路和血脉系统完成六经经气的开阖枢运转，所起的作用就是充养人体，协助脏腑和五体九窍完成人体的各种生命活动。

运用开、阖、枢理论阐述人体病理及治法

六经病中，三阳病大多是经气的开阖枢运转出现障碍，经气郁滞以实证为主，所以三阳病的治疗以调畅经气的开阖枢为主。而三阴病则不同，三阴病主要的问题是五脏的虚损，本气不足，治疗的重点是解决五脏虚损的问题。

1. 太阳失开：

（1）凡太阳病都恶寒：太阳失开可以分为开之不及和开之太过，多数属于开之不及。太阳失开、经气不能发于肤表所以恶寒，治疗就需要开太阳。不论是伤寒还是温病，只要病在太阳肤表，恶寒是必见之证。俞根初曰"总之有一分恶寒，即有一分表证"，分析得非常到位。

（2）根据太阳病病性选择合适方药：根据太阳病病性的不同，具体的治法还可以进一步细分。病性属寒就用温开的方药，根据病情轻重选用葱豉汤、桂枝汤、麻黄汤等；病性属热就用凉开的药物，如桑菊饮、银翘散等；夹湿的需要在开太阳的方药中加一些芳香化湿药物，夹有燥邪的就要加用润燥的药物。总之，不论属何类邪气，只要病在太阳都需向外疏散。病邪散去，经气就可到达太阳所主之肤表，则恶寒等证自解。

（3）开太阳的路径：从药物作用于人体的气机趋向来看，开太阳还可以细分为外开和上开。外开是指药物使气机向外来开太阳，大多数解表方剂都是如此；上开是指药物使气机向上以开太阳，如升降散通过僵蚕、蝉蜕的升清作用来开太阳。蒲辅周曰"瘟疫与四时温病不同，是杂气为病，杨栗山《伤寒瘟疫条辨》论述颇详，临床灵活运用杨栗山十五方（升降散加减方）治疗杂气瘟疫疗效很好"。所以，上开也是治疗太阳病很有价值的思路。

（4）开太阳的特殊治法：①以枢为开。如轻证感冒服用小柴胡汤后就解决了感冒的问题，这就是从少阳之枢以达太阳之气，所以柴胡剂和开太阳方剂合方能起到更好的效果。如柴胡桂枝汤、柴胡银翘散、柴胡桑菊饮、柴胡麻杏石甘汤等，都是以枢为开。②以阖为开。如升降散中的大黄就是为阳明腑气不阖而设，大黄通腑助太阳之开。临床还可见某些太阳病发热兼不大便者，用开塞露通便后发热即解，亦属以阖为开。③以补为开。《伤寒论》中桂枝人参汤证、小建中汤证、新加汤证等均是以补为开。除此以外，人参败毒散、补中益气汤等亦是以补为开。经气不足、太阳开发无力直接开太阳无效，只有补足经气，再通过开太阳药物的作用，才可以解决问题。④辅汗法。尤其是桂枝汤方后所述"服已须臾，啜热稀粥一升余，以助药力，温覆令一时许"，辅以这些方法，更利于药物发挥开太阳的作用。⑤太阳开之太过。太阳病大多是开之不及，但也有开之太过的问题。如"太阳病，发汗，遂漏不止"，就是太阳开之太过，要用桂枝加附子汤敛汗。除此以外，还有玉屏风散、牡蛎散等都是用来解决太阳开之太过的问题。

2. 阳明不阖：

（1）根据阳明病的病性、病位及症状不同选择合适的方药：①阳明经气不阖。可用的方剂有白虎汤、竹叶石膏汤、吴茱萸汤、大小半夏汤、旋覆代赭汤、泻心汤系列等，这些方剂都有阖阳明、潜降经气的作用。②阳明腑气不阖。可用的方剂有调胃承气汤、大小承气汤、枳术丸、保和丸、麻子仁丸等，甚至蜜煎导、开塞露等也都属于治疗阳明腑气不阖之药。

（2）阖阳明的特殊治法：①以枢为阖。《伤寒论》第230条："阳明病，胁下硬满，不大便而呕，舌上白苔者，可与小柴胡汤，上焦得通，津液得下，胃气因和，身濈然汗出而解。"用小柴胡汤结果却是"胃气因和"，大便得通，这就是调枢机以阖阳明。除此以外，《温病条辨》中的一加减正气散，治疗湿滞三焦引起的便秘，也是枢少阳以阖阳明的治法。②以开为阖。张锡纯在白虎汤中加入连翘和蝉蜕，"引胃中化而欲散之热，仍还太阳作汗而解。"将阳明不阖之盛热，通过开太阳的方式散出。另外，平素脾胃虚弱之人，一旦外感很容易出现便秘。随着用药解除太阳之邪，大便也得以通畅。③以补为阖。补中益气汤、温脾汤等均为以补为阖，通降大便。

3. 少阳不枢：

（1）少阳不枢的常见病证：少阳三焦作为具有广泛联系的通路，可以起到运行气液的作用。一旦运转障碍、少阳不枢会出现很多兼夹证。《伤寒论》中，少阳病的正治之方是小柴胡汤，它可以治疗少阳病合太阳病的轻症；柴胡桂枝汤治疗的也是少阳病合太阳病，柴胡加龙骨牡蛎汤治疗的是少阳病兼痰火证，柴胡桂枝干姜汤治疗的是少阳病兼水饮证，大柴胡汤和小柴胡加芒硝汤治疗的是少阳病合阳明病。

（2）四逆散属枢少阳为主之方：多数医家视四逆散、逍遥散为疏肝解郁的厥阴病之方，但雒晓东认为四逆散实为枢少阳为主的方剂。三阴病为虚证或正虚邪实证，而四逆散证无虚证可言，只是因为少阳三焦经气郁滞，影响了肝气的疏泄。赵献可独具慧眼，其曰："凡外感者，俱作郁看，以逍遥散加减出入，无不获效。如小柴胡汤、四逆散、羌活汤，大同小异。"不管病在太阳、少阳还是阳明，都有共同的病机，即经气郁滞，都可以用四逆散等加减以治之，所以四逆散当为枢少阳为主的方剂。

（3）以开为枢、以阖为枢：枢少阳对治疗太阳病、阳明病都有帮助。反之，开太阳和阖阳明对枢少阳也有帮助。如逍遥散中用薄荷即是开太阳以枢少阳，四逆散中用枳实即是阖阳明以枢少阳，还有小柴胡汤中的半夏亦是以阖为枢之义。

（4）以补为枢：比如小柴胡汤用参草即属于以补为枢。再如《伤寒论》第100条："伤寒，阳脉涩，阴脉弦，法当腹中急痛，先与小建中汤，不差者，小柴胡汤主之。"由于经气不足，用小柴胡汤直接枢转少阳难以取效。需先用小建中汤补其经气，再用小柴胡汤枢转少阳，则诸证悉除。

4. 太阴不开：

（1）太阴不开的病理特点：太阴为开，主要指脾肺运化水谷精微的功能，太阴主持人体的津液代谢。若太阴不开，人体津液代谢主持无权，一则生成的经气会减少，再则不能运化水谷精微会转化成痰饮水湿等病理产物。太阴病的提纲证形象地反映了其病证特点，"太阴之为病，腹满而吐，食不下，自利益甚，时腹自痛。"脾虚不能为胃行津液，壅滞于胃，所以就"腹满而吐，食不下"。脾气不升，寒湿下注，即"自利益甚"。寒湿中阻，致腹中筋脉收引，而"时腹自痛"。若肺不宣发津液，则生痰饮为患。

（2）开太阴的方药：①开太阳。张仲景开太阴有两大思路，一为理中丸，二为大小建中汤。对于其中的差别，李东垣在《内外伤辨惑论·四时用药加减法》中有精当的论述，"如腹中痛，恶寒而脉弦者，是木来克土也，小建中汤主之""如脉沉细，腹中痛，是水来侮土，以理中汤主之"。一个重在用芍药平肝木，一个重在用干姜化水饮。大建中汤证则寒凝腹痛的症状最为突出。②直接开太阴。如茯苓、白术等药物，常与温病分消走泄畅达三焦的药物合用，上焦芳香化湿，如藿香、石菖蒲、白芷等药物；中焦苦温燥湿，如苍术、厚朴、陈皮、法半夏等药物；下焦淡渗利湿，如猪苓、车前子、薏苡仁等药。直接开太阴和分消走泄之药合用，对于祛湿健脾、畅达气机有很好的疗效。③以补为开。如党参、人参、黄芪等。该类药对于调补太阴脏器虚损有很好的疗效，但若机体湿浊阻滞，通常应先化湿浊，再用补虚方为恰当。④以温为开。如干姜、生姜、花椒等，可以温化寒湿、缓解腹部痉挛拘痛。⑤向上开。李东垣擅用此法补气升阳，在众多补虚药物中，酌加升麻、柴胡、荆芥、防风等药物，循太阴为开之性，使补而不滞。

5. 少阴不枢：

（1）少阴不枢的病理特点：少阴有心肾两脏，少阴病理最重要的是心肾虚损，所以《伤寒论》少阴病篇大多在讨论少阴虚损的病理及治疗，较少涉及少阴枢机的问题。少阴枢机指的是血脉系统。若少阴枢机不利，血脉瘀阻，即可形成血瘀病证，所以临床活血化瘀法应归于枢少阴的治法。

（2）枢少阴的治法：①直接枢少阴。如抵当汤、抵当丸、桂枝茯苓丸等。②枢少阳以枢少阴。此法最为常用。因少阳和少阴两枢机通过气街和井荥输经合的通连，形成了一个经气运转的环路，两枢机在生理病理上相互影响。因此，也可通过枢转少阳以达到枢转少阴的目的。如四逆散，方中的柴胡枢少阳，赤芍即可枢少阴。血府逐瘀汤就是在四逆散的基础上又合桃红四物汤加牛膝、桔梗，加强了枢少阴活血化瘀的作用。③以补为枢。如黄芪桂枝五物汤，通过调补气血，增强机体行血力量以活血。

6. 厥阴不阖：

（1）厥阴失阖的病理特点：厥阴为阖是指肝和心包藏血及收敛阴血的功能。与肝主疏泄的功能相匹配，可使阴血的疏泄释放张弛有度。厥阴失阖有两个方面，一则疏泄太过、阖之不及，二则疏泄不及、阖之太过。

（2）厥阴失阖的治法：①阖之不及。厥阴阖之不及、疏泄太过就会导致肝风内动。气血上冲可用羚角钩藤汤、羚羊角散等阖之，阳气欲上脱可用来复汤、破格救心汤阖之，寒热交错、虚实夹杂之证可用乌梅丸加减，真阴枯竭、阴虚风动可用大定风珠治之。②阖之太过。厥阴阖之太过，导致厥阴经气郁闭不出、郁而化热，这时会出现心包的病证，如嗜睡昏迷、谵语、发热等，治疗要用温病三宝，清热、息风、化痰、通络，使厥阴疏泄复常。

综上所述，在《伤寒论》六经气化学说中，开阖枢反映的是人体经气运转的规律。在此基础上，将经气开阖枢相关疾病的病理病机加以分析和分类，有助于加深医者对开阖枢相关疾病常规治法和特殊治法的理解。

28 六经的合病、并病

张仲景创立六经辨证，各经均有一条提纲，是对各经受邪之后表现出的症状特点进行概括性描述，以此作为辨证的基本准则。但由于外感病的传变速度、病邪的轻重缓急以及人体自身抗病机制的不同，疾病不仅仅单纯地表现出某一经病变，也可以一开始即出现两经或两经以上的病变，亦可在发展及诊疗的过程由于误治或自然传变至另一经。对于病变范围较广、病情复杂、涉及两经以上的一类病症，张仲景提出了合病、并病理论以概括这些复杂疾病的传变规律，并提出相应的治疗原则及方法。学者刘南阳等从合病、并病的特点以及治疗原则等几个方面做了阐述。

合病、并病的特点

《伤寒六书》曰："合病者，二阳经或三阳经同受病，病之不传者也。并病者，一阳经先病，又过一经，病之传者也。"《伤寒证治准绳》曰："合病两经俱病，并则一经证罢而并归于一经也。"《伤寒括要》曰："合病者，两阳经，或三阳经齐病，不传者也。并病者，一阳经先病未尽，又过一经，而传者也。"许多医家认为，初起两经同时发病无传变过程者称为合病，一经病罢传至另一经者称为并病，且合病、并病均起于三阳经，然张仲景本意远不及于此。《伤寒论》中明确冠以合病、并病的条文共12条，其中合病7条，并病5条，通过对这12条条文的深入分析可以总结出合病、并病的其他特点。

1. 合病：原文中冠以合病的条文第32条、第33条、第36条论述太阳阳明合病，第172条论述太阳少阳合病，第219条、第268条论述三阳合病，第256条论述阳明少阳合病。分析以上条文可得出如下结论：一是合病均发生在三阳经；二是合病发病初期即表现为两经或以上病症同时出现；三是合病虽然是两经以上同时发病，但各经病变程度不同并有主次之分。如第32条太阳阳明合病，病邪集中表现在太阳经，第219条三阳合病，病邪集中表现在阳明经；四是由于合病病变过程较为复杂，各经病理过程相互影响、相互作用，使得合病的临床表现也发生了相应变化，在表现出各经典型症状的同时也产生了一些新的症状。如第32条的下利、第33条的呕吐症状既不是单纯的太阳病症状，也不是单纯的阳明病症状，而是一种与太阳病和阳明病都有关系的一组新症状。

2. 并病：第48条"二阳并病，太阳初得病时，发其汗，汗先出不彻，因转属阳明"，属于太阳阳明两经并存的病症，即疾病已转属阳明但太阳病证未罢。第220条"二阳并病，太阳证罢，但发潮热……宜大承气汤"，也是太阳阳明并病，但太阳病症已罢，阳明病症独显。第142条、第150条、第171条均为太阳少阳并病。分析上述关于并病的条文，可以总结出如下并病的特点：一是并病均发生在三阳经；二是并病均为两经以上的病症相继先后出现，有明显的传变过程，即前一经症状逐渐消失，后一经症状逐渐出现。如第220条"二阳并病，太阳证罢，但发潮热……宜大承气汤"。三是必须有两经各自的典型症状并存，如第142条与第171条中太阳病的"头项强"和少阳病的"头眩"同时并存。

原文中其他关于合病、并病的论述

柯琴认为，"三阳之底，便是三阴，三阴之表，即是三阳矣。如太阳病，而脉反沉，便合少阴……虽无合并之名，而有合并之实"。日本医家山田正珍亦曰："按论中（指《伤寒论》），合病并病者，才数条矣，其不冠合并病者，反居多。"他们认为除了明确冠以合病并病的条文之外，原文中还存在着许多无合并病之名但有合并病之实的论述。张璐在《伤寒缵论》中，将柴胡桂枝汤、柴胡桂枝干姜汤归为太阳少阳并病，将葛根芩连汤归为太阳阳明并病，并认为第 229 条"阳明病，发潮热，大便溏，小便自可，胸胁满不去者，与小柴胡汤"，为少阳阳明并病。他认为由于误治而导致疾病的传变亦属于并病的范畴，那么以此类推，原文中符合这一特点的条文不胜枚举。如第 103 条："太阳病，过经十余日，反二三下之……与大柴胡汤，下之则愈。"本由太阳病转入少阳，医者未察而用下法，病入阳明而少阳病未解表现为少阳阳明并病。第 107 条"伤寒八九日，下之，胸满烦惊……柴胡加龙骨牡蛎汤主之"，亦为少阳阳明并病。另外，根据上文总结合病的特点，原文第 219 条："阳明中风，口苦咽干，腹满微喘，发热恶寒，脉浮而紧。"第 221 条"阳明病，脉浮而紧，咽燥口苦，腹满而喘"，为发热恶寒、脉浮紧的太阳病与口苦咽干的少阳病和腹满的阳明病同时存在的三阳合病。第 230 条"阳明病，胁下硬满，不大便而呕……与小柴胡汤"，为胁下满、呕吐的少阳病与不大便的阳明病同时存在的少阳阳明合病。

三阴经、阴经与阳经之间也存在合病、并病

诸多医家在论述合病、并病时仅局限于三阳经，很少提及三阴经。陶华认为，"三阳若与三阴合病，即是两感，所以三阴无合病例也"。《医宗金鉴》则认为，"诚以人之脏腑互根，阴阳相合，三阳既有合并之病，则三阴亦有合、并之病，不待言矣"。柯琴亦认为，"以阴阳互根之体，见阴阳离合之用，是知六经之准绳，更属定不定法矣，何漫云三阴无合并病也哉？"而新世纪第二版《中医诊断学》教材在论述合、并病的概念时认为，"伤寒病不经过传变，两经或三经同时出现的病症，称为合病，如太阳阳明合病、太阳太阴合病；伤寒病凡一经病症未罢，又见他经病症者，称为并病，如太阳少阴并病、太阴少阴并病"，明确指出，阴经之间、阴经与阳经之间也存在合病、并病。根据以上合病、并病的特点来看，三阴经、阴经与阳经之间确实存在合病、并病。如第 276 条："太阴病，脉浮者，可发汗，宜桂枝汤。"太阴病即腹满而吐、食不下、自利的表现，但其脉象却为太阳病的浮脉，即为太阳太阴合病。第 301 条："少阴病，始得之，反发热脉沉者，麻黄附子细辛汤主之。"无热恶寒者发于阴，所以少阴病本应不发热，而反发热者即为太阳少阴合病。第 91 条："伤寒，医下之，续得下利，清谷不止。"太阳病由于误治邪气内陷入太阴，太阳病未罢而表现为太阳太阴并病。

综上所述，合病、并病可发生在三阳经、三阴经以及阴经与阳经之间；合病初起即可见到两经或以上的症状同时存在，而并病则有明显的先后顺序；治疗上，合病专治于一经，而并病则同时兼顾；无论合病还是并病，两经症状同时并存并不是两经症状的简单叠加，而是它们之间有一定的相关性。

合病、并病的治疗原则

陆渊雷在《伤寒论今释》中引山田正珍的话曰："并病则兼解两经，合病则独解其一经……盖以并病者邪势缓，合病则邪势急也耳。"这种说法存在一定的片面性，并病由一经传至另外一经，若前一经证未罢则需要兼顾两经，若前一经证已罢只需解决当前经病。而合病病势较急，须遵循三阳合病、三阴合病、阴阳两经合病三种不同的治疗原则。

1. 合病的治疗原则：尤在泾曰"合病者，两经同病，邪气盛者，其伤必多"。成无己亦曰："合病者，邪气甚也。"可见，合病病势较为急重，只可独取一经防生变端。另外，合病虽然是多经同时发病，但各经的病变程度不可能等同，这就要求医者根据病势的偏重抓住主要矛盾，其他次要矛盾就会迎刃而解。如第 32 条太阳阳明合病，病邪偏于太阳，故以葛根汤专解太阳表邪。第 229 条、第 230 条少阳阳明合病，病邪偏于少阳，故以小柴胡汤和解少阳。第 99 条："伤寒四五日，身热恶风，颈项强，胁下满，手足温而渴者，小柴胡汤主之。"为三阳合病邪偏重在少阳，太阳阳明证较弱故治在少阳。第 219 条、第 221 条为三阳合病病邪偏重在阳明，而太阳少阳证较弱故治在阳明。另外，三阳合病的治疗原则除了与病邪的偏重有关外，还与各经治疗的禁忌证有关。如太阳只宜发汗而忌吐、下，阳明或清或下或

吐而忌发汗，少阳只宜和解而忌发汗、吐下，这就决定了当出现三阳经合病时不可面面俱到，应审时度势寻找最佳突破口，否则多生坏病；如第 221 条三阳合病，但病邪偏重在阳明，只可给予白虎汤清阳明热，"若发汗则躁，心愦愦反谵语。若加温针，必怵惕、烦躁不得眠。若下之，则胃中空虚，客气动膈，心中懊侬。"经方大家胡希恕多以小柴胡加生石膏汤治疗少阳阳明合病的外感发热，但病邪必须偏重在少阳。至于三阴合病，张仲景之所以没有明确提及阴经合病，大概是因为三阴的病机均以虚寒为主，三阴各经的治疗均以温补为法，即使出现合病治疗也没有太显著的差别。如四逆汤既可以用于治疗太阴病的下利，又可治疗少阴病的亡阳证。阴阳两经的合病，由于病势较为急迫，若阴阳两经同时发病时则采用合方治疗。如"少阴病，始得之，反发热脉沉者，麻黄附子细辛汤主之"的太阳少阴合病，则在解表的同时温壮阳气。

2. 并病的治疗原则：日本汉方医家藤平健对并病治法的论述最为贴切，治疗并病应遵循先表后里、先外后展到现如今的颜色、津液、厚薄、形状和分布等多方面，并且受到温病学说发展成熟的影响。名词术语的演变，也体现了这一理论的发展完善成熟过程，也间接反映了相关医学理论发展过程中的相互影响。

29 伤寒六经营卫观

营卫理论在《黄帝内经》中论述颇详，但后世对营卫独特的生理病理研究颇显不足，并常把营卫认作气血的代名词。营卫在伤寒六经中的重要地位，历代医家如孙思邈、方有执、喻嘉言等虽倡于此，但仅限于太阳病范畴。学者徐培平等对伤寒六经病理的营卫观做了深入的阐述。

营卫通论

《证治准绳》曰："人之一身，本乎营卫。"营卫正常则病不生，营卫气乱则病起。卫气属阳，人所皆知。惟营属气属阳，人所罕之。《灵枢·邪客》曰："营气者，泌其津液，注之于脉，化以为血。"营气入脉化生血液，虽居脉中与血并行，但不能说营即是血。汪机《石山医案》曰："分而言之，卫气为阳，营气为阴；合而言之，营阴而不禀卫之阳莫能营昼夜，利关节矣。古人于营之下加一气字，可见卫固阳也，营亦阳也。"营行脉内，性精专柔清，故属于阴也；卫行脉外，性剽悍滑疾，故属于阳也。营与血相对而言属于阳气，与卫相对而言属于阴气，"营阴卫阳"乃气之分阴阳。营气之属阳气功能表现在：①卫护温充脏腑血脉。营气乃血中之气，行于脉中，营气通过濡养脉管和直接摄血达到对血的统辖和控制；卫气行脉外，有防御外邪损害脉管，温煦血液的作用，二者相互为用，共同完成对血的固摄作用。②营养和调节脏腑。"营气入于脉……和调于五脏，洒陈于六府。"营气入脉循环，发挥调节脏腑的作用，与同样具有调节作用的卫气在正常状态下处于相对平衡，相互制约，相互作用，形成"营卫和"生理状态。③调节气血津液。营气主行脉内，泌津化血，津液不足时，营气亦济泌血中之水济津；卫气主行脉外，司腠理"开合"，济泌津液以助脏腑组织吸清排浊，于是阴阳得和。营卫二气相互作用，共同济泌津液，调和气血，这是营卫调和阴阳的重要表现，也是阴阳失衡的主要病理基础。

"营在脉中，卫在脉外""气本无形，必有所附丽以行，故营行脉中，附丽于血；卫行脉外，附丽于津。"（《研经言·原营卫》）但营卫均受经络的约束，营卫脉内脉外，永远相随，卫之行，必有营气随之。两者功能与性质互异为用，相辅相成。《灵枢·五乱》曰："营卫相随，阴阳已和。"《难经·三十难》曰："营卫行阳二十五度，行阴二十五度，五十而复大会，阴阳相贯，如环无端，故知营卫相随也。"《素问·气穴》曰："孙络三百六十五穴会……以通营卫。"络脉内至脏腑、外至四肢肌腠，犹如网络，纵横交错，无所不至，具有沟通表里内外、贯通营卫气血津液、濡灌脏腑组织等功能。营卫气化即是营卫之行之用所产生的变化。营卫气化以津血为基础，以络脉为主要场所。《灵枢·经脉》曰："卫气……先充络脉，络脉先盛，故卫气已平，营气乃满，而经脉大盛。"由于卫气剽悍滑疾能应急而起，不受血液的流速限制而发挥应激的调节作用，带动营血的充盈调节，卫气至，营气后至。营卫在络脉内外不断贯通交会，相互渗透，卫入脉变营，营出脉变卫，气化乃生，经脉气血因之充盈。营卫气化的过程包括营卫离合交感媾化、营卫相互转化这一过程。中医学认为，人与天地相通，《黄帝内经》亦有"生气通天"之论，营卫气化正是人体与天地交通，实现其物质转化和能量代谢的过程。

"营卫之气，出入脏腑，流布经络，本生于谷，复消磨其谷。营卫非谷不能充，谷非营卫不能化。"（《存存斋医话稿》）营卫赖脏腑充助，靠脏腑以生以化以行。营卫根于下焦，受先天水火温润蒸腾气化，肾之先天元气为其胎孕之根；营卫出于中焦，由后天水谷精微化生，脾胃为营卫之本，肝胆主燮理枢转营卫；在上焦，则受心肺充布，洒陈脏腑，充达皮毛，温分肉而达腠理。同时，营卫气化有助于脏腑气血生化出入，人身上下，脏腑肌表，阴阳固有定位，然则必赖营卫与之相傍周流，与之交媾，协助脏腑气血上下循环合度，出入生化。营卫之气行于内外，固有从其过而发痛病者，亦必有所不至之处而病者，所不至则气不化。上焦主行营卫气不化，则营卫不复布，与邪相滞。中焦气不化则不能消谷引食。下焦主出，气不化则小便不利。此营卫之变，不输布于三焦而然，虽病变不一，其尽因营卫之所致。故营卫关乎脏腑气血及其功能的正常与否。"不特营卫自病当注意，即脏腑有病，亦当顾及营卫也"。

六经营卫生理

营卫相随，周流一身，发生气化弥纶充布，运行于胸腹之中，充达于周身之表。凡天气六淫之邪，逼迫蒸渍，皆足以排泄而防御之。惟或逢气机之阻滞，值岁运之孤虚，外邪始得而乘袭人体，其病也，则怫郁内攻，于是各随经络之脏腑本气正化、对化。或相因而互见，或偏实、偏虚而致害，营卫为其发病的中心环节。

六经反映人体阳气的层次性分布，又反映精血津液等的相应变化。六经病证即是人体之气在天地之气的影响下运行失调的结果。六经病证候表现了以机体阳气为主导方面的邪正斗争势态，伤寒六经证治均着眼于机体本身阳气之变动。六经经脉以"开（开放）、阖（闭合）、枢（枢纽）"的三种不同作用，使脉内外运行的营卫之气"气里形表而相成也"，营卫气血津液在六经中的波荡运动是一个由阳（经）到阴（经），由阴到阳，由初到盛，由盛到衰，由衰到转的阴阳运转递变过程。"开、阖、枢"之间是一个完整而辩证的整体，有开则有阖，有阖则有开，开、阖之间又离不枢转。由于在人体内及人体与天地之间都存在阴阳的出入变化，因此，它们之间都会有门户存在。六经"开、阖、枢"适时改变阴阳出入门户状态，使人体的阴阳出入变化与四时阴阳的变化协调同步，这是健康的保证。六经"开、阖、枢"关系到体内营卫气血出入升降，关系到人体本身及与天地的协调。六经"开、阖、枢"发生障碍，必然导致六经病的发生，引起相应部位的营卫及其脏腑气血津液阴阳失调，升降紊乱。

太阳主"开"，调控肌表营卫充盛。大量的营卫阳气充盛布散于体表，发挥卫护肌表藩篱的机能。阳明主"阖"，阳气收敛潜降，营卫交媾聚合于阳明肠胃，营卫津血得以化生，以适应外环境于机体生理活动需要。少阳司"枢"，表里内外调燮如枢输转气液，调节太阳之肌表与阳明之里的营卫功能状态及量的分布。太阴主三阴之"开"，将营卫及其津血转输入阴脏，温充营卫阳气。少阴主"枢"，为营卫精血合聚生化之源，胎孕之根。少阴心肾水火升降如枢，并输转调节营卫气血津液于阴阳表里内外。厥阴主"阖"，媾化储备大量营卫气血，对于血脉营卫具有敷陈调畅温养作用。

六经"气化"，一般指《素问》六气气化的三阴三阳标本中气说，也指脏腑经络的功能。六经的基础是脏腑经络，人身有形的脏腑经络和无形的气化相互联系，相互为用。脏腑经络是气化的物质基础，而气化是脏腑经络功能的概括。自然界六气是天地阴阳之气运动变化所形成的，人体六经六气的产生实质是阴阳之气在体内运动变化形成的结果。从天人相应观点看，人体的脏腑经络气化作用和自然界气化规律是相互沟通的。在外邪侵犯人体使脏腑经络发生功能紊乱而变成内六淫过程中，营卫阳气起着沟通表里内外的作用。脏腑、经络、气化都与运行于脉内外的营卫气血密切相关。营卫在脏腑经络之间的联系中处关键地位。脏腑是六经的基础，而其基本的病理环节是六经中运行的血气失和，更深入一步讲是营卫气化失和导致气血津液的紊乱。结合营卫谈气化，气化方不玄虚，结合营卫气化谈脏腑经络气血津液变化，才能揭示六经发病的底蕴，才不失仲景创立之大旨。

卫气的强弱对太阳病发病、传变及治疗有深刻的影响。太阳主表统营卫，但即使是在表之营卫亦与其他经脉脏腑功能密切相关，更何况营卫的循行也不限于太阳经所主的体表部位，而是周流十二经，无所不至，从而固护全身。因此很难理解除太阳病以外的其他经病与营卫无关。六经诸多病理都体现了营卫对气血津液阴阳调和作用。从本质上看，营卫失调最终就是阴阳失调。营卫失调包括气血津液失调以及由此引起的脏腑功能失调，甚至出现"三阴三阳，五脏六腑皆受病，营卫不行，脏腑不通，则死"的严重局面。

伤寒六经病的内涵着眼于营卫气血津液阴阳的多少及运动变化。六经调控营卫及其津血布散，以所属脏腑经络为基础，并综合他经及其脏腑部分相关功能，围绕着营卫出入机转和营卫气化为中心形成六个生理病理层次。外邪入侵时，只有在脉内外运行的营卫之气才能直接与之抗争，营卫气化失常引发气血津液和继发的脏腑经脉病变，此即六经病的实质。营卫及其津血在表里内外随六经升降出入，盛衰有序，邪气随营卫之气而出入，便有了伤寒"传经"与六经病"欲解时"。由于脉内外所行的营卫与六经及其所属脏腑有普遍联系，即营卫既是六经所属脏腑气化活动产物，又参与脏腑气血津液的代谢，并作为人体正气运行于经脉，保卫固护周身内外，故营卫正常，对六经病的发生、传变和欲解、自愈、转归有十分重要的意义。营卫生理病理揭示了伤寒六经病发生发展传变过程中的病机，这是《伤寒论》营卫学说的基本精神。

六经营卫病理

六经病反映了营卫气化在人体三阴三阳所主层次适应外界过程中的失常，由此引发脏腑经络气血津液变理失调的病理和六经"开、阖、枢"调控营卫气血在全身表里内外分布功能的紊乱。

六经病理不外乎两方面：一是营卫阻遏或虚弱，功能不足的表现。二是营卫气化不利，脏腑气血津液代谢失常的表现。如营卫不固，则津液外泄；营卫不充，则气血虚弱；营卫阻滞，则气滞血瘀或津液内阻而成停痰留饮。由于营卫气血、津液失调，可进一步导致脏腑功能失调，甚至出现"阴阳气不相顺接"的危重证候。

1. 阳气遏阻或损伤：病在表，由于邪气阻滞，营卫郁，多有津液郁遏不通的病理，通过发汗，可使腠理开，营卫和，津液畅通，外达于肌表，从而排邪有路。

营卫阻遏导致温养分肉功能异常，如太阳伤寒表实麻黄汤证，病机以营卫郁滞为主要环节。又如太阳中风表虚桂枝汤证，以营弱卫强，营卫失和为主要病理。有汗与无汗均是营卫气化失常的表现。"阳气佛郁不得泄……其人短气但坐，以汗出不彻故也"，肌表腠理玄府营卫阳郁不透，阳热不得泄，气液不通，不汗出而烦躁，此大青龙汤证病理也。

营卫气化赖脏腑充助，同时营卫气化也助脏腑气血生化出入，病变时常相互影响。若治疗不当或失治，营卫虚弱或气郁，必将影响脏腑虚实变化，气血紊乱。太阳病阶段，由于表之营卫功能强弱除与太阳经主"开"的调节作用有关外，还与脾胃心肺肾肝胆等脏腑有关，若治疗不当，营卫气郁或营卫虚弱，常影响脏腑之气，导致脏腑气血功能的紊乱。太阳病，外邪束表，营卫郁滞，可见肺气失于宣降的症候如鼻鸣、咳嗽、哮喘；胃气不降而出现干呕、呕吐等症。太阳病误汗、下、吐，营卫阳气损伤，伤及脏腑阳气的有：心阳损伤之桂枝甘草汤证、桂枝去芍药汤证；脾胃气伤之苓桂术甘汤证；肾阳损伤之真武汤证及心脾气血不足、营卫气馁之小建中汤证。

2. 津血调变代谢紊乱：血与津液同源，相互既济，津液伤时，营气亦济泌脉血以济津，营卫气化必须以津血为基础，营卫阳气与津血之间病变常相互影响，故"淋家，不可发汗，汗出便血"；"亡血家，不可发汗，发汗则寒栗而振"，"衄家不可发汗，汗出必额上陷，脉急紧，直视不能目眴，不得眠"。

汗不得法，或误用吐下，温针，阳虚饮生，水热互结。邪传每易与痰饮湿热搏结于胸中、心下、脘腹等部位，影响三焦气机升降出入，如大小陷胸汤证、诸泻心汤之痞证、少阳病小柴胡汤之"往来寒热，胸胁苦满，心烦喜呕，或心下悸，小便不利"等症、柴胡桂枝干姜汤之"胸胁满微结，小便不利，渴而不呕，但头汗出"等症，均是卫气郁而不舒、营气涩而不行、气化为之阻滞、不能施化、清不得入、浊不得出、痰饮水湿内生、邪入少阳与痰湿水饮内结的表现。

邪不解入里，邪热壅结，"营卫不行，血凝不流"，则脉血运行不畅而为郁血。如太阳病，邪热随经入里，则出现血热瘀结于下焦"少腹硬满，小便不利"之抵当汤证及"少腹急结，其人如狂"的桃核承气汤证。

30 六经血气多少理论

六经血气多少理论，首见于《黄帝内经》。六经血气多少就《黄帝内经》所见，与中医气化学说关系密切。六经血气多少在中医理论中占有重要位置，是临床辨证施治的指征之一，尤其在外科和针灸的治疗中，气血学说对指导临床更具有一定意义。子午流注是以十二经气血循环的刚柔相配与阴阳相合来确定时穴开阖的一种配穴方法，因而必然要考虑到各脏腑经络的机能状态和气血多少，以便为调节气血和按时针刺提供依据。所以，十二经的气血多少是子午流注的理论基础之一。学者孟宏伟从六经血气多少的渊源及临床运用方法进行了探讨。

六经血气多少理论溯源

六经血气多少从古籍记载来看，并不完全一致，不同主要出现在早期的《黄帝内经》《针灸甲乙经》《黄帝内经太素》三书之中。后世医家多遵《素问·血气形志》。故以下从"三书"来看六经血气多少的情况。

《素问·血气形志》曰："夫人之常数，太阳常多血少气，少阳常少血多气，阳明常多气多血，少阴常少血多气，厥阴常多血少气，太阴常多气少血，此天之常数。"

《灵枢·五音五味》曰："夫人之常数，太阳常多血少气，少阳常多气少血，阳明常多气多血，厥阴常多气少血，少阴常多血少气，太阴常多血少气，此天之常数也。"

《针灸甲乙经·阴阳二十五人形性血气不同》曰："夫人之常数，太阳常多血少气，少阳常多气少血，阳明常多血多气，少（厥）阴常多气少血，厥（少）阴常多血少气，太阴常多气少血（多血少气），此天之常数也。"本书校释时，原书内容经校释者依据《素问》进行了校正，括号内为原书未校正前内容，为体现书籍原貌，本文采用原书未校正前内容。

《黄帝内经太素·任脉》曰："夫人之常数，太阳常多血少气，少阳常多气少血，阳明常多血气，厥阴常多气少血，少阴常多血少气，太阴常多血气，此天之常数也。"

《灵枢·九针论》曰："阳明多血多气，太阳多血少气，少阳多气少血，太阴多血少气，厥阴多血少气，少阴多气少血。故曰刺阳明出血气，刺太阳出血恶气，刺少阳出气恶血，刺太阴出血恶气，刺厥阴出血恶气，刺少阴出气恶血也。足阳明太阴为表里，少阳厥阴为表里，太阳少阴为表里，是谓足之阴阳也。手阳明太阴为表里，少阳心主为表里，太阳少阴为表里，是谓手之阴阳也。"

《黄帝内经太素·知形志所宜》曰："阳明多血气，太阳多血少气，少阳多气少血，太阴多血气，厥阴多血少气，少阴少血多气。足阳明太阴为表里，少阳厥阴为表里，太阳少阴为表里，是谓足之阴阳也；手阳明太阴为表里，少阳心主为表里，太阳少阴为表里，是谓手之阴阳也。凡治病必先去其血，去其所苦，伺之所欲，然后泻有余，补不足。"

《针灸甲乙经·十二经水》曰："足阳明多血多气（多血气），刺深六分，留十呼。足少阳少血多气（少血气），刺深四分，留五呼。足太阳多血多气（多血气），刺深五分，留七呼。足太阴多血少气，刺深三分，留四呼。足少阴少血多气，刺深二分，留三呼。足厥阳多血少气，刺深一分，留二呼。"原书校勘说明："'多'原无，据《素问》血气形志篇新校正引本经补。"括号内为未校正前内容，可对比。

六经血气多少原文异同

对于三阳的认识，上述书籍大部分均有相同的认识：阳明均认为"多气多血"；少阳除《针灸甲乙经·十二经水》认为"少血气"外，均认为"少血多气"，《针灸甲乙经·十二经水》漏写"多"字的可能性较大；太阳除《针灸甲乙经·十二经水》认为"多血气"外，其余各篇均认为"多血少气"，《针灸甲乙经·十二经水》漏写"少"字的可能性较大。不同之处主要在对三阴的描述：书中篇目间对比有较明显的差异。

经典书目对三阴血气多少的描述存在明显的不同之处，是存在争议的焦点。

《素问·血气形志》《灵枢·五音五味》《针灸甲乙经·阴阳二十五人形性血气不同》《黄帝内经太素·任脉》四篇论述内容应为同一内容的不同版本，内容本应相同，但相互存在不同。其中《素问·血气形志》《灵枢·五音五味》两篇三阴血气多少完全相反。《素问·血气形志》三阴书写顺序为：少阴、厥阴、太阴。《灵枢·五音五味》三阴书写顺序为：厥阴、少阴、太阴。《针灸甲乙经·阴阳二十五人形性血气不同》三阴书写顺序为：厥阴、少阴、太阴。《黄帝内经太素·任脉》三阴书写顺序为：厥阴、少阴、太阴。后三者除《黄帝内经太素·任脉》认为太阴"多血气"外，三阴书写顺序，除太阴外血气多少均一致。可见主要差异在于《素问·血气形志》与其他三篇存在不同。

《灵枢·九针论》与《黄帝内经太素·知形志所宜》二篇论述内容应为同一内容的不同版本，内容本应相同，从内容推测《黄帝内经太素》原文应为"多血少气"，漏"少"字，其余则相同。《灵枢·九针论》六经书写顺序为：阳明、太阳、少阳、太阴、厥阴、少阴。《黄帝内经太素·知形志所宜》六经书写顺序为：阳明、太阳、少阳、太阴、厥阴、少阴。二篇一致性较高。仅有太阴"多血少气"与"多血气"存在不同，"少"字漏写可能极大。此两篇三阴血气多少内容与《素问·血气形志》少阴厥阴相同，太阴则相反。

《针灸甲乙经·十二经水》，论述六经血气多少结合针刺，与前二种内容略显不同，应为六经血气多少与《黄帝内经太素·十二水》内容的结合。六经书写顺序为：阳明、少阳、太阳、太阴、少阴、厥阴。顺序与其他内容均不一致。六经血气多少最接近的为《灵枢·九针论》。《针灸甲乙经·十二经水》少阳"少血气"，如考虑"多"字漏写，则二者相同。最大不同之处在于《针灸甲乙经·十二经水》太阳"多血气"，结合上下文，太阳血气较少阳多，较阳明少，故三阳经相比较，仍考虑偏于"多血少气"，相比较而言意思并无明显不同。一方面也体现出阳明、太阳、少阳、太阴、少阴、厥阴六经血气逐渐减弱的变化趋势，并有具体的量化参考数值。《针灸甲乙经·十二经水》从内容看，结合漏写的可能性，观点与《灵枢·九针论》最为接近。

太阴在《黄帝内经太素》中为"多血气"，太阴属三阴，非阳经，似不应存在"多血气"的可能，故漏写"少"字可能性大，应为"多血少气"。太阴如考虑"少"字漏写，大多认为"多血少气"，仅《素问·血气形志》认为"多气少血"。从太阴的体用来看，太阴之"体"为阴经属阴；太阴之"用"，从足太阴脾而言，脾以气统血，从手太阴肺而言，肺主气，司呼吸。可见太阴体阴而用阳，从体而言似乎符合"多血少气"，从用而言则符合"多气少血"。二者侧重角度不同，体用各异。

从少阴的体用来看，少阴之"体"为阴经属阴；少阴之"用"，从足少阴肾而言，肾藏精，主命门，元阳从此发源，从手少阴心而言，心主血脉，维持脉搏的搏动。可见少阴体阴而用阳，从体而言似乎符合"多血少气"，从用而言则符合"多气少血"。

从厥阴的体用来看，厥阴之"体"为阴经属阴；厥阴之"用"，从足厥阴肝而言，肝主藏血，主疏泄条达，有贮藏、调节全身血量的作用，从手厥阴心包而言，心包代心行令。可见厥阴体阴而用阳，从体而言符合《素问·血气形志》"多血少气"，从用而言则符合《灵枢·五音五味》"多气少血"。综合考虑，厥阴的主要特点是对血的贮藏、调节作用，厥阴的气化功能也是建立在"主藏血"基础之上，厥阴"多气"的状态有时反而是病理状态，所以《素问·血气形志》"多血少气"似乎更符合客观情况。

综上所述，三阴血气多少大致可分为《素问·血气形志》《灵枢·五音五味》《针灸甲乙经·十二经水》三种观点。从三阴书写顺序性来看，因《素问·血气形志》《灵枢·五音五味》书写内容相同，但三阴血气多少完全相反，调整书写顺序后仍不能一致，不能完全由抄写错误来解释。三者对三阴的书写顺序也不一致，原因尚待进一步探讨。后世医家的论述虽然不尽相同，但多从《素问》血气形志篇。我们认为，在各经气血多少学说的准确含义尚未完全明确之前，应以《素问》为准，因为究竟何经气多，又何经血少，需通过不断实践才能得到明确的认识。但这里所载的血气多少，和五音五味篇及素问血气形志篇略有差异，据历代医家的考证，都认为当以血气形志篇的记载较为正确。以上二种观点及后世医家也均遵《素问·血气形志》。从体用考虑，从临床运用情况来看，《素问·血气形志》观点较为切合临床实用，可从之。

六经血气多少也要结合特殊的个人体质特点。《针灸甲乙经·阴阳二十五人形性血气不同》曰："少阴之人，多阴而少阳，小胃而大肠，六腑不调，其阳明脉小而太阳脉大。必审而调之，其血易脱，其气易败。""少阳之人，多阳而少阴，经小而络大，血在中而气在外，实阴而虚阳，独泻其络脉则强，气脱而疾，中气重不足，病不起矣。"不同体质特点也会影响六经血气多少，以上二条可供参考。

六经血气多少理论的临床运用

1. 六经气血多少理论来源于对客观人体的观察体会、内证体会，并非空洞的理论推导：通过观察可以从外表体现六经血气多少。岐伯曰："足阳明之上，血气盛则髯美长；血少气多则髯短；故气少血多则髯少；血气皆少则无髯，两吻多画……手太阳之下，血气盛则掌肉充满；血气皆少则掌瘦以寒。"指出手足六阳经经脉上部下部血气多少的外候。可见从体表外候可测知经脉上下气血多少。

2. 六经血气多少最初的目的是"泻有余"：《素问·血气形志》原文注释"血气多少，此天之常数，故用针之道，常泻其多也"。《灵枢经白话解》按语："各经气血的多少，是刺法上泻有余的准绳。"以上二书注解从针灸角度认为对于多气或多血之经，可用针法泻之。同理，对方药而言，同样适用。在辨证论治的基础上，对于气偏多的经，可用泻气方药，对于血偏多的经，可用泻血方药。对于血气不足之经，使用泻血气方药时则须慎重。多血之经，有太阳、阳明、厥阴，血分证多见，临床常见的血症多发生在此。此三经血液循环较充分，血液供应较丰富，丰富的血液循环可保证局部体液充分地排泌及腺体分泌。多气之经，有阳明、少阴、少阳、太阴，气分证多见，临床常见的气实、气虚、气郁等气分病症多发生在此。此四经多有明显的规律运动，为无形经气推动所致。通过对六经血气多少的探讨，可以有效地指导临床运用。

3. 从六经血气多少探讨血气辨证的临床运用：六经血气多少能够体现生理正常状态下局部的血气情况。古人善于运用观察法，格物致知，通过对外部体征的观察，从而产生对体内血气的基本认知。对于人体的认知，主要通过观察具体部位的形质和功能状态。一个生理功能结构，形质主要为具体部位可见的局部组织形状、质地、色泽等及局部血流状况，并用肉眼可见的血代表其形质；功能主要体现为局部组织的运动状态，并用肉眼不可见的气代表其功能。阳化气，阴成形，血气是最能代表形质与功能的两个基本概念。

从局部状态推测感知其气血的偏盛。从气血的偏盛与相应功能状态联系，似乎有这样的规律：气偏于运动，血偏于循环状态及分泌情况。如该经气偏多，则该经血液循环较为丰富，局部分泌较活跃，腺体及体液的分泌与代谢较明显；如果该经气偏多，则该经所联系的结构运动较明显。血反映的主要是微循环状态与分泌状态，如血液循环的分布程度、体液的分泌情况等；气反映局部的运动状态，如脏腑、肌肉等的可见动态变化。病理状态下，如血不足，则局部微循环减弱，局部分泌体液功能减弱，如心血虚则可出现冠状动脉供血不足，贫血患者可出现胃肠道分泌减弱，导致食欲下降等；如气不足，相应部位的运动状态就会减弱，肺气虚则呼吸运动减弱，心气虚则心脏搏动减弱，胃气虚则胃蠕动减弱等。所以血气辨证不仅是对六经血气的整体把握，也是对局部微观状态下血气变化的细微感知，即血气辨证为一种微观辨证。血为肉眼可见的客观存在，血是六经相关部位的微循环状态、体液分泌状态等，为局部新陈代谢的基本结构，微观状态的实质构造，是生理状态的物质基础；气肉眼不可见，可通过观察局部的运动去感知，气推动运动时会产生张力和压力，所以在一定程度上气还可以从局部的压力、张力去感知。气为推动十二经相关部位运动的动力来源，为整体及微观的运动动力。血为微循环，气为循环的动力。血为有形的结构，气为无形的功能，二者构成了微观的生命基础。根据六经血气多少学说使用泻法时，对于微循环不丰富的部位，可能局部缺少有效的侧支循环，如果使用泻血法，可能造成局部供血不足，影响其功能状态，应避免使用泻血法；对于血多的部位，局部微循环丰富，适当运用泻血法对局部造成的影响相对较小，如出现局部充血及微循环异常增生，更需用泻血法治疗。对于运动不明显的部位，为本身的气不多，使用泻气法会进一步减弱其运动功能；对于运动明显的部位，为本身的气偏多，适当使用泻气法不致产生较大影响，如运动状态偏于亢盛，更需使用泻气法治疗。

血气辨证能更明确体现六经经气的构成基础及运动特点，通过血气辨证可以从不同层面使宏观辨证与微观辨证相结合。从正常生理血气状态，可推导可能发生的病理血气变化，从可见的病症推导微观的病理血气状态。通过对局部微观血气变化的合理推导，对微观生理病理状态有一个清晰的认识，从中找寻合理的治疗方法。

4. 六经辨证与血气辨证结合辨证方法： 六经辨证在一定意义上为定位辨证，六经辨证的基础源于对解剖层次的认知。通过对实体解剖层次的认知，与六经相互联系后，形成了能够体现六经气化特点的六经解剖层次。从四肢实体解剖层次来看，由内而外的解剖层面大致以骨为最内部，骨对应肾；骨外层为筋，筋对应肝；筋外附肌肉，肌肉对应心；肌肉外为皮下组织及脂肪，对应脾；最外部为皮毛，对应肺。由内而外，从五行角度为相生关系。躯干部解剖层次，除胸腔、腹腔内脏腑外，外部腔体结构与四肢解剖层次大致相同。与六经结合后，形成了脏、腑、外层结构相互对应的表里特点，因阴阳的不同，又相对集中分布于躯体不同的区域，使三者之间相互联系的主要通道则概括为六经。古人通过对人体解剖的宏观把握，总结出表里内外及体表不同部位共同构成的，建立在解剖层次基础上的六经辨证体系，能够较为立体地准确定位病位。

六经有开阖枢经气趋向。太阳为开，阳明为阖，少阳为枢，太阴为开，少阴为枢，厥阴为阖。六经经气动态循环，不是孤立的功能存在。六经经气各具特点，是由运动变化的经气以不同的运行趋向在不同的解剖结构中运行所产生的。经络的大小、粗细等形质及走行是不同经气产生的解剖基础。六经经气具有张力，开阖枢经气趋向能较为准确体现这种张力，张力的动态变化最为符合人体真实生理特点。六经从十二经总结而来。十二经子午流注能体现一气周流的动态变化特点，体内经气随时间变化，其本质是阴阳的变化，如潮起潮落般循环流动，按时产生相关藏器经络的兴奋与平抑，产生生理变化。不同的解剖层次有着各自独特的气化趋势特点，解剖层次越细，气化趋势越具体，不同解剖层次间的生理气化特点相互联系，并不矛盾。六经开阖枢体现复杂的阳经间、阴经间、阳经与阴经间气化趋向；十二经子午流注体现单纯的依次逐经气化趋向，二者能够从不同角度体现不同经气的功能特点。

六经从功能上可概括为三个功能系统。少阴太阳功能系统，少阴本热君火之气与太阳寒水之气相互平衡，为人体的能量中心，少阴为枢，枢不仅有类似于少阳为枢功能，有枢纽的意义，而且具有中枢之意。少阴心肾为人体的动力控制系统，是人体能量调节的中心。足太阳膀胱经也有重要的功能调节作用，具有类似少阳为枢的协调功能，但仍属于少阴太阳能量中心系统的一部分，共同构成少阴太阳功能系统。太阴阳明功能系统，太阴湿土之气与阳明燥金之气相互平衡，为人体与外界物质及能量交换的部位，太阴脾肺，阳明胃大肠，为人体的呼吸及消化系统，呼吸吸收天之气，消化传导化物吸收地之气，与人体之气补充交换，并把吸收的能量物质输入少阴太阳功能系统，维持正常生命活动。厥阴少阳功能系统，厥阴风木之气与少阳本火相火相互平衡，是人体重要的功能调节系统，类似于空调的功能，能协调少阴太阳功能系统与太阴阳明功能系统之间的能量物质转换，协调机体的新陈代谢系统通畅，维持体内环境相对平衡与稳定。

归纳法为中医重要的辨证依据方法。从无规律的个性中归纳总结出内在的共性，指导临床运用。十二经为十二分法，可概括为六经，为六分法，再进一步概括三系统，为三分法，再归纳为阴阳，为二分法。归纳总结法均强调共性，而个性逐渐减弱。共性，个性，各具不同的实用价值。共性宏观性整体性好，个性更能体现细节，更为具体准确。适度的归纳才有良好的临床价值。六经辨证为临床验证极为合理的辨证体系。六经由十二经构成，在定位准确的情况下可灵活转换为十二经辨证，对于复杂病情可转换为三系统辨证，或阴阳辨证。所以六经辨证能够灵活在多个辨证层次合理切换。六经辨证优势明显。

六经血气多少在一定程度上可看作是六经辨证与血气辨证相结合的辨证方法。六经辨证与血气辨证各自从不同的角度出发，从整体到局部，从宏观到微观，以动态循环的角度，共同构成了一种从不同角度重叠的立体辨证方法。二者结合，能够符合人体立体动态的生理特点，对病证从多角度定位定性定量，且并行不悖，有良好的互补性，具有良好的临床实用价值。六经辨证与血气辨证相结合的多维度立体辨证方法，也有助于构建人体六经气化生理内观景象，可据此推测十二经可能发生的病症、宏观及局部形质及气化的病理变化等，并可由此产生出六经血气治疗法。

从阳明探讨六经血气多少理论的临床运用

阳明"多气多血"，各书均相同，无争议，故从阳明探讨六经血气多少学说的临床运用最为适宜。阳明包含足阳明胃经及手阳明大肠经。阳明多气多血，阳明为阖，化气为燥，能腐熟水谷、使水液气化为津液，把饮食中人体需要的部分分解吸收，排出不需要的部分，上午5~9时为阳明经气活跃的时段。对阳明正常生理气化及病理气化有综合的认识，并结合分析局部血气情况，对于胃与大肠疾病的诊治有指导意义。

阳明多气多血，故多见气分实证、血分实证。阳明气血充盈，可从气分清泻、从血分攻破，如有相应证候则无绝对禁忌。吴少怀认为"阳明本经病寒则胀而下利，病热则汗多而便结"。阳明胃府气盛，血旺热多，其病多实热有余。叶天士治腑病，以通为补，即此意。

胃部疾病，病位在足阳明胃腑，归经属十二经的足阳明胃经，六经的阳明经。阳明经多气多血，所以胃部自身运动明显，局部微循环丰富。从胃的运动状态、从胃的微循环及分泌状态可以分析血气的情况。在分析血气情况时，还应从整体考虑足阳明胃经具体定位在经在腑，是否涉及手阳明大肠经、足太阴脾经等相关经脉等原因，也应考虑是外因致病，还是内因致病。胃部的运动强弱，可反映气的虚实。气虚时胃运动减弱，食欲差，膨闷胀饱；胃火偏旺时，胃运动增强，食欲旺，易饥饿。胃部的微循环及分泌情况，可反映血分的虚实。血虚时，局部微循环差，胃液分泌不足，胃液减少可导致消化不良，如微循环缺血痉挛，可出现胃部疼痛；如炎症刺激，局部充血，可刺激腺体分泌胃液偏多，出现烧心、反酸等。胃部的血气也受厥阴少阳系统的调节。如厥阴少阳调节异常，可造成胃部局部的血气异常，常见肝胃不和等症状；如少阴太阳功能系统异常，会从太阴阳明功能系统调动能量以保证身体重要藏器的需要，出现阳明相关证候。

对于阳明病证的治疗，应符合阳明经气的气化规律，维护阳明多气多血的生理特点，恢复阳明的正常运动和微循环正常。阳明胃与大肠生理状态下有明显运动，多气较多血更能体现阳明特点。血气亢盛、血气不足均可导致阳明经气异常。阳明多气多血，如血气亢盛，可出现胃与大肠局部红肿、糜烂、溃疡、出血等；如血分偏盛，可表现为充血、出血或分泌性病变；如气分偏盛，可表现为胃与大肠运动增强蠕动增快；如血分不足，可表现为局部供血不足，消化液分泌减少；如气分不足，可表现为胃与大肠运动减弱，推动无力，局部郁积，可形成增生、水肿及占位病变；如气分失调，可表现为胃与大肠运动紊乱，消化道内容物反流；如气血皆虚，不能维持多气多血的功能状态，局部功能减退，可表现为萎缩、溃烂、占位等病变。阳明微观的血气变化与病因病机密切相关，临床使用补气或活血化瘀有时可出现胃部不适症状，与对阳明血气的辨证是否准确有关。

31　六经为川与肠胃为海

取象比类源自中国古代象思维，最早出现于《周易·系辞下》，文曰："仰则观象于天，俯则观法于地，观鸟兽之文与地之宜，近取诸身，远取诸物，于是始作八卦，以通神明之德，以类万物之情。"古人通过观察自然，以天地万物之象类比人体，用于摄生防病、趋吉避凶。取象比类作为中医学重要的思维方法和主要逻辑工具，在中医理论体系的形成方面发挥了重要作用，在《黄帝内经》中得到高度发展并创立了中医学的整体观念。整体观念是中医理论体系的根本特点之一，既重视人与自然环境、社会环境的有机统一，又强调人体自身的统一性和完整性。《黄帝内经》基于"天人一体观"提出了"六经为川，肠胃为海"的经典论述，借自然界"川""海"之象，阐释六经与肠胃的生理功能，这与肠道的消化吸收、内分泌、神经支配及肠道菌群等有着诸多共通之处。学者魏秀楠等对"六经为川，肠胃为海"内涵进行了探析。

"海""川"意象浅释

46亿年前，历经数千年的降雨，形成了原始海洋与河流；38亿年前，生命首先在原始海洋中诞生。川即河流，是地球可利用淡水资源的关键载体，是古文明发展的摇篮。河流发源于高山融雪，顺地势入海，沿途供应地下水，废物入海净化；海水蒸发，通过雨雪形式返归河流，更新河水成分，海川与共，循环往复，提供水源，维持生态平衡，是生物圈最根本的"母亲河"。

"六经为川，肠胃为海"理论内涵

"六经为川，肠胃为海"语出《素问·阴阳应象大论》，原文为"六经为川，肠胃为海，九窍为水注之气"。古人通过"川"与"海"，形象地阐释了六经与肠胃的功能及密切联系。

1. "六经为川"释义："六经"以经络为基础，如《素问·经脉》曰"六经络手阳明少阳之大络"。姚止庵《素问经注节解》曰："六经，六腑也。流而不息之为川。六腑之职，化糟粕转味而入出，主泻而不藏，如川之流而不息也。"此处将"六经为川"释为"六腑"，盖取"腑"之泻而不藏之义，指出六经具有输送糟粕至肠道之用，六经连接经脉、通行气血、布散津液、濡养四肢，作为气血与糟粕运行的通道，六经之职恰如河川，其运行既补足了沿途水源（津液），又冲刷污浊（糟粕），汇入大海（肠道）。

2. "肠胃为海"释义：《灵枢·本输》曰"大肠小肠，皆属于胃，是足阳明也"。《灵枢·经脉》谓太阴别脉"入络肠胃"，阳明胃与太阴脾相表里，彼此依存，故《黄帝内经》之"肠胃"包括小肠、大肠和脾胃。《素问·灵兰秘典论》曰："脾胃者，仓廪之官，五味出焉。"饮食入胃，经过胃的腐熟，将饮食物转化为水谷精微，上输于脾，脾气运化，布散全身。经过运化的水谷则下传入肠，小肠与大肠均有传导化物之功。小肠接收水谷精微，泌清别浊，清者上归于脾，下渗膀胱，浊者下传大肠，大肠传导并排出糟粕。胃、小肠、大肠属腑，传化物而不藏，脾属脏，藏精气而不泻，肠胃系统升降和合、藏泻有序，共同调节人体气血津液的生化输布。

（1）肠胃为气血化生之海：《灵枢·决气》曰"上焦开发，宣五谷味……是谓气""中焦受气取汁，变化而赤，是谓血"。可见气来自饮食五谷，气能生血，中焦脾胃纳运水谷，化生气血。《素问·玉机真脏论》曰："脾为孤脏，中央土以灌四傍。"脾胃输转气血至人体四末，濡养全身。脾胃作为后天之本，既为水谷之海，气血化生之源，又为气机升降枢纽，运行血气。《素问·调经论》曰："人之所有者，血与气耳。"气血为人体一身之本，若脾胃虚弱，气血生化乏源，气虚血弱则百病由生。脾胃化生气血的源头作用，如同自然界大海孕育生命，并不断提供着大量的水、氧气、生物、矿物、热能等资源。

（2）肠胃为津液输布之海：《素问·经脉别论》曰"饮入于胃，游溢精气，上输于脾，脾气散精，上归于肺，通调水道，下输膀胱，水精四布，五经并行"。津液的输布过程与肺、脾、肾三脏密切相关，脾胃居于中焦，是津液代谢的枢纽，主导津液的升降。津液代谢障碍可致痰饮、水肿等病证，"脾为生痰之源"，张景岳在《景岳全书·肿胀》中说水肿"其制在脾"，历代医家治疗水湿痰饮为患亦多从健脾运脾入手。脾胃在津液代谢中的枢纽作用，如同自然界水气循环中海洋的重要作用，作为百川之源，海洋水气对自然气候的调节，影响着河流的枯汛。

（3）肠胃为糟粕传化之海：《素问·六节脏象论》曰"脾、胃、大肠、小肠"均为"仓廪之本，营之居也，名曰器，能化糟粕，转味而入出者也"。小肠主受盛化物，主液，泌清别浊，清者渗入膀胱，浊者排入大肠；大肠主传化糟粕，主津，对糟粕中的水液进一步吸收，形成粪便，排出体外。《灵枢·决气》曰："腠理发泄，汗出溱溱，是谓津。"津为肺气宣发所成，大肠主津，肺与大肠相表里，若大肠燥屎内结，邪热循经迫肺，耗灼津液，可致肺失清肃，短气而喘，可通过泄热通便以复肺宣降之权，如《伤寒论》运用承气汤类治疗"短气腹满而喘"。大小肠将污浊、粪便下传排出从而保障机体正常运转的过程，如同大海容纳河流中的废物，通过海洋生态系统净化以维持生态平衡。

（4）肠胃为扶正培本之海：《素问·刺法论》曰"正气存内，邪不可干"。正气乃人体一身之气，包括先天之气与后天之气。张仲景云"四季脾旺不受邪"；李东垣曰"百病皆由脾胃衰而生"；张景岳曰："胃强则强，胃弱则衰，有胃则生，无胃则死。"脾胃为后天之本、气血生化之源，历代医家均十分重视顾护脾胃，脾胃功能正常则正气旺盛，能祛邪外出并维持各种生命活动的有序进行，如同地球生态平衡离不开海洋资源与海洋生态环境的良性循环系统，重视保护海洋生态平衡才能实现可持续发展。

3. "六经"与"肠胃"之间的"川海"关系：《黄帝内经素问三家注》记载"六经为川，三阴三阳六经之脉，流诸血气以注肠胃，故为川也；肠胃为海，夫海者，一则众川所归，二则利泽万物，肠胃为彼六经所归，又滋百节，故为海也"。生理上，一方面，六经输送糟粕排入肠道，如同河流冲刷污浊入海；另一方面，肠胃属土，长养万物，化生气血，通过六经输布濡养全身，如同海水蒸发通过雨雪形式返归河流，更新河水成分，滋养沿岸土壤。病理上，一方面，"阳明主土，万物所归，无所复传"，六经病皆可传入阳明，如同海纳百川并净化河水入海带来的废物；另一方面，脾胃受损，气血津液生化乏源可致六经失于濡养而发病，如《素问·厥论》曰："脾病不能为胃行其津液，四支不得禀水谷气，气日以衰，脉道不利，筋骨肌肉皆无气以生，故不用焉。"又如《素问·痿论》提出的"治痿独取阳明"皆是此意，如同海洋对陆地气候调节有着重要影响，若海洋环境恶化，气候调节能力下降，则会出现干旱、洪涝等自然灾害。

"六经为川，肠胃为海"与肠道研究

肠道研究的发展始终伴随着人类进化和文明进步。最原始的腔肠动物，最早具备了消化循环腔，消化是维持生命活动的第一个步骤。150万年前，火的使用，使人类进食更易被消化吸收的熟食，促进了脑的发育，推动了人类智慧的革命性进展，在生物医学层面，可以说肠道是人体的"母亲河"。随着科学研究的不断深入，中医学有关"六经为川，肠胃为海"的理论与肠道研究所阐明的消化吸收、内分泌、神经支配、肠道菌群等有共通之处。

1. 从"六经为川，肠胃为海"论消化吸收与排遗：肠道是人体最重要的消化吸收器官，其场所主要在小肠。肠道通过节律性蠕动对食物进行研磨，并接收多种消化酶进行消化，充分保证摄入人体的脂肪、蛋白质、糖类等转化成可吸收小分子物质。小肠通过肠绒毛的三级放大结构，使黏膜面积增加了

600 倍，吸收速率大大提高。肠道内有效的再循环机制，如肠肝循环则保证了胃肠道分泌液不会完全损失。肠道消化吸收的这种运作机制，恰如"川"与"海"，腺体分泌的消化液经过各级管道汇总排入肠道如同百川归海，而肠道内消化液的再循环机制则如同海川与共的循环体，有效保障了消化吸收的有序进行。病理上，小肠的病变可导致消化不良或吸收障碍，使机体必需的营养物质缺乏、免疫功能低下，并可能出现营养不良相关的各种并发症。文献研究表明中医藏象学中小肠的化物功能已转移至脾，肠胃为"气血生化之海""津液输布之海"，小肠病变所致营养不良、免疫低下则属脾胃虚损致气血生化乏源、正气亏虚，如同海洋生态恶化致河流水位下降、河床干涸。研究显示，健脾益气类中药可促进小肠上皮细胞损伤修复，提高大鼠小肠推进率及相关胃肠激素水平，小肠消化吸收后的食物残渣进入大肠形成粪便，大肠黏膜重吸收其中的水、电解质、胆汁酸等物质供人体所需，肠道菌群将未消化的蛋白质进一步分解为氨、硫化氢、吲哚等物质，随粪便排出体外。排便节律、排便时间、粪便质地等的改变使有毒物质在肠道中积累，刺激肠黏膜、破坏肠道微生态可加速机体衰老，增加罹患结直肠癌、老年痴呆等多种疾病的风险性，因此，规律排便对于清除人体毒素具有重要意义。如前所述，肠胃为"糟粕传化之海"，机体将各系统的代谢废物排入肠道以粪便形式排出体外从而维持内环境的稳定，如同中医学"六经"与"肠胃"的川海关系，河流冲刷污浊入海，维持河道畅通、保护河流生态。以中医学整体观念为指导，参照"六经为川，肠胃为海"的启示，可通过调理肠胃使六经病借道阳明而解，其内涵不仅局限于下法，更涵盖中医的和法、消法、补法等多种治法。现代研究表明，中医药治疗多种疾病的内在机制与对肠道菌群的调控密切相关。

2. 从"六经为川，肠胃为海"论肠道菌群与免疫： 肠道中寄居着大量以细菌为主的微生物，称为肠道菌群，其数量是人体自身细胞的 10 倍之多，其基因总数至少是人类基因组的 150 倍，被称作人类的"第二基因组"。肠道菌群种类繁多，其中厚壁菌门和拟杆菌门占绝对优势。肠道菌群和宿主互利共生，宿主为肠道菌群提供营养物质以满足代谢所需；肠道菌群为抵御外来病原微生物入侵构建生物屏障。通常认为宿主与菌群共进化，有学者提出"菌心进化论"，认为饥饿源于菌群，摄食行为受肠道菌群的驱动，人类受肠道菌群的生存压力而协同进化，进一步肯定了肠道菌群对人类进化的重要影响。病理状态下，致病菌过度生长，肠黏膜屏障破坏，肠道菌群失调、细菌移位，可引发消化系统疾病以及肿瘤、多发性硬化等多器官系统病变，其内在机制可能与肠道菌群对免疫的影响相关。

肠黏膜免疫系统是人体最大的免疫系统，是由肠黏膜相关淋巴组织构成的免疫屏障，其免疫细胞占机体所有免疫细胞的 80%。近年来，越来越多的研究发现，肠道菌群可促进免疫系统的发育与稳定，启动肠黏膜免疫信号转导通路，诱导肠道黏膜免疫反应，防止外源病菌的定植与侵害。肠道菌群对机体免疫系统的影响充分体现了肠胃为"扶正培本之海"，生理状态下肠道菌群促进免疫系统发育并参与调节机体免疫，病理状态下肠道菌群紊乱与免疫失衡又可相互诱发，如同海之于河川，大海既是河川最初的发源又是水循环中调整河流枯汛的关键一环，肠道菌群失调、免疫屏障破坏则属肠胃虚损、正气亏虚。研究显示，中医治疗肠道菌群失调以补气健脾、渗湿利水类中药为主。近年来，通过益生菌制剂、粪菌移植等调节肠道菌群治疗消化系统及其他系统疾病成为现代医学的研究热点。这与中医认为"六经为川，肠胃为海"，强调顾护后天之本以扶助正气，使六经病解的认识是一致的。

3. 从"六经为川，肠胃为海"分析肠神经系统与内分泌： 肠神经系统由神经元和胶质细胞构成，是人体外周最大、最复杂的自主神经系统，包括肌层神经丛和黏膜下神经丛，调控肠道的蠕动、分泌和吸收功能。肠道的神经支配包括脊神经、迷走神经和肠道神经元发出的神经，因此肠道受中枢神经系统和肠神经系统的双重支配。肠神经系统中的神经元数目与大脑相当，不但可以自主工作，还能通过免疫、迷走神经和神经内分泌途径向大脑传递信号，影响机体行为，被称为人体的"第二大脑"。脑和肠之间的双向信息传递通路称为脑-肠轴，脑肠肽在神经系统和肠道呈双重分布，其作为介导信息传递的载体在脑—肠互动中起关键作用。肠道是人体最大的内分泌器官，肠道内分泌细胞分泌的胃肠激素、胃肠神经肽等具有调节机体生长发育、胃肠运动、消化腺分泌等功能，其中生长抑素、血管活性肠肽、5-羟色胺等是脑肠肽的重要组分。若脑肠肽分泌异常，可通过脑-肠轴引发脑—肠互动紊乱甚至引起中枢神经系统疾病；反之，若精神心理因素长期作用于大脑，使其功能状态改变，可致肠道内分泌功能紊乱引发一系列病证。脑-肠轴是一个复杂的神经免疫内分泌网络，其具体运作机制目前尚在探索之中。近年来，肠道菌群在脑-肠轴中的作用受到越来越多的关注，并提出了"微生物-肠-脑轴"的概念，研究证实，肠道菌群通过微生物-肠-脑轴参与了自闭症、阿尔茨海默病、抑郁症等神经精神疾病的发生发展。肠道与脑的这种互动调控模式如同大海与河川的水循环，彼此依存、生生不息，这与中医学的整体观和平衡观具有一致性。对微生物-肠-脑轴的挖掘有望对中医以"脾胃"为中心的疾病观进行现代科学解释。

32   六经之常在水液代谢的作用

　　六经之常是指生理状态下六经各自气血的多少。六经各自气血盛衰的生理特点不同，经络循环不同，各自脏腑作用的不同，决定了其在水液代谢中的不同作用。因此，分析《伤寒论》六经之常在水液代谢中的关系，能明确六经水证的特点和生理功能。清代高士宗的解释既明确了六经本身的特点，亦从动态发展的角度阐述了水液即将发生的变化。学者刘春香等就六经之常与水液代谢的关系作了论述。

太阳经多血少气是水液代谢之动力

　　太阳经多血少气，少气为气衰之始，多血为阴液最盛。阳气是人体的动力，太阳阳气最盛，动力最强，故阴液亦为最盛。水液代谢是太阳阳气功能得以实现的前提。《灵枢·经脉》阐明足太阳膀胱经的循行："起于目内眦，上额交巅；其支者，从巅至耳上角；其直者，从巅入络脑，还出别下项，循肩髆内，挟脊抵腰中，入循膂，络肾属膀胱；其支者，从腰中下挟脊贯臀，入腘中；其支者，从髆内左右，别下贯胛，挟脊内，过髀枢，循髀外后廉下合腘中，以下贯踹内，出外踝之后，循京骨，至小趾之端外侧。"可见足太阳膀胱经循行特点为，分布于人体背侧，覆盖范围极其广泛，影响甚大。本经病可影响上中下三焦，水液代谢依靠足太阳膀胱经才能"水经四布"，因此，足太阳膀胱经是水液代谢的基础条件，本经病则可引起三焦水液代谢失常，从而产生多种病证。

　　太阳经是水液代谢的动力。足太阳膀胱，其位居下焦，内藏津液，肾阳蒸化膀胱津液，形成雾露之气，达于体表，为"太阳之气"。刘渡舟先生认为，太阳之所以被称为"太阳主表，为六经之首，总统营卫，而为一身之外藩"，是因为"太阳之气"的作用。太阳之气，行于体表，具有温煦肌表，司汗孔开阖，防御外邪，保卫机体的作用。可见太阳经与肾脏关系密切，在水液代谢上相互配合，保证了水液代谢功能的实现。太阳主气化，为水液转化的动力，阳以化阴，阴液得以清浊互分，升降互用。清者升散润养，封蛰于肾；浊者通降为溺，排出体外。太阳，阳扬也，谓气向外发扬，水液依靠其发扬之性，得以敷布全身。可以说，太阳经是水液代谢的动力。

阳明经多气多血为水液代谢之源

　　阳明经多气多血。外为太阳，太阳多血；内为少阳，少阳多气，故阳明多气多血。阳明为水谷之源，后天之本，向外供太阳之血，向内供少阳之气；阳明居中焦，为气机升降之枢纽，故多气。少阴藏先天之阴，后天养先天，先天滋后天，均需阳明为之斡旋。

　　《灵枢·经脉》阐明足阳明经的循行："起于鼻之交頞中，旁纳太阳之脉，下循鼻外，入上齿中……下交承浆……上耳前……循发际，至额颅；其支者，从大迎前下人迎，循喉咙，入缺盆，下膈，属胃，络脾；其直者，从缺盆下乳内廉，下挟脐，入气冲中；其支者，起于胃口，下循腹里，下至气冲中而合，以下髀关……下循胫外廉，下足跗，入中指内间。"足阳明经循行特点为，循行于人体面、胸、腹及下肢前侧，网络人体前侧大部，络属脾胃。脾胃为后天之本，胃为水谷之海，司纳主降，腐熟水谷，大肠主传导糟粕，脾主运化，输转水液，是水液运行之动力。人体所摄入之水谷，在盛阳的作用下，通过肠胃腐熟消化，脾传导排泄，以维系人体的生命活动，故阳明多气多血，为水液生化之源，中盛之处。同时，阳明为二阳，其阳气及水液均少于太阳，而称其为盛阳，水谷之海，因阳明位身体前侧，较太阳经络为短，如此之多阳气、水谷居于脾胃一隅，尚未敷布，未能发扬，故由此之称。阳明为六经水谷之海，阳明本身功能有赖于水液润养。脾主运化，喜燥恶湿，主运化；胃主腐熟，喜湿恶燥，主受纳腐熟。脾胃一阴一阳，相互配合，胃得脾则不致燥甚为害，脾得胃则不致湿甚成邪，胃得脾燥，则不致因恶而干，胃亦同理。脾胃生阴液，阴液养脾胃，是脾胃功能实现的基础。

少阳病少血多气为水液代谢枢机之地

少阳经少血多气，为一阳，阳气始生，具生发长养之性，必将多气；少血因少阳半表半里，不表不里，主枢机，为气血水火里通外达之门户，不为府库，不存阴液，故少血；同时少阳之气，为枢机之动力，以枢转气血水火，故常多气。如第264条"不可吐下，吐下则悸而惊"、第265条"少阳不可发汗"等均阐明少阳少血之特征。《灵枢·经脉》阐明足少阳经循行："起于目锐眦，上抵头角下耳后……至肩上却交出手少阳之后，入缺盆；其支者，从耳后入耳中……至目锐眦后；其支者，别锐眦，下大迎……下颈……以下胸中，贯膈，络肝，属胆，循胁里……其直者，从缺盆下腋，循胸，过季胁下合髀厌中……直下抵绝骨之端，下出外踝之前……入小趾次趾之间。"可见少阳经循行特点为，上布胸中，下走胁肋，外连表，内通里；内连肝胆，位居中焦，主决断疏泄，疏泄正常，则水液可游行于上下，以顺其长养之用；水液宣达于内外，以发挥润养之功，且助脾胃水液之运化。少阳经为半表半里，是表里之门户，主枢机，为水液转输之门户。《素问·阴阳离合》曰"少阳为枢"，枢为门轴，开阖为枢之机，主气血水火之枢转，枢转变化，病象由生，治疗则以小柴胡汤，横则温通表里，纵则疏泄气机，为水液出入之门户。

太阴经多气少血为水液代谢布散之根

太阴经多气少血。阴极而阳生，故常多气；阴极当衰，故常少血。太阴为三阴，阴极阳生，阴津盛极，足太阴脾经，其性升散，主运化水谷，水谷去而不留，虽盛而成衰弱之势；太阴之所以阴少，在于太阴脾气，运化输散，使盛阴成衰。《灵枢·经脉》阐明足太阴经的循行："起于大趾之端……上内踝前廉，上踹内，循胫骨后……交出厥阴之前，上膝股内前廉，入腹，属脾，络胃，上膈，挟咽，连舌本，散舌下；其支者，复从胃，别上膈、注心中。"可见足太阴经的循行特点为，经深居里，连络脏腑，与脾胃心直接相连，同时交出厥阴，上膈挟咽与肝、肺关系密切。从经络看，太阴经虽范围局限，但具有联络脏腑的重要作用。足太阴脾，属土主湿，位于中焦，其经脉布行于腹，运化，其气以升为顺。所谓"化"，指把水谷中的精微物质吸收、化生，变为人体所必需的气血津液。所谓"运"，即通过联络把所化生的气血津液输布、宣散到全身各处，以营养脏腑，即"升清"，故在水液代谢方面，脾既是生化之源，亦为敷布之基。

少阴经少血多气为元阴贮存之所

少阴经少血多气。阴未盛，故常少血；少阴为生气之源，故常多气。从经络循行及各自的作用，更能明确理解少阴气血的特点。《灵枢·经脉》阐明足少阴经的循行："起于小趾之下，走足心，出于然谷之下……别入跟中……出腘内廉，上股内后廉，贯脊，属肾，络膀胱；其直者，从肾上贯肝膈，入肺中，循喉咙，挟舌本；其支者，从肺出络心，注胸中。"可见足少阴经的循行特点为，六经中联系五脏的唯一之经，故五脏生理、病理均与少阴关系紧密。少阴，为元阴元阳之所居，位在下焦，水性所趋，水阴较盛，而五脏之阴皆须少阴补给，故虽多而为己所用者少，能守能藏者少，能供能养者少，故曰"血少"。相对少阴经之腑，膀胱之气血俱盛，故为"血少"。此处"血少"强调少阴经水阴功效之重，再多亦不为多，故曰少。五脏之阴依赖少阴，少阴之气行阴以供养五脏，故必多气。足少阴肾属水，主藏精，主水液，内寓真阴真阳，为先天之本，对人体的生命活动起着至关重要的作用，是五脏六腑阴阳之根本。手少阴心经，主血脉，血旺盛，而来者俱去，故曰少血；心者君火所居，鼓舞血脉，温阳周身，故曰多气。心在上，肾位下，同属少阴，关系十分密切。心火下蛰于肾以暖肾水，使水不寒；肾水上济于心，以制心火，使火不亢，心肾交通，水火既济，相辅相成，以维持人体的阴阳平衡。可见，足少阴经为元阴之地，为先天水液所居，充养后天之水，为五脏水液之源泉；同时少阴多气，方能温煦膀胱，膀胱气化方能水液转化，以不同形式充养各脏腑。故少阴对水液代谢的影响巨大。

厥阴经多血少气主水液疏泄

　　厥阴经多血少气。厥阴肝脉下合冲任，故常多血；厥阴为一阴，而生微阳，故常少气。从功能上看，厥阴肝脏主藏阴血，为血脏，故多血。王雨三曰："肝为藏血之脏，血为养肝之物，相需而相用者也。"肝主疏泄，是阴液得以敷布的条件，同时肝血能养肝气，又制约肝阳，如唐容川曰："肝为藏血之脏，又司相火，血足则火温而不烈，游行三焦，达于腠理，莫不得其温阳之功。"肝体阴而用阳，阴液既可以养肝阳，又生肝阳，使肝脏的功能得以实现。同样，肝脏疏泄功能失常，既可以伤本脏之阴，肝木乘脾土，又可使水液敷布、转输产生障碍。《灵枢·经脉》阐明足厥阴经的循行："起于大趾丛毛之际，上循足跗上廉……交出太阴之后……过阴器，抵小腹，挟胃，属肝，络胆，上贯膈，布胁肋，循喉咙之后，上入颃颡，连目系，上出额，与督脉会于巅……其支者，复从肝，别贯膈，上注肺。"可见厥阴经内连胆胃，外布胸胁肋，上达于巅顶，下及阴器。其疏泄功能，既可助脾胃生化水液，又可疏泄胆腑清汁，还可辅阴精施泄，与水液之上下、升降、出入关系密切。

33 　从气化升降析识六经病证治

中医基于阴阳气化思维，以阴阳演化去认知人与自然，升降变化是其运动的根本形式。仲景探求阴阳气化之理，从阴阳气化角度阐述疾病演变诊治，为理法方药的典范。《医宗金鉴·订正仲景全书伤寒论注》注《伤寒论》曰："理无不该，法无不备。"后世医家从脏腑、经络、气化、部位、阶段等探讨了六经实质。清代芬余氏《医源》曰："天地之道，阴阳而已矣；阴阳之理，升降而已矣。"《顾氏医镜·论治大纲》曰："升降者，病机之要也。"学者李吉武等基于阴阳气化思维识六经阴阳之气，从升降角度探析了《伤寒论》六经病证辨治之理。

元气升降与阴阳气化六经辨识

1. 元气与阴阳之气：圣贤认知人与自然尊崇"一元气"论。《素问·政大论》曰："气始而生化，气散而有形，气布而蕃育，气终而象变，其致一也。"《难经·八难》曰："气者，人之根本也。"中医崇尚"天人合一""天人相应"准则。"天人一气，共此阴阳而已。"阳阳之气维持"中和"，万物生化不息。中医以"阴阳和"时态为不病或病愈。调和"阴阳"为治病大法，《伤寒论》以"扶阳气"和"存阴液"为基本精神，达阴阳平和为期。《伤寒论·辨太阳病脉证并治》第67条："凡病……阴阳自和者，必自愈。"《黄帝内经》认为阴阳表现阳生阴长、阳动阴随的"和"态。《素问·生气通天论》比喻阳气为天日。曰："人之阳气，若天之与日，天运常以日为光明，人运当以阳为寿命，此定理也。"仲景论六经病证治，也始终体现着助护"阳气"思想。

2. 阴阳之气与升降制化：宇宙自然之气运行，《素问·五运行大论》曰"上者右行，下者左行，左右周天"。周而复始，升降有序，形成四象五行时空维度。具体言之，气升者为木、春、东、青龙；气浮者为火、夏、南、朱雀；气降者为金、秋、西、白虎；气沉者为水、冬、北、玄武。仲景取方药之名，如青龙汤、白虎汤、真武汤、黄连阿胶汤，对应着时空方位，可窥见六经阴阳升降之化。

人与自然四时五行阴阳，形成"天人相应"统一整体观。人体本为一元气，通过升降气化制约成五脏之气，左升生肝气，浮上成心气，右降化肺气，沉藏为肾气，中央归运土之气，为维系四脏升降之枢。《医学源流论·元气存亡论》曰："五脏有五藏之真精，此元气之分体也。"三焦主持一身诸气，为元气运行全身之通道，是人体元气升降的场所。元气升降表现上中下各部气化活动，包括上焦（心肺）、中焦（肝脾胃）、下焦（肾命门）等生理功能。《灵枢·营卫生会》曰："上焦如雾，中焦如沤，下焦如渎。""仲景分配六经，亦不过将一气分布上下、左右四旁之意，探客邪之伏匿耳。仲景六经还是一经，人身五脏、三焦之气还是一气，万病总不离于阴阳。"元气升降形成四时五方位的动态时空观，制化生成六经、脏腑、三焦等不同之气。总而言之，六经之生理及病理，全无偏倚于阳气，乃为元气升降变化之所成就。

3. 升降失常与阴阳六气之病证：阴阳升降制约权衡，自然时空更替，运气往复变化。《素问·刺法论》曰："正气存内，邪不可干。"《素问·五运行大论》曰："当其位则正，非其位则邪。""正气"谓中正之气，为升降次序配位。"邪"为不正之气，表现升降太过与不及的偏位。《素问·通评虚实论》曰："邪气盛则实，精气夺则虚。"实证为邪气盛郁阻升降之机；虚证为精气不足，阴阳气化不力，升降之气制化乏源。三阳病为阴阳正气足旺，升降之气因邪阻郁滞，气郁滞化热，多表现实热证；三阴病为精气阴阳不足，阴阳制化失常，升降变化失序，表现阳虚寒证和/或虚热证、上热下寒证。病在三阳，首要祛除邪阻复畅升降，流通人体元气；病在三阴，重于温扶阳气助升降动力，阳回令气通调全身。《金匮要略·脏腑经络先后病证》曰："若五脏元真通畅，人即安和。"

4. 阴阳升降与六经欲解"时"辨识：《说文解字》曰"四時也，从之日"。《释名》曰："四时，四方各一时。"《韵会》曰："时，时辰也。十二时也。""时"具有阴阳、时辰、方位等含义。古人以十二地支配时辰，十二消息卦对应阴阳升降变化。子时经卯至午时，阴极生阳，左升极始右降，卦象从复卦变大壮成姤卦，阳气逐渐升发而浮；午时经酉至子时，阳极生阴，右始降己左终升发，卦象从姤卦变观卦成复卦，阳气逐渐收降为藏。从气化角度解释"时是'时象—时位—时气'的结合，时是以象变为表现、以'气'为载体的存在，即'时—气布—象变'"。

《素问·藏气法时论》曰："合人形以法四时五行而治。"《伤寒论》根据天人相应原则，人得天气之助，正气来复助升降归位，因势利导，则病邪可能得解，六经皆有"欲解时"。"欲解时"为人之正气借助自然四时之气顺而扶之，病证可能得到缓解之时。顺从气机升降则六经病有"欲解"时态，十二消息卦象变化可解释"欲解时"。运用"欲解时"时空观推演阴阳消长变化，通过升降气机可阐述六经阴阳生理机制和病理演变。

升降失常与三阳病病机及证治统识

根据"欲解时"天人时空观，三阳之气从泰卦至剥卦，升极而降。少阳病"从寅至辰上"（3～9时），从泰到夬卦，阳气上升发于外；太阳病"从巳至未上"（9～15时），从乾到遁卦，阳气旺盛于外；阳明病"从申至戌上"（15～21时），从否到剥卦，阳气升已而敛降。三阳之气为升浮之时态，处上之相位，少阳之气升浮为太阳之气，太阳之气则为隆盛外上之位时，至阳明之气升浮极而始降下，总体阶段界位为身之中上外。三阳之气对应胆、胃、大小肠、膀胱、三焦等六腑生理功能，表现以升发、通顺为用。三阳之气为用，正气尚旺盛，若外邪侵袭，不易损及阳气。邪盛阻遏气机，多表现为外寒内热的实证，治用祛实邪以复升降之气。

1. 太阳病证治升降之识：太阳之气，阳气浮盛外上。《素问·天元纪大论》曰："太阳之上，寒气治之。"风寒患邪束缚太阳升浮之气，出现外寒内热证候。治以麻黄、桂枝辛温升散，宣外祛寒为法。因正气禀赋与机体损伤之别，感触邪实轻重有异，升散力度强弱不一。如机体正气未虚，邪实闭塞卫外阳气，遏阻外达之气，气阻郁热不发，表现为麻黄汤证和大、小青龙汤证。大青龙汤方中麻黄六两，是麻黄汤中麻黄两倍，峻补升散宣发之力。石膏辛散郁热，大寒清降里热，热除烦躁止。小青龙汤为外寒内饮，郁热不甚，加细辛、干姜辛温化水饮，半夏、芍药、五味子宣降肺气。现代人调摄失当，寒着单薄，风寒易侵袭郁闭，症见恶风寒、发热、咳嗽、咳喘、咽痛痒等风寒感冒、肺病等均可参证使用。如正气损伤轻浅，阳气弱不甚，卫阳外固不密则为桂枝汤证。桂枝汤证见恶风寒、发热、脉浮临床表现与麻黄汤还有类似症状。桂枝辛甘化阳，甘温助阳气升生，白芍酸寒敛降收营阴，去麻黄功专发汗散寒。后世谓桂枝汤内调脾胃阴阳，外和营卫气血，谓"调理阴阳之圣方"。火神派归纳为"桂枝法"，调理阴阳平衡，促进气血流畅。对内伤杂病，桂枝汤加减调和阴阳气血，多有奇效。病变程度介于两者之间，则为麻黄汤合桂枝汤类证，如桂枝麻黄各半汤、桂枝二麻黄一汤和桂枝二越婢一汤。现多用于轻型风寒感冒和支气管炎，荨麻疹、风疹等皮肤病属表寒闭阻、里热不甚的"汗法"证治。

2. 阳明病证治升降之识：阳气者始升复降，升已终降。阳明阳升之极，阳热旺盛始通降。《素问·天元纪大论》曰："阳明之上，燥气治之。"阳明燥金，聚合阳气以收藏，阳气始降潜于下。阳明控降气浮之过，阳气降不迁位，则太阳病易传化为阳明，寒闭郁化热。病变部位涉及上中焦肺与胃之间，包括心胸范围之病变。《伤寒论·辨阳明病脉证并治》第201条"阳明病，脉浮而紧者，必潮热，发作有时"。阳明主里，热郁向外越则"浮"，寒邪敛闭阳气为"紧"。内热外寒正邪相持内外，借"欲解时"则发"潮热，发作有时"。概括阐述了阳明病机。具体而言，阳明合降失畅，郁热病初，轻热在上则栀子豉汤类证，再则为无形热盛白虎汤类证，而后病位偏下，热甚蒸液形成燥屎阻结，导致承气汤类证。

所谓"承气"为承顺阳明合降之气。《伤寒论条辨·卷之四》曰："承上以待下，推陈以致新。"

3. 少阳病证治升降之识：少阳顺接厥阴之气，谓升发阳气的枢机，疏泄全身气机。少阳"相火以位"，阳气藏而始升发，权掌相火位势。相火用权得当，升降其位则不病。《素问·生气通天论》曰："阳气者若天与日，失其所则折寿而不彰。"若阳离其位，脏腑阴阳失衡，易感不正邪气。少阳施令得当，三焦运行通畅，阴阳升降得以水火既济。《素问·天元纪大论》曰："少阳之上，火气治之。"少阳感受寒邪，胆火易化生内郁热证。少阳伤寒邪气，致邪阻枢机不利，三焦郁热内蕴，表现少阳伤寒证，则为小柴胡汤类证治。如少阳受邪郁滞，相火气机失常，水火病变累及三焦上下心胸、肺、脾胃、膀胱等，发而小柴胡汤之"或然证"。少阳居表里之间，外则合太阳，病少阳太阳同治，治以和解发表如柴胡桂枝汤；内则合阳明，病少阳阳明同治，治和解清气攻下，如柴胡白虎汤、大柴胡汤、柴胡加芒硝汤。寒邪外郁少阳，三焦气化失常，水饮邪气阻困脾阳，则为柴胡桂枝干姜汤证。柴胡加龙骨牡蛎汤证为少阳阳气内郁不达外，邪热内盛充斥三焦内外，内扰心胸而设。临证见少阳半表半里，虚实寒热之证；或肝胆疾病，疏泄气机不畅，三焦气化失常等随证加减。

升降失常与三阴病病机及证治统识

根据三阴病"欲解时"时空观，太阴受纳阳明（15～21时）合降之气，太阴病"从亥至丑上"（21时至次日3时），从坤到临卦，阳气下降至极，逐渐内生来复。少阴病"从子至寅上"（23时至次日5时），从复到泰卦，为太阴之气归潜于内而始生升。厥阴病"从丑至卯上"（1～7时），从临卦到大壮，阳气至下始升发出少阳。三阴处有相同时空之位象"丑时"（1～3时），三阴之气均为阳气潜藏于下，表现太阴开以合阳敛藏为少阴之气，再则厥阴阳气降潜尽极而升，阳始出外，故三阴居处身之内下。元气聚敛实藏而化为精气，纳藏之始为太阴，敛藏之至则少阴，潜藏之末为厥阴，三阴之气对应心、肺、脾、肾、肝等五脏生理功能活动。《素问·五脏别论》谓五脏"藏精气而不泻也"。三阴以阳气潜降、敛藏为时态。病在三阴，精气首当其冲，易致阳气虚损。邪伤病重，为虚寒不足证。当温阳扶气，"温药助之"。引阳归舍以藏精气，治以干姜、附子为主的理中汤与四逆汤类方，使机体阳气充足，阴寒邪气消败。

1. 太阴病证治升降之识：脾胃位于中焦，寄旺四方，达中和之用。脾升胃降，是升降中枢之机。如中阳不足、寒邪内生，治温补中土，复其升降。太阴与少阴同处子、丑（23时至次日2时）之时位，有同治之理，宜"四逆辈"助阳气化，治用理中、四逆汤类方等补火生土、暖土生气。气之升降，首当其气充实，先升而后降，欲降当先升。太阴脾阳气虚升清无力，则阳明胃气降不及其位，常累及阳明热化病变。泻心汤类证为寒热错杂于中焦，气机升降失常，表现部位在心下、胃肠病证。半夏泻心汤证属寒热错杂相当，半夏辛温开结为主药，散寒助升以降，干姜、人参甘温补升太阴脾阳，黄芩、黄连苦寒清降阳明郁热。《伤寒论》三泻心汤、黄连汤、黄连人参汤等类方，证治有病变部位异同、寒热虚实多少之别。其运用以痞证为主治，兼呕吐、下利的不同。《临证指南医案》《温病条辨》中泻心汤类运用比较广泛。现代多运用于胃肠、肝胆等病证，随证施治，疗效显著。

2. 少阴病证治升降之识：少阴为阳气敛至精之时，藏真阴阳之气，为人体水火阴阳之脏，谓有"先天之本"。少阴精气虚损甚重，则气血阴阳均不足，表现有阳气衰微和阴精不足之证。阴阳气血虚损，脉道失充实则脉微细。阳虚无能出入阴，坎中阳不升达离中水，水火失其既济。心阳化生乏源，无以温养心神则但欲寐。阳气虚衰，阴寒邪气随之丛生，表现为少阴寒化之证。治用"急温"以四逆汤类方，常用四逆汤、通脉四逆汤、真武汤和附子汤等。现今对诸多疑难杂病证或危急重症治疗尤多启发。如阴精虚损不足，阴虚无以制阳，阳气浮游于外，则表现为少阴热化证。黄连阿胶汤中阿胶、鸡子黄滋补肾阴，培本固舍以造巢引凤。黄连、黄芩苦寒清降以扫除路障，芍药酸苦敛降以归藏精气，阳气偏位归其正，偏阳之热则自消除。现代临床广泛用于内科诸症，如亚健康状态、焦虑症、失眠症等心肾不交证，及热性病后期或慢性感染性疾病等阴虚火热证。

3. 厥阴病证治升降之识： 厥阴承接太阴少阴，处于少阴之后。为两阴交尽之处，谓"阴尽阳生"，表现"阴极生阳"生理作用。病变不外乎阳生不及和阳复太过，阳气不足则厥寒，阳复太过则热胜。阳气盛衰胜复进退不同，而有厥热胜复，寒热寡众之异，表现厥热交替、寒热错杂的病证。厥阴与少阴病"欲解时"共处丑、寅（1～5 时）时位，故厥阴、少阴病证有同治之理，阳回生复如常则不病或趋愈。辨治要旨在升复失常之机。病因升之不及或复之太过，厥阴阳复不及则寒化证，不及则甘温扶升，阳复升太过则热化证，治过则酸苦敛降，闭郁则升阳发散。如阳复不足，阳升气动乏源（汤），升发不及之病证即为四逆汤类证，与少阴病寒化证类同。阳复升发太过则为乌梅丸（汤）证，临床运用乌梅丸（汤）以上热下寒证和厥热往来特征为其阴阳寒热错杂的主要病机。乌梅、苦酒酸涩敛降浮越之阳，且温补阳气，敛肝木助厥阴生气；附子、干姜、当归、细辛、花椒、桂枝共奏温补虚阳，助阳气升发；黄连、黄柏苦寒，清降虚热以坚阴，人参为大补上品，助益人身五脏元气。全方寒温升降相辅，酸甘辛苦相成，起温阳泄热，滋阴通降之用，可得阳气回复，不使升发太过致上热下寒，直中升降之机。再如，阳升邪闭而热郁不散，出现麻黄升麻汤证。则宜温宣清散降郁热。另仿理中汤、苓桂术甘汤之效，补中健脾升阳止泻。天冬、知母、玉竹、当归、芍药滋阴补血柔肝而滋降阳气。方中不仅药味繁多且铢两有异，应当谨守阴阳升降之法而调治。古今仿效治验也众，归纳现代医家对其应用，主要在呼吸、消化、口腔及自主神经功能等方面。

34　从阴阳本体结构论六经

　　《伤寒论》六经指太阳、阳明、少阳、太阴、少阴、厥阴而言，弄清六经之实质关系到对六经辨证论治体系的准确理解与熟练运用。有学者统计关于六经实质的各种见解多达 41 种，其或从经络学说论，或从脏腑功能论，或从病变阶段论，或从症候群论，或从气化学说论，等等。诸多见解中，似以气化学说诠解六经分量较重，如著名伤寒学家刘渡舟以"标本中气"论之便是。学者唐农从人体阴阳本体结构出发，结合《伤寒论》自身的相关条文，试图简明地给出《伤寒论》六经实质一个自洽性的认定。

人体阴阳的本体结构

　　人体阴阳本体结构，指人体生命活动最基本的阴阳关系。该结构又有着两条基本遵循，即人体阴阳运动的一致性和交感性，此二条亦是中医理论的基本原理。

　　1. 人体阴阳运动的一致性：《素问·阴阳离合论》曰"阴阳者，数之可十，推之可百，数之可千，推之可万，万之大不可胜数，然其要一也"。此处"其要一也"，乃指天地万物存在着无穷尽的层次和形式，用阴阳来体现和推演是数不胜数的，最终的总趋势却是可以用一对阴阳来体现的，即包括人之生命在内的天地万物的运动终是一阴一阳的运动，此为天地阴阳运动的一致性。明代吴昆指出"其要则本于一阴一阳"；清末郑钦安认为"天地一阴阳耳，分之为亿万阴阳，合之为一阴阳"（《医法圆通·序》），皆谓此也。而《周易·系辞上》指出"一阴一阳之谓道"，则是这种阴阳运动一致性之源头描述。由于阴阳运动存在一致性，中医学对人之生命状态从整体上以一阴一阳进行描述与判断便成为可能。

　　2. 人体阴阳运动的交感性与本体结构：人体阴阳运动的交感性，指阴阳在运动中能够实现相交相感，这是人之生命存在的基本前提。那么，与这种阴阳的相交相感所相应的阴阳关系又是如何的呢？人体的阴阳关系指阴阳在升降开合运动中的相对位置关系。目前中医界对这种阴阳在运动中相对位置的定位有着较大的模糊性，一般看法是阳在外，阴在内。这种看法带有习惯性，而其模糊性与不能客观认识阴阳关系的"体"和"用"有关，也与不能正确理解《素问·阴阳应象大论》所曰"阴在内阳之守也，阳在外阴之使也"有关。按照阳向上向外、阴向下向内的阴阳自身的趋动本性，如果人体一阴一阳运动时的相对关系是阳在外，阴在内，则阴阳运动后就会分离，将有悖于生命生存的先决条件，即上述的阴阳运动后能够相交相感，或曰交感原理。而只有阳在内而阴在外的阴阳相对关系，运动后的阴阳才会自然走向交感。这种能够走向交感的内阳外阴的相对位置结构，称之为人体阴阳的本体结构，这也是人体生命存在最基本的阴阳结构，是阴阳关系的"体"；而阳向外向上、阴向内向下的阴阳趋向性，是阴阳关系的"用"。正常情况下，阴阳的"用"是有一定范围的，所谓常态。阴阳"用"的常态因"时"的不同而有相应的变动，如人体阳气因春夏秋冬四时的不同而有生长收藏的不同。但不管阴阳如何用，内阳外阴乃是阴阳关系的基本结构，如这个基本结构扩大到最高点，即为人体阳气处于"长"的状态，属五行之"火"，但这个火不管怎么热，火的外面都有相应的阴与之相持衡；如这个基本结构缩小到最低点，即为人体阳气处于"藏"的状态，属五行之"水"，但这个水不管怎么寒，其内仍有相应的阳与之相持衡。即常态下的阴阳运动不过是在内阳外阴的本体结构范围内的盈缩消长而已。清代黄元御曰"阳自至阴之位而升之，使阴不下走；阴自至阳之位而降之，使阳不上越。上下相包，阴平阳秘，是以难老……阴能守则阳秘于内，阳能卫则阴固于外。阳如珠玉，阴如蚌璞，含珠于蚌，完玉以璞"，正指这种情况；而《素问·生气通天论》所曰"阴平阳秘，精神乃治"，也正是这种情况的概括。

人体阴阳本体结构对中医的"正邪"概念给出了经典定义，如《素问·六微旨大论》曰："当其位则正，非其位则邪。"因此，"如果我们以人体内阳外阴的本体结构为背景来考察，可认定当阴或阳在升降开合过程中在其本位范围内则为正气，超过了本位范围即为邪气。即所谓正乃指在其位的阳气或阴气，邪乃指非其位的阳气或阴气"。也就是说，在人体阴阳的相对关系中，以阳在内在下为本位，以阴在外在上为本位。如果阴阳在运动中偏离了各自正常的本位范围，不同程度地出现了内阴外阳的异常状态，阴阳就会由"正"转"邪"，导致疾病。在治疗上，《素问·至真要大论》曰："谨察阴阳所在而调之，以平为期。"这个"所在"，即指阴阳是否在本位上。辨证论治的过程，实即通过判断人体表里阴阳的具体情况，设法使不同程度的脱离本位的属于邪气的阴或阳调回到各自的本位上，即回到正气状态，实现阴阳自和，机体自然痊愈。

《伤寒论》六经实质的探求

《灵枢·岁露论》曰："人与天地相参也，与日月相应也。"指出人与天地相参相应，此相参相应自然是以天地阴阳的相参相应。《灵枢·顺气一日分为四时》亦曰："春生夏长，秋收冬藏，是气之常也，人亦应之。以一日分为四时，朝则为春，日中为夏，日入为秋，夜半为冬。"有了如上描述，加上《伤寒论》提供的"六经病欲解时"的具体条文，对《伤寒论》六经实质的探讨就有了一个很好的下手处。

1. 从六经病欲解时看《伤寒论》六经内涵：中国古计时系统将一日分为十二时辰，以十二地支表示，即子、丑、寅、卯、辰、巳、午、未、申、酉、戌、亥。此十二地支不是抽象的计时符号，其代表的时辰寓示着天地阴阳的生长收藏的常态变化，这种变化与诸时辰所属方位的生长收藏的阴阳变化是相应的。

《伤寒论》在讨论三阴三阳病时均相应地给出一条"欲解时"，即第9条"太阳病欲解时，从巳至未上"；第193条"阳明病欲解时，从申至戌上"；第272条"少阳病欲解时，从寅至辰上"；第275条"太阴病欲解时，从亥至丑上"；第291条"少阴病欲解时，从子至寅上"；第328条"厥阴病欲解时，从丑至卯上"。此六经病欲解时是什么意思呢？直接的意思是，三阴三阳病一般的变化规律是在其条文所示的相应时辰内，病有可能减轻或自解。

其实，《伤寒论》六经病欲解时，隐含着如是玄机，即经病欲解时所示的相应时区的阴阳活动，正是太阳、阳明、少阳、太阴、少阴、厥阴各自的阴阳活动时区，此三阴三阳某一经发生疾病即是其所对应的时区内的阴阳活动发生了异常，如太阳经所对应时区的阴阳活动发生异常就称太阳病，阳明经所对应时区的阴阳活动发生异常就称阳明病，余者类推。由于人体的阴阳活动是与天地阴阳活动相参相应的，因此，天地阴阳在某一时区内的气化活动必然能加强人体同一时区的阴阳活动，从而有助于这一时区内阴阳活动发生异常的相应的某一经病的自解。实现自解后的该经的阴阳活动，原本就是该经所固有的正常的阴阳活动。需要特别指出的是，《伤寒论》中六个时区内的三阴三阳相应的阴阳活动，并不是只在各自所属时区内才开展其阴阳活动，在别的时区不开展。三阴三阳与相应时区的配属，实质性的意义在于将六个不同时区的天地阴阳的气化特征赋予与之配属的三阴三阳，使三阴三阳六经具备了各自的气化分工，表现出或升，或降，或开，或合的不同的阴阳运行状态。三阴三阳这六种气化状态，无时无刻不共存于人的生命活动中，只不过在不同的方位、不同的时辰其主次强弱不同而已，它们的工作始终是有序配合而连贯的。如《素问·阴阳离合论》所曰："太阳为开，阳明为阖，少阳为枢。三经者，不得相失也，搏而勿浮，命曰一阳……太阴为开，厥阴为阖，少阴为枢。三经者，不得相失也，搏而勿沉，名曰一阴。"此"三经者，不得相失也"，强调的正是人体阴阳运行过程的有序配合与连贯，体现出三阳本是"一阳"，三阴本是"一阴"，这与前述的人体阴阳运动一致性原理是相符的；而文中"搏而勿浮""搏而勿沉"，乃指该一阳一阴交感运动时不能超过本位。由此可知《伤寒论》三阴三阳系统本身就是人体一阴一阳在生命活动过程中六种不同的气化交感形式或曰气化单元而已，它们有着不同的阴阳升降开合特征，完成着生长收藏的不同分工。这与人体五脏系统代表着人体生命活动的不同功能系统是相似的。《伤寒论》原序曰："夫天布五行，以运万类，人禀五常，以有五藏，经络府俞，阴阳会通，玄冥幽微，变化难极，自非才高识妙，岂能探其理致哉？"因此，张仲景建立《伤寒论》三阴三阳六经系统是有着五行思维的背景的。只不过六经三阴三阳以"气"论，而五脏系统以"形"论。由于五脏之形乃是阴阳二气所化，故从六经之一阴一阳之气讨论人之生命现象更带有根本性、精准性与统一性。清末郑钦安曰"人身立命，全赖这一团真气流行于六步耳"（《医理真传·卷二》），实精辟之言，此"一团真气"即人之一阴一阳也。如此，《伤寒论》六经的实质就非常明朗了。

2. 《伤寒论》六经实质的定义：那么，是否可以对《伤寒论》六经下定义呢？《素问·五运行大论》曰"天地阴阳者，不以数推以象之谓也"，即对天地阴阳活动的观察和认定，是通过"象"来实现的，对人体六经相应时区内的阴阳变化，同样是通过"象"来体认的。《伤寒论》第16条曰"观其脉证，知犯何逆，随证治之"，此脉证即是象。因此，十二时辰的阴阳变化的体现亦可称为"十二阴阳时象"，或"十二阴阳时相"。"象"指形象，"相"指物体的外观，亦可引申为形象。现代科学对"相"的一个重要定义，是指同一物质的某种物理、化学状态，譬如作为同一物质的水蒸气、水、冰是三个相。结合《伤寒论》六经，其实就是人体相同的一阴一阳在不同时区内的不同表现形式或气化状态的情况，表达更精准，并具现代语境，将"十二阴阳时象"称为"十二阴阳时相"。将十二阴阳时相与六经三阴三阳相配，因此，六经之实质乃是人体一阴一阳在六个不同时区内的六种不同的气化形式或气化状态，称之"六经阴阳时相态"，简称"六经时相"。六经时相分工不同但相贯相通，构成了人体阴阳气化运动完整的全时相态。李阳波结合现代物理学的相变理论，提出"气的一种状态过渡到另外一种状态，这种状态的改变，其本身就是一个'相变'过程。……春夏秋冬的变化过程，也是一个'相变'过程"，故其认为中医学其实就是一门时相医学，是深有见地的。

人体阴阳本体结构对六经时相及其发病的诠释

1. 基于人体阴阳本体结构的六经时相的阴阳交感运动：人体阴阳本体结构一个核心思想，即是常态下人体阴阳的交感运动不过是在内阳外阴的本体结构范围内阴阳的升降开合变化而已。六经时相中阴阳交感运动的过程又是如何体现这种内阳外阴的关系呢？如上所述，少阳时相的时区在寅至辰上，表现为人体阳气克服阴气的约束由里出表的过程，约合于五行中木主生的状态；太阳时相的时区在巳至未上，表现为人体阳气升表达到隆盛开泄的阶段，是时阳虽隆盛，但仍有正常的阴在外约束，约合于五行中火主长的状态；阳明时相的时区在申至戌上，表现为人体阳气由表入里的过程，是时在外的阴的收敛协助着阳气的肃降，约合于五行中金主收的状态。这是三阳时相的变化。三阴时相中，太阴时相的时区在亥至丑上，意味着人体阳气已经收藏入里，其气化活动从活跃于外而进入默运于里的阶段，是时虽然至阴闭封，但在内的阳气仍可正常抗衡，约合于五行中水主藏的状态。少阴时相的时区在子至寅上，厥阴时相的时区在丑至卯上，表现为人体阳气逐渐来复，默运加强，以克服在外的至阴束缚，由里出外而接少阳时相，少阳时相续之再因循出表。如此，六经往复，如环无端。又六经时相中，三阳时相从寅到戌，共覆九时辰，且三个时相各占三时辰不重叠；而三阴时相从亥到卯，覆五时辰，且三个时相所占时辰有所重叠，什么道理呢？宋代成无己认为"阳三经解时，从寅至戌，以阳道常饶也；阴三经解时，从亥至卯，以阴道常乏也"（《注解伤寒论·辨太阳病脉证并治》）。明代方有执认为"阳行健，其道长，故不相及；阴行纯，其道促，故皆相蹉也"（《伤寒论条辨·辨厥阴病脉证并治》）。其实，成无己与方有执二人之说不外"阳动而阴静"之阴阳属性的引申，即动静不仅反映了事物运动的激烈与平静的不同，也反映出事物运动的延伸性或时间性的长短不同。阳运动其广而长，阴运动则促而短，如此而已。

2. 《伤寒论》六经病诠释的着眼点：对《伤寒论》六经病，可以人体阴阳本体结构为主线，辅以"八纲辨证"的思路以及《黄帝内经》的"标本"概念三个方面，给出一个简明、协调、统一的诠释。人体阴阳本体结构其亦可视为八纲中阴阳两个总纲的系统与精致的描述。八纲辨证，即从阴阳、表里、寒热、虚实八个方面进行辨证的方法，其源自《伤寒论》相关条文并从之提取而总结出来。刘渡舟通过对《伤寒论》具体条文的分析，认为"于每一经中，皆有阴阳表里寒热虚实八个方面的变化，用以反映六经为病的证候规律，所以说八纲有辨证的纲领意义"。此外，基于六经病存在并病及寒热错杂等复杂情况，尚需使用《黄帝内经》先病后病的标本概念。《素问·标本病传论》曰："病有标本，刺有逆从。"王冰注："本，先病，标，后病。"张景岳曰："病之先受者为本，病之后受者为标。生于本者，言受病之原根；生于标者，言目前之多变也。"大意先病为本，后病为标；原病为本，继病为标；病因为本，症状为标。如果以上述三方面为着眼点，对六经病作出诠释，亦庶可思过半矣。

3. 人体阴阳本体结构对六经病提纲证及用方的诠释：以人体阴阳本体结构讨论《伤寒论》六经病，不外从阴阳的升降开合入手。就降与合而言，如果阴气的收敛超过了它的本位，或曰侵犯了阳的本位，就会成为阴寒之邪导致发病，如太阳病或三阴病；就升与开而言，如果阳气的升发超过了在外的阴的正常约束，或曰侵犯了阴的本位，就会成为阳热之邪导致发病，如阳明病。六经病的提纲证及代表方：

太阳病，《伤寒论》第1条为提纲证，曰："太阳之为病，脉浮，头项强痛而恶寒。"很明显，这是寒邪侵袭在表，即太阳时相中阴超过自身本位而侵犯到阳的本位上，发为太阳病。寒邪束表，阳气郁于内向外挣扎，故有脉浮，头项强痛、恶寒。是时若见脉浮紧，或已发热，或未发热，必恶寒，体痛，呕逆者，为太阳伤寒证，或曰伤寒表实证，方选麻黄汤宣散表寒即可。是时若见发热，汗出，恶风，脉浮缓者，为太阳中风证，或曰中风表虚证，方选桂枝汤即可。一般认为，太阳中风的病机为"卫强营弱"，如何理解呢？若将其放入阴阳本体结构的框架内理解，就会变得很简明。其实，三阴三阳六经中每经各有一阴阳。清代郑钦安在其《医法圆通》曰："上中下各有阴阳，十二经各有阴阳，合而观之，一阴一阳而已。更以阴阳凝聚而观之，一团元气而已。"故太阳经中营卫之关系即是一个阴阳的本体结构。卫气虽运行脉外，但却是由内往外发的，如果卫气由内往外发而于太阳经上偏离本位，即会成为郁于表之风邪。风为阳邪其性开泄，故发热自汗多，然汗多必泄脉内之阳，故又见脉缓而恶风。脉外之风愈强，脉内之阳则愈泄，而脉内之阳愈泄，脉外之风则愈浮，形成太阳经营卫层面上的"里寒外热"。故桂枝汤以白芍大枣收敛脉外之风，用桂枝生姜温散脉中之寒，炙甘草斡旋营卫，借以恢复太阳经"内阳外阴"的格局，这就是桂枝汤的设计。

阳明病，乃为阳气的升发超过了在外的阴的正常约束，阳热之气无法正常收降导致。《伤寒论》第180条提出其提纲证，曰："阳明之为病，胃家实是也。"这里的胃家是病位，一般指胃与大肠；实是病性，指里实热证。胃家实主要有两方面表现，一是阳明经证，为邪热亢盛，充斥于内，弥漫全身，见有大热、大汗、大渴、脉洪大的证候，代表方为白虎汤；二是阳明腑证，为邪热内盛，损耗津液，燥屎内结，见有潮热汗出，腹满疼痛，大便秘结，苔黄燥，脉沉实的证候，代表方为大承气汤。两方分别通过清热生津或峻下热结使阳热消退，阴阳各复本位。

少阳病，乃为阴寒之邪侵犯半表半里，即少阳时相中阴超过了它的本位，使阳气郁滞，发为本病。《伤寒论》第263条提出其提纲证，曰："少阳之为病，口苦，咽干，目眩也。"作为主要脉证，尚有往来寒热，胸胁苦满，嘿嘿不欲饮食，心烦喜呕，脉弦。代表方为小柴胡汤。阴邪与阳气交争于半表半里，阴邪胜阳，阳气被郁，故见恶寒；阳胜阴邪，外达肌肤故见发热；邪正相争，郁通交替，形成寒热往来。阳气郁滞，影响了胃失和降，则时时欲呕，不欲饮食；阳郁化火伤津，故口苦，咽干；阴邪束缚少阳，阳气上争，故脉弦。小柴胡汤中重用柴胡，即是助阳气一臂之力以挣脱阴邪束缚；又用黄芩清解郁热，用人参生津，用半夏、生姜和顺胃气，以恢复少阳时相的内阳外阴本体结构的格局。

太阴病，乃为太阴时相中阴侵犯了阳的本位，形成了内阴外阳的气逆格局。《伤寒论》第273条提出其提纲证，曰："腹满而吐，食不下，自利益甚，时腹自痛，若下之，必胸下结硬。"《伤寒论》第227条则曰："自利，不渴者，属太阴，以其藏有寒故也。当温之，宜服四逆辈。"这里"以其藏有寒故"一句，正是指太阴病所形成的较为严重的内阴外阳的气逆格局的原因。由于内藏有寒，格拒阳气不能正常藏纳，致内阳不足，默运乏力，故腹满、食不下；阳气收降不利，逆扰胃肠，则见上吐下泻；自利后阳气更虚，藏寒更甚，故诸症益重。沉寒收引，阳气内争，故时腹自痛；如误用泻下，愈损内阳，则寒凝愈重，气不收降而愈发逆于胸下，则必成结硬。故治疗以四逆辈或理中汤为代表方，温化"藏寒"，恢复阳之本位，则逆气自降，诸症消弭。

少阴病，乃为少阴时相中内阳虚衰，阴犯阳位，导致人体阳气降极复升、至静复动过程发生障碍。《伤寒论》第 281 条提出其提纲证，曰："少阴之为病，脉微细，但欲寐也。"代表方为四逆汤。脉微细者，缘内阳虚衰、无力鼓动气脉所致；但欲寐呢？指人想睡觉，但又似睡非睡，难以沉睡。何故呢？缘少阴时相时区为子至寅上，是阳气收藏入极后重新复动之关键环节。内阳虚衰，复动乏力，影响阳气的升发，自然精神不足，嗜作瞌睡。人之气机，升降同在，或曰左升右降。少阴此病其阴占阳位，寒邪凝滞，内阳不升，自可导致阳气不降或被迫离位上扰，故又见似睡非睡，不能沉睡。因此，审察少阴病提纲证，可推知仲景治疗少阴病意在解决人体阳气降极复升障碍所导致的内阴外阳的逆反问题。这种问题屡见于少阴病条文中，如《伤寒论》第 317 条曰："少阴病，下利清谷，里寒外热，手足厥逆，脉微欲绝，身反不恶寒，其人面赤色。或腹痛，或干呕，或咽痛，或利止脉不出者，通脉四逆汤主之。"由于阴犯阳位，寒胜不运，故里寒、肢厥、脉微欲绝，或腹痛，或利止脉不出；由于浮阳不降，化为虚火，故外热、下利清谷、身反不恶寒、面赤色，或干呕，或咽痛。所主之通脉四逆汤者，四逆汤之重用附子、干姜也。四逆汤方义何？实"附子干姜温内化阴，炙甘草禀土之性以收藏在上之浮阳，成'土覆火'状，以此设法恢复三阴经内阳外阴的格局"。四逆汤药仅三味，却与少阴病病机丝丝相扣，实《伤寒论》一大看家方也。治太阴病《伤寒论》言用"四逆辈"，然古今医家多宗理中汤，自有深意。相对于少阴时相，太阴时相以藏为主，默运为功，故其发病以理中汤之人参、白术加干姜、炙甘草温煦守中为法，关键在"藏"；而少阴时相其以回阳复动为主，所重非藏，故其发病以四逆汤之附子加干姜、炙甘草祛寒通阳；而通阳之功，首推附子。通脉四逆汤关键在"通"。于此可窥见少阴病与太阴病于发病与治疗上之微妙异同。另外，《伤寒论》四逆汤证条文中，尚有多处出现"里寒外热"一证，如第 225条、第 370 条、第 389 条等。就标本而言，其里寒是本，外热是标，本寒出标热，均为阴占阳位，阳浮不降所致，甚或出现影响阳明收降的三阴与阳明之并病，这是需要非常明确的，而四逆汤正是此治本之方。

厥阴病，乃为厥阴时相中阴邪深犯阳位，但阳气来复已可成势，形成邪正交争急迫、厥热来回胜复的格局。《伤寒论》第 326 条提出其提纲证，曰："厥阴之为病，消渴，气上撞心，心中疼热，饥不欲食，食则吐蛔，下之利不止。"代表方为乌梅丸。厥阴时相所属丑、寅、卯三时，而卯时正是"天地辟，阴阳分"之界域，意味着厥阴时相中阳气由下而上、由内而外已成气势。倘厥阴病发，阴邪深犯，闭郁气升，则阳气与阴邪交争必然急迫。阳气受阻，循内之经络上奔，则见气上撞心、心中疼热；内阳郁而化火，耗烁阴津，故见消渴；阴寒在胃，内郁风火，则饥不欲食，肠蛔窜动；若食，蛔即闻食而出。倘误为实热而下之，则阳愈损而阴邪愈深入，致阳气离位，浮扰肠腑，则利下不止。阴胜闭郁则厥，阳争欲出则热。《伤寒论》第 341 条曰："伤寒发热四日，厥反三日，复热四日，厥少热多者，其病当愈。"《伤寒论》第 342 条曰："伤寒厥四日，热反三日，复厥五日，其病为进；寒多热少，阳气退，故为进也。"此二条乃判断病情进退之实据，更是治疗厥阴病的向导。乌梅丸者，以桂枝、细辛、花椒、当归、干姜、附子因势利导，助力阳气由下往上、由内往外通出，恢复阳之本位；黄连、黄柏清解郁火；人参生液；乌梅酸温聚集诸药合力鼓邪外出，归经药也。斯方证密契，神力出焉。

又厥阴之上，少阳继之，一里一表，分则为二，实则一也，阴阳出入其中矣。故此二经发病，证候颇多近似。如少阳之咽干与厥阴之消渴；少阳之心烦与厥阴之心中疼热；少阳之嘿嘿不欲饮食与厥阴之饥不欲食；少阳之喜呕与厥阴之吐蛔；少阳之往来寒热与厥阴之厥热胜复。证之相似，反映出二经阴阳变化之相类，只不过在不同的时区，厥阴之阳是由内出外，少阳之阳是由里出表。六经之相续相通，其止厥阴少阳乎？皆然也。

35 《伤寒论》三阴三阳文化哲学探源

中医经典著作《伤寒论》中的三阴三阳历来是中医学家研究最活跃，争论最激烈的焦点之一。在对其进行研究时，尽管大家都普遍说要遵循历史唯物主义的原则，但是针对《伤寒论》时代背景所做的研究仍然较少。因此，学者李磊认为，在三阴三阳内涵研究争论不休尚无定论的今日，溯本求源，历史地研究其产生发展的时代背景、历史根源及其内涵，以期能有新的收获。

三阴三阳名称的来源

有研究认为，在1973年马王堆三号汉墓出土的《足臂十一脉灸经》《阴阳十一脉灸经》中有以太阳、少阳、阳明、太阴、少阴、厥阴命名的经脉，这是目前中医医籍中首次见到的三阴三阳术语。把一阳分为三阳，一阴分为三阴则首见于《黄帝内经》，《素问·阴阳离合论》曰："今三阴三阳不应阴阳，其何故也？"又曰"少阴之上，名曰太阳""太阴之前，名曰阳明""厥阴之表，名曰少阳"。《素问·天元纪大论》曰："愿闻其与三阴三阳之候，奈何合之？"又曰："阴阳之气，各有多少，故曰三阴三阳也。"《素问·至真要大论》曰："阴阳之三也，何谓？"曰："气有多少，异用也。"这里只回答了把阴阳分为三阴三阳的依据是什么，而没有回答为什么要把阴阳分为三阴三阳而不是二阴二阳，或四阴四阳等，这也许是千年来许多医家对《伤寒论》三阴三阳内涵认识不统一，争论不休的根源所在。

"三"的内涵

1. 数目字的起源：从我国文字起源的角度看，同其他任何事物产生发展的规律一样，文字的产生也遵循由低级到高级、由简单到复杂的规律，这已被儿童心理学和社会发展史所证实，而且这种发展同物质资料生产的水平，特别是私有制的发展水平相适应。文字的产生是适应原始社会物质资料逐渐丰富，私有制逐渐产生而以便记忆的需要，即文字的功能是辅助记忆，但适应记忆首先产生的不是文字，而是结绳记事的符号，尔后逐渐过渡到文字符号和象形文字，最后才发展为成熟的文字。在这几种形式中表达计量的计量符号或数目字是在每一阶段最先产生又最先成熟的，这是因为：①食物数量的多寡是原始居民能否继续生存最主要的条件，他们接触最多的就是每日赖以生存的食物，例如每日需要猎取几只羊或几条鱼才能满足生存的需要等。②手的解放和应用以及手指的特殊地位，在计量方面具有得天独厚的优势，例如典型的甲骨文字中就有"一二三四"的符号，郭沫若在《甲骨文字研究》中说："数生于手，古文一二三四字作，此手指之象形也。"③这些数字符号或数字和其他文字符号或文字相比，是最为简单的。从语言与文字的关系来看，汉字初造之时只能有数量极少的字，而不可能同时造出一大批字；从文字辅助记忆的特殊功能来看，最先创造出的极少的文字应该是数目字；从数目字的笔画特征来看，最先创造的汉字应该是数目字。总之，数目字一二三四等产生的最初含义是表示数量的多少，"三"也仅是表示数量多少其中的一个符号，和其他数目字一样没有什么特殊的意义。

2. 数目字含义的扩大：在社会不断发展过程中，数目字的含义进一步扩大，有了文化和哲学方面的含义。原始居民对数字也曾经产生过崇拜，数字与天文、历法、地理等早期自然科学一样，从其诞生之日起，就没有独立地发展，而是与宗教、迷信等缠绕、联系在一起。关于原始人对数字的神秘观念，法国人类学家列维·布留尔在其名著《原始思维》中有过精辟的阐述。周民权谈到现代人对数字的崇拜时也说："这种现象不是孤立存在的，是人类几千年来遗留下来的数字文化潜移默化的影响所致，是人们潜意识里的数字文化理念的折射与反馈，无不带有历史与时代的痕迹，莫不打上社会与文化的烙印。"

东西方文化的历史也印证了他们的分析。在我国历史上，许多民族都有其崇拜的不同数字，不独三如此，一二四五六七八九都有其特殊的文化含义。如"一"，本义是数字之始，后来被认为是万物之始，古有"天一"，"太一"的叫法，即对太阳神的崇拜，认为太阳是孕育万物之神。《说文解字》曰："一，惟初太始，道立于一，造分天地，化成万物，凡一之属皆从一。"《老子》曰："道生一，一生二，二生三，三生万物。"

关于"二"的文化含义有多种，一曰成双成对，有喜庆、幸福的意思；一曰"二"是偶数，是阴性之数，与地相关联，如《说文解字》曰"二，地之数也"；一曰"二"与天地、东西地理方位有关。另外，在古代文化不断发展的基础上，在实践中经不断的简化和抽象，"二"在春秋战国时期经老子上升到哲学的高度，即辩证哲学，含有矛盾对立统一的两个方面的意思，并且这一学说与中国古代的阴阳学说有极大的关系，甚至可以等同起来，即"阴阳者，一分为二也"。

3. "三"的文化哲学涵义： "三"和其他数目字一样，在我国古代文化中也具有丰富的内涵。①"三"最初的文化含义应该是指天地人，例如《说文解字》曰："三，数名，天、地、人之道也。"②"三"是奇数，是阳性之数，有吉祥如意的意思，如成语中的"三阳开泰"。③表示一些、多次、再三的意思，这种意思充斥于我国生活的各个方面，如"举一反三""三番五次""三思而行""三人成众"等。④表示全、完备、终极的意思，如《说文解字》曰："三，数名，天地人之道也。于文一耦二为三，成数也。"《史记·律书》曰："数始于一，终于十，成于三。"《后汉书·黄琼传》李贤注"三者，数之极"，又《后汉书·袁绍传》注"三者，数之小终，言深也"，范望注《太玄进》曰："三，终也……山川高限，终岁不还，以论难也。"⑤"三"还具有形式美的特征，往往表示事情典型发展过程的三节段，即"开始—发展—结局"，例如我国戏曲小说中经常使用的"三复"情节等。

"三"还有一个特殊的文化含义，这可能在于更高度的抽象，即哲学高度的抽象意义，"三"为有限之极，又为无限之始，有限之中寓有无限，是有限向无限过渡的临界点，是量变向质变转化的关键点，是万物生化之关键，故可以举三以言多，又可以表示全、完备、终极、变化的转折点等意思。故老子有"三生万物"之语，八卦也以三画取义包罗万象，孔颖达《正义》曰："必三画以象三才，写天地雷风水火山泽之象，乃谓之卦也。"在我国更有典型的严密的"礼以三为成"的礼数规范，如"三天无大小""三日新妇"，其他还有父母死亡子女要守孝三年，凡事"事不过三"等。

但是，为什么是"三"而不是"二""四""五"等具有这种特殊的哲学含义呢？李磊认为与以下因素有关：①是我国原始社会数字崇拜的遗迹，但是一二三四等数字的初始含义都是相同的，即表示数量的多少，为什么原始居民对不同的数字会产生不同的崇拜呢？即为什么同样是表示数量的符号会分化成不同的含义呢？杜贵晨认为这可能与"三"这个数字本身可分解为"一"和"二"有关，"三"是古人所知道的自然数中第一个奇数"一"和第一个偶数"二"之和，因而"三"包孕奇偶，"三"的神秘观念的形成，是思辨的产物。李心机认为这种思辨的基础仍然源于先民的生活实践经验。无论从认识论还是从物质与意识的关系上讲，杜贵晨、李心机两人只回答了原因，而对先民怎样利用具体事物向哲学层次抽象的过程和机制，即对原始思维的发展过程语焉不详，这也是需要进一步研究的问题。②中外古代哲学家俱以"数"为工具勾画宇宙模式的历史，如古希腊的毕达哥拉斯，中国的术数、象数，而三在中国古代的宇宙模式图中具有特殊的地位和作用。③中国古代的礼数制度源于原始社会的数字崇拜，反过来又进一步强化了数字崇拜，最终形成特色鲜明的数字文化。首先，古代人民特别强调"天人合一"，尊崇自然、效法自然，强调在自然面前清静无为，而缺乏主动向未知现象进行探索、寻根究底的精神，因而把先人的数字崇拜传承了下来。其次，我国古代是一个专制统治的国家，在各个方面都有严格的约束，形成了"礼以三为成"的礼数规范，过或不及均为失礼，凡事"事不过三"。这种礼数文化反过来又进一步强化了数字崇拜，最终形成特色鲜明的数字文化。④在中国古代没有形成以"二""四""五"

等为特征的归纳逻辑，而是形成了以"三"为特征的归纳逻辑思维方式，即"三"在古代的归纳逻辑中具有特殊的地位和作用，这种逻辑思维特征影响着古人对其他事物的认识，甚至起着决定作用。⑤"三"作为载体，蕴含着整体动态生化观，而其他数字不具备此种优势。"二"太过简单，表现不出事物变化的过程，"四"则太过复杂，使人不易掌握事物变化的过程，"三"能简洁明了地描述事物变化发展的过程，如"早—中—晚""少—中—多"等。

可见，"三"在文化和哲学上的含义，仍未脱离"三"的基本内涵，即表示数量的多少，但是"三"与其他数目字相比，特殊之处在于"三"处在量变向质变转化的"关键点"上。

三阴三阳的涵义

"三"与阴阳的结合应用则是中医的一个伟大创举，这也是中国中医中药最具特色的内容之一。由于三阴三阳在中医中药之外的领域应用的现存文献较少，主要集中在《黄帝内经》中所涉及的天文地理、时令历法等，这给研究带来一定的困难，因此目前的研究也主要集中在中医领域。

1. 三阴三阳产生的原因及涵义：三阴三阳即太阳、少阳、阳明，太阴、少阴、厥阴。其分类是以阴阳之气的多少为标准，以观物取象为方法。《素问·天元纪大论》曰："愿闻其与三阴三阳之候，奈何合之？"又曰："阴阳之气，各有多少，故曰三阴三阳也。"《素问·至真要大论》曰："阴阳之三也，何谓？"曰："气有多少，异用也。"

阴阳本是一个哲学的概念，即表示矛盾双方的对立统一，又表示事物的属性不同，"三"是一个数量或量变的概念，具有丰富的内涵，这两者的结合具有无比的优越性，充分反映了先人的伟大智慧。但这种结合不是偶然的，而是随着先人生活领域的不断扩大、生活内容的不断增加、认识事物的不断增多，以适应先人认识众多复杂事物，适应事物相对性和多样性的需要，其目的是对事物进行归纳、分类和比较，从而认识事物之间的联系由"事实上的联系""偶然的联系"到达"必然的联系"。事实上，阴阳亦是一种归类法，是二分法，但是阴阳对事物的"二分"归类太过简单，不适用于"事实归类"，不适应认识众多事物的需要，其更大的优点在于"属性归类"。而三阴三阳的天才归类法则具有突出的优点：一是可以掌握事物的属性，这是基于阴阳的属性概念；二是在定性基础上的具体的定量把握；三是对事物的整体动态把握。后两者则基于"三"的特殊文化哲学内涵，这些优点亦是"二阴二阳""四阴四阳"所不具备的。

2. 中医三阴三阳的特点：脱胎于中国传统文化的三阴三阳，在中医领域则承载着更加特殊的意义，一是阴阳双方对立统一，互根互用；二是阴阳双方对立斗争，发生量的变化，中医追求对立双方量变稳定在一定范围内的和谐状态。当对立双方的量变发展到一定程度，超出一定的范围，则会发生质变，或者疾病发生，或者生命死亡。预防养生医学是为了保持这种和谐状态，避免和谐状态的破坏，临床医学则是希望通过治疗恢复这种和谐状态。"太阳、少阳、阳明，太阴、少阴、厥阴"表示阴阳量变的不同程度，"阳明、厥阴"则表示阴阳量变到一定程度，即将发生质变的临界点。老子所曰"道生一，一生二，二生三，三生万物"则简洁地描述了事物由对立统一组成，对立统一双方会发生量变，当量变发展到一定程度则发生质变而生成新的对立统一体的过程。屈原在《天问》里考察世界万物产生、变化的根源时也曰"阴阳三合，何本何化？"

在定性基础上的定量研究，更有利于进一步认识事物的性质，把握事物变化发展的规律，故在古代中国形成了"天人合一"的自然思想，"中和""中庸"的社会思想，"阴平阳秘"的医学思想。把三阴三阳吸收到中医理论里面，应用到考察人体的生理病理上，应用到疾病的诊治上，是三阴三阳理论优越性的充分利用；张仲景的《伤寒论》则是充分利用三阴三阳理论优越性指导临床实践的优秀代表。人体一般是一个稳定的活着的个体，人每天都在与邪气作斗争，正邪双方的力量对比一般稳定在一定的范围内，若发生质变则疾病发生或生命死亡，所以考察人体的量变程度更有意义。在生理情况下，有利于人们见微知著，未病先防，保持人整体的和谐状态；在病理情况下，有利于人们考察正邪双方力量的强弱变化，灵活制定治则治法。若正强邪弱，则祛邪即可，邪去则安；若邪正相持，则扶正祛邪兼顾，扶正不留邪，祛邪不伤正；若邪强正弱，则先需扶正，再图祛邪，否则易邪存正亡，即如张仲景所曰："皮之不存，毛将安附焉？"

　　总之，中医三阴三阳学说所具有的独特内涵，根源于中国独特的历史文化哲学背景，是中国历史文化哲学在中医学中的反映，它不是某一个人的创造，也不是一个玄之又玄的概念，而是民族文化的积淀。只要理解了这个背景，就会更容易理解中医的三阴三阳学说，更容易把握中医理论跳动的脉搏。

36　《伤寒论》三阴三阳的本质

《伤寒论》中虽然没有"三阴三阳"的概念，但其中的"太阳""阳明""少阳""太阴""少阴""厥阴"却引起了后世无数医家的探讨。然而似乎都没有完全说清楚其到底是什么。《伤寒论》三阴三阳的学说虽然众说纷纭，但关于"太阳""阳明""少阳""太阴""少阴""厥阴"词义的理解却基本相同。学者王文蔚等通过对三阴三阳的词义分析，结合自然现象和《黄帝内经》中的三阴三阳，认为《伤寒论》三阴三阳的本质是对天空中太阳和月亮在不同时间给人的视觉和温觉变化感受的描述和概括。《伤寒论》三阴三阳的本质能解释《黄帝内经》中"太阳""阳明""少阳""太阴""少阴""厥阴"之间的位置关系和有关论述。

《伤寒论》三阴三阳的研究现状和含义

马王堆汉墓出土的《阴阳脉死候》曰："凡三阳，天气也……凡三阴，地气也。"《足臂十一脉灸经》和《阴阳十一脉灸经》中的记载，有以"太阳""阳明""少阳""太阴""少阴""厥阴"命名的经脉名称。这是目前中医典籍中能见到最早的记载三阴三阳的文献。《伤寒论》中"太阳""阳明""少阳""太阴""少阴""厥阴"被后世称为三阴三阳，它的主要贡献之一在于其创立了三阴三阳辨证体系。然其三阴三阳实质问题至今争议颇多，千百年来，古今中外众多学者十分重视对《伤寒论》三阴三阳的研究，并为此做出了不懈的努力。然而到现在对"太阳""阳明""少阳""太阴""少阴""厥阴"这六个概念都没有详尽的解释和确切的定义。各医家都根据自己的认识，提出了自己的看法，但不能为大多数所认同，因而其观点也很难应用到对三阴三阳的理解。

历代关于《伤寒论》三阴三阳的认识有：经络说、脏腑说、气化说、地面说、六部说、形层说、三焦说、阶段说、病理层次说、阴阳胜复说、经界说、症候群说等与现代学说相结合的新说，共计60余种。其说种种，莫衷一是。

不说三阴三阳的含义，单单是三阴三阳的顺序，如果以"太阳""阳明""少阳"在一块，"太阴""少阴""厥阴"在一块，排列组合，一共有72种顺序，但是"在中医古籍里有二十九种序次不同的三阴三阳，大抵可以归纳为经脉生理特性及其层次类、经脉长短浅深和血气盛衰类、病理反应类、脉诊部位类、日周期类、旬周期类、年周期类、六年至十二年周期类和其他类，共九个大类"。如果搞清楚"三阴三阳"的位序及成因，很多问题都迎刃而解。但是目前仍然没有一种关于三阴三阳本质的认识能够让大多数学者接受，仍然存在很多不足的地方。例如为什么"少阳"是一阳而"少阴"是二阴，为什么人们在公认"太阴"是三阴的情况下，不能确定"太阳"就是三阳，造成其在三阳和"阳明"的属性上存在分歧，如果"阳明"是二阳，为什么不用《易传》里面的中阳等。

中医学有其自身的特点，如在普通高等教育"十五"国家级规划教材《中医基础理论》的绪论第一段写道："中医学有数千年的历史，是中华民族在长期的生产与生活实践中认识生命、维系健康、战胜疾病的宝贵经验总结，是中国传统文化的结晶。中医学在长期的医疗实践中积累了丰富的防治疾病的经验，并在此基础上形成了独特的理论体系……中医学，是发祥于中国古代的研究人体生命、健康、疾病的科学。"中医学是古人用自身的感觉器官去感知周围的世界，并用感知的结果去理解和解释周围的事物、现象、人体生命、健康和疾病。孙广仁说："中医学属于自然科学的范畴。"阴、阳最初指代的应该是自然界被人们熟知的具体事物，到后来阴阳学说中是抽象了的阴、阳。"阴阳，是中国古代哲学的一对范畴，是对自然界相互关联的某些事物或现象对立双方属性的概括"。发展了的阴阳理论成为指导后世学习和生活的指导思想。符合认识运动的基本规律，"从实践到认识；从认识到实践；实践、认识、再实践、再认识，认识运动不断反复和无限发展"。

阴、阳的最基本知识应当也是来源于古人对自然和生命现象的观察。古代有太阴历、太阳历、阴阳历，这里的太阴、太阳、阴阳分别指月亮和太阳。在古代，太阳和月亮在人们的心目中有着不可替代的神圣作用。《荀子·天论》中曰："在天者莫明于日月。"太阳和月亮与地球位置的周期性变化，影响着人们的生活。阴历、阳历、阴阳历的设定就是为了更好地了解一年中太阳、月亮对地球四季影响的规律而总结出来指导人们生产和生活的。因为这些与人们的生活息息相关。

中医讲究仰观天文，俯察地理，中知人事，天文中最显著的就是太阳和月亮。古人仰观天文、俯察地理、中知人事就是用人体自身的器官去感知。《素问·阴阳离合论》和《素问·六节脏象论》都曰："日为阳，月为阴。"对古人的生活影响最大的也最明显的就是白天和黑夜，就是天空中的太阳和月亮。"日出而作，日入而息"。《素问·上古天真论》曰："余闻上古有真人者，提携天地，把握阴阳……中古之时，有至人者，淳德全道，和于阴阳……其次有贤人者，法则天地，象似日月，辨列星辰，逆从阴阳。"上古、中古、贤人都顺从天地阴阳之道，"象似日月"是"把握阴阳""和于阴阳""逆从阴阳"的生动而具体的表现。

在众说纷纭的关于三阴三阳的认识中，共同点是大家对太、明、少、厥的理解。

《广雅·释诂一》曰："太，大也。"段玉裁《说文解字注·水部》曰："后世凡言大而以为形容未尽，则作太。"《白虎通·五行》曰："太亦大也。"《易·系辞》中有"太极"注："大极者"。"太阳"应当理解为"大阳"，"太阴"应当理解为"大阴"。《礼记·中庸》曰："明则著。""阳明"就是阳最显著、最亮。《说文解字》曰："少，不多也。不多则小，故古少小互训通用。""小，物之微也。""少阳"可以理解为"小阳""阳少"，少阴"可以解释为"小阴""阴少"。厥，《汉语大字典》曰："短；缺。《玉篇·厂部》'厥，短也'。"郝万山在《郝万山伤寒论讲稿》中指出"太是大的意思""明是显著的意思，阳明是言阳气显著""少是小的意思""厥有极、尽的意思……也就是阴气少到了极点"。这也是被大众所接受的。大部分学者所接受的三阴按阴气量由小到大的顺序即"厥阴""少阴""太阴"，这是对太、少、厥这样理解的又一明证。《伤寒论》三阴三阳的学说虽然众说纷纭，但关于"太阳""阳明""少阳""太阴""少阴""厥阴"词义的理解却基本相同。

《伤寒论》三阴三阳的本质

中医学是中国传统文化的组成部分，包含着古代哲学对医学的渗透，同时里面也有古代哲学的思想。古代哲学的基础也是古人对人体生命现象和自然现象的观察。《伤寒杂病论·自序》中提到的《阴阳大论》可能有对三阴、三阳的解释，但至今还没有见到它的原貌。阴阳理论作为当时的一种指导思想，对医学产生了巨大的影响，产生了中医的阴阳学说。既然中医典籍中没有见到三阴三阳最初的含义，我们可以从中国传统文化中找寻三阴三阳的痕迹。

《荀子·天论》曰："列星随旋，日月递炤，四时代御，阴阳大化。"在《列子·汤问》中有一篇："孔子东游，见两小儿辩斗，问其故。一儿曰：'我以日始出时去人近，而日中时远也。'一儿以日初出远，而日中时近也。一儿曰：'日初出大如车盖，及日中，则如盘盂，此不为远者小而近者大乎？'一儿曰：'日初出沧沧凉凉，及其日中如探汤，此不为近者热而远者凉乎？'孔子不能决也。两小儿笑曰：'孰为汝多知乎？'"

短短的几句对话，留下了一个让孔子都无法解释的问题。在没有现代科技的古代，是无法解决这个问题的。但却为我们真切地观察了太阳。这篇文章是对早上与中午的太阳——"日初出"与"日中"太阳特点的描述，"日初出大如车盖""日初出沧沧凉凉"，与"日中"的太阳相比最显著的特点是大但没有"日中"的热。"日中，则如盘盂""日中如探汤"，与"日初出"的太阳相比，"日中"的太阳更小但却非常的热。

王文蔚等观察早上、中午的太阳，感受和《列子·汤问》中文字的描述是一致的。陈辉安用光的折射和数学证明了"太阳升高后，我们所看到的太阳变小了"。

古人通过这段论述，给出了早上和中午太阳的特点，也就留下了古人对三阴、三阳认识的缩影，留下了当时阴阳理论在文学作品中的痕迹。为"太阳""阳明""少阳""太阴""少阴""厥阴"本质的认识，揭开了神秘的面纱。

从早上开始，随着时间的流逝，太阳东升西落，背朝北面朝南，观察天空，太阳留给人们最主要的印象以及太阳本身与其他时段的最显著的区别是：早上的大"太阳"，中午的热的"阳明"，随着太阳逐渐西落，不再那么的热，阳热逐渐减弱，称为"少阳"。还有即将到来的夜晚，即将变为阴的时间。这时候月亮升起，和刚升起的太阳一样，最显著的特点是大，同样的道理不难理解"太阴"。之后夜半，这时候相对傍晚，更明亮的月亮挂在天空中，为什么没有用"阴明"呢？虽然月亮也变得更亮，这时候只是个"盘盂"大小的月亮与傍晚像"车盖"一样的月亮比变小了，与此同时夜晚人们感受到周围环境的温度却是在继续下降，最直观的感受是月亮变小了，但没有给人们带来温暖的感觉，也就是阴少了，称为"少阴"。之后月亮继续向西，就是后半夜，逐渐到日出的时分，紧接着是第二日的日出，"阳"出而"阴"尽，一旦太阳升起，除太阳以外，其他的一切光辉都变得无影无踪。人是"日出而作，日落而息"，太阳给古人生活的影响远远大于月亮，在日落之后可以看到的月亮、星星，在太阳升起之后，一切的光亮都变得可有可无。所以古人称夜晚的最后为"厥阴"。简单的自然现象，却解释了为什么《伤寒论》中的一般情况下阳明病比太阳病发热重，而不是像很多人把"太阳"解释为老阳，盛极而衰，老了所以不那么热了。也解释了为什么"少阳"是阴阳转化的枢机，是由阳向阴转化的节点。"太阳""阳明"之后是"少阳"，阳少意味着阴将变多，暗示着夜晚即将到来。"太阴""少阴"之后是"厥阴"，阴尽之后，意味着太阳将到来；在三阴三阳中既有阴、阳各自情况的变化，又有暗示着阴阳的转化和转化的顺序。为什么不用"厥阳"，因为夜晚在月亮下，人仍然能看到光亮，并不是伸手不见五指完全漆黑的状态。而之所以用"厥阴"是因为在太阳升起之后，太阳下面都是光亮的。

《伤寒论》三阴三阳的本质是对天空中太阳和月亮在不同时间给人的视觉和温觉变化感受的描述和概况。

用取类比象的方法，用观察到的变化无穷的自然现象去解释人体这个"小宇宙"的现象自然有取之不尽用之不竭的材料。"太阳""阳明""少阳""太阴""少阴""厥阴"这六者，就是象，是人感知的结果。随着时间的流逝，这些象的思想痕迹仍然留在中医典籍、中医学和人们的日常生活中。当然三阴三阳在与人体具体情况结合用以表达人体病理的太阳病、阳明病、少阳病、太阴病、少阴病、厥阴病的时候，必然会偏重于人体本身特点的描述。与人体具体的实际情况结合，去更好地阐述三阴三阳病。

《伤寒论》三阴三阳的本质能解释《黄帝内经》中三阴三阳之间的位置关系和有关论述

"日为阳，月为阴"。在《素问》中出现了 2 次，在《灵枢》中出现了 1 次。《素问·生气通天论》讲人身阳气与自然界相贯通，显然这是古人观察一日之中"平旦""日中""日西"阳气"气生""气隆""已虚"的感受，这些是古人观察太阳留下的认识印迹。《素问·生气通天论》曰："苍天之气，清净则志意治，顺之则阳气固，虽有贼邪，弗能害之，此因时之序。""故阳气者，一日而主外，平旦人气生，日中而阳气隆，日西而阳气已虚，气门乃闭。""因时"就说明人体阳气与时间的变化有关，"平旦""日中""日西"不同时间人身阳气的变化就是明证。

《素问·金匮真言论》曰："平旦至日中，天之阳，阳中之阳也；日中至黄昏，天之阳，阳中之阴也；合夜至鸡鸣，天之阴，阴中之阴也；鸡鸣至平旦，天之阴，阴中之阳也。"用"平旦""日中""黄昏""合夜""鸡鸣"来界定每日的特殊时刻，并于阴阳之中再分阴阳。

《素问·阴阳离合论》曰："黄帝问曰：余闻天为阳，地为阴，日为阳，月为阴，大小月三百六十日成一岁，人亦应之。""阴阳，积传为一周"。《素问·阴阳离合论》重点说阴阳的分离与集合。其中明确提出"日为阳，月为阴"和"阴阳，积传为一周"。《素问·六节脏象论》曰："余闻天以六六之节，以成一岁……夫六六之节，九九制会者，所以正天之度，气之数也……天度者，所以制日月之行也……日为阳，月为阴。"阴阳或者说日月，往来流行不息。阴阳循环，共同组成一个圆。说明当时有日、月运行规律的总结。《周易·系辞下》曰："日往则月来，月往则日来，日月相推而明生焉。"

《素问·五运行大论》在开篇就说这一篇内容是"黄帝坐明堂，始正天纲，临观八极，考建五常"。在谈论阴阳时曰"夫阴阳者，数之可十，推之可百，数之可千，推之可万"，表达出阴阳是可分的。并表达出对待天地的阴阳，"天地阴阳者，不以数推，以象之谓也"。根据这段文字和《黄帝内经》中的"日为阳，月为阴"，要说的阴阳就是日月。由于《素问·五运行大论》和《素问·六微旨大论》在谈论"太阳""阳明""少阳""太阴""少阴""厥阴"提到"言其见也"和"因天之序"时一个是"南面而待"，一个"面南而命其位"，还有一个是"面北而命其位"，所以画一个图把日常生活中面向南方，从早到晚，按时间顺序，所见到的太阳和月亮及其变化为顺序。

《素问·六微旨大论》曰："明乎哉问天之道也！此因天之序，盛衰之时也。""帝曰：愿闻天道六六之节盛衰何也？岐伯曰：上下有位，左右有纪。故少阳之右，阳明治之；阳明之右，太阳治之；太阳之右，厥阴治之；厥阴之右，少阴治之；少阴之右，太阴治之；太阴之右，少阳治之。此所谓气之标，盖南面而待也。故曰：因天之序，盛衰之时，移光定位，正立而待之。此之谓也。"从"少阳"开始向右分别是"阳明""太阳""厥阴""少阴""太阴"，向右又回到"少阳"，也说明三阴三阳在一个圆环上。上面的一段只说了一个阴或阳的左右，而紧接着下一段说得更具体，把这个阳或阴的左、右和正对的上面的阴或阳也说出来了。《素问·五运行大论》曰："《论》言天地者，万物之上下；左右者，阴阳之道路。未知其所谓也。岐伯曰：所谓上下者，岁上下见阴阳之所在也。""帝曰：何谓下？岐伯曰：厥阴在上则少阳在下，左阳明，右太阴；少阴在上则阳明在下，左太阳，右少阳；太阴在上则太阳在下，左厥阴，右阳明；少阳在上则厥阴在下，左少阴，右太阳；阳明在上则少阴在下，左太阴，右厥阴；太阳在上则太阴在下，左少阳，右少阴。所谓面南而命其位，言其见也。"

对于"所谓面北而命其位，言其见也"，《素问·五运行大论》曰："左右者，诸上见厥阴，左少阴，右太阳；见少阴，左太阴，右厥阴；见太阴，左少阳，右少阴；见少阳，左阳明，右太阴；见阳明，左太阳，右少阳；见太阳，左厥阴，右阳明。"面南与面北上下并没有变，区别只是左右的位置，只要把上面"面北"的"左""右"这两个字换一下，上面这段描述的内容与上面两个"面南"所见是一样的。

接着还不忘在下面叮嘱"帝曰：动静何如？岐伯曰：上者右行，下者左行，左右周天，余而复会也"。"余而复会"也在提示把"太阳""阳明""少阳""太阴""少阴""厥阴"，首尾相连，组成一个环。

在明白三阴三阳是对天空中太阳和月亮在不同时间给人的视觉和温觉变化感受的描述和概括的基础上，《素问·天元纪大论》中曰："何谓气有多少，形有盛衰？阴阳之气，各有多少，故曰三阴三阳。"《素问·至真要大论》所曰的"愿闻阴阳之三也何谓？岐伯曰：气有多少，异用也"就变得清晰了。"帝曰：阳明何谓也？岐伯曰：两阳合明也"。合，有一起、共同的意思。"阳明"之右是"太阳"，其左是"少阳"，"两阳"指代"太阳""少阳"，可以理解为，"阳明"就是"太阳"和"少阳"一起明。"帝曰：厥阴何也？岐伯曰：两阴交尽也"。交，有一起，同时的意思，"两阴"指代"太阴""少阴"，可以理解为"太阴"和"少阴"的消失。在《灵枢·营卫生会》第一段中两次提到"平旦阴尽而阳受气"。"与天地同纪"营卫气，和天地一样"阴阳相贯，如环无端"。从另一个侧面证明了，三阴三阳中的"厥阴"就是阴尽，之后是"太阳"。

《伤寒论》把三阴三阳病的顺序定为太阳病、阳明病、少阳病、太阴病、少阴病、厥阴病，很可能像大多数学者认为的那样是受《素问·热论》"伤寒一日，巨阳受之……二日阳明受之……三日少阳受之……四日太阴受之……五日少阴受之……六日厥阴受之"的启发。

运用取类比象的方法，以自然界这个大宇宙去解释人体这个"小宇宙"，用自然变化无穷的、"取之不尽用之不竭"的"类"，去解释人体的变化的"象"，自然能够恰到好处、得心应手地把"小宇宙"惟妙惟肖地描述出来。

《黄帝内经》的阴阳理论可能是在《素问·阴阳类论》中提到的《阴阳》的基础上，用取类比象的方法建立起来的，《阴阳》很有可能就是《伤寒论》序中提到的《阴阳大论》。

《素问·阴阳离合》曰："阴阳者，数之可十，推之可百，数之可千，推之可万，万之大不可胜数，然其要一也。"由此导致《黄帝内经》中不止一套阴阳理论，所以这样理解三阴三阳的本质的理论只能解释《黄帝内经》中一部分阴阳的问题，但不能解释《伤寒论》序中三阴三阳病的欲解时问题。

三阴三阳是分别把阴和阳一分为三进行研究。不论一分为三还是一分为几，古人并没有那么机械，必须要一分为几；相反中国的优秀传统文化、悠久的历史给一分为几，都会有一定的理论支持。但一分为几，要看当时产生这一文化的地方，以及这一地方的文人和其周围环境。不管是一分为二的白天与黑夜，还是一年分为四季的春、夏、秋、冬，都以其给人最显著的特征作为其自身划分的依据。至于之后的人们所赋予白天、黑夜以及春、夏、秋、冬全新的意义和情感，只能作为窥探这种分法的一种观点，不能作为这一分法的一种依据。

37　《伤寒论》三阴三阳的物质基础

　　《伤寒论》方、论神奇效验的背后，必然是对人体生理、病理的正确认识。作为《伤寒论》认识论框架的核心，即三阴三阳，其物质基础到底是什么，便成了揭示仲景生理、病理观的突破口。学者张洪钧以临床实际和《伤寒论》原文为依据，对三阴三阳的内涵做了探析。

构成人体的物质——气与形

　　人体的物质分为两大部分，一为变动不居的部分，象天，有营卫津液、气血阴阳；一为静止守位的部分，形质相对固定，象地，有脏腑经络，四肢百骸。天（气）与地（形）相因相用，相互转化，所谓"气聚而成形，形散而为气""气有多少，形有盛衰，上下相召而损益彰矣"（《素问·天元纪大论》）。有人认为气与气化指功能，对于（天）气与（地）形在人体生理病理时表现的不同，《灵枢·顺气一日分为四时》有更进一步的论述："以一日分为四时，朝则为春，日中为夏，日入为秋，夜半为冬。朝则人气始生，病气衰，故旦慧；日中人气长，长则胜邪，故安；夕则人气始衰，邪气始生，故加；夜半人气入脏，邪气独居于身，故甚也。黄帝曰：其时有反者何也？岐伯曰：是不应四时之气，藏独主其病者，是必以脏气之所不胜时者甚，以其所胜时者起也。"显然，这里的人气就是前文的天（气），藏则指地。外邪入侵，只有天才能抗之，地则为后援，为固守；寒邪入侵则卫、气、阳为主抗之，热邪入侵则津、营、血、阴为主与之抗争。临床上，无论寒邪还是热邪、湿邪、燥邪侵犯人体，初期都遵循"旦慧、日中安、夕加、夜甚"的规律。可见，将人体分为天地两部分，是有其生理基础和临床意义的。张仲景正是抓住了人体的这一生理、病理特点，才用三阴三阳理论指导伤寒的诊断治疗，而内伤性疾病则多采用脏腑定位来辨治。

三阴三阳的内涵

　　据《素问·经脉别论》等论述，流动的营卫津液、气血阴阳间，又可相互转化，相互关联。具体来讲，水谷入胃，经脾转输，精微上升于肺，肺通过宣发肃降，营行脉中，卫行脉外，营卫相从，由上焦到下焦、由外到内地运行，依次贯穿于皮毛—络—经—腑—脏，在这个运行过程中，部分营卫逐渐转化为阴阳，阴阳又转化为精而藏之于五脏中，尤其是肾。同时，脏腑经脉得以长养。这样，天气便转化为地形；夜半天气生，五脏所藏之精（即地）转化为气（元气），在脾胃转输下上升（《脾胃论·阴阳青夭论》），循水谷精微的运行途径，化生营卫津液、气血阴阳，以维持整个人体的生命活动；津液则或独立存在，或进入营血分而化为营血。营卫津液、气血阴阳，同时存在于人体的任何部位，只是在人体外层、上焦，营卫最多，那里的功能活动主要靠营卫来实现，气血次之，阴阳最少；中层、六腑部位，气血最多；最里层、下焦、五脏部位，阴阳最多，营卫最少，津液则主要流行于人体的中外层。

　　从时间进程来讲，子夜开始，整个人体，包括各个脏腑经脉，都处于天气初生，地气不长，阳气初生，阴盛于阳的气化状态，这就是厥阴态，此时流动的营卫津液、气血阴阳开始增多，功能加强，人体最里层、五脏，尤其是肝脏功能最旺盛，营卫气血阴阳中，阴阳是人体活动主要参与者与体现者，即厥阴态时，肝、阴阳的活动占主导；接着是少阳态，天气初盛，阳气初盛，阳盛于阴，气机升发，人体半表半里、少阳经脉、胆及气血为人体功能活动的主导；中午是太阳态，天气最盛，流动的营卫气血阴阳及津液最多，功能最盛，尤其是卫与营、肺、皮毛、督脉、心、太阳经脉的功能占主导；午后进入阳明态，天气始衰，地气始长，气机肃降，阳仍盛于阴，六腑，尤其是胃与大肠及气血功能活动占主导；日落进入太阴态，天气衰，阴盛于阳，阴生阳衰之势最盛，脾、阴阳功能活动占主导；子夜前夕为少阴态，天气最弱，即营卫津液、气血阴阳量最少，功能最弱，阴盛于阳，但阴生阳衰之势已到尽头，占功能活动主导的是肾、任脉，是阴阳。

从另一个角度来讲，六种气化状态又同时存在于人体，构成人体"天"的六大生理系统。即营卫的运动变化主要属太阳，太阳态主要存在于人体外层、上焦，即皮毛、督脉、太阳经脉、肺与心；气血津液的运动变化主要属少阳、阳明，这两种气化状态主要存在于人体中层，即六腑及其经脉、肌肉。其中少阳态气机向上向外，相对于太阳之"表"，有由"里"出"表"的气机，故曰"半表半里"；阳明态气机肃降，即使气向里向下敛降，故阳明相对于太阳之"表"曰"里"，而对于整个人体来讲，三阴的存在部位才是里层。阴阳的运动变化主要属三阴，三阴主要分布于下焦、里层，其中少阴态主要存在于人体最里层，如肾；太阴为由阳转阴，气机向内向下，厥阴为由阴转阳，气机向外向上，其气化状态存在于少阴之外，三阳之里。

《伤寒论》的三阴三阳，就是指营卫津液、气血阴阳的多少及运动变化，即气化状态。三阴三阳依时间进程而休旺交替，又按一定空间分布规律同时存在于人体。营卫津液、气血阴阳又与脏腑经脉相互作用、相互依赖。前者相对主动属阳，后者相对主静属阴，故总以前者主动性强。营卫津液气血阴阳的运动变化可由脏腑经脉的功能活动体现出来，脏腑经脉的盛衰也直接影响营卫津液气血阴阳的消长与运动。二者关系虽紧密复杂，却又彼此区别，不容以此代彼，相互混淆。

三阴三阳病时的气化状态

三阴三阳病，即指三阴三阳气化的异常，表现为相应的营卫津液、气血阴阳的病变和继发的脏腑经脉病变。

太阳病主要是卫、营和津液的病变，继发的形质病变主要是皮毛、肺、督脉、太阳经脉病变。由于太阳部位主要在人体最外层，六淫外邪均可犯之，故太阳病非独为伤于寒邪、风邪，还有温、湿、暑邪。太阳盛于正午，即此时流动的营卫津液、气血阴阳最盛，故无论太阳病中的寒证、热证还是湿证，均在正午时正气才得以最强烈地与邪抗争，正胜者汗出而解，这就是"太阳病欲解时，从巳至未上"。

少阳和阳明，天气不虚也不最盛，气血津液运动变化、筋脉肌肉、六腑尤其是胆、胃功能为生命活动的主导，故少阳、阳明病多从气血津液论治。但少阳与阳明又各有特点：在气机上，少阳为天气上升、渐长而未盛，故受病多表现为升发受阻，出现气血津液郁滞不升之症，并伴随气血郁热尤其是气分郁热，以升发畅达为顺的少阳经、腑郁热为主要表现；少阳之时天气未盛，受病易气血不足，而升发不足尤其表现为气虚，故小柴胡汤用人参、甘草，且"渴者加参足前成四两半，瓜蒌根四两"。阳明在气机上恰与少阳相反，属天气下降、转衰，故受病多表现为肃降受阻，多胃、大肠、膀胱病变；阳明之时，卫、气、阳和营血津液阴都转弱并下潜内藏，向形质转化，气机下降合营血津液阴之特性，故营血津液阴的敛降及转化成形质的速度快于卫气阳，加上太阳之时造成的旺盛的营卫津液气血阴阳，故阳明态在气化整体上仍是阳盛于阴，阳明病多津枯血燥，内生燥热，气血津液因失于肃降，因燥涩之变而郁（瘀）滞不畅。故少阳病主以升发疏利，兼清郁火，必要时补气；阳明病则主以通降、通利，兼清燥热，更以润燥。少阳、阳明各有寒证、热证，然《伤寒论》主要从热证论述者，也正是主要从气化思路出发，抓住了少阳病多郁热而阳明病多燥热两大气化不利的特点进行论述，而后再把寒证附入，决非"实则阳明，虚则太阴""实则少阳，虚则厥阴"。对此，阳明篇有明确的"阳明中寒"的提法与论述，更有"食谷欲呕，属阳明也，吴茱萸汤主之"。

太阳阳明，其因有二：一是太阳误治伤津成燥，二是由于太阳病，原本正常的由太阳到阳明的气化顺序阻断。这种阻断又表现为两个方面，一为津液营血不能由太阳位进入阳明位，此即"小便数，大便因硬"，治疗以小承气汤；二为由太阳到阳明，本应阳转衰而津液阴血转盛，而这个天气自身的转化也出现障碍。治疗必须以杏仁降肺，实现将津液降入胃腑，即由太阳位进入阳明位；同时，肃降不得和阳明气化不行，血与阴液亦内亏，这种内亏不是由于热邪所伤而致，而是长期自身气化不利，阴血内燥的结果（多为素体阴虚阳盛之人），故不以温病之增液汤补津液，而以麻仁、白芍补阴血。太阳阳明病的形成，多有素体阴虚阳亢的生理病理基础。正阳阳明，病来乃阳明自身、本位病变所致，病者或素体胃肠燥热复中于邪，或过喜辛辣引邪内结，即"正阳阳明者，胃家实是也"。少阳阳明，乃枢机不利，升发肃降一并受阻，汗吐下均非所宜，其正治在小柴胡汤，"上焦得通，津液得下，胃气因和，身濈然汗出而解"。阳明与少阳病的另一个区别特点是气与血的侧重：少阳以升发为主导，升发为阳，以气为主导，即气的升发生长在先，故病多在气，治疗上也重在调气；阳明以肃降为主导，肃降为阴，合阴类趋下的特性，以津血为主导，津血先降先衰，下降内潜而转弱，故病多在津、在血，治疗上也重在调津血。这就是阳明篇有众多的血证论述的原因。比较难理解的要数对黄疸的论治，《伤寒论》对黄疸的论治，阳明篇最为系统，尤其是"瘀热在里"的发黄，并反复申明发黄的另一个必备条件，即"小便不利"。显然，若按现在"黄疸病位在肝胆、在血液"的认识，上述论治是讲不透的。张仲景的认识，仍着眼于阳明的气化特点上：阳明多血病，多热病；顺应肃降的气机，阴类趋下的特性，血病最宜从下、从六腑而泄出；若阳明肃降正常，则血分之瘀热或归大肠，或从膀胱泄出，不致发黄，反之则必黄。故仲景治黄，有直接从血、从小便利之的茵陈蒿汤，有通过肃肺、化瘀、利尿解之的麻黄连翘赤小豆汤，有直接祛湿热的栀子柏皮汤，独少从大肠泄之的论治，所幸后世有明人补之，治方茵陈汤，所用药物为茵陈蒿汤加生姜，但重用大黄五钱，"以大黄为专功，栀子次之，茵陈又次之"（《温疫论·黄瘅为府非经病》）；更有《伤寒六书·伤寒一提金卷之四》明曰："一伤寒，小水不利，大便实，小腹满，燥渴谵语，怕热身目黄，此名湿热发黄，轻则疏利，重则大下。"由此可见，黄疸归阳明，不仅有其病理、生理基础，更有治疗导向意义。

气化至太阴，天气已衰，天气中以阴液与津血为功能的主导者，脏腑经脉的定位主要在脾。此状态下外邪入侵，多从寒化，从寒湿化，多伤脾，"治从四逆辈"气化至少阴，由于天气大多转化为阴精而藏之于"地"中，故此时天气最弱，抵御外邪能力最差，故此时不仅寒邪易入侵，热邪亦易入侵。但由于少阴时阴盛于阳，故仍以寒邪入侵为多。这就是少阴病有寒证、有热证，但以寒证为多的原因。少阴病的发生，多见于素体阴阳两弱（虚）之人，或外邪久恋，阴阳俱伤的患者，这就是"少阴之为病，脉微细，但欲寐"。

气化至厥阴，为夜半刚过，阳气复生但仍弱于阴气，阴阳相引，互不相让。此时由于阴阳均弱，寒热之邪均易入侵，但不同于少阴的是，厥阴之时阳气已萌，其气机方向向上，阳气易于升发。故寒邪入侵则易形成阳气格拒于上，寒邪停留于下，中焦失于温煦而镇摄无权的逆乱状态，此即"厥阴之为病，消渴，气上撞心，心中疼热，饥不欲食，食则吐蛔，下之，利不止"；或寒热交争，厥热胜复，阳胜寒邪则成热证（白头翁汤、白虎汤、小柴胡汤），反之则成寒证（四逆汤、吴茱萸汤）；更有阴阳格拒、中州失镇而气机逆乱、寒热错杂证（麻黄升麻汤、干姜黄芩黄连人参汤、乌梅丸证）。厥阴病的发生，多见于素体阴阳俱虚且木盛土虚之人，或久病不解，阴阳俱虚且背乱相争的患者。其中，阴阳俱虚偏阳虚者更易得乌梅丸证；阴阳俱虚偏阴虚木盛之人更易得麻黄升麻汤证。

三阴三阳气化的实现虽各以特定的脏腑经脉、营卫津液、气血阴阳为主要基础，但实际上各个脏腑经络，全部营卫津液、气血阴阳都是其必需的基础。正午时，整个人体都处在太阳态，各个脏腑经脉和营卫津液、气血阴阳都处在自己的太阳态，只是越靠近人体里层、五脏，营卫越少，太阳态越弱。所以在太阳病篇中，体表病、胸肺部病最多，从营卫论治的最多；心、胆、胃、膀胱、大小肠次之，从气血论治次之；下焦病最少，从阴阳论治也最少。少阴病则与太阳病恰恰相反，虽也有甘草汤、半夏散及汤等少数从表、从上焦、从营卫论治的病证（所谓"六经皆有表证"），但从肾、从阴阳论治的最多。

正是由于上述原因，三阴三阳才彼此既独立又相联，在病证上各有特点又相互交叉重叠，可以多种形式表现出来：一为合病、并病，如三阳之间的合病、并病；二为误治后的变证，如桂枝加附子汤证；

三为各"经"病都可出现的病证，即单纯交叉，如太阳、阳明、太阴病都有麻黄汤、桂枝汤证，少阴篇也有类似的甘草汤、半夏散及汤证；太阳、少阴篇都有真武汤证；三阴病都有四逆汤证；多"经"病都可有大承气汤证；阳明、少阳、太阳、厥阴都可有小柴胡汤证；阳明、少阴病都有猪苓汤证；太阳中热也有人参白虎汤证。

三阴三阳辨证的适用范围

三阴三阳辨证与脏腑辨证各有自己的适用范围：外邪入侵，只有天气才能抗之，且正邪交争，病位可以不断改变，故外感性疾病以三阴三阳辨证或卫气营血辨证最合适；内伤性疾病大多有固定的病位，且不会有邪气的传变，故适合于脏腑定位来诊断；（天）气病变，非独外感有，故对于很多内伤性疾病，尤其是尚未造成脏腑形质损伤者，三阴三阳辨证照样可用；温邪伤人，偏伤津液、营血、阴液，故卫气营血加阴分的辨证，此时更优于三阴三阳辨证。中医治病重在调气（尤其是针灸），以气导形，这也是三阴三阳辨证广泛应用于外感内伤病辨证的原因。

综上所述，《伤寒论》三阴三阳内涵的着眼点在营卫津液气血阴阳（"天"气）的多少及运动变化（气化），不是脏腑经络（"地"形）的功能状态。"天"气与"地"形相互作用、相互依存又各司其职；外邪入侵，只有流动的天"气"才能迅速直接地与之抗争，便有了营卫津液、气血阴阳的病变及继发的脏腑经脉病变，此即三阴三阳病；三阴三阳有相对表里之分又不绝对，彼此相对独立又各自紧密相联，在空间分布与病证上彼此都有交叉重叠；营卫津液、气血阴阳按时间进程升降出入，盛衰有序，邪气可随之而出入，便有了伤寒"传经"与三阴三阳病欲解时；六淫邪气均可侵犯三阴三阳而导致各种病证，但三阴三阳各自的气化特点决定了各自对特定邪气的易感性，《伤寒论》寒证与热证并论，绝对不是寒热证转化所能解释的，《伤寒论》决非独为伤于寒邪之论；同脏腑经络一样，三阴三阳是物质的，可认知的和可被外力干预的，不是空洞的哲学抽象和"症状群""症候群"归纳。只要是以流动的营卫津液、气血阴阳病变为基础的疾病，都可以用三阴三阳辨证来分析、诊断，反之则适合于脏腑辨证等其他辨证模式。

38 六经与《黄帝内经》三阴三阳的关系

学者赵京伟等认为，《伤寒论》六经学说是对《黄帝内经》三阴三阳理论的发展。在《黄帝内经》中记述和运用三阴三阳者大约有四个方面。一是经络之三阴三阳，多见于《灵枢·经脉》，系论十二经脉的循行及"是动""所生"病候，乃依据经脉循行人体的阴阳部位和所属脏腑属性而定。二是气化之三阴三阳，主要在《素问·六微旨大论》《素问·天元纪大论》诸篇。三是用以研究阴阳离合规律及开、合、枢等生理功能。如《素问·阴阳离合论》《素问·阴阳别论》的三阴三阳按照阴阳理论分述三阴三阳的病机、主病及推测预后等。四是热病的三阴三阳，主要对热病的发展变化规律的论述。如《素问·热论》中按照三阴三阳之六经，将热病发展过程中的症状加以分类、归纳，进而说明热病发展变化的一般规律。上述四条均在《伤寒论》中有不同程度的运用和发展，现分述如下。

不循经立论，立六经辨证

古代医家根据丰富的临床经验和当时的解剖知识，把大量疾病证候与经脉的循行规律，结合经脉所属脏腑生理病理特点，以及经气的顺逆和调节诸方面广泛综合后，进行疾病分类。所以在《灵枢·经脉》中是以各经循行路线为病位，以"是动""所生"为病机。但由于疾病机理复杂多变，以及经脉循行的固有局限性，经脉辨证不能括揽病机。故张仲景十分重视病机和脉、证合参。他继承了《黄帝内经》"察色按脉，先别阴阳"之旨，在《伤寒论》的六经辨证中对《灵枢·经脉》所涉经脉分经论治的病证做了新的归纳和改造，制定了一系列治则和方药。

首先，把一切外感病区分为病与证。病有普遍的共性，证则揭示出特殊个性。如此辨病与辨证相结合，纲举目张，重在辨证。证对患者来说，它完全符合实际情况，可以采取针对性强的治疗措施，所以有"同病异治"之法。但证虽然概括了病因、病机、体征、症状等，其核心是病机。病机者即病位的表里，病性的寒热，邪正的虚实，阴阳的消长等，只要病机相同，虽然病因、证候各异，也可确立同一的证。如太阳中风证与卫虚自汗证，其病因不同，临床症状也不尽相同，但病机却是营卫不和，故均可采用桂枝汤证的治疗，开创了"异病同治"的先河。

其次，仲景在《伤寒论》的三阳经病中，把《素问·热论》的证、机统括在内，而三阴经所列证、机与《灵枢·经脉》手足三阴证、机颇多相同。但《灵枢·经脉》以"是动""所生"为论证依据，使后世医家较难操作，且所制订的"盛则泄之，虚则补之，热则疾之，寒则留之"，多为针灸所用，一般不被他家重视。而《伤寒论》太阴篇中，不拘"是动""所生"之论。在复杂的脾经病证中，找出相同的"脾虚湿盛"病机，立"太阴之为病，腹满而吐，食不下，自利益甚，时腹自痛。若下之，必胸下结硬"，脾阳虚不运的病机为纲。以"当温之"，宜服四逆辈为治疗总纲。这比《灵枢·经脉》的循经分证的治则针对性强，归纳病机详细周到，可举一反三。

其三，《伤寒论》的六经病证，概括了外感病过程中的一系列病理改变。正邪斗争的全过程，无时不影响脏腑经络的生理功能，从而出现相应的临床症状。医者可据经络循行以求病位，据脏腑病理反应分析病情，就形成了脏腑经络辨证理论。如邪犯体表的太阳病阶段，因太阳经脉起自目内眦，上额交巅，下项挟脊抵腰至足，循行人体背部，故出现头项强、腰背痛等。如病邪在经不解，循经入太阳之腑，就会犯及膀胱，出现气化不利之证；邪犯阳明，既可因经循行出现目痛、鼻干之症，也可因热深于脏腑而出现肠胃燥热、腑气不通之证；如少阳之患，亦可因经循行出现口苦、咽干、目眩及胸胁苦满之症，也可因邪阻少阳枢机，碍及三焦决渎，出现水饮停留之患。所以用六经辨证，既能辨出何经，又能辨出何腑，既可依经测变，又可据腑辨机。可知脏腑经络辨证，寓六经辨证之中。

依标本中气之说，分设脉证提纲

《伤寒论》对标、本、中气理论作了实际运用和发展。《素问·六微旨大论》曰："少阳之上，火气治之，中见厥阴；阳明之上，燥气治之，中见太阴；太阳之上，寒气治之，中见少阴；厥阴之上，风气治之，中见少阳；少阴之上，热气治之，中见太阳，太阴之上，湿气治之，中见阳明。"这是古人以阴阳六气的理论，说明运气变化与人体发病规律。如能正确认识和运用，对临床辨证治疗有一定帮助。《伤寒论》六经辨证中把天人相应的理论与经络脏腑生理病理进行联系，提出了六经病理变化和治疗原则。如《太阳病脉证并治》篇中以"脉浮、头项强痛而恶寒"为辨证纲领，并突出太阳伤寒"必恶寒"的辨证要点，体现了太阳从本化寒的学术思想。但仲景不拘古言，对太阳病出现热化，就用辛凉药治之，说明太阳还有从标化热之机制。再如《少阳病脉证并治》篇以"口苦、咽干、目眩"为总纲，体现了少阳本火标阳，火气上炎之说。阳明病中多出现的燥热实证，也和"阳明之上，燥气治之"相吻合。但仲景不因"少阳之上，火气治之，中见厥阴"的标本皆热，在少阳篇泛用苦寒之药，而是结合阴阳消长规律，说明病至少阳，阴阳之气大伤，以"血弱气尽，腠理开，邪气因入"为病理要点，一面用柴芩清热，一面以参枣益元的治法；不因阳明病从中气，而是从病理上脾肺湿化的寒证为特点，结合胃肠的生理病理特征，立"胃家实"为提纲，以白虎、承气寒凉、急下之剂为治法；不因太阴本湿之化，就认为虚寒之证，而是提出"大实痛者，桂枝加大黄汤主之"的阴从阳化的治则。可见"实则阳明，虚则太阴"是符合临床实际的，上述事实说明，仲景是尊古而不泥古的典范。

寓开合枢之理，祛邪与扶正兼施

开、合、枢三个字，是古人用它对人体经脉脏腑生理功能特征及其相互关系的形象说明。《素问·阴阳离合论》曰："太阳为开，阳明为合，少阳为枢；太阴为开，厥阴为合，少阴为枢。"这是用三阴三阳的不同作用和相互关系，对人体整体功能的概括。在《伤寒论》的六经辨证过程中，非常深刻地体现出开、合、枢的学术思想。如"太阳为开"，说明太阳经阳气的生理特点是浮现于外，有卫外之功效，也易于发散。仲景据此生理特性，治疗太阳感受外邪、内郁而不达的病变时，不仅用发表药物解肌祛风、发汗解表，还为防止表阳散发太过，增加了调和营卫、温阳护表的药物。如麻黄汤中用桂枝，是为了温阳扶正；桂枝汤中用芍药是为了在祛风的同时敛阴以济卫阳。

"阳明为合"，是说阳明经的阳气宜蓄于内的生理特性。据此，仲景在《伤寒论》中重视助阳扶正，保护胃气，固守中州。如在太阳、少阳病中用甘草、大枣；阳明病热邪内盛于中用白虎汤不离甘草、粳米；悬饮证中用十枣汤，都是以护扶胃气为目的。这正是阳明之气宜蓄于内、宜合的《黄帝内经》学术思想的体现。

"少阳为枢"，是说少阳之气，介于表里阴阳之间，出为阳、入为阴的枢机转变之能。病邪入少阳，因病在半表半里，枢机不利，正邪分争，正胜则热，邪胜则寒，往来寒热交替。邪犯少阳之经而胸胁苦满，胆热犯胃，不欲饮食，火郁不发，上犯心神等，治以小柴胡汤和解少阳。正是仲景用此法，一面疏解少阳郁滞，清胸腹蕴热除烦（柴胡、黄芩）；一面培补正气，防邪内陷入阴之危。如小柴胡汤中用人参、炙甘草、生姜、大枣、半夏益气和中。本为寒温并用，有升降协调、疏理三焦，调达上下，宣通内外，和畅气机的作用。

不专主经脉为病，立八纲辨证

　　《素问·热论》将外感热病的发展过程分为三阴三阳的六个阶段，是日传一经，由表入里，由阳转阴。而且各经证候与该经循行部位及络属脏腑的病理特点相一致，六经皆为热证。并以"其未满三日者，可汗而已，其满三日者，可泄而已"为热病治疗原则。

　　而《伤寒论》中运用六经辨证，并吸收《素问·热论》中有关外感热病的阶段性及由表入里的传变规律等理论，结合临床，不拘日传一经之论，突出正邪斗争决定病理转机，扩大辨证范围；提出以三阳经为表、热、实证，以三阴经为里、寒、虚证。依据病机立汗、吐、下、温、清、和、消、补八法，并列出大量误治变证、坏病及御变之法，将《素问·热论》一般热病分证依据的方法，升华为既作辨证依据，又作论治准则，成为统揽外感热病与内伤杂病辨证施治理论。

39　从三阴三阳之象论六经

　　《伤寒论》以六经为纲，统摄诸病，是《伤寒论》理论的重要组成部分。然而，六经究竟何谓，至今仍无定论。如能明确六经内涵，对《伤寒论》的研究及运用将起到极大的促进作用。但是，纵观《伤寒论》，其中并无"六经"一说，而有"三阴三阳"之谓。"六经"提法，始于宋代朱肱，其于《类证活人书》中曰："古人治伤寒有法，非杂病之比，五种不同，六经各异。"同时也指出"六经"即为足之三阴三阳经。由于此书流传甚广，"六经"称谓亦约定俗成，一直沿用至今。后经历代医家各自的研究和阐释后，"六经"其名虽同，其义各异，并且早已超越经络范畴。但是，"三阴三阳"一旦被"六经"替代，则容易引导人们去思考"六经是什么"，而不是"三阴三阳是什么"。故后世之六经多着眼于人体脏腑经络及其延伸的结构，具有物质性，但三阴三阳显然不只有物质性的一面。根据王庆国等的总结，与三阴三阳相关的说法便有 41 种之多。可见三阴三阳是非常宏观的存在，涵盖甚广，这就要用宏观的角度来看待三阴三阳，否则单从其中任何一方面入手去解释也是不完整的。学者彭慧婷等认为，《伤寒论》六经内涵，乃是人体阳气取象于自然三阴三阳而形成的 6 种状态，即三阴三阳之象。

三阴三阳象之解析

　　《素问·至真要大论》曰："愿闻阴阳之三也，何谓？岐伯曰：气有多少，异用也。"《素问·天元纪大论》又曰："阴阳之气各有多少，故曰三阴三阳也。"可知，根据阴阳之气由多到少，阴阳被一分为三，出现太阳，阳明，少阳和太阴，少阴，厥阴。《素问·四气调神大论》曰："逆春气，则少阳不生，肝气内变。逆夏气，则太阳不长，心气内洞。逆秋气，则少阴不收，肺气焦满。逆冬气，则太阴不藏，肾气独沉。"因此，从一年之中阴阳变化来看，春为少阳，夏为太阳，秋为少阴，冬为太阴。那么阳明和厥阴处于哪个位置？《素问·至真要大论》曰："帝曰：阳明，何谓也？岐伯曰：两阳相合也。帝曰：厥阴，何也？岐伯曰：两阴交尽也。"故可知一年之中阴阳变化顺序为：少阳—太阳—阳明—少阴—太阴—厥阴，一年之中的阴阳运动转化过程也被划分得更加细致。《灵枢·顺气一日分为四时》曰："春生夏长，秋收冬藏，是气之常也。"故阳气在一年中的运动，经历了升、浮、降、沉 4 个阶段。但若再细分，上升阶段可分为阳气从地面往上空上升和阳气从地底往地面上升，下降阶段又可分为阳气从上空往地面下降和阳气从地面往地底下降，所以阳气一年的运动便被细分为 6 个阶段，以此匹配三阴三阳，则为少阳升，太阳浮，阳明降，少阴降，太阴沉，厥阴升。同时，地面上下的阴阳盛衰情况亦随阳气的运动发生变化。阳气在 6 个阶段运动状态以及地面上下阴阳盛衰情况，构成三阴三阳之象。

　　1. 太少阴阳之象：春天万物复苏，为生长之象，少阳应之。阳气方从地面而出，稚嫩而正待生发，生机勃勃，调达通畅。地面之下，阳气比地面上充足，以支持地面之上稚阳的生长。及至太阳，太阳者，巨阳也。此时地面之上的阳气最多，达到隆盛，且上升到最高，离地面最远，但地面之下，阳气则最少。少阴应秋气，秋气萧肃，阳气亦开始降入地下，但由于此时阳气初入地下，故地面之下阳气较少，阴寒较盛，多数的阳气依然还停留在地面上。到了冬天，地面上寒气最多，而阳气悉数进入地下，藏于其中。太阴与冬相应，故太阴阶段地面之下的阳气总量为三阴中最多。

　　2. 阳明之象：阳明者，两阳合明也。两阳合明之意，并不是指少阳与太阳的阳气简单地相加，若如此阳明的阳气岂不是要比太阳还多？而这与《素问·阴阳类论》所记载的太阳为三阳，阳明为二阳的内容是相矛盾的。所谓"合"者，段玉裁在《说文解字注》里注到"引申为几会合之称"。故两阳相合的本义，是指阳气历经少阳阶段的升发生长，在太阳阶段得以敷陈散布，在这两个阶段的基础上，阳明阶段阳气开始下降，阳气的状态由弥漫转为聚集会合，单位体积阳气的密度比太阳高，且与太阳阳气的分布相比更接近地面，从而让人觉得阳明的热量要比太阳多，故《素问·至真要大论》曰："两阳合明，故曰明。"以说明阳明阳气隆盛昌明也。虽然阳明阶段阳气的主体还在地面上，待到少阴时方入，但由于阳气下降，已有一小部分阳气已经渗入地表，故从地面上阳气总量的角度来说，阳明的阳气又是少于太阳的。

3. 厥阴之象：厥阴者，两阴交尽也。厥，现多作"尽""极"来解，以说明厥阴阶段是阴寒发展到最强盛的时期。十二时辰分属三阴三阳，子时地上寒气最多，属太阴，子时一过，一阳已生，地上寒气渐少，不在太阴，而属厥阴，故厥阴始于丑时。《释名》曰："丑，纽也，寒气自屈纽也。"说明此时寒气虽然逐渐减少，但却开始凝结积聚，单位体积寒气密度大增，阴寒反倒表现得更加强盛。但另一方面，《素问·至真要大论》曰："两阴交尽，故曰幽。"幽者，《说文解字》曰："幽，隐也。"段玉裁作注："微则隐也。"故厥阴之时，地面之上阴寒虽达到极限，但是随后便显现衰退之势。邢玉瑞等亦指出，阳明与厥阴虽然一言最盛之时，一言盛极而衰，但都为阴阳双方盛极将衰之时。姜元安等经考证后指出，"厥"当作"发"解，有始、生、兴作之意，表明两阴交尽之时，又有阳气从中兴作而发。厥阴者，发于阴也。何者发于阴？阳气发于阴，所谓阴极阳生也。但是，需要指出的是，此时阳气虽发，却仍未冲出阴寒包围。《史记》曰："丑者纽也。言阳气在上未降，万物厄纽未敢出也。"以为"阳"乃"阴"之误也，方合厥阴地上寒盛之意。未敢出者，本欲出也，可见此时地下深处阳气当逐渐上升，积聚于地下浅层，蓄势待发，并有一小部分散发到地上。从整体上看，阳气的运动呈现出一派欲破土而出的态势，此即为厥阴之象。

据上文所述，三阴三阳之象可依次总结为：少阳者，阳气升发之象；太阳者，阳气浮盛之象；阳明者，阳气积聚之象；少阴者，阳气入阴之象；太阴者，地下阳盛之象；厥阴者，阳气破土之象。

人法天而六象具

天人相应，人体即是一个小天地。《灵枢·顺气一日分为四时》曰："春生夏长，秋收冬藏，是气之常也，人亦应之。以一日分为四时，朝则为春，日中为夏，日入为秋，夜半为冬。"又《素问·生气通天论》曰："故阳气者，一日而主外。平旦人气生，日中而阳气隆，日西而阳气已虚，气门乃闭。是故暮而收拒，无扰筋骨，无见雾露。"据此，张英栋从"阳气一日而主外"延伸出"阳气一日而主内"的看法。内外者，即人体之地上与地下。张英栋同时也指出，三阴多脏病，三阳非脏病，故内外交界就在脏与非脏之间。此交界即人体之地面是也。人体的阳气在此地面上下有序地升降浮沉，并相应地呈现出三阴三阳之象。所以《伤寒论》之六经当指正常情况下人体阳气的6种运行分布状态。

但需要指出的是，人体三阴三阳之象并不是按照"少阳—太阳—阳明—少阴—太阴—厥阴"的顺序依次出现的。三阴三阳象指的是阳气升降浮沉的状态，而升降浮沉是同时存在的，有升必有降，否则阳气的运动则无法协调。而哪一种运动状态占了主导，则呈现哪种趋势，该趋势持续的时间，便是一个阶段。

三阴三阳象与六经病

1. 三阴三阳象与六经病病理：三阴三阳之象代表人体阳气的正常运动发展状态，且存在着各自特点，所以也就决定了六经发病也有各自相应的病理。

太阳为阳气浮盛之象，阳气离地面最远。人体中离"地面"最远的部位，即是肌表，太阳状态下的阳气由里而出，敷陈于肌表，为一身之藩篱，主表，故太阳病多表证。然而，阳气外盛，则内之脏腑阳气必虚。在内之阳气若不足以维持脏腑的正常功能，自然会引发在里的相关病变，如里阳不足不能化水，出现五苓散证、小青龙汤证等。而阳气从太阳状态向阳明状态过渡时，又会有大青龙汤证、麻杏石甘汤证等。

阳明为阳气积聚之象，此时阳气由表渐入于里，然不至脏，而聚于胃腑。故胃腑阳气密度比肌表更大，若邪气入侵，阳气能更集中地与之对抗，而见阳明高热。若邪正斗争进一步加剧，耗伤津液，阴不足则阳不藏，从而影响阳明阳气的通降，出现腑气不通的现象。另阳明的阳气状态正好与长夏时节相符，此时天暑下迫，地湿上蒸。彭子益亦指出，火在水下则生气，火在水上则生湿。所以，阳气内聚，蒸迫津液外泄，故阳明病可见大汗出。若津液排泄不及，则聚而为湿，从而出现阳明湿热证。

少阳为生发之象，此时人体阳气方从"地面"而出，正待生长，故少阳生理贵在气机条畅。但由于少阳阳气稚嫩，故又易于为邪所阻，疏泄不及，进而郁而化火，故在病理上常表现为火郁之象。

太阴为地下阳盛之象，能孕育万物，主运化。若"地下"阳盛之象因邪气受损，不能尽其运化之能，则阳气益衰，故太阴病变，表现出一派阳虚之象。

少阴为阳气入阴之象，人体如处于少阴状态，"地面"之下阴多阳少，又少阴病位在里，所以这份阳气则显得尤为重要。故少阴阳气一旦受损，常表现出阴盛阳衰的症状。另少阴的阳气降入地下，是在阴阳充盛的情况下进行的，阴不足不能敛阳，阳气浮于地面，则易出现阴虚火旺，心肾不交的情况，如黄连阿胶汤证；阳虚不能入阴，则虚阳浮越在外，如白通汤证，通脉四逆汤证。

厥阴为阳气破土之象，地面之下阳气积聚，但地面之上阴寒凝盛，阳气欲出，必破此阴寒阻遏，方得发为少阳。阳气无法冲破阴寒，郁于地下不得出，此即《伤寒论》第337条所曰"阴阳气不相顺接"是也。人体在里之阳气不能外出交接，则见厥逆。阳气郁久，必由他处而伸，然以其非从正道而出，乃成邪热，发为寒热错杂之证。

2. 三阴三阳象与六经病欲解时：《伤寒论》三阴三阳篇中都会提到六经病之欲解时，而欲解时的划分依据，亦在三阴三阳象之中。

少阳之象，阳气升；太阳之象，阳气浮；阳明之象，阳气降。少阳，太阳和阳明病欲解之时，人体阳气运动趋势与自然界相一致，人得天助，阳气运行之势更盛，而病有望得解。三阴病本就多阳虚，白天地上阳气充盛，本应更加容易获得天阳之助而得解，然而三阴病欲解时却反在深夜，何也？白天天之阳气虽可资助三阴之阳，但是，由于三阴病位在里，又因天阳上升，人体在里之阳被迫顺从其势外出，导致里阳更虚，而天之阳气对三阴的资助大打折扣，故三阴病不能随之而解。及至夜间，天之阳气已多降入地下，虽不能资助人体，但人体阳气尤能借其势入沉于里，此时在里之阳较白天充足，故可见欲解之机。

太阴病欲解时，从亥至丑上。亥时阳气大部分已入里，自亥至丑，里阳较充足，又太阴病病机仅为阳气虚弱，亥时里阳渐足，便有望得解。

少阴病欲解时，从子至寅上。子时人体阳气悉入于里，故里阳最盛。又子时地面之上一阳生，阳气上升但其势不强，故人体得天阳之气而不得其势，内外相合，里阳旺盛，确为欲解的最佳时机。厥阴病欲解时，从丑至卯上。一天之中，丑时地面之上阴寒强盛，而此时地面之下阳气积聚，准备破土而出，人体在里之阳气亦如是。厥阴病因阴寒闭郁阳气而起，而丑时阳气积聚欲出，正是突破阴寒最有利的时机。而寅与卯时，天之阳气升发，此时人体得天阳之势，更能协助在里之阳破阴也。

古代的医家都注重取类比象，以象不仅超越了人体结构的物质基础，更加反映了事物的发展变化规律。《伤寒论》三阴三阳涵盖甚广，亦当从象作解，以把握人体阴阳变化。知常达变，则可知疾病缘由，不至茫然矣。

40　从三阴三阳位序论六经

　　三阴三阳是中医理论体系中极为重要的概念，也是中医理论体系构建的模式之一。《伤寒论》所创立的三阴三阳辨证，后世也广泛称之为六经辨证，一直是历代医家争论的焦点，至今对其本质的研究仍是仁者见仁、智者见智。历代医家对此各有阐发，目前多倾向于综合说，认为三阴三阳，即六经，是三阴三阳相应的经络、脏腑及其气化功能的综合体。有学者认为，三阴三阳六经系统与五脏系统，既有联系，又有区别，绝对不能把三阴三阳理解为相应的脏腑、经络及其气化功能综合体而等同视之。学者鲍艳举等结合对经方、六经理论的阐释，以及对《伤寒论》中"太阳—阳明—少阳—太阴—少阴—厥阴"位序的理解，阐述了对六经实质及经方的认识。

经方的理论主要为八纲辨证

　　八纲辨证是中医辨证（包括脏腑辨证、六经辨证、气血津液辨证、卫气营血辨证、三焦辨证等）的基本纲领，突出反映了中医学辨证思维的特点，是用于分析各种疾病共性的辨证方法，在诊断过程中能起到执简驭繁、提纲挈领的作用。《伤寒论》属经方体系，经方的理论主要用八纲辨证。《汉书·艺文志·方技略》记载："经方者，本草石之寒温，量疾病之浅深，假药味之滋，因气感之宜，辨五苦六辛，致水火之齐，以通闭解结，反之于平。"是说经方理论的形成，是我们的祖先在长期的医疗实践中，根据常见病反映出的症状不同，用不同的药物治疗，以药物的寒热温凉不同来治疗人体不同部位的寒热虚实证候，使人体达到阴阳平衡。

　　历代医家不乏有用"八纲辨证"用经方的，如宋代名医许叔微认为，"伤寒治法，先要明表里虚实，能明此四字，则仲景三百九十七法可坐而定也"明代医家张景岳则曰："阴阳既明，则表与里对，虚与实对，寒与热对，明此六变，明此阴阳，则天下之病，固不能出此八者。"明代医家张三锡曰："古人治病大法有八，曰阴、曰阳、曰表、曰里、曰寒、曰热、曰虚、曰实，而气、血、痰、火尽赅于中。"经方发展，在神农时代，即以八纲为理论，根据人体患病后出现的症状，用对应的药物治疗，先是积累了单味药治病即单方方证的经验，其代表著作即《神农本草经》。后来渐渐认识到，有些病需要 2 味、3 味……组成方剂治疗，这样逐渐积累了用什么方，治疗什么证，即复方方证经验，其代表著作即《汤液经法》，发展至汉代，对病位概念进一步细化，即"量疾病之浅深"，由表、里增加了半表半里概念，因而产生了完善的六经辨证理论，其代表著作即《伤寒论》。

六经实质是八纲归类的疾病症状反应总结

　　《伤寒论》的六经是指太阳、阳明、少阳之三阳，太阴、少阴、厥阴之三阴。千百年来，古今中外众多学者十分重视对《伤寒论》六经的研究，并为此做出了不懈的努力。正如恽铁樵所曰："《伤寒论》第一重要之处为六经，而第一难解之处亦为六经，凡读《伤寒论》无不于此致力，凡注伤寒者亦无不于此致力。"以往对六经病变的各种解释，有经络说、脏腑说、形层说、八纲说、气化说、阶段说等，这些学说，各自从不同的角度，在一定程度上分析了伤寒六经病证的机制。后世医家将张仲景《伤寒论》辨证体系概括为"六经辨证"，但《伤寒论》篇中，每病之首并无"经"字，亦不以经脉统摄全篇，而以"三阴三阳"冠之。从字面而言，"六经"给人一个只是经脉致病的印象，加之后世用脏腑经络解释

《伤寒论》，不能全面反映张仲景《伤寒论》的学术思想，只是沿用已久，人皆称之，究其实质，还是"三阴三阳"辨证较能贴切张仲景本意。

《伤寒论》六经（三阴三阳），全书并未言及经络内容，只是由六经提纲来确定，即太阳病的判定，即为第1条"太阳之为病，脉浮头项强痛而恶寒"。阳明病为第180条"阳明之为病，胃家实是也"。少阳病为第263条"少阳之为病，口苦、咽干、目眩也"。少阴病为第281条"少阴之为病，脉微细，但欲寐也"。太阴病为第273条"太阴之为病，腹满而吐，食不下，自利益甚，时腹自痛，若下之，必胸下结硬"。厥阴病为第326条"厥阴之为病，消渴，气上撞心，心中痛热，饥而不欲食，食则吐蛔，下之利不止"。由此可见，从《伤寒论》内容看，《伤寒论》之六经，虽称之为病，其实质是证，是疾病症状的反映，而且来自八纲，是把症状用八纲分类，所归纳的六种证候。八纲中的表、里、半表半里三者，都是病位的反映，而阴、阳、寒、热、虚、实六者，都是病情的反映。这样，证候的病情属阳热实，病位在表者即是太阳；证候的病情属阴寒虚，病位在表者即是少阴；证候的病情属阳热实，病位在里者即是阳明；证候的病情属阴寒虚，病位在里者即是太阴；证候的病情属阳热实，病位在半表半里者即是少阳；证候的病情属阴寒虚，病位在半表半里者即是厥阴。这里要注意，八纲也好，六经也好，这是我们的先辈通过观察成千上万急慢性疾病反映出的症状总结出的六种证候，即不论是急性病还是慢性病，其发病、变化、痊愈或死亡的证候变化皆不出这六种。可知六经是用八纲归类的疾病症状反映的总结，不是脏腑经络的六经，是经方自成体系的证候理论。

半表半里概念的提出是六经形成的关键

现存的《黄帝内经》及其他东汉前医籍皆无半表半里一词及类似概念，只见表和里概念。如《汉书·艺文志·方技略》记载"医经七家……医经者，原人血脉、经落（络）、骨髓、阴阳、表里，以起百病之本，死生之分；而用度箴、石、汤、火所施，调百药齐和之所宜""经方十一家……经方者，本草石之寒温，量疾病之浅深"。古人对疾病的认识概念，一般谓病初病轻在表，病久病重多入里，即对病位的概念只有表里、浅深。

《伤寒论》第97条"血弱、气尽、腠理开，邪气因入，与正气相搏，结于胁下，正邪分争，往来寒热，休作有时，默默不欲饮食，脏腑相连，其痛必下，邪高痛下，故使呕也，小柴胡汤主之"。是说疾病初患症状反映在表，经过四五天后，由于正气、津液虚损，使血弱气尽腠理开，正气退踞表之内，邪气乘机而入于表之内，但尚未入于人体之里，这种处于表之内、里之外的病位，即半表半里病位。正邪相搏，结于胁下，从而导致胸胁苦满、往来寒热、不欲饮食、口苦、咽干、目眩等少阳证。值得注意的是，脏腑相连，其痛必下者，胁下之处，脏腑相连，邪结于此，势必涉及肠胃，而痛于下。"邪高痛下，故使呕也"者，是说邪在上，波及于下，影响于胃致胃气上逆而呕。张仲景所指的半表半里病位不是少阳或其他某一脏腑或某一经络，而是泛指表之内、里之外广阔的胸腹腔间，它包括了许多脏腑，因谓脏腑相连。《伤寒论》第148条"伤寒五六日，头汗出、微恶寒、手足冷、心下满、口不欲食、大便硬、脉细者，此为阳微结，必有表，复有里也；脉沉亦在里也，汗出为阳微。假令纯阴结，不得复有外证，悉入在里，此为半在里半在外（表）也。脉虽沉紧，不得为少阴病，所以然者，阴不得有汗，今头汗出，故知非少阴也，可与小柴胡汤"。指本是伤寒，经过五六日，见头汗出、微恶寒、手足冷、心下满、口不欲食、大便硬、脉细，这是因津液虚损后，表现类似少阴表证而实则邪不在表，已传入半表半里阴证的厥阴病。就是说，是张仲景首先提出了半表半里概念。也就是说，张仲景所说半表半里概念，是指人患病后症状反映于表和里之间的广阔部位。

《伤寒论》主要方证来源于《汤液经法》，两书最大的不同，是《汤液经法》主用八纲辨证，而《伤寒论》主用六经辨证。不言而喻，六经是由八纲发展而来，其中最重要的证明莫过于半表半里。经方大家胡希恕及冯世纶亦明确提出：张仲景加入了半表半里理念，是形成六经理论的关键。

八纲辨证（《汤液经法》）只有辨寒热虚实表里，概略、抽象认证。临床有许多方证如大阴旦汤（小柴胡汤）、小阴旦汤（黄芩汤）等方证不能判定其病位，张仲景加入了半表半里理念，使临床常见方证都可归类于其对应病位（即表、里、半表半里3个病位），又据每个病位分为阴阳两类，这样就很容易确定病位、病性，故经方大师胡希恕先生总结称"八纲辨证只具抽象，而六经乃有定型"。因而也指出《伤寒论》的六经来自八纲，即证候反映于表者，阳证为太阳病，阴证为少阴病；证候反映于半表半里者，阳证为少阳病，阴证为厥阴病；证候反映于里者，阳证为阳明病、阴证为太阴病，这亦即六经的实质。《伤寒论》的半表半里理念衍生于八纲，或称从属于八纲，正是由于张仲景于八纲辨证中加入了半表半里理念，病位由二变为三，才形成了六经辨证理论体系。也说明了《伤寒论》的六经辨证不是经络脏腑辨证，是有别于《黄帝内经》的独特辨证理论体系。

由以上可知，半表半里是经方医学发展过程中出现的病位理念，应当注意的是，这个病位理念与六经理念一样，是人患病后出现的症状反映理念，它出现在东汉，是形成六经辨证的关键。六经来自八纲，半表半里亦来自八纲，半表半里病位的出现形成了六经。

三阴三阳的位序体现了经方的发展史

有学者认为《伤寒论》三阴三阳的位序反映了邪气由表入里，由阳入阴，正气渐衰的过程。有学者认为以《伤寒论》三阴三阳的位序作为"六经"或"六经相传"说无文献依据，因据三阴三阳顺序编次条文始自于唐代孙思邈，而非张仲景。

《素问·至真要大论》的三阴三阳既有阴阳气的多少之异，又各有表里之分。诚如张景岳所曰："太阳为开，谓阳气发于外，为三阳之表也；阳明为阖，谓阳气蓄于内，为三阳之里也；少阳为枢，谓阳气在表里之间。可出可入，如枢机也。""太阴为开，居阴分之表也；厥阴为阖，居阴分之里也；少阴主枢，居阴分之中也。开者主出，阖者主入，枢者主出入之间。"若按其开阖枢的理解，起枢纽作用的少阳和厥阴亦应该在中间而不能在最后。《素问·热论》曰："一日太阳，二日阳明，三日少阳，四日太阴，五日少阴，六日厥阴。"太阳在表，阳明在里，少阳在半表半里，若按病情由浅及深传递，则其次第必不与《素问·热论》同，应该为太阳—少阳—阳明。因此，《伤寒论》之三阴三阳排序与《黄帝内经》有本质的区别。

半表半里最早见于《伤寒论》，其出现标志着六经辨证论治体系形成。《伤寒论》主要内容来源于《汤液经法》，现今已形成共识。杨绍伊以"张仲景论广汤液为十数卷"为据，又以文字特点考证，据"与商书商颂形貌即相近，其方质廉厉之气比东汉之逸靡、西京之宏肆、秦书之谯谯、周书之谔谔"，认为《汤液经法》出自殷商，张仲景据此论广为《伤寒论》，故原文一字无遗存在于《伤寒论》中。对比《汤液经法》和《伤寒论》可看出，《伤寒论》中才出现了半表半里理念。《汉书·艺文志·方技略》记载"经方者，本草石之寒温，量疾病之浅深，假药味之滋，因气感之宜，辨五苦六辛，致水火之齐，以通闭解结，反之于平。及失其宜者，以热益热，以寒增寒，精气内伤，不见于外，是所独失也"。这是历史学家描绘的经方特点，即用药物的寒热温凉阴阳属性，来应对疾病的浅、深（表、里）、寒、热、虚、实，调解人体的阴阳平衡，即以八纲理论指导治病。

这里要注意的是，当时的经方用八纲，病位概念只是浅、深（表、里），无半表半里。把《伤寒论》（宋代赵开美本）与《金匮玉函经》《注解伤寒论》等版本进行对比，可发现后者有"辨不可发汗病、辨可发汗病、辨发汗后病、辨不可吐、辨可吐、辨不可下病、辨可下病、辨发汗吐下后病"等篇章，通过考证及临床研究，发现这不是简单的编写问题，而正是标明了经方发展史。

众所周知，发汗用于表证，吐、下用于里证，这里没有《伤寒论》所论述的和法，可知汉以前对疾病的认识，疾病初期证在表，不愈则入里。在表用发汗治疗，不愈入里用吐、下治疗，一直延续到东汉。从《伤寒论》中可看到这种只有表、里概念指导临床，产生了很多的经验教训，疾病有在表者，有在里者，还有不在表亦不在里，而在表、里之间即半表半里者，治不能用汗法，亦不能用吐下，只能用和法，这就是长期的临床实践产生了半表半里理念。

　　《伤寒论》属经方体系，经方的理论主要用八纲辨证，《伤寒论》六经实质是八纲归类的疾病症状反映的总结，而半表半里概念的提出是六经形成的关键。古人总结经方的过程即为先认识到表、里，后认识到半表半里，三阳证先认识到表阳证太阳和里阳证阳明，后认识到半表半里阳证少阳，故三阳的排序是太阳→阳明→少阳；三阴证先认识到里阴证太阴和表阴证少阴，后认识到半表半里阴证厥阴，并感到疑问最多的是厥阴，故三阴的排序是太阴→少阴→厥阴。这也是事物发展的自然规律、客观规律，半表半里的形成标志着六经辨证的成熟。通过考证及临床研究，《伤寒论》中三阳三阴排序"太阳—阳明—少阳—太阴—少阴—厥阴"不是简单的编写问题，更与经络相传无关，而正是标明了经方发展史。

41   论一分为三与《伤寒论》三阴三阳

三阴三阳是中医学重要的概念，是阴阳学说的重要内容之一，它是伴随着阴阳学说的发展而形成的独特的理论方法，不仅成为构建中医学理论体系的重要部分，而且被《伤寒论》应用于临床诊疗实践，成为中医临床重要的诊疗模式之一。但近现代以来，这一概念的内涵、方法论价值如同中医学其他概念一样几近被误读甚至曲解。中医概念的正本清源，是当前学界亟待解决的课题，学者苏庆民等对三阴三阳概念形成的方法论基础及其在《伤寒论》中的应用做了分析。

"三" 与 "一分为三"

从三阴三阳的命名来看，这一概念即是一个建立在以数字"三"为核心的结构性概念基础上的。中医学应用三阴三阳的概念，并建立起指导实践的概念体系，由其"三"为特征的东方哲学所决定的。哲学家庞朴先生认为，"一分为三"作为东方哲学的重要命题，是中华民族对人类文明独特的贡献。

文化人类学研究的资料表明，"三"在先民的心底具有的神奇地位，蕴含着对宇宙的直觉感悟和理性认知。根据庞朴先生的研究，以现有材料，我们祖先自周起比较喜爱"三"。从认识发展过程讲，"三"是先民对自然界和生活经验的感悟和总结。在浩瀚无际、冥冥神秘的天空中，日、月、星3种不同的光体或明亮源，直接影响着先民对自然界的感知和生活实践的方式，这种影响贯穿于物质和精神，左右着对客观世界的认知选择。农业文明出现以后，陶器、青铜器的"鼎三足而立"，"三"不仅在支撑着人们生活工具的发现与使用，同样也是人们认识自然、适应自然的成果。

随着文明的进程，"三"逐渐固化为人们的思维定式。西汉董仲舒把"三"推崇为"天之大经"，"三起而成日，三日而成规，三旬而成月，三月而成时，三时而成功。寒暑与和三而成物，日月与星三而成光，天地与人三而成德，由此观之，三而一成，天之大经也"（《春秋繁露·卷七·官制象天》）。

南宋陆象山更是对"三"的自然观做出了哲学说明："天地人为三才，日月星为三辰，卦三画而成，鼎三足而立，为老氏之说者，亦曰，一生二、二生三、三生万物，盖三者，变之始也。"理性地提出了"三"是事物变化的开始。

在中国古代哲学，一分为二、一分为三是两个不同的哲学范畴。伤寒研究专家李心机教授认为，中医学的阴阳理论水平之高，表现在两个方面：一是中医学的阴阳理论特别强调阴阳再分阴阳，以适应阐述天人关系以及病机、发病、诊断、治疗之需要；二是把一阳分为三阳，把一阴分为三阴，即阴阳学说中的三阴三阳，即太阳、阳明、少阳、太阴、少阴、厥阴，以适应认识疾病，对事物、疾病进行比较分类之需要。这是中医学对阴阳学说、东方哲学独有的阐释和贡献。

三画为一卦，是先民原始思维对神秘的"三"的感悟，是"崇三"意识的直接体现。卦辞中"先甲三日，后甲三日"，彰显了对"三"的关注。从混沌的原始智慧，到充满理性与悟性、形象与意象的《易传》，在潜意识和显意识中无不贯穿着神秘的"三"。"三"由潜意识走向了显意识。三，成数也，天地人之道也，由于宇宙万物源于"三"，所以宇宙万物可以分为"三"。至老子"道生一，一生二，二生三，三生万物"，确立了宇宙万物源于"三"的思想。

为什么说"三生万物"？中国古有"数始于一，终于十，成于三"之说。所谓数成于三，是说无论客观世界的事物本身还是主观世界对事物的认识，起先都是从一开始，或者叫从混沌开始，然后显露出对立两端，或者是认识上的首先注意到两端，斯为二，进而因两端而有中间而知中间，事物演化完成或被完全认知，此之谓成于三。抽象为数，便是由一而二而三，到了三，告一段落，老子做出了"三生万物"的哲学总结。

三生万物者，"三"体现为"万物"，"万物"皆是一个"三"也。现实中的循环往复，除去简单的机械运动外，绝对重复原来轨迹的事物是不多的。一般说来，由于内外条件的作用，循环常呈螺旋式的变化向前进展，于是，便有了一种三维的三分形态。中医学的整体思维、天人合一，即是"合一"其合一与相分的思维方法，在本质上是对天地人、对事物的认识方法"一分为三"思维模式的体现。

三阴三阳的内涵源于《易·系辞》"六爻之动，三极之道也"。《系辞》曰："生生之谓易。"又曰："易有太极，是生两仪，两仪生四象，四象生八卦。"两仪生四象是一个分裂过程，在两仪阶段，阴阳初判，到四象产生，有了生长收藏，新的生命就有可能产生。生命来自分裂，"生生之谓易"，四象是二阴二阳，太阳少阳，太阴少阴，或者称少阳老阳，少阴老阴。在这个基础上继续分化，变成三阴三阳，生命就开始形成了。因此，三阴三阳在解释生命活动中具有独特的意义。

一分为三的东方哲学方法具有广泛的普适性。类似三角、三层次结构关系等的矛盾形式，诸如事物的空间存在为什么会有三维性？力为什么会具有大小、方向、作用点三个要素？为什么事物的本质中存在着质、量、度三个方面？为什么在一切生物体的新陈代谢中有且只有物质代谢、能量代谢、信息代谢三种形式？为什么生物的遗传密码是由三个碱基来决定的？生命的三胚层学说，为什么颜色具有色调、浓度和明度三种基本属性等，数不胜数，反映了这一哲学方法对自然现象与规律的认识与总结。

"一分为三"与三阴三阳

1. 一分为三与《黄帝内经》三阴三阳："太阳、阳明、少阳，太阴、少阴、厥阴"三阴三阳，是阴阳学说的重要内容之一，它是伴随着阴阳学说的形成和发展而逐渐完善的。从古代文献记载看，三阴三阳概念最早见于马王堆汉墓帛书中的医学文献。但是三阴三阳的命名及其在中医学中的应用，在《黄帝内经》存在分歧，其争论的焦点，在于时而以用三阴三阳名之，时而以二阴二阳命之，或其他名称命之，并主要反映在对阳明、厥阴概念的提出与认识上。

《黄帝内经》时代，三阴三阳可能还是一个新的学术问题，三阴三阳的关系及内在规律，尚未得到充分认识和应用。《素问·六节脏象论》曰："故其生五，其气三，三而成天，三而成地，三而成人。"王冰注为"非唯人，独由三气以生，天地之道，亦如是矣，故《易》乾坤诸卦皆必三矣"。《素问·六节脏象论》曰："三而成天，三而成地，三而成人，三而三之，合则为九，九分为九野。"

在《黄帝内经》把一阳分为三阳，把一阴分为三阴，首见于《素问·阴阳离合论》曰："今三阴三阳不应阴阳，其故何也？"《素问·天元纪大论》曰："愿闻其与三阴三阳之候奈何合之？"又曰："阴阳之气，各有多少，故曰三阴三阳也。"《素问·至真要大论》曰："阴阳之三也，何谓？"曰："气有多少，异用也。"《素问·至真要大论》中，黄帝问曰："愿闻阴阳之三也，何谓？"《素问·天元纪大论》曰："阴阳之气，各有多少，故曰三阴三阳。"

虽然《黄帝内经》对三阴三阳的重要性有所认识，但从各篇问答内容来看，并没有继续对三阴三阳的应用做出进一步解释与论述。真正体现以三阴三阳方法构建理论体系形成完整学说的，无疑表现在两大方面，一是《灵枢·经脉》十二经脉学说，二是《伤寒论》三阴三阳六病学说。而对后者今天的伤寒学界显然并没有给予足够的研究重视，特别是自宋朱肱以"六经"偷换"三阴三阳"概念后，亦扰乱了伤寒学界的研究思想。

《灵枢·经脉》应用于经脉分类命名的方法，并以此构建了手足三阴三阳十二经脉体系，在十二经脉体系中，《素问》原有的、不清晰的三阴三阳部分内涵消失了，三阴三阳被进一步规范成为命名外联肢节、内络脏腑的独特的经脉命名体系，并赋予了以"十二脏腑"为核心的经脉学说理论内涵，成为指导针灸临床实践的重要方法。300多年后的《伤寒论》将三阴三阳全面应用到了医学实践中，从而成为中医学对疾病辨证诊疗并指导汤方应用的重要理论与方法。可以看出，三阴三阳在《黄帝内经》与《伤寒论》中有着不同的内涵，在《黄帝内经》，三阴三阳是构建经络学说的概念与方法，《伤寒论》则是以三阴三阳来构建临床病症诊疗体系的概念与方法，形成了太阳病、阳明病、少阳病、太阴病、少阴病、厥阴病六病为核心内容的病证诊疗体系。由于《伤寒论》直接以三阴三阳方法概括疾病分类，形成了较为完整的病症结构和方药体系，奠定了中医临床基本诊疗模式，成为影响中医临床发展的重要理论方法。

2. 三阴三阳与《伤寒论》：《伤寒论》的理论基础是三阴三阳，《伤寒论》对三阴三阳的发展也是显著的，最大的贡献在于《伤寒论》应用三阴三阳理论对各种疾病进行系统分类，很好地把握了各类疾病的一般特征与规律，"辨太阳病脉证并治，辨阳明病脉证并治"，它将疾病的定位定性做出了具体明确的规定，并进一步给出了具体的治疗原则与方药，形成了结构完整、方法完备、实用性强的病症诊疗体系。

《伤寒论》应用三阴三阳的概念是建立在《黄帝内经》《周易》基础上的，但是三阴三阳六病的确立，概念与内容上并没有《灵枢》经脉学说的内容，同样也不完全是《素问》"气有多少，异用也"的内容，其方法更多的是来源于《周易》的思想。秦汉时期，《周易》的哲学思想占主导地位并指导着天文、地理、农学等学科的发展方向，其辩证法思想对中医性的影响是不言而喻的。尤其至东汉末年，《周易》学研究极为昌盛，仲景生其时，很可能受其影响，并将易学运用于医学。从《伤寒论》内容亦可看到《周易》的影响，如以星宿命名的白虎汤、大小青龙汤、真武汤等。"阳数七，阴属六"，涉及《周易》学中的数术理论。

《伤寒论》三阴三阳和《周易》六爻、象数有着密切关系，《伤寒论》主要引用"天以六六为节"和七日来复的《周易》数，反映《伤寒论》在三阴三阳辨证时"象以定数""数以征象"的特征。《伤寒论》之三阴三阳所表述的是六类病"象"，而病象的演进则是"六爻之动"的模拟，在一定程度上适应了对各类疾病进行分析把握的需要。

三阴三阳核心在于如何把握三者对疾病的定位定性分析，唯有如此才能正确应用三阴三阳理论与方法指导中医临床实践。可以说，三阴三阳六病是对疾病六类病理现象的综合概括，三阴三阳范畴的提出，对于《伤寒论》六病诊疗体系的形成与定型起到了极为重要的作用，成为这一经典著作的核心价值。

《伤寒论》三阴三阳分类方法的再认识

1. 三阴三阳的分类方法：分类分析是人类认识事物本质的重要方法。"一分为三"对疾病的分类方法，这是东方哲学在中医学最好的体现。三层次规律，是自然界的重要规律，三层次分类法，是东方智慧的体现，人体在自然环境中，同样遵循了这一规律。

因此，对疾病的定位定性是认识与把握疾病的最基本的方法，疾病定性是定阴阳，而疾病的定位在《伤寒论》则是定太阳、少阳、阳明，定太阴、少阴、厥阴，定三阴三阳。表分阴阳、里分阴阳、半表半里分阴阳，三阴三阳应用定位与定性相结合的一体化方法，定性分析的同时，又密切结合定位、定时分析，具有简明实用方便的特点。《伤寒论》三阴三阳的核心价值在于以三位来分类确定疾病的病变部位，以阴阳分类确定疾病的属性，形成了三部定位、阴阳定性的六病辨证诊疗体系。

两千多年来，中医药学对疾病的归类方法很多，如《黄帝内经》中的经络归类法，以经络循行部位为纲，来阐述某一经络循行部位上的各种症状变化、病性特征，如明清时期发展起来的脏腑归类法，以脏腑功能特性为依据，对各种症状、体征及其病性特征进行疾病定位与分类概括，还有病因归类法等；但真正体现中医整体观念且具有纲举目张作用的分类方法还是三阴三阳。

《伤寒论》三阴三阳的"病分三部，病性六类"分类法，是外应天之阴阳、内应人之阴阳，在整体观指导下的"一分为三"的疾病分类法，是根据疾病的本质特征或内部联系所进行的分类。在方法论上则是以比较为基础，根据机体反映的共同点和差异，将其区分为不同类型的逻辑方法。因此，三阴三阳是对各类疾病病变规律的认识与总结，六病反映了各类疾病的不同过程，概括了疾病发生发展的一般规律。所以，在某一深度、广度上，较好地把握了疾病发生发展的本质和规律。

2. 三阴三阳六病诊疗体系：《伤寒论》应用的表、半表半里、里定位，阴阳六病定性，三阴三阳的六病结构体系建立的方法论，无疑是以一分为三为哲学基础的。三阴三阳病证的实质，是在东方哲学一分为三的思想指导下，以整体病理变化作为主要病理基础，依其疾病在整体病理变化的形式、规律及强弱程度不同，归纳为六类病候群（六大系统），六类病各有其特定的内在规律，各有其特定的病位、病性和病时，因而六病诊疗模式也是"百病"的辨证论治方法，故曰"六病赅百病"。病分三位、病分三性"一分为三"，概莫其外。

三阴三阳定位定性诊疗模式是一种临床辨证论治的纲领，这种模式是临床实践的总结，对指导医疗实践具有很高的价值。同类病证病邪作用主要部位基本相同、其主要形式及强弱程度基本相同，所以，其基本属性、主要证候、治疗原则也基本相同，这就是三阴三阳定位定性的基础。半表半里，是表、里的中间过渡，表、里通过半表半里达到融合统一，没有半表半里，表里就不存在，任何独立的事物不通过中间环节就不成其为对立，也难以达到统一。通过表、里、中三部的划分，解决了中医临床阴阳、表里、寒热、虚实的逻辑矛盾问题，通过一分为三的方法，从哲学的角度解决了医学上的困难。

三阴三阳医学方法的意义是深远的。三阴三阳建立的病位、病性，病时结构体系，大部分临床问题，都可以从三者的关系求解，三者的相互关系及其变化，反映了疾病的多样性复杂性，理清并把握三者间的关系，也就把握了中医临床辨证的核心内涵。

三阴三阳建立在"一分为三"传统哲学对客观事物认识方法基础上，结合临床经验体会，有机地形成整体与局部、系统与结构相结合的诊疗体系，同时兼容生理、病理、病因、治则治法及预后等方面内容，为当代中医学的发展展现了一幅新的图景。

"三"作为东方哲学的密码，是中华民族重要的思维方式，无处不表征着中华民族认识自然、认识事物的思维特征。从伏羲画卦为三，到三足而立，"三"已成为人们遵循自然规律、社会生活规律的数字符号规律。从一到一分为三，彰显了东方民族的哲学思维特征，而从一阴一阳到三阴三阳，彰显了东方医学的逻辑思维特征。分析三阴三阳概念形成的方法论基础，对于正确认识、发展三阴三阳理论的临床价值，建立具有中医学特色的病症体系具有重要的意义。一分为三，支撑了中华民族的传统文化体系的建立与发展，同样也支撑了中医学知识体系的形成与发展。认识与把握中医学、把握《伤寒论》，同样要从一分为三入手，三阴三阳理论体系的建立与发展同样是运用一分为三哲学方法发展《伤寒论》的成果，为当代中医学、结合医学的发展提供了一个具有东方哲学基础的理论模板。今天，随着辩证唯物主义自然观和系统自然观的兴起，重新认识三阴三阳医学模式的本质，构建新的医学诊疗体系，是具有重要的现实意义的。

42 论六病与六经"两"三阴三阳体系

　　现在研究《伤寒论》的人，有的根本没有看过《伤寒例》，因为现在的中医高等院校《伤寒论》教本，是删除《辨脉》《平脉》《伤寒例》《痉湿暍》等篇的，并美其名曰"洁本"《伤寒论》。其实这不是什么"洁本"，而是"劫本"，是对《伤寒论》的劫掠。《伤寒例》是《伤寒论》的导论、绪论，自然与六经病篇体例不一样。《伤寒论》为外感病专著，这是大家的共识，但对《伤寒论》三阴三阳体系的认知却缺乏深入认识。学者田合禄认为，《伤寒论》有两套三阴三阳体系：一是六经病欲解时三阴三阳体系，为主气主体；二是辨太阳病、辨阳明病、辨少阳病、辨太阴病、辨少阴病、辨厥阴病（以下简称"辨六病"）三阴三阳体系，为客气客体。这是《伤寒论》的记载，是客观事实，不容篡改。可以说，张仲景不仅继承了《黄帝内经》五运六气理论之经旨，并创新发展了中医理论，特别是中医临床理论。

辨六病三阴三阳体系

　　《伤寒论》辨六病的次序源于《素问·热论》和《素问·六元正纪大论》。《素问·六元正纪大论》讲外感六气，《素问·热论》只讲外感寒邪为主，那么《伤寒论》辨六病次序是宗谁呢？这得从《伤寒论》中找答案。《伤寒论》中明确记载有伤寒、中风、温病、痉（燥）病、湿痹、中暍（中热）等六气之病，说明《伤寒论》显然不是只讲寒邪为病。可是，现在《伤寒论》教材的主流观点都说《伤寒论》只是论述伤于寒邪的一本书，这就大大降低了《伤寒论》的学术价值。由此可知，《伤寒论》辨六病的次序是以《素问·六元正纪大论》为本源的，只是寒邪为六气中最具杀厉之气，故《素问·热论》以外感寒邪为例讲其发病及其传变而已。

　　外感病必须首先明白一年中在某个时间段有什么气，这样才能胸中有数。张仲景首先罗列辨六病的次序，目的是要"先立其年，以明其气"，让中医明明白白地看病、治病。《素问·六元正纪大论》曰："先立其年，以明其气……寒暑燥湿风火，临御之化，则天道可见，民气可调，阴阳卷舒，近而无惑。"《素问·五运行大论》曰："先立其年，以知其气，左右应见，然后乃可以言死生之逆顺也。"《素问·六节脏象论》曰："不知年之所加，气之盛衰，虚实之所起，不可以为工矣。"《素问·五常政大论》曰："不知年之所加，气之同异，不足以生化。"作为一个中医师，如果不知道某年某时有什么气，则临床动手便错。而如今的中医，又有几个明白这个道理呢！张仲景将这个"先立其年，以明其气"的道理浓缩在《伤寒例》里，以"四时正气"代表五运六气的"主气"，以"时行之气"代表五运六气的"客气"，夏天暴寒成"寒疫"，冬天遇热成"冬温"，并宗《素问·热论》举例外感寒邪说明外感病的传变规律。

　　年与六气之间的关系，《黄帝内经》说得十分明白。《素问·天元纪大论》曰："厥阴之上，风气主之；少阴之上，热气主之；太阴之上，湿气主之；少阳之上，相火主之；阳明之上，燥气主之；太阳之上，寒气主之。所谓本也，是谓六元。"并曰："甲己之岁，土运统之；乙庚之岁，金运统之；丙辛之岁，水运统之；丁壬之岁，木运统之；戊癸之岁，火运统之……子午之岁，上见少阴；丑未之岁，上见太阴；寅申之岁，上见少阳；卯酉之岁，上见阳明；辰戌之岁，上见太阳；巳亥之岁，上见厥阴。"所以《素问·六元正纪大论》就以太阳、阳明、少阳、太阴、少阴、厥阴三阴三阳统合五运六气于一体，这样知道了三阴三阳，也就知道了六十甲子中的干支之年。

　　张仲景《伤寒论》根据"先立其年，以明其气"的"经旨"，于每篇病之首设立"某某之为病"一条，以明其例。如第1条："太阳之为病，脉浮，头项强痛而恶寒（太阳之上，寒气主之，论述感受寒邪为病)。"第 180 条:"阳明之为病,胃家实是也(阳明之上,燥气主之,论述感受燥邪为病)。"第 263 条:"少阳之为病,口苦,咽干,目眩也(少阳之上,相火主之,论述感受暑邪为病)。"第 273 条:"太阴之为病,腹满而吐,食不下,自利益甚,时腹自痛。若下之,必胸下结硬(太阴之上,湿气主之,论述感受湿邪为病)。"第 281 条:"少阴之为病,脉微细,但欲寐也(少阴之上,热气主之,论述感受热邪为病)。"第 326 条:"厥阴之为病,消渴,气上撞心,心中疼热,饥而不欲食,食则吐蛔。下之,利不止(厥阴之上,风气主之,论述感受风邪为病)。"

如何知道"年之所加"而"明其气"呢?《伤寒例》曰:"夫欲候知四时正气为病,及时行疫气之法,皆当按斗历占之。"北斗旋转一周是 360°,所以"斗历"推算法指的是《素问·六节脏象论》说的一年"三百六十日法",即六十甲子历法推算法。

辨六病三阴三阳体系源于《素问·六元正纪大论》三阴三阳司政系统。《素问·六元正纪大论》曰:"太阳之政奈何?岐伯曰:辰戌之纪也。太阳、太角、太阴、壬辰、壬戌、其运风,其化鸣紊启拆;其变振拉摧拔;其病眩掉目瞑。太角(初正)、少徵、太宫、少商、太羽(终)。太阳、太徵、太阴、戊辰、戊戌同正徵,其运热,其化喧暑郁燠;其变炎烈沸腾;其病热郁。太徵、少宫、太商、少羽(终)、少角(初)。太阳、太宫、太阴、甲辰岁会(同天符)、甲戌岁会(同天符),其运阴埃,其化柔润重泽;其变震惊飘骤;其病湿下重。太宫、少商、太羽(终)、太角(初)、少徵。太阳、太商、太阴、庚辰、庚戌,其运凉,其化雾露萧飑;其变肃杀凋零;其病燥,背瞀胸满。太商、少羽(终)、少角(初)、太徵、少宫。太阳、太羽、太阴、丙辰天符、丙戌天符,其运寒,其化凝惨栗冽;其变冰雪霜雹;其病大寒留于溪谷。太羽(终)、太角(初)、少徵、太宫、少商。"

"凡此太阳司天之政,气化运行先天,天气肃、地气静。寒临太虚,阳气不令,水土合德,上应辰星镇星。其谷玄黅,其政肃,其令徐。寒政大举,泽无阳焰,则火发待时。少阳中治,时雨乃涯。止极雨散,还于太阴,云朝北极,湿化乃布,泽流万物。寒敷于上,雷动于下,寒湿之气,持于气交,民病寒湿发,肌肉萎,足萎不收,濡泻血溢。初之气,地气迁,气乃大温,草乃早荣,民乃厉,温病乃作,身热、头痛、呕吐、肌腠疮疡。二之气,大凉反至,民乃惨,草乃遇寒,火气遂抑,民病气郁中满,寒乃始。三之气,天政布,寒气行,雨乃降,民病寒,反热中,痈疽注下,心热瞀闷,不治者死。四之气,风湿交争,风化为雨,乃长、乃化、乃成、民病大热少气,肌肉萎、足萎、注下赤白。五之气,阳复化,草乃长,乃化、乃成,民乃舒。终之气,地气正,湿令行。阴凝太虚,埃昏郊野,民乃惨凄,寒风以至,反者孕乃死。故岁宜苦以燥之温之,必折其郁气,先资其化源,抑其运气,扶其不胜,无使暴过而生其疾。食岁谷以全其真,避虚邪以安其正,适气同异,多少制之。同寒湿者燥热化,异寒湿者燥湿化,故同者多之,异者少之,用寒远寒,用凉远凉,用温远温,用热远热,食宜同法,有假者反常,反是者病,所谓时也。"

《素问·气交变大论》曰:"岁水太过,寒气流行,邪害心火。民病身热烦心,躁悸阴厥,上下中寒,谵妄心痛,寒气早至,上应辰星。甚则腹大胫肿,喘咳寝汗出,憎风,大雨至,埃雾朦郁,上应镇星。上临太阳,雨冰雪霜不时降,湿气变物,病反腹满肠鸣溏泄,食不化,渴而妄冒,神门绝者,死不治,上应荧惑辰星。"

《素问·六元正纪大论》曰:"甲戌、甲辰岁,上太阳水,中太宫土运,下太阴土,寒化六,湿化五,正化日也。其化上苦热,中苦温,下苦温,药食宜也。丙戌、丙辰岁,上太阳水,中太羽水运,下太阴土,寒化六,雨化五,正化度也。其化上苦热,中咸温,下甘热,药食宜也。戊辰、戊戌岁,上太阳水,中太征火运,下太阴土,寒化六,热化七,湿化五,所谓正化日也。其化上苦温,中甘和,下甘温,所谓药食宜也。庚辰、庚戌岁,上太阳水,中太商金运,下太阴土,寒化一,清化九,雨化五,正化度也。其化上苦热,中辛温,下甘热,药食宜也。壬辰、壬戌岁,上太阳水,中太角木运,下太阴土,寒化六,风化八,雨化五,正化度也。其化上苦温,中酸和,下甘温,药食宜也。"

《素问·至真要大论》曰:"太阳司天为寒化,在泉为咸化,司气为玄化,间气为藏化。岁太阳在泉,寒淫所胜,则凝肃惨栗。民病少腹控睾,引腰脊,上冲心痛,血见,嗌痛颔肿。寒淫于内,治以甘热，佐以苦辛，以咸泻之，以辛润之，以苦坚之。太阳司天，寒淫所胜，则寒气反至，水且冰，血变于中，发为痈疡，民病厥心痛，呕血、血泄、鼽衄，善悲，时眩仆。运火炎烈，雨暴乃雹。胸腹满，手热肘挛，掖肿、心澹澹大动，胸胁胃脘不安，面赤目黄，善噫，嗌干，甚则色炱，渴而欲饮，病本于心。神门绝，死不治。寒淫所胜，平以辛热，佐以甘苦，以咸泻之。太阳之胜，凝栗且至，非时水冰，羽乃后化。痔疟发，寒厥入胃则内生心痛，阴中乃疡，隐曲不利，互引阴股，筋肉拘苛，血脉凝泣，络满色变，或为血泄，皮肤否肿，腹满食减，热反上行，头项囟顶脑户中痛，目如脱；寒入下焦，传为濡泻。太阳之胜，治以甘热，佐以辛酸，以咸泻之。太阳之复，厥气上行，水凝雨冰，羽虫乃死。心胃生寒，胸膈不利，心痛痞满，头痛善悲，时眩仆，食减，腰脽反痛，屈伸不便，地裂冰坚，阳光不治，少腹控睾，引腰脊，上冲心，唾出清水，及为哕噫，甚则入心，善忘善悲。神门绝，死不治。太阳之复，治以咸热，佐以甘辛，以苦坚之。"

这种辨六病三阴三阳体系，属于"天之阴阳"，是"先立其年，以明其气……寒暑燥湿风火，临御之化"（《素问·六元正纪大论》）。《素问·五运行大论》曰："先立其年，以知其气，左右应见，然后乃可以言死生之逆顺。"外感病如果不知道其时有什么邪气，又如何能够成为一名合格的医生呢？故《素问·六节脏象论》曰："不知年之所加，气之盛衰，虚实之所起，不可以为工矣。"《素问·五常政大论》曰："不知年之所加，气之同异，不足以生化。"只有明白"年之所加"，才能清楚其时有什么邪气伤人，邪气属于什么性质，是寒，是热，或是湿热。《伤寒论》有六淫之邪，故云伤寒、温病、中风、痉（燥）、湿痹、中喝。这一部分内容全在《伤寒例》之中，正所谓四时正气为病和时行之气为病，即主气和客气为病，以及夏天暴寒成寒疫、冬天暴温成冬温。《伤寒论》是讲外感病的，医师必须首先明白一年中每个季节有什么邪气容易伤人。五运六气理论称作"先立其年，以明其气"，这个年要用六十甲子周期年推算。如 2015 年是乙未太阴年，就可知道每个季节是风寒暑湿燥火六气中的什么气。如果"不知年之所加"，就会动手便错。

地球主气的四时正气变化次序，是厥阴（风）→少阴（热）→少阳（火）→太阴（湿）→阳明（燥）→太阳（寒）。而主气与客气的"非时之气"相合，即形成合气邪气-杂气，侵犯人体。《伤寒论》所谓的"某某之为病"，就是指其经本气为病，如"太阳之为病"就是指太阳之本寒气为病。

辨六病三阴三阳体系的次序是源于天道阴阳。《素问·天元纪大论》曰："阴阳之气，各有多少，故曰三阴三阳也……寒暑燥湿风火，天之阴阳也，三阴三阳上奉之。"《素问·六微旨大论》指出这是"因天之序，盛衰之时，移光定位，正立而待之"测日影得到，显示的是太阳运动产生阴阳量的多少。太阳运动产生的阴阳消长过程，可以用太极图表示。太极图显示的是一阴一阳，故《周易大传》指出"一阴一阳之谓道"，这个道就是太阳运行的道路。一阴划分为一阴、二阴、三阴，一阳划分为一阳、二阳、三阳。

六经病欲解时三阴三阳体系

六经病欲解时三阴三阳体系，属于《素问·五运行大论》说的"人中之阴阳也"，定人主气以六经脏气法时，突出以"时"为纲，即任何疾病的发生发展都离不开"时"。《伤寒论》第 9 条：太阳病，欲解时，从巳至未上；第 193 条：阳明病，欲解时，从申至戌上；第 272 条：少阳病，欲解时，从寅至辰上；第 275 条：太阴病，欲解时，从亥至丑上；第 291 条：少阴病，欲解时，从子至寅上；第 328 条：厥阴病，欲解时，从丑至卯上。

六经病欲解时三阴三阳体系以阳气消长为主。《灵枢·一日分为四时》曰："以一日分为四时，朝则为春，日中为夏，日入为秋，夜半为冬。朝则人气始生，病气衰，故旦慧；日中人气长，长则胜邪，故安；夕则人气始衰，邪气始生，故加；夜半人气入脏，邪气独居于身，故甚也。"《素问·生气通天论》曰："故阳气者，一日而主外，平旦人气生，日中而阳气隆，日西而阳气已衰，气门乃闭。"《灵枢·营卫生会》曰："日中而阳陇为重阳，夜半为阴陇为重阴。故太阴主内，太阳主外，各行二十五度分为昼夜。夜半为阴陇,夜半后而为阴衰,平旦阴尽而阳受气矣。日中而阳陇,日西而阳衰,日入阳尽而阴受气矣。夜半而大会,万民皆卧,命曰合阴,平旦阴尽而阳受气,如是无已,与天地同纪。"《素问·金匮真言论》曰:"平旦至日中,天之阳,阳中之阳也;日中至黄昏,天之阳,阳中之阴也;合夜至鸡鸣,天之阴,阴中之阴也;鸡鸣至平旦,天之阴,阴中之阳也。"

六经顺序本源于《素问·四时刺逆从论》。《素问·四时刺逆从论》的六经顺序是厥阴→少阴→太阴→阳明→太阳→少阳,六经欲解时逆之为少阳(一阳)→太阳(三阳)→阳明(二阳)→太阴(三阴)→少阴(二阴)→厥阴(一阴)。这是以地球阳气消长为主的四时变化,属于地道,人亦合之。

《伤寒论》六经欲解时,就是《素问·脏气法时论》五脏"自得其位而起"的观点,故肝病"起于春",心病"起于夏",肺病"起于秋",肾病"起于冬"。以此可知,《伤寒论》的"欲解时",就是"自得其位而起"时,所以厥阴、少阳"欲解时"在春当配肝胆,阳明"欲解时"在秋当配肺与大肠,太阳"欲解时"在夏当配心与小肠,少阴"欲解时"在冬当配肾与膀胱。只有太阴特殊,因为脾主水湿,为"阴中之至阴"而"脏寒",所谓"至阴"就是极寒之时,故配于冬,这是张仲景的创举,依据《黄帝内经》三阴太阴为"至阴"寒极主内而定。二阴少阴肾中有来复之一阳,非寒极者,故让位于太阴脾。由此可知,《伤寒论》"欲解时"法于《素问·脏气法时论》,属于五运六气理论。欲解时中的六经都是自身之气不足,所以当到达本位时得到天气之助而向愈。

1. 四时阴阳两仪分:将"脏气法时"变为三阴三阳六经法时,张仲景首先依据《素问·至真要大论》"初气终三气,天气主之;四气尽终气,地气主之"和《素问·六元正纪大论》"岁半以前,天气主之;岁半以后,地气主之"之说,将上半年春夏主阳系统的厥阴、少阳、太阳三经定为阳仪,在六经欲解时从寅到未;下半年秋冬主阴系统的太阴、阳明、少阴三经定为阴仪,在六经欲解时从申到丑。《素问·天元纪大论》曰:"厥阴之上,风气主之;少阴之上,热气主之;太阴之上,湿气主之;少阳之上,相火主之;阳明之上,燥气主之;太阳之上,寒气主之。"故春夏阳仪系统的厥阴、少阳、太阳为中风、伤寒、温病三病,而冬阴仪系统的阳明、太阴、少阴为痉、湿痹、中热三病,因为痉、湿痹、中热三病与中风、伤寒、温病三病不在一个系统,太阳伤于燥、湿、热也,不同于太阳伤于风、寒、火三种,因为燥属于阳明的本气,湿属于太阴的本气,热属于少阴的本气,寒属于太阳的本气,风属于厥阴的本气,火属于少阳的本气,而阳明、太阴、少阴属于秋冬阴仪系统三经,太阳、少阳、厥阴属于春夏阳仪阳部三经,故张仲景说"痉、湿、暍三种,宜应别论",而另设《辨痉湿暍脉证第四》一篇,小葱拌豆腐,一清二白。

2. 上焦"病发于阳":张仲景依据《素问·金匮真言论》"夏秋病在阳""冬春病在阴"的说法,创建了"病发于阳""病发于阴"的理论,"病发于阳"属于表部,"病发于阴"属于里部。在此基础上,提出"某某病"概念,以与"某某之为病"加以区别,称谓太阳病、阳明病、少阳病、太阴病、少阴病、厥阴病。根据五运六气理论,每一经都会受到六淫的侵犯,张仲景以太阳病为例,陈述了太阳病有太阳伤寒、太阳中风、太阳温病、太阳痉病、太阳湿痹、太阳中热。

外邪六淫侵犯人体必从表入,而守卫人体表部的第一道防线是阳气,阳气卫外而为固,故《伤寒论》太阳病上篇首先解决这个问题,用小阳旦汤即桂枝汤扶阳固表,防患于未然。如果表部不固,邪犯人体,则属于太阳病中篇内容,分为"病发于阳""病发于阴"二大类。首先是主表"病发于阳"的太阳阳明病,张仲景将太阳阳明病分为三种,即太阳阳明合病麻黄汤证(伤寒)、太阳阳明合病葛根汤证(温病)、太阳阳明病脾约证(里实)。如果"病发于阳"而误用下法成结胸,"病发于阴"而误用下法成痞证,则属于太阳病下篇讨论的内容。这是张仲景将太阳病分为上、中、下三篇的真实内涵,阐述的是疾病发展趋势由浅入深,可是现在的《伤寒论》教材以及各家注释都没有反映出这种深邃内涵,将《伤寒论》搞得面目全非,张仲景在九泉之下哭泣,学子们哀叹学习《伤寒论》难于上青天!

从太阳阳明合病麻黄汤证看,不仅太阳主表有麻黄汤证,阳明也主表有麻黄汤证。阳明主于肺,肺不仅主宣发主表,还主肃降通腑,所以张仲景将阳明病分为三种,太阳阳明病麻黄汤证及脾约证、少阳阳明病大便难、正阳阳明病胃家实。里实证都由主气的肺功能失常导致,所以治里实证的汤名之曰承气，意为承接肺气下降，亦在阐述阳明病的来路、发展趋势及其治疗原则。

3. 中焦"病发于阴"：清代乾隆、道光时期医家章虚谷在《医门棒喝·太阳上篇》曰"上焦外通太阳、阳明，中焦外通少阳、太阴，下焦外通少阴、厥阴"。从六经欲解时看，章氏的分法符合《伤寒论》本义。上焦心肺主夏秋、主表，属于"病发于阳"，为太阳阳明病麻黄汤证、葛根汤证、脾约证等。据此，则可建立临床五诊之法。运气诊：先立其年，以明其气；胸背诊：阳仪系统＋病发于阳，察大表部；腹骶诊：阴仪系统＋病发于阴，察大里部；舌诊：察脏腑；脉诊：察营卫气血盛衰。

中焦少阳、太阴主冬春主里，属于"病发于阴"，少阳太阴从本气火湿，是生化之本，故张子和在《儒门事亲》中曰："少阳从本为相火，太阴从本湿上坐；厥阴从中火是家，阳明从中湿是我；太阳少阴标本从，阴阳二气相包裹；风从火断汗之宜，燥与湿兼下之可。万病能将火湿分，彻开轩岐无缝锁。"张子和抓住标本中气理论的要害，认为从本的"少阳""太阴""火湿"才是最根本的东西，因为"火湿"造成了人体的中气升降运动，这个"火"是人体基本温度的保障，这个"湿"是人体基本湿度的保障。中焦多"火湿"直中，所以张仲景特别重视少阳、太阴。

因为少阳、太阴在中土，中土主春夏秋冬四季，中土病多反映于春厥阴、夏太阳、秋阳明、冬少阴之中，故少阳、太阴二篇条文反少。李东垣深得其中奥义，称此"甲己化土，仲景之妙法也"，并创作了《脾胃论》。《辅行诀五脏用药法要》记载："外感天行之病，经方之治，有二旦、六神、大小等汤。昔南阳张机，依此诸方，撰《伤寒论》一部，疗治明悉，后学多尊奉之。"

4. 下焦别生死：疾病传到下焦少阴、厥阴，趋势加重。但也有外感表证。从伤寒来说，要看少阴、厥阴一阳能不能来复。少阴是冬至天道一阳来复，厥阴是大寒地道一阳来复，察手足冷热胜复，故少阴、厥阴都有寒证，一阳来复则生，阳亡则死。从温病来说，要看少阴、厥阴阴气之存亡，故少阴、厥阴都有热证，阴气存则生，阴气亡则死。

综合所述，可知辨六病三阴三阳是"天之阴阳"，没有"经"的概念，为"先立其年，以知其气"而设，而欲解时三阴三阳，是"人中阴阳"，具有"经"的概念，为病位而设。

43　综论三阴三阳与六经

三阴三阳，即所谓"六经"。研究《伤寒论》，首先要回答就是什么是"三阴三阳"，也就是六经的实质问题。历代医家对三阴三阳的实质有很多不同的认识，仁智各见。究竟如何来认识这个问题？需要从《伤寒论》原书中寻找智慧，深入理解张仲景三阴三阳实质，并指导临床经方应用。赵进喜等组织专家对此展开了讨论。

古今医家对《伤寒论》三阴三阳实质的不同认识

刘宁博士：《伤寒论》原无六经，朱肱在《类证活人书》中，首次将《伤寒论》中的"三阴三阳"称为"六经"，自此以后"六经"实质便成为历代中医学家研究《伤寒论》的重要概念，有"伤寒论第一重要之处为六经，而第一难解之处亦为六经，凡读伤寒者，无不于此致力，凡著伤寒者亦无不于此致力"之说。关于六经也就是三阴三阳的实质问题，历代医家争议很大。

1. 经络说：朱肱《类证活人书》提出"治伤寒者先须识经络"，认为三阴三阳即指经络。成无己以及其后汪琥、程门雪等医家均认同此说。程门雪认为，六经与经络学说密不可分，详言之则分手足十二经，合之则为六经。

2. 脏腑说：许多人认为脏腑理论是中医理论的核心，六经与经络相应的脏腑分不开。现代学者有基于《黄帝内经》所论"阳主外，阴主内""阳道实，阴道虚"，认为三阴之证主要是里虚证，而三阳之证皆为实证。五脏以心肺为阳，故仲景以心肺之证系于三阳，六腑为阳，故六腑之证亦属于三阳。

3. 脏腑经络说：因为脏腑与经络相连，故不少医家用经络及其所属脏腑来解释三阴三阳证候。有学者指出，"六经就是十二经络及所属脏腑，并包括了表里、阴阳、气化、层次、阶段等因素"。尤在泾的《伤寒贯珠集》即把经络的循行部位与脏腑学说有机地结合起来，三阳病以经、腑立论，三阴病以经、脏立论。

4. 气化说：张志聪的《伤寒论集注》和张令韶的《伤寒论直解》以及后世陈修园、唐容川等医家皆推崇此说，强调"六气之标本中气不明者，不可以论《伤寒论》"。此说立论根据主要是内经的六气标本中气的气化理论。刘渡舟教授也指出，"标本中气的气化学说，有辩证法思想和唯物论的观点。它能系统地分析六经的生理病理以及发病之规律，而指导临床并为历代医家所重视"。

5. 脏腑经络气化说：现今中医院校教材多持这种观点。认为"六经实际上包括十二经，联系着五脏六腑，它们之间有着不可分割的相互联系。气化则是脏腑经络生理机能活动的表现，气化的正常与异常，在一定程度上可以说明生理或病理现象"。所以脏腑、经络、气化三者密切相关。刘方柏认为，"六经中每经都包括手足两经，并固定有两脏腑与之联系，而脏腑除指实质脏器外，还包括功能活动，经络则有网络周身，行气血阴阳沟通表里的作用，所以脏腑经络是物质基础，气化是其表现形式，经络则是沟通内外的一个通道，也是气化的一个通道，三者合而为六经"。

6. 营卫气血阴阳气化学说：当代学者徐培平从营卫角度探讨《伤寒论》六经的实质，认为"六经"是运行营卫和传变疾病的道路，六经病是六经调节表里内外营卫出入分布的开合枢功能失常，不是单纯的经络或脏腑病变，是外感疾病由浅入深、由表及里、邪正相争的虚实转化的病变过程。

7. 六经界地面说：柯琴《伤寒来苏集》提出"六经地面学说"，认为六经地面是人体脏腑经络等组织功能部位病理概念，伤寒六经不仅是点线相连的经络及道路，而且包括了有联系的脏腑器官组成的大的地面，如"心者三阳夹界之地，内由心胸外自颠顶，前至额颅后至肩背，下及手足内合膀胱，是太阳地面也"。柯琴的"六经地面学说"阐释了人体各脏腑的生理功能和特点，明确指出六经非伤寒之六经。程郊倩和周学海也把六经理解成部位范围的代称。俞根初《通俗伤寒论》更明确指出，"六经是人体六个层次，说明病邪浅深与进退变化。太阳经主皮毛，阳明经主肌肉，少阳经主腠理，太阴经主肢末，少阴经主血脉，厥阴经主筋膜，太阳内部主胸，少阳内部主膈中，阳明内部主中脘，太阴内部主大腹，少阴内部主小腹，厥阴内部主少腹"。

8. 阴阳多少不同说：《黄帝内经》曰"阴阳之气各有多少，故曰三阴三阳也"。三阴三阳即太阳、阳明、少阳、太阴、少阴、厥阴之阴阳气血多少各不相同，决定了病理情况下，病机特点与临床表现也各不相同。

9. 三部六病说：方有执《伤寒条辨》指出，"六经之经与经络之经不同。六经者，犹儒家之六经。经，犹言部也。部，犹今六部之部……天下之大，万事之众，六部尽之矣。人身之有，百骸之多，六经尽之矣"。刘绍武教授认为"六经"当称"六病"，经络是组成人体的部分，而"病"是机体阴阳失调的结果，是病理变化。"六经"与"六病"的概念不同，六经是正常的生理，其循行有固定的路线，无病也是存在的；而《伤寒论》"六病"则是病理的，是人为划分证候类型的方法，无病则"六病"不复存在；经络的病象亦只出现于其循行部位及其所络属之脏腑，而"六病"表现则是全身性的；经络之阴阳用以说明人体组织结构之属性，由脏腑不同及经络循环部位所决定。三部包括表、里、半表半里，而"六病"的阴阳则用以说明疾病的属性，由病势、病位、病体所决定。故六经是生理结构，而六病是病理状态。

10. 症候群说：此说认为六经就是六组症候群，陆渊雷先生即有此论。认为人体感受外邪后，由于正气的盈亏、邪气的盛衰而出现的虚实寒热的不同症状，粗略分为阴阳两大基本证候，而根据病位的深浅、病情的轻重缓急及外感病发展过程中阴阳转变的不同状态，细分为六组证候。可以理解为假六经之名，而分三阴三阳六证。其中三阳证为实证，三阴证为虚证。而三阳证，太阳和少阳证的病位较浅、病势较缓，阳明证则病位深而病势急。三阴证，太阴、少阴证以正虚为主，厥阴证则虚实夹杂、病势错综复杂。

11. 八纲说：认为六经实际上就是外感病发生发展过程中的阴阳、表里、寒热、虚实不同的证候分类。如太阳病主表，阳明病主里，少阳病主半表半里；三阴病皆主里。如太阳病麻黄汤为表实寒证，桂枝汤证为表虚寒证。少阴病四逆汤证为里虚寒证，黄连阿胶汤证为里虚热证。如胡希恕先生就强调辨六经不能离开八纲，辨方证才是辨证论治的捷径。

12. 阶段说：认为六经是伤寒传变的六个阶段。最早是太阳病阶段，然后进入少阳病阶段，进而是阳明病、太阴病、少阴病、厥阴病，并称之为"顺经传"或"循经传"。

另外，当代学者还提出了许多新的观点。如病理模型说、阴阳胜复说、位向性量说、综合体说、环节说、时空说、《周易》太极说、体质说、系统说、集论说、病理神经动态说、高级神经活动说、模糊聚类说、理想模型说、热性病病理时相/综合征说、多级多路立体说、二值逻辑三维说、伤寒六经与抗损伤反应过程、伤寒六经与时间生物学、伤寒六经与逻辑学、伤寒六经与哲学、六经系统论/信息论/控制论等。赵进喜教授主张三阴三阳系统论、三阴三阳体质论，进一步可以与各位分享。

如何理解古今医家有关三阴三阳实质的不同认识

贾海忠教授：研读《伤寒论》确实不能回避三阴三阳的实质问题，而谈阴阳还是离不开具体的事物。人体中的阴阳，也要落实到某一个具体的部位，包括脏腑、经络、组织。所以人体内的三阴三阳和脏腑经络是分不开的。而六经气化、外界的五运六气，那是外界五运六气的变化对人体阴阳的影响，并非伤寒论三阴三阳的本质。所以，应该回归经典回归原文进行研究。研究每部著作的时候一定要回到那个时代、回到原文，并结合临床实际进行研究。

对三阴三阳实质的认识，古今医家确实是仁智各见。而在诸多医家的认识中，比较认同姜春华老先生"综合体说"。因为仲景全书的理论体系应当是明确可解的，应该是一个完整的整体，而后世各家的解释则如盲人摸象，摸到的都是不完整的局部。但就原文来说，《伤寒论》通篇并未提及"六经"之"经"，只提出太阳病、阳明病等，而并非太阳经病、阳明经病。所以"六经"之说，应当并非仲景原意。仲景在《伤寒论》序中明确指出"撰用《素问》《九卷》《八十一难》《阴阳大论》《胎胪药录》，并《平脉辨证》"，所以要理解三阴三阳实质，还是当从《黄帝内经》中探寻。"伤寒"即指"外感"，外感邪气入侵人体某个具体的部位，而这个部位当有阴阳之分，《黄帝内经》中就具体讲了阴阳和人体的关系，人体的脏腑、经络等都有其阴阳属性，而邪中之后经络脏腑等又互相关联，出现疾病的传变。所以我认为阴阳是《黄帝内经》中有关人体的划分，并落实到脏腑经络以及气化。不同的病邪作用在不同的部位，产生不同的气化作用，就会有不同的表现形式，出现不同的症状体系。所以我认为不应该称"六经"，而应该称"三阴三阳"。"六经"就是一个伪问题，认为三阴三阳是足经也是不正确的，"三阴三阳病"就是外邪入侵三阴三阳这些部位导致的疾病。比如，桂枝汤治太阳中风，麻黄汤治太阳伤寒。而五苓散治水逆证及霍乱证等，实际并不是膀胱疾病。

赵进喜教授：中医学的许多概念本身就具有多意性，而且在数千年历史长河中又形成了诸多学术流派。所以对《伤寒论》三阴三阳实质问题，古今医家存在仁智各见，完全是可以理解的。不同观点的形成，与不同医家认识问题的角度、理论修养、临床经验、成长经历等都有关系。今天面对这些不同的观点，绝不能人云亦云，应该深入思考，努力从原书条文中探究，并结合同时代的著作如《黄帝内经》等学习，同时还要结合临床实际来研究。针对六经是经络的问题，王琦教授就明确指出"伤寒论诸多谬说曲解者，皆与这一'经'字有关，今当力斥其非，拨乱反正"，认为《伤寒论》三阴三阳当作"三阴三阳六病"，而不当以"经"字来解。针对太阳主表、阳明主里、少阳主半表半里，王琦教授也曾著专文指出《伤寒论》原书"六经皆有表证"之实。

至于脏腑说，三阴三阳当然离不开脏腑。但这个脏腑并不等于六经同名经络相应的脏腑。李时珍《本草纲目》就指出，"麻黄汤虽太阳发汗重剂，实为发散肺经火郁之药也，桂枝汤虽太阳解肌轻剂，实为理脾救肺之药也"，明确指出太阳相关脏腑为主皮毛、司呼吸的肺。高学山《伤寒尚论辨似》指出，"足太阳与手太阴同治皮毛之合，则肺部所辖之胸中，原为太阳阳气之公署"，也认识到太阳与肺相关。

而气化说，是当今最受重视的热门观点，其实也是最有争议的观点。章太炎先生研究《伤寒论》最反对的就是脱离临床实际，空言运气。李克绍教授也认为不应该把活泼的、朴实无华的《伤寒论》搞成高深莫测的玄学。当然，许多医家反对的"气化"，并不是我们今天讲的气机的运行变化、升降出入的"气化"。实际上，太阳病除了太阳伤寒、太阳中风，还有太阳温病、风温、风湿、中暍等，一句"太阳为寒水之脏，中见少阴"，把这些病证全抹杀掉了。

至于六阶段说，完全是对《素问·热论》的误解，《黄帝内经》原论是伤寒一日，巨阳受之，二日阳明受之，三日少阳受之，四日太阴受之，五日厥阴受之，六日之后"三阴三阳皆受其病"，并不是离开一经更传一经，况且次序是一日太阳、二日阳明、三日少阳，《伤寒论》原书分篇也是太阳后是阳明、阳明之后是少阳？若结合临床实际来看，自古至今，数千年间，又有谁见过顺经传变的伤寒？

那么，究竟应该如何理解三阴三阳的实质呢？其实，《伤寒论》三阴三阳的实质是以阴阳学说为指导，基于《道德经》"道生一，一生二，二生三，三生万物"的哲学思想，对人体生理功能所进行的不同于五脏五系统的另一层次的划分，此即"三阴三阳系统论"。三阴三阳六系统与五脏系统，既有关系，又有区别，绝对不能等同视之，以此代彼。绝对不能把三阴三阳六系统理解为相应的脏腑、经络及其气化功能的综合体。如太阳系统主司体表抵御外邪、营卫调和，维持正常汗出，与肺外合皮毛的关系最为密切，而与手太阳小肠及其经络无涉。太阴系统主司脾胃运化水谷、化生气血、分清泌浊，与脾胃、大肠、小肠关系密切，而与手太阴肺及其经络无涉等。三阴三阳作为人体六个生理系统，与五脏五系统一样，是客观存在的。生理情况下，各有各的功能，又互相联系。病理情况下，就会表现为三阴三阳六系统病变，当然一定条件下也可以互相转化。同时，应该指出的是，基于五行学说，人群不同个体五脏六腑阴阳气血功能不平衡，人群体质可划分为木火土金水五类体质。而基于阴阳学说，人群不同个体三阴三阳各系统生理功能不平衡的，阴阳气血多少不一样，相应地也可划分为三阴三阳六类体质，即太阳体质、阳明体质、少阳体质、太阴体质、少阴体质、厥阴体质。此即所谓三阴三阳体质论。

另外，《伤寒论》原书尚有"合病""并病"等概念。如果按原书所论，"合病"实际上应是指一个系统有病，影响到另一个系统，出现另一个系统的症状，但病根还是这个系统，所以治疗一个系统就可以了。比如太阳阳明合病，麻黄汤证患者实际可能还兼有便秘的症状，但张仲景用麻黄汤主之，这就是太阳阳明合病，并非承气汤加上麻黄汤叫太阳阳明合病。又比如三阳合病的白虎汤证，不是三阳同治，而治疗阳明病为主，实际上不需治疗太阳和少阳或仅仅兼顾其他系统。而"并病"则是两个系统同时有病。比如太阳少阳并病，出现头项强痛，胸胁苦满等。《伤寒论》的治疗方法是刺大椎，刺期门。这就是典型的太阳少阳并病。"并病"是两个系统同时发病，应当两个系统同治，"合病"是一个系统有病，影响了另一个系统，治一个系统为主，兼治另一个系统。以"经"来代指系统，"合病"是治一经为主，兼治另一经，"并病"是两个经并治。这与普通认识恰巧相反。

刘宁博士：读《伤寒论》会发现原文是很朴素的，就是辨病、脉、证论治，但病分三阴三阳病，而未曾提及"六经"。认为后人称"六经"是为了描述它的生理状态，但原文中多是病和脉、证的病理状态。

如何深刻认识三阴三阳的实质以服务现代临床

赵进喜教授：太阳主表、阳明主里、少阳主半表半里几乎是共识，但《伤寒论》全文并未出现过"少阳主半表半里"，小柴胡汤原文中也只提出过"此半在里，半在外也"，这是表里同病的意思。"表里同治之为和，寒热并用之为和，攻补兼施之为和，平其亢厉之为和，所以要用和解的方法治疗。小柴胡汤用柴胡解表，黄芩清里，便是表里同治之意"。基于此，把小柴胡汤用治多种外感病发热等多种疾病，可以说屡有佳效。

至于"六经皆有表证"问题，临床不能见到太阳病就想到表证，见到阳明病就想到里证，或者少阳病就说是半表半里证。过于教条的理解，会影响临床疗效。实际上，《伤寒论》原书太阳病篇和阳明病篇都有麻黄汤、桂枝汤证，少阳病篇小柴胡汤也在强调"濈然汗出而解"，太阴病篇里更有"太阴病，脉浮者，当发汗，宜桂枝汤"，少阴病篇更有"少阴病，二三日，反发热，脉沉者，麻黄附子细辛汤主之，不瘥者，麻黄附子甘草汤主之"。此太阳病、阳明病、少阳病、太阴病、少阴病、厥阴病，实际上就是不同体质之人发病。太阴阳虚体质，感受风寒，脉浮，自然可以用桂枝汤外和营卫、内和脾胃；少阴阳虚体质感受风寒，发热脉沉，自然当选用麻黄附子细辛汤等扶阳解表。结合临床来看，冬季年轻人患感冒，用解热镇痛药或麻黄汤等，常可一汗而解。但若是平时总怕冷，喜欢在墙根晒太阳，天气冷的时候特别容易感冒的老年男性，用这种方法发汗，就有可能虚脱，甚至就出现严重的并发症，实际上这就是少阴阳虚外感，应当扶阳解表，用麻黄附子细辛汤就能取得良好的疗效。

当然，"有是证，用是方"是应用经方最实用的思路。陆渊雷认为三阴三阳指的是六种症候群，符合某种症候群，就可以选用相应的方剂。虽然这种思路有其临床价值，但还是值得思考。因为这个症候群背后，一定应该存在其特定的病机，特定的病生理改变。看中医不能没有理论指导。比如五苓散证，原文强调小便不利，更强调口渴、消渴、烦渴、渴欲饮水、水入即吐，个别条文还提到了发热、脉浮等，主要突出口渴的症状，即水气不化，津液不能上承。山东著名中医李克绍教授曾用五苓散治疗尿崩症，也取得了非常好的疗效。他强调不要把五苓散证理解为太阳腑证，而应该理解成三焦气化不利。因为五苓散方中泽泻用量最大，泽泻能升清降浊，配合其他药物可起到通调三焦气化的作用。虽为一家之言，但可以启发临床思路。

总之，临床上不能单纯用经络、脏腑或八纲代替三阴三阳。比如，有大家谈治疗耳周的黄米疮只用清热解毒药治疗无效，后来发现耳周为少阳经络所过，故用柴胡汤治疗取效，因此就认为少阳病就是少阳经络之病。经验非常可贵，可以启发临床思维。但实际上皮肤病本来就常用循经辨证，而借用小柴胡汤治疗少阳经络有郁热的情况，取得疗效是很正常的。如果因此说三阴三阳就是经络，那么强调三阴三阳也就没有意义了。

　　冯淬灵教授：三阴三阳的内涵非常丰富，不能简单地把三阴三阳等同于经络、脏腑等。如果临床上把六经辨证理解为脏腑辨证选方，那研究三阴三阳也就失去了意义。中医辨证论治是核心，有不同的辨证体系，无论使用哪种方法都可以取得良好的临床疗效。比如咳嗽，临床可以按照脏腑辨证思路选方用药，也可以应用三阴三阳辨证的思路选方用药，都可以取得良好疗效，仔细分析遣方用药，各具特色，实质一致，殊途同归。

　　对于如何理解三阴三阳的实质，第一，要学习经典著作，首先需要看原书。虽说注《伤寒论》者800余家，各家均有一定的参考价值，但尽信书不如无书，注家所解不一定是原书本意，所以要看原文到底是怎么论述的。第二，根据历史唯物主义的观点，还需要将《伤寒论》放到他产生的那个时代来研究，而和《伤寒论》时代最接近的书则是《黄帝内经》和《神农本草经》，所以应该把它放到那个时代去理解。第三，结合临床实际，看这些学说的临床实际价值。虽然古今医家对三阴三阳的实质的认识，观点不同，当我们后学者应该取其精华。尤其是应该强调立足临床实际，理解三阴三阳的科学内涵。此即所谓"善言古者，必有验于今"。

44　六经病三部定位探析

　　《伤寒论》作为我国第一部理论联系实际的医学典籍，其叙述了外感病及某些内伤杂病的辨证纲领和治疗方法。通过对外感病发生、发展、转归及预后的规律性、系统性总结，创立了六经辨证理论体系，使外感病的诊治有了规律可循。"伤寒"：狭义伤寒指的是外感风寒，感而即发的疾病；广义伤寒则是一切外感热病的总称。《难经·五十八难》曰："伤寒有五，有中风，有伤寒，有湿温，有热病、有温病。"该条所述为广义伤寒，也是《伤寒论》中主要论述的。学者邱晶晶等认为，在病位上，《伤寒论》六经病突破《黄帝内经》只分表里的局限，其对病位的界定，并不是基于某一脏腑或经络，而是分成了表、里、半表半里三部，显示出了病势整体的三个不同层次。

《伤寒论》"三部"的划分

　　《伤寒论》第148条："伤寒五六日，头汗出，微恶寒，手足冷，心下满，口不欲食，大便硬，脉细者，此为阳微结，必有表，复有里也。脉沉，亦在里也。汗出，为阳微。假令纯阴结，不得复有外证，悉入在里，此为半在里半在外也。"该条文明确指出在表、里病位外，还有一个病位，即半表半里。这是张仲景在《黄帝内经》只有表和里两个病位基础上给予的补充及发展，也是其独有的三部定位。根据疾病病位的不同，将发生在表的称之为表证，发生在里的称之为里证，半表半里证则是介于表和里之间的证候。《伤寒论》中提到"表"的条文有18条（第29、第34、第40、第48、第51、第56、第91、第134、第148、第164、第170、第176、第217、第218、第225、第123、第272、第364条），提及"表证"的有3条（第46、第61、第124条）；提及"里实或内实"的条文6条（第30、第105、第181、第208、第217、第218条）；有3条提及"表里证"（第74、252、257条），其说明的都是六经病证的三部定位。

证候的"三部"范畴

　　通过对《伤寒论》第398条条文和130多个脉症的分析，发现有50余个有明显部位特征的证候，对此进行归类和总结，可得出三部的大致范畴，即：①表部包括头面、四肢、项背、周身的皮毛筋骨及整个呼吸系统。②里部包括心下、胃中、少腹、脐腹、小腹及整个消化系统。③半表半里部包括咽喉、心背、胸胁及整个循环系统。表部通于天，接受天阳之气，病位为表，可见头项强痛、四肢疼痛、四肢厥冷、身重、身疼腰痛、咳喘等症状。里部通于地，受纳水谷地气，病位在里，表现为胃家实、胃中有燥屎、胃中干燥、胃中虚冷、腹中冷、腹满、腹痛、心下满、心下痛、少腹结急、少腹痛、少腹满硬、吐利等症状。半表半里则通于人，病位居于表里之间。来自表部的天阳之气和里部吸收的水谷精微在此处变化而为血液，在不断循环之中营养着全身。半表半里证候可见胸烦、胁满疼痛、心烦、心中懊恼、心悸、心痛、咽干痛、小便异常等。

六病的"三部"分属

　　六气、六病及六证是三个不同的概念。在《黄帝内经》中太阳、阳明、少阳、太阴、少阴、厥阴统称"六气",指时间与方位的概念。而《伤寒论》的六气,多为病程及病位,形成"六病"(太阳病、阳明病、少阳病、太阴病、少阴病、厥阴病)之后,用来区别外感热病的时间特征和类型,"六证"(太阳证、阳明证、少阳证、太阴证、少阴证、厥阴证)既总结了病位的表里阴阳,又包括了病性的寒热虚实,可作为外感热病辨证的主要依据。

1. 三阳病分属:

(1) 太阳属表:《伤寒论》有3条条文提到了"表证"。第46条:"太阳病,脉浮紧,无汗,发热,身疼痛,八九日不解,表证仍在,此当发其汗"及第124条:"太阳病六七日,表证仍在,脉微而沉,反不结胸,其人发狂者,以热在下焦,少腹当硬满,小便自利者,下血乃愈",都指出太阳病属表证。第29、第34、第234、第272条所说的桂枝汤证与第40、第51、第56、第91、第164、第170条所说的麻黄汤证也都属表证。论述太阳病属表的条文还有第48、第134条。可见在《伤寒论》中,表证与太阳、太阳病基本等同,其治疗都可用汗法。

(2) 阳明属里:在《伤寒论》中有6条条文提到了"里实"或者"内实"。第30条:"厥逆,咽中干,烦躁,阳明内结,谵语烦乱,更饮甘草干姜汤";第208条:"手足濈然汗出者,此大便已硬也,大承气汤主之";第217条:"汗出谵语者,以有燥屎在胃中,此为风也";第181条:"太阳病,若发汗,若下,若利小便,此亡津液,胃中干燥,因转属阳明,不更衣,内实,大便难者,此名阳明也";第105条曰"此为内实";第218条亦曰"大便为难"。综上所述,不难看出其所言的里实证为阳明病,是谓家实是也。

(3) 少阳属半表半里:《伤寒论》虽没有清晰地论述半表半里证的含义,但"表里证"这一词在3条条文中被提到。第74条:"中风,发热六七日不解而烦,有表里证,渴欲饮水,水入则吐者,名曰水逆,五苓散主之";第252条:"伤寒六七日,目中不了了,睛不和,无表里证,大便难,身微热者,此为实也。急下之,宜大承气汤";第257条:"病人无表里证,发热七八日,虽脉浮数者,可下之。"加之成无己在《伤寒明理论》中曰:"小柴胡汤为和解表里之剂也……邪在半表半里。"因此我们可认为有或无表里证相当于有或者无半表半里证,故可认为除了表证和里证之外的病证可归于"半表半里证"。综上所述,可得知少阳既不属于表也不属于里,而是属于半表半里。

2. 三阴病分属:后世医家大都认为太阴、少阴及厥阴都属于里,其大概是受《黄帝内经》中的经络学说的影响。恽铁樵也提出过:"夫三阳既有表有里有半表半里,则三阴当亦有地位可言……何以于三阳则言之凿凿,于三阴则绝口不谈?"太阴主里,实则阳明,虚则太阴,医家大多认可"太阴主里"的观点。《素问·阴阳离合论》曰:"三阴之离合也,太阴为开,厥阴为合,少阴为枢。"言及"枢",《黄帝内经》中称为游部或不表不里,而称其为半表半里是《伤寒论》中的论述。故可认为少阳乃三阳之枢,少阴乃三阴之枢,为气机升降出入的枢纽,起到沟通阴阳、表里的作用,其都归属于半表半里。太阴、少阴有了其各自的归属,而三部除了里及半表半里外只剩下表这一部位,故厥阴就归属于表了。在三阳中,太阳在表,阳明在里,而少阳为枢位于半表半里之间;在三阴中,太阴在里,少阴位于半表半里为枢,其中厥阴的位置则最为复杂。厥阴在三阴之最后面,衔接着三阳之中最外层的太阳,故可称之为阴尽阳复之病,因而可将其病位定于阴之表。并且太阴为开,太阴的开需要厥阴合的帮助,二者间的枢纽为少阴。可见太阴和厥阴二者是相对的,太阴主里,故而厥阴应该属于表,这样才不会违背三部定位的一分为三。因此,可总结出太阴属阴之里,厥阴属阴之表,少阴属阴之半表半里。

综上所述,六病的三部分属为太阳病、厥阴病在表部,阳明病、太阴病在里部,半表半里部为少阳病、少阴病。风、寒、暑、湿、燥、火六淫邪气侵袭人体时首犯于表,随着疾病发展,逐渐深入,进入半表半里处,邪气深重、遣方用药失当等原因,致使疾病继续往"里"发展,最后到达"里"。在长期临床实践中,可得知这样的六病分属定位也是与之相符的。治疗则根据病性确定,太阳病、少阳病、阳明病治疗可分别用汗法、清法、下法,据此可依次施葛根麻黄汤、黄芩柴胡汤和大承气汤。温建法、温补法、温通法可分别用于治疗太阴病、少阴病、厥阴病,用方时则分别施予苍术干姜汤、附子汤、当归四逆汤。

不论何种疾病，都是以六病为基础，且病位都离不开表、里及半表半里，病性也都不离阴阳二性。《伤寒论》以上述分类方法来确定疾病的病位、病性，从而形成了独特的辨证论治体系，不但为伤寒立了法，而且能广泛运用于各类疾病诊治中。正如张仲景在自序中曰："虽未能尽愈诸病，庶可以见病知源。"

45　　从生化坐标系论六经

六经辨证论治是《伤寒论》的核心内容和精髓。但是，六经到底是什么？古今众说纷纭，至今尚未真正澄清。学者杨玉英近年来初步勾画出了能够较系统、全面地表达中医对人体生理、病理的认识的生化坐标系，并由此获得了对伤寒六经实质的新见解。

经络脏腑在六经系统中的变性

六经在伤寒病中表现为人体抗邪的六道屏障。六经在伤寒中抗邪，从表到里、从阳到阴、从抗力有余到抗力不足，排列井然有序，层次清晰鲜明。伤寒病每转入新的一经，临床表现就转入一境，差异明显、界限判然、治法迥异。六经病的传变，既有病位的转移，又有病性的改变，既有侧重于不同经络脏腑的病理损害，又有全身性的统一变态。六经显然各是一个相对独立的生理病理系统。

古今医家尽管对六经实质见仁见智各有不同，但都无法完全离开经络脏腑气血谈六经。从《伤寒论》对六经病最基本证候的描述来看，当六经病的病势重心在表或近于表时就与经络循行的关系较密切，当六经病的病势重心在里时就与脏腑的关系较密切。脏腑经络是人体结构的基本框架，营卫气血精是人体生命活动的基本资源。人体物质组成的一切和功能活动的一切，都是在脏腑经络的支配主导下由营卫气血精化生的。六经系统的存在，只能以经络脏腑和营卫气血精为基础。

六经系统以经络脏腑功能为主导因素无可置疑。但也必须看到经络脏腑在六经系统中的功能表现、病理指征、病理传变的途径与次序，并不能完全吻合于发端于《黄帝内经》的经络、脏象两学说的内容。一方面，有关六经的若干极为重要的问题不能从经络、脏象两学说中获得圆满解释。例如经络脏腑被纳入六经系统后则组成了一身之表里内外方向上由浅到深的六个层次，这是难以从经络、脏象两学说中找到充分依据的。再例如六经系统中经络脏腑病的传变次序，除表里经相传的情况外，都是既不符合十二经脉循行次序，也不符合五脏相生或相克的次序。另一方面，经络学说中关于经络循行及其生理病理的一系列重要内容，脏象学说中五脏分主五志、五体、九窍等方面的一系列重要内容，大部分未能在六经的相应一经中得到充分体现。

六经系统中的经络脏腑和经络、脏象两学说所谈的经络脏腑相比，在很多环节上发生了变性。其原因何在？至今未被揭示。六经实质之所以成为千古不解之谜，主要症结就在这里。生化坐标系则可使我们对此恍然大悟。

生化坐标系对人体生命活动的表达

宙间的一切物质动变无不是循时空展开。空间可用三维坐标系表达。要使三维坐标系能够体现空间生化环境的基本格局，必须把其原点取在地平面，使三条坐标轴有一垂直于地平面而纵贯天地，有一条合于南北向，有一条合于东西向。在此基础上再加入一维表达生化活动循时间而进展，就得出了生化坐标系。若把生化坐标系的四维整合为三维则更为合理。这是因为地平面上东西南北中五大生化基地横列环绕、彼此密切联系，更好的表达方式是用环状的一维依次串联东、南、西、北而代替南北向、东西向的两维。生化坐标系的上述三维可分别简称为纵向、横向、时向。

人体生命活动的展开，亦可根据天人相应原理模拟于自然界而用三维生化坐标系表达。其纵向，是纵贯表里内外、沟通人体内环境与外环境的方向。动变不息的天文、地理、气象、物候等外界因素作用于人体，既赋予人体以生机，亦常对人体发生危害。人体必须进行自稳调节而顺应其良性影响，抵制其不良性影响。上述外界因素作用于人体，以及人体对此产生的顺应、抵制等应激反应，都是在纵向上实现的。横向，是五脏配六腑、化五志、外主五体九窍、通于十二经脉各成一体而横联并立的方向。五脏配六腑充分发挥生化基地的作用继承先天禀赋、摄纳后天供养、支配主导新陈代谢、推动神转不回，从而化育机体使形骸充盈，布达生机使活力勃发，都是在横向上展开的。时向，是生命活动循时间而推进的方向。

从生化坐标系论六经与经络脏象的关系

脏腑经络的功能活动是循上述三维而展开的。若仅考察其循空间展开的情况，显而易见伤寒六经系统体现其纵向展开，经络脏象学说的主要内容则体现其横向展开。脏腑经络，其性能有多环节、多侧面，其相互联系有多途径、多纽带。由于其功能活动的纵横展开各有不同的侧重点，这就导致了其性能的环节、侧面和相互联系的途径、纽带，不论是在纵向上还是在横向上，都仅有一部分得到突出，其他部分则在很大程度上被掩盖。

生化活动纵向展开突出了阴阳往复加临，横向展开则侧重于突出五行更移居位。

阴阳各是什么？在很大程度上可以认为阳是对事物、现象的日源性、向日性、仿日性的概括，阴是对事物、现象的背日性或地源性、向地性、仿地性的归纳。来源于生化坐标系纵向的生化因素，显然是阴阳往复加临。与此相应，阴阳出入开合亦构成了经络脏腑功能活动纵向展开的核心环节。故纵向上的六经系统，命名唯取三阴三阳。阳主外、卫外而为固，阴主内、藏精而起亟。这就导致了六经系统呈现为一身由浅到深的六个层次。

中医学中的五行，内涵已远非对自然界基本物质成分的归纳。自然界有东西南北中五方。阴阳对五方的加临情况很不一样，五方的自身条件也很不相同。故五方的气象、生化方式、物候等各有不同特点。这些情况在五行学说中得到了很好的概括。生化坐标系中的横向生化活动，从五行更移居位、生化承制获得了高度抽象。经络、脏象两学说所阐述的，主要是经络脏腑在五行生克制化中源源不绝地化生和汩汩不止地输送生命活动所需的物质和能量，故实属经络脏腑功能活动的横向展开。五行的产生与阴阳有关，其生克制化亦以阴阳互制互用、消长转化为重要依据之一。但五行的一切又在一定程度上取决于地理五方的固有格局、条件。故阴阳包括不了五行的全部内容。五行，为阴阳动变提供了若干物质、能量基础，从很多环节中折射出了阴阳动变的轮廓。但阴阳动变，在自然界是由月球对大地相对运动的特定方式来决定，在人体，则常常是受牵动于外因素的感应、激发。故五行也不足以体现出阴阳动变的全部内容。阴阳的固有特点可导致经络脏腑功能活动呈现为一身由浅到深依次排列的六个层次，从而产生了伤寒六经系统。这种规律只能在纵向上得到充分突出，在侧重于体现五行的横向上势必受到很大程度的掩盖。五行的固有特点决定了经络脏腑在横向上列别为五大体系而依次生克制化。这种情况在侧重体现阴阳的纵向上受到诸多掩盖，无法充分突出亦属必然。伤寒六经与经络脏象学说的关系，要点就在于此。

伤寒六经实质

对六经实质，还有一个重要问题应予说明。生命活动的纵向展开，核心环节是阴阳往复加临，因此呈现出阴阳二象。从六经系统的基本特色来看，它侧重于体现阳象。六经是三阴三阳，怎能唯侧重于体现阳象呢？试看在《伤寒论》中，不论是三阳病还是三阴病，病势特点、邪正进退都以阳气的盛衰为决定性因素。故六经之三阴三阳，用阴阳表达位置三阴者，有三个位置属阴而深匿也。这不是说六经系统未曾涉及阴液、六经病中无劫伤阴液的病变、治六经病无需考虑顾护阴液，而是说六经不论是在正常生理活动中还是在抗邪中，都以阳气挂帅、阴液作后勤的情况最多见。一身之阳气、阴液，都是在脏腑经络的支配主导下由营卫气血精化生的。但二者的存在方式有很大不同。阳气，在宏观角度上无形体可见，在大多数情况下是脏腑经络之活力的体现。故六经系统—经络脏腑功能活动纵向展开的六个层次，也就成为一身之阳气内外敷布的不同深浅梯度的客观标志。

阴液，有它的特定形体而分成五个天然形层在人体纵向上渐次渗灌，五形层既有其特定形态，又足以代表阴液的一个生理病理层次，因而阴液渗灌情况以其五形层为最基本的客观标志。各形层当然都不能不以经络脏腑为根源，它们与代表经络脏腑功能活动纵向展开的六经系统，关系尤为密切。但是，阴液五形层与六经的关系，处于错综交叉的十分复杂状态，这就使六经不足以提纲挈领地体现阴液的生理病理规律。

只有通过生化坐标系能看清楚六经实质，六经系统是以经络脏腑功能为主导因素、以营卫气血精为基本资源的生命活动的纵向展开，生命活动的纵向展开有阴阳二象，六经则侧重于体现阳象。

46 从模糊理论论六经

人们常习惯于二值逻辑的思维方式，用"好"和"坏"，"高"和"矮"，"大"和"小"等表示二值逻辑概念的词，并作出非此即彼的判断。然而，在实际生活中，我们几乎无时无刻不遇到许许多多的难以精确划分的事物和现象。这就促使人们的认识，由二值逻辑的思维方式向多值逻辑的思维方式发展，用"不好不坏""不高不矮"等词组表示对某一事物的认识。随着人们对事物认识的不断深化，事物的复杂性和模糊性也就更加突出。《伤寒论》的六经辨证，开创了中医辨证论治的先河，其理、法、方、药给后世以无穷的启迪。然而，千百年来人们对六经实质的研究却众说纷纭，至今尚无定论。这并不是历代前贤的认识有什么问题，而是"六经"本身具有"模糊性"。"真理兮模糊所伏，模糊兮真理所倚"这种"模糊性"，一方面揭示了疾病这一复杂过程的木质，另一方面也蕴含了作者的辩证思维方法。它可以使人们跳出传统的思维圈子，避免认识的机械性，避免沿着固定的思路去考虑问题，开阔视野，丰富想象力，使外感热病的研究不断发展下去。学者廖云龙就伤寒六经的模糊性及六经辨证的模糊语言问题做了阐述。

六经的模糊性及其意义

所谓模糊性，就是人们认识中关于对象类属边界和性态的不确定性。模糊认识是人类不确定认识的基本形式和本质特征。关于对象类属和性态的不确定性，在人们认识过程中有两种基本类型，一种是由于主体在把握对象类属和性态时缺乏明晰边界或精确划分所产生的，是被动的模糊认识。另一种是主体有意识地把事物之间的区分和界线加以模糊化处理，然后再通过高度概括，抽象出若干相对清晰的界限，以达到对事物较为精确的认识。这种作为达到精确认识之手段的模糊认识是主动的，亦可称认识的模糊化或模糊化思维。《伤寒论》六经，在生理上既有它们各自的特点，又综合了人体各个组成部分在外感病各个不同阶段的相互交错、相互配合的防御功能。如"太阳统营卫而主表"，实际上就包括肺气外合皮毛的作用。并且，卫气"昼行于阳，夜行于阴"，营气"洒陈于六府，和调于五胜"，二者的生成、敷布和运行，与五脏六腑十二经脉都有密切关系。因此，太阳的生理，并没有明确的脏腑经络界限和归属，也不是手足太阳经脉与小肠、膀胱功能的机械相加，而是一个具有多层次物质结构和多交叉功能活动的模糊系统。

再从病理上看，六经的病理虽然离不开脏腑经络这一物质基础和"八纲"这一普遍规律，但并不能用脏腑经络辨证和八纲辨证代替六经辨证。因为六经病证的产生和演变，是以外感病过程为背景，除了"传经"与"直中"等一般形式之外，还有"兼证""变证""合病""并病"等特殊形式。这反映了外感病的复杂性。而且，病情的复杂程度越大，对证候的归纳和定性定量分析的精确度也就越小，两者是成反比的。

例如三阳病多表证、热证、实证，三阴病多里证、虚证、寒证，用阴阳来概括，则无论证候如何纷纭复杂，都有明晰的界限，它们不属于阳的范畴，便属于阴的范畴，二者必居其一。然而，实际并不那么简单。许多病证都是阳中有阴，阴中有阳，其阴阳属性是很模糊的。如少阳病的性质是"半表半里证"，厥阴病的性质是"寒热错杂证"，它们既属于阳证的范畴，又属于阴证的范畴，即处于两个范畴的跨界领域。换言之，即在阴阳两大证候总纲之间，存在着许多带有边缘性质的证候。

《伤寒论》的六经辨证，虽然源于《黄帝内经》的脏腑经络学说和阴阳学说，但是它的辨证思维方法则有了很大的发展。可以说，《素问·热论》的六病分证，只是二值逻辑思维方法的产物，而《伤寒论》的六经辨证则已经萌发了从二值逻辑过渡到多值逻辑的思维方式。

为了使后学者不至于因为六经病证的"模糊性"而难以掌握，仲景特立六经提纲，作为模糊识别的标志。正如柯韵伯所曰："仲景六各有提纲一条，犹大将立旗鼓使人知有所向……然提纲可见者只是正面，读者又要看出底板，再细玩其四旁，参透其隐曲，则良法美意始得了然。"柯氏的告诫，要通过六经提纲的指引，举一反三，触类旁通。他所谓的"正面"，即是提纲指出的每经病证的特点，亦即辨证的清晰处；所谓"底板"和"隐曲"，则是六经病证的复杂性，亦即辨证的模糊处。我们在临床辨证时，若只见清晰处，不见模糊处，则思维难免僵化；若只见模糊处，不见清晰处，则方向难以辨别。这正是前人给予我们的宝贵启示。

在科学技术高速发展的今天，人们迫切需要提高思维活性，甚至改变传统的思维方式以适应不断发展更新的信息环境。而思维的所谓"活性"问题，归根到底又是模糊识别、模糊分析和模糊综合评判等思维机制问题。由此可见，对中医辨证论治过程中的模糊化思维的研究，具有十分重要的意义。

六经证治中的模糊语言和模糊控制

语言是思维的反映形式。在现实生活中，许多现象和状态用"精确"描述是不可能的，只有用"模糊"描述才有实际意义。中医的辨证论治，大体上包括收集患者信息、辨证求因与审因论治三个阶段。在各个阶段中，都离不开模糊语言、模糊概念和模糊控制。

模糊语言和模糊概念的产生，来自古代医家对自然界事物的观察方法，即宏观方法。这种方法多注重于事物之间的相互关系相对性，较少注意它的精确程度绝对值。在《伤寒论》中，如描述症状有"身大热""身无大热""日晡所小有潮热""背微恶寒""发热恶寒，热多寒少""微盗汗出"等，描述病理有"营弱卫强""邪高痛下""此为半在里半在外也"等。这里的"大"与"小"，"多"与"少"，"高"与"下"都是具有相对性的模糊词，它们之间既没有精确的量化，也没有清晰的界限，只是表达了一种模糊概念。然而，这种模糊概念，却比精确概念更易于判断、易于掌握。例如，"服桂枝汤，大汗出后，大烦渴不解，脉洪大者，白虎加人参汤主之"，本条连用了三个模糊词"大"，以描述脉症，虽然没有精确的量化，但却清楚地表示了阳明里热证的脉症特点。如果用"精确"的描述，规定汗出多少、喝水多少才能用白虎加人参汤，在实践中是很难掌握的，这样也就使六经辨证本身失去了指导意义。

模糊与精确是互相依存、互相联系的矛盾对立关系。模糊性是绝对的、普遍的，而精确性则是相对的，是模糊性的特例和体现。古人说得好"尺有所短，寸有所长"说明什么事物都不可能做到绝对精确，只能是力求缩小其模糊程度。同样，六经病证的治疗过程，也不是精确的控制过程，而是实行"模糊控制"。"脉浮者，病在表，可发汗，宜麻黄汤。"本条虽然具备了证、理、法、方这四项辨证论治的基本内容，但除了方以外，其余三项都有很大的模糊性。可是，当我们联系太阳病提纲"太阳之为病，脉浮，头项强痛而恶寒"，"太阳病，或已发热，或未发热，必恶寒，体痛呕逆，脉阴阳俱紧者，名为伤寒"以及麻黄汤的主治证"太阳病，头痛发热，身疼腰痛，骨节疼痛，恶风，无汗而喘者，麻黄汤主之"等原文论述进行判断的时候，麻黄汤证的模糊程度就越来越小了。又如"自利不渴者，属太阴，以其藏有寒故也，当温之，宜服四逆辈"，本条突出太阴虚寒下利的特点，但在治法和方药上又具有一定的模糊性。"当温之"，既可温中散寒，也可温补脾肾。"宜服四逆辈"，既可服理中汤，也可用四逆汤、真武汤。这便是根据具体病情，随证变通的模糊控制方法。再如"伤寒中风，有柴胡证，但见一证便是，不必悉具"，这里的"一证"，也是一个模糊参数。它可以是一个主证，也可以是一组主证。而"不必悉具"，正说明在临床上抓住主症、针对主要病机辨证施治的重要意义。因为《伤寒论》的方证，与实际病例不可能做到百分之百的吻合，仲景唯恐后人按图索骥，所以郑重提出这一告诫。然而，岂止是小柴胡汤，其他方药的运用也应如此。

　　《伤寒论》的六经辨证，蕴含着作者模糊化的思维方法。对这种思维方法的进一步研究，将有助于我们对六经实质的探索，并使《伤寒论》辨证论治精神更加发扬光大。从人类对认识之谜的探索来看，有一个从宏观原理到微观机制转化的过程。对思维微观机制本身的理解和把握，也有一个由现象到本质的深化过程。人们要抓住思维机制中各种不确定因素中的主导因素，要抓住模糊化思维这样一个根本问题，需要哲学、逻辑、数学和科学思维的长期探索。

47 从系统论论六经体系

系统论乃20世纪40年代建立的现代科学方法论。它是从整体与部分、整体与外环境间的相互作用、相互制约的关系中综合地考察对象，从整体角度去把握系统之结构、功能与发展规律。整体性、相关性、有序性与动态性是系统方法之重要原则，学者廖子君从系统方法之四性，论述了对伤寒六经体系实质之认识。

六经体系的整体性

整体性是系统联系、系统方法最突出的特点之一。所谓系统整体性，就是具有其要素所不具有的整体的性质、功能和规律，系统通过相互联系和相互作用的集中统一而构成其整体性。仲景在全面认识外感疾病发生发展规律之基础上，创立了以六经为纲领的辨证论治体系，充分体现了整体性原则。

首先，从其生理而论，伤寒六经体系是以脏腑经络为结构、气血津液为物质、气化为功能而构成的六经生理系统，它代表了脏腑、经络间阴阳、气血、水火、营卫等诸方面的正常生理活动，其结构、物质、功能三位一体，构成了六经体系的整体性。在这一整体中，并以六经为纲，将人体之脏腑、经络、形体各部分依其生理特性分别隶属，而成为条理分明的太阳、阳明、少阳、太阴、少阴、厥阴六个子系统，此六者虽各自不能取代整个六经系统的性质、功能和规律，但亦只有它们互相联系、互相作用始能构成完整的六经体系。换言之，六经体系是上述六个子系统之综合反映。

六经体系不仅反映人体组织结构及生理功能方面之整体性，且揭示人体与外环境间的系统联系，即"天人合一"之整体观念。人体之正常生理活动，取决于六经之气与五脏之气之协调，而人体三阴三阳六经之气和五脏之气又与自然界三阴三阳六气和五行之气的变化息息相应。因此，外界环境诸因素之变化必然会引起人体生理活动之相应变化，即人体生理活动必须应于四时阴阳，这种顺应性构成了内外统一的新整体。

其次，从六经病理来看，六经体系反映了六经病证是由六个相互联系的部分组成的有机整体；病理演变是由六个相互联系的阶段组成的整体过程；六经辨证是对外感疾病之病因病机、传变规律的高度概括；六经证型的划分则是对人体脏腑经络、气血津液在外邪侵犯之条件下所发生的种种病理变化及其临床表现的具体归类。

六经病变是一系列错综复杂证候的综合反映，有脏腑经络的，亦有气血津液的；有外表的，亦有内部的。证候与证候之间，既有时间之推移，亦有空间之变化。仲景在分析复杂多变的证候之基础上，以脏腑经络为根本，参之以气化，作出阴阳、寒热、虚实之定性，表里浅深之定位，区分本证、兼证、变证之殊异，尔后以纲络目，以常御变，勒成一套六经辨证论治体系。

八纲、脏腑、经络、气血津液等辨证，是六经辨证体系的重要组成元素，它们共同构成了六经辨证的完整性，亦即六经辨证乃是以六经为纲而统辖诸种辨证方法。因此，六经辨证具有较大的包容性。因其六经病证所反映的是脏腑经络、气血津液在致病因素作用下发生的多种病理改变（如太阳病反映了卫气护外、膀胱气化及经络运行、津液敷布等功能之紊乱，少阴病反映了心肾水火关系之失调等），故对每一经病证之认识皆须落实到脏腑经络、气血津液之上，且综合运用上述辨证方法。否则，将完全失其六经辨证真谛。

另外，六经每一子系统皆各自以本证为中轴，辅之以变证、兼证、逆证等，从而构成各子系统病证之整体性。如太阳以中风、伤寒为其本证，广论热证、虚寒证、蓄水证、蓄血证、结胸证、痞证等；阳明病除热证、腑实证外，还包括发黄、血热、中风、中寒之兼变证。如此论常及变，既反映了各经病证之独立性，又揭示其系统性、相关性，从而阐发了六经病证发生发展之整体规律。

六经体系的相关性

系统之相关性，即系统之联系性。联系是构成事物整体之基础，伤寒六经体系就是由无数个相关要素，通过相关联系和相互作用而构成的统一整体。

自生理论之，六经体系之每一子系统非孤立隔绝，而是互相贯通。首先，三阴三阳存在着脏、腑、形体之间的联属性，它是通过经络之网络作用，将脏与脏、脏与腑、腑与腑及脏腑与形体沟通而构成表里相关、内外相应、上下相通的有机整体，如手足少阳经脉交于目外眦，太阳、少阴络属于相应脏腑等。其次，六经结构上之相互联属，决定了功能上之相互协调，如太阳寒水之气的产生、敷布、运行，与脾胃津液之运输、心肾阳气之蒸腾、膀胱之开阖、肺气之宣肃等功能密切相关；再如阳明大肠传导功能之正常运转，与脾气之升清、胃津之下达、肺气之通降、肝胆之疏泄、脾肾之温煦亦无不相关。

六经体系之生理相关性决定了其病理之联系性，故六经病证诚乃互相影响的六大证型。首先，它们都是外感疾病错综复杂的临床脉证之高度概括，只是在发生、发展、演变过程中所呈现的阶段不同罢了。如太阳病为初期阶段，阳明病为极盛时期，少阴病为危重阶段，厥阴病为后期阶段，各阶段之间皆存在着因果关联。其次，因生理之脏腑相关、经络相联，故在病理状态下，始终存在着病证互变之关联性。如在感邪较重，或体质较差，或失治误治等情况下，一个证型一可转化为本质完全不同的另一证型，如太阳病误治后，即可传入阳明、少阳形成阳明热证、腑实证与少阳半表半里证，亦可越经传入太阴、少阴而为太阴虚寒证、少阴寒化证。就其某一经病证之形成来看，除本经自病外，尚有他经传来。如阳明病既可由太阳、少阳误用汗吐下而传入，亦可自太阳而转出；少阴病除阳气素虚、寒邪直中而形成外，还可由太阳、太阴等传来。且因其六经病理演变之复杂性、多样性，常可继发、合并他经证候，如太阳与阳明、少阳之合病、并病，更有三阳之合病者；三阴与三阳证候亦常同时兼见，互为关联，如太阳与太阴同病之桂枝人参汤证、太阳与少阴同见之麻黄附子细辛汤证；三阳之间，亦是如此，如太阳与少阳俱见之柴胡桂枝汤证、少阳与阳明同病之大柴胡汤证。

在六经病证中，每一证候之形成，每每涉及多个相关脏腑、经络。以少阴病言之，除心肾之外，尚可累及肝与胃，如心肾阳虚，肝胃失却温煦，而见"少阴病，吐利，四逆，烦躁欲死"之证，治以吴茱萸汤温降肝胃，泄浊通阳；又如厥阴为病，常犯胃乘脾而成胃热脾寒之证，上可见消渴，心中疼热等胃热之征，下可见下利等脾寒之候。种种例证，说明了六经体系在病证上之相关性。

此种生理、病理之相关性，规定了六经病证治疗的多样性与灵活性。如病在少阳，当宜和解，因其有克犯中土之象，而又以参、枣、草补中扶正，姜、夏调理脾胃；太阳误下，表证未解，仍宜汗之，唯其中土虚寒，而合以健脾温中，桂枝人参汤例是也。似兹之类，不胜枚举，究其缘由，实乃因六经生理病理之相关性所决定。

六经体系的有序性

有序性，即系统内部和外部联系之秩序性，包括诸要素在实体结构上之有序性与系统运动过程之有序性。仲景在继承前人思想之基础上，以临床实践为据，以六经体系客观地反映了人体生理、病理之有序性。

从生理而言，六经生理有序性，即六经体系在实体结构上及运动过程中的秩序性，正是这种结构与运动之有序性，人体方得以维持其动态平衡。首先，六经有序性排列，反映了人体正常阴阳二气之消长盛衰的有序性、过程性。三阳以阳气为盛，太阳为阳气初盛，阳明乃阳气极盛，少阳则阳气渐消；三阴以阴气为著，太阴为阴气初盛，少阴乃阴气极盛，厥阴则两阴交尽一阳始生，如此形成了六经阴阳二气盛衰之交替变化。其次，由脏腑、经络、气血等结构、要素有机地组合成每一子系统，每一子系统则又按照三阴三阳盛衰规律有序地组合为整个六经体系；且它们又以六经脏腑经络之整体性、相关性为基点，构成了六经体系间有序表里之相关，它们在功能上相辅相成，共同维持各系统的完整性。第三，气化理论是解释六经的重要学说之一，它揭示了六经生理特征。太阳本寒而标热，阳明本燥而标阳，少阳本火而标阳，太阴本湿而标阴，少阴本热而标阴，厥阴本风而标阴，标本相合，六气乃化，此六经标本之阴阳寒热变化，正反映了六经之气有序性的运动过程。

从病理而言，六经病之发生实为六经生理功能之失序，而其发展、演变皆遵循一定的规律，即有序性。首先，六经病发展阶段具有序性。一般而论，六经病演变顺序是太阳病、阳明病、少阳病、太阴病、少阴病、厥阴病，此顺序虽不能定看，但的确反映了外感病发生发展、演变之有序的阶段性和整个演化之有序的过程性，说明六经病变始终处于一个非平衡的动态过程中。病变从三阳至三阴，提示邪气由阳入阴、由表入里、由浅入深，病情由轻变重、由实转虚、由热化寒等有序性。反之，病由三阴转出三阳者，乃病情向愈之征兆，仍遵从其有序原则，如太阴常转出阳明，少阴多外出太阳等。其次，六经病传变具有序性。《伤寒论》所言六经病之传变，甚为复杂，既言传变之一般性，又论传变之特殊性，既述其固定单一性，又阐其灵活多样性。因此，六经病传变，既有有序之一面，又有无序之一方，乃有序与无序之辩证对立统一。伤寒一日太阳，二日阳明，三日少阳……及太阳，阳明、少阳、太阴、少阴，厥阴，是言传变之时间与空间有序性；而"伤寒三日，阳明脉大""本太阳病不解，转入少阳"等，乃曰其传变之无序性。然其病证是否发生传变，非必拘日数或次第，而当以其症状表现为据，如论中所曰"伤寒二三日，阳明少阳证不见者，为不传也"。另外，表里传、越经传、直中等传变较之计日传经、次第传经，它们既反映了传变的无序性，又体现了传变的有序性，如表里传常仅限于相表里两经之间，太阳病常越传于少阳、直中于少阴，此皆有规律可循，只不过不及循经传之有序性强耳。第三，六经病欲解之时具有序性。在大论中，仲景明确指出了六经病欲解之时具有有序性，即太阳病从巳至未，阳明病从申至戌，少阳病从寅至辰，太阴病从亥至丑，少阴病从子至寅，厥阴病从丑至卯，如此客观揭示了机体阴阳消长、经气盛衰之昼夜节律的时间育序性，因六经之气各随其时而有盛衰，故六经病证每当其气来复之时，即为病证欲解之期。

六经病发生发展、演变的阶段有序性和过程有序性，决定了其论治的有序性。仲景以汗下先后失序为例，强调了治疗应遵从其有序性原则，如曰"本发汗，而复下之，此为逆也；若先发汗，治不为逆。本先下之，而反发汗，为逆；若先下之，治不为逆"。在六经病证中，因其存在着表里同病或合病、并病等诸种情形，且其病有轻重，证有缓急，治有先后。如以表里同病而言之，有表里同治者，如太阴兼表之桂枝人参汤温里解表，伤寒兼里热之大青龙汤清里解表等；有先表后里者，如蓄血轻证之"其外不解者，尚未可攻，当先解其外。外解已，但少腹急结者，乃可攻之"，热痞之"表未解，不可攻痞，当先解表，表解乃可攻痞"等；亦有先里后表者，如表证不除更见下利清谷之里证，当先救其里，后治其表，故论中有"下利清谷，不可攻表，汗出必胀满"之明训，更有里证笃重但治其里者，如蓄血重证之"表证仍在"，而但以抵当汤"下血乃愈"。此四者，实为仲景治表里同病之有序性原则。

六经体系的动态性

伤寒六经体系，因其生理病理之整体性与相关性，规定了六经病证之动态性，反映了外感病在不同阶段上的病理特征和病证传变的运动性。

首先，仲景对六经病证之传变，乃以动态观点加以高度概括，既提出了循经传之一般性，又着重强调了太阳径传少阳、直中太阴或少阴、太阴外出阳明、少阴转出太阳、厥阴外出少阳等越经传、表里传、直中之特殊性。三阴与三阳之相互传变，既有阶段层次性，又有连续相关性，且无时无刻不处于其变动之中，并依一定条件向它证转化，故六经病证的动态性，全面反映了外感病整个过程中有关脏腑经络、营卫气血的病理变化。

其次，因症状具有动态性和不定性，仲景常以某一主要症状之动态演变作为具体推测六经病证发展转归及预后之客观标准。如以恶寒发热一症为例，二者俱见者，病在太阳；但热不寒者，病在阳明；寒热交替者，病至少阳；但寒不（少）热，则病及三阴。论中尚有以脉象之动态变化测定疾病之预后，如少阴病，下利，厥逆无脉，与白通加猪胆汁汤后，若无脉转为暴出者，预后不佳；转为微续者，则预后良好。

第三，仲景根据动态性原则，对六经病证立法遣方提出了"观其脉证，知犯何逆，随证治之"之动态观点。六经治法体系，每经各有主法，如太阳汗、阳明之清与下、少阳之和、太阴少阴之温、厥阴之清温并用。然于主法之中，每有变动之法，如太阳病除汗法之主法外，尚有清热、攻下、温阳、补虚、固涩等变法；少阳更有汗法（柴胡桂枝汤）、下法（大柴胡汤）、温法（柴胡桂枝干姜汤）等。

第四，病证演变的动态性，规定了治法须灵活化，而方药亦应随之多样化。《伤寒论》中，由桂枝汤演化之方剂多达三十余首，小柴胡汤、四逆汤亦有五六首之多，且因每一证型除主症外，尚可兼挟诸种或然证，仲景常依证据脉，化而裁之，推而行之，如理中加减有八，小柴胡有七，通脉四逆、四逆散，小青龙有五，真武有四，等等。由此观之，仲景在病证纷繁复杂之情况下，运用系统动态性原则，因病立法，依法组方，药随证用，曲应病情，随证加减，常法与变法、稳定性与动态性高度统一，外感病之治法贯穿于整个六经辨证论治体系之中。

须申言者，运动乃事物之绝对特征，但一定条件下的静止状态亦为把握事物本质之关键。设若事物永远处于瞬息万变状态之中，则事物发展之阶段性特征何由得知？于病证而言，其诊断治疗亦无从措手。《伤寒论》中"伤寒一日，太阳受之，脉若静者，为不传；颇欲吐，若躁烦，脉数急者，为传也"。即充分揭示了运动与静止的对立统一关系，亦说明了两者于事物认识之重要性。不传者，病证处于相对静止状态，但静中有动，往往孕育着"传"之因素在内。故不传者，治虽依原法，然尚需有"未病先防"之思想，如用针刺阳明之法，使经不传，即是明例。故运动与静止之辩证关系实为六经辨证论治"常""变"理论之根据。

伤寒六经体系是仲景自发地从整体性、相关性、有序性、动态性等系统原则，对外感疾病发生发展、演变过程中之病因病理、病位病性、邪正盛衰、病势进退、阴阳消长、传变规律、治则治法、组方遣药等的全面认识、综合分析和高度概括，它包容了脏腑经络间阴阳、气血、水火、营卫等诸方面之生理活动及其所发生的种种病理变化，此即伤寒六经体系之实质与内涵。对于六经体系之四性，须相互参应，方能求得万全，更可真正理解伤寒六经之奥旨。

48   六经非"经"论

在《伤寒论》中，原本以太阳、阳明、少阳、太阴、少阴、厥阴"三阴三阳病"立论，分析了外感热病一系列病理变化及其传变规律。可是，自宋代朱肱著《类证活人书》对此而直以"太阳经""阳明经""太阴经"等称之以后，清代汪琥积极响应此说，曰"仲景书止分六经，不言手足，其实则合乎经而皆病"（《伤寒论辨证广注》）。遂致"六病"以"六经"之说代而蔓延，沿袭至今，影响甚大。有关《伤寒论》研究的诸多曲解谬说，无不与这一"经"字有关。因此，早在20世纪80年代初期，学者王琦曾就此专门撰文，对《伤寒论》研究中传统的"六经"之说，大胆地提出了异议。认为今当力斥其非，拨乱反正。

王氏之说言之有理，持之有据，实为仲景《伤寒论》原旨真谛。

"六经"之说原著没有根据

《伤寒论》中三阴三阳六病，之所以不能称为"六经"，首先是因为在原著中找不到根据。仲景在《伤寒论》中只曰"辨太阳病脉证并治""辨阳明病脉证并治""太阴经病脉证并治"等，从未说过"太阳经病""阳明经病""太阴经病"……《伤寒论》全书找不出"六经"两字，可见"六经"之说，实属强加于仲景。诚如章太炎先生所曰"仲景本未用'经'字，不烦改义"（《章太炎医论》）。然则有人说《伤寒论》的第4条："伤寒一日，太阳受之，脉若静者，为不传；颇欲吐，若躁烦，脉数急者，为传也。"第5条："伤寒二三日，阳明、少阳证不见者，为不传也。"第8条："太阳病，头痛至七日以上自愈者，以行其经尽故也；若欲作再经者，针足阳明，使经不传则愈。"这三条就是讲传经的。恰恰相反，这三条却证明无传经之说。认为此是讲传者，是抓住原文中"为传也"三个字在大做文章，说"传"就是"传经。"这就明明凭空在原著"传"字后面多加了一个"经"字。而且又将原文第8条的"再经"，强解为"传经"，无中生有，进行曲解。

何谓"传"？此传非传递之义，乃使传变之意。如《素问•水热穴论》曰："人伤于寒，而传为热。"王冰注解曰："'传'，为'转'。"用今天的话来说，就是"变化了"的意思。故原文本意是说病有脉、症的变化，才有"传无脉、症的变化，就无所谓传"，也就从根本上否认了外感伤寒，日传一经之说。正如清代柯韵伯所曰："本论传字之义，各各不同，必牵强为传经则谬。"事实上，第4、第5条两见"为不传也"四字，第8条又曰"使经不传则愈"，阳明病篇第184条又曰"无所复传"（问曰：恶寒何故自罢？答曰：阳明居中，主土也，万物所归，无所复传，始虽恶寒，二日自止，此为阳明病也），三阴病则无一"传"字，由于《伤寒论》不讲"传经"，所以它根据各种情况分别用不同病词来表达。如："太阳与阳明合病，不下利，但呕者，葛根加半夏汤主之"（第33条）。"二阳并病，太阳初得病时，发其汗，汗先出不彻，因转属阳明"（第48条）。"渴者，属阳明"（第97条）。"伤寒转系阳明者，其人濈然微汗出也"（第188条）。"伤寒六七日，无大热，其人躁者，此阳去入阴故也"（第266条）。"本太阳病不解，转入少阳者……与小柴胡汤"（第266条）。"伤寒脉浮而缓，手足自温者，系在太阴，太阴当发身黄"（第278条）。总之，曰合病、曰并病、曰转属、曰转系、曰转入、曰系、曰入，张仲景就是不言传经。如果硬以传经强解，那就不是张仲景的本意了。

这里所引原文中的所谓一日、二日、三日，是指的大概日数，实质是指"见证之期"，非谓"传经之日"。例如"伤寒一日，太阳受之"，乃明言"受之"而非"传之"，是说外感病第一日，外邪只中于太阳之肤表，然病是动态发展的，如果二三日相继有阳明或少阳病相应的证候出现，则表示表证发生了变化。反之，没有见到相应证候出现，说明病仍在肤表，即"为不传也"。所以下文曰，"伤寒二三日，阳明少阳证不见者，为不传也"。因此，把《伤寒论》所曰之"传"，强解为"传经"而作为"六经"之说的理由，是站不住脚的。

"经"是病程期限

《伤寒论》中所曰的"经"究竟是什么？如"太阳病，头痛至七日以上自愈者，以行其经尽故也，欲作再经者，针足阳明，使经不传则愈"（第8条）。何谓"经"？何谓"经尽"？何谓"再经"？何谓"经不传"？若把诸"经"理解为六经之经，则属误也。《伤寒论》对外感病中的某些类型，大体以六日为一过程，称为"经。"第一个期限过了，就称"经尽"。如果病未痊愈，又进入第二个过程，称之为"再经"。所以仲景指出，太阳病头痛，经过七日以上，已经经过了一个期限，即"已行其经尽"之谓，故不曰"传其经尽"，这样一般可以向愈。并不是说这六日当中，日传一经，今日太阳，明日阳明，后日少阳，而后太阴、少阴、厥阴，第七日再回到太阳。在外感病（包括急性传染病）中，其发病和向愈转归都有一定的时间。注重病期的观察，对于这些疾病的鉴别诊断和治疗、预后都有重要意义。如前述"太阳病，头痛至七日以上自愈者，以行其经尽故也"，即是说明外感如无其他并发症，一般一周左右可缓解或自愈。有人认为流感抗体，在两周内达到高峰，又与"风家表解而不了了者，十二日愈"大致相符。其他如"太阳病，得之八九日如疟状"等无不重视时间。值得指出的是，仲景曰"行经""过经"等多与时间并提。如："太阳病，过经十余日"（第103条），"伤寒十三日，过经谵语者，以有热也"（第105条），这对我们是很好的启示，所谓六经循经传是讲不通的，盖经气之行，无有休止，各有所处，三阴三阳难道值日受病不成？谁又见过疾病如此传变？故仲景只谓"使经不传则愈"，未说"使不传经则愈"。第217条有"过经"，第114条有"到经不解"，"经"皆期限。由于持六经之说者，头脑里先存有"传经"之见，所以才处处看成传经。

《伤寒论》不讲传经，那么讲不讲经络呢？有没有经络病变呢？回答是肯定的。如第8条"针足阳明"就指阳明经。其他如第14条：太阳病，项背强几几，反汗出恶风者，桂枝加葛根汤主之；第31条：太阳病，项背强几几，无汗恶风，葛根汤主之这都为太阳经输不利。第24条服桂枝汤"反烦不解"，也是邪郁经络，故刺风池、风府，以泄太阳风邪；第142条、第171条太阳少阳并病出现头项强痛，刺大椎、肝俞、肺俞等。此外，尚有随经入里、发汗则动经、亡阳则温经、经脉动惕等，散见于各条。由此说明，经病则病，经不病则不病，并不以"经"字出现与否为据。而原文"经"字，又不可以此云彼，混淆概念。

我们反对太阳病就是手太阳小肠、足太阳膀胱等某经配某病的提法，并不等于否认伤寒六病与经络脏腑的密切关系。六病的任何临床表现和特点，究竟系属何脏腑、何经络，或脏腑经络的病变，应作具体分析。如第96条"胸胁苦满"当作肝木受邪；妨碍脾土运化而为默默不欲饮食，胆热犯胃，胃气上逆，故心烦喜呕三焦不利，水液停留于胸则心悸水停于下，小便不利水气侵肺则咳嗽。一条条文的内容尚且如此，太阳病中的那么多证候，如果笼统地以"太阳经"解之，实在无法说通。同理显然，其他如阳明病、少阳病、太阴病等中的诸多证候，代之以"阳明经病""太阴经病"的"六经"之说，于理难容。

附会《黄帝内经》误之又误

有人认为伤寒六经与《素问·热论》《灵枢·经脉》篇一脉相承，传经之说源于《素问·热论》。其实，《热论》也不是讲传经。《热论》中所谓一日巨阳受之、二日阳明受之、三日少阳受之等，前已提出"受之"并非"传之"，"受"与"传"非同义语，旨在说明三阳经受邪发病的时期有深浅先后的不同，并不是传经日期。所以，下文曰"七日巨阳病衰"，"八日阳明病衰"，"九日少阳病衰"，这说明病情向愈,大概需要经过一定的期限,并不是一经只病一日,日传一经,至厥阴六日,到了第七日再传。这一点《伤寒指掌》已经有所揭示,"传经"源于《素问·热论》,实属加罪之词。再说《素问·热论》与《伤寒论》的三阴三阳,颇多区别。《素问·热论》是指经脉,《伤寒论》则言六病。《素问·热论》只言热证,《伤寒论》不仅方言实热,而且讲虚寒。《素问·热论》"所论三阴病者,即仲景所谓阳明胃家实证……仲景所论三阴病,乃阴寒之证,此本经所未言及"(《素问识》)。《素问·热论》以三阳为表,为经络病,不涉脏腑,所谓"三阳经络皆受其病,而未入于脏三阳则连及脏腑,如曰"太阴脉布胃中络于嗌,故腹满而嗌干"。《素问·热论》以刺法为主,注重针刺的"汗"与"泄",与《灵枢·热病》"其可刺者,急取之,不汗出则泄"相合。程郊倩曰:"《素问》六经,是一病只见之六经;仲景之六经,是异病分布之六经。《素问》之六经,是因热病而源及六经;仲景之六经,是设六经以赅尽众病。"柯韵伯说得更为概括明了:"仲景六经,是'经界'之经,而非'经络'之经。"又曰:"《热论》之六经,专主经脉为病,但有表里之实热,并无表里之虚寒,但有可汗可泄之法,并无可温可补之例。仲景之六经,是六区地面,所赅者广,凡风寒湿热,内伤外感,自表及里,有寒有热,或虚或实,无所不包。"(《伤寒论翼》)

事实上,国内外许多学者对"六经"之说早已竭力匡谬。如日本学者喜多村曰:"本经无六经字面,所谓三阴三阳不过假标以表里寒热虚实之义,固非脏腑经络相配之谓也……本证所谓三阴三阳,所以标病位也,阳刚阴柔,阳动阴静,阳热阴寒,阳实阴虚是即常理"(《伤寒疏义》)。恽铁樵曰:"故问六经为何物?则径直答曰:六经者,就人体所署之病状为之界说也,是故病然后有六经可言,不病直无其物。执不病之躯体而指某处是太阳,某处是阳明,是不可得而指名,然则何解于《灵枢》之经络?"(《伤寒论研究》)

由上观之,《伤寒论》的三阴三阳与《素问·热论》根本是两回事,只要认真地考察研究,就能得出确切的结论。正如章次公先生所曰:"我们必须认识到《伤寒论》的六经与《黄帝内经》绝对不同……仲景的六经,是旧名词赋予新定义,含义各别,与仲景的六经混合解释,以致造成极大错误。我们一定要跳出前人窠臼,才能发现《伤寒论》的真正价值。以往的疑窦,就涣然冰释了。"

《伤寒论》与《灵枢·经脉》篇的区别是:《经脉》篇主要讲的是动病、所生病,《伤寒论》六病各有主证主脉及寒热虚实辨证,不是"因经定证",而是"因证定病《经脉》篇所述病证与《伤寒论》三阴三阳所述病证根本不同,《经脉》篇按十二经循行顺序阐述,《伤寒论》则以三阴三阳作为对外感疾病的分类;《经脉》篇治法只提一般治疗原则,且以针灸为主;而《伤寒论》则按每一病的病位深浅、寒热虚实属性、阴阳消长趋势、表里先后缓急,立法施治。两者有质的不同。无怪陆渊雷曰:"用《热论》之文读《伤寒论》固误,用《经脉》读《伤寒论》误之又误,为其由经络附会《热论》,由《热论》附会《伤寒论》有两重误会。以气化观读《伤寒论》则再误三误,为其由气化附会经络,由经络附会这《热论》,由《热论》附会《伤寒论》,有三重附会故也。"(《伤寒论概要》)这些是从《素问·热论》《灵枢·经脉》与《伤寒论》三阴三阳实际内容考察的结果。说明《伤寒论》六病与《黄帝内经》热论、经脉篇不是一脉相承。

我们既要看到《伤寒论》有继承发扬发展《黄帝内经》的一面,但研究问题,又要注意放在一定的历史时期以内,进行具体分析,不能将《伤寒论》六病附会于《黄帝内经》的六经概念。像后世温病"卫气营血"辨证纲领与《黄帝内经》生理的"卫、气、营、血"的关系一样,两者虽然有密切联系,但有联系并不等于就是"一回事。"《伤寒论》六病与《黄帝内经》六经的关系,亦是如此。

还本"六病"之说可释众疑

《伤寒论》流传至今,争论的问题很多。还本仲景"三阴三阳"六病原貌,就可解释很多无谓的争议。

1. 可破传统的六经传经之疑:过去,由于用某一经络脏腑与某一病机械配属,结果条文解释不通,常常迂折空凿,捉襟见肘,致一部灵巧活泼辨证专书,变得死板教条。去六经之说,则可去晦返真,澄清概念,重新回到三阴三阳六病的辨证体系中来。这样才能全面地、正确地理解《伤寒论》,阐发其真义。正如柯韵伯所曰："旧说日传一经，六日至厥阴，七日再太阳，谓之再传，自此流行，而仲景之堂，无门可入矣。"本原"六病"之说，使"日传一经""传足不传手""循经传"之谬说站不住脚，而可入仲景之门墙。仲景《伤寒论》，重在三阴三阳六病辨证，如果泥陷六经、传经，而不注意辨证，实背仲景之旨。因此，六病之论，可破传统的六经传经之疑。对此，日本学者东玲儿的见解，颇值得我们沉思，其曰："中国是使用《伤寒论》中所没有的'六经'概念，而日本则忠实于原著称'三阴三阳'。'六经'这一词汇，既意识到《素问》的热论篇，而在后世又将研究发展到与经脉相联系。但日本古方派，则主张排斥这种观点，坚持依照'三阴三阳'的原文。"

2. 可以澄清《伤寒论》三阴三阳与《素问·阴阳离合论》的关系：前者，以三阴三阳分病；后者，对三阴三阳经的离合规律、循行部位及其开、合、枢功能进行描述；两者毫无关系，不必强为凑合。

3. 可以解决少阳位置之争：对于《伤寒论》中的少阳究竟位处何处的争论，至今仍在继续，有的认为它位于阳明、太阴之间，有的则认为位于太阳、阳明之间。分析其争论的根本原因，实乃受"六经"传经次递的影响。然而，从《伤寒论》三阴三阳是六病的概念来看，少阳病作为外感病的一种类型，根本就不存在位于阳明与太阴之间，还是位于太阳与阳明之间的争议问题。

4. 可以解决厥阴病的争论：以《伤寒论》三阴三阳是六病的原始旨意为根据，抛开后世言此是"六经""气化"学说的桎梏，把厥阴病作为外感病中的一种病型来理解，就无须争议。说其是阴阳消长也好，寒热错杂也好，寒厥、热厥也好，凡此都应根据不同证候进行辨证诊治，有是证，则用是药，根本无须多费口舌，争论不休。

总之，仲景是以太阳病、阳明病、少阳病、太阴病、少阴病、厥阴病作为区别外感疾病的不同类型，三阴三阳是划分"病"的概念，从总体上看，三阴三阳六病各有基本特点和属性。由于病邪的质、量，体质的从化和治疗的恰当与否等关系，可不断影响着病情的变化，既可由阳转阴，又可由阴转阳，既可由虚转实，又可由实转虚，时刻处于动态的演变之中，而绝不是单纯的经络配属的概念。至于疾病与脏腑经络的关系，则表现在某一病的各个具体证候之中，即如太阳病中，可出现多个脏腑经络的病变，不可只用太阳经解释之。

三阴三阳是既有联系，又各立门户的并列的六病。六病之中，又包括阴阳表里寒热虚实种种证候。太阳病有中风、伤寒、温病、温痹、中暍等。因此，不能把太阳病、阳明病理解为症候群，也不能说成是阶段形层等，只能理解为外感病的六大类型，而每一类型之中又有多种病变。有鉴于此，三阴三阳六病也不能与三焦、卫气营血的意义同等看待。因为三焦、卫气营血辨证是有"层次""阶段"含义的。如卫分病并不像太阳病包括整个八纲的内容，从治疗上讲，在卫汗之可也，到气才可清气，入营犹可透热转气，入血直须凉血散血，一层有一层的治法。而太阳病中汗、温、清等法皆有，"知犯何逆，随证治之。"可见，《伤寒论》六病与卫气营血（包括三焦）辨证，用于对疾病的区分是两种不同的思维方法，真正含义也有根本的区别。因此，并不存在六经、三焦、卫气营血辨证的统一性问题，它们互相不能代替。从发展的眼光来看，这些理论框架，将来必会赋予崭新的内容。但从《伤寒论》本身来看，是论六病，而非言六经。

英雄所见略同，河北中医学院阎艳丽等早在 20 世纪 90 年代初就曾撰文指出："以《伤寒论》为'六经辨证'，由来已久，沿袭至今，几乎约定俗成，并早以载入教科书。正是'六经辨证'模糊了《伤寒论》的本来面目，缩小了对《伤寒论》的视野，拘紧了思路，并招致了任意附会仲景的后果。"实际上"三阴三阳六病为《伤寒论》所固有，六经为后人所附会。附会者，当弃去而还其本来面目，而代之以原著提示的'六病辨证'"。其认为"在《伤寒论》三阴三阳后妄加'经'字，视《伤寒论》为'六经辨证'是强加给仲景的"（河北中医，1991，1：13）。阎氏的见解，独具匠心，耐人寻味，其与王琦氏所论，异曲同工，发人深省。

"六经辨证"与"六病辨证"虽只一字之差，内涵却大相径庭。特别是"问题"出在号称中医四大经典之一的《伤寒论》"身上"，由此而导致对《伤寒论》实质认识、理论研究的混乱，理当"拨乱反正"的反思。

49　六经提纲非"纲"论

　　古今研究《伤寒论》的学者，大都习惯于将《伤寒论》第1、第180、第263、第273、第281、第326条原文称之为"六经提纲"。

　　张仲景《伤寒杂病论》一书，几经散佚，前贤多次辑集，早非南阳原书之旧。早在宋代，《伤寒论》已有各种版本，其撰次和内容各不完全相同。后世医家则以成无己注本所列"××之为病"的条文为依据，逐渐形成了"提纲"之说。此种提法始自清代伤寒论注家柯韵伯，他曰："仲景六经各有提纲一条，犹大将立旗鼓，使人知有所向，故必择本经至当之脉症而标之。"（《伤寒来苏集·伤寒论翼》）其在《六经正义》中又有"六经提纲，各立一局"之说。尔后，《医宗金鉴》《伤寒论浅注》等书亦作如此论。新中国成立以来，全国中医院校统一教材《伤寒论讲义》及《伤寒论选读》，均将上述六条标明为"××病提纲。"直至今天，由全国13所中医院校编写的21世纪课程教材《伤寒论讲义》仍执此说，分别将上述各条在各篇之首列为"太阳病提纲""阳明病提纲""少阳病提纲""太阴病提纲""少阴病提纲""厥阴病提纲"。有关杂志、书刊为"提纲"申言述义者，更是不少。可见"六经提纲"说由来已久，且已根深蒂固。

　　然而，纵观《伤寒论》原文全貌，并结合临床实际来分析，六经提纲实则非"纲"。所谓"提纲"，顾名思义，自当对某篇或某病具有"提纲挈领"的作用。但这六条条文实际上并不具有这一意义。提纲说始立意于高度概括，欲以"××之为病"六条概括全文大意，实际上这只是研究者的一种愿望。"××之为病"六条是否能概括大意，这是由这六条本身固有的含义来确定的，实则难以概括。王琦就此提出了不同的见解，对其六条原文作了深刻的辨析。

　　1. 第1条所谓太阳病提纲："太阳之为病，脉浮，头项强痛而恶寒。"

　　仲景《伤寒论》所称之太阳病，包括中风、伤寒、温病、湿病、中暍、痉病等多个病证，提纲之"恶寒""头项强痛""脉浮"均无法体现出其纲领性和概括性。如第6条："太阳病，发热而渴，不恶寒者，为温病。"明言太阳病，就无"恶寒"症状。又如"太阳病，发热汗出而不恶寒者，名曰柔痉"。由此可知，恶寒虽然为太阳病常见，但不是它所必备的症状。"头项强痛"在最常提的"太阳病，发热，汗出，恶风，脉缓者，名为中风"（第2条）和"太阳病，或已发热，或未发热，必恶寒，体痛，呕逆，脉阴阳俱紧者，名为伤寒"（第3条）的中风、伤寒两证均不见。唯第14条桂枝加葛根汤证、第31条葛根汤证，才见到"项背强几几"。至于"脉浮"，更不尽然，如"太阳病，关节疼痛而烦，脉沉而细者，此名湿痹""太阳中暍，身热，疼重而脉微弱"等，足见浮脉未必是太阳病的唯一脉象。

　　所以，"脉浮，头项强痛而恶寒"并不能对太阳病起到高度概括的作用。况且，验证于临床实际，太阳病中的项强，更非常见证候。故把该条文作为太阳病提纲，显然是不妥当的。有的甚至提出"凡称太阳病者，皆指此脉症而言也"（《医宗金鉴》）。这就更为不实了。

　　2. 第180条所谓阳明病提纲："阳明之为病，胃家实是也。"

　　条文本身就有破绽。历来被称为六经提纲的条文，虽然文字有简（如少阴病"提纲"）有繁（如太阴病"提纲"），但其他五条的条文内容，都没有片字论述病因病机，并都直截了当地载明了脉与症，唯独阳明病"提纲"，既未言脉，又未载症，而仅空泛地用"胃家实"三个字的名词来作为一病的"提纲"，岂不怪哉？读《伤寒论》者都知道它的体例非常严谨，方证药法条理井然，而独对此所谓"提纲"的条文，仲景何以反而自乱其例如此?! 这无疑是一个很大的破绽。后世医家困于旧说，莫能自拔，因而对"胃家实"就产生了不同的解释。有的认为是指阳明腑实证，如尤在泾曰："胃家实者，邪热入胃，与糟粕相结而成实，非胃气自盛也。凡伤寒腹满，便闭潮热，转矢气，手足濈濈汗出等症，皆是阳明胃实之证也。"程郊倩亦认为"指腑病而可攻之阳明也"。若从阳明病分经证、腑证为是而论，既然说是指腑证，其言外之意，亦是说胃家实三字不能概括含经证在内的整个阳明病。有的认为胃家实是统括了经、腑两证，所谓"实"，乃是受邪的意思，不一定是指有形的腑结燥屎才是实。例如章虚谷曰："胃家者，统阳明经、腑而言也；实者，受邪之胃。"还有的则认为，既不指经实，也不指腑实，而是泛指邪气实。如南京中医学院《伤寒论译释》的作者曰："这里'实'字，乃是邪实的意思，也就是《黄帝内经》所曰的'邪气盛则'。"照此来说，太阳病、少阳病的提纲岂不都能用"实"字来概括？柯韵伯的解释，更令人捉摸不定，其谓"胃实不是阳明病，而阳明之为病，悉从胃实上得来"。其他如沈尧封、方中行、黄坤载等许多注家亦人各异辞。可见，"胃家实"的概念本身就模糊不清，还能视之为"纲"吗？

　　即便是把它认作"提纲"而论，亦与《伤寒论》阳明病篇条文内容不符。阳明病，一般多认为是外感热病过程中，邪热炽盛，胃肠燥结的极期阶段，病变以里实热证为特征。但《伤寒论》第190条曰："阳明病，若能食，名中风；不能食，名中寒。"第191条接着说明阳明中寒不能食是由于"胃中虚冷"所致，曰："阳明病，若中寒者，不能食，小便不利，手足濈然汗出，此欲作固瘕，必大便初硬后溏，所以然者，以胃中冷，水谷不别故也。"又如第243条"食谷欲呕，属阳明也，吴茱萸汤主之"。这难道不是虚寒性的胃肠病证吗？还有胃气空虚的"谷疸"证（第195条），有"此以久虚故也"的"阳明无汗"证（第196条）等，大多点出"虚"字。无怪喻嘉言曰："阳明病，其胃不实者多矣，于义安取乎？"即以"不大便"和"大便硬"之实而言，第230条指出"不大便而呕，舌上白胎（苔）"并非"胃家实"，而是胃气不和；第233条"大便硬"，不是燥屎内结，而是"津液内竭"，故以"蜜煎通之"。这些正与"胃家实"相反。此外，第234条"阳明病，脉迟，汗出多，微恶寒者，表未解也，不可发汗，宜桂枝汤"，第235条"阳明病，脉浮，无汗而喘者，发汗则愈"，均属阳明表证，本与"胃家实"无直接关系。从上述可见，以"胃家实"三字作为阳明病的提纲，无论如何是概括不了的。

　　3. 第263条所谓少阳病提纲："少阳之为病，口苦，咽干，目眩也。"

　　我们先从提出"提纲"之说的柯韵伯《伤寒来苏集》为例说起，其曰："太阳主表，头项强痛为提纲；阳明主里，胃家实为提纲；少阳居半表半里之位，仲景特揭口苦、咽干、目眩为提纲，奇而至当也。"无论从原著条文，还是临床实际来看，柯氏之所谓"至当"是大有问题的。临床仅凭口苦、咽干、目眩三症，实难以断为少阳病。何况口苦、咽干、目眩三症并非少阳病所特有，例如阳明病第189条就有"阳明中风、口苦、咽干"，太阳病第67条就有"起则头眩"等。所以，早有不少人对此"提纲"提出怀疑。如汪琥曰："愚按上三证，不足以尽少阳病。"而山田正珍则认为这三症为纲，不是仲景本意，他曰："按少阳篇纲领，本阙而不传矣，王叔和患其阙典，补以'口苦、咽干、目眩也'七字者，已固非仲景氏之旧也。"

　　少阳病的病理特点，是邪在半表半里，而见正邪交争。仲景曾有明确说明，指出邪踞少阳是"血弱气尽，腠理开，邪气因入"的缘故。邪气"与正气相搏，结于胁下"，故见胸胁苦满；"邪正分争"，而见"往来寒热"。同时所见的"默默不欲饮食，心烦喜呕……或腹中痛"等症，则是半里之邪侵及脾胃所致，即仲景所曰的"脏府相连，其痛必下，邪高痛下，故使呕也"。由此可见，即使未见呕吐、腹痛，但"往来寒热""胸胁苦满"才是少阳病的常见主症，而"提纲"所载"口苦、咽干、目眩"也只能算是"纲"中之"目"。正如《伤寒论今释》所曰："本条少阳之提纲，则举其近似之细者，遗其正证之大者。"故柯氏举此为"提纲"，亦是为条文所囿，而实不通仲景之意。

　　由于这条（第263条）原文作为"提纲"，不仅与临床不符，而且在理论上也讲不通。因此，有不少人为了使少阳病"提纲"说得过去，又把太阳篇的第96条"伤寒五六日，中风，往来寒热，胸胁苦满，嘿嘿不欲饮食，心烦喜呕，或心中烦而不呕……小柴胡汤主之"移来作为提纲。故长期以来，小柴胡汤就被当作少阳病的主方。至于这种"迁移"之法得当与否，姑且不论。即便认此为是，按照仲景本意，小柴胡汤证乃是太阳病主要汤证之一。在《伤寒论》原著太阳病篇之中，下列10余条条文均讲柴胡汤证。

第 37 条："太阳病，十日以去，脉浮细而嗜卧者，外已解也，设胸满胁痛者，与小柴胡汤。"

第 97 条："血弱气尽，腠理开，邪气因入，与正气相搏，结于胁下，正邪分争，往来寒热，休作有时，默默不欲饮食。脏府相连，其痛必下，邪高痛下，故使呕也，小柴胡汤主之。"

第 98 条："得病六七日，脉迟浮弱，恶风寒，手足温，医二三下之，不能食，而胁下满痛，面目及身黄，颈项强，小便难者，与柴胡汤。"

第 99 条："伤寒四五日，身热恶风，颈项强，胁下满，手足温而渴者，小柴胡汤主之。"

第 100 条："伤寒阳脉涩，阴脉弦，法当腹中急痛，先与小建中汤，不差者，小柴胡汤主之。"

第 101 条："伤寒中风，有柴胡证，但见一证便是，不必悉具，凡柴胡汤病证而下之，若柴胡证不罢者，复与柴胡汤。"

第 103 条："太阳病，过经十余日，反二三下之，后四五日，柴胡证仍在者，先与小柴胡。"

第 104 条："伤寒十三日不解，胸胁满而呕，日晡所发潮热，已而微利。此本柴胡证，下之以不得利，今反利者，知医以丸药下之，此非其治也，潮热者实也，先宜服小柴胡汤以解外。"

第 144 条："妇人中风，七八日，续得寒热，发作有时，经水适断者，此为热入血室，其血必结，故使如疟状，发作有时，小柴胡汤主之。"

第 148 条："伤寒五六日，头汗出，微恶寒，手足冷，心下满，口不欲食，大便硬，脉细者，此为阳微结，必有表复有里也。脉沉，亦在里也。汗出为阳微，假令纯阴结，不得复有外证，悉入在里，此为半在里半在外也。脉虽沉紧，不得为少阴病，所以然者，阴不得有汗，今头汗出，故知非少阴也，可与小柴胡汤。"

第 149 条："伤寒五六日，呕而发热者，柴胡汤证具，而以他药下之，柴胡证仍在者，复与柴胡汤。"

加上前面所提到的太阳病篇的第 96 条，共 12 条均皆讲柴胡证。对柴胡汤的主病、主证、主脉、加减都讲得十分详细，然而均未见 "口苦、咽干、目眩" 六字。可见小柴胡汤作为少阳病的主方，似嫌根据不足。第 263 条作为少阳病提纲也是不能成立的，更何况少阳篇中还有少阳中风（第 264 条）、少阳伤寒（第 265 条），均非 "提纲" 所能概括者。

4. 第 273 条所谓太阴病提纲："太阴之为病，腹满而吐，食不下，自利益甚，时腹自痛，若下之，必胸下结硬。"

立本条为提纲，意在提示太阴病为里虚寒证。诚然，上述 "提纲" 所列症状属于太阴本脏虚寒固无疑义，故仲景曰："自利不渴者，属太阴，以其脏有寒故也，当温之，宜服四逆辈"（第 277 条）。所谓 "脏"，即指脾脏而言，太阴属脾，脾为湿土，固多虚寒。但是，值得我们深思的是，太阴病作为伤寒病中的一种类型，其完整的概念并非就是如此虚寒证。太阴病虽多虚寒之证，难道就无湿热见证？从《伤寒论》太阴病篇的条文分析，脾家湿热实证显然是存在的。如第 278 条："伤寒脉浮而缓，手足自温者，系在太阴；太阴当发身黄，若小便自利者，不能发黄；至七八日，虽暴烦下利，日十余行，必自止，以脾家实，腐秽当去故也。" 这不正是太阴湿土之邪无从下泄，郁蒸而成湿热发黄吗？故喻嘉言释为 "太阴脉见浮缓，其湿热交盛，势必蒸身为黄，若小便自利者，湿热从水暗泄，不能发黄也"。陈修园亦指出，"太阴寒证外亦有热证也"。

在太阴病脉证中，还有太阳误下而见 "腹满时痛" "大实痛" 之证。如第 279 条："本太阳病，医反下之，因尔腹满时痛者，属太阴也，桂枝加芍药汤主之；大实痛者，桂枝加大黄汤主之。" 患者虽无 "呕吐"，亦 "属太阴"。但这里所说的 "腹满时痛" 不同于太阴虚寒证的 "腹满……时腹自痛"，前者属实，后者属虚。仲景对误下邪入太阴而出现 "大实痛者"，用桂枝加大黄汤方治，其意是十分明确的。可是，后世医家强为曲解，如尤在泾在《伤寒贯珠集·太阴篇》中曰："脾非自实也，因胃实而实也。" 汪琥在《伤寒辨注》里也曰："如腹满痛甚，又为大实之证……以其人胃家本实，虽因太阳病误下，热邪传入太阴，然太阴之邪已归阳明而入于府。"

尤、汪两氏将此脾家实证归之为胃或阳明，然细绎仲景本意，他在这里用大黄之意，实不在于下阳明燥屎内结，而在于下太阴腐秽。对此我们可从仲景原文获得佐证。如其后条（第 280 条）所述："太阴为病，脉弱，其人续自便利，设当行大黄、芍药者，宜减之，以其人胃气弱，易动故也。"既然这里明确指出，"太阴为病脉弱，其人续自便利"，又曰"胃气弱"，则更足以证明桂枝加大黄汤证的"大实痛"不是"阳明胃家实"。其条文辞意彰彰明甚，后世注家困守太阴属虚寒而无热证实证之旧说，因而歪曲了经文原意。

不唯如此，太阴病篇第 274 条太阴中风"四肢烦疼"即为阳热之象；第 276 条"太阴病，脉浮者，可发汗，宜桂枝汤"，则属表证。可见，太阴病既有虚寒证又有湿热证，既有表证又有里证，既多虚证又有实证。因此，仅凭"腹满而吐，食不下，自利益甚，时腹自痛"这一条文，不能称为太阴病的提纲。

5. 第 281 条所谓少阴病提纲："少阴之为病，脉微细，但欲寐。"

一般认为，伤寒病及太阴为局部虚寒证，病至少阴，已属元阳衰微，故本提纲以"脉微细，但欲寐"六字为突出，目的在于表达此为全身性之里虚寒证。正如柯韵伯曰："仲景以微细之病脉，欲寐之病情为提纲……仿此义以理推之。"但少阴病不尽为虚寒，有原著条文为证。如第 293 条"少阴病，八九日，一身手足尽热者，以热在膀胱，必便血也"，这是少阴下血热证。第 303 条"少阴病，得之二三日以上，心中烦，不得卧，黄连阿胶汤主之"，此为阴虚阳亢之证。第 310 条"少阴病，下利，咽痛，胸满，心烦，猪肤汤主之"，乃下利伤阴，虚火上炎。第 319 条"少阴病，下利，六七日，咳而呕渴，心烦不得眠者，猪苓汤主之"，则为阴虚水热，相互搏结之证。第 311 条"少阴病，二三日，咽痛者，可与甘草汤；不差，与桔梗汤"，治用甘草、桔梗，清热解毒，证属少阴实热显然。

再看少阴"三急下"诸条。"少阴病，得之二三日，口燥咽干者，急下之，宜大承气汤"（第 320 条）；"少阴病，自利清水，色纯青，心下必痛，口干燥者，可下之，宜大承气汤"（第 321 条）；"少阴病，六七日，腹胀，不大便者，急下之，宜大承气汤"（第 336 条）。如此三条，腹胀不大便，或自利清水，心下痛，口干燥等，急用大承气汤通泄邪热，实为少阴里实热之证治，并非虚寒。至于脉象，少阴病篇有脉沉数、脉紧、脉浮、无脉、脉不至、脉微欲绝、脉微涩等，多至不胜枚举，也绝非"微细"两字可以概括。据上分析，"脉微细，但欲寐"不能起到概括性和纲领性的作用，故不能作为少阴病的提纲。

6. 第 326 条所谓厥阴病提纲："厥阴之为病，消渴，气上撞心，心中疼热，饥而不欲食，食则吐蛔，下之利不止。"

"辨厥阴病脉证并治"是《伤寒论》中颇难理解的篇章。对此，历来医家聚讼纷纭，莫衷一是，曾被称为"千古疑案"，久已成为研究伤寒学说的最大难题。若视此第 326 条为厥阴病的提纲，也是很成问题的。虽然《伤寒论》去古逾远，文献散佚，其"厥阴篇"的原貌究竟如何，不敢臆测。但是，就以现存的厥阴篇中的病证为据，其所列证候亦有多种情况，决非只本条"提纲"所载之上热下寒，寒热错杂的证候。仲景在厥阴病篇中重点论述的是厥证，该篇共 55 条原文，其中论厥的占 30 条之多。例如：

第 335 条："伤寒一二日至四五……前热者，后必厥，厥深者热亦深，厥微者热亦微，厥应下之"的阳热内郁之厥。

第 351 条："手足厥寒，脉细欲绝者，当归四逆汤主之"的血虚寒盛之厥。

第 353 条："大汗出，热不去，内拘急，四肢疼，又下利，厥逆而恶寒者，四逆汤主之"的阳虚寒盛之厥。

第 355 条："病人手足厥冷，脉乍紧者，邪结在胸中，心下满而烦，饥不能食……当须吐之，宜瓜蒂散"的痰实之厥。

第 356 条："伤寒厥而心下悸，宜先治水，当服茯苓甘草汤，却治其厥"的阳虚水停之厥。

第 338 条："伤寒脉微而厥，至七八日肤冷，其人躁无暂安时"的脏厥。

其他还有"吐蛔""时静时烦""得食而呕又烦"的蛔厥。

如此诸多证候，在厥阴病提纲条文中却没有纲领性提示。厥阴篇内容极为复杂，远远超出"提纲"

条文所列证候，因而，以此条作为厥阴病的"提纲"，显然不能成立，历代许多医家也早已置疑其间。

综上所述，不难看出《伤寒论》这六条原文，本来不是什么提纲，而是后世注家强拉到"纲"的地位上来的。这样以每"纲"来解释纲内之各病证，往往是文不对题，无法加以引申和连贯，而且它把人们的注意力引聚在"纲"上，而疏忽了对全篇每一病证的动态发展等情况的认识与理解。同时，由于"提纲"本身的不严密，引起许多无谓的争论，导致思维上的混乱，阻碍了对《伤寒论》更深入的研究。既然有"提纲"之名，理应有"提纲"之实，若因其言而害其意的话，则毋宁应摒其名而求其实。所以，"提纲"之说必须打破。正如严世芸所说："伤寒六经提纲，被后世医家推崇备至，奉作准绳，因而相袭，以为真理。而纵览《伤寒论》全貌，结合临床实践，认为六经提纲实是研究《伤寒论》的桎梏。""因此，研究伤寒应当摆脱'六经提纲'概念的束缚，从陈陈相因的片面认识中解放出来，而从仲景原文全貌进行深入研讨，唯有这样，才能更好地探得仲景伤寒学说的真谛。"严氏之说，言之在理。

50   六经 "之为病" 病机论

《伤寒论》六经辩证中 "××之为病" 的条文，学界多称作 "提纲证"，对此曾有不少学者提出非议，如有认为 "提纲非纲"，指 "提纲是悖于原著医理的"，也有学者认为 "六经提纲之说的提出，在很大程度上束缚了人们对伤寒六经的全面认识和正确理解"，有见及此，不囿于 "提纲" 的说法，学者李宇铭认为，重新理解 "之为病" 条文，实有其必要。

"之为病" 意义不在 "定义" 疾病

批评 "之为病" 条文并非 "提纲" 的观点，多在于该等条文并不能包括该经病变的所有内容。例如《伤寒论》第 1 条 "太阳之为病，脉浮，头项强痛而恶寒"，而在第 6 条太阳温病则见 "不恶寒"，在《痉湿暍病篇》亦曰 "太阳病，发热汗出，不恶寒者，名曰柔痉"，病在太阳却不恶寒，与 "之为病" 条文有明显差异。又如第 180 条 "阳明之为病，胃家实是也"，其病机当属胃实热证，但在阳明病篇亦记载了阳明中寒证，似乎有所矛盾。类似问题在各经病之中均有出现，因此才引起 "提纲非纲" 的非议。

其实矛盾的核心，是误将 "之为病" 当作为 "定义"。《辞海》对 "定义" 的解释："定义，亦称 '界说'。揭示概念的内涵或语词的意义的方法。" 若以 "之为病" 当作是该经病的定义，则该经所有病证必须要包含在提纲的内涵之中，结果各篇中有大量内容不能符合 "之为病" 条文内容，产生更多矛盾。可是张仲景从没有讲过 "之为病" 条文即是定义，假若从原文的特点来看，《伤寒论》中 "之为病" 条文均在各篇篇首，且写作体例独特，当是为了表达某种目的而存在。

"之为病" 在于揭示最典型的病机特点

张仲景写作《伤寒杂病论》的目的，在于 "见病知源"，如何透过辨别证候表现而得知病机，是整部《伤寒论》的核心思想。"之为病" 条文的意义，更是在于透过证候揭示该种疾病的最典型病机，而非在概括所有病机。由于疾病千变万化，欲察其变，先执其常，即 "知常达变" 的常变思想。

考《金匮要略》中，有不少疾病也用 "之为病" 作开首。如湿家之为病、狐惑之为病、阳毒之为病、阳毒之为病、风之为病、劳之为病、淋之为病、水之为病、黄汗之为病、谷疸之为病、肠痈之为病、转筋之为病、蛔虫之为病，等等。部分 "之为病" 是单表述一种疾病的证治，如狐惑、阴阳毒、转筋、蛔虫等，直接在原文后列出方治，而其他大部分 "之为病"，是描述该疾病的证候特征，以揭示该病的最典型病机，在 "之为病" 条文后，仍有不少该病的证治比较。

例如在《血痹虚劳病》篇第 6 条 "劳之为病，其脉浮大"，这条指出虚劳病当见 "脉浮大"，而在前第 3 条亦曰 "脉大为劳"，第 4 条 "脉浮者，里虚也"，第 7 条 "脉浮弱而濇"，这些均与 "劳之为病" 的 "脉大" 内容相约而略有不同，可是到在第 5 条则曰 "脉虚沉弦"，第 8 条 "脉极虚芤迟"，第 9 条 "脉虚弱细微"，第 11 条 "脉沉小迟" 等，这些脉象都与 "脉浮大" 相反，骤眼看上似乎亦与 "之为病" 条文矛盾，但实际上当理解为，"之为病" 的条文是阐述一种最典型的病机，可是临床病情千变万化，脉象当如此多变。此并非 "劳之为病" 条文不能概括所有虚劳病，而是所谓 "知常达变"，只要揭示了 "常" 的典型病机，则能理解 "变" 的非典型病机。

再如《金匮要略》第十四篇第 28 条的 "黄汗之为病" 以芪芍桂酒汤主之，但到了下一条第 29 条，仍然是黄汗病，可是却改用了桂枝加黄芪汤，文中曰"食已汗出，又身常暮盗汗出者，此劳气也；若汗出已……若身重，汗出已辄轻者"，由于病情已经产生变化，或经过了误治，于是不可再以前法治之，因此前条芪芍桂酒汤是黄汗之常，桂枝加黄芪汤则是变。又如十八篇第3条的"肠痈之为病……脉数，此为腹内有痈脓，薏苡附子败酱散主之"，但到了下一条第4条"肠痈者……其脉迟紧者，脓未成，可下之，当有血。脉洪数者，脓已成，不可下也。大黄牡丹汤主之"，前条肠痈见脉数，属脓已成，是肠痈的典型病机，但假若见脉迟紧而脓未成，则还未到肠痈的典型病机，可用下法治之。以上两条均体现了"之为病"条文揭示典型病机的目的，与其他不典型的病证相互比较，以示疾病的常与变。

由此反观"太阳之为病"的"脉浮，头项强痛而恶寒"，均是其"常"，是最典型的病机反映，但太阳病不见得必须要见此三症，如脉象可以见脉浮缓、浮紧、浮数，或者是桂枝汤证的"阳浮而阴弱"，或如第23条的"脉微缓……脉微而恶寒"，甚至是第25条的"脉洪大"；亦非所有太阳病均需要见"头项强痛"，否则病在太阳即要考虑用桂枝加葛根汤或葛根汤；太阳病当恶寒，而"恶风""不恶寒"，均是指太阳病之变了。再如阳明病的胃家实属"正阳阳明"（《伤寒论》第179条），是指阳明病的最典型病机，而阳明病的"太阳阳明""少阳阳明"，抑或阳明中寒、阳明发黄证等，均是阳明病之变。再如"太阴之为病"当属脾虚寒证，而第187与第278条说太阴发黄证，当属太阴病之变。"少阴之为病"见"脉微细，但欲寐"当属少阴之常，而第303条曰"心中烦、不得卧"则属少阴之变。以上均是举例而言，常与变思想在《伤寒论》中经常出现，以此角度理解"之为病"条文，能更深刻地理解《伤寒论》的写作方式。

"之为病"体现了"中庸之道"

常变观属中国传统哲学思想，出现在各种中医经典之中，假若深一层剖析，张仲景在制定各经的"之为病"条文时，运用了"中庸之道"的思想。

各经的疾病，张仲景并非选取了最严重，或是最初浅的病情作为"之为病"条文。例如太阳病中，表证最重的是大青龙汤证，或较轻的桂麻各半汤等表郁轻证；又如少阴病最严重的通脉四逆汤证，或病初浅的麻黄细辛甘草汤证等，张仲景均没有用其证候作为"之为病"，而是选择了"中"。

"中"即是"一矢中的""击中要害"的"中"，意指"最佳点"，而"中庸"即是"用中"，指能够凡事恰到好处，总能达到最佳点。在《礼记·中庸》曰："舜其大知也与！舜好问以好察迩言。隐恶而扬善，执其两端，用其中于民。其斯以为舜乎！"这里的"执其两端，用其中于民"，正是中庸之道的具体体现。舜看到了善和恶的两端，可是他没有选择其中一方，不因为"善"是最好就只执着一端，而他选择了在两者之间找最佳点，使两者能够沟通。

同理，张仲景"之为病"的条文，虽然不能包括了所有该经的病证，却能作为"桥梁"，处于各种病证之"中"，能够沟通各方。这正是张仲景高明之处，由于疾病千变万化，执一端则忽视了其他部分，无法以三言两语而言全，但只要树立了最典型的病机特点，则足以明白各种不典型病机的关系。由此观之，"之为病"条文确是真正起上了"提纲"的作用，能举一反三。

过去"之为病"条文称作"提纲证"的争议，以常与变的观点则迎刃而解。实际上用"提纲"一说解释"之为病"并无不可，提纲即"提纲挈领"的缩写，本身是一种类比，即"提网之纲，挈衣之领，比喻抓住要领"，是言其大要，目的是让人抓住大意，而不是全部内容。就像一般写文章时，编写提纲、大纲、目录、标题，实际上都是写出了要点，而非能概括全文。问题不是在于对"提纲"一词的理解，而在于能否以正确的角度理解"之为病"所揭示的常与变。《伤寒论》强调疾病的传变过程，而六经的"之为病"就像六个"点"，揭示了六种典型的病机，假若将点串联起来而成"网"，则能真正起到"提"网之"纲"的作用，看到六经之间的演化关系。

51　六经无分"经、腑"论

　　长期以来，中医学术界习惯于将《伤寒论》"六经"中的太阳病、阳明病分为"经证"和"腑证"来解释病机。然而却很少有人深虑这样做的根据和正确与否，以致这种观点一直流传至今。通过分析、研究《伤寒论》有关原文，王琦认为，太阳病和阳明病无须分为"经证"与"腑证"，强分的观点与张仲景原文旨意相悖，它严重影响了对《伤寒论》的理解和应用。因而有深入探讨的必要，以期还《伤寒论》的本来面目。

太阳经证剖析

　　按照划分"经""腑"的说法，太阳经证，即太阳经脉的病变；足太阳经脉所络属之腑是膀胱，故太阳腑证则就是指膀胱的病变。然而以原著为本分析来看，就会发现这种观点是不符合实际的。

　　《伤寒论》太阳病篇，虽然多次提到"经"字，"如以行其经尽故也""附子温经""过经""到经不解""太阳随经"等，但这些条文并不就是等于太阳经证。通观全篇，更无一处提到腑证，可见仲景当时并没有经证与腑证之分。经腑并提，首见于西晋王叔和所著的《伤寒例》，其曰："此三经皆受病，未入于腑者……已入于腑者，可下而已。"其文虽然引自《素问·热论》，但内容已不全同，主要是把"未入于脏"的"脏"字，改作"腑"字，并且补充了"已入于腑"的一句，然而叔和之意，乃专指阳明腑实，而不是指膀胱。将太阳病分为经、腑证，始于金代成无己对《伤寒论》第106条所谓"蓄血证"原文的注解，其曰："太阳，膀胱经也，太阳经邪热不解，随经入腑，为热结膀胱。其人如狂者，为未至于狂也，但不宁尔。"他又在对《伤寒论》第124条作注释时曰："太阳，经也；膀胱，腑也；此太阳随经入腑者也。"到了明代，方有执又把"蓄水证"与膀胱腑联系起来，方氏曰："五苓散两解表里而得汗者，里属腑，腑者，阳也。"清初俞嘉言则进一步把"水逆证"与腑挂起钩来，曰："邪入于腑，饮水则吐者，名曰水逆。"又曰："自经而言，则曰太阳；自腑而言，则曰膀胱。"尔后，几经历代许多注家的发挥，于是就逐渐形成了太阳病分经、腑之论。沿袭至今，可原书不见明确记载。

　　再来剖析一下原著有关太阳病具体条文。《伤寒论》原文中，提及"太阳病"或"太阳"者，约有72条。《伤寒论选读》列于"太阳经证"项下的共有20条原文（除外禁忌证、误治证及兼证），其中所论就有许多病变，不能仅以太阳经脉病来作解释。例如，第12条太阳中风之"鼻鸣干呕"，"鼻鸣"是属肺气不利，"干呕"则为胃气上逆，均非太阳经脉所能概括。第35条太阳伤寒的"无汗而喘"，乃是风寒犯肺，以致肺气不宣。其他如第137条太阳病而见"从心下至少腹满而痛不可近"的大陷胸汤证等，皆非太阳经脉的病变。原书冠以"太阳病"的许多条文，有的具有表证的特点，有的则具有里证、热证、实证的特点，说明太阳病包括了多种病证，就是《金匮要略·痉湿暍病脉证篇》亦包括了太阳病刚痉、柔痉，太阳病湿痹，太阳病中暍等病证，这些均难以仅用太阳经脉的病变来加以解释。

　　太阳病，就是手太阳小肠经、足太阳膀胱腑等某经配某腑病的论点，显然不尽合理。对于《伤寒论》中所言太阳、阳明、厥阴等六病，究竟是属于何脏、何腑、何经络的病证，皆应以其临床表现为依据作具体分析。例如，第94条"太阳未解，脉阴阳俱停，必先振慄，汗出而解，但阳脉微者，先汗出而解；但阴脉微者，下之而解，汗出而解，但阳脉微者，先汗出而解；但阴脉微者，下之而解，若欲下之，宜调胃承气汤"。此虽曰"太阳病"，可实际既不是太阳经脉的病症，又不是太阳膀胱腑的病变，而是胃肠燥结的病症。又如第103条"太阳病，过经十余日，反二三下之，后四五日，柴胡证仍在者，先予小柴胡汤；呕不止，心下急，有郁郁微烦者，为未解也，与大柴胡汤下之则愈"。这里的"呕不止""心下急""郁郁微烦"，是为胃肠邪热壅聚，肝胆气机郁遏，非太阳经脉之病变显然。有人不敢正视此点，硬说本条是太阳阳明合病，某某与某某合病，《伤寒论》中多处提到，此既然是合病，仲景何不直言？若是如此，那第136条"伤寒十余日，热结在里，复往来寒热者，与大柴胡汤"与第165条"伤寒发热，汗出不解，心中痞硬，呕吐而下利者，大柴胡汤主之"是否皆为合病？如果可以人为地据汤名而定，则《伤寒论》中"合病""并病"概念的本身还有什么意义？

为了支持"太阳经证"的立论，有学者还提出，所谓太阳经证，不是专指经络，而是指太阳经气，太阳与膀胱相表里，从经、腑来分析太阳病的病理，并据以划分太阳病的经、腑证型，有何不可？其实，对太阳经证的这种"经气"之说，早在明代，李时珍就已经提出了不同的、符合实际的见解。他通过多方面的论证，得出了"然风寒之邪，皆由皮毛而入，皮毛者，肺之合也。肺主卫气，包罗一身，天之象也。是证虽属乎太阳，而肺实受邪气"的结论，并且指出"麻黄汤虽发汗重剂，实发散肺经火郁之药也"。陶节庵也认为太阳病并非太阳经脉、经气之病，而与肺的关系密切，故提出了"气逆作喘，非肺经乎？"的诘问。清代俞嘉言虽然极力主张太阳三纲，但他到晚年也同意"肺实受邪气"的论点，把李时珍关于此观点所论证的大段内容，抄录于《尚论后篇》之中。成无己则着眼于营卫与脾胃的关系，提出"胃者，卫之源；脾者，营之本……脾胃健而营卫通"。温病学家陈平伯在前贤理论的基础上，总结出"风温外薄，肺胃内应，风温外袭，肺胃受病，其温邪之内外有异形，而肺胃之专司无二致"。其实，太阳病篇本来就有这方面的论述，如前已提到的太阳经证之"中风"的鼻鸣干呕，"伤寒"的气逆喘呕，实是肺、胃之病症，而非太阳经脉、经气之病症，只是有些注家囿于"太阳经证"的观点，不敢承认这是肺胃脏腑的病变。太阳经证中的太阳中风证、太阳伤寒证，仲景言其治疗，分别是用桂枝汤、麻黄汤。其病服桂枝汤微汗而解，亦与肺胃有关，徐灵胎曰："桂枝本不能发汗，故须助以热粥。"《黄帝内经》曰：啜粥充胃气以达于肺也。"麻黄汤的发汗，实际是通过宣开肺气，元代王海藏就曾曰："肺主卫为气，故麻黄为手太阴之剂。"通过以上诸家的论述，结合《伤寒论》原文与临床实际，可以充分说明太阳病经证，绝不是限于其经脉的病变。

太阳腑证的剖析

依太阳病分经、腑之论，太阳腑证即膀胱的病变。主要是根据其小便"利"与"不利"及其他症状，历来又将太阳腑证分为"膀胱蓄水证"与"膀胱蓄血"证。

1. 蓄水证：《伤寒论》原文中并没有蓄水证的称谓。言蓄水证者，是以《伤寒论》太阳病篇下列四条原文所论病证为依据归纳而来的。

第71条："太阳病，发汗后，大汗出，胃中干，烦躁不得眠，欲得饮水者，少少与饮之，令胃气和则愈；若脉浮，小便不利，微热消渴者，五苓散主之。"

第72条："发汗已，脉浮数，烦渴者，五苓散主之。"

第73条："伤寒汗出而渴者，五苓散主之；不渴者，茯苓甘草汤主之。"

第74条："中风发热，六七日不解而烦，有表里证，渴欲饮水，水入则吐者，名曰水逆，五苓散主之。"

可是此四条原文，无一提及"蓄水"及"膀胱"字样，更没有称其为"太阳腑证"，而仅言太阳病发汗后或自汗，出现了小便不利或烦渴、水逆等症的水气不化之证。而"水气不化"与肺、脾、肾以及三焦等许多脏腑的功能皆有密切关系，正如柯韵伯所曰："小便由于气化，肺气不化，金不生水，不能下输膀胱，心气不化，离中水虚，不能下交于坎，必上焦得通，津液得下。桂枝色赤入丙，四苓色白归辛，丙辛合为水运，用之为散，散于胸中，必先上焦如雾，然后下焦如渎，何有烦渴癃闭之患哉！"既然如是，又怎么能独责之于膀胱呢？原文中的"消渴""水入即吐"难道也是因为"水蓄膀胱"吗？张令韶曾曰："小便不利者，乃脾不转输，水津不布而消渴，故用五苓散以散之。"柯韵伯亦指出："邪水凝结于内，水饮拒绝于外，既不能外输玄府，又不能上输口舌，亦不能下输膀胱，此水逆所由名也。"从而说明"消渴"及"水逆"分别是脾输不利，水津不布及三焦转输不利所致，而不是"水蓄膀胱"的原因。况且，五苓散亦非利膀胱之专剂，如陈来章曰："治秘（指小便不利）之道有三：一曰肺燥不能化气，故用二苓泽泻之甘淡，以泄肺而降气；一曰脾湿不能升清，故用白术之苦温，以燥脾而升清；一曰膀胱无阳不能气化，故用肉桂之辛热，以温膀胱而化阴，使水道通利，则上可以止渴，中可以祛湿，下可以泄邪热也。"五苓散方后自注强调"多饮暖水，汗出愈"，也说明该方不仅单是利小便的问题。因此，五苓散证主要是由于脾、肺、膀胱及三焦诸脏腑的功能失常，水气不化所致，而不只是膀胱的病变，而五苓散主要是通过"泄肺""燥脾""温膀胱"等恢复其气化功能，使津液输布正常，以致"小便不利""消渴止""水逆"除，也并不仅是利小便的问题。故把这四条原文所论之病证，概归责于之膀胱功能失调，称为太阳（蓄水）腑证，是不符合实际的。

2. 蓄血证：所依据的《伤寒论》原文亦有四条。

第 106 条："太阳病不解，热结膀胱，其人如狂，血自下，下者愈；其外不解者，尚未可攻，当先解其外；外解已，但少腹急结者，乃可攻之，宜桃核承气汤。"

第 124 条："太阳病六七日，表证仍在，脉微而沉，反不结胸，其人发狂者，以热在下焦，少腹当硬满，小便自利者，下血乃愈。所以然者，以太阳随经，瘀热在里故也，抵当汤主之。"

第 125 条："太阳病，身黄，脉沉结，小便不利者，为无血也；小便自利，其人如狂者，血证谛也，抵当汤主之。"

第 126 条："伤寒有热，少腹满，应小便不利，今反利者，为有血也，当下之，不可余药，宜抵当丸。"

从临床表现上来看，四条"蓄血"证的主症是：少腹急结或疼痛，其人如狂或发狂。然而膀胱的功能与精神活动无关，血蓄膀胱为什么能引起"其人如狂"的精神症状呢？且膀胱主气化司小便，其有病者必然要影响排溺，但原文却反复强调，蓄血证当"小便自利"，可见其病变并不在膀胱。《素问·灵兰秘典论》曰："膀胱者，州都之官，津液藏焉。"何以有血蓄其中？难怪钱天来也提出质问："如果膀胱之血蓄而不行，则膀胱瘀塞，下文所谓少腹硬满，小便自利，又何自出乎？"故《医宗金鉴》曰："膀胱为水府，血本无以容蓄也。"从方剂作用来分析，桃核承气汤及抵当汤（丸）皆义在通瘀，使血从肠道而出，大黄、桃仁、水蛭、虻虫诸药，无一味是作用于膀胱的。且孙思邈的《千金翼方·伤寒门》也是将桃仁承气汤列入承气汤法下，所以仲景提出："血自下，下者愈。"并在其方后注曰："当大便微利""晡时当下血，若不下者，更服。"由此可见，所谓"蓄血"证，既非膀胱之病，更无血蓄于其中，"血蓄膀胱"的说法是不成立的。

至于第 106 条的"热结膀胱"，如果联系第 124 条的"热在下焦"来理解，就不难看出这里所言的"膀胱"，实际上是指膀胱所在的下焦部位，而不是指具体的膀胱腑，这一点亦同时为上述所论而证实。正如清代汪琥所曰："膀胱热结，在卫则尿不利，在荣则血不流，故作急结之形，为下焦蓄血之证谛也。所以用桃核承气汤，乃攻下焦蓄血，治少腹急结之药，实非通膀胱热结之药也。"（《医宗金鉴》）同时，在《伤寒论》厥阴病篇中亦有"此冷结在膀胱关元"之句法，这里的"膀胱"能否称之为"太阳腑证"呢？像言"膀胱"而实非指具体膀胱部位的类似写作文法，张仲景在《伤寒论》中是经常用的，如第11 条："病人身大热，反欲得衣者，热在皮肤，寒在骨髓也；身大寒，反不欲近衣者，寒在皮肤，热在骨髓也。"成无己注解曰："皮肤言浅，骨髓言深；皮肤言外，骨髓言内。"非指具体之皮肤、骨髓也，乃泛表里部位。又如"胃中有燥屎五六枚"的胃，实际上亦是胃肠部位，因为胃中不可能有燥屎。

综上所述，无论是"蓄水"证，还是"蓄血"证，皆非是或仅是膀胱的病变。因此，把它们称之为"太阳腑证"是不符合原著实际的。正如南京治伤寒学专家陈亦人先生所曰："把蓄水、蓄血说成膀胱腑证，全由附会而来，不足凭信。"

阳明经证与腑证

像太阳病一样,《伤寒论》原书论阳明病,并没有什么经证、腑证之分。传统所称之"阳明经证",即是指表现为"大热、大汗、大渴、脉洪大"的白虎汤证;"阳明腑证"即是指表现为"痞、满、燥、坚"的胃肠燥结之承气汤证。仅就阳明经证而言,《伤寒论选读》在此节项下列有这样六条原文:

第 181 条:"伤寒,脉浮滑,此表里俱热,白虎汤主之。"

第 350 条:"伤寒,脉滑而厥者,里有热,白虎汤主之。"

第 224 条:"三阳合病,腹满身重,难于转侧者,口不仁,面垢,谵语遗尿,发汗则谵语,下之则额上出汗,手足逆冷,若自汗出者,白虎汤主之。"

第 26 条:"服桂枝汤,大汗出后,大烦渴不解,脉洪大者,白虎汤加人参汤主之。"

第 173 条:"伤寒,若吐若下后,七八日不解,热结在里,表里俱热,时时恶风者,大渴,舌上干燥而烦,欲饮水数升者,白虎汤加人参汤主之。"

第 175 条:"伤寒,脉浮,发热无汗,其表不解,不可与白虎汤;渴欲饮水无表证者,白虎加人参汤主之。"

这里没有一条提到经证的概念。若依前述太阳病划分经、腑的说法,此岂能用阳明经脉的病变之理解释得通这些病证? 就是教材的编写者,在这些条文后的《提要》中,也只是指出:第 181 条,辨阳明病表里俱热的证治;第 350 条,热厥的证治;第 224 条,三阳合病偏重阳明的治法及禁例;第 26 条,服桂枝汤后转属阳明的证治;第 173 条,白虎加人参汤证及其禁忌。即便结合《伤寒论》其他条文来看,第 182 条只提到"阳明病,外证云何?"另一条也只提到"内实,大便难者,此名阳明也"。这里只谈了"内""外",并未言"经""腑"。如果称白汤证为经证,承气汤证为腑证,那么阳明病中像中寒、中风、痼瘕、黄疸、呕吐等其他病证将何以待? 将何以称? 太阳病中的"中暍"之治,亦用白虎汤,难道也能称之为"阳明经证"吗?

仲景《伤寒论》以太阳、少阳、阳明和太阴、少阴、厥阴"三阴三阳"六病立论辨证,而在三阴病中,古今从未有人谈什么经证、腑证,即便是同一三阳病,少阳病则伤寒诸书从不作经、腑论,不知唯独太阳、阳明病与其他四病有何特殊之理言分经、腑证。硬从太阳病及阳明病中,强分出"经证"与"腑证",实是仲景之所未言,而有悖仲景之旨意。

52   六经形成三段论

　　《伤寒论》中六经的含义颇为广泛，并非单纯的经络、脏腑等所能包容，它是由不同阶段发展起来的一个综合概念。古今研讨六经实质，说法近三十余种，然各持一端，未能统一。三阴三阳理论的形成，源远流长，若自《黄帝内经》或自仲景为始，进行断代研究，断然不能领略其真谛。学者梁华龙等认为仲景之六经，其形成经过了名，形、名结合，以及形、名、用结合的三个阶段。

三阴三阳"名"的阶段

　　仲景将医经系统和方药系统完整地结合起来，形成了理、法、方、药的理论体系，他是在前人的基础上发展完善起来的。因此，除医书之外，先秦诸子的理论也是其理论体系的基础，书中亦不乏《易》《老》、河洛之学的思想。阴阳理论的产生，滥觞于《易经》，广布于诸子，如《易·系辞上》中曰"一阴一阳谓之道"。《列子·天瑞》中曰"天地之道，非阴则阳"，《荀子·天论》中曰"列星随旋，日月递熠，四时代御，阴阳大化"等，都涉及阴阳这个矛盾对立的哲学概念。早期的太少阴阳说，虽然能够较为具体地分析时间和空间，较为清楚地说明事物对立双方的转化过程，体现量变和质变的道理，但事物的发展过程中，对立双方的矛盾运动，其各方面都存在着偏盛偏衰的情况，事物的相互转化，是一个渐变过程，大多是从渐变始，至突变终的。故尔阴阳的少、老之间，有一中间过程，从少到老，经历着初生、壮盛、衰老的过程，如此才能概尽事物的变更现象。《周易》八卦之中，是老阴生阳，老阳生阴，坤卦下的一阳生震，二阳生兑，三阳即乾，由阴至阳，形成少、壮、老三阳而乾卦下一阴生巽，二阴生艮，三阴即是坤，由阳至阴，形成少、壮、老三阴，体现了阴阳之间在时、空、量上的转化过程。八卦相荡，六十四卦由是而生，概尽了事物变化模式，而侮卦六爻，一分为二，初三、五为阳二、四、六为阴，三阴三阳，显示了事物运动的少、壮、老的变化规律。而"文王八卦"中的三男三女说，采用了一分为二，三分为六的方法，暗寓《老子》"一生二，二生三，三生万物"的含三为一的思想。这里，太少阴阳的理论，已发展成为三阴三阳理论的雏形，而且包含了位上'中、下，时初、中、末，量少、壮、老的概念，这就是三阴三阳理论的初期阶段，它是作为人类认识事物的哲学概念而被应用的，是人类认识论的结晶，也就是三阴三阳的"名"的阶段，是医家三阴三阳理论的嚆矢。

三阴三阳"名""形"结合阶段

　　《黄帝内经》的成书，是中医学由神权医向哲学医的过渡。《黄帝内经》和《难经》的作者，将三阴三阳理论移植到医学中来，保存了原有的自然界认识论思想，将《易经》中宏观宇宙，重共性、多思辨的认识论思想继承过来，并赋予相对微观的人体形质，使三阴三阳理论，在《易经》哲理的"名"的基础上，注入"形"的内容，将一个崭新的"形""名"结合的三阴三阳理论作为说理工具，运用到医学中来。《黄帝内经》对于《易经》中的知常察变、司外揣内、见微知著，推此及彼、究果求因、静意视义的认识论方法有所发挥和完善，将其运用于对疾病的认识中，如在《素问·至真要大论》中曰"愿闻阴阳之三何谓？岐伯曰：气有多少，异用也。"多少即是量的概念，把阴阳分而为三，加强了《易经》中三阴三阳"少、壮、老"的量的概念。而在《难经·七难》中，将三阴三阳与时日结合，提出三阴三阳旺时说，不仅反映了阴阳量的概念，而且又包含了三阴三阳与时间的关系。这些都是医家对三阴三阳认识论思想的继承和发展。在《素问·阴阳离合论》《素问·阴阳别论》《素问·六节脏象论》《素问·太阴阳明论》等篇幅中，将三阴三阳与脏腑、经络结合，又赋予了三阴三阳以脏腑、经络、脉象等"形"的概念。

《素问·热论》外感热病的三阴三阳理论，以感邪发病时日，与脏腑经络，三阴三阳结合起来，既运用了原有的位、时、量的认识论概念，又与人体的脏腑形质结合，且指出热病的传变顺序，隐含病势恒动的思想，是三阴三阳理论"名""形"结合的典范。在这一阶段中，虽然也提出了三阴三阳气化的概念，但仅是对自然界的认识，尚未升华到人体功能的认识上来。所以这个阶段，是三阴三阳理论的"名"——认识论思想，和"形"——脏腑、经络相结合的阶段，亦即医家移植哲学概念进入自然科学领域的阶段，它是中医学神权医和哲学医的划时代的标志。

三阴三阳"形""名""用"结合阶段

仲景汇集东汉以前诸子及医家的三阴三阳学说，继承了其中形、名结合的理论体系，并结合自己对人体生理、病理的认识和临床经验，使三阴三阳理论更加完善起来。仲景之三阴三阳学说，除具有"形""名"结合的概念之外，又赋予其"用"——即功能的概念，这个功能即是气化。它包括了两方面的内容，一是六经六气的标本从化，二是脏腑、经络物质基础之间的转化。前者反映了人体与外界环境之间的统一整体观念，是以三阴三阳理论认识人与自然关系的方法来认识人体六经系统，有着辩证法思想和唯物论观点，是对原始的三阴三阳理论中哲学思想的发展和应用。三阴三阳和六气两者标本之间，在疾病中，仍然是一个渐变至突变的过程，六气和阴阳各有着初生、壮盛、衰弱的变化，而这种变化的正常与否，是六经生理和病理的疆界，标本从化的气化失常，产生了千变万化、错综复杂的六经病。后者则反映了人体内部的整体观念、气、血、津液之间在脏腑作用下的相互转化，是维持生命活动的基础，既然赋予三阴三阳以脏腑、经络等形质的概念，则其功能活动亦必隐含其中，仲景在其《伤寒论》中就揭示了这一点。如三阳重在气津之间的转化，太阳病津不化气而成寒热、蓄水，治则发汗、利水阴阳病气不化津而成燥热，故治疗多生津泄热。可见仲景不言气化而不离气化，将功能的概念隐于三阴三阳之中，气化是脏腑、经络的气化，脏腑经络是处于时空之中物质基础，故可以认为这个阶段的三阴三阳理论是名、形、用，即六气标本从化和脏腑气化的功能活动相互结合的系统的六经理论。

六经理论从《易经》到《黄帝内经》《难经》的发展过程中，就已具备了量、位、时、势等认识论的概念。并且又包含了脏腑、经络等形质概念。仲景引用三阴三阳理论，又将功能活动的概念赋予了三阴三阳，从而使三阴三阳成为一个形、名、用相互渗透、相互结合的综合概念。因为探讨仲景三阴三阳六经理论的实质，就必须从形、名、用三方面去认识，才能得出一个完整的、具有说服力的结论。那么，六经的实质究竟是什么呢？六经是既含有脏腑、经络的形质概念，又含有气化等功能活动的概念，又含有位、量、时、势等认识论的概念，是一个形、名、用结合的多面体。以此来认识六经，则诸种有关六经实质的假说，都涵载其中，因为在近三十余种六经实质假说中，无非是认识论、物质基础、功能活动三大类，都各从一个或两个侧面去说明其实质，因而不免具有局限性。

53　六经新释

　　学者朱昌荣认为，以六经"易三阴三阳"而解释《伤寒论》，众说纷纭，大有鱼目混珠之嫌，可谓张冠李戴，澄清"六经"之伪说，义不容辞，势在必行。

　　提及《伤寒论》无不言"六经"，诸如"六经病""六经篇""六经辨证"……云云。读过《伤寒论》的人都知道，在《伤寒论》中，并没有"六经"这两个字，所谓的"六经"是后世《伤寒论》学者，对于《伤寒论》中三阴三阳的称谓。既然《伤寒论》中没有什么"六经"的提及，那么我们在学习《伤寒论》时，就不免产生这样几个疑问：为什么用"六经"代言《伤寒论》之三阴三阳？以"六经"代言三阴三阳其根据、理由是否充足？能否忠实表达仲景原旨？我们知道，《伤寒论》之理论渊源，主要来自《黄帝内经》。这一点是历代《伤寒论》之学者所公认的，就是医圣自己在其《伤寒论》自序中亦有"方撰用《素问》《九卷》"之言。正是由于《伤寒论》其渊源来自《黄帝内经》，后世《伤寒论》之学者，因《黄帝内经》中有三阴三阳十二条经脉之"六经"，《伤寒论》中有《太阳病脉症并治》《阳明病脉症并治》……《厥阴病脉症并治》六篇；且文中有"经尽""传经""过经"等文字；后人据此将《伤寒论》中之三阴三阳概称为"六经"。

　　根据现有文献，中医学"六经"一词首见于《黄帝内经》其所及经文共9处，其中《素问》4条，《灵枢》5条，如《素问·阴阳应象大论》曰"六经为川，肠胃为海，九窍为水注之气"。《素问·厥论》曰"愿闻六经脉之厥状病能也"。《素问·阴阳类论》曰"三阴，六经之所主也"。《素问·气交变大论》曰"阴阳往复，寒暑迎随，真邪相薄，六经波荡"。《灵枢·周痹》曰"故刺痹者，必先切循其下之六经，视其虚空，及络血，结而不通，及虚而陷空者调之"。《灵枢·刺节真邪》曰"六经调者，谓之不病，虽病谓之自已也"。《灵枢·卫气》曰"能知六经标本者，可以无惑于天下"。《灵枢·终始》曰"上下相应，俱往来也，六经脉不结代"。《灵枢·口问》曰"余之闻，九针之经，论阴阳，六经已毕"。

　　从以上《黄帝内经》中，仅有之九处，含有"六经"一词之文字观之，"六经"一词其《黄帝内经》中主要含义是代指人体手足之三阴三阳十二条经脉，这一点是毋庸置疑的，如《中医大词典》"六经"条曰"太阳、阳明、少阳、太阴、少阴、厥阴，六经之经脉也"。

　　自晋皇甫氏之《针灸甲乙经》与仲景之《伤寒论》首及"六经"后，以"六经"而言《伤寒论》者，代有其人，然而对于"六经"之义、"六经"之实质则各持己见，互不相从，长期争论不休。近代以前《伤寒论》学者对"六经"的不同看法有：

　　(1)"六经"就是《素问·热论》中日传一经之"六经"。如"岐伯曰：伤寒一日，巨阳受之……二日，阳明受之……六日，厥阳受之……"。代表如金代刘河间派《伤寒直折》。

　　(2)"六经"是《灵枢·经脉》中所言之经脉及证候。代表如宋代朱肱《类证活人书》。

　　(3)"六经"就是《黄帝内经》中关于阴阳之气各有多少和"标本中见"的气化学说理论。代表如黄元御、张志聪、陈修园等。

　　(4)"六经"作为辨证纲领，如清代柯韵伯认为，六经辨证，统领百病，六经尤六个区域，每个区域有各自的病症，他在《论翼自序》中曰："原夫仲景之'六经'为百病立法，不专为伤寒一种，伤寒宗病，治为一理。"

　　(5)"六经"是六个症候群，如清代陆渊雷在《今释》中曰："不问病源为何，皆视其证候而归纳为若干症候群，与其施治，而知其宜忌。"

　　(6)"六经"作为一种标记符号无实际意义，如日本汉方医家山田正珍在其《伤寒论集成》中曰：

"太阳指表而言，盖伤寒以'六经'言之，古来医家相传之说，不可遽易者也，夫人之常情，每信于其所习见，而疑于其所未尝习见者，故仲景氏亦不得已而袭其旧名，实则非经络之谓也，借此配表里脉证而已，故《论》中无及经络者，可见此书以六经立名，犹数家者流以甲乙为记号，注家不解，以《素问》《灵枢》经络之说，可谓不解事。"

就是对于"六经"的"经"字的解释，亦有不同的争执，如明代方中行认为，"六经"之"经"于"经络"之"经"不同；犹儒家"六经"之"经"也，尤言部也。清代程效倩认为，"经"则大言界也，在其《伤寒后条辩》中曰"经"太言常也。清代柯琴认为，仲景之"六经"是经略之'经'，而非经络之'经'。日本汉医家丹波元坚则认为，"六经"是于表、里、寒、热、虚、实相配。

当代《伤寒论》学者对"六经"的不同认识有：

（1）赞同经络说：强调六经就是十二经络，如程门雪、刘渡舟等。

（2）赞同脏腑说：认为六经脏腑是功能的概括，如鲁福安等。

（3）脏腑经络气化说：认为三阴三阳是经络脏腑物质基础上的气化活动，如万友生等。

（4）气机升降说：认为六经证治包括了八纲，贯穿着脏腑气机升降理论，如张夑钧等。

（5）生理系统说：认为六经病证是六大生理功能系统在邪气干扰下发生的病理反应，如吴凤全等。

（6）六病分证说：认为"六经"应该是六病，如赵锡武、李克绍等。

（7）六经分证说：认为是外感热病分证的高度概括，如郭霭春等。

（8）证治纲领说：认为六经是辨证纲领与论治纲领的高度统一，如董平等。

（9）症候群说：认为三阴三阳实质是六个症候群，如黄文东、金寿山等。

（10）综合体说：认为六经融合阴阳全部概念，包括表里、寒、热、虚、实、经络、脏腑、营卫气血、邪正消长等多种概念的综合体，如姜春华等。

（11）病理层次说：认为六经是阴阳量大小划分六个大的病理层次反应，如郭子光等。

（12）阴阳胜复说：认为六经辨证理论基础是阴阳胜复，如柯雪帆、时振声等。

（13）病证结合说：认为六经是辨病和辨证的结合，如徐荣斋等。

（14）病证虚实说：认为六经是由量变到质变的萌芽，如全选甫等。

（15）环节说：认为六经是疾病变化不同性质的六个环节，如孙译光等。

（16）抽象说：认为六经是盛衰程度的差别，是证候的抽象，如牛元起等。

（17）时空说：认为六经是时间和空间的综合概括，如岳美中等。

自晋皇甫开"六经"之先河，自此以后，"六经伤寒"已成定论，而"六经"之正误鲜有疑者，然而对"六经"一词的含义，为什么争论这样激烈，分歧这样大，且长期不能苟同呢？其原因在于何处？是否与"六经"之介入《伤寒论》有关呢？

我们不妨先从《黄帝内经》中看看："太阳、阳明、少阳、太阴、少阴、厥阴、三阴、三阳的含义是什么？"考《黄帝内经》之文，"太阳、阳明、少阳、太阴、少阴、厥阴之文字，随处可见（其中太阳出现 274 次，太阴出现 258 次，少阴出现 250 次，少阳 228 次，阳明 310 次，厥阴 132 次）"，三阴三阳其含义，至少有以下几个方面：

（1）表示人体十二条经脉，如太阳表示手太阴肺经，及足太阴脾经，即"六经"。

（2）表示人体脏腑，如《素问·脉解》曰"少阴者肾也"。

（3）表示阴气阳气的多少，如《素问·天元纪大论》曰"阴阳之气、各有多少，故曰三阴三阳也"。

（4）表示三阴三阳有"开、阖、枢"之"离""合"动态变化关系，如《素问·阴阳离合论》曰"是故三阳之离合也，太阳为开，阳明为阖，少阳为枢，三经者，不得相失也，搏而勿浮，命曰一阳……命曰一阴"。

（5）表示"数"的概念，即太阳为三阳，阳明为二阳，少阳为一阳；太阴为三阴，少阴为二阴，厥阴为一阴。如《素问·太阴阳明论》曰"足太阴者，三阴也"。《素问·阴阳类论》曰"所谓二阳者，阴明也"。

（6）表示中医运气学说中"主气"，即"初之气厥阴风木，二之气少阴君火，三之气少阴相火，四之气太阴湿土，五之气阳明燥金，六之气太阳寒水"。如《素问·六微旨大论》曰"显明之右，君火之位也；君火之右，退行一步，相火治之；复行一步，土气治之；复行一步，金气治之；复行一步，水气治之；复行一步，木气治之；复行一步君火治之"。

（7）表示中医运气学中"客气"，即"一阴厥阴风木，二阴少阴君火，三阴太阴湿土；一阳少阳相火，二阳阳明燥金，三阳太阳寒水"。如《素问·六微旨大论》曰"上下有位，左右有纪；故少阳之右，阳明治之；阳明之右，太阳治之；太阳之右，厥阴治之；厥阴之右，少阴治之；少阴之右，太阴治之；太阴之右，少阳治之"。

（8）三阴三阳有序性及循环性，即"太阳—阳明—少阳—太阴—少阴—厥阴"，如《素问·热论》曰"伤寒一日，巨阳受之，故头项痛，腰脊强，二日阳明受之……四日太阴受之……七日巨阳病衰……十二日，厥阴病衰"。

（9）三阴三阳有一定的时空序位性，如《素问·阴阳离合论》曰"圣人南面而立，前曰广明（即阳明），后曰太冲，太冲之地，名曰少阴，少阴之上，名曰太阳"。

（10）三阴三阳和"六律"遥相呼应，如《灵枢·经别》曰"外有六腑以应六律，六律建：阴阳、诸经而合之十二月、十二辰、十二节、十二经水、十二时"。

（11）三阴三阳亦可表示一日之阴阳：①《素问·金匮真言论》曰"平旦至日中，天之阳，阳中之阳也；日中至黄昏，天之阳，阳中之阴也；合夜至鸡鸣，天之阴，阴中之阴也；鸡鸣至平旦，天之阴，阴中之阳也，故人亦应之"。②《素问·生气通天论》曰"夫自古通天者，生之本，本于阴阳……皆通乎天气，其生五，其气三……故阳气者，一日而主外，平旦人气生，日中阳气隆，日西而阳气已虚……反此三时，形乃困薄"。③《素问·至真要大论》曰"愿闻阴阳之三何谓？岐伯曰：气有多少异用也。帝曰：阳明何谓也？岐伯曰：两阳合明也。帝曰：厥阴何谓也？岐伯曰：两阴交尽也"。④《灵枢·营卫生会》曰"阴阳相贯，如环无端。卫气行于阴二十五度，行于阳二十五度，分为昼夜，故气至阳而起，至阴而止。故曰：日中阳陇为重阳，夜半而阴陇为重阴。故太阴主内，太阳主外，各行二十五度，分为昼夜。夜半为阴陇，夜半后而阴衰，平旦阴尽而阳受气也。日中为阳陇，日西而阳衰，日入阳尽而阴受气也。夜半而大会，万民皆卧，命曰合阴，平旦阴尽而阳受气，如是无已，与天地同纪"。

以上第1段经文言下之意：昼为阳，夜为阴；第2段经文是说阴阳各自一分为三，是根据阴气、阳气的多少来划分的，是有别于阴阳的分法，是有特殊意义的，如阳明是两阳合明，厥阴是两阴交尽。第3段是阐述一日昼夜之阳阴，由初生—盛极—衰退的变化规律，是阴阳各自的两极和中间状态，是阴阳各自的三分法和一日阳昼阴夜整体阴阳的三三相加的六分法；第4段经文是说人体之阴阳和一日昼夜之阴阳一样是：阴阳相贯、如环无端、与天地同纪、如是无已。通过以上四段经文以文征义，不难得出三阴三阳亦表示一日之阴阳……以此，三阴三阳亦可表示一日中从早至午至黄昏到半夜、到天明，不同时段的阳气、阴气之多少。

由以上可知，《黄帝内经》之三阴三阳，不仅表示人体的各种生理器官，如经脉、脏腑，同时亦表示在天人相应思想指下，所总结出的人体的生理机能，病理现象，更表示阴阳运动状态，周期循环，开、阖、枢、初、盛、衰之两极中间的三分状态，使阴阳彰显出活生生的生命状态。很显然《黄帝内经》之十二经脉之"六经"与《黄帝内经》内含丰富之三阴三阳之间，二者大相径庭，实不可同日而语。现在"六经"及"三阴三阳"在《黄帝内经》中的含义已基本明确，然而，《伤寒论》之三阴三阳，是《黄帝内经》中之"六经"呢？还是《黄帝内经》中意蕴多之三阴三阳呢？

观仲景之《伤寒论》一书，三阴三阳依序而陈，其辨证有条不紊，处方用药简明而详，其所论之病，阴阳表里、寒热虚实、气血、脏腑、经络无所不及，如《太阳并脉证并治》篇中，有经病，腑病。经病有中风、伤寒；腑病中有蓄水、蓄血；亦有变证、类证、合病，旁观仲景《金匮要略》一书，尚有太阳病之"痉""湿""暍"之别，此远非经脉之"六经"所能囊括。因为《伤寒论》之理论渊源主要来自《黄帝内经》，且《伤寒论》一书没有"六经"一词，同时《伤寒论》中三阴三阳之义与《黄帝内经》

中"六经"之义相去甚远，所以，可以武断地说《伤寒论》中三阴三阳，实为《黄帝内经》中之三阴三阳的继承和发展。

从《伤寒论》一文，作壁上观，医圣正是于《黄帝内经》之三阴三阳之经络、脏腑、气血、标本气化、开、阖、枢；表里、离、合，与一日之阴阳变化同步为理论基础，以外感伤寒为例，以三阴三阳为目，以阴阳为不言之总纲，以调平阴阳为总的治疗大法，贯穿于全书始末，以动态的、三分状态的三阴三阳创造性地将全书分为六篇，并以之统率全书，指导辨证及处方，使治疗、康复变得有机、有续、连贯而浑然一体，凸显目张纲举之神韵。

历代《伤寒论》学者，对于《伤寒论》潜研揣摩，蔚成百家争鸣之局面，不容忍于"六经"之"一"说，不仅说明"六经伤寒"之不当，亦从侧面验证了《伤寒论》之三阴三阳源本于《黄帝内经》之三阴三阳，因为"六经伤寒"的每个派别学说，都充分验证和直接揭示了《伤寒论》之三阴三阳是《黄帝内经》之三阴三阳，以狭隘的"六经"代替包含"六经"并表示人体生理器官、生理功能、病理现象及阴阳盛衰诸多内容的三阴三阳，本属不当，以悖经文，而后人亦不见其本，徒见其标，舍本而求末，从而忽视了对《伤寒论》之三阴三阳实质的探讨，无形中犯了只见树木不见森林之错误。

一部《伤寒论》其理法简而详，其疗效卓著，应若桴鼓，千余年来吸引了众多医家、学者莫大的兴趣，为业医者之津筏；但作者之构思精而奥，寓理之博而深，使学者触之朗然，用之效然，而思之茫然，以至于只知其然而不知其所以然。

我们知道"六经"和"三阴三阳"是两个内涵不同的概念，如果"六经"一词单为三阴三阳之泛称或代名词而设，当然无可厚非，然而，"六经"这个在《黄帝内经》中内容狭隘之词与《黄帝内经》中的内容博大、丰富之三阴三阳一词相比，它的介入无疑有混淆视听、鱼目混珠之嫌；小而言之，使学者易入"六经伤寒"之即以"六经脉"而释"三阴三阳"之误区；大而言之，因持"六经伤寒"之论，从而忽视了对《伤寒论》三阴三阳实质的探讨，引来"六经"之纷争。

统观仲景之《伤寒论》全书，细细品味其所言之三阴三阳实与《黄帝内经》之三阴三阳一脉相承，医圣在天人相应整体观念及三分阴阳的理论指导下，把人的生理器官（脏腑、经脉）及生理现象、功能（脉象、人体气血阴阳变化等）与自然全息的规律变化，统统归纳为三阴三阳，并以一阴一阳而统之；如《伤寒论》第七条"病有发热恶寒者，发于阳也；无发热恶寒者，发于阴也"。三阴三阳不仅指自身的生理上相互依存、互相平衡、相互统一，并存在着与自然界、时间相应的节律性周期运动、整体衡动变化状态，如一日传一经的节律周期性变化，及一日昼夜中阴阳节律周期性的变化。其中"六病"欲解时，就是依据十二时辰阴阳盛衰规律变化而推出，有力说明和验证了仲景三分阴阳的用意和实质内涵，可谓精妙绝伦；如《伤寒论》第九条"太阳病，欲解时，从巳至未上"。自然界的阴阳消长，人体亦随相应变化，因此太阳病易在阳气不断升发强盛的"巳至未"时而自愈。

从《伤寒论》一书，循仲景之旨，不难悟出，在仲景看来，疾病是一个过程，这一过程是由邪正相争而相对"紊乱"不断变化发展连贯起来的，而这一过程是建立在正常的阴阳变化基础上的，因此把握人体正常的阴阳盛衰之变化规律，了解疾病的来龙去脉，预测疾病未来趋势，动态性地观察疾病的始终，在调平阴阳之疗病愈疾总则下，因势利导，四两拨千斤，变被动为主动，则有事半功倍、化繁为简、变难为易之神妙。

因此，仲景《伤寒论》之三阴三阳，是和《黄帝内经》一脉相承之三阴三阳，而非"六经"；是阴阳学说，特别是"阴阳一分为三"学说在外感伤寒一病中的高度发展和充分利用；是阴阳学说高度发展的结果。它熔中医学之阴阳、脏腑、卫气营血、经络、气血津液、运气节律等诸学说为一炉；充分运用当时药物学和方剂学的成果，结合作者本人的四诊、辨证、诊断、治疗经验，天才地演绎了《伤寒论》三阴三阳学说，使中医学之临床可操性和疗效空前提高；这正是《伤寒论》之学无穷魅力之所在，是《伤寒论》之学，虽有"六经"之乱，而历经千年不衰之关键所在。

撇开"六经"从仲景之《伤寒论》出身，从《伤寒论》之源《黄帝内经》，研究仲景之三阴三阳实质，探讨并循进仲景之思维脉络，则仲景之学不远矣！《伤寒论》之学幸矣！

54　六经新论

　　《伤寒来苏集》是清代著名医家柯韵伯所著，柯韵伯采用"以方类证，方不拘经"的方法对《伤寒论》原文次序进行重新编排和归纳，使仲景之作在理、法、方、药等方面得到重新诠解，是研究伤寒学术思想的上乘之作。其对伤寒六经进行多方面研究，发前人所未发，批前人注解之谬，参悟仲圣本旨，为后世传承和发展六经体系开辟新道路。学者李敏等将其书中六经思想择其一二，加以阐述，以期能窥仲圣学术一隅。

首立六经地面学说

　　对于六经实质，以往医家多以《素问·热病论》篇为凭，举经络理论分解立说以证实六经之理。方有执《伤寒论条辨》曰"经络筋脉，类皆十二，配三阴三阳而总以六经称，六经之经与经络之经不同。若以六经之经断然直作经络之经看，则不尽道，惑误不可胜言"，方有执推翻朱肱所创的经络六经学说，认为六经非六条经络，而是人身的六大分部，故以人体解剖部位和五脏六腑分属六经，柯韵伯在其基础上，在伤寒论的研究发展中，更多地运用了"六经地面学说"，柯韵伯认为仲景六经以阴阳大法为旨，非单纯拘泥经络循行之说。《素问·皮部论》曰"皮有分部，脉有经济，其生病各异，别其部分，左右上下，阴阳所在，诸经终始"，此为六经分部思想源泉。柯韵伯指出，伤寒六经为人体分界之六经，虽冠以经络之名，实以经络为载体。伤寒六经为"地面"，经络如"地面"之"道路"，六经借经络通调各方，外涉皮、脉、肉、筋、骨，内及五脏六腑，此是对整体观念的进一步发展，在藏象学说基础上，以六经分类对机体重新进行整体划分。机体正气受损时，六经地界杂合内伤外感、表里寒热、阴阳虚实等多种因素，称为六经病。机体不同部位分布气血有异，所受邪气从本经所禀阴阳气血多寡而变化，六经如诸列国，风土人情不同，邪气从化因经而异。正如柯韵伯所曰："夫病寒热，当审人阴阳之盛衰，不得拘天气之寒热。天气之寒热必因人阴阳之多少、元气之虚实为轻重，不全凭时令之阴阳为转移也。所以仲景制方，全以平脉辨证为急务，不拘于受病之因，不拘于发病之时为施治。"

　　柯韵伯否认太阳为膀胱所主的观点。六经以阴阳为经纬，腰为阴阳出入升降之关隘，腰以上为阳，由三阳主持；腰以下为阴，为三阴宰制。膀胱位于腰下，属阴，故不得为六经之太阳。柯韵伯提出，心为阳中之太阳，外统一身气血，营卫防护体表而为御敌之将。因此，心为太阳之大主。太阳经界为"内至心胸，外至巅顶，前至额颅，后至肩背，下及于足，内合膀胱"，居人身最表，如防御抗敌之边疆；柯韵伯认为，心胸为太阳之里，阳明之表，为太阳、阳明营卫气血流转出入之通衢，营卫环周不休，自表及里，故"内自心胸至胃及肠，外自头颅，由面至腹，下至于足"，为阳明之地；阳明界上，少阳主之，"由心至咽，出口颊，上耳目，斜至巅，外自胁，内属胆"，为少阳地面；腹为三阴夹界之地，"自腹由脾及二肠魄门，为太阴地面""自腹至两肾及膀胱溺道，为少阴地面""自腹由肝上膈至心，从胁肋下及于小腹宗筋，为厥阴地面"。柯韵伯将人体分为六经地面，内接脏腑、外达肢体、上达于巅、下及胸腹，在部位上相互嵌合、功能上相辅相成，正常时相互为用，异常时相互影响，此种划分在生理上可囊括人体全部功能，病理上则可反映人体各种病变。柯韵伯曰"四经部位，有内外出入、上下牵引之不同，犹先王分土域民、犬牙相制之理"，将六经形象化、具体化，是对六经学说的丰富和补充，为后人学习、利用六经辨证提供有利理论依据。

　　柯韵伯对《伤寒论》的阐释可谓独辟蹊径，俞根初的"六经形层说"即是对柯韵伯的学术思想的继承与发展，俞氏以六经为依据将人体分为六个层次，以辨明病邪的浅深与进退。现代伤寒大家李培生肯定了柯韵伯"六经地面学说"的观点，认为柯韵伯独具慧眼，洞见仲景之精髓，意义非凡，并对柯韵伯六经观点进行补正，指出其否定经络学说的偏激之处，强调应将六经地面学说与手足十二正经相结合解释伤寒六经。当代医家宋俊生认为，柯韵伯就《伤寒论》六经提出了与众不同的"经界说"，这种划分能够较好地揭示六经疾病传变规律，六经地面学说是对单纯以经络来解释六经的一大补充，扩大了六经的范围，对六经的辨治系统贡献了坚实的理论基础。孙金芳对《伤寒来苏集》"六经地面"学说进行了归纳，认为"六经地面"既可用来阐释人体各个脏腑的生理功能和特点，又可说明脏腑功能之间相互辅佐又相互制约的关系，奠定了诊断疾病和遣方用药的基础。

匠心独具详辨六经通路之来去出入

柯韵伯除创制"六经地面学说"以外，对于"六经邪路"之隐旨，尚未见人掘取，故起笔略陈管见，以使前贤高论得以出潜离隐。《读医随笔》曰："大抵治病必先求邪气之来路。而后能开邪气之去路。"正邪斗争是疾病发生发展的主要矛盾，病邪在人体脏腑组织出入皆有通路可循，柯韵伯明确将六经视作病邪通行道路，《伤寒论翼》曰："兵法之要，在明地形，必先明六经之路，才知贼寇所从来，知某方是某府去路，某方是某郡去路。"六经地形是根据人体的形态结构、生理特性所划分，各经地形藏邪深浅与祛邪之难易程度均有差别，故柯韵伯曰："太阳是大路，少阳是僻路，阳明是直路；太阴为近路，少阴为后路，厥阴为斜路也。"诸邪以六经地形为交通，视正气之强弱而出入。阳经位居体表，守城卫护，倘三阳正气不足则风寒邪气得以乘虚伤之，因此柯韵伯认为三阳经为邪气来路；伤寒之中多阴邪，喜趋阴传里，伏三阴之地，故柯韵伯认为三阴经为邪气去路，所谓去路即邪气传变趋向。当世为医者多从解决疾病去路一端入手，常忽略疾病来路，建立疾病从何而来，由何而往的双向辨证思维，可先安未受邪之地，预先截止疾病发展变化，于临证有重要指导意义。《伤寒论》曰："太阳病，头痛至七日以上者，是行其经尽故也。若欲作再经者，针足阳明，使经不传则愈。"预先通运阳明以防止疾病内传；再如大柴胡汤，柴胡桂枝汤，麻黄附子细辛汤等，皆同时考虑了疾病的来路和去路，并分别轻重，来路往往是病变首因，是去路的先导，可见仲景对于疾病的终始进退认识深刻，知常达变，治中兼防的临床思想值得后世医家学习。若临床见少阴证只着眼肾阳受损、阴邪内侵于少阴，未曾意识到寒湿袭虚的来路在于太阳之表不开，单用补肾扶阳祛寒之品则不能从根本上解决问题。

《类经》载"大凡疾病之生，必有所自，是有道以来也。知其所自而径拔之，是有道以去也"。柯韵伯认为治病应使邪气有所出，因势利导，顺应机体生理自然，着手于病势所趋之向，以截断疾病出路为大忌。《伤寒附翼》曰"三阴之表自三阳来，所以三阴表剂，仍用麻黄、桂枝为出路"，三阴经邪气自三阳而来，生邪之地亦为外出之通路，以来路为通路，明晰疾病邪气通行路径，是祛邪外出时要注意的问题。如对于"伤寒，阳脉涩，阴脉弦，法当腹中急痛，先与小建中汤不差者，小柴胡汤主之"，柯韵伯认为此肝乘脾证，更方为小柴胡汤是欲使亢盛之厥阴肝木有转少阳之机、有路可出，邪气得透则克乘脾土之势衰减，即"阴出之阳而愈"之意。正如岳美中先生所曰："祛邪于体外，所取之路就其近便之处。"

病邪亲和趋向和正气抗邪趋向，就辨析最佳病邪出路而言，大多较就近祛邪更为重要，更具有决定性。因势利导往往为医家所重视，如后世医家魏长春认为"治病需从生理自然，用药当视病势所趋，祛邪应乘势利导，切忌截病出路"，寥寥数语，即点中审病求法之要旨，在治病过程中，若有邪，应当做到因势利导，祛邪而不伤正，以求"屈人之兵不如趋人之兵"。已故名医李可先生在应用伏邪理论对急危重症的治疗中，针对顽固性疾病提出"表是邪之入路，亦是邪之出路"，开创了扶阳托邪法。李可认为医者治病，当助人体之本气也，制之得法，则阴证化阳，由里出表，治不得法则表邪内陷三阴，危矣。观李可临证处方，其搭建方药格局框架之时，同时着手病邪的来路与去路，分别轻重，方向清晰，诚为方药格局的境界高妙之处，也是其考虑周全缜密之处。

重新蠡定六经提纲证

　　《伤寒论条辨》指出："曰六而言本之三阴三阳者，道生于三，一阴一阳之维也。是故言六，则十二在其中，言十二则五脏六腑，四肢百骸，周身内外，所有无一物不在其中矣。"六经提纲之说发于方有执，经柯韵伯发扬光大。柯韵伯认为六经名目并非概括六经内涵，故将《伤寒论》的条文以六经分证的形式加以整理，重新规划六经脉证，并从六经脉证中列举可概括该经病症全貌的条文作为本经纲领标准。柯韵伯认为"六经提纲各主一局"，六经提纲中当包括病因、病机、病性、病位、病症等多方面内容，并可体现该经的传变过程。

　　如太阳经，柯韵伯认为"表证表脉独太阳得其全"，故太阳病特别突出"表象"重要性。柯韵伯另将"项强"作为太阳必备证，因太阳主寒水之化，故恶寒亦较他经尤甚。病在三阳，正盛邪实，正邪交争体表，相持不下，脉当浮而有力。心外统一身气血，心火不足，风寒有机可乘，故柯韵伯创造性地提出太阳经为心所主。太阳诸方皆以麻黄、桂枝汤为统领，二者皆含桂枝甘草汤，以扶心阳，温通营卫。阳明主阖，胃气不降，阳气内壅是阳明病根源。柯韵伯提出"胃家实"为阳明提纲证，所指"胃家实"非燥屎坚硬，只是针对"不下利"而言，如《伤寒论翼》曰："故阳明必以阖病为主，不大便故阖也，不小便亦阖也，不能食、食难用饱、初欲食反不能食，皆阖也。自汗盗汗，表开而里阖也。反无汗，内外皆阖也。种种阖病，或然或否，故提纲独以胃实为主。"少阳主枢，是气机交接转枢之地，位于半表半里、半阴半阳，有输转表里、斡旋内外之效。柯韵伯根据口、咽、目三窍为表入里，里出表之处，能开能阖，符合少阳枢机特性，故认为三者为少阳经气循行出入场所，少阳枢机不利，相火郁极上扰发病，故提纲证为"口苦、咽干、目眩"。太阴提纲证是"腹满，时痛而吐利"，太阴位三阴之表，卫护三阴经，邪犯太阴，里气不足则运化失调，水湿流溢，腹痛吐利，符合"太阴主开"特点。少阴为阴枢，病理变化有从阳化热而阴虚者、有从阴寒化而阳虚者、有阴盛极而转为厥阴者、有转阳出表类同太阳者、有转阳入府而归阳明者，百般变化，不一而全。少阴枢折，既济受损，神明不通，血弱气竭，故以"脉微细，但欲寐"为提纲。厥阴为风木之脏，邪气侵袭，风生火起，机体一派内热之象，故柯韵伯认为"厥阴提纲是温病"，"要知温乃风木之邪，是厥阴本病"，但该经仅涉病性，未明确指出厥阴提纲证。

　　柯韵伯曰："仲景六经各有提纲一条，犹大将立旗鼓，使人知有所向。故择本经至当之脉症而标之。读书者应当谨记提纲以审病之所在。"但关于《伤寒来苏集》中的六经提纲证，后世医家意见分歧，伤寒学家尤在泾《伤寒贯珠集》对提纲之说颇为赞同，但也指出其中破绽，如"然阳明条下无口干恶热之文；少阳证中无往来寒热之目；少阴病欲寐，仅举一端；太阴、厥阴，多言脏病，学者当参合他条，毋徒执一可也"；后世日本学者丹波元简、伤寒大家刘渡舟教授等均认为六经提纲条文所述，脉症是六经病所必备的，具备某经提纲之脉症，则属某经病，反之则非，均对六经提纲证持肯定观点。恽铁樵、陆渊雷等认为柯韵伯所述六经提纲证不尽完备，将错综复杂的病证简单、教条化，从而扼制了仲景辨证论治思想；若机械地依据提纲之脉症、病机辨某病所属的各种病证，易混淆六经本经发病与由它病"转属"者在症状或病机上的区别，给六经之辨识造成混乱；姜春华亦认为六经提纲证不符合各经主要证候，实用价值不大。肖和聚认为前任沿袭的六经提纲证是一个错误的命题，否定六经提纲证有利于正确认识，全面理解和准确发扬仲景学说和经验。张正昭认为伤寒六经病为"病"的概念，其中包括了很多证，而"提纲证"其实是六经病初起时的脉证，随着病情的转归发展，"证"发生了变化，临床症状也不仅仅局限于"提纲证"。

　　柯韵伯所立六经提纲证，一定程度展示了人体正气盛衰递减过程及疾病传化发展特点，有利后世提纲挈领地把握《伤寒论》主要精神，但提纲证只对本经最具有代表性的疾病特征加以概述，适用范围难以详尽概括本经全部病理变化，对此后学者仍应抓住六经根本，遵循张仲景的思维方法，从常与变的思维方法和辩证观去认识及正确对待提纲证。

别开只眼五郁理论探六经证治

柯韵伯认为"夫诸病皆因于气，秽物不去，由气不顺也"，六经病机纲领在于气机愆滞郁结。其以"开阖枢"为出发点探索六经病变化发展，气机的升降出入运动推动和调节六经经气的开闭状态。流水不腐，户枢不蠹，气机郁滞与否关系到人体枢机的功能。如《通俗伤寒论》中指出"伤寒为病，虽然病症复杂，但究其根本乃一气之通塞""凡伤寒病均以开郁为先"。柯韵伯对六经的阐述中，将五郁理论贯穿其中。"五郁"理论实际包括两方面内容：一为疾病的病机，包括病位和病理状态；二为治疗手段，以何种方式祛邪外出。将经典理论与伤寒具体病证结合，对丰富经典内涵和拓宽临证思路有重要意义。

1. 木郁达之：历代医家多认为"木郁"为肝胆郁结，疏泄不利。柯韵伯对此有自己独到见解，他根据厥阴中风，脉象不浮反沉，悟出厥阴病因里气虚馁，风木升发无力，陷入地中，木郁不疏故脉沉，此当行草木升发之令。《素问·天元纪大论》曰："金木者，生成之终始也。"气机升降，咸赖金木为之，升降有序则万物悉成。此时之"木"，并非局限有形脏腑，而是指气机升降中"升发"之势。但凡"升发"之机受阻，则成木郁之态。"达之"即是恢复气机升发之机也。木郁为病，或升达不利，无以宣上、卫外，或反气馁败陷，扰于中下，或郁而化火，冲灼诸窍。如风邪袭表，卫阳不固，以桂枝汤，辛甘升散，透达外邪；小柴胡汤中，柴胡与黄芩配伍，升阳降火相兼，标本咸宜，则上焦得通，又以参、姜、枣顾护中气，恐中焦被扰；再如白头翁汤中，以黄芩、黄连泻下陷之火，佐秦皮升达风气则下利得解。柯韵伯认为"温温欲吐"之瓜蒂散证亦是阳气郁结，升达无力之过，当因势利导，助其升发。瓜蒂色青味苦，象东方甲木之化，得春升之机，可升提胃气；豆豉腐糜之品，引阳气上升，皆为"高者越之"之法。

2. 火郁发之：气机郁久化火成火郁，火郁是在木郁的病理基础上，产生无形、燔灼之邪热。"发"者，发泄也。在疏畅气机的基础上，注意透泄郁火。《伤寒论》中第一次出现"发之"，当为"大青龙汤证"，大青龙汤证为麻黄证兼内热证，以麻黄汤提壶揭盖，宣通周身气化，恢复气机升降出入，兼以石膏清泄郁热，达热出表，其火必消。栀子豉汤为火郁证最具代表性的方剂，柯韵伯认为此为阳明涌泄之剂，热结心中，上焦火郁不达之象。豆豉轻浮上行，生发气机于上，栀子苦寒泄热，火郁发之也。柯韵伯视治疗阳黄之茵陈蒿汤、栀子柏皮汤、麻黄连翘赤小豆汤，不拘于何经，皆为热不得越的火郁证，三者皆可升阳散火，与栀子豉汤有异曲同工之妙。

3. 土郁夺之：《伤寒论》曰"阳明居中，主土也，万物所归，无所复传"，柯韵伯认为阳明处于中土，包容万象，表里寒热之邪皆可转属阳明，从燥化为土实之证。俞根初认为"阳明之地清肃，则太、少两路之阳邪不攻自解"，如邪气结于三阳，内结有形者，太、少邪气往往不能自出，需借阳明以通达。如太阳蓄血证，治疗需要桃核承气汤，使蓄血自阳明之道而出；少阳腑证（大柴胡汤证），其内实之邪亦需借道阳明；柯韵伯曰"阳明为三阴之表，故三阴皆看阳明之旋转"，如太阴病，治疗得当，胃阳渐复，则可转出阳明为实热；再如阳明实热壅盛，土实而克伐肾水出现口燥咽干、自利清水、腹满不大便等急下之证，当与大承气汤急下之方可土和水静，故有"少阴负趺阳为顺"之语。

4. 金郁泄之："金郁"的概念是指气机斡旋状态中，气机下降的道路为邪气所阻，结热在里致烦渴引饮、能食而大便等症状。柯韵伯以白虎汤为代表，以石膏为君，石膏大寒可胜热，质坚硬主降，色白通肺，具有金生水之象；知母体肥白且外覆皮毛，具肺金之象，为臣药，君臣相合，清热降气，使金清气肃。白虎主西方金也，秋金得令、气化得行而火热自可清解。

5. 水郁折之：水气泛滥所致疾病，集中见于太阳病篇，因太阳为心火所主，邪水犯溢最易袭火。柯韵伯对苓桂剂降饮平冲的解释较详细，如苓桂草枣汤治"脐下悸，欲作奔豚"，柯韵伯认为此为肾水乘心而上克，君茯苓之淡渗，以伐肾邪，佐桂枝、甘草护卫心气，草枣培土制水，取用甘澜水煎煮，以流利灵动之性散水邪之郁结。另有以桂枝加桂汤治疗奔豚，柯韵伯指出加桂非温阳，而是制衡木邪以折水气，从这一点，可得到启示，水郁为木郁进一步而来。当人体气机上升之势为邪气郁滞，气化不利，水亦运转无权。轻灵活泼之正气非坐以待毙，反会奋起上冲，打破被制约的状态，上发为奔豚。加桂者，实借桂枝辛散之性，疏散气机于四方，则上冲之势自然衰弱。

《素问·六元正纪大论》所论述的五郁及其治疗原则是郁邪致病辨治学说的起源。魏景景等认为《伤寒论》中以"四方神"命名的青龙汤、白虎汤、真武汤及以"泻心"命名的五张泻心汤方，皆可揭示五郁治则在《伤寒论》中深刻含义与应用特点。张玉苹等认为仲景继承了《黄帝内经》"五郁"学说，结合外感病的特点，认为六经的发病均与"郁"密切相关，并创立了"开郁泄热"的治疗法则贯穿六经病始终。裴卉等亦认为，五郁可导致多种疾病的发生，《伤寒论》中的六经病本证均可从五郁理论进行辨证，其主要方证也可从郁解释其治疗原理。

55 六经中合病与并病

合病与并病，是《伤寒论》六经病证中的重要内容之一。合病是指六经病证中两经或三经同时发病，数经之证同时并见的情况；并病是指六经中一经病证未罢而另一经相继为病，也具有数经之证并见的临床表现。

就《伤寒论》而言，仲景将外感热病发病过程中错综复杂的情况以六经病证加以框定，每一病证均有其主症、主脉及相应的治法和方药，此乃六经病证之常，是对外感热病最简略的概括。但实际上外感热病的发生、发展是千变万化的，其临床表现也并非都是那么典型，所以用六经就根本不可能囊括全部的内容。而且热病的传变也不可能那么整齐划一地由某一经的表现直接完全地转变为另一经的表现，因此《伤寒论》中又有合病、并病的提出，还有兼变证、类似证的补充，这些都可看作是六经病证的变化，都是对外感热病非典型性或者是边缘性证候的概括。这些内容作为六经病证的重要部分，和原文所述的典型表现是相辅相成、相得益彰的。因此，对六经辨证的理解，不应该只停留在六经的典型表现上，还应注意原文中表述的大量不典型的表现。学者张再良等就《伤寒论》中属于非典型证候的合病与并病，做了归纳探析。

明确提到合病并病的条文

讨论合病与并病，毫无疑问，首先当以原文的叙述为依据。在《伤寒论》的条文中，有明确提及合病与并病的，所以首先有必要对《伤寒论》相关条文作出梳理和分析。

1. 太阳阳明合病：原文第32、第33、第36条。这是太阳和阳明在外邪作用下，同时发生的相应的整体性反应。在太阳或营卫开合不利，在阳明或气机升降失调，症状上可见太阳之寒热，阳明之呕利、喘满。以上列举的3条原文，虽然都是太阳阳明合病，但是病状表现各有不同，可以认为，《伤寒论》中关于太阳阳明合病的描述，仅仅是举例而已，不能看成是唯一的临床征象。在太阳阳明合病中，下利、不下利但呕、喘、胸满，都是或然症，既可以出现这一部分症状，又可以出现另一部分症状，也可以出现其他能反映上述病机的任何症状。虽然病位有高下之分，病势有表里之别，但是，其病机都与气机升降失调有关，气陷于下则利，气逆于上则呕，气机壅遏则喘而胸满。第32条症见下利治以葛根汤，一则开太阳之表以调营卫出入，一则调气机以升津液；第33条是在此基础上又兼呕吐，故加半夏以降其逆；第36条因见喘而胸满，故治疗因势利导，宣畅气机，方用麻黄汤。

2. 太阳少阳合病：原文第172条。此系机体感受外邪以后，太阳与少阳同时发生的相应的整体性反应。从病机和症状上看，它的病机重点在少阳。在外可见太阳营卫不和之寒热，在内则有少阳气机郁结化火之症。第172条所论，邪火下迫及肠则利，横逆及胃则呕。可以认为，这是太阳少阳合病诸多表现之一。在治疗上观其表证并不显著，况少阳有禁汗之戒，故治法中不杂风寒表药，而是以黄芩汤清泄邪热以止利。若呕甚，则用黄芩加半夏生姜汤以清泄少阳，降逆和胃。

3. 阳明少阳合病：原文第256条。这是机体感受外邪以后，阳明和少阳同时发生的相应的整体性反应。阳明之热与少阳邪火交炽，气机失于和顺，其病机重点或在阳明，或在少阳，症状表现具有多样性的特点。如条文所述，见有下利、脉滑数者，主里有宿食，病变偏于阳明。此种下利当属热结旁流，还应见腹胀、腹满、腹痛而拒按、潮热、手足濈然汗出等症。此时虽有少阳证存在，亦当从阳明论治施以攻下。盖阳明属土，脉象应大，少阳属木，其脉应弦。今两经合病，未见弦脉，为阳明胃家不受木乘，则胃气不负（负者，失也）。现其脉见滑数有力，当属实证。证脉相符，其病为顺，故可攻下；若见脉弦，是木来乘土，少阳胆火逆犯脾胃，则胃气为负。脉证不符，病情为逆。

4. 三阳合病： 原文第 219、第 268 条。此当理解为发病之初，太阳、阳明、少阳三经症候同时出现。第 268 条所云，脉浮为太阳之脉，大为阳明之脉，上关上者，言脉势有余，长直有力，与少阳之弦脉同。但欲眠睡，是三阳合病，热邪嚣张，神昏耗气所致。目合则汗出，是因为入寐则阳入于阴，表阳稍减，里热转盛，蒸迫津液外泄。从以上症状来看，第 268 条所述乃三阳合病症状较轻浅者。而第 219 条属三阳合病病情较重的情形。发病初起为三阳合病，随着病情的发展，太阳、少阳之邪已归并阳明，表现为阳明里热独盛之证，所以在治疗上，三阳合病，阳明热盛，治从阳明，用白虎汤清阳明里热。

5. 太阳少阳并病： 原文第 142、第 146、第 150、第 171 条。其中第 142、第 171 条所反映的是太阳少阳并病中的不同动态。前条是"头项强痛"，后条则是"头项强"；前条是"时如结胸，心下痞硬"，后条则是"心下硬"。可见前条是太阳少阳并病之初，证尚偏于太阳，而后条则为太阳少阳并病之渐，证已偏于少阳。在治疗上，第 142 条明言"慎不可发汗"，如误汗，必助热伤津而生谵语；第 171 条强调"慎勿下之"，若误下后，如第 150 条所言，会导致邪热内陷而成结胸，里虚气陷而下脱，正气内虚，邪热上扰则心烦，治疗上既知太阳少阳并病不可汗、下，那么又当从何而治？第 146 条便是论述比较典型的太阳少阳并病证治，采用太阳少阳兼顾的治法，方用柴胡桂枝汤，以半量桂枝汤治太阳，半量柴胡汤治少阳。同时也可按第 142、第 171 条所言，采用针刺大椎、肺俞、肝俞的方法，以宣散太阳并疏泄少阳。

6. 太阳阳明并病： 原文第 48、第 220 条。本太阳病，因汗出不彻而转属阳明，同时表证仍在，是为太阳阳明并病，条文称此为二阳并病。第 48 条因其太阳病证未罢，故虽见阳明证也不可先下之，而应微发其汗，轻透表邪，若太阳之邪未传入阳明之腑，而传入阳明之经，症见面色缘缘正赤，说明在经之邪不解，阳气怫郁在表不得发越，治疗可用葛根汤宣散怫郁之阳气，或用熏蒸发汗之法。第 220 条是说太阳病罢，仅见潮热、手足濈濈汗出、大便难、谵语等症，则为典型的阳明腑实证，故用大承气汤峻下实热。太阳阳明并病，辨证要看太阳之邪是并于阳明之腑还是阳明之经，在经者宜发汗为主，在腑者当泻热和胃。如果表证不罢，可先微发其汗，后清下阳明之里，汗下的原则必须严格掌握，这样才能解决好二阳并病的问题。

与合病并病相关的条文分析

《伤寒论》中的合病与并病，除了原文明言之处外，也有不少原文中虽未提及但实际上却可以从合病与并病来加以认识的，而且这部分内容往往又比明确提及的条文更加详细。日本山田正珍曰："按论（《伤寒论》）中，冠合病并病者，才数条矣，其不冠合并病，而实为合病并病者，反居多。"（《伤寒论集成》）

以下根据目前学术界公认的合病、并病的概念，将相关条文加以归纳和分析。

1. 三阳合病： 原文第 99、第 189、第 231 条。第 99 条指出，伤寒四五日，身热，恶风，头项强，是太阳表邪未解；又见胁下满，手足温而渴，这说明邪已犯及少阳、阳明二经，成为三阳经证并见。其治疗汗之不可，下之不可，故以小柴胡汤助少阳之枢机以斡旋表里之气，则三阳之邪可解。第 189 条为阳明中风，有少阳经之口苦咽干、太阳经之发热恶寒、脉浮紧，阳明经之腹满微喘，此时，汗之、下之则更亡津液，不利于里证。其治亦当以小柴胡汤加减为妥。第 231 条之阳明中风，脉弦浮大乃三阳合病之脉，"腹满、鼻干、潮热"此阳明经证也，"时时哕，胁下及心痛，久按之气不通"是少阳邪热壅聚，此证"不得汗"和"外不解"提示太阳肌表闭郁。其治解表、攻里均犯少阳之禁，故仲景提倡先针刺，若表不解，病过十日，仍见三阳合病之脉者，治用小柴胡汤。

2. 太阳太阴合病： 原文第 276 条。太阴病为里虚寒证，其脉当沉，今脉不沉反见浮象，提示兼有表证，在表之邪未罢，故可先用桂枝汤，外则解肌，内则调和脾胃，一方之中两法备焉。值得一提的是，本证太阴兼表，先治其表，必太阴之虚寒尚不甚，若里证较甚，或脉象不浮，则虽有表证，也当先温里后解表，或温里为主兼以解表，如桂枝人参汤。可以认为，合病和并病可能会有各经证候的轻重不同，缓急不同，治疗应细心把握。

3. 太阳少阴合病： 原文第301、第302条。两条均为太少两感证。所谓太少两感，就是少阴病兼太阳表证，换言之即是太阳与少阴合病。第301条言"少阴病，始得之"，本应无热，今反发热，主正气能达表抗邪，脉当见浮，今反脉沉，此乃肾阳素虚之人感受外邪，表气初郁，故可见少阴之脉，为太阳与少阴俱病，但阳虚不太甚，可以表里同治，故用麻黄附子细辛汤既温阳又发汗。第302条是承第301条而论，言少阴病，得之二三日，肾阳较其始得时更虚，然细观其证，尚无下利清谷、手足厥冷等里证，意在言外，仍保持原有发热脉沉之象，故可用麻黄附子甘草汤微发其汗。

4. 少阴阳明合病： 原文第320、第321、第322条。此三条是少阴三急下证。少阴病阴血亏虚，邪从热化，燥热互结而复归阳明，遂形成少阴阳明合病，《灵枢·邪气脏腑病形》曰"中于阴则溜于腑者"是也。邪热内炽，劫灼真阴，则可见心烦不眠，咽干口燥，小溲黄赤，舌质红绛，脉沉细数等。少阴病邪外转阳明，燥热结实，又可见腹满疼痛拒按，大便秘结，热结旁流。此与少阴病阳衰阴盛、下利清谷迥异。热实不去更伤阴液，大有阴竭液涸之虞，必抓紧荡泻阳明燥实之邪，方能救几弱之真阴，故用大承气汤泻下热结，倘稍涉迟疑，则有土燥水竭之患，故曰"急下之"。此较阳明病急下之诸证更为险重，以病在少阴，真阴已虚，不堪其耗夺故也。至其方药，均曰"宜大承气汤"，则含斟酌选用之意。临证可权衡正邪之具体情形而选用方剂，如后世承气养营汤、增液承气汤、新加黄龙汤等，皆可取法，若胶执一端，恐非仲景本旨。

5. 少阳阳明并病： 原文第103、第104、第165、第229、第230条。第103条大柴胡汤证，从"柴胡证仍在"和服小柴胡汤后呕仍不止、心下急、郁郁微烦来看知是少阳病兼实热积滞，但邪热又尚未入腑成实，故也属少阳阳明并病，可采用两经同治的大柴胡汤。第104条所述的柴胡加芒硝汤证，是柴胡汤证又兼日晡潮热的出现，条文明确指出"潮热者，实也"，揭示了其病变不但有少阳之热，还有阳明之实，故用柴胡加芒硝汤既可清少阳之热，又润肠通便，也属少阳阳明同治之法。第165条伤寒发热，若得汗出，则表解而热已，而本证汗出不解，热不为汗衰，且无恶寒之证，说明邪已深入少阳，并兼阳明里实，治以大柴胡汤和解少阳，兼泻阳明里实。第229条出现了少阳阳明两经之证，阳明病潮热，当大便硬，小便数，今大便溏而小便自可，说明阳明腑实未成，再从"胸胁满不去"一句看，是邪客少阳，留而不去。一个未成，一个不去，可以认为，两经之证的出现是有先后关系的。当属少阳阳明并病类。第230条阳明病腹满不大便、苔黄者，是邪热入腑，今见胁下硬满、不大便而苔白，且又有呕的症状，此邪未尽入腑，部分客留少阳。此两条，均用小柴胡汤和解表里，疏利经气，不仅符合"有柴胡证，但见一证便是，不必悉具"之训，更因小柴胡汤有调理三焦气机之功，使全身脏腑功能恢复正常，而有助于祛邪外出，达到病愈的目的。第229、第230条这两条原文，再结合以上所论述过的一些条文，可以这样认为，在太阳病向少阳病的转化过程中，可出现诸多不典型的证候，其表现似太阳、少阳合病，或阳明、少阳合病，或太阳、阳明、少阳合病，若合病中太阳病或阳明病主症不明确，则不能轻用汗法或清法、下法，而可治从少阳，用和解之法。而对于和解法之代表方剂小柴胡汤的运用，并不在于见到哪几个主症，而主要从证候的病变性质上看，是否与小柴胡汤的病机相合，大凡病邪已入里化热，而热势不盛，热邪有犯少阳经或肝、胆、胃等脏腑，均可施用。

合病并病的临证意义

1. 对合病、并病的基本认识： 历代医家凡对《伤寒论》有研究者，一般对合病、并病也多少有过阐述。当然，其中也存在有一定的分歧。如对于合并病的所指范畴有的认为仅限于六经，有的则认为应扩展到外感、内伤各类疾病，现将前人的不同看法如下。

《景岳全书》曰："余究心伤寒已久，初见合病并病之说，殊有不明，而今始悉之。夫所谓合病者，乃二阳三阳同病，病之相合者也。并病者，如太阳先病不解，又并入阳明、少阳之类也。"认为合病、并病存在于三阳病之中。

《尚论篇》曰："并病者，两经之证连串为一，如贯索然，即兼并之义也。并则无论多寡，一经见三五证，一经见一二证，即可言并病也。"

《医宗金鉴》曰："伤寒有六经之证，有六经之脉，证脉井然不杂，则可直指为某经之病。若二经、三经，阴阳混淆，不可以一经名者……则名曰合病。"

《伤寒论述义》曰："合病并病者，表里俱病也……表先受病，次传入里，而表证犹在者，谓之并病。"此论跳出了六经的范畴，从表里来解释。

合病和并病多集中在三阳，这符合临床实际，因为热病在初期表现最丰富，变化最多端。这用现代医学的知识来看，也再清楚不过了，几十种各不相同的感染病证，毫无疑问在具体表现上发热期的见证是最具特征的，同时也实在是难以用六经全部框定的。

合病和并病之所以有必要加以区别，是因为合病体现了疾病发生时的特殊性，而并病则体现了疾病阶段性变化的规律，无疑合病来势凶猛，而并病相对较缓，这是否有点类似于温病中的伏气和新感，在治疗上有明显的轻重缓急之分。这种认识可能在《伤寒论》中尚且模糊，但已经萌芽。

合病与并病的治疗几乎区别不大，或者说并无一定的准则可循。但有几点应该注意：一是二经合病或并病，治疗并非是二经治法或方药的叠加，而应该抓主要矛盾，故在治疗中不乏麻黄汤、白虎汤、承气汤的运用；二是抓主要矛盾，又不排除兼顾法，特别是对一些兼证的出现，应及时加减药物，如葛根加半夏汤、柴胡加芒硝汤等；三是当见证较多，主症又不明显时，可暂时采用和解的方剂，如小柴胡汤的运用，同时密切注意病情的进展，以便及时调整治法方药。

2. 合病、并病与兼变证： 合病、并病与《伤寒论》中的兼变证含义多有混淆，进行一定的鉴别则有利于加深对这方面内容的理解。通过对以上条文的归纳，可以认为合病、并病是指发病涉及多经证候而言，大多由直接感邪而发，误治所致者少。变证是指外感病过程中因治疗不当或其他因素导致性质发生变化的证候。兼证是一个范围颇广的概念，是指两种以上的证候同时存在而有主次之分。兼变证既可在六经本证中出现，也可在变证中出现，还可在合病、并病中出现（如麻黄附子细辛汤证、大柴胡汤证）。因此，合病、并病侧重于直接感邪而病涉多经，兼证则泛指证候兼夹而不拘经腑，变证多由误治所致，其证候不受六经局限。合病、并病是特定的病理概念，但并不包括所有的兼变证。

3. 合病、并病的临床价值： 合病和并病在理论上具有与六经病证同等重要的地位。合病补充了三阳三阴分证的不足。张仲景立六经病证，将外感热病以六经框架加以归纳，这只能是从整体出发的粗线条的勾勒，要把机体所表现出来的各种反应都以六经病证加以概括是不可能的，从而显示出六经的不足之处与局限性。一些病证的临床表现，往往既是此证，又是彼证，临床表现极不典型，这就产生一些混合型，即合病。合病是对混合型的概括，成无己曰："合病者，邪气甚也。"合病虽涉及多经，但病势往往有所侧重，故也可看成是侧重之经的非典型性证候。如太阳阳明合病的葛根汤证、葛根加半夏汤证、麻黄汤证，虽涉及太阳阳明两经，但病势偏重太阳，属阳明病本证中的非典型性证候。太阳少阳合病的黄芩汤证，三阳合病的小柴胡汤证等，病势侧重于少阳，当为少阳病本证中的非典型性证候。而有时合病中也会出现病势均重的情况，如第231条所述的三阳合病的情况。在合病中对于病势的把握是指导临床用药的关键所在。

并病表述了伤寒发病的动态变化。伤寒在发病过程中，邪正交争激烈，由于机体正气的衰减或治疗失当，以及体内诸多因素的影响，会产生一系列因果转化，一病未愈，又出现另一病，两种病症状并见，错综于一时。仲景正是以并病来表述伤寒发病动态变化的特定过程，从而使并病成为伤寒发病的重要临床形态之一。

日本汉方界的藤平健先生将并病定义为："并病是二方证或多数方证的并存，其症相互关联，其治应遵循先后的原则。"这里所谓的"并"，是指方证的并列，但又不是方证的单纯并列，而是在互相关联、互相交错情况下的并存。在如此交错的两药方证中，就有可能产生混合的证型，或出现在两药方证中所没有的证型。如桂麻各半汤证，是太阳病同病位的并病，这种证型在桂枝汤或麻黄汤没有。因此相互的交错关联是并病的重要条件之一。藤平健先生所认识的并病，显然其概念已经有所泛化。

当然，探讨并病不只是为了解释经典著作中的原文含义，更重要的是为了在临证实践中能做到精确地辨证论治。从藤平健先生的立场出发，可以认为并病不仅在六经病之间存在，外感、内伤皆可出现，即使是同一病位内也可能有并病存在。特别是对于临床疑难杂证，考虑其大多为慢性起病的疾病，其病态在疾病初期就很复杂，往往处于并病状态，现代医学又无特殊疗法。而根据并病理论，投予阴阳两种属性的药物治疗疑难杂症，往往会取得满意疗效。

张仲景在《伤寒论》中对合病、并病的论述虽然不多，但对合病、并病的研究却非常重要。因为疾病的临床表现变化多端，疾病与疾病之间，脏器与脏器之间，常常是互相影响的，这在临床上是普遍存在的。明清时期的一些医案著作，如《名医类案》《续名医类案》中就记载着大量有关合病、并病的医案，可见合病与并病，既是理论问题，又是实践问题。对此张景岳有一段话非常浅显易懂，不妨摘引如下以作收尾："凡并病者，由浅而深，由此而彼，势使之必然也。此合病并病之义而不知者，皆以此为罕见之证，又岂知今时之病，则皆合病并病耳。何以见之？盖自余临证以来，凡诊伤寒，初未见有单经挨次相传者，亦未见有表证悉罢止存里证者，若欲依经如式求证，则未见有如式之病而方治可相符者，所以令人致疑，愈难下手，是不知合病并病之义耳。"

56 六经实质与六经病

"易有太极，是生两仪，两仪生四象，四象生八卦"，古人分析实物的属性，最初只用阴、阳二分法，如寒暑、幽明等。但为了分析一些较为复杂的问题，推演出四象，《周易》中所谓的"四象"即指太阳、太阴、少阳、少阴，如春夏秋冬、温热凉寒、生长老死等。为了分析一些更为复杂的问题，古人对《周易》的"阴阳太少"层次进一步进行了分化，如《素问·阴阳离合论》提出三阴三阳，即少阳、阳明、太阳、少阴、太阴、厥阴，《素问·天元纪大论》曰："寒暑燥湿风火，天之阴阳也，三阴三阳上奉之。"

"六经"一词来源于《黄帝内经》，所谓六经，即太阳、阳明、少阳、太阴、少阴、厥阴。《黄帝内经》里"六经"一词用以说明脏腑与经络以及经络相互间的关系，如"六经为川，肠胃为海，九窍为水注之气"。另外还用之为热性病分类，描述外感病传变规律，如《素问·热论》曰："一日太阳，二日阳明，三日少阳，四日太阴，五日少阴，六日厥阴……伤寒一日，巨阳受之……二日阳明受之……六日厥阴受之。"

有医家明确指出伤寒六经病证，即是由风寒邪气侵犯经脉所致，将六经解释为经脉。如《伤寒论》将外感热病按六经加以区分，并指出伤寒六经病证即是由风寒邪气侵犯经脉所致，将六经解释为经脉，如"问伤寒一二日，发热恶寒，头项痛，腰脊强，尺寸脉俱浮，此足太阳膀胱经受病也"。

明代李时珍《本草纲目》曰："皮毛者，肺之合也。肺主卫气，包罗一身，天之象也。是证虽属于太阳……盖麻黄乃太阳经药，兼入肺经，肺主皮毛；葛根乃阳明经药，兼入脾经，脾主肌肉。"认为六经实为相关脏腑之代称，是根据三阴三阳生理病理特点，推论其相关脏腑。

柯韵伯则认为六经是分区地面，与伤寒无实质性联系，在《伤寒来苏集》中曰："夫仲景之六经是分区地面，所赅者广。虽以脉为经纪，凡风寒湿热、内伤外感、自表及里、热寒虚实，无乎不包……所以六经提纲，各立一局，不为经络所拘，勿为风寒画定也。"

清代郑钦安则认为，六经是6个层次："今以一圈分为6层，是将一元真气分为六气。六气，即六经也。"俞根初用解剖部位或八纲分层对六经进行解释，认为太阳和少阴皆为表，少阳和厥阴皆为半表半里，阳明和太阴皆为表、里、半表半里。陈修园推崇六经气化说，以《黄帝内经》中气理论为基础，强调人体与自然的关系，以整体恒动观为其基本特点。

国医大师郭子光认为三阴三阳实际上是6个大的病理层次。太阳病可认为是人体肤表病变；阳明病是胃肠病变；少阳病在半表半里，是胆和三焦病变；太阴病的病位较深，多为脾胃病变；少阴病的病位最深，多为心肾病变；厥阴病多为肝经病变。六经传变实质是病理由外向内的传变。

学者杨金亮等认为，伤寒六经实质是张仲景根据临床观察，将外感热病发展、变化过程中产生的各种证候，依据脏腑病变部位、阴阳正气的多少、寒热症状的轻重，归纳为6个阶段，并分述了各经主要脉证、治法及其传变规律。

六经的理解

六经包括太阳、阳明、少阳、太阴、少阴、厥阴，其中"阴""阳"实指人体的正气。如《素问·天元纪大论》曰："阴阳之气各有多少，故曰三阴三阳也……寒暑燥湿风火，天之阴阳也，三阴三阳上奉之。木火土金水火，地之阴阳也，生长化收藏下应之。""太""少"从其字面意思理解："太者，大也。"(《广雅·释诂》)"少者，不多也。"(《说文解字》)"少，微也。"(《太玄·玄衡》)《汉书·律历志》有对《黄帝内经》中太阴、太阳、少阴、少阳的最好阐释，如："太阴者北方。北，伏也，阳气伏于下，于时为冬；太阳者南方。南，任也，阳气任养物，于时为夏；少阴者西方。西，迁也，阴气迁落物，于时为秋；少阳者东方。东，动也，阳气动物，于时为春。"

"厥阴"与"阳明"目前有不同理解，名称出自《素问·至真要大论》："帝曰：阳明何谓也？岐伯曰：两阳合明也。帝曰：厥阴何谓也？岐伯曰：两阴交尽也。"根据《康熙字典》，"明"通"盟"，有结盟之意；《玉篇》中"厥"通"缺"，短也，短缺之意。因此"阳明"为"阳盟"，为太阳、少阳联合的阶段；"厥阴"为"缺阴"，为太阴、少阴之后，阴气逐渐终竭的阶段。因此，阳明为两阳合明，厥阴为两阴交尽。

六经顺序按照《黄帝内经》记载为"所谓三阳者，太阳也……所谓二阳者，阳明也……一阳者，少阳也……三阴，太阴也，二阴，少阴也，一阴，厥阴也。"张景岳《类经》对六经顺序进行解释，认为"按六经之分太少者，以微盛言；其分一二三者，以六气之次言耳。如三阴之序，首厥阴一也，次少阴二也，又次太阴三也。三阳之序，首少阳，次阳明，又次太阳是三阳之次也"。

六经的实质

"六经"一词并未见于张仲景《伤寒论》中。宋代开始提出六经概念并逐渐发展，明确其为三阳三阴的代称，为之后各医家所沿用。《伤寒论》对六经证的阐释与《黄帝内经》不同，可以说是只遵其名而又另辟蹊径自创的一套理论体系。《素问·至真要大论》曰："愿闻阴阳之三何谓？岐伯曰：气有多少异用也。"六经传变的内在因素是人体内阴阳顺逆的变化，人之正气由阴阳二气构成，外界因素导致阴阳二气失衡，乃病之所生也。六经病应是人体感受外邪后…六经脏腑经络系统功能失调，阴、阳、营、卫、气、血损伤而表现出来的临床病理现象。《伤寒论》是按"病发于阳""病发于阴"规律传变的，其实质是阳气由多到少（三阳），再由阴气由多而少（三阴）的一个疾病进展过程。齐文升教授通过研究发现，《伤寒论》实际描述的是由一些细菌、病毒引起的急性感染性疾病和急性传染性疾病，按照这些疾病的发展，总结而出的症状和治法，并根据病位的深浅，结合《素问·热论》对六经的描述，创造出六经病概念。

感染性疾病是多发病和常见病，张仲景根据临床观察，将外感热病发展、变化过程中产生的各种证候，依据阴阳两气的多少、寒热辨证的高低、脏腑发病的部位，归纳为太阳病、阳明病、少阳病、太阴病、少阴病、厥阴病6个阶段，分述各经病变主要症状、脉象、治疗调护及顺传、逆传、直中等传变。脓毒症最大的临床特征即为发热，《素问·热论》曰"今夫热病者，皆伤寒之类也"，脓毒症的发生、发展正是外感热病从轻到重的演变过程。

六经病分论

太阳病多为热病初期，相当于西医的热病初期，由鼻病毒、腺病毒、呼吸道合胞病毒等引起的上呼吸道感染，表现为鼻塞、喷嚏、流涕、口干咽痛、乏力、发热、恶寒无汗等症状。而流行感冒是由流感病毒引起，以高热、全身肌肉酸痛等全身症状为主。临床以对症治疗为主，抗病毒治疗疗效不确切，单纯病毒感染无须抗菌治疗。此阶段邪气未盛，阴气未伤，阳气受伤不明显，因阳气闭郁至一定程度出现发热，治疗宜采用发汗祛邪或调和营卫，可予麻黄汤、桂枝汤；葛根汤适用于流感，全身中毒症状明显者；呼吸道过敏性炎症、感染性炎症用小青龙汤；麻黄附子细辛汤用于全身机能衰退的老年患者、久病患者的呼吸道感染等。

阳明病多为热病极期，相当于西医的下呼吸道感染，包括由病毒、细菌、支原体、衣原体等微生物感染引起的急性气管-支气管炎、肺炎等。临床表现为寒战高热、急性面容、双颊绯红、皮肤干燥、口鼻疱疹、咳嗽咳痰，初期为刺激性干咳，继而咳白黏痰或带血丝痰，甚则咳吐血性痰或铁锈色痰、黄脓性痰，胸痛随咳嗽或深呼吸而加剧，呼吸困难、口唇发绀、伴有头痛、全身肌肉酸痛、恶心呕吐、食量减少、腹胀或大便干燥、小便黄赤等。此阶段邪气盛、阴气未伤、阳气已伤，以清热、通腑、祛邪为主，亦要注意正气的固护，治以白虎汤、承气汤类方等。

少阳病多为热病中期，相当于西医感染性多系统病理损伤阶段。在老年人、儿童、慢性病患者等素体偏弱，或妇女月经期及反复感冒、劳累、长期吸烟等，抵抗力下降时，或普通人经过了太阳病、阳明病阶段的感染消耗，或失治误治，过用苦寒攻伐，以致人体正气不足，无力抗邪，细菌繁衍，导致全身失控性炎症反应、组织氧代谢障碍、免疫功能失调、全身防御系统破坏以及出凝血功能障碍引起多脏器、系统的病理损伤，但尚无显性的临床表现。此阶段邪气已衰、阳气耗伤、阴气未伤，以益气、祛邪并重，治以大、小柴胡汤等。

太阴病多为热病后期，相当于西医多脏器功能障碍。肠道是机体最大的细菌和毒素库，也是该病发病的"启动器官"。严重感染由于炎症反应、组织低灌注等，激活肠道及相关的免疫炎症细胞，导致大量炎症介质的释放。肠道内细菌及内毒素大量进入血循环，形成肠源性细菌移位和内毒素血证，构成对机体的第二次打击，使处于预激活状态的机体免疫性系统暴发性激活，大量炎症细胞活化、炎症介质释放，结果炎症反应失控，导致组织器官的致命性损害。治疗时就要考虑到脓毒症胃肠功能障碍的"启动""扩增"作用。因此，在消炎、抗菌的同时，要以恢复胃肠功能为目的。此阶段邪衰、阳气耗竭、阴气受伤不明显，以温补阳气为主，治以理中汤、桂枝人参汤等。

少阴病多为热病后期，相当于西医脓毒性休克、心肌顿抑阶段。严重感染特别是革兰氏阴性菌感染，其病原微生物及毒素、胞壁产物等侵入血循环，激活宿主的各种细胞和体液系统，产生细胞因子和内源性介质，作用于机体各种器官系统，影响其灌注，导致组织细胞缺血缺氧、代谢紊乱、功能障碍，引发脓毒性休克。此阶段是损及心肾、阳气衰微、阴血不足的疾病危重阶段。少阴心肾元阳不足、心阳不能温通全身血脉，肾阳不能生发全身之阳气，阳不能与阴邪相抗衡，而使阴邪留滞。治疗则回阳固脱，治以四逆汤、当归四逆汤等。

厥阴病多为热病晚期，相当于西医多脏器功能障碍。由于严重感染，肠道细菌与内毒素移位，引起微循环障碍，脏器血流灌注不足，故短时间内可同时或相继发生 2 个或 2 个以上器官功能障碍。表现为病情危重、意识丧失、休克、心排血量减少、水肿，严重时无尿或少尿、氮质血症、血肌酐升高、尿比重下降、血清胆红素、呼吸频率加快、呼吸窘迫、严重缺氧、皮肤发绀、凝血异常，或出现明显的全身出血、肠鸣音消失、麻痹性肠梗阻、应激性溃疡出血、应激性高血糖、代谢性酸中毒等。此阶段邪衰，阳气、阴气都已耗竭，故为寒热往复或出现假象。中医治疗回阳兼清热、救阴兼散寒为大法，治以乌梅丸、麻黄升麻汤等。麻黄升麻汤以温阳养阴、益气养血、清热散寒、宣肺解毒，治疗多脏器功能障碍、重症肺感染（包括呼吸机相关性肺炎）、呼吸衰竭等；乌梅丸以温阳养阴、益气养血、清热散寒，治疗获得性腹泻、多脏器功能障碍；干姜黄芩黄连人参汤治疗肠道菌群失调腹泻等。

邪气外袭，太阳受之，正不虚者，多可治愈。若正不胜邪，继而传入阳明胃肠，导致胃肠腑气不通，毒邪内聚，此为脓毒症的早期阶段；邪气不去，肠道细菌移位，循腔静脉传入少阳肝胆，潜伏膜原（膈下、少阳），耐药菌株产生，肝胆处半表半里，主燮理内外、斡旋上下，此为脓毒症的转折期；三阳不解，则入三阴，伏邪循血脉传入太阴，此为治疗最重要时机。脾胃居于中焦，脾主升、胃主降，通过脾气散精作用，将血瘀、寒凝、热结、湿阻、食积、虫结等病理产物内邪传至其他脏腑。多个脏腑受损，气机升降失常，根据机体情况，或阳虚生寒，寒主收引，清气不升，或阴虚生热，火性炎上，浊气不降出现脾胃升清降浊无力而清浊相混。浊气不降、清气不升则在上导致肺损伤甚至急性呼吸窘迫综合征；也可导致热毒壅于体内日久，耗散阳气，导致虚阳浮越，阴阳逆乱的少阴病。

张仲景《伤寒论》通过六经传变来描述外感热病逐渐加重至脓毒症，脓毒症致多脏器功能衰竭的病情加重演变规律，常规自太阳→阳明→少阳→太阴→少阴→厥阴逐经进展。三阳病的太阳病是外感热病初期，是感染后局部到全身的一系列炎症反应，但尚未出现器质性损害，三阴病则进入器质性病变阶段，且治疗困难，预后差，尤其少阴病后，则有明显的脏器受损的表现。

六经病是外感热病，以太阳病→阳明病→少阳病→太阴病→少阴病→厥阴病为发病规律，与脓毒症的病程进展相似，治法则由解表泻实逐渐发展为补虚，这对临床工作有重要的指导意义。

57　　六经实质的诠释学思考

　　自王叔和编撰始，已有近 1 800 年研究历史的《伤寒论》，在整个中医学术发展中占有重要地位。从基础理论到临床实践，百花齐放，名家辈出。关于"六经实质"问题的探讨，从宋代朱肱的经络说，到统编新教材给出的生理性概念，也已经过去了 1 000 余年，仍莫衷一是，难求一统。在《伤寒论》研究领域，其是参与医家最多、结论观点最多的课题，恐怕没有"之一"与之并列。学者张涛等今借诠释学理论与方法，对此问题做了深度思考。

"六经实质"有多种研究结论的原因

　　1997 年王庆国教授等对历代"六经实质"研究结果进行初步统计为 41 说，近 10 年来又有所增加。《伤寒论》以六经辨证为核心，是第一部理法方药完备的中医经典临床著作。"六经到底指什么"，就成为每位《伤寒论》学习研究者，经方使用者无法回避的问题。这是第一个"为什么多"的原因。

　　另外一个原因恰恰是诠释学（Hermeneutics），这门关于理解与解释的学科，可以探讨的问题，即作者、文本、解释者之间所存在的时间距离。

　　"六经"一词，在《伤寒论》原书（即文本）中并没有出现过。它是太阳、阳明、少阳、太阴、少阴、厥阴六个名词的简单代称。然而六个名词，在张仲景（作者）这里到底又指什么？就是后世解释者所关心的"六经实质"。由于作者时代所限，传记资料的不足，后世医家（解释者）仅能凭借序言中"乃勤求古训、博采众方，撰用《素问》《九卷》《八十一难》《阴阳大论》"，运用"以经释论"的诠释方法，得出这样的结论：六经继承于《素问·热论》，张仲景在此基础上有所创新。历代的解释者从自身出发，探究张仲景的"创新"，然而由于历史、时间的距离，其实解释者探究的都是作者张仲景"可能"存在的"六经实质"。诠释学认为"解释从来就不是对某个先行给定的东西所作的无前提的把握"。这种历史时间的距离，诠释学称为"效果历史"，理解与解释无不受到其作用。

　　从诠释学角度看，在效果历史的作用下，"六经实质"是无法穷尽的，也无法真正诠释出作者张仲景的真实涵义，"而只存在于过去和现在之间的无限中介过程中"。

"六经实质"与"真理"

　　真理是一个我们日常熟悉而崇高的词汇，也恰恰由于使用频繁，其所具有的某些特征晦暗不明了。在哲学中，关于"真理"的认识则要复杂许多。如果以科学哲学前驱笛卡尔的研究，作为"真理"一词在哲学中的分界，前一个时期以改造主体可以获得真理为关键，后一个时期，则认为主体本身就能够达到真理，即真理就是达到存在本身。如果要想避免哲学思辨带来的理解困难，我们先借用数学中"公理"这个名词做一阐述。公理即"公认的道理"，公式运算中使用的大量定理，即由公理推论得出。然而，公理的存在仍然需要在特定的条件作为前提。比如，三角形内角之和为 180°，其实只有在平面中才能成立。真理则不然，它不会受到任何限制，所以它的外现变得灵活而多样，甚至被我们日常接受的逻辑及语言所否定，或者不能被语言、文字所清楚地描述。海德格尔：真理"意指那个使真实成其为真实的东西"，可部分理解为知与物的符合。现象学与诠释学层面："真理并不是正确命题的标志……乃是存在者之解蔽，通过这种解蔽，一种敞开状态才成其本质。即"真理的本质是自由"。基于诠释学关于

"真理"问题的认识，重新审视"六经实质"，就会发现六经的内涵，由于历代医家的诠释，其已经近于诠释学"真理"范畴。"六经实质"在经过历代医家的理解与解释后，呈现了"真理"自由的本质。六经的诠释历史就是促成其具有"真理"特征的效果历史。所以，它才会出现如此多的"正确"结论，且无法统一。

"六经实质"研究的意义

诠释学理论认为：真理永远处于一种"悬而未决之中"，"六经"如果符合真理的特征，是否实质研究就该停止了。诠释学给出的回答是否定的。我们不能以自然科学的认识和逻辑作为衡量一切认识方式的标准。在对中医经典著作的理解与解释中，我们确实遇上了那种以语言、文字不能获得的"真理"，尽管这点与当前科学的逻辑与标准相互背离。但这就是"真理"借以显示自身的经验方式。

"六经实质"已经不仅仅存在于自身的内部，而是具有了历史性，我们需要从更多的角度与层面进行诠释。每一次诠释结论的得出，都将是真理问题在不同层面的表现，我们都将进一步趋近"真理"，这就是我们研究意义的所在。"如此这般来理解的作为让存在者存在的自由，是存在者之解蔽意义上的真理之本质的实现和实行"。刘渡舟教授认为"六经概括了手足十二经，内属于脏腑"，"可以解释每经的发病特性，做到心中有数。另一方面，可以解释六经对六气的生理和病理的变化而辨证论治"。即是六经辨证临床经验总结所得出，有益于临床的结论。诠释学同样重视应用，每一位解释者语言的描述就是理解真理的形式。

"六经实质"研究，应该可以进入新的角度来看待的时候，而不是来到了终止的时代。经典是当你初读它，具有似曾相识的感觉；反复读，又像初读般的收获新的东西。"六经"所承载的内涵，和《伤寒论》经典研究并存，在不同的时期，不同的方法，不同的诠释者，都会呈现出新的认识，新的答案。"谁进行理解，谁就总是已经进入一种事件，通过这种事件有意义的东西表现了出来"。

58　从概念隐喻角度解析六经本义

随着隐喻认知作用越来越被重视，概念隐喻已然成为近年来的热门学术话题。作为中医传统的取象比类思维方式，与西方的概念隐喻有着怎样的关系？天人相应以及人身阴阳、六经概念如何产生以及发展？学者肖建喜等对此做了探讨。

隐喻不仅仅是修辞，还是一种认知方式

隐喻的英文单词为"metaphor"，由希腊语词根 meta 和 phor 组成，原意为"carry among"，有"由此及彼"之意。在古希腊时代，亚里士多德即认为隐喻是用一个事物来指另一事物，虽然也认识到隐喻有概念上的替换，但认为其终归是一种文学修辞手法。由于隐喻涉及两个或两个以上的事物或概念，且可以帮助人们由一个已知的事物或概念去认识和理解另一个相对陌生的事物或概念，20 世纪以来，人们逐渐把它当成一种认知工具，在更广泛的层面探讨隐喻在人类认知活动中的重要作用。从事隐喻研究的著名专家 Lakoff G 等指出："隐喻在我们的日常生活中无所不在，它不仅存在于语言中，还存在于我们的思维行动中。我们赖以思考和行动的日常概念系统，本质上是隐喻性的。"在此基础上，他们提出了"概念隐喻"，即隐喻不仅是一种修辞手段，而且是一种思维方式。隐喻的本质是通过一类事物或经验来理解另一类事物或体验另一类经验，隐喻认知是由一个概念域（始源域）到另一个概念域（目标域）的映射构成，隐喻就是将始源域的图式结构以某种方式映射到目标域之上，让我们通过始源域的结构来构建和理解目标域。

中医学取象比类某种程度上是概念隐喻

《素问·五运行大论》曰："天地阴阳者，不以数推，以象之谓也。"是说天地阴阳都是由取象比类而来的。《周易·易传·系辞上》提出："古者包牺氏之王天下也，仰则观象于天，俯则观法于地，观鸟兽之文，与天地之宜，近取诸身，远取诸物，于是始作八卦，以通神明之德，以类万物之情。"《素问·示从容论》继承了《周易》的这个观点，指出"夫圣人治病，循法守度，援物比类，化之冥冥"。后人根据上述相关论述总结出一个词，即"取象比类"。毋庸置疑，"取象比类"是中医学的一种基本的思维方法。

中医学的取象比类其实就是一种隐喻认知思维。"取象"是采集表象，寻找事物之间的相似性，并将感性认识上升到理性认识的过程；"比类"则是由此及彼，由点及面的跨越的认知过程。可比的基础是所取之象与要比类的事物之间的相似性。"象"的来源是始源域，要比类的事物是目标域，"象"是联系二者的纽带，也就是相似性，或是某种从始源域提取出来，具有高度概括性和广泛指导性的符号，所指导的事物就是目标域。之所以能够指导，依据的是始源域与目标域之间的相似性。

"天人相应"就是一个根隐喻

面对复杂难懂的自然世界，处在人类的童年时期的远古先民们总是用充满想象的"诗性智慧"来认识。远古的先民们就是通过"取象"天地，效法万物的隐喻方式来认识。所不同的是，相对于人体的内

部规律，自然界的事物和现象是更为熟悉的，所以多是"以物度己"，即"远取诸物"来认识人类自身。中医思维就是这样将人体"小天地"类比于自然"大天地"。

束定芳从认知功能角度将隐喻划分为根隐喻和派生隐喻。中医隐喻思维紧紧围绕"人体是自然"根隐喻展开，其中派生出一系列子隐喻系统，涵盖了人体生理结构、病理变化、治疗养生大中医学研究主题，并与中医知识体系相对接，包括中医阴阳五行学说、病机学说、辨证论治、养生之道等内容。始源域"自然"指广义的自然概念，包括人类社会在内的整个客观物质世界，此物质世界自然的方式存在和变化，目标域"人体"也是一个广义的人体概念，包括人体结构、生理结构、病因病理、生命规律等。

《黄帝内经》多次提到"天人相应"的观点，如《灵枢·岁露论》曰"人与天地相参也，与日月相应也"；《素问·气交变大论》曰"善言天者，必应于人"；《素问·举痛论》曰"善言天者，必有验于人"。《素问·宝命全形论》认为"天覆地载，刀物悉备，莫贵于人，人以天地之气生，四时之法成"，更是很好地诠释了"天人相应"思想。

从概念隐喻角度解析阴阳本义

何谓"阴阳"？阴阳最早源于自然界。《说文解字》曰："阴，暗也""阳者，高明也。"说明最初的阴阳概念是很朴素的，人们把朝向太阳的一面叫做阳，背对太阳的一面叫做阴。但是这种朝向可能因为太阳的方向而改变，因此作为概念的阴阳需要固定。

基于"天人相应"的根隐喻，先民们将自然的阴阳投射到人体之上，形成了人体的阴阳。《素问·生气通天论》曰："阴者，藏精而起亟也；阳者，卫外而为固也。"《素问·阴阳应象大论》曰："阴在内，阳之守也；阳在外，阴之使也。"《素问·阴阳离合论》曰："外者为阳，内者为阴。"而《素问·金匮真言论》用阴阳来解释生命的本源："夫言人之阴阳，则外为阳，内为阴。言人身之阴阳，则背为阳，腹为阴。"

人体阴阳的概念似乎很复杂。然而，能够在中医学中作为阴阳概念的，只有内外。也就是说，外界能量进入人体的过程就是阳，人体向外界消散能量的过程就是阴。事实上，人类在最初认识世界的时候习惯于把自身看作是一个容器。通过容器隐喻，人们有了体内和体外之分的基本概念隐喻。

从概念隐喻角度解析六经本义

老子《道德经》曰："道可道，非常道。"又曰："道生一，一生二，二生三，三生万物。"作为一的道没法用语言表达，我们就把它分成二，这个二就是阴阳，阴阳的交汇点就是三。《素问·阴阳离合论》曰："阴阳者，数之可十，推之可百，数之可千，推之可万。万之大，不可胜数，然其要一也。"

阴阳再细分，则有少阳太阳、太阴、少阴。在自然界，春季对应少阳，因为春季太阳入射量越来越多，同时地球散热量也随之增多，总体入多于出，阳稍大于阴，阳与阴都比较少，大地逐渐变暖；夏季对应太阳，因为太阳入射量继续增多，同时地球散热量也随之增多，总体入多于出，阳仍大于阴，阳与阴都很盛，大地越来越热；秋季对应太阴，因为太阳入射量在达到顶峰之后持续减少，同时地球散热量也在达到顶峰之后相应减少，虽然阳与阴都仍然偏盛，但总体阴大于阳，大地开始转凉；冬季对应少阴，因为太阳入射量继续减少，同时地球散热量也对应地减少，阳与阴都比较少，但总体阴大于阳，大地越来越冷。少阳、太阳、太阴、少阴，就是"四象"。

前面提到，阴阳的交汇点就是三，这个交汇点就是阳明和厥阴，是两个表里不一的特殊"象"，对应自然界夏至日开始到立秋日之间四十五日，以及自然界冬至日开始到立春日之间四十五日，分别是由阳转阴和由阴转阳的两个关键"象"。"四象"加上两个交汇点一共就是"六象"。

在"天人相应"概念隐喻下，人体同样遵循自然界规律。《素问·阴阳应象大论》详细记载了阳盛与阴盛的表现。"帝曰：法阴阳奈何？岐伯曰：阳胜则身热，腠理闭，喘粗为之俯仰，汗不出而热，齿干以烦冤，腹满死，能冬不能夏。阴胜则身寒，汗出，身常清，数栗而寒，寒则厥，厥则腹满死，能夏不能冬。此阴阳更胜之变，病之形态也。"通常情况下，气不断进出人体。阳盛状态下，进入体内的气比从出于体内的气多，称"阳道实"，阳胜则热；阴盛状态下则反之，出于体内的气比从进入体内的气多，称"阴道虚"，阴盛则寒。

《伤寒论》之六经就是自然界六象的隐喻。纲举而目张，海而纳百川，阴阳统万病，无论如何复杂的疾病都可以归为六经，这就是《伤寒论》的魅力。

中医学的取象比类其实是一种概念隐喻，这种思维紧紧围绕"天人相应"抑或"人体是自然"根隐喻展开，在此指导下，由自然界阴阳隐喻认知人体阴阳：外界能量进入人体的过程就是阳，人体向外界消散能量的过程就是阴。阴阳再细分，则有少阳、太阳、太阴、少阴，分别对应自然界的春夏秋冬四季，阳明和厥阴是两个特殊的象，对应三伏与三九。《伤寒论》之六经就是自然界六象的隐喻。

59　六经是抽象到具体的识证桥梁

学者王国栋认为，六经是抽象的八纲与具体的脏腑之间的识证桥梁，并从哲学与系统论的角度对六经理论框架进行了剖析，以期能对六经辨证有一个深刻的认识。

六经是表里更确切的病理层次

按照哲学的观点，人们的认识总是从表象开始，通过对感性具体材料的分析获得一般的概念，这些一般概念又需要拿到实践中检验，也就是要拿到具体的材料中检验是否正确。这种从感性具体认识提升到抽象思维，再又回到实践中，不断地循环往复，贯穿于任何事物的认识始终。八纲辨证中表里辨证的形成是从表象开始，通过对大量的感性具体材料的分析从而获得一种最基础、最一般的概念。凡是在外的，病位表浅的，发于皮毛肌腠的，由于感受外来风寒、风热所致，表现为营、卫功能失调者，即为表证；凡是在内的，为深在的邪气内侵脏腑、骨髓者，或由于情志内伤，饮食劳倦所致者，或外感病不解而内传者，即称为里证。而如何由表里这种抽象出来的一般概念进而再次深入、落实到具体的脏腑、经络上呢？因为通过表里辨证及其他六纲的辨证，只能是粗浅的，从大体上、总貌上认识疾病，而要更加准确地把握疾病所在以及病势来往，这就要落实到具体的脏腑、经络上。六经正是这种基于对表里的认识并能较明了地反映和保持表里原有性质的基础上产生的。

作为六经，将表里分为更加微细的六个层次，逐步地将表里这一抽象的概念引向更易为人们接受的，也更能反映出疾病在纵深角度的微细的病理变化；同时将虚实、寒热两纲引入这一新的病理层次，进而总结出以太阳、少阳、阳明、太阴、少阴、厥阴为主体结构的，蕴涵着八纲在内的、新的辨证方法。这就使得表里、虚实、寒热与更为具体的五脏六腑、经络气血息息相关。换句话说，六经即成为八纲与脏腑、经络之间的桥梁与信息通道。使得这种重建的病理层次与五脏六腑、气血经络相互关联，五脏六腑、气血经络的病理变化也通过六经这一信息通道以不同的病理变化信息反映于外表。而通过这一更深刻的病理层次反映出的病理机转有着"同一性""可模性""纲领性"。仲景正是在大量实践的基础上捕捉到了这一点，提出了六经纲领，使得临证医者能从总体上迅速地，同时又较表里纲更为具体地把握病变之所在，而不会为一些支离破碎的或单一的症状影响去认识证。

而如何由六经提纲总的病机进一步向更加微细的病理层次剖析，进入第二层病理呢？细玩《伤寒论》，不难看出书中存在着许多非单一脏腑、经络能表现出来的，但又较六经更加贴近脏腑、经络的生理框架与病理层次，且在许多点与面上有着相同或相近的地方，就如同一张网中的一个个网结，将多个脏腑、经络、效应器官连结在一起。这就是我所试用的概念"目结"，即较六经提纲更加微细的生理框架与病理层次。目结这一生理病理层次一旦遭到破坏，会出现多个脏腑经络效应器官的病变。这在外感病的发生、发展演变过程中表现得就更加突出。仲景慧眼看破了这一点，于是在六经提纲之下提出了一个又一个"汤证"，这样诊者便可通过提纲，顺藤摸瓜地找到目结，找到病根，找到解决问题的办法。由此，六经所发挥的作用可略见一斑。

六经系统通过生理结构与脏腑相通

六经作为病理定位的判定使得表里这一抽象的概念具体化了许多。在这一过程中，六经作为一种深化的具体概念，它既是更好地认识表里纲的最简单关系，同时又是构成我们研究的对象——病变具体部位的基础。在它身上蕴含着一种复杂关系的"胚芽"，所以对它分析的结果就会成为解剖和理解整个复杂对象的一把钥匙。这把钥匙正是六经辨证的真正内涵与精髓。六经辨证使得八纲辨证与脏腑、经络、气血有机地融合为一个具体的整体，通过六经辨证可以自如地通过提纲、目结，对脏腑、经络、气血所表现出来的各种证候进行分析、综合、归纳，从而讨论病变的部位、证候特点、邪正消长以及立法处方等方面的问题。这种科学辨证方法的形成是建立在六经生理基础上的。如果没有六经构筑起这一种生理框架，想一下子从纷乱无序的症状与体征中弄清病变的所在是很难办到的。仅靠八纲就势必把复杂的、有着内在联系的关系简单化，而通过六经这一中间环节——生理联络系统，看到的症状就不再是混沌表象的、直观的、一群症状的集合体，而是一个具有许多规定和关系的有着丰富内涵的"证候"。辩证唯物主义认识论认为抽象是具体事物研究的终点，常常又是认识对象在历史发展中的又一个起点。因为事物的产生和发展也是一个从简单到复杂，从低级到高级的前进过程。一方面作为发展结果的丰富内容，其中许多已经以潜在的形式存在于起点之中，另一方面那些初始的、简单的、低级的东西在发展过程中又被复杂、高级的形式所融会，并成为它的基础。六经辨证正是符合了认识过程中的这一规律，从而显示出它的生命力，历经千百年，被历代医家奉为"圣典"。

六经中蕴含了八纲中的表里纲，同时又以表里作为六经的基础。表里纲中表里是最抽象、最单纯的关系，它潜在地包含着更深层的关系与属性。六经是表里的深入与展开，它保持了八纲中其他六纲的原貌，而对表里进行再造，并通过这种再造使得抽象的八纲与具体的脏腑、经络密切相关，囊括了脏腑、经络辨证的基本内容，同时注意到了外感病邪由浅入深侵害人体的层次性，并从这一角度说明不同层次的特点及传变规律。总之，通过六经所看到的症状不再是杂乱的症状总和，而是由许多规定、条理综合起来的"思维中的具体——思维指导下的具体"。从认识论的角度来，对事物认识得越具体，就对事物的认识越深刻。当然作为医者立法处方也就越有把握，一个成功的医者在诊断时不一定依照六经生理结构和程序进行，可能会出现跳跃，但他最后作为诊断结论时会在他的思维逻辑中包含这一程序。

六经病理层次设置的必要性

由于疾病的发生极少是某一脏、某一腑、某一经络的单一发病，往往是某一病理层次或多个病理层次的阴阳失调而相累发病，尤其是在外感病的发病过程中表现得更加突出，而且其发展演变较内伤杂病迅速且复杂，往往是一个或多个病理层次兼病或并病。这样，如何把握病理之根本，就要从表象上似乎是独立的一个个脏腑中分析它们之间的联系，找到共性的东西，找到根结之所在。六经成功地担当了这一角色。六经辨证通过目结，或称为汤证，反映着一个病理层次，而每一个病理层次就是一个小系统，而这一小系统仍遵循系统的一般规律，即系统中的每一部分的变化，由于结构关系必然会引起其他部分以至整个系统的变化，调整系统的目结会积极地作用于它的组成部分。若缺乏了这种目结联系，单纯地、逐个地、杂乱地去调整多个脏腑的失调，就不可能解决根本问题。

六经辨证是通过对人体从整体角度直观观察，通过对各种症状之间相互关系的研究，比较药物作用于人体前后机体功能发生的变化，探究疾病的本质，寻求疾病和药物的确定性关系等多角度、多方位的研究而产生的。它的产生不自觉地遵循着系统的一般规律，即复杂的系统由于具有反馈调节机制，能够使自身保持相对的独立性和稳定性，所以在一定的限度内，不同的外界因素作用于系统时，会产生同一的结果，这也是六经提纲与目结所产生的根据。而要获得各种目结的特性，孤立地研究系统所包含的各个组成部分是不行的，必须既认识各组成部分的特性，又要考虑它们的结构关系与相互联系，这样才能把握其根本。六经正是这种联系的网络，汤证则是这种网络上的一个个目结。六经辨证正是通过六经这一网络去寻找汤证中目结这一认识方法。

六经内涵的产生遵循了认识论的一般规律，即由一般感性材料获得一般概念，再拿到具体的材料中不断地循环往复，逐渐地向深层次发展。而且六经这一结构有着它的生理基础，由太阳、少阳、阳明、太阴、少阴、厥阴到各个目结，都有着具体的内涵；它成功地担当了由八纲辨证到具体的脏腑、经络之间的认识桥梁；它对于正确认识疾病，迅速准确地把握疾病所在，起着举足轻重的作用。这正是自从仲景创立了六经辨证历经千百年一直被视为医学瑰宝的真谛之所在，也不失为探索新的理论思路的范例。

60 六经与《黄帝内经》经脉体系

　　《伤寒论》首创六经辨证，为后世治疗伤寒病的辨证总纲。一般认为，《伤寒论》六经辨证体系是张仲景在《素问·热论》六经分证分类法的基础上，创造性地把外感疾病错综复杂的证候及其演变过程加以归类而提出的。但学者王军等认为，在六经病证的提出、六经体系的创立方面，《灵枢·经脉》中十二经脉病候的记载为张仲景提供了非常有益的参考价值。其就伤寒六经体系与十二经脉体系的关系做了探析。

十二经脉系统是六经的解剖基础

　　人体是形神合一的有机整体，但凡疾病，必然有其病位。对于六经病而言，六经也必然有其解剖物质基础。《灵枢·经脉》指出"经脉者，所以能决生死，处百病，调虚实，不可不通"。同样的，病发伤寒时，六经病的产生、发展、传变及转归都离不开经脉这一通道。

　　足太阳膀胱经"从巅入络脑，还出别下项"，《伤寒论》原文第 1 条中"头项强痛"正是风寒之邪侵袭足太阳膀胱经，经气不利的表现。手足阳明经循行经过面部，第 206 条"面合色赤"正是风寒之邪壅遏阳明经阳气，经气郁闭不宣的表现。足少阳胆经"循胸过季胁"，第 96 条"胸胁苦满"、第 266 条"胁下硬满"正是足少阳胆经受邪，经气壅塞不通的表现。足太阴脾经"入腹属脾络胃"，第 273 条"腹满、时腹自痛"正是脾阳不足、寒邪壅滞于腹部的表现。第 281 条"脉微细、但欲寐"则指出了手少阴心、足少阴肾阳虚阴盛的病机。而足厥阴肝经"上贯膈"，手厥阴心包经"起于胸中，出属心包络"，第 326 条"气上撞心，心中疼热"是阳气来复，郁极而发于厥阴经的征象。从《伤寒论》原文来看，六经病候的病位与十二经脉密切相关。故十二经脉系统是六经系统的解剖基础。

对经脉功能的认识与《黄帝内经》一脉相承

　　《灵枢·本藏论》指出"经脉者，所以行血气而荣阴阳、濡筋骨、利关节者也"。说明经脉能够运行气血，濡养全身脏腑、组织、器官；调节阴阳，促进机体代谢趋于平衡，使人体保持阴平阳秘，起到防御病邪的作用。张仲景在《伤寒论》原序中曰："经络府俞，阴阳会通，玄冥幽微，变化难极。"又在《伤寒论·辨脉法》中提到"若卫气前通者……游于经络，出入藏府"，这两句话表明张仲景认为经络具有通阴阳、行营卫、联络脏腑的作用，与《黄帝内经》的认识如出一辙。

　　足太阳膀胱经循行从头至足，涵盖人体背部阳面，阳面最易受邪，所以《伤寒论》认为太阳为一身之藩篱，卫外而为固。张仲景论外邪侵袭人体及其传经时，指出"伤寒一日，太阳受之；伤寒二三日，阳明少阳证不见者，为不传也"。同样认为太阳经是感受外邪的第一条通路，起着守卫机体、防御外邪的作用。足少阳胆经位于人体侧部，如同门轴一般，具有转枢表里阴阳气机的作用，所以"少阳为枢"。第 97 条"血弱气尽，腠理开，邪气因入，与正气相搏，结于胁下，正邪分争，往来寒热"表明：在太阳经，正不敌邪，邪气顺势进入少阳经，正邪相争；若正胜邪却，则邪气转出太阳，病情好转；若正不敌邪，则邪气进入阳明，病情加重。说明少阳经所处的部位是枢纽之处，少阳经的功能也是转邪出表。由此可见，《伤寒论》中对六经生理功能的认识与《黄帝内经》中的经脉同出一辙，是一脉相承的关系。

六经病候与十二经脉病候有相通之处

《灵枢·经脉》中，古人从"是动病"和"所生病"两个角度对十二经脉病候进行高度总结、归类，反映了外经及其属络脏腑的病候。六经病候主要阐明外感疾病的全身症状，适用于多种外感疾病的辨证论治。通过原文症候群的对比，我们可以发现，六经病候与十二经脉病候多有相通之处。

例如：《灵枢·经脉》足太阳膀胱经病候中有"项、背、腰、尻、腘、腨、脚皆痛"等症状，《伤寒论》太阳病则可见"头项强痛、身疼、腰痛、骨节疼痛"等症状，从症状对比可以看出，两组症候群均与足太阳膀胱经的循行有密切的联系。手足阳明经病候中有"口干、齫衄、狂、汗出"等症状，阳明病则见"口燥、鼻干、衄、谵语、濈然汗出"等症状，两组症候群均与手足阳明经的循行及胃与大肠腑内生燥热的病理特点有密切的联系。手足少阳经病候中有"耳聋、浑浑焞焞、口苦、善太息，心胁痛，不能转侧，汗出，振寒，疟"等症状，少阳病则可见"口苦、咽干、目眩，胸胁苦满、两耳无所闻，往来寒热"等症状，两组症候群均与手足少阳经的循行及胆腑的病理特点有密切的联系。足太阴经病候中有"食则呕、胃脘痛、腹胀善噫、食不下、溏瘕泄、黄疸"等症状，太阴病则见"腹满而吐、食不下、自利益甚、身黄"等症状，两组症候群非常相似，均与足太阴经的循行及脾失健运的病理特点有密切的联系。手足少阴经病候中有"渴而欲饮、烦心、心痛、肠澼、痿厥、嗜卧"等症状，少阴病则见"自利而渴、心烦、但欲寐、手足逆冷"等症状，两组症候群均与手足少阴经循行及心肾阳虚的病理特点有密切的联系。而手足厥阴经病候中有"心中憺憺大动、烦心心痛、嗌干、飧泄"等症状，厥阴病则见"气上撞心、心中疼热、消渴、利不止"等症状，两组症候群亦极其相似。由此可见，六经病候是在参照十二经脉病候的基础上创立的。

六经体系是对《黄帝内经》经脉体系的发展

《伤寒论》对六经生理功能的认识与《黄帝内经》对经脉生理功能的认识一脉相承，书中所描述的六经病候与十二经脉病候多有相通之处，但又不是对十二经脉病候的照搬。十二经脉首尾相连，周行全身，如环无端，承载着人体气血津液，联系脏腑、组织、器官，构成一个完整的经脉体系，维持着机体新陈代谢和指导临床诊治。张仲景以脏腑经络为基础，结合《素问·热论》六经分证分类法，创造性地把外感疾病错综复杂的证候及其演变过程加以总结和提炼，提出了一套完整的辨证论治方法，对预见六经病的发生、发展、传变及指导治疗、判断预后等方面具有重要的临床参考价值。原文中，第1、第180、第263、第273、第181、第326条的六经病提纲诠释了六经病的发生；第97条"血弱气尽，腠理开，邪气因入，与正气相搏，结于胁下，正邪分争，往来寒热……小柴胡汤主之，服柴胡汤已，渴者属阳明"点出了太阳病到少阳病再到阳明病的传变；麻黄、桂枝的汗法，瓜蒂的吐法，芒硝、大黄的下法，五苓散的利水法（第141、第156条），少阴病的灸疗法，厥阴病的针刺法以及全书112首方，都有极大的临床治疗指导意义；而第9条"太阳病欲解时，从巳至未上"，第193条"阳明病，欲解时，从申至戌上"，第272条"少阳病欲解时，从寅至辰上"，第275条"太阴病欲解时，从亥至丑上"，第291条"少阴病欲解时，从子至寅上"，第328条"厥阴病欲解时，从丑至卯上"的六经病欲解时，第58条"阴阳自和者，必自愈"，第332条"胃气尚在，必愈"，第111条"小便利者，其人可治"，第16、第267条"此为坏病"，第296~300条的5个少阴病死证等对伤寒病的预后判断作了详尽的描述。由此可见，六经辨证体系是以脏腑经络系统为基础的更加完善的辨证论治体系，对六经病治则、治法、转归、预后等均有指导意义。

张仲景在《伤寒论》中，沿用了十二经脉理论，提出了六经的概念；并对十二经脉病候总结发挥，结合伤寒病变特点，阐述了六经病候特点，从而形成了完整的六经辨证体系。六经病候与十二经脉病候既具有相似的症状，又具有各自的特点，六经辨证体系是十二经脉体系进一步发展的成果。

61 从经络析六经传变理论

伤寒六经的概念首见于《素问·热论》,有"伤寒一日,巨阳受之,故头项痛腰脊强;二日阳明受之,阳明主肉,其脉挟鼻络于目,故身热目疼而鼻干,不得卧也……三阴三阳、五脏六腑皆受病,荣卫不行,五脏不通,则死矣"。宋朝朱肱首次指出伤寒论六经的本质是经络,阴阳,气化一体的学说,但也有学者认为三阴三阳之病并非经络之病,至于其循经传变的顺序,大多数学者都认为是太阳—阳明—少阳,太阴—少阴—厥阴,但《素问·阴阳离合论》指出"三阳之离合也,太阳为开,阳明为合,少阳为枢",王冰注解"别离则正位于三阳,配合则表里而为脏腑矣。开合枢者,言三阳之气。多少不等,动用殊也。夫开者所以司动静之基,合者所以执禁固之权,枢者所以司动转之微",由此亦可知,三阳经传变顺序为太阳、少阳、阳明。后世有的学者从临床角度出发,得出结论也是伤寒的传变顺序为太阳—少阳—阳明,太阴—少阴—厥阴。对于六经传变历来说法不一,有脏腑经络说、体质学说、病发学说、气化学说等。学者朱旺旺等认为,经络是人体的基础、中医的基础,如果从经络上都解释不通的话,那这条路肯定是错误的。

传变的基础

传变的基础有3个,一是经络交接,二是邪气的性质,三是正气的虚实。经络沟通了人体的表里上下,脏腑四肢。经络交接是人体疾病传变的物质基础。没有物质基础的传变是无根之萍,是站不住脚的,也是不存在的。单纯的有经络,疾病只会留在某一经,只有经络之间有了交接疾病才会进行传变。而邪气的性质是决定人体哪个部位发病的关键。当然正气的虚实也是决定人体是否感邪以及传变的重要因素。

经络交接是传变的基础

《灵枢·经脉》讲解了五脏六腑加上手厥阴心包经即十二正经的循行路线,现根据《灵枢·经脉》将各个脏腑交接规律列于下方。①手太阴肺经:大肠(络大肠);胃(循胃口);心包(交于次指);三焦(起于中焦)。②手阳明大肠经:肺(络肺);胃(起于鼻)。③足阳明胃经:脾(络脾);肺(循胃口);膀胱(旁纳太阳之脉);小肠(下膈,抵胃);肾(循喉咙);大肠(上挟鼻孔);胆(出走耳前;下加颊车;入大指间,出其端);三焦(循属三焦);肝(挟胃);心包(历络三焦);心(胃之别络上通于心)。④足太阴脾经:胃(络胃);心(注心中);肾(脾连舌本);肝(交于三阴交,足大指)。⑤手少阴心经:小肠(络小肠);肺(上肺);肝(系目系);肾(肾从肺出络心);脾(挟咽);胃(胃之别络上通于心)。⑥手太阳小肠经:心(络心);膀胱(和足太阳会于目内眦);胃(抵胃);脾(循咽);三焦(至目锐眦);胆(起于目锐眦)。⑦足太阳膀胱经:肾(络肾);小肠(交于目内眦);胃(旁纳太阳之脉);胆(交于足小指);肝(交于腘中);三焦(交于耳上角)。⑧足少阴肾经:膀胱(络肾);心(从肺出络心);肺(入肺中);肝(上贯肝膈);脾(交于舌本)。⑨手厥阴心包经:三焦(络三焦);心(交于小指);小肠(交于小指);肾(起于胸中)。⑩手少阳三焦经:心包(络心包);心(交于小指);小肠(交于小指);胆(交于耳中和目锐眦);膀胱(交于耳上角);胃(交于颊车,缺盆);大肠(交于缺盆,颊车)。足少阳胆经:肝(络肝);三焦(交于耳中,目锐眦);小肠(交于目锐眦);胃(交于耳前，缺盆，足大指）；膀胱（交于足小指）。足厥阴肝经：胆（络胆）；三焦（交于耳中和目锐眦）；膀胱（交于腘中）；心（系目系）；脾（交于三阴交）；肺（其支上注肺）；肾（交于三阴交，循喉咙）；胃（挟胃）。

十二正经的交接和伤寒六经传变不是一个概念，但是经络的交接是传变的基础，假如经络没有交接，两个互不干连的事物怎么会发生关系？经络交接是人体生长以及疾病传变的基础。

邪气中经的选择性

外感六淫邪气侵犯人体，有明显的经络部位选择性。如阳邪易侵犯人体上部的经络脏腑腑，阴邪易侵犯人体下部的经络脏腑。如《伤寒论》中所述及的那样，因为膀胱腑位于人体下部，为五脏六腑中位置最低的，所以风寒之邪这些性质属阴的邪气侵犯人体，首中膀胱经，而肺脏在五脏六腑中位置最高，所以风温这些性质属阳的邪气侵犯人体首先侵犯肺经，正如《黄帝内经》所曰："本乎天者亲上，本乎地者亲下。"由于湿邪为无形水汽弥漫，且性质较重，故最易侵犯中州之土，如湿夹热者多犯胃土，因热易伤胃阴；如夹寒者则易伤脾土，因寒易伤脾阳。叶天士《温热论》中有"温邪上受，首先犯肺，逆传心包"之语，其中温邪之所以"首先犯肺"就是因为风温之邪为阳邪，中于上部，而肺为华盖其位最高，故最先受邪，而肺经又和心包经交于次指，故肺经之邪会传于心包。

伤寒传变

伤寒论六经经传顺序为太阳阳明少阳，太阴少阴厥阴；也有很多学者认为其阳经的传经顺序应该为太阳少阳阳明，学者朱旺旺比较赞同后一种看法。又有表里传变、越经传变、直中、合病、并病，并且伤寒论中疾病的停留不传以及脏腑传变也比较常见。

1. 经传：顺传只是理想情况下的传变。《灵枢·营卫》篇里有营卫在经络里的循行顺序，可知肺大胃脾心小肠、膀肾包焦胆肝是其正常循行规律。风寒之邪由太阳经传入随经络向下运行到小指会和足少阳胆经和足少阴肾经交汇，但风寒之邪先伤表之阳气。所以会首先传到少阳胆经，胆经向肝经流注的过程中会和足阳明胃经交于足大指，此时若患者养生不慎贪凉饮冷损伤胃阳，则邪气会进入阳明经络，出现阳明经证。三阳传变过程中，太阳的恶寒发热，少阳的寒热往来，阳明的单恶热不恶寒正是邪气深入的表现。

风寒之邪进入阳明经后随营卫气血在经络中运行，若其人平素脾虚则邪气会直接在阳明太阴交接部位传入太阴，如足大指、腹腔中胃络脾的经络等。风寒之邪已经由表之三阳侵入里之三阴，则三阴阳气会受损。《素问·金匮真言论》记载有脾肾肝三藏阳气多少，脾为阴中之至阴，所以风寒之邪入侵，脾之阳气首先受损；肾为阴中之阴，所以其阳气比脾多比肝少；肝为阴中之阳，所以阳气在三脏中算是最厚的。风寒之邪侵入太阴之后，随营卫气血在经络中运行，若肾阳亏虚则会在脾肾交接处传入肾经，如舌本、三阴交等。同理，肾经会在肝经阳气不足的情况下在肝肾交接处传入肝经。

顺传在整个过程中是按照理想条件下，营卫气血的运行规律进行传变的，从而表现出太阳、少阳、阳明、太阴、少阴、厥阴的一般传变规律。

2. 其他传变：风寒之邪在传变过程中，很多时候不按照顺传的规律进行而表现出其他的传变形式。理论上来说只要是经络互相连属在一起的都有可能进行传变。常见的其他传变形式有表里两感、直中、合病、并病以及停留不传和脏腑传变。表里两感是指互为表里的两条经络在传变过程中，同时发病的情况，如太阳少阴同病；直中指的是外邪直接入侵脏经，如风寒直接入侵少阴经所表现的少阴病症；合病指的是两三经同病，如太阳少阳同病；并病指的是合病传归之后并入一条经络的表现，如三阳同病之后病情转归于阳明腑实的情况；停留不传指的是病邪停留在某一条经络不进行传变的情况；脏腑传变指的是外邪在五脏六腑间进行传变，其经络病症表现相对较少的情况。

　　至于具体是哪种形式的传变则要看其所络属的经络是否空虚，如太阳伤寒若和太阳膀胱经相络属的肾、小肠、胆、肝、胃、三焦这些经络有一条或多条经络空虚的话则会出现多种症状，如肾经亏虚则出现太阳少阴两感，胃经、胆经亏虚则会出现三阳合病；如三阳合病但只有脾经阳气受损，则会出现三阳合病之后只传归脾经的并病。

　　经络府俞，阴阳汇通；玄冥幽微，变化难极。经络交接是传变的基础，外邪的属性结合人体阴阳属性决定发病的部位和性质。经传只是张仲景先师表述的一般情况，方便后世学者记忆与学习之用。某一经具体连属的其他脏腑经络及交接部位上文均已写出，只要该经络所连属的经络出现亏虚都可能出现传变，正如叶天士在《外感温热篇》第 5 条所曰的"若其人肾水素亏，虽未及下焦，先自彷徨矣"，可见温病只要下焦亏虚，也会传下焦，伤寒不但传足经，只要手经经络亏虚也会传手经。总而言之，经络交接、外邪性质、正气虚实是六经传变的基础。在实际的临床过程中，不能拘泥于一经，要实事求是，具体情况具体分析。

62 六经动态传变

六经病是脏腑经络病理变化的综合临床反映，由于脏腑经络是不可分割的整体，故某一经的病变，常常涉及另一经，从而出现六经间的相互传变。可以是邪胜病进，也可以是邪衰病退。如何审时度势防止外邪循经内传，促使邪气循经外传是医生的责任。六经传变是反映六经间相互关系的主要内容，学者张继烈等认为，张仲景是通过《伤寒论》，利用六经辨证与六经传变，系统介绍了正确的中医思维方式。

六经传变

"伤寒二三日，阳明、少阳证不见者，为不传也"（第 5 条）。"伤寒一日，太阳受之，脉若静者，为不传；颇欲吐，若躁烦，脉数急者，为传也"（第 4 条）。说明若见太阳病已 2～3 日，既无阳明证之身热汗自出、不恶寒反恶热、烦燥口渴；又无少阳证之寒热往来，口苦咽干、目眩、心烦喜呕、胸胁苦满，且太阳表证仍在，说明邪还在太阳，尚未传变。如出现阳明证或少阳证表现，说明病邪已传入里。另外，脉静，为不传；脉数急，颇欲吐，烦躁，也说明病邪已传入里。外邪的传变可有循经传与越经传。

仔细查阅《伤寒论》，知六经传变共有 30 项 74 条。①循经顺传 5 项 17 条，为太阳→阳明，阳明→少阳，少阳→太阴，太阴→少阴，少阴→厥阴。②循经逆传 5 项 10 条，为厥阴→少阴，少阴→太阴，太阴→少阳，少阴→阳明，阳明→太阳。③越经顺传 10 项 24 条，为太阳→少阳，太阳→太阴，太阳→少阴，太阳→厥阴，阳明→太阴，阳明→少阴，阳明→厥阴，少阳→少阴，少阳→厥阴，太阴→厥阴。④越经逆传 10 项 23 条，为厥阴→太阳，厥阴→阳明，厥阴→少阳，厥阴→太阳，少阳→太阳，少阴→阳明，少阳→少阳，太阴→太阳，太阴→阳明，少阴→太阴。

循经传

1. 循经顺传： 太阳→阳明→少阳→太阴→少阴→厥阴。

（1）太阳→阳明："太阳病，过经十余日，心下温温欲吐，而胸中痛，大便反溏，腹微满，郁郁微烦。先此时，自极吐下"（第 123 条），与调胃承气汤；若不尔者，不可与；但欲呕、胸中痛、微溏者，此非柴胡汤证，以呕故知极吐下也。此系"太阳病，过经十余日"，患者"心下温温欲吐""郁郁微烦""胸中痛"为邪已化热，客于胸中；"腹微满""大便反溏"，为邪热已下于胃肠，因为"呕"更说明已"极吐下"，是邪传阳明，故"与调胃承气汤"。

"太阳与阳明合病，喘而胸满者，不可下，宜麻黄汤"（第 36 条）。为外邪从太阳传入阳明之际，因"喘而胸满"，而不是喘而腹满，且喘而无汗，知外邪主要还在太阳，故"不可下，宜麻黄汤"。"太阳中风，脉浮紧、发热、恶寒、身疼痛、不汗出而烦躁者，大青龙汤主之；若脉微弱，汗出恶风者，不可服之。服之则厥逆、筋惕肉瞤，此为逆也"（第 38 条）。患者除表寒证明显外，尚有"烦躁"，乃邪已化热，热邪上扰，也属外邪从太阳传入阳明之际，太阳表证虽在，阳明里热已显，故宜"大青龙汤主之"。若由"脉浮紧"变为"脉微弱"，"不汗出""恶寒"变为"汗出恶风"，则说明邪已涉少阴，便不可用"大青龙汤"。否则"服之则厥逆、筋惕肉瞤，此为逆也"。

另有葛根黄芩黄连汤（第 34 条），栀子豉汤（第 21 条），白虎加人参汤（第 222 条），大柴胡汤

（第 103 条），柴胡加芒硝汤（第 104 条），调胃承气汤（第 70 条），白虎加人参汤（第 26 条），也属太阳→阳明。

（2）阳明→少阳："阳明病，发潮热、大便溏、小便自可、胸胁满不去者，与小柴胡汤"（第 229 条）。患者"阳明病，发潮热"，说明有里热胃家实。本应大便硬，小便数，现"大便溏、小便自可、胸胁满不去"系邪入少阳，故"与小柴胡汤"。一般均认为，此系少阳阳明同病，认为此处可以看作是外邪入里，从阳明渐入少阳。

"阳明中风，脉弦浮大，而短气，腹都（部）满，胁下及心痛，久按之气不通，鼻干，不得汗，嗜卧，一身及目悉黄，小便难，有潮热，时时哕，耳前后肿，刺之小差，外不解，病过十日，脉续浮者，与小柴胡汤"（第 231 条）。"短气，腹都（部）满""鼻干""潮热""耳前后肿"，脉"大"为阳明里热；但"胁下及心痛""时时哕""脉弦"且"一身及目悉黄""不得汗"，说明邪已从阳明渐入少阳。

（3）少阳→太阴："伤寒五、六日，已发汗而复下之，胸胁满微结，小便不利，渴而不呕，但头汗出，往来寒热，心烦者，此为未解也，柴胡桂枝干姜汤主之。"（第 147 条）此为"伤寒五、六日，已发汗而复下之"，乃误用汗、下，外邪传里，见"往来寒热""心烦""但头汗出"等少阳证。但"已发汗而复下之"，"渴"为汗下脾虚津伤，"不呕"为邪将离少阳，"胸胁满""微结（为心下微结，指腹微满）"，系邪入太阴。应属邪从少阳渐入太阴。以方测证，应还有"下利"。

（4）太阴→少阴："少阴病，下利清谷，里寒外热，手足厥逆，脉微欲绝，身反不恶寒，其人面色赤；或腹痛，或干呕，或咽痛，或利止脉不出者，通脉四逆汤主之。"（第 317 条）太阴病，脾阳亏虚，寒湿中阻，故"下利清谷""或腹痛"而"手足厥逆，脉微欲绝""利止脉不出（脉微）"，乃邪入少阴。由于"下利"过甚，邪从太阴传入少阴，阴寒内盛，格阳于外，故"里寒外热"；虚阳浮越，"其人面色赤""身反不恶寒""咽痛"，应"通脉四逆汤主之"。

"少阴病，下利便脓血者，桃花汤主之"（第 306 条）。"少阴病，二三日至四五日，腹痛，小便不利，下利不止，便脓血者，桃花汤主之"（第 307 条）。此两条均言"少阴病"，当有"脉微细，但欲寐"，但"下利不止"，因脾虚津伤而"小便不利"，且"腹痛""便脓血"，因系寒湿下利，故当腹痛绵绵，喜温喜按，虽"便脓血"，但赤暗不泽，味腥不臭，且白多红少。应属脾肾阳虚，寒湿里盛，太阴→少阴。

（5）少阴→厥阴："少阴病，四逆，其人或咳、或悸、或小便不利、或腹中痛、或泄利下重者，四逆散主之"（第 318 条）。一般多认为此处之"四逆"，是阳气郁遏，不能外达四末。我们则认为此"四逆"，就是少阴病的"手足厥逆"，否则便不应列属于"少阴病"。另"少阴病，下利清谷，里寒外热，手足厥逆，脉微欲绝"（第 317 条）。此条接续上条，属省文。也就是说，"少阴病，四逆"，实际上是说"少阴病，下利清谷，里寒外热，手足厥逆，脉微欲绝"，但"四逆"。意指虽为少阴，但其"四逆"尚与肝气郁滞有关，故治疗时还应予"四逆散（柴胡、芍药、枳实、甘草）"。这便是说还有病入厥阴，肝失疏泄，气机不利，致阴阳失调。由于不是一般的"阳气郁遏"，"肝气郁滞"，而是三阴阳虚里寒所致，所以后列"其人或咳，或悸，或小便不利，或腹中痛，或泄利下重"，可加"干姜、桂枝、附子、薤白"这也属于厥阴证之阴阳错杂，寒热失调。

2. 循经逆传： 厥阴→少阴→太阴→少阳→阳明→太阳。

（1）厥阴→少阴："呕而脉弱，小便复利，身有微热，见厥者，难治，四逆汤主之。"（第 377 条）此条有"呕而脉弱"，其证属虚寒；又"身有微热""见厥"，乃寒热夹杂，阴阳错杂，当属厥阴；邪入三阴，自然较"难治"。好在阴液受伤不甚，故"小便复利"，邪仍可从少阴外出，故"四逆汤主之"。

（2）少阴→太阴："少阴病，得之一二日，口中和，其背恶寒者，当灸之，附子汤主之。"（第 304 条）"少阴病，身体痛，手足寒，骨节痛，脉沉者，附子汤主之"（第 305 条）。此两条均为"少阴病"，当有"脉微细，但欲寐""手足厥逆""脉沉"。但尚有"身体痛，手足寒，骨节痛"，系寒湿内盛，经气不利。一般均认为太阴病，脾胃虚寒，寒湿内盛，主要表现为"腹满""自利""食不下"。其实寒湿内盛也可表现为"身体痛"，如"太阴中风，四肢烦疼"（第 274 条）。因此，此处之"身体痛，手足寒，骨节痛"，应为邪从少阴渐出太阴。"背恶寒""口中和"均为寒湿之征，皆宜"附子汤主之"。附子汤中用人参、茯苓、白术、附子即为温养脾肾，祛寒除湿。

（3）太阴→少阳："伤寒脉浮而缓，手足自温者，系在太阴。太阴当发身黄；若小便自利者，不能发黄。至七八日，虽暴烦下利，日十余行，必自止。以脾家实，腐秽当去故也。"（第278条）此条明曰"系在太阴"，当可有脾胃虚寒，寒湿内盛的表现，现"手足自温""脉浮"，说明由于"脾家实"，正气较充，脾阳渐复，邪未向里传入少阴，而是向外传。"暴烦下利""小便自利"，说明邪既不在阳明，也不在太阳，只能在少阳。若肝胆疏泄失司，便"当发身黄"。现"脾家实"，脾阳渐复，正气较充，"小便自利""腐秽当去"，所以"不能发黄"。哪怕"日十余行"也"必自止"。

（4）少阳→阳明："太阳病，过经十余日，反二三下之，后四五日，柴胡证仍在者，先与小柴胡。呕不止、心下急，郁郁微烦者，为未解也，与大柴胡汤，下之则愈。"（第103条）"伤寒发热、汗出不解、心中痞鞕、呕吐而下利者，大柴胡汤主之"（第165条）。太阳表证已罢，传入少阳，当以和解为主，汗吐下法均属禁忌。医反下之，是为误治，当产生变证。可出现"呕不止（为喜呕之加重）、心下急（是胸胁苦满之加重，属心下痞硬），郁郁微烦""下利"说明少阳已热聚成实，转入阳明，故用大柴胡汤和解与通下并行，以解少阳阳明之邪。

（5）阳明→太阳："阳明中风，口苦、咽干、腹满、微喘、发热、恶寒、脉浮而紧。若下之，则腹满小便难也。"（第189条）"口苦、咽干、腹满、微喘、发热（应为潮热或身热较甚）"为阳明里热；但"若下之，则腹满小便难"，表明邪已不在阳明。而"脉浮而紧""恶寒"是邪在太阳。故为阳明→太阳，可用桂枝二越婢一汤。

"阳明病，脉迟、汗出多、微恶寒者，表未解也，可发汗，宜桂枝汤"（第234条）。"阳明病，脉浮、无汗而喘者，发汗则愈，宜麻黄汤"（第235条）。"病人烦热，汗出则解；又如疟状，日晡所发热者。属阳明也。脉实者，宜下之；脉浮虚者，宜发汗。下之与大承气汤，发汗宜桂枝汤"（第240条）。阳明病本是一种里热实证，不可发汗，但若出现了麻黄汤证或桂枝汤证的症状，说明此阳明病已变为了太阳病，此时便可发汗了。

越经传

1. 越经顺传：

（1）太阳→少阳："本太阳病不解，转入少阳者，胁下鞕满，干呕不能食，往来寒热，尚未吐下，脉沉紧者，与小柴胡汤。"（第266条）邪由太阳传入少阳，经气不利，故"胁下鞕满"，实为较甚之"胸胁苦满"；同理木横克土，疏泄失职，也可有"干呕不能食"；邪入半表半里，故"往来寒热"；邪已离开太阳，故脉不浮，而显"沉紧"。

"伤寒六七日，发热、微恶寒、支节烦痛、微呕、心下支结、外证未去者，柴胡桂枝汤主之"（第146条）。患者"发热、微恶寒、支节烦痛"，说明太阳表证未罢，风寒犹留连于表；"微呕、心下支结"，是邪犯少阳，治宜太少两解。

（2）太阳→太阴："本太阳病，医反下之，因而腹满时痛者，属太阴也，桂枝加芍药汤主之；大实痛者，桂枝加大黄汤主之。"（第279条）太阳表邪未解，误下而致邪陷脾土，变成太阴病。气滞络瘀，气机不利则腹满；血瘀不通，则"腹满时痛"。此当脉虚，与桂枝加芍药汤，以止痛；若气滞络瘀较甚则"大实痛（腹痛更甚）"。此当脉沉实，与桂枝汤以解表，加大黄以攻里。

另厚朴生姜半夏甘草人参汤（第66条），茯苓桂枝白术甘草汤（第67条），栀子干姜汤（第80条），甘草泻心汤（第158条），桂枝人参汤（第163条），也属太阳→太阴。

（3）太阳→少阴："太阳病，发汗，遂漏不止，其人恶风，小便难，四肢微急，难以屈伸者，桂枝加附子汤主之。"（第20条）此为太阳误治，过汗致阳虚汗漏，但表仍未全解。经脉失于濡养则"四肢微急""难以屈伸"；津液损耗则"小便难"，汗伤卫阳，则"恶风""恶寒"。因邪入少阴，故"桂枝加附子汤主之"。

另芍药甘草附子汤（第 68 条），桂枝去芍药加附子汤（第 22 条），茯苓四逆汤（第 69 条），干姜附子汤（第 61 条），四逆汤（第 91 条），赤石脂禹余粮汤（第 159 条），也属太阳→少阴。

（4）太阳→厥阴："病人有寒，复发汗，胃中冷，必吐蛔。"（第 89 条）"病人有寒"如为表寒，当然可以发汗。此为里寒（素有中焦脾胃虚寒），就应用温。若"复发汗"，必更"胃中冷"。单纯中焦脾胃虚寒，即便感受寒邪，也不至于"吐蛔"。否则素有中焦脾胃虚寒之人，便将经常"吐蛔"了。只有在寒热错杂时，蛔虫不安其位，内扰上窜，才"必吐蛔"，故为邪从太阳渐入厥阴。

（5）阳明→太阴："阳明病，若中寒者，不能食，小便不利，手足濈然汗出，此欲作痼瘕，必大便初鞕后溏。所以然者，以胃中冷，水谷不别故也。"（第 191 条）"若胃中虚冷，不能食者，饮水则哕"（第 226 条）。阳明多属里、热、实证，"阳明之为病，胃家实是也"（第 180 条）。虽有"手足濈然汗出"（第 191 条），但却"大便初鞕后溏""不能食"。"小便不利"，显然是"胃中冷，水谷不别"，属于"中寒""欲作固瘕（因寒结积）"。此"手足濈然汗出"，便不是肠胃燥实，热迫津泄而是中焦虚寒，肠胃冷积，阳不摄阴。虽然"手足濈然汗出"，也是冷湿之汗。因脾虚津伤而"小便不利"。"饮水则哕"（第 226 条）也属中焦脾胃虚寒，运化失司。可见虽为"阳明病"，其实已渐入太阴。

（6）阳明→少阴："脉浮而迟，表热里寒，下利清谷者，四逆汤主之。"（第 225 条）此条承"若脉浮、发热、渴欲饮水、小便不利者，猪苓汤主之"（第 223 条）。"阳明病，汗出多而渴者，不可与猪苓汤。以汗多胃中燥，猪苓汤复利其小便故也"（第 224 条）。所以此处也为省文，实际是"阳明病，汗出多而渴者"，"若脉浮、发热""脉浮而迟，表热里寒，下利清谷者，四逆汤主之"。阳明胃热，故"脉浮"；但却"下利清谷"，故有"里寒"，实为"表热里寒"。倘"脉浮而缓……系在太阴"（第 187 条）。少阴较太阴里寒更甚，脉多"微"（第 286 条）、"微细"（第 281 条）、"细沉"（第 285 条）、"弦迟"（第 324 条），今"脉浮而迟"，是邪从阳明渐入少阴。

（7）阳明→厥阴："阳明病，反无汗而小便利，二三日呕而咳，手足厥者，必苦头痛；若不咳、不呕、手足不厥者，头不痛。"（第 197 条）阳明病本为里、热、实证，"阳明病外证"便是"身热、汗自出"（第 182 条），今"阳明病，反无汗而小便利"，可见里热不甚；又有"苦头痛"，这头痛还兼"呕而咳，手足厥"。"若不咳、不呕、手足不厥者，头不痛"，可见应为里寒头痛，当然是厥阴头痛。其"呕"应为"干呕吐涎沫"，宜吴茱萸汤（第 378 条）；其实厥阴也可以有"咳"，故才有"麻黄升麻汤"（第 357 条）。

（8）少阳→少阴："少阴病，饮食入口则吐；心中温温欲吐，复不能吐。始得之，手足寒、脉弦迟者，此胸中实，不可下也，当吐之；若膈上有寒饮，干呕者，不可吐也，当温之，宜四逆汤。"（第 324 条）"少阴病，脉沉者，急温之，宜四逆汤"（第 323 条）。但第 324 条之"少阴病"虽也有"手足寒"却"脉弦迟"，"饮食入口则吐；心中温温欲吐，复不能吐（又吐不出来）"。其"脉弦迟"，"弦"为少阳，"迟"为少阴，符合少阳渐入少阴；"胸中实"为胸膈有实邪，系少阳胆火内郁，当用吐法，宜瓜蒂散。如果"膈上有寒饮，干呕者，不可吐也，当温之，宜四逆汤"。

（9）少阳→厥阴："伤寒八九日，下之，胸满、烦惊、小便不利、谵语、一身尽重，不可转侧者，柴胡加龙骨牡蛎汤主之。"（第 107 条）"伤寒六七日，无大热，其人躁烦者，此为阳去入阴故也"（第 269 条）。此患者"烦惊""谵语"，属"其人躁烦"之重者，当然"阳去入阴"。但既无太阴证之"腹胀""下利"；也无少阴证之"脉微细，但欲寐"或虚热表现。"胸满"为邪在少阳，"小便不利"为三焦气化失职，水湿内停则"一身尽重，不可转侧"。而"柴胡加龙骨牡蛎汤"表里同治，攻补兼施，寒温并用，与厥阴证之阴阳失调，寒热错杂病机也相符。

（10）太阴→厥阴："伤寒本自寒下，医复吐下之，寒格，更逆吐下；若食入口即吐，干姜黄芩黄连人参汤主之。"（第 359 条）"伤寒本自寒下"是指邪在太阴，本属脾胃虚寒下利，又经误治"医复吐下之"使正气更伤，外邪内陷厥阴，阴阳寒热错杂，下寒上热格拒，致成"寒格""更逆吐下""食入口即吐"。故用干姜人参补正安胃，黄芩黄连清热降火。寒热同用，辛开苦降，使下寒上热格拒得除，此类患者常有里热。

2. 越经逆传：

（1）厥阴→太阳："厥阴中风，脉微浮为欲愈，不浮为未愈。"（第327条）"伤寒病，厥五日，热亦五日，设六日当复厥；不厥者自愈。厥终不过五日，以热五日，故知自愈"（第336条）。"伤寒，发热四日，厥反三日，复热四日。厥少热多者，其病当愈"（第341条）；病至厥阴，已进入六经中的最后一经，厥阴逆传太阳，就有可能阴尽阳生，正复邪祛。"厥阴中风"属于厥阴逆传太阳。邪在厥阴，脉应沉、迟、细、弱，现虽"脉微"，但有"浮"象，系外邪由里出表，从阴转阳，故"为欲愈"。所以是厥阴→太阳，宜桂枝汤。它的表现除了"脉微浮"外，应还有"发热、汗出"，也可有"肢厥"。第336、第134条便论述了厥热胜复，厥而见热，为阳气来复，厥热相等或厥少热多，为阳气回复，"其病当愈"（第341条），宜用桂枝汤。也有阳气回复较好，正复邪祛极佳者，只需"渴欲饮水者，少少与之愈"（第329条）。

（2）厥阴→阳明："伤寒脉滑而厥者，里有热，白虎汤主之。"（第350条）阳明病，里热实证，由于里热较甚，其"脉大"（第186条）、"浮滑"（第17条）。此条仅"脉滑而厥"，因此为里热不甚，用热深厥深解释其"厥"，并不恰当。应为邪在厥阴并渐入阳明，里热尚未成腑实。故宜"白虎汤主之"。

（3）厥阴→少阳："呕而发热者，小柴胡汤主之。"（第379条）此条承接上一条，"干呕吐涎沫，头痛者，吴茱萸汤主之"（第378条）。因此是"干呕吐涎沫，头痛"并"发热"，应属厥阴阳气来复，邪出少阳。故宜"小柴胡汤主之"。

另"伤寒脉浮而缓，手足自温者，是为系在太阴……为阳明病也"（第187条）。为太阴→阳明；"少阴病，八九日，一身手足尽热者，以热在膀胱，必便血也"（第293条），为少阴→太阳。与此条"呕而发热者，小柴胡汤主之"互参，可见应属厥阴→少阳。

（4）厥阴→太阴："大汗出，热不去，内拘急，四肢疼，又下利厥逆而恶寒者，四逆汤主之。"（第353条）"大汗，若大下利而厥冷者，四逆汤主之"（第354条）。此二条列于"厥阴病篇"，联系前一条（第352条）"若其人内有久寒者，宜当归四逆加吴茱萸生姜汤"，显然是"其人内有久寒者"又发汗不当，"大汗出"致"下利厥逆"，又有"热不去，内拘急，四肢疼""恶寒"等阴阳错杂，脾寒胃热表现。其发热与肢厥常交替出现，为厥热胜复，属邪入厥阴。但厥阴病是六经病证的最后阶段，病至厥阴，正邪相争，又可阴尽阳生，极而复返。"下利"发"热"，均为正气渐复，外邪渐祛之征，说明正邪相争，邪已外传，"大下利"为从厥阴传往太阴。

（5）少阴→太阳："少阴病始得之，反发热，脉沉者，麻黄细辛附子汤主之。"（第301条）"少阴病，得之二三日，麻黄附子甘草汤微发汗。以二三日无（里）证，故微发汗也"（第302条）。少阴寒化证，应有畏寒，不会发热。今"少阴病始得之，反发热"，说明患者"脉微细，但欲寐"，但反而"发热"，是邪从少阴渐出太阳；"脉沉"不浮，是邪尚未完全出里达表，故宜"麻黄细辛附子汤"表里同治。"少阴病，得之二三日（第302条）"，"无（里）证"，是指可有"脉微细，但欲寐"，但无厥、利、吐等虚寒重证。也可有"反发热"，但证情较（第301条）更轻，故只需"麻黄附子甘草汤微发汗"。

"少阴中风，脉阳微阴浮者，为欲愈"（第290条）。此"阳微阴涩"是轻取为"微"，重取则"浮"；或寸取为"微"，尺取为"浮"。都表明外邪由里出表，从阴转阳，故"为欲愈"。所以是太阴→太阳，宜桂枝汤。"少阴病，八九日，一身手足尽热者，以热在膀胱，必便血也"为少阴阴虚热化，并外出太阳，热移太阳膀胱之腑，热伤血络故"便血（小便血）"（第293条）。属阴病出阳，脏邪还腑。故为少阴→太阳。

（6）少阴→阳明："少阴病，得之二三日，口燥咽干者，急下之，宜大承气汤。"（第320条）"少阴病，自利清水，色纯青，心下必痛，口干燥者，可下之，宜大承气汤"（第321条）。"少阴病，六七日，腹胀、不大便者，急下之，宜大承气汤"（第322条）。"少阴病"也可有口渴，因属里、虚、寒证，口渴多不甚。现"口燥咽干"，乃邪从少阴渐入阳明，邪热灼伤津液，故宜"急下"存阴。"口干燥""心下必痛""自利清水，色纯青"（色青黑味臭秽）（第321条）；"腹胀、不大便者"，均为邪从少阴渐入阳明，故都"宜大承气汤"（第322条）。

（7）少阴→少阳："少阴病，下利，若利自止，恶寒而蜷卧，手足温者，可治。"（第288条）"少阴病，恶寒而蜷，时自烦，欲去衣被者，可治"（第289条）。"少阴病，吐、利，手足不逆冷，反发热者，不死。脉不至者，灸少阴七壮"（第292条）。"下利""恶寒而蜷卧"为肾阳虚衰，里虚寒盛之表现；但患者"利自止""手足温""手足不逆冷，反发热""欲去衣被"为阳气渐复，阴寒渐退。今"利自止"，说明邪不在太阴；"时自烦""蜷卧"为邪从少阴渐入少阳。

（8）太阴→太阳："太阴病，脉浮者，可发汗，宜桂枝汤。"（第276条）此为"太阴病"，当有"腹满而吐，食不下，自利益甚，时腹自痛"（第273条），"脉缓"（第278条）。由于里虚不甚，正气较足，其症状较轻。且能驱邪外出，所以"脉浮"较明显。尚有发热、恶寒、四肢疼痛，故"可发汗，宜桂枝汤"。

"太阴中风，四肢烦疼，阳微阴涩而长者，为欲愈"（第274条），太阴本为脉缓。此"阳微阴涩"（轻取则"微"，重取则"涩"），且于"微""涩"之间，反而见"长"，是阴中见阳，从阴转阳，故"为欲愈"；"四肢烦疼"既可能是太阴本证也可以是由里出表后，外邪束表，营阴郁滞。所以是太阴→太阳，宜桂枝汤。

"下利腹胀满，身体疼痛者，先温其里，乃攻其表；温里宜四逆汤，攻表宜桂枝汤"（第372条）。此条列于三阴病中，"下利"当系脾阳虚衰，阴寒内盛，下利清谷。"腹胀满"也属太阴，故宜"先温其里"。但有"身体疼痛者"，若兼太阳表证（发热、恶寒、头项强痛、脉浮），便"攻表宜桂枝汤"。

（9）太阴→阳明："伤寒脉浮而缓，手足自温者，是为系在太阴。太阴者，身当发黄；若小便自利者，不能发黄；至七八日，大便鞕者，为阳明病也。"（第187条）"系在太阴"（第187条），当可有脾胃虚寒，寒湿内盛的表现，现"手足自温""脉浮"，说明由于"脾家实"，正气渐充，脾阳渐复，邪未向里传入少阴，而是向表传。"小便自利""大便鞕"，可知为太阴渐入阳明。宜小承气汤。

（10）少阳→太阳："少阳中风，两耳无所闻。目赤、胸中满而烦者，不可吐下，吐下则悸而惊。"（第264条）此条"胸中满"（胸胁苦满），心"烦"，为邪在少阳；但"两耳无所闻""目赤"，为风火相煽，循经上扰，清窍不利。说"若已吐、下、发汗…柴胡汤证罢，此为坏病"（第267条）。可见邪在少阳时，不可汗、吐、下，但只说"不可吐下"（第264条），实际暗示可"汗"，可见此时邪不在少阳，已传至太阳，宜用柴胡桂枝汤。

误治以后，外邪有的仍在原经，有的传入了另一经。既可有原经的证候，也可有传入经的证候。如汗后脾胃虚弱：厚朴生姜半夏甘草人参汤（第66条），为太阳→太阴；汗后阴阳两虚：芍药甘草附子汤（第68条），为太阳→少阴；转属阳明，燥热成实：调胃承气汤（第70条），为太阳→阳明；转属阳明，津气两伤：白虎加人参汤（第26条），为太阳→阳明；肾阳受伤，水饮内泛：真武汤（第82条），为太阳→少阴；另外还有葛根黄芩黄连汤（第34条），太阳→阳明；桂枝人参汤（第163条），太阳→太阴；桂枝去芍药加附子汤（第22条），太阳→少阴；茯苓桂枝白术甘草汤（第67条），太阳→太阴；茯苓四逆汤（条），太阳→少阴；栀子干姜汤（第80条），太阳→太阳；宜四逆汤（第91条），太阳→少阴；甘草泻心汤（第158条），太阳→太阴；赤石脂禹余粮汤（第159条），太阳→少阴；白虎加人参汤（第168条），太阳→阳明；栀子豉汤（第221条），太阳→阳明；白虎加人参汤（第222条），太阳→阳明；桂枝加芍药汤（第279条），桂枝加大黄汤，太阳→太阴；大柴胡汤（第103条），太阳→阳明；柴胡加芒硝汤（第104条），太阳→阳明；柴胡桂枝干姜汤（第147条），太阳→少阳；干姜附子汤（第61条），太阳→少阴。

63 六经体用模型的构建

思维模型是人们按照某种特定的目的，透过纷繁复杂的客观现象或事物，抽象出的某种特定的思维样态，并通过思维样态来研究客体的形态、特征和本质的方法，如借助符号、线条、图像、方程式等模型来近似地描写客体、反映客体、解释客体。这种方法能够更普遍、更直接、更深刻地反映客观现象或事物的本质，从而有助于人们对客观现象或事物规律的把握。如《易经》借助阴爻、阳爻和它们之间不同的组合这样的符号系统，将阴阳对立统一、互相依存、消长平衡这样深刻的哲学思想简洁地表达出来，奠定了古人认识和理解客观世界的基本思维方式。中医学也正是应用思维模型方法构建了以气-阴阳-五行为核心的中医理论体系。学者刘文平等认为，六经体用模型能够揭示六经的科学内涵，是思维模型方法在中医学领域中的成功应用。

六经体用模型的提出

三阴三阳学说是中医学理论体系的重要内容，其起源于中国古代"一分为三"的哲学思想和时空六分的宇宙观念，是阴阳学说描述事物发生、发展过程及质量变化的一种独特思维模型。作为辨证纲领的三阴三阳，通常称之为"六经"，该六经并非《黄帝内经》的"六经"，后者实谓经脉，为气、血、津、精运行的通道，如《黄帝内经》中"六经波荡""六经为川""六经不通"等记载。那么，我们所称的"六经"亦即作为辨证纲领的六经的实质到底是什么？古今医家对此代有阐发，但至今为止仍是众说纷纭、莫衷一是。早在20世纪90年代就有研究者总结出关于六经实质的41种观点。近年随着多学科交叉研究的渗透，关于六经实质的观点又有所增益。

事实上后世伤寒学者所称"六经"包含了脏腑、经络、气化、区域等诸多内涵，基本继承了《黄帝内经》中三阴三阳的全部含义。三阴三阳的本质是一个用于事物分类的思维模型，所以继承了三阴三阳含义的六经的实质也应当是一个思维模型。由于模型反映和描绘事物本质的维度和角度不同，造成了六经实质内涵的差异性和外延的多样性。为了弥合差异和统一认识，从思维模型的角度，以复杂系统理论为依据，构建了六经体用模型，对六经实质的系统模型进行表达，以期为六经实质的研究提供思路。

六经体用模型的构建

六经体用模型是根据复杂系统层次性的演变规律，结合六经表里关系，构建的一个包含不同层次的结构和功能及其相互作用关系的三层次复杂系统模型。六经体用模型的本质是一个用于描述复杂系统变化的方法论模型。

1. 五行体用象模型：我们处在一个具有普遍联系的纷繁复杂的物质世界当中，物质、能量和信息是构成客观世界的基本元素。对于一个复杂系统而言，也包含物质、能量和信息三种基本元素，物质即系统之结构，能量即系统之功能，信息即系统内部或系统与系统之间，或系统与环境之间结构和功能的相互作用，是作为一种"关系"实体的客观存在。复杂系统的结构和功能之间具有密切的联系和复杂的相互作用关系，结构是功能赖以发挥的客观基础，而功能的发挥又势必消耗其结构基础。复杂系统的结构和功能之间既相互独立又相互依存，二者具有一定的相对性，并在一定程度上可以相互转化。系统层次的结构可以作为环境层次的功能存在，系统层次的功能可以作为子系统层次的结构存在。系统的结构为"体"，系统的功能为"用"。

五行作为一个在一定范围内，正确反映自然界客观事物发展变化规律及相互关系的朴素的系统模型，能够在一定程度上反映复杂系统结构和功能之间的相互作用关系。下面以五行之火为例说明复杂系统的结构、功能以及结构和功能之间的相互作用所涌现出来的信息。火为系统与外界环境作用时呈现的"象"。木为系统之功能，即系统之"用"，土为系统之结构，即系统之"体"。木克土，系统功能的发挥会消耗其结构基础。土生金，金生水，水生木。木的生成与土密切相关。系统功能的发挥以系统的结构为基础。木生火，系统作为整体"涌现"出来的性质即系统之"象"与系统之"用"是密切相关的。"象"又可以作为更高层次的系统的"用"存在。以土为体、以木为用、以火为象，其中木又可以视为水火之涌现，即比其低一个层次的水火系统的象。其他五行模型以此类推。五行体用象模型是构建六经体用模型的基础。

2. 六经体用模型：六经即太阳、阳明、少阳、太阴、少阴、厥阴六个名词的总称。根据这六个名词在中医学中的不同内涵和应用，将其分为三组，即太阳与少阴、阳明与太阴、少阳和厥阴。三组各自为表里关系，表里之间相互络属为一个具有紧密联系的系统。正如《素问•血气形志》所曰"足太阳与少阴为表里，少阳与厥阴为表里，阳明与太阴为表里，是为足阴阳也。手太阳与少阴为表里，少阳与心主为表里，阳明与太阴为表里，是为手之阴阳也"。

（1）太阳少阴系统：太阳少阴系统为环境层次之系统。太阳为六经之藩篱，主肤表而统营卫，为环境层次系统功能的概括，即环境之"用"。六淫邪气侵犯人体，相当于人体系统受到外邪作用后发生的一系列病理演化。首先是人体整体环境系统的功能的改变，这也是"伤寒一日，太阳受之"的根本原因所在。少阴为水火之脏，内寓真阴真阳，是先天之本，是人体生命之所系，为环境层次系统之结构的概括，即环境之"体"。生理方面，太阳根于少阴，膀胱所藏津液必须依赖肾中阳气的蒸化，才能化出太阳之气达于体表。病理方面，若太阳失治、误治，发汗过多或汗下失序，常易损伤心肾阳气，转为少阴；或素体阳虚，外邪侵袭，体用同病，则太阳与少阴俱病。治疗方面，如变应性鼻炎常表现为鼻流清涕、遇寒加重等太阳见症，从太阳而治往往疗效不显，虽能缓解症状但不能根治，此时可从少阴而治，通过补肾气、温肾阳的方法往往能够取效，从而达到治本的目的。

（2）阳明太阴系统：阳明太阴系统为系统层次之系统。阳明主受纳、腐熟水谷，是营卫、气血化生之源，为后天之本，是系统层次系统之功能的概括，即系统之"用"。阳明多气多血，常表现为病理性亢奋状态，治疗常用泻实的方法。太阴为至阴，有运化、敷布水谷精微，滋养四肢百骸的作用，为系统层次系统之结构的概括，即系统之"体"。生理方面，"太阴阳明为表里，脾胃脉也""阳者，天气也，主外。阴者，地气也，主内"（《素问•太阴阳明论》）。阳明为三阴之外蔽，主外；太阴为母，内资脏腑以生身，主内。病理方面，阳明失治、误治可转为太阴虚寒证，或太阴与阳明并病，实则阳明，虚则太阴。治疗方面，胃虚不能受纳、腐熟水谷，常通过健运太阴脾土的方法治疗以获效，而脾虚不能健运有时也需要使用通降胃腑的方法以使脾气恢复健运。

（3）少阳厥阴系统：少阳厥阴系统为子系统（即"要素"）层次之系统。少阳主枢，为一阳，主春生之气，为元气之别使，是子系统层次系统之功能的概括，即要素之"用"。少阳受邪，阳气不得升展，易郁而化火。厥阴居阴分之里，为两阴之交尽，是子系统层次系统之结构的概括，即要素之"体"。生理方面，少阳与厥阴同主相火，少阳主半表半里，厥阴亦主半表半里，厥阴血脉潜藏则少阳气机调达。病理方面，厥阴气逆，阳气不得潜藏，则胆气横逆犯胃；少阳气郁不舒，郁而化火伤阴，则厥阴藏血失职。治疗方面，少阳气郁化火，症见口苦、咽干、心烦、耳鸣，可适当配伍滋阴潜阳之品，如柴胡桂枝干姜汤用天花粉、煅牡蛎；厥阴气逆，肝郁化火，症见头晕头痛、咽干口渴、烦躁易怒，可适当配伍清泄少阳相火之药，如镇肝息风汤用川楝子等。

通过以上分析，六经模型包含三个层次的系统，即环境、系统和子系统，子系统为"用"，系统为"体"，环境为"象"。在这三个层次的六经模型系统之中，少阳厥阴系统为子系统，为六经模型之"用"；阳明太阴系统为系统，为六经模型之"体"；太阳少阴系统为环境，为六经模型之"象"。少阳厥阴系统属木，阳明太阴系统属土，太阳少阴系统属火。子系统的生成以系统功能为基础，表现为木的生成与土相关；同时子系统也会消耗系统的结构，表现为木克土。环境为各个层次的子系统和系统的集合体，但整体大于部分之和，环境为子系统和系统之涌现，即环境为子系统和系统之"象"，表现为火为木土之涌现。六经模型与五行体用象模型契合，六经的发生学本质与五行相关。

3. 六经来源于六气气化：《素问·宝命全形论》曰"人生于地，悬命于天，天地合气，命之曰人"；"人以天地之气生，四时之法成"。人禀灵虚而含造化，生于天地气交之中，人身脏腑经络上应天之四时五行。诚如恽铁樵在《群经见智录》中所曰："《黄帝内经》之五脏，非血肉的五脏，乃四时的五脏。"六经源于六气，六气气化产生六经，如《素问·天元纪大论》曰："寒、暑、湿、燥、风、火，天之阴阳也，三阴三阳上奉之。"六气包括厥阴风木、少阴君火、少阳相火、太阴湿土、阳明燥金、太阳寒水。六经的五行配属与六气的五行配属略有不同。太阳属火，阳明属土，少阳属木。其五行配属与太阳配寒水、阳明配燥金、少阳配相火有异。这是由于六气气化为六经，六经相当于更高一层次的系统。系统层次之功能可以作为子系统层次之结构存在。

在六经气化模型中，太阳少阴系统之中，太阳为"用"，少阴为"体"。太阳少阴系统以其体的五行属性（火）来标示。少阳厥阴系统之中，少阳为"用"，厥阴为"体"，少阳厥阴系统以其体的五行属性（木）来标示。阳明太阴系统之中，阳明为"用"，太阴为"体"，阳明太阴系统以其体的五行属性（土）来标示。少阳厥阴系统的子系统（六气系统）以相火为"体"。阳明太阴系统的子系统（六气系统）以燥金为"体"。少阳相火气化为少阳，就少阳系统而言，以火为"体"，以木为"象"。所以就六气层面而言，少阳配相火，就六经层面而言，少阳配五行之木。木既是少阳系统之"象"，亦为少阳厥阴系统之"用"。阳明燥金气化为阳明，就阳明系统而言，以金为"体"，以土为"象"。所以就六气层面而言，阳明配燥金；就六经层面而言，阳明配五行之土。土既是阳明系统之"象"，亦为阳明太阴系统之"用"。少阳、阳明属六经层次的"用"，各自的五行属性为六经气化之"象"。厥阴风木气化为厥阴，太阴湿土气化为太阴，少阴君火气化为少阴。厥阴、太阴、少阴属"体"，各自的五行属性可以用化生各自六气的"体"的五行属性来表征。少阳厥阴系统属木，阳明太阴系统属土，火为木土之涌现。少阴属火为少阴君火所化，水克火，以火为"体"则以水为"用"。太阳少阴系统以少阴为"体"，以太阳为用"，而太阳为太阳寒水所化。

六经体用模型的意义

六经概念是古人取象比类、整体思辨思维模式下的产物，所以研究六经实质必须还原古人的思维方式。六经体用模型正是在这样的理念指导下所构建的，用于描述人体复杂系统变化的方法论模型，该模型能够解决当前六经实质研究中面临的诸多疑难问题。

1. 解释六经在不同使用范畴下与五行配属的差异问题：在六气层面，厥阴配风木，少阴配君火，少阳配相火，太阴配湿土，阳明配燥金，太阳配寒水。在经络层面，太阳、少阴的手经配火，足经配水；少阳、厥阴的手经配火，足经配木；阳明、太阴的手经配金，足经配土。在作为辨证纲领的六经层面，太阳、少阴属火，少阳、厥阴属木，阳明、太阴属土。为什么厥阴、少阴、太阴的配属一致，太阳、少阳、阳明的配属不同，是否有规律可循？在六经体用模型框架内可以初步解释这样的现象。即六经体用模型中厥阴、少阴、太阴属体，可以用其子系统厥阴风木、少阴君火、太阴湿土的五行属性来标示？太阳、少阳、阳明属用，由太阳寒水、少阳相火、阳明燥金气化而来，气化之后五行属性发生了变化。

2. 解释"标本中见理论"中标本从化问题："标本中见理论"见于《素问·六微旨大论》曰"少阳之上，火气治之，中见厥阴；阳明之上，燥气治之，中见太阴；太阳之上，寒气治之，中见少阴；厥阴之上，风气治之，中见少阳；少阴之上，热气治之，中见太阳；太阴之上，湿气治之，中见阳明。所谓本也，本之下，中之见也，见之下，气之标也，本标不同，气应异象"。《素问·至真要大论》曰："少阳太阴从本，少阴太阳从本从标，阳明厥阴，不从标本从乎中也。故从本者，化生于本，从标本者有标本之化，从中者以中气为化也。""标本中见理论"是《黄帝内经》运气学说的重要组成部分，其理论严谨而又自成体系。自张仲景以降，标本中见理论日臻完善，成为六经气化学说的理论渊源。《灵枢·卫气》曰："能知六经标本者，可以无惑于天下。"六经气化学派的代表陈修园亦曰："六气之本标中气不明，不可以读《伤寒论》。"标本中见理论的重要性可见一斑。

《黄帝内经》以风、寒、暑、湿、燥、热六气为本，三阴三阳为标，亦即在六经体用模型中，六气化为六经，六气为本，六经为标。从标本中气从化关系可以看出，太阳本寒标阳，少阴本火标阴，两者标本异气，故太阳少阴从本从标；少阳本火标阳，太阴本湿标阴，两者标本同气，故少阳太阴从本。无论是从标本同气还是异气的角度都很难解释阳明厥阴的从化问题，从目前所存文献中并未发现比较合理的解释。代表性的观点如张景岳在《类经图翼·经络》中解释"五行之气，以木遇火，则从火化，以金遇土，则从湿化。"但木生火，木从火化，土生金，则当是土从燥化，为何是燥从湿化？张景岳的解释相当于将"阳明厥阴从中见之气而化"从五行的角度重新叙述了一遍。

在六经体用模型中，六气的标本从化问题能够得到比较合理的解释。就整个模型系统而言，太阳少阴为"象"，少阳厥阴为"用"，阳明太阴为"体"。"象"是系统之"体"和"用"相互作用后的涌现，从体从用，故太阳少阴从本从标。少阳厥阴为"用"，少阳本身又为少阳厥阴系统之"用"，用从用化，故少阳从本。厥阴为少阳厥阴系统之"体"，少阳厥阴系统又是六经模型之"用"，故厥阴体从用化，厥阴从其用少阳而化。阳明太阴为"体"，太阴本身为阳明太阴系统之"体"，体从体化，故太阴从本。阳明本身又为阳明太阴系统之"用"，阳明太阴系统又是六经模型之"体"，阳明用从体化，故阳明从中见之气太阴而化。

3. 解释六经的开、阖、枢问题：开、阖、枢理论主要见于《素问·阴阳离合论》和《灵枢·根结》，用来说明三阴和三阳的正常生理作用及其病理机转。《素问·阴阳离合论》曰："是故三阳之离合也，太阳为开，阳明为阖，少阳为枢……三阴之离合也，太阴为开，厥阴为阖，少阴为枢。"张志聪、陈修园、唐容川等伤寒注家，发挥开、阖、枢理论，用来解释六经病变的性质和气化作用在体内聚、散、离、合的基本规律。然而六经开、阖、枢为什么这样分类？为什么于阳经而言，三阳为开，二阳为阖，一阳为枢，而于阴经而言，三阴为开，一阴为阖，二阴为枢？在六经体用模型框架内六经的开、阖、枢问题能够得到比较合理的解释。复杂系统中环境生系统、系统又生子系统，表现在六经体用模型中为太阳少阴系统生阳明太阴系统，阳明太阴系统生少阳厥阴系统，即太阳少阴→阳明太阴→少阳厥阴。这是一个阳气由多到少、阴气由少到多再到尽的过程。从太阳到阳明，阳气由多到少，需要少阴的枢转；从太阴到厥阴，阴气由多到尽，需要少阳的枢转。少阴为阳枢，亦为津液之枢，少阴枢转失灵，如膀胱气化失司证，可以用肾气丸治疗。少阳为阴枢，亦为气机之枢，少阳疏泄失职，如少阳气机郁滞证，可以用小柴胡汤治疗。小柴胡汤加芍药即古方大阴旦汤。陶弘景《辅行诀脏腑用药法要》曰"阴旦者，扶阴之方，以柴胡为主"，少阳为阴枢可谓明矣！

4. 解释六经病整体的病机特点：太阳少阴系统属火，以土为体，以木为用。木主生发，土主封藏，木在土中，郁而不伸，故太阳少阴为病多郁证。赵献可曰"凡外感者，俱从郁看"。俞根初亦曰"凡伤寒病，均以开郁为先"。太阳经证为郁证，太阳腑证、蓄水证或蓄血证亦为郁证。少阴病篇亦多郁证，如少阴阳郁之四逆散证，水郁阳微之四逆汤证、真武汤证、附子汤证，热郁阴伤之黄连阿胶汤证和猪苓汤证。少阳厥阴系统属木，以火为体，以水为用。火性炎上，水能润下，故少阳厥阴多病寒热错杂。少阳病篇与厥阴病篇的方剂如小柴胡汤、大柴胡汤、柴胡桂枝干姜汤、乌梅丸、干姜黄芩黄连人参汤、麻黄升麻汤等多为寒温并用、攻补兼施之方。阳明太阴系统属土，以金为体，以火为用。火性炎上，金性肃杀，故阳明与太阴多病大寒大热。如阳明热盛用白虎汤，阳明腑实用承气汤，太阴虚寒证用理中丸或四逆汤等。

事实上这三个层次的系统代表了阴阳关系的三种非平衡状态：阖、辟、变。太阳与少阴代表阴阳相阖的状态，阴阳各得其位但并不平衡，故病郁；阳明与太阴代表阴阳相辟的状态，故病大寒大热；少阳与厥阴代表阴阳相变的状态，或由阴出阳，或由阳入阴，故病寒热错杂。阖、辟、变涵盖了阴阳在非平衡态下的所有关系，而疾病就是阴阳的非平衡状态，故而六经能够钤百病。

　　"六经"作为中医学认识人体复杂系统的思维模型，至今仍然有效地指导着中医临床实践。六经思维模型蕴含着系统科学的基本思想，以此为指导，以中医学对六经的相关论述为依据，构建六经体用模型。该模型把脏腑、经络、气化等六经实质诸说统一在一个模型框架之内，能够合理地解释六气六经五行配属差异、"标本中见理论"的标本从化、六经开阖枢、六经病整体的病机特点等问题，深刻地揭示了六经的科学内涵，是思维模型方法在中医学领域中的成功应用。六经体用模型本身所包含的方法论意义无论是对生命科学研究，还是对自然界复杂系统研究都有启发价值，而对六经体用模型方法论意义的发掘将为其拓展应用提供更为广阔的空间。

64   伤寒、六经与方证

伤寒、六经与方证，分看各自独立，我们大体习惯，合看作为整体，究竟能为临床提供什么，也许我们尚未充分注意，思考深度不够。其实，正是伤寒、六经与方证的三位一体，构成了《伤寒论》的坚实内核，它提示的是中医临床诊疗的基本原理和规律，也完全可以看作临床思维和处理问题的基本模式，它是在伤寒病的应对过程中逐步形成的。如果说伤寒原本主要是一个病，《伤寒论》的成书也有一个过程，那么，它就是最后的瓜熟蒂落。

把伤寒、六经和方证作为一个整体来看，有助于了解三者的位置和内在的联系，有助于理解中医临床诊疗的来龙去脉以及后世各种存在的实际价值，也能够使我们真正体会到《伤寒论》的临床奠基作用。伤寒、六经与方证，临证的基础是六经证治，实用的部分是方证相对，理解的关键是伤寒疾病。学者张再良认为，伤寒、六经和方证，从最初一个伤寒病的实践，到后来成为整个热病临床的格局，最后形成的是更大的中医临床诊疗的体系。它提供给我们的是关于疾病、症状、证候这样的一个临床视野和应对模式。以此为基础来思考临床上有关疾病治疗的历史进展，将有利于古今对话和中西医的沟通。

从疾病的角度思考伤寒

伤寒作为一个概念，习惯上有广义和狭义的不同理解，但都不免抽象。今天从临床细想，似乎并未触及事物的本质。那么，是否可以换个角度从具体疾病来思考呢。伤寒主要作为一个疾病，在具体的诊疗过程中，形成了六经证治这样的基本规律，带出了一整套临床常用的基础方剂，同时还旁及了杂病证治的基本体系，进而开启了温病鉴别诊疗的门径。从临床具体疾病的角度思考伤寒，需要注意以下几个要点。

首先，必须理解伤寒是什么，《伤寒论》所说的伤寒是否应该理解为一个抽象概念。如果伤寒病的说法能够成立，那么它和后来泛指热病的伤寒科显然就是两回事。时空变化，伤寒概念不同，所指不一，不容混淆。从具体疾病认识伤寒，强调的是一切从临床实际出发精神，是对事物全过程的把握。尽管具体疾病的考证有相当的难度，作为假想也不见得马上能够达成共识。但是从这方面进行探索，对问题的认识也许会有所突破。

其次，应该理解伤寒的杂病和后世所称的杂病有什么不一样。《金匮要略》所述的杂病证治，基本上是以伤寒病为前提的，大约相当于伤寒并发症的应对处理，也可以说杂病的出现是伤寒病临床表现的必然趋势。宋以后特别是明清有杂病证治的专著出现，今天则有《中医内科学》的开设，这些和伤寒的杂病有了很大的差异。这体现杂病经历了由窄到宽，从伤寒的附属变化为临床证治体系的过程。古代对疾病的认识停留在一般症状的多，所以从伤寒的杂病到后世的杂病也容易贯通。今天作为常见症状的，如咳喘、呕利等，往往需要做进一步的疾病鉴别诊断，而作为特殊表现的，更加容易接近现代疾病，如豌豆疮、大头瘟、烂喉痧等。杂病证治作为一个体系，起点是在伤寒病。

最后，还要理解为什么伤寒以后还会有温病证治的补充。尽管伤寒能够奠定临床证治的基础，但因为原本主要是一个病，所以难免会有局限，这主要体现在具体方药上。同时不能否认，在伤寒中会有其他疾病混杂，所以温病（疾病）的鉴别不能缺位，不管当时能够做到什么程度。后世临床发生的疾病演变，总是不断地提出新问题，刺激着医家要积极面对。从金元到明清，由争鸣到成熟，最终温病学派闪亮登场。表面上看似乎形成的是寒温并立，甚至对立，实际上是临床诊疗趋向于丰富多彩，体现了整个热病的证治系统更加成熟。也可以说，伤寒六经证治的原则依旧，只是方法变通，方药扩充，寒温原本一体。

可见，一旦把伤寒放到了恰当的位置上，六经和方证就不难理解，杂病和温病的问题也容易迎刃而解了。我们不再被以往僵硬的概念所束缚，而能够生动形象地从临床实际来思考问题了。这样，对原文的阅读理解也就设定了前提，不允许任意发挥了。经典产生于特定的环境，这句话在伤寒中也得到了验证。毫无疑问，医学的临床进展以实践为基础，疾病是背后的推手，疾病的演变始终是临床诊疗的轴心。在实践中产生的认知只是一种附属，往往不够深入，容易滞后，有时甚至错误。如果把实践与认识比作皮毛关系，那么皮之不存，毛将焉附？所以，以往有关伤寒问题上的种种论说应该是可以质疑和修正的。

作为疾病，必定有症状表现，据此又可以归纳为各种证候。中医的望闻问切、辨证论治就是在这个层面的努力，结果要落实到证候、方证上。所以从伤寒病开始，要走到六经证治，最后才是方证。反过来看这条路径也能走通，在症状和证候的背后，可以进一步思索的是疾病。在古代不可能做的事情，今天已经具备了一定的条件。尽管现代疾病学的知识和传统认识不在一个层面上，无法直接对应，但是不妨试着对照沟通。现代疾病学的认识，有利于对症状和证候的理解，也有利于把握紧随其后的治法与方药。

用证治的规律理解六经

理解了伤寒，再看六经。伤寒如果主要看作一个病，六经证治最初就是把握治疗的基本方法，它能够起到的是整体作用，方证才是临床最后的具体应对。这样一看，六经证治框架中的方药，亦即《伤寒论》提供的方证，本来只是行走在伤寒病范围中间的。尽管它具备了相当的成熟度，也比较全面，能构成临证的基础。甚至后人也悟出了其中蕴含的普遍适用性，可以推广运用到其他病证的治疗中。但是六经证治框架中的具体方药显然不够，这种不足与生俱来。从临床考虑，总是先有实践，后有思辨和归纳，经验的总结和规律的发现在后，并且需要在实践中不断变化和完善。对于六经证治的规律，可以从以下几个方面思考。

第一，要把六经证治从伤寒病（《伤寒论》）中间抽象出来。六经证治如果仍然局限在具体的伤寒病（或《伤寒论》）中间，会有僵硬板滞、使用不便的感觉。今天一旦意识到了六经证治原本的疾病背景，就应该考虑如何进一步把六经证治从伤寒中间抽象出来，使它成为普遍适用、通俗易懂的临床规律。将六经证治转换成六经九分法，拔高了的六经证治在整个辨证中能够起到定向、定位的作用，它在病证和方药之间架起了桥梁，执简驭繁，有利于病证和方证的沟通。尽管六经证治的基本方也能够直接解决问题，但是整体上六经证治的框架毕竟还不是临床的终端。

第二，要理解温病的卫气营血辨证只是六经证治的变通。伤寒的六经证治和温病的卫气营血证治，本质上并无二致。无论是针对具体疾病，或抽象成一般规律，六经证治相对宽泛且全面，而卫气营血证治则比较狭窄，有所偏颇。这样就很容易理解能够成为临床辨证论治基础的是六经证治，而不是卫气营血辨证了。同时，也容易理解伤寒的六经证治，为什么到了明清的温病诊疗中必须变通。临床上产生这些变化的决定因素是具体的疾病，而不是随着个人意志而转移的。

第三，要理解现代脏腑气血辨证只是六经证治的细化。后世杂病证治另立，面对的病证更加复杂，临床必然呼唤更加细化的证治方案出台。宋以后，随着医学典籍的普及，医经与经方趋向于互相融合，在方药的运用上，也更加注重于脏腑气血的思辨，面对更多的病证，要求更好的疗效，必然会有更加深入细致的观察和临床经验的总结。由于伤寒病和六经证治不一定能够被后人充分理解，所以直到今天六经证治仍然被另立，甚至边缘化，取而代之的是沿用至今的脏腑气血辨证。然而，有趣的是实际上六经证治仍然无法摆脱，它始终隐身于脏腑气血辨证之中。

《伤寒论》原文中的六经证治，其背景是伤寒病。抽象成普遍规律的六经证治，就可以面对所有的疾病了。伤寒疾病具体，六经规律一经抽象，二者就拉开了距离，不在同一层次了。能否认识到这一点很重要，以此为基础就容易想通其他相关的问题。六经证治或者其他的辨证方法有时感觉比较抽象空泛，因为它在解决具体问题时往往还不能直接到位。抽象的六经证治构建的框架可以布局辨证论治的基本方证，从基本方到类变方、加减方。在目前的中医教育中，六经证治基本上还是限定在《伤寒论》中，这是个遗憾。六经证治之外还有对症和治病的问题，尽管六经证治依然存在，但它比六经证治的范围更大。六经证治可以看作是个摆渡，上岸以后怎么走，疾病和方证的天地显然更加宽广。

以不同的层次把握方证

理解了伤寒和六经，最后议论方证。方证位于末端，最后给出的具体方药，是临床治疗的落实。伤寒作为具体原因（疾病），是问题的发生和提出。伤寒和方证，前后呼应。方证一旦跨出了伤寒的范围以后会变得无限，一是伤寒方可以移用到别的病证，二是方证本身也是在被不断地补充。如何驾驭这样庞大的方证体系，基本上还是要借助于六经证治，借助于杂病和温病的方法。其中紧紧围绕六经证治的方证是基础，对症或治病的方证是扩展，而一般散在的古今临床的无数的经验方证都是补充。中医临床方药使用的经验无法穷尽，方证既有一定的规矩，也有无限的变数，有待进一步的整理和研究。可以从以下三个不同的层次来把握方证的主次轻重。

第一，是六经证治统辖的方证。六经证治体现的是原理和规律，六经证治抽象为治法后，各自都有了基本固定的方证，并且可以延伸到后世方。这是方证中的基础，也是核心。用治法来归纳，比六经病证更为明了、简练、稳定，临证容易掌握。《通俗伤寒论》的"六经方药"，将基本治法归纳为汗、下、温、清、和、补六法，《方剂学》归纳中也有相应的部分，前者偏向于热病，后者适应的面更宽。将六经证治上升为治法方药，参考六经九分法：麻黄汤的温散、理中汤的温补、四逆汤的回阳，与越婢汤的凉泄、白虎汤和承气汤的寒泻、黄连阿胶汤的救阴相对待，一温一寒。然后有桂枝汤的和营卫、小柴胡汤和半夏泻心汤的调升降、乌梅丸的顾寒热，是应对表里、寒热、虚实错杂状态的方法。九个治法各有基本方，由此扩展成40~60首类变方，进一步展开则加减变化有数百张方。如果由繁归简，只是六经证治，亦即六法而已。

第二，是对症或治病的方证。对症，中医的病证治疗大部分在这个位置上，《金匮要略》举出了40多个病证，200多首方。《中医内科学》归纳有50多个病证，大部分也以症状区分，常用处方300多首。《方剂学》的归纳大致也在这个范围，只是转换成了治法，约束成十几种，如理气、理血、治风、治燥、祛湿、祛痰、安神、息风、收涩等，以方便记诵和使用。各种病证的治疗或治法的归纳，大体上是基本方加常用药，这也可以视为基础方证的变化扩展，其中也包括了后世温病类方证。温病的方治除了辨证，更多的是治病和对症的倾向。中医临床的这部分内容，基本上保持着理法方药的传统面貌。现代临床上出现了对病的方证，体现在临床各科的协定方（专病专方），这是中医遇到的新问题。这方面的方证离散度大，传统的味道淡化，有现代疾病的前提，也有现代药理的参考，中医与时俱进，临床也在推陈出新。

第三，是古今医家在各自长期实践中形成的经验方证。这部分的内容不胜枚举，重在经验体悟，有些可以用基本道理分析解释，有些也许暂时没有规律可言，但是仍然不失临床参考价值。作为经验方证，需要后人或者旁人分析总结。这些内容尽管难以穷尽，作为个人应该尽可能多地了解，作为知识的储备多多益善。相对前面的两个层次，这些方证的内容相对散乱，不成体统，带有相当的模糊性，容易被人忽略，但临床上有时也会带来意想不到的效果。

于初学而言，方证相对方便起步，有利检索和记诵。临床上熟练到一定的程度，方与证往往能够直通，到达"医者意也"的境界。当不再受到一般辨证方法的约束时，就容易忽略六经证治规律的存在。又由于六经证治只是基础，初学如果不善于据此变通和细化，就不能到达最终的方药，这又容易使人产生六经证治不实用的误解。尽管六经证治作为具体方证在临床上也非常实用，但是作为整体指导的六经证治规律和一般的方证就应该分处两个层次了。总体上可以这么说：六经抽象，方证具体；六经导向，方证落实；六经是核心，方证是展开；六经是根干，方证是枝梢。

宋以后医经与经方靠近，讲究理法方药，重视病机治法，结合临床力求体现遣方用药的规律。传统中医走到方证止步，现代中医必须再走一步，往后延伸，思考疾病的问题，据此增减调整药物。所以，方证的使用中也开始接纳疾病的知识，古方今用面临着一个重新认识和调整的过程。治法方药从普遍走向特殊，从共性中寻找个性。然后，从一个疾病转向另一个疾病，不变的是原则，是六经原理和规律，变化着的是具体方法，是方证。看中医临床的历史步伐，伤寒以后就始终在变化，主要体现在金元医家的争鸣、明清温病学派的形成，民国时期则趋向于中西汇通。变化的动力，正是临床不断出现的具体疾病。从这个角度看问题，经方时方的强调都没有必要了，古方也好，今方也好，能够取效就是好方。

伤寒、六经与方证凸显了临床诊疗的基本模式以上把伤寒、六经与方证三者分开叙述，只是为了方便，其实互相关联而密不可分。据此，就可以做临床的整体把握了。把这样的一个临床模式从伤寒中剥离出来，代入杂病，代入温病，也可以代入现今的中医内科病证。《伤寒论》《金匮要略》的原文叙述展现的是一个疾病的具体诊疗过程的全景，不能因为它所提供的原理和规律具有一定的普适性，就反过来说，《伤寒论》《金匮要略》原本就是为所有的疾病而编撰的。从临床实际的角度思考《伤寒论》，和单纯从理论方面解读原文，会有完全不同的感觉。如果只限于理论思考，有时反而会妨碍对《伤寒论》以及张仲景的正确理解。《伤寒论》是临床经验的结晶，主要背景是伤寒病，尽管自汉末魏晋到宋代，古人已经着力整理归纳，但还是没有完全到位。即便是宋版《伤寒论》，于今仍然是一块璞玉，需要费心雕琢。

伤寒、六经与方证在临床上的位置和扩展延伸。伤寒旁开有杂病和温病，六经旁开有对症和对病的问题，方证的旁开有中医内科的分型和西医内科的疾病鉴别诊断。杂病和温病尽管后来各成体系，但是源头都可以回溯到伤寒。用整体的眼光来看，伤寒为起因。有了伤寒病的流行，然后才有临床实践中的六经证治与各种方证的应对。伤寒是个病，金匮杂病是它的展开，是一个丰富多彩的证治变化。杂病的表现有重点也有特殊，但处理中六经证治仍然是核心，是基础。变通应对的是主要症状，所谓抓主症，临床除了辨证还必须考虑对症的常用药。伤寒是个病，旁开有温病，温病是个总称，细分下去有风温、春温等近十多个病证。为了临证的便捷，后世医家另立规矩，形成的是卫气营血和三焦的证治，其实是六经证治的变身，扩散开来的方证仍然恪守辨证论治的原则，当然也有不少专病专方。

对于伤寒、六经与方证的理解，不妨引用一下莎士比亚在《哈姆雷特》中的一句话："简洁是智慧的心脏，繁杂（枝蔓）是它的手脚，但是不要过分地伪饰。"六经简约如心脏，方证枝蔓为手脚，医者以此应对的具体问题是疾病，过分地伪饰可以理解为过多的解说和不必要的发挥。中医的临床实践在经验积累的基础上，后来有医经的渗透和融合，但解释和思辨过头，容易走向空虚玄学。现代医学也会反过来影响和帮助甚至规范中医，即现今的西医诊断、中医治疗。今天利用西医知识也将有助于理解过去的临床，临床上的中西汇通相对理论上的结合更加自然。

伤寒、六经与方证，再拔高抽象为病证、治法与方药，就成了普遍适用的公式。伤寒应对的是病证或疾病，六经应对的是整体把握方法，方证应对的是具体治法方药。这样，从三个方面展开，都有无限的可能性。以此来看金匮的杂病证治，来看温病的卫气营血和三焦证治，来看中医内科病证的脏腑气血证治，无论最后是方证相对，还是分证或分型论治，都容易理解，甚至对古今大量经验方的解析都不失为一个好方法。从临床实际考虑，总是问题在前，方法在后，而道理暗藏其中，只是不易察觉而已。

65 柯韵伯六经纵横论

柯琴，字韵伯，号似峰，浙江慈溪人也。为晚清名医，其著述如同其名：琴声雅，犹如阳春白雪；韵味足，似同诗风雅颂；像巅峰，为古今注疏家中上乘之高论。是书又有醒世之能，使后人治伤寒，朱紫不混，鱼目不珍，故名之为《伤寒来苏集》。通阅全书，可以看到柯氏是一位继承仲景遗志，发扬仲景学理的楷模。他除了创制"六经地面学说""六经兵法学说"之外，而于"六经纵横学说"之隐旨，尚未掘取。学者叶光明等见此中微理，乃鼓念起笔，略陈管见，使先生高论，得以出潜离隐，使圣人学理，得以离照昌明。

六经纵横论

柯韵伯应用纵横的方法把六经及六经中的每一经按着表、枢、里三个层次和上、中、下三个部位，并用以方测证的方法来对六经理论加以研究和阐述的又一学说。虽然这种思潮还显得比较粗浅稚幼，理论上还存在着缺陷与不足，但是它给我们在探讨仲景学说，研究六经规律的过程中提供了思路，开阔了视野，使中医辨证论治规律朝着全面的、系统的、综合的、纵深的层次方向发展。

1. 在太阳方面：发汗是横法。麻黄解其表层，青龙利其枢层，桂枝发在里层。利水是纵法。水在上焦，用青龙使其云兴雨施而下行。水在中焦，用十枣"攻水邪尚留结于中"者。水气在下焦，用桂枝去桂加苓术使其膀胱水去也。进而究之，设大、小陷胸丸，以理上焦。埋五种泻心之方来泻中焦。下伏抵当汤、丸，桃核承气攻治下焦。故"发汗利水，是治太阳两大法门。发汗分形层之次第，利水定三焦之高下，皆所以化太阳之气也……麻黄汗在皮肤（表）……桂枝汗在经络（里）""制小青龙以两解表里之邪，复立加减法，或然之证，此太阳枢机之剂""其治水有三法……水气在上焦，在上者，汗而发之，小青龙……是也……水气在中焦，中满者，泻之于内，十枣汤……是也……水气在下焦，在下者，引而竭之，桂枝去桂加苓术是也"。

2. 在阳明方面：柯韵伯以心胸为表上，以胃为中枢，以腹部为里下的划分方法。从而在论述阳明经方面，造成了纵横混谈，重纵轻横，重腑轻经的错误论点。

余曰：邪在表层，用葛根汤发之。是方也，麻黄之药，桂枝小汤用以断前，使太阳邪气不得入阳明之地。设葛根以卫其阳明，抵太阳所传之邪于阳明门外。此汤虽列于太阳经中，但实为阳明表层之剂。正如清代医家吴谦在论及阳明表证病脉时所曰："葛根浮长表阳明，缘缘面赤额头疼，发热恶寒而无汗，目痛鼻干卧不宁。"

邪在枢层，则内外游溢。外可见发热、汗出、不恶寒、反恶热、身重之表证。内可见咽燥、口苦、腹满而喘之里候。因邪不在表，故不可发汗。若发汗则躁，心愦愦而谵语。邪不在里，故不可下，下之则胃中空虚，客气动膈，心中懊恼。邪已非寒，故不可烧针。针之则心怵惕，烦躁不得眠。汗、下、温针，在此所禁，唯有和之一法能解阳明枢证。治之者，用栀子豉汤和之。

若夫栀子豉汤一方，为阳明和剂，是吾之管见。为阳明吐剂，是众家大观。是和方、是吐剂否？余粗论与右：研栀子豉之方剂，在于究淡豆豉之药理。知其造豉之工艺，才可评吐剂之邪说。世人注此方，只知在栀子、豆豉中旋转，不知在青蒿、桑叶中深谈。造豉者，先覆以青蒿，得少阳春生之气以升发之；后盖以桑叶，止少阴冬藏之气以收藏之。青蒿升发邪外出，桑叶入里药达内。栀子色赤，入心而治烦。黑豆色黑，入肾而除燥。《名医别录》言豉，有除烦躁满闷之功。《本草纲目》论豉，能解下气调中之能。栀子豉汤之不吐，是栀子豉之不涌。考历代本草，言豆豉无涌越之功。察近代中药，设豆豉在解表药中。而瓜蒂散中用豉，是吐在瓜蒂不是吐在豆豉。豆豉下气，是操纵瓜蒂不可过涌。香豉调中，是借谷气以护胃气。豆豉有升降出入之功，栀子有表里皆通之能，因阳明表里皆热，故用栀子豉汤以和之。

阳明里层，是邪入经内，比葛根、栀豉又深入一层。故所现热、渴、汗出、脉洪之证，皆以"大"字冠之。用白虎汤以清阳明之里热。柯氏论白虎汤，是阳明中清之剂；论栀子豉汤，是阳明涌泄之和剂者非。夫白虎清里，是清阳明之经里，非清阳明之胃里。栀豉是和剂，乃调和阳明之枢剂，非为涌吐之表剂。

阳明纵法，是上越、中调、下夺，乃治阳明三大法门。解其上焦用越法，用瓜蒂散吐之而愈。清其中焦用调法，调胃承气汤治之而愈。攻其下焦用夺法，大、小承气汤治之而愈。柯氏指出"胃府主谷，为阳明之里，三承气汤为阳明谷道之下药……大肠、小肠皆属于胃，胃家实则二肠俱实矣；若三分之，则调胃承气，胃家之下药；小承气，小肠之下药；大承气，大肠之下药"。

3. 在少阳方面：小柴胡汤即为六经枢层而设，又为少阳枢层而投。故柴胡汤为少阳正宗之枢剂。少阳表层，用柴胡加桂枝汤以治之；少阳里层，布柴胡加芒硝、加龙骨，是投少阳里剂。少阳枢层，用小柴胡汤和解而治之。故柯氏在《六经正义》里曰："邪入少阳地位……轻者入腠理，重者入募原，尤重入脾胃。小柴胡腠理之剂也；大柴胡募原之剂也，小建中、半夏泻心、黄芩、黄连四汤，少阳之脾剂也。柴胡加芒硝加龙牡二方，少阳之胃剂也。如太阳少阳有合、并病……用柴胡桂枝汤是两路分击之师也。"少阳为游部，其气游行于三焦，一剂小柴胡汤可以通治上、中、下三焦之病。上焦可祛口苦、咽干、目眩、胸满烦、心烦悸、咳渴喜呕。中焦可理腹满、胁下痞鞕。下焦可治妇人热入血室、小便不利。故柯氏在他的《伤寒论翼·制方大法》中指出"小柴胡……实以理三焦之气，所以称枢机之剂。如胸满、胸中烦、心烦、心下悸、咳、渴、喜呕是上焦无开发之机也。腹满、胁下痞鞕，是中焦废转运之机也。小便不利，是下焦失决渎之任也"。

4. 在太阴方面：表层借桂枝可解，里层转四逆而安。太阴枢层，是汗后腹胀满证，用厚朴生姜半夏甘草人参汤和之。是方也，为柴胡汤加减之方。去柴胡易厚朴，实为太阴所设之枢剂。后人不知此理，妄说为脾虚之证，不知枢机之地，虚实互见。故设厚朴之君，直入太阴之处，加半夏生姜，以祛其实，入人参甘草，以补其虚矣。正如柯氏曰："太阴为开，故太阴亦能中风。则即有可汗症，若见四肢烦疼之表，而脉浮者，始可与桂枝汤发汗……下痢清谷，是为中寒，当用四逆汤以急救其里……汗而腹胀满，故更制厚朴生姜甘草半夏人参汤以解之。"解之者，乃和解之义也。太阴之为病，在上焦则腹满而吐，食不下。在中焦，上下交乱，中州无主，必胸下结鞕。在下焦，则自利益甚，时腹自痛。上、中、下三焦之疾，实为中焦失衡而成，故用理中丸加减而治之。所以"太阴病，以吐利腹满痛为提纲，是遍及三焦矣。然吐虽属上，而由腹满。利虽属下，而由于腹满。皆因中焦不治以致之也……一理中而满、痛、吐、利诸症悉平矣"。

5. 在少阴方面：麻黄附子细辛汤和麻黄附子甘草汤证是为少阴表层而设。不过，前者是表层峻剂，后者是表层缓剂。"少阴制麻附细辛方，犹太阳之麻黄汤，是急汗之峻剂。制麻附甘草汤，犹太阳之桂枝汤，是缓汗之和剂"。阳经之中，少阳为阳枢。阴经之中，少阴为阴枢。调阳经有小柴胡，和阴经有四逆散。二方乃枢中之枢剂。诚如《退思集类方歌注》曰："小柴胡汤，少阳枢机之剂也；四逆散，少阴枢机之剂也……少阴为三阴之枢，犹少阳为三阳之枢也。此四逆散与小柴胡制方之义略同，特以枢有阴阳之异。故用药亦分气血之殊，而其辅正逐邪，和解表里，则两方如一方也。盖彼用黄芩泄肺热，恐金胜木也；此用枳实泄脾实，恐土胜水也。彼用人参补脾气，恐少阳之邪，传入于太阴也；此用芍药益肝阴，恐少阴之邪，传入厥阴也。而枢机为病，必以和解，故柴胡、甘草，在所不易矣。"少阴里证，用附子汤为里加薪，是扶正以祛邪，"此大温大补之方，乃正治伤寒之药，为少阴固本御邪之剂也"。设四逆汤逼寒外出，是祛邪以扶正，此是"阴邪猖獗，真阴不归"所致。邪入少阴，有寒化、热化之别。寒在上焦，"干呕、吐涎沫、头痛者，吴茱萸汤主之"。寒入中焦，借理中丸以温之。寒在下焦，旱陆为患设桃花，水道得疾动真武。热在上焦，咽痛生疮者，有甘草、桔梗、苦酒汤。热在中焦，心烦不得卧，黄连阿胶汤主之。热在下焦，小便不利者，猪苓汤主之。柯韵伯虽无明训，来苏隐旨以明。

6. 在厥阴方面：当归四逆汤是厥阴表证之方。因"手足厥冷，脉微欲绝，是厥阴伤寒之外证。当归四逆，是厥阴伤寒之表药"。而寒热胜复，则映出阴阳之盛衰，邪正之进退，这便是厥阴枢证。"从阴则先厥后热，从阳则先热后厥，或阳进而热多厥少，或阳退而热少厥多，或阴阳合而厥与热相应也"。治之者，当神而明之，调其阴阳而自愈。厥阴里疾，便是下利，视其脉症，或用乌梅丸之酸收，或用白头翁之清燥。"厥阴之地，相火游行之区也，其本气则为少火。若风寒燥湿之邪一入其境，悉化为热，即是壮火。其少火为一身之生机，而壮火为心腹之大患。且其地面通达三焦，邪犯上焦，则气上撞心，心中疼热，消渴口烂，咽痛喉痹。逼入中焦，即手足厥冷，脉微欲绝，饥不欲食，食即吐蛔。移祸下焦，则热利下重，或便脓血，为害非浅，犹跋扈之师矣。仲景制乌梅丸方，寒热并用，攻补兼施，通理气血，调和三焦，为平治厥阴之主方，犹总督内地之大帅也"。

通过对六经纵横论的阐述，在学术上又可以阐明以下几个方面的理论问题：

1. 挖掘出《伤寒论》六经辨证中的层次性和定位性：六经纵横论系统是按着表、枢、里三层；上、中、下三部的三维思想来揭示出六经辨证论治的共性规律。从纵横的角度出发，去探知邪在何经，疾在何层，病居何位，从而在辨证论治的过程中使层次分明，部位准确。它补充了六经辨证层次、部位的分辨不足，丰富了六经辨证的思想内容，发展了六经辨证的理论体系。开创出一个六经辨证的崭新局面，并为实现新的（寒温统一）辨证论治理论体系的形成提供了科学的知识体系。

2. 阐发出伤寒与温病纵横辨证系统中主次关系：伤寒之六经辨证是横，温病之三焦辨证为纵。正如吴鞠通所曰："《伤寒论》六经由表入里，由浅入深，须横看；本论论三焦，由上及下……须竖看。"任应秋教授在《中医各家学说》中更进一步地指出"六经三焦，一从横看，一从纵看，一纵一横，互为对峙，则使温病辨证完全脱离伤寒旧法，成为一个独立的体系"。这只是从伤寒与温病的对立观点来阐述二者之间的区别。如果从联系的观点来阐明伤寒与温病之间的关系，温故一下《温病条辨》，从中就可以看出温邪在太阳，同用桂枝；进阳明，经用白虎，腑用承气；居少阳，共投大、小柴胡；入太阴，设四逆、理中之辈；少阴之热化，用黄连阿胶之方；少阴之寒化，用通脉、白通之剂；终其厥阴，则共用乌梅丸。由此可见，纵横之理始终贯穿于伤寒、温病之中。只不过是伤寒以横论为主，以纵论为辅；温病以纵论为主，以横论为辅罢了。

3. 推导出"三焦辨证"的形成与发展过程：六经纵横论的确立，使我们可以得出这样的结论。即"三焦辨证"的理论在其形成与发展的过程中，是隐于仲景之原著，掘于柯韵伯治伤寒，明于吴鞠通理温病。

柯韵伯、吴鞠通均为清代名医。柯韵伯生于清代康熙雍正（1662—1735 年）间，吴鞠通生于清代乾隆嘉庆（1736—1820 年）间。柯韵伯在 1735 年逝世，而吴氏在 1736 年出生，从而可以看出，柯韵伯为先师，吴鞠通为后者。交代一下这个问题是为了说明学说的继承性。柯韵伯、吴鞠通他们均为同省之人，皆在江苏。只不过是前者安于江苏常熟，后者居其江苏淮阴，吴鞠通生长在这样的区域环境里，这位伤寒大家对它是不无影响的。吴鞠通曾中肯地评叙："至慈溪柯韵伯注伤寒，论著《来苏集》，聪明才辨，不无发明，可供采择。"由此可见，"三焦辨证"是隐于仲景的《伤寒论》中，用于吴鞠通的《温病条辨》里。但是，能够挖掘隐旨，公之于世，承先启后，起桥梁作用者，这样伟大的贡献就应当归功于慈溪柯韵伯了。

66 河间与仲景伤寒六经思想的关系

刘河间作为金元四大家之首，被后人称为"寒凉派"创始人，亦是温病学说的开辟者，后世学界对其评价褒贬不一。如张景岳批刘河间曰："医道之坏，莫此为甚。"然刘河间弟子张子和则认为"千古之下，得仲景之旨者，刘河间一人而已"。学者王东琪等认为，"河间学说"与"伤寒学说"二者理论观点虽有差异，但绝非纯粹的对抗与不可调和，深入探析二者间的临证思想足可见其一脉相承的内在联系。

河间学说与仲景思想争论聚焦

后世关于二者学术差异的探究聚焦于寒温之争，而其中有两个核心概念是构建寒温之争的基础，即"伤寒"与"六经"，两位先贤对这一对概念的认识有很大的差异，继而导致寒温之争逐渐激化。究其原因，则在于刘河间对传统的误读，即以《黄帝内经》理论附会《伤寒论》。

1. 对"伤寒"概念的认识差异：刘河间与张仲景对"伤寒"的理解有明显差异，主要区别体现在对"伤寒即热病"说及刘河间对"仲景伤寒"内涵的认识两方面。

首先，刘河间对伤寒概念的理解遵循《黄帝内经》《难经》，并根据《素问·热论》中的"今夫热病者，皆伤寒之类也"和《难经·五十八难》中"伤寒有五：有中风，有伤寒，有湿温，有热病，有温病"，认为伤寒与热病系同一概念，有广义和狭义之分，而张仲景所论伤寒仅为狭义伤寒："以至仲景直言伤寒者，言外伤之寒邪也，以分风寒暑湿之所伤，疗不同。故只言伤寒而不通言热病也。"河间学说开温病先河，后世温病医家基于刘河间"仲景伤寒仅言寒邪"的观点，进一步扩充了对温病、热病、湿病的论述，逐渐形成寒温对立的局面。此中有两个问题需深入辨析，一为张仲景伤寒是否仅言寒邪，二为《黄帝内经》广义狭义伤寒的划分是否适用于《伤寒论》。

探究"仲景伤寒是否仅言寒邪"，实际上是从另一个角度回答伤寒温病之争的焦点，即"《伤寒论》可不可以指导温病治疗"。陆九芝明确提出，"阳明为温病之薮"；王少峰于《伤寒论从新》曰："《伤寒论》为外感之专书也，善治伤寒者，必善治温病。"陆九芝及王少峰均认为仲景伤寒不仅以寒邪论之，而且对一切外感病的治疗均有指导作用。国医大师裘沛然亦提出"伤寒温病一体论"的重要学术观点。

其次，陈修园在《古今医论》中曰："至云仲景《伤寒论》独为伤寒而作，非治杂症，试观其中表里寒热虚实阴阳诸法全备，杂症俱可仿之为则，虽代有名贤杂症诸书，不过引而伸之，触而长之，谁能出其范围，后学果能熟读揣摩，则治杂症思过半矣，推而广之，并可统治男妇小儿一切杂症。"《伤寒论》之法不仅可以治疗一切外感热病，亦包括内伤杂症。现代伤寒大家刘渡舟便是"《伤寒论》伤寒杂病同治"的提倡者。由此可见，《伤寒论》的实际诊疗范畴比刘河间理解得要广得多。

此外，张仲景"伤寒"内涵与《黄帝内经》"伤寒"内涵亦有所不同。《黄帝内经》中"伤寒"是以病因名病，张仲景书中的"伤寒"是以症状名证。张仲景强调的是外邪作用在人体与正气交争的后果，而《黄帝内经》强调的则是具体所感的邪气。这也体现出医经、经方在诊疗上的不同思路：医经以病因辨病为主，经方则以症状辨证为主。刘河间对张仲景"伤寒"内涵的解释与张仲景本意并不完全相符，因此不能认定张仲景"伤寒"仅论寒邪，借此忽视或者否定《伤寒论》对温病理论的启发。

2. 对"六经"概念理解之差异：对"六经"的认识，各代医家见仁见智，各有不同。刘河间与张仲景对"六经"辨识的差异主要体现在以下两方面。

首先是辨证对象的不同。刘河间曰："六经传授，自浅至深，皆是热证，非有阴寒之病。"他依据

《素问·热论》中列出的六经病提纲以及"其未满三日者，可汗而已；其满三日者，可泄而已"的治则，表明六经辨证纲领是针对热病的辨证方法，即三阳为表热，三阴为里热。同时批驳了朱肱对三阴三阳的认识："古圣训阴阳为表里，惟仲景深得其旨，厥后朱肱奉议作《活人书》，尚失仲景本意，将阴阳字释作寒热，此差之毫厘，失之千里"，主张三阴三阳不该以寒热划分，当以表里划分。刘河间认为伤寒三阴三阳是热传表里之别而非寒热之异，而六经辨证纲领则是针对热邪传变部位的定位。

若仅凭刘河间这一理论就否定四逆辈在三阴病的主方地位，则会在临床中犯下"寒者寒之"的错误。张仲景所论"六经"究竟当如何理解一直是千古难解的谜题，正如恽铁樵所曰："《伤寒论》第一重要之处为六经，而第一难解之处亦为六经。凡读伤寒者，无不于此致力，凡注伤寒者亦无不于此致力。"根据王庆国等学者的研究，后世对于张仲景"六经"内涵的解读至少有41种，包括脏腑说、经络说、气化说、六部说、病理层次说等。这些学说都可以体现张仲景"六经"的内涵，却不能完全概括。事实上，张仲景的"六经"既包括寒热亦融会表里——三阴三阳中各自有着表、半表半里以及里的分部，此即病位，而阴阳则为病性，寒热虚实得另辨，因为错综相见。伤寒大家万友生亦认为，张仲景所谓的"六经"不仅包括脏腑和经络，其更重要的部分在于表现人体的气化功能，可见张仲景所论"六经"并不局限于《素问·热论》，而是比较全面的。张仲景的六经辨证理论包含了脏腑、三焦、八纲、病因、气血津液等辨证方法，并非简单的表里或阴阳可以概括。

其次是各经病证的不同。张仲景所言之"六经"，包含着"症候群"的概念而非简单的名称，在探讨"六经"差异之时，必须要落实到症状上去。刘河间在《伤寒直格》中引用了《黄帝内经》所述的六经辨证纲领："伤寒一日，巨阳受之，故头项痛腰脊强。二日阳明受之……故身热目疼而鼻干，不得卧也。三日少阳受之……故胸胁痛而耳聋……四日太阴受之……故腹满而嗌干。五日少阴受之……故口燥舌干而渴。六日厥阴受之……故烦满囊缩。"可以看到，二者对于六经病证的认识差别主要集中于三阴病。此段话中，刘河间对于太阴病的认识更类似于《伤寒论》中的阳明病，而少阴病则接近于少阳病。故后世学者不可将二者所述六经名称直接对应起来，而更应关注病名之下的具体证候。

柯韵伯曰："仲景之六经，为百病之法，不专为伤寒一科。伤寒杂病，治无二理，咸归六经之节制。"俞根初亦曰："以六经钤百病，为确定之总诀。"张仲景的六经辨证体系是针对所有疾病的辨证方法，而刘河间"六经传变皆是热证"之说，更多的是向《黄帝内经》理论的靠拢，与张仲景"六经"有着较大不同。刘河间对于"六经"概念的阐发并不能体现出对《伤寒论》整体理论框架的理解，二者的"六经"概念更像是两个独立成论的个体，不宜互参互释。

3. 依《黄帝内经》释伤寒合理性探究：刘河间与张仲景对"伤寒"和"六经"的理解存在较大差异，该差异也是后世温病学派能够突破伤寒、开辟温病学说的基础。在刘河间的阐述下，"火热论"中的"热"与《伤寒论》中的"寒"显得格外对立，这是因为其惯用《黄帝内经》中的理论和概念去解释《伤寒论》。

医经、经方自古有别。《伤寒杂病论》源于《汤液经法》，为经方派著作，而《黄帝内经》则为医经派著作。明代学者俞弁在其论著《续医说》中明确表示，医经与经方学派有不同的理论来源，"原百病之起愈，本乎黄帝；辨百药之味性，本乎神农；汤液则本乎伊尹"。

后世认为张仲景著《伤寒论》时参考《黄帝内经》最重要的依据就是《伤寒论序》。而据学者杨绍伊考证，《伤寒论序》并非张仲景所撰，叶橘泉、钱超尘、李茂如等大家都对此考证评价颇高。这一考证有力地否定了"仲景恪守《黄帝内经》理论"的直接证明。现代伤寒大家胡希恕更是大胆提出"仲景书本与《黄帝内经》无关"的观点。

"以内经释伤寒"是值得商榷的，刘河间据此得到的相关学术观点亦不可成为肯定火热而否定伤寒的有力证据。看似激烈的寒温之争，实则并非不可调和的矛盾两端，要明确两种学说之间的联系，重点在于探究二者的临证法则。

刘河间遣方用药多遵循张仲景之法

刘河间首倡"火热论"，用药多为寒凉，其学术观点和用药特点更为后世温病学说的形成奠定了基础。然深入探究刘河间遣方用药的特点，可发现其治法治则仍多遵张仲景之法，其一脉相承的内在联系主要体现在以下三个方面。

1. 倡寒凉而不避辛温： 刘完素虽为火热论的创始人，但绝非"悉以实火言病"，更不是"用药悉取寒凉"。在临床实践中，刘河间对于辛温药物的运用积累了丰富的经验。正如冯惟敏在《重刻刘守真先生宣明论序》中所曰："而近世傍求医论，以谓热病用河间，其亦就所重立言耳，可谓独识其全矣。泛观河间诸书，乌附等药，亦多用之。"《黄帝素问宣明论方》共载方剂 352 首，用附子之方 21 首，治疗涉及虚劳、痰饮、痹证、下利、痛证、消渴、喑痱等多种病证。其中用丁香附子散治疗脾胃虚弱之痞结吐逆，以及在痛证的治疗中使用附子及乌头，即是继承了张仲景理中汤和乌头赤石脂汤的思路。《宣明论方》全书中除药性平和与寒热并用方占 66％外，偏于温热的占 21％，而偏于寒凉的只占 13％。

在治疗外感病方面，刘河间虽擅用辛凉药物，但是对麻桂类方的价值是肯定的，并且在经方的基础上处方而非自立门户，这与后世"敬麻桂而远之"的温病医家的做法有着本质区别。"伤寒无汗，表病里和，则麻黄汤汗之，或天水散之类亦佳"。一个"或"字，足以看出河间学说与仲景伤寒学说之间并非对峙的关系。刘河间将辛温解表药的治疗机制解释为"身热恶寒，麻黄汤汗之，汗泄热去，身凉即愈，然则岂有寒者欤"？这种解读与传统伤寒学派理论出入较大，但可以肯定的是，刘河间治火的特色并非单纯的"热者寒之"，而是独具匠心的"火郁发之"。

2. 补充完善张仲景表里双解之法： 刘河间在《素问病机气宜保命集》中曰"余自制'双解''通圣'辛凉之剂，不尊仲景法，桂枝、麻黄发表之药，非余自炫，理在其中矣"。其实早在张仲景书中，即有相当多表里双解法的应用。表里双解法是张仲景学术的一个重要组成部分，包括解表攻里法、解表宣肺法、解表化饮法、解表清热法、解表温中法、解表和里法、解表通下法、解表利水法、解表清里法、解表止利法、解表和少法、解表助阳法。相关方剂有大小青龙汤、葛根芩连汤、大柴胡汤、桂枝加大黄汤、麻黄附子汤、麻杏甘石汤等。《伤寒杂病论》首创"并病"与"合病"的概念，而且这一理论贯穿始终，是张仲景对六经辨证的补充。在表里两经同病时即需要使用表里双解法。刘河间在表里双解法的运用中强调"火郁法之"的概念："且如一切怫热郁结者，不必止以辛甘热药能开发也，如石膏、滑石、甘草、葱、豉之类寒药，皆能开发郁结，以其本热，故得寒则散也。"然而热邪究竟是"怫郁于表"还是"怫郁于里"，刘河间对此的区分可能并不十分严格，但是可以肯定表里双解法乃张仲景余绪。

3. 寒凉攻邪不忘重视脾胃： 张仲景在外感病及内伤杂病的治疗中，祛邪之余注重扶正，时时不忘顾护脾胃，为后世医家在重视脾胃以论治疾病方面提供了系统的理论指导和方法。刘河间倡伤寒火热病机理论，主寒凉攻邪，但在临床中亦非常重视脾胃，对脾胃生理病理有着完整的认识，认为"土为万物之母，水为万物之源，故水土同在于下，而为万物之根本。地干而无水湿之性，则万物根本不润，而枝叶衰矣"，而土之为病乃由于湿气的过多或衰少，"水湿过与不及，犹地之旱涝"。刘河间指出脾胃之病的治疗大法为"补泻脾胃之本者，燥其湿则为泻，润其燥则为补"，在用药方面承袭了许多张仲景的经验。如在《黄帝内经宣明论方》中，用药频次最高的前 10 味药分别是炙甘草、茯苓、白术、人参、大黄、当归、生姜、黄芩、木香和陈皮，并且高频地出现人参和炙甘草、茯苓和白术、人参和茯苓、茯苓和炙甘草的药物配伍。在治疗中土不足时，炙甘草、茯苓、白术与人参亦是张仲景最为常见的用药。又如刘河间创麦门冬饮子治疗膈消证，方以麦门冬滋阴为君，辅以瓜蒌、知母、炙甘草、生地黄、人参、葛根益气生津，这当中就包含了张仲景麦门冬汤、白虎汤等凉润阳明之方的思想。刘河间虽然主张下法却并非滥用下法之人，强调须得在有明确的里热时才可以使用，否则就会"蓄热内余而成结胸。或为虚痞、懊恢喘满、腹痛、下利不止、发黄、惊狂、斑出，诸热变证，危而死矣"，这与《伤寒论》中表证"误下"成"坏病"的思想也是一致的。所以说河间学说并非悉取寒凉，其对于脾胃的重视往往被后世所忽略。

    河间学说深植于《黄帝内经》，在阐发张仲景理论时不可避免地引入《黄帝内经》思想，在某种程度上造成部分中医名词概念的歧义，给后世学者带来理解困难。深刻认识此种差异，将有助于全面了解河间学说与张仲景思想的内在联系，也有助于理解建立在河间学说基础上的温病学派与伤寒学派既非对立关系也非割裂关系。张仲景思想是河间学说的重要基础，河间学说是张仲景思想的补充和发挥，这也证明学好经典对于梳理中医各家学说的重要性。经典是教尺，是在浩瀚文书中为学者指引方向的灯塔。两位先贤的思想都是宝库，对于临床实践均有着独特的优势，只有摒除门户之争才能融汇古今之说，更好地传承与发展中医药事业。

67　祝味菊对六经的现代认识

祝味菊（1884—1951 年），近代上海著名临床医家，其"学贯中西，擅用附子"，人送雅号"祝附子"。他衷中参西，以西为体，以中为用，中医为主，西医为辅，成为近代史上中西医结合的先驱者，可从其《伤寒质难》一书体现出来。祝味菊的力作《伤寒质难》，不仅是对伤寒六经辨证发展成为伤寒五段学术思想的阐述，更是其对《伤寒论》六辨证提纲学术观点的发挥，而《伤寒新义》与《伤寒方解》更能体现出他对伤寒辨证之理解。学者李金明等就此做了阐述。

《伤寒新义》首"辨太阳病脉证并治"中，其提纲为"太阳之为病，脉浮，头项强痛而恶寒"。在注解中祝味菊认为，太阳病，谓放温机能始受障碍时，所起之抵抗现象，而无不太过不及之证候。为一切感冒病之初期，但有表里之分，在肤腠为表，在膀胱为里。本条仅就表证而言。

脉浮，即浮脉。谓脉在肌肉之上，轻按即得。主病在表。因蒸发机能障碍，体温蓄积，而使脉管充盈。其故有二：一是放温机能增加，则皮肤细脉管膨胀，乃致血液充盈（中风）；二是放温机能闭上，则皮肤细脉管收缩，乃致血液蕴积（伤寒）。

头项强痛。谓头项强直而疼痛。盖头项为神经中枢所在，全身神经末梢因受刺激，反射中枢而感强痛也。

恶寒。谓其寒非衣被所能制止者也，也恶风不同。恶风者，见风始恶，不见不恶也。恶寒之原因系皮肤蒸发机能障碍，致体温不能与外界空气调节，而起寒冷之感觉焉。

祝味菊认为，太阳病中风者，乃为其主证。故此，他在《伤寒新义》中，把太阳中风者，认定为太阳病之主证，并进行了解释。书中曰太阳病，发热汗出，恶风，脉缓者，名为中风。祝味菊注曰，太阳病即首条所指之证象也。若太阳病而又兼见发热、汗出、恶风、脉缓诸证象者，即为中风。以下凡称中风者皆指此而言。

发热解。谓末梢神经受刺激，反射于司温中枢，致放温机能亢进，表层体温升腾，而使之然也。

汗出解。谓表层体温腾，生理上调节作用，汗腺乃增加分泌以放散之。

恶风解。谓皮肤因中风发热，扩张弛缓，若复遇风，则生反应，而毛囊筋一起收缩，致毛发直立，乃生此种之感觉焉。

脉缓解，即缓脉。谓脉搏柔和而有神。血管柔软，血压缓徐，乃血管扩张，放温机能增进，体温外散之象也。

理解与评析：就《伤寒论》六经辨证之提纲与主证进行了解析，其解析之方法参照西医生理与病理学理论，用来解释中医气说的太阳病。如患太阳病的人体并非都出现发热现象，多数是头项强病恶寒并脉浮，这就是人体因感寒导致表皮血管收缩与神经刺激所致。发热是因为人体因感寒而人体自然疗能要"寒者热之"，出现产热与散热同时亢进所致；恶风乃是因为热导致遇风而皮毛之反应状态；脉缓象则人体血管扩张而机体散热所致的。这些解释虽说并非是尽善之论，但至少对于我们理解中医太阳病，西医生理与病理基本变化，是有很大的帮助与启发。另外，祝味菊认为太阳中风证，乃为太阳病之主证，而桂枝汤证则为其主方药，对于感寒后的太阳病增温与散温，具有很好的调节作用。

《伤寒新义》次"辨阳明病脉证并治"中，其辨证提纲是"阳明之为病，胃家实也"。祝味菊注解，此揭阳明病之总纲，以胃家实为主要之诊候，以下凡称阳明病者，即指此种证象而言。在解释中他认为阳明病，谓抵抗有余，胃肠充实之候。但有经腑之分，在经者为生温升腾，在腑者为胃家实也。

理解与评析：祝味菊认为，人体感受外寒之后，机体积极产生驱寒之反应，即"寒者热之"。由于机体反应过度与强烈，导致在上体温持续升高而不降，在下由于发热津伤而胃肠道积滞使腑气不通。针对这种情况，张仲景采用的是在上用白虎汤，在下用多层次承气汤。与此同时，祝味菊还认为所谓温病者，无非是伤寒中一格也，此说为是。

《伤寒新义》再"辨少阳病脉证并治"中，其辨证提纲是"少阳之为病，口苦，咽干，目眩也"。祝味菊注解，少阳病之现象，其证为口苦、咽干、目眩。以下凡称少阳病者，即指此等证候而言。祝味菊解释，少阳病，谓抵抗不及，淋巴还流壅滞，病势机转，介乎表里之候。

口苦。谓胆之官能障碍，胆汁潴留，故有此感觉。

咽干。谓淋巴阻滞，分泌不调，口涎稀少，而呈干燥之状。

目眩。谓新陈代谢异常，体温增高，目系失荣所致。

理解与评析：祝味菊对少阳病的理解，认为少阳三焦与西医淋巴系统相关，此说虽有牵强，但至少说淋巴系统的某些特点与三焦功能相当，况且中医之三焦有其名而无实，祝味菊的淋巴解释虽说不尽善解，其临床意义也有很大价值。至于口苦与胆密切相关，这是比较切合临床实际的。《伤寒论》少阳病之主方小柴胡汤，和解表里，疏理三焦，特别是对于部分胆囊病变有较好治疗作用，这些都可印证其解释有一定的道理与临床价值。

《伤寒新义》继"辨太阴病脉证并治"中，其辨证提纲是"太阴之为病，腹满而吐，食不下，自利益甚，时腹自痛。若下之，必胸下结硬"。祝味菊注解指出，太阴之现象，其证为腹满而吐，食不下，自利，时时腹痛。以后凡称太阴病者，指此种证象而言。仲景恐人误以腹满自利而用下法，故特立此禁。所以然者，以病为太阴，不应误下，误下则胃肠官能更伤，故胸下结硬，自利益甚也。祝味菊解释，太阴病，谓抵抗不足，生温降低，水谷失化，小肠吸收官能薄弱，腑气充实之候也。

理解与评析：太阴脾胃病，临床最为常见。正如祝味菊所说人如果生温降低，过度饮食寒冷之物，导致脾胃阳衰，水谷不能正常蒸腾气化，小肠吸收不能而导致消化不良或腹泻等一系列病证。《伤寒论》倡导治疗此类病证用四逆辈，后世多用附子理中汤，祝味菊多用附子理中汤，但方中多不用参类药，此考虑可能与其补而助阴有关。

《伤寒新义》再继"辨少阴病脉证并治"中，其辨证提纲是"少阴之为病，脉微细，但欲寐也"。祝味菊注解，少阴病现象，其脉为微细，其证为但俗寐。以后凡称少阴病者，皆指此等脉证而言。祝味菊解释，少阴病，谓抵抗衰弱，神经疲怠之候也。《黄帝内经》曰："心者，君主之官，神明出焉。"故旧说所曰"少阴，君主之心"者，大都指大脑而言也。

但欲寐。谓神经疲怠，精神不能振作，而惟昏昏思睡也。

理解与评析：少阴病阶段，祝味菊认为人体抵抗能力减弱了，即人体对外界的刺激抵抗不足阶段。太阴病阶段，他也认为是人体对病因刺激反映与自然疗能不足，但太阴病阶段在脾胃，而少阴病阶段人体抵抗之不足反映在心肾阶段。也就是说到了少阴病阶段，人体的心君之官功能衰弱，心君为人体火之用，肾为人体火之源，到了少阴病阶段显然是心肾阳气损伤过重而致。祝味菊为什么总是重视心阳之气的振作？就是因为心阳衰弱乃是肾阳严重损伤之外在表现。所以说，几乎是他在所有病症的治疗过程中，但凡出现不足现象者，均非常重视心阳之气的振作，喜用附子与枣仁强心，其本质乃是温肾阳治本之手段。而他的雅号"祝附子"与其擅用喜用附子，诸多病证只有心阳不衰，才是治病取效之保证。因心阳不衰，肾阳有源，人体自然疗能就会加强，一切疾病之恢复均是在自然疗能下之结局，这才是祝味菊他的夫子之道。

《伤寒新义》最后"辨厥阴病脉证并治"中，其辨证提纲是"厥阴之为病，消渴，气上撞心，心中疼热，饥而不欲食，食则吐蛔，下之利不止"。祝味菊认为此条文中有错简之处，并认为仅宜以"消渴，气上撞心，心中疼热"为厥阴必具之主证，作者认同这种观点。祝味菊解释厥阴病，谓疾病过程中，出生入死之候，如其人抵抗力逐渐回复者生，反之了无抵抗者死也。气上撞心，心中疼热。谓抵抗渐有回复之趋势，生温机能随之增加，血液循环亦见亢进，故有如是之感也。

理解与评析：厥阴病是六经病中的最后阶段，正如祝味菊所说，人体对于疾病的争斗到了最后的抵抗阶段，如果阴极阳升，疾病则恢复有望；如果争斗最后一搏而无法取胜，则病人死亡。所以说，《伤寒论》中厥阴病之主证与提纲，后世争论不休，就是因为厥阴病阶段人体表现较为复杂化，又如症状复杂多变而其主证与主方，也有不同的看法。祝味菊在《伤寒质难》中的分析，可谓是得其要义："造成最后之抵抗，其故有三：一曰因为药助；二曰因于药误；三曰因于自复。"（《伤寒质难·厥阴上篇第十七》）从中可以得出，用药是寒是温，是能否使病人起死回生之关键。祝味菊力主扶阳气，用热药，这是因为"人为温血动物，喜温而恶寒者也"。所以说积极扶阳回阳用温热药物，能促进厥阴病从阴转阳而使病入坦途也。

以祝味菊研究《伤寒论》的学术思想成就来看，从《伤寒新义》到《伤寒方解》，直至学术思想发展成熟到《伤寒质难》，从中可以看出成名的一代宗师，特别是火神派扶阳名家，《伤寒论》为其成功之起点，一切成就均是在研究《伤寒论》与应用《伤寒论》基础之上，而后才能取得骄人的成绩。因此，火神派扶阳学术思想并非判经离道，而是把《伤寒论》三阴病证的学术思想发扬光大而已。

68   王一仁六经汇通析义

《黄帝内经》以六经列十二经络、言运气，《伤寒论》以六经辨证施治，然学者多困于六经之奥。民国医家王一仁受西学东渐之影响，倡导中西汇通，用西医之生理系统学释六经之理，深入浅出，使学者能明晰六经之义。学者刘芳等将其六经汇通之义做了阐述。

六经的本质与中西汇通

就六经内容来说，六经是对三阴三阳的概括，即指太阳、阳明、少阳、太阴、少阴、厥阴；就五运六气学说而言，六经是变化，是天地万物依天体运行的变化，以及由此对人体生理、病理及疾病的影响；就中医之生理而言，六经是经络，即十二经脉（手足三阳经、手足三阴经）；就中医之诊断而言，六经是一种辨证体系，先有《素问·热论》之六经分证，后有东汉张仲景《伤寒论》之六经辨证方法。故后世医家对六经的本质众说纷纭，有言外感热病之六大基本类型或"疾病发展变化的六个阶段"；有言"六种症候群"；有言"六经就是经络"，其中有指为足六经者，亦有指为手足十二经者；有言"六经主要是指六气"，即太阳寒水、阳明燥金、少阳相火，太阴湿土、少阴君火，厥阴风木。总而言之，六经之本质应是古人对天地万物发展变化规律的探索而总结出来的一种认知模型，其理犹若太极、两仪、四象、八卦等。

中西医汇通之学，起于清末民初之西学东渐，"许多中医亦开始自发地学习西医，他们不但在治疗上吸取西医中某些有效的方法，有的还在理论上探讨中西医的特点，加以分析比较，甚至试图使中西医的理论汇通起来，达到一致"。当时中西汇通之著名医家有唐容川、朱沛文、张锡纯、恽铁樵等，查检相关著作，言及六经中西汇通之内容者，仅见唐容川《六经方证中西通解》一书。该书未曾付梓，直至"1983 年经唐容川学术研究会据手抄遗本整理校正，排版付印。以手足十二经厘为十二卷，首列本经总论，每经辨证分表里、寒热、虚实六证"。该书以《黄帝内经》释仲景六经辨证之理，间以西说，使中西互参，其中西汇通体现在以中医之理释西医之形及其功能，因其本人秉持"《黄帝内经》理明而形自著，西医详形而理不足""乌知西医之论，固已赅于《黄帝内经》中哉？"

六经中西汇通论

王一仁之六经中西汇通思想见于其所著《国医读本八种》之第一种《中医系统学》，该书 1936 年 6 月由仁盦学舍发行。全书分上、下两篇，上篇为《中医之基本学说》，共四章；下篇为《经脉与生理系统》，共八章。其中下篇为专对六经的中西医汇通之学。

王一仁所言之六经，亦如唐容川一样，乃十二经脉之六经，即太阳经为足太阳膀胱经、手太阳小肠经，阳明经为足阳明胃经、手阳明大肠经，少阳经为足少阳胆经、手少阳三焦经，太阴经为足太阴脾经、手太阴肺经，少阴经为足少阴肾经、手少阴心经，厥阴经为足厥阴肝经、手厥阴心包经。然王一仁与唐容川之六经汇通相比，唐容川之汇通简而陋，乃以中明西，以《黄帝内经》之理总摄西医之理；王氏之汇通详而精，乃以西医生理系统学释中医之六经，以期能深入浅出地说明六经之理。而对于西医之生理系统，王一仁不受西医传统之系统分类所限（如呼吸、循环、消化、泌尿、内分泌与代谢、神经系统等），而是从十二经的功能出发，以西医的器官、组织、细胞来解释如何完成这些功能。例如，太阳经主体温系统，太阳经的功能是调节体温，而体温的调节是由相关的器官、组织、细胞共同完成的，这些相关的器官、组织、细胞就构成了体温系统，而西医的这个体温系统功能就相当于中医的太阳经。可见，王一仁之六经中西医汇通，乃是以十二经为基础，按每一经之功能汇通于西医之系统，汇其可汇之处，以通六经之义。

1. 太阳经主体温系统： 王一仁认为"在生理学上，体温原不成一系统，然以整个人身之体温，在祁寒暑雨之中，善能调节收放，以维持其生命，应为划出立一系统"。体温系统具有调节体温的功能，从西医之器官、组织、细胞而言，大脑中有一个热中枢可调节体温，热中枢受神经之传导影响，而神经之传导又起于环境气候、肌肉活动、食物养料性质、口鼻呼吸等因素。而中医之"太阳者，巨阳也"，主卫外之阳；"卫气者所以温分肉、充皮肤、肥腠理、司开合也"。王一仁认为"人体之体温，弥纶全部上下，无处不到，故有巨阳之号"。"平常体温，总在摄氏三十七度……若有变常，非由于体内产热太多，即由于体外散热太少，此为温度升高者而言；反是，若体温低降，则由于体内产热太少，体外散热太多之故。司其转枢者，实为太阳之经气，太阳经气外发而为卫外之体温，有开合之功能"。

2. 阳明经主营养系统： "营养云者，即人体之所以赖以生活之义，生活必持饮食，饮食必须消化，只是消化，不能成为营养，必合消化、吸收、排泄各种作用而论，方能完成营养系统"。西医之消化功能，由口腔、牙、唾液、咽、胃、胃液、十二指肠、胰液、胆汁、小肠、肠液、大肠等共同完成。中医认为胃为后天生化之源，容纳谷食之府，"营气出于中焦""大肠者，传道之官，变化出焉""小肠者，受盛之官，化物出焉""小肠原属于太阳经，而于消化营养，又可属于阳明""足阳明，胃脉也，大肠小肠皆属于胃，是足阳明也"（《灵枢·本输》）。"胰脏所产生之胰液为主要消化力""古人所谓脾，盖包括胰脏而言""胃为阳土，脾为阴土，或以国医学上之脾，指整个消化系统""脾与胃，以膜相连，而能为之行津液"（《素问·太阴阳明论》）。"脾、胃、大肠、小肠、三焦、膀胱者，仓廪之本，营之居也"（《素问·六节脏象论》）。综上，王一仁之旁征博引，则其所言之阳明经，其狭者乃指足阳明胃经、手阳明大肠经，其广者为"太阳之膀胱小肠、少阳之胆与三焦及阳明胃与大肠，合为六府，为整个消化系统，以阳明经脉、络脾，属胃……或以国医学上之脾，指整个消化系统，亦似可通"。

3. 少阳经主分泌系统： 对于分泌的理解，综合王一仁之论述，应包含三层含义：一者能分泌，如胆之分泌胆汁、淋巴之分泌淋巴液；二者能吸收，如淋巴管吸收淋巴液与乳糜（"凡液之渗出于组织之间，而无色透明者，谓之乳糜"）；三者能传送，如三焦"为传达内分泌之重要路径，如甲状腺、脑腺、性腺以及胰腺、胃肝腺，皆有显著之内分泌作用，要无不涉属于三焦"。西医胆汁入十二指肠以助消化，诸腺体之产生内分泌液；淋巴系统为心血管系统之附属，参互错杂，遍布全身，有分泌吸收排泄之作用。以中医言，足少阳胆经分泌胆汁，胆汁有澄清之作用，"因此澄清，以助淋巴管（三焦）分泌""手少阳三焦，即生理学上之淋巴""胸颈淋巴腺液……此即'上焦如雾'""胃肠之乳糜管……即'中焦如沤'""腹腔淋巴……此即'下焦如渎'"。

4. 太阴经主融化系统： "融化有异于消化，融化有和合之义，消化则消竭而已"。人之生活，不离空气与食物，"胰液为融化水谷之主力，肺脏则为融化大气之要塞"。西医胰脏产生有助消化之胰液，"胃脏只是容纳大部分水谷机关，消化之主动力，乃出于脾脏所产生之胰汁"，肺为司呼吸之器官。中医的脾脏包含了西医的胰脏，"《难经》以'脾重二斤三两，广扁三寸，长五寸，有散膏半斤'，散膏云者，即胰脏与其胰液""阳明胃肠属营养系统，而脾脏之胰液，实为融化之主要原因，故曰'阳予之正，阴为之主'""'肺主气'，人身内外气体之交换，肺脏即司其传化作用""肺与皮毛之呼吸，息息相关"。

5. 少阴经主代谢系统： "足少阴经脉属于肾，手少阴经脉属心。谓肾司排泄，而代谢有异于排泄，谓心主循环，而代谢有异于循环。排泄者，谓去其老废物，而代谢则有提精汰粗之意。循环者，谓周而复始，而代谢则有由旧更新之义。"西医"外肾为藏精之地，内肾仅司排泄尿便之能"，心主循环。而中医则曰"肾主藏精""肾生骨髓"，此精不仅为生殖之精，亦为精神、五藏之精、精力之广义之精；肾主二便，分清泄浊，提精撷华，其提精撷华作用有二：一者"肺主呼气，肾主纳气"，肺脏呼炭吸氧，清利经脉，受肾脏影响；二者"肾为滤清血液之最要脏器……不仅滤出血中之碳酸尿素，更撷取其可用之液汁，由淋巴管（三焦）传入心肺而化血，传入脊髓而化髓""心脏非止周而复始之循环而实有由旧更新之代谢作用""初次行出之血，经由各脉管，以复于心者，有淋巴之分泌接济，有肺管之呼炭吸氧，有门脉之增添新料，固已非原来行出之血矣"。

6. 厥阴经为传导系统："神经血液为传导总司。"传导之义有二：一者若神经，传导感觉冲动，"今日生理学，以神经轴柱为传导体"；二者若血液之传导养分与废物，其理若"国医学以'大肠为传导之官，化物出焉'"。西医之神经系统，"其中枢则在于脑脊髓系统，而分布神经纤维于全体内外"；心包络，"在生理学上谓之心囊"，该囊分内外两层膜，两层膜间有少许淋巴液。而中医则认为"肝者将军之官，谋虑出焉""人之感觉冲动反射，皆出于神经之作用，谓为将军之官，谋虑出焉""肝主神经之有传导作用"。手厥阴心包络"本为心脏之外廓""心虽为循环血液之脏，其职司乃由心包络代行"，心包络之脉"起于胸中，出于心包络，下膈，历络三焦"，故其与淋巴液（三焦）、血液关系密切。而淋巴液为造血之重要材料，血液则吸收食物养分，并运输养分、分泌液（各腺体所产生）、氧气，同时搜罗老废物质，运于排泄器官，故言心包经具有传导新旧物质之功能。

六经汇通之学术价值

六经汇通之学术价值，正如王一仁在《中医系统学》之凡例中所曰："六经之说，为整个生理学说，世间物质日新，人之生理，初末变异，历来于六经之义，若无深入浅出之说明，为中医少进步之一大原因，今以系统方法释明之，以期人人尽解。"六经汇通，唐宗海以中释西，用《黄帝内经》之理析释西医之形，目的在于衷中；而王一仁是以西释中，用西医之生理系统学阐释六经的相关内容，目的在于深入浅出地说明六经理论。

王一仁在该书下篇第·章《导言》中再曰："借为系统之说，以便释明六经之义。"故书中先是给各经定位，即每一经主何系统，并解释其缘由，然后从系统学的角度来释明六经之义，其所释六经内容大体包括以下几个方面。①六经之"开合枢"：何以太阳、太阴为开，阳明、厥阴为合，少阳、少阴为枢？②六经之气化理论：太阳之上，寒气治之；阳明之上，燥气治之；少阳之上，火气治之；太阴之上，湿气治之；少阴之上，热气治之；厥阴之上，风气治之。③《伤寒论》各经之提纲与《黄帝内经》之六经病见症。④脏腑的功能：如释曰"肾为作强之官，伎巧出焉""肾主闭藏、主藏精、主生殖、主脑髓、主纳气"等。⑤六经之病机：如释曰："少阴之为病，非仅阳虚纯寒之症，尤必有阴虚转热之症。"⑥《黄帝内经》之相关条文，如"伤寒发热甚不死""道生智玄生神""血者神气也""厥阴，两阴交尽也""热病皆伤寒之类""胃为多气多血之海""营气出于中焦""阳予之正，阴为之主""三焦者，有名而无形""上焦如雾，中焦如沤，下焦如渎"等。

对于六经汇通不足之处，王一仁在下篇之《经脉与生理系统》第一章《导言》中亦已明曰："要知国医经脉之说，集生理之大成，是整个而非片断，更非支离系统，所能尽述其意蕴，后所云云，有待于阐发者，固甚多矣。"诚如斯言，欲以支离之系统来尽述生理之大成，确为不可能之事。因为各系统虽各司其职，然系统与系统之间相互关联，不可截然划分，就如营养系统与融化系统，你中有我，我中有你，组织器官上是有交叉、重叠的。故六经之各经不能与所主系统等同，只能说其相当于所主系统之功能，这样把气化的六经比喻成形体的系统，以方便读者通晓其义。

69　六经理论析

纵观整部《伤寒论》，张仲景上承《黄帝内经》，以伤于寒邪立论，秉天人合一的思想，采用六经辨证的方法，论述了机体在感受寒邪后的各种病理反应，系统总结了机体生理病理变化规律。六经理论能够很好地将人体经络脏腑理论、病邪性质和机体受邪后的证候特征有机地结合起来，故仲景采用六经辨证体系将疾病归纳为六大类，并详细论述了六经为病的特点，总结了六大类疾病的发生、发展、传变规律以及各经病的治疗原则和治疗方法。吴雄志认为八纲辨证、气化辨证、三焦辨证、卫气营血辨证都可以融入六经辨证体系中，所以深入理解六经理论，可以在临床中执简驭繁，将脏腑辨证、八纲辨证、卫气营血辨证有机地结合起来，使得中医辨证思路更加全面和清晰。

仲景六经辨证法对后世中医学的发展提供了理论性的指导，在中医治疗方面指出了纲领性的原则和方向，比如太阳病当以汗解，阳明气分法当清解，阳明腑实治当攻下，少阳病应该和解，不可汗、吐、下等，这类治疗思路对现今各类疾病的治疗均有着很高的参考和指导价值。所以理解和掌握六经理论，明确每一经的生理病理特征，才能熟练运用六经辨证的方法，察内外六气之变化，知经脉脏腑之虚实，明阴阳交会之关键。肖德馨认为六经理论包含以下四个方面的含义，即定位、定性、定向、定量。定位表示六经有反映病变部位的含义，因为每一经都有相关的脏腑、身体部位与之对应，六经还可以概括外感病发生、发展和变化趋势，概括疾病性质，表示病情虚实或盛衰程度。例如《伤寒论·辨太阳病脉证并治上第五》，根据恶寒与发热的出现方式判定疾病是发于三阴还是发于三阳，在《伤寒论·辨脉法第一》中根据脉象特点对病性进行区分，见到大、滑、浮、数、动的脉象说明病性属阳，见到沉、微、弱、涩的脉象说明病性属阴，可见六经理论运用于临床辨证，在表示病邪性质、病变部位、病势深浅、疾病发展趋势、机体正气强弱等方面有很好的指导意义。学者李玉国等就六经概念、六经与经络脏腑的关系、六经与六气的关系、六经与人体部位的对应关系和六经生理病理五个方面做了分析阐述。

六经概念

六经分开来讲即是太阳、少阳、阳明、太阴、少阴、厥阴，是中医阴阳理论的细化。中医阴阳理论在人体结构部位、脏腑经络、生理功能、病理变化都有体现，在疾病的诊断治疗、判断预后等各个环节都有运用。《素问·生气通天论》中记载"夫自古通天者，生之本，本于阴阳"。阴阳理论进一步划分从而形成六经理论，张仲景在其著作《伤寒论》中进一步完善和运用六经理论，后世医家对六经有了相应的运用和发挥。

《素问·阴阳应象大论》中曰："阴阳者，天地之道也，万物之纲纪，变化之父母，生杀之本始。"按照中医理论的整体观，任何事物都有阴阳。阴阳之理，由一而三，六经实际上也就是在阴阳两分法的基础之上又加入了三分法，故六经又称三阴三阳。即阴阳之中还可以进一步划分阴阳从而形成太阳、少阳、阳明、太阴、少阴、厥阴这六经。

六经与经络脏腑的关系

在《灵枢·经脉篇第十》中结合阴阳理论，经络脏腑理论将人体划分为十二经脉体系，从而将六经与经络、脏腑联系了起来，由此通过六经还可以对人体经脉部位加以概括。脏腑是人体功能活动的基础，经脉可以沟通表里内外，即"内属脏腑，外络肢节"，又是气、血、津、液等物质基础的运行场所。所以通过六经理论可以与经络脏腑有密切联系，并且可以将十二经脉体系和五脏六腑系统概括到六经中，三阳为人体手足六阳经和六腑的概括，三阴是人体手足六阴经和五脏的概括，这样就将烦琐的脏腑经脉理论精炼到六经体系中。

六经与六气的关系

六经除了是对脏、腑（太阴肺、脾，少阴心、肾，厥阴肝、心包，太阳膀胱、小肠，阳明胃、大肠，少阳胆、三焦）的阴阳划分，又是对自然界六气的阴阳划分，六气理论宗《黄帝内经》天人相应的思想，提出人的生理及病理变化与自然界风、寒、火、热、燥、湿等气候变化密切相关，且机体脏腑也有风、寒、火、热、燥、湿的六气变化，且内外互相影响，田合禄指出《伤寒论》辨六经病的学术体系是源于《黄帝内经》的六气司政理论，认为辨证应"先立其年，后立其气"，医者需要明白每一年中的每一季节什么邪气容易让人发病。《伤寒论》以六经立论，把六经理论与六气理论结合起来，将自然界风、寒、火、热、燥、湿六气作用于机体脏腑经络后的一系列病理反应归纳为六经病，从而阐述伤寒六经为病不同病症的发病机制。

六经与人体部位的关系

赵肖帆认为六经可以代指人体部位。《伤寒论》大体上以人体上部、外部为阳，内部、下部为阴。当然这仅仅是大的原则，在上部还可以进一步分类，比如太阳所主在项背、少阳所主在咽喉、阳明所主在前胸。"人体后背属于太阳，前胸属于阳明，胁肋部属于少阳，腹部为太阴所主，脐下为少阴所主，季胁、少腹之间属厥阴所主"，可见六经所司部位各异，且与相对应的经脉循行有着密切的联系。所以结合经络循行规律，人体不同的部位可以大致按照六经去划分，这样有助于疾病的初步诊断。按照《素问·阴阳离合论》所述，可以把人体部位按照空间位置去划分，太阳在人体上部，少阴在人体下部，阳明在人体正前，太阴在人体正后，少阳位于人体右侧，厥阴在人体左侧，如果再按照空间对应关系去归类，表里阴阳经互相对应，即在上下有太阳对少阴，在前后有阳明对太阴，在左右有少阳对厥阴，这就是三阴三阳表里对应的关系。《素问·阴阳离合论》进一步阐述了六经在人体除了概括生理功能和病理变化之外，也是处于不断运动和变化的，三阴三阳各有所主，开合有别。太阳为开，少阴为枢，太阴为开，阳明为合；厥阴为合，少阳为枢。

六经生理病理分论

运用六经理论，并根据六经阴阳属性的划分，六经各自的性质、部位、表里关系和与其相关联的经络脏腑等，可以基本概括六经的生理病理情况。

1. 太阳：太阳为阳之大主，属开，主人身之表，居人体上部，下合少阴与之表里，是防御外邪之门户。《素问·生气通天论》曰："阳气者若天与日……是故阳因而上，卫外者也。"正常发挥抵御外邪作用的是人体的阳气，而太阳经阳气旺盛，通行人体周身，统摄营卫，为诸经之表，在人体起主要的卫外功能，"太阳为三阳之长，其气从肌腠外合于肤表而为诸阳主气，入于肌腠则于阳明相合，从表入肌更入里而内合于三阴"。故又有曰："太阳主一身之表，统摄营卫，为诸经之藩篱而固护于外。"寒邪外侵，首犯太阳，故太阳属人体之表居上，是人抵御外邪的第一道屏障。

外邪侵袭人体，太阳经气奋起抗邪，"太阳之为病，脉浮，头项强痛而恶寒"，体现了太阳的卫外功能。太阳病处于疾病的初始阶段，多数表现的就是一个表证，反映邪客肌表，营卫出入之机的失衡或卫外功能异常，病多在表、在上之症状，故有脉浮，头项强痛而恶寒之谓。

2. 阳明：阳明属阳，为合，主里，居人体前、后，有太阴与之相对，是疾病发展的高峰期。阳明者，两阳合明之谓，阳热多而主燥。"阳明有阳气旺盛的含义，是少阳、太阳阳气发展的高峰阶段"。以经络言，阳明气血俱足而热多，故阳明病多从燥化和实证，故阳明强则太阴不受外邪，而于开合言，阳明主合主里而内联津液，复还胃中，若燥化太过则消烁津液。

阳明病证是伤寒发展过程中阳热亢盛、胃肠燥热所表现的证候，其性质属里实热证，为邪正斗争的极期阶段。《伤寒论》曰："阳明之为病，胃家实是也。"阳明病，大多表现为阳热太过、化燥伤阴，邪热内传之实热证。或阳土之气不能顺承下行，糟粕壅阻肠道之腑实证。阳明病是疾病发展的高峰期，因此一部《伤寒论》，处处以顾护阳气为主，而于阳明篇则寒凉和攻下并见，用白虎汤旨在达热出表，防其阳热太过耗气伤津；用承气汤通腑泻热，防其燥化太过，内闭腑实，津枯神昏。可见，六经的每一经各有特性，润燥寒热不同，其经为病各有偏重，治疗也是随经论治，各有侧重。

3. 少阳：少阳属阳为枢，居右，主降，司开合，是正邪相争之场所。少阳从火，以脏腑言应胆腑，内合三焦。少阳主枢而司开合，故多有寒热之变。以经络言，行人体之侧，为半表半里之地，内近胃腑，外近肌腠，是疾病出入转归的咽喉要道，邪气易留，故此处为正邪交争之地。少阳气机顺承则清阳自升，浊阴自降，升降相因，脾胃纳运有序，气血生化有源。

"少阳之为病，口苦，咽干，目眩也"，病至少阳，表现为正邪相争，寒热往来。此处属人体之半表半里，或从里，或从外，少阳病多反映在正邪相争的情况，正邪相争则表现为往来寒热、口苦、咽干、目眩、不欲饮食等症状，若正邪交争邪气趋外则见太阳表证，症见恶寒发热，当期汗解；持续的正邪相争则病至阳明气分但热不寒，非白虎不能达热出表，至阳明腑实则腹满谵语，非承气不能泻热通腑。若正邪不争，疾病容易发生传变，要么内陷太阴，伤及脾胃，要么内陷少阴，动风动血。少阳主枢，少阳病多表现为气机开合升降道路的不畅。

4. 太阴：太阴属阴为开，主里，居后，前有阳明，反映后天正气的强弱。太阴以脏腑言为脾，主升清和运化。太阴为寒湿之地而外主肌腠，此处属仓廪重地，是人体气血生化之源，后天之本。化源足则正气足，机体充盛强壮，在内则脏腑、经络、血脉、四肢九窍皆得所养，对外则抗邪有力不受外侮，即使受邪亦能鼓邪外出而无后顾之忧。太阴属阴，为寒湿之处，最易聚湿生寒，所以太阴最需要阳气的温养，若失于阳气的温养则易气化不行，阳气失于布化而寒湿凝聚，困阻气机导致生化不足，在机体症状上多表现为湿盛痰重、畏寒泻下，清阳不展、困倦乏力，长此以往还会导致机体失养、形气不足之虚寒征象。

太阴主开，故太阴病多见受纳失司或下利频繁，开于上则为吐，开于下则为利；不能温升则清阳下陷、腹满腹痛、四肢不举；失于运化则痰湿内停、仓廪失藏、形体瘦削。太阴病多表现为寒湿太过，阴土之气不能上升，阳土之气不能温化，中阳虚馁，无力温煦。化源无权，仓廪不藏，门户不约。太阴为病，受纳失司，呕吐时作，食饮不下，中满腹痛，自利频频。故仲景设理中丸温之以气用治寒湿之证，建中汤补之以味以治虚劳为病。故整部《伤寒论》一直在顾护太阴脾土的运化功能。

5. 少阴：少阴属阴为枢，主里，在下，上联太阳，反映先天元气的强弱。太阳主人体一身之表，在人体上部，而与其表里的少阴属于先天之根基，后天之保障，居人体下部，少阴以五脏言便为心、肾二脏，前者主神后者主精，是人体性命之基。故少阴为病，多涉及心肾二脏的病变。而心肾二脏的问题，多有神志的异常和形体的损伤，故疾病至少阴易转凶险甚则死证，当太阳发汗太过，则少阴所藏之真阳即动，严重的即是亡阳，亡阳者死，多提示预后不良。

少阴病脉证提纲："少阴之为病，脉微细，但欲寐"。所言脉微者，神气虚，脉细者，精气虚，精、神俱虚，根基不稳，性命有危。故少阴病，多反映人体阳气虚弱，精气虚羸，神气不足，水火升降的失常。病至少阴，从水则寒化为病，无热恶寒，怕冷肢厥。从火则热化为病，口燥咽干，心烦失眠，甚则耗血动血，神昏。

6. 厥阴：厥阴属阴为合，居左，居六经之末，是封藏之轴，统领六经，是阴阳交会之关键。"厥阴在伤寒论中是最为难懂的，所以历来医家的解释莫衷一是，很多条文都难以解释。厥阴病也是所有疾病最后的阶段，疾病到了厥阴就不能再传，所以厥阴病之中死症最多"。对于厥阴历代争议较多，所以明白厥阴在六经的位置和特殊之处，是理解厥阴病的前提。"两阴交尽，故曰厥阴"。中医讲阴阳运动，阳极则阴生，阴极则阳生，阴阳相更，生生不已，当阴阳接续出现问题的时候表明厥阴异常。两阴交尽之处，便为由阴转阳之处，故又有"阴阳不接是厥阴"之谓。厥阴之轴异常，多反映为阴阳之气不能接续，轻则寒热不调，升降逆乱，出入偏废；重则阴阳对峙，厥热胜复，甚至命悬一线，阴阳离决。

厥阴为病，反映机体气血升降、离合、出入的逆乱，故多有寒热错杂甚则厥热胜复之证。《伤寒论》曰："厥阴之为病，消渴……下之利不止。"因为厥阴的正常生理是阴尽阳生，阳气来复，是阴阳气机转化的过渡阶段。《道德经》"万物负阴而抱阳，冲气以为和"，当厥阴病出现的时候，其核心病机就是阴阳二气不能很好地续接，厥阴不能顺利转出少阳，在疾病前期多表现为封藏功能失常，收敛不及而耗散太过，或疏泄不及体内所藏浊气太多。疾病终末期多表现为阴阳过渡转化功能的失常，厥阴和少阳二气不能完成很好地接续流转，甚至出现阴阳离绝的疾病危象，因此厥阴病是疾病发展传变的后期阶段，也是最关键的阶段，疾病在发展过程中出现厥阴病证多反映正邪处于转折阶段，并且多提示病情凶险，需要多加防范。

六经与人体经络、脏腑、部位有密切联系之外，还有三阴三阳空间位置的不同，各有特性。另外六经还有开合枢的调节系统，各有所司而又互相影响。六经的生理是互相对立统一，协调运动的，六经之三阴三阳表里相关，阴阳刚柔相配，互相制约，相济为用。所以除了从人体经脉脏腑的角度和外界六气的角度去认识六经理论之外，从空间位置的角度和人体部位去理解六经理论，也会有很大启发。通过不同的角度认识和理解六经理论，可以对人体有一个更深入的认知，对机体的生理病理变化有更准确的把握，验之于临床，也会有很好的疗效反馈。

70 六经理论与中医症状规范

六经理论是以张仲景《伤寒论》理论体系中提出的三阳三阴经为基础的六经辨证论治体系,既论多种外感病,又论内伤杂病,同时又论内伤与外感相兼的病症。中医临床症状及其规范化的研究比较多,但大多数是相对独立研究的、字面化的,没有统一的理论体系指导,症状名称就出现多样化,甚至是混乱状态,脱离于整个临床诊断治疗理论系统。学者黄建波认为,六经理论与中医临床症状及其规范化相结合的研究很好地解决了这个问题。

中医临床症状规范化的现状

症状,是指患者自身觉察到的各种异常感觉,或由医生的眼、耳、鼻、指等感觉器官所直接感知的,机体病理变化的外部表现。症状是中医诊病辨证的重要依据,是中医辨证论治的基础和必要条件。也是中医诊断体系中最基本的内容、最具体的要素。新中国成立以来,对中医常见症状术语的概念、发生机制及其在辨证、辨病中的意义等进行了深入的研究,促进了中医症状术语的规范。如组织全国高等中医药院校优秀教师,编写不同版本的《中医诊断学》教材,对症状进行了不同程度的规范。由政府部门组织编写国家与行业标准,如《中医临床诊疗术语》,促进中医症状术语的规范。部分学者对中医症状进行量化为主的规范化,以统计学概率论为理论指导,将中医症状通过调查、运算,使其成为量化指标,其实质就是解决中医临床症状客观化和定量化问题。

在中医临床症状规范化研究过程中,还存在很多问题。首先,部分学者对中医临床症状进行单纯的独立的解释,认为规范就是对中医典籍中出现的症状进行解释和对比,显然没有真正做到规范,还是各归各的叫法,没有达到统一。其次,中医症状信息采集标准还不够规范,症状信息采集表没有经过严格的信度、效度、反应度检测,症状的名称不规范,影响了中医病证的规范化。关于高校教材,由于出版的中医诊断学各版教材制定的中医诊疗术语和诊疗标准的不统一,缺少统筹规划,又出现了新的不规范。

中医临床症状规范化缺乏系统理论的指导

1. 中医症状信息采集缺乏系统理论的指导:中医临床研究中采集症状信息以人体的主观感觉和外部体征的诊察为主,主要依靠医生的主观经验,全凭医生经验、眼睛和手指的主观感觉。由于中医各家四诊方法虽同,但具体思维存在不同,导致临床信息采集的不统一,搜集到的临床症状就缺乏统一性。采集到的临床症状带有很大的主观性和随意性,所以在临床研究过程中不同的研究者对同一位患者的信息采集都会有较大的差异。中医症状信息采集标准不统一,影响了中医临床症状规范化的研究,影响了疾病的诊断和治疗,在一定程度上阻碍了中医药学术的发展。只有在统一的理论指导下完善症状的采集标准,才能使中医症状的信息采集结果相对比较统一和规范。

2. 中医症状名称缺乏系统理论的规范:由于历史的原因,一症多名现象仍然存在,某些症状名称从病历书写到科研、教育不甚一致,给学术交流和中医药文化的传承带来一定的难度,同时这一问题也成为中医症状规范化的一个障碍。我们需寻找合适的理论指导,而不能单独地以症状论症状,并根据理论得出症状规范的正名。也就是将实际含义相同的症状,选定最恰当者作为正名,其余作为别名(同义词），尤其是可作为主症的症名，更应当使用规范症名，如选嗜睡为正名，则多寐、多眠睡等为同义词。

3. 症状量化分级需要理论指导：部分中医症状是性质的区别，而有些却可以进行量化和分级。如低热、微热、壮热就是可以进行科学的量化和分级，症状程度的相对量化分级，在临床辨识病证、鉴别诊断中起着重要作用。但是不同研究者量化分级之标准不统一，分别制定自己的分级标准，分级时随意性大，与临床实际不相符合。量化分级也需要理论指导，需要症状的正名作为参考。

六经理论体系是解决中医症状规范化的有效方法

中国的语言文字丰富多彩，各地有方言，有不同的语言习惯，中医文献、典籍因为年代、地域差异等不同而表述不一。因此，中医症状的表述还是不统一的，有的症状术语甚至是混用或误用，或者运用范围不当。出现这些问题的原因主要是中医是讲流派的，每个流派描述某种疾病的症状就有所不同，这就需要用一种理论来统一、来指导，六经理论非常合适，在六经理论指导下的中医临床症状的规范是解决症状规范化的有效方法。

1. 六经理论沿革：三阴三阳概念起源可溯之于《周易》。六经一词，首见于《素问·阴阳应象大论》，全篇以天地阴阳之气，配属人身脏腑经络，曰："余闻上古圣人，论理人形，列别脏腑，端络经脉，会通六合，各从其经，气穴所发，各有处名，溪谷属骨，皆有所起，分部逆从，各有条理，四时阴阳，尽有经纪，外内之应，皆有表里。"《伤寒论》之三阳三阴，是根据中医整体观念，本于经络而推及脏腑，实际已将《黄帝内经》"六经"三阳三阴概念之内涵与外延扩大；皇甫谧所谓"六经"，源自《黄帝内经》"六经"经脉系统，而将相应脏腑纳入六经概念范围之中，提出伤寒热病之发生，是三阳三阴经脉及脏腑受邪所致，故曰"六经受病"；柯琴在《伤寒论翼》一书中提出了"六经为百病立法"，阐述了《伤寒论》六经为病不仅为外感热病所设，而且杂病以及其他各科疾病皆寓意其中。

现代医家认为六经理论是以《伤寒论》理论体系概念为基础的，对研究所取得的成果，大致可以分为3类：以中医生理病理阐发六经实质；临床病症阐发六经实质；以现代科学理论及方法论揭示和验证六经理论的科学性。

2. 六经理论指导下的中医临床症状：六经辨证是最重要的临床辨证方法，六经理论已被广大学者所接受，六经理论反映六经临床病症，是将疾病过程中从整体病理变化的形式为主要病理基础的病症，依据其整体病理变化的形式，归纳为六类临床症状群，所以六经理论与临床症状密切相关。六经理论指导下的中医临床规范研究更具科学性、逻辑性和实用性。

（1）根据六经理论所记载选择最恰当的作为症状正名：建立核心症状数据库，根据六经理论所记载选择最恰当的作为症状正名。由于中医发展历史悠久，以及医学认识的不断深化，中医文献对症状的描述不尽相同，甚至差异很大。因此，需要在六经理论的指导下，对中医症状用词的实际使用情况作全面的调查研究，根据症状词汇在各个不同时期的含义和使用频率，在此基础上，提出规范的方案，明确各症状群的症状正名，通常情况下中医临床症状的正名应该是正常情况的相反。

如"失眠"一症，《黄帝内经》称"目不瞑""不得眠""不得卧"；《难经》称"不寐"；《中藏经》称"无眠"；《外台秘要》称"不眠"；《圣济总录》称"少睡"；《太平惠民和剂局方》称"少寐"；《杂病广要》称"不睡"。失眠，在《伤寒论》中被称为不得眠、不得卧、不能卧、卧起不安等，通篇共有14条论及本证，根据症状正名要求，"不得眠"应作为这类临床症状的正名。其他的症状应作为别名或根据程度进行量化分析规范。

又以发热类症状为例。在医书记载中有发热、微热、长期低热、壮热、烦热、弛张热、潮热、午后潮热、身热夜甚、夜热早凉、骨蒸发热、身热不扬、手足心热、五心烦热、心胸烦热、劳累发热、头部热感、头面烘热、灼热、背热、身热、肌肤灼热、身热不甚等。《伤寒论》中有100多条文记载"发热"，如外感发热、营卫不和发热、蓄水发热、瘀血发热、阳明气分发热、热郁胸膈发热、阳明里实发热、湿热郁蒸发热、少阳病发热、虚阳外越发热等。"发热"应作为这类临床症状的正名。

（2）六经理论指导避免症状叫法多样化：上文提到要根据六经理论所记载选择最恰当的作为症状正名，而症状正名是症状规范化以后对某一临床表现的统一的叫法，所以一定程度上可以避免症状名称多样化，符合科技术语中医症状的命名要求：一个症状名称只反映一种或一类临床现所独有的属性；一个症状名称所反映的临床现象能在临床单独出现，即该症状的命名具有临床基础；症状名称应当简洁，字面意义多能反映疾病内容；由一个症状名称（尤其是基础性症状名称）可派生出许多具有逻辑相关的症状名称。

如六经理论中有太阳病头痛、阳明病头痛、少阳病头痛等记载，而头痛的正常表现就是没有头痛，所以头痛应该是该类症状的正名，而全头痛、偏头痛、前额痛、颠顶痛、后头痛、偏头痛等应该是与头痛逻辑相关的症状名称，应纳入头痛范畴。就像现代医学检查结果为上腹部有疼痛，应记载为"上腹部疼痛"，而是否在胃窦部、胃体部、胃底部有疼痛就需要更进一步确诊。

（3）六经理论指导解决了症状采集的多样化：目前，症状采集多样化是中医临床症状无法规范、统一的主要原因之一，这主要源于中医临床理论的多样化，也就是许多症状的出现是在中医各家学派的基础上产生的，就是最简单的中药名称的叫法都有一定流派特征，更何况是中医临床症状。所以必须选择一种理论来进行指导，让中医临床症状有它的理论归属，在这样统一理论的指导下所采集的症状信息会相对规范和统一，也容易提炼出中医临床症状的正名，而六经理论的指导很好地解决了症状采集多样化的问题。

（4）六经理论指导让症状量化具有科学性：症状量化首先必须要确定量化的参照对象，而选择六经理论所记载最恰当名称作为症状正名，这个症状正名就是量化的参照对象。如记载出汗量的多少时有无汗、少汗、有汗、微有出汗、大汗淋漓、汗多等描述，"有汗"可以作为量化的参照对象，然后根据其他症状进行量化。当然有的症状可以直接用数字表示，比如描述患者夜尿多，就可以用次数来表示，如每夜 4 次以上就表示夜尿重。

在六经理论指导下，根据各症与病、证之间的诊断关系进行计量，细化主症、次症组合，分级定量方法，避免主观性，可让症状量化更具科学性。

71　从六经气化论辨证实质

　　"辨证"一词始见于明清，秦伯未、任应秋等对前人"辨证"理论进行整理后，将之编入中医院校教材，"辨证"理论自此成为了中医学的独特方法论，它是中医天人合一、整体审察、三因制宜思想的体现，它的提出是特定历史时期下中医学传承与发展的需要。时至今日，它却有演变为"教条"的僵化趋势。为适应辨证模式与诊疗思路创新发展的需要，有必要再对辨证的本质做一回溯，使其更好地服务临床与中医学理论的传承。学者薛公佑等以六经气化理论为基础，对"辨证"理论源头《伤寒杂病论》中"证"的概念作一分析，阐明"辨证"与相关概念间的关系，试用系统科学语言对其本质做出符合当前需要的新诠释，以解决"辨证"理论遇到的现实问题，使其在新时代中继续发挥传承中医学理论的作用。

"辨证"溯源

　　中医学的辨证论治思想源自于医圣张仲景所著《伤寒杂病论》。今日临床所用的八纲辨证、六经辨证、脏腑辨证等辨证方法，其思想皆根源于《伤寒杂病论》。其中八纲的内涵实际上要大于辨证体系范畴。八纲与辨证和诊法处于并列的关系，是一种认识分析人体的宏观思路，被纳入辨证理论体系之中是受到了社会环境因素的影响，临床上单纯应用八纲辨证也无法直接指导临床，故本文不对八纲做辨证层面的论述。

　　辨为分辨之义，容易理解，"辨证"概念诠释的关键在于"证"。"证"这一概念在《伤寒杂病论》一书中的篇名中多有提及，《伤寒论》中如"辨太阳病脉证篇"到"阴阳易差劳复脉证"，《金匮要略》中的篇名基本以"某某病脉证"为体例。但书中凡篇名之中带"病"的篇章之中，皆会加上"证"。《伤寒论》条文中首次提到"证"这一概念的条文是"太阳篇"中讲述医生误治之后，需"观其脉证，知犯何逆，随证治之"。由书中篇名的体例，可知"病"与"证"关系密切，由条文之中"随证治之"可知"证"在指导疾病治疗中有着关键引导性的作用。对"病"和"证"这两个概念，医圣并未给出明确的定义，但可以依据文义做出解释。

　　先言"病"。病是指某种具有一定规律的病理过程，它有着一种或多种典型的症状或体征，所谓症状是患者主观感知到的异常反应，体征是医生可以观察到的患者身上的表现。从更广义的角度来看，病则可以理解为人体出现的不符合其正常生理的状态。细考文义，可知《伤寒论》篇名中的六经之病为广义，《金匮要略》诸篇篇名中的病则多为狭义。探讨六经病需要先回答何谓六经。关于六经本质，历代医家的观点可分为"六经经络说""六经地面说"和"六经气化说"三种，其中柯琴为代表的"六经地面说"回答了六经何以能为百病立法，已经为后世医家所认可，张令韶、陈修园等医家进一步提出"六经气化说"，说明六经的本质是六种无形的"气化"。所谓"气化"，乃是机体形神非线性互动之后产生的涌现过程，体现为功能，可以说是系统质层面的存在。《内经·至真要大论》将之概括为"寒（太阳）、热（少阴）、火（少阳）、风（厥阴）、湿（太阴）、燥（阳明）"。一言六经之"气化"，则"气化"之下的经络、脏腑、经筋、皮部乃至情绪、味觉等俱在其中，若是仅仅将其理解为具体的经络或是脏腑，则缩减了六经的概念，即张令韶所曰"无形可以赅有形，而有形不可以概无形"。以太阳篇为例，其篇名"辨太阳病脉证"可以解为"论'太阳气化'处在失常状态下的脉与证之辨析"，其余篇章也皆可仿作此解。而篇内诸病多为狭义者，是一种或多种症状组合归纳而命名，有的直接以症状的名称来命名，《金匮要略》诸篇的病名如肺痿、咳嗽、奔豚等则皆是属于狭义之"病"。由此可以发现广义的病（机体生理失常状态）包含了狭义的病（机体产生的具有典型症状或体征的病理过程），表现于症状与体征（患者的感受或医生检查所得的表现）上面。

再言"证"。分析完"病"以及其相关的"症状""体征"概念后，可知"证"不等同于上述四种概念的任何一种，以"太阳篇"柴胡证条文为例。典型的柴胡证为"往来寒热，胸胁苦满，嘿嘿不欲饮食"，又有"心烦，喜呕，或胸中烦而不呕"等或然证，患者出现这些表现，皆可以小柴胡汤治之。此处，医圣并未将这些症状总结为病名，而是仅以症状与体征言之。陈修园注解此节为"太阳之气不能从胸出入，逆于胸膈之间，内干动于脏气"，是说太阳之气化转输失常，干扰在内之脏腑功能，"当籍少阳之枢转而外出也"。下节"血弱气尽，腠理开，邪气因入……结于胁下……往来寒热，休作有时，嘿嘿不欲饮食……小柴胡汤主之"是在讲"太阳之气结于胁下而伤太阴、阳明之气，亦当籍少阳之枢转而出"。由此知医圣此处所言柴胡证的本质乃是"少阳枢转不利，以至于太阳之气不能正常循行"，换言之即信息不能正常传递，功能出现失常，故都以小柴胡汤治疗，调整少阳"气化"。《伤寒杂病论》一书中，六经气化是功能与信息最高层面的概括，故"证"的本质乃是患者机体当前阶段功能信息间的关系，也属于对机体的状态的概括，功能信息所属的系统层次有不同，但其追溯的最高层面则是六经。由此可以得出另一组概念层次关系：证（患者机体当前阶段功能信息间的关系）是广义的病（机体的生理失常状态）在特殊情况（患者有主诉，承认发病）下的称呼，它体现在狭义的病（机体产生的具有典型症状或体征的病理过程）的过程之中，表现为症状与体征（患者的感受或医生检查所得的表现）。所以判断"证"实际上就是在判断功能信息关系。

"辨证"本义

脏腑辨证与六经辨证并不冲突，脏腑与六经气化在中医学理论中都是功能信息系统，六经气化的层次要高于脏腑，而证的本质是机体当前功能与信息间的关系，所以脏腑辨证与六经辨证的差别就在于前者以脏腑功能系统作为追溯的最高层次，而后者则选择了更高层次的六经气化。后世如叶天士创立的"卫气营血"辨证，其"卫气营血"的内涵也是涌现产生的功能系统而非是如西医学概念中的实体脏腑器官、血液等体液。由此系统学概念可以对辨证的本质做出新的定义——辨证的实质乃是通过收集患者的资料、症状、体征等现象层面的信息，按中医经典理论对患者机体当前阶段的功能信息关系的情况进行描述。因为关系变动不居，这种描述一开始便具有时间动态性，既需要描述何以产生这种联系，又要预判接下来关系会怎样的变动，后者在临床中更为重要。判断过程所用的论证逻辑，便是中医学的阴阳五行等哲学层面的理论及脏腑、经络、气血、体质、病因、病机等生理、病理理论。

现行中医诊断学教材将辨证的实质解为"辨病因、辨病位、辨病性、辨邪正关系"，有学者认为，辨病位是将疾病定位到脏腑，认为五脏是中医学理论的核心，五脏的功能与形质变化是一切机体"证候"表现的根源，辨病性是将疾病以八纲归类，辨病因是将病因分为内部原因（根本）与外部原因。这在某种程度上是混淆了"证"的概念与"病"的概念，未认清人体功能系统间的层次。

"证"是机体当前阶段功能信息间关系的概括，这种关系是时时刻刻都在变化的，若将之简单地以位置、性质、病因做分析，是将动态的人体系统看作了静态的，将动态变化的"证"看作了相对静止的"病"。"病"作为一个被总结出来的病理过程，它的成因、性质与位置能够以这种方法进行分析，而"证"则不然。其次，五脏为中心的理念有待商榷。脏腑理论地位的提升实际上受到了新中国成立后的社会环境的影响。西医学影响力的提高，导致中医学教材在编辑时更强调功能与物质实体对应，中医学的脏腑虽然也是指功能系统，但在西医学中亦有可以与之部分对应的实体结构概念，同时也为了适应教学的标准化以及研究的需要，脏腑辨证的地位便越来越突出，其下的证型数量也越来越多。同时因与现代医学接轨的需要，致使中医学界不断以证候对应西医学的病名，病名诊断是现代西方临床医学的学术核心，西医学认为疾病本质是细胞病理性改变，到今天还在将疾病本质向更微观的层次拓展，其病名正是前文所提到的狭义的病，它只是由特定症状、体征总结出的典型的病理过程，不管所选取的指征是通过什么手段观测到的，它都只是形质层面的现象而已，没有上升到功能关系层次。这其实反映了中西医不同的本质认识论，中医是以变动不居功能关系为本质，西医则是以相对静止的实体物质为本质。概括来说就是时空本位选择的差异。

"辨证"理论当前之困境

有学者将当前"辨证"所遇到的困境归纳为辨证论治出发点局限化、辨证论治思维狭隘化、辨证论治证候不精准性以及辨证论治诊治模式固定化。辨证论治出发点局限化是指以症状和体征为出发点进行辨证，它导致了三个后果：一是使辨证偏于静止，在急性发病过程中其体征变化瞬息万变，难以把控；二是同时按照现有的辨证模式来进行临床诊疗，遇到症状不明显的患者会导致辨证难以自圆其说；三是面对无症状、体征的患者或者是出于养生保健目的患者，甚至"无证可辨"。第一个后果是由于当前部分临床工作者对"证"的概念与狭义的病的概念辨析不清所致，将本应动态把握的功能信息关系理解为了近乎静止的病理模型；第二个与第三个后果则是由于中医学辨证理论发展的"实体化"倾向，将"证候"病名化。辨证思维狭隘化是指过分纠结于症状、体征等有形的表现，对还未表现出严重情形的潜在疾病无从下手，出现这种现象亦根源于辨证理论发展的"实体化"倾向。辨证论治证候不精准性是指辨证的主观性太强，同一个疾病可能有多种病机分析，都有其合理性。出现这种问题，是因为部分临床工作者未能将"证"，即功能信息关系追溯到最高的层次，脏腑作为功能信息系统其层次实际上要小于六经气化系统，特别是在复杂疾病（此处指广义疾病）面前，无法执简驭繁，概括本质。辨证论治诊治模式固定化是指当前临床存在着死守辨证论治，排斥其他诊疗模式的现象，并进行症状、体征—证候—方药，三个层次间的强行对应。前者可归因于西医学影响下导致的模式化倾向，后者则是由于证候的病名化。

综上所述，"辨证"理论的发展与应用出现各种困境的原因归结到底只有一点，那便是长期以来在社会各种因素影响下，"辨证"本质内涵的扭曲。这些问题可以通过澄清"辨证"概念本质并结合现代语境对其进行新诠释来解决。

"证"义推广——新辨证观的价值

前文对过往辨证的实质定义为"通过收集患者的症状、体征等现象层面的信息，按中医经典理论对患者机体当前阶段的功能信息关系的情况进行描述"。若是摆脱当前僵化的、病名化的辨证模式，回到对功能关系的把握中的话，中医学理论同样适用于没有主诉的人。此时该定义可推广为"通过对检查对象进行多层的地信息收集，按照中医经典理论对受检者机体当前阶段的功能信息关系的情况进行描述"，也就是判断前文所提出的广义的病。

医学讲究"无主诉不成其病"。但是客观看来，有些人虽然还没有主诉，其身体却未必是健康的，其机体的功能关系可能已经在引导着人体系统向着不稳定状态转化。功能源自于物质实体，物质实体也可以反映功能。当功能关系出现变化时机体也必然会产生反应，只是变化可能很微小，难以为人所察觉。解决这种问题，完全可以应用现代技术，更加广泛、多层次地收集信息。不少学者基于此提出了微观辨证的概念，即在临床上收集辨证素材的过程中引进现代医学的先进技术，从微观层面上认识机体的结构、功能和代谢特点，更完整、更准确地阐明证的物质基础。以妇女妊娠为例，脉象与腹部隆起这些明显的体征要过两个月甚至更晚才会显现，而激素的变化在一周之内就能发生。可以检测的实体结构还有经筋、皮肤等。以经筋为例，《灵枢·经筋》中讲到手三阴经筋的循行轨迹皆过胸中，三者出现异常，皆可导致其循行部位出现转筋疼痛，以及胸腹部位的瘀积性疾病，如手少阴经筋病可致"伏梁"，手太阴经筋病可致息贲、吐血，手心主（即手厥阴心包）经筋可致胸痛息贲。当前，心肌梗死的预测是医学界所面临的难题，其发病机制为心肌严重缺血，发作时可伴有疼痛。按照经典记载，手三阴经筋出现异常皆可导致心区出现"郁闭"征象与疼痛，那么由各种原因所导致的心区的"郁闭"应也可以反映在经筋上。在随北京一灵砭术中医医学研究院院长宋振虎学习砭术时，发现心肌梗死患者的手三阴经筋处多可触及结节、条索之类的病理产物，经治疗后条索消去，心脏症状也可大幅缓解。其中机制值得深入研究，完全可以应用微观辨证的思路，对经筋采用相关仪器检查，判断经筋循行部位组织的状况，依据经典中的理论推导受检者当前的机体的功能关系，即对其"辨证"，这样或许可以实现心肌梗死的早期预防。

总之，"新辨证观"是对中医"辨证"思想的新诠释。其创造的用意是使日渐僵化的辨证模式恢复到对功能关系变化的审查上。这样一来，中医学的临床治疗再次变得灵活，研究思路也可以回到以时间本位认识看待人体的传统模式。概念语境的转变有助于其与现代成果沟通，在与现代医学接轨的同时维持概念的准确性，不被异化。由此亦可促进现代医学技术整合进入中医学体系之内，更全面地收集信息，促进未病防治事业的发展。

72　六经病证的本质

对《伤寒论》六经病变本质的研究，历代有多种学说及解释，皆从一定程度及一定角度上分析了伤寒六经病变的机理。学者郭任认为，伤寒六经病变本质即六类综合征，太阳病、阳明病、少阳病、太阴病、少阴病、厥阴病的本质分别是局限炎症反应综合征、全身炎症反应综合征（SIRS）、代偿性抗炎症反应综合征（CARS）、弥散性血管内凝血（DIC）、休克、多器官功能障碍综合征（MODS）。

太阳病

太阳为六经之首，居六经最外层，太阳之气行于体表，具卫外作用。太阳又称巨阳，为人身之藩篱，主表，统营卫，其经络以足太阳膀胱经为主。机体感受外邪，太阳首当其冲，病则即为太阳病。太阳病为外感病初期，属表证，病邪以寒为主，正气能够抗邪，暂时被寒邪所遏。基本表现为恶寒，发热，头颈不适或疼痛，脉浮。治疗原则为解表法。凡太阳病，即为外表皮肤受邪，病在腠理营卫之间，尚未涉及在里之脏腑。故太阳为受病之始，外邪初袭表，正气抗邪于外，仅可能形成较轻的、较局限的炎症反应病变，故出现上述基本表现。显然，太阳病的基本病变特点较为局限、轻浅，其基本病理变化为表浅、局限、有限的炎症反应，称其为局限炎症反应综合征。

太阳病包括太阳伤寒证、太阳中风证等，其病位在外表，其病势向上向外，故当治以解表发汗抗毒等方法。其主方如麻黄汤、桂枝汤等皆具有较明显的发汗、抗炎、抗毒、解热、抗菌、抗病毒等作用。太阳病篇所讨论的内容，既有本证，又有兼、变证，还有疑似证等，这主要是为了和太阳病互相鉴别而设，以示人同中求异，提高辨证水平。对兼、变证等，当"观其脉证，知犯何逆，随证治之"。

可知，太阳病本质即局限炎症反应综合征，太阳病篇即对其辨证施治等进行了论述。

阳明病

阳明内属胃与大肠，为受盛、传导之腑，喜润恶燥，以降为顺。阳明包括足阳明胃经和手阳明大肠经。胃主受纳，大肠主传导，人体通过胃肠以受纳饮食，吸收营养，排除糟粕，化生赖以濡养的气血津液。

阳明主燥，病机以燥热内盛为主，易于化燥成实，结聚于胃肠。阳明病为外感病热盛期，属里实热证。外邪入里，邪已化热。正邪斗争激烈，正气因抗邪而亢盛。基本表现有发热不恶寒，汗出而热不退，或腹满痛、便秘，脉大或滑实。主要治则为清法与下法，清法适于无形邪热内盛，下法适于有形热结内聚。通过清、下法治疗，以祛除病邪，保存津液。阳明病为里实热证，外邪已过表而入里，或因表热传里而成实，或因食物积滞而成实，邪气炽盛于里，此时，机体紧急动员各种防御力量进行抗争，邪正斗争激烈，因而出现上述基本表现。显然，此时已形成较重的全身炎症反应，即已致全身炎症反应综合征（SIRS）。

阳明病包括阳明热证、阳明实证等，其治疗以清热解毒、攻下排毒为主。其主方如白虎汤、三承气汤等皆具较明显的抗炎、抗菌、抗病原体、抗毒、排毒、解热等作用，临床用于急性感染性疾病等属里实热证者，均有显著疗效。实践多有证明，尽早运用清热解毒法及通腑泻热法，以清除病原体及其毒素，是治疗各类急性感染性疾病及重症感染的一个重要环节。对大黄的研究还表明，大黄具有促进胃肠蠕动、保护肠道黏膜、促进内毒素排出、减少细菌及毒素移位等抗炎抑菌作用，有减少过量细胞因子产生，降低过度免疫反应，改善微循环，增加缺血脏器血流量等作用。

可知，阳明病本质即全身炎症反应综合征（SIRS），阳明病篇即对其辨证施治等进行了论述。

少阳病

少阳属胆与三焦，以胆为主，内寄相火。少阳包括足少阳胆经和手少阳三焦经。少阳主枢，居半表半里，为机体阴阳气机升降出入开阖的枢纽。若其枢机失运，则升降紊乱、阴阳失衡，即为少阳病。

少阳病属半表半里热证，外邪内犯少阳，枢机失调，三焦、胆腑皆受其制，少阳热炽，灼伤津液。其病变部位在全身。基本表现有往来寒热，胸胁苦满，心烦喜呕，嘿嘿不欲饮食，口苦，咽干，目眩，脉弦。治疗原则为和解之法。若少阳病则枢机失常、三焦不利，机体阴阳气机升降出入平衡失调，机体促炎因子与抗炎因子对立双方失衡，内环境稳态紊乱。邪在少阳，属半表半里证，对其治疗，应和解枢机，扶正祛邪，调节平衡，以维持促炎与抗炎细胞因子的动态平衡，故可予小柴胡汤。现代研究表明，本方具提高机体免疫功能，免疫调节，膜稳定及诱导干扰素，促进蛋白质合成，抑制实验性肝损害，抗病原体，解热等作用。小柴胡汤对吞噬细胞、T细胞、B细胞、NK细胞均有促进作用，故可提高机体免疫功能。显然，病至少阳，随炎症反应发展，抗炎反应更加明显，即已发生代偿性抗炎症反应综合征（CARS）。

可知，少阳病本质即代偿性抗炎症反应综合征（CARS），少阳病篇即对其辨证施治等进行了论述。

太阴病

太阴主要指足太阴脾而言。脾喜燥恶湿，以升为健。脾主运化、主升清、主统血。脾和胃互为表里，为气血生化之源。脾有统摄血液在经脉中运行，不使逸出脉外的功能。脾之所以能统血，与其上述生理功能密切相关。

太阴病有阳虚寒湿郁滞证、太阴脾络不畅证。病邪主要为寒湿。基本表现有腹痛，腹胀，呕吐，下利，便血，崩漏，紫癜，脉弱。治疗原则有温中健脾，运化寒湿，通络宣壅等。显然，若太阴阳虚寒盛，则寒凝血滞；若气机不和，则气滞络瘀。多种致病因素均可致太阴脾络瘀滞，脾失健运，脾胃失和，气机紊乱，气血失调，脾不统血，则可发生以瘀血、出血等为特征的病理过程，即可致弥散性血管内凝血（DIC），故可出现上述基本表现。

太阴病篇阳虚寒湿郁滞证治以四逆汤之类，具有明显的温阳散瘀止血之功；气滞络瘀证治以桂枝加芍药汤、桂枝加大黄汤，具明显的活血通络、化瘀止血之功。现代研究表明，四逆汤可明显改善微循环等；桂枝可改善血液循环等；芍药可扩张血管，抑制血栓形成等；大黄可活血、止血等。

可知，太阴病本质即弥散性血管内凝血，太阴病篇即对其辨证施治等进行了论述。

少阴病

少阴内属心肾。少阴包括手少阴心和足少阴肾。心为君主之官，主血脉而藏神；肾藏精而为先天之本。生理状态下，心火下降于肾，肾水上济于心，水火既济，血脉畅通，循环周流，代谢如常，器官濡润，维持正常的生命活动。

少阴病为外感病衰竭期，为全身性急性虚衰证，或从寒化，或从热化，主要为心肾阳虚或阴虚。基本表现有无热恶寒或虚热，精神萎靡或虚烦不寐，四肢厥冷、下利清谷，脉微细。治疗原则为回阳救逆或滋阴清热。显然，若少阴病则阴阳两虚，气血不足，心肾虚衰，阳气虚无以鼓脉，阴血虚不能充脉，心虚无以主血脉，肾虚不能藏精血，则可致机体血液循环严重障碍，微循环灌注不足，缺血、缺氧，细胞损害，代谢紊乱，重要器官受损等，即可发生休克，故可出现上述基本表现。

少阴病包括阳虚寒化证、阴虚热化证，而以寒化证为主。少阴病回阳救逆主方四逆汤即具明显的抗休克、强心、升压等作用，为临床抢救休克的主方之一，对感染性休克、失血性休克、心源性休克等，均有显著的疗效。

可知，少阴病本质即休克，少阴病篇即对其辨证施治等进行了论述。

厥阴病

厥阴有两方面的含义：其一，是指厥阴所属的脏腑、经络及其生理功能而言，包括足厥阴肝与手厥阴心包；其二，是指阴阳之间互为交通、阴尽阳复这种相互维系、相互转化的特殊关系。

厥阴病为外感病终末期，病邪为寒热夹杂或寒热转化，病变为全身性急性虚衰证，正气严重虚衰，无力抗邪，表现为寒热虚实夹杂证等。基本表现有四肢厥逆，或寒热胜复，或寒热错杂。治疗原则为回阳救逆或寒温兼施等，灵活多变。厥阴病虽预后严重，但有阴尽阳复，恢复生机的可能。

厥阴为阴尽阳生之脏，与少阳互为表里，邪至其经，从阴化寒，从阳化热，故其为病，阴阳错杂，寒热混淆。邪传厥阴，病邪已深，或历六经传变，则病变脏腑较广，表现复杂多变，已同时或相继发生了急性、多器官或系统功能障碍或衰竭，即多器官功能障碍综合征（M ODS）。对厥阴病提纲证加以分析也不难看出，提纲证中寒热错杂，上热下寒，涉及肝、心包、脾、胃等多脏腑或器官功能失调甚或衰竭的临床表现，其实质即是体现了 MODS 的病变特点。显然，厥阴病与 MODS 两者在病因病理、临床表现、治疗原则及病情预后等方面均基本一致：如皆起于休克、严重感染等，皆为疾病终末阶段；临床表现复杂，皆有多器官的功能不全或衰竭；治疗原则灵活多变，若治疗正确、及时，则多可完全恢复；皆有急性与可逆性的特点等。

厥阴温清补泻并治主方应为麻黄升麻汤，本证寒热虚实错杂，痰热郁肺，脾虚气陷，甚或心肾衰竭，故治以清肺祛痰，温振脾阳，养阴清热，补益心肾。从现代医学来看，在 MODS 的发展过程中，系统或器官功能障碍的顺序常表现出相对的规律，肺脏往往是衰竭发生率最早、发生率最高的器官，胃肠则较早受损或衰竭，随着 MODS 的进展，则可出现肝肾衰竭等，故可辨证选用本方治疗。

可知，厥阴病本质即 MODS，厥阴病篇即对其辨证施治等进行了论述。

六经传变是一个联系的过程，而且，六经病变与上述六类综合征其传变、实质是一致的。少阳可由本经自病，或太阳转属，或三阳合病，少阳与厥阴相表里，若因邪盛正衰，每多陷入厥阴。SIRS、CARS 则由感染等因素，机体促炎与抗炎反应失衡所引致，SIRS、CARS 被认为是 MODS 的前驱，SIRS、CARS 若继续发展，则可出现 MODS。少阴病是一个从心肾虚衰、气血不足向厥阴病发展的过程。休克则是一个从亚临床阶段的灌注不足向多器官功能障碍或衰竭发展的过程。厥阴病可由少阳病内陷，或少阴病转变而致。MODS 则可由 SIRS、CARS 或休克发展而成。总之，伤寒六经病变本质即上述既密切联系，又相互区别的六类综合征。

73 六经病证的关系

六经辨证是张仲景在《黄帝内经》六经的基础上，结合外感热病传变阶段总结出来的六个辨证纲领。六经彼此间是互相联系的，可以合病、并病和互相传变，不能截然分开。学者万晓刚对此做了较深入的分析研究。

六经病证的基本关系

1. 阴阳关系：是六经病证之间的最基本关系。所谓阴阳关系，是六经病证以其各自病理改变阴阳属性之不同，而构成彼此之间的对立依存关系。在六经体系中，三阳病证属表、属热、属实，三阴病证属里、属寒、属虚，彼此阴阳对立，然互为自身存在之依据，并在一定条件向对立面转化。然阴阳者，数之可十，推之可千，阴中有阳，阳中有阴。是以病证间之阴阳关系，难以一言而定。少阴心肾虚衰，病则在里，自当属阴。然若阴液不足，心火上炎，此阴虚火旺之证，虚中有实，与少阴虚寒诸证相较，则为阳证，是阴证之中又有阴阳之别也。阴阳关系，所赅者广，下述之各项关系，实即这种病证关系之具体化。

2. 寒热关系：是六经病证之间阴阳关系之具体表现形式之一。所谓寒热关系，指六经病证以其各自病理变化寒热属性之不同，而构成彼此间的对立依存及转化关系。大要三阳病证属热，三阴病证属寒。然太阳感受风寒之邪，故多寒证，与传经化热入里而成之阳明、少阳诸证，寒热对应，此其一也；其二者，倘若初感温热病邪，病发为太阳温病，此则与阳明少阳之热证彼此同气，而唯有表里脏腑病位之异。厥阴位居三阴之末，证多虚寒，而以其阴尽阳生之特性，而又每见实热诸证。是故病证之寒热关系，亦须辨证看待。

3. 虚实关系：亦属六经病证阴阳关系之具体表现形式之一。所谓虚实关系，指六经病证以其各自病理变化虚实属性之不同，而构成彼此间的对立、依存及转化关系。经曰："邪气盛者实，精气夺者虚。"就六经体系而言，病在三阳，正盛邪实，故为实证；病在三阴，正气虚衰，故为虚证。是以三阴三阳病证之间，彼此虚实对应，互为关联。然则正虚之处，即为容邪之所。故大论曰："血弱气尽，腠理开，邪气因入，与正气相搏，结于胁下。"少阳之病理性质，总体而论，当为实证，而仍有其正气不足一面。是故病证虚实之辨证关系，由此可见一斑。

4. 表里关系：亦为六经病证阴阳关系之具体表现形式之一。所谓表里关系，指六经病证以其各自病理变化表里部位之不同，而构成彼此间的对立、依存及转化关系。与前述之寒热虚实关系不同者，彼论病证之病性关系，此则言其病位关系。太阳主表，为六经之藩篱，是以太阳为病为表证，而其余诸病证，即为在里，然则表里之辞，并非绝对。若以辨证眼光析之，则表中有里，里中有表是也。如是则阳明病与太阳病，太阳病与少阴病，少阳病与厥阴病，以其脏腑经络联系，分别构成病证之表里关系。而少阳位居太阳阳明之间，是表之入里、里之出表处，故其病常称为半表半里证。在表者，其位浅；在里者，其位深。而在上者，近于表；在下者，类乎里。是故病证之表里关系，实统表里、上下、浅深诸多病位关系。更有研究者依据六经排列顺序，将三阳与三阴叠合，即太阳与太阴、阳明与少阴、少阳与厥阴。阳为其面，阴为其里，构成底面关系，用以解释六经病证之间的相互联系和影响，其实质仍属表里关系。

5. 时序关系：所谓时序关系，是言外感热病发展过程中，病证之间以其发生之先后顺序形成相互对立、依存及转化关系。上述表里关系及此时序关系，共同构成了外感热病发生发展之时空概念。疾病之动态发展，大多遵循由表及里、由浅入深、由阳转阴、由实至虚的规律。是故表浅阳实之证，常与里虚寒阴证，构成先后时序关系。是故太阳病每见于外感热病之初期，而阳明、少阳及三阴诸证，常随其后。若就疾病自然发展趋势而论，则先现之病证，常是后显病证之肇始；后现病证，则多为先显病证之结局。因此，对某一特定疾病而言，先后时序实则在某种程度上反映了病证间的因果联系。然则宿疾与新感，其间的先后时序关系虽属显然，但其因果联系，并非如此必然。是亦须申明者也。

6. 主次关系： 以辨证法观点而论，疾病是正邪、阴阳斗争矛盾之体现，是以一病之中，存在着矛盾的主要方面和次要方面；多证之间，则有主要矛盾和次要矛盾之区别，所谓病证之主次关系，即是言其病证之矛盾主要方面和次要方面，或病证间主要矛盾和次要矛盾的对立、依存和转化关系。这种关系，在六经传变过程中，体现尤为充分者，当属合病、并病之证。太阳伤寒而兼内有郁热者，其病理重心偏于表，是以表寒为主而里热为次也。表证误下，外邪未解而太阴虚寒者，是以太阴里虚为主而太阳表寒为次也。大凡病情深重而急者，当属病证之主要方面；病情轻浅而缓者，自为病证之次要方面。是故病有大、小结胸之异，方有大、小陷胸之分。若推而广之，则病证之主次关系，实则涵盖了病证之轻重、大小、标本、缓急等诸多关系。

六经传变的基本概念

仲景全面分析外感热病发生发展过程，综合病邪性质、正气强弱、脏腑经络、阴阳气血、宿疾兼夹等多种因素，将外感热病发展过程中各个阶段所呈现的各种综合症状概括为六个基本类型：即太阳病、少阳病、阳明病、太阴病、少阴病、厥阴病，并以此作为辨证论治的纲领。任何一个类型都不是一种独立的疾病，而是外感热病的整个发展过程中或曰病程的某个阶段所呈现的综合症状。六经病证彼此之间有机联系，并能相互传变，或传或不传，或循经传，或越经传，或直中，或合病、并病，灵活多变。

在外感热病的动态发展过程中，正邪进退、阴阳消长决定着疾病性质、病变部位等的不断变化，这种病理变化在六经辨证体系中，习称传变，其实质即是上述各项病理关系之相互转化过程，传变一辞，见于《伤寒例》，成无己注曰："传有常也，变无常也。传为循经而传，此太阳传阳明是也；变为不常之变，如阳明变阴证是也。"由此可知，所谓传变，是质量互变规律在疾病动态发展过程中的具体表现形式。传者，是病证循序发展之一般规律，可视之为量变；变者，是病情剧烈突变之特殊规律，可视之为质变。然则，质之与量，亦属辨证之关系。此传者，未必不含质变之意；彼变者，亦常孕育量变之实。是故历代治伤寒者，每将传变合称。六经传变之基本规律，一言即可蔽之：由表及里、由浅入深、由轻至重、由实转虚是也。反之亦然。而其具体表现形式，大略有如下数种情况：

首先，据六经排列顺序，若病情循序发展者，谓之循经传；若病情不循其序而发展者，谓之越经传。从某种意义而言，所谓循经传，即前之所曰"传"；而所谓越经传，即前之所曰"变"。

循经传之基础实际在于六经之排列顺序。据《黄帝内经》和《伤寒论》所载，循经传当是病情以太阳、阳明、少阳、太阴、厥阴之顺序而发展。其中，研究者对阳明、少阳之先后顺序，争议颇大。据经论所述，以阳气之多寡而论，少阳自在阳明之后；而就临床病情轻重程度而论，则阳明应居少阳之后，故少阳证常被称作半表半里证。两派各有所据，持之有理。因此，目前多数医家均将太阳传阳明、太阳传少阳，同视为循经传；而阳明传少阳，或少阳传阳明，据前理亦应属循经传范畴。

在循经传所论之中，尚有所谓下传、上传、本经自传、手足传经、传本传标等概念。所谓下传者，循序自上而下，表邪入里，为逆；所谓上传者，反序自下而上，里邪出表，属顺。故《伤寒辨类》曰："阴中之阴土，太阴是也。上传少阳为顺，下传少阴为逆。"而所谓本经自传者，是言六经百赅手足二经，且脏腑经络相贯，手足相传（谓之手足传经）或经邪传于腑（脏），或腑（脏）邪传于经络。以经络为标，脏腑为本，故而经邪传于腑（脏）者，为之传本；腑（脏）邪传于经者，谓之传标。

越经传则是不循六经排列顺序，病情依一定条件而发生超常的变化。越经传之表现形式较为复杂，而以表里传为典型代表。所谓表里传，是言病情据三阳三阴相应经络脏腑之表里关系而互为转化。如太阳与太阴，以其在经络脏腑关系上互为表里，而在病理状态下，太阳病不经过阳明、少阳、太阴等阶段，而直接演化为少阴病；或少阴病邪返出于太阳而表现为太阳经腑病证，谓之太阳少阴表里互传。是故生理状态下脏腑经络之表里关系，是越经传之的重要基础。

另有首尾传概念，是谓三阳三阴六经之太阳为首，厥阴为尾，六经病邪次第而传，周而复始，厥阴之邪还出于太阳之表，或太阳表邪直入厥阴之里。依据三阳三阴之底面关系，病情演变循其规律而传，如太阳传太阴、阳明传少阴、少阳传厥阴（此亦属表里传），反之亦然，是谓底面传。是越经传头绪虽杂，亦是据前述之各项病证关系而定。值得一提的是，在直中、两感、合病、传经、并病等各种发病类型中，并病与传经最能揭示疾病之演变规律。所谓并病，是一经证象未罢，又及他经，两经或两经以上病证在某一时间同时并存，其动态发展过程，显露无遗。

六经传变的决定因素

1. 病邪轻重及性质：正邪斗争状态与结果，仅就病邪方面而论，邪气甚则病情必然加重或传变，邪气微则病情必然减轻或不传，此言其轻重程度也。若论其性质，阴寒病邪为病，其病多传三阴；阳热病邪为患，其病多传三阳。是病证之传变方向，或顺或逆，或经或腑，或阳或阴，皆当于病邪之轻重程度（量）和阴阳属性（质）相关联也。

2. 体质强弱与属性：从某种意义来讲，体质即正气之具体表现形式。在正邪斗争过程中，体质强盛者，邪退而病减或不传；体质虚弱者，邪进而病重或传变，另一方面，若素体阳盛者，其病多传三阳；素体阳弱者，其病常传三阴。是以病证之传与不传，变与不变，亦与体质强弱程度（量）和阴阳禀赋（质）密切相关。若以内外因关系而论，则病证之传变，当以体质为其关键性因素。

病证关系的现代研究

数十年来，中医工作者采用现代科学技术方法和手段，针对中医病证之本质，开展了大量卓越有成效的研究工作，其中部分研究成果，于揭示病证之间的关系，有着宝贵的借鉴意义。从生物化学、血液流变学、神经系统机能、内分泌功能及至分子生物学等多方面、多途径证实，病证阴阳、寒热、虚实属性之不同，有着客观的基础，其最具影响力的研究结果之一，当属环核苷酸含量及其比值测定对阴寒证、阳热证之关系的揭示。如有研究证实，虚寒患者尿中儿茶酚胺及 cAMP 排出量降低，cGMP 增高，cAMP/cGMP 比值下降，而热证患者，无论实热还是虚热，其尿中儿茶酚胺及环核苷酸均增高，病变脏腑之异和西医病种的不同，并不影响这种变化趋势。在此仅简要介绍有关六经病证关系的部分代表性研究成果。

太阴病与少阴病，均属里虚寒证，除直中之外，病程一般较长，是其所同，然则就阳虚程度、病变重心、病理范围而言，则有其差异。以寒湿因素制作的太阴少阴阳虚病证动态演化之家猫模型测定结果表明，太阴证与少阴证动物模型体重均显著下降，且后者之肛温下降显著，前者则不明显；两者之 D－木糖吸收率显著降低，而尤以后者为甚；二者之小肠运动节律呈部分紊乱，然前者运动强度显著升高；后者则显著降低，二者之小肠组织病理改变明显，且以后者更为突出，前者之血浆皮质醇显著降低；后者则显著升高。血液流变血测定表明，二者互有显著差异。上述各项指标，均于治疗后呈显著的反向扭转之趋势，充分说明二证同中有异、异中有同、病理关联的密切。

　　在上述基础上，梅国强等进一步探讨了六经病证之阴阳转化关系，实验结果表明，太阴、少阴虚寒证之症状、体重、肛温、心率变化，以及血浆皮质醇含量变化、cAMP 降低、cGMP 增高、cAMP/cGMP 比值下降，各种指标再次证明了前期实验结果之正确性，而在上述模型基础上，依据《伤寒论》所述，采用"温而过之"的方法，成功复制了阳热证模型，动态观察了阴证转阳的全过程，且其相关指标检测结果，与虚寒证截然相反。实验成果意义，不仅在于证明了《伤寒论》有关理论的正确性和客观性，更在于以客观科学的方法，揭示了病证之间的动态转化关系。

74　六经病证与《伤寒论》疾病背景

一般对《伤寒论》的研究，多集中于对原文的注释与发挥，注意从理论上反复推敲，将《伤寒论》六经病证原文几乎完全视为抽象的东西。学者张再良读付滨等所撰的《从疾病演变史探"伤寒"原义》，很受启发，引起对《伤寒论》中所描述的"伤寒"究竟是何种疾病的思考，并以流行性出血热为基础，将伤寒与之作为对照加以分析，对六经病证提出了新的认识。

现代医学对流行性出血热的认识

古代文献中与流行性出血热相关的记载较为简略和散乱，而现代医学的有关论述可谓详尽，且眉目清楚。

流行性出血热为由某些不同种类的病毒所引起的一组病毒性疾病，世界上共有十五六种，病毒常由蚊、蜱、螨及其他昆虫和啮齿动物传播给人（传染源全球有 173 种，我国有 67 种）。该病在 1930 年后被陆续报道，直到 1962 年才提出"流行性出血热"的病名。世界卫生组织曾在 1980 年将该病命名为"肾病综合征出血热"，以强调肾损害在病程中的严重性。

流行性出血热为一组由病毒引起的严重的多系统损害综合征，以突起发热、肌肉关节疼痛、出血和休克特别是出血为特征。出血常因内脏器官、皮肤、黏膜的毛细血管受损而引起，本身对生命并无大碍。某些病毒引起的临床表现相对较轻，但许多病毒可引起对生命有严重威胁甚至致命性的病变。

引起流行性出血热的病毒，有多嗜细胞特性，可直接侵害全身所有器官和组织，1978 年被分离出来。其在病理上可造成全身广泛小血管的损害和血液循环的障碍，导致全身器官或组织的损害和功能障碍，出现广泛性的水肿、充血、出血，体腔内多数器官可见出血性坏死。临床主症为发热、出血和肾损害（也可见脑、肺、心、胃肠、肝等脏器的损害），常见表现可分为流感型、胃肠型、急腹症型、肺型、脑型、肾型、肝损型、败血症型、类白血病型等。临床可并发休克、弥散性血管内凝血、肾衰竭、心力衰竭、肝损害、肺水肿、脑水肿、脑炎或脑膜炎、腹膜炎、胃肠炎、胸腔积液、腹水、各种出血、高血容量综合征、酸碱和水电介质平衡紊乱等。病程一般为 10～14 日，常易误诊为流感、食物中毒、钩端螺旋体病、急腹症等。初次接触易呈现暴发感染，大多数患者 3～4 周恢复。恢复期多见全身疲软、食欲不振、头晕、尿频、多汗、肢麻、腰酸等。据载流行性出血热并发症有 240 多种，与死亡相关的因素有 140 多种，其表现和治疗涉及临床各科。

为深入分析问题，再简略一述新疆出血热。新疆出血热流行于春末夏初，一般暴发型于 7～9 日死亡，轻型则在 2 周后恢复，重症患者中毒、出血严重，多死于休克和出血。该病主要临床表现有：①全身中毒症状。突然畏寒、寒战、极度乏力、恶心呕吐、食欲不振（食欲下降与发热同时，其他如腹痛呕泻迟于发热，持续时间长短不一）、剧烈头痛、腰痛、周身疼痛等。3～5 日后中毒症状仍在，时见出血，有些患者呈昏睡状，神情淡漠，颜面颈部潮红。第 7 日起体温下降，中毒症状开始缓解。②发热中毒症状。突起畏寒发热，多稽留热，也有弛张热或双峰热，一般 7～12 日，大量出血者体温降低或正常（低血压休克或循环衰竭），低血压一般出现在第 5 日。③充血出血症状。颜面颈胸潮红，眼结膜及咽部充血，早期可见鼻出血和口腔出血，鼻血 1 日数次，继而出现尿血、便血、呕血、子宫出血等，出血一般出现于发病后的第 3～4 日，部分患者伴有黄疸。④中枢神经系统症状。烦躁、失眠、谵妄、昏睡、昏迷（出现率为 9%），出现此类表现提示预后较差。部分发生心力衰竭、肾衰竭、肝衰竭、肺水肿、脑水肿（占死亡率的 70%）。对于流行性出血热，汉魏时期具体情况的资料比较散乱，如今也只能作大概推测，估计新疆出血热的可能性大。

古代文献中有关"伤寒"的描述

《黄帝内经》《难经》中有"伤寒"名称，也许这种热病的发病季节和初始见症决定了"伤寒"名称。当时记载，伤寒死亡皆在六七日间，而痊愈则在十日以上。仲景在"伤寒卒病论"序文中曰："卒然遭邪风之气，婴非常之疾，患及祸至，而方震栗，降志屈节，钦望巫祝，告穷归天，束手受败。"据称建安年间人口的骤减，当不亚于后来横扫欧洲的鼠疫。

"伤寒例"某些基本观点须加以注意：①伤寒为毒，最成杀厉之气，中而即病。②君子固密，不伤于寒。辛苦之人，春夏多温热病。③伤寒之病，逐日加深，以施方治。一般认为《伤寒论》中的"伤寒例"及"可不可"由王叔和所为，可见王叔和仍面临疫病流行局面，故有必要编次《伤寒论》，其增加的前后部分均为出于当时临床的需要。

《诸病源候论》中有"伤寒候"，同时并立一起的有时气病、热病、温病、疫疠病。尽管将疾病区别分类如此，但界限并不绝对，故应互参。伤寒候内容最多，共有呕哕、厥痉、结胸、发黄、衄血、阴阳毒、百合病、狐惑病、瘀血、毒攻眼等 77 候。时气候有时行伤寒、时行寒疫，温病诸候中提到人感乖戾之气而生病，则病气转相染易，乃至灭门，延及外人，有发斑、狂言、发黄、出血、小便不通等，热病与温病大体相仿。

魏晋南北朝时期的一些方书如《小品方》《范汪方》《深师方》《集验方》等，均专门列有治疗伤寒病的诸方，涉及与伤寒相关的发热、出血、呕哕、烦渴、咽痛、小便不利、狂语、匿疮、发斑、阴阳毒、百合病等，所出方药，或与《伤寒论》同，或《伤寒论》中所无。说明仲景后伤寒流行并未结束，直至唐代，疫病才平息，由此孙思邈感叹"江南诸师秘仲景要方不传"。

宋以后直接记载伤寒的医籍减少，更多出现的是研究《伤寒论》的注本。

从流行性出血热的临床证治看《伤寒论》

1. 汉末魏晋流行性出血热肆虐的可能性：一种传染病的流行，必有其一定的背景。故了解流行性出血热，还需了解汉代的政治军事经济等方面的某些基本情况：①汉代与北方匈奴的战争未停止过，军队出征，凯旋而归中原腹地，带回大量羊群等战利品，同时也可能带回了疫病。②匈奴降汉，牧区南移，变耕地为草场，疫区也有可能因此而扩展到中原地区。③病原欺生，长期居住在中原地区的人们缺乏免疫，疫病相对容易流行。④北魏以后，匈奴西去，耕区逐渐恢复，疫病也随之消退。由此，后人竟不知"伤寒"为何物，所以对《伤寒论》会信疑参半。

仲景之前有伤寒，古今相传，称伤寒为难治之疾。一曰伤寒是雅士之辞，天行、瘟疫是民间称呼，《肘后方》中称："三名同一种耳。"当时只能从发病与节气角度做出判断，其实，伤寒即疫病，理论上区别意义并不大，因治疗基本相似，可能针对的均为流行性出血热。实际中阳明与少阴、阴毒与阳毒的鉴别却很重要，因治法方药不同。今天，我们才清楚地了解到流行性出血热属于自然疫源性疾病，其病原在自然界不依赖人类及人类活动而存在，人类只是偶然介入此循环之中，才得以感染致病，如鼠疫等也如此。

2. 伤寒六经证治的内容与流行性出血热的临床实际大体相似：伤寒六经病证有明显传变过程，即阶段性的进展移动，正如《素问·热论》所曰"一日一经"。而出血热的阶段性变化十分明显，先后呈现出发热期、低血压休克期、少尿期、多尿期、恢复期的规律性走向。流行性出血热的发热期常有前驱症状，以感冒或消化道症状为主。发热轻重与病情轻重直接相关，发热达 40 ℃者低血压休克发生率 37%，38 ℃以下者一般无休克。发热期可与休克期、少尿期重叠。热退后或休克纠正后又见发热，则以并发感染的可能性大。发热期也可伴有各脏器功能障碍症状，神经系统症状多见迟钝、淡漠、嗜睡，或表现为烦躁、谵妄等。

从流行性出血热角度，三阳病可归入发热期。太阳、阳明、少阳将发热期区分为几种不同表现，但三阳也有重叠，故有二阳、三阳合病、并病之称。发热以稽留热、弛张热（或双峰热）多见，开始见有头痛、身痛、腰痛，后则可见项背强或痉（脑水肿）、脉迟（相对缓脉）、黄疸（肝损害）、头痛、烦躁、失眠、谵妄（神经精神症状）、目中不了了、睛不和（结膜炎）、痞证（胃炎）、结胸（腹膜炎）、蓄血（便血）、尿血、衄血、阴道出血（热入血室）、肺出血、颅内出血等众多复杂表现。临床观察，腹痛发生率在32％～87％，主要由于腹腔血性积液而致。发热期临床表现最为错综复杂，故在《伤寒论》中太阳和阳明病的内容最多。阳明病高热后，一般向愈者多，故原文有"万物归土，无所复传"之说。当然，出血、休克纠正后亦有病情向愈者。治疗一般以缓解症状为先，同时应"观其脉证，知犯何逆，随证治之"。除麻黄汤、桂枝汤、白虎汤、柴胡汤、理中丸、四逆汤等基本方之外，还须有葛根汤、青龙汤、承气汤、陷胸汤、抵当汤、泻心汤、五苓散、十枣汤、建中汤、真武汤等备用。

太阴病以胃肠道症状（胃肠炎）为主，可见腹满，腹痛，呕吐，腹泻等。此时全身一般状况还可以，故脉缓、肢温。关于治疗，原文强调"脏有寒故也，当温之，宜服四逆辈"，临证用大黄、芍药均应减量。如小便自利，不发黄，是指进入多尿期后一般向愈，不伴有肝损害。

少阴病很明显是低血压休克期，偏重在厥逆（休克或低血压，如脉微欲绝、手足逆冷等）。低血压休克发生率一般在5％～20％，最高可达50％，多发生在疾病的第4～7日，最早出现在第2～3日，最迟在第10日，仍有发热，休克常为死因（病死率40％～60％）。此种休克又称"血管损伤性血浆渗出性低血容量性休克"。低血压期要扩充血容量、调整血管张力、强心。此阶段死亡率高，如原文强调吐利，躁烦，四逆者，死；下利，头眩，时时自冒者，死；脉不至，四逆，恶寒，身踡，不烦而躁者，死等。通脉四逆汤证有里寒外热，虽有面赤、不恶寒、下利、腹痛、呕吐、咽痛，但以脉微欲绝、四肢厥逆为急，故当急温。少阴病的治疗，强调脉微沉细数不可汗，尺脉弱涩不可下，手足厥冷不治，手足温可治。少尿期治疗要利尿通便，泻下可减轻腹腔组织水肿和肾水肿，减少血容量，前提是休克状态已纠正。少阴病有可能多尿，小便排出多，故引水自救，原文讲下焦虚寒，不能制水，故令色白。

厥阴病位于六经最后阶段，病机特征为厥热胜复，也是发热与休克的交替，临证处理实际多针对少阴和阳明，作为热病最后危重阶段的治疗，不可仅用乌梅丸。热深厥深，热微厥微，提示了发热和厥逆的相关。"四逆，厥不可下"是临证治疗原则。四逆散证的四逆，则伴有咳、悸、小便不利、腹痛等，但此四逆不重，并不一定是休克，正因为是流行性出血热，故有诸多或有症。当然，"厥应下之"是事物的另一面，但也有前提，应排除低血压休克，针对的是发热或有腹部症状，仅有轻度肢冷情况，如用白虎汤的脉滑而厥。原文提到的脏厥当是严重的休克状态，脉微而厥，肤冷，躁无暂安时。而轻者如热少微厥，默默不欲饮食，烦躁，数日后小便利，欲得食，则疾病向愈。原文提到厥少热多者愈，手足温者生。厥多热少者病进，厥不还者死，脉不还者死等，均指休克的危重状态。其实在厥阴病阶段，仍交错着发热、厥逆、腹满、下利、出血等情况。

流行性出血热患者的死因，由多到少依次为休克、尿毒症、出血、肺水肿、继发感染、多器官功能衰竭、心力衰竭、脑水肿。如病初即见低血容量则不能下，而要温，故原文强调先表后里的规矩，先用下法则易导致休克，所谓过汗亡阳。

少尿期为肾损害（障碍或衰竭）所致，见有尿毒症、出血、水电解质和酸碱平衡紊乱等，主要出现少尿或尿闭。一般出现于患病的第5～8日，早则第3日，晚则第10日。出现越早提示病情越重，而且持续时间与严重程度也成正比。临床多见小便不利（少尿）、眩（低血压，见恶心、厌食、呕逆、尿量减少）、小便自利（多尿）。进入多尿期，如无意外，一般恢复顺利，可度过危险阶段而康复。少尿期也可见高血容量综合征，开始的大量渗出，由于血管功能的恢复，又急速回流进血管，造成血容量骤增，而肾功能尚未恢复，又不能排出过多水分。此时血压升高，或并发充血性心力衰竭、肺水肿、脑水肿、高血压脑病和严重出血，可用通利二便之法缓解。

从流行性出血热角度，整理《伤寒论》六经病证，如消化系统（腹部）症状可见结胸、痞证、懊恼、身黄、呕利、蓄血、除中等；肾功能障碍可见小便不利、小便难等；神经系统可见痉、项背强、烦躁欲吐、头痛、嗜卧、直视、不识人、独语如见鬼状、喜忘、惊狂、语言难出、嘿嘿不欲食、循衣摸床等；各种出血症状可见衄血、蓄血、热入血室、便血、下血、便脓血、唾脓血、咽痛（烂）等。从流行性出血热考虑，痉湿暍、百合狐惑阴阳毒等内容均易理解，甚至《金匮要略》中大多病证均与"伤寒"密切关联，只是当时错将一个疾病看作多种不同疾病而已。

在治疗中，汗、吐、下、和、温、清、补的用法和适应证掌握较为关键，故《伤寒论》除了六经证治，还归纳了"可不可"，特别强调汗吐下治法要用得恰到好处。今通过全面认识流行性出血热，可帮助诊治，如汗法只用在初期无汗或有汗时。

流行性出血热临床表现的特殊性决定了六经证治的普遍适用性，其特殊性体现于：①病程有明显的阶段性，一般过程为 2 周。②对机体影响的广泛性，几乎所有内脏均被累及。③临床见症丰富多样，发热、出血、肾衰竭，各脏器的炎症、充血、水肿等。④病毒感染，无特效药物，只能辨证、对症，以调整机体状态为主。⑤有自愈倾向，病死率不是很高，使临证观察、总结成为可能。

设想若换作烈性传染病如鼠疫类，或轻浅之证如一般流感，则难以总结出六经病证。当然，本文提出伤寒与流行性出血热相关观点，只为大体轮廓和主要线条，并不排除其他疾病同时发生的可能性，比如流行性感冒、鼠疫、斑疹伤寒、急性胃肠炎等。

3. 流行性出血热使伤寒六经证治具备了临证的普遍指导意义：任何医家均有局限性，张仲景当时并无具备全面总结外感热病证治规律的可能性。流行性出血热的特殊性产生六经证治方法的普遍性，从而使六经证治成为临证治疗的基础。由于不了解其真正病因，缺乏针对性疗法，故只能随证治之，即治疗只能以及时调整患者的当下状态为目标，此亦为临证的基本原则。

是否该有两个《伤寒论》，一为在具体疾病证治中形成的《伤寒论》，二为反过来具有指导所有疾病证治价值的以六经辨证治法方药体系为基础的《伤寒论》，二者紧密相关，但又有不同。作为狭义伤寒研究，须注意原文的具体描述，将大多数文字落到实处，而不必作过多的无限发挥。对狭义伤寒的认定，可免去诸多无谓争论，冰释很多疑团。作为广义伤寒被推广（疾病的证治原则、规律），强调基本原理的普遍适用，已不同于流行性出血热的具体证治规律，故作为整个《伤寒论》的研究，应抓大放小，整体把握住抽象出来的规律、原则、框架即可。

4. 从时代的疾病流行背景理解热病证治中的寒温变化：伤寒六经证治体系形成后，特别是宋代《伤寒论》校订刊行后，《伤寒论》受到普遍重视，但医家对《伤寒论》的态度却褒贬不一。褒者着眼于其中的普遍规律，到清代有"六经乃百病之六经""以六经钤百病"等认识。贬者看到的仅为具体疾病传变顺序和治法方药，从金元开始，提出"古方今病不相能"，努力"脱却伤寒，辨证温病"。到明清时代强调瘟疫、温热、湿热等，形成卫气营血和三焦辨证等法，在热病证治中形成了明显的寒温对垒。有趣的是，流行性出血热的证治孕育出六经证治法，到了现代，医家对流行性出血热反而较常用卫气营血辨证来处理。从具体治法来看，流行性出血热按照六经辨治的顺序，开始用温，中间用清，接着再用温；而温病始终用清。有是证，用是方。辨治疾病，六经和卫气营血法应并存。六经辨治的框架相对平稳，而卫气营血辨证的针对性更强。

张子和曰："勿滞仲景纸上语。"金元时期的疾病有何变化？为何河间主火主热、东垣强调劳役脾胃？或许这些医家遭遇到的为鼠疫，而非流行性出血热，如套用六经方药并不适合。明清时代很多温病学家活动于江南一带，较多的为呼吸道和消化道的重度感染，故有叶天士的"温邪上受，首先犯肺"。中医治法方药出自临床实际，实践决定一切。"学问在空间，不在纸上"（吕思勉）。汉唐时期医家在临床实践中对"伤寒"病证治的归纳总结，至宋金元时期一变而成为对《伤寒论》的研究，医家倾心于对原文的解释，着力于文字上的发挥，日积月累，形成了洋洋大观的专门领域。

费振钟在《中国人的身体与疾病》中讲到宋代医学，对《伤寒论》表达了如此之意："伤寒"是这样一种疾病的完整解释体系，它在张仲景时代由临床观察和身体阅读而构成。但《伤寒杂病论》经过校理、印刷行世后，这个体系迅速被"文本知识"化。3世纪以来民间秘传式的临床传授，已被多数人抛弃，"伤寒"唯在知识维度上得以阅读与学习，庞安时的《伤寒总病论》即是此维度上的继续传播，12世纪的宋代，"伤寒"已成为主要疾病的知识总汇。临床观察不再成为医学知识的来源，"一种任由形而上学作祟的医学大行其道"。宋代医学的天平倾向文本知识，且开始由精英文化阶层掌握，左右医学发展。此期的医学不可避免地走向思辨理论、形而上学、哲学乌托邦，临床医学被边缘化，显得冷落萧条，而文字医学大显其道。费氏的如上见解，不乏历史的大视野，值得思考。

　　将"伤寒"与流行性出血热相联系，并不会限制经方应用。古方古用，有其针对和特定的范围，古方今用，是它的扩展和变化。中医方药大多着眼于调节机体的整体状态，所以有时可万病一方。又因一种疾病临床也会变化多端，所以一病又必须备万方，此即"同病异治"和"异病同治"。从流行性出血热的证治形成一本有113方的《伤寒论》，从伤寒六经证治又走向所有疾病的治疗，此为最有说服力的事实。

75　六经病证的承续性与相对独立性

　　历代医家称《伤寒论》为阐述多种外感病辨证论治的专书，强调《伤寒论》对中医外感病论治的贡献。随着《伤寒论》的广泛运用，在论治内伤杂病中的作用和优势日渐突现，对《伤寒论》的评价提升到"系统地揭示了外感热病及某些杂病的诊治规律，奠定了中医临床医学辨证论治的基础"的高度。学者何赛萍体会《伤寒论》作为论述外感病的专著，六经病证有它的系统性，反映了外邪侵犯人体由表入里，由轻到重的过程。故六经病证的承续性揭示了外感病的论治规律。从六经的生理特点看，六经病证又有它相对的独立性，如太阳病有外邪入里的种种变化，阳明病有燥化的特点，少阴病有热化之变，厥阴肝经的病变等，六经病证的相对独立性奠定了论治杂病的基础。

六经病证的承续性

　　六经病证的承续性恰恰反映了外邪侵犯人体的种种变化，是《伤寒论》作为外感热病专著的基石。外感病起因于"寒"，从《伤寒论·序》"余宗族素多，向余二百。建安纪年以来，犹未十稔，其死亡者，三分有二，伤寒十居其七"可知，"寒"具有较强的传染性及流行性。人体受邪后就可以出现脉浮，头项强痛，恶寒，发热等症，称之为太阳表证或太阳本证。反映了感染性疾病的前驱期特点：病程较短，病情较轻，且无特异性，无论风邪，还是寒邪、热邪等，侵犯人体所致的表证，都有相似的表现，并根据患者腠理疏松还是致密分为桂枝汤证、麻黄汤证、麻桂合用方证。表证若不能解除，病就要发生传变。由于患者体质、病邪性质以及传变的部位不同，除有阳明病、少阳病、三阴病之外还有太阳病变证。这些变证不受六经病的局限和传经的约束，涉及心、肺、胸膈等多个脏腑器官的病变，范围之广，反映了外感病的多样性和复杂性。

　　阳明病证和少阳病证可以理解为外感热病的发热期。两者部位的前后是历来医家争论的要点，两者可以看作是表证入里的两种不同的表现，邪从燥化、但热不寒的为阳明热证，邪从火化、往来寒热的为少阳病证。燥和火之间又可互相转化，即阳明病可以转为少阳病，少阳病可以转为阳明病。病情进一步发展，造成脏器的损伤可有太阴病证以及部分的太阳变证，如炙甘草汤证、麻杏甘石汤证、葛根芩连汤证等，严重的引起脏器衰竭即为少阴寒化证（四逆汤类证）。厥阴病处于邪正相争的最后阶段，正邪互胜，病势不定，故阴阳胜复是厥阴篇的重要内容。厥热胜复虽然以厥与热持续时间的长短判断阳衰与阳复，但实际上揭示了六经病的预后，阳复则病愈，阳衰则病恶。随后从原文第243条至第248条，列举了诸多死证和难治证，皆承接前厥热胜复，进一步论述"阳衰阴盛，虚阳浮越"是病情恶化的必然规律，揭示了外感病中"阳气存亡"的意义。总之，六经病证的承续性，反映了外感病发生变化的一般规律，揭示了外感热病的基本特征。

六经病证的独立性

　　六经病证的独立性，反映了六经所属脏腑、经络的病变，是《伤寒论》论治内伤杂病的重要理论依据。

　　1. 从脏腑经络理论看六经病证的独立性：六经虽然是人体手足十二经的统称，实际上与六经所属脏腑、经络密切相关。六经病证即是六经所属脏腑、经络的病变，具有相对的独立性。不论外邪所致，还是内伤为病，只要与六经相关的脏腑经络病变，皆可从六经论治。如太阳病的蓄水证、项背强几几等病证，实际是太阳所属脏腑、经络的病证。"身热，汗自出，不恶寒，反恶热"是邪入阳明的标志，也是白虎汤的主要适应证。若没有发热能用白虎汤吗？联系原文第219条"腹满身重，难以转侧，口不仁，面垢"，就不难理解了，只要热邪涉及阳明经络即可用白虎汤。"胃家实"是阳明之腑胃与大肠的病变，现代将承气汤用于急腹症，是六经脏腑理论的具体体现。原文第264条"两耳无所闻，目赤，胸中满而烦者"是少阳所属的经络病变，"口苦、咽干、目眩"则是胆火上炎的脏腑病变。腹满是太阴病证的主要证候，原文第273条"太阴之为病，腹满而吐，食不下，自利益甚，时腹自痛"和原文第279"本太阳病，医反下之，因尔腹满时痛者，属太阴也，桂枝加芍药汤主之；大实痛者，桂枝加大黄汤主之"皆提到"腹满痛"，但是前者是太阴所属脏腑的病变，后者是太阴所属经络的病变。心肾为少阴之脏，不论是少阴病热化证还是少阴病寒化证都是以心肾病变为中心。此外，张仲景另辟"咽痛"一证，揭示少阴经络的病证。厥阴病为六经的最后阶段，大部分学者按古代辩证法"循环论"的思想进行诠释，"厥阴具有阴尽阳生，极而复返的特性，故厥阴病常以上热下寒，寒热错杂为主"，很有商榷余地。病至少阴已现阳衰阴盛，甚至虚阳浮越之证，姜附的回阳救逆已达治疗的顶峰，再传之厥阴实已无药可施。厥阴病之厥热胜复，实是张仲景的高明之作，通过揭示厥热变化的规律，点出了《伤寒论》的精神实质，阳气恢复是病愈的关键。至于乌梅丸证、白头翁汤证、当归四逆汤证等皆是肝经独特病变的体现。

2. 结合气化理论加深理解六经病证的独立性：《素问·六微旨大论》曰"少阳之上，火气治之，中见厥阴。阳明之上，燥气治之，中见太阴。太阳之上，寒气治之，中见少阴。厥阴之上，风气治之，中见少阳。少阴之上，热气治之，中见太阳。太阴之上，湿气治之，中见阳明"。张志聪根据《黄帝内经》理论，用六气标本中气学说阐述《伤寒论》六经病，得到了大多数医家的赞同。将气化理论与脏腑、经络理论结合起来，对理解六经病的独立性大有裨益。"太阳之上，寒水主之。寒水者，膀胱之水也。"所以太阳蓄水证是"水邪互结"而不是"水热互结"，膀胱为太阳之腑，是津液气化之重要场所，寒水遇寒则凝而不能化气，出现小腹满，小便不利等证，反映了太阳病寒水的特征。阳明主燥，"胃家实"就是燥热的病变，"渴者属阳明"（原文第97条），将"口渴"一症作为"燥热"的辨证要点。纵观《伤寒论》，不乏胃热和肠热的病证，如葛根芩连汤证、黄芩汤证、大黄黄连泻心汤证等，这些为何不在阳明病中论述，关键是"热"而不是"燥热"，临床上用白虎加人参汤治疗糖尿病，即以"胃中燥热、津气两伤"立论。少阳主火，张仲景将第263条作为少阳病的提纲证，言简意赅。成无己《伤寒明理论》曰"小柴胡汤为和解表里之剂也"，后世遂从其说，将小柴胡汤证作为少阳病的主要证型。小柴胡汤证实际上是肝胆脾胃不和证，作为胆火犯胃伤脾的证型在少阳病中论述尚可理解，但作为少阳病的主方与仲景之意相差甚远。少阴本热而标阴，因标本之气相悖，所以少阴病不同与太阴病，既有阳虚寒化证，又有心肾不交的热化证。厥阴主风木，风气易动，肝易乘脾犯胃，仲景将"消渴，气上撞心，心中疼热，饥而不欲食"作为厥阴病的提纲证，揭示了风木为病的特点。

3. 六经病证独立性的临床意义：六经病证的独立性超越了《伤寒论》治疗外感病的范畴，六经病中有独立的病证和方药，对论治内伤杂病起着重要作用。尽管在原文之首张仲景冠以误汗、误吐、误下等文字，实际上论述了脏腑功能的衰退是个渐进循序的过程。脏腑功能失调是内伤杂病的主要病因，那么太阳病变证内容可以理解为脏腑功能失调所产生的各种表现，如心脏功能低下的桂枝甘草汤证、炙甘草汤证；水液代谢失调水停诸证、真武汤证；肺热的麻杏甘石汤证、胆热的黄芩汤证、肠热的葛根芩连汤证等。脾胃病不仅是常见病，而且证候复杂，故除有胃热的大黄黄连泻心汤证、陷胸汤证，脾虚寒的小建中汤证外，更有寒热兼夹的半夏泻心汤证、黄连汤证等。太阴病反映了脾胃虚寒的特质，理中汤为治疗脾胃虚寒的主方，用于泄泻、脘腹痛等病。少阴病阐述了肾虚诸证，真武汤、附子汤、桃花汤较多地用于肾阳虚所致的水肿、骨节痛、慢性腹泻等。厥阴病揭示了肝经的病变，其方药广泛地应用于相关的病证，如当归四逆汤治疗肝经血虚寒凝导致的痛经、月经量少；吴茱萸汤治疗肝胃寒证导致的胃痛泛恶、头痛，白头翁汤治疗肝经热毒下注的痢疾、带下病；乌梅丸治疗肝胆脾胃寒热错杂的久利、肝胆病、脾胃病等。从六经病证独立性看，《伤寒论》方证可涉及多系统、各脏腑的病变，与内伤杂病有着千丝万缕的关系，这就是《伤寒论》的重要临床意义。

总之，从六经病证的承续性和独立性去思考《伤寒论》，不仅是对辨治外感热病的贡献，而且更加凸现了在论治内伤杂病中与《金匮要略》具有相同的优势和意义。

76 六经病证治法的逻辑思维

逻辑是人的一种抽象思维，是人通过概念、判断、推理、论证来理解和区分客观世界的思维过程，通过逻辑进行思考的过程称逻辑思维。《伤寒论》的辨证论治充满了逻辑学思维，对病证的表达均有明确的概念，但《伤寒论》中的一些汤药方证的证候表现，《伤寒论》论述较简单，在临床适应证的把握上有其一定的难度，这样的汤方证很多，我们应如何解决？其每个病证或汤药方证的概念均有其特定的内涵（一般规律）和外延（特殊证候），"从一般到特殊"思维方法的研究，就是通过对一般病证分析可得到个别或特殊病证的具体证候表现，这对深入理解和认识方证间互相关系及方证的病变本质、临床表现等均大有裨益。临床要做到方证相应，需要经过一个抓主证、辨兼证、析类证、排除禁忌证的一系列临床逻辑思维过程，可以逐步提高临床医生识别方证的准确率。学者祝茜等对《伤寒论》六经病证中体现的"从一般到特殊"的逻辑思维方法做了归纳分析。

六经证及兼证变证"从一般到特殊"的逻辑思维方法

《伤寒论》从宏观上将疾病分为既相对独立又相互联系的六个系统（六经病），每个系统以"之为病"的形式提出了辨证的标准和依据，即"六经病提纲"，这六个方面涵盖了疾病变化的病位、病性、病因、病机、病势、阶段等内容。六经为病，各有一条纲领，比如大将建立旗鼓，使士卒望之而知趋，方能压住阵脚，指挥若定。医学之理，亦当若是，仲景于复杂的疾病中绎出六经至当的证候，即六经病的提纲，是六经病的一般性的共同症候群。"从一般到特殊"的思维方法在此可以认为是中医辨证之常变思维，"知常达变"是指在认识事物时通过对一般规律的掌握，进而理解事物的特殊性，从而达到全面认识事物的目的。只有领会六经病的一般证候，才能对复杂的临床表现中的特殊证候做出准确的辨证分析，才能更好地指导临床。六经病的每一经病都有它的代表方证或主干方证，如太阳病是麻黄汤证、桂枝汤证，阳明病是白虎汤证、承气汤证，少阳病是小柴胡汤证，少阴病是四逆汤证等。

从逻辑角度看，它们是六经病的一般病证，这些代表证或主干方证大多有若干个加减变化方证，又称兼证或变证，可称为个别病证，或特殊病证。通过对一般病证的分析可得到个别或特殊证的较为详尽的临床资料。

《伤寒论》第1条曰："太阳之为病，脉浮，头项强痛而恶寒。"《伤寒论》第2条曰："太阳病，发热，汗出，恶风，脉缓者，名为中风。"前者的脉浮、头项强痛而恶寒概括了太阳病的主要脉证特点，为太阳病的一般证候，作为太阳病的提纲，所以凡称太阳病者，多包括这些脉证在内。后者为太阳中风表虚证，是和太阳病提纲相比之下的特殊证。此条首曰太阳病，说明中风证是在第1条《伤寒论》脉证的基础上，故除了发热、汗出、恶风、脉缓等证候外，还可见脉浮、头项强痛而恶寒。

《伤寒论》第199条曰："阳明病，无汗，小便不利，心中懊侬者，身必发黄。"此为湿热发黄证，是阳明病的变证。根据阳明病的一般证候可知阳明病为里热实证，一般有汗出，小便自利，则热能外散，湿能下泄而不发黄。今阳明病无汗，小便不利，则里热不得外散，里湿无下行排出之途，湿热熏蒸肝胆而发黄，故由阳明病的一般证候进行推理分析可知此为阳明病的变证，为阳明病的特殊证候。这里对湿热发黄的分析更是把"从一般到特殊"的逻辑思维方法体现得淋漓尽致。

病证相应"从一般到特殊"的逻辑思维方法

"不能通其常，焉能达其变""通常众之见，达变智之事"，早已被人们所意识，也被广泛使用。在《伤寒论》的学习运用中，有一些汤方的证候表现《伤寒论》论述较简单，在临床适应证的把握上有一定困难，对于这样的病证，可从与其相关的一般病证来反测获知。"以证测症"是《伤寒论》的辨证思维模式之一，对于《伤寒论》论述较简单的病症临床表现及病机分析，只能运用"以证测症"之法，通过该证一般病证及其特殊病证的药物功效，来反推该证的病机及可能出现的临床表现，获得较为详尽的临床资料，只有透彻地领会一般病证，才能准确地把握其特殊病证，全面地分析其临床证候，即"从一般到特殊"的逻辑思维方法。

桂枝加厚朴杏子汤的基础方是桂枝汤，桂枝加厚朴杏子汤证作为桂枝汤证的兼证，是桂枝汤证的外延，从逻辑学角度看，桂枝汤证是一般病证，桂枝加厚朴杏子汤证是个别病证或特殊病证，故桂枝加厚朴杏子汤证的内涵当包括桂枝汤证的内涵，此外还有它自身特有的内涵。桂枝汤是治疗太阳中风证的主方，太阳中风证可见发热、汗出、恶风、脉浮缓等症，故桂枝加厚朴杏子汤证当具备这些症状，而桂枝加厚朴杏子汤证自己特有的内涵是外邪导致肺气上逆而见的喘。

麻黄细辛附子汤证和麻黄附子甘草汤证的治疗基础方涉及麻黄汤和附子汤，虽然两方的用药不尽相同，但麻黄是麻黄汤的主药，附子是附子汤的主药，代表了发表和温阳两种治疗大法。麻黄细辛附子汤证和麻黄附子甘草汤证作为个别病证或特殊病证，其概念当含有麻黄汤证和附子汤证的内涵，但又含有各自特有的内涵。

异病同治"从一般到特殊"的逻辑思维方法

中医的病名基本是以主症为主而命名，"症"是指症状，是人体对致病因素侵害所作出的主观反应，其中包括了生理异常和心理异常两种，即患者自身觉察到的各种异常感觉，和医生四诊所获得的各种外部表现。"证"则是机体在疾病发展过程中某一阶段的病理概括，包括了这个阶段的病因、病机、病位及邪正盛衰的状况，反映出这一阶段疾病的本质。证比症状能更全面、更深刻、更正确地揭示疾病的本质。"异病同治"为病症表现不同，但病理机转相同，或治疗作用能相互影响的，可用同法治疗。桂枝汤出自汉代医家张仲景《伤寒论》第12条："太阳中风，阳浮而阴弱，阳浮者，热自发；阴弱者，汗自出。啬啬恶寒，淅淅恶风，翕翕发热，鼻鸣干呕者，桂枝汤主之。"从《伤寒论》可看出，桂枝汤是治疗太阳中风证的代表方，本条也指出太阳中风证的病机为阳浮而阴弱，即营卫不合，卫阳浮盛于外以抗邪，营阴失于固守而外泄。方剂组成桂枝3两、芍药3两、炙甘草3两、生姜3两、大枣12枚。桂枝汤为辛温发表剂，以调和营卫为主，故凡符合营卫失调之病机的证候皆可选用，决非局限于太阳中风一证。对病后、产后、体弱而致营卫不和，症见时发热自汗出，兼有微恶风寒等，也可酌情使用。本方常用于感冒、流行性感冒、原因不明的低热、产后及病后的低热、妊娠呕吐、多形红斑、冻疮、荨麻疹等属营卫不和者。主要用于治疗太阳中风表虚证，太阳中风一证为桂枝汤治疗的一般方证，符合营卫不合之病机的证候为桂枝汤治疗的特殊证。只要抓住营卫不合的基本病机，临床复杂的疾病也可以迎刃而解。《伤寒论》中有20条运用了桂枝汤，113方中使用桂枝的就有43方，属桂枝汤变化而成的有29方，可见应用范围之广，更可见"从一般到特殊"的逻辑思维方法的功用之大。

大承气汤载于《伤寒论》第212条，为阳明腑实重症而设，其功用为攻下实热，荡涤燥结，急下存阴，治疗的基本病机为邪热化热化燥，热结成实，主要治疗：①阳明腑实证大便不通，频转矢气，脘腹痞满，腹通拒按，按之硬，甚或潮热谵语，手足濈然汗出，舌苔黄燥起刺，或焦黑燥裂，脉沉实。②热结旁流下利清水，色纯青，脐腹疼痛，按之坚硬有块，口舌干燥，脉滑实。③里热实证之热厥、痉病或发狂等。此三方面为大承气汤治疗的基本证候，当然它也可以治疗符合其病机的特殊证候，如里热亢盛所引起的神昏、狂躁等，现在临床用于治疗肠梗阻、急性出血性坏死性胰腺炎、急性阑尾炎、急性梗阻性化脓性胆囊炎、急性细菌性痢疾、胃自主神经功能紊乱、急性病毒性肝炎、梗阻性肝炎等符合大承气汤主治病变证机与审证要点的疾病。

由上可知，异病同治的基础是证同治亦同，证是决定治疗的关键。异病同治，提供了人们认识疾病的共同规律，找到治疗疾病的大方向，为临床从宏观角度辨识治疗疾病提供极大的方便，也是辨证治病根本所在。异病同治是中医学中重要的治疗原则之一，运用了"从一般到特殊"的逻辑思维方法，充分体现了中医辨病与辨证相结合的辨证论治精神。

六经病治法"从一般到特殊"的逻辑思维方法

《伤寒论》的治疗方法是以六经病机为依据，结合脏腑辨证、八纲辨证及机体的盛衰、病情的演变、病位的浅深等，探讨相应的治疗方法。治疗方法的内容十分丰富，包括常规性治疗、诊断性治疗及试探性治疗与反测性治疗等，其中常规性治疗和诊断性治疗为《伤寒论》的一般治疗方法，试探性治疗与反测性治疗为其特殊的治疗方法，面对疾病我们首先考虑的是一般的治疗方法，其次对于久治不愈及难以诊断清楚的疾病应考虑给予试探性治疗与反测性治疗。中医辨证论治过程，实质是运用中医的理论方法进行逻辑思维分析的过程，要求中医的临床逻辑思维分析，要全面，忌偏执；要动态，忌僵死；要联系，忌孤立。既要运用一般治疗方法，又要运用特殊治疗方法，即"从一般到特殊"的思维方法，对指导临床实践具有极其广泛的指导意义。

常规性治疗和诊断性治疗方法为《伤寒论》的一般治疗方法，二者都是通过"四诊"获得全面的临床资料，分析病机，确定治法，从而指导临床组方、用药。《伤寒论》第 2 条曰："发热，汗出，恶风，脉缓者，名为中风。"其病机特点为卫阳不固，腠理疏松，营阴失守，治法自宜祛风解肌，调和营卫，方用桂枝汤。《伤寒论》第 3 条曰："太阳病，或已发热，或未发热，必恶寒，体痛，呕逆，脉阴阳俱紧者，名为伤寒。"其病机特点为卫阳郁闭，腠理致密，营阴郁滞，治法则宜发汗解表，泄卫调营，方用麻黄汤。类似于这样的治疗方法都为常规性疗法或诊断性疗法，即一般治疗方法。

试探性治疗与反测性治疗方法为《伤寒论》的特殊治疗方法，二者是通过试探性给药来观察疾病的治疗效果。"以药试病"，通常是人们对庸医乱用药的讽刺语，也不可一概加以否定，应该说无目的乱用药试图幸中的属于庸医，但有目的地以药试病是诊断方法之一。临床病证纷繁复杂，"至虚有盛候，大实有赢状""阴证似阳，阳证似阴""真热假寒，真寒假热"等疑似难辨的证候是临证医生常遇到的棘手问题，在这种情况下，可先作试探性用药，通过观察患者对试探性药物反应，进一步辨别诊断和治疗。此法既可保证用药安全，防止伤正而加重病情，又能协助明确诊断，以调整治疗方案，反映了张仲景临床辨证论治之严谨态度，具有重要的启发指导意义，与现代医学的"诊断性治疗"较为相似。《伤寒论》第 214 条曰："阳明病，谵语，发潮热，脉滑而疾者，小承气汤主之。因与承气汤一升，腹中转气者，更服一升；若不转气者，勿更与之。明日又不大便，脉反微涩者，里虚也，为难治，不可更与承气汤也。"本条对阳明腑实决定是否再用小承气汤；不可再用者，亦从反面提示了小承气汤的禁忌证。再次本条所述的阳明腑实轻证较第 213 条论述较重，故用小承气汤不按常法服六合，而是加服至一升。类似这样的试探性治疗与反测性治疗方法不但应用在《伤寒论》，还应用在《金匮要略》中，痰饮咳嗽病脉证并治第十二之支饮与变证"膈间支饮，其人喘满，心下痞坚，面色黧黑，其脉沉紧，得之数十日，医吐下之不愈，木防己汤主之，虚者即愈，实者三日后发，复予不愈者，宜木防己汤去石膏加茯苓芒硝汤主之"，膈间支饮先木防己汤治疗，然后根据服药后的反应情况，决定是否用木防己汤去石膏加茯苓芒硝汤。妇人产后病脉证治第二十一曰"产妇腹痛，法当以枳实芍药散，假令不愈者，此为腹中有干血着脐下，宜下瘀血汤主之，亦主经水不利"，产妇腹痛先用枳实芍药散行气活血，如果服药后仍有腹痛，分析病因为产后恶露不尽，瘀血凝着胞宫，决定用下瘀血汤破血逐瘀。临床常用试探法包括补与攻的试探、阴阳的试探、小剂量与大剂量的试探。

　　中医经典确立了中医理论与临床的基本范式，蕴含着中医学的基本逻辑思维方法，汇集着中医临床实践经验的结晶，规范着中医学术发展的方向，也是中医学术发展的源头活水，对中医理论体系的建构、演变以及中医临床诊疗活动都具有深刻的影响，也是中医学区别于西医学的内在原因。"从一般到特殊"的逻辑思维方法贯穿于中医经典专著《伤寒论》的始终，它既可以体现在六经证及其兼证、变证方面，也可以体现在"病证相应""异病同治"及六经病治法等方面。因此掌握中医学逻辑思维，掌握"从一般到特殊"的诊疗逻辑思维方法是决定诊治活动趋近于诊治目标的核心因素，可以指导深入理解和认识方证间互相关系及方证的病变本质、临床表现。同时，是争取最佳疗效的重要条件，对指导临床实践具有指导意义。

77　六经病证经方组方思路

　　《伤寒论》通过开创六经辨证体系确立治疗法度，运用经方加减变化治愈伤寒杂病，其组方思想是中医学者临床实践的准绳。其中辨证思维贯穿于经方组方与应用的始终。辨证论治思维的源起，于理论层面本于《素问·方盛衰论》中"上观下观，司八正邪，别五中部，按脉动静"的诊法和《素问·异法方宜论》《灵枢·逆顺肥瘦》《素问·四气调神大论》的三因制宜学说等；于经方的具体组方与论治层面，学者刘庚鑫等认为《素问·至真要大论》中"奇之不去则偶之"起关键性的指导作用。

中医"奇偶"概念的产生与应用

　　"至真要大论"为《素问》"运气七篇"之一，论述了运气学说的临床应用，与"病机十九条"示明后人临床辨证的方向。因本篇首次提出"奇偶方制"与其对应的临床治则，故后人注解多着眼于这两个层面，而忽视了本篇"奇之不去则偶之"一句中包含的临床变通施治精髓。故欲要理清本句对经方组方与论治的具体影响，首先应明确本句中"奇偶"概念与中医理论的联系。

　　1. "奇偶"概念的渊源及其与医理的融合：**"奇偶"是中国传统文化中一个古老的概念，《正字通》曰"凡数，双曰偶，只曰奇"。"奇偶"一词最初用来表示数字的单双属性，甚至出现在阴阳概念之前。据张政烺先生考证，在西周时期就已用奇偶数来代替阴阳爻的数字卦画以表示周易的卦象。随着战国至秦时期阴阳学说的逐渐盛行，奇偶逐渐被加以阴阳的含义。如《易·系辞下》曰："阳卦奇，阴卦耦。"《礼·郊特牲》曰："鼎俎奇而笾豆偶，阴阳之义也。"可见此时受道家影响，奇偶的阴阳属性已奠基，有源则有流，奇偶思想一旦配上阴阳观念，便足以广泛应用于各类学问。随着两汉时期天人相应观、阴阳思想发展到鼎盛，以天人相应、阴阳五行学说为核心的《黄帝内经》亦把奇偶思想应用于医理之中。《灵枢·根结》曰："天地相感，寒暖相移，阴阳之道，孰少孰多？阴道偶，阳道奇。"此处便用奇偶之数来表示天地阴阳的分布多少，《黄帝内经太素》注："阳为天道，其数奇也；阴为地道，其数偶也。"《类经》曰："奇得其清，偶得其浊，所以成阴阳之象数。"对此条的解释后世诸家多显牵强，未说明本句"奇偶"类比阴阳的本义。据张登本等考证，"阴道偶，阳道奇"义为《河图》《洛书》中奇偶之数配合象征阴阳的黑白符号，来反映一个太阳回归年周期不同时间、不同空间白昼黑夜时间的长短、气候的寒热变化等次序，及周而复始的节律，此义正与后文四时阴阳多少之说相应，属于天人相应说的范畴。可见后世把本句中的阴阳属性例证于方剂药味数量的奇偶性是不全面的，如《类经》曰："奇方属阳而轻，偶方属阴而重。"张从正提出"有药合阴数二、四、六、八、十之偶方"。由此可知，中医奇偶思想发展到《黄帝内经》时代已经与医理融合，并非单纯指数字单双属性，而是与医学中的"阴阳"和"天人相应"思想相结合。

　　2. 《黄帝内经》中奇偶方制与其意义：《素问·至真要大论》论述了奇偶概念在制方原则中的具体运用。成无己将《素问·至真要大论》中提出的方制理论总结为"七方"之说，是后世方剂分类的准绳，也是后世把经方分门别类的依据之一。对于奇方、偶方的论述，《黄帝内经》曰："君一臣二，奇之制也；君二臣四，偶之制也；君二臣三，奇之制也；君二臣六，偶之制也。故曰：近者奇之，远者偶之；汗者不以奇，下者不以偶。"

　　（1）历代医家对奇偶方制的观点：对于制方的奇偶性，历代医家均有阐述。《神农本草经疏》引王冰"方奇而分量偶，方偶而分两奇"的理论，在方剂单复的基础上对药物分两的奇偶性加以融汇，这是对《黄帝内经》奇偶法制理论的延伸，多为后世医家认可。如缪希雍曰："苟悖其制，则非法矣。"《类经》曰："奇者阳数，古所谓单方也。偶者阴数，古所谓复方也。"张景岳把药味数量的奇偶属性类比于阴阳思想，对于奇偶方制的临床适用性亦根据阴阳属性解释，在顺承《黄帝内经》的思路中并未多加引申。对于奇偶方制，张从正的注解比较全面，认为奇方有"独用一物，与药合阳数"两义，偶方有"两味相配""两方相合""药合阴数"三种，这是对于经典原文的合理解释。张从正亦曾指出此奇偶方制可"临证制宜，复有增损"，是前辈示后人临证中不泥于经文的高妙之谈。

（2）经方之奇偶方制辨疑：因奇偶方制为后世立方的规矩之一，所以古今医家多对经方组方之奇偶性加以阐述。如《医述》引刘完素曰："假如小承气、调胃承气，奇之小方也；大承气、抵当汤，奇之大方也。桂枝、麻黄，偶之小方也；葛根、青龙，偶之大方也。"胡俊媛等曾在奇偶方制的基础上以《黄帝内经》中"近者奇之，远者偶之；汗者不以奇，下者不以偶"解析经方组方及治疗思想。但汗法代表剂麻黄汤君以麻黄，臣以桂枝、苦杏仁，甘草为使，属于君一臣二的奇方；下法代表剂大承气汤大黄、厚朴为君，芒硝、枳实为臣，属于君二臣二的偶方，诸如此例，多数经方显然不符合奇偶方制原意。

若拘泥于方剂药味的奇偶数量来立法择方，势必趋于机械化，也不为现在临床所认可。奇偶方制作为方剂的分类原则有其理论与临床意义，但经方的配伍与应用不完全合其方制规律。深究本节，与经方的组方与运用最为密切的应在"奇之不去则偶之"一句。

"奇之不去则偶之" 在经方组方中的体现

"奇之不去则偶之，是谓重方；偶之不去则反佐以取之，所谓寒热温凉反从其病也"。这是《素问·至真要大论》中奇偶方制理论与应用一段的末句，重在明示方剂在治疗疾病中的灵活变通性，实际是通过治疗的临床反馈而调整用方的准则。通过对历代医家注解的梳理和《伤寒论》经方方证的分析，认为此句亦对经方的组方与应用有明确指导作用。

1. 历代医家对"奇之不去则偶之"注解的认识：《医述》引王好古曰"奇方治之则病不去，再用偶方，偶方治之则病不去，再用奇方，故称为复方"。王冰、张从正等医家均从方药配伍角度解释"奇方即单方""偶方是两味相配，古之二方相合即是复方"。李中梓于《内经知要》中曰："此变通之法也。始用药奇而病不去，变而为偶，奇偶迭用，是曰重方。重者，复也。若偶之而又不去，则当求其微甚真假，反佐以取之，反佐者，顺其性也。"奇偶、反佐变化"以取之"，就是经方中的对证思想。如李中梓的注解，深究文意，关键在于临证变通，将患者的阴阳偏颇状态调至平衡，不必执于方制的奇偶之说。法随证立，方依法施，《伤寒论》经方无明显的奇偶性可谓明证，若没有辨证论治的思维，便不可以言医。

2. "奇之不去则偶之"对经方组方的指导分析："奇之不去则偶之"变通思想的精妙在于包含了《伤寒论》中辨证论治的思维。"奇之不去"说明可能是病重药轻或方效单一，抑或治疗方向错误，如此便要改换用"偶之"的治法，"奇偶迭用，是曰重方。重者，复也"，经方中因病情变化而随证易方与合方的治法都可以归于此类。"偶之不去则反佐以取之"，奇偶方向皆没效果，进一步说明可能对疾病本质认识错误，如少阴之寒热格拒证，霍乱之阳亡阴竭证，其治疗上都运用了"反佐"的治法。刘文平等认为，张仲景把"奇之不去则偶之"的"重方"思想创造性的应用于临床，麻黄桂枝各半汤、柴胡桂枝汤等俱是这一组方原则的体现。

综上可知，此观点并不全面，也并非只有少数几个合方才有"奇之不去则偶之"的变通思维，这种思维广泛应用于经方的组方之中。把经方组方之中变通思想归结为治疗方向、方效偏全、药力大小三个方面，逐一论证"奇之不去则偶之"的原则对经方组方与论治的指导作用。

（1）治疗方向："奇之不去则偶之"，首先揭示的便是治疗方向问题，因治疗方向错误而导致疾病不去或加重，在《伤寒论》中统称为"误治"。如第116条"火逆"证："脉浮，宜以汗解，用火灸之，邪无从出，因火而盛，病从腰以下必重而痹，名火逆也。"本应发汗解表，反而用除寒的灸法，导致火盛于内，伤及营血的变证，这就是治疗方向错误导致的过失，若脉仍浮，还有正胜逐邪的转机。第29条："伤寒，脉浮，自汗出，小便数，心烦，微恶寒，脚挛急，反与桂枝汤欲攻其表，此误也。得之便厥，咽中干，烦躁吐逆者，作甘草干姜汤与之，以复其阳。"成无己曰："阴阳血气俱虚，则不可发汗，若与桂枝汤攻表，则又损阳气，故为误也。"本条病机为阴阳两虚，阳虚为主，应当温经散寒为主，反而误服桂枝汤损伤阳气，致使变证产生，急当改变治法，温复里阳。陈亦人等认为"本条主要精神为设词禡变，充分体现出随证论治的活法"。疾病的表现往往具有迷惑性，只知"治热以寒，治寒以热""其有邪者，渍形以为汗"等具体治法，便失去辨证的中医精髓，导致临床的机械性。反之则强调了经方组方思路的灵活性，以法治之而病不去，首先要考虑医者自身是否未能认清病源，导致治疗方向出现错误。

（2）方效偏全：疾病的发展过程往往不止影响到一经，在正邪胜负、饮食情志影响、失治误治等状况下疾病会不断发生变化，即是《伤寒论》中"传变"的来源，也是六经辨证系统中导致合病与并病的原因。这种情况下单一针对某经病证的方剂便不足以治愈疾病，只有明确辨证，灵活合方，才能应对复杂的多经病变。正因如此，《伤寒论》中经方运用的重点性和全面性便不容忽略。原文第32条："太阳与阳明合病，必自下利，葛根汤主之。"本证属于表里同病，病机为太阳风寒邪气内迫阳明而出现表证兼下利，成无己称此合病为"邪气甚也"。葛根汤的底方为太阳中风主方桂枝汤，在此基础上另加麻黄、葛根组成，王子接注本方："葛根汤即桂枝汤加麻黄倍葛根，以去营实，小变麻桂之法也。"本证虽然仍以表证为主，单纯用桂枝麻黄剂不能并治阳明里证，应用葛根汤解肌发汗、升津舒筋，顾护内里且使正气缓缓透邪于外。针对表里合病，桂枝麻黄剂的汗法便失于全面，不能对证。此类方剂加减变化如太阳少阳合病之柴胡桂枝汤，微邪郁表之桂枝二越婢一汤，皆在六经辨证基础上本《伤寒论》中随其所得、以法治之的原则，体现了经方运用中的全面性。此外，对于两方相合的"复方"来说，也并非刻意根据症状随意组合，经方组合自有法度，使用的依据一定是站在六经辨证的基础上，若失了此主干，只应对症状组合方剂，便是舍本逐末，如《伤寒论》序所曰："窥管而已"。

针对病邪不止在一经的情况，经方论治中还体现其重点性，即用经方治疗的方向性解决复杂病程发展中的主要矛盾，则正胜邪退，余邪自消。如第172条："太阳与少阳合病，自下利者，与黄芩汤。"本条虽也有外感风寒，但病势以少阳为重，总属表寒里郁，郁热犯及肠胃而下利。汪琥曰："太少合病而自利，则在表之寒悉郁为里热矣……所以此条病，若太阳桂枝，在所当禁，并少阳柴胡，亦不须用也。"诚如其所言，此非太阳表寒与少阳邪结俱重，所以本证不用正统的太少合方柴胡桂枝汤，而是用黄芩汤清热益阴，里气清和顺畅，郁热得解，则表邪亦解。又如第219条三阳合病之白虎汤，本条属三阳经同病而以阳明气热为主，无表实也无里实，且病情较重，若治疗不慎，发汗则亡阳，攻下则亡阴。陈亦人曰："本条旨在示人临床中抓住主要矛盾的方法。"所以当抓住其"自汗出"的症状，《素问·举痛论》曰："热则腠理开，荣卫通，汗大泄。"用白虎汤清其郁热，安其阴津，热清则病自安。

（3）药力大小：经方药力控制是张仲景示以后人的临证精髓，根据病位深浅、病势缓急、正气强弱来调整经方药力，既遵循辨证论治的原则，又不失灵活机变。在治疗方向正确、药证相应的基础上，药力大小便是疾病是否治愈的关键。李洁等认为药力是单味中药对于人体表里、虚实、寒热三方面的综合作用力，并对经方中单一中药对人体的作用做了模型化解释。经方是以疾病，即人体的阴阳偏颇状态为基础，经过严谨的理论、治法、药性剖析，才得以创立，主在形成合力以调整人体气机变化，用于临床而言更应描述经方整体性的药力强弱。如《素问·至真要大论》曰："气有高下，病有远近，证有中外，治有轻重，适其至所为故也。"包中龙等通过对比《伤寒论》中大小承气汤的药力，提出变化组成药物与剂量、煎煮服用法是调整经方药力大小的两种方法。

除此之外，从经方论治的整体看，临证之中调整药力还有剂型改换、同法异方的方法。如《伤寒论》第131、第134条的大陷胸丸与大陷胸汤证，二者同是治疗太阳病误下所致水热互结于心下的结胸证。但与病位在胸腹的大陷胸汤证相比，大陷胸丸证邪势偏上，用汤剂药性峻利，不能留上以除邪，故仲景变汤为丸，且减汤剂药量，加白蜜甘缓、葶苈子、苦杏仁下气逐饮，旨在使药力留上以攻结，尤在泾称之为"峻药缓用之法",方有执称大陷胸丸之于汤变化为"因病制胜之良规,譬则料敌添兵之妙算"。诸如此类还有抵当汤与抵当丸、理中汤与理中丸等,经方之临证机巧可见一斑。除此以外,经方使用中还有同法异方的改变。如《伤寒论》第106、第124条之桃核承气汤与抵当汤证,二方虽剂型相同,组成药物各异,但都是应用下法治疗太阳蓄血证的方剂。太阳蓄血证病机为血热互结于下焦,但闭结程度有轻重之分,所以药力也有大小之别。桃核承气汤治疗"热结膀胱,其人如狂""少腹急结"者,瘀热闭结较轻,所以用桃仁、大黄等破瘀逐血散邪为主,佐甘草之缓,缓其下力,微利为度。抵当汤证表现为"脉微而沉,其人发狂""少腹硬满",是瘀结甚而病势重。柯韵曰:"抵当者,谓直抵其当攻之处也。"故用水蛭、虻虫走血络为君,桃仁、大黄破瘀泄热为臣,为涤荡峻猛之剂,取下为度。从此二方之变化可看出经方药力大小针对病势轻重深浅,有根据治法而改换方剂的变化。

经方"反佐"治法的应用与启示

"反佐"治法来自《黄帝内经》,临床应用始于《伤寒论》。"偶之不去则反佐以取之,所谓寒热温凉,反从其病也"。这实际是在辨证准确的基础上,改换治疗思路以切合病机的方法,"从者反治,此之谓也"。张仲景治疗少阴病之阴盛阳衰、寒热格拒证的白通加猪胆汁汤,便是"反佐"治法应用于临床的典型方证。此证阴寒过盛,骤服热药则格拒不入病所,反而扰乱虚阳。故张仲景本于"反佐"治法加入咸寒童便,苦寒猪胆汁,从病之性,引阳药入阴。《伤寒论译释》引章虚谷曰:"阴阳之气,互相为根,故可互相为用,此方即《黄帝内经》反佐之法也。"成无己分析此方指出"要其气相从,则可以去格拒之寒也"。朱进看等认为附子汤之芍药、黄连阿胶汤之鸡子黄的应用皆属于"反佐"。并非是经方中佐助药物性味与君药相反,只要有明确的治疗目的,便属于"反佐"法。据章虚谷、成无己二家所言,"反佐"治法的理论基础实际本于《黄帝内经》中阴阳互根互用的思想,而用于论治,则反佐方药的核心是气与病从,顺应病性,能引药力入病所,这也是"寒热温凉,反从其病"的本意。经方论治中大多是治寒以热、治热以寒的正治方法,也有寒因寒用、热因热用的反治法,此间以辨证施治的精神一以贯之。《伤寒论》中"反佐"法的应用为我们树立了反治的典范。

"奇之不去则偶之"一句所示临床中据治疗反馈而变通组方的思维,分别在治疗方向、方效偏全、药力大小与反佐法的应用四个层面指引了经方的组方思想。经方的创立给后世以立方法度,掌握了经方的组方与使用原则,纵使处方药非经典名方,亦可在临床应用中体现经方的精神。疾病的发生发展变化多端,患者也不会依据经方条文患病,所以经方论治如《伤寒论》序中所曰:"虽未能尽愈诸病,庶可以见病知源。"曹颖甫等曰:"足见治危急之症,原有经方所不备,而借力于后贤之发明者,故治病贵具通识也。"因此,亦同于本文对"奇之不去则偶之"指导经方组方思想的论说,可知临床之中经方的使用是可以灵活发挥的,但其必须以六经八纲辨证体系为基础,遵循经方之法度,体会张仲景辨证论治的心法,才能做到正确使用,清醒于临证,不惑于愈疾。

78　六经病证及其方系规律

《伤寒论》以三阴三阳表示伤寒病证的形成、发展和变化规律。后世医家总结出六经辨证，对六经的本质研究形成各种学说，六经辨证包含了太阳、阳明、少阳、太阴、少阴、厥阴六气病机，并蕴含着"阴阳、表里、寒热、虚实"八纲。历代研究《伤寒论》者众多，从源到流，从本到末，从内涵到外延，有以文解论、以经解论、以论解论、以注解论、有以心解论等，但解释六经离不开其所属脏腑、经络及气化功能。学者吴昶等以六经为纲，脏腑经络气血为目，用八纲作为纽带，对伤寒六经病证进行重新梳理，以揭示六经病证及其方系的变化规律，同时以各经的特性和组合分析六经变证。此外，就少阴心肾进行中西医理论汇通的探讨，以期为临床上急危重病症的中医治疗提供理论依据。

六经辨证是最经典和最根本的辨证体系

张仲景创立了六经辨证论治体系。《伤寒论》本无"六经"之说，六经之名源自《黄帝内经》。如《素问·阴阳应象大论》曰："六经为川。"《素问·气交变大论》曰："六经波荡，五气推移。"《灵枢·刺节真邪》曰："六经调者，谓之不病"等。后世论《伤寒论》者，对六经演绎有经络说、脏腑说、气化说、部位说、阶段说、症候群说、综合说等。《伤寒论》以六经分病、论证、辨治并断转归，其三阴三阳论证，清楚地表达了疾病的病性、病位、病势和转归，实际上后来提炼出的"阴、阳、表、里、寒、热、虚、实"八纲辨证已在其中得到表达，后世温病的"卫、气、营、血"和"三焦辨证"也是以六经辨证为框架进行发挥和充实。既然三阴三阳已表达了整个有机体的各个层面和状态，其自然具有脏腑、经络的生理病理基础。仲景用三阴三阳去概括外感伤寒热病的发生、发展、变化及其辨证论治规律，通过观察反映疾病的客观记录，总结出机体在疾病反应过程中的病理现象，从而推断出机体各系统的功能，并归纳出其各种层次、各个阶段的病理表现即辨证，再提出治法和方药，创见性地使用了"汗、吐、下、和、温、清、补、消"治疗八法。《伤寒论》或以证论方，或以方统证，留下了113首经方垂范后世。经无数实践证明，经方不仅能治疗外感病，且对各种杂病、急危重症、现代临床各科病症都有很好的疗效。经方组方简炼、层次分明、药力集中、直对病机、疗效独特，常有杯覆之功，故历数千年而不衰，至今仍为临床所采用。后世很多方剂都是在经方的基础上变化而来，如肾气丸化出后世系列补肾方，理中汤变出四君子系列健脾补气方等。

三阴三阳最初源自于对自然界气候变化规律的认识，如《黄帝内经》中七篇大论的五运六气学说所表述的：初之气厥阴风木，二之气少阴君火，三之气少阳相火，四之气太阴湿土，五之气阳明燥金，六之气太阳寒水。这是对四季气候变化的规律性表达，而后来发展起来的外感六淫病因"风、寒、暑、湿、燥、火"也是按六气的异常变化推演出来的。《难经》曰："伤寒有五，有中风，有伤寒，有湿温，有热病，有温病。"《黄帝内经》十九条有关病机的论述中除了"燥"，其他五气都包含在其中，可见古代对事物的认识都不离六气要素。仲景把三阴三阳应用于人体以表达机体的生理和病理反应，进行规律性的总结后而撰写出《伤寒杂病论》，通过三阴三阳把人体五脏六腑与自然界的规律性有机结合起来，体现了天人合一观、机体的系统整体观和辨证论治的精神，是一部理论与临床实际相结合的千古之作。

从六气病机和脏腑特性看六经病证方治的规律性

纵观《伤寒论》各种病证，均包含三阴三阳各自的特性及相互影响，通过不同的组合而形成各种症候群，即六经病症，从其相应的方治中也体现出这种规律性。通过分析经方的结构功能，发现只要其病机相同，即可推知相应证的病理特性，这可更好理解为什么经方能广泛应用于多种疾病的治疗。西医研究疾病，首先充分利用现代各种科学检查手段寻求诊断疾病的线索和其病因病理，再寻找治法和药物，具有可重复性和科学性。这点中医也可借鉴。中医的病理本于阴阳，细分之则为三阴三阳，因此研究中医的病理病机，六经辨证更近根本。由于把握了六经这一病证的本质，故技术精湛的中医师只需用几个基本方加减不多的药味就能对付多种病症。

六气病机和脏腑特性结合形成各种伤寒六经病证

《黄帝内经》六气本标中气论：少阳之上，火气治之，中见厥阴；阳明之上，燥气治之，中见太阴；太阳之上，寒气治之，中见少阴；厥阴之上，风气治之，中见少阳；少阴之上，热气治之，中见太阳；太阴之上，湿气治之，中见阳明。可见"风、寒、热、湿、燥、火"六气病机已体现在三阴三阳之中。再从六气之本标中气所从论：少阳太阴从本，少阴太阳从本从标，阳明厥阴不从标本从乎中。它表达了三阴三阳除具有自身阴阳的"标"特性外，还各具有六气的"本"特性，同时通过相表里的"中气"相关联。因此，以六气为"本"、阴阳为"标"、表里为"中气"这三个系列要素的各种组合结合人体脏腑经络就衍生出机体的种种病证，伤寒六经形成的各种证候都可由此推衍出来。故可认为伤寒六经的病机是各种疾病的基本病机，是伤寒六经辨证及其经方普遍地适用于临床各科病症的理论依据。

1. 太阳病证治：太阳，巨阳者也，主寒水，统持一身之表，诸经藩篱。其经行人身之后，膀胱小肠所属。太阳本寒而标阳，标本异气，病或从本或从标，从本则寒，从标则热。故病恶寒发热、头痛项强而脉浮。从热化则入阳明，从寒化则入少阴。寒与热聚，水与热结，水气不化，为痰为饮，合土为湿。太阳病各证及对应方剂：

表实证——麻黄汤（伤寒表实证）；表里同病——葛根汤（表里不和、经气不利——刚痉、挟热利证），葛根加半夏汤（表里不和——呕吐证），大青龙汤（表寒里热——烦躁证），小青龙汤（外寒内饮——寒喘证）。

表虚证——桂枝汤（中风表虚证）；表里同病——桂枝加葛根汤（营卫不和、经气不利——柔痉证），桂枝加厚朴杏子汤（外寒内虚——寒喘证），桂枝加附子汤（阳虚——漏汗证），桂枝去芍药汤（里阳虚——脉促胸满证），桂枝去芍药加附子汤（胸阳虚衰——脉微恶寒胸满证），桂枝新加汤（营卫不足——身痛证）。

表郁证——麻黄桂枝各半汤（表郁平剂），桂枝二麻黄一汤（表郁轻剂）；表里同病——桂枝二越婢一汤（表寒里热——轻证）。

里虚证——桂枝甘草汤（心阳虚——心悸证），桂枝甘草龙骨牡蛎汤（阳虚神浮——躁烦证），桂枝去芍药加蜀漆牡蛎龙骨救逆汤（阳虚痰扰——惊狂证），桂枝加桂汤（阳虚水逆——奔豚证），干姜附子汤（阳气虚衰证），茯苓四逆汤（阴阳两虚证），真武汤（阳虚水停证）。

蓄水证——五苓散（膀胱气化不利——经腑证），文蛤散（湿热内阻——内烦渴或不渴证）。

水气证——茯苓桂枝甘草大枣汤（阳虚饮动——脐下悸证），茯苓桂枝白术甘草汤（脾虚水逆证），茯苓甘草汤（胃虚水停证），桂枝去桂加茯苓白术汤（脾虚水停证）。

蓄血证——桃核承气汤（焦瘀热证），抵当汤（下焦瘀结——重证），抵当丸（下焦瘀结——轻证）。

2. 寒热痰湿水饮杂合病证治：寒热痰湿水饮杂合病各证及对应方剂：

大结胸证——大陷胸汤（水热互结——重证），大陷胸丸（水热互结——轻证）。

小结胸证——小陷胸汤（痰热互结证）。

脏结证（水寒凝结证）——无方。

风湿证（风寒湿搏结证）——桂枝附子汤（邪在经），白术附子汤（邪在肌），甘草附子汤（邪在筋骨）。

寒实结胸证——三物白散（寒痰聚结证）。

饮证——十枣汤证（饮停胸胁——胁满短气证），瓜蒂散（饮阻胸膈——涌吐剂）。

3. 少阳病证治：少阳，阳之少者也，主相火，主枢机。其经行人身之侧，布肋胁，胆与三焦所属。少阳本火而标阳，标本同气，其病从本，易郁而化火。其病"口苦、咽干、目眩""往来寒热、胸胁苦满、心烦喜呕"，脉细弦。出则兼表，入则兼里，居半表半里。少阳病各证及对应方剂：

表证——柴胡桂枝汤（太阳少阳证）。

半表半里证——小柴胡汤（正少阳证）。

里实证——大柴胡汤（少阳阳明——热结证），柴胡加芒硝汤（少阳阳明——燥结证），柴胡加龙骨牡蛎汤（三阳合病、水火乖乱——惊谵证）。

里虚证——柴胡桂枝干姜汤（少阳太阴——胆热脾寒证）。

血热证（热入血室证）——小柴胡汤，刺期门。

4. 阳明病证治：阳明，盛阳者也，主燥土，多气多血，主津液所生病。其经行人身之前，胃与大肠所属。阳明本燥而标阳，标本同气，火就燥，其病燥热，易耗气伤津。身热、汗自出、不恶寒反恶热、口渴、脉大，甚则腑实燥结。其病从乎中气湿土，则燥从湿化，湿胜阳微。阳明病各证及对应方剂：

实热证——白虎汤（邪热炽盛——阳明经热证），三承气汤（燥热聚结——阳明腑实证）。

虚寒证——甘草干姜汤（胃阳虚证）。

气阴两虚证——白虎加人参汤（津气两伤——热盛烦渴证），竹叶石膏汤（气阴两伤——余热未清证），麦门冬汤（出自《金匮要略》）。

血热证：①畜血证——抵当汤（瘀热互结证）。②衄血证（热伤血络证）——无方（《温病条辨》用犀角地黄汤）。③下血证（热入血室证）——刺期门。

5. 太阴病证治：太阴，阴之多者也，主湿土，主脾之运化，有赖阳气温煦。太阴本湿而标阴，标本同气，故病从本，多寒湿。病"腹满而吐、食不下、自利不渴、时腹自痛"。水流湿，易合少阴。太阴病证治各证及对应方剂：

实热证——麻子仁丸（肠热津亏——脾约证）。

虚寒证——理中（丸）汤（脾阳虚证），四逆汤（脾肾阳虚证），桂枝人参汤（脾阳虚兼表证），厚朴生姜半夏甘草人参汤（脾虚气滞证），黄芪建中汤（出自《金匮要略》），当归建中汤（出自《备急千金要方》），归芪建中汤（出自《皇汉医学》）。

气虚证——四君子汤（出自《圣济总录》），补中益气汤（出自《内外伤辨惑论》）。

血证——归脾汤（出自《正体类要》），黄土汤（出自《金匮要略》）。

阴虚证——桂枝加芍药汤（脾阴亏虚——腹痛证），桂枝加大黄汤（脾阴亏虚——实滞证），芍药甘草汤（津血亏虚——痉痛证），芍药甘草附子汤（阴阳两虚——痉痛证），小建中汤（气血两虚——心中悸烦证）。

6. 阳明太阴寒热燥湿杂合病证治：阳明太阴寒热燥湿杂合病各证及对应方剂。

胸膈热证——栀子豉汤（胸膈郁热——虚烦证），栀子甘草豉汤（烦热——少气证），栀子生姜豉汤（烦热——呕吐证），栀子厚朴汤（烦热——中满证），枳实栀子豉汤（烦热——积滞证），栀子干姜汤（烦热——中寒证）。

肺胃肠热证——麻黄杏仁甘草石膏汤（肺热——喘证），葛根黄芩黄连汤（大肠湿热——下利证），黄芩汤（少阳胆热——下利证），黄芩加半夏生姜汤（少阳胆热——呕利证）。

脾胃湿热证（黄疸证）——麻黄连翘赤小豆汤（湿热蕴结——兼表证），栀子柏皮汤（湿热——热重证），茵陈蒿汤（湿热并重证），茵陈五苓散（出自《金匮要略》）。

寒热错杂证（痞证）——大黄黄连泻心汤（胃热证），附子泻心汤（里热外寒证），半夏泻心汤（痞——呕利证），生姜泻心汤（痞——噫食下利证），甘草泻心汤（痞——虚利证），旋覆代赭汤（痞——痰阻气逆证），五苓散（痞——水气阻逆证），黄连汤（上热下寒——腹痛欲呕证）。

大肠燥结证——蜜煎导方，猪胆汁方，麻子仁丸（脾约证）。

7. 少阴病证治：少阴，阴之少者也，主心肾水火二脏。少阴本热而标阴，标本异气，病或从本，或从标，故有寒化、热化两途。心阳虚衰则见"脉微细、但欲寐"，恶寒蜷卧、心烦躁、二便清利、口渴欲饮；肾阳虚衰则见水湿泛滥、寒湿浸渍、泻利滑脱，甚则四肢厥冷、亡阴亡阳。火性炎上则心中烦不得卧、咽干咽痛、舌红脉细。少阴病证治包含心阳虚、心阴虚、肾阳虚、肾阴虚。

心阳虚包含：①表里虚证——麻黄细辛附子汤（少阴阳虚——重证），麻黄附子甘草汤（少阴阳虚——轻证）。②里虚寒证——同太阳病里虚证。③虚衰证——四逆汤（阴盛阳衰——肢厥证），通脉四逆汤（阴盛阳衰——格阳证），白通汤（阴盛阳衰——戴阳证），白通加猪胆汁汤（阴盛阳衰——格拒证），四逆加人参汤（亡阳津伤证），通脉四逆加猪胆汁汤（亡阳液脱证）。

心阴虚包含：①失眠证——黄连阿胶汤（心肾不交证）。②咽痛证——甘草汤、桔梗汤、苦酒汤（邪热客咽、痰火郁结证）。③心悸证——炙甘草汤（阴血亏虚——脉结代证）。

肾阳虚包含：①厥逆证——同心阳虚衰证。②水湿证——真武汤（阳虚水泛证），附子汤（寒湿凝滞证）。③利证——赤石脂禹余粮汤（下元不固——滑脱证）。④血证——桃花汤（阳虚寒凝——下利脓血证）。⑤咽痛证——半夏散及汤（阳虚痰凝证）。

肾阴虚包含：①咽痛证——猪肤汤（阴虚燥热证）。②淋证——猪苓汤（水热互结——小便不利证），烧裈散（邪毒蕴结——阴阳易证）。③水湿聚结证——牡蛎泽泻散（湿热壅滞证）。④火炽津枯证——大承气汤（热结肠腑证）。

8. 厥阴病证治：厥阴，阴之将尽，阳气复生，为阴阳之枢纽，主心包与肝，其经上通巅顶、下绕阴器，主沟通营卫、上下。厥阴本风木，病从乎中气少阳相火，木从火化，风火相煽。故其病多寒热错杂，厥热胜复，厥、利、呕、哕，或虚风内动、化火动风、热厥神昏。厥阴病各证及对应方剂：

热证——白头翁汤（肝经湿热——下利证）。

寒证——当归四逆汤（血虚寒凝——手足厥寒证），当归四逆加吴茱萸生姜汤（血虚寒凝——脏寒——冷结关元厥证），吴茱萸汤（肝寒犯胃——浊阴厥逆证）。

寒热错杂证——乌梅丸（上热下寒——蛔厥、久利证），干姜黄芩黄连人参汤（胃热脾寒——格拒证），麻黄升麻汤（肺热脾寒——上吐脓血下利证）。

厥证——四逆散（肝郁——阳厥证），瓜蒂散（胸膈饮阻——痰厥证），茯苓甘草汤（胃虚——水厥证），白虎汤（阳盛——热厥证），四逆汤（阳虚——寒厥证），温灸关元（冷结关元——寒厥证）。

呕、哕、利证——四逆汤（阴盛阳虚——呕利证），小柴胡汤（胆火犯胃——呕吐证），小承气汤（热结肠腑——下利证），栀子豉汤（胸膈郁热——下利证），通脉四逆汤（阴盛格阳——寒利证），白头翁汤（肝经湿热——下利证），吴茱萸汤（肝寒犯胃——呕吐证），桂枝汤（表里失和——干呕证）。

厥热胜复证——厥热相等（愈），热多于厥（愈），厥多于热（恶化），厥回热不止（转化——咽痛喉痹、痈脓便血）。

从以上六经及所属脏腑特性可知，百病皆以阴阳为纲，六经交会，脏腑相关，经络相连，随着六经波荡、五气推移、风火相煽、寒热互济、燥湿相合、水流湿、火就燥的自然法则的生生化化而形成各种病证。中医的天人合一观、整体观及其辨证论治与实践的紧密结合在《伤寒论》中得到充分体现。

论少阴心与少阴肾

1. 少阴心：以下从三个方面分析其所包含的内容和意义。

（1）心藏神，主血脉：临床上危重病症到最后阶段可发展为心力衰竭、休克或循环衰竭。少阴病提纲"脉微细，但欲寐"或心烦躁、恶寒、蜷卧、手足厥冷等，与临床上心力衰竭、休克的表现一致。而太阳病变证的心阳虚证的心脑症状与心主血脉、心主神明是基本一致的。救心即救脑，脑对缺血缺氧最敏感，目前判断临床死亡不是心跳停止而是不可逆转的脑死亡。少阴病的表现即是典型的心脑症状，四逆汤即是少阴病阳气虚衰证的主方，因具强心作用早已制成针剂用于临床抢救治疗心力衰竭，其疗效为中西医所公认。

（2）心肺功能密切相关：根据中医理论，心为君主之官，通神明、主血脉；肺为相辅之官，朝百脉、通调水道。显然，与心肺功能密切相关，二者共主循环系统。心为火脏，属少阴，太阳为巨阳，主寒水，火加于水则蒸腾气化，推动全身的血液运行，即血液循环。因此，少阴太阳二者互为表里，统一身之阳气。可见，少阴与太阳系统涵盖了心、肺、血液及部分泌尿系统功能，太阳病中的麻黄汤系、桂枝汤系、桂甘系、桂苓系、麻杏甘石汤、桃核承气汤和抵当汤（丸）等都是这些系统疾病的治疗方剂。再如中药麻黄，其宣肺利水作用，主要通过有效成分麻黄碱作用于 α 受体而产生通鼻、舒张支气管和兴奋心脏的作用，通过强心而增加肾血流量以利尿，这是麻黄强心、利尿和平喘的药理机制。又如补肺气药人参、黄芪用于脱证（类似于临床心力衰竭、休克）具有显著的治疗效果，这是心肺相关的另一例证。

（3）心血管属同一解剖功能系统：心主血脉，除了心泵的动力功能外，也与血管之通塞密切相关。劳力者多犯肺疾（呼吸系统疾病），而劳心者更易患心病（心脑血管疾病），符合临床实际。原发性高血压、高血脂、冠心病、动脉硬化症、脑中风等现代心脑血管共患疾病，是对中医心主血脉、主神明的最好诠释。

2. 少阴肾：肾藏精，主生长发育、生殖与脏腑气化，主水，司膀胱气化，主纳气，这些关乎人体遗传、生殖、内分泌、泌尿及呼吸系统功能。肾单位主要有排泄和调节水液代谢作用，即"决渎"之功，而生殖、垂体等所主宰的机体生长、发育、代谢等这些重要的功能都可看作中医"肾"的功能范畴，因其功能强大，故称"作强之官"。中医学理论认为，上焦如"雾"，为水之上源；中焦如"沤"，泌别清浊，指胃肠的消化吸收和固体废物排泄；体内水溶性代谢废物过滤排泌和营养物质重吸收则由肾脏的肾单位进行，生成的尿液由膀胱贮藏与排泄，由肾气（骶丛的盆神经支配，司其开合，故下焦如"渎"。肾主水体现在以下三个环节上：其一，肾单位的球-管平衡功能；其二，肾小管的水祥部对原尿的稀释与浓缩是肾脏的固有功能，相对恒定；其三，真正对尿量有调节作用的主要在远曲小管和集合管，后者对水盐的吸收受醛固酮、抗利尿激素的调节。对于水肿西医认为其多与肾脏、心脏和肝脏的病变有关，中医治疗则重在治肺、肾、脾，疏利三焦水道。按照上述的心肺共主循环理论，中医治肺则涉及心脏功能。治脾除了通过影响营养物质吸收转化为血浆蛋白（蛋白质的合成在肝脏，而白蛋白的胶体渗透压有消除水肿作用），理论上中焦（脾胃）的泌别清浊也涉及肾单位球-管的滤过与重吸收，故临床上对肾衰竭、尿毒症中医治疗采用补益脾肾、芳香化浊、和胃降逆、通腑泄浊、化湿利水等法可取效。实践表明，中医的一脏往往包括机体多个系统的功能。《伤寒论》真武汤治心脾肾阳虚水泛水肿证，现代临床则将其用于心力衰竭、肾小球肾炎、肾病所致水肿的治疗，古今及中西医虽病名不同而其病机无异，故经方都可适用。

3. 心肾互济：按《易经》后天八卦，心为离火，二阳中有一阴，火中寓水，其二阳分别象征心脏动力（主血脉）和大脑功能（主神明），称之君火；其一阴象征循环中的血液。肾为坎水，二阴中有一阳，水中寓火，其二阴分别象征身体中固藏的阴精和水液，其一阳象征肾的气化功能，称之相火。机体正是在大脑神明主宰下，由心主血脉推动血液循环输灌全身，经肾气中游行于三焦的相火（类似于机体的内分泌激素）在各器官组织细胞中气化代谢后而产生各脏腑功能活动，机体中的体液经循环交换物质后再经肾脏过滤净化，原尿中 99％ 由循环血液回归心脏，还有少量水液经出汗、粪便及呼吸排出体外。这过程充分地体现了体内心肾相交，水火既济整体协调功能的轴心作用。

79 六经方证及辨证机制

　　研究《伤寒论》有多个流派，如错简重订派、维持旧论派等，其中以辨证论治最有代表性。在辨证论治中存在以方类证、按法类证和分经审证等不同。学者陈星等在分经审证的基础上，将六经各自证型按主证、经证、腑证（或脏证）、兼证、兼病等几个方面进行分类，并附以相应方剂，试图由博返约，探索伤寒六经的本质，通过讨论六经辨证机制，寻求医圣辨证思想的真谛。

六经证型与方剂分类

　　伤寒论以六经病为提纲，是各自病机的总括和主要本质，其主证即是提纲证；邪入经输，使经脉所过之处经气不利，呈现经证；邪气影响相应脏腑，导致脏证、腑证；邪与水结或与血结而成蓄水、蓄血；邪气内迫胃腑或肠道而兼吐、兼利；两经同时或先后发病，而有合病、两感、并病；痹证为风寒湿邪由表入侵，涉及肌脉筋骨，内合五脏，称为五痹，归入伤寒相关病证。其中，太阳病为表证，固太阳病主证即表证；肺主皮毛，太阳病与肺关系密切，外邪犯肺相关的脏证，应属太阳病；皮痹不已，内舍于肺，也应归于太阳病。

　　1. 太阳病方剂分经证治：①主证（表证）。实——麻黄汤（重）、桂枝麻黄各半汤（轻）；虚——桂枝汤（重）、桂枝二麻黄一汤（轻）。②经证。实——葛根汤；虚——桂枝加葛根汤。③脏证。实——麻杏甘石汤；虚——桂枝加厚朴杏子汤。④腑证。膀胱——牡蛎泽泻散；小肠——文蛤散。⑤蓄水。膀胱——五苓散；小肠——桂枝去桂加茯苓白术汤；肺——小青龙汤。⑥蓄血。桃核承气汤。⑦兼吐。葛根加半夏汤。⑧兼利。葛根汤。⑨太阳阳明（经）。实——大青龙汤；虚——桂枝二越婢一汤。⑩皮痹。风寒——桂枝附子汤；寒湿——桂枝去桂加茯苓白术汤；风寒湿——甘草附子汤。

　　2. 阳明病方剂分经证治：①主证。调胃承气汤。②经证。实——白虎汤；虚——白虎加人参汤。③腑证。胃——生姜泻心汤（太阳）；半夏泻心汤（少阳）；甘草泻心汤（太阴）；附子泻心汤（少阴）；大黄黄连泻心汤（厥阴）。大肠——太阳阳明——麻子仁丸；正阳阳明——小承气汤（轻）、大承气汤（重）；少阳阳明——蜜煎导方（土瓜根方、猪胆汁方）。④蓄水。胃——寒实——三物白散；热实——大陷胸丸（太阳）、小陷胸汤（阳明）、大陷胸汤（少阳）。大肠——小承气汤。⑤蓄血。抵当汤（重）、抵当丸（轻）。⑥兼吐。竹叶石膏汤。⑦兼利。葛根芩连汤。⑧太阳阳明（腑）。桂枝加大黄汤。

　　3. 少阳病方剂分经证治：①主证。小柴胡汤。②经证。柴胡加龙骨牡蛎汤。③腑证。胆——麻黄连轺赤小豆汤（太阳）、茵陈蒿汤（阳明）、栀子柏皮汤（少阳）；三焦——黄连汤。④蓄水。胆——柴胡桂姜汤；三焦——茯苓甘草汤（上焦）、苓桂术甘汤（中焦）、苓桂枣甘汤（下焦）。⑤蓄血。小柴胡汤。⑥兼吐。黄芩加半夏生姜汤。⑦兼利。黄芩汤。⑧太阳少阳。柴胡桂枝汤。⑨少阳阳明。大柴胡汤（重）、柴胡加芒硝汤（轻）。

　　4. 太阴病方剂分经证治：①主证。理中丸。②经证。甘草干姜汤。③脏证。腹满——厚朴生姜半夏甘草人参汤；腹痛——小建中汤。④蓄水。理中丸。⑤蓄血。小建中汤。⑥兼吐。旋复代赭石汤。⑦兼利。桂枝人参汤。⑧太阳太阴。桂枝加芍药汤。⑨肌痹。桂枝加芍药生姜人参新加汤。

　　5. 少阴病方剂分经证治：①主证。四逆汤。②经证。猪肤汤（厥阴）、甘草汤（太阴）、桔梗汤（阳明）、苦酒汤（少阳）、半夏散及汤（太阳）。③脏证。肾——阳虚——干姜附子汤（太阳）、四逆加人参汤（太阴）、通脉四逆汤（厥阴）、通脉四逆加猪胆汁汤（少阳）、白通汤（少阴）、白通加猪胆汁汤

（阳明）；阴阳两虚——芍药甘草附子汤。心——阳虚——桂枝甘草汤（少阴君火）、桂甘龙牡汤（少阳相火）、桂枝加桂汤（太阴湿土）、桂枝去芍药汤（阳明燥金）、桂枝去芍药加附子汤（太阳寒水）、桂枝去芍药加蜀漆龙牡汤（厥阴风木）水；阴阳两虚——禹余粮丸。心肾不交——黄连阿胶汤（虚热）、茯苓四逆汤（虚寒）。④蓄水。肾——真武汤；心——猪苓汤。⑤蓄血。桃花汤。⑥兼吐。吴茱萸汤。⑦兼利。赤石脂禹余粮丸。⑧太阳少阴。表实——麻黄附子甘草汤（轻）、麻黄附子细辛汤（重）；表虚——桂枝加附子汤。⑨骨痹。附子汤。⑩脉痹。炙甘草汤。

6. 厥阴病方剂分经证治：①主证。乌梅丸。②经证。烧裈散。③脏证。肝——四逆散；心包络——栀子生姜豉汤（太阳）、枳实栀子豉汤（阳明）、栀子厚朴汤（少阳）、栀子甘草豉汤（太阴）、栀子干姜汤（少阴）、栀子豉汤（厥阴）。④蓄水。肝——十枣汤；心包络——瓜蒂散。⑤蓄血。麻黄升麻汤。⑥兼吐。干姜黄芩黄连人参汤。⑦兼利。白头翁汤。⑧太阳厥阴。当归四逆汤（轻）、当归四逆加吴茱萸生姜汤（重）。⑨筋痹。芍药甘草汤。

六经辨证机制

1. 伤寒六经含义：六经分别是太阳、阳明、少阳、太阴、少阴、厥阴。六经最重要的当分阴阳，天地万物是由于阴阳二气的相互作用而产生，所谓阳化气，阴成形。六经中分三阴经和三阳经，与五运六气密切相关，分别为厥阴风木、少阴君火、太阴湿土、少阳相火、阳明燥金、太阳寒水。其中，君火本于天，为在天之阳热、雷电；相火本于地，为在地之火，是大地把天之阳热蓄积而成，如煤炭、油气。煤和油气是埋在地下的动植物经过漫长的地质年代形成的。通过光合作用，地球上的能量都直接或者间接来源于太阳能。

2. 厥阴少阳、少阴太阳、太阴阳明互为表里：太阳为阳中之表，阳明为阳中之里，少阳为半表半里；太阴为阴中之里，少阴为半表半里，厥阴为阴中之表。伤寒的形层说与西医组织胚胎学的三胚层极为相似。皮肤（与中医膀胱、小肠功能相关）、神经组织及肾上腺髓质（中医肝）、下丘脑及腺垂体（心包络）起源于外胚层，相当于伤寒之表。其中，皮肤为阳中之表；神经组织及肾上腺髓质、下丘脑及腺垂体为阴中之表。心（中医心）、肾（中医肾）及肾上腺皮质、性腺（命门）、脂肪组织（与中医胆功能相关）、结缔组织（三焦腠理）起源于中胚层，相当于半表半里。其中，心、肾及肾上腺皮质、性腺为少阴之半表半里；脂肪组织、结缔组织为少阳之半表半里。消化（中医脾、胃、大肠）、肺（中医肺）起源于内胚层，相当于伤寒之里。其中，肝、胰、肺为阴中之里；胃、大肠为阳中之里。太阳寒水之气，而膀胱的功能是贮尿和排尿，参与人体的水液代谢。天寒腠理闭，气湿不行，水下留膀胱，为溺为气。说明寒冷环境，会引起皮肤血管收缩，血流量减少，大量血液转到内脏器官中，出现寒冷性利尿，皮肤汗腺减少或停止分泌，血管收缩常伴有身体的疼痛、冰冷、麻木感觉。小肠主液，泌别清浊，在吸收水谷精微的同时，也吸收了大量的水液，与尿液的量有关。故作为阳中之表的皮肤与中医膀胱、小肠的功能相关。中医把肝脏的物质代谢作用归之于脾，把神经调节作用赋予了肝，即肝主疏泄，表现为肝调节脏腑和肝调节运动，故神经组织及肾上腺髓质相当于中医肝。中医心包络作为独立的一脏，属心系胞络肾，与三焦之腑互为表里，而命门作为心包络系统的一个重要器官，依附于双肾。心包络相当于下丘脑-垂体，命门相当于肾上腺及性腺，三焦相当于细胞间质、受体（结缔组织）。胆囊的功能是贮存和排泄胆汁，而胆汁的作用是消化和吸收脂肪，脂肪是人体主要的能量物质，故脂肪组织与中医少阳相火即胆的功能相关。中医脾应是一脏三体，包括肝、胰、脾三个器官，广义上讲，包括整个消化系统。

3. 六经经气的运行规律：无病时为：厥阴→少阳→太阴→少阴→阳明→太阳→厥阴，沿五行相生方向运行；有病时为：太阳→阳明→少阳→太阴→少阴→厥阴→太阳，沿相反方向运行，即子盗母气，子病及母。六经之气的变化与物质新陈代谢密不可分。土壤（土）→含无机物（金）→溶解于水中（水）→生成有机物，即植物（木）→后转化为能量物质，一部分被分解并释放热量，随血液布散全身（君火）。另一部分能量被储存（相火）→被分解的物质再重新进入土壤（土），周而复始，依次循环。

并且通过物质状态的改变，代谢产物的升降出入，形成天地之气互动。正如《黄帝内经》所说，地气上为云，天气下为雨。其中六气对岩石风化形成土壤起了重要作用，如风吹雨淋，日晒火烤，天寒地冻，天干地裂；而土含金含水而能生木，火后归土，正所谓天行六气，地载万物。这个过程也是生命产生和进化的过程。土→金→水→木为合成代谢，木→火→土属分解代谢。六气中寒热之气主物质分解，燥湿之气主物质合成，两者属于物质代谢；而风火之气主能量代谢。其中，寒热对应心肾，《灵枢·五癃津液别》曰："天暑衣厚则腠理开，故汗出……天寒则腠理闭，气湿不行，水下留于膀胱，则为溺为气。"皮肤是机体主要的散热部位，当外界温度超过皮肤温度时，发汗成为唯一的散热形式，和呼吸、泌尿一起参与水代谢，排泄终产物。金曰从革，革有皮革和变革两层含义，矿石变为岩浆，固态变为液态；铸炼兵甲，液态变为固态，均含变革之义。对于肺与金的关系：肺主皮毛；从口鼻皮肤蒸发水分，主燥；液态变气态；吸入氧气，排出浊气，参与物质新陈代谢。风为能量的内聚、流动。而肝收纳阴气，分泌胆汁，消化合成脂肪。脂肪是体内能量储存和供给的主要物质，并参与脑、神经组织的构成，且胆碱能神经、固醇类激素均为脂类物质，故肝主风木。火有君火相火之分，心主少阴君火，心包络主少阳相火。君火相火；一上一下；君火以明，相火以位。君火代表人体生命中枢（延髓），反映人体生命现象，维持人体基本代谢，无为而治；相火守位禀命，根据内外环境变化，在君火主导下，辅助君火发挥调节作用，应急顺变，代天行令。心包络属心系胞络肾，主相火，和肝肾相关联，与三焦为表里。焦者乃被火烧烤后的物体。三焦是全身气化的场所，心包络通过所主相火，作用于三焦腠理（细胞间质和激素受体），进而影响全身气化和津液运行。

4. 气化说重视六气：六气在伤寒论六病提纲中均有反映。太阳病为恶寒（寒）；阳明病为胃家实（燥实）；少阳病为口苦，咽干，目眩（火性上炎）；太阴病为腹满，自利，腹痛（湿盛）；少阴病为脉微细（本热虚衰）；厥阴病为消渴，气上撞心，心中疼热（风阳上冲）。气化说认为，六经之气以风、寒、热、湿、燥、火为本，三阴三阳为标，互为中气。而六气更以阴阳为本，阴者水也，阳者火也。少阳本火标阳，太阴本湿标阴，标本性质相同，故从本化。少阴本热而标阴，太阳本寒而标阳，本标异气，水火相克，故从本从标。阳明之上，中见太阴，土金相生，燥从湿化；厥阴之上，中见少阳，木火相生，风从火化，故从中。张志聪《伤寒论集注·凡例》认为"人体三阴三阳之气，上合于天之六气，但又本于脏腑"。前者为标气，中者为本气，后者为中气。前者由本气和中气共同产生，阴阳相配。如天之寒对应于五脏水，体内少阴君火与之平衡，共同产生太阳之气。经气既可在经脉中循行，又可出经脉而布散，太阳之气主表正是通过经气的布散来完成。前者为"分部之太阳"。后者为"通体之太阳"。太阳、少阴，或标阳本阴，或标阴本阳，标本阴阳对立，故从本从标。风、燥之气由外产生，湿、火之气可内可外。以木遇火，则木从火化；以金遇土，则燥从湿化。故厥阴、阳明从中，少阳、太阴从本。

5. 六经的开合枢：明代吴昆《黄帝内经素问吴注》中曰"太阳主表、敷畅阳气，谓之开；阳明主里，受纳阳气，谓之合；少阳在表里之间，转输阳气，犹枢轴焉，故谓之枢。太阴居中，敷布阴气，谓之开；厥阴谓之尽阴，受纳绝阴之气，谓之合；少阴为肾，精气充满，则脾职其开，肝职其合；肾气不充则开合失常，是少阴为枢轴也"。其中少阴君火蒸腾水气向上向外布散有利于太阳主表；而太阳寒水收敛下降协助少阴肾主水，肾通过气化升清降浊，清者收入体内，浊者化为尿液，注入膀胱而排出体外。而且肾主藏精，可以调节肝脾开合。胃主受纳、胃主降，脾主运化、脾主升，太阴脾为阳明胃行其津液。肝体阴用阳，心包络属心系胞络肾。厥阴受纳、储藏能量，然后通过表里关系调节少阳相火，传输阳气。此外胆汁来源于肝之余气，在胆内聚而成精。胆的功能影响胆汁的储存和排泄，进而影响肝主疏泄和脾主运化。从物质代谢和能量代谢上看，太阳（开）：参与物质分解代谢，释放热量，通过皮肤、膀胱以汗尿等形式，排出水分和代谢物。阳明（合）：饮食物入口，首先被胃接受和容纳，再经消化和吸收，最终参与物质合成代谢。少阳（枢）：参与能量的释放、储存与利用。太阴（开）：参与物质的合成与输送。少阴（枢）：参与热量的吸收与布散。厥阴（合）：参与能量的储存，如脂肪组织的合成；而且脂类为肝、脑、神经组织的主要物质。此外，少阳相火、少阴君火均位半表半里，为表里组织器官供能，故主枢。

6. 经络脏腑关系：六经分手足，共十二条经络。手足阳明对应大肠胃；手足太阴对应肺脾；手足太阳对应小肠膀胱；手足少阴对应心肾；手足少阳对应三焦胆；手足厥阴对应心包络肝。因中医认为肺主皮毛、主一身之表，故将肺归于太阳病。《素问·热论》论述伤寒六经主证时，为足三阴三阳经之证。医家朱肱认为，伤寒六经传足不传手。《伤寒论》中非常重视肾、脾、肝三脏的作用，因三脏所主功能分别与精、气、神的调节密切相关，相当于现代医学内分泌、免疫、神经调控。人体各组织器官，在脑的支配下，通过经络的联系，精、气、血、津液等的作用，来完成统一的机能活动。在此过程中，精、气、神的调节是核心。精为肾所主，是人的先天之本；气为脾所主，是人的后天之本；神为脑所主，是人的生命之体现与根本所在。中医未将脑作为五脏对待，而是归入奇恒之腑。把大脑的精神意识活动归之于心，把调节内脏神经、支配躯体运动的作用交之于肝。现代医学认为人体内有一个完整的神经内分泌免疫调节网络，许多神经递质、脑肠肽、激素、细胞因子都参与其中，构成一整套调节系统。其中神经调节与肝主疏泄相关；内分泌作用与肾藏精相关；脾为后天之本，不仅生成卫气，而且脾脏又是免疫器官，有调节免疫的作用，所谓"四季脾旺不受邪"。

7. 八纲辨证与伤寒六经：八纲指阴阳、表里、寒热、虚实。其中，表里属定位，表示疾病的部位所在，或浅出，或深入，涉及疾病的结构；虚实、阴阳、寒热为定性，分别表示疾病的物质、机能、代谢变化。虚实代表物质的不足或有余，阴阳代表机能的抑制或兴奋，寒热代表代谢的减弱或增强。总之，八纲反映疾病的物质、结构、机能、代谢四个方面的情况。凡邪在表而热实者为太阳，虚寒者为少阴；邪在里而热实者为阳明，虚寒者为太阴；邪在半表半里而热实者为少阳，虚寒者为厥阴。

伤寒六经证型有主证、经证、脏证、腑证、兼证、兼病等之分，并可配以相应方剂，共113方。前人在伤寒六经辨证中，有经络说、脏腑说、形层说、阶段说、气化说、八纲说等等。作者认为伤寒六经的形层说与西医组织胚胎学的三胚层极为相似；六经之气的变化与物质的新陈代谢密不可分；伤寒六经的传足不传手之说，伤寒论重视脾、肾、肝的作用，重视精、气、神的调节与机体神经内分泌免疫调控密切相关。

80 六经病特殊证析

六经病的常见证型，有其固有规律可循。然而，六经病也有其特殊证型，其诊治自与常见证型不同。临证若不明此理，不辨其异，只循其常，不达其变，则易出现误诊误治。学者张楠对六经病的特殊证型进行了辨析，以冀对临床实践有所裨益。

太阳病表寒化热证

太阳经证多表现为风寒表证，也有表寒化热证。《伤寒论》第 38 条："太阳中风，脉浮紧，发热恶寒，身疼痛，不汗出而烦躁者，大青龙汤主之。"对于此条所述之证，医者皆认为属于表寒兼有里热。然细究之，实则未然。此证实属太阳病表寒化热证，而非目前普遍认定的表寒里热证。需知此条之"烦躁"，绝非因于阳明或少阳"里热"，实乃寒束肌表，郁遏卫阳，阳气怫郁不能外达，初渐化热所致。仲景将"不汗出"二字置于"烦躁"二字之前，中间用表示因果关系的"而"字连接，已经指出了"烦躁"是由于患者应该出汗而不出汗，卫阳郁闭化热引起，亦即仲景在第 48 条所曰的"若发汗不彻，不足言，阳气怫郁不得越，当汗不汗，其人躁烦"。倘若认为此条"烦躁"系阳明或少阳"里热"扰乱神明所致，那么石膏仅用"如鸡子大"剂量，安能胜任！大青龙汤乃麻黄汤倍麻黄用量，减杏仁用量，再加生姜、大枣、石膏而成。麻黄汤乃辛温峻剂，今倍麻黄并加生姜，其辛温之性更强。若本证有阳明或少阳"里热"，当会加重"里热"而使"烦躁"更甚。观仲景用白虎汤和白虎加人参汤清泄阳明里热，石膏用量重达汉制 1 斤，约合今之 250 g。假定此处之热也在阳明，仲景何以不用大剂量石膏？如若此处之热在于少阳，则仲景又当选用柴芩之属而不应选用石膏。因此，引起"烦躁"之邪热，绝不在少阳或阳明之"里"，而只能在太阳之"表"，乃太阳病表寒化热所致。大青龙汤之功效，也应该相应地表现为发散在表之风寒兼清在表之郁热，而非外散风寒、内清里热之表里双解剂。或曰，若谓大青龙汤无清泄里热之功，那么目前临床用其治疗表寒里热证，为何能屡获良效？现今医者临床所用的所谓"大青龙汤"，从临床运用时各种药物剂量配比情况看，已与《伤寒论》大青龙汤大不相同。其石膏用量远远超过了麻黄用量，整个处方的清热力量自然大增。有学者分析 76 例"大青龙汤"治疗验案后发现，其石膏平均用量为 23～33 g，而麻黄的平均用量为 4～14 g，石膏与麻黄的用量比例多为 6∶1、5∶1、2∶1。综合以上所论，可知《伤寒论》第 38 条大青龙汤证，实为太阳风寒渐次化热之表证，病位只在太阳而尚未涉及他经。此证与纯粹之太阳风寒表证和后世所云的风热表证，均不完全相同。既非单纯的风寒表证，也非单纯的风热表证。临证施治时，既不能单用麻黄汤、桂枝汤等辛温解表，也不能单用银翘散、桑菊饮等辛凉解表，可仿仲景大青龙汤法，予辛温解表之中掺入适量石膏、浮萍、蝉蜕等辛寒清透表热之品为治。

阳明病胃中虚冷证

阳明病以里热实证为其常，但阳明病并非概为实热证而无虚寒证。《伤寒论》第 190 条："阳明病，若能食，名中风；不能食，名中寒。"指出阳明病存在两类病证，"中风"在这里是指代阳明实热证，"中寒"即是指代阳明虚寒证。第 191 条承接上条曰："阳明病，若中寒者，不能食，小便不利，手足濈然汗出，此欲作固瘕，必大便初硬后溏，所以然者，以胃中冷，水谷不别故也。"此条明曰"欲作固瘕"

的"大便初硬后溏"，乃由"胃中冷"所致。第 194 条进一步指出"阳明病，不能食，攻其热必哕，所以然者，胃中虚冷故也，以其人本虚，攻其热必哕"，更加明确了"胃中虚冷"的客观存在。另外，第 226 条亦有"若胃中虚冷，不能食者，饮水则哕"之论。在此，"胃中"隶属阳明，"冷"义即"寒"义，"胃中虚冷"即是针对阳明虚寒而言。需要指出的是，胃中虚冷证属于胃阳不足，其与太阴虚寒证之脾阳不足自有不同。盖胃主受纳，以降为顺，胃阳不足主要影响胃之纳降功能，以"不能食""哕"等为主要表现。脾主运化，以升为健，脾阳不足主要影响脾之升清功能，以"自利益甚"为主要表现。至于阳明病胃中虚冷证之治疗方剂，则仲景未及明言。《伤寒论》第 243 条："食谷欲呕，属阳明也，吴茱萸汤主之。"此条所述之"食谷欲呕"，与第 194 条"不能食，攻其热必哕"和第 226 条"不能食者，饮水则哕"之病机相类，故可予吴茱萸汤化裁治疗胃中虚冷证。

少阳病三焦水郁证

少阳外临太阳，内近阳明，位居表里之间，其病以"口苦、咽干、目眩"（第 263 条）为主要表现。《伤寒论》第 96 条之"往来寒热，胸胁苦满，嘿嘿不欲饮食，心烦，喜呕"之论，也道出了少阳病之常见症状，其与第 263 条所论之症合称为少阳病"八大主症"，反映了胆火内郁之病理机制，小柴胡汤、大柴胡汤、柴胡加芒硝汤和柴胡加龙骨牡蛎汤等均为针对此类病机而设。然而，少阳有手足两经，所属胆与三焦两腑。少阳受邪，虽多影响胆腑功能，但亦有影响三焦功能者。《素问·灵兰秘典论》曰："三焦者，决渎之官，水道出焉。"说明三焦是水液升降出入之通道。因此，若少阳三焦受病，则主要表现为水液代谢之异常。《伤寒论》第 147 条："伤寒五六日，已发汗而复下之，胸胁满微结，小便不利，渴而不呕，但头汗出，往来寒热，心烦者，此为未解也，柴胡桂枝干姜汤主之。"此条所论，即为少阳病三焦水郁证。盖伤寒五六日，已用汗法解表和下法攻里，病当解而未解，出现"胸胁满微结""往来寒热""心烦"等症，说明邪已传入少阳。三焦决渎功能失职，水道不利，津液不行，故见小便不利，渴而不呕；水道不畅，阳郁不能宣达全身，反蒸腾于上部，故见但头汗出而身无汗；少阳水郁，枢机不利，上焦郁热，故见心烦。此条"胸胁满微结"，乃胸胁满而有结滞之感，其与"胸胁苦满"不尽相同，寓有水饮停滞之意蕴。此乃少阳枢机不利，水饮内结之证，治宜和解少阳，温化水饮，方予柴胡桂枝干姜汤。本方由小柴胡汤去半夏、人参、生姜、大枣，加桂枝、干姜、天花粉、牡蛎而成。柴胡与黄芩配用，清解少阳郁热；口渴而不呕，故去半夏、生姜之温燥；水道不畅，水饮内结，故去人参、大枣之壅滞；加天花粉、牡蛎以逐饮开结；加桂枝、干姜以通阳散寒，温化水饮；甘草则调和诸药。本方攻补兼施，寒热并用，既能和解枢机，又可温化水饮，用于治疗少阳病三焦水郁证颇为合拍。由此观之，少阳病并非全为胆热内郁证，亦有三焦水郁证，医者不可拘泥于足少阳胆腑病变而忽视手少阳三焦病变。

太阴病脾络瘀滞证

太阴病以脾阳虚弱，寒湿阻滞之里虚寒证居多，然而，太阴病也有脾络瘀滞之脾实证。《伤寒论》第 279 条："本太阳病，医反下之，因尔腹满时痛者，属太阴也，桂枝加芍药汤主之；大实痛者，桂枝加大黄汤主之。"第 280 条承接上条曰："太阴为病，脉弱，其人续自便利，设当行大黄芍药者，宜减之，以其人胃气弱，易动故也。"以上两条所论，即是针对脾实证而言。第 279 条明曰："属太阴也，桂枝加芍药汤主之……桂枝加大黄汤主之。"指出两方所治为太阴病，第 280 条继有"太阴为病……设当行大黄芍药者"之论，更印证两方中之大黄、芍药确为太阴病而设。第 279 条言明太阴脾实证之来路，是缘于太阳病误下，即本为太阳病而误用下法伤脾，导致表邪内陷太阴，气血不通，脾络瘀滞而出现腹痛。桂枝加芍药汤证气滞络瘀程度较轻，气血时滞时通，时聚时散，故其疼痛时作时止，时轻时重，表现为"腹满时痛"。桂枝加大黄汤证则为脾络瘀滞进一步加重，气血持续滞而不通，聚而不散，故而出现持续疼痛之"大实痛"。需要说明的是，第 280 条所曰"宜减之"，是减少芍药、大黄的用量，并非将药物完全去之不用。若将其理解为完全去之不用，则两方即演变为治疗"太阳病，下之后，脉促胸满"（第21条）的桂枝去芍药汤，于理不通。至于第279条所述之证的表里归属问题，历代医家存有不同看法，有认为表证仍在者，也有认为表证已罢纯属里证者。以方测证，当能确定病证纯在太阴而表证已罢。因为两方中芍药用量均为桂枝之二倍，其处方功效已非调卫而重在和营，已非解表而纯在治里。盖仲景之用桂枝、芍药，用量方面法度森严，尤以两药用量比例为著。桂枝汤中桂枝与芍药辛酸并用，寒温同施，散敛互因，辛散之中有敛营之旨，和营之中有调卫之意，两者用量均为三两，调卫和营药力均衡，以达解表之功，此乃桂枝汤用药特征之要旨。若改变桂枝、白芍这一用量比例，则桂枝汤即不为桂枝汤，失却解表意义。今桂枝加芍药汤重用芍药为六两，是桂枝用量的二倍，则药力全然趋里而不再走表。之所以重用芍药，一则是为变解表之方为治里之方，二则是与甘草相配以和络止痛。清末医家周岩在《本草思辨录》中指出芍药有"敛"与"破"之双重作用，认为芍药"能入脾破血中之气结，又能敛外散之表气以返于里，凡仲景方用芍药，不越此二义"。桂枝加芍药汤证之"腹满而痛"。"满"需"敛"，"痛"需"破"，其之所以倍用芍药，即是取芍药"敛"与"破"双重功效。本条之"大实痛"，乃"腹满时痛"的进一步发展，故在桂枝加芍药汤的基础上再加大黄二两以增其效。大黄在此用量较小，且既不酒洗也不后下，是取其活血通络之效，以破脾络之瘀滞。

少阴病阳郁不舒证

少阴病主要表现为寒化证和热化证。寒化证由阳气虚衰，阴寒内盛所致，治宜四逆群剂回阳救逆；热化证由心肾不交，阴虚火旺所致，治宜黄连阿胶汤育阴清热。但少阴病亦有阳郁不舒之四逆散证，其并非热化证也非寒化证，乃病性之异常者。《伤寒论》第318条："少阴病，四逆，其人或咳，或悸，或小便不利，或泄利下重者，四逆散主之。"本条条首冠以"少阴病，四逆"之语，明确了本证是以"四逆"为主症的"少阴病"。但少阴病阳衰阴盛之四肢厥逆，常伴有畏寒倦卧，下利清谷，脉微等全身虚寒症候，而本证四肢厥逆却不伴见，主方四逆散的药物组成也不合于虚寒证，故本证"四逆"不为寒厥。四肢厥逆亦有"厥深者热亦深，厥微者热亦微"（第335条）之热厥，但本条方后注所加之药均为温性药，甚至有大辛大热的干姜、附子，故本条之"四逆"也非热厥。本条之"四逆"，实由少阴枢机不利，阳气郁遏不畅，不能透达四肢所致。尤在泾曰："四逆，四肢逆冷也。此非热厥，亦太阳初受寒邪，未郁为热，而便入少阴之证。少阴为三阴之枢，犹少阳为三阳之枢也。其进入则在阴，退而出则就阳，邪气居之，有可进可退时上时下之势。故其为病，有或咳，或悸，或小便不利，或腹中痛，或泄利下重之证。……曰四逆者，因其所治之病而名之耳，而其制方大意，亦与小柴胡相似。"尤氏之论，有可取之处。《素问·阳明脉解》曰"四肢为诸阳之本"，少阴枢机不利，阳气郁而不达四末，也可形成四肢逆冷之证。但此阳郁不畅所致之厥逆，并非少阴寒化证之阳衰阴盛危候，只是因为少阴枢机不利，阳气郁而不伸，不能畅达四肢，因此，其厥逆程度不会太重，临床上仅表现为手足不温或指末微寒。四逆散中柴胡条畅气机，行气解郁，透达郁阳，枳实行气散结，芍药养阴和营，甘草调和诸药。四药合用，以使枢机得利，气机调畅，郁阳得伸，四逆得除。对本条所言之诸多或然症，仲景则视其不同情况加味治之。咳嗽者加干姜、五味子以温肺敛气，心悸者加桂枝以温通心阳，小便不利者加茯苓以淡渗利水，腹中痛者加附子以散寒止痛，泄利下重者加薤白以通阳行滞。需要特别说明的是，后世一些医家结合临床实践，不拘泥于《伤寒论》六经辨证体系，而是从脏腑辨证角度和药物组成方面去推测四逆散病机，从而得出了木郁乘土结论。如张志聪曰："此言少阴四逆，不必尽属阳虚，亦有土气郁结，胃气不舒而为四逆之证。故方中用柴胡、炙甘草和中而达外，枳实宣达胃土，芍药疏通经脉。"张璐亦曰："此证虽属少阴，而实脾胃不和，故而清阳之气不能通于四末，是用四逆散清理脾胃。"此以肝胃气滞立论，将四逆散界定为疏肝理气之剂，影响广泛，也较符合当前临床实际。但其所论，毕竟属于后世发挥，已脱离仲景六经辨证体系和《伤寒论》原文，当视为仲景学说之拓展，而非仲景原意。

厥阴病纯寒证和纯热证

厥阴病以寒热错杂、厥热胜复为其常，滋阴泄热、温阳通降为其正治之法。然厥阴病亦有不属寒热错杂而表现为纯寒证或纯热证者，其治疗自与寒热并用之常法不同。《伤寒论》第 351 条："手足厥寒，脉细欲绝者，当归四逆汤主之。"第 352 条承接上条曰："若内有久寒者，宜当归四逆加吴茱萸生姜汤。"仲景在此论述了血虚寒凝致厥证，此亦为厥阴病之纯寒证，治以当归四逆汤温经散寒，养血通脉。方中当归、芍药养血行血，桂枝、细辛通阳散寒，通草通行血脉，炙甘草、大枣补脾调中。若内有陈寒痼冷，则加吴茱萸、生姜以增驱寒之力。厥阴病除以上纯寒证外，尚有纯热证。《伤寒论》第 371 条："热利下重者，白头翁汤主之。"第 373 条："下利欲饮水者，以有热故也，白头翁汤主之。"此两条论述了厥阴热利的证治。条文中"热利下重"一语言简意赅，概括了白头翁汤证的病机特点。"热"字指出了病性为热，当有渴欲饮水、舌红苔黄腻等热象。"利"字点明了症状为下利。《伤寒论》所言之下利既指泄泻又指痢疾，此处当指后者。"下重"即里急后重，表现为腹痛急迫，意欲大便，肛门重坠，但却大便难出。此证属厥阴病之纯热证，乃肝经湿热下迫大肠，气机壅塞，秽浊郁滞，欲泄不得所致，治宜清热燥湿，凉肝止利，仲景出白头翁汤治之。方中白头翁清泄肝胃湿热，凉血止利，为治热毒赤痢之要药；秦皮苦寒味涩，主热利下重，与白头翁相配，清热解毒，凉肝止利，为厥阴热利之主药；黄连、黄柏清热燥湿，坚阴厚肠。综合以上纯寒证和纯热证两端，可以看出，厥阴病虽然多见寒热错杂证，但亦有纯热或纯寒之证，临证应悉心辨之。

六经病既有其常见证型，也有其特殊证型，医者不应只知其常，不达其变。倘若拘于常情而不辨其异，注重普遍性而忽视特异性，容易出现思维固化而影响临床诊疗。临证应深研经典，谙熟要旨，知常达变，融会贯通，以求取得良好诊治效果。

81　六经病时空思维论

　　人处于天地之间，是时间空间有机结合的一个立体概念，人与时空浑然一体，不可分割。时空医学蕴含科学与哲学内涵，是将人与时空紧密联系在一起进行考究的一门新兴学科。时空医学隶属于系统论的思维方式，有着整体性、联系性、有序性和目的性的特征，即在时空医学中，天文、气象、气候、地质、地理等环境与机体构成一个整体，各要素相互影响、相互作用，促进系统的有序化，并在一定条件下有目的地趋向某个目标，最终达到人与时空和谐统一的状态，其理论本源呈现多学科交融的学术特征。

　　中医学属于时空医学，中医时空医学是以天人相应观念为指导，关于疾病预防、诊治的中医学理论体系。其生命力在于阴阳五行，阴阳是认知中医时空定性的基础工具，五行是运用中医时空理论的定位工具，有着实实在在的天文学背景和独特的定性、定量的数学计算原理。阴阳时空为日月地系统，五行时空为五大行星系统，二者共同决定了自然万物各个层次的时间与空间的结构功能。数千年来，中医大家们通过把人的生命放入对宇宙天体运行规律的感知与体悟中去反复审视、类比、实践，得以提炼出生命健康规律。天地为大宇宙，人身是小宇宙，中医学是究天人之际，通古今之变，成时空一理的生命科学。其中，以《伤寒论》为核心的仲景学说，影响了中国医药学近两千年的发展与兴衰史。《伤寒论》通过对阴阳五行之流行、五运六气之变化、七曜九星之周易、藏象经络之升降出入等时空理论的综合运用，将医经和经方有机结合。其时空思维的独到之处在于所关注的并不是结构的三维空间特征，而是结构在空间中所具有的层次特点。学者卢雯洁认为，《伤寒论》立论于"六病时位"，辨"六病"脉证并治，蕴含了时空的变化对"六病"发病特点的影响。其空间意义主要表现为经络或人体上下表里层次；其时间意义主要表现为六气或气的盛衰；其时空合一的意义，表现为疾病的传变阶段的时空特征。《伤寒论》三阴三阳六病模型将病脉证治效法时空的思维特色贯穿始终，对中医核心价值的传承发展起到了无与伦比的作用。

阴阳为纲，三才为体

　　中医学阴阳五行概念的建立脱胎于古天文学理论，《史记·历书》曰："黄帝考定星历，建立五行。"阴阳乃古日地学，代表日与地月的旋转关系，五行乃古行星学，代表五星对日的简单璇玑运动，五行时空是对阴阳时空的必要补充，各有其物质基础与力学规律。《素问·天元纪大论》曰："五运终天，布气真灵，总统坤元。"五运是阴阳的五行，六气是五行的阴阳，五运六气是中医时空模拟运用的演算工具，"一身之气，皆随五运六气兴衰而无相反"。《素问·宝命全形论》曰："人以天地之气生，四时之法成……夫人生于地，悬命于天，天地合气，命之曰人。"天为形而上之动气，地为形而下之静物，天地之交形成各种生命。人是天地合气的产物，人的一切气机皆法于天地，受到时间动态和空间动态的影响。

　　阴阳有一分法、二分法、三分法，所谓一阴一阳之谓天道，二阴二阳是谓地道，三阴三阳即是人道。《伤寒论》是基于天人相应和天人同构的整体时空观，日、月、星等的运行产生了气化活动，运行方位的不同形成了风寒暑湿燥火六气，从天象的观察所得，分出三阴三阳，《周易·系辞上》曰："日月运行，一寒一暑。"点出六气之变化皆以寒、暑为起止点。故凡研究人体的气化活动，皆于此起算，张仲景遵循这一自然规律而立法，以寒为起算点，名曰《伤寒论》。张仲景在自序中明确提到《伤寒杂病论》乃是参《黄帝内经》《难经》而作，并以此为基，形成囊括经络、脏腑、气化、八纲等理念的全新、完善的六经辨证体系。此六经是《黄帝内经》六气思想的继承和发展，历代医家对于六经实质的评释颇多，庞安常以病因释六经"其病本因冬时中寒，随时有变病亡形态耳，故大医通设之伤寒耳"；许叔微以八纲论六经"伤寒六经者，阴阳、表里、寒热、虚实之代名词也"；李时珍以脏腑释六经"麻黄汤虽太阳发汗重刑，实为发散肺经火郁之药也；桂枝汤虽太阳解肌轻剂，实为理脾救肺之药也"；张志聪以气化论六经"学者当于大论中，五运六气求之，伤寒大义思过半矣"等。纵观诸说，皆从六经为病之假称，而不取于经络之意。正如柯琴所曰"仲景之六经是经界之经，而非经络之经""虽以脉为经络，而不专在经络上立说"。经络只是参与疾病病理变化的一个部分，不能用以代替机体完整的病理过程。

　　赵开美本《伤寒论》398 条原文中曰"太阳病""阳明病"等"六病"者共计 137 条，涉及"经"字者仅 13 条（第 8、第 30、第 67、第 103、第 105、第 114、第 124、第 143、第 144、第 145、第 160、第 217、第 384 条），且均与辨证之"经"无关，或谈药理，或讲病理，或叙症状。再次证明"经"字当作界限或范围来解，即"六经"为六类证候，而非六条经络。张志聪在《伤寒论集注·伤寒论本义》中指出："天之六气为本而在上，人身之三阴三阳为标而上奉之，所谓天有此六气，人亦有此六气也。"同气相求，六经乃是天之六气在人体凝结成的包括脏腑和经络的六个体系，其本质是气化六经，如此才能解释所有的辨证论治过程及预后反应。六病时空模型把临床各种复杂证候归纳为三阴三阳六大系统病证进行辨证论治，三阴三阳时空揭示了天地人三才时空体系中人与自然的整体恒动规律。经络是三阴三阳的空间基础，六气是因三阴三阳的作用而随时间变异出现在宇宙空间中的气候现象，开阖枢则概括了三阴三阳的功能活动，同时含有三阴三阳的时间、空间特性。

因时为序，以空为目

　　自然无界，时空无限，时间与空间是运动着的物质存在的基本形式，与物质不可分割，时间与空间相互联系、相互转化，形成所谓的时空联续体，人们的时间、空间观念是对客观存在的时间和空间的近似反应。《管子·宙合》是我国最早明确提出时间空间概念的文献，其曰："天地，万物之橐，宙合又橐天地。"。宙合为宇宙的别称，"宙"即时间，"合"即空间，宙合"合络天地为一裹"。中医学认为人与自然是紧密联系、相互制约的整体，形成了"人与天地相参"的天人相应宇宙观。人体生理活动、病理变化具有明显的时空特征。"时"具有持续性，就自然大宇宙而言，一指自然界的时令气候特点，二指自然的时间节律变化规律；就人身小宇宙而言，一指昼夜季节更替引起的气之消长盛衰变化，二指时间流逝对应的六病欲解时的规律。"空"具有广延性，从自然大宇宙而言，主要指自然地理环境；从人身小宇宙而言，则指人体表里内外的空间层次、开阖枢等生命机能系统。

　　"冬至之后，一阳爻升，一阴爻降也；夏至之后，一阳气下，一阴气上也"，季节阴阳升降变化，四时感证之所由起。"春弦秋浮，冬沉夏洪……肾沉心洪，肺浮肝弦"，指出脉象与四季和、五脏和则为正常，不和则为病态。就"时"的本体而言，不仅是时间层面上线性关系中的某个"点"，更是强调行为处事的具体的、恰当的"时机"。《素问·四气调神大论》曰："夫四时阴阳者，万物之根本也。所以圣人春夏养阳，秋冬养阴，以从其根，故与万物沉浮于生长之门……逆之则灾害生，从之则苛疾不起，是谓得道。"突出以时为正，审时度势，因时养生的顺势思维。

　　《伤寒论》以时间场为主，空间点为辅，运用阴阳五行、藏象经络、五运六气等理论工具模拟特定的时空场状态，以时间场统摄空间点，形成系统性、周期性、全息性的时空场模型。运气乃古中医之渊薮，《伤寒论》序曰："夫天布五行，以运万类，人禀五常，以有五脏，经络府俞，阴阳会通。"天地运气造人，人的一切变化都是运气的太过、不及、胜复郁发的产物，六气主六腑二十四经络，五运主五脏，五运六气的奇变导致五脏六腑病变，体现中医学的个体性与动态性。《伤寒论》应用时空证治理论诊断和判断疾病预后的传变，构建出极具特色的六病时空辨治体系，执万病之牛耳，具有高度的概括性和实用性。其六病模型的本质是时空合一的人体六大功能系统，既包括六病脉证类型，又包括辨治方法。每一类型都有其典型的证候表现、转变过程及相应的治法。

辨机论治，内视天人

辨机论治是中医人身科学辨治理论的最高境界，充分体现传统中医学理论动静结合、时空统一的系统论思想，具有全面、精确的特点。辨证、辨病只体现了疾病全过程中的某一阶段病理变化的静止空间结构，是病证片段；而病机则充分体现了疾病发展、演化、转归及论治全过程中静止与运动、局部与整体、时间与空间的有机统一。辨机论治的理论核心是神机气立，空间构架是藏象经络，时间结构是升降出入，气交气化是基本运动形式。其实在中医证候理论中，证是病机的阶段性、静止性的空间结构，候是病机的连续变化、变异的时间结构。如《黄帝内经》中的"道之所始，候之所生""三日为一候"等思想，与寒暑变化、节气推移、五时运行有密切关系，说明了候的时间特性。现代中医在研究证候理论时只注重"证"，而忽视"候"，导致其研究变成了证型研究，而非证候研究。

仲景学说进一步发展辨机论治，以"扶阳"为其中心思想之一，因贯穿疾病发展过程的本质病理变化是阴阳五行升降出入运动的失和，故《伤寒论》辨病脉证治运用三阴三阳六病时空结构，强调生阳以抑阴。所谓"阴阳自和者，必自愈"，"和"为五治法之一，亦属于八法，"一法之中，八法备焉"，地位可见一斑。当机体足以凭借自身之力达到"阴阳自和"时，张仲景主张少用药或不用药，充分给予机体"自和"的机会，"中病即止"以促"人体自和"，或在治疗疾病的终末留有小邪，亦能更好地激发人体正气，使疾病向愈。"和"不仅高度概括了张仲景对人体生理病理的认识，更集中体现了他的辨机论治思想，如"津液和""荣卫和""胃气和""脉和"等，成为其医学理论的核心之一。启示医者审察病机，因势利导，促进人体"自稳态"。

先祖视人身为天地造化之精华，随天地而动而静，而生而灭，随天地而养生。人身为一小"宇宙"，以天地万物的变化轨迹作为调节身心的依据，以此达到天人合一的境界。《伤寒论》重视人身内气血资源的健康状况，强调"内养"，从改善身体的内环境入手，养生先养心，养心重在养神。所曰"无劳汝形，无摇汝精，乃可以长生"，养德尤胜于其，真人孙思邈即曰："德行不充，纵服玉液金丹，未能延寿。"

气味治则，论广《汤液经法》

《汉书·艺文志·方技略》曰"经方者……假药味之滋，因气感之宜，辨五苦六辛"，明确"气"与"味"是处方治病的根据所在。医理在阴阳，阴阳在气味，气味在时空。人药一理，张仲景的阴阳气味时空理论组方思路以达平和为目的，"开方就是开时空"，用药的时空纠偏病的时空，或营卫双调，或寒热并用，或辛开苦降，或补泻兼施，"方证时空"总不离阴阳调和之旨。其药物用量不只是药物本身的轻重而已，更是其天地之气的度量，即药气的轻重度量。药气与病机的阴阳五行生克制化机制乃古中医治病原理之所在，亦是古中医太乙运气数术原理所在。

《伤寒论》是张仲景按照扁鹊学派及《汤液经法》的诊断技术及方剂配伍原则而总结出来的一本临床经验集，奠定了理法方药完美结合、综合运用的坚实基础，立定法、竖圭臬，成为中医学的奠基之作。陶弘景撰《辅行诀脏腑用药法要》曰："商有圣相伊尹，撰《汤液经法》三十二卷，为方亦三百六十首……昔南阳张机，依此诸方，撰为《伤寒论》一部，疗治明悉，后学咸尊奉之。"皇甫谧在《针灸甲乙经·序》曰："伊尹以亚圣之才，撰用神农本草，以为汤液……仲景论广伊尹汤液为数十卷，用之多验。"可见《神农本草经》《汤液经法》与《伤寒论》一脉相承。《辅行诀脏腑用药法要》又曰："弘景曰：阳旦者，升阳之方，以黄芪为主；阴旦者，扶阴之方，以柴胡为主；青龙者，宣发之方，以麻黄为主……玄武者，温渗之方，以附子为主。此六方者，为六合之正精，升降阴阳，交互金木，即济水火，乃神明之剂也。张机撰《伤寒论》，避道家之称，故其方皆非正名也，但以某药名之，以推主为识耳。"

六合之内天地万物，从地势气候到药石气味皆负阴抱阳，冲气以为和，张仲景模拟时空的二旦六神方乃《伤寒论》的核心主干方，即是充分体现了重视阳气、阳主阴从的思想。

天元一气周旋，地理万物衍化，时空概念是构成一切认识的基础和出发点，其定位直接决定着人类描述世界万物的整体框架。随着时代发展，医学模式已转变为生物-心理-社会-生态-时空医学模式。"中西科学和文化的根本分野正是在于时空选择的不同"，西方文化以空间为本位，实行主客对立；中华文化以时间为本位，秉持天人合一。时空医学是一门古老又新兴的交叉学科，西医学与现代中医学的研究始终未跳脱肉眼所见的时空范畴，而中医学的实质是包含人类视觉所及真实境界以外的整体时空的全息宏观物质运动规律，只有天人合一，用同样的能量状态去认识相应的能量境界，这样才能真正认识时空境界的真相。

"人以天地之气生，四时之法成"，四时阴阳、地势等时空观在中医学的病因病机、诊治预防等各个方面的认识中均有体现。《伤寒论》的三阴三阳是"一分为二"的阴阳之道和"一分为三"的三极之道的有机统一，构建出天地人时空辨治体系，用以说明宇宙万物的时、位、性三种特性。《伤寒论》从病机辨识到气味治则均蕴含着丰富的时空思维，六病模型下的经方模拟时空的立方原旨值得认真研究与效仿。守思维之正，创模式之新，不断挖掘藏象、经络、药食气味等对时空的模拟与运用，把握治病除疾之精髓，才能使中医学由混沌、经验、定性医学走向清晰、科学、定量医学。

82　六经病向愈时刻初探

　　六经辨证是《伤寒论》全书的纲领，其中六经病向愈时刻是张仲景在观察了大量临床病例后，对疾病的康复时间的判断。六经病欲解时是继承了《黄帝内经》天人相应观点与阴阳学说，并有更多的阐述和发挥，对临床用药有重要指导意义。学者邹建华对此做了初步探讨。

天人相应与欲解时

　　《灵枢·岁露论》曰："人与天地相参，与日月相应也。"天人相应的理论思想体现在《黄帝内经》的许多方面，是中国古代医家通过观察、实践，并结合中国古代哲学思想，总结出来的完整的理论体系。"天人相应"是指在长期进化过程中人所形成的一系列生理调控机制与宇宙的时空变化规律相通应。"天人相应"的内容是人体的生理功能、病理变化也具有与自然相应的年节律、日节律、月节律等，因此养生、辨证治疗要调整方法以适应自然界的变化。中医的整体观念主要来自《黄帝内经》，一是人体自身的整体观，二是人与自然的整体观。中医的整体观念代表着探索复杂性思维方式的先行思想，有其积极的意义。人要主动去适应环境，患病治疗时也需要因时、因地、因人制宜。人和自然息息相关，六淫邪气能伤人治病，那么一年、一季、一日的阴阳盛衰序变，亦能助人之正气抗邪外出。张仲景便是根据天人相应和整体观念的理论，推论出六经病邪气欲解的时间。六经病欲解时是描述六经病证在 1 日当中"欲解"时间的六条条文。《伤寒论》中六经都各有 1 条论述该经病欲解时间的条文，分别在第 9 条、第 193 条、第 272 条、第 275 条、第 291 条和第 328 条。这 6 条条文见诸多医家随文释义，而如今医家用之甚少，大概是因理论详尽，而缺有力证据支撑。承淡安认为"太阳病将欲解退之时，每在巳时至未时之间。此解不过随文释义，理不可解，事待征验，仲景必有根据与体验而得"。张仲景推论出如此理论必是有依据，只是随时间迁移，证据、病例已被隐阙，而只剩下一句"太阳病，欲解时，从巳至未上"。如若是对《伤寒论》中六经病的欲解时更深入、全面地研究，将研究成果运用至临床，必会对诊疗疾病有很大帮助。

六经病"欲解时"认识

　　欲解时，指疾病不因药物因素、人为因素等社会因素所影响，天人相应，而人得天气之相助，病到某时自然痊愈、减轻、好转的时间。张仲景在《伤寒论》中对六经都各推论出欲解时间，并提出六经病欲解应各有其主时。张仲景总结出每经病的"欲解时"为三个时辰，"太阳病，欲解时，从巳至未上。阳明病，欲解时，从申至戌上。少阳病，欲解时，从寅至辰上。太阴病，欲解时，从子至寅上。少阴病，欲解时，从子至寅上。厥阴病，欲解时，从丑至卯上"。为何六经病的欲解时会重叠？《素问·生气通天论》曰："阳气者，一日而主外。平旦人气生，日中而阳气隆，日西而阳气已虚，气门乃闭。"阴阳消长是在一个动态平衡中，人体个体阴阳和自然界的阴阳的量总是维持在一个相对恒定的水平。少阳为初阳主升，故病愈于平旦前后即寅时至辰时，太阳为三阳已隆，故愈于日中前后即巳时至未时，阳明病为阳消主降，故病愈于日西前后即时申至戌时。而厥阴之尽，必促少阳之升，阳明之降，必继少阴之收，所以少阳、厥阴共主从寅至辰时，而阳明、少阴共主从申至戌时。如此，六经中因其主时有两次重叠，故将十二时辰分于四则每经各得三个时辰。

三阴三阳经病时间概念

万事万物皆有阴阳，许慎《说文解字》载有"阴，暗也，水之南，山之北也""阳，高明也"。阴阳两分法表示昼夜时段分属于阳中之阴、阳中之阳、阴中之阴、阴中之阳，即0～6时为阴中之阳，6～12时为阳中之阳，12～18时为阳中之阴，18～24时为阴中之阴。成无己在《注解伤寒论》中曰"阳生于子，子为一阳，丑为二阳，寅为三阳"，而以阴阳三分法表示事物的阴阳属性，将阴分为三阴：太阴、少阴、厥阴，阳分为三阳：阳明、太阳、少阳，用于阐释伤寒病的六经辨证体系。阴阳一分为二与一分为三是哲学思维的两种方法，二与三更多的是抽象的象数模型，中医理论中有二分法的应用，又有三分法的应用，但三分法比二分法更有优越性。三阴三阳经病的欲解时有部分重叠，而三阴三阳经病欲解时也不单是只在一日上午或是下午，如太阳病经欲解时也并非在阳中之阳的6～12时，而是在9～15时，天之中阳中之阳的后3小时与阳中之阴的前3小时，正好处于阳气慢慢上升至最旺盛的时间。阳明经病欲解时申至戌时，是在1日中阳中之阴与阴中之阴之间。少阳病欲解时寅至辰是在1日中阴中之阳与阳中之阳之间。太阴病欲解时亥至丑是在1日中阴中之阴至阴中之阳之间。少阴病欲解时子至寅是在阴中之阴至阴中之阳之间，厥阴病欲解时是在阴中之阳至阳中之阳之间，可见三阳经欲解时未重合，而三阴经病欲解时重叠。

六经病"欲解时"的分析

1. **"太阳病，欲解时，从巳至未上"**：太阳病的病机特点是阳气风寒之邪欲郁遏，故在一年、一月、一日中巳至未，是阳气最旺盛的时刻，有太阳病病邪得解的可能。年的巳午未：四月、五月、六月；月的巳午未：十二日至十八日约七日半时间；日的巳午未：9～15时。结合临床的运用，将仲景此处的巳至未上理解为巳时至未时，即一日中的9～15时。而巳时至未时柯韵伯曰："巳未为阳中之阳，故太阳主之。"巳时、午时和未时三个时辰，是正值一日之中自然界阳气增长最强的时候，人体的阳气也随之旺盛，阳气在机体有助于化解寒水之邪，可使太阳病内外证均解除。如成无己注曰："阳中之太阳，通于夏气，则巳午未，太阳乘王也。"故在阳气最盛的巳时至未时，太阳经病自然痊愈、减轻或予以药物治疗达到痊愈、减轻的可能性更大。因此巳至未上为太阳病之欲解时。

2. **"阳明病，欲解时，从申至戌上"**：阳明病指阳明气机受阻，阳气不能正常地肃降，阳热内郁，故见大热、大渴、大汗、脉洪大等症。仲景将阳明病的病机概括为"胃家实"，胃家是指整个肠胃，实当指邪气实而言。阳明病欲解时是从申至戌，即15～21时，为一日阳气逐渐衰减之时，于阳气衰减之时，可能病邪欲解。张隐庵曾曰："日西而阳气衰，阳明之主时也，从申至戌上，乃阳明主气之时，表里之邪欲出，必随旺时而解。"申时、酉时和戌时是天之阳气由最盛逐渐衰减的阶段。人体的阳气也随之逐渐衰减，人体之阴气开始逐渐增加，正好可以消解掉体内蓄积的阳热之气，因此阳明病可顺其势而解。龚翰林、唐文富等研究不同时辰（0时、4时、8时、12时、16时、20时）造模对实验大鼠急性胰腺炎病情的影响，发现16时点组病理积分和C反应蛋白（CRP）均值都是最低，16时正好是阳明病"欲解时"（15～21时），从而有力地证明了阳明病"欲解时"理论的可靠性。

3. **"少阳病，欲解时，从寅至辰上"**：少阳与心包皆主相火，其火不能自发，必借助少阳胆之气而出。胆者，少阳春生之气，春气升则万化安。少阳居于太阳和阳明之间，病邪既不在太阳之表，又未达于阳明之里，故少阳病亦称为半表半里证。治宜和解发表之法并用。少阳病欲解时为寅至辰时，即3～9时，从一天中阴中之阳至阳中之阳，寅时、卯时、辰时正是日出太阳初升之时，这段时间代表的自然因素具有升发、舒展之性。少阳病是枢机失运、胆火上炎之证，被郁遏的枢机便可随太阳初升之时而得以舒发，而有利于少阳病的枢机运转，舒发上炎的胆火，因此寅至辰上为少阳病的"欲解时"。

4. **"太阴病，欲解时，从亥至丑上"**：太阴病成因有二：一是中阳不足，外受风寒，内伤生冷，太阴本身自病。二是太阳病误下，中伤邪陷，转属太阴，或由阳明病清下太过，损伤脾阳而成。从而出现一系列脾脏虚寒的症状，所以太阴病为脾虚寒证，治宜温。太阴病的欲解时从亥时至丑时，21时至次晨1时，在一天之中阴中之阴至阴中之阳之间，为阴极阳还之时，有助于消除中寒，恢复脾胃气血。《黄帝内经》曰："合夜至鸡鸣，天之阴，阴中之阴也。"脾为阴中之至阴，主旺于亥、子、丑三时，正旺则邪不胜，故太阴病将愈多在此时。严桂珍等在不同时辰针刺脾阳虚家兔"三阴交"穴，发现其T淋巴细胞转化率（T-LCT）、红细胞CRI活性均较造模成功时明显升高，与自愈组对照差异均有非常显著性意义；治疗组中在巳时疗效最佳，申时组次之，亥时组又次之，择时治疗脾阳虚证提供了实验依据。因此亥至丑上为太阴病"欲解时"。

5. "少阴病，欲解时，从子至寅上"： 少阴病是六经病发展过程中的危重阶段，不但可能有从阴化寒的寒化证，也有从阳化热的热化证。《灵枢·顺气一日分为四时》曰："夜半人气入藏。"少阴病欲解时是从子时到寅时，即23时至次日5时，为阳生、阳长之时，有扶正祛邪之机。少阴病之所以欲解时为子、丑、寅，因少阴病阳气虚衰，阳不归根，如若此病于子丑寅，则正值阳气生长之时，阳渐增息，所以少阴病往往在此时得以邪去正安。

6. "厥阴病，欲解时，从丑至卯上"： 厥阴病欲解时，从丑时至卯时，即凌晨1时至凌晨7时，为阴中之阳时分。此时阴气逐渐减弱，阳气逐渐萌发。厥阴病是外感病终末期，丑时至卯时代表的自然因素具阴竭阳生之性，此种自然环境有利于厥阴经之气得渐生的天之阳气相助，使正气渐生，因此丑至卯时为厥阴病的"欲解时"。

从上述讨论可知太阳病、少阳病、阳明病的病愈时间昼间，阳气旺盛之时，而三阴病愈时也多在阳气旺盛或阳气萌发之时。"太阴，少阴，厥阴虽亦有小异，然而里虚寒病却始终贯穿其间"，可见其三阴病共同的根本病机为里虚寒。因此三阳经病在三阳旺时易解，三阴病亦从三阴旺时易解。"因时制宜"是中医治疗的重要特色，应用于临床指导辨证，治疗每获奇效。将六经欲解时运用到临床上，在该经病的欲解时予以辨证论治的药物，将能大大提高疗效。

83　六经病欲解时解析

《伤寒论》以"时"为纲"六经"为目

　　张仲景《伤寒论》以"时"为纲，六经为目为纲，任何疾病的发生发展都离不开"时"。第 9 条：太阳病，欲解时，从巳至未上。第 193 条：阳明病，欲解时，从申至戌上。第 272 条：少阳病，欲解时，从寅至辰上。第 275 条：太阴病，欲解时，从亥至丑上。第 291 条：少阴病，欲解时，从子至寅上。第 328 条：厥阴病，欲解时，从丑至卯上。

　　六经病欲解时是读《伤寒论》的大纲，这是张仲景自己亲笔写的，不明此图，是读不懂《伤寒论》的，可是历代伤寒注家都不重视，学者田合禄解析了这份纲要的内容。

　　张仲景"欲解时"一语道破天机，即道出他写《伤寒论》一书所用"天人合一"之大法，"天人合一"大法全在五运六气之中。张仲景强调的"时"，包括年、月、日、时在内。如《伤寒论》第 30 条曰"夜半阳气还"，《伤寒论·辨脉法》问曰：凡病欲知何时得？何时愈？答曰：假令夜半得病者，明日日中愈；日中得病者，夜半愈。何以言之？日中得病，夜半愈者，以阳得阴则解也。夜半得病，明日日中愈者，以阴得阳则解也。

四时阴阳分

　　从六经病欲解时清楚地看到，子丑寅卯辰巳午未申酉戌亥十二地支，可以是一日十二时辰，也可以是一年十二个月，用少阳、太阳、阳明、太阴四经分主之，既代表一日之四时，又代表一年之四时，以四时阴阳为大纲。故《伤寒例》首引张仲景撰用《阴阳大论》中的四时正气为病与非时之气为病两大类，并严格要求"按时"以"斗历占之"。占非占卜，乃察视、验证也。《方言》卷十曰："占，视也。"《广雅·释诂四》曰："占，验也。"四时正气为病以冬时伤寒为主，又分为感而即发和过时而发两类。非时之气为病则分为寒疫与冬温两类。井然有序，条理清楚，这就是《伤寒论》的论述大纲，张仲景并据此在《伤寒论》中写有治疗四时病的方证：青龙汤证、白虎汤证、玄武汤——真武汤证和朱雀汤——黄连阿胶汤证，以及阳旦汤——桂枝汤证和阴旦汤——柴胡汤证等。陶弘景在《辅行诀脏腑用药法要》中称作"大小六神汤"，专治"外感天行之病"。

　　《素问·四气调神论》曰："四时阴阳者，万物之根本也。所以圣人春夏养阳，秋冬养阴，以从其根；故与万物沉浮于生长之门，逆其根则伐其本，坏其真矣。故阴阳四时者，万物之终始也；生死之本也；逆之则灾害生，从之则苛疾不起，是谓得道……从阴阳则生，逆之则死；从之则治，逆之则乱。"故张仲景特别重视四时阴阳。

六经病欲解时，是六经病向愈的时间

　　按照《素问·脏气法时论》五脏"自得其位而起"的思想，则肝病"起于春"，心病"起于夏"，肺病"起于秋"，肾病"起于冬"。以此可知，《伤寒论》六经病"欲解时"就是那"自得其位而起"时，所以厥阴、少阳"欲解时"在春当配肝胆，阳明"欲解时"在秋当配肺与大肠，太阳"欲解时"在夏当配心与小肠，少阴"欲解时"在冬当配肾与膀胱；只有太阴特殊，为"阴中之至阴"而"脏寒"，所谓

"至阴"就是极寒之时，故配于冬。由此看来，《伤寒论》"欲解时"是法于《脏气法时论》的，属于五运六气理论。

从六经病欲解时可以看出，其中贯穿了一日分为四时和一年分为四季的思想，分别配应少阳寅卯辰三时、太阳巳午未三时、阳明申酉戌三时、太阴亥子丑三时。生阳死阴，所以张仲景特别重视阳气来复的时刻，在冬至子时天道一阳来复时配应少阴，在大寒节地道一阳来复时配应厥阴。

阴阳离合

从六经欲解时可以看出，就一日来说，日出到日落为昼为广明在上，日落到日出为夜在广明之下，如在人身之上下，《素问·阴阳离合论》曰："中身而上名曰广明。广明之下名曰太阴。"马莳注："广明者，心也，心位南方，火位主之，阳气盛明，故曰广明。"广明就是向太阳处，就是太阳在的位置。又曰："外者为阳。内者为阴。然则中为阴，其冲在下，名曰太阴。"又曰："太阴之后，名曰少阴……少阴之前，名曰厥阴。"这说明三阴在下，其次序正是六经欲解时中太阴、少阴、厥阴的次序，这个次序是按三阴阴气量的多少排列的，太阴阴气最盛为三阴主亥子丑三时，少阴次之为二阴，厥阴阴气最少为一阴。又曰："少阴之上，名曰太阳……太阴之前，名曰阳明……厥阴之表，名曰少阳。"太阴与阳明连接为表里，少阳与厥阴连接为表里，而少阴与太阳上下呼应为表里。

由此可知，张仲景的六经欲解时是以《素问·脏气法时论》和《素问·阴阳离合论》为理论基础的。

太阴脾主亥子丑三时寒水

六经病欲解时，太阴是"阴中之至阴"，《素问·金匮真言论》曰："腹为阴，阴中之阴，肾也。腹为阴，阴中之阳，肝也。腹为阴，阴中之至阴，脾也。"《灵枢·阴阳系日月》也曰"脾为阴中之至阴"。腹为阴，肝脾肾皆位腹中，故皆为阴。太阴就是脾。至者，极也，至阴就是最寒极寒。张仲景依据《素问·金匮真言论》在这里明确指出太阴脾主最寒的亥子丑寒水时，其次是少阴肾，最后是"阴中之阳"的厥阴肝，所以说太阴脾主水。

张仲景据此在《伤寒论》中说太阴脾主"脏寒"当"温之"，而不说少阴肾"脏寒"当温之，并说太阴"脏寒"的主方是四逆汤之辈，而不说少阴的主方是四逆汤之辈。由此可知，太阴的寒重，少阴比太阴寒轻。可现在的伤寒大家动不动就说"四逆汤"是少阴肾的主方，实为可叹啊！他们不知道李东垣所说太阴阳虚"脏寒"则水湿下流于少阴肾之理，那不但误人，也误己啊！

再从《伤寒论》四逆汤治疗条文看。

第29条：伤寒，脉浮，自汗出，小便数，心烦，微恶寒，脚挛急。反与桂枝欲攻其表，此误也。得之便厥，咽中干，烦躁吐逆者，作甘草干姜汤与之，以复其阳。若厥愈足温者，更作芍药甘草汤与之，其脚即伸；若胃气不和，谵语者，少与调胃承气汤；若重发汗，复加烧针者，四逆汤主之。

第91条：伤寒，医下之，续得下利，清谷不止，身疼痛者，急当救里。后身疼痛，清便自调者，急当救表。救里，宜四逆汤；救表，宜桂枝汤。

第92条：病发热，头痛，脉反沉，若不差，身体疼痛，当救其里，宜四逆汤方。

第225条：脉浮而迟，表热里寒，下利清谷者，四逆汤主之。

第323条：少阴病，脉沉者，急温之，宜四逆场。

第324条：少阴病，饮食入口则吐，心中温温欲吐，复不能吐，始得之，手足寒，脉弦迟者，此胸中实，不可下也，当吐之；若膈上有寒饮，干呕者，不可吐也。当温之，宜四逆汤。

第353条：大汗出，热不去，内拘急，四肢疼，又下利，厥逆而恶寒者，四逆汤主之。

第354条：大汗，若大下利而厥冷者，四逆汤主之。

第 372 条：下利，腹胀满，身体疼痛者，先温其里，乃攻其表。温里，宜四逆汤；攻表，宜桂枝汤。

第 377 条：呕而脉弱，小便复利，身有微热，见厥者难治。四逆汤主之。

第 389 条：既吐且利，小便复利，而大汗出，下利清谷，内寒外热，脉微欲绝者，四逆汤主之。

共有 11 条条文用四逆汤治疗，含有"下利"的就有 7 条，下利属于太阴病，用四逆汤治疗太阴病，难道四逆汤还不是太阴病的主方吗？何况还有 2 条脉沉、2 条脉迟，都是太阴"脏寒"的表现。如此就有 19 条之多说明四逆汤是治疗太阴病的主方。

再看四逆汤的主证是下利和手足逆冷，而下利和四肢手足之病位均属于太阴脾。

太阳主外，太阴主内，故辨"救表""救里"的四逆汤条文多在太阳篇。厥阴与太阳同在阳仪，故厥阴篇有 1 条辨表里。

"四逆汤主之"的条文：阳明篇 1 条，太阳篇 1 条，厥阴篇 3 条，霍乱篇 2 条，少阴篇 1 条都没有，少阴只有 2 条"宜四逆汤"，怎么能说四逆汤是少阴病的主方呢？这和少阴病没有一条条文冠以首"伤寒"是一致的。由此可知，四逆汤是治太阴"脏寒"，厥阴阳亡的方剂，绝对不是少阴病的主方，扶阳的本源不在少阴，而是在太阴，这是张仲景给出的答案。

心主太阳

《黄帝内经》说心主巳午未三个月夏三时，而在六经欲解时中配的是太阳经，可知是心应太阳，所以柯韵伯说"心主太阳"。太阳主阳主表有两层意思。

第一，《素问·刺禁论》曰："心部于表。"心主夏阳，阳气在外，故曰"心部于表"。

第二，退一步说太阳是足太阳膀胱经，但少阳三焦相火下合穴委阳在足太阳膀胱经，而《灵枢·本藏》曰："三焦膀胱者，腠理毫毛其应。"可知"三焦膀胱"主"腠理毫毛"主表。王冰《素问·金匮真言论》注："足三焦者，太阳之别名也。"况且《灵枢·本输》曰：三焦"出于委阳，并太阳之正，入络膀胱，约下焦，实则闭癃，虚则遗溺，遗溺则补之，闭癃则泻之"。什么是"太阳之正"呢？就是足太阳经别。《灵枢·经别》曰："足太阳之正，别入于腘中（三焦下合穴委阳穴在此），其一道下尻五寸，别入于肛，属于膀胱，散之肾，循膂，当心入散；直者，从膂上入于项，复属于太阳。"可知少阳三焦相火是足太阳膀胱的主宰者，并合于心。一个心火，一个相火，共主太阳，而少阳为五运六气"三之气"主气，正所谓"君火以名，相火以位"也。

阴阳两仪

从六经病欲解时看到，从寅到未上半年春夏阳仪系统主太阳、少阳、厥阴三经（即伤寒、中风、温病三证），称之为阳仪，《伤寒论》有阳仪太阳少阳合病、并病；从申到丑下半年秋冬阴仪系统主阳明、太阴、少阴三经（即宋本《辨痉湿暍病脉证第四》三证）。充分体现了张仲景《伤寒论》是以四时阴阳理论为大纲的，其撰用《阴阳大论》，名不虚传。

昼夜卯酉分

《伤寒论》里多次提到昼夜卯酉分，从六经欲解时看出，三阳主昼，三阴主夜。如《伤寒论》第 30 条曰"夜半阳气还"，第 61 条曰"昼日烦躁"，《伤寒论·辨脉法》曰"夜半""日中""五月""十一月"。还有少阳病篇第 268 条的"三阳合病"，曰"三阳合病，脉浮大，上关上，但欲眠睡，目合则汗"。这是以少阳相火为主的风火病，故病及三阳。方用白虎汤。

综合以上论述，要点可以概括为：①《伤寒论》以阴阳时为纲，以六经为目。②太阳主心火，主外主阳，而卫外。太阴主脾水，主内主阴，而统内。③《伤寒论》阴阳大纲有三方面内容：一是一年四时阴阳升降之纲，上半年春夏阳升为阳仪，统太阳、少阳、厥阴三经；下半年秋冬阴降为阴仪，统阳明、太阴、少阴三经。阳仪在表部，阴仪在里部。二是一日昼夜阴阳之纲，白昼阳盛，黑夜阴盛。三是人体内外阴阳之纲，以膈上心肺太阳阳明主人体外壳之表，以膈下太阴为主的三阴主人体腹部之里。

84　六经病欲解时内涵

六经病欲解时首见于张仲景《伤寒论》。但是，《伤寒论》对六经病欲解时述而不释，导致后世争议不断。田合禄则认为六经病欲解时是《伤寒论》的核心大纲。历代医家对六经病欲解时的论述，多数是从阴阳变化阐述六经病解于所旺之时。如方有执曰："各经皆解于其所旺之时。"陈修园曰："太阴为阴中之至阴，阴极于亥，阳生于子，至丑而阳气已增，阴得阳生之气而解也。"此外，还有从卦象、洛书、子午流注等角度阐述六经欲解时。脱离《伤寒论》思想，单纯从某一角度来阐述六经病欲解时的内涵具有局限性。因此，学者朱红俊以刘渡舟《伤寒论语译》为蓝本，基于《伤寒论·伤寒例第三》学术思想阐述了六经病欲解时的内涵。

《伤寒论·伤寒例第三》涵盖的学术思想

理解六经病欲解时的内涵，关键在于对"欲解"和"时"的理解。对于"欲解"内涵的理解，目前多认为所谓"欲解"是疾病应时而缓解。顾植山教授认为"欲解"是相关的意思，"欲解时"即相关时。在此侧重对"时"的阐述。

《伤寒论》关于"时"的内涵，其理论基础源于《伤寒论·伤寒例第三》，其载有"四时八节二十四气七十二候决病法""立春正月节斗指艮，雨水正月中斗指寅。惊蛰二月节斗指甲，春分二月中斗指卯。清明三月节斗指乙，谷雨三月中斗指辰。立夏四月节斗指巽，小满四月中斗指巳。芒种五月节斗指丙，夏至五月中斗指午。小暑六月节斗指丁，大暑六月中斗指未。立秋七月节斗指坤，处暑七月中斗指申。白露八月节斗指庚，秋分八月中斗指酉。寒露九月节斗指辛，霜降九月中斗指戌。立冬十月节斗指乾，小雪十月中斗指亥。大雪十一月节斗指壬，冬至十一月中斗指子。小寒十二月节斗指癸，大寒十二月中斗指丑"。

四时八节二十四气是秦汉时期的主流理论，这一点在西汉淮南王刘安所编撰的《淮南子》中可以得到体现。《淮南子·天文训》曰"斗指子则冬至""指癸则小寒""指丑是大寒""指报德之维，则越阴在地……而立春""指寅则雨水""指甲则雷惊蛰""指卯中绳，故曰春分""指乙则清明""指辰则谷雨""指常羊之维，则……立夏""指巳则小满""指丙则芒种""指午则阳气极……而夏至""指丁则小暑""指未则大暑""指背阳之维则夏分尽……而立秋""指申则处暑""指庚则白露降""指酉中绳，故曰秋分""指辛则寒露""指戌则霜降""指蹄通之维则秋分尽……而立冬""指亥则小雪""指壬则大雪"。这和张仲景《伤寒论·伤寒例第三》是完全一致的。因此，《伤寒论》以四时八节二十四气理论作为学术基础，是必然的文化选择。

四时八节二十四气中有 4 个卦象。艮卦在东北、巽卦在东南、坤卦在西南、乾卦在西北，这是后天八卦的卦象定位。这 4 个卦象象征了春夏秋冬四季：春始于艮（立春），夏始于巽（立夏），秋始于坤（立秋），冬始于乾（立冬）。《淮南子·天文训》中四卦的方位分别对应四维：艮对应"报德之维，则越阴在地"；巽对应"常羊之维，则春分尽"；坤对应"背阳之维，则夏分尽"；乾对应"蹄通之维，则秋分尽"。四卦和四维是一年中阴阳转化的 4 个重要节点。提示了后天八卦在《伤寒论》中的重要意义。也有文献从十二消息卦、十二辟卦来阐释六经病欲解时。但是十二卦象在《伤寒论》原文中没有出现过。结合《淮南子》分析，十二消息卦、十二辟卦也不是当时社会主流学术。

同时，虽然后天八卦是由北宋邵雍提出的，但是后天八卦的卦辞在先秦《周易·说卦传》中就已经有记录。因此，先、后天八卦图的出现时间并不影响张仲景对后天八卦易理的运用。

天干、地支也是二十四气的主要理论基础之一。甲、乙、丙、丁、戊、己、庚、辛、壬、癸十天干通常用来指代五行属性。甲、乙属木，丙、丁属火，戊、己属土，庚、辛属金，壬、癸属水。《伤寒论·伤寒例第三》中用甲、乙指代春季中惊蛰、清明；丙、丁指代夏季芒种、小暑；庚、辛指代秋季的白露、寒露；壬、癸指代冬季大雪、小寒。这和春属木、夏属火、秋属金、冬属水的五行属性一致。

子、丑、寅、卯、辰、巳、午、未、申、酉、戌、亥十二地支在二十四气中各主一个节气。十二地支在《淮南子·天文训》称为"六府"。"何谓六府？子午、丑未、寅申、卯酉、辰戌、巳亥是也"。《尚书·大禹谟》记载（舜）帝曰："地平天成，六府三事允治。"因此，十二地支指代天时是上古黄帝文明的承袭。后世用它来指代一年十二月、一日十二时辰等是通行的思想和应用。古今中医学界阐述六经病欲解时，大多也是从十二地支指代的十二时辰阴阳变化来阐述的，足见其重要性。

《伤寒论·辨太阳病脉证并治》第 7 条"发于阳者七日愈，发于阴者六日愈，以阳数七，阴数六故也"。这个条文提示，六经病欲解时还与洛书数理有关。洛书的数理结构中：戴 9 履 1，左 3 右 7，2、4 为肩，6、8 为足，5 居其中。以 1、3、5、7、9 为阳数，2、4、6、8 为阴数，数字越大，代表的阴阳气越多。其中 9 代表着阳气最多，而数字 7 代表了阳气之降，因此，"发于阳者七日愈"。8 代表的阴气最多，数字 6 代表着阴气的消退，故而"发于阴者六日愈"。这和《辅行诀脏腑用药法要》中"阳进为补其数七，阴退为泻其数六"相一致。

综上可知，《伤寒论》几乎涵盖了秦汉时期所有主流医学理论及社会文化思想，单纯从某一个学术思想来阐述六经病欲解时可能存在局限性。

从《伤寒论·伤寒例第三》看三阳病欲解时的理论内涵

《伤寒论·伤寒例第三》四时八节二十四气是以 1 年为时间周期的。如果将时间周期缩短到 1 日，就可以发现：少阳病欲解于艮、巽之间；太阳病欲解于巽、坤之间；阳明病欲解于坤、乾之间；太阴病欲解于乾、艮之间。因此，艮、巽、坤、乾四卦不仅定了春、夏、秋、冬四季，也定了少阳、太阳、阳明、太阴欲解之时。

有不少文献根据十二时辰来解释六经病欲解时。通常都是认为此四经各占 3 个时辰，从而形成一个十二时辰的完整周期。但是，这种理解是不正确的，太阳病欲解时涵盖的实际上是巳、午、未 3 个时辰中的 2 个半时辰（即"从巳至未上"），其他三经也是如此，总计 10 个时辰；艮、巽、坤、乾四卦各占半个时辰，合计 12 个时辰。

从五行来看，甲、乙藏于少阳病欲解时；丙、丁藏于太阳病欲解时；庚、辛藏于阳明病欲解时；壬、癸藏于太阴病欲解时。

五行之学无法用阴阳消长来解释。但是，五行也有生、壮、死之周期。《淮南子·天文训》曰："木生于亥，壮于卯，死于未，三辰皆木也。火生于寅，壮于午，死于戌，三辰皆火也。土生于午，壮于戌，死于寅，三辰皆土也。金生于巳，壮于酉，死于丑，三辰皆金也。水生于申，壮于子，死于辰，三辰皆水也。故五胜生一，壮五，终九。"甲、乙属木，之间卯时为木壮之时，而少阳病欲解；丙、丁属火，之间午时为火壮之时，而太阳病欲解；庚、辛属金，之间酉时为金壮之时，而阳明病欲解。三阳病都是值五行之壮时而欲解。但是壬、癸属水，之间子时为水壮之时。而太阴属土，和壬、癸属水的五行属性不一致。因此，三阴病欲解时和三阳病欲解时有所不同。

从《伤寒论·伤寒例第三》看三阴病欲解时的理论内涵

学者们对于三阴病欲解时的争议较多。其主要原因是对阴阳流转的空间结构理解不足。《素问·阴阳离合论》曰"圣人南面而立，前曰广明，后曰太冲。太冲之地，名曰少阴；少阴之上，名曰太阳"

"中身而上名曰广明，广明之下名曰太阴，太阴之前，名曰阳明""厥阴之表，名曰少阳"。因此，三阳和三阴之间表里关系并不是一个平面的环形圆图。而是一个阳在外、在上、在南，阴在里、在下、在北的类似棒棒糖的立体结构。这就导致三阳病和三阴病在形式上存在差异。三阳在表而流转，故而三阳病之间是传变关系，而三阴在里而升降，是深浅关系。

吴雄志认为，六经中三阳病是传变的关系，太阳病完全传入到少阳，太阳病症状随之结束，此时只有少阳的症状。少阳病传入阳明也是如此；三阴病为递进的关系，在太阴病的基础上发展成少阴病，在少阴病的基础上发展成厥阴病。但是临床二阳并病、三阳并病并不少见，直中少阴的情况也时有发生。

三阳病欲解和三阴病欲解在时间上的规律不同是由五行的空间属性所决定的。三阳病五行空间不同：甲乙、丙丁、庚辛，即木、火、金的空间呈扇形分布，所以空间传变特点更明显；也可以出现多个空间同时发病的情况，如三阳并病。三阴病的五行空间是重叠的。戊己、壬癸重叠于乾、艮之间。因此，三阴病空间传变规律不明显而深浅出入关系明显。很显然，这个空间特点确实使得三阴病容易出现吴雄志先生讲的三阴病相互包含现象。也因为如此，三阴病欲解时必然呈现重叠现象。这种重叠性为三阴病欲解的时间带来了争议和困扰。李一莹等认为以中位时为标准，太阴病欲解于子时、少阴病欲解于丑时、厥阴病欲解于寅时比较妥当。而顾植山则认为，对三阴经病"欲解时"以各经欲解时的第一个时辰意义更大，即太阴病欲解时以"亥"时为要、少阴病欲解时以"子"时为要、厥阴病欲解时以"丑"时为要。

从阳气运动规律来看，三阴欲解时只能是在代表阳气潜藏、代表冬季的乾、艮之间。乾、艮之中的壬、癸属水，中间子时为水壮之时。因此，少阴病居壬、癸之水的空间，欲解的关键之时是子时。

太阴病应当欲解于土壮时。土生于午，壮于戌。戌时之后即为乾卦（蹄通之维），是阳气入里、阴阳蹄通之维。即从在表的庚辛之金的空间，转入在里的戊己之土的空间。而从北向南看，在里的戊、己和在表的壬、癸，两者五行空间重叠在一起的，对应的时辰都在乾、艮之间。即太阴并不是解于壬、癸之间水壮之时，而是解于戊、己之间土壮之时。土壮于戌的空间含义是指戌时阳气入于戊、己之间而土壮。又《淮南子·天文训》曰："子午、卯酉为二绳，丑寅、辰巳、未申、戌亥为四钩。"戌、亥均在蹄通之维方向。乾、艮之间，壬癸之前，戌亥之钩，太阴病欲解的关键之时定为亥时最妥当。

厥阴对应的五行空间则比较复杂。厥阴属木，理论上当解于木壮之时，即卯时。空间上也是位于甲、乙之间。但是，卯时位于艮卦（报德之维）之后，阳气已经出于地表之上。这与厥阴阳气在里、在地表之下是矛盾的。这就使得厥阴病具备了阳气在里、空间在表的双重属性。从而导致厥阴病在同一空间上可以寒热并存，呈现出寒热错杂的特殊病理属性。而丑、寅为东北之钩，报德之维，阳气欲出之势。这是厥阴病借势而解的时机。丑、寅之时，乾、艮之间，厥阴欲解时的关键之时，很显然以丑时最为妥当。

三阴病欲解时的空间差异也决定三阴发病特点的不同。三阴发病时并非包含关系。太阴病可以出现寒邪直中，病机在于太阴之时阳气走里，寒邪顺势入里壅滞于中，而见"腹满而吐，食不下"。因此，太阴病的寒邪直中更符合中阳不足、寒邪内陷的特点。少阴之时，阳气在里而空间在表，表里相通，寒邪可以直中少阴，表里阳气俱微而"脉微细，但欲寐"，"始得之，反发热脉沉"，发热者在表，脉沉在里，而见麻黄附子细辛汤证。厥阴之时，阳气出阴，从里向外向上运行，故而"气上撞心"。阳气已离，故"下部脉不至"，寒热在上，故"喉咽不利，唾脓血"，见麻黄升麻汤证。升麻者升阳而清热毒合厥阴之势，故厥阴病主方是乌梅丸，但主药也不可忘升麻，以提高临床疗效。吴同玉等也认为，根据"六经病欲解时"辨证思路出发，可得到更好的临床辨治效果。

85　　从六经病欲解时论六经实质

对于六经实质的探讨，从古至今从未间断，没有定论，各有侧重，有朱肱的经络说，有陈修园的气化说，有柯韵伯的地面说，有祝味菊的疾病阶段说，有陆渊雷的症候群说，有日本喜多村直宽的八纲说等，都有一定意义，又都只是反映疾病的一个侧面，总有不能窥全豹之感。在临床中可以发现六经欲解时确有应用价值，有医家也有类似论述，比如早晨发病的多在少阳，凌晨发病的多在厥阴，午后傍晚发病的多有阳明太阴。有临床依据，必有实际道理。学者陈志刚等从六经欲解时的角度探讨了六经实质。

《伤寒论》六经欲解时与《黄帝内经》昼夜四时

六经欲解时就是在某个时段，某经正气旺盛，抗邪更加有力，疾病易于解除。因此，六经欲解时，就是六经中正气旺盛之时。依据《伤寒论》的记载，分别是少阳经——寅卯辰，太阳经——巳午未，阳明经——申酉戌，太阴经——亥子丑，这四经平均地分配了十二时辰。少阴经——子丑寅，厥阴经——丑寅卯，此两经间杂于少阳与太阴里，体现了人体的阳气随昼夜出入的时间规律，这种阳出阴入的升降出入关系显然是人体阳气的盛衰规律。

《素问·生气通天论》曰："故阳气者，一日而主外。平旦人气生，日中而阳气隆，日西而阳气已虚，气门乃闭。"《素问·六节脏象论》曰："心者，生之本，神之变也，其华在面，其充在血脉，为阳中之太阳，通于夏气。肺者，为阳中之太阴，通于秋气。肾者，为阴中之少阴，通于冬气。肝者，为阳中之少阳，通于春气。脾者，此至阴之类，通于土气。"《素问·刺禁论》记载："肝生于左，肺藏于右，心部于表，肾治于里，脾为之使。"人体中阳气的盛衰规律与四季的阳气变化规律、一日的阳气变化规律在大方向上必然是一致的，因此，完全可以参照《黄帝内经》的阳气盛衰对应的脏腑部位来给六经定位。

六经定位——六经对应的脏腑

1. 太阳部位：日中或夏季，心气盛，鼓动血脉将阳气振发于肤表，肤表热易于出汗，从外观之，阳气最为盛大，故曰太阳，所以太阳主表，主要发挥作用的是心，肺的宣发起辅助作用，流布于体表的肌肤血脉。与少阴为表里，在功能上相对应，太阳的正气来源于少阴，少阴的阳气布达太阳。

最容易误解的是太阳，传统认为是足太阳膀胱经主导，可是有许多难解之处，故提出四个证据以佐证心主太阳。

在《黄帝内经》中，五脏关系大多用五行关系表达，是一个圆环，没有清晰的层级结构。《黄帝内经》中"肝生于左，肺藏于右，心布于表，肾治于里，脾为之使"，这句话明确了五脏在空间上的对应关系。其中"心布于表"明确提出心主表，也即是在功能分区上，心负责体表。外邪来袭，心先来抵抗，这是主导太阳的第一个证据。

《伤寒论》第一方桂枝汤针对太阳病，在临床上，可以发现桂枝汤证多可出现心悸或气上冲的表现。而桂枝类方多有心悸烦躁的表现，比如苓桂术甘汤、苓桂枣甘汤、桂枝加桂汤等。从实际运用上可见心主太阳，这是第二个证据。

基本公认太阳主表，那么从脏腑经络的角度看心肺位于阳位，离表最近。寸口脉法，左寸为心右寸为肺，左为人迎右为气口，自古就有人迎候外感，气口主内伤的说法，这样外感病的脉象定位与心相重合。可见心与表的密切，这是第三个证据。

清代著名医家徐灵胎亦曰："伤寒最多心病，以心当太阳之位也。"即心在太阳病的病位上，此为第四个证据。

2. 阳明部位：日西或秋季，肺气盛，阳气回收下行。阳气从肺下行，最后达于肾而潜藏。这个过程不是从肺直达于肾的，因为从部位来说，肺与肾之间还有中焦的脾胃。就脾胃来说，是阴阳表里关系。《素问·太阴阳明论》曰："太阴阳明为表里，脾胃脉也，生病而异者何也？岐伯对曰：阴阳异位，更虚更实，更逆更从，或从内，或从外，所从不同……阳者，天气也，主外；阴者，地气也，主内。"因此胃在上，部位浅，在胃脘部；脾在下，部位深，主于大腹。所以肺气下行先经过胃。胃为六腑之一，传化物而不藏，以通降为顺。这样肺胃的下降相续接，大肠也是以通为用，是胃气下行的末端。所以主导脏器为肺胃，流布于肺胃大肠。与太阴为表里，在功能上相对应，阳明的正气来源于太阴，太阴的阳气布达阳明。

3. 少阳部位：平旦或春季，肝气盛，阳气生发上行，肝胆为主导。此外，三焦也与少阳有关。《难经·六十六难》曰："脐下肾间动气者，人之生命也，十二经之根本也，故名曰原……三焦者，原气之别使也，主通行三气，经历五脏六腑。"《灵枢·五癃津液别》曰"三焦出气，以温肌肉"，说明三焦与肾相连，为肾中阳气游行的区间，此阳气得肝气之生发，通过三焦而上行外达，所以少阳为肝胆所主导并流布于三焦，与厥阴为表里，在功能上相对应，少阳的正气来源于厥阴，厥阴的阳气布达少阳。

4. 太阴部位：夜间或冬季，脾气盛，阳气下行至阴位而潜藏。此部位与《黄帝内经》不一致，原因在于《黄帝内经》是在阳气盛衰的过程中演绎五行气化，太阴湿土位于心火与肺金之间，表达的是五行的气化相生规律，但《伤寒论》讲的是实际人体的生理病理，阳气的盛衰循行需要在空间部位上相接续，阳气从阳明下行后先到脾所主之大腹，然后才能够到达更深部位的肾，所以太阴主导脏器是脾，流布于大腹，在阳明之后。

阳明与太阴都处于阳气下行的通道上，但有表里阴阳的不同。在外多阳性的反应为阳明，在里多阴性的反应为太阴。

5. 少阴部位：午夜或冬季，肾气盛，阳气藏的最深并触底反弹，有上行的趋势，是人体阳气的最深处。又因为太阳之里为少阴，所以心布于表的功能归为太阳，而心火下行的功能归为少阴。因此少阴为肾所主导，兼有心气下行的功能。

6. 厥阴部位：下半夜或冬春之交，阳气发动，为肝气所主。厥阴与少阳均为肝胆所主，其对应的时间都在春季，所以厥阴少阳欲解时大部分是重叠的。但厥阴与少阳在部位及功能上有表里阴阳的不同。同是肝胆的功能区，在外多阳性的反应归于少阳，在内多阴性的反应归于厥阴。

六经的时空关系——阳气在人体的运行规律

在六经的定位中会发现，就像阳气的昼夜运行的时间循环，这些定位的空间也是连续的循环，所以可以得出阳气在人体内的时空循环规律，也是六经的时空关系。对于时空关系，《黄帝内经》中用的是四分法（如内经四气应象大论的四季养生）或五分法（五行五季，生长化收藏），而《伤寒论》用的是六分法。《黄帝内经》表达的是四季五行相生（春木-夏火-长夏土-秋金-冬水），《伤寒论》表达的是实际的阳气盛衰运行时空变化（表里上下）。

前面六经定位的顺序是依据《伤寒论》原文进行排列，如果结合《黄帝内经》的阳气循行规律，六经的时空规律运行方式如下。

1. 少阳：平旦者，肝气盛，如太阳出于东方地平线，将阳气经胆疏散于三焦，而未达于外，故从外观之，阳气初出稚嫩，故曰少阳。因为肝胆三焦的作用部位主要在身体两侧，所以阳气的升腾道路集中于人体两侧，出现问题也容易表现在人体侧面。

2. 太阳：日中者，心气盛，将阳气振发于肤表，从外观之，阳气最为盛大，故曰太阳，太阳虽为心所主导，但作用部位主要在肤表。

3. 阳明：日西者，肺气盛，如日薄西山，阳气向内向下收降至肺胃，阳气虽较盛，但已近黄昏，故曰阳明，阳明者，两阳合明，日月更替也。因为胃肠在人体中部、内部，所以阳气下行的通道是直取中路，与上行的体侧旁路不同。

4. 太阴：入夜人寐则阳气入于脾之下，从外观看，阳气尽藏，故曰太阴。

5. 少阴：太阴部位阳气盛满再溢于肾，然肾为阴之最深部，阳气至此即有返回外露之趋向，阳气不能完全潜藏于阴位，故曰少阴。

6. 厥阴：少阴盛满再溢于肝，肝气主动，阳气由此而欲从阴部出于阳部，故曰厥阴。至平旦，阳气经肝胆而又出于少阳三焦。

总之，皆为阳气之运行节律及道路而已，阳气在阳位则属阳经，在阴位则属阴经。阳气始动为厥阴，初出为少阳，厥阴少阳相表里；阳气始藏为阳明，入阴为太阴，阳明太阴为表里；外露之甚，则曰太阳，隐藏之甚，则曰少阴，太阳少阴为表里。六经是阳气运行盛衰的时空规律。而在人体里，抵御邪气抗击疾病主要是阳气在发挥作用，或者说是阳气在发挥主导作用，"阳因而上卫外者也"，所以中医病理抓住这个主导，才能把握正邪斗争的实质趋势，才能对证施药。

六经的层级结构——正邪斗争的层次

六经系统看起来是个阳气运行的闭环，但实际上由最表层的太阳到最深层的少阴，在对抗邪气时，六经系统是有着明确层次的。外邪来犯，首先是最外层的太阳部位发生战斗，为一级防御。随着正气相对不足，则战场内移，在向内迁移的过程中，有两条道路，一个是中路为阳明，一个是侧翼为少阳。此为二级防御，此过程中，邪气可以在中路与边路之间切换。战场进一步内迁，则进入阴经部位，中路进入太阴，侧翼可进入厥阴。此为三级防御。如果邪气进一步深入，就将进入人体的抵抗军司令部——少阴肾，至此则阳气完全被压制，预后最差。反过来说，人体的阳气是由里及表的，源头在少阴，发扬于太阳。当太阳不足时，可能是桂枝甘草汤证，再不足时可能是桂枝人参汤，再不足可能是四逆汤加桂枝，或先四逆汤温里，再桂枝汤解表。许多久治不愈的慢性病都可以在这个层级关系中寻找病因病位病机病势。

六经的定性

六经的表里层次虽然是空间的问题，但是因为表里空间不同，对应的脏腑功能不同，所以不同的空间位置对应的生理功能不同，病理状态也不同。理论上六经不同空间位置都可能出现阴阳寒热虚实，但由于六经自身的特点，所以在阳经多病阳证、热证、实证，阴经多病阴证、寒证、虚证，也就是说在病理层面，脏腑功能不是寒热虚实均等的，而是各有特性的。

六经实质的临床应用

1. 太阳病：病在体表，体表投影以头项为主，为体表的阳气出现异常，或被寒闭，如麻黄证；或被风扰，如桂枝证、荆芥防风证；或被热郁，如蝉蜕僵蚕证；或表虚不固，如黄芪证。总的来说，表部阳气被扰，就容易出现或轻或重的恶寒。

2. 少阳病：病在半表半里，体表投影在身侧，为阳气生发时出现异常，如生发受阻则阳气难达于体表，时有畏寒，但半表半里为肝胆之位，将军之官，郁极而发，又有时燥热，如小柴胡汤的往来寒热。如果半表半里阳气生发太过，又可以出现烦热，如黄芩汤。

3. 阳明病：在肺胃肠，相对于前两者部位在里，体表投影在身前，为阳气下行的初始阶段及通道，如果阳气在此处不得下行，则反逆于肤表，而表现但热不寒，如白虎、承气证。

4. 太阴病：太阴在阳明的下方，与阳明在胃肠部位上重叠，阳气由阳明继续下行于更深处，此处阳气不足则出现脾虚证。与阳明重叠部位按病性归类，阳则阳明如大承气，阴则太阴如理中汤或千金温脾汤。

5. 厥阴病：厥阴在少阳的下方，即深处，为阳气在体内的初始发动，如果此处的阳气不及则需要温阳如四逆汤，或乌梅丸中的姜附桂椒辛；如果阴虚阳气均不足，则需要阴阳同调，如当归四逆汤；如果阳气发动太过，则须敛降，如白头翁汤，或乌梅丸中的乌梅、黄柏、黄连；如果厥阴部位有瘀血，而至阳气不得生发，可以化瘀通阳，如桂枝茯苓丸、当归芍药散；如果厥阴部位阳气不足，难于生发而勉强生发而导致相火妄动，则需要乌梅丸。

6. 少阴病：少阴在人体最深处，此处阳气不足则表现为周身阳气均难到达，生殖能力下降，所以表现为畏寒肢冷但欲寐的四逆汤证，或淫羊藿、巴戟天、鹿角霜之类的肾阳不足证。如果此处阴精不足，则阳气不得固涩，可以表现为阴虚阳亢的六味地黄丸证或兼心火的黄连阿胶汤证。需要指出的是，心之阳可以归为太阳，而心之阴可以归为少阴，这样，少阴有两个分支—心与肾，以肾为主。

7. 六经整合：六经病的病位、病性有了较为明确的归类后，就有了辨证的立体框架，才能进行六经相互作用的整合。因为六经实质是阳气盛衰循环的六种连续时空状态，因此当一经发病时对其他五经形成压力传导，可能产生连锁影响。

验案举隅

患者，女，35 岁。体型略瘦，面色灰白少泽，两颧黄褐斑。主诉咳嗽反复 3 个月，咳嗽频繁剧烈，遇冷加重、遇异味灰尘也加重，少痰，咽喉异物感，胸闷气短，口干口苦，饮水不多，不喜凉饮，少汗，怕风，平素肢冷畏寒，食后易胃胀，大便略干欠畅，困倦乏力，略鼻塞，有时喷嚏，舌质淡，舌尖略红，脉弦细少力。初用荆防柴朴汤一周毫无效果，后应用荆防柴归汤合半夏厚朴汤加干姜附子桂枝石膏麻黄，一周痊愈。

处方：荆芥 5 g、防风 5 g、柴胡 10 g、黄芩 10 g、法半夏 10 g、党参 15 g、炙甘草 6 g、川芎 6 g、当归 10 g、白芍 15 g、白术 15 g、茯苓 15 g、泽泻 15 g、厚朴 8 g、紫苏子 8 g、干姜 15 g、制附子 15 g、桂枝 15 g、生石膏 30 g、麻黄 6 g。

按：参照六经的层级结构进行分析，此病例素有脾肾不足（畏寒肢冷、脉细少力），属于太阴少阴病，又素有少阳病（两颊黄斑、脉弦，应为日积月累的不良情绪引起）。外受风寒，因体内正气不足无法解除（恶风寒、少汗、鼻塞、遇冷咳重），因为太阳位于体表为第一层防御，而少阳位于第二层，所以太阳风寒不解会形成对少阳的持续压力，以致本就受阻的少阳气机更加郁滞，加重少阳病（口苦、咽部敏感），少阳为肝胆气机受阻，由于五行土木之间的制约关系，则其压力向脾胃疏泄，少阳的压力进一步传导于阳明（口干）及太阴（食后胃胀）。所以这里边有一个连续的病理链条，治疗也需要标本兼顾，多靶点用力。首先补助少阴、太阴、厥阴使得阳气上行从两侧来解少阳，阳气达于表以解太阳，再降痰、降火解阳明之热而使得阳气从中道下行。恢复阳气升降出入的常态，则疾病速愈。这种多靶点又相互关联的疾病，如果没有整体的理论框架，没有六经间层级互动关系，只是寻找方证简单合方是很难解除的，这时就需要在整体框架中，找出始发病因，即病本（太阴、少阴不足），还要顾及间杂受损处，即病标（太阳、少阳、阳明）。找出各个环节之间的相互关系，才能抽丝剥茧，环环相扣，既重点突出，又没有遗漏。

所以这个六经实质是阳气盛衰节律的六种时空对应状态，不同于脏腑经络的六经解释，但与《黄帝内经》中脏腑的功能又密不可分，可以看作是脏腑功能的另一种拆分组合形式，相对于五行脏腑系统，是一个新的功能系统，以观察人体对疾病的反应状态。这里面有固定的病位，有相对独特的病性，是一个表里相应的整体，体现正邪斗争的进退关系，使外感内伤融为一体，更适合病理的判断。因为六经实质的解释与脏腑理论兼容，所以后世的各家学说都可以纳入这个系统里面，比如李东垣的《脾胃论》可以看作是扶助中气兼解三阳；温病的卫气营血，在《伤寒论》中已有涉及，桂枝汤主营卫不和，说明营卫主表在太阳；脾肺主气，心肝主血，因此，阳明主气，厥阴少阴主血。总之，六经系统是中医的病理学，可以统摄百病。

86　从六经病欲解时论六经病治法

张仲景首创"六经病欲解时"，对"六经病"的时间现象作记录。历代医家多认为，"六经病欲解时"随经主气而解。顾植山教授善抓"厥阴病欲解时"，尤善用乌梅丸，认为"六经病欲解时"是基于"三阴三阳开阖枢"有序的动态变化的时空方位概念。事实上由于缺乏对"六经病欲解时"产生的机制及其应用的比较和探讨，这才忽视了"六经病欲解时"的临床价值。"六经病欲解时"是疾病向愈或加重的关键时间节点。"六经病欲解时"与人体阴阳变化、十二地支五行属性、经络时辰以及疾病时间现象之间关系密切。学者王倩等按照少阳、太阳、阳明、太阴、少阴、厥阴的顺序，解读"六经病欲解时"，探析了仲景设"六经病欲解时"所蕴藏的治疗智慧。

"六经病欲解时"答疑

《伤寒论》第 9、第 193、第 272、第 275、第 291、第 328 条文记载："太阳病欲解时，从巳至未上（9～15 时）；阳明病欲解时，从申至戌上（15～21 时）；少阳病欲解时，从寅至辰上（3～9 时）；太阴病欲解时，从亥至丑上（21～3 时）；少阴病欲解时，从子至寅上（23～5 时）；厥阴病欲解时，从丑至卯上（1～7 时）"。上述规律呈现出每经欲解时各占 3 个时辰（6 小时），"六经病欲解时"时间上有所重叠。

欲解时？余认为"欲解时"不代表六经病直趋缓解。"欲解时"体现疾病矛盾点，病机关键点，疾病于此时可能趋向缓解，也可能加重。探究"六经病欲解时"目的在于更好地把握"六经病"病机，掌握"六经病"证治。

每经欲解时各占 3 个时辰的意义？仲景设"六经病欲解时"暗合四象。《易经》曰："太极生两仪，两仪生四象。"曾仕强教授认为，"太极"指阴阳合的状态，"两仪"指阴阳分的状态，"四象"指少阳、太阳、少阴、太阴。他将这种现象归结为自然的变化，观察一天中太阳的变化，平旦、正午、黄昏、子夜也符合少阳、老阳、少阴、老阴的阴阳变化规律。医易同源，《黄帝内经》曰："人与天地相参。"仲景设"六经病欲解时"应四时，配五行。古代是以子、丑、寅、卯、辰、巳、午、未、申、酉、戌、亥十二时辰计时。十二地支与五行相配：申酉属金、亥子属水、寅卯属木、巳午属火，辰戌丑未同属土。李杲《脾胃论·藏气法时升降浮沉补泻之图》载"惟脾无正行，于四季之末各旺一十八日，以生四脏。四季者，辰、戌、丑、未是也"。以此对应五行来看，太阳病欲解时，从巳至未上，火土；阳明病欲解时，从申至戌上，金土；少阳病欲解时，从寅至辰上，木土；太阴病欲解时，从亥至丑上，水土；少阴病欲解时，从子至寅上，水土木；厥阴病欲解时，从丑至卯上土木。仲景设"六经病欲解时"于每经欲解时都加上"土时"意在强调六经病治疗都应重视调理脾胃。

"六经病欲解时"在时间重叠有何启示？吴雄志《吴述伤寒论杂病研究》书中指出三阴病的特点是三阴递进关系，厥阴包含少阴病和太阴病，少阴病包含太阴病，所以"三阴病欲解时"有重叠。太阴与少阴病的时重叠在子、丑时，太阴与厥阴病欲解时重叠在丑时。子时是胆经当令，丑时是肝经当令（十二经流注时辰）。《针灸大全》曰："子时一刻，乃一阳初生，午时一刻乃一阴之生，故以子午分之而得乎中。"以此理看待昼夜阴阳状况，子时阴气最盛，一阳生，午时阳气最盛，一阴生，丑时、寅时出现阳渐升，阴渐衰。余认为这与《黄帝内经》所曰"凡十一脏取决于胆"启示的意义颇为相同，疾病治疗应首重少阳胆木生发之机；再则郑钦安《医理真传》提及"夫人身一点元阳，从子时起渐渐而盛"，少阴病、太阴病治疗应重视元阳，重视机体阳气恢复；另外一点，肝经当令主时启示我们三阴病的治疗应重视调肝。厥阴病欲解时与少阴病欲解时重叠在丑时、寅时。丑时肝经当令，寅时肺经当令，也是十二经络流注首尾交接之时。这启示治疗厥阴病和少阴病时应关注经络交接时，注重调肺经和肝经的气机。

"六经病欲解时" 与治疗思路

"六经病欲解时"的临床价值常常不被重视，经方研究者们也未曾深究过其蕴含的治疗观。实际上，仲景设"六经病欲解时"提供很多治疗思路。将"六经病欲解时"与"十二经络流注主时"，"疾病现象"结合起来看，能找到六经病证治的关键。

1. 从"少阳病欲解时"启发的证治思考：少阳经如春升之气，阳气初生渐盛，阴气降而衰。借助人体少阳生发之气，与自然界阴阳变化同性同向，少阳病从寅至辰上得以解。少阳病的疾病时间现象一般呈现出胆病多发生在4月份。从经络角度看"少阳病欲解时"。手太阴肺经寅时当令，根据十二经流注次序（肺经大肠经胃经脾经心经小肠经膀胱经肾经心包经三焦经胆经肝经）依次推算，每经主司1个时辰（卯辰巳午未申酉戌亥子丑）：至足厥阴肝经丑时当令，循环流注，周而复始。

少阳病欲解时从寅至辰上，正是肺经、大肠经、胃经当令主时。肺经与大肠经互为表里经。余认为其蕴藏的治疗观主要体现临床少阳病的治疗重视肺经、大肠经及胃经的调理。《脾胃论》曰："胆者，少阳春升之气，春气升则万物安。故胆气春生，则余脏从之。胆气不升，则飧泄、肠澼不一而起。"这提示我们病理状态下，胆木不升影响到肺、肠、胃功能影响，补中益气汤是其正治也。以参草芪术益脾气，升麻、柴胡调少阳胆木生发之机，陈皮入气分、当归入血分，气血并调，兼治里急后重。

《伤寒论》第145条："妇人伤寒，发热，经水适来，昼日明了，暮则谵语如见鬼状者，此为热入血室。无犯胃气及上二焦者，必自愈。"第146条："妇人中风七八日，续得寒热，发作有时，经水适断者，其血必结，故使如疟状，发作有时，小柴胡汤主之。"仲景指出无犯胃气及上二焦者，必自愈。上二焦代中焦和上焦，当言中焦胃，上焦肺。少阳经欲解时正是肺经胃经当令所主，经气旺盛，借助阳明、太阴之正气，以解除少阳邪热。或处以小柴胡汤加减，少阳病从寅至辰上，战汗而解。

2. "太阳病欲解时"含义及临床应用：岳美中释义"太阳病欲解时"曰"巳午为阳中之阳，故太阳主之，至未上者，阳过其度也。人身之阴阳，合于大自然的气候，至太阳之时，人身之太阳之病，得藉其主气而解。六经病亦多随其主气而解"。这包含三层意思，一是巳午为太阳主，未上阳气更盛；二是合大自然之气候；三是随主气而解。也可以解释成一层意思即根据天人相应理论，推测出"太阳病欲解时从巳至未上"。

巳、午、未时，是足太阴脾经、手少阴心经、手太阳小肠经当令。心经与小肠经互为表里经。《素问·阴阳离合论》论述开阖枢理论："是故三阳之离合也，太阳为开，阳明为阖，少阳为枢……三阴之离合也，太阴为开，厥阴为阖，少阴为枢。"是故太阳、太阴为开，少阴为枢是太阳病欲解时产生的基础。《素问·皮部论》曰："手足三阴三阳十二经之皮部合为六经皮部，太阳经皮部名关枢，太阴经皮部为关蛰，少阴经皮部为枢儒。"关，门栓，部位在后，主关闭，开启。枢，门轴，主转动，部位在侧。皮部居于人体最外层，正常情况下有抵抗外邪等作用。《素问·阴阳应象大论》曰："其在皮者，汗而发之。""太阳病欲解时"的具体运用体现在治疗思路以及服药时间选择上。太阳表证，多用汗法，太阴水湿致病，辅以太阳汗法，如苓桂术甘汤证治。心阳虚所致水饮为病，辅以太阳汗法，方如茯苓桂枝甘草大枣汤。余认为太阳病选方用药以"太阳开"为原则，若对仲景方进行分类，又有温散（如麻黄汤）、凉泄（越婢汤）、和营卫（桂枝汤）之分。用药时间上，李东垣认为"午前为阳之分，当发汗；午后阴之分，不当发汗。这恰好符合太阳病欲解时，从巳至未上的规律。胃消磨食物需要4~6小时，午前服解表药，能够使药物在未时达到最佳血药浓度，药物利用度最佳，借助天之阳气，药之正气以鼓邪外出，使邪从汗解。仲景治伤寒表虚，恶风，汗出，脉浮缓，以桂枝汤午前服用，半日许令三服尽，啜热稀粥，温覆微令汗，是遵其法度也。仲景用桂枝汤治疗病常自汗出，先其时发汗；麻黄连轺赤小豆汤要求"分温三服"，"半日服尽"也是"太阳病欲解时"的具体运用。余每用治疗感冒，首次剂量加倍，午前服用，往往1剂而愈。

3. "阳明病欲解时"与时间现象：《伤寒论》第212条"伤寒，若吐若下后，不解，不大便五六日，上至十余日，日晡所发潮热，不恶寒，独语如见鬼状。若剧者，发则不识人，循衣摸床，惕而不安，微喘直视，谵语者，大承气汤主之"。此因阳明病欲解时，从申至戌上，阳明经旺于申酉戌，正邪剧争则病发日晡潮热。或处以大承气汤、小承气汤、调胃承气汤泻下阳明腑实，日晡潮热亦随之解除。值得重视的一点，日晡潮热并不独见于阳明腑实证。仲景论述黄疸病、湿病也提到日晡潮热现象。"阳明病欲解时，从申至戌上"是厘定分辨"六经"的时间参考。脉证相参、方证相应、审因论治是六经辨证首要。

"阳明经欲解时"与泻下药最佳服用时间一致。清代张隐庵注《伤寒论·叙例》曰："秋宜下者，日晡人气收降，因服下药，亦顺天之大法也。"服泻下药虑伤脾胃阳气，要求下之立止，且不宜使药物作用机体时间过长，宜日晡时服用。阳明经欲解时"申至戌"，借助阳明经旺之正气，使邪热从大便得以解除。

4. "太阴病欲解时"与五行制化：思考仲景设"太阴病欲解时，从亥至丑上"缘由，从五行生克制化分析，肝木乘土，土虚木旺，当实脾土伐肝木以泻火。亥时手少阳三焦经当令，子时足少阳胆经当令，丑时足厥阴肝经当令；手少阳三焦经五行属相火，肝经、胆经属木。伐肝木、泻三焦火当其主时，即其经气最盛时。这与《灵枢·通天》"谨诊其阴阳，视其邪正，安容仪，审有余不足，盛则泻之，虚则补之，不盛不虚以经取之"所述同理。

"太阴病欲解时"与疾病缓解的时辰相合。郑钦安《医理真传·卷二》曰："患者每日交午初即寒战，腹痛欲死，不可名状，至夜半即愈者，何故？答曰：此阳虚而阴盛，阻其气机也。夫人身一点元阳，从子时起渐渐而盛，至午渐渐而衰，如日之运行不息……方用理中丸加砂、半。"该病于夜半即愈，佐证太阴病欲解时，从亥至丑上。方用理中丸加砂、半以补土伏火，化太阴寒湿。

5. "少阴病欲解时""厥阴病欲解时"证治思考：仲景设"少阴病欲解时，从子至寅上"。一是系少阴寒化证，病系心肾阳虚。子时一阳生，阳进而阴退，阴进而阳退，阳长而阴消，子至寅时心肾之阳渐旺，借助人体生理之气恢复，疾病趋向好转。少阴寒化症治疗应重视机体阳气的恢复，方如四逆汤类。

《灵枢·经脉》曰："肝足厥阴之脉……其支者，复从肝别，贯膈，上注肺……是主肝所生病者，胸满，呕逆，飨泄，狐疝，遗溺，闭癃。"即足厥阴肝经注入肺经，足厥阴肝经发生病变可影响大肠传导功能，并发飨泄。从丑至卯上这个时间段患者出现磨牙、下利、胃脘痛、失眠、头痛等症，病机符合寒热错杂，用厥阴病主方乌梅丸加减治疗。

87　从六经病欲解时论分时段服药

中医辨证论治对于疾病的病位、病性，乃至病机的分析或多或少要考虑时间的因素，这体现了中医"因时制宜"的原则。辨证论治需要四诊合参、全面分析、掌握病机。根据时间进行定位定性是一项重要而不可忽视的内容。《伤寒论》提出六经病的六个"欲解时"，简明扼要地指明了辨证论治的方向，也为临床治疗疾病提供了便捷。学者刘华平等根据六经病"欲解时"理论，提出了分时段服药的见解。

理论基础

张仲景《伤寒论》在六经病的每一篇都提到了"欲解时"："太阳病欲解时，从巳至未上；阳明病欲解时，从申至戌上；少阳病欲解时，从寅至辰上；太阴病欲解时，从亥至丑上；少阴病欲解时，从子至寅上；厥阴病欲解时，从丑至卯上。"六经病"欲解时"的"时"广义上指时空，不是专指时间，用来表述太阳视运动。太阳视运动既有日周期，又有年周期，不但有时间概念，而且有空间位置概念。六经病"欲解时"的十二时辰，标志太阳视运动的时间和空间，不可单纯看成一日十二时，还可以把它置于一年十二月中来研究。六经病"欲解时"以地支来标识，以揭示六经在一日或一年中有各自旺盛的时辰。但所提 24 小时内分时段服用汤药更多是依据昼夜阴阳的变化及天人相应的理念。

《灵枢·营卫生会》曰："日中而阳陇为重阳，夜半而阴陇为重阴。"《素问·生气通天论》曰："阳气者，若天与日，失其所则折寿而不彰，故天运当以日光明。是故阳因而上，卫补者也。"又曰："阳气者，一日而主外，平旦人气生，日中而阳气隆，日西而阳气已虚。"《灵枢·顺气一日分为四时》曰："以一日分为四时，朝则为春，日中为夏，日入为秋，夜半为冬。"又曰："朝则人气始生，病气衰，故旦慧。日中人气长，长则胜邪，故安。夕则人气始衰，邪气始生，故加。夜半人气入脏，邪气独居于身，故甚也。"太阳每日是从寅卯辰时出现，而入于申酉戌时，巳午未为日中阳气最盛之时，亥子丑为夜半阴气最盛之时。寅卯辰日出时为少阳病欲解时，所谓平旦阳气始生。巳午未日隆时为太阳病欲解时，所谓日中阳气正隆。申酉戌日入时为阳明病欲解时，所谓合夜阳气已虚，阴气渐盛。亥子丑夜半为太阴病欲解时，所谓鸡鸣阴气正隆，阳气收藏。子丑寅为少阴病欲解时，丑寅卯为厥阴病欲解时，皆为从阴转阳，存在一定程度上阴气的逐渐减少。24 小时昼夜变化蕴藏着阴阳二气有规律的变化运动。这种日节律的运动变化规律，已在《伤寒论》中以时间为纲领归纳为六经病。六经病"欲解时"是张仲景将五运六气理论具体应用到《伤寒论》的理论模式，是创作《伤寒论》的大纲，是《伤寒论》一书的基本框架结构。

人作为一个生命体，必须在一定的生存环境中才能生存。天、地、自然界是人赖以存在的必要条件。同时，自然界的变化又可以直接或者间接地影响人体，而机体则相应地产生反应。属于生理范围内的，即是生理适应性；超越了这一范围，即是病理性反应。《灵枢·邪客》曰："人与天地相应也。"《黄帝内经》曰："天地合气，命之曰人。"《灵枢·岁露论》曰："人与天地相参与，与日月相应也。"人需符合天地自然周期节律变化，经脉才能正常流注，机体才能进行正常的生命活动。若不符合，则流注停止，则神机化灭，生命终止。"欲解时"是讲天时，六经是人体之六经，以少阳、太阳、阳明、太阴四经分而主之，既可代表一日四时，又可代表一年四时。《伤寒例》首引张仲景四时正气为病和非时为病理论，要求"按时"以"斗历占之"。占乃察视、验证之意。《广雅·释诂四》曰："占，验。"西汉杨雄《輶轩使者绝代语释别国方言》曰："占，视也。"《伤寒论·辨脉法》曰："答曰：假令夜半得病者，明日日中愈；日中得病者，夜半愈。何以言之7日中得病，夜半愈者，以阳得阴则解也。夜半得病，明日日中愈者，以阴得阳则解也。"又曰："五月之时，阳气在表，胃中虚冷，以阳气内微，不能胜冷，故欲着复衣；十一月之时，阳气在里，胃中烦热，以阴气内弱，不能胜热，故欲裸其身。"阴气、阳气规律性变化与时（月时、日时）密切相关，人必须与之相适应。由此可见，六经病"欲解时"一语道破天机，揭示治疗六经病需得天时之助，若经气正旺，机体功能活动增强，有利于祛除病邪。六经病"欲解时"正是《黄帝内经》中天人合一和昼夜阴阳消长理论的具体运用。

后世医家也认识到六经病"欲解时"理论的重要性，亦有精彩论述。方有执曰："子丑寅，阳生之时也。各经皆解于其所旺之时，而少阴独如此而解者，阳进则阴退，阳长则阴消，且天一生水于子，子者，少阴生旺之地，故少阴之欲解必于此时欤。"尤在泾曰："申酉戌时，日晡时也。阳明潮热发于日晡，阳明病解亦于日晡，则申酉戌时为阳明之时，其病者，邪气于是发，其解者，正气于是复也。"严岳莲曰："太阴为阴中之至阴，阴极于亥，阳生于子，至丑而阳气已增，阴得阳生之气而解也。"叶天士在《临证指南医案》中就有"晡时必失血""申酉崩漏至"的记载。江瓘在《名医类案》中曰："鸿胪翟少溪两臁生疮，渐至遍身，发热吐痰，口燥咽干，盗汗，心烦，溺赤足热，日晡益盛，形体日瘦，此肾经虚火也，用六味丸，不月诸证悉退，三月元气平复。"蒲辅周治疗急性热病和疑难病强调辨证求本，主张勿伤胃气，处方用药重视服药时间。国医大师夏桂成教授潜心研究《易经》及五运六气的"月节律"，独创"调周法"治疗妇科不孕症及多种疑难病症，取得显著效果。因此，六经病在相应的时间段内欲解，并非无本之木，无源之水。

根据六经病的不同，在某经病旺盛之前分时段服用汤药，病情易于好转。因为某经"欲解时"，人体正气也正循行集中在这一部分，易于祛邪外出，使病向愈。抓住疾病发病的不同时间节点，结合昼夜阴阳消长和天人相应的理论，借天发力，因势利导，顺势而为，在发病之前服用相对应的中医处方。

临床运用

1. 抓"时"知气：时，有一年春、夏、秋、冬四季，也有一日早、午、暮、子夜四时，六经病"欲解时"尤其要重视"时"效应。故《素问·六节脏象论》曰："时立气布……谨候其时，气可与期。"《素问·五常政大论》曰："夫经络以通，血气以从，复其不足，与众齐同，养之和之，静以待时，谨守其气，无使倾移，其形乃彰，生气以长，命曰圣王。故大要曰：无代化，无违时，必养必和，待其来复。"知"时"得气，遵循其气，无偏差，但需明气有四时阴阳气和六气之分。《素问·四气调神大论》曰："夫四时阴阳者，万物之根本也……故阴阳四时者，万物之终始也，死生之本也。"《素问·至真要大论》曰："百病之生也，皆生于风寒暑湿燥火，以之化之变也。"后世医家在研究六经病"欲解时"亦认识到"时"的重要性。张志聪曰："日西而阳气衰，阳明之主时也，从申至戌上，乃阳明主气之时，表里之邪欲出，必随旺时而解。"柯韵伯曰："巳未为阳中之阳，故太阳主之""脾为阴中之至阴，故主亥、子、丑时。"陈修园曰："察阴阳之数，既可推其病愈之日，而六经之病欲解，亦可于其所旺时推测而知之。"因此疾病病机变化全在"时"。把握住"时"，才能掌握阴阳、六经、六气。如此才能"谨候其时，气可与期"，才能"谨守病机，无失气宜"。"时立气布"是关键，因病机来源于时、气，因此，抓住了"时"，就能知年之所加、气之所盛、虚实之所起，临证时胸有丘壑。六经病"欲解时"分时段用药亦是因"时"而变的具体运用。

2. 遵"时"治方：六经病"欲解时"抓"时"，更应遵"时"，注重时效应对于人体生理病理的影响。"时"可分为"大时"和"小时"。"大时"即该年年岁运气特点，司天、在泉之气、一年六节之气（主气、客气关系）。陈无择曰："夫五运六气，乃天地阴阳运行之常道也。五运流行，有太过不及之异；六气升降，则有逆从胜复之差。凡不合于德化政令者，则为变眚，皆能病人。"陈氏深谙《黄帝内经》五运六气之理，善能抓时而遵时，体会运气异象，虽临床表现纷繁复杂，但总能与司天、在泉、五运、六气一一相对。结合《素问·气交变大论》性味理论，陈氏创制了五运时气民病方："凡六壬、六戊、六甲、六庚、六丙岁，乃木火土金水太过，五运先天；六丁、六癸、六己、六辛岁，乃木火土金水不及，为五运后天，民病所感，治之，各以五味所胜调和，以平为期。"在《素问·六元正纪大论》五味胜复理论基础上，陈氏创制了六气时行民病方："六气之中，主气为本气，客气为标气，观其逆从；用热远热，用温远温，用寒远寒，用凉用凉；六气顺时，依天气，天气反时，依时气；用药调和，以平为期，不可过用。"运气方虽不能尽愈诸病，但遵"时"而治，具有明显临床针对性，充分依据《黄帝内经》运气理论和药物规律，是对六经病"欲解时"理论的大胆突破。"小时"即一昼夜阴阳周期规律。根据六经病"欲解时"条文提示的时间节点，揭示一昼夜阴阳二气有规律的运动变化。少阳寅卯辰，太阳刚刚出升，阳气量少，为上午。太阳巳午未，一天阳气最多的时候，为中午。阳明申酉戌，经过中午太阳光的照射，阳气储存量较多，比太阳少，比少阳多，为下午。太阴亥子丑，此时太阳落山，为阴气最重。少阴子丑寅，为阴气减少为二阴。厥阴丑寅卯，为阴气再次减少，为一阴。天人相应，人体阴阳气亦随之规律性的变化。所以临证时既要符合昼夜阴阳气固有规律，又要顺应人体自然变化，因势利导、顺势而为，遵循"道法自然"的思想。在遵"大时""小时"原则基础上遣方用药，才能行之有效。基于遵时的理念，分时段用药也就顺理成章。

3. 合理服药： 六经病"欲解时"实际上是六经病"关联时"，欲解并非必解，而是六经病蕴含着邪正相争之意。当正胜邪却，则可顺利治病；而当"正不胜邪"，即邪气胜于正气，某经病不仅不会解除，反而会加重。顾植山教授认为，六经病"欲解时"实际上是根据《黄帝内经》三阳三阴"开阖枢"有序动态变化的时空方位来确定的，是对人体气化六种状态的表述。三阴三阳与天地相应，而且各自都有气旺的时刻。欲解，并不是必解，在所主时间段内有可能正胜邪退病解，也有可能邪正交争较前更甚而症状加重。不管是否病解，临床上都需抓住六经病发病的不同阶段，提前选择服药时间。当到达本位时得天气之助，有利于祛病疗疾。邪强正弱或弄错了服药时间，则疾病不易痊愈，甚至有害。古代医家在服药时间的选择上积累了丰富的经验，对服药时间的论述也说明分时段服用汤药的合理性。李东垣曰："午前为阳之分，当发汗；午后阴之分，不当发汗。"明代李梴曰："俱午时前发汗，午后阴分不宜汗。"太阳病服用解表发汗药宜上午服用。《医学源流论》曰："病之所愈不愈，不但方必中病，方虽中病，而服之不其法，则非特无功，而反有害，此不可不知也。"虽方证相应，但服用方法不对，也会治疗无效，甚至损害身体，正应了"有病病受之，无病人受之"。清代张隐庵注《伤寒论》曰："秋宜下者，日晡人气收降，因服下药，亦顺天时之大法也。"阳明病服药时间应在下午，申时最好。因此，正确理解六经病"欲解时"理论，紧抓六经病的传变规律，是选择合适服药时间的关键。不明六经之所在，忽略"时"在疾病中的影响，只采取中医传统服药方法及次数（早晚各服一次），疗效也就时灵时不灵。因为六经病皆有"欲解"的时间窗，当值之际，经气正盛，正能胜邪，易于愈病。若能捕捉六经病的"欲解时"，便能得时而调之，合理服药，病情便能迅速缓解。若不能紧抓"欲解时"这个关键的时间节点，不能借天发力，甚至逆天而为，疗效往往不彰，甚至加重病情，自然也就事倍功半。

4. 提前服药： 胃排空其中食物的时间受食物种类影响，一般排空需要4～6小时。中药汤剂作为流质，排空吸收则更为迅捷。正确理解六经病"欲解时"，紧抓"时"在疾病中的重要作用，在"欲解时"之前有目的地服用汤药，以期在"欲解时"的时间窗内迅速吸收，达到较高血药浓度，再借天时顺势而为，有利于提高临床疗效。太阳病"欲解时"，从巳至未上，即9～15时，服药时间宜在9时之前至15时。阳明病"欲解时"，从申至戌上，即15～21时，用药时间宜在15时之前至21时。少阳病"欲解时"，从寅至辰上，即3～9时，用药时间宜在3时之前至9时。太阴病"欲解时"，从亥至丑上，即21时至次日3时，用药时间宜在21时之前至次日3时。少阴病"欲解时"，从子至寅上，即23时至次日5时，用药时间宜在23时之前至次日5时。厥阴病"欲解时"，从丑至卯上，即1～7时，用药时间宜在1时之前至7时。鉴于人的活动大多集中在白天，为便于煎服，三阳病的服药时间宜集中在早晨、上午、下午。三阴病"欲解时"，因人体处在睡眠过程中，加之三阴病"欲解时"的时间段内存在重叠，又不利于煎药和服药，服药多集中在晚饭后、睡前。因此，明六经病"欲解时"之理，善抓"时"效应，便能提前服药，得时而调之，得益天时资助，祛病除疾，可事半功倍矣。

5. 药后观察：因六经病"欲解时"并非必解，是否能解，尚取决于正气与邪气斗争的结果。能解，自然医患双方皆大欢喜；如若未解或者病情加重，需药后认真细致地观察病情，及时调整治疗及用药。分时段服用汤药有利于服药后进行病情观察，及时对治疗情况进行评价，观察药后反应。根据病情实时治疗，调整治疗方案，体现辨证用药、辨时用药的临床思想。分时段服药需针对不同病证、不同治法、不同时间服用中药汤剂，使服用时间更符合病情需要，治疗更有针对性。此方法更多应用于内伤杂病的治疗过程中，因杂病病情复杂，转归多变。不应固守常规服药方法，当遵循人体气血阴阳运行规律及天人相应的规律，审病求因、调节脏腑升降出入关系。结合六经病"欲解时"理论，遣方用药，同时应根据具体病情调整服药时间。分时段服用汤药，需要深刻理解24小时六经时空方位，各经"欲解时"烂熟于心，还需清楚六经开阖枢的内涵，以及阳经、阴经的关系。

总之，六经病"欲解时"分时段服药要以《黄帝内经》为理论基础，以临床诊疗为事实依据，来加以深化、理解。《素问·五常政大论》曰："故治病者，必明天道地理，阴阳更胜，气之先后，人之寿夭，生化之期，乃可以知人之形气矣。"《素问·五运行大论》曰："岐伯曰：夫阴阳者，数之可十，推之可百，数之可千，推之可万。天地阴阳者，不以数推，以象之谓也。"六经病"欲解时"分时段服药，需察天地之道、阴阳之理，不为数所拘，自然能达到"审察病机，无失气宜"。临床上"随机达变，因时制宜"，就能借助自然和人体固有阴阳变化规律，恢复人体自身阳阳平衡，达到借力使力，"庶得古人未发之旨，而能尽其不言之妙"的境界。分时段服用中药正是在《黄帝内经》五运六气理论和《伤寒论》六经病"欲解时"理论指导下进一步发展的具体表现。

六经病"欲解时"分时段服用汤药依据的是五运六气、昼夜阴阳变化规律、天人相应等理论基础。依据具体病证调整服药时间，借天地阴阳变化，因势利导，顺势调节人体阴阳平衡，以期达到更好的临床疗效，使"效如桴鼓"不再是古籍上的论述。

88 从气本体论对六经病欲解时的研究

　　《伤寒论》作为中医学的经典著作，其主要学术成就之一，即在于立足传统中医学固有的本体论、方法论认识下，所创立的三阴三阳六经辨证体系。千年以来，关于《伤寒论》的各家注释与学术探讨可谓是汗牛充栋，蔚为大观，然而一切研究的缘起又无不归根于"六经"这一根本问题。如恽铁樵《伤寒论研究》所曰："《伤寒论》第一重要之处为六经，而第一难解之处亦为六经，凡读伤寒者无不于此致力，凡注伤寒者亦无不于此致力。"可以说，阐释"六经"乃是伤寒学术的第一要务。而在《伤寒论》的六经病论述中，对于"六经"的表述和辨析最为明显，除去开篇列出的每一经病"提纲证"，即"××之为病"之外，便是各篇中明确指出的六经病欲解时间。学者孙志其等从气本体论对六经病欲解时的机理进行了研究。

六经病欲解时——天时、药味、人证之互通

　　中医学视天地人三才为一体，在诸多经典理论、法则的创作与运用中，多由此"三元素"而论，以求互彰互明。以在天之时、气，在地之方、味，在人之事（理）、证三者互参而述，共同彰示天人所共由之"道"。而在具体的应用中，更是以天时为纲、以地味为用，而以人证为变，遵循着"人法地，地法天，天法道"的基本规律。在三者之间最为重要的莫过于"以时为纲"。以《伤寒论》的解读为例，六经各篇的论述言简义奥，对于"六经"状态的把握，证不明者当以方测之，方欲变者须以证决之，而方证俱简者则必当以"时"正之，如此或能通融无碍。若对于伤寒论的解读能够做到天时（欲解时）、药味（六经主方）、人证（提纲证、主证）三者互证而共通，那么伤寒的实质内涵必将呼之欲出，这应该作为研读《伤寒论》所遵循的规则之一。以时为纲，因为"时间"为万物所共有，《礼记·礼运》曰："大道之行也，天下为公"，"时"正合于道，《黄帝内经》中具体表述为"因时之序""藏气法时"以及五运六气的时气流布等规律。而《伤寒论》中更是依据"客气六步"之序即厥阴、少阴、太阴、少阳、阳明、太阳而论述六经病的脉证并治。客气六步与伤寒六经的差别仅在于前者乃是言明时气流布的正常之序，而伤寒六经则为说明病气递传的反常之变，是故一为正，一为反。六经病各有其时序，时序各有其气运流布的状态，而其时序状态之综合表述，正为"六经病欲解时"。田合禄在其著作中曰："任何著作的创作都需要有一个大纲……六经病欲解时就是张仲景创作《伤寒论》的大纲。"诚然如此。

基于气本体论的六经病欲解时阐释

　　《伤寒论》六经病欲解时，分别在第9条、第193条、第272条、第275条、第291条、第328条提出"太阳病欲解时，从巳至未上；阳明病欲解时，从申至戌上；少阳病欲解时，从寅至辰上；太阴病欲解时，从亥至丑上；少阴病欲解时，从子至寅上；厥阴病欲解时，从丑至卯上"。对于六经病欲解时的阐释，历来解读者都能比较清楚地意识到是"天人相应"的结果，如曹志娟等都曾提出基于中医学"天人相应"原理，从时间的认识出发对六经病"欲解时"作出解读。韩鑫冰等亦从古代时辰医学的认识层面作出过阐释。然而，其或对于六经的论述层次混杂，或对三阴三阳六经的时序性内涵认识不清，前者为说理而多掺杂经络流注、脏腑主时等不同层次的内容，一题未明一问又起；后者则稍欠对一气运行时序性内涵的实证体悟，思辨有余但局而不通，最终都未能尽释其义。本文基于中医学气本体论的时

气运行之理，以及《伤寒论》三阴三阳六经的气行之序、时象之变，对六经病欲解时的实质内涵作了阐释。

立足于天人一气的运行而言，巳午未三时乃是气运浮于外而最盛之时，太阳病病于营卫不和、表气之郁闭不通，如第1条、第51条、第95条等所曰"太阳之为病，脉浮，头项强痛而恶寒""脉浮者，病在表，可发汗""太阳病，发热汗出者，此为荣弱卫强，故使汗出"。而于此巳午未三时，天地之气与人体之气乃俱浮盛而趋于外，因此营卫易和而表气易通，是故太阳病欲解于此时。申酉戌三时乃是气运由浮盛而肃降之时，阳明病病于胃家之实而不能通降，不能通降则气运浮盛于外，是以阳明病，"身热，汗自出，不恶寒，反恶热也"（第182条），而于此三时天地与人体浮盛之气俱欲肃降而下，因而浮盛之气易平，是故阳明病欲解于此时。寅卯辰三时乃是气运由下出于上由内出于外之时，少阳乃由阳入阴、由表入里、体气盛衰变化之枢机，处于表里虚实之间。因此，多寒热往来，以及正气蓄积战汗而解之征。原文第96条、第101条描述为"伤寒五六日，中风，往来寒热，胸胁苦满""凡柴胡汤病证而下之，若柴胡证不罢者，复与柴胡汤，必蒸蒸而振，却复发热汗出而解"。并且少阳主方之小柴胡汤，对于伤寒初愈后又发热的体虚复热之证亦可以对治，如第394条："伤寒差以后，更发热，小柴胡汤主之。"而于寅卯辰三时，天地与人体之气俱渐升达而荣发于外，因而少阳病所俱之盛衰表里交争之象得以舒达而荣畅，是故少阳病欲解于此时。此为三阳病的欲解时。

在一气运行升降出入的循环中，阴为内为下归体，阳为外为上归用。因此概括来说，阳以用而言，是以三阳病之治在于体气之圆通畅达；阴以体而言，是以三阴病之治则在于本气之温固充实。

对于三阴病的欲解时，亥子丑三时乃是气运归藏最足之时，太阴病病于内里之虚寒，内里虚寒运化不及，是以浊气在上则胀吐，清气在下则泄利。如第273条与第277条所曰"太阴之为病，腹满而吐，食不下，自利益甚""自利不渴者，属太阴，以其脏有寒故也"。况且，吐泄之证更使体气不能归藏于内，是以病则更剧而有"自利益甚"。然而于此亥子丑三时，天地与人体之气俱欲归藏于内，因而里气得补，是故太阴病欲解于此时。子丑寅三时乃是由冬至春、由天道最冷之冬至而到阳气微出于地之立春，气运乃由归藏而渐升动于地上之时。少阴病乃体气虚寒而阳用不足之病。如第281条所曰"少阴之为病，脉微细，但欲寐也"。而于此三时天地与人体之气俱藏于内而渐动乎外，因而里气足而阳用达，是故少阴病欲解于此时。丑寅卯三时乃由地道最冷之大寒而至阳气升达之惊蛰，气运乃由闭藏而至升达之时。厥阴病乃体气寒极而本气过动之病，是故多有如第332条、第335条、第336条等所述厥热胜复之变，以及寒极似热、热极似寒，"除中"等证。然而，于此丑寅卯三时天地与人体之气俱固足于内而升达乎外，无太过与不及，乃是根固有序之生发，而非为本虚无序之调动，因而阳气来复而本气不散，是故厥阴病欲解于此时。此为三阴病的欲解时阐释。

三阴病欲解时分布规律的内涵——归体、达用、显象

六经病欲解时，其中三阳病的欲解时可依次分为三步，若能明确一气运行的时象之序则其机理不难理解。然而对于三阴病的欲解时，其并非如三阳病欲解时那般各自独占一时，而是依次相互叠加。对于其中所蕴藏的内涵与意义，以及太阴、少阴、厥阴相互之间的关系尚需进一步的研究。

首先是太阴病，太阴病欲解时为亥子丑三时，依据一气运行升降出入的时序性，从三阴病各自的欲解时可以看出，亥子丑三时乃是气运归藏最足之时，正当万物所归之处，是以太阴为三阴之主，且三阴当统于太阴。而少阴、厥阴所主之时，则气运已经有所升动，少阴乃由天道最冷之冬至而到阳气微出于地之立春，气运乃由归藏而渐升动于地上；厥阴乃由地道最冷之大寒而至阳气升达之惊蛰，气运乃由闭藏而至于升达。若据此一气运行的时序状态而思考三阴之间的关系，可以明确看出太阴为体气归藏之极，是以太阴为体之本，而少阴为由归藏之体而渐至于升动之用，是以少阴为用之本，厥阴为地气之寒极而至于阳气敷布，故厥阴为象（生命之象）之本，"天开于子，地辟于丑，人生于寅"。厥阴所主之丑寅卯三时之后便是少阳之寅卯辰三时，由丑至于辰，乃由地道寒极而渐至于天地气交，万物象成。厥

者，极也，尽也。《素问·至真要大论》曰："厥阴何谓也……两阴交尽也……两阴交尽故曰幽。"厥阴所主，正为幽尽而春生之时，对应于节气而言，可以大寒、立春、雨水、惊蛰为主，幽藏至极而又复新生，正为生命之象展露之处也。

三阴与三阳表里对应关系的阐释

太阴少阴厥阴的具体含义及相互关系既已理清，那么对于三阴与三阳之间的对应关系及实质内涵应当可以作出阐释。

关于《伤寒论》中以三阴与三阳之间的对应关系及实质，亦可以根据此"六经"的时序状态而阐明。厥阴为风木升动之气，体固足而阳用达则为少阳春生之机，此为常；体虚散而成无序之调动，在上为少阳相火之热，在下为本气不足之寒，此为病。厥阴之出显便是少阳，少阳之本便是厥阴，是故厥阴与少阳相表里。太阴主归藏，阳明主肃降，若阳明能合降于内则至于太阴之藏，此为常；若阳明不能合降则气运浮散，在外为阳明之实热燥，在内则为太阴之虚寒湿，此为病。阳明之入便是太阴，太阴之出即是阳明，是故太阴与阳明相表里。少阴为体气归藏而渐至于用之时，为用之本，而体气敷布最广之用即为太阳，少阴之本足则太阳之用广。少阴居于内而欲宣通于外，为在内之根本，太阳敷布于外而欲固藏于内，为六经之藩篱，宣通则为火之用，固藏即为水之用，水火互根互用，太阳少阴互为表里，此为常。反此则为病，少阴病为本，太阳病为标，少阴者太阳之本，太阳者少阴之渐。第 38 条、第 49 条、第 91 条等反复提及，脉微弱者不可发汗，尺中脉微者不可发汗，以及先温里后解表等问题，是故少阴与太阳相表里。此外，根据"六经"的时序状态，少阴与厥阴则正当于天地之气寒极而重生之时。寒极而生，是故阴阳之气最易于此离绝，因此在《伤寒论》中少阴与厥阴病篇多有死证。

以上是关于《伤寒论》中三阴三阳之间相互对应关系的具体内涵阐释。由此可以清楚地发现，对于《伤寒论》以六经的时序状态为纲要进行逐步的探析，是解决其疑难争论的关键。

据于时以明气运之本，察乎时而知病气之变，时者体气之行，象用之变也。《伤寒论》六经病欲解时乃是根据一气运行的"体"之变化与"用"之变化而得出的，得其天时与人体之病，天人相合而相制，病即向愈。以时为纲，则天地人三才和合，法由此立，方从此出。合于天时，明乎物性，以佐民用，此乃古中医学历代承传的不变之经。

89 论六经病欲解时所占时辰问题

《伤寒论》自医圣张仲景编撰之后，迭经战乱，辗转传抄，分合隐现，原貌早非。复缘于地域南北有别、文字古今异义等因素，致使后人学之倍感困惑难解，故而历朝之中医大家，不乏注释阐意者，此学日渐成风，由来久已。但诸多伤寒大家均以注解六经提纲证，或方证俱全之条文为务，对于"欲解时"往往置若罔闻。或偶有提及，不过寥寥数语，只有少数注家给了欲解时应得的"礼遇"。但即便在这寥寥数人之中，仍不乏意见相左者。在诸多"疑案"之中，时辰数量乃是欲解时的根基。着力于此的多为明清医家，近代注家鲜有论及。而争议之焦点集中在每经欲解时应该占两个时辰还是三个时辰。如太阳病欲解时是巳午未，还是巳午；阳明病欲解时是申酉戌，还是申酉；少阳病欲解时是寅卯辰，还是寅卯；太阴病欲解时是亥子丑，还是亥子；少阴病欲解时是子丑寅，还是子丑；厥阴病欲解时是丑寅卯，还是丑寅。学者马坤等就此问题做了论理阐述。

六经病欲解时应占三个时辰

宋代成无己，作为古今注解伤寒第一人，在其《注解伤寒论》中，以"阳道常饶，阴道常乏"解释三阳三阴欲解时所占时辰不同，并开宗明义，直接提出欲解时应占三个时辰。元代程杏轩在《医述》中论及此处大抵承袭了成无己之说。

明代方有执在《伤寒论条辨》中以阳气随时间之盛衰变化为理论依据，反推每经病应占三个时辰。赵献可在《医贯·阴阳论》中列举少阴病欲解时，以点概面地表明欲解时所占时辰的观点，与方有执见解相同。

清代尤在泾在《伤寒贯珠集》中直接肯定欲解时应为三个时辰，然后提出辰、戌、未不应包含在太阴欲解时之内，虽未详解缘由，但已为欲解时时辰问题正本清源做出较大贡献。喻嘉言在《尚论篇》中阐述观点与尤氏相同，论理却稍显逊色。

民国郑钦安在《伤寒恒论》中指出疾病是否欲解，与阳气运行和邪正盛衰关系密切，并据此认为欲解时当占三个时辰。曹颖甫在《伤寒发微》中阐述欲解时原理的论述与郑氏之见解相左，但欲解时所占时辰数量的认识与郑氏之见解略同。

刘渡舟教授在《伤寒论讲稿》中提到欲解时应占三个时辰，以阳明病欲解时为例，戌时属土所主，借鉴《伤寒论》"阳明居中，主土也。万物所主，无所复传"的思想，强调欲解时包含戌时是重视胃气的象征，因此六经病欲解时均应包含属"土"的时辰，此见解古今出其右者鲜也。

近代医家论及六经病欲解时，多为某经欲解时临床应用及实验研究。对于时辰数量问题或直接按照每经欲解时为三个时辰进行阐述，或仅对欲解时其中一个着重时辰进行探讨，对于为何为三个时辰却避而不谈。

以上诸位医家对于欲解时的依据论述虽角度不同，详疏有异，但对欲解时所占时辰数量的结论却完全一致，均认为欲解时应占三个时辰。

六经病欲解时应占两个时辰

清代钱潢是历代医学大家中较早提出欲解时占两个时辰的医家。其在《伤寒溯源集》中强调辰、未、戌三个时辰分别与寅卯、巳午、申酉两个时辰阳气的状态不同，故将此三个时辰排除欲解时之外；论及太阴病欲解时认为其仅包括丑时的上半个时辰，言及少阴病、厥阴病欲解之时却又均为三个时辰。以上论断矛盾甚多：一者，若辰时阳气大旺，不为少阳，却为何不包括在太阳病欲解时；二者，若"丑上"为丑时的"上半"，为何"辰上""未上""戌上"却均不包含"辰""未""戌"三时；三者，若太阴病欲解时为两个半时辰，为何少阴病、厥阴病欲解时却为三个时辰等，文中并未讲清，恐怕也难以说清。

清代柯韵伯在《伤寒来苏集》中提出三阳病欲解时并非互相连接，应被辰、未、戌三个时辰断开。细品注解之言，大抵与钱潢无异。当解释三阴欲解时却均以三个时辰立论，然并未交待三阳与三阴欲解时时辰不同之原因。

清代陈修园在《伤寒论浅注》中提到三阳病欲解时为两个时辰，而论及三阴病欲解时却并未提及时辰数量的问题。其依据并无新意，与钱潢、柯韵伯之解如出一辙。

纵观历代医家，凡认为欲解时不应为三个时辰者，大抵认为辰、戌、丑、未为土所主之时，阴阳所处之状态与寅卯、申酉、亥子、巳午之阴阳状态不同，故应全部或部分排除在欲解时之外。

六经病欲解时的时辰问题

六经病欲解时都应当包括三个时辰，其中主要缘由有三：

1. 按时辰的五行属性：诸多医家都因为辰、戌、未三个时辰属土，故而排除在三阳病欲解时之外，此解释主要矛盾点有二：一者，若此说成立，则丑时同为属土，为何却包含于少阴病、厥阴病欲解时之中；二者，若此三个时辰属土，为何不将其纳入太阴病欲解时。可见仅以时辰属土而将其排除在三阳病欲解时之外多有不妥，前后矛盾，难圆其说。

2. 按气的运行变化：认为欲解时为两个时辰的部分医家，提出辰、戌、丑、未四时气的运动状态与前时不同。

《伤寒论·序》中曰"撰用《素问》《九卷》"，可见《伤寒论》据《黄帝内经》而成。《素问·六微旨大论》曰："出入废则神机化灭，升降息则气立孤危。故非出入，则无以生长壮老已；非升降，则无以生长化收藏。是以升降出入，无器不有。故器者生化之宇，器散则分之，生化息矣。故无不出入，无不升降。"此段论述强调三点内容：一者，气的运动形式为升降出入；二者，气的升降出入导致了阴阳变化的内在原因，进而才有生长化收藏的外在表现；三者，气的运动一刻不停，一刻不止，停则"神机废灭"。

正是因为气在十二时辰中进行着一刻不停的"升降出入"运动（寅卯辰均为气的升腾、条达之时，巳午未均为气的隆盛、达表之时，申酉戌为气的下降、收敛之时，亥子丑均为气的藏匿、孕育之时），才产生阴阳表里的盛衰变化，进而产生了六经病欲解时。

以少阳病欲解时为例，少阳病欲解所需气的运动状态为升腾（向上）、条达，即凡是十二时辰内能够让气的主要运动状态调整为升腾（向上）的时刻均应包含在少阳病欲解时之内。若辰时不在其中，则可以认为辰时之气并非升腾（向上）。如此根据《素问·六微旨大论》，则可能出现其他三种运动形式：隆盛（向外）、敛降（向下）、收藏（向内），但辰时阳气未达隆盛（向外）、未至敛降（向下）、尚未收藏（向内），即不满足其他三种运动形式，且辰时之气又不可能停止运行（神机废灭）。

综上辰时之气只能处于升腾（向上）的状态，只是与寅卯二时相较力度与程度稍弱，即便如此，气之运动亦为少阳所需，应为少阳病欲解时。同理，未时应为太阳病欲解时，戌时应为阳明欲解时。

三阴病欲解时争议较少，至于钱潢丑时上半之说，前后矛盾，实难立足。绝大部分医家都认为三阴病欲解时相互重叠，每经占据三个时辰，且以第一个时辰为主。

3. 时立、气布、象变：《素问·六节脏象论》曰"五日谓之候，三候谓之气，六气谓之时，四时谓之岁……时立气布，如环无端，候亦同法"。"六气"为"时"，即三个月为一个"时"。"时立"即历经三个月的时间，"气布"即引起自然界气的阴阳变化，随之表象也会跟着变化，出现我们可以看到的生长化收藏的景象。

《灵枢·顺气一日分为四时》曰："春生，夏长，秋收，冬藏，是气之常也，人亦应之，以一日分为四时，朝则为春，日中为夏，日入为秋，夜半为冬。"天人相应，自然界气的变化与人体气的变化同步，人体气的升降出入运动产生不同阴阳变化，进而使得人体局部正气出现盛衰起伏，最终使得疾病出现向愈的趋势。而此过程在年一"时"，即三月，故在日当需三个时辰。

《伤寒论》每经病欲解时应各占三个时辰，即太阳病欲解时是巳午未，阳明病欲解时是申酉戌，少阳病欲解时是寅卯辰，太阴病欲解时是亥子丑，少阴病欲解时是子丑寅，厥阴病欲解时是丑寅卯。

90　论六经三阴病共有欲解之丑时

丑时是两个十二时辰的连接点。在《伤寒论》中，丑时同为太阴、少阴、厥阴的欲解时。基于中西方文化的不同，中西方对于时间最初的认识亦存在差异。西方哲人侧重于从本质来认识时间，从哲学鼻祖泰勒斯开始，到毕达哥拉斯、亚里士多德、柏拉图都坚持循环时间观，认为时间是天球的运动。东方先哲注重从观察阴阳转化的角度认识时间，这一点从《素问·四气调神大论》可以看出，"春三月，此谓发陈。天地俱生，万物以荣……夏三月，此谓蕃秀。天地气交，万物华实……秋三月，此谓容平。天气以急，地气以明……冬三月，此谓闭藏。水冰地坼，无扰乎阳"。《灵枢·营卫生会》曰："故曰日中而阳陇，为重阳，夜半而阴陇为重阴，故太阴主内，太阳主外，各行二十五度分为昼夜。夜半为阴陇，夜半后而为阴衰，平旦阴尽而阳受气矣。日中而阳陇，日西而阳衰，日入阳尽而阴受气矣。"先贤将一日分为十二时辰，而丑时便是两个十二时辰的连接点，具有结束与开启的双重职能，学者马坤等认为，在中医六经辨证论治体系内具有极为特殊的意义和地位。

从肇始源流阐释"丑时"的意义

华夏大地在夏、商、周时期就已经发现一年有十二个朔望月。从出土的甲骨文看，殷时已有记日和完整的干支表。清代顾炎武《日知录·古元一日分十二时》曰："古无一日分十二时之说……自汉以下，立法渐密，于是一日分为十二时，概不知始于何人，而至今遵用不废。"清代赵翼在《陔馀丛考·一日十二时始于汉》中曰："古时本无一日十二时之分……以其一日分十二时，而以干支为纪，盖太初历改正朔之后。历家之术益精，固定此法。"可见，关于十二时辰的肇始可以追溯到汉代。时至西汉中后期，平旦、日中、日晡等的计时方式由于种种原因，逐渐被以太阳在天穹运行方位的计时方式所代替。《素问·生气通天论》曰：阳气者，若天与日，失其所，则折寿而不彰，故天运当以日光明。"可见，人体阴阳转换（阳气的运动）与太阳运行关系密切，与时间流逝息息相关。

时间在中国传统医学中是非常立体的概念，并非单纯的数字，如丑时并非仅是时辰的名称，其背后对应的是太阳在天穹中的某个方位，昭示的是人体某种阴阳转换的状态。

从字义阐释"丑时"的功能

成熟于商代的汉字具有五千多年的演变历史，其字音藏意，字形通理，所以用"丑"字命名一个时辰，必定说明此时（阴阳转换势态）与"丑"字所表达的含义有关。

"丑"字，《汉书·律历志》曰："孳萌于子，纽牙于丑。"《说文解字》曰："丑，纽也。"《说文解字注》曰："丑，纽也。寒气自屈纽也。"可见丑字的意思主要是作"纽"解，而"纽"字在《博雅》中意为"束也"。《说文解字注》曰："系也……一曰结而可解……缔者，结不解也。"通过《说文解字注》对"纽"的解释，极为传神地运用取类比象的方法描绘了"丑"字的两层含义：一者为束缚、捆绑的意思。此意较好理解，比较直观。"孳萌于子，纽牙于丑"描述自然界的阳气经过子时的涵养、滋润，已经逐渐出现萌发、升腾的趋势，趋势虽现，但仍需慢慢积蓄能量，如同植物嫩芽已经在种皮内形成。"纽牙于丑"表达阳气萌发、升腾的趋势逐渐壮大，出现与外界阴寒抗争的趋势，但仍不足以冲破阴霾的状态。如同植物种子皮内的嫩芽随着生长，出现要冲破种皮束缚的状态，此时外皮对于嫩芽是一种"捆绑，约束"。《史记·律书》曰："丑者，纽也，言阴气在上未降，万物厄纽，未敢出也。"此时弱阳力量尚弱，不能操之过急，需要慢慢壮大自己，否则必将"拔苗助长"。二者为升腾、萌发的意思。即"结而可解"的蕴涵之意。说明阴寒的束缚即将解除，自然界阳气的升发之势已然不可阻挡，阴霾终将散去，阳气即将扶摇直上。如同种子的嫩芽终要"破壳"，最后冒地而出。

"丑"字之意如上所述，丑时之阴阳变化也当具此两端。一者，强阴束于弱阳之外，弱阳欲展之势被厄陷于缧绁，束身就缚之意；二者，弱阳虽无法立刻冲破阴霾，但阴降阳升之势已不可阻挡，阳气指日可待地勃发生机，辞旧迎新之意。

从时辰阐释"丑时"的功能

《说文解字》释丑为："十二月，万物动，用事。"将"丑"对应十二月。《内经知要》曰："子午卯酉，天之四正也……以一日分四时，则子午当二至，卯酉当二分，日出为春，日中为夏，日入为秋，夜半为冬也。"结合《灵枢·顺气一日分为四时》中"以一日分为四时，朝则为春，日中为夏，日入为秋，夜半为冬"，圣贤通过观察发现，一日的清晨、正午、黄昏、傍晚，与一年的春季、夏季、秋季、冬季阴阳变化趋势相同，可将二者划等号，所以十二月、丑月与丑时相同。

阳主动，由于自然界阳气的升发，万物逐渐阳气充盈而出现苏醒的趋势。观上文"丑"字包含两层含义，通过"万物动"的意思，可知"丑"字应更侧重第二层意思，为欣欣向荣之象，表明阳气即将冲破阴束，发挥作用。

《素问·金匮真言论》曰："平旦至日中，天之阳，阳中之阳也；日中至黄昏，天之阳，阳中之阴也；合夜至鸡鸣，天之阴，阴中之阴也；鸡鸣至平旦，天之阴，阴中之阳也。"故丑时亦称鸡鸣，此时天未亮、夜尚浓，天地混沌，阳被阴束，虽阳进阴退的势态已显，万物仍为阴所主，但黎明已迫近，阴尽阳生的转换势头不可阻挡。《灵枢·口问》曰："阳气尽，阴气盛，则目瞑；阴气尽，而阳气盛，则寤矣。"鸡鸣之时，由寐转寤，虽刚刚觉醒思维尚不清晰，肢体尚不灵活，但醒后微动四极，阳气即由收藏转为释放。

从六经病欲解时阐释"丑时"的功能

六经病欲解时是《伤寒论》中6条（第9条，第193条，第272条，第275条，第291条，第328条）格式完全相同条文的合称，与提纲证遥相呼应，相互为释。

《素问·生气通天论》曰："阴平阳秘，精神乃治，阴阳离决，精气乃绝。"主宰生命从健康到死亡的核心便是阴阳的关系。在机体由于阴阳乖张（或阴升阳降异常，或阳升阴降异常，或阳出阴入异常，或阴出阳入异常）而患病后，十二时辰中，阴阳循环往复中的某一时刻，势必能够促进乖张的阴阳恢复正常，而此阴阳状态就是疾病欲解所需，故此阴阳状态所对应的时辰便是欲解时。即六经病均会在一日中某时段出现向愈的趋势，此种趋势表面上是仅由时间所主导，与治疗用药无关。

《伤寒论》六经病欲解时中，丑时同为太阴、少阴、厥阴的欲解时。说明在太阴病、少阴病、厥阴病的诸多阴阳乖张变化中，有相同的阴阳异常因素，所以才会均在丑时出现欲解的状态。三阴同为阳入阴出，而太过、不及均会导致疾病的发生，当阳入阴出之势头太过，势必发生阴阳升降出入的异常，导致阳气不能升发，阴气不能收藏，引起《素问·六微旨大论》所曰"出入废，则神机化灭；升降息，则气立孤危"，故此时需要逆转阳入阴出的趋势，恢复《素问·生气通天论》所曰"故阳气者，一日而主外，平旦人气生，日中而阳气隆，日西而阳气已虚，气门乃闭"的状态。丑时的阴阳特点，恰恰符合这种逐渐冲破束缚，升提阳气的状态，所以其为三阴病共同之欲解时。

虽然三阴病欲解时相互重叠，但是每经病欲解时的第一个时辰，是最符合该经病特点的时辰。如太阴病为亥时，少阴病为子时，厥阴病为丑时。可见丑时的阴阳状态应与厥阴病的阴阳状态相反。

清代俞根初《通俗伤寒论·第一章伤寒要义·第十节六经总诀》曰："以六经钤百，为确定之总诀。"清代柯韵伯《伤寒来苏集·伤寒论翼》曰："仲景之六经，为百病立法，不专为伤寒一科，伤寒杂病，治无二理，咸归六经之节制。"至今关于六经实质仍无定论，而据统计，六经实质有 41 种假说。历代医家认可度最高的便是经络说和脏腑说，前者代表之医家为最早用"六经病"命名三阴三阳病的宋代朱肱，其在《活人书》中开篇即曰："治伤寒者先须识经络，不识经络，触途冥行，不知邪气之所在。"后者认为"《伤寒论》六经，是为认识外感疾病的需要，在脏象学说的基础上，对人体功能作出的另一层次的概括"，而经络又可以认为是脏腑功能的外延。所以《伤寒论》中厥阴应该包含肝的功能。

《素问·六节脏象论》曰："肝者，罢极之本，魂之居也。"《素问·阴阳应象大论》曰："金木者，生成之终始也。"可见，"罢极之本""生成之始终"当为厥阴特性之一。结合清代周学海在《读医随笔》中的描述，"肝者贯阴阳，统血气，居贞元之间，握升降之枢者也"，说明了"罢极之本"在阴阳转枢中极而复返的作用。"生成之始终"犹月之晦而始朔，体现了阴尽阳生之理，即让一个循环到此为止，转而开启另一个崭新的循环，新旧交接之谓也。

所以厥阴，也就是丑时的阴阳状态是两个完整十二时辰阴阳循环的衔接，是新旧交替的"枢机"，阴阳升降的关隘之所在。

从开阖枢阐释"丑时"的功能

开阖枢始见于《素问·阴阳离合论》《灵枢·根结》。《素问·阴阳离合论》论述了开合枢的定义和主要生理功能。《灵枢·根结》论述了开合枢的重要性和病理表现。丑时与开阖枢并无直接关系，但由于丑时与厥阴关系密切，故厥阴在开阖枢中的功能，便是丑时所发挥的功能。《素问·阴阳离合论》曰："三阴之离合也，太阴为开，厥阴为阖，少阴为枢。"言及厥阴的阖机之用，需从厥阴之性谈起。《素问·至真要大论》曰："帝曰：厥阴何也？岐伯曰：两阴交尽也……帝曰：幽明何如？两阴交尽故曰幽。"此处"两阴"指的是太阴和少阴。"幽"在《说文解字》意为"隐也"，即隐而不见之意。所以，厥阴的主要功能就是让太阴、少阴之本性隐而不见。太阴、少阴虽都以阳气释放为用，但二者的本性均为"纳阳吐阴"。厥阴阖机即将"纳阳吐阴"，即阳气收藏、阴气释放的势态隐而不显，取而代之的是阳气释放、阴气收藏的状态。也就是《灵枢·营卫生会》所曰"夜半为阴隆，夜半后而为阴衰"，此处的"阴衰"便是厥阴阖机之用。

若厥阴阖机功能正常，则阴入阳出转化顺利，阳气由收藏的状态顺利转为释放的状态，机体得以温煦。若厥阴阖机功能异常，阴阳交接不畅，便会在阴阳经相互交接处（手足末端）出现阳气失于温煦，即厥冷的症状。如《伤寒论》第 337 条："凡厥者，阴阳气不相顺接，便为厥。厥者，手足逆冷者是也。"整个厥阴篇共 56 条原文，与"厥"相关的有 52 条，足以说明"厥"这一症状在厥阴篇地位之重要。若病情进一步发展，则出现《灵枢·根结》所曰："五脏六腑，折关败枢，开阖而走，阴阳大失，不可复取。"即水火格拒，阴阳相离。更有甚者精气乃绝，生命垂危，所以在厥阴篇预后共有 8 条原文，其中 6 条为死证、难治证。

阖机的异常可具体分为太过、不及两端。阖机不及，在内之阳郁结不出，不得伸展，化热则"烦"；在外之阴不得纳入，停于体表，则"肤冷"，故而形成"伤寒脉微而厥，至七八日肤冷，其人躁无暂安时者"。若阳郁渐重，化热愈烈，则易出现提纲证中"心中疼热"。阖机太过，阴入阳出过度，则易形成上热下寒证。如《伤寒论》第 359 条："伤寒本自寒下，医复吐下之，寒格，更逆吐下，若食入口即吐，干姜黄芩黄连人参汤主之。"或表热里寒证，如《伤寒论》第 377 条："呕而脉弱，小便复利，身有微热，见厥者，难治，四逆汤主之。"

可见厥阴所主之事，为沟通表里、上下、内外、阴阳，把控阴阳转枢的协调，所以丑时实为阴阳交接转换程度之"掌舵者"，其功能有二：一者，此阴阳转换又将是下一个阴阳循环的开始，故而丑时的状态，决定了下一个阴阳循环的良莠；二者，此阴阳转化是表里、上下、内外、阴阳融会贯通的重要"节点"。

从十二消息卦阐释"丑时"的功能

十二消息卦又称十二辟卦，见于西汉象数易学家孟喜所著《卦气说》。十二消息卦反映了自然界十二个月的阴阳消长关系。根据《灵枢·顺气一日分四时》及上文所论可知，十二消息卦与十二时辰相互对应，故丑月与丑时皆对应临卦。

临卦在《周易六十四卦浅解》中释为"以尊适卑为临，有进逼之义，二阳侵长以逼于阴"。"逼"在《说文》中意为"近也"。《广韵》中意为"迫也"。此时二阳爻位于四阴爻之下，且其之后的泰卦已是阴阳爻数相同，可见临卦有阳爻数量逐渐增加，逼近阴爻数量的趋势。

丑时临卦有临界和迫近两重含义，临界之意体现在尚未到达某种状态（阴阳势均力敌），但无限靠近（阴阳悬殊甚微）之性；迫近之意体现在"兵临城下""迫在眉睫"。此时阳入阴出之势已尽，阳气渐旺，紧逼"铩羽"之阴气的态势已不可扭转。这与上文"丑"字的双重含义类似。

"丑时"临床应用

《道德经·二十五章》曰："人法地，地法天，天法道，道法自然。""道"为宇宙自然的规律，即自然界阴阳变化的规律。若以此来阐述《孟子·公孙丑下》中的"得道者多助……多助之至，天下顺之"中的"道"。可以将其解释为：若能明确天地间阴阳运行的规律，便可在治疗时有所裨益，而最大的好处便是借此辅助诊断、辅助治疗疾病。如此方为天人合一的"大道"。《素问·至真要大论》曰："审察病机，无失气宜，此之谓也。"张志聪曰："六气之所宜。""宜"在《广韵》中意为"适理也"。"理"在《说文》中意为"治玉也"。《说文系传》曰："物之脉理，惟玉最密，故从玉。"可见，"宜"是顺应事物发展的脉络之意，这里当是顺应六气的变化。六气的产生与变化是天地间阴阳运行的结果。以此角度观之，"六气之所宜"便是天地间阴阳变化之所宜，所以"无失气宜"应解释为顺应天地间阴阳变化的脉络。只有真正把握气宜，才能"得道多助"。故临床常根据药物作用趋向，择时治疗，以增加临床疗效。

1. 指导辨证用药：厥阴病症状复杂多样，单从《伤寒论》厥阴病提纲中来看，"厥阴之为病，消渴，气上撞心，心中疼热，饥而不欲食，食则吐蛔，下之利不止"。其症状涉及极广，有类似阳明病的欲饮水，类似少阳病的不欲食，类似少阴病的心中疼热，临床若想辨证准确实属不易。

曾有报道，患者，男，苦于后背部燥热多年，每于下半夜发作，痛苦不堪，西医检查未见明显异常，遍访国内名医诊治，不能收效。顾植山根据"下半夜发生"这一特点，果断诊为厥阴病，予乌梅丸加减治疗，多年顽疾一剂即愈。

可见，当症状纷繁，莫衷一是时，将疾病症状波动的时间作为辨证因素，纳入辨证考量体系，可以提升辨证效率，增加准确度。上述方法十分值得借鉴，可将丑时症状波动作为临床辨证厥阴病的重要线索之一。

2. 指导针灸选穴：《灵枢·五乱》曰："经脉十二者，以应十二月。十二月者，分为四时。"《针灸学·子午流注针法》曰："地支配脏腑是以一天十二地支与脏腑相配，是'纳支法'的基础之一，人身气血运行，从中焦开始，上注于肺经，经过大肠、胃、脾、心、小肠、膀胱、肾、心包、三焦、胆、肝，再流注于肺，这个流注是从寅时开始"。可知在子午流注体系内丑月、丑时所主之经脉为足厥阴肝经。故丑时为唯一一个十二经脉流注次序（厥阴肝经）与六经病欲解时（厥阴病）相重合特殊时刻。

《灵枢·顺气一日分为四时》曰："病时间时甚者，取之输。"可知当丑时出现症状波动时，可以选择足厥阴肝经的穴位进行治疗。《素问·刺热》曰："肝热病者，小便先黄，腹痛多卧，身热。热争则狂言及惊，胁满痛，手足躁，不得安卧。"诸证之中"不得安卧"为困扰肝病患者的常见症状之一，此类失眠常在丑时出现，以入睡困难、噩梦纷扰、易醒、醒后入睡困难为主症。《一针疗法》中提出，针刺太冲穴可以治疗丑时失眠。曾有临床报道，针刺太冲穴治疗丑时失眠的卒中患者，有效率达 88.9%。

可见，当丑时出现某些症状，尤其是失眠时，可以先考虑是否肝出现问题，进而选择肝经腧穴，尤其是太冲穴进行针刺治疗。

91　六经少阳病欲解时析疑

"少阳病欲解时"为《伤寒论》"六经病欲解时"理论之一。《伤寒论》曰"少阳病欲解时，从寅至辰上"，即寅、卯、辰三个时辰（3～9时）。也即凡病症归属少阳病者，在这段时间内往往可以借助天时而壮自身，祛邪外出，使疾病能有痊愈的机会。临床上，根据疾病变化的特定时间可辨病在何经，从而指导遣方用药。诸医家对《伤寒论》中"少阳病"的理解已较为深刻，临床运用亦见纯熟，但对于"少阳病欲解时"的研究尚显粗糙。对该理论，目前存在机制探究不明确、临床应用指征不清晰的问题，因此临床运用时存在一定难度。学者朱汇滨等从多角度剖析了"少阳病欲解时"，以期解决理论模糊的问题。

六经病欲解时概述

《伤寒杂病论》中，每篇中均有"欲解时"之说，以作六经眼目，从而首次将时间医学的概念正式列出。所谓欲解时，即六经经气自旺盛之时，受天时之助，该经病当于此时有向愈之机。古今多数医家对"六经病欲解时"历来束之高阁，统编教材《伤寒论讲义》尚且曰："《伤寒论》六经皆有欲解时这一理论，因尚不能指导临床，当存疑待考。"这导致了医家对该理论的研究一度遭受搁置。近来"时间节律"研究炙手可热，2017年的诺贝尔生理学或医学奖就是为了表彰在生物昼夜节律分子机制方面的突出贡献。而近来时间生物学已然证实，人体状态受自然界昼夜交替的影响极大。深究欲解时理论，发现该理论实是仲景先师对"时间节律"问题的阐述，而国人对此却缺乏信心。直到顾植山教授重拾"六经病欲解时"理论，并在长期的临床实践中，总结出了临诊时"辨象-辨时-握机"的具体思路，该理论才得以重新受到医家们的关注和研究的兴趣。《伤寒论》曰"少阳病欲解时，从寅至辰上"，即寅、卯、辰三个时辰（3～9时）。也即凡病症归属少阳病者，在这段时间内往往可以借助天时而壮自身，祛邪外出，使疾病能有痊愈的机会。临床上，根据疾病变化的特定时间可辨病在何经，从而指导遣方用药。

"少阳病欲解时"析疑

1. 少阳本义、少阳病义：《素问·天元纪大论》曰"阴阳之气各有多少，故曰三阴三阳也"。先贤对人生命周期加以概括，阴阳各被一分为三，而根据其变化顺序被分为少阳-太阳-阳明-少阴-太阴-厥阴。其中，"少阳"为一阳，言阳之少也，其象如春、建之于寅，阳气生发由斯乃始。

《灵枢·顺气一日分为四时》曰："春生夏长，秋收冬藏，是气之常也。"这说明了阳气在一年中经历了升、浮、降、沉4个阶段。我们主要探讨的是阳气上升的阶段。以地表作为界限，有阳气自地底至表与由表至空的区别，分别称地阳和天阳。"少阳"正是人体之阳气由"地面"而出的状态，尚属稚阳，因此少阳的生理贵在使阳气能够顺利生长，万物复苏，从而气机条畅，以应春生之机。

《素问·四气调神大论》曰："逆春气，则少阳不生，肝气内变。"这就是说，假如不能顺应春生之性，则阳气无法正常的上升，其性被遏而生郁火，会导致少阳病的产生。《伤寒论》第263条曰："少阳之为病，口苦、咽干、目眩也。"而根据第96条的归纳，少阳病还可以有"往来寒热、胸胁苦满、嘿嘿不欲饮食、心烦喜呕"等表现。

这些表现不仅涉及少阳经脉循行，也涉及相关脏腑病，少阳病从整体看是阳气郁而升发不能的状态，是故微微翕热，欲往外、向上透达。王付则认为，"少阳病的原因是少阳没有有效地行使阳气初升的功能，其病变的证机是人体阳气初升与热邪或寒邪之间相互斗争。此时既要及时调动初升之阳气以抗邪，又要调动蓄积之阳气以抗邪，再由少阳之气统摄协调阳气以抗邪"。

2. 开阖枢与"少阳病欲解时"：《伤寒论》每一经病均有"提纲证"与"欲解时"之说，可见"欲解时"与六经病关系尤为密切，乃六经病的一大标志。究其原因，如顾植山教授曰："六经病'欲解时'是基于《黄帝内经》'三阴三阳''开阖枢'有序的动态变化的时空方位概念，是对人体气化六种状态的表述。"《素问·阴阳离合论》中从时空的角度论述了由开阖枢生化六气的过程，结合顾植山教授的"开阖枢三阴三阳太极时相图"，可以发现"少阳"为阳枢，在后天八卦当中，所处之地正是东南，为巽风生火位。据此，将少阳为枢的概念与东南、巽等做了对应。

简言之，阴阳二气依开阖枢的规律运行形成三阴三阳六气，而这种动态变化的时相节点即"六经病欲解时"。张景岳曰："太阳为开，谓阳气发于外，为三阳之表也；阳明为阖，谓阳气蓄于内，为三阳之里也；少阳为枢，谓阳气在表里之间，可出可入，如枢机也。"此处"少阳为枢"即指少阳之地犹如门枢，掌握阴阳表里通道，可斡旋内外，具体体现在三个方面：①是太阳、阳明表里之枢。②是厥阴出表之枢。③是阳证入阴之枢。曾元静认为，"三阴三阳既有各自的独立气化方式，但又是相互制约、相互协同的。三阴开阖枢则主要影响阳气的藏和放，三阳开阖枢主要影响阳气的升和降"。少阳处太阳与阳明之间，枢机不利则阳出而有热，阴入而生寒，从而表现出寒热交争之态。如病在少阳未解，则易病进而达阳明；枢机不利则开阖失司，易三阳同病，拨转少阳治之能功倍而效捷。阳明病，除清下外，亦可转枢少阳使邪达太阳而解。"少阳之上，火气治之，中见厥阴"，故有"实则少阳，虚则厥阴"之说，调理枢机亦能使厥阴病出表至少阳而愈。如血弱气尽，少阳不能胜邪，则易"阳去入阴"（第269条），"三阴当受邪"（第270条），病情或由阳证转为阴证，初入太阴之地，调理枢机犹可机转回阳。

少阳枢机不利，遂生郁火。于是，怎么去斡旋少阳枢机就成了少阳病向愈的关键之一。仲景先师在《伤寒论》中提出了"欲解时"学说，为我们厘清了解决六经病的思路。我们知道少阳的本义与少阳病义后，就会发现解决少阳病的关键即在顺少阳之性，从而让稚阳顺利升发、郁于半表半里间之火得以消散。

3. 从十二辟卦解"少阳病欲解时"：针对少阳病，《伤寒论》中给出的小柴胡汤等药物处方，而"少阳病欲解时"理论其实是针对少阳病的另一种处方，即"时间处方"。怎么理解这种时间处方，可以从十二辟卦着手。古人用十二辟卦来表示生命的规律乃至宇宙的生长消散，其中每卦都有各自的时空方位特点，被尊为诸侯卦。《伤寒论》中的欲解时理论均是采取的地支计时法，此举说明了古人对"时"的重视，阴阳学说亦与之关联密切。

明白了开阖枢表现的阴阳离合规律，并与十二消息卦的阴阳消长相匹配，就能决定六经病欲解之时。如《素问·脏气法时论》曰"夫邪气之客于身也，以胜相加，至其所生而愈，其所不胜而甚，至其所生而持，自得其位而起，必先定五脏之脉，乃可言间甚之时，死生之期也"。然少阳病为何欲解于寅、卯、辰三时？《黄帝内经》曰："人以天地之气生，四时之法成，人生于地，悬命于天，天地合气，命之曰人。"三阴三阳六气依开阖枢的规律运转，其背后是阳气的动态变化。古人用十二消息卦来配十二月份及十二时辰等，以此说明阳气的升降特征和生长化收藏的规律，如初生的稚阳（阴中之阳）→厥阴阶段的"一阳生"→少阳生发阶段的少阳→生长旺盛的太阳（又称"大阳"）→阳气开始收敛的阳明阶段→再由阳位入阴收藏于阴位的"静阳"。

十二消息卦对应子时至亥时，每卦分上下，上为天下为地。少阳对应东南，处阴阳转枢之地，蕴阳升阴降之机。观十二消息卦，泰卦天阳将生未生，地阳已极，天地交泰，大壮卦时天之一阳始生，夬时二阳生，三卦共同表达了阳气升发的过程，至乾卦天地之阳已极，阳升阴降之机乃止，故以泰、大壮、夬三卦对应少阳欲解之时，恰如其分，时间即寅、卯、辰三时。于此三时内，人体阳气亦随天之阳气而升，故称"少阳"，阳升则邪退，人体方有抗邪之力。

4. 从时间节律解"少阳病欲解时"：《伤寒论·伤寒例第三》卷首即"四时八节二十四气七十二候

决病法"，说明仲景先师实则是以天应之人。我们且将少阳病欲解之"寅、卯、辰"从一日十二时辰扩大至一年之十二月。《素问·生气通天论》曰："故阳气者，一日而主外，平旦人气生。"平旦属日出，人则将醒。应之一年，正月建寅，二月建卯，三月建辰。《淮南子·天文》曰："指寅，则万物螾也……簇而未出也；指卯，卯则茂茂然也……种始萌也；指辰，辰则振也……陈去而新来也。"古人以一节一气为一月，统十二月，称之为节气历。"寅、卯、辰"对应节气：寅则立春雨水，卯则惊蛰春分，辰则清明谷雨。在此之前的丑月，中气为大寒，是一年中最为寒冷的时候，而到了寅月，其中气雨水，此时温度回升，但冷空气尤未退，阴衰而往，阳盛而来，万物萌动，谓之"三阳开泰"。后至卯月、辰月，气温逐步升高，正与"少阳"阳气升发相合，等到巳月，其中气小满，所谓"小有盈满"，阳已极阴将生，与"阳气升发"的状态已然不符。

纵观三阳病欲解时，俱反映了阳气升降沉浮的规律，而少阳病欲解之"寅、卯、辰"，从年与日的角度看，属于春与辰，在这个节点阳气初升，表现出一派生机盎然之象。这与少阳的生理功能是吻合的。

"少阳病欲解时"的临床运用要点

顾植山深研五运六气，对该理论中的"六经病欲解时"理论尤其重视。兹选"少阳病欲解时"为切入点，将其多年来经验作一介绍。

1. 辅助辨证，灵活相参： 在临床上，顾植山关注患者的特定发病时间，并据此判断和"六经病"的关系，用以指导用药。凡患者的症状在凌晨3～9时发生特定变化的，都会考虑病情是否涉及"少阳"层面，也即人体的气化状态是否在"少阳枢机"方面出现了问题。顾植山认为"脉、症是疾病所表现出来的'象'态，'开阖枢'是时相，'欲解时'是厘定分辨'六经'的时间节点，抓住这个节点，对于判定证候的六经归属具有特殊意义！"结合临床，患者症状在"寅、卯、辰"时的特定改变，并不一定就能判断患者必定是六经辨证体系中的"少阳病"，但可以为精准辨证提供了一个可能的方向。假如其他症状也与"少阳病"相关，往往能在较快的时间内厘清思路，从而灵活处方。以少阳病的主方之一小柴胡汤为例，《伤寒论》第101条就指出"伤寒中风，有柴胡证，但见一证便是，不必悉具"。正是因为"往来寒热、胸胁苦满"等症状其背后均指向"少阳枢机不利"这一病机，才能有"但见一证便是"这一辨证眼目。而"少阳病欲解时"虽是"少阳病"的冰山一角，但亦与之关联密切。有时，这些定时变化的症状不一定是患者的主要不适，但多是隐藏的辨证眼目，这在患者症状庞杂无章，甚至难以据此归纳为六经病的的情况下，是非常有临床指导意义的。

2. 紧握其变，顺势处方：《伤寒论》中说此时非欲剧，非必解，乃"欲解"，此中颇有深意。顾植山说："病症不管是在一个或多个时间段发作或加重，无不表明了人体正邪相争的状态，从中能看出病机变化的趋势。既然是趋势，则病有进退之分，甚则可有痊愈可能。"老膺荣等也认为，"三阴三阳以开阖枢的有序动态变化各借其主气随其旺时而解，'欲解'不能说症状一定朝着缓解或痊愈的方向发展，也存在着症状出现或加重的可能"。因此，在六经欲解之时，依正邪斗争胜负，症状变化当有不同。所见有三：①于此时段经气旺盛，正能胜邪，病遂自解。②经气虽旺，未能退邪，止于病症减轻，助其开阖气化，病方能愈。③如两军交争，粮草充足方战，俾感自旺之经气，始正邪斗争剧烈，于外则病发或病进。

患者发生特定改变的症状，不一定就是少阳病的提纲证，但多与少阳病相关，临床所见，在寅至辰时定时改变的症状常有口苦、失眠、早醒、汗出、咳嗽、咯血、发热、头晕等。其背后均表明人体欲借助天阳升发之机，与病邪相斗争，以争取正进邪退、身体痊愈的机会。史师常据此将其归于少阳病相关，或它病兼有少阳枢机不利，然后依法施治，其效可参。

3. 具体运用方法： 在具体运用上，主要有三点：①凡症状定时变化于凌晨3～5时（寅时），常以小柴胡汤合以乌梅丸；5～7时（卯时），常处方柴胡桂枝干姜汤；7～9时（辰时），则拟小柴胡汤。

②当然，由于"少阳病欲解时"理论仅是"天"相关的部分，尚需结合患者的其他症状与舌苔脉象综合分析，根据患者的具体病机，或以"欲解时"理论处方，或相参其他病机，辨机论治，往往能取得良好的疗效。③"六经病欲解时"理论是关于天象与时间的理论，是故在服药时间上也有讲究，史师常嘱患者尽可能在症状变化前服药，以尽可能借助天时的力量，这点对于发热的治疗尤其重要。

仔细研读《伤寒论》中六经病欲解时相关的条文，发现少阳病、少阴病、厥阴病欲解时交叠于寅时，少阳病、厥阴病欲解时交叠于卯时。少阳为阳枢，主三阳之开阖，少阴为阴枢，主三阴之开阖。所谓枢，即转枢义。少阳与少阴均有转枢阴阳的作用，在功能上有重叠的部分。由于阴阳是不可分割的，阳开必伴阴阖，故少阳病与少阴病欲解时必有交接重叠。少阳在六腑为胆，厥阴在五脏为肝，肝与胆互为表里，为乙木甲木，则少阳与厥阴亦为表里。且遵循三阴三阳的顺序，厥阴之尽必促少阳之升，这是自然界阳生阴长、阳杀阴藏的自然规律。是故，厥阴病与少阳病欲解时亦有重叠。

寅时天地交泰，阴阳交接。此时地阳已极，天阳未生，为发而未发的状态，符合少阳、少阴主枢的特点，也是阴阳交接、厥阴透至少阳的关键。而寅时至辰时，天阳从无至一阳生成，这是阳气升发的动态变化，与少阳、厥阴升阳的本质是一致的。因此，寅时选小柴胡汤合乌梅丸，一为少阳病主方，一则厥阴病主方，使阴阳得以顺利交泰；卯时，厥阴的影响已较弱，当以少阳为主，故予柴胡桂枝干姜汤斡旋阴阳，刘渡舟言此方是"少阳病而有阴证转机之人用之"，亦为阴阳交泰之方；辰时，无它经病欲解时与之交叠，故处小柴胡汤以升阳。

验案举隅

王某，女，26岁。2019年1月23日初诊。患者以"咳嗽阵作5个月，加重1周"为所苦。5个月前咳嗽始作时，已于外院查胸片，提示为急性支气管炎，予间断抗感染治疗，此间咳嗽阵作，未曾痊愈。1周前摄生调护不慎，出现鼻塞流清涕，咽喉肿痛，咳嗽辄剧。至就诊时咽痛已愈，咳嗽频发于晨起及晚9～11时，活动后易喘，痰多色黄，易于咯出，仍有鼻塞及清涕，未诉口干、胸闷等不适。苔薄黄，质黯红，脉浮小紧。

方拟华盖散合柴胡桂枝干姜汤加减，药用生麻黄5g，杏仁10g，炙甘草5g，陈皮10g，炒紫苏子10g，紫苏叶10g，冬瓜子15g，生薏仁30g，芦根30g，北柴胡10g，川桂枝10g，淡干姜8g，淡黄芩10g，天花粉10g，生牡蛎（先煎）20g，苍术10g，防风10g，生姜3片，葱白3段。14剂，早晚饭后半小时温服。

2019年3月11日复诊，诉服上方后早晚咳嗽已愈，鼻塞流涕亦除，因挂号甚难，自行抄方续服。现痰白而黏，量少难咯，咽喉时有不适，稍畏寒，纳食馨香，夜寐安稳，二便调。苔薄，质黯红，脉细。予清宣利咽法以善后，药用霜桑叶10g，蜜桑皮10g，杏仁10g，桔梗6g，生甘草5g，炙僵蚕10g，杭白菊10g，浙贝母10g，射干10g，葶苈子10g，大枣10g，14剂，早晚饭后半小时温服。

按：患者以咳嗽为其所苦，就诊时痰已呈黄黏，但兼有鼻塞流清涕等表证，一派表寒里热之象。故取法华盖散，以麻黄、紫苏叶宣肺解表，紫苏子、杏仁肃降肺气，使宣肃有常；陈皮虽温，与芦根相合，则去性取健脾化痰之用。如此拟方，表寒里热已然对证，但患者咳嗽迁延竟达5个月之久，已然多方求医乏效，早晚咳嗽又该如何解决？如此定时发作的咳嗽，于常规辨证中难以寻求思路，但用"六经病欲解时"辨证，其效可参。晨起乃概指，无具体时间点，但一般在5～8时之间，且以晨5～7时居多，属于"少阳病欲解时"，而晚9～10时则在"太阴病欲解时"，故拟柴胡桂枝干姜汤，升少阳、转枢机而清郁热。针对"太阴病欲解时"，则且以健脾。患者复诊时，定时发作的咳嗽已痊愈，证明了初诊时的判断，针对黏痰及咽喉不适症状，予清宣利咽之品善后。假如按八纲辨证的思路，对时间节点背后的六经规律置之不理，岂能获效如此迅捷？

92　六经少阴病欲解时的研究

"少，幼也"，在正常的生理情况下，少阴之阴气居，于太阴与厥阴之间。伤寒六经，从三阳经传至三阴经，在阳气已微的同时，阴气也在逐渐衰减。少阴病是外感热病过程中全身抵抗力低下的危重阶段，根据《伤寒杂病论》论述少阴的基本生理特性，即统摄人体之阳中含阴，阴中含阳，真阴真阳，主收纳收藏的特性。顾植山教授结合《黄帝内经》与《伤寒论》，解读"三阴三阳""开阖枢"的动态有序变化的时空规律，发现三阴三阳六经病在其欲解时段可出现规律性的临床特征。学者李花等对少阴病欲解时，从不同层面进行了阐述。

少阴病的成因

少阴属心肾两脏，统水火二气。正常生理情况下，心火下达于肾以温煦肾阳，使气化津液；肾水上交于心以濡养心阳，使心火不亢，水升火降，以维持机体内阴阳之平衡。少阴包括了手少阴心经和足少阴肾经，既有心火，又有肾水，同时又有元阴元阳并居，是六经中生理、病理最为复杂的一经，病证既有虚寒，亦有虚热，然以虚寒证为多。少阴病虚寒证以心、肾两脏阳气虚衰而致温运无力，血行不畅，水湿内停，从而影响心脏及其他脏器的生理功能，以精神不振及损阳伤正的系列证候为主，是伤寒六经病变发展过程中的后期阶段，病情相对较为危重。

四季昼夜的变化影响着阴阳气血，故疾病的发生发展也会随之而产生周期性、节律性的改变。《伤寒论》中六经病欲解时正是自然界阴阳变化以及天人相应理论的时间医学基础。六经病各有其欲解时间，其中"少阴病欲解时，从子至寅上"。"从子至寅上"为子、丑、寅三个时辰，是指23时至次日5时，这个时间段为阳气生长之时，其中心时段为丑时，为阳气恢复而又渐长之性，此时对疾病进行干预，既有助于消除全身阴寒之气，又助于恢复阳气与生机，故其时为少阴病的"欲解时"。在早期就有医家证实，少阴病心肾阳虚证的患者，在22时睡前温服药物可以使药力在阳气始生之时到达病所，少阴阳气不仅获得自然之气相助，又得温阳之药力相助，则抗邪之力倍增，故其病渐解，这符合少阴（心肾阳虚证）"欲解时"的时间特点。

少阴病的发生，其一是因它经病邪不解而传入少阴，多由三阳病或太阴病失治、误治，心肾受损而致水火阴阳失调而成；其二是外邪直中少阴，多因年高体弱，或肾阳素虚，导致外邪直中少阴而发病。少阴病其病情虽危重，但如果可以巧妙地运用少阴病辨证论治体系和其时间特性诊治临床各科常见病、多发病及疑难杂病，将会达到预想不到的疗效。

少阴病提纲

《伤寒论》曰："少阴之为病，脉微细，但欲寐。"此条文为少阴病的提纲，可表达出少阴病具有脉微细及虚惫欲寐的症状。病至少阴，心肾虚衰，阴阳气血俱不足，阳气衰微，鼓动无力，故脉微；阴血不足，脉道不充，则脉细。阳气主动，脏腑经脉之气，皆属于阳气，人体各脏腑、组织、器官的一切生理活动，以及气血津液的生化运行都离不开阳气的温煦、推动、气化和固摄等。正如《素问·生气通天论篇第三》曰："阳气者，精则养神，柔则养筋。"阳虚不能养神则精神萎靡不振，肾虚精气不足则体力虚惫，所以患者呈现出似睡非睡、闭目卧倦的衰弱状态。由此可知少阴病的病机为心肾阳气虚衰，阴寒内盛。

少阴病主证——少阴虚寒证

少阴连属心肾水火二脏，其生理特征截然不同，寒热迥别，故可见寒化热化，这就决定了少阴病有寒有热的特性。若机体少阴肾水寒极，阳亏阴盛于下，肾中水火不能相济，此时机体阳气来复不及，则逼迫阳气浮越于外，心肾阳虚而相火不潜，产生少阴寒化证，使阳气不能入于阴而发病。寒化证的临床表现在上文中已有叙述；若肾水不能上济制约心火，热邪伤阴、阴虚火旺则产生少阴热化，其临床表现为夜热、心烦不得卧、舌红绛、脉细数等症。少阴病在临床中以少阴寒化证常见，其又为典型病证，治宜应回阳救逆为主，诸多医学家们皆认为四逆汤为回阳救逆之方，如陶节庵曰："少阴急温有二证，内寒已甚，阳和之气欲绝，宜急温之无疑也。"由此该文以四逆汤证为代表进行论述。

《伤寒论》原文第 323 条曰："少阴病，脉沉者，急温之，宜四逆汤。"本条论四逆汤证的脉象与急温之法。少阴阳气已虚，阴寒内盛，若不及早救治，可导致病情恶化，故治当急温，以四逆汤急救回阳。

《伤寒论》原文第 324 条曰："少阴病，饮食入口则吐，心中温温欲吐，复不能吐。始得之，手足寒，脉弦迟者，此胸中实，不可下也，当吐之。若膈上有寒饮，干呕者，不可吐也，当温之，宜四逆汤。"本条论述少阴阳虚寒饮内生与胸中实邪阻滞的辨治。少阴寒化证属肾阳虚衰，气化失职，以致寒饮不化，停于膈上，虽可出现类似实邪阻滞于胸膈的症状，但少阴为病，阳虚为本，寒饮为标，当急温之，以四逆汤温阳化饮，阳复饮去则病愈。四逆汤组方为甘草、干姜、附子。附子辛热，生用则气味雄烈，温少阴以回阳用为主药，干姜辛热，助附子而温中祛寒为辅药，干姜与附子配伍，温阳祛寒之力大增，前人有"附子非干姜不热"之说；姜附、炙甘草甘温，和中补虚，益气通经，疏利气血，且现代实验研究证实，炙甘草在四逆汤不仅能降低附子毒性，也能加强附子温阳作用，三味合用，共奏回阳救逆之效。

少阴病欲解时含义

人与自然界是息息相关的，天之六淫之气在一定条件下，能致于人病，天之阳气亦能助人之正气而抗病外出；根据此理论，张仲景指出了六经病，不论自愈或服药而解，都应借助于其经气旺盛或阳复之时，因而此时人体正气旺盛，易抗邪外出，从而发明了六经病欲解的时间。欲解时，是指疾病不因药物或人为因素等社会因素的影响，机体得天气相助，疾病到某时自然痊愈、减轻、好转的时间。所以六经在其经气当旺的这段时辰，正气能御邪外出，使疾病走向自愈，或症状减轻，或服药后疾病好转较快。

古籍所讲欲解时由三个时辰构成，正如《素问·生气通天论》曰："其生五，其气三。"又如《素问·六节脏象论》曰："五日谓之候，三候谓之气。"由此知三而成气也，即三而成阳气也，故而欲解时由三个时辰构成，自然界内阳气在此三时生发，机体借阳气生发正气抗邪外出，则疾病向愈。

少阴不解于该经阴盛之时，而是解于阳气生长之时，是因为阳长而阴消，阳进而阴退，阴寒得阳之气，则寒退而病可解。少阴欲解时从子至寅，少阴病病在于心肾，此时心肾虚衰，不能相交，心属火，肾属水，"水火者，阴阳之征兆也。"人体内阴阳不能相交，必借助外界阴阳相交来使体内阴阳相交，而子时正是阴阳相交之时，正如古语有"子时一阳生，午时一阴生"之说。因此少阴病欲解时，从子至寅上。

方有执《伤寒论条辨》曰："子丑寅，阳生之时也。各经皆解于其所王之时，而少阴独如此而解者，阳进则阴退，阳长则阴消，且天一生水于子，子者少阴生王之地，故少阴之欲解，必于此时欤。"从子时至寅时，为自然界阴气已衰，阳气渐长之时。少阴病多心肾阳虚，阴寒内盛，若机体正气渐复，又得自然界阳气之助，则有利于阳气的恢复及阴寒的消退。如《素问·脏脏气法时论》曰："心病者，日中慧，夜半甚，平旦静。"则子丑寅三时天地与人体之气俱藏于内而渐动乎外，因而里气足而阳用达，为少阴病欲解于此时。

现代医学对欲解时的研究

"欲解时"有其不可小觑的临床应用，其一为观察病情，判断疾病预后，并可提示临证时需注意病情起伏的时间特点；其二为指导饮食调护，从而起到治病补体的作用；其三为指导择时服药，可直接影响药物（尤其是经方）的疗效。

《黄帝内经》认为天地阴阳之运转变化，影响人体阳气之盛衰，从而对人体的生理活动、病理变化产生一定的影响，必然导致人体阴阳相应产生的气血盛衰和阴阳起伏的节律性变化。如《素问·生气通天论》曰："故阳气者，一日而主外，平旦人气生，日中而阳气隆，日西而阳气已虚，气门乃闭。"则说明了人体阳气变动亦具有时间节律的周期性规律，其中包括了机体的昼夜、月、年等特点，应时发病，伏而后发等节律。

《伤寒论》六经中每一经都有欲解时的论述，是自《黄帝内经》后首次将时间节律变化引入疾病的诊断和治疗当中。张仲景在《伤寒论》中明确写出六经病欲解时，就是以"时"为纲，任何疾病的发生发展都离不开"时"。在自然界中，上至人类生活，下至最简单的单细胞生物，都呈现出时间的周期性以及节律性。近几年来研究时间周期及节律的医家越来越多，张广梅等观察发现，太阴病脾阳虚证大鼠经理中汤治疗后，在太阴病欲解时子时、午时血清 D-木糖值子时升高明显；脾小梁静脉充血、小肠黏膜上皮渗出可能为太阴病的病理变化，理中汤能有效促进脾阳虚大鼠的恢复，且在太阴病"欲解时"中心时段干预更好。太阴病（脾阳虚证）中白细胞存在昼夜变化节律，子时模型组的白细胞数低于正常组、药物组。侯秋月根据六经病欲解时理论在治疗临床少见的定时发热，其认为与传统治疗相比较疗效更佳；从"少阳、阳明欲解时"论治咳嗽，从"厥阴欲解时"论治哮喘等亦取得良好的临床疗效。张阳等运用伤寒太阳经欲解时的时间医学理论治疗慢性荨麻疹时，将一日中风团减轻时间固定在太阳经欲解时（即巳时至未时），其取得较好的临床效果。

在现代研究中，已构建了中医时间医学的理论框架，如在临床应用方面，中医时间医学对失眠、精神情志疾病、心脏病、糖尿病、肿瘤、关节炎、月经失调、痛症、咳喘、疲劳、发热等病证的诊治以及择时用药、针灸应用、中医护理等方面的应用都有相关文献报道。

现代研究发现，几乎所有的生理和行为功能都是有节律的，昼夜节律的进展、延迟或紊乱在疾病的发生发展和诊断中也发挥着重要的作用。在生理方面：如检查丝虫病患者血中微丝蚴，就需要在 21～24 时检查，因为微丝蚴只有在夜间才活动到周围末梢血中，白天是无法检测到的。有研究提到昼夜节律亦明显存在于内分泌激素的释放和代谢途径中，生长激素（GH）的分泌与夜晚睡眠初期、入睡后慢波睡眠期呈一致性增加，白天则显著减少。人体血胰岛素、瘦素、血糖、三酰甘油水平也具有类似的昼夜节律现象，人的体温、脉搏、血液、血压和组织细胞内的生化反应等与昼夜节律、季节变化存在着一定的关系。在诊断方面：库欣综合征的诊断也有时间要求，只有 23 时血中糖皮质激素升高才有诊断价值，其他时间检测结果都会受影响。在病理方面：有研究表明附子的心脏毒性亦表现出昼夜节律性（由血浆 CK-MB 和 LDH 水平反映），观察到在 17 时处毒性的水平最高，在 22 时死亡率较高，在一日的其他时间死亡率较低。此外，时间节律的周期性规律对新陈代谢、免疫系统的调节、肠道微生物群、抗癌症和抗衰老等方面的作用亦有相关报道。

临床疾病病机错综复杂，疾病的发生往往不只是一方面的问题，这就需要临床医生在把握大方向的同时观其脉证，随证治之，灵活辨证；并结合"欲解时"即中医时间节律性进行综合分析，那么将会对疾病的预防、发病、发展、诊断、用药、诊疗、预后及康复等方面都有一定的影响。

93　六经病与"郁"证

郁古字作"鬱"，《说文解字》曰："鬱，木丛生也，从木，郁省声。"本义为"芳草繁盛""茂密秀丽""气味浓烈"，后引申为"积"（《诗经》）、"聚"（《汉书》）、"滞"（《左传》）等，有"不通"之义。《黄帝内经》首创"五郁"学说，历代医家对"郁"多有论述，积累了大量的文献资料，进一步深化了"郁证"。

仲景著作中虽未明确提出"郁"的概念，但在仲景六经辨证中，杂病治疗中已经注意到"郁"的存在、病因病机、病证等方面，仲景在《黄帝内经》"五郁"的基础上，结合外感病的特点创立了治"郁"诸法，仲景所指的"郁"，既有狭义之"郁"，又有广义之"郁"。狭义之"郁"指由于情志不舒、气机郁滞引起的病证，如百合病、脏躁、梅核气，仲景非常重视情志因素对人体的影响及情志因素在发病中的作用与地位。广义之"郁"的病机，仲景在对伤寒六经病的论述中将其包含在内。《伤寒论》治疗外感实证的重要法则就是"开郁泄热"，并且这一法则贯穿在伤寒六经病的始终。学者张玉苹等从广义角度论述了仲景所论之"郁"。

历代以"郁"论伤寒者大有人在，俞根初指出"凡伤寒病，均以开郁为先"。并进一步指出"病变不同，一气之通塞耳。塞则病，通则安"。俞根初以开通郁滞、调节气机的升降出入来疗伤寒。还有赵献可《医贯·卷之二》也指出"推而至于伤风、伤寒、伤湿，除直中外，凡外感者，俱从郁看"。

从六经发病论"郁"

伤寒六经病，无论三阳病还是三阴病均可从"郁"论述，均可看作寒邪伤人，郁遏人体阳气。伤寒三阳病人体正气盛邪气实，由于外邪郁遏人体阳气的升降出入运动而发，三阳病的划分，就是根据不同部位的阳气郁遏进行划分。三阴病以正气损伤为主要矛盾，一方面正气损伤，另一方面邪气的存在，势必影响气的升降出入，所以机体由于正气的受损运行无力也可造成机体的怫郁。

1. 三阳之病，邪盛阳郁：太阳主表统营卫而为开，人体感受外邪后表阳郁遏，太阳开的机能紊乱产生系列病变。卫阳郁于肌表则发热，卫表失温煦而恶寒。太阳正气从开，外出以迎外邪，所以出现脉浮。风邪郁闭卫分，如果卫强营弱，则会出现太阳中风，症见"汗自出"，"啬啬恶寒，淅淅恶风，翕翕发热"。如果外感寒邪，寒主收引凝滞，寒邪外束，则卫阳郁闭，营阴滞湿。营卫不能正常升降出入，卫气不能温分肉，不能正常开合郁而化热，则出现恶寒、发热、无汗；营阴不能濡养筋骨、关节则出现头痛、身疼腰痛。营卫郁滞则脉浮紧。因寒郁表阳，治疗要疏通表阳之郁，仲景主要以麻黄汤、桂枝汤二方通表阳，宣气血。

阳明多气多血，为在里之盛阳，阳明为阖，邪客阳明，寒邪化热，气血郁滞，关键在于郁。阳明之为病，胃家实多为燥热、实热之证。因阳明经气蓄郁为郁热，所以在阳明经证和阳明腑证均可出现"身热、汗自出，不恶寒，反恶热"和"脉大"等症状。邪热壅郁于心胸则会出现心中懊恼之栀子豉汤证，胸中烦热轻者，虚烦不得眠，重者心中懊恼，还有心愦愦反谵语、嘈杂易饥、不能食、但头汗出等症。阳明热郁腑气不通，可以三承气汤通腑开里郁。热邪郁结在胸膈，仲景用栀子豉汤宣通胸中郁热。还有瓜蒂散可涌吐出胸中邪气，借吐开郁开通气机。

少阳为枢，少阳标气为一阳，流通于三焦，贯通于人体腠理，可使人体气机和调腠理的血气畅达。三焦与胆均得益于少阳为枢的气化而通畅、通达。少阳经气郁而不发，则会出现少阳病之"口苦、咽干、目眩"。少阳中风,风火相煽,经气壅滞,出现"两耳无所闻,目赤,胸中满而烦",如果机体感寒,寒闭阳气火气被遏,则出现"脉弦细、头痛、发热";邪气从表深入与少阳正气相搏于腠理,则可出现"往来寒热"的外症。少阳正气郁于中焦、上焦就会出现"胸胁苦满,默默不欲饮食,心烦喜呕"。小柴胡汤为转枢开郁之法,可使半表半里的郁滞开通,气机调达。

2. 三阴之病,正虚阳郁:病变发展到三阴阶段,三阴病虽然以正气损伤为主,证属里虚但三阴病多存在着邪气阻碍气机影响气的升降出入的机制。因此,三阴病也存在"郁"的机理。太阴病为三阴病的初始阶段,虽以脾虚寒为主,但因脾虚运化失职,寒湿内停、升降失常,可见虚实夹杂证,因此会出现腹满时痛之症。太阴病的辨证要点为腹满而吐,食不下,自利益甚,时腹自痛。太阴病还可兼变证,如太阴兼腹痛、寒湿发黄等,在这两种证型的病机中更存在邪气郁阻气机之机制。太阴病本证的治疗当以理中丸、四逆汤等温之。若太阴病兼腹痛当通阳益脾、活络止痛,若大实痛可化瘀通络治疗,用桂枝加芍药汤,或桂枝加大黄汤。寒湿发黄证,乃因寒湿郁阻气机,治疗于寒湿中求之。

少阴病以脉微细,但欲寐为辨证要点,治疗以四逆汤急温之。少阴病虽以少阴阳衰为主,但若郁结甚者可出现阴阳格拒不通之证,如阴盛格阳、戴阳证等。通脉四逆汤可用于阴寒内盛、格阳于外之阴盛格阳之证。白通汤可用于少阴阴盛之戴阳证,可破阴回阳,宣通上下。

厥阴病是六经病的最后阶段,厥阴属肝,肝主疏泄,病入厥阴,若气机不利会出现上热下寒、寒热错杂之证,厥阴病的消渴、气上撞心、心中疼热、饥而不欲食、食则吐蛔等症,均属寒热错杂之证。"凡厥者,阴阳气不相顺接",厥证的出现正是因郁导致阴阳不相顺接。如麻黄升麻汤用于阳气内郁,上热下寒之证。

从病机探讨"郁"

1. 气郁:少阳为枢,是人体气机的升降出入枢纽。人体气的正常升降出入活动、水液的输布转输,有赖于肝胆的疏泄调达功能,《伤寒论》第 96 条论述了小柴胡汤证治。若肝胆受邪,枢机不利气机不畅则嘿嘿不欲饮食;气郁胸中郁火扰心,则心烦;仲景宗"木郁达之"的宗旨,创开郁疏肝之小柴胡汤。世人皆知该方为和解剂,不知该方极具开郁调气、通利气机之功。

仲景用四逆散治疗阳气郁于内引起的四肢厥逆,四逆散首先是在《伤寒论》第 318 条出现的,虽列在少阴病篇,却不是少阴病,病机实为气机不畅,阳气内郁导致机体阴阳气不相顺接所致热厥轻证,即属实。正如李士材曰:"此证虽云四逆,必不甚冷……乃阴中涵阳之症,惟气不宣通,是从逆冷。"费通甫认为四逆散为肝胆两郁,或邪微气滞所致。四逆散证实为阳气内郁不得外达,该方有透邪解郁疏肝理脾之功效,由柴胡、枳实、白芍、炙甘草组成。方中柴胡疏肝解郁,通利少阳枢机,使气畅而四肢通;枳实行气散结,开通里气闭结;白芍益阴血敛肝阴,畅达阴血;炙甘草和中扶正。正如唐宗海在《血证论》中所曰,四逆散乃"疏平肝气,和降胃气之通剂,借用处尤多"。四逆散为古今常用之效方,临床多用于肝郁气滞,或外邪、情志等引起的肝失调达气机郁滞,对后世疏肝方剂影响深远。后世《景岳全书》之柴胡疏肝散、局方逍遥散、陈士铎《辨证录》中所记载的治疗肝郁血瘀所致胁痛的遣怒丹等,皆是从四逆散变化而来。

2. 火郁:仲景于《伤寒论》第 76 条、第 77 条、第 78 条、第 79 条论述了火郁之证,如《伤寒论辨太阳病》指出"发汗吐下后,虚烦不得眠,若剧者,必反复颠倒,心中懊恼,栀子豉汤主之。"火郁气结导致的心烦为"心中懊恼",同时还兼见"胸中窒""心中结痛""心烦腹满"等症状,可见火郁的发生是由于汗、吐、下后余邪未尽化为火热之邪郁于胸膈,阻滞气机气机不利。

仲景用栀子豉汤治疗火郁,该方能清火开郁、宣泄气机,由栀子、豆豉组成,栀子苦寒体轻上浮清中有宣,豆豉味苦轻浮,宣热透表,两者合用,清泻胸中余热,宣泄火郁之烦。

3. 痰郁:《伤寒论》第 116 条论述了由于有形痰浊之邪,阻塞胸膈导致的"痰郁",病位在胸膈之中,病机是痰浊闭阻阳位,阻滞气机,郁遏阳气,仲景称此证为"胸中寒"。此证有内证、外证之分,由于痰邪郁阻胸中，荣卫之气不利，外证可见类似太阳中风之发热、汗出、恶寒等症；由于痰阻胸中正气欲从上祛邪，所以内证可见胸中痞硬、气上冲咽喉等。

仲景治疗痰郁遵《黄帝内经》因势利导的原则，采取"在上者因而越之"方法，用瓜蒂散涌吐胸中痰邪、宣畅气机。该方催吐力猛，能去邪也能伤正，易伤胃气，损伤津液，因此久病、年迈体弱之人不可服。

4. 水郁：仲景在《伤寒论》第28条论述了水郁之证"服桂枝汤，或下之，仍头项强痛，翕翕发热，无汗，心下满，微痛，小便不利者，桂枝去桂加茯苓白术汤主之"。本证在外虽有头项强痛、翕翕发热、无汗，并非表证，实为太阳经气郁而不利之象，汗、下未取效的原因就是没有抓住病机的根源为气化不利、水邪内停。水郁气结、里气不和，可症见心下满微痛、小便不利，治疗时要抓住"小便不利"的根本，以通利小便为主，正所谓"通阳不在温而在利小便"，用桂枝去桂加茯苓白术汤治之，该方能健脾利尿，祛除水邪，通利太阳经腑之气郁。服药后小便利则愈。

5. 湿热郁：《伤寒论》中湿热郁结导致发黄的条文有8条，因湿热郁结，影响肝胆的疏泄，胆汁外溢，肝郁热阻则发为黄疸。根据热与湿之孰轻孰重、病位之偏表偏里，可分为三种：湿热郁结表邪不解、湿热郁结于里、湿热郁阻三焦三种。治疗分别采用汗、清、下三法治之。

（1）汗法：《伤寒论》第262条"伤寒瘀热在里，身必黄，麻黄连翘赤小豆汤主之"。瘀，留蓄壅滞也，麻黄连翘赤小豆汤适用于湿热郁结兼表证。本方有清热除湿，宣散湿热的功效，宣邪从中上二焦而出。

（2）清法：《伤寒论》第261条"伤寒身黄发热，栀子柏皮汤主之"。栀子柏皮汤治疗湿热发黄轻证，因热与湿合，热郁三焦气分而致。方中栀子用量最大，擅清中上二焦之热，黄柏清下焦之热且能通腑，甘草缓中，能防苦寒伤胃。

（3）下法：《伤寒论》第236条"阳明病发热汗出者，此为热越，不能发黄也。但头汗出，身无汗，小便不利，渴引水浆者，此为瘀热在里，身必发黄，茵陈蒿汤主之"。茵陈蒿汤适用于湿热并重兼热结于里，此证属瘀热在里，即湿浊瘀滞，邪热在里。治疗热宜清，瘀浊宜化，使邪有出路。

6. 血郁：太阳邪热随经入腑，与血结于下焦，可出现"其人如狂""少腹急结""其人发狂""少腹当硬满"等症。证有轻重之分，如果郁结程度较轻，故有"血自下，下者愈"的机转，若不能自下，当以药攻之。如果病变初起，热重瘀轻之证，邪热达下焦、血分，可用桃核承气汤治之，该方以泻热为主兼能活血，热解则血不结。如果热血搏结俱重之证，邪热瘀结于下焦血分，患者出现发狂，甚至打人毁物、不避亲疏、小便不利、小腹硬满等症状时，可以抵当汤下其血分之郁结，则郁热怯除，气血通畅。

讨　论

后世很多医家不断深化郁证的含义，极大程度地丰富了《黄帝内经》"五郁"学说。刘完素以火热立论，认为"六气皆从火化""五志所伤皆化为热"，六气化火的病机关键为"气机怫郁"。张景岳对"五郁"学说的论述十分得当，在《类经·运气类》中注曰："天地有五运之郁，人身有五脏之应，郁则结聚不行，乃当升不升，当降不降，当化不化，而郁病作矣。故或郁于气，或郁于血，或郁于表，或郁于里，或因郁而生病，或因病而生郁。"明代赵献可继承《黄帝内经》"五郁"学说，并把"五郁"学说运用到临床实践中，并提出"五郁"相因为病的观点，指出"凡郁皆肝病"，重视木郁在发病中的主导作用，认为木郁可进一步发展，传变为火郁、土郁、金郁、水郁等。赵献可在《医贯·郁病论》曰："凡病之起，多由于郁。郁者，抑而不通之义。《内经》五法，为五运之气所乘而致郁，不必作忧郁之郁。""谓气郁而湿滞，湿滞而成热，热郁而成痰，痰滞而血不行，血滞而食不消，此六者相因为病者也。"

综上所述，可以看出在不同时期，不同医家论述"郁"的含义不尽相同，"郁"逐渐形成一个外延广泛、内涵深刻的大集合的概念。仲景非常重视在疾病发展中"郁"的存在，六经病的发生与郁证密切相关，可以从"郁"的角度论述六经病的发生。仲景继承了《黄帝内经》"五郁"学说，结合外感病的特点，认为六经病的发生均与"郁"密切相关，并创立"开郁泄热"的治疗法则，这一法则贯穿在六经病的始终。从病机角度分析，仲景认为郁的发生又存在气郁、火郁、水郁、痰郁、湿热郁、瘀血郁等不同，并且仲景非常重视情志因素对人体的影响。总之，郁证与机体"不通"密切相关，在郁证的发生过程中"不通"是一个重要的病理因素。

94 六经病框架位置说

在《伤寒论》的研究中，关于六经的认识，多达几十种，相互间似乎又很不容易统一，真有点让人摸不着头脑。这是由于每种认识的出发点（或立场）不同，每种认识都有它的合理性，不一定存在正确和错误的问题。但是，如果说六经对临床证治有着指导意义、说六经可以钤百病，那么这个六经就必须具有一定的高度和广度，即六经是一个居高临下、涵盖甚广的东西。学者张再良用框架形式来表示六经，用这个框架来衡量，临床的具体治法方药大体都能找到各自所处的位置，这才是可以并且值得称为临床基础的六经。

另外不管东汉末年张仲景经历的是一场什么样的具体的疾病，《伤寒论》六经病证一旦被拔高到用以指导整个临床辨证的高度，那么我们也就应该更多地考虑六经证治中共性的问题，亦即必须考虑对整个热病，甚至对整个中医临床证治起指导作用的六经。

六经所规定的辨证框架和治法方药的位置

六经内容由提纲原文框定，但有对提纲原文进行质疑者，可见提纲还是有不足之处，亦可见以六经概括热病证治之难。阅读原文，可知太阳病与太阳病篇在概念上的不同，其实六经皆然。据此，我们必然要问六经究竟是什么，六经到底有什么用处，临证为什么非要有个六经不可？

现代中医比较习惯用八纲来归纳和表述基本问题，古代中医自幼接受的是六经病证的思维方法。古今表述的方式不同，各有利弊，其目的和实质还是一致的。六经是临床辨证论治的基础，《伤寒论》奠定了辨证论治的基础，不是一句空话。六经病证中，太阳为初期，辛温为主法，但实际上也有麻黄石膏相配的辛凉法。阳明、少阳和太阴居中，少阴和厥阴则步入了热病的晚期。最后的阶段，已经不是一般意义上的虚了，应该用阳亡阴竭来表述。少阴尽管有寒化热化的区别，毕竟以虚寒为急，症以脉微肢厥为主，须用回阳救逆法，投四逆汤急温之。厥阴尽管有寒热错杂的证治，毕竟以虚热为重，症以神昏风动为主，须滋阴息风或开窍，后世温病方可参。至于厥热胜复则少阴和厥阴中都是存在的，有关预后的原文很清楚地记载了这方面的情况。在热病的极期，寒热虚实的真假错杂的判断和把握尤其重要，如对厥逆、腑实等的鉴别、处理，就体现了这一点。这些内容较多地表现在阳明和少阴病中，如发热、脉微、肢冷可用姜附，热厥则用白虎；体虚、热盛、腑实可用承气，津亏则用增液。六经病证给人一个临床证治的框架和方位，最初用来应对热病的证治，后世医家悟出了百病皆然的道理，也就是说，六经辨证实在是可以应对百病的，这就是《伤寒杂病论》奠定临床辨证论治基础的最好注脚。

六经3个阶段，3个层面，可收可放，可分可合。临证治疗的千变万化，后世医家的丰富发展，大体都能在这个框架中找到合适的方位。六经的框架和方位具有统领全局的指导意义，临证对表里、寒热、虚实处理的具体方法尽在其中，并且由此可以进一步深入到更加细微的地方。

传变体现了疾病进展的动态过程

在六经的框架和位置后，必须讲传变。转变赋予框架和位置以动感，即事物可以有相对的界限和位置，但事物之间又有着内在的联系，事物循此又处在不断的变动之中。传变有一定的规律，但又没有一成不变的模式可言，因为百病都有各自的独特之处，需要不断去认识和总结。后人在传经方面提出的各种见解，原因也正是出在此处。

伤寒六经病证的传变，过去有祝味菊的五段说，通俗易懂，也符合临证实际，比一般的初、中、晚三期更加细化些。《素问·热论》的一日一经说，在《伤寒论》原文中仍然留有痕迹，以后对传经的认识趋繁，循经传、越经传、直中、两感等，也是因为临证时变化太多，规律性的东西实在难以捉摸，这就暴露了循经传变的缺陷；用一个固定的程式，来规范那么多不同的疾病，当然就有问题。所以应该说，六经传变既有顺序，又没有顺序，可以用五段或三段来勾勒，实际上又不必过分拘泥。但是不管怎样，关于传变的基本规律，对于临证把握治疗还是十分必要的。

六经病证的正治是常、是框架，六经分看各成一个格局，合看又反映了某些病证的规律。疾病的病程有初、中、晚，疾病的轻重有上、中、下。传变即进展，由太阳到阳明或少阳，再到少阴或厥阴，这是常。有的疾病始终在太阳，也有的疾病开始于阳明，甚至也有由太阳直入少阴和厥阴者，这是变。关于传变，结合一些后世温病的内容，会更加有助于理解。吴又可曾经提出过"九传"说，也是由于流于烦琐而不切实用，故未能超越六经。

合并病展现了疾病表现的复杂多样

合病与并病，是《伤寒论》六经病证中的重要内容之一。合病是指六经病证中两经或三经同时发病，数经之证同时并见的情况。并病是指六经中一经病证未罢，另一经相继为病，也是数经之证并见的临床表现。

就《伤寒论》而言，仲景将外感热病发病过程中错综复杂的情况，以六经病证加以框定，每一病证均有其主症、主脉及相应的治法和方药，此乃六经病证之常，是对外感热病最简略的概括。但实际中我们看到外感热病的发生、发展千变万化，在现实中的表现也并非都是那么整齐划一，所以用六经又根本不可能囊括全部的内容。而且热病的传变也不可能那么整齐划一地由某一经的表现直接的完全地转变为另一经的表现。因此《伤寒论》中又有合病并病的提出，还有兼变证、类似证的补充，这些都可看作六经病证的变化，这些都是对外感热病非典型性或者是边缘性证候的概括。这些内容作为六经病证的重要部分，和原文所述的典型表现是相辅相成、相得益彰的。

临床实际中往往是典型表现少，而不典型者多见。因此对仲景所提出的六经病证，应当从典型和不典型两个方面加以理解，《伤寒论》的六经并非是对所有外感热病的机械框定，而只是提供一种临床思维的模式、辨证的框架。六经示人以常，也示人以变，只有全面理解了六经病证之后，才能知常达变，举一反三，才能在临证时达到圆机活法、得心应手的境界。因此，对六经辨证的理解，不应该只停留在六经的典型表现上，还应该注意原文中表述的大量不典型的表现。

张仲景在《伤寒论》中对合病、并病的论述虽然不多，但对合病、并病的提出却非常重要。因为疾病的临床表现变化多端，疾病与疾病之间、脏器与脏器之间，常常是互相影响的，这在临床上是普遍存在的。明清时期的一些医案著作，如《名医类案》《续名医类案》中就记载着大量有关于合病、并病的医案，可见合病与并病，既是理论问题，又是实践问题。对此张景岳曾曰："凡并病者，由浅而深，由此而彼，势使之必然也。此合病并病之义。而不知者皆以此为罕见之证，又岂知今时之病，则皆合病并病耳。何以见之？盖自余临证以来，凡诊伤寒初未见有单经挨次相传者，亦未见有表证悉罢止存里证者，若欲依经如式求证，则未见有如式之病而方治可相符者，所以令人致疑，愈难下手，是不知合病并病之义耳。"

六经病证的主线条不多，仲景把较多的笔墨落在了重叠和模糊的地方，这就引出了主方的加减变化，对于事物的兼夹错杂，合并病做了最好的注脚，当然还有兼变证的问题，这就是原文叙述的加减方明显多于基础方的道理。古往今来，注目于六经研究的医家不少，着力于六经阐释的医著相当可观。六经是什么，六经为什么重要？我们固然可以引经据典，洋洋洒洒作出长篇大论，这如果是限于一定范围内的学术讨论，固然是很好，也是十分必要的。

95　六经病性说异

　　六经之为病，就其病性而言，太阳多表寒证，阳明多里热实证，少阳多胆火内郁之半表半里证，太阴、少阴多虚寒证，厥阴多寒热错杂证，此其常也。然六经病变证亦不少，学者不可不明。赵体浩等就其表现在寒热虚实方面的异常病性做了探析。

　　太阳病以表寒证为其常，麻、桂两剂乃其正治之方，然太阳表热证，亦间而有之，如大青龙汤以治风寒之邪渐次化热而又未涉它经之太阳表证，桂枝二越脾一汤具有清澈在表郁热之能。需要指出的是，此两方，医家皆以治表寒兼有里热立论，实则未然。须知大青龙汤证之"烦躁"，决非里热所致，实乃风寒之邪郁于肌表渐次化热而成，亦即"当汗不汗，其人躁烦"（第48条）之谓，倘若属于里热亢盛所致，则用如鸡卵之大的石膏，堪能担此重任？桂枝二越脾一汤亦属此类，本证设有里热，二十四株石膏自属杯水车薪。由此观之，此两方实乃治疗太阳风寒渐次化热之表证，有发越在表郁热之功。另外，第6条有"太阳病，发热而渴，不恶寒者为温病"的论述，此条冠以"太阳病"三字，则知为太阳表证，具体来说即属表热证，仲景在此虽未出示治法与方剂，但毕竟道出了太阳病确有表热之证。至于临证论治，可与后世温病学说相参。

　　阳明病以里热实证为其常，其常规治剂有栀子豉汤、白虎加人参汤、猪苓汤，所谓上宣中清下泄之"阳明病开手三法"，更有三承气汤荡涤阳明燥屎，借以清热救阴，但阳明病亦有胃中虚冷之寒证，如第190条"阳明病……不能食，名中寒"。第191条承接上条论述了阳明中寒欲作固瘕之证："阳明病，若中寒者，不能食，小便不利，手足濈然汗出者，以胃中冷，水不别故也。"此条明确指出了阳明中欲作固瘕乃因"胃中冷，水谷不别"所致。第195条云："阳明病，脉退，食难用饱，饱则微烦头眩，必小便难，此欲作谷瘅。虽下之，腹满如故所以然者，脉迟故也。"此条以脉象喻病理，说明了本证乃因胃阳虚弱，中焦寒凝所致。程郊倩曰："迟为寒，寒则不能宣行胃气，故非不能用饱，特难用饱耳。饥时气尚流通，饱则填滞，以故上焦不行，而有微烦头眩证，下脱不通，而有下便难证。"其腹满者，与头眩异症而同源，皆属中焦气机升降失常所致，清阳不升则头眩，浊阴不降则腹满。至此之时，倘若失治误治，必致水谷不消，湿邪内郁，久则谷瘅成矣。对于阳明中寒证，仲景虽未出示治则方剂，然总不离温中散寒除湿之属，临证可于理中、五苓、良附之中加减用之。

　　少阳病以口苦、咽干、目眩之胆经实热见症为提纲，病位系半表半里，常规治剂随其兼证之不同，以柴胡群剂分而治之，但少阳病亦有邪热不在半表半里而纯然在里者，如血热相搏之热入血室证即是。关于热入血室之所指，虽有肝、子宫、冲脉、小肠等分歧，但属血分热滞，瘀阻不畅之里热证则看法相同，说明本证当属里证。至于少阳病性的虚实，虽然多见实证，亦有因于虚者，如仲景在论及少阳病病机时，即明确指出"血弱气尽，腠理开，邪气因入"，说明人体气血虚弱是致发本经病变的先决条件，即使用来治疗热入血室的少阳主方小柴胡汤，也无不因其存在虚的一面而于方中渗入参、枣以补。《叶香岩外感温热篇》即认为该方之用参、枣，旨在顾扶胃气，谓仲景立小柴胡汤是"与虚者为合法"，深得仲景立法要义。

　　据上可知，少阳病有纯然属里而非全半表半里，病性有虚而不尽属实，学者不得囿于"半表半里之实证"而穿凿领会少阳病之实质。

　　太阴病以里虚寒证居多，治疗以温中健脾，祛寒燥湿为主，"宜服四逆辈"（即理中、四逆之类），然太阴病亦脾实证，其治法又与此不同。如第279条："本太阳病，医反下之，因尔腹满时痛者，属太阴也，桂枝加芍药汤主之。大实痛者，桂枝加大黄汤主之。"第280条亦曰："太阴为病，脉弱，其人续自便利，设当行大黄芍药者，宜减之，以其人胃气弱，易动故也。"综合两条论述，两方所治之证属脾实证无疑。因前条明曰"属太阴也，桂枝加芍药汤主之……桂枝加大黄汤主之"，后条又承接上条有"太阴为病……设当行大黄芍药者，宜减之"（即减少两药用量，若将其理解为减去两药，则两方分另成为桂枝去芍药汤和桂枝汤，与理难通，失却意义）的追述，前后对勘，足以说明两方确为脾实证听设。程郊倩曰："误下太阳而成腹满时痛，太阴之证见矣。然表邪内陷，留滞于太阴，非脏寒阳实病也。仍从桂枝例升举阳郁，但倍芍药以调和之，倘大实而痛，于证似可急下，然阴实而非阳实，仍从桂枝例升举阳郁，但加大黄以破结滞之物。"此般论述，深得仲景之妙，明确指出了此证属阴实而非阳实。需要说明的是，此处"升举阳郁"语，有医家认为是解肌祛风之意，实则未然。两方中的桂枝汤，实取温中健脾缓急之效。李东垣曰："腹中痛者加甘草、白芍药，稼穑作甘，甘者己也，曲直作酸，酸者甲也，甲己化上，此仲景之妙法也。"此两方中之芍药、大黄，有行血和络之功，加入桂枝汤中（芍药量为六两，是原桂枝汤中的两倍），共奏益脾和络之效，以此治疗太阴脾实证，甚为合拍。

少阴病以严重的虚寒性病变为多见，其施治大法是扶阳救逆，宜四逆群剂治之。然少阴病又有热化证和三急下证，治法与此迥然有别。第330条曰："少阴病，得之二三日以上，心中烦，不得卧，黄连阿胶汤主之。"此条所论，乃肾阴不足、心火亢盛之心肾不交证，显系少阴邪从热化之证，其治疗原则当育阴清热，泻南补北，黄连阿胶汤"用芩连直折心火，用阿胶以补肾阴，鸡子黄佐芩连，于泻心中补心血，芍药佐阿胶，于补阴中敛阴气"，全方有滋阴清热之功，邪火清则真阴得固，真阴充则邪火自清。其热化证中，尚有猪苓汤以治兼挟水气而致"下利六七日，咳而呕渴，心烦不得眠者"（第319条），此证乃阴虚有热，水气不利所致，投与猪苓汤则方证相应，可收全功。至于少阴三急下证，其治法与阳明腑实证同，宜急下而救欲竭之真阴。仲景在叙证中虽未提到阳明见证，实属省文。至此燎原之火欲竭西江之水之际，只有峻泻燥实，方能挽救将竭之真阴。"若复迁延时日，肾水告竭，其阴必亡"（《医宗金鉴》）。因此，可以看出，少阴病虽以寒证居多，但其热化证亦不无存在。需要指出的是，少阴热化证与少阴格阳等真寒假热证容易混淆，临证需刻意辨析，方不为误。

厥阴病以寒热错杂、厥热胜复为其常，总以滋阴泄热，温阳通降为治。然厥阴病亦有纯寒纯热证，如第378条曰："干呕，吐涎沫，头痛者，吴茱萸汤主之。"此证乃肝寒犯胃、浊阴上逆所致，究之临床，其头痛部位常在巅顶处，乃肝寒挟胃气上冲之故。吴茱汤擅温降肝胃，泄浊通阳，故用之得当，可获良效。另如当归四逆汤等，亦属治疗厥阴纯寒之剂。厥阴病之纯热证，仲景亦有不少论述，如主"热利下重"之白头翁汤等，即属此类。值得注意的是，四逆汤和白虎汤等方剂，仲景在厥阴病篇中亦有论述，用来治疗寒厥和热厥，说明两方不仅可用于少阴病和阳明病，亦可用于厥阴病，总以"随证治之"为宗旨，这反映了仲景病证对举、既辨病又辨证的思维方法。厥阴病之纯寒纯热证的形成，多由寒热错杂、厥热胜复之常证发展而来。其寒热胜复一旦达到一定极限，则易形成纯寒或纯热证。

综上所述，六经病既有其常，亦各有其变，说明了疾病发展的复杂性。倘若拘泥常规，胶柱鼓瑟，无异于刻舟求剑，临证只有知常达变，灵活变通，方为万全。

96   六经"病"病机论

病机是中医一切临床活动的中心，凡是研究天地社会和人四位一体交流联系之"气"及其对机体影响的理论，都属于病机范畴，可以分为病机理论基础、基本病机、病病机和证候病机四大层次。证候病机是临床的、个体的，是论治之的。病病机与临床关系最直接，是证候病机的基本构成，是辨证论治的重要内容。从两者关系来讲，"证候不是孤立存在的，一定是病的证候。病与证候，犹如线之与珠，离开病这条线，证候这些珠便离散无归"。"虽然证候是疾病一定阶段的证候，但临床患病大多不是单一的，常在一个患者身上同时存在多种疾病，证候每每成为多种疾病'合病''并病'的综合体，在这种情况下，病种成了证候的构成要素"，故辨病是中医辨证学说的重要内容。学者黄开泰认为，临床中医辨病进行病的判断，根本在于对病病机的认知和把握，这在《伤寒论》六经辨证中有着十分丰富的内容。

对病的规范和把握根本在于病病机

何为病？病是对疾病全过程的特点与规律所作的概括，具有相对稳定的临床过程，包含了一个以上证候，主要有三大内容：病病机、病病机标识、一般证候特点。病病机决定病本质，是"具体疾病彼此相区别的、在一定时空中病变相对稳定的、具有相对独立性的病机过程，带有一般、普遍的特点。它勾画了疾病从发生、发展到传变他病的病变规律，不管哪种疾病的变化发展的哪个阶段所出现的证候，都是在病病机的基础上演变形成的，因此病病机对辨证论治具有规矩准绳的意义，是一种病的规范"。病病机的对象界是疾病在一定时间过程中、一定空间里所发生的内在病变机制的相对稳态，以一定的具有内在联系的相关性症状作为自己的临床证据——病病机标识，是中医辨证内容中可规范的病机单位。不过，"这种规范并不是把症状泛化为证据，而是通过一定症状对病病机做出规范"。

《伤寒论》辨证的过程是在辨病明确病病机基础上形成证候病机的判断。病病机的构成有病因、病位、病性、病形等要素项，而每个要素项又各自包含了多个具体要素，如病因有六淫、宿食、燥屎、饮、瘀，等等；病位有表里、经腑、气血、三阴三阳，等等；病性有寒热虚实，等等。构成病的要素项是相同的，但每个具体病病机的具体要素的核心构成内容、要素关系及病变形态是不同的，这是病彼此区别的内在根据，病规范的基本内容。

病病机具体要素的核心构成决定病的基本属性，不仅是疾病分类的主要依据，而且是界定具体疾病的基本内容，即使非核心要素发生变化，只要其核心构成没有变化，仍然从属于该病的病变范围。如太阳伤寒病病机的核心要素：病因为外感风寒，病性为寒、实，病位为肌表营卫，病形为散漫无形，它们相互作用形成伤寒病，只要这些要素构成没有变化，即便有郁热内起（第38条），饮伏心下（第40条），也属伤寒病，因为其郁热、饮邪是在伤寒病病机核心要素的基础上发生，属于伤寒病病机过程的随机性变化。太阳伤寒病病机核心要素决定伤寒病，属于外感疾病伤寒类的太阳病中的"经证"。

病机要素关系是指寒热虚实病性要素之间的标本因果、并列构成、错杂相兼等关系，反映具体疾病的本质特点和一般的证候规律。并列构成关系是指病病机的寒热虚实要素之间在病的过程中具有同等意义，如太阳伤寒病寒、实的病性要素，是风寒侵袭肌表后，卫阳（气）阻滞营阴遏郁，经隧不通，阳气不能外达温煦肌表所反映出的基本病机特征。其"寒"是发于肌表的卫阳受阻而相对不足，风寒之邪独甚；其"实"则是营阴郁滞于肌表，卫阳外发受阻而内郁不达。故伤寒病外有恶寒、头身疼痛，内有呕逆、喘而胸满。外邪侵袭人体后，正气要有效抗邪，一是要增加正气的外发量，二是要向受邪部位集趋，即"邪之所在，正气必趋"，从而使受邪之地的正气大幅度提高，以适应抗邪的需要，这离不开经络的调节。可"病邪为患的基本特征是壅滞经络，致经气流通障碍"，并具有寒邪损阳，热邪耗阴的指向性。风寒入侵，卫阳应激增加外发量以适应抗邪的需要，但因经络阻滞难达肌表，不仅导致肌表邪气独甚，营阴郁滞，而且卫阳外趋受阻上逆，故伤寒病恶寒、体痛、呕逆脉紧同时出现，反映出病性要素——寒、实具有同等重要的病机意义，两者之间是一种并列构成关系，即寒、实在太阳伤寒病的病机过程中同时存在，并列构成，没有寒或没有实，都不是太阳伤寒病。因为寒和实病性是并列构成，所以贯穿伤寒病的治则为辛温发汗。卫阳达表受阻是太阳伤寒病病性表现为寒、实并列构成的内在根据，所以仲景始终用麻黄、桂枝发而汗之、通达卫阳。也许要问，肌表病位难道不是太阳伤寒病独有的本质特征吗？不是。因为在《伤寒论》的太阳病"经证"中，肌表病位不是伤寒病所独有，太阳病"经证"类疾病的病位要素均为肌表。

　　风寒外袭肌表，正气应激而卫阳外发可能导致机体的异常变化是非线性的。阴阳表里寒热虚实等是一种抽象的要素，落实到临床具体患者，与具体的脏腑经络、气血津液等相联系，特定内涵不同。太阳伤寒病病机的特定内涵就是卫阳外发受阻，肌表营阴郁滞，风寒独甚于肌表。用"开、合、枢"理论解释，就是太阳"开"的机制发生了问题，当"开"而不"开"，则表现出"合"大于"开"的反常现象，因此，畅达卫阳外发之通路，疏散肌表郁滞之营阴，使太阳"开"的机制恢复正常，卫阳通达无碍，营阴畅行如常，令风寒之邪从表而出，是太阳伤寒病的治疗原则。

　　病机要素的标本因果关系是指谁始动、谁后起。错杂相兼关系是指在病的某一阶段不同性质的要素同时出现，主要反映病临床表现的多样性，说明病的一般证候特点。伤寒病的证候表现最常见有五种可能：①卫阳外发、阻滞不畅、影响太阴逆肺而喘。第35条："太阳病，头痛发热，身疼腰痛，骨节疼痛，恶风，无汗而喘者，麻黄汤主之。"该证不仅阳这个层面的"开"发生问题，而影响到阴这个层面的"开"，使卫阳外发通路双层受阻，反映病位要素由太阳肌表累及太阴肺，故仲景用杏仁开通太阴肺气，而特别指出服药后"不须啜粥"。这是太阳伤寒病的基本证候。②卫阳外发、升发不及、太阳经输不利。第31条："太阳病，项背强几几，无汗，恶风，葛根汤主之。"此证不仅卫阳外发肌表受阻，而且引起津不外输上润，太阳经脉失养，外周卫阳和阴津都相对不足，故仲景特别点出"项背强几几，无汗，恶风"。这里的无汗，并非表实，而是津亏于表。其津亏和卫阳的相对不足，主要是风寒困表、通路阻碍不达所致，故病性是由实致（表）虚、肌表虚实相兼。太阳伤寒病出现这种情况，与个人体质不无关系，故仲景用葛根汤，以葛根、生姜、大枣、芍药和胃气生津液，并要求服如桂枝法，啜粥以养津气。③卫阳外发、外邪内陷阳明、太阳阳明合病。第32条："太阳与阳明合病者，必自下利，葛根汤主之。"该证病位错杂，太阳之"开"和阳明之"合"在风寒外袭的作用下，皆发生不同程度的异常，所以既有"脉浮，头项强痛而恶寒"太阳失"开"之症，又有"必自下利"阳明失"合"之象。④卫阳外发、不达肌表、内郁生热扰心（少阴）。第38条："太阳中风，脉浮紧，发热恶寒，不汗出而烦躁者，大青龙汤主之。"此乃太阳伤寒病中，其"开"的机制遏阻最甚的一种证候，不仅卫阳可能会衰竭于表，出现"伤寒，脉浮缓，身不疼，但重，乍有轻时，无少阴证"（第39条）的情况，而且会因卫阳内郁过甚，所化之热无外泄之机，出现"不汗出而烦躁"。这种表虚（标）里实（本）的错杂，不是有形燥屎所致，而是外感风寒阻断卫阳外发通路而热邪内郁的结果，需要一举开通太阳外发之卫阳，故麻黄用六两之重，内热用石膏之辛。⑤卫阳外发、水气内生心下。第40条："伤寒表不解，心下有水气，干呕，发热而咳，或渴，或利，或噎，或小便不利，少腹满，或喘者，小青龙汤主之。"风寒外感，打乱了卫阳的正常分布，其外发量向肌表集趋，内里相对不足，使水气内生，形成风寒外困太阳肌表，水气内窜胸腹肺胃的夹杂证，故症状较多。

　　前面五个不同的证候，病机有共同的核心要素，太阳肌表病位，风寒外袭病因，寒、实病性，而且在肌表寒、实的病性要素呈并列构成关系，所以在治疗上，以麻黄三两、桂枝二两为基础，通达营卫，发散肌表。只是第38条之证太阳失"开"之机尤甚，麻黄用六两，加强太阳开发之力，以救肌表虚衰之卫阳；第 40 条在里卫阳温运不及，桂枝三两并用姜辛以加强内里卫阳温运之力，以助卫阳外发开通外邪出路。从证候的论治中可以看出，在病机要素标本、错杂等关系中，其比例的大小十分重要，只知病病机核心要素构成，不知病病机具体要素关系中哪个具体要素占多大比重，也就是病机要素量的把握，证候病机结论不可能准确，论治不可能丝丝入扣。上述方药用量清楚地反映了这一点。

病变形态是疾病反映出来的散、抟形态，简称病形，"可分为有形、无形，以病因、病位作为载体，但无形之中有失和、郁、滞、遏、阻等不同反映状态，有形之中有合、蓄、抟、结、积等不同反映状态，这些不同反映状态实质是病因、病性、病位在一定时间内相互关系的具体表现。"病形在一定病因激发下，在一定病位基础上形成，表现出一定的病性。失和、郁、滞、遏、阻等是疾病散漫无形的反映态，合、蓄、抟、结、积等是疾病抟结有形的反映态，它们都是在一定的病因、病性和病位基础上发生。如郁遏是风寒作用于肌表，营卫受激的反映态，表现了病因作用病位呈现寒、实的病性而构成的伤寒病特有的卫阳被遏、营阴郁滞病机关系。风寒之邪，肌表之位和寒之病性不变，但郁遏的病形反映态发生变化，转化为营卫失和的病形反映态，那就是中风病了，在这里郁遏与失和是区别太阳伤寒病和中风病的主要根据，它反映了病邪的轻重程度和正气对病邪的应激特点。

"太阳病，或已发热，或未发热，必恶寒，体痛，呕逆，脉阴阳俱紧者，名为伤寒"（3 条）。《伤寒论》十分讲求"辨"，很少用绝对化的语言将病证的症状表现固定下来，这里仲景在"恶寒"前用了一个具有肯定作用的"必"字，在"恶寒"后并列体痛呕逆脉紧，显然具有规范的意义。这里的规范，是对伤寒病病机的核心要素、病性关系和病形的规范，通过具体脉症反映出来。但具体脉症不是框框，而是病病机的反映，这种反映具有临床差异性，我们可以在仲景对疾病的具体辨证论治中十分清楚地看到这一点。如第 35 条是太阳伤寒病的基本证候，但该证候的症状没有"呕逆""恶寒"，而有"恶风""无汗而喘"，但它们病机意义相同，都是外感风寒，卫阳外发受阻的表现。3 条虽然强调"必恶寒"，但不能将它绝对化，应该看到仲景用"必恶寒"的意义并不是在症状层面定标准，而是通过症状规范病机。这是《伤寒论》论病的基本特点，看不到这一点，不从病病机角度来分析，机械地用脉症对号入座，恐怕无法理解大论中的辨病内容。

需要指出的是，诊病辨证是《伤寒论》辨证知病的基本途径，其证候判断大都是在辨病基础上形成。可是，我们长期忽视辨病，把一些本来属于病范畴的对象，而用一个"证"字归属在证候范畴。如太阳病篇的蓄水、蓄血、结胸和痞，习惯上我们都将其当成"证"。分析《伤寒论》的有关条文，发现蓄水、蓄血、结胸和痞不仅有着自身的病机过程，而且都包含了多个证候。以蓄水为例，虽然它是太阳伤寒表邪传里形成的，但是病位已从肌表传变至膀胱，形成了水热互结这一新的病邪形态，和邪在肌表的散漫无形相比较，病位、病性、病因都有质的区别，还反映出一定的演变过程："脉浮，小便不利，微热消渴者"（第 71 条）是膀胱气化失常、水道不利；进一步出现"脉浮数，烦渴者"（第 72 条），而"烦渴是渴之甚，为蓄水证气化不行，水精不布，气液不能升腾的必然现象"，较之第 71 条证候，病情有所加重；要是"渴欲饮水，水入则吐者"（第 74 条）则病情发展更进一步，由液不上承演变为下蓄之水上逆，影响胃不纳水，在病位上出现膀胱累及胃腑的变化。从这三个证候病机及临床表现分析可以看出，它们虽有差异、标识有所不同，但都是在膀胱气化不利、水气内蓄的病机基础上发生和演变，都从属于膀胱蓄水病的病机。"《伤寒论》的病是用主要脉症明确其病机而对病加以规范，便于明确证候的病种归属；反过来，又通过对具体证候的论述，阐明病的演变规律"。张仲景通过上述三个证候具有病机标识意义的由轻而重的症状变化，论述了膀胱蓄水病的演变规律。蓄血、结胸和痞也是如此。

病病机的包含关系

《伤寒论》论述了太阳病、阳明病、少阳病、太阴病、少阴病和厥阴病以及其他相关疾病的病机演变规律，但由于病对象界的内涵和外延大小不同，具有包含与被包含的关系，其病病机理论可分为若干大小不同的级次：总属外感疾病，内含六经病的病机，各经病又包含了若干更低级次的不同疾病。如太阳病，病病机为外邪侵袭，太阳营卫（气血）失调、经腑功能失常，以太阳"开"的机制发生异常为基本特点，它包含了两个既有关联又相对独立的次级病病机：①外邪袭表，太阳经输不利，其"开"机制异常表现为肌表营卫失调，即所谓"经证"。②表邪循经内传，太阳失"开"表现为腑气不利，或水气内蓄，或瘀血内结，即所谓"腑证"。"经证"又包含了更次一级的疾病——中风病、伤寒病和温病；"腑证"的更次一级的疾病又含有蓄水和蓄血，它们是太阳"开"机制异常在太阳病范畴不同病位的反映。

病是代表致病动因作用于机体引起某种疾病的纵的全过程。太阳病的中风和伤寒在病机上具有纵的特征，各有相对的独立性和演变规律。从条文构成及编排上可以看出，"辨太阳病脉证并治上"第30条条文中，大部分是对太阳中风病的证候规律、治疗及其传变的论述，在第2条规范太阳中风病的基础上，第12～22条基本上论述了太阳中风病的证候规律、论治法则及论治不当对病病机演变的影响，第23～30条是鉴别辨证和传变趋向；"辨太阳病脉证并治中"共97条，在第3条"太阳病，或已发热，或未发热，必恶寒，体痛，呕逆，脉阴阳俱紧者，名为伤寒"。对伤寒病的概念进行明确表述、界定的前提下，第31～33条是在伤寒病的基础上，和其他疾病发生的"合病""并病"之证等的辨别，从第35～41条是太阳伤寒病证候规律及辨证要点、具体论治。无论太阳中风还是太阳伤寒，因为它们都属于太阳病"经证"，具有风寒侵袭肌表的共同病机特征，但它们又具有各自的相对独立的病机过程。李克绍先生对伤寒和中风的不同发展变化作了这样的论述："在正常情况下，卫气总是能开能合，以适应人体体温的调节和汗腺排泄的需要的……伤寒和中风的关键问题，是卫气有开合之异，随之而来的，又使荣阴有强弱之分。这样，就为其以后的发展变化具备了不同的条件，也为其当前的辨证论治提供了可靠的依据。"如果卫阳开大于合，表现出"阳浮而阴弱"的病机过程为太阳中风，但合而不开的为太阳伤寒。

太阳中风病的整个病机过程以营卫失和为特点，第12条的桂枝汤证为其基本证型，所对应的治则是调和营卫（和而汗之），桂枝汤为其基本方。中风病的证候规律都具有营卫失和的病机特点，都不能脱离调和营卫的治则，否则，便不是中风病了。但任何疾病，都是发生在具体患者身上的疾病，都与一定的时空相关联，所以其证候演变不是单纯的。从桂枝加葛根汤证（第14条）、桂枝加厚朴杏子汤证（第18条）、桂枝加附子汤证（第20条）、桂枝去芍药汤证（第21条）、桂枝去芍药加附子汤证（第22条）等具体证候中，可以看出病的证候表现与患者既往史如第18条的"喘家"，治疗史如第20条的"发汗"和第21条的"下之后"等密切相关。伤寒病在太阳病"经证"次级病中，病情较中风病重，危害较中风病甚，变化较中风病复杂，论治法则较中风病峻猛（中风治则是和而汗之，伤寒治则是发而汗之），医源性疾病发生的可能性大得多，仲景在第46～127条对伤寒病可汗与不可汗的原则、汗后变化及救误、传变趋向以及与少阳病等的辨别各方面都有较详细论述。六经病篇共381条，"辨太阳病脉症并治中"有97条，占了1/4，可见太阳伤寒病在六经病的次级病中具有多么重要的地位。从条文的内在联系看，"辨太阳病脉症并治上"说明了太阳中风病的纵的过程，"辨太阳病脉症并治中"说明了太阳伤寒病的纵的过程。虽然在其纵的过程中，有些证候的脉症表现复杂，多种病病机交叉重叠，而且在病的标识上不那么一致，但总是与其病病机的核心要素具有关联性，其病病机具有主导性。如第36条："太阳与阳明合病，喘而胸满者，不可下，宜麻黄汤。"《伤寒论译释》："太阳与阳明合病，自有太阳病的发热恶寒，项背强痛的表证，同时又兼有阳明病的里证存在……其所以发生喘而胸满，以太阳病外受风寒束缚，肺气不得外宣，邪气壅滞所致。"虽然此证包含了太阳伤寒和阳明病的病机，但太阳伤寒病病机占主导，当遵伤寒病的治则，以开太阳卫气为法导邪出表，故仲景仍将该"合病"证列为太阳伤寒病范畴。

《伤寒论》太阳"经证"包含量较大，有伤寒、中风、温病三种外感疾病，其变化发展因人、因时、因治的不同而具有各自不同的证候演变规律和传变趋向；"腑证"包含了蓄水、蓄血两种疾病，其证候规律和传变较"经证"简单。活着的人体是十分复杂的开放系统，疾病的发生发展变化不仅是多因的，而且是多向的和不确定的，具有非线性特征。虽然病存在一定的纵的特点，但这个"纵"不是机械的绝对的无变化的线，而是因人、因时、因治地生动、活泼、变化着的相对稳定的病机过程。中医把人体看成是活生生的整体，疾病的发生发展变化会"牵一发而动全身"，病的外在表象在临床具有一定程度的混沌模糊，并有多种疾病的交叉重叠，故《伤寒论》的病有大小之分，有包含与被包含之别，有"合病""并病"之证，有彼此传变之系，其规范不是简单地确立标准，而是从明确病病机和把握病的联系出发，通过证候及其演变了解病病机的纵的过程和病病机的交叉关联，这也许是千百年来中医证候发展相对成熟而病发展相对迟缓的原因。

病病机的传变关系

太阳中风病以桂枝汤证为代表，太阳伤寒病以麻黄汤证为代表，但第 12 条桂枝汤证与第 2 条所规范的中风病、第 35 条麻黄汤证与第 3 条所规范的伤寒病，对照它们的脉症，并非完全同一。《伤寒论》没有将病脉症的规范固定化，主要是在病机层面对病进行区别，尤其在病与脉症的关系难以确定的情况下，仲景直接用病机对病进行规范，如第 180 条："阳明之为病，胃家实是也。"病病机之间关系复杂，不仅在同级次同类的病之间的病机存在互通和共变，而且在不同级次非同类的病之间的病机存在合并与跃变，这种复杂关系说明了在彼此区别的前提下，病与病动态关联的传变关系。

从太阳"经证"中风病和伤寒病的证候规律可以看出，病存在由此及彼、彼此交混的传变情况。第 23 条"宜桂枝麻黄各半汤"是太阳中风病和太阳伤寒病病机的交混，第 57 条"宜桂枝汤"是太阳伤寒病病机演变为太阳中风病病机。《伤寒论》根据病病机发生的时间，把同时发生的称之为"合病"，把先后出现的称"并病"。"合病""并病"是病病机传变的基本形式，六经病有"合病""并病"，最低级次的病病机也有"合病""并病"，而且最低级次的病病机的"合病""并病"情况比六经病级次要复杂得多，可能是同级同类疾病，也可能是非同级非同类疾病；可能是两种疾病，也可能是两种以上的疾病；病病机可能有重叠的，重叠之中有主次轻重，可能是平行的，平行之中有缓急关键。柯韵伯指出"病有定体，故立六经而分司之，病有变迁，更求合病并病而互参之……若不于合并病参之，安知病情之变迁如此，而为之施治哉。然此为六经之合并与内伤外感之合并，神而明之，不可胜极"。太阳伤寒病是病在肌表的一种外感初起疾病，病因、病性、病位和病形任何一个病机构成发生变化，都可能传变它病。病位的表里移动，就可能发生蓄水、蓄血、结胸、痞满、脏结等病；病性化热则可能传变少阳病、阳明病；寒邪内传则可形成少阴病、太阴病等；病形由郁遏变为不和则转为中风病。具体疾病病机的传变，通过证候病机加以认知，证候病机反映病病机的传变。如第 91 条："伤寒，医下之，续得下利清谷不止，身疼痛者，急当救里；后身疼痛，清便自调者，急当救表。救里，宜四逆汤；救表，宜桂枝汤"，说明是太阳"经证"伤寒病因为误下深入传变少阴病和横向传变太阳中风病的"并病"之证，只是两者之间病势有缓急而已。第 150 条："太阳少阳并病，而反下之，成结胸，心下鞕，下利不止，水浆不下，其人心烦。"这里是"太阳证未罢，又并发少阳证，反用泻下治疗，致成结胸证"的非同级次非同类的三种疾病"并病"。

病病机的传变，往往是以正邪盛衰变化为主导，引起其他病机构成发生变化，病病机的相对稳态被破坏，导致其他疾病发生。"邪之所凑，其气必虚，但邪之所在，正气必趋，即机体在外邪刺激作用下，正气相对集趋于外邪留舍和可能入中、传变的部位，与外邪的危害作用和入侵能力相对抗。"例如，太阳病下之后，由于对正邪双方可能发生的影响是多样的，无论伤寒病还是中风病的传变都很复杂，没有统一的趋向规范其传变，只有具体情况具体分析。以太阳中风病下之后的传变情况为例，正气应激适度而上冲外达抗邪有力，则"其气上冲"病病机相对稳定（第 15 条）；正气受损抗邪无力表邪内陷，则"脉促""胸满"反映病病机发生病因要素——寒邪的病位位移胸中，使胸阳为寒邪所遏的随机变化（第 21 条），进一步则可能发生太阳与少阴"并病"的传变情况（第 22 条），故《医宗金鉴》注曰："若汗出微恶寒，去芍药方中加附子主之者，以防亡阳之变也。"这三个证候都是误下影响正气，使正邪双方关系发生变化而出现不同的病情变化，只是前两条病病机无质变之象，后一条病病机有质变之忧，故用附子"治未病"阻断传变。第34条："太阳病，桂枝证，医反下之，利遂不止，脉促者，表未解也；喘而汗出者，葛根黄芩黄连汤主之。"这里是同病同证，同样误治，可病邪因正气抗邪力的差异而出现的位移变化不同："其一是正气强盛，虽经误下，邪气未尽传入里，正气犹有余力鼓邪外出……仍可用桂枝汤、葛根汤等方以解其表；其二是邪尽陷里，里热偏盛，不但下利，并且喘而汗出，就须用葛根黄芩黄连汤清其里热。"从"太阳病，桂枝证"到葛根黄芩黄连汤证不仅病邪从表传里，而且病性由寒化热。

病病机的传变关系通过证候病机反映出来，以正邪盛衰为基础，以病因、病性、病位、病形和病势为具体表现，不仅从时间上明确了病病机"合病""并病"的传变特点，而且在空间上指出了病病机演变的多向性和复杂性，突出了"观其脉症，知犯何逆"的随机辨证思维。病机任何一项构成的变化，都不是孤立的、纯粹的，而是相互关联的，病因的变化可能同时出现病位的变化，病位的变化可能同时发生病性的变化，病病机的传变关系是通过具体构成要素的变化把握病过程总体病机的彼此演变，而以证候病机为具体表现形式。

病病机的辨证导向作用

中医病机学说有四个层次，可分为理论和临床两部分，病机理论基础、基本病机和病病机属理论范畴，证候病机属临床内容。中医"论治最终要落实到证候上。证候是立法、选方、用药、定量及其调护等论治对象，是具有最终论治意义的最小的病机单元，是结合治疗史分析，对症状及其他临床资料经过病种之辨、病因之辨、病位之辨、病性之辨、病形之辨、病势之辨后，因人、因时、因地所作出的一定疾病具有个体特征的病机结论"。辨证论治不是见病施治，而是遵循中医病机理论，对临床进行具体情况具体分析，形成具有个体特征的证候病机结论，才能进行有针对性的治疗。证候病机的真实性决定论治的正确性，是辨证论治的根结处。但怎样辨证才能获得具有最大真实性的证候病机？《伤寒论》的篇名就十分明确地告诉我们，要辨"病脉证"，病是辨的基本内容，不可忽视。故仲景在六经病开篇，首先对六经病作出病机规范，使人们临证有证据可循，有规矩可依。

书面通过脉症规范的东西是一般的、普遍的，和临床具体之间存在极大偏倚，仲景把病病机作为具体疾病彼此区别的根据，通过对病病机的逐级辨别，引导辨证最大限度地接近真实的证候病机。病的外在表现是复杂的，但病机却是一定的，从病病机把握病的临床证据，是一个对临床症状（包括所有病情资料）进行"谨守病机，各司其属，有者求之，无者求之；盛者责之，虚者责之，必先五胜"的分析归纳过程。仍然以太阳伤寒病为例。太阳伤寒病病机是卫阳外发受阻，肌表营阴郁滞，风寒独甚于肌表，太阳"开"的机制发生了问题，当"开"不"开"而表现出"合"大于"开"的反常现象。卫阳因风寒侵袭受激增加外发量，趋向邪之所在的肌表，可外发趋邪受阻，增加的外发量被郁阻于中，其外发之势转为上逆，就会影响肺、胃气机，所以第3条以呕逆作为伤寒病卫阳受阻的病机标识，第35条以喘作为卫阳受阻的病机标识，第40条以干呕作为病机标识。症状不同，影响的脏腑有别，但具有共同的病机意义：一是卫阳具有应激增加外发量的反应，说明机体不存在内在卫阳储备不足和不能应邪的情况；二是卫阳趋邪指向性没有紊乱，说明机体卫阳抗邪的病位识别机制正常；三是卫阳外发通路不畅，说明卫阳运行肌表阻碍不能保证抗邪需要。故它们治则都相同——汗而发之，因势利导，消除阻碍，促使卫阳顺利外发以祛邪。当然，如果连上逆通路都阻塞，郁积于中，就会发生"气有余便是火"的转变，反映出"不汗出而烦躁"（第38条）的症状。虽然这些证候病机有别，证候标识存在差异，但在遵循谨守病机，把握病的基础上进行各司其属的辨证分析，证候病机是真实的，证候标识是可靠的。仲景在条文之前先明白地指出"太阳病""伤寒"，就已经对这些证候进行了归类，告诉我们分析症状不能脱离太阳伤寒病病机，否则，呕、喘、烦躁的病机标识意义将截然不同，其证候病机性质也截然不同。

因为机体的极其复杂性，时空因素的变异性，病病机的标识可以通过不同脉症表现出来，没有绝对一致的外在表象标准，但其病机是一定的，其脉症的内在联系是必然的。如第35条虽然没有恶寒、呕逆，但其恶风、无汗而喘和太阳病的临床表现同时出现，但是身疼腰痛、骨节疼痛，就说明这里的恶风、无汗而喘与恶寒、呕逆的病机标识意义是一致的，反映伤寒病卫阳失"开"外发受阻的病机特点。不过，不管脉症如何，病病机总要通过脉症表现出来，把握病病机应用联系的观点进行脉症分析，求证它们的病机标识意义及关系，是辨病的主要方法。在确定病病机的基础上，对其他或然症或者"合病""并病"情况进行实事求是的分析，从而形成证候病机结论，是从病病机到证候病机的一般途径。《伤寒论》在条文前冠以"××病"（共有 146 条），就是用病的证据，明确证候的病种归属，提示该证候是某病的证候，然后再对具体脉症进行分析，确立证候病机。辨病是明确病的诊断，是用病病机的证据——具有一定病机意义的内在联系的脉症组合衡量症状的符合与否，以明确临床证候的病种属性，使辨证思维对临床病情的认知有一定的方向，不至于漫无边际。要指出的是，病的相关的脉症组合虽然具有一定的规范性，但这种规范性具有两大特点：一是病机标识意义的规范，即不以脉症为标准，而以脉症所反映的病机意义为标准，所以病的脉症表现可能不尽相同。二是在相关脉并不是所有脉症的病病机标识具有等值意义，可能是以某一症状为主，"如太阳病提出'脉浮头项强痛恶寒'八字，是太阳受病之正面。读者要知三阳之脉具浮，三阳具有头痛，六经受寒俱各恶寒，惟头项强痛，是太阳所独也"。太阳病的病机标识中，头项强痛的标识意义最大。

病病机是理论规范了的病机构成，以具有内在联系的脉症作为标识，对临床辨证有导向作用而且普遍适用，否则其辨证论治便成了杂乱无章、不能把握的东西。从六经病层次来看，辨脉症确立证候是结合"××之为病"对"××之为病"之外的或然症状进行具体情况具体分析实现的，判断的结论要求不带任何框框的"观其脉证"，最大限度地接近疾病就诊时的本质。柯韵伯曰："太阳病有身痛、身重、腰痛、骨节疼痛、鼻鸣干呕、呕逆、烦躁、胸满、背强、咳喝、汗出恶风、无汗而喘等症，仲景以其或然或否，不可拘定，故散见诸节，而不入提纲……是从旁细看法也。即于此处辨其有汗为桂枝证，无汗为麻黄证，无汗烦躁是大青龙证，干呕发热而咳是小青龙证，项背强几几是葛根证，用之恰当，效如桴鼓。"这些症状的"从旁细看"，是在辨病的前提下进行的，不仅要辨太阳病，而且要辨太阳中风病、太阳伤寒病，才可能引导临床辨证最大限度地接近证候病机的客观真实。仲景用"辨××病脉症"作篇名的用意恐怕就在于此。

无论是患病单一的证候，还是多种疾病共存的证候，都离不开实事求是的"辨"，才可能获得具有最大真实性的证候病机，并了解证候病机的演变趋向，把握病势。就理论和临床的关系而言，病病机理论和证候病机的关系最直接、最密切。尤其在患病单一、病病机要素的具体构成相对简单的情况下，证候病机和病病机表现为同一关系，只要准确把握病病机，就可能得到真实的证候病机。如第 12 条的太阳中风病的桂枝汤证，第 35 条的太阳伤寒病的麻黄汤证，虽然它们的临床表现和病所规范的脉症有所差异，但其内在病机却具有极大的重复性，病机要素及其构成关系基本上是一致的。在这种情况下，病病机规范的可靠程度，直接关系证候病机认知的真实程度，决定辨证论治的正确性。不过，"人体及其生存是多样的，天有异时，地有异方，象有异端之别，人有禀赋之异，内在病变的外在信息缺乏一致性，表象的一般标准和临床具体存在变易，所以，中医把病机作为疾病实质，临床面对具体患者，历来是在通过谨守病机的循证前提下，去各司其属地求证获取患者当时的病机证据，而不是简单地用某种标准像生产工业产品一样去认知疾病"。患病单一证候单纯者，病病机的辨证导向作用明白而容易，望旗鼓则知所向，可临床患病情况往往不那么单纯，"合病""并病"极为常见，各种疾病的病机交错重叠，病的临床证据扑朔迷离，即便其脉症规范十分准确和可靠，但作为具体证候而言，"合病""并病"的病种数及病的类别对于证候病机性质的确立关系极大，不辨则"合病"不明，不辨则"并病"不清，也就谈不上获得真实的证候病机了。可见，病病机的临床辨证导向作用，不是简单地靠病的脉症标准的符合度来实现的，而是依赖病病机的辨别实现的，也就是把握临床脉症表象事实与内在病机关系的真实性，获取具体疾病病机。

97 六经病主脉探析

《伤寒论》六经病各篇之篇名均为"辨××病脉证并治"，其自序曰"平脉辨证"，篇中"观其脉证，知犯何逆，随证治之"等，均为脉在证先，观脉识证。金元时期庞安时、朱肱、许叔微等伤寒名家曾普遍重视六经病脉证，但拘泥于《伤寒论》之说，未能深入阐述六经病主脉。后世伤寒注家也多从六经病的实质、序次、方证、类方、治法等方面来研究，而从六经病主脉着手研究的却很少。六经病各有自身的病理特点，反映在其各自的主脉主证上。掌握六经病的主脉，脉证结合，才能对六经病做出明确的诊断与鉴别。学者徐凤凯等据张仲景原文探析了六经病主脉。

提纲证与主脉

六经病篇首条文皆为提纲证，就六经提纲而言，既为读书学习之门径，又为临床辨证之关键。之所以把这些条文确为六经病提纲，根据不在于其所述脉证是否为六经病所必备，而在于其明确地从总体上揭示了六经病各自的基本特点和属性，区分了六经病相互间质的差别。这些提纲条文，涉及主脉的只有太阳病的"脉浮"和少阴病的"脉微细"，涉及主证的很多。这些脉证均揭示了六经病的病机、病性、病位等，但张仲景未能讨论具体证治，未能详尽指出六经病本证主脉。

六经病本证主脉

1. 太阳病：太阳病的提纲是第 1 条"太阳之为病，脉浮，头项强痛而恶寒"。它反映了"邪袭太阳，经气不利，营卫失和，正气奋起抗邪"的病理特点。提纲证中给出了太阳病的主脉是脉浮，但太阳病本证有经证和腑证之分，经证有中风、伤寒之分；腑证有蓄水和蓄血之分，所以其各自的主脉稍有区别。

（1）太阳经证：太阳中风证的提纲是第 2 条"太阳病，发热、汗出、恶风、脉缓者，名为中风"。另太阳病的提纲中的"脉浮"，桂枝汤所主之第 12 条的太阳中风的"阳浮阴弱"之脉，第 42 条"太阳病，外证未解，脉浮弱者，当以汗解，宜桂枝汤"的"脉浮弱"，可见太阳中风证的主脉当是脉浮缓、脉浮弱。太阳伤寒证的提纲是第 3 条"太阳病，或已发热，或未发热，必恶寒，体痛，呕逆，脉阴阳俱紧者，名为伤寒"。另第 35 条"太阳病，头痛发热、身疼腰痛、骨节疼痛、恶风无汗而喘者，麻黄汤主之"，是在提纲证的基础上补充了太阳伤寒的主症，又第 46 条"太阳病，脉浮紧、无汗、发热、身疼痛，八九日不解，表证仍在，此当发其汗……麻黄汤主之"，则是更进一步地补充了太阳伤寒证的"浮紧"脉，且第 55 条亦有麻黄汤主之的"脉浮紧"，可见太阳伤寒的主脉当是脉浮紧。

（2）太阳腑证：太阳蓄水证是由表证未解，水蓄膀胱，气化不利所致，除小便不利，微热消渴，少腹硬满外，亦有"脉浮""脉浮数"的脉象出现于原文第 71 条和第 72 条，可见，太阳蓄水证的主脉当是脉浮、脉浮数。太阳蓄水证，治疗可以用五苓散，但并不是说五苓散证的脉象就只有脉浮、脉浮数，结合临床来看，五苓散多用于水气病、痰饮病，其常见脉象是沉脉、弦脉等。太阳蓄血证是由太阳病不解，热结膀胱所致。第 124 条"太阳病六七日，表证仍在，脉微而沉，反不结胸，其人发狂者，以热在下焦……所以然者，以太阳随经，瘀热在里故也，抵当汤主之"。第 125 条"太阳病，身黄，脉沉结，少腹鞕，小便不利者，为无血也；小便自利，其人如狂者，血证谛也，抵当汤主之"，明确指出用抵当汤所治疗的蓄血重证可见到"脉微而沉""脉沉结"等脉象，可见太阳蓄血证的主脉多是脉沉结、脉沉微等。

2. 阳明病：《伤寒论·伤寒例第三》曰"尺寸俱长者，阳明受病也，当二三日发"。指出了阳明病可见脉长，第186条"伤寒三日，阳明脉大"，指出了阳明病可见脉大，但阳明病本证主要有热证和实证之分，热证有栀子豉汤证、白虎汤证、白虎加人参汤证、猪苓汤证等；实证主要有三承气汤证、脾约证等，所以其各自主脉亦有所不同。

（1）阳明热证：阳明热证的基本病机是无形邪热的弥漫、亢盛，故可现邪热留扰胸膈的栀子豉汤证；邪热炽盛，充斥内外的白虎汤证；邪热炽盛，津气两伤的白虎加人参汤证；热盛伤阴，水热互结于下焦的猪苓汤证。张仲景于原文中已经明确地指出了阳明热证的相关脉象。如第350条"伤寒脉滑而厥者，里有热，白虎汤主之"的"脉滑"；第176条"伤寒脉浮滑，此以表有热，里有寒，白虎汤主之"的"脉浮滑"；第26条"服桂枝汤，大汗出后，大烦渴不解，脉洪大者，白虎加人参汤主之"的"脉洪大"；第223条"若脉浮发热，渴欲饮水，小便不利者，猪苓汤主之"的"脉浮"。可见能反映阳明热证病理特点的主脉多为脉浮滑、脉滑、脉洪大、脉大等。

（2）阳明实证：阳明实证的基本病机是阳明邪热与肠中糟粕结聚，除表现为潮热、谵语、腹满通，或绕脐痛、不大便等症外，张仲景亦于原文中指明了相应的脉象。如第208条用大承气汤主之的"脉迟"；第214条用小承气汤主之的"脉滑而疾"；第240条"宜下之"，与大承气汤下之的"脉实"；第256条"当下之，宜大承气汤"的"脉滑而数"；第247条脾约证的"脉浮而涩"。可见，阳明实证的主脉多为脉沉、脉迟、脉实、脉涩等。

3. 少阳病：少阳病是邪入少阳经腑，胆火内郁，三焦失畅，枢机不利的病证，其容易经腑同病，治疗上多以小柴胡汤统一治疗。《伤寒论·伤寒例第三》曰："尺寸俱弦者，少阳受病也。"指出了少阳病可见弦脉，且第265条"伤寒，脉弦细，头痛发热者，属少阳"，指出了弦细脉属少阳病之脉，除此之外，张仲景亦指出了邪入少阳，可现"脉沉紧"。如第266条"本太阳病不解，转入少阳者，胁下鞕满，干呕不能食，往来寒热，尚未吐下，脉沉紧者，与小柴胡汤"，第148条用小柴胡汤所治疗的"半在里半在外"之证，亦有"沉紧"脉，可见少阳病的主脉当为脉弦细、脉沉紧等。

4. 太阴病：《伤寒论·伤寒例第三》曰"尺寸俱沉细者，太阴受病也"。指出了太阴病可见沉细脉。但"太阴病有经证和脏证之分"，太阴病的经证，有太阴中风的桂枝汤证；太阴的脏证则有自利不渴、中寒不化的四逆辈证。所以其各自的主脉也当有所分别。

（1）太阴经表证：第274条指出太阴中风的主证是"四肢烦疼"，第276条"太阴病，脉浮者，可发汗，宜桂枝汤"。在补充太阴中风可用桂枝汤发汗，以解太阴经表之邪的基础上，亦指出了太阴中风的主脉是"脉浮"。

（2）太阴脏寒证：太阴脏寒证的病机是中阳不足，脾胃虚弱，寒湿内生，升降失常。第277条"自利不渴者，属太阴，以其脏有寒故也，当温之。宜服四逆辈"。指出用理中汤、四逆汤等来治疗太阴脏寒证，且结合张仲景运用四逆汤的原文，可知此条的太阴脏寒证的脉象当为"脉沉""脉弱"等。可见太阴脏寒证的主脉当是脉沉、脉沉细、脉弱等。

5. 少阴病：少阴病的提纲第281条"少阴之为病，脉微细，但欲寐也"。反映了少阴病是心肾阴阳俱虚，以心肾阳虚为主的全身性的虚弱证。心为君主之官，主血脉藏神，属火；肾为先天之本，主藏精，主水，为元阴元阳之寓所。病至少阴，心肾受病，可导致人体阴阳失衡，水火不济，可呈现少阴热化证或少阴寒化证，其主脉亦有不同。

（1）少阴寒化证：少阴寒化证为阳气虚衰，阴寒内盛所致，主要有四逆汤证、通脉四逆汤证、真武汤证、附子汤证等。张仲景于原文明确地给出了相关的脉象。如第286条"脉微""尺脉弱涩"，第300条"脉微细沉"都是少阴寒化证的脉象，第305条"少阴病，身体痛，手足寒，骨节痛，脉沉者，附子汤主之"的"脉沉"；第317条"少阴病，下利清谷，里寒外热，手足厥逆，脉微欲绝，身反不恶寒，其人面色赤，或腹痛，或干呕，或咽痛，或利止脉不出者，通脉四逆汤主之"的"脉微欲绝""脉不出"；第 323 条"少阴病，脉沉者，急温之，宜四逆汤"的"脉沉"，也都反映了少阴寒化证的脉象。又第 148 条指出"脉虽沉紧，不得为少阴病"，可见张仲景认为沉紧脉当是能断定病为少阴病的脉象，但因为有"头汗出"，故才排除少阴病，进而用小柴胡汤治疗。且《金匮要略·水气病脉证并治第十四》曰"少阴脉紧而沉，紧则为痛，沉则为水，小便即难"，亦指出了由少阴寒化，不能温化水饮，而出现的水气病的沉紧脉。综上所述，可见少阴寒化证的主脉多为脉微细、脉沉、脉沉紧、脉微欲绝、脉不出等。

（2）少阴热化证：少阴热化证为阴虚火旺，心肾不交所致，有黄连阿胶汤证、猪苓汤证等。张仲景于第 303 条"少阴病，得之二三日以上，心中烦，不得卧，黄连阿胶汤主之"、第 319 条"少阴病，下利六七日，咳而呕渴，心烦不得眠者，猪苓汤主之"之中给出了少阴热化证"心烦、不得卧"的主症，并于第 285 条"少阴病，脉细沉数，病为在里，不可发汗"，指出了少阴热化证"脉细沉数"的脉象。可见少阴热化证的主脉当是脉沉细数。

6. 厥阴病："厥阴之为病者，厥阴气之为病也。"少阳为三阳开阖之枢，且与厥阴互为表里，二者同主疏泄，以调气机。厥阴受邪，肝气逆乱，犯胃乘脾，枢机启闭失常，则诸症丛生。肝郁化火犯胃，则为上热；肝郁乘脾，闭阻阳气则为下寒；肝气逆乱，阳气不通，则四肢厥冷；闭极而通，通而复闭，则厥热胜复；闭极而竭，则阳气亡失。故厥阴病本证有厥阴寒热错杂证、厥阴寒证、厥阴热证，虽均能体现阴阳气不相顺接之病机，但所主脉象亦有所不同。

（1）厥阴寒热错杂证：厥阴寒热错杂证为厥阴受邪，肝气逆乱，乘脾犯胃侮肺所致，主要有乌梅丸证、麻黄升麻汤证等。张仲景于原文明确地给出了相关的脉象。如第 338 条的"脉微"，第 357 条的"寸口脉沉而迟""下部脉不至"都是肝气逆乱、阳气闭阻的脉象。在邪正交争之中，邪气盛则阳气闭，正气复则阳气通。第 327 条"厥阴中风，脉微浮为欲愈，不浮为未愈"的"脉微浮"，反映了邪气不甚，阳气未闭，正气能祛邪外出。第 361 条"下利，脉数，有微热汗出，今自愈，设复紧，为未解"的"脉数"反映了阳气通达，故能自愈，"脉紧"反映了阳气闭阻，病邪未解，当仍有厥利等伴随症状。可见厥阴寒热错杂证的主脉多为脉微、脉沉迟、脉紧等。

（2）厥阴寒证：厥阴寒证为肝血不足，经脏失养，复感寒邪，阳气闭阻所致，有当归四逆汤证、吴茱萸汤证、当归四逆加吴茱萸生姜汤证等。张仲景于第 352 条"手足厥寒，脉细欲绝者，当归四逆汤主之"，指出了厥阴经寒证，血虚寒凝可见"脉细欲绝"；第 378 条"干呕，吐涎沫，头痛者，吴茱萸汤主之"，指出了厥阴脏寒证，肝寒犯胃，浊阴上逆的典型症状，且《伤寒论·伤寒例第三》曰"尺寸俱微缓者，厥阴受病也"，指出了厥阴脏寒证可见脉微缓。可见厥阴寒证的主脉当是脉细欲绝、脉微缓等。

（3）厥阴热证：厥阴热证有肝经湿热，郁遏不解，损伤络脉，下迫大肠所致的白头翁汤证，亦有阳复太过，热腐化脓所致的喉痹和便脓血证。张仲景于第 371 条"热利下重者，白头翁汤主之"，第 373 条"下利欲饮水者，以有热故也，白头翁汤主之"，明确地概括了厥阴热利的病性和特点，且于第 365 条和第 367 条指出了厥阴热利可见脉沉弦、脉数。第 365 条"下利，脉沉弦者，下重也"的"脉沉弦"为肝郁迫肠，热利下重之征。第 367 条"下利，脉数而渴者，今自愈。设不差，必清脓血，以有热故也"的"脉数"为阳气来复。下利脉数口渴，是阳气复，所以有自愈的趋势，但阳复太过，热伤下焦血络，亦可见便血下利口渴脉数。若阳复太过，发热无汗，亦可出现脉数咽痛之喉痹，如第 334 条"伤寒先厥后发热，下利必自止，而反汗出，咽中痛者，其喉为痹。发热无汗，而利必自止，若不止，必便脓血，便脓血者，其喉为痹"。可见厥阴热证的主脉当是脉数、脉沉弦。

六经病各有主脉，均能反映出六经病的病理特点。但不能仅凭脉象而断定其是何经何病，只有在掌握六经病主脉的前提下，才能融会贯通，通常达变，圆机活法。临证时当四诊合参，合证论脉，将有利于明确疾病诊断，指导选方用药，提高临床疗效。

98   六经病误治与胃气津液的关系

误治是指医者临证时误用汗、吐、下等治法，非但不能治疗疾病，反而耗伤机体津液，使胃气亏损，从而产生一系列变证的错误治疗方法。《伤寒论》较多地论述了误治情况，对误治成因、转归及救治方法均进行了详细阐述。《伤寒论》中贯穿着"保胃气，存津液"的论治思想，将人体津液的盛衰和胃气的强弱作为六经病传变的重要依据。学者任宁等对《伤寒论》"汗、吐、下"误治法与"胃气津液"的关系做了探讨分析。

津液与胃气

津液是人体内富有营养的液态物质，包括水液和水谷精微等，是构成和维持人体生命活动的基本物质之一，具有滋润濡养皮肤官窍、化生血液等功能。津液不足，皮毛官窍失养，脏腑失其濡润，容易并发皮肤干燥、口渴、便秘等症。胃气主要指胃主通降的生理特性和胃受纳腐熟水谷的功能，《素问·玉机真藏论》曰"五脏六腑皆禀气于胃"，胃通过受纳腐熟水谷，濡养脏腑经络，从而维持人体的正常生理功能。若胃气受损，清阳不升，病多见腹部胀痛、纳呆便溏、倦怠乏力等。在《伤寒论》中，津液的异常代谢、胃气的受损程度与六经病变有着密切联系，往往影响着疾病的转归。因此，津液与胃气的正常与否在六经传变的过程中关系重大，二者对于辨别疾病的发展和转归有重要的参考价值。

误治三法

在《伤寒论》中，"汗、吐、下"三法的误用会导致津液的异常和胃气的耗损，进而导致六经病的发生、发展及传变。

1. 误用汗法：汗法，指通过发汗以祛邪外出、解除表证的一种治疗方法，又称解表法。此法可使腠理开泄，气血流畅，营卫调和。正常的发汗应达到"遍身染染微似有汗者益佳"，切忌大汗淋漓或误用汗法，若汗法运用不当非但不能祛除病邪，还会伤津耗液，损伤胃气。太阳病用汗法，本属正治之法。但若发汗不及，病重药轻，病邪不解，耗伤机体津液，容易导致阳气郁闭，使患者烦躁不安，应当选用桂枝汤复解表邪，如原文第48条"二阳并病，太阳初得病时，发其汗，汗先出不彻，因转属阳明……若发汗不彻，不足言，阳气怫郁不得越，当汗不汗，其人躁烦，不知痛处，乍在腹中，乍在四肢，按之不可得，其人短气但坐，以汗出不彻故也，更发汗则愈"。若发汗过多，病轻药重，容易耗伤津液、损伤胃气而变生它证，如原文第21条"太阳病，发汗，遂漏不止，其人恶风，小便难，四肢微急，难以屈伸者，桂枝加附子汤主之"。发汗太过，津液大量亡失，机体失于濡润，致筋脉失养，故小便少而四肢难屈；同时阳气随津液大量亡失，卫外不固，故其人不耐风寒。第66条曰"发汗后，腹胀满者，厚朴生姜半夏甘草人参汤主之"。该条系因发汗太过，脾胃之气受损，运化无力，使得痰湿内生，脾胃之气壅滞，因而产生腹部胀满等症。临证时，医者如果误判病证，不应用汗法而误用攻表，则会使本受病邪困扰的机体进一步损伤，津液营血进一步亏虚，从而产生变证，如"咽喉干燥者""淋家""疮家""衄家""亡血家"等。第335条"厥应下之，而反发汗者，必口伤烂赤"。论述了厥阴热证用汗法助热，耗伤津液，蒸腐于上，从而产生口舌生疮、红肿溃烂等症；第265条"少阳不可发汗，发汗则谵语。此属胃，胃和则愈；胃不和，烦而悸"，则论述了误汗使津液泄出，化燥伤津，胃中干燥促使邪气内传阳明，致心神受扰出现谵语烦乱之症，若发汗太过进一步损伤胃气，热盛津伤，心神失养，则产生烦躁、心悸等症。

2. 误用下法：下法是指运用泻下、攻逐、润下作用的药物，以通导大便、消除积滞、荡涤实热、攻逐水饮积聚的一种治疗方法，适用于里有邪实、外无表证的情况。下法使用不当多损伤胃气，耗损津液。阳明病腑实证，应当用下法去除实热，但若下法过度必定会使脾胃之气受损，从而出现腹部胀满、不能食等症状。如原文第194条"阳明病，不能食，攻其热必哕。所以然者，胃中虚冷故也；以其人本虚，攻其热必哕"。此言机体本就虚衰而热结致冷，若再滥用下法会使胃阳进一步衰败。临证时，病位在上、在经、在表皆不可下，若误用下法，容易使病邪内陷，表里皆虚；或病邪内陷，从里化热。如原文第205条"阳明病，心下硬满者，不可攻之，攻之利遂不止者死，利止者愈"。阳明经证误用下法，会损伤中焦胃气，从而出现下利不止；第189条"阳明中风，口苦咽干，腹满微喘，发热恶寒，脉浮而紧。若下之，则腹满小便难也"。本条言阳明热证未盛，腑未成实，又伴有太阳少阳证，此时用峻下法，则会内伤津液，使得表邪内陷。而三阴之证，本就机体虚损严重，胃气不振，若再用下法必加剧胃气受损，损伤津液。如第273条"太阴之为病，腹满而吐，食不下，自利益甚，时腹自痛。若下之，必胸下结硬"。若将腹满痛、呕吐、不欲食误认为阳明里实证而用下法，则会使脾胃气机受损，运化停滞，水停食阻而出现胸下结硬。

3. 误用吐法：吐法是通过涌吐使停留在咽喉、胸膈、胃脘等部位的痰涎食积等从口中吐出的一种治疗方法。此法是少阳痰邪阻滞的正治法，但吐法多峻猛，应当"中病即止，不必尽剂"，若是吐法使用过度，便容易引邪入里，从而使脾胃津液都受到损伤。太阳表证本应汗之而反用吐法，可使脾气胃阳受损，津液大伤。如原文第121条"太阳病吐之，但太阳病当恶寒，今反不恶寒，不欲近衣，此为吐之内烦也"。本条言误吐损耗津液，导致热邪内郁而成为狂热证。第120条"太阳病，当恶寒发热，今自汗出，反不恶寒发热，关上脉细数者，以医吐之过也。一二日吐之者，腹中饥，口不能食；三四日吐之者，不喜糜粥，欲食冷食，朝食暮吐，以医吐之所致也。此为小逆"。本条言误吐损伤脾胃导致"反胃"病。第264条"少阳中风，两耳无所闻，目赤，胸中满而烦者，不可吐下，吐下则悸而惊"。本条是说医者误认为胸满而烦为实邪阻滞，误用吐下法耗伤津液，结果使得心神失养。第249条"伤寒吐后，腹胀满者，与调胃承气汤"。本条言误吐后伤耗津液，使得热邪内聚肠胃，传变为腹痛胀满、大便燥结的阳明腑实证。《伤寒论》中涉及多种误治法，有时不单只有一种误治法出现，还有多法并用即三法误治的特点。数法并用进行误治，会大伤津液和胃气，更易导致各种变证和坏病，如第250条"太阳病，若吐、若下、若发汗后，微烦，小便数，大便因鞕者，与小承气汤和之愈"。第67条"伤寒，若吐、若下后，心下逆满，气上冲胸，起则头眩，脉沉紧，发汗则动经，身为振振摇者，茯苓桂枝白术甘草汤主之"。第61条"下之后，复发汗，昼日烦躁不得眠，夜而安静，不呕，不渴，无表证，脉沉微，身无大热者，干姜附子汤主之"。若汗、吐、下三法致误过甚而产生"坏病"时，医者当"观其脉证，知犯何逆，随证治之"，更加审慎地进行处治。因此，正确施治，及时变通，防止病情恶化，是医者行医过程中须臾不可忽视之处。

99 六经病动态演变的方证解析

辨病论治和辨证论治是中医学认识疾病和治疗疾病的两大原则，"病"即疾病，指具有相对特定的发生发展过程及演变规律的病生理变化过程，这一过程在不同疾病之间有较为明显的区别。"证"为证候，是对疾病阶段性病机本质的高度概括。通常情况下，证候依附于疾病而存在，并与疾病的阶段性显著相关。每一种疾病都有其独特的发生发展过程，证候的部位与属性随病情进退亦有动态演变。由于疾病是发生在人体这一复杂系统中的复杂现象，故证候演变过程中存在多种难以预测的形式。因而，基于证候演变规律对特定疾病的发生发展进行研究引起了广泛关注。

六经病证是《伤寒论》辨证论治的核心，也是脏腑经络病理变化的反映。脏腑经络是一个不可分割的整体，故而六经病证在其发生发展过程中经常处于一种动态变化之中，这种变化直接关系到临床诊治疾病的思路与方法，影响着疾病的转归。六经病证的动态变化虽然错综复杂，但归纳起来，不外乎表里出入、虚实转化和寒热互变三种形式，且以由表入里、由实转虚、从寒化热较为常见。认识疾病在于证，治疗疾病则在于方。方与证乃是伤寒学的关键，为历代医家所重视，学者张宁等通过解析六经病证有关方证，以探索《伤寒论》六经病证的动态演变规律。

表里出入

1. 由表入里：表里是相对的概念，常用于表述病位的浅深。六经病有表里之分，一般而言，三阳为表、三阴为里，经络属表、脏腑属里，腑病为表、脏病为里。六经病的发生发展过程中因邪气出入，其病证亦随之发生相应的表里传变。太阳主表，为一身之藩篱。外邪侵袭，正邪相争于表，以营卫不和、太阳经输不利为主要病理机制。若表证不解，则有传里之变，若为本经之内的表里相传，邪气循经入腑，则有膀胱蓄水之五苓散证和血热互结之桃核承气汤证、抵当汤证和抵当丸证。若为六经之间由浅入深，由阳入阴，则变化丛生。若化热伤津，可病传阳明。若失治误治，气血不足，邪气乘虚而入，则渐入三阴。以上是六经病证由表入里传变之常，然六经辨证既然都以其特定的脏腑经络的病证为分证基础，则每经为病都可有表、里、寒、热、虚、实，也即阴阳两个方面为病的演变问题。兹以少阴寒化病证为例，解析如下：

少阴病涉心、肾，心为火脏，肾为水脏。病至少阴，阴阳两虚，水火不足，有寒化和热化两途，然论中以寒邪伤阳的病变为论述重点，故以"脉微细，但欲寐"为脉证提纲。少阴寒化证，因阳虚失煦，理应畏寒蜷卧。然若为"少阴病，始得之"（第301条），阳虚不甚，复感外邪，正气尚可与邪抗争，可出现"反发热"，但因素体阳虚，其脉当沉，治用麻黄细辛附子汤温经发汗，表里双解。若病至二三日（第302条），阳虚渐重，恐有传里之机，然因无呕吐、下利清谷等里虚寒之症，知其证仍然在表，故以麻黄附子甘草汤扶阳微汗。若阳虚更甚，脉沉微，"续得下利清谷不止"，虽有"身疼痛"等表证之象，亦不可发汗，而应先温其里，待里阳已复，方可解表。"少阴病得之一二日"（第304条），肾阳虚衰，温煦失司，故背恶寒、手足寒，寒湿凝滞经脉不行则身痛、骨节痛，证属阳虚寒湿凝滞，故用附子汤温经散寒、除湿止痛。"少阴病，二三日不已，至四五日"（第316条），阳虚更甚，不能制水，水停下焦则腹痛、小便不利、自下利，若水邪上泛，则或咳，或呕，治用真武汤扶阳镇水，攻补兼施。附子汤与真武汤虽同为少阴阳虚兼水停所设，均用附子温里回阳，但附子汤用四两白术、附子二枚（此二药用量为真武汤一倍），"此以附子、术，并走皮内"，更用人参健脾益气，旨在逐水气外出。真武汤用白术二两、附子一枚，以生姜代人参，意在温阳化气，行水而不动水，以免加剧水气泛溢之势。附子汤治阳虚湿聚，真武汤治阳虚水泛，真武汤证若换用附子汤，非但不能祛水镇水，反有激荡水邪之弊，故两方各有所长，不能滥用。若少阴阳衰，阴寒内盛，阳虚且抑，火不暖土，故见下利、脉微等症，治用白通汤破阴通阳、祛寒止利。若少阴阳虚进一步加重，则可发展为里寒外热之阴盛格阳或阴盛戴阳证，此时阴来迫阳，阳气离根，故用通脉四逆汤回阳救逆、力挽残阳。

少阴病证从第301条少阴伤寒麻黄细辛附子汤证为始，采用由表入里、从浅入深的分析方法，渐次论述了麻黄附子甘草汤、附子汤、真武汤证、白通汤证、通脉四逆汤等，至本篇最后一条，即第325条，补充了急温少阴之阳的灸法，反映了少阴阳虚，阴寒外袭，病证从表入里，病情由轻到重的发展过程，其治当急温回阳，刻不容缓。

2. 由里达表：病至三阴，若救治得当，阳气来复，亦可由里达表，然多存在于互为表里的六经病证之间，故亦可称为脏病还腑。如太阴与阳明同居中焦，经脉相互络属，构成表里关系。阳明主胃，属阳主燥；太阴主脾，属阴主湿；故阳明为病多里热燥实证，太阴为病多里虚寒湿证。虚与实、燥与湿、寒与热、阴与阳虽然相互矛盾，但在一定条件下可相互转化。阳明病误治失治，损伤脾阳，可向太阴转化，致太阴脾寒证。反之，若太阴病过用温燥之药，或湿邪久郁化热，则太阴寒湿之邪可从燥热而化，演变为阳明病，此即第187条所曰："伤寒脉浮而缓，手足自温者，是为系在太阴。太阴者，身当发黄，若小便自利者，不能发黄。至七八日大便硬者，为阳明病也。"少阴与太阳互为表里，少阴病八九日不得解，若见"一身手足尽热"（第293条），是病证从热而化，里证外达。因肾与膀胱互为表里，少阴虚火炽盛，热下移膀胱，热邪内迫血分，伤及血络，迫血妄行，还可见"便血"。再如少阳与厥阴互为表里，二者随病情发展亦可相互转化。厥阴病退，症见呕而发热者（第379条），此乃脏邪还腑，病至少阳，胆火犯胃，胃失和降所致，可用小柴胡汤和解枢机。

由此可见，六经病证过程中表里证候演变是双向的，就其表里证候演变趋势而言，凡外邪侵袭，邪气内传，则病由表入里，标志着病邪向深入发展。若正复邪却，则病邪由里出表，由阴出阳，由重变轻，其病向愈。

虚实转化

虚实是邪正盛衰的反映。历来医家每论虚实，常奉《素问·通评虚实论》"邪气盛则实，精气夺则虚"为圭臬，亦以此作为虚实病机的概括。六经病是邪正之间相互斗争并且不断演化的过程，其邪正的关系常遵循一定的规律彼此消长，在某个阶段会表现出一派实证的表现，而在另一个阶段则可能表现出一派虚证的症状。虚实转化是六经病证动态演变的重要形式，如《伤寒论》第70条："发汗后恶寒者，虚故也。不恶寒，但热者，实也，当和胃气，与调胃承气汤。"论述了太阳病发汗后虚实演变的两种情况。

1. 由实转虚：汗下失宜，耗伤气血是导致病证由实转虚的主要因素之一，如太阳表证，发汗乃是正治之法，发汗得法则邪去正复；若汗出太过，有阳亏阴竭之虞，论中有心阳虚、脾阳虚、肾阳虚、阴阳两虚等辨证示例。以桂枝甘草汤、桂枝甘草加龙骨牡蛎汤、桂枝去芍药加蜀漆龙骨牡蛎救逆汤之心阳虚救逆三方为例，通过解析其方证，窥其轻重缓急。

一般认为，桂枝甘草汤证以心下悸、欲得按为主症，属心阳伤之轻证；桂枝甘草龙骨牡蛎汤证，见心神浮越之烦躁等症，则心阳虚损较重；而桂枝去芍药加蜀漆牡蛎龙骨救逆汤出现惊狂、卧起不安的症状，说明心阳虚损更重，以致达到了亡阳的程度。然此三方所治心阳虚证之轻重缓急，尚需从药物组成、剂量比例与煎服方法深入分析，以兹证明。桂枝甘草汤，重用桂枝四两、炙甘草二两，药味单捷，去滓顿服，柯韵伯称其为"补心之峻剂"。"心下悸，欲得按"乃气从汗泄，心空恫怯，上下不续，不遑宁处病情的一种表示。此证实为心气血两虚，气虚阳虚为主，阴血不足为辅，更兼寒邪痹阻胸阳。桂枝氤氲和煦，强心暖营，本经明言主吐吸、上气、结气、益气，能升能降，能补能通，具有通血脉、通心阳、补心阳、健脾阳之功；佐甘草，平调中土，资培化源。桂枝复甘草，是辛从甘化，为阳中有阴，二药共成温复心阳之剂，善治胸阳阳气欲失。桂枝甘草龙骨牡蛎汤证因火逆、误下甚或烧针，心阴阳两伤，心神浮越，故而烦躁。本方用龙骨、牡蛎各二两，气味咸涩，敛津涩上逆之阳气；桂枝少（一两）、炙甘草多（二两），取味胜于气，易于下行，以温复心阳。桂枝去芍药加蜀漆龙骨牡蛎救逆汤治伤寒表证，误用火迫劫汗，表证仍在，心阴阳两虚，故与桂枝汤，解未尽之表邪；去阴柔之芍药，始得桂枝疾趋达于阳位而温复心阳。《素问·至真要大论》曰"诸躁狂越，皆属于火"，心恶热，火邪内迫，则心神浮越，故惊狂、卧起不安，其证远较烦惊为严重，故龙骨、牡蛎必须加大用量方能胜任。人身之津液，皆随气以流行，有形之痰饮，随气皆可逆行；痰随气逆，饮逐火升，痰气弥漫，惊狂不安，故加蜀漆既能散火邪，又能涤痰开窍。由此观之，心阳虚三方，皆属重症、急症，所不同者，桂枝甘草汤重在通阳，桂枝甘草龙骨牡蛎汤重在潜敛，桂枝去芍药加蜀漆牡蛎龙骨救逆汤更兼表邪不解、痰热内迫。

2. 由虚转实：病势指疾病过程中某一阶段所呈现的总态势，是对病情轻重缓急、病证变化趋势以及病证动态之势的分析、判断，在某种程度上包含着定量分析。六经病证的产生与演变，是外邪作用下正邪相争的结果。传变与否，主要取决于三个因素：一为正气强弱，一为感邪轻重，一为治疗当否。在治疗和调护过程中，若误用汗、吐、下之法，耗损正气，邪气尤盛或乘虚入里，病证自是由实转虚。当然，若温补太过，亦可由虚转实。

如第 29 条所论，本证为阴阳两虚兼表证不解，治当以扶阳益阴解表为主。桂枝汤虽属调和营卫之剂，但对于此阴阳两虚之证，其发汗之力仍属"攻"剂，如此则犯虚虚之戒。汗后阴阳更虚，阳虚不能温煦四末则手足厥逆、寒邪犯胃、失降失常则吐逆；阴亏不能上承则咽中干；阴阳两虚，心神失养则烦躁。先投甘草干姜汤以复中阳，再以芍药甘草汤滋阴解痉，其病当愈。先复阳，后救阴，为仲景治疗阴阳俱虚病证之一般原则。"若胃气不和，谵语者，少与调胃承气汤"，谓其证系中焦虚寒，当服甘草干姜汤，若误用四逆汤，阳复太过，阴伤化燥成实，病入阳明胃腑，胃热上扰心神，故发谵语，治当少与调胃承气汤泻热和胃。此时注意调胃承气汤要"少少温服之"，旨在泻热和胃，不在攻下燥结。最后补述，须"重发汗，复加烧针"，阳损更甚，脾肾两虚者，方可以"四逆汤主之"。本条以举例的形式，详细阐述了虚人外感误治后的虚实寒热之动态演变，体现了"观其脉症，知犯何逆，随证治之"的救误原则和因人治宜的辨证论治精神。

寒热互变

寒热是对疾病性质的高度概括。寒热证候的形成是人体阴阳（偏）盛（偏）衰的反映，在六经病过程中正邪不断相争，人体之阴阳亦随其消长，因此寒热证候之间常发生相互转化。六经病证发生发展中，寒热证候相互转化常见变化有寒郁化热、虚寒渐甚、厥热胜复三种，兹解析如下。

1. 寒郁化热：寒为阴邪，其性收敛。寒邪在表，则易于闭固腠理，使寒郁化热。兹从麻黄汤证、大青龙汤、桂枝二越婢一汤证、麻杏石甘汤证及白虎汤证等病证的发展演变，解析寒郁化热的证候演变。

风寒束表，腠理闭塞，气血凝滞，故见发热、身痛、无汗，脉浮紧，治以麻黄汤开腠散邪，以麻黄（三两）配桂枝（二两）辛温发汗、解散风寒。表实寒闭，阳气内郁，渐次化热，内热扰心，则心烦郁闷。证属表寒热郁，治之若纯予清解，寒邪冰伏则表闭更甚；若纯以发散表寒，辛温恐将助热伤津化燥之虞。方选大青龙汤，重用麻黄（六两）散寒解表，佐以生石膏（如鸡子大）清透内热。然表证日久不除，正邪相争，虽不得汗出，邪无从泄，阳气闭郁化热之证，亦有邪微热轻之证，则又当微发汗，兼清里热，方用桂枝二越婢一汤，以 1/4 剂量的桂枝汤和 1/8 剂量的越婢汤相合成方。太阳病，汗下后，若表证未去，邪热壅肺，宣降失司则喘逆，热迫津泄而汗出，或伴有咳嗽、口渴、脉数等症。治当清宣肺热，方用麻杏甘石汤，以麻黄汤去桂枝加石膏（麻黄四两、石膏半斤、杏仁五十个、炙甘草二两），是变辛温发表之方为辛凉宣散之剂。若邪热渐盛，病入阳明气分，症见身热汗自出、不恶寒反恶热，方用白虎汤（石膏一斤、知母六两、粳米六合、炙甘草二两），辛寒清热、生津润燥。

从麻黄汤证至白虎汤证，随寒郁化热、由表入里，病证之表寒渐少，里热渐炽，治法亦从发表散寒改用辛寒清气，方中麻黄之用量，由三两至六两，渐至弃而不用，石膏之用由鸡子大增至半斤，甚或一斤，病情之寒热、表里的动态演变，由此可见一斑。

2. 虚寒渐甚：虚寒渐甚一般见于里阳虚衰的寒证的发生发展中，如太阴、少阴、厥阴虚寒证。太阴为三阴之首，病至太阴，尚在中焦，若失治误治，里阳更虚，阴寒更盛，则渐至少阴心神或厥阴肝脏，其病情亦渐变危重，因此《伤寒论》少阴病篇第 295～300 条和厥阴病篇第 343～346 条等，分别论述了正衰危重之证，示人当注意固护阳气。

太阴脏寒证，以腹满而吐、食不下、自利益甚、时腹自痛、不渴为主症，证属脾阳不振，运化失职，寒湿阻滞。太阴下利，澄澈清冷，若不及时救治，有"益甚"之势，即言此种下利，愈利愈重，有日趋加甚之特点；与此同时，其他伴随症状如腹满而吐、时腹自痛、食不下、口渴等也因下利不止而逐渐加重。太阴脾脏虚寒，治当温中散寒、燥湿健脾，理中丸（或汤）是其主方，然仲景却曰"宜四逆辈"（第 277 条）。"四逆辈"多指包括理中汤、四逆汤一类的方剂，言轻者可用理中汤温中祛寒，重者则用四逆汤补火生土。此处只曰"四逆辈"，而未出主方，意在圆机治法，量病轻重，以为进退，灵活选药组方。

3. 厥热胜复：厥为阴盛，热为阳复，厥热胜复是厥阴病在发展过程中，阴阳消长，正邪进退的具体反映，是厥与热证交替出现的病机概括。病入厥阴，多厥热往来，病情极不稳定，而"厥"和"热"的多少在厥阴病中对判断寒和热的程度以及疾病的预后有着重要意义。

如《伤寒论》第 331 条："伤寒先厥，后发热而利者，必自止，见厥复利。"论述了厥热和下利的关系，"厥"和"利"代表寒，"热"代表阳热，若先厥而后发热，则疾病随阳热的来复而向愈，下利自止。第 336 条进一步说明了若厥热在程度上相平，则疾病自愈的情况："厥五日，热亦五日。设六日，当复厥，不厥者，自愈。厥终不过五日，以热五日，故知自愈。"其中的"五日""六日"并非具体的数字，而是约略之辞，用这种约略之辞象征病情轻重变化的方法，表明厥热相等是阴阳、寒热平衡的体现，没有热多寒少，寒多热少的偏胜或偏衰。同样，在第 341 条、第 342 条两条，分别曰"伤寒发热四日，厥反三日，复热四日，厥少热多者……四日至七日""伤寒厥四日，热反三日，复厥五日，其病为进。寒多热少，阳气退，故进也"，来描述"热多寒少"和"寒多热少"的症状及预后。一般来说，若热多于厥是为病退，厥多于热为病进，当然若发热历久不退，则阳复太过，亦为病进。

证候动态演变是邪气作用于人体后病理机制不断发展变化的结果，贯穿于六经病的始终，体现了中医学认识疾病发生发展的动态观。《伤寒论》奠定了"方证对应"的理论基石，客观、深刻地揭示其证候演变规律，提高对六经病证发展变化趋势的预见性，并准确地进行对证用药，是提高中医临床疗效的奠基之石。通过对《伤寒论》中有关方证深入探讨，在病证结合的基础上来分析六经病证演变形式，探求六经病证发展变化规律，对于深入研习《伤寒论》，提高理论水平和临床辨证论治水平，进而指导疾病治疗与预防具有启发意义。

需要指出的是，表里、虚实、寒热是从病位、病性和邪正盛衰三个不同角度对疾病过程中机体的反映状态所做的一般概括。以从太阳表证到阳明病白虎加人参汤证的演变为例，其病由表入里，其性由寒变热，其证亦逐渐由实转虚。在六经病的发展过程中表里出入、虚实转化和寒热互变三种证候演变形式并非彼此孤立，而是紧密联系，常相兼存在。本文将其归纳为表里出入、虚实转化和寒热互变三种演变形式，旨在示人以法，不必拘泥。

100 六经病用人参的临床意义

　　牟重临从事中医医疗 50 多年，精于仲景学说，对《伤寒论》六经病临床使用人参有独特的见解，学者吕萍等对此做了归纳总结。

　　人参是大补元气要药，《伤寒论》113 方中用人参者 22 方。或因汗、吐、下后亡阴伤气而用人参益气救阴；或配用人参益气托邪，以防传变；或以健脾和中；或补虚固脱。在六经病中视不同病证而组方使用。《本草蒙筌》曰："大抵人参补虚，虚寒可补，虚热亦可补；气虚宜用，血虚亦宜用。"所以人参针对虚证，无论表、里、寒、热，或气虚、亡血，皆可随不同证候而配伍运用。因此，临床如遇病情较重，迭用攻邪未效，就要考虑用人参扶正祛邪。

太阳病用人参益气解表

　　太阳病用人参，在《伤寒论》中曰太阳病误治伤正，而表未解，配合人参扶正，以协解表。其一，"发汗后，身疼痛，脉沉迟者，桂枝加芍药生姜各一两，人参三两新加汤主之。"本为太阳病，发汗后身疼痛，为表邪未尽，其脉沉迟者为过汗而气阴受损，故加人参益气补阴。其二，"太阳病，外证未除，而数下之，遂协热下利，利下不止，心下痞硬，表里不解者，桂枝人参汤主之。"此太阳病，过下至利下不止，重虚其里，脾阳受损，表里不解，以桂枝合理中汤治之。桂枝汤是治疗太阳病表虚证以及里虚感冒，如《伤寒论》中曰："太阴病，脉浮者，可发汗，宜桂枝汤。"曹颖甫认为，桂枝汤外证治太阳，内证治太阴。李东垣创立的补中益气汤与桂枝汤有异曲同工之妙，亦能治虚人感冒与太阴脾虚。从临床内涵看，这是仲景学说在后世治内外伤上得到创新发展。

　　临床上治太阳表证用人参，大都意在扶正托邪。太阳表证用解表药，凡汗不出而热不退，须知阴液为汗液资源，阳气是汗液的动力。审其气虚，于解表药中加人参益气，即汗出热退。喻昌曰："伤寒病有宜用人参入药者……其发汗时，惟元气大旺，外邪始乘药势而出。"如参苏饮中人参与紫苏叶、葛根配合；人参败毒散中人参与羌活、独活、柴胡、前胡同用，治风寒、风温初起，寒热无汗、头痛、咳嗽，以人参鼓舞正气以解表。特别是人参败毒散，喻昌《寓意草》曰："所以虚弱之体，必用人参三五七分，入表药中，少助元气，以为驱邪之主，使邪得药一涌而去，全非补养虚弱之意也。"喻氏谓治时疫，每获良效，或下痢初起而痢下不休，所谓表邪内陷，用此方"逆流挽舟"，使表邪从里外达，其作用在于人参。

少阳病用人参扶正托邪

　　少阳病用人参，即小柴胡汤用之扶正以祛邪，并借以防传变。张璐《本经逢原》曰："和解药中，有人参之大力居间，外邪遇正，自不争而退舍，亦非偏补一边之意。"《景岳全书》曰："观其少阳证，小柴胡汤用人参，则防邪气之入三阴，或恐脾胃稍虚，邪乘而入，必用人参、甘草固脾胃以充元气，是外伤未尝忘内因也。"牟重临谓其先父治夏某，患寒热往来，类似疟疾，每日下午发作。因大便秘结，延当地中医诊治，投大柴胡汤，用大量大黄，数量不详，连服十余剂不效。改延先父治，视其面色萎黄，舌红苔薄白，大便虽秘，腹无胀痛，脉弦而细，病在少阳，乃正邪分争，用大黄伤其元气，气虚不能运行药力，以致便秘不行。改用小柴胡汤，加白术，重用人参。服后寒热渐减，而大便反而迭泻。继用香砂六君子汤，重用人参收功。此证关键在于大便虽秘而腹无胀痛拒按，大黄复伤其元气，使病情愈增重。用小柴胡汤重用人参鼓舞元气，运行了大黄药力，故致腹泻，乃收扶正祛邪之功。过去治疗疟疾，凡见久疟不愈，迭用诸抗疟药复发，或受风寒或少劳即发，寒热交作，汗多乏力，为元气伤残，大都于治方中加人参能杜绝复发，对气虚久疟有截疟作用。现今国内疟疾几乎绝迹，然临床类似寒热之疾，不乏见之。牟重临曾治一高年女性患者，小脑肿瘤术后，寒热交作，体温最高达 40 ℃以上，投诸西药 3 日罔效，诊其颈项胀痛，气短乏力，六脉细数，即以小柴胡汤加葛根、茯苓，加重人参用量，2剂即寒热得除。

阳明经证用人参益气除热

　　阳明经证，治疗主方白虎汤。若热盛日久不解，而伤津化燥，加生地黄、石斛而效不显者，加人参益气生津能解热。白虎汤乃治胃中燥热，若烦渴不解，脉大而无力，必须加人参。20 世纪 70 年代，本地山区乙脑流行，一般病初起时用银翘、桑菊加石膏有效，如反复发热不退，则变证百出。有王姓男孩，9 岁，头痛，发热，体温 39 ℃左右，已 10 余日，用银翘、桑菊加石膏无效。更用普济消毒饮，用大量石膏，投过安宫牛黄丸等亦无效。用西药暂时热退，移时复热。牟重临会诊，细察病情，属气分热无疑，何以用大剂清气仍热不退？细按其脉浮而无力，热病用石膏一般应脉洪大有力，今连服大剂石膏热不退。忆得《医学衷中参西录》记述，张锡纯治一伤寒热入阳明，时作谵语，用大剂白虎汤而谵语更甚，于是改投以白虎加人参汤 1 剂而愈。张锡纯总结临床经验曰：凡遇其人年高，或过劳之余，或身素羸弱，即使非在汗吐下后，渴而心烦者，当用白虎汤时，皆宜加人参，能"立脚于不败之地"。用石膏与人参并用，是凉散之力与补益之力互相化合，"以搜剔深入之外邪使之净尽无遗"。张锡纯谓白虎加人参汤证，乃气虚不能运行石膏药力之故。于是效法，不再偏重于石膏，而使用白条参三钱，一剂热减，二剂热退安。可见元气已虚，非用人参不能解热，即张景岳所言"虚火宜补"是也。

　　《伤寒论》中三阳合病，里热极盛，热迫津出，易致津伤，须用白虎加人参汤。仲景谓太阳中暍者，即今之中暑，因热蒸而汗出多，易致津伤，亦须用白虎加人参汤以清暑解热，益气生津。本方不仅用于外感热病，对内伤杂病，见气分热盛伤及气津，咸可投之。

阳明腑证用人参扶虚通腑

　　阳明腑实用人参，即承气加人参。吴又可《温疫论》述其理："如人方肉食而病适来，以致停积在胃，用大小承气连下，惟是臭水稀粪而已，于承气汤中但加人参一味服之，虽三四十日所停积之物于是方下，盖承气藉人参之力鼓舞胃气，宿物始动也。"临床常见积滞腹胀用承气不效，损伤脾气，加人参之健运则大便即下。如孙一奎治马二尹，心腹胀痛。市医以大小承气连服十日，胀痛益甚，不但大便不行，小便亦仅点滴。后医杂进备急丸、十枣汤、黑白丑之属，服数日，至二便俱闭。孙诊，此乃食伤，继为误下伤脾，致脾失运动。改用香砂六君子汤运脾，再用吐法，吐去前药，始腹鸣便行，小便亦通。再用理中，令急煎服，大便乃泻，连泻七十二日，服人参二斤余而收功。牟重临曾治一高年伤食而腹胀便秘者，初以小承气汤加味投之无效，于原方加入红参、白术，即便下，腹胀随之而消。

　　一般便秘用大黄顾虑其伤正气，可于下剂中加入人参。如《伤寒六书》黄龙汤，即承气汤加人参、当归，治应下失下，元气已伤，气血虚亏而里实热者。孟河费伯雄治一妇，怀孕八月，暑风外迫，猝厥神昏，目闭口噤，柔痉不止，卧不着席，时时龂齿。宗《金匮要略》痉病之治，当与大承气汤。但怀胎用承气恐动胎伤身，然不用承气，症属难挽。势趋两难，但不忍坐视，乃曰："如用承气，下亦毙，不下亦毙，与其不下而毙，不如下之，以冀万一之幸。"遂处方重用高丽参合大承气汤，二剂便行，热减神清，幸胎未动，续以养心和中调之愈。

太阴病用人参健脾和中

《伤寒论》的三阴病，大都表现虚寒证。太阴病为脾虚寒，证见腹满时痛而吐，纳呆自利，用温法，宜理中之类方。《药品化义》曰人参为"温脾之圣药"。临床常见慢性胃中隐痛或钝痛或嘈痛，痛喜温按，饥则痛甚，得食痛止的慢性虚寒病，用理中，以人参配姜、术温脾散寒。用人参治胃病，吉益东洞《药征》中汇总仲景使用人参的功用"主治心下痞坚、痞硬、支结也。旁治不食呕吐，喜唾心痛，腹痛烦悸"。所谓心下，指胃脘部分，患者觉痞坚、痞硬、支结。仲景方中法夏、生姜、甘草泻心汤及旋覆代赭汤、桂枝人参汤等都治心下痞硬，均用人参理胃虚，仲景方干姜黄芩黄连人参汤与黄连汤治疗呕吐、腹痛，使用人参亦在此理，只是适用的病状差异，配伍与用法不同而已。仲景之泻心汤与小柴胡汤组方区分有二：一是无往来寒热故去柴胡；二是治寒热互结之痞，故加干姜、黄连辛开苦泄，寒热并用，和胃除痞。病因里虚胃衰，得人参之助，协之复正。

汤本求真《皇汉医学》曰："人参以治胃衰弱痞硬，由于新陈代谢机能之减衰为主目的，与续发之食欲不振、恶心呕吐、消化不良、下利等之症状为副目的而用之。反之，则必有害而无效也。"所以用人参治疗脾胃病，必须辨证，属"胃中虚"。其表现心下痞硬，"满而不痛"，按之无所苦。凡腹痛，使用人参，丹溪谓必须是"里虚吐利及久病胃弱虚痛喜按者"。仲景在理中丸加减法中指出腹中痛者，人参加量。这个腹痛，显然是虚痛。牟重临曾治一妇女，盆腔肿瘤术后 2 年，出现腹腔粘连肠梗阻，腹胀痛便秘，多次住院，中西药并施，仍反复不已。细诊患者，气弱纳差，腹痛喜得温按，脉象细弱，知土虚寒失运，以理中与黄芪建中合方，加陈皮、枳壳。2 剂腹痛缓解，调治 1 周而愈。

少阴病用人参益气固脱

疾病表现少阴病者，多属虚寒更甚，厥逆下利，用四逆汤类方，以回阳救逆，一般不用人参，恐其补滞阴柔，反碍姜附速救阳气之功。如见大汗及吐利后，脉微细者，气阴大伤，才于四逆汤中加人参。少阴病用人参偏重于救阴津，此证多见于吐利，大汗，亡血，亡津液者，出现恶寒，脉微欲绝之象。少阴病至危重阶段，出现"恶寒脉微而复利，利止，亡血也，四逆加人参汤主之"。此处利止，并非阳回正复，而是阴血内竭，故曰亡血，单以四逆汤救逆回阳，尚嫌偏颇，须加人参，救阴津。这里所谓亡血，是指阴血津液亡失。《本草纲目》曰："仲景以人参为补血，盖血不自生，须得生阳气之药乃生，阳生则阴长，血乃旺矣。"一般谓亡血，大都指失血过多，所以临床对大出血，如咯血、吐血、便血，特别是产后大出血者，常急以人参止血。葛可久《十药神书》谓独参汤治大咯血，是补气以摄血，所曰"血不能速生，气所当速固"。特别是气虚血脱之际，必须人参大补元气以固脱。

牟重临治疗上消化道出血之重症，常在辨证用方中加人参，以补脾摄血，增强止血效果。《伤寒论》中有类证条文"发汗，若下之，病仍不解，烦躁者，茯苓四逆汤主之"。此言汗下而病不解，阳气外虚，阴气内虚，导致阴阳两虚而烦躁，以四逆汤回阳气，加人参、茯苓以救阴护胃。牟重临曾治郑某，女，发热 20 余日不退，每近黄昏加剧，体温 38.3 ℃～39.2 ℃，后半夜渐减。住院经各项检查无明显异常，用过多种抗生素、中药，体温始终不退。患者面色少华，乏力纳呆，口渴喜热饮，脉细无力，昨日下午喝冷饮后，体温骤至 39.6 ℃，乃悟此为阳气大衰，阴盛格阳，急以四逆加人参汤，处方附子 10 g，红参、干姜各 6 g，炙甘草 5 g。服 1 剂即热势大减，3 剂而愈。临床发热使用温阳治疗比较少见，此例诊断要点，饮冷热度骤增，渴喜热饮，即所谓"饮热汤以自救"，乃下元虚冷之象。人参能大补元气、扶危救脱，临床可用生晒参、红参，严重者用高丽参，以补气固脱。

厥阴病用人参救逆止利

病入厥阴，病机复杂，寒热虚实，变化多端，治疗主方乌梅丸。方中使用人参，主要是益气固本，预防变证，以扭转寒热虚实错杂之逆证。柯韵伯在《伤寒论翼》中曰："小柴胡为少阳主方，乌梅为厥阴主方。二方虽不同，而寒温互用、攻补兼施之法相合者，以脏腑相连、经络相贯、风木合气、同司相火故也。其中皆用人参，补中益气以固本逐邪，而他味俱不相袭者，因阴阳异位。"此二方均治病因枢机不利者，故临床应用都非常广泛。乌梅丸方集酸苦甘辛于一体，核心药物是人参、附子、黄连、乌梅，临床可随寒热虚实证候变化而加减，能治疗湿热泄泻、暴注欲脱之证。牟重临曾治1例高龄暴泄，因高热而使用多种抗生素及退热药后，热退而突然腹泻无度，日行数十次，用西药无效，急邀会诊。诊患者面苍气短，形寒腹软，舌淡脉微，有阳气欲脱之势，处方高丽参5 g，附子15 g，黄连、炮姜各3 g，乌梅、炙甘草各10 g。服1剂即泻止，巩固2剂而愈。本方不独长于治疗慢性腹泻、慢性下利之疾，更能治疗急证重病，获效之速。

《伤寒论》六经病的诊治各异，若伴见元气虚者，均离不开人参。《伤寒论》用的人参，为五加科植物，主产于东北，以吉林长白山产质量最佳，临床常用生晒参（性平）、红参（性温），病重则用高丽参（产朝鲜半岛者）。党参其功效与人参有相近之处，临床常代之，但作用较弱。故凡《伤寒论》方中须补元气用人参者，必以东北人参或朝鲜参投之。《伤寒论》用人参为扶正祛邪作用，在正邪抗争之际，正气不足以逐邪外出，使用人参扶正托邪外出。《神农本草经》曰人参能"除邪气"，即为此意。人参得土之旺气而生，故其药性亦如土之性，德备四隅之象，凡五脏六经之虚皆可使用。《长沙药解》归纳仲景用人参之要："入戊土而益胃气，走己土而助脾阳，理中第一，止渴非常，通少阴之脉微欲绝，除太阴之腹满痛，久利亡血之要药，盛暑伤气之神丹。"人参治虚，使用须分因虚患病与因病致虚。因虚患病者用人参支持元气，以期托邪外出；若因病致虚者，则乘其元气尚未完全伤残之际，不惜背城一战，以期挽回残局，尤其出现虚脱先兆，汗出肢寒，或气息奄奄，脉转微弱欲绝，须当机立断用人参。谓人参特别能治顿虚，实为确论。

101　六经病内涵与复杂方剂认识

　　《伤寒论》是最具实用性的中医经典著作，历代医家对《伤寒论》的研究络绎不绝，对其理论的阐述更可谓百花齐放。但是，很多研究曲解了张仲景三阳三阴病的本意，使本来简单实用的《伤寒论》变得难以掌握。学者赵鸿飞等认为，《伤寒论》的三阳三阴病并非经络之病，而是经方辨证体系，其理论来源于八纲辨证。应用《伤寒论》之方剂要以表、里及半表半里定病位，再以阴、阳定病性，从而构成了三阴三阳病，即六经病，最终根据病情定方证，如此方得张仲景著作之本意。然而，《伤寒论》距今年代久远，文字简奥，加之注述繁多，使《伤寒论》看起来比其本意复杂得多，令人无所适从。因此，认识仲景学术体系，读懂《伤寒论》是中医成才的重要途径。

《伤寒论》六经病内涵

　　张仲景在《伤寒论》中创立了"三阴三阳病"辨证论治理论体系，但是，后世认为其理论来源于《黄帝内经》的经络学说，因此，将其归纳为"六经"辨证。胡希恕先生经过多年研究，对六经进行了诠释，认为六经来自八纲，即表、里；阴、阳；寒、热；虚、实。而八纲中表里最重要，六经就是以表里为最基本的分类，分成表、里、半表半里3个病位。表里之中又分阴阳，即病性。表阳为太阳、表阴为少阴；半表半里阳为少阳，半表半里阴为厥阴；里阳为阳明，里阴为太阴，构成了三阴三阳病，即六经病。太阳病不解，则由表传入半表半里，成为半表半里阳证少阳病或半表半里阴证厥阴病；少阴病多传厥阴和太阴；半表半里不解，则入里而成里阳证即阳明病，或里阴证，即太阴病。这是一般规律，也有由表直接传里，更有二经或三经同病的，即合病和并病。所以，六经病以独特的辨证体系，从定位与定性的角度穷尽了人间万病。冯世纶等通过六经病的主提纲和辅助提纲分别归纳和概述了六经病的证候特点，据此可以在面对复杂的疾病时，通过辨六经迅速抓住其病机。

　　《伤寒论》与《金匮要略》中的方剂不只在张仲景年代有效，在今天仍是千金不易之经方。《伤寒论》以三阴三阳病"脉证并治"分篇，根据各自的提纲和辅助提纲等条文，可以认识三阳三阴病的特征。

　　1. 太阳病：太阳病为表阳证，反映其特征的有3条原文，即第1条：太阳之为病，脉浮，头项强痛而恶寒。第2条：太阳病，发热，汗出，恶风，脉缓者，名为中风。第3条：太阳病，或已发热，或未发热，必恶寒，体痛，呕逆，脉阴阳俱紧者，名为伤寒。对本段加以分析说明，无论西医诊断什么病，或脏腑辨证为什么病，只要出现发热、恶寒、身痛、脉浮等症状即为太阳病。其治法为发汗法，并根据中风与伤寒的不同，分别施以桂枝汤类方和麻黄汤类方治疗。

　　2. 少阴病：少阴病为表阴证，是人体机能沉衰时感邪所形成的表证，这与教科书中"少阴病属里证"的观点有本质区别。反映少阴病特征的条文主要有3条。第281条：少阴之为病，脉微细，但欲寐也。第302条：少阴病，得之二三日，麻黄附子甘草汤微发汗，以二三日无（里）证，故微发汗也。第301条：少阴病，始得之，反发热，脉沉者，麻黄细辛附子汤主之。由条文分析可知，张仲景把表现为恶寒、无热、脉微细、但欲寐的疾病归纳为表阴证，即少阴病，其治法也是发汗，但是，要用振奋阳气的药物，其代表方剂是麻黄附子甘草汤、麻黄细辛附子汤、桂枝加附子汤等。

　　3. 阳明病：阳明病为里阳证，其提纲有两条。第179条：阳明之为病，胃家实是也。第182条：阳明病，外证云何？答曰：身热，汗自出，不恶寒反恶热也。概括了阳明病的特征是发热、汗出、口渴、大便难、脉数等，其治法是清法，或清泄阳明之热，或清泻阳明里实，要用白虎汤、大承气汤、大黄黄连泻心汤类等方剂治疗。

4. 太阴病： 太阴病为里阴证，其提纲为第 273 条：太阴之为病，腹满而吐，食不下，自利益甚，时腹自痛，若下之，必胸下结硬。即腹满而吐、食不下、自利不渴等证为太阴病。再根据第 277 条：自利不渴者，属太阴，以其脏有寒故也，当温之，宜服四逆辈。确定其治法为温法，要用理中汤、四逆汤、吴茱萸汤等方治疗。

5. 少阳病： 少阳病为半表半里阳证，其提纲为第 263 条：少阳之为病，口苦，咽干，目眩也。结合第 96 条中小柴胡汤证的论述，往来寒热、口苦咽干、胸胁苦满、目眩等证为少阳病的主要表现，其治法为和法，要用小柴胡汤、小柴胡去半夏加瓜蒌汤、四逆散类方剂治疗。

6. 厥阴病： 厥阴病为半表半里阴证，其提纲为第 338 条：厥阴之为病，消渴，气上撞心，心中疼热，饥而不欲食，食则吐蛔，下之利不止。因此，凡具备口渴、气上撞心、心中疼热、饥而不欲食、四肢厥冷等证候的疾病即为厥阴病。其病机是上热下寒，寒热错杂，故其治法是温下清上，寒温并用。

根据以上对六经病的认识，一种疾病无论其有哪些症状，辨病位都不出于表、里、半表半里；辨病性则不出于阴、阳、寒、热、虚、实，在类型则不出于三阴三阳。张仲景治病处方以病位为第一要素，配合病性，使三阴三阳病的用方、用药各具特点，如前述三阴三阳各有其主方，麻黄、桂枝是太阳病药；石膏、大黄为阳明病药；柴胡、黄芩为少阳病药；附子是少阴、厥阴病药，亦是太阴之药；干姜是温太阴里寒之药，人参是补太阴气虚之药等。因此，只要抓住六经病的特征，结合"合病""并病"的理论，就可以破解张仲景复杂疾病的治疗方法和复杂方剂的制方思路。下面以寒热并用、攻补兼施方剂为例，探寻张仲景的学术思想。

张仲景复杂方剂分析

1. 寒热并用方：

（1）解表清里：在《伤寒论》中，最先遇到的复杂方剂要数大青龙汤。第 38 条：太阳中风，脉浮紧，发热恶寒，身疼痛，不汗出而烦躁者，大青龙汤主之。若脉微弱，汗出恶风者，不可服。服之则厥逆，筋惕肉瞤，此为逆也。分析条文，脉浮紧、恶寒、身疼痛、不汗出是太阳伤寒的主证，发热，以至于烦躁则是阳明病的外证，所以，本方所治证为表阳太阳与里阳阳明合病。治疗以辛温发汗兼清阳明里热，应用治疗太阳伤寒的麻黄汤加清阳明里热的生石膏实属必然。所以，全方寒温之药并用，却是各归其病位，各取其病性，解表与清里各得其所，临床用之必验。解表清里的方剂根据表寒里热轻重的不同还有其他一些方剂。如太阳伤寒兼太阴里饮及阳明里热者以小青龙加石膏汤治之，其中麻黄、桂枝辛温解太阳之表，干姜温太阴以治饮，生石膏清阳明以解热；如风水，浮肿、脉浮、恶风、身热属太阳阳明合病，以麻黄、生姜解太阳之表，以石膏清阳明之里，即越婢汤；如汗、下之后，汗出、喘、身热是太阳表证未罢又兼阳明里热，必用麻黄以解表，石膏以清里，加杏仁以治喘，即麻杏石甘汤。以上均是麻黄加石膏配伍的方剂，是解表清里的代表。

（2）温下清上：本法针对寒热错杂之厥阴病而设。该篇中罗列了大量四肢厥冷为主要症状的条文，足见厥是本经病的重要特征。但是，本病又不同于太阴病之但厥不热，而往往伴有上热表现，其下寒是本，上热是标，是因邪居半表半里，无有出路，郁而化热所致，故其治法称为温下清上，而非清上温下，代表方是乌梅丸。方中以干姜、附子、细辛、花椒辛温以温下寒为主，黄连、黄柏清上热为辅，人参、当归以补气血，桂枝降冲气，苦酒渍之乌梅大酸，助人参、当归以补虚，又助黄连、黄柏以治泄，并制热药之辛散。亦是诸药各归其病位，各施其寒热，各行其补泻之路。第 338 条：伤寒，脉微而厥，至七八日，肤冷，其人躁，无暂安时者，此为脏厥，非为蛔厥也。蛔厥者其人当吐蛔。今病者静，而复时烦，此为脏寒。蛔上入膈，故烦，须臾复止，得食而呕，又烦者，蛔闻食臭出，其人当自吐蛔。蛔厥者，乌梅丸主之。又主久利。本条虽言治蛔厥，实是以蛔厥标明厥阴病的证治。如曾治患者某，女，59

岁。2012年3月4日就诊。发作性心前区疼痛2年，其痛如以原木撞击，每次发作时自服速效救心丸、复方丹参滴丸可获一时缓解，然反复发作。每年住院2～3次，活血化瘀中药注射液几乎用遍，发作频率却在增加。除心前区疼痛外，还有口苦、咽干、恶心、心烦、肢冷、畏寒、食欲不振、大便溏，舌质暗，苔白，脉沉弦。患者口苦、咽干、恶心、心烦是上热之证；肢冷、畏寒、食少、便溏为下寒之证。定位在半表半里，定性为阴证，即厥阴病，乌梅丸证。而且，厥阴病提纲证中也有"气上撞心"的症状，因此，治疗以乌梅丸为主方。乌梅20 g，细辛5 g，桂枝10 g，黄连5 g，黄柏10 g，党参20 g，花椒10 g，附子10 g，干姜10 g，丹参10 g，7剂。水煎，每日1剂，分2次口服。1周后，患者复诊，自述心前区疼痛频率明显下降，奇怪的是，服药3日后，持续21年的结肠炎腹泻症状竟消除。回顾原文，第338条中已明言乌梅丸"又主久利"。所以，蛔厥和久利均为寒热错杂之厥阴病表现，故均以乌梅丸治之而收效。胡希恕认为辨证论治"是于患病人体一般的规律反应的基础上，讲求疾病的通治方法"，患者症状多端，病机却是一个，因此，只要抓住病机，辨准方证，即可达到"开一把锁，进百扇门"的效果。

柴胡桂枝干姜汤是温下清上又一代表方。第147条：伤寒五六日，已发汗而复下之，胸胁满微结，小便不利，渴而不呕，但头汗出，往来寒热心烦者，此为未解也，柴胡桂枝干姜汤主之。本方以小柴胡汤去半夏、人参、大枣，加瓜蒌、牡蛎、桂枝，以干姜易生姜而成，治半表半里阴证之厥阴病。以本方温下则寒饮得化，使其不致化热而上干诸窍。

似此温下清上之剂还有：半夏泻心汤治胃寒饮停而致的呕吐、肠鸣、心下痞硬；甘草泻心汤治下利伤中，腹痛肠鸣，口舌生疮；生姜泻心汤治寒饮较重，心下痞硬，干噫食臭，肠鸣下利；黄连汤治腹痛，呕吐；干姜黄连黄芩人参汤治下后复吐致胸中烦热，恶心呕吐而大便溏；栀子干姜汤治大下之后，身热，微烦等。

2. 攻补兼施方：

（1）攻补兼施以和解：此法用于少阳病。第96条：伤寒五六日，中风，往来寒热，胸胁苦满，嘿嘿不欲饮食，心烦喜呕，或胸中烦而不呕，或渴，或腹中痛，或胁下痞硬，或心下悸，小便不利，或不渴，身有微热，或咳者，小柴胡汤主之。方中柴胡在《神农本草经》中记载：治心腹肠胃中结气，饮食积聚，寒热邪气，推陈致新。因此，是行气导滞药，可以治疗胸胁苦满之证，这是少阳病的特征性症状；黄芩除热止烦，二药为攻药。同时，方中有人参，补太阴。因为，少阳病的机理为：第265条：伤寒，脉弦细，头痛发热者，属少阳。第97条：血弱气尽，腠理开，邪气因入，与正气相搏，结于胁下。正邪分争，往来寒热，休作有时，嘿嘿不欲饮食，脏腑相连，其痛必下，邪高痛下，故使硬也。所以，少阳病是在正气不足的前提下，邪气才由表入里的。本方证为少阳病，而含有与太阴合病之意，人参即为补太阴气虚之药。

与此相似的有：柴胡桂枝汤治发热，微恶寒，支节烦疼，微呕，心下支结，外证未去者，即太阳少阳合病；四逆散治四逆，或咳，或悸，或小便不利，或腹中痛，或泄利下重等症状；黄芩汤治发热，腹泻，腹痛等；黄芩加半夏生姜汤治自下利而呕者；柴胡加龙骨牡蛎汤治胸满，烦惊，小便不利，谵语，一身尽重不可转侧等。

（2）攻补兼施以治渴：以清热与补气法同用，以滋养胃热，清热泻火之法。如第26条：服桂枝汤，大汗出后，大烦渴不解，脉洪大者，白虎加人参汤主之；第168条：伤寒病若吐若下后，七八日不解，热结在里，表里俱热，时时恶风，大渴，舌上干燥而烦，欲饮水数升者，白虎加人参汤主之。第169条：伤寒无大热，口燥渴，心烦，背微恶寒者，白虎加人参汤主之。第170条：伤寒脉浮，发热，无汗，其表不解，不可与白虎汤。渴欲饮水，无表证者，白虎加人参汤主之。第222条：若渴欲饮水，口干舌燥者，白虎加人参汤主之。凡发热，汗出过多，用白虎汤清热则可，然则汗出伤津，口渴难解，必以益胃方可使津有化源，因此加人参以益胃健脾，是为正阳阳明与太阴合病，人参为太阴之药。

（3）攻补兼施以治胀：即理气与补气同用。第66条：发汗后，腹胀满者，厚朴生姜甘草半夏人参汤主之。从三阴三阳病分析，该患者为太阴里虚寒证为主，治疗亦应攻补兼施。胡希恕认为，本方中厚朴行气消胀，生姜、法半夏降逆止呕，甘草、人参安中健胃，故此治胃虚腹胀满而呕逆者。从条文来看，本方是为太阳病汗不得法伤及中气致腹胀满而设立，其实，与大多数经方一样，杂病中只要病机相合，同样能够取效。如治患者某，女，72 岁。2012 年 11 月 12 日来诊。因生气后出现腹胀 3 年余，每于食后加重，不敢多食，身体消瘦，身高 1.60 m，体质量 40 kg。3 年来，一直坚持治疗，患者保存了所服过的 100 多个汤药方，其中应用最多是以理气为主的方剂，可以看出柴胡疏肝散、越鞠丸、逍遥散等方底。也有补气类方的，如补中益气汤、归脾汤等。还有的医生应用了承气类方，但是，患者症状几无动摇。就诊时见面白少华，睑结膜苍白，腹部胀大，按之虚软，无压痛，大便 3～4 日 1 次，不干，但排便不畅，舌质淡暗，苔白，脉沉。定位在里，定性为阴证，即太阴病，厚朴生姜半夏甘草人参汤证。处方：厚朴 30 g，法半夏 15 g，党参 10 g，生姜 15 g，甘草 10 g，当归 15 g，茯苓 15 g，白术 10 g。服药后，腹胀症状持续好转，1 周后即消除，饮食增加，后以当归芍药散加减调养，体质量增至 51 kg，贫血症状渐渐消除。该病虽以生气为主因，然而，病史较长，已由实转虚，虚实错杂。

（4）攻补兼施以去饮：即攻伐同时健胃以祛饮，适用于胃虚有停饮之证。如第 152 条：太阳中风，下利呕逆，表解者，乃可攻之。其人漐漐汗出，发作有时，头痛，心下痞硬满，引胁下痛，干呕短气，汗出不恶寒者，此表解里未和也，十枣汤主之。此指表已解，但素有太阴不足而饮停心下及胸胁。所以，单泻水饮则更伤太阴，扶助太阴则饮邪不去，故必攻补兼施，以大枣扶助太阴，以大戟、甘遂、芫花攻逐水饮。

（5）攻补兼施以降逆：即补虚与降气之药同用治疗胃虚气逆。如第 161 条：伤寒发汗，若吐若下，解后，心下痞硬，噫气不除者，旋覆代赭石汤主之。本条是说误治导致胃气虚，客气结于心下，因而噫气不止。方中以人参、甘草、大枣安中养正，旋覆花温中健胃而下结气，代赭石降逆，法半夏、生姜开结逐饮，治胃虚有饮而呕逆者，本方证属太阴病。

（6）攻补兼施防伤正：此类最多，是张仲景保胃气，存津液重要学术思想的体现。凡用攻药，即使正未虚，亦必以大枣、甘草之类以护正。如桂枝汤、调胃承气汤、小承气汤、大柴胡汤等，在张仲景方中比比皆是。

张仲景制寒温并用、攻补兼施之方乃至《伤寒论》《金匮要略》中的全部方剂并非杂乱无章，而是有规律可循的，其规律就在于凡病先辨病位，再辨病性，他所创立的合病和并病的概念，正是面对患者，仔细辨别三阳三阴病的结果，这是学习和运用经方的重要法门，胡希恕等提出"辨六经，析八纲，再辨方证，以施行适方的治疗，此即中医辨证施治的方法体系"。所以，只要牢牢掌握三阳三阴病的特征及各自的主方、主药，就能看懂、学会张仲景的组方思路，而不会被经方的纷繁复杂所困扰，进而在先人创造的学术基础上提升。

102　论六经辨证

六经辨证既是《伤寒杂病论》主要辨证方法之一，又是历代学习、研究、应用与提高临床诊治水平的重点与难点。学习六经辨证思维能否散发，应用能力能否强化，诊治水平能否提高，都取决于对六经辨证的认识深度、掌握程度与运用技能。又因六经辨证思维方式、运用方法具有相对的抽象性与特殊性，所以给学习、应用六经辨证又带来诸多不便，导致并非学了就能应用。怎样才能准确地合理地运用六经辨证？对此只有从六经生理、病理、病证与辨证等方面有比较全面的、系统的、客观的、科学的认识、了解、研究、思索与发现，才能达到得心应手地应用六经辨证，才能对六经辨证心领神会。学者王付将此认识做了阐述。

六经生理

仲景于《伤寒杂病论》中虽未明言六经生理，但在运用六经辨证过程中则始终包含着六经生理，所以研究六经辨证必须重视六经生理，审度六经生理是探索六经辨证的物质基础，是深入认识与理解六经辨证的前提与依据，能否客观地认识六经生理，都直接关系到能否正确地科学地运用六经辨证。探讨六经生理主要有两大物质基础组成，一是六经所系经脉、经筋、经气的生理特性，二是六经所系脏腑气血阴阳的生理特性。如太阳生理主要是研究太阳经脉经气以及太阳统摄营卫的生理特性，从仲景所论而探讨太阳生理则是主要论述太阳统摄营卫与经脉经气之间的生理关系。阳明生理主要是研究阳明经脉经气以及胃与大肠的生理及其相互关系。少阳生理主要是研究少阳经脉经气与胆的生理关系。太阴生理是主要研究太阴经脉经气以及脾与肺的生理特性。少阴生理主要是研究少阴经脉经气与心肾的生理关系。厥阴生理主要是研究经脉经气与肝、心包的生理关系。可见，研究六经生理，既要重视研究六经经脉经气的生理，又要重视研究脏腑气血阴阳的生理，纵横审度《伤寒杂病论》全文辨证精神，则是重点包含六经所系脏腑气血阴阳的生理特性。

六经病理

《伤寒论》虽然论述六经病理比较少，但研究六经辨证则与六经病理息息相关。如果认识、应用与研究六经辨证离开六经病理，则是空洞的六经辨证，这样的辨证是不能进一步审证求机的，所以研究六经辨证必须以六经病理为基本切入点。可见，只有深入研究六经病理，才能进一步完善六经辨证，研究六经病理的本质实际上就是研究六经生理出现异常变化。探讨六经病理主要有两大主题：一是六经经脉、经气、经筋出现异常变化；二是六经脏腑气血阴阳出现异常变化。如研究太阳病理主要是探讨太阳经脉经气以及营卫出现病理变化，其主要病理变化是营卫之气与邪气相斗争。研究阳明病理主要是探讨阳明经脉经气以及胃与大肠的病理变化，其主要病理是肠胃虚实之受纳与传化等出现异常。研究少阳病理主要是探讨少阳胆经脉经气以及胆的病理变化，其主要病理是胆热上扰内虐等。研究太阴病理主要是探讨太阴经脉经气以及脾与肺的病理变化，其主要病理是脾气不运，肺气不得宣降等。研究少阴病理主要是探讨少阴经脉经气以及心肾的病理变化，其主要病理是心神与血脉及肾主温煦等出现异常变化。研究厥阴病理主要是探讨经脉经气以及肝、心包的病理变化，其主要病理在肝。研究六经病理必须懂得，其病理变化既有可能是一经病理变化，又有可能是二经或二经以上相兼病理变化。同时，研究六经病理既有可能是经脉经气病理，又有可能是六经脏腑病理，还有可能是六经相兼病理，提示研究六经病理，必须全面兼顾，不可顾此失彼。

六经病证

研究六经病证则是以六经病理变化反映于内外的症状、体征与脉象为主要表现，临床中只有从六经病理变化而全面研究六经病证，才能抓住六经病变本质。因此，研究六经病证，必须重视六经基本脉证，基本脉证是六经辨证的入门向导。如研究太阳病基本脉证，其病变部位主要在肌表营卫，病证表现是发热，恶寒，头痛等。研究阳明病基本脉证，其病变部位主要在肠胃，主要病理病证是阳明肠胃虚实交替出现异常变化，病证表现是饮食与大便等方面出现异常变化。研究少阳病基本脉证，其病变部位主要在少阳胆，病理病证是少阳胆郁火炽，病证表现主要是口苦，目眩，胸胁苦满等。研究太阴病基本脉证，其主要病变部位在脾与肺，病证在脾主要是腹痛，腹胀，大便异常；在肺主要是咳嗽，气喘，咳痰等。研究少阴病基本脉证，其主要病变部位在心肾，病理病证主要是脉微细，但欲寐，厥逆，下利等。研究厥阴病基本脉证，其主要病变部位在肝与心包，在肝主要是厥热，下利等，在心包主要是昏厥与发热。可见，研究六经病证，既要重视研究六经经脉经气病理病证，又要重视研究六经脏腑病理病证，尤其是后者最为重要。

六经辨证

六经辨证不同于六经病证，六经病证是研究六经所系经脉经气与脏腑的基本脉证，而六经辨证则是根据六经病证而进行归纳、分析、总结、判断，以得出诊断结论，其由三大主体组成，一是六经本证辨证，二是六经兼证辨证，三是六经类似证辨证。

1. 六经本证辨证：六经本证辨证是指六经所系经脉经气以及脏腑的基本病理病证，是六经辨证的基本点与切入点，是引导六经辨证的入门向导。只有认清六经本证，才能为进一步运用六经兼证辨证与六经类似证辨证奠定扎实基础。可见，六经本证辨证是六经辨证的基础，是抓住病变证机的切入，对此必须牢牢铭记在心中。如太阳病本证辨证有太阳中风证，太阳伤寒证，太阳温病证，太阳刚痉证，太阳柔痉证，太阳湿热痉证，太阳表虚风水证，太阳表实风水证，太阳风水夹热证，太阳风湿表虚证，太阳寒湿表实证，太阳湿热痹证。阳明病本证辨证有阳明热郁证，阳明热盛证，阳明热结证，阳明热毒下利证，阳明湿热证，阳明虚热证；阳明寒证，阳明虚寒证，阳明虚寒哕证，阳明虚寒发黄证，阳明血证，阳明宿食证，阳明水饮证，阳明胃哕逆证，胃气下泄气利证。

少阳病本证辨证有少阳胆热气郁证。太阴脾本证辨证有太阴脾湿证，太阴脾虚寒证，脾胃寒饮阳郁证，太阴脾实寒证。太阴肺病本证辨证有肺痿证，肺痈证，肺虚危证，肺胀证，肺饮证。少阴病本证辨证少阴寒证，如少阴阳虚阴盛证，少阴阳虚格阳证，少阴阳虚戴阳证，少阴阳虚水泛证，少阴阳虚寒湿证，少阴阳虚寒湿证，少阴阳虚下利便血证，少阴热证如少阴心肾虚热内烦证，少阴阴虚水气热证，少阴心肾阴虚内热证，少阴热利便脓血证，少阴谵语热证，少阴动血证，饮邪凌心证。厥阴病本证辨证有厥阴肝寒气逆证，厥阴肝寒下利证，厥阴肝热下利证，肝热厥逆证，热陷心包证等。

2. 六经兼证辨证：六经兼证辨证是六经辨证的重要组成部位，是进一步运用六经辨证的深化，是从错综复杂的角度认识与了解六经病证，提示辨证必须多角度、多层次、全方位辨识六经病证，才能防止运用六经辨证顾此失彼。所谓六经兼证辨证就是指病证表现有二经或三经以上基本脉证同时出现，病变证机往往是复杂多变。如太阳病兼证辨证有太阳病证兼心证，太阳病证兼肾、膀胱证，太阳病证兼肺大肠证，太阳病证兼脾胃证，太阳病证兼肝胆证，太阳病证兼胸膈证，太阳病证兼阳气虚证，太阳病证兼阴血津证，太阳病证兼阴阳两虚证，太阳病证兼痰饮证。阳明兼证有阳明病证与太阳病证相兼，阳明病证与少阳病证相兼，阳明病证与少阴病证相兼，阳明病证与少阴心证相兼，阳明热结证与瘀血善饥证相兼。少阳病兼证有少阳、太阳、阳明兼证，少阳病证与阳明胃热证相兼。太阴病兼证辨证有太阴病证与太阳病证相兼。少阴病兼证辨证有少阴病证与太阳病证相兼，少阴病证与阳明病证相兼，少阴病证与膀胱病证相兼，少阴病证与咽痛证相兼。厥阴病兼证辨证有厥阴病与太阳病相兼，厥阴病与阳明病相兼，厥阴病与少阳病相兼，厥阴病与太阴病相兼，厥阴病与少阴病相兼等。

3. 六经类似证辨证： 六经类似证辨证是指六经病证的基本脉证在特定情况下具有不典型性，或疑似性，或类似性，也即病证表现彼此之间极其疑似或类似，辨证假若稍有疏忽，即有可能导致辨治失误，引起病证发生其他变化，所以深入研究六经类似证辨证具有开拓思维，提示思路，引导同中求异，抓住病变本质的重要作用。如太阳病类似证辨证有：悬饮证类太阳病证的证治，胸中痰实证类太阳病，阳虚肌痹证类太阳病证的证治，阳虚骨痹证类太阳病的证治，太阳经伤证类太阳病证，转筋证类太阳病证，疮家类太阳病证，疮痈证类太阳病证，阳明热极痉证类太阳病证，中暍证类太阳病。阳明类似证辨证有脾约证类阳明热结证，太阴脾湿热发黄证类阳明湿热发黄证。少阳病类似证辨证有疟母证类似少阳病证，温疟证类似少阳病证，阳郁牡疟证类似少阳病证。太阴病类似证辨证有肾阳虚便结证类太阴脾证，肝血虚寒疝证类太阴脾寒疝证，膈间饮停呕吐证类太阴病，脏腑呕利证类阳明呕利证。少阴病类似证辨证有痰阻胸膈证类似少阴病，厥阴肝寒吐利证类少阴病证，肝气郁滞证类少阴病证的证治。厥阴病类似证辨证有厥冷证类厥阴病，吐利证类厥阴病，哕证类厥阴病等。

六经辨证是《伤寒杂病论》重要组成部分，认识与了解六经辨证时，只有重视研究六经生理、病理、病证，才能进一步理解与懂得六经辨证的真正意义，才能真正掌握与运用六经辨证，对此必须认清六经辨证中本证辨证是辨证的基础，兼证辨证是辨证的提高，类似证辨证是辨证的深化，以此研究与应用，才能将六经辨证真正运用到临床中去。

103　六经辨证源流与传承

　　《伤寒论》义理博大精深，理法方药完备，是一部理论与临床紧密结合的医学著作，自成书以来一直指导着临床实践，其理论核心是六经辨证论治法则。由于六经辨证贯穿八纲而联系于脏腑、经络，尤其是以脏腑、经络、生理、病理变化为基础，从而使辨证言之有物，而不是空中楼阁。这就是以六经辨证研究《伤寒论》立于不败之地的根本原因。六经理论和六经辨证方法的来源和形成是一个复杂、综合的渐进过程。在仲景所处时代，疫疠流行，仲景通过整理前人医学书籍，继承前人之经验，融入其个人临床实践，从而确立了六经辨证法则。《伤寒论》中六经的含义颇为广泛，历代医家对六经的实质解读各不相同，故而须明辨六经，追本溯源，方能掌握六经辨证学术思想。学者朱天宇等认为，通过探讨三阴三阳与六经原貌，分析《伤寒论》理论渊源，明确《伤寒论》传承流派与临床价值，有助于准确地认识六经辨证论治法则。

三阴三阳与六经原貌

　　最早提到"三阴三阳"是马王堆帛书中的《阴阳脉死候》和《足臂十一脉经》。《阴阳脉死候》曰："凡三阳，天气也……凡三阴，地气也。"《足臂十一脉经》曰："三阴病杂以阳病，可治。阳病背如流汤，死。"此处的三阴三阳是指三阳脉、三阴脉。由此可知在马王堆帛书《足臂十一脉经》中开始采用三阴、三阳命名法。三阴三阳连称首见于《黄帝内经》，《素问·阴阳离合论》曰："余闻天为阳，地为阴，日为阳，月为阴……今三阴三阳，不应阴阳，其故何也……是故三阳之离合也，太阳为开，阳明为阖，少阳为枢，三经者不得相失也，抟而弗浮，名曰一阳……是故三阴之离合也，太阴为开，厥阴为阖，少阴为枢。"此篇论述了三阳三阴的生理特性及相互关系，阴阳可分可合；分开来说，六经可分为三阴三阳，而六经各有手经、足经，合为十二经。综上可知，三阴三阳的原始含义是说经脉。

　　关于三阴三阳的含义，在《黄帝内经》中的不同地方有着不同的内涵。三阴三阳分别指：①六气。《素问·天元纪大论》曰："何谓其有多少，形有盛衰？鬼臾区曰：阴阳之气，各有多少，故曰三阴三阳也。形有盛衰，谓五行之治，各有太过不及也……帝曰：其于三阴三阳，合之奈何？鬼臾区曰……厥阴之上，风气主之；少阴之上，热气主之；太阴之上，湿气主之；少阳之上，相火主之；阳明之上，燥气主之；太阳之上，寒气主之。所谓本也，是谓六元。"此篇明三阴三阳上合六气之义，故为三阴三阳六气。"②脉象。《素问·阴阳别论》曰："脉有阴阳，知阳者知阴，知阴者知阳……三阳在头，三阴在手，所谓一也。别于阳者，知病忌时；别于阴者，知死生之期……三阳三阴发病，为偏枯痿易，四肢不举……三阴三阳俱搏，心腹满。发尽，不得隐曲，五日死。"本篇讨论脉象的阴阳，三阴三阳指代脉的部位和脉象。③阴阳之气。《素问·至真要大论》曰："愿闻阴阳之三也，何谓？岐伯曰：气有多少异用也。"由上述可知，阴阳之所以各分为三，是按阴阳之气量多少划分的。六经二字首见于《素问·阴阳应象大论》"天气通于肺，地气通于嗌，风气通于肝，雷气通于心，谷气通于肾，六经为川，肠胃为海，九窍为水注之气"。此处六经与五脏六腑相对，指气血藏于五脏而运行不息，故知六经指五脏。《灵枢·刺节真邪》曰："六经调者，谓之不病，虽病，谓之自已也。"《灵枢·卫气》曰："能知六经标本者，可以无惑于天下。"此处六经指脏腑阴阳之气，脏腑阴阳之气和，则人不病。

　　综合上述内容，"三阴三阳""六经"在《黄帝内经》中没有一个固定的概念范畴，故而后代学者从不同角度理解"六经""三阴三阳"，并赋予其新的解释与内涵，从而发展成为新的体系。《伤寒论》的六经理论，是以《黄帝内经》中的理论为启迪，创新完善了《黄帝内经》中的"六经"理论，并创造出与其不同的六经辨证法则。

六经辨证理论溯源

1. 源于《素问·热论》《灵枢·经脉》说：许多医家认为，《伤寒论》六经辨证源于《素问·热论》，是对《素问·热论》六经、六经辨证论治的继承和发展。黄龙祥考证，《素问·热论》所引三阴三阳名称及排列次序与《素问·厥论》相同，病候内容相近，二者有同源关系。他指出，在《素问·热论》采用的经络学说中，尚未出现经脉与脏腑的表里属络关系。由此可知，《素问·热论》中提到的六经是足六经，如原文："伤寒一日，巨阳受之，故头项痛，腰脊强。二日阳明受之，阳明主肉，其脉侠鼻络于目，故身热目疼而鼻干，不得卧也。三日少阳受之，少阳主骨，其脉循胁络于耳，故胸胁痛而耳聋。四日太阴受之，太阴脉布胃中络于嗌，故腹满而嗌干。五日少阴受之，少阴脉贯肾络于肺，系舌本，故口燥舌干而渴。六日厥阴受之，厥阴脉循阴器而络于肝，故烦满而囊缩。其未满三日者，可汗而已；其满三日者，可泄而已。"此段说明了足六经的循行路线和证候内容，提出汗泄两种针刺方法。足六经理论在此已比较完整。

有医家认为，《伤寒论》源于《灵枢·经脉》，《伤寒论》的"六经"与《灵枢·经脉》的"所动病""所主病"有相通之处，仲景六经辨证论治是在《灵枢·经脉》十二脏腑经络基础上发展而来。如《灵枢·经脉》曰："六经络手阳明、少阳之大络，起于五指间。"六经，指十二经络，内联于五脏六腑，外系于肢体、经脉，从而使人体成为有机整体。

对于上述观点，也有医家持反对意见，柯韵伯《伤寒论注》曰："仲景立六经总纲法，与《素问·热论》不同。太阳只重表证、表脉，不重经络主病。看诸总纲，各立门户，其意可知。"章太炎先生在《医论集·伤寒论演讲词》中曰："要知《伤寒论》其论病机，乃积千百年之经验而来……仲景以太阳、阳明等名篇，不过沿用旧名，要于经脉起止之说无与也。柯韵伯曾谓仲景六经各有提纲，非定以次相传，其语甚确……昔人谓少阴病必由太阳传入者，则由叔和序例日传一经之说误之。按日传一经，义出《黄帝内经》，而仲景并无是言……故六经传递之说，余以为不能成立。"由此可知，因《黄帝内经》成书早于《伤寒论》，对于"勤求古训，博采众方"的张仲景来说，对《黄帝内经》这部著作自然会有所涉猎，也会从中得到启发，但在一些特殊的地方，应当加以鉴别。六经辨证法则是六大总纲，每一经病证都有其特定的病位、病性和病态，各有主证和主方，与六经经络理论是有区别的。六经辨证虽承源于《黄帝内经》，但并不局限于《素问·热论》《灵枢·经脉》。

2. 源于《伊尹汤液》说：元代医家王好古《汤液本草·序》曰"殷伊芳尹用《本草》为汤液，汉仲景广《汤液》为大法，此医家之正学，虽后世之明哲有作，皆不越此"。清代陈修园《长沙方歌括·小引》也指出，"汉《艺文志》云，《汤液经》出于商伊尹，皇甫谧谓仲景论伊尹《汤液》为十数卷，可知《伤寒论》《金匮要略》诸方，除崔氏八味肾气丸，侯氏黑散丸外，皆伊尹之遗方也"。因此，部分医家认为《伤寒论》源于《伊尹汤液》。马继兴、杨绍伊、钱超尘都曾考证《伤寒论》是由仲景论广《汤液经法》而来。如《伤寒论》中的"桂枝汤"源于《汤液经法》中的"小阳旦汤"；《伤寒论》中的"黄芩汤"源于《汤液经法》中的"小阳旦汤"去生姜；《伤寒论》中的"黄芪建中汤"源于《汤液经法》中的"大阳旦汤"去人参；《伤寒论》中的"小柴胡汤"源于《汤液经法》中的"大阴旦汤"去芍药；《伤寒论》中的"麻黄汤"源于《汤液经法》中的"小青龙汤"；《伤寒论》中的"小青龙汤"源于《汤液经法》中的"大青龙汤"；《伤寒论》中的"白虎汤"源于《汤液经法》中的"小白虎汤"等13方，均可看出从《神农本草经》《汤液经法》到《伤寒论》，是药与方的结合，方与证的发展，是仲景本伊尹之法，伊尹本神农之经。故《伤寒论》与《神农本草经》《伊尹汤液》一脉相承。《伤寒论》所建立的体系理法方药具备，知其方剂之源，懂其理论体系，才能更好地训练中医思维。刘民叔曰："迨五十而后，始跳出《黄帝内经》圈子，直溯汉魏以前《汤液》。古医以为脏腑经络阴阳五行皆臆说也，而汤液治病首重辨证，而证者实也。灵活运用六经辨证，此即为我中医理论之最高境界。"《伤寒论》一书不仅承源于《黄帝内经》，而且还承源于《伊尹汤液》。应知晓其理论体系的不同，以《黄帝内经》为代表的中医理论更适用针灸家的学说，而以《伤寒论》为代表的辨证论治体系更适用内科临床。

《伤寒论》六经辨证传承之路

1. 宋代——六经经络启蒙期：《伤寒论》六经辨证在千年传承之路上有不同的学术流派，不同时期的传承又具有不同的特点。宋代是一个分水岭，首先感谢北宋林亿等人的校勘印行，使《伤寒论》《金匮要略》得以流传。宋代也是一个启蒙期，研究《伤寒论》第一人当属朱肱，宋代许叔微曰："伤寒《活人书》最备，最易晓，最合于古典，余平日所酷爱。"清代徐灵胎更为赞赏："宋人之书，能发明《伤寒论》，使之有所持挣而易晓，大有功于仲景者《活人书》为第一。"朱肱在《类证活人书》中曰"治伤寒先须识经络，不识经络，触途冥行，不知邪气之所在""古人治伤寒有法，非杂病可比，五种不同，六经各异"。由此提出六经经络学说。

2. 清代初期——六经辨证崛起期：清初是《伤寒论》六经辨治研究的崛起期，六经传承出现转机，代表人物有喻嘉言，程郊倩、舒驰远、柯韵伯、徐灵胎等。他们被称为六经辨证论治派，主张研究实际问题，如徐灵胎在《伤寒类方》中曰："余始亦疑其有错乱，乃探求三十年，后悟其所以然之故，于是不类经而类方。盖方之治病有定。而病之变迁无定，知其一定之治，随其病之千变万化，而应用不爽。"程郊倩《伤寒论后条辨》曰："张仲景之六经，是设六经以赅尽众病。"柯韵伯等主张仲景六经是为百病立法。喻嘉言更是深得仲景心法，提出"六经钤百病"之说，认为百病都可以用六经来辨治，《伤寒论》六经条文详尽阐明辨治法要，是一切疾病辨证论治的大法。

3. 清代中后期——六经辨证坚守期：清代中期，陈修园、陆九芝等在六经辨治的普及推广、理论研究和文献整理方面做了重要贡献。蒋庆龄在《神农本草经读》序中曰："陈修园老友精于岐黄之术，自负长沙后身，世医环而笑之，及遇危证，缰断栀横，万手齐束……服之如其言。"陈修园在《伤寒论浅注》中提出六经气化说，他曰："六经之本、标、中气不明，不可以读《伤寒论》。"陆九芝则恪守仲景心法，独宗《伤寒论》六经辨治理法方药。

4. 近代——六经辨证复兴期：鸦片战争后，近代医家开始研究复兴《伤寒论》六经辨治，如莫枚士、黎庇留、曹颖甫等。曹氏推崇仲景《伤寒论》，致力于仲景学术研究颇有心得，他曰："仲景之法，千古咸宜，岂能置良方而不用。"而在五四运动以后，日本近代汉方的思路也给中国的经方研究带来许多启发，陆渊雷在《陆氏论医集·日本人研究中医药之趋势》中曰："日本学者，往昔盛行丹溪派，自吉益东洞出，提倡复古，一以仲景为宗。前乎仲景者，如《素问》《灵枢》《难经》等，仲景不取；后乎仲景者，如金元诸名家，东洞亦不取。即仲景书中伤寒、中风、六经诸名目，东洞亦以为非疾医家之言，即非仲景之言也。"恽铁樵、祝味菊、陆渊雷等人，办教育、搞函授，主张中医改良，引进新说，倡导中医科学化，影响了一大批年轻人。

5. 现代——六经辨证发展期：近现代的伤寒论大家有胡希恕、刘渡舟、刘绍武等。他们在传承中也做出了重要贡献，如胡希恕的六经来自八纲学说，刘绍武的三部六病学说，刘渡舟的经络脏腑气化统一体观点等。这些都是中医传承的重点，也是根据医者自身临床经验构建出的新理论。由此可知，关于六经辨证，不同医家有不同观点，从古至今争论不休，分歧很大。欲明六经之旨，需弄清诸家之说，择善从之。

六经辨证临床价值

　　《伤寒论》六经辨治法则是中医治病的精髓，也是六经辨证理论得以流传并长盛不衰的重要原因。六经辨治理论自古经临证而疗效卓著，至今有效地指导着中医的临床实践。近年来更是在临床各科广泛应用，如陈明祺等用六经辨治思想治疗 ICU 重症患者定时发热，获得了满意的疗效，六经辨治在指导选方用药等方面具有重要的临床指导价值和启发。贺丹等探索总结出六经辨治哮喘病诊疗方案，运用六经辨证，找到其在治疗哮喘中的优势。李令康等运用六经辨证为治疗临床心血管系统疾病提供思路。以上医者在治疗疾病中都有共同特点，即从整体出发，坚持六经辨治原则，祛除病因，改善症状，从而控制疾病发展，提高临床疗效。六经辨治在亚急性甲状腺炎、慢性心力衰竭、小儿水肿、围绝经期综合征、眼科以及新型冠状病毒肺炎中均能发挥优势。有是证，用是方，从整体治疗中抓住六经辨证的精髓，方可效如桴鼓。

通过探索追寻六经辨证源流可知，《伤寒论》中六经辨证的传承是多方面的综合体，并不局限在某一个或两个方面。要准确地认识六经辨证，需要认清其源流与传承，才能抓住六经实质，避免在研究中顾此失彼，这样才能更全面深刻地认识、理解仲景医学思想，更好地将六经辨证应用于临床，从而提高临床疗效。

104   六经辨证的内涵与外延

《伤寒论》是一部理法方药完备的临床医学巨著，由于它是以六经脉证并治为框架，故对《伤寒论》的研究及运用，多围绕六经辨证方法而展开。学者梁华龙等认为，只有弄清六经辨证方法的内涵及外延，才能够正确和充分地运用《伤寒论》所蕴含的辩证思维精华。

《伤寒论》六经辨证的内涵

概念所反映的事物的本质即是概念的内涵。对待六经辨证方法，一则要把六经辨证看成一个整体，同时又是体内外环境的统一；二则是六经病脉证治各辨证分证，合为六经辨证体系。其内涵则是从思维的角度对疾病的共性的认识，由不同因素组成了辨证方法的实质。

1. 六经病证的实质：六经病证，是以疾病过程中整体病理变化为主要病理基础的病证，依其整体病理变化的形式及强弱程度不同，归纳为六类症候群，每类症候群中包括若干种病证。同类病证病邪作用主要部位基本相同，其主要形式及强弱程度基本相同，所以其基本属性，主要证候，治疗原则也相同。

六经病辨证，实质上是对疾病不同阶段的综合性认识，它包括了机体正气的盛衰、内外邪气的强弱，机体的反应程度、病情的转归趋势以及体现在外表的各种表象的综合。太阳病证的实质，是疾病过程中人体正气亢奋，邪气初袭人体，正气抗御病邪而形成的一类病证；阳明病的实质，是疾病过程中正气亢奋，邪正剧烈交争而形成的一类病证；少阳病的实质，是疾病中正气亢奋，邪正交争，而正气已开始亏损所形成的一类病证；太阴病证的实质是疾病过程中，人体正气初步损伤所形成的一类病证；厥阴病证实质是疾病中人体正气损伤，体内阴阳气血平衡受到破坏而形成的一类病证；少阴病证的实质是疾病过程中，人体正气严重损伤而形成的一类病证。

2. 六经辨证的整体观：

（1）六经、六气一体观：《伤寒论》六经病证就是风、寒、热、湿、燥、火六气作用于经络脏腑后的病理反映，《伤寒论》六经辨证是和六气的变化关系相一致，六气理论与《伤寒论》六经辨证丝丝入扣，所以应用六气理论的道理来解释《伤寒论》六经为病的病理机制。一年四季天之六气合于人身经络脏腑而分为手足三阴三阳，仲景是以阴阳五行、四时六气以及六经运气等古代哲学、自然科学来说明人身经络脏腑之生理功能和病理变化，无不对应着宇宙运行的方位和自然气象之常与变的数理规律。

（2）六经、气血一体观：气血是营卫阴阳、气血津液的统称。《伤寒论》的三阴三阳着眼点在营卫、津液、气血、阴阳的多少及运动变化。只要是以流动的营卫津液、气血阴阳病变为基础的疾病，都可以用三阴三阳辨证来分析、诊断。因为气和血是构成机体与维持机体各种生命活动的基本物质，六经虽有气血多寡的不同，但其病变皆为气、血的病变，气虚、气寒、气热、气滞、气郁、血虚、血热、蓄血等构成了六经的病变本质。

（3）六经、脏腑一体观：经脉者，脏腑之枝叶；脏腑者，经脉之根本。由于六经辨证贯穿着八纲而连系于脏腑经络，尤其是以脏腑经络生理病理变化为基础，所以六经病证就是脏腑经络病变的具体表现。在经之邪不解，可随经入里，发为腑病或脏病；而脏腑之邪也可出表，发为经证。由于经脉表里的联系，疾病可以由一脏腑向另一脏腑迁移，其传变规律即反映了六经、脏腑的一体观。

（4）六经、气机一体观：气机升降的基本内容是阴升阳降、阴出阳入，并以中土为枢轴，火、金、水、木为轮周的协调运转所体现。升降出入失调则病变发生，升降出入停止，即意味着生命活动的结束，因此，人体生理和病理状态，是气机升降正常和异常的反映。六经经气开、阖、枢的意义，不仅是说明由阳到阴，由阴到阳，由初到盛、由盛到衰，由衰到转的阴阳运转递变过程，而同时应该看到它是一个完整而辩证的整体，有开则有阖，有阖则有开，开阖之间又离不开枢转。所以开、阖、枢乃是说明同一事物的三个方面，彼此各有所主而又不可分离，是一个不可分割的整体。是以开、阖、枢原理说明三阴、三阳经络的生理、病理现象，开、阖、枢作用的失调，就必然导致六经疾病的发生。

六经辨证导源于《黄帝内经》，是以整体观念为基础，用来说明人体阴阳经气的运行规律。张仲景创立的六经辨证理论，正是继承了《黄帝内经》的这一学术思想，以三阴三阳经作为辨证施治的纲领，用开、阖、枢理论和气机的升降来说明外感热病的发生、发展、转化的规律。

3. 六经辨证方法的内涵：六经病的发生、发展、转归，因地、因时、因人而千差万别，错综复杂，但病因、病性、病位、病时、病势、正邪盛衰等因素，自始至终都从不同角度反映出疾病的本质，若要正确地诊断六经病，就必须对各个因素进行分析判定，才能够辨识六经病的某病某证。

定因分析，包括致病的内因、外因，传变的内因、外因。定性分析，定阴阳之性、表里之性、寒热之性、虚实之性。定位分析，定三阴三阳表里六经及上中下三焦的病位，定脏腑之位，定"热入血室""胸中实"等具体的病位。定量分析，六经辨证对于量的描述是一种模糊集合式的综合判定，不借助于仪器、化验等手段，以脉象频率快、慢、幅度强弱及症状积蓄的轻重、范围大小、时间长短等作标准，进行定量分析，使辨证准确率更高。定时分析，《伤寒论》中对发病时间、传变时间、痊愈时间等多有论述，对于指导临床治疗有指导作用。定势分析，即预测病变趋势，审时度势，投以相应方药，以控制疾病于欲发未发，欲传未传，欲变未变，欲甚未甚之际，或根据症状判断疾病将愈未愈之时而决定治疗宜忌。此六因素的相互结合，构成了六经辨证体系。

六经辨证体系对后世的各种辨证方法的形成，影响很大，各种辨证方法均由六经辨证衍化而来，以六经辨证的六因素分析为核心。如八纲辨证是对病性、病位的辨析；脏腑、经络、三焦等辨证是以病位分析为主；病因辨证是对病因的辨析；气血津液辨证是对体内物质基础量的判定。

六经辨证的应用

1. 六经辨证起源于外感病的辨治：《伤寒论》是一部专门论述外感热病的专著，六经辨证是仲景为治疗伤寒病而确立的行之有效的辨证方法。由于人分男女，体有强弱，感邪虽同，发病则异，而且内因是变化的根据，所以外感病的过程中又不可避免地兼、挟着大量的分杂病的内容，故在外感病的辨治中就必须涉及杂病的辨治，其立法遣方自始至终就要兼顾到杂病的治疗。张仲景在完善六经辨证方法时体现了中医学的辨证方法所具有的针对性和系统性两大特点，即针对具有不同发病学特点的一大类疾病的发生、发展、变化的各个方面，从而确保对疾病的整体而全面的认识。

2. 六经辨证适用于杂病的辨治：柯韵伯提出"仲景药法，能令百病兼赅于六经，而不能逃于之外"，《伤寒论》六经辨证提纲是感受风寒之邪的外感病的辨证提纲，但六经辨证提纲从这一特定外感疾病的辨证论治过程中体现出来，具有普遍的指导意义，既可以指导外感疾病的辨证论治，又可以指导多种内伤杂病的辨证论治。《伤寒论》六经辨证是最接近中医学的本质的一种辨证方法，具有整体观、常变观、恒动观及涵盖性、联系性、系统性等特点。

六经辨证的主要价值不在于它开创了中医辨证论治的先河，而在于它的现实意义，它科学地、形象地、真实地、理论联系实际地揭示了中医辨证论治过程中最为精髓、最为宝贵的思维特征，即"动""活""变"的辨证论治思维。正是因为它包含了中医辨证思维特征，故可用于各种疾病的中医辨证治疗。

六经辨证的外延

概念所反映的具体事物的总和称外延。六经辨证方法继承发展了《黄帝内经》《难经》的理论，并将其用于临床，结合疾病脉证，进行因、性、位、时、量、势的分析，形成了一个系统而又完整的六经辨证理论，而在六经辨证理论中，包含了脏腑、三焦、八纲、病因、气血津液等辨证方法。

1. 六经辨证与八纲辨证的关系：《伤寒论》中的六经辨证，不仅是一种辨证方法，它综合了邪正阴阳、表里虚实、经络脏腑、营卫气血等内容，已有机地结合成一个综合性的辨证论治体系。

系统的六经辨证方法，就已经包括了八纲辨证在内。《伤寒论》中已具备了八纲辨证，而且八纲之间诸如寒热真假，表里虚实错综复杂的关系等都颇为详尽。后世又通过进一步总结，使之成为更高一级的辨证纲领。张景岳依据六经辨证的定性分析，总结其前人的理论，明确提出了八纲辨证，他曰："夫医者一心也，病者万象也，举万病之多，则医道诚难，然而万病之病，则各得一病耳……苟吾心之理明，则阴者自阴，阳者自阳，焉能相混。阴阳自明则表与里对，虚与实对，寒与热对。明此六变，明此阴阳，则天下之病，固不能出此八者。"继之，程钟龄氏则指出诊病总要，不外阴、阳、虚、实、表、里、寒、热八字，并详加论述，至此，八纲辨证的内容在仲景的六经辨证的基础上渐臻完善而系统了。

2. 六经辨证与脏腑辨证的关系：有关脏腑病证的理论，虽在《黄帝内经》中已大量提及，但尚未系统地与治疗结合起来，仲景在《伤寒论》及《金匮要略》中，已将其证和治密切结合，使脏腑辨证的系统理论脱颖而出，具备了脏腑辨证的初级形态。以太阴阳明病为例，通过定位分析，判断何脏何腑的邪气盛衰，正气盈虚，从而确定病在某脏某腑。这里通过定脏腑之位，辨明脾胃的虚实病变，是脏腑辨证的明例。后世如刘完素的脏腑辨证理论及钱仲阳的小儿五脏辨证等，使脏腑辨证更加系统，以致成为今天的脏腑辨证理论。

3. 六经辨证与卫气营血、三焦辨证的关系：六经辨证与卫气营血、三焦辨证互相交融，共同用于外感热病。六经辨证是《伤寒论》用于急性热病的辨证方法，卫气营血辨证及三焦辨证是温病学用于急性热病的辨证方法。

《伤寒论》中有部分关于卫气营血的内容，也有关于三焦的内容，而《温病条辨》的三焦辨证中也采用六经辨证的内容。伤寒与温病其在命名时，前者是从感邪的角度，而后者是从病症的角度进行命名，都是对热性病的认识。不管是六经辨证或是卫气营血辨证和三焦辨证，其共性都是依据邪气和正气的不同反应来判断疾病所处的时段，应该统一起来，辨治急性热病。三焦辨证亦是在六经辨证定位分析的基础上建立起来的。六经辨证的定三焦之位已初具规模。《伤寒论》已言及三焦之证，吴鞠通则将温病的证候归纳于三焦之中，张仲景的伤寒三焦定位为温病三焦定位，确立了三焦辨证的系统理论，发展成为治疗温病的三焦经辨证。

4. 六经辨证与病因辨证的关系：对于病因辨证，仲景虽未明确提及，但所涉及者，其范围相当广泛。他在强调"遭邪风之气，婴非常之疾"的外因说的同时，更注意强调内因，认为"不固根本，忘躯殉物，危若冰谷"，而《金匮要略》中的三因说则奠定了病因说的基础。对于外在六淫之邪的辨证，六经辨证中已具备了后世病因辨证的雏形，起到了承前启后的作用。现在的"辨证求因，审因论治"的病因辨证，随着病因学说的发展而发展了。陈无择在仲景病因学说的基础上，重新论定了"三因说"。隋代巢元方《诸病源候论》对病因学说也做出了巨大贡献，因此，现在的病因辨证，不仅有系统的六淫辨证，而且充实了情志劳逸饮食等内容，但不可否认，这仍旧是在六经辨证上逐步发展而臻于完善的。

5. 六经辨证与气血辨证的关系：六经辨证中的定量分析，比起定性和定位来，是一个相对薄弱的环节，对量的变化的描述具有模糊、直观、简朴、形象的特征。虽然没有准确数量的标准，但这种模糊集合式的综合判定量的多少、有无，则更体现了整体观念，脉象的频率、强度及症状的轻重程度，范围的大小作为定量的标准，在很大程度上使辨证更加准确。在六经辨证过程中，通过定量分析和定性分析的结合，对气血津液的盈虚、寒热进行较为准确的辨证，其内容虽然疏星寥寥，但足可见其气血津液辨证之一斑。

6. 六经辨证与经络辨证的关系：张仲景在运用三阴三阳分证的同时，并没有舍弃《黄帝内经》中脏腑分证，经络分证等内容，而是巧妙地把这些内容融入自己的辨证体系中。包括以六经病综合脉证进行分析、归纳以确定病在何经（非经络之经）；运用八纲辨证以确定阴阳表里寒热虚实，在《伤寒论》中以阴阳辨证作为六经病辨证总纲，以表里定病位，任何一经病证都有寒热虚实之变；运用脏腑经络辨证确定病在何脏何腑何经。

《伤寒论》六经辨证主要运用于外感风寒之邪所致的外感病，但由于外感病的发病及传变并非单一不变，与其他杂病常相并发生，故《伤寒论》不可避免地涉及杂病的治疗，故应适用于外感病及杂病。而另一方面，六经辨证方法应包括其他各种辨证方法，《伤寒论》虽以六经辨证为法，但六经辨证必须靠其他诸辨证方法的综合进行才能完成和体现出来；其他各种辨证方法的形成和发展，皆以《伤寒论》所用方法为渊薮。各种辨证方法都以因、性、位、量、时、势等因素的分析为内涵，而这些认识论的概念，是自三阴三阳六经衍生而来。因此说，《伤寒论》六经辨证体系是既可以运用于外感病，又可以运用于杂病的辨证体系，是包括了其他辨证方法的辨证体系，这就是《伤寒论》六经辨证体系的外延。而因、性、位、时、量、势等六个因素，从不同侧面反映出六经病的各个方面，故六因素分析即是《伤寒论》六经辨证体系的内涵，三阴三阳六经理论的形成中，本身具备因、性、位、时、量、势等认识论概念；在临床辨证步骤上，首先辨出此六者（并非全部），然后才能确定为某经某病某证；《伤寒论》原文中，存在着六定分析的内容。

105 六经辨证思路探略

经过望闻问切之后，临床落脚点关键在识证、立法、选方、用药，即理法方药，辨证论治，简称为"辨治"，其运用过程是一项系统工程。学者李赛美立足于《伤寒论》六经辨证，并结合临床与教学所得，将辨治过程归纳为辨证、论治、预测、调护四个阶段；提出从宏观"博与约、远与近"把握临证思路。

辨证由博而约

从收集资料、寻找特征、逐一鉴别，到确立病位、病机、病性，是一个由博而约、由宽泛逐步收窄的思路过程。

1. 归纳特征：归纳，即指对纷繁复杂的事物进行理性抽提概括的过程。此为四诊后，辨证过程启动的第一步。验之于当今临床，复杂病证比比皆是，甚至有患者从头到足，从里至外无一安好之处。唯恐遗漏，就诊时还带上几页文字材料来补充。可谓错综复杂，不知所云。如何抓住头绪，这就是对临证者归纳能力的考验。或是从主诉入手，或是从病证特征切入，每能抓到要领。

《伤寒论》六经辨证大量运用了此方法。如六经辨证提纲证，为六经病诊断标准，仲景通过反复临床观察，自觉或不自觉地运用了循证医学模式，是对病证核心与要领进行反复提炼与概括的结果。如太阳病"脉浮，头项强痛而恶寒"，阳明病"胃家实是也"，少阳病"口苦，咽干，目眩也"等，或从主要临床症状，或从病机特点，或从病证特征入手进行归纳与表述。在《伤寒论》六经辨证中，方证运用表述有"主之""宜""可与"，语气由肯定到斟酌，也是一种方、证、效关系的归纳。

《伤寒论》六经辨证除了方证，还有一些纲领性条文，如辨阴阳以寒热为要，原文第7条："病有发热恶寒者，发于阳也；无热恶寒者，发于阴也。"论厥之病机，第337条曰："凡厥者，阴阳气不相顺接，便为厥。"无一不是从大量临床实践中归纳出来的要点、关键，具有重要的临床指导价值。

2. 鉴别类症：同病异治，异病同治是辨证论治的具体体现，其关键点在于透过现象，捕捉"蛛丝马迹"，进而抓住疾病病机本质与核心。此为辨证第二步。

《伤寒论》六经辨证中有大量鉴别示范。如原文第14条："太阳病，项背强几几，反汗出恶风者，桂枝加葛根汤主之。"原文第31条："太阳病，项背强几几，无汗恶风者，葛根汤主之。"两证同有项背强几几，均为营卫不和，经脉失养所致；但一为汗出，一为无汗，腠理开闭有别，病机虚实之异彰然。

其论"胸满"，原文第21条："脉促胸满者，桂枝去芍药汤主之。"第22条："若微寒者，桂枝去芍药加附子汤主之。"第36条："太阳与阳明合病，喘而胸满者，宜麻黄汤。"还有小柴胡汤证之"胸胁苦满"，柴胡桂枝干姜汤证之"胸胁满微结"，柴胡加龙骨牡蛎汤证之"胸满烦惊"，热入血室之"胸胁下满"。同是"胸满"，病位有心、肺、少阳胆经之别，病机有心阳不足，太阳邪气内陷，或肺气不利，或少阳经气受阻之异。贵在佐症不同，必有可鉴别之所。

关于麻杏甘石汤证，原文第63条："发汗后，不可更行桂枝汤，汗出而喘，无大热者，可与麻黄杏仁甘草石膏汤。"其病证特点是"汗出而喘"。究其病机，有太阳病桂枝加厚朴杏子汤证、阳明病白虎汤证、承气汤证、葛根芩连汤证，但原文否定句前置，已排除了太阳病桂枝汤证系列；无大热，排除了阳明病系列；由于是"汗出而喘"，排除了伤寒表实之麻黄汤证与小青龙汤证之喘；故定位为邪热壅肺证。所谓同中求异，善用排除法，非对临床辨证有素，对病位病机把握分寸入微者难以至此。

原文第 25 条："服桂枝汤，大汗出，脉洪大者，与桂枝汤如前法。"第 26 条："服桂枝汤，大汗出后，大烦渴不解，脉洪大者，白虎加人参汤主之。"尽管脉症相似，但一用桂枝汤解表，一用白虎加人参汤清热益气生津，关键点是"大烦渴不解"，为热盛津伤，此为阳明病辨证眼目。

3. 探究本源：探究力，即透过现象看本质，善于寻找疾病的病位、病性、病机，也是洞察力表现，此为辨证第三步。

《伤寒论》原文第 11 条："病人身大热，反欲得衣者，热在皮肤，寒在骨髓也；身大寒，反不欲近衣者，寒在皮肤，热在骨髓也。"此以患者喜恶来判断寒热之真假。

原文第 75 条："未持脉时，病人手叉自冒心，师因教试令咳，而不咳者，此必两耳聋无闻也。所以然者，以重发汗，虚故如此。""手叉自冒心"的表现反映出由于发汗太过，损伤心阳，心寄窍于耳，心虚故耳无闻。此为从证候推其病位、病机所在。

少阴病篇第 282 条："少阴病，欲吐不吐，心烦，但欲寐。五六日自利而渴者，属少阴也。虚故引水自救。若小便色白者，少阴病形悉具。小便色白者，以下焦虚有寒，不能制水，故令色白也。"又"自利不渴者，属太阴"。故本条所述病证病位在少阴，证属虚证，而少阴虚衰有寒化、热化之别。进一步探究，根据小便色白，辨为虚寒证，至此辨证确立。

又第 324 条："少阴病，饮食入口则吐，心中温温欲吐，复不能吐。始得之，手足寒，脉弦迟者，此胸中实，不可下也，当吐之。若膈上有寒饮，干呕者，不可吐也，当温之，宜四逆汤。"前者之吐烦，脉必弦迟有力，无但欲寐，为胸中痰湿阻滞所致；后者之吐烦，定有但欲寐，且脉微细，为少阴病阳虚寒饮内生所致，一实一虚，一攻一补。尤其少阴病寒饮之吐，病证表现在上，而病位病根在下，故宜四逆汤温肾阳，治其下。这是从整体观探究病机的结果。

还有阴盛格阳证、阴盛戴阳证，以及"除中"，均是在病情较危重时出现的一种真寒假热、真虚假实，临床尤当辨识清楚，否则"一逆尚引日，再逆促命期"。第 281 条："少阴之为病，脉微细，但欲寐也。"临床要善于见微知著，把握时机，方能立于不败之地。原文第 323 条："少阴病，脉沉者，急温之，宜四逆汤。"非一定洞察力，莫能至此境地。

论治由约而博

由于古今时空差异，人的体质、疾病谱、自然与社会环境均有改变，临床典型方证再现不在多数。对于复杂病证，要善用中医复方之组合并变通。从《伤寒论》之"活"，到临床经典之"和"，再到中西医之"合"，拓展思路，古为今用，体现了由约而博的思路进程，也是当今中医立法处方思考的真实写照。

1. 活用伤寒：随着时空的移行，任何学问均显露出一定局限性。不变是相对的，变是永恒的。善于变通运用仲景学说，与时俱进，从病机或从治法切入，经方可运用于现代西医多种疑难疾病的治疗。此乃论治之第一步。

《伤寒论》的精髓在于"辨""变""活"三字。学《伤寒论》，若将其方证作为案例来研读，视其为仲景临证模式与思路的示范，并循其思路轨迹进行演绎与拓展，将是临床有效的学习方法。

从《伤寒论》看到了临床六经论治的四种模式：一是方证对应，如"某某方主之"，证、治、效高度吻合；二是主方加减，如小青龙汤、小柴胡汤、四逆散、通脉四逆汤、理中丸、真武汤、枳实栀子豉汤，均体现了主症不变，随症加减之思路；三是合方运用，如桂枝麻黄各半汤、桂枝二麻黄一汤、桂枝二越婢一汤、柴胡桂枝汤等；四是"方元"衍化，如由桂枝甘草汤、桂枝甘草龙骨牡蛎汤到桂枝去芍药加蜀漆牡蛎龙骨救逆汤，均在温补心阳之桂枝甘草汤基础上，随着心悸、烦躁、惊狂之症情演变，方药随之调整，以更加贴近病机，方证对应，临床也显示出一定规律性。

在治法方面，对于阴阳两虚证，仲景有三种处理思路：一是扶阳以固阴，如桂枝加附子汤治疗阳虚漏汗证；二是先扶阳，后养阴，如"先予甘草干姜汤"治肢厥，"后予芍药甘草汤"治脚挛急；三是阴阳双补，如芍药甘草附子汤、炙甘草汤等。

表里同病，有四种处理原则：一是表证急，先表后里，如桃核承气汤证兼表者；二是里证急，先里后表，如抵当汤证兼表者；三是病势较缓，表里之证相当，则表里双解，如太少两感之麻黄细辛附子汤证、麻黄附子甘草汤证，太阴兼表之桂枝人参汤证，少阳兼太阳之柴胡桂枝汤证；四是扶正以祛邪，所谓"虚人外感建其中"，用小建中汤治疗"伤寒二三日，心中悸而烦者"。具体变通方法则取决于临证者之中医理论根底与经验积累，也取决于对治疗技巧的把握。

2. 融会经典： 临床典型方证似可见到，但大多为复杂病证，故不可拘泥一方一法、一种学说，而多学科、多方法交融，尤其临床经典互参，伤寒、金匮、温病方合用，为当今临床治疗重要趋势，此乃论治第二步。

仲景之学秉岐黄之道，其方书又承伊尹《汤液》之法。学贯古今，博采众长，故成就了《伤寒论》作为汉之前临床医学巅峰之作。如《黄帝内经》之阴阳学说，在《伤寒论》中运用较多，或概括病机，如第337条："凡厥者，阴阳气不相顺接，便为厥。"或病证分类，如第7条："病有发热恶寒者，发于阳也；无热恶寒者，发于阴也。"或为治法大要，如第58条："凡病，若发汗，若吐，若下，若亡血、亡津液，阴阳自和者，必自愈。"或表病机与脉象，如第12条："太阳中风，阳浮而阴弱，阳浮者，热自发，阴弱者，汗自出。"第274条："太阴中风，四肢烦疼，脉阳微阴涩而长者，为欲愈。"

《伤寒论》与《金匮要略》，均出自于《伤寒杂病论》一体之作，也是仲景之本意，外感与内伤不分家。由于历史的原因，后为宋代分别刊行而为两部经典。然而，从临床实际出发，外感病与内伤杂病常共生共存；且方证相互通用，所论详略有别，临证当互为补充。六经辨证离不开脏腑经络辨证，为所有辨证体系之基础，且具有脏腑经络辨证之雏形，反映了疾病由表而里、由寒化热，再由热转寒，由实转虚、由轻转重的纵向发展过程，因而具有普遍的指导价值。而《金匮要略》强调了杂病辨治方法，以类相论，尤重鉴别诊断。

《黄帝内经》作为中医"大基础"概念，是中医理论之根和源。从预防、保健到治疗、康复，提出了大法和准则。学《伤寒论》，更须问仲景治学之道。四大经典课程，也是中医学发展史上的里程碑。《黄帝内经》问世，代表着中医理论体系的完成；《伤寒论》《金匮要略》问世，代表着中医学由"理"到"治"的飞跃；温病学形成，标志着中医外感病辨证体系的完成；还有金元四大家以及各家学说等，学术传承，不断超越，代有新人，是仲景之道，也是中医学术发展之道。

3. 把握禁例： 熟悉方药适应证、禁忌症为临证之必需，此又为论治第三步。

医学是最复杂的科学。上工治未病，不用药的医生才是最好的医生。是药三分毒，药可以治病，也可以致病。故任何方药有其适应证，必有其禁忌症。

《伤寒论》六经辨证中方药禁例值得重视。如桂枝汤为《伤寒论》第一方，在外调营卫、解肌发汗，在里补气血、调阴阳。用以治疗太阳中风表虚证及杂病中营卫不和自汗证。但有4个禁忌症："其气上冲者，可与桂枝汤，方用前法。若不上冲者，不可与之""若酒客病，不可与桂枝汤""凡服桂枝汤吐者，其后必吐脓血也""若其人脉浮紧，发热汗不出者，不可与之也"。

麻黄汤为辛温发汗、宣肺平喘之方，主治伤寒表实证，但有9个禁忌症：咽喉干燥者、淋家、疮家、汗家、衄家、亡血家、胃中冷者、尺中脉微者、尺中脉迟者。小柴胡汤对于脾虚寒饮者不宜服之。栀子豉汤对于"病人旧微溏者，不可与服之"。

仲景没有回避中药的毒副作用，在《伤寒论》中有大量原文描述，如麻黄汤之"衄血"，桂枝汤服后"反烦不解"，小柴胡汤服后出现"战汗"等。关键是方证对应，紧扣病机，因势利导，化害为利，避害趋利，时时刻刻以维护患者健康为己任。

4. 汇通中西： 特指当今医院之现实——中西医结合，从诊断标准到治疗方案，中医与西医比肩。尽管《伤寒论》本身无此概念，但临床不可回避，如何有效配合值得关注，此为论治第四步。

从临床言，为节约资源，防止过度治疗，减少副作用，宜对西药进行中医药性归类探讨，以避免重复用药。如激素类西药类似于中医温阳剂，抗生素类类似于中医清热剂，维生素及支持疗法类似于中医补法，手术、放射治疗、化学治疗类似于中医攻法。在中、西药合用过程中，尽量减少同类药相加，并在中医理论指导下进行整体设计。如肿瘤患者，已进行了放射治疗、化学治疗与手术疗法，则中医治疗重心不应在清热解毒，而应放在扶正固本、减少西药相关治疗对人体的毒副作用上。

预测由近而远

从时空分析，疾病发生、发展和变化是有规律可循并可预测的。了解疾病发展转化进程，并对其施行早期干预，阻止发展，以获取最大的社会效益，此为辨治过程的延伸，也是中医整体观之体现。有关理念，在《伤寒论》中运用得淋漓尽致。如太阳病辨证纲要中，原文第4条、第5条、第8条，特别提出"辨太阳病传变与否"，并指出"太阳病，头痛至七日以上自愈者，以行其经尽故也。若作再经者，针足阳明，使经不传则愈"。第10条："风家，表解而不了了者，十二日愈。"第37条："太阳病，十日以去，脉浮细而嗜卧者，外已解也。"尤其对疾病提前干预，是其预测力最好的体现。如太阴病之治疗，提出"以其脏有寒故也，当温之，宜服四逆辈"，而非理中汤。由于肾和脾，为先、后天之本，肾阳虚必然导致脾阳不足，而脾阳虚将进一步发展为肾阳虚。四逆汤用干姜配附子，脾肾双补，补火生土，是从源头上解决脾阳虚问题。

小柴胡汤为少阳病代表方，方中人参、甘草、大枣同用，寓意深刻。一是扶正以祛邪，解决"往来寒热，休作有时"，正气不足，难以与邪一战到底之困境；二是阻止病传太阴，"见肝之病，知肝传脾，当先实脾""少阴病，脉沉者，急温之，宜四逆汤"，在少阴病尚未出现典型危候"手足厥逆，下利清谷，脉微欲绝"之前，见微知著，提前干预，运用扶阳法阻止病情进一步恶化。

关于厥阴病之预后，通过观察患者四肢厥逆程度与发热时间长短之比较来判断；服小承气汤转矢气，以对大承气汤证进行判断；服黄芩汤对"除中"进行判断，均为后人提供了宝贵的临床经验。

其预测方法，还包括六经病欲解时，仲景或从脏腑相关、经络相贯，或从五行生克，或运用运气理论，从天、地、人"大宇宙"中进行探索，对疾病进行预测和预防，也是仲景治病一大特色。正如其所曰："夫天布五行，以运万类，人禀五常，以有五脏，经络府俞，阴阳会通，玄冥幽微，变化难极，自非才高识妙，岂能探其理致哉！"

调护由远及近

善后调护是不可忽略的问题，也是辨治过程最后环节。《伤寒论》各方证后有调护内容，如原文第12条在桂枝汤调护法中，强调中病即止，药后戒口："禁生冷、黏滑、肉面、奶酪、臭恶等物"，以防止脾胃受伤，影响药物吸收和疾病康复。而《阴阳易差后劳复篇》，更是直击疾病的康复问题，是临床治疗过程中不可或缺的重要组成部分。余热未清者用枳实栀子豉汤；复发热者，或汗，或下，或和解；下焦湿热者用牡蛎泽泻散；中寒饮停用理中丸；余热未清，气阴损伤者用竹叶石膏汤；日暮微烦兼食滞者，"损谷则愈"。并非一味用补，仍强调辨证施治，重在调理，通补、清补结合。结合"阴阳易"病，及第398条"脾胃气尚弱，不能消谷"，可以看出，仲景调护之法因病证、方药、体质、体型不同有异，但其重心仍是围绕顾护先天之本的肾与后天之本的脾展开，值得借鉴。《伤寒论》既是一本"活人书"，也是一部最经典的临床"教科书"，六经辨证论治的原则与方法贯穿其中，辨治过程与思路无一不揽，既传术，又载道。正如《张仲景原序》所曰："虽未能尽愈诸病，庶可以见病知源。若能寻余所集，思过半矣。"

106 六经辨证的再认识

如果"伤寒"有广义与狭义之分，则《伤寒论》中所论属于狭义之伤寒。但通过文献研究，已经明确了"伤寒"并无所谓的广义与狭义之分，这对于正确理解仲景为认识伤寒病所创立的六经辨证方法及其临床运用有着极其重要的意义。但是，在谈及《伤寒论》的辨证方法时，除了公认的六经辨证方法之外，还经常将"八纲辨证""脏腑辨证"与之相提并论。一般认为，八纲辨证是所有各种辨证方法之总纲，而六经辨证则是八纲辨证的具体化，二者相辅相成，不可或缺；而由于经脉与脏腑的不可分割性以及经脉根源于脏腑，所以脏腑辨证是六经辨证的基础。此外，有的学者还将病因辨证、气血津液辨证、卫气营血辨证、三焦辨证等均纳入六经辨证体系之中，试图以此来说明六经辨证之全面性和重要性，大有各种辨证方法，唯六经辨证为尊之意。学者张清苓等通过对六经辨证方法与八纲辨证及脏腑辨证方法之关系的分析，讨论六经了辨证方法的适用范围。

在辨病基础上辨证论治是一般性原则

中医之辨证论治体系及临床运用始创于张仲景之《伤寒杂病论》，任应秋就是根据张仲景《伤寒论》与《金匮要略》而将"辨证论治"概括为中医学的主要特色。通过对《伤寒论》和《金匮要略》的研究，可以清楚地看到，张仲景针对"伤寒病"与"杂病"分别运用六经辨证与脏腑经络辨证方法来认识其发生、发展及变化规律，并在此基础上建立了六经辨证论治体系和脏腑经络辨证论治体系。两者完全独立而不能相互取代。由此而得出的中医辨证论治的一般性原则是：中医之辨证论治体系是在确立针对特殊疾病所用辨证方法的基础上，配以相应的治法与方药而形成的。辨证方法的运用，首先是认识疾病，然后才有可能通过证候去把握疾病过程中，可能发生的病机变化，从而根据具体的证候确定治则、治法与相应的方药。这就是通常所说的"方从法出，法随证立"。这一原则体现了中医辨证方法所具有的两大特点。一是针对性，即每一种辨证方法都是针对在发病学上具有不同特点的疾病体系而设立的。二是系统性，即每一种辨证方法都能涵盖一大类疾病在发生、发展、变化的各个方面，从而确保对该病的整体而全面的认识。

中医辨证论治体系的特色和优势在于通过辨证论治而达到治病之目的，是辨证以治病，而非辨证以治证。如果在辨证论治过程中只注重了证而忽略了病，则与张仲景创立辨证论治之初衷相去甚远。如果在临证过程中只强调辨病而不加以必要的辨证，则绝不可能抓住疾病过程中，机体在整体层次上的特征性病机变化而予以正确的论治。根据中医辨证论治一般性原则所体现的辨证方法的两个特点，可以这样说，能够通过辨证而达到认识疾病之目的，进而为临床治疗疾病提供依据的方法，才可以被称为中医的辨证方法。

针对具体疾病体系而确立的中医辨证方法

从中医对疾病发生的一般认识而言，凡机体发生阴阳不和便是病。《素问·调经论》曰："阴阳匀平，以充其形。九候若一，命曰平人。"所谓平人，即健康无恙之人，所以《素问·平人气象论》曰："平人者，不病也。"一旦机体这种阴阳相对的动态平衡受到破坏而导致阴阳不和，即成为患者。因此，中医临床治疗的根本原则，是针对有病之人的阴阳不和状态而恢复机体的阴阳平衡状态，这就是《伤寒论》原文第 58 条所曰的"凡病……阴阳自和者，必自愈"。

　　根据导致机体发生阴阳不和的原因，疾病可以分为外感和内伤两大类。外感病由外邪侵犯人体所致，而根据外邪之阴阳属性，外感病又分为伤寒病与温热病两大类。六经辨证、卫气营血辨证和三焦辨证即是为认识伤寒病与温热病而创立的不同而有效的辨证方法。内伤病之起因较为复杂，如饮食起居、七情喜怒、禽兽灾伤、犯于王法等，难以根据其起因而简单地以阴阳属性来加以区分，更何况内伤之病或始于经络，或始于脏腑，所致各种具体病变更为复杂，所以只能依据所伤之脏腑经络的具体病理变化来认识各种内伤疾病，这种方法被称为脏腑经络辨证。因此，迄今为止，在《中医诊断学》教材中所列的各种辨证方法，除了六经辨证、卫气营血辨证、三焦辨证，以及脏腑经络辨证，其他如八纲辨证、病因辨证、气血津液辨证等恐怕不能被称之为中医的辨证方法。

八纲辨证思想指导下的六经辨证方法

　　八纲，即阴阳、表里、寒热、虚实，是中医辨证思维的基本方式，用以认识一切疾病的基本属性，并指导各种具体辨证方法的运用，所以是一切辨证方法之总纲。从这一意义而言，"八纲"可以称为中医之辨证思想，但不能与其他具体辨证方法相提并论而简单地称其为"八纲辨证"方法。

　　八纲辨证思想，以阴阳理论为核心来认识阴阳不和所致的疾病状态。所以《素问·阴阳应象大论》曰："善诊者，察色按脉，先别阴阳。"但是，阴阳理论只是用来说明万事万物的一般属性，具有普遍性而非特殊性意义。正如《灵枢·阴阳系日月》所曰："阴阳者，有名而无形，故数之可十，离之可百，散之可千，推之可万，此之谓也。"疾病是在各种内外因素作用下机体失去正常状态的反映，所以要认识疾病，必须首先认识其致病之因。《灵枢·顺气一日分为四时》曰："夫百病之所始生者，必起于燥湿、寒暑、风雨、阴阳喜怒、饮食居处，气合而有形，得藏而有名。"具体而言，中医学是根据致病因素的不同性质，以及发病后相关脏腑的受损状态，而具体命名各种不同的疾病。而《素问·调经论》则将外感、内伤两类疾病分别归属于阳病和阴病。"夫邪之所生也，或生于阴，或生于阳。其生于阳者，得之风雨寒暑；其生于阴者，得之饮食起居，阴阳喜怒。"这样一来，就在认识疾病的过程中将阴阳理论具体化。认识疾病若仅仅停留在起病之因的层面上，则不能准确地把握在邪气作用下机体在整体层次上的病理反应状态。所以，以阴阳为纲，从寒热、虚实、表里六个方面对疾病过程中的寒热性质、虚实状态及表里关系作进一步的认识。只有准确地把握住疾病过程中在邪气作用下的机体反应状态，才能把握住治疗疾病的基本原则。所以，明代张景岳在《景岳全书·传忠录·六变辨》曰："六变者，表里寒热虚实也，即医中之关键。明此六者，万病皆指诸掌矣。以表言之，则风寒暑湿火燥感于外者是也；以里言之，则七情劳欲饮食伤于内者是也；寒者阴之类也，或为内寒，或为外寒，寒者多虚；热者阳之类也，或为内热，或为外热，热者多实；虚者正气不足，内出之病多不足、实者邪气有余也，外入之病多有余。"

　　八纲辨证思想始于《黄帝内经》，具体体现在《伤寒论》和《金匮要略》对不同疾病的认识和治疗体系之中，一直有效地指导着中医临床对疾病的认识，但直至清代程钟龄《医学心悟》才将其意义明确道出。该书《医门八法》曰："论病之原，以内伤、外感四字括之；论病之情，则以寒热、虚实、表里、阴阳八字统之。"虽然没有用"八纲"二字，但却是第一次将寒热、虚实、表里、阴阳放在同一个层次上提出，今人以"八纲"概括之，即源于此。该书《寒热虚实表里阴阳辨》中又指出，"病有总要，寒、热、虚、实、表、里、阴、阳八字而已。病情既不外此，则辨证之法，亦不出此"。从而明确了"八纲"对其他辨证方法的指导意义。事实上，迄今为止，针对外感和内伤病所创立的各种有效辨证方法，即六经辨证、卫气营血辨证、三焦辨证，以及脏腑经络辨证方法，在其具体的运用中，无不贯穿着八纲辨证思想。换言之，离开了八纲辨证思想的指导，任何其他具体的辨证方法均无法实现其认识具体疾病之目的。

　　在认识八纲辨证与六经辨证的关系时，应明确以下两点：①八纲辨证是中医辨证思维的基本方式，或称为辨证思想；六经辨证是认识伤寒病的具体辨证方法，受八纲辨证思想指导。二者不在同一个层面上，不能相提并论。②八纲辨证思想与六经辨证方法之间，只是属于一般的从属关系而非特殊的相辅相成关系，即所有针对具体疾病而立的辨证方法均受八纲辨证思想指导，而不是只有六经辨证方法才与八纲辨证思想有关。如果不能明确以上两点，而将中医的辨证思想与其他具体的辨证方法相混，则将直接导致在理论和临床上对辨证论治的模糊认识。这种模糊认识，首先表现在不能深刻理解六经辨证方法专为伤寒病而立的专一性，而认为六经辨证方法可以广泛适用于各种外感病，甚至认为六经辨证方法还可以用来辨识杂病。其次，这种模糊认识还混淆了各种具体辨证方法的特殊性，以致临床上不能有的放矢地运用具体的辨证方法。或认为六经辨证方法亦包括脏腑辨证在内，或认为六经辨证方法是以脏腑辨证为基础，有的甚至还认为六经辨证方法是综合了经络辨证、脏腑辨证、八纲辨证、病因辨证等多种不同的辨证方法。如此一来，人人皆云辨证论治而不知辨证论治为何，怎能突出中医辨证论治之特色！又怎能不使中医丧失临床运用辨证论治的真正优势！

六经辨证与脏腑经络辨证各成体系

脏腑辨证被认为是主要用于辨识杂病的辨证方法。在《中医诊断学》教材中，一般是将经络辨证与脏腑辨证分开讨论，并认为辨识杂病，以脏腑辨证为中心；若病变与十二经脉所过之部位有关，则与经络辨证相结合。《灵枢·海论》曰："夫十二经脉者，内属脏腑，外络于肢节。"明确地指出了脏腑与经络息息相关，离开脏腑，则无以言经脉；而离开经脉，则无以言整体。所以，无论在生理状态或者在疾病过程中，都不能人为地将脏腑与经脉分割开来。仲景因此而创立了脏腑经络辨证方法，来认识不受三阴三阳框架所约束的杂病。遗憾的是，自成一体的脏腑经络辨证方法却被人为地分割成"脏腑辨证"和"经络辨证"两种不同的辨证方法，从而失去了中医对杂病认识的有效辨证方法。不仅如此，当谈到六经辨证方法与脏腑辨证方法时，又把原本包括脏腑经脉在内的"六经"简单地当作十二经脉来看待，并通过脏腑与经络的密切关系，来强调六经辨证是建立在脏腑辨证的基础之上。试问，如果六经就是十二经脉，那么六经辨证与人为地从脏腑经络辨证中分割出来的经络辨证又有何差异？

所以，要认识《伤寒论》的六经辨证方法，除了要对伤寒病之属性有正确的认识外，更应对中医辨证论治的一般性原则以及各种具体辨证方法的临床意义有明确的认识。只有这样，才不至于将中医的辨证思想与辨证方法混为一谈，更不至于将不同的辨证方法混为一谈。否则，不但惑己，而且也误人。

《伤寒论》中的六经辨证方法是专为伤寒病而设立的，但由于人分男女，体有强弱，感邪虽同，发病则异，而且内因是变化的根据，因而《伤寒论》中不可避免地会有伤寒病与杂病夹杂的内容。伤寒病可以引发杂病，而素患杂病之体也容易招致伤寒，这是不容忽视的临床事实。但不能因此而否定六经辨证和脏腑经络辨证方法各自所具有的特殊临床意义，更不能将两者混为一谈。仲景撰著《伤寒杂病论》，虽将伤寒病与杂病合为一书而论述，但却分别以三阳三阴之辨证思与脏腑经络之辨证方法，来认识伤寒病与杂病之不同的发生、发展和变化，其本意亦在于此。如果说，从认识夹杂伤寒的角度来看六经辨证与脏腑经络辨证方法的关系，那么，在运用六经辨证方法认识伤寒病的同时，也可以运用脏腑经络辨证方法来认识所夹杂的杂病。譬如，小青龙汤所治，从脏腑经络辨证角度而言，是治疗水气在心下所致之"支饮"，证候以"咳逆倚息不得卧"为特点。而当风寒邪气引发"支饮"发作而呈现为"外寒内饮"时，风寒所致的伤寒病是主要矛盾，但又不能不顾及杂病中之"支饮"，所以，仲景在用六经辨证方法论述"伤寒表不解"的同时，也用脏腑经络辨证方法指出了"心下有水气"。在《伤寒论》中，六经辨证与脏腑经络辨证之间的关系也仅在于此。

107　六经辨证的原义、结构与本质

　　《伤寒论》六经辨证的创立，宣告了中医临床医学的奠基与辨证论治思想的确立，它一直指导着临床的医疗实践，而对其本质及应用范围所触及的理论问题，又是历代学者所争鸣的题目，尤其是温病学派崛起以来就从未休止过，直至当前国内对寒温辨证统一提纲的讨论，也不可避免地触及这一问题的实质。至当代的"六经非经论"与教科书也普遍认为六经辨证非指经络，而是经络脏腑阴阳气化学说的综合体现。溯源六经辨证体系的创立，是张仲景总结了东汉以前的理论与临床方药成果，这在《伤寒论》序言中已明确表述。而理论部分显然脱离不了《黄帝内经》，尤其是最接近作者东汉时代的标本中气学说，应是探讨六经辨证最有利的珍贵资料，而不是割断历史的孤立研究。

　　学者王伯章等认为，立足在《伤寒论》上，就有可能探求到先哲的原旨，借助现代新知重新审察三阴三阳整体的生理与病理证治，并结合生物进化论等研究，对标本中气学说与六经辨证的理论形成程进行进剖析，从而能对实质提出既符合历史源流面貌，又有现代新知高度的准确而深刻的新见解。

三阴三阳生理的原义

　　关于六经辨证的起源，《素问·天元纪大论》曰："寒暑燥湿风火，天之阴阳也，三阴三阳上奉之；木火土金水，地之阴阳也，生长化收藏下应之。"以及《灵枢·阴阳系日月》曰"天地阴阳，合之于人"都是《黄帝内经》关于阴阳消长天人相应的著名论断。如从生物进化的观点来理解它，是指生命机体的三阴三阳系统要不断进化来适应天上的六气环境。对地上的五行物质环境，生命机体要不断进化完善它的新陈代谢系统以适应它。《素问·五运行大论》曰："气相得则和，不相得则病。"天人气机交通又相应才正常。人体三阴三阳不适应天之六气则病，这种外感六气的病自然是三阴三阳辨证，即"六经辨证"的起源。《素问·热论》中六经辨证的论述就是雏形。而标本中气学说是从天人相应观出发，纲领性地揭示了三阴三阳的生理、病理的主要倾向，三阴三阳是一个连接上下表里、脏腑经络气化的系统。生理意义是起着适应外界六气环境的调节作用。经曰："阳者，卫外而为固也；阴者，藏精而起亟者也。"同时三阴三阳本身是阴阳学说的衍化，一分为三，反映阴阳气的多少及势位，《素问·至真要大论》中岐伯释为"以名命气，以气命处"。即三阳是机体的适应外环境调节系统，三阴是机体的内稳态调节系统。太阳为三阳，是巨大的阳气充盛于外之意，代表分布在躯体的头、项、背部的阳气，主要反映机体的抗寒调节及其水液直接排贮的调节功能，起源于水生生物；阳明为二阳，代表躯体胸腹部及其消化道的耐热耐燥的调节功能，起源于陆生生物；少阳为一阳，初生游离的阳气，代表躯体两侧及其有关器官组织的寒热整合调节功能，起源于两栖生物。少阴为二阴，是支持太阳的内稳态调节系统，主要负责机体的神、精、气枢化，阴精的贮调，所以与心肾相关连；太阴为三阴即大量的阴津，是支持阳明耐燥热的内稳态调节系统，主要负责机体津液的贮调、输布、运化与脾肺相关连；厥阴为一阴，代表营血贮调输布，是支持少阳寒热整合的内稳态调节系统，主要负责机体的营血贮调功能与肝、心包相关连。而现代《医学生理学与生物物理学》认为，下丘脑的后部负责抗寒调节，下丘脑前部属耐热调节，两侧是整合调节。这与中医学上述的三阳生理调节功能是吻合的。

三阴三阳的分布结构

根据《素问·阴阳离合论》结合生物进化观认识人体的三阴三阳基本结构应是"一个左右对称的类似三页，底面共六层次的卷筒状结构组成的系统"。平置这一卷筒状结构，反映了生物躯体平行于地面引起阴阳方位相对固定，三阴三阳分化并确立起来，是生物进化经过水生、两栖、陆生三个阶段而形成的生理和病理生理基础。

从生物进化论来看，体位旋转不定的变形虫，表里阴阳似太极。而进化到两侧对称的三胚层动物（如文昌鱼）不论从水生、两栖进化到陆生爬行哺乳动物，躯体基本平行于地面（人类躯体直立时间与以前漫长的进化时间相比微不足道），上下表里阴阳方位相对固定，外为阳、内为阴、阴阳一分为三，而为三阴三阳卷筒状结构躯体的横切面。三阴三阳分布依据《素问·阴阳离合论》以"圣人面南而立""前曰广明，后曰太冲"，"太冲之地，名曰少阴；太阴之前，名曰阳明；少阴之前，名曰厥阴；厥阴之表，名曰少阳"。指出三阴三阳分布与生物进化、阴阳离合交感理论相一致。并提示深奥古朴的中医传统理论，反映的是返璞归真的自然科学。

体位旋转不定的变形虫，表里阴阳似太极。两侧对称的三胚层动物（如文昌鱼）至哺乳动物、人类。上下表里阴阳太极方位基本确立。外为阳、内为阴，躯体横切面三阴三阳。

三阴三阳病的本质

六经辨证是三阴三阳理论、脏象经络学说与外感临床实践相结合的产物，主要反映了人体三阴三阳层次在适应外界六气的过程中的病理改变。例如《素问·六微旨大论》曰："太阳之上，寒气治之，中见少阴。"意指太阳的主要发病倾向是感受寒邪产生的病理改变，寒气是本，太阳是标，太阳的机能首先是使机体既适应外界寒气，又不受寒邪侵袭，少阴是支持太阳大量阳热耗散的能源贮调系统，即神、精、气的枢化，所以称"中气"。《伤寒论》六经辨证主要是针对外感风寒邪气产生疾病变化的辨证纲领。太阳病是以伤寒表证为中心，上及气府、下连水府的一系列气津病理改变。改变的实质是寒邪遏伤体表阳气，津液直接排贮的调燮系统功能紊乱。实质上主要是它的抗寒调节功能为中心。"寒水"是这一系统疾病的特征概括。太阳病变证的病所往往反映了太阳的脏腑生理联系，变证的性质，主要由阳气与津液遏伤后如何进一步演变而定，也可以说是寒水病变的演变。阳明病是耐热燥的有效调燮机能紊乱，阴液调燮机能损伤所致。这是"阳明之上，燥气治之"。少阳病机是阳气枢转不利，寒热整合调燮紊乱，以及气液不枢，浮火上炎所致。这是"少阳之上，火气治之"。太阴病病机是寒凝湿聚于内，故累及脾运化功能生湿为主，肺的宣发水津机能失司为次。这是"太阴之上，湿气治之"。少阴病病机是以心肾元气耗伤，神、精、气生理调燮链的损伤或障碍，寒常伤肾阳，热先耗心阴，故有寒化与热化两极分化的证治。这是"少阴之上，热气治之""少阴之上，名曰太阳"。厥阴病病机是寒遏厥阴，气火郁阻，甚或营血异循，相火勃发。这是"厥阴之上，风气治之"。六经证治体系就是在此框架上确立的。

归纳六经辨证系统可见，阴阳失司证是主导，是本，是三阴三阳之名用以辨证的意义所在。脏腑经络失调证是标，是阴阳气舍节之处与通路。

日传一经与病愈日、欲解时释义

从天人相应观来理解标本中气学说与三阴三阳辨证，就能够找到理论的源流来。同样，运用阴阳消长天人相应的观点不难合理解释"日传一经""病愈日""欲解时"等相关的疑难问题。

《伤寒论》有"日传一经"的提法。如"伤寒一日，太阳受之"，显然出自《素问·热论》"伤寒一日，巨阳受之"的影响，是承袭《黄帝内经》的一方面。但书中也有"伤寒五六日""中风六七日"的论述，这是实践中的真实记录，与《黄帝内经》"日传一经"不相符的记录。按照《伤寒论》篇次，六经的层次是太阳—阳明—少阳—太阴—少阴—厥阴。用"循经传"的经络观点解释是不能成立的。因为十二经络循行手足阳经相连，并夹在手足阴经之间，次序显然不同。而上述层次是按三阳—二阳—一阳—三阴—二阴——一阴的阴阳消长太极循环论第次相传的。中心思想是外感邪气，主要指寒邪侵袭人体后，正常的阳气消长受阻而改变，导致时空改变——传经，而人体与自然界同步的阴阳消长首先以一日为周期，同步消长改变，故有"日传一经"的古述。这显然与古代医易相关的理论有关。

与此相关的是"病愈日"与"欲解时"问题。《伤寒论》曰："发于阳，七日愈；发于阴，六日愈。以阳数七、阴数六故也。"据陶治中研究，"七日愈"来源于《周易》"七日来复"的天象自然数。"发于阴，六日愈"来源于地理的五脏五行生克循环数。而实际上以人体阴阳脏腑而言，发于阳者与六腑相关，第七日为第二周期之始日；发于阴者与五脏有关，第六日为第二周期之始日。故应是机体阴阳消长重建稳态最有利的"病愈日"。"欲解时"与此意义相似。太阴为三阴，故欲解于一阳初生之中心子时；少阴为二阴，欲解于阳气初长之中心丑时；厥阴为一阴，欲解于阳气长之第三时，即中心寅时，阴尽阳生，少阳欲解于阴之将尽的中心卯时；太阳为三阳，欲解于一阴初生之中心午时；阳明为二阳，欲解于阳之将尽的中心酉时。

总之，三阳解时，在三阳旺时而解及阳盛得阴而解；三阴解时，亦在三阳初旺时而解及阴盛得阳而解。总以阴阳协调时解。《伤寒论》以生阳为本之故，总与太阳在天体的运动与人体阳气的消长有密切的关系。"欲解时"是最有利于阳气恢复，使人体与自然界阴阳消长同步的时机。当然并不一定"不治而愈"。"病愈日"是天人相应观指导下认识恢复人体与自然界阴阳消长同步人体脏腑内周期的内在时机。"欲解时"是天人相应中自然界因素为主导的外在时机。

对《伤寒论》六经辨证的意义历来争鸣不休，目前，多数以脏腑经络阴阳气化学说解释。结果对经文与临床虽能解释，但解释时各取所需，颇觉离散。毕竟脏腑经络阴阳气化学说综合反映了人体生理功能，但又会导致用脏腑辨证替代六经辨证，否定自身。因为上述观点始终尚欠准确表达，确立六经辨证作为外感病辨证纲领的特定意义及其科学内涵。应坚信六经辨证是客观实践存在的，不是凭空人为确立的，所以，必然有三阴三阳的生理功能、病理变化作基础，也只有这样，才有确立与存在的必要。而本文认为《伤寒论》的六经辨证，实际上主要反映了人体三阴三阳的层次，在适应外界六气的过程中的病理改变，并主要是针对外感风寒邪气产生疾病变化的辨证纲领。这与反映整个人体生理功能的脏腑经络气化学说之间，其异同点是明白无误的。因为前者以阴阳气多少及层次为本，脏腑经络为标；后者以脏腑经络生理病理直接为标本。同时，历代都有高明的医家，善用《伤寒论》六经辨证统治百病，并治疗各种杂病。然而它们活用的途径，除《伤寒论》的指导原则外，仍是六经辨证的外延—通过全面的脏腑经络气化学说的理论指导进行的。此外，日本的汉方家也以六经分证，但他们实际上主要强调方证相对进行临床治疗，六经辨证意义已有较大的变异了。

108 六经辨证本质及传变规律辨析

《伤寒论》中"辨太阳病脉证并治"等数篇自成一体，成为辨治外感伤寒的轨范，后世将其称为"六经辨证"，六经辨证包含了太阳病、阳明病、少阳病、太阴病、少阴病、厥阴病。其以病为纲，故阴阳、表里、寒热、虚实都能包含在内。学者尹龙对六经辨证本质及传变规律做了辨析。

六经辨证本质不明

关于《伤寒论》"六经辨证"的本质争论较多，对六经的本质研究形成了各种学说，至今这种争论仍然在延续，赵鸿飞等认为《伤寒论》的三阳三阴病并非经络之病，而是经方辨证体系，其理论来源于八纲辨证。应用《伤寒论》之方剂要以表、里及半表半里定病位，再以阴、阳定病性，从而构成了三阴三阳病，即六经病，最终根据病情定方证，如此乃得张仲景著作之本意。这种说法有本末倒置之嫌，八纲辨证为后人从《伤寒论》中衍出，如果说是源于阴阳理论倒不为过。对六经辨证本质缺乏统一认识的原因主要有两个方面。首先，《伤寒杂病论》原书中对于六经传变的主要规律及治疗等方面没有明确的论述。《素问·热论》曰热病传变规律"伤寒一日，巨阳受之……二日阳明受之……六日厥阴受之……其未满三日者，可汗而已，其满三日者，可泄而已"。伤寒邪气伤人，按照太阳-阳明-少阳-太阴-少阴-厥阴的顺序依次传变，三阳可用发汗的方法治疗，三阴可用涌泄的方法治疗。清代医家对于温病的传变规律及相应治疗也阐述得非常清楚，如《温热论》中曰"大体看法，卫之后方言气，营之后方言血，在卫汗之可也，到气才可清气，入营犹可透热转气，入血就恐耗血动血，直须凉血散血"，主要规律是卫分、气分、营分、血分依次传变，疾病日深，治法随之发生变化，概念明确，逻辑清晰，所以并无争论。返观《伤寒论》全文，却找不到类似的关于"六经传变"规律完整的说法，相关的记载只有只言片语，如太阳病篇中"伤寒二三日，阳明、少阳证不见者，为不传也"，少阳病篇中"伤寒三日，三阳为尽，三阴当受邪"，晋唐时按太阳病、阳明病、少阳病、太阴病、少阴病、厥阴病排列的篇次。由此确立的关于六经传变的主要规律"循经传"：太阳-阳明-少阳-太阴-少阴-厥阴，各版伤寒论教材则语焉不详，或一笔带过，未能揭示伤寒传变的整体规律，使人不能窥六经传变全貌。伤寒大家刘渡舟力主六经辨证本质为经络脏腑之说，但也未对伤寒六经传变规律做仔细说明，而是以阴阳、表里、寒热、虚实八纲对六经病进行了总结，将六经病分开论述，不能体现六经的连贯性和整体性。近代经方学家胡希恕曰"实践证明，也绝无阳明再传少阳之病"，并否认伤寒六经与《黄帝内经》六经的一致性。因此，只有正视六经传变的顺序，揭示其传变规律，才能明确仲景辨治"伤寒"的宗旨。其次，《伤寒论》原文中所论有伤寒有热病，这也使得认识"六经传变"规律变得更加困难。自《素问》以下，世人指寒为热，故仲景有"伤横夭之莫救"，王叔和有太医动辄用大青叶、知母之叹。自《伤寒杂病论》以后，世人寒热不分，经方家们有"六经辨证为百病立法"之说。清代医家提出的"卫气营血"及"三焦"辨证方法虽然来源于《伤寒论》，但它们显然更符合温病传变规律，能更好地指导临床实践，这就打破了六经为百病立法的桎梏。寒邪与热邪迥然不同，清代医家叶天士对于二者伤人后的传变规律差异说得非常简要："盖伤寒之邪，留恋在表，然后化热入里，温邪则热变最速"，发病规律显然不同，辨证方法也不同。对于《伤寒论》各篇中寒证、热证俱有的问题，清代医家尤在泾在《伤寒贯珠集》中提出"直中"和"传经"之说，以伤寒传经多为热证，如《素问·热论》所曰热病传变规律"伤寒一日，巨阳受之……二日阳明受之……六日厥阴受之"，若寒邪直中则多成寒证。这一理论可以解释《伤寒论》各篇中有伤寒和热病的困境，巧妙地弥补了伤寒学家与温病学家之间的沟壑。

六经辨证中的传经规律

近代伤寒学家陈慎吾曰："每人在感邪之后，病症却不一样，难以预知，因为每人体质各不相同，病症也不同。"阳气盛的人患病后易从阳化热，阴气盛的人易从阴化寒。人体体质不同、阴阳盛衰的差异正是疾病表现不同和发生传变的原因。《伤寒论》太阳病篇曰："病有发热恶寒者，发于阳也；无热恶寒者，发于阴也。"发热属三阳，无发热属三阴，即三阳为热，三阴为寒。《伤寒论》少阳病篇曰："伤寒三日，三阳为尽，三阴当受邪，其人反能食而不呕，此为三阴不受邪也。"寒为阴邪，易伤阳气，邪之所凑，其气必虚，能食而不呕，是胃气不虚。由此可见，胃气或阳气虚实是伤寒能否从三阳传入三阴的关键。伤寒之邪所以能从三阳传入三阴者，由于人体阳气虚所致，故知仲景为何总在"和胃气""护阳气"。此伤寒不同于热病之处，即是《伤寒论》不同于《素问·热论》的地方。《脾胃论》中"饮食劳倦所伤始为热中，末传为寒中"之说虽不为解释仲景之书，但其旨意却符合伤寒传变的规律。结合《伤寒论》六经病各篇可知外感疾病与内伤疾病的发生有相似的地方，伤寒循经传变规律也是"三阳为热，三阴为寒"。如何将伤寒六经循经传变规律解释清楚，重点在六经病循经相传的地方，如太阳传入阳明、阳明传入少阳等各个节点。《伤寒论》原文中对于传变的关键之处所论却甚少，若能掌握各个传经节点的表现及其原因，则对六经传变规律的认识可谓思过半矣。张继烈指出六经传变是反映六经间相互关系的主要内容，但所见有关《伤寒论》的著作中，涉及六经传变的内容很少，且多散见在书中的各个角落，使人难窥全貌。兹将原文中六经循经传变规律的重要节点分析如下。

1. 太阳传阳明：太阳经为一身藩篱，诸阳之主。寒邪外受，拒寒气者，身之阳气，故从太阳始，如"温邪上受，首先犯肺"是一样的道理。《伤寒论》太阳病篇中"伤寒二三日，阳明、少阳证不见者，为不传也"，揭示了二日传阳明、三日传少阳的主要规律。太阳传阳明的过程是寒邪化热，"二阳并病，太阳初得病时，发其汗，汗先出不彻，因转属阳明，续自微汗出，不恶寒"，汗出不彻转属阳明，即不汗出导致了太阳病向阳明病的传变，如大青龙汤证，是转属阳明之渐，其他还有如桂枝二越婢一汤、麻杏甘石汤等。若出现白虎汤证或承气汤证，就是阳明病证了，治疗可用诸承气汤，如"二阳并病，太阳证罢，但发潮热，手足浆浆汗出……宜大承气汤"。可见，太阳向阳明的传变在临床实践中是很常见的，而引起这种传变的原因也很多，如《伤寒论》阳明病篇所曰"太阳病，若发汗，若下，若利小便，此亡津液，胃中干燥，因转属阳明""太阳病，若吐若下若发汗后，微烦，小便数，大便因硬者，与小承气汤和之愈"等，治疗不当是太阳向阳明传变的主要原因之一。

2. 阳明传少阳：《伤寒论》阳明病篇中曰"阳明居中，主土也，万物所归，无所复传，始虽恶寒，二日自止，此为阳明病也"，从文义理解，似乎阳明病是不会再出现传经之变的，但从太阳病篇中的诸柴胡汤证中却发现阳明病确实是可以传出少阳的。如"伤寒十余日，热结在里，复往来寒热者，与大柴胡汤"，热结在里为阳明病，还可转出少阳，用大柴胡汤治疗。此外，阳明病篇"阳明病，发潮热，大便溏，小便自可，胸胁满不去者，与小柴胡汤""阳明病，胁下硬满，不大便而呕，舌上白苔者，可与小柴胡汤""阳明中风，脉弦浮大而短气……病过十日，脉续浮者，与小柴胡汤"都是阳明传少阳的证据。这种传变的原因可能是患者阳气不实或治疗的后果。

3. 少阳传太阴：实则阳明，虚则太阴，似乎阳明传太阴更容易，的确少阳传太阴较难理解，"伤寒三日，三阳为尽，三阴当受邪，其人反能食而不呕，此为三阴不受邪也"，说的便是少阳传太阴。《伤寒论》原文中只有柴胡桂枝干姜汤证可为之证明。太阳病篇中曰"伤寒五六日，已发汗而复下之，胸胁满微结……柴胡桂枝干姜汤主之"。刘渡舟引陈慎吾先生言："柴胡桂枝汤治疗少阳病而又兼见'阴证机转'者，用之最恰，证应见大便溏或下利。"

4. 太阴传少阴：《伤寒论》太阴病篇中曰"自利不渴者属太阴，以其脏有寒故也，当温之，宜服四逆辈"，少阴病篇记载"五六日自利而渴者，属少阴"。可见，太阴病与少阴病都是脏寒证，都可见下利，二者有轻重程度不同，差异在于不渴与渴。太阴病为阳气虚，故寒而不渴；少阴病为阳虚及阴，阴虚故渴，阴虚则阳无以生，故阳气更虚。《伤寒论》原文中未见太阴传少阴之文，但以阳气虚损程度而言，太阴传少阴则是可以推理而得的，传变的原因是人体阳气虚所致。文中可见太阴转出少阳或阳明的病症。如小建中汤证，"伤寒，阳脉涩，阴脉弦，法当腹中急痛，先与小建中汤，不差者，小柴胡汤主之"。可见太阴尚有转出少阳之余地，尤温邪入营犹可"透热转气"。"伤寒脉浮而缓，手足自温，是为系在太阴……至七八日便坚，为属阳明"，太阴还可转属阳明，故曰"实则阳明，虚则太阴"。

5. 少阴传厥阴：少阴多危重证，厥阴多阙文，刘渡舟教授以为厥阴病主要是厥热胜复，而少阴病之所以能传厥阴者，应该是药物治疗之后的效果。《伤寒论》原文中未见少阴传厥阴之文。

综上所述，《伤寒论》原文中伤寒邪气按照太阳-阳明-少阳-太阴-少阴-厥阴的顺序循经传遍六经是不存在的，至少在疾病的自然发生过程中是不可能的。

六经辨证的本质

六经辨证的本质到底是什么？其与《素问·热论》之间有什么不同？刘渡舟教授指出，仲景继承了《素问·热论》篇的六经，更有了新的发展。蔡万德等认为，《素问·热论》以六经作为临床分证纲领，对六经病主证，只辨伤寒的热证和实证，对寒证与虚证及脏腑杂病并未有所提及，且六经证候的出现多与经脉循行有关，在临床有一定的局限性。《伤寒论》六经辨证的实质则不同，其在《素问·热论》六经分证的基础上，创立了六组症候群，论伤寒之时亦能体现脏腑杂病，补充了虚证和寒证，又将每一经按证候不同分为经证、腑证及各种变证、坏证等，发展和丰富了《素问·热论》六经证候分类之法。蔡氏道出了《伤寒论》六经辨证与《素问·热论》的不同，其本质是"六组症候群"。他们的说法一定程上道出了六经辨证的本质，但将六经割裂开来论述，没有解释六经辨证作为一个整体的内涵。于长笛等认为，仲景的阴阳理论与《黄帝内经》一脉相承，《伤寒论》三阴三阳是阴阳出入的六种病理状态。刘岳等认为，六经辨证体系高度概括了人体抗击疾病时所表现出的六大状态，充分实践了中医的整体观念。他们的确说出了六经的整体含义，但都未能做彻底的分析。答案还得从《黄帝内经》中丰富的阴阳理论中去寻找。《素问·至真要大论》记载两阳合明为阳明，两阴交尽为厥阴，《素问·阴阳离合》曰"太阳为开，阳明为阖，少阳为枢"，这些是三阴三阳的含义及六经作为一个整体在生理状态下的功能。《素问·热论》所曰太阳-阳明-少阳-太阴-少阴-厥阴六经逐日传变过程反映的是伤寒之后人体阴阳虚实变化和疾病由表入里、由阳入阴的病理状态，是关于六经病理的一个理想的模型。其模型可用正弦曲线来表示，太阳为外邪初感，阳气抗邪，即正弦曲线的起始上升支；阳明为邪气盛则实的状态，形成正弦曲线向上的顶峰；若邪气不去，阳气渐衰，为少阳，构成正弦曲线 X 轴正向曲线的下降支；少阳入阴为太阴，阳虚阴盛，即正弦曲线 X 轴负向曲线的下降支；少阴为阴盛到极点，形成正弦曲线负向波的谷底；若阳气渐复，阴阳胜复，为厥阴，为正弦曲线负向波的上升支。正向波形中的太阳、阳明、少阳为阳证、表证，负向波形中的太阴、少阴、厥阴为阴证、里证，其决定因素是人体阳气的盛衰。《伤寒论》也借鉴了这一理论模型，以六经作为一个整体揭示出人体伤寒之后的六种典型表现，总结成六经病各篇的提纲候。如果不经治疗，这六种典型表现不可能先后出现在同一个患者身上，但经过治疗之后是可以出现六经病依次传变的情况。这才使六经辨证作为一个整体用于伤寒成为可能，也是《伤寒论》六经辨证与《素问·热论》的本质不同之处。伤寒与杂病兼论，六经与脏腑同理，故在太阳病等各篇中有六经症候群的出现，此即刘渡舟等总结的六经病皆有阴阳、表里、寒热、虚实之不同证候。外感六淫不外风、寒、暑、湿、燥、火，仲景著《伤寒杂病论》一书中不仅有伤寒的证治，对于风、暑、燥、湿邪伤人亦有论及，如中风，喝病即暑，痉病即燥，湿痹即湿。借《素问·热论》六经之名，后人将其书分

《伤寒论》和《金匮要略》,《伤寒论》中又去掉痉湿暍病篇等内容,故有伤寒之"六经辨证"。《伤寒论》六经辨证的内涵不在六经而在其辨证论治的精神,即阴阳、表里、寒热、虚实组成的八纲辨证。辨证并不是终点,如刘岳等所曰:疾病状态下的症状反应是纷繁复杂的,张仲景总结前人的经验,结合自己的临床实践,抓住了核心表现,并针对性地使用相应的方剂,进而实践了一种看似朴素实则精细的中医辨证方法。

109 六经辨证与《黄帝内经》五脏阴阳理论

　　《黄帝内经》成书于两千多年前的春秋战国时期，被后世医家奉为中医学的经典。在《黄帝内经》中建立了以五脏阴阳为核心的医学理论，构成了中医学的理论根基，后世历代医家虽各有创见，流派纷呈，而究其本源，莫不由此。东汉年间，伤寒大疫流行，医学家张仲景以悲天悯人之心、济危扶厄之志，勤求古训，博采众方，著《伤寒杂病论》，该书在流传中被分为《伤寒论》和《金匮要略》两书。《伤寒论》中仲景运用了三阴三阳的辨证方法，创立了理法方药兼备的辨证论治体系，即后世所称"六经辨证"。学者武冰等认为，六经辨证体系是仲景先师在《黄帝内经》五脏阴阳理论基础上，结合伤寒病临床实践而创造的辨证论治典范。

《伤寒论》六经辨证与《黄帝内经》五脏理论的关系

　　《黄帝内经》所构建的以五脏系统为中心的脏腑经络理论是中医学认识人体生理病理的基础，五脏是人体功能活动的中心，脏腑与脏腑之间，脏腑与全身各部分之间，通过经络相互联系，人体之气血津液通过经络得以敷布全身，循环周流，构成了一个有机的整体。任何致病因素都必须作用于人体，才能产生疾病，也就是说，任何疾病都是以人体脏腑经络的生理功能失常为基础，脱离了脏腑经络，就脱离了疾病产生的客观基础。

　　但是，《伤寒论》中的三阴三阳病证并不简单等同于《黄帝内经》的经络病变，六经辨证也不是脏腑经络辨证的别名，也正是由于这个原因，对于六经辨证的理解造成了不少的分歧，著名的如朱肱的六经经络说，方有执的六经六部说，柯韵伯的六经地面说，张隐庵的六经气化说等等，当代学者更是各抒己见，百家争鸣，据王庆国等的统计，关于六经实质的假说有 41 种之多，有很多解释甚至脱离了《黄帝内经》五脏阴阳的理论核心，据此而欲求伤寒之正旨，可谓难矣。

　　在《伤寒论》原序中，仲景曰："夫天布五行，以运万类，人禀五常，以有五脏，经络府俞，阴阳会通，玄冥幽微，变化难极，自非才高识妙，岂能探其理致哉！"明白指出五脏经络府俞是构成人体的基础，但是仲景更加强调人体是一个复杂的有机整体，脏腑经络的生理病理变化"玄冥幽微，变化难极"，必须要在阴阳五行的指导下，深谙会通变化之道，才能领悟到其玄奥精深之理。

　　张仲景的著作原名为《伤寒杂病论》，其中《金匮要略》主要是论述杂病的辨证论治，《金匮要略》首篇名为"脏腑经络先后病脉证"，相当于全书杂病部分的总论，即确立了杂病的治疗以脏腑经络辨证为主的辨证方法。《伤寒论》主要为外感病的辨证论治部分，以三阴三阳为纲。仲景的三阴三阳辨证是基于《黄帝内经》脏腑经络理论而另辟新论，这是由于伤寒病具有特殊的发病和传变规律，仲景才在脏腑经络辨证的认识基础上，结合临床实际，创立了既源于《黄帝内经》又独立于《黄帝内经》之外的三阴三阳辨证体系，以指导伤寒病的治疗。

　　在《伤寒论》三阴三阳病中，很多条文反映了所属经络循行部位的病变。如太阳经"从巅入络脑，还出别下项……挟脊抵腰中"，故太阳经受邪则见头项痛、身痛、腰痛等症；阳明经"起于鼻之交頞中，旁纳太阳之脉，下循鼻外，入上齿中，还出挟口"络于目而行于面，故阳明病可见面赤、目痛、鼻干等症；少阳经"从耳后入耳中，出走耳前，至目锐眦后……循胸，过季胁"，故少阳经受邪，可见耳聋、目赤、胸胁苦满等症。三阴病多属里证，其经络所反映的证候虽不像三阳经那样显著，但其所表现的某些证候，如太阴病的腹满，少阴病的咽痛，厥阴病的头痛，都与经络的循行部位不无关系。

由于脏腑与经脉之间是本与标的关系，是根与干的关系，三阴三阳病自然也会出现相应脏腑的病变。如太阳表证不解，邪气循经入里，会出现膀胱蓄水、蓄血之证；阳明病有胃肠燥实之腑实证；少阳病有胆火犯胃之呕吐；太阴病有脾阳虚、寒湿内生、升降紊乱之腹痛下利；少阴病有肾阳不足、温煦失司之手足逆冷、恶寒踡卧、下利清谷；厥阴病有肝寒犯胃、浊阴上犯之干呕吐涎沫、头痛等。

《伤寒论》中还有很多疾病传变都要用经络的络属来解释。如少阴病阳气恢复出现"一身手足尽热者，以热在膀胱，必便血也"的太阳膀胱证，厥阴病阳气来复出现"呕而发热"的少阳证；太阴寒湿证脾阳恢复，湿去邪留，出现邪从燥化的"大便硬"的阳明腑实证。这些脏腑之间病证的转化，如果没有经脉的络属为依据，就不容易解释这种现象的出现。另外，《伤寒论》中还出现了刺风池、风府、期门等腧穴以治疗伤寒病的方法，这些都是仲景三阴三阳辨证不离于脏腑经络理论的明证。

从以上的论述可以看出，仲景的著作中到处都有脏腑经络理论的烙印，认识伤寒病的发病和传变规律，指导伤寒病的治疗，都不能离开脏腑经络，研究仲景《伤寒论》的三阴三阳辨证，必须建立在对脏腑经络的认识基础上，不能随意摒弃脏腑经络理论而空谈六经辨证，正如刘渡舟所曰："脱离了经络学说的三阴三阳是无本之木，无源之水，就失去了存在的基础。"

《伤寒论》六经辨证与《黄帝内经》阴阳学说的关系

阴阳学说是中国古代先哲认识宇宙和自然的主要思想和方法，阴阳的消长平衡交感化育了天地间无穷无尽的生命现象，人类也是阴阳化生的产物，古代先哲们同样应用阴阳的思维方法来认识人体。《黄帝内经》的出现奠定了阴阳理论在中医学中不可撼摇的基础地位，《素问·阴阳应象大论》曰："阴阳者，天地之道也，万物之纲纪，变化之父母，生杀之本始，神明之府也，治病必求于本。"中医学认为，一切疾病的本质是人体的阴阳失调，因此，无论临床症状千变万化，抓住阴阳就能掌握疾病的根本，即《黄帝内经》所曰"治病必求于本""生之本，本于阴阳"。阴阳可以概括各种疾病发生的总体趋向，如"阴盛则阳病，阳盛则阴病"；可以用以统摄临床复杂多变的症状，故"善诊者察色按脉，先别阴阳"；用阴阳还可以指导疾病的治疗，"谨察阴阳所在而调之，以平为期"。阴阳学说作为中医学的核心理论，渗透于中医学的方方面面，是中医学借以阐释各种复杂生命现象的重要工具。

《伤寒论》一书也正是在阴阳学说影响下所撰著的，在《伤寒论》全书中处处可见阴阳学说的烙印。《伤寒论·辨脉法第一》开篇即曰"脉有阴阳""凡脉大浮数动滑，此名阳也，脉沉涩弱弦微，此名阴也"，用阴阳来统括各种脉象以及判断疾病的转归和预后，"凡阴病见阳脉者生，阳病见阴脉者死"。《伤寒论》太阳病篇用"发于阳"与"发于阴"来划分疾病的种类，进而判断疾病的预后"发于阳者，七日愈；于阴者，六日愈"。在太阳病火逆的病机方面，用"阳盛则欲衄，阴虚小便难，阴阳俱虚竭，身体则枯燥"来解释火劫发汗出现的变证。在疾病的转归上，提出了"凡病若发汗、若吐、若下、若亡血、亡津液，阴阳自和者，必自愈"的观点。阴阳学说渗透在《伤寒论》的方方面面，凡此种种，不胜枚举。

利用阴阳学说对疾病进行辨证的思想被后世医家概括为八纲辨证，也就是阴、阳、寒、热、虚、实、表、里八个纲领，其中阴阳二纲又为其总纲。八纲辨证源于《黄帝内经》阴阳辨证的思想，它不是针对某一种具体疾病的辨证方法，而是中医学的基本辨证纲领，是对疾病的病位、病性、邪正盛衰、发展趋势等各方面的总的概括。中医学中的各种辨证方法，都是八纲辨证思想的具体体现，六经辨证自然也不例外，以《伤寒论》原文引例为证。

表里之证：第51条"脉浮者，病在表，可发汗，宜麻黄汤"；第285条"少阴病，脉细沉数，病为在里，不可发汗"；第91条"伤寒，医下之，续得下利，清谷不止，身疼痛者，急当救里；后身疼痛，清便自调者，急当救表，救里宜四逆汤，救表宜桂枝汤"。

寒热之辨：第11条"病人身大热，反欲得衣者，热在皮肤，寒在骨髓也；身大寒，反不欲近衣者，寒在皮肤，热在骨髓也"；第277条"自利不渴者，属太阴，以其脏有寒故也，当温之，宜服四逆辈"；

第 168 条"伤寒若吐、若下后，七八日不解，热结在里，表里俱热……白虎加人参汤主之"。

虚实之辨：第 60 条"下之后，复发汗，必振寒，脉微细，所以然者，以内外俱虚故也"；第 70 条"发汗后恶寒者，虚故也；不恶寒但恶热者，实也"；第 180 条"阳明之为病，胃家实是也"。

阴阳之辨：六经辨证本身即是以阴阳为纲，将伤寒病用三阴三阳分证。太阳、阳明、少阳多属热证、实证，统归于阳证；太阴、少阴、厥阴多属虚证、寒证，统归于阴证。八纲辨证，分则为八纲，统而言之，不过阴阳而已。《伤寒论》的六经辨证，正是阴阳辨证思想在伤寒病辨证中的具体体现，是仲景灵活运用阴阳学说辨治伤寒病的生动示范。

《伤寒论》六经辨证与《黄帝内经》五脏阴阳理论的关系

从以上的论述已可以看出，《伤寒论》之六经辨证论治体系与《黄帝内经》之脏腑经络理论和阴阳学说有着深厚的渊源。六经辨证体系的出现，有其必然之因素，也就是伤寒病特殊的发病特点和发展规律，每一种辨证方法都是针对具有不同发病学特点的疾病而设立的，六经辨证正是针对伤寒病而设，伤寒病是风寒邪气伤人阳气为主的证候，六经辨证就是以疾病过程中阳气的消长变化为主线，以六经所系的脏腑经络、气血津液的生理功能与病理变化为基础，结合人体正气的强弱、病邪的轻重、病位的深浅、病势的进退等因素，对伤寒病发生、发展过程中的各种证候进行分析、综合、归纳，借以判断疾病的病位、病性及病机，并选取一系列配伍精当、疗效确切的方剂以治疗伤寒病所出现的不同证候，从而构建了理法方药兼备的六经辨证论治体系。

张仲景的六经辨证的创立，体现了中医学辨证理论的发展。六经辨证不是脱离《黄帝内经》五脏阴阳理论而创立的，而是建立在对人体脏腑经络的生理功能和病理变化基础上，是基于《黄帝内经》五脏阴阳理论的进一步发展，是五脏阴阳理论在伤寒病治疗中的具体体现。六经辨证体系的创立是中医学辨证方法上的一次创新，也是仲景勤求古训而不泥古法的精神的体现。

110 《黄帝内经》四时对六经辨证及脉学的影响

　　"四时"的概念源于《黄帝内经》，是指春夏秋冬四季。受"天人相应"思想的影响，在中医学中，时间、空间对人体脏腑的影响无处不在。《素问·四气调神大论》有根据"四时"变化来养生的记录，且曰："夫四时阴阳者，万物之根本也……阴阳四时者，万物之终始也，生死之本也，逆之则灾害生，从之则苛疾不起，是谓得道。"而《伤寒论》作为中医经典著作之一，受到历代医家的推崇，皆奉为圭臬，其"六经辨脉证治"体系临床适用非常广泛，故柯韵伯《伤寒来苏集》有"仲景之六经原为百病立法，非为伤寒一科。伤寒、杂病，治无二理，咸归六经节制"之说，俞根初《通俗伤寒论》则认为"六经钤百病"。但由于年代久远，《伤寒论》的核心"六经辨证"体系的构建原理已经少有研究，这就为理解《伤寒论》尤其是"六经辨证"体系带来了障碍。学者常虹等认为，站在"天人相应"的角度解读《伤寒论》，就会发现，"四时"变化对仲景构建"六经辨证"体系有深远的影响，仲景的《伤寒论》是在"天人相应"的"四时治疗法"指导下构建的治疗体系，并且"四时脉法"影响着仲景的"六经"脉法体系。

"四时"对"六经"体系构建的影响

　　1. "六经"病的三阴三阳分法：仲景亲身经历了"宗族素多，向余二百……其死亡者，三分有二，伤寒十居其七。感往昔之沦丧，伤横夭之莫救"，所以"勤求古训，博采众方"，创立"六经辨脉证体系"。仲师的"六经辨脉证体系"，是由"太阳病""阳明病""少阳病""太阴病""少阴病""厥阴病"三阳三阴病组成，用阴阳之多寡来区分各种疾病的性质，对疾病性质的分类起到了执简驭繁的作用。要研究"六经辨脉证体系"，首先要了解三阴三阳的来源。三阴三阳的阴阳分类方法源于《周易》的阴阳分类法，在《系辞传》有"是故《易》有太极，是生两仪，两仪生四象"之说，其中"四象"即太阳、少阳，太阴、少阴，也就是阳多者为太阳，阳少者为少阳，阴多者为太阴，阴少者为少阴。《黄帝内经》为了更好地说明阴阳相互转换的关系，引进了"两阳合明谓之阳明"和"两阴交尽谓之厥阴"的阳明与厥阴的概念，使得阴阳的转换更适合中医临床的需用。《黄帝内经》记载人迎寸口脉少阳、太阳、阳明的阳气盛衰依次为一盛、二盛、三盛，太阴、少阴、厥阴的阴气盛衰依次是三盛、二盛、一盛，依此则可这样理解阴阳的变化：阳气由少到多依次是少阳、太阳、阳明（阳盛极转阴）；阴气由多到少依次是太阴、少阴、厥阴（阴虚极转阳）。

　　2. "四时治疗法"对"六经"病治法的影响：仲景先师在自序中提出"天布五行，以运万类"，认为自然的变化影响着万事万物，并且在《伤寒论·伤寒例》中提出"四时八节二十四气七十二候决病法"，明确论述了四时节气的变化对人体的影响。那么，张仲景是如何把四时节气与"六经"体系对应构建起来的呢？《伤寒论》的"四时治疗法"是解决这个问题的关键：仲景在《伤寒论·辨可发汗病脉证并治》提出"大法，春夏宜发汗"，主要是指夏宜发汗，论述了太阳病主要以发汗为治疗大法；在《伤寒论·辨可吐病脉证并治》提出"大法，春宜吐"，据刘氏考证"吐"字当为"和"，而少阳病的治疗大法是和法；在《伤寒论·辨可下病脉证并治》提出"大法，秋宜下"，主要论述了阳明病的治疗以下法为主；宋版《伤寒论》独缺"冬时"的治疗方法，而《脉经》中则记载为"大法，冬宜温热药及灸"，论述了少阴病的治疗大法是温法。如此，根据仲景"四时治疗法"，"六经"与四时及治法的对应是：春对应少阳用和法，夏对应太阳用汗法，秋对应阳明用下法，冬对应少阴用温法。这样，太阴与厥阴则未能与四时对应。但是，这可以从"六经欲解时"和"四时八节七十二候决病法"对应的角度来解释太阴、厥阴与四时对应的问题。《伤寒论·伤寒例》"四时八节七十二候决病法"曰：少阳病欲解时，从寅至卯上，对应春季；太阳病欲解时，从巳至未上，对应夏季；阳明病欲解时，从申至戌上，对应秋天；太阴病欲解时，从亥至丑上，对应冬季；少阴病欲解时，从子至寅上，对应冬季和初春；厥阴病欲解时，从丑至卯上，对应冬末和春季。如此可知，"六经"的四时对应及治疗方法是：少阳病对应春，以和法为主；太阳病对应夏，以汗法为主；阳明病对应秋，以下法为主；太阴病对应冬，以温法为主；少阴病对应冬和初春，故少阴病篇对应冬季以温法为主，又可见到对应春季从阳化热少阴热化证的寒凉之法；厥阴病对应冬末和春季，故厥阴病篇既可见到四逆汤类的温法，亦可见到小柴胡汤类的和法。

3. "四时治疗法"对"六经"虚实补泻的影响：分虚实是中医治法分类的基础。早在东汉以前的医籍中，即可发现治病前首分虚实记载。如马王堆汉墓出土的医书，其记载的中医治疗大法是"取有余而益不足"；之后的《黄帝内经》，出现频率最高就是"盛者泻之，虚者补之"。张仲景的《伤寒论》，是辨证分虚实最好的应用。根据《伤寒论》"四时治疗法"即"汗、下、和、温"，其中"汗、下"两法属于"盛者泻之"，"和""温"两法属于"虚者补之"。仲景的"四时"对应"六经"：春季阳气始发，阳气尚弱，故名"少阳"；夏季阳气盛大，故名"太阳"；秋天阳气盛极而始衰，名为"阳明"；秋末冬初阳气收敛，相比少阴阳气为大，故名"太阴"；深冬万类闭藏，相比太阴阳气已少，故名"少阴"；冬末春初阴寒盛极，气温开始回升，故名"厥阴"。春冬相对气温较低，阴阳二气的活动较弱，故"少阳""厥阴""少阴"多为虚；夏秋相对气温较高，阴阳二气活动旺盛，故"太阳""太阴""阳明"多为实。故以实证为主的太阳病，多用汗法泻表；阳明病，多用下法泻里；太阴病虽较阳明为虚，但较少阴、厥阴为实，亦可用桂枝加芍药汤、桂枝加大黄汤泻里。以虚证为主的少阳病、厥阴，多用和法以和解表里；少阴病，多用温法以固里阳。

"四时"对六经辨脉体系的影响

"四时脉法"是《黄帝内经》的主要脉法之一，其主要依据是人体脉象随"四时"节律变化的规律。"脉从四时，谓之可治……脉逆四时，为不可治"，其中脉应"四时"的基本脉象是春弦、夏钩（洪）、秋浮、冬营（沉）。形成这种脉象的机制，《素问·玉机真脏论》阐述曰："春脉如弦……万物之所始生也"，认为春天人体的气血随着自然界气温的上升开始生发，但尚处弱小阶段，故而脉象如琴弦般细弱，为弦脉；"夏脉如钩……万物之所以盛长也"，认为夏天人体的气血随着自然界气温的上升开始壮大，故而脉象变得洪大有力，为洪脉；"秋脉如浮……万物之所以收成也"，认为秋天人体的气血随着自然界气温的下降开始由盛大转为收敛状态，为浮脉；"冬脉如营……万物之所以含藏"，认为冬天人体的气血随着自然界气温的转寒，变为收藏严密的状态，为沉脉。黄元御的《四圣心源》和王叔和的《脉经》，均认为《伤寒论》中的仲景脉法是《黄帝内经》的"四时"脉法。《伤寒论·平脉法》曰"东方肝脉……其脉微弦……南方心脉……其脉洪大而长……西方肺脉……其脉毛浮"，其中虽然没有记载北方肾脉，但是根据中医"天人相应"的时空观，北方肾脉，其脉应沉。另外，《伤寒论》辨可汗、下脉证并治与辨不可汗、下脉证并治中记载有"四时治疗法"：夏宜汗对应太阳病，秋宜下对应阳明病，冬宜温对应三阴病，春宜和对应少阳病。依此"四时"与"六经病"的对应关系，可以推测"六经"脉的特点为：少阳对应春，脉象弦，脉体细，脉的力量尚弱；太阳对应夏，脉象浮，脉体较少阳脉粗，脉的力量大；阳明对应秋，气温继续升高，但阴气始生，脉象洪大有力，脉体在"六经"脉中最粗，最有力；太阴对应秋末冬初，万物收成，脉象可见秋浮或冬沉，然太阴脉浮的状况较太阳脉弱；少阴脉对应冬，脉象沉，脉体细，脉体较少阳贴近骨面；厥阴对应冬春之交，脉象微弦，脉体细，较少阳脉和少阴脉无力。对应于《伤寒论》"六经"主脉，则为："太阳之为病，脉浮"，反映夏季所对应太阳病阳气盛大的状况，故有"太阳病，阳气重故也，麻黄汤主之"，用麻黄汤发汗以泻阳。太阳病的标准脉象是浮紧而有力，当脉象浮而力量不强，则出现浮缓或浮弱脉，"脉微弱者，此无阳也，不可发汗""脉缓者，为中风"，可用桂枝汤类方以补在表之阳气；若当脉紧，"脉阴阳俱紧者，为伤寒"，可用麻黄汤类方发汗透发表阳。"伤寒三日，阳明脉大"，反映秋季阳明阳气盛极（一年中最热的时候是在秋天的大暑、立秋，而非夏季的立夏、夏至），故阳明病的主脉是洪大有力。少阳病篇出现"转入少阳者……脉沉紧"和"少阳脉小"两处脉象，反映出春季少阳阳气弱小，故少阳脉当细弦。太阴病篇出现"脉浮而缓……系在太阴"和"太阴病脉浮"的脉象，反映出秋末冬初太阴由阳明的阳气盛大转为收敛的状态，其相较太阳的浮脉为"太阴为病脉弱"，也就是太阴病的主脉当浮而弱。"少阴之为病，脉微细"，反映出冬季阳气闭藏弱小的状态，故少阴病的主脉应有微、细、沉的特点。厥阴病篇多见"微浮""脉微而厥""脉微""脉细欲绝""脉虚""脉微弱数"等脉象，反映冬春之交阳气弱极的状态，故厥阴脉应有微、无力、数的特点。由此可见，受"四气"的影响，仲景"六经"脉大体应为：太阳脉浮，阳明脉洪大，少阳脉细弦，太阴脉浮而弱或沉，少阴脉微细，厥阴脉微。

综上可以确认，《黄帝内经》的"四时脉法"是仲景脉法的核心。仲景《伤寒论》运用"天人相应"的思维模式，以"四时"变化规律构建了"六经"疾病体系、"六经"脉学体系。《伤寒论》的"六经"体系，是中医学"天人相应"学说应用的典范，对"四时"变化规律的深入研究，是认识与研究仲景学说的一大法门。

111　《黄帝内经》对六经分证及治法的影响

　　成书于东汉末年的《伤寒杂病论》，作为第一部理法方药完备的医著，为中医临床医学的发展奠定了基础。张仲景在其自序中曰："勤求古训，博采众方，撰用《素问》《九卷》《八十一难》《阴阳大论》《胎胪药录》并《平脉辨证》，为《伤寒杂病论》，合十六卷。"学者李顺达等对《黄帝内经》对《伤寒论》六经分证及治法的影响做了阐述。

《伤寒杂病论》成书的历史背景

　　古代人民在同疾病斗争的过程中，积累了丰富的经验，至东汉时期，已经形成了较为完善的医学理论体系。《汉书·艺文志·方剂略》将医书分为医经、经方、房中、神仙四类，并对医经、经方有所界定。如"医经者，原人血脉、经络、骨髓、阴阳、表里"，包括了《黄帝内经》《黄帝外经》《扁鹊内经》等七家。"经方者，本草石之寒温，量疾病之深浅，假药物之滋"，包含了《汤液经法》等十一家。其中尤其是《黄帝内经》对阴阳五行、脏象、病因病机及治则治法、经络等理论的阐述，以及《神农本草经》对药物性能功用的论述，对《伤寒杂病论》的成书影响甚大。

六经分证受始于《黄帝内经》六经理论

　　《伤寒论》中本无"六经"一词，原标题如"辨太阳病脉证并治""辨阳明病脉证并治"，张仲景将疾病划分为太阳病、阳明病、少阳病三阳病，太阴病、少阴病、厥阴病三阴病，后世医家将其合称为六经，且十分重视对六经的研究。如恽铁樵曰："《伤寒论》第一重要之处为六经，而第一难解之处亦为六经。凡读伤寒者无不于此致力；凡注伤寒者，亦无不于此致力。卒之能得真义者竟无一人。此处不解，全书皆模糊影响，有何医学可言？"

　　"六经"一词始见于《黄帝内经》，如《素问·阴阳应象大论》曰："六经为川，肠胃为海，九窍为水注之气。"《灵枢·卫气》曰："能知六经之标本者，可以无惑于天下。"《黄帝内经》六经是以经络为基础的，《素问·热论》曰："伤寒一日，巨阳受之，故头项痛，腰脊强。二日阳明受之……三日少阳受之，少阳主胆，其脉循胁络于耳，故胸胁痛而耳聋……四日太阴受之……五日少阴受之，少阴脉贯肾，络于肺，系舌本，故口燥舌干而渴。六日厥阴受之。"需要指出的是，以上"一日、二日"乃是对疾病的发展的次序及阶段而言，并非实词，反映的是疾病由阳入阴，由表及里的过程，《素问·热论》中无论是三阴受病，还是三阳受病，都为邪从阳化的热证。其理论在《伤寒论》中既有沿袭，又有发展。如从《伤寒论》六经传变来看，第4条："伤寒一日，太阳受之，脉若静者，为不传，颇欲吐，若躁烦，脉数急者，为传也。"第5条："伤寒二三日，阳明少阳证不见者，为不传。"第358条：太阴病"伤寒四五日，腹中痛，若转气下趋少腹者，此欲自利也。"第282条："少阴病，欲吐不吐，心烦，但欲寐，五六日自利而渴者，属少阴也。"此太阳—阳明—少阳—太阴—少阴—厥阴的传经次序，与《素问·热论》中疾病传变的次序是一致的，称为循经传。但从《伤寒论》原文看，六经传变由于人体正气的盛衰，病邪的轻重不同，既有循经传者，更有越经直中者，每一经可单独发病，也可合并为病，且《伤寒论》中三阴病多见邪从寒化的虚寒证，这在《素问·热论》中未见，而此与临床病证的演变发展是相符的。如病入三阴，经治疗后，阳气来复，则在阴经病中也可见邪从热化的阳证。如第320条：

"少阴病，得之二三日，口燥咽干者，急下之，宜大承气汤。"再如少阴病篇中有咽痛症，手少阴心脉，起于心，下络小肠，其支脉挟咽，阴虚生热，邪从热化，可见心烦、咽痛等症，这些与《素问·热论》中三阴病的表现较相似。

《伤寒论》中对疾病的病程及预后也继承了《黄帝内经》中的思想。如《素问·热论》曰："七日巨阳病衰，头痛少愈……十二日厥阴病衰。"《伤寒论》第 7 条："太阳病，头痛至七日以上自愈者，以行其经尽故也。"这与《素问·热论》中"七日巨阳病衰"是十分相似的。

《伤寒论》六经与《黄帝内经》六经虽传变不尽相同，但都是以手足十二经为基础的，《伤寒论》中临床证候的变化，是以六经所属的脏腑经络的病理变化反应为基础的。如足太阳膀胱经上额，交巅顶，下项，挟脊抵腰。邪袭太阳，经气不利，出现"头项强痛"之症。再如足少阳胆经起于目外眦，上达额角，下行至耳后，从缺盆部入胸过膈，络属肝脏，沿胁肋部。邪犯少阳，枢机不利，邪气循经上扰，出现"口苦，咽干，目眩""胸胁苦满"之症。

《伤寒论》治则治法秉承了《黄帝内经》的相关理论

《黄帝内经》中提出了治病求本、平调阴阳、标本缓急、三因制宜、因势利导等基本治则与一系列治法，张仲景继承并发展了《黄帝内经》中的治则治法，方药具备。张仲景重视扶阳气，护胃气，存津液，按照三因制宜，表里先后，因势利导等原则，以达到扶正安邪，平调阴阳之目的；在治法上，张仲景具体运用汗、吐、下、和、清、温、补、消等治法，方药具备。

1. 扶正祛邪：《灵枢·百病始生》曰"风雨寒热，不得虚，邪不能独伤人……两虚相得，乃客其形"。《素问·刺法论》曰"正气存内，邪不可干，精神内守，病安从来"。疾病发生发展的过程与邪正双方的盛衰有着密切的关系。扶正祛邪的治则贯穿于《伤寒论》中，伤寒病的六经阶段，也是正气与邪气相互斗争的过程。病在三阳，正盛邪实。太阳病为疾病初起阶段，外邪侵袭体表；进入阳明阶段，阳明化燥，正气奋力抵抗；少阳病阶段病位在阳经病最后一经，正气相对不足，《伤寒论》中第 97 条"血弱气尽，腠理开，邪气因入，与正气相搏"。此条指出气血虚弱的人，正气不足，腠理疏松，邪气乘虚而入，正邪之间相互斗争，互为进退。如最后正气战胜邪气，则病不进展，否则正气进一步虚衰，则进为三阴病，邪盛正衰，多呈一派虚寒象，太阴脾胃虚寒，少阴心肾阳气不足，至最后厥阴阶段，正气与邪气作最后一搏，呈现厥热胜复，寒热错杂之象。因此，太阳、阳明病阶段以祛邪为主，少阳病祛邪兼以扶正，三阴病则以扶正为主。

2. 顾护阳气：《素问·生气通天论》曰"阳气者，若天与日，失其所，则折寿而不彰，故天运当以日光明"。阳气是人生命活动的根本动力，五脏六腑功能的正常运转有赖于阳气的温煦，阳气的盛衰决定着疾病的发生、发展与转归，尤其是病入三阴阶段，阳气来复与否，更是决定了人之生死。张仲景重视扶阳气，主要方法包括：通阳以散寒，如桂枝汤证；扶阳以解表，如麻黄附子细辛汤证；温中以散寒化湿，如理中汤证；护阳以固表，如桂枝加附子汤证；扶阳以宣痹，如甘草附子汤证；温阳以行水，如真武汤证；回阳以救逆，如四逆汤证。

3. 保存津液：然"孤阴不生，独阳不长"，《素问·阴阳应象大论》曰"阴在内，阳之守也；阳在外，阴之使也"。阴阳互根，相互为用，生命的维持赖以水火之既济，阴阳之和合，阴阳任何一方面的偏盛、偏衰、互损、亡失等，都会造成一系列病理变化。阳气的功能在于温煦、推动，阴液的作用在于濡养滋润，二者都是构成和维持生命运动最基本的物质。张仲景在重视固护阳气的同时，存阴液的思想也贯穿于其整个治疗过程之中。如桂枝汤调护法中张仲景强调发汗"不可令如水流漓，病必不除"。太阳伤寒证中提到的本身阴血不足的人，如"亡血家，淋家，汗家，衄家"等，均不可用麻黄汤发汗。《伤寒论》第 230 条："阳明病，胁下硬满，不大便而呕，舌上白苔者，可与小柴胡汤，上焦得通，津液得下，胃气因和，身濈然汗出而解。"少阳阳明邪热尚不盛，但津液有偏失之象，用小柴胡汤疏利三焦，调达上下，使津液得布，气机得畅，而祛邪于外，病解而愈。再如第 303 条："少阴病，得之两三日，心中烦，不得卧，黄连阿胶汤主之。"此乃为少阴病邪从燥化，真阴内耗，肾水亏虚，水火不济，故心烦不寐，治宜育阴清热。由上述可知，张仲景在诊治过程中十分重视人体的津液。正如伤寒大家陈修元在其《医学三字经》中曰："长沙室，叹高坚，存津液，是真诠。"

4. 重视胃气：脾胃为后天之本，气血生化之源。《素问·平人气象论》曰："平人之常气禀于胃，胃者，平人之常气也。人无胃气曰逆，逆者死。"《素问·热论》曰："五脏已伤，六腑不通，荣卫不行，如是之后，三日乃死，何也？岐伯曰：阳明者，十二经脉之长也，其血气盛，故不知人，三日，其气乃尽，故死矣。"张仲景十分重视胃气盛衰在疾病防治中的作用，《伤寒论》113 方中，多处用到人参、姜、大枣、甘草、粳米等，其中使用大枣者有 40 方，使用姜者有 63 方（包括生姜 39 方，干姜 24 方），使用甘草者有 70 方，固护脾胃，以滋化源。如在白虎汤中，张仲景在用苦寒药石膏、知母清热的同时，辅以甘草、粳米，以和中益气，防止石膏、知母寒凉伤胃。十枣汤中张仲景伍以"大枣肥者十枚"，以缓和甘遂、大戟、芫花的毒性，顾护胃气。在运用较峻猛的药物时，张仲景强调中病即止，以免伤及胃气。如第 213 条小承气汤证中，"若一服谵语止者，更莫复服"。腑气已通，谵语已止者，当停服小承气汤。再如第 238 条大承气汤证中，张仲景在服法中指出"得下余勿服"。《素问·逆调论》曰："胃不和则卧不安。"《伤寒论》第 79 条："伤寒下后，心烦腹满，卧起不安者。"张仲景用消法，以栀子厚朴汤治之，胃和胀除，则能安卧。《素问·玉机真脏论》提出"肝传之于脾"。《伤寒论》第 100 条曰："伤寒，阳脉涩，阴脉弦，法当腹中急痛，先与小建中汤，不差者，小柴胡汤主之。"阳脉涩，表示脾胃虚弱；阴脉弦，表示邪入少阳，病在肝胆。张仲景提出"见肝之病，知肝传脾，当先实脾"，故先投以小建中汤，建运中州，如脉仍弦，痛未止者，再投以小柴胡汤，和解少阳。

5. 因势利导：《素问·阴阳应象大论》曰"其高者，因而越之，其下者，引而竭之；中满者，泻之于内；其有邪者，渍形以为汗；其在皮者，汗而发之；其慓悍者，按而收之；其实者，散而泻之"。《黄帝内经》中提出了补虚泻实、寒热温清等因势利导之治法，张仲景据证而分别采用汗、吐、下、和、清、温、补、消等治法，方药具备。如以吐法治疗病势向上，痰饮阻膈之瓜蒂散证；用下法治疗病势向下，阳明腑实的大承气汤证；用泻热逐水的方法治疗心下硬痛，水热互结的大陷胸汤证；用汗法治疗病在浅表，营卫不和的桂枝汤证。

扶阳气，存阴液，保胃气，因势利导等治则与治法，其本质都在于调整阴阳的偏盛偏衰，即"和"阴阳。《素问·生气通天论》曰："凡阴阳之要，阳密乃固。两者不和，若春无秋，若冬无夏，因而和之，是谓圣度。"《素问·上古天真论》曰："和于阴阳，调于四时。""和"即和解，调和之意，表示脏腑气血功能的协调。《伤寒论》第 58 条："凡病若发汗、若吐、若下、若亡血、亡津液，阴阳自和者，必自愈。"再如太阳病中调和营卫的桂枝汤，到阳明病中的和胃气的调胃承气汤，到少阳病中和枢机，解郁结的小柴胡汤等，都体现了《黄帝内经》中"谨察阴阳所在而调之，以平为期"的思想。

112 　从《周易》卦理析六经辨证实质

《伤寒论》六经以太阳、阳明、少阳、太阴、少阴、厥阴三阴三阳命名。以《伤寒论》临证，用好六经辨证，须明确何谓六经。现存文献中，三阴三阳的名词见于《黄帝内经》《伤寒论》以及长沙马王堆汉墓医书《足臂十一脉灸经》《阴阳十一脉灸经》等医药类古籍，而其他科技类、文史哲类古籍未见，因此学者多将三阴三阳视为中医之专属概念。这样一来，则很难追溯到三阴三阳概念的理论源头，难以说清其内涵意义。易学对中医学影响很大，在价值观、思维方式等方面都对中医有深刻影响，如崇尚阴阳中和，以阴阳五行为说理思辨工具等。学者汪剑认为，《伤寒论》六经以阴阳命名，阴阳学说源出于《周易》，故六经的理论源头在易学，要搞清楚六经的实质内涵，须参以易学之理，研究六经可以采用设卦观象、以象解经之法。

六经与太极四象

太阳、阳明、少阳、太阴、少阴、厥阴三阴三阳，皆以阴阳为名，六经辨证实质是阴阳辨证的具体化运用。先秦两汉文化典籍虽然未见三阴三阳之名词，但易学却有四象的概念。《周易·系辞传》曰："是故《易》有太极，是生两仪，两仪生四象，四象生八卦。"四象包括太阳、少阳、太阴、少阴，又名老阳、少阳、老阴、少阴。宋代理学大师周敦颐《太极图说》曰："太极动而生阳，动极而静，静而生阴，静极复动。"阴阳是在太极动静之中生成的，产生"两仪生四象"的原因亦是阴阳之动静。太阳、少阳、太阴、少阴反映的是阴阳动静的四种不同状态。前人认为太阳、太阴是极动极静之时，少阳、少阴是初动初静之际。

三阴三阳与四象比较，在太阳、少阳、太阴、少阴的基础上，多出阳明、厥阴，从四变为六，三阴三阳的形成在四象之后。由此可见，三阴三阳也反映了阴阳运动的不同态势。两仪生四象乃一分为二的原理，而三阴三阳则一分为三的原理。与四象相比，三阴三阳多出了阳明、厥阴。何谓阳明？何谓厥阴？可以从两个方面进行探讨：一是从《伤寒论》六经病中阳明病、厥阴病两篇的病因病机、治法方药进行分析，这点前人已经涉及较多；二是从阳明、厥阴的词义进行分析。

先讨论阳明之"明"。《说文解字》曰："明，照也。"《左传·昭公二十八年》曰："照临四方曰明。"《礼记·中庸》曰："著则明。"《周易·系辞传》曰"日往则月来，月往则日来，日月相推而明生焉"，"悬象著明莫大乎日月""日月之道，贞明者也"。《周易·说卦传》又曰："离也者，明也，万物皆相见，南方之卦也。"《素问·至真要大论》曰："阳明何谓也？岐伯曰：两阳合明也。"可见，"明"有日月高悬、照临四方、光明盛大之义。而阳明者，为阳气盛大，光照四方之义。

再讨论厥阴之"厥"。《说文解字》曰："厥，发石也。"《说文解字注》曰："引申之，凡有撅发皆曰厥……厥，掘也。"《素问·至真要大论》曰："厥阴何也？岐伯曰：两阴交尽也。"从《黄帝内经》来讲，厥阴为阴极之时，阴气将尽之象。而从字义来理解，又可见新义。从字义来看，厥为挖掘、发掘、掘石之义。厥阴乃风木之象，五行属木，六气为风。木能疏土，石在土中，故木条达而能掘石，为发石之义；风能飞沙走石、扬尘播土，亦为发石之义。故厥阴是言风木发石之象。

六经与先天八卦

三阴三阳与八卦也有密切的联系。八卦包括先天八卦与后天八卦，三阴三阳的排列与先天八卦的排列有着惊人的吻合之处。先天八卦的排列为乾、兑、离、震、巽、坎、艮、坤，其中乾坤两卦代表天地，天地交媾而生兑、离、震、巽、坎、艮六卦，此六卦即"乾坤六子"，其中震为长男、坎为中男、艮为少男、巽为长女、离为中女、兑为少女。先天八卦可分为两部分，一支为乾兑离震，一支为巽坎艮坤。

《伤寒论》三阴三阳的排列恰好与先天八卦的排列一致，八卦分别对应《伤寒论》六经次序。

乾为天，兑为泽，泽为大海水泽，乾与兑之象如天水相接、旭日初升。兑为大海水，与乾卦相比，多一阴爻，因此此阴爻为阳中之阴，即太极图中阳鱼中的阴眼。太阳为膀胱，为太阳寒水，故太阳之象为乾、兑二卦。

离为火。上文提到《周易·系辞传》曰："离也者，明也。"明为照临四方之义。离为火，为日。故阳明之象为离卦。震为雷，属木。震、巽二卦皆属木，而震为阳木、巽为阴木。少阳为胆、为三焦，属木。故少阳之象为震卦。

坤为地，艮为山，属土。艮山自坤地隆起，故为阴中之阳，坤为阴土，艮为阳土，艮卦与坤卦相比，多一阳爻，因此此阳爻为阴中之阳，即太极图中阴鱼中的阳眼。六经病中，太阴病为太阴湿土之病，与太阴脾有关，故太阴之象为坤、艮二卦。

坎为水。六经病中，少阴病分少阴寒化证、少阴热化证。少阴寒化证与心肾阳虚、少阴肾水虚寒有关。少阴热化证从阳化热，多与少阴心有关，为阴虚阳亢。坎一卦，为肾水之象，而坎离交济、心肾相交，肾水不足则心阳独亢。因此，少阴之象为坎卦。

巽为风，属木，为阴木，厥阴为风木。故厥阴之象为巽卦。

六经与先天八卦对应，太阳为乾、兑二卦，阳明为离卦，少阳为震卦，太阴为坤、艮二卦，少阴为坎卦，厥阴为巽卦。《伤寒论》六经病三阴三阳的排列符合易理，符合阴阳的总体规律。若搞清楚了《伤寒论》六经与先天八卦之间的关系，设卦观象，以象解经，那么六经病的证治也就容易理解了。

六经病方证卦象解析

1. 太阳病方证卦象：太阳之象为乾、兑二卦，乾为天，兑为泽，以象而言，太阳便如天水相接，旭日初升，日出于大海水中。如清代医家郑钦安先生《医理真传》曰："太阳如天之日，日从东海而出，海为储水之区，水性主寒，故曰太阳寒水。"太空之上，天有劲厉之罡风，日出海水，清晨寒风凛冽。故太阳病有麻黄汤证、桂枝汤证，外有寒而里有水饮则为小青龙汤证，外有寒而里有郁热则为大青龙汤证，兑为大海水，因此为龙出海水之象。兑为大海水，如寒水过甚，下有水气，则为太阳病阳虚兼水气证，即苓桂甘枣汤证、苓桂术甘汤证。寒水不得气化升腾，则为太阳蓄水证，即五苓散证。热结膀胱，大海水中瘀热互结，则为太阳蓄血证，即桃核承气汤证。太阳膀胱与少阴肾相表里，前人说太阳的底面为少阴，因此太阳病失治误治既可顺传，也容易直接影响少阴，因此太阳病中多有"加附子汤证"，用附子温起太阳之底面，便似托起一轮旭日，以解寒凝，如桂枝加附子汤证、桂枝附子汤证、甘草附子汤证、干姜附子汤证、茯苓四逆汤证等。

2. 阳明病方证卦象：阳明之象为离卦，离为火，故阳明病多火热证。阳明热证有栀子豉汤证、白虎汤证、白虎加人参汤证、猪苓汤证。离火郁热则为栀子豉汤，离火大热则为白虎汤，离火大热伤津则为白虎加人参汤证、水热互结伤津则为猪苓汤证。离火太甚，伤津化燥，燥热结实，则为阳明腑实证，即大承气汤证、小承气汤证、调胃承气汤证。离火与湿郁蒸，则有发黄证，即茵陈蒿汤证、栀子柏皮汤证、麻黄连翘赤小豆汤证。

3. 少阳病方证卦象：少阳之象为震卦，震为雷，为阳木。少阳为半表半里，少阳为阴阳表里之枢机，寒热往来之所，少阳病即表里枢机不利证。春雷不出，阳气内伏，表里阴阳不交，阳木疏土不利，木气不得出，皆为少阳枢机不利证。春雷伏藏，木气不泄，则为郁热，火气上冲，故见口苦、咽干、目眩、目赤、两耳无所闻等症。阳木之气郁结而气机不利，故见胸胁苦满、嘿嘿不欲饮食、胸中烦、腹中痛、胁下痞硬、心下悸、小便不利、咳等症。因此，以小柴胡汤斡旋枢机，气机得转而春雷阳木升发，春雷化雨，气机舒畅，郁热得解，小柴胡汤为善理气机之方。

4. 太阴病方证卦象：太阴之象为坤、艮二卦，坤为地，艮为山，皆属土，坤为阴土，艮为阳土，太阴病皆为脾土之病，故太阴病有腹满而吐、食不下、自利益甚、时腹自痛等症。太阴寒甚有四逆汤证，太阴虚寒可参理中汤证，太阳病误下、邪陷太阴有桂枝加芍药汤证、桂枝加大黄汤证。《伤寒论》太阳病篇的厚朴生姜半夏甘草人参汤证、小建中汤证、桂枝人参汤证亦属太阴病。

5. 少阴病方证卦象：少阴之象为坎卦，坎为水。坎卦为一阳藏于二阴之中，一阳蒸腾二阴，肾水上腾，上济心阴，则坎离升降、水火往来。少阴包括心、肾，心为火，肾为水，水居于下，坎中一阳为水火往来之发机，因此少阴病诸方治心与肾，而以治肾水为主。因此，少阴病分少阴寒化证与少阴热化证。少阴寒化证为坎水寒气深重，有四逆汤证、通脉四逆汤证、白通汤证、白通加猪胆汁汤证、真武汤证、附子汤证等。少阴热化证为阴虚阳亢、坎水虚热，则有黄连阿胶汤证、猪苓汤证。少阴病兼表为麻黄细辛附子汤证，是坎水寒而天风疾。

6. 厥阴病方证卦象：厥阴之象为巽卦，巽为风，属木，厥阴之象为风木之象。风木主动，故厥阴病见消渴、气上撞心、吐蛔、下利、热利、吐下、泄利不止、便脓血等以风性动转为特征的症状。厥阴为阴木，若不能疏泄，则郁而化热，出现寒热错杂的证候，故有乌梅丸、干姜黄芩黄连人参汤、麻黄升麻汤等寒热并用之方。若厥阴风木郁热甚，则有白头翁汤证。若厥阴病从阴寒化，则有当归四逆汤证、当归四逆加吴茱萸生姜汤证、通脉四逆汤证、吴茱萸汤证。厥阴风木当疏泄动转，若疏泄不及，则为厥，故厥阴病可因寒郁，也可因热郁阻碍气机而致诸厥之证。

验案举隅

患者，女，69 岁。2018 年 3 月 15 日诊。主诉失眠 3 个月。患者 3 个月前患带状疱疹，带状疱疹疼愈后，又患感冒，就诊于某医科大学附属医院，服西药后出现失眠。再次到医院求诊，予服艾司唑仑片治疗无效，3 个月来，大多数时候彻夜难眠，痛苦焦虑。经人介绍，遂来求治。中医诊断为不寐。辨证属胆胃不和，痰扰心神。治以调和胆胃，化痰宁心安神。先予温胆汤加安神药。

处方：枳壳 12 g，竹茹 12 g，法半夏 12 g，陈皮 12 g，茯苓 15 g，炙甘草 6 g，炙远志 12 g，首乌藤 30 g，生龙骨（先煎）30 g，厚朴 15 g，炒酸枣仁 30 g，川牛膝 15 g，石菖蒲 12 g。6 剂，水煎服。

连服半个月，病情稍有好转，之前彻夜难眠，现夜间已能入睡 2 小时，已能开颜谈笑。病情虽有好转，但尚不满意，还需精确辨证。查其舌脉，舌质紫暗，苔白厚腻，脉弦滑，并自诉胃中冷，双颧潮红。考虑其少阴阳气不足，寒湿内蕴，不能蒸腾气化，心肾不交所致。少阴之象为坎卦，为一阳藏于二阴之中，肾中一阳气化蒸腾，肾水随一阳上腾，上济心阴，以制上炎之心火，心火方不至上炎太过，心神得安。心阴下降，心火随心阴下降而温肾水，如此方阴阳交通，水火往来，坎离既济。治疗以升降少阴水火为法，先以四逆汤温补坎中一阳；次以五苓散温化水湿，以解坎中水气之寒；再以交泰丸升降水火，黄连降心火，肉桂温肾水。

处方：制附子（先煎）15 g，干姜 15 g，炙甘草 6 g，桂枝 15 g，茯苓 20 g，泽泻 20 g，猪苓 10 g，炒白术 15 g，黄连 6 g，肉桂 6 g，炙远志 12 g，合欢皮 15 g，麦冬 12 g，苍术 15 g，厚朴 15 g，陈皮 12 g。4 剂，水煎服。

服用上方 4 剂，1 周后，大效，夜间已能入睡 6 小时，且西药安眠药已停用。以上方加减调理 1 个月，病情痊愈。

　　按：此例病案为严重失眠，二诊以坎卦为象，治少阴为主，升降水火，交通阴阳，服药 1 周而大效。《周易·系辞传》曰："圣人设卦观象，系辞焉而明吉凶，刚柔相推而生变化。"之所以设卦观象，是以天地自然现象解析抽象之理。《伤寒论》六经的研究也可以采用设卦观象之法，以天地自然之象解析六经之临证运用，本身也符合《伤寒论》六经命名与三阴三阳排列次序的本义。

113 从《周易》六爻之变析六经之病

《周易》是中国智慧的结晶，也是最古老的哲学，没有《易经》就没有中国的璀璨文明。《易经》认为天地成形，阴阳初分，三为本，六为宗，而演绎万物；也认为天下同归而殊途，一致而百虑。多则惑，少则明，古人认识事物多用归纳推理法，注重宏观把握。秦汉以降，文人士仕深受易经归纳、推演的哲学思维影响，张仲景著《伤寒杂病论》应是受《周易》阴阳爻变哲学思维方式的影响，结合《黄帝内经》脏腑经络理论，创设六经之病，将复杂多变的病症按类归纳，由博返约。学者张广华认为，用《周易》六爻之变阐释六经之病，可以更好地理解疾病发展过程中邪正相争，阴阳进退所表现出的病理变化。

六经不明，则伤寒之门不得而入。恽铁樵曾曰："伤寒第一重要之处为六经，而第一难解之处为六经……此处不解，全书皆模糊影响。"何为六经？太阳、阳明、少阳、太阴、少阴、厥阴，是为六也；经，周身营卫气血运行的通路。《素问·天元纪大论》曰："阴阳之气各有多少，故曰三阴三阳也。"根据阴阳之气多少的不同，划分为三阴三阳。太阳为三阳，阳明为二阳，少阳为一阳；太阴为三阴，少阴为二阴，厥阴为一阴。六经即太阳经、阳明经、少阳经、太阴经、少阴经和厥阴经。《伤寒论》中"六病而非六经"。如太阳病脉证并治、太阴病脉证并治等，未明确指出太阳即太阳经，阳明即阳明经。《伤寒论》六病在命名上虽与《黄帝内经》十二经脉名称相同，但内涵殊异，不属于一个概念范畴。而研究《伤寒论》者习惯将伤寒三阴三阳称为六经辨证体系，因循相袭，称为六经。

古今历代医家对六经的研究认识有经络说、脏腑说、气化说、六病说、六部说、地面说、分证说、阴阳说、八纲说、阶段说、症候群说等不同见解。也有学者主张将经络、脏腑、气化三种学说结合起来。

溯源追流，六经由来

1. "六"之数由《易经》而始："经"之名由《黄帝内经》而定，"六经"体系至伤寒而成。六经若经络，为何太阳病只涉及膀胱足经，而不言小肠手经；六经若脏腑，为何一经而系多脏，如太阳病兼证、变证涉及肺、心、肾、脾等脏；一脏而涉多经，如小便不利，见于太阳、阳明、少阴；六经若气化，为何章太炎却有"假借运气，附会岁露，以时效之书变为玄谈"之言。既然都不能自圆其说，必是将经络、脏腑、气化三者结合应该就能揭示六经的内涵了。其然乎，其不然乎？

2. 六经欲明，探本溯源：可从《伤寒论》原序中窥度一二。《伤寒论》原序"建安纪年以来，犹未十稔"，建安，东汉年号。《医林列传》中曰："张机，字仲景……官至长沙太守。"自西汉武帝时期罢黜百家，独尊儒术之后，儒学则在中国文化中居于统治地位。至汉末仲景时期，儒学已经渗透到社会生活的各个方面了。序中"怪当今居世之士，曾不留神医药，精究方术"。士，可以说是多闻博识的知识分子，儒学修养自是渊深。而方术则各有所指，方，指方技；术，指数术。《汉书·艺文志》对其有详细说明："方技者，皆生生之具，王官之一守也。太古有岐伯、俞拊，中世有扁鹊、秦和，盖论病以及国，原诊以知政。""数术者，皆明堂、羲和、史、卜之职也"，并将数术家分为天文家、历谱家、五行家、蓍龟家、杂占家、形法家六大派。方术所赅之广，实非常人所通达。仲景"宿尚方术"乃博儒通医之才，序中"若能寻余所集，则思过半矣"则是源于《周易·系辞下》"知者观其象辞，则思过半矣"；"撰用《素问》《九卷》《八十一难》《阴阳大论》《胎胪药录》，并平脉辨证，为《伤寒杂病论》"。其中

《阴阳大论》一书，根据推断应是《周易》之别名。仲景对易经的研究不可谓不深，《伤寒例》曰："是故冬至之后，一阳爻升，一阴爻降也。夏至之后，一阳气下，一阴气上也。"冬至之时应月为十一，应卦为复，正是一阳蒙发之时。夏至之时，应月为五，应卦为姤，正是一阴初生之时。另外，"人迎趺阳，三部不参；动数发息，不满五十"，这里的"五十"应该就是《周易》所谓"大衍之数"，望闻问切之切诊三部九候就是为了了解"天地之至数合于人体血气"的情况。《伤寒论》第7条："病有发热恶寒者，发于阳也；无热恶寒者，发于阴也；发于阳，七日愈；发于阴，六日愈。以阳数七，阴数六故也。"是以天地水火之数推断病程的。

《伤寒论》中治水的方剂真武汤，清热的白虎汤，除烦解表的大小青龙汤等汤剂，也是根据《易经》二十八星宿之名命名的。

由博返约，"六"括万化

《黄帝内经》与《伤寒论》中的六经概念，是以《易经》为渊源，以八卦为中介的。仲景将《易经》原理作为中医学的理论指导和思维方法，《伤寒论》六经、六经辨证与《周易》的哲学原理有着必然的联系。《易经·说卦传》曰："昔者圣人之作《易》也，将以顺性命之理；是以立天之道，曰阴与阳。"《素问·上古天真论》也有"上古之人，其知道者，法于阴阳，和于术数"。中医理论来源基于中国传统文化，仰观俯察，近取诸身，远取诸物。将自然宇宙的理论之法推演于人身，而人体生理病理的理论雏形形成。风寒暑湿燥火，天之六气，根据地球自身转动，阴阳升降，十二辟卦把一年分成十二个月，六个月属阴，六个月属阳。由乾坤两卦开始变化，五天一候，三候一气，六气一节，故一年有二十四个节气，人在天地之间，气候有变，人体有应，机体若不能应天之变而变，病变就随之而来。故尔"以天地为参，与日月相应"。通过人的身心洞察把握宇宙生命的规律，整体观念由此而生。气候有春夏秋冬之异，地理有东南西北之殊，形有高矮胖瘦之分，质有虚实衰旺之别，辨证论治因此而设。"易与天地准，故能弥纶天地之道""范围天地之化而不过"。《周易》蕴含的学问法则，是宇宙万事万物一切学问的标准，不论人事、物理，一切的一切，都以此为法则。《管子·五行》曰："六月日至，是故人有六多，六多所以街天地也。天道以九制，地理以八制，人道以六制。"每年经六个月为冬至、夏至，因此，人的卦象有六爻，六爻是可以通乎天地的。周易画卦成象，以三为本，以六为宗，演绎万物，内、外卦相合乾坤交汇，内外相协，万事变化的诸端之象尽藏于其中。"六爻之动，三极之变也"，宇宙间的事情，包括物理在内没有超过六个阶段的，一切的变，只能变到第六个阶段。故仲景设三阴三阳，疾病之变尽括其中矣。疾病发展过程中邪正相争，阴阳进退所表现出的病理变化无出六经之外。"易以道阴阳"。《素问·阴阳离合论》曰："阴阳者，数之可十，推之可百。数之可千，推之可万。万之大，不可胜数，然其要一也。"其要一，即为易之生生无穷之阴阳变化。"三生万物"便可解释说明，为何会有六经经络说，脏腑说，气化说等多种学说出现。而这些都可归于阴阳之变化的推演络绎。

以卦观象，"六"概百病

《伤寒论》六经辨证模型的建立与易经的卦象有密切的联系。也有学者主张研究六经可用设卦观象之法。除乾坤二卦为纯阳纯阴之卦外，太阳应卦为兑为水（泽），少阳应卦为震为火，阳明应卦为离为火，厥阴应卦为巽为风，少阴应卦为坎为水，太阴应卦为艮为山（土）。画爻成卦，每卦六爻，卦象的解读由下而上，六经之病对应卦象六爻之变，伤寒六经之为病无一不是在阐释阴阳进退邪正消长的问题，六经证候所表述的是六种"象"，而病象的演进则是对六爻之动的模拟。阳进阴退则热多寒少，阳退阴进则热少寒多，阴阳相持则寒热并见。就三阳经发热而言，太阳是发热恶寒，阳明是不恶寒反恶热，少阳是寒热往来或但发热。太阳主身之表为六经之藩篱，为疾病发展的初级阶段，太阳受病，正邪交争剧烈，发热恶寒并见。在卦象可示一爻初位。至阳明阳气旺盛，阴气被折，就显现"身热，汗自出，不恶寒，反恶热"的症象了。在卦象可示爻之二位。至少阳，阳气见衰，在卦象可示爻之三位，也为内卦之末位，为阴阳之枢纽，内外卦之交界。这一枢机之位决定了少阳发热是寒热往来、热多寒少或但热不寒。其三阴经之发热可以举一隅而三反了；而三阴经之寒，太阴是脏有寒，少阴是恶寒身踡，厥阴是脉微而厥。太阴，为少阳之后，为阴病轻浅阶段，在卦象示爻之四位，外卦之初位，太阴为病，腹满而吐，时腹自痛，脏有寒，当温之。若下之必胸下结硬，提示阴病有阳转之机，若治疗得当，则有欲愈之势。少阴，为太阴之后，为病情危重之阶段，在卦象示爻之五位，阳气衰微，阴气极盛，故少阴病多死证及不治之证。厥阴，为少阴之后，在卦象示爻之上位，阴极阳变之阶段，故有"厥深者，热亦深，厥微者，热亦微"之势。从初爻到终爻，六爻之变，"七日来复"，阴病转阳，若不向三阳转化则只有死或不治的结局。

症状、病名的变易与治则、治法的不易

《易经》的两大原则，不易和变易。一切事物发展变化有常数有变数，凡事应之必然，是常数；凡事有时或不然，为变数。在运算过程中有始终不变的数或字母，也有随条件而变的数或量。《素问·玉机真脏论》曰："五色脉变，揆度奇恒，道在于一。"知其常方能达其变，在认识事物时通过对一般规律的把握，通过观察比较进而理解事物的特殊性，从而达到全面认识事物的目的。中医以平人之常，衡量是否为患病之人；《金匮要略》胸痹心痛篇曰："平人无寒热，短气不足以息者，实也。"以健康状态下的脏腑生理，衡量患病状态下的功能失调。《金匮要略·五脏风寒积聚病》篇就是根据五脏生理功能推演脏腑中风中寒后的症状、脉象及预后。

不易是其本体，讲的是永恒不变的道理。变易是其象的表现。譬如水，可凝结成冰，亦可水化为气，此其变易也。而其滋润下行的品德，终不改易，是谓不易。伤寒六经脉、证、病变演化出纷繁复杂的各种疾病，可视为变易。很多疾病，运用《伤寒论》的六经辨证体系，临床都能收到良好的效果，可视为不易；后世学者对六经研究产生的各种学说是对六经内涵的演绎，属"变易"；把以上学说归纳为六经之病，用六爻之变解释六经，则属"不易"。变易的是年代更迭演变出来的数以万计的病名，不易的是治疗的原则与方法。人之疾病不可胜穷，若每病必制一方，则无有尽期。病有定体，故以三阴三阳即后世所谓"六经"而分司之。病发何经，或始终只在一经，或转属他经，或与他经合病、并病，乃是阴阳进退、消长、多少之变化，换言之即六爻之变动。以六爻之变为核心，为原则，为规律，阴阳进退消长推之于人，参之以经络脏腑，则六经辨证体系完备。象、名可以数以万计，而其本体只一，即所谓大道至简，其理无二。以卦观象，用爻变解释六经之病症病机，这些学说便都能言之成理，区别只是名象不同而已。《周易》之象数理可以解读《伤寒论》之六经辨证、方剂组成及相关病机情况。可见仲景欲以六经为百病立法，使后学者有所遵循，以期达到"虽未能尽愈诸病，庶可以见病知源"之目的。

114　六经辨证与《周易》哲学理论

《伤寒论》确立了六经辨证的理论体系，并奠定了中医辨证论治的基础。《伤寒论》六经辨证体系主要包括两个方面的内容：一是"六经"的三阴三阳证，二是各证型间的传变转化规律。"六经辨证"指的是太阳、阳明、少阳、太阴、少阴和厥阴等六种病症，分别代表外感热病的不同阶段。每种病证均有自己独特的症候群，各证型间的传变转化则反映了病位、病性和病势变化的顺序和规律。

学者罗桂青等认为，《伤寒论》成书年代正是《易》学思想盛行之时，官居太守之位的儒士张仲景将《周易》哲学观融入其医学著作是情理之事，其援用《周易》哲学思维模式发展了《素问·热论》中对外感热病六经传变理论的论述，从而确立了六经辨证的理论体系。

六经辨证与《周易》"六位"模式

《周易》中的"六位"是指六十四卦中每卦有六爻，每爻代表一"位"，六爻代表"六位"，每个"位"均表示事物发展的某个阶段，从初爻到上爻的演变说明了事物初生、渐长、始盛、渐盛、极盛和盛而转衰的整体发展过程。

《伤寒论》六经辨证中的每个病证是指外感热病所处的某个病程阶段，从三阳到三阴，疾病从浅到深、从轻到重，至厥阴而表现出病有转机，从阴出阳。六经病排列顺序的理念明显模拟了《周易》以"六爻"定位的思维模式。张喜奎认为《伤寒论》六经辨证体系是以临床病例为基础，再结合《周易》的"六位"观提出各经病证的总提纲、排布顺序以及传变的规律。梁华龙等提出了两个观点，一是《伤寒论》思辨性理论来自于《周易》，一是《伤寒论》医学理论来源于《黄帝内经》。他们认为二者的结合确立了六经的理论基础和六经辨证思维，六经辨证即是借《周易》"六位"的概念并结合《黄帝内经》对热病的认识来说明外感热病的各个阶段和传变规律，将哲学的三阴三阳思维运用到医学实践的结果。

在《伤寒论》六经辨证体系中，外感热病由最轻、最浅的太阳表证逐渐发展到少阴重证，然后才是厥阴证，而不是将病情最严重的少阴证放到最后，表示疾病在严重到了极点时会有转机，可由重转轻。这种热病的发展规律明显是受到了《周易》"六位"模式的影响，反映出事物的发展有一定的阶段性，且到一定程度会出现物极必反的现象。

六经辨证体系与《易》学中"象""时"概念

"象"是《易》学中的一个重要概念。《周易》中的"八卦"象征着天地间的各种物象，例如乾代表天、坤代表地、艮代表山和震代表雷等；每种物象又表示着某种意义，例如火为丽、水为陷、艮为止和兑为泽等。《伤寒论》六经辨证中每个症候群所显示的脉象或症状提示了病证的病位、病性和病势，从而可得知疾病的现状和推论出疾病的发展趋势及预后的情况，其意义和《易》学中的"象"概念十分类似。孟庆云认为《伤寒论》论述的六经是六种"象"，病象的演进即效法于"六爻之动"；指出张仲景在确定病象时注重以时间顺序对应"六节"，病象的发生和结束与时间有一定的关系，因此表现为"时"与"象"相结合。孟氏还提出《伤寒论》中的六经生理病理病证模型实际上是对卦象的模拟，例如太阳病过程中的五泻心证，阳明病和少阴病过程中的承气汤中三急下证便是模拟于"否""泰"二卦。李继青认为《伤寒论》是借用了《易》理从而确定了中医辨证施治的理论基础，其六经辨证与《周易》之六爻叠卦有着必然的内在联系，指出六经病的传变规律与寒热变化明显比拟于《周易》的卦爻象数和八卦方位的不同性质。

　　"时"是《易》学中另外一个重要元素，卦象的吉凶不但取决于"当位""应位"和"中位"，还与"时机"密切相关。《易》学中所强调的"时"，并不仅仅是一个单纯的时间概念，实际上概括了整个受时间、地点、环境等所制约的客观形势，表示了事物在动态发展过程中一个特定的阶段。"象"随"时"而变，而随着时间的改变，六经病证会按着一定的传变规律从三阳经传至三阴经，证候的表现也会有所变化。《伤寒论》外感热病发展传变中"时"的概念深深受到了《易》学中"卦时"学说的影响。蒋力生认为《周易》的"卦时"学说是六经辨证的理论渊源，一卦六爻，每爻在不同的"时"皆有变化，暗示了事物发展的规律；《伤寒论》中的六经辨证显著体现了《周易》"卦时"学说中的过程论、阶段论和场景论观点。罗德扬等认为天地是阴阳最大的自然法象，而《伤寒论》中的三阴三阳与天地四时之阴阳有密切关系，指出应将太阳比拟为天，太阴比拟为地，少阳、阳明、少阴、厥阴比拟为四时，由此便可以验证医易的相通之处。李家庚认为《伤寒论》凭借《周易》的时空数理观阐述了人体生理、病理、证候、传变、诊断和治疗的整个过程，指出张仲景正是以《周易》太少阴阳衍化的三阴三阳六气作为立论基础，从而确立了六经辨证的体系，不仅说明了疾病传变的基本规律，更可以根据疾病的时间变化把握用药时机和数量，推测疾病的预后发展和吉凶。

　　《周易》认为循环往复是阴阳运动的基本方式。《易经·复》中曰："反复其道，七日来复。"《伤寒论》因此确定了六经的传变日期和疾病的痊愈时限，把阴阳二气循环往复的周期定为七日，病邪由第一日始传太阳，至第六日的厥阴而止；到了第七日，人体正气来复而疾病便可自愈。《伤寒论》中对六经病变的论述明显效法于《周易》"象"和"时"的概念。"象"提示了病证的病位、病性和病势，"时"则提示了疾病的阶段和变化。六经辨证根据患者的脉象、体征和症状等来诊断热病发展的不同阶段，并在时间上规范了热病的传变和发展规律，《周易》的"象""时"概念为《伤寒论》六经辨证提供了极好的应用模式。

六经辨证体系与《周易》的"阴阳"概念

　　《易传》采用"阴阳"的概念解说《易经》的卦象和卦爻辞是《易》学史上的一大进步。《易传》认为，天地万物的性质和变化都离不开"阴阳"的范畴，"阴阳"二气的对立统一、消长变易是万物变化的根源。这种思维方式对中国传统文化的发展产生了巨大的影响。

　　《周易》强调宇宙事物的变化不出三阴三阳，《伤寒论》六经辨证体系正是在《周易》三阴三阳概念的指导下而形成。朱昌智认为《伤寒论》辨证论治体系客观地反映了《易经》中"阴阳"对立统一、动则变化的辨证思维方式。韩鑫冰分析了张仲景对"春夏养阳，秋冬养阴"和"发于阳者七日愈，发于阴者六日愈"的有关论述，认为《伤寒论》"天人相应"的思想与十二辟卦和河图生成数均有着一定的联系，体现了《周易》的"阴阳"思想。陈桂苍指出《伤寒论》取义于《易》理，首先是根据《周易》"天人相应"的哲理观察到人体的脉搏与四时有同步的规律，其次是以阴阳为总纲来概括六经之病脉证治，至于六经病证和疾病的传变则取义于《易》之"六爻"的思维模型；认为《伤寒论》是根据《易》理中"阴阳相息"的原则来指导养生防病和疾病的预后凶吉。

　　《伤寒论》六经辨证中三阴三阳的概念见于《黄帝内经》，实际上源于《易传·说卦》中的"乾坤六子"说。《易传·说卦传》中曰："乾，天也，故称乎'父'。坤，地也，故称乎'母'。震一索而得男，故谓之'长男'。巽一索而得女，故谓之'长女'。坎再索而得男，故谓之'中男'。离再索而得女，故谓之'中女'。艮三索而得男，故谓之'少男'。兑三索而得女，故谓之'少女'。"

　　《黄帝内经》中的三阴三阳是对《周易》"阴阳"概念的进一步发展。太阳、少阳、太阴、少阴即四象，系由阴阳一分为二而成。而阳明和厥阴则分别是两个阳和两个阴的重合，所谓"两阳合明""两阴交尽"(《素问·至真要大论》)。阳明为太阳、少阳相合，其气重加，阳气转盛；厥阴为太阴、少阴相合，其气迭减，阴气变衰。三阴三阳中，阳明阳气最盛，太阳次之，少阳阳气最少；太阴阴气最盛，少阴次之，厥阴阴气最少。这样通过对阴阳之气盛衰变化的分类，阴阳的不同范畴便具有了新的意义。

《黄帝内经》根据《周易》中的"乾坤六子"说将阴阳一分为三，以三阴三阳来标明阴阳之气的多寡，其目的是用来说明事物内部不同组成之间的相互关系，但却比"阴阳"的一分为二有着更大的包容性。不仅阴阳二气相互对立统一，不同的阳之间、不同的阴之间也有着对立统一的关系。《素问·热论》中便是以三阴三阳的概念来论述热病的传变及证候："伤寒一日，巨阳受之……；二日阳明受之……；三日少阳受之……；四日太阴受之……；五日少阴受之……；六日厥阴受之……；三阴三阳，五藏六腑皆受病。"《伤寒论》正是在《黄帝内经》三阴三阳概念的基础上建立了六经辨证的理论体系，热病的发展和预后均受阴阳二气的消长转化所影响，其阴阳变化之理则明显来自于《周易》。

汉时易学盛行，《周易》的哲学观融入军事、政治、天文、地理、医学等理论的建构中，易学的思维方式也成为当时人们认识世界和解释世界的主要模式，张仲景《伤寒论》六经辨证体系正体现了这一现象。

115   六经辨证与创造性思维

　　所谓创造，就是产生新思想、新事物。创造性思维则是人们在创新活动中的思维，是科学中最积极、最活跃、最富有成果的一种思维形式。学者李国鼎发现《伤寒论》的六经辨证与创造性思维理论尽管它们研究的对象不同，但思想方法却有惊人的一致性。

六经辨证的创造性思维特征

　　中医在诊治疾病的过程中，需要摆脱一些固有观念的束缚，冲破旧的思维模式，从患者实际情况出发，重新组合已知的知识，去发现或寻找病证之间新的联系，采取新的治疗措施，以适应千变万化的临床需要。要达到这一目的，必须精通《伤寒论》的六经辨证。因为六经辨证具有创造性思维的几个基本特征：

　　1. 流畅性：即从一种病证信息迅速产生多种病证信息的能力。六经病证包括汤证都有明确的规定，一旦掌握了这些脉证机制，就可以展开多方面的联想。例如见到"脉微细，但欲寐"就可以知道心肾阳衰。从"少阳为枢"和柴胡证的"发作有时"可以想到某些发作性疾病，如癫痫、夜间排尿晕厥可用柴胡汤治疗。从芍药甘草汤治"脚挛急"、小建中汤治"腹中急痛"以及桂枝加芍药汤治疗太阴"腹满时痛"的证治中迅速考虑到芍药能够解除内脏和肢体平滑肌的挛急功用。伤寒方剂适用于各种杂病，实际上是通过六经病证的"预引"和"媒介"进行广泛联想的结果。

　　2. 精细性：六经辨证具有病、证、症三个层次的结构体系，它有助于人们多向地、多层次地进行思考。以太阳病篇为例横向的看，有太阳本证、兼证、变证、类证的辨治；纵向地看，有桂枝证、柴胡证、白虎证、承气证、理中证、四逆证的辨治；还有五苓、抵当、泻心、陷胸、十枣汤等的杂病证治。汤证与汤证之间相互关联和影响着，构成了一缜密的网。精选脉证也是六经辨证的一大特色，除六经提纲证、各个汤证的主症主脉外，有的只突出其关键性脉症，如"渴者五苓散主之；不渴者，茯苓甘草汤主之"。从渴与不渴中分别水停于膀胱与水停于胃。又如第 320 条"少阴病，得之二三日，口燥咽干者，急下之，宜大承气汤"。口燥咽干虽为阴液不足，但为何要急下，这里提供的发病时间很重要。二三日表明其人必胃火素盛，肾水素亏，故当急下存阴，否则阴竭，虽下无及矣。有不言主症而从次症中分析其病机的，麻杏甘膏汤证的"汗出而喘，无大热"（第 63 条）就是其例。这里的汗出与无大热都不是主症，但人们一旦弄清肺热逼津外泄和汗出热不退的病情之后，就会理解到肺热郁闭的严重程度了。设立与病情相反或与常理发生"冲突"和易被忽略的脉症，也有助启迪思维。以麻黄细辛附子汤证的"反发热""脉沉者""无里证"为例，其思维的顺序为少阴病不应发热，此反发热，说明不独少阴，太阳亦病；太阳病的脉象当浮，此言脉沉，则又显露少阴阳虚，由此诊为太少两感证，何等明白！"无里证"乃指不见下利清谷、四肢厥冷的里阳虚证，表明阳既虚但脏气功能尚能维护，所以用麻黄细辛附子汤温经解表，表里同治。若既有表证，又有里阳虚的下利清谷等证，则宜表里分治，先用四逆汤温阳，后用桂枝汤解表。所以，"无里证"是有特定含义的，不能忽略的。

　　3. 灵活性：《伤寒论》没有一个固定不变的脉症。以少阴病脉象而言"脉微细""脉微欲绝"都是少阴阳衰的标志，故为少阴之主脉。然阳衰阴盛又有"脉阴阳俱紧者"（第 238 条），脉微细与脉阴阳俱紧同样是少阴阳衰的表现，然而又不尽然，临床上由紧脉转为"脉暴微"（第 287 条）又属于阳气来复了。再如脉微是四逆汤用方的依据，仲景却以"少阴病，脉沉者，急温之，宜四逆汤"（第 323 条）这是因为见到脉沉，少阴阳虚之本质已经露出，此时不治，更待何时！此外，论中所谓"观其脉证，知犯何逆，随证治之"以及方剂灵活加减，都体现了这种灵活的精神。

4. 跳跃性： 六经外应天气，内合脏腑经络，六经名病有助于人们在大时空范围内驰骋想象。表现在：①跨越阳病阴病、表病里病、脏病腑病间的联想。如太阳与太阴、太阴与阳明、少阳与厥阴病之间的传变与转化关系即是。②跨越不同病位、病性之间的联想。例如表寒的桂枝证与里热实的承气证，在六经辨证内是相互关联的；太阳病发汗不彻或误治伤津化燥即可转属阳明；"伤寒不大便六七日，头痛有热者，与承气汤，其小便清者，知不在里，仍在表也，当须发汗，宜桂枝汤"（第56条）。头痛发热虽同，而其病位与性质却绝然不同，因此治疗与用方大有区别。

六经辨证创造性思维的方法

1. 立体思维法： 清代柯韵伯曾经曰"仲景六经各有提纲一条……读书者须谨记提纲，以审病之所在，然提纲可见者只是正面，读书者又要看出底板，再细玩其四旁，参透其隐曲，则良法美意始得了然"（《伤寒论翼》）。这里虽然是说读书方法，其实质也就是要如此地观察和分析病情，如此进行临床思维，把它称为立体思维法。

以热实结胸证治为例，"脉沉而紧，心下痛，按之石硬"（第139条）是其主症。但仅主症分析是很难知道其病机的。对此，仲景首先将结胸之病状与脏结进行对照，"按之痛，寸脉浮、关脉沉，名曰结胸"，"如结胸状，饮食如故，时时下利，寸脉浮，关脉小细沉紧，名曰藏结"（第132条），接着还就其病因水热互结与痞证客气内陷加以比较。然后在证治方面又与热结少阳、阳明里实证加以鉴别。如此则不但促进认识的不断深化，而且在治疗时也就不发生眩惑。

2. 对立思维法： 又称对称思维法。这是科学思维核心的核心。三阴三阳的实质仍然是阴阳学说。所以病有"发于阳""发于阴"的区别，治有祛邪与扶正的不同。辨六经之根本在于分阴阳、辨表里、别寒热、审虚实。由阳入阴为病进，由阴出阳为病退。预测如此，辨生死亦如是纯阴无阳、阴阳离决者，死，阴证转阳，阳气来复为自愈。还有对称性的证治，如少阴病的阳虚寒化证与阴虚热化证相对。阳虚水气不利的真武汤证与阴虚有热水气不化的猪苓汤证相对。阳虚阴盛宜"急温之"，阴虚热结宜"急下之"等即是。对立思维是诱发新思维的重要方法。

3. 结合思维法： 从两个或两个以上不同病证的结合处进行思考，也能产生新的思维。本书原名《伤寒杂病论》，一方面是由于伤寒与杂病相兼夹的病机最普遍、最复杂，必须进行重点研究；另一方面就是通过外感与杂病合论的方式探明各种病变的实质。清代程郊倩说得好，"伤寒杂病不分是教人于伤寒杂病异处，教人何异，更于伤寒杂病之表里脏腑同处，辨其何以同"（《伤寒论后条辨》）。柯韵伯也有类似的看法，其曰"伤寒之中最多杂病，内外夹杂，虚实互呈，故将伤寒杂病合参之，正是合中见径渭之清浊，此扼要法也"（《伤寒论翼》）。事实上六经辨证详言表里同病，致力于寒热并用，虚实夹杂的研究，都是从结合思维中寻找新的治疗方法的范例。

4. 形象思维法： 著名科学家钱学森说"人的受意识控制的思维，分为抽象逻辑思维、形象直感思维和灵感顿悟思维这三种形式……每一个（思维）过程，这三种思维活动可能有其一、有其二或三者兼而有之"。《伤寒论》的脉症颇具形象，如"啬啬恶寒，淅淅恶风，翕翕发热"（第12条），"项背强几几"（第14条），"蒸蒸发热"（第250条），"濈然微汗"（第188条），"其身如虫行皮中状者"（第201条），"腹中雷鸣"（第162条），"奔豚"（第65条）等。少阳病以"口苦、咽干、目眩"为提纲。柯韵伯释曰"夫口、咽、目三者，脏腑精气之总窍，与天地之气相通者也，不可谓之表，又不可谓之里，是表之入里，里之出表处，正所谓半表半里也，三者能开能阖，开之可见，阖之不见，恰合枢机之象"《伤寒来苏集》。同属烦躁，由于病机不同，其状也各异：表闭热郁之大青证以"不汗出而烦躁者"（第39条）为特征；二阳并病，阳气佛郁的烦躁与"不知痛处，乍在四肢，按之不可得"（第48条）相并见；肾阳乍虚则以"昼日烦躁不得眠，夜而安静"为辨证。它如"心中懊憹，反复颠倒"（第76条）栀豉证,"静而复时烦,须变复止,得食而呕又烦"(第 338 条)的蛔厥证,都写得惟妙惟肖,形象逼真。

心理学家认为,形象描述"不仅能回忆起当时不在眼前而过去却经历过的事物,而且能够在过去已有的知识经验基础上,在头脑中构成自己从未经历过的事物的新形象"。从症状描述得以启迪,进而扩大伤寒方运用的实例是很多的。例如从桂枝加附子汤治疗"漏汗"(体液点滴流出,缓不急暴)从而想到用它治疗阳虚所致的鼻衄、便血、尿血、二便漏泄不止、妇人漏经带下就是如此。学者李国鼎曾治愈一例虫移感患者,张某,男,54 岁,农民。自觉有一条"大虫"从肛门处向脊背部爬动,每日晚间上床时,发作一次,十分恐惧,已逾二年。经某市医院大便化验、胃肠道检查,未见异常,于是诊为神经症。见其面色灰暗,舌淡苔润,脉沉细弱,诊为心肾阳虚,进而想到状如"奔豚"而发,于是直用桂枝加桂汤,重用桂枝 15 g,其余均用一般分量,服至 3 剂,即明显减轻,15 剂后,虫移感消失,半年后追访,未见复发。就是从病症形象指导用方的。

5. 辐射思维与辐集思维法:从一个思索对象进行多点式的想象,谓之辐射思维;从多路集向某一个中心点的思维就是辐集思维,这也是创造性思维常用的方法。《伤寒论》许多汤证的设置及原文排列的形式,反映了这样的思维。例如,柴胡证,太阳中篇有之,阳明篇、少阳篇、厥阴篇和瘥后病篇也有之。如果从原著去研究,就会促进人们从不同层次、方位中了解柴胡证的存在。现在教科书采用归类的方法,将柴胡证归并在少阳病篇,这样研究,其结果只能促使辐集思维,而不利于辐射思维能力的培养。诸如吴茱萸汤证分设在阳明、少阴、厥阴。真武汤证一在太阳、一在少阴,都有促进发散思维的作用。前辈医家大多主张学习《伤寒论》以读原著为好,个中之趣,可能与此有关。

116　六经辨证中自然辩证法三大规律

《伤寒论》为汉代著名医学家张仲景所著，被历代奉为中医的经典著作，问世1 700多年来仍然能够有效指导临床。《伤寒论》载药214味，载方112首，药少而方精，始终是指导临床实践的中医经典著作，经典流传不衰的关键之一在于六经辨证中所体现的辨证论治思维。正如清代医家徐灵胎所曰："医者之学问，全在明伤寒之理，则万病皆通。"所谓"伤寒之理"，从某种意义上说，即该书研究疾病的思维方法。《伤寒论》所运用的辨证论治原则和方法，确立了中医诊治疾病的规范；所记述的理法方药相结合的辨治经验，对中医临证医学的发展影响极其深远。

恩格斯指出："不管自然科学家采取什么样的态度，他们还是得受哲学的支配。问题只在于，他们是否愿意受某种坏的时髦哲学的支配，还是愿意受一种建立在通晓思维的历史和成就的基础上的理论思维的支配。"即使进行自然科学研究，也是需要运用哲学的思维来分析一些结果和数据。《伤寒论》的主要学术成就之一是创立了六经辨证论治体系，学者汪珺等认为，六经辨证作为一种经典的临床辨证思维模式，体现了自然辩证法的规律。

自然辩证法的三大规律

辩证法三大规律，由黑格尔在《逻辑学》中首先提出，恩格斯将它从《逻辑学》中总结和提炼出来，从而使辩证法的规律变得更加清晰。辩证法规律揭示的是极限本质之间的联系，是抽象程度最高的产物。辩证法的规律是从自然界以及人类社会的历史中概括出来，包括以下三个规律：量转化为质和质转化为量的规律；对立的相互渗透的规律；否定的否定规律。这三个规律又被简化为：质量互变规律、对立统一规律、否定之否定规律。

六经辨证中质量互变规律

《自然辩证法》将质量互变规律表述为"在自然界中，质的变化——对于每一个别场合都是以严格地确定的方式进行——只有通过物质或运动的量的增加或减少才能发生"。这一规律揭示了事物因矛盾引起的发展过程和状态，发展形式上所具有的特点。量变是质变的必要准备，质变是量变的最终结果，同时质变还可以为新的量变开辟道路。并列举物体在不断分割，越来越小之后（量变），最终可以得到同物体性质完全不相同的分子，产生了质变，之后再继续分割，又可以得到性质同分子完全不一样的原子。

《伤寒论》将外感疾病演变过程中的各种症候群，进行综合分析，归纳其病变部位、寒热趋向、邪正盛衰，而区分为太阳、阳明、少阳、太阴、厥阴、少阴六经。六经病证，是经络、脏腑病理变化的反映，其中三阳病证以六腑的病变为基础，三阴病证以五脏的病变为基础。六经病证基本上概括了脏腑和十二经的病变。六经辨证的运用，不仅局限于外感病的诊治，对临床其他疾病也同样具有指导意义。

《伤寒论》以六经作为辨证论治的基础，六经病证的性质和临床表现截然不同。其中，太阳病是外邪侵袭，肺卫失宣的表证；阳明病是燥热亢盛，正邪俱盛的里热实证；少阳病是胆火上炎，枢机不利的半表半里证；太阴病是中阳失运，寒湿内聚的里虚寒证；少阴病是心肾虚衰，气血不足的虚寒证；厥阴病是肝失条达，厥热胜复的寒热错杂证。六经病证的特征性表现，符合外感病各个阶段质的规定，而六经之间的传变，则属于质的改变。相应的，每一经病证内部的症状变化则属于量的改变，即不传经则属于量变。当症状改变达到一定阶段量，出现了传经变化，则属于量转化为质。李惠林等也认为六经病证在每一经内部的轻重变化，可以认为是一种量变的过程，一旦这种量变渐进到一定程度，疾病传入它经或产生变证，就表现为证候质的变化。

《伤寒论》原文第 4 条"伤寒一日，太阳受之，脉若静者，为不传，颇欲吐，若躁烦，脉数急者，为传也"；第 5 条"伤寒二三日，阳明少阳证不见者，为不传也"；第 8 条"太阳病，头痛至七日以上自愈者，以行其经尽故也。若欲作再经者，针足阳明，使经不传则愈"；第 10 条"风家，表解而不了了者，十二日愈"；第 270 条"伤寒三日，三阳为尽，三阴当受邪，其人反能食而不呕，此为三阴不受邪也"。上述条文，叙述了六经病的一般传变顺序，即首先是太阳受邪，继而传变至阳明，再至少阳，之后传变太阴、少阴、厥阴。但是这里的传变，需要一定量的积累，疾病传变与否，同病邪的轻重，正气的强弱，治疗是否得当都有关系，所以出现了久病但不传经的"风家十二日愈"，说明量变的时间很长，但是还不足以完成质变。条文也指出，判断质变与否，在于临床证候的改变。如果始终只见一经证候，即"脉若静者""阳明少阳证不见者"，就谈不上发生质变。在量变积累到完成质变之前，还有机会进行干预，即"若欲作再经者，针足阳明，使经不传则愈"。

六经传变，又有循经传和越经传之分。所谓循经传就是按照《素问·热论》中一日太阳、二日阳明、三日少阳、四日太阴、五日少阴、六日厥阴的观点，由太阳、阳明、少阳、太阴、少阴、厥阴依次传变。相关条文中亦体现了质量互变的规律，如第 25 条"服桂枝汤，大汗出，脉洪大者，与桂枝汤，如前法"；第 26 条"服桂枝汤，大汗出后，大烦渴不解，脉洪大者，白虎加人参汤主之"。同样是太阳病，都服用桂枝汤，本应"遍身絷絷微似有汗者益佳"，但是汗不如法，出现了"大汗出"。第 25 条只是脉象出现了变化，尚未出现烦渴等症，所以只算是量的变化，未有传变，因此"与桂枝汤，如前法"；但后者已经由量变达到了质变，出现传变，热邪转属阳明，出现了"大烦渴不解"，解表剂已经不再适用，需予白虎加人参汤来清热益气、生津止渴。

越经传则不遵循上述传变规律，如太阳误治，传变少阴者，第 29 条："伤寒，脉浮，自汗出，小便数，心烦，微恶寒，脚挛急。反与桂枝欲攻其表，此误也。得之便厥，咽中干，烦躁吐逆者，作甘草干姜汤与之，以复其阳。若厥愈足温者，更作芍药甘草汤与之，其脚即伸；若胃气不和，谵语者，少与调胃承气汤，若重发汗，复加烧针者，四逆汤主之。"条文中患者虽属太阳表证，但出现了小便数，说明阳虚不能固摄津液，出现心烦、脚挛急等症，说明津液不足，筋脉失于濡养，因此治疗必须扶正祛邪同时运用，不能单用桂枝汤发汗。误治后，根据发汗量的不同其传变也不相同。若发汗量较轻，出现咽中干、烦躁、吐逆等症，尚属太阳变证，只是量的变化。若发汗量较重，或用烧针劫汗，则反过来伤及阳气，出现少阴阳虚证，急用四逆汤回阳救逆。

在实际的临床应用中，应根据质量互变规律，结合临床证候，判断疾病是否有传变，选取合适的治疗方法。对于已经发生质变，传变至它经的疾病，其治疗原则应依第 16 条所曰："观其脉证，知犯何逆，随证治之。"

六经辨证中对立统一规律

《自然辩证法》中的对立统一规律："所谓客观的辩证法是支配整个自然界的，而所谓主观的辩证法，即辩证的思维，不过是在自然界中到处盛行的对立中的运动的反映而已，这种对立，通过它们不断的斗争和最后的互相转化或转化到更高形式，来决定自然界的生活。"这一规律揭示了客观存在都包含着内在矛盾性，都是矛盾的统一体，事物内部矛盾是事物发展的源泉，推动事物的发展。矛盾的各个方面既对立又统一，并在一定条件下相互转化。原文列举了磁铁的两极化、蚯蚓的头尾两端，以及切断磁铁、蚯蚓后，两端产生转化的例子。中医学中的阴阳对立制约、互根互用、一定条件下相互转化也体现了类似的规律。《伤寒论》在六经辨证中灵活运用了阴阳分析之法，以阴阳区分疾病的两种类型，是执简驭繁的科学方法，也是辨证的主要纲领。

《伤寒论》原文第 7 条："病有发热恶寒者，发于阳也。无热恶寒者，发于阴也。发于阳，七日愈。发于阴，六日愈。以阳数七阴数六故也。"本条说明六经病辨证原则，即根据临床症状首先分辨阴阳。条文中发热与恶寒并见，为阳气能与邪相争，病发于阳；若邪气侵入人体，患者只恶寒而尚未发热，为阳气尚未与邪相争，病发于阴。两者是患者感受外邪，根据自身阳气的状况，可能出现的两种证候，这种阴阳证候在一定条件下还可以出现转化。原文第 326 条："厥阴之为病，消渴，气上撞心，心中疼热，饥而不欲食，食则吐蛔，下之利不止。"本条为厥阴病提纲，病机为寒热错杂。阴盛阳衰则为寒，阳盛阴衰则为热，病机本身就体现了对立统一。

《伤寒论》用三阴三阳来概述一切外感疾病发生、发展、演变的全过程，阴阳本身是对立制约、互根互用、消长平衡的，这就是说，在疾病发展的全过程中，存在着自始至终的矛盾运动，体现了对立统一的运动规律。六经证候类型中的每一类证候同样存在着阴和阳无限可分性，每一个病证的分析同样包含了对立统一性。三阳经病证中发热的病机是机体的阳气向外抗邪的有力表现，正气处于优势；三阴经病证中发热的病机是阴寒之极，阴不敛阳，虚阳外浮，正气处于劣势。

六经病证的治疗原则总的来说，不外乎扶正与祛邪两方面，疾病发生发展预后无不取决于正邪力量之对比。三阳病多表热实证，多祛邪；三阴病多属里虚寒证，则多扶正。扶正祛邪虽截然不同，然正胜则邪却，邪去正自安，实又为辨证的统一。在疾病的治疗过程中，应注意阴阳的对立统一、互根互用，扶正祛邪并用，以达到邪去正安、阴平阳秘的目的。

六经辨证中否定之否定规律

《自然辩证法》对否定之否定规律的解释比较晦涩，只是引用黑格尔的论述"自相矛盾的东西，不是消解为零，不是消解为抽象的无，而是消解为对它特定内容的否定"。这一规律揭示了矛盾运动是生命力的表现，其特点是自我否定，向对立面转化，因此否定之否定规律构成了辩证运动的实质。说明事物的发展是前进性和曲折性的统一。《自然辩证法》未列举相应例证，但是我们可以找到很多例子来说明，例如人类对于火的使用：人类初期用保存的自然火种，使用火的良好成果对这种方法做出积极意义的肯定，但方式的不便捷却做出否定的答案，这促使人类发现了钻木取火，进入主动取火的第 2 个阶段，普及简便的可能性对这样的方法做出肯定，但人类更高的要求（快速便捷）对此做出了否定，人类需要一种更好的方法，于是发现了燧石，使人类取火进入第 3 个阶段。现今对待传统文化"取其精华，去其糟粕"的观点，就是扬弃的思想，批判地继承，也体现了这一规律。

《伤寒论》中有不少条文体现了这种扬弃的思想，即克服错误的观点、保留正确的观点，以利于准确把握疾病的性质、方向及治疗方法。如第 92 条："病发热，头痛，脉反沉，若不差，身体疼痛，当救其里，宜四逆汤。"本条中患者初见发热、头痛、身疼痛，貌似属于太阳病，但是出现了沉脉而非太阳病常见的浮脉，这与太阳表证的表现不符，因此原文中用一个"反"字否定了前面的辨证判断。根据后文中使用的四逆汤来判断，本证属于太阳与少阴两感，但是以里虚为重，当先救其里，以四逆汤来温阳祛寒。

与之类似的第 301 条："少阴病，始得之，反发热，脉沉者，麻黄细辛附子汤主之。"患者病在少阴，一般属于虚寒证，但是本条中"始得之"即出现了发热，故使用了一个"反"字，否定了前面的辨治判断，结合后面使用的方剂，说明有太阳表证的存在。但是这里又不同于单纯的太阳表证，证据就是出现的是沉脉而不是浮脉，又否定了单纯的太阳表证的判断，说明少阴的虚寒证仍然存在，脉证合参，此乃太阳与少阴两感，结合所用方剂，本条里虚的情况尚没有第 92 条中那么严重，故而表里同治，使用麻黄细辛附子汤温通少阴，发汗解表。

再如第 270 条："伤寒三日，三阳为尽，三阴当受邪，其人反能食而不呕，此为三阴不受邪也。"按照《素问·热论》的观点，伤寒三日，少阳之后，本应转属太阴。但是参考临床症状，出现了反能食而不呕，说明患者正气尚属旺盛，脾胃功能正常，没有出现腹满而吐，食不下的太阴病提纲症。因此，否定了前面的辨证判断，保留了三阴尚未受邪的正确观点。在临床实践中，应注意排除错误的观点、保留正确的观点，准确掌握证候所反映的病机，辨证论治，从而确定正确的治则治法。

　　《伤寒论》的六经辨证方法体现了自然辩证法的三大规律。《伤寒论》不但与其他中医典籍一样含有朴素的中国古代哲学思想，而且也蕴含有近代自然辩证法的核心内容。虽然历经千年，但其辨证论治的哲学思维并没有落伍，这也是《伤寒论》这本著作到今天仍然能够有效指导临床实践的重要原因。《伤寒论》讲究把客观证候上升到理性来认识，处处立足于辨证论治，体现出自然辩证法的三大规律。

117　六经辨证思想解析

《伤寒论》创立的六经辨证，奠定了中医辨证论治的基础。《伤寒论》全书充满了丰富的哲理和中医治病的辨证思想，前人称其为"启万世之法门，诚医门之圣书"，因而成为中医学者必读之书。由于该书言简意赅，隐含玄机，其中的意境难以领悟，特别是中医的治病思想和理念。学者何赛萍等从事《伤寒论》研究30年，对其中的精华略有体会，择要者如下。

方证相应

"方证相应"出于《伤寒论》原文第317条的方后："病皆与方相应者，乃服之。""证"是中医学中特有的概念。证，是在中医理论的指导下，对通过四诊所收集的症状、体征进行综合分析，得出的诊断性结论，是对疾病发展到某一阶段的病因、病位、病性、正邪关系及病势等所作的高度概括。方证相应观的基本内涵包括方为证立、方随证转两个要素，具有增强辨证论治能力，扩大辨证论治范围，提高中医药临床疗效等实用意义。

1. 方为证立：方为证立，即方随着"证"的出现而产生。如同为风寒表实证的太阳病由于腠理的疏松和致密不同，有桂枝汤、麻黄汤、桂麻各半汤、桂二麻一汤之分，腠理疏松容易出汗者用桂枝汤缓汗，腠理致密不宜汗出者用麻黄汤峻汗，腠理致密而病邪不重则用桂麻合方小汗之。《伤寒论》113方是为10病（六经病加霍乱，阴阳易，瘥后，劳复）113证而设，确定了方剂辨证的"理"与"法"。

林亿在《金匮要略·序》中曰："若对方证对者，施之于人，其效如神。"说明了方证对应是取得疗效的关键。随着时代的发展，疾病谱的变化，临床上表现的证候与《伤寒论》所描述的典型证候有一定的差距，关键在于我们对"证"的认识，认真辨析"证"的病因、病性、病位、病机，才能实现《伤寒论》方运用的原则性以及灵活性。如目前小柴胡汤的应用范围大大超越了"往来寒热，胸胁苦满，嘿嘿不欲饮食"的范畴，广泛运用于内伤杂病，原因就是服药后能达到"上焦得通，津液得下，胃气因和"的疗效，反过来说凡是三焦不畅，气机不利，胃气不和的病证都可以选择小柴胡汤加味治疗。

2. 方随证转：方剂的加减变化即方随证转之意。《伤寒论》原文第96条，针对柴胡证的7个或然证，在小柴胡汤的基础上，根据病情变化，随证加减治之，被誉为"法中之法，方中之方"。既充分发挥了小柴胡汤的运用机理，又适应了病情不断发展，治疗不断变化的需要。第97条"服柴胡汤已，渴者，属阳明，以法治之"。少阳之邪燥化，转属阳明，方随证转，不宜继用小柴胡汤，当以阳明治之，白虎汤、承气汤皆可随证选用

同中求异

同中求异是中医常用的辨证思想，即在相同的证候中找出不同的病机，给予不同的治疗。临床上常有患者头痛，但是医生治疗的方药有的养血、有的活血、有的平肝、有的化痰，这就是同中求异的典型案例。原文"少阴病，饮食入口则吐，心中温温欲吐，复不能吐。始得之，手足寒，脉弦迟者，此胸中实，不可下也，当吐之。若膈上有寒饮，干呕者，不可吐也，当温之，宜四逆汤"（第324条）。少阴病虚寒证，可以发生饮食入口则吐，心中温温欲吐，复不能吐的症候，是少阴阴寒上逆，胃中无物可吐的表现。但是胸中实邪阻滞，同样可以发生这些证候。本条用同中求异的辨证方法加以鉴别诊断，提出不

同的治疗方法。

手足冷是临床上常见的证候之一，但是有阳虚和阳郁不同，阳虚治以温法，阳郁治以宣散，《伤寒论》有四逆汤和四逆散之不同。曾遇一患者手脚发冷，服用温热药物证候不仅不改善，反而口舌生疮、大便干结。这就是辨治的错误，将阳郁当成了阳虚。同中求异的关键就是通过证候，辨别病性，诊断病机，为施以正确的治疗奠定基础。

治病求本

"治病求本"出于《黄帝内经·阴阳应象大论》："阴阳者，天地之道也，万物之纲纪，变化之父母，生杀之本始。神明之府也。治病必求于本。"《黄帝内经》之"本"即"阴阳"也，所以研究仲景学术者将"治病求本"作为伤寒的基本治则，"《伤寒论》继承与发扬了《黄帝内经》治病求本、本于阴阳的精神，对每一病证，均遵照审证求因的原则，辨其病因之阴阳、病性之阴阳、病位之阴阳，然后按照病因、病性、病位的阴阳属性确定其相应的治法，提出了一系列论治的方法与规律"。《黄帝内经》的"本"是广义的、纲领性的，但是《伤寒论》将"本"具体化了，蕴含着中医治病的哲理，及辨证的治病思想。具体地说，"本"即疾病的本质，抓主要矛盾，迎刃而解。体现在两个方面：第一，找出主要病机予以治之。如原文第356条"伤寒厥而心下悸，宜先治水，当服茯苓甘草汤，却治其厥。不尔，水渍入胃，必作利也"。本条主要说明胃虚水停，胃阳不布亦可出现手足逆冷的证候，"厥证"的病因有阳郁和阳虚之分，本证之厥为水停阳郁所致，治应化饮通阳，饮去厥回。若作为阳虚而投以温补之剂，水停阳郁之状不但不解，反而引起下利等变证，真正体现了治病求本，随应病机的原则。第二，在众多的证候中找出主要证候予以治之，原文第229条"阳明病，发潮热，大便溏，小便自可，胸胁满不去者，与小柴胡汤"，少阳阳明同病，可用大柴胡汤、柴胡加芒硝汤少阳、阳明同治，但本条选用小柴胡汤治疗的关键是"大便溏"，反映了阳明里实未盛的本质，故治疗不从阳明，求少阳之本。

表里缓急

病有表里，证有缓急，故治有先后。《伤寒论》是论述外邪侵犯人体后产生的各种病证，太阳表证出现在外感病的初期阶段，即《伤寒论》中所有病证的原始证候，故称为"表"，由于患者的体质不同，将患有的宿疾，称为"里"，所以外感病初期有时不是单纯的表证，而是表里同病、虚实错杂。故有"先表后里为常法，先里后表为变法，表里兼治为权宜之法"之治疗原则。一般情况下先表后里，尽快地祛邪，否则表邪内陷，产生变证。原文第106条"太阳病不解，热结膀胱，其人如狂，血自下，下者愈。其外不解者，尚未可攻，当先解其外，外解已，但少腹急结者，乃可攻之，宜桃核承气汤"。因为血结较轻，患者仅仅表现为少腹部不舒，未到大满痛实，而外邪随时都有化热入里之机，故当先解表，待表解后再治里证。临床上常常会碰到一些患有慢性疾病的人感冒了，如我在治疗妇科病时，患者感冒了，一般遵循先表后里的治疗原则，先治其表。当里证较重，危及生命，就当先里后表，力挽狂澜。原文第92条"伤寒，医下之，续得下利清谷不止，身疼痛者，急当救里；后身疼痛，清便自调者，急当救表。救里宜四逆汤，救表宜桂枝汤"。阳气衰微，阴寒内盛，下利清谷不止，必须先里后表。若先用发汗的方法，不仅无汗可发，反致阳气更虚，所以必须先温其里，俟阳气恢复，才能争取邪气外解之机。一旦人体阳气恢复，抗病能力增强，外邪可不治而解。当表里同病，表证、里证相互影响、相互牵扯时，多采用表里同治的方法，这是一种权衡之法。具体应用时可根据表、里证的孰轻孰重或偏重于表，或偏重于里。《伤寒论》中诸桂枝汤、麻黄汤加减方证，皆是表里同治的范例，大青龙汤偏治于表，小青龙汤偏治于里。

118 六经辨证的思维方法

辨证论治是中医学以方药治病的传统方法，是我国历代人民群众在长期与疾病斗争的实践中总结出来的宝贵方法，与"审症求因"并称为中医学的两大特点。辨证的精确，是有效论治的前提。每一个临床家都力求不断地提升自己的辨证水平以提高临床治疗的有效率。《伤寒论》是我国医学史上现存第一部关于辨证论治的专著，千百年来传为经典，其辨证论治体系，被历代医家奉为圭臬。学者莫政等探讨了《伤寒论》六经辨证的思维方法，力求探寻中医临床的辨证规律。

所谓证候，是通过望、闻、问、切四诊所获知的疾病过程中表现在整体层次上的机体反应状态及其运动、变化，简称证或者候。因此，证不仅仅是临床症状，还是疾病发展过程中，某一阶段的病理概括。临床症状是证候的外在表现，而病理机制是证候的真实内涵。证候是疾病外在临床表现与内在病理机制的高度概括，把握住证候，就把握住了疾病的本质。《伤寒论》中主要采用的是六经辨证，穿插了八纲辨证的思想，最后落实在具体的方药上，体现的是六经辨证与方证辨证的统一。

伤寒六经辨证

1. 关于六经的探讨：《伤寒论》以六经分篇，六经辨证是《伤寒论》的核心。虽然主要探讨的是外感疾病的传变规律和论治的依据，但也涉及杂病。正如柯韵伯所曰："原夫仲景之六经，为百病立法，不专为伤寒一科。伤寒杂病，治无二理，咸归六经之节制。"六经是指太阳、阳明、少阳的三阳和少阴、太阴、厥阴的三阴而言。六经辨证，其实是三阴三阳辨证。阴阳为什么一分为三？《黄帝内经》中如是曰"以名命气，以气名处""气有多少异用也"。意思是说，在身体各部位分布的阴阳之气的多少各有不同，相应的功能也就不同。大致来说，总体上说三阴三阳都是机体适应外环境（六气环境）的调节系统。大致来说，阴阳之气的分布与机体表里基本对应，在表者以阳气居多，阴气较少，在里者以阴气居多，阳气较少，据此又将三阴三阳分为表、里、半表半里。

六经病的实质即是三阳、三阴的六类证型。太阳、阳明、少阳主要代表机体直接的适外调节系统。太阴、少阴、厥阴主要是代表机体津、精、营血储备调节的内稳态调节系统为中心的脏腑经络的另一生理功能，可以对三阳的功能提供支持。太阳又称三阳、巨阳，即巨大的阳气充盛于外，扩散阳气，主开，代表机体的抵御寒冷的调节机制为中心的一系列脏腑经络的外在功能；阳明又称二阳，是聚合阳气于里的势位，代表机体的耐热耐燥的调节为中心的另一生理功能；少阳是一阳游离的阳气，代表机体寒热整合调节为中心的另一部分生理功能。太阴为阳明之里，有大量的津液输布支持阳明的耐热、耐燥的调节功能；少阴是神、精、气枢化的关键调节，是支持太阳大量阳气充散于外的抗寒调节的物质基础；厥阴则代表储备调节营血的运行，是支持少阳寒热整合的系统的物质基础。

根据六经病的提纲证：第 1 条"太阳之为病，脉浮，头项强痛而恶寒"。说的是太阳病，即表阳证，是以脉浮、头项强痛而恶寒等一系列的证候为特征的。

第 180 条："阳明之为病，胃家实是也。"说的是阳明病，即里阳证。胃家实，指病邪充实于胃肠之里，按之硬满而有抵抗和压痛的意思。胃家实是阳明病的特征。

第 263 条："少阳之为病，口苦、咽干、目眩也。"说的是少阳病，即半表半里的阳证，是以口苦、咽干、目眩等一系列证候为特征的。

第 273 条："太阴之为病，腹满而吐，食不下，自利益甚，时腹自痛，若下之，必胸下结硬。"说的是太阴病，即里阴证。是以腹满而吐、食不下、自利益甚、时腹自痛等一系列的证候为特征的，这里的腹满为虚满，与阳明病胃家实的实满有别。

第 281 条："少阴之为病，脉微细，但欲寐也。"说的是少阴病，即表阴证。是相对于太阳病而言的，若太阳病而脉微细，并且其人但欲寐者，即可确定为少阴病。

第 326 条："厥阴之为病，消渴，气上撞心，心中痛热，饥而不欲食，食则吐蛔，下之利不止。"说的是厥阴病，即半表半里阴证。是以消渴、气上撞心、心中疼热、饥而不欲食、食则吐蛔等一系列证候为特征的。半表半里证不可下，尤其是阴证更不可下，若误下之则致下利不止之祸。

由此可见，六经病在《伤寒论》中虽称之为病，其实即是证。

2. 六经辨证与八纲辨证的关系：六经辨证与八纲辨证都是辨证的基础，八纲辨证是在伤寒六经辨证的基础上发展而来的。《伤寒论》虽然没有明确提出"八纲"名称，但八纲辨证的具体运用实际上始于《伤寒论》。八纲辨证剥离了六经辨证中经络的内涵，将六经辨证中隐含的虚、实、寒、热四纲明示出来。二者都以阴阳为总纲，伤寒六经辨证以三阳统表证、实证、热证，以三阴统里证、虚证、寒证；而八纲辨证也是以表证、实证、热证为阳，以里证、虚证、寒证为阴。实际上六经辨证已经涵盖了八纲辨证的实质精神。所谓表、里、半表半里三者，均属于病位的反映，这里的病位，指的是邪正斗争的部位，如外感表证，病情进展，出现寒热往来、心烦喜呕、嘿嘿不欲饮食，则是病位在半表半里的少阳证；所谓阴、阳、寒、热、虚、实六者，均属于病性与病情的反映。临床实践说明，病情必反应于病位，而病位也是由于有了病情的反应而得到反映，故无病情则无病位，无病位则无病情。因此，无论表、里、半表半里等证，必都同时伴有或阴，或阳，或虚，或实，或寒，或热的病情反应，反之亦然。

不论什么样的病，在患病机体的反应，在病位不出于表、里、半表半里，在病情不出于阴、阳、寒、热、虚、实，在类型则不出于三阳三阴。所谓六经八纲者，实不外是患病机体一般的规律反映。中医的辨证施治，其主要精神，是于患病机体一般的规律反映的基础上，讲求疾病的通治方法。

3. 六经辨证的层次性：《伤寒论》六经辨证是有层次的。在六经辨证的过程中分为两个步骤，首先医者根据临床症状找出相应的主证，得到基本的病性和病位，即疾病的性质是属阴属阳，机体正气与病邪斗争的部位是在表、在里还是在半表半里，在这一层次体现的是阴阳表里的问题。其次再深入分析，亦可结合其他的辨证分析方法，解决病情寒热虚实的问题。

从《伤寒论》的六条提纲证固定的表述（"太阳之为病……""阳明之为病……""少阳之为病……""太阴之为病……""少阴之为病……""厥阴之为病……"）中，我们可以看出提纲证中主要强调了疾病的性质与病位，这个病是属阴的还是属阳的，病位是在表、在里还是半表半里。确定了疾病的性质和病位，则把握住了辨证的大方向，在治疗上就不会出现大的偏差。然后再根据相应的兼夹证进行进一步的鉴别诊断，分析疾病的寒、热、虚、实，得到疾病的病理机转，确定相应的治则治法。最后再辨方药的适应证即所谓的方证辨证，并最终确定对应的方药。

方证辨证

辨证的目的是治疗，最终还是要落在方与药的选用上，因此辨证的最后一个环节就是方证辨证。在六经、八纲辨证得出相应治则治法的前提下，再辨方药的适应证。比如太阳病，法宜汗解，若同时出现头痛、发热、汗出、恶风者，则宜予桂枝汤；若同时出现头痛、发热、身疼、腰痛、骨节疼痛、无汗而喘者，则宜与麻黄汤；若同时出现项背强几几、无汗、恶风者，则宜予葛根汤；若同时出现脉浮紧、发热、恶寒、身疼痛、不汗出而烦躁者，则宜予大青龙汤……以上各方均属太阳病的发汗剂，但各有不同的适应证，若用之不适宜，不但无益，更可致变证丛生，为害非小。著名中医胡希恕先生常说，方证是六经八纲辨证的继续，亦即辨证的尖端，中医治疗有无疗效，其主要关键就在于方证是否辨得正确。"方证"指的是某一方与某一特定病证之间存在的直接对应的主治关系，这一关系是建立在该方内涵的"理"与"法"之上的。所谓"理"，主要指该组方所针对的基本病机；所谓"法"，则是根据基本病机所确立的治疗大法或具体治则，是其按照方剂配伍原则加以组织的内在依据。

方证辨证的要求是"方证相对"，而"方证相对"是指方剂的药物组成与配伍，与其主治病证的基本病机具有高度的针对性或相关性，"方证相对"的内涵极为丰富，既有属辨证论治临床应用层面的技术问题，也有属中医临床辨证思维特征等方法学的内容。

中医辨证论治体系一直被认为是中医学理论中最具有特色的学术精髓，并作为普遍适用的临床指导原则，最基本的技术规范贯彻于中医临床实践的全过程。从整个辨证的思维过程来分析，就是医家探求患者病证与所选用方药最佳匹配的过程，就是按照患者的各种信息反馈，根据整个辨证思维方法不断修正其认识上的偏差，追求方、证最佳配合的过程，而检验医者辨证是否正确的唯一标准就是临床疗效。《伤寒论》的问世确立了中医辨证论治体系的基本框架与临床理法方药应用的基本规范，为中医临床医学的发展奠定了坚实的基础。《伤寒论》全书始终贯穿着辨证思维，建立了完整的六经辨证论治体系，大大提高了中医学的辨证论治水平。

119　六经辨证的思维逻辑

在自然科学的研究中，掌握运用正确的思维逻辑方法，是揭示自然物质内在规律的重要前提。因为"任何科学都是应用逻辑的"，对于自然科学家来说，除必须应用形式逻辑外，更重要的是借助于辩证的思维形式和方法。"因为只有它，才能为自然中所发生的发展过程，为自然界中的普遍联系，为从一个研究领域到另一个研究领域，提供类比，从而提供说明方法"，因此，"逻辑之对于他，有如比例和透视之对于画家一样"的重要。《伤寒论》之所以能确立中医学完整的辨证论治体系，成为历代医家所推崇的不朽之作，正是由于作者张仲景掌握和运用了正确的思维逻辑方法，从而揭示了六经病证的内在规律。学者陈宝明对此做了广泛的探讨。

六经辨证的归纳演绎法

归纳和演绎，是认识事物过程中既相区别，又有联系的两种思维形式。所谓归纳，就是由特殊到一般，由具体到抽象，从个别事物的认识中得出一般性结论的推理方法，而演绎则是由一般到特殊，由概括性的原则到具体的使用，从已有的一般道理和理论，推知某一个别事物的未知属性，二者相辅相成。这一科学方法，体现在六经辨证论治的每一个环节。譬如在六经辨证方面，张仲景依据《黄帝内经》"善诊者，察色按脉，先别阴阳"的理论，以发热恶寒的类型。归纳出六经病证各自的特点，如论中第7条："病有发热恶寒者，发于阳也；无热恶寒者，发于阴也。"就是仲景在分析六经病机的基础上，认识到三阳病，由于邪盛正不衰，正气抗邪有力，故总以发热为特征。诸如太阳病之发热恶寒、阳明病之但热不寒、少阳病之往来寒热等。而三阴病，由于正虚邪陷，正气抗邪无力，故表现以恶寒为主。诸如身冷肢厥、下利腹痛等尽管在其恶寒程度上有轻重之分，但总归不见发热。其后各篇都是根据这个标准，对六经病证进行分析判断。如第269条："伤寒六七日，无大热，其人躁烦者，此为阳去入阴故也。"第301条又曰："少阴病，始得之，反发热，脉沉者，麻黄附子细辛汤主之。"前条以热去增躁，言病邪由阳入阴。后条少阴病，因反见发热，阴病见阳症，谓病邪由阴出阳。如此以寒热分阳阳，以阴阳统六经成有提纲挈领、执简驭繁之用。

在论治方面，张仲景根据《黄帝内经》《难经》的理论，综合临床实践，归纳出对于阴阳虚实补泻的原则。如《伤寒例》篇指出"夫阳盛阴虚，汗之则死，下之则愈；阳虚阴盛，汗之则愈，下之则死。"即阳热内盛，阴液内伤的患者，治疗当下其内热，以存真阴，使病获愈，故曰"下之则愈"。若不循这一原则而误用了汗法，不但因其辛温助阳，更因其汗出而伤阴，遂致病情加重或死亡，故曰"汗之则死"。对于因表阳虚而感受寒邪的患者，因其寒邪盛于表，"其在皮者，汗而发之"。治当发汗，汗出邪去，表病自除，故曰"汗出则愈"，否则误施下法，徒伤正气，必致正虚邪陷，病情加重，故曰"下之则死"。张仲景归纳出的这一治疗大法，贯彻运用于六经各篇，如第90条："本发汗而复下之，此为逆也；若先发汗，治不为逆。本先下之，而反汗之，为逆若先下之，治不为逆。"第44条"太阳病，外证未解，不可下也，下之为逆"等治疗原则的确立，都是从《伤寒例》阴阳虚实补泻的法则中演绎而来，从而有效地指导着六经辨证论治。

六经辨证的分析综合法

分析和综合是抽象思维的基本方法。所谓分析，就是把复杂的事物分解为各个部分、方面、环节和层次，分别加以研究的一种方法。而综合则是在分析的基础上，把事物的各个部分、各个方面和各种因素结合起来，以把握事物的本质和规律的一种思维方法。综合必须以分析为基础。没有分析，认识就不能深入。当然，没有综合分析也会是盲目的和不全面的。因此，二者在整个认识过程中是不可分割的。《伤寒论》运用了这种思维方法，指导着六经病的辨证论治，在极其复杂的病证中，探讨出其内在规律，从而把握住疾病的本质。如第 99 条："伤寒四五日，身热恶风，颈项强，胁下满，手足温而渴者，小柴胡汤主之。"但"身热恶风颈项强"乃太阳之表证，"胁下满"是少阳半表半里证，"手足温而渴"则又是阳明之里证，三阳证俱。若治取太阳之汗，恐伤阳明之津，或从阳明之下，又犯少阳之禁，故汗下皆非所宜，唯取小柴胡汤以和解少阳之半表半里，使枢机利，表里和而三阳病俱解，此即"三阳合病，治取少阳"之谓。同样第 232 条："三阳合病，腹满身重，难以转侧，口不仁而面垢，谵语遗尿……若自汗出者……白虎汤主之。"本条亦为三阳合病，可是以"腹满身重，口不仁面垢，谵语遗尿，自汗出"等阳阴热证为主，故治疗当以清解阳明为主，方用白虎汤此又常中之变法也。如果不循综合分析这一科学的思维逻辑方法，当治少阳而误攻阳明，应治阳明，反取少阳，必致变证百出，后患无穷。其次，论中还运用分析综合的方法，以做出疾病的鉴别诊断，如第 73 条："伤寒汗出而渴者，五等散主之，不渴者，茯苓甘草汤主之""发汗后，恶寒者，虚故也。但热者，实也。"第 282 条"自利而渴者，属少阴""自利不渴者，属太阴"等，这些症状的提出，似乎是言不尽意，未能概其全貌，然而从逻辑学的角度去认识，正是张仲景在临床实践中，撇开了疾病中非本质症抽取出其特有的本质性症状，故能以"渴"与"不渴"等，做出疾病病位病性的鉴别。可见，掌握正确的综合分析方法，是六经病辨证论治的重要前提。

六经辨证的假说验证法

所谓假说，是依据科学原理，经过一系列思维过程，对被观察对象做出一些假定性的解释，验证是在假说前提下，采取相应的措施而加以证实。张促景使用此法，可见于以下几个方面：

1. 对病因的假说验证：胃主受纳与腐熟水谷。因此，阳明病多反映在对于饮食物的消化吸收方面，但是阳明为病，有因寒因热之别。若因于热者，热为阳邪而能消谷，故多为能食；若因于寒者，寒为阴邪，易伤胃中阳气，多不能食。仲景于第 190 条提出"阳明病，若能食，名中风；不能食，名中寒"。又曰："阳明病，不能食，攻其热必哕。所以然者，胃中虚冷故也。"文中以能食与不能食的症状。对阳明病病因进行假说，继之又以治疗加以验证，如此匠心设计，反映出仲景周密细致的思维方法。

2. 在诊断的假说验证：张仲景把这种假说验证的思维方法用于六经病的诊断。如第 56 条："伤寒不大便六七日，头痛有热者，与承气汤。其小便清者，知不在里仍在表也，当然发汗。"伤寒不大便六七日，又头痛发热，此乃燥热内结于阳明之腑实证，治当用承气汤泻下阳明实热。然既为阳明燥热实证，其小便当赤，今反见小便清者，尽管不大便，其邪气仍在表而未化热入里，治疗当从太阳之表。

再如第 6 条："太阳病，发热而渴，不恶寒者为温病。若发汗已，身灼热者，名曰风温。"伤寒与温病，虽然同为外感热病，但伤寒是感受风寒之邪，而温病则是感受风温之邪，伤寒初期，治当辛温解表，而温病初期当以辛凉宜肺。如果热病初起，用辛温发汗之法，非但表证不解，反而由发热变为灼热，更增其热势，据此便可断为风温。仲景如此假说验证，以作伤寒温病的鉴别诊断，于临床有着现实的价值。

3. 对六经病治疗的假说验证：《伤寒论》209 条"阳明病……若不大便六七日，恐有燥屎，欲知之法，少与小承气汤。汤入腹中，转矢气者，此但初头硬后必溏，不可攻之"。阳明病见不大便六七日，恐为燥屎内结，但又未见潮热、谵语等大承气汤典型症状，故不可冒然峻攻，必须探明腹中有无燥屎。

为此，仲景提出假设治疗，先少予小承气汤服后，以患者是否出现"转矢气"来验证其腹中有无燥屎的形成。若药后"腹中转矢气者"，说明燥屎已成，当以大承气汤峻攻。"若不转矢气者"，虽然大便硬，但燥屎未成，乃属中焦虚寒的"固瘕"之证，治当以温补。如此假说验证，反复推敲，实验表现出作者谨慎的科学态度。

4. 对六经病传变的假说验证：六经病证的传变是错综复杂的，其传变方式基于个人体质差异及感邪之轻重，有一般传经，表里传经，越传经和直中等多种形式，即使是同一经的传变，有传也有不传，有传此也有传彼的情况，那么如何来判断这些复杂多变的传变情况呢？张仲景除在时间上对六经传变提出假说之外，还假设了一系列脉症，来验证其传与不传，或传于何经，如第4条："伤寒一日，太阳受之，脉若静者为不传，颇欲吐，若躁烦，脉数急者，为传也。"第5条又曰："伤寒二三日，阳明少阳证不见者，为不传也。"按一般的传经规律，伤寒一日太阳受之，二日阳明受之。但不能完全拘泥于时间，传与不传，或传于何经，患病时间是一个凭证，然更当注重脉症，因此仲景提出了几种假设情况，伤寒一日，"脉若静者"，说明邪仍在表面未传，没有影响内在气血，故其脉"静"相反，若见"脉数急"或"颇欲吐、若躁烦者"，说明邪已传于少阳或阳明，故见到少阴阳明的主症。伤寒二三日，如果仍不见阳明少阳脉症者，亦为不传。可见，伤寒一日有传经的情况，伤寒二三日也有不传经的可能。如此把脉症和时间结合起来加以假说验证。体现出了仲景活泼的辩证思维。

5. 六经病预后的假说验证：六经病之预后，有两种不同的转归，一则邪去正复，病向痊愈；一则正衰邪进病转恶化。为了判断这两种不同的转归。仲景采用了假说验证的方法。如第332条："伤寒始发热六日，厥反九日而利，凡厥者，当不能食。今反能食者，恐为除中，当食以索饼。不发热者，知胃气尚在，必愈。恐暴热来出而复去也。"大凡六经病证，以发热为阳气尚存，厥利为阴寒用事。今见患者发热六日，厥冷却九日，而后复见下利，说明阳不胜阴，阴气独盛，因其阳虚寒盛，故中焦不能温运而当不能食，又假设了两种可能，其一是由于胃阳渐复，病向痊愈。另一种是由于脾阳衰而发为"除中"，病趋恶化，为了判断这两种不同的情况，仲景提出"食以索饼"而加以验证，食饼后患者续渐发热，说明中焦阳气来复，若食饼后患者暴然热出，便可断为"除中"。如此使用假说验证的方法，以推断六经病证的预后。

六经病的比较分类法

比较和分类，是认识事物的两种基本思维逻辑方法。所谓比较是确定事物之间差异点和共同点的方法。而分类是以比较为基础，并根据事物的共同点和差异点，区分事物的不同种类。张仲景对于六经辨证，就采取了这种思维逻辑方法。诸如在病因、证候以及病机等方面，都做了十分细致的比较和分类。如第1条"太阳之为病，脉浮，头项强痛而恶寒"，是太阳病的总纲。但是，在太阳病中，因素体不同，或感邪有偏风偏寒的差异，又有中风和伤寒的区别。对此，仲景举出临床主要脉症来加以比较，太阳中风以伤风邪为主，风为阳邪，故以发热，汗出，恶风，脉缓为特征；而伤寒则以感受寒邪为主，寒为阴邪，故见恶寒，无汗，周身骨节疼痛，脉紧。如第2条"太阳病，发热汗出，恶风，脉缓者，名为中风"。第3条"太阳病，或已发热，或未发热，必恶寒体痛，呕逆，脉阴阳俱紧者，名为伤寒"。同是太阳病，通过分析比较，则同中求异，分出了太阳中风和太阳伤寒两大类型，而其中脉浮，头项强痛可并见，不同点在于前者汗出、脉浮缓，后者无汗、脉浮紧。在太阳腑证中，又以小便利与不利症状的比较，将其分为太阳蓄血与蓄水之证。这样，就使纷繁复杂的太阳病，能够纲目昭然，辨证既有章法可循，施治亦有的放矢。这种以客观证候为依据的比较分类方法，来区别其中的异同，对临床是有直接指导意义的。

通过上述分析，可见《伤寒论》六经辨证的整个理法方药过程，就是一个严密的辩证思维过程。正因为如此，方使错综复杂的六经病证，有条不紊，丝丝入扣，使《伤寒论》第397条层层相因，步步入深，并能垂中医辨证大法于后世。

120 六经辨证相关证分析思维与反测证候

《伤寒论》六经对病证的论述均有明确的概念，每个病证或汤方证的概念有其内涵和外延，由此构成了病证与病证之间，或汤方证与汤方证之间的相关性。它们之间存在着上位病证与下位病证、个别病证与一般病证等关系。对于一些原文论述简单，而要认识这一病证的本质，并做出正确的辨证论治，可通过相关证分析思维去推理反测某一病证的证候。学者何新慧运用逻辑思维方法进行了探析，因《伤寒论》六经辨证的内容本身包含了逻辑思维，要读懂它，理解它，应用它，同样需要运用逻辑思维方法如抽象、概括、归纳、演绎等，了解疾病发展各个阶段之间的量变与质变，否定与肯定，对立与统一等事物发展规律。只有这样才能对疾病本质的认识不断得到提高，直至掌握它，征服它。

由相关的个别病证反测六经病一般病证的主要伴有症

《伤寒论》六经病的提纲所述病证即是这一经病的一般病证，提纲证原文论述大多简单扼要，如要了解某经病的具体表现，可从与其相关的个别病证来反测得知。如太阳病提纲"太阳之为病，脉浮，头项、强痛而恶寒"。恶寒，头项强痛，脉浮是诊断太阳病的必见之症，反映了外邪侵犯人体营卫肌表的早期，卫阳被遏郁，正气奋起趋于体表欲抗邪外出的病理变化。那么，是否只有见到脉浮，头项强痛，恶寒者才能诊断为太阳病？临床上并非如此，我们可通过分析提纲证的外延来了解。与太阳病一般病证有相关联系的病证，即太阳病的个别病证，或特殊病证，在《伤寒论》中主要有三种：外感风寒以寒邪为主的太阳伤寒证；外感风寒以风邪为主的太阳中风证；外感风热病邪的太阳温病。如原文第2条："太阳病，发热，汗出，恶风，脉缓者，名为中风。"第3条："太阳病，或已发热，或未发热，必恶寒体痛，呕逆，脉阴阳俱紧者，名为伤寒。"第6条："太阳病，发热而渴，不恶寒者为温病。"由此可知，太阳病恶寒都伴有发热，发热是正气与邪气抗争的表现，故三者均可见发热，恶寒，脉浮，这是对提纲证的最重要的诠释。然这三个主症的表现可有不同，太阳伤寒证初发病时，恶寒较重，热象不明显，或被恶寒所掩盖，体表对外邪的反应较强，故脉见紧，以后发热逐渐升高，在发热尚未升到顶峰之前可以一直无汗。太阳中风证体表对外邪的反应较弱，故脉见缓，恶寒较轻，谓之恶风，发热亦不太高，且因营气内弱，故病发早期即可有汗出，但因卫阳遏郁总是存在的，只是轻一些，故汗出量不多且不畅。太阳温病风热为患，故发热较早出现，恶寒轻微，或无恶寒，可伴有咽痛、口渴。总之，此三者与太阳病一般病证有相似的地方，即具有统一性，如发热、恶寒、脉浮；又有不同之处，即具有对立性，如发热的迟和早，恶寒的轻与重，汗出的有与无，脉象的紧与缓等，但这种对立在概念的范畴下属于量变，而非质变，即与太阳病一般病证的病理变化基本相符。因此，临床上有时区分不十分严格，如属太阳伤寒证的大青龙汤证，既可见脉浮紧，又可见脉浮缓；麻黄汤证既可见恶风，又可见恶寒。

由相关的一般病证反测兼证的主症或伴有症

有一些汤方证的证候表现原文论述较简单，在临床适应证的把握上有一定困难，对于这样的个别病证，可从与其相关的一般病证来反测获知。如麻黄细辛附子汤证除症见发热，脉沉外，还可见哪些症状？麻黄附子甘草汤证虽与麻黄细辛附子汤证同属太少两感证？但其表现又有什么不同？太阳病和少阴病的症状是否俱见？麻黄细辛附子汤证和麻黄附子甘草汤证的治疗基础方涉及麻黄汤和四逆汤，代表了发表和温阳两种治疗大法。麻黄细辛附子汤证和麻黄附子甘草汤证作为个别病证，其概念当含有麻黄汤证和四逆汤证的内涵，但又含有各自特有的内涵。原文第 301 条："少阴病，始得之，反发热，脉沉者，麻黄细辛附子汤主之。"原文提示太少两感证初期，症见发热，脉沉。麻黄细辛附子汤方中麻黄配细辛，发表力有增强，而附子不配干姜，则温阳力不强，且病属初期，正气抗邪力尚可。由此可知，本证以太阳病为主，少阴病为次，故麻黄汤证的一般见症如发热，恶寒，无汗均可见。而四逆汤证的主症不会悉具，如手足逆冷，下利清谷等症不出现，只是见脉沉，乃阳气不足所致。原文第 302 条："少阴病，得之二三日，麻黄附子甘草汤微发汗。以二三日无证，故微发汗也。"条文中未明言症状，麻黄附子甘草汤方中单用麻黄发表力不强，附子配甘草，温振阳气力量增强，且病程较长，正气受损较甚，但本证少阴病证不可能是严重的，因为本证治取微发汗用麻黄，则如以少阴病为主，治当急救其里，用四逆汤。因此，从这一点上来讲，麻黄细辛附子汤证和麻黄附子甘草汤证的内涵是具有统一性的，而它们对立不同的地方是麻黄附子甘草汤证的里虚寒比麻黄细辛附子汤证重一些，由此可推断麻黄附子甘草汤证的表现基本同麻黄细辛附子汤证，可能发热轻一些，因正气抗邪力较弱。

由相关的个别的加减方证反测一般汤方的不适治证候或症状

《伤寒论》中的主干汤方，如桂枝汤，麻黄汤，白虎汤，小柴胡汤，四逆汤等，这些汤方证的适应证和某些禁忌症原文论述较详，但对一些看似可用，实际不太适应的症状，如仅凭方中某些药物或药对的作用来使用可引起不当，或达不到疗效，或反致弊端，可通过分析相关的个别的加减方证来解决这个问题。如桂枝汤中桂枝配甘草，可温通阳气；桂枝配芍，药可调和营卫；芍药配甘草可缓急止痛。据此，如见到腹满时痛，甚者腹中急痛等证候是否仍可用桂枝汤治疗？原文第 279 条曰："本太阳病，医反下之，因而腹满时痛者，属太阴也，桂枝加芍药汤主之。"此乃太阳病误下致脾胃虚寒之太阴病，症以腹满时痛为突出表现，可兼有轻微发热、恶寒等表证。可见桂枝加芍药汤证的概念中有桂枝汤证的内涵，但具有中焦虚寒、经脉凝滞、拘挛不和而致腹满时痛的突出症状。桂枝汤本有发表、散寒、温中、缓急、止痛等作用，现加大芍药量，以增强缓急止痛作用。这是桂枝加芍药汤证特有的内涵，与桂枝汤证比较具有对立性，但这种对立属量变范畴，如量变较小，桂枝汤是可以用的，如第 27 条："太阴病，脉浮者，可发汗，宜桂枝汤。"如量变大，甚至发生部分质变，则当用小建中汤，如第 100 条："伤寒，阳脉涩，阴脉弦，法当腹中急痛，先与小建中汤。"第 102 条："伤寒二三日，心中悸而烦者，小建中汤主之。"此乃既有风寒外感，又有中焦虚寒，气血亏损之里虚。小建中汤证不仅有中焦虚寒、经脉凝滞、拘挛不和而致腹痛，更有气血亏损，经脉失养，故呈腹中急痛状；因气血亏损，血不养心，故见心中悸而烦。小建中汤在桂枝汤基础上加大芍药量，并加饴糖，以温中补虚，缓急止痛见长。由此可知，桂枝汤不适宜治疗腹满时痛，腹中急痛等症而需作加减变化。又如白虎汤中有知母配石膏，可起祛寒清热的作用。那么症见大热，大汗出，大烦渴不解，脉洪大等证候能否仍用白虎汤？白虎汤证属邪热充斥于阳明的气分大热证，主症是壮热、汗出、口渴、心烦、谵语、脉浮滑或脉滑数，治以大清里热，用白虎汤。当里热进一步亢盛，出现大热、大汗出，就有津气受损的可能，如症见大烦渴不解、舌燥、背微恶寒、时时恶风、脉象由滑而有力转为来盛去衰的洪大脉，则表示津气已伤，治当用白虎加人参汤，加人参以益气生津，使正气能战胜病邪，在阳明病阶段痊愈，防止进一步传变。这里壮热与大热，汗出与大汗出，有一个量变过程，当达到一定程度，就会发生部分质变，即里热亢盛与津气受损并见，症状亦相应出现变化，如由口渴变为大烦渴不解，脉象由滑转为洪大，并出现背微恶寒、时时恶风。可见大热，大汗出，大烦渴不解，脉洪大等症是白虎加人参汤证的特征。与白虎汤证主症比较，有一个从量变到部分质变的过程，如仍用白虎汤治疗就不适宜了。

以上是通过相关证分析思维去推理反测某一病证的证候的几个例子，从中可知，如病证间有上下位关系，则两者之间就存在一般与个别的关系，要了解病证或方证的具体情况，详细内容，可通过对相关证的分析，或由个别到一般进行归纳研究，或由一般到个别进行演绎研究。既要分析相关证之间的统一性，又要分析它们的对立性，尤其是对立的内容是属于量变还是质变，量变是大还是小，质变是小部分，还是大部分等。这对于深入理解和认识病证或方证间互相关系和病证或方证的病变本质、临床表现等均大有裨益。

121 六经辨证的恒动观

疾病是一个不断变化的动态演变过程。因此只有用动态思维的方法去观察病情，才能全面、准确地把握疾病，进行恰当的施治。恒动观思想由来已久，从"恒动"一词首次出现在《易经》"乾元恒动曰'龙'"中，到汉代郑玄再一次阐述"恒动"，他在《尚书纬·考灵曜》中曰："地恒动不止，而人不知。譬如人在大舟中，闭牖而坐，舟行而人不觉也。"其后朱丹溪的"天主生物，故恒于动；人有此生，亦恒于动"，首次把"恒动"的概念引入到中医理论中来，使恒动观思想在中医学中得到了充分的阐发。而在朱丹溪之前的张仲景创立的六经辨证，在《伤寒论》中单就太阳病变证这一类情况，列出相关处方75首，许多方下还有加减法，虽然张仲景没有明确地提出"恒动"一词，《伤寒论》却是在辨证论治处方用药上贯彻恒动观的典范。这是中医学发展数千年来，对于恒动理论应用的最好的著作。学者姜侠以此为切入点，通过查阅大量的哲学中有关恒动观的资料，发现时间和空间是恒动观的两个主要体现方面，故以时间和空间为主线，探讨了恒动观思想在六经辨证诊疗中的应用。

六经辨证的整体恒动观

在《伤寒论》的398条原文中涉及"动"这个字的共有第67条、第115条、第134条、第221条、第280条、第294条、第82条、第160条、第177条、第134条、第178条共11条条文，涉及病机、症状、脉象各个方面。从这些条文中，可以看出恒动思想在六经辨证中有多方面的体现。

六经辨证把六经病看成一个整体的病变过程，而六经病中各个病证则是这整个病变过程中相互关联的一个阶段。因此，在辨证中不应孤立看待六经病证，而应以整体恒动观的观点认识六经病证。仲景将阳一分为三，本身的含义就有恒动的意思在里面。太阳也好，阳明也好，少阳也好，并不是可以截然分开的，只是根据阳气分布的部位不同，其多、少、强、弱和作用不同，因而命名也就不同，其实只是一个阳在体内体外升降出入游行而已。对于三阴也应如此理解。因此，三阴三阳实际上就是说明了人体的阴阳之气是处在一个恒动的状态中的。

六经辨证的时间恒动观

《伤寒论》共398条条文，其中讨论日数变化的条文就多达95条之多，也就是说，《伤寒论》中超过四分之一的内容是在围绕时间讨论疾病的动态变化。

1. 发病时间恒动观：感受了邪气，并不是得病第一日就能表现出典型的哪一经病的症状。每一经病各有特点，各经病特点的出现，是感受外邪后随时间的进展而逐渐明朗化，如原文第7条所曰"病有发热恶寒者，发于阳也；无热恶寒者，发于阴也"。这说明伤寒发病初期只能分出阴阳两种不同的属性，还不能分清是六经中的哪一经病。那么要经过多长时间才能看出来这个患者患的到底是哪一经的病呢？从《伤寒论》的原文中可以看出个大概。

原文第4条："伤寒一日，太阳受之。"如果太阳肤表受邪而发为太阳病的话，太阳病典型症状的出现，是在受邪的当天。第184条、第186条两条所曰"始虽恶寒，二日自止""伤寒三日，阳明脉大"。这是定型为阳明病。第271条："伤寒三日，少阳脉小者，欲已也。"这条间接说明了如果伤寒三日脉不小，就可能出现少阳病。从上面几条条文可以看出，感邪后三阳病的形成在时间上呈动态演变发展，且有先后次序，是一日太阳，二日阳明，三日少阳。

至于三阴病，第270条"伤寒三日，三阳为尽，三阴当受邪"，可知三阴病的定型其应在三阳之后。具体来说，第358条："伤寒四五日，腹中痛，若转气下趋小腹者，此自欲利也。"这是定型为太阴病。第282条："五六日，自利而渴者，属少阴也。"这是定型为少阴病。关于厥阴病的定型时间，原文中没有明确的条文描述，但是厥阴是三阴之最后，其定型的日期应当比少阴病更晚，应在伤寒第六日。

从以上条文中可以看出，人体受邪之后出现典型的六经病的症状，是从一二日到五六日不等的，这个时间李克绍先生称之为"前驱期"。至于前驱期时间长短不同，柯韵伯认为"气有高下，病有远近，适其至所为故也"。各经所主的部位既然有远近之分，受邪后其主症的出现，自然有迟早之别了。前驱期就是六经病由不典型到典型，由感邪之初到定型的发病的动态变化过程。所以说六经病的发病是随着时间而恒动的。

2. 疾病传变时间恒动观：疾病的过程，就是邪正斗争的过程。随着正邪的进退，病机的变化，症状就会不断地发生变化，所以疾病的过程也就是一个恒动的过程。从前驱期到定型期疾病是恒动的，定型之后疾病也是动态的，绝不会总是停留在原始的症状上。这些变化的结果除了自愈者外，其余的在《伤寒论》中，有的称"传"，有的称"转属"或"转入"。"传"是同一经病随时间变化而在逐步深化，就是运动变化，是一个动态的过程，它与时间关系密切。下面就从六经病分别论述之。

（1）太阳病：第4条、第5条都是从临床脉症的动态变化角度，来判断疾病是否发生传变。尽管是在受邪之初，如果脉症发生了变化，则说明疾病发生了传变；相反，尽管受邪已二三日，如果脉症没有变化，则提示疾病没有传变，如果病情不继续发展，正气逐渐恢复，七日以上就有可能自愈。但是太阳病的自愈，绝不是症状在一夜之间突然消失，而是逐渐由重转轻，由轻到无，有一个时间的过程。其发热恶寒不是直线消退，而是变为间歇性发作，如"一日二三度发""一日再发"的桂麻各半汤和桂二麻一汤证就是。

太阳伤寒，肤表郁闭，汗不得出，卫强而荣亦强。如果阳气郁闭太重，"八九日不解"，脉中之荣极度充盈，就常向容易出血的薄弱的部位，突破经络而外溢，出现"衄"证，这就是第46条的内容。张仲景称之为"阳气重故也"。

（2）阳明病：自发本经的阳明病，其诱因也是感受外邪，故初病时也能出现恶寒，不过阳明病初期的恶寒短暂而轻微，第二日恶寒自止（第184条），第三日即脉搏转大，恶热、自汗出等症就会相继出现（第183条）。这种患者都是阳气素盛或素蕴内热，所以一旦受邪，短时间即从热化。

治疗阳明腑实证的主方是调胃承气汤、小承气汤和大承气汤，这三个方子从方名上就能体会到病情变化发展的意思。阳明腑实证的主要一个症状就燥屎，而日数的多少对燥屎的形成至关重要。对于阳明病中的燥屎的形成仲景就有二三日、四五日、至六日、六七日的描述，虽不能看得过死，但都是诊断燥屎的参考日期。

（3）少阳病：少阳病的主方是小柴胡汤和大柴胡汤，仲景以大小名方，说明此二方证有一轻一重之分，因此在第103条中仲景曰："太阳病，过经十余日，反二三下之，后四五日，柴胡证仍在者，先与小柴胡汤；呕不止，心下急，郁郁微烦者，为未解也，与大柴胡汤下之则愈。"太阳病已经过经十余日，经过下法之后柴胡证仍在者，本应服小柴胡汤后呕自止，但此时不但呕不止，胸胁苦满也发展为心下拘急，而且郁郁微烦等症仍在，说明病情随着时间的变化而加重了，是邪已偏于里，即当改用大柴胡汤治疗。

（4）太阴病：伤寒系在太阴，在脾阳充实之后，还可能驱湿下出，出现暴烦下利日十余行的症状。但是这种驱使肠中腐秽自去的好现象，却是需要一段时间的，也就是说脾阳不是一下子就能健旺起来的，仲景告诉我们这需要七八日的时间，"至七八日，虽暴烦下利日十余行，必自止"（第278条）。

（5）少阴病：少阴病初得之时未发汗，延至二三日，这时发热更轻，因"二三日无里证，故微发汗也"（第302条）。疾病在三日之内还不至于发展到里证的地步，所以以麻黄附子甘草汤轻解外邪。若是三日之后，疾病就不可能还处在表证的阶段了，若是出现了水气为患的症状，就以真武汤扶阳镇水（"至四五日……此为有水气"）；若是出现了便脓血就以桃花汤温涩固脱（"至四五日，腹痛，小便不利，下利不止，便脓血者"）；若是出现了少阴热化的症状，"少阴病，得之二三日以上，心中烦，不得卧"（第303条），就要以黄连阿胶汤育阴清热了。即使是少阴病的主方四逆汤证，也是在"五六日自利而渴"之后，仲景才曰"属少阴也"。

（6）厥阴病：厥阴病是六经病发展的最后一个阶段，也是病情最危重的一个阶段，而最能反映厥阴病病情变化的，就是仲景在厥阴病篇中有7段条文，用精彩的语言描述的厥热胜复证，而这7段条文中，有5条与天数有关，这就是第336条、第342条、第341条、第332条、第333条。在这5段条文中，仲景阐述了"厥"与"热"动态变化的三个方面。

1）厥热相平，表示阴阳没有偏胜，如第332条："本发热六日，厥反九日，复发热三日，并前六日，亦为九日，与厥相应，故期之旦日夜半愈。"又如第336条，"伤寒病，厥五日，热亦五日，此后不热也不厥，也必自愈"。

2）热多厥少有发血证的可能，尤其在久利伤阴的情况下，阳回稍一太过，就会发痈脓。如第341条，"热四日，厥反三日，又热四日至七日，其热不除，就必便脓血"。

3）厥多热少为病进，如第342条，"厥四日，热三日，又厥五日，阳气逐渐衰退，为病在发展"。

欲解时间恒动观

六经病皆有"欲解时"，这是《伤寒论》中很重要的一部分内容，每一经病都有"欲解"之时，这说明疾病是随着时间的变化而处在动态变化之中的，也说明了六经病的向愈是具有恒动性的。

太阳病解的具体时辰，张仲景认为是从巳至未这一段时间。因为这是一日之中阳气最盛的时候，人体的阳气，得天阳之助，驱邪有力，轻微的外邪，不能自容，所以将愈的患者，多于此时好转。

"阳明病，欲解时，从申到戌上"（第193条）。这条提到阳明病多愈于从申至戌这一段时间。《素问·生气通天论》曰"日西而阳气已虚"，阳明病本为阳热亢盛之病。当天阳渐虚之时，其邪气亦随之渐衰，故可在日入前后自愈。

"平旦人气生"，所以仲景认为"少阳病欲解时，从寅至辰上"（第272条）。这是因为少阳为"游部"，郁结发病，不郁则病解，而寅至辰系卯前卯后，恰是阳气生发之时，当被郁之少火随天阳之升得以舒发，所以少阳病在邪衰之后，多于日出前后精神慧爽，症状消失。

"夜半阳气还"，亥至丑时，正是夜半前后，"太阴病，欲解时，从亥至丑上"（第275条）。所以太阴病之将愈者，多于此时病情好转。

阳生于子时，至寅而渐盛，阳气前进，阴邪必退，所以"少阴病欲解时，从子至寅上"（第291条）。

"厥阴病，欲解时，从丑至卯上"（第328条）。丑至卯时是太阳即将升出地面的时辰，人身的阳气，也随着天阳之将升而呈现由里出表之象，所以厥阴病多愈于这一阶段。

由上面的分析，可以看出六经病的愈解之时是恒动变化的，实际上也是人体的阴阳之气的恒动变化，虽不可将欲解时看得太死，不过也应当借鉴其来指导临床。

六经辨证的空间恒动观

1. 转属的空间恒动观：传是动态变化，转属也是动态变化，所不同的是，传是同一经病的逐步深化，而转属则是变成了不同的另一经病。从这一经病变成另一经病，这是空间上的变化。在《伤寒论》中，空间的概念是什么呢？这个空间可以是六经辨证的空间，就是说三阴三阳是不同的空间名词；同时，这个空间也可以是人体自身的空间，上中下三焦、五脏六腑、表和里、血分和气分等，比如原文第

97 条曰 "藏腑相连，其痛必下，邪高痛下"，这里的 "痛下" 就是一个空间的概念。

太阳病多是感受外邪而发病，其他五经病可由他经转属而来者。根据 "阳明居中主土也，万物所归，无所复传"，从理论上讲阳明病可以由其他五经病传变而来，除了第 181、第 185、第 187 条由太阳和太阴转属而来之外，少阳病 "发汗则谵语，此属胃"，少阴病下利，手足自温者能自愈或可治（第 287 条），厥阴病 "欲得食，其病为愈"（第 339 条），虽说这不一定是阳明病，但也是通过胃气恢复才能自愈而不再发展。

"本太阳病不解，转入少阳"（第 266 条），少阳病可由太阳病发汗利小便伤津化燥发展而来；也可以由厥阴出阳而来，"呕而发热者，小柴胡汤主之"（第 379 条），仲景在本条提示厥阴里热可以外出少阳。

太阴病可由三阳病误治伤及脾阳而成，就是所谓的 "始为热中，继为寒中"；也可由太阳病误下邪陷，致脾络不通，即第 279 条所述的 "本太阳病，医反下之，因尔腹满时痛者，属太阴也。"

因少阴与太阳为表里关系，故太阳病最易转入少阴，如第 29 条所述 "伤寒脉浮，自汗出，小便数，心烦，微恶寒，脚挛急，反与桂枝欲攻其表，此误也……若重发汗，复加烧针者，四逆汤主之"。又因太阴为三阴屏障，故太阴虚寒也易传入少阴，成为脾肾阳虚证，这就是第 277 条所论述的内容，"自利不渴者，属太阴，以其脏有寒故也。当温之，宜服四逆辈"。

厥阴病可由少阳病热深厥深转属而至，第 339 条形象地描述了少阳与厥阴之间转化的过程，"伤寒热少微厥，指头寒，嘿嘿不欲食，烦躁。数日，小便利，色白者，此热除也。欲得食，其病为愈。若厥而呕，胸胁烦满者，其后必便血"。同时阳明病误下也能伤及厥阴，"若脉数不解，而下不止，必协热便脓血也"（第 258 条）。

所以，中医学有 "实则太阳，虚则少阴" "实则阳明，虚则太阴" "入则厥阴，出则少阳" 之说。从以上的分析可以看出，六经病的发病不仅有时间上的动态变化，也有空间上的恒动性。

2. 坏病的空间恒动观：什么叫坏病？《伤寒论》在第 16 条、第 267 条两条原文提到这个名词。教科书上对 "坏病" 的定义为："因误治使病情恶化，难以用六经正名者。"也就是说，坏病是六经病非规律性的变化，既然不能再用六经命名，那么它的病情就发生了空间上的动态变化。所以，坏病具有空间恒动性。

仲景对坏病的辨治在太阳病篇描述得最为详细，比如太阳病可以由典型的麻黄桂枝证传变为蓄水证、蓄血证、结胸证、痞证等。用了相当大的篇幅来阐述坏病的治疗法则，"观其脉证，知犯何逆，随证治之"，是仲景创立的灵活变化、随证变通的辨证论治方法，也是中医辨证恒动观的最好体现。"随证治之" 之 "随" 就是一个动态的词语。"随证治之" 之法是以谨守病机为准则，而于立法、选方、遣药、服法等灵活多变以应病之变。疾病作为一个过程固然有着相对的静止，但要以承认疾病的动态变化为前提，"随证治之" 就是在疾病恒动发展的过程中，在恪守病机前提下的多种变通，始终贯穿着恒动的精神。

六经辨证的脉象恒动观

在疾病恒动演化的过程中，脉象的变化往往可以成为判断疾病变化的重要依据。如太阳病提纲证提出 "脉浮"，而其后的第 2 条、第 3 条又以 "脉浮缓" "脉浮紧" 作为太阳中风证与太阳伤寒证的主要鉴别点。第 4 条又以 "脉静" "脉数急" 的变化相对比，作为判断表邪是否内传的重要依据。又如第 37 条："太阳病，十日以去，脉浮细而嗜卧者，外已解也……脉但浮者，与麻黄汤。"也是以脉象的恒动发展作为判断邪气是否内传、邪势盛衰的依据。

《辨脉法》曰："凡脉大、浮、数、动、滑，此名阳也；脉沉、涩、弱、弦、微，此名阴也，凡阴病见阳脉者生，阳病见阴脉者死。"阴病见阳脉示正气恢复，疾病向愈，如第 327 条："厥阴中风，脉微浮为欲愈，不浮为未愈。"厥阴中风为 "阴病" "浮" 为阳脉，"脉微浮" 表示阳气在逐渐恢复，故阴病见阳脉为向愈之征。阳病见阴脉示正气已衰，疾病加重，如第 92 条："病发热头痛，脉反沉，若不差，身体疼痛，当救其里，宜四逆汤。"即是以脉之"沉"示表邪衰退、阳气已虚。本为太阳表证（阳病），疾病变化而见沉脉（阴脉），说明邪气内入，病邪由表入里。

当然在《伤寒论》中脉象的恒动性并不局限于"阴病见阳脉者生，阳病见阴脉者死"这一句话，随着病情的动态发展，呈现出动态变化的脉象；也可以说，脉象的恒动性从侧面说明了病情变化的恒动性，也说明了六经辨证的恒动性。

六经辨证的用药恒动观

既然《伤寒论》认为疾病的静止是相对的，绝对的运动是疾病存在的固有方式，那么临证时在用药、剂型及药物的煎服法等方面，就应该立足于应病情的变化而变化，所以说，六经辨证的用药也具有恒动性。

1. 药量及药味的恒动性：以麻黄与石膏为例，来分析一下《伤寒论》中是怎样灵活加减药物的。结合麻黄汤与白虎汤证，可以发现麻黄与石膏在表实证传到阳明病的过程中的加减运用：感受风寒之邪，表气郁闭（麻黄汤证，只用麻黄不用石膏）→表寒郁滞较久或寒郁较重，内生郁热（大青龙汤证，麻黄为主，辅以石膏）→表寒进一步入里化热，郁热迫肺（麻杏甘石汤证，麻黄、石膏并重）→化热更重（酌情加重石膏的用量至 5～20 倍于麻黄，石膏为主，辅以麻黄）→完全入里化热（白虎汤证，只用石膏，不用麻黄）。在这个过程中，有表邪向内动态发展之势，即用麻黄之浮向外散之；有入里化热动态演变之象，即用石膏之寒清之。随着整个病情的动态变化来确定药物的用量及取舍，而不囿于个别症状。

又如同为阳明腑实证，仲景视腑实病机之缓急，而设调胃承气汤、大小承气汤以应变，调胃承气汤有甘草之缓而无枳、朴之峻，大小承气汤有枳、朴之峻而无甘草之缓，而大小承气汤又因有无芒硝而分峻缓。而在阳明病中，除了正阳阳明外，还有太阳阳明和少阳阳明，太阳阳明治以麻子仁丸，少阳阳明以"蜜煎导而通之"即可，可谓法中有法，变中寓变。

再从第 101 条和第 103 条言之，此两条病在少阳，本应和解，今误用下法，但下之后，柴胡汤证仍在，故"复与柴胡汤"。此时有两种不同的转归，前者服汤后，正气得药力之助，奋起抗邪，正邪交争，故见"蒸蒸而振，却发热汗出而解"；后者误下后，伤津较甚，以致邪入阳明，此时纯粹的小柴胡汤无能为力，故见"呕不止，心下急，郁郁微烦"。由此可知，同为柴胡汤误下，因伤正或助邪的程度有别，病之缓急各异，势缓者用小柴胡汤，势急者宜大柴胡汤。大柴胡汤为小柴胡汤去甘缓之参、草，加大黄、枳实等较峻之药。体现了病重药亦重，病动药亦动的原则。

第 317 条、第 353 条均为阴寒内盛、阴盛格阳的危重证。但前者下利清谷，迅速伤及少阴阳气，而致"手足厥逆，脉微欲绝，身反不恶寒，其人面色赤"，甚或"利止脉不出"，比后者"大汗出，热不去，内拘急，四肢疼，又下利厥逆而恶寒者"的四逆汤证，其阴盛格阳之势尤急，故用通脉四逆汤治之。此两方药味虽同，但附子、干姜用量有别，故后者回阳救逆，通达内外之力尤强。

2. 剂型的恒动性："汤者，荡也"，能急其所急；"丸者，缓也"，能缓其所缓。所以在《伤寒论》中仲景采用了不同的剂型以应病情之缓急，如蓄血证有缓急之不同而设有抵当汤和抵当丸，大结胸证据病之缓急设有大陷胸汤和大陷胸丸，再如上文中提到的正阳阳明据证之缓急设三承气汤，而第 247 条的太阳阳明治以麻子仁丸，第 233 条的少阳阳明以蜜煎或土瓜根、猪胆汁外导即可；第 386 条理中丸方后注中甚至提出了一方二法，以适应病势缓急之变，充分体现了仲景治病的剂型恒动观。

3. 服法的恒动性：仲景视病之轻重缓急，在服药的方法上也有详细说明。如第 29 条病缓势轻的"胃气不和"之证，服调胃承气汤要"少少温服"，而第 248 条治燥热内结的阳明腑实证，又主张"顿服"以应病之急。此外，十枣汤的"平旦服"、黄连汤的"昼三夜二"、麻黄连翘赤小豆汤的"分温三服，半日服尽"，也是应病之缓急而服之例。由此一来，六经辨证的病脉证治、理法方药就能一线相贯，这才是恒动的辨证之法，灵活的辨证之法。

　　恒动观是六经辨证的一大特点，贯穿于六经辨证的病、脉、证、治的每一个阶段，且从时间和空间上具有三维立体的特色，摆脱了现今临床上辨证的线性思维。《伤寒论》通过第 398 条、第 112 方的病脉证治，科学地、形象地、真实地、理论联系实际地揭示了中医辨证论过程中最为精髓、最为宝贵的思维特征，即"动"的、"活"的，亦即"恒动"的辨证思维大法与规律，从而使六经辨证历经近两千年而不衰。

122 六经辨证的脾胃观

张仲景所著《伤寒杂病论》开创了独特的六经辨证论治的先河，创建了有别于以《黄帝内经》为代表的医经派的经方理论体系。同时他吸取了《黄帝内经》中的脏腑理论学术思想观点，非常重视脾胃在疾病发展、变化中的作用，将顾护脾胃思想始终贯穿于六经辨证、选方、用药及调理将息、预防复发各个方面。后世医家李东垣、叶天士也在张仲景重视脾胃思想的理论基础上不断发展，逐渐完善了中医的脾胃学说。张仲景的脾胃观思想虽历经千年，于今日医者仍有重要理论及应用价值。学者于攻分经论述了脾胃观在各经疾病中的具体运用，以揭示张仲景脾胃观思想内涵。

张仲景脾胃观溯源《黄帝内经》

1. 张仲景著书学术背景溯源：《黄帝内经》撰成于春秋、战国时期，内容丰富，涉及古代易学、哲学、巫术、阴阳五行、医学解剖、脏腑经络、生理病理等诸多理论。在医学方面以八纲、气血营卫、五行六气、五脏六腑理论阐述人体生理、病理，认识及诊断疾病。《伤寒杂病论》由张仲景依据《神农本草经》及《汤液经法》于东汉时期撰成。他论及了《汤液经法》中的方证，由八纲辨证发展为六经辨证。他的思想不同于以《黄帝内经》为理论基础的医经家，而是经方家的代表。尽管如此，在著书年代上，后者明显晚于前者，因此仲景所处时代依然并行着以脏腑、经络理论为依据的医经派学术思想。而《黄帝内经》中对于脾胃脏腑的认识显然可从《伤寒杂病论》中窥见一斑。因此张仲景的脾胃观仍可溯源《黄帝内经》。

2. 《黄帝内经》脾胃理论阐释：脾胃为后天之本，气血生化之源。《黄帝内经》是阐述脾胃理论现存最早的医学著作，它奠定了后世脾胃理论的基础。《黄帝内经》中不仅提出了脾胃的解剖形态，更着重阐释了脾胃的生理功能。脾主运化，与胃同居中焦，是人体对饮食物进行消化、吸收并输布精微的主要脏器。故《素问·灵兰秘典论》曰："脾胃者，仓廪之官，五味出焉。"人出生之后，生命活动的延续和气血津液的化生都有赖于脾胃运化的水谷精微，所以脾胃又被称作"后天之本""气血生化之源"。《素问·经脉别论》所曰："饮入于胃，游溢精气，上输于脾，脾气散精，上归于肺，通调水道，下输膀胱，水精四布，五经并行。"脾胃居于中土，承上启下，水液经脾胃收纳转输、升清降浊，新陈代谢，输布、散发于全身，内而滋养五脏六腑，外而滋润肌腠皮毛。因而，脾胃的吸收、输布功能影响着人体正常的生命活动。

3. 张仲景脾胃观阐释：《伤寒杂病论》遣方用药依据《神农本草经》，选用《汤液经法》60首方剂，将其纳入六经八纲辨证体系中，紧密贴合临床，力求方证的标准化。在这个过程中，仲景舍弃了其中的脏腑五行理论，因此书中很少提及脏腑功能及各脏腑疾病，只是在一些病名中有所体现，如肺痿、肾着、肝着、胸痹心痛等，而并未详细论及各脏腑生理、病理及治疗思路。其中，张仲景却唯独注重脾胃。无论是专论脾胃病的阳明病及太阴病篇，还是其余四经病篇，都时刻提示着脾胃与疾病发生、发展、转归的关系，顾护脾胃在各经病治疗过程中的重要性。如《金匮要略·脏腑经络先后病》中提出"四季脾旺不受邪，即勿补之"，说明只要人体脾胃之气充沛，则邪不可犯；同篇中又强调"见肝之病，知肝传脾，当先实脾"。这种肝病先实脾的治疗思路，成为后世医家治疗肝胆病的重要治法。保胃气思想在书中描述则更为多见。第58条所曰"凡病，若发汗，若吐，若下，若亡血，亡津液，阴阳自和者，必自愈"。发汗伤津液，吐下更伤胃气，胃气一伤，津液与气血生化乏源，身体驱邪复正所赖者何？阴阳自和则自愈。对此《金匮要略心典》有曰"是故求阴阳之和者，必于中气"，中气即脾胃，其纳化功能若可顾护，则正气有源，方可驱邪自愈。

《伤寒论》所载113方，在用药方面也处处体现顾护脾胃的观念。其中用甘草者71方，用大枣者40方，姜、枣同用者37方，姜、枣、草同用者31方，参、草、枣、姜同用者7方。《神农本草经》中记载甘草"主五脏六腑寒热邪气……蜜炙偏温，长于补气"，甘草味甘性平，归心肺、脾胃经。补气即补脾胃气，甘草得土气最全，是补土培中之妙品。生姜味辛健胃、大枣纯甘滋脾。而人参为上品，主补五脏，着重补脾。这些药的不同配伍或补益脾胃，或顾护脾胃，或意在扶正祛邪。可见，张仲景在治疗、预防及运用峻猛之药祛邪方面，始终贯彻着脾胃观。

阳明病、太阴病专论脾胃

实则阳明，虚则太阴。六经之中有两经专论脾胃病。

1. 阳明病论述脾胃实热证：第180条曰，阳明之为病，胃家实是也。胃家实，指胃肠的实热证。阳明病的病因即发汗、利、下太过，伤及津液，使得胃肠中津液干燥。根据热结是否成实，分为白虎汤证、承气汤证、栀子豉汤证等。又有胃中津液干燥，使得脾无法为胃行津液又出现脾约的麻子仁丸证。如若热灼津液，津液继续亡失，出现直视、谵语，则会出现坏证、死证。

邪热内陷阳明，出现身热、大汗、大渴、脉洪大，则治以白虎汤或白虎加人参汤方，药用石膏、知母清解阳明里热，使邪气去而胃津复。若热与有形之邪相结形成阳明腑实证，仲景则根据腑实轻重，应用大、小承气汤及调胃承气汤，或急下存阴，或泻实除满，微和胃气，存津液、保胃气。另外栀子类汤方及治疗脾约的麻子仁丸等依然是或清无形之热邪，或清热滋阴，使得胃津恢复，化津有源。即便在阳明病中以清解胃热为首，张仲景在各方的应用中仍以不同方式顾护脾胃阳气。白虎汤中石膏虽不如承气汤峻猛，但清热寒凉太过恐伤脾胃阳气，因此配伍甘草甘缓调中，还加入粳米补脾和胃。柯韵伯曰："粳米稼穑作甘，气味温和，禀容平之德，为后天养命之资，得此为佐，阴寒之物，庶无伤脾胃之虑也。"在8条白虎汤法中，就有5条加入了人参，健脾生津止渴。在三承气汤中，虽以硝、黄苦寒攻下，但其中调胃承气汤辅以甘草和中缓下。第209条所曰："阳明病，潮热，大便微硬者，可与大承气汤，不硬者，不可与之。若不大便六七日，恐有燥屎，欲知之法，少与小承气汤，汤入腹中，转矢气者，此有燥屎也，乃可攻之。"可见在具体运用中，可先以小承气汤作试探性治疗，不至于攻伐过度伤胃气。在服药方法上，也提醒医家"得下余勿服""若一服利，则止后服""初服者当更衣，若更衣者，勿服之"。这体现了仲景中病即止，以免矫枉过正反伤脾胃。在运用治疗热扰胸膈的栀子汤证时，强调"凡用栀子汤，病人旧微溏者，不可与服之"（第81条），提示脾胃阳虚有寒而大便溏薄之人，当慎用苦寒之品，以防更伤中阳。

2. 太阴病专论脾胃虚寒证：第273条"太阴之为病，腹满而吐，食不下，自利益甚，时腹自痛"。正气不足，邪气入里，脾胃虚寒，发展为太阴病。条文所述不多，但病症危重，人的死亡大多发生在此阶段。可见人之生死，脾胃是根本，所谓有胃气则生，无胃气则死。《黄帝内经》曰："阴阳之要，阳密乃固。"阴阳关系中，阳气尤为重要。脾胃为后天之本，脾胃之阳为后天生命的动力来源，脾胃阳气充足可运化水谷，化生气血，布散全身。脾胃阳气不足，影响水液代谢则生痰饮，而痰饮为病变化多端；化生气血乏源，则正气虚衰，邪气来袭。刘渡舟说："太阴病主要是脾家阳气不足，运化失司，寒湿内盛，升降紊乱的病证，以脾虚脏寒证为主。"

针对脾胃虚寒之象，张仲景给予理中、四逆辈温中散寒、回阳救逆。方用干姜、附子辛热之药温补脾阳，去除沉寒痼冷。附子走而不守，干姜守而不走，二者配伍，加强健脾温阳之效。另以人参，甘草补益脾胃，白术苦温，健脾除湿利水。太阴病时人体功能沉衰，脾阳亏虚，非大辛大热之药峻补脾阳不可。

脾胃观贯彻六经病始终

1. 太阳病解表不忘顾护脾胃：病邪外袭首犯太阳，太阳主表，首当其冲。太阳病为表阳证，以汗法治之。桂枝汤为伤寒论第一方，治疗太阳中风，解肌和营，调和卫气使其驱邪顾护于外，补益营阴以救汗出伤营之势。方用桂枝、芍药、生姜、大枣、甘草。桂枝辛散解表寒，芍药酸收补营阴，余三味药姜、枣、草调补脾胃以健胃生津补营阴。更以药后啜热稀粥助胃气、益津液，滋汗源，助药力，祛邪而不伤正。桂枝汤治疗太阳中风证，但其用药及调护皆可看出张仲景以脾胃为中心的思想。曹颖甫在《经方实验录》中指出"盖桂枝一方，外证治太阳，内证治太阴"。第276条"太阴病，脉浮者，可发汗，宜桂枝汤"，虽非太阳病，但也说明在脾胃素虚患者症见下利，出现表证时，可用桂枝汤扶正解表。即便如太阳伤寒证治以麻黄汤时，张仲景亦提示医家汗出应覆取微似有汗，而不可令如水流漓，以防过汗伤及里阳，而使脾胃衰败，转为阴证。第20条"太阳病，发汗，遂漏不止，其人恶风，小便难，四肢微急，难以屈伸者，桂枝加附子汤主之"，即为太阳伤寒发汗太过，津液大伤，脾胃阳气亦伤，而陷于阴证。

2. 少阳病血弱气尽兼治脾胃：若素体脾胃虚弱，"血弱气尽，腠理开，邪气因入"，病邪入于半表半里，则出现少阳病，表现为寒热往来，心烦喜呕，胸胁苦满，默默不欲饮食诸症。因此在治疗时，除药用柴胡、黄芩和解少阳，半夏降逆止呕外，以大量的健胃补脾药配伍，即人参、甘草，生姜、大枣。徐灵胎在《伤寒论类方》中指出小柴胡汤之妙在人参，这也反映出少阳病阶段，只有脾胃强健，津血充足，才能祛邪外出，疾病向愈。而在第265条中强调"少阳不可发汗，发汗则谵语，此属胃，胃和则愈，胃不和，烦而悸"，此阶段发汗伤及胃中津液，病必入里，发生传变，这说明疾病传变的重要因素就是脾胃津液阳气是否受损。

3. 少阴病气血阴阳俱虚尤重脾胃：少阴病属表阴证。第281条："少阴之为病，脉微细，但欲寐也。"老年人及气血俱虚之人，若得外感，常常发生少阴病这一类型。在少阴病中提到很多危急重症，皆因合并太阴病，或入里陷于太阴病而致。因此，无论是阴盛格阳的通脉四逆汤、白通汤，还是阳虚寒湿的附子汤，以及阳虚水泛的真武汤，方中多用甘草、干姜、附子、人参、茯苓、白术等温中健脾、益气护胃、强壮祛寒之品。

4. 厥阴病虚实夹杂用药忌伤脾胃：厥阴病为半表半里阴证。三阴病皆以脾胃津液、阳气受损为始、为进，亦以脾胃气绝为危，脾胃气复为转机，厥阴病也不例外。半表半里病位在除表、里（即胃肠腔内）之外的胸腔、腹腔空间，为几乎所有脏腑所处之地，包括心肺、肝脾、胃肠、肾等。若病邪在此部位充斥，会诱发多脏腑失常而反映出的证候复杂多变。而厥阴病又较少阳病更增添阴证、虚证，因此出现虚实夹杂、寒热错杂的机会就更多。无论是以辛开苦降大法治疗寒热错杂痞证的三泻心汤方，还是治疗虚实夹杂、上热下寒的乌梅丸方，以及清胃热温脾寒的干姜黄芩黄连人参汤方，其中都大量运用着顾护脾胃的参、草、枣，以及清胃热的芩、连。病势入里的复杂病及慢性病，张仲景在治疗中采用寒温并用、补泻兼施仍不忘脾胃顾护这一大法，成为后世医家临床治疗此类疾病的重要法则之一。

脾胃观思想贯穿全书

张仲景脾胃观思想贯穿全书，注重调理将息，以防愈后复发。以桂枝汤方为例，第12条："服已须臾，啜热稀粥一升余，以助药力。温覆令一时许，遍身漐漐，微似有汗者益佳，不可令如水流漓，病必不除……禁生冷、黏滑、肉面、五辛、酒酪、臭恶等物。"张仲景运用大篇幅写明方后注意事项，调理将息。文中主要提出几方面来提高药效，促病早愈，预防复发。一为啜热稀粥，增强胃中精气，鼓舞胃气，助药力解肌祛邪；二为汗出有度，万不可大汗伤津劫胃，病势入里转阴；三为饮食调护，生冷黏滑之物伤及脾胃阳气，加重脾胃负担，脾胃虚弱无力抗邪，难以痊愈或引致愈后复发。

张仲景对方剂的煎煮方法格外重视，目的是提高药效，而减少药物对脾胃的损害。在白虎汤、桃花汤、竹叶石膏汤、附子粳米汤等方中都以米熟汤成作为煎煮时间的依据，益脾胃滋化源，久煮又可减轻药物的偏性以防碍胃。小柴胡汤、大柴胡汤、泻心汤类方等，又采用去滓再煎法，使药味更加醇和利于胃纳吸收，减少汤药量，降低脾胃不适感。此外，对于治疗阳虚欲作奔豚的苓桂枣甘汤方，用甘澜水煎药，在于吸收天阳之气，扶土制水。治疗湿热兼表发黄证的麻黄连翘赤小豆汤，取用潦水煎药，味薄不伤胃助湿。治疗热扰胸膈兼心下痞塞证的枳实栀子豉汤，用清浆水煎药，取其通关开胃，调畅脾胃气机的作用。脾胃不仅是祛邪卫外之本，且是抗病康复之源。大病新瘥，人体因抗邪外出而致正气虚弱，气血不足，脾胃之气亦未复，此时若饮食调护不当，余邪极易挟食滞而复。故张仲景多次强调病后需调理脾胃，养护胃气，或以轻剂扶助胃气祛除余邪，或仅以饮食调养。大病新愈，确需用药，也不可过于峻烈。

脾胃观并非指一切疾病皆从脾胃论治，而是在临证治疗各系统疾病时始终要将顾脾胃、保脾胃的观念贯彻其中。脾胃既为人体气血生化之源，维持人体正常生理功能，是正气存内的前提条件，又是正气奋起抗邪，御邪外出的动力所在；同时药物吸收、发挥作用亦在此脏腑。因此，张仲景在论广《汤液经法》时有意避开脏腑辨证，而发挥其六经辨证的同时，仍将脾胃观这一重要观念留于论中，从生理、病理、治疗、调护方面为后世医家树立起了一种看待人体及疾病的认知观念，从而运用于临床的各系统疾病中。医者在进行疾病诊断中，确有阳明病、太阴病自然要将调理脾胃各法应用其中，在其余几经病的诊断中始终须从纷繁的临床症状中找寻与脾胃病相关的线索，不可漏一。而在六经病的治疗中也要贯彻"未病先防，既病防变"的原则，从选方用药上防止伤及脾胃，用药忌过，中病即止。

123　六经辨证的阴阳一体观

　　《伤寒论》以三阴三阳作为纲领，将外感疾病分为太阳病、阳明病、少阳病、太阴病、少阴病、厥阴病六大类，创立了六经辨证，论述疾病发生发展变化的一般规律。而三阴三阳乃由一阴一阳衍化而来。《素问·至真要大论》曰："愿闻阴阳之三也何谓？岐伯曰：气有多少异用也。"《素问·天元纪大论》曰："阴阳之气各有多少，故曰三阴三阳也。"根据阴阳之气多少的不同，将一阳分为三阳，一阴分为三阴，但其根本仍是阴阳。《伤寒论》以六经辨证论述了疾病过程中人体阴阳失调的变化。故有学者曰："一部《伤寒论》，离开阴阳，无以言辨证。"中医学认为阴阳是互根互用，不断消长转化的。学者周唯认为，《伤寒论》的六经辨证便处处体现了阴阳相互蕴涵，相互渗透，相互为用，相互转化的阴阳一体的思想观念。

阴阳一体的生理观

　　1. 三阳之阳是指人体的阳气：根据阳气的多少盛衰，将人体的阳气分为太阳、阳明、少阳。太阳又称巨阳。太者大也，意指阳气较多。人体以肤表最为广大，故太阳就是肤表之阳。肤表乃营卫循行之处，其中营行脉中，卫行脉外，卫气在营的支援下发挥着温肌肉、充皮肤、肥腠理、司开合、御外邪的作用。故太阳也就是敷布、运行于肤表的卫气。故《灵枢·营卫生会》曰："太阳主外。"

　　阳明又称盛阳，意指阳气盛大。《素问·至真要大论》曰："阳明何谓也？岐伯曰：两阳合明也。"《灵枢·阴阳系日月》曰"两火并合，故为阳明"，两阳相合而明，故阳气较盛。人体表为阳，里为阴。而在里之脏腑又分阴阳，如《素问·金匮真言论》所曰"言人身之脏腑中阴阳，则脏者为阳，腑者为阴""胆、胃、大肠、小肠、膀胱、三焦，六腑皆为阳"。在六腑之中唯有胃肠主腐熟水谷、传导排泄糟粕，其阳气最盛，堪称盛阳，故阳明即盛于里的阳气，主胃家。

　　少阳又称一阳，意指阳气较少。故少阳为初生之阳，生气勃勃，不亢不烈，又称少火。运行于表里之间，流通畅达，不郁不结，发挥其温煦长养的作用。

　　太阳主表，阳明主里，少阳主半表半里。太阳主开，阳明主阖，少阳主枢。少阳为阳气出表入里、通达内外的枢机。人体初生之阳气由少阳为之枢转，敷布于体表以卫外的阳气为太阳，盛于里以腐熟水谷、传导化物的阳气为阳明。而充斥于表里之间，流布于三焦上下，生发活泼，对人体起着温煦长养作用的阳气，称为少阳。故三阳实乃一阳也。

　　2. 三阴之阴是指人体的阴气：根据阴气的多少盛衰，将人体的阴气分为太阴、少阴、厥阴。太阴在三阴之中阴气最盛，又称盛阴，主水谷津液。津液源于饮食水谷，由脾运化。脾与胃相表里，为胃行其津液，由中央以溉四旁，故太阴在脏主要为脾。

　　少阴意指阴气较少。就人体属阴的物质来说，精是水谷津液之中精粹的部分，因而少阴之阴为精。就人体脏腑来说，肾主藏精，津液中之精微归于五脏六腑，由肾受而藏之，故少阴在脏为肾。虽然心主藏神，不主藏精，但是亦与精有密切的联系。《灵枢·本神》曰："故生之来谓之精，两精相搏谓之神。"《灵枢·平人绝谷》曰："故神者，水谷之精气也。"《难经·第四十二难》则直接曰："心盛精汁三合。"《千金方》曰："心主神，神者五脏专精之本也。"故少阴在脏主心肾。心属火，肾属水，并且肾本身便为水火之宅，寄藏元阴、元阳，因而少阴是阴中涵阳，水中有火，兼有水火二气的妙用。

　　厥阴在三阴之中阴气最少，故又称一阴。就人体属阴的物质而言，荣血是精微之中更为精专的部分注于血脉而化成，《灵枢·营气》曰"精专者，行于经隧"，故厥阴之阴主荣血。《素问·至真要大论》曰："厥阴何也？岐伯曰：两阴交尽也。"《灵枢·阴阳系日月》曰："此两阴交尽，故曰厥阴。"阴阳互为消长、互为进退，阴气欲尽，必阳气将生。故厥阴虽然属阴，但并非纯阴无阳，而是阴中有阳，阴中含有将生之阳气。就脏腑而言，厥阴在脏主肝与心包。因为肝与心包均为脏属阴，但都藏有相火，正是阴中有阳。肝为将军之官，主疏泄条达；心包位于膻中，为臣使之官，主布施气化。特别是肝属木，应春令，为气化发生之始，人身之阳气萌发于肝，故肝正是阴中含有初萌之阳气。其阴中之阳赖肝气的条达，心包的敷布，而化生无穷。

3. 三阴三阳相互联系，相互蕴涵，相互为用：少阴是水中有火，阴中有阳，其阴中所蕴含的阳气是一身阳气的根本。厥阴则是阴尽阳生，阴气将尽，阳气初萌。少阴中潜藏的阳气得肝气的条达，心包的敷布，由厥阴而萌发，生生不息，化生无穷。少阳与厥阴为表里，少阳为一阳，厥阴为一阴。两阴交尽为厥阴，一阳初生为少阳。阴尽之前属厥阴，阳生之后属少阳。少阳不但居于表里之间，主表里之枢，而且位于阳经之末，阴经之始，又主阴阳之枢。人体之阳气蕴于少阴，萌于厥阴，升发转枢于少阳。少阳为阳气由阴出阳，出表入里，通达内外的枢机。一身之阳气根于少阴，萌于厥阴，蕴含于阴、萌发于里的阳气，经少阳的枢转，流布于三焦上下，游走于表里之间，外出于表者为太阳，内盛于里者为阳明。由此可见阴阳实为一体，相互依存，相抱而不相离。

阴阳一体的病理观

1. 三阳的病证：太阳即肤表之阳，也就是循行于肤表的卫气。外邪侵袭肌表，使卫气功能失调，经脉之气不利的证候就是太阳病。外邪袭表，卫气奋起抗邪，正邪交争则发热。脉气随之鼓动于外则脉浮。卫气趋表抗邪，不能正常温煦肌表则恶寒。太阳乃肤表之阳，而肤表为膀胱经所统领。《素问·金匮真言论》曰："言人身之阴阳，则背为阳，腹为阴。"背为人体阳气最集中的部位，膀胱经是人体最长的经脉，与督脉并行于身之背部，故肤表之阳为膀胱经所统领。如《灵枢·本脏》所曰："三焦膀胱者，腠理毫毛其应。"太阳受邪，经气不利则头项强痛。阳明为盛阳，其阳气极盛，故感邪之后多从燥热而化。阳明主胃家，其胃与大肠皆属于六腑，传化物而不藏，以通为顺。若感邪之后胃肠燥热内盛，必然影响胃家的传导，使肠实胃满，从而形成阳明病。因而阳明病为里实热证，特点是既热且实。因其里热里实的程度不尽相同而表现出不同的类型。偏重于里热者，称为阳明经证，是指里热炽盛，但尚未燥结成实，邪热弥漫全身，充斥表里内外的证候。偏重于里实者，称为阳明腑证，是指燥热内盛，燥结成实，腑气不通的证候。

少阳乃充斥于表里之间，流布于三焦上下，温煦长养人体的阳气。特点是生发活泼，通达调畅，不郁不结。一旦少阳受邪，郁或结。少阳被郁，郁则化火。火性炎上，则上寻出窍。口、咽、目均为人体的上窍，又都是少阳经脉所过之处，故少阳病出现口苦、咽干、目眩等症。若邪结少阳，则经气不利，郁而不舒，可见胸胁满闷。少阳气郁，疏泄失职，则沉默抑郁。郁则化火，则烦躁性急。少阳受邪，疏泄不利，胃失和降，则不欲饮食，时时作呕。病邪结于少阳，正邪分争于表里阴阳之间，故患者寒热往来。

三阳之中，少阳主枢，外连太阳，内邻阳明，是阳气出表入里的枢纽。故太阳病可转属少阳，少阳病往往兼有太阳未尽之邪。若少阳病邪气不得疏解，可化热内传，或因误下，少阳之邪不仅未尽，更可出现里实热结的阳明病症状。另外若太阳病误治伤津，可致化燥成实，或太阳病失治，或发汗不彻，余邪未尽，亦可入里化热可成为阳明病。由于三阳之阳一气贯通，故三阳的病证可以相互转化。

2. 三阴的病证：太阴为阴中之至阴，阴气最盛，故中阳素虚，邪犯太阴，易于从寒湿而化，形成阴盛阳衰，寒湿内阻，运化失职，升降失常的里虚寒湿证，即太阴病。脾阳不运，寒湿内阻则腹部胀满，腹痛；寒湿困脾，清阳不升，水谷不化则下利；浊阴不降，胃气上逆则呕吐；脾运不健，胃气呆滞，则食欲不振，饮食不下。

少阴在脏，主心肾。心为一身之大主，肾为先天之根本。心属火，肾属水。故少阴心肾统摄人体水火阴阳之气。心火居上，肾水位下，心火下降以温肾水，肾水上承以济心火。如此水升火降，水火既济，心肾相交，阴阳平衡。病至少阴，心肾受损，阴阳失去平衡。或水火俱亏，阴阳两虚，或水虚不能制火，或火虚不能制水，形成少阴病不同的证候类型。心肾阴阳水火俱虚是典型的少阴病。"少阴之为病也，脉微细，但欲寐也。"阴血亏虚，脉道不充则脉细。阳气虚衰，鼓动无力，则脉微无力。肾藏精，精衰则体力疲乏。心藏神，神虚则精神萎靡，故患者但欲寐。少阴病水火两虚证是心肾功能衰竭，全身机能明显下降的危重证候。若以阳虚火衰为主，称为少阴寒化证。由于阳气衰微，表现为畏寒蜷卧，四肢厥冷，精神萎靡，下利清谷，呕不能食，脉微欲绝。若以阴虚水亏为主，称为少阴热化证。由于水亏火旺，阴虚阳亢，主要表现为心烦、不眠。

厥阴为阴尽阳生，阴中有阳。其阴中之阳有赖于肝气的条达，心包的敷布。若厥阴受邪，心火不能敷布，肝气不能条达，阳气内郁则成为邪火。肝为风木之脏，风煽火炽，独盛于上，消灼津液，则心中疼热，消渴。木横乘土，脾土运化不利，则饥不欲食。风火相煽，火炽于上而不下达，必致膈上有已现之热，膈下有隐伏之寒。如果肠道有蛔虫，蛔性避寒就温，趋向膈上，则吐出蛔虫。阴中有阳是厥阴的生理特点，同样也是其病理特点。故表现为上热下寒的寒热错杂证。厥阴为阴之尽，阳之始，是阴尽阳生的转折点。因而，病至厥阴病情极不稳定，具有厥热胜复转化的特点。厥阴其阴中之阳贵在化生不息，条达敷布。如果阴中之阳消而不长，无阳以外达，则出现手足逆冷，此为阳气虚衰，阴寒内盛的寒厥证。若阳尚有根，消而又长，则四肢可由厥转温。如果阳气内郁，不得敷布疏泄，内而不外，亦可致手足逆冷，此为阳热郁结于内，不能外达四肢的热厥证。若阳气得以条达敷布，则厥退而手足转温，此表现为厥热往来交替。如果厥热交替，程度相平，厥热相应，为正复邪除，阴阳趋于平衡，病可自愈。如果热多于厥，为阳气渐旺，阳胜阴退，正胜邪却，病情向愈。如果厥多于热，为阳气渐衰，阳不胜阴，正不胜邪，病情恶化，其病为进。如果但厥不热，为阳气虚衰，阴寒极盛，病情危重，其实质即少阴病。如果阳气来复，当适可而止。若厥退而热不止，为阳复太过，病势由阴转阳，邪从热化。若热势向上可伤及咽部而致喉痹。若热势向下伤及阴络可致便血。厥热胜复反映了正邪交争，阴阳消长盛衰的情况，是厥阴病进退轻重的表现。

三阴之中，少阴为枢，与太阴、厥阴密切联系。若太阴病失治误治，更伤阳气，可转属少阴。若厥阴病失治误治，使阳气消而不长，阴寒独盛，亦可转属少阴，由厥热交替变为但厥不热。相反少阴病如果治疗得当，阳气渐复，亦可转出厥阴，由但厥不热变为厥热交替。

3. 三阴病证和三阳病证的联系：

（1）太阳与少阴为表里：太阳之阳气根于少阴。太阳之气即卫气，"卫出下焦"，卫气是由肾阳蒸化膀胱津液而产生。故太阳为表，少阴为里。"阴者藏精而起亟也，阳者卫外而为固也。"少阴充实，水火不虚，则化精为气，太阳之阳必盛，才能卫外而为固。外邪侵袭，阳气抗邪于表，故恶寒发热。若少阴虚衰，太阳之阳必虚，不能卫外，无力抗邪于表，外邪可直入少阴，故患者只恶寒，不发热。因而有"实则太阳，虚则少阴"的说法。太阳病如果发汗不如法，可损伤肾阳，转属少阴。少阴病如果阳气得到恢复，有力量抗邪外出，则病可由阴转阳，而外传太阳。

（2）阳明与太阴为表里：阳明为盛阳，主燥；太阴为盛阴，主湿。阳明之燥赖太阴之湿济之，太阴之湿赖阳明之燥制之。二者相互为用，相制相约，相辅相成。脾胃在五行同属于土，而脾为脏属阴土，胃为腑属阳土。脾主运化升清，以阳气用事，喜燥而恶湿；胃主受纳腐熟而降浊，需阴液滋润，喜润而恶燥。故《临证指南医案》曰："太阴湿土得阳始运，阳明燥土得阴自安。以脾喜刚燥，胃喜柔润故也。"如此燥湿相济，饮食得以腐熟，水谷得以运化，精微得以转输。感受外邪之后，若机体中阳素盛，燥气有余，湿气不足，则邪从燥热而化，为阳明病。若机体中阳素虚，湿气有余，燥气不足，则邪从寒湿而化，为太阴病。二者均有腹满，但阳明病腹满属实，不吐不利；太阴病腹满属虚，自吐自利，而且越吐利越虚寒，腹满也越重。阳明病口渴，太阴病不口渴。阳明病为里实热证，太阴病为里虚寒证。故实则阳明，虚则太阴；热则阳明，寒则太阴。阳明病误治可损伤脾阳，发展成为太阴病。太阴病治疗得当，里阳渐盛，化湿有权，由湿化燥，可由太阴而转出阳明。

（3）少阳与厥阴为表里：少阳为一阳，厥阴为一阴。厥阴为两阴交尽，少阳为一阳初生。阴尽之前属厥阴，阳生之后属少阳。故胸胁苦满，往来寒热属于少阳病；上热下寒，往来厥热属于厥阴病。少阳病进就成为厥阴病，由往来寒热变为厥热交替；厥阴病退则转出少阳，成为少阳病，由厥热交替变为寒热往来。

《伤寒论》继承了《黄帝内经》的阴阳学说，以三阴三阳建构起基本的理论框架，认识疾病发展变化的规律，论述疾病复杂的联系和变化情况。在六经辨证中处处体现出阴阳相互联系，相互为用，相互依存，消长转化的思想，体现了中医辨证论治的精髓，故六经辨证是辨证论治的典范。学习《伤寒论》，深刻理解、把握这一思想观念，对于提高辨证论治水平具有重要意义。

124 从辨病辨证辨症论六经

《伤寒论》和《金匮要略》展开的各个篇章，白底黑字明明白白是以病为基础的。病在《金匮要略》中更加容易理解，散开来有四五十种之多，而《伤寒论》的六经，我们今日已经习惯于称辨证，很多人几乎忘记了它原来也是病的概念。六经篇名称病，但是原文中或称证，如太阳证、少阳证等，更多的是方证的表述，此亦为大家所熟知和常用，如原文所称的桂枝、柴胡证。仲景的书中尚未使用现在的"症"字，但具体症状的描述随处可见，症状的意思也是客观存在的，仔细分析，当不难区别。可见辨病、辨证、辨症，亦即对症状、疾病和证候的分析、鉴别和把握，是临证的必备功夫，也是临床永恒的话题。病、证、症三者既可分，又不可分。三者的分分合合，演示出临床证治的复杂内容，提示出辨证论治的基本规律，显示出中医治疗的精彩独到之处。学者张再良等就六经中相关病证作了分析，以促进加深对辨病辨证的认识。

太阳病和痉病

宋本《伤寒论》卷二列有痉、湿、暍病脉证并治的内容。原文描述这三种病证在开始时都冠以"太阳病"三个字。这里的太阳病强调了事物的共性，即发病较急，为疾病的初期，多少都有发热恶寒的表现，治疗上也多少可以考虑发汗宣散的方法。但是，更加应该注意的是痉湿暍病被另立出来，有别于太阳病的地方。以下仅以痉病为例，稍作展开，可以看出把它独立出来的必要性。

隋唐及宋时期，对痉病基本上亦如前说，治疗也以散邪为主。如《诸病源候论》有风痉候、风角弓反张候、金疮中风痉候、腕折中风痉候等，并指出"风邪伤于太阳经，复遇寒湿则发痉也""邪入诸阳经故也"。陈无择似对痉之内因有所注意，他在《三因方》中曰："夫人之筋，各随经络结束于身，血气内虚，外为风寒湿热之所中则痉……原其所因，多由亡血，筋无所营，故邪得以袭之。"《类证活人书》将小续命汤用于刚柔二痉，如附术散、桂心散、白术汤、附子防风散、八物白术汤、桂枝煮散等也在选用之列。明清医家对痉病有不少新的见解，并使痉病证治渐臻完备。明代汪机在《医学原理》中曰："方书皆谓感受风湿而致，多用风药，予细详之，恐仍未备，当作气血内虚，外物干之所致。"汪氏对病因的强调有所偏重，同时略举数端："有以气血不能引导，津液无以养筋脉而致者；有因痰火塞室经隧，以致津液不荣者；有因真元本虚，六淫之乘袭，致血不能荣养者。"最后重申："虽有数因不同，其于津血有亏，无以滋荣经脉则一。"方有执有《痉书》之作，阐发仲景原旨。张景岳更加明确地指出痉病之因"在血液，血液枯燥，所以筋挛"。"凡此之类，总属阴虚之证，盖精血不亏，则虽有邪干亦断无筋脉拘急之病，而病至坚强，其枯可知，故治此者，当先以气血为主"。其体方药如三阴煎、五福饮、大营煎、大补元煎、十全大补汤之类。

清代温病学家通过丰富的临床实践，完备了对痉病的证治，通过叶天士、薛生白与吴鞠通较为集中地体现出来。叶天士从肝风角度阐发，认为痉病因肝风内动而发，肝过则诸气皆逆，风火挟痰上旋则为痉。湿病热盛之期，热极而生风，肝风"挟少阳之威而乘巅摇络"。温病后期，阴虚而风动，由精血内损，肝肾阴虚，水不涵木，所谓"母脏而扰及子脏位者"。两者病机不同，治疗亦迥然有别。

薛生白《湿热病篇》中有湿热致痉的证治，他强调"伤寒之痉自外来，证属太阳，治以外散为主，湿热之痉自内出，波及太阳，治以熄内风为主"。归纳所述致痉之由，大致有湿热化火，火动风生，外窜经脉；湿热化燥，邪热闭结胃腑，引动肝风；营热炽盛，气血两燔，心包被灼；湿热伤营，肝风上逆，血不荣筋等。薛氏分别立有息风通络、急下存阴、清营凉血、滋阴息风等法，极大地丰富了痉病的临床治法。

吴鞠通在《温病条辨》中对痉有专门论述，主张以寒热虚实来纲领痉病之因："六淫致痉，实痉也；产后亡血，病久致痉，风家误下、温病误汗、疮家发汗者，虚痉也；风寒、风湿致痉者，寒痉也；风温、风热、风暑、燥火致痉者，热痉也。"其次又细分出寒痉、风温痉、温热痉、暑痉、湿痉、燥痉、内伤饮食痉、客忤痉、本职自病痉等项目，其意重在审因论治："只治致痉之因，而痉自止，不必沾沾但于痉中求之。若执痉以求痉，吾不知痉为何物。"除了寒痉参考《金匮要略》刚痉柔痉之外，其他方面进行了大量的补充，如辛凉之剂、开窍醒神之剂、化湿泄浊之剂、辛凉甘润之剂、育阴柔肝之剂等的具体运用，使痉病的临床治疗有章法可依。

以上所述可见，对痉的证治有别于太阳病，后世医家都有不同程度的认识，但今天看来，痉仍然不过是个症状而已，牵涉的病亦多，故还是要结合现代医学加以区分。

少阳病与疟病

少阳病和疟病在表现上有相似处，即发热的热型，寒热往来（寒热休作），现在可以用弛张热、间歇热加以表述和区别。

少阳作为一个证来认识比较合适，小柴胡汤作为一个治法来理解也许更加合适，也正因为这样，原文才有"但见一证便是"的提法，显示它在临床上的宽泛的适应证，异病同治，这也就是辨证论治。疟病则是一个病的概念，即古人何尝对病就没有追求呢？病有它独特的表现过程，有独特的病因、治疗和预后。比方引起疟病的疟邪，临床表现为有规律的寒热休作，治疗有特定的方法与药物，迁延不愈则会成为"疟母"。当然在古代二者的混淆也是常见的事，或用小柴胡汤治疟，或将其他的治法归入疟病中，从张仲景的著作中可以了解到二者基本上是加以区别的，原文中有"如疟状"的提法，实际提示热型的起伏波动，含有与疟病鉴别的意思，含有与少阳相似的意思。另外，从治法上考虑，十分明显，发热如疟状时，即便发汗，也应该小制其剂，如桂麻各半汤、桂二麻一汤，或者桂枝汤，基本方治还是应该落在小柴胡汤，若偏向阳明，则承气汤的攻下都可以考虑。现在想来，寒热往来，如果排除疟疾，那么多见于某些感染性疾病，治疗用辛温发汗不合适，而应该清热，同样是清热更多选择少阳的方法，后世由此延伸出以达原饮为代表的一系列宣透膜原的治法方药。

温病学家（叶天士、吴鞠通）有对风寒正疟和暑温时疟的区别，前者用小柴胡汤，后者用青蒿、常山、草果。如果临证不加区别，用错了方药，后果严重，如有医家指出的治疟"误服小柴胡汤愈治愈重""疟妄用柴胡，必造成长热不退或两耳大痛，甚至神昏，更或引动肝风，痉厥立至"（张畹香《张氏温暑医旨》）。而要用柴胡汤治疟疾，必须注意药物加减，所谓"小柴胡汤加常山二钱，截疟如神"（张景岳《景岳全书》）。

清代徐灵胎尽管是个大家，免不了对某些病证的认识也会出偏差，如以疟病为例，他提出"何以名为疟？天士午寒午热。何以治寒热？柴胡是也。"他曾经讥讽过叶天士："余向闻此老（叶氏）治疟禁用柴胡……今阅此案，无一方用柴胡，乃知此语信然。则此老之离经叛道，真出人意表者矣。"对叶氏引用"柴胡劫肝阴"，徐曰："此说何来？此老终身与柴胡为仇何也？"还是韩善徵的分析有道理，他指出"叶氏禁用柴胡，是指时疟而言……徐氏但见一斑，未窥全豹，乃攻击若此。然其谓疟病总在少阳，必以小柴胡汤为主剂，胶柱鼓瑟，贻误后人，罪实难逃，实由不知时疟与正疟相隔霄壤也。"

疟病与少阳病，互相有分离，互相也有重叠，在理法方药上有千丝万缕的联系，在临床上更多的应该注意它们的同。少阳作为六经病证之一提出，无疑它的涵盖面更加宽泛，可以把疟病包容于其中，但从疟病的角度，如果仅仅停留在少阳的层次上又是远远不够的。疟病为感受疟邪而发，古人从临床的特殊表现上对此已经有所领悟，在实践中也已经有所摸索，必须进一步总结它自身的证治规律。

隋代《诸病源候论》有"瘴疟"的提法，也有停痰成疟，积久不瘥，小劳便发劳疟的提法，以及伤暑之疟等。宋代《三因极一病证方论·疟叙论》首创"疟备内、外、不内外三因"学说，认为"外则感四气，内则动七情，饮食、饥饱、房室、劳逸，皆能致疟"，且归纳的疟病范围又广，不限于疟疾。在《三因极一病证方论·疟病不内外因证治》篇中指明"疫疟"的特点"一岁之间，夫幼相若，若染时行，变为寒热，名曰疫疟"。《严氏济生方》指出或乘凉饮冷，当风卧湿，饥饱失时，致脾胃不和，痰积中脘，遂成此疾，所曰"无痰不成疟也"。陈无择所谓三因致疟论以及严用和所持无痰不成疟论，实际上包括以"寒热往来"为特征的许多病证。一般说来，呈发作型的，寒罢则壮热，汗出则热退、身凉，间日一发，或一日一发，或三日一发为临床特征的疟疾，系疟邪、瘴毒所引起，至于六淫、七情、痰食、劳逸皆可致疟之说，脏腑、经络、风暑等皆可名疟之论，各有所见，后世有从之，也有持异议者。《质疑录》则认为"疟邪随人身之卫气为出入，故有迟、早、一日、间日之发，而非痰之可以为疟也"。明确认定"疟邪"致疟，而非痰致疟，这在认识上是一个进步。并指出"严用和论疟，谓无痰不作疟，若指痰为疟邪之主，反以疟邪为痰病之客矣。岂有人身津液变痰，而为寒为热以成疟者乎？痰本因疟邪以生，而非因痰以有疟邪者"。张仲景主张疟邪致疟，痰本因疟邪而生的观点，明确了因果关系，无疑是正确的。张子和治疟主汗吐下三法，认为"恐此言属偏见也"，这是因为疟疾的病位"大抵属少阳经"，而少阳病不宜汗吐下法之故，所以他的治疟诸方多用柴胡等和解法。张仲景论疟不为表面现象所迷惑，观点鲜明，立论中肯。明清医家将疟列入温疫病中论治，虽有常山、草果截疟之专药，但方剂还是随证变化者多。如吴又可制定"达原饮"，用槟榔、厚朴、草果等"使邪气溃散，速离募原"，此方兼治瘟疫或疟疾之邪伏募原者。叶天士《三时伏气外感篇》指出"疟之为病，因暑而发者居多，方书虽有痰食、寒热、瘴之异，幼稚之体，多因脾胃受病"。由于叶氏从"脾胃受病"立论，故赞成"草果治太阴独胜之寒，知母治阳明独盛之热"。至此，疟疾的证治益臻完备。今日回头看疟病的证治与少阳的分离，也不得不叹服仲景的先见之明！

太阴病和霍乱病

　　霍乱病初起可以有类似于太阳病的恶寒发热、头痛身疼的表现，但其主症表现为突然出现的腹满腹痛，吐利并作，所谓顷刻之间挥霍缭乱，故名。这与太阴病的腹满腹痛、呕吐下利有相似之处，《伤寒论》把它分在二处，可见这样的处理，提示仲景对霍乱病的特殊性已有认识，霍乱排在六经之外，但治疗却仍在六经的方治之内。

　　隋唐时代，对霍乱的认识有了较大进展。《诸病源候论·霍乱病诸候》指出霍乱的病因是温凉不调，发病与"因过饮食"，"饮酒食肉腥脍生冷过度，因居处不节"等因素有关，病机则是"阴阳清浊二气有相干乱之时，其乱在于肠胃之间"所致，临床上"其先有心痛者则先吐，先腹痛者则先利，心腹并痛者，则吐利俱发"。《诸病源候论》还首先提出了腹痛烦乱不吐利的"干霍乱"之名。《备急千金要方·霍乱》明确指出"霍乱之为病也，皆因食饮，非关鬼神"，还观察到了"霍乱吐多者必转筋……下多者霍乱而惊悸"。《三因极一病证方论》对霍乱转筋的病机认识进一步深化，曰："转筋者，以阳明养宗筋，属胃与大肠，今暴下暴吐，津液顿亡……宗筋失养，必制挛缩。"

　　金元时期，医家多主张霍乱是热证。《素问病机气宜保命集》曰"转筋吐泻者，其气有三，一曰火，二曰风，三曰湿""三焦为水谷传化之道路，热气甚则传化失常，而吐泻霍乱，火性躁动故也"。《儒门事亲》认为霍乱是由于"火盛过极，土怒发焉"，治疗上主张"先可用淡剂流其湿，辛凉以退其风，咸苦以解其喝，冰水以救其内涸，大忌食粟米粥，饮者立死"。

　　明代《景岳全书》认为霍乱"此寒邪伤脏之病也"，寒邪有外受风寒，有不慎口腹。有水土气冷，有误中沙气阴毒，"总之皆寒湿伤脾之证"。张氏主张寒邪伤脏，纠正了刘河间关于霍乱系"火性燥动"的片面性，使霍乱的病因学说臻于完善。事实上，霍乱是有寒证也有热证的，唯后世医家根据自己局限经验，不免有偏，河间、子和的霍乱属热，巢元方《诸病源候论》、景岳的霍乱属寒，实际上都是以偏概全。

自晚清以来，国门逐渐打开，国外的真性霍乱亦传入我国，症势险恶，变化尤快，流行成疫。故多为热证，与既往《黄帝内经》《伤寒论》《诸病源候论》等所述霍乱全然不同，因此不可混淆。据考证，国外的霍乱于1817年传入我国，相当于嘉庆末年，我国第一次霍乱流行在嘉庆二十一年至道光二年之间，故陆定圃《冷庐医话·卷三·霍乱转筋》中曰："嘉庆庚辰年后，患者不绝。"王清任《医林改错·下卷·瘟毒吐泻转筋说》曰："道光元年辛巳，病吐泻转筋者数省，死亡过多，贫不能葬埋者，国家发币施棺，月余之间，共数十万金。"由此可见，当时霍乱（时疫霍乱）流行猖獗。而此时关于霍乱的理论和实践取得重大的进展，出现了《随息居重订霍乱论》《霍乱燃犀说》《痧症全书》等霍乱专著，对霍乱的病因病机，辨证论治作了系统论述。如《痧疹全书·序》曰："嘉庆庚辰秋，人多吐泻之疾，次年辛巳，其病更剧，不移时而殒者比比皆是，此症始自广东，今岁福建，台湾患者尤多，或云自舶风来。"不仅认识到本病的酷烈，还认识到先由沿海诸省发病，缘由"舶"来自域外，故王孟英又称本病为"番痧""乃疫病之最剧者"。王孟英对本病的传染性、流行季节也有论述，其曰"见此证流行，死亡接踵，嗣后留心查勘，凡霍乱盛行……自夏秋初而起，直至立冬后始息"。病理性质上，认为"热霍乱流行似疫，世之所同也。寒霍乱偶有所伤，人之所独也"。

根据文献所讨论的临床特征，中医霍乱病包括了西医传染病学中由霍乱弧菌引起的霍乱、由埃尔托弧菌引起的副霍乱，也包括急性胃肠炎、细菌性食物中毒等疾病。为了掌握疾病的属性和严重程度，现中医界一般将西医学中的霍乱、副霍乱病称为"真霍乱"，将急性胃肠炎、细菌性食物中毒称为"类霍乱"，近代《痧疫指迷》又分别称为"时行霍乱"与"寻常霍乱"。

霍乱和疟病一样，西方医学传入以后，病名被赋予了新意，病名被局限、被明确，很多病名有了古今含义的变化，后来者居上，新的取代旧的，处在新旧交替过程中的我们，了解了病证的源流，对治疗会有很大的帮助。

对病证认识的临床追求和进步

对外感热病而言，从六经病证到卫气营血，从伤寒有五到温病有九，这无疑是临床证治的进步。六经作为辨证的方法，六经淡出病的范围。把握住这样的事实，再回过头来看原文中的有关内容，就容易理解了。比如对六经病可不可以各自独立，六经病何以都有中风，对六经病的欲愈时怎么看，以及六经的合病并病传变等。《难经》提出伤寒有五，《伤寒论》将《素问·热论》的六经充实为六经病证，叶天士循六经的方法，对温病再添卫气营血的辨析方法，吴鞠通对温病又有风温、温热、瘟疫、温毒、暑温、湿温、秋燥、冬温、温疟等九种归纳，其实在吴鞠通之前的医家早就有所认识，如北宋朱肱的《类证活人书》中归纳伤寒、伤风、热病、中暑、温病、温疟、风温、瘟疫、中湿、湿温、痉病、温毒等十二种，即便再退到《伤寒论》中，伤寒例中已经有温、暑、热病、风温、温毒、温疟、瘟疫、伤寒、时行寒疫等九种称呼。用热病或伤寒作为总称，然后再用六经、用方证延伸到较细的局部，但是这样毕竟还有不到之处，针对温病的做法，就是用卫气营血来规范十来个病，这比把外感病作为一个整体用六经来套，无疑也是一种进步。从症状的细微观察入手，辨病辨证，做出相应的明确的鉴别，决定治疗方针，找出有效的方药，以达到最佳的治疗效果。这是临床医生每日习以为常的工作，这是一切从实际出发的科学态度，这也是《伤寒论》《金匮要略》的立脚之处。这样的工作看似平淡无奇，但是火候一到，却又神奇无比，无怪乎柯韵伯会有如此的感叹："仲景之道，至平至易；仲景之门，人人可入。"

125 从感染性疾病论六经辨证

　　《伤寒论》被称为"方书之祖"，书中主要分为太阳病、阳明病、少阳病、太阴病、少阴病、厥阴病六部分，受到历代医家的重视。陶隐居在《辅行诀脏腑用药法要》中曰："昔南阳张机，依此诸方，撰为《伤寒论》一部，疗治明悉，后学咸奉尊之。"可见在南北朝时期，《伤寒论》已经成为医学家们的重要参考书。及至唐代，《伤寒论》的流传受到了限制，孙思邈在《千金方》中曰："江南诸师，秘仲景方而不传。"从中亦可窥见《伤寒论》的宝贵。到了宋代，随着宋朝官方的推广，《伤寒论》的研究才算真正起步，真正地将《伤寒论》中的方剂称为经方，以后便开始流传许多的注解、发明《伤寒论》的书籍，如《注解伤寒论》《伤寒九十论》等。研究、应用《伤寒论》理论及方药的医家亦被称为伤寒派医家。学者陈俊秀等通过对文献的学习研究，认为伤寒六经理论的实质为外感热病不同程度以及累及不同脏腑病变的表现。

六经源起

　　《伤寒论》本无六经之名，各篇中以三阴三阳冠以病名。阴阳最早由《周易》提出，是当时人们认识世界的工具。《周易》将阴阳分为多个层次，如四象、八卦、六十四卦等，其中四象系统广泛应用在日常生活中，如四季，寒热温凉、生长老死，老子认为"百姓日用而不知"。及至《黄帝内经》，三阴三阳系统被提出来分析更细致的问题，如将一年四季分为六气，冠以三阴三阳之名，并提出六气更替对气候、物候及人体的影响。在《素问·阴阳离合论》中亦提出三阴三阳的相关理论，并作为经络的名称，且均指足经，部分医家认为伤寒六经只有足经没有手经，可能与此有关。此篇内容与《灵枢经·根结》相类似，从文末"阴阳重重，积传为一周，气里形表，而为相成也"可以看出这是对经气运行的描述。在本篇中创造性地提出了开合枢理论，后世医家在研究六经辨证时，时常引用这一理论来进行阐述，其中少阳主枢更是得到广泛认可。

　　《黄帝内经》中已有许多关于热病的详细记载，并提出"今夫热病者，皆伤寒之类也"。热病篇中将热病分为三阴三阳，是《伤寒论》三阴三阳的滥觞。不同的是，《黄帝内经》中六经伤寒，均以经络作为划分，是经络上的热病，治法仅汗泄两法，《伤寒论》则运用了汗、吐、下、和、温、清、补等多种治法，两者截然不同。此外内经对热病重症亦有记载，如《素问·热论》"五脏已伤，六腑不通，营卫不行，如是之后，三日乃死"；《素问·评热病论》则记载一个名为"阴阳交"的疾病，是温病重症，汗出而发热不退，脉象数急、神志异常（狂言）的一种临床表现。类似现代医学脓毒症、脓毒性休克的表现，说明古代热病，与现代医学所说感染密切相关，热病的传病变病，与感染引起的本症及并发症，如炎症反应、器官功能障碍相关。

　　后世医家提出了经络学说、脏腑学说、脏腑经络学说、六经分界学说、运气学说等对六经进行解释，虽各有其立足点，但不能完全解释其本质，而抛却六经，只对方证进行研究，虽对应用于临床有一定帮助，但缺乏对理论的总结。实质上，六经理论包含了经络脏腑、八纲、营卫、三焦、运气等多种理论基础，阐述正邪相争不同程度及转归的临床表现及治法治则。正如李可所说："一部《伤寒论》，397法只是两大法，保胃气以救肾气；救肾气以保胃气之法，113方只是两方，理中汤与四逆汤。"虽然极端，但恰巧说明《伤寒论》始终立足在正气的虚实与邪气的深浅上立方遣药，值得后世借鉴。

六经分论

太阳病脉证并治分为 3 篇，在《伤寒论》中篇幅最长，论述的证候最多，出现的方剂亦最多。太阳病提纲证为"太阳之为病，脉浮，头项强痛而恶寒"。又分为太阳中风、太阳伤寒两大类。在太阳病提纲中虽未言及发热，但发热在中风及伤寒两大类疾病中均作为主要症状，多次被进行了描述。如"太阳病，发热，汗出，恶风，脉缓者，名为中风""太阳病，头痛发热，身疼腰痛，骨节疼痛，恶风汗出而喘"。即太阳病的主症包括了发热、恶寒、头项强痛。从现代医学角度分析，急性呼吸道、消化道、尿路等感染早期均可出现上述感染中毒的表现。太阳主一身之表，为人身之藩篱，外邪侵犯人体，先从表入，正邪交争于骨肉，腠理开则恶寒，闭则发热，因此柯韵伯认为"太阳只重表证、表脉，不重在经络主病"。急性呼吸道、消化道、尿路感染发生时，人体即可出现恶寒发热，由此亦可说明人体之表，不只包括皮毛、口鼻，亦当包括胃肠道、泌尿道等黏膜部分。因肺主皮毛，在太阳病中肺系症状为多见，包括上呼吸道感染以及肺部感染。在治疗上采用汗法为主，应该注意的是，太阳病篇并不全部使用汗法，原文中提出"疮家不可发汗""淋家不可发汗""失血家不可发汗"，即不同感染部位治法有所不同，体质不同治法亦有所不同。如结胸证表现为心下至少腹硬满，按之石硬，痛不可触近，类似于急性腹膜炎腹肌紧张、压痛的表现，治疗上使用大陷胸汤，而黄疸治疗上使用茵陈蒿汤，已属于阳明病范畴，在后文继续讨论。发汗过度，可以引起"小便难、四肢拘急、难以屈伸"，甚至出现四肢厥冷、烦躁的表现，与现代医学休克早期尿少、神志改变类似。太阳病的本质为急性感染早期的全身中毒反应。部分研究认为太阳病为上呼吸道病毒感染，并不全面。

阳明病提纲证为"阳明之为病，胃家实是也"。阳明病有三个来源，一是正阳阳明，二是太阳阳明，三是少阳阳明，说明阳明病可从太阳病、少阳病发展而来。从原文来看，"太阳阳明，脾约是也""少阳阳明者，发汗利小便已，胃中燥烦实，大便难是也"。说明二者均指由于津液亡失而引起的大便干燥。柯韵伯谓"此以里证为主，里不和即是阳明病"，结合原文所说的"阳明主土，万物所归，无所复传"，说明阳明病是与三阴证并列的里证。柯韵伯认为阳明病胃家实不是指燥屎坚硬，而是针对下利而言，只要有下利便不是阳明病。其临床表现包括身热，汗出，不恶寒，腹满、腹痛、大便不通、气喘、黄疸、意识障碍等。如"二阳并病，太阳证罢，但发潮热，手足漐漐汗出，大便难而谵语者，下之则愈，宜大承气汤""但头汗出，身无汗，剂颈而还，小便不利，渴饮水浆者，此为瘀热在里，身必发黄"。阳明主里，其主要病位在腹腔，其内涵有三，一为急性感染初期过后，高热期的阶段，此时病邪深入，恶寒不显，而邪热炽盛；二为急性腹腔感染，早期出现发热恶寒太阳病表现，很快发展为阳明病，急性胰腺炎、胆囊炎有类似表现；三为严重感染中毒后出现的肠麻痹、急性呼吸窘迫综合征（ARDS）、意识障碍。如阳明病篇中出现短气、喘，均与腹满同时出现，与太阳病篇不同。从现代医学角度看，太阳病篇的喘病位在肺，而阳明病篇的喘则与腹满引起的膈肌上抬相关。其主要方剂承气汤、大柴胡汤在临床治疗腹腔感染、肠麻痹、ARDS 中仍然应用广泛。

少阳病脉证并治篇主要方剂为小柴胡汤、黄芩汤。少阳提纲证为"口苦、咽干、目眩"。少阳属于半表半里，是由表入里的通路，古人称之为三焦，又称为膜原，分布全身。三焦主通调水道，是人体气血津液运行的通道，类似现代医学浆膜腔、组织间隙的概念。其主要症状为口、咽、目病变，正如前文所说，口、咽亦为表之部分，但又与里直接沟通，故为半表半里，不仅为邪气出入的通道，也是正气出入的通道。正邪纷争，在少阳则表现为往来寒热，邪盛正虚，则出现胸闷，不欲饮食，恶心呕吐，其病变由浅及深。仲景认为少阳病的病机为"血弱气尽，腠理开，邪气因入"。这是对外感热病传变机理的高度概括。在急性感染病程中，由于炎症播散，组织黏膜水肿，往往可以出现上述临床表现。当感染进一步进展，即可出现阳明病、三阴病等里证。

太阴病脉证并治篇提纲证为"腹满而吐，食不下，自利益甚，时腹自痛"，即主症为纳差、腹痛、下利，腹痛与阳明病实满的腹痛不同，太阴病的腹痛为非持续性。从病位上看，少阳病侧重于胃以上的病变，而太阴病则包括胃、小肠、大肠的病变。太阴病作为三阴病首篇，具有承上启下作用。上应与阳明病、少阳病鉴别，下应与少阴病的鉴别。"手足自温者，为系在太阴"便是鉴别少阴病的主要表现之一。太阴病的来源多由于实证误下所致，主要表现为消化功能紊乱。中医学认为有胃气则生，无胃气则死，胃气是正气的体现。阳证内传三阴，是正气衰邪气盛的结果，太阴病的本质为急性感染性疾病，在初期或极期经误治之后发生的消化系统功能紊乱，处于上承三阳，下启三阴的阶段。

少阴病脉证并治篇及厥阴病脉证并治篇，是《伤寒论》中论述热病重症的专篇。少阴提纲证为"脉沉细，但欲寐也"。脉沉细、精神改变，是脓毒症发展至脓毒性休克的表现，周围灌注不足，故寸口脉沉而细，中枢灌注不足，故出现精神改变。此时全身机能衰退，治法非四逆汤类方回阳救逆，振奋阳气不可。少阴病"五六日自利而渴者，属少阴也，虚故饮水自救""少阴病吐利躁烦，四逆者死""少阴病，下利止而头眩，时时自冒者死"，以上症见均说明少阴之来源是自利、吐利、下利津液亡失的结果。与现代医学低血容量性休克发病过程相似。人体气血互根，吐下之余，定无完气。津液丢失到时气随津脱，变有亡阳之变，出现四肢逆冷。津虚则阴虚，便可出现烦躁、不得卧等热象，类似休克早期大脑缺血缺氧的改变，以黄连阿胶汤清热养阴，甚至用大承气汤急下存阴。这是少阴病寒热不同两种证型，与休克有暖休克与冷休克相似。少阴病的本质为急性感染发展为脓毒性休克期循环衰竭。

厥阴病篇提纲证虽然是论述蛔厥证，而全篇则大篇幅地论述发热肢厥与预后的关系，提出如果发热时间长于肢厥时间，则预后较好。此篇承接少阴病篇，肢厥是四肢阳气不足的表现，发热是正邪交争的后果，说明正气仍能奋起抗邪。原文又曰："脉数，其热不罢者，此为热气有余，必发痈脓也。"从现代医学来看，脓毒症如果致病菌为化脓性细菌，就可以出现脓肿形成。原文亦有多处提及痈脓形成的表现。因此在厥阴病篇既有回阳救逆的四逆汤证，亦有清热解毒的白头翁汤证。目前研究亦表明使用参附注射液治疗脓毒性休克有助于改善低体温及休克状态。从中医角度看，发热是正邪交争的表现，说明正气尚能御邪，如果正气进一步衰弱，则邪气入里，病情加重。精气夺则虚，邪盛精却，则发展为死证。厥阴病体现了脓毒症后期休克进一步加重以及脓肿播散两个方面，此时正邪胜负成为患者预后的关键。

《伤寒论》六经理论阐述了外感热病由表入里的发生发展规律，并提出具体的治法方药。外感邪气由表入里，从太阳传至少阳，进而传至阳明以及三阴的过程，有循经传，有越经传，有并病，有合病。太阳病的本质为急性感染初期全身炎症反应；少阳病本质为邪气进一步深入，正气虚损尚不严重，属炎症反应初期进展为极期的中间状态；阳明病本质为急性感染的腹腔脏器功能紊乱，伴或不伴急性呼吸窘迫综合征及意识障碍；太阴病本质为急性感染引起的胃肠功能紊乱，多由误治而来，太阴病的发生提示正气虚损，可引起感染的进一步加重；少阴病本质为脓毒症引起的循环衰竭；厥阴病的本质为急性感染后期邪正胜负的不确定性，既有正气来复的一面，亦有邪气深入的一面，临床表现多变。

126　从络病理论解读六经辨证

　　张仲景所著《伤寒论》其辨证施治，法度精严，是对汉以前医学的总结，奠定了后世辨证论治的基础，对指导临床实践具有极高的理论和临床价值。但由于该书成书年代久远，又几经注释，数为变易，已非仲景旧貌。其中有些又杂以他说，甚至掺进一些玄学思想，给学习理解《伤寒论》带来很大困难。学者翁超明认为，将吴以岭提出的创新络病理论"三维立体网络"框架引入"六经辨证"研究中，能深化对《伤寒论》临床指导意义的理解。

问题的提出

　　仲景上承《素问·热论》，以六经为纲，与脏腑相结合，全面分析外感热病发生发展过程，综合病邪性质、正气强弱、脏腑经络、阴阳气血、宿疾兼夹等多种因素，将外感热病发展过程中不同阶段所呈现的各种综合症状概括为六个基本类型，即太阳病、厥阴病、少阳病、少阴病、阳明病、太阴病，并以此作为辨证论治的纲领，后世称之为"六经辨证"。

　　"六经"一词来源于王叔和《伤寒论》中引用《素问·热论》"三阳经三阴经受病"之说。宋代朱肱《类证活人书》指出"治伤寒先须识经络""伤寒只传足经，不传手经"。金代成无己也以经络为立足点，注解《伤寒论》，由此相沿成习而广泛流传。但张璐认为"十二经脉转如环，岂有六经传变只传足经，不传手经之理？"推而广之，人之经络有二十条，岂有只传十二经而不传奇经八脉？"经络"之说正如明代医家方有执在《伤寒论条辨》中所曰："六经之经与经络之经不同，若以六经之经断然直作经络之经，则不尽道。惑误不可胜言，后世谬误，盖由于此。"对此争执一直困惑不解，六经辨证实质到底是什么？六经辨证和脏腑辨证的关系是什么？如何解释伤寒六经传变？始终缺乏一个有效理解和应用《伤寒论》的连接点。直至学习了吴以岭《络病学》中的相关理论，才理解了《伤寒论》"六经辨证"的实质。

从络病理论解读经络内涵

　　吴以岭提出络病理论的"三维立体网络系统"，尽管络脉系统十分庞大繁杂，但其空间位置不外乎表、中、里，认为由经脉分支而出循行于体表黏膜的络脉是阳络，循行于人体中部的是经脉，循行于体内的是阴络。十二经之浮行于体表的阳络参与皮部的组成，十二经之气血通过络脉温煦、濡养、护卫皮肤。故《素问·皮部论》曰："十二经脉之络者，皆皮之部也。"十二皮部分别隶属十二经，而十二经皆有手足同名经，同名经相合为六经，根据手足同名经划分，十二皮部又合为"六经皮部"。阴络分布于各个脏腑，成为脏腑之络，是脏腑生理和病理变化的重要组成部分。故叶天士《临证指南医案·便血》曰："阴络即脏腑隶下之络。"由十二经脉逐级细分而出的络脉随其分布脏腑区域而成为该脏腑组织结构的有机组成部分，随其不同而称为心络、肝络、肾络、肺络、脾络、胃络、脑络等，其敷布气血的功能也往往成为所在脏腑功能的组成部分。十二经气血通过络脉濡养、络属五脏六腑，调整机体阴阳平衡，借以维持人体内环境的稳定。

　　络病理论将络脉空间层次的概念引入对《伤寒论》辨证体系的理解，运用整体观念，把人体表、中、里三部有机地结合在一起。三个部系的划分，是为了便于辨证，而三部的自动组合，却不是各部简单地相加，也不是几个脏器单独的自身功能，而是通过互相连接，互相渗透，互相促进，互相制约，互相依存，从而构成了一个既有联系，又有区别，既矛盾又统一的整体。

络脉是从经脉中逐级细分出来的网络结构。络脉系统实现了人体气血运行从经、脉的线性流注转为面性弥散的功能，从而为脏腑组织的气血渗灌提供了结构基础。络病理论中络脉逐级细化的网络层次概念，对解释复杂生命现象具有重要学术价值。试想，如果没有遍布全身的网络系统，仅有孤立的五脏六腑，即使加上十二经脉主干通道也是不可能完成复杂生命运动的。

六经辨证实质上是定位定性辨证

对《伤寒论》条文进行统计发现，《伤寒论》"六经"并非是经线的概念，而是部位的概念。将"经"理解为经线，是后世学者在朱肱"六经辨证"概念的基础上，因缺乏对经络概念的立体想象和对络脉生理功能和病理规律的理解，以讹传讹的结果。在《伤寒论》原著中找不到"六经"立论的有力依据。相反倒有137条条文在谈"病"，这些条文明白地指出为"太阳病""阳明病"，况且各篇之标题就是称"病"而不作"经"的，依照原著称作"六病"在学习中反倒觉得明白晓畅，应用上简捷方便。刘绍武认为"六经"当为"六病"，"经"与"病"是本质绝不相同的两个概念。《伤寒论》398条中，曰"太阳病"者55条，曰"阳明病"者36条，曰"少阳病"者1条，曰"太阴病"者2条，曰"少阴病"者41条，曰"厥阴病"者2条，共计137条。而论"太阳""阳明""少阳""太阴""少阴""厥阴"者尚未统计在内。与"经"字有关的条文仅有14条，原为"经水"之经、药物对经的作用及经的病理变化等，皆非为经络之本意，更非以"六经"立论。

"经"与"病"的概念有着本质的区别：①六经是生理的，其循行有固定的路线，虽无病，其存在依然如故；《伤寒论》的"六病"是病理的，是人为的划分证候类型的方法，无病则"六病"不复存在。"六病"是人体表部、里部、半表半里部阴阳失其平衡之后，发生的三阴三阳六组证候的总称。②"经"无论外在体表或内至脏腑均为线段的，其病象亦只出现于其循行部位及其所络属之脏腑，"六病"之表现是全身性的。③经络之阴阳是用以说明人体组织结构之属性，由脏腑之不同及经络循环体表部位的区别所决定；而"六病"的阴阳是用以说明疾病的属性，由病势、病位、病体所决定，包括对表里寒热虚实的内容。④在六病的概念中，概括了病性（阴阳）、病势（寒热）、病位（表、里、半表半里）、病体（虚实）的内容，在六经的概念中则无此种含义。以病位为例来说，三阳病中，病邪在表，可因势利导汗之而解；病邪在里的则因其势可下之而解；邪在半表半里的则非汗下之所宜，可清之或和之而解。体现了辨证的目的全在于施治。若以经络辨证论治则没有这样的区别；因为每条经络都内属于脏腑，外络于肢节，每一经络都可出现内部脏腑的疾患，又可出现外部体表和肢节的疾病，这样辨证也就达不到指导何经可汗、何经可下、何经可清的辨证目的，这与六经辨证中太阳主表、阳明主里、少阳主半表半里的辨证法是有根本区别的。

追寻《伤寒论》对于六经辨证实质的研究可以看出，六经辨证和脏腑辨证实则为一，即六病辨证。表部阳性病为太阳病，阴性病为厥阴病。里部阳性病为阳明病，阴性病为太阴病。半表半里部（亦称中部）阳性病为少阳病，阴性病为少阴病。六病所属不同性质的证候是以《伤寒论》六病各篇所列文中对众多纷繁证候采取必要条件分析法，按不同病位、不同病性进行归类列出的，并根据阴阳属性的纲领证，在突出纲领证的基础上突出有概括性的核心证，从而抓住主要矛盾，揭示出疾病本质。

六经传变的关键是枢机不利

络病理论关于络脉空间层次的划分，有利于对六经辨证定位、定性、疾病传变规律的认识。从《伤寒论》中可以看出，人体表部、中部、里部三部系统之中，中部（即半表半里部）是总中心，是人体的"枢机"（少阳）。依据络病理论对络脉空间位置的划分，中部即经络和脉络系统，涵盖了现代医学中"心脉血液循环系统"和"神经免疫内分泌网络"两大系统，主宰着人体的气血运行和调控。不仅如此，经络还是气血运行和疾病传变的通路。络病的病位在络脉，络脉离不开气血阴阳，络病必然是气血阴阳的病机变化。所以，气血理论同样也就构成了络病理论的基础与核心。然而，络脉仅仅是通行调控营卫气血，推动营卫气血运行的动力则来自脏腑之气。络病的发生，既可以是脏腑功能失调，也可能涉及营卫气血功能失常，还可能起于络脉自身结构的损害。人体表、中、里三部在整体中，各自遵循着一定的顺序性和动态平衡性，保持着各自的独特功能，维持着正常生理状态。表部天阳之气和里部水谷精微之气结合，可以化为气血入半表半里部，同理，里、外部之邪也可以通过络脉而入半表半里部。三部系统中，任何一个环节失调，都会破坏内环境的动态平衡，形成疾病。而六经传变的关键则是枢机不利。

从络病理论解读《伤寒论》，其中的"六经"辨证实质应为"六病"辨证。以此理解《伤寒论》的辨证观点，则可以体现张仲景按部定证，辨证定性，据证定方，以方定名之准绳，如此使人能清楚地看到，按部定证使人体划分三部，各部有别，自成系统，辨证定性；每部有病，病分阴阳；每病有证，证列主次；据证定方，每证有法，法系方药，药有类别，主次有道；以方定名，方有定证，病有定方，证有各类，论治有别，这样使整个辨证论治体系系列化，以提高《伤寒论》方剂运用于临床的实践性和科学性。

127 从发病观论六经辨证特色

学者曲夷从《伤寒论》发病观的角度，论述了六经辨证的特色。

《伤寒论》的外感发病观

《伤寒论》以外感病为契机论述疾病的辨证论治。外邪是外感病发生的客观基础，六淫邪气由肤表侵袭机体是发病的先决条件，邪气的性质及致病特点是影响外感病发生、发展规律的重要因素。《伤寒论·伤寒例第三》篇被认为是外感病发病的总论。对其作者后世虽多有争议，但从中可以看出至东汉末年，人们对四时外感规律已有了较为深入的认识：其开篇即引《阴阳大论》之文，提出"伤于四时之气"是外感病发生的重要原因。或是由于未能顺时调养，触冒四时之气而发病，如"冬时严寒，万类深藏，君子固密，则不伤于寒。触冒之者，乃名伤寒耳"；或是由于四时气候的异常变化，包括节气变化"应至而不至，或有未应至而至者，或有至而太过者，皆成病气也"，名之为"时行之气"。可见四时之气的变化直接影响了感邪的性质。《伤寒例》提出对于外感病发病规律的认识，"皆当按斗历占之"。并详细论述了外感病季节发病的特点、分类及命名，提出了温、暑、热病、风温、温毒、温疟等都与外伤寒邪有关，再加上伤寒和时行寒疫，使近十种热病均隶属伤寒病，大大发展了《难经》"伤寒有五"之说。

然而外邪并不是影响外感病发生、发展的唯一决定因素，单从外邪的角度不能完全解释外感病的发病特点及以后的病情演变。首先，"伤寒"一词概括了众多以发热为主的外感热病，其证候复杂，变化繁多。如《伤寒例》中提出发于冬季的外感病，可以是触冒寒邪即发的"伤寒"，也可以是感受冬季"非时之暖"所致的"冬温"，也可以是"秋伤于湿"所致。而冬季感寒可即发为伤寒，也可因"寒毒藏于肌肤，至春变为温病，至夏变为暑病"，等等。仲景虽未明确提出体质的概念，但四时之气是否导致发病、是即发还是留邪、病情轻重等，都与体质密切相关。另外，"又土地温凉，高下不同；物性刚柔，餐居亦异"，指出地域、饮食、居处的差异，会导致病情的轻重、证候特点有所不同。可见，外感病的发生虽因天时变化呈现一定的规律性，但单以"斗历占之"是难以得出准确判断的。

再者，六淫邪气不是完全客观的致病因素，也没有客观的指标可将其截然分开。中医理论中的病因除了客观存在的致病因素外，主要是依据临床表现，通过分析症状、体征推求出来的，即所谓"审证求因"。中医病因学的这一特点决定了中医的发病观必然是内外因并重，进而从外邪与正气相互作用的角度解释疾病的发生发展规律。《伤寒例》曰："尺寸俱浮者，太阳受病也，当一二日发。以其脉上连风府，故头项痛，腰脊强。尺寸俱长者，阳明受病也，当二三日发。以其脉挟鼻、络于目，故身热，目疼，鼻干，不得卧。"继承和发展了《素问·热论》中有关六经发病的内容，以症状、体征判断感邪后病发何经。《伤寒例》中判定"两感于寒"、疾病向愈还是更感异气发为"温疟""风温""温毒"等都以脉症为据。《伤寒论》第2条、第3条，提出"太阳病，发热汗出，恶风，脉缓者，名为中风""太阳病，或已发热，或未发热，必恶寒体痛呕逆，脉阴阳俱紧者，名为伤寒"。这里所说的"风""寒"不能从病因上解释为感受风、寒之邪，而是以脉症为据区分出太阳病的两大证型，取风性疏泄、寒性凝敛之义分别命名。《伤寒论》第7条"病有发热恶寒者，发于阳也、无热恶寒者，发于阴也"也是以症状为依据提出了辨识外感病病发阴阳的总纲。

此外，会通《伤寒杂病论》全书可以看出，外感病与内伤杂病之间没有绝对的界限，感受外邪可以成为内伤杂病的发病原因，并对原有的内伤杂病产生影响，而宿疾也会影响到外感病的发病过程及预后等。《伤寒杂病论》原"合十六卷"（《自序》），自王叔和以伤寒与杂病将其分为《伤寒论》与《金匮要略》两部，世人多以《伤寒论》为外感病专论。然而《伤寒论》中有大量的内容涉及杂病的辨治。《伤寒论》398 条原文，论述外感病的内容少，论脏腑病变多。即使主论外感病的太阳病篇，其 178 段条文中只有 60 余条论述外感病，仅占条文总数的 1/3，自 61 条干姜附子汤证后，论述的大都是"坏病"，而所曰"坏病"也就是内伤杂病。同样，《金匮要略》中也有大量的内容与外感邪气有关，如暍病、黄汗病、黄疸病、风水、肺痈、阴阳毒、痉病、中风、血痹等，感受外邪都是其重要的致病原因。可见无论外感、内伤都应整体联系，从内外两方面寻求病因。仲景在《金匮要略·藏府经络先后病脉证》中指出"夫人禀五常，因风气而生长，风气虽能生万物，亦能害万物，如水能浮舟，亦能覆舟。若五藏元真通畅，人即安和"。可以看作是对内外因素相互结合发病观的高度概括。

内在的体质因素与外邪因素，究竟谁对外感病发病的影响占主导地位，要视正邪双方相互作用的情况而定。一般来讲，"时行之疫"外邪毒力较强，疾病早期的症状和传变规律往往取决于邪气的性质，故《伤寒例》称其"一岁之中，长幼之病多相似"。2002—2003 年肆虐一时的非典型性肺炎，其早期最典型的共有症状就是高热，据此可以测体温作为人群筛查的指标，即是明证。而一般的四时外感，邪气毒力较弱，发病情况受体质因素的影响较大。《伤寒论》中体质对外感病发病的影响也具有层次性，可以影响到兼夹证、证型、是否发病、发为何病等。

《伤寒论》一方面强调天人一体，综合分析天时、地域、饮食、居处等外来因素；另一方面，又不拘于外因论，以人体在疾病过程中的反映，即"证候"为依据审证求因。内外结合、整体联系是《伤寒论》发病观的主要特点。

发病观决定了六经辨证的特色

仲景虽对外邪致病的规律有较为全面的把握，但并未按照外感病因分病立论，而是借鉴《素问·热论》以三阴三阳分病，把辨治的重点放在考察"病的人"的功能状态上。《素问·生气通天论》曰："夫自古通天者，生之本，本于阴阳。"《素问·阴阳应象大论》曰"善诊者，察色按脉，先别阴阳"，指出辨证首先就要辨阴阳，无论内伤还是外感，无论内因、外因如何变化，最终都会影响到阴阳，治疗也是以调节阴阳、恢复阴阳的协调平衡为目的。只有分清阴阳，才能抓住疾病的本质，做到执简驭繁。《伤寒论》以三阴三阳分病，建立疾病诊疗规范，将阴阳学说引入到疾病诊疗过程中。明代王安道首倡："仲景立法，天下后世之权衡也，故可借焉，以为它病之用。"清代柯韵伯曰："原夫仲景之六经。为百病立法，不专为伤寒一科。"俞根初则以"六经钤百病"概言六经辨证体系是适用于所有疾病的辨证总纲，就是因为六经辨证本源于阴阳辨证，最接近于中医所说的那个"本"。

六经辨证在高度概括的同时，也难免失于笼统。至明清时代人们对外感病，尤其是一些重症外感病的发病规律有了更深入的了解。基于《伤寒论》"荣卫""水气""瘀血""上焦""中焦""下焦"等有关病机、病位的概念，温病学家提出了卫气营血辨证、三焦辨证等新的外感病辨治纲领。这些新的辨证方法更加贴合温病病情变化的规律，针对性更强，也更加简洁明了、切合实用。但问题是，针对性越强其适用范围就会越窄，随着疾病谱的演化及人们对外感病认识的不断深入，其局限性也会日益明显。近几十年来，不断有新的外感病证治理论提出，如 20 世纪 70 年代的上海名医姜春华，不拘于叶天士"卫之后方言气，营之后方言血""到气才可清气"的顺应疗法，主张先证而治的"截断扭转"治法，提出将卫气营血辨证和截断病原辨病有机结合起来，要"重用清热解毒，早用苦寒攻下，及时凉血化瘀"。姜良铎教授则提出"外感病的内伤基础"论，提出人体的内伤基础可影响外感病的病因、发病与发展转归。据此可将外感病分为无内伤基础的外感病和有内伤基础的外感病，而后者临床更多见且不易辨治。外感病的内伤基础主要与患者的病理体质因素和久病宿疾的存在密切相关。姜建国教授提出随着环境及人们饮食结构的变化，"营热体质"在人群中占较大比重，外感初期若拘于"在卫汗之可也""治上焦如羽"的方法则疗效不佳，或瘥后易复，或病情隐伏反复发作，提出从体质辨治入手，标本兼治，立辛凉宣散表热与滋阴凉营相结合的治法，创清营解表汤，临床获得较好疗效。应当说这些新理论是对卫气营血及三焦辨证方法的补充和发展，但其思想与方法却未出六经辨证的框架："截断扭转"揭示了卫气营血辨证中线性传变的局限；"外感病的内伤基础论"体现了内外并重发病观及疾病传变过程中的多因素复杂性；外感早期即和营卫、调气血，正是桂枝汤的治法组方特点。在太阳中风证、阳明表证、太阴表证、太阳与少阳并病的辨治中皆有运用。这些理论方法的重新提出，提示了六经辨证体系的现代研究价值。正如陈亦人先生所曰："卫气营血辨证与三焦辨证……是辨证个性方面的发展，并没有离开辨证共性的六经与八纲，也不可能完全离开。共性不能代替个性，个性更不能代替共性，所以，主张只要卫气营血辨证与三焦辨证，不要六经辨证，或主张只要六经辨证，不要卫气营血、三焦辨证，都是片面的、不可取的。"

　　西医学在生物医学模式指导下，寻找客观致病因素，在此基础上建立客观诊疗规范，曾经成功控制了多种流行病、传染病，使得人们一度以为只要沿着这种方法深入研究便可以攻克所有疾病。20 世纪50 年代以后，疾病谱发生了变化，人们开始关注癌症、高血压、糖尿病等非传染病。然而时至今日，深入到基因、分子水平的生物学研究仍不能揭示此类疾病的确切病因，人们越来越认识到疾病发生的多因素复杂性，及由此带来的诊疗规律的不确定性。即使是过去对传染病的控制也不能完全归功于抗生素的发明，生活水平的提高、公共卫生条件的改善都是不容忽视的重要因素。而近来肺结核、麻疹等传染病的重新抬头，更提示对此类疾病单纯采取生物医学方法的局限性。疯牛病、SARS、禽流感等新发疾病的出现，使"传染病不再威胁人类"的说法受到了质疑。被称为"21 世纪瘟疫"的艾滋病在发展中国家的蔓延提示了传染病是医学问题，更是社会问题。20 世纪70 年代，WTO 提出建立"生物-心理-社会"医学模式，90 年代中后期生态医学模式逐步得到的人们关注。但时至今日现代医学在临床、医学教育等环节上仍然是以生物医学模式为主导，如何整体、联系地认识生物、心理、社会之间的相互作用，仍然是尚未解决的现实问题。当我们不得不抛开发现确切病因，实现确定控制的设想，直面生命复杂现象本身时，中医学审证求因、审机定治的思想与方法值得借鉴。

128　从病势论六经合病并病治则

《伤寒论》中冠以合病、并病的条文共 12 条，均记载于三阳经之间。刘南阳认为阴阳两经、三阴经之间亦存在合病与并病，合病治疗贵在分清主次，并病治疗应遵循先表后里、表里同治等治则。学者王东昌等分析《伤寒论》中合病、并病的条文后，认为分清主次即确定两经病证的轻重缓急、确立并病治则需要综合分析病势各要素如正气强弱、病位浅深等。因此，分析"病势"是合病、并病确定治则的题中之意。

病势的概念

理论概念最常用的定义方法为内涵定义与外延定义，前者揭示理论的本质，后者有助于明确概念的适用范围与意义。病势的内涵是疾病过程中某一阶段的总体趋势，其外延有病情轻重与缓急、疾病及证候的变化趋势、病症的动态之势三个方面。了解病情轻重缓急，有助于判断预后、决定治疗的先后；掌握病症的变化态势，可以做到未病先防、既病防变；确定疾病的动态之势，可以在辨证的基础之上，做到因势利导。病势分析影响着临床疗效，若要准确把握病势，需要详细收集症状、体征，认真分析决定病势的要素如正气强弱、病位浅深、病邪种类等。詹杰认为病势的传变规律有八纲、六经、卫气营血及三焦等，治则有截断、顺势、逆势、取势、急治、缓图、并行等。《伤寒论》中病势的传变规律遵循六经传变。

合病的治则

1. 阳经合病，在于"顺势"： 顺势，即根据邪气部位而采取因势利导之法的一种治则。阳经合病在发病之初虽表现两经症状，但多有所偏重，分析邪气部位，对于阳经合病确定治则具有重要意义。

（1）太阳阳明合病：如第 32 条，正邪相争在体表，表闭不通，致里气不和，大肠传导障碍，出现下利，此时邪气偏于太阳病，因而治疗用葛根汤解表邪，开宣肺气，肺宣降功能正常，则肠道气机通畅，下利自止。再如第 33 条、第 36 条、第 234 条、第 235 条亦属病邪偏于太阳，而阳明较弱的情况，因而治在太阳病。

（2）太阳少阳合病：如第 172 条黄芩汤证，出现太阳与少阳俱热的表现如脉浮弦、发热、口苦、咽干、下痢等，病邪偏重于少阳，而太阳较弱，故治在少阳。方中用黄芩清少阳之热，芍药止腹痛、止利，甘草缓急迫，大枣补中顾护胃气，共奏清热止痢之效。

（3）少阳阳明合病：如第 230 条"阳明病，胁下硬满……舌上白胎者，可与小柴胡汤"。辨证关键在舌上苔白，表明无形邪热未与燥屎相结，大便不通的主要原因在于上焦枢机不利，致三焦气机阻滞，津液运行障碍，邪气偏于少阳，因而用小柴胡汤和解少阳，无须攻下。由此可见，小柴胡汤亦可通肠腑结气，关键在于分析病势。再如第 256 条病邪偏于阳明，宿食停聚于里，则宜大承气汤泻下。

（4）三阳合病：如第 99 条"伤寒四五日，身热恶风，颈项强，胁下满，手足温而渴者，小柴胡汤主之"。由于太阳病未解，表现为身热恶风、颈项强。少阳枢机不利，经络气血运行不畅致胁下满。手足温而渴，为阳明里热证。此条邪气偏重于少阳，和解少阳即可使其他两经随之而解。再如第 219 条"三阳合病，腹满身重，难以转侧，口不仁，面垢，谵语遗尿……自汗出者，白虎汤主之"。腹满、谵语、遗尿属阳明证，身重、难以转侧为太阳表湿不去，少阳病甚则面微尘。此条病情偏于阳明里热，则用白虎汤清解里热。正如尤在泾所注："虽为三阳合病，但邪聚于阳明者为多，故亦白虎汤清而解之。"

病情轻重的分析，包含着定量分析。阳经之间的合病，多是在确定邪气部位后，采取相应治法，体现治则为"顺势"。

2. 阴经合病，在于"并行"：并行，即病程中出现虚实夹杂、寒热互见等复杂病情时，采取并行其治的一种治则。疾病出现三阴经症状，往往见于病程中的终末期，此时以虚为主，虚中夹实，治则为"并行"，治法两经同治，用药以补为主，兼以祛邪。

（1）少阴太阴合病：如第306条、第307条的桃花汤证，病机为脾肾阳虚，脾不统血，大肠滑脱，而见下利、便脓血，治法脾肾同治、固下散寒。

（2）太阴厥阴合病：如第352条"若其人内有久寒者，宜当归四逆加吴茱萸生姜汤"。此条病机为肝胃虚寒，寒凝血虚，治疗用吴茱萸、生姜散肝胃寒邪，当归四逆汤温经散寒、养血通脉。

（3）少阴厥阴合病：温病学家的著作中论述较多，以下焦肝血肾精亏损为主，治法为肝肾同治。冯皓月临床治疗甲状腺功能亢进症，辨证属于少阴肾精亏虚，厥阴肝阳上亢证，用《温疫论》中三甲散常可取效。

3. 阴阳合病，在于"同治"：同治，即在病势不甚危急的情况下，采取标本兼顾的一种治则。阴阳合病，正气虚损不甚，治疗扶正祛邪兼顾，治则即为"同治"。

（1）太阳太阴合病：马家驹认为太阳太阴合病之病机为外邪兼里饮，其中太阴病以水湿痰饮为主，并将第28条桂枝去桂加茯苓白术汤证、第38条大青龙汤证等，以"外有表邪不解，内有水饮积聚"为病机的条文均归入太阳太阴合病的范畴。分析相关条文后认为，治疗太阳太阴合病关键在于把握太阴虚寒的程度。若脾阳虚不明显，则太阳太阴同治，如第28条、第38条、第40条等。若太阴虚寒重，则以四逆辈温补脾阳为要，如第225条、第372条等。

（2）太阳少阴合病：如第301条"少阴病……反发热，脉沉者，麻黄附子细辛汤主之"。少阴病多无热恶寒，今发热知太阳表证不解，而脉不浮反沉，脉沉主里，可知病机为少阴阳虚复感外邪，少阴虚寒为本，太阳表寒为标。由于正气尚可与邪争，治以标本兼顾，表里双解。

（3）阳明太阴合病：如第359条"若食入口即吐，干姜黄芩黄连人参汤主之"。病机为胃热脾寒，治疗清胃热温脾寒，用药取苦寒之黄连、黄芩，配伍辛热之干姜，辛开苦降，除寒热格拒，再如第149条半夏泻心汤、第157条生姜泻心汤、第158条甘草泻心汤，亦属阳明太阴合病，其基础方即为干姜黄芩黄连汤。此四条皆寒热虚实夹杂，正气尚可与邪气斗争，治疗祛邪与扶正兼顾。

并病的治则

1. 阳经并病，在于"分治"：分治，即在辨明病邪层次的基础上，采取先后有序、分治其势的一种治则。阳经并病的治则，关键在于分析邪气的动向，把握病证的动态之势，治则为"分治"。若疾病在演变过程中，邪势在表，则先表后里。邪势在里，舍表攻里。邪入半表半里，则治在少阳，兼顾表里。

（1）太阳阳明并病：如第48条、第220条提出邪气在太阳不解，不可攻下，当先解表，邪气完全入里，则宜承气类方药泻下。再如第170条"伤寒脉浮……其表不解，不可与白虎汤。渴欲饮水……白虎加人参汤主之"。第208条"阳明病……若汗多，微发热恶寒者，外未解也，未可与承气汤"。同样遵循先表后里的治则，不可过早应用下法。

（2）太阳少阳并病：如第142条、第150条、第171条、第266条，邪气传入少阳，兼有太阳表邪不解，则治在少阳，以和法为主。再如第146条柴胡桂枝汤证，太阳病尚在，表现为发热，微恶寒，支节烦疼。少阳病未解，出现微呕，心下支节的表现。仲景用小柴胡汤与桂枝汤合方，太阳少阳同治。王庆国治疗过敏性鼻炎，辨证属于太阳少阳不和者，常用柴胡桂枝汤合用过敏煎，调和太少，临床效果显著。

（3）少阳阳明并病：如第 103 条大柴胡汤证，太阳病过经十余日，邪入少阳，虽误用下法损伤津液，但邪气未完全传入阳明。治则为先表后里，先与小柴胡汤和解半表半里之邪气。若邪气进一步内传，偏于阳明里证，方用小柴胡汤减人参、甘草和解少阳，加入大黄、枳实、芍药攻下阳明里实。

2. 阴经并病，在于"独行"：独行，即在病情简单或病势深重的情况下，不宜兼顾，采取治疗单一症状的一种治则。阴经并病，以正虚为主，用药主以温补，体现了"甚者独行"。

（1）少阴太阴并病：如第 92 条，起病为太阳少阴合病，用麻黄附子细辛汤后病情未缓解，邪入太阴出现身体疼痛，方用四逆汤，以去脏寒。

（2）太阴厥阴并病：如第 372 条太阴脾胃虚寒，水饮停聚，出现心下满、腹痛，阳气进一步衰竭，出现下趋少腹、时欲自利等内传厥阴的先兆。仲景未给出方药，应当以温热药为主，可考虑应用四逆汤类方药。

（3）少阴厥阴并病：如第 366 条"下利，脉沉而迟，其人面少赤……患者必微厥。所以然者，其面戴阳，下虚故也"。少阴下焦阳虚，沉寒凝结，传入厥阴产生"戴阳证"，亦当温其脏。

3. 阴阳并病，在于"取势"：取势，即探明病情后，或分势而治，或截断病势，或逆势而行，或候势而发的一种治则。阴阳两经并病的治则需要从病势外延定义的三个方面进行综合考虑，切不可不明病情，莽撞施治。

（1）太阳太阴并病：关键分析病情的轻重缓急，治则为"分治"。如第 91 条太阳伤寒证，本应麻黄汤发汗解表，而医生误用下法，出现太阴虚寒证，兼有表证身疼痛未除。此时太阴虚寒急迫，先用四逆汤温里，然后用桂枝汤消息和解其外，遵先里后表之法。再如第 163 条桂枝人参汤证，太阳病邪气在表，不遵圣言，误用攻下，损伤太阴脾阳，病情尚未到虚脱亡阳的地步，治疗用理中汤温中，加桂枝解表，以达表里双解。

（2）少阴阳明并病：关键把握疾病的演变趋势，少阴病传里以传太阴为常，若内传阳明则属逆传，预后多不良，治则为"截断"，即防止病邪深入当及时截断病情。如第 320 条、第 321 条、第 322 条的三急下证，少阴病未解，表现为脉微细、但欲寐，阳明燥热内结成实，出现口干、咽干、心下痛、腹胀、下利清水、色青臭秽等表现。当此之时，下不厌早，急急顾护津液为要，否则其津液枯槁可立而待，及时截断疾病传变，体现了仲景治未病的思想。

（3）阳明厥阴并病：关键确定邪气的动态之势，治则为"逆势"，即逆转病势，多用于病势与机体常势相反的一种治则。如第 350 条白虎汤证，阳明里热燔居体内，阳气不得外达，出现手足厥冷，此时取辛寒药物，辛以透发，寒以清热，而肢厥自愈。肖相如认为临床多见于重症感染引起的休克患者。

（4）少阳厥阴并病：关键在于分析证的演变趋势，治则为"候势"，即瞄准时机而攻除邪气。如第 339 条："伤寒热少微厥……嘿嘿不欲饮食……小便利，色白者，此热除也，欲得食，其病为愈；若厥而呕，胸胁烦满者，其后必便血。"依据肢厥、小便色泽、饮食情况的变化来判断热厥的演变趋势。若热厥兼胸胁苦满，则表明向少阳转化，此时急用小柴胡汤和解少阳，否则病势加重，可能出现便血。

阴阳并病确定治则，需要分析病势各要素如正气虚损的程度、病邪的强弱与侵犯部位的深浅等来确定，体现治则为"取势"。

129　从六经传变论"虚不受补"

　　"虚不受补"是临床中常见的现象，普遍存在于内科杂病的各科之中，特别是肿瘤疾病的辨证论治。"虚不受补"有时非常明显，解决好"虚不受补"问题，不仅有利于提高疗效，更有利于提升中医药辨证论治的整体思路。但是，从广义的虚实概念入手，则可以得出所有疾病都是虚性的，又是实性的，所以"虚不受补"问题的研究是临床所有疾病的共性问题，而不是某种疾病的特有问题。

　　"虚不受补"现象最早在清代被比较系统地提出，具体见于清代陈士铎所著《本草新编》，其《十剂论》中曰："或疑需用补剂，是虚病宜于补也。然往往有愈补愈虚者，岂补剂之未可全恃乎？吁！虚不用补，何以取弱哉。愈补愈虚者，乃虚不受补，非虚不可补也。故补之法亦宜变。补中而增消导之品，补内而用制伏之法，不必全补而补之，更佳也。"清代吴鞠通所撰《俗传虚不受补论》一文提到"俗传虚不受补，便束手无策，以为可告无愧。盖曰非我之不会补，彼不受也。不知虚不受补之症有三：一者湿热盘踞中焦，二者肝木横穿土位，三者前医误用呆腻闭塞胃气、苦寒伤残胃阳等弊。"现代有医家指出"虚不受补"主要原因有三个，"第一补之时机不当，当补不补或不补反补；第二补之方法不当，辨证错误；第三补之力度不当，药不及病，或药过于病"。也有专家总结"虚不受补"的几大学说，有"补不当"说、"不当补"说、"脾胃衰败而不受药"说、"特殊体质"说，并指出"上述4条中的前3条并非'虚不受补'，只能算是'治不得法'或'误治''脏绝'而已，而真正意义上的'虚不受补'是最后一种，是一种特殊体质"。

　　众多专家提出的观点都有其合理之处，但是对于指导临床还需要进一步的分析、凝练。《伤寒论》六经辨证的思路，是中医药辨证论治的内伤外感多种疾病都可以共同使用的辨证方法。学者魏云平等从伤寒六经传变的角度考虑"虚不受补"产生的原因及处理方法，冀能有裨益于现实临床。

疾病的传变

　　《黄帝内经》中疾病的传变有两种，一种是按照五脏五行之间的生克关系，一种是按照六经的传变顺序。两种疾病传变的规律在临床中都有一定的对应性，也可以指导临床用药。后世在其基础上发展出比较多的疾病传变模式，如三焦辨证、卫气营血辨证等。为什么会出现虚不受补，需要从基本的转变规律中找思路，只有了解了疾病的传变规律，才知道在"进补"的过程中是否出现了"跨越式"的操作，有没有按照"正常程序"进行治疗。

　　1. 疾病在五脏之间的传变：疾病从轻到重，中间要经历一个比较长的时期。《黄帝内经》认为风寒客于人，如果不发汗痊愈，那么就会传变至肺，变成肺痹，如果没有得到很好的治疗，就会传到肝，变成肝痹，肝痹未能得到治疗，就会被传至脾，变成脾风，如果再未得到治疗，脾传之肾，变成疝瘕，再未治疗痊愈，肾传之心等。这是在五脏之间从所不胜传至所胜的基本过程，并且将这一规律归结为"夫邪气之客于身也，以胜相加，至其所生而愈，至其所不胜而甚，至于所生而持，自得其位而起。必先定五脏之脉，乃可言间甚之时，死生之期也"。疾病的传变是治疗疾病中首先要考虑的问题，同时也是治疗疾病过程中的核心要素。

　　2. 疾病的六经传变关系：六经辨证是从《黄帝内经》开始发展起来的一套非常重要的辨证论治体系，在六经辨证体系中，通常需要考虑非常多的疾病传变规律。张锡驹认为，"传经乃伤寒之大关键，传经不明，虽熟读是书无益"。疾病的传变是疾病加重的原因，同时在治疗的时候，则是逆其道而行之，所以治疗疾病过程中必须考虑到传变要素。杂病的传变是从太阳疾病—阳明病—少阳病—太阴病—少阴病—厥阴病的过程传变，但是治疗的时候先后顺序则刚好相反，一般来说从六经角度考虑，治疗疾病从厥阴病到少阴病，再到太阴病、少阳病、阳明病，最后至太阳病。不管是外感伤寒，还是内伤杂病都可以参照这个途径，这也是明清以来的伤寒派医家所公认的观点，如柯韵伯、陈修园、张志聪、唐容川等。

3. 疾病表里的相对关系：治疗疾病需要辨表里，如《伤寒论》"脉浮者，病在表，可发汗""病为在里，不可发汗""此外欲解，可攻里也""有表里证""其小便清者，知不在里，仍在表也，当须发汗"等。《伤寒论》中论述的表里关系，在临床诊疗过程中发挥着至关重要的作用。清代医家汪苓友提出，"看病之法，须分表里。假若表里之证兼见，须分轻重而直取其邪"。古人认为"夫治病者，当知标本……以病论之，先受病为本，后流传病为标。凡治病者，必先治其本，后治其标"，对于绝大多数病患来说，起初疾病在表，浅表是邪气的来源，是先受病之处；而随着疾病的传里，里证变成了标，当后治之，其实表证还是本，当先治之。除此之外，还存在所谓的半表半里，这也是需要考虑的重要环节。在进补的时候，如果没有很好地辨别表里、半表半里，孟浪进补，很多时候结果会适得其反。

虚实辨证

1. 藏腑特征：中医学认为"所谓五藏者，藏精气而不泻也，故满而不能实；六腑者，传化物而不藏，故实而不能满也"，五脏所藏为精气，乃人生之气，所以满而不能实；六腑所有，为人体之糟粕，所以实而不能满。正是因为藏腑有别，所以在辨证论治的过程中需要多加注意。所以腑以通为用，脏以藏为用，腑为阳，病多实，脏为阴病多虚，脏腑的特点决定了虚实特点。另外，在六经来说，三阳经对应的是六腑，三阴经对应的是五脏，三阳经多热，三阴经多寒，三阳经用泻多，三阴经用补多。

2. 虚实辨别：对于虚实的辨别，《黄帝内经》有很多处给出了定义，"邪气盛则实，精气夺则虚"是后世公认的虚实的定义。疾病的发生，必定是人体精气亏虚之后，邪气才会乘虚而入，但是邪气有不同的特性，也有不同的进入方式。如伤寒之邪，可以经过太阳经，正邪交争之后便会入里化热，导致出现阳明实热证，阳明病是正邪交争最厉害的阶段，一般会出现大热现象；正邪交争一段时间之后，便会出现正气虚弱，邪气也虚弱，互相之间出现胜负，发热与恶寒之间出现交替，也就是中医所谓的少阳病；在三阳病，因为正气不虚，所以邪气甚作为疾病的主要矛盾；少阳病之后，邪气更胜，正气更虚，则会入里，表现为虚寒证；正邪之间再做斗争，进一步发展，就会出现厥阴病、少阴病，但是三阴病都是以虚寒性质为主。

以此而论，三阳多实证，三阴多虚证，所以三阳病治疗方法上少补多泄，三阴证治疗方法上多补少泄。以三阴三阳作为辨证论治的思路，则所有疾病都不脱六经范围，而"邪气盛则实，精气夺则虚"，所以几乎所有的疾病都有"精气虚"的一面。按照"虚则补之"的原则，几乎所有的疾病都可能需要进补，所以"虚不受补"要研究的对象是所有疾病，而不是某一类疾病。

3. 补法分类：寒热虚实是中医辨证的纲领，也是使用补法的依据。"实则泻之，虚则补之"是辨证施治的总依据，但是虚实并不是简单纯粹的一种状态。五脏各有虚实，五脏各有补泄，所以不同的脏腑之间补泄规则也是不一样的。补泄不得法，则害人不浅，俗曰"人参杀人无过，大黄救人无功"，正是因为大家对补的认识不准确，所以临床上很容易出现进补不得法，出现"虚不受补"的状况。

根据人体精气状态虚实的不同，虚中带实，则需要补中带泄；实中带虚，则需要泄中带补；纯虚证，也需要在补中寓以他法，脾胃为先。常见的补法有很多种，张子和总结为"平补、峻补、温补、寒补、筋力之补、房室之补"六种。所谓的平补则以甘药，如黄芪、人参、白术之类；所谓峻补，则以附子、硫黄等大辛大热之类为主；温补，则以熟地、干姜、豆蔻、官桂之类；滋阴之补，则以天冬、五加皮、麦冬、沙参等滋阴药；填精之补，则以巴戟天、肉苁蓉等药，抑或阳起石、海马、鹿角胶、马鞭之药。

"虚不受补"辨析

从气机来说，六经各有特色，太阳病重点是"脉浮，头项强痛而恶寒"，其中的脉浮、恶寒为外感疾病状态，所以太阳病大体可以理解为邪气在于肤表的状态，而肤表有邪气，肺与膀胱皆为表；阳明病为胃家实状态，所谓的胃家实，历来医家有不同的见解，但是比较一致地认为所谓的"实"即邪气旺盛，所以胃家实就是胃中邪气过旺，是肠胃疾病；少阳历来是难以解释的疾病状态，但是根据少阳为枢，是气机转枢的重点，少阳病一般为气机不畅状态；太阴病则腹满而吐，食不下，自利益甚，时腹自痛，为脾主运化不利状态；少阴病，但欲寐，脉微细，为人体气血不足、精神衰弱状态，这些状态下进补都必须注意，稍不小心就会出现虚不受补。凡病，皆为正气虚，正气虚就必须进补，但是进补如不当，就会出现"虚不受补"。

中医讲究辨证论治，虽然如此，还是有一些疾病的治疗，进补需要小心。张子和列举了疟疾、伤寒、热病、出血、痹症、老人目暗耳馈、老人肾虚、咳嗽、停饮等疾病，虽然有虚象，仍然不适合进补。疟疾本来属于中医的少阳病，少阳病本来为正邪交争之状态，不能纯补，需要清补；伤寒为邪在肤表，太阳病为多，补之无益；热病多表现在三阳疾病，也不可补。出血也多在三阳病，宜清热，宜止血，宜宁肝。老人肾虚，脾胃运化不畅，必须先以甘温之品补脾胃，停饮在中焦，水湿困脾，进补亦当小心。

临床面临的虚证，绝大多数都是很明显的，但是经常忽略一些疾病传变过程中不明显的症状。如虽然无明显寒热，但肺部脉尚有浮象；胃部虽然没有明显不适，但是心下依然有痞象，中焦斡旋不开。凡此种种，可从伤寒六经传变的规律，将不宜进补的类型分为以下四种。

1. 表痹不受补：通常情况下，有表证必须解表，所以《伤寒论》中反复强调，"表未解者，不可与之"。外感伤太阳经，太阳主全身之表，肺亦主表，故而邪在太阳与邪气在肺很多时候难以分开，当人体表未解而进补，就会出现虚不受补现象。如本草所谓人参"肺热还伤肺"，在肺中有热之时进补，就会出现虚不受补的情形，对肺部有更大的损伤。如表证未解，先解表后进补，对此吴佩衡后人提出了"开门方"之说。临证凡遇精神不振，伴有如慢性鼻炎、慢性咽炎，经常容易感冒者，即邪在肺部不能肃清状况下，用其他药物治疗必定疗效不显，如果以麻黄附子细辛汤作为打头方，常能使病情迅速缓解、症状减少、证情明了，然后在此基础上进行补泄，疗效显著而收执简驭繁之功，为之后辨证扫除障碍。在解除肺痹的过程中，附子可以扶阳强肾，能够鼓动人体阳气祛除寒邪；麻黄为肺金专药，宣肺发表；细辛为少阴引经药，邪气停留肺表日久，入少阴经，通过细辛的引领，能够将太阳、少阴之邪气祛除干净。

2. 胃实不受补：胃为气血之海，是为气血生成之源，吴鞠通曾指出虚不受补原因有三，"一者湿热盘踞中焦，二者肝木横穿土位，三者前医误用呆腻闭塞胃气、苦寒伤残胃阳等弊"，胃气不通畅，水谷收纳不顺，自然不能接受补药之益。

胃气不降，即胃中有邪气，此《伤寒论》所曰："阳明病，胃家实是也。"针对中焦有湿热，或者寒湿，必须先开中焦，以寒湿为重则温补脾为主，湿热重则燥湿除湿为要，寒湿在脾，湿热在胃，如有专家指出当患者中焦湿热盛或者稍微有点湿热之时，先以半夏泻心汤作为开门之法，半夏泻心汤为辛开苦降之经典方剂，能够很好地燥湿健脾胃，以此作为进补的先导，自然能够将人体的邪气清除，获得理想的进补效果。这也是解决吴鞠通等提出的脾胃受伤不受补的方法。

3. 气机不畅不受补：气机是人体气血运动的基础，如果气机流通，则人体无疾病，如果气机不畅，则水谷精微无法转化，无法为人所用。通常认为，少阳为人体之枢，是气机通畅的关键，所以在进补之前往往需要先条畅气机，在现实中常用的方法有很多。比如妇科疾病中，一般在补肝肾的药物中加入香附子、青皮、柴胡、荆芥等气分之药，理气自然能够活血；对于肝脾不和之人，很多时候可以事先使用柴胡剂，如四逆散、柴胡疏肝散等方剂，通畅气机，然后进补。

唐农等专家通过考察扶阳学派桂枝法在疾病治疗中的作用，发现很多患者根据临床症状与舌脉象显示患者存在明显的虚象，但是使用补药之后毫无疗效，有的会出现烦躁、腹胀、睡不着、胸闷等症状，此时会使用桂枝法开通上中二焦，其中的作用也是在调畅气机。实际上，上中二焦不通，其实就是尚未打通少阳枢机，而经常使用柴胡、青皮等理气之药，也是和解枢机之道。

4. 脾虚不受补：脾虚不受补，很多情况是因为湿困脾阳，脾主运化的功能不能很好地发挥，需要在治病时加以考虑。临床上不少专家用清热补气的方法，将脾阳调整之后再进补，自然就能达到很好的疗效。比如用六君子汤、四君子汤、补中益气汤之类的药，首先对脾阳虚而运化不足的状况做一些准备，服用一定时间的四君子汤和六君子汤之后，再进补，这样对虚证治疗，就能获得很好的效果。

进补是虚证治疗过程中的一个必要环节，更是疑难杂症、危急重症、癌症防治中的重要手段。临床中不能不用补，也不主张见虚即补，而是要根据疾病的状态进行辨证施治。但是，在通常遇见的虚不受补的现象中，可以总结出几类虚不受补的情形，这几种情形按照六经传变的规律来说，分别是邪在表不宜进补，邪在阳明不可进补，邪在少阳视情况而补，邪在太阴必须先理脾胃再进补。虽然这四种情形不一定能概括所有的虚不进补的情况，但是对临床有一定参考借鉴作用。

130   论阳气是六经病证传变的决定因素

中医学认为，疾病的过程实质是正邪斗争的过程，即疾病的发生、发展、变化、转归及康复，皆是一定条件下正邪斗争的反映。《伤寒论》六经病证也不例外，其发生、发展、变化、转归和康复亦是正邪斗争的过程。中医发病学极为重视人体的正气，认为体内正气是否充足，是疾病发生与否的内在因素，内因是根据，决定着疾病的发展、变化、转归及康复。所谓正气，系生命机能之总称。与病邪相对来说，是指人体对疾病的防御、抵抗和康复能力，简称为"正"。它包含阳气和阴精两个方面，但以阳气为主导，即阳气居主导地位，阴精乃从属之。因此，可以肯定六经病证的发生、传变和转归之关键在于阳气，也就是说阳气是决定的因素。有感于此，学者余天泰就其做了探讨。

理论依据

阴阳学说是古代的一种宇宙观和方法论，属于我国古代的唯物论和辩证法范畴，古人用以认识自然和解释自然。它不仅与当时的天文学、气象学、历法、生物学、化学等许多自然科学密切联系在一起，尤其对中医学影响深远。它渗透到医学领域后，几千年来一直作为中医学理论体系的重要内容，促进了中医学理论体系的形成和发展，成为中医学的重要理论基础和指导思想。阴阳概念出自素称百科之母、群经之首的《易经》。如该书《系辞传》上篇曰"一阴一阳之谓道"，明确指出"道"包涵阴和阳两个方面，提示阴阳就是道，就是规律和方法，天地万物之理，大而宇宙，小而一草一木，皆不外阴阳而已。作为万物之灵的人，自不例外。并且认为阴阳是运动变化的，故曰："是故易有太极，是生两仪，两仪生四象，四象生八卦。"而推动其运动变化的动力则是阳气，即阳气起主导作用。故开篇即言："天尊地卑，乾坤定矣；卑高以陈，贵贱位矣；动静有常，刚柔断矣……乾知大始，坤作成物；乾以易知，坤以简能。""成象之谓乾，效法之谓坤"。此后又曰"大哉乾元，万物资始，乃统天""至哉坤元，万物生，乃顺承天"（《周易》）。此外，《易经》在八卦排列次序上，特将乾卦列为诸卦之首，并以"元亨利贞"作为卦辞，而坤卦乃位其后，意在昭示阳气既是一切万物肇始之源，又是其坚固善终之根，而阴从属于阳，须待阳动而后动等，充分体现了"阳"为主导，"阴"为从属的重阳思想。由于阳气的主导推动作用，使阴阳不断运动发展变化，从而化生万事万物。恩格斯曾说过："不管自然科学家采取什么样的态度，他们还是得受哲学的支配。问题只在于他们是愿意受某种坏的时髦哲学的支配，还是愿意受一种建立在通晓思维的历史和成就的基础上的理论思维的支配。"《易经》为中国古代哲学经典著作，乃中国哲学总源头，更是中医学阴阳学术思想之渊源。作为我国现存最早的医学典籍之一的《黄帝内经》必然受其影响。如《黄帝内经》从"人与天地相参，与日月相应也"（《灵枢·岁露论》），亦即"天人合一"的角度出发，把宇宙万物之一的人放到天地自然界里考察、思考与研究，发现阳气在人的生命活动过程中至关重要，而且是贯穿其生命全过程的。人之生命孕育、生长壮老已、健康寿夭与疾病等，无不与阳气有着紧密的关系。因此，《素问·生气通天论》明曰"阳气者，若天与日，失其所则折寿而不彰，故天运当以日光明"，生动形象地喻示阳气于人体生命活动的极端重要性。这一论断，成为后世扶阳学派之重要理论依据和思想指导。

《黄帝内经》问世后，其所创立的中医学理论体系，奠定了中医学发展的基础，始终指引着中医学的发展并有效地指导着临床实践。成书于其后的《伤寒论》，作者张仲景"勤求古训，博采众方"，继承和发扬了《黄帝内经》有关学术思想，将理论联系实际，亲身参加临床实践，并且认真总结经验，创新性地建立起以六经病为纲、汤方证为目、方证对应的六经辨证体系，开创辨证论治之先河，为中医临床各科的发展奠定了坚实的基础，故历来被视为中医必读之经典，尊称为"方书之祖"。特别是其高度重视顾护扶助阳气之理念，影响至深。该书之名冠以"伤寒"二字，寓意深刻，似在示人阳气至重而易伤，应当时时顾护，因而书中附、桂、姜之使用频率极高，其所创制记载的诸多扶阳经典名方经久不衰，堪称扶阳典范，对后世影响重大而深远。

清代名医、扶阳学派（俗称"火神派"）之开山宗师郑钦安，崇尚《伤寒论》扶阳思想，极力推重阳气，明确指出"阳者阴之主也，阳气流通，阴气无滞，自然百病不作。阳气不足，稍有阻滞，百病丛生"，临证"功夫全在阴阳上打算"（《医理真传》），"以阴阳为纲"，善以扶阳大法治病疗疾，擅长运用大剂姜、桂、附等辛热药物，起死回生，屡建奇功，积累了十分丰富的经验，被人们亲切地颂誉为"姜附先生"。

现代名医祝味菊，在郑钦安及其传人卢铸之的影响下，对扶阳学说思想推崇有加，力主"阳为生之本"，极其重视阳气在人体生理、病理、治疗、预后及康复中的作用，认为人体免疫力、抵抗力和修复能力与阳气密切相关，称"抗力之消长，阳气实主持之。阳气者，抗力之枢纽也""克奏平乱祛邪之功者，阳气之力也。夫邪正消长之机，一切以阳气盛衰为转归"。提出"阳常不足，阴常有余"之重要论断，因而临证广用温法，创立了温散、温潜、温滋、温清和温润等扶阳方法，善用附子，素有"祝附子"之美称。特别是对《伤寒论》六经病的认识见解独到，发前人所未发，指出"太阳之为病，正气因受邪而开始合度之抵抗也；阳明之为病，元气贲张，机能旺盛，则抵抗太过也；少阳之为病，抗能时断时续，邪机屡进屡退，抵抗之力，未能长期相继也；太阴少阴之为病，正气儒怯，全体或局部之抵抗不足；厥阴之为病，正邪相搏，存亡危急之秋，体工最后之反抗也"。认为一切时感，机体抵抗外邪之情形，皆不出此五段范围，而其中之关键即在于阳气。

徐小圃服膺祝味菊扶阳之论，认为"阳为体，阴为用，阳气在生理状态下是全身动力，在病理情况下是抗病主力"（《徐小圃医案医论集》）。李可崇尚仲景学说，重视阳气，且尤重肾阳，曰"'阳气者，若天与日，失其所则所寿而不彰'。下焦一点命门真火发动，十二经循行不息，五脏六腑气化周行，生命欣欣向荣。此火一衰，诸病丛生；此火一灭，生命终结。先天之本肾，生命之本原，所凭者，此火。后天之本脾胃，气血生化之源，所凭者，此火。养生若损此火则折寿，治病若损此火则殒命"（《李可老中医急危重症疑难病经验专辑》）。倡导"难症痼疾，师法仲景"，擅长以附子、乌头等峻药重剂救治急危重症，活人无数。卢崇汉先生推崇"阳主阴从"，认为"人体生命的活动始终存在着阳主阴从关系"，阳气"是一切的主导"，"在治病立法时，以扶阳为核心"，擅用广用扶阳法，人称"卢火神"。此外，吴佩衡、唐步祺、范中林、吴生元等诸多医家，临床皆强调扶阳气。

综上所述，仲景以降，众多医家重视护阳扶阳。究其缘由，均与对阳气在发病学和病理机转中的作用之理解认识有关，即认同阳气在疾病的发生、发展、转归和康复中的决定性作用，因而在理念上推崇阳气，在实践上重视扶助阳气。由此可见，阳气是伤寒六经病证传变的决定因素之提法，不仅有充分的理论依据，而且是有着丰富的实践基础的。

传变规律

在《伤寒论》中，六经病之排列次序为太阳、阳明、少阳、太阴、少阴、厥阴。一般来说，外感病传变是有一定规律的。所谓传，是指病情循着一定的趋向发展；所谓变，是指病情在某些特殊条件下，不循一般规律而发生性质的转变。由于传和变关联密切，不能截然分开，故常传变并称。大凡感受外邪之后，在邪盛正衰，正不胜邪的情况下，多邪气内传，自表传里，由阳入阴；反之，若正气恢复，奋起抗邪，正复邪衰，则邪气外出，病症便由里达表，自阴出阳。然而，病症的传变与否应以临床客观事实为依据，切不可拘于发病日数和六经之序。一般认为，六经病证是否发生传变，主要取决于正气强弱、感邪轻重、治疗当否等因素，因而决定了其传变的复杂性。如初起大多表现为太阳病，病情发展依排列顺序而传变的为"循经传"，与此相反则为"越经传"。但也有不经传变，初起即为少阳或阳明病之"本经自病"的，或病情严重，一发病即表现为三阴病之"直中"者。并有"合病"（初起两经同时发病，如太阳阳明合病）、"两感"（初起阳经与阴经同时发病，如太少两感）、"并病"（先有一经病证，而后逐步出现另一经病证，表现为两经病证同时存在，如太阳阳明并病等）及"表里传"（由对应的阳经传向阴经，如太阳传少阴、阳明传太阴）等。由是观之，足见六经病证传变的复杂性。但透过现象看本质，尽管其传变错综复杂，变化万千，实际上都不外乎内在因素起决定性作用，而这个内在因素就是阳气。若机体正气强盛，阳气充足，抵抗力强大，足以抗击外邪，则病证发生传变的概率极小或无，更不至于发生"直中"。六经病中的"阳病入阴"（从阳病传入转为阴病，表明病情加重）和"阴病出阳"（由阴病向好而转为阳病，表示病情好转）之现象，无一不是体内正邪斗争，阳气与邪气比拼较量的客观反映。这也再次说明阳气在疾病中的地位，故《扁鹊心书》曰："为医者，要知保护阳气为本……人有一息气在则不死，气者，阳所生也，故阳气尽必死。"

临床意义

疾病治疗的最终目的是转化正邪双方力量的角力对比，使正气得复，邪气被逐，机体阴阳从病理状态重新恢复为正常生理的平衡状态。因此，理解和认识阳气是决定六经病传变的重要因素具有十分重要的意义。它提示在临证中应当时时莫忘顾护阳气，处处以扶助阳气为首务，防止疾病的传变或恶化。做到防微杜渐、既病防传、既传防变、既变防危及瘥后防复。如在病之初始，即应采取积极措施，扶助阳气，驱逐邪气，阻止病邪向里深入；当邪气由表传里时，则须防止变证发生。《伤寒论》中，太阳篇内容最多，条文约占全书之半，该篇大多是讨论误治后的变证及其证治的，足见仲景对变证的重视程度；一旦疾病发生变证，务必高度警惕，更应注意扶阳，以防疾病进一步发展或继续恶化，陷入危重凶险之地，避免阴阳离决发生。即使疾病瘥愈之后，也仍需注意养护阳气，预防复发。综观整部《伤寒论》，清晰可见扶阳这条主线一以贯之，由此不难理解阳气是决定伤寒六经病证传变的重要因素所在。诚然，肯定阳气在六经病证传变中的决定性作用，并未否认阴津的重要性。细细品读《伤寒论》，保存津液之义自见，其理多寓于祛邪法之中。盖欲求其"存"者，必先祛邪，邪之不去，津液终将为之害也。但是必须明确，此与纯以甘寒或咸寒之品而养阴之方法是迥然不同的。因而清代名医陈修园早就指出，"若以滋润甘寒为生津养液，实所以涸精液之源，而速其死也"（《医学实在易》）。诚乃点睛之笔。是故《伤寒论》始终以扶阳为先，通过扶阳而抑阴，祛除阴邪，而祛除邪气的目的又在于保存阴津，最终使病态失衡的人体阴阳重新获得生理平衡，从而实现"阴阳自和者必自愈"（第58条）目标。所以，扶阳与存阴，二者并行不悖，然以扶阳为先导，扶阳为首务。

总而言之，阳气至重，它是决定伤寒六经病证传变的重要因素，其理论依据与指导思想为"阳主阴从"，渊源于《易经》《黄帝内经》，并具有丰富的实践基础；而阳气又易伤，故临证中应以扶阳为首务，时时顾护阳气，处处扶助阳气，以防止病证传变。当病情发生传变或恶化时，仍须以扶阳为重，扶正逐邪，俾正复邪去而病愈。故此，理解认识阳气在六经病传变中的决定性作用意义重大。

131　基于复杂网络的六经病证用药规律研究

　　《伤寒论》阐述了外感病证及其并发证和变证的病因及治法，全书将外感病分为三阴（太阴、少阴、厥阴）三阳（太阳、阳明、少阳）六类，确立了疾病按六经辨证论证的思想。《伤寒论》认为外感病是由于人体感染寒邪，导致体内"阳气"受损，初始阶段寒邪侵入体表，表现为太阳病证；当寒邪由表及里传入阳明肠胃时表现阳亢热极的证候，此为阳明病证；而少阳病是寒邪已离开太阳之表，尚未到达阳明之里的阶段；若三阳阶段疾病未得到治愈，疾病就会转入三阴，而厥阴病证是正气和邪气作最后抗争的阶段，若阳气由衰而转复，则表示疾病好转，否则病势重危。

　　《伤寒论》方证辨治规律是目前的研究热点。然而，目前鲜有根据六经辨证将方剂分类，探索不同经病证用药规律的研究。学者李瀛等采用复杂网络理论，根据六经将《伤寒论》的方剂进行分类，将药物抽象为节点，构建太阳、阳明、少阳、太阴、少阴、厥阴病证药物子网，分析各子网的网络拓扑性质，探讨了《伤寒论》六经病证的用药规律。

资料与方法

　　1. 数据整理与规范：选取《伤寒论》六经辨证共 381 段条文进行整理。条文序号依新辑宋版《伤寒论》，其中第 1～178 条为太阳病，第 179～262 条为阳明病，第 263～272 条为少阳病，第 273～280 条为太阴病，第 281～325 条为少阴病，第 326～381 条为厥阴病。

　　全部条文分为 3 类：A 类为基础症状（提纲证）条文，如第 1 条"太阳之为病，脉浮、头项强痛而恶寒"；B 类为有治疗方剂条文，一般包含症状、治疗方剂以及方剂的药物组成，如第 12 条"太阳中风，阳浮而阴弱。阳浮者，热自发，阴弱者，汗自出，啬啬恶寒，淅淅恶风，翕翕发热，鼻鸣干呕者，桂枝汤主之。桂枝三两、去皮，芍药三两，甘草二两、炙，生姜三两、切，大枣十二枚、擘"；C 类为其他条文，这类条文非提纲证，亦无治疗方剂，如第 9 条"太阳病，欲解时，从巳至未上"。在整理时，选取 A、B 类条文，如条文中含提纲证，则将其一同作为该条所描述的临床症状。如上述第 12 条包含太阳中风提纲证和本条症状两部分。太阳中风提纲证由第 2 条"太阳病，发热，汗出，恶风，脉缓者，名为中风"给出；热自发、汗自出、啬啬恶寒、淅淅恶风、翕翕发热、鼻鸣和干呕是本条症状。所有症状均采用原文描述，如"啬啬恶寒""淅淅恶风""翕翕发热"。

　　规范方剂的药物组成。对现代观点一致认为的错漏者，根据公认观点进行修正，如第 14 条桂枝加葛根汤去麻黄；现代观点尚有争议者则尊重原文，如第 40 条方后注之"去麻黄"。药物名称尊重原文，如"连轺""黄蘗""芒消"等均保留了《伤寒论》原文写法。本研究不标注药物炮制方法，如原文中"附子炙""附子生"均统一为"附子"。

　　2. 药物网络构建方法与网络拓扑：按照六经辨证分类将纳入方剂分为 6 个部分，每部分分别构建药物子网，其中节点为药物，若 2 味药物在同一个方剂中出现，则连边。对构建的药物子网进行拓扑分析，分析其连通性及节点度，并结合药物药性和配伍规律进行分析。将原始数据录入 Excel 建立数据库，采用 R3.1.1. 编程构建网络结点和连边，采用 Gephi0.8.2 软件实现网络可视化。

结　　果

1. 药物网络构建示例：以条文第12条为例。症状为太阳中风（太阳提纲证：发热、汗出、恶风、脉缓）、热自发、汗自出、啬啬恶寒、淅淅恶风、翕翕发热、鼻鸣、干呕；使用的方剂为桂枝汤，该方剂中包含药物桂枝、芍药、甘草、生姜、大枣。据此构建网络。

网络的连通性是指网络中任意2个节点均有1条路径连接。如果构建的药物网络不连通，即由2个或2个以上的连通部分组成，则说明不相连通的部分所包含的药物节点不可能出现在同一个方剂中。节点度是指该节点的邻居数，对于构建的药物子网而言，节点度的实际含义是该药物可与多少其他药物构成药对在方剂中使用，该值越大，说明该药物在方剂中出现的次数越多。

2. 太阳病证药物子网：构建得到的太阳病证药物子网由60个节点340条边组成，分为2个各不连通的部分。赤石脂和太一禹余粮构成1个连通部分，其余药物节点构成1个连通部分。赤石脂和太一禹余粮是159条的方剂赤石脂禹余粮汤的药物成分，该方剂治疗的病证为利不止，而这2味药均具有涩肠、止血的功能。太阳病证药物子网节点度见表1。甘草的节点度最大，说明甘草与其他药物组成药对使用的次数最多。节点度排序前10位的药物是甘草、桂枝、生姜、大枣、半夏、人参、芍药、大黄、黄芩、干姜，其中甘草、桂枝、生姜、大枣、芍药可构成桂枝汤，可见桂枝汤在太阳病证治疗中具有十分重要的作用。

表 1　　　　　　　　　　　　　　《伤寒论》太阳病证药物子网节点度

药物	节点度	药物	节点度	药物	节点度
甘草	41	龙骨	12	遂末	5
桂枝	36	白术	12	白蜜	5
生姜	35	细辛	12	猪苓	5
大枣	33	瓜蒌实	10	泽泻	5
半夏	29	石膏	10	文蛤	5
人参	28	厚朴	10	桔梗	5
芍药	24	枳实	9	贝母	5
大黄	24	葛根	9	巴豆	5
黄芩	21	生地黄	8	香豉	5
干姜	21	麦冬	8	甘遂	4
茯苓	20	麻仁	8	知母	4
柴胡	18	阿胶	8	粳米	4
杏仁	17	桃仁	6	水蛭	3
芒硝	15	蜀漆	6	虻虫	3
黄连	15	旋覆花	6	芫花	2
附子	15	赭石	6	大戟	2
牡蛎	14	莞花	6	瓜蒂	2
五味子	14	栀子	6	赤小豆	2
瓜蒌根	13	胶饴	5	禹余粮	1
麻黄	13	葶苈子	5	赤石脂	1

3. 阳明病证药物子网：构建得到的阳明病证药物子网由 39 个节点 120 条边组成，有 1 个孤立的节点，其他药物节点组成 1 个连通部分。孤立节点所示药物食蜜可构成方剂蜜煎，治疗阳明病（提纲证：不更衣、内实、大便难）、自汗出、小便自利。

阳明病证药物子网节点度见表 2。与太阳病证药物子网类似，甘草的节点度最大，不同的是杏仁、大黄、人参的使用比桂枝要多。因为阳明病的提纲证是不更衣、内实和大便难，杏仁多脂质润、善润肠燥，为治疗阳明病证的常用药物；而大黄是大承气汤、小承气汤、调胃承气汤的主要药物，阳明病证的治疗以承气汤为主。此外，当患者太阳病传变至阳明，而在太阳病阶段服用桂枝汤致大汗出，体内津液损伤，故在治疗时以人参补气固脱。

表 2　　　　　　　　　　　　　　《伤寒论》阳明病证药物子网节点度

药物	节点度	药物	节点度	药物	节点度
甘草	22	枳实	6	阿胶	4
生姜	14	茯苓	6	滑石	4
大枣	14	泽泻	6	白术	4
杏仁	13	猪苓	6	虻虫	3
大黄	12	半夏	6	水蛭	3
人参	10	柴胡	6	桃仁	3
桂枝	10	黄芩	6	吴茱萸	3
芍药	9	栀子	5	附子	2
麻黄	8	麻子仁	5	干姜	2
赤小豆	7	芒硝	4	茵陈	2
连翘	7	粳米	4	黄柏	2
生白皮	7	石膏	4	香豉	1
厚朴	6	知母	4	食蜜	0

4. 少阳病证药物子网：少阳病证部分只给出了小柴胡汤 1 个方剂，其组成药物（柴胡、人参、黄芩、甘草、半夏、生姜、大枣）包含在太阳病证药物子网中，故少阳病证药物子网图略。

5. 厥阴病证药物子网：厥阴病证药物子网由 39 个节点、222 条边组成，分为 3 个不连通部分。栀子、香豉、瓜蒂、赤小豆组成 1 个连通部分，大黄、厚朴、枳实组成 1 个连通部分，剩余药物组成 1 个连通部分。肥栀子和香豉组成栀子豉汤，赤小豆、瓜蒂和香豉组成瓜蒂散，大黄、厚朴、枳实组成小承气汤。这些药物组合只在个别方剂中出现，发挥特定功效。

厥阴病证药物子网节点度见表 3。与太阳、阳明病证药物子网比较，厥阴病证药物子网中干姜、当归、细辛的节点度较大，这是因为厥阴提纲证有"气上撞心，心中疼热，饥而不欲食，食则吐蛔"，而干姜之温能除寒下，可用干姜辛温以救其寒，当归性温，味甘、辛，可用于补血活血，细辛性温，有祛风、散寒温肺、行水的作用。

表 3　　　　　　　　　　　　　　《伤寒论》厥阴病证药物子网节点度

药物	节点度	药物	节点度	药物	节点度
桂枝	26	石膏	13	通草	6
当归	26	知母	13	半夏	6
干姜	24	茯苓	13	柴胡	6

续表

药物	节点度	药物	节点度	药物	节点度
甘草	22	苦酒	12	粳米	3
人参	19	米	12	香豉	3
细辛	18	蜜	12	白头翁	2
芍药	18	花椒	12	秦皮	2
黄芩	18	乌梅	12	赤小豆	2
附子	16	白术	12	瓜蒂	2
黄连	15	麻黄	12	大黄	2
生姜	15	升麻	12	厚朴	2
黄柏	14	天冬	11	枳实	2
大枣	14	吴茱萸	9	栀子	1

6. 少阴病证药物子网：少阴病证药物子网由 41 个节点 124 条边组成，由 2 个互不连通部分组成。猪肤、白粉、白蜜组成 1 个连通部分，剩余药物组成 1 个连通部分。猪肤、白粉、白蜜组成猪肤汤，治疗下利、咽痛、胸满、心烦症状。

少阴病证药物子网节点度见表 4。与太阳、阳明、厥阴病证药物子网比较，少阴病证药物子网中附子、茯苓的节点度较大。少阴寒化证治宜温经扶阳，而附子性辛温，具有补火助阳、祛寒除湿的作用，茯苓性甘、淡、平，具有利水渗湿的作用。

表 4　　　　　　　　　　　　　　　《伤寒论》少阴病证药物子网节点度

药物	节点度	药物	节点度	药物	节点度
干姜	18	黄芩	4	吴茱萸	3
附子	17	鸡子黄	4	葱	3
芍药	17	桔梗	4	大黄	3
甘草	16	半夏	4	厚朴	3
茯苓	15	葱白	4	芒硝	3
生姜	12	人尿	4	赤石脂	2
枳实	10	猪胆汁	4	粳米	2
五味子	10	桂枝	4	白粉	2
人参	9	薤白	4	白蜜	2
柴胡	9	滑石	4	猪肤	2
细辛	8	泽泻	4	鸡子	2
阿胶	8	猪苓	3	苦酒	2
白术	8	麻黄	3	桂皮	2
黄连	4	大枣	3		

7. 太阴病证药物子网：太阴病证药物子网由 6 个节点 18 条边组成，为 1 个全连通网络。太阴病条文中只包含 2 个方剂，分别为桂枝加芍药汤和桂枝加大黄汤，都是在桂枝汤的基础上添加新药物，加芍药治疗腹满时痛，加大黄治疗腹满大实痛。

8. 公共节点数：两经病证药物子网间公共药物的节点数即为公共节点数。太阳、阳明、厥阴、少阴病证方剂包含很多相同药物，阳明病证与厥阴、少阴病证方剂共同药物也很多，太阴与少阳病证条文所含方剂很少，且均由其他经药物方剂添加 1 味或几味药物组成。

本研究采用复杂网络理论，根据六经辨证将《伤寒论》的方剂进行分类，将药物抽象为节点，2 味药物若在同一方剂中出现则连边，构建太阳、阳明、少阳、太阴、少阴、厥阴病证药物子网，对每个子网的网络拓扑结构（网络节点的度、网络连通性）进行了分析。结果表明，甘草、大枣、生姜、桂枝、芍药（桂枝汤）是治疗太阳、太阴病证的主要药物；杏仁、大黄、人参是治疗阳明病证的主要药物；干姜、当归、细辛是治疗厥阴病证的主要药物；附子和茯苓是治疗少阴病证的重要药物；而少阳病只给出了小柴胡汤 1 个方剂。对任意两经子网的公共节点进行统计，结果表明，太阳、阳明、厥阴、少阴病证方剂包含很多相同药物，阳明病证与厥阴、少阴病证方剂共同的药物也很多，表明太阳、阳明、厥阴和少阴病证间联系较紧密；太阴与少阳病证条文所含方剂很少，且均由治疗其他经病证方剂添加 1 味或几味药物组成。

132 六经辨证病证相应论

东汉社会历经变革、动荡、地震、疫疠与战争，仲景救治疾病，累积经验，勤求古训，博采众方，结而成集，名为《伤寒杂病论》，此书既出，则辨病规律、证治经验方得流传，此即仲景之圣功也。晋代王叔和将《伤寒杂病论》原书伤寒部整理成册，名为《伤寒论》。学者崔书克认为，其书提出了"六经辨病、病证相应、证方一体、方药对证"的诊疗思维模式，以期指导临床用药。六经乃六种疾病之总纲，诊断治疗之六种路径。六经辨病思维即先诊断疾病，分属六经病范畴，再辨别方证，寻找方证对应线索。如是，则病下是证、证下是方、方证一体、药随方出，病证方药一气呵成，能减少主观臆测与经验偏差，提高了诊疗水平。

六经辨病

六经即太阳、阳明、少阳、太阴、少阴、厥阴等。《黄帝内经》中所讲的"六经"虽以"太阳、少阳、阳明、太阴、少阴、厥阴"作为分证纲领，但只言其常未言其变，且治法仅汗、泄两法，用于外感病之变化多端未免力有不逮。《岳美中医学文集》曰："重读张仲景的《伤寒论》《金匮要略》，见其察证候而罕言病理，出方剂而不言药性，准当前之象征，投药石以祛疾，直逼实验科学的堂奥。《伤寒论》所论六经与《黄帝内经》迥异，强合一起只会越讲越糊涂，于读书临证毫无益处。"岳美中认识到《黄帝内经》中的六经与《伤寒论》中的六经是不同的。是故《伤寒论》之六经，乃六种疾病之总纲领，诊断疾病之总规则，非但"阴阳表里寒热虚实"八纲，且有脏腑经络、病性病位，实乃疾病治疗之六种路径。临证时，只需把握病证规律与方证特点，即可快速做出准确诊断。

1. 太阳病辨病：太阳病关键在于表证，多与肺脏有关。太阳统摄营卫，主一身之大表，为诸经藩篱。凡外感风寒邪气，自表而入，每先侵犯太阳，故太阳病多见疾病早期。仲景概括为"脉浮，头项强痛而恶寒"。脉浮，为外邪袭表，卫气向外抗邪，病位在表，正气未虚。头项强痛，乃沿太阳经脉循行部位出现强痛感觉，为风寒之邪外束，太阳经脉受之，则经气运行受阻。恶寒者，卫阳为寒邪郁遏，不能温煦分肉而致。徐灵胎曰："脉浮头项强痛而恶寒八字，为太阳一经受病之纲领，无论风寒湿热，疫疠杂病，皆当仿此，以分经定证也。"

2. 阳明病辨病：阳明病多为阳气偏亢、邪热极盛证候，故其关键在于里热实证，多与胃肠有关。仲景概括为"胃家实"。胃家泛称整个肠胃，即《灵枢经·本输》所述"大肠属上，小肠属下，足阳明胃脉也。大肠、小肠皆属于胃，是足阳明经也"。病邪深入阳明，肠胃功能失常，邪从燥化，故病以里热实证为特征，一则燥热亢盛，身大热、大汗出、大烦渴、脉洪大，为阳明病热证；二则燥热之邪与肠中糟粕相搏结而成燥屎，腑气通降失顺，而致"热、实、燥、满"，舌焦干起刺，苔黄燥，脉沉实有力，称为阳明病实证；又有阳明病热邪不解，与太阴脾湿相合，湿热蕴中，热不得泄，湿不得行，致身热发黄，小便不利。亦有阳明热甚，深入血分而见鼻衄等证。故《伤寒贯珠集·卷三·阳明篇上》曰："胃者，津液之腑也。汗下利小便、津液外亡、胃中干燥，此时寒邪已变为热。热、犹火也。火必就燥，所以邪气转属阳明也。"

3. 少阳病辨病：少阳居于太阳、阳明之间，因其既非太阳之表，又非阳明之里，其关键在于半表半里，多与肝胆有关。少阳病以"口苦、咽干、目眩"为提纲。病入少阳，邪在半表半里，以致枢机不利，肝失条达，胆火上炎，故见口苦、咽干。足少阳经脉起于目锐眦，且胆与肝合，肝开窍于目，邪热循经上扰，故头目昏眩。除口苦、咽干、目眩外，其主症尚有往来寒热，胸胁苦满，嘿嘿不欲饮食，心烦喜呕等。《注解伤寒论·辨少阳病脉证并治法第九》曰："足少阳胆经也。《内经》曰：有病口苦者，名曰胆瘅。《甲乙经》曰：胆者中精之府，五脏取决于胆，咽为之使。少阳之脉，起于目锐眦。少阳受邪，故口苦、咽干、目眩。"

4. 太阴病辨病：太阴病以"腹满而吐，食不下，自利益甚，时腹自痛。若下之，必胸下结硬"为提纲，关键在于里虚寒证，多与脾胃有关。脾主运化，外受寒邪，内伤生冷，皆可损伤脾阳而致运化失职，寒湿停滞，胃肠气机不畅，则腹满时痛；升降机能失常，清阳不升，浊阴不降，上逆则为吐，下陷则为利；脾失健运，食入不能运化，则腹满益甚而饮食不下；证属虚寒，误用下法，则中阳更伤，中气更虚，故胸下结硬。

5. 少阴病辨病：少阴病关键在于里虚证，多值六经病后期危重阶段，与心肾相关。心主血，属火；肾藏精，主水，病则心肾两虚，阳气衰微，无力鼓动气血，则脉微；阴血不足，脉道不充，则脉细。心肾阳虚，精不上承，神失所养，则但欲寐。无论何病何证，但凡见脉微细，但欲寐者，即知少阴之阳已虚，可诊为少阴病证。故而少阴病以"脉微细，但欲寐"为提纲。《医宗金鉴·辨少阴病脉证并治全篇》曰："少阴肾经，阴盛之藏也。少阴受邪，则阳气微，故脉细也。卫气行阳则寤，行阴则寐，少阴受邪，则阴盛而行阴者多，故但欲寐也。此少阴病之提纲，后凡称少阴病者，皆指此脉证而言也。"

6. 厥阴病辨病：厥阴病见于六经病末期，病情复杂而危重，其关键在于寒热错杂，多与肝脾有关。厥阴病以"消渴，气上撞心，心中疼热，饥而不欲食、食则吐蛔，下之，利不止"为提纲。厥阴肝经为风木之脏，内寄相火，木火上炎，疏泄失常，而见上热下寒之胃肠证候。木火燔炽，灼伤津液，肝胃阴伤，而为消渴；肝气横逆，所以气上撞心；厥阴经脉挟胃贯膈，肝火循经上扰，所以心中疼热；另则肝木乘脾，脾虚不运，所以纳差不欲饮食；若肠中素有蛔虫，脾虚肠寒则蛔不安；若误用下法，必致中气更伤，脾阳受损，而生下利不止之变证。肝性喜条达，功擅疏泄，以助脾胃受纳运，故厥阴病多犯胃乘脾，为胃热脾寒之证，既非太阴，亦非少阴病证。

病证相应

太阳、阳明、少阳谓之三阳；太阴、少阴、厥阴谓之三阴。从病之属性，三阳病多属于热证、实证、表证，概为阳证；三阴病多属于寒证、虚证、里证，概为阴证。六经辨病甫定，即可于病中筛选方证，方证判出，方剂药物水到渠成，所谓"六经辨病、病证相应、证方一体、方药对证"者即是。如此，病证方药，环环相扣，一气呵成，既有行云流水之妙，亦有循证链条之实。六经病可视作"六个篮子"，六种疾病分别对应太阳病篮子、阳明病篮子等，依此类推。临证时，先诊患者入适当篮子，每个篮子皆有若干方证。比如，太阳病篮子有桂枝汤方证、麻黄汤方证、大青龙汤方证、小青龙汤方证，等等。根据方证要点选取方药。如此诊疗具有精准性与可重复性。六经辨病建立客观标准与诊断指南，避免诊治大开大阖，甚则天马行空，减少主观臆测与经验偏差，亦无时方理法与方药有缝对接之弊。纵经方之墙数仞，亦能破其门而入，而见"宗庙之美，百官之富"。

六经辨病应与脏腑、经络、气化、病位等有机结合，综合研判。脏腑乃人体机能核心，影响周身各部，而各部机能从属脏腑，故而脏腑病变应从多方因素研究探求；经络根源于脏腑，网络全身，运行气血；气化乃脏腑经络功能活动总括，人体罹患疾病，则气化活动必有变化，气化离开脏腑经络即无物质基础，脏腑经络离开气化即无功能活动；至于疾病部位，每每有显著特征，准确把握，总收事半功倍之效。

133   八纲视角的六经病证辨析

八纲源于《黄帝内经》，即病证阴阳、表里、寒热、虚实属性，是体现中医辨证诊断思维基本纲领，后经历代医家不断丰富与完善而日趋成熟，八纲中以阴阳为纲，其中表与里对、寒与热对、虚与实对，着重于疾病临床征象，从不同角度分析疾病表现与人体之间联系，对疾病病位、病性以及病势属性给以定性判断，起到对证候归纳规范性作用。《医林绳墨》曰："仲景治伤寒……然究其大要，无出乎表里虚实阴阳寒热，八者而已。"因此，学者许生等认为，基于八纲视角探析《伤寒论》六经病、六经辨证与证候间内在关系，分析错综复杂临床表现，判断疾病发生发展趋势对临床实践具有普遍性指导意义。

八纲在《伤寒论》六经病传变中的体现

《伤寒论》以表、里、半表半里定病位，以阴阳寒热属性定病性，以虚实定病势，其三阴三阳理论是在深刻吸纳《黄帝内经》理论体系基础上，以临床实践总结与创新而建立的，用六经病加以概括，六经病发生发展过程所体现的动态变化反映疾病本质，通过阴阳归属、表里出入、寒热互变、虚实转归分析六经病演变过程，深化对六经病认识。

三阳经病反映外邪由外入里侵犯人体，以及人体正气奋起抗邪，邪正斗争过程，若以三阳为主，则见风寒之邪犯表以恶寒发热、脉浮为主之太阳病；见邪气入里化热以但热不寒、饮不解渴，甚至腹痛拒按、大便不通之阳明病；以邪弱正亦虚，正邪交战征于半表半里之位以寒热往来、嘿嘿不欲食、目眩、脉弦为主之少阳病。若以三阴为主，则见寒湿内困、脾阳虚弱以腹胀疼痛、吐泻下利、喜暖喜按之太阴病；见阴寒内盛、心肾阳衰以手足厥凉、下利、精神萎靡、脉微细为主之少阴病；见阴盛阳衰之极、寒热错杂以气上撞心、消渴、吐蛔为主之厥阴病。

1. 六经病阴阳传变：根据人体正气盛衰程度，可把六经病传变归纳为两个不同方面——即病性阴阳属性。凡是疾病的产生，均由人体阴阳偏盛偏衰所致，若人体正气充实鼓动气血奋起抗邪于外，则为病性属阳，若人体正气虚衰不足以驱邪而出以致邪气入里，则病性属阴。由物质、能量不断转换而发生的阴阳消长同样符合《伤寒论》六经病传变特点。《伤寒论》第 269 条"其人躁烦者，此为阳去入阴故也"，体现若六经病未能及时医治或误治而导致疾病由阳到阴的病性变化。第 187 条"是为系在太阴……至七八日大便硬者，阳明病也"，揭示了太阴病阳复太过，转属阳明病病理过程。第 287 条"少阴病……足反温，紧反去者，欲解也"，揭示了少阴病阳气来复、阴病转阳状态。第 332 条"凡厥利者……知胃气尚在，必愈"，说明了厥阴病若阳气来复、胃气尚存则有向愈转机。第 154 条"阴阳气并竭，阳则阴独"；第 247 条"浮芤相搏，胃气生热，其阳则绝"；第 248 条"亡阳也，属少阴"；第 287 条"不可发汗，阳故也"；第 347 条"有阴无阳故也"；均体现出六经病阴阳传变状态。

2. 六经病表里传变：通常认为病由表入里为重、由里出表为轻，表证多见外感初期，在此期间邪气强盛、正气不衰，则疾病以邪正相争为主要病理表现。若人体正气不足，与外感邪气相抗时，则病邪会出现由浅入深、由表入里变化。若邪气轻微且人体正气充盛时，则病邪会出现由深到浅、由里出表变化。《伤寒论》所言之表里传变，或因失治误治，或因感邪较深、正气不足，如第 34 条"太阳病……医反下之，利遂不止"，体现表证误治而成里热挟表邪下利证。第 93 条"太阳病先下而不愈，因复发汗，以此表里俱虚"，此为表证当用汗法而反用下法，因误治未愈而又用汗法，导致表里俱虚的证候。第150条"太阳少阳并病，而反下之，成结胸"，此为邪在半表半里之间由于误治而导致邪气内陷成结胸之证。以上皆为六经病表里传变。

3. 六经病寒热传变： 三阳经病，正盛邪实，正邪相抗，多以发热为主，三阳病传变过程中，太阳为表，人体之藩，邪犯于表，正气奋起抗邪，则见恶寒发热。少阳为枢，处半表半里之间，在表之邪不解而犯少阳，正邪相争，结于邪下，枢机不利，则由恶寒发热转为寒热往来。阳明主里，多气多血，邪客阳明，入里化热，由恶寒发热转为但热不寒，可见"身热，汗自出，不恶寒，反恶热"。三阴经病，正虚邪盛，正气无力抗邪，多以恶寒为主，太阴为病，在脏为脾，脾虚失运则寒食内蕴，第227条"自利不渴者，属太阴，以其藏有寒故也"，此为太阴本寒，故见腹泻不渴，"太阴当发身黄，若小便自利者，不能发黄"，此为太阴热证。少阴病以"脉微细，但欲寐"为主，其本性属寒，其病多为少阴寒证为主，治以四逆辈温阳散寒，若邪重郁甚者，可见少阴热化证，少阴三急下证则属少阴病邪从热化，急以承气汤泻下存阴，第293条"少阴病，八九日，一身手足尽热者，以热在膀胱，必便血也"，此亦为少阴寒已化热，故见一身尽热之症。厥阴为六经之末，厥阴属肝木，主疏泄，病入厥阴，则气机不利，且厥阴肝木发于肾水而孕育心火，一脏俱寒热两性，若邪客厥阴则见寒热错杂、上热下寒之寒热传变。厥阴病中可见阴盛之寒证，若阳气来复则见热证，即在厥阴病发展中，除典型寒热错杂证外，又可见寒邪伤阳之寒与阳气来复之热，此即厥阴病之寒热传变。

4. 六经病虚实传变： 虚实两纲，用来说明六经病正邪斗争情况，三阳病多实证，三阴病多虚证，在六经病中虚实之间亦多有传变，如《伤寒论》第20条"太阳病发汗，遂漏不止……桂枝加附子汤主之"，太阳病过汗，以致患者阳液脱之由表实转里虚的阳虚漏汗证。第38条大青龙汤证服法中曰"一服汗出，停后服。若复服，汗多亡阳，遂虚"，大青龙汤为发汗之重剂，服用之时要密切关注患者临床表现，若过服则会见以筋惕肉瞤为表现的虚证。第64条"发汗过多，其人又手自己冒心，心下悸"，过汗而致心阳虚证。第65条"发汗后，其人脐下悸"之汗后心阳虚、肾气欲作奔豚证。在少阴病阶段少阴三急下证分别见于第320条、第321条、第322条，此为燥热内实、迫阴伤肾、因虚致实成为少阴病急下之实证。

八纲在《伤寒论》六经辨证中的体现

1. 六经辨证与阴阳二纲：《素问·阴阳应象大论》曰"善诊者，察色按脉，先别阴阳"。凸显出在诊治疾病过程中辨别阴阳重要性，对疾病而言，阴阳是相对属性的分类，正常人体处于"阴平阳秘"状态，人体疾病产生从根本上讲是阴阳偏失。同时阴阳观也是《伤寒论》六经辨证基本思想，只有理解阴阳失和所引起的一系列生理、病理变化，才能把握《伤寒论》六经辨证精髓。第7条："病有发热恶寒者，发于阳也；无热恶寒者，发于阴也。"《伤寒论注》中柯韵伯列此条为《伤寒总论》之首纲，六经辨证，以阴阳为纲，辨别清楚疾病的阴阳属性，病起于阴或是病起于阳寻求疾病的根本，达到从本而治目的。

2. 六经辨证与表里二纲： 表里是针对疾病的病位来讲，即为病位深浅。在外者为表，包含肌肤皮腠，在内者为里，涵盖五脏六腑。以表里两纲辨病位，邪在肌肤者为表，邪在脏腑者为里，其具体的生理表现中，表证多以六淫之邪从皮毛、口鼻侵犯人体所导致的一种证候，临床多以发热、恶寒、苔薄白、脉浮为主。里证症状繁杂，或寒或热。或虚或实。《伤寒论》运用六经辨证尤其重视表里辨证，如第49条"所以然者，尺中脉微，此里虚"，通过尺脉微辨为里虚之证。第56条"其小便清者，知不在里，仍在表也"，通过其小便清利状态来判断病位表里。第91条"身疼痛者，急当救里；后身疼痛，清便自调者，急当救表"。均体现出六经辨证通过病邪表里位置，来判断疾病轻重缓急，从而制定相应治法。

3. 六经辨证与寒热二纲：《素问·阴阳应象大论》曰"水火者，阴阳之征兆"。水性寒而润下，火性热而炎上，水火在人体以寒热来具体体现，寒与热则代表疾病性质。寒热用来辨别人体机能状态，以及正气亏损情况，大体认为凡邪气亢奋炽盛、充斥表里之间者为热；凡病者形寒肢冷，滑泄下利者为寒。《伤寒论》中运用六经辨证根据寒热证候来判断疾病属性，第 70 条："发汗后恶寒者，虚故也；不恶寒但热者，实也。"即以寒热作为辨依据，辨别汗后疾病转归。第 77 条"发汗若下之，而烦热胸中窒者，栀子豉汤主之"，此以烦热为症来说明邪热壅滞胸中。第 115 条"脉浮热甚，而反灸之……必咽燥吐血"，以热甚一词直接说明病性，从而提示医者不可误用灸补之法。在寒极或热极之时，又会与本质完全相反真寒假热或真热假寒现象，其在《伤寒论》中亦有体现，如"病人身大热，反欲得衣者……寒在皮肤，热在骨髓也"，运用六经辨证在真假寒热之间探析寒热真相，做出正确诊断。

4. 六经辨证与虚实二纲：《黄帝内经》曰"邪气盛则实，精气夺则虚"。虚则正气虚，实则邪气实，虚实多指人体正气与病邪盛衰对比关系，辨别虚实以知晓正邪状态。如《伤寒论》第 49 条"身重，心悸者，不可发汗……此里虚"，通过尺脉微辨别证候为虚不再发汗，避免犯虚虚之戒，第 115 条"实以虚治，因火而动，必咽燥吐血"，此言若未辨明疾病虚实属性实以虚治，误犯实实之戒必使疾病恶化。第 214 条："不大便，脉反微涩者，里虚也，为难治。"此为通过脉证合参辨别疾病虚实。对于《伤寒论》中仲景指出"此为实""此为虚"之难辨之证，临床中可切脉象辨虚实；观药后辨虚实；审既往辨虚实；观反常辨虚实；从而判断其预后及转归。

八纲在《伤寒论》治法治则中的体现

1. 与阴阳两纲：《素问·阴阳应象大论》曰"阴阳者，天地之道也，万物之纲纪，变化之父母，生杀之本始，神明之府也，治病必求于本"。阴阳揭示人体生理、病理状态与疾病诊治过程中的发生发展变化。《伤寒论》中谨察阴阳所在而调之用桂枝汤调和阴阳达到以平为期之效果，第 58 条"凡病，若发汗……阴阳自合者，必自愈"。此言通过人体自我调节达到"阴平阳秘"以使疾病自愈，在少阴病阶段有阴寒内盛、格阳与外之四逆汤，有阴盛于下、格阳于上之白通汤，上方均有破阴阳格拒之力，意在燮理阴阳之合。少阴病阳虚治疗中以干姜附子汤为始、白通汤为渐、四逆汤为末揭示少阴病阳虚证不同阶段相应治法。

2. 与表里两纲：《伤寒论》根据疾病病位深浅而制定出表里先后治疗原则，如"脉浮者病在表，可发汗"之解表法，"当救其里，宜四逆汤"之救里法。同时疾病在传变过程中所出现的表里同病亦有相应治法，根据疾病表现可分为表里同病治以先表后里；表里同病治以先里后表；表里同病治以表里同治。如"当先解表，表解乃可攻痞"之先表后里；"下利腹胀满，身体疼痛者，先温其里，后攻其表"之先里后表；有大小青龙汤、葛根芩连汤、桂枝人参汤等之表里同治；有小柴胡之和解表里等。表里治疗其先后缓急的关键在于正气之强弱，正气旺盛表里俱病可先表后里或表里双解，正气虚弱则需表里兼顾。

3. 与寒热两纲：《伤寒论》中针对寒热方面的证治颇多，阳明病中用白虎汤清泻胃腑实热，少阴病中用四逆汤温心肾之寒。另寒热错杂证在六经病中多有涉及，"寒热并用"法亦为《伤寒论》特色治法之一，包含上热下寒之清上温下；外寒内热之外散内清；寒热交杂之辛开苦降等。如心下痞为表现寒热错杂的三泻心汤证，胃有热而呕脾有寒而腹中痛上热下寒的黄连汤证，胆热而烦脾寒而利的柴胡桂枝干姜汤证，胸膈热脾中寒的栀子干姜汤证，寒热错杂之蛔厥证的乌梅丸证，肺热脾寒的麻黄升麻汤证，下寒格热于上形成寒格的干姜黄芩黄连人参汤证等。

4. 与虚实两纲：中医病证繁多，按虚实两纲可分为正虚性、邪实性、虚实夹杂性，《伤寒论》中观察疾病发生发展中邪正变化，除"虚者补之"四逆汤证，"实者泻之"承气汤证外，针对本虚标实、寒热错杂亦运用自如。如虚实夹杂中有补中寓泻之桂枝人参汤，此为表未解而见中焦虚寒下利，以人参汤温阳健中，桂枝解表散寒。泻中寓补之白虎加人参汤此为阳明热盛伤津耗气，用白虎之石膏、知母清阳明之热，人参、甘草、粳米益气生津。补泻并中之厚朴生姜半夏甘草人参汤，此为汗后伤正、脾虚不运所致，用厚朴、半夏、生姜消满除滞，人参、炙甘草健脾助运。

《伤寒论》以脏腑经络生理为基础，研究疾病发生发展变化，六经病中各经均有阴阳、表里、寒热、虚实体现，六经辨证亦需结合八纲判断疾病属性，同时其具体治法亦需根据八纲具体实施，体现出八纲始终贯穿其中，基于八纲视角研究《伤寒论》，可使其更透彻、更深入。

134　　六经辨证与八纲辨证

　　《伤寒论》六经辨证是汉代张仲景在《素问·热论》的基础上，发展、创新、完善起来的一套综合性辨证大纲。六经即太阳、阳明、少阳、太阴、少阴、厥阴。六经辨证则是概括了人体的脏腑、经络、阴阳、气血等生理功能和病理变化，结合参考机体抗病能力的强弱，致病原因的性质，病位所在的浅深，病势演变的进退缓急，对临床各种证候进行分析、综合、归纳，紧扣其证候特点，从而辨到了病情的性质、病位的所在、寒热的盛衰程度、正邪的消长态势，而予以立法、处方、遣药。所以，六经辨证实际上涵盖了所有的辨证方法在内，如八纲辨证、经络辨证、脏腑辨证、卫气营血辨证、气血辨证、三焦辨证等。学者柴瑞震阐述了六经辨证与八纲辨证之关系。

六经辨证，首辨阴阳

　　通观《伤寒论》一书，可以说从始至终其辨证都离不开阴阳，人类生存所有的疾病，亦不过阴阳而已。《伤寒论》第7条曰："病有发热恶寒者，发于阳也；无热恶寒者，发于阴也。"本条指出了阳证与阴证的辨证要点，凡是证见"发热"的，就属于阳证，而只是恶寒不发热的，就属于阴证。《伤寒论》中太阳、阳明、少阳三经发病的证候特点都有"发热"，所以就都属于阳证的范畴；而太阴、少阴、厥阴三经发病的证候特点都是"无热恶寒"，所以就都属于阴证的范畴。因此，所谓六经辨证，其实就是将太阳、阳明、少阳、太阴、少阴、厥阴的辨证分成了阴和阳两大辨证系统。而在六经每一经的辨证中，又有一病一证的阴阳之分。如太阳病是属于阳证范畴的疾病，而"中风"证是风伤卫分为阳证，"伤寒"是邪伤营分为阴证；外感而内夹郁热之大青龙汤证为阳证，外感而内夹水饮之小青龙汤证为阴证；"结胸"病是痰实内结为阳证，而"脏结"病是阴寒内凝为阴证；"膀胱蓄水"是邪在气分为阳证，而"膀胱蓄血"是邪在血分为阴证；寒实结胸无热证，用三物小白散是阴证，而不大便五六日，舌上燥而渴，日晡所小有潮热，从心下至少腹鞕满而痛不可近者，用大陷胸汤是阳证。另如麻黄汤之"九禁"中，《伤寒论》第83条曰"咽喉干燥者，不可发汗"，《伤寒论》第84条曰"淋家，不可发汗，发汗必便血"则为阳证；而疮家、衄家、亡血家、汗家，以及患者有寒，胃中冷的则皆为阴证。

六经辨证，必分表里

　　《伤寒论》之六经，三阳三阴互为表里，太阳为少阴之表，少阴为太阳之里；阳明为太阴之表，太阴为阳明之里；少阳为厥阴之表，厥阴为少阳之里。总体上看，三阳是三阴之表，故三阳病变应皆属于表证的范畴，而三阴病变则应皆属于里证的范畴。在具体的辨证中，则三阳和三阴又各有表证与里证之不同，如太阳病属表证，而太阳之中风、伤寒、温病，乃太阳经之表证；太阳之蓄水、蓄血、结胸、痞证，乃太阳经之里证。阳明经证大汗、大热、大渴、脉洪大，乃阳明之表证；而阳明腑证痞满燥实，大便干结不通，黄疸及蓄血，又皆阳明之里证。少阳病寒热往来，胸胁苦满，嘿嘿不欲饮食，心烦喜呕，口苦咽干及目眩之用小柴胡汤，乃少阳之表证；而少阳病呕不止，心下急，郁郁微烦，大便不通之用大柴胡汤，则为少阳之里证。

六经辨证，应分虚实

大概而言，三阳病变多为实证，三阴病变则多为虚证，但张仲景六经辨证于各经病变中，又当辨实辨虚。如太阳病，发热，汗出，恶风，脉缓之中风证，是为太阳之表虚证；而太阳病，或已发热，或未发热，必恶寒，体痛，呕逆，脉阴阳俱紧之伤寒证，乃太阳之表实证。就太阳病之演变过程中而言，《伤寒论》第102条"伤寒二三日，心中悸而烦者，小建中汤主之"。《伤寒论》第177条"伤寒，脉结代，心动悸，炙甘草汤主之"等，皆太阳病变之虚证；而《伤寒论》第71条："太阳病……若脉浮，小便不利，微热消渴者，五苓散主之。"《伤寒论》第106条："太阳病不解，热结膀胱，其人如狂……少腹急结者，乃可攻之，宜桃核承气汤。"《伤寒论》第124条"太阳病，六七日表证仍在，脉微而沉，反不结胸，其人发狂者，以热在下焦，少腹当鞕满，小便自利者，下血乃愈。所以然者，以太阳随经，瘀热在里故也，抵当汤主之"，乃太阳病变之实证。太阳病误治或治疗失当所引起的病变，其"心下痞"者，则相对为虚证；而"从心下至少腹鞕满而痛不可近"之结胸病，则为实证。

阳明病多为实证，然大热耗伤气阴之用白虎加人参汤者，则为虚证；《伤寒论》第210条其病在腑而作"郑声""直视谵语"而见下利，《伤寒论》第211条或谵语而脉短，以及《伤寒论》第245条汗出太过，阳绝于里，亡津液，大便因鞕，《伤寒论》第246条脉浮而芤，《伤寒论》第196条阳明病，反无汗，而身如虫行皮中状者等，则皆为阳明之虚证。

《伤寒论》第103条少阳病中，呕不止，心下急，郁郁微烦之用大柴胡汤；《伤寒论》第104条伤寒十三日不解，胸胁满而呕，日晡所发潮热之用柴胡加芒硝汤，斯皆少阳病之兼实证；而《伤寒论》第100条"伤寒，阳脉涩，阴脉弦，法当腹中急痛"之用小建中汤，斯则为少阳之兼里虚寒证。

太阴病本属虚证，《伤寒论》第273条及第277条若腹满而吐，时腹自痛，自利不渴，宜用理中和四逆辈，但若见《伤寒论》第279条"大实痛"时，则又为邪陷阳明之太阴兼实证，故用桂枝加大黄汤。

少阴病亦多虚证，亟宜温阳救逆，然而，《伤寒论》第320条曰："少阴病，得之二三日，口燥，咽干者，急下之，宜大承气汤。"《伤寒论》第321条曰："少阴病，自利清水，色纯青，心下必痛，口干燥者，急下之，宜大承气汤。"《伤寒论》第322条曰"少阴病，六七日，腹胀，不大便者，急下之，宜大承气汤"等，则为少阴转实之三急下证。

厥阴病更是虚实参杂，尤当详辨。《伤寒论》第338条，里虚寒而兼肝逆，虫积，治宜乌梅丸。《伤寒论》第357条曰："手足厥逆，咽喉不利，唾脓血，用麻黄升麻汤。"此虚中挟实，实中呈虚之辨治。《伤寒论》第355条，其用瓜蒂散之吐"邪结在胸中"，治心下满而烦，饥不能食，用《伤寒论》第371条和第373条白头翁汤治"热利下重"，用《伤寒论》第350条白虎汤治"伤寒脉滑而厥"，用《伤寒论》第374条小承气汤治"下利谵语，有燥屎"等，斯皆厥阴之实证；而用《伤寒论》第370条通脉四逆汤治"下利清谷，汗出而厥"，用《伤寒论》第377条四逆汤治"呕而脉弱，小便复利，身有微热"以及《伤寒论》第332条病至"除中"等，又皆为厥阴之虚证。

六经辨证，知寒热

在六经辨证中，其寒热辨证尤为关键。一般来讲，三阳病为热证，三阴病为寒证，因寒热之间每有真假，所以《伤寒论》第11条还特别指出了寒热真假的辨识要点，"病人身大热，反欲得衣者，热在皮肤，寒在骨髓也；身大寒，反不欲近衣者，寒在皮肤，热在骨髓也"。以欲近衣和不欲近衣来辨寒热真假之证。

寒热辨证在各经病变中普遍运用，《伤寒论》第120条"太阳病，当恶寒、发热，今自汗出，反不恶寒、发热，关上脉细数者，以医吐之过也"；《伤寒论》第122条"病人脉数，数为热，当消谷引食，而反吐者，此以发汗，令阳气微，膈气虚，脉乃数也。数为客热，不能消谷，以胃中虚冷，故吐也"等，是太阳寒证之辨；而《伤寒论》第63条"发汗后，不可更行桂枝汤，汗出而喘，无大热者，可与麻黄杏仁甘草石膏汤"，《伤寒论》第 26 条"服桂枝汤，大汗出后，大烦渴不解，脉洪大者，白虎加人参汤主之"等，则为太阳病热证之辨。

阳明病本为热证，故有栀子豉辈之清上焦，白虎汤、白虎加人参汤、茵陈蒿汤等之清中焦，猪苓汤清下焦，三承气汤（三承气汤是指调胃承气汤、小承气汤、大承气汤）、麻子仁丸荡积热。《伤寒论》第 191 条，但病在阳明而"不能食，小便不利，手足濈然汗出，此欲作痼瘕，必大便初鞕后溏"则为"胃中冷，水谷不别"而致，《伤寒论》第 197 条，若"阳明病，反无汗而小便利，二三日呕而咳，手足厥者，必苦头痛"，《伤寒论》第 226 条"若胃中虚冷，不能食者，饮水则哕"以及《伤寒论》第 243 条"食谷欲呕"之用吴茱萸汤等，则皆阳明虚寒及寒饮上逆之寒证。

少阳病之小柴胡汤、大柴胡汤及柴胡加芒硝汤等，皆少阳热证之治；而若《伤寒论》第 100 条"腹中急痛"用小建中汤，及《伤寒论》第 147 条"伤寒五六日，已发汗而复下之，胸胁满微结，小便不利，渴而不呕，但头汗出，往来寒热，心烦者"之用柴胡桂枝干姜汤，则又为少阳病中之寒证。

三阴病皆寒证，而太阴病之用桂枝加大黄汤，则是太阴病之热证。《伤寒论》第 303 条，少阴病之"心中烦，不得卧"用黄连阿胶汤，《伤寒论》第 319 条，"少阴病，下利六七日，咳而呕渴，心烦不得眠者"用猪苓汤，以及《伤寒论》第 320 条、第 321 条、第 322 条，少阴病阴伤热炽之用大承气汤急下之，又皆少阴之热证。厥阴病的特点是寒热夹杂，其间辨证用药，就更加复杂而且详细。如《伤寒论》第 338 条乌梅丸所治，是寒热错杂之厥而吐蛔者；《伤寒论》第 359 条干姜黄芩黄连人参汤所治，是上热下寒之食入口即吐者；而厥阴病中，更有寒热进退胜复以辨病变之逆顺生死者，如《伤寒论》第 331 条"伤寒，先厥，后发热而利者，必自止，见厥复利"是辨寒利作止与厥热之关系；《伤寒论》第 336 条"伤寒病，厥五日，热亦五日。设六日当复厥，不厥者自愈。厥终不过五日，以热五日，故知自愈"是辨厥热时间相等，阴阳趋于平衡之愈候；《伤寒论》第 342 条"伤寒厥四日，热反三日，复厥五日，其病为进。寒多热少，阳气退，故为进也"是辨厥多于热，正负邪胜，病趋恶化之危候；《伤寒论》第 334 条"伤寒，先厥后发热，下利必自止。而反汗出，咽中痛者，其喉为痹。发热无汗，而利必自止；若不止，必便脓血。便脓血者，其喉不痹"是辨厥后热作阳复，邪退病愈，以及热势太甚，寒虽退而阳复太过，反致喉痹、便血之证等。而厥阴病人转热证者，亦复不少，尤当辨之。如《伤寒论》第 335 条"伤寒，一二日至四五日，厥者必发热，前热者后必厥，厥深者热亦深，厥微者热亦微。厥应下之，而反发汗者，必口伤烂赤"，《伤寒论》第 339 条"伤寒热少微厥，指头寒，嘿嘿不欲食，烦躁……若厥而呕，胸胁烦满者，其后必便血"；《伤寒论》第 350 条"伤寒脉滑而厥者，里有热，白虎汤主之"等，是辨热厥及热厥之治法；《伤寒论》第 371 条"热利下重者，白头翁汤主之"；《伤寒论》第 373 条"下利，欲饮水者，以有热故也，白头翁汤主之"是辨厥阴热利之证治；《伤寒论》第 374 条"下利谵语者，有燥屎也，宜小承气汤"是辨厥阴病中实热下利之证治。厥阴寒证之辨，张仲景有肝寒犯胃，浊阴上逆，以致《伤寒论》第 378 条干呕、吐涎沫、头痛而用吴茱萸汤以治之者；《伤寒论》第 370 条有阴盛于内，格阳于外，以致"下利清谷，里寒外热，汗出而厥"用通脉四逆汤以治之者；《伤寒论》第 353 条及第 354 条有阴盛阳虚，寒冱凝冽，以致身有热而大汗不止、腹内拘急、四肢冷痛、厥逆下利而用四逆汤以治之者；《伤寒论》第 351 条及第 352 条血虚寒凝，脉络不通，而致"手足厥寒，脉细欲绝"之用当归四逆汤和当归四逆加吴茱萸生姜汤，皆为厥阴病中寒证之辨。

通观《伤寒论》的辨证，处处都体现了阴、阳、表、里、虚、实、寒、热的辨证思维与方法。有后人认为《伤寒论》的辨证纲领是"六经辨证"，不妥帖，如程钟龄又另立"八纲辨证"。这是在张仲景《伤寒论》六经辨证启迪下而立的，亦可以说张仲景是最早提出的辨证思维与方法——"六经"，"八纲辨证"的源头就在《伤寒论》。故王肯堂在《证治准绳》中曰："医莫不宗本黄岐……有论而无方，方法之备，自张仲景始……两千年来，其间以医名世，为世所师承者，未有不从仲景之书悟入，而能径窥黄岐之壶奥者也"。《伤寒论》的"六经"，应该是张仲景创立的六个辨证系统，此六个系统各自锁定了人体的一定部位，每个部位中的病变，都有阴、阳、表、里、虚、实、寒、热之分。所以，八纲辨证本质上就是《伤寒论》六经辨证。

135　六经辨证合脏腑辨证探析

　　六经辨证常常被认为是外感病的辨证治疗体系，现代的医家学者不断地把六经辨证广泛运用到内、外、妇等杂病中，取得很好的临床疗效，这使得六经辨证和脏腑辨证有了不同程度的交集和碰撞，经方合经方，经方合时方的运用成为临床的常态。通过仔细分析比较六经的源流、六经的实质、六经论治杂病、六经辨证和脏腑辨证的关系、经方和时方的临床应用等，学者许滔等认为，以获取临床疗效为出发点，可尝试六经合脏腑辨证，作为六经辨证和脏腑辨证的拓展补充。

六经合脏腑辨证的理论渊源

　　1. 六经辨证源流：张仲景《伤寒杂病论》是汉以前医学理论和实践的结晶，是张仲景勤求古训，传承和发挥汉以前医经、方书、草本研究精华的结果。其中《伤寒论》六经辨证完整体系的建立是独具创造性的巅峰成就。众多的研究表明《伤寒论》的六经及六经辨证，是张仲景受以哲学思想为主的《易经》的启发，参考《黄帝内经》中"热论""刺疟""刺腰痛"三篇用六经辨治的思维，并结合了自身临床实践而形成的完备体系。"热论"篇的六经只以经络作为六种分证的纲领，《伤寒论》之六经，是以脏腑气血津液为本，使六经辨证言之有物，论之有据，其突破了六经的循行部位和经脉的作用。具体而言，对六经辨证含义的理解大致有六种观点，其一是经络学说，如太阳病的"头项强痛"，少阳病的"胸胁痛"，太阴病的"腹痛"等；其二是脏腑学说，如阳明病的"胃家实"，少阴病的"心肾阴阳两虚"等；其三是气化学说，以《黄帝内经》的五运六气学说为基础，用"标、本、中气"的理论解释六经辨证；其四是地面学说，以六经将人体的经络、脏腑分为六个区域，从表入里，由浅入深，由腑而脏，从空间的角度阐发六经；其五是阶段学说，以时间观念解释六经，如"伤寒一日……伤寒八九日"；其六是综合学说，是一个综合性的辨证论治体系，综合了邪正阴阳、表里虚实、经络脏腑、营卫气血以及病势进退，病机演变等内容，有机结合成体系。

　　2. 脏腑辨证源流：脏腑辨证方法在《黄帝内经》中就有归纳，一方面从脏腑所属经脉上的经络证候为依据，表现出系列症状；另一方面从本脏功能改变表现出的主要症状为依据。《难经》脏腑分证的方法体现于脉诊中的脏腑分证、五脏五邪理论中的脏腑分证和脏腑病症中的脏腑分证等。《中藏经》较早地将脏腑学说的理论系统化，提出了以形色脉证相结合、以脉证为中心分述五脏六腑寒热虚实的辨证方法。张仲景对脏腑辨证的认识以整体观为指导，以脏腑经络学说为基本论点，认为疾病证候的产生都是整体功能失调、脏腑经络病理变化的反映，开创脏腑辨证先河，其特点为辨证抓主证，重脉证合参，证病结合，以临床实践为基础等。《诸病源候论》《备急千金要方》在前人基础上条理分明地从多个方面阐述了脏腑的生理、病理、诊断以及治疗等。《肘后方》《甲乙经》《外台秘要》虽侧重于治疗，但是对脏腑辨证的发展也起到了一定的促进作用。金元张元素《医学启源》不仅以脏腑寒热虚实言病机辨证，而且在五行藏象理论指导下，将处方用药之法也纳入同一学说体系，标志着脏腑辨证学说的成熟。其后李杲通过对脾胃的深入研究，代表作《脾胃论》以脾胃为中心，为脏腑辨证的丰富发展和深入探讨作了很好示范。明清时期，辨证论治思想方法不断涌现，如辨八纲、辨卫气营血、辨三焦、辨络脉等，而诸种辨证又脱离不了脏腑。及至现代脏腑辨证之法广泛地融入其他辨证方法之中，辨脏腑是其他诸种辨证的基础。

　　3. 六经辨证和脏腑辨证的关系

（1）六经病变的发生、发展、变化和脏腑密切相关：在《伤寒论》里，有多条条文是揭示其病机所涉及的脏腑，如"太阳与少阳并病，头项强痛，或眩晕，时如结胸，心下痞硬者，当刺大椎第一间、肺俞、肝俞""太阳与少阳并病，心下硬，颈项强而眩者，当刺大椎、肺俞、肝俞，慎勿下之"（第171条）。"阳明之为病，胃家实是也"（第180条）。"伤寒脉浮而缓，手足自温者，系在太阴。太阴当发身黄；若小便自利者，不能发黄。至七八日，虽暴烦，下利日十余行，必自止，以脾家实，腐秽去故也"（第278条）。"少阴病，欲吐不吐，心烦，但欲寐，五六日，自利而渴者，属少阴也，虚故引水自救。若小便色白者，少阴病形悉具。小便白者，以下焦虚有寒，不能制水，故令色白也"（第282条）。还有更多的条文体现了六经和所属脏腑在疾病损伤和病理表现并存的现象。李培生总结太阳病病机为邪伤肺卫，病机特点为表、实、营卫，涉及脏腑在肺；阳明病病机为热结（肺）胃腑，病机特点为里、实、热，病位在胃（肺）；少阳病病机为肝胆郁热，枢机不利，病机特点为里、实、热，枢机不利，病位在（肝）胆；太阴病病机为脾胃阳虚，病及特点为里、虚、寒，病位在脾（胃）；少阴病病机为阳气虚衰，阴寒内盛，病机特点为里、虚、寒，病位在心、肾、脾；厥阴病病机为正气虚衰，邪气正盛，阴阳气不相顺接，病机特点为里、虚、寒，阴阳气不相顺接，病位在心、肾、脾。

（2）六经的传变包含有脏腑传变：《伤寒论》所载"伤寒腹满谵语，寸口脉浮而紧，此肝乘脾也，名曰纵，刺期门"（第108条），提示是由肝病传脾。"伤寒发热，啬啬恶寒，大渴欲饮水，其腹必满，自汗出，小便利，其病欲解，此肝乘肺也，名曰横，刺期门"（第109条），提示肝病及肺。"阳明病，胁下硬满，不大便而呕，舌上白苔者，可与小柴胡汤。上焦得通，津液得下，胃气因和，身濈然而汗出解也"（第230条），提示肝病及肺，再及于胃气。外感病或六经病在发展的过程中，也可出现类似杂病脏腑间的传变规律。

（3）六经辨证和脏腑辨证各自成体系：六经病并非脏腑病，它是脏腑、经络、气血、津液及其气化功能发生病变的综合性反应，六经辨证究其脏腑病变而言有其特殊性。如太阳病不仅是膀胱和小肠病，而是与膀胱气化及经络连表理论相关的临床出现的发热、恶寒、头身疼痛等表证病况。脏腑辨证通过前期杂病的脏腑辨证和后期温病学脏腑辨证发展的补充，可完全概括外感和内伤的辨证治疗，不用涉及六经辨证。

4. 六经合脏腑辨证的可能性：六经辨证和脏腑辨证的关系表明，六经辨证不能和脏腑辨证完全割离开来，六经合脏腑辨证有其可能性。

其一是《伤寒论》六经辨证治疗中早就涉及了脏腑，后世总结并常常运用六经辨证治疗内科杂病，以脾胃病为例，体现在六经各辨证纲领中均可看见脾胃病变的相关表现，"太阳病，或已发热，或未发热，必恶寒……呕逆"（第3条），"阳明之为病，胃家实是也"（第180条），"少阳之为病，口苦"（第263条），"太阴之为病，腹满而吐"（第273条），"少阴之为病，欲吐不吐"（第282条），"厥阴之为病……心中疼热，饥而不欲食"（第326条），另外各经的脉证治疗中已有治疗脾胃疾病的先例，如"太阳中风……鼻鸣干呕者，桂枝汤主之"（第12条），可视为太阳病相关脾胃病的治疗，"伤寒五六日，中风……嘿嘿不欲饮食，心烦喜呕……或腹中痛，或胁下痞硬……小柴胡汤主治"（第96条），可视为少阳病相关脾胃病证治，文献资料表明目前六经辨证在胃肠疾病、肺系疾病，心系疾病、肾系疾病以及妇外疾病等的辨证治疗经验，已得到系统的总结。

其二是六经和脏腑都有共同的物质基础，即气血、津液等。六经辨证从脏腑、经络、气血、津液及其气化功能发生病变的综合性角度对脏腑辨证是很好的补充，而脏腑辨证对疾病的脏腑定位更准确，涉及疾病的病种更多，对六经辨证也是补充。

其三是六经辨证立足方证思维对临床经验进行直观总结，通过实践—理论—实践得出的循证结果，而脏腑辨证某些方面还存在理论—实践—理论的演绎成分，六经辨证所立方剂与后期脏腑辨证的时方比较，有更显著的临床疗效，特别是当下中医从业者对中医疗效质疑，呼吁回归经典、经方，表明了六经辨证经方的临床疗效获得一致认可，六经辨证体系不能仅仅囿于外感病，需广泛地和脏腑辨证结合，为中医临床疗效的提高探寻更好的理论指导模式。

六经合脏腑辨证的临床实践模式

辨证论治中辨证是一个过程、一种方法，通过现象深刻地、动态地认识疾病的本质，即疾病的病机。病机二字前人释为"病之机要"，含有疾病之关键的意思。证是对疾病当前状态本质的描述。论治是针对病机，以人为本，整体考虑，突出重点，灵活采用相应的治疗方法。临床中对一个患者的关键处置集中表现在证型描述和处方配伍上。六经合脏腑辨证临床运用模式上有自己的特点。

1. 证的描述方式：六经辨证临床中常见太阳中风证，太阳中风兼项强证（桂枝加葛根汤证），太阳中风兼喘证（桂枝加厚朴杏子汤证），太阳误下胸阳受损证（桂枝去芍药汤证），太阳中风发汗营虚身痛证（桂枝加芍药生姜各一两，人参三两新加汤证），太阳误治脾气损伤悸而烦证（小建中汤证），太阳表不解脾虚协热而利证（桂枝人参汤证），太阳误治肾阳损伤烦躁证（干姜附子汤证），太阳过汗下阴阳两虚证（茯苓四逆汤证），三阳合病阳明燥热亢盛证（白虎汤证），阳明热盛津伤证（白虎加参汤证），阳明实热心烦证（调胃承气汤证），阳明汗吐伤津胃肠干燥证（小承气汤证），二阳病变阳明燥热结实证（大承气汤证），太阳阳明脾约证（麻子仁丸证）；少阳半表半里证（小柴胡汤证），少阳邪结偏里证（大柴胡汤证），太阳少阳并病支节烦疼证（柴胡桂枝汤证）；太阴病里虚寒证（四逆汤证），太阴里实证（桂枝加芍药汤证、桂枝加大黄汤证）；少阴兼表证（麻黄附子细辛汤证），少阴寒化证（四逆汤证），少阴阴虚火旺证（黄连阿胶汤证）；厥阴血虚寒凝致厥证（当归四逆汤证），厥阴血虚寒厥兼脏腑久寒证（当归四逆加吴茱萸生姜证），等等。这些证的描述方式概括起来包括：病机描述，如太阳中风阳浮阴弱证（桂枝汤证），太阳伤寒兼经输不利证（葛根汤证），太阳脾阳虚停水证（茯苓桂枝白术甘草汤证），阳明热盛津伤证（白虎加人参汤证）；专用名词，如太阳中风证，太阳伤寒证；以汤命名，如桂枝汤证。

脏腑辨证的证的描述方式为病性加病位。单证型如风热犯肺、痰湿蕴肺、心血不足、气滞心胸、胆胃郁热、肝阳上亢、肾阴亏虚。复合证型如肝肾阴虚，风阳上扰；脾胃气虚，痰湿内阻；肝郁气滞，脾虚夹湿等。病性分虚实两端，虚指气血阴阳津精的亏损，实指气滞、痰浊、瘀血、水饮、寒凝、食积、郁热化火等。

证是对疾病当前状态本质的描述。致病源的性质作用在相应的病位上就是证的状态，病性加病位即是证的存在形式。从上可看出无论是六经辨证或脏腑辨证在证的描述上都是病性加病位。六经合脏腑辨证的证的描述方式也要体现出病性加病位，首先六经合脏腑辨证的证的描述之中的病位既要突出脏腑的精准，又要体现六经的整体系统的思考，故六经和脏腑的部位应同时出现在辨证中，如太阳伤寒，肺热壅盛证；阳明兼表，湿热中阻证；少阳邪结，胆胃郁热证；太阴中风，脾胃虚寒证；太少合病，心肾阳虚证。这里需反复强调如此辨证是因为若单纯用脏腑辨证不能尽释症状的变化和多脏的相关性，不会得出全面整合的治疗分析和结果。

2. 处方形式：经方合经方，这里依据主题强调的是六经所用经方合脏腑辨证的经方，即常说的《伤寒论》方和《金匮要略》方的合方。如小柴胡汤合半夏厚朴汤，小柴胡汤出自《伤寒论》，半夏厚朴汤出自《金匮要略》，用于少阳郁热，脾虚痰阻；麻杏石甘汤合射干麻黄汤，麻杏石甘汤出自《伤寒论》，射干麻黄汤出自《金匮要略》，用于太阳邪热壅肺，痰湿郁滞证。

经方合时方，如小柴胡汤合平胃散，小柴胡汤出自《伤寒论》，平胃散出自《太平惠民和剂局方》，用于邪郁少阳，湿阻脾胃证；白虎汤合黄连解毒汤合犀角地黄汤，白虎汤出自《伤寒论》，黄连解毒汤出自《外台秘要》，犀角地黄汤出自《备急千金要方》，三方合用就是著名的清瘟败毒饮，主治阳明热毒，内陷心包；王树鹏等常用小青龙汤合玉屏风散治疗变应性鼻炎，小青龙汤出自《伤寒论》，玉屏风出自《丹溪心法》，二者合用主治太阳饮停，肺气不足证；更有用麻黄附子细辛汤合桂枝茯苓丸合百损丸、阳和汤治疗股骨头坏死。

六经合脏腑辨证重在"和合"

六经辨证更多的是在外感疾病中的辨证体系，因此六经合脏腑辨证不是什么理论都能合的，方剂也不是随意合方的，绝对不能牵强附会，应遵循"和合"的思想原则。和合思想可追溯到我国春秋战国时期。《周易》曰："乾道变化，各正性命，保合太和，乃利贞。"在这里，合与和同时出现，即是说宇宙能保合太和是吉利的象征。《老子》曰："万物负阴而抱阳，冲气以为和。""和"是"合"的结果，即是对立的、复杂的事物共处在同一时空相互依存、相互为用、相互生克制化的有序状态，这种有序状态就是"保合太和"。在实际临床中，中药复方配伍时讲究"七情合和"，也就是要服从"保合太和"的有序性。一部《伤寒论》从疾病的发生、发展和转归到治法方药都体现出和合思想。如桂枝汤证的营卫不和，大小柴胡汤证的表里不和，泻心汤证的寒热虚实不和，承气汤证的腑气不和等。《伤寒论》讲合病并病，例如太阳与少阳合病、太阳与阳明合病、三阳合病、太阳与少阴两感证，相应的治法和方药也体现出和合的思想，如柴胡桂枝各半汤证、小柴胡加芒硝汤证、大柴胡汤证、麻附细辛汤证等。那么六经合脏腑辨证怎样的整合状态才是和合的呢？可如戴天章所曰："寒热并用之谓和，补泻合剂之谓和，表里双解之谓和，平其亢厉之谓和。"六经合脏腑辨证在理论上有互补性，在方剂上有和治性，在临床有实效性，才是六经合脏腑辨证的精髓所在。

在临床上经方合用时方，扩展了经方的运用，发挥经方精而准的临床效应，另一方面使时方回归了纯正的理论轨道，提高了临床用方的实际疗效，单从这里都应找到两者合用的理论支撑，六经合脏腑辨证是六经辨证和脏腑辨证的有力补充。

136　六经辨证与六病辨证

以《伤寒论》为六经辨证，由来已久，沿袭至今，几乎约定俗成，并早已载入教科书。学者阎艳丽等认为，正是"六经辨证"模糊了《伤寒论》的本来面目，缩小了对《伤寒论》的视野，拘紧了思路，并招致任意附会仲景书的后果，理应弃去，而代之以原著提示的"六病辨证"，其理由如下：

1. 由原貌钩沉分析：《伤寒杂病论》撰成于东汉末年，因兵火洗劫，至三国已散失不全，直至西晋太医令王叔和对其残卷搜集整理，重新编次，才显现于世，并经历代演变，流传至今。《伤寒杂病论》的原貌虽不得复见，但据现存的各种传本及有关资料考究，对其内容及写作体例等尚可获知大概。据马继兴考证，该书至少包括脉法、伤寒病、杂病、妇人病、小儿病、食禁六部分。伤寒病部分为今本《伤寒论》或《金匮玉函经》的主要内容。本书的编写形式是由"论"和"方"两类条文所组成，前者系疾病的辨证，后者为具体的处方，条文的字数一般在百字之内，条文大多相对独立地论述一个中心问题，至于条文在排列上并无绝对的先后次序，这便成为后世不同传本中排列存有显著差异的主要原因。王叔和编次之原书虽已亡佚，但其所撰的《脉经》中有关《伤寒杂病论》部分的条文，是现存《伤寒杂病论》的最早传本。其中有关伤寒病辨证的条文，基本是按照各种治疗方法的"可"与"不可"为篇目进行排列的。即"不可发汗证""可发汗证""发汗以后证"（见《脉经》卷七），唐代孙思邈的《千金翼方》在上述分类法的基础上予以补充改进，即开始按照太阳病、阳明病……六病分类，将"可"与"不可"等各类条文分别纳入六病分法的各篇中，而将其中无法纳入者，仍采用"可"与"不可"的篇目，罗列于"伤寒宜忌"及"发汗吐下后病状"两篇。

北宋校定医书局在校定《伤寒论》及《金匮玉函经》二书时，同样采取以六病分类为主的方法，将无法纳入"六病"各篇的条文仍以"可"与"不可"为篇目附在后面，并在"不可汗"一篇开始记有以下大字本文，即"夫以为百病至急，仓卒寻按，要者难得，故重集可与不可方论，比之三阴三阳篇中，此易见也。又时有不止三阴三阳，出在可与不可中也"。校注者在《伤寒论》和《金匮玉函经》中所附记的这段文字完全相同，由此足以说明这两种传本的最早祖本都是以"可"与"不可"为篇目作为条文分类标准的。

从钩沉的原貌说明仲景并未以"六经"辨证，更谈不上六经病的次序以及六经病的依次相传等。诚如徐灵胎曰："不知此书非仲景依经立方之书也……盖因误治之后，变症错杂，必无循经现症之理。当时著书，亦不过随症立方，本无一定次序也。"（《伤寒论类方》）

2. 对证治结构综观：目前，除林亿校本外，不可能再看到更接近《伤寒论》原论的白文本了。其次是明代赵开美的翻刻宋本。自清代之后国内外曾相继印行过该刻本的多种复刻本。宋本《伤寒论》有十卷二十二篇，然前四篇（辨脉法、平脉法、伤寒例、痉湿暍）及后篇论"可"与"不可"，或以其为叔和所增，或以其与六病篇内容互有重复，故研究《伤寒论》者，多着眼于三阴三阳六病篇及霍乱病、阴阳易瘥后劳复病两篇。有关《伤寒论》的证治结构，从此八篇中已突出表现为：

（1）三阴三阳，划分病类：八篇篇名皆曰"辨××病脉证并治"，前六篇运用了三阴三阳。所谓太阳病、阳明病……即借三阴三阳之名，对外感病中错综复杂的证候进行分类。显然三阴三阳只能是划分"病"的概念，当然这个"病"并非某一个具体病名，而是对外感病基本病理改变和体质因素、发病规律的总体概括。换言之，三阴三阳病是区分外感病的六种类型。从总体相对而言，三阴病属阴，多里虚寒证，三阳病属阳，多表热实证。又鉴于阴阳概念的相对性，阴中有阳，阳中有阴，阴阳中又各有寒热表里虚实的区别，因此，六病之中各自包括了多种具体病证，其表里寒热虚实阴阳性质互有不同，于是便形成了各自的证治体系。那么也就说明它们之间并无温病卫气营血和三焦辨证存有"层次""阶段"的含义。

六病各自包括的多种病证中，不能用三阴三阳对应的经脉以及脏腑病变获释的例子比比皆是。如太阳病包括的多种复杂证候，绝非仅用太阳经脉及所属脏腑病变所能概括。若将三阴三阳仅限于机械的经脉、脏腑配属并不符合原著内容。在三阴三阳后妄加"经"字，视《伤寒论》为六经辨证是强加给仲景的。

（2）病下设证，汤证一体：《伤寒论》各类"病"中，尽管有方有证条文的数量不等，但它雄辩地表明，"证"应位于"病"之下，每个病中均有不同的证，仲景据证而论治。方证对应关系体现了汤证一体，每个"病"包括不同的证，涉及用不同方，说明病和方之间，层次有别，并不存在证和方之间的对应关系。不同的"病"在其演变过程中可以见到相同的证，而同一"病"又因其体质因素、治疗得当与否、受邪质、量有别而表现出不同的证。因此，原著中不仅同一"病"治用不同方，且不同"病"而用同一方的情况也屡有所见。如小柴胡汤在论中出现 17 次，分布于太阳、少阳、阳明、厥阴及瘥后劳复诸篇。视《伤寒论》为六经辨证者，则以为小柴胡汤为少阳病专用方，见承气汤则曰阳明病，从而误解了一些原文。将第 320 条、第 321 条、第 322 条三条错认为少阴传阳明。实际上，论中凡涉及六病之间互相转化和演变，仲景均有明示，诸如"入""系""转系""合病""并病"等。六病之间，既可以由虚转实，亦可以由实转虚，既可以由阴转阳，又可以由阳转阴，其转变不拘时日，不论次第，生动活泼，符合临床。

3.《金医要略》合看：《伤寒论》与《金匮要略》合看，更能证实其为六病辨证，因为两者本为一书，流传中析之为二，皆为仲景一人之作。首先从体例和文字看，《金匮要略》以病位相近，或以病机相类，或以病因相同的数病而成篇，但皆曰"××病脉证并治"，并在各篇中对有关病的概念、治则、发病特点、预后等均有专门论述。诸如"百合病者，百脉一宗，悉致其病也，意欲食复不能食，常默然一""诸有水者，腰以下肿，当利小便腰以上肿，当发汗乃愈"。每病之中均包括不同证型，例如湿病中有麻黄加术汤证、麻杏薏甘汤证、防己黄芪汤证以及桂枝附子、白术附子、甘草附子汤证，同为湿病而分之为六。那么，作为和其同一书的伤寒内容自然也应以病分类，且《伤寒论》如同《金匮要略》一样，述其各病特点、证治、预后等。

再者，从汤方互用、重见条文看，治疗外感的诸方同样用于杂病，《金匮要略》183 方（1～22 篇）佚 3 方，《伤寒论》113 方，佚 1 方，两书互用方 70 首，其中方药完全相同者 39 方，药味略作同减者 31 方。包括同方同治、同方异治、类方加治、类方异治四种情况。说明仲景著书的本意是辨证论治，不拘外感与杂病，以病定方，病和方之间没有互为制约关系，着眼点在于证，关键在于证的病机。例如，厥阴篇和"呕吐哕下利病脉证治"篇的诸多条文重复。原著说明，一方既然外感杂病可以通用，那么外感病中一方在六病之间，凡病机相同的证亦同样通用，如《金匮要略》肾气丸四见，分别用于虚劳腰痛、微饮、消渴、转胞，《伤寒论》中吴茱萸汤分别见于阳明、少阴、厥阴病篇。凡此均说明仲景书的精髓在于辨证论治。若在三阴三阳后妄加"经"字，则致使原著统一体例被搞乱，徒乱人耳目。

综上三方面说明，三阴三阳六病为《伤寒论》所固有，六经为后人所附会。附会者当弃去而还其本来面目，《伤寒论》理应为六病辨证。

137　六经辨证与三阴三阳辨证

　　"六经辨证"被认为是传统中医辨证论治的主要方法之一，肇始于东汉张仲景的《伤寒论》。然而"六经辨证"的概念实际上是对《伤寒论》中"三阴三阳辨证"的误解。《伤寒论》中并无"六经"或"六经辨证"的说法，其中各篇的标题只是称作"辨太阳病脉证并治""辨阳明病脉证并治""辨少阳病脉证并治""辨太阴病脉证并治""辨少阴病脉证并治"和"辨厥阴病脉证并治"，等等。采用太阳、阳明、少阳、太阴、少阴和厥阴等三阴三阳的概念来论述伤寒病的脉、证、治疗原则和治疗方法是《伤寒论》辨证论治的基本体例。

　　以"六经辨证"指代《伤寒论》中的"三阴三阳辨证"始见于宋代朱肱的《类证活人书》（又称《南阳活人书》）。朱氏以经络学说解释伤寒病症状发生的机制，强调"治伤寒先须识经络，不识经络，触途冥行，不知邪气之所在"。因此把伤寒病证对应于足六经的经络病变，称作"六经辨证"，并进行了详细的论证和阐发。学者罗桂青等认为，由于《类证活人书》简明通俗，广为流传，因此后人逐渐沿用朱氏的说法，以"六经病"或"六经辨证"的理念来解释《伤寒论》中的证治方药，"六经辨证"遂成为后世医家研究《伤寒论》的主要思路。

　　按"经"字在《伤寒论》中共出现 19 例次，其中 3 例是指女子经水（条文第 143、第 144、第 145条），其余 16 例则是指经脉（条文第 8 条、第 30 条、第 67 条、第 103 条、第 105 条、第 114 条、第 123 条、第 124 条、第 160 条、第 217 条、第 384 条）。《伤寒论》认为，伤寒病会在经脉中循经流传，以七日为一个循环周期，例如条文第 8 条，"太阳病，头痛至七日以上自愈者，以行其经尽故也。若欲作再经者，针足阳明，使经不传则愈。"又如条文第 384 条，"伤寒，其脉微涩者，本是霍乱，今是伤寒，却四五日，至阴经上，转入阴必利。本呕下利者，不可治也。欲似大便，而反失气，仍不利者，此属阳明也；便必硬，十三日愈。所以然者，经尽故也。下利后，当便硬，硬则能食者愈。今反不能食，到后经中，颇能食，复过一经能食，过之一日当愈；不愈者，不属阳明也。"

　　传经实际上是《黄帝内经》对伤寒热病传变的认识。《素问·热论》中曰："伤寒一日，巨阳受之……二日阳明受之……三日少阳受之……四日太阴受之……五日少阴受之……；六日厥阴受之……三阴三阳，五藏六府皆受病，荣卫不行，五藏不通，则死矣。其不两感于寒者，七日巨阳病衰，头痛少愈；八日阳明病衰，身热少愈；九日少阳病衰，耳聋微闻；十日太阴病衰，腹减如故，则思饮食；十一日少阴病衰，渴止不满，舌干已而嚏；十二日厥阴病衰，囊纵，少腹微下，大气皆去，病日已矣。"《伤寒论》中有关伤寒传经的论述明显受到了《素问·热论》的影响。

　　然而，《伤寒论》中"三阴三阳辨证"的内容远远超越了《素问·热论》中所论述的三阴三阳证。朱肱提出的"六经辨证"说仅仅是以足六经的循行特点和经脉病候为基础，将伤寒病脉证加以归类，试图解释伤寒病证的发生、传变和转归的机制。但《黄帝内经》中十二经脉病候主要是以经脉循行部位的是动病和所生病为主，而《伤寒论》中所述的各种伤寒病证则既包括了经络的病候，也包括了相关脏腑的病候，更纳入了寸口脉诊的内容，并且大部分的脏腑病症无法按经脉循行的部位来阐明病症的机理，只能按照脏腑理论或阴阳学说进行解释。例如，太阳病脉证中蓄水证有胃中干、烦躁不得眠和小便不利等证候；蓄血证有热结膀胱、其人如狂、血自下和少腹急结等证候；结胸证有心下痛、按之石硬、舌上燥而渴和日晡潮热等证候；痞证有心下痞、按之濡和下利等证候；阳明病脉证中以胃家实为提纲证，并分为太阳阳明、正阳阳明和少阳阳明，主要症状是胃中燥热、烦渴和大便难等；少阳病脉证中的小柴胡汤证有嘿嘿不欲饮食和心烦喜呕等证候；太阴病脉证以腹满而吐、食不下、自利益甚、时腹自痛和若下之必胸下结硬为提纲证，均是脏腑病证的证候；少阴病脉证以脉微细、但欲寐的脏腑证候为主症；厥阴病脉证也同样是以脏腑证候为提纲证，表现为消渴、气上撞心、心中疼热、饥而不欲食、食则吐蛔和下之利不止等。应用"六经辨证"的思路根本就不能完全阐释伤寒病各类脉证的发生、传变和转归。

因此，"六经证候"并非《伤寒论》中各种伤寒病症的原貌。《伤寒论》中的太阳、阳明、少阳、太阴、少阴和厥阴并不是指"六经"，否则张仲景为何不直接说成"辨××经病脉证并治"？《伤寒论》将伤寒病的脉证归纳为"辨太阳病脉证并治""辨阳明病脉证并治""辨少阳病脉证并治""辨太阴病脉证并治""辨少阴病脉证并治"和"辨厥阴病脉证并治"等六类，明确表明了是引用三阴三阳的概念来论述伤寒病各类脉证的病机。

三阴三阳的概念首见于《黄帝内经》，实际上源于《易传·说卦传》中的"乾坤六子"说。《易传·说卦传》中曰："乾，天也，故称乎'父'。坤，地也，故称乎'母'。震一索而得男，故谓之'长男'。巽一索而得女，故谓之'长女'。坎再索而得男，故谓之'中男'。离再索而得女，故谓之'中女'。艮三索而得男，故谓之'少男'。兑三索而得女，故谓之'少女'。"

《黄帝内经》中的三阴三阳发展了《周易》"阴阳"的概念。太阳、少阳、太阴、少阴即四象，系由阴阳一分为二而成。而阳明和厥阴则分别是两个阳和两个阴的重合，所谓"两阳合明""两阴交尽"（《素问·至真要大论》）。阳明为太阳、少阳相合，其气重加，阳气转盛；厥阴为太阴、少阴相合，其气迭减，阴气变衰。三阴三阳中，阳明阳气最盛，太阳次之，少阳阳气最少；太阴阴气最盛，少阴次之，厥阴阴气最少。《黄帝内经》根据《周易》中的"乾坤六子"说将阴阳一分为三，以三阴三阳来标明阴阳之气的多寡，其目的是用来说明事物内部不同组成之间的相互关系，这是对阴阳学说的发展，比阴阳的一分为二有着更大的包容性；不仅阴阳二气相互对立统一，不同的阳之间、不同的阴之间也有着对立统一的关系。由一阴一阳衍化而成的三阴三阳，表现出了古代医家试图全面把握人体生命变化的思维方式。

《伤寒论》正是在《黄帝内经》三阴三阳概念的基础上建立了伤寒病"三阴三阳辨证"的理论体系。张仲景认为外感热病的发展和预后均受阴阳二气的消长转化所影响，因此对伤寒病的脉证特征和传变规律进行归类，以阴阳为总纲，将伤寒病脉证归纳为太阳病脉证、阳明病脉证、少阳病脉证、太阴病脉证、少阴病脉证和厥阴病脉证等六类，并由此全面论述了辨证论治的理论原则和具体方法。

《伤寒论》中的辨证论治体系并不是"六经辨证"，而是"三阴三阳辨证"，这是一个显而易见的客观事实。朱肱提出的"六经辨证"说虽然流传甚广，但却误导了初学者对《伤寒论》的正确认识。

138　三阳三阴辨证的理论基础

东汉末年张仲景，自幼博通群书，潜乐道术，系统总结了东汉以前的医学成就，经过刻苦钻研与临床实践，集先贤之大成，揽《黄帝内经》《难经》《阴阳大论》《神农本草经》《汤液经》等典籍之精华，著不朽名著《伤寒杂病论》，熔理、法、方、药于一体，创造性地将外感疾病错综复杂的表现及演变规律进行分析归纳，开创三阳三阴辨证之先河，为中医临床提供了辨证论治的基本法则，为后世临床医学的发展奠定了坚实的基础，对临床各科仍有重要的指导意义。故《伤寒杂病论》有"启万世之法程，诚医门之圣书"之美誉，成为继承与发扬中医学的四大经典著作之一。学者樊新荣等就三阳三阴辨证的理论基础做了阐述。

历代医家对三阳三阴辨证理论基础的认识

关于三阳三阴辨证的理论基础，历代医家多有阐发，观点众多，形成了"百家齐放，百家争鸣"的学术格局，但归纳起来大致有以下 3 类。

1. 源于《周易》：三阳三阴辨证首先其思辩性理论来源于《周易》，三极六爻、"卦时"等思想与其有着密切关系。六经病证在其形成过程中深受《周易》"卦时"学说的影响，其充分体现了"卦时"说的过程论、阶段论、场景论及恒变观等思想。仲景在撰写《伤寒论》的过程中，学习和汲取了《周易》的精华，即思维方法与模型。思维方法，即取类比象法，仲景借此在人与自然和谐的整体观的指导下，利用自然界风、寒、暑、湿、燥、火来阐释机体的生理状况和病理演变。思维模型，是人们透过事物的表象把握事物本质并在头脑中抽象出如图像、卦爻符号、阴阳五行等某种特定的思维，尽以模仿来解释客观存在的现象。仲景借助《周易》的思维形式创立了三阳三阴说，用以指导临床实践活动。三阳三阴说实际上就是阴阳说，是阴阳的分化。阴阳之间具有相生相克、此消彼长的密切关系，根据万物的时空运动规律，将阴阳的密切关系具体化、阶段化，划分为三阳三阴六个阶段，进而详细地阐述了以"天人合一"为核心的整体观，并试图以《周易》十二卦象的阴阳演变法则来阐明三阳三阴病证的传变规律，以方便大家的学习、理解、掌握与应用。医圣仲景首创的三阳三阴辨证说是对传统阴阳学说的继承与发展，不但丰富了传统阴阳学说的内涵，还拓展了传统阴阳学说外延，使之在中华文明史上熠熠生辉，给中医学留下了宝贵的精神财富，值得医者深入学习与弘扬。总之，三阳三阴是太阳、少阳、阳明、太阴、少阴、厥阴的简称，其源于阴阳学说，但又不囿于传统阴阳的分类法。

2. 源于《黄帝内经》相关理论：张仲景勤求古训，博采众方，集先贤之大成，揽《黄帝内经》《难经》《阴阳大论》等典籍之精华，勤于临证，刻苦钻研，在阴阳学说的指导下，将临床实践中数以万计的症状，变化莫测的证候演变，各种错综复杂的疾病传变过程，与脏腑、经络学说有机结合，创立了能有效地指导临床实践的三阳三阴辨证体系，著成《伤寒杂病论》，其包括《伤寒论》和《金匮要略》两部分。《伤寒论》立足于《素问·热论》"人之伤于寒也，则病热""今夫热病者皆伤寒之类也"的理论进行发挥，专论外感疾病，其所创立的三阳三阴辨证体系以经络为基础，以三阳经为主导，且热证较为常见。仲景创立六经辨证体系的理论直接来源于《素问·热论》记载的六经分证理论，在此基础上进行了升华与提高，进而以六经为纲分析全身性证候，用以说明疾病的部位、性质、病机、转化，作为诊断和治疗的依据。仲景将三阳三阴经作为六经辨证的纲领，能清晰阐释《伤寒论》中外感热病发生、发展、传变、预后等疾病演变规律，同时充分汲取了关阖枢理论的精华，说明该理论与六经证治的关系密切。同时，仲景在遵循外感热病发生、发展、传变、转归等客观规律的基础上，借鉴、继承并发展了《黄帝内经》"五运六气"理论，创立了六经气化学说，使之成为中医学特有的理论内涵，以指导临床。

3. 源于中国古代文化的影响：中国传统文化博大精深，影响深远，其为张仲景学术思想的形成奠定了坚实而深厚的文化底蕴，而传统文化中儒家所倡导的"中庸之道""发而中节""致中和"和道家所倡导的"天人合一"等思想直接影响着医圣仲景的学术理念，其所著《伤寒杂病论》以"和"为学术思想的核心与精髓，在其生命观、疾病观、医学观、治疗观中均充分体现了"和"的理念。

对三阳三阴辨证理论基础的理解

在先贤的认识基础上，深入研究并加以阐发，认为三阳三阴辨证的理论基础可从哲学基础之阴阳五行及医学基础之《黄帝内经》《难经》两方面来理解。

1. 哲学基础之阴阳五行：古之医与易，相当于当今之医学与哲学。恩格斯曾经明确指出"不管自然科学家采取什么的态度，他们还是得受哲学的支配"。这是因为哲学对自然科学的研究具有高度指导意义。但哲学有建立在通晓思维的历史和成就基础之上的正确理论和某种坏的时髦哲学之分。显然，仲景不但接受了哲学的支配，而且其接受的哲学属于正确的理论，对实践具有积极的指导意义，同时坚决反对"时髦哲学"。这点从其序反对巫医，"患及祸至……钦望巫祝"，坚持"勤求古训，博采众方""夫天布五行……以有五脏……阴阳会通"等可以看出，并且可以看出仲景接受的"理论思维的支配"，即阴阳五行思想。阴阳学说贯穿于《伤寒论》全书的始末，并充分借鉴了五行学说理论，如第108条"肝乘脾"及《金匮要略》载"见肝之病，知肝传脾，当先实脾"等。

医圣张仲景所著《伤寒杂病论》成书于东汉末年（200—219年）。此时，东汉实施"罢黜百家，独尊儒术"的统治方式，使儒家思想在思想文化领域占据主导地位。诸子百家思想均受《周易》的影响，儒家亦不例外，故随着儒家思想统治地位的确立，《周易》的地位得到了进一步提升，对各方面均产生了深远影响，尤其是将《周易》的哲学思想引申并运用到中国传统医学中，促进了中医学的发展。张仲景所著《伤寒杂病论》就借鉴了《周易》的学术思想，结合临床实践，创造性地提出了六经辨证法，并以《周易》星宿命名方剂名称，如白虎汤、小青龙汤、真武汤等；以水火之数推断病程，如"发于阳，日愈；发于阴，六日愈。以阳数七，阴数六故也"等，加强了对临床的指导。诚如《伤寒论杂病论》序文所曰："撰用《素问》……《阴阳大论》……为《伤寒杂病论》。"张景岳认为"医不可以无《易》，《易》不可以无医"。梁华龙认为《阴阳大论》乃《周易》之别名。黄竹斋指出：不知《易》者，不足以言医；卦分六爻，人有六经；六爻之内外，犹六经之表里；卦分三才，人分三部。这表明中医学与《周易》、六经辨证与卦爻和哲学之间密切相关，并具有内在的联系。

2. 医学基础主为《黄帝内经》《难经》：张仲景在《伤寒杂病论》自序中指出"撰用《素问》《九卷》《八十一难》《阴阳大论》《胎胪药录》并《平脉辨证》，为《伤寒杂病论》"，突出了"经络府（腑）俞，阴阳会通"，充分表明《黄帝内经》《难经》是仲景创立三阳三阴辨证体系的主要理论基础，并强调了两者的指导作用，"若能寻余所集，思过半矣"。

（1）阴与阳：《黄帝内经》明确了阴阳的重要地位以及对临床的重要指导作用，诚如《素问·阴阳应象大论》曰"阴阳者，天地之道也，万物之纲纪，变化之父母，生杀之本始，神明之府也，治病必于本"。《素问·热论》曰："三阴三阳，五脏六腑皆受病。"仲景在深刻领悟阴阳重要性的基础上，结合《黄帝内经》中脏腑经络等相关学说，对其创制的三阳三阴辨证法进行了丰富与完善。

阴阳之间是对立统一的关系，主要体现为阴阳的对立制约、互根互用、交感互藏、消长平衡、相互转化等方面。一般而言，疾病病位在上、在表，病性属热、属实者，多归于三阳病；疾病病位在下、在里，病性属寒、属虚者，多归于三阴病症。六经辨证的第一要务是分阴阳，因为阴阳为辨证之总纲，具有统领性地位，辨清疾病的阴阳归属，能达到事半功倍的效果，否则事倍功半，延误治疗时机。诚如《张景岳医学全书·景岳全书·传忠录》所曰："凡诊病施治，必须先审阴阳，乃为医道之纲领……明彻阴阳，则医理虽玄，思过半矣。"

（2）正与邪：又名虚与实，两者对立统一，贯穿疾病的始终，互为相长，即正气盛则邪气弱，正气弱则邪气盛，但两者之间不存在相互转化的关系，即正气不能转化为邪气，邪气不能转化为正气。《素问·遗篇·刺法论》曰："正气存内，邪不可干。"《素问·评热病论》曰："邪之所凑，其气必虚。"表明疾病的发生根源于正气虚损，而邪气只是疾病发生的外在因素。疾病的发生正是正邪相争的表现形式，只是通过正虚即寒、邪实而热的方式展现出来。《素问·通评虚实论》曰："邪气盛则实，精气夺则虚。"《素问·刺志论》曰："气实者，热也；气虚者，寒也。"这说明邪、实与热，正、虚与寒，具有内在的同一性。因此，可以通过对寒与热的把握，深入了解正与邪的关系，促使邪正矛盾的转化，以治病和预防保健。

机体正邪相争是疾病发生的原因，疾病是正邪交争的表现形式和具体体现。因此，邪盛正衰，正邪剧烈交争或相持阶段，多为病在三阳，其最为常见的症状是发热、恶寒。例如"太阳病，发热，汗出，恶风，脉缓者，名为中风"；阳明病"伤寒无大热，口燥渴，心烦，背微恶寒者，白虎加人参汤主之"。邪气亢盛、正气虚衰或正不御邪，病邪直入三阴，正邪交争不明显，其最常见的症状是恶寒无热。例如"少阴病，脉沉者，急温之，宜四逆汤"；太阴病"自利不渴者，属太阴，以其藏有寒故也，当温之，宜服四逆辈"。这均是之病在三阳、三阴之常证、本证，临床疾病复杂多变，要知常达变。例如"太阳病，或已发热，或未发热，必恶寒"，"或已""或未"是不定词，是曰"发热"是迟早的事情，只是在邪气较重，卫阳郁闭严重，尚未与邪气抗争而已，故而在太阳伤寒证初起可有短暂的不发热阶段，切勿不加分析而与"无热恶寒者，发于阴"混淆，延误诊断与治疗。"少阴病，得之二三日以上，心中烦，不得卧"，少阴病本证属寒无热，然此属少阴病热化证，为肾水亏虚，不能上济于心，心火上炎扰神所致。因此，面对复杂多变的疾病表现，应知常达变，"师古不泥古"，灵活辨证。

（3）标与本：标是次要矛盾和矛盾的次要方面，本是主要矛盾和矛盾的主要方面。疾病的发生是矛盾的结果，在疾病中本是实质，标是病症的外在表现。标可能是本的真实反映，也可能是本的虚假表现。例如"少阴病，下利清谷，里寒外热，手足厥逆，脉微欲绝，身反不恶寒"，其中的"里寒外热"实属阴寒内盛，格阳于外的阴盛格阳之病机及身不恶寒的假热证，外热即是里寒的虚假表现。因此，在辨证施治的过程中，运用标本关系分清疾病主次的同时，还需抽茧剥丝、审症求因、具体分析标本是否具有内在的一致性，以免误导诊断与治疗，延误病情。此外，根据标本的缓急程度，治疗上应区别对待，分为"急则治其标、缓则治其本、标本同治"3种情形，使治疗更具针对性和灵活性。

标与本在疾病的诊断与治疗过程中扮演重要的角色，《素问》中有"标本"专篇，《灵枢》有《病本》论述。标本的概念具有多个方面，以正邪而分，正气为本，邪气为标；以疾病而分，病因于本，症状是标；以病位而分，内脏为本，体表为标；以发病先后而分，先病为本，后病为标。标与本的关系是现象与本质的关系，在疾病治疗过程中必须辨明标之真假，以抓住疾病之根本，有的放矢地进行论治。

三阳三阴辨证体系具有很高的科学水平和实用价值，一直有效地指导着历代医家的临床实践。通过对三阳三阴辨证理论基础的认识，深入分析与研究，可以看出三阳三阴辨证的哲学基础来源于阴阳五行学说，医学基础来源于《黄帝内经》《难经》《胎胪药录》等典籍。明晰三阳三阴辨证的理论基础有助于深入研究该辨证体系的源流、学术脉络及发展，进而更加充分地发挥三阳三阴辨证法对中医临床的指导意义。

139   三阳三阴辨证论治规律

　　《伤寒论》之所以用"伤寒"二字命名，根据《伤寒论》书中所讨论的内容及历代诸家对《伤寒论》一书的认识，伤寒论的"伤寒"涵义，包括了广义伤寒和狭义伤寒两个方面。所谓广义伤寒，是指其包含了多种外感病及多种杂病而言。这里所讲伤寒的"寒"字，不是寒热的"寒"，而是指"病邪"的"邪"。《孟子·告子篇·一暴十寒与专心致志》曰："吾见亦罕矣，吾退而寒之者至矣，吾如有萌焉何哉?"这句话的意思是："我会见齐王的机会很少，等我离开了齐王以后，那些'奸邪'小人就又在齐王面前出现了，我即使有一点萌芽的善良之心，也会被奸邪之人扼杀掉我的善意之举，我能有什么办法呢?"这里的"寒"字，就作"邪"字讲。所以日本中西维忠氏在其所著《伤寒之研究》中曰："伤寒也者，为邪所伤害也：谓邪而为寒，盖古义也。故寒也者，邪之名也。而邪之害人，最多端矣。"《伤寒论》就是人体感受外感病邪，用阴阳（三阳和三阴）进行划分的太阳病、少阳病、阳明病，又称"三阳病"；太阴病、少阴病、厥阴病，又谓之"三阴病"。"三阳病"和"三阴病"合称为"六病"。分为各篇的格式是"辨××病脉证并治"等，并不是"辨××经脉病脉证并治"的记载。清代柯韵伯曰："凡条中不冠伤寒者，皆与杂病同义，加太阳之头痛，阳明之胃实，少阳之口苦、咽干、目眩，太阴之腹满吐利，少阴之欲寐，厥阴之消渴、气上冲心等，是六经之为病，不是六经之伤寒。"又曰"六经分证皆兼伤寒杂病""其书不独为伤寒设""伤寒之外皆杂病，伤寒之中最多杂病"。从书中内容看，所论者不仅有伤寒，有中风，有温病等外感病，而且有肌肤筋骨，有膀胱三焦，有胃肠道、肝胆脾胃、心肾等多种内伤杂病。《素问·热论》曰："今夫热病者，皆伤寒之类也。"《难经·五十八难》曰："伤寒有五，有中风，有伤寒，有湿温，有热病，有温病，其所苦各不同。"《小品方》曰："伤寒，雅士之词；云天行、瘟疫，是田舍间号耳。"《肘后方》曰："贵胜雅言，总名伤寒，世俗因号为时行。"又曰："伤寒、时行、温（瘟）疫三名同一种耳，而本源小异。"此皆指广义之伤寒也。狭义伤寒，即感受风寒之邪而致的伤寒病。即《难经》所说伤寒有五中的伤寒，为狭义伤寒。《伤寒论·伤寒例》曰："冬时严寒，万类深藏，君子固密，侧不伤于寒。触冒之者，乃名伤寒耳。"又曰："中而即病者，名曰伤寒。"即狭义伤寒而言。另外，还应注意与西医所讲的"伤寒"进行区别，不可混淆为一谈，西医所讲"伤寒"是广义伤寒中的湿温病。《伤寒论》通篇所论实为广义伤寒的范畴。学者柴瑞震就人体感受外感病邪，所发"三阳"和"三阴"之"六病"的辨证论治规律做了广泛的论述。

六病与八纲的辨证关系

　　张仲景借六病，以概括脏腑、经脉、阴阳、气血等的生理功能和发病，以后正邪进退的病理变化，并以此作为对疾病的辨证纲领和论治准则。

　　1. 六病与阴阳：清代柯韵伯《伤寒论翼》曰"仲景治法，悉本内经。按岐伯曰：调治之方，必别阴阳，阳病治阴，阴病治阳"。如《伤寒论》原文第7条"病有发热恶寒者，发于阳也；无热恶寒者，发于阴也。发于阳，七日愈，发于阴，六日愈，以阳数七、阴数六故也"。第131条"病发于阳而反下之，热入因作结胸；病发于阴而反下之，因作痞也。所以成结胸者，以下之太早故也。结胸者，项亦强如柔痉（痉）状，下之则和，宜大陷胸丸"。此两条应是全书之辨证总纲。

　　2. 六病与表里：岐伯曰"定其中外，各守其乡，外者外治，内者内治，从外之内者治其外，从内之外者调其内"。太阳是六经之藩篱，主一身之表，三阳又与三阴相表里，故表里的概念，是相对的。

有以气上冲与否辨表里，如《伤寒论》第 15 条"太阳病，下之后，其气上冲者，可与桂枝汤，方用前法；若不上冲者，不得与之"。有以脉象辨表里的，如汗下后，脉仍浮者，为病仍在表，如《伤寒论》第 45 条"太阳病，先发汗不解，而复下之，脉浮者不愈，浮为在外，而反下之，故令不愈。今脉浮，故在外，当须解外则愈，宜桂枝汤"。表证误下后，脉促者为病在表，如《伤寒论》第 34 条"太阳病，桂枝证，医反下之，利遂不止。脉促者，表未解也。喘而汗出者，葛根黄芩黄连汤主之"等；有以小便清否辨表里的，如《伤寒论》第 56 条"伤寒不大便六七日，头痛有热者，与承气汤。其小便清者，知不在里，仍在表也，当须发汗。若头痛者，必衄，宜桂枝汤"。

3. 六病与寒热：三阳病多热，但也有寒证，如太阳之用麻黄汤，《伤寒论》第 35 条"太阳病，头痛，发热，身疼，腰痛，骨节疼痛，恶风，无汗而喘者，麻黄汤主之"。第 37 条"太阳病，十日以去，脉浮细而嗜卧者，外已解也，设胸满胁痛者，与小柴胡汤；脉但浮者，与麻黄汤"。第 46 条"太阳病，脉浮紧，无汗，发热，身疼痛，八九日不解，表证仍在，此当发其汗。服药已微除，其人发烦目瞑，剧者必衄，衄乃解。所以然者，阳气重故也。麻黄汤主之"。第 47 条"太阳病，脉浮紧，发热，身无汗，自衄者愈"。第 51 条"脉浮者，病在表，可发汗，宜麻黄汤"。第 52 条"脉浮而数者，可发汗，宜麻黄汤"。第 55 条"伤寒脉浮紧，不发汗，因致衄者，麻黄汤主之"。如阳明之用吴茱萸汤，第 243 条"食谷欲呕，属阳明也。吴茱萸汤主之。得汤反剧者，属上焦也"。如少阳之用柴胡桂枝干姜汤，第 147 条"伤寒五六日，已发汗而复下之，胸胁满微结，小便不利，渴而不呕，但头汗出，往来寒热，心烦者，此为未解也。柴胡桂枝干姜汤主之"。

三阴病多寒，但也有热证，如太阴之用桂枝加大黄汤，《伤寒论》第 279 条"本太阳病，医反下之，因尔腹满时痛者，属太阴也，桂枝加芍药汤主之。大实痛者，桂枝加大黄汤主之"。如少阴之热化而用黄连阿胶汤，第 303 条"少阴病得之二三日以上，心中烦，不得卧，黄连阿胶汤主之"。用大承气汤，第 320 条"少阴病，得之二三日，口燥，咽干者，急下之，宜大承气汤"。第 321 条"少阴病，自利清水，色纯青，心下必痛，口干燥者，可下之，宜大承气汤"。第 32 条"少阴病，六七日，腹胀，不大便者，急下之，宜大承气汤"。如厥阴之用小承气汤，第 374 条"下利谵语者，有燥屎也。宜小承气汤"。第 371 条"热利下重者，白头翁汤主之"。第 373 条"下利，欲饮水者，以有热故也。白头翁汤主之"。

4. 六病与虚实：三阳多实亦有虚证，如太阳之表虚用桂枝汤证，《伤寒论》第 12 条"太阳中风，阳浮而阴弱，阳浮者，热自发；阴弱者，汗自出，啬啬恶寒，淅淅恶风，翕翕发热，鼻鸣干呕者，桂枝汤主之"。第 13 条"太阳病，头痛，发热，汗出，恶风，桂枝汤主之"。如阳明之热盛伤津，用白虎加人参汤证，第 169 条"伤寒无大热，口燥渴，心烦，背微恶寒者，白虎加人参汤主之"。如三阴多虚，亦有实证，如太阴之用大黄，第 279 条"本太阳病，医反下之，因尔腹满时痛者，属太阴也，桂枝加芍药汤主之。大实痛者，桂枝加大黄汤主之"。如少阴三急下之用大承气，第 320 条"少阴病，得之二三日，口燥，咽干者，急下之，宜大承气汤"。第 321 条"少阴病，自利清水，色纯青，心下必痛，口干燥者，可下之，宜大承气汤"。第 32 条"少阴病，六七日，腹胀，不大便者，急下之，宜大承气汤"。如厥阴热化之用白头翁与小承气，第 371 条"热利下重者，白头翁汤主之"。第 373 条"下利，欲饮水者，以有热故也。白头翁汤主之"。第 374 条"下利谵语者，有燥屎也。宜小承气汤"。

六病的辨证论治规律

1. 太阳病脉证提纲：《伤寒论》第 1 条"太阳之为病，脉浮、头项强痛而恶寒"。其性质为表热证，在此无论伤寒、中风、温病，只要病在太阳，就会有上述之症状，以上伤寒、中风、温病，即太阳病的三大证型。若脉缓有汗的，便为中风，第 2 条"太阳病，发热，汗出，恶风，脉缓者，名为中风"。若再现脉紧无汗，即为伤寒，第 3 条"太阳病，或已发热，或未发热，必恶寒、体痛、呕逆、脉阴阳俱紧者，名为伤寒"。若现发热不恶寒而渴，脉数舌红，此为温病，至于出现发汗已，身灼热之风温，是温病误用辛温发汗而引发的变证，与后世温病学说之"风温"名同实异，亦提示温病的治法不应用峻汗解表之剂，应用辛凉清解之麻杏石甘汤，第 6 条"太阳病，发热而渴，不恶寒者，为温病。若发汗已，身灼热者，名风温。风温为病，脉阴阳俱浮，自汗出，身重，多眠睡，鼻息必鼾，语言难出。若被下者，小便不利，直视失溲。若被火者，微发黄色，剧则如惊痫，时瘛疭，若火熏之。一逆尚引日，再逆促命期"。太阳病有经和腑二证之异，太阳经证，宜发汗，但要分表实和表虚，若伤寒无汗而表实宜麻黄汤；中风有汗而表虚宜桂枝汤。

传经、不传经、欲解时与合病、并病。

传经：传经与否主要看临床表现。传经有循经传，越经传，直中（表里传）等不同方式。循经传，即从太阳而阳明而少阳，依次相传者，为循经传；有越经传，即从太阳越过阳明而传入少阳者，为越经传，有直中，即邪从三阳直中三阴，如太阳、少阴之两感证。如《伤寒论》第 4 条"伤寒一日，太阳受之，脉若静者，为不传。颇欲吐，若躁烦，脉数急者，为传也"。

不传经：如《伤寒论》第 5 条"伤寒二三日，阳明少阳证不见者，为不传也"。

欲解时：如《伤寒论》第 8 条"太阳病，头痛至七日以上，自愈者，以行其经尽故也。若欲作再经者，针足阳明，使经不传则愈"。第 10 条"风家，表解而不了了者，十二日愈"。

合病：两经以上，同时发病者，为合病。如太阳阳明合病，《伤寒论》第 32 条"太阳与阳明合病者，必自下利，葛根汤主之"。第 3 条"太阳与阳明合病，不下利，但呕者，葛根加半夏汤主之"。第 36 条"太阳与阳明合病，喘而胸满者，不可下，宜麻黄汤"。如太阳少阳合病，第 172 条"太阳与少阳合病，自下利者，与黄芩汤。若呕者，黄芩加半夏生姜汤主之"。如三阳合病，第 219 条"三阳合病，腹满，身重，难以转侧，口不仁，面垢谵语，遗尿。发汗则谵语。下之则额上生汗，手足逆冷。若自汗出者，白虎汤主之"。第 26 条"三阳合病，脉浮大，上关上，但欲眠睡，目合则汗"。

并病：一经之病未罢，另一经疾病又发者，为并病。如太阳阳明并病，《伤寒论》第 48 条"二阳并病，太阳初得病时，发其汗，汗先出不彻，因转属阳明，续自微汗出，不恶寒。若太阳病证不罢，不可下，下之为逆，如此可小发汗。设面色缘缘正赤者，阳气怫郁在表，当解之、熏之。若发汗不彻，不足言，阳气怫郁不得越，当汗不汗，其人躁烦，不知痛处，乍在腹中，乍在四肢，按之不可得，其人短气但坐，以汗出不彻故也，更发汗则愈。何以知汗出不彻？以脉涩，故知也"。第 220 条"二阳并病，太阳证罢，但发潮热，手足漐漐汗出、大便难而谵语者，下之则愈，宜大承气汤"。如太阳少阳并病，第 142 条"太阳与少阳并病，头项强痛，或眩冒，时如结胸，心下痞鞕者，当刺大椎第一间、肺俞、肝俞，慎不可发汗。发汗则谵语，脉弦，五日谵语不止，当刺期门"。第 150 条"太阳、少阳并病，而反下之，成结胸；心下鞕，下利不止水浆不下，其人心烦"。第 171 条"太阳、少阳并病，心下鞕，颈项强而眩者，当刺大椎、肺俞、肝俞，慎勿下之"。腑证宜利水，若水蓄在下，应化气利水，宜用五等散；水停在中宜用茯苓甘草汤；水结在皮间宜用文蛤散；血结之浅，应活血化瘀，宜用桃仁承气汤，结之深宜用抵当汤和抵当丸，以上皆为太阳病之正治。

腑证是由于在经之邪未解，热传膀胱之腑而形成引起蓄水证和蓄血证，此为太阳腑证的两个证型。蓄水证，如《伤寒论》第 71 条"太阳病，发汗后，大汗出，胃中干，烦躁不得眠，欲得饮水者，少少与饮之，令胃气和则愈。若脉浮，小便不利，微热消渴者，五苓散主之"。第 72 条"发汗已，脉浮数，烦渴者，五苓散主之"。第 73 条"伤寒，汗出而渴者，五苓散主之；不渴者，茯苓甘草汤主之"。第 74 条"中风，发热六七日不解而烦，有表里证，渴欲饮水，水入则吐者，名曰水逆，五苓散主之"。第 127 条"太阳病，小便利者，以饮水多，必心下悸；小便少者，必苦里急也"。第 141 条"病在阳，应以汗解之；反以冷水潠之。若灌之，其热被劫不得去，弥更益烦，肉上粟起，意欲饮水，反不渴者，服文蛤散；若不瘥者，与五苓散"。第 156 条"本以下之，故心下痞，与泻心汤，痞不解，其人渴而口燥，烦，小便不利者，五苓散主之"。蓄血证，如第 106 条"太阳病，不解，热结膀胱，其人如狂，血自下，下者愈。其外不解者，尚未可攻，当先解其外。外解已，但少腹急结者，乃可攻之，宜桃核承气汤"。第 124 条"太阳病，六七日，表证仍在，脉微而沉，反不结胸，其人发狂者，以热在下焦，少腹当鞕满，小便自利者，下血乃愈。所以然者，以太阳随经瘀热在里故也。抵当汤主之"。第 125 条"太阳病，身黄，脉沉结，少腹鞭，小便不利者，为无血也；小便自利，其人如狂者，血证谛也，抵当汤主之"。第 126 条"伤寒，有热，少腹满，应小便不利，今反利者，为有血也，当下之，不可余药宜抵当丸"。治疗得当，即时痊愈；自行痊愈，从巳至未上；失治之阳盛者，多转入三阳之腑证；失治之阴盛者，多转入三阴之脏病。

2. 阳明病脉证提纲：《伤寒论》第 180 条"阳明之为病，胃家实是也"。其性质为里实热证，治以祛邪为要，用清、下二法为主。阳明病亦有经证和腑证之分，凡属无形的热实为阳明经证，有形的热实为阳明腑证。阳明经证，热在上、中、下焦，如第 176 条"伤寒脉浮滑，此以表有热，里有寒，白虎汤主之"。第 170 条"渴欲饮水，无表证者，白虎加人参汤主之"。阳明腑证，燥结胃，小、大肠，津燥脾约，如第 215 条"阳明病，谵语，有潮热，反不能食者，胃中必有燥屎五六枚也。若能食者，但鞭耳，宜大承气汤下之"。第 250 条"太阳病，若吐、若下、若发汗后，微烦，小便数，大便因鞭者，与小承气汤和之愈"。第 248 条"太阳病三日，发汗不解，蒸蒸发热者，属胃也，调胃承气汤主之"等，故三承气汤，以痞满燥实宜大承气汤；痞实而满宜小承气汤；燥实而坚宜调胃承气汤。正气充实，一般预后良好（阳明无死论），误治易转为太阴虚寒证。严重阶段，直视谵语，喘满者，阴竭正脱，即死；下利者亦死，脉浩者死，即阴气竭绝，正气外脱、神昏不识人，微喘直视，脉弦者，即正气尚存则生。

3. 少阳病脉证提纲：《伤寒论》第 263 条"少阳之为病，口苦、咽干、目眩也"。其性质为半表半里热证。由于少阳位居半表半里，那么，在治疗上当用和解少阳枢机、清泄相火之法，就应禁用汗、吐、下三法。在此与太阳病治法应发汗，阳明病应攻下分开来。小柴胡汤，以和解表里，为少阳之正法，如第 96 条"伤寒五六日，中风，往来寒热，胸胁苦满，默默不欲饮食，心烦喜呕，或胸中烦而不呕，或渴，或腹中痛，或胁下痞鞭，或心下悸、小便不利，或不渴、身有微热，或咳者，小柴胡汤主之"等。若误治失治，可内入阳明成实，或隔入三阴成虚。若治疗得当，可外出太阳之表而解，或自行痊愈。

4. 太阴病脉证提纲：《伤寒论》第 273 条"太阴之为病，腹满而吐，食不下，自利益甚，时腹自痛，若下之，必胸下结鞭"。第 358 条"伤寒四五日，腹中痛，若转气下趋少腹者，此欲自利也"。其性质皆属虚、寒、里证，以脾虚寒证为主，治法应温中散寒，健脾燥湿，用四逆、理中辈，宜温、宜补。第 323 条"少阴病，脉沉者，急温之，宜四逆汤"。第 324 条"少阴病，饮食入口则吐，心中温温欲吐，复不能吐，始得之，手足寒，脉弦迟者，此胸中实，不可下也，当吐之。若隔上有寒饮，干呕者，不可吐也，当温之，宜四逆汤"。兼表者，表里同治，用桂枝加芍药汤；转实者，酌引攻下，用桂枝加大黄汤，第 279 条"本太阳病，医反下之，因两腹满，时痛者，属太阴也。桂枝加芍药汤主之。大实痛者。桂枝加大黄汤主之"。若阴证转阳，脉微涩而长者，为欲愈。若误治失治，阳衰阴盛则病情会进一步恶化。

5. 少阴病脉证提纲：《伤寒论》第 281 条"少阴之为病，脉微细但欲寐也"。第 282 条"少阴病，欲吐不吐，心烦，但欲寐，五六日自利而渴者，属少阴也。虚故引水自救。若小便色白者，少阴病形悉具。小便白者，以下焦虚有寒，不能制水，故令色白也"。第 283 条"病人脉阴阳俱紧，反汗出者，亡阳也，此属少阴。法当咽痛，而复吐利"。少阴位居太阴和厥阴之间，其性质为全身虚寒证、阴虚热化证，治法以扶阳抑阴为正治之法。寒化证有阳虚厥利（身寒肢厥，下利清谷）、阴盛格阳（肢厥清谷，脉微欲绝，身热面赤）及阳虚水泛（脉沉身寒，肢体重疼，悸眩，小便不利），宜扶阳抑阴，用四逆汤，如第 323 条和第 324 条。热化证有阴虚阳亢（心烦不眠）和虚火上炎（咽喉疼痛）宜育阴清热，用黄连阿胶汤，如第 303 条"少阴病得之二三日以上，心中烦，不得卧，黄连阿胶汤主之"。太少两感证（脉沉，发热无汗），宜发表温里，用麻黄附子细辛汤，如第 301 条"少阴病，始得之，反发热，脉沉者，麻黄细辛附子汤主之"。预后若阳回则生；若阳亡、阴竭则死。

6. 厥阴病脉证提纲：《伤寒论》第 326 条"厥阴之为病，消渴，气上撞心，心中疼热，饥而不欲食，食则吐蛔。下之利不止"。第 337 条"凡厥者，阴阳气不相顺接，便为厥。厥者，手足逆冷者是也"。其性质为上热下寒，寒热错杂，阴阳混乱之证，治法宜寒热并用。

上热下寒证病机：寒热错杂，出现消渴，气上冲心，心中疼热，食入即吐，咽喉不利，唾脓血；腹寒痛，饥不能食，食吐蛔，下利不止，肚冷。治宜清上温下、寒温并施，方用乌梅丸。第338条"伤寒脉微而厥，至七八日肤冷，其人躁，无暂安时者，此为脏厥，非蛔厥也。蛔厥者，其人当吐蛔。令病者静，而复时烦者，此为脏寒。蛔上入其隔，故烦，须臾复止，得食而呕，又烦者，蛔闻食臭出，其人常自吐蛔。蛔厥者，乌梅丸主之"。第357条"伤寒六七日，大下后，寸脉沉而迟，手足厥逆，下部脉不至，喉咽不利，唾脓血，泄利不止者，为难治。麻黄升麻汤主之"。第359条"伤寒本自寒下，医复吐下之，寒格，更逆吐下，若食入口即吐，干姜黄芩黄连人参汤主之"。

厥热胜复病机：如《伤寒论》第336条"伤寒病，厥五日，热亦五日，设六日当复厥，不厥者自愈。厥终不过五日，以热五日，故知自愈"。第341条"伤寒发热四日，厥反三日，复热四日，厥少热多者，其病当愈。四日至七日热不除者，必便脓血"。第342条"伤寒厥四日，热反三日，复厥五日，其病为进。寒多热少，阳气退，故为进也"。

气血紊乱，阴阳气不相顺接病机：如《伤寒论》第338条"伤寒脉微而厥，至七八日肤冷，其人躁无暂安时者，此为脏厥，非蛔厥也。蛔厥者，其人当吐蛔，今病者静而复时烦者，此为脏寒，蛔上入其隔，故烦，须臾复止，得食而呕，又烦者，蛔闻食臭出，其人常自吐蛔。蛔厥者，乌梅丸主之"。第350条"伤寒脉滑而厥者，里有热，白虎汤主之"。第351条"手足厥寒，脉细欲绝者，当归四逆汤主之"。第352条"若其人内有久寒者，宜当归四逆加吴茱萸生姜汤"。第353条"大汗出，热不去，内拘急，四肢疼，又下利厥逆而恶寒者，四逆汤主之"。第354条"大汗，若大下利而厥冷者，四逆汤主之"。第355条"病人手足厥冷，脉乍紧者，邪结在胸中，心下满而烦，饥不能食者，病在胸中，当须吐之，宜瓜蒂散"。第356条"伤寒厥而心下悸，宜先治水，当服茯苓甘草汤，却治其厥，不尔，水渍入胃，必作利也。茯苓甘草汤"。

脾胃虚寒病机：治宜温阳散寒，方用四逆汤、通脉四逆汤。如《伤寒论》第370条"下利清谷，里寒外热，汗出而厥者，通脉四逆汤主之"。第372条"下利腹胀满身体疼痛者，先温其里，乃攻其表。温里宜四逆汤，攻表宜桂枝汤"。

湿热下迫或实热壅结病机：如《伤寒论》第370条"下利清谷，里寒外热，汗出而厥者，通脉四逆汤主之"。第373条"下利欲饮水者，以有热故也。白头翁汤主之"。第374条"下利谵语者，有燥屎也。宜小承气汤"。

肝胃气逆病机：如《伤寒论》第378条"干呕，吐涎沫，头痛者，吴茱萸汤主之"。第379条"呕而发热者，柴胡汤主之"。第380条"伤寒，大吐、大下之，极虚，复极汗者，其人外气怫郁，复与之水，以发其汗，因得哕。所以然者，胃中寒冷故也"。第381条"伤寒哕而腹满，视其前后，知何部不利，利之即愈"。

厥阴病预后，阳复邪却者愈；邪盛正虚者不愈；阳亡或阴竭或阴阳离绝者死。

《伤寒论》全书中贯穿了整体辨证观，那么，辨证论治的法则归其一就是"观其脉证，知犯何逆，随证治之"，就是《伤寒论》全篇辨证论治的思维精髓之所在。正如《黄帝内经》所曰："知其要者，一言而终。不知其要者，流散无穷。"

140　三阳三阴辨证论治研究

对于《伤寒论》三阳三阴辨证（即后世俗称"六经辨证"）的研究，历代医家各有阐发。有以经络立论的朱肱；以脏腑阐释的李时珍；以气化解释的张志聪；以区域分野研究的柯韵伯、周学海；以病因阐述的庞安时；以疾病类型论述的李克绍；认为"重在辨表里，不必拘经腑"的陈亦人；持六经辨证包括了八纲辨证的刘渡舟；更有把辨病辨证相结合作为《伤寒论》辨证思想的李培生等。学者樊新荣将近年来有关《伤寒论》三阳三阴辨证的研究做了梳理归纳。

三阳三阴辨证的理论基础

成喜坡认为伤寒论是论述外感疾病的专书，以《素问·热论》"今夫热病者皆伤寒之类也""人之伤于寒也则病热"为理论基础，其所创立的六经辨证中，多见有热证，尤以三阳经为主。李小粤等认为张仲景据《素问·热论》篇六经分证基本理论，而创立了六经辨证体系，以太阳、阳明、少阳、太阴、少阴、厥阴六经为纲，分析全身性证候，其所说之六经兼及络脉、经筋、皮部的范围。李培林认为三阴三阳是太阴、太阳、少阴、少阳、厥阴、阳明的简称。其源于阴阳学说，是阴阳的一种特殊分法，而阴阳学说是在《易经》的影响下，至《易传》才完成的一种学说。贾成文、王宗柱认为张仲景创立的六经辨证理论，是以三阴三阳经作为辨证施治的纲领，用开阖枢理论来说明外感热病的发生、发展、转化的规律。也即说明开阖枢理论与六经证治有着密切关系。梁华龙认为三阳三阴辨证首先其思辨性理论来源于《周易》，是《周易》中的辩证法思想和对事物的认识论；其次是其医学理论，来源于《黄帝内经》，《黄帝内经》的理论雏形奠定了六经辨证方法的基础；前两者的结合加之仲景个人思维成果形成了系统的六经理论和六经辨证方法。何德昭则认为张仲景的学术思想与中国传统文化密不可分，中华文化所强调的天人合一、中庸之道、发而中节、致中和等思维方式在张仲景的著作中打下了深深的烙印。其医学观、生命观、疾病观、治疗观可以用"和"字来概括，"和"是张仲景学术思想的核心。许爱兰等则从六经病证形成过程体现了《周易》"卦时"学说的过程论观点；六经病证体现了《周易》"卦时"学说的阶段论观点；六经病证体现了《周易》"卦时"学说的场景论观点；六经辨证的思想内涵体现了《周易》的恒变观思想等四方面阐发了六经辨证理论渊源于《周易》。赵文鼎认为《周易》对《伤寒论》的影响主要是提供了思维的方法和思维模型。前者表现为取象类比的方法，利用自然的"六气"说明人体生理病理的变化；后者借其创立了三阴三阳说。三阴三阳说实际上就是阴阳说，只是把阴阳按自然界的时间和空间的运动规律，消长转化分为 6 个阶段，以论述天人合一的宏观宇宙学。樊新荣以《周易》十二消息卦的阴阳演变来说明其和《伤寒论》三阴三阳变化的相同性。从这一意义上说，中医的先祖张仲景所著的《伤寒论》阴阳说是对《周易》文化的创造性发展，同时也丰富和补充了《周易》文化的内涵，这是中华文明史上的重要贡献。张建伟认为张仲景在《黄帝内经》《难经》《阴阳大论》等理论基础上，进一步总结了前人的医学成就结合自己的临床经验，将疾病发展过程中各种错综复杂变化多端的证候情况加以综合归纳，并以古代辩证法思想-阴阳学说为指导，有机地与脏腑经络学说结合在一起，从而创立了一套独特的而且行之有效的辨证理论体系。王孝先提出张仲景《伤寒论》以《黄帝内经》的运气学说为基础，结合外感热病的实际情况，创立了六经气化学说，对《黄帝内经》的运气学说不仅全面地继承，而且有所发展，有所创新，有所前进。

三阳三阴辨证的层次

梁华龙认为在六经病证中，分为阳经病和阴经病两大类，阳经病包括太阳病、阳明病和少阳病；阴经病包括太阴病、少阴病和厥阴病。太阳病为表，在最浅层，阳明病为三阳之里，少阳病居，于半表半里；三阴病居里，而太阴为三阴之表，厥阴为三阴之里。在每一经病中又有经证和腑证之分，而同是经证或腑证，又有不同的深浅层次，即伤寒-六经-经证和腑证-经证分为中风和伤寒，腑证又分为在手经、在足经，经证的中风、伤寒又分为轻重、深浅层次，腑证又分为寒热虚实不同证型。吴雄志则根据数学聚类分析的原理，提出六经辨证分三个基本步骤进行。首先根据疾病的阴阳属性分阴阳两类，从而将诊断确立于三阴或三阳之中。接着根据疾病的病位不同，采取纳入法或排除法，明确病发于何经，进一步缩小诊断目标，最后根据阳经之在经在腑或阴经之寒化热化，以及兼证、杂证的有无，最终确定其病证类型及选方用药。此法在辨证过程中逐步缩小诊断目标，同时明确病性、病位、病证，最终能够准确地选方用药。霍丽东等认为仲景全面地继承了《黄帝内经》阴阳学说，创造性地把"一分为二"与"一分为三"有机地结合指导临床辨证。"一分为三"的辨证方法贯穿于全书理、法、方、药之中。人体在纵横方向上各呈现三层次系统，论中从横向上看，由外至内，把人体划分表、半表半里、里共三层，而不是只有阳为表，阴为里两层。太阳主表，少阳居半表半里，阳明为里。三阳经属六腑而络六脏，三阴经属六脏而络六腑，其四肢百骸、五官九窍、筋脉皮肉、毛发爪甲亦各有脏腑归属，形成人体三个有序的层次系统；从纵向上看，论中又把人体划分为上焦、中焦、下焦三部分，而不仅是上下两部分，心肺居上焦，脾胃处中焦，肝、肾、膀胱及大小肠在下焦。如此纵横交错形成一个立体的网络模式，互相联系，共为一个整体。程绍民等提出六经辨证是将外感热病划分为太阳、阳明、少阳、太阴、少阴、厥阴等病理阶段，然后根据各个病理阶段的症状及病机特点，分别列出方证进行治疗。刁军成认为六经辨证首先要辨明病在三阳三阴何经，各经之中再分表里，表里之下各有寒证热证，寒热之下又各有虚证实证，六经辨证与八纲辨证二者结合使六经辨证条理分明，层层深入，也使较为空泛的八纲辨证成为可以据以立法处方的论治依据。窦志芳从阴阳辨证是六经辨证的总纲，表里辨证是六经辨证的重要组成部分，寒热辨证是六经辨证的体现，虚实辨证是确定最后治疗原则的关键等方面阐发了六经辨证的层次性。范春香等提出在六经辨证过程中，仲景是按着认症、识病、辨证三步来进行的，运用这三步是进行辨证论治的基础。刘兰林等认为伤寒六经辨证用三阴三阳六个层次阐释以风寒所引起外感热病的病位病理及发展传变等，试图通过梳理六经的内容归纳出病期、病位及病性三大基本要素，以其分析和组合来反映外感热病寒温统一的证候及病理，再由三要素来确定证型和病机。王国栋指出六经中蕴含了八纲中的表里纲，同时又以表里作为六经的基础。表里纲中表里是最抽象、最单纯的关系，它潜在地包含着更深层的关系与属性。六经是表里的深入与展开，它保持了八纲中其他六纲的原貌，而对表里进行再造，并通过这种再造使得抽象的八纲与具体的脏腑、经络密切相关，囊括了脏腑、经络辨证的基本内容，同时注意到了外感病邪由浅入深侵害人体的层次性，并从这一角度说明不同层次的特点及传变规律。

三阳三阴辨证的实质

柴瑞震认为张仲景在《黄帝内经》整体观念的指导下，将阴阳学说、经络学说、脏腑学说、气化学说以及病因、病位与病机学说等融汇为一体的"六经学说"。赵进喜则认为三阴三阳辨证，即六经辨证，实际上就是在辨三阴三阳六系统病变的基础上，参照患者不同的体质类型所进行的方剂辨证，即"辨方证"。对于三阴三阳辨证方法的适应范围，认为既然三阴三阳是客观存在的人体生理六系统，三阴三阳辨证方法当然就可能适合于各种疾病，当然也适用于包括糖尿病、肾病在内的多种内伤杂病。祝建伟等提出《伤寒论》实际是以阴阳学说为核心，创立了以三阴三阳功能活动为主体的人体功能模型，该模型将人视为一个巨系统，三阴三阳是该巨系统的 6 个功能性子系统，每一子系统都包含自身的要素、结构、功能、环境各子系统之间相互联系，相互作用，它们形成的人体巨系统又与外部环境相互联系、相互作用。这种模型强调人的功能性，它把每一系统的内部结构和由其形成的巨系统结构都理解为功能性的。同时，这种功能性结构又是自己建立、自己维持的，它具有阴阳自和的自组织性。邓玉梅认为三阴三阳病的证类，是人体在致病六因素的作用下引起的三阴三阳之相关的脏腑、气化、经脉以及津精气血阴阳失调的综合体现，不能孤立地看待，更不能简单地理解为经脉之病。梁华龙等经过对《伤寒论》原文的深入研究，论证了定因、定性、定位、定量、定时、定势的六种因素分析是六经辨证的实质，并且进一步提出六经病辨证实质上是对疾病不同阶段的综合性认识，它包括了机体正气的盛衰、内外邪气的强弱、机体的反应程度、病情的转归趋势以及体现在外表的各种表象的综合。刘承仕认为太阳、阳明、少阳、太阴、少阴病提纲所述证候，均较明确地提示了各自的病理性实质。唯厥阴病所论证候不甚明了，至历代医家众说不一，莫衷一是。王付等认为仲景六经辨证主要指的是本证辨证、兼证辨证、类似证辨证，只有从此三方面入手研究六经辨证，才能真正抓住六经辨证的基本概念和精神实质，才能使六经辨证发扬光大。郭任提出伤寒六经病变之实质即为六类综合征，太阳病、阳明病、少阳病、太阴病、少阴病、厥阴病的实质分别即毒血症等、菌血症等、全身炎症反应综合征（SIRS）、弥散性血管内凝血（DIC）、休克、多器官功能障碍综合征（MODS），《伤寒论》即对其辨证论治等分别进行了论述。杨在纲认为伤寒六经是基于对人体生命活动总体认识的全方位的时空概念，阴阳是生命活动的发动中心，阴阳变动既驱动整个机体的生命过程又与外环境密切相关，统一于自然界的大环境之中。全书正是在这样的思想指导下以阳气变动为着眼点，系统阐述了人体生命活动的特点和疾病发生后的全过程，这就是该书具有普遍指导意义的根据所在。徐培平等指出伤寒六经病理的中心环节是营卫失常。六经通过"开、阖、枢"作用控制和调节营卫在人体各部位量的虚盈分布和功能效应。六经病的实质是六经的"开、阖、枢"功能失常，导致营卫失调，并造成的脏腑气血津液功能紊乱。李振明等认为六经证治既突出了经络辨证论治的原则，又强调疾病的传变规律；既联系于经络、脏腑，又贯穿着八纲的理论，是对经络学说的创造性的灵活运用。姜维民在《伤寒泰斗刘渡舟教授治学思想探要》中指出六经的实质是经络、脏腑、气血的统一体。吴永莲、李亚林认为六经辨证实质是以六经辨证为基础，围绕着六经各经分证的证候特点为定位"指数"，结合受邪深浅、寒热趋向、正邪消长等因素的影响，而探求疾病在病程中不断发生位置的改变，从而通过"指数"的审定，定出它们的位置而达到指导辨证，评定传变，掌握顺逆之目的。马文辉等通过对《伤寒论》中的六时、六病、合病、并病及六病欲解时的探讨，以及三阴三阳的三部定位划分，提出《伤寒论》的"三阴三阳"是一个"时序"概念，并与空间病位相关联，因而认为"六病"是张仲景对外感热病的一种时间分类方法，可揭示外感热病的发生、发展、转归与时间之间的某种内在联系。瞿岳云明确指出在《伤寒论》中，原本以太阳、少阳、阳明、太阴、少阴、厥阴"三阴三阳病"立论，分析了外感热病一系列病理变化及其传变规律。林殷等认为"太阳病""阳明病"中的病，实际上可以看成是综合病邪性质、正气变动、病变病位、基本病机诸多因素的、有特定内涵的"证"，因此后世也有称之为"太阳证""阳明证"者。另如"桂枝证""柴胡证"等则是明确的证，只是以主治方剂来命名。仲景方中的"证"是有特定意义的"症候群"。

三阳三阴病证的传变

吴雄志认为六经传变，理当知常达变，全在医者临证灵活，不可拘于"一日太阳，二日阳明……"之说而自锢手脚。李振明等认为六经传变就是六经病证过程中的发展和转化，即由这一经病证发展、转化成另一经的病证，又称"传经"即经脉的传变。传经与否取决于受邪的轻重、病体的强弱和治疗措施是否得当这三个方面的因素。郭任指出伤寒六经病变有循经传、越经传、本经自病、直中、合病、并病等。刘联群则提出六经病的传变是以五运之生克制化转归为前提、以病证的客观势态为依据，一经之病就有一经之变，总在变好、变坏两端体现。手三阳从手走头，足三阳从头走足，手三阴从胸走手，足三阴从足走胸，这才是六经的路径。至于"一日太阳"至"六日厥阴"那是按太极阴阳的方位所排列的六个序号，非为六经受病后的传变路径。不明一日至六日是指序号这一点，而把太阳、阳明、少阳、太阴、少阴、厥阴作为疾病顺传的传变路线，好像疾病是按规定方向传变的，不是客观实际的反映。这种认识正是宋本《伤寒论》所造下的注文过失，非为《黄帝内经》和仲景的原意。李合国认为六经传变虽与病邪轻重、正气强弱以及治疗、调护是否得当等因素有关，但总以胃气盛衰为前提。一般而言，脾胃气弱，邪气盛则病邪由表及里，由浅入深而病进；若脾胃气强，抗邪外出则邪由里出表而病退。朱桂梓等通过对陈士铎伤寒思想的研究，认为陈士铎在张仲景研究伤寒的基础上，明确提出了伤寒在经脉之间的 4 种传变，即顺经传、过经传、隔经传、两感传。赖文等研究患者得病后，随其正气的强弱、体质的寒热、感邪的轻重、治疗的当否、有无宿疾等不同情况而出现不传经而愈，或传经（顺经传、隔经传、表里传），或直中，或合病并病，或坏病而加重，乃至危殆等变化。张星平等提出伤寒之为病，乃风寒之邪袭人，其中伤必沿外体躯壳之三重（太阳、阳明、少阳），内脏次第三层（太阴、少阴、厥阴）逐层而渐进，而六经又各主其所，故伤寒病尤应以六经为纲。黄开泰从病机角度阐发了三阳三阴病证的传变关系是通过证候病机反映出来，以正邪盛衰为基础，以病因、病性、病位、病形和病势为具体表现，不仅从时间上明确了病病机"合病""并病"的传变特点，而且在空间上指出了疾病病机演变的多向性和复杂性，突出了"观其脉症，知犯何逆"的随机辨证思维。病机任何一项构成的变化都不是孤立的、纯粹的而是相互关联的，病因的变化可能同时出现病位的变化，病位的变化可能同时发生病性的变化。病机的传变关系是通过具体构成要素的变化把握病，过程总体病机的彼此演变，而以证候病机为具体表现形式。梁华龙认为体质在疾病的传变中十分重要，首先体质决定其传变与否其次体质决定传变趋向，再次体质决定疾病传变的性质。徐剑秋等认为脉象是病理变化的外在表现，除特殊情况下，脉象总是如实地反映着机体的病理状态。因此，观察脉象的动态，可及时了解病情的趋向和传变。刘华生则认为从六经病证发生、发展、演变的趋势看，基本上可概括为升降出入四个方面。六经传变是邪正这一对矛盾互相斗争的结果，正邪双方盛衰在"量"上的对比是决定传变与否的重要因素，但就其发展转化的趋向而论，又与正邪本身所固有的运动特性有关。

综上所述，《伤寒论》三阳三阴辨证研究已取得可喜的进展。学者们不再囿于传统的六经辨证框架，而是将一些新的学术观点、指导思想、辨证思维方式、临证辨证方法引入其中。在三阳三阴辨证的理论基础研究方面，多趋向于与《周易》《黄帝内经》密切相关；在三阳三阴辨证的层次研究上，多趋向于从抽象到具体的思辨过程；在三阳三阴辨证的实质研究方面各家观点林立，但大多体现了辨病位、病性这一观点，也即是朱文锋所称的辨"证素"；在三阳三阴病证的传变研究方面，多数学者倾向传变的多向性和复杂性，突出了"观其脉症，知犯何逆"的动态辨证思维。

141 六经辨证之六经九分法

　　《伤寒论》奠定了中医临床辨证论治的基础，六经辨证是《伤寒论》的核心。那么，为什么有必要在六经辨证的基础上再提出六经九分法呢？这是因为既往六经辨证过多地被限制在《伤寒论》或伤寒病中，对它的整理提高还不到位。同时《伤寒论》中大量存在的方证相对，表面上看似乎更加实用，这也容易使人忽略六经辨证的重要性。面对伤寒六经，不要说中医的初学者，即便已经入门的人，困惑仍多。所以，有必要清楚伤寒为什么需要六经辨证，以及伤寒六经辨证在临床上究竟处于什么地位，同时要进一步思考，用什么方法能够方便大家的理解和掌握，正是基于此等之思，学者张再良独具匠心地提出了《伤寒论》六经辨证之六经九分法的理论见解，颇给人启迪。

　　六经辨证，只有从《伤寒论》的六经病证中抽象拔高出来以后，才有可能比较便捷地从伤寒走向百病，成为一种普遍适用的临证方法，也才能够让人充分理解蕴含其中的基本原理和规律。六经九分法，能够清晰地体现出六经证治的基本方法。既然六经证治是所有辨证方法的基础，就不存在替代或排斥其他的方法的问题，它渗透在所有的方法中。六经证治的原理和规律贯穿在所有的辨证论治中，反过来说，其他的辨证方法都可以视为六经证治的延伸和扩展。由于辨证论治的各种方法在本质上是一致的，所以现实中只有繁简或偏重的不同而已。从六经辨证中提炼出来的六经九分法，有助于我们在临床上化繁为简，执简驭繁。

六经九分法的定义

　　六经九分法是对伤寒六经辨证的提升。对于《伤寒论》中六经病证的把握方法，如果从三个阶段（初中晚）、三个层次（上中下）入手简化，三三得九，就形成了一个六经九分的治法方药框架（见图1）。

温散法 太阳（寒） 麻黄汤	和解营卫法 太阳 桂枝汤	凉泄法 太阳（热） 越婢汤
温补法 太阴（寒） 理中汤 五苓散	调整升降法 少阳 小柴胡汤 半夏泻心汤	寒泻法 阳明（热） 白虎汤 承气汤
回阳法 少阴（寒） 四逆汤	兼顾寒热法 厥阴 乌梅丸	救阴法 少阴（热） 黄连阿胶汤

图1　六经九分法的基本框架

　　《伤寒论》的六经病证名称依旧，它们在九宫格中的位置各有所就，配上相应的治法方药，通过图示，一目了然，明白易懂。这样得到的九个基本治法，本于表里、寒热、虚实的辨证，也包含了半表半里、寒热错杂、虚实夹杂的状态，临证基本的治法方药固定不变，互相对称，井然有序，构成了一个可分可合、相互关联的整体。六经九分法，将伤寒六经病证转化为治法，将临证最常用的基本治法方药约束为九个区域。按照基本的治法方药定位，简化到极致，只剩三种，即温热剂（温法）、寒凉剂（清法）

和寒温并用剂（和法）。汗法可以归入温热剂中，下法应该放在寒凉剂中。对这样的三种治法再作区分，温法三分为温散、温补和回阳，清法三分为凉泄、寒泻和救阴，和法三分为和解营卫、调整升降和兼顾寒热，最终得到的是九个治法。这样一来，治法竖看一分为三，即温法（汗法）、清法（下法）与和法。横看也是一分为三，即上中下，肺脾肾，体现出了疾病的浅深轻重和用药的力度问题。三段三层六经九分，治法最为简约者三，演化成九，由此扩展，可以不断细化。它不再像八法那样混杂，也摆脱了后世治法归纳的烦琐。在纷繁复杂的治法方药中，显示出了最为简洁的脉络和线条，提示了临床治疗的原理和规律。如果把九个方法分别叙述，每一块治法方药都能自成体系。其中基本方是核心，是起点，类变方和加减方是进一步的扩展。以此为基础，六经九分法张扬开来，可以接纳后世临床源源不断的补充。

六经九分法，作为一个整体看，体现出用药的温升寒降，类似于阴阳的圆运动，成为一个动态的系统。值得注意的是，它是一个"一分为三"的形式，它拒绝非此即彼的极端思想和做法。正如临床辨证有表有里，也有半表半里，有寒有热，也有寒热错杂，有虚有实，也有虚实夹杂。所以在治疗上除了温热助阳散寒，寒凉清热泻火，还必然存在表里寒热虚实兼顾的方法。六经九分法这样一个基本框架，无疑是符合临床实际的，是全面而且稳固的。据此，你可以理解为什么六经证治可以成为辨证论治的基础，也容易明白为什么只要在辨证的范围中，后来的方法只能是它的变通和细化。

作为一个整体，事物有着内在的关联性，即九个治法方药所应对的证既是独立的，又是关联的。它们之间的互相联动受到具体疾病等诸多因素的影响，并没有一成不变的模式，这就牵涉六经传变或疾病进展的问题。为了表述的方便，我们倾向于用一个固定的方式来表示常态，但是在临床实际中，却时时充满了变数。另外，六经九分法的基本位置是固定不变的，但是在实际中也不完全能够简单地对号入座，除了从类变方和加减方的扩展来把握之外，对九分法的互相重叠也要有所认识，重叠是一个模糊区域，可以用六经合并病或临床表现不典型的道理来解释和处理。

六经九分法，是对六经辨证的高度抽象，是一种更加简明快捷的表达和把握的方法。六经九分，六经保留了《伤寒论》六经病证的痕迹，体现传承，九分则跳出了原文的具体叙述，从治法方药的角度进行归纳，更加实用。这样的一个方法，把《伤寒论》的六经病证以及后来的六经辨证，拔高成了临床上最为基础的治法，把伤寒病的具体应对方法，转化成了临证普遍适用的基本治法方药体系。六经九分法，从基本治法到基本方，再到类变方，最后到加减方，提供了一个十分便捷的辨证框架。

六经九分法，把伤寒六经辨证往上拔高，最后落实到治法。这样一来，原本隐含在所有辨证方法之中的基本内容，打个比方，有点类似于"最大公约数"，六经证治一旦升华为基本治法，就不再受到原来病与证的局限，就能够在临床上畅行无阻了。可以说，六经九分法在临床上和各种具体的辨证方法是形影相随的。

六经九分法的来源

六经九分法来自伤寒的六经辨证。对于《伤寒论》中的六经病证、六经辨证的理解和把握，只有通过原文的反复阅读、临床经验的积累和不断丰富起来的医学知识才能达到。六经病证或六经辨证应该看作是一种临床对于疾病的把握方法，这和后人纯粹从理论上对于六经的探讨不同。面对临床，从诊疗实际来揭示六经辨证的基本原理，重点讲清楚存在于六经证治中的临床普遍适用的治疗规律，最后的落脚点是治法。《伤寒论》的研究，要把六经病证的问题讲清楚，目光必须集中在临床的具体问题上。

六经病证的辨治方法，原来出自伤寒病的临床诊疗过程中，是一种辨证应对的具体方法。有了六经证治框架的认识以后，还必须明白，临床上疾病的传变是绝对的，而如何传变则是相对的。六经病证的典型表述（六经病证提纲及典型方证）是医家归纳总结出来的，但临床实际中见到的基本上都是不典型的表现。是否可以这么说，对六经病证、六经辨证的归纳和把握最初起源于伤寒病，由伤寒带出杂病，从伤寒补出温病，这一切都发生在热病的临床过程中。

六经九分法，是对《伤寒论》的入而复出，是从文字记载的证治中高度拔萃出来的。它源于伤寒，高于伤寒，是着眼于临床整体以后得到的结果，不是仅仅于细节处推敲而能够体悟出来的。用治法归纳六经病证的做法，其实古人已有实践，比如清代俞根初的《通俗伤寒论》中间就有所示范。《通俗伤寒论》用治法来归纳整理六经的证治方药，推陈出新，有了很大的变化，六经病证被淡化，强调的是六个基本治法。习惯上所称的八法，汗吐下和温清消补，如果把吐法和消法去掉，就是《通俗伤寒论》讲的六法。六法再做简化，就应验了俞根初所谓的水化（寒）、火化（热）、水火合化（寒热错杂）的模式。换一种讲法，基本治法就剩温法、清法和温清并用的和法，和法用以应对病情错杂的状态，亦为临证所必需。

对六经证治的理解和阐释由来已久，体现了历代医家的不懈追求。此处仅引用一下恽铁樵的观点，他曰："《伤寒论》第一重要之处为六经，而第一难解之处亦为六经。凡读《伤寒》者无不于此致力，凡注《伤寒》者亦无不于此致力，卒之能得真义者竟无一人。此处不解，全书皆模糊影响，有何医学可言？"解决这个问题的最好办法是从临床诊疗的实际出发，先具体后抽象，从特殊到一般。恽氏认为"《伤寒》六经，因病状而定之名词""《伤寒》六经为人身所著病状之界说"，着眼于证，体现的是一种病态而已。现代有祝味菊《伤寒质疑》的六经五段说，从证治的基本原理阐发六经，以后有万友生的《寒温统一论》，从八纲证治归纳补充六经。前人在这方面的探索，都是要借用六经对中医的辨证论治作出根本的、一元化的解释和归纳。六经九分法的提出十分自然，借用吴鞠通的话来表达感觉十分贴切："诸贤如木工钻眼，已至九分，瑭特透此一分，作圆满会耳。"整个过程亦颇似吴鞠通所曰："进与病谋，退与心谋，十阅春秋，然后有得。"

六经九分法的作用

六经九分法是中医临证的基础。必须明白，六经辨证这样的基本方法，最初存在于伤寒病的临床诊疗之中，它相对完整平稳。一旦变换成六经九分法后，就更加容易体会到它的无所不在。另外，应该清楚，尽管六经证治具备了相当的普适性，但是它仍然带有与生俱来的临床倾向，即很多治法方药的局部细化不够，临证时显然有所偏向和不足，不少地方必须依靠后世的补充。也可以说，六经九分法在临床应用中必须注意变通和细化。

温病的卫气营血、三焦辨证就是一个六经变通的典型，这是针对一大类疾病（热病）而归纳出来的方法。同样是辨证论治，中医对外感热病有独到之处，用六经和卫气营血这样的辨证方法，强调其明显的阶段性变化，每个阶段都有相应的治法方剂。中医的辨证方法多变，体现了临床疾病的复杂，以及对问题认识的立场或层面的不同，方法本身不存在孰优孰劣或各自可以完全独立的道理。《金匮要略》的杂病证治可以看作是一个六经细化的示范。临床上对症状的尽快缓解也是必须考虑的问题，或辨证或治病。本来杂病主要局限在伤寒病所见的范围，尽管六经证治仍然是基础，但杂病的应对必须走细，尤其在后世，杂病离开伤寒面对整个临床时，范围更大。《金匮要略》的内容远远不够，同时从六经辨证逐渐跨进了现代中医的脏腑气血辨证（见图2）。尽管如此，具体内容与六经九分法仍然有所对应。作为辨证论治的方法，在运用时有先后，如六经九分的判断确立在先，而脏腑气血的辨别展开在后，其间又必须审视外感和内伤的轻重缓急。实际上，所有的辨证方法相互间应是相容相通的，这反映在具体治疗上，理法方药是个整体。用六经九分法来看温病和杂病的问题，就容易消除寒温的对立，容易贯通古今的变化，也方便融合外感和内伤的治法。

六经九分法，把基本的治法方药简化成有限的架构。但将其化裁展开，则又无法穷尽。对事物的观察和认识，有时需要变换角度才能更加清楚。辨证论治，遣方用药，药物的性味可以说是最基础、最直接的东西。风寒燥湿热受之于外，气血津液精夺之于内，外感内伤其实相互关联而错杂，最后都落实到脏腑。现代中医教育中，归纳整理了种种辨证方法，如八纲、气血津液、脏腑经络、病邪等，包括温病的卫气营血、三焦辨证。这样的做法，细则细矣，但缺少的是贯通灵动的活力。问题如果从根源上考虑，是否因为我们忽略了六经证治这样一种整体架构的方法，现在习惯上把六经证治与温病的卫气营血、

肺（寒）	肺（心）	肺（热）
宣肺通络	调补气血	润肺生津
九味羌活汤	十全大补汤	清燥救肺汤
脾（寒）	胆（肝）	胃（热）
健脾燥湿	疏肝理气	通腑清热
藿香正气散	柴胡疏肝散	凉膈散
补中益气汤	逍遥散	清瘟败毒饮
肾（寒）	肝（肾）	肾（热）
温肾助阳	阴阳并补	滋肾养阴
右归丸	附桂八味丸	左归丸

图 2　六经九分法与脏腑气血辨证的治法方药

三焦辨证的方法并立，归入了外感热病的治疗中，作为具体方法之一，相当边缘化了。中医临床诊疗的进展，不是后来的否定或淘汰前者，而主要是在前面的基础上扩充。清代医家早就明确地指出"六经乃百病之六经"，即从辨证论治的角度，后来的都是对六经证治延伸。不提六经证治，好比大树失去了根干，临床思维就必然枯涩滞碍。重视经方，回归临床，提出六经九分法，要解决的正是这个问题。把蕴含在经方中的治疗原理、规律和诊疗体系张扬出来，这比掌握一张方一味药的具体运用更加重要。

讲六经九分法，除了要充分看到六经证治的长处之外，还必须清楚它的短处。换句话说，需要进一步思考的是，辨证论治擅长解决的是什么，以及较难面对的是什么。如果说六经证治本质上是一种对人体状态进行整体调整的方法，尽管这是中医临床取效的基础，但是并不等于这种方法万能。因为从临床治疗的整体看，辨证论治也只是方法之一，此外还应该深入思考的有病因对抗、症状缓解等问题，它们在治疗上另有方法，今天不难理解。历史上，作为中医临床的治疗，其实在辨证的同时也会注意其他方面的问题。如杂病的处理，第一是六经辨证的细化（体现在脏腑气血辨证），第二要考虑对症的常用药。而温病的处理，第一是六经辨证的变通（体现在卫气营血辨证），第二要摸索治病的通用方。中医的临床，主体是辨证，对症和治病可以视为两翼，现代中医必须继承辨证论治，但又不能止步于辨证论治。中医的现代临床用药，即便使用治病的通用方，或者使用对症的常用药，其实仍然不可能离开辨证论治。

六经九分法，表达的只是最基本的治法方药。如同图画色彩的原色，互相搭配以后，可以变化出更多色彩一样，临床上依靠基本治法方药的相互调配，也可以变幻无穷，用来应对错综复杂的病情。无疑，六经九分法的归纳是简约的，但它却是临床遣方用药的支柱。只要明白了其中的原理，掌握了基本的规律，以不变应万变，临证时就能收放自如，左右逢源。

温法三分：温散、温补与回阳

寒者热之，用温热药物治疗寒证，这是温法的基础。温热药物、温热方剂，从伤寒方出发，一直到后世，可以贯通串联。汗法走表，属于太阳，可以归在温法之中，不再另立。温法细分，至少有三个层次，分别是温散、温补与回阳，在六经中应对的是太阳伤寒证、太阴虚寒证与少阴寒化证。

1. 太阳温散法：温散法的位置在太阳病证中，临床最典型的要推太阳伤寒证治。辛温发散针对表寒证，以麻黄八证为代表，原文的表述为"太阳病，头痛发热，身疼腰痛，骨节疼痛，恶风无汗而喘者"，其基本病机为寒邪束表、郁遏营卫。温散法面对的临床具体表现，用通俗的说法，患者见面色白，恶寒怕风明显，颈项板滞，头痛，身痛，腰痛，无汗出，舌苔薄白，舌淡，脉浮紧。或伴有咳喘，痰白而稀；或伴有便溏、腹泻等。其实，这样的情况临床上并不局限于伤寒病，更多出现在外感热病初期的二三日内，多见于普通感冒、流行性感冒等各种感染病，一般以上呼吸道感染（病毒性感染）为多。也常见于慢性支气管炎、支气管哮喘和风湿性关节炎等病证中。

　　温散法用药辛温。辛温发散，辛入肺，辛以行，温以通。辛温宣发，开泄升散，辛温助阳行气，化湿利水。气行则津布，故又有"辛以润之"的说法。温散的代表方麻黄汤证，一派寒邪束表的症状。表寒用辛温发散，所谓"辛胜即为汗药"。辛温发汗，出汗以后表证轻减，所以辛温与解表关联，似乎成了解表剂的别称。但辛温散寒也可以作广义解，即辛温并不局限于发汗，辛温还可以散寒止痛，可以温中补虚，可以回阳救逆。这样，辛温就从太阳一直通到了太阴、少阴。辛温的主要作用是推动阳气的运行，故辛温可散内外之寒。如麻黄附子细辛汤、四逆汤、干姜附子汤、桂枝去芍加麻黄附子细辛汤、乌头赤石脂丸等，也均以辛温见长。温散法所用的药物，以麻黄、桂枝的辛温发散相配为基础，发散力量最强者在此，非辛温则不足以发散。必要时加入法半夏、干姜、细辛，温肺而蠲除水饮；加入细辛、附子则温经散寒；加入制乌头、芍药、黄芪则散寒通络止痛；加入石膏则兼清郁热、发越水气等，后世的川芎茶调散、荆防败毒散等也是常用的温散方。

　　温散法的用方，甘草麻黄汤发越水气，半夏麻黄丸蠲饮定悸，麻黄加术汤温散寒湿，葛根汤发汗散邪舒缓筋脉，小青龙汤散寒温肺化饮，麻黄附子细辛汤助阳散寒，桂枝去芍药加麻辛附汤治疗气分心下坚而内外皆寒者。此处将温散大法再细分，可以看作麻黄汤辛温发汗的延伸，有辛温发散行水、兼清郁热的大青龙汤，有温肺化饮平喘的小青龙汤，有温经助阳发汗的麻黄附子细辛汤，有祛风散寒、益气和营通络的小续命汤，有发汗解表、祛风止痛的川芎茶调散。其实，再往细走，还有很多层次可分。以上各方温散到底，用药的轻重缓急随病证而异。大青龙汤则明显有兼夹，即辛温当配清热，如麻杏薏甘汤也有些转向凉散，小青龙加石膏汤、射干麻黄汤、厚朴麻黄汤多少都显示了这一倾向。到了越婢汤、麻杏甘石汤则就完全转向到以寒凉为主的治法之中了。温散的用途甚广，辛温鼓动人体阳气向外、向上，看一下《金匮要略》中的具体证治也很清楚，湿病要温散，痰饮、水气要温散或温消，中风也有用温散。辛温通达阳气，辛味行气，促进消化、循环、呼吸系统的功能（温散能化痰祛湿、通络、利尿、平喘止咳）。如果把温散作为配角，则涉及的面就更广了。《古今录验》的续命汤治疗中风痹（肢体不遂，口不能言等），药用麻黄、桂枝、人参、干姜、当归、川芎、石膏、杏仁、甘草。魏晋时期的方书中都有续命汤的记载，除了大、小续命汤，还有西州续命汤，用药大同小异，不外温散、活血、清利，在药量的大小上体现出作用的强弱。《千金要方》中有续命煮散，更加附子、细辛、防风、防己、茯苓、白术、升麻、独活等，细看此处，辛温不是散邪而是行气。后世辛温中注意用川芎止痛，注意用行气化湿和胃药如苍术、白术、厚朴、陈皮、法半夏、茯苓等，以适应夏季热病的治疗，特别在南方梅雨或北方的多雨季节，沿这个方向再跨一步就将要进入太阴的领域了，如《局方发挥》的藿香正气散、东垣的清暑益气汤，偏于温散、温燥、表里兼顾，也为临证所常用。

　　表证属实，其实虚实只是相对的，邪留之处，其气必虚（虚体受邪，其病则实），仲景方中有麻黄、附子的同用，后世的温散方中多加入人参、黄芪等补虚之品，也是提示了发汗散邪的相对性。即外感不避扶正，而在于把握扶正的时机与方法，注意邪正的主次，所以又有扶正解表的说法，可以用附子，也可以用人参。如果在温散中多用化湿行气之品，则就靠向藿香正气散的治法了。

　　温散发越太过则成弊端，所谓过汗伤阳，温燥伤阴。除了临证把握住用药的尺度外，也要理解有升必有降的道理，如麻黄汤中麻黄、桂枝宣散，杏仁就含肃降的意思，大、小青龙汤中或用石膏或用芍药，也可以认为是谋求降下内敛的效果。

　　2. 太阴温补法：温补法应对太阴虚寒证，以太阴病提纲的描述为典型，原文的叙述为"太阴之为病，腹满而吐，食不下，自利益甚，时腹自痛"。其发病或急或缓，体质虚弱，见症多限于中焦，以消化道的症状为主。主要病机为中焦虚寒、脾运失健。温补法的临床适应证通常可以表述为患者面白欠华，身体羸瘦，或白胖无力，腹部胀满或疼痛，食欲不振，大便不成形，排便次数多，饮食生冷或吹了冷风后更加明显，或食入即泻；或晨起颜面虚浮，或下肢肿胀午后明显，一般四肢温暖；舌淡胖或伴见齿痕，苔白腻而润，脉象尚且和缓。临床上较为典型的表现如急性胃肠炎等，但更多见的是，虚寒证往往是作为一种体质类型出现，临床上和很多慢性疾患相关。

　　甘温补中，温燥寒湿。甘入脾，甘守中，甘以缓急，温以助阳，甘温健运中气、温补中焦，温燥健脾散寒、行气化湿、温阳补中散寒。药物走中温补者，多选用干姜、人参等。治病重视中焦，是中医临床的基本要点之一，古今一致。哪怕在今天，依靠输液或鼻饲患者可以存活，但是比较一个能够自行饮食的人，精气神完全两样。温补法的用药，以人参、白术的益气健脾与干姜、甘草的甘温复气相配为基础，必要时加入黄芪、附子、肉桂、花椒、吴茱萸等温阳散寒之品，同时应该注意与化湿、祛痰、利水等温通之品的配合。从理中出发，有茯苓、桂枝的通阳化气布津；有防己、黄芪的益气利水；有枳实、白术的行气消痞；有半夏、生姜的和胃化饮；有半夏、厚朴的燥湿化痰；有瓜蒌、薤白的宽胸行气，化裁扩展开来，都是临证的基本路径。太阴病原文有"宜四逆辈"之说，早用附子，先安未受邪之地，于理亦通。理中汤益气健脾温中，太阴脾运不健则泻，理中汤加桂、理中汤加附，都是加重温的力量。吴茱萸暖肝温胃，半夏和胃降逆，针对的是呕。苓桂剂则另立一个系列，用药也有些微不同。后世的四君子汤、补中益气汤、藿香正气散等也都是十分必要的补充。大黄、附子、细辛的相配，有些另类，但也不失为临证妙用，由此温下、温通又有不断的扩充和延伸，如后世的温脾汤类。

　　用甘温之品健运中焦脾胃的方法，适用于脾胃虚弱、中气不足之证，多见于虚劳、腹满痛等。此法源于张仲景的小建中汤证。后世根据小建中汤的方名和组成药物，将其治法功效定为甘温建中。东垣于此发挥、建树亦多，以补中益气汤著名，人参、黄芪、当归益气养血，白术、陈皮行气燥湿，升麻、柴胡清透邪热。风药燥湿，也是特点之一，辛温升散之品，也能作用于内，升提脾气。在此基础上扩展出来的清暑益气汤、升阳益胃汤等，又多被温病学家用治脾胃中气素虚、湿热内蕴的暑湿病证，也有将此法用于温病的后期调理。叶天士也善用此法治疗各种内科杂病，所谓"理阳气当推建中"。脾胃居中，既为气血生化之源，吸收精华，又是饮食受纳、糟粕转输之处，中气不足则气血阴阳俱损，运化升降失司，故表现为气血不足，虚实、寒热错杂。对这类病证，往往只要注意健运中气，则气血阴阳自调，五脏虚劳也容易向愈。

　　不管是什么疾病，只要出现中焦虚寒，即消化功能低下，则理中先行应该作为常规。阳虚内寒湿滞，寒湿的治疗就在这一块。湿阻气滞，甘补稍嫌壅滞，此时温燥行气即为补，所谓脾升则健。甘温以恢复阳气，甘温以健脾益气，如甘草干姜汤、桂枝甘草汤、大（小）建中汤等可作为代表方。广而言之，如薯蓣丸、肾气丸等也都可以视为用例。补益一般是以脾为抓手，要达到一定的目的首先要使中焦的运化健旺。但温补温燥，久用过用，阴液容易耗伤，或者有些患者对温燥药不耐，这也是在临证必须随时加以注意的。

　　如果将温中补虚的理中汤为基础进一步展开，将后世的相关方剂也一起归入，有益气健脾的四君子汤，有补中益气的补中益气汤，有燥湿行气化痰的半夏厚朴汤，有行气散寒化饮的瓜蒌薤白汤，有和胃降逆止呕的小半夏汤，有行气健脾消痞的枳术汤，有益气化湿利水的防己黄芪汤，有通阳化气利水的五苓散，有散寒化湿、疏表和胃的藿香正气散，有益气解表、和胃化痰的参苏饮等。这里集中的一些方药，或燥湿，或甘补，或辛散，或通利，各有所到，同中有异，异中有同，示人以变通的方法。后世的健脾燥湿、散寒化湿、温阳燥湿益气等方药，都从这里化出，内容丰富多彩，临证讲究也多，提示了一个相对稳定的证治体系。

　　3. 少阴回阳法：回阳法临床用以救逆，针对的是少阴病提纲所述"脉微细，但欲寐"的表现，以四逆汤证为典型，或称少阴寒化证，以肾阳虚衰、阴寒内盛为基本病机，提示的是全身阳气的衰退。回阳法临床的适应证，可以归纳为患者面色苍白，四肢厥冷，脉微细欲绝，甚者意识朦胧。从阳虚内寒证来看，患者畏寒怕风明显，神倦体乏，懒言少动，身冷骨疼，或见有慢性腹泻，面浮肢肿，舌淡胖有齿痕，苔腻白滑。这样的情况在杂病中多见于年老体弱的患者及全身情况较差、病程较长的患者。

　　回阳法的用药，以附子、干姜的辛热助阳散寒相配为基础，必要时也可加入人参，甚至也可用麻黄、桂枝、黄芪、当归、麦冬、熟地黄、五味子、山茱萸等。当时救急另有还魂汤（麻黄汤），后来有独参汤、生脉饮等的用法。回阳救逆的应急处理，在临床用药上是一个极端。此外，温阳利水用真武汤、温阳收敛固涩用桃花汤，后世有阳和汤用于阴证，温阳透托的方法在临床上也是必须了解的。

　　回阳救逆法，运用辛热、甘温之品来挽救衰微的阳气，以破除体内的阴寒，来摄纳上浮的虚阳。临床用于亡阳之证，阳衰阴盛，或阴盛格阳。具体症状可见四肢厥冷，身疼痛，恶寒蜷卧，但欲寐，下利清谷，口不渴或口渴喜热饮，甚或冷汗淋漓，面色苍白，脉微细欲绝，或伴见烦躁，面红如妆等。四逆汤以姜、附的辛热，来挽回将欲外脱的阳气，少阴虚寒，见到肢冷脉绝，则非四逆汤莫属。通脉四逆汤和白通汤，或加上猪胆汁，都是此法的变通，有葱白的升清，有猪胆汁的清降，所针对的病情又各有不同。扩大一点还有四逆加人参汤，有茯苓四逆汤（即四逆汤加人参、茯苓），然后有温阳利水，温阳通痹，以附子配上茯苓、白术和白芍。当归四逆汤则有四逆之名，而无应用姜、附之实，药用当归、芍药、桂枝、细辛，再加通草和姜、枣，内有久寒者加入吴茱萸和生姜，此为温通又开出一条用药途径。

　　温法走到最下最深的一层，《伤寒论》中称少阴急温，属回阳救逆，针对的病情危重。少阴应该温肾，肾阳为诸阳之本。少阴虚寒，呈现出来的是全身机能的低下。少阴寒化证是虚寒的重证。少阴和太阴，虚寒的性质同，但程度有区别，所以论大法辛温助阳一致，但药物选择和用法却有讲究，说到底是个用药的力度问题，温阳力量最强者在此。温阳可以利水，可以化饮，所以痰饮、水气病中以温药的运用成为治本大法。

　　在《伤寒论》和《金匮要略》中多处运用了四逆汤及其类方。如《伤寒论》中的太阳病重发汗；外感发热恶寒、脉沉者；伤寒误下，表里同病，下利、身疼痛者；阳明病攻下损伤阳气，见下利清谷者；少阴病脉沉、干呕、脉微弱的少阴寒化者；厥阴病中寒厥见大汗、下利、四肢厥冷者；以及呕吐、下利、霍乱病证中见到手足厥冷，恶寒而脉微弱者，都应该使用回阳之法。

　　后世医家在运用回阳救逆法时多在四逆汤的基础上变化，在类方的基础上加入益气养阴、收敛阳气之品，代表方剂如参附龙牡汤，或冯楚瞻《冯氏锦囊秘录》中的全真一气汤。后世救逆，在人参、附子、干姜的基础上，或兼用开窍的麝香、皂角刺，如正阳散、回阳救急汤；或加用熟地黄、当归、麦冬、五味子养阴敛阳，如回阳返本汤、六味回阳饮。后世亦以收敛固脱的参附龙牡汤作为临证的常用，另外，独参汤简便易行，使用得当亦立竿见影。

　　温法在临床上一分为三，上、中、下，分别对应肺、脾、肾。温肺散邪，温补脾阳，回阳即温肾，是面对全身发力。关于温法，最后还可以强调以下几个要点：①温是一个用药的方向，具体可以分出两路，一者散除寒邪，一者扶助阳气，二者用药有异也有同，偏重有所不同，部位也分表里，在病机上其实互有关联，所以二者不能绝然分割。②用温需要把握力度，体现在药物的选择和用量的多少上，用药的力度，视病情的轻重缓急而定。③温法的上中下其实是贯通的，即治上者也能作用于中、下，治下者也有助于中、上。如临床上温散表邪的药也能治疗泄泻，温助肾阳的药也能祛除表邪，体现了事物的内在关联性。④必须重视温阳、回阳，临证往往有起死回生的效果，今天临床上扶阳成为热门话题，有一定的原因，但不能简单化、绝对化、无限夸大。作为一种具体方法，临床上必然有它所适合的范围。

清法三分：凉泄、寒泻与救阴

　　热者寒之，用寒凉药物治疗热证，这是清法的基础。寒凉药物、寒凉方剂，从经方到时方，特别在后世温病的临床治疗中，内容极为丰富，需要归纳整理出头绪。下法走里，属于阳明，可以归在清法之中，不再另立。清法细分，至少有凉泄、寒泻与救阴三个层次，分别应对太阳表热证、阳明实热证与少阴热化证。

　　1. 太阳凉泄法：凉泄法临床上的适应证，现在习惯上举温病学中所提的卫分证，称风热表证，在六经病证中仍属太阳，与表寒证位置相反，倾向于热。一般邪热袭表，以病程尚短暂、病情较轻浅为特点。凉泄法所针对的临床表现可以表述为病人面色稍红，发热有汗，口渴咽干或痛，皮肤较湿润，热感明显而恶寒怕风较轻，头痛、身痛已不严重，或伴有咳嗽，痰黄，舌偏红、苔薄黄或干，脉浮数。这样的症情，多见于急性上呼吸道或肺部感染的初期，一般以细菌感染多见，但不绝对，在慢性疾病中相对少见。

　　凉泄法的用药，在经方中以麻黄的辛温和石膏的辛寒相配为基础。这里需要注意的是，此法中麻黄与桂枝的配伍已不再合适，后世随证加重清热解毒药的分量，少辛温而多寒凉，太阳的温散一变而为凉泄。具体的药物除了石膏之外，芍药、连翘、苦酒、升麻、葛根等都可选用，必要时甚至可以配合甘寒养阴之品，如沙参、麦冬、百合、芦根等，也可选用后世的银翘散、桑杏汤之类的方剂，这方面温病的临床补充和扩展相对较多。

辛凉宣泄，辛以散，凉以清，辛以开泄透达，凉以降下濡润，辛升凉降，辛少凉多，辛凉宣透而泄热。辛散发越谋汗为了祛邪，寒凉直接清除邪热。细看，这也可以说是一种复合性的治法。《伤寒论》中有小发其汗的桂枝二越婢一汤，《金匮要略》中有治疗风水的越婢汤，以麻黄和石膏的相配最具代表性。痉病用瓜蒌桂枝汤，湿病用麻杏苡甘汤，也都可以视为凉散的具体用例。其实麻桂中加入石膏也蕴含了凉散的意思，只是大、小青龙汤（小青龙汤加石膏或厚朴麻黄汤）温散的力量大而凉泄的意思少，而凉泄法在原则上应该以凉为主，少佐辛散。

风热偏胜，当用辛凉，并佐以苦甘，或再辅以酸，用辛散其风，用凉清其热，苦以降下，甘以缓急，酸以护阴。也可佐以苦寒、甘寒、咸寒，共奏清热泻火养阴之效。仲景麻黄和石膏、麻黄和连翘相配，可视为凉泄法的发端，越婢汤是其代表方剂。很明显这种治法在《伤寒论》中相对偏弱，不被人重视，甚至误以为张仲景只有辛温发汗。在《温病条辨》中有辛凉平剂银翘散、辛凉轻剂桑菊饮、辛凉重剂白虎汤的提法，后世温病学家的临证经验较好地弥补了这方面的不足。用桑菊饮，用银翘散，用升麻、柴胡，用葛根，以头面部的症状为主，一般不用或少用黄芩、黄连之类的苦寒，尽量用叶用花，亦取其升散透泄的意思。如前所述，辛凉苦甘相合，故常用于外感温热的初期。清热和温散或凉散联手，整体上偏于寒凉，构成了凉泄的基本用法。仲景方中的越婢汤发表清热、利水平喘为凉泄的典型，有越婢加术汤和越婢加半夏汤的变化，扩展开来有清泄肺热的麻杏石甘汤、凉散除湿的麻杏薏甘汤，有发表清热、利湿退黄的麻黄连翘赤小豆汤等。另外，后世补充的有解肌透疹、解表清热的升麻葛根汤，有疏风散热解毒的银翘散，有辛凉甘润解表的桑杏汤，有滋阴解表的加减葳蕤汤等，后世补充的方剂相对多些，温病临床中卫分证的治疗多集中于此。

辛凉宣泄，从辛看，是发散；从凉看，是清热。所以将凉泄法看作是清热法的变化也未尝不可。对一个问题的认识可以变换角度，既然辛温发汗可以作为温法来对待，那么，辛凉发汗当然也可以作为清法的运用来理解。二者寒温偏重不同，但针对的都是表证，属于热病初期的治疗。其实结合一点疾病学知识，将更有利于对温散、凉泄的理解和掌握。辛凉透泄的做法也是中医临床的独到，在温病证治中有充分的拓展和补充，在热病治疗的初期，若要早用清热，必须提防寒凉太过而抑遏生机，用药应该注意宣透轻灵，这既是正确的临床思路，也是具体的用药技巧。

2. 阳明寒泻法：寒泻法的临床适应证，以阳明经证白虎汤证和腑证承气汤证最为典型。一般病程较短，属于邪热亢盛、实热里结的状态。寒泻法适用于里热实证，临床所见多为高热汗出、不恶寒但恶热、谵语神昏、痉挛抽搐等。一般患者面色潮红，面部易发疹，口内易溃疡，口苦口渴，消谷善饥，大便闭结，腹满胀痛，患者身体大多比较壮实，机体反应比较亢奋，舌红、苔黄腻干燥，脉洪大有力或沉迟有力。在热病中多见于邪热亢盛期，在慢性病中也可以表现为一种体质类型或倾向，患者营养状态好，面红有力，自觉内热重，舌苔黄腻，自我感觉尚可，但是实验检查数值已经出现异常（多见"三高症"倾向）。

寒泻法的用药，以石膏、知母的辛苦寒清热与大黄、芒硝的苦寒通腑相配为基础，栀子、黄芩、黄连等苦寒燥湿坚阴之品也为临证常用，必要时甚至加入甘遂等峻下攻逐。热结在里，热在全身，更多地考虑引热下行，给邪以出路，所以通利二便、行气除满的药物也常常不可缺少，如枳实、厚朴、茵陈、滑石、猪苓、泽泻等，也常配伍牡丹皮、桃仁、赤芍等凉血活血之品。必要时投用开窍、息风之品以缓解急迫。应该注意的是，苦寒泻下并不绝对排斥温药，必要时加入些许温药，有四两拨千斤之妙。

苦寒清热泻火，苦以降下，寒以清泄，苦以燥，寒以敛，苦寒直折炎上之热。众所周知，清法和下法以白虎汤和承气汤最具有代表性。阳明病为实热证的典型，邪热炽盛，火热炎上，莫此为甚，能否转危为安，如何用药十分关键。作为清热，不同的阶段与层次，应当选择不同的药物，包括针对不同的病证，也有不同选择，后世温病医家补充了不少清热的方剂，苦寒清热泻火、苦寒清热燥湿，仲景以大黄黄连泻心汤、白头翁汤见称，寒泻力量最强者在此。对于一般机体能够耐受的人，可以大胆用苦寒重剂攻下，不必有太多的顾虑。但因为是极端的治法，临证应该见好就收。苦寒过用，败伤中气，容易出现或呕或利或痞等表现，反而使病情转向错综复杂。火热亢盛，津液必有亏耗，但一般不必过虑，而应急散热为主，若阴虚端倪已见，则养阴生津之品亦当及时投用。所以，寒泻法临证时也往往是数法合用者多，清热和攻下、清热和升散、清热和养阴生津相配，危急关头清热和开窍、息风必须同用。

清法和下法，必要时二者并举，相得益彰，疗效叠加。从栀子的苦寒泻火，到知母、石膏的辛苦寒泻，到黄芩、黄连、芍药的苦寒泻火、燥湿坚阴，到大黄、黄连、黄芩的苦寒直折，到茵陈蒿、栀子、大黄的清利，到白头翁、秦皮、黄连、黄柏的清热凉血止痢。经方中清热的方药，屈指数来，不能说不丰富。阳明为成温之薮，可以说后世温病的清热泻火方剂都是从这里出发的。下法用承气汤，但下法又有变通，血蓄下腹，有攻下与逐瘀的同步；结胸腹痛，有大黄与甘遂的并投；当然也有单独用甘遂以解决水饮停滞胸腹的。阳明的攻下，除了三承气外，又有厚朴大黄汤、厚朴三物汤等，仲景示人以变，后世温病学家的承气五变，可谓曲尽下法之妙。急下存阴，用苦寒清热攻下之剂，存津液以防止痉厥、神昏等变症。《伤寒论》中有阳明三急下与少阴三急下，此法现多用于各种急性感染性疾病出现高热，伴有里实热证及神昏、惊厥者。寒泻法在热病的临床上收效明显，往往可缩短疗程，减少各种并发症，降低死亡率和手术率。

细细分析，寒泻大法也有各种程度的不同和温补相对待，临证的变化多端，方药内容也丰富。具体有轻清宣泄的栀子豉汤；辛寒清气的白虎汤；苦寒清热燥湿的黄芩汤；苦寒清热泻火的大黄黄连泻心汤；清热利水化湿的猪苓汤、茵陈蒿汤；清热解毒、活血排脓的千金苇茎汤、大黄牡丹汤；清热散瘀消斑的升麻鳖甲汤；清热攻下的大承气汤；峻下逐水、泻热破结的大陷胸汤；泄热破血逐瘀的抵当汤；清热开窍的安宫牛黄丸；清热息风的羚角钩藤汤等。后世用于热病的清热方药，以苦寒为基础，药如金银花、连翘、栀子、石膏、知母、黄芩、黄连，甚或大黄、芒硝等。治疗斑疹瘟疫的清瘟败毒饮要用生地黄、玄参、赤芍、牡丹皮等凉血；治疗大头瘟的普济消毒饮须投升麻、柴胡、僵蚕、马勃、牛蒡子、板蓝根等透邪；化湿通利的甘露消毒丹则有茵陈、滑石、木通、石菖蒲等通利之品；热盛昏厥，紧随其后的便是开窍和息风，临证与清热兼用并投者多。

3. 少阴救阴法： 救阴法在热病中用于晚期或恢复期，以少阴热化的黄连阿胶汤证为代表，病机属于余热未尽、阴液亏耗，临证以阴液、阴血、阴精的严重虚损为特点。临床多见阴虚内热的表现，如消瘦羸弱、面红心烦、不寐、身热夜甚、大便干结、肌肤干皱而少润泽、咽干口渴、知饥而不欲食、舌红绛而瘦瘪、舌苔少甚者光亮如镜面、脉细数。这样的表现一般在热病高热以后出现，现在在慢性病中也时有所见，严重的接近于恶液质，也常常可以作为一种体质倾向来对待。

救阴法的用药，以黄芩、黄连、芍药的苦寒清热与阿胶、鸡子黄的滋养阴液相配为基础，养阴生津和安神重镇之品亦为常用，后世治疗的变化注重于减苦寒而加重甘寒或咸寒。热病后期，余邪留恋，阴液亏耗，用养阴清热是一举两得。而气阴两亏时，过用清热养阴容易抑遏阳气，特别是中焦脾胃之气，中气不振，则气血生化乏源，所以救阴养阴仍然必须时时不忘阳气的主导作用，处处注意顾护阳气，在阴柔滋腻药中适当加入陈皮、砂仁、当归、川芎等，甚至可以加点肉桂，所谓交通阴阳，听起来抽象，其实提示了用药技巧。

咸入肾，咸以滋润，寒以清降，咸寒养阴清虚热。养阴清热，用甘寒、咸寒、苦寒相合，寒凉不变，但苦寒少用，而甘咸滋补之品多用，用在热病的晚期，有时在热病的初期、极期也必须添加甘寒生津之品，以补热邪耗伤之阴液。肺胃津伤，肝肾阴虚，阴虚的本质一致，而程度有所不同，治疗大体上分出甘寒和咸寒。临床对阴虚分出轻重缓急的不同，也是辨治经验的可贵之处，有生津、养阴、填精的不同处理，用药也迥然有异。

咸寒清热滋阴，咸寒与甘寒不同之处在于咸味入肾，咸味以动物类药居多，所谓血肉有情之品，用以填精生髓，某些介类沉潜之品，同时可以重镇摄纳。此时滋养和清热联手，重心移到了救阴之上。百合地黄汤清热养阴，地黄用鲜，凉血清热。麦门冬汤养阴清热利咽，加上竹叶、石膏，清热力量增强。猪苓汤利水为主，阿胶养阴亦止血。

清热养阴安神的黄连阿胶汤、百合地黄汤，清热生津、润燥养阴的增液汤，养阴降逆、滋阴清热搜邪的麦门冬汤、竹叶石膏汤，养血益气、温通心脉、滋阴息风的炙甘草汤、加减复脉汤等，都在救阴这一大法之中。邪热耗阴，阴液亏耗在热病后期特别是恢复期上升为主要矛盾，毫无疑问，这一方面的方药，后世温病学家的补充也多。从临床的角度看，轻者以果蔬汁液来补充，五汁饮、七鲜育饮汤属于此类，方药以增液汤为典型，以甘寒之品为主，少用或不用苦寒。若余热未尽，则应考虑青蒿鳖甲之类，此时若见到脉象虚软或芤大，则又有生脉散、复脉汤之用，用人参体现了阳气的主导，所谓气机一息尚存，阴液自能再继，但又忌过温，所以有从炙甘草汤到加减复脉汤的变化。肝肾阴亏，与肺胃津伤不同，用药强调咸寒，用血肉有情之品填充，但忌操之过急，以胃能受纳、脾能运化为度。

清法在临证时可以一分为三，也是上、中、下，应对肺、胃、肾。凉泄肺邪，寒泻胃热，救阴则着眼于全身阴液的不足。寒泻法的要点可以再次强调：①寒凉清热只是用药的方向，具体可以分出两路，一者清热攻下，一者凉润滋阴，前者祛邪，后者扶正，二者有分也有合，用药根据病情有所偏重。这部分内容以阳明病为重点，很明显后世温病的补充亦多，方药走得更细。②清热和攻下可以重叠，阳明治法重在祛邪，用力最强者在此，临证中往往可以力挽狂澜，起死回生。寒泻和回阳一正一反，临证有异曲同工之妙。③少阴热化着眼于养阴，具体方药也是伤寒奠基开路在前，温病补充扩展在后。④寒凉泻下过用有弊端。所谓过用，是指用量过重、时间过长；所谓弊端，即凉遏、寒凝、冰伏，是对人体阳气的抑遏与损伤。

和法三分：和营卫、调升降与顾寒热

寒者热之，热者寒之，虚者补之，实者泻之，作为基本治则，容易理解，具体到临床实际，温法、清法、补法和泻法（包括汗、下）的区分细化也有必要。但仅此不够，必须补充寒温并用、补泻兼施的方法，后世明确立为和法。和法是一条中间道路，它给处理临床错综复杂的状态留下了回旋的余地。温法、清法与和法并立，体现了临证治法一分为三的思路。《素问·热论》对三阳三阴强调了汗、泄二法，似不足以概括临床治疗的全部，至《伤寒论》以六经病证论治方法的出现，才可以说治法相对完整。

六经证治中的和法，比较熟悉的是调和营卫与和解少阳，特别是少阳和解法。这个"和"字，与仲景原文中提到的"和"字并不在一个层面上。和法的确立，是建立在后世对临床经验的全面总结和充分理解的基础上。和法这种折中调和的方法，是对现实的一种妥协让步。即临床所见属于寒热错杂、虚实夹杂的情况时，用药就不能一边倒，必须采用二者兼顾的方法。换言之，临床上的症情并不是非热即寒、非实即虚，往往是错杂的情况多，也可以理解为现实中的不典型居多。如此，和法作为基本治疗大法之一，临证不可缺少。同样，和法也可以一分为三。

1. 太阳调和营卫法方剂：太阳中风证，用桂枝汤调和营卫，其实也可以看作是一种兼顾表里、寒热、虚实的方法。

调和营卫法对应的太阳中风桂枝汤证，按照原文的叙述为"太阳病，头痛，发热，汗出，恶风""鼻鸣干呕"等，是伤寒病过程中的一种状态。以营卫（气血阴阳）不和为基本病机，病变程度轻浅而不严重。临床见症一般可以归纳为发热恶寒，怕风有汗，皮肤稍松弛或湿润，面色稍红润，脉浮缓，舌苔薄白，舌不淡。病情大体属于由实转虚、由寒转热的过程中。此类患者的身体情况尚可，大多易外感或感邪后迁延不愈。在慢性杂病中属于气血两亏较轻者。太阳中风，有用表虚证来表述的，也有不完全同意这样说法的。

调和营卫法的用药，以桂枝的辛温升散和芍药的苦寒降下相配为基础，在加减变化时要把握住药物温热寒凉的比重，必要时可加入黄芪、龙骨、牡蛎等，甚至有时也可以加入补肾药物。桂枝汤加瓜蒌根、葛根、大黄或重用芍药，则降下的力量增强；加附子、麻黄、干姜、人参、黄芪或重用桂枝，则上升的力量增强。桂枝汤既走表，也入里。桂枝汤是一张回旋余地很大的处于过渡阶段的方剂。柯韵伯曾提出"桂枝证之自汗，大青龙之烦躁，皆兼里热，仲景于表剂中便用寒药以清里"。如果将芍药看作清热，显然说桂枝汤证的汗出为表虚就未必合适了。表证可以分出寒热，但临床所见，不可能非此即彼，那么极端，所以不妨把桂枝汤证看成是错杂的证型，处在表里寒热虚实的转换过程中。这样一想，对于很多情况下用桂枝汤来应对也就容易理解了。所谓桂枝汤外证得之解肌和营卫，内证得之化气调阴阳，这样的讲法尽管宽泛，但也到位。桂枝汤在临床证治中左右逢源，应对的范围较广。

桂枝汤作为和解剂，和解力量相对较轻，因为桂枝、芍药相配毕竟势单力薄，而生姜、大枣、甘草的配合，使整张方稍稍偏向于温散，因此一般习惯于把桂枝汤和麻黄汤并立为辛温发汗剂。桂枝汤的加减变化内容丰富，在仲景书中细数就有如下之多：桂枝加桂汤、桂枝加附子汤、桂枝加芍药汤、桂枝加大黄汤、桂枝加葛根汤、桂枝二越婢一汤、桂枝二麻黄一汤、桂枝麻黄各半汤、桂枝新加汤、桂枝附子汤、桂枝甘草汤、桂枝甘草龙骨牡蛎汤、桂枝去芍药汤、桂枝去芍药加附子汤、桂枝去芍药加蜀漆牡蛎龙骨救逆汤、桂枝去芍药加麻黄细辛附子汤、桂枝加龙骨牡蛎汤、黄芪桂枝五物汤、桂枝加黄芪汤、桂枝加厚朴杏子汤、瓜蒌桂枝汤、乌头桂枝汤、桂枝去桂加茯苓白术汤等。桂枝汤简直就是一个可以广泛利用的平台，临证中以此为基础加减变化，用来应对临床上的种种复杂变化。

换一个角度，以桂枝汤的调和营卫为基点将相关方剂扩展开来，有小发其汗的桂枝二麻黄一汤，有和营清热通利的桂枝加芍药汤，有和营益气的黄芪桂枝五物汤，有温阳和营建中的黄芪建中汤，有补虚和营敛阳的桂枝加龙骨牡蛎汤等。桂枝汤或者桂枝和芍药的相配，杂病证治中也到处可见，在《金匮要略》中如痉病、历节、血痹、虚劳、奔豚气、腹满、寒疝、黄汗、黄疸、妊娠等病证的具体方治中都可以见到桂枝汤的影子，而后世方中以桂枝汤扩展变化的方剂似乎不多，更多的是对经方的直接使用。

2. 少阳调整升降法：少阳如枢，和解少阳，可以看作是对人体气机升降出入的一种整体调整的方法。

调整升降法的适应证，一般以少阳病提纲的描述"口苦，咽干，目眩"，以及小柴胡汤证的"寒热往来，胸胁苦满，嘿嘿不欲饮食，心烦喜呕"为典型表现。见到这样的表现，临床上往往提示病程迁延，病情反复，患者的抵抗已有下降，病情在表里、寒热、虚实之间摆动，处于邪正相持或湿热胶着的缠绵状态，病机错综复杂。临床表现为半表半里、寒热错杂、虚实夹杂之证，常伴见胸脘痞闷，食欲不振，身热不扬，肢体困重，排便不爽，脉弦细或无力，舌苔腻或黄或白、滑润而不干燥。这样的情况临床上多见于病毒感染，或某些特殊病原体的感染，或由于体虚而炎症转为慢性，仅考虑用抗生素消炎已经难以取效。在外感热病的范围中，排除了典型的太阴虚寒和阳明实热，排除了明显的太阳表证和少阴里证，大致上应该属于这个范围。

调整升降，辛苦相配，辛以升，苦以降。苦入心，苦以泄，苦以燥，辛入肺，辛以宣，辛以通。辛温升散，苦寒降下，辛开苦降。在六经九分法中小柴胡汤位居正中，这是一种清法、温法和补法的合用，苦寒、辛温和甘补的相配。习惯上常常用"扶正达邪"来表达，用"和解"二字来表述，和解与调和意思相近，即处理必须顾及两端，而不可单向发力，图谋速效。调整升降法的用药，以柴胡、黄芩的寒凉与半夏、生姜的温热相配为基础，再加上人参、大枣、甘草的甘补相助成为常规。必要时或加重苦寒降下之力，可以酌用黄连、芍药、栀子、知母等，或选用更加轻清苦泄、宣散行气的灵动之品，如选择青蒿、升麻、薄荷、豆豉等，或加强温燥的力量，可以加入草果、砂仁、豆蔻、紫苏叶、藿香等。湿浊阻滞明显时，甘补之品恐助湿留邪，应该暂缓。治中焦如衡，从少阳的角度看，强调了临证选药须考虑寒热虚实的偏重，把握住温燥和寒凉的比例，使药物的相配恰到好处，这成为取效的关键。

辛开苦降，是指辛温之品与苦寒药物的合用，能够调和寒热，能够通达气机，开结散痞行滞，化痰泄热，用以治疗因气机失调、寒热错杂、痰热互结而导致的胸胁脘腹胀闷，或伴有疼痛、呕吐、腹胀、肠鸣下利等证。辛开苦降法，在《伤寒论》中的半夏泻心汤是最好的体现，方用黄连、黄芩苦寒降泄除热，用干姜、半夏辛温开结散其寒，用人参、大枣和甘草甘温补中，并演化出生姜泻心汤、甘草泻心汤、黄连汤等，行气消痞、和胃降逆。苦寒与辛温相合，苦以清热护阴，温以助阳运湿，苦以坚以降，温以散以升。苦温行气燥湿，仲景的橘枳姜汤、橘皮汤、枳术汤、枳实薤白桂枝汤等均在此列。苦寒与辛温同用，虚实兼顾，寒温并调，具体药物的相配，如枳实与厚朴、黄连与半夏、黄连与干姜、黄连与吴茱萸、半夏与厚朴、栀子与生姜、桂枝与枳实、枳实与薤白等，用以应对种种错杂的症情，后世称为调和肠胃的方法。

小柴胡汤用以治疗寒热往来、邪正相争于表里之间的少阳病证。半夏泻心汤用来治疗寒热互结于中（脾胃）的痞证，辛升苦降的力度有所加强。后世的达原饮及湿热病证的治法其实都可以看作是在此基础上的变化延伸。少阳作为枢纽，位置特殊，按照六经九分法的图示，少阳处在太阴和阳明之间、在太阳和厥阴之间。这就可以说，少阳在表里、寒热和虚实之间，发热性病证的错杂状态的治疗以小柴胡汤为代表，当然，小柴胡汤证相对偏向于里热实证。原文所述的"上焦得通，津液得下，胃气因和，身濈然汗出而解"，生动地描述了服用小柴胡汤以后的整体效果，即三焦（全身）气机的通畅。

由扶正达邪、和解少阳的小柴胡汤展开，从经方扩展到时方。小柴胡汤居中，居中者四通八达，和解最具代表者在此。柴胡桂枝汤偏向太阳，小柴胡加大黄汤偏向阳明。若以黄芩、黄连清热，半夏、干姜和胃，则小柴胡汤转变为半夏泻心汤。同样居中，柴胡偏表实热证，泻心偏里虚寒证，小柴胡汤治外感，半夏泻心汤疗内伤。黄连汤减苦寒而增辛温，旋覆代赭汤则加强了和胃降逆、缓解急迫的力量。在杂病中，对湿热病证的治法也基本是在辛开苦降之间移动，向上是宣是开，向下是降是敛，向左是温是补，向右是清是泻，根据病证的具体表现，最后调整方药，选择好具体的药物。疏肝理气清热的四逆散，疏肝健脾、活血利水的当归芍药散，都可以从这个角度加以认识。后世疏利透达、燥湿化浊的达原饮，分消走泄开导的藿朴夏苓汤等，许多常用方药也都可以视为此法的扩展。

3. 厥阴兼顾寒热法： 寒热兼顾，阴阳并调，乌梅丸提供的治法也可以从和解的角度加以认识。

兼顾寒热法的适应证，《伤寒论》厥阴病提纲的描述只能作为参考，但乌梅丸的治法方药配伍堪称经典。当病机明显出现寒热虚实的错杂，并且肝肾有所亏虚，全身情况低下时，大致进入此范围。伤寒到了厥阴病的阶段，厥热胜复，治疗或温或清，在外感热病中多见于后期。在慢性疾患中多见夹有瘀血者，作为临床表现，一般多见面色或两目黧黑、肌肤甲错、腰膝酸软、不耐久立、耳鸣、目眩、发落、记忆力衰退。在门诊患者中，往往以下腹部症状明显者多见，如妇女的慢性盆腔炎症，男性的前列腺肥大、慢性炎症，症状持续难愈，病情时轻时重。

在厥阴的位置上，用乌梅丸作为理法方药的代表，基本意思到位，但并不尽如人意，特别是应对热病后期出现的厥证和热证。厥阴为热病的最后阶段，从临床上看，厥为肢冷，厥重者须温，当回阳救逆，热为邪盛，热盛者用寒，当清热祛邪。此为临床处理的一般规律。也有阳亡阴竭者，则又应该益气养阴，阴阳兼顾。临床上这种情况多见于休克、心力衰竭、大出血、重度脱水、电解质紊乱、严重中枢神经系统功能障碍时，一般多称为厥脱证。厥阴比少阴复杂，所谓厥热胜复，即寒热虚实的变化有时错综复杂，瞬息即变。

兼顾寒热法的用药，以人参、当归补气养血，附子、干姜、花椒、细辛温阳散寒，黄柏、黄连苦寒清热，乌梅、五味子收敛，这样的药物配合为基础。临证时补肾和化瘀药物常常同用，同时兼顾祛邪。厥阴在少阳之下，症情更加重笃，所以用药考虑的面较广，应当注意寒凉温燥的平衡，应该注意临床治疗的过程较长，需要耐心，必要时可以适当加重用药的力度，但基本上难求速效。

兼顾寒热法的方药，如果以乌梅丸为基础展开，则进一步有辛开苦降、寒温并用的干姜芩连人参汤，该方取泻心汤的精华，辛开苦降，简练明快。还有虚实兼顾、补泻兼施的麻黄升麻汤，该方由麻黄、桂枝、知母、石膏、升麻、当归、芍药、天冬、玉竹、茯苓、白术、干姜、甘草组成，看似用药庞杂，有点像《千金要方》中的大复方，但用以应对慢性疾病复杂情况，有时效果出奇。肾气丸的滋阴助阳、阴阳互求，应该也在这个位置上。同样是错杂的病情，病情迁延已久，处在厥阴的阶段上比少阳要难治。

在热病的危重阶段，治疗也各有所偏，如亡阳厥脱者用参附龙牡汤，亡阴虚脱者用生脉散，气随血脱者用独参汤，内闭外脱者用参附麦味或加三宝、承气等。这样的危重症情显然用乌梅丸难以应对，必须结合后世医家的实践经验，甚至参照现代医学的认识，作出补充才能全面。厥阴在六经证治的框架内居中居下，位于错杂的区域。但是，在实际处理时还是要向两头靠的，即必须从左右两侧找方法，尤其是热病的危重时期，或回阳，或救阴，或二者兼施，当随证治之。对此清代医家尤怡已经提到"厥阴有热虑其伤阴必以法清之，厥阴有寒虑其伤阳必以法温之，一如少阴之例也"。从这个角度考虑，热病中厥阴的兼顾寒热，应该是明辨寒热，不能搞错。在慢性病中的用药错杂兼顾则又是另外一回事，乌梅丸本来用以治疗蛔厥，但在临床上治疗某些慢性疾病也有效，如慢性痢疾或泄泻等。同样用来应对慢性病证，同样属于辛开苦降，半夏泻心汤走在少阳的框架中，尚属局部的问题为主，而乌梅丸证处于厥阴的位置上，提示全身的状况更加低下，故温补温升的力量须加强。

以上是和法的三分，太阳、少阳与厥阴，分别对应上中下，亦即肺脾肾。调和营卫的太阳在上，兼顾寒热阴阳的厥阴在下，斡旋全身气机升降的少阳居中。最后，把和法的要点再强调：①和法居中。注意和法走在六经九分法的中间，由上到下的移动，体现着临床用药力度的变化，病变由表入里，由轻到重。在具体表达上，用营卫气血、气机升降、阴阳寒热，有不同层次的感觉。其实营卫气血、阴阳寒热也都是升降的问题。②少阳如枢。从六经九分法的框图中可以清楚，升降的枢纽在少阳，两边是脾升胃降，在上是肺的宣发和肃降，在下是肾的阴阳互根、肝的封藏疏泄。③用药有偏重。和法是个表里、寒热、虚实兼顾并用的方法，但实际运用时并非寒温各半对开，而是或四六开，或三七开，甚至于二八开，应该视临床具体症情而定。④治法有格局。和解面对的病情往往属于邪正的相持阶段，邪正相争，一般正气已经有所不支，所以在调整升降的同时，还要注意甘温扶阳。所以，和法用药的基本格局不妨一分为三：辛开、苦降、甘补。

三焦分治及其他

六经九分法，竖看是温法、清法与和法三者的并立；横看，每个治法又可以一分为三，上、中、下三焦，分别对应肺、脾、肾三个不同层次。从六经的表述看，上是太阳，中是太阴、少阳和阳明，下是少阴和厥阴。六经九分的治法依旧，排列不同，基本治法和脏腑部位纵横竖交错，这样方便了与后世发展、补充的，对接。在外感热病中主要接纳后来温病临床证治的内容，在内伤杂病中主要扩展出脏腑辨证的内容。这样的做法，也有助于用六经证治的方法来理解和把握临床上的各种复杂问题。

从伤寒六经证治出发，要和后世的临床贯通，就面临怎么和温病以及杂病证治融通的问题。伤寒和温病可以对看，从三焦回头看六经，有必要重温吴鞠通的《温病条辨》。吴鞠通认为"六经由表及里，由浅及深，须横看；三焦由上及下，亦由浅入深，须竖看"。《温病条辨》曰："与《伤寒论》为对待文字，有一纵一横之妙。学者诚能合二书而细心体察，自无难识之证。虽不及内伤，而万病诊法，实不出此一纵一横之外。"这里的横是从疾病的进程看，纵是从人体的病变部位看。六经和三焦都是抽象概念，六经提示路径，重在疾病阶段性的进展变化，其实在阶段变化的同时也表现出层次感。三焦提示部位，特别是遇到的来势凶猛进展迅速的烈性传染病，用三焦来把握更加便捷，特别当疫邪充斥，无进展可言时。此时三焦辨治可以更加快捷地反映出内脏功能的紊乱，治法也更加简洁，或表散，或疏解，或攻泻。当然，细想还是太阳、少阳和阳明的治法，仍然在六经的框架之中。

吴鞠通强调的三焦分治，其要点是"治上焦如羽，非轻不举；治中焦如衡，非平不安；治下焦如权，非重不沉"。作为热病一般的规矩，要求临证把握好治疗的层次，其实这样的意识本来也贯穿在伤寒六经之中，并非温病独有，只是吴鞠通的表达更加清晰到位。从基本治法来看，六经证治为基本常规，三焦辨证充其量只是一种变通，卫气营血辨证也应该作如是观。

1. 上焦证治：六经九分法中位于上焦的是太阳，太阳治法的两端分别是温散和凉泄，对应现在的辛温发汗和辛凉解表。太阳治法的中间是调和营卫，这是一种两头兼顾、折衷和解的方法。

太阳的治法一分为三，容易使人联想到《伤寒论》注家中太阳病证治的"三纲鼎立"说。所谓寒伤营、风伤卫和风寒两伤营卫，分别以麻黄汤、桂枝汤和大青龙汤应对。这样的做法，尽管理论上感觉别扭，但是按照六经九分法来看，一分为三没错，只是具体的方药应该调整为麻黄汤、桂枝汤和越婢汤，正好对应了太阳的温散、调和营卫与凉泄的治法。太阳一分为三，寒温各就其位，临床解表并非只有辛温、辛凉两种选择，桂枝汤提示的是中间道路。临床上一般的伤风感冒或感染初期，属于错杂状态的，用药太温太寒都不合适，可以考虑走中间用兼顾的方法，具体用药如荆芥、防风、柴胡、前胡、羌活、独活等。对症的进一步处理，以呼吸道、消化道的症状多见，于是有止咳平喘、温肺蠲饮，或化湿散寒、行气和中，或清热解毒利咽等，据此临床治疗用药更加细化。

后世对伤寒六经的补充十分明显，俞根初在《通俗伤寒论》中的归纳十分清楚。汗法的扩展及主方，其实讲的是太阳肺卫这个层次的治疗。首先是寒温的两端，辛温发汗的苏羌达表汤，辛凉发汗的葱豉桔梗汤。再引申一下，有宣上发汗的新加三拗汤，温下发汗的麻附五皮饮。扩展开来，有理气发汗的香苏葱豉汤，和中发汗的葱豉荷米汤，化饮发汗的小青龙汤，蠲痰发汗的越婢加半夏汤。最后补充的是扶正解表，有益气发汗的九味仓廪汤，养血发汗的七味葱白汤，滋阴发汗的加味葳蕤汤，助阳发汗的参附再造汤。其实这样的做法应该属于和解的范畴。

从外感热病的角度，在疾病的初始阶段，病情尚未严重，但后面充满了变数，所以在《伤寒论》中以太阳病篇的内容最多，提示了种种不同的走向，这些内容显然已经超出太阳病的范围。伤寒六经的太阳病，在温病中则用卫分证或上焦证表示。伤寒太阳以寒证多见，温病开始即表现为热，这样容易误解，把辛温和辛凉作为伤寒和温病对立起来，甚至认为治法也非温即寒，只有两种选择了。

今天思考上焦的证治，有一点不能忽略，就是临床上的疾病问题。为什么热病初期太阳病的变数这么大？有那么多的可能性？其实，背后的疾病是主要推手。为什么在伤寒强调足太阳膀胱，到了温病要转向手太阴肺？为什么从伤寒的外邪袭表，到温病要强调邪从上受，自口鼻而入？为什么祛邪的方法在伤寒重视温散，到了温病就强调凉泄？还是疾病的问题。至此，也可以理解为什么热病的初期治疗必须留有余地，上焦的证治必须注意"非轻不举"了。这提示了对寒凉药的重用或过用，容易抑遏机体的阳气。反过来，太阳温散也有同样的问题，麻桂辛温太过或误用，也有耗伤元气和津液的弊端。同时，今天也能够理解，前辈提出的不失时机地采用截断疗法，都和具体疾病紧密关联，当然也和机体状态有关，临床的认识和经验都只是一种可能性，不能绝对化。

上焦心肺，以肺的证治为主，肺的病证以喘咳、鼻塞等呼吸道症状以及一般感染初期的发热、恶寒等常见。肺所受邪以寒多，这与感染初期多见恶寒有关，但不排除化热和邪热直犯，有随即或直接出现高热者，治疗有偏寒偏热或和解这样三种选择，太阳病证治并非只有辛温麻桂剂。温病从上焦、从肺的角度补充是必要的，具体的治疗展开来内容丰富，暑、湿、燥、热，用药有所不同。如果把目光移到脏腑辨证中，则相关的证治更多，如风寒犯肺、风热犯肺、燥邪犯肺、肺热炽盛、痰热蕴肺、寒痰阻肺、饮停胸胁、风水相搏等。心在上焦，热病中习惯称心包症，心的热证多走阳明，苦寒泻火，安定心神，温病中见高热神昏，有凉开的方法，以清热凉血为急，烦躁不眠者除泻火之外，养阴也为常用。心的寒证多为阳气衰少，或阳气暴脱，或心脉痹阻，轻者走肺脾，甘温复气，重者走脾肾，回阳固脱，在具体用药上，桂枝、人参、附子可以分出三个等级。一旦出现心力衰竭，则考虑全身阳气不足，往往责之于肾，要用温肾助阳利水的方法了。

关于脏腑虚损不足，常见的气血两虚之证，治疗一般先走调和营卫法，以黄芪桂枝五物汤为基础，益气调和气血，用得重一点，以十全大补汤调养气血，或用当归芍药散加减变化，调和肝脾，活血利水。上焦的证治，要注意治上不犯中，这是事情的一面。临床上治疗上焦的病证，往往需要同时用力于中下焦，向中下焦借力。反过来，中下焦的病证，同样可以治肺，如祛风健脾止泻、宣肺温肾利水等。

2. 中焦证治：中焦的证治，在六经九分法的中间层次，具体的治法是温补、调整升降和寒泻，分别对应的是太阴虚寒证、少阳邪正相争的状态和阳明实热证。中焦证治仍然可以一分为三，与太阳的"三纲鼎立"相似，只是在表达上更加具体明确，太阴、少阳和阳明各司其职，脾升胃降，少阳如枢。太阴健脾用温升，甘温建中，补中益气，温燥寒湿；阳明寒泻用攻下，苦寒降胃，凉润肺胃阴液，人体阴阳的偏颇于此求得平衡。从用药的寒温来看，少阳是个必须两头兼顾的区域，它的位置在上与桂枝汤的调和营卫衔接，在下与乌梅丸的兼顾寒热对应。所以胆的概念可以淡薄些，理解为强调气机升降、强调和解兼顾即可，这也是一种折衷的方法。脾升胃降，胃气上逆则呕吐，脾气下陷则泄泻，全身气机的平衡点在中焦，通过消化道的功能状态不难观察。临床上消化功能受到精神情绪的直接影响，二者又常常互为因果。少阳气机，后世与肝的疏泄并立，重视肝胆，就是重视气机的升降出入。调整肝胆的疏泄，和脾胃的健运通降有关，和用药的寒温有关。

　　清法和下法的扩展及主要方剂，可以参考《通俗伤寒论》的归纳。从温病的角度补充，无疑寒凉剂的临证运用是个重点。按照俞根初的归纳，少阳、阳明、厥阴走在病情热化的范围，其中尤以阳明的证治最为基础。有将少阳分经证和腑证的，用以区别病在半表或在半里，此亦直接关联到具体治法方药的选择。阳明经证大体与伤寒原文所述的内容同，而腑证的治法方药就被充分扩展细化了，围绕阳明清热泻火攻下，后世做出了很多变通，或兼表散，或偏和解，或重视通利痰湿秽浊，或重视开窍醒神等。温病热毒邪盛，高热谵语，邪入心包、热极动风多见，临证处理，莫此为急。肝胆少阳厥阴为热，在治疗上清肝法为主，其实肺热、心火、胃热以及大小肠、三焦都有不同程度的邪热停聚，所谓热毒、痰热、湿热等，展开来临床证治的范围亦大。清法要用寒凉剂，寒和凉再作区分，苦寒剂力度较大，辛凉、甘寒凉润之品则轻缓。和六经证治的阳明寒泻法对照，显然后世温病的方药愈加丰富多彩，这些变化体现了经方与时方的融通，二者没有根本的对立。

　　后世对温法的补充，在温补的基础上，更多的是温燥，针对的是寒湿。温热剂的证治内容，在温病的一般表述中不容易得到充分的重视和张扬，因此，还是要退到六经证治的框架来看，视野开阔，有利于把握事物的位置。温热助阳的方法临证不可或缺，和寒凉降下的方法相辅相成。温补、温燥、温通一般应对兼变症，针对脾的运化，伤寒的苓桂术甘汤、五苓散、理中汤、建中汤等都在这个位置上。很明显，后世的正气散、平胃散、二陈汤等都是该法的扩充，香燥药如砂仁、豆蔻、木香、檀香、丁香等在此运用较多，轻者如紫苏叶、藿香、橘皮等，若要温肾、助阳、回阳则非姜附重剂不可。在热病的治疗中，和刘河间的火热论相对，阴寒之证必温，《阴证略例》中提出了不少阴毒伤寒的方药，如附子散、正阳散、火焰散、肉桂散、回阳丹、返阴丹、天雄散、白术散、正元散、元阳丹、运阳散、破阴丹、五胜散等，仅从方名上就可以感受到一派温热，此可以和阳明寒凉持平。

　　中焦脾胃分处两端，平衡的支点在少阳，在热病中常用和解少阳邪热的方法。当临床上表里、寒热、虚实等症情错杂，病情呈现胶着状态时，温散和寒泻都不合适，汗、吐、下有所禁忌。此时可以考虑选用和解的方法，除了伤寒的大、小柴胡汤之外，《通俗伤寒论》中设立了轻重不同的和解方剂，以便更好地适应热病的临证。此处，脱胎于小柴胡汤的达原饮也被进一步变通改造。和解是个平台，处于六经九分法的中心，少阳如枢，可以上下左右移动。俞根初对此的归纳条理十分清楚，基本方剂如和解表里的轻剂柴胡枳桔汤，和解表里的重剂柴芩双解汤，和解三焦的柴胡达原饮，和解胆经的蒿芩清胆汤。然后根据用药方向的不同分为：和解偏重温通的柴胡桂姜汤，和解偏重温燥的柴平汤，和解偏重清泄的新加木贼煎，和解偏重清降的柴胡白虎汤，和解兼开降的柴胡陷胸汤，和解兼轻下的大柴胡汤，和解兼益气的小柴胡汤，和解兼补血的柴胡四物汤，和解兼通瘀的加减小柴胡汤，和解偏重破结的柴胡羚角汤，具体的用药有偏通、偏燥、偏清、偏降、偏补、偏破结化瘀等不同，示人以方法。这样的布局合理，临证十分方便。

　　湿热证治也可以从少阳、脾胃的角度来认识，湿为太阴，热为阳明，可以用太阴证、阳明证的多少来衡量湿与热的偏胜，湿偏胜者以辛淡温化为主，热偏胜者以苦降辛通为主，湿热并重者用药再分出轻重不同的区别，总的原则都要注意宣畅三焦气机。吴又可宣透膜原的达原饮，槟榔、草果、厚朴与芍药、黄芩、知母，温燥对苦寒，形成的也是一个基本平台，临证可以作进一步的加减变化。分消走泄也是一种方法，叶天士在《温热论》中提出用小陷胸汤、泻心汤辛开苦降以治痞结证，王氏连朴饮中以川黄连、栀子苦降，厚朴、半夏、石菖蒲辛开，治疗湿热互结、中焦痞塞之证，分消走泄，宣展气机，化湿利水，是通利三焦、祛除邪热及痰湿的一种治法，从和解的角度理解亦可。

　　脾胃同处中焦，脾胃的升降出入关系到全身气机，食欲旺盛与否可以反映整个机体的活力。当脾胃升降失司，出现以痞满呕利为主的消化道症状时，治疗要取中，辛开苦降甘补，以半夏泻心汤为代表。气血不足往下走一步，或肝肾亏虚往上进一层，都有中焦运化的问题，临证只要见到苔厚、腹胀、纳呆、呕利，或见到腹胀、便秘等，都应该考虑用健脾和胃的方法，或温补，或寒泻，或辛开苦降甘补。从上中下的角度来看，所谓中焦如衡，比喻十分形象到位。作为治疗，或提升，或降泄，或二者兼用，脾胃问题优先，成为临证的主要原则之一。消化系统的病证有时要用风药辛温升散，其实也是助阳调气的方法之一，至于温肾健脾更为临证常用。

3. 下焦证治： 下焦的证治，在六经九分法的最下一层，具体的治法是回阳、救阴和兼顾寒热，分别应对阳气虚脱、阴液亏耗以及厥热胜复、阴阳两虚这样不同的症情。

下焦的病情危重，一般在疾病的晚期，人体的正气严重亏耗，机体的状态极端低下，需要立即纠正。所以方药的布阵，或回阳救逆、助阳散寒，或清热生津、滋养阴血，伤寒六经用少阴的寒化与热化来表达，阴阳对称。温病对下焦的证治，强调"非重不沉"，提醒用药的力度必须到位，这和上焦用药谨慎、留有余地正好相反。在外感热病的过程中尤其如此，病程的晚期或危重关头，胜败在此一举，用药不到位，不足以挽回颓势。在温病的临床中，下焦证治多和血分证走在一起，见到肌肤灼热，躁扰不安，或神昏谵狂，抽搐惊厥，吐血衄血，便血尿血，斑疹紫黑密布，舌质深绛或光红如镜，脉虚数或细促。病机为热入血分，有耗血、动血、伤阴、动风等种种可能。作为治法，见肾阴亏耗则滋补肝肾，见虚风内动则滋阴息风，此可视为黄连阿胶汤的延伸。肝的热证走阳明，用苦泻寒降，有肝风者一般同时须滋少阴。所谓热极引动肝风，根源在于阳明邪热亢盛，所以白虎、承气总是基础，以急下撤热为主，后世这方面的方药有所扩展。肝的郁证走少阳，寒证多走太阴，多用温燥，而瘀证活血化瘀偏向厥阴兼顾，后世添加的方药亦多。

温病强调邪热炽盛，最容易耗伤津液、阴血，所以凉润生津滋阴在首位。伤寒与温病不同，重视阳气，用药偏温，其实并没有完全忽略阴液，只是更多地强调津液，注重体液平衡的问题。水液入口，运化才能吸收，如果阳运不及，则停而为饮，所以维持好胃肠道以及全身的气机成为关键，助阳、通阳是水津四布的基础。伤寒用人参益气生津，桂枝通阳化气布津，阳气存则津液自能再生。温病直接用甘寒的增液汤、咸寒的三甲复脉汤等生津滋液，其实一旦阳运不振，也要考虑适当配合温药，如姜汁、绍酒，甚至当归等，所谓气阴两虚，阴阳必须兼顾。

病至下焦，必须考虑补法。《通俗伤寒论》中对补法归纳堪称全面，有寒热阴阳两大类，正好呼应了少阴助阳和滋阴的治法。以滋阴为主的，有滋阴润燥的清燥养营汤、滋阴清火的阿胶黄连汤、滋阴息风的阿胶鸡子黄汤、滋阴潜阳的坎气潜龙汤、滋阴通脉的当归四逆汤、滋阴复脉的复脉汤、滋阴濡络的四物绛覆汤、滋阴调气的新加酒沥汤、滋阴补气的补阴益气煎、滋阴纳阳的加味金匮肾气汤。以温阳为主的，有回阳破阴的四逆汤、回阳摄阴的轻剂桂枝加附子汤、回阳摄阴的重剂真武汤、回阳通脉的通脉四逆汤、回阳生脉的回阳急救汤、回阳通络的姜附白通汤、回阳温营的姜附归桂汤、回阳兼补气血的姜附归桂参甘汤、回阳攻毒的正阳四逆汤、补阳镇冲的新加八味地黄汤。滋阴和助阳，是一件事情的两面，是一个相对的存在，其实也体现出事物的整体平衡。

下焦的肝肾，往往用来表达全身情况。少阴肾处在下层，支撑着肺脾及其他脏腑的活动，内脏功能衰退到一定的程度，都与肾虚相关。临床上，病情危重时回阳救阴，和缓时调补阴阳，都着眼于肾。辨证时症状不明显一般也可以参考病程、年龄及身体的强弱等。肺的病证日久，脾的病证迁延，或发病即见虚弱（年高体弱），所谓肺肾、脾肾两虚，治疗就应该向少阴靠近，所谓肾为诸脏之根本。

下焦肝肾的证治，也有平衡兼顾的问题，体现在厥阴的处理上，乌梅丸可能不被重视，可以另外举出八味肾气丸，其中的道理还是张景岳的表达透彻："有阳失阴而离者，不补阴何以收散亡之气；水失火而败者，不补火何以苏垂寂之阴，此又阴阳相济之妙用也。故善补阳者必于阴中求阳，则阳得阴助而生化无穷；善补阴者必于阳中求阴，则阴得阳升而泉源不竭。"张景岳的左归、右归，众所周知。八味肾气丸后世演化出一个系列，在寒热阴阳中移动，成为杂病证治中的基本方法，病到了下焦肝肾这个份上，治疗中应该阴阳互求，不可过于偏执。还是张景岳的这句话"以精气分阴阳则阴阳不可离；以寒热分阴阳则阴阳不可混",点到要害。

　　寒温一体,三焦与六经一致,看六经九分法的图示,一目了然。伤寒有寒温,温病也有寒温,只是治法方药各自表现出一定的倾向而已。光看表面,仅仅停留在伤寒、温病的概念上,容易误解。俞根初提出:"以六经钤百病为确定之总诀;以三焦赅疫证为变通之捷诀。"何廉臣对此有发挥:"定六经以治百病,乃古来历圣相传之定法;从三焦以治时证,为后贤别开生面之活法。"后世所见的瘟疫,更多是由里而外,直接从阳明开始,称为伏气温病。如果始于太阳,则以新感称。这样的把握方法,比六经便捷,但是作为临证的基础,仍然不可能离开六经,所以真正有见识的温病学家都能够守住伤寒六经的底线,何廉臣最后仍然不忘强调:"病变无常,不出六经之外,《伤寒论》之六经乃百病之六经,非伤寒所独也。"

　　六经九分和三焦分治,都站在治法的立场上。以治法为根本,先识证后立法,再遣方用药。三焦就在六经九分之中,以部位做区分,病位和病程可分又可合,三焦各个层次都有用温用寒或寒温并用的问题。这样的模式出自伤寒,用以应对不同的温病,明确提出的是吴鞠通。上焦证治,疾病的初起应该谨慎,忌用药太过伤正,以免变生他症,加重病情,所谓误治。中焦证治,与疾病的中期相关,但也不绝对。中焦是一个注意调整、可以用力的地方,调整好脾胃的运化,维护好气机的升降,扶正祛邪,等待正气恢复,治疗可以再度发力。下焦证治,多见于晚期或病情危重时,正气不支,必须死守,用药就怕不能到位。这样一个整体的临床思维,即便在今天仍然不失指导价值,其实中医和西医在这方面都是一致的。

　　吴鞠通在《温病条辨》中指出"虽为温病而设,实可羽翼伤寒""若真能识得伤寒,断不质疑麻桂之法不可用;若真能识得温病,断不致以辛温治伤寒之法治温病"。这里涉及了伤寒、温病究竟是什么的问题,今天我们应该更加清楚。吴鞠通认为温病一证,皆未得其本真,"其故皆由不能脱却《伤寒论》蓝本,其心以为推戴仲景,不知反晦仲景之法"。很明显,对于整个热病的理解,要摆脱《伤寒论》的文字叙述,理解主要精神和基本规律即可。所以,不弄懂伤寒,就不懂温病。静心细想,吴鞠通的话语在当时应该很到位了。温病的三焦治法,实际上是伤寒六经的补充扩展。反过来从温病的角度回看伤寒,从三焦证治回看六经九分法,也有利于对临床治疗的理解和把握。古今临床的治法方药一旦完全打通,那么就不难达到吴鞠通所说的境界"神明变化出乎规矩之外,而仍不离乎规矩之中,所谓从心所欲而不逾矩"。

中医临床经典的传承

　　《伤寒论》穿越时空,从汉末魏晋到今天,一路走来一路变化,风景这边独好。历代医家在热病诊疗的过程中反复摸索,积累经验,总结规律,感悟道理。可以说,六经九分法是从中医临床经典中抽象出来的基本证治规律,要真正理解这个规律,需要对中医临床经典有一个全面的认识和把握。从汉末伤寒六经证治的方药体系,到金元医家的争鸣变法,到明清温病证治的另立。今天我们已经站到了前所未有的高度,既可以从历史的角度来总结过去的诊疗经验,也可以用现代医学的眼光来审视经典的记载。

　　中医的临床经典作为文本,承载的是临床经验,体现着传统,奠定了基础,有前后将近两千年的厚重积淀。经典在历史的过程中,有变也有不变。伤寒作为具体疾病,方药作为具体应对,临床上不断发生着的疾病与方法必然是可变的,后人不应该墨守成规。但是六经证治作为原理和规律,从《伤寒论》的文字中抽象出来以后,一旦具备了临证的普遍指导价值,就成为不变的道理。对于这样的变与不变,历史上或现实中并非人人都能看透。如果把具体的看成抽象,把特殊的作为一般,则难免狭隘与空泛。可见,中医临床经典的传承总是和后来的一切息息相关。以下借六经九分法的话题,对此稍加议论。

　　1. 用宏观视野把握经典叙述的位置:中医临床经典作为文本叙述,后人如果想要正确理解,就必定有一个时空位置把握的问题。具体来讲,《伤寒论》以及温病的相关医著要定位,即经典叙述的是什么,在临床上这么讲的原因是什么,伤寒、杂病以及温病的概念也要定位,在特定的语境中具体的指向是什么，等等。今天也不排除可以用疾病学知识给临床经典的叙述定位，来推敲相关原文在临床上大概是怎么一回事。对于事物的最初位置设定清楚以后，后来的发展脉络就相对容易理解和把握了。

中医临床经典的形成有着特定的时空背景，推敲临床经典原文叙述的指向，除了一般的历史时空概念，作为医学的临床，其实还有一个具体疾病的问题可以考虑。以往对此容易忽略，而过多地停留在某些抽象概念上泛泛而谈。从临床上看，疾病诊疗始终是一条主线，在历史的过程中充满了变数，今天要注意用综合的方法从整体上解读。在中医的临床经典中，伤寒病是最先发生的问题，《伤寒论》是对它的记载，最终形成的是以六经病证分治的方法，重点落在了证。六经证治的层次最高，是针对伤寒病的治法方药概括。伤寒六经辨治的最初位置在此，形成规律后，竟然可以推及其他。伤寒一个是病证，一个是文本，六经病证是最终用文字定下来的基本方法，对此能否充分理解，是个关键。借用清代医家陆懋修的话："学医从伤寒论始，初若难，继而易。若从后世分类书入手，初若易，继则大难矣。"要透彻理解中医的临床治疗，从《伤寒论》开始，先难后易，反过来从现代归纳开始，则很难深入。在对伤寒不能完全理解的前提下，出现的态度容易极端，要么抛开伤寒，自己另搞一套，要么固守原文，不敢越雷池一步。

把《伤寒论》《金匮要略》还原成《伤寒杂病论》，放在一个特定的位置上来考虑，方可明白二者原来是一件事情的不同方面。要充分理解《金匮要略》杂病对伤寒病的依从，它原来只是伤寒过程中伴随症状的总汇，现今可以直接称为并发症。后人将杂病另立成《金匮要略》，杂病离开伤寒后逐渐自成体系，如果从整个中医内科的临床诊疗来看，《金匮要略》的局限和不足，十分明显。

《伤寒论》《金匮要略》作为文本也有着特殊的位置。它不是一本直接阐述医理的书，也不是一般意义上归纳而成的方书或临床诊疗的汇编，它和后来的《备急千金要方》《外台秘要》，和今天的《中医内科学》都不在一个层面上。我们可以从理论的角度来探讨《伤寒论》，但不能说《伤寒论》本身就是一本理论的书。《伤寒论》《金匮要略》的主要内容是对临床诊疗的真实记载，并且是在一个较长的历史过程中逐步形成的。如果过多地纠缠在理论上，或者简单地把《伤寒论》看作是一本个人专著，就不容易理解原文叙述的种种意境。今天如果将经典叙述的具体问题从理论方面过度发挥，或者仅仅地停留在传统的解说之上，尽管也有思考，但终究局限。所以，比理论探讨更重要的是如何讲清楚经典叙述的临床背景。

中医临床经典的核心应该是伤寒，金匮与温病尽管可以和伤寒排列在一起，但是重要的程度不等。所以后来将临床经典不分轻重三分天下的做法容易产生误解，值得商榷。因为《伤寒论》如果真是为临床辨证论治奠基，那么金匮杂病和温病辨治都是伤寒的补充和展开，二者也都可以看作是伤寒六经证治的具体演示。当然，换一个角度看，三位一体，即证候、症状、疾病这样的布局，作为整体多少还是能够体现出临床诊疗格局的大体轮廓。

发皇古义，融会新知。古义出自经典的叙述，新知来自今天的认识。对临床经典的理解，不妨适当引入现代疾病学知识，不要仅仅停留在古代的概念或术语上，对于事物存在着的多种可能性，需要大胆的思索和假设。用今天的知识，想古代的事情，这应该是今人胜过古人的地方。以今释古，是一个去粗取精、去伪存真、由表及里、由此及彼的过程，是对中医发掘整理提高的过程，目的是使临床经典更加通俗易懂，临床辨治更加简便易行。

2. 用基本规律驾驭经典提供的方药：按照现在的体系，中医临床经典提供的方药来自三个方面，习惯上称伤寒方、金匮方、温病方，各自都有既定的范围，都由特定的文字承载，有时也用经方、时方作区分。古方今用，各有各的临床经验，举不胜举，永无止境。对于初学而言，如何能够得其要领，尽快入门，这中间有一个基本规律的把握，六经九分法在这方面能够提供帮助。

伤寒作为具体的病，在这个病的反复应对的过程中，孕育出了用六经病证辨治的方法。问题是《伤寒论》的原文记载，是围绕当时临床实际情况的，提供的是基本事实，至于理论阐释，则是后人的努力，包括对原文的逐条注解。原本限定在伤寒中的六经病证，今天必须把它表达得简单明了，要拔高到能够指导临床辨证论治的层次。这样，仅仅满足于对原文的注释就远远不够了。

《伤寒论》因为有六经证治才显得重要，才称得上中医临床辨证论治的奠基之作。试想，如果没有六经证治的框架，而只是一些凌乱的方药记载，后人只能依证检方，则《伤寒论》就和一般的方书差不多了。原文中的六经提纲表述，起着一定的导向作用。但真正作为基本原理和普遍规律，就需要超越原文的直接阐述，需要后人提炼加工并且适当补充。六经证治要在原文的基础上抽象拔高，前人在这方面的努力，远一点的有清代医家柯韵伯、徐灵胎、俞根初等，近一点的有民国时期的恽铁樵、陆渊雷、祝味菊等，各位言简意赅，都有建树，六经九分法是在这方面的继续努力和提升。这种方法将六经证治浓缩成为温散、温补、回阳、凉泄、寒泻、救阴、和营卫、调升降、顾寒热这样九大块，不以病证来区分，而以治法为统帅。治法方药得以不断扩展细化，从基本方、类变方到加减方，以至于无穷。这样提炼出来的辨证论治的原理和规律，是临证的基础，是《伤寒论》的精髓之处。这样的六经证治好比是一个收纳系统，是整个临床经典中治法方药系统的骨架，没有它，方证散乱，不容易驾驭。六经证治从病证、方证的层面往上，作为基本治法方药的架构来对待，这样就基本脱离了《伤寒论》的原形，可以贯通到所有疾病的治疗中，临证时就能左右逢源，应对自如了。

现在习惯上将温病的卫气营血、三焦辨证与六经辨证并立或对立，形成了在外感热病诊疗中存在着两种方法、两个体系的错觉，即伤寒要用六经辨证，温病要用卫气营血和三焦辨证，这还是停留在病证的表面看问题。如果我们能够抓住事物的本质，能够从基本治法的角度认识问题，那么温病的方法显然只是六经证治的一种变通，两者就容易合一了。即温病的方法只是出于临床实际的需要，在六经证治中走偏，在某些局部走细。不理解六经证治的基本规律，临证遇到变化，就容易手足无措，迷失方向。所以从根本上看，温病的辨治方法只是在六经证治中开出的一条快捷通道。就像清代俞根初所说的"以六经钤百病是确定之总诀，以三焦赅疫症是变通之捷诀"。这句话将伤寒六经与后来温病的治法概括到位。

把六经辨证限定在外感热病的伤寒以后，《中医内科学》自然就可以避开六经辨证，而直接运用脏腑、气血和病邪辨证了。这样又容易产生误解，即六经证治只能用于外感的伤寒，而不适合于杂病的临证了。于是，所有的病证治疗都归纳出常见的脏腑辨证证型，似乎按图索骥，即可取效。但是，方证或证型的直接对号入座，在临床实际中是一件困难的事情，甚或根本无法操作。如果能够深刻认识到六经证治是脏腑辨证的核心，即六经证治是基本规律，临证就会更加便捷。脏腑辨证和六经辨证，二者并非互不相干的两个系统，只是在表述上的繁杂和简单而已。如果将六经辨证和脏腑辨证作一对照，十分清楚，六经辨证在前，脏腑辨证在后，脏腑辨证也完全可以看作是对六经的扩展和补充，脏腑辨证的基础在六经辨证。所以，即便在脏腑辨证盛行的今天，仍然不要舍弃简便易行的六经辨证，不要忽略二者的内在关联。

讲《伤寒论》，只停留在原文的解释上。讲经方，只介绍方药运用的临床经验。如果不重点讲清楚其中六经证治的道理，就如同捡了芝麻丢了西瓜。其实，不管我们是否能够清醒地意识到，六经九分法的原理和规律始终存在于临床的遣方用药中。一旦我们清楚了六经证治的来龙去脉，了解了六经证治在临床上所起的作用，以及它与后世的临床有什么关联，对中医的辨证论治将会有更深的理解和更好的把握。利用六经九分法，不仅可以驾驭临床经典中的基本方药，而且方便把握后世临床所扩展出来的一切。

3. 用后世经验补充经典内容的不足：经典都是写在一定的历史时空中的，经典的原则和精神永恒，但具体的方法局限。所以，除了要提炼出中医临床经典中蕴含的普遍规律之外，还要注意不断补充经典中原来的治法方药。六经证治在本质上是一种状态调整的方法，这种方法有一定的效果，伤寒六经可以抽象为百病的治疗规矩，但是它并不能够提供临床治疗所有的具体方药。同样的道理，金匮杂病可以成为临床的参考，但不可能提供后来所有杂病的具体方治。可见，伤寒、金匮的方药有限，尽管经方提供的基础相当牢固，但超出伤寒、金匮还存在很多其他的可能性，可以进一步补充扩展的空间相当大。

六经九分法，只是为临证提供了一个简明而快捷的路径。杂病证治本来偏向于对症处理的补充，后世则形成了专门领域，现今有《中医内科学》的病证诊疗体系。由伤寒旁开的温病证治后来不断扩张，这可以看作是在疾病鉴别诊疗基础上的补充，包括将六经辨证规律的变通，治法方药的内容也不断扩展。今天在现代疾病诊断下的辨证论治，更加可以看作是一种补充，在临床上形成了专科专病专方的运用与积累。另外，在药物方面有现代药理研究结果的补充，作为临证参考，也有助于提高临床辨证、治病、对症的实际效果。从中医本身的临床治疗看，各种流派的丰富经验，体现了临床处理问题的方法和技巧，这些同样可以看作是对临床经典的补充。

病证、治法和方药都有着各自的范围。病证有病名系统，有辨证系统，可以根据脏腑来归纳，也可以按照经络或者人体的部位来分类。方药则一般以治法为纲领，治法可以繁，也可以简。复杂一些的如中药和方剂的教材，大致有20多种，基本可以满足常用方药的日常学习和记诵。简单的前人有归纳为八法或六法，六经九分法属于最简便的方法。中医的病证，特别是病名系统并不规范，大部分是根据症状命名，同一疾病，见症不同，称呼就异，地域不同，差距更大。不同的疾病，出现的症状相似，往往称呼相同。想要在名称上根据现代认识作出梳理，古今的对应相当困难，只能说个大概，无法细究。由于过去对于疾病的认识不完全到位，所以中医的病证，或是症状，或是证候。临床的重点在证候，取效的基础在辨证，对症的处理也是如此。由此，后世在病证认识方面积累的大量经验，可以和临床经典联系起来认识，也都可以视为经典的补充。

只要是辨证论治，六经证治就是基础，它的承载无限，它的变化无穷，六经九分法就是这样的一种简约方法。我们还应该认识到，辨证论治并不能解决所有的问题，临床上还存在着其他认识和解决问题的方法，比如针对疾病原因的消除和对抗，针对具体症状的及时缓解等。特殊问题特殊处理，有时还必须考虑是否有治病通用方或对症常用药，如果没有，就退到一般辨证的常规处理。六经证治作为常规，卫气营血辨证是对温病作出的变通，气血脏腑辨证是应对杂病的细化，都是辨证论治，从本质上看，与伤寒六经的方法并无二致。西医在现代知识的基础上，以疾病诊断为前提，受其影响，现代中医也是辨病辨证相结合，在疾病的前提下辨证，似乎又回到了伤寒六经的原点。中医在现代认识的基础上考虑问题也会更加广泛和深入。临床的努力需要不断深入，不能够只知道证，不了解病。辨证论治要求的是基本方（类变方、加减方），治疗具体疾病期待有通用方（协定方、特效方），缓解症状则需要熟悉常用药。理论简明，取效快捷，永远是临床治疗的不懈追求。

从历史上看，六经的证治体系形成在前，脏腑的辨证论治归纳在后。六经证治出于热病的实践，脏腑辨证来自杂病的治疗。脏腑辨证论治使临床的治法方药走得更加细致，但六经证治始终起着定向和定位的作用。对脏腑辨证要看到它的相对性，临床上充满了种种可变因素。对六经证治要看到它的绝对性，作为普遍的原则不可动摇，不容忽略。

经典存活在现实中。中医临床经典在历史的进程中，由文本记载不断转向更加通俗实用。历史上曾经发生过的几个疫病高峰，是中医热病临床诊疗不断进展的基础和前提。绵延两千多年的热病临床证治，如果以伤寒六经证治贯穿始终，会带来很大的方便。对伤寒二字如何把握是理解问题的关键，必须看懂古今的演变。伤寒作为疾病，作为文本，作为一个临床专科，然后又有专门的研究领域，现代则设置为专门的课程。伤寒从古至今，几乎可以涉及临床所有的主要问题。病原、传播媒介和易感人群，是现代医学所强调的传染病发生和流行的基本要素，现代知识能够帮助我们重新认识过去发生的一切。从疾病的角度定位伤寒，从证治的规律抽象六经，从整个临床诊疗的格局把握中医临床经典，古今融通，将会给现代中医的临床带来极大的便利。

142　六经辨证经方 "方机-病机相应" 思路

经方，是以张仲景所著《伤寒论》与《金匮要略》为代表的汉唐方脉医学体系。《金匮心典·徐序》曰 "惟仲景则独祖经方，而集其大成，惟此两书，真所谓经方之祖"。后世有关经方研究的专著汗牛充栋，但对于仲景经方组方规律的探讨大多仍以传统的君臣佐使为主，强调组方的主次结构，却忽略了经方深层次所蕴含的中医平衡圆通观念。学者曾祥珲等认为，方机是理解经方组方规律的重要方法。统而言之，就是在表里观、正邪观、津液观伤寒三观指导下，将方剂先拆解组合再还原归一，以便于医者临证运用的机制与规律。它包括方干、方眼、方势和方效四个部分。在临床中，将经方方机与疾病病机相应地结合起来，不仅能达到一方广用，还能提高临床效果，给临床诊疗带来更多启发。

方　机

1. 方机的组成： 方机由方干、方眼、方势和方效四个部分组成，而方干是方机结构中最重要的一员。方机中的方眼、方势、方效均与方干密切相关。方干是指一首经方可以拆解成的数首小于己之经方，或药对，或治法，缺一不可；方眼，为诸多方干中剂量最大之方干，或药势最峻烈之方药，或功效趋向性最多之方干或方药。以宋版《伤寒论》桂枝加芍药汤为例，此方组成的方干为桂枝甘草汤、芍药甘草汤、生姜甘草汤，而芍药甘草汤方干中，芍药六两，用量最大，故方眼为芍药甘草汤方干，可见此方尤其突出了对治人体里位血虚痹结的病机情况。

2. 分析方干功效的方法： 药证——每个方干，均有不同的功效，而药证是分析方干功效的重要方法。有医家提出，药证就是中药的主治依据，和药物相应的不仅是功效，更是功效之下的具体的主治症状和体征。药证是基于《神农本草经》中对药物功效的初步描述，并结合该药性味而综合得出的具体药效。如 "芍药，主邪气腹痛，除血痹，破坚积寒热，疝瘕，止痛，利小便，益气"，结合芍药性味酸苦寒，故有 "养益津血、缓急除痹、破坚散结、清热利水" 的功效。其他药物，如桂枝、生姜、炙甘草，均有各自临床应用的药证。方干中各药物的药证综合起来，便形成了此方干的综合功效。例如，以芍药、炙甘草组成的芍药甘草汤方干，综合芍药、炙甘草的药证分析，芍药甘草汤方干的综合功效为养血除痹、缓急止痛、益胃生津。

3. 方干决定方机的方势、方效： 方机中的诸个方干共同作用，整体达到的作用趋势和性能效用，便是经方方机的方势和方效。详而言之，方势为诸多方干所具之四气五味达到的升、降、浮、沉、宣、通、补、泻、轻、重、滑、涩、燥、湿、寒、热的作用趋势，如同枪械之弹道；方效，为综合了诸方干功效，以及方眼和方势，从而使整首经方所能达到的性能效用。再以桂枝加芍药汤为例，《伤寒论》曰 "本太阳病，医反下之，因而腹满时痛者，属太阴也，桂枝加芍药汤主之"，结合此方诸方干的功效、综合作用趋势和方眼，可以判断，此方的方势为升、宣、通、泻，方效是解表散寒、温中益气、养血除痹、利水破坚。

病　机

病机是在伤寒理论指导下，三阴三阳六病发生、发展和病传病解的机制与规律。病机作为对疾病在人体表里形成的寒热、虚实不同状态下的证候概括，充分体现了当下最突出的矛盾状态，病机同气机一样也是一个动态的运动变化过程，有起始病机、中间病机和终末病机等阶段病机之差异，这也代表疾病由表入里、由浅入深、由轻至重的发展过程。疾病处于不同的病机状态时，均有表里之分，而经方方机中的方眼、方势可与之相应；均有有寒热、虚实之分，方机中的方干、方效可与之相应。因此，在对经方方机有深入剖析的前提下，对疾病表里、寒热、虚实的病机进行深入的分析和对应，可形成"方机-病机相应"理法体系，可达到辨证精细、一方多用、提高疗效的目的。

"方机-病机相应"理法与运用要点

1. 症状转化病机："方机-病机相应"，要求经方方机对应疾病病机，而非对应症状，这是非常重要的方面，也与传统的辨证方法有较大的区别。这要求医者将临床症状转换成病机，再通过"方机-病机"相应，以达到以经方治病的目的。即使患者有较多的临床症状，将症状转为病机，便可执简驭繁。在表的情况：怕冷、手凉、怕风、背冷等，均可归为表寒的病机；汗出的异常，如手汗、阴囊出汗、头颈汗出、腋下汗出等，均可归为中风（风邪疏泄）的病机；怕热、手足心热、体表的红疹结节等，可归为外热的病机；皮肤的干燥、甲错等，可归为外燥的病机；体表的肿块、结节等，可归为外结的病机；在里的情况：口干、口苦、口渴、饮水量多等，均可归为里热的病机；大便燥结、难解等，可归为里燥的病机；腹满、体内的肿块、大便结、月经血块等，均可归为里结的病机；面色萎黄或白、下睑偏淡、月经量少等，可归为津血虚少（血少）的病机；小便不利、咳痰、水气、水肿、白带的异常等，可归为水饮的病机；胃纳差、大便次数及性状的异常等，可归为里虚的病机；腹凉、畏寒凉饮食、小便清长色白、大便完谷不化等，可归为里寒的病机。

虽然将表里的症状归属表里不同的病机，但表里病机之间是紧密联系的。以《伤寒论》第273条太阴病提纲证为例，"太阴之为病，腹满而吐，食不下，自利益甚，时腹自痛。若下之，必胸下结鞕"。临床表现为腹满、呕吐、纳差、下利、腹痛等，条文中所述疾病的前提是太阴病，太阴脾者，湿土之脏，或因寒邪直中太阴，或因先天禀赋不足，或因误治失治，中气耗伤，损伤脾阳，阳不胜阴，阴寒内盛，脾虚不运，湿邪自生，以成太阴虚寒之证。太阴虚寒之病位在脾脏及其连属系统，其病机特点在于虚、寒、湿。同时，结合太阴病的特点，人体表位可能还会出现的怕冷、面色萎黄或㿠白，甚至水肿等表现。因此，经分析得出，人体里位的腹满是水饮内结引起腹气不通，呕吐、下利是里虚、中焦虚寒伴水饮上逆下注所致，腹痛是里寒伴水饮攻冲引起。也因为中焦虚寒，不能温煦表位、推动津液运行，伴生水饮，在人体的表位会出现怕冷、水肿等表现，若病久气血化生受阻，表位还会出现津血虚不能濡养的面色萎黄、下睑淡等表现。这就是表里病机是紧密联系的表现。

2. 方机对应病机：由上可知，病机有表里、寒热、虚实的不同，而经方有不同的功效，也有补虚泻实的区别，可以对治病机中"虚实、寒热"不同的情况。方机中的方势，有治表、治里、表里同治的差别，故方势可以对治病机中"表里病势"不同情况。"方机-病机相应"要求对一首完整的经方方机有深入的认识，通过对方机中各方干的功效及方眼、方势、方效综合分析，从而理解该方方机所能对治的病机。

（1）方干与"表里、虚实、寒热"相应：《汉书·艺文志·方技略》记载"经方者，本草石之寒温，量疾病之浅深，假药味之滋，因气感之宜，辨五苦六辛，致水火之齐，以通闭解结，反之于平"，阐述了经方药物具有四气（寒热温平）之性以调节寒热、五味（酸苦甘辛咸）之性以补虚泻实，可对疾病表里不同、寒热虚实各异的病机状态进行治疗。而体现这一层面特性的就是经方的方干。以桂枝汤为例，桂枝汤是由桂枝甘草汤、芍药甘草汤、半个生姜甘草汤（生姜、炙甘草、大枣）3个方干组成，结合诸药的药证，可以得出各方干的功效。桂枝甘草汤方干能"解表祛邪，平冲降逆，补虚温胃，宣通阳气"，故可治疗"发汗过多，其人叉手自冒心，心下悸欲得按者"。条文所反映的病机为发汗过多伤及人体津液胃气，导致津液在表不能温煦卫外，出现"表寒、里虚"的病机状态，临床可见到如怕冷、手凉、心悸、下眼睑偏淡等症状；而生姜甘草汤方干能治"肺痿咳唾涎沫不止，咽燥而渴"，此方能补益胃气津液、制化水饮，可对治 "胃虚、水饮" 的病机，临床可见到如纳差、大便溏、舌淡、有痰、怕冷等由胃气虚、水饮不化引起的临床表现；芍药甘草汤能愈津液不足的 "两胫拘急"，能濡养里位的营血，对治 "血少" 的病机，临床可见到，如面色偏萎黄、面色㿠白、下眼睑偏淡、口干、大便偏干等由津液营血不足失于濡养引起的临床症状。这就是方干与 "表里、寒热、虚实" 病机相应的具体分析过程。

（2）方势与 "表里病势" 相应：疾病所处的表里病势的状态不同，决定了临床辨治是治表、治里还是表里同治。这就要求经方方势能与 "表里病势" 相应。以《伤寒论》第 96 条为例，"伤寒五六日，中风，往来寒热，胸胁苦满，嘿嘿不欲饮食，心烦喜呕……小柴胡汤主之"，患者感受外邪后，出现表邪不解，正邪交争寒热往来，邪气部分入里，引起了气机不利的胸胁苦满，以及中焦胃虚失运的不欲饮食，邪气部分化热、火郁上扰心神，故见心烦，火郁与胃虚水饮互结上逆，故见喜呕，因此，可将这些表现概括为 "上焦郁火（里热）、中焦胃虚（里虚）、下焦饮逆（水饮）、邪气交争于半表里（表寒）" 的病机状态。疾病目前整体的病势仍偏表，同时伴有人体里位寒热、虚实的错杂，因此，主以小柴胡汤。它由半个黄芩汤、小半夏汤、生姜甘草汤等方干，加上能苦寒升散解表、燮理三焦的柴胡，具有 "解表散邪，清解郁火，温胃化饮，推陈致新" 的功效，整体方势宣、降、补、泻，能对治疾病当下的病机状态，"方机-病机" 能整体相应，因此，小柴胡汤是治疗当下病机状态的理想处方。这就是所选经方方势要与疾病 "表里病势" 相应的具体体现。

"方机-病机" 相应的优势在于，即使是不同病种、以及症状错综复杂，只要经方方机能与症状背后的病机相对应，此方就有应用的机会。正如太阴病提纲症状背后反映出来的病机为 "脾胃虚寒、胃虚不运、寒饮内结、上下攻冲"（里虚、里寒、水饮），即使患者表现与提纲条文症状不一样，只要背后的病机相同，便可以 "当温之，宜服四逆辈"。

"方机-病机相应" 的临证思路是有别于传统辨证体系的，它是实现精准辨证、一方广用的重要方法。同时，它并不像传统辨证体系那样多立足于临床某些特异性的症状，而是通过分析症状背后的病机，以及病机间的表里联系，从而选择方机能与病机相应的经方进行辨治，实现 "方机-病机相应"。

143　六经辨证经方之用症状反应论

《素问·上古天真论》曰："法则天地，象似日月，辨列星辰，逆从阴阳。"《伤寒论》曰："随证治之。"是说通过自然界事物的外在征象，而探知内在生成的机制。中医认识和治疗疾病，通过观察病后出现的症状，而总结治病的经验。这是以"法象"思维认识和治疗疾病，通过长期临床实践，总结其治疗规律，形成了科学的辨证论治理论体系。学者冯世纶等认为，《伤寒论》六经辨证经方之用依据症状反应更体现了这一治疗精神实质。认识《伤寒论》的治病方式方法，关键是理解"随证治之"，胡希恕据此并通过研究《伤寒论》主要内容及长期临床体会，率先提出经方治病辨证主要依据症状反应。

症状反应内涵

《伤寒论》所称"随证治之"，即指依据症状反应辨证治病。人患病是因外邪（风寒暑湿燥火）、内邪（五脏六腑虚损）与人体正气相互作用的结果，病后出现的症状即称之为症状反应。症状反应主要指自觉症状和他觉症状，还包括病后舌质、舌苔、脉象的变化，亦包括病后的病理产物如痰饮、水湿、宿食、瘀血等症状。

六经辨证经方之用的理论，主要是根据症状反应总结的治病规律。20 世纪 60 年代，胡希恕就论述道："中医治病，辨证而不辨病，故称这种治病的方法，谓为辨证施治，又称辨证论治。中医之所以辨证而不辨病，这与它的发展历史分不开的，因为中医的发展远在数千年前的古代，当时既没有进步科学的依据，又没有精良器械的利用，故势不可能有如近代西医面向病变的实质和致病的因素，以求诊断和治疗，而只能凭借人们的自然官能，于患病机体的症状反应上，探索治病的方法。"由这一论述可知，胡希恕提出经方辨证依据症状反应，是源自于经方发展史和仲景书的主要内容。是说经方治病不是直接面对致病的因素，而是以"法象"思维辨证治病，即依据正邪相争所致之病出现的症状进行辨证治疗。

经方之用主在症状反应

许多考证说明，经方起源于上古神农时代，古人生活于大自然环境中，逐渐适应环境、认识大自然，体悟"人法地，地法天，天法道，道法自然"之理。天（自然环境）有白天、黑夜、寒、热、温、凉阴阳变化，人体亦有相应变化。从生活上认识到"寒者，热之；热者，寒之"寒热阴阳之理，即以八纲为基础理论。生活中难免疲劳受寒，引起头痛、恶寒、发热等症状，最多见者当属外感一类疾病，若遇在表的证，用相对应的解表发汗药物，如生姜、葱白、麻黄、桂枝等，积累了治表证的经验；进一步观察到，有的病经发汗或未经治疗而愈，但有的未愈而病入于里，这时不能再用发汗治疗，而是应用治里的药物，因里证分阴阳，里热者，用清里热药，如黄芩、石膏、大黄等；里虚寒者，用温补药，如干姜、人参、附子等，即又积累了治里证的经验。这样根据症状反应治病，经过长期临床实践，终于形成了完整科学理论体系。

经方治病是依据患病人体出现的症状，用八纲分析用药，这一治病特点，记载于《汉书·艺文志》（前 24—206 年）："经方者，本草石之寒温，量疾病之浅深，假药味之滋，因气感之宜，辨五苦六辛，致水火之齐，以通闭解结，反之于平。及失其宜者，以热益热，以寒增寒，精气内伤，不见于外，是所独失也。"这实际标明了经方的起源和经方医学的特点，即经方起源于神农时代，起始治病辨证用八纲，依据患病人体出现的症状，用相对应的药物治疗，即有什么样症状反应，用相对应的药物治疗。即胡希恕所说的"于患病机体的症状反应上，探索治病的方法"，也就是说经方治病理论，主要来源于症状反应的经验总结。"本草石之寒温，量疾病之浅深"，即明示有什么证，用相对应的药物治愈疾病，其理论用八纲。

六经辨证主在症状反应

仲景《伤寒论》全部内容体现了辨证主要依据症状反应，其治法亦是依据症状反应。

1. 从六经证看：《伤寒论》的六经是以症状反应命名的证，如太阳病，是指人患病后，症状表现为"脉浮，头项强痛而恶寒"一类在表的阳证，是与少阴病相对在表的阳证；少阴病，是指人患病后，症状反应为"脉微细，但欲寐"一类在表的阴证，是与太阳病相对在表的阴证；少阳病，是指人患病后，症状反应为"口苦、咽干、目眩"一类在半表半里的阳证，是与厥阴病相对在半表半里的阳证；厥阴病，是人患病后，症状反应为"消渴，气上撞心，心中疼热，饥而不欲食，食则吐蛔"一类在半表半里的阴证，是与少阳相对在半表半里的阴证；阳明病，是指人患病后，症状反应为"胃家实"的一类在里的阳证，是与太阴病相对在里的阳证；太阴病，是指人患病后，症状反应为"腹满而吐，食不下，时腹自痛，自利益甚，若下之，必胸下结硬"一类在里的阴证，是与阳明病相对在里的阴证。可知，仲景书的六经不是经络脏腑概念，而是症状反应的八纲概念，故胡希恕据此提出《伤寒论》的六经来自八纲，即是由仲景书的辨证方法得出的。

2. 从病证名看：上述六经证如此，书中所举之病证，皆是以症状反应所定，如中风为"太阳病，发热，汗出，恶风，脉缓者"；伤寒为"太阳病，或已发热，或未发热，必恶寒体疼呕逆，脉阴阳具紧者"；温病为"太阳病，发热而渴，不恶寒者"。各个条文，每个病证名也是由症状反应所定，章太炎对此深有评价："伤寒、中风、温病诸名，以恶寒、恶风、恶热命之，此论其证，非论其因，是仲景所守也"。既标明经方辨证特点，亦强调了经方病证名定义，即不同于《黄帝内经》的审因辨证，病因病名突显与《黄帝内经》的区别。仲景书是经方医学，是不同于以《黄帝内经》为代表的医经医学，王叔和用《黄帝内经》注释仲景书，认为中风是中于风，伤寒是伤于寒，温病是伤于热、伤于温，其辨证用病因辨证、审因论治，造成了误读传统，致千余年来读不懂《伤寒论》。

3. 从六经传变看：《伤寒论》在篇首就论述了怎样判断传变与否，如第4条："脉欲静者，为不传；颇欲吐，若躁烦，脉数急者，为传也。"又如第5条："伤寒二三日，阳明、少阳证不见者，为不传也。"非常明确，标明根据症状反应判定传与不传，显然与《黄帝内经》六经递传之说，传变为一日一传明显不同，因此章太炎强烈批评王叔和指出："《伤寒论》的六经不同于《黄帝内经》之十二经脉之含义……王叔和对《伤寒论》传经，强引《黄帝内经》一日传一经，误也。因仲景并无是言。"这里更说明，仲景书的辨证不是根据经络脏腑辨证，而是根据症状反应辨证。

4. 从方证看：仲景书每个方证的组成主要由症状反应的证和相对应治疗的药，不同于后世方的方剂学所载的方剂。方证是经方理论重要组成之一，是经方辨证施治的关键，故胡希恕特别强调指出，"六经和八纲，虽然是辨证的基础，并且于此基础上，亦确可制定施治的准则，有如上述，不过若说临证的实际应用，这还是远远不够的，例如太阳病依法当发汗，但发汗的方剂为数很多，是否任取一种发汗药即可用之有效呢？我们的答复是不行、绝对不行，因为中医辨证，不只要辨六经八纲而已，而更重要的是还必须通过它们，以辨方药的适应证。太阳病当然须发汗，但发汗必须选用适应整体情况的方药，如更具体地讲，即除太阳病的一般特征外，还要细审患者其他一切情况，来选用全面适应的发汗药，这才可能取得预期的疗效，即如太阳病，若发热、汗出、恶风、脉缓者，则宜与桂枝汤；若无汗出、身体疼痛、脉紧而喘者，则宜与麻黄汤；若项背强几几、无汗、恶风者，则宜与葛根汤；若脉浮紧、发热、恶寒、身疼痛、不汗出而烦躁者，则宜与大青龙汤……以上诸方，虽均属太阳病的发汗法剂，但各有其固定的适应证，若用得其反，不但无益，反尔有害。方药的适应证，即简称之为方证，某方的适应证，即称之为某方证，如桂枝汤证、麻黄汤证、葛根汤证、大青龙汤证、柴胡汤证、白虎汤证，等等。方证是六经八纲辨证的继续，亦即辨证的尖端，中医治病有无疗效，其主要关键就是在于方证是否辨得正确"。即经方辨证施治，治病最终要落实到方证上，而辨方证，主要依据症状反应。

　　5. 从疾病预后看：仲景书判定疾病的轻重，主要依据症状反应，如《伤寒论》第 153 条："太阳病，医发汗，遂发热恶寒，因复下之，心下痞，表里俱虚，阴阳气并竭，无阳则阴独。复加烧针，因胸烦、面色青黄、肤瞤者，难治；今色微黄，手足温者，易愈。"

　　判定疾病好转依据症状反应，如第 47 条"太阳病，脉浮紧，发热，身无汗，自衄者愈"；第 49 条"脉浮数者，法当汗出而愈。若下之，身重心悸者，不可发汗，当自汗出乃解。所以然者，尺中脉微，此里虚，须表里实，津液自和，便自汗出愈"；第 145 条"妇人伤寒，发热，经水适来，昼日明了，暮则谵语，如见鬼状者，此为热入血室。无犯胃气及上二焦，必自愈"。

　　判定疾病严重生死依据症状反应，如第 295 条"少阴病，恶寒身踡而利、手足逆冷者，不治"；第 296 条"少阴病，吐利、躁烦、四逆者，死"。这里要注意的是，后世注家认为《伤寒论》有病愈时间规律说，如《伤寒论》的六经病欲解时（第 9 条、第 193 条、第 272 条、第 275 条、第 291 条、第 328 条），胡希恕明确了判断疾病的轻重预后是症状反应，而不是依据时间变化，故率先指出"此附会运气之说，不可信"。章太炎指出"中国医药，来自实验，信而有征，皆合乎科学，中间历受劫难。一为阴阳家言，掺入五行之说，是为一劫；次为道教，掺入仙方丹药，又一劫；又受佛教及积年神鬼迷信影响；又受理学家玄空推论，深文週内，离疾病愈远，学说愈空，皆中国医学之劫难"。其中"理学玄空推论"即指魏晋南北朝后加入仲景书的玄学运气内容，六经病欲解时即其属，明显不属经方内容。

仲景重视病因辨证

　　胡希恕在其《经方辨证施治概论》中，强调了六经辨证经方之用主要依据症状反应，但亦强调重视病因辨证，特列一章《论食水瘀血致病》论述，指出"食、水、瘀血三者，均属人体的自身中毒，为发病的根本原因，亦中医学的伟大发明，因特提出讨论"。这一论述实际来自于仲景书的有关条文，如《伤寒论》第 174 条"伤寒八九日，风湿相搏，身体疼烦，不能自转侧，不呕，不渴，脉浮虚而涩者，桂枝附子汤主之；若其人大便硬，小便自利者，去桂加白术汤主之"；《伤寒论》第 237 条"阳明证，其人喜忘者，必有蓄血，所以然者，本有久瘀血，故令喜忘，屎虽硬，大便反易，其色必黑，宜抵当汤下之"，此类条文在仲景书有很多，说明仲景书辨证时重视病因的存在。但这里要注意，仲景书在辨病因时，是不同于医经仅凭病因辨证，并不是只依据某一病因（风邪、寒邪、湿邪、热邪、食积、痰饮、瘀血等），而是根据症状反应先辨六经，继辨方证，辨方证时重视病因辨证，也就是说经方辨证主要依据症状反应，把痰饮、水饮、宿食、瘀血致病因素的出现，看作是症状反应之一。

以症状反应思维读《伤寒论》

　　近几年流传"有病找经方"。章太炎曰："中医之胜于西医者，大抵《伤寒论》为独盛！"为什么？《汉书·艺文志》有"医经者……经方者"记载，为什么列出两"者"？有学者指出"医经有理论，经方无理论"，认为经方是指方药、经典名方，又误认为张仲景据《黄帝内经》撰写了《伤寒论》，一切理论皆来源于《黄帝内经》？那么《汉书·艺文志》列出两"者"有什么意义呢？通过分析仲景书和《黄帝内经》的主要内容，可明确这两"者"，是说中医有两大理论体系，主要不同是治病方式方法不同。千余年来，存在误读传统读不懂《伤寒论》，其重要原因之一，是以《黄帝内经》的治病方式方法，来解释仲景书的治病方式方法，而其中最主要原因，是把仲景书中的症状反应，用医经以病因注释，再也读不懂《伤寒论》，正如王宁元指出，"隋唐之后，经方医学的方证对应就没有再成为中医的主流思维……正如章太炎指出的'金元诸家及明清诸家，文章开头即以五行、运气笼罩论述、假借运气，附会岁露，以实效之书变为玄谈'……以《黄帝内经》认知方式来解释《伤寒杂病论》，导致了经方传承和误读"。误读是多方面的，今仅以桂枝汤方证为例。

经方认识桂枝汤证，认证方法是依据症状反应，即依据"发热、汗出、恶风、脉缓"，确认是太阳病表阳证。治法是辛甘温胃生津液，扶正祛邪，发汗解热解表，在仲景书中，阐明桂枝汤的适应证是"治天行热病"，其主要见证是发热、汗出、恶风。但自王叔和、成无己以医经注释仲景书，主要以病因注解桂枝汤证，认为桂枝汤证是中于风、风寒束表，治疗是辛温散风寒，而避谈发热，认为桂枝"不能用于有热病例"，故后世一见发热皆不敢用桂枝、桂枝汤，而多用辛凉解表药了。再加上误认为伤寒是伤于寒，温病是伤于热、伤于温，误导后世读不懂《伤寒论》。

据症状反应辨证才能正确指导临床

经方治疗大法是根据症状反应，在长期临床实践中总结出科学的理论体系，这就是六经辨证和方证理论体系。在临床具体实施是：先辨六经，继辨方证，做到方证对应治愈疾病。依据症状反应于临床治病，具有明显的科学性和优越性。列举一病案如下。

患者，男，36岁，教师。1964年4月29日初诊。3年前因吃青辣椒而引发哮喘，始终采用西药治疗未愈，冬夏无休，每次发作，常因偶尔咳嗽或喷嚏引发。自感消化不好，大便干燥即为将发之预兆。发作时喘满胸闷，喉中痰鸣，倚息不得卧。曾在长春、沈阳、哈尔滨等地各大医院治疗皆无效，遂来京治疗。在京多处求医，曾用割治疗法、两侧颈动脉手术等疗法，皆无效。又多处寻求中医诊治，后来找一位北京有名的中医，辨证为肺脾肾虚，痰阻肺气，以补肾纳气、健脾化痰、宣肺定喘等方药治疗7个多月，症有增无减，并曰"伤色太甚，虚不受补"。益感精神痛苦，以致绝望回家等死。后经人介绍，求胡希恕最后一试。

刻下症见：白天必服氨茶碱3片，喘轻，以胸闷为主，胸腹胀满，晚上哮喘发作，喉中痰鸣，倚息不得卧，大汗淋漓，口干，便秘，心中悸烦，眠差易醒，舌苔薄白，脉沉缓。胡希恕据症状反应，辨六经为少阳阳明夹瘀，辨方证为大柴胡汤合桂枝茯苓丸加生石膏甘草方证：柴胡12 g，黄芩10 g，半夏10 g，生姜10 g，枳实10 g，炙甘草6 g，白芍10 g，大黄6 g，大枣4枚，桂枝10 g，桃仁10 g，茯苓10 g，牡丹皮10 g，生石膏45 g。3剂，水煎服。

二诊（1964年5月3日）：服2剂症减，3剂后，大便通畅，哮喘已，胸胁满、腹胀、心中悸烦均不明显，已不用氨茶碱等。上方继服3剂。

三诊（1966年9月25日）：出差来京，告知，2年来曾数次感冒咳嗽，但未出现哮喘。

从本例看到，时方以脏腑、病因辨证，辨证为肺脾肾皆虚，治用补肺脾肾7个月不见效，而经方据症状反应辨证为少阳阳明夹瘀，为实证，治疗3剂而愈，关键是辨证准确与否。而辨证是否准确，又决定其治病方式方法的正确。

以上可知，经方是由"法象"思维产生的临床医学，即辨证依据症状反应，是经方学术的一大特色，是经方重大理论之一。这一学术思维原本记载于仲景书中，但由于王叔和、成无己以《黄帝内经》注释仲景书，以脏腑经络、病因、运气等注释，遂不明"随证治之"含义，不重视症状反应，致使后世读不懂《伤寒论》，临床疗效黯然失色。胡希恕率先提出，经方辨证是依据症状反应，揭示了仲景书治病方式方法的实质。认清这一学术思想，对读懂《伤寒论》将起关键作用，对指导临床治病将起重大作用。

144   六经辨证经方现代应用原则与方法

21 世纪科学技术的发展日新月异，但是古老的六经辨证经方不但没有随时代变迁而远去，反而在新时代愈发展现出卓越的功效与深刻的内涵。现代研究成果不仅进一步验证了经方的疗效，而且初步揭示了其取得疗效的作用机制，发现了部分药效的物质基础。这些研究成果为经方的现代应用提供了有力的支撑。张仲景确立的"以病为纲，以证相辅"的六经病证结合的辨证模式，是中医整体恒动观的生动体现。学者王庆国等认为，抓住拓展运用经方的原则和途径，对提高临床疗效具有重要意义。

经方现代应用需遵循的原则

1. 熟谙经旨，打牢基础：要做到在临床上熟练地运用经方，打牢基础、熟谙张仲景的学术思想、对经方有深入的了解与掌握是基础和前提。如果对经方组方的原则、配伍的意义、主治病证的病机以及加减化裁的方法等一知半解，是绝对不可能用好经方的。要达到对经方深入了解的层面，首先是要熟读原文，并对其方药组成、药味剂量、配伍意义、加减化裁方法、适宜与禁忌症等了然于胸；其次要明了各经方主治方证的病机及其所表现出的主要症状与脉象；再次要清楚其与类似方剂的区别。只有这样，临证时才能做到既精确选方又灵活化裁。

2. 病证结合，适应需求：病证结合，即指中医辨病与辨证相结合，也包括西医辨病与中医辨证相结合。目前科技飞速发展，医药知识迅速普及，中医药在整个健康领域的作用也日益凸显，民众的需要也与古代大不相同，如现代患者在治疗中，既想了解中医的诊断也想知道西医的诊断。由于西医的病名较为规范，诊断标准较为明确，临床应用时操作性较强，容易达成共识，因此，在当前应用经方时，要适应时代及民众的需求，除了少数西医诊断不清的病证之外，要尽量作到西医辨病与中医辨证相结合。这样一方面既可提升辨证的准确性，又可加深、补充对疾病的认识，另外也有利于明确诊断及判断疗效，有利于医患沟通与增加患者的依从性，而遵循这一原则指导下获取的学术经验，也有利于中西医学界的交流与相互促进。

3. 紧扣病机，抓住关键：辨证析机、因机立法、因法施方是《伤寒论》最重要的特色之一。病证的症状脉象虽然复杂，但每证都有其内在的病机；方剂的组成虽然严谨巧妙，但其配伍的意义往往是针对病证的内在病机而设。因此，病机是联系病证与处方的核心，抓住病机就抓住了经方应用的关键。《黄帝内经》曰："知其要者，一言而终，不知其要，流散无穷。"对于经方的现代应用来说，"要"就在于每一方证的病机。只要抓住每一个经方所主治病证的病机，那么任凭病证千变万化，也能找到对证的经方，从而取得桴鼓之效。

4. 科学评价，有利交流：自古至今，中医在总结自己的学术经验时多采用个案总结的方式。这种个案的总结无疑在启迪后学思路、传播学术经验等方面有着十分重要的价值，在今后的学术研究与发展过程中，仍应继续采用。但是，除了这一方式外，在经方的现代应用时，也要注意采用包括临床流行病学与循证医学在内的现代评价方法来评价疗效，总结个人或群体的经验。现代评价方法较之个案总结方式，其长处在于更有利于临床经验的积累，更有利于取得同仁的信任，也更有利于以论文的方式推广与国内外中西医界的交流。

5. 掌握规律，有的放矢：经方的现代应用有其自身的规律，在现今的社会条件下，拓展应用经方要做到有的放矢，无论是从人道主义，还是从伦理学的角度看，除非在别无替代以及患者知情同意的前提下，绝对不能以药试病，以患者为试验对象。在经方的拓展应用领域，前贤及当代的一些中医学大家留下了很多宝贵经验，也进行了非常丰富的临床实践。为了进一步用好经方，要总结这些经验，挖掘其中所蕴含的内在规律，整理出拓展经方现在应用的方式与途径，以利于更好地发挥经方的疗效。

经方现代拓展应用的途径

1. 方证相应，吻合因机症治： 方证对应，即针对经方在《伤寒论》中所对应的证候而处方，这是经方现代应用最基础的范式。方证相应为张仲景所首倡，他在《伤寒论》中就明确提出了柴胡证、桂枝证的概念，而以汤名证，即见到这样的证候就要使用该方，其实已开方证相应之先河。方证相应的关键点就在于要吻合各方证的病因、病机甚至症状表现及脉象。初学者只要对这些了然于心，临证时按图所骥，则最容易掌握。如泻心汤治疗寒热错杂、中焦痞满的心下痞证，桂枝汤治疗卫不外固、营阴失守的太阳中风证等即属此类。这一方式虽说最为基础，但也最为实用，临床上如能做到因机症治相互吻合，则每收桴鼓之效。

2. 方症相应，重在有效组合： 方症相应，即针对症状或症状组合而用经方。吉益东洞等所倡言的方证相对，实际上即是指此而言。这种只针对症状或症状组合，不论病机而处方，虽然有简捷、快速的特点，但是也有辨识不清、疗效不确切以及不容易拓展应用的弊端。临床上为了扬其长而避其短，最重要的是要注意症状的有效组合。所谓有效组合，即指真正找到能代表方证病机的脉症组合，反之则难免失之于机械。如日本古方派总结的小柴胡汤的方症是"胸胁苦满或往来寒热而呕"，明显存在不完备之处。在《伤寒论》中，胸胁满确实在很多情况下是运用小柴胡汤治疗的，但也有很多情况下是不能运用小柴胡汤的，如第98条"得病六七日，脉迟浮弱，恶风寒，手足温，医二三下之，不能食，而胁下满痛，面目及身黄，颈项强，小便难者，与柴胡汤，后必下重；本渴饮水而呕者，柴胡汤不中与也，食谷者哕"，即属小柴胡汤之禁忌症；第149条"伤寒五六日，呕而发热者，柴胡汤证具，而以他药下之，柴胡证仍在者，复与柴胡汤。此虽已下之，不为逆，必蒸蒸而振，却发热汗出而解。若心下满而硬痛者，此为结胸也"，则属大陷胸汤证。

3. 谨守病机，不拘症状变化： 谨守病机，不拘症状变化而用经方，在现今临床上最为多见，此为扩大《伤寒论》方运用范围最重要的途径。因症状为表象，病机为实质，表象可以有很多的变化，而实质可以是一个。因此，不管表象如何变化，只要辨明其病机的实质相同，均可异病同治。如吴茱萸汤能治阳明寒呕，少阴吐利、手足逆冷、烦躁欲死，厥阴头痛、干呕、吐涎沫，其原因在于其共同的病机是浊阴上逆下犯，故可一方统治。现代本方用于宫寒之痛经、不孕，浊阴上逆之巅的头顶冷痛等有佳效，也是基于其病机相同。在这一方式的基础上，还可以扩展出以下两种方式。其一为据位施方：据位施方是指根据一个经方所主病证的大体部位，并参合病机而选择经方。如薏苡附子败酱散本来治疗"脓成而下焦阳虚"的肠痈，其位在下焦，现今该方临床用于腹腔、盆腔内的多种慢性化脓性炎症，如慢性盆腔炎、结核性腹膜炎、慢性附件炎、卵巢囊肿等。但需要注意的是，其疗效的前提不仅仅是病发于下焦之位，更重要的还是要有阳虚兼瘀热内结的病机。其二为循经处方：循经处方即根据某方主治病症的经络循行部位选方。同据位施方一样，也需要以病机符合为基础，如四逆散后世多用于治疗肝气郁结等病，因此，将其化裁用于胆经所过之胆囊炎、肝经所及之乳腺增生、肝经所络之盆腔炎、肝经所绕之附睾炎等多有效果。

4. 旁参各家，贵在灵活变通： 参考历代注家的注疏扩大经方的应用范围是十分重要的途径。如历代伤寒注家多把柴胡桂枝干姜汤证的病机解释为少阳兼三焦不利，水饮内停，而刘渡舟则认为"本方治胆热脾寒，气化不利，津液不滋所致腹胀，大便溏泻，小便不利，口渴心烦，或胁痛控背，手指发麻，脉弦而缓，舌淡苔白等症。故用本方和解少阳兼治脾寒，与大柴胡汤和解少阳兼治胃实互相发明"。在临床上刘渡舟将此方运用于多种肝胆病、胃肠病辨证属于肝胆热而脾胃寒者，每每获得意想不到的疗效。

5. 潜心原文，妙在获取新知：潜心原文，熟读并善思，如果能在原文及历代医家的注疏之外获得新的理解与开悟，往往可以对拓展经方的应用起到重要的作用。如有学者从温阳通阳升阳的角度理解麻黄附子细辛汤，使这首在伤寒论中仅出现一次，用于少阴两感的经方，成为治疗现代阳虚阳郁阳陷病的常用方，极大地扩充了该方的治疗范畴。

6. 合用经方，师从仲景妙法：将经方两两相合而用，亦是张仲景所首创。他将小柴胡汤与桂枝汤相合，命名为柴胡桂枝汤，将麻黄汤与桂枝汤相合，命名为桂枝麻黄各半汤，不仅仅是扩充了这些经方的治疗范围，更重要的是为我们垂方法、立津梁开拓了思路。经方共有250余个，这些方剂联合应用，不仅相互组合的数量相当巨大，而且适用的范围也可以扩展到极致。不仅如此，后世医家也进行了发展，如柴胡陷胸汤、柴胡五苓散、陷胸栀子汤、半夏泻心合枳术汤、五苓真武汤等，都是在临床上有明确适应证而且疗效卓著的合方典范。

7. 合用时方，化裁更为广博：另一个经方的拓展应用途径是将经方与时方相合，由于经方是有限的，而时方是无限的，将经方与时方相合，其治疗的范畴会有更进一步的拓展。这方面已有成功范例，如小柴胡汤合四物汤、小柴胡汤合平胃散、小柴胡汤合二陈汤，以及四逆散合四君子汤等，都在临床应用方面积累了经验，取得了满意疗效。

8. 总结归纳，明晰化裁诸法：《伤寒论》六经辨证蕴涵着十分丰富的经方加减化裁的方法，使经方的应用成为一个完善的系统。总结、归纳、掌握这些化裁规律，对于指导经方的现代应用至关重要。《伤寒论》经方的化裁变化主要有以下几种：方后附注，随证化裁；药味不变，药量化裁；主方不变，增药化裁；主方不变，减药化裁；主方减味，再增化裁；设定方模，套路加减；原方不变，合方化裁；原方加减，合方化裁等八种化裁之法。将这些方法推而广之，扩大到所有的经方，其意义是十分重大的，产生的临床价值也是不可估量的。

9. 明晰方元，变化无穷无尽：有学者在研究经方配伍规律的过程中发现，经方是由一个个小方构成，如桂枝汤就是由芍药、甘草组合，桂枝、甘草组合，以及炙甘草、生姜、大枣的组合共同组成。芍药甘草、桂枝甘草，不仅单独成方，而且还在大量方剂中重复出现；而炙甘草、生姜、大枣的组合虽然未能单独成方，但在桂枝汤、生姜泻心汤、旋覆代赭汤、橘皮竹茹汤中出现。这些组合由两味或三味中药组成，在经方中多次重复出现，它们是针对病机的关键环节组合而成，是构成经方的有规律可循的最小方剂单元，因而称之为方元。方元大量存在于经方之中，它们是经方化裁的基础，也是张仲景组方的特色。掌握了方元及其组合规律，就抓住了经方化裁的根本与关键，可以使经方的组方更简洁，加减化裁更确切，更具针对性，主治更清楚，化裁更灵活。临证时根据病情采用合适的方元组合成方，可应对错综复杂的病情变化。

10. 但师其法，不拘具体方剂：对《伤寒论》经方之运用可师其法而不泥其方，张仲景对此已有提示，如第277条"自利不渴者，属太阴，以其脏有寒故也，当温之，宜服四逆辈"，是指太阴虚寒证根据病情轻重可酌情使用理中、四逆类方，并未指明某方主之。又如第259条"伤寒发汗已，身目为黄，所以然者，以寒湿在里不解故也。以为不可下也，于寒湿中求之"，说明对寒湿发黄，务在温阳散寒除湿，其方可酌情选用，甚至可自拟其方。再如"病痰饮者，当以温药和之"，乃示温化之法，也不定其方剂。以上均为但师其法，而不泥其药。更有仅师六经辨证之法，而不泥其具体治法方药者，如第49条"脉浮数者，法当汗出而愈。若下之，身重心悸者，不可发汗，当自汗出乃解。所以然者，尺中脉微，此里虚。须表里实，津液自和，便自汗出愈"，仅指出"须表里实"，则可表里证俱解，然如何实其表里，则无定法可循，只能"观其脉证，知犯何逆，随证治之"。所谓古方不能尽中后人之病，后人不得尽泥古人之法。张仲景之书为千古用方之祖，其阐明医理为中医学至精之本，但需学而思，才能实现方方切用、法法通灵。

以上列举了经方现代拓展应用的原则与方法，以期诠释经方之科学内涵，解决临床的诸多难题。

145　六经辨证经方现代临床应用研究

　　《伤寒论》六经有着明显的病、证、方层次结构，所载方剂以其组方严谨巧妙、选药精简深奥、疗效显著可靠等特点，为历代医家所推崇，并传承沿用至今。然而，对于《伤寒论》方剂的临床适用范围，莫衷一是。一说，经方仅适用于外感热病的临床治疗，一说，经方适用范围不受病种限制，可适用于临床各科。此外，对于经方的应用安全性，也颇具争议。一说，经方是经过千百年验证所留存于世的方子，没有毒副作用，一说，经方组方中同样存在个别含毒性中药，是药三分毒，临床应用也会出现不良反应。学者赵文等采用文献计量法及内容分析法，对《伤寒论》所载112首方剂的近20年现代临床研究文献进行系统梳理、归纳、分析、总结经方的临床适用范围及其不良反应状况，以客观数据揭示现代中医应用经方治疗临床病证的规律和用方安全情况，为医者高效应用经方治疗临床病证提供可用信息。

资料与方法

1. 数据来源与检索策略

　　（1）数据来源：为保障数据来源和质量的均一性，本研究所选临床医案数据均以"中国期刊全文数据库（CNKI）"为文献检索范围，检索时限设定为"2000—2020年"。

　　（2）检索策略：以"××方 AND 临床（应用）"（注："××"指代为具体经方名，如桂枝汤、麻黄汤等）为检索表达式，对《伤寒论》112首方剂进行逐一初检，而后逐一进行会议类、报纸类以及临床综述类、心得类、合方类、内容重复类等无效数据的剔除，将最终所检文献进行数据提取与建库。

2. 数据纳入与排除标准

　　（1）纳入标准：①以《伤寒论》经方为主方作为研究对象的现代中医临床研究文献。②医案信息记录全面，包含临床症状表现和主要治疗方药的经方医案类文献。

　　（2）排除标准：①重复发表、会议资料、报纸资料类文献数据。②临床综述类、理论探讨类、医家心得体会类及实验研究类文献数据。③经方合方类文献数据。

3. 研究方法

　　（1）经方医案病名的规范：现代中医临床医案多采用中医病名与西医病名混合交互使用的记录方式，因此，本研究同时对两种类型的病名进行规范，以保障数据归类和匹配的科学性。所涉及的中医病证名参照中华人民共和国国家标准《中医病证分类与代码》加以规范，所涉及的西医病症名参照国际通用《国际疾病分类第十一次修订本（ICD-11）中文版》加以规范，上述标准未涵盖的病名信息将遵照原文。

　　（2）经方医案信息的提取：本研究主要针对所纳入文献中112首经方的临床应用频数、各经方的主治病证（症）名称、种类、数目以及不良反应信息进行提取，经统计排序后获得《伤寒论》经方在现代中医临床应用中的高频次运用方、优势主治病种以及用方安全信息。

　　（3）分析方法：对所筛选录入的信息进行归纳、分类，本研究参照《中医内科学》（国家十三五教材）、《中医内科常见病诊疗指南》（中华中医药学会）、《中医临证备要》（秦伯未·第一辑），并结合中医临床实践分为肺系病证、心系病证、脾胃系病证、肝胆系病证、肾系病证、内科杂病（含脑系病证、气血津液病证、肢体经络病证等）以及外、妇、儿科病，共七大类病种，覆盖临床常见疾病，经中西病名对应归类后，按照经方不同视角信息出现的频数加以统计排序，依据结果加以讨论。

4. 统计学方法：本研究采用描述性研究的方法，将所提取的数据录入 Excel 表中建库，并借助 SPSS 22.0 统计软件对数据进行频数、频率、构成比等分析。

结　　果

1. 文献统计结果：初轮检索共获文献 34 526 篇，剔除重复发表、会议资料、报纸资料类文献 2 999 篇（8.7%），以及临床综述类、理论探讨类、医家心得体会类、实验研究类、经方合方类文献 27 853 篇（80.7%）后，最终纳入 3 674 篇文献可供深度挖掘。

2. 临床应用频数：本研究将初轮检索文献中各经方的篇数经文献计量学方法由高到低排序后，得出现代中医临床研究热度位居前 10 的经方，分别为半夏泻心汤、小柴胡汤、大承气汤、四逆散、桂枝汤、小青龙汤、真武汤、麻黄杏仁甘草石膏汤、炙甘草汤、五苓散；经逐一排除筛选后，最终纳入本研究位居前 10 的经方，分别为半夏泻心汤、小柴胡汤、炙甘草汤、小青龙汤、柴胡加龙骨牡蛎汤、麻黄杏仁甘草石膏汤、真武汤、四逆散、大柴胡汤、当归四逆汤；未获取有效临床应用信息的经方有 5 首，分别为甘草汤、茯苓桂枝甘草大枣汤、通脉四逆加猪胆汁汤、烧裈散、三物小白散。

3. 主治病证频数：经统计，《伤寒论》所载经方的现代中医临床主治病证按照频数由高到低排序，分别为脾胃系病证 990 篇（26.9%）、内科杂病 893 篇（24.3%，含脑系病证、气血津液病证、肢体经络病证等）、肺系病证 670 篇（18.2%）、心系病证 574 篇（15.6%）、外妇儿科病 262 篇（7.1%）、肝胆系病证 185 篇（5.0%）、肾系病证 100 篇（2.7%）。

4. 主治病证种类：本研究按照主治病证频数结果，依次统计七大类病种医案数据中的经方应用情况，并选取每类病种中临床应用热度位居前 10 的经方，结合具有代表性经方的治疗病证信息详细说明。

（1）经方治疗脾胃系病证频数：经统计，经方在现代中医临床主治脾胃系病证方面，应用热度位居前 10 的经方，分别为半夏泻心汤、四逆散、旋覆代赭汤、小柴胡汤、大承气汤、乌梅丸、大柴胡汤、白头翁汤、芍药甘草汤、小建中汤。以半夏泻心汤为例说明，该方在治疗脾胃系病证中应用频数最高，在其最终被纳入的 313 篇文献中，涉及治疗脾胃系病证文献 265 篇（占比高达 84.7%），其中治疗胃痛（包含如胆汁反流性胃炎、非溃疡性消化不良、非糜烂性反流病、功能性消化不良、急性胃炎、慢性胃炎、消化性溃疡、心下痞等疾病）210 篇，治疗噎嗝（反流性食管炎）25 篇，治疗泄泻（腹泻型肠易激综合征、慢性肠炎、慢性结肠炎）9 篇，治疗痢疾 8 篇，治疗腹痛 5 篇，治疗痞满 4 篇，治疗便秘 3 篇，此外，该方也可在治疗内科杂病（郁证、白塞病、糖尿病性胃轻瘫）、肺系病证（咳嗽、咽喉炎、咳嗽变异性哮喘）、外妇儿科病（痤疮、过敏性紫癜、口臭、痛经）等疾病中发挥一定作用。

（2）经方治疗内科杂病频数：经统计，经方在现代中医临床主治内科杂病方面，应用热度位居前 10 的经方，分别为桂枝加葛根汤、柴胡加龙骨牡蛎汤、小柴胡汤、当归四逆汤、桂枝加附子汤、葛根汤、甘草泻心汤、芍药甘草汤、五苓散、白虎加人参汤。以桂枝加葛根汤为例说明，该方在治疗内科杂病中应用频数最高，在其最终被纳入的 75 篇文献中，涉及治疗内科杂病文献 69 篇（占比高达 90.0%），其中治疗痹证（包含如风湿病、肩周炎、颈肩综合征、颈心综合征、颈椎病、神经根型颈椎病、椎动脉型颈椎病、落枕、帕金森病疼痛、强直性脊柱炎、糖尿病周围神经病变等疾病）58 篇，治疗头痛（紧张性头痛、脑供血不足头痛、血管神经性头痛）4 篇，治疗眩晕（椎-基底动脉供血不足）4 篇，治疗腰痛 3 篇，此外，该方也可在治疗肺系病证（感冒）、外妇儿科病（突发耳鸣、药物性皮疹）等疾病中发挥一定作用。

（3）经方治疗肺系病证频数：经统计，经方在现代中医临床主治肺系病证方面，应用热度位居前 10 的经方，分别为小青龙汤、麻黄杏仁甘草石膏汤、小柴胡汤、桂枝加厚朴杏子汤、葛根汤、麻黄汤、大青龙汤、桂枝汤、柴胡桂枝汤、旋覆代赭汤。以小青龙汤为例说明，该方在治疗肺系病证中应用频数最高，在其最终被纳入的 207 篇文献中，涉及治疗肺系病证文献 199 篇（占比高达 96.1%），其中治疗

六经辨证经方现代临床应用研究

哮喘病(包含如咳嗽变异型哮喘、支气管哮喘等疾病)89篇,治疗咳嗽(肺炎、慢性咽喉炎、支气管炎)63篇,治疗肺胀(肺源性心脏病、慢性阻塞性肺疾病)21篇,治疗喘证(喘息型支气管炎、肺炎)14篇,治疗感冒12篇,此外,该方也可在治疗外妇儿科病(分泌性中耳炎、过敏性结膜炎)、心系病证(慢性心力衰竭)、肾系病证(急性肾炎)等疾病中发挥一定作用。

(4)经方治疗心系病证频数:经统计,经方在现代中医临床主治心系病证方面,应用热度位居前10的经方,分别为炙甘草汤、真武汤、柴胡加龙骨牡蛎汤、桂枝甘草龙骨牡蛎汤、桂枝甘草汤、黄连阿胶汤、四逆汤、乌梅丸、小陷胸汤、五苓散。以炙甘草汤为例说明,该方在治疗心系病证中应用频数最高,在其最终被纳入的209篇文献中,涉及治疗肺系病证文献199篇(占比高达95.2%),其中治疗心悸(包含如心律失常、病毒性心肌炎、病态窦房结综合征、室性早搏、心房颤动、心肌炎、心血管神经症等疾病)117篇,治疗胸痹心痛(冠心病、扩张型心肌病、缺血性心肌病、糖尿病性心肌病、心肌缺血、心绞痛)15篇,治疗心衰(慢性心力衰竭)5篇,治疗不寐2篇,此外,该方也可在治疗内科杂病(缺铁性贫血、白塞病、急性缺血性脑卒中)、脾胃系病证(慢性胃炎、药源性便秘、胃肠道功能紊乱)、外妇儿科病(胎动不安)等疾病中发挥一定作用。

(5)经方治疗外妇儿科病频数:经统计,经方在现代中医临床主治外妇儿科病方面,应用热度位居前10的经方,分别为当归四逆汤、芍药甘草汤、小柴胡汤、桂枝麻黄各半汤、桂枝汤、柴胡桂枝干姜汤、麻黄连翘赤小豆汤、葛根汤、柴胡加龙骨牡蛎汤、麻黄杏仁甘草石膏汤。以当归四逆汤为例说明,该方在治疗外妇儿科病中应用频数最高,在其最终被纳入的102篇文献中,涉及治疗外妇儿科病文献36篇(占比为35.3%),其中治疗痛经23篇,治疗荨麻疹9篇,治疗雷诺病4篇,此外,该方也可在治疗内科杂病(痹证、偏头痛、糖尿病)、心系病证(冠心病、心绞痛、不寐)等疾病中发挥一定作用。

(6)经方治疗肝胆系病证频数:经统计,经方在现代中医临床主治肝胆系病证方面,应用热度位居前10的经方,分别为大柴胡汤、茵陈蒿汤、真武汤、小柴胡汤、五苓散、柴胡桂枝汤、柴胡桂枝干姜汤、四逆散、猪苓汤、半夏泻心汤。以大柴胡汤为例说明,该方在治疗肝胆系病证中应用频数最高,在其最终被纳入的108篇文献中,涉及治疗肝胆系病证文献46篇(占比为42.6%),其中治疗胁痛(包含如胆结石、胆囊炎、非酒精性脂肪性肝病、肝动脉化疗栓塞术后综合征、肝脓肿等疾病)42篇,治疗积聚(脂肪肝)4篇,此外,该方也可在治疗内科杂病(糖尿病、代谢综合征、高脂血症、内伤发热)、脾胃系病证(不完全性肠梗阻、胆汁反流性胃炎)等疾病中发挥一定作用。

(7)经方治疗肾系病证频数:经统计,经方在现代中医临床主治肾系病证方面,应用热度位居前10的经方,分别为猪苓汤、五苓散、麻黄连翘赤小豆汤、桃核承气汤、小柴胡汤、当归四逆汤、四逆散、芍药甘草汤、桂枝去桂加茯苓白术汤、甘草干姜汤。以猪苓汤为例说明,该方在治疗肾系病证中应用频数最高,在其最终被纳入的39篇文献中,涉及治疗肾系病证文献20篇(占比为51.3%),其中治疗水肿(包含如慢性肾小球肾炎、肾病综合征等疾病)11篇,治疗淋证(泌尿系感染、泌尿系结石、尿道综合征)9篇,此外,该方也可在治疗内科杂病(颅脑损伤、糖尿病肾病)、脾胃系病证(癌性腹泻、病毒性肠炎)等疾病中发挥一定作用。

5. 不良反应信息:经统计,经方在现代中医临床应用中存在部分不良反应,记录不良反应的文献有185篇(占比为5.0%),其中74首经方未发现不良反应信息,38首经方出现不良反应信息。将各经方中记录不良反应的文献按文献计量学方法由高到低排序后,出现频数位居前10的经方,分别为小柴胡汤、半夏泻心汤、炙甘草汤、柴胡加龙骨牡蛎汤、小青龙汤、桂枝甘草龙骨牡蛎汤、黄连阿胶汤、五苓散、乌梅丸、麻黄杏仁甘草石膏汤;而依据各经方出现不良反应文献数占各经方总纳入文献数比重由高到低排序,位居前10的经方,分别为瓜蒂散、四逆加人参汤、桂枝加大黄汤、桂枝甘草龙骨牡蛎汤、栀子豉汤、黄连阿胶汤、麻子仁丸、小建中汤、麻黄汤、小柴胡汤。所出现的不良反应信息主要集中表现在胃肠道反应、皮肤反应以及头晕、口干等方面,以小柴胡汤和半夏泻心汤为例说明,据统计,小柴胡汤在临床应用中出现的不良反应主要表现为胃肠道反应(如恶心、呕吐、便秘、腹胀、轻度腹泻)19篇(占总不良反应文献的70.4%)、皮肤反应(如皮疹)6篇(占总不良反应文献的22.2%),此外,还可散见头晕、乏力、口干、嗜睡等不良反应。半夏泻心汤在临床应用中出现的不良反应主要表现为胃肠道反应（如恶心、呕吐、腹泻）12 篇（占总不良反应文献的 50.0%）、头晕 10 篇（占总不良反应文献的 41.7%），此外，还可散见头痛、发热、皮疹等不良反应。

根据近 20 年《伤寒论》所载经方在现代中医临床中的应用数据来看，112 首经方可治疗的疾病种类，覆盖临床常见内科、外科、妇科、儿科疾病，已远超外感热病的范畴，尤其在治疗脾胃系病证和内科杂病方面表现突出，正如柯韵伯所曰："仲景之六经，为百病之法，不专为伤寒一科。"纵使临床疾病谱不断变化，经方在临床中的应用疗效依然稳定，说明其在维护人体健康方面不仅仅是依病而治，更重要的是依方证而治，展现了中医经方不可替代的重要作用。

146　六经辨证体系中气血辨证规律

　　《伤寒论》奠定了中医辨证论治的基础。从张仲景的六经辨证到叶天士的卫气营血辨证、吴鞠通的三焦辨证均是外感病辨证施治的基础。然而人是由脏腑、经络、气血等构成的有机体，无论外感邪气还是内伤七情致病，均是通过影响人体气血运行，从而导致脏腑功能变化而发为疾病。所以，即使是被称为外感病的辨证方法——六经辨证，其中也包括正邪、气血、脏腑、经络等理论，不仅仅局限于外感病的诊治，而是一种综合性的临床辨证体系。八纲辨证是中医辨证的总纲，包括阴阳、表里、虚实、寒热，是对六经病病位病证性质的总结。学者陈晓晖等认为，气和血作为阴阳的物质基础，可体现寒热虚实的生理病理变化，故可将"气血辨证"贯穿于"六经"和"八纲"辨证之中。

《伤寒论》六经辨证中气血内容概述

　　《伤寒论》第398条条文将其中提及气血的条文进行归类分析，其中提及"气"的条文共有86条，提及"血"的条文共有38条，现归纳如下。

　　《伤寒论》中的"气"可分为5类：一是表示症状，如气上冲胸、气上冲心、气上冲咽、短气、噫气、失气、腹中转气等。二是作为人体的物质功能基础，在条文中与病机或治法相关，如胃气不和、阳气怫郁、卫气不和、荣气不足、血弱气尽、谷气下流、血气流溢、火气虽微、膈气虚、阳气微、阴阳气并竭、胃气强、和胃气等。三是表示内外邪，如水气、邪气、客气、火气、外气等。四是病证名组成，如奔豚气、气痞。五是方剂名组成，如大承气汤、小承气汤、调胃承气汤、桃核承气汤等。

　　《伤寒论》中的"血"亦可分为5类：一是表示症状，如吐脓血、便血、血自下、清血、清脓血、下血、唾脓血等。二是作为人体的物质功能基础，在条文中与病机相关，如血少、血弱气尽、亡血、血气流溢、血散脉中、血必结、动其血等。三是表示病理产物或致病因素瘀血，如判断蓄水蓄血证的条文中，小便不利者为"无血"，小便反利者为"有血"，还如至六七日不大便者有"瘀血"。四是病证名组成，如蓄血。五是表示部位如血室。

　　从症状来看，病在气，表现为自觉症状者偏多，而病在血则多表现为可见症状或体征。如病在气，可有心下悸、心下痞、气上冲等，这些症状均为患者自觉，医生无法通过临床检测加以确认；而病在血则表现出便血、清血、身发黄等，这些症状均为可见性体征。如栀子豉汤的虚烦、心中懊恼到桃核承气汤、抵当汤的如狂发狂，其症状从自觉到可见，也体现出病情由气到血的变化·；再如气痞的心下痞，按之濡到蓄血证的少腹硬，从体征上也是从按之柔软无殊到按之硬满，甚至可以触及肿块，其病亦有在气在血的不同。气属阳，血属阴，阳为无形，阴为有形。临床上病在气者多属功能性疾病，病在血者则疾病可能会出现器质性变化。

　　从病邪来看，张仲景常以"气"表示某种致病邪气，如水气、邪气、火气、外气等。在《伤寒论》中尤为强调水气，水气出现的频次最多。病邪由表入里、由气及血，涉及血分后，张仲景最为强调瘀血与瘀热，热和瘀成为血分最主要的致病因素。这也是由于邪气均有郁滞化热的倾向，病邪由气到血，邪气在这一过程中常郁而化热，故《伤寒论》虽言伤"寒"，但在治法用药上不单单只用温药。

　　从病证来看，《伤寒论》中提到一些古代病证名称，虽现代临床不常使用，但其描述的症状却很常见，而这些病证名称往往可以反映张仲景的气血辨证思路，如痞证、结胸、蓄血，这3种病证相互独立而又有相关性，气血理论则是将其串联起来的关键。所谓痞证，张仲景明确指出其为"气痞"，症状为满而不痛,体征为按之濡即按之不硬,故痞证为气病;与痞证相对者为结胸,"心下满而硬痛者,此为结胸",张仲景未说明结胸证是在气还是在血,但除提出大小结胸、寒实热实结胸之外,还提及水结胸,若痞证为无形邪气,结胸证则为有形实结所致。后世又有诸多医家将结胸分为痰结胸、食结胸、血结胸等,可见对于结胸证其病邪可结在气,也可结在血。蓄血证在《伤寒论》里有太阳蓄血和阳明蓄血,症状均有出血、少腹硬满痛、身发黄以及神志症状等,其病在血。太阳蓄血是在外感疾病的过程中,出现外邪入里、侵入血分形成瘀热互结的证候。张仲景强调瘀和热结,阳明蓄血为"本有久瘀血",更强调瘀。

《伤寒论》六经辨证中气血传变观

气血辨证的内涵应该包括两个层面,一方面气血是病位或病程阶段的概念,气行于脉外,血行于脉中,故气在表、血在里,气血为不同层次。另一方面气血是病理状态或致病因素的概念,如气滞、瘀血等。

1. 外邪由气入血,易郁而化热:在以邪气为主要矛盾时,从感受邪气到邪气逐渐由表入里、由气及血,在其无内伤基础上邪气不祛,往往会郁而化热。因此在《伤寒论》中,涉及血分的病证以热证居多,如太阳病篇的蓄血证,为"太阳随经,瘀热在里故也";阳明蓄血为邪热与"久瘀血"相结;少阳病篇的小柴胡证治疗"热入血室",这些邪气均属邪热,既可从外感直接得来,更多是外邪在传变过程中所化之热,所以说临床易传易变之病以热证居多。

2. 水贯穿于气血传变之中:一般气血辨证仅仅强调气与血,但在张仲景的辨证体系中,水和气血紧密相连。气水血本身就是构成人体的基本物质,而在病理状态下它们也常常成为致病因素。张仲景将水居于气血之间,既包括无形的"水气",又包括有形之"水",如"水结在胸胁"。气水血还有不同病位层次的概念,在气血传变的过程中,张仲景常提出邪由气到水或到血的不同传变。如《伤寒论》第124条:"太阳病六七日,表证仍在,脉微而沉,反不结胸,其人发狂者,以热在下焦,少腹当鞕满,小便自利者,下血乃愈。所以然者,以太阳随经,瘀热在里故也,抵当汤主之。"这一条中提到了"结胸"以及"小便自利",太阳病六七日邪由表从气分随经入里,有可能发为结胸,也有可能出现小便不利的症状。若病为结胸,则邪气与水结于心下或胸胁。若出现小便不利,则为水气内结于膀胱,而本条"反不结胸"且"小便自利"则说明邪不在水而在血,张仲景将病在水在血进行了详细鉴别,也就是说明疾病可向水血两个方向发展。另外,《伤寒论》第134条:"太阳病,脉浮而动数,浮则为风,数则为热,动则为痛,数则为虚。头痛发热,微盗汗出而反恶寒者,表未解也。医反下之,动数变迟,膈内拒痛,胃中空虚,客气动膈,短气躁烦,心中懊憹,阳气内陷,心下因鞕,则为结胸,大陷胸汤主之。若不结胸,但头汗出,余处无汗,剂颈而还,小便不利,身必发黄。"太阳病,医反下之,误下之后表邪内陷,会出现两大变证,一是水热结于胸膈则为结胸,二是瘀热结于里则病黄疸。可见,张仲景认为太阳病误下,表邪由气入里,可与水与血发为不同变证。

张仲景将水融入气血之中,大大丰富了原本气血辨证的内涵,在《金匮要略》中也多有体现,并提出"血不利则为水"。疾病可由气及水、由气及血,水血之间也有相互变化转归,现代临床将气血水辨证用于肝脏、肾脏以及心血管疾病的辨证治疗,效果尤著。

《伤寒论》气血治法用药

1. 调气为先,再则气血同治:百病皆生于气,根据气血的传变规律,张仲景在疾病的治疗上强调以调气为先,再则气血同治。无论是外感还是内伤疾病,调气之法均有祛热散邪之效。张仲景用桂枝汤、麻黄汤治疗太阳中风、太阳伤寒,亦是取桂枝走脾胃以解肌祛风,麻黄宣肺气以开腠发汗之功,均是通过调气来散邪。病邪在气,治疗的关键在于保持气机宣畅,以使邪热外达,宣郁不可徒用寒凉,以使气机闭塞、热不能祛；清气亦不可一味寒凉，也不可配伍滋腻，恐其阻滞气机，保持气机通畅方可使热邪外达。病邪在血，不可一味治血，当气血同治，病邪由气入血，多在传变中化热，故以瘀热为主，此瘀多由热邪焦灼血液所致，使血行不畅，故不使气机通畅，邪热不散，瘀亦不能去。治疗当辨清瘀热孰轻孰重，用以凉血散血之品，所谓散血即有宣通血分气机之意。

2. 选方用药贯穿气水血三层次：张仲景将水贯穿于气血传变中，因此用药也因气水血而不同。然而每味药物并不是专属于某个层次，药物无专属而有其偏性，常常根据其配伍，甚至是根据药物不同的煎煮方法而让方药归属于气水血的不同层次。

张仲景治疗气痞的主方为大黄黄连泻心汤，其治在气；治疗腹满便不通的承气汤，其治在气在水，亦可在饮食之积；治疗水结胸的大陷胸汤，其治在水；治疗蓄血证的抵当汤，其治在血。从气到水再到血的过程，实为无形之邪渐聚，逐渐形成有形实邪甚至癥瘕积聚的过程。而在这数张方中，均用到大黄，《神农本草经》曰："大黄，味苦寒，主下瘀血，血闭寒热，破癥瘕积聚，留饮，宿食，荡涤肠胃，推陈致新，通利水谷。"大黄涤荡肠胃，即可涤荡肠胃之气、肠胃之水谷、肠胃之宿食等，故大黄的作用贯穿于气水血不同层次。从配伍来看，大黄和黄连相配治疗心下痞；与枳实、厚朴相配治疗腹满大便不通；与甘遂相配治疗水结胸胁；与桃仁、水蛭、虻虫相配治疗蓄血证。通过不同的配伍，将大黄的运用贯穿于不同层次。另外从煎煮方法来看，大黄黄连泻心汤是以麻沸汤渍之，大黄泡服取其轻扬之性以入气分。根据《伤寒论》方后煎煮方法，三承气汤中，大承气汤大黄煎煮时间最长，调胃承气汤大黄煎煮时间最短；而抵当汤以及入血的大黄牡丹汤，大黄煎煮时间亦逐渐延长。可见，随着煎煮时间的延长，大黄的作用沿着气水血层次不断递进。

3. 用药举隅：以桂枝配茯苓、桂枝配桃仁为例。《神农本草经》曰："牡桂，味辛温。主上气咳逆，结气喉痹，吐吸，利关节，补中益气。久服通神，轻身不老。"可见桂枝作用多在气。《伤寒论》中凡是"气上冲"者，多用桂枝，甚则有气从少腹上冲心者，用桂枝加桂汤。桂枝可平冲降逆，治疗冲气上逆，其治在气。茯苓，《神农本草经》曰其"主胸胁逆气，利小便"，其作用在气在水。《伤寒论》中多用茯苓治疗小便不利症状，茯苓和桂枝配伍组成经方中特色药对苓桂剂，《伤寒论》中有苓桂草枣汤、苓桂术甘汤、五苓散、茯苓甘草汤，为茯苓桂枝同用，分别用于治疗脐下悸、心下逆满、水逆证、水厥证，其病机均为水湿停留，或水气上逆，或饮停中焦，或水蓄膀胱，治疗用桂枝茯苓通阳化气利水，此时若只用桂枝而无茯苓，则不能利水渗湿以助气化；若只有茯苓而无桂枝，则难以通阳化气以行津液。桃仁，《神农本草经》曰其"主瘀血血闭瘕邪气"，其作用在血。《伤寒论》中以桂枝桃仁配伍组成桃核承气汤，用于瘀热互结的蓄血证，桃仁破血化瘀，配伍桂枝以宣通阳气、温通经脉，使活血化瘀的效力更强。桂枝主治多在气，茯苓主治多在水，桃仁主治多在血，桂枝可贯穿于不同层次的治疗中，亦可通过不同配伍治水治血，这也体现了调气为先，再则气血同治的治法特色。

张仲景《伤寒论》不拘于六经辨证，更丰富了气血辨证的内涵。

147　六经辨证中"寒者热之，热者寒之"分析

寒热是辨别病证属性的纲领，与阴阳、表里、虚实相辅相成，共同构成八纲辨证。一般来说，寒证是指感受寒邪，或阳虚阴盛所表现的具有冷、凉特点的症候，热证是指感受热邪，或脏腑阳气亢盛，或阴虚阳亢，导致肌体功能活动亢进所表现的具有温、热特点的证候。寒热在《黄帝内经》中论述颇多，如《素问·阴阳应象大论》曰："阳胜则热，阴胜则寒。"《素问·至真要大论》又提出"寒者热之，热者寒之"的治则等，高度概括了寒热病证及其治法。张仲景继承和创新了《黄帝内经》寒热理论，依据六经病证特点，分三阴三阳，辨寒热真假、寒热位置、寒热先后、寒热转化、寒热多寡等，遣方用药，构建了寒热辨治的基本规范和典型范例。学者潘超等以《伤寒论》寒热证相关辨治为基础，对仲景应用寒热药物的选药特点及配伍规律进行了讨论。

邪闭阳郁，辨寒热消长，辛温以散寒

《素问·玉机真藏论》曰："是故风者百病之长也，今风寒客于人，使人毫毛毕直，皮肤闭而为热，当是之时，可汗而发也。"是谓外感风寒之邪，致阳气闭郁，通行受阻，临床表现为发热、恶寒、身痛等证，治当顺其病势，汗而发之。仲景常以麻黄、桂枝相伍，发汗解表、宣肺平喘、通经除痹，并依据发热恶寒病证之不同，辨正邪消长，因邪郁表闭之轻重，变通麻桂之比例，辨证选方，如麻黄汤、桂枝麻黄各半汤、桂枝二麻黄一汤。如病程日久，郁而化热，成表寒里热证，仲景又依寒热多寡，进退用药。以麻黄、桂枝、生姜等辛温发汗，以散在表风寒之邪；佐用辛甘寒之石膏以清里热，甘草、大枣和中以资汗源，共奏外散风寒，内清郁热，表里双解之功，类似选药组方的方剂有大青龙汤、桂枝二越婢一汤。

若正气不足，邪气直中三阴，表里同病，祛邪当兼顾里虚。如太阴表证宜用桂枝汤、桂枝人参汤，扶正解表，寓补于汗；如寒中少阴，闭阻阳气，发为少阴伤寒，治以麻黄附子细辛汤、麻黄附子甘草汤，方中麻黄、附子、细辛性温热，既能散表之寒，更具温里之功，表里阳气通达，外邪可祛；若病至厥阴，伤及血分，血虚寒凝，经脉不通，为手足厥寒、脉细欲绝者，治宜养血通脉，温经散寒，以当归四逆汤主之，方中当归、芍药补肝养血以调营，桂枝、细辛通阳疏肝以散寒，甘草、大枣补脾胃而滋津液，通草轻以去湿、淡以利湿并能疏通经脉，诸药合用，阴血充、客寒除、阳气振、经脉通，手足温而脉亦复。

总之，以上诸方，均遵"治寒以热，治热以寒"之旨，以辛温（或热）之品散寒，但又虑及寒热消长、正邪进退，伍以辛凉、温补之品，辨证施治，诚为"方士不能废绳墨而更其道也"。

热盛内外，辨无形有形，寒凉以清泻

世人多谓《伤寒论》"详于寒而略于温"，然细研《伤寒论》，可以发现仲景对于热证的治疗，遵《黄帝内经》《难经》二经之旨，并有所发展。对热证分虚实、气血、有形无形，辨证论治，充分体现了"因势利导"的治疗思想。现从热邪是否与有形实邪相结的角度，对《伤寒论》中热证的治疗规律作浅要分析。

《素问·六元正纪大论》曰："火郁发之。"所谓"郁"者，是指患者除了有邪热内盛之机外，尚有

气机郁闭之态。"郁"愈甚，则火愈盛。治当因势利导，疏泄火邪，用药则往往以辛寒或辛温药与寒凉药相伍，取辛温宣散郁闭，解其邪热增盛之源，寒凉清热泻火，两者相伍，气机和畅，内郁得解，火邪得消，此正是治本之道。如肺卫郁闭、邪热壅盛、宣降失司，仲景以辛温之麻黄开肺卫之郁、以辛甘寒之石膏清透肺中郁热；若因误下，症见"虚烦不得眠""反复颠倒，心中懊恼""胸中窒""心中结痛"等，属热郁胸膈，仲景以栀子苦寒清其热，豆豉辛温通其闭，相合则气顺火消，郁热顿除；如少阳胆火内郁，治以小柴胡汤，方中柴胡能清能透、黄芩苦寒清热，加之生姜、法半夏味辛能开，合之则少阳气机条达，郁火得除；如若无形邪热壅于中焦，邪热弥漫充斥于全身，是为"表里俱热"，治以白虎汤，用石膏辛寒清、透其热，知母苦寒直折其势，辛寒、苦寒并用，清、透、泻兼施，对于邪热弥漫全身者实是正治之法；若胃热炽盛，不上不下，又未与实邪相结，实无排邪之出路，又以大黄黄连泻心汤以苦寒之黄连、大黄直折其势，集中兵力，攻其一点，以"麻沸汤"渍之，取其气之轻清上行，如此运用，既能清泄心下无形之热以消痞，又无大黄苦寒泻下之弊，亦寓"火郁发之"之意。以上诸法，虽分邪热郁滞表里上下，但终归为于无形，故总以宣通为要。

对于热与实邪相结之证，仲景往往针对热邪所依附的病理产物不同，或通腑泻下，或利水消痰，或活血逐瘀，诚如《金匮要略·脏腑经络先后病脉证第一》所曰"当随其所得而攻之"，则有形之邪实祛而无形之热邪亦随之而解。如若邪气入里化热与胃肠糟粕相结，成阳明腑实，仲景根据热结之轻重，立三承气汤以攻下通便，三方中主要药物如大黄苦寒泻热通便、芒硝咸寒软坚散结、枳实、厚朴行气导滞，合则荡涤肠腑，热随便下；若邪热陷于内与痰、水相搏，成热实结胸，或水热互结之局面，仲景又以常在寒凉药中伍以甘遂、瓜蒌、滑石、猪苓、泽泻等，以逐水消痰而清热，如大小陷胸汤方、猪苓汤方；若邪热循经入里，陷于血分，成蓄血一证，治以桃核承气汤、抵当汤、抵当丸等，下焦瘀热之治重在导瘀而不在清热，故仲景以桃仁、水蛭、虻虫，入血分活血化瘀，以大黄既活血又泻热，携芒硝、甘草成调胃承气之剂，诸药相合，集活血化瘀药之大成，攻逐瘀血外出，热亦随之而泄。以上诸法，诚如尤在泾所曰："无形之邪，入结于脏，必有所据，水、血、痰、食，皆邪薮也。如渴者，水与热得，而热结在水，故与猪苓汤利其水，而热亦除……若无所得，则无形之邪，岂攻法所能去哉。"

阳气虚衰，辨脏腑经络，辛温以扶阳

阳气虚衰是《伤寒论》三阴病证的主要病理特点，治当以温补为要。然则，仲景根据三阴经络脏腑的生理特点及其阳气虚衰之不同，补阳用药之法又泾渭分明。现分述如下：

若太阴脾阳虚衰、运化失司、寒湿内阻，症见腹满时痛、食不下、食难用饱、自下利等，仲圣常以甘草干姜汤、桂枝人参汤、理中丸，甚或四逆辈，但总以辛热之干姜配甘温之炙甘草辛甘化阳，为温扶脾阳之基本药对；如发汗太过，损伤心阳或素体心阳虚衰，症见叉手自冒心、心下悸、欲得按、胸闷、烦躁、惊狂、卧起不安者，又以桂枝甘草汤、桂枝甘草龙骨牡蛎汤、桂枝去芍药汤、桂枝去芍药加蜀漆龙骨牡蛎救逆汤、桂枝加桂汤主之。此类方药均以桂枝甘草合剂为基本药对，以振奋心阳。

若病程日久，累及少阴，症见四肢厥逆、恶寒蜷卧，或下利清谷、大汗亡阳、脉沉微、但欲寐等，辨为阴盛阳衰，真阳竭绝，生死反掌易辙之时，则以大辛大热之四逆汤、四逆加人参汤、通脉四逆汤、通脉四逆加人参汤、茯苓四逆汤、干姜附子汤、白通汤等辨证施治，但总不离大辛大热之附子配干姜，以回阳救逆，使阴霾消散，阳气来复；若少阴阳虚兼水气上泛下溃，心悸头眩、下利、四肢沉重或背微恶寒，又以真武汤、附子汤以温阳利水除湿。

若寒邪滞于厥阴肝脉，血虚寒凝，症见手足厥寒，脉细欲绝，干呕、吐涎沫、头痛者，又以辛苦温之吴茱萸伍辛温之生姜以散寒温中降浊，方如当归四逆汤、吴茱萸汤、当归四逆加吴茱萸汤；若肺阳虚衰，寒饮蕴结，咳吐白色泡沫痰者，又以干姜、细辛，大辛大热，散寒宣肺，化痰涤饮，方如小青龙汤。

以上诸方，虽均以辛温之药为主，祛阴寒而理阳气，但又依据脏腑经络之别，分别选用桂枝、干姜、附子、细辛、吴茱萸等，以彰显扶阳之层次，临证不可不辨。

寒热错杂，辨气机升降，寒热并用以和

寒热错杂证病因病机错综复杂，往往是寒热之邪并存，如单用温热，则热邪难除，如纯用寒凉，则寒邪不消，故当寒热并用。即寒凉药与温热药相互配伍运用，相反相成，共同发挥治疗作用。寒热并用法要求在方药配伍时应顺应脏腑经络生理特性，适应病邪特点，据病证变化选择合适的寒性药、热性药共同组方，既要相互制约又要相互促进，以行并治寒热、平调阴阳之效。李时珍曾盛赞寒热相伍曰："此皆一冷一热，一阴一阳，寒因热用，热因寒用，君臣相佐，阴阳相济，最得制方之妙，所以有成功而无偏胜之害也。"

《伤寒论》中寒热错杂证概念的确立，一般多是从方测证归纳而来的，多认为《伤寒论》中寒热错杂方证有栀子干姜汤证、柴胡桂枝干姜汤证，三个泻心汤方证与附子泻心汤证，黄连汤证，干姜黄芩黄连人参汤证，麻黄升麻汤证，乌梅丸证等。现以此十方证为基础，对《伤寒论》中寒热错杂证治疗的寒热并用规律分析：

若大下之后，脾阳受伤，外邪内陷，热扰胸膈，患者出现虚烦下利的症状，为上（胸膈）热中（脾）寒证，拟栀子干姜汤，用苦寒之栀子清热除烦，散在上之热，用干姜温中止利，祛中焦之寒。

柴胡桂枝干姜汤证是因伤寒误下、误汗之后导致少阳之邪不解而又有脾寒和气阴两伤以及气化不利而出现的一系列症状。主要病机为少阳（肝胆）有热而太阴（脾胃）有寒。方中以柴胡、黄芩之苦寒以清泄少阳之邪热；以干姜、桂枝通达阳气，温化脾气；牡蛎咸寒软坚散结，瓜蒌根苦寒生津止渴。诸药合用，共奏疏解少阳之郁热、温化太阴之脾阳以及养津液之功。

若寒热错杂于中焦，脾胃升降失常，见"满而不痛"之痞证，仲景立半夏泻心汤、生姜泻心汤、甘草泻心汤三方，以苦寒之黄芩、黄连泄热和胃，伍辛热（温）之半夏、干（生）姜祛寒散结，以甘温之人参、大枣、甘草补益脾胃以复其升降之职，如此寒热并用，辛开苦降，阴阳双调，共奏和中消痞之功。若心下痞而兼有恶寒汗出者，此为上焦（心肺）有热，下焦（肾）有寒，方用附子泻心汤。"渍三黄，而专煎附子"，是以扶下焦阳气为重，泄上焦邪热为次，使寒热并行不悖。

若上热下寒，热邪在上（胸）、寒邪在下（胃肠），症见"腹中痛，欲呕吐"者，仲景拟黄连汤，黄连清胸中之热，干姜温胃中之寒，半夏降逆止呕，桂枝辛温走窜交通上下之阳气，参、草、大枣温中健脾。

若下寒格热于上，成寒格之证，则制干姜黄芩黄连人参汤，以黄连、黄芩苦寒清上热，热清则胃气降，以干姜辛热温下寒，寒祛则脾气升，寒以治热，热以治寒，如此寒热格拒之势得解。

麻黄升麻汤证因表邪内郁，气机不伸，上（肺）热下（脾）寒，此证阴阳上下并受其病，虚实寒热错杂，故治其阴则阳必伤，若补其虚则碍其邪，如此难治之证，非寒热并用、虚实兼治不可。方中麻黄、升麻宣发陷下阳郁之邪，用寒凉之黄芩、石膏清肺胃之热，桂枝、干姜通阳温中以祛寒，余药则调补阴阳气血。乌梅丸则是为寒热错杂、上（肝）热下（脾）寒之蛔厥或久利证而设。方中用乌梅敛肝安胃、益阴和阳，用辛温大热之附子、干姜、桂枝温经祛寒，用味辣性温之花椒、细辛通阳破阴杀虫，用苦寒之黄连、黄柏清热，人参补气健脾，当归补血养肝，诸药合用，使寒热去，阴阳调，肝安胃和，气血调畅，则病乃除。

在以上十首寒热错杂方中，以性寒性热之药并用，但并非仅为"治寒以热，治热以寒"的简单组合。仲圣宗温热药属阳，能发散、宣通、温阳、引阴药以入阳；寒凉药属阴，能清解通降、沉敛下行、引阳药而入阴之性。辨脏腑经络、轻重缓急、气机失序，合理选配寒热之品，以调畅气机、平和阴阳。正如《中庸》所曰："喜怒哀乐之未发，谓之中；发而皆中节，谓之和。中也者，天地之大本也；和也者，天下之达道也。"

　　医圣张仲景宗《黄帝内经》"寒者热之，热者寒之""治寒以热，治热以寒"之要旨，在《伤寒论》中，因寒热所在表里脏腑不同，寒热多寡不一，正邪盛衰各异，立方多种、治法多样，但始终将"平调阴阳""补不足，损有余"的思想贯穿在三阴三阳病证辨治过程中，以求"阴平阳秘，精神乃治"。正如《汉书·艺文志》所曰："经方者，本草石之寒温，量疾病之深浅，假药味之滋，因气感之宜，辨五苦六辛，致水火之齐，以通闭解结，反之于平。"

148   非症状征象在六经辨证中的意义

　　《伤寒论》六经辨证，通常是以外邪侵袭人体后产生的病理变化所反映出的各种临床表现为依据，加以分析、归纳，从而确定为某一经病和某证。例如，根据"头痛项强、发热恶寒、汗出、脉浮缓"这一组脉症，辨为太阳病中风证；"潮热谵语、不大便、腹满痛、脉沉迟"这一组脉症，辨为阳明病腑实证。然而，综观《伤寒论》全篇，还较多地记述了诸如"不渴""不呕""饮食如故""无表证""清便欲自可""脉平"等，现权且名为"非症状征象"。这些记述虽不能视其为症状，而在辨证中又不能不加以考虑和搜集，或作为佐证，或作为鉴别，或作为排除，甚至作为外感病证传变及预后判断的必要条件和依据。学者徐国龙等通过对《伤寒论》中30余条原文的分析、综合，着重对这类非症状征象在六经病辨证中的意义归纳为辨表里、寒热、虚实、传变及预后五个方面。

辨表里

　　表里为分析疾病病位的纲领。《伤寒论》六经病症中，通常以太阳病为表，其余各经病为里，并据此作为表里先后治则的依据。在表里同病或表里有疑似的情况下，在抓住主要脉症的同时，较多地注意非症状征象，诸如"小便清""不呕""不渴""不恶寒""头不痛、项不强"等，以辨清表里。

　　原文第56条："伤寒，不大便六七日，头痛有热者，与承气汤。其小便清者，知不在里，仍在表也，当须发汗。"不大便与头痛有热并见，表里难断。论中明确提出"小便清"这一非症状征象，作为"知不在里""仍在表"的依据。原文第91条："伤寒，医下之，续得下利清谷不止，身疼痛者，急当救里；后身疼痛，清便自调者，急当救表。救里，宜四逆汤；救表，宜桂枝汤。"当太阳与少阴同病、先用救里之四逆汤后，身疼痛仍在，当观其二便，若"清便自调"时，知里和无病，表邪未尽，再用桂枝汤以救表。原文第23条："太阳病，得之八九日，如疟状，发热恶寒，热多寒少，其人不呕，清便欲自可，一日二三度发。……面色反有热色者，未欲解也。以其不得小汗出，身必痒，宜桂枝麻黄各半汤。"其中"如疟状"疑似少阳之寒热往来，而"其人不呕"则与少阳"喜呕"相悖；"热多寒少"又似邪入阳明，但"清便欲自可"确系里和无邪，再参以面有热色及身痒，判为邪气仍在太阳，取桂枝麻黄各半汤。

　　原文第61条："下之后，复发汗，昼日烦躁不得眠，夜而安静，不呕，不渴，无表证，脉沉微，身无大热者，干姜附子汤主之。"六经病中三阳及少阴病均可见烦躁。"不呕"，非少阳"不渴"，非阳明"无表证"，非太阳。再细究烦躁具昼见夜安之特点，据脉之沉微，故知此属汗下后，里阳乍虚之少阴候，方用急救回阳之干姜附子汤。原文第182条："问曰，阳明病外证云何？答曰，身热，汗自出，不恶寒，反恶热也。"阳明病四大外证中，身热、汗出为太阳、阳明病均见；"不恶寒"则邪不在太阳为审证关键；更见反恶热，则里热已成，确为阳明里热可知。原文第229条："阳明病，发潮热，大便溏，小便自可，胸胁满不去者，与小柴胡汤。"阳明病热实证中，小便数时大便则硬，今见"小便自可"，故知阳明未实，少阳证未罢，胸胁满可证，宜用小柴胡汤和解，此亦先外而内之治。原文第166条："病如桂枝证，头不痛，项不强，寸脉微浮，胸中痞硬，气上冲喉咽不得息者，此为胸有寒也，当吐之，宜瓜蒂散。"太阳病桂枝证，除发热、汗出、恶风外，当见头痛项强。今为"头不痛、项不强"，故知非太阳受邪。胸中痞硬，气上冲喉咽不得息，自是胸中痰实壅遏，当用涌吐之法，方如瓜蒂散。

辨寒热

寒热是辨别病证性质的纲领。辨清病证之寒热属性，对判别六经病证至关重要。寒热的证候是十分复杂的，例如同一口渴，有热盛伤津，有寒郁水停；同一下利，有热邪客肠，有寒盛阳衰。同时，寒热真假之辨，也不可不知。《伤寒论》中列举"能食""不渴""手足温""不恶寒"等一类非症状征象，作为辨别寒热、分清各经病证的依据。

原文第 190 条："阳明病，若能食，名中风；不能食，名中寒。"此条以能食、不能食辨阳明中风与中寒。此处"能食"，为阳明素旺，阳能化谷，机体受邪后转为阳明热证。"不能食"则反之，当属胃中虚冷。原文第 277 条："自利不渴者，属太阴以其脏有寒故也。当温之，宜服四逆辈。"辨下利，有寒有热，口渴者多属热证，热伤津液之故。而"不渴"者多属寒证，《伤寒论》中明曰属太阴，脾家虚寒证可知。原文第 141 条："寒实结胸，无热证者，与三物小白散。"结胸属实，当见心下痛、按之石硬，甚或从心下至少腹硬满而痛不可近等，但有寒、热之别。此曰"无热证者"，当不见身热、口渴、心烦、舌黄等阳热脉症，辨为寒实结胸，治以三物小白散温下。原文第 178 条："伤寒，脉浮而缓，手足自温者，系在太阴。"伤寒脉浮而缓，但无发热、恶寒，反见下利不食，故非太阳中风；而"手足自温"，可与少阴病手足厥冷相别。此为太阴，脾脏虚寒，尚末及少阴之心肾不足之地。原文第 304 条："少阴病，得之一二日，口中和，其背恶寒者，当灸之，附子汤主之。""口中和"即口中不苦、不燥、不渴。不苦，非少阳。阳明病，见背微恶寒，而中不燥、不渴，邪不在阳明。此属少阴阳虚寒湿，督脉受制所致。原文第 317 条："少阴病，下利清谷，里寒外热，手足厥逆，脉微欲绝，身反不恶寒，其人面色赤……通脉四逆汤主之。"此为辨寒热真假之要论。少阴病阳虚当见下利清谷、手足厥逆、脉微欲绝。恶寒为其常见症，现见"身反不恶寒"，故知非四逆汤证之常，而当为少阴阳虚至极、阴盛格阳之证。所谓"里寒外热"正是里真寒、外假热之病本，故当用破阴回阳、通达内外之通脉四逆汤。

辨虚实

虚实是辨别邪正盛衰的纲领。辨清虚实是治疗选择扶正或祛邪原则的关键。这在辨表里、寒热的有关条文中已及。《伤寒论》中有关虚实的概念还用于邪之有形、无形之辨。这对在祛邪原则下是否采用下法至关重要。《伤寒论》中所列诸如"饮食如故""不结胸""不吐不下""今反利""但满不痛""小便自利"等非症状征象即属此类。

原文第 129 条："何谓脏结？答曰：如结胸状，饮食如故，时时下利，寸脉浮，关脉小细沉紧，名曰脏结。舌上白胎滑者，难治。"结胸为实，因邪结胸胁胃腑，当见不能食、不大便等。脏结状如结胸，而见时时下利，"饮食如故"，可知此为脏虚寒凝、胃腑不实之证。原文第 151 条："脉浮而紧，而复下之，紧反入里，则作痞，按之自濡，但气痞耳。"原文第 149 条："伤寒五六日，呕而发热者，柴胡汤证具，而以他药下之，柴胡证仍在者，复与柴胡汤……但满而不痛者，此为痞，柴胡不中与之，宜半夏泻心汤。"痞证为无形邪热结于心下，气机壅滞，虽邪实而无形，但气痞，而"按之自濡""满而不痛"，自与结胸有别。原文第 228 条："阳明病下之，其外有热，手足温，不结胸，心中懊恼，饥不能食，但头汗出者，栀子豉汤主之。"此为阳明病下后，邪热留扰胸膈证。"手足温"者，既非痰食胸膈证，又未入少阴；"不结胸"者，也无痰水内停，故用栀子豉汤。

原文第 207 条："阳明病，不吐，不下，心烦者，可与调胃承气汤。"《伤寒论》中"不吐不下"，似无证可辨，其实"不吐"为邪无涌越之势；"不下"为邪无下趋之道。此正是阳明里实已成之见症，可施以调胃承气汤。原文第 252 条："伤寒六七日，目中不了了，睛不和，无表里证，大便难，身微热者，此为实也。急下之，宜大承气汤。""目中不了了、睛不和"为阳明急下证之审证要点，而"无表里证"则是审证之关键。"无表"则邪已入里，不见恶寒身痛等；"无里"则腹满疼痛等未必显见，可反用急下，以救阴于危急之中。此正是仲景辨证明势之精当处。原文第 125 条："太阳病身黄，脉沉结，少腹硬，小便不利者，为无血也。小便自利，其人如狂者，血证谛也。抵当汤主之。"此条辨湿热发黄和蓄血证身黄。其中小便不利，为湿无出路，自是湿热发黄证。"小便自利"，又见其人如狂之神乱证候，则为邪热与瘀血互结下焦之蓄血证，当属有形之实邪，故用抵当汤逐瘀下热。

辨传变

传变是《伤寒论》对六经病证之间发生的病位及病性上变化的认识。有传有变，方有六经病证之分。外感病发生发展，变化多端，但有规律可循。通常情况下，表现为由阳而阴、循经传变，也可见由里出表、由阴而阳的转化。判别传变与否，自当据脉据症。《伤寒论》中所及诸如"脉若静""阳明少阳证不见""反能食而不呕"及"一身手足尽热"等这类非症状征象在判别传变与否中也同样不可缺如。

原文第 4 条："伤寒一日，太阳受之，脉若静者，为不传。"受邪之初，则为太阳，继而可传及少阳与阳明。"脉静"为太阳之脉未变，故辨为不传。原文第 5 条又曰："伤寒二三日，阳明少阳证不见者，为不传也。"此言以证之见与不见判别传与未传。伤寒二三日，若不见身热、汗自出、不恶寒、反恶热之外证，可知未传阳明；若不见寒热往来、胸胁苦满、心烦喜呕等，则未传少阳可知。分经辨证，十分明确。

原文第 270 条："伤寒三日，三阳为尽，三阴当受邪，其人反能食而不呕，此为三阴不受邪也。"据《素问》日传一经之论，伤寒三日，三阳已传尽，继而可向三阴传变。此条以"其人反能食而不呕"这一非症状征象为要点，断为不传三阴，确有真谛。三阴受邪与否，当视中焦为枢轴。'能食'为脾胃运常，"不呕"为胃气尚可，不为邪气所动。自当不见腹满而吐、食不下之太阴证，欲吐不吐之少阴证，饥而不能食、食则吐蛔之厥阴证。

原文第 293 条："少阴病八九日，一身手足尽热者，以热在膀胱，必便血也。"少阴病本为阳虚阴盛之证，当见无热恶寒，手足逆冷。病至八九日，无热转为"身热"，手足逆冷转为"手足尽热"，则知阳气来复，由寒变热，由阴出阳。少阴与太阳相表里，太阳之腑为膀胱。脏邪还腑，膀胱受之，或见便血之证。

辨预后

预后是对疾病发展最终结果的认识，通常情况下，六经病证的预后是依据脉症，视人体正气来复与邪气的去留与否，或表现为邪去正安而向愈，或表现为邪盛正败而转重或死亡。不可忽视的是，《伤寒论》中列述了如"小便利""不烦而躁""不厥""反能食"及"脉平"等一类非症状之征象对病证预后做出判断，应当引起医者临证时足够的重视。

原文第 111 条："太阳病中风，以火劫发汗。邪风被火热，血气流溢，失其常度。……久则谵语，甚者至哕，手足躁扰，捻衣摸床，小便利者，其人可治。"太阳中风以火劫发汗，变证种种，当见谵语哕逆、手足躁扰、循衣摸床，热极津枯已显，预后极为凶险。若见"小便利"，则示人津液未亡，尚有生机，故判为"其人可治"。原文第 59 条："大下之后，复发汗，小便不利者，亡津液故也。勿治之，得小便利，必自愈。"此条所论为汗下损伤津液而小便不利。"勿治之"告人切不可再用利小便之法。待到"小便利"，则津液自复，可冀其"自愈"。此正后世温病学者所谓"保得一分津液，便有一分生机"之出典处。

原文第 336 条："伤寒病厥五日，热亦五日。设六日当复厥，不厥者自愈。"厥阴病厥热胜复证是依据厥热之先后及持续时日来判断预后。此证先厥后热，阳气来复；皆为五日，六日"不厥"，则阴阳平衡，故知"自愈"。

原文第 391 条："吐利，发汗，脉平，小烦者，以新虚不胜谷气故也。"吐利霍乱发作后，病体新虚，脾胃尚弱，食后见小烦，可因余热未尽所致。但若见"脉平"，并无急数散乱之象，可诊为邪去正弱，仅须节食静养，便可痊愈。

原文第 298 条："少阴病，四逆，恶寒而身蜷，脉不至，不烦而躁者，死。"此为少阴阳虚阴盛之证，自可见四逆，恶寒而蜷卧，脉不至等。若见烦而不躁，当属阳气来复之兆。今见"不烦而躁"，当是阳气散乱欲脱之恶候，故判为"死"。

原文第 333 条："伤寒脉迟，六七日，而反与黄芩汤彻其热，脉迟为寒。今与黄芩汤复除其热，腹中应冷，当不能食，今反能食者，此名除中，必死。"除中为胃气败亡之证，腹中应冷，当不能食，"反能食"并非胃气来复之征兆，实则胃中无根之阳暴露无遗，欲求救于食之反常现象，回光返照之险候，故预后"必死"。

鉴于以上分析，《伤寒论》有关这类非症状征象的记述绝不是偶然的，而是中医学辨证论治中不可缺如的一部分。临证中除把握主要脉症外，注意搜集这类非症状征象，并加以分析和研究，对于疾病的诊断及治疗有着十分重要的现实意义。

149 六经辨证中"表里内外"的内涵

研究《伤寒论》从原文着手的重要性毋庸置疑，中日学者对原文中"表里内外"有不同的理解。学者孙静等经过研究认为，中国医家的观点更符合张仲景原意。

中日学者对"表里内外"的理解

柯雪帆曾在 1983 年撰文论述《伤寒论》中的"表里内外"。其以宋本《伤寒论》原文着手，将所有含有"表""里""内""外"及"表里""内外"的条文逐一分析，最后得出结论："表"与"外"涵义基本相同；"里"与"内"涵义大体相同。

根据《伤寒论选读》在第 42 条和第 146 条对"外证"的解释，"表证"与"外证"涵义基本相同。解释第 182 条中的"外证"是"其反映于外的证候"，表示体表可觉察到的症状。其观点基本与柯雪帆考证相同。

胡希恕认为"表证"与"外证"不同。表证是在表皮层，外证是在肌肉层。麻黄汤常说"表不解"，桂枝汤证常叫"外证"。虽有不同，但表皮层和肌肉层均在人体体表，故均称表证。胡希恕认为的"表"和"外"有别于柯雪帆所示。

大塚敬节认为"表证所指范围狭窄，外证所指范围较宽，也将表证包括其中，外证的有无是判断使用泻下剂是否适当的重要指征。《伤寒论》中，有条文'太阳病，外证未解，不可下也''其外不解者，尚未可攻''太阳病，外证未除，而数下之，遂协热而利'等，论述有外证者禁用攻下剂的原因。有条文'外欲解，可攻里也'，论述外证解后，方宜使用泻下剂攻之。"大塚敬节认为外证包括表证，并引用和田元庸《伤寒论精义外传》中的表里内外图。大塚敬节的表证和外证范围不同，表里内外的范围也不同。

吉益南涯于《伤寒论正义》认为，"外者对内之辞，指经脉言之也。故论气血之变则以内外言之，论水气之变则以表里言之。表里内外混为一者，非也，各有所指，岂徒异其辞乎？表里内外之字详有辨义"。吉益南涯明确表示表里内外各有所指，内外论气血之变，表里论水气之变，表里内外不能混用。吉益南涯的《医范》曰："何曰所在？病位也，表里内外是也……内外者，经也；表里者，纬也。"而和田元庸是吉益南涯的门人，其论著《伤寒论精义外传》延续其师之学说。故根据大塚敬节引用的"表里内外图"可判断，吉益南涯的表里内外是指范围不同。

中国学者对"表里内外"的理解

根据如上论述，对于《伤寒论》六经辨证中"表里内外"的理解基本上有两种观点：一种以柯雪帆为代表的"表"与"外"，"里"与"内"意义基本相同，这种观点是主流观点；另一种是以大塚敬节为代表的"表"与"外"，"里"与"内"范围不同。中国学者认为"表"与"外"、"里"与"内"意义不同，而这种不同不只为范围不同。

病分表里证，证分内外症。表里指的是证，内外指的是症。表证有内症、外症，里证也有内症、外症。表里内外各有所指，表里内外之间的关系。

病、证、症与表里内外的关系，六病指的是太阳病、阳明病、少阳病、太阴病、少阴病、厥阴病。

病，指疾病从初起到痊愈的整个过程，如太阳病、阳明病；证，指疾病在某一阶段的病位、病因、病性、病势及机体抗病能力强弱等本质的概括，如桂枝证、柴胡证、结胸证；症，指疾病在某一阶段，某证下的具体症状，如汗出症状、腹痛症状，其中汗出是外症，腹痛是内症。

从原文入手考证"表里内外"

1. 病与证：如"辨太阳病脉证并治"可理解成"辨太阳病的脉和证并且治疗"，证在病之下。《伤寒论》的病只有太阳病、阳明病、少阳病、太阴病、少阴病和厥阴病，合病并病亦以此六病为基础。

关于"证"的原文如第 220 条"太阳证"、第 5 条"阳明少阳证不见者"、第 204 条"虽有阳明证"、第 237 条"阳明证"、第 39 条"无少阴证者"；另外有第 34 条"太阳病桂枝证"、第 166 条"病如桂枝证"、第 101 条"伤寒中风有柴胡证……若柴胡证不罢者"、第 103 条"柴胡证"、第 104 条"此本柴胡证"、第 123 条"此非柴胡汤证"、第 132 条"结胸证"、第 133 条"结胸证"、第 149 条"柴胡汤证具……柴胡证仍在者"、第 166 条"病如桂枝证"、第 251 条"无太阳柴胡证"、第 267 条"柴胡汤证罢"。这里"柴胡证"与"柴胡汤证"一样，是论述适合柴胡汤的证，亦为"方证"。而第 251 条"无太阳柴胡证"指没有太阳病、没有柴胡汤证，或许暗示柴胡汤证不是少阳病才有，太阳病也有柴胡证。而第 5 条"伤寒二三日，阳明少阳证不见者，为不传也"，这里不用"阳明少阳病"暗示此时仍属"太阳病"，病的范围比证更广。所以言"阳明证"的条文，是没有确定"阳明病"。如第 204 条："伤寒呕多，虽有阳明证，不可攻之。"

2. 外证、外与表：《伤寒论》原文中有 6 个"外证"。第 42 条、第 44 条中"太阳病外证未解"与第 163 条"太阳病外证未除"意义相同。指太阳病在外的症状。第 146 条"伤寒六七日……外证未去者"，此处未指明是太阳病、少阳病或者其他病。"伤寒六七日"的条文还有第 135 条用大陷胸汤、第 252 条用大承气汤、第 269 条阳去入阴、第 343 条的厥、第 346 条的有阴无阳、第 357 条的麻黄升麻汤。可见"伤寒六七日"也可能是其他病，所以第 146 条"发热微恶寒，支节烦痛"为疾病在外的症状；"微呕，心下支结"是疾病在内的症状。第 182 条"阳明病外证云何"问的就是阳明病在外的症状有哪些。第 148 条的"不得复有外证"也是指症状。

《伤寒论》其他含有"外"的条文，如第 37 条"外已解"、第 45 条"解外则愈"、第 104 条"先宜服小柴胡汤以解外"、第 106 条"其外不解……当先解其外。外解已"、第 208 条"外欲解……外未解"、第 231 条"外不解"、第 387 条"和解其外"。这些"外"与"解"在一起的，表示人体在外的症状是否解除。

除"外不解""外解已"的条文，《伤寒论》中还有很多"表不解""表解"的条文。如第 40 条的"伤寒表不解"、第 43 条的"表未解故也"、第 134 条的"表未解也"、第 152 条的"表解者"、第 164 条的"表解乃可攻痞"、第 234 条的"表未解也"等。这些指表证未解，而表证含有外症和内症。如第 34 条："太阳病桂枝证，医反下之，利遂不止。脉促者，表未解也，喘而汗出者，葛根黄芩黄连汤主之。"太阳病桂枝证中的下利，是在人体内的症状。脉促也是经过切脉所得，为人体在内的症状。所以这里言表证未解，未言外症未解。而第 163 条"太阳病外证未除，而数下之，遂协热而利，利下不止，心下痞硬，表里不解者，桂枝人参汤主之"，这里太阳病在外的症状尚未解除，经过数下之后，成了"下利""心下痞硬"的内症。张仲景解释为"表里不解"，说明表证、里证均有。桂枝人参汤是桂枝甘草汤与理中汤的合方，桂枝甘草汤解表证，理中汤解里证。

胡希恕认为外证指桂枝汤证，与表证的麻黄汤相区别，而大塚敬节认为外证用以区分下之是否过早。"发热、汗出"这些外症，或为太阳病表证的外症，或为阳明病里证的外症。故大塚敬节的理解更为妥当。

3. 内证、内与里：既然有外症，有无内症呢？《伤寒论》里没有"内症"的说法，但是第 31 条和第 32 条的"葛根汤主之"。第 31 条"太阳病，项背强几几，无汗恶风，葛根汤主之"与第 32 条"太阳与阳明合病，必自下利，葛根汤主之"中表示，葛根汤可治第 31 条的太阳病，亦可治第 32 条的太阳阳明合病。

此处的下利症状并非阳明病，而是太阳病在人体内的症状，即太阳病的内症。太阳病，在汗出这种由外排邪的途径受阻后，会通过下利这种方式由内排邪。这里的下利症状，没有到里证的程度，仍然为表证，太阳病的表证。故葛根汤里没有治疗阳明病的药物。而第 91 条的"伤寒医下之，续得下利清谷不止"中下利的内症，便有表证或里证之分，故有"急当救里"或"急当救表"的区别。第 100 条"法当腹中急痛，先与小建中汤，不差者，小柴胡主之"，此处的腹痛即为内症，小建中汤如治疗有效，腹痛便是太阳病的内症。

第 252 条的"伤寒六七日，目中不了了，睛不和，无表里证，大便难，身微热者，此为实也。急下之，宜大承气汤"。没有表里证如何用药？此处的实即为人体在内的症状，是大便难，是内症，故运用承气汤。第 105 条、第 181 条的"内实"意义相同。《伤寒论》也有"里虚""里实"的说法，如第 49 条的"此里虚"、第 214 条的"里虚也"、第 217 条和第 218 条的"表虚里实"均为论疾病在某一阶段的病位、病因、病性、病势及机体抗病能力的强弱。

由此可见，《伤寒论》中太阳病用"外证"是为了区分太阳病还有内症，意即强调疾病尚未发展到里病，不能下之过早。而阳明病用"外证"是为强调阳明病不只有内症。

4. 表里与内外：《伤寒论》里同时出现"表里"的条文有 8 处。第 74 条"有表里证"、第 252 条"无表里证"、第 257 条"无表里证"、第 163 条"表里不解"，此 4 处明显指"证"。第 49 条"须表里实"、第 93 条"表里俱虚"、第 153 条"表里俱虚"、第 168 条"表里俱热"，这 4 处描述的"表里虚""表里实""表里热"亦指证，非症状。

《伤寒论》还有同时出现"内外""里外"的条文，如第 60 条"内外俱虚"。我们认为用"表里俱虚"更妥当。第 389 条"内寒外热"指人体内寒的症状和人体外热的症状。而第 317 条"里寒外热"、第 370 条"里寒外热"，指里寒证同时有外热的症状。第 317 条的"面色赤"与第 370 条的"汗出"均为里证的外症。第 208 条"有潮热者，此外欲解，可攻里也"，很明显"外"指症状，里指里证。《难经·十六难》曰："各自是其法，何以别之？然：是其病，有内外证。"根据后文，这里的"证"指症状，意即疾病有内症和外症之分。

《伤寒论》中有"攻其表"并无"攻其外"，如第 29 条、第 364 条和第 372 条有"温其里"没有"温其外"，如第 372 条。表证可攻，里证可温，而内症外症这些表现出来的症状是不能用"攻"或者"温"来形容的。

《伤寒论》里面没有"半内半表"，但是有"半里半外"。第 148 条"必有表，复有里也。脉沉，亦在里也……不得复有外证，悉入在里，此为半在里半在外也"。此条文有"表、里、外、病"的文字，了解"外证"就是"外症"，但"半在里半在外"不好解释，一指里证，一指外症，不应有此说法。通观《伤寒论》，也无如此的说法。此处用"半在里半在表"更易理解。

《伤寒论》中的"表里内外"，言表里指所有在外或在内症状的主观总结，言内外指某一具体客观的症状描述。"方无古今，论无新旧，必期之于治验。"研究《伤寒论》的结果应接受临床实践的检验。古人"证"与"症"是不分的，如"但见一证便是，不必悉具"，这里的"证"指症状。而"表里内外"经常和"证"一起出现，明确表里内外各有所指，无疑对《伤寒论》的研究有所裨益。

150　六经辨证中象思维的运用

象思维是中国古代哲学和文化发展的主导思维模式，初始于古人对天地万物的观察，成熟表现于《周易》的卦象和道家的"道象"。《伤寒杂病论》中六经体系的形成源于张仲景对患者症状的观察，将纷繁错杂的"象"归纳总结为 6 种不同体系的病证，发展了《素问·热论》中对外感热病六经传变理论的论述，从而确立了六经辨证的理论体系，这与"象思维"模式有着密不可分的联系。六经辨证中的传变、方证对应等思想与象思维的特点，如动态整体性、象的流动与转化、时空性等密切相关。所以，学者纪鑫毓等认为，探究六经辨证中象思维的运用，有助于更深刻地理解六经辨证体系。

象与象思维

象最初的释义为哺乳动物大象，《说文解字》中对象的解释为"象，长鼻牙，南越大兽"。随着古人对天地万物的思考，"象"的含义被不断地扩展，《周易·系辞传》曰："易者，象也。象也者，像也。"此处象指卦象，概括事物之间的相似性和规律性以象征万物，又如"见乃谓之象"，这个象从广义讲指一切可见之征兆。随着人们认识的发展，象已经演变为中国传统哲学的一个重要范畴。王树人等认为象包含着两个意义，一是某种小宇宙整体内涵的气象或意象，即来自于内在的感知之象；二是大宇宙的整体之象等多层次流动的象，即源于外的感知之象。如《老子》曰："道生一，一生二，二生三，三生万物。"道是象的高度总结，是"大象无形"的整体观。王前认为各种"象"可分为 3 个层次：物态之象、属性之象、本原之象。象思维以观"象"取意，立"象"尽意，用"象"的形式构建现象与规律关系的原发创生性思维，是人类最本原又富于原创性的思维，具有动态的整体性、象的流动与转化性、时空性、多层次性等特点。

象思维与六经辨证

1. 六经辨证中"象"的动态的整体性："象"的动态平衡整体性是指对事物作整体性的显示或把握，即从整体上把握事物的变化，超越了空间性和时间性的局限。六经首次见于《黄帝内经》，"六经为川，肠胃为海"，六经即三阴三阳，行血气，调阴阳，荣于周身。六经中的三阴三阳以气之多少和阴阳功能的不同划分为太阳、阳明、少阳、太阴、少阴、厥阴。六经之气遍布人体表里，如张景岳所曰："太阳为开，谓阳气发于外，为三阳之表也；阳明为阖，谓阳气蓄于内，为三阳之里也；少阳为枢，谓阳气在表里之间，可出可入，如枢机也。"当邪气侵犯人体时，张仲景根据症状判断疾病的病位、病势，如将症状的寒热之象归属于阴阳之象，发热属三阳，无发热属三阴，即三阳为热，三阴为寒。而发于阳之象，又有恶寒发热、日晡潮热、蒸蒸发热、往来寒热之象，张仲景将其立象尽意，以病于阳不同表现的热象，推断其不同的病位、病势及病机。最终通过对大量的病例观察分析总结，将外感病的证候与病理演变进行归纳。从象的动态整体性把握疾病，以病位深浅之象，病势缓急之象，邪正盛衰之象，作为六经病的提纲，如"太阳之为病，脉浮，头项强痛而恶寒""阳明之为病，胃家实是也""少阳之为病，口苦、咽干、目眩也"，以及太阴之"腹满吐利"，少阴之"欲寐"，厥阴之"消渴、气上撞心"等。分别以疾病的主症体现外感热病的初期、极期、半表半里的病势等，以应三阴三阳之象，展示了象的动态整体规律性。

2. 六经辨证与象的流动与转化：

（1）六经辨证中"象"的流动："象的流动与转化"作为象思维的特点之一，在六经辨证中也有一定的体现。象的流动，是指象在同一层次的运动；象的转化，则是指象的不同层次的运动。六经中的每一条经为一个层次，由于其所含气血盈亏不同，且随着正邪之气的消长、病情变化，除了六经的主症之外，邪气在同一层次产生与病机相关的一系列的证候转化之象，张仲景"观其脉证，知犯何逆，随证治之"，对主证以外的兼、变证等进行药物的用量和方剂的加减。以少阳病为例，"往来寒热，胸胁苦满"为小柴胡汤的主症。遂少阳病以小柴胡为主方，推演其不同的变证，在小柴胡的基本方上加减，如柴胡桂枝汤、柴胡桂枝干姜汤、柴胡芒硝汤、柴胡加龙骨牡蛎汤等，都是小柴胡汤之变法也。另外象在同一层次流动时，在同一种治法的基础上调整治法，例如太阳主一身之表，故治法以发表为主，而不同的方剂在发表中还兼有治里的治法。譬如麻黄汤能发表，其中杏仁却能肃降肺气；桂枝汤擅解肌，其芍药、甘草可滋阴；葛根汤在发表中生津，大青龙汤在发表中清火；小青龙汤与五苓散，于发表中利水，利水中各有浅深等。太阳经之表证，其治法不离发表，在此基础上进行不同治法的变化。

（2）六经辨证中"象"的转化：象的转化作为象思维的特点之一，是指象在不同层次中的转变。以象思维来理解六经传变，而六经传变就是证候在不同病位、病势中"象"的转变，即象在不同层次的流动与转变。清代医家尤在泾在《伤寒贯珠集》中提出"传经"之说，六经传变主要包括循经传、越经传、表里传、首尾传、误下传等。以象思维理解六经传变的发展，六经传变是动态的时间空间之象。医师在诊病时把握动态流转的象，以决定处方、控制药量，并预防六经的传变。六经传变与阴阳气之多少有关，实际仍不脱阴阳变化之"象"的范畴。

六经传变的主要规律"循经传"，按照太阳、阳明、少阳、太阴、少阴、厥阴的顺序依次传变，疾病之"象"在六经中的转化。体质的不同、阴阳盛衰的差异正是导致疾病表现不同和发生传变的原因。以三阳经的传变为例，太阳经作为一身之藩篱，主一身之阳气，首当抵抗寒邪。而当寒邪入，太阳初得病时，脉若静者为不传；若发其汗，汗先出不彻，应转属阳明。而阳明之象也可转属少阳之象，"伤寒十余日，热结在里，复往来寒热者，与大柴胡汤"，热结在里为阳明病，而往来寒热为少阳之象，用大柴胡汤治疗，其后少阳传三阴，均循是理。

六经病传经形式时，还提出了"合病"与"并病"。伤寒病二经或三经同时受邪，起病即同时出现各经主症，称为"合病"。其与正邪之气的交争、人体的体质之象有很大的关系，"太阳病，或已发热，或未发热，必恶寒，体痛，呕逆，脉阴阳俱紧者，名为伤寒"。发热的速迟，除了邪气的性质和多寡，人体所禀之气盛衰也很重要，正如柯韵伯注释："即发热之迟速，则其人所禀阳气之多寡，所伤寒邪之浅深，固可知矣。"所以人体在发病时，由于所禀之气的偏衰，往往会出现"合病""直中"等状况，又如邪犯少阴，若素体阴虚，病邪从阳化热而成热化证，若阳虚体质之人，感受外邪常发为少阴与太阳两感证，"少阴病，始得之，反发热，脉沉者，麻黄细辛附子汤主之"，正是由于阳气素虚，所以脉象不浮而沉。"脉浮而迟，表热里寒，下利清谷者，四逆汤主之"，本条虽予四逆汤"急当救里"，但实为表热里寒之证，是"其人胃气本虚，寒邪得以直入脾胃"使然。此外，在《伤寒论》的原文里，每一条经都有欲解时，寓意为每条经在这个相应的十二时辰中，有各自最佳治疗时间。证候的动态演化性可以概括为象的"动态时空"特征，三阴三阳的预后转归是有序的动态时空变化，其本身涵盖了象的时空性。

方证对应与"象"的关联性

证是一类特殊征象的总结概括，既有客观规律性，又具有自身特殊性。方证就是用方的指征与证据。方证有主证、兼证、类证之分。所谓主证就是反映方证本质的那些特异性的症状和体征。《伤寒杂病论》的方证在描述上更朴实而形象。"病皆与方相应者乃服之"，确立了方证相应的理论。而贯穿方、证，包涵时空要素的本质即为象。《伤寒杂病论》将方剂与临床相对固定的病证表现以方证形式记述下来，开启了中医以方名证、以药名证之源。譬如桂枝汤证、麻黄汤证、苓桂术甘汤证、五苓散证。

若以四象命名方剂，即以四方神兽之灵性，示方中药理之象。如"三阳合病，腹满身重……若自汗出者，白虎汤主之"。其中临床中由于阳经热盛引起的症状之象与白虎汤的方药之象相吻合，白虎为古代神兽，禀肃杀之象，呼啸则酷暑尽消。再如小青龙汤，"伤寒表不解，心下有水气……小青龙汤主之"。"外寒内饮"证的象与小青龙汤方药之象契合。青龙司翻云布雨之职，而小青龙汤有发汗之功，与龙布雨之象相似。后世医家张锡纯论小青龙汤之组方："呼吸之机关在于肺叶之翕辟，其翕辟之机自如则喘自愈……盖五味子以司肺之翕，干姜以司肺之辟，细辛以发动其翕辟活泼之机。"如此，发汗以解表邪，宣肺而平喘咳，温肺以化内饮，证候之象与方药学之象契合，方证相应。

王永炎教授医案分析

患者，男，1963 年生人，56 岁，农民。幼年多病，平素畏寒，喜饮热茶。恰逢端午过食糯米肉粽之后，脘腹膜满，3 日未解大便，其时乡内半农半医诊疗，前医予枳实导滞水泛丸剂六钱（今 18 g），服用后矢气频仍腹胀。次日又因淋雨恶风寒，体温 38.2 ℃前医来诊舌，苔面略有白腻苔，脉缓而滑，拟诊上呼吸道感染表证，投麻黄 6 g，杏仁 10 g，紫苏叶 6 g，防风 10 g，生甘草 3 g，仅服 1 剂汗出表解。其人心烦意乱，难于入睡，舌象无大变化，唯脉沉细微。前医邀王永炎教授去患者家中观察会诊，王教授发现患者 10～15 时情思混乱，答话词不达意，时有思睡而不达眠，入暮反而难以入睡，晨曦 5 时以后神志如常，未有焦虑症状。王教授依中医对证候象素的观察，包括患者体质之象、气候物候之象、证候时空转换之象，医者审时之意象，认为符合《伤寒论》第 61 条"下之后，复发汗，昼日烦躁不得眠，夜而安静，不呕不渴无表证，干姜附子汤主之"。按少阴病论治。处方：干姜 30 g，熟附子 10 g。1 剂，水煎 45 分钟，顿服。患者服下即病痊，随访未再复发。

按：夏季阳气渐隆，时方效清热之法，而古方多顾护阳气。《伤寒论·平脉法》曰："五月之时，阳气在表，胃中虚冷，以阳气内微，不能胜冷，故欲着复衣。端午时节湿邪疫毒较甚，俗例以雄黄、菖蒲避秽化浊即为重祛湿、保阳气之法。"本案患者发病时间在端午之后，湿邪疫毒较甚，易损伤脾胃。且素体虚寒，饮食劳倦在里，误服寒下药后未解，脾胃虚寒更甚，感受寒湿以后，再用发汗解表，进一步损伤阳气，少阴之象表现为脉微细、困倦欲寐，故知邪气直传少阴。患者 10～15 时情思混乱，答话词不达意，欲卧不得卧，乃因阳气稍旺，但仍不足以与阴寒抗争，《素问·生气通天论》曰"故阳气者，一日而主外，平旦人气生，日中而阳气隆，日西而阳气已虚，气门乃闭"，患者身中阳气，与天象相符。结合其白昼思睡，烦躁昏乱，舌苔白腻，脉沉细微等寒在少阴之象，急当益火之源以消阴翳，依照脉证，予干姜附子汤急救其阳。

象思维作为中医最主要的思维模式，对《伤寒杂病论》有深刻的影响。从象思维角度理解《伤寒杂病论》的六经辨证、六经传变、方证对应等内容，才能在临床应用中，更有效地把握时空动态之象、患者的体质之象、证候转换之象，方药之象相互对应，立象尽意。这也是中医"以象为素，以素为候，以候为证，病证结合，方证相应"的诊疗模式。

151　象思维与六经辨证体系的构建

　　《伤寒论》创立三阴三阳辨证体系，以阐释外感热病的发生、发展、变化过程及传变规律，并在此基础上辨病证、断转归、论方药，被后世医家泛称为"六经辨证"。三阴三阳是中医理论体系中极为重要的概念，也是中医理论体系构建的模式之一。《素问·五运行大论》曰："夫阴阳者，数之可十，推之可百，数之可千，推之可万。天地阴阳者，不以数推，以象之谓也。"学者王冕等认为，"象"不仅是研究三阴三阳本质的关键，更是构建六经辨证体系的基本元素，并从象思维的方法出发，对《伤寒论》的六经辨证体系加以动态解读，分析其基本元素及构建过程，探究了六经辨证的实质。

象思维及其路径

　　象思维是中医学区别于西方现代医学的基本思维方式，也是中医基础理论构建的重要方法。象思维在学界有各种不同的界定与诠释，邢玉瑞综合了各家学说，做出了较为中肯的定义："是以客观事物自然整体显现于外的现象为依据，以物象或意象为工具，运用直觉、比喻、象征、联想、推类等方法，以表达对象世界的抽象意义，把握对象世界的普遍联系乃至本原之象的思维方式。象思维是客观之象与心中之象的转化与互动过程，是将获取客观信息转化为'意象'而生的关联性思维。"

　　作为一种动态的思维模式，象思维遵循一定的路径和规律。王永炎等将象思维的路径分为以下五个步骤：即观天地以察象、立象以尽意、得意而忘象、依象而思虑与据象以辨证。这条路径概括了象思维活动的普遍规律。从象出发，总是开始于可感之象，即物象。象思维首先要观物，才能察象。《周易·系辞上》曰："圣人有以见天下之赜，而拟诸其形容，象其物宜，是故谓之象。"《周易·系辞下》曰："象者，像也。"都说明物象始于形似。因此，象思维的第一步是从直观的具体现象或事物入手，观其形，察其物象。进而借助已知的外在物象，通过归纳、演绎、抽象等方式，获得意象，以阐明事物的内涵意义、功能、联系等抽象概念，即"立象以尽其意"。此处所立之"象"乃是意象。物象是具体化、形象化的，是事物发展变化的外在表现。而意象是抽象性的，超越性的，正如《黄帝内经》所曰："阴阳者，有名而无形。"（《灵枢·阴阳系日月》）在得到多个意象的基础上，摆脱物象的束缚，在整体性和关联性的前提下进行理性的思考，发现联系和规律，进而构建完备的医学理论框架，是以称为"得意而忘象，依象而思虑"。以意象所构建的医学理论体系为指导，将意象体系与新的临床病症信息联系起来而进行诊断的实践活动，即据象以辨证的过程。值得注意的是，在这个象思维路径中，第三步"得意而忘象"确切地说不能算作一个具体的程序或步骤，它更像是获得意象后，要进一步"依象而思虑"的前提条件。具体来讲，在"依象而思虑"之前要抛开具体的物象，跳出物象的范围，摆脱物象对思维的束缚，寻求更抽象、更复杂的含义和规律。邢玉瑞在对象、象思维的概念及过程深入研究的基础上，提出象思维的基本模式有四种，更进一步地指出，据象辨证并非象思维的终极模式，"体象悟道"才是更深层次的目标，即在对某一物象或意象观察的基础上，体悟出相关的规律或大道。刘长林也认为象思维的认识目标在"尽神"，即注意观察和确认事物在自然状态下的功能、信息联系，寻找自然过程本身的规律。

　　因此，象思维的过程或路径应包括对普遍规律的探寻，表现为观物取象—立象尽意—据象而思—据象辨证—体象悟道。《伤寒论》六经辨证体系正是基于这样一条思维路径构建起来的。

象思维与六经辨证体系

　　象思维是《伤寒论》六经辨证体系及其临床实践过程的根本思维方式。六经辨证体系的构建过程，就是以象为基本元素，遵循上述象思维的路径，从观天地、察万物出发，取物象，得意象；再基于独立意象，构建多维疾病模型（据象而思），并探寻疾病发展和辨证施治的规律（体象悟道），最终再指导临床实践（据象辨证论治）。辨证论治的实践过程既需要辨证规律和六经病模型理论的指导，又需要考虑具体的患者、病象、气候时令及地理环境。临床实践经验的积累反过来又会促进相关理论的发展，即据象辨证论治的反馈能够进一步完善六经病的理论模型。显然，六经辨证体系的建立是一个"实践经验→理论模型构建→临床实践→理论模型完善"的不断循环反馈完善的过程。其核心是"观其脉证，知犯何逆，随证治之"，其构建过程是象思维及其路径的具体体现。

　　1. 察天地万物以得物象——观物取象：《周易·系辞下》曰"仰则观象于天，俯则观法于地，观鸟兽之文与地之宜，近取诸身，远取诸物"。仰观于天则察日月运行、昼夜交替；俯观于地则知寒热冷暖、生长收藏；近取诸身则明五脏六腑、咳喘肿痛；远取诸物则见根茎叶果、血肉有情。如此诸多具体的物象构成了古人对天地万物、时间、空间以及自身生理病理现象的最基本的感性认识，这种认识来源于直接的观察、体验、劳动实践经验以及临床经验，是意象体系构建的源泉。这些虽然未在《伤寒论》中明确提及，但却是所有意象以及六经病体系形成的认知基础。

　　2. 从物象到意象——立象尽意：《周易·系辞上》曰"圣人立象以尽意"。古人们通过最直观的物象达到了对周围世界的初步认识，继而通过抽象、归纳等方法获得意象。意象不是直接反映具体事物的感性认识，亦非静态之象；而是通过分析、综合、抽象等方法概括而成的理性之象、动态之象，是反映事物运动、变化、功能、联系的全息之象。

　　《伤寒论》中的意象源于天地万物之物象，既涵盖了中国古典哲学中的阴阳范畴，又包括了人体结构、功能之象，以及各种病象、证象、舌象、脉象等。

　　（1）三阴三阳的意象：后世医家将《伤寒论》的辨证体系概括为"六经辨证"。但在《伤寒论》中，每一类病的提纲并不冠以"经"字，亦未对"三阴三阳"给予任何阐释。因此，三阴三阳的本质问题历来颇有争议。从《素问·阴阳离合论》来看，三阴三阳指足六脉。《素问·天元纪大论》又曰："阴阳之气，各有多少，故曰三阴三阳也……寒暑燥湿风火，天之阴阳也，三阴三阳上奉之。"可见三阴三阳亦是阴阳之气盛衰之象。

　　伤寒论中六病的次序来源于《素问·热论》。《素问·热论》讲外感寒邪的发病及其传变，三阴三阳在这里仅仅指受邪的经络脏腑。仲景对其做出了进一步的认识推演，从病位、症状、脉象等更多的物态之象中抽象出疾病各方面的属性，以三阴三阳为纲，属性相似的意象归纳整合，构建了六经病模型体系。因此，《伤寒论》中的六经病是疾病发展阶段的意象模型，每一经病都分别由一组或几组特定的、有内在联系和共同属性的、体现疾病本质的症状、体征所构成，是该类疾病的病位、病势、病性及病理变化的意象聚合。在这些意象模型中，疾病的空间属性应象于三阴三阳，体现在受邪部位，即经络脏腑，如太阳病的病位涉及足太阳膀胱经、足太阳膀胱腑、肌表营卫等。疾病的时间属性应象于三阴三阳，体现在疾病自愈日，六经病欲解时，疾病传变次序等。病性应象于三阴三阳，体现在六气之病、寒热表里之别等。

　　由此可见，象思维的"境遇性、常变性"特征使三阴三阳的意象在《伤寒论》中有了多维度的衍生，最终形成了六经病意象模型。

　　（2）"时"的意象：《伤寒论》中关于六经病的排序、病因和"六经病欲解时"的论述，都体现了"时"的意象。六经病欲解时，不仅应象于脏腑，更以一日之中阴阳消长的规律为依据。《素问·金匮真言论》曰："平旦至日中，天之阳，阳中之阳也；日中至黄昏，天之阳，阳中之阴也；合夜至鸡鸣，天之阴，阴中之阴也；鸡鸣至平旦，天之阴，阴中之阳也。"日月的规律运动引起了阴阳消长的周期变化，形成了人体生理病理的时间节律。这是"天人合一"理论的实际体现，也是"时"由日月运动的物象抽象为"周期"与"节律"的意象的认识过程。故《伤寒论》中六经病"欲解时"皆应象于阴阳消长的周期变化，如第9条言"太阳病，欲解时，从巳至未上"，这是一天当中阳气最旺盛的时段；第193条曰"阳明病，欲解时，从申至戌上"，是一日之中阳气渐虚的时段。此外，《伤寒论》中记载有伤寒、中风、温病、痓（燥）病、湿痹、中暍（中热）六气之病，此六气乃六季之气，由季节更替、阴阳消长而有盛衰，亦为"时"之意象。

（3）人体脏腑功能意象：《伤寒论》虽未详细论述人体脏腑功能，但脏腑功能之意象却常见于病机分析的条文中，是由症状分析病机的桥梁。仲景在《伤寒杂病论·原序》中曰："夫天布五行，以运万类，人禀五常，以有五脏。"五脏应象于五行，绝非解剖学意义上的脏器，而是综合了相关脏腑功能的系统意象。如《伤寒论》第180条："阳明之为病，胃家实是也。"第181条："问曰：何缘得阳明病？答曰：太阳病，若发汗，若下，若利小便，此亡津液，胃中干燥，因转属阳明。"此处的"胃"是整个消化功能的意象，包括胃、小肠和大肠的功能。第106条："太阳病不解，热结膀胱，其人如狂，血自下，下者愈。其外不解者，尚未可攻，当先解其外；外解已，但少腹急结者，乃可攻之，宜桃核承气汤。"膀胱为足太阳经之腑，太阳病不解，化热入里，与血相搏，结于膀胱，症见下腹部硬满，拘急不舒，小便自利，发热而不恶寒，神志如狂等。这里的膀胱却并不单指"膀胱腑"，而是指整个下焦部位，是整个下焦区域脏腑功能的意象。仲景在《伤寒论》第124条中论述蓄血病机时，用的就是"热在下焦，少腹当硬满"。可见"膀胱"与此处的"下焦"含义相同，既指明了病位，又说明了病机。

（4）病象：辨病之"病"，应能反映某一疾病发生、发展、转归、预后的全过程，是对疾病在机体各方面发生异常变化而表现出来的象的总体认识。辨证之"证"，是机体在疾病发展过程中某一阶段的病理概括，能反映机体在疾病某一阶段的病因、病位、病性及正邪盛衰等综合情况。《伤寒论》中对疾病的论述都是先提病名，再分证型。因此《伤寒论》中的病象，包括不同的证象；而证象又反映在症状之象、舌象、脉象之中。例如，《伤寒论》第一条："太阳之为病，脉浮、头项强痛而恶寒。"其中，"脉浮、头项强痛，恶寒"首先是脉象和症状之象，其次，三者构成了太阳病的病象。在这个病象的基础上，又分"无汗，脉浮紧"的麻黄汤证之证象，"汗出，脉浮缓"的桂枝汤证之证象。

同时，病象是关联的、动态的，并非孤立静止的。因此，《伤寒论》中亦可见合病与并病之象、疾病传变之象。如第4条"伤寒一日，太阳受之，脉若静者，为不传；颇欲吐，若躁烦，脉数急者，为传也"。以脉象（脉若静者、脉数急者）和症状之象（颇欲吐，若躁烦）作为传经与否的判断标准。又如第5条"伤寒二三日，阳明、少阳证不见者，为不传也"。以阳明病和少阳病的病象是否出现作为排除太阳病传经可能性的条件。

3. 从独立意象到六经病模型——据象而思：上文所述之意象，并非各自独立，而是相互关联、密不可分的。随着认识的积累，独立的意象不断碰撞，不断被分析、联系、总结、归纳，最终形成完整的理论体系。

郝万山认为，"六经病是人体感受外邪后，六大功能体系在和外邪作斗争的过程中所表现出的各种症状和体征的综合，它既是外感病发展过程中的不同阶段，也可以看成是既互相关联又相对独立的证候。"六经病并不是孤立的病症，而是同一功能体系感邪后出现的疾病的综合，它们是相互联系、相互转化的。每一经病都是一个小的意象体系，包括疾病发生、发展、转归、预后以及不同时期的病象（证象、舌象、脉象、症状）、治法方药等。六个意象体系相互关联、相互转化就构成了一个复杂的多维度六经病意象模型。六经病意象模型的构建是辨证论治的必要前提和纲领，是对人体结构、功能与大自然的关系的认识与总结，是一种知识形态和认知结果，是指导临床实践的理论依据。

4. 从意象模型到普遍规律——体象悟道：体象悟道，即在对某一物象或意象观察的基础上，体悟出相关的规律或大道。这种规律可称之为道象，反映事物发展的必然趋势或普遍规律。

六经辨证体系的核心是"观其脉证，知犯何逆，随证治之"。这十二个字在《伤寒论》中虽是对变化多端的"变证、坏证"提出的施治方案，但也是整部《伤寒论》辨证施治的基本规律。郝万山认为

"这也是'辨证论治'精神最明确的文字表述"。六经病体系内容庞杂而又相互关联，仲景在大量临床经验的基础上体悟出这一普遍规律，对以象为媒介进行的辨证施治过程进行了高度概括。首先，"观其脉证"是通过"望、闻、问、切"等诊察方法收集临床病象；继而以六经病意象体系中的疾病模型为参照，分析新采集的病象，明确病因病机，是以"知犯何逆"，方能选择治法方药，"随证治之"。这一规律，是于纷繁复杂、变化无常的病象之中拨云见日，可谓辨证论治之精髓，乃"变中之常"，谓之大道。

5. 从普遍规律与意象模型到临床实践——据象辨证：辨证施治的过程是六经辨证体系在临床中的具体应用与实践，是在普遍规律（道象）的指导下，通过分析新的病象与已有的疾病意象体系，来辨别施治的过程。人体感邪，在不同的病位产生千差万别的病象、证象，包括舌象、脉象及其他病理体征。但这些只是医生对该患者疾病的认知起点，通过"望闻问切"获取这些信息并不意味着就可以直接开方抓药，医家只有进一步将自己对患者舌、脉和其他病理体征的认知转化为意象，与脑海中已经建立的六经病意象体系中的相关意象进行对比分析，才能够按照普遍规律辨明证候及病因病机，"知犯何逆"，继而"随证治之"。这就是以"象"为媒介的"据象辨证"思维过程。

以脉象为例，患者自己也可以感受到脉的搏动，但患者感受到的仅仅是一种物理搏动，不能称为"脉象"。只有当医者将感受到的"脉的搏动"与大脑中"脉的意象体系"相联系，确定脉的特征以及与之相关的病象与病机，这种"脉的搏动"才能被称之为脉象，才能作为临床辨证施治的依据。王前等认为，"医生手中感到的脉搏的具体形态称为'脉'，它还不是'象'；对脉深入体验后获得的'象'才是'脉象'。"此处所说的深入体验，即将脉的搏动的物象抽象为意象，并根据不同意象间的联系构建有关"脉"的意象体系的过程。《伤寒杂病论·平脉法》曰："脉蔼蔼，如车盖者，名曰阳结也。脉累累，如循长竿者，名曰阴结也。脉瞥瞥，如羹上肥者，阳气微也。脉萦萦，如蜘蛛丝者，阳气衰也。脉绵绵，如泻漆之绝者，亡其血也。"这里的"蔼蔼如车盖、累累如循长竿、瞥瞥如羹上肥"等描述都是脉象，属于六经病模型中脉的意象体系，是脉诊知识和临床切脉的桥梁，也是脉诊的必要前提。只有深入体验后获得这些"脉之意象"，才能准确判别指下之脉是否心中脉象，而后结合其他病象，辨证施治。

同理，其他病理体征的判断也是从物象到意象的据象辨证过程。例如"项背强几几"是仲景根据经验总结出的太阳病的证象之一，而患者项背的感受，医生是无法感知的。因此，医家只有将患者描述"项背紧张不灵活"的语言采集、转化为意象，与大脑中"项背强几几"的意象加以对比分析，才能正确地辨证辨病，随证用方。

六经辨证体系既包括经络、脏腑、病症、方药等较完备的知识内容，又包括辨病、辨证、辨误治、辨方药等重要思维方法。这个体系的构建与应用，皆是借助象思维方法，以象为媒介进行的。"象"是认识自然时空与人体生理病理特征及其相互关系的媒介，是构建六经辨证体系的基本元素。象思维的方法阐释了六经辨证体系的构建及应用过程。因此，六经辨证体系的实质是以"象"为媒介，以象思维为基本思维路径的解决人体多种病理问题的方法论体系。而六经病则是以意象为基本元素，阐释多种病理现象及其变化、联系和规律的多维度疾病模型。象思维本质上是一种模型化推理，模型的构建与推演当然离不开逻辑思维方法，六经辨证体系的建构也借助了逻辑思维的概念、命题、推理等思维形式；另一方面，由于象思维结果的或然性特征，依靠象思维所建构的六经辨证体系，还需要接受逻辑思维的审视和实践的检验。

152　许叔微六经辨证思路及处方策略

　　许叔微（1080—1154 年），字知可，号近泉，因曾做翰林学士，人称"许学士"，著《伤寒百证歌》《伤寒发微论》《伤寒九十论》等书，奠定了其在伤寒学术领域的地位，被后世尊为经方派的代表。清代陆心源《重雕元刻伤寒百证歌发微论叙》称"宋时为其学者有成无己之注……韩祗和之微旨、庞安常之总病论、朱翼中之活人书……虽皆各有所长，而知可之书，为最能得其意"。许叔微作为《伤寒论》研究的大家，在其著作《伤寒九十论》中用九十例生动翔实的病案体现了其六经辨证及经方使用的思路与方法，学者彭健等对此做了专题分析。

六经辨证思路

　　六经辨证是指用六经脏腑、经络及气化功能演变，以及三阴三阳所涵盖的阴阳、表里、虚实、寒热，与感受邪气机体所发生的病理变化、脉证特点结合起来，以辨明六经之所属，从而确定相应的治疗原则，并遣方用药的一种辨证方式。六经辨证方法并不是单一、机械地套用模板，而是综合、复杂地去分辨和应用。正如许叔微在《伤寒九十论·太阴证第二十三》中所曰："世医论伤寒，但称阴证阳证。盖仲景有三阴三阳，就一证中，又有偏胜多寡，须是分明辨质，在何经络，方与证候相应，用药有准。"现将许氏六经辨证之法简要概括如下：

　　1. 凭脉证相参辨六经：许叔微在六经辨证之时，尤其重视脉法与症状相互参合，以患者脉证共同确定六经所属。如《伤寒九十论·阳明可下证第六》中患者"伤寒五六日矣……予诊视之曰：脉洪大而长，大便不通，身热无汗，此阳明证也，须下"。许叔微分析此患者"热邪毒气并蓄于阳明，况阳明经络多血少气，不问老壮，当下"，服大承气汤后"先下燥粪十数枚，次溏泄一行，秽不可近，未离，已中汗矣，濈然周身，一时顷汗止身凉，诸苦遂除"。此案许叔微先辨阳明之证，后又分析其热邪毒气蓄于阳明，投以大承气汤。

　　在脉证相参的过程中，许叔微认为要根据病程、病因进行综合分析。须"别其证类，识其先后"，同时要"详审谛当，然后行药"，在遇坏病、变证之时更是如此。如《伤寒九十论·伤寒温疟证第六十五》中始以"伤寒，身大热，头痛，自汗，恶热"辨为阳明证，但结合患者"寒热大交作"，而病程又逾半月，故指出"脉之变证，方治如法"，应辨证为少阳，以小柴胡汤加桂枝治愈。

　　2. 据经络循行辨六经：《伤寒论》六经之名与十二经络之名相同，均为太阳、阳明、少阳、少阴、太阴、厥阴，有医家认为《伤寒论》的六经与经络之六经有着一定的联系。朱肱在《活人书》中曰："治伤寒先须识经络，不识经络，触途冥行。"许叔微在《伤寒九十论·太阴证第二十三》中指出，《伤寒论》中三阴三阳辨证之法使用之时也当辨"在何经络"，亦是认可伤寒与经络之六经之间有联系，故辨证时可作参考。如《伤寒九十论·舌卷囊缩证第二十七》中指出，"厥阴者肝也，肝者筋合之，筋者聚于阴器，络于舌本，厥阴之气绝，故舌卷而囊缩"。

　　《伤寒九十论·伤寒胁痛证第六十四》曰："董齐贤病伤寒数日，两胁挟脐，痛不可忍，或作奔豚治。予视之曰：非也。少阳胆经循胁入耳，邪在此经，故病心烦，喜呕，渴，往来寒热，默不能食，胸胁满闷，少阳证也。"许叔微认为少阳胆经循胁入耳，故邪在少阳会出现"往来寒热，默不能食，胸胁满闷"等症状，案中患者两胁挟脐痛不可忍，或作奔豚治，许氏认为证符合少阳胆经之循行，辨为少阳证，以小柴胡汤治之，三投而痛止。

3. 合运气胜复辨六经：五运六气是探讨自然变化的周期性规律及其对人体健康和疾病的影响，进而研究把握自然动态周期规律进行诊治疾病与养生治未病方法的一门学问，也是中医学"天人合一"思想的精粹。运用五运六气理论进行六经辨证是许叔微的重要特色。《伤寒九十论·刚痓证第二十一》中患者"病伤寒，身热，足寒，颈项瘛疭，医作中风治，见其口噤故也。予诊其脉实而有力，而又脚挛、啮齿、大便不利、身燥无汗。予曰：此刚痓也。先以承气汤下之，次以续命汤调之，愈矣"。患者"病伤寒，身热足寒，颈项瘛疭"，他医以此辨为中风，但许叔微则根据患者所处之年为戊戌年，当太阳寒水司天遇火运太过，结合《黄帝内经·五常政大论》中"赫曦之纪……上羽与正徵同，其收齐，其病痓"。许氏认为戊戌之年，太阳寒水司天，火运太过为运，此时"天气且刚，故其收齐，而人病痓者，过气然耳"，辨属阳明刚痓，以承气汤下之而愈。由本案可见，许叔微不仅将运气因素作为辨证条件之一，也将运气条件作为疾病鉴别诊断的依据之一。

六经处方策略

1. 依方证条文而用方：方证是证候的一种特殊形式，是某方剂所治疗的证候，是用方的指征和依据，以方名证，故名方证。方证相应，讲求某方与其证相对应，用之辄效。许叔微临证之时常以方证作为遣方用药的重要参考。如《伤寒九十论·大青龙汤证第五》中，许叔微以患者"脉浮涩而紧""头疼发热，恶风无汗""烦躁"认定为青龙汤证，投以大青龙汤，三投汗解。在《伤寒九十论·葛根汤证第二十》中，以"无汗、恶风、项虽屈而强"认为"项强"为葛根汤之方证，三投而解。《伤寒九十论·脾约证第八十二》则以"大便不通，脐腹膨胀"，同时"小便频数""趺阳脉浮且涩"辨为脾约证，以麻仁丸治之。此类病案不胜枚举，可见许叔微遇患者之证与《伤寒论》原文所述相契合之时便依方证用方。

2. 以六经提纲而遣方：《伤寒论》于三阳三阴病中各有一条文，以"××之为病"的形式标于各篇之首，后世名之为六经之提纲，是六经辨证的重要依据之一。六经提纲之说发于方有执，经柯韵伯发扬光大。提纲证是指能够反映出每一经络及其相关脏腑之生理、病理基本特点的一组证候，对于某一经的辨证具有比较普遍的意义。许叔微在《伤寒九十论·太阴证第二十三》中以患者"腹满而吐，食不下，身温，手足热，自利，腹中痛，呕，恶心"与太阴证提纲"腹满而吐，食不下，自利益甚，时腹自痛"相吻合，予理中丸数日而愈。许叔微在使用六经提纲证时，亦不拘泥于完全相同，同时结合当下病机加以变化。

如《伤寒九十论·厥阴证第二十二》中患者"渴甚，饮水不止，胸中热疼，气冲心下"与厥阴提纲证"消渴，气上撞心"相似，但患者脉沉而缓，考虑患者饮水过多，先予苓桂术甘汤去其水之后，又以厥阴证中乌梅丸收功。由此可见，六经提纲证作为许叔微辨经用方的重要环节，但仍需要结合其病机缓急而加以变化，并非拘泥于此。

3. 参开阖理论而选方：三阴三阳的开阖枢首见于《黄帝内经·阴阳离合论》，原文："是故三阳之离合也，太阳为开，阳明为阖，少阳为枢……三阴之离合也，太阴为开，厥阴为阖，少阴为枢。"开、阖、枢是三阴三阳最基本的变化规律，也是运气理论中重要的内涵之一。许叔微也认为《伤寒论》六经与开阖枢之六经有着密切的联系。许氏在《伤寒九十论·太阳阳明合病证第八十四》的按语中引《黄帝内经》原文"太阳为开，阳明为阖，少阳为枢，太阴为开，厥阴为阖，少阴为枢，六经不得相失，则其序有授矣"，并分析其排序的先后只是因为"伤寒为病，在气逆而非顺，自太阳而终厥阴也"。案中许氏辨患者为太阳与阳明合病，但在处方选择时考虑患者当开，则以太阳之麻黄汤汗之而解。

4. 蕴八纲之法而组方："八纲辨证"是中医学基本辨证纲领之一，是历代中医在实践中不断发展和完善起来的，源于《黄帝内经》，发展于汉宋，后经过明清的完善和充实，由近代著名医家祝味菊在《伤寒质难》中明确提出。而阴阳、表里、寒热、虚实也一直成为中医分析病机、组方用药的重要纲领。许氏在临证用方之时，往往也从表里寒热虚实的病机出发，酌选适宜之方剂进行治疗。如《伤寒九十论·伤寒表实证第七十八》中曰："大抵调治伤寒，先要明表里虚实，能明此四字，则仲景三百九十七法，可坐而定也。"许叔微认为《伤寒论》已为表里虚实设方，表实可用麻黄汤，表虚可用桂枝汤，里实可用承气之类，里虚可用四逆、理中之类，若表里俱实，所谓阳盛阴虚，下之则愈，表里俱虚，所谓阴盛阳虚，汗之则愈。案中许叔微辨患者为伤寒表实，以麻黄汤汗之而解。

5. 顺病证时机而择方：除了表里虚实等八纲之法之外，许叔微临证用方尤其重视处方的使用时机，认为"医者当顾其表里虚实，待其时日"，不能随意用方。如《伤寒九十论·麻黄汤第四》中"患者虽发热头疼烦渴，脉浮数无力"但脉象"尺以下不至"，便考虑"营气不足，血气微少，不可发汗"，许氏以建中汤加当归黄芪调理六七日之后，待"尺脉方应"投以麻黄汤中汗而愈。

许叔微还将脉象、病史等因素作为临证用方时机的重要参考，在《伤寒九十论·伤寒耳聋证第五十九》中"戊申年，类试山阳，一时官病伤寒八九日，耳聋而无闻。楚医少阳治，意谓仲景称少阳受病，则胁痛而耳聋也。予诊之曰：两手脉弱而无力，非少阳证也。若少阳则渴饮水，心烦，但寐，咽痛，今俱无此证。但多汗惊悸，必汗过多所致也。仲景云未持脉时，令病患咳，而不咳者，两耳聋无所闻也。所以然者，因重发汗，虚，故如此。病家曰：医者尝大发汗矣。遂投以真武、白术附子汤辈。数日，耳有闻而愈。"患者"耳聋而无所闻"，他医以仲景少阳受病、胁痛而耳聋为依据辨证为少阳证，但许叔微依据患者两手脉弱无力认为非少阳之证，结合患者大汗之后的病史投以真武汤、白术附子汤而愈。

许叔微作为经方派的代表，其经方的辨证方法以及临证心得都可作为后世医家的重要参考。许叔微认为临证治病，在辨证之时可以参考患者脉象、证象、经络循行以及当时的运气条件，而处方之时也应当重视每个因素的影响，根据辨证择方而用。如其著中所曰"脉与证稍异，通变为要，仔细斟酌"，足可见其辨证用方之谨慎。

153 沈金鳌六经辨证思想与用药经验

清代名医沈金鳌（1717—1776 年），字芊绿，号汲门，一生勤学博览，潜心著述。无锡名医辈出，著说立说者不乏其人，但论及治学广泛，内、外、妇、儿各科泾渭分明、提要钩玄者无出沈氏之右。沈金鳌著作传世之品包括《脉象统类》《诸脉主病诗》《杂病源流犀烛》《伤寒论纲目》等。沈金鳌医术全面，精晓临床诸科，对外感伤寒疾病的论治颇有心得。《伤寒论纲目》中精选《伤寒论》条文，以仲景之论为纲，伤寒各名家之语为目，广引《黄帝内经》《难经》及历代前贤医书作注，沈氏每逢自得之处，常据己见加以评述，尊崇经典，佐以变通，并于临床实践中有所创新。学者李敏等系统梳理了沈金鳌六经体系及用药经验，溯本求源，以期为临床提供一定的参考。

对《伤寒论》六经思想的继承与发展

1. 提纲明目，画裁所用：纲目者，纲举而目张之意。《伤寒论纲目》以张仲景原文为纲，选取历代医家经典著述为目，间杂附有沈氏之见。如针对伤寒"热入血室"之证，成无己执"冲为血海"之说，认为血室当为可停止之处，即为冲脉，后世喻嘉言、吴又可、萧埙等都执此观点。柯韵伯在《伤寒来苏集》中指出"血室者，肝也。肝为藏血之脏，故称血室"，认为肝为藏血之脏。沈金鳌在继承二位医家思想的基础上，并未拘泥于此，认为"血室之说，成氏主冲，柯氏主肝，二说虽异，其实则同。主冲者就其源头处而言，主肝者就其藏聚处言，血必由源而出，不有源，则无根；血必有聚处而藏，不有聚，则散漫无所收。于此二处而为血之室，其旨同也"，指出肝与冲脉同为血室，并对后世治疗妇科疾病有所启迪。李克光等认为"从广义讲，血室包括肝、冲任、子宫"。郑子东认为"血室，当是冲脉与肝脏，在下焦，通过经脉联系而表现的功能性综合概念"。有学者指出现代妇科所指血室是包含女性月经生理的综合性功能概念，其以胞宫为主，包含冲脉及肝脏。沈金鳌将先辈之术有机结合，不恪守一家之言，亦不标榜门户，在理论上有所发挥，素为后世所称道。

2. 类证知机，六经明治：清代医家徐灵胎《伤寒类方》曰"不类经而类方"。但历代诸家不仅遵循类方思想，同时也遵循类证的思想。《伤寒论纲目》打破原文排列顺序，虽按六经次序排列，但每经中独取重要病证，以作标题，进行类证辨析。沈氏依照六经症状分篇归类的研究方法实际上参考了金代宋云公《伤寒类证》，二者按照症状分类的思想为后世在方法学上研习《伤寒论》开拓出了一条新的路径。

如针对动气一病，根据发作部位和兼证不同，《伤寒论纲目·太阳病·动气》诊治此病有茯苓桂枝甘草大枣汤、桂枝加桂汤、栀子豉汤三首，茯苓桂枝甘草大枣汤证为"欲作"，肾水乘火上克，为预治之法。桂枝加桂汤证之小腹气冲为木邪挟客气凌心，故加桂以平木；栀子豉汤证为虚火上扰胸膈兼有烦躁象，故清泄之。此三者构成太阳动气类证辨证体系。与尤在泾提倡的以法类证、柯韵伯提倡的以方类证不同，沈金鳌的类证思维取法宋代许叔微，使《伤寒论》纷繁复杂原文简洁明了，举一纲而万目张，标一言而众理显。郑重光在《伤寒论证辨》中也将相似特征的病证集合进行辨析，可更精准地把握类证之间的鉴别要点。后世学者杨运高认为类证辨证实质是鉴别诊断问题，是症、证、方一体化的理论支柱之一，也是现代医学鉴别诊断学的起源。刘渡舟治疗心悸一证常用方有桂枝甘草汤、桂枝甘草龙骨牡蛎汤、炙甘草汤等，亦属于类证鉴别范畴，并对此系列方剂进行深入研究，将病—证—方紧密相连，主张方证相应，有是证用是方。

3. 六经之证，寒温同具：《素问·热论》曰"今夫热病者，皆伤寒之类也"。明确伤寒是一切外感热病总称。《灵枢·论疾诊尺》曰："尺肤热甚，脉盛躁者，病温也。"不仅明确了温病的性质，而且将温病归于伤寒范畴。葛洪《肘后备急方》曰："伤寒、时行、温疫，三名同一种耳。"沈金鳌在总结经典基础上，认为温病依托伤寒。《伤寒论纲目·卷十二·发斑》曰："感春夏不正之气为瘟疫，感秋冬不正之气为寒疫，其经络传受，表里受症，与伤寒同，俗云时气病，经总曰之伤寒。"六经为诸邪传变之通路，伤寒与温病的传变虽有相通之处，但其来源之六淫邪气不同，因此治疗方法各异。

沈金鳌提倡的寒温一体学术思想对后世有重要影响。20世纪50年代，姜春华逐源溯流，参阅诸家，总结出伤寒二字是病因，也是病名，实际包括若干急性传染病。20世纪90年代，万友生支持寒温统一观点，并利用该理论进行流行性出血热临床研究，收到较为满意效果。冯世纶指出温病属经方医学理论体系。张中秋提出中西医结合是寒温统一的理想途径，借此能较好地解释从寒立论与从温立论等诸多争端，大大提高临床疗效。

对《伤寒论》脉诊的继承与发展

沈金鳌尤其重视对《伤寒论》脉诊思想的继承，引用张仲景《辨脉》《平脉》二篇并进行进一步注解。首先遵循《素问·阴阳应象大论》中"察色按脉，先别阴阳"原则，认为脉有阴阳，阴阳之分在于过与不及之间。《伤寒论纲目·卷十六·仲景辨脉平脉》曰："盛而盈者，阳脉也，气血之有余也。衰而亏者，阴脉也，气血之不足也。""得阳脉，则正气有余，阳病在腑在表，得阴脉，则正气不足"，通过脉象体察机体阳气盈余，反映邪正交争趋势。以阴阳为脉象总纲、以正气盈余分阴阳之脉的学说直接启迪了李士懋，其在此基础上进行创新，指出脉之有力、无力以辨正气虚实，实证为阳脉，虚证为阴脉，进而创立了多方位辨别阴阳的阴阳脉诊学说。

沈金鳌研习张仲景根据五行生克判断五脏调和与否、病与不病及其转归的学术思想。如《伤寒论纲目·卷十六·仲景辨脉平脉》曰："肾脉之在手者，则弦而浮，弦虽似寒，而按之不紧，且浮非寒而弦也，乃少阴之气通于少阳，寒水上溉风木，水木相生，非为病脉。"少阴脉为肾脉，肾为肺之子，为肝之母，而浮为肺脉，弦为肝脉，为母子相生之脉，因此谓之无病。再如《杂病源流犀浊·卷一·咳嗽哮喘源流》曰："右关脉弦者，木乘土位"，结合脉位及脉象分析疾病病机，进一步在《沈芊绿医案》中提及"肝气上僭，胃脘痛胀，弦脉见于右寸关"，将生克乘侮的脉学思想运用于临床，认为病机为肝旺乘克脾土，故以左金丸加减治之。当代学者张德英在论及脾土敦实，化生痰邪克伐肾水致尺脉弱，治疗除用助水藏精药物外，仍当佐以化痰运脾之品以消病源，也是对伤寒五行生克辨脉的传承与创新，在临证中当多加践行。

对《伤寒论》目诊的继承与发展

张景岳在伤寒目诊上有独到见解，指出治疗伤寒须观两目。重视目诊也是沈金鳌传承与发展《伤寒论》的重要特色之一。《伤寒论》第252条"目中不了了，睛不和"，沈金鳌认为此目诊提示热盛于内，并指出"目疼痛者，属阳明之热，目瞑者，必将衄血，白睛黄者，将发身黄也"。指出目诊可判断疾病预后。如"或目睛正圆，或戴眼反折，或眼胞陷下"提示疾病不治，"目眦黄，鼻准明，山根亮"为疾病将愈的表现。俞根初亦认为"凡诊伤寒时病，须先观病人两目"，指出观目为诊病之首要。王付认为伤寒论中的目诊可鉴别五脏六腑的寒热虚实，在气在血及疾病预后。陈达夫将伤寒六经分证理论与目诊具体特点结合，创立眼科六经辨证的学说与方法。沈金鳌所提倡之目诊，有利于医者在纷繁的证候中抓住疾病的主要矛盾，起到提纲挈领的作用。

对《伤寒论》方药的应用与发展

1. 因人制宜用药：《素问·示从容论》曰"年长则求之于府，年少则求之于经，年壮则求之于藏"。根据个人年龄及体质差异进行用药治疗。沈金鳌根据患者不同体质的用药经验良多。如《杂病源流犀烛·卷四·泄泻源流》曰："人生五十后，升气少，降气多，渗泄分利，是降而益降，益其阴而重竭其阳也，必用升提阳气之品。"老年人生机减退，气血不足，用药不可以攻下之剂戕伐生机，而应加以升提气机的药物。该处方思维借鉴于《金匮要略》中麻子仁丸，麻子仁丸利用杏仁宣发肺气、开提上焦气机，从而改善大肠传导及魄门开合。针对妊娠妇女遗尿，脾胃气虚证处以补中益气汤、肝肾阴虚证处以六味地黄丸加减。该立方思想实际上来源于《金匮要略》中治疗下焦气机收摄无力致转胞的肾气丸，沈金鳌在临床中变通灵活应用，既以升提中焦气机以固摄津液，又益阴利水以补益肾源、开导膀胱，是将伤寒学术思想运用于临床实践的佼佼者。

2. 四时用药：《杂病源流犀烛·卷四·治感冒方十五》针对外感病季节不同亦采取加减变化用药的方法，如春夏外感主以柴胡升麻汤、秋冬外感主以参苏饮。可以看出沈金鳌根据时令不同，春夏多以升浮类药物、秋冬多以收藏类药物，这与李东垣提倡的"春升生、夏浮长、秋降收、冬沉藏"具有异曲同工之妙。沈金鳌在泄泻、中风、噎膈等疾病论述中也提及根据气候寒热变化调整药物的剂量，以效法天地阴阳四时之象，从权用药。翁维良认为用药应顺应季节变化对人体影响，因此提出临证当辨四时用药，此为其临床辨证的重要一环。

3. 欲解时用药："欲解时"的理论体现了天人相应的时间医学在疾病发展变化过程中的重要作用。沈金鳌根据疾病的发作时间，在各经"欲解时"用药以提高临床疗效。如针对痫证，沈金鳌指出晨朝发者，病位在足厥阴经，治疗时佐以引经药如柴胡、吴茱萸等；平旦发者，病位在足少阳经，治疗时佐以引经药如柴胡、青皮等；日中发者，病位在足太阳，治疗时佐以引经药如羌活等；中夜发者，病位在足少阴，治疗时佐以引经药如肉桂、知母等。沈金鳌这一理论的应用，对后世学习伤寒有着重要的意义。针对"欲解时"，顾植山认为，《伤寒论》是通过辨证、辨脉、辨时相结合达到辨病的目的，其中"欲解时"是张仲景辨时定经的重要特色。何庆勇认为"欲解时"的"解"应是"解决"之意，为解决问题之时，正邪斗争的一个过程，指出患者此时临床表现多为病情的反复或者加重。

沈金鳌在继承伤寒之道时，反复推求经典原文，深入领会仲景学说的精髓，切实将伤寒理论应用于临床，进而对经典引申与发明，其诸多发挥都对后世医家产生了深远的影响。

154　恽铁樵对六经辨证的认识

六经辨证是《伤寒论》的核心思想，然对于六经实质和六经提纲，各家莫衷一是。恽铁樵是"中西汇通"思想的代表人物之一，十分重视《伤寒论》的研究，并注重实践，敢于质疑，结合自己的临床经验，提出伤寒六经的新见解，逐步形成了独特的学术思想。学者王慧等就恽铁樵对于伤寒六经实质、六经提纲及临床治则的认识及发挥进行了总结分析。

"六经"一词首见于《黄帝内经》，如"六经为川""六经调者""六经不通""六经波荡"等，恽铁樵曰："伤寒论第一重要之处为六经，而第一难解之处亦为六经，凡读伤寒者无不于此致力，凡注伤寒者亦无不于此致力。"并著有《伤寒论辑义按》和《伤寒论研究》两书专论伤寒，对《伤寒论》六经提出了不少独特见解。

六经实质——病状界说

六经辨证是伤寒论的核心思想，对于六经的实质，自古医家众说纷纭，历史上有脏腑说、经络说、气化标本中气说、六经地面说等。恽铁樵提出"六经者，就人体所著之病状，为之界说者也"。即《伤寒论》六经是根据临床所表现的症状而划分的。

1. 质疑他说：恽铁樵对六经实质的脏腑说提出质疑，提出"六经之三阴三阳非与脏腑配合之谓也，谓太阳是膀胱，少阳是胆，厥阴是肝，无有是处"。其认可的是喜多村《伤寒疏义》中的解释："本经无六经字面，所谓三阴三阳，不过假以标表里寒热之义，固非脏腑经络相配之谓也。"即"阳""热""实"属于三阳，"寒""阴""虚"属于三阴。故而根据六经虚实关系，恽铁樵认为六经传变规律为"太阳虚即是少阴，少阴实即是太阳；少阳虚即是厥阴，厥阴实即是少阳；阳明虚即是太阴，太阴虚即是阳明"。

2.《伤寒》六经源于《黄帝内经》六经但同中有异：恽铁樵描述《黄帝内经》六经曰"经络之为物，亦等于伤寒六经必病而后见，甚明显也"。所以其认为《伤寒论》六经与《黄帝内经》六经相同之处在于均是以病状而定之名词，然不同之处在于《黄帝内经》之六经主要描述的是经络的走形以及表里相关，而《伤寒》之六经则着重于六经证候，他认为"伤寒论之六经是区别于六组证候的界限。"从《素问·热论》所曰："伤寒一日，巨阳受之，故头项痛，腰脊强。二日阳明受之。阳明主肉，其脉侠鼻，络于目，故身热目痛而鼻干，不得卧也。三日少阳受之，少阳主胆，其脉循胁络于耳，故胸胁痛而耳聋。三阳经络，皆受其病，而未入于脏者，故可汗而已……六日厥阴受之。厥阴脉循阴器而络于肝，故烦满而囊缩。"可以看出《黄帝内经》之六经主要辨别的是与该经循行部位及络属脏腑的病理特点相一致的证候，范围较窄，而《伤寒论》中的六经辨证继承了内经中有关外感热病的阶段性及由表入里的传变规律等理论，结合临床，扩大了辨证范围。恽铁樵对于《伤寒》六经与《黄帝内经》六经之间关系的认识符合大多数医家的观点，如任应秋认为"学习《伤寒论》的三阴三阳，不与《素问·热论》分别对待，很难融会通达"。俞长荣认为《灵枢》六经是指手足十二经的经脉，是适应于针灸运用的经穴线路；而《伤寒论》的六经，是作为说明伤寒病证候出现的六个提纲，也就是将伤寒分作六个症候群，每一经的病名代表某一些症候群。

3. 六经源于六气，六气源于四时：恽铁樵十分重视"四时"的作用，正如他在《群经见知录》中曰："知万事万物之变化由于四时寒暑，四时寒暑之变化由于日月之运行。欲万物不变，非四时不行不可，欲四时不行，非日月不运不可。""是可知四时之生长收藏，影响于躯体生理之形能，因而变更疾病之形能。"一方面如果机体正气亏虚，不能适应正常的季节变化就会感邪发病；另一方面，如果气候出现异常变化，即"非其时而有其气"，则会因邪气盛而发病。四时变化引起的疾病反映于人身之病状，就是六气，而六经则是对六气按一定规律划分而成的六种病理状态。这种观点与标本中气学说中"标"与"本"概念相合，标本中气学说中"标"指六经，"本"指六气，即六经反映的是"风寒暑湿燥火"六气的变化。基于以上认识，恽铁樵在《伤寒论研究》中曰："六经者，就人体所著之病状，为之界说者也。是故病然后有六经可言，不病直无其物。"

恽铁樵的观点对现代医家对于六经实质的认识具有指导作用，有学者通过对六经实质的研究认为"伤寒六经病的基础是脉症。在实践中，针对感受寒邪而致的外感热病，以六经为工具，将具体脉症分为六类，形成了六经病，在此基础上又引申出伤寒六经概念。要讨论伤寒六经实质，不强调来源于临床实践这一点，就会将伤寒六经与经络、脏腑乃至内经中牵涉的六经相混淆"。

六经提纲

1. 否定六经提纲说：《伤寒论》本无"提纲"二字，柯韵伯在《伤寒来苏集》中首提伤寒六经提纲："仲景六经各有提纲一条，犹大将立旗鼓，使人知有所向。故择本经至当之脉症而标之。读书者应谨记提纲以审病之所在。"但关于《伤寒论》六经提纲，各家意见出现了分歧。对此持肯定观点如日本学者丹波元简、现代医家刘渡舟等大都认为六经提纲条文所述脉证是六经病所必备的，具备哪经提纲之脉证，就属于哪经病，反之则非。恽铁樵对此持否定观点，认为若每一条经均以第一节为提纲，那么少阳、少阴、厥阴都不完备，因此提出"每篇之第一节不过为每篇之发端而已，不足当病之提纲也"。并举少阳、少阴、厥阴之例说明，认为少阳当以往来寒热为主，但所谓的少阳提纲中并未提出；少阴病仅仅"蜷卧、但欲寐"五字是不足以概括的；厥阴病当以"厥"为主，吐蛔乃非必有之事，而厥阴条有吐蛔无厥。认同恽铁樵观点的如陆渊雷在《伤寒论今释》中曰"六经病篇之首，各有之为病一条，说者相承，以为本经病之提纲。今复考之，唯太阴、太阳二条足赅本经病状，堪当提纲之名，其余四经，颇不然也。阳明之提纲'胃家实'，是但举承气腑病，遗却白虎经病也。少阴之提纲'脉微细，但欲寐'，亦不足尽少阴之病状，观其本篇，及论中用姜附诸，可以见也。厥阴病自分两种，其一上热下寒，其一寒热胜复，提纲亦举其一，遗其一。本条少阳之提纲，则举其近似之细者，遗其正证之大者，于诸提纲中，尤为无理也"。姜春华认为六经提纲不符合各经主要证候，实用价值不大。肖和聚认为前人所沿袭的六经提纲是一个错误的命题，有悖医理，否定六经提纲有利于正确认识、全面理解和准确地发扬仲景学说和经验。张正昭认为伤寒六经病为"病"的概念，其中包括了很多证，而"提纲症"其实是六经病初起时的脉证，随着病情的发展转归，"证"发生了变化，则临床症状也不仅仅局限于"提纲症"了。

2. 提出新观点——六经提纲唯"中风""伤寒"而已：恽铁樵对于《伤寒论》六经提纲提出了新的观点，认为《伤寒论》六经病的提纲唯"中风""伤寒"二者而已。首先，伤寒有化燥、化火者，但在未转化之前都是以"风寒"为主证。由于伤寒、中风皆是太阳病，故太阳病篇为六经病的总提纲。其次从传经次序上看，病邪由外自内传入的过程中，太阳为最初根据地，不管是顺传、越经传，还是直中，其他各经病均是以太阳病为基础而转化的。并认为中医的热病相当于西医的伤寒、副伤寒、流行性感冒、肺炎、脑膜炎等，这些病十有八九都有前驱证，大多有头痛、恶寒、发热、骨楚等表现，而这些表现都是太阳病的症状，所以《伤寒论》自"太阳之为病"至"病人身大热，反欲得衣"为止，论述的均为太阳病中风、伤寒，为全书的总纲领。

3. 六经病的治疗原则：

（1）在病邪未传变之前解其太阳证：基于恽铁樵对于伤寒六经提纲的观点，恽铁樵提出了在临床辨证治疗时"欲识传变之后病，当先识未传变之病"，因为太阳为病邪的最初根据地，所以应在病邪未传经之前解其太阳证。并举其用麻杏石甘汤治疗白喉的事例："祥时医治喉症，不能收十全功效者，其误全在最初之失表。"因前有"温病忌表"之说，所以医家治疗白喉多忌用发汗之法。但白喉初期的症状

（发热、恶寒、无汗、喉痛、舌绛、口渴等）为表闭阳郁的太阳伤寒证，故其用麻杏石甘汤解太阳而病自愈。

（2）使病邪传入阳明：除了上述治疗原则，章巨膺总结恽铁樵的学术经验发现其临床治疗伤寒约之仅得两法：其一使经不传，其二使传入阳明。正如恽铁樵曰伤寒"始于太阳，终于阳明"，恽铁樵认为伤寒由太阳传入阳明，乃是病由重转轻。陆九芝曰"阳明无死症""因太阳从寒化，变化最多；阳明从燥化，少有变化"。若太阳误治而使病未传阳明，深入三阴，则此时正气已衰，则病难治，故使病传入阳明是治疗伤寒的一个关键。这与恽铁樵在《生理新语》中提到的人体的救济功能有关，人的生生之气，是人作为一个主体性开放系统的、流通自组演化的目标指向过程及其稳态适应性调节的能力，也就是人的自我健康能力和自我痊愈能力，在《生理新语》中恽铁樵对此发挥为人体救济功能。并对人体的救济功能进行了阐释："大约病势缓则此种救济功能最为有用，病躯所以能维持现状者，皆为此种救济是赖。病势暴则此种救济往往无效，不但无效，且足增病。凡病情有传变转属，皆此救济功能为之。而针砭、艾灸、药石、练功，又利用此救济功能以为治病者也。"这就是现代医学所说的人体的自我调节功能，如他在《生理新语》卷三中提到的失血后的神经调节以及卷四中腺体的分泌即体液调节。恽铁樵十分重视这种自我调节功能在治疗上的作用，认为"药物之为用，拨乱反正则病愈。拨乱反正者，乃顺自然之谓……则当药力助生理之救济，万万不可随意干涉，若随意干涉，是与生理之救济为难"。而这些调节功能取决于人体正气的盛衰，当病入阳明时，人体正气相对于疾病传入他经是最盛的，抗邪能力最强，故病易治。

恽铁樵具有注重实践，敢于质疑的精神，对《伤寒论》六经实质、六经提纲及临床治疗等有诸多发挥之处。虽然由于时代的局限性，恽铁樵的某些观点有不足之处，但其客观地认识到中西医的差别，并"采西医之长补中医"的先进思想不仅对于当时中医的发展具有深刻的启迪意义，对现代中西医结合的发展也有一定的指导作用。

155 薛生白《湿热病篇》与六经辨证

目前，多数学者认为《湿热病篇》的辨证体系为湿热病三焦辨证，具代表性的如《温病学》教材。其理由有三：其一，薛生白在《湿热病篇》中明确提出了湿热"未尝无三焦可辨"，如其谓："湿热之邪，不自表而入，故无表里可分，而未尝无三焦可辨。犹之河间治消渴，亦分三焦者是也。"其二，薛生白演绎了湿热病三焦变化的证治规律。如第9条"湿邪蒙扰三焦"，第31条"浊邪蒙蔽上焦"，第10条"湿伏中焦"，第14条"湿热阻闭中上焦"，第11条"湿流下焦"。其三，薛生白提出湿在三焦的治疗法则。如湿浊蒙蔽上焦，轻者"宜用极轻清之品，以宣上焦阳气"，重者"宜涌泄"，如湿"病在中焦气分，故多开中焦气分之药""湿滞下焦，故独以分利为治"。并以条文的方式叙述了三焦证治方药。

尽管如此，细绎原文，薛生白的三焦为经络三焦，属于气化三焦的范畴，并非以人体上中下分类的部位三焦，如"病在二经（太阴阳明）之表者，多兼少阳三焦""热多湿少则风乘三焦而痉厥""邪不在三焦气分，则金不受囚"，如"三焦乃火化""盖三焦与肝胆同司相火"。学者马鹏等认为薛生白《湿热病篇》的辨证框架主要采用的当为六经辨证，以湿热为研究对象，深度阐释了湿热六经辨证的证治要点。

湿热病的证治中突出经络三焦

1. 经络三焦是湿邪发生发展的必由之路：从湿热病邪的角度看，湿热病邪，多由口鼻而入，终归于脾胃，而由口鼻到脾胃的基本路径就是三焦；湿性氤氲黏滞，易于郁遏游行于三焦的相火，而变生诸证。如其谓"盖太阴湿化，三焦火化，有湿无热，止能蒙蔽清阳，或阻于上（焦），或阻于中（焦），或阻于下（焦）。若湿热一合，则身中少火悉化为壮火，而三焦相火未有不起而为虐者哉，所以上下充斥，内外煎熬，最为酷烈"。分析此条可知，湿热病表现出的三焦分布特征，实为少阳太阴合病的或然证，与张仲景小柴胡汤证主证"往来寒热，胸胁苦满，默默不欲饮食，心烦喜呕"之外见到"或咳，或渴，或腹中痛，或小便不利"，道理一致。

2. 郁遏三焦相火是湿邪发病的重要特征：从脏腑相关性角度分析，以"阳明太阴经者居多"的湿热病，因湿浊阻滞，土气受遏，易受肝胆之气的克伐，其中"病在二经之表者，多兼少阳三焦，病在二经之里者，每兼厥阴风木"。而在临床中以湿热病兼少阳三焦火热的证候为多。

据此可见薛生白的三焦分证，只是湿热之邪病及太阴阳明、郁遏三焦相火后出现的部分兼夹证，这些证候表现出人体上中下的分布特征。而薛生白在《湿热病篇》论述了大量湿热病中与三焦不相关的证治，如"阴湿伤表""阳湿伤表""湿热痉证""湿热蕴结胸膈""热邪闭结肠胃""湿热阻遏膜原""余邪留滞经络""热邪传入厥阴""热邪直犯少阴""湿中少阴之阳"等。因此，薛生白"未尝无三焦可辨"只是部分湿热病有三焦特征，并非湿热病均从三焦辨证，而《湿热病篇》的辨证体系是以六经辨证为主。

六经钤湿热是《湿热病篇》的核心

1. 六经是《湿热病篇》论病的基础：薛生白《湿热病篇》一书中随处可见大量六经的概念。比如论及太阳经，"湿在表分（指太阳）"；阳明太阴经，"湿热病属阳明太阴经者居多"，"然所云表者，乃太阴阳明之表，而非太阳之表。太阴之表，四肢也，阳明也；阳明之表，肌肉也，胸中也""湿热乃阳明、太阴同病也""湿邪初犯阳明之表""湿滞阳明"；阳明少阳经，如"阳明少阳同病者"；太阴经，如"湿困太阴之阳"；少阴经，如"湿中少阴之阳""热邪直犯少阴"；厥阴经，如"热入厥阴而下利"。因此，薛生白就是以张仲景的六经为基石来阐述湿病证治理论。

2. 八纲是《湿热病篇》审证的眼目：薛生白《湿热病篇》以八纲为审证的眼目。从口鼻而入、终归脾胃的湿热邪气亦有表里之分，如薛生白曰"病在二经之表……病在二经之里"，"湿热阻遏膜原"即病在半表半里；湿热病在表里有寒热之分，湿热伤表分为"阴湿伤表"和"阳湿伤表"，湿病日久既有热邪闭结肠腑、太阴虚寒吐利，也有"热邪直犯少阴""湿中少阴之阳"的寒热；薛生白认为太阴虚寒是湿病发生的内在基础，如其谓"太阴内伤，湿饮停聚，客邪再至，内外相引，故病湿热"，内生或外感的湿邪抑郁阳气可以出现大量的实热证候，比如痉、厥等，湿热病日久既可耗伤阳明之津，出现舌光如镜的呕吐、吐下，也可伤及少阴精血出现下利咽痛等。因此，薛生白的湿热六经辨证具有典型的八纲特征。

3. "六经-八纲"是辨治湿热病的纲领：薛生白依据同气相求的原理，认为湿热邪气"从表（指太阳）伤者，十之一二，从口鼻入者，十之八九"，并指出"其所以不干太阳者，以太阳为寒水之腑"，而"阳明为水谷之海，太阴为湿土之脏，故（湿热）多阳明太阴受病"。从口鼻而入的湿热邪气，从膜原归于脾胃。膜原，薛生白认为其位置在肌肉与胃腑之间（膜原外通肌肉，内近胃腑），为"阳明之半表半里"，与少阳三焦密切相关。太阴阳明是湿热病的生发中心，具体表现在两个方面：一为湿重于热，可以表现出"蒙上流下"的特征，"蒙上"指湿邪阻滞了从脾胃上升的清阳之气，湿热病早期郁遏阳气则恶寒，"湿蔽清阳"，轻则"脘中微闷"，重则"脘闷懊侬"，"流下"指湿邪阻滞或伤及太阴少阴阳气，湿阻太阴故"自利溺赤"，湿中少阴之阳故"身冷脉细"。二为湿热并重，气机壅遏，三焦相火化成壮火，"表里上下，充斥肆虐"，如"湿热浸入经络脉遂中"则发痉，"（湿热）邪灼心包"则痉厥，湿热犯胃则呕吐，湿热阻滞肺络则咳喘，湿热入于营血则"上下失血或汗血"，深入厥阴则腹痛便血。病至后期，因湿热为半阴半阳之证，既可以出现湿热伤及阴津的咳嗽、呕吐、下利咽痛，也可以出现湿邪化寒伤及太阴的吐利，伤及少阴的"身冷脉细"。此外，薛生白还论述了一些特殊类型的湿热病证，如湿热病后期，余邪流胆的目瞑惊悸，"邪入厥阴，主客浑受"的神识嘿嘿等。据此可见，薛生白以六经辨证为基础，结合湿热邪气的病理特征，深刻地描述了湿热病的发生发展规律。

4. 《伤寒论》是《湿热病篇》写作的底板：体例上，采用条文的形式，以方证为主体内容的写法与张仲景《伤寒论》相同；薛生白借鉴了张仲景提纲证的写法，如第1条即为"湿热证之提纲也"，并在后文叙证的过程中常以"湿热证"标明湿热病的认证依据，如第11条"湿热证，数日后，自利溺赤，口渴，湿流下焦，宜滑石、猪苓、茯苓、泽泻、萆薢、通草等味"，即是说在胸痞舌白的基础上出现了口渴便赤、大便稀的情况，就用滑石、茯苓等清凉淡渗分消治疗，起到了纲举目张的作用；条文之间的对比中凸显辨证论治的精神。刘渡舟认为《伤寒论》"是一部伟大的思辨医学"，薛生白亦采用这种写法，比如第2条"阴湿伤表"与第3条"阳明伤表"的对比，第15条、第16条、第17条均论述了呕吐的证治等，把同病异治的精神贯穿其中。张仲景《伤寒论》的条文大多缺乏理论性的阐释，给后人理解张仲景原意带来莫大的困难，而薛生白则改进了这一写法，即在体例上增加的内容详见于自注，进一步充实和完善了条文的内容。内容上，薛生白论述湿热病的证治规律常以张仲景学理为底板。比如论述邪气伤人的途径，薛生白依据同气相求的原理，认为"太阳为寒水之腑，主一身之表"，故风寒始伤太阳，而湿土同气，故湿热受自口鼻，"多阳明太阴受病"；张仲景太阳病以汗为着眼点分为表实证和表虚证，薛生白亦仿此例，以"恶寒无汗，身重头痛"为"阴湿伤表"，以"恶寒发热，身重关节疼……不为汗解"为"阳湿伤表"；张仲景条文中论述了如桂枝加葛根汤、葛根汤、瓜蒌桂枝汤等治痉的方药，但"药因病用，病源既异，治法自殊"，薛生白在"湿热侵入经络脉遂"发痉的诊治中即仿照了张仲景葛根类方祛邪通络治痉的意蕴，创造性地用地龙、诸藤等药治疗；张仲景治疗昏谵以通阳明腑实、清血室瘀滞为主，薛生白亦仿照张仲景思路，对于湿热发痉神昏，"若大便数日不通者，热邪闭结胃肠，宜仿承气微下之例", 对于热入血室, 经水适来、谵语神昏胸腹痛者, 薛生白用"大剂犀角、紫草、茜根、贯众、连翘、鲜菖蒲、银花露等味"凉血解毒予治。

综上可知, 薛生白《湿热病篇》, 主要是在张仲景六经辨证体系启示和参照下写就的作品, 主要是在六经体系下阐述了湿热病的发生发展规律。薛生白自学成才,《清史稿》称其"于医, 时有独见, 断人生死不爽, 疗治多异迹""与叶天士齐名, 然二公各有心得, 而不相下"。可见, 薛生白 (1681—1770 年) 的医学理论没有受到同郡同时代叶天士 (1666—1745 年) 卫气营血辨证的影响, 更无从谈起与吴鞠通 (1758—1836 年) 三焦辨证有承继关系。虽然薛生白文中提到湿热"未尝无三焦可辨", 但这种三焦与吴鞠通强调的部位分属的三焦截然不同, 属于十二经之一的三焦, 并且湿热病表现出的三焦特征仅是湿重于热"蒙上流下"之一端, 并非湿热病全体都有三焦特征。

156 俞根初定六经证治为百病总诀

《通俗伤寒论》的作者俞根初（1734—1799 年），浙江绍兴人，世业医，精于《黄帝内经》《难经》，尤其对外感证治有独到心得。《通俗伤寒论》成书于 1776 年，书中以伤寒统热病，对外感热病的证治，倡导寒温合一，并且进一步提出了"以六经钤百病，为确定之总诀；以三焦赅疫证，为变通之捷诀"的看法，认为"百病不外六经"，"病变无常，不出六经之外，《伤寒论》之六经，乃百病之六经，非伤寒所独也"。俞氏认为用六经可以统外感百病，根据这一观点把六经假定为机体的六个层次，即"太阳经主皮毛，阳明经主肌肉，少阳经主腠理，太阴经主肢末，少阴经主血脉，厥阴经主筋膜"。又指出"太阳内部主胸中，少阳内部主膈中，阳明内部主脘中，太阴内部主大腹，少阴内部主小腹，厥阴内部主少腹"。把六经与三焦结合起来，病在躯壳，当分六经形层，病在内脏，当辨三焦部位，以六经分证的方法阐述外感百病言其常，以三焦辨治的方法把握温疫诸证称言其变。于此，可以体会俞氏尊古而不泥于古，求实进取而又守章法的治学态度。

俞氏围绕伤寒六经病证所展开的一些论述，对六经证治所作的一些归纳、整理、提要、补充，由六经及所有的外感百病，甚或再由外感到内伤诸病，执简驭繁，贴近临床，便于掌握，故书名有"通俗"之谓，体现出俞氏"酌古斟今，通变宜俗"的态度。重温俞根初的有关论述，能够帮助理解六经的实质，理解《伤寒论》的临床价值，学者张再良等从以下三个方面作了论述。

以六经分证归纳临床表现

俞根初推崇《素问·六微旨大论》等有关运气的学说。因而根据六经气化的理论，以标证、本证、中见证和兼证来归纳六经病证，既有对《伤寒论》原著的继承，又有从临床实际出发，对六经病证的补充。

1. 六经标证：根据六经标本中气学说，太阳为寒水之经，本寒而标阳，主皮毛。故寒邪侵袭，太阳首当其冲，而出现头痛身热，恶寒怕风，项强腰痛，骨节烦疼等症。少阳本火而标阳，因标本同气，故都从火化而见热证，又"少阳经主腠理"，故见寒热往来、耳聋，胁痛等。阳明本燥而标阳，若中气之湿不及，则从本气燥化或从标阳之热化，则见里热证，见身大热，汗自出，不恶寒，反恶热，目痛鼻干，不得眠，或多眠睡等症。太阴本湿标阴，其病多为寒湿为患，又"太阴经主肢末"，故见四肢倦怠，肌肉烦痛，或一身尽痛，四末微冷；甚或发黄，面色晦暗等症。少阴本热而标阴，因标本异气，故少阴本标两从，有寒化、热化之分，又"少阴经主血脉"，可表现为肌虽热而不甚恶热，反畏寒战抖，面赤目红，咽痛舌燥，胸胁烦闷而痛，痛引腰背肩胛肘臂，泄利下重，甚或躁扰谵语，自汗肢厥等症。厥阴本气为风，标气为阴，故不从标本而从中，又"厥阴经主筋膜""厥阴内部主少腹"，故可见手足厥冷，一身痉挛，寒热类疟，头痛吐涎，面青目赤，耳聋颊肿，胸满呕逆，甚或男子睾丸疝痛，女人少腹肿痛等。

2. 六经本证：太阳之腑为膀胱，寒水停留，则见渴欲饮水，水入则吐，小便不利，甚或短数淋沥等。少阳标本同气，故都从火化，又"少阳内部主膈中"，故见目眩，咽干，口苦，善呕，膈中气塞症。阳明本燥而标阳，易从本气燥化或从标阳之热化，又"阳明内部主脘中"，故可见邪在上脘、中脘、下脘之里实热证。太阴本湿标阴，又"太阴内部主大腹"，故见腹满而吐，食不下，时腹自痛，自利不渴，即渴亦不喜饮，胸脘痞满，咽干口腻等，太阴中见阳明燥化，若热结则暴下赤黄，小便不利；或腹痛烦闷，欲吐不吐，欲泻不泻，多挟痧秽。少阴本标两从，有寒化、热化之分，若寒化则见肢厥四逆，腹痛吐泻，下利清谷，引衣踡卧，喜向里睡，甚则面赤戴阳等。厥阴本气为风，标气为阴，故不从标本而从中，又"厥阴经主筋膜""厥阴内部主少腹"，故可见口渴消水，气上冲心，心中痛热，饥不欲食，食则吐蛔，泄利下重，甚则晕厥如尸，手足瘛疭，体厥脉厥，舌卷囊缩，妇人乳缩，任脉动震手等。

3. 六经中见证：太阳、少阴互为中气，故太阳中见证在太阳标证基础上又见大便不实，小便清白，甚则男子遗精，女子带多，腰脊坠痛，痛如被杖，甚或气促而喘，角弓反张，戴眼上视等危候。少阴中见证表现为里寒外热，手足厥冷，身反不恶寒，下利清谷，腹痛干呕，面色娇红，咽痛口燥，渴而饮，饮而吐，吐而复渴，甚则烦躁欲死，扬手掷足，或欲坐卧水中。少阳、厥阴互为中气，故少阳中见证见手足乍温乍冷，烦满消渴，甚则谵语发痉，四肢厥逆。厥阴中见证表现为头晕目眩，口苦耳聋，乍寒乍热，寒则四肢厥冷，热则干呕渴饮，呕黄绿水，或吐黑臭浊物或兼吐蛔。甚则蛔厥，两胁串痛，或痉或厥。阳明、太阴互为中气，故阳明中见证见四肢烦痛，口腻而淡，脘腹痞满，便如红酱，溺短数热，甚或小便不利，便硬，发黄，黄色鲜明，或斑点隐隐，发而不透，神识模糊，燥扰异常。太阴中见证表现为腹痛痞满，呕吐不纳，大便胶秘，小溲不利；或下赤黄，或二便俱闭，发黄鲜明。

4. 六经兼证：兼证都从脏腑经络考虑，并依六经所在而不同。如太阳兼肺经证，见鼻塞流涕，鼻鸣喷嚏，嗽痰稀白，甚或喘而胸满；兼脾经证见肢懈嗜卧，口腻腹泻；兼胃经证见饱闷恶食，嗳腐吞酸。少阳兼心经证见舌红齿燥，午后壮热，神昏不语，甚则郑声作笑；兼小肠经证见舌赤神呆，语言颠倒，小便赤涩，点滴如稠；兼大肠经证见胸膈硬满而呕，腹中痛，发潮热，大便秘，或反自利。厥阴兼肺经证则见气咳痰黏，胸痛串胁，甚则咯血，或痰带血丝血珠；兼心经证则见舌卷焦短，鸦口噤咀，昏不知人，醒作睡声，撮空上视，面青目紫，兼脾经证，则见脘满而吐，腹痛自利，四肢厥逆，渴不喜饮，面色萎黄，神气倦怠；兼胃经证则见胸脘满闷，格食不下，两胁抽痛，胃痛呕酸，饥不欲食，胃中嘈杂；兼肾经证则见面色憔悴，两颧嫩红，喘息短促，气不接续，手足厥冷，腰膝酸软，男子足冷精泄，女子带下如注。

俞根初以伤寒为外感百病的总名，包罗既广，则有小证、大证、新感证、伏气证，有兼证、夹证、坏证、复证，外感非杂病比，多传变不测，死生在反掌之间。故俞氏的辨证特别缜密，从另一个角度对伤寒本证提出有小伤寒（四时感冒）、大伤寒（正伤寒）、两感伤寒、伏气伤寒（肾伤寒、伏阴、伏阳）、阴证伤寒（直中）等，其中以大伤寒为主要内容；对伤寒兼证从病因与主症的角度考虑较多，实际多为温病的内容，如伤寒兼风、湿、痧、疟、疫，另立风温、风湿、春温、湿温、热证、暑湿、伏暑、秋燥、冬温、大头、黄耳、赤膈、发斑、发狂、漏底伤寒等；对伤寒夹证从症状或从宿疾考虑较多，如夹有食、痰、饮、血、哮、痞、痛、胀、泻、痢、疝、瘀等，俞氏认为伤寒最多夹证，其病内外夹发，较兼证尤为难治。凡伤寒用正治法，而其病不愈，或反加重者，必有所夹而致。故善治伤寒者，又必须兼通杂病；伤寒坏证专指转为痉、厥、闭、脱者，以重笃不治者多见。伤寒复证由劳、食、房、感、怒等引起者多，以症情错综复杂为特点。

以上基于伤寒六经的认识和归纳，已不限于《伤寒论》所述，其中融入了大量后世治疗温热病的经验，也包括了相当部分的杂病证治的经验。这些都很好地体现了俞氏随俗通变的治学态度和扎实的临床功夫。

以六经分传提示传变规律

六经是动态的六经，是互相联系的六经，是反映着一定规律的六经，俞氏提出六经须分看，亦须合看，总以心中先明六经主病。然后手下乃有六经治法。凡勘外感病，必先能治伤寒，凡勘伤寒病，必先能治阳明。阳明之为病，实证多属于火；虚证多属于水；暴病多属于食；久病多属于血。凡伤寒证，恶寒自罢，汗出而热仍不解，即转属阳明之候，当此之时，无论风寒暑湿，所感不同，而同归火化。

能从六经中悟出阴阳、表里、寒热、虚实、气血、润燥等错综复杂的关系者，则能得六经的精髓，在这方面，俞氏言简意赅，颇能切中肯綮。如俞氏提出伤寒本无定体，中阳溜经，中阴溜腑。唯入阳经气分，则太阳为首；入阴经血分，则少阴为先。传经之病，以阴气之存亡为生死。直中之病，以阳气之消长为安危；凡勘伤寒，首辨六气，次辨阴阳虚实。阴证，必目瞑嗜卧，声低息短，少气懒言，身重恶寒；阳证，必张目不眠，声音响亮，口臭气粗，身轻恶热；虚证，必脉细，皮寒气少，泄利前后，饮食不入；实证，必脉盛，皮热腹胀闷督，前后不通。

俞氏认为伤寒传变再多，"不越乎火化、水化、水火合化三端。从火化者，多少阳相火证、阳明燥实证、厥阴风热证；从水化者，多阳明水结证、太阴寒湿证、少阴虚寒证；从水火合化者，多太阴湿热证、少阴、厥阴寒热错杂证"。以此再来归纳不同传变中的具体方治。

对寒温的把握，俞氏提出伤寒新感，自太阳递入三阴；温热伏邪，自三阴发出三阳。唯疫邪吸自口鼻，直行中道，流布三焦。一经杂见二三经证者多；一日骤传一二经，或二三经者尤多。

凡病伤寒而成温者，阳经之寒变为热，则归于气，或归于血。阴经之寒变为热，则归于血，不归于气。病无伏气，虽感风寒暑湿之邪，病尚不重，重病皆新邪引发伏邪者也。唯所伏之邪，在膜原则水与火互结，病多湿温。在营分则血与热互结，病多温热。邪气内伏，往往屡夺屡发，因而殒命者。总由邪热炽盛，郁火熏蒸，血液交凝，脉络窒塞，营卫不通，内闭外脱而死。同样，在热病的传变上俞氏也有变通，这些见解来自临床实践，与其他医家的认识基本一致。

以六经分治归纳治法方药

在《通俗伤寒论》中，由六法衍化出101方，其中大多为俞氏的经验之方（自创者68首），后人称其"方方有法，法法不同"；"方方切用，法法通灵"。俞氏认为"正治不外六法，按经审证，对证立方。六法为君，十法为佐，治伤寒已无余蕴"。俞根初对六经病证的治疗以六法来归纳，进而以六法来统领外感热病的治疗，提出太阳宜汗；少阳宜和；阳明宜下。太阴宜温；少阴宜补；厥阴宜清。以温清言，则太阳、太阴、少阴，大旨宜温。少阳、阳明、厥阴，大旨宜清。具体治法：

太阳宜汗，轻则杏仁、紫苏叶、橘红，重则麻黄、桂枝、薄荷，而葱头尤为发汗之通用；少阳宜和，轻则生姜、绿茶，重则柴胡、黄芩，浅则木贼、青皮，深则青蒿、鳖甲，而阴阳水尤为和解之通用；阳明宜下，轻则枳实、槟榔，重则大黄、芒硝，滑则桃仁、杏仁，润则当归、肉苁蓉，下水结则甘遂、大戟，下瘀结则醋炒大黄，下寒结则巴豆霜，下热结则主生大黄。应用则用，别无他药可代。切勿以疲药塞责。药稳当而病反不稳当也。唯清宁丸最为缓下之通用，麻仁脾约丸亦为滑肠之要药；太阴宜温，轻则藿香、厚朴、桔梗、法半夏，重则附子、肉桂、干姜、吴茱萸，而木香、砂仁尤为温运之和药。生姜、大枣亦为温调之常品；少阴宜补，滋阴，轻则当归、白芍、生地黄，重则阿胶、鸡子黄，而石斛、麦冬尤生津液之良药。补阳，刚则附子、肉桂，柔则鹿胶、虎骨，而黄连、官桂尤为交阴阳之良品；厥阴宜清，清宜心包，轻则栀子、连翘、石菖蒲，重则犀角、羚羊角、牛黄，而竹叶、灯心草尤为清宣包络之轻品。清泄肝阳，轻则桑叶、菊花、牡丹皮，重则龙胆、芦荟，而黄芩、竹茹尤为清泄肝阳之轻品。此处可以体会俞氏对六经的圆机活法，师其意用其法而不受其方药的局限。

俞氏出自临床实际的体悟，言简意赅，提纲挈领，十分有利于后人临证时对六经证治的驾驭，这些临证心得比起叶天士的《温热论》也毫不逊色，以下不妨略作摘录：

"六经实热，总清阳明；六经虚寒，总温太阴；六经实寒，总散太阳；六经虚热，总滋厥阴。阳道实，故风寒实邪，从太阳汗之；燥热实邪，从阳明下之；邪之微者从少阳和之；阴道虚，故寒湿虚邪从太阴温之；风热虚邪从厥阴清之，虚之甚者从少阴补之；阳道虽实而少阳为邪之微，故和而兼补；阴道本虚而少阴尤虚之极，故补之须峻。"

"凡伤寒病，均以开郁为先，如表郁而汗，里郁而下，寒湿而温，火燥而清，皆所以通其气之郁也，病变不同，一气之通塞耳。塞则病，通则安，无所谓补益也。补益乃服食法，非治病法。然间有因虚不能托邪者，亦须略佐补托。"

"伤寒一发汗而表寒即解，温热一发汗而里热愈炽。故伤寒以发表为先，温热以清里为主。伤寒多伤阳，故末路以扶阳为急务。温热多伤阴，故末路以滋阴为要法。扶阳滋阴，均宜侧重阳明。"

"伤寒证治，全藉阳明，邪在太阳，须藉胃汁以汗之；邪结阳明，须藉胃汁以下之；邪郁少阳，须藉胃汁以和之。太阴以温为主，救胃阳也；厥阴以清为主，救胃阴也。由太阴湿盛而伤及肾阳者，救胃阳以护肾阳；由厥阴风盛而伤及肾阴者，救胃阴以滋肾阴，皆不离阳明治也。"

"外风宜散，内风宜熄，表寒宜汗，里寒宜温，伤暑宜清，中暑宜开，伏暑宜下，风湿寒湿，宜汗宜温。暑湿芳淡，湿火苦泄，寒燥温润，热燥凉润，上燥救津，中燥增液，下燥滋血，久必增精，郁火宜发，实火宜泻，虚火宜补，阴火宜引。"

对外感热病的治疗，在过去临床上一直占据主要的位置，为历代医家所重视。外感热病的治疗，历史上名家辈出，有清一代，叶天士、吴鞠通、薛生白为一派，影响甚大，目前奉为临证的典范。但其他医家的宝贵经验也不可忽视，其中有较成体系者，也有零散独到者，俞根初的《通俗伤寒论》当归属前者，书中理法方药完备，辨证自成一套，俞氏精辟的见解和独到的经验，值得认真参考与借鉴。

六经为疾病阶段性的变化，百病主要指外感热病。注重阶段性的变化，制定相应的治法方剂，这是中医热病证治的基本策略，也是辨证论治的具体体现。随着认识的深入，六经的内容有所扩充，不会总是停留在《伤寒论》的原文上，用旧瓶装新酒，这也是与时俱进的态度。其实，外感与内伤，尽管治法方药有所不同，但诊治的原理相同，故善治外感者，对内伤也多独到之处，如此，将百病作宽泛解也通。

157　谦斋六经辨证钩玄

　　辨证方法主要有 8 种，即八纲辨证、六经辨证、卫气营血辨证、三焦辨证、病因辨证、气血津液辨证、脏腑辨证、经络辨证。六经辨证是外感病的诊疗规律，进一步探讨六经实质和六经辨证地位问题，是当前临床迫切需要的。学者孙其新对近代名医秦伯未（名之济，号谦斋）关于六经辨证实质的见解做了概括性归纳总结。

六经实质众说纷纭

　　《伤寒论》分为太阳、阳明、少阳、太阴、少阴、厥阴六病，标题只是辨某病脉证治，并无"经"字。自晋人皇甫谧、宋人朱肱、金人成无己等使用"六经"一词来研究《伤寒论》以后，便一直沿用下来，并作为《伤寒论》一书的纲要。这样就形成了一个独特的现象，也正如恽铁樵所曰："《伤寒论》第一重要之处为六经，而第一难解之处亦为六经。"千百年来，关于六经实质的争论，众说纷纭，令初学者产生多歧之惑。

　　1. 六经是指经络：《伤寒论》六经的理论基础是《黄帝内经》，而《素问·热病》篇中的六经，是专从经络上立论的。于是后人不但加上"经"字，还多从经络上注释。如果六经是指经络，就应该在伤寒六经提纲中找到证据，结果只有"头颈强痛"为经络症状，这又如何解释？

　　2. 六经是指脏腑：后世认为，六经是指脏腑。按照手足太阳的对应关系，太阳证应为小肠、膀胱病。而在太阳篇中却很少见到小肠病，反见许多肺的病，这又如何理解？

　　3. 六经是指界面：六经是指界面，出自于清代柯韵伯《伤寒论·六经正义》。他认为，"仲景之六经，是分六区地面，是经界之经，而非经络之经。腰以上为三阳地面，三阳主外而本乎里，心者三阳夹界之地也。腰以下为三阴地面，三阴主里而不及外，腹为三阴夹界之地也"。柯韵伯把"心"与"三阳"联系在一起，而少阴地面却为"自腹至两肾及膀胱溺道"，令人有些费解。

　　4. 六经是指六气：清代郑钦安在《医法圆通》指出"今以一圈分为六层，是将一元真气，分为六气，六气即六经也，如太阳寒气，阳明燥气，少阳暑气，太阴湿气，少阴火气，厥阴风气"。从此便开启了六经为六种层次的说法。

　　5. 六经是指气化：近人认为，六经是指气化。以太阳为例，卫气受邪，则开合失灵。但合不开就无汗，无汗则荣阴不能外泄，脉必浮紧；但开不合就自汗，自汗则荣阴外泄，脉必浮缓。二者均为太阳之气化病。

谦斋六经辨证钩玄

　　1. 六经是表里之部位的假称：早在 1931 年，谦斋在《医事导游》一书中指出伤寒全书，以太阳、阳明、少阳、太阴、少阴、厥阴六者为提纲。后世多主经络，殊觉穿凿，今特详述以明真义。考方有执曰："六经之经，与经络之经不同。六经犹儒家五经之经（诗、书、易、礼、春秋），犹言部也。"程应旄曰："六经犹言界也，亦犹言常也。"柯韵伯曰："仲景之六经，是经略之经，而非经络之经。"中西惟忠曰："六经之名出于《素问》，本是经络之义。而仲景假以分表里之部位，配其脉证，以为之统名也。"山田正珍曰："《伤寒论》六经之目，虽取诸《素问》，非以经络而言也，假以表里脉证而已。"概观众说，无一及经络者，皆以六经为部位之假称。

2. 六经是阴阳之初中末三个阶段：谦斋指出，张仲景熟知疾病不外阴阳虚实，但单靠阴阳虚实四个界限是不够细致的，因而把阳的部分又分为太阳、阳明、少阳三个阶段，表明伤寒过程中初、中、末三个不同的热型；把阴的部分亦分为太阴、少阴、厥阴三个阶段，指出伤寒后半期的衰弱证由轻到重的证候。

3. 六经与三焦、脏腑之间的关系：谦斋在《温病一得》一文中，探讨了伤寒与温病的关系。他认为从辨证来说，伤寒的六经重在表里传变，也分上下；温病的三焦重在上下传变，也分表里。中医的基本理论以脏腑为核心，在表里上下方面均有联系，而且不能离开经络，所以六经和三焦的辨证主要是一纵一横。临床证明，六经中的太阳证为上焦病，阳明、少阳、太阴证为中焦证，少阴、厥阴证为下焦病。六经与内脏的关系也是一致的，如太阳证为肺、膀胱病，阳明证为胃肠病，少阳证为胆病，太阴证为脾病，少阴证为心、肾病，厥阴证为心、肝病。

4. 伤寒入门提纲：谦斋早年给弟子讲学，有门人以"《伤寒论》错综变化，殊难领悟"为由，请秦伯未给以指点，谦斋便出示了《伤寒入门提纲》。该文节自日人浅田惟常《伤寒辨要》，以鸟瞰式叙述，作为全书之缩影，真可谓入门之向导也。其全文如下：

（1）太阳：邪气初犯表，则正气不畅，屈而为恶寒，激而为发热，使血脉动惕逆行，故显脉浮、头痛项强、恶寒等症。此病有二，一则腠理开疏，邪气不内迫，徒泛漫肌肉，故汗出脉浮缓，是为中风。一则腠理紧闭，邪气怫郁，遂迫骨节，故骨节烦疼，无汗脉浮紧，是为伤寒。中风为散漫之邪，阳浮而阴弱；伤寒为紧缩之邪，脉阴阳俱紧。二者轻重有别，此既表病之大纲，桂枝麻黄之分野。桂枝之轻，自有阴阳之变化；麻黄之重，亦有阴阳之机变。如桂枝加葛根汤、桂枝加朴杏汤、桂枝去芍加苓术汤，则在桂枝之部位，而因项背强或喘，或小便不利而加减。桂麻各半汤、桂枝二麻黄一汤、桂枝二越婢一汤，则失汗数日，热郁不解，致寒热偏胜如疟，桂枝之力不能及，故借麻黄越婢之遏其势。因证有剧易，而方有紧慢之别也。若多汗或误汗，邪气不解，大烦渴，脉洪大，及胃气不和谵语者，则入阳明，为白虎调胃承气之所主，是为阳浮之极也。如桂枝加附子汤、桂枝去芍加附子汤，则过汗伤津，小便难，四肢微急，或气虚上迫胸满，将陷于阴位也。若误汗，烦躁、吐逆、厥冷者，为甘草干姜四逆之所主，是为阴弱之极也。麻黄汤亦然。若邪气郁遏大筋，项背强急者，为葛根汤。若势稍及里，呕逆者，为葛根加半夏汤。若内壅下利，脉促、喘而汗出者，为葛根芩连汤。邪气迫筋骨，疼痛而喘者，为麻黄汤。若其势剧一等，表热郁极而烦躁者，及邪气不迫筋骨，而沉于肌肉，不能宣达，但身重者，为大青龙汤。若其势逊一等，夹水饮而不解，咳喘者，为小青龙汤。若表既解，而饮热迫肺，汗出而喘者，为麻杏石甘汤。若表不解而热更入里，与水相得烦渴，或下滞为小便不利，上逆为水入则吐者，为五苓散。其不渴者，为茯苓甘草汤。若外已解，而胸满胁痛者，及往来寒热，胸胁苦满，嘿嘿不欲饮食，心烦喜呕者，为小柴胡汤。但热灼膈间，虚烦不得眠，或反复颠倒，或胸中窒，或心中结痛者，为栀豉汤。少气者，为甘豉汤。呕者，为姜豉汤。腹满、卧起不安者，为栀朴汤。微烦者，为栀干汤。此皆少阳也。若表邪入里，不恶寒但恶热者，及蒸蒸发热者，为调胃承气汤。不大便六七日，头痛有热者，为大小承气汤。若里热散漫，口燥渴，心烦，背微恶寒者，为白虎人参汤。若里热壅郁血中如狂，少腹急结者，为桃仁承气汤。若蓄血甚，少腹硬满，小便自利者，为抵当汤丸。以上皆属阳明也，是为脉浮紧进于阳位之极矣。若表证兼湿邪，两邪相合，身体疼烦，不能自转侧者，为桂枝附子汤。若热少湿多，大便硬，小便自利者，为桂附去桂加术汤。若两邪迫于骨节，烦疼掣痛，不得屈伸者，为甘草附子汤。若既无表证，虚寒昼日烦躁，不得眠者，为干姜附子汤。主恶寒者，为芍甘附子汤。主烦躁者，为茯苓四逆汤。主下利清谷者，为四逆汤。以上皆属三阴也，是为脉紧陷于阴位之极矣。

（2）少阳：邪气屯巡在表里之间，不借物而结，但与正气更互分争，留于胸胁而上熏，故以往来寒热，胸胁苦满，嘿嘿不欲饮食，心烦喜呕为本，以口苦咽干目眩为标，脉不数不大而弦紧，皆为邪在于表里之征，汗吐下俱禁，为小柴胡汤。若耳无所闻，目赤，胸中满而烦，不可吐下，吐下则悸而惊。又少阳不可发汗，发汗则谵语。盖其来路必经太阳，而其归路多入阳明。于是太阳未解，微呕，心下支结者，为柴胡桂枝汤。胸胁满微结，小便不利，但头汗出，渴而不呕，心烦者，为柴胡桂干汤。其既及于阳明而少阳未解，心下急，郁郁微烦者，为大柴胡汤。胸胁满而呕，日晡所发潮热者，为柴胡加芒硝汤。胸满烦惊，小便不利，谵语，一身尽重者，为柴胡加龙牡汤。其既服柴胡汤已渴者，为属阳明。无大热而烦躁者，为陷阴位，阳明厥阴篇中论柴胡汤者，随处可见，此少阳之要领也。

（3）阳明：实热充斥于表里内外，故外之发热恶热潮热，内之腹满谵语燥屎，所谓胃家实是也。此病有二，一则胃热散漫未结实。其脉洪大或浮滑，腹满身重，谵语遗尿者，为白虎汤。渴欲饮水，口干舌燥者，为白虎人参汤。一则胃热已结实。若胃气不和，恶热心烦，将结实者，为谓胃承气汤。脉滑而疾，谵语发潮热，大便硬未至燥屎，或腹大满不通者，为小承气汤。脉已实大迟，燥屎搏结，手足濈然汗出，身重短气，腹满而喘，谵语如见鬼状者，为大承气汤。若不识人，循衣摸床，惕而不安，微喘直视者，为胃实已极。其脉弦者，精气尚存，宜下之。若脉微涩者，为精气萎缩之候，难治。此皆太阳少阳之邪，渐陷于胃者，其证属缓下之治。若目中不了了睛不和，或汗多，或腹满痛者，剧热迅传，势近危恶，与少阴大承气汤同属急下之列，此阳明之正治也。其他表证未解，脉迟汗出多，微恶寒者，为桂枝汤。脉浮无汗而喘者，为麻黄汤。少阳未解，潮热大便溏，小便自可，胸胁满，或胁下硬满，不大便而呕，舌上白苔者，为小柴胡汤。上焦郁热，心中懊憹，舌上苔，胃中空虚者，为栀豉汤。下焦郁热，渴欲饮水，小便不利者，为猪苓汤。热入血室，下血谵语者，为小柴胡汤。热结膀胱，其人善忘，屎虽硬大便反易，其色黑者，及脉数，消谷喜饥，不大便者，为抵当汤。瘀热在表身黄者，为麻连小豆汤。瘀热在表里间，身黄发热者，为栀柏汤。瘀热在里，身黄如橘子色，小便不利，腹微满，渴引水浆者，为茵陈蒿汤。此阳明之旁证，而皆属热也。若胃中有寒，食谷欲呕者，为吴茱萸汤。下利清谷者，为四逆汤。此亦阳明之旁证，而皆属寒也。若胃中无邪气，汗出，小便自利，大便硬者，为津液内竭，宜以蜜煎、土瓜、猪胆导之。若但汗多，胃中燥而渴欲饮水，小便数，大便硬，无所苦者，宜少少与水润之。

（4）太阴：阴寒盛于里者，其人若感寒邪，则从里化，故腹满而吐，食不下，自利不渴，腹痛，以理中四逆温其脏也。若始于太阳误下，胃气生寒，表邪陷里，而腹满时痛者，为桂枝加芍药汤。若壅塞痛甚者，为桂枝加大黄汤。若脉浮兼表证者，为桂枝汤。此太阴之要领也。但太阴脾与阳明胃，为寒热表里。阳明篇曰，不能食名中寒，曰欲作固瘕，曰攻其热必哕，曰食谷欲呕，曰饮水则哕，曰寒湿在里，曰欲作谷疸。此皆转系太阴者，可见太阴阳明几乎同局，而虚实一转，互相变也。若此证误以下之，则胃寒益甚，而胸下结硬等变证并至。不但太阴，三阴皆然，当以戒之。

（5）少阴：以脉微细，但欲寐，恶寒，四肢厥冷，下利清谷为候也。此病有二，一则里证未具。若发热者，为麻附辛汤。其轻一等，经二三日，自若者，为麻附草汤。若二三日以上，上焦燥热，心中烦，不得卧者，为黄连阿胶汤。若下焦水热相并，下利，咳而呕渴，心烦不得眠者，为猪苓汤。若热壅表里间，咳悸、腹痛、泄利下重者，为四逆散。若里实，口燥咽干，或自利清水，心下必痛，或腹胀，不大便者，为大承气汤。此皆阴寒化热之治法也。一则里证已具。若其始无发热，背恶寒，或身体骨节痛，手足寒者，为附子汤。若至四五日，加腹痛下利等里证者，为真武汤。下利滑脱，便脓血者，为桃花汤。虚寒下利甚者，为白通汤。其重一等，厥逆无脉，呕烦者，为白通猪胆汤。下利反少，脉微涩，呕而汗出，或膈上有寒饮，干呕者，为四逆汤。其重一等，下利清谷，手足厥逆，身反不恶寒者，为通脉四逆汤。若吐利手足厥冷，烦躁欲死者，为吴茱萸汤。此皆表里纯阴、虚寒之治法也。其他如咽痛咽疮诸方，则不过少阴治标之药。如瓜蒂散亦以其证相似，此仍对比之意也。

（6）厥阴：以消渴，气上撞心，心中疼热，饥而不能食，厥热交替为候也。此病有二，一则脏厥。其脉微而厥，甚则肤冷，躁无暂安时者，为脏厥，治法与少阴之极者无异。故大汗出，热不去，内拘急，四肢疼，又下利厥逆而恶寒者，及呕而脉弱，小便复利，身有微热者，为四逆汤。下利清谷，里寒外热，汗出而厥者，为通脉四逆汤。干呕吐涎沫，头痛者，为吴茱萸汤。若烦躁有时，得食则呕吐蛔者，为乌梅丸。一则寒化热。盖厥阴者，三阴之极，无有所传。然物极则必变，于是有阴化阳、寒化热之证。如干姜芩连人参汤之于吐下，则未离虚寒也。如白头翁汤之于下利，渴欲饮水，已专于热也。小柴胡汤之于呕而发热，则专于少阳也。如栀豉汤之于虚烦，则专于上焦也。如白虎汤之于脉滑而厥，则热盛于里也。如小承气汤之于下利谵语，则热实于里也。此皆阴变阳、寒化热之治法也。其他外寒暴迫，手足厥寒，脉细欲绝者，为当归四逆汤。内有久寒者，为当归四逆吴萸汤。胸中有寒饮，心中满而烦，饥不能食，脉乍紧者，为瓜蒂散。心下有水饮，悸而厥者，为茯苓甘草汤。此其旁证也。

5.《伤寒论》心悟在杂病悉通之后：谦斋认为，人谓《伤寒论》最难渗透，以余观之，殊近欺人。从医者之于伤寒，其致力每在杂病未究之先，其得心传在杂病悉通之后耳。此非亲历者不知，故既读内难伤寒金匮之后，宜阅巢氏病源及千金外台本事等书。病源引伸经意，分门别类，比内难为易知。苟能熟玩，可明经络之源，达于望闻问切之故。伤寒侧重方法，犹之临病之舟楫。千金外台本事等，均属有方之作。苟能漫淫其间，参互考订，徐俟其悟，殆另有一境矣。内难伤寒金匮等，犹之筑室者之栋梁。病源千金外台本事等，皆其装饰之物。筑室者必先定其栋梁，而后零星小件，逐次装点，不难美轮美奂也。

六经辨证的再思考

1. 从三焦、卫气营血的名称，看六经的可议之处：六经、三焦、卫气营血辨证，均为外感病的辨证方法。对于三焦辨证的名称，后人并没有什么疑义。它的主要精神，是在热性病整个过程中辨别轻、重、深、浅。比如温病初起在上焦，上焦指手太阴肺和手厥阴心包；顺次传到中焦，中焦指足阳明胃和足太阴脾；然后传到下焦，下焦指足少阴肾和足厥阴肝。正如吴鞠通所曰："《温病条辨》是仿《伤寒论》作法，虽为温病而设，实可羽翼伤寒。"从中可以看出，三焦辨证六种证候之名称也都取向于伤寒六经。如果把三焦辨证称之为温病六经辨证，也未尝不可。可吴鞠通并没有这么做，为了避免类似的争论，他采取两点作法：一是以三焦为名，分为上、中、下三个阶段，这是很简单的道理，一般都能接受；二是以六经为实，且冠上"手、足"字样，如手太阴肺和足太阴脾，手厥阴心包和足厥阴肝等，这就从根本上杜绝了后人的猜测。卫气营血乃是温病深浅的四个阶段。因为营与血意思相近，中医贯常把它们作为互词来使用。而在营分与血分辨证中，二者均有烦躁、神昏谵语等相同症状。不同的是前者发斑发疹，后者吐血、舌光干绛、痉厥等。其中血分包括真阴，概念有些混乱。为此谦斋将斑疹与出血归为一期，统称为入营期。而第四期，不再以"血分"命名，改为伤阴期（即"阴分"），其主症为舌光干绛、痉厥抽搐等，温病的死亡也多在这一期。这样分类，就使得温病的"卫气营阴"四期，名副其实，证候规范，对临床有着重要的指导意义。《中医大辞典》进一步点明了卫气营血的名称由来：营卫气血，本属人体的4种精微物质，后世温病学说借卫与营、气与血的阴阳表里相对关系，将温病分为卫气营血四个阶段。也就是说，温病是借用卫与营、气与血的阴阳关系而命名的，于是就产生了血分包括真阴而自相矛盾的问题。阴阳是中医深入浅出的分类方法，不是机械的，需要用的就用，不需要用的就不用。六经辨证也存在与卫气营血类似的问题，正如日人喜多村直宽所说的"动辄彼此组合"，意思是往往把这个经与那个经组合在一起。例如太阳证，明明有许多肺的病（如桂枝加朴杏汤证、麻杏石甘汤证、小青龙汤证），但因为肺是手太阴经，就没法放进太阳篇；又如太阴证，有些条文是小肠的病（如桂枝加芍药汤证、桂枝加大黄汤证），但由于小肠属于手太阳，所以也不能提及，这都是利用阴阳关系命名而出现的问题。伤寒本分为三阴三阳，自后世加上"经"字，简称为六经之后，便起了误导作用。因为既称之为六经，就等于承认其为经络，可又找不到充分的实据，结果作茧自缚。伤寒之三阴三阳，正如谦斋所说即"阴阳之初、中、末三个阶段"而已，可简称为"阴阳三段辨证，这样通俗易懂，与"三焦辨证"之名有异曲同工之妙。

2. 从六经与三焦、脏腑之间关系，看六经的实质：凡学过《伤寒论》的，都要下意识地反问自己：何谓六经实质？这无非是想把六经落实到人体的形质结构上，以便更好地把握。只要看看伤寒六经提纲，看看伤寒六经的兼证、夹证、坏证的大量条文，就不难得出其所用的方法多为脏腑辨证思想。中医的理论以脏腑为核心，六经辨证也不例外。一个全面的脏腑辨证，应涵盖气化、经络等，不能因为六经有个别的经络症状，就否认脏腑辨证这个主体。六经与三焦、脏腑之间关系，正如谦斋所归纳：六经中的太阳证为上焦病，阳明、少阳、太阴证为中焦病，少阴、厥阴证为下焦病；六经中的太阳证为肺、膀胱病，阳明证为胃、肠病，少阳证为胆病（虽为胆病，已影响到脾胃），太阴证为脾病（名为脾病，实为胃肠之虚证、寒证），少阴证为心、肾病，厥阴证为心、肝病。从中可以看出，六经与内脏的关系，既不是单纯的足六经所对应的内脏，又不是手足六经所对应的脏腑。应当怎样概括这种关系？由于六经是阴阳之初中末三个阶段，其所涉及的脏腑比较复杂，暂把它称之为"特定的脏腑症候群"，以示与前两者（足六经、手足六经所对应的脏腑）有别。

3. 从经方的基础有效量，看六经辨证能钤百病：柯韵伯在《伤寒论注》中指出"仲景之六经为百病立法，不专为伤寒一科"。后世就有六经辨证能"钤百病"的说法，孙其新对此曾一度产生怀疑。后来读了《李可老中医急危重症疑难病经验专辑》，大开眼界。李可在书中提出了经方的"基础有效量"概念。他认为，凡用经方治大证，要掌握经方的基础有效量。余意以原方折半计量为准，此点为 80 年代考古发现之汉代度量衡制所证实。即汉代 1 两，合现代 15.625 g。以此量治重危急症，可收到 1 剂知、2 剂已、攻无不克之奇效。以四逆汤的应用为例，原方为炙甘草 2 两，干姜两半，生附子 1 枚，按经方基础有效量计算，则炙甘草 30 g，干姜 25 g，制附子 60 g（生附子 1 枚、大者 20～30 g，假定生附子药效为制附子 2 倍以上）。而《中医方剂学》四逆汤剂量为：制附子 3～10 g，干姜 6～9 g，炙甘草 6 g。以这样的轻量，要救生死于顷刻，诚然难矣。无怪乎中医治心力衰竭，十有八九要失败，不是经方不灵，而是未继承仲景先师的衣钵真传。自明代医界流行"古之一两，即今之一钱"之说，习用轻剂，已成定律，但却阉割了仲景学术一大特色，丢掉了急症阵地。李可在四逆汤、大承气汤基础上，研制出破格救心汤、攻毒承气汤，救治各种类型心力衰竭急症、多种急重急腹症，竟获成功。他以经方基础有效量为契机，不但占领了急症阵地，还将六经辨证广泛用于临床各科。从《李可老中医急危重症疑难病经验专辑》，联想到《范中林六经辨证》、陈达夫《中医眼科六经法要》等，这都充分验证了六经辨证能钤百病的说法。

关于六经实质和六经辨证地位问题，简而言之：六经是表里之部位的假称；六经是阴阳之初中末三个阶段；六经是特定的脏腑症候群；六经辨证来自四大经典之一；六经辨证集理法方药于一身；六经辨证是外感病的诊疗规律；六经辨证能统百病。各种辨证方法之间的关系：八纲是辨证基础，脏腑是辨证核心，其他辨证方法依据外感内伤分类，而六经堪称辨证经典。

158   六经辨证之"兵法"

《伤寒论》是理法方药一线相贯，理论实际紧密相连的医学巨著，具有完整的辨证论治思想体系——六经辨证。《孙子兵法》乃军事理论著作，是兵家思想的集大成者。其阐述的谋略思想和哲学思维在各个学科领域应用广泛，与岐黄之术一脉相承。南齐褚澄《褚氏遗书》曰："用药如用兵，用医如用将。"学者张文婧等立足"兵法"探六经辨治，望拨云见日，有所启发。

揆度奇恒，明辨六经

行军作战首先应认清自身，探明敌情，审视时局。必要时以伎巧刺探军情。治病首当运用五诊，明辨六经之邪以及患者之体质。临床中也常检验性用药，以明确诊断。

《孙子兵法·始计》曰："兵者，国之大事。死生之地，存亡之道，不可不察也。"两军交战，关乎死生，疾病与军情一样，凶险多变。故医者需先明察秋毫，分辨六经。"故经之以五事，校之以计，而索其情。一曰道，二曰天，三曰地，四曰将，五曰法"。兵家从"政治、资源、实力、战略、战术"层面校计彼我之优劣，探索胜负之情状。医者则以脉诊为纲，结合望闻问腹，判六经之证。如脉浮归太阳病，脉大归阳明病，脉弦归少阳病，脉微细欲绝乃少阴病。

在战术的层面，"策之而知得失之计，作之而知动静之理"。研究作战双方，可知各自优劣得失。军情虚实诡谲，病情根牙盘错。张仲景列出诸多辨别之法，如"反不能食""身反不恶寒"鉴别常态和病态，即知常达变。除此类传统的明辨之法，还需伎巧之术以助诊断。《孙子兵法·虚实篇》曰"角之而知有余不足之处"，即通过小型交锋，来了解敌人兵力的虚实强弱，制定用兵策略。《伤寒论》第209条与其不谋而合："不大便六七日，恐有燥屎，欲知之法，少与小承气汤，汤入腹中，转矢气者，此有燥屎也。若不转矢气者，此但初头硬，后必溏，不可攻之，攻之必胀满不能食也"。本条派遣"小承气"作为侦察兵，初入敌军，打探军情。鉴别"不大便"病因是太阴脾虚还是阳明燥结，此伎妙哉。

《孙子兵法·谋攻篇》曰："知己知彼者，百战不殆。不知彼而知己，一胜一负。不知彼不知己，每战必殆。"后世之人，皆重"知彼"，对疾病的"性""位""势""态"明察秋毫，洞若观火，不免以偏概全，忽略"知己"。太阳感邪，患者所累各异，在于体质不同。阳明病分经腑证：邪气侵入经络者，阳人胃热白虎汤，阴人扰胸栀子豉；邪热中腑分三阳：太阳、正阳与少阳；通腑泻热凭三下：润下、导下或泻下。本以多汗立阳明，内伤阴虚可无汗。少阳预后凭津液，充则胃和失则烦。邪入三阴寒热化，体质阴阳为先导。"识众寡之用者胜"，故诊疗六经之病，需详细了解患者自身的生活方式和体质特点。

《孙子兵法·虚实篇》曰："凡先处战地者而待敌者佚，后处战地而趋战者劳。"行军作战有预判精神，才可主导战争。诊疗中"见肝之病，知肝传脾，当先实脾"，未病先防，既病防变，护胃为本，方能以静制变。五诊法揆度奇恒，除了对疾病的现在时了然于胸，对疾病的未来时也应做到策无遗算。

攘外安内，各司其法

明察军情，指挥有度。"以正合，以奇胜"。英勇对外，固本守内。方可不战而胜。"正合"凭顺势而攻，"守内"依韬光养晦，"奇胜"靠伎巧诡道。

1. 顺应形势，借力而攻：《孙子兵法·军行篇》曰"善战者，无智名，无勇功，胜于易盛者也"。

善于打仗的人，不凭智慧和英勇取胜，而是依靠得当且没有失误的举措，稳重求胜。稳即"顺势"。"故善战者，求之于势，不责于人，故能择人而任势……故善战人之势，如转圆石于千仞之山者，势也"。从自己创造的有利作战态势中，遵循作战规律而胜者，此为高人。即顺势而攻，切不可百步穿杨。

六经证治之中，太阳阳明辨治，谨遵其法。太阳卫外而为固，统摄营卫，主一身之表。阳明传化物而不藏，受纳腐熟水谷，多气多血。顺势之法有三：顺应病势，遣方而攻；顺应时势，借时而攻；顺应药势，借力而攻。

顺应病邪：明辨邪气之"性""位""势""态"。治以"其高者，因而越之，其下者，引而竭之；中满者，泻之于内"。太阳病时，寒气在表，麻桂之剂，辛温解表。水邪在内，苓桂除之。饮停中焦，心下逆满，气上冲胸，起则头眩，苓桂术甘，温阳利水；下焦水饮，平冲上逆，脐下悸动，欲作奔豚，苓桂枣甘，驱寒平冲；水热之邪，结于膀胱，蓄水之难，小便不利，微热消渴，予五苓散，化气行水。瘀热交互，结于下焦，桃核抵当，邪热逐瘀。痰阻胸膈，以瓜蒂散，涌吐痰邪。寒热痰水，结于胸脘，此为结胸，痛紧脉沉，陷胸解之。阳明之证，热在气分，神昏谵语，腹满身重，白虎清之。阳明腑实，燥热内结，腑气不通，承气下之。顺应天时：平旦服"十枣汤"。借天地万物与机体自身，清晨时阳气生长，助药力。借针顺势："太阳病，初服桂枝汤，反烦不解者，先刺风池，风府，却与桂枝汤则愈。"太阳中风证较重者，表邪太甚，郁于经络，药不胜病之故。针刺两穴，疏散经络之邪，以助药力。

2. 韬光养晦，潜藏收敛："兵马未动，粮草先行"。强大的后备资源是支撑战争胜负的基础。胜者以固本为先。兵法"守"之道有三。一为积累国力，"不战而胜"：两军作战，综合国力是支撑战争、决定胜负的关键。二为潜藏兵情，迷惑外敌："善守者，藏于九地之下；善攻者动于九天之上，故能自保而全胜也。"善战者应观察对方军形，隐藏我方军形。主导战争，营造有利形势。三为将心沉静，运筹帷幄："将军之事，静以幽，正以治。"将军指挥行事，不应雷厉风行，风风火火，而是沉静内敛，一切尽在掌握。

六经证治之中，太阴少阴病辨治，深谙其道。太阴脾土为后天气血之源头，升降气机之枢纽，判别预后之准绳。少阴肾水为封藏之本，是阳气运动的物质基础。《伤寒论》从遣方用药、药后调理、煎服之法三个方面论述，以达温运脾土、固护津液、潜藏精气之效。

遣方用药：太阴之病，理中温运散寒，健脾燥湿。建中甘温平补，化生气血。《伤寒论》通篇1/4的方剂以生姜、大枣、甘草固护脾胃。少阴热化，"心烦不得卧"，黄连阿胶，滋补肝肾，以制心阳。少阴感寒，"脉结代，心动悸"阴阳俱虚，炙甘草汤，地黄、麦冬、阿胶、麻仁，峻补阴血，促阳气化生。少阴亡阳，逆吐呕利，四逆辈服，回阳救逆。药后调理：以食粥为佳，桂枝、理中、十枣汤，寒实结胸之三物白证，方后注皆曰："糜粥自养。以复胃气，助消化"。治法慎攻伐太过伤脾胃。《伤寒论》第83条曰："咽喉干燥者，不可发汗。"麻黄九禁慎饮食太过以伤胃，"少少与饮之""不可犯饮食自倍，肠胃乃伤"。

煎服之法："麻沸汤二升渍大黄黄连泻心汤"去味取性，免苦寒伤中之弊。久煎扶正之药，促药力发挥充分。

3. 伎巧应变，诡道出之：《孙子兵法·谋攻篇》曰"敌则能战之，少则能逃之，不若则能避之，故小敌之坚，大敌之擒也"。指两军实力相当者，势均力敌可以一战，力量悬殊时，"闪着犹当设伏奇以胜"即诡道以胜之。兵法，虽教人用兵之道，但其长远目的是使国家强大，并非一时意气用事，切不可破釜沉舟，背水一战。"其下攻城，攻城之法，为不得已……将不胜其忿而蚁附之，杀士卒三分之一，而城不拔者，此攻之灾也"。攻城之战为下下之策，往往伤亡惨重，若可以通过伎巧之术减少伤亡，善莫大焉。

六经证治之中，少阳厥阴病辨治，亦为此理。少阳乃阳气初生，气血不足，为阴阳气机升降出入开合之枢纽。厥阴为两阴交尽，一阳初生，有阴尽阳生之变化特点。通过分析柴胡汤方解变化、梳理厥阴病理病机、列举治法遣方之巧妙三个方面，阐述医术之诡道。

机体正气不足，少阳感邪，正邪纷争，进退于表里，胆气郁结，气机不畅，胆犯脾胃，水谷化生失调，饮停津液留滞。少阳位于半表半里，此处沟通内外上下，牵一发可动全身。症可见往来寒热、胸胁苦满、嘿嘿不欲饮食、心烦喜呕、口苦、咽干、目眩等。变化之多样，症状之复杂。张仲景注曰："但见一证便是，不必悉具。"治以攻邪，则恐伤津耗气；治以扶正，则恐邪气内陷。应采用缓和攻邪的迂回战术，意在驱邪的同时将为危害降到最小。小柴胡汤解表兼补虚，和解枢机。方中柴胡、黄芩，一散一清，和解枢机；生姜、半夏调和中焦脾胃，降逆止呕，协柴胡透邪之力；人参、甘草、大枣益气和中，扶正达邪。诸药相辅相成，寒温并用，攻补兼施，升降相因，调达上下，宣通内外，和畅气机，枢转少阳。去滓再煎，进一步使诸药气味醇和。临床实践中，小柴胡汤有诸多或然证以及演化方。见或然证予药物加减，"若胸中烦而不呕，去人参、半夏，加瓜蒌根；若腹中痛，去黄芩，加芍药；若胁下痞硬，去大枣，加牡蛎；若心下悸、小便不利，去黄芩，加茯苓；若不渴，外有微热，去人参，加桂枝；若咳者，去人参、大枣、生姜，加五味子、干姜"。此方可演化为柴胡剂及泻心汤剂。柴胡剂包括和而汗之柴胡桂枝汤，和而下之大柴胡汤，和而消之柴胡加芒硝汤，和而潜镇之柴胡加龙骨牡蛎汤。泻心汤类在小柴胡汤基础上去柴胡以减辛散表邪之力，加半夏以增开结消痞之功。

　　"和"法指多种治法合用，以达和缓、调和、畅达。少阳病症状繁多，抓住主症，即抓住主要矛盾，体现了唯物主义中对立统一的矛盾辩证法。以"和法之不变"应"症状之万变"。

　　古人曰"伤寒厥阴竟是千古疑案"，认为其"杂凑成篇"。厥阴，生理层面指"阴极阳生""阴中合阳"，处于阴阳转化之关键枢纽。病理上可出现寒热错杂，阴阳不相顺接。病机症状纷繁复杂，从阴阳和脏腑经络两个角度分析，则纲举而目张。从阴阳来看，厥阴病生理处于"阴极阳生"，为阴阳转化之关键枢纽。病理上，轻者可见寒热错杂之证，重者阴阳不相顺接可见厥证以及厥热复胜。从脏腑经络来看，厥阴属肝经，肝体阴而用阳，主风木，内寄相火，木火上炎，肝胃气逆的上热证，若肝郁乘脾可见下利、呕哕诸证。

　　针对少阳厥阴，枢机之病，看清形势，分析敌我，抓住时机，方可出奇制胜。《三十六计》是《孙子兵法》诡道的具体延伸，六经辨治中多处体现诡道伎巧。

　　《伤寒论》第99条似三十六计之"上屋抽梯"。"伤寒四五日，身热恶风，颈项强，胁下满，手足温而渴者，小柴胡汤主之"。三阳同病，治从少阳。少阳居半表半里，为三阳之枢，内合于阳明，外达于太阳，如楼中之梯。以"上屋抽梯"破之。抓住主要病机，方可获破竹之势。《伤寒论》第353条似三十六计之"围魏救赵"。"伤寒厥而心下悸，宜先治水，当服茯苓甘草汤，却治其厥，不尔，水渍入胃，必作利也"。心下悸与厥逆并见，水饮凌心，阳遏致厥。"宜先治水"，围魏以救赵，水邪去，阳自通，厥可除。若不分主次缓急，一味治厥，则"水渍入胃，必作利也"。此亦为治病求本之典范。乌梅丸组方似三十六计之"暗度陈仓"。分别以辛安蛔、以酸潜蛔、以苦下蛔。前两步迷惑敌人，使其妄动，真实目的为暗中打击消灭，以苦泻之。

辨治结合，实践为本

　　立足"兵法"思维梳理"六经辨治"，辨治结合以"辨"为先，通过常法和变法，既要明辨病邪，也要明辨患者。为"治"打造基础。治法首遵常道：病邪入侵时顺势而攻，停战休养时固本为根；亦可寻伎巧之术，将病邪和化而解，以达四两拨千斤之效。

　　赵括熟读兵书，率赵军于长平之战抗秦，大败。赵括之父曰："兵，死地也，而括易言之。使赵不将括即已，若必将之，破赵军者比括也。"预言，赵括率兵必败。因为军事关乎生死，切勿夸夸其谈。纸上得来终觉浅，绝知此事要躬行。实践方可检验真理。六经辨治之理，虽归纳医理如行云流水，临床疗效方为真谛。

159　六经辨证体系理论的内涵

　　明代王肯堂在《证治准绳》中指出"医莫不宗本黄岐……有论而无方，方法之备，自张仲景始，两千年来，其间以医名世，为后世所师承者，未有不从仲景之书悟入，而能径窥黄岐之壶奥者也"。然而，《伤寒论》文字古朴，文意深邃，极难理解深透，学者肖元宇梳理《伤寒论》核心——六经辨证，勾勒出其中之内涵，为运用《伤寒论》理论提供了帮助。

六经源流

　　1.《伤寒论》三阴三阳：《伤寒论》中分别用"太阳病""阳明病""少阳病""太阴病""少阴病""厥阴病"，即三阴三阳指代外感伤寒人体可能出现的六种疾病状态，并分而述之。我们从中发现这样一种现象，《伤寒论》中不以经脉统摄全篇，并无"六经"一词，每病之首并无"经"字。"六经"一词最早见于《黄帝内经》，比如《素问·阴阳应象大论》"六经为川，五谷为海"。这里的六经其实是指人体经络。直到宋金时期，"六经"一词方被用于指代《伤寒论》中的三阴三阳，后来历代医家广泛沿用"六经"这个称谓，作为"三阴三阳"的代称。但"六经"概念的提出其实与"六经经络学说"的产生发展有关。比如，朱肱《类证活人书》认为《伤寒论》三阴三阳指人体经络，"古人治伤寒有法，非杂病可比，五种不同，六经各异"。成无己注解"伤寒例"就将原文的"三阴三阳，六脏六腑皆受病"直接改为"三日六经俱病"。

　　"经络学说"对后世影响极大，以致后世医家也多沿用了"六经"这个称谓作为"三阴三阳的"代称。但许多医家在研读《伤寒论》及临床实践过程中对其产生了质疑，至少基于以下两个非常充分的理由：其一，《伤寒论》从未在"三阴三阳"之前冠以"经"字；其二，"六经经络学说"并不能很好地解释三阴三阳病证治，也不能完全概括《伤寒论》辨证论治方法。于是历史上产生了许多解释"六经"的理论。

　　2. 医家对"六经""六经病""六经辨证"的认识：

　　六经经络说：认为"六经"即为手足三阴三阳十二经脉，"六经病"即外邪侵犯十二经脉而引起的六种病症，其病机、症状特点、传变等都与经络有关，治疗也用经络理论解释。

　　六经脏腑说：六经所指代的脏腑，即三阳三阴各经脉以及所属的脏腑。如认为太阳即"手太阳小肠"和"足太阳膀胱"。又如认为阳明即"手阳明大肠"与"足阳明胃"。现代很多学者尝试用脏腑理论来解释六经病、症、治法等内容。

　　六经气化说：该学说认为"六经（三阴三阳）"指的是"六气"属性，以此来认识六经疾病。

　　六经地面说：六经实质是指经络以及所循行支配的六个"地面"（范围）。

　　六经证治纲领说：六经整体反映疾病病因、病位、病情、邪正力量对比等情况，包含辨证的纲领，也包含论治的准则。

　　六经症候群说：六经代表六种症候群，对于外感疾病过程错综复杂的脉症，仲景根据其病位、病势、病性的不同及机体抗病力的强弱，将其划分为六大症候群。

　　六经脏腑气化说：认为脏腑、经络为人体的结构基础，气化是脏腑经络生理功能。该学说综合了脏腑说、经络说、气化说的理论，试图完善、丰富六经实质。

　　六经生理系统说：认为六经为人体六大系统，其实是六经脏腑气化说的另一种表达。

六经内涵

具备经络、脏腑、气化阴阳、体质强弱、病邪深浅等丰富的理论；对"六经"的认识由简单的"点"发展到更复杂的"线""面"，理论更偏重于一种"整合"，逐渐抛弃了传统的以一种结构或功能解释"六经辨证"的片面认识。

《伤寒论》对疾病的认识角度

1. 六经病以阴阳变化为主线被分为六类："六经"以"阴阳"为核心，基于人体患病时"阴阳"变化的差异，分出了三阴三阳病。然后以"扶阳气，存津液"为治疗总则，以期调和阴阳。这种理论脱胎于《黄帝内经》。例如：太阳病，正气（阳气）未衰，被寒气郁遏肌表；少阳病，阳气升发枢机不利，正邪交争于半表半里；阳明病，阳盛于里；三阴病，阳衰之候渐重。

2. 证是六经病的细化：仲景"辨证"内容丰富，综合分析了邪气作用于人体，因体质、人体禀赋、正气盛衰、宿疾兼夹等不同，引发了人体"阴阳"不调，功能受损，产生疾病，并表现出相关脏腑、经络、三焦、表里等（因、性、位、势、时、量）的差异，细化了三阴三阳内容，丰富了临床应用。例如同为太阳病，伤寒脉浮头项强痛而恶寒；若无汗而喘，为麻黄汤证；无汗出而烦躁，表寒里热，为大青龙汤证；汗出而干呕咳喘，则是表寒里饮，为小青龙汤证；同时，仲景在《伤寒论》中运用了非常丰富的辨证方法，比如：①六经辨证法，其依据及内涵：脏腑经络不同、病位、表里深浅、秉气多少之异、正气盛衰之差、邪气寒热之别，体现了仲景重视疾病的动态变化（因、性、位、势、时、量等因素）。②卫气营血辨证法。③三焦辨证法。④脏腑经络辨证法。⑤十纲辨证法：阴阳为总纲，表里明病位，寒热分病性，虚实观盛衰，上下辨病势。⑥平脉辨证法（脉证合参辨证法）。⑦抓主症辨证法。⑧腹诊辨证法。⑨鉴别比较辨证法等。

3. 症是辨证的主要依据：有诸于内，必行于外，症是证的核心因子，辨症以定证，从而辨证论治。

4. 治法方药：据统计，《伤寒论》有397法，112方，有丸散、汤剂等剂型，具备宣表、和解、通里、补虚、泻实等手段，更倡导针灸、导引等丰富的中医治法。

上述四个组成部分是仲景"六经辨证体系"具备完整的中医"理法方药"辨证论治体系的最好证明。所以，"六经辨证"是以阴阳为总纲，系统地考虑了人体脏腑经络、气血津液的生理功能及病理变化，结合人体正气强弱，阴阳盛衰，病邪轻重，病位深浅，病势进退等因素，采用多种辨证方法，总结出"证"的特点及蕴含病机，以此确立治法方药。所以我们才说，《伤寒论》蕴含了中医学最基本的辨证思维方法，具备了中医辨证一直强调却被后世医家经常有意无意忽视的"整体观""常变观""恒动观""相对观""系统观"等中医思想。

六经辨证和中医内科学辨证的差异

受到中医内科学培养体系的影响，按照中医内科学所教授的思维方法，先以患者的症状确定"病"，确定证型，然后寻找确定产生症状的可能病因病机，立法开方治疗。然而我们往往思维受限，没有中医整体观，关键是我们很多时候还无法发现这种思维所存在的问题，以至于临床疗效不佳，或是埋怨古人欺我。《中医内科学》是以脏腑辨证为核心，其优势是论病较全，辨证规范，但它其实只是中医理疗的一个元素，不能涵盖中医理论体系的整体特性，其次显然也欠缺了"整体观""常变观""恒动观""相对观""系统观"等中医辨证思维，不得不说有很大缺陷：①《内科学》按脏腑分类疾病，每个病独立而缺乏联系。②《内科学》分型谈病，阐常者多，述变者少，缺乏动态观，很难满足临床多变的疾病特点。③《内科学》辨证形式多为"块状"，"一病分几型"，而完整的中医理论应该是辐射、网状、立体、综合的分析体系。④《内科学》的辨证基本到方药即止，而不谈兼证、合病、并病、转属、传变、辨证，不综合分析病因、体质、正邪强弱等因素在疾病变化过程中可能导致的变化，缺乏《伤寒论》中那种灵活鲜明的辨证特色。

我们认为"六经"以"阴阳"为核心，以人体"阴阳"的变化为主线，分出三阴三阳六个具有特征性的系统。这是符合《黄帝内经》核心"阴阳学说"的。"六经学说"融合了人体脏腑、经络、气血、正邪等理论，考虑到了病因、体质、病性、病势、病位的特点。它以外感（伤寒）为起点，综合分析了邪气作用于人体，因体质、人体禀赋、正气盛衰、宿疾兼夹等不同，引发了人体"阴阳"不调，功能受损，产生疾病，并表现出相关脏腑、经络、三焦、表里等（因、性、位、势、时、量）的差异，形成了特色鲜明的"六经病"。"六经病"中包含了"证"的丰富内涵，仲景往往以"症"定"证"，当然，更包含了丰富的"六经辨证"方法，如八纲辨证、三焦辨证、卫气营血辨证、脏腑辨证、体质辨证等，指导我们认识、诊断疾病。在"六经辨证体系"下，仲景提出了"扶阳气、存津液、调和阴阳"的治疗总则，并采用了宣表，通里，补虚、泄实等各种治疗手段。至此，仲景"六经辨证体系"完成了中医"理法方药"兼备的辨证论治体系的建立。

值得反思的是我们是否往往贪图简便，临床上只会分型不会辨证。学习《伤寒论》，除了背会条文，是否真正用扩展性的思维去体会仲景整体观辨证的中医思路，是否借鉴这种思路并很好地应用于临床，是否只会套用八纲、气血津液、卫气营血这些现有理论，而很少去全面地思考患者的角色。因为我们缺乏相关思维的锻炼，缺少探索的精神，窥管之欲，岂能视死别生？

我们还应当思考，为什么现代研究临床实践发现，《伤寒论》的理论方药不仅可以治伤寒之病，还可以治疗温病，可以治疗杂病？仲景方剂是灵丹仙药，包治百病？不是，关键是仲景的六经辨证具备了中医最基本的辨证论治思维方法，由此出发，自然很多疾病亦可迎刃而解。其实在 300 多个《伤寒论》条文的背后，仲景还给我们展示了一个宏大的中医辨证论治理论体系，越是深入发掘思考，所得越多。重视文字，更重视其中的方法体系，仲景所说"寻余所集，思过半亦"，盖指于此。

160　六经辨证理论体系的形成

张仲景在《伤寒论》中所创立的六经辨证理论体系是怎样产生的，学者吴凤全对此做了探讨。

六经及六经辨证理论体系

在探讨其形成之前，应先明确六经及六经辨理论体系这两个概念。《伤寒论》中的六经是历代医家争论的一个焦点，可谓见仁见智。其实，把它作为一个概念，明确它的内涵和外延，这个问题并不难解决。考查《伤寒论》中的六经，会发现它有广义与狭义之分。广义的六经，即指手足脏腑十二经。诚如刘渡舟教授所曰："六经是手足十二经的统称。由于经脉分别络属于相关的脏腑，经脉与脏腑在生理病理上是相互联系相互影响的，所以六经病证就是脏腑经络病变的具体表现。"广义的六经辨证实际上是脏腑辨证的雏形，后世形成的脏腑辨证即滥觞于此。狭义的六经则仅代表伤寒病的一种病变类型，或发展过程中的一个阶段。

以阳明病为例，广义的阳明病实际概括了手足阳明经腑失调的一切病证，它的外延包括手足阳明表、里、寒、热、虚、实诸种病证表现。《伤寒论》第 31 条：太阳与阳明合病者，必自下利，葛根汤主之。"其阳明病，即指在表的邪气干扰阳胃肠而出现的下利证，属表属虚。第 36 条："太阳与阳明合病，喘而胸满者，不可下，宜麻黄汤。"则表邪影响胃肠而出现的便结之证，属表属实。第 245 条："食谷欲呕，属阳明也，吴茱萸汤主之。"为阳明虚寒证。第 250 条："太阳病三日，发汗不解，蒸蒸发热者，属胃也，调胃承气汤主之。"属阳明里热实证。第 181 条："伤寒，脉浮滑，此表里俱热，白虎汤主之。"属阳明热证。于此可见广义阳明病包括阳明经腑失调的一切病证。而狭义的阳明病，则指伤寒病的一种类型或发展过程中的一个阶段，即里热实证。正如第 185 条阳明病提纲证所曰："阳明之为病，胃家实是也。"它比广义阳明病的内涵深而外延小。事实上。不过是广义阳明病的一种，其余各经均如此。各经提纲病证都是指狭义六经而言，文中所论，多涉及广义六经的概念。然而，遇到辨两经界畔时，则多指狭义六经而言，以提纲病证为准。这里所说的六经辨证理论体系中的六经，主要指狭义六经而言，即六经提纲病证。

六经的概念明确以后，再看什么是六经辨证理论体系。所谓体系，是指若干有关事物或某些意识互相联系而构成的一个整体。所谓六经辨证理论体系，就是仲景在总结前人实践和认识的基础上，即"勤求古训，博采众方"之后，经过他的理论思维而创立的一套完整的认识伤寒病的理论和方法。它由三部分组成：即辨阴阳、辨六经、辨方证。它是认识伤寒病客体的一把钥匙。遵循这个理论和方法，就能顺利完成对伤寒病从抽象上升到具体的认识过程，最后提出有效的治疗方法（主要是方药）。

六经辨证理论体系的形成

任何理论体系的形成，都必须经过由"感性具体"，到"科学抽象"的过程。只有科学的抽象，才能更深刻、更正确、更全面地反映客观事物。具体与抽象的划分，不是绝对的，随着人类认识的逐渐深化，具体与抽象可以转化。初级认识阶段的抽象可以成为高一级认识阶段的具体，对高一级阶段中的具体再抽象，就会产生更加深刻的认识，不断深化的认识历程，便形成了理论体系。考查《伤寒论》六经辨证理论体系的形成，可分为三个阶段。初级从具体到抽象的过程是确立方证，这是形成六经辨证理论体系的基础。第二级是确立六经病证纲领，这是六经辨证理论体系的骨干。第三级是对六经病证纲领再抽象，确立三阴三阳之大纲，达到抽象的顶点，建立六经辨证理论体系。

1. 确立方证：中医理论基本上是经验的总结，它与现代医学不同。现代医学具有科学实验，因此它的理论经常走在临床实践的前边。而中医没有科学实验，所以它的理论总是走在临床实践的后边。其理论，尤其是各种辨证理论的产生，经常是临床治愈某种病证之后，先确立方证，尔后对方证进行总结而形成的。如《伤寒论》中的大阳伤寒与太阳中风证，就是仲景对前人麻黄汤类与桂枝汤类方证进行研究比较，找出差别，然后通过类比的方法而形成的。把自汗出的桂枝汤类证候称为中风，因为风性开泄，把无汗的麻黄汤类证候称为伤寒，因为寒性收敛。再对两类方证进行抽象，即形成太阳病的概念。因此，方证是形成各种辨证理论的基础。

张仲景所处的时代，正值连年战争，疾疫流行。广大医家在与疾疫斗争中，创立了大量行之有效方剂，积累了许多宝贵的经验。也取得了不少失败的教训。丰富的医疗经验为仲景确立方证，完成初级阶段的认识，奠定了基础。

《伤寒论》除禹余粮丸阙失外，共计 112 方。仲景第一个历史功绩就是确立与这些方剂相对应的证候，即方证。使方剂的运用指征规范化。仲景确立方证的过程，就是由"感性的具体"到"科学的抽象"的过程。

桂枝汤是《伤寒论》中的第一方，被称为"群方之魁"，其方证的确定，从条文中可以看出其梗概。原文第 12 条曰："太阳中风，阳浮而阴弱，阳浮者热自发，阴弱者汗自出，啬啬恶寒，淅淅恶风，翕翕发热，鼻鸣干呕者，桂枝汤主之。"说明桂枝汤可用于伤寒病的初期。这就是感性的具体。但是伤寒病初期可以因为体质之强弱，邪气之轻重而表现各异，这就需要抽象出桂枝汤的适应范围，使"感性的具体"上升到"科学的抽象"。第 13 条："太阳病，头痛，发热，汗出，恶风，桂枝汤主之。"就是桂枝汤证的科学抽象，它舍去了鼻鸣干呕之类的非本质证候。因此，柯韵伯曰："此条是桂枝本证，辨证为主，合此病即用此汤，不必问其为伤寒、中风、杂病也。"

"科学的抽象"又称"思维中的具体"，它是具有许多规定的多样性的统一。桂枝汤证反映疾病向上、在表、正邪相争，荣卫失和的本质，比如头痛发热，不是什么样的头痛、发热都可以使用桂枝汤进行治疗，它必须符合桂枝汤的具体规定。第 56 条："伤寒，不大便六七日，头痛有热者与承气汤；其小便清者，知不在里，仍在表也，当须发汗，若头痛者，必衄，宜桂枝汤。"头痛发热，如表现为小便黄赤，就不能使用桂枝汤，只能应用清泻里热的承气汤类方剂；只有小便清里无热者，方可使用桂枝汤治疗。由于对桂枝汤的应用做出了科学的抽象，而形成了桂枝汤证，它的应用范围就扩大了。第 236 条、第 242 条是将桂枝汤用于阳明病，第 276 条是桂枝汤用于太阴病，第 54 条则用于杂病，第 386 条是用于霍乱病愈之后。此外，太阳病误治之后，只要病理趋势未变，仍可使用桂枝汤，如第 15 条指出"太阳病，下之后，其气上冲者，可与桂枝汤法"。正确地把握了桂枝汤的适应证后，还能根据证候的变化，适当增减药物。第 22 条"太阳病，下之后，脉促胸满者，桂枝去芍药汤主之"，便是其例。可见，由应用桂枝汤的经验到抽象出桂枝汤方证，认识更加深刻了，对桂枝汤的应用更加得心应手了。其他如麻黄汤证、小柴胡汤证、白虎汤证等，无不如此，方证确定之后，建立六经辨证理论体系的第一期工程便告结束了。

2. 确立六经提纲病证：方证确定后，对方剂的运用已经基本成熟，但是它们仍然比较零散。既然它们都可以用于伤寒病，那么它们之间就必然存在着内在联系。对这些方证进行分类排队，概括与抽象使之条理化、系统化，便进入第二级抽象过程。仲景继承了《素问·热论》以六经分证这一成果，把收集和筛选的方证分成六大类。将麻黄汤类方证与桂枝汤类方证、白虎汤与承气汤类方证、柴胡汤类方证、理中汤类方证、四逆汤类方证、乌梅丸等方证分别进行概括抽象，便形成了第 1 条、第 185 条、第 264 条、第 273 条、第 281 条、第 362 条的六经病提纲证。所谓六经辨证提纲，实质是方证的概括，然后配上六经名称而形成的。由于方证是广大医家多少代人反复实践的结晶，因此，六经作为概念被抽象出来后，就在一定层次上反映了疾病的本质。

古人由于科技水平的限制。只能直观地观察自然界的运动，发现自然界的运动大量地呈现周期圆周式循环。仲景在圆周式循环思想影响下，认为在伤寒病的发展过程中，人体阳气与寒邪的搏斗，必然也要经历一个圆周式的循环过程，即渐长，盛极，渐消；始衰，衰极，渐复的过程。于是将麻桂汤证排在太阳，以说明阳气渐长；把白虎承气汤类证候排在阳明，以说明阳气盛极；柴胡汤类方证放在少阳，以说阳气渐消；把理中汤类方放在太阴，以说明阳气始衰；把四逆汤类方放在少阴，以说明阳气衰极；把乌梅丸等方证放在厥阴，以说明阳气衰极，但有恢复的希望。当然，每一个具体的伤寒病人，并不一定都要经历这六个阶段。但是阳气与邪气的斗争必须经过这一圆周式的循环。因此，仲景《伤寒论》第 8 条曰："太阳病，头痛至七日以上自愈者，以行其经尽故也。"所谓"七日以上""行其经尽"，就是正气与邪气在斗争过程中，完成了上述的六个阶段，恢复了正常。

可见，六经病提纲证的建立，是在当时科技与哲学认识水平的制约下，以方证为基础建立起来的伤寒病发展过程的理想化模型。这个模型不是伤寒病发展过程的摄影与录相。因此，它就不可能囊括所有治疗伤寒的方证，在骨干方证之间尚存在着一些中介方证，即合病并病方证与过渡性方证。如太阳与阳明之间的大青龙汤与栀子豉汤证。甚至有些方证与六经根本无涉，仲景称之为坏病。坏病证的出现，正说明六经存在着局限性。

对六经的认识，历代医家众说纷纭。其原因除未能区分广义与狭义之外，另一个重要的原因，就是未能从认识规律上去考查。他们颠倒了认识的过程，不是以感性的认识为出发点，而是从概念出发，从内经》某篇找到一点根据，便往《伤寒论》六经上套。因为六经是以方证为基础的，而方证的含义是多方面的，因此，他们又都能从中找到一点证据。于是气化说，经络说，脏腑说等，应运而生。然而，他们要想用自己的认识贯穿全书，往往是此通彼不通，彼通此不通。若从认识规律上去认识，把六经看成是方证的概括，就能深悟经旨，一通百通。

3. 确立三阴三阳之大纲：六经提纲病证，既然反映了阳气与邪气斗争的消长盛衰，那么，它就可以进一步抽象为阳气的偏盛与偏衰。阳气是抗御病邪的主要力量，它在与邪气斗争中必然发生偏盛与偏衰的变化。《黄帝内经》指出"阳盛则外热""阳虚则外寒"。因此，阳气偏盛与偏衰的主要标志，就是发热与恶寒。发热是正气抵抗邪气的反映，恶寒是邪气伤正的表现。六经病证尽管涉及许多脏腑与经络，证候也表现的错综复杂，但三阳病属阳气偏盛，三阴病属阳气偏衰。三阳病虽然有邪气侵袭损伤正气的恶寒表现，但正气强盛能够奋起与邪气抗争。因此，太阳病是恶寒发热并见，少阳病是往来寒热，阳明病则但发热不恶寒，其为阳气偏盛更是显而易见。三阴病正气已衰，正邪抗争无力，所以但见邪伤正之恶寒，不见或微见正抗邪之发热。可见抓住发热与恶寒这两个证候，如六经辨证确能执简驭繁，正如程郊倩所曰："经虽有六，阴阳定之矣，阴阳之理虽深，寒热见之矣。"《素问·阴阳应象大论》曰："善诊者，察色按脉，先别阴阳。"在这一思想指导下，仲景抓住发热恶寒这两个反映阳气偏盛与偏衰的主要证候，对六经提纲病证再进行概括与抽象，进一步提出第 7 条："病有发热恶寒者，发于阳也；无热恶寒者，发于阴也。"此条对全篇三阴三阳具有高屋建瓴之势，当为六经病证之总纲，应冠于六经之首。如钱璜所曰："此一节提纲挈领，统论阴阳，当冠于六经之首。"日本山田正珍亦认为，"此条三阴三阳大纲领，寒热虚实之本原"。林亿等校定的《伤寒论》由于没有认识到这一点，把本条放在第 7 条位置，结果黯然失色，光辉顿掩。《玉函经》的编辑者，认识到了这一点，因此将本条放在第 1 条位置，冠于六经之首，使本条焕然生色，可谓明眼之人。这样，把三阴三阳抽象为阴阳两纲，完成了六经辨证的认识历程，建立了六经辨证理论体系。

人们认识总是从直观和表象开始，通过对感性具体材料的分析获得一般的概念。这些概念又拿到实践中检验，也就是拿到具体的材料中检验是否正确。这种从感性具体到思维抽象，又回到实践的不断的循环往复，贯穿于任何一个事物的认识的始终。六经辨证理论体系之所以能够成为我们与疾病斗争的有力武器，就是因为它的形成符合人们的认识规律，经过多次的循环往复建立起来的。

161 六经辨证体系的诊疗框架

《伤寒论》以脉证归纳证候，据证候辨证治疗。于证候归纳阶段分析病机、论述传变、判定预后，于治疗阶段甄选治法、鉴别方药、阐述禁忌。在诊断中以六经辨证为纵轴，病从太阳传至厥阴，病位由浅至深，病情由轻至重；以阴阳、寒热、表里、虚实辨证为横轴，阐述同一阶段的不同证候。以脉证归纳证候，据证候治疗脉症，是《伤寒论》辨证论治思维的基本框架。在治疗上，张仲景除汗、吐、下、和、温、清补、消八法外，还汇集了药物疗法、针刺疗法、艾灸疗法三种治疗手段，及自创的待病自愈法。《伤寒论》不仅是一部外感专著，同时也是一部急病学专著。学者张瀚文等对《伤寒论》六经证治进行了探讨，勾勒出了六经辨证体系的诊疗框架。

框架结构

《伤寒论》以六经辨证为纲领，以主症作为载体，先以脉症定立各经病总纲，统领全篇，示凡见总纲症者，或为其经病，或为其经合病、并病，或为其经两感病，或为它经病含其经证。总纲下，张仲景以六经病为一级类目，根据阴阳、寒热、表里、虚实辨证，将诸多症状进行归纳、总结，列出各经病主证、变证等二、三级类目，其各证下之因、机、证、治列为再下级类目，《伤寒论》据此构建六经病证知识分类体系。

在病机方面，张仲景采取了两种论述方法：一是进行病机鉴别；一是根据症状进行病机分析，其中主要包括了主证、变证的对症分析，以及病案式的分析。

在治疗上，《伤寒论》以方药为主，针、灸为辅。张仲景于各经病篇根据病位的特殊性，为各经病分立主要治法。于六经病病位及证候相结合确立具体治法。

在方药中，张仲景为主证、变证立主方，并于主方条文中分述主证病机，于兼证以其主方随证加减。此外，张仲景根据详细的汤药煎法、时间医学及治疗禁忌辅助治疗，其中治疗禁忌分体质论、脉症论，论其用药禁忌及治法禁忌。

预后方面，张仲景将预后归纳为阴阳自和预后、凭脉预后、以证预后和脉证合参预后四个方面，有愈、死、难治及传变经。在六经传变中，张仲景有以受病日期论，有以症状变化进行判断，传为六经病有规律性的传经，变为误治、失治后无规律的变化。六经的传变实质是对人体阴阳动态平衡的体现。

《伤寒论》以"证-方"模式为书写体例，全书共有三种书写方式，一为以病证论，如"中风、伤寒"；二为以病名论"太阳病"等；三为以脉证论。《伤寒论》三种书写方式中均出现了以日期论，张仲景以日期展现传变规律，揭示病变部位，揭示病证性质，反映病情轻重，判定病势预后，反映患者平素体质，辨治与脉证合参。病证论的条文大部分出现在太阳病篇与厥阴病篇，应属于横贯六病的共性证候，以应横纵交错辨证方法的框架基调。

六经病框架

1. 太阳病：张仲景以太阳病篇统领全书，将六经辨证体系中重要的病机、病证鉴别及治则列于此篇中，如第 7 条、第 11 条、第 91 条等。太阳病篇中不仅有太阳一经病的论述，还有太阳合病、太阳并病及大部分失治、误治后的坏病变证，变证为非六经病者。

在太阳病的诊断中，张仲景以恶寒、发热症与脉浮为诊断要点，可见恶寒症 27 条，脉浮 32 条，发热症 46 条。太阳病总纲为"太阳之为病，脉浮，头项强痛而恶寒"，主证为中风、伤寒、温病，旗下证候不出其外。此外，第 143～145 条专门论述妇人外感，诊治皆具。对病证及脉症进行了鉴别，其中 7 条病因鉴别，11 条病位鉴别，127 条鉴别症状，178 条以脉象鉴别病机等。太阳病篇主证主方的病机分析有桂枝汤证、麻黄汤证、柴胡汤证、抵当汤证，如第 12 条、第 46 条等；病案形式进行的对证分析，如第 29 条、第 30 条等。

在太阳病治疗中，以方药治病，以针法治病、预邪传经。太阳病治则为无论何证，必先解除表邪，如第 152 条等。从治法看，太阳病一经病诸治法皆见，其中涉及汗法条文共 38 条，桂枝汤共 16 条，麻黄汤共 10 条，葛根汤共 3 条，大青龙汤共 2 条；太阳阳明合病以葛根系，如第 32 条、第 33 条；太阳少阳合病用以黄芩汤加减，如第 172 条；太阳少阳并病用针治，禁汗、下法，如第 142 条、第 171 条。由此可知，张仲景于太阳病主衷汗法，余治法，随证而用。主证主方论述中，中风证主以桂枝汤及变方；伤寒证主以麻黄汤、葛根汤、大、小青龙汤；温病一类，张仲景未谈及具体治疗方法；血证抵当系；妇人外感及热入血室证主小柴胡汤。在辅助治疗的论述中，如第 9 条为时间医学之学术思想，示欲解时为已至未时；从治疗禁忌上看，素体阳盛者不以桂枝，如第 17 条、第 81 条；有伤阴症者不以汗法，如第 44 条、第 83～87 条等；太阳温病不可发汗；有表邪者，不可用它法治疗。此外，张仲景在误用火法所致变证上论述极为详细，示病处三阳阶段，不可妄用火、补之法，如第 6 条等。

在太阳病的预后中，主证预后皆良，如第 10 条、第 111 条，可见太阳病病位浅，得治者，不伤性命。在传变上，太阳病失治，顺传可至阳明及少阳，如"伤寒二三日，阳明、少阳证不见者，为不传也"；太阳病误治，可变生它经病，如第 48 条等，无有定数。

2. 阳明病：阳明病总纲为第 180 条"阳明之为病，胃家实是也"。本篇涵盖阳明一经病及阳明并病、三阳合病中阳明病的治疗。

《伤寒论》第 181 条"何缘得阳明病，答曰：太阳病，若发汗、若下、若利小便，此亡津液，胃中干燥，因转属阳明"及第 185 条明确示出阳明病为太阳病误治伤津所致。阳明病总病机为泄过津伤，如第 181 条。阳明病病证包括中风、中寒，如第 190 条，阳明病主要证候为里实证、里热证，另有虚寒证，中风证。在病机论述中，张仲景于本篇鉴别精细，如第 187 条鉴别太阴与阳明，第 190 条鉴别中风、中寒，第 198 条以咳鉴别咽痛，第 209 条承气系三方的使用鉴别，第 210 条以症鉴别阳明病之虚实。本篇主证多，变证极少，由此可知阳阳病横向证候单一，易辨别。

治疗上，药针并见，主用方药。治法上，本篇可见吐、汗、下、清、温法，以下、清法为主，下法主承气系，其中以"大便硬"来判断大承气汤的用法，以痞、满、燥、实来辨别承气系的用法；清法主白虎汤。本篇出现了需急下证，如第 252～254 条，说明本篇可见急重证。阳明一经病主证主方上，脾约证主以麻子仁丸，如第 247 条；胃家实证主以承气系，如第 208 条；少阳阳明证主大承气汤，如第 256 条；中风证主以小柴胡汤，如第 231 条；热入血室证主小柴胡汤，同太阳病篇论；湿热证主茵陈蒿汤，如第 236 条。里实为承气系，里热为白虎汤，里虚寒证为吴茱萸汤，三阳合病用白虎汤，阳明少阳并病主大承气汤。除上述本篇主证，余主、兼证之治法遵太阳篇所示。在阳明篇禁忌中，包括了诸法的使用禁忌，其中主要论述了下法的禁忌，如病在表不可下、腑实未成不可下、脾胃虚寒不可下、下后慎用攻下等，如第 204～206 条等，共 11 条。阳明病篇的预后中，出现了主证的预后不良证，如第 246 条等，说明邪至阳明时可伤性命，故有急下之说法。欲解时为申至戌时。

第 184 条"阳明居中，主土也。万物所归，无所复传"。阐明邪至阳明病后复不顺传，只越经传至它经，如第 187 条、第 218 条示，可传至太阴病，无顺传它经是阳明病的特点。

3. 少阳病：少阳病总纲为第 263 条"少阳之为病，口苦、咽干、目眩也"。其中寒热往来、胸胁苦满二症对辨识少阳病尤为重要。在宋版《伤寒论》中少阳病篇条文极少，于后世医家的研究中，有将太阳病篇中从少阳病总纲证的条文列入少阳病进行辨治，至清时，吴谦在《医宗金鉴》中将《伤寒论》

398 条原文重新排列，以大、小柴胡汤治疗证为据，将多条太阳篇中的条文集入少阳篇。少阳一经病主证为中风、伤寒，如第 264 条、第 265 条，三阳合病见第 268 条。少阳病主小柴胡汤，禁用汗、下之法，少阳为太阳病失治顺经而传，少阳经尽顺传三阴。欲解为寅至辰时。

4. 太阴病：太阴病总纲为第 273 条"太阴之为病，腹满而吐，食不下，自利益甚，时腹自痛"。主证为中风、伤寒，如第 274 条、第 278 条。太阴病总病机为"脏有寒"。治法见温、汗二法，主以温法，主方为四逆辈，禁用下法，慎用大黄、芍药之类，太阴病为少阳顺传而至，阳明变经及太阳误治而至。欲解为亥至丑时。

5. 少阴病：少阴病总纲为第 281 条"少阴之为病，脉微细，但欲寐也"。少阴病以脉沉为诊断要点，主要病机为下焦虚有寒，不能制水，如第 282 条。少阴病主证为少阴寒化证、少阴热化证，无本病之变证、坏病，全篇证候共 24 型皆属主证，本篇开始出现"死""难治"的主证。其中寒化证为发病初始阶段，热化证为发展而成。本篇在"证-方"论述当中，以日期论，将受病 1～7 日，以日立方，说明少阴病为重病，治疗当及时且用药应谨慎。在治疗上药、灸、刺共用，寒证以温法与灸法为主，方药以附子为主，热证主以清、下。在方药中，24 证见 18 方，证候差异较大，说明病邪波及范围广。本篇大量论述了预后及治疗禁忌，预后多为不良，如第 295～300 条等；治疗禁忌主要涉及治法的运用。少阴经传变中，可由少阳传至，可由太阳传至，可直中受邪。欲愈时为子至寅时。

6. 厥阴病：厥阴病总纲为第 326 条"厥阴之为病，消渴，气上撞心，心中疼热，饥而不欲食，食则吐蛔，下之利不止"。本篇以厥证、下利证和呕逆证为核心论述全篇，以症状为轴进行框架构建是厥阴病的特点。厥阴病中病证出现了除中、脏厥，如第 332 条、第 338 条、第 339 条，其中除中为死证，这是六经病中第一个预后为"死"的病证，同时本篇中二级症候群中死证最多，表明此阶段病情为最重。欲解时为丑至卯时。

厥证病机为第 337 条"阴阳气不相顺接"，在论厥证部分，张仲景以厥与发热的关系、厥证出现时间、厥与下利的关系进行病证的阐示和预后的判定。在治疗上主方为乌梅丸，治疗手段为方药、灸法，治法见温、清、吐、消，禁用下法，无主要方法，随证而治，可见本阶段病的复杂性。厥证部分出现的预后多重而难治。

在下利症论部分，主以下利时的脉象进行证候表述及预后判定，其中大多预后不良，但多不为死证，说明下利症为主的厥阴病轻于厥证为主的厥阴病，重而可治，此部分治则及禁忌同少阴篇，有表亦先温里而后解表，见第 364 条、第 372 条，治法可见温、清、下法，以温为主。呕逆症为第 376～379 条，可见温、和法。

7. 变证：《伤寒论》中变证有由误治、失治所致，如第 16 条；有外感邪尽后诱发之宿疾。变证如温病失汗致风温，如第 6 条，中风证传经可致水逆，如第 74 条；脉浮而误用火灸所致火逆证，如第 116 条；误下所致结胸证、痞证，如第 131 条。

在变证诊断中，张仲景同六经病主证一样，论述主证、兼证及病机、鉴别。变证的病机分析如第 48 条、第 49 条等；变证的鉴别，如第 129 条鉴别结胸与脏结，于第 149 条鉴别结胸证与痞证。在变证治疗中，第 16 条"观其脉证，知犯何逆，随证治之"明示了坏病的总治则，即辨证论治，无有定法。在方药中，多数仍属太阳病之变证以桂枝汤加减，误治、失治传至它经者，以其本经治法进行治疗，阳明病变证有下、清二法，主以承气系治疗，如第 212 条、第 238 条、第 241 条，法同第 209 条，厥阴病变证随证而治，如第 353 条、第 354 条、第 357 条等；非六经病之坏病则各有其方，如水逆证五苓散、结胸证陷胸系、痞证泻心系等，并随证加减。变证预后多不良，如第 132 条、第 133 条等。

综上所述，张仲景以六经体系构建外感病诊疗框架，著《伤寒论》。从诊断上看，三阳病证候多简而易辨，三阴证候杂而难别；从治疗上看，三阳多以汗、下法，以救表为主，三阴病多以补法，以救里为先；方药上，三阳病以主证主方为主，随症加减，三阴病基本是一证一方。变证不列六经病之内，随证而治，可简可杂，可补可泄。此外张仲景贯通全书提到了待病自愈，张仲景认为阴阳相合时，症虽在而药应止，让患者自身机能进行调息的学术观点，于后世研习，益处颇深。

　　《伤寒论》以脉证为论述主体，以六经辨证体系为核心构建外感病诊疗框架。在框架中，张仲景以六经辨证参合八纲辨证及经络辨证，横纵交错地进行病证诊断，以病机分析、证候鉴别辅助诊断；张仲景以药、针、灸相结合进行治疗，以论述禁忌及判定预后辅助治疗。在诊断上，各经病主证不同，而证候有同有异，充分表明了六经病的共性化与个性化；在治法上，六病在依据各自的治疗原则前提下，以辨证论治为核心，进行治疗方法及方药选定。《伤寒论》中所隐含的外感病诊疗框架极为全面，涵盖了病机分析、证候识别及治疗方法，为中医外感病诊疗理论框架的形成奠定了坚实的基础。

162　六经辨证论治体系的发展

中医外感热病的系统描述最早见于《素问·热论》，书中指出"今夫热病者，皆伤寒之类也""人之伤于寒也，则为病热"，确立了外感热病的概念。此处伤寒不单指寒邪，亦指伤于外感之邪，其症状为发热或热性病变。《素问·热论》叙述了感邪后邪正相争的过程和症状，提到"可汗""可泄"的治法，奠定了热病治疗的理论基础，但缺乏具体的方药。《伤寒论》为首部外感热病学专著，创立了六经辨治体系，明确了外感热病的概念、治则、治法和方药，揭示了外感热病发生发展以及诊断治疗的一般规律，奠定了后世治疗外感热病的基础。流行性感冒（简称"流感"）属中医学"外感热病"范畴，以其冬、春季发病，常引起大范围流行而日益受到重视。中医著作中记载的外感热病也不乏流感。适逢流感流行季节，学者刘南飞等以《伤寒论》为引，探讨了外感热病六经辨证论治体系的发展。

《伤寒论》外感热病与六经辨证体系

早在《素问·热论》中即示以六经次第"伤寒一日，巨阳受之……二日，阳明受之……六日，厥阴受之"，《伤寒论》创立了完整的六经辨证体系，与《黄帝内经》中传变次序一致，但实质不同。《伤寒论》中的六经辨证包含了"八纲"辨证，三阳主表，三阴主里，外邪循六经传变，由表入里，由阳入阴，由轻而重，体现了当时对外感热病的认识，也明确了寒性流感的发病规律。《伤寒论》在六经病证的阐述中，包含了明显的病、证、方层次结构，故可以从症状和治法方药上探求其对外感热病病机的认识。

1.《伤寒论》论外感热病：《伤寒论》中记载了多种发热的症状，涉及约百条条文，以太阳病和阳明病最为多见，可通过发热的不同症状明辨发热的病机。太阳病发热，多与"恶寒""恶风"同时出现，"有一分恶寒便有一分表证"，为病邪在表。另有"翕翕发热"，翕，合羽也，如羽毛外覆，结合前文"啬啬恶寒，淅淅恶风"，为病势低的表邪致热。伤寒几日后，正气尚旺，邪气化热入里，于是阳明病所记载的发热为但热不寒，此外还有潮热和蒸蒸发热，潮热热发如潮汛，见于阳明经气旺时，胃肠燥热内结，正邪斗争剧烈，故热势加剧；蒸蒸发热是由内而外发热，有如熏蒸之感，二者都为里实热。往来寒热的症状描述皆出自柴胡汤证，是少阳证的特有表现，为邪入半表半里，少阳枢机不利，邪正相争，正胜发热，邪胜恶寒。

2. 系统的治法方药：《伤寒论》中理法方药完备，不但揭示了外感热病传变的规律，还提出了系统的治疗方法，汗、吐、下、和、温、清、消、补八法齐备，其中又包含了各种变法。麻桂剂、麻杏甘石汤、白虎汤、承气汤、小柴胡汤等方药传承至今，仍广泛应用于临床，且卓有疗效，为中医辨证论治外感病的圭臬。

汗法是八法之首，《医学心悟·论汗法》中曰："风寒必先客表，汗得其法，何病不除?"代表方剂为麻黄汤、桂枝汤、小青龙汤等。桂枝汤是伤寒第一方，解肌祛风、调和营卫、滋阴和阳。太阳伤寒，卫闭营郁，经气不利，肺气不宣，麻黄汤发汗解表、宣肺平喘。若本有阳虚，太少两感，则温经解表，麻黄细辛附子汤主之。若"伤寒表不解，心下有水气"，表实外寒兼里饮，则在麻黄汤基础上加细辛、干姜等辛温峻烈之品，为小青龙汤，解表散寒、温肺化饮。此皆为外感寒邪初期，病在太阳，在流感症见寒重热轻，治以辛温解表。

表证入里，证见邪热壅肺，"汗出而喘"，而无阳明大热，可予麻杏甘石汤。张锡纯认为麻杏甘石汤是太阳温病主方，因温病亦必自太阳。麻黄发表和石膏解肌配合，热邪向外透出，辛温发散兼清解里热，为后世表里双解的启迪，动物实验也充分证明了麻杏甘石汤的退热功效。临床常用麻杏甘石汤治疗高热、肺炎等疾病，后人发挥形成连花清瘟、金花清感、清肺排毒汤等诸多方剂。若邪热弥漫充斥，热灼津伤，热蒸外越，邪不在表不可发汗，又未致腑实便秘不可攻下，与白虎汤清肺胃经实热而不伤津液。吴鞠通归纳白虎汤的主症为"四大症"，后世医家进一步提出凡气分热盛，四大症也不必悉具，都可使用白虎汤加味治疗的观点。

若见腑实，则用下法。三承气汤作为寒下的代表方，大黄泻热通便、荡涤肠胃，芒硝泻热软坚，厚朴、枳实行气散结、消痞除满，临床根据痞满燥实坚的有无和程度酌情使用。后世领会承气汤通腑泻热、急下存阴的作用，重在逐邪热，其次为下燥屎、除积滞，对承气汤进行了研究和化裁，在热病危重症时使用良多。

伤寒、中风五六日，太阳病不解，转入少阳。少阳病无表邪而不可发汗，无胸腹中实邪而不能吐下，予小柴胡汤和解少阳。实验研究证明，小柴胡汤具有抗感染和解热作用，且解热作用不拘泥于感染发热，临床不明原因发热均可以此方为基础加减，效果良好。

外感热病辨证论治体系的发展

1. 晋唐时期，法不离伤寒：在晋唐之前，温病隶属于伤寒范围之内，《伤寒论》有"太阳病，发热而渴，不恶寒者，为温病。若发汗已，身灼热者，名风温"。在治疗中多遵循"发表不远热，攻里不远寒"的原则。随着临证经验的增加和病原及疾病的变迁，外感热病的理法方药在《伤寒论》的基础上有所创新和发展，但多包含解表散邪的理念。

《肘后方》记载的葛根解肌汤，为葛根汤加黄芩，方中麻、桂、葛发汗解肌，黄芩清内热，寒温并用，解表祛邪，主治伤寒、时气、温病初起者。孙思邈强调伤寒重太阳病，太阳病重在"桂枝、麻黄、青龙"。其以麻杏石甘汤加独活、川芎、青木香、葳蕤、白薇，创立《千金要方》葳蕤汤，是发表清里、气血并治之剂。而方中辛温之药颇多，后世保留《千金要方》之葳蕤、白薇、甘草，加葱白、豆豉、薄荷、桔梗、大枣，"滋阴生津以充汗源，疏散风热以解表邪"，达到"养阴而不留邪，发汗并不伤阴"的效果，丰富了发表祛邪的治法。

《外台秘要》所引《小品方》中记载犀角地黄汤，原名芍药地黄汤，用犀角、地黄、芍药、牡丹皮四味药，"疗伤寒及温病，应发汗而不发之，内瘀有蓄血者……此主消化瘀血"，后世用于治疗外感温热病，尤其是后期热邪深入营血耗血劫阴之证。然犀角地黄汤不但可以清热解毒、凉血散血，也可解表散邪。犀角具强的升散之性，张景岳认为此方"若用之得宜，则必通身大汗，热邪顿解，何为不可汗耶？由此言之，则凡脉数无汗，表证俱在者，必须仍从解散"。

2. 宋金元时期，"不从仲景方"的突破：宋金元时期，中医药发展迅速，用药实践不断丰富，药物品种增多，中医药学新的理论、治法和方剂也层出不穷，打破了之前温病隶属于伤寒、"法不离伤寒，方必宗仲景"的桎梏，出现了"六经传授，自浅至深，皆是热证，非有阴寒之病""温病不得混称伤寒"等新的理论。

宋以前均认为仲景麻黄汤证是风寒之邪在表，刘完素突破了对外感热病必从寒邪立论的观点，认为病因主要是火热病邪，主张"热病只能作热治，不能从寒医"，治疗"宜凉不宜温"，忌投麻黄、桂枝等辛温大热之剂，予辛凉解表与清里并行之法，并创凉膈散、防风通圣散、双解散等表里双解之剂。凉膈散在仲景调胃承气汤基础上，加栀子、连翘、黄芩、薄荷、竹叶，清上与泻下并行，上下分消，以泻代清。防风通圣散主治外感热病急性期，表里三焦俱实者，方中荆芥、麻黄、防风、薄荷解表祛风，使邪得以从汗而解，大黄、芒硝、栀子、滑石使热从二便分消，与连翘、石膏、黄芩共清里热，表里分消。将防风通圣散与益元散合用，寒温并用，表里双解，称双解散，主治伤寒温病，表里实热者。杨栗山称其与麻黄附子细辛汤是"辨温病与伤寒、发表攻里两感异治之要诀"。刘完素以热病论外感，以寒凉治温热，是外感热病理论的一大进步，后人有"外感宗仲景，热病用河间"之说。

元末医家王安道则进一步区分明确了"温病不得混称伤寒"，原因在于伤寒是寒邪在表、闭其腠理，要使用辛温解表剂发散，而温病是伏热自内而发，郁其腠理，无寒在表，治疗以清里热为主。

3. 明清时期，温病自成体系：

（1）"疠气学说"与首部温病专著的诞生：明末医家吴又可的《温疫论》，创造性地提出温病不同于伤寒，而是天地间别有一种异气，是现代微生物学的雏形。虽与《伤寒论》都以疫疠大流行为成书背景，但是对《伤寒论》的质疑，也是发展。在"辨明伤寒时疫"一节中，吴又可历数伤寒与温疫的不同：温疫无感冒之因，起病急，"不因所触无故自发者居多，促而发者，十中之一二耳"；具有强烈的传染性，"无问老幼，触者即病"；病邪具有一定的潜伏期"自口鼻入""感久而后发"；由于"邪伏膜原"，传变非一径向里，而是"客邪经由之处，营卫未有不被其所伤者"。在时疫初期，治疗以"祛邪为第一要义"，当疏利气机，透达于外。吴又可给出了治疗代表方剂达原饮，直达膜原，逐邪外出，是治疗气机不畅、湿热中阻、枢机不利之方。但当疫邪传至阳明腑实，则治法与伤寒没有区别。

《温疫论》又于攻下法最有心得，认为"承气本为逐邪，而非专为结粪设也"，应用不当拘于腑实，关键在于急下存阴，是戴北山所谓"温病下不嫌早"。吴又可善用大黄，"但见舌黄、心腹痞满，便予达原饮加大黄下之"；又强调顾护胃气，注意患者的虚实和病邪轻重，采取勿过剂、间服缓剂、加佐药的方法，攻邪不忘正气。

（2）温病辨证体系的建立：以叶天士、薛生白、吴鞠通、王孟英为代表的温病学家，结合实践经验，突破传统观念，创新理论，总结新的辨证体系和治法方药，为外感热病的丰富和发展做出了跨时代的贡献。

叶天士创立温病卫气营血辨证纲领，并制定了"在气汗之可也""到气才可清气""入营犹可透热转气""入血就恐耗血动血，只须凉血散血"的治疗大法。《伤寒论》太阳病即有卫、气、营、血之分，叶天士曰"辨卫气营血与伤寒同"，二者都是疾病由浅入深、由轻到重的发展规律。卫气营血理论是在六经辨证基础上的认识与证治发挥，它的辨证规律也不能逾越经络脏腑，如"温邪上受，首先犯肺，逆传心包"。顺传至气分阳明热盛，病理改变和治法与伤寒阳明病无异等，也运用了六经辨证的内容。叶天士《温热论》是温病学派形成的标志，是外感热病的创新。

吴鞠通结合《黄帝内经》《伤寒论》及叶天士、薛生白等论著，结合自身临证体会著《温病条辨》，并创立了三焦辨证理论，将六经辨证和卫气营血辨证贯穿其中，如"上焦太阴温病卫分"的说法。其用药循方书而多发挥，发展了《伤寒论》的下法，在三承气汤的基础上化裁，有护胃承气汤、新加黄龙汤、宣白承气汤、导赤承气汤、牛黄承气汤、增液承气汤、桃仁承气汤等，重视护阴保津和扶助正气，扩展了下法的使用范围，体现了诸脏腑合治以通腑、攻补兼施治疗虚实夹杂证的思想。另外，还拓展了白虎汤的应用，将其作为治疗气分热盛的代表方剂；湿热病中，创宣畅三焦气机的三仁汤等，广为医者采用。

卫气营血辨证和三焦辨证的创立，标志着温病学说的形成，补充了六经辨证论治体系在外感病辨证论治的不足，完善了外感热病理论。

4. 近现代，中西融合创新理论：随着现代科技的发展，医者对疾病的认识更全面深入，也更加多元化。对外感热病的理解，出于《伤寒论》，参照温病学说，并与西医融合碰撞，如微生物知识的应用、急危重症治疗的现代技术等，都为近现代医家认识和治疗外感热病提供了新的思路。

（1）截断扭转：姜春华提出了截断疗法，并阐述了截断扭转在温病中的应用。截断的概念可以归纳为"直捣病巢，迅速祛除病原"和"救危截变，拦截病邪深入"两方面。扭转是指控制扭转病势，使之向愈。姜春华认为，截断理论的核心是先证而治。温病卫气营血四个阶段反映了温病的发展规律，在此基础上早用、重用某些治法，可以达到阻止病情深入的作用。即与吴又可"大凡客邪贵乎早逐……早拔去病根为要耳"的思想一致。其次，要以辨证论治为基础。也就是说，先证而治不能无所遵循，随意而为，而应以辨证、辨病为依据。另外，先证而治也不等于病在卫分而用气分药，病在气分而用营血分药。

截断疗法不是某种单一治法，本质在于先证而治，凡是可以防止病情发展的方法，汗散驱邪、苦寒直折、通腑攻下、活血破瘀、消解剧痛、截止亡血、降戗平逆、醒神开窍、扶正固脱等均被纳入截断疗法范畴。截断扭转是为了控制病情深入，也避免了正气过度损耗，是温病治疗策略的创新和发展。

（2）急性虚证：急性虚证是各种致病因素导致的机体短时间内出现阴阳、气血、脏腑功能迅速虚衰的证候，是一种急需抢救的急危重症，与"暴""卒（猝）""厥"、脱证、中毒的描述类似。急性虚证是 20 世纪 80 年代王今达团队提出的概念，用于阐述多器官功能障碍综合征（MODS）、脓毒症中"邪实未去、正气已虚"的表现。近年急性虚证的概念已应用到多病种的危重病领域。

急性虚证有别于一般的虚证，是由邪气猛烈、正气急剧耗伤虚于一时导致，病情危重。致病外因可以是六淫、疫疠、中毒、失血、失液、外伤等，内因在于气、血、阴、阳的严重耗伤，"邪实未去，正气已虚"，为本虚标实之证。研究认为急性虚证与机体免疫功能衰竭密切相关，呈免疫抑制或免疫麻痹状态。急性虚证可以具体表现为气、血、阴、阳的虚证和脱证。除脓毒症、MODS、多器官功能衰竭（MOF）外，急性虚证可见于休克、脑出血、猝死、急性左心衰竭、外感热病、暴吐暴泻、急性出血、中暑、毒蛇咬伤等疾病。在治法治则方面，古有"急则治其标，缓则治其本"的治则，这里的"标"是症状，"本"是病因，急性虚证以正气虚为根本病因，也以虚证的症状为疾病表现，即标本皆为正气虚。治疗时当补正气来缓解危重病情，为此提出"治急者治其本"的治疗模式，扶正为先，全程补虚。方药可以运用经典方剂如四逆汤、独参汤等，剂型优化的黄芪注射液、参麦注射液等。急性虚证是对危重诸症的提炼和总结，是基于急诊医学的中医理论的发展和进步。

《伤寒论》开后世外感热病辨证论治之先河，后世随着认识的不断深入、医学的进步，其治疗的方法不断发展和完善，形成了丰富的热病学理论和治疗体系。晋唐以前，温病是伤寒的一部分，治法不离伤寒；金元以后，尤其明清，温病彻底从伤寒分离开来，自成体系，但谨守病机、辨证施治的原则不变。当今社会，深入挖掘和整理古人治病的思想经验，理清外感热病辨证论治体系发展的脉络，对流感、新型冠状病毒感染等疾病的防治极具意义。

163 六经辨证经方独特理论体系

经方学术的代表著作《伤寒论》被誉为群方之祖，众法之宗。其最大贡献不仅在于给我们留下了百余个临床常用而疗效确定的方剂，更在于确立了一套辨证体系，即六经辨证理论体系。六经辨证理论体系的确立标志着经方独特理论体系的最终确立，使经方学术卓然自立。近代著名学者谢利恒先生在《中国医学源流论》中指出："吾国医学之兴，遐哉尚矣。《曲礼》：'医不三世，不服其药。'孔疏引旧说云：'三世者，一曰《黄帝针灸》，二曰《神农本草》，三曰《素女脉诀》。'此盖中国医学最古之派别也。"任应秋教授进一步认为，汉之前后，由"三世"医学演变而为"医经"与"经方"两家，这在《汉书·艺文志》中有明确记载。学者陈建国等认为，著名经方家胡希恕先生毕生深研经方，以《伤寒论》上承《神农本草经》《汤液经法》，更具体而深入地阐发了经方独特理论体系的辨证观。

为百病立法——经方辨证论治的实质

历代注家因不明经方独特理论体系，一味趋附《黄帝内经》《难经》，将"伤寒"分狭义与广义两种，且以《伤寒论》为治外感病专书。而能明辨其非者，间亦有之，如清代学者柯韵伯指出"仲景之六经，为百病立法，不专为伤寒一科，伤寒杂病，治无二理，咸归六经之节制"；俞根初曰"以六经钤百病，为确定之总诀"。胡希恕先生基于机体反应学说认为，凡病在病位上不外表、里和半表半里，病性上不外寒、热、虚、实，即阴、阳两种属性，三而两之为六，此即大论所谓三阴三阳。这是基于机体的自然结构，势所必然的对病斗争的有限方式，凡病不逾。以太阳病言而，它不是一种个别的病，而是以脉浮、头项强痛而恶寒等一系列的症候为特征的一般的证。临床中诸如感冒、肺炎、伤寒、麻疹等病初起均可见之，以治太阳病法治之而愈，众病一证，一法多治。同时，同是太阳病，治用汗法，但葛根汤证与麻黄汤证有别，即落实到方证层面又须适应符合整体反应状态的用药要求。

据此，经方辨证论治的实质可概括为：于患病机体一般的规律反应的基础上，而适应整体、讲求疾病的通治方法。乃知《伤寒论》基于机体反应状态，不为外感与内伤所囿，而能为百病立法，斯言不爽。

辨六经，辨方证——经方辨证论治的实施

先辨六经，继辨方证，此即经方辨证论治的具体实施步骤。

1. 辨六经：

（1）六经实质与《黄帝内经》有异："六经"一词，《伤寒论》未载，而是后世医家在研究《伤寒论》的过程中提出的，世所沿用，可谓约定俗成。恽铁樵先生曾感叹："《伤寒论》第一重要之处为六经，而第一难解之处亦为六经，凡读《伤寒论》者无不于此致力，凡注《伤寒》者亦无不于此致力。"胡希恕先生深研经方，早在20世纪60年代所做《伤寒论六经论治与八纲的关系》一文中即明确提出"六经来自八纲""无论表、里或半表半里，均有阴阳二类不同的为证反应，三而二之为六，即病之见于证的六种基本类型，亦即所谓六经者是也"。

"六经"的提法出自《黄帝内经》，原指经脉，隶属于三阳三阴概念。后世注家比附《黄帝内经》，遂逐渐以六经概念指代仲景三阳三阴概念，不但与《素问·热论》之六经经络混淆，还进一步将《黄帝

内经》三阳三阴概念多种内涵赋予六经概念，以致形成后世六经与三阳三阴混称互代之局面，故有六经气化、六经形层、六经地面诸说的出现。之所以不明大论渊源，而委之于《黄帝内经》，主要是大论序文中有"撰用《素问》《九卷》《八十一难》《阴阳大论》《胎胪药录》并《平脉辨证》的明确说明。各家不论具体注释方式如何，始终未越以经解经的藩篱。而上述序中23字，杨绍伊、李茂如及钱超尘等学者经过严密考证后，均认为其为后人所加，非张仲景文字。正如冯世纶教授等所认为的"从理论体系看，《伤寒论》不同于《黄帝内经》，《伤寒论》有其独特的理论体系"。

（2）辨六经非机械套用条文：六经实质既明，那么临证如何辨明六经？六经病篇，每篇开头都有"某某之为病"句，称为该病篇提纲，视作该经病最精要的概括，也是辨明该经病的依据。但在研究中有些医家以为提纲不完备，如太阳病之提纲不能概括太阳腑证，"胃家实"更与阳明病篇之胃家虚寒诸证格格不入，于是"纲不敷目"应运而生。胡老师指出六经病实质是机体患病后六类证候反应，《伤寒论》是辨证而非辨病，若言太阳病即指太阳经与膀胱腑感邪受病，即将其具体为某一种"病"，则大大局限和歪曲了六经病之真正内涵。而更有"伤寒传足（六经）不传手（六经）"，或单言一脏一腑（如太阴脾脏和阳明胃腑），或兼言两脏两腑（如少阴心肾及少阳胆与三焦），完全忽略了提纲证的存在，是夺仲景之辞，强加后人之意，意有不周，则罪仲景书"纲不敷目"。

同时也切不可将以"××病"冠首的条文所述悉归之于××病，不然太阳病独盛于太阴病数十倍，而少阳病也是少见，这显然是不符合临床实际的，以之冠首，无非是初起为该病而继之则可能为兼证、变证，或特为鉴别而设，因此太阳病篇所讲实际上六经病都涉及了，判别的关键就在于提纲证。

（3）六经传变非拘经络与日数：《伤寒论》有"传""转属""合病"及"并病"等术语，反映了疾病发展变化的复杂过程。判断传变与否的关键，在于从病位和病性两个方面对机体患病后在当下的反应状态进行分析，而不是依靠经络脏腑的繁复推衍。如少阴病为表阴证，向里以传太阴为常，麻黄附子细辛汤证即为少阴太阴合（并）病，而真武汤证为已转属太阴，但少阴病也有向在里的阳证传变的，如少阴病篇的咽痛诸条可视为转属半表半里的阳证即少阳病，"三急下"为转属里阳证即阳明病。又传变不必拘于日数，如大论第4、第5条所论即是，符合"随证治之"的原则。章太炎先生曾指出"《伤寒论》自王叔和编次，逮及两宋，未有异言。叔和之失，独在以《黄帝内经》一日一经之说强相附会，遂失仲景大义"。

2. 辨方证：方证是经方体系中一独特概念，是经方的重要基础。经方强调方证相应，同时也强调其归六经统摄。

（1）方证是经方独特概念与主要构成：方证即用方的证据、征象，是以主治方剂来命名的证。《伤寒论》有"桂枝证""柴胡证"等名称，是以方名证的范例。《伤寒杂病论》的主要内容是数百首方剂和其适应证，论述某方剂的适应证即某方证，这种以方名证的形成，是古人长期医疗经验的总结，是经方发展的特点，也即构成《伤寒杂病论》的主要内容和理论体系的特点。

（2）方证的基本特点与内涵：后世学者将方与证之间的这种密切对应关系概括为方证相应、方证相关、方证相对、方证对应等。《伤寒论》第317条明确载"病皆与方相应者，乃服之"，因此用方证相应更能准确体现原著精神。

方证相应具有鲜明的内涵：首先是方为证立，《伤寒论》原文398条，随证出方者约260条。其次是证以方名，方证是以方为名的证。第三是方随证转，方证相应的原则要求方药必须随证的变化而变化，通过加减，实现方证动态的相应。《伤寒论》明曰"观其脉证，知犯何逆，随证治之"，经方的方证不是一成不变的。

（3）辨方证是辨证论治的尖端：辨六经可以明了病位、病性，则治疗大法可以确立，但若获得良效，则仍需进一步的细辨方证，使"病与方相应"。如太阳病治需发汗，但是发汗的方证有桂枝汤证、麻黄汤证、葛根汤证，还有大青龙汤证等。诸方证各有其相对固定的适应证，必须紧密结合患者的具体情况，选择恰当而适应整体的发汗药，即恰当的方证，方得取效。

同时，经方的方证不是一成不变的。在方证之上以六经八纲加以统摄，使诸方证出入变化，自有法度可循，而不致杂乱失序，才能化繁为简，同时又如法化裁，方可执简驭繁，而能多多益善。胡希恕先生指出"须知，经方虽少，但类既全而法亦备。类者，即为证的类别；法者，即适证的治法。若医者于此心中有数，随证候之出入变化，或加减，或合方，自可取用不尽"。医者若求取用不尽，必须于辨方证上着力用功。

胡希恕先生强调"方证是八纲六经辨证的继续，亦即辨证的尖端"，中医治病有无疗效，其主要关键就在于方证是否对应。这与一般的辨证方法立法组药不同，突出了方与证的契合，较立法与群药的组合更精准。

验案举隅

患者，男，40岁。腹泻年余，间服小建中汤、半夏泻心汤、参苓白术散、藿香正气散等方近半年，无明显改善，恒为所苦，继服中药治疗的信心亦有动摇。刻下症见腹中痛、腹泻晨起即作，日3～5行，肠鸣辘辘、脐腹喜温覆，咽中干痛，口中和，怕冷，四逆，身乏无力，头晕沉不清，神情淡漠，眠差，腰膝酸软，阳事不举，小便清长，舌淡暗苔白腻，脉沉细。中医辨证属少阳太阴合病，予四逆散合真武汤。

处方：柴胡12 g，枳实12 g，白芍12 g，炙甘草6 g，附子12 g，茯苓15 g，苍术15 g，生姜15 g。

上方服7剂，腹痛止，大便日一行，头晕沉好转，睡眠改善，精神转佳。纳差，脘腹胀，腰酸困，上方加陈皮30 g，服7剂，症已。

按：本例辨证较为复杂，必须仔细审证方能明晰。该患者除咽中干痛一症外，一派寒象，据太阴病提纲"太阴之为病，腹满而吐，食不下，自利益甚。若下之，必胸下结硬"。辨六经属太阴。太阴病的方证有很多，本例表里寒盛，饮邪肆虐，水气为患，辨作真武汤证。第316条："少阴病，二三日不已，至四五日，腹痛，小便不利，四肢沉重疼痛，自下利者，此为有水气"。初起少阴，里虚寒甚，很快转属太阴，第82条还指出"头眩"一症。"咽中干痛"，据少阳病提纲"少阳之为病，口苦，咽干，目眩也"。可辨属少阳，在本例乃水饮久而生郁热，壅逆于上。第318条："少阴病，四逆，其人或咳"冠首是少阴病，实质是原本是少阴病，而传入半表半里转属少阳。

本例乃少阳太阴合病，四逆散合真武汤证，二诊辅以陈皮化饮除胀，亦寓橘枳姜汤之意。前服诸方不效者，以小建中主虚劳腹中挛痛，半夏泻心以心下痞满为主，而同时上热明显，与本例郁热不同，参苓白术散渗湿行气，与芳香化湿之藿香正气均温化不足，更无清上热。一言以蔽之，辨证首在辨清六经，继之以辨明方证，才能药到病除。

164 系统与精确之六经辨证体系

《伤寒论》是历代医家最为推崇和研究最多的临床巨著，正如章太炎先生所曰："中国医药，来自实验，信而有征，皆合乎科学，中间历受劫难，中医胜于西医者，大抵以《伤寒论》独甚。"学者刘岳认为，《伤寒论》最大的贡献是建立了切合临床实际的辨证论治体系，六经辨证体系注重系统辨证，在此基础上发展起来的经方辨证体系，体现出精确辨证的内涵，精确辨证体系是系统辨证的精细化，更是辨证的具体化，以方证、药证为主要载体实现了"方""证"与疗效的一体化。

创立六经辨证，体现系统论思维

《伤寒论》通过对人体抗病的一般症状反应（如"发热或不发热""畏寒或恶热""无汗或汗出"）进行系统总结，归纳出中医学第一个辨证理论体系——六经辨证体系。六经辨证体系高度概括了人体抗击疾病时所表现出的六大状态，充分实践了中医的整体观念，并通过大量的临床实践，总结出疗效确切的六经病主方。

1. 系统辨证，首分阴阳：《伤寒论·辨太阳病脉证并治》曰"病有发热恶寒者，发于阳也；无热恶寒者，发于阴也"。这是关于辨证的纲领性条文，患者体质状态之强弱或是侵袭人体疾病之轻重，以及在人体与疾病抗争过程中表现出来的或为激烈的阳性反应，或为颓弱的阴性反应，都可以阴阳为纲进行辨证。在此基础上，《伤寒论》又进一步根据六经建立了更加具体的辨证方法。

2. 系统归纳，六经提纲：《伤寒论》通过系统归纳，总结出六经病的提纲证及主方。这一辨证诊疗体系建立在系统思维之上，对临床纷繁复杂的病痛表现进行了精练概括，奠定了中医学认识疾病的最基本方法。近两千年过去了，这些认知方法还能够指导现在的临床实践吗？

在疾病状态下，人体与疾病抗争的症状反应未变，如"发热或不发热""畏寒或恶热""无汗或汗出"；经古人系统归纳的六经病状态未变，太阳之"中风"、太阳之"伤寒"，以及"口苦、咽干、目眩"的少阳证等六经病变表现依然鲜明；运用相应方药后，患病机体症状反应很快得到改善或消失的结果未变。近两千年的实践表明，《伤寒论》建立的六经辨证体系是我们祖先与疾病作斗争的智慧结晶，是中医认识疾病的独特视角，是经过临床检验的科学方法。六病辨证体系体现了系统论的核心思想，充分运用了中医的整体观念，是系统辨证之典范。

汇聚实践经验，精确辨证显奇效

中医学的起源从最初的由"神农尝百草"而来的某药治某证、某药治某病，渐次发展至以几种药物进行配伍形成某方、并确定某方治某病证。张仲景则进一步"勤求古训，博采众方"，将前人经验提炼升华，形成了影响至今的经方医学。

经方之所以称为经方，不是因为其来源于《伤寒论》，而是在于它的经后世反复验证的确切疗效。尤其重要的是张仲景建立了经方特有的"方证相应"原则，强调有是证用是方。这一临床辨治方法既是朴素的，也是具体的、高效的，更是可重复的和可操作的，其价值所在就是精确的辨证。精确辨证源于实践，并在实践中反复检验，故而保证了临床疗效的确切性，彰显了经方的科学性。

桂枝汤方被柯韵伯誉为"群方之冠"，相应的方证也是张仲景阐述最多的。其通过 25 条条文，对如何使用桂枝汤、如何识别桂枝汤证等进行了明确的规范。现以桂枝汤为例，将张仲景的精确辨证方法做一分析。

1. 桂枝汤典型适应证：

《伤寒论》第 12 条："太阳中风，阳浮而阴弱，阳浮者，热自发，阴弱者，汗自出，啬啬恶寒，淅淅恶风，翕翕发热，鼻鸣干呕者，桂枝汤主之。"

《伤寒论》第 13 条："太阳病，头痛，发热，汗出，恶风者，桂枝汤主之。"

《伤寒论》第 53 条："病常自汗出者，此为荣气和，荣气和者，外不谐，以卫气不共荣气谐和故尔。以荣行脉中，卫行脉外，复发其，荣卫和则愈，宜桂枝汤。"

《伤寒论》第 53 条："病人藏无他病，时发热，自汗出而不愈者，此卫气不和也。先其时发汗则愈，宜桂枝汤。"

《伤寒论》第 95 条："太阳病，发热汗出者，此为荣弱卫强，故使汗出，欲救邪风者，宜桂枝汤。"

2. 桂枝汤不典型适应证：

《伤寒论》第 42 条："太阳病，外证未解，脉浮弱者，当以汗解，宜桂枝汤。"

《伤寒论》第 44 条："太阳病，外证未解，不可下也，下之为逆。欲解外者，宜桂枝汤。"

《伤寒论》第 45 条："太阳病，先发汗不解，而复下之，脉浮者不愈。浮为在外，而反下之，故令不愈。今脉浮，故在外，当须解外则愈，宜桂枝汤。"

《伤寒论》第 57 条："伤寒发汗已解，半日许复烦，脉浮数者，可更发汗，宜桂枝汤。"

《伤寒论》第 276 条："太阳病，脉浮者，可发汗，宜桂枝汤。"

《伤寒论》第 15 条："太阳病，下之后，其气上冲者，可与桂枝汤，方用前法。若不上冲者，不得与之。"

《伤寒论》第 24 条："太阳病，初服桂枝汤，反烦不解者，先刺风池、风府，却与桂枝汤则愈。"

《伤寒论》第 234 条："阳明病，脉迟，汗出多，微恶寒者，表未解也，可发汗，宜桂枝汤。"

《伤寒论》第 387 条："吐利止而身痛不休者，当消息和解其外，宜桂枝汤小和之。"

3. 桂枝汤类证鉴别：

《伤寒论》第 56 条："伤寒不大便六七日，头痛有热者，与承气汤。其小便清者，知不在里，仍在表也，当须发汗；若头痛者必衄。宜桂枝汤。"

《伤寒论》第 91 条："伤寒医下之，续得下利，清谷不止，身疼痛者，急当救里；后身疼痛，清便自调者，急当救表。救里宜四逆汤，救表宜桂枝汤。"

《伤寒论》第 164 条："伤寒大下后，复发汗，心下痞，恶寒者，表未解也。不可攻痞，当先解表，表解乃可攻痞。解表宜桂枝汤，攻痞宜大黄黄连泻心汤。"

《伤寒论》第 240 条："病人烦热，汗出则解，又如疟状，日晡所发热者，属阳明也。脉实者，宜下之；脉浮虚者，宜发汗。下之与大承气汤，发汗宜桂枝汤。"

《伤寒论》第 372 条："下利，腹胀满，身体疼痛者，先温其里，乃攻其表，温里宜四逆汤，攻表宜桂枝汤。"

4. 桂枝汤禁忌证：

《伤寒论》第 16 条："太阳病三日，已发汗，若吐、若下、若温针，仍不解者，此为坏病，桂枝不中与之也。观其脉证，知犯何逆，随证治之。桂枝本为解肌，若其人脉浮紧，发热汗不出者，不可与之也。常须识此，勿令误也。"

《伤寒论》第 17 条："若酒客病，不可与桂枝汤，得之则呕，以酒客不喜甘故也。"

《伤寒论》第 19 条："凡服桂枝汤吐者，其后必吐脓血也。"

《伤寒论》第 29 条："伤寒脉浮，自汗出，小便数，心烦，微恶寒，脚挛急，反与桂枝欲攻其表，此误也。得之便厥，咽中干，烦躁，吐逆者，作甘草干姜汤与之，以复其阳。若厥愈足温者，更作芍药甘草汤与之，其脚即伸；若胃气不和，谵语者，少与调胃承气汤；若重发汗，复加烧针者，四逆汤主之。"

张仲景通过列举的方法，将桂枝汤的具体运用方法进行了详细的描述，大致可以归类为典型适应证、不典型适应证、类证鉴别及禁忌证。从以上条文不难发现，"发热，汗出，恶风，脉浮"是桂枝汤的标准证。如果桂枝汤证不典型，一定要把握住"外证未解""表未解"。其中的"外"和"表"就是张仲景所说的太阳病，具体表现就是太阳病提纲证："太阳之为病，脉浮，头项强痛而恶寒。"条文特别强调的"外证未解"见证是"脉浮"，特殊表现是"气上冲"。从典型表现、类证鉴别和禁忌证来看，"汗出""自汗出"是桂枝汤的必见证。但出汗不是都要用桂枝汤，一定要与承气汤证、大黄黄连汤证、甘草干姜汤证等进行鉴别，鉴别点是有无太阳病。从以上条文不难看出，桂枝汤证就是以"出汗"为特征表现的太阳病，再具体讲，就是"汗出，恶风"或"汗出，脉浮"者，用之必效。

条文也告诉我们，有时虽然桂枝汤证存在，但如果有更加严重的四逆汤证，需先用四逆汤。当然，也有先用桂枝汤，再用大黄黄连汤等的治法，这是疾病轻重缓急和治法先后的问题；也有桂枝加大黄汤方证、桂枝加附子汤方证、柴胡桂枝汤方证等，这是桂枝汤的加减变化，以及何时运用合方的问题。

张仲景将疾病状态下"出汗"这个非常常见的症状反应，与六经系统中的太阳病结合，归纳出"汗出""恶风或脉浮"证，即桂枝汤证。通过服用桂枝汤，可缓解这些病理反应，包括合并的头痛、鼻鸣干呕等也可得以改善。疾病状态下的症状反应是纷繁复杂的，张仲景总结前人的经验，结合自己的临床实践，抓住了核心表现（也是最易识别的临床表现），并针对性地使用相应的方剂（包含药物的剂量、煎服法等），进而实践了一种看似朴素实则精细的中医辨证方法。其将"证"与"方"一体化，以方名证，使辨证精确、方药精确，形成了"证-方"一体的精确辨证体系。

精确辨证体系，继承还需创新

精确辨证体系源于临床而高于临床，它要求对疾病状态的准确把握，对临床疗效的苛刻追求。精确辨证是临床实践的产物，正如"大黄除实，当归止痛"。这是事实，这是祖先实践后得出的确切经验，这"遵循了张仲景辨证用药的法则"。精确辨证体系正是将这些经验升华，以方证、药证作为主要表现形式，以方证相应为主要原则，将疾病状态与临床用药精确对接，从而确保了把握疾病状态的准确性，运用方药的唯一性和疗效的确定性。

精确辨证体系是系统辨证的精细化，更是辨证的具体化。从上述桂枝汤证的分析不难看出，精确辨证需要系统思维，需要运用整体观念把握疾病状态、指导临床辨治。精确辨证更加强调辨证的具体化、特征化。如桂枝汤证从整体上讲是太阳病证，特征性的表现是"出汗"，具体化就是"汗出""恶风或脉浮"，这个具体化的证即是桂枝汤证。再如，往来寒热、胸胁苦满、默默不欲饮食、心烦喜呕，即为小柴胡汤的四大证。仲景还特别强调了"但见一证便是，不必悉具"，这不是放弃六经病的整体思维，而是更为重视能够反映疾病本质的某些特征性的证，属于方证相应的特例，也是"方-证"一体的精确辨证体系的充分体现。

辨证方法应当与临床用药及疗效直接挂钩，如果仅以"假设的理论"进行推演，很容易导致牵强附会、"理论合而事实不合"。方证、药证是精确辨证体系的主要载体，通过这个主要载体，可以实现"方""证"与疗效的一体化，但其绝不是舍医存药。它是根据人体与疾病抗争时所呈现的正邪盛衰的病理状态，辨证予以对应的方药，以解除疾病、恢复机体的正常状态。精确辨证是将临床症状与最佳的方、药、量相结合的辨证方法，强调实证，体现着中医认识疾病的整体观及方证相应的经验定律化的特征，是临床经验的精细化和临床实践的定理化。我们应将这种既能体现中医的疾病观，又保证确切疗效的精确辨证方法整理好，在临床上使用好，并进一步探究方证相应的内在机制。

"精确辨证体系"与当前提倡的"精准医学"有一些共性，但又各有特点。"精准医学"本质上是一种更为精确的个性化医疗，"精确辨证体系"则追求的是中医医疗的精确性和个体化，是精准医学思维的中医实践，二者在理论基础和实现形式上都存在很大差异。"精准医学"是通过基因组、蛋白质组等组学技术和其他医学前沿技术，对疾病进行精细分类及精确诊断，从而对疾病和特定患者进行个性化精准治疗的新型医学概念与医疗模式。"精确辨证体系"更多的是对中医学几千年临床实践经验的继承，应在对其不断完善的基础上，充分运用现代科学技术手段，将《伤寒论》总结的"方人""药人""方证"和"药证"等临床"定律"进行内在的相关性研究，尤其要从分子水平、基因水平探究其内在的规律和机制，进而为"精准医学"的发展提供独特的中医途径，更好地造福人类健康。

165　　六经辨证体系的体质思想

20世纪80年代，随着中医体质学说概念的提出，人们通过文献整理、理论探讨、流行学调查以及实验研究等方法，使中医体质理论得到了很大的发展。其中，有学者提出了"伤寒六经人"的假设，并进一步对《伤寒论》和《金匮要略》的体质思想进行了挖掘和阐释。近些年，随着中医体质学诸多重大理论问题的确立，作为一个新的学科分支，中医体质学获得空前发展。目前，中医体质理论在临床中如何运用成为重要的研究课题。

按照中医体质理论，个体的体质特征体现在健康和疾病的整个生命过程之中，在生理上表现为结构、功能、代谢以及对外界刺激反应等方面的个体差异性；病理上表现为个体对某些病因和疾病的易感性，以及疾病传变转归中的某种倾向性。因此，不仅可以在生理状态下把握个体的体质特点，也可从疾病发生、发展和传变转归过程中把握个体的体质特征。作为现存最早的中医临床辨证论治专书，《伤寒杂病论》具有独特的辨证论治体系，书中包含的体质思想也值得重视和挖掘。基于"六经钤百病""六经辨证适用于所有疾病"以及对六经辨证是"先辨六经，后辨方证"的认识，学者宋红普认为，可以从六经病发生、发展和传变转归的整个过程中去理解和把握《伤寒杂病论》的体质思想。

从发病观看《伤寒杂病论》体质思想

《金匮要略》中指出，"若五脏元真通畅，人即安和，客气邪风，中人多死"。认为如果五脏元气通畅，人体各脏腑、经络等组织器官功能协调，不易感受邪气发病；如果元气不足，脏腑功能失调，则客气邪风等各种致病因素易侵犯人体导致疾病的发生，甚至使人死亡。《金匮要略》还将疾病的病因与发病途径归纳为三类，"一者，经络受邪，入脏腑，为内所因也；二者四肢九窍，血脉相传，壅塞不通，为外皮肤所中也；三者，房室、金刃、虫兽所伤"。这三类之中，第一类和第二类所讲的致病因素皆是从外侵袭，属于外感范畴，第三类则是属于内外伤。外邪侵犯机体之后，由于体内脏腑经络功能的不同，也会导致发病倾向的不同。如果体内脏腑正气不足，邪气可以乘虚入内；如果体内脏腑正气充足，体表受邪之后，邪气不能入内，仅仅停留在肌表，导致四肢九窍壅塞不通。从《金匮要略》对疾病发病观的论述可以看出，良好的体质状态，能够有效地防止致病因素的侵犯而避免疾病的发生。这里的"五脏元真通畅"，体现的即是正常的体质状态，具有良好的"卫外力"和"自和力"，对外邪具有较强的防御能力，这种能力体现在脏腑经络功能正常协调、元气通畅，也是体质的具体表现形式。

体质不仅和发病与否有关，还和疾病发病的倾向性关系密切。例如，即使感受相同的外邪，伤寒的发病有"病发于阳"和"病发于阴"的不同；具体到六经病，太阳病有伤寒表实证和中风表虚证之分，少阴病有寒化证和热化证的不同。这些现象均体现了病邪侵犯人体之后，可因体质不同而表现出不同的证候。

由此可见，在疾病的发病过程中，体质差异是导致疾病出现不同证候的重要因素。从某种意义上说，六经病可以看作是六种类型体质与病邪相互作用所产生的六种病理表现。

从六经的生理病理特征理解六经体质

迄今为止，人们对六经辨证中"六经"的理解多是仁者见仁，智者见智。但从形式上看，六经辨证无非是将疾病按照临床特征首先分为六种大的类别，然后再进一步逐类分析。对于具体的每一经病，都有其相应的提纲证，有典型的和不典型的临床表现，有兼证、变证和坏证。当然，这六种病证之间也存在着特定的传变规律，如循经传、越经传和表里传，每一经病也均有各自发生发展变化的规律。这种规律是以"六经"的生理病理特点和病邪的性质为基础的，可以看作是病邪（致病因素）作用于具有某种生理特征的机体上的反应。这种生理特征从中医体质学的角度来看，就是体质。中医体质学认为，疾病是致病因素作用于机体之后而发生的，由于体质的差异，疾病的发生发展和传变有一定的规律可循。对于体质的把握，不仅能够从人体的生理特征把握，也可以从疾病过程中去认识。具体到"六经病"，可以从每一经病的生理基础和病理特征上探讨个体的体质特点。

1. 从"三阴三阳"理解"六经人"体质：三阴三阳原本是阴阳学说中的术语，它按照阴阳气量的多少，将阴和阳各分为三。《黄帝内经》中根据脏腑经络阴阳气的多少，分别用三阴三阳命名脏腑经络，其"六经"实际上是总领十二经脉及其所属脏腑以及阴阳、气血、津液、精神的生理功能，是将人体分为六大功能体系。在《伤寒杂病论》中，六经辨证中的"六经病"，是人体感受外邪后，六大功能体系在和外邪做斗争的过程中所表现出的各种症状和体征的综合，它既是外感病发展过程中的不同阶段，也可以看成是既互相关联又相对独立的证候，这些病证按照六经辨证，各自符合三阴三阳的属性特征。可见，《伤寒论》中的六经病，是病理状态下按照疾病的临床表现进行分类的，它体现着外邪侵犯人体之后的六种不同表现，是致病因素和体质相互作用的结果。"六经人"是以其所概括的脏腑功能在常态下偏盛或偏衰，及由此造成的整体阴阳之气的多少来划分的，它影响着外邪侵犯人体之后表现出的病证特点。

"六经人"体质和六经病的"三阴三阳"特征有着特定的联系。三阳体质之人属阳，阴阳之气量充足。其中太阳体质之人阴阳和平，气血充盛，脏腑健和，属最健壮者；阳明体质之人阳气重，主要是胃阳盛，津液偏欠，偏燥，属阳中之阳人；少阳体质之人阳气稍欠，胃阳略不足，胆火偏盛，三焦枢机弱，属阳中之阴人。三阴体质之人属阴，阴阳之气量不足。其中太阴体质之人阴盛阳虚，主要是脾阳不足，偏湿，属阴中之至阴人；少阴体质之人阴阳俱虚，阳虚甚，气血不足，主要是心肾阳虚，属阴中之阴人；厥阴体质之人阴阳俱虚，阴虚甚，主要是肝肾阴虚，肝与相火生发之气偏亢，属阴中之阳人。

2. 从病变特征理解"六经人"体质：在六经辨证体系中，六经病的每一经病均包括了病位、病性和病势的特点。既可以从《伤寒论》的原文中体会出每一经病变的基本特征，也能进一步结合医理，分析易患每一经病之人的基本体质特征。

从《伤寒论》原文看，太阳病的病变部位涉及足太阳膀胱经、足太阳膀胱腑和太阳所主的肌表营卫。主要证候为体表阳气被风寒邪气所伤，阳气开始抗邪，属阳证、表证的初起；如邪气循经入腑，则会有气化不利的蓄水证和血热互结的蓄血证。从其发病特征来看，患太阳病之人多具有在表阳气不足而在里不虚的特点。当然，如果外邪过于强盛，即使表不虚之人，也会感受风寒之邪而患病。因此，太阳体质之人应当是体质壮实，或者容易感受风寒之邪，偏于表虚之人。其体质应当包含卫阳充实之人、卫阳虚弱之人。卫阳充实之人，机体抗邪能力较强，平素不易感受外邪，感邪之后易表现为发热、恶寒、身痛、无汗等表实证；卫阳虚弱之人，腠理疏松，机体抗邪能力较差，容易感受外邪，感邪之后易表现为发热、恶风、汗出等表虚证。

阳明病的病变部位涉及足阳明胃经、胃肠之腑，邪气已经入里化热，因此，阳明病的主要证候是盛阳感热邪，两阳相争而出现大热、大实之证，属里证，为阳证的极期。阳明体质之人应当阳气偏旺，津液不足，容易出现内热亢盛伤津的特征，发病易表现为发热、大便干结的阳明腑实证，或者大便干结、小便数的脾约证。

少阳病，病变部位涉及足少阳胆经、胆腑和三焦，邪气在经为寒，在腑为化热。少阳主枢，受邪容易导致枢机不利，因此少阳病发病容易气郁，少阳内寄相火，少阳气郁容易化火；少阳涉及三焦，三焦是水液运行的通路，三焦不畅，水液代谢就会失调，容易生痰、生饮、生水。少阳体质的人应当阳气稍欠，胃阳略不足，三焦枢机不利。容易出现阳气不伸，情志抑郁的特征。发病易表现为胸胁苦满、情志抑郁、口苦咽干、头晕耳鸣等少阳证。

太阴病，病变部位涉及足太阴脾经和脾脏，足太阴脾脏主运化，升清，主肌肉四肢。脾与胃相表里，胃纳脾运，纳化相依；脾升胃降，升降相因；脾主湿，胃主燥，燥湿相济，共同完成人体的消化吸收、营养输布和糟粕排泄的功能，而为气血生化之源，人体后天之本。太阴病的主要证候是太阴脾脏的虚寒证，为阴证、里证，是阴证的初起的阶段。从其发病特征来看，易患太阴病之人当脾胃阳气偏弱，进食生冷油腻有腹泻倾向，或者平素畏寒，四肢不温，大便溏薄，或素有痰湿，体型虚胖。发病之后易出现腹满胀痛，呕吐腹泻，头重，肢体沉重，口中黏腻，大便不爽等症状。

少阴病，病变部位涉及手、足少阴心、肾以及足少阴肾经。由于心为五脏六腑之大主，肾为元阴元阳之根本，病及少阴，涉及人体根本阳气的动摇，故为阴证，里证，为阴证的危重期。从其发病特征来看，易患少阴病之人平素体质虚弱，或平素畏寒，腰膝酸冷，性功能减退，或平素怕热，喜思考，有失眠倾向，性功能虚性亢奋等特征。发病之后易出现神萎乏力，四肢逆冷，下利清谷或心烦，失眠，口咽干燥等少阴病的症状。

厥阴病，病变部位涉及足厥阴肝经、肝和心包，如果邪由少阴传来，也就是说在心肾真阳衰微的基础上，寒邪进一步传入厥阴，则属阴证、里证，为阴证的终末期，最终不可避免地出现阴盛阳绝的死证。但如果是外寒直接侵袭厥阴经、脏，则属可以治疗的厥阴寒证。而当阴寒郁遏厥阴相火，相火郁极而暴发时，又会有热证、寒热错杂证、厥热进退证、自愈证等出现。从其发病特征来看，易患厥阴病之人当平素不耐寒热，性情急躁易怒，控制情绪的能力较差。发病之后容易出现咽干口燥、头晕眼花，耳鸣，烘热汗出、失眠健忘、腰膝酸软，或者神疲乏力，头晕眼花，虚烦不宁，头痛耳鸣，烘热汗出，或者出现面红如妆、时时汗出、四肢厥冷等厥阴病的症状。

易患六经病之人，平素体质多具有相关脏腑经络的功能偏颇，一旦受到致病因素的作用，往往使得相关脏腑经络功能失调，病邪易从体质而化，表现出相应六经病的症状。因此，有学者认为六经辨证实际上就是在辨三阴三阳六系统病变基础上，参照患者不同体质类型所进行的方剂辨证。

从六经病的传变转归理解体质

按照《伤寒论》的叙述，六经病之间不是孤立的，它们之间可以相互传变。这种相互传变可以看作是致病邪气与机体的相互作用而引起的。由于体质的差异，致病邪气侵犯人体之后，可以出现不同的传变趋势。在六经病的传变中，太阳病可以传到其他五经，既可循经传入阳明，又可表里相传入少阴，还可传入少阳、太阴、厥阴；阳明病既可由太阳、少阳传入，也可由太阴病脏邪还腑、阴病出阳而来；少阳病可由太阳病失治误治之后传来，也可因厥阴病阳气恢复，脏邪还腑，阴病出阳而来；太阴病可由太阳病、阳明病误治或少阳病失治误治，导致脾阳受损外邪内侵而来；少阴病可由太阳、太阴病失治或误治，正气受损而传来；厥阴病既可由太阳病传来，还可以由少阴病循经而传或者由少阳病表里相传而来。其中，在六经病的传变过程之中，正气的强弱对其传变与否有较为重要的影响。而具体的传变途径，则和相关脏腑经络的功能状态，即六经体质特征关系密切。三阳病传入三阴往往由正气不足，或三阳病失治误治、损伤阳气所致；三阴病脏邪还腑，传入三阳往往也是由于阳气恢复，正气驱阴邪外出所致。具体到六经病之间的传变，例如患太阳病之后没有及时治疗，机体阳热素盛的话，病邪容易入里从阳化热而表现为阳明病；素体阳气不足的话，病邪容易入里从阴寒化而表现为少阴寒化证。

从六经方证理解《伤寒论》体质思想

由六经辨证的逻辑思维过程看，包含着"先辨六经，后辨方证"的过程。在《伤寒论》对六经病的论述中，每一经病皆有提纲证，然后又有各种不同的方证，对这些方证进行归纳，形成了"方证相应"的辩证思想。

　　对经方的方证进行分析，可以大致梳理出能够代表六经病中每一经病常见证候类型的方剂，使得"方证相应"之辨证体系化。如太阳病中的麻黄汤证，代表着以发热、恶寒、身痛、无汗为基本表现的太阳伤寒证；桂枝汤证代表着以发热、恶风、汗出为基本表现的太阳中风证；阳明病中的白虎汤证代表着以大热、大渴、脉洪大为基本表现的阳明经证；承气汤证代表着以发热、大便干结为基本表现的阳明腑实证；麻子仁丸证代表着以大便干结、小便数多为基本表现的脾约证；少阳病中的小柴胡汤证代表着以胸胁苦满，抑郁心烦，恶心呕吐，口苦咽干，头晕耳鸣为基本表现的少阳证；太阴病中的理中汤证代表着以腹满冷痛，畏寒肢冷，呕吐下利清水等为基本表现的太阴阳虚之证；少阴病中的四逆汤证代表着以畏寒肢冷、腰膝冷痛、神疲思睡，甚至四肢厥冷、冷汗淋漓为基本表现的少阴寒化证；少阴病中的黄连阿胶汤证代表着以发热、心烦、失眠、五心烦热、遗精等为基本表现的少阴热化证；厥阴病中的乌梅丸证代表着以消渴，气上撞心，上腹部热痛，胃中嘈杂似饥而不欲饮食为基本特征的厥阴上热下寒证等。

　　基于六经方证思想，有学者结合六经的生理病理特征，归纳出了三阴三阳体质，同时指出"太阳体质的人，易发生麻黄汤证、桂枝汤证、大青龙汤证、小青龙汤证等；阳明体质之人，易发生承气汤证、麻子仁丸证等。当然，这种情况也不是绝对的。阳明体质之人，初受风寒，也可暂时表现为阳明病麻黄汤证；少阴体质之人，初受风寒，可表现为少阴麻黄附子细辛汤证；少阴体质之人，情志不畅，气机郁滞，也可表现为少阴病四逆散证；阳明体质之人，感受外邪，郁热不解，也可表现为阳明病小柴胡汤证"。认为六经辨证是在辨三阴三阳六系统病变的基础上，参照患者不同的体质类型所进行的方剂辨证。

　　当然，由于疾病在发生和发展过程中有传变和传经的现象，《伤寒论》中的许多方剂都可以出现在不同种类的六经病之中，如桂枝汤不仅仅用在太阳病中，承气汤也不仅仅用在阳明病中，还有许多方剂在临床应用中也会作为基本方根据不同的病情进行加减。以某一方的适用范围作为基本出发点，可以归纳出方证的基本表现。这种方证辨证又可跨越六经病的架构。由于疾病的发生是特定的致病因素与体质因素相互作用的结果，临床中的某些方证往往有特定的易患人群，这些人群患病之后，往往使用这些类方治疗具有肯定的疗效。因此，也可将这些特定的人群归纳为某种特殊的体质类型。如有学者将《伤寒论》中方证和体质辨别相结合，归纳出"方证体质"，认为体质由外观特征和好发症状两大块组成。如"温经汤体质""三黄泻心汤体质""炙甘草汤体质""黄芪桂枝五物汤体质""桂枝茯苓丸体质"等，一旦在临床中确认某人属于某种体质类型，则针对其体质特点，使用这些方剂调理往往屡试不爽。这种体质分类虽不能概括临床所有的体质类型，但由于其抓住了疾病发生发展过程中病证、体质与经方方剂之间的特征性关系，对中医临床往往具有直接的指导意义。

　　总之，由于体质在生理上表现为形态结构、生理功能、心理特征以及对外界刺激的反应等方面的个体差异性；病理上表现为个体对某些疾病的易感性以及疾病传变转归中的某种倾向性。既可以通过个体的形态结构、生理功能和心理特征的差异把握个体体质，还可通过分析机体从健康到疾病的动态过程把握体质在具体病理状态下的反应，通过个体易患疾病及发病之后的传变、转归规律来把握体质。通过分析《伤寒论》的发病观和六经病的传变、转归以及方证特征，来深入分析其体质观，并在临床中把握经方体系中的六经体质观和方证体质观，提高对《伤寒论》辨证体系的认识。

166 《伤寒论》三阴三阳辨治理论体系

　　阴阳是中医学中的一对重要概念，三阴三阳是对阴阳概念的延伸，是"一分为二"属性论和"一分为三"时空观的有机统一。学者马文辉等认为，在《伤寒论》中，三阴三阳是被赋予了丰富内涵的辨证体系。

三阴三阳的起源

　　1. 阴阳最初的含义是指昼夜："昼"和"夜"是上古先民观察到的非常基本的自然现象，二者最直观的区别是"白"和"黑"，其最原始的象形表意符号可能是○和●，时间的变化就是○和●的交替，即○—●—○—●……随后先民们把一昼一夜的时间概念抽象为一日，这就是最初"阴"和"阳"的含义。

　　2. 三阴三阳最初是对昼夜时间的进一步划分：随着时代的推移，仅用"昼夜"或"阴阳"表征时间已无法满足当时的生产生活需要，于是由"昼夜"逐渐衍生出"六时"（上午、中午、下午、前夜、子夜、后夜）的概念，相应地由"阴阳"也逐渐衍生出"三阴三阳"（太阳、少阳、阳明、太阴、少阴、厥阴）的概念。最初"昼夜"与"阴阳"的概念是相互对应的，"六时"与"三阴三阳"的概念也是相互对应的。

　　3. 三阴三阳的时间关系：先民把一天分为三阴三阳六时，三阳主昼，三阴主夜，太阳为初始之阳，生于日出；少阳为最盛之阳，应于日中；阳明为末了之阳，终于日入。太阴为初始之阴，生于合夜；少阴为最盛之阴，应于夜半；厥阴为末了之阴，终于平旦。进而又把一年分为三阴三阳六节，太阳始于春分，少阳应于夏至，阳明止于秋分；太阴始于秋分，少阴应于冬至，厥阴止于春分。

三阴三阳的哲学意义

　　哲学范畴的三阴三阳可拆分为两个命题，即"一分为二"的属性论和"一分为三"的时空观。这两者讨论的不是一个范畴的内容。"一分为三"研究的是事物的空间结构和时间秩序，"一分为二"研究的是事物的属性及其内部对立统一的关系。

　　1. "一分为三"的时空观——三才之道："一分为三"是宇宙的生成论，是对空间结构和时间秩序的划分，"一分为三"将空间分为前中后、上中下或左中右，将时间分为过去、现在、将来或昨天、今天、明天。在"一分为三"的时空观中，时间与空间相互依存，时间只能是某一空间的时间，否则时间将无所依附；空间也只能是某一时间的空间，否则空间将变成静止而死寂的空间。这种一分为三的观点在《易经》中被称为"三才之道"，《易经·系辞下传》曰："易之为书也，广大悉备，有天道焉，有人道焉，有地道焉。兼三才而两之，故六；六者非它也，三才之道也。"

　　2. "一分为二"的属性论——一阴一阳之谓道：阴阳是用以标示事物属性的一对哲学范畴，阴阳双方都以对方的存在为自身存在的前提条件。《类经·阴阳类》曰："阴阳者，一分为二也。""一分为二"描述的是物质的运动形态和存在方式，而非物质本身。《易经·系辞上传》曰："一阴一阳之谓道，继之者，善也，成之者，性也。"这"一阴一阳"的"道"就是"一分为二"。

　　3. 三阴三阳时、位、性、度的世界观和方法论——三极六爻：三阴三阳是"一分为三"和"一分为二"的有机结合，即《易经·系辞上传》曰："六爻之动，三极之道也。"每个事物都存在着时空的立体维度，每个维度都可以区分为对立统一的阴阳两种属性，该属性总会以此消彼长，或共消共长形式运动。因此"一分为三"是世界观，"一分为二"则是方法论，两者结合涉及时（时间）、位（空间）、性（属性）、度（程度）四个维度。

《伤寒论》的人体系统解剖思想

人体结构虽然复杂，但均可以抽象为暴露于自然界的表部，包裹在内的里部，介于两者之间的半表半里部。在人体这个圆筒结构内，装填着担负人体生命活动的各个系统、器官和组织。

1. 表部：人体中与外界相接触的部分和支撑机体的躯壳框架为表部，表部以肺脏为主导。在动物进化过程中，肺脏逐渐取代了皮肤呼吸的功能，肺与皮毛关系密切，功能相连。因此，皮肤、运动系统、呼吸系统、生殖系统、外周神经等属于表部范畴。表部的功能是适应环境，并与之发生密切关系，以完成呼吸、运动、体温调节和与外界的信息互换。

2. 里部：人体中和饮食物相接触的部分为里部。在人体，上自口腔，下至肛门，以平滑肌组织为主形成了一条粗细不匀、弯曲缠绕的管道，构成了有机的里部系统，这其中胃承担着"主受纳"的功能，在饮食物的传输方面起主导作用。《伤寒论》中用"胃家"代表胃、小肠、大肠等腑系统，小肠承担着"主运化"的功能，小肠将经过胃初步腐熟的食糜充分消化、吸收，使水谷精微进入体内。因此，里部的功能是适应饮食，完成水谷和水液的摄取、消化、吸收、排泄。

3. 半表半里部：人体中通过大血管与心脏相连的部分为半表半里部。半表半里部以心为主导，表部吸入的清气和里部吸收的水谷精微注于心，合化为赤而变成新鲜血液。血液在心脏的推动下，环周不休，营养周身，人体中任何一处都要受血液的灌注才能发挥正常的生理功能。血液无处不到，是各种功能活动的物质基础。中枢神经、心、肝、胰、脾、肺、肾、内分泌腺体等内脏都属于半表半里部的范畴。半表半里部横跨表里二部，其功能是沟通表里内外。

4. 表部、里部、半表半里部共同构成有机的整体：表部、里部、半表半里部在结构和功能上相互独立，又相互关联，每一部都不能离开整体而单独存在。表部与空气接触，吸清吐浊，完成气体交换；里部与饮食物接触，运化水谷，完成营养物质的吸收和糟粕的排泄；由表部摄取的清气和里部摄取的水谷精微，在体内通过一系列的生化过程形成血液。血液的循环，沟通了表里，形成了半表半里部，初步达成了机体的完整和统一。

肺脏既是表部的主导器官，又是半表半里部的重要器官，因为在肺脏的终末结构—肺泡的两边，一边是外界的空气，另一边是川流的血液，肺脏通过其特有的结构将外界与血液联系起来，血气屏障是血气交换的通路和场所，因此肺脏具有二相性，为表部与半表半里部的中介脏器。肝脏和胰脏既是里部的重要器官，又是半表半里部的重要器官，肝脏和胰脏分别是体内第一和第二大消化腺，其分泌的胆汁、胰液、多种激素和酶与饮食物的消化吸收和利用关系密切，里部吸收的水谷精微也需通过肝脏进入体循环，血食屏障是血食交换的通路和场所，因此肝脏和胰脏具有二相性，为里部与半表半里部的中介脏器。肾脏是半表半里部的重要器官，通过血尿屏障调节血水关系，主管水液代谢的调节，表部通过汗液，里部通过大便亦参与水液调节，因此肾脏为表里二部的中介脏器。心脏是半表半里部的主导器官，心主血脉，血走全身，三部的相互联系要通过半表半里部完成，心脏为三部的中介脏器。

《伤寒论》三阴三阳辨证论治理论体系

《伤寒论》条文中随处可见三阴三阳的称谓，在不同语境中传递着各自的讯息，涵盖时、位、性、度多个方面，共同形成三阴三阳辨证论治体系。

1. 三阴三阳时间辨证：三阴三阳作为时间辨证的标尺时以"六病时"和"六病欲解时"的形式存

在。《伤寒论》中没有明确论述六病时，但在各病中分别论述了六病欲解时，六病欲解时就是六病时，两者是一个事物的两个方面，病时病情加重，为病进；病时病情减轻，为欲解。如太阳病在"从巳至未上"的时间内，若病情加重即为未解；若病情减轻则为欲解，该时即为"欲解时"，其余各病亦然。

六病时和六病欲解时均非与时钟相对应的机械时，而是"天时"。《周髀算经》曰："冬至，日出辰而入申……夏至，日出寅而人戌。"少阳病欲解时的"从寅至辰上"为日出之时，阳明病欲解时的"从申至戌上"为日入之时，其所言跨越三个时辰，系四时日出日没时间不同的缘故。"从寅至辰上"中"从寅至辰"只是一个起始的时间，指日出之时，而从寅至辰以上的"天时"才是少阳病欲解时的起始时间。

因此辨某某病脉证并治的"××病"指的是在某一时段发生（有时也指就诊）的疾病。如《辨太阳病脉证并治》篇中，无论出现什么样的脉证，只要在从巳至未上这个时间段发病（或就诊）都称作太阳病，其余各病亦然。比如少阴病承气汤证，是在少阴时出现的承气汤证；太阳病桃核承气汤证、五苓散证，是在太阳时出现的桃核承气汤证、五苓散证；阳明病吴茱萸汤证、麻黄汤证，是在阳明时出现的吴茱萸汤证和麻黄汤证等。

2. 三阴三阳空间辨证：《伤寒论》第 148 条"必有表，复有里也……此为半在里半在外也"。把疾病的空间病位落实在了表、里、半表半里三部上。对《伤寒论》带有明显部位特征的症状进行归类，可以勾画出病理"三部"的范畴。其中由头面、项背、腰体、四肢、手足、周身皮毛以及呼吸道表现出的症候群构成了表部范畴；上至胸膈，连及心下、胃中、脐腹、少腹，下到小腹的整个消化系统表现出的症候群构成了里部范畴；上至咽喉，前有心胸，后为心背，旁达两胁等，以胸腹腔主要脏器（如肺、心、肾）系统表现出的症候群构成了半表半里部范畴。

发生疾病后，有的部位易表现出实热性质的症状，有的部位易表现出虚寒性质的症状，我们称这些常表现为实热症状的部位为阳位，常表现为虚寒症状的部位为阴位。其中头颈躯干为太阳位，四肢为厥阴位；胃脘为阳明位，腹部为太阴位；胸部为少阳位，背部为少阴位。

《伤寒论》中单独使用三阳三阴名称时，如太阳受之、太阳中风、太阳初得病时、太阳随经、阳明内结、转属阳明、属阳明、阳明居中主土、转在太阴、太阴者、太阴中风、太阴为病、属太阴、少阴汗、厥阴中风等，多指代部位或系统。

3. 《伤寒论》核心辨证方法——三阴三阳六病分证论治：六病提纲证，即六证，是病时、病位、病性三者统一的纲领性脉证。其中少阳证好发于上午，太阳证好发于中午，阳明证好发于下午，太阴证好发于前半夜，少阴证好发于半夜，厥阴证好发于后半夜；太阳证、厥阴证病位在表，阳明证、太阴证病位在里，少阳证、少阴证病位在半表半里；三阳证病性属实、属热，三阴证病性属虚、属寒。

太阳证属表，少阳证属半表半里，阳明证属里，太阴证属里，历代医家对于这四证的病位归属认识基本一致，但对于少阴证和厥阴证的配对与归属问题却存在较大分歧。《素问·阴阳离合论》曰："三阳之离合也，太阳为开，阳明为合，少阳为枢。三阴之离合也，太阴为开，厥阴为合，少阴为枢。"少阳为二阳之枢，少阴为二阴之枢，且少阴证"脉微细，但欲寐"是心功能不全，有效循环血量减少，既虚又寒的表现，故少阴证与少阳证一样同居半表半里。而一般认为的厥阴提纲证《伤寒论》第 326 条，所述症状皆属消化系统，若据此把厥阴证归入里部，则表部有阳无阴，里部一阳二阴，不符合阴阳对立统一的原则，因而不能代表厥阴证。厥阴病篇中"阴阳气不相顺接"是所有厥证的共有病机，由四肢末梢循环障碍所致，故第 351 条"手足厥寒，脉细欲绝者，当归四逆汤主之"才是厥阴证，而厥阴证病位在表部。

治疗依病性而确立。太阳证治用汗法，辛凉解表，方选葛根麻黄汤（即麻杏甘石汤加葛根）；少阳证治用清法，清热除满，方选黄芩柴胡汤（即黄芩汤加柴胡）；阳明证治用下法，泻热除实，方选大承气汤；太阴证治用温建法，温里建中，方选苍术干姜汤（即《金匮要略》甘草干姜茯苓白术汤易白术为苍术）；少阴证治用温补法，温阳益气，方选附子汤；厥阴证治用温通法，温通血脉，方选当归四逆汤。

六证是六病的典型存在形式，其病时明确，病位单一，病性相对简单，治疗时针对性强；而《伤寒论》中所记载的大部分病证是非典型的六病，它们或发病时间无明显规律，或涉及多个病位，或病性错综复杂，其治疗也需要考虑多个因素。作为基础证，六证对于其他病证的辨证分析具有指导意义，比如旋覆代赭汤证、吴茱萸汤证、五苓散证和桃花汤证，这些病位都在里，性属虚寒，虽非典型的太阴证，但若使用苍术干姜汤治疗，确皆可获效。

《伤寒论》中，有时尽管两汤证病位相同，病性也基本一致，但阴阳偏性的程度却存在差异，比如四逆汤证与通脉四逆汤证，两者皆有吐、利、汗出、厥冷等症状，两方药味相同，但剂量不同，说明通脉四逆汤证在虚寒程度上较四逆汤更甚。这种细微之处的拿捏就是三阴三阳病性、程度辨证的体现。

在《伤寒论》中，三阴三阳称谓用时间、空间和病性等范畴时排列顺序或配对关系不完全相同。比如用于描述时间时，排列顺序依次为：少阳、太阳、阳明、太阴、少阴、厥阴；用于描述病位、病性时，配对关系为：太阳对厥阴、少阳对少阴、阳明对太阴。《黄帝内经》也记载了多种三阴三阳配属关系。这可能是因为秦汉时期有多个探讨三阴三阳关系的学说并存，仲景受这种学术现象影响，在《伤寒论》中同时运用了两种三阴三阳配属关系论述其辨证体系。

三阴三阳是贯穿《伤寒论》的一条主线，从时、位、性、度四个维度把握这条主线可以更准确地理解仲景的辨证思路。《伤寒论》中的三阴三阳在发病时间、病位、病性方面的含义已被基本解开，但各方证之间阴阳偏性程度的差异还有待诠释。

167 《伤寒论》三阴三阳时位辨证

　　《伤寒论》的三阴三阳俗称"六经"。自宋以后，一直是历代医家争论的焦点，由此而形成的伤寒学派，仁者见仁，智者见智，可谓一人一伤寒。直至今日，三阴三阳的本质仍未被揭示出来。本着以仲景解仲景的历史唯物主义的态度，学者马文辉等认为，《伤寒论》的三阴三阳是一个"时位"概念，它揭示了外感热病在不同时间阶段和空间结构中的基本规律。"六病"是仲景对外感热病的一种时间分类方法，其意义在于仲景从大量的医疗实践中发现了外感热病的发生、发展、转归和时间之间的某种内在的规律性的联系，至今仍有重要的现实意义和临床价值。

三阴三阳是一个时序概念

　　《伤寒论·伤寒例》曰："夫欲知四时正气为病及时行疫气之法，皆当按斗历占之。"人与自然的和谐，其中一个重要的内容就是要与"时序"同步，即"因时之序"。正如《黄帝内经》所曰"化不可代，时不可违""四时之序，逆从之变异也"。时序包括辰序、日序、月序、节序、年序等不同的时间、时期呈现的节律性。出现时序的规律性变化的内在原因，即日、月、星辰的周期性运动变化，揭示了人与天地相应更深刻的"因天之序"的重要思想。人体阴阳气血与日月星辰、四时八正的变化有同步效应，即人体的"生物钟"是人与自然长期作用不断进化的结果。因此，《素问·八正神明论》曰："凡刺之法，必候日月星辰，四时八正之气，气定乃刺之……是以因天时而调血气也。"

　　古人称外感热病为时病，即与时间密切相关的疾病。以时间命名、归类外感热病的方法是中医的重要特点。其中节序与时病的发生即病因关系密切，如伤寒、温病、中风、湿温、热病等以五运六气之风寒暑湿燥火来命名疾病。日序与时病的发展转归即病程关系密切，如伤寒由表入里、由浅入深、由上而下、由阳而阴的太阳、阳明、少阳、太阴、少阴、厥阴的传变规律，以及后世温病学派的卫气营血的传变趋势。辰序与时病的显现愈解关系密切，一日之中病有轻有重、病势有显有隐，这对于辨识和鉴别脉证有重要意义，如热入血分的发热夜间明显，阳明潮热下午为甚，风寒表证发热中午前后较重。因而，三阴三阳所指不同，所言也异。这样就形成了《伤寒论》对外感热病的三阴三阳的时间分类特殊的方法。

六病是对外感热病的一种时间分类方法

　　《伤寒论》的编排体例是按三阴三阳六病进行分类的。那么六病究竟指的是什么呢？这在伤寒学派中各家认识大相径庭。

　　1. 六时的概念：《素问·生气通天论》曰"阳气者，一日而主外，平旦人生气，日中而阳气隆，日西而阳气已虚"。把一天之阳分而为三，平旦、日中、日西。《素问·金匮真言论》也曰："平旦至日中，天之阳，阳中之阳。日中至黄昏，天之阳，阳中之阴。合夜至鸡鸣，天之阴，阴中之阴。鸡鸣至平旦，天之阴，阴中之阳也。"古人把一日分为十二时辰，一日之阳始于平旦，终于黄昏。一日之阴始于黄昏，终于平旦。平旦为寅时，日中为午时，黄昏为戌时，鸡鸣为丑时，阳起于寅而终于戌，阴起于戌而终于寅。寅卯辰巳午未申酉戌为阳，戌亥子丑寅为阴，阳中有阴，阴中有阳。平旦、日中、日西、黄昏、合夜、鸡鸣等为"天时"，而十二时辰等为"时标"。人体生物钟是与天时相应，"时标"即今天的"机械钟"，仅是人们认识和标识时间的一种方法。机械钟（时标）不随时节、地域而变化，而"天时"就不同了，它是一个动态的时间概念。时病（外感热病）的表现形式、发病特点与昼夜时序节律同步，三阳占去一日的三分之二，三阴只占三分之一，体现了天人合一、人附天数的思想。

2. 六病时与六病欲解时：《伤寒论》中没有明确提出六病时，但却论述了六病欲解时，少阳病从寅至辰上，太阳病从巳至未上，阳明病从申至戌上，太阴病从亥至丑上，少阴病从子至寅上，厥阴病从丑至卯上。对六病欲解时，历代医家争议非常大，认为它与临床实际不符。藏东来认为：欲解时就是六病时，即搞清楚、弄明白六病的时辰。病时是指发病痛苦的主要时辰（即六时的某个时间），病程则是为病后的日数日期（涉及病的传变、痊愈或死亡）。病时有着病程的特异性，病程有着病时的连续性。六病都有一定的病时和一定的病位，亦有病程发展的日期过程，就是六病时位的基本含义。《周髀算经》记有测天的方法："冬至日加（指漏壶上纪时的指标所指的时刻）酉之时，西游所极。日加卯之时，东游所极……冬至，日出辰而入申……夏至，日出寅而入戌。"这对理解《伤寒论》六病欲解时具有重要的启发意义。所谓从寅至辰上即日出之时，从申至戌上为日入之时，其所言必三辰者，缘冬夏四时日出日没之时间有早晚故也。从寅至辰上决不是后世理解的这个时段为少阳病欲解的时间，关键在于"上"字，寅至辰只是一个起始的时间，而不是狭义的、机械的某个时间段。一年之中不同季节，日出是不一样的，从寅至辰以上的"天时"才是少阳病欲解的起始时间，也是少阳病加重显现的起始时间。也可以这样理解，六病时和六病欲解时，是一个事物的两个方面，如果"病时"病情加重，为病进；反之"病时"病情减轻，则为病退，为欲解。这样六病欲解时就与临床实际一致了，也可使《伤寒论》的病时和欲解时得到合理解释。如太阳病在巳至未上的自然"天时"内，病情显现为进，为未解。反之减轻则是要欲解的时刻，其他也然。这样，外感热病的发生、发展、转归就有机地统一起来，六病时和欲解时只不过是在同一时间上不同时期的不同表现而已，并遵循"天时"即季节不断变化，而非"时标"即机械钟。这在诊断、治疗和预后上都有重要意义。六病时为诊断提供了一个重要依据，对用药也提供了一个因势利导、先其时而治的思想。这种使药力得正气之助而抗邪外出的方法起到了四两拨千斤，事半功倍的效果。另外，也可根据六病当重不重，当显不显的病情推测欲解时。

3. 六病是和六病时密切相关的一个时间概念："××病"即在某一时段发病，就称为某病。在《伤寒论》中所有冠六病的条目仅表示一个病时概念，即在太阳时发病无论出现什么样的脉症都称作太阳病。在少阴时发病无论出现什么样的脉症都称作少阴病。如少阴病承气汤证，是在少阴时出现的承气汤证。太阳病桃核承气汤证、五苓散证，是在太阳时出现了蓄血证、蓄水证。阳明病吴茱萸汤证、麻黄汤证，是在阳明时出现了吴茱萸汤证和麻黄汤证等。

三阴三阳是一个与空间病位相关联的概念

1. 三阴三阳的三部定位：古人认为六气的运行要有一定路径、经界，在不同的时间六气所主的空间位置是不同的。《伤寒论》继承了《黄帝内经》中三阴三阳的空间病位观，却否定了"经络病位"和"六经传变"观，确立了表、里、半表半里的三部病位观。《伤寒论》中众多单独使用三阳三阴名称的多指部位、系统而言，如太阳受之、太阳中风、太阳初得病时、太阳随经、阳明内结、转属阳明、属阳明、阳明居中主土、转系阳明、阳明中风、少阳中风、属少阳、转入少阳、系在太阴、太阴者、太阴中风、太阴为病、属太阴、少阴汗、厥阴中风等。三阳之气，太阳主表、阳明主里、少阳主半表半里，这在《伤寒论》中是很清晰的。《伤寒论》在三阴主位上并不十分明了，把三阴统称里证是极不准确的，这对三阴定位造成了极大混乱。《素问·阴阳离合论》曰："太阴为开、厥阴为合、少阴为枢。"张景岳曰："太阴为开，居阴分之表，厥阴为合，居阴分之里也，少阴为枢，居阴分之中也，开者主出，合者主入，枢者主出入。"这样，太阳为三阳之始，厥阴为三阴之末，一开一合，一入一出，阴阳相交，对立依存，同属表部。阳明为三阳之末，太阴为三阴之始，一开一合，一出一入，阴阳相接，对立依存，同属里部。少阳为二阳之枢，少阴为二阴之枢，沟通表里，联系内外，同属半表半里。

2. 六证的概念：六证是在六气所主的时间和部位发生病变所表现出的特异性脉证。六证即后世所谓的提纲证，它是六病的特殊表现形式，是病证的时位统一。《伤寒论》中有太阳证、阳明证、少阳证、少阴证等。六病的提纲证"××之为病"的脉证即六证。《伤寒论》六病的提纲证历来争议也很大，仲景的六证只是一个病时和病位的辨证，不具有病性特征。如"太阳之为病，脉浮、头项强痛而恶寒"，这是一个病位在表、病时在太阳时的时位统一的特异性脉症，也可称为典型的太阳病。其他亦然。

3. 六病和六证是不同的两个概念：六病只有时间性，而六证不仅有时间性，还有空间性，是六病时位上的统一和特异性的脉症。六证是典型的六病，六病是非典型的六证。所以《伤寒论》六病的每一病中，各种各样的方证都有可能出现，它们或者仅病时，或者仅病位与六证一致。相反，同一方证，由于病时不同，表现是有差异的。如吴茱萸汤证在阳明病时、少阴病时、厥阴病时表现是不同的，阳明病、少阴病的大承气汤证，猪苓汤证表现也是各异的。这对于准确辨识方证在不同时间段的表现是十分重要的。也就是说，同一方证由于时间不同，其表现是有差异的。

合病与并病

《伤寒论》以六病为体例的归类和划分外感热病的方法，显然克服了以季节日数为体例的一些不足，同时也产生了这样一个问题，就是有大量的病证，病时横跨两个时段或几个时间段。仲景创立了合病、并病解决了这一现象。没有明显的六时特点的病证，仲景直称伤寒，或以其他病名来命名，如霍乱、黄疸等。

《伤寒论》的体例，辨太阳病脉证并治上，主要论述太阳病，辨太阳病脉证并治中主要论述太阳阳明合病，辨太阳病脉证并治下主要论述太阳少阳合病。辨阳明病篇主要论述阳明病和阳明少阳合病以及三阳合病。辨少阳病篇主要论述了少阳病及三阳合病，非常有次序。三阴病由于病时相互重叠，因而也就没有合病、并病一说了。

验案举隅

许某某，女，52岁，会计。2003年12月23日初诊。患者咳嗽气喘4个月余，后半夜加重，不能入睡，痰白量多，口渴，饮水多，小便频，体胖，舌质红、苔白而干，脉沉，经多家医院中西药反复治疗无效。后怀疑为间质性肺炎。处猪苓汤6剂。

二诊（2004年1月1日），咳嗽减，但不明显，再详细询问病时，发现每日凌晨5～7时咳嗽加剧，吐出大量白色泡沫痰，甚至小便失禁、出汗、气短、咽痛、胸痛、喝水后上逆，方用麻黄升麻汤合猪苓汤。

三诊（2004年1月10日），咳嗽气喘明显好转，胸不痛，早晨5～7时仍咳吐泡沫痰，痰黏难咳，多汗，去猪苓汤单用麻黄升麻汤加黄芪（知母10 g、黄芩10 g、玉竹10 g、白芍3 g、干姜3 g、天冬3 g、桂枝3 g、茯苓3 g、白术3 g、麻黄6 g、升麻6 g、当归6 g、五味子3 g、甘草10 g、桔梗3 g、黄芪6 g），共计服药1个月余，诸症尽消。

2004年9月18日又来诊，言愈后半年未发，近日出国旅游，下水游泳，劳累加感冒引发咳喘，他医予中西药治疗1个月余，越发加重，方仍用麻黄升麻汤去干姜、桂枝，12剂而愈。

按：本病例初误诊为少阴病咳嗽，方用猪苓汤不效，后根据厥阴病时，处以麻黄升麻汤而收功，这就是《伤寒论》三阴三阳病时在辨证中的重要价值所在。《伤寒论》的三阴三阳其本质究竟是什么，争论了近千余年，许多观点都是后学者牵强附会的，实际上它的内容十分朴实，就是一个时位概念。六病讲时间，不涉及病性，六证谈空间，时位统一，全凭脉症辨。三阴三阳就是一个时位辨证。搞清楚《伤寒论》的三阴三阳时位本质，有利于继承仲景宝贵的临床经验。

168　《伤寒论》三阴三阳体质学说

　　体质是一种客观的生命存在状态。体质是个体生命过程中，在先天遗传和后天获得的基础上表现出的形态结构、生理功能和心理状态方面综合的、相对稳定的特质。早在《黄帝内经》时期就提出了多种体质分类方法。而三阴三阳体质学说源于《伤寒论》，研究发现具有鲜明的科学内涵和应用价值。学者赵进喜等对三阴三阳体质学说产生的背景、学术源流、辨识方法、临床应用与研究进展等，进行了系统述评。

三阴三阳体质学说学术背景

　　中医是中华民族先人创造的，基于"天人相应"整体观，运用"以外揣内"的象思维基本方式，采用天然药物和自然手段，对人体各种疾病进行防治的一门知识体系。既有科学的内涵，又有文化的特质。中医学的这种思维方式导致其受到传统哲学影响较大。根据五行学说则将人体分为五脏五个系统，三阴三阳学说则将人分为三阴三阳六大系统。而《伤寒论》中三阴三阳的实质问题历代争论较大，经络说、脏腑说等不同理论层出不穷。在这些理论中，郑元让最早提出三阴三阳"体质说"，认为《伤寒论》中的"三阴三阳"是对于人群体质的分类，并以机体脏腑功能状态为依据提出"六经人"假设。

　　三阴三阳的实质，即是对人体的生理功能进行的不同于五脏五系统的另一层次的划分。也就是说，三阴三阳是人体生理的六大系统功能的概括。太阳系统是人体肌表抵御外来邪气功能概括；阳明系统是人体肠胃通降、传导糟粕的功能概括；少阳系统是人体情绪调节、气机疏通的功能概括；太阴系统是脾胃运化水谷、输布精微物质的功能概括；少阴系统是人体阴阳固秘、水火相济的功能概括；厥阴系统是人体情绪控制、潜藏阳气的功能概括。应该指出的是，人群的不同个体在生理情况下，正如五脏功能往往会存在不平衡，气血阴阳盛衰存在差别一样，三阴三阳六系统功能也常存在不平衡，气血阴阳盛衰也存在差别。这就决定了三阴三阳又是人群的六类体质。正如《伤寒论》所述，"病有发热恶寒者，发于阳也；无热恶寒者，发于阴也"。实际上发于阳、发于阴就是指阳盛和阴盛体质的不同。阳盛体质感受外邪后奋力抗邪，则表现为发热恶寒，阴盛体质感受外邪后无力抗邪，所以无热恶寒。当然，把人群体质分为阴阳两类是不够的。基于三阴三阳的三分法思想，《伤寒论》把体质分为太阳体质、少阳体质、阳明体质、少阴体质、太阴体质、厥阴体质，临床上又进一步将体质细分为 18 个亚型。

　　太阳系统具体可分为卫阳充实之人（甲型）、卫阳虚弱之人（乙型）和卫阳亢盛之人（丙型）。卫阳充实之人体质壮实，腠理致密，卫阳充实，机体抗邪能力较强；卫阳虚弱之人，体质虚弱，腠理疏松，卫阳不足，易感受外邪；卫阳亢盛之人，体质较强，阳气过盛，或素有内热，感受外邪后易化热。

　　阳明体质具体可分为胃阳亢盛之人（甲型）、胃热阴虚之人（乙型）和胃寒气实之人（丙型）。胃阳亢盛之人，体格壮实，工作效率高，发病之后易化热，大便干燥；胃热阴虚之人，体格较弱，体形较胃阳亢盛之人要瘦，有大便干倾向；胃寒气实之人，平素畏寒、不任生冷饮食，发病易表现为大便不通、胃痛、呕吐等胃寒实证。

　　少阳体质之具体可分为少阳气虚之人（甲型）、气郁之人（乙型）和气郁郁热之人（丙型）。气虚之人，体质虚弱，体力不足，性情忧郁，喜悲观，平素易腹泻；少阳气郁之人，体质相对稍好，平素性喜抑郁，体力尚可；气郁郁热之人，体质较强，情绪既喜抑郁又喜生气，平素大便易干燥。

　　太阴体质具体可分为太阴气虚之人（甲型）、太阴阳虚之人（乙型）和太阴湿阻之人（丙型）。太阴气虚之人，体质虚弱，有腹泻倾向；太阴阳虚之人，体质虚弱，平素畏寒，四肢不温，大便溏稀，呕吐下利清水等；太阴湿阻之人，体质较弱，体形虚胖，伴有头重、肢体沉重、口中黏腻、大便不爽等。

少阴体质具体可分为少阴阳虚之人（甲型）、少阴阴虚之人（乙型）和少阴阴阳俱虚之人（丙型）。少阴阳虚之人，平素畏寒，腰膝酸冷，伴有性功能减退、神疲思睡等；少阴阴虚之人，体质虚弱，平素怕热，喜思考，有失眠倾向，伴遗精等；少阴阴阳俱虚之人，体质虚弱，表现为神疲气短、易冷易热等特点。

厥阴体质具体可分为肝旺阳亢之人（甲型）、阴虚阳亢之人（乙型）和虚阳亢奋之人（丙型）。肝旺阳亢之人，体质壮实，性急易怒，易表现为头晕目眩，或胃脘灼热疼痛等；阴虚阳亢之人，体力相对不足，平素控制情绪能力较差，易怒，易表现为咽干口燥、头晕眼花、耳鸣、失眠健忘等；虚阳亢奋之人，体质虚弱，表现为神疲乏力、性急易躁、头晕眼花、头痛耳鸣、腰膝酸冷等。

三阴三阳体质学说的内涵与特色

众所周知，体质学说对于临床治疗有重要的意义，但是究竟对于临床有多大的指导意义，主要由体质的分类方法决定。历代医家对于体质有不同的分类方法。但体质分类方法不同，正如辨证方法的不同一样，其适应的人群和疾病也不相同。如刚柔辨证，更适宜心身疾病的调治。如瘦人、脂人、膏人的分类方法，更适宜肥胖和代谢相关疾病。而三阴三阳体质辨识方法对于多种疾病具有普遍的指导意义，在临床上更具特色和优势。

1. 作为三阴三阳辨证的基础，三阴三阳体质辨识切合临床：研究发现，三阴三阳不同体质之人容易感受不同的外邪，不同的外邪也易侵犯不同体质人群，同一种外邪侵犯不同体质之人会表现为不同的临床表现。所谓证候，实际上不过是不同体质之人，遭遇不同疾病后的临床状态，并表现为特定的脉证。针对这些特定的脉证，可以选用特定的方药，进行准确有效的治疗，即所谓"辨方证"。黄煌教授曾指出"辨方证的关键在于识人体质"。三阴三阳体质学说就是在辨三阴三阳六系统病变的基础上，参照患者的体质类型，进行方剂辨证，也就是"辨方证"，强调"辨体质，辨病，辨证"三位一体的方证辨识。

如太阳卫阳充实体质，身体壮实、腠理致密、感受风寒之邪后容易表现为太阳伤寒，即麻黄汤证；太阳卫阳虚弱体质，身体较弱，腠理疏松，自汗易感，感受风寒之邪后容易表现为太阳病中风，即桂枝汤证；而太阳卫阳亢盛体质，易感受风热之邪，而表现为银翘散证，即使感受风寒之邪也容易入里化热，而表现为麻杏石甘汤证。

少阳气郁体质易表现为性喜抑郁、胸胁苦满、抑郁心烦等症，即逍遥散证；少阳气虚者主要表现为抑郁、疲乏、胸胁苦满、腹胀腹泻、口苦、咽干、目眩等，即小柴胡汤证；少阳气郁郁热体质主要表现为喜生气，发病易表现为心烦郁怒、口苦咽干、大便不通、腹胀腹痛等，即大柴胡汤证。

阳明胃阳亢盛体质发病易表现为发热、大便干结的阳明腑实证，所谓"正阳阳明""胃家实"，即承气汤证；胃热阴虚之人发病易表现为大便干结、小便数多的脾约证，所谓"太阳阳明"，即越婢汤证；胃寒气实之人发病易表现为大便不通、胃痛、呕吐等胃寒实证，即大黄附子汤证。

太阴气虚体质主要表现为体力不足、腹泻等症，可选用补中益气汤治疗；太阴湿阻者多表现为虚胖、肢体困重、头晕等症，可选用参苓白术散等进行治疗；太阴阳虚者主要表现为四肢不温、腹部冷痛、下利清谷等，可选用理中汤等进行治疗。

少阴阳虚之人，发病易表现为畏寒肢冷、腰膝冷痛、神疲思睡等；少阴阴虚之人发病易表现为发热、心烦、失眠、五心烦热、遗精等证；少阴阴阳俱虚之人发病则表现为四末冷凉而手足心热、心悸、心烦而神疲，甚至出现四肢厥冷、汗出淋漓等危重证候。

厥阴肝旺阳亢之人发病易表现为头晕目眩、头胀头痛，或胃脘灼热疼痛等；阴虚阳亢之人发病易表现为头晕眼花、耳鸣、烘热汗出、失眠健忘、腰膝酸软等证；虚阳亢奋之人发病则表现为头晕眼花、虚烦不宁、头痛耳鸣、腰膝酸冷，甚至出现面红如妆、四肢厥冷等危症。

辨体质是把握患者的一般状态，生理功能的特点。在辨体质的基础上进行辨病即可了解患者体质与所患疾病的关系，预测患者疾病的发生、发展情况，把握基本病机及治则。而在辨体质、辨病的基础上进行辨证即可明确患者所处的疾病阶段，进一步明确患者此刻脏腑功能及正邪状态，从而明确具体的治法与方药。未病之时为体质，疾病是打破人体阴阳平衡的始动因素。既病之时则表现为体质因素、疾病因素影响下的证候表现。疾病作用于体质，便形成千千万万的证候。这体现了辨体质、辨病、辨方证的统一，即"辨体质、辨病、辨证"三位一体的诊疗模式。因为其重视体质，更能体现"治病求本"的精神；因为重视辨病，强调"谨守病机"；因为重视"辨方证"，强调有是证用是药，强调个体化治疗的特色。所以临床上常能取得良好的疗效。

2. 三阴三阳体质分类可涵盖人群基本体质类型：在三阴三阳体质学说中，三阴三阳分别代表人体的某种功能，但在体质的分类中，每种体质类型的症状表现不局限于其所属的功能部分。如阳明丙型体质，即胃寒气实体质，此类体质具有阳明系统的典型表现，如大便干燥，易胃痛腹胀等，同时可见太阴乙型体质的表现，如四肢不温、不欲饮食、畏寒等；少阳甲型，即气虚气郁体质者，在少阳系统表现的基础上，可同时出现体力较弱、腹泻、呕吐、不欲饮食等太阴系统的症状；少阳丙型体质，即气郁郁热体质者，除了少阳系统的症状外还可见大便干燥、腹胀等阳明系统特点；太阴乙型体质，即太阴阳虚体质者，除了太阴系统的表现外，还可见怕冷、恶寒、易感受外邪等太阳乙型体质的表现；少阴甲型体质，即少阴阴虚体质，也可见腹痛、腹泻、食欲不振等太阴系统特点；少阴丙型体质，即少阴阴阳俱虚体质，故少阴阳虚及少阴阴虚体质的典型表现均可在少阴丙型体质中出现；厥阴乙型体质，即阴虚肝旺体质者，除厥阴系统表现外，可见耳鸣、失眠健忘、口燥咽干、失眠等少阴阴虚体质的症状；厥阴丙型体质，即虚阳上亢体质者，除厥阴系统的表现外，也可见怕冷、四肢逆冷等少阴阳虚体质的表现。

因此，三阴三阳体质分类方法在临床应用中很少遇到同时属于两种体质类型或不属于18类体质类型的患者。由此可见，三阴三阳体质学说在临床应用中体质的分类十分精准，临床上具有更强的针对性及指导性。

3. 三阴三阳体质学说作为三阴三阳辨证的重要基础，具有提纲挈领的作用：三阴三阳体质学说源自《伤寒论》三阴三阳理论，与六经辨证相合，是对于"方证对应"治疗方式的分类和归纳，具有提纲挈领的作用。三阴三阳不同体质之人，各有各的易感邪气，感受外邪后，从化不同，临床表现就会不同，而且转归预后也存在差别。临床上，了解了患者的体质，就可以了解其易感外邪，甚至可以判断其容易表现出的方证，所以特别有利于针对性选用有效方药。采用"辨体质、辨病、辨证"的方法，以三阴三阳为纲，以"方证"为目，将众多的方剂系连于三阴三阳系统和体质之上，临证可首先辨其属于哪一系统的病变，再结合患者的体质作为参照，即可沿此思路得到相应的方剂，重视"有是证用时方"，更加符合临床辨证思维，最能突显中医"个体化"治疗的优势，具有"举一纲而万目张"的特色优势。

三阴三阳体质学说的临床应用

1. 三阴三阳体质学说在糖尿病及其并发症中的应用：糖尿病是体质因素加以饮食失节、情志失调、劳逸失度等所致的以热伤气阴为核心病机的内分泌代谢病。病变脏腑包括脾胃肝肾等多脏。研究发现最容易发生糖尿病的体质类型为阳明体质、少阴体质、少阳体质、厥阴体质和太阴体质，不同体质者发生糖尿病的表现不同，临床证候也存在差别。因此，其防治与调护措施，也当有别。如少阳体质糖尿病患者多为气机郁滞，应采用疏肝理气、解郁清热的治法，常用柴胡汤类方；阳明体质糖尿病患者多胃肠结热，应采用"清泄胃肠结热"的方法，常用承气汤、三黄丸等方；太阴体质糖尿病患者多脾虚不足，治法应采用益气、温阳、化湿，常见参苓白术散证、补中益气汤证；少阴体质糖尿病患者多为虚症，治疗宜采用滋阴、助阳、清虚热的治法，常用参芪地黄汤、黄连阿胶汤等；厥阴体质糖尿病患者多为肝阳上亢，治法宜清肝降逆、滋阴平肝，常见建瓴汤证、杞菊地黄丸证。

针对胰岛素抵抗，研究发现阳明体质，少阳体质糖尿病患者最易存在胰岛素抵抗，治疗方面强调应在明辨体质的基础上，选择清热、化瘀、益气、扶正治法。针对糖尿病的并发症，研究发现体质不同，容易患的并发症也有所不同，即所谓体质的"从化"作用。如阳明体质者易发生糖尿病胃肠病变便秘、糖尿病脑病、糖尿病肾病；太阴体质易发生糖尿病胃肠植物神经病变，易患糖尿病腹泻等。因此，治疗糖尿病并发症时的选方用药不仅要辨证论治，还要针对疾病及疾病的相关指标选择确有疗效的药物进行搭配使用，结合体质因素，综合分析进行治疗。另外，生活方式调护在糖尿病的治疗中也起到了关键的作用，如少阳体质可以进行扩胸运动、"疏肝理气一声嘘"等调护方法；阳明体质可以练习点中脘，摩腹法；太阴体质者可以练习"缩谷道"等。这不仅可以指导糖尿病患者的日常养生调护，同时有助于提高患者的依从性，从而可取得良好的临床疗效。

2. 三阴三阳体质学说在肾脏病中的应用： 肾脏疾病包括肾炎、肾病综合征、慢性肾衰竭、尿毒症等，常见表现为水肿、血尿、尿中泡沫等，中医病名根据主证可分为肾风、肾水、肾劳、关格等。其中，太阳体质，阳明甲型体质，少阳体质者患肾风后最易表现为水肿；太阴脾虚体质、少阴阴虚体质者患肾风后最易表现为尿血。太阳体质者多采用解表利湿的治法，常用银翘散、越婢汤等；阳明体质多采用清热化湿的治法，常用疏凿饮子、五味消毒饮等；少阳体质者多采用行气化湿之法，多采用柴苓汤等加减；太阴体质多采用益气化湿的治法，常用参苓白术散、胃苓汤等；少阴体质者多采用滋阴利水之法，常用猪苓汤、五子衍宗丸等。其中太阴体质与少阴体质患肾脏疾病后易迁延不愈，易成关格、肾劳等虚损劳伤之证。肾脏病后期，浊毒内生、耗气伤血，易见脾肾阳虚、血瘀水停之证。因此太阴及少阴体质者患肾脏病后早期应注意益气养阴，后期要注意活血利水、固护正气。

3. 三阴三阳体质学说在其他内分泌代谢病中的应用： 三阴三阳体质学说适用于多种内分泌疾病的治疗，如垂体疾病、肾上腺疾病、甲状腺疾病等。根据不同疾病的不同易患因素疾病病因及体质因素进行分析，从而完善疾病的治疗。如甲状腺疾病，多与情志因素相关，可以导致甲状腺功能亢进或减退。临床上此类疾病的体质因素多属于少阴体质或厥阴体质。临床上针对体质的治疗应以清肝、疏肝行气为主，可选用大柴胡汤、逍遥散等进行治疗。肾上腺疾病，如肾上腺皮层功能减退症，多表现为乏力、腹泻、消瘦等。患者体质多为太阴、少阴体质等。治疗上常采用补中益气汤、肾气丸等进行治疗。

三阴三阳体质学说研究现状

1. 三阴三阳体质量表的研制： 宫晴对于三阴三阳体质量表进行研究，采用定性与定量结合的判定方法，研究完成的量表与经验判定符合率为 80.3%，具有较好的重复测量信度，内容效度相对较高，可初步用于三阴三阳体质类型的判定。此量表被应用在许多临床研究的三阴三阳体质辨别中。

2. 三阴三阳体质分类与证候学相关性研究： 在对比不同体质间差异的研究中，郭子嘉对比糖尿病患者中的太阴体质与阳明体质，发现太阴体质以痰湿证为最多，阳明体质以结热证为最多，太阴体质相对阳明体质更易产生焦虑症状。

3. 三阴三阳体质分类在不同疾病中的分布及特点研究： 宫晴对于 2 型糖尿病患者体质的研究表明，2 型糖尿病人群患病前阳明体质者较多。对于体质与辨证的分析发现，少阳体质糖尿病患者出现气郁证者较其他体质人群更为多见，阳明体质患者出现胃肠结热证较其他体质人群更为多见。谢绍多研究也表明，2 型糖尿病患者中少阳及厥阴体质者最多。其结论的差异可能源自研究人员地域的不同及量表的不统一。蔡欣的研究也进一步发现，50 岁以下糖尿病患者以三阳体质为主，50 岁以上患者以三阴体质为主。何沐的研究表明，阳明体质人群及太阴体质人群更容易出现代谢综合征。血脂、血糖等指标与三阴三阳体质存在一定相关性：太阴体质患者空腹血糖值及甘油三酯水平更高，阳明体质患者糖化血红蛋白值最高。金建宁的研究也证实，阳明体质的糖尿病患者并发症可能多于太阴体质患者。王艳梅的研究证实，太阴体质和少阴体质是糖尿病周围神经病变的易感体质。

4. 三阴三阳体质与其他体质类型的研究： 黄锦的研究证实，少阳体质比厥阴体质抑郁评分更高，患糖尿病肾脏病后病情更易进展。王慧如将三阴三阳体质学说与 A 型体质进行相关性研究，发现 A 型行为类型与厥阴体质关联性最大，其次是少阳体质。在一定程度上解释了两种体质学说的联系与区别。孙瑞茜将艾森克人格分类法与少阳体质进行对比研究，发现少阳体质人群符合气质学说的抑郁质，以忧郁、悲观、安静为个性特征。而阳明情绪体质符合多血质的气质类型，以善交际、随和为性格特征。

　　5. 三阴三阳体质学说与《伤寒论》三阴三阳实质的研究：目前多数学者认为三阴三阳，是三阴三阳对应的经络、脏腑及其气化功能的综合体，是外感伤寒疾病不同的病理阶段。这种认识势必影响到《伤寒论》的临床应用，使得三阴三阳体系局限于外感病的治疗。三阴三阳体质学说是对于《伤寒论》辨证体系的一个新的认识，扩大了三阴三阳体系的运用范围，使得《伤寒论》"辨方证"的治疗策略更具指导性。同时，三阴三阳体质学说的提出也解决了许多《伤寒论》中难以理解的问题，如"六经实质""六经皆有表证""厥阴病的实质"等。采用三阴三阳体质学说进行经典的学习可以从全新的角度理解仲景之意，帮助我们更好地进行经典理论的研究和应用，在学术界得到了较为广泛的认同。

　　三阴三阳体质学说是源于《伤寒论》，认为三阴三阳是人群体质的 6 个类型，研究发现具有鲜明的科学内涵和应用价值。在临床应用中采用"辨方证""辨体质、辨病、辨证相结合"的治疗方式，在各类疾病的治疗中具有独特的优势。应在三阴三阳体质的判定方式、软件开发及在更多种类的疾病中的应用等方面进行深入研究。

169 广义六经辨证理论体系

《伤寒杂病论》自西晋王叔和整理编次改名《伤寒论》以来，诸多医家一直认为书中的六经辨证理论只适于指导外感病，至清代柯韵伯始提出了不同意见，其在《伤寒来苏集》中曰："仲景之六经为百病立法，不专为伤寒一科，伤寒杂病，治无二理，咸归六经之节制。"俞根初亦曰："六经钤百病，为确定之总诀。"当"六经钤百病"这一论点提出后，原本只适用于指导外感病的狭义六经辨证理论体系就已经跳脱出其本来的范畴，而迈向适用于临床绝大多数疾病的广义六经辨证理论体系。近些年来，六经辨证以及经方广泛应用于临床，取得了令人满意的效果，这既说明了"六经钤百病"的正确性，也在为广义六经辨证体系的构建铺垫前期基础。以太阳病为例，狭义的太阳病定义为外感热病的初期阶段，外邪侵袭人体，正邪交争于肌表，以营卫功能失调为主要特点。可选用的方剂有桂枝汤、麻黄汤等太阳病的代表方。而在"六经钤百病"的理论指导下，桂枝汤、麻黄汤亦应用于内伤杂病，如有学者收集了从1958—2018 年公开发表的桂枝汤医案 505 例，其中气血津液病医案有 85 例，位居第一；妇科病医案 80例，位居第二；而主要涉及外感病的肺系病医案仅占 10.74%，位居第三。这说明在"六经钤百病"的理论指导下，太阳病已不仅限于外感热病初期阶段这一狭义的定义。如今公开发表的与"六经辨证论治"相关的学术论文已经数以千计，且大多数论文皆涉及内伤杂病的辨证治疗，而现阶段六经辨证的概念还停留在针对外感疾病的层面上，如第 10 版《伤寒论》教材中曰"六经辨证以六经所系的脏腑经络……对外感疾病发生、发展过程中的各种症状进行分析、综合、归纳，借以判断病变的部位、证候的性质与特点、邪正消长的趋向，并以此为前提决定立法处方等问题的基本法则"。古人有言，名不正则言不顺，所以学者潘禹硕等认为，提出能真正"钤百病"的既适用于外感病，又适用于内伤杂病的广义六经辨证体系是有必要。

六经的概念及源流

欲究六经，必明其义，《伤寒论》全文中并无一处言着六经。直至宋金时期，才有医家将六经一词应用于《伤寒论》，如成无己注解《伤寒例》时，将原文"三阴三阳，五脏六腑皆受病"直接改为"三日六经俱病"。故《伤寒论》中所指六经，其实际为《伤寒论》中三阴（太阴、少阴、厥阴）、三阳（太阳、阳明、少阳）的代称。历代医家对六经的认识有六经经络说、六经脏腑说、六经气化说、六经证治纲领说、六经症候群说、六经脏腑气化说等。其中六经脏腑气化说较为完善，其综合了脏腑说、经络说、气化说的理论，认为脏腑、经络为人体的结构基础，气化是脏腑经络生理功能。明代万密斋，现代的万友生、李培生等为该说的代表人物。当代《伤寒论》教科书基本采纳了这一观点，认为六经辨证非仅仅指经络，而是经络脏腑阴阳气化学说的综合体现。可以说六经是以阴阳学说为指导，用三阴三阳将人体的生理功能进行归纳概括而成的六大系统，即太阳系统、阳明系统、少阳系统、太阴系统、少阴系统、厥阴系统。

狭义六经辨证与广义六经辨证的区别与联系

广义六经辨证是由狭义六经辨证延伸发展而来，二者具有相同的生理基础，即太阳主开，主抵御外邪、调和营卫；阳明主阖，主收纳水谷、传导化物；少阳主枢，主疏利气机、升发阳气；太阴主开，主运化水谷、输布精微；少阴主枢，主固秘阴阳、交通水火；厥阴主阖，主平衡阳气、化藏阴血、转化阴阳。而狭义六经辨证与广义六经辨证的区别在于狭义六经辨证有确定的病因，即为感受外邪。在外邪作用下，六经各系统表现出的病理状态才可纳入狭义六经病的范畴。如《伤寒论》教材对六经病的定义为："六经病是以中医基础理论为依据对人体感受外邪之后所表现出的各种症状进行分析、归纳、总结的结果。"而在广义的六经辨证体系中，则没有确定的病因，六经各系统不论是因外感还是内伤，只要导致六经系统功能失常而出现的异常病理状态，皆可纳入广义六经病的范畴。

方证辨证是广义六经辨证的先驱

方证辨证，又称汤方辨证。它是指以方剂的适应病证范围、病机、治法等相关内容为框架，对疾病的临床表现、体征及其他相关资料进行辨析的辨证方法。"汤证"概念的提出，最早可追溯至《伤寒杂病论》之中，其提出了桂枝汤证、小柴胡汤证等方证，开方证辨证之先河。清代柯琴《伤寒来苏集》曰："仲景之方，因证而设，见此证便用此方，是仲景活法。"强调有是证，用是方。"有是证，用是方"的提出，首先从方剂的角度突破了外感病的限制。使得经方不仅应用于外感病，而且只要出现某一方证，不管是外感病还是内伤杂病，皆可以投本方进行治疗。基于这样的理论指导，经方广泛应用于临床，故经方方证的疾病谱也涵盖了包括外感病在内的临床各科疾病，如有学者收集截止到 2013 年公开发表的 152 例葛根汤证医案中，治疗例数最多的依次为痹症、痉症、头痛、眩晕、感冒。可见经方的适应病证范围、病机，已先六经辨证进一步突破外感病的限制，率先应用于临床的内伤杂病，并取得了较为满意的效果。在狭义六经辨证的体系之下，六经辨证并不能解释，也不能指导经方在临床上内伤杂病的运用，在这种情况下，方证辨证作为一种可以适用于内伤杂病但并不是很完备的理论便应运而生，以指导临床内伤杂病经方的运用。经方大家胡希恕认为："方证辨证是六经、八纲辨证的继续，亦即辨证的尖端。"这样评价方证辨证的原因，其一，是因为方证辨证的方法舍去了许多辨证思维上的中间环节，使患者的病证与方剂直接对应，可做到在临床上辨证既快又准。其二，其舍去中间环节的辨证思维，恰好是不适用于临床经方应用的狭义六经辨证思维。所以方证辨证诚如胡老所说是（狭义）六经、八纲辨证的继续，但从理论的完备程度上讲，还有其可以发展的空间。因为方证辨证只是提出某证应该用某方来治疗，但并不能从六经的生理病理角度解释为什么可以用该方来治疗。其虽然可以指导经方在内伤杂病中的应用，但并没有为此打下十分坚实的理论基础。

广义六经辨证

广义六经辨证的定义（由狭义六经辨证的定义变化发展而来）：以六经所系脏腑经络、气血津液的生理功能与病理变化为基础，结合人体正气的强弱，病因的属性，病势的进退、缓急等因素，对疾病发生、发展过程中的各种症状进行分析、综合、归纳，借以判断病变的部位、证候的性质与特点，并以此为前提决定立法处方等问题的基本法则。

广义六经病的定义（由狭义六经病的定义变化发展而来）：是以中医基础理论为依据对人体发生疾病之后所表现出的各种症状进行分析、归纳、总结的结果。

1. 辨广义太阳病：太阳系统是人体抵御外邪、调和营卫、气化津液生理功能的概括。所以太阳系统功能的正常运行，实则有赖于肺、足太阳膀胱经脉功能的正常发挥。生理情况下，营卫和调，肺气宣降通畅，膀胱气化有度。病理情况下，由各种病因导致营卫不和、肺气不利、津液气化失常，皆可辨为广义太阳病。不仅外感风寒等六淫邪气外袭可导致太阳病，多种内伤致病因素亦可致太阳病。《伤寒论》原文中，便有内伤太阳病的相关记载，如第 54 条中曰"病人藏无他病，时发热，自汗出而不愈者，此卫气不和也……宜桂枝汤"，此条患者为杂病之自汗，究其病机当为营卫不和所致，仲景选用桂枝汤治疗，可见临床辨太阳病不应拘泥于外感热病，各种原因导致的营卫不和皆可辨为太阳病。典型的内伤太阳病如由膀胱气化不利，水液失布，痰饮水湿内停，血行不畅而致的高血压，边显飞等认为可辨证为太阳病，治以五苓散，通阳化气、利水降压。再如糖尿病周围神经炎伴有体温调节和汗出异常，皮肤感觉异常、瘙痒感、蚁走感等症状，吴瑶等认为其病位在皮毛、在表、在太阳，可根据寒热不同，选用桂枝汤、桂枝二麻黄一汤、桂枝麻黄各半汤等以治之。

2. 辨广义阳明病：阳明系统是人体胃肠通降、传导化物生理功能的概括。所以，阳明系统功能的正常运行，实则有赖于脾胃和大小肠功能的正常发挥。生理情况下，胃肠为传化之腑，当更实更虚，食入胃实而肠虚，食下肠实而胃虚。病理情况下，由各种原因导致胃肠及其经络但实而不虚，皆可辨为广义阳明病。《伤寒论》第179条中曰："病有太阳阳明，有正阳阳明，有少阳阳明，何谓也？答曰：……正阳阳明者，胃家实是也。"成无己指出此条所述为阳明病邪的来路，其中太阳阳明与少阳阳明多为外感之邪，从太阳经或少阳经传入所致。而正阳阳明则并无外邪入里的过程，是因阳明胃肠本腑燥化成实所致。故临床辨阳明病不可拘泥于外感热病，各种原因导致的胃肠腑实证皆可辨为阳明病。内伤阳明病较常见，如习惯性便秘、术后便秘、胃扭转、急性脑血管事件等表现有大便秘结或不通、腹胀满者。

3. 辨广义少阳病：少阳系统是人体疏利气机、生发阳气、调节情志生理功能的概括。足少阳胆腑，附于肝，藏精汁，寄相火，主决断，具生发之气。手少阳三焦，为元气之别使，水谷之道路，司气化，主决渎而通调水道。在生理情况下，胆腑输泄功能正常，枢机运转，三焦通畅，气机升降自如，情志舒和。病理情况下，由各种原因导致少阳枢机不利，胆火上炎皆可辨为少阳病。正如《伤寒论》第101条中曰："伤寒中风，有柴胡证，但见一证便是，不必悉具。"不论是外感伤寒、中风，亦或是内伤因素所致，只要其症状能反映少阳病的核心病机，便可辨为少阳病。如赵鸿飞等认为失眠的病机关键在于枢机不利，且少阳病即是枢机不利之病，故临床上对失眠多从少阳论治。再如张怀亮认为抑郁症的病机为枢机不运、阳气内聚、壅而不散、相火郁遏，应辨为少阳病，治以宣畅枢机、疏达郁结。

4. 辨广义太阴病：太阴系统是人体脾胃运化、输布水谷精微生理功能的概括。脾主运化，升清阳，主四肢；胃主受纳，腐熟水谷，二者共同完成饮食水谷的收纳、腐熟、运化、输布过程。脾胃又为人体气机升降之枢纽，脾主升，以升为健，胃主降，以降为和，脾胃协调，则清阳得升，浊阴得降，水精四布，五脏得荣。病理情况下，由各种原因导致中阳不足、运化无力、升降失常皆可辨为太阴病。且由于现代人生活环境的改变，饮食越来越卫生，使得因外感所致的太阴病在不断减少，而饮食失节、过食凉饮等由内伤因素所致的太阴病不断增多。如傅元谋认为太阴病非常普遍，同时也常常是各类杂病中的基础病机。现代许多医家常常将太阴病与脾胃虚寒证相提并论，认为二者所言为一，可以看出，从太阳病、阳明病、少阳病再到太阴病，外感因素对六经辨证的影响在逐渐减弱，而脏腑功能因素对六经辨证的影响在逐渐增加。到三阴病之首的太阴病时，对其辨证的标准就几乎脱离外感病的束缚，这就不可避免地要从狭义六经辨证走向广义六经辨证。

5. 辨广义少阴病：少阴系统是人体内部阴阳固秘、水火交济生理功能的概括。肾为先天之本，主藏精，主水，为人体阴阳之根，先天真气之所系，元阴元阳之所寓，为水火之宅。心主血脉，主神明，主火，为君主之官。在生理情况下，心火在上，肾水在下，心肾相交，水火既济，以维持人体的阴阳动态平衡。由各种原因导致心肾水火不交，或肾阳虚衰于下，或心阴耗竭于上，皆可辨为少阴病。虽少阴病多见于外感病发展过程中的危重阶段，如重症肺炎、老年性肺炎所出现的休克，多器官功能衰竭而表现为恶寒、蜷卧、手足厥冷、脉微欲绝等；或感染性疾病的后期及恢复期所出现的心烦不寐、舌红少苔等。但是内伤少阴病亦非少见，如王东海等认为颈椎病和腰间盘突出症，病位虽有上下之别，但其本质均属少阴病，肾阳虚损、筋髓失养则是脊椎病的主要病因，据此选用少阴病中附子汤通调阴阳、温经逐痹为主方加减化裁效果满意。再如闫璞等治疗心肌致密化不全1例，西医治疗效果较差，应用大剂量附子、黄芪等益气温阳及利水化瘀通络之品，从中医少阴病角度进行论治取得了显著疗效。

6. 辨广义厥阴病：厥阴系统是人体平衡阳气、化藏阴血、阴阳转化功能的概括。足厥阴肝主藏血，寄相火，主输泄，性喜条达而恶抑郁，对阳气的升发和阴血的化藏起重要作用。手厥阴心包为心之外卫，护藏心阴，镇潜肝阳。在生理情况下，肝脏输泄条达，一身气机和畅，肝阳升发，升极而为心包镇潜化为阴血；肝阴化藏，藏极而为肝脏升发化为肝阳。阴尽阳生，极而复返，以维持人体的阴阳动态转化。由各种原因导致肝阳上亢无以化阴，肝阴中寒无以化阳，或成寒热错杂之势，皆可辨为厥阴病。在病理情况下，肝阳上亢，热扰上焦，心包不能护藏心阴，则"消渴，气上撞心，心中疼热"（《伤寒论》第 326 条厥阴病提纲证）；肝阴不化，阴寒横逆犯忤脾胃，则"饥而不欲食，食则吐蛔，下之利不止"（《伤寒论》第 326 条厥阴病提纲证）。厥阴病的病机较为复杂，临床常常应用于疑难内伤杂病的辨证论治，如张晓强等认为结缔组织疾病由于其自身免疫损伤导致患者内环境及免疫稳态失衡、能量代谢及脏腑功能失常，其病机复杂，或寒或热，或虚或实，或阴或阳，寒热错杂，虚实夹杂，阴阳失调，临床上从厥阴病论治，选用乌梅丸加减治疗取得较好效果。再如唐咸玉等认为久病消渴多见厥阴病，厥阴肝木因其特殊生理特性易致寒热虚实错杂之证，应巧用乌梅丸以治之。

一直以来，经方的应用范围在不断地拓展，"有是证，用是方"，方证相应，每每收桴鼓之效。但若深思揣摩，经方的应用却未建立在完善的六经辨证理论体系之上。因六经辨证尚未脱离外感热病的桎梏，使得经方与六经渐渐剥离，经方的应用走上了方证辨证的道路。方证辨证虽有诸多优势，但六经辨证中蕴含的常变观、恒动观、整体观以及其系统性、联系性、涵盖性却是方证辨证及其他辨证方法所无法比拟的，而这亦是《伤寒论》中最为宝贵、最为精炼的思维方法。故应建立广义六经辨证理论体系，为应用六经辨证论治临床疾病提供理论基础，亦为六经辨证理论体系制定六经辨证诊断标准铺垫前期基础。

170　从《黄帝内经》阴阳论六经证治体系

　　《伤寒论》是中医的临床经典著作，其历史功绩及现实意义已被众人肯定。然而历代伤寒学研究又争论纷繁，单是"六经"实质就争论了 1 000 余年。学者于长雷等认为，六经本质不明、杂义频出，根本还在于没有理解仲景的阴阳理论。仲景明言"撰用《素问》《九卷》《阴阳大论》"，因此还原仲景时代的阴阳观念，当从《黄帝内经》中求之，切不可将后世的观点强加于仲景，否则必然适吾意者必是，逆吾意者必非，进而指责仲景、篡改经文。于长雷等从《黄帝内经》阴阳本义探求了六经证治体系的内涵，以期对理解和运用六经辨证有所裨益。

《黄帝内经》中的阴阳理论

　　1. 内外、出入为《黄帝内经》阴阳本义：抛开既往对阴阳已有的理解，我们先看《黄帝内经》原文是怎样描述阴阳的。《素问·阴阳应象大论》曰："阴在内阳之守也，阳在外阴之使也。"《素问·生气通天论》曰："阴者，藏精而起亟也；阳者，卫外而为固也。"又《素问·太阴阳明论》曰："阳者，天气也，主外；阴者，地气也，主内。故阳道实，阴道虚。"凡论阴阳必言内外二字，可见经典是以部位定义阴阳：在内的为阴，在外的是阳。正如《素问·阴阳离合论》所曰："外者为阳，内者为阴。"

　　升降出入，无器不有，内外之间的气必须相互流动，人才会有生机。阴阳部位已定，如此一来，在外的阳气就只能向内流动，在内的阴气只能向外流动：入的是阳，出的是阴。证之经文，则有《素问·调经论》曰："阳注于阴，阴满之外。"《素问·阴阳别论》曰："所谓阴阳者，去者为阴，至者为阳。"

　　以上就是《黄帝内经》从部位上对阴阳的定义，以及由此衍生出的阴阳运动方向。

　　需要明辨的是，后世对阴阳概念的理解，诸如积极向上向外为阳、消极向下向内为阴，运动为阳、静止为阴等，与《黄帝内经》本义是有出入的。究其原因，后世阴阳概念是在阴阳所应之象上做文章，是把阴阳用于表象的定性，而经典所言阴阳是表象产生的机制。举例来说，经谓"阳盛则热"，阳盛言气入过多，人体会变实、变热。实和热（表象）只是阳盛（阴阳运动，气入过多）的结果。后世则是见其热而名之（定性）为阳盛，成了"热则阳盛"。这种认识颠倒了因果关系，也抹杀了阴阳的出入运动。再者，后世所论在外为阳，在内为阴，又认为阳气向外运动、阴气向内运动，岂不阴阳离绝！

　　2.《黄帝内经》言阴阳荣辱与共：《素问·阴阳应象大论》曰"阳生阴长，阳杀阴藏"。由此可知，阴阳荣辱与共的关系已经不可或易。二者荣则俱荣，损则俱损；阳为主导，阴是随从。《素问·生气通天论》曰："凡阴阳之要，阳密乃固。"《素问·生气通天论》曰："故阳强不能密，阴气乃绝。"又《伤寒论》第 283 条曰："病人脉阴阳俱紧，反汗出者，亡阳也。此属少阴，法当咽痛而复吐利。"第 346 条曰："其人汗出不止者，死。有阴无阳故也。"皆可为证。不难看出，阴主外出以起亟为能，阳主回护以固密为用，二者合作而非对立，《素问·生气通天论》曰："阴者，藏精而起亟也；阳者，卫外而为固也。"

　　又须明辨：后世认为的阴阳互为制约、阳进一步则阴退一步的矛盾对立，仍然是在外现的表象上的论断。阴阳只以内外和出入言。譬如光入铜镜，光入得多（阳），必然反射出得多（阴），此不易之理。至于光多入一分则明亮一分，黑暗退一分，那就是阴阳出入的结果（外现之象了），与阴阳出入运动本身不是同一个层面的问题。本末混为一谈，正是阴阳理论晦于今日的根结所在。

　　3. 阴阳出入与寒热虚实的关系：明晓了阴阳的本义，就不难理解阴阳气的出入胜负关系决定人体的生命状态：出多于入（阴盛），人体会向虚、寒转变；入多于出（阳盛），人体会向实、热转变。正是《素问·阴阳应象大论》"阴盛则寒""阳盛则热"，《素问·太阴阳明论》"阳道实，阴道虚"的道理。如果阴阳出入均平，是为平人，则人不病。

以上阴阳理论本于《黄帝内经》，仲景在《伤寒论》中虽未明论阴阳，但处处以实例演示。

《伤寒论》中的三阴三阳辨治体系

阴阳之静，阳在外，阴在内。阴阳之动，阳注于阴，阴满之外。阳在外主乎入，阴在内主乎出。可知，阴阳如环，出入均平，是为平人。而《伤寒论》是讨论人体病理状态的临床专著，故六经病皆是阴阳的出入不均平导致的。人体气机出入的不均平会出现四种状态：阳盛阴不能出（太阳病），阴盛外出不止（太阴、阳明病），阴虚不足以外出（少阳、厥阴病），阳虚不能守阴（少阴病）。《伤寒论》中的三阴三阳证治体系如下：

1. 太阳病：生理上，阳在外，负责守卫，经曰"阳密"是也。阳而曰"太"者，责之太过，即阳守过密，打破了阴阳的出入平衡。阴不能满之于外，故"阳胜则身热，腠理闭，喘粗，为之俯仰，汗不出而热"（《素问·阴阳应象大论》）。盛者当泻之，治之大法为汗法。经曰"发表不远热"，用热药泻阳是《黄帝内经》观点，仲景麻黄汤得其义。又需根据阳气固密的程度斟酌药力，桂枝麻黄各半汤、桂枝二麻黄一汤为此而立。

2. 少阴病：与太阳病相反，少阴阴阳皆少，阴虽少仍失之于外者，责之阳不能固密（"阳气破散，阴气乃消亡"）。证现自利而渴、小便色白、汗出不止、但欲寐。虚者补之，治之大法当取甘温，宜服四逆辈，俾阳生阴长。如《伤寒论》中第20条，汗不如法过伤阳气，漏汗不止加附子者是；第64条发汗过多，其人又手自冒心，心下悸欲得按，顿服桂枝甘草汤者是；第91条下利清谷不止用四逆汤者亦是。

3. 阳明病：阳而曰明，言气之入极反出的过程。其性从属于太阴，可视为太阴病的前期。阳明病阴阳皆盛，其阴尤亢，如高堤溃水汹涌而出，非阳弱不能守之。故仲景曰阳明病"外证"：身热、汗自出，不恶寒、反恶热。既然突出强调"外证"二字，言外之意，"里证"必然与此有别：阴的过度亢盛，会使生气耗散，人向虚寒转变，终会导致"阳明之为病，胃中寒是也"。《伤寒论》中第176条"伤寒脉浮滑，此以表有热，里有寒，白虎汤主之"，正与提纲证用意相贯通。奈何后人不明仲景阴阳之意，竟改作"胃家实"（宋本仍可见胃家实下有小字"一作寒"字样，更改痕迹甚明），以适应自己的阴阳理论，自然又带来第176条寒寒热热之争论！可知阳明病是外已现热、内趋于寒的特殊状态，内不能以外揣。治法阴盛当泄其阴，投以苦寒，承其过亢外出之阴气。承气者，承制气之外散之谓，非顺承胃腑通降之意。用白虎汤治疗"阴盛则内寒"、用麻黄汤治疗"阳盛则外热"，若不从阴阳的出入上讨论，拘于表象上的寒热，就很难理解了。

4. 太阴病：太阴病阴阳尚盛，阴虽仍曰"太"，实际上已经不像阳明病那么多，无力周身做热，故只能外见"手足自温"。阴盛须泻阴，故第280条明曰太阴为病，虽然脉弱、续自便利，但仍有当行大黄、芍药的机会；只是胃气已弱，又宜减之而已。

5. 少阳病：少阳病阴阳皆不足而阴出不及，非阳固密，当责阴弱。阳不过密不可汗，阴虚无力不当吐下，故论中有"少阳不可发汗，发汗则谵语"（第265条），"少阳中风……不可吐下，吐下则悸而惊"（第264条）的告诫。阴气出不来就会出现内热，证有口苦、咽干、目眩（少阳病提纲）、心中烦、手足温。治疗大法为和法，药以苦平扶阴，柴胡可当。待蒸蒸汗出（阴已外达）则愈。

6. 厥阴病：厥阴和阳明一样，处于阴阳转换的节点，阴阳难明。阳明已属阴，厥阴已属阳，经曰"阳明厥阴不从标本，从乎中气"。阴而曰厥，言气之出极反入，其性从属于少阳，可视为少阳的前期。阴阳虚竭，外手足不温，内稚阳已生，故消渴、心中疼热。治当守阴助阳，乌梅丸得其法要：乌梅酸收敛阴气，黄连、黄柏苦以坚阴；附子、干姜温阳，桂枝、细辛、花椒通阳。

临床应用

六经辨证就是从整体上判断阴阳出入状态，不琐琐于某一脏、某一腑、某一经络。六经病脉证治离不开脏腑经络，又不可尽拘泥于脏腑经络。以太阳病为例，凡是阴阳皆盛，阳大于阴，也就是说人体处在过于固密的状态，无论病在何脏、何腑、何经何络都称之为太阳病。阳盛则泻阳，治之大法为汗法。举例言之，刘力红在《思考中医》载一案：一人左侧面颊红肿痒痛，脉略有浮象。诊为太阳病，此阳气怫郁在表不得泻，予桂枝麻黄各半汤微发汗则愈。此案若用脏腑辨证，按刘氏自述：左颧部属肝，会采用泻肝的方法，方选龙胆泻肝汤。由此不难体会六经辨证与脏腑辨证体系不同，思维角度有异，自然横看成岭侧成峰。王雨三用麻黄汤加人参治疗瞿祥卿之子久泄，药到病除，被视为骇世之举，一时成为美谈。以六经辨证观之，此亦无非太阳病，阳守太过，阴也随之而长，转而迫入肠道使之然也，即《伤寒论》葛根汤证，泻其盛阳，阴气自平。依仲景意法当如是，平淡至极乃为神奇。

又如太阴病，曾治一例多汗证：程某，男，27岁。饮食、活动时汗出较常人多，甚则点滴而下，后枕部明显，余无不适。舌正苔薄，左脉反关，右略洪滑。辨为太阴（阳明）病，处白虎汤原方：生石膏30 g，知母10 g，甘草6 g，粳米1把，水煎服。服上方3剂，汗出减半。改生石膏为60 g，加党参12 g，继服6剂，汗出即正常。汗为阴出，患者脉无虚象，故责之阴盛。阴盛当泻阴，以期阴平阳秘。不难看出，从《黄帝内经》阴阳本义的角度解读六经，把握阴阳出入胜负关系，能够简明高效指导临床诊疗，也最切合仲景原意。

郑寿全提出："学者苟能从阴阳上探求至理，便可入仲景之门也。"解读六经辨证的第一步在于正确理解仲景的阴阳理论，仲景的阴阳理论与《黄帝内经》一脉相承。阴阳以内外和出入言，不可拘于寒热论断阴阳。六经病是阴阳出入不均平而现的六种病理状态。明白阴阳本义，可以更好地解读六经辨证，并指导临床应用。

171　六经辨证研究思路与方法

六经学说形成于汉代张仲景的《伤寒论》，后世特别是宋代朱肱以后，共有数百家伤寒学者进行过探讨，大致可分为三个阶段：两宋金元时期，对六经学说研究尚属简陋，仅是只句片章的论述。主要从区域概念解析六经为多，且重视六经的传变。明代至清代初期伤寒学者仅用一种学说研究，虽有进步，还欠完整。仅维护旧论流派从气化学说解析六经实质，并注重六经的日期概念。清代中期至民国时期，伤寒学者采用多种学说研究，从广度、深度而言，更胜前者。主要对六经的辨证论治，采用多种学说解析其实质，且善用八纲学说探讨。20世纪50年代以来，对六经学说的研究及经方应用的数量、质量均达到了历史上的最高水平。特别是20世纪80年代以来，众多的中医药杂志相继复刊、创刊，伤寒学说、仲景学说在中医界成为热门，经方新用、经方活用已成为时尚，临床各科无不涉及，疗效之佳，令人关注。六经理论的研究和经方应用盛况空前，方兴未艾。其研究思路和方法主要从两方面着手：一方面从宏观上采取多学科研究的方法，探讨六经辨证的思路和方法，不断探明六经病证的内涵及其实质；同时采取吸收和应用现代科学技术研究的手段，对六经辨证进行微观证、方研究，从整体与微观相结合的辨证体系去认识疾病的本质，使六经辨证理论不断地随时代的发展而发展，不断注入新的生机和活力。学者吴承玉等就六经辨证研究思路与方法做了探讨。

六经辨证理论渊源于《周易》

主要体现在以下方面：

1. 六经病证形成过程体，现了《周易》"卦时"学说的过程论观点：由于伤寒病其发病、见证、传变、转归等方面都有较突出的特点，因而过程也较明显，较容易被人们认识和研究。同时又由于仲景从主观上受到了《周易》"卦时"学说的启发，因而创造性地提出了"六经"的概念，并用以描述伤寒病的发展过程。分而言之，是伤寒病发展过程中六个不同阶段的证候名称，或称为"六经病证"；合而言之，六经就是伤寒病发展的全过程。

2. 六经病证体现了《周易》"卦时"学说的阶段论观点：六经辨证是伤寒发展过程中六个不同阶段；六经辨证的"证"，除了是伤寒病的六个阶段的诊断概念外，还可以是六经阶段中的下一层次的诊断概念，是六经病证中更为具体更为深入的病理现象的概括。

3. 六经病证体现了《周易》"卦时"学说的场景论观点：不管是较大发展阶段六经病证，还是更为具体的各个汤证，在病因、发病及传变、转归等多方面，都自成场景，在时间性、空间性方面都是密切相关的。

4. 六经辨证的思想内涵体现了《周易》的恒变观思想：六经病证之"恒"与"变"的辩证关系，旨在强调仲景六经辨证以重"变"、"随证治之"的思维模式是根源于《周易》的，说明古代哲学思想对中医学体系的奠定和发展起着积极的影响，对拓展视野，研究古方新用，在认识方法上有一定的启迪。

六经辨证理论突出体现了系统论的思想

六经是在古代自发的朴素系统论思想指导下建立起来的原始系统。它的六个系统，是仲景在继承《黄帝内经》《难经》思想的基础上，结合人体在外感病程中显示出的组成部分生理联系上的特异性和病理变化的规律性，为适应外感病的辨证论治，创造性地提出了包括脏腑经络及其相互间气化联系在内的功能系统。六经辨证充分显示了它的科学性，从六经系统的观点出发，提出六经各子系统之间的联系是非线性的，它们有着复杂的立体网络式结构。并借此阐明了论中"传""转属""经"的含义及六经之发病和转归的规律性。同时指出了六经从系统整体出发，在对疾病的认识上注重整体反应性，治疗上强调整体最佳性，这种思想方法具有长远的指导意义。从系统论角度考虑六经，对于把握六经的本质、统一对六经有关问题的认识及对其整理和发展都有重要意义。

六经辨证运用了多级多路调节理论的思维方式

张仲景在六经辨证中从辨证分型、治疗法则、写作笔法三方面广泛地运用了多级多路调节理论。用多层次多途经的辨证论治方法和表现手法，把外感病的整个病理变化过程，以主要矛盾和主要特征为总纲，建立起六个既各自独立又相互联系，既有脏腑、经络、气化，又有邪正消长、阴阳胜复和时间空间概念的多级多路系统的辨证论治立体模型思维。这种多级多路调节思维方式不仅揭示了《伤寒论》六经分证的实质，而且为今后的《伤寒论》研究提供了新的途径和方法。

六经辨证与创造性思维理论有惊人的一致性其体现在六经辨证的创造性思维特征、创造性思维方法两个方面。其思维特征有以下几点：

1. 流畅性：即从一种病证信息迅速产生多种病证信息的能力。六经病证都有明确的规定，一旦掌握了这些脉证机理，就可以展开多方面的联想。

2. 精细性：六经辨证具有病、证、症三个层次的结构体系，它有助于人们多向地、多层次地进行思考。

3. 灵活性：《伤寒论》六经没有一个固定不变的脉证，论中所谓"观其脉证，知犯何逆，随证治之"以及方剂灵活加减，都体现了这种灵活的精神。

4. 跳跃性：六经外应天气，内合脏腑经络，六经各病有助于人们在大时空范围内驰骋想象，表现在跨越阳病阴病、表病里病、脏病腑病间的联想，跨越不同病位、病性之间的联想。其创造性思维方法主要体现在立体思维、对立思维、结合思维、形象思维、辐射思维与辐集思维等六个方面，充分揭示了六经辨证的思维形式是最积极、最活跃、最富有成果、最能产生新思想、新事物的一种创造性思维。

六经辨证是外感病的综合模型

一切客观存在的事物及其运动形态统称为实体，在自然科学中，定量研究实体特征的普遍而有成效的方法是模型法。中西医学体系的不同，根本之点就在于模型构成方法之异。西医各种模型恪守结构原则，如细胞模型、组织器官模型及病理模型等；中医各种模型以功能原则为主，如藏象模型、六淫模型及辨证模型等。在辨证模型中，伤寒六经具有一定的典型性。伤寒六经是外感病的综合模型，它以三阴三阳等六个层次表述了外感病过程的阶段性，以它和脏腑经络的对应关系模拟了病位，又据六气为病的理论模拟了病因，以三阴三阳的多少模拟了正邪的消长情况。它能包含病程的传变、转归，又反映人与天地相应的整体观思想，可以说伤寒六经模型是外感病的综合模型，具有辨证论治的实践意义。

六经辨证体系突出的科学价值揭示证的内涵

六经辨证具有脏腑经络的病理基础、有阴阳表里寒热虚实的病位病性、有普遍存在性、有相对定型性、有阶段可变性等较为完整的内涵，并阐明了治疗依据。《伤寒论》治疗学中法、方、药的确立全依据于证，着眼于病机，通过切中病机的治疗来达到平调阴阳、纠正脏腑经络病变的目的。证的揭示，客观地反映了疾病的本质。证的确立，为治疗提供了明确的依据。故治疗的特点也与证相应。具体体现在证有定型、治有定方；证有变体，治有变方。同病异证则异治，异病同证则同治。这就充分体现了仲景创六经辨证体系，旨在融汇医经之长，又精研经方之术，把二者熔为一炉，有机贯通，以理辨证，因证立法，以法统方的辨证论治体系，为后世诊治疾病指明了科学的方向。

六经辨证治疗疑难病的研究思路

近代运用六经辨证治疗疑难病的报道甚多，并已出版了多种专著。更可喜的是，已不单是验案资料的汇集，而是对运用经方的思路和方法进行了深入探讨，明确提出在疑难奇症的经方新用中应注意到，不应囿于"怪病多痰""怪病多瘀"等传统观念。运用经方也不求证之全，只要病机相符，用之有道，就应"但见一证便是，不必悉具"。从思路上，既可运用一种方法，亦可将几种方法同时运用。这种思路对发扬仲景学说、运用经方于各种疑难病，均有一定的启发，对开拓临床思路有重要作用。如陈亦人在长期临床实践中认识到，六经辨证的辨治理论，不仅能指导典型的常见病辨治，而且能有效地指导大量疑似难辨、屡治无效的各科疑难病的辨治。认为研究疑难病辨治规律的唯有《伤寒论》六经辨证。其运用六经辨证理论治疗疑难杂病取得显著疗效，如用经方炙甘草汤加水蛭治愈现代医学认为难于逆转的"二尖瓣脱垂症"，用黄连阿胶汤治愈"室性期前收缩"，用桂甘龙牡汤治愈心阳不振的"精神障碍症"等。

在伤寒论六经病证研究方面有学者独具只眼，撰成《伤寒论讲解》，内分三阴三阳为六病，各有其表里虚实寒热，对条文不逐一列出，而在讲解中一气贯通，注重对原著精神的阐发，有关学术性的问题和主要论点，以讨论方式深化认识，明其旨趣，以揭示新义。并把仲景学术思想、作者见解、研究成果贯穿于条文讲解中，使其辨证着眼、病机转化、治法层次、方药法度综合以观，经纬相贯，融旧冶新，充分反映了作者的许多独特见解，说尽原文未言之奥，揭示仲景不宣之秘，同时也反映了今人的研究成果，对《伤寒论》六经理论的研究将产生深远的意义。亦有学者本着"实事求是"的精神，对《伤寒论》六经理论进行了全面系统的研究，尤其对六经涵义、传经学说、气化学说、太阳病三纲论、太阳腑证、阳明经证以及辨证体系等，都进行了深入研究，发表了独特的见解，编著出版了《伤寒论求是》，对研究伤寒论六经理论起到了重要作用。

在看到六经辨证研究的不断深入与当代经方运用硕果累累的同时，纵观经方应用的文章，还存在一些问题，大多数缺乏对照组和统计分析，理论上创新不够，而仅停留在验证阶段，用以说明原文的正确性。由于许多中医杂志开设有"经文实用录""古方新用""仲景学说研究"等专栏，加之经方身价剧增，致使在经方应用的报道中时有失真。这就希望杂志编辑确实要把好关，真正把有研究价值和对临床有指导意义的好文章交给读者，才能发挥经方的巨大潜能，为人类健康做出更大贡献。

172 六经辨证之温病法度

魏晋时期皇甫谧《针灸甲乙经》自序曰："仲景广伊尹《汤液》为十数卷，用之多验。"梁代陶弘景《辅行诀脏腑用药法要》亦曰："外感天行，经方之治，有二旦、六神大小等汤。昔南阳张机，依此诸方，撰为《伤寒论》一部，疗治明悉，后学咸尊奉之。"宋版《伤寒论》序也有"仲景本伊尹之法，伊尹本神农之经"的记载。由此可知仲景《伤寒杂病论》之方证和内容之直接来源是《汤液经法》，了解到这一点，对理解伤寒意义重大。六经皆可伤寒（中风），不止太阳一经，由此，《伤寒论》也并非专论伤寒，而是包含了温病立论，《伤寒论》之立论，以中风、伤寒、温病三者并论，是一切外感热病之滥觞。

而温病作为一种法则，也是与中风、伤寒一个级别，是不能与《伤寒论》之伤寒之学并列的。这一点《难经》早已明训，伤寒有五，伤寒、中风、温病皆在其中。就连温病大家吴鞠通在其《温病条辨》开篇即曰，是书虽为温病而作，实则羽翼伤寒。温病之治法亦散见于《伤寒论》六经病证之中，所尤当知者，伤寒六经皆有表证，诸节中明言中风者，是专指中风而言。若仅言为伤寒者，又恒统中风、温病而言。以伤寒二字，为三项之统称。其或为中风，或为伤寒，或为温病，恒于论脉之处，则有所区别也。

《伤寒论》之伤寒，其意深远，大致有二，或伤于寒邪，或伤于寒水之经。此亦即太阳经以统六经之大致也。温病家多责《伤寒论》详于伤寒而略于温病，殊不知温病证治多散见于六经之中，需仔细加以甄别。伤寒多伤阳，至少阴为阖，故末路以扶阳为急务，然阳伤阴亦损；温病多伤阴，至厥阴为枢，故末路以养阴为要者。此伤寒、温病之六经阴阳之大略也。而伤寒之于热病，强调了伤寒学对于东汉之前热病学术的继承，但后世温病家却没能领悟仲景心机，来进一步揭示从热病到伤寒之"诊治模式"之转化，从而导致温病之发展，大有脱离伤寒、自立门户之势。

温病是一种表里俱热，水火并存，夹杂影响，耗灼津液，甚至导致阴伤津枯脱阴而亡，或者阴损及阳脱阳而亡为特点的疾病。学者马萌认为，其实张仲景在《伤寒论》中不但明确提出了温病的概念，而且还有理法方药，并且包括严谨的病传以及施治误治法则。温病多属化燥之证，风温是外燥证，由燥生温。《黄帝内经》《伤寒论》之论均详于湿而略于燥，此温病沉没于伤寒之大抵也。温病之汗，正是燥淫热蒸发体内津液产生，而非伤寒之外寒与内热相搏，热占上风生湿而产生。此温病发热而渴、伤寒中风发热无渴之原因。

《伤寒论》六经辨证溯源

张仲景在《伤寒杂病论》自序中说的"勤求古训，博采众方"，应该主要指的是《汤液经法》。遗憾的是伊尹《汤液经法》早已亡失，庆幸的是，该书至梁犹存，陶弘景曾阅此书，其在《辅行诀脏腑用药法要》曰："商有圣相伊尹，撰《汤液经》三卷，为方三百六十首……今检录常情需用者六十首，备山中预防灾疾之用耳。"由此说明《辅行诀脏腑用药法要》与《伤寒杂病论》均同源于《汤液经法》，可以说《辅行诀脏腑用药法要》是《汤液经法》的节略本。因此，《辅行诀脏腑用药法要》对研究《伤寒杂病论》意义非同小可。

陶弘景《辅行诀脏腑用药法要》与张仲景《伤寒论》虽为同源异流之关系，均源于已遗失的《汤液经法》，但两者对于阴阳层面的认识有显著不同。《辅行诀脏腑用药法要》以五行分阴阳，而《伤寒论》

以二（阴阳）生三（中土）为基础。由此可知，经方早在商或更早以前就已形成，经方的发展，历经《本草经》《汤液经》至《伤寒论》六经理论的形成，发展至完备。其方证主要源于二旦、六神大小等方，可见经方体系受道家影响极为深刻，"道法自然"的思想影响并指导了经方理论之形成。

《辅行诀脏腑用药法要》之重现可以看出，张仲景编撰《伤寒杂病论》之体例与《汤液经》有别，后者采用脏腑著录格式，以五脏辨证百病在前、热病天行之"六合正精"殿后。《汉书·方技略》记载之经方，以及《素问》《灵枢》论述百病，无不重视脏腑辨证。张仲景如果循规蹈矩依照《汤液经》体例撰写一部新书，应该称《热病百病论》，而绝不是《伤寒杂病论》。究竟是什么原因使得张仲景"离经叛道"，抛弃具有"升降阴阳、交互金木、既济水火"之神明之剂的"六合正精"体例，转而另起炉灶，沿用"八纲"，创立"半表半里"病位概念，改造《素问》六经，使六经提纲名至实归。张仲景何以摒弃五行之脏腑辨证，创立伤寒六经体例，这才是伤寒统于温病之关键。

一般认为温病之发轫晚于伤寒，实际上也并非如此。《黄帝内经》有关热病的论述，温病远比伤寒为多，不仅明确提出温病病名，且对其病因、病机、证候、治则及预后均有涉及。以病名为例，仅从《素问》大略计之，载温病病名者约 12 篇，不下 60 余处，而伤寒病名在经文中却未曾明确予以提出。既然这样，缘何后来温病寄居于伤寒体系内踽踽前行呢？

彭子益《温病本气篇》提出，伤寒病起于荣卫，终于脏腑，荣热卫寒，腑热脏寒。腑热则实，脏寒则虚。而温病起于荣卫，终于气血，荣卫气血，皆热不寒，皆实不虚。伤寒表里之分，为荣卫、脏腑。温病表里之分为荣卫、气血，亦有病在肠胃者。温病三焦膜原为其半表半里。由此可知，伤寒温病，前者终于脏腑，后者终于气血，而《伤寒论》之伤寒辨证体例之所以大胆启用六经，是因为六经气化通于天，而五行生克归于地，其立足点高下立见。伤寒六经虽跳出五行之外，但张仲景又牢牢盯住中土不放，且六经化源于水火，脏腑、气血俱在其中也。

《伤寒论》拆借《汤液经》之经方，同时打破了脏腑辨证的掣肘，创建了自己的六经体系。其之所以摒弃五行学说，还有其深层次的原因，就是首重里邪出表、阴病转阳，并认识到了阴阳表里二分法的局限性，提出半表半里病位，从而也进一步把"八纲辨证"推向了极致。从经方组成特点来看，药味少而精、出神入化、效如桴鼓，不摒弃五行学说也是做不到这一点的。

温病之阴旦法度

《伤寒论》太阳篇虽将伤寒分为中风、伤寒、温病，但并没有给出温病以相应的治方，导致后世经方家对伤寒之温病心法或略而不论，或论之语焉不详。《伤寒杂病论》中有两次提到阳旦证/汤，而未提及阴旦汤。《金匮要略·妇人产后病脉证并治》第二十一："产后风，续之数十日不解，头微痛恶寒，时时有热，心下闷，干呕汗出，虽久，阳旦证续在耳，可与阳旦汤"。注亦曰即桂枝汤。又如《伤寒论·辨太阳病脉证并治第五》载有"问曰：证象阳旦，按法治之而增剧，厥逆，咽中干，两胫拘急而谵语。成无己注"阳旦，桂枝汤别名也"，此言不虚。张石顽在注解《千金方》时亦指出"阴霾四塞，非平旦之气，无以开启阳和。桂枝汤原名阳旦，开启阳邪之药也"。

从组成上看，阴旦汤是由阳旦汤中的桂枝易用黄芩而成，其余四味药包括剂量完全相同，均为芍药、甘草、生姜和大枣，《伤寒论》易名曰黄芩汤。《汤液经》小阴旦汤主治病证是身热汗出，头目痛、腹中痛，干呕下利者。此时已由寒证转化为热证，没有风寒症状，以身热为主，出现头目痛、腹痛下利。此处当属热利，是邪热内陷于里所致。其病机为风寒袭表，风寒不解，入里化热伤津，邪热弥漫表里。故方后煎煮法中注有"身热去，利自止"。

黄芩汤出自于《伤寒论·辨太阳病脉证并治》第 172 条，原文曰："太阳与少阳合病，自下利者，与黄芩汤。"既言合病，必有两经症状，然其所述症状只有"自下利"一症。周禹载指出，此条明言太少二阳，为何不用二经药？非伤寒也。张石顽曰"黄芩汤乃温病之主方，温病始发，即当用黄芩汤"以降燥清热。由此，叶天士将黄芩汤作为春温初起之正治之方，确有见地。《三时伏气外感篇》曰："春温一证……以黄芩汤为主方，苦寒直清里热，热伏于阴，苦味坚阴乃正治也。"

其实，此处"太阳"指的是小阴旦汤中的"身热、汗出、头目痛"这些类似于太阳中风表证的证候，但其病机是阳明里热逼迫津液于表而形成的。而"少阳"是指小阴旦汤中的"腹中痛、干呕、下利"等类似于少阳半里的证候。因此，黄芩汤方证病机是邪热入里耗伤津液，与桂枝汤之于中风，黄芩汤当属温病之主方。

《伤寒论》第6条："太阳病，发热而渴，不恶寒者，为温病。温病自汗出，身重，多眠睡，鼻息必鼾，语言难出。若下者，小便不利，直视失溲；若发汗已，身灼热者，名风温，风温为病，脉阴阳俱浮；若被火者，微发黄色，剧则如惊痫，时瘛疭；若火熏之，一逆尚引日，再逆促命期。"这里指的就是此种情况，当予以黄芩汤清泄里热，降燥生津。《伤寒论·伤寒例》也记载了伏气温病及新感温病，如"冬时严寒，中而即病者，名曰伤寒，不即病者，至春变为温病，至夏变为暑病"，这些都是属于伏气温病。在证治方面，如《伤寒论》阳明篇病证治内容，即是温病之张本，少阴病之黄连阿胶汤也是温病救阴之先声。

叶天士论治伏温重在辨虚实，其论治大法，实证多以黄芩汤加减，而虚证则多以复脉汤化裁。均以张仲景之方，尤以黄芩汤治伏温，是以清为主，兼以清透、化湿、理气等法相合以曲应病情。即使温病大家杨栗山亦指出"寒证有六经之传变，温病亦有六经之传变，其阴阳脏腑顺逆无二也"。

阴阳二旦及其衍化诸方实为张仲景《伤寒杂病论》经方理法主线，由此，若要明确黄芩汤的理法，还需要从阴阳二旦汤中去探索。张仲景既然有以桂枝汤为代表的阳旦法度，就必然存在以黄芩汤为代表的阴旦法度。实为遗憾的是，《伤寒杂病论》之阴旦法度由于其条文的残缺不全，多遗落于《小品方》《千金要方》《医心方》《外台秘要》及《太平圣惠方》等古方书之中，还需进一步挖掘、整理以补充完整，以重现医圣治温病之阴旦法度，突破经方面对温热性疾病无法可依、无方可选之残局，还原张仲景伤寒六经之本义。

阳明为成温之薮

《伤寒论》太阳病篇第6条："太阳病，发热而渴，不恶寒者，为温病。"后世医家据此而用麻桂治疗温病，百无一效。问题的关键不在《伤寒论》，而在于后世医家没有领悟张仲景治疗温病心法。温病大家吴鞠通在其《温病条辨》指出，"若真能识得伤寒，断不致疑麻桂之法不可用；若真能认得温病，断不致以辛温治伤寒之法治温病"。温病置于太阳病论述，已经说明温病与伤寒无异，首先病在肺与胃。区别在于，温病发热源于燥，热由燥生，故发热而渴。以此知温病其治在降、在润。而阳明主燥，故柯韵伯有"阳明为成温之薮"一说。

柯韵伯《伤寒论翼》指出，伤寒发热不渴，服汤汗出而渴者，是温病区别于伤寒之关键。寒去而热罢，即伤寒欲解证，寒去而热不解，是温病发矣。因所伤之寒邪，随大汗而解，所成之温邪，亦随大汗而发。此病伤寒而成温病之正法。如服柴胡汤而渴者，是少阳相火，直起阳明也。柯韵伯又进一步指出"夫相火寄甲乙之间，故肝胆为发温之源，肠胃显市，故阳明为成温之薮……若夫温热病不因伤寒而致者，只须扶阴抑阳，不必补中益气矣"。

陆九芝对于柯氏之论有进一步发挥，认为"伤寒有五，传入阳明遂成温病"。温病者阳明也，病之始自阳明者为温，邪自太阳已入阳明者亦为温。指出温病家学说虽多，其实不过是用其虚名代替阳明之实而已，温病本隶于伤寒，治温之方，亦不在《伤寒论》之外。太阳之上，寒气主之，阳明之上，燥气主之。阳明病是里热实证，不恶寒，反恶热。这是因为阳明以燥气为本，虽受寒邪，亦必从燥化，由燥生热，温病乃成。阳明承气，亦专为救阴、降燥而设，非专为祛邪也。

温病是阳明之燥，劫夺太阴之湿，滋太阴之湿而泻阳明之燥固已。太阴化气为阳明之燥，燥之原由，在于冬水失藏，相火升炎。温病注重阳明是陆九芝独具慧眼，这比起与他同时代的温病家高明许多，因为当时其治温多疗效惊俗。

阳明外证，即风温，为三阳合病之渐，三阳合病火逆证为阳明外证之甚，还有白虎汤证及其三阳合病等，三阳合病因阴伤津枯，反而会无汗可出。三阳合病重则脱阴而亡。另外，还有阳明病传心烦、喘证，《伤寒论》阳明篇第221条："阳明病，脉浮而紧，咽燥口苦，腹满而喘，发热汗出，不恶寒，反恶热……栀子豉汤主之。"阳明病传黄疸第261条："伤寒，身黄发热，栀子柏皮汤主之。"第262条："伤寒，瘀热在里，身必黄，麻黄连翘赤小豆汤主之。"阳明病传消渴第223条"若脉浮，发热，渴欲饮水，小便不利者，猪苓汤主之"等，皆不出温病范畴。

厥阴为温病之源

厥阴之本义，是指阴尽阳生。然厥阴主肝，而胆藏内，则厥阴病热，皆少阳相火内发也。要知少阳厥阴，同一相火。相火郁于内，是厥阴病，相火出于表，为少阳病。故厥阴病衰，转属少阳而欲愈。柯韵伯《伤寒论翼·厥阴篇解》曰："厥阴提纲消渴、气上撞心、心中疼热、饥而不欲食是温病……要知温乃风木之邪，为厥阴本病，消渴是厥阴之本，厥利为温病之变。"进一步肯定了厥阴、阳明为温病传变。柯韵伯又指出，温邪有浅深，治法有轻重，此张仲景治温之大略也。《伤寒法祖》亦指出，厥阴提纲，是温病而非伤寒。要知温乃风木之邪，为厥阴本病。

《伤寒论·厥阴篇》厥阴必发热，或称为热厥。而厥则有寒热之别，其中寒厥多分散于太阳病与少阴病篇中。温病卫闭而遏营血，营郁是以发热，而营藏于肝，则温病之来，实受于厥阴。方其隆冬火泄，营血已伤，势将腾沸。春夏病感，卫闭营遏，血热自当愈剧。手厥阴之火，扇以足厥阴之风，风烈火炎，煎迫营阴，营血枯槁，则命殒矣。

《素问》曰"厥阴终者，中热咽干，善溺心烦，甚则舌卷，卵上缩而终矣""温病虚甚者死"。这是由于足厥阴气绝，肝脉不荣，筋急所致。盖木火之气泄而不复故也。泄而不复，中气之虚。中气不虚，木火虽泄，金气能收，火仍归水。木气得根，必不至死。厥阴虽为外感热病传经的末期，但其又是阴尽阳生之经，故病虽危重，若用药得当，正气尚可得以维护而不至于阴精衰竭。

柯韵伯在注解《伤寒论》时慧眼独具，谓伤寒六经之太阳、阳明、少阳、太阴、少阴五经主要为伤寒，厥阴一经是温病。因厥阴一经，有渴之一证也。经方大家胡希恕亦认为，厥阴同少阳，一阴一阳，均为半表半里，但见一证便是，不必悉具。彭子益《温病本气篇》提出"温病者，人身木火偏于疏泄，金气被冲，而失收降之令，水气被泄，而失封藏之能。水不藏则相火益事飞腾，金不收则风木益事泄动。上焦则津液伤而热气冲塞，下焦则相火泄而元气空虚，中焦则中气衰败，交济无能"。

温病证治亦散见于六经

《黄帝内经》曰"冬不藏精，春必病温"，必有至理。热病以口燥舌干而渴属少阴，少阴者，封蛰之本，精之处也。少阴之表，名曰太阳，太阳根起于至阴，名曰阴中之阳，故太阳病当恶寒。温病发热而不恶寒，是阳中无阴矣。而即见少阴之渴，太阳之根本悉露矣。尽管温病学业已形成卫气营血与三焦辨证体系，但这些理论体系皆没有脱离伤寒六经范畴。

温病学者把太阳经之温病称为卫分证，阳明经之温病称为气分证，太阴经之温病称为营分证，少阴之温病称为血分证，创造了卫气营血辨证。其实《伤寒论》六经辨证比卫气营血辨证高明得多，少阳证没能囊括在卫气营血辨证范畴，所以温病家又加入了湿温，因为解释不完了。湿温其实就是少阳、太阴病了，少阳之火以蒸太阴之湿。并且《伤寒论》里都有方证，舌苔白者，小柴胡汤主之。之后又加上栀子柏皮汤、栀子豉汤等，这些都是治疗湿温的方子。

厥阴病也不在卫气营血辨证范围，于是就又制造出三焦辨证。既然《素问》曰卫出于下焦，那么为什么下焦之邪气就不能通过出表而解呢？《素问》又曰，病温虚甚者死，温病系阴虚亦系阳虚。救阴液、保阳根必先保中气，温病家只知道温病最忌发汗，而不知温病亦非得汗出而不能解。原因在于温病伤于寒也，仍不离伤寒太阳病范畴。人之一身气降化水，水升化气，脏腑营卫之气，升降调和，气化水而不滞，水化气而不停。

伤寒之温邪有浅深，治法亦有轻重，此张仲景治温之大略也。如《伤寒论》太阳篇第 124 条曰："太阳病六七日，表证仍在……其人发狂者，以热在下焦，少腹当硬满。小便自利者，下血乃愈。"阳明病，瘀热在里不得越，身体发黄，渴欲饮水，小便不利者，茵陈蒿汤主之。少阴病，得之二三日，口燥咽干者，大承气汤急下之。厥阴病，下利欲饮水者，白头翁汤主之等。

其伤寒而病温热者，自是内热，所以人得了病不管是受风、受寒，或因湿，起决定作用的则是自身内部的阴阳、寒热、虚实情况。这就决定了"八纲"是一切辨证法则的基础。是病邪由表入里，亦非得由里出表而解，这就是六经辨证的渊源。伤寒六经发端于"八纲"，气化于水火，通于天气，伤寒以太阳统六经，太阳为寒水之经，因此天之六气，又统于寒。《伤寒论》方证用药愈七成为辛温之品，功在升木平风，以桂枝汤治风开篇，又以乌梅丸群辛镇风收官，可见张仲景论治名虽以"伤寒"总览，实以"治风"领衔，应验风为百病之长，乃医道使然。

柯韵伯《伤寒论翼》曰："夫仲景之六经，所赅者广。凡风寒、温热、外感、内伤，由表及里，有寒有热，或虚或实，无乎不包。故温病证治，散见于六经，六经提纲，弗专为风寒划定也……伤寒杂病亦合为一书。"之后，陆九芝亦在《世补斋医书》曰："凡温病之治，即当求诸伤寒之论者无疑矣，必能识伤寒，而后能识温病。"张锡纯《医学衷中参西录》亦指出，伤寒温病之治法，始异而终同。开篇太阳之为病，实总括中风、伤寒、温病在内，3 项中又区分为表虚、表实、伤津要目，不可混淆无别。其下讲太阳病平分 3 项，第二节论太阳中风，第三、第四、第五节论太阳伤寒，第六节论太阳温病，且每节之首皆冠以太阳病。以此知中风、伤寒、温病皆可以伤寒统之。至后论治之处，则三项之中一切诸证，皆可浑统于六经，但言某经历现之某种病，宜治以某方，不复别其为中风、伤寒、温病。此乃纳繁于简之法也，至于六经分篇之中，其方之宜于温病者，不胜举。

叶天士、吴鞠通等温病大家无一不精通于伤寒，温病之卫气营血、三焦辨证亦无不囊括于六经之中，温病学只不过是张仲景《伤寒论》之温病的发展或发扬而已。离开伤寒，温病必将成为无源之水、无本之木，亦必将误导后世之学，使温病陷入绝境。由此，陈葆善指出，六经、卫气营血、三焦当汇通为一，始得医学之正。后世温病家不识伤寒之中已含温病，本应为此蒙羞，相反，更将《温病条辨》与《伤寒论》并列经典，将温病与伤寒并列，使中医不升反降，可谓贻害无穷。以《温病条辨》为经典者，或看重其列出了具体的方剂，误解其补《伤寒论》之缺，援此，不究医理，反将方剂，以及"方证对治"捧为中医圭臬，中医必由此衰矣。

恢复温病之伤寒六经本义

从陶弘景《辅行诀脏腑用药法要》中记载的小阴阳旦汤对比看，温病终究逃不脱伤寒范畴。认为伤寒六经证治与温病卫气营血、三焦辨证是两种不同的方法、体系，这样就局限了《伤寒论》之六经本义。汉唐之前的中医寒温是统一的，寒温开始对立，各自产生了自己的体系和方法，这大概是宋以后的事情，尤其是金元时期，迨至明清，则温热、瘟疫自谋格局，以与伤寒抗衡。局限了《伤寒论》之六经辨证的内涵，使六经辨病之基础地位丧失殆尽。六经辨证被冷落为仅仅是用来应对伤寒的一种方法，同温病的卫气营血、三焦辨证一起，归为外感热病证治范畴，从而疏远了当今的临床，导致中医现代辨证论治方法之整体一元化特点的缺失。

温病家以把自己能够脱离伤寒自认为是成熟的标志，王安道将伤寒仅限于冬季之论自不必说，吴又可又将《伤寒论》之术斥为"屠龙之技"，认为伤寒与瘟疫有霄壤之别，也是欲与张仲景分道扬镳的明证。提出瘟疫之病，非风、非寒、非暑、非湿，乃天地间别有一种异气所感，称之为"杂气"。可悲的是，《瘟疫论》通篇也没说出此种"杂气"到底是什么气。而东晋葛洪《肘后备急方·治伤寒时气温病方第十三》中明确指出"伤寒、时行、瘟疫，三名同一种耳，而源本小异"。《伤寒论·伤寒例》也曰

"伤寒为毒者，以其最成杀厉之气也。中而即病者，名曰伤寒。不即病者，寒毒藏于肌肤，至春变为温病，至夏变为暑病"。又曰"凡时行者，此非其时而有其气也。春时应暖而反大寒，夏时应热而反大凉，秋时应凉而反大热，冬时应寒而反大温。是以一岁之中，长幼之病多相似者，此则时行之气也"。

临床实践已经验证，并将继续进一步证明，伤寒六经辨证是中医辨证论治的至高境界。《伤寒论》以"寒"统领六淫之邪，其义也深，方和证的对应也是唯一的，是不折不扣的一元论。反观温病之卫气营血与三焦辨证，割裂阴阳（寒热），丢弃燥湿（中土），又重拾脏腑五行病因病机之掣肘，进行玄虚推理，理之不通，又臆造新概念自圆其说，如"外感风热""辛凉解表""逆传心包"等不一而足，贻害无穷。风性主动，静则化寒，何来风热侵袭一说？温病禁汗，何以用解表之法？辛凉又何以能解表？要知"辛凉解表"的真正涵义是凉以搏热生湿，辛以达表开郁，俾阳热之怫郁既除，肺窍得以开通，宣发肃降功能得以恢复，阴阳自和，热自清，而自从表解。微汗出只是温病治疗中肺卫之燥热郁结（气为燥郁）得开的伴随症状，非得辛凉药使之汗出表解也。与《伤寒论》之白虎汤治理无异，纵观温病治法，无论是《温热论》，还是《温病条辨》都没有过辛凉"解表"之说。因此，"辛凉解表"实为当代温病家之言，谈不上解表之作用，这一提法有待商榷。神昏从来属胃家，《黄帝内经》亦有"邪中于腑，即不识人"之明言，胃之支脉，上络心脑，又何来逆传心包之说？汉晋至明清以降，温病治法，率祖伤寒，以伤寒之书，言寒之热在其中也。后世儒医迭出，谓伤寒治寒，不可治温，未得仲景之旨，未入伤寒之门。那些叫嚣寒温统一论的学者们可以休矣，因为寒温从来就没有分开过，一直都统一于伤寒六经之中。《伤寒论》不但既是治寒之祖，又是治温之祖，而且还是治湿之祖、治燥之祖，更是治风之祖。

173　伤寒病与六经辨证

　　关于《伤寒论》一书的性质，统编教材曰："《伤寒论》是一部阐述多种外感疾病及杂病辨证论治的专书。"由北京中医药大学主编的协编教材《伤寒论讲义》则曰："《伤寒论》是主论外感伤寒，兼论内伤杂病，其所见者大，所括者广，是一部辨证论治的专著。"以上两种看法基本上能反映目前比较普遍的观点。其相同之处为均认为《伤寒论》是一部辨证论治之专著，不但论外感病，而且论杂病。不同之处为，前者认为是涉及多种外感疾病，而后者认为只是外感伤寒病。这里要引发的问题是，《伤寒论》一书是专论外感伤寒病还是多种外感热病？是否同时兼论外感与杂病？学者姜元安等对此做了辨析，因为这涉及如何看待《伤寒论》中的六经辨证及六经辨证论治体系。

伤寒病是《伤寒论》的主要内容

　　《伤寒杂病论》原序中曰："余宗族素多，向余二百。建安纪年以来，犹未十稔，其死亡者，三分有二，伤寒十居其七。感往昔之沦丧，伤横夭之莫救，乃勤求古训，博采众方。撰用《素问》《九卷》《八十一难》《阴阳大论》《胎胪药录》，并《平脉辨证》，为《伤寒杂病论》合十六卷。"据此可以认为伤寒病是本书的主要内容之一。

　　那么，《伤寒杂病论》中所谓的伤寒病是什么呢？认识这一问题，要有历史的观点。《素问·热论》中曰：今夫热病者，皆伤寒之类也。"从广义的角度将各种外感热病归属于伤寒。但是这种归类方法过于笼统，不利于深刻认识外感热病。因而在《难经·五十八难》中对外感热病作了进一步的分类，曰："伤寒有五，有中风，有伤寒，有湿温，有热病，有温病。"从而将伤寒病限定在一个比较明确的范围内，也就是今日所称的狭义伤寒。张仲景是在继承《素问》《难经》等学术思想的基础上而撰写《伤寒杂病论》的，其对伤寒病的认识必然也要受到它们的影响。

　　《伤寒论》引《阴阳大论》曰："春气温和，夏气暑热，秋气清凉，冬气凛冽，此则四时正气之序也。冬时严寒，万类深藏，君子周密，则不伤于寒。触冒之者，乃名伤寒耳。其伤于四时之气，皆能为病，以伤寒为毒者，以其最成杀厉之气也。"因此，以冬伤于寒为主而引发的外感热病过程就是《难经》所谓的狭义伤寒。而从《伤寒论》的内容看，狭义伤寒显然是其主要的研究对象。虽说文中亦同有叙及"温病"等其他外感热病，但只是作为鉴别之用。如原文第6条曰："太阳病，发热而渴，不恶寒者，为温病。"指出了外感热病初期伤寒病与温病的主要区别点。

　　《小品方》是当时与《伤寒论》同样广为医家习读之书。宋代林亿等在校定《备急千金要方·后序》中曰："臣曾读唐令，见其制，为医者皆习张仲景《伤寒》，陈延之《小品》。"《小品方》一书虽然早已亡佚，但在唐以前却被医家们广为抄录。《备急千金要方·卷九》引曰："《小品》曰：古今相传，称伤寒为难疗之疾，天行温疫是毒病之气。而论疗者不别伤寒与时行温疫为异气耳。云伤寒是雅士之辞，天行温疫是田舍间号耳。不说病之异同也。考之众经，其实殊矣。所宜不同，方说宜辨。"《小品方》中通过"考之众经"，证实了伤寒与温病"其实殊矣"。这都说明了在仲景时代，伤寒与温病的区分已经是非常明确的了。张仲景撰写《伤寒杂病论》时当然不会将伤寒与温病等其他外感热病混为一谈而仍以广义伤寒立论。因此，《伤寒杂病论》中所论述的伤寒病无疑为狭义伤寒。但是，从《伤寒杂病论》中分化出来的《伤寒论》是否仍包含杂病在内呢？要回答这一问题必须要搞清楚王叔和为什么要整理《伤寒论》。

王叔和与《伤寒论》

宋代林亿等在校定《伤寒论·序》中曰："晋皇甫谧《甲乙针经》云……近世太医令王叔和撰次仲景遗论甚精，皆可施用。"这段引文并未说明王叔和在整理《伤寒论》时是否得见《伤寒杂病论》全书。但现今较为通行的说法均认为《伤寒杂病论》问世后不久，即遭兵火战乱之洗劫而散失不全，后经晋王叔和收集并整理成册，名为《伤寒论》而得以保存下来。这种认识是导致认为《伤寒论》是兼论伤寒与杂病的主要原因之一。在讨论为什么会出现这种认识之前，有必要先认识一下王叔和其人及其与《伤寒论》的关系。

在文献中最早提到王叔和的是皇甫谧（215—283 年）的《甲乙经·序》，其曰："汉有华佗、张仲景。……仲景论广《伊尹汤液》为数十卷，用之多验。近代太医令王叔和撰次仲景选论甚精，指事施用。"马继兴先生在其所著《中医文献学基础》中认为，该序文写于 256 年，即魏甘露元年之后，序中不将王叔和与汉时的张仲景等人并称，而列为"近代"，亦即指王氏系三国时（220 年以后）任太医令之职。至少说明了王叔和之生平年代与张仲景（150—219 年）相去不远。

《太平御览·卷七二二》提及"卫讯好医术，少师仲景"，证明卫讯为张仲景弟子。而《千金要方·卷二十六》则曰："河东卫讯记曰……高平王熙称食不欲杂，杂则或有所犯，或有所伤，或当时虽无灾苦，积久为人作患"（据《医心方·卷二十九》，王熙即王叔和）。故而可知王叔和与张仲景弟子曾有交往。因此，马继兴认为，作为三国之时魏太医令的王叔和完全有条件和机会亲睹《伤寒杂病论》全书。所以，王叔和并非是从经兵火战乱洗劫后散失不全的《伤寒杂病论》中收集整理了《伤寒论》。

王叔和为什么要整理《伤寒论》？回答这一问题还必须回到伤寒病上来。从张仲景自序所言其宗族二百余人在不到十年的时间内，"其死亡者，三分有二，伤寒十居其七"这一事实，可以清楚地说明，在《伤寒杂病论》问世之前，由于对伤寒病尚缺乏系统的认识和疗效明确的治疗，所以由伤寒病所致的死亡率是相当高的。基于这一实事，张仲景"感往昔之沦丧，伤横夭之莫救"，而撰写了《伤寒杂病论》。其中论伤寒病部分以六经辨证之法系统地把握了伤寒病的发生、发展及变化规律，并制定了一系列相应的方药以有效地治疗伤寒病。《伤寒杂病论》的问世，标志着对伤寒病的认识和治疗有了一个突破性的进展。

事实上，从张仲景时代至少一直到宋代，伤寒病都是严重威胁人民生命健康的主要外感热病。孙思邈《千金翼方·卷九》曾曰："伤寒热病，自古有之，名贤睿哲，多所防御。至于仲景，特有神功。寻思旨趣，莫测其致，所以医人不能钻仰。"宋代林亿等受朝廷之命而校定医书，仍认为"百病之急，无急于伤寒"，而"先校定张仲景《伤寒论》十卷"。身为太医令的王叔和不能不注意到伤寒病的严重危害，也不能不注意到《伤寒杂病论》对于伤寒病的贡献。但是，在《伤寒杂病论》中，伤寒与杂病同论，而且是"先论后方"的体例，再加上论伤寒病时按三阴三阳的排列形式尚未被当时的广大医家熟知和普遍运用，这势必在一定程度上影响了医家们对伤寒病发病规律的系统认识和对伤寒病治疗方药的有效运用。因此，如何有效地传播张仲景针对伤寒病所确立的辨证论治体系，就成了王叔和的主要任务。《伤寒例》中曰："伤寒之病，逐日浅深，以施方治。今世人伤寒，或始不早治，或治不对病，或日数久淹，困乃告医。医人又不依次第而治之，则不中病……今搜采仲景旧论，录其证候，诊脉声色，对病真方有神验者，拟防世急也。"道出了王叔和刻意从"仲景旧论"中将伤寒病部分整理出来的良苦用心。"张经王传"功不可没。无怪乎宋代林亿等称"自仲景于今八百年，惟王叔和能学之"。

伤寒病与六经辨证

前述对《伤寒论》一书性质的论证，明确《伤寒论》是一部专门论述以外感风寒邪气为主的外感热病（狭义伤寒病）的专著，有助于更加清楚地认识六经辨证方法及六经辨证论治体系。

六经辨证是仲景为伤寒病而确立的行之有效的辨证方法。"辨证是方法，论治是目的。从科学意义上说，任何方法都是根据其作用客体的性质特点而建立的，辨证方法也不例外"。根据伤寒病由表入里，以次浅深的发病特点，六经辨证首先确立了三阴三阳作为辨证纲领。由于三阴三阳所属的脏腑经脉具有不同的阴阳属性以及所含阴阳气的多少不同，决定了在同一风寒邪气作用下会产生不同的病理反应并引起不同的发展变化。所以，张仲景针对伤寒病而确立了以三阳三阴为主的六经辨证方法。运用这一方法，将伤寒病分别归属于太阳、阳明、少阳、太阴、少阴和厥阴。不但明确了伤寒病由阳入阴，由表入里的发展变化规律，而且进一步阐明了伤寒病发病过程中太阳病、阳明病、少阳病、太阴病、少阴病和厥阴病各自的发病特点，以及六经病之间相互影响的关系。因此，运用六经辨证方法能够正确地判断和把握伤寒病的发展变化规律。在此基础上，仲景制定了一系列配伍精练、疗效明确的方剂以治疗伤寒病过程中的各种不同证候，从而形成了理法方药兼备的一个完整的六经辨证论治体系。这一体系对于伤寒病的认识和治疗无疑作出了极大的贡献。

由于六经辨证方法及六经辨证论治体系是专门针对伤寒病而确立的，所以，在以伤寒病为主要外感热病的时代，医家们主要是围绕伤寒病这一中心来研究六经病证及伤寒方的临床运用，而对于六经辨证的认识并无多大歧义。如庞安时《伤寒总病论》从寒毒立说，强调阳气的重要性；许叔微《伤寒发微论》从伤寒病自表入里出发，提出"伤寒须早治，须是随病浅深，在表在里，早为治疗"；郭雍《伤寒补亡论》强调"经络为先，证脉为次"，而对伤寒病之证治加以补充；朱肱《类证活人书》强调"治伤寒先须识经络，不识经络，触途冥行，不知邪气之所在"等。但随着疾病谱的变化，以温热邪气为主的外感热病逐渐取代了以风寒邪气为主的外感热病，医家们逐渐认识到《伤寒论》中的六经辨证方法及其辨证论治体系并不适用于温热病，因而开始研究并寻求温热病自身的辨证方法及辨证论治体系。

与此同时，伤寒学家们则开始研究《伤寒论》在伤寒病之外的作用以期进一步弘扬仲景学术。自明代以来，以方有执为代表的医家们开始认识到《伤寒论》中的许多方剂不独可以有效地运用于伤寒病，也可以有效地运用于内伤杂病，于是便开始了有关六经实质之争。迄今为止，关于六经实质的见解，综合各种见解，已有41说之多。但有关六经实质之争，最初则是为用《伤寒论》方剂治疗杂病寻求理论依据。方有执虽然没有直接提出用伤寒方治杂病，但他认为，"六经者，犹儒家六经之经，犹言部也。部犹今之六部之部……天下之大，事物之众，六部尽之矣。人身之有，百骸之多，六经尽之矣。由此观之，则百病皆可得而原委"。因此，刘渡舟教授曰："方中行也认为《伤寒论》是论病之书，非为伤寒一病而设。"而柯韵伯则认为，"仲景六经，是分六区地面，所该者广，虽以脉为经纪，而不专在经络上立说。凡风寒温热，内伤外感，自表及里，有寒有热，或虚或实，无乎不包"。因而柯氏明确提出"盖伤寒之外尽杂病，病不能脱六经，故立六经而分司之"。虽然仁者见仁，智者见智，医家们跳出三阳三阴而从各自的角度对六经实质提出了不同的见解，其实是为用《伤寒论》方剂治疗杂病提供新的理论依据。医家为了重新阐述六经的作用，就不得不指责王叔和之撰次仲景《伤寒论》，而开始了《伤寒论》错简之说。

尽管《伤寒论》是专门论述伤寒病的。但人分男女，体有强弱，感邪虽同，发病则异，而且内因是变化的根据。所以，《伤寒论》中又不可避免地讨论了一部分杂病的内容。作为六经辨证论治体系中的重要组成部分，《伤寒论》中的许多方剂确实也可以被用来治疗杂病，这并不是后世医家们的发明，而是仲景自己当时就已经这样做了。《金匮要略》中有41首方剂与《伤寒论》方重复（即在张仲景之时，这41首方剂就既能用来治疗伤寒病，又能用来治疗杂病），就已充分证明这一事实。但是，绝不能因为《伤寒论》中涉及了部分杂病的内容，或因为其部分方剂亦可以用来治疗杂病，而认为《伤寒论》之六经辨证既可以辨伤寒，又可以辨杂病。

事实上，同样一个方剂，用来治疗伤寒病与治疗杂病也不是完全相同的。例如，在伤寒病中，小青龙汤是用来治疗"伤寒表不解，心下有水气"，而在杂病中，则用来治疗"支饮"，二者的临床表现并不完全一样。又如，在伤寒病中，小建中汤是用来治疗虚人伤寒之"伤寒二三日，心中悸而烦"，在杂病中则用来治疗"虚劳"诸证，其临床表现也是不完全相同。这样的例子不胜枚举。如果仅仅因为《伤寒论》中的部分方剂可以用来治疗杂病而认定《伤寒论》之六经辨证也可以适用于杂病的话，那么，《伤寒论》中的方剂（如白虎汤、麻杏石甘汤等）可以用来治疗温热病，岂不也可以认为六经辨证又适用于温热病了吗？事实是，明清以来发展而形成的温热病辨证论治体系已经明确了六经辨证及其辨证论治体系并不适用于温热病。

　　研究《伤寒论》六经辨证及六经辨证论治体系时，人们往往忽略了从方法学角度研究六经辨证方法的产生及特点。辨证方法的产生并将其与临床治疗结合起来始于《伤寒杂病论》。从张仲景所创立的六经辨证方法及脏腑经络辨证方法来看，中医学的辨证方法具有两大特点。一是针对性，即每一种辨证方法都是针对具有不同发病学特点的疾病而设立的，如六经辨证用于伤寒病，脏腑经络辨证用于杂病。二是系统性，即每一种辨证方法都能涵盖一大类疾病的发生、发展、变化的各个方面，从而确保对该病的整体而全面的认识。从辨证方法入手，才能正确地理解辨证论治体系的精髓，领会辨证论治体系的适用性，才能真正认识中医的辨证论治特点而提高辨证论治的能力和水平。也只有从辨证论治体系来认识病、证、方、药的关系，才能真正理解方剂在辨证论治体系中应有的地位与作用，而不是唯"方证相对"而论。所以，研究《伤寒论》，除了要正确理解和掌握对伤寒病的辨证论治外，还要通过伤寒病正确理解和掌握六经辨证方法及六经辨证论治体系，这对于真正理解中医辨证论治特点和提高中医辨证论治能力与水平是极为有意义的。

174　从三阴三阳辨证体系对湿热病的研究

三阴三阳辨证体系是《伤寒论》的辨证体系，而"三阴三阳"是疾病发展变化的六个阶段。对于该辨证体系古今医家众说纷纭，在千余年时间里诸多名家阐述各自理论，导致三阴三阳辨证体系不断复杂。湿热病邪侵袭人体，引起诸多疾病症状，其总称即是湿热病。外感、内伤疾病均可见到，以发热、气机阻滞、脾胃升降失司为主要临床表现。对湿热病的研究起于秦汉，盛于明清，以薛雪为著，至于现代，有以文献研究者，有以实验研究者，然而成果不一，未成体系。湿热之邪本身便是复杂的，兼备湿邪和热邪之性，侵入人体，更是变化多端，虽有吴鞠通之三焦辨证以针对湿热病，然而三焦之大，难以辨证详尽，诸多证型又显复杂，故近代又有欲以伤寒辨证体系统一温热病、湿热病的理论，称"寒温统一"，纵观前辈走过的路，仍感"统一"之难，不论统一于六经还是统一于八纲仍未打破传统的格局，学者张泽智等以三阴三阳辨证体系对湿热病进行分析、归纳，以三部六病之"十二单证"与"六病"重新解剖湿热病，意在将伤寒之理、法与湿热之方、药贯通起来。

湿热病与近代相关研究

1. 湿热病简述：中医对湿热病的认识，早在秦汉时期就已存在。《素问·生气通天论》曰"湿热不攘，大筋緛短，小筋弛长"，把筋的緛短与弛长归因于湿热。《难经》将湿热病单独列出，归入广义伤寒。在《伤寒论》中虽然没有直接提出湿热病的病名，但从某些病证和方药看是湿热致病。至清代，温病学说盛行，对湿热的研究也深入开来。叶天士在《温热论》不仅论述了温热病卫气营血辨证，对湿热病亦有阐发，尤其是湿热病的成因和转化方面。此外薛生白在《湿热病篇》指出，"太阴内伤，湿饮停聚，客邪再至，内外相引，故病湿热"。指出湿热的发病是内因和外因相结合的结果，另外，此书在理、法、方、药方面详细论述了湿热病的病因、病证及治法，作为湿热病专书被后世奉为圭臬。之后更有吴鞠通、王孟英、雷少逸对湿热病的进一步研究。至于近代，对湿热病的研究虽不如伤寒广泛，亦不乏名家，如丁甘仁、胡安邦、章次公等。

2. 湿热病的近现代研究：叶梦怡通过对湿热病的探索，在辨证、立法、处方用药三个方面，对各部分内容和特点进行研究，通过查阅文献，并进行整理分析，运用统计学方法对《湿热病篇》中的方药归纳并进行统计学分析，总结出《湿热病篇》辨证体系与中医常用辨证方法的关系，以及湿热病的处方用药、治法特点，为后续具体分析湿热病提供了资料。

郑成利对湿温进行了系统理论研究，包括历史发展、病因、发病特点、病理特点，以及湿温病的传变规律、辨证思路、辨证论治，并总结了湿温病的现代病理研究、湿温病与现代疾病的联系，追本溯源，对湿温病理论和临床研究提供指导。通过总结湿温病的学术理论，对其学术思想进行了深入探讨，并对现代研究情况进行了论述，对湿热病的研究可有辅助作用。

韩燕通过整理文献，归纳总结了薛生白《湿热病篇》中关于湿热病证治的相关理论，分析了湿热病邪特点，对湿热病的病因病机、辨证及治疗进行了深入探讨，归纳了卫、气、营、血阶段的使用药物及用药特色，同时论述了以现代科技对湿热病的研究情况，为临床诊治与实验研究湿热病相关疾病提供理论支持，可以提高现代中医临床水平。

席娜系统总结了湿热病邪相关文献，探究了湿热病邪的内生机理，从三个方面分析了古今医家对湿热病的认识。第一，从湿热病的源流，追溯了先秦至明清时期湿热理论的发展演变；第二，以现代医学方法，根据实验室动物模型对湿热病在病理、生化、免疫等层面进行分析；第三，讨论了临床治疗具体湿热病证的相关问题。这对于现代湿热病辨证论治的提高与改善，以及对湿热病证治的分析研究有重要意义。

冯雪梅整理了诸多湿热理论相关文献以及临床资料，从中筛选出湿热病的基本证候，根据湿热病邪的多少，将湿热证的病理属性规范处理，对于湿热病辨证体系的研究进展与相关临床研究有特别意义。

陈友明总结梅国强关于"少阳与湿热病"的论述，从内伤湿热与外感湿热、湿热见证论述了湿热为病的情况，通过湿热证治的论述以及相关医案，治疗湿热侵袭少阳证，表明湿热病邪与少阳病位的一种联系，也是"寒温一统"的一种表现。

周岩通过对薛氏提纲自注的分析，阐明其联系与区别，表证最常见于太阳病，但非太阳病独有，也不仅见于伤寒六病之中，在温病亦有涉及，对于湿热病的研究也当审视其边界分属，也应注意伤寒与温病之间的联系。

张勇等通过多年临床经验，结合《湿热病篇》相关条文，分析了薛生白对湿热病的治疗及用药规律，可借此窥探其治湿热病的要点。

刘景源通过总结多年临床及教学经验，论述了湿热病病因病机、辨证纲领，并根据诸多证型对三焦湿热证作了详细阐释。

陈谦峰等探究了湿热病证的源流，从《黄帝内经》至清代的医家著作总结出了历代的研究在理论和临床对湿热病都有很大发展与提高，对于湿热病的认识从另方面为相关理论研究提供了指导意义。

耿学英通过对《温病条辨》中湿热病的理论特点进行分析，区分了温热病与湿热病，针对湿热病提出了"忌柔喜刚"的用药原则，以及三焦论治特点。

吕翠田等对在湿热病诊治过程中三焦辨证的运用做了论述，结合脏腑辨证细化了三焦辨证，并给出了相应的治则治法和处方用药规律。

刘炳凯总结湿热病辨证和治疗的规律，贯穿以卫气营血和三焦辨证，论述了湿热病证总的变化规律。

肖培新等认为对湿热病的辨证论治，除卫气营血和三焦辨证外，还可以根据病邪侵犯身体的层次而辨治，研究湿热病这种辨证规律，既能加深对原先辨证方法的理解，也能启发、拓展湿热病辨证论治的思路。

马占山采用数据挖掘对于叶天士温病湿热证医案进行了分析，按不同辨证方法，研究出其用药规律。

张凡农通过分析《湿热病篇》的条文及方药，对其方药以统计学处理，进行数据挖掘，研究薛生白湿热证治规律，分析了薛生白对湿热病的治法及用药经验，从而指导临床。

王晶通过分析湿热病的病因病机湿热之邪的外感与内生，与时令、地域也有关系，人体的中气决定湿热的转化，从而有针对性地进行辨证论治，详细论述了三焦湿热证的症状及方药配伍。

肖连宇通过整理叶天士、薛生白治疗湿热类病症使用的方剂，采用中医传承辅助平台进行数据挖掘，分析其用药规律，找出区别与联系，为临床运用提供参考。

张弛通过整理宋乃光关于湿热病的论述，阐述了对湿热病的认知，以及湿热病的证治经验，以卫气营血论治，强调了辨证要点，利于临床用药。

冯明通过研究诸多温病学家的学术思想和临床经验，发展升降出入辨证也是温病学的辨证理论，对比了卫气营血、三焦辨证与升降出入辨证的区别与联系，而且升降出入辨证可以解决温病学的一些理论争议，对于温病学的辨证统一可以立足于升降出入，这是值得重视的。

三阴三阳辨证理论体系

1. 三阴三阳辨证理论体系概述："三阴三阳"理论最早见于《黄帝内经》，实际上是源于《周易》

思想。《黄帝内经》中的"三阴三阳"理论是由《周易》里"四象"理论（太阳、少阳、太阴、少阴）和"乾坤六子说"（乾、坤、震、巽、坎、离）发展而来的，将阴阳一分为三，以三阴三阳来表明阴阳之气的多少，以说明事物内部不同组成之间的相互关系。在《素问·热论》中提出"传经"说法，体现对伤寒热病传变的认识，而《伤寒论》中传经理论明显受到《素问·热论》的影响。《伤寒论》"三阴三阳辨证体系"也是在《黄帝内经》三阴三阳理论的基础上发展变化而来的。后世至朱肱在《类证活人书》中提出"六经"的概念，朱氏以经络学解释伤寒病症的机理，至后世流传很广，一直使用这种说法，以"六经病"或"六经辨证"来解释伤寒理论，于是后世医家研究《伤寒论》主要以"六经"为名。但在临床上，好多证候的机制用经络来解释都难以周全，这种单论经络的说法并不完备，严格说来是错误的。《伤寒论》的辨证体系是"三阴三阳"，以"脉证并治"为名，分为六类病，可称为"六病"。刘绍武通过对《伤寒论》的研究及数十年临床经验，总结出"三部六病"学说，把人体躯壳分三部（表、里、半表半里），以阴阳为纲、以寒热虚实为目，创立了六病辨证体系。该体系认为人体机能的整体性表现在气血上，通过气血的循环运行使机体统一起来，其中对症的理解即机体的不适感，包括23个基础证，即体证、仪证、六病、部证、十二单证。体证为整体的寒热错杂证，仪证为阴阳二证，即是阴阳偏胜偏衰的两种表现—体阳证和体阴证。六病即是三阴三阳与寒热或虚实形成的复合证，为整体与局部相结合的病理变化。"三部六病"将人体病位分三部，每部各有部证，每部又有寒热虚实的不同表现，定名为十二单证。

2. 三阴三阳辨证理论体系研究现状：马文辉详细剖析"六病辨证"，从诸多方面指出"六经"当为"六病"，"六经的生理性"和"六病"的病理性是中医证候类型分类的方法，并表明"六病辨证"是以"三部定位"为基础的，对于"三部"与"六病"进行了详细论述，根据历代医家的不同经验，因而提出了《伤寒论》"六病辨证"的辨证方法以及总结出"三部六病"的理论框架。

罗桂青等通过探讨《伤寒论》辨证论治理论体系的理论渊源及其与"六经辨证"的对比，阐明《伤寒论》辨证体系并不能说是"六经辨证"，而应当是"三阴三阳辨证"。

柴瑞震分析了长期以来对"六经"的争论，表明了其中的错误，"六经"与三阴三阳病不是同等适用于《伤寒论》，不能强加"六经"之名，应该选择"三阴三阳六病辨证"或者简称"六病辨证"。

葛惠玲等认为中医的人体解剖学和人体系统学思想早已存在，从躯体上人体可以分为表、里、半表半里"三部"，在功能上有太阳、少阳、阳明、太阴、少阴、厥阴"六位"的分别。通过详细分析论述了生理三部六位"体用观"、《伤寒论》"三部六位"体用观，对于"三阴三阳辨证体系"的完善与对人体的进一步研究有重大意义。

王庆国等系统总结了历代伤寒诸家对于《伤寒论》三阴三阳辨证论治体系的诸多说法，归纳出41条，比较全面地展现了历代医家的研究成果，对于三阴三阳辨证体系的深入研究具有深远意义。

樊欣荣通过研究《伤寒论》三阳三阴系统的相关理论，在其层次、本质与病证的传变等方面进行了归纳与评价，将一些新的观点引入其中，指出一些新的问题，有助于《伤寒论》三阳三阴辨证研究的进程。

燕茹通过整理分析关于《伤寒论》三阴三阳"时、位、性"的文献，总结出其起源与发展，并对《伤寒论》原文中相关的条文进行梳理、分类，进一步归纳总结出六病、六位、六证概念，阐述了这种辨证体系在临床实践中的意义，使三阴三阳"时、位、性"辨证运用得更为广泛与准确。

马文辉等从三阴三阳的起源与哲学意义上阐明了阴阳与昼夜的关系，以及"一分为三"的时空观和一分为二的属性论，分别可以归属于三才之道和两仪之道，并进一步详细论述了人体解剖"三部"的内容，对《伤寒论》三阴三阳辨证体系在时间和空间角度进行了研究，阐明了《伤寒论》的核心辨证方法——三阴三阳六病分证论治。

赵进喜结合临床对《伤寒论》三阴三阳的本质和三阴三阳的辨证方法提出了一些看法，包括三阴三阳六系统生理和六系统病变、三阴三阳人群体质分类与三阴三阳辨证两方面的内容，并在临床运用上以糖尿病做了研究。

张国华对中医诊疗系统的发展史做了详细调研和梳理，明确了系统设计的开发背景及发展趋势。对《伤寒论》三阴三阳理论做了简要梳理，阐释了三部六病学说对《伤寒论》理论的继承与创新，总结出了三部六病学说中 23 个基础证，并对《伤寒论》113 个方证进行了归纳，为进一步设计打下理论基础。

马文辉通过阐述《周易》"一分为三"与《伤寒论》"三阴三阳"理论，从时间、空间上剖析了三阴三阳的划分，从六经、运气、脉诊、生理、病理方面对三阴三阳理论的应用做了详细论述，对于三阴三阳辨证理论体系的研究有指导作用。并分析了《伤寒论》中的六时、六病、合病、并病及六病欲解时的相关理论，指出三阴三阳辨证体系之三部定位划分，提出了《伤寒论》的三阴三阳"时序"的概念，在空间上与病位相互联系，并且认为"六病"是一种对外感热病的时间分类方法，对于外感热病发生、发展、转归与时间的变化存在某种内在关联。

赵文鼎研究了《周易》十二消息卦，并以此为基础，探讨《伤寒论》三阴三阳随一年时间消长演变的过程，结合中国古代历法二十四节气，阐明三阴三阳的原始发展，也是对《周易》文化内涵的丰富和补充。

柴瑞震通过探讨《伤寒论》三阴三阳六病的内涵及辨证，认为三阴三阳的六个概念只是划分阴阳的多少，应当将具体物性的概念与之结合，《伤寒论》中，张仲景将三阴三阳等六个概念，与"病"结合起来，称为六病。六病的辨证论治，即是辨人体的"病"，论治人体的"病"，阐明分析了三阴三阳的物质性，使辨治与治疗更加准确，层次更加清楚。

熊益亮等通过对诸多经典书籍的研究，发现三阴三阳思维形成的关键是《黄帝四经》一书，进而理清了中医三阴三阳思维的发展脉络。认为中国古代哲学的核心内容是"阴阳"理论，至《黄帝内经》时期形成了"三阴三阳"的理论模型，并将之用于经络理论、五运六气学说及伤寒六经辨证。

赵红萍等通过论述《周易》的两个哲学原理以及《伤寒论》的指导思想源于《周易》，阐明"三极六爻"思想与《伤寒论》"三部六病"学说的深刻内涵，并进一步探讨了《伤寒论》"三部六病"在辨证论治中的具体运用。

关于寒温统一

1. 寒温统一概述：寒温之争自古就有，可以追溯到《黄帝内经》与《伤寒论》，《素问·热论》首论"热病"，言热病是伤于寒，可以认为伤寒是发热的原因，明确了伤寒三阴三阳的传变规律。《难经》将"伤寒"的意义扩大，提出"伤寒有五"，出现广义伤寒和狭义伤寒。在《伤寒论》中重新确立了三阴三阳的辨证体系，有别于《黄帝内经》的三阴三阳，将三阴三阳于临床紧密结合。自此伤寒与热病分属了两个范畴，并且在历史发展过程中二者理论也在不断拓展与完善，随着医家们对外感病的研究深入，争鸣始终伴随。至明末清初异常激烈，出现了温病学派，那些争论延续至今，现代一些医家为消除这些纷争，提出了"寒温统一"的构想。但是在如何统一的问题上主张不同，有的主张以六经来统一伤寒与温病，有的主张以卫气营血和三焦辨证来统一温病与伤寒，有的主张以八纲进行总结"寒温统一"，但一直未能在学术界引起强烈关注，而临床上诊疗一些疾病又需要一套规范的辨证体系，所以对于"寒温统一"的探索在近代一直持续，主要的还是建立在伤寒病与温热病的基础上，在外感方面的探索较为深入，而关于湿热病相对来说就少了很多，或许一方面因为湿热病属于温病学范畴里，另一方面湿热病有兼外感与内伤的复杂性。梳理、归纳相关文献旨在以三阴三阳辨证体系将湿热病的证治规律剖析开来，重新整理，期望立足于方药与症状，以三阴三阳证型重新界定湿热证型，可以将湿热病与伤寒病归纳合一。

2. 寒温统一的研究现状：徐喆通过整理大量文献，系统论述了伤寒与温病的理论渊源及其发展，详细分析了其差异与联系，并在病因病机、辨证体系、理法方药等方面进行了阐述，试图对伤寒与温病及其相互关系进行更深入的了解。

张正昭通过剖析不同类型湿热证在《伤寒论》中的表现，旨在纠正方证的混乱局面，如此处称"湿热"而彼处称"寒热错杂""水热互结",力求改变言伤寒只论外感的不公评价,为寒温结合铺就道路。

沈凤阁论述了六经、卫气营血、三焦辨证的发展状况与内在联系,认为六经、卫气营血、三焦辨证的基本病机变化是脏腑、气血的功能失常,因此,它可以与脏腑气血辨证相统一。

谢娟通过研究寒温关系的渊源与发展及其形成原因,针对寒温融合问题,以理论、学派为载体,从历史发展上探讨了寒温关系的形成与发展,综合分析寒温融合形成的内在规律。通过现代临床实验对寒温融合进行研究,发现寒温融合理论可以广泛运用在现代重大传染病、外感热病的诊治,并取得积极疗效,寒温融合思想对系统辨证诊治有着极为深远的影响。

武冰首先对不同历史时期寒温的起源和病名的演变过程进行了详细的考察,并从根本上阐明了寒热病名演变的历史背景。从历史的角度看,寒温之争的分歧,是由于对中医学术发展缺乏全面认识所致。关于外感病要强调寒温之别,即伤寒病与热病之鉴别,而不是将伤寒与热病的辨证方法统一起来。

姜建国根据多年临床、读书体会,从三个方面论述了有关《伤寒论》的六经辨证及寒温理论融合等问题,包括六经辨证非外感病辨证纲领、寒温如何统一、六经辨证重新定位的问题,对寒温统一的研究带来裨益。

沈元良通过研究寒温分治的发展历程,阐述了伤寒学派与温病学派的学术思想的争鸣与融合,认为温病的基础理论是伤寒学说,温病是伤寒理论的发展,这两个理论关系密切,为寒温统一融合提供了理论基础。

刘传鼎论述了六经、卫气营血与三焦辨证的关系,以便更好地用于理论研究和实验临床。

谢娟等通过研究寒温融合的相关文献,整理总结了现代医家对寒温融合的理论思想,探讨了寒温融合学派的概念及划分标准,并对其发展现状进行了初步研究。

马鹏等精析《湿热病篇》原文,发现薛生白所言三焦不是部位分属三焦,其中提到的三焦特征也可归属于太阴阳明,结合文中提及的六经概念,以湿热为研究对象,从湿热六经辨证论治的角度,对其证候及治疗要点进行了深入阐述。

许妙朱通过研究张锡纯对伤寒与温病论述的相关理论,发现张锡纯对温病辨治完全立足于六经概念而论,将伤寒、温病以六经加以统一,从临床出发,拓展了伤寒与温病证治范围,为寒温统一指引道路。

陈茂蒙通过研究张锡纯关于伤寒、温病的学术思想,对外感病相关理论的认识及临床应用有了深刻认识,并对伤寒与温病的本质区别和联系以及张氏统一寒温思想进行了阐述,为确立系统的辨证体系提供新思路,能够更好地指导临床。

温雅等通过研究俞根初《通俗伤寒论》中的湿热病辨治特色,发现俞氏辨证讲究三因制宜,重视标本先后且对湿热有所侧重,将六经与卫气营血、三焦辨证融为一体,立足于伤寒经方,吸收温病精华,将两大理论融合,成就了自己的理论,在遣方用药方面以轻取胜,流传后世。

黄爱群就伤寒少阳证与湿热遏阻膜原证进行了详细分析,认为两个证型均属少阳,而且在病机和证候上的相近,因感受邪气性质不同,所以又有一定差异,另外在证治方面亦有一定的相似性。

刘景源通过对叶天士《外感温热篇》前10条的阐述,指出风邪、湿邪与温热邪气所产生的证候与病机,以及湿热病与伤寒的鉴别要点。

关于湿热的研究,近几年有所深入,以湿热病的发展渊源或者《湿热病篇》的内容为主,以三阴三阳辨证体系去认识湿热病的有所研究,但不全面;关于《伤寒论》三阴三阳辨证体系的研究,很多还是基于"六经"与"方证"的思想,而且"三部六病"学术思想应用的广泛性也有待拓展;至于寒温统一,近代医家不断研究,但在临床运用方面,仍未得到学界认可,有医家在临床运用方面有独到心得,却未能全面总结,很多只能作为医家经验。另外,三部六病学术思想中三阴三阳辨证体系,通过体证、仪证、部证、六病六证、十二单证对可以将湿热病进行重新解构,以之对湿热病方剂重新分析,如此将会对于临床上对湿热病的诊疗更加明晰、快捷。

175　从六经辨证论不同辨证体系的交叉融合

《伤寒论》以"三阴三阳病"作为其辨证体系开端，宋代开始以"六经辨证"指代《伤寒论》中的"三阴三阳辨证"，自此"六经辨证"遂成为《伤寒论》辨证体系的专业指代术语。到了清代，叶天士在《温热论》中创立了"卫气营血辨证"以及吴鞠通在《温病条辨》中创立了"三焦辨证"。可以说，这三种辨证体系在中医辨证体系发展史上占有举足轻重的地位。但自从温病学说确立之后，历史上就形成了伤寒与温病旷日持久的学术之争，更有抨击叶天士、吴鞠通之"卫气营血、三焦"等理论为标新立异之言。客观来说，经过时间的检验，不管是六经辨证、卫气营血辨证，还是三焦辨证，临床用之都取得了很好的疗效。因此，如何正确对待伤寒与温病的辨证体系，从理论上将其统一起来，扬长避短，是具有较高的理论与临床使用价值的。学者柳红良等以"少阳与三焦"这一层面为例，论述了辨证体系的交叉与融合。

少阳与三焦两种辨证体系的横断面代表

清代名医章虚谷高度评价《温热论》，说它不仅是后学指南，而且弥补了仲景书之残缺。叶天士敢于突破伤寒六经的框架，开创了温病的新途径，但他不仅没有反对《伤寒论》，反而在自己的理论体系中高度融合伤寒，这种理论境界与后人中片面的抨击者不可同日而语。

《温热论》第7条将"少阳与三焦"的问题抛出，曰："再论气病有不传血分，而邪留三焦，亦如伤寒中少阳病也。彼则和解表里之半，此则分消上下之势，随证变化，如近时杏、朴、苓等类，或以温胆汤走泄"。这段经文可以总结为：湿热气分证，病机为"邪留三焦"，治法当"分消上下之势"，方用杏、朴、苓之类或温胆汤等；伤寒少阳病，病机为"邪中少阳"，治法当"和解表里之半"，方用柴胡剂。紧接着《温热论》第8条曰："再论三焦不从外解，必致里结。里结于何？在阳明胃与肠也……惟伤寒热邪在里，劫烁津液，下之宜猛；此多湿热内抟，下之宜轻。伤寒大便溏，为邪已尽，不可再下；湿温病大便溏为邪未尽，必大便硬，乃为无湿，始不可再攻也。"这一条接着将"少阳与三焦"的病情演变交叉融合地体现出来：邪结阳明，偏于"气"，气机壅滞，承气汤类或大柴胡汤主之，中病即止，不可过用，故"大便溏，为邪已尽，不可再下"；邪留三焦，偏于"湿"，不从外解，湿浊结于里，气化不利，当用"分消上下"之苦泄法，给邪以出路，故"大便溏为邪未尽，必令大便实"。这两段经文互相参照，就可以很好地理解章虚谷《温热论》羽翼《伤寒论》的高度评价。

为什么叶天士将"少阳病"与"邪留三焦"放在一起比较呢？因为二者基本处在人体半表半里的状态，或者说病位基本相同，薛生白亦有"三焦实为一身之半表半里也"之言。但病邪属性不同，一者偏于气，即郁火或气郁；一者偏于湿，即湿热或寒湿，故采用治疗方法不同，就有了不同的明辨病机的体系。那么辨证体系不同，却能交叉融合的基础是什么？

辨证体系交叉融合的基础

俞根初有"六经钤百病"之说，在这之前柯韵伯就曰"仲景之六经，为百病立法，不专为伤寒一科"。同样，温病的"卫气营血辨证"或"三焦辨证"不仅只为温病而设，在内伤杂病中亦应用非常广泛，这从叶天士《临证指南医案》中不难看出，当代中医温病大家赵绍琴同样也是治疗肾病的大家。由此可看出，三种辨证体系，实际上都可以治疗外感，又可以治疗内伤。

1. "营卫气血"与"卫气营血"、"三焦"和"三焦辨证"不同：叶天士在《温热论》开篇即曰："辨营卫气血虽与伤寒同，若论治法，则与伤寒大异。"批判者将这条经文结合《伤寒论》中诸如"病常自汗出者，此为营气和，营气和者，外不谐，以卫气不共营气谐和故尔"等关于营卫的条文作为"卫气营血辨证不离六经"的有力反证，其实不然。可以说，叶天士在这条经文中将伤寒与温病辨证体系交叉融合的基础表述非常清楚，即人体的生理病理。"辨营卫气血"，是用"营卫"和"气血"指代生理病理，如《灵枢·营卫生会》曰"人受气于谷，谷入于胃，以传于肺，五藏六腑，皆以受气，其清者为营，浊者为卫，营在脉中，卫在脉外，营周不休"；《素问·调经论》曰"人身所有者，血与气耳"。而叶天士创立的"卫气营血辨证"则完全不同，"卫之后方言气，营之后方言血"，是将温热病的病期划分为卫分证、气分证、营分证和血分证，明显可以看出，卫、气、营、血是反映病邪在表或在里的4个浅深不同层次。单就卫分证这一层次来说，"在卫汗之可也"，其汗出的病理基础与《伤寒论》太阳病的无汗、自汗都是"营卫不和"，机体痊愈的本质是"营卫和"。因此，"卫气营血辨证"中的"卫、营"与"营卫气血"中的"营卫"是完全不同的概念。

同理，《黄帝内经》中对"三焦"概念论述主要集中在六腑之三焦，是一个单独的腑，其功能的定位主要是气化，后世对其形态有"网膜""膜原"甚至"筋膜"等学说。反观吴鞠通《温病条辨》的"三焦辨证"，是以上焦、中焦、下焦为纲，对温病过程中的病理变化、证候特点及其传变规律进行分析和概括。因此，《黄帝内经》中的"三焦"与"三焦辨证"亦是完全不同的概念。叶天士谈论的"邪留三焦"，其本质是指《黄帝内经》中的"三焦"，如此这样，吴又可才可能在《温疫论》中将其发挥，指出"表里之分界，是为半表半里，即《针经》所谓横连膜原是也"，并据此创立了治疗邪伏三焦膜原的经典名方——达原饮。

2. 生理基础相同，但理论模型不同：叶天士"辨营卫气血虽与伤寒同"之言，道出了不同的辨证体系拥有相同的生理病理基础，即以营卫、气血、经脉以及五脏六腑等为根基，湿、热、痰、瘀、郁等是其共同的病理产物。正如王旭高在《西溪书屋夜话录》中曰："肝气、肝风、肝火三者同出而异名。"三者以肝藏的生理病理为基础，只是临床表现不同而已。同理，上升到辨证体系层面，三者是以人体的生理病理为基础，但理论模型不同，从而治疗方法不同，这便是"辨营卫气血虽与伤寒同，若论治法，则与伤寒大异"的本质内涵。

吴鞠通曰："伤寒论六经由表入里，由浅入深须横看，本论论三焦，由上及下由浅及深须竖看。"由此可以看出，"六经辨证"体系是将人体分为六个深浅不同的区域，是有相应的脏腑、经络及其气化功能的综合体，而"卫气营血辨证"与"三焦辨证"则是四分法和三分法。虽然是不同的理论模型，但都是对人体生理病理进行一种"模型化"的讨论，是一种完整探究人体的理论模型，这就解释了不同辨证体系为什么既可以治疗外感，又能够治疗内伤。不同的分类方法决定了不同的辨证体系在同一病位上一定会有交叉和重叠，"邪中少阳"与"邪留三焦"便是如此。因此，很多医家论述病机时可能会用另一套辨证体系来形容，正是因为二者有交叉融合之处，如薛生白曰："温病乃少阴太阳同病，湿热乃阳明太阴同病也。"当代也有学者研究提示，气分证阶段，温热类温病和湿热类温病气分证证治与伤寒阳明病、少阳病、太阴病大致相当。

《素问·阴阳应象大论》曰："阴阳者，天地之道也。"试想，阴阳最基本的体现要素无非"寒热"二字。从最朴素的观点出发，大方向上伤寒致病因素是"寒"，讨论的是寒邪伤阳问题；温病则伤于"温"，讨论的是温邪伤阴问题。因此，伤寒与温病的"体系交叉"，才能让中医的理论更加丰满与精彩。至于历史上伤寒与温病争论的焦点，大多是围绕"广义伤寒"与"狭义伤寒"而来的，其实只是在概念上做文章，然后抓住诸如"冬伤于寒，春必病温"等散在论述来做重要论据。从单一层面来看是合理的，但从整个辨证体系而言，缺乏整体观。不同的辨证体系在病位上有交叉，疾病发生的过程中产生的病理产物如热、湿、痰、郁等有相似之处，于是在治则上也会发生交叉。因此，《伤寒论》就散在记载诸如辛凉、甘寒等后世所谓的"温病方剂"，如麻杏石甘汤、竹叶石膏汤、葛根芩连汤、白虎汤等；同样，在《温热论》里也散在记载了很多《伤寒论》中的方剂，诸如泻心汤、陷胸汤等。但是，系统论述一个理论和散在论述是有本质的区别，不能因为有散在论述，便认为"叶天士所提温病乃伤寒之延续，非创新之举"。客观来说，《伤寒论》的六经传变体系也是站在前人的基础上，才提出非常系统的经典理论。正如张仲景在序中曰："勤求古训，博采众长。"《伤寒论》中的很多方药皆来自于《汤液经法》，张仲景之阳旦汤、白虎汤、真武汤、青龙汤、阿胶鸡子黄汤等皆来自于此。

体系交叉融合，法有定法，方无定方

不同的辨证体系有交叉融合，"少阳"与"三焦"都为半表半里的状态，生理功能上必然亦有交叉融合。《素问·阴阳类论》称少阳为一阳，"生机勃发、应春生之气"；《素问·六节脏象论》曰"凡十一脏取决于胆"；《素问·灵兰秘典论》曰"三焦者，决渎之官，水道出焉"。基于此，柯韵伯认为少阳之气游行三焦，司一身腠理之开阖。唐容川则进一步解释为少火清阳之气能在三焦气化，气机在有"序"化阀门调控下进行三焦气化的如雾、如沤、如渎的功能状态。何秀山阐述其气化，一寄于胆中以化水谷，若不畅则少阳相火乃炽；一发于三焦以行腠理，若湿遏热郁则三焦之气机不畅。如此等等，这些都可以看作是叶天士"邪留三焦，亦如伤寒中少阳病也"的合理阐释。

虽然辨证体系不同，但少阳、三焦证的治疗大法均纳入到和解法之列，称之为"法有定法"，这是由病位决定的。《伤寒论》有少阳病"不可吐下""不可发汗"的治疗禁忌，如若不然，"吐下则悸而惊、发汗则谵语"。也就是说，半表半里的病理状态当以"和法"主之，张仲景的"和解少阳"与叶天士的"分消上下"其实都属于"和法"的范畴。至于"宣上、运中、泄下""疏利透达"以及"疏肝利胆"等其实都属于"治则"的范畴，治则与"法"不同，是"法"之下的细则。

一提到"和法"代表方，现在已约定俗成地默认为柴胡剂。一提到小柴胡汤，肯定指柴胡、黄芩、半夏等七味药。试想为什么张仲景不用别的药物，恰恰用这七味药？《神农本草经》的成书年代离《伤寒论》最近，在东汉时期，张仲景能选择的药物也大体局限于此。因此，不经意间小柴胡汤成为了"和解少阳"或"和解表里之半"的标杆，但张仲景也没有明说自己是标准答案，《伤寒论·序》曰："虽未能尽愈诸疾，庶可以见病知源，若能寻余所集，思过半矣。"张仲景希望可以"见病知源"，但更希望后辈可以"思过半矣"。随着后世本草学的发展，中药越来越丰富，当然可以根据"和法"创立力量强弱不等的方剂，后世张景岳的化肝煎、何秀山的蒿芩清胆汤以及《医原》记载的藿朴夏苓汤等都是"和解"之剂，这便是"方无定方"的内涵。因此，《伤寒论》《温热论》等记载的经典方剂是具有"理法"意义的，法有定法，但方无定方。

中医讲求"圆机活法"。所谓的"圆机"，就是医理圆融，不同的辨证体系，一定是落实到人体才能生根发芽，否则就是空谈。"横看成岭侧成峰，远近高低各不同"，不同的角度与切入点，必然会产生互补效应，如临床中见到舌光红无苔，基本可以断定为血分证，法遵"入血则恐耗血动血，直须凉血散血"，方药可参《温病条辨》下焦篇；见到舌苔厚腻，大多为气分湿热证，分消上下是正法；若脉大，邪在表，为温病；若脉紧，邪亦在表，为伤寒。《黄帝内经》曰"智者察同，愚者察异"，不是说不能去"察异"，而是只有弄清楚了"同"，才能更好地去体会"异"，其中"同"的部分其实就是交叉融合。所谓的"活法"，说的是根据不同的病机，要采取不同的治法。《素问·阴阳应象大论》曰"其高者，因而越之；其下者，引而竭之；中满者，泻之于内；其在皮者，汗而发之"，可以说每一个阶段，都有自己的原则性治法，这称之为"法有定法"，正如叶天士曰："若不循前后缓急之法，虑其动手便错。"但"方无定方"，不论经方、时方，还是自拟方，在医理圆融的基础上，每个人的处方其实都可以成为张锡纯所说的"屡试屡效方"。

176　从信息论角度论六经辨证论治诊疗模式

当前中医学的诊疗方法主要包括辨病、辨证、识症和辨体四种，在这四种诊疗方法的基础上，几乎每位医生形成了自己独特的诊疗模式。纵观学界就诊疗方法和诊疗模式方面的讨论，可以看到"单一运用某种诊疗方法在临床实践中很难完善地解决患者的病情，需要合理的结合使用"是学者的基本共识。比如单纯使用辨证施治，可能会出现无证可辨或抓不到病机重点的问题，若像现代医学一般单纯使用辨病施治或对症治疗的方法，又往往难以发挥中医学的特色。同时，诊疗模式种类繁多的现状也对中医学理论体系的梳理和以实证与量化为内核的中医学现代化进程造成了阻碍。故有必要对中医界当前的四种诊疗方法间的内在关系作一梳理，给出现代语境下的新诠释，实现中医学诊疗模式的规范化。《伤寒杂病论》是中医学临床理论的奠基之作，现行的四种诊疗方法都可以在书中找到依据。学者薛公佑等用现代信息论语言，对《伤寒杂病论》中的诊疗思想做出了既符合经典原意，又可与现代语境通约的新诠释，以解决当前中医学诊疗方法与诊疗模式在临床实践和学术研究之中所遇到的问题。

《伤寒杂病论》诊疗模式的主线是气化

1. 六经的本质是"六经气化"：民国著名医家恽铁樵曰："《伤寒论》第一重要之处为六经，而第一难解之处亦为六经，凡读伤寒者无不于此致力，凡注伤寒者亦无不于此致力。"探讨《伤寒论》，首先绕不开对"六经"实质的判断。历代医家对六经实质的认识可以概括为六经经络说、六经地面说和六经气化说三种，其中以柯韵伯为代表的六经地面说将人体系统实体结构分为"六大地面"，回答了伤寒六经何以能铃百病，已得到后世医家的认可，但柯氏的立论着重强调了人体系统的实体形质，对人体系统无形的功能有所忽视。创始于张志聪的"六经气化"学说将六经的本质解释为六种无形的气化功能。现代系统科学原理表明，研究系统的功能就不可能抛开系统实体层面的基础，但若是只强调系统的实体层面，就可能把系统涌现出的功能置之不理，即张锡驹所说的"无形可以赅有形，有形不可以赅无形"。六经气化学说一方面强调了人体系统的功能属性；另一方面又涵盖了气化所属的"地面"，较六经地面说更为符合人体系统的特质，也更为提纲挈领，可以说是六经地面说的进一步发展；二者相得益彰。同时，六经气化学说根源于《黄帝内经》"运气七篇"，与描述天地系统信息属性模型的"五运六气"学说相贯通，正合医圣在《伤寒论》序中所曰"撰用《素问》《九卷》《八十一难》《阴阳大论》《胎胪药录》"之义。故综合理论逻辑与文献渊源来看，伤寒六经的本质应是"六经气化"，称"六经"为"六气"亦可。

2. 气化的本质是涌现关系所产生的功能属性：气化是精气学说中的概念，简单来说就是"精气的运动"，《素问·五常政大论》将之概括为根于外的"出、入"和根于中的"升、降"，曰："根于中者，命曰神机，神去则机息；根于外者，命曰气立，气止则化绝。""神机"与"气立"代指的皆是人体系统的生命活动，由"升、降、出、入"的气化运动所产生。"升、降、出、入"只是对气化运动的概括，其本质上是机体形神非线性互动之后产生的复杂涌现过程，体现为功能属性。六经气化即是这样六种功能属性，《素问·至真要大论》将之概括为"寒（太阳）、热（少阴）、火（少阳）、风（厥阴）、湿（太阴）、燥（阳明）"，这是以自然界的气候现象为喻对其进行阐述。

有学者认为《伤寒论》专以伤寒外感病立论，《金匮要略》以脏腑立论阐述杂病证治，将两者割裂来看，这是没有正确理解六经与脏腑间的关系的表现。中医学的脏腑与西医学的脏腑器官不同，乃是以关系（即"气化"）为结构的超解剖的人体功能子系统，因此脏腑实际上是六经气化的子系统，亦归六经节制。六经气化学派的代表医家之一陈修园在他的《金匮要略浅注》之中就提出读《金匮要略》需要以六经为提纲，又曰"以六经钤百病是不易之定法，以彼病例此病是启悟之捷法"。这句话可以理解为，六经气化乃是人体最高层次的功能系统，《金匮要略》中所描述的脏腑杂病，是借讲病来论述"六气"之下的功能子系统，在了解一位患者的身体状态时，应该首先从其整体着眼，判断出是"六气"之中的哪一个失常，再向其子系统落实，层层细化，最后再返回至"六气"，由此来全面分析人体的功能信息状态，做出准确的判断，这种认识方法并不会由引起疾病的因素是外来的还是内生的而有所区别。

综上所述，整部《伤寒杂病论》的诊疗模式，本质上是以气化——即功能信息关系为主线的，现代信息科学的语境与其原意最为契合，这也是从信息论视角对其做新诠释的原因

信息论视角下的症状、疾病、证候与体质释义

解读辨病、辨证、识症和辨体四种诊疗方法的关键是对疾病、证候、症状和体质四个概念作出解释。

1. 症状是人体系统的外在信息表现：症状是指患者主观感知到的异常反应，此外还有体征的概念，与症状处在同一层次，指医生可以观察到的患者身上的表现。对症治疗指的就是通过辨别、检查患者的症状或体征，再对其做拮抗调整，譬如高热者退热、呼吸困难者辅助呼吸。临床实践证明，单一的对症治疗极易出现失误，比如某些患者的高热症状乃是因为其里寒太重，机体为了去除寒邪而产生的自卫表现，使用寒凉药清热反而加重病情。从系统科学的角度看，症状与体征只是人体系统的部分外在信息表现，只从单一的症状与体征着眼而不去思考它们之间的联系，是无法反映人体系统的整体功能信息状态的。在《伤寒杂病论》中，张仲景从来没有为某一个单独的症状或体征使用方剂或推荐药物，皆是在某个大前提（如症状群）之下制法立方。因此"识症"只能说是诊疗过程的铺垫，是信息的采集，对这些信息的集成处理才是诊疗过程的精华。

2. 疾病是人体系统稳态打破至稳态恢复的功能信息状态变化过程：现行中医院校教材的表述中，疾病是指某种具有一定规律的病理过程，它有着一种或多种典型的症状或体征。这种定义下的疾病可以理解为人们对某些常见的症候群转归现象的经验总结。《金匮要略》之中的百合病便属于这种定义的疾病。人们在临床实践之中发现某些症状群的变化过程具有规律性，便将其以某种病名代称，并对症状群各阶段的特征与应对方法进行总结，而后通过辨识病名对临床中所遇到的疾病进行处理，这种诊疗方法即为"辨病论治"，此种诊疗方法具有经验的色彩。人体是一个开放的复杂系统，每个人每次产生主诉确定发病，其症状都有所不同，不断总结症候群变化过程并归结病名的话，疾病的数量将会越来越多，现代医学日益增长的疾病的种类数量就证明了这一点。

《伤寒杂病论》中的疾病概念并非只有上文所述的唯一一种，从广义上来看，疾病可以理解为"人体出现的不符合其正常生理的状态"，用信息论语言可以解释为"人体系统稳态打破至稳态恢复的功能信息状态变化过程"。《伤寒论》篇名中的六经之病即为广义，以太阳篇为例，其篇名"辨太阳病脉证篇"可以解为"论'太阳气化'处在失常状态下的脉与证之辨析"，其余篇章也皆可仿作此解。而篇内诸病名则多为上文所述的疾病，由症状群的特点总结或者是直接以症状的名称来命名，如肺萎、咳嗽、奔豚。

从"医圣"的行文思路之中可以看到，他是以广义的疾病——人体功能子系统稳态打破为纲领来统摄百病的，作为经验总结的较为狭义的病名更多的是用于说理举例。所以在《伤寒杂病论》中，共有两种"辨病"，第一种是判断经验中已有的疾病，做简捷的参考；第二种是判断哪一个功能子系统出现了异常状态，为不易之准绳。

3. 证候是人体系统当前的整体功能信息状态：现行中医学院教材中，证候的定义为"疾病当前阶段的病理本质"。这个定义实际上并不确切，因为它并没有说明本质该定位在哪一个层次上。是定位于

实体结构层次，还是定位于功能信息层次？如果将之定位在实体结构层次上，则与现代医学的细胞病理学说没有差别，同时也违背了中医学作为生命信息医学的本征。中医学在认识生命时，强调的是生命的功能活动。可以说生命体的功能是它存在的标志，即气化运动的存在是生命存在的标志。生命活动的停止即是气化运动的停止，标志着生命的死亡。所以中医学对人体系统病理本质的定位应在信息层面上，证候的概念可以解释为"人体系统当前的整体功能信息状态"。

"医圣"的证候判断是通过对人体功能子系统层层细化分析而得出的。以太阳病桂枝证为例，"太阳中风，阳浮而阴弱。阳浮者，热自发；阴弱者，汗自出。啬啬恶寒，淅淅恶风，翕翕发热，鼻鸣，干呕者，桂枝汤主之"，先以"脉浮""恶寒"之提纲证审为太阳气化之失稳，并在表，又以"恶风""汗出"二症审出病在肌腠，由"鼻鸣""干呕"知为阳邪侵犯，引气上跃，其状类风，故名之曰太阳中风，又称桂枝证者，是以方明证之义。有许多人认为《伤寒杂病论》专为外感病立论，此误解矣，看条文之义，凡病在太阳气化，肌腠之气虚而难守者皆可与桂枝汤调和之，又何异乎病邪之由内由外？推之论中后文"少阴篇""厥阴篇"等亦然。而现在通行的以脏腑为核心的"分型辨证"则与之不同，它以用阴阳、气血、脏腑、寒热、虚实等框架辨证定型，而非是像医圣一般自人体系统的最高层次向子系统逐层深入，出现了明显的"公式化"，同时分型的逻辑规则也存在着漏洞，不少证型实际上并不存在，在临床实践之中这些分型出来的证型，也无法反映人体系统功能信息状态的关键核心，越来越无法适应中医学临床需要，是其弊端。

4. 体质是人体系统长期相对稳定的功能信息状态：中医体质，是指人体的素禀之质，即个体生命过程中，在先天遗传和后天获得的基础上表现出的形态结构、生理功能和心理状态方面综合的、相对稳定的特质。从信息科学的视域来看，体质是人体系统长期相对稳定的功能信息状态。《黄帝内经》之中有"阴阳二十五人"的说法，这种划分法是基于人体自身功能性系统的系统状态强弱区别而划分的，与现今中医体质学的九种体质的划分依据不同。《伤寒杂病论》一书之中，虽未明言体质，但已经有了关注人体未发病前，或者说没有主诉之前的"长期稳定的功能信息状态"的意识，如论中提到的"酒客""衄家"，"酒客"暗示患者体内湿邪过剩，就"六气"层面而言可能太阴系统略有不足，"衄家"则提示患者精血不足，津液亏耗，在"六气"层面而言可能厥阴系统的功能不足。这是在描述低层次子系统功能失常为特征的"长期功能信息状态"，也有直接从气化层面来划定人体"长期功能信息状态"的例子。按论中之言，病有传变，有直中，如病得之一二日的附子汤证，得之二三日的麻黄附子甘草汤证，二三日不已至四五日的真武汤证，就是初病即见三阴寒证之例，又如，少阴病得之二三日的大承气汤证，厥阴病得之一二日的热深厥深证，就是初病即见三阳热证之例。之所以会出现有人传经，有人直中的情况，跟其人体功能子系统长期保持的功能信息状态有着密切的关系，即有的人可能一直就处在少阴功能不足的状态，这就导致少阴系统之前的"太阳"至"太阴"的系统功能全部虚弱，只是维持着低水平的功能状态。因此，在受到外邪侵袭时前四经根本无力对邪气作出反应，故直接见少阴病证。有学者提出了"伤寒六经人"的假设，颇有见地之处。以六经提纲症为判断依据，按"六气"功能的强弱来划分人体体质，既可以说明疾病发生的内因，还可以借此推断疾病的发展过程和类型，便于审证论治，对临床治疗有着现实指导意义。

辨体、辨证、辨病与识症统一于对人体功能信息状态振荡过程的认知

辨体、辨病、辨证与识症乃是从不同的时空角度对"人"的整体功能信息状态做出判断，此处不用"患者"而用"人"，是因为从客观的角度来看，并不存在所谓"疾病"，也不存在所谓"状态的异常"，因为人体系统每时每刻状态的变化皆是由其之前所处的状态自然演化而来的，本质上都符合自然规律。只是依据我们人为的认知区别了人体系统状态的正常与异常。体质可以解释为贯穿人一生功能信息状态变化的总过程，期间偶尔的失稳是疾病（广义的疾病），某一刻的状态是所谓证候，这些人体系统内在本质表现于外的征象即是症状与体征。对这四者的辨识与梳理统一在对人体功能信息状态振荡过程的认

知之中，其中对狭义疾病的辨识又是判定人体状态的简便方法。因此，中医学现行的四种诊疗方法本就是同一过程的不同阶段，彼此之间并不矛盾，将之综合使用才可以从时空两维周到的制订疾病诊疗方案。

从信息论角度阐发六经辨证论治诊疗模式的意义

1. 有助于完善医学诊疗模式：当前中医学界内的诊疗方法不统一，并不利于中医学理论的梳理及中医现代化的进展，新中国成立以来逐渐占据主导的脏腑辨证为主流的分型辨证模式越来越不符合临床的实际。从信息论角度对《伤寒杂病论》中的诊疗模式进行阐发，可以整合中医学现行的四种诊疗方法，梳理出由最高层次的"六气"功能系统向低层次的子系统逐层深入的信息识别规则，规范中医学诊疗模式，由此也可以为中医学诊疗理论的实证与量化减少障碍。

2. 有助于心理疾病的防控：现代医学对心理疾病的诊疗理论是基于还原论所构建的，将心理与身体割裂开来，对抑郁症等心理性疾病的治疗未见有效的方法，多是做心理疏导或使用神经抑制剂。从系统科学角度看，人的心理，或者说精神情志，同"六经气化"一般，也是人体系统形神非线性涌现出的功能，或者说也是一种"气化"，先贤早已将各种精神情志与人体系统的各功能子系统做好了对应，比如"怒、喜、思、悲、恐"五种情志与"肝、心、脾、肺、肾"五脏的对应关系。若从"六气"层面来做分析的话，则太阳体质的人各功能子系统的运行最为平稳，其情志往往平和稳定；阳明体质的人阳气过亢，往往易发狂；少阳体质的人阳气相对较弱，固密不足，容易被激怒；太阴体质的人里寒已重，太阴在脏为肺与脾，肺在志为悲，脾在志为思，这种体质的人容易感伤思虑；少阴体质的人里寒更重，且精气已然亏虚，少阴在脏为肾与心，肾气弱则易恐，肾精亏不能上济心君之火则心君所主之喜难生，故此种体质的人容易胆小抑郁；厥阴体质的人精气更加不足，阳气大虚，故动其本藏风木之化生火以自救，其情志往往极不稳定，在临床过程中遇到的辨为厥阴体质的人往往都有双相情感障碍的倾向，在不同情境下行为模式反差极大，记忆力也有明显下降。从信息论角度对《伤寒杂病论》中的诊疗模式进行梳理后，可以为心理性疾病的病因分析提供思路，为疾病的防控提供措施。如少阴证或少阴体质者宜以通脉四逆汤证回阳救逆，散其肾寒，助其心君，厥阴证或厥阴体质者宜用乌梅丸，敛虚火、破陈寒，健中气而助存精。

3. 有助于指导未病保健：从信息论角度对《伤寒杂病论》的诊疗思路作重新梳理后，可以澄清传统中医学对疾病的理解，疾病的本质乃是人体功能信息关系的异常。功能信息关系是一个动态的概念，关系的变动趋势也可以作为判定疾病的标准，这与现代医学的细胞病理学说不同。依据细胞病理学说必须是细胞产生了实质异变才能判定为患病，有时候患者哪怕有主诉都不一定能确诊为某种疾病。遵从功能信息关系为疾病本质的观点则不然。譬如某人短期内前往医院做血常规检查，两次检查其血细胞数量皆未达到确诊贫血疾病的标准，但却存在血细胞数量减少的趋势，此人也并没有足够让其难以忍受可以作为主诉的症状，只是运动后心慌较重，从现代医学的角度无法做出诊断也没有办法干预，从中医角度来看则可判定其有血虚的趋势，可以进行对症治疗。

系统中医学的创始人祝世讷提出，中医学的复兴来自于其基本原理的复兴，同时也强调了中医学语境转换的必要性。中医学传承至今日，不能死守过往陈旧的框架，也不能丢失了自身思想内核的精华。过往的中医现代化与中西医结合的研究都是在还原论的机械思维下进行，这种研究不符合生命的本征，也就不符合中医学立论的根基——活着的生命。自20世纪复杂性科学兴起以来，西方进行科学革命的趋势已愈加明显，自牛顿时代以来主宰西方数百年的机械生命观也逐渐被改变，对生命的认识越来越接近中国传统生命文化对生命的理解。复杂性科学是科学革命的推动者，其语境是可以与中医学理论通约的，能够帮助中医学实现真正的现代化而非异化。中医学博大精深的理论也可以为复杂性科学的建构与完善提供素材，反向推动科学革命进程。

177 从症状群论六经方证对应模式的构建

症状群（symptom cluster）这一概念首创于 2001 年，由美国学者多德创立，这一概念创立之时主要运用在癌症术后护理的干预上，通过关注患者的主观感受提高生存质量。最初的概念是指 3 个或 3 个以上症状同时发生，且症状之间相互关联，具有或不具有相同的病原学机制的症状集群。而在 2005 年，该学者所在的团队对症状群的概念进行了更新，提出症状群是两个或两个以上相互关联的症状同时发生，并组成稳定的症状集群，且独立于其他症状群。可见症状群的概念具有以下三个特点：症状群至少由两个症状组成；症状之间具有集群性、相关性、独立性。因此症状群是稳定独立的集群并共享相同的基础机制和共同的结局，是一种结构化、系统化的症状集群。

方证对应理论首见于《伤寒论》。有感于"江南诸师秘仲景要方不传"的现状，孙思邈对收集到的《伤寒论》条文进行整理，并提出"方证同条，比类相附"的思路。这打破了原有条文的先后次序，采取以方类证的方法，将证列在一起，而后附方。如桂枝汤，孙思邈专列"太阳病用桂枝汤法"，将桂枝汤治疗之证，列在一起，后附桂枝汤方及煎服方法，这种以方类证，研究伤寒之法，改变了当时仲景《伤寒论》中"证"与"方"分开编排的状况。因此，在重新整理之后，疾病的主证和方药对应，思路相对清晰。

"方证对应"思路后经众多医家的推演和发挥，成为中医临床的原则和方法。通常所说的方证对应是"有是证，用是方"，方与证的关系互相呼应，两者浑然一体，但在一段时期以来，在方证对应的应用过程中存在一些问题，如忽略整体、只重"方"和"证"对应、忽略病机等问题。因此，借助症状群的概念能够使方证结构更优化、症状的表达更量化，可以打破既往"方证对应"模式只重视方和症状的单一刻板的对应，不重视病机的弊端，从而提高证诊断的精准性。

重构后的《伤寒论》方证关联模式是以病机为核心，症状为载体的方证群，如少阴病有"脉微细，但欲寐，恶寒蜷卧，下利清谷，四肢逆冷"等临床表现，那么其中的脉象是医生判断后的客观诊断，这种客观诊断在症状群的范畴之外。但借助症状群的概念和思路，对《伤寒论》的方证对应模式进行解构与重建，主要思路是：①拆分主症。症状和体征分离，按照权重由高到低的顺序构建症状群+客观体征+舌脉的模式，形成一个个独立且互相关联的方证群，即症状群+客观体征+舌脉是有机的整体，方证群内部之间实现动态的联动（其逻辑框架可以是并列、递进或网状关系）。②整合治疗。病机、方证群和用药实现对应，形成"病机-方证群-方药"模式，如少阴病的核心病机为心肾两脏虚衰，重构后的方证群是症状群（但欲寐，恶寒蜷卧，四肢逆冷）+客观体征（下利清谷）+舌脉（脉微细），而基本方为四逆汤，这样就实现了治疗上的整体统一。通过这种模式实现体系化的方证结构，能够提升证诊断的精确性，并更好地指导临床实践。因此，学者张佳乐等以症状和体征的辨识；核心病机的辨证；临床、治疗、策略三个方面探讨了六经方证对应模式的构建。

明确框架和辨识思路

在探讨方证群的建立或方证对应的解构前，应首先明确并构建六经传遍的基本框架和思路，勾勒出六经病的基本病机、基本症状和体征以及基本的方药。先明确六经病的基本诊疗规律，才能做到知常达变，而以少阴病为例，明确其基本病机是心肾两脏虚衰，因此不管其传变化或者兼夹变证如何，始终在该基本病机框架下。这样就对症状和体征的辨识提供了一个先导性的框架，即少阴病的症状和体征一定是在少阴病的基本病机之下。

病机的辨识

病机的概念肇始于《黄帝内经》，且在《黄帝内经》时期就已形成以病机为核心的疾病诊治体系。《素问·至真要大论》曰："谨守病机，各司其属，有者求之，无者求之。盛者责之，虚者责之。"所谓"病机"，就是疾病发展过程中出现的某个病理特征（病理因素、病位及病性）的概括；核心病机形成的特征性临床症状及体征就是核心症状。针对核心病机辨证，《伤寒论》中的方证对应，不能只是简单的有是证用是方，而是在明确其核心病机之上，才可进行方证对应。因此，应先辨识病机，后辨识症状群，病机是辨方证的开端，不明病机，盲目关注方证，则固守其方。先明确基本病机，基本病机促进症状群的辨识，而症状群是疾病病机进一步拓展的载体。

《伤寒论》条文中所蕴含的病机，以及条文之间所反映的病机变化是方证群研究的基础。如针对少阴寒化证第282条："少阴病，欲吐不吐，心烦，但欲寐，五六日，自利而渴者，属少阴也，虚故引水自救；若小便色白者，少阴病形悉具。"第283条："病人脉阴阳俱紧，反汗出者，亡阳也。此属少阴，法当咽痛而复吐利。"这两句包含的症状群：一是"欲吐不吐""自利""渴""欲寐"这几个症状提示"肾阳虚衰"的病机。二是"脉俱紧""吐利""咽痛"体现"寒伤少阴"之病机。

而《伤寒论》第221条："阳明病，脉浮而紧，咽燥口苦，腹满而喘，发热汗出，不恶寒反恶热，身重。"第207条："阳明病，不吐不下，心烦者，可于调胃承气汤。"这两句包含的症状群：一是"咽燥口苦""腹满""发热""不恶寒反恶热""身重"。这几个症状条目反映了"阳明内热炽盛"的病机。二是"阳明病，身热，汗出，不恶寒，反恶热"，这里的"不吐不下""心烦"提示"阳明实热内郁"的病机。

总的来说，少阴病病机的传变化都在"肾阳虚衰"这一大的原则之下，而阳明病的病机总括不离"胃家实"即邪气亢盛，正盛邪实这一病机。

推动症状和体征的辨识

症状是疾病过程中机体内的一系列机能、代谢和形态结构异常变化所引起的患者主观上的异常感觉。一般来说，症状是患者的主观感受，比如癌症患者术后的疼痛、抑郁等主观症状。体征是医生在检查患者时所发现的异常变化，是具有诊断意义的征候。比如生命体征，包括体温、脉搏、呼吸、血压等。因此体征是区别于症状的主观感受，是医生诊断出的客观化、可视化的身体异常状态。阳明病的基本症状群是身热、不恶寒反恶热。针对阳明病中的主要证型，如阳明热证或实证，又会有不同的症状群。如阳明腑证的症状群为潮热汗出，大便秘结。阳明经证的症状群为大汗出、大渴引饮、喘促气粗等可观测的实热表现。因此，在症状和体征的辨识上，症状群的概念引入，可以提供网络化的结构，规范症状表达和诊断，从而为疾病的辨识提供基本模式。

临床治疗策略的思考

在落实到临床治疗策略上，重点关注怎么应用，如何启发临床实践。借助症状群的概念，正是将方证进行解构，把看似无序的方证变得系统化，在临床策略上，提出以下两点思路，第一步是对症状进行提炼，按照症状出现的频次分析权重比，确定症状群；第二步则是在治疗上实现整合，确定方剂。

1. 提炼症状，确定症状群：方证对应的核心应是"证"的辨识，从患者主诉中提炼出基本证就显得十分必要，也是决定所选方剂是否获效的关键。但证候是一个复杂的、模糊的结构，难以做到客观化、量化表达。因此，症状群能够解构复杂的证候，实现症状结构化、体系化，这将提高诊断的精准度和效度，更加系统、规范化的方证对应，也会提高诊断的总体水平，减少误诊率。那么如何将复杂的症状提炼为规范的症状群呢？我们可以利用人工智能、机器学习对古今医案中的少阴病和阳明病相关医案中的症状进行统计分析，提炼高频症状，并对相关医案中疾病-症状之间的关联关系进行分析，也可以围绕某一疾病的症状群进行聚类分析，明确群内部的节点之间的连接，从而有利于实现精准诊断。

2. 整合方证群，确定方剂：对收集到的症状与舌脉进行整合、归纳，辨明病机，形成一个系统的方证群，在明确诊断后，应明确此方证群所对应的经方，确定最符合的方剂。这就要对《伤寒论》全面把握，对《伤寒论》的六经辨证思路了然于胸，选定适合的主方。在病机的动态变化上，可根据主要症状的变化来加减用药。这就把相对复杂而主观的辨证论治转化成客观化的证据。例如阳明病的病机为"胃家实"。在阳明病的诊疗中，抓住身热、不恶寒、反恶热、汗自出的症状群，结合脉大有力，便可进行施治。再如少阴病，是外感病过程中的后期阶段，全身阴阳衰惫，但又由于阴阳的相对偏胜偏衰而有不同的临床表现，因此在诊疗中，更应该关注症状群的收集判别，若症状以无热恶寒、四肢厥冷、下利清谷、呕不能食，或食入即吐为主，便可选用肾气丸类方进行治疗；若以心烦不得眠、口燥咽干为主，则可选用黄连阿胶汤类方治疗。结合疾病病机，将《伤寒论》条文中的症状提炼出来对应方剂进行拆分，拆分后进行聚类分析，刻画出不同方证群的不同用药特征，对病机-症状-方剂-药物进行多层次的关联规则，构建出体系化、结构化的方证，可以对疾病病机和症状有更深刻的认识。在诊断时，抓住方证群，便对疾病进行确切的诊断，而非在模糊不清的边缘徘徊。

方证群能够实现方证对应的重构，形成系统化、科学化的方证模式，从而实现证候研究从围绕模糊的证，到精准辨症状、辨方证群的转变。实现对临床指导的可视化模式，进一步提高临床应用的能力。此外，方证群或将有助于互联网＋中医药以及智能中医药产业的发展。理论的作用在于认知、解释现象与指导实践、解决问题，后者更具价值。因此当提出这样一种思路的时候，其根本目的是解决临床问题，中医理论模型不仅应"完满地解释已经发生的事实的成功"，还应立足于引导中医药不断提升解决实际问题的能力，在能够满足公众对健康的需求时，才是真正的价值与贡献。

178　论三阴三阳辨证体系贯通温热病

　　当代研究通常将外感热病分为伤寒和温病两部分研究，目前我国中医院校的教材中也将伤寒和温病划分成两门不同的学科，并且从病因病机、治则方药、愈后转归等方面进行区分，从而使人们形成了伤寒和温病是属于不同疾病的错觉。其实，从历代医家的著作、临床用药以及近年来的文献研究中可以发现，伤寒和温病是可以一统而论的。

　　在外感热病的研究中，关于"寒温统一"的呼声越来越高涨。以邓铁涛为代表的中医名家，更是孜孜不倦地进行着寒温统一的研讨。但是，研究发现，以往对于中医外感热病多数局限于伤寒或温病学单学科的探讨，很少有跨学科和多学科融合的研究，尤其是以《伤寒论》三阴三阳辨证体系为指导对温病学中温热病进行寒温统一研究的论文更是少之又少。学者尹相乾等以"伤寒论"和"温热病"为关键词，在中国知网数据库中检索出文献 19 篇，在维普中文数据库中检索出文献 9 篇，在万方数据库中检索出文献 71 篇。又以"三阴三阳"和"温热病"为关键词，在知网、维普、万方数据库中检索出文献篇数分别为 1 篇、0 篇和 4 篇，对与本内容相关的文献资料进行了系统研究。

三阴三阳辨证体系研究

　　1. 源流与演变：东汉张仲景因"建安纪年以来，犹未十稔，其死亡者，三分有二，伤寒十居其七。感往昔之沦丧，伤横夭之莫救"而作《伤寒杂病论》，用以指导辨治外感病。后人评价《伤寒杂病论》，即宋以后的《伤寒论》和《金匮要略》，是一本理法方药俱全的临床医书，誉其为"方书之祖"。张仲景在书中提出了三阴三阳辨证体系，后人部分认为该体系是其在继承《黄帝内经》三阴三阳开阖枢理论的基础上，融合了多年临床经验和思考后形成的辨证理论体系。然而朝代更迭，战争湮灭，《伤寒杂病论》原文散轶。在整理挖掘仲景三阴三阳辨证体系时，后世许多医家产生了分歧。宋代朱肱在《活人书》中提出"治伤寒先须识经络"之说，首次将三阴三阳辨证体系归纳成六经辨证，以至于庞安常、许叔微等医家皆以六经注解伤寒。由此关于伤寒三阴三阳辨证体系实质的争论便拉开序幕。

　　至清代柯韵伯在《伤寒论翼》中提出"夫仲景之六经是分区地面，所该者广。虽以脉为经纪……不为经络所拒"的理论，创立六经地面说；清代方有执"六经之经与经络之经不同"的理论中，指出伤寒论三阴三阳不仅有阴阳的属性，更是人体的结构，提出六经应是六部的观点；清代周学海在《伤寒补例》中提出"经也者，分野之谓也……三阴三阳分经，只是人身分野之空名，非如筋脉之有专物也"，将三阴三阳理解成"人身分野"；近代日本对《伤寒论》的研究也很深入，喜多村提出了三阴三阳的性质观点，以八纲作为解释，他指出"所谓三阴三阳，不过假以表里寒热虚实之义，固非脏腑经络相配之谓也……凡病属阳、属热、属实者，谓之三阳；属阴、属寒、属阴者，谓之三阴"。丹波元简父子以寒热分阴阳，明确表、里、半表半里的定位，确立了三阴三阳的病性、病位，否定了以六经解释六病的理论。新中国成立后，医家对三阴三阳辨证体系实质的探讨更加丰富，如刘绍武先生创立的三部六病学说。

　　2. 三部六病学说：刘绍武勤于临床，精研张仲景《伤寒论》和《金匮要略》几十年，总结、创立了一整套理法方药体系，称之为三部六病学说。马文辉研究和宣传三部六病学说，发表了许多既重继承又多创新的论文。马文辉拓展三部六病学说的理论基础，以《周易》"三才六爻"理论作为基石，通过对"一分为二之阴阳"和"一分为三之三阴三阳"概念的论述，夯实了三阴三阳辨证体系中所包含的三种特性—时、位、性。认为三阴三阳是对外感热病的时间分类法和空间病位观。

三阴三阳辨证体系主要是阐释外感热病的传变规律。马文辉认为伤寒论三阴三阳辨证框架不是"六经辨证"而应是"六病辨证",按照自然天时的概念将三阴三阳一一对应,根据病位病性的配对关系,重新划分了三部的定位和六病的阴阳属性,明确三阴三阳辨证体系的核心是辨病位和辨病性。六经辨证混淆了人们对《伤寒论》本质的理解。通过以三阴三阳辨证体系为主线贯穿《伤寒论》的方法,可以重新恢复人们对其本质的认识。

根据马文辉提出的三阴三阳辨证理论,以表里枢和寒热虚实组成的十二单证为基本单元,将温病学中有关温热病的条文进行拆解,再运用方证对应的方式,把温热病纳入三阴三阳辨证体系中,会提高辨治外感热病的效率。

温病研究

《温病学》对温病的定义为:温病是感受温邪引起的以发热为主症,具有热象偏重,易化燥伤阴的一类外感热病的总称。即我们现代医学所理解的多种急性感染性疾病和传染性疾病。

1. 国外研究:温病属于感染性和传染性疾病,也是中医所讲的外感热病的一部分。尽管中国古代医家很早就认识到温病的病因,然而因受到当时科学技术水平的限制,却只能粗略地表示为六淫邪气及疫邪、毒气等名称。现代医学所提出的传染病三要素——传染源、传播途径、易感人群,实质上是对中国古代医家温病病因学说的现代阐释。国外对传染病的研究大多基于这三方面。

传染源是指空气中存在的能够引起动物与动物、人与动物、人与人之间发病的病原体,如细菌、病毒、寄生虫等。国外医学对此进行了极为细致的研究。传播途径就是人类居住活动的空间,国外Deverick J Anderson 等在美国东南部 9 家医院开展研究,证明终末消毒法可以降低在污染的环境中受到感染的概率。针对易感人群,国外提出抗菌消炎,提升免疫力等治疗方法。最近,E. F. McKinney 等在《自然免疫学》上发表文章证明了控制代谢有利于提高和调节 T 细胞对慢性抗原刺激的免疫能力。

在对中外理论的比较研究中可以发现,中医提出的"风为百病之长"与以上国外所研究的含义何其相似。而且调节代谢的治法在《伤寒论》中早有体现,用桂枝汤调节营卫的本质属性就是调节人体代谢。

2. 国内研究

(1) 外感热病源流及著作:刘景源认为中医外感热病之一的温病学历史最初可以追溯到战国时期,经过历代医家的不懈研究,晚至明清形成了比较完整的学术体系。关于外感热病的医学著作粗略统计有:先秦至隋唐时期的《黄帝内经》《难经》《伤寒论》《金匮要略》《肘后备急方》《诸病源候论》《备急千金要方》《千金翼方》《外台秘要》;宋金元时期的《伤寒总病论》《伤寒补亡论》《素问玄机原病式》《伤寒标本心法类萃》《素问病机气宜保命集》《儒门事亲》《东垣试效方》《金匮钩玄》《医经溯洄集》;明清时期的《瘟疫论》《伤暑全书》《证治心传》《尚论篇》《医门法律》《广瘟疫论》《伤寒瘟疫条辨》《松峰说疫》《疫疹一得》《湿热暑疫全书》《外感温热篇》《湿热病篇》《温病条辨》《湿热经纬》《通俗伤寒论》《时病论》《温热逢源》等。

(2) 伏气学说与新感学说的研究:"伏邪温病"的概念最早是在《黄帝内经》中被提出来。在《伤寒论》的"平脉法"中最早明确提出"伏气"一词。清代以前关于伏气温病的理解一直沿袭伏寒化温之说,温病三纲鼎立学说(清代喻昌宗)的提出为伏气温病的发展做出贡献。

近现代研究中将伏气学说扩展到温病以外的疾病。刘欣欣等认为伏气温病理论在包含伏寒、伏火等外感伏邪的基础上,还包括七情内伤、病理产物,同时可以涵盖现代医学中的发病因素,如细菌、病毒、寄生虫等,并且指出伏气温病学说对感染性疾病或自身免疫性疾病的诊治及预防具有重要意义。例如,白血病、艾滋病、系统性红斑狼疮、白塞病、乙型病毒性肝炎、干燥综合征、放射性肺损伤、亚急性甲状腺炎,等等。

新感温病学说的形成晚于伏气学说。"冬伤于寒,至春发者,谓之温病;冬不伤寒而春自感风寒温气而病者，亦谓之温"。这是宋代郭雍在《伤寒补亡论》中首次提出的新感温病的概念；至明代新感温病一词由汪石山在《重订广温热论》中提出"有不因冬伤寒而病温者，此特春温之气，可名曰春温。如冬之伤寒，秋之伤湿，夏之伤暑相同，此新感之温病也"。吴又可发挥并提出了"杂七致病论"；清代周扬俊提出"新邪引出旧邪"之说。

现代研究中，吴兆利等从发病的部位、证候、病因病机、传变规律上对新感疫病学说加以论述，认为可以对当前流行的肺系疾病，乃至今后的各种疫病提供有价值的辨治思路。李春生认为"心部于表"对于新感温热病的治疗具有指导意义，并通过临床试验证实了泄卫清气之剂加入清营凉血之品会提高新感温病的疗效。

李董男总结了雷丰《时病论》对外感伏气病和新感病的治法；陈宝忠等总结了王士雄在临床上如何区分"新感"和"伏气"；王大伟等解读伏气与新感的差异是运用了现代传染病发生三要素的原理。另一部分人在肯定新感温病学说的同时否定了伏气学说：王玉生认为"冬伤于寒，春必温病"并非论述的是伏邪，提出"春必温病"的原因有多方面，包括冬不藏精、寒邪伤阳、寒伤肾水等，否定伏寒化温之说；李致重认为伏气温病实际上与《伤寒论》中的阳明直中和太少两感是一回事，只需以辨证体系来判断其病机，以临床表现来预测其病情转归，就可以把握温病全过程的各个方面，不必囿于伏邪。

（3）卫气营血与三焦辨证体系的研究：温病因邪气有温热和湿热之分。温热性温病以伤阴为主，根据其伤阴程度不同，有卫、气、营、血之变；湿热性温病以湿邪阻滞气机为主，多按三焦规律传变。

清初温病大家叶天士在《温热论》中提出"大凡看法，卫之后方言气，营之后方言血"从而确立了温病卫气营血辨证体系。许多当代中医名家对卫气营血辨证进行详细的探究：赵绍琴对"在卫汗之"做了阐释，并且梳理了卫气营血各个阶段的必有证，或有证，归纳各证候临床特点；王灿晖认为温病内在病机本质可以用卫气营血理论来揭示；郭谦亨对《温热论》中卫气营血辨证理论做了析疑；屠燕捷等总结了30多年来对叶天士温病学术的研究，系统梳理了卫气营血理论。

一部分学者在现代医学的影响下发展了温病卫气营血理论。郭海等在卫分、气分、营分、血分四个阶段的基础上补充了肾病期和恢复期；冷竹松等总结了叶天士温病学思想的成就和不足，提出综合运用"汗之""清之""透热转气""凉血散血"；段颖等也认为要综合应用"清透养"三大法；林飞等认为卫气营血传变证候发展规律可能是病毒通过 RIG-I/MAVS 通路引起线粒体衰变从而促发机体先天免疫系统，影响多脏器、多系统的生理功能。

另一部分学者拓展了卫气营血辨证体系的诊疗范围。张颖等整理了 2012 年以前近 10 年用卫气营血辨治理论在病毒性疾病中的应用；张宝成等探讨了高温热损伤与中医卫气营血辨证的相关性；张宗学等认为，卫气营血辨证理论会为结缔组织病相关性间质性肺炎的诊疗提供新的思路；张小波等认为，卫气营血辨证对肝硬化失代偿期的诊治具有重要意义；朱晨晨等认为，从卫气营血角度治疗早期脓毒症可以取得一定成效，减少并发症的出现。

三焦辨证，是清代吴鞠通在叶桂卫气营血横向辨证的基础上，提出的纵向辨证理论，并在《温病条辨》中提出"治上焦如羽，非轻不举；治中焦如衡，非平不安；治下焦如权，非重不沉"的治疗原则，极大地丰富了温病理论。当代研究者对三焦辨证进行了详细的论述和发展。艾碧琛等通过对《温病条辨》的整理研究，认为整体观是形成吴鞠通温病三焦辨证理论的重要指导思想；孙世辉等认为吴鞠通没有独立论述三焦辨证的意义，从而使三焦辨证在临床上的普及受到局限，并且整理了《温病条辨》中关于温热性温病的条文，以期解析吴氏三焦辨证的实际意义；郭敏等总结了《温病条辨》三焦病证临床辨治用药。

同时，也有部分学者拓展了三焦辨证诊疗疾病的范围。任毅等总结了《温病条辨》三焦辨证与感染性多脏器功能障碍综合征的关系；黄晶晶等认为温病与肝病的中医治疗用药都有相似之处，可以用温病学辨证理论指导对肝病的治疗；周文亮等认为论证湿热当以三焦分证、祛湿清热为总则，以宣阳化气为先导，配合开上、畅中、渗下的方法；梁蕴瑜等认为从三焦辨证论治血脂异常是一个行之有效的方法；邓金钗等探析了"分消走泄"思想在三焦辨证理论中的意义。

温病学辨证体系是在保持中医八纲辨证、脏腑辨证和气血津液辨证等方法的基础上，增加卫气营血辨证和三焦辨证而成。但是，近期又有学者提出通过其他全新的辨证体系来辨治外感温病，给本就杂冗的温病辨证再添新的负担。比如贾振华等认为，外感温邪侵袭人体的过程是由阳络传至经脉最后进入脏腑阴络，提出络病理论辨治外感病的观点。繁杂的辨证体系给温病学的临床应用制造麻烦。医生在诊治外感热病患者时，不能快速地反应出该用何种方法辨治，且每一种辨证方法都指导着不同的治疗方案，这难免会给医生带来不便。如果能够把中医外感热病的方证都纳入三阴三阳辨证体系中，将会大大提高当今医疗行业诊治疾病的效率和准确率。

寒温统一研究

1. 寒温争论的渊源：中文有一词多义的现象，伤寒和温病的争论就是由于概念混乱引起的。伤寒有狭义和广义之分，《难经·五十八难》中提出广义伤寒的概念，所以曰"伤寒有五：有中风，有伤寒，有湿温，有热病，有温病，其所苦各有不同"。东汉张仲景"勤求古训，博采众方"创作《伤寒杂病论》以治疗外感病，沿用的便是广义伤寒的概念，张仲景认为"太阳病，发热而渴，不恶寒者，为温病"，对温病的定义是没有恶寒表证的外感热病，是一种里热外发型的伏气温病。并且王叔和在《伤寒例》中认为四季皆有伤寒，温病、暑病、寒疫、时行、温虐等都与伤寒有关。

明清时期，温病学趋于成熟，"温病"一词的含义也发生了变化，与《伤寒论》中温病的含义有了诸多不同。比如，从发病季节来看，发于春季变为泛发四季；从病因来看，伏气温病变为新感温病；从症状来看，初起烦渴不恶寒变为发热恶风寒；从传变来看，里热外发变为由表入里；从治则来看，直清里热变为发汗解表。由此，温病也有了广义与狭义之分，含义变得有所不同。不管是广义伤寒还是广义温病，都是论述中医外感热病的方式，尽管在理论方面有所不同，但在临床上都有着相似的证候，二者本质上已经不可区分，只是在治疗中存在人为地划分辛凉解表、辛温解表的区别。随着治疗方法和辨证理论的漫长演变，使伤寒和温病的关系变得更加复杂。所以，为了更好地服务于临床，寒温统一的构想顺应了时代的潮流。

2. 统一寒温的辨证方法研究：刘兰林等对古今中医外感病辨证方法的文献进行了综述，总结了近现代学者主张用一种既有的辨证方法统一其他方法的几种主要思想，并且划分了以下六大类：

（1）以裴沛然、郭辉雄、黄松章等为代表的六经辨证统一寒温。

（2）以姜建国、邓铁涛等为代表的卫气营血辨证统一寒温。

（3）以万友生、肖敏材为代表的八纲辨证统一寒温。

（4）以沈凤阁等为代表的脏腑气血辨证统一寒温。

（5）以肖德馨、杨麦青为代表的六经系统辨证统一寒温。

（6）以胡仲翊、时逸人、吴银根为代表的分期辨证统一寒温。

同时还有石恩权等提出定病邪、定病位、定病性、定病势及定传变的"五定辨证"；邹克扬在此基础上补充了定体质和定病时，成为"七定辨证"；张志宏提出辨证三法与分期辨证相综合的思路，将外感病的辨证分为六期。刘兰林等提出了三维辨证统一寒温的理论。

寒温分论，极大地促进了伤寒和温病的发展，增加了中医理论的多样性。但是，外感热病的传变过程是复杂和多样的，不论是六经辨证、卫气营血辨证还是三焦辨证，都是在某一方面对外感热病规律的总结，虽然都可以指导临床，但对同一外感热病患者的诊治各有不同，繁杂重复的理论给中医的继承与发展带来许多问题。因此说寒温统一是解决问题的关键。目前虽然有诸多寒温统一的构想，但几乎各家都处于浮于表面，各自表述的尴尬局面，并没有从本质上改变诊病时对伤寒病和温病在理论、辨证方法上久已存在的乱象。究竟怎么通过三阴三阳辨证体系实现寒温统一呢？将温病中温热病的条文归纳到三部六病框架中，这是解决这些问题的重要途径和主要办法，并且可以为未来人工智能中医诊疗系统的制作提供大数据支持。

179 论六经辨证与寒温统一

寒温之争在中国医学史上历时最长，影响最大。寒温之争虽然与古代医家学术思维的局限性有关，但也极大促进了伤寒与温病两大学术流派的发展。近年争论之声渐息，统一之声鹊起。寒温能否统一暂且不论，学者姜建国认为这里有一个误区，即对《伤寒论》及六经辨证体系尚缺乏一种整体性、全方位的认识。

六经辨证非外感病辨证纲领

1.《伤寒论》论伤寒的名与实：《伤寒论》论述的是广义伤寒，这一点现在基本达成共识。广义伤寒就是风寒暑湿燥火"六淫"邪气为病。张仲景既名《伤寒杂病论》，王叔和又以伤寒部分与杂病部分分类，分《伤寒论》与《金匮要略》两部医书，所以不论广义也好，狭义也罢，《伤寒论》总是主论外感疾病的，六经辨证自然也是外感病的辨证纲领。正因为此，全国统编《伤寒论》教材把《伤寒论》定位为"一部阐述多种外感热病辨证论治的专书"。这一说法基本代表了近代伤寒研究者对《伤寒论》的一般认识。

若抛开先入为主的"伤寒"之名，会通全书，从实质内容上分析六经病全论，就会发现，整个《伤寒论》398条，论述外感病的内容很少。少阳主论胆病，阳明主论胃肠，太阴主论脾病，少阴主论心肾，厥阴主论肝病。以上诸经均以论脏腑病变为主，只有个别条文与外感病有涉。或曰：太阳总是主论外感病的吧？从开篇首论而言，确是如此。太阳病篇是六经之首，伤寒、中风两证又是太阳病篇之首，所以，太阳病篇前60余条，基本上论述的是外感病或与外感病相关的内容。但自61条干姜附子汤证后，论述的却基本上是"坏病"。仲师所谓"坏病"，实质是指太阳病变坏了。太阳病是表病，一但变"坏"，就是里病，即变成不是外感表证的证候了。太阳病篇共178段条文，其中60余条论述外感病，就条文方证数量而言仅占三分之一。

太阳病篇基本上分为本证、兼证、变证、类（似）证四大证，其中只有本证与兼证是外感病或与外感病相关，而大量的变证与类证均非外感病。有的亦仅以感受外邪为诱因而已。其实，太阳病篇包括整个《伤寒论》，是以外感病而发端论"病"（广义）之辨证论治的。太阳中风证与太阳伤寒证在六经辨证中起到了论病的"引子"的作用。这与中医"百病之始，皆始于皮毛"的传统发病观有关。

2.《热论》论六经的源与流：从源而言，《伤寒论》之六经，乃源于《素问·热论》之六经，而《热论》之六经，乃确确实实论的是外感热病的辨证论治，那么，《伤寒论》之六经就不应出《热论》之范围。换言之，《伤寒论》之六经就是外感热病的辨证纲领。

"今夫热病者，皆伤寒之类也"。仲师既"撰用素问"论病"伤寒"，就以《热论》的三阴三阳（六经）论伤寒热病作为辨证之纲领而为我所用。但作为一代辨证论治的大师，并不是机械、教条地借用，而是从内容实质丰富、发展了"六经"的内涵。《热论》之六经，只论经络病，而《伤寒论》之六经则经络、脏腑、气化病俱全；《热论》之六经，只论实证，而《伤寒论》之六经却阴阳表里寒热虚实俱全；《热论》之六经，只汗泄治法，而《伤寒论》之六经则汗吐下和温清补消八法俱全。何况仲师针药并施，博采众方，使《伤寒论》不但是中医辨证论治之源，亦成为中医方书之祖。

综上所述，虽然《伤寒论》的六经辨证"源"于《热论》，但其"流"已发生了根本性的变化。所以《热论》与《伤寒论》同论六经，但我们却说仲师开创了中医辨证论治之先河。因此，若囿于"源"

说，以《热论》之六经，界定《伤寒论》之六经，进而肯定六经辨证是外感热病的辨证纲领，是对六经辨证学说的发生发展缺乏历史性、客观性分析所造成的，在思维方法上有误区。

寒温如何统一

寒温统一是伤寒与温病的统一，在寒温分争久持不已的态势下，在寒温分争的前提思维有问题的情况下，提出寒温统一观点是有益的。而且在病因学说、病机学说、病证学说发展日趋完备的当代中医学，也确实需要有一部较为完整、系统的外感病学。

问题是，寒温统一究竟如何"统"？以什么"统"？实质就是如何处理六经辨证与卫气营血辨证（包括三焦辨证）的关系问题，这是关键所在。统一的思路无非有二：一是从以上三个辨证纲领中，拿出一个较为适宜的，作为外感病的专用辨证纲领；二是舍其三者，另辟蹊径，创出一个全新的外感病辨证纲领。创新不易，完全可以从以上三个辨证纲领中比较选择。前面述及，六经辨证从实质内容上突破了外感病的范围，并非单纯的外感病的辨证纲领。卫气营血辨证与三焦辨证相比较，卫气营血辨证是由表及里的辨证，这种横向层次的辨证，更能从本质上体现外感病的演变规律，因此，用卫气营血辨证统辖外感病的辨证较为适宜。

《伤寒论》详于寒，略于温；温病学则以温热（包括湿温、暑温、温毒）为重点，补充了《伤寒论》之不足，因而详于温而略于寒。可见，将《伤寒论》的太阳中风与太阳伤寒诸证，以及其他五经有关外感病的内容，补入温病学的卫分证及相关证中，就能较为全面地体现与涵盖"风寒暑湿燥火"六淫邪气所导致的外感疾病的基本内容与框架。

其实，所谓太阳病，就其病理概念的阐述而言，不如讲卫分证更为顺理及容易理解。讲"太阳主外"，要从膀胱脏腑讲起，要从太阳经络走背布表阐述其部位之理，要从"卫出下焦"阐述其气化之理。尤其需要指出的是，太阳病讲到具体病理，仍然不离于"卫"。太阳中风证的病理是风中肌腠，卫失开合（又称营弱卫强）；太阳伤寒证的病理是寒闭肌表，郁遏卫阳（又称营卫滞涩）。所以太阳病总的病理称营卫不和。可见，太阳中风与太阳伤寒两大证仍然未出"卫分证"的范畴。所不同的是由于感受邪气是风寒，而非温热，因此所表现的证候及治法、方药与温病有异。中医解表的两大治法及方剂的两大类型，辛温解表法（方）始于《伤寒论》，辛凉解表法（方）始于温病学（《温病条辨》）。辛温也好，辛凉也罢，均是针对卫分证的治疗而设的。

温热邪气致病，古人也认识到了，《难经》论广义伤寒五种，其中就包括"温病"。仲师于《伤寒论》第6条亦明确提出"温病"的概念、症状、病名、误治及变证，并有较为详细的论述，只是受历史条件的局限，没能创出辛凉解表法（方）。其根本缘由可能是受"今夫热病者，皆伤寒之类也"的外感邪气致病理论的影响乃至约束。广义伤寒的概念，可谓源远流长，根深蒂固。由于用"寒"代表一切外邪的病因学说占居主导地位，即使发热，也是"人之伤于寒变而为热"。所以《伤寒论》及与其同时代的其他论"伤寒病"的医书，均未超越这种辨证论治理论思维的局限，都不可避免地带有历史的印记。这也体现了中医外感病学发展史的必然规律。

叶天士与吴鞠通等，不但是温病大家，他们对伤寒学说也非常精通，对仲师医圣也非常崇敬。由此可知，他们舍弃六经辨证而创立卫气营血与三焦辨证，这是要有勇气的。对于温病，为什么不运用六经辨证？恐怕一个最根本的原因是经过临床实践证明，六经辨证不专适宜于外感疾病的辨证论治。从明代以后医家包括伤寒注家，就认识到六经辨证对疾病的普遍性指导意义，并提出"六经钤百病"的观点。

六经辨证的重新定位

随着伤寒学说研究的深入，对《伤寒论》及六经辨证的认识也逐渐加深。全国统编《伤寒论》教材（五版）就对《伤寒论》定位为"《伤寒论》是一部阐述多种外感疾病及杂病辨证论治的专书"。对比四版教材多了"杂病"二字，这无疑在认识上是一种进步。但是，我们还应看到，虽然伤寒学崛起与研究近两千年，明清伤寒注家且不说，即使在当代仍然有不少医家，或惑于"伤寒"之名，或囿于寒温之争，在思维上难以跳出"外感"的藩篱，还把《伤寒论》视为外感病专书，把六经辨证视为外感病的辨证纲领。这就从根本上淡化了《伤寒论》的理论价值，淡化了六经辨证的实践意义。

尽管《伤寒论》的太阳病是中医论外感病之原始，麻黄汤、桂枝汤是中医治外感风寒病之祖方，然而，就《伤寒论》的整体内容而言，就六经辨证的普遍性指导意义而言，就千余年的历史长河中《伤寒论》对中医学发展的巨大贡献而言，就当前中西医碰撞、新学科迭出、中医何去何从的形势而言，就中医基础理论、临床理论亟待进一步挖掘、继承、发扬的历史责任而言，确实需要对诸如六经辨证、寒温统一等重大理论问题，对似《伤寒论》这样的经典医著，进行更为深入的研究，提出更为现实、科学的观点。而要做到这一点，就必须在思维上突破旧的传统观念，首先对于六经辨证要突破"外感"的框框，重新定位。

姜建国在《伤寒思辩》中，曾提到几个值得深思的问题：一部《伤寒论》为什么能历千余年而不衰？仅仲景一家之言，为什么能使历代医家、无数学者，孜孜以求，奉为圭臬？仅论病"伤寒"，为什么能对内外妇儿诸科疾病有广泛的指导意义？并谈到研读《伤寒论》的几点体会，即要注重运用历史唯物主义和辩证法的观点，去研究探析《伤寒论》；要注重运用中医的常变观、相对观、恒动观、系统观、联系观、整体观等思维方法，去分析、揭示六经辨证所蕴涵的中医最基本的辨证论治大法、规律、精髓。

从宏观上作个比较，或许会有些新的启发。先就几部经典医著进行比较。仲师撰写《伤寒论》在自序中就明曰"撰用素《问》《九卷》"，前面也讲到六经辨证源于《素问·热论》。但是，《黄帝内经》是纯理论性医著，而《伤寒论》则理法方药俱全。也就是说，《伤寒论》不但讲理论，而且还讲病、讲证、讲脉、讲舌、讲治、讲方、讲药，甚至具体讲到药物的煎法、服法、禁忌及药后反应、药后处理、瘥后预防复发等。更有特点的是，把医理、病理、脉理、治理、方理、药理等理论融入具体的"病脉证治"之中。所以，《伤寒论》不但是一部理论医著，而且又是一部临床医著。过去把它称作"桥梁课"，现在研究生教学又列入"临床基础学科"，这都反映了《伤寒论》不同于《黄帝内经》的特点。

《伤寒论》与温病学，过去人们认为它们主要的区别是，前者论寒，后者论温。其实，《伤寒论》与温病学相比较，最大的区别是，就内容而言，温病学除风寒外，包括了所有的六淫外邪导致的外感疾病，如风温、暑温、湿温、温燥及温毒等。就辨证而言，温病学的卫气营血辨证，较之六经辨证，更能体现外感病由表及里的传变规律。即使三焦辨证，虽然与卫气营血辨证同属温病的辨证纲领，但由上而下的纵向辨证，总不如由表及里的横向辨证更直接、自然地反映外感病邪的的传变规律。所以，人们视为外感病三大辨证纲领的六经辨证、卫气营血辨证、三焦辨证，只有卫气营血辨证最适合于外感病辨证。

由此看来，论外感辨证，《伤寒论》不如温病学；论内伤杂病，《伤寒论》不如《内科学》教材。那么《伤寒论》与六经辨证的价值何在呢？在当代中医学术发展的过程中还有多少现实意义呢？

再作个比较，《伤寒论》的六经辨证与《内科学》的脏腑辨证，虽然《内科学》论病较全，辨证规范，但就"辨证"而言，特别是辨证思维而言，《伤寒论》的六经辨证极有特点与优势。其一，《内科学》的辨证形式基本是"块状"的（一病分几型），《伤寒论》的辨证形式，除了"块状"的外，还有"条状"（经与经相传）与"辐射状"（由表分传六经）。其二，《内科学》分型谈病，过于规范，统的较死，阐常者多，述变者少。《伤寒论》以病为纲，也分证型，但谈兼证、谈类证、谈合病、谈并病、谈转属、谈传变，尤其是大谈变证（以正病对言之称"坏病"）。在"变证"的辨证论治中，充分阐发了"达变"的变法辨证思维，成为《伤寒论》最为鲜明、极为活泼的辨证特色。其三，《内科学》谈病论证虽然也按诸如呼吸、消化分类系统，但每个病基本是独立的，不但病，即使证与证之间的联系亦较少。《伤寒论》则整个六经病既是独立的，又是一个整体，在病与病之间，证与证之间，互为联系，彼此引发，相互影响，极能体现中医辨证论治的"整体观"。其四，《内科学》由于辨证形式是"块状"，分型谈病过于规范，论病基本是独立的，除了极个别病以外，在辨证思维上缺乏"动态"。而《伤寒论》由于是以风寒外邪为病因、以外邪袭表为契机而"辨病脉证治"的，所以，表病是动态变化的，表病传里更是动态变化的；每一经病是动态变化的，病与病之间的传变转属也是动态变化的。如条文中的"一二日""二三日"是表明动态变化的时间；"发汗吐下"后，是表明动态变化的前因等。可以说整个六经辨证是动态的，充分显示了中医辨证论治的恒动观。其五，《内科学》（包括外妇儿诸科及大部分临床医著）的辨证论治过程大都截止到药物加减，可以说，这样的辨证论治过程不系统，环节有缺陷，是一个"半截子"的辨证。《伤寒论》不但病脉证治、理法方药具备，而且每一证每一方的"方后注"中还阐述了辨证论治的最后几个环节，即药物的煎法、药物的服法、药物的禁忌、服药后的反应和处理方法等。这与前面的理法方药组成了一个完整的辨证论治整体。可以说，《伤寒论》的六经辨证才真正体现了中医辨证论治的整体性。

《伤寒论》的六经辨证具有整体观、常变观、恒动观，及涵盖性、联系性、系统性等特点，这些特点，就是《伤寒论》的"活力"所在。六经辨证的主要价值不在于它开创了中医辨证论治的先河，那是它的历史价值，而在于它的现实意义，即通过 398 条、112 方的病脉证治，科学地、形象地、真实地、理论联系实际地揭示了中医辨证论治过程中最为精髓、最为宝贵的思维特征，即"动"的、"活"的，亦即"变"的辨证思维大法与规律。可以说，就中医辨证论治的"达变"思维而言，自古至今浩如烟海的医学著述，很少有能达到《伤寒论》的水平。

近年在"中医现代化"口号下，大力提倡辨病论证的"规范化"。所谓的"规范化"，就是讲辨证论治的常规常法，就是讲疾病演变的规律性、有序性，就是讲名辞术语的统一性，这些都是必要的。但就中医的理论体系特征而言，就中医的辨证思维特点而言，重点应在"达变"上，即着重研究疾病演变的无序性，研究辨证论治的灵活性。实质上最能体现中医学的精华和特色，往往不在其"常"而在其"变"。陈亦人曾指出《伤寒论》的六经辨证是疑难病的辨证纲领，有人曾建议把《伤寒论》作为培养高层次中医人才的教科书，这些说法的主要依据就是，《伤寒论》的六经辨证最接近中医学的本质。而本质性的东西又是"动"的、"活"的、"变"的辨证论治思维。

180　论三胚层理论与六经辨证体系的相关性

　　研究《伤寒论》者当首推王叔和。金代成无己《注解伤寒论》首开注解《伤寒论》之先河。《伤寒论》的研究关键在于六经，历代医家对伤寒六经实质的研究形成了多种学说，但都离不开从病位、病性、病型和病程四个方面去解读。明清以前，多从传统中医理论去解读，有经络说、脏腑说、地面说、形层说、六部说、气化说和八纲说等；近现代中西医汇通派，即结合解剖、生理、病理生理进行解释，如病理层次说、环节说、体质说、证候抽象说、症群说、病理时相说、阶段说和病理神经状态说以及多学科综合说等。晚近有医家试图以器官组织结构的解剖生理去构建六经体系，以刘绍武的"三部六病"学说阐述较为系统。还有"三部六经"论者，但仍不出传统脏腑经络之窠臼，与组织结构相关的内容还未能深入。学者吴昶等通过分析三胚层的组织器官，从机体的组织结构上探析了六经实质及其辨证体系的相关性和实践意义。

从组织结构论说六经与脏腑诸家

　　1. 三部六病说：能以组织和器官的结构论六经者，以刘绍武的"三部六病"学说阐述较为明了。刘绍武等《伤寒临床三部六病精义》曰："表部是凡与空气接触并发生关系的部分，称为表部包括呼吸系统、皮肤、神经系统和感官系统……里部是凡与饮食接触并与之发生关系的机体部分……包括整个消化系统……中部包括循环系统、泌尿生殖系统、内分泌系统、免疫系统、骨骼肌肉等。"显然，其三部结构基本是三胚层的组织结构。在六经的组合上，他依据《素问·阴阳离合论》所载"三阳之离合也，太阳为开，阳明为合，少阳为枢……三阴之离合也，太阴为开，厥阴为合，少阴为枢"，认为少阳为二阳之枢，少阴为二阴之枢，二者同居半表半里属中部，太阴阳明属里部，厥阴太阳相配属表部，以三阴三阳按开合枢相组配成三部。

　　开合枢的阴阳组合不同于《黄帝内经》六经的阴阳配属，而其所述的三部组织结构却几乎对应三胚层的组织结构。所异者，把内胚层的呼吸系统归属为外胚层的太阳表部，外胚层的神经系统归属厥阴，中胚层的循环、泌尿生殖、内分沁、免疫系统归为少阴。厥阴少阴易位，内外胚层移易，与中医脏腑内涵和三胚层的结构特点都不尽契合。

　　2. 五脏三胚层说：罗正威提出中医五脏和"三胚层"的关系"五脏的形态学基础来源于三胚层组织……外胚层……其共性是主人体对内外环境变化的感知和协调；内胚层……其共性是主管人体对各种必需物质的摄取、部分废物的排泄及部分免疫功能；中胚层……其共性是营养、支持、保护、防御、繁衍等作用"，认为"肝为外胚层所主，心为外胚层与中胚层所主，脾为中胚层与内胚层所主，肺为内胚层所主，肾为中胚层所主""外胚层……与中医心和肝功能关系密切；内胚层……与中医脾、肺功能关系密切；中胚层……与中医脾、肾、心功能关系密切"。

　　其对三胚层的功能概括较为明了，但对中医五脏功能内涵尤其肝、脾、肾有失偏颇。确切理解中医脏腑的内涵才能厘清五脏与机体组织器官之间的关系。

　　3. 三阴三阳与三胚层说：余滨等直接提出三阴三阳与三胚层的关系：外胚层为太阳少阴，内胚层为阳明太阴，中胚层为少阳厥阴。上皮细胞在表，对应一身之表的太阳；脑下腺神经垂体、肾上腺髓质对应于真阴真阳、先天之本的少阴肾经；神经系统的大脑属中枢神经对应于心主神明的少阴心经，而髓周围神经系统则对应于夹脊的足太阳膀胱经。中胚层与少阳厥阴：骨骼，《灵枢·经脉》曰"少阳……主骨所生病"，泌尿系统与生殖系统为肝经环阴器所循行之路线。胸腔腹腔等体腔属三焦经，心血管系统为心包经之属络脏器，且肝藏血并主疏泄。内胚层与阳明太阴：消化系统为足阳明胃经、足太阴脾经及手阳明大肠经所络属，呼吸系统为手太阴肺经所络属，尿道上皮为足阳明胃经分支所绕行部位，甲状腺等腺体上皮为手足阳明经在头面部所行之分支所过，中耳系统为足阳明经在颅内所绕行部位。

上述把三胚层的组织结构直等同于三阴三阳，实际上它与六经及其脏腑功能还有一定程度上交叉。如《伤寒论》中的少阴病"脉微细，但欲寐"，心主神明，还主血脉，但心血管系统发生在中胚层，而中枢神经属于外胚层。厥阴肝除了中胚层的功能，还与大脑边缘系统、植物神经等明显相关，而后者却源自外胚层。泌尿、生殖系统来源于中胚层，但其明显受下丘脑-垂体（外胚层）的调控，有肝肾同源的内涵。厥阴肝和心包都与神经系统密切相关，而单以中胚层分化的组织器官解释则不全面。

三胚层组织结构与六经的关系

1. 三胚层的形成和分化一：三胚层分化的各组织和器官。

外胚层
表皮、毛发、指甲、皮脂腺、汗腺等上皮
口、鼻腔和鼻旁窦黏膜的上皮，牙釉质、味蕾、唾液腺、肛门上皮
外耳道、鼓膜外层上皮、内耳膜迷路上皮、结合膜上皮
角膜、视网膜、晶状体、虹膜括约肌与开大肌、肌上皮细胞
腺垂体、神经垂体、肾上腺髓质
男性尿道末端的上皮
神经系统

中胚层
结缔组织、真皮、软骨、骨、骨膜、关节囊、肌腱
骨骼肌、心肌、平滑肌
血液、心、血管、骨髓、脾、淋巴结、胸膜、腹膜、心包膜
眼球纤维膜、血管膜、脑脊髓膜
肾单位、集合管、输尿管与膀胱三角处上皮
睾丸、附睾、输精精囊腺的上皮
卵巢、输卵管、子宫、阴道的上皮
肾上腺皮质

内胚层
咽到直肠消化管各段的上皮，肝、胰、胆囊的上皮
喉到肺泡各段的上皮
中耳鼓室与咽鼓管的上皮、鼓膜内层上皮
甲状腺、扁桃体、甲状旁腺、胸腺的上皮
女性尿道、男性尿道近段和膀胱的上皮
前列腺和尿道球腺的上皮
阴道前庭的上皮

---

2. 胚胎六经：指三胚层潜在分化的组织器官功能的原始六经状态。机体各组织器官皆发源于三胚层细胞，中医的脏腑经络自然囊括在其中，以六经统之即三阴三阳，根据六经的气化特点结合脏腑功能属性，三胚层的外胚层、中胚层、内胚层组织器官功能基本对应六经的太阳少阴、少阳厥阴、阳明太阴。三胚层的六经所属归纳如下：

（1）外胚层：外胚层外层分化为皮肤及其附属结构（包括肛门、男性尿道末端）和口鼻耳眼咽喉以外的黏膜，称之为太阳（肤表）；内层分化为神经内分泌腺（腺垂体、神经垂体、肾上腺髓质）和神经系统，称之为少阴（心肾）。

（2）内胚层：内胚层形成的原始消化管，再衍化为消化、呼吸系统及附属器官。咽以下至直肠包括消化腺，称之为太阴阳明（脾胃大肠）；喉以下至肺泡，称之为太阴（肺）；咽囊演化器官（甲状腺、扁桃体、甲状旁腺、胸腺和中耳、咽鼓管）称为咽器，发源于前肠，泌尿生殖道下段（膀胱、尿道与前列腺、尿道球腺和阴道前庭）发生于后肠的泄殖腔，因此，可把前肠的咽囊和后肠的泄殖腔演化器官，称之为太阴阳明（衍生器官）。

（3）中胚层：体节分化为骨（除四肢骨、颅骨来自间充质）、肌、真皮及结缔组织成为全身组织器官的支架，称之为少阳“三焦”，侧中胚层分化为眼球纤维膜、脑脊髓包膜、心包膜、胸膜、腹膜，称之为厥阴“心包”，间介中胚层分化为泌尿生殖系统的上段，而心、血管、骨髓、血液、脾、淋巴结免疫器官组织（除扁桃体和胸腺）来自中胚层的生心板和胚外中胚层的血岛，称之为厥阴“肝”。肾上腺皮质分泌的皮质激素对机体有保护和应激作用，有生命激素之称（动物切除肾上腺一周后则死亡），因其附于肾脏上并受控于下丘脑-垂体，应于中医的肝肾同源说、命门学说。

“胚胎六经”尚未形成机体相对独立的各系统结构，尽管中西医有各自的分类系统，它却是各系统的原基，尤其与中医的六经系统十分接近。

3. 六经系统：即机体组织器官发育成熟而形成的六经及其脏腑功能。从胚胎分化的组织器官形成各自完善的相对独立的系统结构和功能。西医按结构与功能分九大系统，中医按不同功能特性可分为六经系统、五脏六腑系统、经络系统等。《伤寒论》本无六经之说，经后世研究发展形成六经辨证体系。由于六经包含脏腑、经络及其气化功能，六经辨证能广泛应用于全身各器官系统的病证。试以“胚胎六经”的三胚层组织器官构建六经系统：

（1）太阳肤表系统：其系统结构同“胚胎六经”，构成对外环境感知和协调并保护机体的第一道屏障。

（2）少阴心肾系统：包括中枢神经（大脑皮质及延髓生命中枢）、感受器及传入神经、下丘脑、神经垂体、腺垂体、肾上腺髓质（外胚层）及其属下的甲状腺、甲状旁腺（内胚层），肾上腺、性腺（中胚层）等内分泌组织，泌尿、生殖系统（中胚层及内胚层）与心血管系统（中胚层）等，通过血液循环的全身输送、大脑神经主宰、上级内分泌整体调控的中轴系统。

（3）厥阴肝心包系统：大脑边缘系统（包括下丘脑）对内脏和本能及情绪的调节、基底节、小脑、前庭器、传出神经包括锥体系、锥体外系、运动神经（外胚层）及其支配的横纹肌、心肌、平滑肌、肌腱、关节囊、韧带（中胚层）的运动与平衡功能以及血液和骨髓、脾（中胚层）的造血、储血是为“肝”；眼球纤维膜、血管膜、脑脊髓膜、胸膜、腹膜、心包膜等内脏包膜（中胚层）尤其对大脑和心脏的保护称为“心包”。

（4）少阳胆三焦系统：植物神经系统（外胚层）对内脏的调节平衡、免疫系统的淋巴结、脾脏（中胚层）和扁桃体、胸腺（内胚层）等淋巴器官组织称为“胆”，以及骨、筋膜、真皮、结缔组织（中胚层）构成的全身组织器官支架，称为“三焦”。

（5）太阴脾肺和阳明胃肠系统：消化和呼吸系统（内胚层）同称太阴，其共性是主管人体对各种必需物质的摄取、吸收、代谢及排泄，是维系机体生命活动的源泉，故为后天之本。咽囊器官（内胚层）、泄殖腔（内胚层）和尿殖窦（中胚层）衍化的泌尿、生殖和消化系统的六个系统器官，按其功能可归为“肾”，它们位于原始消化管的上下口，正符合“肾为胃之关”之论说。

六经系统和“胚胎六经”的有机联系

六经系统尚不能与“胚胎六经”构成完全的对应关系，但它们之间有着较大的相关性。所异者，一是厥阴肝系统涉及外胚层的传出神经；二是少阴肾系统下统内分泌、泌尿生殖系统穿越 3 个胚层；三是内胚层的咽囊器官胸腺和扁桃体又可归少阳胆系。尽管西医的组织器官结构系统与中医的脏腑功能系统不同，但它们都出自三胚层的分化，三胚层是连结组织器官结构与六经系统功能的纽带。由于任何一器官或脏腑都是由两个以上胚层细胞分化而成，而每一胚层都具有各自的功能特点，据此，可从其胚胎组织来源来认识任一器官、脏腑及系统功能，任何疾病都可找到其病变组织器官的胚胎根源，进而在三胚层上找到相关"胚胎六经"病位，结合其所归属的六经系统进行辨证论治。这样"胚胎六经"便成为机体组织器官结构与六经系统功能的枢纽，西医诊断的疾病，便可从中医的六经系统相关上辨证治疗。

临床应用

《伤寒论》六经病的辨证论治已经给我们总结了很多有效经方和辨证范例，六经统领全身，各种疾病都能从六经上找出归属，故有"六经钤百病"之谓。西医诊断疾病以机体组织器官结构为基础，病位明确；中医辨证注重反映病位，"证"仅指其病理状态，未能表达病的真正病理部位。中医辨证能指导治疗，却不能反映真正的病位和病性轻重。如果用"三胚六经"相关进行六经辨证，既有疾病的解剖组织病位并确其病性，又可同时运用中医的辨证论治之长去治疗，使六经辨证体系直接应用在疾病的治疗上，病与证在此便是诊与治的直接体现，这是传统的辨证论治及方证对应所无法做到的，用"三胚六经"论治则能实施辨病论治的方法，它也有别于西医的因病施治方法，仍然可用中医的辨证方法判别寒热虚实的病性，病机分析和主证相符的方证对应综合考量指导选方用药，尤其对那些辨证不清、症状隐匿、未病之病及疑难病症却能提供直接的思路，在以下的临床研究及疑难病症的分析治疗中便可得到论证。因此，"三胚六经"辨病论治法作为传统辨证论治和方证对应论治法的补充，三者密切结合无疑更有助于指导临床治疗，丰富了六经辨证体系。

1. 异病同治：病虽异，只要同经或同证，其治则同。

案 1：患者，男，4 岁。鼻塞、流涕半年。经常感冒，症状则反复加重，涕多黏白，间带黄稠，伴咳嗽有痰。曾用抗生素稍效反复，且纳差，精神不振，大便黏结不爽，近用小青龙汤，华盖散，效不彻。查：面稍红，双鼻甲偏大，鼻腔及咽部均有多量黄涕，双扁桃体 2 度，红肿，舌红苔黄少腻，脉浮滑。西医诊断：①慢性鼻窦炎。②急性扁桃体炎。中医诊断：鼻渊，脾胃湿热型。予葛根芩连汤（浓缩剂）3 g，每日 2 次，5 日。1 周后复诊，鼻塞已通，涕净，扁桃腺 1 度无红肿，咳少无痰，便畅，纳佳。后 2 个月未反复。

按语：鼻为肺之外窍，咽、扁桃腺、呼吸道和消化道同由内胚层所发生，故六经病位在太阴阳明，属阳明热证兼太阴湿热，故太阴阳明同治。

案 2：患者，女，36 岁。尿频、尿急、尿痛 3 日。西医诊断：急性膀胱炎。中医诊断：淋证，热淋。口服头孢类抗生素、三金片等效果不著，病症明确，可用八正散、五淋散之类。试用葛根芩连汤（浓缩剂）4 g，2 次/d，4 日。次日症状减半，3 日后病瘥。

按语：膀胱尿道和胃肠道同属内胚层——太阴阳明，葛根芩连汤本治大肠下利，却与尿道、膀胱炎异病同治。若用辨证的八正、五淋之属亦应有效，葛根芩连不常用于淋证，但据"三胚六经"相关应用，却也取得良效。

以上二例病虽不同，但咽、扁桃腺属咽囊器官与由泄殖腔衍化的膀胱尿道同出于内胚层，即胚胎组织结构同源，病位相同，可从六经的太阴阳明论治；再看病性，均为实热证，故其治方药可同。若从辨证论治而论，同证则同，即异病同治，有了治法还不能具体到方药，无法精确选方。但"三胚六经"分析可直接指导应用经方，则病位、病性与方证同时三步到位。

2. 同病异治：同一组织器官的疾病，有因病情及阶段不同，或个人体质差异故其治不同，即中医的辨证分型，但遇证情复杂甚至无证可辨时，用"三胚六经"却能找到方向。

案 3：患者，女，29 岁。白带多伴阴痒反复 3 年余。西医诊断：①慢性阴道炎，②宫颈糜烂 3 度。

中医诊断：带下病，带下过多，脾虚型。常用抗生素内服、静脉注射、阴道栓塞及外洗等治疗，未能治愈。精神不振，情绪欠佳，易疲劳，头晕，纳差，小腹时隐痛，带下清稀，有渣样物，阴痒，伴小便不适，大便欠规则，月经迟期，量少。面色萎黄，倦容，舌淡胖有齿印，苔薄白，脉弦细滑。处方：桂枝加芍药汤（浓缩剂）4g，每日2次，7日。1周复诊，诸症减轻，白带显少见稠，腹痛已除，大便变畅，小便无不适，精神畅旺，睡觉安好。守方1个月，带下正常，无不适。1年未反复。

按语：此案辨证为脾虚寒湿，脾精失摄，水湿下流，完带汤必能应证。但考虑病久缠绵，中焦虚馁，且有肝脾不和见证。按六经，实则阳明，虚则太阴，伤寒治中虚有二法，一曰理中，二曰建中，还有一法，调中是也，专用于虚中夹实证，治用桂枝加芍药汤，效如桴鼓。何以治中而生殖道、尿道、肠道三症皆效？此三道同出于泄殖腔，源于内胚层的后肠，后发生为3个系统。这与会阴穴分出冲、任、督脉"一途而三歧"有惊人的相似。此病从六经太阴论治，经方往往有从本彻根之治。

案4：患者，女，36岁。白带多，伴阴痒、灼痛反复2年。带下多稀白，时夹黄，阴内灼热，排尿涩痛，心烦，眠差，大便尚可，纳可，精神不足，乏力，月经愆期，量少色暗，有块，小腹胀痛，冷热均不适。面暗滞，舌暗有瘀，有苔，脉浮根虚，尺弱。白带常规：清洁度2度，白细胞（2+），真菌（+）。西医诊断：①慢性盆腔炎，②阴道炎。中医诊断：带下病，肾虚血瘀型。初用葛根芩连汤（浓缩剂）4g，蒲公英1g，鱼腥草1g，桂枝1g，桃仁1g，醋香附1g，每日2次，7日。二诊，效果不著。更方：右归丸（浓缩剂）4g，二仙汤（浓缩剂）3g，益母草1g，乌药1g，每日2次，7日。三诊，诸证明显减轻，效好不更方，每日2次，14日。1个月后，病好大半，月经正常，此前多年不孕，2个月后孕上二胎。

以上二例，同为慢性妇科炎症，经久难愈。一从肝脾论治，选太阴脾桂枝加芍药汤，霍然而愈；一则以补肾化瘀，活血疏肝收良效。按中医的辨证分型，泌尿生殖系统病多从肝、脾、肾论治，可在"三胚六经"找到根源：泌尿生殖同发生于胚胎的泄殖腔和尿殖窦，属中胚层的厥阴肝和六经的少阴肾，而都根源于后肠的太阴脾，这就从胚胎发生上找到三阴经能治疗器官疾病的组织学基础。案3、案4病位相同，其病性异，因虚实寒热不同，病同一经，方则有异，故案3从太阴虚治，桂枝加芍药汤一方而愈；而案4从阳明实治用葛根芩连汤未能彻底，其病复杂涉及三经，再转少阴、厥阴，最后合方治愈。

3. 有助于疑难病症的辨证思考：

案5：患者，女，36岁。患桥本甲状腺炎5年。甲状腺肿大、突眼、抑郁、失眠、有自杀倾向。T3时高时低，TSH低，现T3低，同时服用丙硫咪唑和甲状腺素片、抗抑郁药等，长期用药，症状无明显改善。烦燥易怒，失眠多梦，倦怠纳呆，便溏，消瘦十多斤。对立用药，难取其效，故建议全部减停治甲状腺药物，纯中药治疗。

甲状腺发生于（内胚层）太阴阳明，为自身免疫性疾病之（中胚层）厥阴少阳，又属内分泌疾病（外胚层）少阴太阳。此病涉及三胚六经。病久必虚，虚实夹杂，检验指标矛盾显见，治疗颇为棘手。《伤寒论》中柴胡桂枝干姜汤正切合病机，原方5g，郁金1g，酸枣仁1g，每日2次，7日。1周后复诊，睡安，纳增，情绪平稳，大便成形，原痔疮下垂已明显回缩，体质量有增。再守方1周，复查甲状腺功能，各项指标皆正常。后巩固治疗1个月，回访病情平稳。

论证伤寒六经及其脏腑经络具有相应物质的组织结构基础，使中医辨证论治有了明确的组织结构病位。"三胚六经"作为联系机体组织器官和中医脏腑经络的纽带，直接指导辨病施治，结合辨证论治达到辨病位、病性、选方同时三步到位，拓宽同病异治及异病同治的思路和范围，拓展了经方的应用，有助于指导对隐匿、疑难病症的辨治。

181　论《伤寒论》三阴三阳与三胚层的联系

中医基础理论源远流长，历经数千年的历史长河，犹如一个巨大的文化宝库，而它里面所蕴含着的种种知识，就是那些璀璨发光的宝石。然而，令人遗憾的是，这笔巨大的文化财富越是在当今发达的科技时代里，越是被人误解，甚至被贬低，而其夺目耀眼的光芒则逐渐蒙上了灰尘被曲解为石头。究其原因，很明显地就是中医基础理论虽然可以用白话文阐述出来，但因为无实际上的物质结构作基础支持，故除了长期从事中医药事业之人外，世人皆无法理解，而得出结论为一个字："玄"。中医理论很玄，阴阳五行很玄，五脏六腑很玄，精气神很玄，三阴三阳很玄，卫气营血很玄，等等，总归就是"玄"。

因为"玄"，因为没有实际上明确定义的物质基础作支持，所以自民国时代后期开始，至今，当今医学界一直在呼吁的"中西医结合"大多都是临床上的中西医结合，即在诊疗疾病时，采用中医疗法与现代医学疗法共同结合治疗。而此类"中西医结合"在经过数十年的发展，其所取得成就是有目共睹的。所以，在"建设有中国特色的社会主义"理论氛围中，医学界也提出了要发展有中国特色的第三门医学，即除了传统医学和现代医学外的"中西医结合医学"。然而，这些都只是在临床上的结合，至于理论上，则仍然是中医治疗用中医理论解释，西医治疗用现代医学理论解释，两者没有产生任何的交汇点。

中医、西医都是以人体作为研究对象的科学，所以，以人体这个基本物质结构为基点、主要对象的两种理论，其在物质研究上必然存在着某种共性。

中医基础理论与现代医学理论，就有如人体这个核细胞内一对互补的 DNA，它们平行环绕着，看似没有任何交集，但是它们之间仍然存在着互补配对的"碱基对"。而中西医理论结合，即是找出这些碱基对并解读出它们的基因密码。

究竟这些"碱基对"共有多少？它们又分别是什么？这些目前都没有具体明确的答案，虽然有不少科学家们尝试作出各种解释，但都不尽人意，且让人觉得有点牵强。而因为一次巧妙的偶遇，在研究中医理论及现代医学基础时，学者余滨等发现了其中一对甚是有趣的"碱基对"，即《伤寒论》六经的"三阴三阳"与"三胚层"。

三胚层的形成和分化

胚泡的内细胞群保持着受精卵的全分化能力，是胚胎发育的基础。内细胞群首先分化出内胚层和原始外胚层，再由后者分化出中胚层。此后，由内、中、外三个胚层分化形成各器官原基，最终形成人体的各器官组织。

1. 外胚层与太阳少阴：

（1）外胚层的分化：脊索出现后诱导其背侧的外胚层增厚呈板状，称神经板。神经板随脊索的生长而增长，且头侧宽于尾侧。继而神经板沿其长轴凹陷形成神经沟，沟两侧的隆起缘称神经褶，两侧神经褶在神经沟中段开始靠拢并愈合，并向头尾侧延伸，使神经沟封闭为神经管。神经管位于胚体中轴的外胚层下方，分化为中枢神经系统以及松果体、神经垂体和视网膜等。在神经褶愈合过程中，一些细胞在神经管的背外侧形成两条纵行的细胞索，称为神经嵴，它分化为周围神经系统及肾上腺髓质等结构。位于胚体外表的外胚层，分化为表皮及其附属器、牙釉质、角膜、内耳膜迷路、腺垂体、口鼻腔和肛门上皮等。

（2）太阳与少阴：小肠为火腑，主受盛化物，泌别清浊而渗入膀胱。膀胱为水腑，主藏津液，职司气化。二腑赖少阴心肾阳气，内而蒸腾津液、化气行水，外而主皮毛，统营卫。《灵枢·营卫生会》曰："太阳主外。"太阳，又称巨阳，阳气旺盛，主一身之表，为诸经之藩篱。《素问·热论》曰："巨阳者，诸阳之属也。"说明太阳阳气充沛，有卫外功能，为固护人体的第一道屏障。

心为君主之官，主血脉，主神明，《素问·灵兰秘典论》曰："主明则下安……主不明则十二官危。"肾主藏精，内寓真阴真阳，为先天之本、立命之基。心属火，肾属水。生理状态下，心火下蛰于肾使肾水不寒；肾水上济于心，使心火不亢。心肾相交，水火既济，维持人体正常的生命活动。

手太阳小肠经，起于手小指的尖端，沿着手掌尺侧，上行腕部，出尺骨小头，直上沿尺骨下缘，出于肘内侧当尺骨鹰嘴与肱骨，内上髁之间，再上沿上臂外侧后缘，出肩后骨缝，绕行肩胛部，交会肩上，入缺盆，联络心脏，再沿咽部下穿横膈到胃，属于小肠。它的支脉从缺盆沿颈旁上向面颊部，到眼外角，弯向后进入耳中。它的又一支脉，从面颊部分出，上向颧骨至鼻，再到眼内角，与足太阳膀胱经相接。

手少阴心经，起于心中，出属心系（心与其他脏器相联系的组织），通过横膈，联络小肠。它的支脉：从心系的络脉上行，挟着咽喉，而与眼球内连于脑的系带相联系。它的直行脉：从心系上行至肺，向下出于腋中，再向下沿上臂内侧后缘，行于手太阴肺经与手厥阴心包经的后面，到达肘窝，沿前臂内侧后缘，到掌骨后豌豆骨进入掌内，沿小指内侧至末端，与手太阳小肠经相接。

足太阳膀胱经，起于眼内角，向上过额部，会于头顶之上。它的支脉，从头顶分出到耳上角；它的直行经脉，从头顶内络于脑，复出项部，沿肩胛内侧，夹脊柱两旁，直行到达腰部，进入脊旁肌肉，络于肾，属于膀胱；它另有支脉，从腰中分出，夹脊旁，通过臀部，直入膝腘窝中；背部另一支脉，从左右肩胛内侧，另向下行，穿过脊肉，过髀枢部，沿大腿外侧后缘，向下行会合于腘窝内，又向下通过腓肠肌，出外踝的后方，沿着京骨，至小趾外侧尖端，与足少阴肾经相接。

足少阴肾经，从足小趾下边开始，斜向脚底心，出于然谷之下，沿着内踝骨的后方，分支进入脚跟中；上向小腿肚内侧，出腘窝内侧，上行股部内侧后缘，通过脊柱，属于肾，络于膀胱。它直行的经脉，从肾脏向上经过肝和横膈，进入肺脏，沿着喉咙，挟舌根旁；它的支脉，从肺出来，络于心，流注于胸中，与手厥阴心包经相接。

（3）外胚层与太阳少阴的对应关系：

相关的上皮细胞：在表，对应于主一身之表的太阳。

腺垂体、神经垂体、肾上腺髓质：对应于真阴真阳、先天之本的少阴肾经。

神经系统：大脑中枢神经系统对应于主神明的少阴心经，而脊髓周围神经系统则对应于夹脊而行的足太阳膀胱经。

2. 中胚层与少阳厥阴：

（1）中胚层的分化：中胚层形成后，在脊索的两侧由内向外依次分为轴旁中胚层、间介中胚层和侧中胚层；此外，分散存在的中胚层细胞则为间充质。中胚层分化形成多种组织和器官。

轴旁中胚层：紧邻脊索的中胚层细胞增殖较快，形成纵列的细胞索即为轴旁中胚层。轴旁中胚层随即横裂为块状细胞团，称体节。体节左右或成对，从颈部向尾侧依次形成，随胚龄的增长而增多，故可根据体节的数量推算早期胚龄。至第5周体节全部形成，共42～44对。体节分化为真皮、大部分中轴骨骼（如脊柱、肋骨）及骨骼肌。

间中胚层：位于轴旁中胚层与侧外中胚层之间，分化为泌尿系统与生殖系统的主要器官。

侧中胚层：最外侧的中胚层，左右侧中胚层在口咽膜的头侧会合为生心区。侧中胚层分为背腹两层，背侧与外胚层相贴的称体壁中胚层，腹侧与内胚层相贴的称脏壁中胚层，两层之间的腔为原始体腔。体壁中胚层分化为体壁的骨骼、肌肉和结缔组织等，脏壁中胚层包于原始消化管的外面，分化为消化管与呼吸管壁的肌组织和结缔组织等，原始体腔从头侧到尾侧依次分化为心包腔、胸膜腔和腹膜腔。

（2）少阳与厥阴：少阳包括手少阳三焦与足少阳胆。三焦是元气别使，主决渎，名"中渎之腑"，为水火气机运行之道路。胆附于肝，内藏精汁，中寓相火，名"中精之腑"，应春升之气，性喜条达而主疏泄。《素问·阴阳离合论》曰："是故三阳离合也，太阳为开，阳明为阖，少阳为枢，不得相失……命为一阳。"是言三阳经的离合，太阳主表，是敷布阳气以卫于外故为开；阳明主里，受纳阳气以支持内脏为阖；少阳居半表半里之间，转枢内外故为枢；这是三经开阖枢的作用，相互为用，调和统一而不能相失。故少阳之胆腑清利，三焦通畅，枢机运转，气机条达，则阴阳水火升降自如，脾胃自无贼克之患。从而上焦如雾，中焦如沤，下焦如渎，各司其职。

厥阴指足厥阴肝经、手厥阴心包经及其所络属的脏腑。肝主藏血，内寄相火，体阴用阳，上接君火，为子母相应，下连癸水，成乙癸同源。肝为风木之脏，性喜条达而主疏泄，对脾胃及胆腑的功能有着重要的作用。心包之火以三焦为通路而达于下焦，使肾水温暖以涵养肝木，故厥阴功能正常，则上焦清和，下焦温暖而脏腑功能正常。

手少阳三焦经，起于环指末端，上行小指与环指之间，沿着手背，出前臂外侧的两骨中间，向上穿过肘，沿上臂外侧上肩，而交出足少阳胆经的后面，进入缺盆，分布于胸中，散布络于心包，通过横膈，从胸至腹属于上、中、下三焦。它的支脉，从胸中上行，出缺盆，上颈项，连系耳后，直上出耳上方，由此屈而下行向面颊，至眼下。它的另一支脉，从耳后入于耳中，出走耳前，经过上关穴的前方，与前脉交面颊，到眼外角与足少阳胆经相接。

手厥阴心包经，起于胸中，出属心包络，通过膈肌，历经胸部、上腹和下腹，络于三焦。它的支脉：循行胸中，横出胁下，当腋下三寸处，又向上行至腋部，沿着上臂内侧，行于手太阴、手少阴之间，进入肘中，向下行于前臂两筋之间，进入掌中，沿中指桡侧出于末端。它另有支脉，从掌中分出，沿无名指出于末端与手少阳三焦经相接。

足少阳胆经，起于眼外角，上至额角，向上绕到耳后，沿着颈旁，行于手少阳三焦经的前面，至肩上，又交叉到手少阳三焦经的后面，进入缺盆；它的支脉，从耳后进入耳中，走耳前，到眼外角后；另一支脉，从眼外角分出，下行至大迎穴附近，与手少阳三焦经相合至眼眶下；下边盖过颊车，下颈与前入缺盆的支脉相合，然后下行胸中，通过横膈，络肝属胆，沿胁里出于气街，绕过阴毛际，横入环跳部；它的直行经脉，从缺盆下向腋下，沿胸侧过季胁，与前支脉会于环跳部，再由此向下，沿大腿外侧，出膝外侧，下向腓骨头前，直下抵绝骨穴，下出外踝之前，沿足背进入第四趾外侧。它的支脉，从足背分出，进入足大趾趾缝间，沿第一、第二跖骨间出趾端，回转来通过爪甲，出三毛与足厥阴肝经相接。

足厥阴肝经，起于足大趾丛毛部，向上沿着足背内侧，至内踝前一寸处，向上行小腿内侧，离内踝八寸处交出足太阴脾经之后，上腘内缘，沿着大腿内侧，进入阴毛中，环绕阴器到小腹，夹行于胃的两旁，属肝络胆，上通横膈，散布于胁肋部，沿着喉咙的后侧，向上进入颃颡，连接目系，上行出于额部，与督脉交会于头顶。它的支脉，从目系向下向颊里，环绕口唇内；它的另一支，又从肝脏，通过横膈，上注于肺脏与手太阴肺经相接。

（3）中胚层与少阳厥阴的对应关系：

骨骼：《灵枢·经脉》曰"少阳……主骨所生病者"。胆藏精汁，精汁养骨，故足少阳胆经主骨所生诸病。

泌尿系统与生殖系统：肝经循行之路线。

体腔：三焦经"从胸至腹属于上、中、下三焦"。

心血管系统：心包经之属络脏器，且肝经藏血，主疏泄。

3. 内胚层与阳明太阴：

（1）内胚层的分化：在胚体形成的同时，内胚层卷折形成原始消化管。此管头端起自口咽膜，中部借卵黄蒂与卵黄囊通连，尾端止于泄殖腔膜。原始消化管分化为消化管、消化腺和下呼吸道与肺的上皮，以及中耳、甲状腺、甲状旁腺、胸腺、膀胱、阴道等的上皮组织。

分散的间充质则分化为身体各处的骨骼、肌肉、结缔组织和血管等。

（2）阳明与太阴：阳明，是指手阳明大肠和足阳明胃而言，且与手太阴肺、足太阴脾互为表里。

足阳明胃腑，与脾同居中州，以膜相连，且经脉相互络属，故相为表里。胃主受纳，腐熟水谷，喜润恶燥，以降为顺；脾主运化，喜燥恶湿，以升为健。脾胃相关，阴阳相调，燥湿相济，升降相因，共同完成水谷的收纳、腐熟，以及营养物质的吸收、转输功能。即所谓"脾胃者，仓廪之官，五味出焉"。故脾胃为水谷之海，而为后天之本、气血生化之源。

手阳明大肠腑与手太阴肺，有经脉相互络属，故相为表里。《素问·灵兰秘典论》曰："大肠者，传导之官，变化出焉。"六腑之气以通为用，以降为顺，实而不能满，饮食入胃，则胃实而肠虚，食物下传于肠，则肠实而胃虚，虚实交替，腑气得以通顺，肠胃中糟粕方能及时排出体外而不滞留。然而，大肠之传化物，排糟粕，又须依赖肺气的降顺、脾气的布津和胃气的降浊。可见只有阳明、太阴相济为用，才可完成水谷的收纳、腐熟、吸收、排泄的整个过程。水谷代谢正常，水谷精微就能奉养周身，化生气血，于是《素问·血气形志》就有"阳明常多气多血"的说法。

手阳明大肠经，起于食指的尖端，沿食指桡侧向上，出第一、第二掌骨间，进入两筋之间，沿前臂桡侧，进入肘外侧，再沿上臂外侧前缘上肩，出肩峰部前边，上出于肩胛上，与诸阳经交会于颈部大椎。向下入缺盆络肺，通过横膈，会属于大肠。它的支脉，从缺盆上走颈部，通过面颊，入下齿缝中，回转过来绕至上唇，左右两脉交会于人中，左脉向右，右脉向左，上行挟于鼻孔两侧，与足阳明胃经相接。

手太阴肺经，从中焦胃部起始，向下联络大肠，返回循着胃的上口，穿过膈肌，属于肺脏。再从气管、喉咙部横出腋下，下循上臂内侧，行手少阴心经、手厥阴心包经之前，下至肘中，沿前臂内侧桡骨边缘，进入寸口—桡动脉搏动处，经过鱼际，沿鱼际边缘，出大拇指的末端。它的支脉，从手腕后，直出食指尖端内侧，与手阳明大肠经相接。

足阳明胃经，起于鼻孔旁的迎香穴，交会于鼻根中，旁边交会，足太阳经，下沿鼻外侧入上齿缝中，回出来环绕口唇，下交于承浆穴处，退回来沿下颌出面动脉部，再沿颊车上至耳前，通过客主人穴，经颧弓上，沿发际，至额颅部；它的支脉，从大迎前向下至人迎穴，沿喉咙入缺盆，通过横膈，属于胃，络于脾。它另有一直行经脉，从缺盆下至乳房的内侧，再向下挟脐，进入毛际两旁气街部；另一支脉，从胃下口，下循腹里，至气街与直行的经脉相会合，由此下行经髀关，至伏兔部，下向膝髌中，沿胫骨前外侧，下行足，背进入中趾内侧趾缝；另一支脉，从膝下三寸处分出，向下进入中趾外侧趾缝；它的另一支脉，从足背部分出，进入大趾趾缝，出大趾末端，接足太阴脾经。

足太阴脾经，起于足大趾的末端，沿大趾内侧的赤白肉际，经过核骨，上行至内踝前边上小腿内侧，沿胫骨后方，交出足厥阴肝经之前，上行膝股内侧的前缘入腹，属脾络胃，上过横膈，挟行咽喉部，连于舌根，并散布于舌下。它的支脉，又从胃部分出，上过膈肌，流注心中，接手少阴心经。

（3）内胚层与阳明太阴的对应关系：

消化系统：足阳明胃经与足太阴脾经及手阳明大肠经所络属。

呼吸系统：手太阴肺经所络属。

尿道上皮：足阳明胃经分支所绕行部位。

甲状腺等腺体上皮：手足阳明经在头面部所行之分支。

中耳系统：足阳明经在颅内所绕行部位。

综上所列种种三阴三阳与三胚层之间的联系，可谓是国内首次提出。之前曾有学者提出"中医五脏实质是三胚层"的说法，仁者见仁，智者见智。虽觉得"五"脏与"三"胚层无法有着明显的界定，但它仍有着其合理可借鉴的一面。此外，还有学者提出三胚层与三阴-太阴、少阴、厥阴的关系，但独阴无阳，与中医基础理论所提的"阴平阳秘""阴阳调和"的大原则并不相符合。

那么，三阴三阳和人体十二经络究竟有着何种的联系？它们只是名字上的一种单纯命名吗？王伯章教授说这是在《黄帝内经》里就有提出的"以气命名，以名命处"的"标本中气学说"，而且"人体十二经络是三阴三阳在人体的投射"。太阳、阳明、少阳是人体的三阳，它们的区别在于所含的阳气的多少。太阳最多，为三阳；阳明次之，为二阳；少阳最少，为阳气初生之一阳也。而就人体组织胚胎发育的过程而言，最早出现的是外胚层和内胚层，最后出现的才是中胚层。为什么最后出现的是中胚层？至今仍无明确的解释。但如果用中医理论来解释的话，就可以说得通了。

为什么，就是因为阳气最少。所以，中胚层到了最后，当太阳的外胚层和阳明的内胚层都发育到了一定程度后，才产生足够的阳气供中胚层出现。而且，对于困扰了分子生物学界多年的细胞分化的根本原因，也可以有个初步的答案。究竟是什么因素决定基因的活动状况的，也就是说，是什么因素（包括细胞内的和细胞外的），通过什么样的途径选择性地使某些基因活动和使某些基因不活动的？如果说现代医学还在汲汲寻求着答案的话，那么，我们就用中医传统理论来解释吧，那就是阳气——即所谓的能量，基因自身所蕴含的能量的多少和性质（阴？阳？或者可以说是负？正？）的不同而导致了它们的活动能力的不同，从而在不同的时间分化成了不同的组织器官。

"道生一，一生二，二生三，三生万物"，一，为世界之原始，二，即为阴和阳。只有当阴阳调和、阴阳交融，世界才会有万物的化生。就像电场和磁场有正就有负一样，与天地同为一体的人体就有阳也有阴，所以阴阳是不能分离的。

虽说，三阴三阳和三胚层的分化在某种意义上有着惊人的相同联系，但是，在各个胚层里，哪部分属阴，哪部分属阳，还有待继续研究和探讨。

182   论《伤寒论》六经复杂性辨证论治思维

辨证论治是中医学的特色，但在认识上存在两个问题：一方面，由于过分强调辨证论治，造成似乎中医只有辨证论治而别无其他的状况；另一方面，虽然强调辨证论治，但对于辨证论治的内涵和层次尚缺乏深入的理解和评价。《伤寒论》开创了中医辨证论治的先河，可是对于六经辨证的实质和特色的理解并未到位，常以简单的"方证相应"看待六经辨证，甚至像日本汉方医家的"古方派"那样，割断《伤寒论》与《黄帝内经》的联系，直接将《伤寒论》视为一本验方之书。国内中医学界目前有一种思潮，不去探索日本汉方医家衰亡的根源，反而拾起他们轻《黄帝内经》重《伤寒论》、轻理论重实用的思路，盲目推崇，趋而求之，实在遗憾。学者姜建国以六经辨证为例，论述了《伤寒论》的复杂性辨证论治思维。

对症疗法与辨证论治

中医临床存在两种思维方式，一是辨证论治，二是非辨证论治，亦即简单的对症疗法。

1. 对症疗法：将"有是证便用是方"的所谓"方证相应"视为《伤寒论》六经辨证的精华是不合适的。这种诊疗思维接近于验方治病，而验方治病与辨证论治是相悖的，因为验方治病属于简单的对症疗法，是不需要辨证论治的。例如牙痛验方，见牙痛即予验方止痛便可。若验方与牙痛的病机相符则必然有效，与牙痛的病机不符则当然无效；或者只是暂时止痛而已，不能解决根本病痛；再如针灸针刺阿是穴，哪里痛就针哪里，是典型的对症疗法。

"方证相应"应该有一个基本的前提：必须达到辨证论治基础上的"相应"，否则就容易淡化甚至曲解六经辨证的内涵。日本汉方医家从无限崇拜张仲景，到最终背离六经辨证，乃至走向衰亡的教训，难道不值得我们警惕吗？任何一门学科，都需要厚重的、系统的基本理论作为基础和支撑，很难想象抛开以《黄帝内经》为代表的历代中医的一系列经典理论著作，单凭百余经方的"方证相应"而能够构建和支撑一门中医的临床学科。

2. 辨证论治：中医的辨证论治应该分两个层次，一般性辨证论治和复杂性辨证论治。我们常讲"知常达变"，其实"知常"就是指一般性的辨证论治，"达变"就是指复杂性辨证论治。所谓一般性辨证论治，就是讲常法，讲规矩，讲规律性；所谓复杂性辨证论治，就是讲变法，讲活法，讲非规律性。《伤寒论》的最大价值应该在于六经辨证，更准确地说，在于六经辨证中所蕴涵的复杂性辨证论治思维。

体现一般性辨证论治思维最为典型的医书，当属现代临床的内外妇儿教科书。以《中医内科学》为例，其基本知识结构的特性就是"知常"，即重在阐述内科常见疾病的常见病因、常见病机、常见证型、常见脉症、常用治法、常用方药、常规加减等。讲变法、讲活法、讲动态、讲非规律性的内容较少。可以说，精通《中医内科学》，就具有临床处理常见病和多发病的能力。但是对于疑难性疾病和复杂性疾病来说，《中医内科学》的知识显然力有未逮。所以要想获得复杂性辨证论治的知识，提高临床运用复杂性辨证论治思维处理疑难杂病的能力，就必须大量阅读和研究除了内外妇儿教科书以外的医学著作，尤其是经典医著，而《伤寒论》则是训练和提高复杂性辨证论治思维最好的读本。

复杂性辨证论治

　　所谓复杂性辨证论治，具体说来，包括变法辨证思维、动态辨证思维、整体性辨证思维、相对性辨证思维、逆向辨证思维等。俞根初所谓的"六经钤百病"，就是从复杂性辨证论治的角度讲的。如果从一般性辨证论治的角度讲，从常见病、多发病的角度讲，真正"钤百病"的不是六经辨证，而是八纲辨证和脏腑辨证。可见《伤寒论》和六经辨证的真正价值所在，就是解决"复杂性"问题。因为它体现了"变""活""动"辨证论治精髓。现仅以变法辨证思维和动态辨证思维为例予以论证。

　　1. 变法辨证思维：仲景是论述变法辨证思维的大师，从写作手法到病脉证治，整个《伤寒论》的398条，处处体现了变法辨证思维。

　　（1）写作手法：仲景一个方证往往用两段条文分别论述之，一前一后，按知常达变逻辑设置，前者阐常，后者述变。如大青龙汤证（第38、第39条）、小青龙汤证（第40、第41条）、附子汤证（第304、第305条）、桃花汤证（第306、第307条）、当归四逆汤证（第351、第352条）、白头翁汤证（第371、第373条）等。只有两个例外，一是附子汤证前条讲变法后条讲常法，一是白头翁汤证的后条应该紧接前条之后。研读这些条文后发现，凡是讲常法的条文比较好理解，而讲变法的条文理解就比较难，引起争论的疑难问题也往往在于此。以大青龙汤证为例，第38条将其外寒内热的病机、脉症、方药和煎服禁忌等阐述得十分明确，而第39条则不然，完全是反其道而行之。脉浮紧变成"脉浮缓"，身痛变成"身不痛但重"，而且还要与"少阴病"扯上关系，种种异于常规的表现，确实让人费解。仲景之所以另设一条大青龙汤证，还要如此反常地描述，其用意显然在于提示临床少见的、极为特殊而又难以辨证的大青龙汤证，以引起人们注意。换言之，仲景是在提示一种关于大青龙汤证的变法辨证思维，其阐常述变、知常达变之意昭然若揭。在学习《伤寒论》时，往往比较重视常法之条文，其实变法条文更值得品读。因为变法条文能引起思考，引起争鸣，对于培养辨证思维能力极为有利。

　　（2）病脉证治：仲景的"达变"辨证思维，遍布于病脉证治的各个方面。举脉象为例，仲景明曰"脉迟为寒"，此言迟脉主病之常。但同时讲"尺中迟者血少故也"，热入血室"脉迟身凉"，大结胸证"动数变迟"，甚至阳明热实的大承气汤证也见"脉迟"，显然后者均为迟脉主病之变。但从辨证思维的角度讲，后者的辨证意义更大。因为它打破了"脉迟为寒"的孤立的主病思维，使对于迟脉及其主病有了更为深刻和复杂的认识，这才是《伤寒论》六经辨证的真正价值所在，也是学习的目的所在。如果从脉症相应的角度讲，迟脉与寒证相应的概率最大，教科书中已经讲得明明白白，还需要从《伤寒论》这样的经典中去品味吗？以烦躁证为例，烦字从火，阳盛则烦，故烦躁属于热证，以清热除烦为常法。如大青龙汤证之烦、栀子豉汤证之烦、白虎汤证之烦、大陷胸汤证之烦等。但仲景又举出阳虚之烦，甚至阳亡之烦。如心阳虚烦躁的桂枝甘草龙骨牡蛎汤证、肾阳虚烦躁的干姜附子汤证、阴阳两虚烦躁的茯苓四逆汤证等，后者不但不能清热除烦，反而要温阳回阳除烦，显然属于烦躁证治之变法。《伤寒论》在有关证候的知常达变辨证中，论述最为全面者当属厥证。厥逆属寒证，因阳虚或亡阳导致，治法为回阳救逆，方剂为四逆汤类方，此乃厥证辨证论治之常法。但"阴阳气不相顺接"绝非阳虚一途，所以仲景又分别论述了阳郁之厥（四逆散证）、热郁之厥（白虎汤证）、痰郁之厥（瓜蒂散证）、水郁之厥（茯苓甘草汤证）及蛔虫之厥（乌梅丸证）等。这些厥证的治疗，不但不能回阳救逆，反而要理气、祛痰、利水、驱蛔，甚至清热，显然属于厥证证治之变法。其实就辨证论治思维而言，阳郁之厥较之阳虚之厥，给人启示更大。

　　《伤寒论》这种阐常述变的例子比比皆是，如腹胀，既有承气汤证的实性胀满，又有厚朴生姜半夏甘草人参汤证的虚性胀满；如口渴，既有阴津虚少加瓜蒌根者，又有水气不化用五苓散者；如腹痛，既有脾络不通用桂枝加芍药汤者，又有脾气虚弱理中加人参者；如身痛，既有寒凝经脉不通则痛的麻黄汤证，又有营血虚少不荣则痛的桂枝新加汤证等。前者为常，后者属变；知常者易，达变者难。

　　变法辨证思维对于临床辨治复杂性、疑难性疾病十分重要。例如李克绍用五苓散治愈尿崩症：7岁男孩，患尿崩症久治无效，根据舌色淡，苔白滑，饮不解渴，诊为水饮内结，津液失布，判断其多尿是因多饮所致，予五苓散8剂愈。众所周知，五苓散证的主症是小便不利，而本证属于尿崩症，应该是小便过利。但李克绍否定膀胱蓄水论（即太阳腑证说），从未将五苓散视为利尿之方，始终认为是调节水液之方，因此即使"尿崩"，亦以达变思维辨治之。曾运用五苓散加减治疗一遗尿症，女孩虽已10岁，仍每周尿床5～6次，西医各种检查均无异常，中医亦久治无效，查大多用补肾补气、收敛涩尿之方。舌淡苔白，手足稍凉，诊为阳虚气化失常，予五苓散。兼尺部脉弱，乃先天发育稍差，故加桑螵蛸与益智。服6剂，尿床减至每周2～3次，继服20余剂遂愈。1年后其母告曰，只有偶尔喝水多时遗尿。本患者既非"消渴"，又小便过利，若拘于《伤寒论》原文，或按一般性辨证思维，不知变通，是断然不会运用五苓散的。

2. 动态辨证思维：同是仲景所著，《伤寒论》与《金匮要略》在体现动态辨证思维方面，具有很大差异。虽然都是阐述整体辨证观，由于《伤寒论》是以外感病为契机论述辨证论治，六经辨证又是以太阳肤表病为辨证之始，因此特别强调外邪表里之间的传变与转属。为此后世伤寒注家还提出诸如"循经传""越经传""首尾传""传足不传手"等传经理论，尽管这些说法太过牵强，经不起推敲和临床检验，但仲景的动态传变观和动态辨证观是毋庸置疑的。

（1）传变：仲景讲"传"，主要集中于太阳病篇，第4条"伤寒一日，太阳受之，脉若静者，为不传。颇欲吐，若烦躁，脉数急者，为传也"。第5条："伤寒二三日，阳明少阳证不见者，为不传也。"这两条并未提及"经"字。何谓"传"？即变化之意，《素问·水热穴论》曰"人伤于寒，传而为热"可证。寒邪初袭，即"伤寒一日"；太阳肤表首当其冲，即"太阳受之"。肤表初受邪气，能否传而为热，当以脉症为辨。脉若静与脉数急相对而言，脉未见数急就是脉静之意。其实既然已经"太阳受之"了，脉又岂能"静"？脉应现浮象，兼恶风寒，或鼻鸣等轻微表证。此只是说明邪气暂时郁闭在表，至于"传而为热"与否，还要看脉症的变化。

第8条："太阳病，头痛至七日以上自愈者，以行其经尽故也。若欲作再经者，针足阳明，使经不传则愈。"按李克绍的观点，《伤寒论》中的"经"，既非经络，亦非六经，指的是日数，即六七日为一经。此为古人经过长期临床观察，总结出来的外感病发病规律，并常以此作为推测、判断病情变化的依据。"头痛"在此代表了太阳病，经过"七日"一经的时间，病情应该发生变化。变化有两种：一是自愈，这是"经尽"的缘故；一是传变，即"欲作再经"之谓，"再经"说明病情可能要经过第二个"七日"。为了防止"再经"期间邪气发生传变，于是"针足阳明"，使其经气内外流通，阳气表里宣达，则难以"传而为热"，自然做到"使经不传"。颇具"截断疗法"之意，亦充分体现了"治未病"的精神。

"传"说明了疾病的动态变化，进而确定临床辨证论治必须运用动态辨证观，即仲景所曰"随证治之"。一个"随"字，将辨治之动态性显示无疑。前面的"针足阳明"是一例，再举少阳病预后和小柴胡汤组方用药为例。第270条曰："伤寒三日，三阳为尽，三阴当受邪，其人反能食而不呕，此为三阴不受邪也。"六经是以阴阳气多少排序的，三阳由多而少的排序自然是，太阳（三阳）—阳明（二阳）—少阳（一阳）。可知，少阳阳气较少，若少阳为病，阳气进一步衰减，则容易由阳转阴，即所谓"三阳为尽，三阴当受邪"，这就是三阳病动态演变为三阴病的规律。三阴若受邪，太阴首当其冲；太阴是否受邪的关键，就是脾阳是否虚弱；脾阳是否虚弱的标志，就是能食呕吐与否。这就是仲景推测和判断"其人反能食而不呕，此为三阴不受邪"的根据所在。在这里，显然仲景运用了动态辨证观，并以脉症为据而判断预后。

这种动态辨证观的运用，不但表现在少阳病的预后上，还表现在处方用药方面，如小柴胡汤。病在少阳，按六经传变规律，就怕"三阴当受邪"，只要太阴脾气充实，三阴就不会受邪。另外，少阳为病，木邪乘土，脾胃本来就容易受邪。为此，仲景在治疗少阳病时，即使没有脾虚脉症，也要配伍人参大枣扶正，以防止病气的传变，可谓用心良苦。而小柴胡汤的这种不虚而补的组方用药思路，就是动态辨证观的具体体现。

（2）转属：《伤寒论》阐述六经辨证的动态辨证观，还表现在"转属"上。何谓转属？一经病转为另一经病，是病位发生了根本性变化。如太阳病转属阳明病，第182条"问曰：何缘得阳明病？太阳病，若发汗、若下、若利小便，此亡津液，胃中干燥，因转属阳明。"第185条："本太阳，初得病时，发其汗，汗先出不彻，因转属阳明也。伤寒发热，无汗，呕不能食，而反汗出濈濈然者，是转属阳明也。"第188条："伤寒转系阳明者，其人濈濈然汗出也。"通过以上条文可知，太阳病本属肤表病，或发汗不当，导致表热入里；或汗下利小便，导致伤津化燥；或不经治疗，表热直入于里，都可转属阳明。转属就是邪气动态的传变，病位的动态转变，正因为如此，所以阳明病既有承气汤之下，又有麻黄汤、桂枝汤之汗，而这显然都是建立在动态辨证观基础之上的。

预后的辨证和推测也是如此，"系在太阴"的情况下，当脾阳回复，由湿化燥，甚至可以转属为阳明病的。如第187条："伤寒脉浮而缓，手足自温者，是为系在太阴……至七八日，大便硬者，为阳明病也。"由阴转阳，由阳转阴；由表转里，由里转表；由寒转热，由热转寒；由实转虚，由虚转实，如此等等，一言以蔽之，六经病是在不断转变的。正是由于这种转变，使得六经辨证具有了"活"和"动"的因素。而正是由于这种因素的存在，又使得六经辨证具有了鲜活的特色，体现了中医辨证论治最为精髓的东西。

动态辨证思维对于临床诊治疑难病和复杂性疾病极为重要，例如慢性乙型肝炎、肝硬化及肝癌，就具有邪毒由气分到血分、由血分到郁滞、由郁滞到癥瘕积聚的动态演变过程。因此，乙型肝炎的诊治就要运用动态辨治思维，乙型肝炎初期阶段，即使是邪在气分，并无血分为病的脉症，如湿热、脾虚、肝郁等，也应在清利湿热、补益脾气、疏肝解郁的基础上，加上血分药，如丹参、白芍、牡丹皮等，在提高疗效的同时，一方面可以截断毒邪向血分转化，一方面可以防止肝血郁结而硬化。气病及血，久病入络，所揭示的就是病机的动态变化。所谓"截断疗法"，就是按照疾病的动态传变规律，预先进行"截断"治疗。

总而言之，《伤寒论》之所以被后世奉为经典，并不在于《伤寒论》是医圣所撰，也不在于六经辨证是第一个辨证体系，关键在于六经辨证提示了复杂性辨证思维，体现了中医最为灵活的辩证思想，揭示了辨证论治最本质、最精髓的内涵。

183　对《伤寒论》及六经研究层面的剖析

汉代名医张仲景撰著的《伤寒杂病论》，创立了以"六经"为主的辨证论治体系，不仅使外感病的辨治有规律可循，而且对临床各科均有指导作用。学者王兴华等从伤寒的体质、病因、病理、诊法、辨证、治则、治法、方药等方面做了剖析。

体　质

体质是指个体的特殊性，包括组织器官和心理素质的特殊性，其本质是指阴阳气血的强弱多寡和脏腑功能的盛衰等。因此在研究伤寒的体质及其分类时，首先应落实到这些具体问题上。其次，与一般意义的体质比较而言，伤寒体质更多地受到外界因素的影响，因为伤寒的发生、发展离不开外邪的侵袭（脏腑功能失调和七情致病除外），所以在研究伤寒的体质及其分型时不能脱离外邪而独立地讨论体质。再者，人体的一切活动都是以内脏功能为基础的，无论是思维运动还是形体运动，无一不是内脏活动的表现。因此，人的体质同时也是以内脏功能为基础的，而体质的强弱又反映了内脏功能的盛衰。

所以，研究伤寒的体质及其分型必须以脏腑学说为基础。根据这些原则，可依据《伤寒论》的六经辨证论治体系将其粗略地划分为六大类型。如太阳类型的人先天禀赋及后天调摄较良，气血充盛，对外界环境的适应性最强，内环境最稳定，属最健壮者。感受一般外邪，不易发病，或稍有不适而自愈；邪气太盛，有造成表证的倾向，为病多局限于体表或累及与表有关的脏腑经络。阳明类型的人先天禀赋与后天调摄良好，气血俱盛，阳气偏重，感受寒邪可不发病，或发病也有自解之机；但感邪盛重（尤其是热邪）可发病，并有热化、燥化的倾向。少阳类型的人先天禀赋稍弱后天调养一般，内环境较不稳定，感受外邪可发病，或内环境失调而自发。太阴类型的人先天本弱，后天失养，阴盛阳弱，偏湿偏寒，不耐寒湿，受邪易发病。少阴类型的人先天禀赋不充，后天阳气被戕，其卫外力与自和力低下，耐寒力尤差。因其体质有偏阴偏阳的区别，故发病有虚化、寒化的倾向，亦有热化之机。厥阴类型的人，阴阳俱弱，阴弱较甚，内环境极不稳定，病变常见肝脾不调，而且易致阴阳气不相顺接，出现厥逆。在辨证、治疗、选方、用药的过程中，应考虑到各类患者的体质因素。体壮证实者宜攻伐，体弱病虚者宜补益，体弱证实者宜攻补兼施。

病　因

病因是破坏人体正常生理状态而导致疾病发生的原因。《伤寒论》中所述及的病因主要有外感、误治、劳复等。据著名气象物候学家竺可桢《中国近五千年来气候变迁的初步研究》中描述东汉时代，我国天气有趋于寒冷的趋势，由此可见张仲景所处的时代气候是较为寒冷的，以之推测当时外感病因以寒邪居多，故以"伤寒"命名，是有一定根据的。再从原著内容来看，所论病因也确以寒邪为主。如太阳病篇所载的方药，属于解表剂的基本上是辛温发散之品，如麻黄汤、桂枝汤、桂枝麻黄各半汤、桂枝二麻黄一汤、大青龙汤、小青龙汤等。寒邪致病特点在这些方药所治病证中得到充分体现，如寒邪损伤阳气或郁遏阳气所致的恶寒、无汗、头痛、身痛、腰痛、骨节疼痛、脉紧等。寒为阴邪，固多伤阳，但寒邪也易郁而化热，转为热病，《素问·热论》中就有"人之伤于寒也，则为病热"的描述，故寒邪为患在三阳病其他病证中也多有体现。而三阴病中表现为阴寒的病证尤为明显。寒邪为病固多，感受风邪者亦复不少，且风寒之邪常合并为病，难以截然分开。论述风邪为病者，多以"中风"称之，原著中言及"中风"的有 18 条，伤寒与中风同时出现的有 3 条。因"中风"而致的病证表现有发热、汗出、恶风、脉缓，或啬啬恶寒、渐渐恶风、翕翕发热、鼻鸣、干呕等。关于温、暑等火热性质的病邪，原著中直接论述的甚少，但仍可窥其端倪，如"太阳病，发热而渴，不恶寒者，为温病。若发汗已，身灼热者，名风温。风温为病，脉阴阳俱浮，自汗出，身重，多眠睡，鼻息必鼾，语言难出"等。再如白虎汤、白虎加人参汤、大承气汤、小承气汤、调胃承气汤等方药所治的病证，都是阳热之证，从"受本难知，发则可辨，因发知受"的角度推测，其中当有因热、因暑致病者，而《金匮要略》中有"痓湿暍病脉证治"专篇，可为佐证，其中暍、中热，为感受暑、热病邪。湿邪致病，有外湿与内湿之分。内湿者，常水湿并称，如"心下有水气"等。外湿者，常与风邪相兼，如"风湿相搏，身体疼烦，不能自转侧，不呕，不渴，脉浮虚而涩"等。至于具有强烈传染性的"疫疠"之邪，原著中虽未明确提出，但从其内容中推测，实已包涵在内。《伤寒论·自序》中曰："余宗族素多，向余二百，建安纪年以来，犹未十稔，其死亡者，三分有二，伤寒十居其七。"由此可见，这里所说的"伤寒"，已包括了"疫疠"之邪，否则，何以如此剧烈？曹植《说疫气》中有"家家有僵尸之痛，室室有号泣之哀，或阖门而殪，或覆族而丧"的描述，正是疫疠流行、死亡惨重的真实写照，可资为证。原著中所论述的"霍乱"病，发病急骤，变化剧烈，其病因当与"疫疠"有关。

除此之外，医生治疗不当，也常为病情恶化的重要原因。原著中论及误治的条文多达 115 条，将及全部条文的三分之一，当不容忽视。误治的方法较多，如误汗、误吐、误下、误火等，并介绍了救误的具体方法与方药。再者，原著还列有"阴阳易瘥后劳复"专篇，论述大病初愈，因劳、因食等而致病情复发的辨治体现了病后调摄的康复医学思想，是疾病防治的一个重要方面。

病　理

病理是疾病发生、发展与变化的机制。《伤寒论》中所涉及的病理比较复杂，与邪正盛衰、阴阳失调、脏腑虚实、体质从化等关系密切，有自发、直中、传变等发病规律，并有太阳、阳明、少阳、太阴、少阴、厥阴等六经特有的病理表现。邪正盛衰取决于机体的抗病能力与致病因素的斗争，它不仅关系着疾病的发生，而且也影响着疾病的发展与转归。如"血弱气尽，腠理开，邪气因入，与正气相搏，结于胁下，正邪分争，往来寒热，休作有时"，既提出了发病根据，又指出了发病条件，内外因结合，导致疾病发生与变化。邪气盛则实，主要由于外感六淫疫疠之邪，或内生痰饮、瘀血、燥屎等，三阳病多见。精气夺则虚，一方面是禀赋薄弱，一方面是因病致虚，如久病不愈，耗伤正气，或失治、误治（大汗、大吐、大下等），导致气血津液损失、脏腑功能低下，正虚无力抗邪，出现一系列病理性反映为衰退或不足的证候，三阴病多见。在邪正消长盛衰的过程中，还可出现虚实错杂与寒热真假等复杂病理反映。如正胜邪退，则疾病趋于好转或痊愈；如邪胜正衰，则疾病趋于恶化或死亡；若正邪两方势均力敌，便会在一定的时间内出现邪正相持的局面。阴阳偏盛、阴阳偏衰、阴阳互损、阴阳格拒、阴阳亡失等也是《伤寒论》中疾病发生、发展与变化的主要根据。三阳病以阳盛为主要矛盾，尤以阳明腑实为甚，同时也消耗阴液；三阴病以阳虚为主要矛盾，尤以少阴寒化为重，同时有阴寒内生。而阴阳互损（如下厥上竭）、阴阳格拒（如格阳证、戴阳证、真寒假热证、真热假寒证等）、阴阳亡失（如吐已、下断、汗出而厥，或厥不止、脉不至等）则更为复杂或更为严重。蓄水、蓄血、结胸、脏结、胃家实、脾约、除中等，都是脏腑功能失调的结果，或偏于实，或偏于虚，多与病邪侵袭和禀赋体质有关。《伤寒论》中有强人、羸人、其人本虚、虚家、喘家、衄家、亡血家、淋家等关于患者体质状况的描述，在很大程度上展示了疾病发生、发展与变化的规律，或从阳化热，或从阴化寒，或由阴转阳，或由阳转阴，出现阴阳虚实寒热的转化。从六经病证的主要方面判别，太阳病本证属于风寒表证（太阳温病除外）、少阳病本证属于半表半里热证、阳明病胃家实属于里热实证、太阴病属于脾虚寒证、少阴寒化证属于心肾阳虚证、厥阴病属于寒热虚实错杂证。当然，六经病证中又各有兼变证、类似证等，其病理变化较为复杂，不能一概而论，宜具体病证具体分析。

诊　法

诊法是诊察疾病的方法，中医注重望、闻、问、切，其在《伤寒论》中有诸多体现。望诊有望神、望色、望形态、望分泌排泄物等，闻诊有鼻鸣、鼻鼾、谵语、郑声、腹中雷鸣、噫气、哕等。问诊有问起病、问现病、问旧病与生活习惯等，如"伤寒二三日，心中悸而烦""太阳病六七日，表证仍在""发热恶寒""寒热往来""无热恶寒""背微恶寒""不恶寒""不得眠""不得卧""身疼痛""欲饮水数升""饮食如故""不欲食""不更衣""小便已阴疼""汗家""酒客"等。切诊有切脉、按肌肤等，如脉浮紧、脉浮缓、关上浮、尺中脉微、尺中迟、脉阴阳俱紧、阳浮而阴弱、肤冷、一身手足尽热、指头寒、手足厥逆、腹满痛、按之石硬、从心下至少腹痛不可近等。以四诊所得，作为辨证论治的依据，并借之判断疾病的预后与转归，如"脉弦者生、涩者死"等。据初步统计，《伤寒论》中脉证并举的有135条，共叙述了58种脉象，分见于104种证候。诊脉部位有人迎、寸口、趺阳等，并含有脉证合参与脉证取舍等内容。

辨　证

辨证是在四诊所得资料基础上进行诊断的辨证思维。《伤寒论》之所以能影响中医临床长达1 700年之久，张仲景卓越的辨证思维起了重要作用，其中寓有丰富的认识疾病的方法论。首先，《伤寒论》有其独特的六经辨证体系，以之概括疾病发生、发展与变化的过程，并以之作为辨证论治的核心系统，贯穿始终，有一定的规律可循，同时结合八纲辨证、脏腑辨证、气血津液辨证等，主次分明，条理清楚，受到临床医家的欢迎，成为行之有效的辨证法。在具体辨证中，又有其鲜明的分析方法。如重视特征，从纷纭复杂的症状中，撇开那些次要的、非典型的症状，有目的、有重点地选取其中的特殊性症状、体征或脉象进行辨证，以之揭示疾病本质。"病人脏无他病，时发热自汗出者，此卫气不和也，先其时发汗则愈，宜桂枝汤"。这里并无"头痛、恶风寒"等典型证候，而仅根据"时发热自汗出"又"脏无他病"就可以揭示其"卫气不和"的本质，并决定其治法方药。余如"蒸蒸发热者，属胃也，调胃承气汤主之""下利谵语者，有燥屎也""下血谵语者，此为热入血室"等，都是重视特征辨证的典范。同时还运用对比鉴别法辨证，如"病有发热恶寒者发于阳也，无热恶寒者发于阴也""腹满不减，减不足言，当下之""腹满时减，复如故，此为寒，当与温药"等。所有这些，都是通过对比鉴别进行辨证的方法体现。对于证候复杂而难以明确诊断的疾病，仲景还巧妙地运用饮食试探、药物试探、语言试探等方法辨证，如"食以索饼"以探索"除中""少与小承气汤"以探索"燥屎""教示令咳而不咳"以探索"耳聋"等。

治　则

治则是防治疾病的总原则。《伤寒论》的治则主要是"扶正"与"祛邪"两个方面，而且始终贯穿着"扶阳气"与"存阴液"的基本精神，从而达到邪去正安之目的。其中包含了未病先防、已病防变、平调阴阳、治病求本、扶正祛邪、因势利导、表里先后、标本缓急、阴阳燮理、体质差异、保护胃气等许多内容。在具体治法方面，《伤寒论》中已具备汗、吐、下、和、温、清、消、补八法，如麻黄汤发汗、瓜蒂散涌吐、承气汤攻下、柴胡汤和解、四逆汤温阳、白虎汤清热、抵当丸消瘀、建中汤补虚等。事实上，八法也只是粗略的概括，其中又寓有许多具体变化。如汗法中有峻汗、微汗、小汗，又有发汗化饮、发汗清里、发汗止利、发汗止呕、发汗退黄、解肌定喘、解肌止痛、解肌益气、解肌温阳、温经发汗、发表和解等，随不同病证而变化应用，十分灵活。上病下取、下病上取、热因热用、寒因寒用、塞因塞用、通因通用等在《伤寒论》中也有应用。此外，还有针、灸、熨、熏、导等外治法。

方　药

  《伤寒论》方药因其组合有度、结构严谨、用药精当、疗效显著而被誉为"经方之祖"，后世以之为规矩准绳。研究经方运用规律，对提高临床疗效有现实和深远的意义。可从其临床应用、制方理论（包括药物配伍、组方特点、加减变化、加工炮制、剂型和煎服法等）、药理实验等方面研究。如临床应用，一方面验证原著中所叙述的方证，一方面扩大其应用范围，增治新病种、新证候。在制方理论方面，其配伍药物有同类相助、相辅相成、相反相成、巧用气味、量变方变等特点。炮制方法多样，有咀、切、擘、碎、研、筛、炮、炙、熬、蒸、洗、渍等二十余种。剂型有汤、散、丸以及外用制剂等。煎服法有先煎、后下、烊化、兑冲、泡渍、加酒、加醋、加蜜和选用特定水等；有一次顿服，有分次试服，有中病即止等多种服用方法，并重视药后调护。

  临床实践是《伤寒论》理法方药应用、验证、发展、提高的重要途径，其本身就是诊治疾病的应用科学。通过临床的诊疗观察，可以获取第一手资料，即直接的感性认识。经过诊察辨证、分析归纳、去伪存真、决定措施、验证效果等一系列过程，获取感性认识，并由此再上升到理性认识，符合科学研究的思维逻辑方法和一般实验要求，具有真实性强的优点。

184 对《伤寒论》及六经辨证的几种误读

　　《伤寒论》成书于东汉末年，为中医临证施治的奠基之作，被历代医家所推崇，经得起医家以不同角度的推敲和临证疗效的实践检验，具有强大的生命力和临证的指导性、实用性。《伤寒论》虽系古代医学文献，但其学术思想和价值不容低估。对《伤寒论》的研究，无论是古代和现代，参与医家之多，注释整理之丰，方药应用之广，都是中医发展史上其他著作无法比拟的，研究的深度和广度，也是罕见的。但在研究中也出现一些偏差和误区，误导和影响了对《伤寒论》系统、全面、准确的学习和应用，应引起学术界的广泛重视，有必要对其正本清源，返朴归真。学者辛智科等据目前所见资料和研究成果，对其认识上的偏差或误读做以下评述。

在《伤寒论》学术渊源上的误读

　　长期以来，中医界依据现流传的张仲景《伤寒论》序中"撰用《素问》《九卷》《八十一难》《阴阳大论》《胎胪药录》并《平脉辨证》为《伤寒杂病论》合十六卷"之语认定《伤寒论》在撰写和学术渊源上承继了《黄帝内经》学术体系，此认识流传千余年。在这种思想指导下，医家探究《伤寒论》时多从《黄帝内经》上寻找依据，在《黄帝内经》基础上予以阐发解释，有时不免难以自圆其说，甚至牵强附会。

　　《伤寒论》一书是经晋代王叔和整理编次乃以保存，并经宋臣校订刊行后流传于世。对王叔和所作整理，明代方有执、清代喻昌多有非议，以为王氏编次有舛，序例有谬，杂有己见，并非该著原貌。此言在孙思邈《备急千金要方序》中得以证实，该序标名引用仲景《伤寒论序》但无撰用《素问》至《平脉辨证》一段文字。日本古本《康平本伤寒论》序将这段文字改为小字嵌注于"勤求古训，博采众方"之下，以示区别，意为原序未有，而为解释阐发性文字。近代中医文献学家杨绍伊对此曾以较多篇幅论证和研究，认为是"王叔和所加后来窜入正文"，使后世研究《伤寒论》渊源，以序文为据，造成误读。

　　从《伤寒论》所载方药内容来看，亦非与《黄帝内经》有关。出土的敦煌卷子医书中，收载有署名陶弘景的《辅行诀藏府用药法要》，其中保存有古佚书《汤液经法》等内容。陶氏曰："汉晋以还，诸名医辈，张机、卫汜、华元化……皆当代名贤，咸师式此《汤液经法》，救疾苦，造福含灵。""外感天行，经方之治，有二旦、六神、大小等汤。昔南阳张机，依此诸方，撰为《伤寒论》一部，疗治明悉，后学咸尊奉之。"张仲景撰用《汤液经法》方证中的三分之二为《伤寒论》，也就是说仲景将《汤液经法》中36个方证撰入了《伤寒论》。当代文献学家钱超尘对《汤液经法》中所载方和《伤寒论》方比较研究，其中有13方见于《汤液经法》，但方名有异。钱氏考证认为"张仲景《伤寒论》以《汤液经法》为基础而成书，其力证为陶弘景的《辅行诀藏府用药法要》。"所以，可以说《汤液经法》是仲景方药的直接源头与发展基础。

　　从《伤寒论》序文和方证内容看，亦并非源于《黄帝内经》，也不是同一学术派别。日本学者研究后认为"《黄帝内经》《神农本草经》《伤寒论》三者是不同体系的医学，不能混为一谈，反对用《黄帝内经》学说来解释伤寒"。余以为此言有据。

在《伤寒论》辨证方法上的误读

《伤寒论》在中医发展史上具有划时代的意义和承前启后的作用，首次创建辨证施治的理论体系，使理法方药一线贯通，是中医临证诊疗的奠基之作。但在具体采用辨证方法上历代医家各有所见，认识不一，使后学莫衷一是。争论的焦点，是张仲景所言的太阳、少阳、阳明、太阴、少阴、厥阴病本意是什么？是指"六病"？还是指"六经"？还是另有所指？目前流行和被中医界多数人接受的观点是"六经"，其辨证方法是"六经辨证"。但据现存原始文献和《伤寒论》原著的研究，此观点有背仲景原意，也不符合其传承过程中的学术渊源。

首先，《伤寒论》不是依据《黄帝内经》而撰成的，它源于《汤液经法》，《黄帝内经》所曰"六经"和《伤寒论》太阳、少阳、阳明、太阴、少阴、厥阴病也不是一回事，学术上并非一脉相承，其内涵所指大相径庭，不能混为一谈，诸多医家对此作了深入研讨。

其次，"六经"之名并未在《伤寒论》中出现，它首见于《黄帝内经》。对《伤寒论》辨证方法冠以"六经"相称，始于晋代皇甫谧《针灸甲乙经》卷之七，用"六经"二字以统括伤寒热病，但仍是《黄帝内经》中经络的概念。宋代朱肱《类证活人书》称治"伤寒先须识经络"，并直言太阳经、阳明经等。陆九芝在《世补斋医书》卷九曰："废伤寒则六经失传，废六经则百病失传。"汪琥在《伤寒论辨证广注》更曰："仲景书止分六经，不言手足，其实则和手经而皆病。"医家多从六经论伤寒，有违仲景之本意，仲景论伤寒，以辨病脉证并治而称，并未加经字。把《黄帝内经》和《伤寒论》六经混为一谈，强相附会，遂失仲景大义，纠缠不清，难以释解。同时，把伤寒三阴三阳称"六经"，使人容易错误地认为"经"即经络之经，把人们引入歧途。

由于六经之说蔓延，六经辨证之说随之而立，谬说流传，曲解者众，以讹传讹，影响甚大，危害至重。然在《伤寒论》所采用的辨证方法上，历代医家就有不同之见。孙思邈在《千金翼方》中主张"方证同条，比类相附"。方中行在《伤寒论条辨》中认为"六经之经，与经络之经不同"。柯韵伯在《伤寒来苏集·伤寒论翼》则曰："伤寒不过是六经中一症，叔和不知仲景之六经，是径界之经，而非经络之经。""经为径界，然仲景本未直用经字，太阳等篇，并不加经字。"柯氏以方类证，方不拘经，创"经界"说。朱肱深悟《伤寒论》之精髓，虽言六经，但采用"以方类证，证从经分，随证立方，方不拘经"的方法，强调"识证辨脉，脉证合参"。章太炎强调"仲景本未用'经'字，不烦改义"。认为《伤寒论》六经不同于《黄帝内经》之含义。日本汤本求真在《皇汉医学》中曰："伤寒论依其病势病位，大别为三阴三阳。"否定了"经"在三阴三阳中的实质地位，将其概括为表—半表半里—里、轻—中—重六种疾病状态。王琦提出《伤寒论》六经非"经"论，认为伤寒三阴阳是划分病的概念。谢光根据几种重要的《伤寒论》传本的异同对比和文献依据，提出三阴三阳为六病辨证体系。马文辉直截了当地指出《伤寒论》的辨证方法是六病辨证，而非六经辨证。余认为王琦、谢光、马文辉等考释是可信的，符合仲景著作之本意，故赞同之。但在六病辨证之下，终极是方证治法，辨方证相应至关重要。

第三，《伤寒论》和《金匮要略》原为一人所著，合而为一，后世人为分列。所称《伤寒论》系六经辨证，《金匮要略》为脏腑辨证，实为不通。用六经辨证解释《伤寒论》，难通难解之处甚多，更不能用六经辨证统括内伤杂病。从二书内容看，共同特点是方证辨证，方证辨证是古代一种普适的辨证方法。如同为一书，同一人所著，而采取两种辨证方法，亦难以自圆其说。也有学者认为"灵活掌握'方证相应'的原则，对临床上运用经方确实有很大的帮助。不过'方证相应'仅仅只是运用仲景学说的一种方法，却不是理解仲景学说的正道"。但辨方证是辨证方法的尖端，不容忽视。

在仲景和《伤寒论》评价上的误读

张仲景所著《伤寒论》，开创了中医临证施治之先河，构建了完整系统的中医药理论体系，对中医临床各科具有普遍的指导意义，其功不可没。仲景被后世誉为"医圣"，《伤寒论》被称为"经典""众方之祖""炳耀千古之巨著""中医学之魂"。喻嘉言在《尚论篇》称《伤寒论》为"众法之宗，群方之祖"。张仲景和《伤寒论》一直受到世人的尊重和称颂。究竟应该怎样认识、评价张仲景和《伤寒论》，直接影响着对其学术思想的承继和应用。张仲景是人，是古人，是古代医家，不是神，不是神医。《伤寒论》是一部医书，是汉代的一部古医书。张仲景是汉代一位超智慧的医学家，是善于继承和创新，对中医做出巨大贡献的医学家。《伤寒论》是一部理法方药完整中医理论体系完备的临床医学巨著，但不是完美的，仍有缺陷和不足。

尊仲景为"医圣"，奉《伤寒论》为经典，容易使人缺少审视的目光和批判的精神，导致对出现的错误不予深究，也不予修改，缺乏进一步的创新，使研究者产生依赖和惰性，长此以往，对学术界造成误导。同理，如未深入研究，随意否定张仲景和《伤寒论》，将其说得一无是处，不是外行，便是研究方法和审视视角出了问题。

评价古代医家和著作，应尊重原始文献，返璞归真，切忌以今人所思来度古人，以今日之标准来衡量古人，更不应以时代久远，借社会发展进步之说，不分青红皂白，甚至一知半解，而轻率否定古人。对医学而言，实践和疗效是检验正确与否的唯一标准，舍此别无他法。

结　语

《伤寒论》学术渊源为《汤液经法》，而非《黄帝内经》，它与《黄帝内经》不是同一学术体系。文献证据见载于陶弘景所著《辅行诀藏府用药法要》，现收录于马继兴《敦煌古医籍考释》等书。

《黄帝内经》和《伤寒论》所载六经，并非一脉相承，内涵和所指大相径庭，不能混为一谈。《伤寒论》辨证方法不是六经辨证，而是三阴三阳六病辨证，终端是方证治法。

张仲景是古代杰出医学家，《伤寒论》是中医理法方药的奠基之作，其历史功绩不容置疑。方剂之祖美誉当属《汤液经法》，《伤寒论》承袭其后。奉《伤寒论》为医学之圭臬，言之有过，不利医学创新和发展。

评判和研究《伤寒论》，应尊重原始文献，走出疑团，避免以讹传讹，对古文献不可望文生义，凭空揣测，强注古人。应还原《伤寒论》的本来面目和精神实质。

185 对伤寒学派及六经辨证本质的再认识

刘渡舟行医、执教半个多世纪，上溯岐黄之道，下逮诸家之说，力倡仲景之学，博采众长，学验宏富，形成了鲜明的学术思想和医疗风格，被誉为"伤寒泰斗""经方大家"，日本汉方界更称其为"中国治伤寒第一人"。其临床辨证精当，善用经方力起沉疴，认为仲景诸方，不但用治外感病，还广泛用治内伤杂病。为进一步推动伤寒学的研究与发展，学者宋佳等将刘渡舟对伤寒学派及六经辨证本质等若干问题的见解做了归纳。

对六经本质的认识

1."六经经络说"绝不可被否定：伤寒六经方证的本质问题，两千年来一直是《伤寒论》研究的核心问题之一。仲景《伤寒论》并未提出"六经"的概念，我们今天常说的"六经病""六经辨证"源自于北宋朱肱提出的"《伤寒论》三阴三阳即足之六经"的观点，朱肱用足之六经的循行及生理特点来解释仲景三阴三阳病证的发生、传变及转归机制，形成了大家耳熟能详的"六经经络"说，后来汪琥、张景岳等人在朱肱的经络说基础上，又发展为手足十二经，使经络说的内容更臻完善。朱肱是在六经本质问题上第一个提出一家之言的宗师，应该说"六经经络说"的提出打开了后世医家研究伤寒的思路，在这之后，有医家提出"六部说""六经地面说""六经形层说"等，都是从不同层面探讨六经病理实质及其传变规律。但是，随着伤寒学派的发展，这一观点被越来越多的医家所否定并予以抨击，认为仲景之三阴三阳与经络之六经毫不相涉。其实经络理论是中医基础理论的重要组成部分，经络的特点是以整体和系统的观点看待人的生命活动，强调人体各部分之间的相互联系及其与外部自然环境的统一平衡。刘渡舟教授从《伤寒论》的学术渊源与《黄帝内经》的一脉相承关系、邪气侵犯人体由浅入深的传变路径等角度，一针见血地指出"经络在人体中起到了联系、沟通、交流、转化、促进等种种作用。凡是认为中医理论具有整体观和辨证法的，离开经络学说则寸步难行""六经经络学说的联系关系，在辨证中能够分析出太阳病的经证、随经入里的腑证；由太阳内犯少阴，或由少阴外出太阳的阴阳寒热转化等证，体现了张仲景说的'经络府俞，阴阳会通，玄冥幽微，变化难极'的病理变化奥旨"，深刻批评了"六经非经"说乃是背离了中医基础理论，背离了中医的整理观与辨证观，伤寒诸家聚讼不休的"六经经络说"，固然有其局限性，但却绝不可否定与废弃，离开了经络学说，中医学的阴阳学说、脏腑理论、六经与八纲的体用关系都将无法建构，后果是不可设想的。

2."六经气化说"当进一步发扬光大：与"六经经络说"等量齐观的要属以内经"标本中见"理论为指导的"六经气化说"，这个学派的代表有张遂辰、张隐庵、陈修园等。气化学说源于《黄帝内经》的运气学说，经过伤寒学家们的移植和发挥，用以说明六经六气标本中见之理，以反映六经为病的生理病理特点而指导于临床。刘渡舟认为自然界里有六气，人体之中也有六气，六气的存在是以六经为基础的。以太阳经为例，在发病中出现的寒水之证较为突出，如真武汤证、苓桂术甘汤证、苓桂枣甘汤证，这就与太阳主寒水之气有关。太阳受邪之后，气不能化津，阳不能制水，水气便会猖獗，因而出现水证。刘教授特地撰写《〈伤寒论〉的气化学说》一文，从气化角度来分析六经为病，并指出气化学说有辨证法思想和唯物论的观点，能系统分析六经的生理病理以及发病之规律，反映了六经六气阴阳气化之机，也体现了气化学说是伤寒学中一门湛深的理论，对它的研究和运用还很不够，也没能引起学者们足够的重视，当进一步发扬光大。

对"方证相对论"的认识

1. 强调方证研究的重要性："方证相对"，或曰"按方类证"，是研究《伤寒论》的重要方法，源于仲景《伤寒论》以方名证，如"桂枝证""柴胡证""大柴胡汤病证"等提法11处，仲景113方，均是证以方名，方由证立，有一证必有一方，有是证必有是方。自唐代医家孙思邈采用"方证同条，比类相附"的方法总结出仲景"寻方大意，不过三种，一则桂枝，二则麻黄，三则青龙，此之三方，凡疗伤寒不出之也"之后，历代医家无不重视研究伤寒学中的方证对应性。而将这一研究方法进一步发扬光大的要属清代医家柯韵伯，他大胆提出"以方类证，以方名证，方不拘经"的方法，对《伤寒论》条文方证重新编次，独树一帜，为临床医家所推崇。随着伤寒学派的发展，除了按方类证法之外，还有按法类证，分经审证、按因类证、按症类证和按理类证等多种研究方法，但不可否认的是，一直以来致力于伤寒学方证研究的学者最多。当代有学者结合汉代敦煌、居延简牍的研究认为张仲景临床辨病与辨证并重，其中对"病"加以"理"，将"症"变为"证"，从而诞生了"有是病用是方，有是证用是药"的经典巨著《伤寒论》。刘渡舟也谈到学习《伤寒论》要讲求方法，方能得其门而入，才能做到登堂入室，事半功倍，而要想穿入《伤寒论》这堵墙，必须从方证的大门而入。那么如何认识"方证相对论"并加以临床应用呢？总结刘渡舟最为强调"抓主症"和"辨证知机"两方面。

2. 抓主症：什么是主症？主症是指决定全局而占主导地位的证候。主症是第一位的，每一种病证都有它特异性的主症，可以是一个症状，也可能由若干个症状组成。主症反映了疾病的主要矛盾和矛盾的主要方面，对主症抓而不放，好比"擒贼先擒王"，抓主症方法即依据疾病的主要脉症而确定诊断并处以方药的辨证施治方法。傅延龄总结刘渡舟抓主症的三个要点：其一，不必悉具。疾病的实际临床表现往往与书本所述不同，在多数情况下都不像书本上记述的那样完备，这就要求医生能够以点见面，根据少数的主要脉症即可做出诊断。刘渡舟认为《伤寒论》中"但见一症便是，不必悉具"是一个具有普遍意义的原则，也是抓主症方法的重要原则。其二，化繁就简。上一条谈到不可强求全部典型症状都出现，那么如果一位患者的症状很多，纷繁复杂，就要善于执简驭繁，刘渡舟形容此为"于千军万马中取上将之首"，抓住其中的几个主要症状，投方施治。如临床见脚挛急、舌质红、脉弦细即投芍药甘草汤；见口苦咽干、胸胁满结、大便溏泻或时腹自痛、小便不利、手臂麻木，脉弦而缓者即投柴胡姜桂汤；见心下痞满、恶心呃逆、大便溏稀者即投生姜泻心汤；见大病愈后虚羸少气、气逆欲吐，即投竹叶石膏汤。凡此种种，不胜枚举，的确达到炉火纯青的境界。其三，辨别疑似。每种病证的主症大多是具有特异性的，但也有两两相似者，需要细心辨析。若辨之不明，仅按照表面上的"吻合"而"抓主症"，必然失之毫厘谬以千里。傅延龄谈到治疗一老妪，四肢逆冷，心下悸，小便不利，身体振振然动摇，初辨为阳虚水泛的真武汤证，患者服药后初服疗效尚可，续服不惟不效，反增烦躁。刘教授辨证后指出真武汤证阳气虚衰，水饮泛溢，必见舌苔水滑，神疲乏力；今患者性情急躁，舌红脉弦，当为阳郁之证，改投四逆散疏气解郁，诸症大减。可见"抓主症"并非易事，要抓得准抓得稳，需要医者具有扎实的基本功。在临床中善于抓主症就要多读书，多记书。如果医生的记忆中没有储存足够的主症，那么要抓主症就只能是一句空话。除了《伤寒论》与《金匮要略》之外，刘渡舟素最为推崇《医宗金鉴·杂病心法要诀》以及金元四大家和温病学家叶天士、薛生白、吴鞠通的著作，认为只有对这些书中所载各种疾病的主症烂熟于心，才能在临床上运用自如。

3. 辨证知机：辨证知机是通过辨证知道病机。机者，事物之先兆，是事物刚发生，表露在外的一点痕迹。"证"的精微之处，即是"机"，凡事物初露的苗头都带有机义。辨证知机是决死生预后的方法，古代医家，能通天地，决死生而百发百中，皆善于识证知机。刘渡舟认为《伤寒论》既有辨证论治的学问，又有辨证知机的奥妙，两个层次，有高下之分和精粗之别，不可混为一谈，辨证知机的学问，属于《伤寒论》的神品。但中医"知机"的学问，仍离不开色、脉之诊，从色、脉之诊参悟，久而久之，鬼神通之，出神入化，而独领机先。辨证知机并非玄学，它是建立在辨证论治的基础之上。因为这种"月晕而风，础润而雨"见微知著的本领，以中医的理论衡量，实不能离开"证"的存在与反映，而机之发也不能无证。因此辨证为先，不识证便不能知机，学会了"辨证论治"，只是初级阶段，达到了形似；学会了决死生、处百病，可以预知得炉火纯青，才可以说达到了神似。

对《伤寒论》条文组合的认识

《伤寒论》的文章结构是以条文形式组成，在宋金以前，关于条文的排列组合并未出现异议，但明代之后，以方有执、喻嘉言为代表的医家认为王叔和编次的《伤寒论》"颠倒错乱殊甚"，必须"重修考订"，从而在伤寒学派内部引起了激烈的论争，渐渐形成了错简重订派、维护旧论派以及辨证论治派。刘渡舟被誉为经方大家、伤寒泰斗，执教《伤寒论》半个多世纪，对其中的条文组织排列亦有一番见解。

1. 论"错简重订"之非：刘渡舟认为"错简重订"派指王叔和之非，议成无己之误，对原文大加改动，使王叔和蒙受不白之冤，特撰文为其昭雪，以明天下。刘老主要从以下三方面论"错简重订"之非。

（1）王叔和精于伤寒学有渊源：王叔和被《外台秘要》列为唐以前论治伤寒八家之一，而他本人也是私淑仲景，学有渊源，他搜集整理仲景旧论，有传书之功，功不可没。当时魏晋时期著名学者、针灸学家皇甫谧曾曰："近代太医令王叔和撰次仲景选论甚精，指事施用。"可见对王叔和整理编次《伤寒论》的肯定；而成无己注解的也正是王叔和整理编次的全本《伤寒论》。可见在很长一段历史时期内，王叔和整理撰次的《伤寒论》是得到医家们的广泛肯定与赞扬的。

（2）"辨脉法"与"平脉法"的重要性：王叔和精意脉法，所著《脉经》为脉学之津梁，医家必读之书。以方有执、喻嘉言为代表的错简重订派认为《伤寒论》中"辨脉法""平脉法"以及"伤寒例"三篇乃叔和所加，实非仲景原文，对此，刘渡舟认为仲景脉法有其独到的特点，对中医学贡献甚大，"辨脉法"一篇重点讲述了"脉分阴阳"，可谓执简驭繁，井然有序。"平脉法"一篇则重点讲述了脉分五行，外应天地，内应五脏，以脉象分析疾病纵横顺逆、生死预后的诸种变化。另外这两篇中出现的"趺阳脉法"与"寸口脉法"并行，反映了仲景脉法的贡献。因此将"脉法"罗列于前，实具发明创造之新义。

（3）"伤寒例"篇乃仲景存古求真之作：刘渡舟认为要搞清楚这个问题，先要明确"撰次仲景遗论"与"搜采仲景旧论"两种不同的提法，并指出"伤寒例"乃仲景旧论，而非仲景遗论；此外伤寒，涉及的问题很多，必须有一个应当遵循的程式和一定的准则作为指导，才有"例"的出现；再次仲景之前就已有伤寒学的研究，因此仲景的《伤寒论》在有关伤寒学的继承发扬问题上必须有一个交代，即为"例"的产生缘起。因此，刘渡舟认为错简重订派强加在叔和身上的种种罪名，实在是大错特错。

2. 认为《伤寒论》条文首尾相顾，鳞甲森然：刘渡舟认为，凡是学习《伤寒论》的，必须弄清其条文的编排目的和意义，才能登堂入室以窥仲景著书的精神实质。刘渡舟撰文多篇来阐述《伤寒论》一书条文排列的意义。如在《试论〈伤寒论〉条文组织排列的意义（一）》中阐述了太阳病篇177条的逐条内容及相互关系；在《试论〈伤寒论〉条文组织排列的意义（二）》中阐述了阳明病、少阳病、太阴病、少阴病和厥阴病的逐条内容及相互关系。此外，刘渡舟还撰文《对太阳病1～30条的分析与小结》《〈伤寒论〉少阴病篇条文组合的辨证意义》以及《学习〈伤寒论〉厥阴病篇的一点体会》全面细致地分析了条文与条文之间的承接、呼应、各有侧重而又互相鼎立、自成系统的深刻关系，将仲景条文的思维性、逻辑性、科学性反映得淋漓尽致。刘渡舟认为"《伤寒论》有经有纬，发生着纵横的联系，或互相补充，或互相对比，或互相发明，做到了文以载道，以尽辨证论治之能事"。这也从另一方面论证了叔和整理编次的本子绝非"颠倒错乱"，而是井然有序、首尾呼应的整体。不独刘渡舟，当代也有不少学者论证了《伤寒论》条文组合自成系统，不可割裂，如朱晓鸣认为《伤寒论》条文排列的次序不仅与其内容有关，而与其写作方法亦有关。有些条文看来与上下文之间似乎毫无联系，但仔细推敲，却是妙笔所在。岳在文等则以太阳病篇为例，指出该篇条文编次组合纲目分明，主从有序，条条合参，虚实互论，对比鉴别，前后呼应，贯穿着辨证论治精神。这些学者从病证分类、发病、传变及证治等方面论述了条文组合的整体性与系统性。

186 六经辨证三阳传变规律

《伤寒论》首创六经辨证的辨证理论体系，是根据外感病发生发展、证候特点和传变规律而创立的辨证方法。六经传变主要包括表里传变和循经传，表里传如太阳表邪不解可传入相表里的少阴。书中循经传的顺序为太阳—阳明—少阳—太阴—少阴—厥阴。然而，在人体表里顺序中，太阳、阳明、少阳对应表、里、半表半里，按正常的逻辑来说，三阳经传变顺序应为表—半表半里—里，亦即太阳—少阳—阳明，为何《伤寒论》中所述是太阳—阳明—少阳的顺序呢？为何三阳经传变不是按表到半表半里再到里的顺序？学者廖若晨等在总结前人认识基础上，对两种观点进行了阐述分析。

持"太阳——阳明——少阳"顺序

1. 历史考证：《素问·热论》曰"一日巨阳受之……二日阳明受之……三日少阳受之"，这里的一日二日并非指具体日数，而是指六经热病的传变次序及其发展的不同阶段。王叔和在《伤寒例》中曰："太阳受病，一二日发；阳明受病，二三日发；少阳受病，三四日发。"成无己在《注解伤寒论》中也有表述，"太阳主表，则太阳受病至二日当传阳明……二三日阳明邪不解，传于少阳"。由此看来，伤寒传经"太阳—阳明—少阳"是古代众多医家所认可的。同时，半表半里的认识是在表、里之后，三阳证的认识也是先有表阳证太阳和里阳证阳明，最后才有了对半表半里证少阳证的认识，所以三阳的位序是太阳-阳明-少阳。

2. 阳气盛衰：《伤寒论》中的六经反映了人体脏腑经络气血的生理功能及其病理变化。六经病症发展是邪正交争的过程，正气又以阳气为主导，故阳气在六经传变中起到了重要作用。在外邪影响下，人体之本气的阴阳二气失衡而发病，所以人体内阴阳顺逆是六经传变的内在因素，《伤寒论》是以"病发于阳""病发于阴"规律传变的，实质是三阳阶段的阳气由多至少，再由三阴阶段阴气从多到少的疾病进展的过程。《素问·阴阳类论》提到三阳为太阳、二阳为阳明、一阳为少阳，从阳气多少的角度看，三阳经也应是太阳-阳明-少阳的传变。并且按阳气从多到少，由阳转阴的角度，少阳病之后应发为太阴病。

祝味菊对伤寒六经辨证有独到见解，创造性地提出了"伤寒五段学术思想"，其所著《伤寒质难》中提到，太阳为病，是正气因受邪后开始合度之抵抗也；阳明为病，阳气贲张，机能旺盛，而抵抗太过也；少阳为病，抗能时段时续，邪机屡进屡退，故抵抗不及也。祝味菊认为人体的抗邪反应，取决于"体力盛衰、抗力消长"，伤寒五段乃人体奋起抗邪所表现出的证候，乃"抗力消长之符号"，符合机体自然疗能。这也与六经病证的理想模型中的正向波形高度契合，且由人体阳气盛衰决定：（以正弦曲线表示）在太阳初感外邪，阳气抗邪，为正弦曲线的上升支；阳明邪气盛实，为曲线上升的顶峰；少阳为邪气不去，阳气渐衰，为正弦曲线 X 轴正向曲线的下降支。

人与自然相统一，用取类比象的方法可以通过自然现象来解释人体的现象。如《列子·汤问》曰"日初如车盖、沧沧凉凉""日中如盘盂、如探汤""日初出"的太阳大，"日中"太阳不如"日初出"的大却非常热，而后太阳西落，阳热逐渐减弱为少阳，再由阳转阴进入夜晚。《伤寒论》"三阴三阳"的本质是天空中月亮、太阳在不同时间给人视觉和温度上的变化感受的描述和概括，这与临床上阳明病发热比太阳病重相符，也应证了"少阳为枢"，少阳为阴阳证机枢转的重要节点，是阴阳转化的枢纽。

3. 六经气化：明清时期，形成以张志聪、张锡驹等为代表的伤寒气化派，该学派以"天人相应"

为理论背景，融会《黄帝内经》六气和《伤寒论》三阴三阳病脉证并治，提出了六经气化的概念。六经气化的关键是对六经传变的理解，在健康状况下人体之气按厥阴-少阴-太阴-少阳-阳明-太阳的顺序流转，相反，如张锡驹言，"病则由阳而阴，由三而一，始于太阳，终于厥阴"，也就是病理情况下三阳的传变为太阳-阳明-少阳。

4. 手足经有别：《伤寒论》曰某经时未明确提及手、足经，故世人多以足经论。庞安时在《伤寒总病论》言及"以阳主生，足太阳水传足阳明土，土传足少阳木"。张锡纯也指出"手、足同名之经各有界限，独少阳主膜，人身之膜无不相通。膜有连于太阳者……膜有连于阳明者……。此为手少阳经以三焦为府者也……又两胁之下皆板油，包其外者亦膜也，此为足少阳之膜以胆为府者也"。介于太阳、阳明之间的是手少阳；传经在阳明之后的是足少阳。手、足少阳虽联系紧密但又有所区别，手少阳腠理之膜与太阳相并，足少阳板油之膜与阳明相并，也就解释了"少阳虽为半表半里，而传经却在太阳、阳明之后"。

持"太阳——少阳——阳明"顺序

1. 少阳属半表半里：目前主流对少阳病的理解为半表半里。然追溯原文，书中并未直接提及"半表半里"这一说法，仅在第148条提到"半在里，半在外也""邪入阳则热，邪入阴则寒"，方有执曰"往来寒热者，邪入躯壳之里、脏腑之外，两界之隙地，所为半表半里，乃少阳所主之部位"，邪处半表半里之间即躯壳之里、脏腑之外，亦即非表非里，表之内里之外的半表半里之间。此时正邪均衰，正邪虽能抗邪但不能祛邪外出，邪虽能侵袭人体但尚不能长驱直入，居于半表半里，且按照人体十二经络的循行，少阳行于太阳、阳明之间。苏云放认为，半表半里亦即"不表不里"，居表里之间，在病位上处于太阳、阳明之间，处寒郁化热的渐变状态，为由表到里的过渡阶段。由此可推断，少阳居于太阳之表、阳明之里之间的半表半里，所以按照由表到里的传变顺序应为太阳-少阳-阳明。

"太阳为开，阳明为合，少阳为枢"，亦有部分医家因"开阖枢"之说，主张三阳经的顺序为太阳、少阳、阳明，"少阳为枢"意指少阳为三阳经转化的枢纽。王冰曰"开者所以司动静之基，合者所以执禁固之权，枢者所以司转动之微"，故三阳经的传变顺序为太阳、少阳、阳明，且后世学者在临床实践过程中，也证实了这一观点。

2. 两个"六经"不可等同：《伤寒论》是在《黄帝内经》问世后近五百年成书的，《伤寒论》是以《黄帝内经》为理论基础，但其在具体的论述中仍有略微不同之处。《黄帝内经》中的六经范围要小于《伤寒论》，只论述实热证而未提及虚寒证，《素问·热论》中的六经指的是经络意义上的六经。《伤寒论》中的六经指的是"六病"：如"太阳病脉证并治"等，此处的六经并不只是指经络意义上的六经，更是对疾病传变规律的高度概括，联系了脏腑、阴阳、经络及八纲理论，概括脏腑的生理功能、病理变化，反映外感热病的病势进退、病位深浅。日本学者认为六经传中三阳经传变的顺序应该是太阳-少阳-阳明，而《伤寒论》是在《黄帝内经》基础上的继承与发展，仲景为了表示对《黄帝内经》的尊重，又病邪可从少阳直入三阴，或不经少阳，太阳可直接传入阳明，故将本应为太阳-少阳-阳明的顺序变更。

3. 阳明不传他经：《伤寒论》中第8条，若欲作再经者，针足阳明，使经不传则愈。又有"阳明居中，主土也，万物所归，无所复传"。熊曼琪在《伤寒学》中提出，阳明实热之邪，不可能再传他经。陆渊雷曰："太阳迳传阳明者，绝无阳明反传少阳者。"刘华生也认为，阳明胃气旺盛，气机畅通，故邪至阳明可以燥而化，清下而解，使邪不再传于内。故在胃气和畅不衰的前提下，少阳、太阳病可终止于阳明。若胃气衰而不和，则阳去入阴，传入三阴。如柯韵伯著《伤寒来苏集》提到"阳明无所复传，是知阳明无转属少阳之证"，书中找不到阳明病传少阳的证据，相反的是，在书中可以找到少阳病传阳明的条文。如第97条"服柴胡汤已，渴者属阳明，以法治之"，即是少阳病传阳明的很好例子之一。

4. 符合疾病深化的逻辑：六经辨证是根据外感病发生发展、证候特点和传变规律而创立出的辨证方法。六经传变应是邪正交争的过程，是疾病深化的体现，是由阳转阴，由轻到重，病邪由表入里的发展过程。传经应先半表半里的少阳而后阳明。然先阳明后少阳，则病邪由里达半表半里，则疾病向愈，不属传经之范畴。而从临床表现看，太阳表现为恶寒发热，少阳乃寒热往来，阳明则不恶寒反恶热，这也正是邪气深入的表现。

韦麟认为死证的病机包括邪正盛衰的转归，邪正相争的过程是疾病发生发展的过程，邪盛则病进，正虚则不能胜邪，而邪更盛，邪盛正虚则病多死。书中阳明病死证有4条，然未提及少阳死证，由此可推断出阳明病阶段邪气胜于少阳病，或阳明病阶段正气亏虚更盛，即阳明病重于少阳病，如此少阳传至阳明的顺序才更符合疾病深化的逻辑，更符合临床实际。

目前对循经传中三阳经的传变顺序仍有很大争议，如俞长荣、陆九芝、陆渊雷、戴元礼等人认为应为太阳-少阳-阳明，但大多是将六经传变以线性关系看待。"邪之所凑，其气必虚"，不同的个体体质强弱不同，其脏腑经络的盛衰在不同时期不尽相同，感邪程度不一样，其侵犯的"经"亦不同。《伤寒论》中并未出现"传变"这个字眼，仅以"传""不传""受邪""不受邪"言之。后世医家在研读伤寒论的基础上，研究疾病发生发展变化的趋势，提出了"传变"一词。所谓传变，即伤寒传变的动态变化过程，在这个过程中，"传"是途径，是量变的过程，"变"是结果，是量变引起的质变。六经传变的过程，其实是邪正交争的过程，病逝消长的过程。而《黄帝内经》中所述的六经顺序即太阳-阳明-少阳仅仅只是一种排列顺序，有别于"传变"的动态演变。古今医家将顺序与传变等同，对居半表半里之少阳是行于太阳还是少阳之后争议不休。《伤寒论》中太阳表邪不解，可传少阳亦可传阳明，且无固定局势；临床传变过程中，少阳不仅可以依此顺序传入阴经，亦可传入阳明经等他经，所以六经的排列顺序也只能是代表一种顺序而已，不能把它看待成六经的传变途径。

《素问·天元纪大论》指出"阴阳之气各有多少，故曰三阴三阳也""太阳为三阳，阳明为二阳，少阳为一阳"，三阴三阳亦即六经，乃根据阴阳气之虚实盛衰而排列，六经传变是邪正进退的结果，阳气在其中起到了重要作用，三阴三阳层次间的转化应与阳气所处状态紧密结合。无论是说六经的顺序或是传变也好，与半表半里或是说其所处病位并无密切关系，其关键乃是阳气所处状态，两者理论来源不同，不可混为一谈。

"六经"是人体脏腑经络病理变化的综合反映，因脏腑经络间的紧密联系，在临床实践中应系统整体地看待疾病的发生发展，并不能只是仅仅关注某一经的病证，要对六经间出现的相互传变关系整体把握。"观其脉证，知犯何逆，随证治之"，《伤寒论》中六经传变是以临床证候为基础，通过疾病的临床表现判断是否传变；同时，《伤寒论》中标题为"太阳病证""少阳病证"等，提示少阳病乃至六经病证均为独立的证候类型，其传变与邪正盛衰、阴阳气的多少、病势消长、个体的体质差异等密切相关，所以六经传变规律并不是固定的，一成不变的，少阳不仅可在太阳之后，亦可在阳明之后。在临床实践中，应整体地、动态地把握疾病演变规律及其本质，而不是拘泥于某种传变顺序。

187 六经辨证太阳病的分类

《伤寒论》创立了六经辨证理论体系，为外感病论治奠定了坚实的基础，然而对六经的解读和认识直接影响经方的应用。《伤寒论》的 398 条条文中，有 178 条属于太阳病篇，故深入探讨太阳病的分类对《伤寒论》六经辨证的研究和应用至关重要。然而，历代医家对太阳病的实质和分类却聚讼不已，特别是对太阳病是否包含温病和痉、湿、暍三病颇有争议。学者马玉杰等通过回顾《伤寒论》太阳病分类的古今争议，同时基于新视角对太阳病进行分类，分析治疗不同类型太阳病的主药，以期对《伤寒论》六经辨证中太阳病的研究提供思路。

太阳病分类的古今争议

1. 太阳病的实质：以朱肱、陶节庵为代表的医家认为太阳病即风寒侵袭足太阳膀胱经之病症。朱肱在《伤寒类证活人书》中曰："伤寒只传足经不传手经……太阳者，膀胱也。"《伤寒六书》中陶节庵认为"头项痛，腰脊强，发热恶寒，恶心，是足太阳膀胱经受证"。又提出"太阳者，阳证之表也"。目前很多学者认可此说法，认为太阳病分足太阳膀胱经病和足太阳膀胱腑病，同时认为足太阳膀胱经为诸经之藩篱，故病变多在表。

以柯韵伯、吕震名为代表的医家认为太阳病统摄营卫，主一身之表。柯韵伯在《伤寒来苏集》中曰："营卫行于表而发源于心肺，故太阳病即营卫病，营卫病即心肺病矣。"吕震名亦在《伤寒寻源》中曰："太阳一经，统司营卫，故为诸阳主气，而冠六经之首，谓太阳主表，义系诸此。"营卫源于心肺而行于表，故营卫不和则表现为表证。

以陈修园、张志聪为代表的医家以六气来解释太阳病。《伤寒论浅注》曰："太阳主人身最外一层，有经之为病，有气之为病。"唐容川在《伤寒论浅注补正》曰："天阳之气发于地下水中……人身应之而有太阳膀胱寒水之府，以司人周身之水，称为寒水，以水之本性原寒，而又名为太阳经者，以水中化气上行外达，则又为卫外之巨阳，故称太阳经焉。"张志聪在《伤寒论集注》中则认为"太阳病有通体、分部之不同，通体太阳如天，主周身皮肤毫毛肌表……分部太阳如日，主头项脊背尾闾血室"。太阳寒水在体应皮肤毫毛肌表，太阳病即皮肤毫毛肌表之表证。

近代以胡希恕为代表的医家认为，六经病是将症状用八纲分类再归纳的六种证候。八纲中的表、里、半表半里是指病位，而阴、阳、寒、热、虚、实是指病性。太阳病的病性属阳、热、实，病位在表。

以上观点是从不同的角度解读太阳病，但皆认为太阳病为表证，太阳病为邪气在表引发的一系列病症。何为表证，章太炎论述"太阳病非局指太阳"时指出："一病而与五象所合皆相涉，唯未及脏腑，是以谓之表证。"综合以上观点，太阳病多涉及表证，一般指邪气在表，正邪交争的一系列病症。

2. 太阳病与温病、风温：《伤寒论》中有关温病的条文"太阳病，发热而渴，不恶寒者，名温病。若发汗已，身灼热者，名曰风温"。位于太阳病上篇，且句首冠以太阳病，但因其不恶寒的症状与太阳提纲证中的恶寒不一致，以及没有明确的温病主方，所以历代医家对于温病是否属于太阳病提出了不同的看法。另外，《伤寒论》中有关温病的条文还涉及温病与风温两者关系的争议。

部分医家认为温病相关条文虽在太阳病篇论述，但温病与太阳病不同。如柯韵伯提出"六经俱有温病，非独太阳一经"，且认为风温为"温病发汗不得法……转属阳明之征兆"。章太炎、陆渊雷等从温病症状分析,认为温病即阳明病,证既同于阳明,治法亦在阳明法中。胡希恕认为温病为里热,不属于太阳病,而是与太阳病并列的另一种病,温病误汗后里热更炽而变为风温,以白虎汤治之。张清苓更是认为温病和伤寒是两个独立的体系,需严格区分。

尤在泾、陈修园、山田正珍等医家认为温病属于太阳病,但对风温的看法亦不同。尤在泾认为温病、风温乃太阳受邪的太阳类证,温病为太阳感受非节之暖,而风温为太阳感受风邪和温邪,两者为并列关系。陈修园认为"太阳病中有温病,误治即变为风温也",山田正珍则认为温病为太阳病表虚表实之外的另一种证候,而风温病则为王叔和所加,非仲景本意。当代李宇铭则通过分析表郁轻证三方,认为温病与中风、伤寒并列,代表方为越婢汤。

综上可知,历代医家对太阳病、温病、风温的关系没有定论。通过分析《伤寒论》中有关温病的条文与其他条文的关系,认为温病属于太阳病,主方为白虎汤,风温从属于温病,是因发汗不当而导致的一类温病。

"太阳病,发热而渴,不恶寒者,为温病",条文句首冠以"太阳病",温病已被明确定义在太阳病范畴内。如前所述,一般认为太阳病为邪气在表,邪气并不局限于风寒,温热之邪亦可在表。温病即是温热之邪侵袭肌表,而出现以发热而渴,不恶寒为主要症状的一类太阳病。温热之邪侵袭肌表,出现皮肤温度升高,自觉燥热、口渴,不会出现恶寒。虽条文未直接指出太阳温病主方,根据其症状进行辨证,推测白虎汤可能为温病主方。

"发汗已,身灼热者,名风温"的风温条文紧随温病条文之后,故温病和风温肯定存在一定关系。这种关系有两种可能,第一,温病和风温是两种独立的病症,属于并列关系;第二,温病和风温属于从属关系。

公认属于并列关系的还有伤寒和中风。定义伤寒和中风的条文如下:

第2条:太阳病,发热汗出,恶风,脉缓者,名为中风。

第3条:太阳病,或已发热,或未发热,必恶寒,体痛,呕逆,脉阴阳俱紧者,名为伤寒。

从上述条文可以发现,条文最后"名为中风"和"名为伤寒"的编写格式是一致的;而定义的温病条文最后是"为温病",定义的风温条文最后是"名风温",编写格式完全不同。

第190条:阳明病,若能食,名中风。不能食,名中寒。

第6条:"太阳病,发热而渴,不恶寒者,为温病。若发汗已,身灼热者,名风温。"

第190条和第6条均是在一个条文中定义了两个病症。但第190条中定义的中风和中寒两个病症是并列关系,文中的"名中风"和"名中寒"格式一致,与第6条完全不同。

从上述分析,可以推测温病和风温是并列关系的可能性很小,是从属关系的可能性很大。若温病和风温属于从属关系,定义温病的条文在前,定义风温的条文在后,从逻辑上一般认为,风温从属于温病,风温应包含温病的症状,同时还具有特殊性。

温病的症状特征为"发热""渴""不恶寒",这些特征理应全部在风温中体现,故风温的症状特征应扩充为"发热""身灼热""渴""不恶寒"。"发热"和"身灼热"均可为皮温增高或主观自觉发热,可以理解为同一症状的不同表述,可以简略为"热"。因此,温病和风温的症状特征相同,均为"热""渴""不恶寒"。

风温虽从属温病,但其特殊性并未体现在临床特征上,而是体现在发病原因中,"发汗已"说明风温就是因发汗不当而导致的一类温病,"风"指的是"发汗不当"。

3. 太阳病与痉、湿、暍三病:定义痉、湿、暍三病的条文句首皆冠以"太阳病",即指明痉、湿、暍三病皆属于太阳病。然而以喻嘉言为代表医家认为《伤寒论》的辨痉湿暍脉证篇为王叔和补入,遂忽视条文本身冠以"太阳病"的意义,不将痉、湿、暍三病放入《伤寒论》中讨论。他在《尚论篇》中批驳了王叔和、林亿、成无己等将痉湿暍篇编入《伤寒论》的做法。此外,部分医家亦因为痉、湿、暍病之脉证与太阳病提纲证不同,而认为痉、湿、暍病为太阳病变证。如柯韵伯认为湿痹定义条文"不恶寒,是太阳变症;脉沉细,是太阳变脉"。但在明确为太阳变证的结胸、脏结、痞证、下利、火逆证等条文中，皆提出是太阳病经汗、吐、下、火逆等误治形成，故认为将痉、湿、暍三病解释为太阳病变证有失仲景本意。

大多数医家认为痉、湿、暍病应属于太阳病。《伤寒寻源》曰："中风、伤寒、温病、湿温、热病。乃太阳病初起平脉辨证之大纲。"以中风、伤寒，温病、湿温、热病为太阳病之大纲。钱潢在《伤寒溯源集》中曰："温病风温痉湿暍诸证，邪气皆由营卫而入，故仲景皆称太阳病，所以附于太阳之末。"认为温病、痉、湿、暍之邪皆由营卫而入，故皆属于太阳病。

根据历代医家论述，痉、湿、暍三病如同温病，应属于太阳病的范畴。

太阳病的分类

基于上述认识，本文提出太阳病应包含中风、伤寒、痉病、中湿、温病、中暍。同时，由于《金匮要略》中风水的定义条文："太阳病，脉浮而紧，法当骨节疼痛，反不疼，身体反重而酸，其人不渴，汗出即愈，此为风水。"句首冠以"太阳病"，且条文"风水，脉浮身重，汗出恶风者，防己黄芪汤主之"与中湿条文"风湿，脉浮身重，汗出恶风者，防己黄芪汤主之"，症状及治疗皆相似，遂将风水也纳入太阳病中。

陆渊雷将流行病的发病过程描述为感染病毒后，人体产生抗毒力即中医所谓正气奋起抗邪。同时指出，治疗热病，亦凭借正气，从而利导匡救，其观点形象描述了正气和邪气相互斗争对疾病发生发展的影响，以及治疗疾病时正气的重要性。由于每个人体质不同，所以感受邪气时正气抗邪的趋势与力量不同，所以我们应该重视体质在疾病发生发展和治疗中的重要作用。

基于以上论述，太阳病的发病和治疗与表邪性质、受病者体质有关。邪气性质不同或受病者体质不同时，会呈现出不同的症状，即不同的太阳病类型。治疗不同类型的太阳病时，也应从邪气性质、受病者体质考虑。

太阳病主药

基于太阳病的上述分类，进一步分析不同类型太阳病主药的功效和作用部位。麻黄为发表出汗之走表专药。麻黄发汗解表为古今公认之功效，《神农本草经》记载"主治中风伤寒头痛，温疟，发表出汗，去邪热气，止咳逆上气，除寒热"，可见麻黄作用于肌表无疑，然麻黄亦有止咳逆上气，利水消肿之功效，故世人皆谓麻黄为肺经专药。陆渊雷在《伤寒论今释》中指出，麻黄治疗喘咳，正是由于其发汗之效。麻黄发汗的目的在于毒害性物质随多余水分排出以止咳。可见麻黄能止咳降逆，利水消肿乃因其发汗解表之功，非作用于肺之故。综上，麻黄为走表专药之意明。

桂枝为调和营卫、降逆通阳之表里同治药。《名医别录》认为桂枝"主治心痛……温经通脉……出汗"，治疗风寒袭表之麻黄汤、桂枝汤、葛根汤、瓜蒌桂枝汤中皆有桂枝。无论是否有汗，皆用桂枝，非桂能开腠理而发汗，亦非能闭腠理而止汗，以调和营卫，使邪从汗出，邪去则表和。当桂枝使用剂量大（五两）时可以治疗心悸动、奔豚气等，剂量中等（三两至四两）时可以治疗腹痛或身体痛。综上可知，桂枝既可作用于肌表，也可作用于里。桂枝甘草麻黄药对主治发热恶寒、无汗，身痛。可见桂枝与麻黄配伍时，主要发挥其解表作用。

葛根是具有解肌发表、生津止泻之表里同治药。《神农本草经》记载葛根主治消渴，身大热，呕吐，诸痹，起阴气，解诸毒。可理解为葛根具有生胃津并向上、向外转输胃津之功效。生胃津即治消渴，起阴气，使胃津从胃→肌部→腠理外达则可祛除肌表、肉部、筋部的邪和热，上引胃津则可治下利。据上述可知，葛根为表里同治之药。葛根汤借葛根之升提，达水液至皮肤，更佐麻黄之力，推运至毛孔之外，可见葛根与麻黄配伍时，可借麻黄发表之力，发挥其解肌发表的作用。

瓜蒌根是清热生津的表里同治药。其内治消渴，外治身热之功在《神农本草经》中已经记载。瓜蒌根的主要作用为生津，并将胃津通过膈输送至身体其他部位。瓜蒌根、葛根均具有生津作用，但瓜蒌根是通过膈部这一门户使身体其他部位得到滋润，而葛根是通过自身趋向性将胃津输送到其他部位。瓜蒌根与桂枝芍药配伍时既散表邪又柔筋缓急，滋养筋脉，可见瓜蒌根所生之津借桂枝达表之力输送至表而濡润筋脉。

白术为内固中气，外御湿邪之表里同治药。白术内固中气，既可用于五苓散、猪苓汤、茯苓泽泻汤之呕吐兼渴，也可用于不呕不渴但大便硬，小便自利之脾虚者。白术祛湿，既可用于风湿相抟，发热汗出体痛身重者，也可治痰与水之眩。可见白术乃益气除湿之表里同治药。白术麻黄甘草药对主治水肿而身体疼痛，可见麻黄可引白术到表，祛在表之水湿。

黄芪为主治汗出而肿，肌肉松软无力之走表专药。后世对黄芪药效多有发挥，然《伤寒论》中仲景之用黄芪，取其固表利水之效，可治黄汗、盗汗、皮水，又可治身体肿或不仁。可见在《伤寒论》中，黄芪为走肌表之专药。

防己可利表里之水。《名医别录》将其利水之功归纳为治水肿、风肿。仲景用防己可在防己黄芪汤、防己茯苓汤中治风水、皮水之表水，也可在木防己汤、木防己去石膏加茯苓芒硝汤中治膈间痰饮之里水，因此为表里同治药。防己与黄芪相用，既能补益肌表营卫，又能行散肌表营卫之水湿，治疗太阳表虚风水证或太阳表虚风湿证，可见防己与黄芪同用时，可引黄芪作用于表。

石膏为透热达表，解肌散热之走表专药。《名医别录》曰"石膏……主除时气，头痛，身热……皮肤热……解肌，发汗"，强调石膏发表解肌之功。从《伤寒论》中归纳出来的石膏药证为主治身热、汗出而烦渴，脉滑数或浮大、洪大者。日本汉方家源元凯《温病之研究》曰："夫邪之在肌肉也，向里蒸胸腹则烦渴。向外蒸肌表则大汗出，石膏能消肌肉之热，热消则渴已汗止而愈。"指出石膏所主之烦渴、大汗皆由肌肉之热熏蒸而成，石膏清散肌肉之热则渴已汗止。善用石膏的张锡纯在《医学衷中参西录》亦曰："盖石膏生用以治外感实热，断无伤人之理，且放胆用之，亦断无不退热之理……石膏之退热，逐热外出也……能使内蕴之热息息自毛孔透出……原具发表之性。"认为石膏以发表之性，散外感实热之邪。由以上论述可知，石膏为善于发散肌表热邪之药。

通过分析太阳病主药在《伤寒论》中的应用，可以发现麻黄、石膏、黄芪为走表专药，而其他药物均为表里同治药。表里同治药通过适当的配伍，就可以使其作用于表。太阳病主药皆可作用于表，侧面验证了太阳病皆为在表之病。

太阳病提纲证的局限性

虽然中风、伤寒、痉病、中湿、中暍、温病、风水在《伤寒论》中的定义条文均冠以太阳病，然而除中风和伤寒外，对其他五种病症是否属于太阳病，历代医家或各执己见或避而不谈。究其原因，在于此五种病症不完全符合"脉浮，头项强痛而恶寒"的太阳病提纲证。从《伤寒论》的形成过程来看，其原始素材来源于人类长期生活实践中积累的大量治疗经验，这些原始经验在长期实践中不断被验证和修订，并被口耳相传。简牍作为文字载体出现以后，这些诊疗经验才被收集、记载。从已出土的涉医简牍可以发现，这些经验在先秦两汉时期均被简单地记录为某方治某证，而无病机和辨证的内容。后世随着经验的不断积累，诊疗要求的不断提高，六经病的概念被引入作为辨证的体系之一。其后，为了更好地辨识六经病，部分医家根据自身的临床经验和体悟，将各经的症状特点归纳为提纲证。因此，据推测，《伤寒论》并非张仲景一人一时之作，而是历代医家共同创作的结果。早期《伤寒论》应该仅有方证，其后引入六经病的辨证理论体系，最后出现六经提纲证。

正因《伤寒论》可能由历代医家共同创作而成，所以早期条文撰写者与晚期提纲证的撰写者的思想很可能不同，所领会六经病的实质和范畴亦难以一致。因此，后期出现的太阳病提纲证可能只是总结了部分太阳病的主要特征，并不能涵盖太阳病的全部类型，将太阳病提纲证作为诊断太阳病的金标准有待商榷。

太阳病提纲证是在六经辨证理论体系之后形成，有其局限性，不能单纯以提纲证来判断是否属于太阳病的范畴。

经方之治，效如桴鼓。然而由于《伤寒论》成书年代久远，文字简洁，因此后世对《伤寒论》见解不一。但一般认为太阳病其病位在表，是正邪交争于表的一系列病症。《伤寒论》太阳病篇的篇幅最长，对于太阳病的认识，特别是太阳病的类型，历代医家见解不同，尤其体现在温病与太阳病的关系，温病和风温的关系，痉、湿、暍病与太阳病的关系等几个问题。要想厘清这些问题，既不能囿于《伤寒论》，也不能完全抛开《伤寒论》，需要在《伤寒论》基本思想的框架内，展开新的思索，探究仲景的原意。

188　六经病中小肠经腑病机探析

　　关于伤寒六经的实质和伤寒六经病表现与传变是否与本经所系脏腑经络的病理变化相一致，以及伤寒是否传足不传手，是《伤寒论》研究中易引争议的重要问题。历代医家多认为，《伤寒论》太阳病主要为足太阳膀胱经腑的病证，而不存在手太阳小肠经腑的病变。其实，上溯《黄帝内经》《难经》，深究《伤寒论》原文，参考历代注家的伤寒论著，不难发现太阳病篇确实存在着小肠经腑的病变，且伤寒六经病除太阳病之外的五经病中也多有小肠之病理变化的参与。学者刘玉良对此问题做了初步探讨。

太阳病内小肠证

　　1. 太阳病中手太阳小肠经证：《灵枢·经脉》曰"小肠手太阳之脉……是动则病嗌痛颔肿，不可以顾，肩似拔，臑似折。是主液所生病者，耳聋目黄颊肿，颈颔肩臑肘臂外后廉痛"。从此段原文中可以看出，手太阳小肠经脉的病变可以出现"不可以顾""肩似拔""颈……外后廉痛"等症状，而《伤寒论》太阳病篇原文所述太阳病的证候有第 1 条太阳提纲证的"头项强痛"以及第 14 条和第 31 条的"项背强几几"等症状，均为太阳经脉受邪而致。虽然《灵枢·经脉》中也论述到足太阳膀胱经脉病证可出现"项如拔""头身项痛""项背……皆痛"等症状，但是《灵枢·经脉》所论述的手太阳小肠经的证候，也符合《伤寒论》中太阳经脉受邪的证候表现。无疑，《伤寒论》所论太阳经脉受邪是以足太阳膀胱经脉受邪为主，但是根据《灵枢·经脉》所述以及人体是一个有机整体的客观现实，我们没有理由断定太阳病中的太阳经脉受邪仅仅是足太阳膀胱经受邪，而应该包括手太阳小肠经感受外邪的病机参与在内。如汪琥在《伤寒论·辨证广注》中即已暗寓手太阳小肠经脉受邪的病机，"按手太阳之脉……其脉之起，自手小指外侧端，上行腕踝臂肘肉等处，上肩会大椎，复交肩，入缺盆……前热论中云，项痛脊强，虽不言手太阳经病。然手太阳之脉，绕肩胛，会大椎，盖大椎上连于项，下通乎脊，又肩胛，即肩……可见太阳一经，有手足兼病者。"

　　太阳为六经之藩篱，外邪侵袭，首犯太阳。太阳外感之邪，须应用汗法使之随汗而解。如果外邪郁闭太重，或解表药力不足及汗不得法，可使病邪不从汗解而从衄解（因血之与汗异名而同类）。从衄解则体现了病邪从太阳经脉而解的机转，如鼻衄。第 46 条曰："太阳病，脉浮紧、无汗、发热、身疼痛……服药已微除，其人发烦目瞑，剧者必衄，衄乃解。"太阳伤寒由于表邪郁闭，阳气虽然外浮，却不能宣泄，所以脉搏浮紧有力而无汗。这就使卫强而荣亦不弱。如果阳气郁闭太重，使脉中荣血极度充盈，就容易突破经络而外溢。手太阳小肠之脉，"上行抵鼻至目内"，所以最常见的是鼻腔出血。又因小肠经络"至目内"，太阳之邪郁结不解，邪壅手太阳小肠之经络，故此处见"目瞑"一症。第 47 条与第 55 条亦体现了外邪从手太阳小肠经脉而解的病理机转。由以上论述和分析可见，张仲景所言太阳病，当包括手太阳小肠经脉受邪的涵义，而其所指太阳也应包含手太阳小肠经脉。

　　2. 太阳病中小肠腑证：在阐释太阳病病机时，多数医家仅谈膀胱腑而忽略小肠腑的气化功能。而有些医家则认识到太阳病中小肠的功能参与和病理变化，如吕震名在注解太阳提纲证时提到心与小肠同资火化，可使膻中之使道通行，而肺之治节下行，从而输布津液下注膀胱，来完成太阳的整个气化功能，"夫手太阳小肠，为受盛之官……小肠受盛之物，全藉膀胱气化而始能出，此气字即巨阳为诸阳主气之气。膀胱小肠，位居腹下，当至阴之地。《黄帝内经》谓太阳根起于至阴，结于命门。心与小肠，同资火化。设膻中之使道绝，而肺之治节不行，何以下注膀胱而输津液……自后世注伤寒家，专责太阳膀胱经，遂有传足不传手之谬说。"

柯韵伯亦力主太阳病当涉及小肠的功能异常，"又腰以上为阳，膀胱位列下焦之极底，其经名为足太阳，以手足阴阳论，实阴中之少阳耳，以六腑为阳论，与小肠之太阳，同为受盛之器耳，不得混膈膜之上为父之太阳也……小肠通膀胱，俱称太阳，伤则俱伤，何分手足？如大便硬是大肠病，岂专指胃言？小便不利，亦是小肠病，岂独指膀胱？且汗为心液，如汗多亡阳，岂独亡坎中之阳，而不涉离中之阳耶。"又如柯韵伯对第29条注曰："心烦是邪中于膺，心脉络小肠，心烦则小肠亦热，故小便数。"

陶华根据标本中气理论，阐述太阳病中当存在小肠的病理变化，"病气为本，脏腑经络受病为标。先受病为本，次受病为标。且如尺寸俱浮者，太阳受病也。其经标本，膀胱、小肠也。膀胱寒水为本，其脉循脊上连风府，故头疼脊强。小肠为标，主发热。"庞安时曰："伤寒一日，巨阳受病，前所说膀胱详矣。《病源》云小肠，虽则误其标本，其手足阴阳自有并病者。故《素问》云六日三阴三阳、五脏六腑皆受病，荣卫不行，五脏不通，则死矣。是表里次第传，不必两感，亦有至六日传遍五脏六腑而死者也。《素问》云诸浮不躁者，皆在阳则为热，其有躁者在手。假令第一日脉不躁，是足太阳膀胱脉先病；脉加躁者，又兼手太阳小肠也。"

汪琥论述了过汗亦会损伤小肠之津液，而且还指出"小便不利"和"下利"均与小肠的泌别清浊的功能异常有关，"汗者心之液，平素多汗之家。心虚血少可知，重发其汗，必恍惚心乱，乃心液亡，而神气浮越也。小便已阴疼者，小肠为心之府。心藏虚，而府中津液亦告竭也……虽有停积，终当入于小肠。但其水至阑门分水之处，遂阻绝不行，不能渗入膀胱，以故小便不利。"

可见，在太阳病的发展过程中，张仲景虽未明言小肠，而小肠的生理功能和病理变化实参与了太阳病的病变过程之中。

太阳篇外小肠证辨析

1. 阳明病中小肠病机探析： 张仲景在阳明病提纲证中曰"阳明之为病，胃家实是也"。此处"胃家"学者多认为指"胃与大肠"，但细思之：小肠上接于胃下连大肠，同为饮食水谷运化之道路，在阳明病的病理变化中，小肠的生理病理必定与其息息相关。如俞根初认为小承气汤为治疗实热蕴结小肠之专方，"小肠火腑，非苦不通。故君以生军之苦寒，以涤小肠。臣以枳实之苦降，直达幽门。但苦非辛不通，故佐以厚朴之苦辛，助将军一战成功也。此为阳明实热，蕴结小肠之良方。若热结旁流，盖小肠正当大腹之内，小肠通身接连油网，油是脾所司。膜网上连肝系。肝气下行，则疏泄脾土，而膏油滑利。肝属木，故枳朴秉木气者，能疏利脾土，使油膜之气下达小肠而出也，又用大黄归于脾土者。泻膏油与肠中之实热，此小承气所以重在小肠也。其不用芒硝，以小肠不秉燥气，故不取硝之咸润。"

2. 小肠泌别清浊功能失常与脾约证： 对于脾约证，有学者认为其病机主要是小肠泌别清浊功能失常，以致水液偏渗于膀胱，肠道失于濡润。因脾的功能在某种意义上来说，涵盖了小肠的功能。《素问·灵兰秘典论》曰："脾胃者，仓廪之官，五味出焉。小肠者，受盛之官，化物出焉。"张景岳注解曰："小肠居胃之下，受盛胃中水谷而分清浊，水液由此而渗入前，糟粕由此而归于后，脾气化而上升，小肠化而下降，故曰化物出焉。"脾主运化，而小肠为受盛之官，化物出焉；脾主升清，而小肠泌别清浊。如果小肠泌别清浊的功能正常，则二便正常；如果泌别清浊功能异常可出现两种情形，一种是湿浊内停，清浊不分，水湿之邪偏渗于大肠之下利，此时治疗常用"利小便以实大便"之法。另一种情况就是脾约证，是因胃强脾弱，脾之转输功能为胃热所约束，而不能为胃行其津液，津液不能还入胃中，胃肠失润而干燥，燥热逼迫津液偏渗，从小便下夺，故小便量反而增多，临床常表现为大便硬，小便数。因此认为脾约证的病机与小肠功能失常有密切关系，脾约证实质就是小肠泌别清浊功能失常，以致水液偏渗于膀胱，肠道失于濡润而成。

脾约证的主要症状是"小便数，大便硬"。张仲景在《伤寒论》中对大小便与津液的关系有深刻的认识和表述。如第105条曰："若小便利者，大便当硬。"第244条："小便数者，大便必硬。"第203

条："当问其小便日几行，若本小便日三四行，今日再行，故知大便不久出，今为小便数少，以津液当还入胃中，故知不久必大便也。"从以上数条可以看出，大便的硬溏与小便的数少在一定情况下互为因果关系：大便溏，则小便量少；大便硬，则小便频数。尤其是第203条中更是明确指出，可以观察病人小便的次数来推测肠燥便硬的程度，判断病情的转归，如根据小便原来每日三四次减为现在的每日两次，来判定这是津液能还入于胃肠之中，肠燥得滋而大便不久将能自行排出。正如方有执所曰："然二便者，水谷分行之道路，此通则彼塞，此塞则彼通，小便出少，则津液还入胃中，胃中津液足，则大便润，润则软滑，此其所以必出可知也。"二便的孰多孰少关系问题也正是"小肠主津"功能的具体体现，由此也能进一步说明脾约证的病机的确是小肠泌别清浊功能失常，以致水液偏渗于膀胱，肠中干燥，糟粕不行。由此可见，在伤寒六经病病机的发展中，小肠的泌别清浊功能在多处得以体现，尤其是在大小便的失常中起到关键的作用。

　　3. "脾约"证被称为"太阳阳明"的机制：张仲景在《伤寒论》第179条曰"太阳阳明者，脾约是也"。历代对"脾约"的病机认识是见仁见智，但均未提及为何脾约证被称为"太阳阳明"，它们之间有何内在的机制和联系？刘力红认为脾属湿，胃属燥。脾约便是脾湿被胃燥所约。之所以称其为太阳阳明，是因为脾约的主症是"小便数、大便硬"，其与"正阳阳明""少阳阳明"最大的区别便是其在"大便硬"的同时尚有"小便数"，而小便由太阳之腑膀胱所主，膀胱主小便的功能失常导致了脾土不能制水，故将脾约称为"太阳阳明"。

　　刘玉良认为此说有其道理，但尚欠全面，应该将小肠的功能失常考虑进去。如前所述，脾约证的病机与小肠功能失常有密切关系，脾约证的实质即是小肠泌别清浊功能失常，以致水液偏渗于膀胱，肠道失于濡润而成。小肠膀胱均为太阳之腑，二者功能的失常引起的阳明病，张仲景因此将其称为太阳阳明，这在理论上是很具合理性和说服力的。由此可见，仲景所曰"太阳"，确实是以其所系的脏腑经络（膀胱和小肠）为主要内涵的，而"太阳病"则主要为其所系的脏腑经络的病变。

　　4. 少阴下利便脓血证中的小肠病机分析：关于少阴下利便脓血证（第306、第307、第308条），医家多认为是肾阳虚衰、阳虚气陷、不能固血并滑脱不禁的病证，极少提到小肠的病变。而李克绍认为此证病变部位在小肠，如他在《伤寒论语释》中指出手少阴心经的经脉络小肠，寒湿郁滞于小肠，络脉损伤，故下利便脓血。《难经·五十七难》曰："小肠泄者，溲而便脓血。"第307条之证在第306条的基础上，二三日至四五日，寒邪渐深，阳虚寒凝故腹痛；小肠寒湿，不能泌别水分以入膀胱而偏渗大肠，故小便不利，下利不止；便脓血同样为络脉损伤，本证（第307条）已见大肠滑脱不禁之病机。第308条提出下利便脓血可用刺法，以疏通经络，祛除病邪。

　　总之，对于伤寒六经病中手太阳小肠经脉和小肠腑的病理变化，张仲景虽然没有明确指出，但是从对六经病病机的认真分析中不难看出，小肠经腑的病理变化。深入探讨六经病尤其是太阳病中小肠经腑的病变，可以进一步全面客观地认识"太阳"的真实涵义、太阳病的确切病机以及伤寒六经病的整个病理机转，了解张仲景对六经涵义的初衷。

189 六经辨证太阳病辨证论治体系

张仲景《伤寒杂病论》在中医药学发展史上拥有十个创新与领先地位：一是创建领先的六经辨证论治体系；二是创建领先的脏腑辨证论治体系；三是创建领先的八纲辨证论治体系；四是创建领先的用方辨证论治体系；五是奠定领先的卫气营血辨证论治；六是奠定领先的三焦辨证论治；七是奠定领先的病因辨证论治；八是奠定领先的妇科辨证论治；九是奠定领先的血证辨证论治；十是奠定领先的痰饮辨证论治。太阳病辨证论治体系是六经辨证论治体系的重要组成部分之一，由太阳病本证、太阳病兼证和太阳病类似证辨证论治体系所组成。学者王付结合数十年临床运用太阳病辨证论治体系辨治各科常见病、多发病及疑难病体会，对此做了有益的探讨。

太阳病本证辨证论治体系

在解读太阳病辨证论治体系前，必须了解几个重要问题：什么是太阳？什么是营卫？营卫是怎样构成的？营卫与太阳有哪些相互关系？什么是太阳病？这一系列问题都直接关系到能否学好及用活《伤寒杂病论》中太阳病辨证论治体系，以更好地指导临床治病。

什么是太阳？张仲景用太阳有何特殊意义？太阳属于中医学中的特有用语，其基本含义有三：一是太阳具有温热的特点，可维持和保持大自然处于恒温的状态；二是太阳属于自然界中最大的星球；三是为《易》"四象"之一，即乾、兑为太阳，"乾为天，刚健中正"，而"兑为泽，刚内柔外"。从这三个方面理解中医所说的太阳的基本寓义有三：一是将人体结构中具有保持和维护正常恒温的肌表比作自然界之太阳；二是将构成人体最大形体的肌表比作自然界之太阳；三是将肌表刚健与柔和双重特性比作太阳。可见，人体五脏六腑之所以能够保持相对的恒温是因为有肌表的固护作用，五脏六腑之所以能成为一个有机的整体，是因为有肌表筋脉骨节作为基本构架，所以张仲景将肌表统称为太阳具有重要的理论指导意义和临床实践意义。张仲景在《伤寒杂病论》中用太阳一词并不局限于肌表，更包括筋脉和骨节等，从而又充实和完善了太阳的基本概念和辨证内容。

什么是营卫？营卫是一个抽象的概念，对此可以将营卫比作一个国家的边防部队。边防部队的主要职责，一是要拥有强大的武装力量不受外部势力侵犯；二是要行使保卫国家的神圣职责。边防部队主要由两大部分所构成，一是作战部队，二是后勤部队，卫气相当于作战部队，营气相当于后勤部队。营卫的基本功能如同边防部队，一是要保护人体肌表不受外邪侵袭；二是要保护内在脏腑不受外邪侵扰。需明确指出的是营卫之气在抗邪方面是以卫气为主导作用，营气可协助卫气更好地发挥保卫自己和内脏功能的作用。

营卫是怎样构成的？众所周知，边防部队是由千千万万户家庭儿女参军组建而成，同理，营卫之气是由五脏六腑之气走于肌表所组成的。

营卫之气与太阳之间有何相互关系？走于肌表的五脏六腑之气怎样才能形成一个统一的有机整体——营卫之气？众所周知，边防部队的形成是由司令部统一规划、统一指挥、统一行动，司令部具有重要的领导和指挥作用。既然前文已把营卫比作边防部队，就可将太阳比作边防部队的司令部，因此，五脏六腑之气所形成的营卫体系由太阳统一领导、统一指挥、统一行动和统一协调。可见，营卫行使保卫肌表和维持内在脏腑的功能是由太阳统一领导和支配的。

什么是太阳病？太阳病即肌表筋脉骨节病，可张仲景为何不说肌表筋脉骨节病而说是太阳病？因为太阳病具有三层含义：一是追究疾病发生的根本原因，即太阳病的原因是太阳没有有效行使协调统一营卫之气，邪气乘机侵入而演变为太阳病；二是探求疾病发生的病变证机，即太阳未能有效协调统一营卫之气，导致营卫之气失调，或营卫之气虚弱，由此外邪乘机或乘虚而侵袭，病变的证机是营卫与邪气相互斗争；三是辨清疾病发生的演变规律，即太阳受邪既要及时调动营卫之气抗邪，又要调动脏腑之气走于肌表以化为营卫，再由太阳统一协调以抗邪。太阳统摄营卫在抗邪的过程中的演变规律有四：一是太阳受邪积极调动营卫之气，营卫之气奋起抗邪，邪气不胜营卫之气而退散，病可不药而自愈；二是太阳受邪积极调动营卫之气奋起抗邪，因邪气盛实，营卫之气未能及时将邪气退散，正邪相互斗争，胶结不解，病变以实为主；三是太阳受邪积极调动营卫之气，营卫之气失调而未能积极抗邪于外，邪气留结太阳日久不愈，病变演变以实为主，以虚为次；四是太阳受邪虽积极调动营卫之气抗邪，但营卫之气虚弱而未能有效地抗邪于外，邪气留结太阳日久不愈，病变演变以虚实夹杂为主。可见，仲景不言肌表筋脉骨节病而言太阳病，既包含病变部位在肌表筋脉骨节，又包括病变证机是正气抗邪需要太阳协调统一，更包含太阳病的演变过程中始终是以营卫与邪气相斗争为主的过程。

太阳病本证就是辨太阳本身出现的症状表现，结合张仲景论述将太阳病本证分为 12 个证型。12 个证型又分为两大部分，即外感太阳病本证和内伤太阳病本证，并可进一步分为四大类型。其一，感冒类太阳病：太阳伤寒证相当于当今人们所说的风寒感冒以实证为主；太阳中风证相当于当今人们所说的风寒感冒以虚证为主；太阳温病证相当于当今人们所说的风热感冒，风热感冒就是寒热夹杂感冒。其二，颈椎颈项类太阳病：太阳刚痉证相当于当今人们所说的颈项部病变以寒实为主；太阳柔痉证相当于当今人们所说的颈项部疾病以虚寒为主；太阳湿热痉证相当于当今人们所说的颈项部疾病以热夹寒为主。其三，眼睑水肿类太阳病：太阳风水表虚证相当于当今人们所说的肾病或内分泌失调以虚寒为主；太阳风水表实证相当于当今人们所说的肾病或内分泌失调以实寒为主；太阳风水夹热证相当于当今人们所说的肾病或内分泌失调以热夹寒为主。其四，肌肉筋脉骨节类太阳病：太阳风湿表虚证相当于当今人们所说的肌肉筋脉骨节疾病以虚寒为主；太阳寒湿表实证相当于当今人们所说的肌肉筋脉骨节疾病以实寒为主；太阳湿热痹证相当于当今人们所说的肌肉筋脉骨节疾病以热夹寒为主。

太阳病兼证辨证论治体系

《伤寒杂病论》仅仅用少量的篇幅论述太阳病本证，却用了大量的篇幅论述了太阳病与五脏六腑疾病相兼的辨证论治。张仲景为何要在太阳病篇中重点论述五脏六腑疾病与太阳病相兼？论述的特点及要点是什么？从太阳病兼证中深入研究太阳病，才能发现张仲景在太阳病篇中辨证论治的核心不是辨太阳病本证，而是重点论述太阳病兼证。这又是为什么？因为太阳病本证比较容易辨证，而太阳病兼证则是比较难辨难治性疾病。

太阳病本证实质上就是筋脉骨节病，而太阳病兼证主要有二：一是太阳病本证之间相兼即太阳病本证与太阳病本证之间相兼；二是太阳病本证与内伤杂病相兼即太阳病本证与五脏六腑疾病相兼。

1. 太阳病本证与太阳病本证相兼：太阳病的本证有 12 个证型，12 个证型中任何一个太阳病本证都有可能与另一个太阳病本证相兼，因此，太阳病本证相兼的病变证型是比较多的。理解与应用太阳病本证的基本证型的重点是举一反三、触类旁通，以此就能从本质上抓住张仲景论太阳病本证的重点及核心，从而执简驭繁，深入浅出，融会贯通，运用太阳病本证理论更好地指导临床辨治太阳病本证相兼。

2. 太阳病本证与内伤杂病相兼：根据之前所学习的内容，凡是张仲景所说的太阳病，都包含太阳病的 12 个基本证型；凡是说内伤杂病，都包含五脏六腑病证，而五脏六腑疾病又有寒热虚实、气血痰等不同。太阳病本证中的 12 个证型都有可能与五脏六腑中的任何一个证型相兼，如太阳伤寒证与心气虚证相兼、太阳伤寒证与心血虚证相兼、太阳伤寒证与心阳虚证相兼、太阳伤寒与心阴虚病证相兼、太阳伤寒证与心气郁证相兼、太阳伤寒证与心瘀血证相兼等。从这个角度研究太阳病就知道张仲景在《伤寒杂病论》中论述太阳病内容的重点就是论述太阳病兼证的辨证论治体系，从而强调运用太阳病兼证的思路与方法是辨治疑难杂病的最佳切入点，对指导临床辨治各科疑难杂病具有重要的理论和实践意义。

太阳病类似证辨证论治体系

    张仲景辨太阳病类似证的重点有二：一是论述辨太阳病类似证不同于辨太阳病本证，二是论述辨太阳病类似证不同于辨太阳病兼证。辨太阳病本证是认识疾病的最基本的切入点，为辨太阳病类似证提供最基本最确切的鉴别要点、鉴别思路与鉴别方法，同中求异，辨清疾病是此而非彼；辨太阳病兼证是认识疾病由单一到多的渐变过程，再由简单到复杂的演变过程，强调辨治太阳病的基本思路与方法不能仅仅局限于辨太阳病，而要知道辨太阳病具有复杂性和多变性，强调在临床中辨治太阳病必须开拓思路，扩大认识，掌握要点，以此才能避免辨证失误和治疗差错，才能在复杂多变中掌握疾病的演变规律和特征，以此才能做到治病用方定量心中有数，一目了然。可见，辨太阳病类似证的重点是在辨太阳病本证基础之上辨清疾病的症状表现虽然有相同之处，但在本质上表现特点是有区别的，同时强调辨证不能仅仅局限于相同症状表现，更要重视辨相同症状中之不同，在不同症状之中辨清病变的主要矛盾所在，这就是张仲景在《伤寒杂病论》中辨太阳病类似证的核心与目的。如某些悬饮证相当于当今所说的结核性胸膜炎有类似太阳病的表现；某些黄疸证相当于当今所说的肝损伤合并感染有类似太阳病的表现；某些痰郁证相当于当今所说的内分泌失调有类似太阳病的表现；某些虚证相当于当今所说的免疫功能低下疾病类似太阳病表现；某些暑热证相当于当今所说的中暑类疾病（张仲景称之为太阳中暍或太阳中热）类似太阳病表现等。辨太阳病类似证的核心就是提高辨清真假是非的辨治能力，在辨证论治过程中具有举足轻重的指导作用。

    张仲景在《伤寒杂病论》中既论述了太阳病本证辨治论治体系，又论述了太阳病兼证辨证论治体系，还论述了太阳病类似证辨证论治体系。张仲景论述太阳病本证辨证论治体系的核心是阐明辨治任何疾病都必须从最基本的症状表现中去辨证，尽管疾病都有复杂多变的演变规律，但必须认清任何一种疾病都有其最基本的共有、特有的症状表现，在临床中只有从最基本的症状表现中去认识、了解、掌握，才能抓住疾病的病变部位及演变特点，才能为进一步选方用药定量提供基本的切入点和落脚点。张仲景论述太阳病兼证的核心是阐明在临床中辨治疾病常常是复杂多变的，同时指出太阳病本证虽是临床中的常见病，但与太阳病兼证相比，太阳病兼证则是最多的，同时也是临床中比较难治的疾病，所以张仲景在《伤寒杂病论》中太阳病篇用了大量的篇幅论述太阳病兼证，既强调辨太阳病兼证的重要性，又突出辨太阳病的复杂性、多变性以及难辨难治性，在临床实际中只有对太阳病兼证高度重视，了如指掌，才能化难为易，才能更有效地辨治疑难杂病，对此也就明白张仲景论太阳病兼证的内容实际上就是论述辨治疑难杂病。张仲景论太阳病类似证辨证论治体系的核心是突出辨治疾病不能仅仅局限于疾病共有症状表现，必须高度重视疾病相同症状表现中之不同，特别是能够辨清不典型的症状，把握病变证机的不同，以求辨治疾病时能够不为现象所迷惑，能够辨清病变证机而选择最佳治疗方药。可见，张仲景论述太阳病三大辨证论治体系即本证辨证、兼证辨证、类似证，重在强调辨治太阳病的最佳切入点和最佳制高点，从而达到学习太阳病以指导临床辨治太阳病本证、太阳病兼证、太阳病类似证的最终目的。

190　六经辨证太阳病下利及方药分析

　　根据《伤寒论》条文来看，太阳病下利分为两种情况：一种是太阳病发病时伴有下利，一种是太阳病误治后出现下利。有些条文对症状描写较为具体，而有些就较为简单，很难直接通过条文来辨证论治。学者史莎莎等按下利条文出现的先后次序，对条文内容和方药进行分析，并对不同方药在使用时应明确的鉴别点进行了整理，便于临床准确用药，减少误治概率。

葛根汤与葛根加半夏汤

　　1. 条文分析：《伤寒论》第31条"太阳病，项背强，无汗，恶风，葛根汤主之"。第32条："太阳与阳明合病者，必自下利，葛根汤主之。"第31条指出葛根汤有"无汗、恶风"的表现，说明病邪在表，由于下利损伤津液，推测葛根汤的脉象为浮弱或浮缓。第32条叙述葛根汤下利时提到"太阳与阳明合病"是何意？阳明病为"胃家实"，也有"热结旁流"的表现，需泻下逐热，太阳病下利与"热结旁流"仅从症状来看很类似，但治疗方法完全不同，第32条用"太阳与阳明合病"是要提醒医家，下利时若有太阳病表现，要从太阳病论治。结合第31条、第32条来看，葛根汤下利虽然借用"阳明之道"，但属于太阳病，为表邪内陷所致，应从表解之，主要伴随症状为脉浮弱、无汗、恶风。第33条："太阳与阳明合病，不下利，但呕者，葛根加半夏汤主之。"《〈伤寒论〉阐释》将第33条"不下利"认为应是"下利"，此以"下利"来分析。水饮停于胃脘时，常会出现呕症，故葛根加半夏汤适用于葛根汤证伴见水饮内停而出现下利时使用。

　　2. 方药分析：葛根汤为桂枝汤（桂枝、芍药、生姜、炙甘草、大枣）加葛根、麻黄而成，用桂枝汤既能解表又能调和表之营卫。《神农本草经》记载葛根味甘平，主消渴下利，身大热，葛根可止利而养阴。麻黄味苦温，主中风伤寒头痛温疟，发表，出汗，去邪热气。表邪应从表走，葛根汤用麻黄可使津液化汗以祛邪，有"针引阳气"的作用。

　　葛根加半夏汤为葛根汤与小半夏汤的合方。半夏主心下坚，喉咽肿痛，《金匮要略》用半夏与生姜配伍而成的小半夏汤治疗水饮呕逆症。当葛根汤下利伴有呕症时，方中已有生姜，故加入半夏即可，即是葛根加半夏汤。

葛根芩连汤

　　1. 条文分析：《伤寒论》第34条"太阳病，桂枝证，医反下之，利遂不止，脉促者，表未解也。喘而汗出者，葛根黄芩黄连汤主之"。"桂枝证"即"桂枝症"，用其代表桂枝汤一系列的症状表现。误治前因汗出而津虚，误下后又出现下利，更加重了津液的损失，津液不能荣脉，阴虚生内热，出现促脉之象，虚热炎上而喘，迫表而汗出，故葛根芩连汤下利为阴虚有热所致，主要伴随症状为脉微数，喘，发热，汗出。

　　2. 方药分析：葛根芩连汤由葛根、黄芩、黄连、炙甘草组成。《神农本草经》记载黄芩味苦平，主诸热，肠澼泄痢，逐水；黄连味苦寒，主热气，肠澼，腹痛，下利。葛根养阴清虚热，配黄芩和黄连味苦以清热，利小便而实大便，诸药配伍使用可治疗上述之下利。

　　3. 鉴别要点：葛根汤和葛根芩连汤同用葛根，都有下利，其区别在于葛根汤无汗、恶风，要从表解之，如葛根汤的煎服法中要求"覆取微似汗"；葛根芩连汤则不恶风，汗出而喘，不可再从表解，用黄芩、黄连两味药使热邪从下焦而去。

小青龙汤

1. 条文分析：《伤寒论》第 40 条"伤寒，表不解，心下有水气，干呕、发热而咳，或渴，或利，或噎，或小便不利、少腹满，或喘者，小青龙汤主之"。此条文说明在伤寒不解的同时又有水湿不化。水湿上逆可致呕；上犯于肺可致咳或喘；凝炼成痰可有哽噎感；水湿停于下焦，可出现小便不利、少腹满；水走大肠，可出现下利，故小青龙汤下利为表邪不解，水湿内停所致，主要伴随症状为脉浮紧，恶寒重，发热轻，咳嗽，呕逆。

2. 方药分析：小青龙汤由麻黄、芍药、桂枝、五味子、干姜、细辛、半夏、炙甘草组成。《神农本草经》记载五味子益气，主咳逆上气，其功能与苦杏仁相似，故麻黄、桂枝、五味子、甘草相配有麻黄汤之意，可解伤寒外感。同为水湿所诱发，但出现不同的症状就要使用不同的药物，《神农本草经》记载细辛主百节拘挛，风湿，痹痛；半夏主心下坚，喉咽肿痛；干姜主胸满咳逆上气，温中，除湿痹。即细辛用于水湿导致的身痛，半夏用于祛除胃脘之水邪，干姜用于治疗阳虚之水湿不化，小青龙汤的水气症状涵盖了这些表现，故三味药同时配伍使用。《神农本草经》记载芍药主邪气腹痛，破坚积寒热。《证类本草》记载芍药可止痛，利小便，祛水气，芍药的使用可防止发汗太多而伤阴，又有祛里水的作用。

3. 鉴别要点：葛根汤和小青龙汤虽同为表证伴有下利，但小青龙汤还有水饮内停的其他症状，两者脉象也不同。葛根汤证以桂枝汤证为基础，脉浮弱；小青龙汤证以麻黄汤证为基础，脉浮紧。

生姜泻心汤

1. 条文分析：《伤寒论》第 157 条"伤寒汗出解之后，胃中不和，心下痞硬，干噫食臭，胁下有水气，腹中雷鸣下利者，生姜泻心汤主之"。汗出、下利既损伤阳气，又损伤阴液，只是条文中阳虚症状并不明显。此时出现的心下满硬、干呕、肠鸣等症状都是胃中有水气的表现，故生姜泻心汤下利为水饮不化，阴阳两虚所致，脉应沉弱，其他兼症在条文中有具体描述，可参考之。

2. 方药分析：生姜泻心汤由生姜、干姜、半夏、黄芩、黄连、人参、炙甘草、大枣组成。《神农本草经》记载干姜味辛温，主胸满咳逆上气，温中止血，治肠澼下利，说明干姜具有温中止利之功。《本草求真》记载生姜能发表除寒止呕，与半夏配伍后祛水止呕的功效更佳。黄芩、黄连相配可使水饮从下焦出，黄连虽性寒，但此时阳虚不甚，还可用之。人参补五脏，安精神，与甘草、大枣配伍能防止下利伤津而养阴。

3. 鉴别要点：生姜泻心汤下利与葛根汤、小青龙汤的不同在于无表证，与葛根芩连汤的不同在于有阴阳虚损之象。

甘草泻心汤

1. 条文分析：《伤寒论》第 158 条"伤寒中风，医反下之，其人下利，日数十行，谷不化，腹中雷鸣，心下痞硬而满，干呕心烦不得安。医见心下痞，谓病不尽，复下之，其痞益甚。此非结热，但以胃中虚，客气上逆，故使硬也。甘草泻心汤主之"。甘草泻心汤与生姜泻心汤皆由医者误下所引发，两者的症状类似，区别在于甘草泻心汤在"心下痞硬"的基础上还伴有"满"症，并见"心烦不得安"。《黄帝内经》曰"脏寒生满病"，下后阴阳俱伤，中焦脾胃虚寒而生痞满，阳虚不能养心而出现心烦。故甘草泻心汤下利为中焦虚寒，水运失常所致，脉应沉弱。

2. 方药分析：第 158 条的下利，脾弱阳虚较甚，而生姜泻心汤虽有温阳养阴祛水的作用，但温阳功效不强，在生姜泻心汤基础上需加入助阳补脾的药物。《神农本草经》记载甘草味甘平，坚筋骨，长肌肉；《本草便读》记载炙甘草有助脾元之力，说明甘草有养脾的功效。《伤寒论》第 29 条："伤寒脉浮，自汗出，小便数，心烦，微恶寒，脚挛急，反与桂枝，欲攻其表，此误也。得之便厥，咽中干，烦躁吐逆者，作甘草干姜汤与之，以复其阳。"指出甘草、干姜配伍而成的甘草干姜汤具有补阳之功。故甘草泻心汤在生姜泻心汤的基础上去生姜，加干姜至三两，炙甘草至四两，借其温阳散寒。

3. 鉴别要点：甘草泻心汤与生姜泻心汤的下利不同在于甘草泻心汤阳虚较甚，可见完谷不化。

赤石脂禹余粮汤

1. 条文分析：《伤寒论》第 159 条"伤寒服汤药，下利不止，心下痞硬，服泻心汤已，复以他药下之，利不止；医以理中与之，利益甚，理中者，理中焦，此利在下焦，赤石脂禹余粮汤主之。复不止者，当利其小便"。因泻心汤的条文中有下利一症，医者见下利便使用泻心汤，不解后，又用理中汤之类，下利没有得到缓解。仲景解释此下利是因为下焦的缘故，而泻心汤和理中汤都是治疗中焦失调引起的下利，所以应用无效，这时应用赤石脂禹余粮汤来治疗。条文无描写症状，从药物的使用上可推测赤石脂禹余粮汤下利为肠道湿热所致，其主要表现可见肛门灼热，下利脓血。此条文在生姜泻心汤和甘草泻心汤之后，提示医家不要见下利便用泻心汤，有对比鉴别之意。同为下利，如不辨证，亦可无效。

2. 方药分析：赤石脂禹余粮汤由赤石脂、禹余粮组成。《神农本草经》记载赤石脂味甘平，主黄疸，泄利，肠澼，脓血。禹余粮味甘寒，主咳逆寒热烦满，赤白，血闭。对于伴有脓血，或伴有赤白的下利，两药都可治。

3. 鉴别要点：与前几种下利相比，此下利无涉及中焦，胃气尚存，津液不虚，故赤石脂禹余粮汤中并未加养阴温中药物，如人参、干姜、甘草之类。此条文重点强调中下二焦下利治法的不同。

桂枝人参汤

1. 条文分析：《伤寒论》第 163 条"太阳病，外证未除而数下之，遂协热而利，利下不止，心下痞硬，表里不解者，桂枝人参汤主之"。太阳病用下法后，表热未除，反倒伤及胃气，出现心下痞硬、下利等症状。说明桂枝人参汤下利为表证不解，中焦阳虚所致，主要伴随症状为脉浮弱，口渴，手脚不温。

2. 方药分析：桂枝人参汤由桂枝、人参、白术、干姜、炙甘草组成，即人参汤（人参、白术、干姜、炙甘草）加桂枝而成。《神农本草经》记载白术味苦温，主风寒湿痹死肌，止汗，除热。人参汤中人参养津，干姜甘草养阳，白术健脾祛湿。桂枝人参汤用桂枝解外，人参汤温中补阳，合用有解表温里之功。

3. 鉴别要点：桂枝人参汤与葛根芩连汤的下利区别在于，葛根芩连汤是汗出不恶寒，桂枝人参汤有表证，表热同时可伴见恶风；与泻心汤的区别在于，泻心汤之利无表证，有腹中雷鸣、干呕等症。桂枝人参汤与小青龙汤同为表里病，且有下利，但使用方药差距较大的原因是小青龙汤为伤寒不解，所以用麻黄来发汗，桂枝人参汤为太阳病误下，津液不足，故用桂枝调和营卫以解外。小青龙汤里证表现症状为咳、呕、小便不利，水饮明显，故采用祛水药，而桂枝人参汤阳虚明显，以健脾补阳为要，故用人参汤。

黄芩汤与黄芩加半夏生姜汤

1. 条文分析：《伤寒论》第 172 条"太阳与少阳合病，自下利者，与黄芩汤；若呕者，黄芩加半夏生姜汤主之"。第 265 条："伤寒，脉弦细，头痛发热者，属少阳。少阳不可发汗，发汗则谵语。"第

172 条中虽提到太阳与少阳合病，但黄芩汤方药中并无解表之药，说明此条文重点在于少阳，第 265 条提到少阳病不能发汗，所以"太阳与少阳合病"有提示医家少阳下利不能使用汗法治疗之意。黄芩汤下利为邪入少阳所致，此条文无描述其他症状，从用药推测主要伴随症状为脉弦弱，腹痛，可伴见腹部肌肉痉挛。

2. 方药分析：黄芩汤由黄芩、芍药、炙甘草、大枣组成。《本草从新》记载黄芩泻中焦实火，除脾家湿热，治痢腹痛。《伤寒论》第 29 条"若厥愈足温者，更作芍药甘草汤与之，其脚即伸"，即芍药、甘草配伍而成的芍药甘草汤能缓痛柔筋，诸药配伍使用可止利而缓痛。

3. 鉴别要点：黄芩汤与葛根汤的区别在于，葛根汤是太阳病下利，脉浮，采用的是汗法，而黄芩汤无表证，脉弦弱。与葛根芩连汤相比，黄芩汤药味组成少了葛根、黄连，加了芍药、甘草、大枣。《雷公炮制药性解》记载黄连味苦，性寒无毒，入心经，主心火炎，目疾暴发，疮疡红肿，肠红下痢，其清上焦热邪作用明显。葛根芩连汤用黄连，是因为下利的同时可能伴有上焦的热象，如口舌生疮等症。黄芩汤只用黄芩不用黄连，说明此时的下利没有上焦热象。葛根芩连汤的下利还有发热汗出，脉促等表现，而黄芩汤无汗出。若黄芩汤下利伴有呕逆之症，原方要加半夏、生姜，即用黄芩加半夏生姜汤来治疗。

《伤寒论》太阳病下利条文较多，通过对条文和方药的分析，明确每种下利的病机、主要症状及不同方药之间的鉴别点，有益于准确掌握每首方的适应证，达到效如桴鼓的目的。

191　六经辨证阳明病辨证论治体系

　　张仲景在《伤寒杂病论》中创建了六经辨证论治体系，又创建了六经本证辨证论治体系、六经兼证辨证论治体系、六经类似证辨证论治体系，学者王付结合数十年临床运用阳明病辨证论治体系辨治各科常见病、多发病及疑难病体会，对阳明病辨证论治体系作了有益的探讨。

阳明病本证辨证论治体系

　　在认识与理解阳明病之前，必须了解几个重要问题：什么是阳明？什么是阳明胃和阳明大肠？胃及大肠具有哪些特殊性？胃及大肠与阳明有哪些内在关系？什么是阳明病？研究这一系列问题都直接关系到怎样才能将《伤寒杂病论》中阳明病理论更好地指导临床实践。

　　什么是阳明？根据张仲景所论述的阳明的特点可知，阳明既具有阳光、光明的属性，又具有阳刚、温柔的双重属性。首先，张仲景以阳明代表胃与大肠具有阳光、光明的属性，亦即阳明胃和阳明大肠在功能活动上以温热为主，在结构体系上直接与外界相通。张仲景以阳明代表阳光、光明的核心是突出胃与大肠的生理特性以温热与开放为结构体系。

　　其次，阳明具有阳刚与温柔的双重属性。阳刚属性的基本含义为：①胃接受自然界之食物必须具备阳刚之气。因人体是一个有机的整体，有机的整体在接受外界非人体自身固有的东西时，必须拥有阳刚之气才能对食物进行受纳、消化、转运等过程。②大肠拥有阳刚之气将大肠中糟粕排出体外。因为食物经过阳明胃阳刚之气的受纳、消化、转运而将食物分解为精华和糟粕，并将糟粕转运输送至大肠，大肠之气必须具有阳刚之气才能接纳食物中之糟粕，并完成食物中之糟粕的储存与排泄。阳明温柔属性的基本含义为：①将胃受纳之气称之为温柔。温柔即温化柔和的意思。胃温化柔和之气既可接受外界各种食物进入胃中，又可有序地消化及转化食物。②将大肠储存糟粕之气称之为温柔。大肠温化柔和之气既可储存、容忍糟粕存在，又可将糟粕转化为不干不燥、不溏不泻之有形大便。可见，张仲景将胃和大肠称之为阳明，既包含胃与大肠具有阳光、光明的温热与开放的生理特性，又包含胃与大肠具有阳刚和温柔的双重生理特性，从而为研究胃和大肠的病变证机、病变证型和选方用药定量奠定了重要的理论基础和临床依据。

　　什么是阳明胃和阳明大肠？研究阳明胃和大肠的基本概念有三：一是研究阳明胃和大肠的生理特性及病理变化；二是研究胃和大肠与脾、心、肺、肝、胆、肾、膀胱以及肌肉、颜面之间的生理关系及病理变化；三是研究阳明胃和大肠经络的生理特性及病理变化。张仲景在《伤寒杂病论》中研究阳明胃与阳明大肠的重点不是研究阳明胃与阳明大肠的经络。

　　阳明胃与阳明大肠具有哪些特殊性？研究阳明胃的重点是研究胃的受纳、消化、传送转输等功能，即阳明胃通过阳明阳刚之气接纳外界进入之食物，然后经过阳明胃温化柔和之气将食物消化、变化、溶化，最后再经过阳明胃阳刚之气传送转输经小肠进入大肠。研究阳明大肠的重点是研究阳明大肠的储存、变化、转运排泄等功能，即阳明大肠温化柔和之气接受阳明胃及胃家小肠变化食物中之糟粕，然后经过阳明大肠温化柔和之气将糟粕渐渐变化为有形之大便，最后再经过阳明大肠阳刚之气将大肠中之糟粕排出体外。

　　胃及大肠与阳明有哪些内在关系？胃与大肠行使其正常的功能活动，必须具有阳光温热、阳刚、温化柔和的生理特性。胃及大肠都与外界密切相通，相互为用共同完成食物在体内的受纳、消化、变化、转化、转运、转输、排泄等功能。阳明胃与外界相通，以接受食物为主；阳明大肠与外界相通，以排泄糟粕为主。再则，阳明胃之阳光温热旨在接受食物、受纳食物、消化食物，阳明大肠之阳光温热旨在储存糟粕、变化糟粕、排泄糟粕。若没有阳明胃气之受纳则没有阳明大肠之排泄，若没有阳明大肠之排泄则没有阳明胃气之受纳，因此，阳明胃与阳明大肠之间有着十分密切、相互协调的内在关系。可见，胃与大肠行使各自相互为用的生理功能必须借助阳光温热、阳刚、温化柔和之生理特性，这即是胃及大肠与阳明之间的内在关系。阳明之阳光温热、阳刚、温化柔和之气相互为用，以统领、统摄胃和大肠的生理功能。以阳光温热、阳刚、温化柔和为基本切入点研究阳明胃和大肠的生理特性，可进一步深入研究胃和大肠的病变证机及病证表现。

什么是阳明病？阳明病就是阳明胃和阳明大肠及其所主的肌肉和颜面等病变。张仲景为何不说胃和大肠及其所主肌肉颜面病而说是阳明病？因为，阳明病具有三层含义：①追究疾病发生的根本原因，即阳明病的原因是阳明没有有效地行使阳光、阳刚、温柔之气，阳光阳热太过或不及均可演变为阳明病。②探求疾病发生的病变证机，即阳明未能有效行使阳刚之气，或阳刚之气失调，或阳刚之气虚弱，导致阳光温热太过而为邪热，或阳光温热不及可生寒，病变的证机是人体阳光之气与热邪或寒邪之间相互斗争。③辨清疾病发生的演变规律，即阳明受邪而为病既要及时调动阳刚之气以抗邪，又要调动温柔之气化为阳刚之气，再由阳明之气统一协调以抗邪。阳明阳刚之气在抗邪的过程中演变规律包含四个方面：一是阳明受邪积极调动阳刚之气，阳刚之气积极抗邪，邪气不胜阳刚之气而退散，病可不药而自愈。二是阳明受邪积极调动阳刚之气奋起抗邪，邪气盛实，阳刚之气未能及时将邪气退散，正邪相互斗争，并且胶结不解，病变以邪实为主。三是阳明受邪积极调动阳刚之气，阳刚之气若有失调未能积极抗邪于外，邪气留结阳明日久不愈，病变演变为虚实夹杂，以实为主。四是阳明受邪虽积极调动阳刚之气和温柔之气以抗邪，但阳刚和温柔之气因虚弱而未能有效地抗邪于外，邪气留结阳明日久不愈，病变演变为虚实夹杂，以虚为主。可见，张仲景不言胃和大肠病而言阳明病，既包含病变部位在胃和大肠，又包括病变证机是正气抗邪需要阳明阳刚之气协调统一，更包含阳明病的演变过程中始终是以阳刚之气与邪气相斗争为主的演变过程。

根据以上内容可知，阳明病病变的部位在胃和大肠及其所主颜面肌肉，病变证机是以阳明统摄阳刚及温柔之气与邪气相斗争的演变过程。

辨阳明病本证就是辨阳明本身出现的疾病。结合张仲景论述的辨证内容，阳明病本证主要分为4大类型，共15个基本证型。第一大类型为阳明热证，包括阳明热郁证（相当于胃、大肠病变或肌肉郁热以实证为主）、阳明热盛证（相当于胃、大肠病变或肌肉烦热以实证为主）、阳明热结证（相当于胃、大肠病变以实证为主）、阳明热极证（相当于胃、大肠传染性疾病或感染性疾病以实证为主，以高热为主要表现）、阳明热极痉证（相当于感染性疾病或肌肉筋脉抽搐性疾病以实证为主，以高热、抽搐为主要表现）、阳明湿热证（相当于肝病或肝胆病或胰病或胆胃病以实证为主）、阳明虚热证（相当于胃病或肝胆胰病变以虚实夹杂为主）共8个证型。第二大类型为阳明寒证，包括胃寒气逆证（相当于胃病或肝胆胰病变出现寒证表现伴气逆症状为主）、胃寒气泄证（相当于胃病，或肝胆胰病变出现寒证表现伴气泄症状为主）共2个证型。第三大类型为阳明血证，包括阳明热瘀证（相当于胃、大肠、肝等出现的瘀血症状伴热证表现为主）、阳明寒瘀证（相当于胃、大肠、肝等出现的瘀血症状伴寒证表现为主）、阳明热出血证（相当于胃、大肠、肝等出现的出血症状伴血热表现为主）、阳明虚寒出血证（相当于胃、大肠、肝等出现的出血症状伴虚寒表现为主）共4个证型。第四大类型为阳明食积证（相当于消化不良或饮食积滞等病变出现的症状表现为主）。

阳明病兼证辨证论治体系

张仲景论述阳明病篇中的辨证论治体系，既论述阳明病本证辨证论治体系，又论述阳明病兼证辨证论治体系。阳明兼证辨证论治体系包含两方面内容：一是阳明病本证之间相兼，即阳明病本证与阳明病本证相兼。二是阳明病本证与太阳、少阳、太阴、少阴、厥病相兼。从阳明病本证相兼及阳明病与太阳、少阳、太阴、少阴、厥阴病相兼的特点及要点可以看出阳明病兼证是临床中比较难辨、难治性的疾病，属于疑难杂病范畴。

1. 阳明病本证与阳明病本证相兼： 阳明病的本证主要有 4 大类型，4 大类型中任何一个阳明病本证都有可能与另一个阳明病本证相兼，如阳明热郁证与其他 14 个证型中任一证型相兼、阳明热盛证与其他 14 个证型中任一证型相兼、阳明热结证与其他 14 个证型中任一证型相兼……只有举一反三、触类旁通，才能抓住张仲景论述阳明病本证的重点及核心，才能从本质上执简驭繁，深入浅出，融会贯通，达到运用阳明病本证理论更好地指导临床辨治阳明病本证相兼的目的。

2. 阳明病与太阳、少阳、太阴、少阴、厥阴病相兼： 阳明病包含 4 大类型，共 15 个基本证型，其中的任何一个证型都可与太阳、少阳、太阴、少阴、厥阴病中的任何一个证型相兼，如阳明热郁证可与太阳病所包含的太阳伤寒证、太阳中风证、太阳温病证、太阳刚痉证、太阳柔痉证、太阳湿热痉证、太阳风水表虚证、太阳风水表实证、太阳风水夹热证、太阳风湿表虚证、太阳寒湿表实证、太阳湿热痹证等证型中的任何一个证型相兼，又如阳明热郁证亦可与少阴病所包含的少阴寒证、少阴热证、少阴血证、少阴阳虚阴寒证、少阴阳虚戴阳证、少阴阳虚格阳或伤阴证、少阴阳虚寒湿证、少阴阳虚水气证、少阴阳虚便血证等证型中的任一证型相兼……以此类推，就不难理解张仲景所论述的阳明病兼证辨证论治体系。

阳明病类似证辨证论治体系

张仲景辨阳明病类似证的重点有二：一是辨阳明病类似证不同于辨阳明病本证（辨阳明病本证是认识疾病的最基本的切入点，为辨阳明病类似证提供最基本最确切的鉴别要点、鉴别思路与鉴别方法，达到同中求异，辨清疾病是此而非彼）。二是辨阳明病类似证不同于辨阳明病兼证（辨阳明病兼证是认识疾病由单一到多、由简单到复杂的演变过程，因阳明病具有复杂性和多变性，因此辨治阳明病的基本思路与方法不能仅仅局限于辨阳明病，必须开拓思路、扩大认识、掌握要点，才能避免辨证失误和治疗差错，才能在复杂多变中掌握疾病的演变规律和特征，以此才能做到辨治阳明病用方定量心中有数，一目了然）。可见，辨阳明病类似证的重点是在辨阳明病本证的基础之上，能够辨清疾病的症状表现虽然相似，但在本质上其表现特点是有区别的，需在相似症状的不同表现之中辨清病变的主要矛盾方面。如某些痰饮证相当于耳源性眩晕或血脂异常症等有类似阳明病的表现，某些黄疸证相当于肝损伤合并感染有类似阳明病的表现，某些脾肾证相当于内分泌失调等有类似阳明病的表现，某些心肾病证相当于心力衰竭、肾衰竭等疾病类阳明病表现……辨阳明病类似证的核心就是提高辨清疾病真假是非的辨治能力，在辨证论治过程中具有举足轻重的重要指导作用。

张仲景在《伤寒杂病论》中论述了阳明病本证、阳明病兼证、阳明病类似证辨证论治体系。张仲景论述阳明病本证辨证论治体系的核心是阐明辨治任何疾病都必须从最基本的症状表现中去辨证，尽管疾病都有复杂多变的演变规律，但在临床中只有从最基本的症状表现中去认识、了解、掌握，才能抓住疾病的病变部位及演变特点，才能为进一步选方用药定量提供基本的切入点和落脚点。张仲景论述阳明病兼证的核心是阐明在临床中疾病常常是复杂多变的，阳明病兼证较之阳明病本证则更多，同时也是临床中比较难治的疾病，在临床实际中只有对阳明病兼证高度重视，了如指掌，才能化难为易，更有效地辨治疑难杂病。张仲景论阳明病类似证辨证论治体系的核心，是突出辨治疾病必须高度重视疾病相似症状表现中之不同，特别是能够辨清不典型的症状表现，把握病变证机的不同而选择最佳治疗方药。

192 六经辨证阳明病病机传变规律

　　学者李凯平运用综合、类比与演绎法，从病机演变的时间性，对《伤寒论》阳明病篇里与时间性有关的条文作整理，结果发现条文之间存在着病机发展的顺序关系，且此发展是阳明病传变的一个重要途径。张仲景运用两种方式去表达这种病机发展途径，一是直接叙述病机的发展流程。二是运用得病或治疗（汗、吐、下、服药）后的日数，把多条条文按病机演变顺序串联起来，以表达阳明病病机的发展流程。疾病进入阳明病阶段后，可往两个主要途径发展。一是热结胃腑，二是肺胃热盛，随着病情的发展，其病机可演变至热扰心神，或兼有热与燥屎互结于胃，出现不大便的证候，其甚则可发展至热与血结，而出现喜忘、屎虽硬，大便反易，其色必黑等证候。从这种演变来看，阳明病的病机发展存在着气分、营分、血分的顺序，此与后世温病学家叶天士所言温病的发展规律相合，在治法上也有共通之处。另一方面，在《伤寒论》有关时间性的条文，很可能是张仲景有意安排，目的是揭示外感病病机的演变规律。

　　《伤寒论》第 5 条"伤寒二三日，阳明少阳证不见者，为不传也"，提示太阳病与阳明病之间，存在着病机传变的关系。第 4 条"伤寒一日，太阳受之"，也就是说，太阳病是在外感病发生的最起始阶段。第 1 条"太阳之为病，脉浮，头项强痛而恶寒"，第 45 条及第 51 条分别指出脉浮是"为在外"及"病在表"；而由于在表之经络受邪，故出现"恶寒，发热，身疼腰痛，骨节疼痛，无汗"（第 35 条麻黄汤）或"发热汗出，头痛"（第 12 条及第 13 条桂枝汤）等营卫郁滞或营弱卫强的情况。而由于外邪犯肺，故可见鼻鸣、喘（第 12、第 18、第 43 条）等肺气不宣或肺失和降的证候。故太阳病在病机上有在初、在表（外）、在营卫的属性，而病的所在脏腑为肺。

　　在《伤寒论》第 181、第 183、第 184、第 185、第 212、第 249、第 250 等条文里，提及若太阳病失治、误治（如没有得到治疗、发汗不当、吐、下等），太阳病可发展成阳明病。关于阳明病的病机属性，可从《伤寒论》里以下 3 个条文理解：

　　第 180 条：阳明之为病，胃家实是也。

　　第 181 条：不更衣，内实，大便难者，此名阳明也。

　　第 182 条：阳明病外证云何？答曰：身热，汗自出，不恶寒反恶热也。由以上条文可见，阳明病在病机上有里、实、热的特点，所涉及的主要脏腑是胃。第 207 条"阳明病，不吐不下，心烦者，可与调胃承气汤"，又第 248 条"太阳病三日，发汗不解，蒸蒸发热者，属胃也，调胃承气汤主之""阳明病"及"太阳病三日"等语，提示着阳明病病发的初期，可出现调胃承气汤所针对的病机。为了进一步说明此病机，仲景又云"伤寒十三日不解，过经，谵语者，以有热也，当以汤下之……此为内实也，调胃承气汤主之"（第 105 条）及"发汗后……不恶寒，但热者，实也。当和胃气，与调胃承气汤"（第 70 条）。以上 2 条条文，明示了此病机是热结胃腑，可出现蒸蒸发热（第 248 条）、腹微满（第 123 条）或腹胀满（第 249 条）及心下温温欲吐（第 123 条）等证候。《伤寒论》第 105 条"伤寒十三日不解，过经，谵语者……调胃承气汤主之"，而第 123 条曰"太阳病，过经十余日……郁郁微烦……与调胃承气汤"。可见随着胃腑实热愈炽盛，可扰及心神，而出现心烦（第 207 条）及谵语（第 105 条）等证候。在此情况下，仲景提出和之（第 70 条）与下之（第 94、第 105 条）2 个治则，少少温服（第 29 条）或温顿服此方，令此方 3 味药的 1 次服用量随着热邪的强弱做出调整。

　　方以大黄清热泻火；芒硝助大黄泻火之力；炙甘草缓和大黄泻下之力，令其力专于泻火，而非通便。若疾病进一步发展，热邪伤及血分，而出现"屎虽硬，大便反易，其色必黑"（第 237 条）时，仲景提出了下血的治则，认为在泻火之余，应凉血散血，运用抵当汤，方仍以大黄为君，清热泻火，配以桃仁，则能入血分而凉血，水蛭、虻虫散血。

《伤寒论》第 251 条"得病……烦躁，心下硬；至四五日，虽能食，以小承气汤少少与，微和之，令小安"，又第 213 条曰"阳明病，其人多汗，以津液外出，胃中燥，大便必硬，硬则谵语，小承气汤主之"。可见随着胃腑热邪炽盛，除了可扰及心神，也可伤津，令胃中干燥，而导致热与燥屎互结于胃腑，并出现大便硬而少（第 209 条）、腹大满不通（第 208 条）、潮热、谵语（第 214 条）等证候。与调胃承气汤的腹（微）胀满（第 123 条、第 249 条）相较，由于燥屎形成，故小承气汤所见（胃）腑气不通的情况也较重，此时应以通腑气为要，故小承气汤不用甘草，且以厚朴、枳实配以大黄，借由通大便以利腑气，令热邪亦随大便而去。另从服法来看，小承气汤一次服大黄最大的量是 2 两（第 208 条），较调胃承气汤的 4 两为少（第 207 条），这也证明了此方的重点是以通便为主、泻火为次。《伤寒论》第 252 条"伤寒六七日，目中不了了，睛不和，无表里证，大便难，身微热者，此为实也。急下之，宜大承气汤"；又第 212 条云"伤寒若吐、若下后，不解，不大便五六日，上至十余日……大承气汤主之"。随着病机的进一步演变，热与燥屎的情况也更为严重，一来腑气愈加不通，见大便硬（第 209 条）、不大便五六日，上至 10 余日（第 212 条）、腹满痛（第 254 条）甚至腹满不减，减不足言（第 255 条）等证候；二来热邪加重，心神受扰，故发热谵语（第 212 条）。此时需加强通腑与泻火之力，故仲景提出下之（第 215 条、第 217 条、第 240 条、第 252～255 条）与攻之（第 209 条、第 251 条）的治则，并运用大承气汤。与小承气汤的（微）和之（第 208 条、第 209 条、第 250 条、第 251 条）不同，在两方均是分温再服的情况下，大承气汤加大了厚朴、枳实的药量，如此都大大地加强了大黄通大便之力；且用芒硝 3 合，以加强大黄泻火之力。

随着热邪伤阴愈重，病人口燥咽干（第 320 条）的情况也会更加明显，甚至可见目中不了了，睛不和（第 252 条）的情况，此时仲景在《伤寒论》的少阴篇里主张急下（第 320～322 条）的治则，仍用大承气汤以存阴液。《伤寒论》第 257 条曰"病人无表里证，发热七八日，虽脉浮数者，可下之。假令已下，脉数不解，合热则消谷善饥，至六七日，不大便者，有瘀血，宜抵当汤"。随着病情的进一步发展，可出现热与血结的情况，此时泻火通便已晚。仲景主张应运用抵当汤，借由泻火凉血散血才能收效。

《伤寒论》第 213 条"阳明病，其人多汗，以津液外出，胃中燥，大便必硬，硬则谵语，小承气汤主之"。小承气汤所针对的病机是热与燥屎互结于胃腑，而此条文说明了此病机形成的另一条途径。阳明病在病机上具有里、实、热的特点，《伤寒论》第 182 条"阳明病外证云何？答曰：身热，汗自出，不恶寒反恶热也"。第 1 条曰"太阳之为病，脉浮，头项强痛而恶寒"，不恶寒，代表病已不在太阳；身热，反恶热，是因为里热所致。《伤寒论》第 168 条"热结在里，表里俱热……白虎加人参汤主之"；第 219 条"三阳合病……若自汗出者，白虎汤主之"，可见汗自出，是由于里热炽盛，迫津液外出所致。热结在里，表里俱热，指的是邪在里，出现表里俱热的证候。故虽背微恶寒（第 169 条），但脉洪大（第 26 条）或滑（第 350 条），可见此恶寒并非由于表邪引起的，而是里热炽盛，汗出多所致，而《伤寒论》第 170 条的白虎加人参汤条文里的"无表证"，也证明了此点。从脏腑上来看，此热邪与肺胃有关，肺主表，胃主里，热在肺胃，故可见身热、汗自出，不恶寒，反恶热等证候。从《伤寒论》麻黄杏仁甘草石膏汤、大青龙汤、竹叶石膏汤、竹皮大丸等方所针对的病机可见，张仲景用石膏，多针对肺胃有热，见喘、汗出、呕逆、欲吐，或肺胃有热，热扰心神所致的烦躁等证候；配以知母，以加强石膏清肺胃热之力；佐以粳米与甘草，以顾护胃气。随着汗出多，可出现大烦渴不解（第 26 条）、大渴，欲饮水数升（第 168 条）、口燥渴（第 169 条）、渴欲饮水，口舌干燥（第 222 条）等津液受伤的证候。此时除了清肺胃之热邪以外，尚须补津液，故仲景在白虎汤的基础上，加人参益胃气以生津。《伤寒论》第 233 条"阳明病，自汗出，若发汗，小便自利者，此为津液内竭，虽硬不可攻之，当须自欲大便，宜蜜煎导而通之。若土瓜根及与大猪胆汁，皆可为导"，若与第 213 条相联系，可见若津液受伤较甚，会导致胃中干燥，而出现燥屎。若热邪或胃中干燥较轻，虽有燥屎，但自欲大便者，可借由导法，以外用

（纳或灌药于肛内）的方式，运用蜜导煎方（润肠）、土瓜根或猪胆汁方（泻热）通便。若胃中热邪较重，热迫津液从小便而出，见趺阳脉浮而涩、小便数、大便难者（第247条），此时应以润肠为主，辅以泻火通便为法，以麻子仁丸为方。此方在组成上以麻子仁为君，辅以杏仁、蜜以润肠；白芍清热；大黄、枳实、厚朴，此3味药即小承气汤的组成，意在泻火通便，方以蜜丸服用，以缓和其泻火通便之力，可见其力虽较蜜导煎方、土瓜根及猪胆汁方强，但却较小承气汤为轻。若病情进一步发展，胃中热邪较重，邪热与燥屎互结，出现大便硬而少（第209条）、腹大满不通（第208条）等腑气不通或谵语（第214条）等热扰心神的证候，此时应和胃气（第209条、第251条），加强泻火通便之力，以通利腑气为要，用小承气汤。

叶天士曰："温邪上受，首先犯肺，逆传心包，肺主气属卫，心主血属营。卫气营血虽与伤寒同，若论治法，则与伤寒大异也。"又曰："大凡看法，卫之后方言气，营之后方言血。在卫汗之可也；到气方可清气；入营犹可透热转气，如犀角（水牛角）、元参、羚羊角等物；入血就恐耗血动血，直须凉血散血，加生地黄、牡丹皮、阿胶、赤芍等物。"可见温热之病在发展的过程中，有卫分、气分、营分、血分的传变规律，而此规律亦存在于伤寒病。在阳明病的传变过程里，无论是肺胃热盛，或是热结胃腑，都具有里、实、热的特性，这点与叶天士所言温热之病的气分是相同的。《伤寒论》第206条曰"阳明病，面合色赤，不可攻之"，又第170条曰"伤寒，脉浮，发热无汗，其表不解，不可与白虎汤。渴欲饮水，无表证者，白虎加人参汤主之"，可见病在表，是不宜用白虎汤，而病在气分，燥屎未成之时，则不宜用下法。此时应该用清热之法，除肺或胃之火，此治则与叶天士所言的"清气"相合，而在用药上张仲景与叶天士都主张以石膏、知母为主，但若热结胃腑（较甚），见腹胀满、心下温温欲吐等证候，仲景认为应该用和法，运用大黄、芒硝等药清热泻火以和胃气。"再论三焦不得从外解，必致成里结，里结于何在？阳明胃与肠也，须用下法，不可以气血之分，就不可下也。惟伤寒邪热在里，劫炼津液，下之宜猛"（《温热经纬·叶香岩外感温热篇》）。若病发展至热与燥屎互结于胃，与仲景相同，叶天士都认为应该用下法或攻法，运用大黄、芒硝、厚朴、枳实等药泻火通便。气分的进一步发展是营分，由于热扰心神，出现心烦、谵语、夜甚无寐等证候，仲景此时仍是运用下（攻）法，以除里之热邪为务；叶天士则主张运用犀角（水牛角）、元参、羚羊角等物，清营血分之热，并运用连翘（心）、竹叶（心）、银花露等，透热邪于外；若热邪入血分，仲景以"屎虽硬，大便反易，其色必黑"（第237条）为例，指出可出现热迫血妄行的情况，此点与叶天士所说的"动血耗血"是一致的。而在治疗上，两位医家都主张应凉血散血，但叶天士认为"营分受热，则血液受劫，心神不安，夜甚无寐，或斑点隐隐，即撤去气药"；应以凉血散血为主，兼用阿胶、生地黄等甘润之品，以养耗伤之阴血；而仲景则仍用大黄，配桃仁以泻血分之热邪。

《伤寒论·阳明病》篇共有84条条文，20首方剂。其中有36条条文，是具有时间性的。这些条文，或以治疗后表示（如"若吐若下后""发汗不解""发汗利小便已""下之"，等等），或以日数表示（如"伤寒三日""得病二三日""至七八日""发热七八日"，等等），或以叙述病机的演变表示（如"阳明病，其人多汗，以津液外出，胃中燥，大便必硬""二阳并病，太阳证罢"等），或以证候的演变表示（如"本小便日三四行，今日再行"），当中有25条条文牵涉阳明病主要病机演变的叙述，所涉及的方剂有9首之多，而且反映了阳明病的病机具有气分→营分→血分的演变规律，这与叶天士《外感温热篇》所提及的气分、营分、血分的病机特性与演变规律相合。

《伤寒论》在第2、第3、第6条条文里，就提及伤寒、中风、温病等外感疾病，且在第4、第5条指出这些外感疾病随着时间的推进可以发生传经（病机上的演变），故整理与时间性相关的条文有助于理解外感疾病的演变规律。

193　六经辨证阳明病的实质及运用

阳明又称二阳，《素问·天元纪大论》曰："阴阳之气各有多少，故曰三阴三阳也。"《素问·至真要大论》曰："帝曰：愿闻阴阳之三也何谓？岐伯曰：气有多少，异用也。帝曰：阳明何谓也？岐伯曰：两阳合明也。"《黄帝内经》按阴阳之气的多少分为三阴三阳，太阳是三阳，阳明是二阳，少阳则是一阳，这是从正气的角度来划分的。张仲景借用三阴三阳的概念来命名伤寒中六个不同的病变层面，也包含了三阴三阳正气的多少和病变部位的区别，但更侧重于邪正的胜负及其变化。换言之，将基本病机相同或相近的病证归纳为一经的病证，从而将外感病分为六经病来辨证论治，使其纲举目张，有章可循。因此，以病机特点为核心来研究六经病，最能接近张仲景六经病的实质，而且比以经络、脏腑及其气化为核心能更好地指导临床的辨证论治。学者伍小红从病机着手探讨了阳明病的实质。

阳明病的实质

阳明病的来源一般有三个途径：可以从太阳病、少阳病传变而来，也可因外邪直中阳明而发病。《伤寒论》第179条中关于三阳明的争议历来不断，如肖相如曰："形成阳明病的共同基础是胃家实，胃家实而感受寒邪则形成太阳阳明；胃家实而感受热邪则形成正阳阳明。"罗凤岩等认为，从引起三阳明的三条途径来说，一是太阳阳明因发汗太过，邪从太阳传入阳明胃腑所致的脾约证；二是少阳阳明，为汗、下、吐误治所致阳明腑证；三是正阳阳明，为"胃家实"本经的阳明腑实证，以痞、满、燥、实各有轻重而现于临床。三阳明提示阳明病有不同的来源，但不应该理解为太阳阳明就是脾约证，正阳阳明就是阳明腑实证。杨殿兴等指出"阳明病3个成因所形成的证候，应结合临床实际进行理解，不要刻板教条，应互文见义"。说明阳明病可以从太阳病、少阳病传变而来，也可因外邪直中阳明而发病，脾约证只是太阳阳明病的一个特例。第248条曰："太阳病三日，发汗不解，蒸蒸发热者，属胃也，调胃承气汤主之。"提示太阳病可以转化为阳明腑实证。第181条曰："太阳病，若发汗，若下，若利小便，此亡津液。胃中干燥，因转属阳明。"表明太阳病治疗不当可转化为阳明病，非仅脾约证一端。

阳明病的病因不仅是风寒，有寒也有温，包括风寒、风热、湿热等，如茵陈蒿汤证就是湿热郁滞所致。《伤寒论讲义》明确指出"《伤寒论》主要是讨论广义伤寒，以六淫为病因，并结合内外致病因素来讨论病机、病证、治则"。张正昭认为，《伤寒论》所论之"伤寒"，不仅包括风寒之邪为患，更多地包括着各类温热病；因此，应把《伤寒论》作为一部广义的经典外感病学。阳明病的病因可为风寒，但阳明病无寒证，这是由其病机特点决定的。阳明病不可分为虚寒证和实热证两大类，阳明病从八纲辨证来看属于里热实证，不存在虚寒证，第191条及第243条所曰阳明中寒证虽然从经络脏腑来看其病位涉及阳明，但其病机特点已经不属于阳明病，应归属于太阴病等以里虚寒为特征的三阴病。

阳明病不局限于胃肠等脏腑及手足阳明经，病变可涉及多个脏腑经络，正如时振声所指出，《伤寒论》的六经辨证是从大量的临床实践中，以阴阳相互消长来说明急性热病的动态变化，正邪之间的斗争反映了阴阳消长的变化，同时贯穿于整个急性热病的全过程。我们并不否认六经有其脏腑、经络的物质基础，但由于急性热病是一个全身性的感染性疾病，因此不宜单独局限在某个脏腑或某条经络的损害上来看问题，这样似乎更能全面地反映出急性热病的辨证规律。从白虎汤广泛用于各种急性热病的治疗可以看出，阳明病的病位不仅仅限于手足阳明经范围，如郭子化采用白虎汤加味治流行性乙型脑炎，潘泰阶等用该方治疗肺炎，陶君仁等采用该方加减治疗伤寒、副伤寒等。从卫气营血来看，阳明病主要为气分病变，可侵犯及营分，但仍以气分为主，否则就不是阳明病的范畴。第219条曰："三阳合病，腹满，身重，难以转侧，口不仁，面垢，谵语，遗尿。"提示无形邪热充斥气分为主，已波及营分。

关于阳明病的分类，杨殿兴等认为，首先分为阳明病本证与阳明病兼变证。阳明本证分为阳明热证与阳明实证，阳明热证不仅指白虎汤证及白虎加人参汤证，还包括热郁胸膈的栀子豉汤证及阳明热炽津伤水停的猪苓汤证，腑证则以三承气汤为代表方。阳明病可分为以下两类：一是无形邪热弥漫某些脏腑经络所致者，如栀子豉汤证及白虎汤证；二是无形邪热与有形病邪相结合阻滞于某些脏腑经络而致者，如与饮食积滞、大便干燥、痰饮、瘀血等结合而致病。如热邪与水饮互结于胸胁的大结胸证，以及痰热互结胃脘的小陷胸证，邪热与瘀血互结蓄于下焦的桃核承气汤证，均应归属于阳明病。两类阳明病均为里热实证。

据病机特点，阳明病可定义为：当机体感受外邪后，邪气内犯阳明，正气奋起抗邪，邪正剧争的病理阶段称为阳明病，具有火热炽盛、热盛伤津的特点。火热炽盛以发热重，不恶寒，汗多，脉洪大，舌苔黄为主要表现；热盛伤津，主要是火热煎熬，耗伤津液；或迫津外泄，可兼有气的损伤，但后者一般轻微。阳明的阳气较太阳弱，但阳明病非虚损性病变，只是有气血津液的轻微亏耗，仍属"邪气盛则实"的实证范畴，所以阳明病无虚寒证。阳明病因为无形邪热弥漫不同脏腑经络，以及无形邪热与饮食积滞、痰饮、瘀血等有形病邪相结合阻滞于不同脏腑经络而表现各异，证候多端，但病变以气分为主。

临床应用

据阳明病的病机特点，阳明病总的治则为清热逐邪、保存津液。杨殿兴等指出"阳明病本证的治则主要是清、下两法。清下实热、保存津液为阳明病里热实证的治疗原则"。《汤证新编》总结其为清热通腑。从扩大的阳明病来看，清热解毒、清热通腑、清热除湿、清热化痰、泻热逐水、泻热逐瘀等均属阳明病的具体治法。

1. 扩大阳明病的范围：依据新的阳明病定义，阳明病的表现不局限于胃与大肠两经，可表现在全身上下内外。如湿热郁于肺胃气分所致湿疮、面游风、粉刺，湿热或风热郁于头面、胸背或肢体所致丹毒、痄腮、蛇串疮，肝胃热毒所致乳痈，脾胃郁热所致口疮、乳蛾，以及无形邪热或有形郁热与痰湿、瘀血等互结，内扰脏腑、清窍所致不寐、消渴、头痛、眩晕、耳鸣、鼻渊、咳嗽、哮证、呕吐、胃痛、淋证、癫痫、血证等病证，均可归属于阳明病，而依据阳明病的病机特点来辨证论治。

2. 阳明病代表方的运用：白虎汤是治疗无形邪热炽盛而充斥表里的阳明热证的代表方，体现了清热以存津液的治法，但此方只适用于单纯火热为患的患者，若兼夹湿邪、风邪等则应加味治疗，如《证治准绳》治温邪夹湿，以白虎汤加苍术即是一例。此外，因阳明病范围广泛，涉及脏腑不一，故同时还应根据脏腑部位的不同而加味为宜。如邪热在肺经，则宜加清肃肺气之品，如杏仁、瓜蒌、黄芩之类。《外台秘要》黄连解毒汤虽非经方，但可以视为阳明热证的另一代表方。该方泻火解毒，主治一切实热火毒，三焦热盛之证。此处之毒是指"六淫之邪蕴结体内久而化火成毒和疫疠之毒"，较之白虎汤证火热更重，且上炎之势更甚，故治之以大苦大寒之剂，直消亢盛之火。如果将白虎汤、栀子豉汤等视为阳明热证的轻症用方，那么黄连解毒汤就可视为阳明热证的重症用方。该方运用时若火热已伤津，也应酌加甘寒生津之品，如生地黄、玄参、麦冬等。

三承气汤作为阳明实证的代表方，体现了清热通腑的治则。临床应用时应注意以下四点：①在阳明热证不提倡早用下法。②无论病邪性质如何，只要形成阳明腑实证，即可用承气汤之类下之。湿温病中若形成阳明腑实证，也可用下法。湿温病"三禁"是就湿温病初期而言。③随病邪兼夹不同而加减运用。如夹湿邪则应加清热除湿之品，如黄连、虎杖、鱼腥草等，夹瘀血时应加活血化瘀之品，如桃仁、赤芍等。顾伯华治疗肠痈使用大承气汤时，多加红藤、蒲公英清热解毒，兼瘀血时多加牡丹皮、生地黄等凉血化瘀，体现了随证治之的原则，提高了临床疗效。④随病变脏腑的不同而配伍不同。如邪犯肺胃所致阳明腑实证，可仿宣白承气汤，在承气汤中加清肺肃肺之品以加强疗效；邪犯肝胆肠胃，可仿大柴胡汤，在承气汤中加疏肝清肝之品。

3. 指导疑难杂病的治疗： 因为阳明病可涉及五脏六腑，表现各异，变化众多，故一些疑难杂病可以按阳明病辨证论治，采用清、下等治法，可收较好的疗效。裴永清指出，"阳明主面，治面要取阳明"。采用清阳明郁热法治疗面部痤疮、酒渣鼻等，疗效甚佳。他曾治疗某患者，女，6岁。面赤如涂丹，伴傍晚时发热，病已3年，诊断为远心性环状红斑症、急性发热性嗜中性白细胞增多症，医治无效。症见患儿面部通红如丹，便秘，舌尖红绛苔黄，脉弦滑数。辨证为阳明胃肠积热郁蒸于阳明经脉，投以调胃承气汤加大青叶，3剂见效，后以调胃承气汤合升阳散火汤治之而病愈。陈潮祖指出，病理性肥胖可因中焦阳气亢盛，脾胃积热所致，治疗当以清阳明实热为主，白虎汤合增液承气汤为主方。

阳明病是机体感受外邪后，邪气内犯阳明，正气奋起抗邪，邪正剧争的病理阶段。其病机特点有以下三方面：①其为外感病，病因不仅是风寒，有寒也有温，包括风寒、风热、湿热等。②属里热实证，具有火热炽盛、热盛伤津的特点，阳明病无虚寒证。③阳明病不局限于胃肠等脏腑及手足阳明经，病变可涉及多个脏腑经络，表现各异，变化多端。阳明病可分为以下两类：①无形邪热弥漫某些脏腑经络所致者。②无形邪热与有形病邪相结合阻滞于某些脏腑经络而致者，如与饮食积滞、大便干燥、痰饮、瘀血等结合而致病。阳明病总的治则为清热逐邪、保存津液。白虎汤、三承气汤、黄连解毒汤是阳明病的代表方，可在临床中随证治之，加减应用，不应局限于《伤寒论》的条文。临床运用的要点在于抓住阳明病的病机特点，只要其病机特点吻合，就可用阳明病的治法随证治之，疑难杂病也不例外。

194   六经辨证阳明病用大承气汤析

下法为八法之一，是中医临床的主要治法之一，源于《黄帝内经》。大承气汤，始载于张仲景《伤寒论》，为苦寒泻下法之峻下法的代表方剂。所谓"承气"者，清代吴鞠通在《温病条辨》大承气汤方论中曰："承气者，承胃气也。盖胃之为腑，体阳而用阴，若在无病时，本系自然下降，今为邪气蟠踞于中，阻其下降之气，胃虽自欲下降而不能，非药力助之不可，故承气汤通胃结，救胃阴。仍系承胃腑本来下降之气。"指出大承气汤意在顺应胃腑本欲下降之气的趋势，从而导邪外出，使胃腑之气回归自然下降的状态。方中四味药，大黄苦寒，涤荡肠胃；芒硝咸寒，润燥软坚；枳实苦寒消痞，厚朴苦温消满，二药同用，通达肠胃之气，加强大黄芒硝泻下之力。四药合用，泻下之力峻猛。运用得当，每有立竿见影之效，可截断病势，挽救危急之症；反之运用不当，则易伐伤正气，损阳伤阴，故临证应用最需谨慎辨证。张仲景最知大承气汤的运用需慎之又慎，故对其论述尤其详细，《伤寒论》中明确提及大承气汤的条文就有 19 条之多，仅次于桂枝汤的 24 条；在《金匮要略》中则有 11 条，是《金匮要略》中涉及条文最多的方剂，远远多于其他方剂的论述，足见张仲景对其重视程度。大承气汤为治疗阳明病的主要方剂之一。《伤寒论》第 180 条"阳明之为病，胃家实是也"，为阳明病的"提纲证"，但与其他六经病的"提纲证"不同，本条并未提及具体特征性脉象及其他症状，而只是说"胃家实"，明确了病位和病性。阳明经包括足阳明胃经和手阳明大肠经，因而言"胃家"，指病位应包括胃和肠，病性为"实"。之后，张仲景论述了代表"胃家实"的症状，如"大便难""身热，汗自出，不恶寒，反恶热"等，而这些症状之所以未在"提纲证"中论述，从后面的条文可以看出，这些症状均需要仔细分辨，其程度不同，代表"实"的程度不同，性质不同，直接决定了所用方剂的不同。如"大便难"，张仲景就有"大便鞭""大便初鞭后溏"，大便"不鞭""大便复鞭而少""不大便五六日，上至十余日""腹满""胁下鞭满""屎虽鞭，大便反易""大便乍难乍易"等多种记载，并且临证需要与其他症状共参，分辨细节，整体考虑，以明确"实"的程度和性质。学者刘姝晨等在仔细研读张仲景《伤寒论》相关条文的基础上，辨析了张仲景在阳明病中运用大承气汤的辨证要点、辨证细节和规律，以期为该方的临床运用提供简明的辨证依据。

辨"大便鞭"与"初头鞭，后必溏"

大便难为"胃家实"的主要临床表现之一，也是大承气汤证的主要代表症状，其泻下力峻猛，阳明病如见"大便鞭"或"有燥屎"者必用之，可收去菀陈莝、急下存阴之功。但因大承气汤通腹泻下之力过于峻猛，运用不当则会伐伤正气，且"胃家实"者常常数日无大便，临证需仔细辨别，判断大便鞭或不鞭。

1. 以小承气汤试探：《伤寒论》第 209 条曰"阳明病，潮热，大便微鞭者，可与大承气汤；不鞭者，不可与之。若不大便六七日，恐有燥屎，欲知之法，少与小承气汤，汤入腹中，转矢气者，此有燥屎也，乃可攻之。若不转矢气者，此但初头鞭，后必溏，不可攻之，攻之必胀满不能食也。欲饮水者，与水则哕。其后发热者，必大便复鞭而少也，以小承气汤和之。不转失气者，慎不可攻也。"明确指出阳明病，有潮热、大便鞭即可用大承气汤，不硬不可用。但阳明病六七日未解大便，推测可能有燥屎积聚，此时可予小剂量小承气汤，如服后腹中肠鸣显著、排气增多，则证明腹中已有燥屎硬结，可用大承气汤攻下。如无上述表现，说明腹中没有燥屎，或大便硬结程度不够，则不可用大承气汤，否则会损伤脾胃之气，导致脾胃虚损，出现"胀满""饮水则哕"等症状。

2. 从饮食情况判断：《伤寒论》第215条曰"阳明病，谵语有潮热，反不能食者，胃中必有燥屎五六枚也。若能食者，但鞕耳，宜大承气汤下之"。此条为倒装文法，意为"阳明病，谵语有潮热，反不能食者，胃中必有燥屎五六枚也，宜大承气汤下之。若能食者，但鞕耳"。患者有"谵语"又有"潮热"，说明里热极盛，"胃家实"证已成，应消谷善饥，现在反而"不能食"，是因为胃肠中积有燥屎，腑气不通，胃气不降，饮食物不得下咽，此时可用大承气汤涤荡肠胃，以通胃腑之气。如"能食"，说明大便虽硬，但积存不重，则不能用大承气汤，可用小承气汤微通腑气，以和胃气。

3. 从小便情况判断：《伤寒论》第251条曰"得病二三日，脉弱，无太阳柴胡证，烦躁、心下硬；至四五日，虽能食，以小承气汤少少与，微和之，令小安；至六日，与承气汤一升。若不大便六七日，小便少者，虽不能食，但初头鞕，后必溏，未定成鞕，攻之必溏；须小便利，屎定鞕，乃可攻之，宜大承气汤"。本条讲阳明病，患者六七日未便，此时患者"虽不能食"，但出现"小便少"，是由于胃肠中积热，泌别清浊功能受到影响，但同时也说明胃肠中尚有津液，大便硬结不甚，需等到小便利时方可用大承气汤。如腹中燥热大盛，逼迫津液偏渗，则小便通利，此时证明腹中大便燥屎积聚已很严重。但第242条又曰"病人小便不利，大便乍难乍易，时有微热，喘冒不能卧者，有燥屎也，宜大承气汤"。此处患者虽"小便不利"，但同时出现"大便乍难乍易"的症状，为热迫之津液自大便排出，与少阴病热结旁流之下用大承气汤病机相同。故虽见小便不利，但从患者"喘冒不得卧"判断患者腑气不通，肺气不降，燥热上蒸，其势已盛，结合全身情况判断，可用大承气汤峻下热结。

以上条文充分体现了张仲景辨证论治的精神。当阳明病出现多日不解大便的情况，可通过予少量小承气汤试探，观察饮食、小便情况等来判断腹内大便鞕结的程度，从而决定是否使用大承气汤，同时需综合全身情况，整体分析，辨证论治。

辨"有潮热"与"其热不潮"

首先需要明确"潮热"的含义。金代成无己《伤寒明理论·潮热》对潮热的解释"若潮水之潮，其来不失其时也。一日一发，指时而发者，谓之潮热"，《中医诊断学》解释为"形容发热有定时增高现象，如潮水定时而至"，目前大多数教材以及医家持此观点。亦有医家认为"潮热"中的"潮"是指潮湿的意思，"潮热"即发热伴汗出。而研究《伤寒论》多年的胡希恕认为"潮热，乃其热如潮，形容热势汹涌"。从《伤寒论》原文来看，每提到潮热，如与时间有关，张仲景必另作说明，如"潮热，发作有时""日晡所发潮热"等。从全文体例看，如"潮热"本身已包含时间概念。同时也有"日晡所发热"但未用"潮热"的描述，可见"潮热"症状应并不只是与时间有关。《伤寒论》第208条曰"若汗多，微发热恶寒者，外未解也，其热不潮，未可与承气汤"，明确指出"汗多"与"其热不潮"可同时并见，证明"潮热"并非指发热伴多汗。《伤寒论》第104条中指出"潮热者实也"，即是说"潮热"为里实之证。纵观《伤寒论》原文，"潮热"症状只出现在阳明病的条文中，属于阳明病的独有热型，当与阳明病里热炽盛有关。因而，《伤寒论》中的"潮热"应包含热势剧烈，汹涌如潮涌之意。

明确了"潮热"的概念，再分析"潮热"与大承气汤应用的关系。"身热"为阳明病的常见外证，"热"到什么程度需用大承气。《伤寒论》第208条曰"阳明病，脉迟，虽汗出不恶寒者，其身必重，短气，腹满而喘，有潮热者，此外欲解，可攻里也。手足濈然汗出者，此大便已鞕也，大承气汤主之。若汗多，微发热恶寒者，外未解也，其热不潮，未可与承气汤。若腹大满不通者，可与小承气汤，微和胃气，勿令至大泄下"。指出热势汹涌如潮者，为表邪已解或已全部入里，可用大承气汤以攻里。如热势较微，"其热不潮"，说明尚有表邪未解，则不可用大承气汤，如此时有腹满不通的症状，需用小承气汤微通腑气。另对比第212条与第213条可见，阳明胃家实，大便已鞕，并可见热扰心神而致的"谵语"等精神症状时，如有"潮热"则用大承气汤，无"潮热"则用小承气汤。但在第 214 条中又出现了不同情况，"阳明病，谵语发潮热，脉滑而疾者，小承气汤主之"。这一条讲阳明病出现了谵语、潮热等里热炽烈的表象，但脉象却表现出里实未盛的情况，综合考虑则选用小承气汤。

辨"脉实"与"脉浮虚"

阳明病为"胃家实"即里证，太阳病为表证，少阳病则代表半表半里，如发生多经合病，张仲景治表里同病的原则为表里同病，病位偏表，先治其表；表里同病，里证重急，治里为先；表里同病，病势较缓，表里同治。运用大承气汤时，亦遵循此法则。《伤寒论》第 240 条曰"病人烦热，汗出则解；又如疟状，日晡所发热者，属阳明也。脉实者，宜下之；脉浮虚者，宜发汗。下之与大承气汤，发汗宜桂枝汤"。所述之证究竟是太阳病，阳明病还是二阳合病，各医家争议颇多。此时张仲景就以脉象来判断，"脉实"说明病偏于里，宜下，用大承气汤，"脉浮虚"说明病偏于表，可从汗而解，用桂枝汤。第 256 条曰"阳明少阳合病，必下利，其脉不负者，为顺也。负者，失也，互相克贼，名为负也。脉滑而数者，有宿食也，当下之，宜大承气汤"，亦说明阳明少阳合病时，如"脉滑而数者"，说明里实证为主，可用大承气汤。另外，《伤寒论》第 217 条讲述阳明腑实兼有表邪，需等表邪完全入里方可用大承气汤，如果应用过早则会引邪入里。第 220 条亦是论述太阳阳明同病时，大承气汤的应用时机同样遵循表证过后再治里证的原则。

辨阴竭之证

"急下存阴"是大承气汤最为后世推崇的治法之一，亦是中医辨证论治和整体观的体现。张仲景利用大承气汤的峻下之功快速祛除胃肠积热，以止其煎灼耗损阴液，保存将亡之阴，对疾病的治疗和预后都有重要意义。因而，如临证见里热极盛、阴液耗损严重之证，应急用大承气汤截断病势，挽救危亡。《伤寒论》第 252～254 条列"三急下证""伤寒六七日，目中不了了，睛不和，无表里证，大便难，身微热者，此为实也，急下之，宜大承气汤""阳明病，发热汗多者，急下之，宜大承气汤""发汗不解，腹满痛者，急下之，宜大承气汤"。张仲景认为，"目中不了了，睛不和""汗多者"表示阴损症状严重，"发汗不解，腹满痛者""腹满不减，减不足言"表示疾病传变迅速，里热极盛，此时需果断用大承气汤峻下热结，保存将亡之阴。

除阳明病外，《金匮要略》中张仲景还将大承气汤用于热盛动风、筋脉失养的痉病，食积中焦、积而化热的宿食，瘀血内结、瘀而化热的腹痛，实热积滞、热结旁流的下利等，所治病证皆属于实，但病邪有热、实、瘀之不同。凡病机为里实积聚于肠腑，导致腑气不通、经脉失养，结合整体情况，均可应用大承气汤。除此之外，张仲景还记载有小承气汤、调胃承气汤、桃核承气汤、抵当汤、陷胸汤、厚朴三物汤、大黄硝石汤等十余首承气汤类方。后世医家在此基础上，根据辨证论治的原则，发展出承气汤类方 78 首之多，扩大了其应用范围。金代刘完素在其所著《宣明论方》中将大承气汤、小承气汤和调胃承气汤合为一方，并加甘草、姜片以缓药力，名为三一承气汤。金代张子和在大承气汤中加入生姜、大枣，名为调中汤。清代著名伤寒学家俞根初在张仲景基础上加减化裁出 7 个承气汤类方。温病名家吴鞠通在《温病条辨》中记载了 14 个承气汤类方，极大地发展了张仲景下法的精髓，针对温热病邪易化燥伤阴、腑实之证多兼夹他病的特点，制宣白承气汤、导赤承气汤、增液承气汤、新加黄龙汤、护胃承气汤等，扩大了承气汤的治疗范围，并确立了下法在温病治疗中的地位。

现代药理学等研究证实，大承气汤具有抑制细菌增殖生长、拮抗内毒素、促进胃肠运动、调节炎症细胞因子分泌、调节机体免疫功能和保护组织器官功能等药理作用，在临床广泛应用于急性肠梗阻、急慢性胆管炎、急性胰腺炎、术后胃肠运动功能障碍、多器官功能不全综合征、肠源性内毒素血症及重症肺炎等疾病的治疗，取得了较好的临床疗效。

　　总结张仲景运用大承气汤的辨证要点，主要包括胃肠燥屎积聚、热象汹涌、脉实（如滑、数、大等）、有阴虚或阴液流失严重的表现等。但仔细研读原文，体会张仲景辨证论治的精神可知，临证需仔细辨别，脉证合参，整体辨治，不可片面或孤立地看待某一症状，既要注重辨识细节，又要从宏观上掌握病势，从而把握患者病机要点，辨证论治，方可取得满意的疗效。

195　六经辨证三阳阳明钩沉

　　三阳阳明即太阳阳明、正阳阳明、少阳阳明，出自《伤寒论》第179条："病有太阳阳明，有正阳阳明，有少阳阳明，何谓也？答曰：太阳阳明者，脾约是也；正阳阳明者，胃家实是也；少阳阳明者，发汗利小便已，胃中燥烦实，大便难是也。"历代医家对三阳阳明命名缘由、与合并病证的联系及其划分依据、治疗方剂众说纷纭、莫衷一是。明确三阳阳明理论内容及意义有益于开阔临床辨治疾病思路。学者关庆亚等结合《伤寒论》条文，对此做了探索性论述。

历代医家对三阳阳明的看法及存在的问题

　　1. 历代医家相关解读：历代医家对三阳阳明的看法有所差异，主要是发展方向不同、特征不同及治疗方剂不同。首先是三阳阳明的发展方向不同，成无己、方有执、汪琥、黄元御等医家认为，其方向为从表传里，即由太阳传入阳明里证为太阳阳明；由阳明经表传入阳明里证为正阳阳明；由少阳传入阳明里证为少阳阳明。喻嘉言、尤在泾等医家则认为，三阳阳明的发展应照顾到患者素体情况，故为由里及表发展，即患者因平素有阳明脾约证导致太阳受邪为太阳阳明；阳明本病为正阳阳明；阳明病表邪传经少阳为少阳阳明。其次是在三阳阳明的特征不同，钱潢、柯韵伯、郑钦安等医家认为，太阳阳明为合病；正阳阳明为阳明自病；少阳阳明为误治转属的并病。

　　最后，张志聪、陈修园等医家结合气化思想认为，太阳标热相干太阴，脾脏穷约为太阳阳明；正阳燥气之本为正阳阳明；少阳津液不能复还入里，胃生燥实则为少阳阳明。设方主要有大承气汤、小承气汤、调胃承气汤、麻子仁丸、小柴胡汤等。可知，历代医家对阳明病的认知差异主要集中在三阳阳明形成原因、发展方向、设方差异这三点。明确观念差异形成过程中存在的问题有利于进一步的理解。

　　2. 梳理经文，本意不符：对比张仲景学术，从发展方向、特征解析三阳阳明均不符合张仲景本意。其一，《伤寒论》六经传经起自太阳而终于厥阴，理想状态下"六日而尽"或"十二日而尽"，且《金匮要略·脏腑经络先后病脉证》曰："经络受邪，入脏腑，为内所因也。"第187条由太阴转出传入阳明，若按传经学说无从解释，《伤寒论》没有"太阴阳明"之说。假如三阳阳明按此学说认为是传经至阳明，三阳阳明的结果都应当是阳明腑实证，来路、特征相关的，传经解释与张仲景学术思想不相符。其二，"合病"和"并病"是复杂证候，三阳阳明与合并病是否关联，有待商榷。三阳阳明具有同质性，位属并列关系，共同放置第179条进行鉴别诊断。若按太阳阳明属于合并病、正阳阳明属于自病、少阳阳明属于传变病证的说法，三者不具有可比性，不符合仲景写作意图。例如柯韵伯《伤寒论注·凡例》曰"剔出附后"。其三，诸多条文论述经汗、吐、下失治或误治后，转属阳明病证，凡属三阳阳明的该如何归属，又将如何确定相关治疗方剂，亟待研讨。

　　针对上述三阳阳明学术和临床存在的疑惑，现遵从《伤寒论》原文相关论述，理清三阳阳明与阳明病关系，辨明三阳阳明与合并病差异，回归仲景写作意图，弄清《伤寒论》中三阳阳明的"三阳"（即太阳、阳明、少阳）本质、病机与三阳阳明的联系，阐明三阳阳明划分依据，揭示相关治疗方剂。

三阳阳明属阳明腑实证不属合并病

　　1. 三阳阳明证属腑实：太阳阳明、正阳阳明、少阳阳明均属阳明腑实证。从行文思路上看，太阳阳明、正阳阳明、少阳阳明置于同一条文，位属并列关系。"胃中燥烦实，大便难是也"有两种文解：一种观点认为，这是太阳阳明、正阳阳明、少阳阳明的总括句，说明此三种均属于阳明腑实证范畴，此种说法文理相通，且符合"分述—总结"语法句式结构。从此角度，第180条："阳明之为病，胃家实是也"属于强调句，是对三种阳明证本质的归纳，具有统一说法、排除疑虑的作用。另一种观点认为，此句属于少阳阳明范畴，特点为"燥烦实""大便难"，一般对于正阳阳明"胃家实是也"没有异议。"实"指阳明邪气盛，第247条分析脾约为里证，太阳阳明与脾约相关，据此说明太阳阳明也属于阳明腑实证，从此点看，第180条语意通顺，根据句式语法特点，第179条属于"分述"，第180条属于"总结"。正如柯韵伯曰："阳明之为病，悉从胃实上得来，故以胃家实为阳明一经总纲。"第179条、第180条总结说明三阳阳明均属于阳明腑实证。

2. 三阳阳明同质可比：三阳阳明具有同质可比性，从"合并病"解释不能满足统一性。研习《伤寒论》，从"合病"特点出发，有一经与他经的经表合病，例如第268条三阳合病"但欲眠睡，目合则汗"证；有一经经表与他经之腑合病，例如"必自下利"或"不下利但呕"的葛根汤证加减，"自下利"或"呕"的黄芩汤证加减；有一经经表与他经之脏的合病，如"喘而胸满"的麻黄汤证；如上所述，"合病"存在于不同的两经。如果说"太阳阳明合病""少阳阳明合病"，则"正阳阳明合病"之说不符合仲景学术精神。从"并病"特点出发，《伤寒论》用的是"人迎—寸口—跌阳"脉法，不同于《素问·三部九候论》的诊法。张仲景借鉴秦越人《难经·一难》的寸口脉法，并在其基础上改进更易于临床操作；《伤寒论·平脉法》曰："胃气上升动在人迎，胃气下降动在跌阳。"同时，该书中跌阳脉相关论述都与里证相关。太阳阳明是脾约，从条文论述及方药组成可以看出，太阳阳明（脾约证）属于里证，不属于"合并病"范畴。若论三阳阳明属于"并病"范畴，则"正阳阳明并病"文理不通，"太阳阳明并病"也无从谈起。因此，三阳阳明都不属于表里同病（合病或并病），而是属于里证。

认识"三阳"本质是揭示三阳阳明的关键

三阳阳明的"三阳"来源于六经的"三阳"。宏观上，张仲景用六经把疾病分为六种状态，分别用"三阳"来表示属于阳的三种状态。阳明腑实证属于阳明病，又有三种状态，分别用"三阳"来表示。本文认为，三阳阳明的"三阳"本质与六经中的"三阳"一致。因此，搞清楚"三阳"本质对三阳阳明意义重大。

1. "三阳"本属五运六气："三阳"来源于五运六气学说。《伤寒论》在《伤寒例》中阐述了五运六气与疾病的关联。在汉代传统文化和道家学术氛围的影响下，张仲景对于五运六气的运用远远高于普通群众对农耕二十四节气的了解，这是医者对规律性的疾病发生发展预判能力的体现，是"上工"与"下工"的本质区别。正如《素问·六节脏象论》曰："不知年之所加，气之盛衰，虚实之所起，不可以为工矣。"审度六经排序，太阳—阳明—少阳—太阴—少阴—厥阴与岐伯、鬼臾区所授黄帝五运六气的厥阴—少阴—太阴—少阳—阳明—太阳（巳亥—子午—丑未—寅申—卯酉—辰戌）暗暗相合。张仲景以六经论伤寒，伤寒之邪从表传里，从太阳至厥阴，疾病愈加凶险。人体真气从里达表，从厥阴到太阳，生生不息，与自然之气从无至有（厥阴到太阳）相应。其次，《伤寒论》中的《伤寒例》与五运六气密不可分，且张仲景的阴阳思想（如阳七阴六）、方药组成中的术数理论（如小柴胡汤用药剂量）以及后天八卦的方位图（如五苓散的方位说）在条文中处处彰显。因此，"三阳"来源于运气学说，中医讲天人相应，从天地运气到人体气化体现了中医整体观，对揭示人体"三阳"内涵至关重要。

2. 人体"三阳"气化：人体三阳太阳主布散、阳明主蒸化、少阳主转输。太阳寒水以太阳为巨阳布散力最强，天一生水，水流趋下因其地势最高，取类比象，人体太阳经为一身之藩篱，在于布散津液气血到达四肢百骸，细枝末节。阳明燥金以两阳合明之热，又以阳极阴生缘故行敛降之职，如第122条"数为热当消谷引食"、第257条"合热则消谷喜饥"，都是阳明主蒸化的具体体现，且阳明以降为顺，以通为用。柯韵伯《伤寒论注》中认为，阳明传化，食入肠胃而下，胃实肠虚，继而胃虚肠实，阳明里病本质在于俱实，不能通降。少阳在天为枢，枢有转输含义，为厥阴之表，阴尽阳生，为由阴到阳的阶段。《伤寒论》中六经病欲解时，少阳交出厥阴，虽为少阳，但生发或转出之力极大。知常达变，三阳生理内涵可为揭示病机发生奠定基础。

不同津液状态是"三阳"病机本质

1. 病机重在津液状态："三阳"为病病机在津液布散、蒸化、转输状态不同。在《伤寒论》中，太阳病为机体气血受邪气阻滞通行不利，他经脏腑功能状态直接或间接影响太阳气血布散，表里一气周流，受到影响，这是为何太阳病篇内容最多的缘故。运用性味不同中药，寻觅与机体津液相匹配的"通透"经方，调整人体阴阳虚实状况，治以汗泄、涌吐、涤荡之法，驱除滞留邪气，使津液能够外达，"濈然汗出而愈"。例如麻黄法、桂枝法等同为汗出而力度不同，但目的都使人恢复阴阳平和状态。阳明病重在胃家水谷腐熟能力，以热结程度、小便数多少及利与不利来审视，腑通水行则阳明能行燥令，反之则病。少阳本为弱阳，是少阳病禁汗、吐、下的根本原因，少阳重在转输之力，吐、下、汗伤少阳之气，无转输则邪气盛而精气夺，虚实夹杂为甚，其病理特点是"血弱气尽，腠理开，邪气因入"（《伤寒论》），愈疾本质为"上焦得通，津液得下，胃气因和"（《伤寒论》），达到扶正祛邪的目标。"三阳"病与不病全在津液蒸化、转输、布散是否能够有序进行，"三阳"的津液状态是三阳阳明分类的主要依据。

2. 根据津液状态区分三病：三阳阳明主要是根据阳明不同津液状况划分别类的阳明腑实证。通过《黄帝内经》《伤寒论》阐述三阳本质，从脾约分析，太阳阳明是胃相对于脾邪气盛，邪热约束脾，不能为胃行津液，所属津液为邪热所迫，循水道而出，是津液布散出现问题，与上述分析的太阳本质特点一致。因此，将此种阳明证命名为太阳阳明（脾约），如《伤寒论》第244条曰："小便数者，大便必鞭，不更衣十日，无所苦也。"若尚得自然之阴（如夜晚或阴寒天）滋助，热气或有缓解，脾家能为胃家输送津液，胃家能行传导作用，则有糟粕变化。如《素问·天元纪大论》曰："物生谓之化，物极谓之变。"反之则无。或有轻时，津液还于胃中，等到热重，胃家原有津液尚可经受炼灼，故大便累累如珠，不更衣十日无所苦。

正阳阳明，因胃家有实邪存在，蓄而生热，合热则饮食俱增，在表太阳布散汗出机制没有受损，在下膀胱气化功能正常，机体通过汗出、小便利带走标热，脏腑津液生化不受损伤，以"胃家实"为疾病本质，以身热、汗自出、恶热为外症，以实、热、结为里证。张仲景以正阳阳明为点，论述阳明病热盛小便数之脾约证、津液内竭之蜜煎导证等。少阳阳明"发汗利小便已"导致脏腑津液生化受损，津液不能复生。如《伤寒论》第196条阳明病在表汗出，"反无汗，其身如虫行皮中状"是其津液极虚的状态，胃中又有实邪，灼耗脏腑精气，若以承气辈行气导滞、破结峻下，徒伤津液气血，致使津液益虚。因此，《伤寒论》第233条曰："此为津液内竭，虽硬不可攻之……宜蜜煎导而通之，若土瓜根及大猪胆汁皆可为导。"津液虚而肠道实，不任峻下攻积，运用治标之法外治润燥下结，为脏腑津液恢复生化机能创造条件。因此，三阳阳明是津液状态不同的三种阳明腑实证。

判定三阳阳明的依据及相关治疗方剂

1. 重在津液，本于胃实：判定三阳阳明的依据，重在津液恢复状况，本于胃家燥实。三阳阳明是阳明病三种津液异常状态的阳明腑实证，太阳阳明即邪热约束脾家不能为胃家布散津液；正阳阳明即里实蹙迫津液外泄而生化机制无损；少阳阳明即燥实灼耗阴津并见脏腑津液生化受损。它经疾病欲传阳明，必先影响阳明津液气血生化转输，阳明之里是否受邪为病及转归何种阳明腑实证，全在津液状态。若生化、转输、布散机制不受损伤，津液可自还胃中，不久大便出得解，为阳明不受邪。三阳阳明共同点在于都是胃中津液亡失，导致胃中邪实，疾病转归阳明，此为阳明之里受邪为阳明病，以津液状态不同为特征，以胃家燥实为本，归属三阳阳明之一。胃家有实邪乘脾，脾气受约不能履行施津职能，反侮肝木疏泄而失机不利，则为太阳阳明；燥实热结，标热弥散，津以载气，循其常道，随汗液、小便出，热如潮汐，此为正阳阳明；燥实损伤阴津生化机制，灼耗原有气血津液，正虚邪实，则为少阳阳明。布散、转输、生化三环节有任何异常，受邪则为相应的三阳阳明之一。

2. 三病选方，求同存异： 根据不同津液状态分别运用麻子仁丸、承气辈、蜜煎导方通腑泻热。太阳阳明治以麻子仁丸。麻仁润肠通便；大黄泻热；枳实厚朴行气导滞；杏仁降气开闭；芍药解肝木之郁，助肝行疏泄之功；蜜丸峻药缓攻，又能润燥通腑。温病学派的宣白承气汤即有此含义，热气约束太阳肺气。因此，在太阳阳明上发病，运用宣白承气汤治疗。正阳阳明治以承气辈，邪气驱除，浮热无根而消，病证亦解。可根据热邪与气滞程度选用调胃承气汤、大承气汤、小承气汤。少阳阳明用蜜煎导之类的外治法，驱除标实，温病学派的增液承气汤即是此含义。津液生化受损，无水舟停，玄参、生地黄、麦冬育阴生津，发挥胃家以通为用机能，进而推陈致新，恢复脾胃津液生化输布职能。

张仲景的三阳阳明之"三阳"必定与张仲景六经之"三阳"内涵一致，即与津液相关的三种不同状态。太阳阳明、正阳阳明、少阳阳明位属并列关系，属于同质性鉴别，此处三者均不属于"合病""并病"范畴，属于三种不同津液状态的阳明腑实里证。太阳阳明失于邪热束缚不能行津；正阳阳明失于邪实导致津液耗散；少阳阳明失于津液损伤，生化受损，后世温病学派的发挥运用可以视为佐证。三阳阳明的认识遵从张仲景学术思想，与经文前后嵌合相通，符合临床辨治特点，这为阳明病本质解析及临床诊疗思路提供一定依据。

196   俞根初借阳明以治六经病

俞肇源，字根初，生于世医之家，自幼便耳濡目染，勤奋好学。俞根初精通经典著作，对外感病证治颇有心得，首崇仲景，旁参诸家，诊治外感病力求合仲景心法，继而寻求理论上创新。俞根初将其40年读书、临证心得记录成篇，名《通俗伤寒论》。俞根初发展了六经气化说，在论及"大伤寒"传入阳明胃腑时，认为其证甚多。仲景虽已有明文论太少两阳与阳明合病，但俞根初细阅其书，结合其临证经验认为，阳明与三阴合病数见不鲜。由此可知，阳明与其余各经在生理及病理上联系密切。阳明胃腑乃后天之本，化水谷精微为营卫之气，外护卫表，内养脏腑，故阳明病则易损及各经而合病，阳明盛则亦能益于各经而向愈。俞根初认为，在六经病证治中，皆可假阳明以佐治之，即借阳明所化之津气以治六经之病。俞根初精研仲景之书，曰《伤寒论》所未文"六经证治，全借阳明"。其理论依据为曰"以水谷之海，各经皆秉气于胃也"。故六经辨治皆可赖于阳明，其总体治则为三阳病借阳明之津以祛邪。何廉臣释为"阴气外溢则得汗，阴液下润则便通"，三阴病借阳明之气以护正。何秀山曰："故阳明为三阴之外护，阳明镇于中焦，而里寒不起，三阴病何从得之。"俞根初推敲仲景本意，又结合临床加以发挥，立"三化"学说以应对六经变证，强调不可拘守于总则，当平调阳明以佐治六经。学者范顺等对俞根初借阳明以治六经病做了探析，以期对临证中辨治相关疾病能有所裨益。

邪在三阳，借阳明之津以祛邪

1. 邪在太阳，益胃汁以汗之：寒邪客于皮毛，卫阳浮盛以抵御外邪。若卫闭营郁，此太阳伤寒，因津能浮邪，当发其汗。仲景予麻黄汤，麻黄宣发腠理；杏仁降利肺气；桂枝辛温同麻黄增强发汗解表之力；甘草培土以生金，补益中焦，意在顾护汗源。周学海曰："水之入胃，其精微洒陈于脏腑经脉，而为津液。"中焦胃腑为津液之化源，"汗出臻臻，是谓津。"汗之有源，须充其胃汁，此甘草妙用所在。若营阴外泄，此乃太阳中风，仲景以桂枝汤调和营卫，解肌发表。方中芍药、大枣酸甘化阴以滋胃阴，服法中啜热稀粥意在借谷气以充汗源，处处顾护胃汁，防其无源作汗。

俞根初治感寒兼有气虚者，方用九味仓廪汤。此方以羌活、防风、薄荷散邪达表，以桔梗、前胡宣理肺气，四君子去白术之温燥，协同仓米益气和胃，是取此意。何秀山曰"能鼓舞胃中津液上输于肺以化汗"，又可消除"羌、防泄阳气，劫胃汁"之顾虑。可见，俞根初制方严谨，虑无不周。

2. 邪在少阳，借胃汁以和之：在表正不胜邪，遂入半表半里，碍三焦水道之流行，而证见往来寒热，胸胁苦满，口苦咽干等。仲景以小柴胡汤和解少阳，曰："复与柴胡汤，必蒸蒸而振，却复发热汗出而解。"小柴胡汤并非强逼其汗，而是使上焦得通，中焦阳气阴津得以相和，气津运行得以恢复，三焦通利，内外通达，则病除汗出。

俞根初云小柴胡汤法为和解兼益气之法，方中柴胡、黄芩和解少阳在经之表寒与在腑之里热；生姜、半夏和胃止呕；人参、甘草、大枣益气培中。全方寒温并用，和解表里，疏利三焦。和解少阳之内外需借津液而行三焦，内通元真，外达肌腠，予邪以出路。故少阳宜养汗通达上下、内外。俞根初始识仲景用参之妙，一能鼓动胃气，防表邪反乘虚而入；二可益气生津，助胃化汗，借胃汁以和解少阳，亦如白虎加人参汤之用。

3. 邪在阳明，滋胃汁以下之：邪入阳明，多从燥化，或胃中燥热过盛，迫津外泄则大汗，烦渴不解而成白虎汤证；或燥热与肠中糟粕相结，腑气不通，大便秘结而成承气汤证。阳明病热证与实证存在兼夹与动态变化，俞根初变通仲景之方，立白虎承气汤，治以清下并举，方用陈仓米除烦益胃。如《本草述》所曰："又吐利后大渴不止……是二治者，足征其于脾胃之阴气大有裨也。"胃中阴气充润，燥结得下。

胃中燥热伤及脾阴，津液不能还于胃中，偏渗小肠而小便数，脾转输津液的功能被约束，乃成脾约。仲景以麻子仁丸泻热润肠、缓下通便。俞氏仿麻子仁丸法，自拟三仁承气汤，缓下脾之结热。以麻子仁、杏仁、松仁等芳香多脂之物滋养相连脾胃之脂膜，既可上济胃汁，又能下滋肠燥，实乃"阳明燥土，得阴自安"。又以生大黄、枳实泻下热结，釜底抽薪。俞根初不单从滋胃阴之法入手，而以甘濡润治其脂膜，并济胃汁及肠燥。若素体阳明中有水气，证从水化，多食谷欲呕。其与太阴寒湿证见下利有别，非脾阳受损，而为胃阳素虚，受表寒所触，不可下。当先予吴茱萸汤止呕，胃苓汤温中化水，继以香砂理中汤生发胃气，其病乃愈。

邪在三阴，藉阳明之气以护正

1. 邪在太阴，壮胃阳以温之： 寒邪直中太阴，伤及脾阳，运化失职，寒湿内生而从水化。究其病因，未有胃阳虚而证见太阴病，法当温补中焦之阳，胃阳自盛则能扶成脾阳，脾阳盛则能化谷运湿。俞氏观仲景治太阴病所用的理中汤，用温运中阳，脾胃同治之剂。太阴病预后提示中阳当温但不宜太过，若过用温燥，阳复太过亦可致胃阳过盛，化燥化热，而转属阳明。此柯韵伯曰："胃实则太阴转属于阳明，胃虚则阳明转属于太阴。"俞根初辨治太阴病，效法仲景而变通其方，以香砂理中汤暖培中阳，人参、白术、炙甘草提补脾阳；木香、砂仁温通胃阳，其芳香之性，亦助脾阳勃发；干姜坐镇中阳，使脾阳和胃阳相生相化。俞根初认为，邪入太阴还可见"阳经表邪传入太阴，往往脾湿与胃热相兼"，乃太阴病之变证，从水火合化，法当辨其湿热孰轻孰重，随证治之。

2. 邪在少阴，救胃阳以护之： 外邪直中或他经转属可致心肾阳虚之少阴病，证从水化。何秀山所释的外邪直中少阴深得俞根初之意，如"若卫阳不固，而胃阳尚强，寒邪尚不能斩关直入"。若胃阳尚强，扶其脾阳，何来太阴虚寒传入少阴。仅少阴病见脉微细，但欲寐，治当护肾阳而救胃阳，急用四逆汤，以附子回阳救逆，干姜辛温守中。

少阴病重证，下利脉微，干呕烦躁者，仲景用白通加猪胆汁汤，通阳止利。俞根初恐阴竭阳脱，宗仲景之法变通其方，方用回阳急救汤，以求面面顾到。方中人参、白术、干姜、附子温中阳助肾阳；桂枝、麝香助上四味速奏通阳之功；五味子、麦冬引阳归阴，其酸收之性使麝香无散气之弊。温通胃阳亦不可太过，若燥热未结成实，当"先安未受邪之地"。俞根初以玉女煎，清中滋肾。若燥结已成，当急夺其土，此仲景立少阴三急下之意；若其心肾阴血素亏，邪入少阴易从火化，以黄连阿胶汤直护肾阴并清心火。

3. 邪在厥阴，振胃阳以散之： 邪入厥阴风木之脏，则木郁而相火妄动。证从火化，风火相煽，上冲于心，引动心包络之相火，致心中疼热。雷龙之火，饮水无用，亦不能令胃消谷，则发消渴，饥而不欲食。观此仲景乌梅丸中用干姜，一者为脾虚寒而设；一者则为胃中龙雷之火而设。朱丹溪曰："凡火盛者，不可骤用凉药，必用温散。"因火盛而不可直清，乃用干姜振胃阳顺火性而微升，以利黄芩、黄柏苦寒降泻相火。何秀山得俞氏之意"胃阳胜，则能制相火而邪热外达"。

俞根初化裁乌梅丸为连梅安蛔汤以治厥阴，苦辛酸法俱全，其用川椒代干姜，理胃阳助川黄连、川黄柏之清，又可伏蛔。若其相火太过，已伤下焦真阴，俞根初以新加玉女煎，滋胃液以滋肾阴，清肝镇冲以防虚阳上越；若素体血虚感寒，寒凝经脉，失于温养四末而致厥，证从水化，方以当归四逆汤温经散寒。

俞根初辨治六经病，效法仲景而变通其方。在六经病基本治法汗、和、下、温、补、清的基础之上，佐以对阳明的调治。借阳明多气多血之性，六经皆秉气于胃之用，助三阳病以祛邪，护三阴病以扶正，此为俞根初借阳明以治六经病之法。俞根初曰："正治不外六法，按经审证，对证立方。六法为君，十法为佐，治伤寒已无余蕴。"其发展的六经气化说及"三化"学说拓展了六经传变规律及所治疾病，故俞根初认为此能钤外感百病。探析俞根初借阳明以治六经的思想，以启辨治临床外感类疾病的新思路。外感与内伤，治法虽不同，但原理有所互通，借阳明调治六经的思想在内伤相应疾病的治疗中亦能有所裨益。

197　论阳明病与人体能量物质获取障碍之间的关系

生命本质和生命定义是生物学界的核心问题。西方学者曾经做过统计，关于生命的定义有 100 多个。这些定义大都揭示了生命体的部分特征。生物学界和医学界没有对生命定义形成共识，这并没有妨碍生物学以及医学领域内取得大量研究成果。少数生物学研究领域需要明确对生命定义，如外星生命现象探索、生物进化、人工生命研究等。缺乏对生命定义的共识似乎不会对现代临床医学研究和治疗形成阻碍。中医学领域情况却并非如此。中医讲求治病求本，这一原则就要求以阴阳气血为核心评估人体内阴阳偏盛偏衰以及内在气血失衡同外在环境之间的相互关系。从生命定义的这个角度来看，中医采用阴阳气血的概念来定义和认识生命现象，五行学说就成为阐述生命现象运行机制的学说。中医的阴阳五行学说缺乏现代医学生理基础，这同现代医学缺乏能被广泛接受的生命定义有一定关系。以中医理论基础，遵循中医思维，结合现代生理学的研究成果，可以建立对生命本质的认识：即在细胞水平，生命本质是遗传信息指导下的能量的代谢过程；在人体水平，生命本质是伴随干细胞分裂分化过程的能量代谢过程。能量代谢过程为阳，而干细胞分裂分化过程和遗传信息表达过程为阴。以上述两个定义为基础就可以从新的视角来解读《伤寒论》和《金匮要略》的病机和治疗原则。学者杨介钻等以生命定义为基础，探讨了《伤寒论》六经阳明病的生理病理基础。

阳明经的生理学基础

《伤寒论》中六经病的排列顺序为太阳病、阳明病、少阳病、太阴病、少阴病、厥阴病。阳明病是紧接于太阳病之后。人体的阳明经包括手阳明大肠经和足阳明胃经，连接胃和大肠两腑。从解剖学的角度来看，胃腑和大肠腑相当于现代医学中的胃和大肠。胃腑的功能主要在于腐熟水谷；大肠腑的功能则在于排泄糟粕。结合现代生理学观点来看，胃腑功能基本包括了整个消化道的消化功能；大肠腑的功能则包括了粪便形成和排泄。

气是推动人体各种生命现象形成的原动力，这是中医气一元论的核心。能量代谢和干细胞分裂分化是人体内两个最为基本的代谢通路，并由此构建形成了人体内相对封闭的代谢环。在这个代谢环中，能量代谢过程处于核心地位，如果将能量等同于气，这个代谢环也能够体现中医气一元论的观点。这个代谢环显示：人体能量代谢过程可以简化成为食物氧化形成代谢终产物的过程；人体通过干细胞分裂分化实现了体内细胞更新并为能量代谢过程提供细胞基础。食物消化成能量物质和食物残渣形成与排泄是人体能量代谢过程的初始步骤，也是阳明经的基本生理功能。食物降解过程中伴随有热能释放，这些热能需要通过水液的蒸发而散失。这就导致肠道内的水分有携带热能离开肠道的趋势。这一趋势就是阳明病恶寒少、恶热多且多汗、易化燥的生理学基础。

另一方面，人体细胞代谢过程中，完成生理功能的体细胞将死亡，并随即降解形成能量物质后进入能量代谢过程。细胞死亡过程也是阳明经的生理学基础。《黄帝内经》认为太阳经是多血少气之经。发汗后，太阳经中的气随汗而出，但是太阳经的血归于何处？历代医家很少对这个问题进行讨论。人体代谢环显示：太阳经中的血最终归于阳明，即完成生理功能的体细胞最终会死亡后降解形成能量物质并进一步氧化形成代谢终产物。死亡细胞降解与食物降解属于同一类化学反应，故而同归于阳明经。由于这一过程的存在，人体内才能实现由阴化阳，干细胞分裂分化过程向能量代谢过程的转换。《伤寒论》中有"阳明居中，主土也，万物所归"。这里的"万物"不仅指食物，也包括了人体内的衰老死亡的体细胞。人体内的能量物质可以来源于食物，也可以来源于死亡细胞。在人体处于平衡状态时，参与干细胞分裂分化过程的能量物质等同于体细胞死亡降解形成的内源性能量物质。这种平衡表明人体所需要的能量物质的来源还是食物，而干细胞分裂分化过程是食物氧化过程的中间步骤。病理状态下，这种平衡会被打破，形成阳明出血和阳明瘀血两种证候。

　　研究中医的标准体位是俯卧位。阳明经主要的循行部位处于腹面，在俯卧位几乎是人体的低点。人体内代谢过程总趋势是将能量物质氧化释放热能，热能推动水液上行，水液上行过程中带动能量物质上行。在重力作用下，分子量越大物质越难于被水液携带上行，相反下行的趋势就更为明显。人体摄取的食物有明显的下行趋势，并在下行过程中逐渐消化降解形成小分子的能量物质，这些能量物质在水热的推动下上行而走向背面，不能降解的大分子物质则渐进下行后由肛门排出。阳明经行于腹面也就体现了食物的这种消化运行趋势。俯卧位时，体内的脏腑也会在腹面形成投影，这些投影在阳明经上所形成的穴位就可以看作相应脏腑获取能量物质的起始点。对相应穴位的刺激将会调整内在脏腑对能量物质的摄取。这一观点需要更多的临床实践探索。

阳明病形成的生理基础

　　《伤寒论》中的阳明病共计94条，大致可以分为五个部分：阳明病提纲证、太阳阳明病、少阳阳明病、正阳阳明病和阳明血分证。阳明经的生理就包括了三个方面：食物的消化、粪便的形成和体细胞死亡降解。这三方面功能相互促进又相互制约，维持一种动态平衡状态，平衡打破就将导致疾病的形成，即阳明病。从解剖学上看，虽然整个消化道是位于人体内部的空腔，但这一空腔是同外界环境直接相通，仍属于生命体的外在部分。阳明病气分证的主要病位多发生在这一空腔内。

　　1. 阳明病的提纲证：在六经病中，每经都有一个提纲证。阳明病的提纲证："阳明之为病，胃家实也。"阳明病是以实证为主要特征的一组疾病，这些疾病包括了热实证、寒实证、血瘀证、食积证等病证。《黄帝内经》中指出阳明经为多气多血之经。气多容易化火生热，形成实热证；血多容易致瘀，形成瘀血证。阳明经的寒证同样是以热证、实证和瘀证而表现出来。阳明经气多易化热化火，火热之气可以祛除寒邪而不显寒证。因此，阳明病"虽得之一日。恶寒将自罢。即自汗出而恶热"。阳明经寒证和热证表现的差异在于能食与不能食，即消化功能的强和弱。阳明经多血，血受寒致郁出现血瘀，瘀血化热后可以表现为热证，但这种热属虚热，热象不重，临床多表现为潮热。结合现代医学来看，血瘀出现可以认为是细胞死亡出现障碍，死亡过程受阻，此时将死细胞仍能够将能量物质进行氧化，并释放相应的热能。这是血瘀化热的生理基础，此时的热也只能认为是一种虚热。

　　阳明经是食物消化和粪便形成的场所，是人体内能量代谢过程起步骤。肠道内食物在消化降解过程中将释放一部分热能，这些热能可以增强消化酶的活性，加快食物的降解和部分热能的释放，临床上表现为消化功能增强、摄食增加、肠蠕动活跃。如果胃肠道受寒，胃肠道内产热减少、温度减低，消化道内消化酶的活性也随之下降，食物降解延缓，肠蠕动减弱，临床可以出现不能食或是食欲下降等现象。随着食物降解增加，热能逐渐释放，肠道内温度出现回升，消化功能逐渐恢复，寒气就得以祛除。因此，"阳明病，若能食，名中风，不能食，名伤寒"。

　　消化道内的热量会推动水液蒸发，并以尿液、汗液等方式散失，典型临床表现为多汗，这是阳明病多汗的生理基础。热能携带水液离开消化道使得消化道有丧失水液的趋势，这种趋势成为阳明腑实形成的潜在因素。阳明伤寒，肠道内温度减低，也会导致肠道蠕动功能减弱，从而导致肠道内粪便形成和排泄功能障碍，这不仅反馈性抑制食物的消化，也成为腑实证形成的另一个生理学基础。

　　阳明病的血分证包括了血瘀证，阳明病的血瘀证可以认为是体细胞死亡出现障碍，是伤寒的临床表现之一。血分的热证属于阳明经的实热证，病因是阳明中风，以出血为主要表现，生理学基础是体细过度死亡所致。两个证候生理学基础需要结合五行学说角度论述细胞死亡。

2. 太阳阳明病： 在《伤寒论》的疾病排列顺序中，阳明病在太阳病之后。张仲景的这种排列顺序方式遗留下颇多疑惑。如果从生化角度来看，生化反应的基本原理在于产物的移除障碍将会影响底物的输入。太阳经的生理学基础在于代谢终产物的排泄，太阳经功能障碍也预示着底物的输入将受到影响，即食物的摄取与消化功能出现异常。这或许是太阳病之后出现阳明病的生理生化基础。

在阳明病的排序中，阳明病提纲证之后首先出现的也是太阳阳明病。第 191～209 条的条文基本上可以认为是太阳阳明病，这些条文可以大致分为两部分：太阳阳明伤寒和太阳阳明中风。第 191～199 条的内容论述的是太阳阳明伤寒，五苓散、小柴胡汤和麻黄汤是治疗方剂。这些方剂都是通过促进产物排泄达到祛除阳明经寒邪的目的，方剂的排列方式体现出由里向外逐渐祛除寒邪的过程。第 200～211 条可以认为是太阳阳明中风证，治疗以桂枝汤、栀子豉汤、猪苓汤、白虎加人参汤和白虎汤为主要方剂，治疗目的在于直接清解阳明经热。方剂排列方式显示阳明经中热邪逐渐加重，加重过程中还出现燥象。第 209～211 条是太阳阳明中风所导致的血分热证。

3. 少阳阳明病： 《伤寒论》第 212～219 条为少阳阳明病。少阳经以胆为腑，在解剖结构上包含了整个胆道系统。胆道系统同肠道相通，其内在空间属于人体外在部分，这同消化道内的空间性质相一致。从生理学上看，胆囊内的胆汁通过肠道才能排泄，胆汁排泄障碍就会导致以黄疸为主要表现的疾病。这类疾病大致相当于现代医学的胆石症、胆道感染以及胆源性胰腺炎等。少阳阳明证应该是以胆道内胆汁排泄不畅为主要病变的一组疾病。解除胆道梗阻，促进胆汁排泄是这类疾病的主要治疗原则。因此，少阳阳明病的第一方是茵陈蒿汤，其次是栀子柏皮汤。这两张方子用于少阳阳明中风证，即胆道感染热象明显的疾病。而麻黄连翘赤小豆汤则用于少阳阳明伤寒证和血瘀证。

4. 正阳阳明病： 正阳阳明证在阳明病中占据篇幅最多，从第 220～259 条均是正阳阳明病。正阳阳明是足阳明胃经和手阳明大肠联合病变，病变涉及大肠腑，临床表现不仅有消化功能异常，还伴随有大便排泄障碍。正阳阳明分为伤寒和中风。正阳阳明伤寒证出现时，整个肠道伤寒，肠道消化功能下降，食物不能完全被消化，同时热量释放减少，此时释放的热能不能蒸腾水液向背部运行，相反水液在肠道内积聚后再从肛门排泄，出现下利清谷的表现。正阳阳明伤寒采用的方子是吴茱萸汤和四逆汤，四逆汤证重于吴茱萸汤证。正阳阳明中风证出现时，肠道内有大量热量释放出来，这些释放的热能推动水液离开肠道，从而产生腑实证的表现，同时还伴随有实热证表现。此时畅通腑气、排泄大便是治疗关键，而麻子仁丸证和三承气汤证正是体现了这一治疗法则，麻子仁丸证候较轻，而三承气汤证候较重。大便排泄增多，人体吸收的能量物质就相应减少，人体内能量代谢过程因缺乏底物而减缓，热能生成与释放出现下降，人体恢复平衡。这就是通腑泄热的生理所在。

5. 阳明蓄血证： 阳明病第 260、第 261、第 262 条三条条文是阳明病血分证。第 260 条和第 261 条是阳明蓄血证，属于血瘀证、寒证。细胞死亡是阳明经生理学基础之一，体细胞正常死亡是维持人体内细胞正常更新的生理学基础。如果细胞死亡出现障碍就必然影响整个干细胞分裂分化过程，治疗上就需要采用促进细胞死亡的方法推动细胞死亡的正常进行。这是抵当汤、抵当丸的生理意义所在。从这个角度讲，进入阳明经的血就应该是死血、恶血，是需要祛除之血，故而需要采用破血逐瘀的峻剂才能达到治疗目的。阳明病血分热证表现为出血证，是实热证的临床表现。张仲景虽然多次提到这类病症，但没有给予相应方剂。这类疾病治疗方剂包括了阳明病中的白虎汤、白虎加人参汤和大承气汤等方剂。

近些年来，不断有学者对六经阳明病进行探讨，并阐述其临床意义。以生命定义为核心，结合现代医学生理病理基础，可以对阳明经生理能功能和病理基础进行新的解读，这就为中西之间的理论和实践之间的交流找到了新的方向。在解读阳明病的过程中也发现《伤寒论》六经中阳明病层次结构非常清晰明了，体现了张仲景思维的严谨性。当然，以能量及能量代谢过程为核心，秉承气一元论的思想，还需要对少阳经、太阴病以及少阴病进行现代生理基础解读，这仍需要更多的理论与实践研究。

198 论能量物质代谢与六经辨证少阳病的生理基础

治病求本，这是中医治疗疾病的基本原则。这一原则的含义在于以阴阳为核心评估人体内阴阳的失衡状态、脏腑功能的强弱以及人体内在失衡同外界环境之间的不协调，并采取相应的治疗手段来校正人体内的失衡状态。阴阳概念是中医认识生命、定义生命的核心。现代医学虽然获得了极大的发展来，却并没有形成一个被广泛接受的生命定义。西方研究人员进行过统计，现在存在 100 多个关于生命的定义，这些定义仅仅是对生命现象的某些特征进行了总结。这些定义没能指导现代医学的临床疾病的分类和治疗实践。中医学领域并不存在这一现象。如果从生命认识角度来看，《伤寒论》是以阴阳概念为核心定义生命，以此为出发点，实现了对疾病的分类，十多年前，肖党生研究中医时就提出了对生命本质的认识，即在人体水平，生命本质是伴随干细胞分裂分化过程的能量代谢过程；在细胞水平，生命本质是遗传信息指导下的能量代谢过程。与 NASA 的定义有所不同，这两个关于生命的定义都注重了生命现象的内在生理过程而不是外在的特征。上述定义可以同阴阳概念进行对应，即能量代谢过程为阳，干细胞分裂分化过程和遗传信息表达过程为阴。人体内的所有能量代谢过程都可以简化成为能量物质的氧化过程，支撑这一氧化过程的五个基本因素即成为五行学说的现代生理学基础。以这些新观点、新理论为基础，就可以详细探讨《伤寒论》的生理病理基础，如太阳经的生理学基础涉及水液和热能排泄过程，这一过程出现障碍就成为太阳病；阳明经的生理学基础涉及人体获取能量物质的过程，这一过程包括了食物降解、死亡细胞降解和失活蛋白质的降解，这一过程出现障碍就形成阳明病。学者肖党生等以能量代谢过程和干细胞分裂分化过程为基础，探讨了少阳经的生理意义以及少阳病形成的生理学基础。

少阳经的生理学基础

"太阳为开，阳明为合，少阳为枢"。少阳为枢意味着少阳经是承接太阳经和阳明经的中间过程。能量代谢过程是气一元论的现代生理学基础。能量代谢的基础是食物氧化形成代谢终产物的过程。这一过程的起点为食物氧化降解形成糖、脂肪酸和氨基酸等能量物质的过程。能量代谢过程终点是代谢终产物的排泄和热能的散失。承接能量物质吸收和代谢终产物排泄的中间代谢过程就是少阳经的生理学基础：包括了能量物质在人体内代谢过程和能量的利用过程。阳明经和太阳经位于人体代谢过程的起点和终点，与外界存在物质和能量的交换。少阳经的整个生理过程全部存在于机体内部，几乎不与外界发生物质和能量交换。少阳经生理过程可以通过能量代谢和物质代谢进行分析讨论。

人体和细胞中有大量代谢通路，这些代谢通路可以总结成为以下几种能量转化的形式。①化学能直接氧化转变成为热能。这是一条基本的能量转化形式，是人体内能量代谢过程的基本构架，为细胞及人体内的各种代谢提供热能保障。②先进行化学能之间转化，并以化学能的形成实现能量存储，然后通过化学物质的降解氧化而实现化学能向热能的转换，部分化学能也可以蛋白质、小分子有机物，甚至以新生细胞等方式释放。③化学能转变成为机械能，如行走、说话、思考等，然后以热能的形式释放。④转变形成电能，如动作电位形成，最后还是以热能方式进行散失。从这些能量转变途径中可以看出，人体获得化学能的方式就是阳明经的生理学基础，而热能释放过程是太阳经的生理学基础，承接阳明经和太阳经之间的中间能量形式都应归属于少阳经。这些中间能量形式包括化学能、机械能和电能等。由此可见，人体内所有机械运动，包括各种行为以及脏腑功能等，应归属于少阳经的生理学范围。人体内指甲毛发生长、皮肤脱屑、男性精液、女性月经、新生儿出生都可以看作人体释放化学能的方式，这些生理现象应该归看作少阳经生理功能的外在表现。

生命体由大量有机分子构成，有机分子也是化学能的载体，有机分子之间的相互转化体现了化学能的储备、转化和释放。在所有的有机分子中，单糖、脂肪酸和氨基酸等能量物质处于生命体能量代谢过程的起始位置。能量物质携带能量进入细胞以及人体后不仅能够氧化形成代谢终产物，还可以通过自身或者相互之间的缩合形成多糖、蛋白质和脂肪等大分子物质从而在人体和细胞内形成化学能的存储。能量物质被人体吸收后所形成的所有代谢通路都属于少阳经的生理范围。这些代谢通路可以归结于两条：①能量物质直接氧化形成代谢终产物，即短代谢途径。②能量物质刺激干细胞分裂分化形成体细胞，并在体细胞死亡后降解形成能量物质，然后再氧化形成代谢终产物，即长代谢途径。以短代谢途径和长代谢途径为基础，人体和细胞还形成多种代谢旁路，并相互交叉形成网状结构，从而实现能量和物质的转换。

无论从能量角度还是物质角度，少阳经的生理基础包括了能量物质进入人体后所有能量代谢过程和能量转化过程。这些代谢过程贯穿于人体周身上下，涉及人体的各种行为和所有的器官生理功能。这是少阳经同三焦腑相络属的生理基础。少阳经还同胆腑相络属。胆道系统仅仅排泄胆汁酸和胆红素等代谢产物，这些代谢产物可以进一步氧化形成代谢终产物，也可以看作中间代谢产物，胆道是这些中间产物的排泄主要通道。这些中间代谢产物的形成涉及人体以及组织器官的很多生理功能。中间产物的正常排泄表明人体内各种代谢过程通畅，生理功能正常发挥。

少阳经的循行部位

太阳经循行于人体背部，体现出人体内的热能和代谢终产物从背部排泄的现象。阳明经循行人体腹部，体现人体消化食物和摄取能量物质的功能。从能量代谢的角度来看，进入人体的能量物质要逐渐氧化形成代谢终产物，这就必然形成一个从阳明经走向太阳经的过程，即能量物质由人体腹面走向背面的过程，这一过程在体内脏腑进行。在人体处于俯卧位时，内在脏腑可以在人体两侧面形成投影，这些投影的中心点就可以认为是能量物质在内在脏腑代谢过程中心点，而将这些中心点连接就形成少阳经。这或许是少阳经走行于两侧的原因。

少阳经是少气少血之经。这意味着在少阳经中，能量物质只能部分地、逐渐地被氧化，并以化学能、机械能和热能等形式释放。这些能量将推动水液向背部和头部运行。相对太阳经内的热能而言，少阳经所释放的能量不足以推动水液到达头顶部及枕部，只能抵达以耳后及颞部为中心的区域，并在这一区域形成大量穴位。对这些穴位的刺激就能调整相应脏腑的功能状态。

少阳病的提纲证

"少阳之为病，口苦咽干目眩也。"这是《伤寒论》中少阳病的提纲证。提纲证是这一经热证、寒证、实证、虚证等病证的总体概括。现今仍有不少学者对少阳病进行讨论，这些仍在传统中医学的范围进行讨论，没有融入现代医学的研究结果。结合前述关于少阳经生理学基础探讨，少阳经的病变包括了能量物质代谢过程障碍和人体及内脏的机械运动障碍两个方面，并以此为核心形成以"口苦，咽干和目眩"为主的临床表现。

1. 口苦：现代医学的观点认为胆汁反流是口苦的主要原因。少阳经以胆为腑，胆囊及胆道的主要功能是将胆汁酸和胆红素等中间产物存储后排入肠道，再经肠道进行排泄。少阳经有热，机体内的能量物质代谢增强，胆汁生成，排泄增多，短时间超出消化道排泄能力，就可以出现反流，导致口苦。少阳经有寒，肠道机械运动减弱，即肠蠕动减弱，导致胆汁排泄障碍而致反流，也可以导致口苦。口苦预示着能量物质的中间代谢过程或能量转换的中间过程出现异常。

2. 咽干：少阳经是少气少血之经。能量物质在少阳经内进行氧化时，释放的热能相对较少，推动水液上行的能力偏弱，因而不能完全达到头顶及背部，只能够达到比咽部偏高并偏背部的位置，即头部的颞部。由此而言，少阳经有热时，热能将水液进一步推高，从而导致咽部缺水而出现咽干；少阳有寒，体内水液难以上承咽部，也导致咽干。人体的眼部，鼻腔和口腔也可以出现干燥的症状，从俯卧位来看，眼部、鼻腔和口腔更接近腹面，须要归于阳明病的范围来考虑。

3. 目眩：当感觉目眩时，人体机械运动的协调性出现障碍，即人体有一定行为能力，但难以协调运动。现代解剖学认为协调人体机械运动的器官是小脑和延髓，耳部前庭也承担一部分功能。这些组织器官在人体侧面的投影基本处于耳后的颞部。这些器官出现功能障碍就会导致目眩。中医认为眩晕后虚证和实证之分，虚证是指气血难以供养头部，实证是形成原因在于水湿停于头部。无论是虚证和实证，核心是少阳经气血出现异常而致。少阳经中经气仅能够推动气血上承至头颞部，却难以化汗而出，难以出现大热、大寒、大虚、大实等表现。

少阳经出现寒证，少阳经内生热不足，热能难以推动水液上承头部，头部各个器官包括大脑组织及耳部前庭等部位出现水液供给不足，这就导致虚证目眩。少阳经有热时，大量热能推动过量水液上升至头部但无力将其化汗而出，头部器官出现水液供给太过而出现目眩。从临床实践中来看，目眩的临床表现也多种多样，轻症表现为头重脚轻、头部昏沉等，重症表现诸如梅尼埃病发作、位置性眩晕等。

少阳病的疑问

从生化学角度来看，生命现象的本质就是将单糖、脂肪和氨基酸等物质氧化形成代谢终产物的过程。能量物质和氧气之间有一个合适的比率。在这个比率上，摄入能量物质将被彻底氧化成代谢终产物，而机体则保持一种平衡状态。如果氧气不足，摄入的能量物质将会在人体积存。若能量物质摄入不足，人体就会出现过度氧化的现象，即摄入的能量物质将被氧化，人体内积存的能量物质也将被氧化。调节能量物质和氧气之间的比率也就应成为少阳病治疗的关键所在。这或许是少阳病只有小柴胡汤一首方剂的原因所在，且整首方剂的方义在于调和肺脾。既往的研究中也将脏腑肺的功能定位为氧气的摄入和二氧化碳的排泄，脏腑脾的生理功能定义为能量物质的摄入和存储。这些定义基本上同少阳证的病理生理基础相匹配。少阳经涉及广泛的人体行为和生理现象，治疗过程需要进行相应调整，因此，《伤寒论》中小柴胡汤又存在很多变方。

这里仍存在不少疑问。少阳经的生理基础广泛，涉及人体五脏功能和人体所有的生物学行为，相对而言，小柴胡汤及其变方就显得非常单薄。这是其一。其次，太阳病和阳明病都有血分证，而小柴胡汤的方义及其结构只能视作气分证用方，少阳病有没有血分证？或是如何理解少阳病的血分证？

应该这样看待第一个疑问：少阳病的气分证中，小柴胡汤是核心，结合太阳病和阳明病中的方剂，就可以治疗少阳病中各个脏腑功能的异常，柴胡桂枝干姜汤和大柴胡汤就是佐证，后世医家以此为核心组建了大量方剂。

如何理解少阳病的血分证呢？这就需要回到人体中的代谢环进行分析。能量物质进入人体后分为两条核心代谢途径：即长代谢途径和短代谢途径。二者之间的差异就在于是否有干细胞分裂分化过程的参与。这也表明能量物质进入人体后需要合理地分配进入能量代谢过程和干细胞分裂分化过程。从六经角度来看，短代谢途径除去能量物质摄取和代谢终产物的排泄外，基本同少阳经的生理功能相重叠，属于少阳经气分的生理基础。整个长代谢途径几乎是能量物质代谢过程的一个中间环节、中间通路，应该归属于少阳经。但既往研究已经指出，体细胞进行氧化代谢，发挥生理功能是属于太阳经的血分过程；完成生理功能后死亡降解的过程是阳明经的血分过程。其余如干细胞的存储、动员和分裂分化就应该属于少阳经的血分过程。干细胞的分裂分化过程是人体阴分的核心，是三阴经形成的生理学基础。从物质代谢角度来看，干细胞分裂分化过程也是一个非常特殊的物质代谢通路。三阴病可以认为是从属于少阳病的血分证，这或许是少阳病缺乏血分病的原因所在。能量物质是长代谢途径和短代谢途径的共同底物，需要合理分配进入这两条代谢途径，从而使得人体处于平衡状态。这样，"少阳为枢"的含义还包括了调控能量物质在进入能量代谢过程和干细胞分裂分化过程之间平衡，也就是调整人体内血分和气分之间的平衡。从这个角度来讲，三阴病应该归属于少阳病。

　　总之，从生命中能量代谢的角度来看，少阳经是承接食物消化吸收和代谢终产物排泄的过程，这一中间过程包括了能量和物质的存储和转化，人体及其器官的各种行为和功能等。从物质能量代谢的角度来看，能量物质进入人体后需要合理分配进入能量代谢过程和干细胞分裂分化过程，协调二者之间的平衡也是"少阳为枢"的重要生理学含义。当然，干细胞分裂分化过程也是能量物质代谢过程的中间过程，也应归属于少阳经生理基础。由此来看，少阳病的病的病变范围广泛，涉及所有的脏腑，就其气分证而言，小柴胡汤是核心方剂，临床应用是需要化裁或者合方应用；而三阴病需要视作少阳病的血分证。

199 六经表证脉症与病机

张仲景的《伤寒论》创立了六经辨证体系，以六经六气结合八纲分类疾病。六经立足于经脉，而不完全等同于十二经脉。六经上应天之六气，下应地之五行（含相火），外合经脉，内合脏腑。六经为病，既可以表现出所属脏腑的病理改变，也可以表现出相应经脉的病理变化。《伤寒论》中对"表"和"里"有着多种描述，如"寸口脉浮为在表，沉为在里"，"四肢、经络为表，脏腑为里"，"五脏为里，六腑为表"，"三阳为表，三阴为里"等相关论述。因其对"表"与"里"关系的论述不一，以及对"表证""里证"未给出确切的定义与界定，留下了重重疑惑，故后世医家对表证、里证与六经的对应关系众说纷纭，莫衷一是。学者闫宁哲等就此整理历代医家注解，进行了探析，以阐释表证并非太阳经独有，而是贯穿于整个六经辨证系统。

历代医家解析

历代医家对于表证分经的解析，可以总结为表证只在太阳、表证只在三阳、六经皆有表证。

1. 表证只在太阳：以朱肱、庞安时等为代表的医家认为太阳为表、阳明为里。肖相如亦认为"《伤寒论》中的太阳病就是表证"。表证，是外感病的初期阶段，由外邪犯卫所导致的临床证候。据此定义，表证再无其他病因，特征性临床表现为恶寒。

2. 表证只在三阳：以成无己、刘完素、张景岳等为代表的医家主张三阳为表、三阴为里的观点。张景岳曰："若不由阳经迳入三阴者，即为直中阴经，必连脏矣。故阴经无可据之表证。"其认为，三阳经为三阴经之表，风寒之邪一般先侵犯三阳经，如若径直入于三阴经，则邪连脏腑。

3. 六经皆有表证：目前学者大多认为"六经皆有表证"的明确系统提出始自清代著名的《伤寒论》注疏家柯韵伯。柯氏认为"六经各有伤寒，非伤寒独有六经"。其在《制方大法篇》中曰："麻黄桂枝，太阳阳明之表药；瓜蒂栀豉，阳明里之表药；小柴胡，少阳半表半里之表药；太阴表药桂枝汤；少阴表药麻黄附子细辛汤；厥阴表药当归四逆汤。"医者意也，用表药必有表证，这段论述明示了六经表证的方药及治法，明确提出了六经皆有表证的存在依据。尤在泾对此亦有所探微，其在《伤寒贯珠集》中曰："夫风寒中人，无有常经，是以伤寒不必定自太阳，中寒不必定自三阴。论中凡言阳明中风，阳明病若中寒及少阳中风，太阴少阴厥阴中风等语，皆是本经自受风寒之证，非从太阳传来者也。"尤在泾与柯琴观点不谋而合，明确说明表证并非只在太阳，其他五经感受风寒之后，亦有中风和伤寒之别。

姚荷生亦持"六经皆有表证"之说，其主编的《〈伤寒论〉有关疾病分类学纲目》将六经表证具体详尽的进行分类，以伤寒六经表证的分类为主，并将《金匮要略》《温病学》、时方代表类方等亦纳入其中。薛伯寿同样认为"伤寒六经皆有表"，六经中并非仅太阳主表，其余五经亦有表证。

六经皆有表证的依据

"表证只在太阳""表证只在三阳"的论述有所局限。《灵枢·海论》曰："夫十二经脉者，内属于脏腑，外络于肢节。"十二经脉运行营卫之气，人体周身上下、表里内外无处不到，若六淫邪气入侵，循行于十二经脉的营卫之气首当其冲。六经皆可感受六淫之邪，同一种邪气，侵袭经脉不同，故而亦有不同的症状表现，张仲景在辨证论治的同时，亦辨证分经。用六经来统率百病，抓住了六经提纲证，则纲举而目张。

论及表证,之所以易于接受太阳经表证,而往往忽略其他五经表证,其原因大概有以下两点:①六经表证,在《伤寒论》中虽均有所提及,理法方药亦十分详备,然而太阳病篇占据了《伤寒论》大部分篇幅,对表证、表证入里、误治后引起的变证等内容的阐释非常详细,故而无需再在其余篇中重复论述。而其他五经的论述则更偏重于里证,详于里而略于表,故容易忽视其他五经表证的存在。②六经提纲证的缘故,凡《伤寒论》中论及提纲,皆具有统摄与指导的意义。正如柯韵伯所曰:"观五经提纲,皆指内证,惟太阳提纲为风寒伤表设",因此易把表证归属于太阳病篇。

六经表证的脉症与病机

1. 太阳表证的脉症与病机:《素问·热论》曰"伤寒一日,巨阳受之,故头项痛腰脊强"。太阳为诸经之藩篱,主一身之表,风寒之邪侵袭,太阳首当其冲。六经病提纲中,唯太阳病提纲言及表证。太阳表证的本证有太阳中风、太阳伤寒两种证型,太阳表证的变证主要为太阳风温。

(1) 太阳中风的脉症与病机:太阳中风以头项强痛,恶寒发热,汗出恶风,脉浮缓或浮弱为基本表现。如《伤寒论》原文第 12 条曰:"太阳中风,阳浮而阴弱。阳浮者,热自发;阴弱者,汗自出。啬啬恶寒,淅淅恶风,翕翕发热,鼻鸣干呕者,桂枝汤主之。"风邪轻扬开泄,而寒邪收引凝滞,风寒之邪侵袭太阳经脉,肌表感受风寒之邪,腠理欲闭不能而现啬啬恶寒、淅淅恶风、翕翕发热之症;卫阳强则脉浮,营阴偏弱,则脉缓弱无力。此太阳中风,当以和营解肌,可予桂枝汤,服后啜热稀粥并温覆一时许,而后得汗则解。

(2) 太阳伤寒的脉症与病机:太阳伤寒以头项强痛,或已发热,或未发热,必恶风寒,无汗,身痛腰痛、骨节疼痛,脉浮紧或浮数为基本表现。《伤寒论》原文第 3 条、第 35 条即是此证,"或已发热,或未发热,必恶寒,体痛,呕逆,脉阴阳俱紧""头痛发热、身疼腰痛、骨节疼痛、恶风无汗而喘"。寒性凝敛,寒邪外束肌表,则恶风寒、后项拘紧不舒;外邪侵袭营卫则寒热并作,初起时,卫阳不得伸张而未发热,少顷卫阳奋起与寒邪相争于肌表,故而发热;寒束肌表则无汗而身痛腰痛、骨节烦疼;邪正相争于肌表则脉浮,寒邪外束故而脉紧。当辛温发汗,可予麻黄汤解表散寒。

(3) 太阳风温的脉症与病机:据《伤寒论》原文第 6 条"太阳病,发热而渴,不恶寒者,为温病。若发汗已,身灼热者,名风温",及第 113 条"形作伤寒,其脉不弦紧而弱。弱者必渴,被火必谵语",太阳病不仅有风寒证,亦有风温证。之所以言太阳风温为太阳表证的变证,是因为风温之"不恶寒"与太阳病提纲证之"恶寒"发生了根本冲突,且温病以热邪为病的总纲,与"太阳之上,寒气主之"截然不同。"形作伤寒"即已指出风温貌似伤寒,而实非伤寒,临床表现为发热而渴不恶寒,脉浮弱不弦紧。原文第 6、第 113 条互参,提出太阳风温被误诊反与辛温发汗之品,病入厥阴血分的危重转归,"谵语"亦表明了误用辛温热入阳明气分和逆传厥阴心包两种转归。解之之法仍当以汗出而愈,但并非辛温解表而宜辛凉解表,如桑菊饮、银翘散之属。若风温犯肺,影响肺之清肃而喘者,兼以甘寒以清气分之热,如麻黄杏仁甘草石膏汤。

2. 阳明表证的脉症与病机:阳明五行居中主土,为水谷之海,气化主燥。《伤寒论》原文第 184 条曰"阳明居中主土也,万物所归,无所复传,始虽恶寒,二日自止",指出外邪侵犯阳明经,亦可恶寒,只因居中属土,气化主燥,所以恶寒程度轻、时间短,能自罢,但若不及时治疗,易从燥化热。姚荷生依据"阳明之上,燥气主之",结合胃气之强弱来细分阳明中风、阳明伤寒、阳明风温、阳明风湿等表证,别具匠心。

(1) 阳明中风、伤寒的脉症与病机:阳明中风以发热恶寒,继则汗出,稍能食,但仍微恶寒,烦热,汗出则解,脉浮虚为主要临床表现,宜桂枝汤;阳明伤寒以发热恶寒,无汗而喘,呕不能食,脉浮紧为主要表现,宜麻黄汤。原文第 190 条"阳明病,若能食,名中风;不能食,名中寒",即为阳明中风、伤寒证之鉴别。阳明中风和阳明伤寒在脉证、病机、治法上与太阳中风、太阳伤寒并无太大差异。

柯韵伯对此注曰："要知二方专为表邪而设，不为太阳而设。见麻黄证，即用麻黄汤；见桂枝证，即用桂枝汤，不必问其太阳、阳明也。"

（2）阳明风温的脉症与病机：阳明风温以发热，自汗，不恶寒，或始虽恶寒，继而汗出恶热，头眩，目痛，面色赤，咽痛鼻干，腹满微喘，脉浮大或浮数为主要临床表现。原文第206条"阳明病，面合色赤，不可攻之"，即是此证。阳明为两阳合明之经，外感风寒尚且容易化热，风温更直接亲和阳明而表现为发热不恶寒，即使始虽恶寒，也可短暂自罢而汗出恶热；风性清扬开泄，故自汗出较多；风性涣散与寒邪紧束不同，故头眩而不痛；风温循经上攻则目痛鼻干、咽痛。热势在表，故脉仍浮；热势偏中上而性温，故脉大或数。治以辛凉解表，甘寒清热，如竹叶石膏汤、麦门冬汤。

（3）阳明风湿的脉症与病机：阳明风湿以微发热恶寒，或翕翕如有热状，不恶寒，汗出多而齐颈、齐腰不易下达，甚则身黄，肢体痛而兼重，脉濡或脉迟浮弱为主要临床表现。风湿寒热之势较低，湿性滞缓，热为湿遏，若小便不利或无汗不得越，须防发黄，以麻黄连翘赤小豆汤主之。《医门法律·黄瘅门诸方》曰："麻黄连翘赤小豆方，乃仲景治伤寒发黄，热瘀在表之方也。此方乃仲景治伤寒发黄，热瘀在里，血蓄下焦之方也。"

3. 少阳表证的脉症与病机：《素问·六微旨大论》曰"少阳之上，火气治之"。少阳为一阳，由阴出阳的初始状态，故少阳为枢，表连太阳，内接阳明，外合腠理，内通脏腑。若腠理不固，风寒之邪可直犯少阳，形成少阳中风、少阳伤寒之表证。

（1）少阳中风的脉症与病机：少阳中风以呕而发热，口苦咽干，胸中满而烦，耳鸣、耳聋，甚则耳前耳后燉赤肿痛，目赤，脉浮弦而数为主要临床表现。如《伤寒论》原文第264条所述"少阳中风，两耳无所闻，目赤，胸中满而烦"。风为阳邪，易与少阳相火之气亲和，故风邪从腠理直中少阳，外则发热而未必恶寒，内则循少阳三焦焦膜，气逆胸膈烦满欲呕；上犯空窍，则出现口苦、咽干、目赤；三焦手少阳之脉、胆足少阳之脉均"从耳后入耳中，出走耳前"，风火灼至耳中经脉而现耳鸣、耳聋，甚则耳前耳后燉肿疼痛。治以苦寒降火，兼以清透，可予黄芩汤，若耳前耳后燉赤肿痛则用普济消毒饮。

（2）少阳伤寒的脉症与病机：少阳伤寒以寒热往来，胸胁苦满，不欲饮食，心烦喜呕，脉弦偏浮细为主要临床表现。《伤寒论》原文第265条"伤寒，脉弦细，头痛发热者，属少阳"，即是此证。少阳经循行于人体两侧，三焦经则满布胸腹两胁上下。外邪乘虚入腠理直中少阳，邪正交争多在胸胁，故而寒热往来、胸胁苦满。胆经受邪，腹痛的部位较胆而言为下，此实则言病在胆而痛在腹。肝木克脾土则腹痛；胆热犯胃，故使呕逆。因"血弱气尽，腠理开"，不可用汗、吐、下等祛邪之法，宜小柴胡汤和解之法。

4. 太阴表证的脉症与病机：太阴病篇第276条曰"太阴病，脉浮者，可发汗，宜桂枝汤"。太阴虽为里之表，但太阴亦有表证，其表证也有伤寒中风之别，如柯韵伯曰"太阴以四肢烦温别风寒"，太阴中风和太阴伤寒以四肢烦温为鉴别要点。

（1）太阴中风的脉症与病机：太阴中风以不呕不渴，四肢烦疼，脉浮虚而涩，甚则不能自转侧为主要临床表现。原文第274条"太阴中风，四肢烦疼，阳微阴涩而长者，为欲愈"，此条言明了太阴中风的脉症和预后。太阴本虚，风邪侵袭太阴，即使邪正交争，一般也无发热恶寒之症；病在表不在里，故无呕、渴；脾主四肢，太阴中风，外风合内热致四肢烦疼，如《素问·逆调论》曰"人有四肢热，逢风而如炙如火者何也？是人者，阴气虚，阳气盛"；脉浮取而微，说明风邪不盛，沉取而涩，知中焦不足。治宜滋阴和阳、调和营卫，可予桂枝汤治疗。若阳微阴涩之脉转化为和缓而长者，是邪气欲退、正气来复之象，病欲愈。

（2）太阴伤寒的脉症与病机：太阴伤寒以手足自温，脉迟浮弱或浮而缓，身发黄（小便不利）为主要临床表现。《伤寒论》原文第278条"伤寒脉浮而缓，手足自温者，系在太阴。太阴当发身黄，若小便自利者，不能发黄"，即是此证。虚弱卫阳与寒邪相争，不甚剧烈而仅仅表现出手足自温。但与内伤又有所区别，如李东垣所曰"内伤及劳役饮食不节，病手心热，手背不热；外伤风寒，则手背热，手心不热"。脾为湿土，寒邪外犯，易与湿相合，若小便自利，则湿邪可从小便而去；若小便不利，湿邪无以从下而出，日久寒湿内蕴，肝胆失疏则身发黄。病在表，故脉浮；现因寒湿故脉迟弱或缓。治以散寒利湿，可予麻黄杏仁薏苡甘草汤。

5. 少阴表证的脉症与病机：少阴病阴阳气血俱不足，少阴表证正气不足之象亦比较突出。太阳以表为主，少阴以里为主，主次乃相对而言，绝非太阳有表证而无里证、少阴只有里证而无表证。少阴之表与太阳表证均可见发热，然两者以少阴之表"头不痛而但欲寐"为区别点。但少阴毕竟属里，解表应顾护正气，故加附子以升肾液而为汗，以避免出现阳随津脱之坏证。

（1）少阴中风的脉症与病机：少阴中风以下利咽痛，胸满心烦，甚则咽中生疮，不能语言，脉细数为主要临床表现。"少阴之上，热气主之"，《素问·热论》曰，"五日少阴受之，少阴脉贯肾络于肺，系舌本，故口燥舌干而渴。"成无己据少阴经脉循行，认为此证"邪自阳经传于少阴，阴虚客热"。少阴下焦虚寒，故下利；肾火不敛，上走阳分，而致胸满、心烦、咽痛。此乃柯韵伯所曰："阳并于上，阴并于下，火不下交于肾，水不上承于心，此未济之象。"治以育阴清热、交通心肾，可予黄连阿胶汤、猪肤汤和苦酒汤等。

（2）少阴伤寒的脉症与病机：少阴伤寒以恶寒发热，无汗，脉沉紧为主要临床表现。少阴本不发热，从原文第301条"少阴病，始得之，反发热脉沉者"中，"反发热"既可以体会到少阴发热的变证，也微言恶寒发热、无汗等证候于其中。"脉沉"一是提示少阴里虚寒证存在，二是有别于太阳表证的脉浮。因为少阴伤寒里阳虚，故虽见发热，脉却不浮而反沉。故少阴伤寒表证的辨证要点为"反发热，脉沉"。至于少阴阳虚阴寒内盛证其脉亦沉，表里证之鉴别，正如康平本第302条所曰"以二三日无里证"，自可鉴别，无需赘述。治以温阳解表，予麻黄细辛附子汤、麻黄附子甘草汤。

6. 厥阴表证的脉症与病机：厥阴其体风木，其用相火，本阴而标热，为阴中之阳，阴之初尽，阳之初出。厥阴病为外感热病的终末阶段，是外感寒邪侵入人体最深的一类病证。《素问·热论》曰："六日厥阴受之，厥阴脉循阴器而络于肝，故烦满而囊缩。"厥阴表证亦分为中风、伤寒。

（1）厥阴中风的脉症与病机：厥阴中风以发热，微恶风寒，手足厥微，脉沉微为主要临床表现。仲景并未对厥阴中风的脉证作出具体描述，仅仅在厥阴病篇第327条曰："厥阴中风，脉微浮为欲愈，不浮为未愈。"由于风重寒轻，风性鼓动，易犯主风之经，两阳相搏，则热势较重而恶寒较轻；病虽在表，但邪已至厥阴，犯阴阳顺接之机，亦会出现手足厥微之症；从"脉微浮为欲愈"可知，未愈时脉是沉微而不浮，脉由沉微而稍见浮象，这是风火有出表之象。李克绍认为厥阴病的提纲为风煽火炽之证，厥阴风木，中藏相火，若以风寒来归类这些症状，当属厥阴中风。治以祛风解肌，疏肝理气，选方用桂枝汤加柴胡枳实，杜雨茂常用此方治疗厥阴中风证。

（2）厥阴伤寒的脉症与病机：厥阴伤寒以手足厥冷，恶寒，无汗，少腹冷痛，甚则痛引睾丸，脉细欲绝为主要临床表现。厥阴病篇第351条"手足厥寒，脉细欲绝者，当归四逆汤主之"，第352条"若其人内有久寒者，宜当归四逆加吴茱萸生姜汤"，即是此证。郑重光注曰："脉细，知在血分，不在气分，故不用姜附。"唐容川亦持此说。本证多因血亏之体，外感风寒，邪气闭阻经脉，血行受阻，不能载气外达于四末，故手足厥冷；不能充盈于脉道，故脉细。陈潮祖认为肝主筋膜，寒主收引，寒邪伤筋，筋脉挛急则转筋腹痛，囊卷阴缩。治以温经散寒、通脉养血，予当归四逆汤、当归四逆加吴茱萸生姜汤。若少腹偏坠、痛引睾丸，可予《沈氏尊生书》茴香丸，散寒止痛，疏肝行气。

六经表证的临床鉴别

表证据于六经而传变，层层贯穿于六经。六经表证既相互联系又有所区别。阳明表证与太阳表证的鉴别，在于阳明表证恶寒自罢快，而反汗出漐漐然。阳明中风与伤寒的病变，临床上大多由于风寒直中阳明或原发即属三阳合病，而由太阳伤寒未愈而传为阳明者，则非常少见。《伤寒论》中太阳转属阳明，大都由于太阳表寒误治转为阳明热结里证者较多。三阴伤寒较之太阳伤寒，太阴伤寒手足自温，脉迟浮弱或浮而缓，其发热与太阳伤寒的寒邪束表相比程度较轻；而少阴伤寒手足厥冷，脉沉紧；厥阴伤寒之巅顶头痛则不同于太阳伤寒的头项强痛，并伴有手足厥冷、少腹冷痛和脉细欲绝等证候。

　　六经表证是六淫之外邪，侵犯六经之表的总称，六经表证客观存在于《伤寒论》之中，贯穿于整个六经辨证体系。六经表证除具有相似之处的在表证外，因六经各有独特的循行路线、脏腑所属和禀气，故而脉证与病机也各有不同。《伤寒论》中极为重视表证的存在，仲景不止一次言明表证在时宜先解表，表证仍在时当复发其汗。六经的治疗也应遵循先表后里的原则，否则极易引邪入里，造成各种各样的误治变证。对"六经皆有表证"的理论探索和脉症病机的探析，不仅利于《伤寒论》的学习者从六经六气结合八纲辨证的角度理解伤寒，而且更易把握表证，这对于辨别表里、拟定治则具有极大的裨益，可以更好指导临床。

200　六经传变中"半表半里"的涵义

　　《素问·热论》载"伤寒一日，巨阳受之，故头项痛腰脊强。二日阳明受之，阳明主肉，其脉挟鼻络于目，故身热目疼而鼻干，不得卧也。三日少阳受之，少阳主胆，其脉循胁络于耳，故胸胁痛而耳聋。三阳经络皆受其病，而未入于脏者，故可汗而已。四日太阴受之，太阴脉布胃中络于嗌，故腹满而嗌干。五日少阴受之，少阴脉贯肾络于肺，系舌本，故口燥舌干而渴。六日厥阴受之，厥阴脉循阴器而络于肝，故烦满而囊缩"。从《黄帝内经》的论述看，当时外感热病的传遍是仅分阴阳或者表里的，相应的治疗，岐伯曰："三阳经络皆受其病，而未入于脏者，故可汗而已。"又曰："其未满三日者，可汗而已；其满三日者，可泄而已。"此段论述成为后世论治伤寒的圭臬，以三阳为表，治以汗法；以三阴为里，治以下法，除此以外，更无他法。《黄帝内经》中并无半表半里的论述，也未提及和解法。

　　至仲景衍《伤寒论》，法仍遵《黄帝内经》"伤寒一日，巨阳受之，故头项痛腰脊强"。治以辛温解表麻黄汤"二日阳明受之，阳明主肉，其脉挟鼻络于目，故身热目疼而鼻干，不得卧也"。治以辛凉解表白虎汤；最能体现其对《黄帝内经》热论思想贯彻的是第219条"三阳合病，腹满身重，难以转侧，口不仁而面垢，谵语遗尿。发汗则谵语，下之则额上生汗，手足逆冷。若自汗出者，白虎汤主之"。正如《黄帝内经》所曰"三阳经络皆受其病，而未入于脏者，故可汗而已"。仲景治以白虎汤，不脱解表范畴。但若少阳为病，仲景却一反《黄帝内经》传统汗法，从第265条"伤寒，脉弦细，头痛发热者，属少阳。少阳不可发汗，发汗则谵语"。可知少阳禁汗是仲景经过大量临床实践得出的结论，正因少阳无法从汗解，所以仲景认为少阳并非属表，但少阳又禁吐、下（第264条"少阳中风，两耳无所闻，目赤，胸中满而烦者，不可吐下，吐下则悸而惊"）。故仲景认为少阳非表，亦非里。同样的表里归属问题还见于第148条"伤寒五六日，头汗出，微恶寒，手足冷，心下满，口不欲食，大便硬，脉细者，此为阳微结，必有表，复有里也。脉沉，亦在里也。汗出为阳微，假令纯阴结，不得复有外证，悉入在里，此为半在里半在外也。脉虽沉紧，不得为少阴病，所以然者，阴不得有汗，今头汗出，故知非少阴也，可与小柴胡汤"。表里证同现，半在表，半入于里，汗、下法皆不相宜。正是基于以上，仲景首先提出"半在里半在外"证，认为伤寒的表里传遍之间存在一个过渡地带。学者曹魏等就六经传变中"半表半里"的涵义作了深刻的探析。

　　"少阳之为病，口苦、咽干、目眩也"。既主以小柴胡汤，则半表半里证是少阳证乎？"伤寒五六日，中风，往来寒热，胸胁苦满，默默不欲饮食，心烦喜呕，或胸中烦而不呕，或渴，或腹中痛，或胁下痞硬，或心下悸，小便不利，或不渴，身有微热，或咳者，与小柴胡汤主之"。则半表半里证是小柴胡证乎？按第148条所述各症状，似乎二者均非，则仲景之半表半里原意为何？"必有表，复有里也"。表里均病才是半表半里证的最初本意，在表为"头汗出，微恶寒"；在里为"手足冷，心下满，口不欲食，大便硬，脉细"，仲景在这里不详细提各经证，而是笼统说表里，就是说明半表半里是由表及里的一个较广范畴，半表半里证不仅仅是少阳证，也可包括太阳证、阳明证和太阴证、少阴证、厥阴证等，但必须要表里均病才是，然既无少阳证，又无小柴胡证，何以用小柴胡汤？仲景释道"此为阳微结"，一言道破天机，点明邪结半表半里的原因就是"阳微结"！刘完素《素问玄机原病式》解释有"所谓结者，怫郁而气液不能宣通也，非谓大便之结硬耳"。可知气机才是关键！气机不畅造成邪气出表不能发散，入里不能结实，流连在表里之间，外见表证，内见里证，因少阳主气机，是表里交通的枢纽。所以，仲景才说"可与小柴胡汤"，"可"一字表达出仲景欲借助少阳之力宣通表里，所以，无少阳证而用小柴胡！在这里，柴胡只是解半表半里证的一个手段，而非如解少阳证般，"可"字也说明柴胡并不是唯一可解此证者。

至此，经过大量的临床实践，仲景将《黄帝内经》中伤寒的传遍理论拓展为三个层次：表，半表半里，里。半表半里证涉及范围虽广，症状虽多，但唯气机是瞻，因少阳主一身气机，故但见半表半里证，无论见少阳证否，均可以和解少阳、宣通气机为治。

以上言热病中伤寒的传遍可为分表、半表半里、里三个层次，则在温病卫气营血中的传遍又如何呢？《温热论》开篇曰："温邪上受，首先犯肺，逆传心包。肺主气属卫，心主血属营。"可知以气血为界，传遍仍分为表里。再曰"大凡看法，卫之后，方言气，营之后，方言血。在卫汗之可也，到气才可清气，入营犹可透热转气，如犀角、玄参、羚羊角等物是也，入血就恐耗血动血，直须凉血散血，如生地黄、牡丹皮、阿胶、赤芍等物是也。否则前后不循缓急之法，虑其动手便错，反致慌张矣"。由卫气至营血，自表传里的传变规律可谓一目了然，表里之间，虽未明言，但气传营分有"入营犹可透热转气"，结合其后"再论其热传营，舌色必绛。初传绛色中兼黄白色，此气分之邪未尽也，泄卫透营，两和可也"。二者互参，则温病之半表半里证已呼之欲出，叶氏所曰："初传绛色中兼黄白色，此气分之邪未尽也。"即半在气、半在营，如仲景所曰"半在里半在外"何其相似，正是表里均病之意，治以"泄卫透营，两和可也"。如何两和而表里同治，反参前条"入营犹可透热转气"之法，竟然也是着眼气机，透邪于营分出气分而解。此论温病之半表半里，在于气营之间，治以透热转气之法，虽叶氏未明示，但隐于《温热论》中，吴鞠通独具慧眼，以其法创立了清营汤，成为温病半表半里证透热转气法的代表方剂，方中金银花、连翘、竹叶轻清透热，使营热转出气分而解，从而两和表里。

温病中的气营传遍如上述，然而温病中果无六经传变吗？非也，吴鞠通《温病条辨》上焦篇第2条"凡温病者，始于上焦，在手太阴"。第4条"初起恶风寒者，桂枝汤主之。但热不恶寒而渴者，辛凉平剂，银翘散主之"。传至阳明，中焦篇第1条"面目俱赤，语声重浊，呼吸俱粗，大便闭，小便涩，舌苔老黄，甚则黑有芒刺，但恶热不恶寒，日晡益甚者，传至中焦，阳明温病也。脉浮洪躁甚者，白虎汤主之"。再参考"伤寒一日，巨阳受之"，以麻黄汤辛温解表，"二日阳明受之"，以白虎汤辛凉解表，可知其法均取自《内经·热论》篇"其未满三日者，可汗而已"。伤寒三日，少阳受之，已入半表半里之地，温病则有"再论气病有不传血分而邪留三焦亦如伤寒中少阳病也，彼则和解表里之半，此则分消上下之势"。二者还是类同！叶氏既已明确温病传遍中的少阳在三焦，认为"亦如伤寒"，其后之传遍"三焦不得从外解，必致成里结"，予承气类等治疗亦顺理成章，吴鞠通多取伤寒方治疗温病，颇有深意。但伤寒重视足少阳表里气机，而温病着重于手少阳上下气机，故叶氏曰："彼则和解表里之半，此则分消上下之势。"因手少阳三焦为水道，阳结于此，易出现"怫郁而气液不能宣通也"，所以叶氏曰："随证变法，如近时杏朴苓等类，或如温胆汤之走泄。"于气分药中多加利水湿之药以宣通气液，是有别于伤寒之处。此论温病气热传于三焦，有类伤寒少阳证，解以分消之法，畅三焦、化水气以通上下气机。

叶氏《温热论》有曰"卫气血虽与伤寒同"，可见温病所论之卫气营血与伤寒并无二致，则温病有气营之半表半里，伤寒岂无？《伤寒论》第144条"妇人中风，七八日，续得寒热，发作有时，经水适断者，此为热入血室，其血必结，故使如疟状，发作有时，小柴胡汤主之"。文中既曰"此为热入血室，其血必结"，自然已是热入血分。太阳属卫，阳明属气已属不争，叶氏说邪留三焦"仍在气分"，可见少阳也属气分，则热入血室证自然由气分二者传入，此证必初入血分，气分尚存，故叶氏《温热论》中有"如经水适来适断，邪将陷血室，少阳伤寒"之句，其中"邪将陷血室"正是表示气分入血过程，仲景仍予小柴胡汤调整气机，却并未用血分药，可知小柴胡所主之半表半里，原本就包含有气血分之间之意。伤寒病因感受寒邪而发，所感菌种与温病不同，入血分少，仲景自然少言，但并非全无，用小柴胡汤者，反证热入血室是半表半里证，则伤寒也有气血之半表半里明矣。仲景所言半表半里范围之广，可见一斑，可以说但分阴阳表里者，均有半表半里，均可以小柴胡汤宣通，小柴胡是少阳证主方，自能主足少阳，此论其也能主气血之间，从《伤寒论》第230条"阳明病，胁下硬满，不大便而呕，舌上白胎者，可与小柴胡汤。上焦得通，津液得下，胃气因和，身濈然汗出而解也"。可知小柴胡也能开上焦气机，自然也能主手少阳，则小柴胡汤所主半表半里范围之广，可谓表里气血内外上下无所不达。

如果说伤寒、温病中均有卫气营血传遍与六经传遍，则二者岂非可同时发生？《伤寒论》106 条"太阳病不解，热结膀胱，其人如狂，血自下，下者愈。其外不解者，尚未可攻，当先解外。外解已，但少腹急结者，乃可攻之，宜桃核承气汤"。"太阳病"言经，"热结膀胱，其人如狂""少腹急结"，言血分证，本就是同时发生。第 124 条"太阳病六七日，表证仍在，脉微而沉，反不结胸，其人发狂者，以热在下焦，少腹当硬满，小便自利者，下血乃愈，所以然者，以太阳随经，瘀热在里故也。抵当汤主之"。第 216 条"阳明病，下血谵语者，此为热入血室"。言阳明病与血分证；第 293 条"少阴病，八九日，一身手足尽热者，以热在膀胱，必便血也"。言少阴病与血分证，仲景本就有两种传遍同论的。至于《温病条辩》本就是六经与卫气营血传遍同论，如上焦篇第 10 条"太阴温病，气血两燔者，玉女煎去牛膝加元叁主之"。中焦篇第 21 条"阳明斑者，化斑汤主之"。下焦篇第 36 条"暑邪深入少阴，消渴者，连梅汤主之；入厥阴，麻痹者，连梅汤主之；心热烦躁，神迷甚者，先与紫雪丹，再与连梅汤"。可知两种传遍并无矛盾，两种半表半里也无冲突，邪传至六经的阳明、少阳半表半里，就是气分，热盛自可入血分，气血两燔时也是半表半里证；若从表里说来，只有阳明气分属表，少阳虽也属气分，但已是半表半里，故气血两燔证（表里同病）必定是从阳明陷入，两种半表半里的区别其实就是从阳明入血分与阳明入少阳的区别：为何曰"气血两燔"？因为热是从气分传入营血；为何曰"斑属阳明"？因为热是从阳明经入血；为何阳明热可入血？因为冲脉隶属阳明，阳明热自可传入冲脉，冲为血海，故阳明热可直接入血分，且冲脉起自胞宫，这也是仲景提血证虽少，却数提热入血室证的原因，以柴胡者，绝非为解少阳气分，而是解初入血分证，发散气机使热透血分出气分而解，所以仲景解释曰"其血必结，故使如疟状，发作有时"就是为与少阳证区别，"发作有时"或曰"寒热往来"并非少阳证所独有，只要是半表半里证，邪气出表入里引发人体反应，均可出现。同时第 144 条也告诉我们，入血分者，并非从少阳陷入，否则，仲景无需担心后人会误会是柴胡证，正因为是从阳明陷入，又出现类似少阳证的寒热往来，而又使用了柴胡汤，所以，仲景才担心为后人误会而解释"其血必结，故使如疟状，发作有时"，说明这是初入血分半表半里证的特点，若全入于血分，则需"凉血散血"，已非柴胡所能胜任，第 216 条"阳明病，下血谵语者，此为热入血室"，"下血谵语"才是血分证的特点，在这条中，仲景就直接点明热入血室是由阳明陷入，所以，气血之间无少阳！再看叶氏"少阳伤寒"一句，则是对伤寒热入血室证的误解。

少阳除却作为外感热病的传遍通道外，它也是留邪之处。《伤寒论》第 394 条"伤寒差已后，更发热者，小柴胡汤主之。脉浮者，以汗解之；脉沉实者，以下解之"。本已瘥后，再发热，仲景未言再感外邪，可见是余邪未清，与小柴胡后，"脉浮者，以汗解之；脉沉实者，以下解之"，说明邪气本不可以汗法或下法解，则邪藏之处，必是半表半里！但又只有发热一症，只能是"邪藏少阳"！则藏邪之处为何不能是半表半里中的气血之间或表里之间呢？如此则必见气血两燔证或表里证，只有少阳才会只见发热，所以，气血之间或表里之间只能是传遍通道而非藏邪之处。邪气存于少阳，则可留可传，可出表可入里，成为"伏邪"。邪气解而不尽，可留为伏邪；也可感而不发，直接变为伏邪，《素问·生气通天论》有"冬伤于寒，春必病温"之句，后王叔和于《伤寒论》序例中引申为"中而即病者，名曰伤寒；不即病者，寒毒藏于肌肤，至春变为温病，至夏变为暑病"。正是受以上启发，吴又可首先提出"邪伏膜原"理论，认为邪气可感而不发潜伏于体内，《温疫论》中有"邪自口鼻而入，则其所客，内不在脏腑，外不在经络，舍于伏脊之内，去表不远，附近于胃，乃表里之分界，是为半表半里，即《内经·疟论》所谓横连募原者也"。他认为外感邪气所藏之处非为肌肤，而为募原，乃半表半里之处，所以治疗上"此邪不在经，汗之徒伤卫气，热亦不减。又不可下，此邪不在里，下之徒伤胃气，其渴愈甚"。与少阳余邪无二，法仲景和解剂，制达原饮以疏利半表半里气机，分消走泄伏邪。若按王叔和"毒藏于肌肤"说，则邪气伏于阳明，阳明乃阳气最盛之处，阳气与邪结，必出现阳结证，怎能至于春夏而发，故此解有误，当以仲景"余邪于少阳"及吴又可"邪伏膜原"所论为是。至于膜原一处，既为半表半里，薛生白认为实等同三焦，《湿热病》篇有论"膜原者外通肌肉，内近胃腑，即三焦之门户，实一身之半表半里也，邪由上受，直趋中道，故病多归膜原"。后世医家多认同此说，如杨栗山《伤寒瘟疫条辩》

就直接认为"温病之所由来，是因杂气由口鼻入三焦，怫郁内炽"。可见，三焦也为温病发病之源，邪中三焦，怫郁化热，由里而外发病，是为伏邪温病，因郁热重，故伏邪温病发病迅速且重，传遍快，入血分多，治疗上更应注重气机，正如蒲辅周说"温病最怕表气郁闭，热不得越；更怕里气郁结，秽浊阻塞；尤怕热闭小肠，水道不通，热遏胸中，大气不行，以致升降失灵，诸窍闭滞"（《蒲辅周医疗经验》），说的就是温病表里、上下之间气机郁闭，邪热羁留在三焦，最为棘手。所以，无论是传遍、邪伏于三焦膜原，治疗均应着眼气机，杨栗山注解升降散时曰："一升一降，内外通和，而杂气之流毒顿消矣。"伏邪治疗法则当如斯。如此，则除却少阳气分证、气血两燔证及表里同病，半表半里证的第四种表现形式就是伏邪。

以上论述在于明确仲景所论之半表半里乃是涵盖六经气血表里上下之间的一个范畴，可以说但分阴阳表里者，均有半表半里，叶氏将其延续至温病之中，仍然包含有以上的意义，并非狭义的局限在彼此的六经与卫气营血之间，二者先圣后贤，所揭同义，明示暗喻，启迪后人。所以，就热病总体的传遍来说，伤寒与温病并无不同，所异者，在于侧重点不同而已，伤寒成书时，正处于地球"小冰川"时期，人烟稀少，耐寒菌种盛行，嗜血菌种少见，加之战乱，人们食不果腹，体质弱则虚寒，邪气入里化热较慢，多从体质而寒化，故伤寒流行；至于明清时期，气候转暖，城市化已经普及，瘟疫易于流行，嗜血菌种盛行，人们安居乐业，所食肥甘，体质多湿热，故邪气入里化热迅速，多从热化而夹湿，故温病类流行。但无论伤寒、温病，在体内的传遍，均遵循表、半表半里、里这样一个顺序，伤寒多六经而少气血，温病多气血而少六经；伤寒多表里而少上下，温病多上下而少表里，伤寒多寒化，温病多热化，是其不同，就其本质而论，三纲传遍，一言毕之。

201 六经辨证"半表半里"的改换与范围

少阳为"半表半里"是当代中医所共有的常识，通行的大学教材如《伤寒论讲义》即有"少阳居于太阳、阳明之间，因病邪既不在太阳之表，又未达于阳明之里，故少阳病亦称为半表半里之证"的说法。此说引来争议不断，多有《伤寒论》研究者对其提出质疑，如武冰、肖相如等。学者孙寅翔等认为，"半表半里"一说在始创者成无己的著作中早已发生了意义的改换，成无己和后世医家在使用本说法时多是遵照其改换后的意义，而这个改换即是后世争议不断的源头。"半表半里"一说在当代应用时的确容易出现漏洞，不过此说早已相沿成俗，但如果对其应用范围加以限定，可有利于少阳病相关生理基础的阐述，也使诊察本病时更易知常达变，从而提高治疗本病的疗效。

"半表半里"的意义发生了改换

1. 最初意为疾病同时侵犯人体表里 2 个层次："半表半里"一说始自成无己《注解伤寒论》，而《伤寒论》原文中并未见到，仅在第 148 条"伤寒五六日，头汗出，微恶寒，手足冷，心下满……此为阳微结，必有表复有里也……此为半在里半在外也"有类似提法。不过，"必有表复有里""半在里半在外" 2 句均表示表证、里证相兼，意为疾病同时侵犯人体表里 2 个层次。成无己注解曰："伤寒五六日，邪当传里之时，头汗出，微恶寒者，表仍未解也。手足冷，心下满，口不欲食，大便硬，脉细者，邪结于里也。大便硬为阳结，此邪热虽传于里，然以外带表邪……脉沉虽为在里，若纯阴结，则更无头汗恶寒之表证……与小柴胡汤，以除半表半里之邪。服汤已，外证罢，而不了了者，为里热未除。"由"头汗出，微恶寒者，表仍未解也，手足冷，心下满，口不欲食，大便硬，脉细者，邪结于里也""此邪热虽传于里，然仍外带表邪"几句可清晰看出，成无己在分析此条文时，将文中所列脉证依表证、里证分别进行归类，虽在叙述治法时写"与小柴胡汤以除半表半里之邪"，似是出现了独立的"半表半里"概念，然而在随后针对服药结果的注释中，仍将结果归于"外证罢""里热未除"，而非类似"半表半里证除"这样将"半表半里"作为疾病侵犯人体单一层次的描述。故在注释本条时，成无己"半表半里"这一说法的意思与张仲景原文"必有表复有里""半在里半在外"相类，为表证、里证相兼之意，表示疾病同时侵犯了人体表里 2 个层次。古文崇尚简约，此条中"半表半里"实则为"必有表复有里""半在里半在外"的省文。第 148 条为伤寒原文中唯一一条有"必有表复有里""半在里半在外"字样者，故成无己首创"半表半里"应源自对本条的注释。

2. 成无己改换为表示疾病侵犯人体的单一层次：成无己在其著作中使用"半表半里"时并未始终保持注释伤寒原文第 148 条时的原意，而是有所发挥。在《注解伤寒论》及其更晚期的著作《伤寒明理论》中，大多"半表半里"被用作表示疾病（大多为少阳病）侵犯人体的单一层次（部位），如《注解伤寒论》中有"此太阳、少阳合病，自下利，为在半表半里"，《伤寒明理论》中也有"邪气在半表半里而咳者，虽同曰咳，而治各不同也"。"半表半里"前的一个"在"字，明示此处的"半表半里"已改换为疾病侵犯人体的单一层次（部位）。成无己以后的许多医家，包括当代通行中医教材的编者，说到"半表半里"一般均为此意。

"半表半里"意义改换的弊端

1. 有违张仲景本义，易造成概念混乱：当代人研究学问的习惯是对术语进行定义，在学术中以此为基础进行深入研究探讨。将本为"必有表，复有里""半在里，半在外"省文，意为疾病同时侵犯人体表里2个层次的说法转为表示疾病侵犯人体单一层次（部位）的概念，而不详细说明转换概念的原因、用意，易造成随意修改术语意义风气的形成，不利于学术的规范和严谨。

2. 不利于指导临床用药：诊断概念的提出是为了方便处理疾病，一般医家会将单味药依其作用趋向分为"表药""里药"，而甚少有独立的"半表半里药"分类，即便诊断出"半表半里"，亦较难根据诊断对处方进行单味药的加减变化。

对"半表半里"应用范围的建议

1. 突出少阳病在临床中多见表证、里证相兼：虽然有较多医书中将少阳病主要涉及的脏腑归为胆腑，但孙寅翔同意唐容川、江尔逊、姚荷生等医家的看法，认为少阳病主要是归属于三焦的病变。姚梅龄更是清晰地界定出少阳表证、里证。如他在"少阳伤寒表证"的授课资料中，明确提出少阳表证为"以少阳之表（统属于三焦及胆的手足少阳经脉、体表的腠理与筋腱，手足少阳经脉循行地带的体表组织器官，行于少阳经络内外及腠理筋腱的营、卫、气、血、阴、阳、津、液）异常为癥结的病变过程"，而癥结归于胆腑及三焦腑的病变即为少阳里证。少阳病之所以多为表里相兼，应与其生理结构有关。《灵枢》有言，三焦膀胱者，腠理毫毛其应，说明腠理是少阳三焦的外应。《金匮要略》中有"腠者，是三焦通会原真之处，为血气所注"的说法，示腠理与三焦直接相连，不似其他脏腑须借由"内属于腑脏，外络于肢节"的经脉与外应组织相连，故疾病犯及腠理或三焦其一，常常很快转为表里同病。因而少阳病以表里同病为多，单纯的少阳表证、少阳里证则相对较少。这也便是为何治疗少阳病最常用的2个方剂，即大、小柴胡汤均为表里同治。柴胡主走表，而以半夏、黄芩、生姜治疗三焦之里的水饮郁火。所以，在用简洁的术语表述少阳病多为表里相兼时，可说其为"半表半里"。这样既可保留《伤寒论》本义，又提醒医生在临床时不但知少阳病之常为表里相兼，也须明白有相对单纯的少阳表证、少阳里证，做到知常达变，即便对于表里相兼证，亦须对表证、里证比例做出更精确的判断，较之仅仅笼统地将少阳病诊为单一的"半表半里证"，可提高诊治的广度和精确度。

2. 描述少阳三焦腑的解剖部位：姚荷生在唐容川著作的基础上进行归纳总结，认为三焦腑的实质是人体内遍布胸腔、腹腔的一大网膜（包括胸膜、肋膜、膈膜、腹膜等），所有（其他）脏腑都分居在其上、中、下3个地带，受其包裹与保卫，又居于体表组织（包括五体、腠理、毫毛等）之里，故其解剖部位是人体的"半表半里"。如此既可保留成无己及后世诸多医家对于少阳病侵犯人体层次（部位）的探讨意见，又可融入"表证、里证相兼"的张仲景本义（三焦腑为六腑之一，癥结于三焦腑的病变为里证），对于加强对少阳病生理基础的认识也有帮助。

"半表半里"在成无己著作中的初始意义为"必有表复有里""半在里半在外"的省文，意为表证、里证相兼，表示疾病同时侵犯人体表里2个层次，而后改换为表示疾病（大多为少阳病）侵犯人体的单一层次（部位）并被沿用至今。若仍继续沿用这个"半表半里"后来的语义，容易造成术语概念的混乱，且不利于指导临床用药。故在使用"半表半里"时建议作为专业术语。一是突出少阳病在临床中多为表证、里证相兼。二是用于描述少阳三焦腑在人体中居于体表组织之里、其他脏腑之外的解剖部位。

202   六经辨证"半表半里"研究

"半表半里证"是中医临床上常见的证候，而"半表半里"与表、里一样，都是《伤寒论》六经辨证的病位概念。但张仲景在《伤寒论》原文中并未明确提出"半表半里"一词，只有在第 148 条有"此为半在里半在外也"一句，以致有人至今认为不存在"半表半里"为病位概念，认为只不过是《伤寒论》中独有的一个病证名，表现症状以往来寒热、口苦、咽干、目眩为主。从金代开始文献中就有记载，"半表半里"的首次提出是在金代成无己的《注解伤寒论》，并把它作为一个病位概念、辨证纲领，为大多数人所接受。"半表半里"自提出后就广泛争论，学者师小茜等就近 10 年来关于"半表半里"的研究做了梳理归纳。

"半表半里"源头

自"半表半里"提出后，很多医家围绕着是谁提出来展开了争论。目前，多数医家认为"半表半里"是由金代成无己在《注解伤寒论》中提出来的，用来解释《伤寒论》第 96 条"伤寒五六日中风，往来寒热，胸胁苦满，默默不欲饮食，心烦喜呕，或胸中烦而不呕，或渴，或腹中痛，或胁下痞硬，或心下悸、小便不利，或不渴，身有微热，或咳者，小柴胡汤主之"。在之后的条文中，成无己也多用半表半里概括少阳病位，如第 264 条少阳中风，成无己注解为"邪在少阳，为半表半里"，第 265 条少阳伤寒，成无己注解为"邪客少阳，为半在表，半在里"，由此发展为后世的少阳病位为半表半里学说。而《伤寒论》第 148 条"伤寒五六日，头汗出，微恶寒，手足冷，心下满，口不欲食，大便硬，脉细者，此为阳微结，必有表，复有里也，脉沉亦在里也。汗出为阳微，假令纯阴结，不得复有为证，悉入在里，此为半在里半在外也"。这段话为"半表半里"的雏形。但武冰等认为"半在里半在外"恐非原文，可能为后人注解仲景文字混入。因据钱超尘考证，康平本为《伤寒论》的古传本之一，此传本在唐代继续流传至北宋，为林亿等校定《伤寒论》的底本。康平本痉湿暍、六经病、霍乱、劳复等章的内容和条序与宋本几乎完全相同，所不同的是康平本的经文有许多是低两格排印的，有许多条文有小字旁注和小字夹注，而宋本把低两格的条文一律上升两格刊刻，把小字旁注和小字夹注一律作为正文刊刻。

"半表半里"内涵

"半表半里"究竟为何物？它的定位又是何处？王博认为，人们对半表半里的解释有三，以经络解释，半表半里为少阳经出表入里的门户；以特定病位解释，半表半里为膜原；以八纲解释，半表半里为表之里、里之外的病位。苏云放认为，所谓半表半里，并非一半表证，一半里证，而是不表不里，介于表里之间。就病位来说，处于太阳证之里，阳明病之外；就其病势来说，处于由表入里的过渡阶段；就其病机来说，处于寒郁化热的渐变状态。陈林榕研究发现第 264 条少阳中风，成无己注释为"邪在少阳，为半表半里"，第 265 条少阳伤寒，成无己注释为"邪客少阳，为半在表，半在里"，由此发展为后世的少阳病为半表半里学说。且他认为，"半表半里"可以理解为既不在太阳之表，又不在阳明之里，也不一定在太阳之后，阳明之前，而是三阳病中一个独立的证候类型，是邪正分争、病势进退的一个转折点。郑兴刚认为，《伤寒论》中"半在里半在外"是指其脉证一部分属于"外"，一部分属于"里"，而不是指某两个脏腑或经脉之间的具体位置。易自刚研究"半表半里"后发现，太阳属表，阳明属里，少阳属于半表半里，当居于太阳与阳明之间。

1. "伤寒少阳证"与"半表半里"："少阳"一词早在《黄帝内经》中就有记载，少阳在传统医学中分别涉及六气、脏腑、经络、气化及病症五个方面的涵义：第一，就六气来说，少阳代表六气中的火（相火）；第二，就脏腑来说，少阳代表脏腑中的胆和三焦；第三，就经络来说，少阳代表足少阳胆经和手少阳三焦经；第四，就气化来说，少阳为人体气机升降出入开阖的枢纽；第五，就病症来说，少阳代表外感病中的少阳病。

有的医家认为"半表半里"就是专指"伤寒少阳证"。因"半表半里"最早就是由成无己注解少阳证病机时提出的。但陈嘉斌等认为，"半表半里证"虽然源于《伤寒论》，源于六经辨证之演化，但是两者不可以相互混淆。"半表半里证"隶属八纲辨证体系，主要表示疾病的病位，客观反映疾病的进展，反映疾病整体的情况，包括病机、疾病进展、病变、病位等多个因素，是一个相对模糊的疾病认知概念；而少阳病当为邪热搏胆所致，实为虚实夹杂，病位广泛之病，其主半表半里，亦为广泛模糊之概念。田永衍认为，张仲景在提出小柴胡汤时，是斟酌之意，说明小柴胡汤是选择之一，并非唯一选择。后世误将选择之一作为唯一选择，从而认为半表半里证就是少阳证。这种提法，一方面限制了对半表半里证其他治法选择的考虑，另一方面也将此处具体意义上的半表半里证转换为一般意义上的少阳病，将意义域不等的概念之间相互转换，扩大了转换前概念的内涵和外延，使人产生错误的解读。

2. 邪伏膜原证：虽然"半表半里"并不是《伤寒论》的原义，但温病学家开创了关于少阳、膜原、三焦等一系列以半表半里学说为根基的系统，丰富了对"半表半里"的探索。"膜原"一词最早出现在《黄帝内经》。对于"膜原"的概念、实质、部位，历代医家观点各有不同。廖天源认为，一是膜原的具体部位在上焦胸腔内，横膈膜以上和胃上口脂膜处；二是膜原属于半表半里。张宏瑛认为，一是膜原为邪气停着的特殊部位，介于卫表与五脏之间，为薄皮隔膜；二是与肠胃相联系，上连于宗筋；三是其分布范围较广，为邪气结聚较为深的层次；四是邪气如停着于膜原，会导致邪气不能与卫气相行，而从卫表排出，病邪弥漫，故病势甚重。高嘉骏等认为，膜原既是病邪的潜伏之地，同时也是病传的始动之所。王昀等认为吴又可在《瘟疫论》中将"膜原"定位在半表半里，薛生白《湿热论》中不仅把膜原定义为半表半里，且认为湿热病可以从膜原半表半里论治。

3. 湿郁三焦证："三焦"源于《黄帝内经》，为六腑之一。自《难经》提出了三焦是"有名无形"。三焦的实质及形态一直都是历代医家争议之处，大体概括为"有名有形"及"有名无形"。陈启兰等认为三焦是"有名有形"。"上焦"为胸膜、心包膜；"中焦"为胃和小肠等消化道黏膜及相关腹膜；"下焦"为大肠黏膜和肾小球与肾小囊之间组成的滤过膜及相关部分腹膜。张天洪等认为，在《黄帝内经》中三焦作为六腑之一，必有其特定的形态结构和生理功能，而三焦的实质就是网膜、肠系膜、输尿管，并涵盖了腹腔的淋巴系统。彭荣琛等认为三焦为"有名无形"，"无形"是指在西医解剖学上找不到类似的对象，中医所说的脏腑都是没有独立形态的，所以三焦和其他中医脏腑一样，都是"有名无形"的。

清代叶天士《温热论》中曰："再论气病有不传血分而邪留三焦，亦如伤寒中少阳病也。"那么邪留三焦，为何犹如伤寒中少阳病？三焦为何属于半表半里？苏云放认为，从人体横断面切入，从体表最外透视，由浅入深，分为九层，分别为玄府膜、分肉膜、腠理膜、经络膜、膜原、胃·六腑膜、脾·五脏膜、骨膜、髓海·脑膜。把其中腠理膜、经络膜、膜原这三层人体膜结构合称为三焦"焦膜"，确立了外不在玄府膜、分肉膜，内不在胃·六腑膜的人体半表半里三焦焦膜结构。

"半表半里"证治

田永衍等认为，自金代成无己《注解伤寒论》提出"半表半里"的概念，又曰"小柴胡为和解表里之剂"始，关于外感热病"和"法的探讨似乎就主要沿着"半表半里"的道路前行，代表性的医家及理论有四：其一，即成无己之"和解少阳"法；其二，吴又可之"疏利开达"法；其三，叶天士之"分消走泄"法；其四，俞根初之"和解三焦"法。"半表半里证"中最显著的特征为往来寒热。其定义在国家级规划教材新世纪第二版《中医诊断学》中为："病人自觉恶寒与发热交替发作的症状。是正邪相争，互为进退的病理反映，为半表半里证寒热的特征。"黄开颜研究发现，往来寒热的成因为邪气侵犯少阳半表半里之地，影响正常气机出入，表里出入失常的表现。李心机认为，患者有"寒"与"热"交替出现的感觉，是由于伤寒发病经过五六日之后，邪气由表深入，与正气相搏。正邪纷争于"半在里，半在外"，互为进退；正胜邪退，邪退于"半在外"则（发热）恶寒，正退邪进，邪进于"半在里"则（不恶寒）反发热。如此进退交互，寒热休作，故表现为往来寒热。肖相如对《伤寒论》研究发现，往来寒热的原因是正邪分争，正邪分争的原因是，正气不足，正邪皆衰，正气虽能抗邪，但却无力鼓邪外出，邪气虽能侵袭人体，但也不能长驱直入。葛慧玲对《伤寒论》条文研究发现，以胸胁为主症的条文有24条，如胸满、胸烦、胁满、胁痛、胸胁痞满、胸胁苦满等；以心、心中为主症的条文有32条，如心烦、心悸、心乱、心动、心痛、心中懊恼等；以背恶寒为主症的条文有2条；以咽喉为主症的条文有17条，如眼干燥、咽痛、咽喉烂等；另外还有以小便为主症的条文。这些上至咽喉，前有心胸，后为心背，旁大两胁等以胸腹腔主要脏器系统出现的症候群构成了半表半里的范畴。

1.　"伤寒少阳证"： 伤寒少阳证，见往来寒热，胸胁苦满，默默不欲饮食，心烦喜呕。苟浩等认为，少阳病常兼他经为患，故仲景创柴胡类方和解之。柴胡类方包括小柴胡汤、大柴胡汤、柴胡加芒硝汤、柴胡桂枝汤、柴胡桂枝干姜汤、柴胡加龙骨牡蛎汤6方。其中，小柴胡汤为和解少阳的主方，若少阳兼阳明腑实，则用大柴胡汤；少阳里实误下，则用柴胡芒硝汤；若兼太阳表证，则用柴胡桂枝汤；若夹痰饮，则用柴胡桂枝干姜汤；若兼痰热内扰，三焦壅滞，则用柴胡加龙骨牡蛎汤。且应注意，在治疗少阳证时，要禁汗、吐、下三法。沈英认为，"口苦、咽干、目眩"为少阳病的提纲证候。在临床上，只要脉弦，兼有少阳症状，都可以判断为少阳病。少阳病的核心病机为肝胆郁热，治宜清泄胆经火热，用小柴胡汤。聂纯瑜等认为，少阳病有向表、向里两种趋势，最易与太阳、阳明形成合病、并病，小柴胡汤为和解少阳的基础方。

2.　"邪伏膜原证"： 邪伏膜原证，见寒热先后、发如疟状，舌苔白厚满布，胸膈满闷痞胀。苟浩等认为，邪伏膜原用药特点为禁汗、下、滋腻；重用辛燥雄烈之品，佐以芳化苦降、凉而不腻之味。张宏瑛把邪伏膜原证分为疟邪或湿热疫邪伏于膜原、痰湿阻遏膜原，潜伏于膜原之伏邪发作，或从外解，或从内陷，从外解者多为顺证，从内陷者多为逆证。二者都认为，吴又可创制的"达原饮"为"开达膜原"的代表方，以透达膜原，开通郁阻。

3.　"湿郁三焦证"： 王博认为，邪郁三焦证，见寒热如疟，午后身热加重，入暮尤剧，天明得汗诸症稍减，但胸腹灼热始终不除，口渴心烦，脘痞呕恶，舌红苔薄黄而腻，脉弦数。治以蒿芩清胆汤加减。"邪留三焦"之实质是湿热邪气既不在卫表，亦未入营血，徘徊流连气分又未入于阳明之腑，故其"三焦"亦有表里之半的意味。俞根初创制的"蒿芩清胆汤"为"分消走泄"的代表方，清胆利湿，和胃化痰。

自成无己提出"半表半里"后，后世医家对"半表半里"从各个角度进行阐释。①"半表半里"由成无己提出，并非《伤寒论》原意。②"半表半里"并不是专指某一脏一腑，也没有特定部位，它是一个相对的概念，有表才有相对的里，且属于既在表又在里。③虽然"半表半里"的提出时用于解释"少阳证"寒热往来，但是不能将"半表半里证"与"少阳证"完全划等号。在后世医家研究中，发现"邪伏膜原证""湿郁三焦证"均可以出现寒热往来，故此"少阳证"是"半表半里证"，而"半表半里证"不是"少阳证"，它还包括"邪伏膜原证"及"湿郁三焦证"。④在治疗"半表半里证"宜用"和法"，"和法"不仅指"和解少阳"还包括"疏利开达""分消走泄""和解三焦"等。目前，对于"半表半里"学说研究仍是集中在"半表半里"的定位，"半表半里"与少阳证、膜原及三焦的关系。如何将与"半表半里"有关的证候加以整理，清晰的分类以解决"半表半里"部位、概念等之争，并在此基础上进一步总结出以"半表半里"为中心的半表半里-少阳-膜原-三焦系统，以指导"半表半里"辨证的临床应用，从而使"半表半里"由单纯外感热病发展为"半表半里学说"及提高"半表半里证"的临床治疗效果是今后研究的重要任务。

203　六经辨证太阴病辨证论治体系

　　研究太阴病辨证论治体系，必须从《伤寒杂病论》辨证论治具体内容中深入、系统、全面地研究，对此既要研究太阴脾又要研究太阴肺。若仅仅研究太阴脾而忽视研究太阴肺是不符合张仲景辨证论治精神的。学者王付认为，太阴病主要有三大辨证论治体系，即本证辨证论治体系、兼证辨证论治体系、类似证辨证论治体系。以此才能更好地运用太阴病辨证论治体系指导临床辨治各种常见病、多发病及疑难病。

太阴病本证辨证论治体系

　　在认识与理解太阴病之前，必须重点了解以下几个核心问题：其一，什么是太阴？其二，什么是太阴脾和太阴肺？其三，脾与肺具有哪些特殊性？其四，脾和肺与太阴有哪些内在相互关系？其五，什么是太阴病？研究这一系列问题都直接关系到怎样才能将《伤寒杂病论》中太阴病理论更好地指导临床应用。

　　什么叫太阴？中医学为何要用太阴这个特殊名词，张仲景用太阴有何特殊意义？根据张仲景论述太阴的特点，基本含义有三个方面：其一，太阴即月亮，以"月亮"代表阴暗中有光明，即阴中含阳。其二，太阴即极盛阴气，即阴以制阳。其三，《易》"四象之一"。艮坤为太阴。艮为山，山可化藏万物；坤为地，地可生长万物。从中医角度认识与理解"太阴"，太阴具有统摄人体之阴气，阴中含阳，阴以制阳，生长万物，化藏万物的特性，这些特性基本上代表了太阴脾和太阴肺的生理特性。

　　什么是太阴脾和太阴肺？研究太阴的基本概念有三：一是研究太阴脾和肺的生理特性及病理变化；二是研究脾和肺与胃、肝胆、心、肾、膀胱、大肠等之间的生理关系及病理变化；三是研究太阴脾和肺经络的生理特性及病理变化。张仲景在《伤寒杂病论》中研究太阴脾或肺的重点不是研究太阴脾与太阴肺的经络。

　　太阴脾与太阴肺具有哪些特殊性？研究太阴脾的重点有三：一是脾为阴脏，阴中制阳，阴中含阳的生理特性；二是脾具有生化万物的生理特性；三是脾有藏血的生理特性。研究太阴肺的重点有三：一是肺为阴中含阳，阴中制阳的生理特性；二是肺主一身之气的生理特性；三是肺主宣发与肃降的生理特性。

　　脾和肺与太阴有哪些相互内在关系？脾和肺行使其正常的功能活动，必须具有阴中含阳、阴中制阳，生长化藏万物的生理特性。太阴统摄人体一身之阴气，阴以制阳即太阴之阴可制约阳明阳刚之气，阴中含阳即太阴脾藏血而升清，太阴肺肃降而宣发，生长化藏万物即太阴脾可生化气血，太阴肺可化藏一身之气。可见，脾之所以能主运化，主生化气血，主升清，主藏血，是因为太阴统摄脾之阴中含阳，生化万物来实现的。肺之所以能主一身之气、司呼吸、主宣发、主肃降、通调水道，主收敛，是因为太阴统摄肺之阴中含阳，化藏万物来实现的。

　　什么是太阴病？太阴病就是太阴脾或肺病。张仲景为何不说脾或肺病而说是太阴病？因为言太阴病具有三层含义：一是追究疾病发生的根本原因，太阴病的原因是太阴没有有效地行使阴中含阳、阴以制阳，生长化藏万物以此变生为太阴病。二是探求疾病发生的病变证机，太阴未能有效行使阴中含阳、阴以制阳，生长化藏万物，或太过以演变为邪热，或不及以演变为寒邪，病变的证机是太阴阴中含阳之气与邪气相斗争。三是辨清疾病发生的演变规律，太阴受邪而为病既要及时调动太阴阴中之阳气以抗邪，又要调动阳明之阳气以抗邪，再由太阴统摄统一协调以抗邪。太阴阴中含阳之气在抗邪的过程中演变规律有四：一是太阴受邪积极调动阴中之阳气积极抗邪，邪气不胜阴中阳气而退散，病可不药而自愈。二是太阴受邪积极调动阴中之阳气奋起抗邪，邪气盛实，阴中之阳气未能及时将邪气退散，正邪相互斗争，并且胶结不解，病变以邪实为主。三是太阴受邪积极调动阴中之阳气，阴中之阳气若有失调未能积极抗邪于外，邪气留结太阴日久不愈，病变演变以虚实夹杂，以实为主。四是太阴受邪虽积极调动阴中之阳气和阳明之阳气以抗邪，但阴中之阳气和阳明之阳气因虚弱而未能有效地抗邪于外，邪气留结太阴日久不愈，病变演变以虚实夹杂，以虚为主。可见，张仲景不言脾或肺病而言太阴病，既包含病变部位在脾或肺，又包括病变证机是正气抗邪需要调动阴中之阳气和调动阳明之阳气协调统一，更包含太阴病的演变过程中始终是以阴中之阳气与邪气相斗争为主的演变过程。

根据以上内容，太阴病病变的部位在脾或肺，病变证机是以太阴统摄阴中之阳气与邪气相斗争的演变过程。辨太阴病本证就是辨太阴本身出现的疾病，结合张仲景论述太阴病本证的辨证主要是辨太阴脾或太阴肺。太阴病包括太阴热证、太阴寒证、太阴虚证、太阴血证、太阴气郁证、太阴痰湿证相当于现代医学所说的消化系疾病，或血液系疾病，或呼吸系疾病，或免疫系疾病等所出现的病证表现。

太阴病兼证辨证论治体系

张仲景在《伤寒杂病论》中论述太阴病的辨证论治体系，既论述太阴病本证辨证论治体系，又论述太阴病与太阳、阳明、少阳、少阴、厥阴病相兼的辨证论治体系，尤其是论述太阴病与太阳阳明少阳少阴厥阴病相兼的特点及要点，就是突出辨太阴病兼证是临床中比较难辨难治性疾病，属于疑难杂病范畴。

辨太阴病本证就是辨脾或肺病，辨太阴病兼证主要有二：一是太阴病本证之间相兼即太阴病本证与太阴病本证相兼。二是太阴病本证与太阳阳明少阳少阴厥阴病相兼。

1. 太阴病本证与太阴病本证相兼： 太阴病的本证主要有6个，其中任何一个太阴病本证都有可能与另一个太阴病本证相兼。其一，太阴热证与太阴寒证相兼，太阴热证与太阴虚证相兼，太阴热证与太阴血证相兼，太阴热证与太阴气郁证相兼，太阴热证与太阴痰湿证相兼。其二，太阴寒与太阴虚证相兼，太阴寒证与太阴血证相兼，太阴寒证与太阴气郁证相兼，太阴寒证与太阴痰湿证相兼。其三，太阴虚证与太阴血证相兼，太阴虚证与太阴气郁证相兼，太阴虚证与太阴痰湿证相兼。其四，太阴血证与太阴气郁证相兼，太阴血证与太阴痰湿证相兼。其五，太阴气郁证与太阴痰湿证相兼等。掌握与运用太阴病本证的基本证型重点是举一反三、触类旁通，以此就能从本质上抓住张仲景论太阴病本证的重点及核心，就能从本质上执简驭繁，深入浅出，融会贯通，达到运用太阴病本证理论更好地指导临床辨治太阴病本证相兼的目的。

2. 太阴病与太阳、阳明、少阳、少阴、厥阴病相兼： 凡是张仲景所说的太阴病，都包含太阴病的6个基本证型；凡是说太阴病兼证，都包含太阳、阳明、少阳、少阴、厥阴病证，辨太阳、阳明、少阳、少阴、厥阴病又有寒热虚实、气血痰等。研究太阴病与太阳阳明少阳少阴厥阴病相兼，其一，太阴病本证中太阴热证与太阳伤寒证相兼，太阴热证与太阳中风证相兼，太阴热证与太阳温病证相兼，太阴热证与太阳刚痉证相兼，太阴热证与太阳柔痉证相兼，太阴热证与太阳湿热痉证相兼，太阴热证与太阳风水表虚证相兼，太阴热证与太阳风水表实证相兼，太阴热证与太阳风水夹热证相兼，太阴热证与太阳风湿表虚证相兼，太阴热证与太阳寒湿表实证相兼，太阴热证与太阳湿热痹证相兼。其二，太阴热证与阳明病证相兼，太阴热证与太阴病证相兼，太阴热证与少阴病证相兼，太阴热证与厥阴病证相兼。其三，太阴热证与少阴寒证相兼，太阴寒证与少阴热证相兼，太阴寒证与少阴血证相兼。其四，太阴热证与少阴阳虚阴寒证相兼，太阴热证与少阴阳虚戴阳证相兼，太阴热证与少阴阳虚格阳或伤阴证相兼，太阴热证与少阴阳虚寒湿证相兼，太阴热证与少阴阳虚水气证相兼，太阴热证与少阴阳虚便血证相兼，以此类推，就明白太阴病本证中6个基本证型中都有可能与太阳、阳明、少阳、少阴、厥阴病中的任何一个证型相兼，从这个角度研究太阴病就知道张仲景在《伤寒杂病论》中论述太阴病兼证的辨证论治体系，从而强调运用太阴病兼证的思路与方法是辨治疑难杂病的最佳切入点，对指导临床辨治各科疑难杂病具有重要理论指导性和临床实践性。另外，张仲景虽然在太阴病篇中论述条文比较少，但在太阳篇、阳明病篇、少阳病篇、少阴病篇、厥阴病篇，以及诸多杂病等篇中已有详尽论述，对此只有从《伤寒杂病论》中详尽、客观地寻找理论依据，才能全面总结张仲景论述的太阴病兼证辨证论治体系。

太阴病类似证辨证论治体系

张仲景辨太阴病类似证的重点有二：一是论述辨太阴病类似证不同于辨太阴病本证，辨太阴病本证是认识疾病的最基本的切入点，为辨太阴病类似证提供最基本最确切的鉴别要点、鉴别思路与鉴别方法，同中求异，辨清疾病是此而非彼。二是论述辨太阴病类似证不同于辨太阴病兼证，辨太阴病兼证是认识疾病由单一到多的渐变过程，再由简单到复杂的演变过程，强调辨治太阴病的基本思路与方法不能仅仅局限于辨太阴病，而要知道辨太阴病具有复杂性和多变性，在临床中辨治太阴病必须开拓思路，扩大认识，掌握要点，才能避免辨证失误和治疗差错，才能在复杂多变中掌握太阴病的演变规律和特征，才能做到治病用方定量心中有数，一目了然。辨太阴病类似证的重点是在辨太阴病本证基础之上能够辨清疾病的症状，表现虽然有相同，但在本质上认清疾病的表现特点是有区别的，同时强调辨证不能仅仅局限于相同症状表现，更要重视辨相同症状中之不同，在不同症状之中辨清病变的主要矛盾方面，这就是张仲景在《伤寒杂病论》中辨太阴病类似证的核心与目的。如某些阳明病证即相当于当今所说的肠梗阻或食积证等有类似太阴脾病的表现，某些肝胆证即相当于当今所说的肝胆胰病变有类似太阴脾病的表现，某些心肾证即相当于当今所说的心力衰竭或肾衰竭有类似太阴肺病的表现等，辨太阴病类似证的核心就是提高辨清疾病真假是非的辨治能力，在辨证论治过程中具有举足轻重的重要指导作用。

张仲景在《伤寒杂病论》中既论述太阴病本证辨治论治体系，又论述太阴病兼证辨证论治体系，还论述太阴病类似证辨证论治体系。张仲景论述太阴病本证辨证论治体系的核心，是阐明辨治太阴病都必须从最基本症状表现中去辨证，尽管太阴病有其复杂多变的演变规律，但必须认清太阴病有其最基本的共有特有的症状表现，在临床中只有从太阴最基本的症状表现中去认识，去了解，去掌握，才能抓住太阴病的病变部位及演变特点，才能为进一步针对太阴病选方用药定量提供基本的切入点和落脚点，这就是张仲景辨太阴病本证的重点。张仲景论述太阴病兼证的核心，是阐明在临床中辨治太阴病常常是复杂多变的，同时指出太阴病本证虽是临床中常见病，但与太阴病兼证相比，太阴病兼证则更为复杂多变，是临床中比较难治的疾病，所以张仲景在《伤寒杂病论》中针对太阴病兼证，既强调辨太阴病兼证的重要性，又突出辨太阴病的复杂性多变性，以及难辨难治性。在临床实际中只有对太阴病兼证引起高度重视，了如指掌，才能化难为易，才能更有效地辨治太阴疑难杂病，对此也就明白张仲景论太阴病兼证的内容实际上就是论述辨治疑难杂病。张仲景论太阴病类似证辨证论治体系的核心，是突出辨治太阴病不能仅仅局限于太阴病共有症状表现，必须高度重视太阴病相同症状表现中之不同，特别是能够辨清不典型的症状表现把握病变证机的不同，达到辨治太阴病能够知此知彼，能够不为现象所迷惑，能够辨清病变证机而选择最佳治疗方药的效果。

可见，张仲景论述太阴病三大辨证论治体系即本证辨证、兼证辨证、类似证辨证，重在强调辨治太阴病的最佳切入点和最佳制高点，实现学习太阴病的目的在于指导临床辨治太阴病本证、太阴病兼证、太阴病类似证的最佳方法。

204　论能量物质代谢与六经辨证太阴病的生理基础

气一元论是中医理论的核心，也是中医认识生命、诊治疾病的基础。气推动生命中阴阳的运行，维持人体的生理活动。阴阳平衡、气机运行顺畅是人体健康的生理基础，阴阳失衡、气机阻遏则是导致人体疾病形成的基础。"阳化气，阴成形"，这是《黄帝内经》对人体中阴阳的认识。阳化气过程进行细化后就形成太阳、阳明和少阳，而阴成形过程细化就形成少阴、厥阴和太阴。张仲景的《伤寒论》是以六经为核心的疾病分类治疗体系，也是现存最早、最完整的疾病分类体系。

缺乏能够广泛被接受并具有临床指导意义的生命定义是中西医学之间进行沟通的障碍。将气等同于现代科学中的能量后，人体气化过程可以等同于能量代谢过程，这就建立了对生命现象、生命本质的新认识，即人体中生命本质是伴随干细胞分裂分化过程的能量代谢过程，能量代谢过程和干细胞分裂分化过程分别被视为阳和阴。能量代谢过程本质上是能量物质的氧化形成代谢终产物并释放热能的过程，是人体气化过程具体体现。热能推动代谢终产物排泄过程是能量代谢过程末端，是太阳经的生理基础，这一过程出现异常就形成太阳病。人体生理代谢过程需要能量物质作为基础，将食物降解成为能量物质是人体获取能量物质的前提，也是人体能量代谢过程初始步骤，这一过程是阳明经的生理学基础。这一过程出现障碍就形成阳明病。能量物质进入人体后到氧化形成代谢终产物之间有着非常复杂的代谢通路，这些代谢通路都归属于少阳经的生理学基础。

在人体内，能量物质的代谢通路非常复杂，相互交织形成网状。所有的通路可以归结成为两个方向，氧化形成代谢终产物，释放能量；参与干细胞分裂分化过程，为干细胞分裂分化并生成体细胞提供物质基础。能量物质参与的干细胞分裂分化过程是一条非常特殊的代谢通路，这一代谢通路有遗传信息的参与，体现了人体生命现象本质特征。整个干细胞分裂分化过程是三阴经的生理学基础。干细胞分裂分化过程可切分为干细胞的存储和动员，干细胞分裂分化以及能量物质存储并参与干细胞生成体细胞等三个过程，这三个过程可以分别对应为少阴经、厥阴经和太阴经的生理过程。从能量物质代谢角度来讲，三阴经所形成的代谢通路从属于机体中能量物质的中间代谢过程，应归属于少阳经生理范畴，即少阳病的血分。这一观点需要进一步讨论。学者肖党生等认为，就太阴经而言，为干细胞分裂分化过程和能量代谢过程提供能量物质储备就是其重要的生理功能。

太阴经的生理基础在于能量物质在体内存储和分布

人体所需要的能量物质是机体代谢初始底物，即单糖、脂肪酸和氨基酸这三类物质。这些底物进入人体后需要进行转运和存储，然后合理分配进入能量代谢过程和干细胞分裂过程。能量物质的分配过程是少阳为枢的生理基础；能量物质的存储过程就是太阴经的生理基础。根据存储后的能量物质去向，太阴经的生理过程又分为手太阴肺经和足太阴脾经：为直接氧化过程提供能量物质储备就是手太阴肺经的生理学基础；为干细胞分裂分化过程提供能量物质储备就是足太阴脾经的生理基础。

从能量代谢过程来看，单糖转运到机体内组织细胞后以糖原的形式进行存储，包括了肝糖原和肌糖原，或者转化成为脂肪存储于脂肪细胞。脂肪酸以合成脂肪的形式存储于脂肪细胞内或肝细胞内。氨基酸可以经过脱氨基作用后可以转变成为糖类或脂肪后被存储，也可以通过缩合作用合成蛋白质，并以蛋白质的形成进行存储。能量物质在细胞内存储过程也是细胞内在结构更新的过程。细胞是由糖类、脂类和蛋白质等生命分子有机组成的化学系统。能量物质细胞内存储过程中，将替换细胞内失活降解的生命分子，实现细胞内在结构更新，维护细胞结构和功能稳定。多糖、脂肪和蛋白质甚至细胞都可以看作能量物质的存储方式，这些物质都将在失活后被氧化降解形成代谢产物。这些过程在机体内所有细胞中演化进行，并且维持动态平衡。

在多数情况下，能量物质的存储都发生在体细胞内，并成为氧化代谢的物质基础，这可以认为是手太阴肺经的生理学基础。能量物质的存储发生在干细胞体内时，情况就有所不同。静息状态干细胞内的能量物质存储过程类似于体细胞。激活后的干细胞将摄取远超与氧化过程和细胞结构更新过程所需要的能量物质。这些过量的能量物质将推动干细胞分裂分化形成体细胞，并以子细胞的形式实现对能量物质的存储。这是一种大量消耗能量物质的方式，人体以这种方式维持组织器官内细胞更新。激活干细胞并为干细胞分裂分化提供物质基础就属于足太阴脾经的生理学基础。

从人体的整个代谢通路来看，能量物质存储都发生在生命体内部，属于生命体内在代谢过程的一部分。从太阴经的循行路径来看，在俯卧位时，手太阴肺经和足太阴脾经都行走于四肢内侧，进入躯干后则走行于躯干的内部，这种走行分布体现出能量物质的存储过程是人体内在生理过程。由此看来，刺激太阴经上穴位就可以调整相应脏腑内能量物质存储和体细胞的更新过程。

太阴病的提纲证

《伤寒论》中第273~280条是关于太阴病的条文。"太阴之为病，腹满而吐，食不下，自利益甚，时腹自痛。若下之，必胸下结硬。"这是太阴病的提纲证。六经病提纲证是对本经疾病的总体性概括，包括了这一经疾病寒证和热证。太阴病存在太阴中风和太阴伤寒两种证候。

太阴经的生理学基础是为体内能量氧化过程和体细胞更新过程提供能量物质。人体内能量物质氧化过程中将释放热能，热能将推动水液由下向上、由腹面向背面运行，这是人体内水热运行的总体趋势。在这种趋势下，水液携带能量物质滋养全身，为人体内各种代谢提供物质保障，包括人体内细胞更新。这是足太阴脾经由足部走向腹部的生理基础。中医理论体系中，风邪具有开泄的性质，即能够推动水液上行，促使能量物质向上、向外周的转运和氧化。太阴出现中风证候时，风邪性质顺应太阴经的生理特征，促进太阴病走向痊愈。这种顺应现象一旦太过，就会使得能量物质转运和代谢过程呈现饱和状态，此时机体内在组织器官功能增强，尤其是肠道蠕动功能增强后可以过度激惹而出现反流现象，临床表现为腹胀满、进食少、呕吐和大便次数增多，肠道功能过度活跃也会导致腹痛发生。此时大便次数增多是肠道蠕动功能增强后导致排泄功能增强的表现，而采用泻下就会导致肠道进一步激惹，能量物质吸收突然变少而出现胸下结硬的表现。太阴中风典型临床表现多出现在发怒等强烈情绪发作以后，即通常讲的"发脾气"以后。当然，某些剧烈活动后出现的生理变化也可以归属于太阴中风的表现，如奔跑时出现的胸闷、呕吐和腹痛等症状。

临床实践中更为常见的是太阴伤寒。太阴经受到寒邪侵袭后，能量物质的吸收转运氧化过程都出现减缓，机体内存储量增多，以致达到饱和状态。能量物质来源于肠道，能量物质存储增多和转运减缓都可以反馈性导致吸收减缓，对食物的消化过程形成部分抑制效应，这种抑制效应就表现为"腹满而吐，食不下"，即临床表现为腹胀和食欲下降，但能够正常进食，时有胃食管反流而出现的呕吐现象。"自利益甚"表明患者大便次数增多，而且大便糊状，这是机体减少能量物质吸收后所形成的症状。太阴病的"自利益甚"同阳明伤寒导致的腹泻有所不同。阳明伤寒后，消化功能受到抑制，出现"下利清谷"，但是太阴伤寒则表现为吸收障碍，消化功能只是反馈性抑制，食物仍能够被消化，从而出现为糊状大便。大量消化后的能量物质过度积存于肠道内，造成肠道内容受性扩张，促使肠道细菌增殖，产气增加，出现腹胀（以气胀为主），同时肠道的容受性扩张也会导致肠道平滑肌痉挛，出现痉挛性疼痛的表现，故而有"时腹自痛"的表现。太阴伤寒的核心病机在于能量物质的吸收转运功能下降，治疗原则也在于恢复这种转运功能。此时单纯泻下治疗是不合适的，会过度排泄能量物质，人体能量代谢过程将缺乏底物，这种代谢状态改变首先在上焦有所体现，表现为"必胸下结硬"。典型太阴伤寒的临床表现多出现在肥胖患者或腹水患者。

太阴病的治法和治则

太阴中风，风邪推动能量物质上行，这就顺应了能量代谢途径而促使能量物质吸收、转运和氧化。太阴中风轻证一般不会有太多临床表现。但如果风邪太过就需要养血祛风，张仲景首选方剂仍是桂枝汤。太阴伤寒就需要选择温药治疗，张仲景给的方子为桂枝汤和四逆辈。相对而言，桂枝汤证轻而四逆汤证重。太阴伤寒需要先用桂枝汤和四逆辈温解太阴经的寒气，然后考虑止痛和泻下，单纯的泻下治疗则需要慎重，因此有"设当行大黄芍药者，宜减之。（第280条）"的告诫。

《伤寒论》中太阴病的治疗原则和后世温病学派治疗原则出现冲突。《伤寒论》将太阴病分为中风和伤寒，在治疗上以温药为主，至多采用温下的桂枝加大黄汤泻下，并对大黄、芍药的使用进行了警示。在后世，能够遵循这些警示而制定出的有效方剂就是藿香正气散。由此看来，芳香温化也是治疗太阴病的基本原则。结合现代医学的生理基础来看，应该遵从张仲景的这一治疗原则，后世温病学派所提出来寒凉清解的治法和治则需要进一步总结探讨。

近些年来，不少学者从多种角度探讨气、阴阳等中医核心概念的生理学基础，以期望能够建立中西医之间交流的桥梁。总体而言，这些思路为探讨《伤寒论》六经生理基础及六经中各种证候的病理基础提供了参考。以能量代谢、干细胞分裂分化过程，以基因表达为核心为深入探讨《伤寒论》中六经生理，以及各种证候的病理基础开辟了新的方向。在此，太阴经的生理学基础定格于能量物质吸收后转运存储过程，这一过程不仅为能量代谢过程提供物质基础，同时也为干细胞分裂分化过程提供物质基础。在细胞中，能量物质对细胞中的基因表达有调控作用，可以激活或关闭某些基因，细胞内遗传信息表达出现相应调整和改变，并使得细胞中的能量代谢过程出现相应调整并与能量物质的供给相适应。在人体中，干细胞内基因的激活和关闭将会导致干细胞分裂分化出现一定异常，使得人体内体细胞生成数量和相互比率发生相应的改变，机体才能够适应内外环境变化，达到人体与外界环境之间的和谐。从能量物质角度来看，能量物质的准备处于基因表达之前，这或许是太阴病处于三阴病之首的原因。

205　六经辨证少阴病与干细胞

　　张仲景在《伤寒论》中提出了以六经为核心的疾病分类体系，并提供了相应的治疗原则和方剂，阐明六经生理学基础及六经提纲证的生理病理学含义，将为建立中西医学之间交流的桥梁作出贡献。现代医学领域内存在大量关于生命的定义，这些定义并没被广泛接受也并未成为临床疾病分类和治疗的依据。在中医领域，阴阳概念是中医认识生命、定义生命的基础，生命本质认识就成为中西医交流的契合点。现已有文献将人体内生命本质归结为干细胞分裂分化和能量代谢两个核心生理过程。能量代谢过程为阳，其本质是人体内能量转换过程，也是人体内气化过程的生理基础。干细胞分裂分化过程属于阴，是构建人体形态结构的生理基础，干细胞分裂分化过程受到基因的控制并成为微观基因和宏观表型之间的桥梁。能量物质是人体内的能量代谢过程和干细胞分裂分化过程的共同底物，能量物质进入人体后就形成两条主要代谢途径：①直接氧化形成代谢终产物。②进入干细胞内构建细胞结构，激活并推动干细胞进入分裂分化过程并生成体细胞。从能量物质这个角度来看，干细胞的分裂分化过程是人体内的一条特殊能量物质代谢通路，是由阳化阴的生理学基础。人体内阴分过程可以分为太阴经、少阴经和厥阴经。干细胞分裂分化过程也可以细分为三个过程并同三阴经相对应，即太阴经的生理学基础在于为人体的所有代谢过程提供能量物质；厥阴经的生理学基础在于干细胞分裂分化形成体细胞，最终实现人体内组织细胞的更新和修复；而少阴经的生理学基础在于干细胞的存储激活和动员。学者方辉等从干细胞的角度探讨了少阴病的生理学基础。

少阴经的生理学基础

　　人体中的少阴经分为足少阴肾经和手少阴心经，连接肾脏和心脏。足少阴肾经是人体阴分的起点，即肾精是化血过程的起点。肾主藏精，肾精能以少量、多次、连续进行动员的方式来化血，维持人体生理结构的稳定，气机的通畅。肾精过于封藏而不化血，人体会出现独阳无阴，生命现象就会终止。如果肾精过度动员，人体虽然会出现一过性气血亢旺，随之而来的是肾精耗竭，后续化血能力下降，这也会导致生命现象的终结。心主神明，支配和制约肾精化血，维持肾精储备和动员之间的平衡状态，这样才能保证化血过程持续、长久、稳定进行，实现"水火既济"和人体生命现象延续。这是少阴经连接于心的生理学基础。

　　近些年来，已经有不少学者逐渐认可将肾精就是干细胞。就生命现象本质而言，干细胞储存、激活并分裂分化形成体细胞的过程是人体生命现象的本质特征。人体内的干细胞主要有以下三个生理功能：①发育成成熟的多细胞个体。②完成机体内的体细胞更新，使得人体细胞更新处于平衡状态。③机体出现各种损伤后，通过干细胞分裂分化实现组织器官的修复。干细胞分裂次数有极限性，在 60 次左右，不能进行无限分裂分化。人体发育成熟以后，骨髓中存有一定数量的多能干细胞，即骨髓间充质干细胞。这些干细胞不仅能够分裂分化形成血细胞，还能迁徙到特定组织，转化成特异性干细胞，分化形成相应的体细胞。骨髓内干细胞又被视作人体内的干细胞储备库。一旦骨髓库中的干细胞被耗竭，人体内的细胞更新过程将停滞，死亡也就不可避免。

　　干细胞分裂分化形成体细胞是一个非常复杂的生理过程，也是现今医学研究热点。大体上讲，干细胞分裂分化过程是细胞内基因有序启动和封闭的结果，并同细胞内的生化反应和代谢通路密切相关。干细胞有静默状态和激活状态，这两种状态由脱氧核糖核酸（DNA）的结构和功能所决定。DNA 双螺旋结构决定了 DNA 分子存在封闭和开放两种相互排斥的状态。闭合状态的 DNA 保持着双螺旋结构，复制和转录都处于低水平甚至停滞状态，这有利于遗传信息的保存和 DNA 损伤修复。此时的细胞，尤其干细胞内仅有少量基因开放，细胞维持着低水平的能量代谢和蛋白质的更新，这可以认为是干细胞的静息状态。一旦 DNA 进入解链状态，DNA 复制或转录就将激活，细胞内的代谢通路必将出现一系列改变，这些改变可以概括为：①与核糖或脱氧核糖、核苷、核苷酸等物质合成相关的代谢通路将得以增强，并为 DNA 的复制或转录提供物质基础。②细胞内三磷酸腺苷（ATP）生成过程将增强，为 DNA 的复制和转录提供能量基础。DNA 解链增加，细胞内代谢增强也就预示着干细胞进入激活状态。干细胞激活过程可以定义为足少阴经的生理基础。

干细胞激活过程受到机体内神经内分泌系统和组织间的旁分泌系统调控。这些调控系统通过释放神经递质、激素、细胞因子等活性分子，作用于细胞内信号传导系统，调控细胞内的能量代谢过程、基因的开启和封闭，影响干细胞的激活和分裂分化走向。在细胞中，信号传导系统归属于火行，基因的存储和启动属于水行，信号传导系统促使基因进行表达也是细胞内水火既济的表现。在人体中，干细胞是归属于水行，神经内分泌系统和旁分泌系统也都归属于火行，神经内分泌细胞、旁分泌系统共同调控干细胞分裂分化，也是人体中水火既济的具体体现。信号传导过程的主要生化反应是信号传导蛋白磷酸化和去磷酸化的过程，在这个过程中，ATP 被转化成二磷酸腺苷（ADP），即一个高能磷酸键的热能被释放出来。细胞内信号传导系统传导细胞外刺激过程也是一个耗能的过程。

结合现代生理学和分子生物学等研究成果，可以将细胞内 DNA 解链增强的过程定义为少阴经的生理学基础，而信号传导系统对基因的调控就可以定义为水火既济的生理学基础。伴随 DNA 解链的增强，人体内的干细胞也就由静息状态进入激活状态，这可以定义为足少阴肾经的生理基础，而人体内神经内分泌系统调控的干细胞激活过程可以定义为手少阴心经的生理学基础。

少阴病提纲证的生理学基础

"少阴之为病，脉微细，但欲寐。"这是少阴病的提纲证。这个提纲分为两个部分，"脉微细"表明精血亏虚，"但欲寐"表现神经系统处于一定的抑制状态。按照《伤寒论》的体例，少阴病分为少阴中风和少阴伤寒。少阴伤寒就意味着干细胞动员和激活过程受到抑制，进入分裂分化过程的干细胞也随之下降，这就形成肾精动员不足而导致精血亏虚的现象，在血管上的表现就是微脉和细脉。干细胞分裂分化过程减弱，机体内细胞更新下降，参与人体代谢过程的细胞就减少，能量代谢活动减弱。神经内分泌系统内代谢活动下降就可以表现为"但欲寐"，即人自感昏昏沉沉、嗜睡明显，人体的机械运动也明显下降。这是一种"阴消阳消"的状态。机体内还可以出现一种"阴消阳长"状态，即在干细胞动员激活过程出现减弱后，能量物质不参与干细胞分裂分化过程，而是过量地进入体细胞内进行氧化代谢，促进体细胞能量代谢过程增强。神经系统在这种情况下就会过度兴奋后的抑制现象，从而表现为"但欲寐"，此时可能会伴有局部机械运动强化的现象。这种"阴消阳长"即为中医理论中的阴阳背离的现象，特定条件下就成为死亡的征兆。

少阴出现中风证候时，人体内干细胞动员增强，进入分裂分化状态的干细胞增加。干细胞动员和激活时需要从周围组织中摄取大量能量物质，促使血管中的能量物质向血管外转移，这就导致血管内能量物质不足而形成"脉微细"的临床表现。此时，人体内的能量代谢过程可以出现因能量物质减少而表现为能量代谢过程下降的现象，神经系统表现为"但欲寐"。这时人体也会出现一种"阴长阳消"的现象，一旦能量代谢过程下降到临界点时也会触发机体死亡。另外一种情况就是伴随干细胞动员增强，参与能量代谢过程的体细胞也随之增加，能量物质大量消耗后出现"脉微细"的临床表现，而神经系统就表现为兴奋性抑制的现象，同样可以表现为"但欲寐"。由此可见，少阴中风证出现时，人体将会逐渐出现干细胞分裂分化和能量代谢过程逐渐增强的过程，即人体疾病有向愈的趋势，这就是第 282 条所论述的"少阴中风，脉阳微阴浮者，为欲愈"。

少阴病篇出现非常多的死亡证候，少阴病篇的第 288～293 条是少阴病死证条文。中医对死亡的认识就是阴阳离决导致死亡，即能量代谢过程和/或干细胞分裂分化过程出现中断会导致人体死亡。在少阴伤寒中如果出现"阴消阳长"的现象和少阴中风证中的"阴长阳消"都预示着阴阳离决的死亡证候，即干细胞激活动员过程减弱同能量代谢过程之间出现背离现象，任何一个生理过程减低到临界状态都会诱发死亡。少阴病篇第 288～293 条就是在论述少阴病的死亡征兆，这些征兆对临床疾病判断非常有意义。

少阴病的治疗原则

少阴经的生理学基础在于适度激活静默状态的干细胞，促使这些干细胞进入分裂分化过程，实现机体内体细胞的更新和组织器官的修复。从分子生物学角度来看，干细胞激活需要以能量物质和 ATP 作为物质基础，促使碱基、核糖核酸（RNA）和 DNA 合成，随后干细胞才能进入分裂分化周期。能量物质激活干细胞可以定义为肾纳气的现代生理学基础。少阴病的治疗原则包括了温补肾阳、交通心肾、避免阴阳离决。

根据这些原则来分析，少阴病篇第 297～303 条为温肾阳的方剂，附子就是这类方剂的主药。第 304～306 条体现了交通心肾的治疗原则，治疗方剂中就使用葱白作为交通心肾的药物。第 307～321 条可以认为是少阴中风的条文。少阴中风不仅有寒证，需要用桃花汤、真武汤、四逆散和吴茱萸汤来等温阳的方剂治疗（第 307～321 条）；也有可能出现热证，治疗上就需要清热，因此黄连阿胶汤就采用黄连、黄芩清热，甚至采用了大承气汤清下热结（第 314～321 条）。

从经络上来看，咽喉部是少阴经的循经部位，所以在少阴病篇最后的三个方剂都是有关咽喉病变的条文（第 322～325 条）。从干细胞分裂分化角度来看，咽喉部位的扁桃体是淋巴细胞增生成熟的场所，淋巴细胞的增生成熟过程也是干细胞分裂分化过程的体现。因此，可以通过观察咽喉部扁桃体的变化来评估机体内干细胞分裂分化状态。同时，人体内能够体现干细胞分裂分化过程的典型器官中，扁桃体几乎处于最高位置，这或许是咽喉部成为足少阴肾经循行末端的原因之一。正因为如此，在少阴病中，有 4 条条文论述了咽喉部病变的治则。

近些年来，一些学者采用张仲景六经思路辨证施治某些疾病。这些研究思路有助于深入探讨伤寒六经的生理基础及相关治疗原则。以能量代谢过程和干细胞分裂分化过程为核心为探讨《伤寒论》中六经的生理学基础开启了新的思路。就人体的整个代谢过程来看，干细胞分裂分化过程是构建微观基因和宏观生理病理表现的桥梁，而干细胞的存储和激活动员是少阴经的生理学基础，其分子学基础就在于 DNA 的结构和功能。干细胞的动员激活异常就形成少阴病，严重时就可能导致死证出现。温补肾阳、交通心肾、避免阴阳离决是少阴伤寒证治疗的基本原则；温肾阳和适度清解热邪则是少阴中风证治疗的基本原则。

206 六经病厥阴病篇考辨

　　《伤寒论》厥阴病篇"竟是千古疑案"一说，源于民国医家陆渊雷的《伤寒论今释》。后世医家，特别是当代学者多有发挥，以"千古疑案"特指《伤寒论》厥阴病篇纷繁凌乱、杂凑成篇、隐晦曲折、古奥难懂。对于厥阴病篇的实质，诸如厥阴病纲要、本证、治法、主方，仍众说纷呈、莫衷一是。《伤寒论教材》将六经病划分本证、变证、类似证讲解，忽视了赵刻宋本《伤寒论》（以下称宋本《伤寒论》）之原文精神。现行全国统编教材《伤寒论讲义》中，《辨太阳病脉证并治》《辨阳明病脉证并治》《辨少阳病脉证并治》《辨太阴病脉证并治》《辨少阴病脉证并治》这五个章节中，均是将篇中各病分为××病纲要、本证、变证或兼变证几部分进行讲解。而唯有《辨厥阴病脉证并治》一篇分为厥阴病纲要、辨厥热胜复、辨厥、辨下利、辨呕哕、预后等部分进行讲解。这是因为伤寒学界对厥阴病的本证、变证或兼变证并没有统一的认识。

　　伤寒学文献研究和临床研究的不断发展及进步，为《伤寒论》厥阴篇的考辨提供了极大的便利，使破解厥阴病篇"千古疑案"成为可能。学者李登岭等参照不同版本厥阴病篇，对康治本《伤寒论》、古本康平《伤寒论》（以下称康平本《伤寒论》）、宋本《伤寒论》及《金匮玉函经》各版本条文的医理、文理做了分析、考辨。

康治本《伤寒论》中的厥阴病条文及辨析

　　康治本《伤寒论》厥阴病条文有3条。

　　第一条："厥阴之为病，消渴，气上撞心，心中疼热，饥而不欲食，食则吐，下之利不止。"

　　第二条："发汗若下之后，烦热，胸中窒者，栀子豉汤主之。"

　　第三条："伤寒脉滑厥者，里有热也，白虎汤主之。"

　　康治本《伤寒论》全书仅有65条条文，诸条文全属六经病篇，起自太阳病，终于厥阴病，诸篇首条为该篇提纲证。厥阴病篇录入3条条文，第一条为厥阴病提纲证，第二条为"烦热胸中窒"栀子豉汤证，第三条为热厥白虎汤证。康治本《伤寒论》仅有厥阴之"热"证的论治，举治"烦热""热厥"之法。此种举例以栀子豉汤、白虎汤治厥阴病证，也可以从一个侧面窥见栀子豉汤和白虎汤具有相同之处。白虎汤证"一定不属于太阳表证……又不是阳明病胃家实，当属医之变证无异"，白虎汤证不独在阳明，更可在太阳、少阳，甚或见于厥阴病中，而栀子豉汤亦有此种特性。了解了这一规律，就可以知道，清代柯琴在《伤寒来苏集》注解伤寒论第223条时的"栀子豉汤所不及者，白虎汤继之"。其所谓此阳明起手之法，在厥阴病亦可酌情使用。进而可知，伤寒汤方的用法，是在辨识病机，以六经病中的证候为标，而不应局限于麻桂之剂必用在太阳病，承气之剂必用在阳明病，小柴胡之剂必用在少阳病等。诸如桂枝汤在太阴病，承气汤在少阴病，栀子豉汤、白虎汤、小柴胡汤在厥阴病，均可酌情使用。

康平本《伤寒论》中的厥阴病条文及辨析

　　康平本《伤寒论》厥阴病条文有5条。

　　第一条："厥阴之为病，（消渴），气上撞心，心中疼热，饥而不欲食，食则吐（吐蛔）。下之。利不止。"

第二条："伤寒脉滑而厥者，里有热也，白虎汤主之。"

第三条："手足厥寒，脉细欲绝者，当归四逆汤主之。"

第四条："若其人内有久寒者，宜当归四逆加吴茱萸生姜汤。"

第五条："伤寒本自寒下，医复吐下之，寒格更逆吐下，若食入口即吐，干姜黄芩黄连人参汤主之。"

细读康平本《伤寒论》，可以发现全书由仲景原文（顶格书写、竖排27字）、后世附注（降一格或二格书写，竖排25字或26字），及对仲景原文旁注、嵌注等四类文字组成。在康治本《伤寒论》、康平本《伤寒论》、宋本《伤寒论》这3类版本中，康平本《伤寒论》最能反映《伤寒论》原貌。从康平本《伤寒论》中，集录以上厥阴病5条条文（均为顶格书写）。第一条为厥阴病提纲证，"消渴""吐蛔"为旁注，而非仲景原文。"吐蛔"既为后人旁注，则是指对厥阴病提纲证"食则吐蛔"的理解，这就解释清楚了厥阴病主证是蛔厥、主方是乌梅丸的错误认识。更能说明问题的是，康平本《伤寒论》并未将乌梅丸条列为仲景原文。第二条为厥阴病热厥证，第三条、第四条为厥阴病寒厥证，第五条为厥阴病寒热错杂证。这样看来，康平本《伤寒论》厥阴病篇由"提纲证""热厥""寒厥""寒热错杂"证共同构成，且"热厥用白虎汤""寒厥用当归四逆汤及当归四逆加吴茱萸生姜汤""寒热错杂用干姜黄芩黄连人参汤"等。其论述精当、内容完备、易学易用、紧贴临床，符合"仲景论广汤液"成《伤寒论》，符合"昔南阳张机，依此诸方（二旦、四神大小等汤）撰写《伤寒论》一部"，符合"张仲景本为一师式《汤液经法》的民间草医"的考证。

康平本《伤寒论》对仲景原文、叔和附注、旁注、嵌注的特别标注及排印方式，科学地反映了仲景学术的发展变化，便于后学者视起源、见本质、明于医理、验于临床，为提高临床疗效提供了极大的便利。并可从中理解后世伤寒学对仲景学说过分解读，及构建运气框架、以经注论等的时代原因。

宋本《伤寒论》中的厥阴病条文及辨析

宋本《伤寒论》中的厥阴病条文总计56条，仅以下4条属于专门论述厥阴病的条文（此4条中的后3条，在康平本《伤寒论》中均非仲景原文，而为后世附注）。

第326条："厥阴之为病，消渴，气上撞心，心中疼热。饥而不欲食，食则吐蛔，下之利不止。"

第327条："厥阴中风，脉微浮为欲愈，不浮为未愈。"

第328条："厥阴病，欲解时，从丑至卯上。"

第329条："厥阴病，渴欲饮水者，少少与之，愈。"

此4条属于宋本《伤寒论·辨厥阴病脉证并治第十二》篇中正文"原文"条。该篇目下有小注"厥利呕哕附"，意指本篇正文"原文"条56条文（第326～381条）中，除有"厥阴病"条文外，尚附有"厥利呕哕"条文。这些内容在该篇提纲"法"条中均有明确标注。如第一提纲"法"条下有"前后有厥阴病四证，厥逆一十九证"，是指乌梅丸证条前有13条，乌梅丸证条后有10条，加上乌梅丸证条1条，总计24条。如上所述，我们本段落前引用的4条是"厥阴病"条文，一十九证为"厥逆"条文。其余如"下利"，在该篇第九、第十提纲"法"条下有注明，"呕"在该篇第十七提纲"法"条下有注明，"哕"在该篇第十九提纲"法"条下有注明。厥阴病篇56条条文，可以在篇目下的小注、提纲"法"条下的小注提示下，在正文"原文"条中分辨得清清楚楚。因为诸提纲"法"条下的小注，明确标注了正文"原文"属厥阴病、厥逆、下利、呕、哕等的不同排列，所以可以把宋本《伤寒论·辨厥阴病脉证并治第十二》篇正文"原文"56条，分别归属于六经厥阴病、厥、利、呕、哕的内容，为考辨厥阴病实质提供依据。

需要再次说明的是，宋本《伤寒论》六经病脉证并治篇，只有厥阴病篇篇目下加有小注"厥利呕哕附"。在该篇第一提纲"法"条下加注"前后有厥阴病四证，厥逆一十九证"；在该篇第九、第十提纲"法"条下加注"下有欲自利一证""下有下利一十病证"；在该篇第十七提纲"法"条下加注"前有呕脓一证"；在该篇第十九提纲"法"条下加注"下有哕二证"。这些篇目下的小注，以及提纲"法"条下的小注，为理清厥阴病篇纷繁杂乱的条文提供了必要的线索和极大的便利。这也是宋代"广招天下鸿儒硕老……讲求微义，殚精极神，参之古今……重为注解……如揭日月于上，而学者庶乎得其门而入也"，在精研仲景之学、编校仲师之书方面的具体体现。

但是还应看到，在见到康平本《伤寒论》之前，第326条很难讲通。本条为厥阴病提纲证，文中"消渴，气上撞心，心中疼热"，意为厥阴病所表现的症状为消谷善饥、烦渴引饮，胃脘部有气体向上撞逆，胃脘近心窝部灼热不适等，尚可理解。而句中的"食则吐蛔"则显然割裂了本条为提纲证的实质。

一般说来，伤寒六经病不会以蛔虫病为某经主病，更不会是提纲证。因此后人随之臆断出各种解释。如把提纲证分解为以"饥而不欲食"为热厥、痰食厥，以"食则吐蛔"为蛔厥，以"下之利不止"为寒厥。总之，为贯通上下文，以"消渴，气上撞心，心中疼热"讲厥阴之共性、必然症，"饥而不欲食，食则吐蛔，下之利不止"讲厥阴之个性、或然症。只有在见到康平本《伤寒论》该条其中明确标示"吐蛔"为旁注后，才明白没有"吐蛔"二字的该条作为厥阴病提纲证，医理自然贯通，才是正确的条文原貌。同理，参阅康平本《伤寒论》可知，宋本《伤寒论》第327、第328、第329条，较正文"原文"条均降两字格排印，以示区别，故此类条文疑为宋本篡入之内容。

《金匮玉函经》中的厥阴病条文及辨析

《金匮玉函经》厥阴病条文总计4条。

第一条："厥阴之为病，消渴，气上撞心，心中疼热，饥不欲食，甚者食则吐蛔，下之不肯止。"

第二条："厥阴中风，其脉微浮为欲愈，不浮为未愈。"

第三条："厥阴病欲解时，从丑尽卯。"

第四条："厥阴病，渴欲饮水者，少少与之即愈。"

《金匮玉函经》和宋本《伤寒论》均为宋代高保衡、孙奇、林亿等同时代校本，且《金匮玉函经》之校订在宋本《伤寒论》之后。宋本《伤寒论》厥阴病篇条文总计56条，《金匮玉函经》中的厥阴病篇条文总计4条，而其余52条列入《辨厥利呕哕病形证治第十》。恰恰印证了一个事实，即宋本《伤寒论》和《金匮玉函经》文理不同，是为"圣贤之法，不敢臆断，故两并存之"。"两并存之"更能彰显厥阴病实质，从而破解所谓"千古疑案"。

各版本《伤寒论》厥阴病篇之厥阴、厥阴病，虽论述各有侧重，其实质则是一以贯之。《素问·至真要大论》曰："帝曰：厥阴何也？岐伯曰：两阴交尽也。"《素问》中又有"三阳为表，二阴为里，一阴至绝，作朔晦，却具合以正其理"。此两段经文，谓"两阴交尽""一阴至绝"，均寓厥阴阴气最少之意。李克绍先生曰"一阴至绝，作朔晦""由晦到朔，这很形象地刻画出厥阴是阴阳的转折点，涵有阴尽阳生、阴中有阳的含义"。厥阴为阴阳之枢，而非为三阴之枢。三阴之枢为少阴，阴阳之枢为厥阴。此与《素问·阴阳离合论》之"太阴为开，厥阴为阖，少阴为枢"不悖。总之，厥阴是低水平的阴阳稳态，厥阴病是低水平的阴阳稳态下出现的病状。

各版本《伤寒论》厥阴病篇，在统一的厥阴病提纲条下从不同的角度阐述厥阴病。其一，康治本《伤寒论》从临床证治记录条文，偏重阐明厥阴病热证、热厥证治。其二，康平本《伤寒论》分类录入条文，一类条文为仲景原文，二类条文为附注、旁注、嵌注，贴近临床实际。从临床证治角度，简明地阐述了厥阴病证治：白虎汤治热极阳邪内闭热厥，当归四逆汤、当归四逆加吴茱萸生姜汤治阳虚寒邪凝滞之寒厥，干姜芩黄连人参汤理上下寒热格拒。其三，宋本《伤寒论》在校注中改变和加重了仲景学说体量，从厥热胜复讲病势及病机转化，从寒热错杂讲病位及病机特点。其四，《金匮玉函经》厥阴病形证治篇仅4条条文，且不出证治。

宋本《伤寒论》窜入了编校者的理论认识，所附厥利呕哕亦不易被把握，且主方亦有篡变之嫌（乌梅丸条是干姜芩黄连人参汤的演义深化，干姜芩黄连人参汤才是乌梅丸的精华）。而康平本《伤寒论》厥阴病篇一类条文，最能揭示厥阴病实质，最能阐明厥阴篇临床证治，最能反映出仲景之作原为临床实用方书。时至今日《伤寒论》厥阴病篇诸条文，对临床急性热病的治疗仍有重要的指导意义。《伤寒论》厥阴病篇诸汤方，对伤寒六经极期之精气衰微、寒热真假、虚实夹杂、阴阳格拒之危急重证，如白虎汤治热、当归四逆加吴茱萸生姜汤治寒、干姜黄芩黄连人参汤治寒热格拒，仍屡用屡效。

至此，我们回头再看"千古疑案"。陆渊雷《伤寒论今释·辨厥阴病脉证并治》篇载："伤寒厥阴病篇，竟是千古疑案，篇中明称厥阴病者仅四条，除首条提纲有证候外，余三条文略而理不清，无可研索，以下诸条，皆不称为厥阴病，《金匮玉函经》且别有一篇，题曰《辨厥利呕哕病形证治第十》，然其论意与序次，厘然可辨。"据《伤寒论今释·叙例》可知，陆渊雷所称的"宋本"即"恽铁樵氏影印《伤寒论》"。据叶橘泉考证，"恽铁樵氏影印《伤寒论》，号称明赵开美本，实则……恽铁樵固未见赵刻原书耳"（见《古本康平伤寒论》原序）。另据钱超尘考证，"1923年恽铁樵影印本不是依赵开美翻刻本影印"。今见陆渊雷"千古疑案"论述中，称《金匮玉函经》"辨厥利呕哕病形证治第十，然其论意与序次，厘然可辨"，而不见宋本《伤寒论》厥阴病篇"附厥利呕逆"论述之详备，足见陆渊雷参考版本，断非赵刻宋本《伤寒论》影印件。可见陆渊雷厥阴病篇"千古疑案"的判定，依据版本不当，考证事实不清，结果判定错误。厥阴病篇"千古疑案"一说子虚乌有。

《金匮玉函经》厥阴病形证治篇仅4条条文，且不出证治，显系过简。宋本《伤寒论》厥阴病篇收录厥利呕哕诸条，成56条条文，又显然过繁（繁而不乱）。但是，读者若融会贯通六经各篇，则《金匮玉函经》之作以提挈纲领、突出厥阴病本质见长，而宋本《伤寒论》以厥阴病临床复杂多变，厥、利、呕、哕诸证均可见于厥阴病，在同一篇中讲述，更易使后学者提高认识层次和辨别能力。而康平本《伤寒论》中，仲景原文、后世附注，及仲景原文之旁注、嵌注等，主次有序、泾渭分明，以平实、科学的态度，将仲景之学力求原貌传世，更能破解所曰"千古疑案"于无形。余云岫曾参与康平本《伤寒论》校对。叶橘泉在二次重印附言中曰："愿将手边仅存之本，赠予重印，并力求存其旧有面目以飨学者。"

207　六经辨证厥阴病辨证论治体系

　　在《伤寒杂病论》六经辨证论治体系中，怎样才能更好地掌握厥阴病辨证论治体系的理论指导性？怎样才能将其理论与临床相互有机地融为一体？学者王付认为，研究厥阴病辨证论治体系最基本的理论切入点就是研究厥阴病的本证、兼证、类似证，并能将其形成三位一体的辨证论治体系，以此才能更好地运用厥阴病辨证论治体系指导临床。

厥阴病本证辨证论治体系

　　研究厥阴病必须重视五大方面的内容：其一，什么是厥阴？其二，什么是厥阴心包、厥阴肝？其三，心包与肝具有哪些特殊性？其四，心包和肝与厥阴有哪些内在相互关系？其五，什么是厥阴病？这一系列问题都直接关系到如何运用《伤寒杂病论》中厥阴病理论更好地指导临床实践。《伤寒杂病论》中对厥阴病重点论述的是厥阴肝病，而对于厥阴心包病证则论述得非常少。因为辨厥阴心包病证与少阴心病证在诸多病证表现上基本相同，其在治疗方面与心病证没有明显区别，所以研究厥阴病的核心是厥阴肝。

　　什么叫厥阴？厥阴属于《伤寒杂病论》中特有的理论与临床用语。张仲景论述厥阴的基本用意有两个方面：其一，厥阴之"厥"，即发石。《说文》曰："厥，发石也。"以"发石"代表厥阴是阴中用阳，用尽全力。其二，厥阴即极点，以"极点"代表厥阴为阴极生阳，阴阳互化。从理论到临床研究"厥阴"，厥阴具有统摄人体之阴中用阳、阴极生阳的特性，这些特性基本上概括了厥阴肝和厥阴心包的最基本生理特性。

　　什么是厥阴心包和厥阴肝？研究厥阴的基本内容有三：其一，研究与探讨厥阴心包或肝各自的生理特性及病理变化。其二，研究与探讨心包或肝与心、肺、脾胃、肾、大肠、小肠、胆、膀胱之间的生理关系及病理变化。其三，研究与探讨厥阴心包或厥阴肝经络的生理特性及病理变化。结合《伤寒杂病论》辨治厥阴病的基本理论与临床应用，进一步发现张仲景研究厥阴病的重点是研究厥阴肝或心包的病变而不是厥阴经络的病变。

　　厥阴心包与厥阴肝最基本的生理特性分别有两个方面的内容。心包的生理特性包含：其一，心包具有阴中之阳、阴极生阳的最基本的生理特性。其二，心包具有保护心的生理特性。厥阴肝的生理病特性包含：其一，肝具有阴中用阳、阴极生阳的最基本的生理特性。其二，肝具有体阴藏血而用阳疏泄的最基本的生理特性。

　　心包和肝与厥阴之间的相互内在关系主要为：心包和肝行使其正常的功能活动，核心是厥阴具有统摄阴中用阳、阴极生阳的生理特性。厥阴统摄人体一身之阴中之阳，阴极生阳，调节人体阴中用阳，阴中生阳，阴中制阳，阳气和协于阴。心包和肝为阴中用阳，阳以化阴，阴极生阳，阳以生阴。可见，心包之所以能主阳热，是因为厥阴通过统摄心包之阴中用阳、阴极生阳来实现的。肝之所以能主藏血、主疏泄，是因为厥阴通过统摄肝之阴中用阳、阴极生阳来实现的。

　　什么是厥阴病？厥阴病就是厥阴心包病和肝病。《伤寒杂病论》中为何不言心包或肝病而言厥阴病，其论述的重点主要有三大方面的内容：其一，研究厥阴病变发生的最主要原因，其原因乃是厥阴未能更好地职司阴中用阳、阴极生阳，以此而变生为厥阴病一。其二，研究厥阴病发生的主要病变证机，认清厥阴未能积极有效地主导阴中用阳、阴极生阳，引起阴极生阳太过或不及，以此而变生为邪热或寒邪，病变证机是厥阴阴中生阳之气与病邪相互斗争。其三，研究与探索厥阴病发生的基本演变特征，即厥阴受邪而为病既要及时调动厥阴阴极生阳之气与邪气相斗争，又要调动少阳初生之阳气与邪气相斗争，最后再由厥阴统摄并协调阴极生阳之气与邪气相斗争。

厥阴阴极生阳之气在与邪气相斗争过程中的演变规律主要有：其一，厥阴受邪并能积极调动阴极生阳之气与邪气相斗争，在正邪斗争过程中邪气不胜阴极生阳之气而败退，厥阴病不药自愈。其二，厥阴受邪并能积极调动阴极生阳之气与邪气相斗争，可因邪气盛实，阴极生阳之气未能及时有效地将邪气消散，正邪相互胶结不解，导致病变证机以邪实为主。其三，厥阴受邪积极调动阴极生阳之气，可因阴极生阳之气素有失调而未能积极与邪气相斗争，导致邪气留结厥阴经久不愈，病变证机可演变为虚实夹杂，以实为主。其四，厥阴受邪虽能积极调动阴极生阳之气与邪气相斗争，但可因阴极生阳之气素有虚弱而未能及时有效地与邪气相斗争，导致邪气留结厥阴经久不愈，病变证机可演变为虚实夹杂，以虚为主。

总之，《伤寒杂病论》中不明确指出心包或肝病而直言厥阴病，既阐释了其病变部位在心包或肝，又阐释了其病变证机是正气抗邪需要调动阴极生阳之气相互协调统一，更阐释了其厥阴病的基本演变规律始终是以阴极生阳之气与邪气相斗争为主的演变过程。

根据以上研究内容，可知厥阴病病变的部位在心包或肝，研究厥阴病的重点是厥阴肝，病变证机是以厥阴统摄阴中用阳，阴极生阳之气与邪气相斗争的基本演变过程。辨厥阴病本证就是辨厥阴本身出现的病理变化，结合《伤寒杂病论》中所论，厥阴病本证包括厥阴热证、厥阴寒证、厥阴虚证、厥阴血证、厥阴气郁证、厥阴水气证，即相当于当今人们所说的消化系统疾病，或精神神经系统疾病，或血液系统疾病，或生殖系统疾病，或内分泌系统疾病，或代谢系统疾病等所出现的病症表现。

厥阴病兼证辨证论治体系

1. 厥阴病本证之间相兼：厥阴病本证主要有六个基本证型，其中的任何一个厥阴病本证都有可能与另一个厥阴病本证相兼。如厥阴热证与厥阴寒证相兼、与厥阴虚证相兼、与厥阴血证相兼、与厥阴气郁证相兼、与厥阴水气证相兼；又如厥阴寒证与厥阴虚证相兼、与厥阴血证相兼、与厥阴气郁证相兼、与厥阴水气证相兼；再如厥阴虚证与厥阴血证相兼、与厥阴气郁证相兼、与厥阴水气证相兼；厥阴血证与厥阴气郁证相兼、与厥阴水气证相兼；以及厥阴气郁证与厥阴水气证相兼等。

研究厥阴病本证的最基本常见证型不是固定不变的，而是随患者个体差异千变万化的。研究与应用厥阴病必须以张仲景所论厥阴病本证为最佳切入点和基本点，这样才能全面了解、深入掌握厥阴病，以达到触类旁通、融会贯通的目的，更好地指导临床辨治厥阴病本证相兼。

2. 厥阴病与太阳、阳明、少阳、太阴、少阴病相兼：临床中对厥阴病兼证进行辨治，当知厥阴病本证中的 6 个基本证型皆有可能与太阳、阳明、少阳、太阴、少阴病中的任何一个证型相兼。如厥阴病本证中的厥阴热证可与太阳病中的太阳温病证、太阳中风证、太阳伤寒证、太阳寒湿表实证、太阳风水表实证、太阳风水表虚证、太阳风湿表虚证、太阳刚痉证、太阳柔痉证、太阳湿热痉证、太阳风水夹热证、太阳湿热痹证相兼。又如厥阴热证可与少阴病中的少阴寒证、少阴血证、少阴热证、少阴虚格或伤阴证、少阴阳虚戴阳证、少阴虚阳阴寒证、少阴阳虚水气证、少阴阳虚便血证、少阴阳虚寒湿证相兼……若能由此深入进行研究，就能更好地将《伤寒杂病论》中厥阴病兼证的辨证论治体系用以指导辨治纷繁复杂的临床各科常见病、多发病及疑难病。根据《伤寒杂病论》的辨治精神，张仲景在其余篇中都有相关论述厥阴病的内容，因此，只有从《伤寒杂病论》中全面地、系统地、客观地研究厥阴病理论，才能更好地总结与应用厥阴病兼证辨证论治体系。

厥阴病类似证辨证论治体系

《伤寒杂病论》中辨厥阴病类似证包含两个方面内容：其一，论述辨厥阴病类似证不同于辨厥阴病本证，辨厥阴病本证是认识厥阴病的最基本的切入点，对于辨治厥阴病类似证具有最基本、最确切的统筹兼顾、知己知彼和探本求源的作用，以达到从多层次、多方位、多角度辨清厥阴病的基本演变特征。其二，论述辨厥阴病类似证不同于辨厥阴病兼证，辨厥阴病兼证是辨治疾病从单一病变证机到复杂多变证机的提高过程，是由很少症状到复杂症状的认识与研究过程，其重点在于突出辨治厥阴病不能仅仅局限于辨厥阴病，还要特别重视辨厥阴病具有复杂性和多变性，在临床中辨治厥阴病需开拓认识、扩大思路、掌握重点，以此才能避免在辨治厥阴病中出现失误和差错，才能运用灵活的思维方式辨清厥阴病的基本演变规律和特征，才能真正掌握治病用药定量以做到胸有成竹、触类旁通。

辨厥阴病类似证的基本要点，是必须在辨厥阴病本证基础之上再辨清厥阴病的类似症状。其虽然有相同表现，但在厥阴病病变证机上有各自的表现特点，因此辨治厥阴病既要辨清相同症状表现，又要辨清相同症状的不同病变证机，亦即辨清相同症状表现可有不同病变证机。临床中某些疾病有类似厥阴病的表现，如某些少阴病证即相当于当今所说的精神神经病变或某些心肾病变等，又如某些脾胃证即相当于当今所说的消化系疾病或血液系疾病等，再如某些肾膀胱病证即相当于当今所说的泌尿系统疾病或代谢系统疾病等。辨厥阴病类似证的核心就是提高辨清疾病真假是非的辨治能力，在辨证论治过程中具有举足轻重的指导作用。

《伤寒杂病论》中所论述的厥阴病辨证论治体系主要包括厥阴病本证辨证、兼证辨证、类似证辨证。运用厥阴病辨证论治体系必须将厥阴病本证、兼证、类似证构成有机的三位一体，在此基础上将其用于指导临床辨治各种厥阴病，才能拥有最佳思路和最好方法。若此，反复学习、研究、应用《伤寒杂病论》厥阴病辨证论治体系则可达到更好地指导临床辨治厥阴病本证、厥阴病兼证、厥阴病类似证的目的。

208　六经辨证厥阴病之实质

　　自东汉张仲景在《伤寒论》中创造性地撰用"六经辨证"诊治外感热性疾病以来，2 000 多年一直为诸多医家所推崇，但由于其义理深奥、文字简略，大家对于其中某些问题一直存在争论，多根据自身的经验体会加以发挥，其中尤以厥阴病篇为最。厥阴病篇共有原文 56 条，包含厥阴病、厥、利、呕、哕等证，内容繁多、庞杂，其证候或寒或热，或寒热错杂，因此给人以莫衷一是的感觉。正如陆渊雷所曰："伤寒厥阴篇，竟是千古疑案。"学者薛卡明等深感厥阴病确实证候复杂多变，发病机制含混不清，有必要进行深入探究。

厥阴病的实质及其证候表现

　　1. 厥阴病的实质：关于厥阴病的实质问题，诸多医家看法不一，如有谓寒者（程应旄、陈修园、山田正珍等），有谓热者（柯韵伯、陆久芝等），有谓寒热错杂者（吴谦、舒驰远等）。这些观点都未能全面反映厥阴病实质，而只是反映了其中的某一个侧面。六经病实质应能准确反映六经所属脏腑、经络、气血及阴阳气化失其生理功能所形成的病理状态。

　　厥阴，《素问·至真要大论》谓之"两阴交尽"，乃言其阴气最少，因此又称为"一阴"；《素问·阴阳类论》又曰"一阴至绝作朔晦"，为阴阳转化之枢，阴尽阳生之所。因此一旦厥阴为病，一则阴气极易耗伤，二则阴阳转化失序，阳气不能正常升发，郁闭于内进而乘侮他脏，诸症由生。因此，厥阴病的实质应为厥阴肝失疏泄，阳气郁闭。

　　1. 厥阴病的证候：《素问·评热病论》曰"邪之所凑，其气必虚"。厥阴病证候多变，或寒或热，或寒热错杂，均由郁闭之阳气乘他脏之虚，或犯胃或乘脾所致。

　　（1）阳郁化热，郁热犯胃：厥阴阳郁化热，郁热犯胃，胃气不降反升，而见"气上撞心""心中疼热""消渴""饥不欲食""食则吐蛔"等症状，这是厥阴上热的病机。若胃气实，厥阴之郁热犯胃，胃气结而不上逆，热留于胃中而成阳明之证，即张仲景所谓"厥深者热亦深，厥微者热亦微"。若胃实而肠虚，肝之郁热不上犯于胃，而下迫于肠，故当无气上撞心、心中疼热、吐蛔等，而以热利下重为主症。此乃厥阴热证。

　　（2）肝失疏泄，脾阳失于敷布：厥阴之寒与肝失疏泄、脾阳失于敷布有关。脾主运化水谷精微及升清，其功能有赖于脾阳的敷布，而脾阳的敷布与肝主疏泄密切相关。肝失疏泄，脾之运化、升清功能失司，水谷精微失于运化，阳气不能温煦四末，故见不欲食、四肢厥逆；脾气不升反降，以致清浊不分而见利不止，此乃厥阴寒证。

　　（3）枢机不利，厥热胜复：厥热胜复是厥阴病的重要特点，张仲景以厥冷与发热交替出现的形式，说明厥阴病的病理机转在于气机的闭与通。厥阴阳气郁闭，枢机不利，阳气不能敷布，四末失于温煦，故四肢逆冷；阳气郁极而发，待枢机畅通之时阳气达表而见发热。阳气的闭与通决定着病势的进退，若阳气来复之势不够稳定，而时进时退则见厥热往复，是谓厥热胜复。若阳复太过，化生内热，必向一处发泄为患，向上熏灼咽喉则发为喉痹，向下蒸迫肠道则发为便脓血，此乃厥阴寒热错杂证。

　　厥阴之证为阳气郁闭所致，不论寒厥、热厥，郁闭日久均可致阳气生化之机衰败。《黄帝内经》曰："阳气者，若天与日，失其所，则折寿而不彰。"胃气垂绝，暴发于外，回光返照而见反能食等除中之象；脾阳虚衰，阴寒至盛，格阳于外，阳气即将衰亡，阴阳离决，而见下利至甚、厥不止等死证。

厥阴病的提纲

《伤寒论》第 326 条："厥阴之为病，消渴，气上撞心，心中疼热，饥而不欲食，食则吐蛔，下之利不止。"古今医家对于本条能否作为厥阴病提纲，历来存在争议，主要观点归纳起来有以下两种：一是认为可以作为厥阴病提纲，如舒驰远在《伤寒集注》中曰："按此条，阴阳错杂之证也。消渴者，膈有热也。厥阴邪气上逆，故上撞心。疼热者，热甚也，心中疼热，阳热在上也。饥而不欲食者，阴寒在胃也。强与之食，亦不能纳，必与饥蛔俱出，故食则吐蛔也。此证上热下寒，若因上热而误下之，则上热未必即去，而下寒必更加甚，故利不止也。"全国中医药院校《伤寒论》教材亦持此种观点，认为"此为厥阴病首条，而且上热下寒的证候比较典型，所以一般把他作为厥阴病寒热错杂证的提纲"。一是认为不能作为厥阴病提纲，如俞长荣曰："因为本病复杂多变，故厥阴病篇提不出纲领性的条文"；严世芸认为第 326 条"只能说是厥阴经络、脏腑的部分病证而已""因为他既无《灵枢·经脉》的唇青、舌卷、卵缩等症状，也没有纲领性地揭示血虚寒厥的当归四逆汤证以及热厥、脏厥、蛔厥乃至其他各种厥证"。

本条可以作为厥阴病提纲，因为提纲提示的是疾病实质，而不必包罗万象、面面俱到。厥阴病以肝气逆乱、阳气郁闭、犯胃侮脾为特点，而第 326 条正是反映了这样的疾病实质。厥阴受邪，肝气失于疏泄，阳气郁闭，郁积于中焦，郁而化火，横逆犯胃侮脾，脾胃升降出入失于正常。胃主受纳，其气以降为顺，一旦胃为肝之郁火所伤，失其受纳之功，其气不降反升，上冲心胸，而见"消渴、气上冲胸、心中疼热、饥"等；脾主腐熟，其气以升为健，一旦脾为肝之郁气所犯，失其腐熟之责，阳气敷布失司，阴寒内生，其气不升反降，而见不欲食、四肢厥逆、利不止等。因此本条作为厥阴病提纲，真正体现了厥阴病上下逆乱、寒热错杂、阴阳气不相顺接的病理特点。

厥阴病的主证与主方

1. 厥阴病的主证：厥阴病由于厥阴肝气失于疏泄、阳气郁闭、犯胃侮脾、上下逆乱、寒热错杂所致，因此厥阴病主证极为复杂多变，其病性因郁气之所犯，或寒或热，或寒热错杂，其证候表现为厥、利、呕、哕、厥热胜复、痉、神志昏厥等。《伤寒论》所言主要为足厥阴肝之病变，未涉及痉、神志昏厥等手厥阴心包证，明清温病学派医家则补充了热陷心包、内闭外脱、痰热蒙闭心包等手厥阴心包证，以及热胜动风、阴虚风动等足厥阴肝经之证，方才使厥阴病主证趋于完整，并为后世寒温统一理论打下基础。

2. 厥阴病的主方：对于厥阴病主方多数医家认为是乌梅丸，亦有医家认为乌梅丸只能作为厥阴病上热下寒证或蛔厥病主方，而不能作为厥阴病主方。但如果结合厥阴病病理性质与乌梅丸的药味组成来看，当以乌梅丸为厥阴病主方为是。《素问·至真要大论》谈及厥阴病治法时曰："风淫所胜，平以辛凉，佐以苦甘，以甘缓之，以酸泻之。"厥阴之病在肝气郁闭，肆意横逆，肝气不舒则脾胃之职不复。肝体阴而用阳，横逆之肝阳当以阴液涵养之，以健运之脾胃反制之。因此厥阴病治法首在酸甘养阴，平抑肝阳，次以甘温健脾益胃。乌梅丸方中以乌梅为君，加以米醋浸之更增其酸，以滋阴阴、敛肝气之冲逆；人参顾护脾胃以反制肝乘侮；另佐以黄连、黄柏清泄升逆之胃热，干姜、附子、桂枝、细辛、蜀椒温通郁闭之阳气，当归补肝血以涵养横逆之肝阳。全方酸甘苦辛相合，寒温并进，攻补兼施，散收共济，共同助肝主疏泄功能恢复正常。正如《温病条辨》曰："乌梅丸治厥阴，防少阳，护阳明之全剂。"

足厥阴肝气郁滞，横逆犯脾，脾阳失于敷布，不能温煦四末，无以升清降浊，故厥利并见，此时当以温通阳气为务，宜四逆汤。阳气郁闭日久，生化之机衰败，真阳虚衰，脉微而厥，肤冷，此为脏厥。脏厥者，厥阴病之重症，但烦躁中尚蕴含一丝生机，当急灸厥阴经穴，以温通阳气，阳复闭通，则厥逆自愈。

若胃气实、肝气郁极化热，郁热与胃气互结而成阳明之证，或郁热下迫肠道成厥热下利之证。阳明热厥之证虽四肢厥冷，因其胃家实仍当"厥应下之"。厥热下利之证为厥阴经邪热下入于大肠，故治宜清热燥湿、凉肝解毒，白头翁汤主之。

厥阴病的类似证

张仲景在《伤寒论》的写作之中，设置类似证是其重要的写作方法及特点，提示后人同中辨异，细心揣摩其辨证方法。在厥阴病篇中，由于厥阴病证候复杂多变，因此其类似证更多，混杂其间给人以混沌不清的感觉。其实如果认真梳理会发现，厥阴病篇诸多类似证都是围绕着上热下寒、厥在展开。

干姜黄芩黄连人参汤证为其人患胃热脾寒之呕吐，医者误用吐下之法更伤阳气，下寒更甚，从而邪热内陷形成上热下寒、寒热格拒之证。本证虽有上热下寒之象，但无肝气逆乱、阴阳气不相顺接等病机，因此只是厥阴病的类似证，以资与厥阴病提纲证相鉴别。

麻黄升麻汤证亦为医者贸然大下后，致正气损伤，邪气内陷。中阳下陷，伏郁于里，不能达于四末，故手足厥逆；脾阳亏虚，运化无权，故泄利不止；大下后，阴阳皆伤，阳气内郁，故寸脉沉而迟，下部脉不至；邪热内陷，痹阻咽喉，灼伤血络，故咽喉不利，唾脓血。本证虽有厥逆、泄利，伴见咽喉不利、唾脓血，其病机亦属上热下寒、寒热错杂，但其热为邪热内陷，肺气郁闭，非阳复太过所致。因此，本方中以麻黄发越郁阳，升麻解毒、利咽喉，当归和血，助升麻同治咽喉之证，又能抑制麻黄升散太过。张仲景将本证置于厥阴病篇中，正是考虑其证情复杂，病机为邪气内陷，阳气伏郁，肺热脾寒，而将其与厥阴病阳复太过相鉴别。

至于血虚寒厥证、痰厥证、水饮厥证虽然都有手足厥逆的症状，也以阴阳气不相顺接为发病之机转，但均非肝气逆乱所致，其或因寒邪凝滞经脉，气血运行不畅，或因痰阻胸中，阳气郁遏，不能通达四肢，或因胃虚水停胃脘，中阳被阻不能外达，因此均不属于厥阴病。张仲景此中深意当细细揣摩。

厥阴病并非无迹可寻，如果结合其生理功能、病理机制仔细分析原文所蕴含的深刻内涵，会发现厥阴病实质是肝失疏泄，阳气郁闭，犯胃侮脾，其主证当属上热下寒、寒热错杂之证，证候表现为厥、利、呕、哕、厥热胜复、痉、神志昏厥等，其中痉、神志昏厥由后世温病学派医家补充完整，这是厥阴病篇的主线索，循此主线对于理解厥阴病篇有着很好的指导意义。

209　六经辨证厥阴病与络风内动学说

　　络病理论最早见于《黄帝内经》，《灵枢·脉度》曰："经脉为里，支而横者为络，络之别者为孙。"首次对络脉进行定义，认为络脉是经脉的分支部分。至清代医家叶天士提出"久病入络""久痛入络"的观点并创立通络诸法，标志着络病理论的形成。近年来，越来越多医家根据长期临床经验，结合心血管疾病迁延反复的疾病特点认为心血管疾病属于络病，并且认为心血管疾病的重要特征之一是"久病入络"，所以目前中医治疗心血管疾病非常重视通络治法的应用。此外，心血管疾病临床表现变化多端，常见心悸、胸闷、胸痛、肩背放射痛，甚至是牙痛，并且发作时有"乍间乍盛""休作有时"的特点，这些表现与中医风象善行数变的特征相似。有学者根据急性心血管病发病急骤，且病情变化多端，与中医风证相似，提出"络风内动"学说。同时认为，风邪是心血管疾病急性发作的重要因素，并且重视"风药"在心血管疾病治疗中的应用。清代医家俞根初曾提出"以六经钤百病，为确定之总诀"，所有疾病都可归属六经。《伤寒论》序言中提到"虽未能尽愈诸病，庶可以见病知源。若能寻余所集，思过半矣"。从伤寒六经辨证高度认识"络风内动"学说，对指导心血管疾病的防治具有重要意义。学者赵睿学等认为，"络风内动"与《伤寒论》六经厥阴病关系密切，故从厥阴病相关角度对"络风内动"学说进行了探讨辨析。

心脉络病属厥阴

　　1. 厥阴心包络：《中医基础理论》教材中提到"心包络简称心包，是心脏外面的包膜，有保护心脏的作用"。柴瑞震等对《黄帝内经》中记载有关心包与心包络篇章进行考证，指出心包络应当是包心之络，而非包心之外膜。一直以来，心包一词都是作为心包络的简称或省称在中医文献典籍里使用，而心包络才是经典中固有的全称概念。《灵枢·邪客》曰："包络者，心主之脉也。"心包络顾名思义即为包绕心脏的络脉。现代解剖可见心脏表面包绕着许多动脉、静脉。由此推测古代医家应该是根据观察到大型哺乳动物心脏表面布满着络脉来命名心包络的。所以，心包络应当是包心之络而非包心之外膜，厥阴心包即厥阴心包络，即包心之络。

　　2. 络脉与厥阴心包络：随着络病理论的发展和深入，现代医家通过对络脉的结构与功能进一步系统考证、研究，认为其在结构上呈网状布散，纵横交错，遍布机体内外，形成了满布脏腑组织的网络系统，在功能上能够渗灌气血、贯通营卫、环流经气、沟通机体内外。因此，络脉的循行广泛分布于机体内外、脏腑组织之间，是机体内外沟通的桥梁。《素问·阴阳应象大论》曰："南方生热，热生火，火生苦，苦生心，心生血。心为火脏，主温通，心阳温煦，则能外合脉管以生络。"《医原》曰："夫人周身经络，皆根于心，而上通于肺，以回于下，如树之有根有干有枝。百体内外，一气流通，运行血脉，以相出入。"对络脉与心进一步进行了阐述，指出全身脉络皆上系于心。故络由心生，心主血生络，心阳通过厥阴心包络滋养全身络脉，即依赖厥阴心包络发挥其"行气血"的生理功能。全身络脉皆通过厥阴心包络上系于心，心包络通畅无滞、气血流行正常，络脉才能得以濡养，人体正常生命活动得以维系，因此络脉与厥阴心包络关系密切。

　　3. 厥阴心包络代心受邪：《灵枢·邪客》曰"心者，五脏六腑之大主也……故诸邪之在于心者，皆在于心之包络。包络者，心主之脉也"。《类证治裁》曰："心为君主，义不受邪，故心痛多属心包络病。"对于手厥阴心包络所主病症，《灵枢·经脉》曰："是动则病……甚则胸胁支满，心中憺憺大动……是主脉所生病者……烦心心痛，掌中热。"因此，厥阴心包络代心受邪，心脉病症多属厥阴心包络之病。针刺厥阴心包经穴治疗心系疾病历史悠久，《针灸甲乙经》曰："实则心暴痛，虚则烦心，心惕惕不能动，失智，内关主之。"田岳凤等通过一系列实验研究，分别从细胞凋亡、氧化应激方面证明，针刺手厥阴经穴如内关、郄门等可以抑制心肌酶活性、抑制心肌细胞凋亡，从而发挥保护心肌的作用。由此可证实心肌缺血再灌注损伤的病位在厥阴心包络，故心血管疾病多属心包络之病，针刺厥阴经穴可治络病。

4. 心脉络病与厥阴病症状相合：厥阴具有阴尽阳生的特点，所以厥阴病的病证反映以阴阳气不相顺接的厥证为主。《伤寒论》第 337 条曰："凡厥者，阴阳气不相顺接，便为厥，厥者，手足逆冷者是也。"手足四末是人体阴阳经脉交汇处，阴阳经脉交汇依靠十二经别络，通过络脉加强表里阴阳两经之间的联系。如《灵枢·动输》曰："夫四末阴阳之会者，此气之大络也。"络脉不通则阴阳气不相顺接，手足逆冷为厥。所以手足逆冷之厥证，实为络脉痹阻不通所致，这与冠状动脉粥样硬化性心脏病（简称冠心病）慢性期手足逆冷、身体恶寒症状极为相似。在临床上，通过介入手段让心肌梗死患者闭塞的冠状动脉再通，会导致心肌缺血再灌注损伤，以中医取类比象，冠状动脉闭塞后再通恰似厥阴阴尽阳生，同时其病位在包心之络，即厥阴心包络。陈聪等认为这种冠状动脉闭塞后再通的缺血再灌注损伤属于厥阴病。从症状来看，缺血再灌注损伤常会导致恶性心律失常，正如《伤寒论》第 326 条厥阴病提纲证描述"气上撞心，心中疼热"。此外，《伤寒论》第 328 条记载"厥阴病，欲解时，从丑至卯上"。此时多是心血管疾病复发、症状加重的时段，如夜间心绞痛、急性左心衰竭、严重的心律失常等通常在丑至卯时发病或加重。

风生于厥阴

1. 厥阴阴阳变化生风：自然界的风是由于温度变化、寒热交替所致空气流动而形成的。古代医家取类比象认为人体的风，也是由阴阳寒热变化而生。从阴阳角度看厥阴，《素问·六微旨大论》曰："厥阴何也？岐伯曰：两阴交尽也。"阴尽之后便是阳复，阴胜则寒，阴进阳退则寒生；阳胜则热，阳进阴退则热长；阴阳往复，寒热交替之间则风气乃成。从六气角度看厥阴，《素问·六微旨大论》曰："厥阴之上，风气治之。"故风之生必由阴阳之变化，始于厥阴。阴阳为六气之根本，六气为阴阳之变化，两阴交尽为厥阴，阴尽之后阳即复。太阴、少阴之气行至厥阴，阴尽之后由少阳所输转接续，此为两阴交尽，一阳初生。阴尽阳生，寒热交替所以能生风。如果太阴、少阴阴寒内盛，太少之气行至厥阴，则寒邪内陷郁遏少阳阳气升发，阴阳气不相顺接，寒热交替无序，往复无常则贼风动荡。阴寒内陷趋下，阳热郁结上炎，寒热各趋其极，阴阳错杂，变证峰起。

2. 厥阴肝木失和动风：厥阴之脏为肝，肝为刚脏，体阴而用阳，主动主升，具有疏通畅达的功能。肝为风木之脏，具有木的舒展条达、柔软曲直的特性，又能藏血濡润涵养自身及其他脏腑组织，所以肝又为柔脏。倘若肝木失和、刚柔失济则易生风。《柳选四家医案·评选静香楼案》曰："肝不柔而风动。"木性上升、肝木失和、肝气郁滞、化火生风。肝之阴血亏虚、肝体失柔则肝气升发太过而阳亢动风。所以凡导致厥阴肝木失和、刚柔失济，均可形成风证。总之，厥阴肝木失和则生风。

"络风内动"与厥阴病密切相关

心脉络病属厥阴，全身络脉皆通过厥阴心包络上系于心，故心血管疾病"络风内动"病位在络、在厥阴。风的形成与厥阴密切相关，"络风"的特点以内部病变、局部表现为主。因阴阳动荡而厥阴之风乘虚内起，所以其风以寒热错杂为特点，而且居半实半虚之间，动风程度内盛于外。风性主动，病则必显动象，其风虽有动摇之势，但却终究不如实风之外彻体窍、引动筋脉，只能乘虚内扰、攻冲横逆于脏腑经络之间。因此，"络风"更多以自觉内在症状为主要表现。《伤寒论》第 326 条以"消渴，气上撞心，心中疼热，饥而不欲食，食则吐蛔，下之利不止"为厥阴病提纲，正是要特别显示这种风象特点。因此，"络风"的产生及扰动，与厥阴密切相关。

1. 厥阴风火内郁，火热生风：《素问·至真要大论》曰"厥阴者，两阴交尽也"。厥者，及也，尽也；厥阴者，阴尽阳生也。阴寒已极，初阳始生，故阳气极易升发不足，伏不得出必郁而化生伏热，伏热留在脉络，络脉阻滞，郁毒化热，热毒生风，冲逆于上，风火上扰心包络，络风内动发为胸痹心痛，如《伤寒论》厥阴病提纲描述"气上撞心，心中疼热"。

2. 厥阴虚损，络虚风动：厥阴经气为东方肝木之生气，此气和则生气得以敷布全身以濡养生机，此气虚则络脉失养，阴寒趋下，阳热趋上，寒热各趋其极，阴阳气不相顺接，寒热交替无序必为邪风邪气，风邪扰络，津液失布，聚而为痰，痰瘀脉络而发胸闷、心痛。再者，肝为将军之官，内藏相火，可辅君火以行事。若厥阴虚寒、相火郁结，不能伴君游行，心包络不能通利血脉，血运不畅，化为瘀血，痰瘀阻络，络脉阻滞则"不通则痛"。正如《素问·经脉别论》曰："阴至，厥阴之治也，真虚痛心，厥气留薄，发为白汗。"

3. 厥阴外感，外风引动内风：《诸病源候论》曰"心痛者，风冷邪气乘于心也""其久心痛者，是心之支别络脉，为风邪冷热所乘痛也，故成疹不死，发作有时，经久不瘥也"。《素问·评热论》曰："邪之所凑，其气必虚。"故外邪伤人致病，必有一定的内因。外风引动内风，必是同气相求，其人病及厥阴或素有厥阴郁热，或厥阴虚损脾肾虚寒之上热下寒故外风直中引动内风。正如《医学入门》曰："厥心痛，因内外邪犯心之包络。"风邪内外相应，同气相求，伤及厥阴心包。故厥阴为病，又逢外感，风冷邪气内乘于心，引动内风，内外相合，以致心络受阻或心络因寒而收引痉挛，卒发心痛。

厥阴病主方乌梅（丸）汤与"络风内动"

乌梅（丸）汤是伤寒厥阴病篇的首方，也是厥阴病主方。其组方配伍包含了祛风通络的治法，同时也体现了厥阴病与"络""风"的关系，临床应用其治疗心血管疾病亦多能取得较好疗效。乌梅（丸）汤全方寒温并用、攻补兼施，集酸苦甘辛于一方。方中以桂枝、附子辛甘助阳，黄连、乌梅酸苦坚阴，又以人参、当归补气养血，以杂治杂，清上温下，虚实并调。《神农本草经疏》载乌梅"能敛浮热，能吸气归元，故主下气，除热烦满及安心也"。方以乌梅为君药，重用味酸之乌梅又辅以苦酒，酸味收敛，属木入肝，重用酸收则可以敛肝息风，收敛逆乱之气归元，敛降厥阴风火浮热，与风属阳邪而升散上逆易袭阳位相呼应。以乌梅为君并且作为方名，旨在强调以酸制风之法，正如叶天士所曰："厥阴肝风振动内起……酸以制肝。"此外，风邪内外相应，方中应用桂枝、细辛等祛风解表药以散外风，内外风同治。以乌梅敛肝气滋肝阴，配伍当归濡养肝血，当归养血柔润而味辛香，合肝之体阴而用阳，养血同时又引诸药入血络。又以桂枝、细辛等辛散温通之药开通气络。此一者走气络，一者走血络，气络血络并通，使脉络畅通、络郁得解、络痹得开。厥阴病是六经辨证疾病传变的最后一个阶段，经脏俱虚，用附子以启元阳，人参以养元阴，鼓动五脏元气，元气通行，厥阴络脉虚损得以濡养。再用清热解毒之品如黄连、黄柏清络分伏热，解内郁火毒，从而有助于络络的恢复。全方酸收敛内风，辛散祛外风，内外风同治；寒温并用、攻补兼施，养络脉虚损、清络分伏热，气血络并通。所以乌梅（丸）汤能够祛风通络，调治寒热错杂、虚实相间之厥阴诸证。

临床上冠心病、心房纤颤等心血管疾病，病史较长者常表现出虚实夹杂、寒热错杂的症状，纪文岩认为此多为病入厥阴，阴阳气不相顺接，阴寒趋下，阳热趋上，寒热各趋其极，甚则阴阳两虚，阴虚则热，阳虚则寒，故表现出各种寒热错杂的症状，结合六经辨证，应用乌梅（丸）汤取得了很好的疗效。国医大师李士懋临床常应用乌梅（丸）汤治疗心悸、胸痹等心血管疾病，取得较好疗效。谢相智等采用随机分组方法将 78 例稳定型心绞痛患者分为治疗组和对照组，每组 39 例，对照组采用常规的阿司匹林、他汀类药物及心绞痛发作时舌下含化硝酸甘油治疗，治疗组在常规西药治疗基础上加服乌梅（丸）汤加减，治疗 4 周后，治疗组在改善患者临床症状和提高生活质量方面均优于对照组，差异有统计学意义（$P<0.05$）。伍建光等采用随机分组方法将80例冠心病室性早搏，患者分为观察组和对照组，每组40例，对照组口服盐酸胺碘酮片治疗，观察组在对照组治疗的基础上加服乌梅（丸）汤加减，治疗4周后，观察组室性早搏疗效优于对照组（$P<0.05$），观察组冠心病心电图疗效优于对照组（$P<0.05$），观察组心悸、胸闷、胸痛、气短等症状评分均低于对照组（$P<0.05$），观察组心率变异性各项参数提高程度均优于对照组（$P<0.05$），观察组24小时动态心电图记录室性早搏数少于对照组（$P<0.05$），说明乌梅（丸）汤加减治疗冠心病室性早搏，能减少室性早搏数，减轻临床症状，改善心率变异性各参数，对室性早搏和冠心病均有一定疗效。

心脉络病属厥阴，风邪的产生与厥阴密切相关。阴阳失和、病及厥阴是"络风内动"的重要原因。"络风内动"与厥阴病密切相关。或厥阴风火内郁，火热生风；或厥阴虚损，络虚风动；或厥阴外感，外风引动内风。治疗厥阴病主方乌梅（丸）汤的配伍，包含了祛风通络的治法，同时也体现了厥阴病与"络""风"的关系。临床应用乌梅（丸）汤治疗心血管疾病亦多能取得较好疗效。阴平阳秘为生命之本，阴阳失和为百病之机，而目前临床治疗心血管疾病，常重气血而轻阴阳，对于心血管疾病"络风内动"病证，在祛风通络的同时，恢复阴阳平衡运动稳态，是防治心血管事件发生发展的重要方法，调和阴阳使之达到平衡稳态也是祛风的关键所在。

210　伤寒病——六经辨证历史脉络

　　学者张再良认为，把伤寒作为一条历史脉络，串联起相关的内容，看中医临床诊疗的进展，看中医发展的历史风景，不失为一种有效的方法。这样做的好处，是抓大放小，删繁就简，容易凸显临床治疗的主线，有利于抓住事物的本质，也方便对整个中医临床的过程做一元化的解释。历史上或现实中的临床流派或分叉再多，总有根干。以伤寒贯通古今，中医临床的来龙去脉清晰可见。用伤寒来梳理历史，能够帮助搞清临证始终不变的是什么，而不断变化的又是什么，此有助于在整体上认识和把握住中医。

汉末流行伤寒病

　　汉末发生的伤寒是具体的疾病。首先把这件事踏实，而不要只是停留在伤寒是外感热病总称这样空泛的概念上。至于伤寒主要可以对应现代的什么疾病，探讨的余地亦大，可以立假说，不必下结论。"今夫热病者，皆伤寒之类也""伤于寒邪，发为热病"。秦汉时期对热病（伤寒及六经）的认识已有雏形，但在汉末的伤寒之前仍未形成比较实用的临证系统。药物以及方剂的经验容易零星积累，临床证治规律的系统总结很难一蹴而就，需要较大的平台和更长的时间。

　　汉末是个特定的时代，中原大乱，北方游牧民族南下，人口集聚移动。病原滋生，疫病肆虐。伤寒疾病的流行以此为背景，临床医学的升华以此为基础。这个过程也许绵延数百年，影响了几代人。回顾历史，思考伤寒是什么病，即便这是永远无法破解之谜，但无法否定从具体疾病的角度探讨问题的价值。理解这个问题的基础，尽管还是《伤寒论》《金匮要略》的原文记载，但必须参照相关的现代疾病知识，必须了解《伤寒论》文本沿革的过程，必须具备历史和临床的宏观视野。

伤寒诊疗布格局

　　临床诊疗是有一定格局的。通过伤寒病的具体实践，要看懂整个临床诊疗的格局，而不要停留在伤寒和温病对立、热病和杂病并立的格局上。破除人为设定的界限，从临床实际出发看问题，搞清楚伤寒和杂病（《金匮要略》）、伤寒和温病的内在关系。麻雀虽小，五脏俱全，从伤寒病的具体实践，可以看清临床诊疗的全貌。如果认定伤寒是个具体的病，那么临床必然存在着疾病鉴别诊疗的问题，这是后来温病出现壮大的原因。同时，作为临床疾病的诊疗，必然还有兼变症（并发症）处理的问题，《金匮要略》的杂病正是在这个位置上对伤寒的补充。因为受限于伤寒，后来的杂病就必然要脱离伤寒而另立。伤寒六经的重点在辨证论治，此举奠定了后世临证的基础，同时带出了疾病的鉴别诊疗和相关的对症处理。

　　用"热病四分法"来表述临床诊疗的格局：正伤寒六经辨证，杂伤寒对症处理，类伤寒鉴别诊疗，后伤寒瘥后调治。伤寒的临床给我们留下的是症状、证候、疾病这样的诊疗格局，据此可以沟通后世临床出现的一切，包括和现代临床诊疗的对接。古人对此其实也有所意识，如徐灵胎所曰："医者学问，全在明伤寒之理，伤寒理明，则万病皆通。"其强调的也是从临床整体把握的意思。《伤寒指掌》中展开的格局，所谓类伤寒和正伤寒、伤寒变证和伤寒类证，也可以说是临床整体格局的雏形。

六经辨证出规律

辨证论治是有基本规律的。要看懂伤寒病所孕育出来的六经辨治规律，而不要总是停留在原文描述的六经提纲和病证上，或沉湎于对六经做过度的理论发挥。尽管伤寒六经的辨治方法在外感热病的临床中已经比较全面，哪怕原样照搬仍有相当的临床指导意义。但从伤寒病考虑，六经辨治的方法毕竟带有与生俱来的局限。所以后人有必要进一步把六经辨治从伤寒中抽象拔高，使六经辨治的方法转化成临床更加通用的规则。伤寒病的临床实践在前，六经辨治的规律形成在后。如果认定伤寒主要是个具体的病，那么直接脱胎于这个疾病的六经辨治方法，就肯定有限度。出于后人的归纳、整理和拔高，需要注意的有两点，一是在伤寒病范围内的六经病证提纲，二是超越六经病证面对整个临床的理法方药。忽略了这一点，就很容易在《伤寒论》的原文中止步不前。

《伤寒论》六经辨治的方法之所以相对全面，得益于伤寒病所提供的临床平台。伤寒病涉及的面宽泛，症情复杂。用今天的眼光看，尽管六经辨治在本质上不过是八纲辨证的具体演绎，但实践中的六经辨治，远比理论上的八纲辨证生动有趣。把六经辨治拔高抽象成"六经九分法"，使基本治法从伤寒病中破茧而出，真正成为普遍适用于临证万病的理法方药；掌握了辨证论治的基本原理和规律，就方便容纳后世医家补充和发展的内容。如柯韵伯所说的"六经乃百病之六经"，体现了前人在这方面的努力。

文本世界传伤寒

《伤寒论》作为文本的形成和传播是一个漫长的过程。要大体了解秦汉时期文本形成的一般规律，要理解史实有多种存在的可能性，而不要始终停留在张仲景勤求古训、博采众方的一般说法上。《伤寒论》的文本流传以及文本注释，后世形成了一个专门的研究领域，积累起来的文字相当繁杂，让人望洋兴叹。今人的整理，成果显著，这方面可以参阅钱超尘先生的《伤寒论文献通考》等相关的著述。伤寒病的临床经验不断积累，通过文字的承载，形成文本的流传。在这个过程中出现增减，留下的是后人努力的痕迹。也许最初对伤寒着力的不止张仲景一个人，形成的也不止一种文本，但最终是张仲景与《伤寒论》，在宋代定于一尊。汉末的《伤寒论》原貌究竟如何，是一个有待破解的历史谜团。《伤寒论》的文本以宋为界，宋以前注目于传本，宋以后偏向于版本和注本。传本反映原貌，版本和注本重在解释。

临床上的伤寒病，汉末魏晋以后也许退居次要位置，但留下的文本依然光照千秋，对后世不断产生着深刻影响。宋以后出现大量注本，明代开始尊仲景为医圣，把原文当作经文诵读。尽管注本中也不乏能够归纳提炼临床规律的上乘佳品，但整体上历史局限难以避免。关于《伤寒论》的学习和研究，卞嵩京先生曾有如下感叹："仲景书，自成无己首创作《注解伤寒论》，其后历朝诂注者何下百数十家……议论文采，各自成家。然细细读之，皆不能参透经旨，或有以《黄帝内经》六经、阴阳、五行、脏腑、经络解者，或以天地运气干支八卦解者，或以儒学释教义理解者，其字里行间随文敷义、望文生训，牵强附会者亦复不少。更有甚者篡改经文，以致章次凌乱。正是尚理愈奇，去理愈远；条文愈新，古法愈乱。遂使学者如坠五里雾中，莫辨天日。"可见仅在文本世界中转圈，不容易搞懂伤寒。

金元质疑《伤寒论》

后人对《伤寒论》的认识必然会受到所处时代的影响。金元战乱，社会动荡，历史上又是一个热病（疫病）高发的时期。尽管宋以后《伤寒论》刊行，社会上由儒入医者增多，医者地位提升，《伤寒论》影响日隆而成为显学。但是按照文本提供的规定套路应对当时的热病则有所乖碍，医家面对现实，质疑伤寒，顺理成章。透过金元的医家争鸣，也可以从当时的临床实际来思考伤寒病及《伤寒论》。要看懂金元热病与汉末伤寒之间的异同，而不要仅仅停留在医家的医论上，以为医家的创新都是出于研读医经理论的心得。因为困扰金元时期的热病（瘟疫）和汉末不同，所以医家必定要在临床上另谋出路。这方面应该重温刘河间的《伤寒直格》等相关著述，以及李东垣的《脾胃论》《内外伤辨惑论》，注意与临证直接相关的问题。

《伤寒论》并没有也不可能为后来临床的一切提供现成的答案和方法，以刘河间、李东垣为代表的北方医家，一个是"火热论"，一个是"脾胃论"。刘河间认为"六经传受，自浅至深，皆是热证，非有阴寒之病"，倡导六气皆从火化。李东垣面对疫死的人群发问："此百万人岂俱感风寒外伤者耶？"辨惑内伤与外感。二位医家或偏重苦寒泻火，或改投甘温除热，左右冲突，费尽心思，寻找的是更加符合临床实际的辨治方法。

明清对峙寒与温

《伤寒论》以后出现温病学派是历史的必然。着眼于明末清初的中原与清代中叶的江南，要看懂明清瘟疫论治和温病学派的出现，其实只是伤寒六经证治的变身，不要停留在寒温的表面划分上，不要被经方、时方遮住双眼。明末清初的华北，曾经的金元瘟疫卷土重来，医家直接对立寒温，大声疾呼疾病不同，认识和治疗的方法必须改变。今天看来，其实并非在临床基本规律之外，温病（或瘟疫）还有自己完全不同的证治体系。

可以说，寒温的对立，金元医家拉开的是序幕，明清上演的才是好戏。吴又可撰著《温疫论》，叶天士述《温热论》。同样还是遭遇瘟疫（鼠疫），明清医家直奔主题，对金元有所超越，吴又可是代表医家之一。吴又可思想敏锐，但仅凭一己之力提供不出临证的系统方法，这受到时代和个人的双重局限，也和具体的疾病密切相关。由瘟疫转移到温病，叶天士的临床经验积累厚重，吴鞠通的归纳提炼表达到位，所以临证总结的卫气营血和三焦辨治规律，堪与六经比肩。

汉末的中原，有张仲景的《伤寒论》；清代的江南，有叶天士的《温热论》。伤寒是头，温病为尾，寒温在外感热病的临床上前后呼应。关于温病的治法，叶天士曰："辨营卫气血与伤寒同，若论治法则大异矣。"六经与卫气营血遵循的分阶段、分层次处理的原则基本相同，而具体的治法方药则差异明显。吴鞠通也认为："是书（《温病条辨》）虽为温病而设，实可羽翼伤寒（《伤寒论》）。"可见，伤寒和温病各有所长，各有所用。寒温表面上看似对立，实际上两者互补，相得益彰。这方面需要反复揣摩吴又可的《温疫论》、叶天士的《温热论》和吴鞠通的《温病条辨》。

经典伤寒变通俗

伤寒由经典走向通俗是临床的召唤。为了更加有效地应对整个外感热病，古人早就意识到必须将伤寒和温病合一，不要以为寒温统一只是现代中医才提出的课题。要充分理解俞根初的《通俗伤寒论》，重视绍派伤寒的历史贡献。从临床的角度追求实用和高效，就不会对伤寒和温病的理法方药抱极端的态度。在伤寒与温病并存的现实中，文本化的《伤寒论》和现实中的温热病如何合一，是个具体问题。尝试做这件事的有清代的俞根初和吴坤安，《伤寒指掌》以后改订成为《感症宝筏》，《通俗伤寒论》则有何秀山、何廉臣、曹炳章、徐荣斋等的补注发挥。这方面必须重视俞根初的《通俗伤寒论》、吴坤安的《伤寒指掌》《感症宝筏》）。

汉末中原的伤寒与清代江南的温病有了明显的距离，应该注意二者的异同。《伤寒论》提供的方法要提炼，不足的方药要补充，使它的规律凸显，适应面更宽，实用性更强。俞根初的经典名言"以六经钤百病为确定之总诀；以三焦赅疫症为变通之捷诀"。言简意赅，将寒温治法大体定位。特定时空中的伤寒，凝固在《伤寒论》中成为经典。现实中面对的伤寒其实已经泛指整个热病，这就是经典必须通俗的理由。俞根初发寒温统一的先声，把经典伤寒转化成通俗伤寒，体现了在继承中的发展。

现代伤寒有回响

现代临床上曾经的出血热流行是伤寒的历史回响。20 世纪 80 年代流行性出血热肆虐中华大地，此时医学的背景已经切换，伤寒有了温病的补充，中医有了西医的相助。不要以为寒温难以融合，不要以为中西不能沟通。今非昔比，尽管临床上西医已占主流，但中医仍有用武之地，中西医结合，使出血热的死亡率降到了个位数。这方面可以参阅杨麦青的《伤寒论现代临床研究》、周仲瑛的《从瘀热论治内科难治病》等相关论著。

如果伤寒出血热的假设能够成立，那么历史出现巧合，伤寒病在今天的临床上再度现身，只是人们对此并不在意。汉末在应对的过程中出了《伤寒论》，今天则习惯于以温病学的方法辨治出血热了。但在临床实践中，有人依照六经辨治的方法，疗效仍然卓著。用温病的辨治也仍然不能完全排除伤寒六经的方法，更有临床巧手立定少阳，寒温并用，左右逢源。现代临床的出血热诊疗，成为我们认识古代伤寒病的参考。古今对照也许差距明显，不吻合处甚多，这种差异来自认识的不到位，来自文字记载的不到位，时代局限，不足为奇。仝小林先生曾经有如下的说法："如果从流行性出血热的角度理解伤寒，那么对伤寒太阳经病的很多疑惑都会迎刃而解。"其实，运用伤寒出血热的观点不仅对太阳病，而且对整个《伤寒论》，进而对《金匮要略》的杂病和后来的温病，都会产生不一样的理解。

名实各异看伤寒

伤寒在不同的场合含义不一。要注意伤寒从历史上一路过来，已经含有各种不同的意思，不要以为伤寒永远只是一个热病的概念。只有站到了一定的历史高度，才容易理解伤寒所具备的不同意义。一件事情可以从不同的侧面观察：伤寒可以从疾病的角度认识，从文本的方面理解，从临床热病的诊疗整体把握。名实应该相符，名正则言顺。伤寒课应该教授什么，伤寒学应该研究什么，如果只看一面，或距离太近，就有"不识庐山真面目"的遗憾。

今天当我们议论伤寒的时候，不妨注意一下我们究竟是在议论什么。伤寒从一个病到一本书，到临床的一个专科，到中医的一门学问，到中医教学中的一门课程，历史上的伤寒形成了不同的分支。找不到伤寒的历史源头，停留在某一局部，在现实中往往容易迷失方向。所以，当我们谈论和伤寒相关的某一问题时，必须着眼于整体，找到它的准确位置，设定好相应的前提。如何把握好名实各异的伤寒，不可缺失的还是历史大视野。

成败皆在伤寒中

历史上的伤寒是把双刃剑。对伤寒这一既定的历史事实，不同的认识和做法可以产生不同的结果。要正确认识伤寒病、《伤寒论》、张仲景，最根本的就是要坚持一切从临床实际出发的立场。对此，有如下三个问题应加以注意。

1. 从治病与治人的角度理解伤寒病的临床：病是伤寒病，人是患了伤寒病的人。当我们尚未深刻认识这个疾病时，可以利用已知的药物知识及时调整患者出现的各种状态，帮助患者渡过难关。

2. 从疾病的临床实际与文字记载的角度理解《伤寒论》：病是伤寒病，《伤寒论》是用文字对它的记载。既定的文字在一定的程度上能够反映临床的实际，但也必然存在差异，甚至会失真。

3. 从个人能力和文本形成的角度理解《伤寒论》：《伤寒论》是偏向于临床写实的书，不是坐在书斋里仅凭想象而完成的。即便是临床，个人经验有限，而疾病复杂多变，一个人的作为究竟能达到什么程度，值得考虑，特别是在古代。

现实中面对伤寒，要注意避免极端的态度和做法，把握不好就容易产生消极作用。《伤寒论》的学习，如果能够贯通整个临床的历史，相信每一个参与其中的人都会兴趣盎然。关于伤寒，关于六经，不流于一般见识，思考原因，总结规律，从《伤寒论》中得到启发，然后据此看破后来的一切，走出自己的路径。19世纪日本的汉方医中神琴溪曾经这样说过："予使法，不为法使。故能为臣仲景，不为仲景臣。世之奉仲景者，率啖其糟粕，甘为之奴仆……二千年间之医，皆以仲景为君而用之；吾异之，自为君主。二千年间始于仲景之医皆为器使之臣下。仲景以此罪我，吾所不辞也。"(《伤寒论约言》) 粗看，这样的话不免狂妄，对医圣大不敬；细想，却不无道理。前人提供的经验充其量只是参考，后人面对现实不应该照搬书本，而必须有自己的作为。

　　纵览历史，伤寒是一个永无止境的历史话题。伤寒二字让人有无限感慨，真是"成也伤寒，败也伤寒"。对于我们每一个中医人，都有如何借助伤寒而登堂入室的问题。姜春华的话语至今仍有警示作用，此处引作本文的收尾："《伤寒论》是一部实用的书，我们学习它，不是玩古董，也不是读《圣经》，而是古为今用，要扩大、提高它的作用。我们如果用提高的哲学、提高的认识来学习和运用《伤寒论》，我相信我们便不是《伤寒论》的奴隶，而是《伤寒论》这一宝贵医学遗产的主人。"(《中医与科学——姜春华医学全集》)

211 伤寒六经"随证治之"辨证理论的医学范式

《伤寒论》作者"感往昔之沦丧，伤横夭之莫救"，在特殊环境和恶劣的历史条件下"勤求古训，博采众方"，撰用《素问》《九卷》……著《伤寒杂病论》奠定了辨证论治方法论开放性的理论医学范式。就此学者李守业运用系统论方法的临床价值观和唯象认知方式的科学观，探讨了张仲景六经辨证论治的原创思维。

观其脉证，知犯何逆

《伤寒论》以六经病八纲辨证高度抽象化的理性具体为证据，"随证治之"。《伤寒论》针对外感温热病及疫毒传变的不同阶段、层次与形式，强调以科学的抽象概念演绎具体化的脉象及其他神色形态之象为证据。例如，三阴三阳六经"病"定位，和八纲"证"定性，即是以唯象假说方式明确表述寒热、表里、虚实等阴阳属性之互相转化规律，从而使逻辑论证的抽象思维方法筑于规定性的具体化基础上。它由最基本、最实际、最简单的"三而二之为六""六经出自八纲"入手，牢牢掌控"观其脉证（症），知犯何逆，随证（证据）治之"。它从人的五脏六腑三阴三阳藏象活动特定的五官九窍，与经络气血运行规律，及其在疾病状态下有关具体的脉象、症状、体征等的特殊证候出发，因而尤其重视致病因素作用于人体后，必然（自然）流露的外在形式的改变，以探讨通过现象看本质的唯象科学。它以"善言气者，必彰于物"和"大道至简"抽象方式，清晰而明确地分析和归纳诸病脉方证运用的实验与试验、辨病与辨证为统一体的医学实践论模式，创立由丰富的临床实践经验所升华的理论科学架构，既有高度的原则性和严格的规定性，又有较大辐度的灵活性，而具体地应对不同的疾病证候。

的确，《伤寒论》演绎"观其脉证"具体脉象、证候的抽象认知方式，把生动形象的和直观具体的"有者求之"辨病证的实证观念仅作为登堂入室之阶梯，使具有严格界定性的形式逻辑的具体明辨法，与人的感知悟性所升华的理论概念"无者求之"，或以跳跃飞越的方式把思辨活动导入辨证逻辑学之堂奥。这时认识就从辨具体脉象、症状、体征包括查验结果的"辨证状"为证据，由是进入"要心领神会"抽象的逻辑思维境界（证的更抽象的概念具体）"随证治之"，抽象从思维中导致具体化的再现，以达到高级理性概念化的具体，从而使"知犯何逆"更高学术层次，应对不同时空的方证变化。在临床过程中，尽管"随证治之"的六经辨证论治方法，极其重视首先从大量的症状反应，来确立疾病的种类和名称，但决不囿于经验性的肯定或否定的直观思维方式。

谨此，从《伤寒论》阳明与少阴热病急下三承气（下称阳明三急下病和少阴三急下病）完全不同的辨病与辨证的表述方式说开去。所谓热病通腑承气法的相关方证，是根据腑实的不同程度和不同的发展阶段，有针对性地制定出不同方剂，即轻剂的调胃承气汤方、中剂的小承气汤方、重剂的大承气汤方。《伤寒论》有关热病通腑承气诸方证"急下"与"不可下"逻辑辨证的抽象方法，早已脱却辨病对症的直观思维方式。

独取寸口，以决死生

《伤寒论》以脉象为契机，超前展开六经病八纲辨证的病机学讨论，纲举目张。在《伤寒论》阳明病篇与少阴病篇里，俱有三急下病。例如，阳明三急下病的脉象滑疾洪大实等，与痞满燥实坚或喘，或谵语，或日晡潮热、循衣摸床等一组证状的客观反映，同属"阳明之为病，胃家实"的特定证候。然而，尽管通过这些脉症完全一致的一组症状反映的"症候群"，可直观地对号入座确定病名诊断，但事实上，辨病（症）过程客观上也在实践着一个由"辨析脉象与鉴别症状、体征—获取材料、掌握证据—确立病名、对症施治"的三个再认识阶段。由于疾病是一个邪正抗争的辨证过程，也包括辨阳明三急下病，绝不是静止孤立的而是以运动和发展为主要特征。所以，"有者求之"的形式逻辑方法所获取的脉象、症状及体征本身，具有随机性、不确切性，即大量的证状反应，多是随着时空的转移而改变。故阳明三急下病假若失治或误治，所谓"中焦不治，胃气上脾气不转，胃中为浊"；腑实益坚，内外不通；阳气遏阻，营血留止。至此，假若不急用承气法下其燥屎，则阳实劫阴，津液枯涸，热极生风，神昏谵语。因肺与大肠、心与小肠等之气化运动是紧紧地互相表里而为用，假设阳明腑气壅实，粪燥硬结而致梗阻，大肠蠕动力顿减，中焦出入升降之枢机则不转，心肺运动功能骤然低下，浊气因之而上泛，此时肺、心、脑等疾病便油然而生。特别是由于腑气不通，而导致肺气活动机制阻滞，则失宣降与通调功能，冲和之机亦顿然受挫，生命危在旦夕——"寒厥相迫，为热所拥；血凝自下，状如豚肝。阴阳俱厥，脾气孤弱；五液注下，下焦不阖。圊便下重，令便数难；脐筑湫痛，命将难全"。这是《伤寒论·辨脉法篇》专门论述外感邪气及疫毒为害的"269 字"，它首先从"寸口脉阴阳俱紧者"的活动形式，演绎伏气致病及其邪正消长的临床过程。即假若误治或失治，邪进正虚，阳病转阴，阳明三急下病多向着津液枯涸的过程转化。假若我们依然停留在直观对症的形象思维水平上，用确立病名的鉴别界定法（即形式逻辑方法）对阳明三急下病过程中，骤现"阳病见阴脉"涩迟沉小微等反常脉象，所谓"脉濡而弱，弱反在关，濡反在巅，微反在上，涩反在下"血溢瘀阻，或对"弦（或滑大实）反在上，微反在下"真阳卒遏等真实和确切的症状反映，却说"假脉"而"舍脉从症"——妄用攻坚破结的峻泻重剂，致使"患者脉微而涩者，此为医所病也"。

在现实的医疗活动中我们发现"脉无假"。临床上，捕捉和掌握疾病的质及主要矛盾的辨证思维，假若被囿于高度分化的空间、时间、过程的微观视距里，则必然会堕入烦琐哲学的云雾里。因为它所看到的尽是些亿万数的基因、细胞、分子和亚分子等零散叠加的东西，故往往对正处在深刻矛盾过程中千差万别的疾病现象，只能随波逐流而对症治疗。假若我们不囿于微观认识的局部，即离得远一些，站得高一些，那么，对具体脉象的真实性和确切性的互相转化轨迹，就一定会辨识得更清晰，从而把握住纲举目张的认识论方法以通观全局。例如，手太阴寸口脉三部九候不同的活动形式被作为肯定或否定疾病质的重要依据，这已为数千年来临床医疗活动的实践性所证明了。故对藏象经络假说理论造诣精深，因而善于察色按脉的秦越人《难经》开篇即曰"独取寸口，以决五藏六府死生吉凶之法"，亦是《伤寒论》显著的藏象论特色。《伤寒论》多以几种完全不同质的脉象结合起来阐释病机，或以脉象代替证候，或以脉象为证据决断吉凶生死，它似是一个未开垦的处女地，值得引起人们的重视。但现在许多人忽视了这个重要的和丰富多彩的藏象信息论内容，那又怎能正确把握仲景书逻辑论证方法的奥秘之机关呢？既然遗弃了脉象学，淡化了藏象论，那富于临床实践的张仲景六经辨证的原创思维，重视脉象与藏象的唯象假说，显然也就随之会失去中医学运用系统方法论之理论优势和特色。

法随证变，药随证移

《伤寒论》六经辨证"急下""不可下"，逻辑论证的抽象概念活动寓于通腑承气具体病脉症的施治过程中，治病求本。《伤寒论》对三急下病的施治，决不局限于确定了病名以后"方病相对""方证对应"实施峻泻重剂。事实上，它极重视对症施治的辨病观念，务求以直接方式迅速截断阳明三急下病毒热至盛的病机之恶性发展，所谓"除恶务尽"。同时它更重视确立少阴三急下病虚证"无者求之"的理论假说，此即"治未病"和"治病必求于本"思维科学方法的理论基础与前提。例如，少阴三急下病的质及主要矛盾是津液枯涸、精血大虚而又亟须急下，故它力戒"勿虚虚"而反复强调"虚不可下"提示我们，由于疾病多从邪实气盛阶段向着邪进正虚的深层恶化，此时有关"破滞行气，峻泻热结"的大承气汤方，的确与"脉微细"或无脉的具体病情不一样了。但在三急下病邪热入营、蕴毒阻络、营卫不通、血益留止、真阳卒遏、阴阳俱厥、心肾虚衰、本虚标实的危重时刻，《少阴病》篇再三强调急下，促使邪机迅速地由内排出体外——由阴出阳、降浊散结透热毒于腑的观念，是非常可贵的。它的"微反在上，涩反在下""弦反在上，微反在下"等"虚不可下"的谆谆教诲，已将我们的思维方式，导向少阴三急下病可能向着不同的热化或寒化方面转化。假若少阴三急下病脉象弱涩细疾者，则施清营、凉血散血、养血的犀地牛黄等增液承气之类方；假若少阴三急下病脉象微弱或弦迟沉涩者，则必须早期与救阴通阳益胃的承气之类方合剂。

恰与辨阳明三急下病观念不同，少阴三急下病的逻辑思辨法则，是从鉴别辨析疾病的一般脉证——界定症结（病灶）的部位、病种、病名、原因、属性、态势——捕捉和把握反映疾病质的特殊证候作为重要证据，进而熟练地运用科学的抽象方法，以驾驭"玄冥幽微，变化难极"疑难危重疾病的全过程。即它重视界定阳明三急下病"实证"与少阴三急下病"虚证"质的严格区别，和二者各不相同的外在表现形式，同时，它更重视对二者和二者以上"偶然"出现"假象"，所反映质的转化规律，以及三者以上——三阴三阳与五脏六腑十二经病等千差万别的疾病现象内在的必然联系，而强调治病必求于本。它谨守病机，根据疾病表里、寒热、虚实与邪正抗争过程最简单、最现实和最基本的转变形式，审时度势，或由阳明三急下病撤热存津增液，到少阴三急下病益胃阴、救肾水；或由阴竭阳厥的救阴益胃扶阳，到阴损及阳、阴阳俱厥、脾气孤弱的回阳救逆，而"随证治之"法随证变、药随证移。只有超越对症疗法辨病（症）的直观思维，才能随着矛盾过程的转化形成再三认识的概念升华与飞跃。当此"热者寒之""盛者夺之"，只有将正反与逆从之法，把握于辨证论治"谨察间甚，以意调之""适事为故"（《黄帝内经》）抽象思维的概念活动中，才能驾驭"治病必求于本"逻辑辨证方式，最大限度地使外感热病在早期，即"先安未受邪之地"调动和调节人体抗病力，从而减少三急下病"误治"的阳微邪恋"坏病"之虞，此即"治未病"之谓也。

在这里，仲师之所以重视抽象思维的逻辑辩证观，是因为鉴别辨析阳明与少阴三急下病只有从具体的个性特征出发；所谓纲举目张以科学的抽象法则演绎疾病具体的变化形式，即只有以具体的病脉证之象的客观反映为证据，进行"分析与综合，微观与宏观结合"，才能确立清晰而明确的"证的抽象概念"，从而抓住三急下病在不同时空里质的主要矛盾及矛盾的主要方面，也才能"随证治之"实施符合具体病情的具体方法和措施。

有者求之，无者求之

《伤寒论》状态调控及动态制衡，唯象认知方式的逻辑辩证法学术验证于临床活动中，审时度势。例如，《伤寒论·阳明病篇》既有脉象与证状完全一致的"阳明病谵语，发潮热，脉滑而疾者，小承气汤主之"等直观对症的形式逻辑方法，又同时对正处于热病极盛期——尚未发展为质的突变"阳明病脉迟"，及"有潮热，腹满而喘，手足濈然汗出者，大承气汤方主之"，明确地规定了自身的逻辑辨证法则，务使三急下病尽早通腑承气排除毒热于体外。由于燥屎梗阻于胃肠，毒热耗津灼营，血流循环障碍，迅速出现正虚邪进、阳病转阴之颓势，所谓"虚不可下"提示必须审时度势，具体分析和医治具体的疾病，做到"适事为故"中病即止。故在临床上，决不可见胀满病即用消导通利法，见痞满燥实坚症即滥用寒泻攻逐破坚法，即使对容易辨认"可操作性强"的阳明三急下病，亦必须审慎。《伤寒论》以临床活动之空间、时间、过程作为实验地，以经过无数次反复实践验证的良好效果为实验指标，以具体的病患者为对象试探性地实施急下三法的逻辑辨证方式于临床，更重视观察具体的病脉症微小的细节变化。值得令人赞叹的是，《伤寒论》六经辨证在辨析一般的病脉症时，已将人的思辨活动导入辩证逻辑学的领地，即她的辩证逻辑学原本是寓于直观具体的形式逻辑中。所曰"阳明病，潮热，大便硬者，可与大承气汤；若不大便六七日，恐有燥屎，欲知之法，少与小承气汤；汤入腹中转矢气者，此有燥屎，乃可攻之；若不转矢气者，慎不可攻也"。又曰"伤寒，不大便五六日，上至十余日，日晡所发潮热，不恶寒,独语如见鬼状。若剧者,发则不识人,循衣摸床,惕而不安,微喘,直视,脉弦者生,涩者死;(脉象)微者但发热,谵语,大承气汤主之。若一服利,止后服"。在此,对阳明三急下病"实证"辨病的对症施治既然如是谆谆教诲,那么对少阴三急下病"虚证"的辨证论治,岂不是更应该审慎了。可见,《伤寒论》六经病辨证论治的逻辑论证法则,决不是以直观对症"劫病"为最终目的。所曰"知犯何逆",始终把着眼点放在多种危重疑难病早期病脉症的变化形式上,因而尤其重视以辩证逻辑的思维方式,主导动态化"辨症状"与"辨方证"的临床过程。即它首先以手太阴经寸口脉的活动形式等特殊的疾病证候为重要证据,重视把握疾病发生发展在不同时空主要矛盾质变的病机之转化规律"随证治之"。在临床上每遇疑难重症痼疾,多参考现代医学的病名诊断,和采用多种技术检查的客观指标,从相关方证择优实施者多效若桴鼓,故深感《伤寒论》"随证治之"状态调控及动态制衡的唯象认知方式,是由理性具体上升为证的概念抽象活动的高度,从而紧紧把握疾病质变的主要矛盾规律。此时运用系统论的辨证论治方法,早即脱却了单纯"辨病的一组症状反映"那直观思维方式。

将升岱岳,非径奚从

《伤寒论》唯象认知方式逻辑辨证法,由形象具体和直观对症的实证观念发端,未雨绸缪。这里是说,《伤寒论》六经辨证在鉴别确定阳热实证等具体的疾病症状时,即已经把思辨活动导入那正虚邪进的疑难危重症的辩证逻辑学的领地。《伤寒论》三阳病篇已用很大篇幅述说"坏病"的"知犯何逆"转化轨迹。是的,假若没有形象具体和直观对症的辨病观念,那辨证论治的思辨活动没有一个方圆规矩可供以遵循,因而往往会使人堕入无限随意性的臆测或瞎说的迷宫里。逻辑辨证学作为一门方法论科学,它可真实地再现事物的本来面目。为了凸现方圆规矩于疾病过程中以规范人的思辨活动于临床,我们应该不断地更新知识并借鉴和吸收先进的技术工艺和手段,以更多地早期发现疾病"一组症状反映"的更生动、更形象、更具体的各项客观指标及数据,以探索更多种疾病的质量互变的新规律,并以辨病的实证方式界定起点与路标,与辨证论治的概念性的抽象思维方式结合起来,从而使具有严格规定性的实证观念与辨证心悟,由逻辑思维方式把思辨活动导入更高境界,即由辨证逻辑方式使抽象从思维中导致具体化的再现,以达到高级理性概念化的具体。此正是"将升岱岳,非径奚从;欲诣扶桑,无舟莫适"。只有掌握运用先进的技术工艺和手段,才能认识科学医学自身质的更高更深层次。但科学医学方法论本身,始终自觉地把自己置于逻辑辩证法学术的主导下,因而迥然区别于"技术即科学"实验医学直观对症、"以病为主导"那"辨症状"的思维模式。

在《金匮要略》"见肝之病,当先实脾"句后,有"虚用此法,实则不在用之",而《伤寒论》则先"实"后"虚",它由浅入深、由简驭繁地假设113方证和397法,灵活变通的"随证治之"告诉我们,当临床医疗实践活动已经跨越辨证逻辑学的领地以后,假若仍固执于形式逻辑学的实证技术观念,面对着纷繁的疑难危重症的疾病现象,尽管也很想站得高一些,看得远一些"治未病""把握整体",但映入人们眼帘的也只会是些凝固不变的,一个又一个孤立的面目,而堕入烦琐哲学"中医是复杂性科学""中医是亚健康医学"泥潭里。这是因为,它依然停止在直观对症的形象思维水平上,尽管有时醒悟起来说要跳出微观小分子的单极格局,试图"由微观到宏观的新转变"或发现"现代科学的方法论由还原分析已转向系统综合",想用整体观及系统论去观察和控制那运动发展的大千世界,但却因为满足于逻辑实证方式,而自觉与不自觉地置换了病(症)与证不同表述方式的逻辑概念。正是因为一些人始终固执于形态结构论观念,以取代辨证逻辑方式科学的抽象方法,被围于形象具体的直观对症立场上,从而事实上丢掉了微观与宏观结合,或辨病(症)与辨证结合的辨证法,所以也就无法通观科学医学高层次的本质自身——社会的人和充满情志的自然"天人合一"人,不同于以机械仪器为工具、以动物造模为对象的任何模拟(即操作实证技术方式)这一客观现实。《伤寒论》逻辑论证的科学假说,一点也不脱离临床医学实践活动的客观实际,它那博大精深的辩证逻辑学大厦,始终强调要以形象具体的寸口脉三部九候的活动形式和症状、体征作为辨病辨证论治的基础，使之升华为更加抽象化的理性具体"随证治之"。

常须识此，勿令误也

仲师以"三急下"具体病脉症之象为证据，立足于科学的抽象概念活动之高度，谨守病机。《伤寒论》清晰而明确地鉴别辨析三阴三阳六经病及八纲辨证的抽象方法，既有高度的原则性和严格的规定性，又有较大幅度的灵活性而具体分析和医治具体的疾病。即假若某患似热非热、似燥非燥、似实非实、似虚非虚者，且因失治或误治而失却中和，清浊升降出入之道逆反，内外、高下、左右清纯之气顿失纪纲，虚火痰瘀愈益燥结，导致肠实、肺燥、肝郁、脾困、胃滞、肾虚等假性阳热实诸"坏病"丛生。例如，"伤寒发热，口中勃勃气出，头痛目黄，衄不可制，贪水者必呕；恶水者厥；若下之，咽中生疮；头痛目黄者，若下之则目闭；贪水者若下之，其脉必虚；其声嘤，咽喉塞，若下之则战栗，阴阳俱虚；恶水者，若下之，则里冷，不嗜食，大便完谷出"。假若某患本有宿疾，且因故"犯逆"致燥而失于通腑承气者，必"烦躁，脉数实，不大便六七日，后必便脓血"等，重视观察临床上具体的病脉症错综复杂的微细之变化，鉴别辨析多由误诊误治或失治导致病情急剧逆转之疑似征象，故有"常须识此，勿令误也"之谓。这也就是说，辨证论治抽象思维的逻辑辩证法概念，决不停止于直观对症的形象思维。《伤寒论》为减少和避免顾此失彼"坏病"之患而"随证治之"——唯制衡于"阴阳自和"的最佳状态者，"谨守病机"是张仲景辨证论治学术的临床价值所在。

《伤寒论》善于从辨证逻辑学的高度，以手太阴寸口脉象活动形式和有关体征作为重要依据，实施"三急下"，促使邪机迅速地由阴出阳、由血转气、降浊通瘀、透热排毒的三承气法，既重视从直观的变化形式中寻觅证据，更重视辨证少阴三急下病与其他病互相转化的质量互变规律，即尤其是在瞬息多变的疑难危重大症面前，善于把握疾病质变脏邪还腑、厥回阳转、正气来复的辨证学关键。仲师观察临床具体病脉症"辨症状"细致入微，从而确定实施宜下、当下、急下的空间与时间。例如说三急下病"脉弦者生，涩者死""脉实者，宜下之""脉迟而滑者，里实也，宜下之""寸脉浮数，尺中自涩者，必便脓血""下利，脉沉弦者，下重也；脉大者，为未止；脉微弱数者，为欲自止，虽发热，不死""下利，脉反滑数者，当有所去，下之乃愈""寸脉浮而大，按之反涩，尺中亦浮大而涩，故知有宿食（腐垢瘀浊），当下之"。由于正虚邪进或因误诊误治病情急剧恶化，当明析辨别病种、类属、位置的同时，更应清晰地辨识少阴三急下病千差万别现象内在的必然联系，从而尽可能于早期实施符合具体病机转化态势的具体的防治措施，一以中和为目的。所谓"陈莝去而肠胃清，癥瘕尽而营卫昌"，迅速攻下邪实、存津益胃承腑气排除污浊糟粕于体外，以"浊降清升"促阳明燥化之职转输津液气血于"中焦如沤分"之枢机，务使敦阜明茂之藏始终处在运动的"阴阳自和"状态中。

通常达变，圆机活法

仲师善于把握生命规律特殊的自稳组织形式，而求是于救治疑难危重症的逻辑辩证方式，举重若轻。《伤寒论》善于系统地分析和综合归纳五脏六腑十二经络藏象概念，稳定的自组织结构生理形式的辨证和谐，特别是它对人体升降出入藏精与泄废自身质的规律性，由八纲六经取象比类的抽象思维方式，已把藏象概念活动演绎得活灵活现、明确而具体。本来，假定三阳病者其脉象浮大滑动数而实施汗、吐、下诸法，即可见桴鼓之验，但大阳病篇假设"坏病"救逆时，强调应该及早地"观其（病）脉证（症），知犯何（多由误诊误治失治后出现"坏病"规迹）逆，随证（证据）治之"提示我们，必须重视治未病观未雨绸缪。《伤寒论》主要是从演绎具体的脉象、证候、藏象经络气化一元论的唯象认知方式出发，去探究病患者疾病本质自身的特殊规律，及其具体形式动态化的客观反映，为阐发六经病唯象辨证的逻辑论证方法，以期调动人的"阴阳自和"的特殊功能。《伤寒论》首先假设麻桂青龙发表

"太阳寒水",溉雾露之气和调营卫于经络脏腑而三焦腠理致密,"虽有大风苛疾,弗之能害"功用卓著;其更重视"正气存内"人的生命物质潜能"天癸至""肾藏精""真气从之""卫出于下焦"(《黄帝内经》)等,是故仲师突出标本同化以开发卫气与调元固本,一以制衡冲和为学术灵魂的六经病辨证论治方法——运用系统思维的理论医学范式,是中医临床科学史上一次质的飞跃。

所谓"五脏元真通畅,人即安和"(《金匮要略》),始终站在医学实践论辨证逻辑学抽象思维的高度,通观阴精与阳气互动"少火生气""少阴君火"之藏,由是紧紧地把握六经病证多种不同的解表、温里、清里及攻下,诸救逆方证深层次少阴病阶段之寒化与热化具体病机的转化规律。当疾病者之脉象尚在滑疾洪大实的阳明三急下病阶段时,却多用缓下法做试验与实验,则谆谆告诫不可妄用攻下之剂,并且多设因失治或误治"坏病"救逆的方法与方药;当疾病已处于"脉微细"涩或无脉的少阴病疑难危重阶段时,它的"三急下"(寥寥数语,只言症状及体征),为急危重症救逆设权宜之计,强调刻不容缓地实施气化行津和救阴护阳的通腑承气法。所谓"甚者独行",或先软坚破结、通腑攻下以治标,或先撤热存津增液、救阴通阳以治本。至此,("留得一分津液,便有一分生机")急下少阴病毒热与燥结一迅速截断"大承气汤方证"危重症恶性变化的关键时刻,必须立即从直观具体的简单浅明处着眼,对症劫疾以救急。斯时激流挽舟、救死扶颠唯擅长于逻辑辨证法学术,而求是于诸通腑承气汤相关方证演化规律的语言画音之外以就熟驾轻者,仲师不但为外感温热病临床,并且为救治疑难重症和防治突发性重大疾病,以及战胜新的疾病谱开辟了思维科学的更高境界。

同病异治,异病同治

《伤寒论》以六经八纲抽象化的藏象理论概念,演绎具体化的病脉症之象为证据,辨证论治。《伤寒论》在大阳病篇第16条即首先提出,"观其(病)脉证(症),知犯何逆,随证治之"六经病辨证论治的救逆方法,擅长以主观的逻辑论证的假说方式,深刻地演化着包括少阴三急下病诸方证,互相转化的客观规律于热病救阴通阳(或回阳)于临床医疗实践中。与其说《伤寒论》是一部外感温热病的临床医学巨著,倒不如说它是形式逻辑与辨证逻辑熔于一炉的一部医学实践论之楷模。它首开中医学辨病辨证论治方法论之先河,并为临床医学奠定了"同病异治,异病同治"的"有是证用是药"为主要特色的理论科学基础。故应该努力还它以本来面目,实事求是地按自身规律发展中医,使逻辑思维的辨证法向着临床医疗活动的深度和广度拓展。

综上观之,本文谨以辨阳明与少阴热病三急下同病异证不同的概念单元作为一个病例,试图通过列举通腑承气法相关方证,重视治未病的临床活动思维方式的特点,以探讨《伤寒论》主要以手太阴寸口脉的活动形式,和以大量的症状反应为证据"随证治之"医疗实践经验的理论升华。尤其是它就三阴三阳五脏六腑十二经病的虚实寒热表里,与轻重缓急等互相转化的客观过程,对有关具体的脉象、症状及体征的鉴别辨析,和对每个方证从量变到质变的概念的升华与飞跃,所确立之标本逆从法则及其逻辑论证的科学假说,充分深刻地体现并且反复验证和发展了中医科学的抽象方法。在《黄帝内经》基础上发展起来的张仲景六经辨证学术,是一部宏大的具有承前启后作用的、中华临床医学之理论巨著。它"虽未能尽愈诸病,庶可以见病知源"以"大道至简"的科学假说主导着"内而脏腑,外而形身,以及血气之生始,经俞之会通,神机之出入,阴阳之变易,六气之循环,五运之生制,上下之交合,水火之相济,寒热虚实,温清补消,无不悉备"(陈修园《伤寒论浅注·凡例》)六经病的八纲辨证论治方式,开启了认识生命、征服疾病、保障健康、救治疑难重症和防治突发性重大疾病的医学科学大门,并绘制出一幅向着科学医学更高境界攀登的目标和远景蓝图。的确,《伤寒论》在发明《黄帝内经》之奥旨时,虽并未引用一言一语,但作者"撰用《素问》《九卷》等内容,谙熟"平脉辨证"唯象认识论方法的客观事实,已为中医发展奠定了以逻辑论证方式为理论基础的更高学术层次,这就是具有中国特色的中医药科学。

212 《伤寒论》六经辨证是奠定辨证论治的基石

张仲景《伤寒论》是中医辨证论治理论体系的奠基之作。国医大师朱良春曾就《伤寒论》中有关的理论，谈了个人的临床体会。

《伤寒论》理论对前人的继承和发展

《伤寒论》不是一部医学理论专著，而是一部临床经验结晶之作。在仲景笔下，没有一条专门讲理论的条文，但并不意味着《伤寒论》没有理论，不讲理论。仲景是把理论与实践紧密结合起来，融理论于实践之中，以实践体现理论的，其六经辨证揭示了疾病的变化规律，把理、法、方、药一线贯穿。如果这样说没错的话，那么也可以说，条条文，无一不是理论。《伤寒论》里所包含的理论，都是仲景对《黄帝内经》理论的继承和发展。过去，国内外有不少学者，在研究仲景学说时，往往把《黄帝内经》与仲景著作割裂开，甚至妄加褒贬。这与仲景在《原序》中讲到的"勤求古训"及"撰用《素问》《九卷》《八十一难》《阴阳大论》《胎胪药录》，并平脉辨证"这些话是违背的，不符合科学发展的规律，也不符合客观事实。即以《伤寒论》的基础框架——六经而论，很显然，就是从《素问·热论》"六经"框架的基础上发展起来的，只不过仲景赋予了它新的内容，使之更加丰富和完善，从而更能指导临床实践。不看到仲景的创造发展是不对的；只看到创造发展而否定他对前人理论的继承，也是不对的。即仲景《伤寒论》所包含的理论，不是凭空臆想的，而是对《黄帝内经》《难经》等医学经典著作理论的继承和发展，他天才地采用了归纳法和类比法的逻辑方法，以六经、气血、八纲、八法为骨干而创立了辨证论治的医学推理体系，具有极高的理论价值和实用价值，从而为后世尊之为医圣。这样，在研究《伤寒论》理论的时候，才能脚踏实地，做到心中有数，不致迷失方向、不得要领。所谓"知其要者，一言而终，不知其要，流散无穷"，就是此意。

《伤寒论》中涉及的临床理论内容很多，举例如下。

1. 外感热病中"先表后里"的原则：仲景指出"表未解，未可攻里"。这就是外感病治疗上的一个重要理论。因为无论表也好、里也好，都反映了正邪斗争的一定部位所在。治疗上就应该因势利导，如果病在表，却误用攻里，就会削弱在表抗邪的正气从而助长邪气，为它入里创造了条件。初涉临床时，曾治一人，症见恶寒、发热、口渴、脉洪数、身有微汗，便认为当清里热，用白虎汤加味，结果两进而热不退，转而考虑到前人所谓"一分恶寒未罢，便有一分表邪未解"，改用辛凉宣疏剂，一药即获畅汗，表解热退。这就证实了仲景之说，确系经验的总结。当然，仲景既提出"本发汗，而复下之，此为逆也；若先发汗，治不为逆。本先下之，而反汗之为逆；若先下之，治不为逆"。又指出"急当救里""急当救表"，明明示人如果里证为急，就可先救其里，后治其表。仲景对表里同病，也有表里同治之法。如桂枝加大黄汤，都说明了在这一问题上他的原则性与灵活性。

2. 重视"因人制宜"原则：《黄帝内经》很强调因时、因地、因人制宜的原则，仲景虽未说明，但可以看出他在三者的关系上，强调的是人。因为时（气候条件）也好，地（居住环境条件）也好，所影响的是人，所以《伤寒论》对于因人制宜，有许多论述。他虽然讲了什么情况可以发汗用什么方，但接着逐条地指出尺中迟、尺中微者不可发汗，疮家、衄家、汗家、亡血家、胃中冷者不可发汗，就是充分考虑到阳虚、血虚、阴虚、中阳不足的体质。后世医家理解了仲景的意思，于是拟出再造散（阳虚体质兼表证者）、葳蕤汤、七味葱白饮（阴虚、血虚体质兼表证者）这样的处方。

这些理论性的东西，仲景都是通过临床实际体现出来的，不妨称之为"辨证论治理论"。而仲景的辨证论治理论，又是通过"六经"这个框架来展现的。当然，"六经"不仅是一个简单的框架，而是有它的实质性内容的。

"六经"理论

什么是"六经"？也就是说，"六经"的实质是什么？这是一直争论不休的一个问题。国医大师朱良春认为"六经"与"六经病"是不同的概念。"六经"这个名词，早在《黄帝内经》中就有了，《黄帝内经》的原意是指经络。仲景之太阳、阳明、少阳、太阴、少阴、厥阴意义有所扩大，不单指经络，而是包括了既是脏腑经络功能活动的产物，又是脏腑经络物质基础的气、血、营、卫、津、液在内。这实际上就代表了正常机体的实质和功能。"六经"就是用于概括整个机体的六个生理单位，当病邪侵犯人体时，"六经"又是具体的受病、抗病之所。"六经病"如"太阳之为病""阳明之为病"……仲景已经说得很明白，就是"太阳""阳明"……发生了病变。机体在病理状态下，也就是说，在正邪斗争的过程中，当然会出现若干症状和体征，而这些症状和体征，可以用寒热、虚实、表里、阴阳来加以本质的概括，所以"六经病"就不再是单纯的生理的概念，而是病理的概念了。既是辨证之纲领，又是论治的准则。

如果按照这样的认识，那么，仲景的"六经病"证治的内容，便包括：①疾病所在的部位（经络、脏腑）。②疾病的性质（寒热、虚实、表里、阴阳）。③在对疾病进行定位与定性的基础上确定治疗上的大纲大法。由于这三个方面都是辨证论治的基本内容，因此，"六经证治"在临床上就具有了普遍性的意义。有什么病不是脏腑、经脉、气血、津液的病变？没有。有什么病的性质能出于阴阳表里寒热虚实之外？也没有。就由于仲景由"六经"而突出了"证"，不同的病，有相同的"证"，可以按"证"治疗，这就是"异病同治"，亦即是"同证同治"；相同的病有不同的"证"，则按不同的"证"治疗，这就是"同病异治"，亦即是"异证异治"。也因为如此，所以柯韵伯才有"六经钤百病"之说，陆九芝才有"废六经则百病失传"之说。的确，懂得了上述"六经证治"的精神，则不仅可用以治伤寒、治温病，也可以用以治杂病、治百病。近贤刘渡舟教授说："把《伤寒论》看作治伤寒的专书，还不十分恰当，应该说，这是一本辨证论治的书。"任应秋也说过"《伤寒论》实际上是一本疾病论"。这些都是很有见地的话，确实懂得了《伤寒论》的真正价值所在。朱良春认为，六经的框架，源于《素问·热论》而高于《素问·热论》，六经证治的内容，则是仲景"勤求古训，博采众方"的结果，正是它奠定了中医辨证论治的基础。这是仲景的最大功绩，把理论与实践紧密结合起来，并用其崭新的内容去丰富理论，指导实践，能历多年而不衰，这在人类科学史上也算是一个奇迹吧。

"六经证治"在临床上的应用

1. 六经理论用于温病：清人陆九芝、近人张锡纯对温病的认识和治疗，都遵循了《伤寒论》阳明病治法。陆氏认为"阳明为成温之薮"。张氏对卫气营血、三焦之说，基本态度是不接受，当然，他们的认识，不一定对，没有看到温热之学是对仲景之学的继续与发展。但是在临床经验上，陆氏善用栀、豉、大黄，张锡纯更以善用白虎汤著称，他以白虎汤加减衍化的方剂就有镇逆白虎汤、仙露汤、寒解汤、凉解汤、和解汤等首变方，治各有主，层次井然，别具匠心，可谓戛戛独造。1959年，郭可明治疗乙脑用白虎汤的经验，就是用的张锡纯之法。郭可明乃张锡纯之门人。更早一些的，比较系统地用六经来统一卫气营血，合寒温于一炉者，则有吴坤安著《伤寒指掌》、俞根初著《通俗伤寒论》，先师章次公先生，也早就指出"要能认识伤寒、温病的统一性，在矛盾中求统一，在继承中取得发展"。近年来不少人主张"寒温统一"，如邓铁涛、万友生，就主张用"六经来统一"。这都可以看作是"六经"在包括温病在内的急性热病证治上的运用。

2. 六经理论用于杂病：据近代经方大师曹颖甫说：丁甘仁先生"每当诊治，规定六经纲要""故其医案，胸痹用瓜蒌薤白，水气用麻黄、附子、甘草，血证见黑色用附子理中，寒湿下利用桃花汤，湿热则用白头翁汤，阳明腑气不实则用白虎，胃家实用调胃承气，黄疸则用栀子柏皮，阴黄则用附子"（《丁甘仁医案》序）。丁氏的大量治验，有力地证明了"六经"不仅为伤寒而设，也完全能用以指导治疗杂证。

临床体会

朱良春治病既用《伤寒论》方，也采用时方，由于实际情况的需要，还有些自拟方。在这方面，其没有偏见，也没有偏好。宋代伤寒大师许叔微曰："师仲景心，用仲景法，而未尝泥仲景之方。"这个态度是值得学习的。兹依六经病顺序列述临床应用：

1. 太阳病方：一是桂枝证类，一是麻黄证类，一是五苓证类，以此三类为主，如再加上葛根汤类，就是四类方。其他有的是变证、坏病、兼证，实际上已不是太阳范围，或不是单纯的太阳病了。有人说，太阳病篇幅最大，证治内容也最多，所以太阳病也最多，这是不对的。如"发汗后腹胀满者，厚朴生姜半夏甘草人参汤主之"（第66条），说的是汗后出现的病变，还是太阳本身的病呢？又如著名的泻心汤，除生姜泻心汤是由于汗后胃不和外，都是由于误治而成，五泻心证的病位都已不复在太阳，而在胃、脾、肠了。

桂枝汤证的特点是营卫不和。"营卫不和"之表证，是仲景的一个新总结，要说理论，这就是一个创造性的理论，桂枝汤能通阴和阳，调和营卫，发中有敛，以补为通。临床上根据这个特点，朱良春用桂枝汤治杂病的汗出异常，包括多汗、自汗、无汗、某处多汗或某处汗闭，以及冻疮、低热、荨麻疹、冬季皮炎、皮肤瘙痒症、鼻炎（特别是变应性鼻炎）等，只要符合营卫不和的诊断，无里热，苔薄白者，均有良效。

此外，随症加减应用，更为广泛，如本方加龙骨、牡蛎名桂枝加龙骨牡蛎汤，原治男子遗精，女子梦交，现用于治疗神经症、性神经衰弱、遗尿等，可益真阴、敛浮阳、调开合。小支气管炎后期，体虚邪恋，营虚卫弱，症见发热、咳嗽、多汗、面色苍白、精神萎靡、舌淡嫩、苔薄白，而出现心阳不振之变证者，采用桂枝加龙骨牡蛎汤以补虚扶阳，调和营卫，亦变法也。桂枝加葛根汤，除用于表寒虚证兼有项背强痛，转侧不利者外，如重用白芍、葛根，并加赭石、龙骨、牡蛎，对伴有头项强痛的高血压患者，能显著改善症状，并能治疗落枕。原发性坐骨神经痛，乃风寒湿邪侵袭太阳经络所致，可用本方加附子以温阳驱寒，加重芍药、甘草之量以濡筋缓急，取芍药甘草汤意，对腿有缩短感之患者效佳。手术后肠粘连引起慢性不完全性肠梗阻，出现腹痛、腹胀、气上冲者，中医责之气机不畅，予桂枝汤加重桂枝量以温通气机，气机通畅，则痛胀自解，其剧者可加九香虫、蜣螂虫，当可速解。心律失常伴有胸满者，用桂枝汤去芍药治之，因其为阳气虚弱不能为血帅，而治节无权，遂成心律不齐，出现脉结代，伴见胸闷之候，有温阳通脉之功，因胸闷为阴盛，故去芍药。胃脘寒痛用桂枝汤加高良姜、香附、紫苏叶能和营温中，行气止痛。本方加当归身、肉苁蓉、杏仁、白蜜治老年习惯性便秘，能和胃养血，润肠通便。本方加黄芪、饴糖，即黄芪建中汤，对胃脘疼痛、喜温喜按、嗳气吞酸、大便稀溏、面色少华、神倦肢软、舌淡脉弱之脾胃虚寒型之溃疡病及慢性胃炎、慢性消化不良，有补气建中，缓急止痛之功。本方加鹿角片善通督脉而治肾虚腰痛。本方加土茯苓、豨莶草、土鳖虫、寻骨风、炙蜂房治类风湿关节炎而关节变形者，能温经通络，泄化瘀毒，而消肿定痛。本方去芍药加五味子、干姜、细辛治寒咳气逆，能温肺定咳。本方加佛手、砂仁善治体虚妇女妊娠呕吐，有和营调气、安胃降逆之功。本方加附子、瓜蒌、薤白治阳虚型冠心病胸痛，能温阳宣痹，通络止痛。本方去芍药加黄芪、地龙、当归尾、红花治脑血管意外后遗症偏瘫，有化瘀通络，振颓起废之功。本方加当归身、天麻，重用大枣治贫血眩晕，有养血和营，补气定眩之效。总之，是以营卫不和（桂枝法），中阳不运（建中法）为主要目标。

麻黄汤的特点是无汗表实、表寒。麻黄汤是辛温解表、发汗定喘之重剂。凡肺炎初起、上呼吸道感染、喘息型支气管炎和支气管哮喘者均可使用。外有风寒，里有郁热，用麻杏石甘汤，为治疗肺炎、支气管感染、百日咳、急性喉炎等肺系疾病的有效良方。对外有风寒里有水饮之哮喘实证，小青龙汤有特效。对肾小球肾炎初起，麻黄连翘赤小豆汤加茅根、益母草有效，方中生姜可改为生姜皮，梓白皮改为桑皮。本方加白术名麻黄加术汤，治风湿在表、一身重痛之慢性风湿性关节炎、风湿性肌炎，以及荨麻疹之遇寒即发者，得微汗即愈。同时寒湿之邪侵袭太阳经脉，使经气不舒，阳气不能外达而上背冷者，服此可以散寒湿，舒经气，阳气外达，则背冷自除。本方去桂枝，加薏苡仁，名麻黄杏仁薏苡甘草汤，用于一身尽痛，发热、日晡所剧者的慢性风湿性关节炎、风湿性肌炎，有散寒、除湿、利气、和络之功。对于发热，关节红肿热痛之急性风湿病，应加秦艽、忍冬藤、连翘、石膏、知母以泄邪热。本方加黄芩、鱼腥草、桃仁等治疗乳幼儿病毒性肺炎，有宣泄清解、定喘止咳之功。以上均属太阳经证。治太阳腑证的五苓散，可用于肾炎、尿潴留、颅内压增高综合征、梅尼埃病、鞘膜积液，能温阳化气，健脾利水。至于阴虚水热互结于膀胱者，则用猪苓汤。

2. 阳明病方：阳明病也分经、腑二证。在经者为无形热邪弥漫上、中二焦，当清，用白虎汤或人参白虎汤。这在急性热性病中应用的机会很多，热甚必然耗津伤气，所以仲景用白虎汤加人参的处方，比单用白虎汤者为多。清代顾松园不用参，用麦冬、竹叶。历代善用石膏者，明代有缪仲淳，清代有余师愚、江笔花、顾松园、吴鞠通以及近代的张锡纯。他们之用石膏，虽各有体会，但无不以仲景为宗。白虎汤多用于急性传染病或非感染急性热病之极期阶段，如乙型脑膜炎、流行性脑膜炎、流行性出血热、大叶性肺炎、败血症等，以清热生津，除烦止渴，控制病情之进展。白虎汤也用于杂病，如胃有郁热之胃炎、糖尿病、历节病之属热属实者多见于急性风湿热。本方加苍术名白虎加苍术汤，加桂枝名白虎加桂枝汤，此二方近代多用于治疗急性风湿热之关节疼痛明显者，有较佳之疗效。

在腑者，为热邪与燥屎相合，搏结于里，此时用清法，则无异扬汤止沸，必须釜底抽薪，才能解决问题。三承气汤及后世的三一承气汤（实即3个承气汤同用，其药物组成，也就是大承气汤加甘草）、增液承气、黄龙汤等，都是临床治疗急性热病里热实证常用之方。在杂证方面，则尤以急腹症时应用它的机会为多，如急性阑尾炎、肠梗阻等，均可服用之，能峻下热结，解除梗阻。

3. 少明病方：如果说，太阳为表，阳明为里，那么少阳处于半表半里。实际上少阳主要是以正虚邪恋为其病机，所以所谓"和解"也主要是指扶正达邪的治法。和法的代表方小柴胡汤在临床上应用也很广泛，如肝炎、慢性胆囊炎、疟疾、腮腺炎、低热、鼻病、梅尼埃病，只要符合往来寒热、心烦喜呕、嘿嘿不欲食、胸胁苦满闷中之一二条，投之均有良效。至于小柴胡汤证兼太阳之表者，则用柴胡桂枝汤兼阳明之里的，则用大柴胡汤。前者常用于流行性感冒发热，后者常用于胆囊炎、胆石症、急性胰腺炎等。日本学者常用柴胡加龙骨牡蛎汤治疗癫痫，周康用此方去人参、大枣、生姜，加桃仁、红花治疗精神分裂症，有较佳疗效。

4. 太阴病方：太阴病为脾胃虚寒证，但也有热证，由于太阴属脾土，故多为湿热。如果说太阴只有虚寒而无实热，就太绝对了。有人说三阳为表证、热证、实证，三阴为里证、寒证、虚证，这也太简单化了。三阳也有里证、寒证、虚证，三阴也有表证、热证、实证，这就是事物的多样性，一般中的特殊。当然原文说过"自利不渴属太阴，以其脏有寒故也，当温之"，而且提出"宜服四逆辈"，但是仅就"自利不渴"而言，原文中没有的，可在太阳篇以及与太阴为表里的阳明篇里。如泻心汤证，就是治脾胃湿热之方，而不见于本篇，见于太阳篇，不能说凡是在太阳篇的就一定是太阳病。只能说放在太阳篇，以示其病之来路而已。太阴病本无理中汤方，理中汤方见于霍乱篇。临床上理中汤、丸常用于治疗虚寒性胃炎、溃疡病、慢性肠炎。

太阴实热证，多为湿热阻于中焦，仲景的生姜、半夏、甘草三个泻心汤，以苦降辛开为组方宗旨，大大启发了后人治湿热之法。临床用以治疗胃肠疾病湿热俱盛者，如胃炎、溃疡病、肠炎等，都可以加减使用之。

5. 少阴病方：少阴为水火之脏。水脏指肾属足少阴，火脏指心属手少阴。少阴篇的四逆汤、四逆加人参汤古称回阳救逆，实际上是强心剂。20 世纪 80 年代天津南开医院将四逆汤改成注射液，用于抢救休克，收到很好的效果。认为四逆汤有升高血压、改善微循环、强心、镇静的作用。至于附子的用量，当因时、因人制宜（不仅是四逆汤）。朱良春认为，从小剂量（9 g）开始，如无反应，可以递增，并宜用制附子，或先煎半小时始妥。四逆汤救治心力衰竭，确有回阳救逆之功。但四逆汤虽补阳而救脱不足，需配合张锡纯救脱而补阳不足的"来复汤"，才能互补而臻完善。李可创"破格救心汤"重用制附子、山茱萸，更增入磁石，吸纳上下，维系阴阳；麝香开窍强神，开中有补，是扶正固脱，救治心力衰竭，乃至全身衰竭的效方。方中关键是附子非重用不足以奏功，伍以炙甘草，既可解附子之毒，又可以甘缓之性使姜附逗留于中，则温暖之力绵长而扩达于外，使逐阴回阳之力持久。但必须认证准确，始可放胆用之，不可孟浪也。

炙甘草汤也见于太阳篇，应该是少阴病，其治在心。此方的加减方，可用于急性热病后期心阴损伤，如叶天士、吴鞠通的复脉法，也可用于阴虚型虚劳。各种原因引起的心律失常而证见阴虚或气阴两虚者，用仲景原方有良效，可以补气滋阴，养血复脉，同时还可以用于心房颤动及心房扑动、风湿性心脏病而出现心律失常，伴见心悸气短、脉细弱结代者；也可用于手心多汗（手心为心包络所主，心包络为心之外卫，与心并论，汗为心液，多汗乃心阴不足，故宜益气敛阴以止汗）及舌裂（舌为心苗，阴血不足，则舌生裂纹），亦有佳效。方中人参不宜入煎剂，而以研粉吞服为好，除急救用大剂量煎汤服，其他不必用大剂量。

少阴篇的麻黄附子细辛汤、麻黄附子甘草汤，都可用于急性肾炎初起而见脉沉弱、面色苍白、舌淡的患者。而真武汤又为慢性肾炎、心力衰竭、肺源性心脏病常用之方。真武汤去生姜加人参，名附子汤，用于心力衰竭患者，更为恰当。

6. 厥阴病方：厥阴篇情况比较复杂。陆渊雷曾称厥阴病是千古疑案。刘力红所著《思考中医》即《伤寒论导论》一书，对厥阴病之阐发，可谓是"破千古之疑"也。他认为消渴是厥阴病最重要的一个证。三阳之渴，多有特征（太阳之渴用五苓散，阳明之渴用白虎汤，少阳之渴用小柴胡汤化裁）；三阴病中，太阴没有渴，即使有渴，也不欲饮，所以三阴只有少阴与厥阴有渴。少阴之渴是下焦虚有寒，不能制水，小便色白，一派阴寒之象，其渴需用四逆汤类。除此之外一切不典型的口渴，皆属于厥阴渴的范畴。因此，口渴，特别是渴而不欲饮，渴而能消者，对于厥阴的诊断无疑就具有重要的意义。而厥阴病治渴的专方，则非乌梅丸莫属。消渴包括糖尿病在内，最新研究表明，胰岛素的不足，仅仅是一个方面，而更主要的原因，是机体组织细胞对糖的利用发生障碍，血糖高，不是糖太多了，却是机体组织处于缺糖的状态。正是由于不足，为了不足，所以才出现易饥的现象，实质上应该设法解决糖利用过程中的障碍，糖尿病的诸多问题，才会迎刃而解。糖的代谢、利用障碍，是"土"系统的障碍，而根本则在"木"系统，而木又为"水"所生，涉及肝、脾、肾三脏，所以乌梅丸的组合，温热药占七味，寒凉药仅三味，且重用乌梅，"将欲升发之，必固酸敛之"。该丸除治蛔厥、久利、消渴，尚可用于巅顶头痛、睾丸肿痛等病。这些见解，很有启迪。厥阴病的主要病机是寒热错杂，主要病变脏器是足厥阴肝。其治法，寒热错杂者，寒热并用，热胜清热。热而实者，清而兼下，寒胜温脏。虚而寒者，用温而兼补，大概不过如此。对急性热患者于肝经而见高热、惊厥、动风、伤阴者，原书没有明确描述与方治，后世羚角钩藤汤可以补充。

至于篇中的乌梅丸，除常用于胆道蛔虫症见寒热错杂者外，还可用于慢性痢疾、滴虫性肠炎，脑震荡头痛（乃外伤后引起气血紊乱，阴阳不相顺接所致，与厥阴病之病机相符，故取本方，使气血平顺，阴阳顺接，其恙自除）等疾患。四逆散用于肋间神经痛、胆道蛔虫症偏气郁者（加乌梅、川楝子）、泄利后重（加薤白），以及慢性肝炎、胆囊炎、胆石症、乳腺炎、胃炎等疾。头翁汤用于急性肠炎、痢疾，章次公常用此方治痢，重用秦皮，加白槿花、木香、红茶、槟榔、地榆等，收效更佳。

《伤寒论》的理论，简言之，就是辨证论治的理论，它是通过"六经证治"具体表现出来的。千百年来，一直指导着中医临床实践，后世许多新的总结和新的框架，前者为八纲八法，后者为温热病的卫气营血、三焦辨证方法，都是在六经证治的基础上发展起来的。六经证治的实质，主要包括了对疾病按照经络、脏腑定位和按照表里虚实寒热阴阳定性以及在这两个基础之上确定的治疗大法。这三者构成了辨证论治的基本内容。六经辨证体现了中医学理、法、方、药的一致性，论证立法，以法组方，相当严谨，往往不容丝毫假借。当然，由于时代的发展，对于疾病的认识更加深入准确，治疗手段也有所发展，新的药物和新的方剂不断涌现，大补充了仲景之学。但仲景的《伤寒论》不仅仍是中医临床体系的奠基石，具有历史意义，而且其辨证论治的法度，足资后世学习研究，更具现实意义。师仲景之意，用仲景之法，得仲景之心，对今日临床水平的提高，仍然是必要的。

213   仲景六经辨证与脏腑辨证论治体系探析

《伤寒论》《金匮要略》创立了六经辨证和脏腑经络辨证，然而，两书中蕴含大量辨证论治内容，并自成体系。学者何新慧认为，当今常用的诸多辨证方法，如八纲辨证、脏腑辨证、经络辨证、病因辨证、气血津液辨证、卫气营血辨证、三焦辨证等，均源于仲景的辨证思想和方法，六经辨证和脏腑经络辨证有其独到的内涵和价值，两者相互相成，构成了仲景完整的辨证论治体系。

《伤寒论》六经辨证反映疾病发生发展之共性

《伤寒论》六经辨证是以六经病的辨证为基本，包含丰富的临床辨证论治内容和法则，呈现疾病发生发展变化的六个阶段，完整地反映了疾病发生发展的一般规律。

1. 六经辨证是基于六经病证的辨证论治：六经病证包括六经病及每经病中所出现的诸多病证和汤方证。六经病依性质不同可分为两大类：三阳病和三阴病。三阳病为阳证、实证，正气抗邪有力，预后较好；三阴病为阴证、虚证，正气抗邪无力，预后较差。

每经病又有各自的概念和基本性质，如太阳病为外邪侵犯人体的初期，病位在肌表营卫，正气奋起抗邪，欲祛邪于外。阳明病为病邪已化热入里，正气积极抗邪，邪正斗争激烈，病位是以肠胃为中心的全身性病变。少阳病为里有邪热，但不及阳明病亢盛，正气能抗邪，但略有不足，故以正邪分争为特征，病位是以胆经、胆腑为中心的全身性病变。太阴病为阳气不足，里有寒湿，病位在脾胃。少阴病有寒化证和热化证，主要为寒化证，乃阳气虚衰、阴寒内盛、正气不敌邪气；热化证是阴虚内热证，病位是以心肾为中心的全身性病变。厥阴病为阳气虚，但有阳气来复而与邪抗争，是人体正气与邪气作激烈较量，表现为阴经病与阳经病反复交替出现，故又称阴阳胜复，此过程中易见寒热虚实夹杂证。

每经病依其特定表现，仲景佐以相应的治疗大法和代表方剂，然临床上可因不同的病邪属性和兼夹症、患者体质，而出现同中有异的表现。因此，每经病可有多个病证或汤方证。如太阳病有太阳中风证、太阳伤寒证，分别用桂枝汤和麻黄汤治疗，此外还有太阳温病，《金匮要略》中的太阳中暍、湿病初起等，亦属太阳病范畴；阳明病有白虎汤证和承气汤证；小柴胡汤证属少阳病；太阴病是理中汤证，根据患者表现及体质差异，小建中汤亦是可选之方；少阴病有寒化证和热化证，主要的寒化证以四逆汤证为代表；厥阴病的厥热胜复过程中，阳气衰退，遵少阴病治疗；阳气来复，病邪化热，遵阳明病或少阳病治疗。如见寒热虚实夹杂证，可遵乌梅丸证治疗。可见，这些六经病的代表方证赋予了六经病诊治的具体内容和辨证方法。

2. 六经病证的辨治和传变规律反映了疾病发生发展的共性：六经病证的各自性质反映了疾病变化的六个阶段，其依次传变顺序反映了疾病发生发展的规律。六经病证的辨治既有原则性、概括性的一面，又有具体、灵活的一面，此为疾病发生发展的共性。

从疾病发生发展的一般规律分析，从太阳病始到厥阴病终。然在《伤寒论》中，亦描述了疾病不是从太阳病起始，如始于阳明病，即称作本经自发。或太阳病兼其他经病，如《伤寒论》原文所论述的太阳阳明合病、太阳少阳合病、太阳少阳并病等。此类疾病发生发展的各种情况与外感病的演变规律尤为相合，故有《伤寒论》创立了外感病的辨证论治体系之说。然从临床看又不仅仅如此，除太阳病阶段外，其他五经病各阶段的病况在内伤杂病中均可见到，且几乎可涵盖，此从《金匮要略》中可见一斑。

尤其值得临床借鉴的是一些有基础疾病的患者新感外邪，此时患者表现可能与典型的太阳病不同，

《伤寒论》称作阳明中风、阳明中寒、少阳中风、太阴中风、少阴中风、厥阴中风等。如原文第 189 条曰："阳明中风，口苦咽干，腹满微喘，发热恶寒，脉浮而紧。若下之，则腹满小便难也。"此多见于原有病证属实证、热证者。新感风寒外邪，而呈现既有发热恶寒、脉浮而紧的表证，又有口苦咽干、腹满的里热证。此种病况只要里证不重不急，仲景认为可先解表，如第 234 条曰："阳明病，脉迟，汗出多，微恶寒者，表未解也，可发汗，宜桂枝汤。"如基础疾病较重，患者正气亏虚，则可表现为太阴中风，甚至为少阴中风、厥阴中风，这时外感病可加重原有疾病病情，严重者导致生命危险。因此，仲景对此类病证十分重视人体正气，尤其是阳气的胜衰变化，如《伤寒论》第 274 条所描述："太阴中风，四肢烦疼，阳微阴涩而长者，为欲愈。"第 290 条："少阴中风，脉阳微阴浮者，为欲愈。"第 327 条："厥阴中风，脉微浮为欲愈，不浮为未愈。"此为通过诊脉了解阳气存亡及正邪相争的状况，从而推断疾病预后。可见疾病的发生发展既有一般规律，又有特殊情况，此亦是疾病发生发展的共性。

《金匮要略》脏腑经络辨证揭示了疾病发生发展之个性

《金匮要略》专论杂病，其论述对象是具体病证，脏腑经络辨证是某一十分重要的辨证方法，其能首先明确某一病证的具体病变部位，此为一个病证区别于其他病证的重要特征，亦是一个病证所具有的主要个性。

1. 脏腑经络辨证基于某病证的辨治并反映其个性：具体的一个病或病证可属于某脏，或某腑，或某经络，亦可涉及多个脏腑，或多条经络。《金匮要略》和《伤寒论》中的诸多疾病均有此特点，如肺痿肺痈咳嗽上气病属肺脏病；胸痹心痛短气病篇中所论述的病证可涉及心、肺、脾胃等脏腑病证《伤寒论》中的结胸证，其表现可涉及肺、胃、肠、胆、胰等脏腑；痞证可涉及胃经、脾、胃、肠等经络和脏腑。

对一个病或某一病证的辨证论治除须辨明病位外，还须明确此病证的性质、特点及其发生发展的规律，这些均构成了此病证的个性，亦是区别于其他病证的要素。如中风属本虚标实之证，《金匮要略·中风历节病》曰："寸口脉浮而紧，紧则为寒，浮则为虚；寒虚相搏，邪在皮肤；浮者血虚，络脉空虚；贼邪不泻，或左或右；邪气反缓，正气即急，正气引邪，㖞僻不遂。"气血亏虚，邪气乘之是中风的主要病因病机。又曰："邪在于络，肌肤不仁；邪在于经，即重不胜；邪入于腑，即不识人；邪入于脏，舌即难言，口吐涎。"此言中风有中经络和中脏腑之分，中经络包括面瘫、身痒瘾疹、痹证等；中脏腑相当于脑血管事件，包括脑梗死、脑出血等。对中风证的治疗，以处方而言，有侯氏黑散，可祛风通络、益气活血；风引汤，具平肝潜阳、活血下瘀之功；还有头风摩散，以药末摩头上，是为外治法。可见，通过脏腑经络辨证，揭示了中风证的辨证论治特点，亦明确了中风证的基本性质与发生发展规律。

2. 疾病的个性发展中遵循六经辨证规律：每个病证有其自身的辨治特点和发生发展规律，但其个性中必定含有和遵循六经辨证的共性规律。如《金匮要略》中的痉病、湿病、咳嗽上气病、疟病、痰饮病等病证虽各有辨治特点，但它们均有六经辨证的共性规律。首先从病因看，它们均与外邪侵犯有关，故初起可见太阳病的表现，均用发汗治疗，然后从疾病发展看，太阳病未愈可向阳明病进展，病久则转为虚证，或虚实夹杂证，即三阴病表现。如痉病，初起症见发热、恶寒，证属太阳病，据汗出的有无而分别用葛根汤和瓜蒌桂枝汤，病进不愈则用大承气汤。又如风湿病初起用麻黄加术汤，后病邪化热入里，用麻黄杏仁薏苡甘草汤，方中麻黄的量由麻黄加术汤的三两减为半两，发汗力明显减小，汤方的辛温性亦减弱，此符合阳明病阶段用药的宜忌，但苦寒清热攻下之药物则不宜多用，此遵循湿病攻下不能太早、用药不宜太猛的特点。疟病初起脉弦紧，可发汗针灸，后发展到阳明病阶段，但热不寒用白虎加桂枝汤，寒多热少用蜀漆散，病久则虚实夹杂，寒热瘀血交阻，用鳖甲煎丸。

再如痰饮病虽分为痰饮、支饮、悬饮、溢饮四种，但综观全篇，饮证的发生发展有其相同之处，可分为四个阶段：一是病初起为太阳病阶段，取发汗法，如原文所曰："病溢饮者，当发其汗，大青龙汤主之；小青龙汤亦主之。"二是进入阳明病阶段，正盛邪盛，可据证候表现分别采用厚朴大黄汤、甘遂半夏汤、十枣汤、己椒苈黄丸等方。三是病邪未去，阳气损伤，则进入阴证阶段，首先是太阴病脾胃虚寒证，可用苓桂术甘汤、桂苓五味甘草汤、苓甘五味姜辛汤。四是证情进一步发展，则病入少阴，出现心肾阳虚的证候，可用肾气丸、木防己汤治疗，如原文："膈间支饮，其人喘满，心下痞坚，面色黧黑，其脉沉紧，得之数十日，医吐下之不愈，木防己汤主之。"而泽泻汤、五苓散、小半夏汤等是痰饮病各病证阶段据病况均可配用的汤方，可为辅助治疗。

仲景辨证论治的思想和方法贯穿两书

疾病的共性发展中涉及诸多辨证论治思想和方法，这些思想和方法在辨疾病的个性中得到充分应用。

1. 《伤寒论》辨证论治的思想、方法在《金匮要略》中体现：《伤寒论》共计原文398条，论述了六经病与113个汤方证，不仅反映了疾病发生发展变化的共性，其中包含了丰富的辨证论治思想和方法。

如第16条："观其脉证，知犯何逆，随证治之。"经望、闻、问、切所收集到的疾病信息，接下来如何分析，如何辨证。第7条："病有发热恶寒者，发于阳也；无热恶寒者，发于阴也。"此条寓意首辨阴阳，病有发热，为阳经病；无发热，但恶寒，为阴经病；发热同时伴恶寒，为表证，属阳证，除此均为里证，属阴证；辨表里，是辨病位；辨阳经病抑或阴经病，是辨病性。阳经病属实证，阴经病属虚证，阳经病多热证，阴经病多寒证，热、实属阳，寒、虚属阴。由此可见，发于阳，发于阴，此阴阳乃包含表里、寒热、虚实的辨证内容。

此外，辨疾病所涉及的脏腑、经络、上焦、中焦、下焦；辨病所损伤气、血、津液；辨致病的病邪类别；辨疾病的主要表现和鉴别要点；辨汤方的适应证和禁忌证；辨治疗疾病的步骤和把握要领；辨判断疾病顺逆转归和预后要点等，在《伤寒论》和《金匮要略》中均有体现，可以说仲景的中医理论、临床辨证的指导思想和方法，包括对疾病的认识和治疗用药在两本书中是贯穿的。

《伤寒论》中的辨治内容在《金匮要略》中有反映，有时甚至是非常雷同的，尤其是在以症状归类的病证中，如腹满寒疝宿食病篇中的腹满证："腹满不减，减不足言，当须下之，宜大承气汤。""腹满时减，复如故，此为寒，当与温药。"此证实者属阳明，虚者属太阴。

又如，呕吐哕下利病篇中的内容与《伤寒论》各篇中对呕吐、下利的辨治思路基本相同。实热者用大黄甘草汤、小柴胡汤、小承气汤、大承气汤、白头翁汤；虚寒者用吴茱萸汤、桃花汤、四逆汤、通脉四逆汤；虚实寒热夹杂者用半夏泻心汤。

2. 《金匮要略》辨证论治的思想、方法在《伤寒论》中蕴含：《金匮要略·脏腑经络先后病》中提出诸多辨证论治思想和方法，其中许多内容在《伤寒论》中均有体现。

"夫治未病者，见肝之病，知肝传脾，当先实脾"，此为治未病思想在五脏相克传变影响中的体现和应用。《伤寒论》第100条："伤寒，阳脉涩，阴脉弦，法当腹中急痛，先与小建中汤，不差者，小柴胡汤主之。"条文中蕴含了"知肝传脾，当先实脾"的思想。

观《伤寒论》六经病证的病因病机亦不外乎此三条：一者，经络受邪，入脏腑，为内所因也；二者，四肢九窍，血脉相传，壅塞不通，为外皮肤所中也；三者，房室、金刃、虫兽所伤。以此详之，病由都尽。即首先是太阳病，足太阳膀胱经受邪，邪在肌表营卫，病不愈，则传变入里，邪犯脏腑，这是诸多病证的产生和传变方式。另一类是邪犯筋脉、四肢关节的痹证，即所谓外皮肤所中。还有一类病证，如阴阳易、金疮伤、蛔厥等。

"病人脉浮者在前，其病在表；浮者在后，其病在里，腰痛背强不能行，必短气而极也。"浮脉在疾病的不同阶段有不同的辨证意义，如初得病时见，即在太阳病中出现，是主表证；在太阳病阶段以后见到，可为里有热邪，如第138条："小结胸病，正在心下，按之则痛，脉浮滑者，小陷胸汤主之。"第176条："伤寒脉浮滑，此以表有热，里有寒，白虎汤主之。"还有在病危时亦可见浮脉，然应是浮而无力，如第 132 条："结胸证，其脉浮大者，不可下，下之则死。"

"病有急当救里救表者，何谓也？师曰：病，医下之，续得下利清谷不止，身体疼痛者，急当救里；后身体疼痛，清便自调者，急当救表也。""夫病痼疾，加以卒病，当先治其卒病，后乃治其痼疾也。"这些表里同病，采取先表后里，或先里后表，或表里同治的内容，在《伤寒论》中论述十分详尽，与《金匮要略》的思想和方法颇多相同。

总之，六经辨证和脏腑经络辨证是《伤寒论》《金匮要略》中辨证论治方法的纲领，两者相互相成，其丰富的内涵构成了完整的辨证论治体系，无论外感病还是内伤杂病均可遵照辨治，并为后世中医辨证论治奠定了基础。

214　六经辨证与其他辨证整合构建人体系统模型

钱学森在 20 世纪 80 年代提出了"开放的复杂巨系统"这一概念，并指出人体正是这样一种"开放的复杂巨系统"，为生命科学发展指出了一条道路。中医学的理论中蕴含着丰富的系统学思想，有别于现代医学的对人体独特的认识方法是中医学中系统学思想的表现之一。它包括对人体生成的认识、对人体正常生理状态的认识以及对人体病理状态的认识。正常情况下，人体处于"阴平阳秘"的状态，即《黄帝内经》所说的"平人"，此时人体的气机调畅，表现出来的是正常的健康状态，而在病理状态下，人体气机失调，就会从外界观察到不同的异常功能状态（证），辨证就是在这种情况下对人体进行辨识的方法。从系统科学角度，可将不同辨证方法视作是从人体系统的不同层次的子系统入手对机体当前的病理本质进行辨别，人体系统的复杂性决定了辨证方法的多样性。通过对辨证方法所反映的人体系统模型的深入思考，可以提高医学工作者对此种辨证方法的认识，并可借助系统模型间的层次关系，认清辨证方法间的层次关系。建立起完善的中医学人体系统模型，为医学的整合提供蓝图。学者薛公佑等对六经辨证与其他辨证整合构建人体系统模型进行了分析探讨。

六经辨证

《伤寒论》中"六经"的实质，历代医家众说纷纭。主要有"六经经络说""六经地面说""六经气化说"，六经气化说更适合人体系统模型构建。如果说人体是一个"开放的复杂巨系统"，那"六经气化说"下的"六经"就是构成人体的 6 个子系统。这六大系统间的信息与物质沟通所导致的涌现性，使得人体产生了生命这种系统质。六经系统相互渗透，既包括有形的结构实体也包含无形的信息与功能，一言六经，则六经系统之下的经络、脏腑、五体等系统也俱在其中，这些子系统在整合之中也产生着涌现性，可以说六经系统每一经的气化（功能）也是一种系统质。

1. 太阳系统与少阴系统：太阳与少阴相表里。表里之义究竟为何？《素问·六微旨大论》曰"太阳之上，寒气治之，中见少阴""少阴之上，热气治之，中见太阳"。太阳系统，本寒而标阳，少阴是其功能正常运行的基础。少阴系统，本热而标阴，太阳功能的正常发挥是少阴系统功能正常的基础。二者互为彼此之支持，而太阳之功能主行于外，少阴之功能主运于里，故称太阳与少阴相表里。

从太阳与少阴之功能来看，《素问·生气通天论》曰："阴者，藏精而起亟者也；阳者，卫外而为固也。"这里的"阴"与"阳"指的便是少阴与太阳。就少阴而言，藏精是少阴标阴的体现，指其有着贮藏人体之精的功能，起亟为少阴本热之体现，是将所藏之精给出化而为气的功能，精化气行之于外，因此是太阳功能正常的基础。就太阳而言，卫外是太阳标阳之体现，指其在外而御邪也，故而能主一身之表，"为固"言太阳之本寒，是人体系统对自身边界的限定，不使自身发散太过。若无太阳之"为固"，则少阴之"起亟"所给出的精气必然会发散无制，导致系统迅速崩溃。或者说，没有太阳的"为固"，人体便无法形成一个系统。因为系统必定有自己的边界，是其涌现性所能达到的范围，并不存在能够于环境中无限扩张的系统。

可以说，太阳系统与少阴系统是构成人体系统的基本框架，提供系统运行的原动力并限定了系统的范围，其余的四大系统皆建立在太阳系统与少阴系统的基础之上。

2. 少阳系统与太阴系统：少阳与厥阴相表里，太阴与阳明相表里，四者分别构成两大系统，原应合述，但厥阴系统之气化以少阳系统为本，阳明系统之气化以太阴系统为本，这两者是人体最终成为

"开放的复杂巨系统"的关键，若去掉阳明与厥阴，其余 4 个系统亦可以组成一个"孤立的封闭系统"，故叙少阳、太阴于前。

《素问·六微旨大论》曰："少阳之上，火气治之，中见厥阴。"少阳本热而标阳，标本同气，故从其本气之火化。少阳的原义是一阳初生，其功能是单纯的生发生长，将少阴所给出的精化而为气。黄元御称"胆为甲木"，似将《黄帝内经》之旨有所局限，"甲木"不仅是足少阳胆独有的特性，而是为整个少阳系统所共有。陈修园在《伤寒论浅注》中说"少阳为甲木"，是言少阳系统的气化如同草木初生一往无前。换言之，少阳是少阴之精化气枢转于太阳的通路，位于半表半里之间，其余各经经气由里出表的枢转亦有赖此，此即《灵枢·根结》"少阳为枢"之义。正因为少阳的这种特性，陈修园提出了《伤寒论》少阳篇"可谓之无方"的见解。因为少阳病机唯在于枢机不利，故禁用"汗、吐、下"，唯以和解、枢转较为对证。许多医家认为小柴胡汤为少阳专方，而不知此方方义为是太阳之经气借少阳之枢转出表，故此方可以谓之曰少阳方，而不可谓之曰少阳专方。

再言太阴系统，《素问·六微旨大论》曰："太阴之上，湿气治之，中见阳明。"太阴本湿而标阴，标本同气，故太阴之气化亦从本气之湿化。湿化谓何？张元素对湿化的理解有独到之处，提出"湿化成"概念（原指药性而言，但药性亦是气化之性，故可以推而广之，映射于人体系统），指出湿化的含义是"化气成形"，这就是太阴系统的主要功能。太阴也被称为至阴，《灵枢·九针十二原》曰"阴中之至阴，脾也"，《素问·六节脏象论》曰"脾、胃、大肠、小肠、三焦、膀胱者……此至阴之类，通于土气"，这是《黄帝内经》从不同层次对人体系统的划分，故对至阴有不同的指称，从六经系统的层面而言，后面一句条文对太阴（至阴）系统的表述更为全面。"至阴"的意思是"由阳到阴"，常被局限到脏腑层面去解释。依据"脾主运化""脾主升清"而将其理解为与少阳相似的枢转义。从"六经气化"的角度来看，由"阳到阴"指的是由无形的气、能量、功能（阳）到有形的物质结构（阴）这一化气成形的过程。在这一过程中自然会伴有有形物质的输布，将太阴系统再具体化一点，到脏腑层面便是脾脏与肺脏，西医的血液循环系统亦可以归属于太阴系统的范畴。

3. 阳明系统与厥阴系统：少阴、少阳、太阳、太阴四大系统已经可以形成一个"封闭系统"，使得系统内的物质、能量与信息实现自我沟通，但是这样的封闭系统在少阴系统所蕴藏的精气耗尽之后，便会自我消亡，甚至根本不足以支持人体系统完成由生到成的过程。人体获得生命这一系统质并拥有较长寿命的关键就在于人体拥有了阳明与厥阴两大系统，使得人体得以与外界进行物质、能量以及信息的沟通，并得以对人体物质与能量的转化过程进行限制。

从阳明来看，《素问·六微旨大论》曰："阳明之上，燥气治之，中见太阴。"阳明本燥而标阳，标本同气，但中见太阴湿土，燥从湿化，故阳明系统实以太阴系统作为依托。《四圣心源》曰："燥者，阳明金气之所化也"，"阳明以燥金主令"，《尚书·洪范》曰"金曰从革"，从革的原义是指收取动物的皮毛，扔掉其中无用的部分。映象于人体，便是指胃的受纳腐熟和大肠的传导糟粕。阳明系统的功能一方面是从外界摄取物质（即阳明为阖之义）并对其进行选择吸收，输入于太阴系统，以行之于周身，即所谓"饮入于胃，游溢精气，上输于脾"（《素问·经脉别论》），另一方面是对自身有形物质（主要为太阴系统所管）进行去芜存菁。有些人一到秋季便开始咳痰，就是因为秋季乃阳明主气，燥气功能发挥而对太阴系统进行清理，故见咳痰症状。正因为有了阳明系统从环境之中对物质与能量的摄取，人体才得以补充消耗并完成物质积累，从而实现由"生"到"成"的系统构建过程。

从厥阴来看，《素问·六微旨大论》曰："厥阴之上，风气治之，中见少阳。"风者，木也，厥阴为风木，中见之气为少阳，少阳之气化为火，木从火化，故厥阴亦从少阳之气化，而不从标阴之气与本风之气。它以少阳的功能为基础，起到限制少阳生发的作用，从而使少阴之精不至于快速耗竭。厥阴系统同时也会对阳明系统与太阴系统进行限制。阳明系统与太阴系统在五行属金、属土，与厥阴风木之性相互制约。

以肝与脾胃的关系为例，足厥阴肝的功能过亢，直接就会导致脾胃运化与吸收功能受限，即限制人体系统与外界环境的交流。用系统科学语言来讲，厥阴既限制人体系统内部信息物质间的传递，同时也限制人体系统与外界环境间的交流。

4. 真阳与真阴：六经系统建立之后人体便成为了一个"开放的复杂巨系统"，系统的正常寿命即是少阴系统之中先天之精耗尽的时间，是为"先天"，为系统"生"的凭借，"成"则有赖于阳明系统对外界能量与物质的摄取，故以阳明为"后天之本"。少阴所藏的先天之精，在内，属阴，而又"大雄无雌"——在人体系统之中没有可与之媲美的，故可谓之"真阳"，外在的六经系统，相对"真阳"而言在外，属阳，而实则从属于"真阳"，故可谓之曰"真阴"。这便是"六经气化"所建立的人体气化功能模型。

5. 六经系统的统摄范围：有部分医家认为《伤寒论》只是论述伤寒一病，较为局限，实则不然。柯韵伯为"六经地面说"的代表，提出"六经为百病立法"，认为无论是外感病还是杂病皆可归六经节制，亦被许多医家认可。但是他依据人体经络循行定六经于六块大地面，强调人体的形质结构，任应秋先生认为与六经气化说的"重气轻形"相反。在某种程度上而言，"六经气化说"是对"六经地面说"的发展。六经系统在物质实体层面上是存在交叉的，若单以经络为经界划定区域，则不免有疏漏冲突之处，如足阳明胃，其物质实体亦有部分功能从属于太阴系统，又如皮肤，肺主皮毛，为太阴，而太阳主一身之表，卫气行于皮肤，因此，将六经系统归为实体不免片面。六经系统兼具功能与实体两个层面，物质实体有重叠的部分，功能之间则相互连贯并不干扰。因此只强调形质的说法是片面的，而抛开形质只论无形之信息与功能亦是空中楼阁，但仍需以无形之功能系统为纲领，即着眼于子系统的系统质。以陈修园对葛根汤证的论述为例，周身恶寒是言太阳主表气化之病，项背强是将之落实到有形的太阳经脉循行部位而论，因此"六经气化说"实际上是对人体系统进行了由功能到物质的全面把握，是对"六经地面说"的完善。故此亦可以借柯琴之言，而曰"伤寒六经钤百病"。即六经辨证适用于除外伤外人体的任何疾病。其他辨证方法所着眼的系统层次，皆小于等于六经系统。

经络辨证与经筋辨证

经络辨证目前主要应用于在针灸、推拿等外治法领域，更多的是一种对病位的把握。经络有十二正经、奇经八脉、孙络、别络以及脾之大络。经络之间相互联系，亦形成一个贯通的系统，沟通人体内外上下，经筋与经络基本上相伴而行，亦行成一个结构系统，故将经筋系统与经络系统合述。经络系统和经筋系统都无法完全概括人体系统，只是人体系统的子系统，又分别从属于六经系统。

1. 经络系统是无形的信息传输通道：《灵枢·决气》曰脉与精、气、血、津、液皆为一气，而脉的作用是"壅遏营气，令无所避"，《灵枢·经脉》曰："脉道以通，血气乃行。"这是说经脉是血气运行的通道。在这里，气血不可以直接理解为现代医学所说的血液，而是生命体的信息，包括作为载体的实体物质，经络是这些物质与信息在人体系统存在时处在运行流动的状态，起到沟通人体脏腑内外表里的作用，当人体受损或死亡时，流通就会被切断或停止，因此经络并无法找到物质实体，乃是人体信息传导的通道，只能检测到它循行时的信息变化。

2. 经筋系统是沟通无形功能信息与实体形质的桥梁：经筋的准确定义与实体结构定位，学界至今尚未有明确的结论。经筋的功能为维持肌肉之力的正常发挥，若受到病邪侵扰，多表现为感觉上的转筋、拘急、疼痛，并导致运动功能的障碍。可见经筋应是有形的物质实体，通过解剖完全可以找到，它是无形经络与有形的人体形质沟通的桥梁，经络之中所传导的信息依靠经筋来作用于人体完成控制，通过对比《灵枢·经脉》和《灵枢·经筋》可以发现，经筋与经脉基本上是相伴而行的，它同时也产生信息对经络进行反馈。实际上，人体作为一个系统整体，每一部分都具有着反馈与接受信息的能力。经筋既具有着反馈信息的功能（一方面是通过将信息传导至经络，一方面是在局部反馈），还具有着接受信息指令调节形体的功能。由此可见，经筋乃是沟通无形功能信息与物质实体的桥梁。

3. 经络系统与经筋系统的层次：经络系统是无形的信息通路，经筋系统乃是沟通无形功能信息与实体形质的桥梁。本质上皆是六经系统的子系统，故它们皆以六经之三阴三阳命名统摄，又为六经系统的多个层面所控制。因此，单从经络或经筋角度切入分析病情，不免局限，因为以经络或经筋为中心着眼审查人体，无法照观到人体系统的全貌。故单纯的经络辨证与经筋辨证多应用于物质实体层面上的疾病的调整，为外治法所取用。

脏腑辨证与气血津液辨证

脏腑辨证成为了现代中医辨证体系的核心内容，是当前临床上应用较多的辨证方法。因其多与气血津液辨证联合使用，故将二者放在此节合述。

1. 脏腑系统：历史上，脏腑的概念曾经历过一次由实体解剖器官向功能系统单位的转变，此后脏腑便只是功能系统单位，这种转变在《黄帝内经》时期便已完成。《黄帝内经》中有多处关于脏腑的论述，对《黄帝内经》中脏腑的数量以及划分方法历代医家多有争论，认为《黄帝内经》之中有着多种理论，甚至相互矛盾。因为《黄帝内经》之中既有五脏六腑的说法，也有六脏六腑的说法，还有十一脏的提法。其实这是在人体功能层面上对功能集合体进行划分再落实到人体形质上的结果，描述的都是人体，只是着眼的层次不同，彼此之间并不冲突。临床常用的是五脏六腑系统，谨以此为例做一说明。

五脏六腑系统之中的五脏指的是肝、心、脾、肺、肾，六腑指的是胆、小肠、胃、大肠、膀胱与三焦。这里的脏腑并不是现代医学的物质实体，而是一个个小的子系统，系统的功能与实体脏腑有部分重合，也有不尽吻合之处。以脾为例，在中医学理论中脾主升清，主运化水谷精微，而在现代医学的范畴里，脾主要功能是免疫，并且可以摘除。因此脏腑辨证所构建的人体系统与六经系统一样，都是以功能（或者说系统质）为纲领，统御实体的。

但是五脏六腑系统并无法涵盖人体的全部。如经筋并不归属于某一脏腑，在《灵枢·经筋》中，十二经筋直接配属于三阴三阳。奇恒之腑亦无法归于五脏六腑系统之中。现在诸多医家都将五脏六腑系统视为人体的核心，但是脏腑辨证在遇到复杂病情时并无法达到执简驭繁的效果，往往会促使医生开出一个大方子，这正反映出脏腑并无法作为人体系统最高系统层次的概念。而在理论上对疾病证型进行澄清时，脏腑辨证之下的证型也越来越多，却依然难以将病情说尽，侧面反映出了以脏腑作为中医学人体系统中心的不准确性。现代所提出的气血津液辨证就是对脏腑辨证这一缺陷的补救，也是促使脏腑证型增多的因素。

2. 气血津液系统：在中医学理论中，气血津液有着共同的实在基础，即"气"。《灵枢·决气》曰："余闻人有精、气、津、液、血、脉，余意以为一气耳。"这是说人体的精、气、津、液、血、脉皆为一气所化。祝世讷教授提出了"元系统"的概念，即系统本就是浑然一体的混元，而后经过内部功能与结构分化形成了内部各组分互相联系、制约、影响的系统。这样形成的系统区别于由本不相干的部分整合所形成的"合系统"，具有不可分性。气血津液系统就是这样的元系统，由先天之精所化生，根据气机的不同运行方式分而为六，实统归于一气，构成人体总系统的形质结构框架，换言之，单纯言气血津液系统也可以涵盖整个人体，因此气血津液系统的范围实际上大于五脏六腑系统的范围。

气血津液是构成人体的物质基础，维持着脏腑的正常生理功能，但气血津液作用的产生与功能发挥也有赖于脏腑功能的正常，这样更加深了脏腑是人体系统的核心的认识。但实际上，脏腑并无法作为人体系统的核心，以脏腑为中心去建构人体模型，并无法统摄所有概念。

八纲辨证

八纲辨证将其纳入到辨证体系之中来是受到了社会环境因素的影响。事实上，八纲辨证所传达的是一种宏观的认识人体的思维方式，可以视作是对人体系统之中各子系统间联系的一种概括，能为具体的诊断、治疗、研究提供指导，临床上并无法直接应用八纲辨证去处理疾病，也无法直接依据八纲来构筑人体模型。将八纲纳入辨证篇章之中，实际上缩减了八纲的内涵。

建构中医学人体模型的方法及意义

当前中医学界内部理论繁多，流派争鸣。这些流派间的争鸣本质上是对经典的不同理解引起的，但是医学本身是研究人体规律的学问，人体发生的种种现象皆有其客观的规律在引导，因此，医学并不是思辨的、相对的学问，应有客观的标准。自然科学研究的过程，实际上就是搭建世界模型的过程。建立起各家学说所反映的人体模型，再通过对人体模型的整合与分析，有助于从逻辑上判断该理论的合理因素，并有助于厘清理论层次间的关系。

实际上，辨证方法之间并不该被割裂开，因为不同辨证方法本质上是在变换所着眼的系统层次，当灵活施用，将患者的症状表现放到更高的或更恰当的系统层次中去考量，这样就能更准确地抓住疾病的病机，比如看到患者某处肢体出现反应，便应想到是哪条经筋、经络所过，归属于哪一脏腑，症状的表现又归属于六经的哪一经功能失调，同时还要综合判断患者的情况，不能只抓着某一个症状。六经系统是这种追溯的最高层次，因为追溯到六经既可以在面对复杂病情时做到执简驭繁，又不至于如八纲辨证一般毫无下手功夫，且在实际入手干预时可根据需要，按图索骥地向具体层次深入。

在建构人体模型之时应从上下两条路径来进行。从上是指由系统质与功能的层面对人体模型进行梳理，向形质层面延伸。这就需要用系统科学语言对中医学理论进行诠释，使之能够与现代科学的语境通约。从下是指由我们所能看得到的人体实体结构如筋、脉、肉、皮、骨这五体出发，向系统质与功能层面延伸。由此来建立一个中医学的人体描述机制。对形质层面的建构可能会得出能够直接为人所认识的公理，以此为基础进行演绎论证，就可以证明整个中医学理论框架的合理性。完成中医学人体模型的建构之后，应可以澄清中医学理论中的黑箱部分，使得中医学这张宏观图纸变得更为清晰，从而为医学的整合提供框架，也可以改变中医学研究之中存在的过于思辨化的弊端。

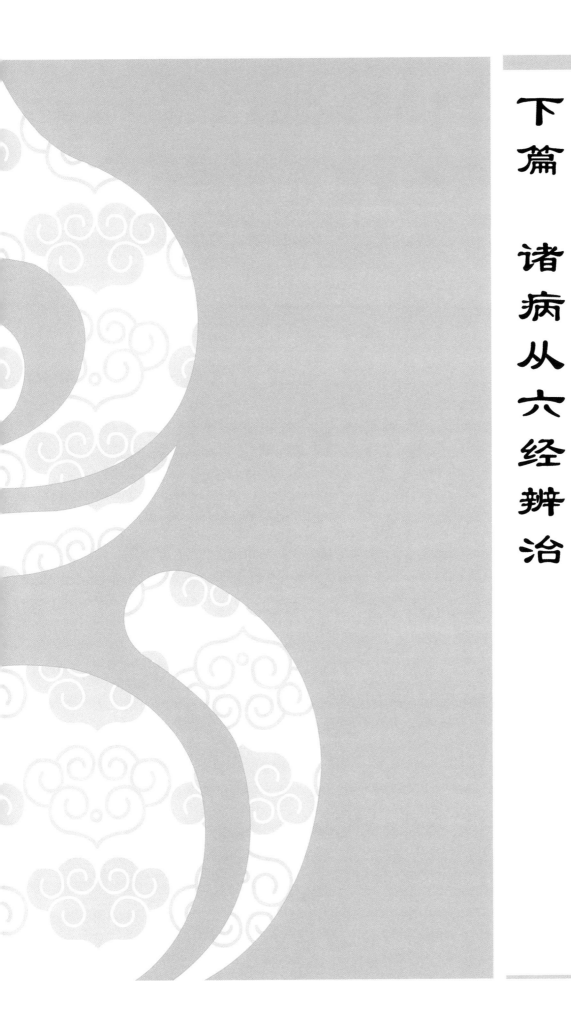

下篇 诸病从六经辨治

215 运用六经辨治杂病

《金匮要略》是我国现存最早的诊治杂病的专著，书中记载的脏腑经络辨证也历来被认为是辨治杂病的唯一辨治方法，正如 21 世纪高等中医药院校规划教材《金匮要略讲义》前言中所指出的，《金匮要略》的主要贡献便是"创立了脏腑经络辨证方法"，并将"这一主要精神贯穿于全书各篇，并在具体病证上得到体现"。然而，学者乔模等在对《金匮要略》所蕴含的辨证方法进行较为系统、全面的研究之后发现，张仲景在辨治杂病时除运用脏腑经络辨证这一主要方法外，同时也大量运用了六经辨证方法对杂病进行辨证论治。为弥补以往研究之不足，使对张仲景辨治杂病的体系和方法论的认识更趋准确和完整，因而就此做了辨析。

六经辨证在《金匮要略》的运用

六经辨证是张仲景在其所著《伤寒论》中所创立的、治疗感受风寒邪气所导致的外感热病的辨证论治方法。但在《金匮要略》中，这一方法也被张仲景广泛地运用于杂病的辨证论治。统计显示，《金匮要略》一书 40 余种疾病中，其中有 14 种疾病全部或部分运用了六经辨证的方法。这正如柯韵伯所曰："夫仲景之六经，为百病立法，不专为伤寒一科。"细考《金匮要略》中的有关疾病，大致可以分为杂病和杂病兼夹外感疾病两种类型。

1. 杂病： 对于运用《伤寒论》六经辨证治疗杂病的问题，早在清代即有医家进行过论述。譬如陈修园曰："盖病变无常，不出六经之外，《伤寒论》之六经乃百病之六经，非伤寒所独也。"可见，六经辨证可以用来辨治杂病。

详考《金匮要略》，全书运用六经辨证治疗的杂病有痉病、湿痹、暍病、历节、疟疾、咳嗽上气、风水、妇人杂病、产后郁冒等 9 种疾病，有葛根汤证、瓜蒌桂枝汤证、大承气汤证、麻黄加术汤证、麻杏薏甘汤证、桂枝附子汤证、甘草附子汤证、白虎加人参汤证、一物瓜蒂汤证、白虎加桂枝汤证、桂枝芍药知母汤证、射干麻黄汤证、越婢加术汤证、小青龙加石膏汤证、小柴胡汤证、防己黄芪汤证、越婢汤证、杏子汤证、小柴胡汤证等累计 21 证次，分别使用了六经辨证中辨治太阳病、阳明病和少阳病的方法。

以痉病而言，痉病是由于素体津液亏虚，复感外邪所致的一种以颈项强直、牙关紧闭、口噤不开等症状为主症的疾病。痉病本属杂病范畴，但由于该病的症状既有因津液亏虚，筋脉失养所致的筋脉拘挛、角弓反张、口噤不开等痉病主症，又有风寒袭表所致的发热、恶寒、无汗或有汗等太阳病证候，因此在治疗痉病时不但需滋养阴液、舒缓筋脉，而且更应疏散表邪方可取效。此即《金匮要略·痉湿暍病脉证治第二》篇在论述柔痉时所曰："太阳病，其证备，身体强，然，脉反沉迟，此为痉，瓜蒌桂枝汤主之。"张仲景在本条指出治疗柔痉应选用瓜蒌桂枝汤，是因在此方中既有天花粉（瓜蒌根）滋养阴液、舒缓筋脉，又有桂枝汤疏风解肌，疏散太阳之表邪，全方共奏滋阴养液、疏风散邪之效，故可用治柔痉。

2. 杂病兼夹外感病： 张仲景在《金匮要略》中，对于本属杂病又兼外感风寒者每多运用六经辨证进行治疗。例如其在治疗寒疝、支饮、消渴、黄疸、产后大便难等 5 种疾病时，便使用了乌头桂枝汤、小青龙汤、五苓散、小柴胡汤、大柴胡汤、桂枝加黄芪汤、大承气汤等 7 首治疗伤寒三阳病的方剂，收到了杂病和外感同治，里病与外邪并除的效果。

以寒疝为例，张仲景认为寒疝是由于阳虚寒盛而致的寒性腹痛，属杂病范畴。在《金匮要略·腹满寒疝宿食病脉证治第十》篇中详细论述了寒疝的病机，"腹痛，脉弦而紧，弦则卫气不行，即恶寒，紧则不欲食，邪正相搏，即为寒疝"。细析原文可知，寒疝是因病者素体阳虚内寒，复因感受外寒诱发，以致外寒与内寒相合，形成阳虚寒盛的阴寒腹痛。此证若无表寒，则只需温里散寒即可，方宜大乌头煎；但若阴寒内盛，外兼表寒者，便会形成表里俱寒之证，此时纯用大乌头煎无益，治疗时不仅需温里散寒止痛，且须解散在表之寒邪，故用乌头桂枝汤治之，方中桂枝汤解散表寒，乌头、蜂蜜温散里寒，俾里寒得温，表寒蠲散，双解表里而其证自除。

通过以上论述可知，张仲景在《金匮要略》中治疗杂病兼夹外感病时，多次运用了《伤寒论》六经辨证的方法进行治疗。其中病涉太阳病者计 4 证次；涉及少阳病者 2 证次，病属阳明病者 1 证次。

《金匮要略》中六经辨证运用的意义

六经辨证是《伤寒论》为治疗感受风寒邪气而致的外感热病而设，但在《金匮要略》中张仲景却据证多处运用六经辨证方法辨治杂病，具有十分重要的理论价值和临床指导意义。

1. 拓宽了六经辨证的运用范围：在《金匮要略》中，张仲景将六经辨证方法广泛地运用于杂病的辨证施治，其中治疗杂病 9 种，涉及方证 21 证次；杂病兼夹外感病 5 种，涉及方证 7 证次；共计辨治杂病 14 种，涉及方证 28 证次，充分说明六经辨证不仅可以运用于辨治外感疾病，同样也可以广泛运用于杂病的辨证治疗。正是由于张仲景在《金匮要略》中早已把六经辨证运用于杂病的治疗，从而扩展了杂病的辨治方法，为后世运用六经辨证论治杂病奠定了基础，将这一事实提示出来，可能会成为今后辨治杂病的新思路和新方法。

2. 丰富了辨证论治杂病的方法：一般认为，论治杂病应当运用张仲景创立的脏腑经络辨证，而六经辨证一般仅适用于治疗外感风寒所引起的六经疾病，千百年来，这一思维已经成为中医治疗疾病亘古不变、约定俗成的定向思维模式。例如《金匮要略讲义》"绪言"中曰："伤寒主要是以六经病机进行证候分类，杂病主要是以脏腑经络病机指导辨证。"然而通过研究发现，张仲景早在《金匮要略》中即已将六经辨证运用于杂病的论治，开创了运用六经辨证论治杂病的先河，丰富了杂病辨证论治的方法。

张仲景在辨治杂病时不仅应用了脏腑经络辨证这一杂病的基本辨证体系和方法，而且还大量运用了六经辨证方法，全书共涉及 14 种疾病的治疗，计有 28 证次，约占《金匮要略》一书所论疾病的 35%。经查阅新中国成立以来的有关文献研究后发现，目前中医界对《金匮要略》中所蕴含的这一重要内容和学术思想鲜有研究和报道。由此可见，张仲景早在《金匮要略》中已经把六经辨证广泛地运用于杂病的辨证论治，突显了六经辨证是张仲景《伤寒杂病论》原书的基本辨证论治方法，而脏腑经络辨证则是其辨治杂病的变通或有益补充。该结论与柯韵伯、陈修园的观点相似，不同于现行教科书研究仲景学说所流行的理论范式，或许对张仲景辨证论治体系和方法的认识更趋准确和完整。

216 运用六经辨治心病

　　周亚滨从医三十余载，在心病证治上有独到的见解，学者卢正滨等将其临证运用六经辨证治疗心病经验作了归纳总结。周亚滨指出论治心者，须识之本性。心者，人身之大主，君主之官乎！其为血肉之心，亦为神明之心，主乎人体之血脉而藏神，为阳中之太阳，在液为汗，在窍为舌，其华在于面，心包护之，此为《黄帝内经》对心的生理功能概述，而从生理即可辨析于病理变化。

　　张仲景开创六经辨证，提出以六经诸病之脉证并治为总纲，六经辨证为挈领，主要论述外感伤寒之治，并论内伤杂病。而后世医家在发挥《伤寒论》之六经辨证治疗内伤杂病上，其中以清代的柯韵伯及俞根初最为代表，如柯韵伯论曰："夫仲景之六经，为百病立法，不专为伤寒一科，伤寒杂病，治无二理，咸归六经之节制。"且有"伤寒最多心病"之说。而俞根初则提出了"以六经钤百病，为确定之总诀"，不仅打破了六经辨证的局限性，而且为后世医家进一步认识六经辨证理论并运用治疗包括心病在内的内伤杂病提供了辨证思维。

六经辨证与心病证治的联系

　　针对于心病的辨治，应充分认识心的生理病理特点，《素问·六节脏象论》曰"心者，生之本，神之变也；其华在面，其充在血脉，为阳中之太阳，通于夏气"，所以心有阳脏之称，而且柯韵伯也进一步阐释了"以心当太阳之位也，心为君主，寒为贼邪，君火不足，寒邪得以伤之，所以名为大病"，证实了为何有"伤寒最多心病"之说，由此为六经辨证论治心病提供了充分的施治依据。

　　六经辨证的辨治核心为辨病之所在，疾病在病程中发生了某经主证即可辨为某经病，诚如章太炎在《伤寒论今释》序中所曰："疗病者，以病所为依据者也，得其病所，则治不至于逆，随其所在而导之可矣。"细究《伤寒论》书中论述心病的症状除了一部分直言于心本体外，大多则是与心神相关的症状，如直接论述到心的症状有心中烦、冒心、心悸、心下悸、心中懊憹、恍惚心乱、心下痛、心中疼热等，而大部分则是涉及神志病变的论述，如烦、躁烦、不得卧、多眠睡、嗜卧、惊悸、谵语、郑声、奔豚等。这些病症在《伤寒论》的各论中均可寻及，仲景在结合主证病所，由六经辨证而立法立方，结合"有是证用是方"，用药上体现以和、温、补、清、下法为多，为后世辨证论治心病之法式。周亚滨教授得仲景之意旨，从辨证辨脉考虑，尤其是对于主证的把握，指出运用六经辨证论治心病的重要性。一般可归纳为辨明病之所在，从太阳脉证、阳明脉证、少阳脉证、太阴脉证、少阴脉证及厥阴脉证辨治心病的临证思路。

心病的六经证治规律

　　1. 太阳心病证治：太阳为人一身之藩篱，六经之首，主表而统营卫。太阳藩篱的固密，有赖于营阴与卫阳二气的相互调和，即营卫二气能够肥腠理，温肌肉而司开阖。营行脉中，卫行脉外，而心主血脉，故营卫二气与心的关系则甚为密切，营卫属阴阳，为气血，《素问·调经论》篇则谓"气血不和，百病乃变化而生"，营卫一旦失调则易引起心病。在太阳病篇中除了论述辨治外感伤寒外，又大篇幅地论述了以汗、吐、下、火疗等法运用不当而伤及营卫而为"坏病"，所以有"伤寒最多心病"之说。如发汗过多后，表现为其人叉手自冒心，心下悸，欲得按者；有脐下悸，欲做奔豚者，都为过汗而伤及心阳，心阳被伤则心失去了阳气的庇护，故空虚无主，震慑无权，故表现为心下悸，欲得按，甚者上焦心阳不足，下焦水寒之气上犯而发为奔豚，治疗以温补心阳为基础，所用方剂分别为桂枝甘草汤和苓桂甘枣汤，归为桂枝甘草汤类方。栀子豉汤类方则以汗、吐、下后而见虚烦不得眠，剧者表现为反复颠倒，心中懊侬，或兼有少气或呕吐，此为治不得法，而热扰胸膈，犯于心而致。

太阳腑证有蓄水和蓄血两种证候，都可表现有神志的病变，且二者都是因为太阳经表之邪不解，邪热随经入里，扰乱心神。蓄水证为大汗出后，伤及津液，邪气入腑，太阳膀胱腑气不利，下焦蓄水，小便不利，津液不能上承，则心烦、口渴，用五苓散治以解表利水。蓄血证的病机为"热结膀胱"，下焦血分热结，故热亦可结于小肠之腑，手太阳小肠经与手少阴心经相连，互为表里，故在下之邪热随经而上扰心神，根据热与瘀互结之轻重，而见"如狂"或"发狂"之异，用药遣方亦各当所异，分别以桃核承气汤和抵当汤（丸）使下焦之热邪从下而解。

结胸证分为大陷胸汤证和小陷胸汤证，为邪热与痰水结于病所，有病位深浅，病势轻重之别。陷胸汤证为邪结于胸膈，向上可至项部而下可延及少腹，表现为心下至少腹硬满疼痛、项强如柔痉等，胸为阳位，心居于其中，痰热内扰神明，耗伤心气，故短气躁烦，甚则心中懊侬，治当以大陷胸汤以泄热逐水。小陷胸汤证病位则"正在心下"，症见"按之则痛，脉浮滑"，病位相对轻浅，方以连、夏、蒌三药以清热化痰开结。常以小陷胸汤加减治疗痰热凝结、脉络瘀阻的心病，临证上往往可取得满意的疗效。

《伤寒论》的第110～119条，论述了误用火疗而导致"火逆证"的证治，包括了以熏蒸、烘熨、灸法、烧针、温针等法开腠理使汗出。伤寒治不得当，大汗出使津液外泄，汗为心之液，内伤心阳，心阳虚不能养神，轻者表现为烦躁，严重者为惊狂，卧起不安，治疗上分别用桂枝甘草龙骨牡蛎汤和桂枝去芍药加蜀漆牡蛎龙骨救逆汤温复心阳，潜镇安神，后者更有消痰化水之效。心阳一虚则阴乘，水寒之气从少腹上冲于心，发为奔豚，当服桂枝加桂汤温通心阳，平冲降逆。除了伤寒热病亦论及温病、实热证、虚热证等误用火疗导致的坏病，火热更甚，心神被扰而导致神志病变，后续应观其脉证，知犯何逆，随证治之。

2. 阳明心病证治：阳明燥土，阳气昌盛，受纳两阳之气，为多气多血之经，包括足阳明胃及手阳明大肠，皆以通降为顺。病邪侵袭阳明，则多表现为肠实胃满之实热证，仲景概括为"胃家实"。阳明邪热上扰心神，多出现神志病症，根据邪热的轻重，病位深浅而有轻重之分。如见三承气汤之心烦、烦躁、谵语；白虎汤类之大烦、心烦、谵语；其他如阳明蓄血证之喜忘；而阳明热郁胸膈轻证与湿热发黄都可见心中懊侬之证，方主以栀子豉汤和茵陈蒿汤。概括起来阳明心病的病理性质为大实、大热之证，所以在阳明心病的治法主以清、下二法。

3. 少阳心病证治：少阳为枢，在人体居于半表半里，具有转输阳气在太阳及阳明之间正常出入的作用，并且少阳应春生之气，在人身主相火，故邪扰少阳，正邪交争，其结果必然影响到少阳的开阖枢机，三焦气机失司，胆火内郁，邪热进退于少阳之野，故临床上有少阳病多神志病变的特点，仲景主以柴胡剂群"和"解之。柴胡剂群是在小柴胡汤治疗少阳枢机不利的病机上根据病情变化随证化裁。临床上常用的柴胡汤剂有小柴胡汤、大柴胡汤、柴胡加龙骨牡蛎汤、柴胡桂枝干姜汤，其中以柴胡加龙骨牡蛎汤的运用频率为最高。

小柴胡汤以柴胡配黄芩为方中主药，柴胡以透泄少阳经之郁热，并疏利肝胆气机，黄芩清泻少阳胆腑郁热，二药一散一清，使少阳经腑郁热得除，则心烦之症得除。大柴胡汤之"郁郁微烦"为里热郁遏之象，可为少阳郁热和阳明里实所致，而柴胡桂枝干姜汤为治疗邪传少阳兼有太阴脾家虚寒之证，其心烦之症为少阳枢机不利及脾不散津而来，故治疗上都以柴胡、黄芩清解少阳半表半里之郁热，然大柴胡汤则配伍以大黄及枳实以泻阳明实热，热清则神志自得安宁；柴胡桂枝干姜汤尚臣以天花粉生津止渴，桂枝和干姜通阳化阴畅三焦气机，津液得复，其烦自止。柴胡加龙骨牡蛎汤，周师谓之为治疗精神神经心理的专方，临床多有烦惊、谵语的神志病症，是为少阳兼有表里三焦俱病的表现，治疗除柴、芩外，佐以龙骨、牡蛎以镇胆气之怯，而止烦惊，谵语则治以大黄泻阳明之热。观柴胡剂群，虽药有变化，但都以小柴胡汤为基本方，体现了仲景以辨证施治治疗疾病的临床思维方式。

4. 太阴心病证治： 太阴为三阴之始，为病入于脏，病情主以"腹满而吐，食不下，自利益甚，时腹自痛"之症，即以脾阳亏虚，运化失职，寒湿内生的脾病为主。中焦虚寒，定使气血生化乏源，心失温煦濡养，发为心病；而运化无力，寒湿痰饮内盛，水寒之气上犯于心则有心下逆满、心悸等症，故以温法为太阴病的治疗大法，治以理中辈以振奋脾阳；苓桂剂群以温化寒湿之邪，若痰饮甚者，临床上佐以《金匮要略》之瓜蒌薤白三方化裁以宽胸豁痰，随症加减运用。

5. 少阴心病证治： 《黄帝内经》除论少阳为枢外，亦有少阴为枢的论述，而且少阴既为三阴之枢亦是心肾水火阴阳之枢。因此，少阴具有维持太阴与厥阴，心肾水火平衡的作用。少阴若为病也就呈心肾的阴阳失衡，或从阳虚寒化，见有脉微、但欲寐、心烦等心肾水火不济之证，病进甚者，阴盛阳绝可出现躁烦、脉不至、不得卧寐等少阴死证；或少阴从阴虚热化，今肾水不得上济于心，心火无以制则热愈炽，症见"心中烦，不得卧"。仲景除论少阴阴阳偏盛偏衰外，亦在太阳病篇论及因太阳病因误治失治，而传变入里而见有阴阳气血俱虚之证，故少阴心病治主以温、补、清之法。

少阴病寒化之证治以四逆辈，及至于详，如有四逆汤证、茯苓四逆汤证、白通汤证、白通加猪胆汁汤证、通脉四逆汤证、附子汤证以及真武汤证，以上诸方皆以附子为君，附子味辛，性大热，善补君相二火，而使心阳得复，肾水不寒。少阴寒化以阳虚寒盛为病，或兼有水湿凝滞，或阳虚水泛，甚者或阳被阴抑而见有阴盛格阳之证。少阴司水火，内含真阴真阳，故少阴寒化，病及心肾，而为重证危证，临证当急以四逆辈之方药随证加减应用以回阳救逆，必要时应中西结合治疗。

黄连阿胶汤为治疗少阴热化证之主方，因素体阴虚阳亢，再因邪入少阴，随之邪从热化，心肾阴虚，水火阴阳不得既济，故方中以黄连、黄芩以泻心火，少阴心肾之阴分别以鸡子黄、阿胶血肉有情之品以养之。白芍为佐，与芩、连达酸苦泄火，与阿胶、鸡子黄则酸甘化阴，全方共奏滋阴泻火而使心肾既济，烦除寐安。少阴主水，从少阴热化亦可成水热互结之证，除心烦，不得寐，还应见有小便不利，方以猪苓汤以养阴利水清热，本病重在于下焦之水热互结，所以用阿胶滋肾阴外，以猪苓、泽泻、茯苓和滑石利水清热。临证必须准确掌握病机，特别是病至少阴寒化证，应及时治疗处理。

以上诸症皆大多因误治使之，然亦有其人里气本虚，加以治疗不及时而使邪传少阴而气血阴阳更虚。如小建中汤主以心脾气血亏虚，复感于邪，而使心中悸而烦。炙甘草汤以心阴阳气血虚损，脉道不利，心失所养，而见脉结代、心动悸。上两方皆用补益之法，以匡正气为本，小建中汤由桂枝汤倍芍药加饴糖来调和气血，侧重于建中宁心止悸；炙甘草汤则重用生地黄，臣以炙甘草、人参、阿胶、桂枝等滋阴养血，益气通阳之品而达到复脉定悸的目的。此二方虽皆列于太阳病篇，但体现的是邪气由表及里，从阳入阴的传变过程，也是对仲景六经辨证论治思维的阐发。

6. 厥阴心病证治： 《素问·至真要大论》曰"厥阴何也？岐伯曰：两阴交尽也"，故六经病证传至厥阴，阴阳消长变化，或阴阳气不相顺接而成厥证，病有阴寒盛极之寒厥和阳热亢盛之热厥；或表现为阴尽阳生，阴阳交争而成寒热错杂之厥热胜复证。而寒厥及热厥为阴阳的偏盛之极，可与前文少阴病篇的四逆辈证和阳明病篇的白虎汤证及大承气汤证互参并治之。相较于厥热胜复之证，可见有"气上撞心，心中疼热"心病外尚有消渴、饥而不欲食等其他寒热错杂证，方用乌梅丸治以温清并用。

验案举隅

患者，女，33岁，教师。2019年3月4日初诊。主诉心慌、胸闷4个月，加重3日。4个月前患者由于工作加之精神压力过大后开始出现心慌、胸闷症状，经休息后可缓解，故未予重视。近1周工作繁重，持续性发作心慌、胸闷3日，发作时可自觉心率加快，并伴有心烦焦虑，自汗出，寐差多梦，易惊醒，纳可，口渴，大便不爽，小便正常。舌淡苔薄黄，脉弦细。心电图：窦性心律，电轴不偏，正常心电图，心率89次/min。西医诊断为心脏神经症。中医诊断为心悸，少阳枢机不利兼心血亏虚证。治以和解少阳，养心安神。方以柴胡加龙骨牡蛎汤合炙甘草汤加减化裁。

处方：柴胡15 g，桂枝10 g，白芍20 g，法半夏15 g，黄芩15 g，大黄5 g，龙骨（先煎）30 g，牡蛎（先煎）30 g，黄芪 30 g，党参 15 g，生地黄 15 g，麦冬 15 g，五味子 15 g，阿胶（烊化冲服）15 g，炙甘草 15 g，生姜 3 片，大枣 6 枚。7 剂，每日 1 剂，水煎分早、晚 2 次温服。并嘱患者慎起居，勿劳累，畅情志。

复诊（2019 年 3 月 11 日）：患者心慌、胸闷明显缓解，而心烦焦虑，自汗出，寐差等症状改善，舌淡苔薄，脉弦细。上方加百合 30 g，知母 15 g，继服 7 剂。

三诊（2019 年 3 月 18 日）：患者自诉现除偶有因情绪不佳后出现夜寐不安，其他诸症已明显改善或正常，舌淡苔薄，脉弦缓，上方加香附 30 g，浮小麦 30 g，再服 4 剂。

近 3 个月随访，病情稳定，未有胸闷发作。

按：患者病源于平素工作繁忙和精神紧张，导致少阳枢机不利，三焦之气不和，且有劳而暗耗心血之患，是故表里上下俱病。此病证虽杂，但其主要病变在少阳，如心慌、胸闷、心烦焦虑、寐差易惊等是证皆为少阳枢机不利，肝胆气火交郁，邪动于心，加之心失所养而成；另外口渴、大便不爽是阳明胃气不和之象。对于本病治疗尤在泾曰："夫合表里上下而为病者，必兼阴阳合散以为治。"《医宗金鉴》论曰："是证也，为阴阳错杂之邪。是方也，亦攻补错杂之药。"因此周师在治疗上主以柴胡加龙骨牡蛎汤加减，欲求和解少阳，开郁泄热，重镇安神，并且臣以炙甘草汤部分药来补真阴，益气血，全方共奏和解少阳，养心安神之功。二诊，患者诸症改善，佐加百合知母汤以增加滋阴养血，清心安神的力量。三诊则配以香附、浮小麦以行气舒郁。而本病虽以药石调之，但亦当慎起居，勿劳累及畅情志。

六经辨证体系系统的涵盖了八纲、脏腑经络辨证学说，是故除了辨治外感伤寒外，亦能很好地指导着内伤杂病的论治。临证中的心病统括了一切涉及于"心"症状的疾病，且心病不止病及于心，通常与肝、胆、脾、胃、肾等脏腑相互为病，因此取"有是证用是药"的辨治精神，以六经分证为基础运用六经辨证指导治疗心病，并能取得卓效。

217　运用六经辨治肺胀

《黄帝内经·胀论》曰："营卫留止，寒气逆上，真邪相攻，两气相搏，乃合为胀也。""排脏腑而郭胸胁，胀皮肤，故命曰胀……肺胀者，虚满而喘咳。"《伤寒论》描述肺胀的表现为"咳而上气，此为肺胀，其人喘，目如脱状，脉浮大者""肺胀，咳而上气，烦燥而喘，脉浮者，心下有水"。肺胀是肺系疾病反复发作，迁延不愈，肺气损伤，导致胸廓胀满的病证，主要表现为咳嗽、咯痰、气短、胸膺满闷，寒热错杂，夹有痰饮、瘀血。西医学慢性阻塞性肺疾病、哮喘、慢性支气管炎、支气管扩张、肺结核、肺纤维化，甚则肺部肿瘤迁延不愈，后期临床表现为胸廓胀满、咳嗽、短气、喘息等均属于肺胀范畴。肺胀反复发作，虚实夹杂，阴阳消长，可表现为六经病证，且有密切的内在联系。准确掌握六经辨证，有助于提高临床疗效，学者王浩等对此做了广泛的论述。

肺胀与六经辨证

1. 肺胀与太阳病：太阳主一身之表，为六经之藩篱，其气敷布于体表，直接起到卫护肌表、抵御外邪的作用。《黄帝内经》认为，肺合皮毛，形寒饮冷则为咳喘，《本草纲目》曰："风寒之邪，皆由皮毛而入，皮毛者，肺之合也，肺主卫气，包罗一身，天之象也，是证虽属乎太阳，而肺实受邪气，其证时兼面赤怫郁，咳嗽有痰，喘而胸满诸证，非肺病乎？盖皮毛外闭，则邪热内攻，而肺气愤郁。"刘玉良等认为，太阳与肺共主表，太阳病最多见于肺系疾病。太阳之为病，脉浮，头项僵痛而恶寒，为疾病初期阶段，病尚表浅，正气不虚，及时攻邪，无传变之虞。表实者为太阳伤寒，适用麻黄汤；表虚者为太阳中风，适用桂枝汤。太阳为寒水之脏，气化而敷布周身，肺气失宣，津液停而为饮，壅塞于肺，可予小青龙汤。咳嗽、咯痰迁延不愈，加之感受外邪，可形成肺胀。如若能在太阳病阶段，治之得法，可截断病势。

2. 肺胀与少阳病：《素问·阴阳离合论》中曰"少阳主枢"，具有升发气机、舒畅气血之功。少阳之为病，口苦，咽干，目眩，其病因为"血弱气尽，腠理开，邪气因入，与正气相搏，结于胁下，正邪分争"，主症即"往来寒热，胸胁苦满，默默不欲饮食，心烦喜呕"。周菁荣等认为，少阳作为一个功能系统与气血津液密切相关，气血津液亏虚为少阳发病基础，而少阳病使气血津液输布、运行不利而致脏腑经络失养且形成气郁、火郁、水湿痰郁等病理产物，病理产物随气逆乱，内扰脏腑，外干形体，而致各种病证。关庆增认为，气机升降出入平衡者，无病之纲领，生死之枢机。肺胀患者病史较长，部分患者表现为血弱气尽，胸胁苦闷，易于烦躁、焦虑，食欲下降，因病致郁，气机不畅，而外无表证，内无实邪。胡希恕认为，肺胀患者外无表证，内无壅实之邪，皆可从少阳论治。少阳病主要治则是和解少阳，调畅气机，恢复脏腑功能。柴胡汤类方是少阳病的代表方，具有和解之功，用于治疗半表半里证。肺胀患者表现为咳嗽、胸胁苦满、气短、焦虑、烦躁、纳差，乃少阳枢机不利，肝气不升，肺气不得肃降。柴胡汤具有和解少阳枢机、疏泄肝胆、调和脾胃、疏利三焦作用，可用于治疗肺胀。

3. 肺胀与阳明病：《素问·逆调论》曰"不得卧而息有音者，是阳明之逆矣"。《伤寒论》曰："阳明之为病，胃家实也。"阳明为多气多血之经，其本气为燥，治不得法，气血损伤，必将转为阴病。肺胀患者病情日久，脾胃功能低下，运化乏力，或外感温热之邪，津液亏损，皆可导致大便难。郑丰杰等认为，合理采用通利大肠之法将有助于改善慢性阻塞性肺疾病患者痰阻络瘀、肺气不宣的病理状态，减少慢性阻塞性肺疾病反复急性发作，并可改善患者生活质量。曹颖甫认为，麻杏石甘汤证、白虎汤证、葛根芩连汤证化热则均转为承气汤证，承气汤非为结粪而生，专为祛邪而设。胡希恕认为，病入阳明，当下不下，待正气亏虚，身体更虚，错失急下存阴的机会。肺胀患者合并大便难很常见，这是合并阳明证，应针对阳明病，予以合理通下，壅滞得除，肺气得降，喘咳自减。

4. 肺胀与少阴病：《伤寒论》曰"少阴之为病，脉微细，但欲寐也"。少阴病，六七日，息高者，死"，此时病入少阴，阴阳俱不足，抗病能力减弱，治疗不当，阴阳离亡。脉微细是言其阴阳俱不足，阳气不足为多见，但欲寐是精神不振。少阴病也有寒热虚实之变，肺胀后期多合并肺源性心脏病、呼吸衰竭，病情危急，症状繁多，多数还是以虚证为主要表现。李磊等认为，久病咳喘，肺肾两虚，心亦受累，复为风寒所伤，外感引动内饮宿疾，饮邪迫肺凌心，犯脾伤肾，故运用麻黄附子细辛汤治疗肺胀。范忠林曾治愈一例有咳嗽病史 12 年的患者，该患者每年入秋则发，冬季加剧，气短，甚则不能平卧，属少阴阳虚水泛成痰，水寒袭肺，肾阳虚而累积于肺，应用真武汤，壮元阳消阴翳，逐寒痰清水源，不攻肺而肺之病自愈。肺胀患者多是本虚标实，寒化者多，热化者少，从少阴论治可提高临床疗效。伤寒少阴病常用方剂有滋阴清热之黄连阿胶汤、温阳利水之真武汤、温经发汗之麻黄附子甘草、麻黄附子细辛汤、急下存阴之承气汤类方等，均可根据病情进行应用。

5. 肺胀与太阴病：《黄帝内经》称太阴为"三阴""至阴"，其阴气最盛。《伤寒论》第 273 条曰："太阴之为病，腹满而吐，食不下，自利益甚，时腹自痛。"所谓"实则阳明，虚则太阴"，太阴系肺脾二经，主津液代谢，其功能的正常发挥，依赖于肺脾二气的温煦作用。《灵枢·胀论》曰："厥气在下，营卫留止，寒气逆上，真邪相攻，两气相搏，乃合为胀也。"阴阳失调，营卫稽留，加之寒气上逆，真邪相搏，廓胸胁，胀皮肤，形成肺胀。肺胀的形成和加重与受寒密切相关。冯世纶认为，太阴病为里阴证，阳气不足，阴寒较重，当以附子、干姜等回阳救逆；肺胀后期，患者可表现为四肢厥冷，食不下，口不渴，当属伤寒太阴病，应当予以四逆汤类方药温之。

6. 肺胀与厥阴病：厥阴为三阴之枢，主肝，以藏血养阴为主。刘法洲认为，肺主一身之表，肝主一身之里。五气之感，皆从肺入，七情之病必于肝起，厥阴提纲之病机，非"肝家郁"莫属。聂天义提出，肺气宣降失职，肾虚纳气无权，复因饮邪壅郁蕴热，肺肾更受其困，本虚标实，化生诸症，并运用乌梅丸治疗肺胀取得很好疗效。肺胀之厥阴病阶段，阴阳俱不足，症状繁多，可伴有"消渴，气上撞心，心中疼热，饥而不欲食……下之利不止"等错杂证。如肺胀之气郁从少阳论治不效，并见少阳之火化，可从厥阴论治。乌梅丸有酸甘敛阴、甘温化阳的作用，寒热并用，柔肝养肝，可用来治疗肺胀之厥阴病的久咳。

合病并病兼证与肺胀

合病是两经同时发病，并病是一经病未愈，其他经已经发病。肺胀病程长，本虚标实，最容易合病多经病。毛进军治疗 1 例患病数十年的肺胀患者，认为是久病体虚，外感风寒诱发宿疾，治疗失当，太阳标实未解，又入太、少二阴，即太阳病、少阴病、太阴合病，以麻黄附子细辛汤、小青龙汤、理中汤合方加减治疗，疗效很好。胡希恕根据合病、并病运用临床治疗呼吸系统疾病，亦取得非常好的临床疗效。

肺胀病位在肺，表现为咳嗽、气喘、胸膺满闷，肺主宣发、肃降，肺失宣降，津液不得布散，内停为饮，寻经入肺，故肺胀夹有痰饮最为常见，表现咳嗽、痰多，痰饮郁久，可化热、可伤阴，病久血瘀，故肺胀常兼挟痰饮、瘀血等证。朱丹溪曰："肺胀而嗽，或左或右不得眠，此痰挟瘀血碍气而病。"需在六经辨证的基础加用化痰祛瘀药，提高临床疗效。

《伤寒论》第一重要之处为六经，而第一难解之处亦为六经。陈亦人认为，六经病实际是六经所属脏腑经络病理反应的证候概括，辨清病在何经，就能够明确主治方向。肺胀是中医内科疑难病，病史长，不易痊愈。六经辨证源自《伤寒论》，理、法、方、药兼备，详细论述了太阳病、阳明病、少阳病、太阴病、少阴病、厥阴病脉证，有阴阳、表里、寒热、虚实变化。肺胀在发生、发展过程中，证候表现有表里不均、虚实夹杂、寒热转化、阴阳转化，符合六经变化规律，适用六经辨证。

218　运用六经辨治眩晕

　　眩晕是一种常见的主观症状，主要造成人体与周围空间产生运动性或位置性改变，常表现为视物旋转、头重脚轻、步态失稳、眼前黑蒙等多种临床症状。流行学分析，普通人群眩晕的患病率为10％～20％，但发病人群主要集中在妇女及中老年，且随着年龄的增长发病率逐渐增高，其病因及发病机制复杂，现代医学主要以抗眩晕对症处理，治疗效果欠佳且难以根治。中医学对眩晕早有论述，《黄帝内经》中曰："诸风掉眩，皆属于肝木。"宋朝医家严用和在其著作《严氏济生方》中提到"所谓眩晕者，眼花屋转，起则眩倒是也"。《罗太无口授三法》曰："头眩，古方谓之眩运。眩者，眼花；运者，旋转也。"《黄帝内经》曰："头为之倾，目为之眩。"由此可知，历代医家对眩晕早有认识，并逐渐完善独有的辨证施治。张仲景《伤寒论》中多处提到眩冒、头眩、目眩等症状，并开创以六经辨证法治疗眩晕的先河。陈晓锋治学严谨，熟读经典，深研经方，尤善于治疗脑病科、康复科等内科疾病，对于许多疑难病运用六经辨证法治疗后取得满意的疗效。六经辨证根据人体正邪斗争的"战场"定位于表、里、半表半里，然后通过阴阳所反映出来的证候而形成六经，即表阳为太阳、表阴为少阴、半表半里阳为少阳、半表半里阴为厥阴、里阳为阳明、里阴为太阴。学者彭旋等将陈晓锋运用六经辨证法治疗眩晕的验案进行了归纳总结。

太阳少阳合病——柴胡桂枝汤

　　患者，男，53岁。2019年2月27日初诊。患者因反复眩晕、胸闷半年就诊。既往有冠心病、原发性高血压、糖耐量异常病史，心脏血管前降支支架植入术后。长期服用抗血小板聚集、降脂稳斑、止眩晕等对症药物。刻下，眩晕反复发作，视物旋转，劳累后明显，伴乏力，偶见胸闷，精神欠佳。平素汗多、恶风；常口干口苦，双侧胸胁部胀痛；大便正常，无胃脘胀满；无四肢厥冷；无口腔溃疡。舌质淡，苔白腻，脉浮，中取稍亢。西医诊断为眩晕查因。予查头颅MRI＋MRA。中医诊断为眩晕。六经辨证为太阳少阳合病，方选柴胡桂枝汤加味。

　　处方：柴胡30g，法半夏25g，黄芩12g，党参10g，炙甘草8g，生姜15g，大枣12g，桂枝18g，白芍15g，薤白15g，瓜蒌皮10。7剂，每日1剂，水煎分2次服。

　　二诊（2019年3月6日）：眩晕较前缓解，汗少，口干口苦明显缓解，仍时有胸胁部胀满。舌质淡，苔稍白腻，脉弦。效不更方，继续守方服用1周。

　　三诊（2019年3月13日）：眩晕已基本缓解，偶见胸闷，无恶风，无口干口苦等症状。舌质淡，苔稍白腻，脉弦。继续按原方服用14剂。后期多次随访诉已无明显不适。

　　按：患者首诊时诉平素汗多，伴恶风，脉浮，辨为太阳。太阳与少阴之正邪斗争的病位均归属于表，但太阳为表阳，汗暖而恶风，其脉浮；少阴为表阴，汗冷而脉反沉，且欲寐。《伤寒论》第263条记载，少阳之为病，口苦，咽干，目眩也。且古籍记载，医圣张仲景常以辨治少阳病作为辨证的最佳切入点。本患者诉时常口干口苦，双侧胁部胀满，脉弦，继而辨为少阳。此外，凡窍类如耳、鼻、目、口等疾病均可归属为少阳。故本患者六经辨证为太阳少阳合病，方选柴胡桂枝汤。本方由小柴胡汤合桂枝汤而成，方中既有小柴胡汤和解少阳之邪，又结合桂枝汤调和营卫以强太阳。但因患者偶见胸闷，既往有冠心病病史，此属胸痹，正如《金匮要略胸痹心痛短气病脉证治》曰："胸痹之病，喘息咳唾，胸背痛，短气，寸口脉沉而迟，关上小紧数，瓜蒌薤白白酒汤主之。"故在柴胡桂枝汤的基础上加用瓜蒌、薤白。方对证，患者在连续服用 1 个月后症状基本缓解，自如常人。结合文献表明，瓜蒌薤白白酒汤在临床上治疗胸痹心痛等疾病具有良好的疗效。

太阳太阴合病——真武汤合苓桂术甘汤

　　患者，男，36 岁。2018 年 11 月 28 日初诊。患者诉反复眩晕 1 个月，以头部昏沉感为主，时有视物旋转，头位改变时可见一过性头晕加重，伴耳鸣，症状发作时自觉听力下降。患者自发病以来，心悸，恶风，无汗多；无口干口苦，无胸胁胀满；恶寒，夜间睡眠时四肢冰凉；无腹胀腹痛，胃口尚可，大便正常。舌质淡，舌苔厚，脉沉。既往有高血压、窦性心动过速病史。（2018 年 11 月 10 日）头颅 MRI：双侧放射冠区腔隙性脑梗死；脑白质脱髓鞘改变；轻度脑萎缩。西医诊断为脑梗死。中医诊断为眩晕。六经辨证为太阳太阴合病。方选真武汤合苓桂术甘汤。
　　处方：附子（先煎）15 g，白术 20 g，茯苓 15 g，白芍 12 g，生姜 15 g，桂枝 15 g，炙甘草 8 g。7 剂，每日 1 剂，水煎分 2 次服。
　　二诊（2018 年 12 月 5 日）：患者诉眩晕稍好转，乏力感明显，仍时有心悸，耳鸣较前明显好转，恶寒稍好转，四肢较前温暖。上方加黄芪 80 g，川芎 15 g，薤白 20 g。7 剂，每日 1 剂，水煎分 2 次服。
　　三诊（2018 年 12 月 12 日）：眩晕明显好转，乏力感明显减轻，心悸好转，时见恶寒，夜间睡眠时双足可见自觉发热。效不更方，继续予上方 7 剂。
　　四诊（2018 年 12 月 19 日）：患者诉无眩晕，精神状态明显好转，无心悸，时有恶寒，天气寒冷时四肢仍较冰冷。六经辨证为太阴病，方选真武汤合四逆汤。
　　处方：制附子（先煎）15 g，白术 30 g，茯苓 30 g，白芍 12 g，生姜 15 g，干姜 15 g，炙甘草 12 g。7 剂，每日 1 剂，水煎分 2 次服。
　　五诊（2018 年 12 月 26 日）：患者诉无恶寒，手足可自觉温暖，无眩晕，无心悸，无乏力等症状，纳寐可，二便调，继续予上方 14 剂。随后多次随访诉无明显不适。
　　按：患者因反复眩晕就诊，结合既往病史及头颅 MRI 检查结果，西医诊断为脑梗死，予抗血小板聚集、降脂稳斑、止眩晕等脑卒中后二级预防对症处理，以降低脑卒中的复发率。但患者眩晕感未见明显缓解，伴心悸，结合患者诉平素恶风、恶寒，四肢冰冷，舌质淡，舌苔厚，脉沉，六经辨证为太阳太阴合病，方选真武汤合苓桂术甘汤。《伤寒论》第 82 条曰："心下悸，头眩，身瞤动，振振欲擗地者，真武汤主之。"《金匮要略·痰饮咳嗽》篇曰："心下有痰饮，胸胁支满，目眩，茯苓桂枝白术甘草汤主之。"全方由温补肾阳以助气化的附子、味甘利水渗湿的茯苓及健脾渗湿的白术归属于太阴，生姜温中助水气走表与桂枝同归属为太阳，合敛阴柔肝的芍药及甘草调和诸药，故本方六经归属亦为太阳太阴，全方既解表散寒又可温阳利水。故患者服用 1 周后眩晕感明显缓解。因二诊时见乏力感，加用黄芪、川芎，补而不滞；伴见心悸，结合既往有窦性心动过速病史，加薤白以通胸中之阳。患者连续服用 2 周后各症状明显好转。后期复诊时，患者诉常年手足冰冷，恶寒，现已无恶风，考虑太阳病已解，但太阴病仍在，故方选真武汤合四逆汤。四逆汤俗称为回阳救逆第一方，广泛运用因寒邪所困而导致厥逆、虚脱、休克等急危重症，故方中选用附子、干姜、甘草破阴求阳，与真武汤合用相辅相成，以温太阴之寒。方对证，患者连续服用 14 剂后手足可自觉温暖，无恶寒。

太阴少阴阳明合病——续命汤

　　患者，女，63 岁。2018 年 7 月 14 日初诊。患者自诉 1 个月前在无明显诱因下出现眩晕，伴左侧肢体乏力，发病后于当地医院住院治疗，诊断为脑梗死急性期，予改善循环、营养脑神经、抗血小板聚集、降脂稳斑等对症处理，病情稳定后出院。出院后仍自感眩晕，左侧肢体乏力，无头痛，无恶心呕吐，无意识障碍等。头颅 MRI：①桥脑、双侧丘脑、双侧基底节腔隙性脑梗死；②脑白质脱髓鞘改变；③脑萎缩；④脑动脉硬化，右侧大脑前动脉 A2 起始段局部重度狭窄。西医诊断为脑梗死恢复期。继续予脑卒中二级预防等对症治疗。患者眩晕，呈昏沉感，左侧肢体乏力，语声低微。无恶风，汗出，以冷汗为主；偶见心烦，无口干口苦，无胸胁胀满；胃口可，大便每日行 3 次，质地偏烂；无恶寒，无四肢冰凉；无口腔溃疡；舌质淡，边有齿痕，左侧关、尺脉弱。六经辨证为少阴太阴阳明合病。方选续命汤加减。

处方：麻黄 15 g，桂枝 18 g，当归 15 g，党参 15 g，石膏 10 g，干姜 12 g，炙甘草 8 g，川芎 15 g，杏仁 10 g，黄芪 60 g，制附子（先煎）15 g，地龙 15 g。7 剂，每日 1 剂，水煎分 2 次服。

二诊（2018 年 7 月 21 日）：患者自诉眩晕感较前好转，肢体乏力明显好转，语声较前洪亮。冷汗减少，无恶风；仍偶有心烦，无口干口苦；大便日行 3 次，质软。舌质淡，左侧关、尺脉弱。效不更方，继续予上方治疗。

三诊（2018 年 8 月 17 日）：患者诉眩晕、乏力感消失。冷汗症状明显好转，无心烦，大便由日行 3 次变为日行 1 次。余无明显不适。舌质淡，左侧关、尺脉较前有力，右侧尺脉沉。予上方去石膏 7 剂，继服。

四诊（2018 年 9 月 26 日）：患者诉无明显不适，无眩晕，无乏力感，左侧肢体肌力由首次门诊的 3 级肌力恢复到 5 级，无语声低微；大便日 1 行；无心烦，舌质淡红，脉沉。继续予上方巩固治疗。

按：西医方面，结合患者症状、体征、既往史、头颅 MRI 等，西医诊断脑梗死明确，治疗上予二级预防、止眩晕等对症处理后，眩晕、乏力感未见明显好转。患者以眩晕、乏力感为主要症状，喜冒冷汗，脉沉，六经辨证为少阴；偶见心烦，六经辨证为阳明虚热；大便日 3 行，质偏稀，舌质淡，六经辨证为太阴。故本患者六经归属为少阴太阴阳明合病。结合患者既往有卒中病史，选用续命汤。续命汤出自《金匮要略·中风历节》曰："治中风痱，身体不能自收，口不能言，冒昧不知痛处，或拘急不得转侧。"从条文可知，续命汤为古代治疗中风病的要方，但在实际临床应用中，仍需辨证施治，先进行六经归属，再进行方证对应。患者归属为少阴太阴阳明合病，而在续命汤中，麻黄、桂枝、杏仁、附子、甘草，归属为少阴，可解患者表阴之证；石膏，归属阳明，可降心烦之阳明虚热；党参、干姜、附子，归属为太阴，温里调中而达里阴。合而可知，方证与药证六经归属准确，方对证，故患者服药两月余，症状得到了很好改善，瘫痪侧肌力基本恢复正常。现代药理学也证明，续命汤对神经血管、脑细胞、线粒体等均具有保护作用。这再一次突显出中西医结合与经方方证对应的优势，而辨方证实为辨证的尖端与魅力所在。

陈晓锋在临床中始终坚持西医辨病、中医辨证的思维，中西医取长补短。对于眩晕此类疾病，西医辨病范围大致分为神经系统性（中枢性、周围性）眩晕和非神经系统性眩晕，前者包含中枢性疾病如 TIA、小脑肿瘤、颞叶癫痫、颈椎病以及周围性疾病如良性位置性眩晕、迷路炎、前庭神经元炎、梅尼埃病等，非神经系统则可能由眼部、心血管或内分泌疾病等非神经系统疾病所引起，故在首诊时需要结合相关症状、体征及辅助检查等诊断疾病，通过西医的辨病评估患者的病情变化及预后，再结合中医的辨证施治以达到疾病向愈的效果。

六经辨证体系是根据人体和疾病斗争所表现出的症状进行六经归属、方证对应的经方体系，通过扶助人体正气以战胜疾病。在临床中，陈晓锋结合当前环境、饮食等相关因素，发现眩晕病的人群六经辨证大多以太阴病为基础，太阴或夹水饮郁久化热故兼见心烦、燥热、口干口苦等归属为阳明太阴合病或少阳太阴合病；若不慎贪凉受寒故兼见恶风、汗出等归属为太阳太阴合病，或里阴日久，寒邪上泛，直达少阴，故可见少阴太阴合病。故在临床诊疗中应仔细对其症状进行六经辨证，方证相应。

此外，陈晓锋发现，真武汤与苓桂术甘汤的合用对以太阴病为主的眩晕患者尤为适合，考虑南方常年温暖，雨水充沛，水气上蒸，其人在外本易受湿，在内而喜食肥甘厚味及冰冷刺激之物，脾阳受损，运化失司，内湿而生，湿邪内聚，水气上冲则见眩晕、行走不稳，水饮凌心，故常见心悸。而真武汤中既有茯苓、白术健脾利水，又用附子温中，且兼用生姜温里利水气从表而出，白芍则可缓中焦寒水之腹痛。而苓桂术甘汤既可解在表的太阳证如恶风、汗出，又可促水饮寒湿之邪从发汗而祛，二方合用即解太阴湿邪，又可化太阳之证，故在临床上经六经辨证为太阳太阴合病而眩晕者，选用真武汤合苓桂术甘汤常可取得满意的疗效，与贾峻等医者通过临床应用证明，因水饮内停证引起眩晕可选用苓桂术甘汤、真武汤的理论相似。除外，陈晓锋还指出，若兼合并少阳者，常合用小柴胡汤；若合并阳明病者，合用承气汤类；若合并厥阴病者，可考虑合用乌梅丸、柴胡桂枝干姜汤等。但各个方有六经归属，药证亦为方证，在选方时需要方证相对，同时在类方中辨方证，为患者挑选最适宜的经方，以求方证、药证相对，从而达到精准治疗，效如桴鼓的目的。

陈晓锋在对眩晕病的诊治过程中，始终坚持查其脉、察其舌，对症状进行六经辨证，正如《伤寒论》里提到：观其脉症，知犯何逆，随证治之。此外，陈晓锋常常强调，在疾病的诊治的过程中随时会出现正邪斗争病位的转变，用药时绝不能一方用到底，而随时根据"战位"的转变进行六经辨证，方证对应，顺应疾病的趋势加强人体正气，驱邪外出，从而方能阴阳调和，疾病向愈。

219 运用六经辨治头痛

张仲景《伤寒论》对引起头痛的病因做了详细的论述，在《伤寒论·伤寒例》中大量论述了风、寒、热、火、湿等外邪引起的头痛机制，认为寒邪、湿邪为头痛的主要原因。而张仲景《伤寒论》中已经较为系统地记载了对外感头痛的"理法方药"辨证体系。《伤寒论》首次将头痛的论治按六经分型，伤寒六经认为只有上行头部的三阳经和厥阴经才会产生头痛，不直接上行头部的少阴、太阴两经则不会产生头痛。三阳经中太阳经、阳明经、少阳经及厥阴经发生病变则会产生头痛。《兰室秘藏》中提到"头半边痛者"为偏头痛，古代对偏头痛并无详细论著，但对头痛的研究却源远流长，学者张培丽将头痛作为主要论述对象，就张仲景《伤寒论》六经辨治方法治疗头痛做了论述。

《伤寒论》头痛的六经辨证

张仲景《伤寒论》中对头痛的描述共提到17处，主要分布于六经辨证章节，其中太阳篇出现的最多，太阴和少阴虽然《伤寒论》中未明确提及，但依方测证，亦可对比出此二经辨证治疗头痛的规律。

1. 太阳经头痛：头项作为太阳经所过之处，故太阳经头痛多以头项强痛为主。太阳一脉起于目巧化，交摄于上额，从藏汇入脑部，后出于下项，抵达腰部，太阳经行身之后，范围从头到足。太阳作为诸阳之气，会于头部，风寒袭表、正邪相争、经气不利则引起头痛。

（1）太阳经表头痛：《伤寒论》中太阳病中就提及"太阳之为病，脉浮，头项强痛而恶寒"，引出头痛这一概念，认为头痛为外邪犯表，卫气不宜所致。张仲景《伤寒论》以六经经络为基础，将太阳经表所致头痛分为中风和伤寒，《伤寒论》中第13条和第35条提及太阳经表头痛以桂枝汤或麻黄汤作为主要的治疗手段。

（2）太阳头痛辨证：太阳蓄水证——《伤寒论》提及水气内停，膀胱气化失常引起的太阳经气不利可致头痛。可以以洁净府为主旨的桂枝去桂加茯苓白术汤治之。外有表证、内停水湿之头痛可用化气行水法治疗，方选五苓散可外疏内利，方有良效。太阳蓄血证——《伤寒论》中关于太阳蓄血证并未提及头痛，但有"太阳病不解，热结膀胱，其人如狂"之说。邪热瘀血上行惊扰心神，造成心神狂乱导致头痛。

2. 阳明经头痛：胃足为阳明经之脉，起于鼻，于发际循环，至额颅，下至足。阳明经多血多气，邪入阳明经则燥化，病变多以热证实证为主。邪热内郁，闭阻阳明之脉则引起头痛。阳明经头痛多在前额，伴周身发热。

（1）阳明经表头痛：张仲景《伤寒论》中对内因引起的头痛十分重视，虽然未提及阳明经表头痛，但指出症见头痛身热，不恶寒而恶热者，方选白虎汤。

（2）阳明俯实头痛：《伤寒论》中第56条指出"伤寒不大便六七日，头痛有热者，与承气汤"，是浊热上攻清明之俯所致头痛。

3. 少阳经头痛：少阳之脉起于目锐眦，上至头角，下至耳后，于人身之侧循行。少阳作为三阳中枢部分，少阳不利则肝火内郁，直至头角，上扰清空引起头痛，并且常伴有寒热交替，胸闷，脉眩之证。

（1）少阳本经头痛：《伤寒论》提及病邪进退与少阳枢机有关，少阳作为三阳之枢，如不利则会引起胆火瘀积，上行至头引起以额角为主的两侧头痛。少阳本经头痛属胆气郁热证，《伤寒论》第256条

"伤寒，脉弦细，头痛发热者，属少阳"。治疗多采用和解法为主，和解去祛邪，清泄少阳，方选柴胡汤，利枢机，则头痛休。

（2）少阳兼太阳头痛：少阳易兼太阳成为太阳少阳合病，可以柴胡桂枝汤治之。仲景曰"伤寒六七日，发热微恶风寒，肢节烦疼，微呕，心下支结，外证未去者，柴胡桂枝汤主之"。柴胡桂枝汤主治少阳枢机不利及太阳外邪不解，本方对不同年龄、不同性别的少阳兼太阳头痛均有效。

4. 厥阴经头痛：厥阴作为三阴之尽，足厥阴起源于足，上行夹胃属肝络胆，与督脉会于颠顶，造成肝胆受寒、浊阴上逆引起头痛。仲景多以能起到温散寒邪、降逆止呕的吴茱萸汤为主要治疗手段。吴茱萸一味能够通过温振肝阳来起到辛开苦降之功效。现代有学者也用吴茱萸汤治疗顽固性寒性头痛，取得良好的疗效。《伤寒论》亦曰"手足厥寒，脉细欲绝者，当归四逆汤主之"，若足厥阴上犯颠顶至血脉空虚，亦可导致头痛，治疗可选当归四逆汤，方可温经散寒，养血通脉，对厥阴经寒头痛有很好的疗效。

5. 少阴经头痛：少阴经头痛和太阳经头痛在张仲景《伤寒论》中并未明确提及，原文第 92 条提到"邪在太阳，则发热头痛，乘虚传入少阴，故化反沉"，以方测证。少阴病头痛分少阴寒化头痛和少阴热化头痛。少阴寒化头痛主要是因阳气虚衰，阴寒内盛致头痛难已，脉微而欲绝，精神萎靡，四肢厥冷，《伤寒论》第 301 条曰"少阴病，始得之，反发热，脉沉者，麻黄细辛附子汤主之"。少阴热化头痛是热邪伤阴，阴虚火旺所致，《伤寒论》第 303 条指出"少阴病，得之二三日以上，心中烦，不得卧，黄连阿胶汤主之"。

6. 太阴经头痛：因《伤寒论》中并无太阴经头痛的明确记载，导致后世对太阴是否能够引起头痛看法不一。《伤寒明理论》中曰"太阴少阴二经之脉，皆上至颈胸中而还，不上循头，则无头痛之证"，认为太阴少阴并未走行至头部，因此不会有头痛之证。而《兰室秘藏·头痛门》则认为太阴经头痛实际是因脾运失健，痰浊阻滞引起清窍不利，从而导致头痛，《兰室秘藏·头痛门》首次提出了痰厥头痛之名，为后人以痰论治头痛打下了良好的基础。《伤寒论》第 383 条指出"病发热头痛，身疼恶寒，吐利者，此属何也？答曰：此名霍乱"。同时《伤寒论》第 386 条"霍乱，头痛发热，身疼痛，热多欲饮水者，五苓散主之；寒多不用水者，理中汤主之"。提出了太阴头痛证治之方。

《伤寒论》头痛的治则治法

《伤寒论》六经辨证治疗头痛的治法分为汗法、下法、温法。汗法治则为解肌和营、散寒解表，以桂枝汤、麻黄汤为主方；下法治则为攻下实热、泻水逐饮，以承气汤、十枣汤为主方；温法治则为温中祛寒、温中散寒、回阳救逆，以理中汤、吴茱萸汤、四逆汤为主方。《伤寒论》明确提及治疗头痛的方剂为 11 首，包括汤剂、丸剂、散剂。汤剂包括桂枝汤、麻黄汤、桂枝加茯苓白术汤、白虎汤、承气汤、柴胡汤、柴胡桂枝汤、吴茱萸汤、四逆汤、麻黄细辛附子汤、黄连阿胶汤、理中汤、十枣汤。丸剂有理中丸，散剂有五苓散。

讨　论

《伤寒论》的基础是六经病的辨证，其中包含了丰富的临床辨证法则和内容，完整地叙述了疾病发展的过程和一般规律。六经病辨证包含六经病及每种经病中出现的诸多病症及汤方证。六经病按照不同的性质可以分为两大类，包括三阳病和三阴病。三阳病又为阳证、实证，正气抗邪有力而预后较好；三阴病则为阴证、虚证，抗邪无力而预后较差。仲景总结每种经病的概念和基本性质及其特定表现，提出相应的治疗大法和代表方剂，但是，临床上会出现不同的病邪属性和兼夹症，以及每个患者的体质不同，而出现病症的不同表现。因此，仲景又对每经病的多个证进行分析论述，并提出相应的治疗方剂。

辨证论治是中医文化的精髓，长期以来从事中医工作者一直致力于能够达到"精准辨证、对症治疗、高效处方"的境界，但由于六经辨证的灵活性，使得即使是一代名家对同一患者的同一症状都可能得出不同的辨证结论，并且开具不同的处方。但是由于患者是唯一的，因此，很难判断哪个辨证处方更为有效。临床实践中体会到，用六经辨证治头痛，运用得当，不唯对一般的头痛显效快，获愈早，而对多种顽固性头痛，亦能收到较好疗效。张仲景《伤寒论》六经辨证论及的头痛虽然作为一个症状，但是也是一个动态发展的过程，在这个动态发展的过程中，外邪侵袭，正邪进退，阴阳消长都决定了头痛的病理性质、证机概要、治法治则以及潜方用药等。

220 从六经-八纲-方证析《伤寒论》的汗

汗症，是指由于阴阳失调，腠理不固，而致汗液外泄失常的病症。《伤寒论》中关于"汗出"的条文甚多，这些"汗出"或为主症，或为兼症，或为误治后的继发症，既可以是一种一过性的单纯的症状反应，也可以是某种持续的病理性的症状反应。学者罗燕文将《伤寒论》中有"汗出"这一病理性的症状反应，并且提供了相应治疗方的条文整理出来，运用六经-八纲-方证经方辨证施治理论进行分析，总结了《伤寒论》中这些汗症治疗方的六经归属以及方证辨证的要点，以便在临床工作中能执简驭繁，快速识证，更加精准地进行辨证施治。

胡希恕先生是现代著名的经方大家，首先提出了六经-八纲-方证经方辨证施治理论，为后学者提供了学习经方的方便法门。六经-八纲-方证经方辨证施治理论就是"辨六经，析八纲，再辨方证，以至施行适方治疗"。辨六经就是根据病邪所反映的病位（表、里及半表半里）和病情（阴与阳）而判断疾病状态属六经里的哪一经证候。析八纲，就是辨六经的进一步补充，而有寒热、虚实之别。辨方证就是辨别出使用某方药的适应证。现以方为纲，条文为目，条分缕析，阐述方证辨证。

桂枝汤

《伤寒论》原文第12条：太阳中风，阳浮而阴弱。阳浮者，热自发；阴弱者，汗自出。啬啬恶寒，淅淅恶风，翕翕发热，鼻鸣干呕者，桂枝汤主之。

第13条：太阳病，头痛、发热、汗出、恶风，桂枝汤主之。

第53条：病常自汗出者，此为荣气和。荣气和者，外不谐，以卫气不共荣气谐和故尔。以荣行脉中，卫行脉外。复发其汗，荣卫和则愈。宜桂枝汤。

第54条：病人脏无他病，时发热，自汗出，而不愈者，此卫气不和也。先其时发汗则愈，宜桂枝汤。

第95条：太阳病，发热汗出者，此为荣弱卫强，故使汗出，欲救邪风者，宜桂枝汤。

第234条：阳明病，脉迟、汗出多、微恶寒者，表未解也，可发汗，宜桂枝汤。

按：条文第12条、第13条、第53条、第54条、第95条中，汗出/自汗出、恶风/恶寒、发热、头痛、鼻鸣干呕、阳浮，均为病邪反映在表的表现；阳浮、发热还提示身体机能对抗病邪的反应是亢进的、兴奋的，故病情属阳；阴弱为人体津液虚，人体精力有所不支的反应，提示病性属虚。因此，这些条文描述的证为表虚阳证，对应为太阳病表虚证。条文第234条以"阳明病"开头，提示病情有属阳的表现，但具体症状未说明。胡希恕先生指出，"本条是有了阳明病的外观，里实还不显，不见得有阳明证"。汗出多、微恶寒，提示仍是表证。脉迟，为汗出津伤，人体精力衰弱的虚证表现。所以，本条也还是属于太阳病表虚证。

桂枝汤方证：汗出/自汗出，伴见恶风/恶寒、脉阳浮而阴弱/迟为辨证要点的太阳病表虚证。临床上还可伴或不伴（翕翕）发热、头痛、鼻鸣、干呕等。

桂枝加葛根汤

第14条：太阳病，项背强，反汗出恶风者，桂枝加葛根汤主之。

按：恶风为恶寒之轻者。项背强亦是项强痛之轻者。根据太阳病提纲"太阳之为病，脉浮，头项强痛而恶寒"，可知本条文说的还是太阳病。不仅汗出、恶风提示表证，符合桂枝汤的方证辨证要点，而且本方实际上就是桂枝汤加上治疗项背强的葛根，所以本条六经归属同桂枝汤，为太阳病表虚证。

桂枝加葛根汤方证：汗出伴见恶风、项背强为辨证要点的太阳病表虚证。

五苓散

第71条：太阳病，发汗后，大汗出、胃中干、烦躁不得眠、欲得饮水者，少少与饮之，令胃气和则愈；若脉浮、小便不利、微热、消渴者，五苓散主之。

按：太阳病发汗太过，大量汗出而致津液损伤，尤其是胃中津液受损，影响了胃气不和，故见烦躁、不得眠、胃中干、欲饮水，这种情况予少量水补充胃中津液，令胃气和则愈。若津液损伤尤其胃中津液虚损得更严重，可继发胃甚至更大范围的气化不利导致水停，水停不上承则消渴，水停在膀胱则小便不利。症状反应在胃、膀胱，病位属里。气化不利而水停为机体代谢功能低下的表现，病情属阴。但从寒热属性"寒者必阴，热者必阳"的角度来说，微热、消渴也提示胃热，属热证、阳证。因此，本条既属太阴病又属阳明病。而微热、脉浮又提示太阳病未罢。本条六经辨证为太阳太阴阳明并病。

五苓散方证：汗出伴见消渴、小便不利、微热、脉浮为辨证要点，津伤气化不利而致水停的太阳太阴阳明并病。

葛根黄芩黄连汤

第34条：太阳病，桂枝证，医反下之，利遂不止，脉促者，表未解也；喘而汗出者，葛根黄芩黄连汤主之。

按：胡希恕指出，"这里的脉促是指寸脉独浮，说明表证未解"。太阳病桂枝证经误下后邪热传里而表未解，表里俱热，属热证、实证、阳证。热往上涌则喘；热往外发则汗出；热往下迫则下利不止。因此，本条属表里实热阳证，即太阳阳明并病。

葛根黄芩黄连汤方证：汗出伴见喘、下利、脉促为辨证要点的太阳阳明并病。

麻杏石甘汤

第63条：发汗后，不可更行桂枝汤。汗出而喘，无大热者，可与麻黄杏仁甘草石膏汤。

第162条：下后，不可更行桂枝汤，若汗出而喘，无大热者，可与麻黄杏子甘草石膏汤。

按：胡希恕指出，"这个汗出不像桂枝汤那个汗出，这个汗出是汗多得很而且相当的稠、黏，汗臭味也重，有阳明病的味道，但是又不到承气汤那种情况。这个喘是里热壅而表未解，喘得厉害。此处无大热，是指不是表的那种淅淅那种热，也没有真正到阳明病的那种蒸蒸发热情形，但确实也是里热"。所以这两条是太阳病经发汗或泻下后，邪热传里，表里俱热，为热证、实证、阳证。热往上壅则喘，热往外发则汗出。综上所述，属太阳阳明并病。

麻杏甘石汤方证：汗出（量多，性质黏稠，汗味重）伴见喘（程度剧烈）、身热（不是表证淅淅那种热，但也没有到阳明病的那种蒸蒸发热）为辨证要点的太阳阳明并病。

桂枝加附子汤

第 20 条：太阳病，发汗，遂漏不止，其人恶风，小便难，四肢微急，难以屈伸者，桂枝加附子汤主之。

按：本条为太阳病发汗太过，导致汗漏不止，津液虚得厉害则小便难、四肢拘急，皆为机体精力不足，代谢机能减退的虚证、阴证表现。恶风提示病仍在表。因此，本条是由表阳证陷入表虚阴证，为少阴病虚证。

桂枝加附子汤方证：汗出（汗出量多、汗漏不止）伴见恶风、小便难、四肢微急为辨证要点的少阴病虚证。

甘草附子汤

第 175 条：风湿相搏，骨节疼烦，掣痛不得屈伸，近之则痛剧，汗出短气，小便不利，恶风不欲去衣，或身微肿者，甘草附子汤主之。

按：恶风不欲去衣说明恶寒程度重，是寒证、虚证、阴证的表现。汗出、骨节疼烦（疼痛剧烈，不能屈伸）、身微肿为症状反应在表的表现。身微肿还提示风湿在表。小便不利、短气提示里有停饮，为机体代谢功能不足的阴证表现。本条属风湿在表，里有停饮的少阴太阴合病。

甘草附子汤方证：汗出伴见恶寒（程度重）、关节痛（疼痛剧烈，疼烦而且不能屈伸）、短气、小便不利、身微肿为辨证要点的风湿在表，里有停饮的少阴太阴合病。

白虎汤

第 219 条：三阳合病，腹满、身重、难以转侧、口不仁、面垢、谵语、遗尿。发汗则谵语；下之则额上生汗、手足逆冷；若自汗出者，白虎汤主之。

按：身重可以是单纯的湿郁于表，也可以是里热迫使津液外出而郁于表，故身重、难以转侧可视为太阳阳明共有症。身重说明湿还在，里头不会结实。腹满、谵语、遗尿为阳明病表现。口不仁、面垢属少阳病表现。里热盛则迫汗自出。本条属三阳合病，阳明病为主的里热炽盛而里实未成，外有停湿之证。

白虎汤方证：自汗出伴见腹满、身重、难以转侧、口不仁、面垢、谵语、遗尿为辨证要点的三阳合病，阳明病为主的里热炽盛而里实未成，外有停湿之证。

白虎加人参汤

第 222 条：若渴欲饮水，口干舌燥者，白虎加人参汤主之。

按：此条为承第 221 条"阳明病，脉浮而紧、咽燥口苦、腹满而喘、发热汗出、不恶寒、反恶热、身重。若发汗则躁、心愦愦反谵语；若加温针，必怵惕烦躁不得眠；若下之，则胃中空虚，客气动膈，心中懊恼，舌上胎者，栀子豉汤主之"。为三阳合病，阳明病为主的热实阳证，经误下后，津液减少，而见渴欲饮水、口干舌燥，仍属三阳合病，阳明病为主。

白虎加人参汤方证：汗出伴见渴欲饮水、口干舌燥为辨证要点的阳明病为主的三阳合病。

茵陈蒿汤

第 236 条：阳明病，发热汗出者，此为热越，不能发黄也。但头汗出、身无汗、剂颈而还、小便不利、渴引水浆者，此为瘀热在里，身必发黄，茵陈蒿汤主之。

按：但头汗出是里有热，热势往上的表现，可是因为"身无汗、剂颈而还"，里热又不能完全越于外。小便不利，又渴引水浆，所以水湿停留于内。里热与水湿蕴蒸于里，于是身发黄。因此，本条为里热阳证夹里湿，即阳明病夹里湿。

茵陈蒿汤方证：汗出（但头汗出、身无汗、剂颈而还）伴见身黄、口渴欲饮、小便不利为辨证要点的阳明病夹里湿证。

大承气汤

第 208 条：阳明病，脉迟，虽汗出不恶寒者，其身必重、短气、腹满而喘。有潮热者，此外欲解，可攻里也。手足濈然汗出者，此大便已硬也，大承气汤主之；若汗多，微发热恶寒者，外未解也；其热不潮，未可与承气汤；若腹大满不通者，可与小承气汤，微和胃气，勿令至大泄下。

第 217 条：汗出、谵语者，以有燥屎在胃中，此为风也。须下者，过经乃可下之；下之若早，语言必乱，以表虚里实故也。下之愈，宜大承气汤。

第 220 条：二阳并病，太阳证罢，但发潮热，手足汗出，大便难而谵语者，下之则愈，宜大承气汤。

第 240 条：病人烦热，汗出则解，又如疟状，日晡所发热者，属阳明也；脉实者，宜下之；脉浮虚者，宜发汗。下之与大承气汤；发汗宜桂枝汤。

第 253 条：阳明病，发热、汗多者，急下之，宜大承气汤。

按：汗出（汗多或手足濈然汗出或手足漐漐汗出）、不恶寒、发热/烦热/日晡所发热/潮热、谵语，皆为里热盛的表现。身重，为里热迫使津液外出而郁于表的表现。短气、腹满而喘、大便难、脉实，为里实的表现。脉迟亦是里实而气血受阻的表现。故大承气汤六经辨证为里热盛、里实显著的阳明病。

大承气汤方证：汗出（汗多或手足濈然汗出或手足漐漐汗出）伴见发热/烦热/日晡所发热/潮热、身重、短气、腹满而喘、大便难、谵语、脉迟/脉实、不恶寒为辨证要点的里热盛、里实显著的阳明病。

小承气汤

第 208 条：阳明病，脉迟，虽汗出不恶寒者，其身必重、短气、腹满而喘。有潮热者，此外欲解，可攻里也。手足濈然汗出者，此大便已硬也，大承气汤主之；若汗多，微发热恶寒者，外未解也；其热不潮，未可与承气汤；若腹大满不通者，可与小承气汤，微和胃气，勿令至大泄下。

第 213 条：阳明病，其人多汗，以津液外出，胃中燥，大便必硬，硬则谵语，小承气汤主之。若一服谵语止者，更莫复服。

按：腹大满不通，大便硬也是里实的表现，但未到大承气汤证短气、腹满而喘的程度，故用小承气汤"微和胃气"即可。多汗、谵语提示里热。故六经辨证属阳明病里实热阳证，但较大承气汤证轻。

小承气汤方证：汗出伴见腹大满、大便不通、大便硬、谵语的阳明病，但较大承气汤证轻者。

调胃承气汤

第 29 条：伤寒脉浮、自汗出、小便数、心烦、微恶寒、脚挛急，反与桂枝，欲攻其表，此误也。得之便厥、咽中干、烦躁、吐逆者，作甘草干姜汤与之，以复其阳。若厥愈足温者，更作芍药甘草汤与之，其脚即伸；若胃气不和、谵语者，少与调胃承气汤；若重发汗，复加烧针者，四逆汤主之。

第 248 条：太阳病三日，发汗不解，蒸蒸发热者，属胃也，调胃承气汤主之。

按：伤寒本不该有汗出，而现在自汗出了，说明是亡津液了。小便数为胃虚，土虚不能治水。脉浮、微恶寒提示仍有轻微表证，表证将罢。心烦，为胃不和，里热将生之兆。脚挛急为津液枯燥而脚发挛急。因此，第 29 条表达的是已有胃虚、津液虚的太阳伤寒证，再经桂枝攻表，进一步损伤津液而出现的各种里证。谵语提示津液亡失，胃气不和较前加重，里热形成，为阳明病之征。属胃也，说明第 248 条也是太阳病邪传入里，无表热则发汗不解，蒸蒸发热为里热外蒸之象，所以本条为阳明病。调胃承气汤六经辨证属阳明病，里热重为主而里实尚不明显。

调胃承气汤方证：汗出伴见蒸蒸发热（发汗不解）、谵语为辨证要点的阳明病，里热重为主而里实尚不明显。

大陷胸汤

第 136 条：伤寒十余日，热结在里，复往来寒热者，与大柴胡汤。但结胸，无大热者，此为水结在胸胁也，但头微汗出者，大陷胸汤主之。

按：胡希恕指出，"此处无大热是指热结于里，外面不现大热。并不是不热，只是它不像表证的那个大热，也不是半表半里往来寒热的那个热。热与水结在胸胁，里热旁出受阻，只能从里往上冲，故只头微汗出"。故本条仍是里实热阳证，为热与水结于胸的阳明病。

大陷胸汤方证：汗出表现为头微汗出的热与水结于胸胁的阳明病。

栀子豉汤

第 221 条：阳明病，脉浮而紧、咽燥口苦、腹满而喘、发热汗出、不恶寒、反恶热，身重。若发汗则躁、心愦愦反谵语；若加温针，必怵惕烦躁不得眠；若下之，则胃中空虚，客气动膈，心中懊忱，舌上胎者，栀子豉汤主之。

第 228 条：阳明病，下之，其外有热、手足温、不结胸、心中懊忱、饥不能食、但头汗出者，栀子豉汤主之。

按：脉浮而紧提示太阳伤寒证，咽燥口苦提示少阳证，身重为太阳阳明共有症，腹满而喘、发热汗出、不恶寒、反恶热则是对应条文开头的阳明病。因此，第 221 条第一句描述的是三阳合病，阳明病为主的状态。若误下后胃中空虚，里虽热而不实，客热邪气乘虚动膈而现心中懊忱、舌上苔等里虚热证，故仍属阳明病证候。第 228 条为阳明病误下后，热未与水结为结胸证，里热外发，故见体表热、手足温、头汗出。下后胃中空虚而有热故见心中懊忱、饥不能食。所以本条亦属阳明病里虚热证。本方六经辨证归属阳明病里虚热证。

栀子豉汤方证：汗出/但头汗出伴见体表热、手足温、心中懊忱、饥不能食、舌上苔为辨证要点的阳明病里虚热证。

附子泻心汤

第155条：心下痞，而复恶寒汗出者，附子泻心汤主之。

按：心下痞，为承第154条"心下痞，按之濡，其脉关上浮者，大黄黄连泻心汤主之"而言。心下痞病位在里，其脉关上浮为心下有热之征，故属阳明病里热证。而此处恶寒、汗出，为正气沉衰的里虚寒阴证。因此，本条六经辨证属阳明太阴合病。

附子泻心汤方证：汗出伴见恶寒、心下痞为辨证要点的阳明太阴合病。

甘草干姜汤

第29条：伤寒脉浮、自汗出、小便数、心烦、微恶寒、脚挛急，反与桂枝，欲攻其表，此误也。得之便厥、咽中干、烦躁、吐逆者，作甘草干姜汤与之，以复其阳。若厥愈足温者，更作芍药甘草汤与之，其脚即伸；若胃气不和、谵语者，少与调胃承气汤；若重发汗，复加烧针者，四逆汤主之。

按：该方是第29条出现的第一个治疗方。如调胃承气汤方证部分所述，它描述的是本来已有胃虚、津液虚的太阳伤寒证，再经桂枝攻表伤津，病邪趁虚而入，陷入里证。津液虚少，不能到达四肢末梢，便厥。咽部缺少津液濡润则咽中干。烦躁较心烦更重，胃不和较前进一步加重。吐逆说明胃虚并且有里饮形成，为机能代谢能力不足的表现，提示阴证。故甘草干姜汤方六经辨证为胃虚且有里饮形成的太阴病。

甘草干姜汤方证：汗出伴见四肢厥、咽干、烦躁、吐逆为辨证要点的胃虚且有里饮形成的太阴病。还可见小便数、脚挛急。

四逆汤

第29条：伤寒脉浮、自汗出、小便数、心烦、微恶寒、脚挛急，反与桂枝，欲攻其表，此误也。得之便厥、咽中干、烦躁、吐逆者，作甘草干姜汤与之，以复其阳。若厥愈足温者，更作芍药甘草汤与之，其脚即伸；若胃气不和、谵语者，少与调胃承气汤；若重发汗，复加烧针者，四逆汤主之。

第353条：大汗出、热不去、内拘急、四肢疼、又下利、厥逆而恶寒者，四逆汤主之。

第354条：大汗，若大下利而厥冷者，四逆汤主之。

第388条：吐利、汗出、发热恶寒、四肢拘急、手足厥冷者，四逆汤主之。

第389条：既吐且利，小便复利，而大汗出，下利清谷，内寒外热，脉微欲绝者，四逆汤主之。

按：如调胃承气汤方证部分所述，第29条描述的是本来已有胃虚、津液虚的太阳伤寒证，再经桂枝攻表伤津，病邪趁虚而入，陷入里证。若再用药物重发汗或者又加用烧针迫汗外出，津液将损失得更加严重，使得机能沉衰，形成较重的里虚寒阴证，得用四逆汤回阳救逆才行。所以本条中此方六经八纲辨证属太阴病。第353条胡希恕指出，"此处'热'指邪说。大汗出而热不去，是精怯邪胜了。"大汗又下利，伤津亡阳，身体机能逐渐衰弱，不能温煦、濡养，则见内拘急、四肢痛、厥逆、恶寒，为里虚寒阴证之候，所以该条文属太阴病。条文第354条、第388条、第389条也都是或汗出，或下利，或呕吐，或小便利等方式导致津液大量耗损的时候，身体机能虚衰，不足以温煦、濡养，出现或发热恶寒/内寒外热，或四肢拘急，或手足厥冷，或下利清谷，或脉微欲绝的里虚寒阴证。该方六经辨证为太阴病。

四逆汤方证：大汗出伴见腹内拘急、呕吐、手足厥冷、四肢疼、下利（清谷）、小便利、发热恶寒/内寒外热、脉微欲绝等为辨证要点的太阴病。

通脉四逆汤

第 370 条：下利清谷，里寒外热，汗出而厥者，通脉四逆汤主之。

按：胡希恕指出，"这里的汗出为虚脱之脱汗。下利清谷、里寒外热，提示里寒盛极，残阳跑到外头而见外热"。厥亦是里虚寒得厉害，四肢末梢血运不足的表现。故本条属里虚寒阴证，即太阴病。

通脉四逆汤方证：大汗出甚至脱汗伴见四肢厥冷，下利清谷，里寒极盛，虚阳外越而热为辨证要点的太阴病重证，较四逆汤证虚寒更剧者。

通脉四逆加猪胆汁汤

第 390 条：吐已下断，汗出而厥，四肢拘急不解，脉微欲绝者，通脉四逆加猪胆汁汤主之。

按：本条为承第 388 条服四逆汤后，无吐利了，但仍然虚脱汗不止，仍然里虚寒得厉害，不能温煦、濡养，而见四肢厥冷、四肢拘急不解、脉微欲绝，为太阴病重证。

通脉四逆加猪胆汁汤方证：持续脱汗伴见四肢厥冷、四肢拘急，不能自行缓解、脉微欲绝为辨证要点的太阴病重证。

小柴胡汤

第 148 条：伤寒五六日，头汗出、微恶寒、手足冷、心下满、口不欲食、大便硬、脉细者，此为阳微结，必有表，复有里也；脉沉亦在里也，汗出为阳微。假另纯阴结，不得复有外证，悉入在里，此为半在里半在外也；脉虽沉紧，不得为少阴病，所以然者，阴不得有汗，今头汗出，故知非少阴也。可与小柴胡汤，设不了了者，得屎而解。

按：阳微指津液微少。阳微结就是阳气（津液）内竭而致大便硬结。头汗出、微恶寒提示太阳表证还在。心下满、口不欲食提示少阳病。津虚血少则手足冷、脉细。头汗出、大便硬、脉细，提示阳明微结。所以该条属于三阳合病，阳明证内结轻者。

小柴胡汤方证：头汗出伴微恶寒、手足冷、心下满、口不欲食、大便硬、脉细为辨证要点的三阳合病，阳明证内结轻者。

大柴胡汤

第 165 条：伤寒发热，汗出不解，心中痞硬，呕吐而下利者，大柴胡汤主之。

按：伤寒发热，发汗而热不解，提示仍为热证、阳证，但热已不在表。表证传入半表半里则见呕吐。传入里则见心中痞硬、下利。胡希恕指出，"此心中痞硬为实结，与人参所主的心下痞硬形似而实非。"故心中痞硬提示为实证。该条文属半表半里、实热阳证，即少阳阳明合病。

大柴胡汤方证：汗出伴见发汗不能解的发热、心中痞硬、呕吐、下利为辨证要点的少阳阳明合病。

柴胡桂枝干姜汤

第 147 条：伤寒五六日，已发汗，而复下之，胸胁满、（阳）微结、小便不利、渴而不呕、但头汗出、往来寒热、心烦者，此为未解也，柴胡桂枝干姜汤主之。

按：伤寒发汗、下后，邪热内陷。胸胁满、往来寒热、心烦为少阳病。微结是里微有所结，里有微结则渴。胃中无停饮故不呕。气上冲则"但头汗出"。发汗、泻下，损伤津液，加之气逆上冲，水气不降，故小便不利。此为未解也，言既有表证未解，又有柴胡证未解。因此本条属三阳合病，少阳病为主，阳明证内结轻者。

柴胡桂枝干姜汤方证：汗出（但头汗出）伴见往来寒热、心烦、渴、胸胁满、（阳）微结、小便不利为辨证要点的三阳合病，少阳病为主，阳明证内结轻者。

胡希恕先生认为《伤寒论》中《辨厥利呕哕病形脉证并治第十》并不属于厥阴病条文，真正属厥阴病的条文只有第326条、第327条、第328条、第329条这4条。因为这4条条文均未论及汗出，且未给出相应治疗方，所以亦未涉及厥阴病的汗出。《伤寒论》记载了以上23个汗证的治疗方，其汗出症状可有部位、数量、性质、气味以及伴随症状的不同，但证候仍不外六经病或者六经病之间的并（合）病。析八纲，则是在辨六经（表、里、半表半里以及阴阳）的基础上通过寒热和虚实两个维度来进一步对汗出的性质（热/寒性汗出，实/虚性汗出）进行分类。辨方证，则是辨证的尖端。有是证，则用是方。既是治疗用药的指导，也是治疗有无疗效的关键。

方证中的辨证要点的概括是基于《伤寒论》中描述汗出的条文。事实上，同一个方证的辨证要点还可以在《伤寒论》中描述该方的其他条文中得到扩展。如根据《伤寒论》第96条"伤寒五六日中风，往来寒热、胸胁苦满、默默不欲饮食、心烦喜呕，或胸中烦而不呕，或渴，或腹中痛，或胁下痞硬，或心下悸、小便不利，或不渴、身有微热，或咳者，小柴胡汤主之"，小柴胡汤的方证还可以扩展成辨证要点为"寒热往来、胸胁苦满、精神默默、不欲饮食、心烦喜呕"的少阳病。临证时，若遇到伴有"寒热往来、胸胁苦满、精神默默、不欲饮食、心烦喜呕"的汗出时，则可考虑用小柴胡汤治疗。因此，每个方证的内涵及外延还需在经典条文及临床实践中仔细体会、补充，在临床工作中灵活运用。

221　自汗从六经辨治

　　自汗是指在排除正常机体机能表现后，出现时时汗出、动则尤甚的异常排汗情况。章浩军在运用六经辨治自汗，学验颇丰。学者林舒婷等将其临证经验做了总结。

机制探寻

　　自汗病，最早追溯于《黄帝内经》，书中对"魄汗""䐃汗""多汗""漏泄"等加以描述，是对汗证归类的最初认识，其主要成因在《素问·阴阳别论》中解释为"阳加于阴谓之汗"。《伤寒论》中关于自汗的描述较多，涉及六经各病，论述了自汗的发生、发展及预后。其中，第53条阐述了自汗的基本病机："病常自汗出者……以卫气不共荣气谐和故尔。"卫不守营，故汗自出。张景岳在《景岳全书》中也提出"自汗盗汗亦各有阴阳之证"，强调了自汗存在阴阳变化；张志聪注曰"汗乃阴液……乃阳气加之于阴液"，点明汗出的产生受阳气盛衰、阴液多少影响。从上可知，自汗的产生与营卫、阴阳均有密切关系。

　　章浩军以六经辨证为指导，认为自汗病在临床上病机虽稍显纷繁，然实不越虚、实二纲，离不开阴阳二字的变化，故将自汗病归纳为"太阳表虚自汗""三阴阳虚冷汗"之虚证和"阳明热盛自汗""少阳火郁头汗"之实证等四大证型，其机理或为阳虚卫表不固、营阴外泄，或为阳热偏盛于里、迫津外出，一者为虚，一者为实。

辨治经验

　　1. 太阳表虚自汗：太阳总六经而统营卫，固护于表。汗者，总不离阴阳二字，发于阴而出于阳。根据《伤寒论》第12条"太阳中风……阳浮者，热自发，阴弱者，汗自出"，邪犯太阳，打乱营卫正常运行，肌腠开阖失司，故见汗泄，此乃虚证。因此，将太阳营卫失调、肌腠虚开自汗出，归纳为"太阳表虚自汗"。其证可见汗多，汗出恶风，白天更甚，动则加剧，或见半身、局部汗出，伴周身酸楚不适，纳寐尚可，二便正常，舌苔薄白，脉浮。治以调和营卫，固涩止汗。方选桂枝加龙骨牡蛎汤加减。药物组成桂枝10 g，白芍10 g，生姜10 g，大枣10 g，炙甘草10 g，生龙骨20 g，生牡蛎20 g，山茱萸30 g。

　　2. 三阴阳虚冷汗：太阴为至阴之脏，温升、布化全身之水谷精气；少阴为阴枢，是燮理阴阳气血之根；厥阴为一阴，乃阴尽阳生之脏，寒热胜复为其特点。以上三阴易受寒邪，损伤阳气，导致阳气虚损，寒邪中里，初多为太阴中寒，客于脏腑，脾阳受损，后渐内传少阴、厥阴，寒邪弥漫全身，阳气进一步虚弱，终可致三阴阳气虚衰。三阴合病，阴盛阳衰，阳虚难以摄津亦难固表，阴津由肌腠溢散，则津液暴脱，冷汗频出是证阳虚明显，不必细分三阴，故称其为"三阴阳虚冷汗证"，乃虚证是也。其症见冷汗淋漓，四肢无力而恶寒，手足厥冷，不欲饮食，面色苍白，下利清谷，舌淡胖，苔薄白，脉微细。《伤寒论》第353条有曰"大汗出……四逆汤主之"，第385条"恶寒脉微而复利……四逆加人参汤主之"说明了在四逆汤基础上加人参可用于阳虚阴盛、气津耗伤之证。三阴阳虚冷汗证阳虚明显，大量汗出，气随津耗，气津两伤，故治以回阳祛寒，益气生津，方选四逆加人参汤加减，并以红参代人参增强温阳之效。药物组成干姜10 g，附子10 g，红参10 g，山茱萸30 g，炙甘草10 g。

3. 阳明热盛自汗： 阳明居中土，其本燥，其标阳，易受热邪侵扰。《伤寒论》第 196 条"阳明病，法多汗"，第 26 条"大汗出后，大烦渴不解……白虎加人参汤主之"等，点明阳明病多见汗出之症，其乃无形之热邪盈贯于内，热从内发，迫液外出，故见大汗出；火性炎上，加之阳明胃开窍于口，阳明经遍布于面，故口不仁面垢；大汗出后，津液已伤，无津上承，又因热盛于里不能解，故仍见烦渴、脉洪大。且汗多伤阴，又加重热盛阴伤之弊。此证发于阳明而热盛于里，故名其为"阳明热盛自汗证"，乃为实证。其症可见汗出津津，身热，汗后得风自觉舒适，口渴喜饮，或见心情烦躁，舌红少津，脉洪大。治病求源，邪热即源，故应清热生津，主清阳明之热，方选白虎加人参汤，并以西洋参代人参以增强滋阴生津之力。药物组成石膏 30 g，知母 10 g，粳米 30 g，西洋参 10 g，炙甘草 10 g。

4. 少阳火郁头汗： 少阳为一阳，内寄相火，为生生不息之阳气，主枢机，可通行上下，达表入里。《伤寒论》第 196 条曰："伤寒五六日，头汗出……此为阳微结……可与小柴胡汤。"少阳受邪，或枢机不利，或相火移位。无论是枢机郁遏而微结，郁而化火，还是相火妄动，阻碍气机通畅，均使得津液受火蒸发于上，见头汗出。虽然原因各不相同，但少阳气机郁结，阴阳失衡的发病机制是一致的，当属于少阳阳微结的汗出。因其出汗部位较为固定，故以"少阳火郁头汗证"名之，亦为实证。其症可见汗出，以头部汗出为主，胸胁苦满，喜太息，食欲差，口苦口干，大便干结，小便尚调，舌淡红苔薄黄，脉弦。治以和解少阳，通达三焦，方选小柴胡汤合枳术丸。药物组成柴胡 30 g，黄芩 10 g，姜半夏 10 g，党参 10 g，枳实 20 g，白术 60 g，生姜 10 g，大枣 10 g，炙甘草 10 g。

验案举隅

1. 太阳表虚自汗证案： 陈某，女，52 岁。2018 年 10 月 26 日初诊。主诉汗多 1 个月余。患者 1 个月余前不慎外感后出现汗多，汗出恶风，白天为甚，动则加剧，为进一步治疗，前来就诊。刻下：汗出较多，伴周身酸楚，精神疲乏，纳寐一般，二便自调，舌淡红苔薄白，脉浮缓。诊断为自汗病，辨为太阳表虚自汗证。治以调养营卫，固涩敛汗。

处方：桂枝 10 g，白芍 10 g，生姜 10 g，炙甘草 10 g，大枣 10 g，生龙骨（先煎）20 g，生牡蛎（先煎）20 g，山茱萸 30 g。7 剂，每日 1 剂，水煎分 2 次早、晚饭后温服。

二诊（2018 年 11 月 3 日）：自汗出明显改善，四肢仍有微汗，周身偶有酸楚不适。上方白芍加至 20 g，续服 7 剂。

1 周后随诊，患者症状基本缓解，活动时出汗较前明显减少。嘱患者平素加强锻炼，劳逸结合，慎起居，畅情志。

按：本患者以汗出较多、汗出恶风、动则加剧为主要症状，四诊合参，辨为太阳表虚自汗证，是由阴阳、营卫失衡所致。当邪气侵袭太阳，营卫不和，卫气失于固摄，腠理疏松，营阴外泄，可见汗出。治以调和营卫，兼祛风散寒，培育卫气，固摄阴津。方选桂枝加龙骨牡蛎汤加减。该方由桂枝汤加生龙骨、生牡蛎、山茱萸所组成。徐忠可曰："桂枝汤外证得之为解肌和营卫，内证得之为化气调阴阳。"方中桂枝助阳化气，芍药酸甘益阴，桂芍合用，可调和营卫、敛阴止汗；再佐大枣、甘草升腾生发之气而助营卫和调；加龙骨、牡蛎调和阴阳、镇潜固涩；张锡纯曰"萸肉既能敛汗，又善补肝"，言明山茱萸温化阳气、补益肝肾、收涩敛汗之效佳，故再加山茱萸，敛汗之余温补肝肾防邪内传。全方共行调养营卫，固涩敛汗之效。二诊患者汗多较前明显缓解，周身酸楚，故加重白芍用量以敛阴舒筋，则病可缓。

2. 三阴阳虚冷汗证案： 金某，男，65 岁。2018 年 11 月 13 日初诊。患者冷汗频出 1 个月余，动则加剧，多次于外院诊治，效不佳。刻下：冷汗频出，动则加剧，畏风怕冷，无盗汗，精神疲乏，四肢厥冷，不欲饮食，夜寐差，大便稀溏，舌淡胖苔薄白，脉微细无力。诊断为自汗病，辨为三阴阳虚冷汗证。治以回阳祛寒，益气生津。

处方：干姜 10 g，附子 10 g，红参 10 g，山茱萸 30 g，炙甘草 10 g。3 剂，每日 1 剂，水煎分 2 次早、晚饭后温服。

二诊（2018 年 11 月 16 日）：出冷汗的次数明显减少，大便仍不成形，舌淡胖，苔薄白，脉沉细有力。上方加枳实 20 g，白术 60 g，7 剂巩固治疗。

按：患者以冷汗频出为主症，四诊合参，辨为三阴阳虚冷汗证，当回阳祛寒，益气生津。方选四逆加人参汤加减。四逆汤载于《伤寒论》，是回阳救逆之代表方，陈修园在《伤寒医诀串解》中亦指出其适用于"急温症"。方中附子补火助阳，回阳救逆；干姜温中散寒，通脉助阳；甘草既可缓爆烈之附姜，又可协助附姜之回阳，有和中调气之功。三药一爆一调一缓，配伍精奥，在三阴阳虚之急症上功效明确。张锡纯在山茱萸的运用上有独到见解："盖萸肉之性……阴阳气血将散者，皆能敛之。"故予山茱萸敛阴回阳；在此基础上加人参益气生津以化阴液，则汗止津复。二诊患者冷汗频出较前明显改善，阳气稍回复，但大便仍稀溏，且舌淡胖，苔薄白，脉沉细，一派太阴脾阳虚衰、水湿内停之象，故又加以枳术丸，以健脾、温阳、行气，可谓点睛之笔。全方虽无明显敛汗之品，但治病求于本，三阳得复，阴阳相合，则汗出自止。

3. 阳明热盛自汗证案： 林某，男，29 岁。2018 年 9 月 18 日初诊。主诉汗多半个月余。患者半个月余前出现汗出津津，一日需更换衣物多次，自觉身热，得风后舒爽，渴欲饮水，稍烦躁，纳一般，夜寐不安，二便尚调，舌红少津，脉洪数。诊断为自汗病，辨为阳明热盛自汗证。治以清热生津，除烦止渴。

处方：石膏 30 g，知母 10 g，粳米 30 g，西洋参 10 g，炙甘草 10 g，栀子 6 g，淡豆豉 10 g。3 剂，每日 1 剂，水煎分 2 次早、晚饭后温服。

二诊（2018 年 9 月 22 日）：汗出津津症状有所改善，自觉身热较前减轻，遂续守上方再进 7 剂巩固治疗。

按：本患者以汗出津津为主要症状，四诊合参，辨为阳明热盛自汗证，是因热邪充斥于阳明，热迫津出所致，可选清阳明之大热兼养阴生津的白虎加人参汤合栀子豉汤以清热除烦。方中石膏为君，可除清阳明之热；知母为臣，可生津止渴，君臣相配，除热止烦生津；佐以人参益气生津，加速阴液回复；粳米、炙甘草养正安中。《伤寒论》第 228 条："阳明病下之……但头汗出者，栀子豉汤主之。"患者全身均可见汗出，也包括头汗出，且心中烦闷，夜寐不安，故加上栀子豉汤，清热而不凝滞，宣透而不燥烈。白虎加人参汤合栀子豉汤，清热生津，除烦止渴，则汗出得缓。

4. 少阳火郁头汗证案： 谢某，女，45 岁。2018 年 10 月 13 日初诊。主诉汗多半年余，加剧 1 周。患者于半年前开始出现汗多，以头部为主，午后尤甚，多次中药调理，症状可缓，但易反复，1 周前上症再发，遂前来就诊。刻下：头部汗出频频，伴胸胁苦满，食欲较差，口苦，二便尚正常，舌淡暗苔薄黄，脉弦。诊断为自汗病，辨为少阳火郁头汗证。治以和解少阳，通调三焦。

处方：柴胡 30 g，黄芩 10 g，姜半夏 10 g，党参 10 g，枳实 20 g，白术 60 g，生姜 10 g，大枣 10 g，炙甘草 10 g。7 剂，每日 1 剂，水煎分 2 次早、晚饭后温服。

1 周后诉头汗出已明显改善，嘱其继续服药 7 剂，巩固疗效。

按：本患者以头部汗出频多为主要症状，四诊合参，辨为少阳火郁头汗证，是因少阳内郁化火所致，可选小柴胡汤合枳术丸和解少阳，通调三焦。方中柴胡、黄芩一散一清，共解少阳之邪；姜半夏、生姜和中降逆，调畅气机；枳实与白术相配增加调畅气机之功，且能健脾化湿开胃；人参、大枣扶正益气，使邪无内传之机；炙甘草调和诸药。其中虽无敛汗固摄之药，但治疗汗证不能见汗止汗，重在辨证精准，对证下药。小柴胡汤合枳术丸全方寒温并用，宣通内外，使少阳得解，郁热始清，枢机通畅，故汗出得解，诸证自除。

自汗主要可以反映阳气变化，其汗出是外在的表象，阳气变化是内在的原因。执六经辨证自汗病，司外揣内，从汗出的表现探寻患者阴阳变化，将该病概括分为虚证之太阳表虚自汗证、三阴阳虚冷汗证，实证之阳明热盛自汗证、少阳火郁头汗证。分别运用桂枝加龙骨牡蛎汤、四逆加人参汤、白虎加人参汤、小柴胡汤合枳术丸等加减治疗，虽治法各有侧重，然总不离调和阴阳之根本。临床运用中抓准病机，药证相当，有执简驭繁之妙，辨证准确，其效方能桴鼓。

222　论"六经中风"证治

《伤寒论》关于六经中风详于三阳中风之描述，而略于三阴中风，且其描述集中于三阴中风自愈机转之脉象动态，在讨论三阴中风证候和病机的时候，十分有必要参考三阴病的提纲证。在六经中风中，只有太阳中风明确指出以桂枝汤为主治方，其他五经中风方治皆缺如。学者陈烨文等以仲景原文为依归，参考叶天士、吴鞠通的议论，探索了辨治六经中风理法方药特点。

中风与伤寒之比较

为了研究"六经中风"的特点，有必要先定义何谓"中风"。《难经·五十八难》曰"伤寒有五，有中风，有伤寒，有湿温，有热病，有温病"，其中所谓的"中风"与狭义伤寒是不同的疾病范畴。《伤寒论·伤寒例》认为"伤寒"的致病因子是"最成杀厉之气"的"寒毒"，将该病名概念与"温病""暑病""冬温"并列，而唯独没有出现"中风"。这是由于张仲景将"伤寒"视作"时行寒疫"，从流行病的角度来说，这是与"温病""暑病""冬温"一致的。根据上述，"中风"与"伤寒"都属于外感热病的致病因素，而"伤寒"的流行性较"中风"为强。在《伤寒论》原文中，张仲景以证候表现的不同，以区分太阳病中风与太阳病伤寒，前者病势和缓，而后者病势剧烈，其本质区别是邪正的状态。虽然尤在泾系统论述了"风伤卫，寒伤荣"的谬误，但是基于上述之比较，可以认为，"中风"并不属于上述流行病的范畴，也不属于"毒"性强烈的致病因子，而是具有一定的阳热属性，似乎可归类于"伤风""感冒""咳嗽"的范畴，可以与后世之温病相沟通。

论六经中风的病机特点

在六经病篇中，虽然皆出现本经中风，却只有三阳病篇对本经中风病证候作了具体的描述，三阴病篇只具体描述了本经中风欲愈的脉象变化。限于此，三阴病篇中风的病机研究，可在相应的本经提纲证中得到启发，这对于发掘三阴中风证机治法是有益的线索。

1. 太阳中风：风寒外邪侵犯太阳肌表，一般表现为单纯的中风或伤寒证候。从体质角度来说，前者体质柔弱，卫表空疏，易受风邪，后者体质盛壮，肌腠紧密；从致病因子的角度来说，风性开泄、轻浅，有一定的阳热属性，寒性则以杀厉、收引为主。根据上述原因，太阳病中风以"发热""恶风""头项强痛""脉浮缓"为主要的证候表现，邪正交争并不剧烈，其病机特点为风邪外袭，营卫不和，治拟桂枝汤，解肌祛风，调和营卫。

2. 阳明中风：阳明与脾胃密切相关，其生理特点为多气多血，所以抗邪能力相对旺盛。具有阳热属性的风邪侵犯阳明，则为阳明中风，此与阳明中寒相对而言，两者以能食与不能食作为区分的标准。阳明生理之多气多血是阳明中风能食的内因，而风为阳邪的致病因子属性则是其外因。由于上述原因，阳明中风的证候具有"三阳"的特点，如太阳卫表为风邪所袭之恶寒发热，少阳胆热枢机不利之口苦、咽干，阳明热盛逼迫肺胃之腹满微喘，因此总结阳明中风的病机特点是风热外袭，阳明胃热，外连太阳，少阳不利。按照"先表后里"的原则，仍当先予解表，使邪从外解，方拟越婢汤、桂枝二越婢一汤、麻杏甘石汤之类。由此可见，此与三阳合病的病机是不同的，三阳合病强调的是邪热势大，以阳明热邪为主，波及三阳，治拟白虎汤，清阳明热邪。

3. 少阳中风："太阳为开，阳明为阖，少阳为枢"（《阴阳离合论》），少阳具有少血多气的生理特点，起到调节人体气血营卫流通的作用，所以风邪侵犯少阳，造成枢机不利，胆热内郁的病机特点，表现为胆热内扰清窍之耳目不利，气机不畅达之胸闷心烦。由于其病机的特殊性，不在太阳卫表故不可发汗，不在胃脘之上故不可涌吐，不在阳明胃腑故不可攻下，其病在少阳枢机，故治拟小柴胡汤和解表里，疏利肝胆。由于少阳中风与少阳病提纲证的病机是一致的，所以可以认为少阳中风为少阳病本证之一。三阳中风由于病在阳经，正气充沛，抗御邪气能力较强，只要治疗得当，则预后良好，病程较短。

4. 太阴中风：太阴病的病机特点是脾阳气虚，湿浊内生。太阴中风是在太阴病的基础上，又兼风邪侵犯太阴。由于病犯太阴，其病位属于三阴之里，与三阳相对，抗病能力较三阳为弱，故风邪侵犯太阴，阳热证候的表现并不明显，治疗的策略是表里兼顾，既要使风邪外解，又要顾护脾胃之阳气。方拟桂枝汤或桂枝人参汤之类。由于太阴中风，外连太阳，其自愈转归所表现为四肢烦疼，犹如"手足温"之意，即太阴一阳来复，风邪从太阳而解。太阴中风欲愈之机转，在其微涩而转长的脉象动态得到完整的体现，即由脉微涩之阳虚，转为脉长大之阳气温复。

5. 少阴中风：少阴病的病机特点为肾阳气虚，虚寒内生。少阴中风则是在少阴病的基础上，兼有风邪侵犯少阴。由此可见，其实太阴、少阴可以理解为两种体质不同而感受风邪的情况，即素体为脾阳虚湿蕴，或肾阳虚内寒，感受风邪。由于风邪轻浅，故虽在太阴少阴，但外证仍连属太阳，此与寒邪直中不同。所以，治疗的策略有两种，扶正为主，正胜邪自去，如四逆汤之类，或三分解表，七分温阳，如麻黄附子细辛汤、麻黄附子甘草汤之类。少阴中风自愈的机转为肾阳来复，风邪外解，脉象由沉脉渐起为略带浮象。

由于《伤寒论》对少阴中风的描述，只提及了其自愈的转归，其证候表现有很大的讨论空间。上述讨论是在少阴病本证病机的基础上展开的。除此之外，还有少阴客热、少阴病咽痛、咽疮与少阴中风似亦密切相关，符合风邪阳热属性的致病因子特点。基于上述两种情况，可以总结少阴中风的病机特点为：少阴阳虚、外连太阳，或外感风热、少阴（咽喉）客热。

6. 厥阴中风：厥阴病的病机特点是胃热脾寒，肝热肾寒，寒热错杂。厥阴中风是在厥阴病的基础上，兼有风邪侵犯厥阴。虽然厥阴、太阴、少阴同属三阴之里，但是却与太阴、少阴截然不同，这是因为厥阴病的本质是阴阳俱虚，从而引发寒热错杂的证候，而太阴和少阴却以阳虚为主，阳气不温运而内生寒湿。由此可知，厥阴中风的病机特点为阴阳俱虚，寒热错杂，外连太阳，治法的复杂性在三阴中风中为首，拟麻黄升麻汤方意，寒温合用，并行不悖。厥阴中风自愈的机转仍然是脉象由微转浮，所以，三阴中风的自愈机转都体现在脉象的由阴转阳，此为"阴病得阳脉者生"之意。

论六经中风选方

1. 论太阳中风选方：太阳中风主治方为桂枝汤，然而由于风邪的阳热属性，必要时，可兼顾清热，如选用越婢汤、桂枝二越婢一汤。从温病的角度看，治疗太阳中风，以风邪为主，服用桂枝汤，并用温覆法解肌取汗，可使风邪从外而解，此亦是《温病条辨》第一方，这体现了吴鞠通在张仲景方的基础上创新。若风邪兼热，则越婢汤、桂枝二越婢一汤可选用，解表兼顾清热，然而此二方不适合以风热为主的表证。所以，若是风热为主，见咽痛、咳嗽、恶寒发热等证候，则选用银翘散，辛凉清热解毒为主，兼顾解表。

2. 论阳明中风选方：阳明中风，由于其内属阳明，外连太阳，应辨别胃热和表证之孰轻孰重，在辨证的前提下，选择方药。若太阳表证为多，阳明胃热为次，则选用辛凉解表法，遵循"先表后里、表里兼顾"的原则，选方如麻杏甘石汤，麻黄、杏仁宣肺解表，或以薄荷易麻黄，此为治温病之手法，同时以石膏清阳明胃热。若以阳明胃热为主，略兼表证，则予白虎汤彻热，待津液来复，外邪自解。

3. 论少阳中风选方：以小柴胡汤主治少阳中风是对的，但是少阳中风以胆热不降为主，所以方中的法夏就显得格格不入了，按照小柴胡汤方后注，可以去法夏，加瓜蒌实或瓜蒌根。从温病学的角度看，辛凉轻剂桑菊饮亦可选用，由于肝胆互为表里，桑叶、菊花有平肝的作用，可以降胆火，利清窍。

4. 论太阴中风选方：桂枝汤可以解肌发汗，又能调和脾胃，所以适宜于太阴中风之脾阳气虚，湿浊内生，感受风寒，以表证为主者；桂枝人参汤适合于太阴中风以脾阳虚为主，兼有表证，即七分里，三分表者，所以治疗必须温补脾阳为主，兼顾解表。

5. 论少阴中风选方：在少阴阳虚体质的前提条件下，若外感风寒，出现表证，则选用麻黄附子细辛汤或麻黄附子甘草汤，温阳解表，邪正兼顾；若以少阴阳气虚为主，则遵循"先里后表"的原则，以四逆辈顾护阳气。

6. 论厥阴中风选方：厥阴中风由于其气血阴阳俱虚，寒热错杂的基本病机，使得辨治十分困难。因此可以师法麻黄升麻汤拟方，如方中之桂枝、白术、干姜温阳，天冬、知母、玉竹养阴，当归、芍药养血，黄芩、石膏清热。

风邪侵犯人体六经后，邪正交争并不剧烈，并且具备一定的阳热属性。当风邪侵犯人体三阳的时候，以热性表现为主，既可以选用仲景之辛凉剂，如越婢汤、桂枝二越婢一汤、麻杏甘石汤、小柴胡汤加减方或白虎汤等，亦可参考后世叶天士、吴鞠通之银翘散、桑菊饮等。此是伤寒与温病的汇通处，值得深入研究。

当风邪侵犯人体三阴的时候，在太阴、少阴则以温阳，顾护正气为主，兼顾解表。若是厥阴之寒热错杂，又需寒温并用。所以三阴中风表现为虚、寒，与三阳中风不同，但是三阴中风虽然病在三阴，由于其外连太阳，所以当阳气来复，犹有邪从太阳外解的自愈机转。

223 痰饮从六经辨治

六经辨证是张仲景在《伤寒论》中创立的辨证方法，后世对六经辨证不断挖掘，加深理解，扩大应用。柯韵伯指出"夫仲景之六经，为百病立法，不专为伤寒一科，伤寒杂病，治无二理，咸归六经之节制"。俞根初强调"以六经钤百病，为确定之总诀"。将六经辨证不限于外感伤寒病证，而扩大至辨治杂病范畴。然而深究发现，仲景在辨治杂病过程中，尽管强调脏腑经络，却在具体病证辨治中也潜涵六经辨治的思路。《金匮要略》中，仲景多次运用六经辨证法，其中包括杂病 9 种，杂病兼外感疾病 5 种。学者范顺认为，从六经辨治视角，痰饮病的辨治，初步诠释了六经辨治的思路。

痰饮的六经辨治

痰饮是由机体水液代谢失常引起的局部水邪停留的一种病变。人体水液代谢内因多与肺、脾、肾三脏有关。肺为华盖，通调水道，宣发肃降，输津液于皮毛。肺主气，其合皮毛，失通调水道之职，可致饮停于四肢肌表；脾为土脏而制水，居中焦，能运化水液。若脾阳不振，运化失职，则痰湿内生，形成水肿；肾主水，能气化而司开阖。若气化不利，则小便不利，水停下焦。外因为风寒湿侵袭肌表，留而发病。《素问·痿论》曰："有渐于湿，以水为事，若有所留，居处相湿。"可见人体内水邪停留可以外邪侵袭，与工作和居住环境有关。提示痰饮也从外因所得，形成六经传变规律。

针对痰饮，仲景在《金匮要略·痰饮咳嗽病脉证并治第十二》中采用脏腑经络辨证，从痰饮、悬饮、溢饮、支饮进行分类辨治，又从五脏体系指出水在五脏的各自特点，看似未提六经辨证，实则包含了太阳痰饮、阳明痰饮、少阳痰饮、太阴痰饮、少阴痰饮、厥阴痰饮等六经痰饮的思路与内容。

1. 太阳痰饮：《伤寒论》指出"太阳之为病，脉浮，头项强痛而恶寒"。太阳主表，在外邪侵袭人体时，太阳经先受邪，经气运行受阻。联系《伤寒论》，《金匮要略》中苓桂术甘汤证与五苓散证的形成，也可因太阳病转化所得，或痰饮已成，表证尤在。此外，溢饮也可归为太阳范畴，或感受风寒，或口渴暴饮。水饮泛溢于四肢肌表，太阳之经气不利，故见发热恶寒，身体疼重。当汗出而不汗出，说明痰饮病位在皮毛、肌腠，最为表浅，属太阳。太阳痰饮，当从汗解。仲景曰："病溢饮者，当发其汗。"此处汗法不仅狭义理解为发汗，而是通过开发腠理，宣发肺气，从表解邪。仲景方用大、小青龙汤。若对比湿痹、风水、皮水辨治，水湿之邪郁闭于表，皆可用汗法，如麻黄加术汤、越婢汤等，体现了"轻而扬之"之法。

2. 阳明痰饮：《伤寒论》指出"阳明之为病，胃家实是也"。阳明经为多气多血之经，外邪侵袭易热化、燥化。狭义痰饮病位在胃肠，饮邪日久化热，津不上承，则口干舌燥，但不欲饮。津化为饮，不能下滋肠腑，可见大便秘结。支饮下移阳明与糟粕相合成实。故阳明之下法，治宜己椒苈黄丸通利二便，分消水饮。方中大黄并非为攻下燥屎，而意在将水邪与糟粕同下，从大便而分消，此大黄重在治肠间水气。假令无大便燥结，大黄减量，亦可用之。在支饮中亦可见阳明证，饮停胸膈，潜藏日久化热，饮热迫肺，肺合大肠，传于大肠，致大肠气机阻滞，腑气不通，形成阳明实证，导致胸腹胀满。方用厚朴大黄汤理气逐饮，荡涤实邪。厚朴大黄为小承气汤的变方，更加突出了仲景在内伤杂病辨治中运用了六经辨证的思路。

3. 少阳痰饮：仲景曰"饮后水留在胁下，咳唾引痛，谓之悬饮"。悬饮证水流在半表半里之胁部，为肝经循行处，可谓少阳痰饮之急证。

张立山等认为少阳与痰饮形成有密不可分的关系。少阳为一身气机之枢，少阳枢机运行正常，则"上焦得通，津液得下，胃气因和"。心下与少阳气机扭转密切相关。故少阳枢机不利可饮停心下，多见心下痞、满、坚等症状。如水邪停于心下，留而不去，可见心下坚满之感，坚为水饮，满为气壅。正气来复，驱邪外达，故利反快，但正气来复又不足以将痰饮完全祛除，但虽利，心下续坚满，此为少阳实证，宜甘遂半夏汤攻下逐水，通因通用。水邪留于少阳之位，取阳明攻下之法去坚散满，内蕴调节少阳气机之意。仲景此处采用攻下之法，应是出于两方面的考虑：一方面，少阳未传阳明，少阳之肝木内寄相火，易传阳明而化热，炼津为痰，以既病防传；另一方面，属少阳与阳明合病，因水流胁下，三焦水液运行障碍，分布不均，致肠燥津亏。此两类情况均须采用攻下之法以治少阳实证。支饮胸膈，水停心下，也可见心下痞坚，痞为气塞，坚为水饮，虚实互见，可采用寒温并用，攻补兼施，扶正达邪，调节气机，祛除水饮，方用木防己利水降逆，扶正补虚。后世从少阳论治痰饮有所发展，尤其是《千金要方》温胆汤治疗胆郁痰扰证，理气化痰，和胃利胆，发展了和解少阳治疗痰饮之法。

4. 太阴痰饮：《伤寒论》指出"太阴之为病，腹满而吐，食不下，自利益甚，时腹自痛"。太阴病以脾阳虚弱、寒湿阻滞为主要病机。脾在水液代谢中居于中心地位，而痰饮形成尤以太阴为要。正如魏念庭所云："食少饮多，脾胃之正气正阳消歇不振可审也，水焉得不停心下乎？"脾为后天之本，气血生化之源，又主运化水液，居中土，溉四旁，上输于肺，下助于肾。《黄帝内经》曰："诸湿肿满，皆属于脾。"若脾阳虚弱，运化失职，则内生痰饮。故从脾治疗痰饮当为治本之法。仲景以苓桂术甘汤温阳健脾化饮利水，为治疗痰饮之第一法。诸多治痰饮水湿之方，皆从此方演化所得，如苓桂草枣汤，苓桂五味姜辛汤，茯苓泽泻汤，五苓散等。若水停心下，阻遏气机，导致胃气上逆，哕、呕、吐者，以小半夏汤散寒化饮，降逆止呕，而小半夏汤也被誉为治疗痰饮呕吐的祖方。小半夏加茯苓汤，半夏干姜散，生姜半夏汤等皆是小半夏汤之变方。

5. 少阴痰饮：《伤寒论》指出"少阴之为病，脉微细，但欲寐也"。少阴病主要是心肾两虚证，而少阴寒化多可致痰饮内生。足少阴肾之阳气虚微，命门火衰，火不温土，会导致脾阳虚，不能化气利水而致足冷、腰酸、少腹拘急。从少阴论治，当以肾气丸温肾蠲饮。"夫短气，有微饮，当从小便去之，苓桂术甘汤主之；肾气丸亦主之"。《金匮要略》中针对相同症状却用了两个不同的处方，前者入足太阴脾经，后者入足少阴肾经，提示后人当鉴别治疗。《医宗金鉴》曰："呼气之短，用苓桂术甘汤之轻清以通其阳……吸气之短，用肾气丸之重降以通其饮。"这是从短气的类型来区分。亦可以原发与继发或是症状轻重来鉴别。若原发肾阳先虚，会先出现足冷、腰痛等症，再影响脾出现四肢肿重，倦怠乏力。也可看肾和脾的症状孰轻孰重，一般一经症状初起稍轻不会影响他经。临证时若源头在肾，治以温肾也可少佐健脾药，当灵活变通。

6. 厥阴痰饮：厥阴病的提纲证是寒热错杂之证。厥阴水在《伤寒论》中关于水邪的论述只有356条和378条，其中356条茯苓甘草汤证有厥，心下悸的表现。厥阴病为寒热错杂之证，肝失疏泄，肾不能温阳化水，气滞和水停阻碍阴阳相顺接，致寒热错杂，《金匮要略》中虽未提及类似方证。从中推断，水饮所致之厥，可寒温并用，理气行水。

六经辨治痰饮的临床意义

痰饮在临床上非常广泛，症状也错综复杂。从六经角度出发，抓住六经的生理特点及基本病理改变，将痰饮按六经辨治，相应治疗痰饮的方子也依六经归类。不仅在理论上加深对痰饮的认识，更对临床辨证论治有一定的指导意义，为痰饮的辨治开拓一条新思路。认识仲景治痰饮的特点，不仅能更好地掌握仲景杂病辨治的学术思想，而且能对临床的治疗起指导性作用，具有较高的探究价值和广阔的发展前景。

由此启发，六经真的只是适用于风寒性质的外感病吗？俞根初在《重订通俗伤寒论》中曰"以六经钤百病，为确定之总诀"，亦如陈修园在《金匮要略浅注》曰："盖病变无常，不出六经之外。"疾病有很多种，所表现的症候也各异，但对于机体内在的病理变化存在一定的规律，而六经辨证是这个共性规律的高度概括，形成了各经所特有的症候群和主证。六经辨证的目的在于辨病之所在，不论外感，还是内伤，主要出现某经主证，就可以辨为某经，再随经论治。故可用在辨治内伤杂病上，对于内伤兼外感病更为有效。六经辨治痰饮，拓宽了痰饮的辨证思路，丰富了痰饮的治疗手段。虽然"温药和之"为痰饮本证的治疗大法，该法的提出对痰饮的治疗确实具有指导意义，但具体到个别的痰饮上亦须辨证施治。临床中以复杂证候为主诉的痰饮，须运用六经辨证辨明部位和性质，确立治法。在辨治痰饮时，要重视证治，而不拘泥于"六经"，六经辨证为临床痰饮的治疗带来了更广阔的思路与更丰富的治法方药。

六经辨证开创辨证先河，但不代表只重视六经辨证，而忽略其他辨证。八纲辨证强调病的"八纲"具有的共同特性，可运用八纲辨证分清阴阳寒热虚实。两者侧重有所不同，切勿割裂开来，六经重病之所在，八纲重于性质，应该相辅相成。六经辨证是以脏腑辨证为基础，而脏腑经络辨证是针对内伤杂病的一种辨证体系。两者针对辨病的界限分类不同，但又相通。六经辨证亦可广泛地运用于杂病的辨证论治，而脏腑经络辨证是其辨治杂病的变通或有益补充。六经辨证固然重要，但切勿只强调六经而贬低其他辨证，或将其他辨证排除六经之外。

224　从六经病机论水饮病辨治规律

《伤寒论》和《金匮要略》记载了诸多仲景辨治水饮的条文，如小青龙汤、五苓散、真武汤、木防己汤、十枣汤等有 40 多个方证。姚荷生曾总结从三焦论水饮，提出了"水饮病变应着眼于三焦及其与他脏的特殊联系，才能执简驭繁、知常达变"的辨证分类思路，即水饮内停之处不离三焦地带，但随其起病之源不同，则有始于三焦自身气化受阻、水停始于本腑，继而可溢及他脏者（如四饮之痰饮、溢饮、支饮、悬饮），还有本于他脏气化动力失常，因而津停为水、水聚为饮，进而回流三焦不同地带者（如五水之肺水、心水、脾水、肝水、肾水）。再结合病因病机的寒热虚实的差异加以分别，即可使纷繁复杂的水饮证治内容得到一个比较系统而清晰的认识与归纳。

学者吴斌等认为，仅从脏腑辨证来认识水饮病证，虽然抓住了水饮辨证的核心，但还不足以掌握水饮辨证的全貌，因为导致阳气布化水液不利这一共性病机的病因与病位，绝不限于纯粹内伤气血津液的脏腑病变，其因兼夹外感而扰动六经气化，继而续发脏腑功能、水液代谢异常。因此，要全面认识水饮病的发生、发展、转变，有必要从六经与水饮的病机联系上分析仲景辨治水饮的方证内容，才能比较系统全面地掌握水饮病证的演变特点及其辨治规律。

太阳病与水饮病的关系

"太阳之上，寒气主之"，而水为寒之质，膀胱为"州都之官，津液藏焉，气化则能出矣"，又为太阳水腑，因此，太阳病变，尤其是外感风寒，与水饮病变关系十分密切。具体来说，有以下两种联系：

1. 风寒束表，水滞肌肤：即太阳感寒，外束皮毛肌腠，使太阳经气郁滞，正常汗液不得从体表排出，因而停聚为水，滞于肌肤之下，引发溢饮或风水。如风水挟热郁太阳之表之越婢汤证，症见水肿、怕风、微汗出、脉浮；风寒外束太阳之表兼内有郁热之大青龙汤证，症见腰以上肿，恶寒发热，不汗出烦躁甚（《伤寒论》第 38 条）。

2. 寒湿内传，内动水饮：即太阳感寒或受湿，未得及时外解，而循经内传，因受寒性之凝敛或湿性之黏滞的作用，津液停滞为水，或聚留为饮。若病势在上则成风寒外束，水饮射肺的小青龙汤证，症见恶寒发热无汗、咳喘或吐涎沫，若饮中郁热，可再加石膏兼治（小青龙加石膏汤）；若病势流中，则成风寒不解，水饮中阻的桂枝去芍加苓术汤证，症见恶寒发热无汗、心下满微痛，小便不利；若病势注下，则成表寒未罢，水蓄膀胱的五苓散证，症见小便不利而渴，小腹硬满或胀急，发热微恶寒，脉仍浮（《伤寒论》第 71 条）。可见，太阳病常为引发水饮病变的主要来路与源头。因此在辨治水饮时，要特别注意是否兼夹太阳表证。

少阳病与水饮病关系

"少阳之上，火气主之"，水火势不两立，少阳主气为病，本当火盛水衰，为病多热，而少有水饮病变产生。但少阳在人为手足两经合化，其中手经司令，足经从化，而手经三焦，为"决渎之官，水道出焉"，亦为水腑，故也有病水，若于外感病中，寒湿阴邪犯及少阳，滞郁三焦，令其气化失职、水道不畅，则多病水湿痰饮之患。详审仲景书中，涉及少阳三焦的水饮痰湿的病证不在少数，只是以往对三焦实质与功能的界定模糊，对水饮与火热夹杂为病的辨证也疑惑颇多，因而对三焦病水认识不够充分。姚荷生曾对三焦腑病的常见证型进行过系统的整理分类，其中，水饮病证就是其中主要部分。

1. 气机不利，则病水滞： 即外感风寒，三焦气滞，枢机不利，水道不畅，兼病水饮。如外感风寒，火郁水滞，可成小柴胡汤加减证，症见胸胁满痛，头眩喜呕，或咳或悸，或心下满，或小便不利。宜用小柴胡汤加干姜、陈皮、茯苓之类。

2. 饮停膲膜，则病四饮： 如饮停膈间，则病支饮，症见咳逆倚息不得卧，短气，其形如肿者，可与葶苈大枣泻肺汤之类；饮流胸胁，则病悬饮，症见心下痞硬满，引胁下痛，干呕短气者，可与十枣汤之属（《伤寒论》第 152 条）；饮溢四肢，则病溢饮，症见身体痛重，不得汗出者，可与小青龙汤；饮停心下，或走肠间，则病痰饮，症见心下痞满，或呕或利，吐利反快者，可与小半夏加茯苓汤或半夏甘遂汤。

3. 水火交结，则病结胸： 如结于胸中，则成大陷胸丸证，症见发热，膈内剧痛，连及颈项，如柔痉状，但头汗出（《伤寒论》第 131 条）；结于心下，则成大陷胸汤证，症见发热，心下硬痛拒按，连及少腹，大便难，短气烦躁（《伤寒论》第 134 条、第 135 条、第 137 条）；结于小腹，则成大黄甘遂汤证，症见妇女产后月事不行，发热，小腹满如敦状，小便微难。可见，少阳病常为引发水饮病变的主要来路与源头。在辨治水饮时，还要特别注意有无始发于太阳的表证兼夹存在。

阳明病与水饮病的关系

"阳明之上，燥气主之"，而胃为燥土、肠为燥金，善长消水，故阳明为病，就其燥热主证而言，多令津液相对不足，较少直接引发水饮病变。但或有燥化不及而病虚寒者，则可反受水饮侵犯，溃入胃肠而病呕利。具体来说，有以下几种类型。

1. 三焦病水连及胃肠： 即因为少阳三焦为水道，三焦连胃肠，因而三焦病水，则可因比邻关系，水渍入胃而病呕吐，或水渗入肠而病下利。若水饮中阻，逆犯于胃之小半夏汤证，症见心下痞胀，呕逆不渴；水饮中阻，渗走肠间之半夏甘遂汤证，症见心下坚满，下利乃快。若水饮下阻，与热相搏，渗积肠间，则病腹满胀大，口干舌燥，但二便不利者，则成己椒苈黄丸证。

2. 肝脾病水乘溢胃肠： 即因为胃脾互为表里、肝胃木土相克的关系，肝脾病水，也会及肠乘胃，形成太阴、厥阴病兼阳明的夹杂证候。阳明病多不是水饮病变的来路与源头，但却可成为水饮病变的影响地带与传变之处，在辨治水饮时，要特别注意有无阳明继发病变兼夹存在。

如寒饮中阻之半夏干姜散证，症见恶寒干呕、吐逆、吐涎沫等，即为脾寒动饮而旁及胃腑，故方与半夏治标、干姜治本；有寒饮上逆之吴茱萸汤证，症见巅眩、吐涎、干呕、胃痛等（《伤寒论》第 378 条），即为肝寒动饮上逆犯胃，故方与吴茱萸温肝散寒治本，生姜温胃化饮治标，而所以用人参、大枣安抚中土，乃病必有胃气先虚，否则阳明燥热之经，不足以受寒病饮。

由上可知，阳明病一般不会成为引发水饮病变的源头，但却可成为水饮病变的影响地带与传变去处，因此，在辨治水饮时，也要注意有无病及胃肠的继发病证存在。

太阴病与水饮病关系

肺为水之上源，脾为水之中州，"太阴之上，湿气主之"，水湿相类，异流同源，太阴之经与水液代谢有着密切关系。外感寒湿与内伤饮食，皆能引起肺脾两脏气化功能异常，导致水饮内生。

1. 风邪上受，风水外溢： 即太阴伤风，手经先受，肺气不宣，水溢于上，则病风水，症见一身浮肿，汗出恶风，甘草麻黄汤主之；若兼郁热，则成越婢汤证，症见咳而上气，其人喘，目肿如脱，脉浮大。

2. 寒邪犯上，寒饮内停： 即客寒伤肺，内动水饮，则病喘哮，症见咳喘、胸满、喉中鸣响如水鸡声，射干麻黄汤主之，表解后，喘减，咳嗽、胸满不除者，以苓甘五味姜辛汤续治之。

3. 脾阳不振，水中停饮：即误治伤阳，气化不利，水停中州，则病痰饮。症见心下逆满，气上冲胸，起则头眩，脉沉紧者，即成茯苓桂枝白术甘草汤证（《伤寒论》第 67 条），此为温阳化饮之代表方证。

4. 寒伤脾阳，水饮逆胃：寒中太阴，阳不化气，水停中州，寒饮上逆，则病寒疝。症见心胸中大寒痛，呕不能食，腹中寒，上冲皮起，出见有头足，上下痛不可触及者，大建中汤主之。

由上可见，太阴病既是水饮病的好发之源头，也是水饮病的并发之地，两者关系之密切自不言待。

少阴病与水饮病的关系

"少阴之上，热气主之"，本主热化，但心火肾水，各主南北，势均力敌，因此，少阴为病之常，则有热化太过与热化不及两途。热化太过，则阴液不足，固无水患，但若热化不及，阳气不足，则难免火不制水而水气泛滥。

1. 心火不足，肾水上凌：即误治伤阳，心火不能下制肾水，则反为水克。如伤寒，发汗后，其人脐下悸，欲作奔豚者，茯苓桂枝甘草大枣汤证是也（《伤寒论》第 65 条）。

2. 寒伤心肾，阳虚水泛：即寒中少阴，阳气不振，气不化水，寒水内泛。如症见身寒，腹痛，小便不利，四肢沉重疼痛，自下利，其人或咳，或呕，甚至心下悸、头眩，站立不稳欲扑地者，真武汤主之（《伤寒论》第 82 条、第 316 条）。

3. 久病及肾，气不主水：即病久伤肾，阴阳两伤，气化不足，水气内停。如症见虚劳腰痛，下肢水肿，小便不利或短气有微饮者，肾气丸主之。

4. 湿热伤肾，阴虚水逆：即热邪合湿，病及少阴，热伤其阴，湿阻其气，湿热相合，则病阴虚水逆。如症见发热、口渴欲饮，小便不利，脉浮，猪苓汤主之（《伤寒论》第 223 条）。

厥阴病与水饮病的关系

"厥阴之上，风气主之"，风本胜湿，也主消耗，故厥阴风盛，多病津液不足而少有水饮之患，但若厥阴郁滞，风气不及，则津液不行，续发水饮。

1. 肝气郁滞，津随气停：即肝主疏泄，调畅全身气机，疏导水液运行，若病及厥阴，阳郁气滞，水道失畅，水津停滞。如四逆散证，即在气郁四逆、腹痛、下重的基础上，继发或咳，或悸，或小便不利等水饮病症，故可在柴胡、枳实调理气机的同时，加干姜、桂枝、茯苓之类，兼以化饮、利水（《伤寒论》第 318 条）。

2. 肝血瘀滞，津随血停：即肝主藏血，血能载津，若病及厥阴，血少或血瘀，则"血不利则为水"，常致血水同病。如桂枝茯苓丸证，妇女经断三月，而得漏下不止，脐上"胎动"者，即血郁水停，发为癥瘕假胎。此方现还常用于妇科经行水肿、慢性盆腔积液等。

通过上述从六经分类的角度对水饮证治内容进行系统梳理，可以得到如下认识：

（1）六经辨证与水饮病的关系，是病位六经与病因水饮的交叉关系。即不仅伤寒可以病及六经，水饮也可病及六经，伤寒有六经之分，水饮也有六经之异。以此眼光去览视水饮病证治分类，将会对水饮病的辨证论治更加深入和精准。将水饮病分类为四饮，并未明确具体病位，而由六经追究，则需明确水饮侵犯之病位为何经，影响的是该经之体表还是该经之内脏，弥补脏腑辨证失于辨水饮表证的不足。

（2）六经辨证与水饮病的联系，是阴阳气化与脏腑气机在水液代谢上的反映。即与六经病机与水饮病变存在着多种气化联系，各经病变与水饮病变的联系，主次疏密各有不同。其中，太阴病、少阴病主要是通过肺脾肾三脏的功能联系；而少阳病因三焦之腑的独特关系，成为与水饮病变关系最紧密的阳经；太阳病则是水饮病变的主要源头；厥阴病是水饮病变发于内伤气郁的重要环节；阳明病则是与水饮病变关系较为疏远的一经。

（3）从六经六气病机辨治水饮病，可以从发病之源头认识水饮病变的机制，弥补脏腑辨证只论功能、忽略气化的局限，进而掌握水饮辨证论治的全程与全貌。中医学的理论特点是首重气化，再论功能。各经气化正常气血阴阳才能正常运行，若外邪（六淫等）入侵或者内伤影响六经气化（六经各有气化主气），导致脏腑机能动静偏颇，续发水液代谢异常，再因六经气化各异，形成各种不同的水饮病证特点。通过系统联系、分析与归纳仲景六经病中的辨治水饮方证内容，可以全面认识因六经气化异常而产生的不同水饮病证，发现彼此不同的发病机制、证候特点及治疗方法，特别是把水饮病证的治疗与寒热六气的调节有机地结合起来，可使临床对其辨治思路更广、认证更确、疗效更好。

总之，人身作为一个有机的整体，水饮病变的发生、发展、转变，不仅与各脏腑功能，而且与各经气化，都会发生直接或间接的复杂联系，若要比较全面地认识、掌握水饮病变的辨证论治规律，势必要从标本源流的关系上，认识六经气化与脏腑水液代谢之间的丰富联系。吴斌从仲景方证的对比分类入手，已能初步显示六经气化异常与水饮病变在辨证论治上的一般规律，这对于运用六经理论指导临床辨治杂病不失为一个有效的范例。

225 六经血证辨治

"血证"一词出现于《伤寒论》第 125 条："太阳病身黄，脉沉结，少腹硬，小便不利者，为无血也。小便自利，其人如狂者，血证谛也，抵当汤主之。"其中的血证指太阳蓄血证，属于瘀血的范畴。现代《中医名词词典》对血证有两个定义，"血证一是由血瘀积滞，逐渐形成；血证二指血液不循经脉运行而溢出的病证，如咳血、咯血、吐血、呕血、衄血、便血、尿血、溲血、溢血、夺血、亡血、圊血、远血、近血、皮下出血等。"在此讨论之血证是广义的血证，范围包括六经的瘀血性疾病和出血性疾病。学者娄亮等通过对《伤寒论》六经中血证的分析，探讨了血证的病机、治法、方药及其辨证论治的规律。

六经血证证治

1. 太阳之血证：

（1）蓄血：《伤寒论》原文第 106 条"太阳病不解，热结膀胱，其人如狂，血自下，下者愈。其外不解者，尚未可攻，当先解其外。外已解，但少腹急结者，乃可攻之，宜桃核承气汤"。原文第 124 条："太阳病，六七日表证仍在，脉微而沉，反不结胸，其人发狂者，以热在下焦，少腹当硬满，小便自利者，下血乃愈。所以然者，以太阳随经，瘀热在里故也，抵当汤主之。"原文第 125 条："太阳病，身黄、脉沉结、少腹硬、小便不利者，为无血也。小便自利，其人如狂者，血证谛也，抵当汤主之。"原文第 126 条："伤寒有热，少腹满，应小便不利，今反利者，为有血也，当下之，不可余药，宜抵当丸。"太阳经表邪不解，循经入里化热，热与血互结于下焦，即"太阳随经，瘀热在里故也"（第 124 条）之谓。

瘀热互结于下焦，气血凝滞不通，故少腹急结或硬满；瘀血浊热上扰心神，故如狂或发狂；病在血分，与膀胱气化无关，故小便自利，脉沉微或沉涩。治疗之法依"血实者宜决之""在下者，引而竭之"之意，量其病情的轻重缓急，施以破血逐瘀之法。如血结为浅，病势较轻，热重于瘀，用桃核承气汤泄热逐瘀；如血结为深，病势较急，且瘀重于热，用抵当汤破血逐瘀；如血结虽深，但病势为缓，则用抵当丸峻药缓攻。

（2）衄血：《伤寒论》原文 46 条"太阳病，脉浮紧，无汗，发热，身疼痛，八九日不解，表证仍在，此当发其汗。服药已，微除，其人发烦目瞑。剧者必衄，衄乃解。所以然者，阳气重故也，麻黄汤主之"。原文第 47 条："太阳病，脉浮紧，发热身无汗，自衄者愈。"原文第 55 条："伤寒脉浮紧，不发汗，因致衄者，麻黄汤主之。"衄血有虚实之分，太阳病衄血属于实证，其病因是由于病情日久，仍不得汗解，导致表邪郁遏，邪无外出之路，热必内逼营阴，迫血妄行，因而作衄。衄血有自衄病解、以衄代汗、以汗代衄 3 种情况。因而衄血既是病证，又是治法，正如徐灵胎曰："热甚动血，血由肺之清道而出，与汗从皮毛而泄同，故热亦解。"衄可代汗，载邪外出，故前贤称衄血为"红汗"，其目的在于通过衄血祛邪外出而治病。如衄后邪未得解，伤寒表实证仍在，而又无热入营血之征兆及亡血之象，仍用麻黄汤透热解表，此是发汗止血之法。

2. 阳明之血证：

（1）衄血：阳明经衄血见于《伤寒论》原文第 202 条"阳明病，口燥，但欲漱水不欲咽者，此必衄"。原文第 227 条："脉浮发热，口干鼻燥，能食者则衄。"阳明经热邪循经上扰，灼伤阳明之络而致衄血。口燥，但欲漱水不欲咽，为热在血分无疑，热在血分，迫血妄行，灼伤血络，必致衄血；第 227 条阳明经热盛故脉浮、发热，热邪循经上扰，故口干鼻燥，能食者胃气强也。治疗当凉血清热，降火止血。仲景未出方，可用犀角地黄汤之类。

（2）蓄血：《伤寒论》原文第 237 条"阳明证，其人喜忘者，必有蓄血。所以然者，本有久瘀血，故令喜忘，屎虽硬，大便反易，其色必黑，宜抵当汤下之"。阳明蓄血的病因是"本有久瘀血"，加之阳明热邪炽盛，血热相结。心主血脉而藏神，阳明邪热与胃肠旧有之瘀血相结于下，下实上虚，神明失养则健忘；血属阴，其性濡润，离经之血与燥屎相合，则化坚为润，故大便硬而易解。阳明蓄血与太阳蓄血虽成因有别，症状各异，但病机皆为邪热与瘀血相结，故宜用下瘀法以破血逐瘀，方用抵当汤。

（3）下血：《伤寒论》原文第 216 条"阳明病，下血谵语者，此为热入血室；但头汗出者，刺期门，随其实而泻之，濈然汗出则愈"。阳明之热在气分不解，迫于血分，形成热入血室证。热入血分，血热妄行，故"下血"；血热上扰神明，则谵语；血热上蒸于头，不得外达于肌表，故仅见头部汗。治疗用刺法，刺肝之募穴期门，以利肝气，泻肝热。

3. 少阳之血证：《伤寒论》原文第 143 条"妇人中风，发热恶寒，经水适来，得之七八日，热除而脉迟身凉，胸胁下满，如结胸状，谵语者，此为热入血室也，当刺期门，随其实而泻之"。原文第 144 条："妇人中风，七八日，续得寒热，发作有时，经水适断者，此为热入血室，其血必结，故使如疟状，发作有时，小柴胡汤主之。"原文第 145 条："妇人伤寒发热，经水适来，昼日明了，暮则谵语，如见鬼状者，此为热入血室。无犯胃气及上二焦，必自愈。"妇女在患外感病时，恰逢月经来潮，外邪趁虚内陷血室，称为热入血室。热入血室的临床表现可概括为 4 个方面：有外感方面的症状、神志症状、与经血或产后有关，有肝脉不利的胸胁、少腹症状。治法仲景根据病证虚实提出"二法一禁"，即虚证用小柴胡汤和解少阳法，实证刺期门法以及"无犯胃气及上二焦"。

4. 太阴之血证：《伤寒论》原文第 279 条"本太阳病，医反下之，因而腹满时痛者，属太阴也，桂枝加芍药汤主之。大实痛者，桂枝加大黄汤主之"。太阳病误下邪陷太阴，导致太阴脾家经脉气血不和，因而腹满时痛，甚则大实痛。历代医家多数认为桂枝加芍药汤是解表和脾之剂，桂枝加大黄汤是解表攻下之方。如《医宗金鉴》曰："本太阳中风，医以桂枝汤发之而反下之，因而邪陷入里，余无他证，惟腹满时痛者，此属太阴里虚痛也，故宜桂枝加芍药汤以外解太阳之表，而内调太阴之里虚也。"而刘渡舟教授认为"此病既不是虚寒证也不是阳明实热证，虚寒证与燥满实热证都可排除在外。此腹满时痛属脾胃受到一定影响之后，脾胃本身气血阴阳不和""此病是血分病"。治法为通阳益脾，活络缓急止痛。方用桂枝加芍药汤，重用芍药补血、和脉、平肝、止痛、和脾，为土中泻木之法。大实痛者，再加大黄增强化瘀通阳导滞之功。

5. 少阴之血证：

（1）便脓血：《伤寒论》原文第 306 条"少阴病，下利便脓血者，桃花汤主之"。原文第 307 条："少阴病，二三日至四五日，腹痛，小便不利，下利不止便脓血者，桃花汤主之。"原文第 308 条："少阴病，下利便脓血者，可刺。"伤寒下利便脓血有寒热之分，虚实之异。少阴所说之下利便脓血是由于脾肾阳衰，寒湿凝滞，滑脱不禁。阳虚不能约束下焦，关门不利，则滑脱不禁；虚寒下利，气不摄血，络脉不固，血溢脉外，则下利而便血。因其为虚寒久利，故无里急后重和肛门灼热感。治疗之法当温中固脱涩肠，方用桃花汤。另仲景又提出刺法，以治少阴下利便脓血者。

（2）便血：《伤寒论》原文第 293 条"少阴病，八九日，一身手足尽热者，以热在膀胱，必便血也"。太阳与少阴为表里，少阴病八九日，阳复邪退，其病可由阴转阳，由里达表，由少阴之脏，转出太阳之腑。太阳主一身之表，为诸阳主气。手足者诸阳之本，故一身手足尽热。肾移热于膀胱，热伤血络，则血从下行，而见便血。仲景未出方，依病机分析，治疗当清热养阴、凉血止血。柯韵伯主张"轻则猪苓汤，重则黄连阿胶汤可治"。

6. 厥阴之血证：《伤寒论》厥阴病中方证虽并未明确提及血证，但其意已寓于方证之内。

（1）白头翁汤证：《伤寒论》原文第 371 条"热利下重者，白头翁汤主之"。原文第 373 条："下利，欲饮水者，以有热故也，白头翁汤主之。"白头翁汤是治疗厥阴热利之方。虽未明言及血，而下利便脓血之证已寓其中。本证因湿热蕴郁阻碍疏泄，以致气滞壅塞，血被热腐，故下利便脓血；又肝热下迫大肠，气滞壅塞，秽恶之物欲出而不得，故腹中急迫欲下，肛门重坠而便难出即下重。病机为肝经湿热，下迫大肠。治疗之法当清热燥湿，凉血止利，方用白头翁汤。本证与桃花汤证皆见下利、便脓血，但病机有寒热之异，虚实之别。

（2）当归四逆汤证：《伤寒论》原文第 351 条"手足厥寒，脉细欲绝者，当归四逆汤主之"。当归四逆汤是治疗血虚寒凝证的方子。临床表现是手足厥寒，脉细欲绝。脉细主血虚，欲绝指脉搏极细，似有似无；血虚感寒，寒邪凝滞，气血运行不利，阴阳之气不相顺接，故手足厥寒。病机为血虚寒凝。治法当养血通脉，温经散寒，方用当归四逆汤。

7. 误治之血证：《伤寒论》中有部分血证是由于误治导致的，仲景对于这些血证多不出方，原因是血证的治疗散见诸篇，这些血证虽经误治，但治法仍不出其范围，按法施治即可，即"观其脉证，知犯何逆，随证治之"。

《伤寒论》原文第 19 条："凡服桂枝汤吐者，其后必吐脓血也。"桂枝汤为辛温之剂，对于内热素盛者，不宜使用。如误用之，益助其热，热邪灼伤气血，故吐脓血。原文第 84 条："淋家不可发汗，发汗必便血。"此犯阴虚者不可发汗之禁。久患淋病之人，病因多由于肾阴虚而膀胱有热，因此禁用辛温发汗之法。如果误用之，不仅会助膀胱之热，而且更伤少阴之阴，以致发生阴虚火旺，邪热侵犯阴络而产生尿血。可采用养阴清热、凉血止血之法，方用猪苓汤或小蓟饮子。原文第 114 条："太阳病，以火熏之，不得汗，其人必躁，到经不解，必清血，名为火邪。"原文第 115 条："脉浮热甚，反灸之，此为实。实以虚治，因火而动，必咽燥唾血。"此条与上条同为火邪迫血，而有血上行、血下行之别。太阳病邪在表，当发汗解表。如果用火熏或艾灸之法，以热治热，必致火热内盛，随其所伤部位不同而有不同表现。阳络伤则血上溢，上溢则唾血；阴络伤则血下溢，血下则便血。治疗之法唾血可据陈修园《伤寒论浅注》选用大黄黄连泻心汤，针对便血，据郭雍在《伤寒补亡论》中提出的"宜少与救逆汤"。原文第 294 条："少阴病，但厥无汗，而强发之，必动其血，未知从何道出，或从口鼻，或从目出，是名下厥上竭，为难治。"少阴病，四肢厥逆，而无汗出，是由于阳气衰微，不能温煦四末，蒸化津液所致，治疗当扶阳抑阴。如果强发少阴之汗，则有动血之变。少阴之脉循喉咙、挟舌本、连目系，推测血从口鼻或目出。此时阳气亡于下而厥，阴血迫于上而致竭，形成"下厥上竭"之证。阳虚于下，阴竭于上，阴阳气血俱伤，有上下离决之势。此时欲治下厥，则有碍于上；欲治上竭，则有碍于下。故曰"难治"。

8. 治疗禁忌：《伤寒论》论述了血证的治疗禁忌，原文第 86 条、第 87 条、第 145 条、第 347 条及第 166 条方后注。这些原文提出亡血家禁汗、禁吐、禁下等三禁以及热入血室者"无犯胃气及上二焦"。如原文第 87 条："亡血家不可发汗，发汗则寒慄而振。"原文第 166 条瓜蒂散证方后注中提出"诸亡血虚家，不可与瓜蒂散"。原文第 347 条曰："伤寒五六日，不结胸，腹濡，脉虚复厥者，不可下，此亡血，下之死。"然此为失血日久，阴血亏虚，气易上逆之人而言。若初病外邪不解，阳郁化热，热伤阳络则衄血，此时宜用解表之药以去其邪，邪去则衄止；血证气盛火旺者，当其腾溢，而不可遏，正宜下之以折其势，此吐血用大黄之意。此常法中之变法，不可不知。

仲景对血证的论述包括出血证和瘀血证，而出血证根据部位不同可分为吐血、衄血、尿血、便血、胞宫下血等。瘀血证根据致病之因不同其证治也不同。究其病机不外火热迫血妄行以及气（阳）虚不能摄血两种。而热邪有郁热、实热、虚热之分。所谓郁热者，是由于表邪郁遏太甚，阳郁化热，热甚动血而致衄血，此热不宜清，宜用辛温之品解其表邪，则衄血自止，可用麻黄汤，或佐以凉营益阴之品。所谓实热者，是由风寒之邪化热入里或误用火邪导致热邪迫血妄行，热邪伤于上则吐血，热邪伤于下则尿血、便血。治疗之法可用苦寒直折，但要根据出血部位不同用药亦要稍有不同，如吐血用泻心汤，便血用白头翁汤加减。所谓虚热者，是由于阴虚火旺，火热迫血妄行，导致出血，治疗不可纯用苦寒之药，治法当滋阴清热，方如黄连阿胶汤、猪苓汤。由阳虚不固导致便脓血者，可用桃花汤。

瘀血的病机有寒热的不同。《素问·调经论》曰："血气者，喜温而恶寒，寒则泣不能流，温则消而去之。"血虚寒凝，气血运行不利，可致瘀血；外邪化热随经入里，与血搏结，亦致瘀血。而其治法以活血化瘀为主，兼热者加用清热泻热之药，兼寒者加用温阳散寒之药。仲景对活血药的使用有轻重缓急之分，需要酌情使用，如瘀血轻者用大黄、桃仁、桂枝、芍药等植物药，重者加虫药，如水蛭、虻虫等。

　　仲景对于血证的治疗是在辨病的基础上强调辨证论治。辨病和辨证相结合，以辨病为先，辨证为主。这一思想不仅对血证的认识更全面，也有利于临床水平的提高。

226 出血病症从六经辨治

临床出血病症病位广泛，上溢于诸窍可见鼻衄、齿衄、咳血、呕血，下渗于前后二阴可见尿血、便血、崩漏，外布于皮肤可见肌衄，其病因复杂，可因寒热燥湿瘀虚而成。若以八纲辨证，不外乎阴阳表里寒热虚实，但过于笼统。如火所致出血，就可分为实火虚火，实火又可分外感内伤，外感内伤又可再细分。故单以八纲难以详细解释出血病机，并以之指导选方用药。而以病位脏腑辨治，又可见众多病证的重叠，如鼻衄、吐血、尿血、便血、紫斑中皆可见到气虚不能摄血之证，其病机相同，用药也皆以归脾汤为主。故病位辨治虽突出了病变部位，但对病因病机的总结归纳尚有欠缺。以六经辨治出血病证，可打破出血部位及病因界限。《伤寒论》沿用《黄帝内经》中六经的名称，将六经病概括为疾病在变化发展中的6个不同阶段。柯韵伯曰："仲景之六经，为百病立法。"学者商蔚然等从六经辨治出血病症，认为以仲景六经辨证为基础，病机与治法更加明确，选方用药更加精准，临床疗效更加显著。

太阳出血证

1. 病因病机： "伤寒脉浮紧，不发汗，因致衄"，为表邪郁遏，壅于内而无可出，逼迫营阴，因而作衄；"太阳病中风，以火劫发汗，邪风被火热，血气流溢，失其常度……阳盛则欲衄"，为风与火结，风火相煽，灼伤血络，而至衄血。此《伤寒论》中所载太阳衄血者。临床又有外感风、燥、热邪先犯肺者，邪气循经上干头窍，灼伤阳络而见衄血；又有风水相搏，水湿化热者，热蕴膀胱，灼伤血络而见水肿、尿血。

2. 临床表现： 此为太阳病证，仍在卫表阶段，故可见发热、恶寒、头痛、咳嗽等证候。邪郁于表，内迫营阴，故可见咳血、衄血，或外邪亢盛，上灼血络，亦可见咳血、衄血。又有湿热重浊之邪，不上灼而下伤膀胱者，故可见尿血。

3. 治则治法： 以汗法宣散表邪为主。即使误用下法，只要邪气仍在肌表，仍宜使用辛温解表法宣散表邪。仲景虽曰"衄家不可发汗"，是指衄家发汗需慎重。经中所论的禁寒、禁吐、禁下只是相对而言，所谓治疗方法只需适度、对应。如"伤寒脉浮紧，不发汗，因致衄者，麻黄汤主之"，此是失于发汗，虽衄而邪不得解，当投麻黄汤发汗解表，热随汗泄而衄自止。故于阳郁衄血者，当发散郁阳，又以"血汗同源"，以发汗止血；于风热、燥热之邪外感者，以轻清之剂疏散表热。但中医汗法不局限于表证的治疗，如水肿、尿血者，可"开鬼门，洁净府"。《黄帝内经》中"开鬼门"意为发汗，对于无汗患者，宣发腠理，上焦开通，下焦自利。

4. 代表方药： 若表热不甚，以咳嗽为重者，治宜宣肺止咳，方用桑菊饮、桑杏汤；表郁严重者，治宜发越郁阳，方用麻黄汤、桂枝汤；风热外感者，治宜辛凉透表，方用银翘散；湿热者，治宜解表除湿，方用麻黄连翘赤小豆汤。

阳明出血证

1. 病因病机： "脉浮发热，口干鼻燥，能食者则衄"，为热邪循经上扰，灼伤血络而致衄血；"阳明病，下血谵语者，此为热入血室"，为热入血分，血热妄行而致下血；"心气不足，吐血、衄血"，为胃火亢盛，迫血妄行而致衄血；"夫酒客咳者，必致吐血"，为湿热上熏，灼伤血络而致咳吐血；"下血，先血后便"，为湿热下迫，伤及肠络而致便血。又有疫毒炽盛，深入营血者，常致衄血，便血，或肌肤瘀斑。

2. 临床表现：此为阳明病证，常见身热、口渴、烦躁、口干臭秽、便秘等一派热象。若其热循经上扰，则可见衄血、吐血；若热盛下迫，则可见便血；其疫毒炽盛，充斥于全身上下者，除衄血、吐血、便血外，亦可见肌衄。

3. 治则治法：治疗当凉血清热，降火止血。唐容川曰："泻火一法除暴安良，祛其邪以安其正。"血证初起，往往由于热迫血行，因此，止血第一要法即是清热降气止逆。故热盛则清热降火，凉血止血，伤津者，时时顾护津液。或下焦湿热，当因势利导，利水通淋，引热下行。

4. 代表方药：若邪火内炽，迫血妄行者，治宜清热泻火，方用泻心汤。若下迫大肠，痔疮便血，寓止血于清肠泻火之中，寄祛瘀于凉血止血之内，可用芩蓟凉血合剂、桃核承气汤等。若痰热壅盛，灼伤肺阴者，治宜清热化痰，兼以润肺，方用清金化痰汤。阳毒炽盛，毒蕴血络者，治宜清热解毒，方用升麻鳖甲汤；阴伤重者，予玉女煎。尿血因于热者为多，治宜清热泻火，凉血止血，方用小蓟饮子。阳明衄血者，仲景未出方，可用犀角地黄汤之类。

少阳出血证

1. 病因病机：少阳主枢，化为相火。胆火内郁，火气为病，枢机不利，肝胆之火上炎，少阳热盛，火乘金可致衄血，木乘土可致吐血。

2. 临床表现：此为少阳病证，枢机不利。少阳之胜，热客于胃，可见"烦心心痛，目赤欲呕，呕酸善饥，耳痛溺赤，善惊谵妄，暴热消烁"。气郁化火，循经上炎，血随火动，溢于脉外，见衄血、吐血。

3. 治则治法：以和解少阳为主。升清阳，降浊火，气机升降通畅，"热者清之""逆者平之"，可清热平冲降逆。

4. 代表方药：多以小柴胡汤加减。唐容川认为"和法为血证之第一良法"，善用小柴胡汤加减以宁血和血。和法介入"血证"相关辨治，较早可散见于宋代杨士瀛《仁斋直指方》中，以小柴胡汤化裁治"男女诸热出血"。或有瘀者，宗唐容川所论，"小柴胡汤……加去瘀之品，则偏于去瘀，凡瘀血阻滞营卫者，用之立验"，可加桃仁、牡丹皮等化瘀之物。肝经风热内煽而下血者，方用泻青丸、逍遥散、小柴胡汤、济生乌梅丸。

太阴出血证

1. 病因病机：此多中虚不摄，脾胃虚弱，气血亏虚者，使血或上或下渗出。"吐血不止者，柏叶汤主之"，或为中焦脾气虚寒，失于统摄而致吐血。"下血，先便后血，此远血也，黄土汤主之"，为中气虚寒，血不归经而致便血。又有肺阴亏虚者，可因虚火灼伤肺络而致咳血，或母病及子，而见肾阴虚之候。

2. 临床表现：此太阴病证，多由脾气亏虚所致，故常见神疲乏力、面色㿠白、头晕短气。气虚不统血，血不归经，于上可见咳血、吐衄，于下可见便血、尿血、月经过多等。或肺阴受损，则可见干咳咳血，口干咽燥。母病及子，则见潮热盗汗、颧红、手足心热，如现代临床之肺结核。

3. 治则治法：以温中复气养血为主。气得复，不失其固，血得养，不失其行，故血自止。如归脾汤，虽名为归脾，实则心脾双补，气血双调，方中补气药多于补血药，实乃阳旺阴自充，补气以生血，补脾以养心，使心血得生。或因肺痨"主乎阴虚"，肺阴伤则润肺养阴，伤及肾气则固本培元。

4. 代表方药：气血不足，脾气虚弱者，治宜补气摄血，选方归脾汤。脾阳不足，虚寒出血者，治宜健脾温中，选方柏叶汤、黄土汤。汪机常用人参、黄芪、当归、白术之药物组合。或肺阴亏损，若兼火旺者，治宜滋阴降火，选方百合固金汤、清燥救肺汤；若兼气虚者，治宜益气养阴，选方保真汤；若兼阳虚，治宜滋阴补阳，选方补天大造丸。

少阴出血证

1. 病因病机： "少阴病，二三日至四五日，腹痛，小便不利，下利不止便脓血者，桃花汤主之"，为脾肾阳衰，寒湿凝滞，滑脱不禁，而致便血。"少阴病，八九日，一身手足尽热者，以热在膀胱，必便血也"，为肾移热于膀胱，热伤血络，血从下行，而致便血。又有肾阴阳不足，冲任失守，加以脾虚失固者，或阴虚内热，经血不制者，可见崩漏、胎漏。

2. 临床表现： 此少阴病证，阴虚可见腰膝酸软、潮热盗汗；阳虚可见肢冷畏寒、神疲乏力；阳虚不固可见便血，冲任失守可见经间期出血、崩漏、胎漏；阴虚火旺，灼伤膀胱，可见尿血，灼伤脉络，可见紫斑。

3. 治则治法： 以温阳固摄或滋阴清热为主。肾阴虚者，当滋肾益阴，壮水之主以制阳光；虚寒久痢，脉络不固之便血者，当温中涩肠止血；少阴热化，灼伤膀胱者，当养阴除热；阳虚不固者，当温补元阳，固冲止血。

4. 代表方药： 滑脱不禁兼有便血者，津液耗伤重，当即时止利，治宜温中涩肠，方用桃花汤等收涩方。久泻多虚，寒热虚实每多并见，常可兼夹寒湿、湿热、气滞等。此时收涩有闭门留寇之嫌，可加理气祛湿之品。少阴热移膀胱者，可遵"轻则猪苓汤，重则黄连阿胶汤"。临床尚有用猪苓汤加减的方剂治疗肾炎、尿血以及流行性出血热的报告。肾气虚者，治宜补充元气，方用无比山药丸。肾阳虚者，治宜温补肾阳，方选右归丸。肾阴虚火旺者，治宜滋阴潜阳，方用知柏地黄丸。崩漏、胎漏可用血肉有情之品调固冲任。如龟甲，性偏寒凉，既可滋养肝肾固冲任，又清热止血，适用于阴虚血热、冲任不固之证。

厥阴出血证

1. 病因病机： "热利下重者，白头翁汤主之"，为湿热蕴郁阻碍疏泄，下迫大肠，血被热腐，而致下利便脓血。"先厥后发热……发热无汗，而利必自止，若不止，必便脓血"，为阳复阴退，阳热下至血分，损伤血络，而致便脓血。"伤寒六七日……咽喉不利，唾脓血，泄利不止者，为难治，麻黄升麻汤主之"，为大下后使表邪内陷，上焦阳郁，而脾虚寒盛所致唾脓血。"妇人有漏下者，有半产后因续下血都不绝者，有妊娠下血者"，为冲任脉虚，阴不内守，而致血非时而淋漓漏下，小产不固而下血不止，胎失所系而妊娠下血。又有寒热错杂者，脾胃虚寒，气血不足，加之湿热积滞，而致久泄久痢。

2. 临床表现： 此为厥阴病证，多寒热虚实错杂或阴阳不达平和。上焦阳郁，可见唾脓血；冲任亏虚，则可见胎漏。热郁下迫，可见下利便脓血，或寒热错杂，上热下厥，可见胃脘灼热，腹痛绵绵，畏寒喜暖，久痢下血，此二者常见于现代临床之溃疡性结肠炎。

3. 治则治法： 厥阴血证之阳郁者，当发越郁阳，清上温下；湿热疫毒者，当清热燥湿，凉血止血；冲任亏虚者，当温经固冲，养血止血；寒热错杂，久泄久痢，当清热燥湿，酸收涩肠，温阳补虚。又有以脾胃为枢论治厥阴病者，精气升降，脾胃为枢，脏腑病变与升降浮沉亦关系密切，故厥阴病上热下寒证与脾胃功能状态密切相关。其以调和脾胃为本。

4. 代表方药： 热毒壅滞，燔灼气血者，治宜清热解毒，凉血止痢，方用白头翁汤。然此类药物应用中病即止，不可太过，待病势缓和，注意健脾益气，杜绝痰湿之源，同时顾护脾胃，使祛邪而不伤正。寒热错杂，虚实夹杂者，治宜温中补虚，清热化湿，方用乌梅丸。如溃疡性结肠炎成脓期，根据其他症状，可选用经方半夏泻心汤或乌梅汤等。此外可辅以中医外治法。如清肠止痢汤和艾灸可有效利湿清热、活血通经，适用于溃疡性结肠炎的治疗。阳气内陷，郁而不布，肺热脾寒者，治宜发越郁阳，清上温中，使脾得温，阳得伸，热得清，如麻黄升麻汤。冲任虚弱者，治宜温补冲任，滋阴养血，方用胶艾汤。

　　此以六经为纲辨治出血证者，其内又有因瘀致出血者，或血外溢而成瘀者，无六经之分，皆可配以活血化瘀之品。

　　出血病证病因病机、治则治法各有不同。太阳证多因于外感。表邪伤络可致血出，化热内迫亦可致血出。故治以宣散，选方如银翘散、麻黄汤等宣发表邪之品。阳明证多因于里热亢盛，其以热伤血络而致血出，故治以清泻，选方如泻心汤、芩蓟凉血方等。少阳证多因于枢机不利，其以相火旺盛，伤于各脏而致血出，故治以和解少阳，如小柴胡汤。太阴证多因于中焦亏虚，其因气虚不足以摄血而致血出，故治以复气养血，如归脾汤等。少阴证以阳虚失固、滑脱不禁，或阴虚火旺、虚火内灼而致血出，故治以温阳固摄或滋阴清热，如桃花汤、黄连阿胶汤等。厥阴证多以寒热错杂或阴阳不能续接，邪伤于络而致血出，故治以清上温下或调运中枢，如乌梅丸等。其有瘀血者，可酌情配伍活血化瘀之品。出血病证部位多，范围广，血量有多有少，病情有急有缓。针对急性大出血者，还是要以及时补充血容量为主，而以中医中药为辅。以六经辨治出血证，可以打破病位及病因的局限性，以六经明确病机确定治法，总结六经出血证的辨证用药规律，使用药更加精准，对经典指导临床有着重要意义。

227 《伤寒论》六经发热辨治

《伤寒论》中论述发热症状的条文达 100 多条，占了全文的三分之一，六经病皆有论述，且各有其特点，成无己的《伤寒明理论》亦将发热列于诸症之前，可见古代医家对发热之症十分重视。学者段春梅等就《伤寒论》中六经发热的辨证治疗做了阐述。

太阳病发热

太阳病发热以发热与恶寒并见为特征，有太阳伤寒、太阳中风、太阳温病、表郁轻证之别。

1. 太阳伤寒：《伤寒论》第 3 条 "太阳病，或已发热，或未发热，必恶寒，体痛呕逆，脉阴阳俱紧者，名为伤寒"。该条给出了太阳伤寒的脉症提纲，其病机在于寒邪束表，卫气被遏，营因郁滞。《伤寒论》第 35 条则给出了太阳伤寒的本证："头痛，发热，身疼，腰痛，骨节疼痛，恶风，无汗而喘。"治疗当以麻黄汤治之，以解表散寒，宣肺平喘。对于外有风寒，内有郁热，表里俱实，临床症见不汗出而喘者，当以大青龙汤治之。

2. 太阳中风：《伤寒论》第 2 条给出了太阳中风的脉症提纲，"太阳病，发热，汗出，恶风，脉缓者，名为中风"。《伤寒论》第 12 条则给出了太阳中风的本证："太阳中风，阳浮而阴弱，阳浮者，热自发；阴弱者，汗自出。啬啬恶寒，淅淅恶风，翕翕发热，鼻鸣干呕。"其病机特点为风邪外袭，卫阳不固，营阴外泄（营卫失调）。治疗当以桂枝汤治之，以祛风解肌，调和营卫。

3. 太阳温病：《伤寒论》第 6 条给出了太阳温病的脉症提纲，"太阳病，发热而渴，不恶寒者，为温病"。针对太阳温病，临床以发热重，恶寒轻，口微渴，咽微痛，脉浮数，舌边红为其主要特点。病机为太阳温病初起，温热之邪郁遏肺卫，治疗当以桂枝二越婢一汤治之，以发散肺卫的郁热。

4. 表郁轻证：其发热特点以阵发性发热恶寒，热多寒少如疟状，一日二三度发为基本表现（《伤寒论》第 23 条、第 25 条），其病机特点是表证虽久，但表邪不甚而郁，营卫不足微凝，治疗当以桂枝麻黄各半汤或桂枝二麻黄一汤治之，以辛温解表，小发其汗或微发其汗。

阳明病发热

阳明病发热的特点为但热不寒、恶热汗出，热型有壮热（蒸蒸发热）、潮热、身热不扬等。依据邪气之轻重、病位及病理因素之不同，可分为阳明经热证、阳明病腑证、阳明湿热发黄证。

1. 阳明经热证：发热特点以壮热（蒸蒸发热）为主，如《伤寒论》第 248 条 "太阳病三日，发汗不解，蒸蒸发热者，属胃也"。同时可伴见大汗、口大渴、脉洪大四大热证，也可见到腹满、口不仁、面垢、甚则谵语、遗尿等，如《伤寒论》第 219 条所描述 "三阳合病，腹满身重，难以转侧，口不仁，面垢，谵语，遗尿" 状热，即蒸蒸热的感觉，热从内蒸，按着皮肤愈久，则热感愈甚。其病机特点为燥热内盛，气机郁滞，无形热邪郁闭于内，腑实尚未形成，治疗当以辛寒清热治之，方以白虎汤为代表。随着汗出太过，阳气损伤，继而出现 "时时恶风"（《伤寒论》第 168 条），乃至 "背微恶寒"（《伤寒论》第 169 条）的情况，当白虎加人参汤治之，以辛寒清热，益气生津。

2. 阳明腑实证：发热以潮热为主，如《伤寒论》第 214 条："阳明病，谵语发潮热，脉滑而疾者。" 这在第 208 条、第 212 条、第 213 条、第 215 条等均有描述。潮热，即定时发热，多在下午的 3～5 时出现，《伤寒论》称之为"日晡潮热"，这是阳明大肠经主时的时候，此时阳明中的正邪斗争剧烈。此潮热的热势虽较经证的壮热其热势减轻，但不代表病情缓解，而是热邪进一步深入于里，与有形之燥屎相结，从而出现腹胀满、大便硬、潮热、心烦、手足汗出、小便不利、喘冒不能卧等症。其病机特点邪热燥屎结聚，阳明腑实已成，治疗当以峻下热实、荡涤燥结治之，方以三承气汤为代表，不同之处在于调味承气汤以泄热为主，小承气汤以通腑为主，大承气汤以泄热通腑并重。另外，也可用小柴胡汤来治疗阳明潮热之证，此条在《伤寒论》第 230 条描述得很清楚，"阳明病，胁下硬满，不大便而呕，舌上白胎者，可与小柴胡汤"，同时也暗示了小柴胡汤和解的机制："上焦得通，津液得下，胃气因和，身濈然汗出而解。"

3. 阳明湿热发黄证：发热以身热不扬伴发黄为特点。《伤寒论》第 236 条："阳明病，发热汗出者，此为热越……但头汗出，身无汗，剂颈而还，小便不利，渴饮水浆者，此为瘀热在里，身必发黄。"此条不仅论述了阳明湿热发黄的症状，同时也暗示了发黄的病因病机，即无形之热不能通过有形之汗顺畅排出，小便不利又使体内湿邪积聚，导致湿热互结熏蒸于内而发黄。治疗当以清热利湿退黄治之，方以茵陈蒿汤、栀子柏皮汤为代表。对于外有风寒束表，内有湿热积聚而发黄证，临床可见发热、恶寒、无汗、发黄、口渴、心烦、小便不利，当以外散风寒，内清湿热的麻黄连翘赤小豆汤治之。

少阳病发热

少阳居半表半里之间，转枢内外，病至少阳，机体抗邪力弱，正盛则热，邪盛则寒，以寒热往来，休作有时为特点，同时可伴见口苦、咽干、目眩、心烦喜呕、默默不欲饮食等症，这在《伤寒论》的第 263 条、第 96 条均描述得很清楚。其病机特点为少阳枢机不利，胆火上炎，治疗当以和解少阳治之，方以小柴胡汤为代表。针对少阳病的兼证，如太阳少阳合并，临床症见发热微恶寒，肢节烦疼，微呕，心下支结者（《伤寒论》第 146 条），其病机为少阳枢机不利，同时伴有太阳营卫不和，治疗当以和解少阳，兼以解表的柴胡桂枝汤治之；对于少阳阳明合病，临床症见呕不止，心下急，郁郁微烦，或见寒热往来，胸胁苦满、大便难下或下利，舌黄少津，脉弦数者（《伤寒论》第 103 条、第 165 条），其病机为少阳枢机不利，郁热较甚，治疗当以和解少阳，通下郁热的大柴胡汤治之；对于少阳太阴合病，临床症见往来寒热，心烦，胸胁满微结，小便不利，口渴，但头汗出，下利者（《伤寒论》第 147 条），其病机为少阳枢机不利，太阴脾虚寒，治疗当以清少阳胆热，温太阴脾寒的柴胡桂枝干姜汤治之。

太阴病发热

太阴病发热特点为手足自温而身不热，正如《伤寒论》第 187 条、第 278 条所述："伤寒脉浮而缓，手足自温者，系在太阴。"从太阴中风，太阴伤寒，脾本身的阴阳、气血不和这三方面予以论述。

1. 太阴中风：《伤寒论》第 276 条"太阴病，脉浮者，可发汗，宜桂枝汤"。此条论述的是太阴虚弱之人外感太阳之风寒表邪，治疗当以桂枝汤小发汗，这样做的目的既解表散寒，又温里建中，但重在后者。《伤寒论》第 274 条又补充了其脉症："太阴中风，四肢烦疼，阳微阴涩而长者，为欲愈。"之所以出现四肢烦疼，是因为，一是太阴脾主四肢，太阴中风后，往往会出现四肢上的一些病症；二是太阳表证自身也会出现四肢疼痛的病症。为何会出现"为欲愈"呢？关键在于脉长，脉长提示气血来复，病情预后良好，正如《黄帝内经》曰："长则气治，短则气病，数则烦心，大则病进。"

2. 太阴伤寒：由《伤寒论》第 278 条"伤寒脉浮而缓，手足自温者，系在太阴。太阴病当发黄，若小便自利者，不能发黄；至七八日，虽暴烦下利日十余行，必自止，以脾家实，腐秽当去故也"。及《伤寒论》第 187 条："至七八日大便硬者，为阳明病也。"这两条可以看出本证的主要证候是手足自温，小便不利，四肢苦烦，身体发黄。其病机特点是寒束于外，湿郁于内，湿热交蒸，治疗当以茵陈五苓散或栀子大黄汤治之，以清热利湿退黄。

3. 脾本身的阴阳、气血不和：由《伤寒论》第 100 条"伤寒，阳脉涩，阴脉弦，法当腹中痛，先与小建中汤"；《伤寒论》第 102 条"伤寒二三日，心中悸而烦者，小建中汤主之"等条文中已知本证的主要证候，其病机特点为脾本身的阴阳、气血失调。治疗当遵循《黄帝内经》之"阴阳俱不足……如是者可将以甘药"原则，于小建中汤甘温建中除热，后世在此基础上创立并发展了甘温除热法。

少阴病发热

少阴本证有寒化、热化两端，但以寒化居多，乃因少阴其本阴盛阳微所致。少阴病发热特点为身反不恶寒、面色赤、反发热、一身手足尽热为特点。从少阴寒化之戴阳证、太少两感、热移膀胱这三方面予以论述。

1. 少阴寒化之戴阳证：由《伤寒论》第 317 条"少阴病，下利清谷，里寒外热，手足厥逆，脉微欲绝，身反不恶寒，其人面色赤，或腹痛，或干呕"以及《伤寒论》第 370 条"下利清谷，里寒外热，汗出而厥者"两条不难看出，本证的主要证候，下利清谷、手足厥逆为里寒证，身反不恶寒，其人面色赤，为里热证，脉微欲绝为虚阳欲脱之证，其病机特点为体内的阴寒太盛，格阳于外，治疗当以通脉四逆汤治之，以破阴回阳，通达内外。

2. 太少两感：即少阴虚寒之人，又外感了风寒之邪，其特点为反发热、脉沉，正如《伤寒论》第 301 条所描述："少阴病，始得之，反发热，脉沉者，麻黄细辛附子汤主之。"其证候特点为发热、恶寒、无汗、脉沉，脉沉提示有肾阳虚，但阳虚不重。病机特点是邪中太阳、少阴两经，治疗当以麻黄细辛附子汤治之，以解太阳表，温少阴里，即助阳解表。

3. 热移膀胱：《伤寒论》第 293 条"少阴病，八九日，一身手足尽热者，以热在膀胱，必便血也"。此条论述了本证的证候特点为手足发热，尿血。肾阴亏虚，故出现手足发热；又因肾与膀胱相表里，肾的虚热转移至膀胱，热伤血络，故出现尿血。其病机特点为肾阴亏虚，阴虚火旺，热移膀胱，灼伤血络。治疗当以知柏地黄丸加减治之，以滋阴降火，凉血止血。

厥阴病发热

厥阴病发热特点为厥热进退，厥热胜负，其发热是以与手足厥逆、呕吐下利、寒热进退并见形式阐述的，依据病性的不同而发生厥热胜负、寒热错杂、呕吐下利的病情变化。其病机的本质是阴阳不相顺接、寒热错杂，气机逆乱，升降反作。《伤寒论》第 326 条："厥阴之为病，消渴，气上撞心，心中疼热，饥而不欲食，食则吐蛔，下之利不止。"该条基本包含了厥阴病寒热错杂、厥热胜负、四肢厥逆、呕吐下利的病机证候。从厥逆、呕吐、下利、厥热胜负四方面予以论述。

1. 厥逆：可分为寒厥、热厥、寒热错杂厥证，均是由于厥阴气机逆乱，阴阳气不相顺接所致。

（1）寒厥：《伤寒论》第 353 条"大汗出，热不去，内拘急，四肢疼，又下利厥逆而恶寒者，四逆汤主之"。此寒厥即是厥阴病一开始便无内热的寒盛致厥，寒盛于内，阳气不能温养四肢而厥，治疗当以四逆汤治之，以回阳温里。

（2）热厥：热厥所出现的厥的程度与内热的程度成正比，正如《伤寒论》第 335 条所述，"厥深者热亦深，厥微者热亦微"。临床表现重者出现厥逆，便血，轻者仅出现指头寒等症，如第 339 条所描述，"伤寒热少微厥，指头寒，嘿嘿不欲食，烦躁……若厥而呕，胸胁烦满者，其后必便血"。治疗给予辛寒清热的白虎汤治之。

（3）寒热错杂厥：厥热胜负、寒热错杂是厥阴病的基本病理特征，寒热错杂致厥的临床证候很好地呈现了这一复杂关系，既有厥逆，又有上热的喉痹、吐脓血，还有下寒的下利、便血、脉不至。如第 334 条所述"伤寒，先厥后发热，下利必自止。而反汗出，咽中痛者，其喉为痹。发热无汗，而利必自止；若不止，必便脓血"以及第 357 条"伤寒六七日，大下后，寸脉沉而迟，手足厥逆，下部脉不至，咽喉不利，唾脓血，泄利不止者，为难治"。治疗当以麻黄升麻汤治之，以清上热，除下寒。

2. 呕吐：厥阴病的呕吐往往来自于上焦厥阴心包的邪热或者来自下焦厥阴肝的寒邪，即上热干胃、肝寒犯胃，或者上热和下寒同时犯胃，故可分为寒性呕吐、热性呕吐、寒热错杂呕吐。

（1）寒性呕吐：《伤寒论》第 377 条、第 378 条均论述的是寒性呕吐，临床症状除呕吐外还可见身微热、脉弱、小便清长、手足厥逆、吐涎沫、头痛等症，治疗以四逆汤合吴茱萸汤治之。

（2）热性呕吐：《伤寒论》第 376 条、第 379 条均论述的是热性呕吐，临床症状除呕吐外还可见内痛、发热等症，以呕吐、内痛并见者，当以宣散清热的栀子豉汤治之；第 379 条描述的呕吐、发热并见者，其呕吐原因在于热邪郁滞于内，厥阴气机逆乱不能正常宣散热邪，故以小柴胡汤治疗，以调畅气机的升降，气机升降有序，诸症可除。

（3）寒热错杂呕吐：《伤寒论》第 359 条论述的是寒热错杂的呕吐，其病机特点是中焦脾胃的虚寒，兼有上焦的邪热，治疗以干姜黄芩黄连人参汤治之，以方测证，临床症状除呕吐外还可见胸中烦热、下利、腹部胀满等症。

3. 下利：厥阴病中，厥利并见是其常，依据寒热病性的不同可分为寒利、热利。发热特点是身有微热。

（1）寒利：《伤寒论》第 360 条、第 361 条、第 365 条、第 366 条均论述的是寒利，临床症状除下利清谷外，还可见到发热、口渴、脉沉紧等症，发热特点是身有微热，面少赤。治疗当以驱寒回阳通脉治之，方以通脉四逆汤为代表。

（2）热利：《伤寒论》第 363 条、第 367 条、第 371 条、第 374 条均论述的是热利，临床症状除下利外，还可见到发热、口渴、便血、谵语等症，治疗当以清热利湿治之，方以白头翁汤为代表，若兼有燥屎的热利，则以小承气汤治疗。

4. 厥热胜负：《伤寒论》第 331 条、第 332 条、第 334 条、第 346 条、第 341 条、第 342 条 6 条条文对厥阴病篇的厥热胜负作出了全面而深刻的剖析，依据厥逆、发热的先后顺序和时间长短，以及所出现的病症和结果，归纳分析得出以下几种情况：①先厥逆后发热，下利可自止。②先发热后厥逆，则下利不止。③厥逆发热日数相等，其病当愈。④厥逆日数多于发热日数，则说明病进，病性属寒。⑤厥逆的日数少于发热日数，则说明病退，病性属热。

六经病皆可有发热，但各有其特点，如太阳病以发热与恶寒并见，其热型可见翕翕发热；阳明病不恶寒反恶热，其热型可见壮热、日晡潮热、身热不扬；少阳病寒热往来，休作有时；太阴病手足自温而身不热，热型可见手足烦热；少阴病身反不恶寒，热型可见手足尽热；厥阴病厥热进退，厥热胜负，热型可见微热、外寒里热。总之，发热作为一个独立的症状，原因很多，不能单纯以发热一症来认识疾病的本质，如潮热不单见于阳明的承气汤证，亦可见于少阳病的小柴胡汤证，因此临证时当四诊合参，详细辨其表里、虚实、寒热、真假，即应遵循仲景"观其脉证，知犯何逆，随证治之"的宗旨，才能获得佳效。

228 发热的六经证

　　发热，中西医对其分类和机制研究并不相同。西医把腋下温度大于 37 ℃都称为发热，又按照温度的高低（口测）进一步把 37.5 ℃～38 ℃划为低热，38.1 ℃～39 ℃划为中等度热，39.1 ℃～41 ℃划为高热，大于 41 ℃划为超高热。关于其发病的机制，西医认为由外源性致热原进入机体，作用于巨噬细胞、淋巴细胞、单核细胞等免疫活性细胞，产生内源性致热原，即大量致热性细胞因子，这些细胞因子直接或间接通过中枢介质作用于体温调节中枢，体温调定点上移，引起产热增加，散热减少，使体温在一个新的调定点达到平衡。从病因学来讲，西医主要分为感染性发热和非感染性发热两大类。中医认为，体温升高并不是发热的唯一指征，对于体温不高但全身伴有热象者仍旧可称之为发热。因此从定义来讲中医理解的发热范围更为广泛，中医的发热主要可以分为外感发热和内伤发热。学者耿立梅就《伤寒论》外感发热的这一类疾病运用四诊合参，从六经辨证角度辨治做了总结。

六经分论

　　1. 发热之太阳证："太阳之为病，脉浮，头项僵痛而恶寒"。耿立梅教授认为，三阳病乃是疾病由表入里的不同阶段。太阳病属于邪气刚刚侵犯人体，正邪相争剧烈，可出现伤寒表实的麻黄汤证，脉象可沉可紧，症状必见恶寒、身痛，此时往往出现高热，体温多波动在 39 ℃以上；素体羸弱，正气足而稍弱，可出现伤寒表虚的桂枝汤证，脉象浮弱，舌淡红、苔薄白，症状可见恶寒、流清涕、鼻塞等症。太阳病所导致的发热，大体以此为基础方，随证加减。若表郁日久，症轻邪轻，发热恶寒交替出现，可予以桂枝麻黄各半汤、桂枝二麻黄一汤解表散寒；若发热重、恶寒轻，口微渴，予以桂枝二越婢一汤小发其汗兼清郁热；若患者颈项僵痛，可酌加葛根 20 g；若兼咳喘气逆，酌加厚朴 12 g，杏仁 12 g；若兼见漏汗不止、四肢拘急加附子 10 g 扶阳解表。煎服法中一定遵循温服、温覆，啜稀粥，以助药力，达到遍身漐漐微似有汗的效果，从而使在表之邪还从表出。

　　2. 发热之阳明证：阳明病乃素体阳气盛体质者伤寒的转归，所以并非每一位伤寒患者均会经历阳明证这个阶段。按照症状、体征可分为阳明气分证和阳明腑实证。阳明气分证可出现汗大出、身大热、口大渴、脉洪数这种典型的白虎汤证。例如《伤寒论》第 248 条："太阳病三日，发汗不解，蒸蒸发热者，属胃也。"然而临床见到的更多的是患者高热不退甚或体温不属高热，却现口干，全身一派热象，脉滑数，舌红赤苔黄，大便通，小便黄赤，此时多用石膏、知母两味主药来退热，石膏最高可用至60 g，既可清热，又可透散郁热。此时虽然体温不属高热，但应该据舌脉症抓住阳明气分的本质。其热势不高是因为其发热汗出散热，而发热汗出为炽盛之邪实内郁，破孔窍而出，是邪气自寻出路，机体自我调节的正常反应。阳明腑实证，患者除了发热外最典型的症状便是大便不通，此外可伴有纳差、腹痛、夜寐不安，例如《伤寒论》第 214 条"阳明病，谵语发潮热，脉滑而疾者"，多用承气汤加减，药选厚朴、枳实行肠中之气，芒硝软坚散结，大黄泻下通便，生地黄、麦冬、玄参等增液行舟。

　　3. 发热之少阳证："往来寒热，胸胁苦满，默默不欲食，心烦喜呕"。临床对于典型的太阳、阳明证可以很清晰地判断，但对于三阳之间的合病及并病以及不典型的太阳、阳明证往往以小柴胡汤为底方。《伤寒论》第 97 条："血弱气尽，腠理开，邪气因入，与正气相搏。"据此耿立梅认为少阳证是邪气入而不得的阶段，再加之疾病本身即是邪气由表入里，正邪交争的过程，因此无论是正气尚足抗邪于表的太阳证，还是入里化热的阳明证，均可以理解为邪气入而不得的过程，只要疾病没有转为阴证，均可以小柴胡汤为底方，随证加减。正因为少阳证正气足以抗邪，但力度稍减几分，因此要用党参、甘草、大枣来辅助正气，使其足以抗邪外出。临床用药对柴胡深有思考，也尤其重视对柴胡用量的把握，认为柴胡 24 g 时退热效如桴鼓。从中医角度，认为其具有轻清宣散的作用，可以透表泻热，使从表入里的邪气还从表出，取其灵巧易出且无麻黄过汗之虞。与此同时，三阳病热象较重，往往联合石膏清热，因为石膏属于甘寒之品，既清热透热，又可养阴，尤其适于高热不退、口干口苦患者。

此外，人体的孔窍本身也属于半表半里，这在辨证少阳证时同样关键。对于少阳证的典型症状往来寒热，除了表现为寒去热来以外，还可见到发热伴有或不伴有恶寒间歇出现，例如晨起发热，上午减轻，午后再发高热，下午减轻，傍晚可再现高热的现象。因此临床症见往来寒热、咽痛、鼻塞、流涕、耳痒、目涩、恶心、呕吐，舌质红，舌苔薄黄或薄白，脉滑，均可从少阳论治。

4. 发热之少阴证：阴阳学说认为，世界是物质性的整体，任何事物都可以用阴阳属性来划分，阴阳的对立统一运动是自然界一切事物发生、发展、变化及消亡的根本原因。对于疾病正邪交争这个过程，三阳证和三阴证其实属于发病的阴阳属性。对于正气尚足但阳气稍弱的太阳少阴合病，其实就是从疾病的阴阳两方面入手，选用麻黄附子细辛汤或者桂枝加附子汤，脉象虽见沉细的阴脉，舌淡苔薄，但却见恶寒、鼻塞、流清涕等外感阳证，体温多在下午出现升高。少阴的"少"字，为一点点，顺应一天当中阴阳消长，少阴乃是阳消阴长的初期，即太阳落山以后，此时的阳气开始不足，邪气趁机再次入侵，便可出现发热。此时的发热多加附子、干姜组成四逆汤来扶助阳气抗邪，临床也多能取得良好效果。

5. 发热之太阴证：太阴的"太"字，为最，意思是"最阴"，邪入太阴，疾病转为阴证，在疾病最为严重时可指寒气重、阳气虚的厥逆证。但大部分的轻证患者是指相对于三阳阶段，患者的气血阴阳开始不足，抵御外邪的能力开始削弱，最常见的表现为患者脾虚明显，可见到疲倦乏力、舌体淡胖有齿痕等脾虚的症状。《素问·经脉别论》曰："饮入于胃，游溢精气，上输于脾，脾气散精，上归于肺，通调水道，下输膀胱，水精四布，五经并行，合于四时五脏阴阳，揆度以为常也。"正因为脾虚水谷精微不得运化便生湿。患者的体质存在差异，可寒化为寒湿，也可热化为湿热。

寒湿可见纳呆、恶心、头昏沉、四肢沉重、大便黏腻、舌苔白腻，加用厚朴、陈皮祛湿行气，茯苓、白术健脾化湿，木通利尿给湿邪以出路。湿热患者除上述症状外可见身热不扬、心胸汗出、口苦口黏、舌苔黄腻，此时可于方中加黄连、茵陈、栀子等清利湿热。

6. 发热之厥阴证：厥阴证，三阴证中阴尽阳生的阶段，往往出现厥热胜复，突出的表现为寒热错杂，治法当寒者热之、热者清之。厥阴阶段发热往往不太明显，可伴有腹痛、泄泻等，对于寒热错杂一般以乌梅汤为底方随证加减。厥阴阶段患者还易出现血虚寒厥之当归四逆汤证，除发热外还可见到周身酸痛较太阳证稍减，周身乏力、面色㿠白、鼻塞、流涕、舌苔薄白、舌质胖嫩、脉象沉紧或者沉细。此时多用桂枝、芍药、甘草、大枣，既取桂枝汤解表散寒之意，又取桂枝温通经脉缓解周身酸痛的作用，再据症状酌情加当归、牛蒡子、射干等对症治疗。若患者伴见下利、呕吐、舌暗紫、脉弦，多为厥阴寒盛上犯脾胃，下犯大肠，当予吴茱萸汤暖肝温胃降浊。

验案举隅

患者，女，24 岁。2019 年 3 月 6 日初诊。发热 3 日，体温最高 38.7 ℃。追问病史发现为天冷患者未及时加衣，受风寒所致。静脉滴注左氧氟沙星 2 日，赖氨匹林退热，体温仍旧反复升高，遂就诊于院呼吸与危重症医学一科门诊。体温 38.7 ℃，血压 110/89 mmHg，心率 101 次/min，呼吸 18 次/min。体格检查：扁桃体肿大，胸廓对称无畸形；听诊双肺呼吸音稍粗，未闻及明显干湿啰音，心率偏快，心脏各瓣膜未闻及病理性杂音。神经系统查体：生理反射存在，病理反射未引出。辅助检查：血常规、胸部正位片、CRP 均未见明显异常。症见反复发热、恶寒、鼻塞、流涕、咽痛，无咳嗽咳痰、胸闷喘憋、呼吸困难，伴有轻微肌肉酸痛、恶心、呕吐、纳呆、口干不知味，大便稍干，舌质红、苔薄黄，脉弦紧。

处方：柴胡 24 g，法半夏 12 g，黄芩 15 g，桂枝 12 g，芍药 10 g，辛夷 6 g，薄荷 12 g，山豆根 12 g，射干 12 g，马勃 10 g，板蓝根 20 g，芦根 20 g，生石膏 30 g，麦冬 15 g，炙甘草 10 g，大枣 10 g，余甘子 10 g 袋。3 剂，颗粒剂，嘱少量频服，温服温覆，啜稀粥。

第二日患者诉服药 1 剂后热退，咽痛减半，鼻塞、流涕症状缓解。嘱继服。后未复发。

按语：该患者应为较典型的太少合病，在疾病诊疗中对患者病史的追溯于疾病的治疗也能起到关键性作用。反复追问病史得知患者此次患病为降温受风寒所致，虽已 3 日，但患者恶寒症状犹在，说明太阳证仍旧存在。《伤寒论》第 46 条 "太阳病，脉浮紧，无汗，发热，身疼痛，八九日不解，表证仍在。此当发汗，麻黄汤主之。"《伤寒论》中对于外感致病，虽八九日不解，但只要表证存在，依然可按表证论治。但考虑该患者为较瘦弱女性，恐麻黄汤药力过大，故以桂枝、芍药、大枣、甘草，取桂枝汤之意，并通过温服、温覆、啜稀粥以助药力，使在表之邪通过微汗还从表出。少量频服寓意同样深刻，患者发热已 3 日，脾胃功能较差，少量既可减轻胃肠吸收药物的负担，又可以取其频频服药来不断辅助正气以助邪外出之意。此外，患者往来寒热、咽痛、鼻塞、流涕、恶心、呕吐等症为较明显的少阳证，当选小柴胡为底方。柴胡 24 g 为耿立梅退热一大特色，再联合石膏轻清宣散，使在里的郁热借助微汗透散而出。患者目前正气尚足，且热象明显，故暂时去掉人参，采用甘草、大枣来助力，并加入黄芩、板蓝根、射干、马勃解毒利咽，再根据患者的症状随证加减服药，3 剂即明显见效，继服而痊愈。

在临床实际工作中单一的某一经病变多在疾病初期出现，且根据患者的体质往往出现不同的转化，很快便转化为合病或者并病，甚则邪气入里。此时医者尚须融会贯通，勿拘泥于具体方剂，勿拘泥于具体的理法，临证遵循观其脉证、知犯何逆、随证治之的原则，临床多能取得良好的效果。

229　"六经病欲解时" 在危重患者定时发热中的应用

学者陈明祺等基于五运六气思想，从"六经病欲解时"入手，治疗 ICU 危重症患者定时发热、腹胀、喘促等，每获良效，深受启发。

理论渊源

"六经病欲解时"出自张仲景《伤寒论》，源于《黄帝内经》"天人相应"理论。《灵枢·岁露》曰"人与天地相参也，与日月相应也"。《素问·气交变大论》曰"善言天者，必应于人"，认为自然界发展变化的一般规律同人体生理变化的一般规律具有一致性，其核心思想即是天人合一。而六经之三阴三阳与天地相应，各有气旺主时，这些不同的时辰则代表了大自然阳气的盛衰，与六经的气血盛衰紧密关联，即是天人相应思想的体现。正如《素问·脏气法时论》曰"夫邪气之客于身也，以胜相加，至其所生而愈，其所不胜而甚，至其所生而持，自得其位而起，必先定五脏之脉，乃可言其间甚之时，死生之期也"。

六经病都有"欲解"的时间范围，如《伤寒论》第 9 条"太阳病欲解时，从巳至未上（9:00～15:00）"；第 193 条"阳明病欲解时，从申至戌上（15:00～21:00）"；第 272 条"少阳病欲解时，从寅至辰上（3:00～9:00）"；第 275 条"太阴病欲解时，从亥至丑上（21:00～3:00）"；第 291 条"少阴病欲解时，从子至寅上（23:00～5:00）"；第 328 条"厥阴病欲解时，从丑至卯上（1:00～7:00）"。三阴三阳各在其所主经气的时间内，如经气旺盛，阳气充盛，则正能胜邪，疾病易于向愈。反之，如果经气力弱，阳气不足，邪气盛则发病甚至症状加重。因此，在某一经阳气旺盛的主时之时治疗该经疾病，借助天势，顺势而为，则能促进病邪外出，利于疾病向愈。

古人以天干地支作计时，子时为夜半，午时为日中，共分为 12 个时辰，每个时辰 2 小时，共 24 小时。六经病欲解时每个条文以 3 个时辰为标准。以昼夜分，三阳病的欲解时共计 9 个时辰，三阳经应昼（3:00～21:00），三阳经的"欲解时"都在白昼，共 18 小时。纵观三阳欲解时，始于寅，终于戌，其过程反映了阳气于外的升降状态，其中少阳欲解时代表阳气之初升，太阳欲解时代表阳气升至极，阳明欲解时代表阳气转降。太阳病多为表寒，阳明病多为里热，少阳病则半表半里，三阳经"欲解"时辰相互序贯、互不相交。三阴经应夜（21:00～7:00），三阴经的"欲解时"多在夜间，共 10 小时。纵观三阴欲解时，始于亥，终于卯，其过程揭示了阳气于内的升降状态，太阴、少阴、厥阴三经相续，共同完成阳气在体内降极而升的过程。三阴病因里虚寒症始终贯穿其间，三阴病"欲解"时辰互有重叠，交叉共用。

六经病欲解时还寓有"开、阖、枢"时相。《伤寒论》并未明确提出六经的"开、阖、枢"理论。《素问·阴阳离合论》曰："是故三阳之离合也，太阳为开，阳明为阖，少阳为枢……是故三阴之离合也。太阴为开，厥阴为阖。少阴为枢。"三阴三阳代表了阴阳气的盛衰变化，也是自然界阴阳离合的 6 种状态。《素问·阴阳离合论》曰："圣人南面而立，前曰广明，后曰太冲；太冲之地，名曰少阴；少阴之上，名曰太阳……广明之下，名曰太阴；太阴之前，名曰阳明……厥阴之表，名曰少阳。是故三阳之离合也，太阳为开，阳明为阖，少阳为枢……三阴之离合也，太阴为开，厥阴为阖，少阴为枢。"三阴三阳各有其位向代表，分别具有"开、阖、枢"的功能。三阳是指太阳在东北方，冬至过后，正是阳气渐开之时，故为阳之"开"；阳明在西北方，阳气渐收，藏合于阴，故为阳之"阖"；少阳在东南方，夏至太阳回归，阴阳转枢于此，故为阳之"枢"。三阴是指太阴在西南，夏至以后，阴气渐长，故为阴之"开"；厥阴居东向南，阴气渐消，并合于阳，故为阴之"阖"；少阴在正北方，冬至阴极而一阳生，故为阴之"枢"。证实"六经欲解时"与"开阖枢"的时间定位相关。张景岳所谓"太阳为开，谓阳气发于外，为三阳之表也；阳明为阖，谓阳气蓄于内，为三阳之里也；少阳为枢，谓阳气在表里之间，可出可入，如枢机也。""太阴为开，居阴分之表也；厥阴为阖，居阴分之里也；少阴主枢，居阴分之中也。开者主出，阖者主入，枢者主出入之间"，掌握了三阴三阳"开、阖、枢"理论，根据阴阳盛衰状态调整治疗，即可以"阴阳自和必自愈"（第58条）。

正确理解"六经病欲解时"的内涵意义，对于临床疾病诊断、辨证论治、判断疾病转归及遣方用药，具有重要的临床意义。

验案举隅

1. 骨折后重症肺炎伴发热（厥阴病欲解时）：患某，男，75岁。因"右膝疼痛伴活动不利1年余，加重2个月余"拟"膝关节病右膝骨性关节炎伴屈曲畸形"于2019年7月30日经门诊收治本院骨伤科。入院后因高热，体温最高39.5℃，呼吸衰竭于次日转入ICU。予以气管内插管、机械通气、抗感染、抗休克等综合抢救治疗，症情逐渐改善，但患者仍有发热，体温38.3℃～39.1℃，以2:00～7:00为主，从六经病欲解时论治，属于厥阴欲解时，拟方以乌梅丸为主，拟方：乌梅30 g，花椒12 g，细辛3 g，黄连5 g，黄柏15 g，干姜15 g，制附子15 g，官桂10 g，党参15 g，当归15 g。3剂，浓煎，每日1剂，分2次鼻饲。药后次日即未再发热，适时予拔除气管内插管，后予以出院回家休养，择期骨科手术。

按：本案患者发热，余无苦诉。根据其发热时向以2:00～7:00为主，符合"厥阴病欲解时"，此时为两阴交尽、由阴出阳之时间节点。柯韵伯曰"阴之初尽，即是阳之初生"。此时段易于出现阴阳气不相顺接，阴阳失调的情况。"阴阳各趋其极，阳并于上则热"，治当守阴助阳，乌梅丸深得其法。本例患者按照"厥阴病欲解时"（丑至卯上），处以乌梅丸方获得意外效果。乌梅丸是厥阴病主方，酸苦辛并进，寒热并用，邪正兼顾，调和气血阴阳。正如陈修园所曰"味备酸甘焦苦，性兼调补助益，统厥阴体用而并治之"。乌梅味酸气温平，"能敛浮热""主下气，除热烦满，安心"；黄连、黄柏味苦性寒，直折阳气外越之势，使阳气内敛；细辛、肉桂、制附子、花椒、干姜辛热温阳散寒；人参补气助阳；当归养血补肝之体。全方寒热并用，攻补兼施，刚柔并济，以达守阴助阳之效。

2. 多系统萎缩伴发热（厥阴病欲解时、少阳病欲解时）：患某，男，62岁。因"进行性肢体活动障碍8年，加重伴反复发热2年余"。以①多系统萎缩；②继发性帕金森综合征；③肺炎（气管切开术后）；于2019年4月1日收治ICU。入院后从痿证、虚证及久病瘀血阻络等论治，分别予补益肝肾、益气养阴、甘温除热、清热利湿等论治均不见效。2019年4月1日诊时症见气管切开机械通气，不能言语，四肢瘫软废痿，神志清楚，痰多色黄质黏。发热，体温波动在36.7℃～38.2℃，考虑患者四肢痿废，肢体活动障碍，久病卧床，反复发热，面色潮红，舌红，苔薄少，脉弦细，为久病本虚，宜益气滋阴治疗，又结合患者发热以后2:00及8:00～9:00为高峰，从"六经病欲解时"论治，属厥阴及少阳，故以柴胡汤和解少阳，以乌梅丸治厥阴以调阴阳为治法，具体方药：柴胡15 g，黄芩15 g，牡丹皮15 g，茯苓皮15 g，炒白术15 g，炙甘草6 g，泽泻15 g，乌梅30 g，花椒10 g，川黄连5 g，桂枝6 g，细辛3 g，生大黄10 g，生地黄15 g，炒白芍15 g，当归20 g，麦冬15 g。3剂，浓煎，每日1剂，分2次鼻饲。二诊时患者发热凌晨6～9时为主，夜间发热消退，仍有少阳经证，前方去乌梅丸，加柴胡、黄芩、青蒿等和解退热治疗，患者四肢浮肿，予黄芪、猪苓、泽泻、白术等健脾利湿，具体方药：炙黄芪20 g，茯苓15 g，猪苓15 g，泽泻15 g，麸炒白术10 g，党参15 g，法半夏10 g，柴胡10 g，青蒿

15 g，大枣 15 g，黄芩 10 g，甘草 6 g。3 剂，浓煎，每日 1 剂，分 2 次鼻饲。服用 3 剂即退热，且浮肿消退，予以出院。

按：本案例起初，从痿证、虚证及久病瘀血阻络等论治，先后予补益肝肾、益气养阴、甘温除热、清热利湿、活血化瘀论治均不见效。后弃脏腑经络等辨证，仅以患者发热出现及加重时间，从六经病欲解时论治，夜间 2:00 出现发热，当以厥阴论治，予以乌梅丸守阴助阳，又 8:00～9:00 出现高热，属"少阳欲解时"，实为阴气渐衰、阳气渐生之时，少阳枢机郁而不达，发热不退，故当顺应天地生发之气，运用小柴胡汤以助阳气生发，使枢机调达，故获佳效。

3. 车祸后神昏高热案（阳明病欲解时、少阳病欲解时）：患某，女，44 岁。因"车祸外伤后意识不清 2 月余"以中医创伤病（气滞血瘀证）。西医脑外伤后综合征。于 2019 年 8 月 6 日收治本院脑外科。2019 年 8 月 9 日夜间因高热、呼吸喘促、痰多、休克转入 ICU 抢救治疗。考虑患者颅脑外伤术后，高热，发热以 9:00 及 15:00 左右为甚，体温 38.9 ℃～39.3 ℃，伴呼吸喘促，腹部膨隆，触之稍硬，入夜后有呕吐，舌紫暗有瘀斑，苔薄，脉弦涩，结合患者发热时相及腹部症状，当属少阳阳明合病，从六经病欲解时论治，予大柴胡汤化裁：柴胡 6 g，炒枳壳 12 g，川芎 15 g，桃仁 15 g，红花 10 g，桔梗 6 g，生地黄 10 g，川黄连 6 g，当归尾 15 g，丹参 15 g，赤芍 15 g，白芍 15 g，茯苓 15 g，炒白术 15 g，姜厚朴 10 g，炙甘草 6 g。3 剂，浓煎，每日 1 剂，分 2 次鼻饲。服用 3 剂即解出较多恶臭大便，腹胀、呼吸喘促缓解，热退，后转至本院脑外科手术治疗。

按：本案车祸后神志昏聩月余，从腹部膨隆、触之硬满，有阳明经证，且 15:00 左右发热，属"阳明欲解时"。尤在泾曰："申酉戌时，日晡时也。阳明潮热发于日晡，阳明病解亦于日晡。则申酉戌时为阳明之时，其病者，邪气于是发，其解者，正气于是复也。"此时发热意味着阳气合降受阻，故用小承气汤通泄阳明以利阳收阴，恢复阳明之"合"。阳明热不得泄，当予小承气汤通泻阳明即可见效。

4. 慢阻肺急性加重伴发热案（阳明病欲解时、少阳病欲解时）：患某，女，82 岁。因"反复咳嗽气喘 10 余年，加重伴意识不清 3 小时"以"慢性阻塞性肺病伴有急性加重"于 2019 年 9 月 28 日经急诊收治 ICU。诊时患者呼吸喘促，痰多，发热，6:00、17:00 时许高热，体温 38.5 ℃～39.0 ℃，且患者腹胀如鼓，叩诊鼓音，大便少，从六经病欲解时论治，当属少阳、阳明，予大柴胡汤加减论治：柴胡 15 g，黄芩 15 g，姜半夏 15 g，炒枳实 15 g，生大黄 10 g，生白术 15 g，炒白芍 15 g，甘草 10 g，大枣 10 g，生地黄 20 g。3 剂，浓煎，每日 1 剂，分 2 次鼻饲。药后次日即未再发热，顺利撤机拔管后，予以出院。

按：患者发热，以 6:00、17:00 为主，如前案当从少阳、阳明论治。大柴胡汤方寓"左升右降"之意，以小柴胡升少阳，小承气降阳明，起到调节气机升降之功用，使经气畅达，阳气得发，而热自解。正所谓"出入废则神机化灭，升降息则气立孤危。故非出入，则无以生长壮老已；非升降，则无以生长化收藏"。

"六经病欲解时"在判断定时发热的邪正相争状态、明确病势趋向以及指导选方用药等方面具有重要的临床指导价值和意义。在临床辨治定时发热中，可以依据发热出现、高峰等时间，遵从六经所主时向，顺势而为，以实现退热的效果。

中医治病强调整体观念，临床辨证论治十分注重四诊信息采集和病因病机分析，但危重症往往因感染重、意识不清、气管内插管或切开等，难以表达并提供准确的主症、兼次症，舌苔亦难以观察，临证辨证论治困难。结合五运六气思想，依从六经病欲解时论治，依时而治，摆脱了辨病、辨证、四诊信息难以获得的束缚，尤其适合 ICU 危重症患者发热的论治，且临床疗效显著。

需要注意的是，"欲解时"并非独指向愈，亦有发作或加重，当辨明时相，调整阴阳，顺势而为。"六经病欲解时"实为仲景《伤寒论》六病之大纲，六经每经病都有"欲解时"，提示六经之病在一日当中均有一个欲解的时间范围，于所处经气旺盛之时，借助天时顺势而为，则易于驱邪外出，疾病易于向愈。但如果在经气旺盛之际未能顺利驱邪于外，则有可能疾病该解而未解，甚至加重。运用"六经病欲解时"，必须掌握五运六气的深刻内涵，才能准确理解"欲解时"蕴含"解"或"不解"之分。依据三阴三阳经所处时向，三阳经欲解时前后衔接，并未重叠，但三阴病欲解时仅有 5 个时辰，存在重叠情况。太阴、少阴病重叠于子时与丑时，少阴、厥阴病重叠于丑时及寅时，且三阴经病"欲解时"共同重叠于丑时，临床施治易于困惑，难以确定和选择从哪一经时间施治。针对三阴经时间重叠之困惑，结合长期临证经验，每经欲解时的第一个时辰意义更大，即太阴病欲解时以亥时为要、少阴病欲解时以子时为要、厥阴病欲解时以丑时为要。临证中从"六经病欲解时"论治时，还需要深刻理解阴阳的概念，注重阳气的枢转作用，理解"开、阖、枢"的真正内涵，把握时机，因时遣方用药，因势利导，顺势而发，调节阴阳，实现平衡。

230　六经病慢性疼痛证治

　　六经辨证理论是东汉张仲景在《素问·热论》六经分证理论基础上，根据六经所属脏腑、经络病理变化在外感病发生、发展不同阶段表现的不同证候特点和传变规律，加以分析、归纳、总结而创立的一种辨证理论，为后世中医的发展奠定了夯实的基础。该理论不仅适用于外感疾病，而且对内伤杂病临床诊治也有一定的指导意义。慢性疼痛是中医临床上常见证候之一，但中医的分类、病因病机、治法治则、证治方药纷繁复杂。《伤寒论》关于"疼痛"的论述颇多，六经病涉及的"慢性疼痛"与现代中医的症状学相比较，古朴而又简明，各具特点，并且理法方药完备，对研究慢性疼痛具有深远的借鉴意义。六经病涉及疼痛条文71条，方证30首，"痛"字出现79次、"疼"字出现21次、"疼痛"出现11次。学者刘淼等基于六经辨证理论，从太阳、阳明、少阳、太阴、少阴、厥阴六经角度出发，以《伤寒论》六经病有关疼或痛的条文作为研究对象，对慢性疼痛中医的分类、病因病机、治法治则、经方论治做了探讨辨析。

太阳病慢性疼痛分证论治

　　太阳病涉及条文38条，载方11首。

　　1. 头痛：头为"诸阳之会""清阳之府"，髓海所在，精明所主。凡五脏六腑之精华、气血皆上注于头。《伤寒论》述及"头痛""头项强痛""头卓然而痛"条文有第1条、第8条、第13条、第28条、第35条、第56条、第92条、第110条、第134条、第152条、第142条共11条。第1条和第142条均见头项强痛，是因太阳经起于目内眦，上额交巅，络脑下项，循身之后，太阳受邪，经脉不利所致。不同的是第1条"头项强痛"是太阳病提纲证的主要证候之一，第142条"头项强痛"是太阳与少阳并病证候。第35条头痛是风寒外束，太阳经气不利所致，是太阳伤寒表实证的典型症状之一，用麻黄汤发汗解表、开宣腠理。第13条头痛是太阳中风表虚证的典型症状之一，是风寒袭表，太阳经气郁滞所致，伴见汗出，予桂枝汤调和营卫、解肌发汗。第8条头痛仍是太阳表证的证候，实际上后半句隐含着传经后再见头痛用针足阳明法治疗。第134条前者仍是太阳表证的证候，后者是太阳病误用攻下之后变证。第28条、第110条为太阳病误治后变证。第28条误投桂枝汤后耗气伤津，水气内停，但未变生他证，只是气机不利，阳气郁遏，在外经腧不畅，故头项强痛，用桂枝去桂加茯苓白术汤健脾益阴利水。第110条是误用火疗后出现变证的两种转机，前半段为病情向愈，"此为欲解也"，后半句发展为上盛下虚的变证，大便通行，阳气随之下达，反使头上的阳气一时乍虚，故头卓然而痛。第56条两个头痛，证候虽然相同，但辨证治疗不同，体现了同病异治的原则，前者是燥实内结、浊热上攻所致，用承气汤通腑泄热，以缓头痛。后者乃风寒之邪郁于太阳之经，经气不利所致，用桂枝汤调和营卫、解表和里。第92条、第152条论述的是表里同病的治疗方法。第92条是太少两感证，头痛是太阳表证的证候，结合第301条"脉反沉"应为少阴里证，前半句运用表里双解之法，正常应该用麻黄附子细辛汤温阳解表。后半句探讨身体关节疼痛。第152条是太阳中风的过程中，表邪引动了里饮，水饮结聚胸膈，充斥内外，气机升降不利。外有表邪，内停水饮，也是表里同病，治法先解表邪，再用十枣汤攻逐里饮。

　　2. 咽痛：第140条是太阳误下的变证，误下后里气亏虚，寒邪直中少阴，足少阴肾经循行于咽喉，寒邪上犯咽喉发为咽痛。这里寒与热的辨别根据"脉紧"一目了然。

3. 胸胁痛：第37条是太阳病多日后的3种转归。胸胁乃少阳经循行所到之处，太阳病日久见胸满胁痛，表明邪气已由太阳传入少阳，为传经之变，用小柴胡汤和解少阳。第123条"胸中痛"是里邪壅滞、气机逆乱所致，是误用下法、吐法后的里实呕吐证，而非柴胡汤证。第152条"引胁下痛"是有形水饮停聚胸胁，气滞血结，用十枣汤攻逐里饮。第160条是伤寒误吐下发汗后致虚日久成痿的变证。胁下痛是脾虚失运，停聚为饮，饮邪内动，留于胁下所致。

4. 腹痛：第137条硬满而痛是水热互结所致，属热实结胸，用大陷胸汤泻热散结、攻逐水饮。这里的日晡潮热并非阳明燥结之症，只是小有潮热，乃是火热为水郁所致。第167条"痛引少腹"是病程日久，寒积内凝，气血壅滞所致。第173条腹中痛是脾寒气滞所致，与欲呕吐并见，是上热下寒的标志，方用黄连汤清上温下、和胃降逆。

5. 肢体关节疼痛：第3条、第35条、第46条、第50条、第38条论及的疼或痛均为风寒束表、气血郁滞所致。无烦躁者用麻黄汤宣散解表止痛，烦躁者用大青龙汤外散风寒、内清郁热。第91条和第92条是表里同病。第91条表里同病分清轻重缓急，"救里，宜四逆汤；救表，宜桂枝汤"这条体现了里急治里、表急治表的治则；第92条是肾阳进一步虚衰，阳虚寒盛，里急为主，故先救里，用四逆汤回阳救逆。此处虽未言治表，实寓解表法于回阳救逆之中，待阳回寒散，则不解表而表自解。这条体现了先里后表的治则。第62条是太阳发汗太过，营阴不足，经脉失养所致的身疼痛，用桂枝新加汤调和营卫、益气和营以止痛。第85条是汗证禁例，久患疮疡的人复感外邪而致身疼痛，不可发汗。第174和第175条均由肾阳不足、风湿相搏所致，方选桂枝附子汤和甘草附子汤。

6. 心中或心下痛：第28条心下满微痛是误投桂枝汤或误用下法后水饮内停，里气受阻，胃气壅塞所致，用桂枝去桂加茯苓白术汤健脾利水、调畅气机。第78条心中结痛是误用下法，外邪入里化热，郁结于胸膈之间，气机壅滞所致，用栀子豉汤清宣郁热。第134条、第135条、第149条属水热互结所致之热实结胸证，第134条膈内拒痛是太阳病误用下法，邪热内陷与有形之水饮结于胸腹所致；第135条心下痛是表热直接入里与体内停蓄的水饮之邪相结于心下膈间，气血阻滞不通所致；第149条心下满而硬痛是少阳病误下之后，邪热内陷与水饮结于胸膈所致。尽管这3条一是太阳病误下，一是病程自然入里，一是少阳病误下，但病机相同故均用大陷胸汤泻热散结、攻逐水饮。第138条按之则痛是痰热结于心下，气机不畅而致，方用小陷胸汤清热涤痰开结。

7. 其他疼痛：第48条"痛"结合上下文意不做症状讲，是对其人躁烦的具体描述，意谓病者周身不适，似有所苦，难以表述之状。第88条是因平素多汗再予发汗，必当耗气伤阴，气阴两虚，阴津受损，阴中滞涩，故小便后阴痛，方用禹余粮丸敛阴止汗、重镇固涩。第128条论述结胸与脏结的区别，结胸证是无形之寒热与有形之痰水相结所致，而胸胁、脘腹疼痛拒按是结胸证主症。

阳明病慢性疼痛分证论治

阳明病涉及条文7条，载方2首。

1. 头痛：第197条是中阳不运，水寒之气上逆，直犯清阳所致，头为诸阳之会，邪犯者上先受之，故必苦头痛。该条仲景未出方治，据证论方，似以吴茱萸汤为宜。

2. 咽痛：第198条属阳明实热证，为肺胃有热，上蒸咽喉。咽痛是阳明热邪上扰清窍，上逆犯肺，咽喉为肺之门户，故见此证。若热邪未犯肺气，则不咳，咽也不痛。

3. 胁下及心痛：第231条是阳明、少阳两经同病之实热发黄证。少阳经循行布于人体两侧，阳明经邪热闭郁，兼以少阳受邪，两经同病，少阳经气不畅故见胁下及心痛，用小柴胡汤和解少阳、清热祛湿。

4. 腹痛：第239条、第241条、第254条均为阳明腑实证。第239条肠中燥屎内结，阻滞气机，腑气不通故有绕脐痛，本条虽未出方，因其燥屎内结，用大承气汤峻下热结，不言自明。第241条是大下之后邪热未清，宿食未尽，再次形成燥屎，再用大承气汤峻下热结，中病即止。第254条是伤寒发汗不解，津液亏耗，燥热结滞，见腹满痛，用大承气汤急下存阴，以护阴液。

5. 肢体关节疼痛：第 192 条骨节疼是水湿之邪流滞于体表，正邪交争，水湿之邪不胜正气，病邪随汗而出的一种特殊表现。骨节疼亦是正邪交争、邪气外解的表现。

少阳病慢性疼痛分证论治

少阳病涉及条文 6 条，载方 3 首。

1. 头痛：第 265 条头痛是胆腑郁热，上扰清窍所致，尽管本条是少阳病禁汗、误汗后的变证及转归，但是导致头痛病邪还在少阳，仍用和解之法，与其他头痛鉴别该头痛应该伴见往来寒热、胸胁苦满、脉弦细等少阳证候。

2. 胁下痛：第 97 条和 98 条"邪高痛下""胁下满痛"，从部位而言，胆和两胁部位较高，故云"邪高"；腹部部位偏低，故称"下"或"胁下"。总之这里的痛是由邪结少阳所致，治必和解少阳，故用小柴胡汤。

3. 腹痛：第 96 条和第 100 条腹痛均因邪犯少阳，枢机不利，肝木乘脾，脾络失和所致，第 96 条的"腹中痛"是小柴胡汤 7 个或然证之一，仲景投以小柴胡汤加减法，示人临证以加减化裁，方用小柴胡汤去苦寒之黄芩，加白芍补土泻木、和络缓急以止痛。第 100 条腹痛虽为急痛，是因脾气虚寒，气血亏虚，木邪乘土，筋脉失养所致，并非急腹症所表现的急痛，故可作慢性疼痛探讨，治以先补后和之法，先投小建中汤调和气血、健运中州，再投小柴胡汤和解少阳、运转枢机，使邪去痛止。

4. 肢体关节疼痛："支节烦疼"属太阳表证未解，风寒袭表，气血郁滞所致，法当调和营卫、除烦止疼，而"微呕，心下支结"属少阳，治宜和解少阳，故用柴胡桂枝汤以达太少表里双解之功。柴胡桂枝汤是小柴胡汤和桂枝汤各用半量合剂而成。

太阴病慢性疼痛分证论治

太阴病涉及条文 3 条，载方 2 首。

1. 腹痛：第 273 条是太阴病提纲，机理是脾失健运，寒湿停滞。时腹自痛乃因中焦阳虚，寒凝气滞所致，也是太阴虚寒腹痛的特点。第 279 条是因表病误下，邪陷太阴，脾络气血失和，不通则痛，方用桂枝加芍药汤通阳益脾、活络止痛。"大实痛"病势较前严重，乃脾络瘀滞较甚，不通则痛，在桂枝加芍药汤的基础上增加一味大黄，增强化瘀通络导滞之功，名为桂枝加大黄汤。

2. 肢体关节疼痛：第 274 条是太阴中风向愈证，从条文分析，没有吐利不是太阴脏证，没有腹满实痛不是太阴经证，根据脉象可以推断是太阴中风欲愈。"四肢烦疼"是脾阳与邪气相搏，四肢气血运行不畅所致。

少阴病慢性疼痛分证论治

少阴病涉及条文 12 条，载方 10 首。

1. 咽痛：第 283 条和第 317 条属少阴亡阳和通脉四逆之虚寒证，均属阳虚阴盛，虚阳外越，用通脉四逆汤主之。第 310 条和第 311 条咽痛为虚火上炎所致，属虚热证。方选猪肤汤、甘草汤、桔梗汤辨证应用。第 313 条咽痛为风寒外束，痰湿阻络所致，属寒实证，方用半夏散及汤通阳散寒、涤痰开结。

2. 腹痛：第 307 条、第 316 条、第 317 条均为少阴病寒化证，病机为肾阳虚衰，阴寒内盛。第 307 条是脾肾阳虚，寒湿凝滞于胃肠所致，用桃花汤温涩固脱止痛。第 316 条是肾阳虚衰，阴寒内盛，水气不化，浸渍胃肠所致，用真武汤温阳化气行水以止痛。第 317 条和第 318 条"腹痛"为或然证，第 317 条是肾阳虚衰，阴寒内盛，阴盛格阳，阴寒凝结，脾络不通所致，用通脉四逆汤破阴回阳、通达内外，同时加白芍缓急止痛。第 318 条是阳气内郁，不达四末，中阳虚寒，用四逆散加制附子，疏机透达、温阳止痛。第 318 条是阳郁厥逆证，并非少阴寒化证，是为与前作鉴别。

3. 肢体关节疼痛：第 305 条和第 316 条病机为肾阳虚衰，水寒不化，留着筋脉骨节肌肉。两条虽然临床表现不一，但是病机相同，方用附子汤和真武汤，以证测方，就可见不同点，附子汤配伍人参重在温补元阳，真武汤佐以生姜重在温散水气。

4. 心下痛：第 321 条属少阴热化证，少阴阴虚，邪从燥化，胃肠干燥，燥屎内阻，腑气壅滞不通则心下必痛，病由少阴涉及阳明，要救少阴，必泻阳明，方用大承气汤急下存阴。

厥阴病慢性疼痛分证论治

厥阴病涉及条文 9 条，载方 3 首。

1. 头痛：第 378 条是肝寒犯胃，浊阴上逆所致。肝经与督脉交会于巅顶，肝寒循经上扰故见头痛，用吴茱萸汤暖肝温胃降浊。

2. 咽痛：第 334 条是阳复太过，邪热灼咽所致，属厥热胜复证。

3. 腹痛：第 358 条是欲作自利的征兆，"腹中痛"是外感寒邪凝滞，气机不畅所致，只是一个辨别症状，未论及治法方药。第 340 条"小腹满，按之痛"属少腹痛，是沉寒痼冷凝结于膀胱关元，未出方治。

4. 肢体关节疼痛：第 353 条和第 372 条体现的是表里同病、先里后表的治疗原则。第 353 条"四肢疼"是阳虚寒凝，筋脉失养，四肢失于温煦，气血涩滞不通所致。根据症状的轻重缓急，里阳虚较甚，故先里后表，方用四逆汤回阳救逆、散寒止疼。第 372 条病理机制与第 353 条基本相同，先用四逆汤温里，再用桂枝汤解表。

5. 心中疼痛：心中疼是厥阴病的提纲，厥阴之脉挟胃，上贯膈，肝热循经上扰则气上撞心，心中疼热即是自觉胃脘部疼痛，伴有灼热感。

从《伤寒论》六经病有关慢性疼痛的分证论治。可以看出，《伤寒论》对慢性疼痛的分类、病因病机、治法治则、方证应用均有详细而深入的论述。从部位上分为头痛、咽痛、心中或心下痛、胸胁痛、腹痛、肢身关节疼痛等；从性质上有满痛、硬痛、烦痛或疼、挚痛、结痛、重痛、时痛、痛无休止、卓然而痛等。慢性疼痛在《伤寒论》中病因病机概括为：一是外邪侵袭，经气不利；二是机体本身的气血阴阳强弱；三是失治误治传变所致；四是疾病的自然向愈和欲愈候。治法主要体现在八法，即汗、吐、下、和、温、清、补、消（《医学心悟》）。汗法用于外邪袭表，经气不利所致之头痛、头项强痛、身痛、腰痛、骨节疼痛等，方用麻黄汤、桂枝汤，如经文第 13 条、第 35 条、第 46 条等。下法在《伤寒论》中应用得比较广泛，如第 241 条、第 254 条的阳明腑实证，用大承气汤峻下热结、急下存阴；第 152 条的十枣汤证，用十枣汤攻逐水饮；桂枝加大黄汤和大柴胡汤兼有攻下之意。和法不仅用于少阳半表半里证，如第 96 条和第 100 条的小柴胡汤，第 146 条的柴胡桂枝汤；也用于少阴半表半里证，如第 125 条的四逆散。温法多用于三阴病，太阴病中阳不运，寒湿内盛所致的腹痛如第 273 条、第 279 条；少阴阳虚所致的诸痛如第 305 条、第 316 条、第 317 条。清法的运用体现在第 78 条"心中结痛"的栀子豉汤证；第 138 条"按之则痛"的小结胸汤证；第 311 条"咽痛"的少阴经证。补法多用于营血不足，复感外袭或误治失治损伤营阴所致的疼痛，如第 62 条桂枝新加汤调和营卫、益气养荣；第 279 条桂枝加芍药汤和中健脾止痛；第 310 条猪肤汤滋阴润肺、利咽止痛等；下法体现在第 134 条、第 135 条、第 137 条、第 138 条的结胸证，用大陷胸汤泻热散结、攻逐水饮。

针刺止痛法也有具体的运用，如第 8 条、第 147 条、第 231 条。治则总体概括为扶正和祛邪。这两个方面是辨证的统一体，在临床的具体应用时须分清主次，灵活变法，如表里同病，仲景治疗表里同病时分为 3 种情况：一是先表后里，如第 152 条；二是先里后表，如第 91 条、第 92 条、第 353 条、第 372 条；三是表里同治，如第 38 条大青龙汤证外散风寒、内清郁热。在六经辨证理论体系中，扶阳气、顾阴津、护胃气的扶正原则同时也贯穿于慢性疼痛的治疗全过程，大多数的方子里都含有生姜、甘草、大枣就是最好的证据。

综上所述，《伤寒论》六经病论及的慢性疼痛尽管作为一个症状，也是一个动态发展过程，在这一过程中，外邪的侵袭、正邪的进退、阴阳的消长决定了慢性疼痛的病理性质、证机概要、治法治则、潜方用药。六经辨证理论强大的实践性和指导性值得临床继承和发扬。

231　乙型病毒性肝炎从六经辨治

乙型病毒性肝炎是一种危害较大的临床常见传染性疾病，发病率高，极易慢性化，且病情缠绵难愈，治疗难取捷效。《伤寒论》虽是一部以阐述外感热病诊治为主的经典著作，但其中不乏杂病辨治。清代医家柯韵伯曰："张仲景之六经，为百病立法，不专为伤寒一科，伤寒杂病，治无二理，咸归六经之节制"。学者关芳等在临床中运用《伤寒论》六经辨证指导乙型病毒性肝炎治疗，取得较好疗效。

太阳肝病辨治

现代医学认为，乙型病毒性肝炎为免疫介导性疾病，其病情轻重和机体免疫应答状况关系密切，免疫发病原理是乙型病毒性肝炎发病的重要机制。中医将乙型病毒性肝炎归属于温病范畴，乙型肝炎病毒（HBV）属"疫毒"之气，临床中不少患者为乙型病毒性肝炎携带者，平素正邪平衡，处于免疫耐受状态而不发病。太阳居六经之首，主一身之表，故外邪侵袭，太阳首当其冲，固有"六经藩篱"之称。此类患者多素体湿热内蕴，在饮食失当、劳累等机体正气不足的因素诱发下，外邪犯及太阳，正邪相争，营卫失和，正气亏虚，不能抵御外邪，HBV 在机体免疫耐受被打破的情况下大量复制，外邪加之湿热蕴蒸造成急性肝炎的发生。临床症见恶寒、发热等表证，伴有身黄、目黄如橘色，小便不利而色黄，心烦，口渴，身痒，甚见水肿等肝病症状，因此临床中有"感冒加胃炎"时当注意患者肝炎发病之训。此种肝病即属于太阳肝病。因此，结合病证特点，以祛风解表、清利湿热为法，应用《伤寒论》第 262 条麻黄连翘赤小豆汤化裁治疗。原文曰："伤寒瘀热在里，身必黄，麻黄连翘赤小豆汤主之"。综观麻黄连翘赤小豆汤之组方特点，以麻黄、生姜发散太阳寒邪，以梓白皮、赤小豆等通利阳明湿热，茵陈、虎杖等增强清热利湿退黄之效，可适当加入丹参、赤芍，现代药理研究表明，丹参、赤芍具有保肝护肝、活血化瘀，抗肝纤维化、调整免疫功能等作用，并能增强吞噬细胞活力，可促进 HBsAg、HBeAg、HBV-DNA 阴转及肝细胞的修复，改善肝功能。

阳明肝病辨治

胃主燥、主降，主受纳、腐熟水谷；脾主湿、主升，主运化传输。病邪侵袭阳明，致使胃肠功能受损，邪从燥热之化。阳明热邪不解，与太阴脾湿相合，湿热郁于中焦，热不得外泄，湿不得下行，湿热熏蒸肝胆，而致身黄、发热、小便不利者，为阳明发黄证。多在乙型病毒性肝炎的急性发病期间，临床可见黄疸色鲜明、恶心厌油腻、小便短少黄赤、身倦乏力等，辨证属于阳明肝病，《伤寒论》原文第236 条曰："阳明病，发热，汗出者，此为热越，不能发黄也。但头汗出，身无汗，齐颈而还，小便不利，渴引水浆者，此为瘀热在里，身必发黄，茵陈蒿汤主之"；第 260 条曰："伤寒七八日，身黄如橘子色，小便不利，腹微满者，茵陈蒿汤主之"。

湿热发黄往往有一个病机演变的过程，多由湿热蕴结中焦引起，故治以清热利湿、逐瘀退黄为主。茵陈蒿汤为治疗湿热发黄的首选方，以通腑泄浊、荡涤实热为主，大凡湿热交蒸引起的肝病，均可以本方化裁治疗。方中以茵陈蒿清热利湿退黄为主；栀子清三焦邪热而通利水道；大黄通腑泻热、活血退黄。现代药理研究证明，茵陈、大黄、栀子这 3 味药物均有促进胆汁分泌和松弛奥迪括约肌的功效，具有利胆保肝的药理作用。可显著降低转氨酶，抑制肝细胞发炎、肿胀、变性、脂肪变及坏死等。

少阳肝病辨治

脾为湿土，胆寄相火，湿从脾来，热从胆来。肝、胆、脾关系密切，生理上相辅相成，病理上相互影响。脾失健运则胆失通利，郁而化热，胆失通利则脾失健运，郁而生湿，湿热交蒸，难解难分。脾失健运、胆失通利都可影响肝的疏泄。肝失疏泄也可影响脾的运化和胆的通利。所以肝、胆、脾功能失调是慢性乙型病毒性肝炎的基本病理，湿热证候是基本证候。这是临床上经常见到各种证候都可兼有湿热的原因。胆郁气滞、脾失健运临床见口苦、胁肋胀满、纳呆、呕恶、厌油腻，甚至身目发黄、尿黄等胆腑湿热证候，辨证属于少阳肝病。

临床中以疏肝利胆、清热利湿为法，以《伤寒论》中小柴胡汤、大柴胡汤等方药来治疗。其中小柴胡汤可疏肝利胆，临床用于治疗慢性乙型病毒性肝炎、肝纤维化，疗效持久，可有效提高患者生存质量和治疗效果。此外，在乙型病毒性肝炎的慢性化过程中，还可出现患者情绪不畅，胁肋部胀闷不适，食纳一般或纳呆，大便溏薄或黏滞不爽，舌质淡或淡胖，多有齿痕的肝郁脾虚证，临床中多选用柴胡桂枝干姜汤治疗；对胃脘部胀满较明显的患者，多以治疗心下痞的柴胡桂枝汤化裁，疏泄肝胆气机，调整中焦斡旋功能以取效。

太阴肝病辨治

太阴脾为湿土之脏，为气机升降之枢纽，脾胃功能失常是内湿产生的根源。薛生白在《湿热病篇》中指出："中气实则病在阳明，中气虚则病在太阴"，中气盛衰决定着湿邪的转化，素体中阳偏旺者则邪从热化而病变偏于阳明胃，素体中阳偏虚者则邪从寒化而病变偏于太阴脾。张仲景在《金匮要略·黄疸病脉症并治》中曰"见肝之病，知肝传脾，当先实脾"，还指出"脾色必黄，瘀热以行"。《类证治裁·肝气》曰"肝木性升散不受遏郁，郁则经气逆，为嗳，为胀，为呕吐，为暴怒胁痛，为胸满不食……皆肝气横决也"。即在乙型病毒性肝炎患者肝郁气滞的基础上乘及脾土，致脾升清降浊失常出现脘痞腹胀、纳差便溏、身倦乏力等脾虚证候，乙型病毒性肝炎慢性化时间较长者，可出现肝区不适，肝脾大，面色黄而晦暗无泽，或黑，舌质紫暗或有瘀点、瘀斑，甚者舌下脉络青紫、迂曲，脉细涩，并可见蜘蛛痣、肝掌，肝功检查则胆红素、球蛋白升高，其原因多由湿热瘀毒结聚肝脾所致，此即太阴肝病。

《伤寒论·太阴病脉证并治》中提出，"自利不渴者，属太阴，以其脏有寒故也。当温之，宜四逆辈"。临证中针对脾虚为主的慢性乙型病毒性肝炎患者，以健脾和胃、利湿退黄为法，多选用理中丸化裁，温健中阳，方中干姜温脾阳，祛寒邪；人参补气健脾；白术健脾燥湿；炙甘草益气健脾，在此基础上可加入丹参、黄芪、桂枝、生山楂、灵芝等活血益气之品。此外，还遵从"宜四逆辈"的用药原则，适当加入补骨脂、肉苁蓉、枸杞子、桑寄生、杜仲等补肾之品增强脾运，疗效较佳。对于出现肝脾大等肝病病证，可以在理中丸基础上配合《金匮要略》鳖甲煎丸或大黄䗪虫丸，或加入生牡蛎、鳖甲、白芷、僵蚕等药物软坚散结、祛风胜湿，攻补兼施，攻不伤正。

少阴肝病辨治

少阴为水火之脏，真阳命火潜藏之处。肾藏精，肝藏血，二者母子相生，精血同源，《张氏医通》曰："气不耗，归精于肾肝而为精，精不泄，归精于肝而为清血。"同时，肝肾经气互通，八脉共隶，张景岳《类经·藏象类》曰："肝肾为子母，其气相通也。"指出肝肾通过经气相互灌注而沟通联系。再者肝肾同居下焦，共寄相火，朱丹溪《相火论》曰："（相火）见于人者寄于肝肾二部，肝属木，而肾属水也。"因此，慢性乙型病毒性肝炎在病程发展过程中可以出现肝损及肾之证，表现为畏寒肢冷、精神疲惫、少腹冷痛、腰膝酸软、腹胀便溏、脉沉弱细等肾阳虚证候；或头晕、目眩、两目干涩、口燥咽干、失眠多梦、五心烦热、胁部隐痛、腰膝酸软等肝肾阴虚证候，此即少阴肝病。

临床治疗中，遵从少阴寒化、热化的不同分证，寒化肝多以真武汤或肾气丸随证化裁施治，温阳补肾，助肾气化；针对热化病证，则滋阴补肾，选用黄连阿胶汤化裁，《伤寒论》中治"少阴病，心中烦，不得卧"，以此促进"心肾相交，水火即济"，方中黄连苦寒入心经以直折君火；黄芩苦寒入肝胆以清相火；白芍酸寒柔肝养血；阿胶、鸡子黄滋助心肾之阴，如此使水升火降，心肾交则诸症自除。亦可以配合二至丸、左归丸、左归饮、寿胎丸等补肾良方为治。

厥阴肝病辨治

厥阴主风木，与胆相表里，下连少阴寒水，上承心包相火，同时厥阴与脾胃关系密切，故厥阴病较为复杂，有些证候相当危重。《伤寒论》第 326 条曰："厥阴之为病，消渴，气上撞心，心中疼热，饥而不欲食，食则吐蛔，下之利不止。"肝主藏血，内寄相火，体阴而用阳，性喜条达而主疏泄。慢性乙型病毒性肝炎发展后期，肝之功能损伤较重，一身气机失于疏泄，则影响各个脏腑，可见消渴、心慌心悸、胃痛反酸、腹痛腹泻等诸症。此即现代医学所言一是肝脏功能失调，乙型病毒性肝炎病毒对患者胰岛素具有一定的抵抗作用和抑制作用，从而致使乙型病毒性肝炎患者血糖上升，出现肝源性糖尿病；二是影响到肠道菌群失调，出现胃痛反酸、腹痛腹泻等诸症；三是一些器质性病变，如肝脾大、肝硬化，严重则发展为肝癌。此即厥阴肝病，在病证表现上以寒热错杂为主。

临证治疗上以平调寒热、柔肝养肝为法，多选用《伤寒论》乌梅丸化裁治疗。方中乌梅酸敛入肝，柔肝养肝；当归温补肝血，肝体得血以养；黄连、黄柏泻肝邪热；干姜、花椒温中。正如《金匮要略》所曰："夫肝之病，补用酸，助用焦苦，益用甘味之药调之。"同时可随证配合二至丸、失笑散、金铃子散等。若出现肝脾大、肝硬化等症状时，选用《金匮要略》大黄䗪虫丸和鳖甲煎丸，寒热并用，攻补兼施，扶正祛邪、消瘀化积。研究表明，鳖甲煎丸与大黄䗪虫丸均可使肝纤维化指标下降，血流动力学指标改善，两药联合使用效果更加明显。

乙型病毒性肝炎的治疗非常复杂，因为它不同于其他疾病，只要证候消失，病情就好转。而乙型病毒性肝炎除了证候外，最主要的还是病毒标志，不管中医还是西医治疗乙型病毒性肝炎都无法回避病毒标志的问题。因此，乙型病毒性肝炎六经辨治与现代医学乙型病毒性肝炎发病相结合进行探析，在临床治疗中多获良效，为临床乙型病毒性肝炎的证治提供了一个较好的治疗思路。

232　慢性乙型病毒性肝炎六经证治

　　慢性乙型病毒性肝炎是我国目前最常见的一种慢性传染病，具有病程长、缠绵难愈的特点，同时也是肝硬化、肝癌、重型肝炎等肝脏疾病的重要发病基础。现代医学针对该病目前尚缺乏特效治疗药物，如何提高临床疗效，减缓、阻断病情进展仍然是医学界的难题。中医学虽无慢性乙型病毒性肝炎这一病名，但根据其临床表现，可归属于"黄疸""胁痛""肝着"等范畴。学者宋高峰等从事《伤寒论》经方诊治慢性乙型病毒性肝炎研究，初步形成了该病的六经辨证思路，提高了临床疗效。

慢性乙型病毒性肝炎六经辨治的理论依据

　　六经即太阳经、阳明经、少阳经、太阴经、少阴经、厥阴经的合称，其中太阳、阳明和少阳称三阳，指在表在腑，病多属实；太阴、少阴和厥阴称为三阴，指在里在脏，病多属虚。阴阳相互维系，脏与腑相为表里，故六经实为阴阳脏腑表里总的概括，脏腑经络、营卫气血无不包括在六经之中，在人体形成了一个完整的体系，反映了手足经脉和其相应脏腑的病理、生理变化。邪气的由表入里或由里达表，疾病的传遍无不通过六经。六经辨证施治规律，不仅适用于伤寒，也适用于杂病，如清代柯韵伯在《伤寒来苏集》中曰："原夫仲景之六经，为百病立法，不专为伤寒一科，伤寒杂病，治无二理。"这就是说，六经一是为伤寒立法，二是各种疾病的分类方法，也是各种疾病的治疗通则。《伤寒论》中所述的兼并证、变证、误治证、逆证等，实质上都属于杂病范畴。仲景在《伤寒论》中以六经辨证为指导对黄疸病因病机的认识至今仍指导着临床实践，如第236条曰："阳明病，发热汗出者，此为热越，不能发黄也；但头汗出，身无汗，剂颈而还，小便不利，渴引水浆者，此为瘀热在里，身必发黄，茵陈蒿汤主之。"该条仲景明确指出黄疸的病位在阳明，病机为瘀热在里，治疗以茵陈蒿汤清热利湿化瘀。第278条曰"伤寒脉浮而缓，手足自温者，系在太阴。太阴当发身黄。若小便自利者，不能发黄"，仲景指出黄疸的发生与太阴经有关。由此可见，用六经辨证体系指导慢性乙型病毒性肝炎的治疗是有理论基础的。

慢性乙型病毒性肝炎的六经传变规律

　　不同类型的疾病由于其病因的不同，其易感脏腑、经络及其传变规律必然存在差异。在大量临床实践的基础上，结合六经的生理病理特点，初步总结慢性乙型病毒性肝炎的六经传变规律，即"湿瘟内伏，首犯中土（即六经中的阳明、太阴），兼及少阳，逆传厥阴，终陷少阴"。对于慢性乙型病毒性肝炎的病因，众说纷纭，莫衷一是，大致有毒邪说、肝郁说、瘀血说、正虚说等。临床所见，慢性乙型病毒性肝炎患者以纳差、恶心、呕吐、厌油腻、大便黏滞不爽、舌质红、苔黄厚腻等湿热病邪的特征为主要临床表现，加之其具有传染性，因此慢性乙型病毒性肝炎的病因为湿瘟。现代医学认为慢性乙型病毒性肝炎由慢性HBV携带者在劳累等诱因的作用下而发病，这与中医学的伏气温病相符，如成无己《注解伤寒论》曰："冬时感寒，伏藏于经中，不即发者，谓之伏气。"因此慢性乙型病毒性肝炎的发病特点为湿瘟内伏，在饮食不节、劳逸失当等诱因下发病。生理决定病理，《素问·六微至大论》曰："阳明之上，燥气治之，中见太阴……太阴之上，湿气治之，中见阳明。"脾为湿土之脏，胃为水谷之海，二者同属中土，湿土之气同类相召，故湿瘟多致太阴、阳明受病。如《温病条辨》曰："湿温较诸温，病势虽缓而实重，上焦最少，病势不甚显张，中焦病最多，详见中焦篇，以湿为阴邪故也，当于中焦求之。"章虚谷曰："胃为戊土属阳，脾为己土属阴，湿土之气，同类相召，故湿热之邪始虽外受，终归脾胃。"以慢性乙型病毒性肝炎常见的黄疸为例，隋代巢元方《诸病源候论》曰："黄疸之病，此由酒食过度，水谷相并，积于脾胃。"成无己《伤寒明理论》曰："大抵黄家属太阴，阴者脾之经也，脾者土，黄为土色，脾经为湿热蒸之，则色见于外，必发身黄。"皆认为黄疸的发病与中焦阳明、太阴有关。临证慢性乙型病毒性肝炎患者以消化道症状为主要表现也是病变在中焦阳明、太阴的明证，故曰"首犯中土"。少阳居于阳明与太阴之间，阳明、太阴受病，最易波及少阳，如黄坤载曰："胆火宜降……非胃气之下行，则胆火不降。"慢性乙型病毒性肝炎患者也常有口苦，心烦喜呕，胸胁苦满，脉弦等少阳经的表现，故曰"兼及少阳"。阳明胃及太阴脾为气机升降的枢纽，对全身的气机升降出入有重要调节作用，湿热久蕴脾胃，升降失常，碍肝疏达，必致肝郁，气郁日久则致血瘀。湿瘟久蕴则易耗伤肝阴、肝血，出现肝阴、肝血受损。如阳明热毒炽盛，传变迅速，内陷厥阴心包，则发为神昏谵语，即现代医学的肝性脑病；内陷厥阴肝，则最易耗血动血，引起吐血、衄血，即现代医学的上消化道出血，故曰"逆传厥阴"。《景岳全书》曰："五脏之伤，穷必及肾"，邪在阳明、少阳、太阴、厥阴不解，则终陷少阴，病势缓则渐耗肝肾之阴，或脾肾之阳，出现肝肾阴亏，或脾肾阳虚；病势急则迅速发展为癃闭，即现代医学所说的肝肾综合征，故曰"终陷少阴"。

慢性乙型病毒性肝炎的六经证治

1. 慢性乙型病毒性肝炎的分经证治：慢性乙型病毒性肝炎主要涉及少阳、阳明、太阴、厥阴及少阴。阳明经以燥热偏盛为主要病理变化，临床可见乏力，食欲稍差，厌油腻，恶心，口干喜饮，口苦，大便闭结，舌质红、舌苔黄，大便干，小便黄赤，脉滑等特征性表现，治疗以清热解毒为主，方用《外台秘要》黄连解毒汤加味；如以胆红素升高为主，有身目黄染表现，方用《伤寒论》茵陈蒿汤合栀子柏皮汤加味；如有大便干结、腹胀者则合《金匮要略》大黄硝石汤；若阳明热毒炽盛，胆红素迅速升高，有重型肝炎倾向者，用《备急千金要方》犀角散加味。太阴经以脾虚湿盛为主要病理变化，临床可有疲劳乏力明显，食欲差，恶心，大便稀溏，不成形，舌质胖大、边有齿痕、苔白厚，脉软（濡）或右关沉弱等特征性表现，治疗以益气健脾祛湿为主，方用《世医得效方》六君子汤，或《古今名医方论》香砂六君子汤加味；如兼有身目黄染表现，则用《金匮要略》茵陈五苓散加味，如黄疸兼下肢水肿或腹水，则合《温病条辨》二金汤。少阳经以枢机不利化火为主要病理变化，临床以恶心呕吐，胸胁胀闷不适，心烦，口苦，脉弦等为特征性表现，治疗以和解枢机、清热利胆为主，方用小柴胡汤加味；如兼有身目黄染表现，则合茵陈蒿汤。厥阴经的病理变化较为复杂，非一方一法可贯穿始终。如以胸胁胀闷，走窜疼痛，急躁易怒，胁下痞块，刺痛拒按，舌质紫暗或见瘀斑，脉涩等为主要表现的气滞血瘀证，治以疏肝理气、活血化瘀为主，方用《伤寒论》四逆散合《医林改错》膈下逐瘀汤加减，胆红素升高，则加茵陈、刘寄奴、金钱草清热利湿退黄；如以身目重度黄染，身热夜甚，躁扰不宁，鼻衄、齿衄、咳血、吐血、便血、紫斑等，舌质红绛，脉滑数为主要表现的热盛动血证，治以清热解毒、凉血止血，方以《备急千金要方》犀角地黄汤合《金匮要略》泻心汤加茵陈、田基黄、金钱草；如以神志昏迷，或谵语、狂乱，面赤气粗，舌红苔黄，脉滑数为主要表现的痰热蒙蔽心包证，治疗以清心化痰开窍为主，方用《温病条辨》清宫汤合菖蒲郁金汤送服安宫牛黄丸。少阴经以少阴阳虚气化不利为主要病理特点，临床可见精神疲惫，或有畏寒肢冷，全身或下肢水肿，小便不通或点滴不出，身目重度黄染，黄如烟熏，食欲不振，恶心、呕吐，舌质淡胖、舌苔白腻或黄腻，脉沉弱等特征性表现，治以温阳利湿化浊，方以《医学心悟》茵陈术附汤合《三因极一病证方论》温胆汤加减，兼有血瘀，可合《金匮要略》下瘀血汤。

2. 慢性乙型病毒性肝炎六经合病及并病证治：慢性乙型病毒性肝炎病程长，病理变化复杂，在其演变过程中常出现一经未罢，又出现另一经证候的合病，以及二经或二经以上同时为病的并病情况，临证不可不辨。如以纳差、恶心、厌油腻、口苦、口干，心烦、胸胁苦满、舌质红、舌苔黄、大便干、小便黄赤、脉弦滑为主要表现者，属少阳、阳明合病，治以清热解毒、和解枢机，方用《伤寒论》大柴胡汤加味；若兼有身目黄染表现者，方用《伤寒论》大柴胡汤合茵陈蒿汤加味。如以乏力明显，食欲差、心烦喜呕，厌油腻，口苦，胸胁苦满，大便稀溏，舌质胖大、边有齿痕、苔黄厚腻，脉左关弦而有力、右关沉弦弱为主要表现者，属少阳、太阴合病，治以益气健脾、和解枢机，方用《伤寒论》柴胡桂枝干姜汤加味；兼有身目黄染者，重在清热利湿，方以《伤寒论》小柴胡汤合《金匮要略》茵陈五苓散加减。如以胁肋胀痛，情志抑郁，腹胀便溏，身倦乏力，面色萎黄，口淡食少，舌质淡红、苔白或白腻，脉沉弦为主要表现者，属太阴、厥阴合病，治以疏肝解郁、益气健脾，方用《医宗金鉴》柴芍六君子汤或《太平惠民和剂局方》逍遥散加减。如以脘胁胀闷疼痛，嗳气呃逆，嘈杂吞酸，烦躁易怒，脉弦滑为主要表现者，属阳明、厥阴经合病，治以疏肝理气、和胃降逆为主，方用《伤寒论》四逆散、小陷胸汤合《备急千金要方》温胆汤加减；若有身目黄染表现者，加茵陈、金钱草清热利湿退黄。如以五心烦热或午后潮热，腰膝酸软，头晕目涩，口燥咽干，少寐多梦，女子经少或经闭，舌红少苔，脉细数为主要表现者，属少阴、厥阴经合病，治以滋养肝肾，方用《小儿药证直诀》六味地黄丸合《柳州医话》一贯煎加减。如以畏寒肢冷，神疲脉弱，面色晦暗，少腹、腰膝冷痛，食少便溏，脉沉细无力为主要表现者，属太阴、少阴经合病，治以温肾健脾，方用附子理中丸加减。

验案举隅

　　刘某，男，31岁，农民。2012年6月10日就诊。因发现HBsAg阳性10年，乏力、纳差、尿黄15日来诊。症见精神稍差，感疲倦乏力，皮肤、巩膜中度黄染，黄色鲜明，食欲差，恶心，口干口苦，口黏腻，大便干结，小便黄如浓茶色，舌质红、苔黄稍厚，脉弦滑。HBV-DNA：6.04×10^5 copies/mL；肝功能：ALT 538 U/L、AST 426 U/L、TBiL 98.4 μmol/L、DBiL 50.3 μmol/L、ALB 36.2 g/L；HBV-M：HBsAg、HBeAg、HBcAb阳性，凝血酶原活动度75%。西医诊断为慢性中度乙型病毒性肝炎；中医诊断为黄疸。辨证属少阳枢机不利、阳明湿热内蕴。治宜清热利湿，通腑化瘀，和解少阳枢机。拟大柴胡汤合茵陈蒿汤加减。

　　处方：柴胡15 g，枳壳15 g，黄芩10 g，姜半夏10 g，赤芍药20 g，甘草6 g，茵陈20 g，栀子10 g，大黄10 g，茜草15 g，金钱草15 g，田基黄15 g。15剂。每日1剂，水煎分服2次。

　　半个月后，患者乏力、纳差、大便干结等症状明显改善，复查肝功能：ALT 92 U/L、AST 67 U/L、TBiL 37 μmol/L、DBiL 18.4 μmol/L、ALB 35.3 g/L。凝血酶原活动度89%。继续以上方加减治疗20余日，临床症状消除，肝功能恢复正常。

　　按：患者入院以身黄、目黄、尿黄为主要表现，因此中医诊断为黄疸。从六经辨证来看，患者食欲差，恶心，干呕，口干，大便干结，小便黄如浓茶色，舌质红、苔黄厚腻属阳明湿热内蕴的表现。口苦、心烦、脉弦属少阳枢机不利而化火的表现，故考虑为阳明少阳合病，辨证为少阳枢机不利、阳明湿热内蕴，以大柴胡汤合茵陈蒿汤为主方，加金钱草、田基黄增强清热利湿之功，加茜草以凉血化瘀。前后治疗1月余患者肝功能基本恢复正常，取得了良好的临床疗效。

　　慢性乙型病毒性肝炎的证候表现多种多样，病理变化极为复杂，病变过程也有轻重缓急的不同，既往给予脏腑辨证基础上的分型证治往往难以应对纷繁的临床实际。以《伤寒论》六经辨证体系为纲领结合临床实践，初步总结了该病的六经传变规律及常见证候类型，拓展了其辨证用药思路。但病无常病，法无常法，临证二经以上合病最为常见，且常常兼有痰、浊、瘀血等病理因素，医者需圆机活法，并与微观辨证相结合，灵活加减变化，且不可拘泥于一方一法。

233 病毒性肝炎及肝硬化黄疸从六经辨治经验

黄疸是病毒性肝炎及肝硬化常见的临床表现和体征，中医对黄疸的病因病机及论治历史悠久，历代医家多有发挥，积累了大量有效方剂，但因为方多法杂，反而在临床应用中经常顾此失彼，难以把握。学者谢红东等对胡希恕在临床实践中应用六经辨证体系治疗病毒性肝炎及肝硬化黄疸的经验做了归纳总结。

黄疸病因病机

黄疸形成的病机关键为湿，由于湿邪困阻脾胃，壅塞肝胆，疏泄失常，胆汁不循常道而泛溢肌肤而成。《黄帝内经》就有关于黄疸病名和主要症状的记载。张仲景在《金匮要略》首次将黄疸分为黄疸、谷疸、女劳疸、酒疸、黑疸五疸，并在《金匮要略》中指出"然黄家所得，从湿得之"的基本病机，提出了"诸病黄家，但利其小便"的基本治疗大法，并为黄疸的治疗提供了一系列治疗方剂。如解表散邪清热除湿的麻黄连翘赤小豆汤；清热利湿退黄的茵陈蒿汤；清泻里热的栀子柏皮汤；清热利湿通腑的大黄硝石汤；和解少阳的柴胡汤、茵陈五苓散、瓜蒂汤、猪膏发煎和硝石矾石散等。后世医家对黄疸的病因病机及治疗有所继承和发展。如巢元方论述的"急黄"及"九疸候胆"，宋朝韩祗和提出"阴黄"和"阳黄"的分型，并指出"阳黄"多属实证，"阴黄"多属虚证。唐宋时期诸医家于"阳黄"主张清热利湿，"阴黄"主张温阳化湿，并创立茵陈四逆汤、茵陈附子汤等方。近代肝病大家关幼波提出"治黄必治血，血行黄易却；治黄需解毒，解毒黄易除；治黄要治痰，痰化黄易散"的治疗观点。

急慢性肝炎，尤其对于慢性肝炎及肝硬化患者临床表现出黄疸时，往往提示肝细胞损伤严重，病情重。纵然古今诸贤对黄疸的病因病机及治疗方药论述甚详，但在临床实际应用时仍感觉对于胆汁瘀积性黄疸、肝硬化黄疸、肝衰竭所致的黄疸，应用以上诸法往往疗效欠佳，非常棘手。

黄疸的六经辨证论治

中医经典理论指导临床实践的根本法则是辨证论治，全面诊察，知病之处是施治的前提。六经辨证是《伤寒论》辨证论治的纲领，八纲辨证是对一切疾病病位和证候性质的概括。临床实践中应用六经辨治体系治疗肝炎及肝硬化黄疸，取得显著疗效。

以六经辨证治疗黄疸，《黄帝内经》已开其源。《灵枢·经脉》记载太阳、阳明、太阴、少阴、厥阴病皆可发生黄疸病证。如曰："膀胱是太阳之脉……是主筋所生病者……目黄泪出。小肠手太阳之脉……是主液所生病者……耳聋、目黄。大肠阳明之脉……是主液所生病者……目黄、口干。脾足太阴之脉……是主脾所生病者……黄疸。心手少阴之脉……是主心所生病者……目黄、胁痛。肾足少阴之脉……是动则病所不欲食，面如漆柴。是主肾所生病者……黄疸，肠澼。心主手厥阴心包络之脉……是动则病手中热……面赤、目黄。"其论病黄已涉及五经。《伤寒论》论述黄疸证治四条于阳明篇中，《金匮要略·黄疸篇》中，仲景亦常常言及六经，如"阳明病，脉迟……此欲作谷疸"。结合后人对六经辨证发展及黄疸临床表现，黄疸的六经辨治如下所述：

1. 太阳发黄：必兼表证，或为表实，或为表虚，或为表寒，或为表热。治疗宜表里分消，使风热从肌表出，湿黄从小便出，如麻黄连翘赤小豆汤、桂枝加黄芪汤等。

2. 阳明发黄：阳明邪热与湿相合，不能疏泄，发为黄疸。茵陈蒿汤为治疗阳明湿热发黄的代表方。

3. 少阳发黄：乃湿热瘀滞胆腑，症见身、目、尿黄，往来寒热，胸胁苦满，嘿嘿不欲饮食，腹痛而呕，大便结等。少阳主枢，其气畏郁，和枢机，解郁结，和法为少阳病治疗大法，以小柴胡汤为代表方。

4. 太阴发黄："实则阳明，虚则太阴"，太阴属脏，脏病多虚。太阴虚证多见面色萎黄或黄而晦暗，脘腹痞胀，神疲肢冷，大便不实，苔白，脉浮缓、弱缓等证。治疗需以调理脾胃为主，如茵陈五苓散、茵陈四逆汤、茵陈术附汤等。

5. 厥阴发黄：多见于黄疸病后期，由于湿热毒邪化火化燥，损伤肝阴，阴虚血燥，并多见气滞血瘀之征象，表现为肤黄色泽瘀晦憔悴，唇燥舌红，胁痛内热，或有腹中痞块，溺黄便结，脉细数等症。治如一贯煎、三甲复脉汤、小陷胸汤等。

6. 少阴发黄：少阴病为病变发展过程中的危重阶段。少阴发黄，乃缘"肾火之衰"，临床表现为黄色晦暗如烟熏，背寒肢冷，泻利，脉沉细缓等。治疗上必须补肾中之火，方用肾气丸等。

验案举隅

1. 慢性肝衰竭黄疸病案：患者，女，58岁。2004年初出现腹胀、伴双下肢水肿，诊断为失代偿期乙型肝炎肝硬化，自发性细菌性腹膜炎，脾功能亢进，曾因症状加重及并发自发性细菌性腹膜炎、肝性脑病反复住院治疗。2005年因反复腹胀、双下肢水肿1年，尿黄3个月再次住院。生化检查：总胆红素（TBiL）238.0 mmol/L、直接胆红素（DBiL）123.6 mmol/L、丙氨酸氨基转移酶（ALT）48 U/L、谷草氨酸氨基转移酶（AST）123 U/L、总胆汁酸（TBA）180 mmol/L、总蛋白（TP）80.1 g/L、A 27.2 g/L、G 52.9 g/L、A/G 0.5、白蛋白（PA）61 mg/L、胆碱酯酶（Che）841 U/L，凝血酶原时间28.7 s、APTT 53.4 s，血常规：WBC 3.8×10^9/L，RBC 2.21×1012/L，PLT 70×10^9/L，HBsAg、HBeAg和HBcAb均阳性，抗HBcIgM阳性，HBV DNA 5.6×10^7 copies/L，B超：肝硬化，慢性胆囊炎，胆囊结石，胆汁淤积，脾大，大量腹水。西医诊断为乙型肝炎肝硬化（失代偿期），脾功能亢进，自发性腹膜炎，肝性脑病，慢性肝功能衰竭，胆囊结石，胆囊炎。予以前列腺素E、思美泰、丹参、苦参碱、促肝细胞生长素等护肝及地西洋、安体舒通利尿治疗，并用血浆及白蛋白支持治疗后，腹水及双下肢水肿有所减轻，但先后3次复查肝功能及凝血酶原时间无明显改善。患者出现明显恶心、呕吐，口干口苦，纳差，心悸，出汗，胸闷，腹胀如鼓，少尿，下肢重度水肿，舌苔黄腻，脉弦细，沉取无力。中医辨证为少阳厥阴太阴合病夹瘀夹饮。予以和解少阳，升清降浊，兼化瘀利湿。

处方：桔梗6 g，黄连6 g，法半夏9 g，干姜5 g，瓜蒌10 g，麦冬10 g，厚朴10 g，黄芩10 g，泽兰10 g，葶苈子10 g，郁金10 g，金钱草10 g，白术40 g，黄芪45 g，茵陈30 g，丹参30 g，赤芍30 g，党参15 g，北沙参15 g。每日1剂，水煎，分2次服。

同时停用护肝降酶退黄药物及蛋白血浆等支持治疗，继续应用速尿、安体舒通利尿，每日多次静脉输入10%葡萄糖注射液，静脉补充维生素、氨基酸，口服拉米夫定100 mg/d。

用药10日后患者恶心、呕吐缓解，食欲增加，尿量增多，精神明显好转，未再出现低血糖反应。复查肝功能、凝血酶原时间明显好转。患者要求出院继续门诊服药。1个月后，，生化检查：HBV DNA 1.12×10^7 copies/L。此后，以上方为基础共服药2.5个月。生化检查：TBiL 24.6 mmol/L、DBil 10.4 mmol/L、ALT 43 U/L、AST 76 U/L、TBA 24.7 mmol/L、TP 70.4 g/L、A 35.6 g/L、G 34.8 g/L、A/G 1.02、PA 150 mg/L、Che 3 486 U/L，凝血酶原时间15.3 s、APTT 36.4 s。复查B超未见胸腹水。3个月后复查HBVDNA<10×10^3 copies/L。目前患者正常从事日常农活。

该患者当时西医诊断为慢性肝功能衰竭晚期，生活质量低按照六经辨证为少阳厥阴太阴合病夹瘀夹饮，予以半夏泻心汤、小陷胸汤及茵陈五苓散加减治疗，起效迅速，最终使患者恢复正常生活工作，不得不深叹经方之神奇。

2. 晚期肝癌黄疸病案：患者，男，52 岁。有肝硬化肝癌病史 4 年，一直应用射频消融治疗及阿德福韦酯抗病毒治疗。2 个月前出现腹胀、腹围增大，小便黄、身黄及巩膜黄染。查 TBiL 120 mmol/L，PA 28 g/L，AST 320 U/L，ALT 260 U/L，HBV DNA 1.3×10^6 copies/ml，B 超：肝硬化、肝癌射频消融术后，肝内见多发高密度影，腹腔大量积液。先后在多家医院住院治疗 2 个月余，改口服恩替卡韦 0.5 mg/次、1 次/d，同时予以护肝、退黄、利尿治疗，患者腹围逐步增大，腹胀明显，故求诊。刻诊：双侧胁下痛，口干口苦，恶心欲吐，胃口可，食后腹胀，大便黑 2～3 次/d，每次量不多，小便黄如橙汁色，量少，皮肤瘙痒明显，腹部膨隆，自按之软，下肢凹陷性水肿，不怕冷、怕热。辨证为少阳太阴夹饮夹瘀。

处方：柴胡 10 g，枳壳 10 g，当归 10 g，赤小豆 10 g，泽兰 10 g，郁金 10 g，黄芩 10 g，法半夏 12 g，白花蛇舌草 30 g，陈皮 30 g，丹参 20 g，三七粉（冲服）3 g，茵陈（后下）15 g，炙甘草 6 g。每日 1 剂，水煎，分 2 次服。

二诊：患者服药 4 剂后，小便量增多、腹胀消退、腹围恢复正常，下肢水肿消退。乏力明显，口苦干呕，口苦以夜间明显，口干不欲饮，干呕以早晨明显，目前无腹胀，食欲可，饭量可，干咳 1 个月余（以受风寒后明显），咽部不适时易干咳至呕，双下肢无水肿，皮肤轻度痒，小便量偏少，小便色如橙汁，大便溏，舌淡红苔薄白有裂纹，怕热不怕冷，喜冷饮，右脉弦滑重按减，左脉稍弦重按减。

处方：姜半夏 12 g，柴胡 12 g，黄芩 10 g，桔梗 10 g，生姜 10 g，党参 10 g，桂枝 6 g，甘草 6 g，茵陈 30 g，丹参 30 g，白花蛇舌草 20 g，茯苓 20 g，炒白术 20 g，猪苓 20 g，龙胆草 3 g，泽泻 15 g，陈皮 18 g，大枣 5 枚。7 剂。每日 1 剂，水煎，分 2 次服。

三诊：患者诉无下肢水肿，无腹胀，无口干口苦，纳食可，晨起呕吐缓解，咳嗽愈，舌红苔薄白有裂纹。

处方：姜半夏 10 g，柴胡 10 g，茯苓 10 g，白术 10 g，猪苓 10 g，泽泻 10 g，杏仁 10 g，桔梗 10 g，桃仁 10 g，当归 10 g，白芍 10 g，生姜 10 g，黄芩 10 g，桂枝 6 g，甘草 6 g，太子参 15 g，丹参 30 g，白花蛇舌草 30 g，茵陈（后下）30 g，龙胆草 3 g，大枣 5 枚。7 剂。每日 1 剂，水煎，分 2 次服。

复查肝功能提示 TBiL 下降一半，仍在继续治疗之中。

患者肝硬化、肝癌射频消融治疗术后因病毒耐药肝炎病情复燃加重，经西医综合治疗疗效不佳，按照六经辨证为少阳太阴夹瘀夹饮，予以小柴胡汤、茵陈五苓散等合方治疗，虽不专门利尿而腹水迅速消退，虽不专门止咳、止呕而咳呕皆止，虽不专门退黄而黄缓，深叹经方只要切合病机其效宏而捷。

3. 急性肝炎黄疸案：患者，男，35 岁。诉乏力、尿黄，右胁下痛 3 日，门诊生化检查：HBV DNA 1.3×10^7 copies/ml，ALT 2 273 U/L，AST 1 965 U/L，TBiL 101.7 mmol/L，DBiL 64.3 mmol/L，TP 72.6 g/L，PA 38.5 g/L，r-GT 326 U/L，ALP 285 U/L，HBsAg、HBeAg、HBcAb 及 HBcAb IgM 阳性，PT、APPTT 正常。住院后予以甘利欣、思美特等护肝降酶退黄治疗，5 日后复查肝功能：TBiL 125.4 mmol/L，ALT 1 785 U/L，遂要求中医会诊。刻诊：稍乏力，皮肤巩膜黄染，小便如橙汁色量正常，大便正常，肝区稍不适，无恶心呕吐，纳食正常，大便正常，舌淡红，苔薄白，脉弦。西医诊断为病毒性肝炎（乙型急性黄疸型）。中医诊断为黄疸，辨证为少阳太阴合病。

处方：垂盆草 30 g，田基黄 30 g，丹参 30 g，茵陈 30 g，茯苓 20 g，白术 10 g，泽泻 10 g，桂枝 10 g，柴胡 10 g，党参 10 g，生姜 10 g，猪苓 10 g，黄芩 9 g，法半夏 12 g，甘草 6 g，大枣 4 枚。5 剂。每日 1 剂，水煎，分 2 次服。同时配合甘利欣针剂，还原型谷胱甘肽针剂治疗。

二诊：5 日后复诊查肝功能：TBiL 35 mmol/L，ALT 506 U/L，患者诉无乏力，无肝区不适，纳食正常，小便晨起黄，大便正常，守方继续。

三诊：又服药 5 剂后，复查肝功能恢复正常，2 月后复查 HBV DNA 低于检测下限，HBsAg 转阴，HBsAb 阳转。

患者急性乙型肝炎，主要表现为身黄、眼黄、尿黄，轻度乏力、胁部不适，辨证为少阳太阴合病，予以小柴胡汤及茵陈五苓散合方，起效迅速，5 剂后 TBiL 接近正常，10 日后肝功能完全恢复。较之常用清热利湿活血解毒之见效更捷。

4. 晚期肝硬化黄疸病案：患者，女，62 岁。2016 年 4 月 14 日初诊。患者诊断为乙型肝炎肝硬化 15 年，慢性肝功能衰竭，有脾功能亢进切脾史，糖尿病病史。近 2 年来反复出现败血症、肝性脑病、尿路感染，2015 年在感染科共住院 9 次，为进一步治疗来门诊就诊。刻诊：精神极度疲乏，行走无力，需家人搀扶，但欲寐，畏寒怕冷怕风（羽绒服、保暖衣裤、开空调、家中仍围巾裹面只露双眼、以物塞门窗缝），四肢凉，颜面双下肢水肿，面色黧黑如裹一层锅灰，巩膜黄染，夜尿每晚 6 次或 7 次，大便量少干，口干渴热饮不喜冷饮，不欲饮食，舌嫩红少苔润，脉细弱。诊断为乙型肝炎肝硬化失代偿期慢性肝功能衰竭，2 型糖尿病（少阴太阴合病）。

处方：附子（先煎）15 g，山茱萸 30 g，龙骨（先煎）30 g，牡蛎（先煎）30 g，煅磁石（先煎）30 g，山药 30 g，炙甘草 30 g，生晒参 18 g，干姜 20 g，茯苓 20 g，泽泻 20 g，制大黄 10 g。每日 1 剂，水煎，分 2 次服。

二诊（2016 年 4 月 21 日）：患者诉服药后无明显不适，仍怕冷，颜面双下肢水肿，舌红，苔白腻润，脉细弱。上方改附子、制大黄各 20 g，炙甘草、山茱萸各 40 g，干姜、茯苓各 30 g，继服。

三诊（2016 年 4 月 28 日）：患者诉双下肢水肿明显减轻，面部水肿消退，大便 2 日 1 次，舌嫩红苔白腻脉弱。上方改制大黄 30 g，继服。

四诊（2016 年 5 月 5 日）：患者诉水肿消退，大便 2 日 1 次，仍嗜睡，纳食增加，舌嫩红，苔白腻，脉细弱。守方继服。

五诊（2016 年 5 月 12 日）：患者诉纳食、精神较前好转，大便每日 1 次，夜尿频，舌嫩红，苔白腻，脉细弱。守上方加减。

服药后诉怕冷好转，至 5 月 26 日来诊开始，只需穿 1 件外套即可。继守上方加减。2016 年 6 月 2 日来诊诉精神可，无怕冷怕风，口干饮水多，纳可，颜面、双下肢无水肿，无疲软乏力，大便 2～3 日 1 次、质硬，小便频、量不多，夜尿频，复查 TBiL 30～50 mmol/L，达近两年最低水平，舌淡红，苔白腻润，脉较前有力。

处方：白术 60 g，附子（先煎）15 g，怀牛膝 15 g，生晒参 15 g，炙甘草 30 g，山茱萸 30 g，龙骨（先煎）30 g，牡蛎（先煎）30 g，煅磁石（先煎）30 g，石膏 30 g，制大黄 30 g，茵陈 30 g，茯苓 20 g，干姜 20 g，泽泻 20 g，白芍 40 g。每日 1 剂，水煎，分 2 次服。

2016 年 6 月 9 日来诊诉精神可，纳食好，无怕冷怕风，口干口苦，大便 2～3 日 1 次，小便仍频，色黄，舌稍红苔黄，脉弦。治以小柴胡汤加减。

处方：柴胡 10 g，延胡索 10 g，姜黄 10 g，制大黄 10 g，法半夏 10 g，黄芩 9 g，党参 12 g，炙甘草 6 g，丹参 20 g，赤芍 20 g，茵陈 30 g，生牡蛎（先煎）30 g，鳖甲（先煎）24 g。

后基本以小柴胡汤加减为主治疗，至今病情一直稳定，曾因感染而住院两次，TBiL 35 mmol/L 左右。

患者精神极度疲乏，行走无力需家人搀扶，但欲寐，考虑为少阴元阳虚衰。畏寒怕冷怕风，四肢凉考虑为阳虚温煦失职。颜面双下肢水肿，夜尿多，口干渴热饮不喜冷饮为阳不化阴，水湿泛肌肤。面色黧黑为少阴肾脏本色外现。巩膜黄染为寒湿内停，胆汁泛溢肌肤。不欲饮食，大便量少干为太阴运化无能。舌嫩红少苔为阳虚不能蒸腾津液上承。脉细弱为元阳不足鼓动无力。看似病情复杂，究其核心病机，为少阴元阳衰惫，太阴运化失职，治疗予以回阳救逆为主，兼化寒湿。盖卫气之虚，实因肾中火弱，张锡纯认为肾命元气是胸中大气之根，温阳益肾，以实卫气，乃为正治。

六经辨证治疗黄疸，不但可以确定黄疸的阴、阳属性，且可定位以明病机，指导临床，可起到事半功倍之效。

234　戒烟综合征从六经辨治

多数吸烟者知道其危害且想戒烟，但仅少数人能成功，而戒烟综合征是其戒烟失败的主要原因。研究表明，戒烟综合征发病的本质是尼古丁等有害物质对身体的损伤及机体对尼古丁的依赖。中医认为戒烟综合征病因为"烟毒"，烟毒入肺后随血脉走串全身，耗伤气血津液，且生痰饮，其病机具有涉及范围广且复杂多变的特点。学者任伟明等经过长期临床实践认为，应用经方辨治戒烟综合征疗效较好，且临床易于推广，并从六经辨证及证候-方药关系的角度做了理论上的论述。

六经辨证是戒烟综合征可行的辨证方法

1. 戒烟综合征的病机：关于烟草的致病特点各家描述较多，《本草汇言》曰"烟草，味辛苦，气热有毒"，表明烟草有毒，其性热。沈穆认为烟草"然火与元气不两立，一胜则一负……势必真气日衰，阴血日涸，暗损天年，人不觉耳"，提出烟毒不仅灼伤肺脏且易耗伤气血津液，甚至折损寿命。《本经逢源》曰"青草之气，重灼肺腑，游行经络，壮气散气"，指出烟草之毒入体后善走串而散气。正如奚肇庆所说，吸烟之毒可致五脏运化功能失常而出现痰饮内聚，故常年抽烟者亦见痰饮为病。烟毒性热，入肺脏后随血脉走串全身可致气血津液亏损及痰饮内生。

2. 六经辨证辨治戒烟综合征的合理性：戒烟综合征的主要病因是"烟毒"对气血津液的损害及机体对"烟毒"的依赖。仲景所述六经辨证，其三阳经的主要职责为保证正气的正常运行布输，以荣养机体组织及排出体内的病理、生理毒素，如阳明病"胃家实"即指肠道糟粕排出失常出现病邪壅盛之象。烟毒的驱除就需要依赖于三阳经的正常运行。故维持三阳经功能的正常运转，则烟毒的驱除当事半功倍。另"烟毒"常导致机体气血津液损伤，而三阴病主要表述了后天生化能力较弱及正气虚弱难以濡养机体的现象，如太阴病所述"食不下""自利益甚"，表明脾胃生化能力失常，故烟毒所损伤的气血津液及机体组织的修复需以三阴经的正常运行为基础。因此，以六经辨证论治戒烟综合征，符合其病因病机特点。

3. 六经辨证论治戒烟综合征的优势：目前，各家对戒烟综合征的论治大多从脏腑辨证及气血津液辨证着手。如石学敏院士认为吸烟易耗肺阴伤肺气，肺阴虚损日久可累及于肾，且子虚及母，常致脾土亦虚。张爱林等认为戒烟综合征病因与烟毒有关，病机为毒邪久滞、内扰心神，病位涉及肺、心、脑。高树中则认为治疗戒烟综合征应以宁心清肺，安神除烦为原则。黄瑾明认为戒烟综合征是由于气道瘀阻、功能紊乱导致的，其治疗应重在解毒、调气，辅以补虚、祛瘀。

从脏腑辨证及气血津液辨证来分析，烟毒入肺后随血脉行走全身，可使五脏六腑皆损。因其性热而首扰心神，使人不安；邪热耗伤阴液，故可见肺、肝、肾三脏阴液虚损及邪火旺盛之象；其性走串且耗气，故可常见肺、脾、肾三脏气机失常，出现气滞、气虚及气乱，久则津液停滞或运行失常而生痰饮，而后致病于全身脏器至四肢百骸。如烟毒可致病于男子精室及女子胞宫使其不孕；吸烟的糖尿病患者，其四肢末端及眼底血管神经常更易发生病变。故论治戒烟综合征时守辨固定的脏腑病证或特定的传变规律，或单以调气、补虚、祛瘀论治，临床常难以囊括。六经辨证论治戒烟综合征的优势在于梳理三阳使烟毒及痰饮自有出路，调补三阴使其生化之力强盛，即能使气血津液自复又有增强三阳驱毒的作用，故而常获全效。

方证对应论治戒烟综合征的思路

《伤寒论》所述某证是对疾病某阶段病位、病因、病性的概括，仲景常现其证即用其方，胡希恕先生称这种方药与证候的关系为方证对应。运用方证对应辨治戒烟综合征应以临床主症为抓手，先根据其病机特点总结出方药及关联证候，后根据临床证候的差异鉴别出具体方药，最后还需注意方药的合用。

1. 治疗戒烟综合征常用方药的证候：据戒烟综合征的主症特点，对其方药与证候关联的总结归纳为 3 种：首先是原文归纳，如原对栀子豉汤的论述为"胸中烦、不得眠"，可知戒烟后出现兼不得眠的烦躁之症时，予栀子豉汤；其次应重视证候的衍生补充，如"虚劳里急，诸不足，黄芪建中汤主之"表明黄芪建中汤可治虚劳不足，戒烟者因气血虚损致头晕亦可用黄芪建中汤，而原文中未述其可治"头晕"，故可对此方的适应证候以衍生补充；再者还需重视证候的经验补充，如原文"心气不足，吐血，衄血，泻心汤主之"表述了气血上逆之血证可予泻心汤，而胡希恕则常用此方来治疗兼有头胀或脸红之头晕证。烟之热毒上冲于脑而现头脑昏胀，亦能用此方。临床中根据戒烟后出现的主症，用上法进行证候与方药关系的总结，而后则根据临床具体证候差异予以鉴别选方。

2. 治疗戒烟综合征方药的合用原则：仲景在治病过程中常合方使用，如少阳阳明合病予大柴胡汤。戒烟综合征临床病症可加重患者心理上对烟草的依赖，故对其所出现的主要临床病症同时进行治疗，而常需要合方使用，临证之时若有遗漏常致戒烟失败。在戒烟综合征的治疗过程中，除仲景所述两经甚至多经受病需合用外。还有两类情况亦应予以重视，戒烟患者即起症见头晕、脉沉紧的苓桂术甘汤证又见头晕伴口苦的小柴胡汤证，需两方合用才能解决其头晕之症。再者，患者存在苓桂术甘汤证且合并心中烦热不得眠的栀子豉汤证时，亦需两方合用。

以抓主症为核心的戒烟综合征临床治疗经验

戒烟综合征主要临床症状为头晕、失眠、烦躁、胸闷、食欲不振等，其常见主症与关联证候，方药所对证候的鉴别要点，临床要根据具体证候予以鉴别使用。

1. 以"头晕"为主症：以辨虚实结合戒烟综合征的致病特点来看，戒烟后出现"头晕"，虚证以肝肾阴虚、气血不足为主，实证以邪火、痰饮为先；以气血阴液不足难以濡养脑窍、邪热痰饮上扰脑窍为病机；治疗以补虚泻实、调整阴阳为原则。《伤寒杂病论》有 31 处提到"目眩""头眩"，涉及病因病机较为广泛，结合戒烟综合征的致病特点，总结出经方治疗戒烟综合征出现"头晕"主要以大、小柴胡汤、白虎加人参汤及承气汤类解少阳、阳明病位之邪；以真武汤、苓桂术甘汤、小半夏加茯苓汤及五苓散化饮消痰；以泻心汤直击邪热及黄芪建中汤补益气血。

从六经方面来分析，烟毒首先入肺，肺病位属少阳，结合原文"口苦，咽干，目眩""胸胁苦满、往来寒热、默默不欲食"可知属小柴胡汤证，临证中若现头晕，兼有口苦或胸闷之症，则对应小柴胡汤。又因烟毒入体后耗损津液易致肠道津枯而便秘，若兼少阳证者，则为大柴胡汤证。根据原文"阳明病，但头眩，不恶寒"可知阳明之邪亦可致头晕，结合原文"渴欲饮水，无表证者，白虎加人参汤主之"，故见头晕兼有口渴欲饮，则为白虎汤加人参证，若不现少阳病而头晕兼有大便干结，需予调胃承气汤荡其热毒及糟粕，若无效，则根据仲景使用承气汤类思路为大承气汤证。此外仲景对少阴病的描述"脉微细，但欲寐"，文中虽未提及头晕之症，但细品条文"但欲寐"患者常表述为头晕乏力，若兼现脉微弱，为气血阴阳大虚之象，烟草之毒虽可损伤正气，然其脉微弱且困乏者多为休克危重症，但戒烟门诊较少见。

从其他方面来分析，烟毒善于游走经络，易使气血津液布输异常而生痰饮，故痰饮病致头晕在戒烟综合征中常见。仲景对痰饮病所致头晕常用苓桂术甘汤、真武汤、小半夏加茯苓汤及五苓散，

在治戒烟综合征时常用。原文"心下逆满，气上冲胸，起则头眩，脉沉紧……身为振振摇者，苓桂术甘汤主之""胸胁支满，目眩，苓桂术甘汤主之"，表明苓桂术甘汤所对应证候为头晕及胸闷二症。另烟毒伤阳气，故能见阳虚兼饮邪上泛之头晕，而予真武汤。据胡希恕运用真武汤治头晕经验及自身治戒烟综合征的临床体会，认为真武汤治疗戒烟后现头晕之象常兼四肢沉重乏力及脉沉之症。又如"心下痞……眩悸者，小半夏加茯苓汤主之""吐涎沫而癫眩者，五苓散主之"，表明头晕兼胃脘部痞满则为小半夏加茯苓汤证，而头晕伴吐涎沫者则属五苓散证。此外，泻心汤及黄芪建中汤亦治戒烟综合征现头晕。

2. 以"烦躁""失眠"为主症： 从虚实辨证来看，戒烟综合征出现"烦躁"及"失眠"，其虚者多因阴血不足而心神失养，实证则属火扰心神，治疗常以补虚泻实，调整气血并辅安神定志为要。仲景对"烦躁"的论述多见于六经之病、阴虚致病、热聚胸中及水饮为病，又因仲景所述"失眠"之证常兼"烦躁"而出现，故统一论述。结合烟草致病的特点，戒烟综合征出现"烦躁""失眠"之症治以大、小柴胡汤、白虎汤加人参汤、调胃承气汤梳理少阳阳明之邪，栀子豉汤涤胸中邪热，黄连阿胶汤养阴泄热除烦为主。

太阳其病位在肌表，烟草之气由口鼻直接入肺故多不涉及太阳。仲景在三阴病中对烦躁的描述为"发汗，若下之……烦躁者，茯苓四逆汤主之""少阴病，吐利、烦躁、四逆者，死"，可知其所涉之病多为危重证，门诊戒烟患者常难遇到。烟毒可使津液布输失常致痰饮为病，仲景对饮邪为病所致烦躁的描述为"其人渴而口燥，烦，小便不利者，五苓散主之"及"手足逆冷，烦躁欲死者，吴茱萸汤主之"，然门诊所见戒烟患者出现烦躁时，极少伴有小便不利或手足逆冷等症状，临床用之较少。

从六经方面来看，烟之热毒袭少阳阳明之位导致烦躁较为常见。少阳机枢不利常见"心烦""不欲食"属小柴胡汤证，若兼大便干者，应为大柴胡汤证。阳明病常因热邪攻入或津伤肠道致津枯而见大便干结、渴欲饮水之象且常见烦躁，如原文"胃中干，烦躁不得眠者"治用白虎汤加人参汤及"不吐不下，心烦者"予调胃承气汤，故知烦躁甚至不眠兼见口渴欲饮为白虎汤加人参证，见烦躁兼大便不通者为调胃承气汤证。从其他方面来看，据仲景原文结合戒烟综合征的病机特点总结出两个常用方证，分别为黄连阿胶汤证及栀子豉汤证。如原文所述"少阴病……心中烦、不得卧"属于黄连阿胶汤证，其病因为火热之邪耗伤阴血。另外，仲景文中还论述"虚烦不得眠者"属酸枣仁汤，其病因为阴血虚所致失眠。因烟草致病常为热邪伤阴血，故可知戒烟后出现心烦失眠常用黄连阿胶汤而酸枣仁汤少用。据其病机分析黄连阿胶汤证应为心烦失眠、口渴欲饮、脉细数而无力，临证时还应与阳明病白虎汤加人参证相鉴别，白虎加人参汤证其病机为阳明有邪热，其脉应为有力，临床可以此鉴别。另烟草热毒亦可留滞胸中而烦躁、失眠，结合仲景原文可知其应属于栀子豉汤证，如原文所述"烦热、胸中窒者""胸中烦、不得眠"属栀子豉汤证，相较于黄连阿胶汤证，栀子豉汤证主要突出胸中疼热或窒息之证而与之鉴别。

3. 以"胸闷"为主症： 戒烟综合征出现"胸闷"，主要病机为气滞痰凝、邪热聚集胸胁，致气机运行不畅，脉络阻滞，治以行气解郁热、宽胸散结驱痰饮为原则。仲景认为太阳、少阳之病、痰饮及邪热聚集为病皆可致"胸闷"。据仲景论述结合烟草致病特点，以下几种情况理论上分析合理而临床实际却极少见。如胸闷的描述中有"咳而胸满……时出浊唾腥臭……肺痈"为邪热聚肺；又如胸闷兼有气喘咳逆上气、胸背痛、心痛彻背，皆可由烟毒所致，然因其病情急重，故戒烟门诊常难遇见。烟毒入少阳，由原文可知小柴胡汤证及大柴胡汤证皆有胸闷之证，运用时予以鉴别即可。另柴胡桂枝干姜汤证亦见胸闷，据原文论述其因津液大虚常兼见小便不利，而临床中戒烟患者小便多无异常，故此方不常用。烟毒易生痰饮，结合原文"胸痹，胸中气塞，气短，茯苓杏仁甘草汤主之"，可知戒烟患者若见胸闷兼气短者属茯苓杏仁甘草汤证。再有"胸痹心中痞气，气结在胸，胸满，胁下逆抢心，枳实薤白桂枝汤主之"，戒烟患者见胸闷兼有气上冲胸者，应属枳实薤白桂枝汤证。戒烟综合征现"胸闷"为主证时，上述四方临证应根据其所对应症候群予以鉴别。

4. 以"不欲食"为主症： 戒烟综合征出现"不欲食"，其病因病机主要为邪热扰胃使其不安、脾胃气损且痰湿蕴阻使脾胃运化失常，其治疗原则为涤热邪、健脾化痰湿。其他如"寒邪客胃""食滞伤胃"亦可导致"不欲食"，然与烟毒致病不符合。仲景对"不欲食"在少阳病、阳明病、厥阴病、太阴病及痰饮病中均有论述。其中厥阴病为"消渴，气上冲胸，心中疼热，饥而不欲食，食则吐蛔"、太阴病为"食不下、自利益甚"。厥阴病所致的"不欲食"特点为"饥不欲食"，其病机为寒热错杂，患者"饥"因邪热消谷，"不欲食"因脾胃虚寒。而烟毒性热，多不致太阴脾寒，但若戒烟者本为太阴脾寒体质，见饥不欲食证，仍属乌梅丸证。另据阳明病"不欲食"的描述"阳明病……不能食，名中寒"，可知阳明中寒邪也可不欲食，但此与烟毒性热的特点不相符。烟毒入少阳病亦可致"默默不欲饮食"，若伴胸闷或口苦则属小柴胡汤证。原文"消痰饮、令能食"予苓苓饮治之，烟草之毒常可导致痰饮内生，故临床中若见不欲食兼舌苔厚腻者为苓苓饮证。戒烟综合征现"不欲食"为主症主要使用小柴胡汤及苓苓饮，若患者本为太阴脾寒体质，则亦需考虑乌梅丸。

验案举隅

1. 少阳阳明合病案：患者，男，38岁。于2019年9月4日初诊，因发现肺气肿，医生告知其必须戒烟，多次予西药戒烟，停药后身体现头晕注意力不集中、心烦等症而致戒烟失败。遂来戒烟门诊寻求中医戒烟，刻下：精神可，口干口苦，口干欲饮，偶有胸闷，无心慌心悸，无汗出恶风，无恶寒发热，无四肢乏力，纳眠可，小便可，大便干燥，2日一行，舌红，苔薄黄，脉稍沉重按有力。细问患者之前戒烟后，常出现以下症状：头晕、起床时加重，无四肢乏力，胸中烦热并有窒息感。证属少阳阳明合病，治以大柴胡汤合白虎加人参汤、苓桂术甘汤、栀子豆豉汤加减。

处方：柴胡20 g、黄芩15 g、法半夏10 g、枳实15 g、大黄（后下）10 g、白芍15 g、炙甘草10 g、生姜10 g、生石膏30 g、知母15 g、党参15 g、桂枝15 g、茯苓20 g、白术15 g、栀子15 g、淡豆豉30 g、粳米30 g。10剂，每日1剂，水煎1日服2次。嘱服5剂时开始减少抽烟，5剂后则停止抽烟继续服药。并予心理疏导。

药后复诊，述戒烟后未现头晕心烦之症，他症均减，诉稍有欲抽烟之感。继续予上方加减调理月余。半年后随访未再抽烟，亦无不适。

按：从六经方面分析，患者口苦、偶有胸闷，证属少阳病，据仲景原文可知其为小柴胡汤证，其又现大便干结，故应予大柴胡汤。口渴欲饮，为热邪伤津所致，属白虎加人参汤证。患者无"汗出、恶风、头身疼痛"及"无汗恶寒、脉浮"等太阳病证，亦无"脉微细、但欲寐""时腹自痛，自利益甚"及"手足逆冷"等三阴病证。故其从六经辨证属少阳阳明合病予大柴胡汤合白虎加人参汤。从其他方面分析，患者头晕、起床则加重，未诉头胀、心下痞、四肢乏力、吐涎沫，故予苓桂术甘汤。另外，患者自觉胸中烦热并有窒息感其症状与"烦热、胸中窒者，栀子豉汤主之"所述相应，而合用栀子豉汤。以上四方合用，患者服药后各类临床症状缓解后戒烟成功。

2. 阳明病合痰饮病案：患者，男，30岁。抽烟史12年，患者因备孕需戒烟，自诉晨起时即有强烈抽烟之感，自觉有乏力、头身及四肢沉重之感，抽烟后方缓解。西医告知因尼古丁依赖致自身多巴胺分泌不足所致。西医予服用酒石酸伐尼克兰片戒烟，然因服药后致胃肠道不适而终止。2019年4月6日初诊，刻下：晨起头晕乏力，四肢沉重，口渴欲饮，抽烟后可缓解，无其他不适，纳眠可，二便调，舌淡红，苔薄黄，脉沉数有力。证属阳明病合痰饮证，治疗予白虎汤合真武汤。

处方：生石膏30 g、知母15 g、炙甘草10 g、党参15 g、茯苓20 g、白术15 g、制附子（先煎）15 g、生姜10 g、白芍15 g、粳米30 g。10剂，每日1剂，水煎1日服2次。

10日后复诊，患者晨起头晕困乏之感明显减轻。后予上方继续加减调理，戒烟成功。

按：从六经方面分析，患者口渴欲饮，有原文"渴欲饮水，无表证者，白虎加人参汤主之"可知其为白虎加人参汤证。患者无头身疼痛、汗出恶风及口苦胸闷等太阳少阳之证，亦无手足厥冷、自利益甚之厥阴、太阴之证，其虽有头身乏力欲寐之象，然其脉重按有力，故不考虑为"脉微弱"之少阴病。其他方面分析，患者未抽烟时表现为头晕乏力、四肢沉重而脉沉，可知为真武汤证，上二方合用，10 剂尽，症状缓解而后戒烟成功。

《伤寒杂病论》是中医辨证论治理论的重要组成部分，具有较高的临床指导价值。运用方证对应之法，予经方辨治烟草戒断综合征的重点，为先根据戒烟综合征临床主症结合仲景原文对其方药与证候的关联进行辨证，后根据具体临床症状与以鉴别使用。临床治疗过程中，抽烟应逐渐减少而不可一味求快，且需结合心理疏导。

235　肺病中六经方证辨证的应用

　　对《伤寒论》"六经辨证"之解释众说纷纭，有学者认为"六经辨证即经络学说之辨证"，有医家用"脏腑辨证去解释六经"，也有认为"六经涉及五运六气"的，还有的提出"六经出自八纲，以八纲来解释伤寒六经"等，而这各家"六经"在临床上都有一定的疗效。其中，学者张建生等通过临床亲身实践认为，最能得心应手运用于临床治疗的是来自胡希恕的"六经八纲辨证"理论，其用于临床效如桴鼓，为众医家之有目共睹。刘渡舟曾评论胡希恕曰："每当在病房会诊，群贤齐集，高手如云，惟先生能独排众议，不但辨证准确无误，而且立方遣药，虽寥寥几味，看之无奇，但效果非凡，常出人意料，此皆得力于仲景之学也。"胡希恕曰："《伤寒论》之六经，虽称'之为病'。其实质是证，而且是来自八纲。"他认为，八纲即阴阳、表里、寒热、虚实，而阴阳为总纲，由于虚、实、寒、热从属于阴阳，故无论病位在表、在里以及在半表半里，均当有阴阳两类不同证的反应，这样三而二为之六，即病见之于证的六种基本类型，所谓六经病（证）是也。如太阳少阴为表，阳明太阴为里，少阳厥阴为半表半里。太阳为表之阳，少阴为表之阴；阳明为里之阳，太阴为里之阴；少阳为半表半里之阳，厥阴为半表半里之阴。其中，表又指体表，即由皮肤、肌肉、筋骨所组成的外在躯壳。若病邪集中地反应于此体部时，便称为表证。里指人体的里面，即由食道、胃、小肠、大肠等所组成的消化道。若病邪集中地反应于此体部时，便称为里证。而半表半里指表之内，里之外，即胸腹两大腔间，为诸脏器所在之地。若病邪集中地反应于此体部时，便称为半表半里证。胡希恕先生在此基础上，又提出辨方证是六经辨证的继续，是辨证的最尖端，认为临床治疗有无疗效就在于方证是否相应。辨证施治的具体措施体现在方证的运用上，方证即方剂的适应证。某方的适应证，称为某方证。辨方证是在辨六经八纲一般规律指导下的具体运用，故辨六经，析八纲，再辨证，后选方，此即辨证体系框架。

六经病辨证要点简略归纳

　　1. 六经分类——太阳证——八纲分类——表阳证——症状要点：发热、恶寒或恶风，无汗或汗出，身痛，关节痛，脉浮紧，或伴咳嗽、咳痰，鼻塞、流鼻涕，咽痒、咽痛等。

　　2. 六经分类——少阴证——八纲分类——表阴证——症状要点：发热或无发热，恶寒明显，身痛，疲倦、乏力、嗜睡，肢凉，脉沉细弱，平素体质虚弱、怕冷等。

　　3. 六经分类——少阳证——八纲分类——半表半里阳证——症状要点：口苦、咽干咽痛、目眩目赤，耳鸣，胸闷，胁痛，腹胀、恶心、呕吐，食欲不振，寒热往来，脉弦等。

　　4. 六经分类——厥阴证——八纲分类——半表半里阴证——症状要点：寒热夹杂，上热下寒等。

　　5. 六经分类——阳明证——八纲分类——里阳证——症状要点：口干，口渴喜饮水，咽痛，烦躁，大便干硬或便秘，舌红，苔黄厚腻，脉滑数等。

　　6. 六经分类——太阴证——八纲分类——里阴证——症状要点：腹痛、腹泻，呕吐，便溏，口中和，平素脾胃虚弱，寒饮上犯之咳嗽、咳痰，气虚、血虚、阳虚等。

六经方证辨证在肺病中的应用

以下结合胡希恕独特的六经辨证体系，从外感发热、咽痛、鼻炎、哮病、肺痈悬饮及咳嗽等七个方面试述"六经方证辨证"在肺病中的应用。

1. 外感发热：外感发热一类，常见于西医的急性呼吸道感染、肺炎等。此类在"六经八纲辨证"中常见于太阳证、太阳阳明证、三阳合病或少阴证，也可见于太阳太阴证。太阳证又分为表实证和表虚证。其中，实证即以麻黄汤证为代表，症可见发热，恶寒，无汗，项背拘急疼痛，头痛，身痛，脉浮紧等，多选用葛根汤，因葛根有清热、解肌、解痉的作用，尤善治疗"项背强几几"。而表虚证则是以桂枝汤证为代表，最常见发热，恶风，汗出，脉浮缓弱等症状。

若太阳表不解，入里化热，则为太阳阳明证，即表证合并咽痛，咽干，口干，口渴欲饮水，咳痰，痰黄质稠，小便黄，大便干或不大便三五日，苔黄厚，脉浮中滑而有力等阳明里实热之象，常用大青龙汤、麻杏石甘汤等，既解表又清里热。其中，生石膏是阳明证常用之药，用量一般 30 g 起。阳明里热明显者，可合知母、炙甘草、粳米等组成白虎汤；若热伤津液甚者，则合增液汤养阴生津；若出现便秘等里实证，则选用承气汤类下之；若外邪入里表现为腹痛，腹泻，下利臭秽，有里急后重感时，则合葛根芩连汤或选用葛根汤加减。《伤寒论》第 32 条曰："太阳与阳明合病者，必自下利，葛根汤主之。"即说明当太阳与阳明合病出现下利时，可选用葛根汤；若出现下利便脓血等热毒重时，可合白头翁汤。

三阳合病即太阳证、少阳证和阳明证并存，可为太阳证未罢，传入半表半里，继则阳明，或由半表半里向外传太阳，向里则传于阳明。三阳合病最常用小柴胡汤合麻杏石甘汤，此合方在外感发热中常用，退热效果极佳。用于退热时柴胡量要大，一般 24 g 以上。且不管出汗或未出汗，麻黄皆可用，若患者大量出汗时量可减少，用 5～8 g，起到开表宣肺的作用。若患者伴有便秘，则选大柴胡汤合麻杏石甘汤。

少阴证，即表阴证，常用桂枝汤加附子或麻黄附子细辛汤、麻黄附子甘草汤等。这一类人，大多平素体质虚弱，或年老气衰，正气不足，易招受外邪，因此发病时精神不振，疲倦，乏力，嗜睡，脉反见沉等。正如《伤寒论》第 281 条少阴之为病，脉微细，但欲寐。故要用附子、细辛等温阳振气，强壮机体，配合桂枝、麻黄等驱邪外出。

太阳太阴证，常见于桂枝人参汤证。《伤寒论》第 163 条曰："太阳病，外证未除，而数下之，遂协热而利，利下不止，心下痞硬，表里不解者，桂枝人参汤主之。"此类患者，可能平常脾胃虚弱，此次因外感发病而诱发加重；或发热时因频繁误下，出现脾胃虚弱的症状表现，即除发热、恶风、汗出等表证外，还存在胃脘部不适，纳差，呕吐，便溏或泄泻，脉反沉细或浮细无力等太阴里虚寒证，多用桂枝汤合理中丸。若无汗，可加入麻黄，但量须小，用 5～8 g，重在开表，强力发汗会伤及津液。

2. 咽痛：咽痛在临床中较为常见，可单独成病，亦可作为伴随症状。咽痛常可发展成感冒、咳嗽等，在"六经辨证"中多见于单纯阳明证、太阳阳明证、三阳合病或少阴证。依胡希恕"六经八纲辨证"理论，咽喉部属于"孔窍类器官"，既不归于太阳表证，也不属于阳明里证，而是划分为半表半里之少阳证，故治疗咽喉部一类疾病，可适当选用小柴胡汤加减。单纯阳明证，常由内热而发，或平素脾胃湿热，嗜食辛辣而发，轻者用小柴胡汤合桔梗汤加生石膏、薏苡仁，重者小柴胡汤合桔梗汤、白虎汤加马勃、大青叶等；伤及津液合用增液汤。太阳阳明证或三阳合病者，皆可用小柴胡汤合麻杏石甘汤；若需加强发汗力度，则合用葛根汤。

3. 鼻炎："鼻窍"也属于"孔窍类器官"，可归于少阳证，故小柴胡汤合麻黄汤类常用。麻黄功善"宣肺气，开腠理，透毛窍"，且麻黄中含有"麻黄碱"能收缩血管，对于鼻黏膜充血和鼻塞效果良好。小儿为"少阳之体"，此合方在小儿疾病治疗时应用比较多。若辨为太阳太阴证，则这类患者往往里不足，又感表邪，多用小青龙汤，症状表现为反复鼻塞，流清涕，平素怕风，遇风症状加重等。若辨为太阳阳明证，则选用麻杏石甘汤加减，可合上小柴胡汤，亦可用小青龙汤加生石膏等清阳明里热之药。

4. 哮病：哮病即西医的支气管哮喘。"哮主于痰"，痰为宿根，后世一致多认为哮病的主因是痰饮。因"脾为生痰之源，肺为贮痰之器，肾为生痰之本，且肾主纳气"，若按脏腑辨证，则哮病多与脾、肺、肾相关。后世医家多用小青龙汤、射干麻黄汤、定喘汤及厚朴麻黄汤等之类加减。已知小青龙汤为太阳太阴证方，既有表邪，又有咳逆倚息不得卧，痰涎清稀而量多或咳唾白色泡沫痰等太阴之里寒饮证。当然，若太阳表证不明显时，亦可加减运用。相比之下，射干麻黄汤解表力量弱，因加入紫菀、款冬花而下气平喘之功较强，且此方证有痰饮化热之嫌，故加射干清热、消痰、利咽。若哮病日久，痰饮郁而化热，而见口干、口渴、烦躁、舌红苔黄、脉滑或数等阳明里热证，则可选用厚朴麻黄汤或定喘汤，亦可于小青龙汤或射干麻黄汤中加入生石膏或合麻杏石甘汤、小陷胸汤等。若症见咳、喘、胸部憋闷或胀满（相当于胸胁苦满），大便干燥或便秘，舌红苔黄厚，脉弦等表现，则归于少阳阳明证，用大柴胡汤加减。若哮喘发作时，昼轻夜甚，夜不得卧，则多属瘀血为患，合用桂枝茯苓丸，这也是胡老长期临床实践的经验。

5. 肺痈：肺痈相当于西医上的肺脓肿。按"六经八纲辨证"理论，初期脓未成，多属于太阳阳明证或痰热壅肺之阳明里热证，常以千金苇茎汤为基础方加减。阳明里热证常表现为发热、汗出、烦躁、口干渴、咳嗽、咳黄脓痰、胸痛、脉滑数等，以千金苇茎汤合麻杏石甘汤、小陷胸汤治之，有喘合葶苈大枣泻肺汤治之。正如《伤寒论》第 10 条："肺痈，喘不得卧，葶苈大枣泻肺汤主之。"据鲍艳举的经验，咳嗽、咳痰、胸痛等这些定位于"胸腔"的症状，可相当于"胸胁苦满"，考虑合并少阳证，往往可在上方的基础上合用柴胡剂，比如四逆散；当合并有高热、寒战、全身酸痛，脉浮等太阳表证，上方合大青龙汤或葛根汤加生石膏；当肺痈成脓时，表现为咳腥臭脓痰，上方加薏苡仁合桔梗汤祛痈排脓；若有瘀合桂枝茯苓丸；若便秘合桃核承气汤。

6. 悬饮病：悬饮病属于现今之"胸腔积液"，为水饮内停，上冲心胸之证，症状可表现为胸部胀满，胸痛，心悸，胁下痛（相当于心下逆满、胸胁支满），头亦晕（目眩），气短、气促，夜间不能平卧，平卧则气促加重，辗转不宁，脉沉弦等。已知"胸胁之病多系少阳证"，故本病多辨证为少阳太阴证。《金匮要略之痰饮咳嗽病脉证并治第十二》曰："病悬饮者，十枣汤主之。"但因大戟、甘遂和芫花三药峻猛有毒，碍于如今医患环境，现已基本无用。根据《伤寒论》第 67 条："心下逆满，气上冲胸，起则头眩，脉沉紧。"又因《金匮要略之痰饮咳嗽病脉证并治》第 16 条"心下有痰饮，胸胁支满，目眩，苓桂术甘主之"，以及《金匮要略之胸痹心痛短气病脉证并治》第 6 条："胸痹，胸中气塞，短气，茯苓杏仁甘草汤主之，橘枳姜汤主之。"综合上述条文，病机方证相应，故可用柴胡剂（大便正常用小柴胡汤；若大便干硬不畅或便秘，用大柴胡汤）合苓桂术甘汤、茯苓杏仁甘草汤加减。

7. 咳嗽：咳嗽，既可单独成病，也可作为兼症出现于上述各种疾病中，咳嗽与咳痰常伴随出现，也有干咳无痰的。咳嗽应从以下方面去辨证。①太阳表虚证，已知表现为发热或不发热、汗出、恶风而咳喘，根据《伤寒论》第 18 条："喘家作，桂枝加厚朴、杏子佳。"故用桂枝汤加厚朴、杏仁等。②太阳表实证，正如《伤寒论》第 35 条："太阳病，头痛，发热，身疼，腰痛，骨节疼痛，恶风，无汗而喘者，麻黄汤主之。"若以咳嗽为突出症状，可考虑用华盖散加减。③太阳阳明证或阳明证，皆可用麻杏石甘汤。根据《伤寒论》第 63 条：发汗后，不可更行桂枝汤。汗出而喘，无大热者，可与麻黄杏仁甘草石膏汤。这里麻黄配伍石膏，主要起清泄肺热，宣开肺气之作用。单用麻黄而不伍桂枝，发汗力弱，而宣肺平喘之功明显。故若发热、恶寒、无汗等太阳表证明显，须加入桂枝、葛根、浮萍等解表发汗之药，或合用大青龙汤。若无表证，则合小陷胸汤共奏清热化痰，宣肺止咳之功。④太阳太阴证，最常见于小青龙汤证或射干麻黄汤证，化热则加石膏。⑤太阴证，即里虚寒之证，可表现为咳嗽，咳吐白痰或泡沫痰，质稀，鼻流清涕，口中和，大便稀溏等，用苓甘五味姜辛汤或苓甘五味姜辛夏杏汤。若伴小便不利，四肢浮肿酸痛，头晕、心悸，脉沉等症状，则合真武汤。正如《伤寒论》第 316 条曰："腹痛，小便不利、四肢沉重疼痛、自下利者，此为有水气。其人或咳，或小便利，或下利，或呕者，真武汤主之。"此类可见于西医的肺源性心脏病之咳嗽。⑥太阴阳明证，可见于寒饮内停之咳嗽，郁久化热，呈太阴阳明合病，可于上方加入石膏等清热之药。

236 咳嗽从六经辨治规律与应用

　　咳嗽是指肺失宣降、肺气上逆及咳嗽有声为临床特征,有声无痰为咳,有痰无声为嗽,多为痰声并见。咳嗽是临床上的常见病及多发病,目前临床上较为常用的辨证方法是脏腑辨证,而六经辨证的咳嗽是以太阳、阳明、少阳、太阴、少阴、厥阴来划分外感证治,是一个包括邪正、阴阳、气血、脏腑、经络等理论以及治法、方药在内的辨证论治体系,内容极其丰硕,效果颇显。《伤寒论》是由东汉张仲景所著,咳嗽诊治内容丰富,临床疗效显著。学者吕艳杭等以六经辨证论治体系为纲,相关方证为目,再以典型医案为据,阐述应用六经辨证体系治疗咳嗽的思路及体会。

咳嗽——太阳证

　　1. 咳嗽——太阳证机制:太阳病咳嗽,小青龙汤、大青龙汤是典型方证。第 40 条"伤寒表不解,心下有水气,干呕,发热而咳,或渴……或喘者,小青龙汤主之"以及第 41 条"伤寒心下有水气,咳而微喘……此寒去欲解也,小青龙汤主之",《金匮要略》曰"咳逆倚息不得卧,小青龙汤主之",上述三条所阐述的咳嗽均为外感风寒,内有水饮,寒饮伏肺而引发肺失宣降所致,寒邪闭肺,当为肺气不宣,水液不能从玄府外走,而致使水液内停,影响到肺的通调水道功能;素有饮邪内停或水液内停,外邪(寒邪、风邪)引发,导致饮停中焦,胃失肃降则口渴、干呕,而膀胱气化失利故见小便不利、少腹满。临床症状除了咳嗽还可见头痛恶寒、身疼痛、发热无汗、脉浮紧等太阳表寒证及胃气上逆之呃逆等内饮之象,治之以小青龙汤外散风寒、内化水饮,风寒散则肺气宣,水饮化则水道通,诸症皆除。

　　根据《伤寒论》可将太阳病咳嗽分为太阳伤寒、太阳中风,根据太阳伤寒表实,太阳中风表虚,故常采用"提壶揭盖"之麻黄、桂枝、紫苏叶、防风、荆芥等。典型的太阳中风咳嗽相对较少见,临床表现为受寒后咳嗽,痰少、咽喉干痒,治疗可以选用桂枝汤、桂枝厚朴杏子汤加木蝴蝶、白芷、辛夷等祛风散寒、调和营卫,效果显著。太阳伤寒咳嗽咳痰、痰声重浊、流清涕、脉象浮紧,伴有发热恶寒、周身酸痛,平躺时咳甚,治疗选小青龙加厚朴、前胡、紫菀、款冬花等以解表散寒、内化水饮、化痰止咳,然而由于现代人饮食及生活习惯的改变,有过用阳气之象,故可加巴戟天、肉苁蓉、淫羊藿或益智等以鼓动肾阳气抗邪。

　　2. 咳嗽——太阳证医案评析:患者,女,35 岁。主诉咳嗽反复 4 个月。就诊时患者咳嗽,初起黄痰,自行购买抗生素口服,现以干咳为主,夜咳甚,无寒热,冬则四肢厥冷,饮食尚可,二便调,舌暗苔白、有齿痕,患者双侧脉沉弦,右甚于左。中医诊断为咳嗽病,寒饮伏肺证。治之以外散风寒、内化水饮的小青龙汤加减。

　　处方:麻黄 10 g,桂枝 10 g,白芍 10 g,干姜 10 g,细辛 3 g,醋五味子 8 g,法半夏 10 g,炙甘草 6 g,姜厚朴 25 g,巴戟天 25 g,芦根 40 g,茯苓 20 g。每日 1 剂,水煎分服 2 次。

　　二诊:服药 7 剂后,咳嗽好转。效不更方,续服 7 剂,咳嗽消失。

　　按:四诊合参,根据《素问·至真要大论》记载"诸病水液,澄澈清冷,皆属于寒",患者有咳嗽,初起黄痰,为寒邪闭肺,肺气不宣,郁而化热,故咯黄痰。而抗生素为大寒大苦药,属中医清热解毒药,寒邪加寒药无疑雪上加霜,过用寒凉药使得冰伏邪气于肺,使之不得透散导致患者干咳,舌暗苔白、有齿痕,患者双侧脉沉弦,右甚于左,考虑为太阳伤寒、证属外感风寒、饮邪内停证。肺居胸中,主宣发肃降之功,《灵枢·邪气藏府病形》曰"形寒寒饮则伤肺"寒饮伤肺而气逆,上而为咳。方中麻黄解表散寒、宣发肺气，寒邪随汗而解，桂枝通阳散寒，两药相伍，共奏解表散寒、降气行津之功，治以肺失宣降、水停气逆。《素问·藏气法时论》曰"肺欲收，急食酸以收之，用酸补之，辛泻之"故以干姜、细辛辛温散寒，配法半夏温肺脾之寒，使得脾能输津、肺能布津，则津行无阻而水饮自除，加杏仁、姜厚朴以降气止咳，白芍及炙甘草以助止咳平喘，配以醋五味子逐"肺之饮"酸收而咳止，久病咳喘，肺虚及肾，耗伤肾气，故加巴戟天补益肾气以抗外邪，茯苓通利小便以祛饮邪。

咳嗽——阳明证

1. 咳嗽——阳明证机制：临床上治疗阳明咳嗽的病例较少，由此可见阳明咳嗽相对少见。阳明为多气多血之经，邪气入阳明经易化热，故以发热或热证为主，同时易于传化，或与他经合病，因此是六经病中症状最轻的咳嗽。第198条"阳明病，但头眩不恶寒，故能食而咳，其人咽必痛"，阳明热攻冲上头，则头眩，此条文阐述的是咳嗽为阳明风热证。阳明的生理即是多气多血，感受风邪易传，可与阳明两阳相合，热邪上冲于肺，肺失宣降，故咳，故此病篇的咳嗽为肺热咳嗽。其临床表现痰质必浓稠黏腻、色黄，身不恶寒，但恶热，必咽痛，大便坚硬难解等阳明风热之象。虽然阳明为多气多血之经，诸多医者认为其临床表现以热象为主，但《伤寒论》记载着阳明经亦有寒化证，第197条："阳明病……二三日呕而咳，手足厥者，必苦头痛。"阳明病本多汗，反无汗，此为阳明伤寒，而头为诸阳之会，寒邪发于外，上逆头阳，故头痛。此条文阐述的是阳明中寒证，病机为寒饮内伏射肺所致，临床表现为咳嗽、痰白清稀、必恶寒、不能食、小便不利等症状，治之以吴茱萸汤温中散寒，内化寒饮，使得寒饮不得上逆犯清阳。而小儿为纯阳之体，故阳明咳嗽多见于儿童，表现为腹胀、大便不通、口臭等，治疗时可适当加少量枳壳、大黄等以导滞泻热。

2. 咳嗽——阳明证医案评析：患者，女，67岁。主诉咳嗽发热3日。就诊时患者咳嗽，痰黄黏稠，恶寒发热，周身酸痛，无汗出，期间自服藿香正气散及小柴胡颗粒后微有汗出，恶心呕吐，昨日腹泻水样便，自服保济丸后腹泻止，仍有恶心呕吐，舌紫暗、苔白腻，脉沉缓。中医诊断咳嗽病，太阳阳明合病，治之以发汗解表、温阳通气之葛根汤加减。

处方：麻黄10 g，桂枝15 g，白芍15 g，生姜15 g，大枣15 g，葛根25 g，法半夏10 g，佩兰10 g，薏苡仁25 g，芦根25 g，石膏10 g，炙甘草6 g。每日1剂，水煎分服2次。

服药4剂后，症状缓解。续服3剂后咳嗽、腹泻、恶心呕吐止。

按：本案有咳嗽，痰黄黏稠为寒邪郁表，内郁化热，恶寒发热、周身酸痛、无汗出为太阳伤寒证，自服藿香正气散及小柴胡颗粒后微有汗出、恶心呕吐、腹泻水样便，考虑为寒客太阳内传阳明之象，舌紫暗、苔白腻，脉沉缓，故考虑为太阳与阳明合病，治之以葛根汤加减。方用葛根解肌散邪、生津通络，在《本草纲目》记载"葛根者，善达诸经，而阳明为之最，以其气轻，故可用于解表发汗"，配伍法半夏以降逆止呕而安胃气；佐以麻黄、桂枝，以发汗助解表散寒；生姜、大枣调和脾胃，鼓舞脾胃升发之气。诸药配伍，共奏发汗解表，散寒和中之功效，苔白腻，加佩兰以芳香化湿，佐薏苡仁加强利湿之效，痰黄黏稠，加石膏、芦根以清内热，诸药合用效果佳。

咳嗽——少阳证

1. 咳嗽——少阳证机制：第96条"伤寒五六日，往来寒热，胸胁苦满，默默不欲饮食，心烦喜呕，或胸中烦而不呕……或咳者，小柴胡汤主之"。根据人体身体结构，少阳统辖胆腑和三焦，当其受到寒邪及风邪所困，少阳不能升胆阳，三焦不能上行雾露之功，邪正交争与中上二焦之间，而致气机不利，郁于胸隔，则出现口干口苦。三焦在《黄帝内经》中被称为决渎之官，此乃为水气通行的道路，寒邪及风邪直袭少阳，必然影响三焦对水气的运行，导致水饮射肺产生而致咳嗽。少阳咳嗽多为外感咳嗽由太阳传变的迁延不愈或寒邪直中所致，正邪交争于半表半里，气机不利，治疗以和解少阳之小柴胡汤。而此类咳嗽多在夜间加重，常伴有晨起时口干口苦，加茵陈、黄芩等，若舌苔厚腻加黄连；心烦者可加栀子以宣发郁热；咳者甚，去甘温壅滞的大枣、人参，加五味子；五味子味酸性收以敛肺气而达到止咳之效，与《黄帝内经》条文"肺苦气上逆，急食酸以收之"相应；改生姜为干姜，生姜性能辛散，不利于敛肺止咳，干姜性温可祛肺中之寒。

2. 咳嗽——少阳证医案评析：患者，女，37 岁。主诉咳嗽、发热 5 日。就诊时仍有恶风，干咳，鼻涕色黄，量不多，口干口苦，舌稍暗、苔白腻，脉沉细。中医诊断咳嗽病，少阳证，给予小柴胡汤加减。

处方：柴胡 25 g，黄芩 10 g，党参 10 g，法半夏 9 g，干姜 10 g，五味子 8 g，生姜 10 g，大枣 10 g，厚朴 25 g，前胡 10 g，巴戟天 20 g，款冬花 10 g，芦根 15 g，枇杷叶 15 g，炙甘草 6 g。每日 1 剂，水煎分 2 次服。

二诊：服药 7 剂后，咳嗽好转，效不更方，再服 4 剂愈，咳嗽消。

按：四诊合参，咳嗽、发热 5 日，怕风、无汗、痰少而黏色白，口干口苦，舌稍暗、苔白腻，脉沉细，考虑少阳证。《伤寒论》第 101 条"伤寒中风，有柴胡证，见一证便是，不必悉具"，该患者因受寒邪，初起寒邪客太阳，5～6 日后邪气可内陷累及少阳，枢机不利而致咳嗽、咯黄痰，方中柴胡透解邪热以疏达经气；第 263 条"少阳之为病，口苦，咽干，目眩也"，口苦以黄芩清泄邪热，配伍法半夏和胃降逆，燥湿化痰，配伍加芦根生津润燥，一燥一润，相制相成，加枇杷叶及款冬花以助止咳化痰之效，厚朴、前胡以降逆止咳；生姜、醋五味子合用重在止咳宣肺，佐以党参、巴戟天扶助正气，抵抗外邪，炙甘草调和诸药。

咳嗽——太阴证

1. 咳嗽——太阴证机制：太阴咳嗽又称痰湿咳嗽，《伤寒论》中太阴咳嗽并未见详细阐述，但从太阳病的成因及其性质来判断太阴咳嗽病，是可以产生的。太阴咳嗽产生的原因可从以下两点来剖析：一是太阳病证误下，中伤致使邪气内陷，传变到太阴，或者阳明病症使用清、下法太过，损伤脾阳。二是素体中阳不足，感受风寒之邪，内食生冷而伤脾，则太阴本身自病，为脾虚寒湿证，责以脾虚则运化无力，不能运化水谷精微，痰湿内生，停滞于肺，导致肺失宣降引发咳嗽。临床上除了常见的咳嗽外，还多见痰白量多、腹满时痛、食不下、吐利、口淡不渴、脉沉缓或滑等太阴脾虚痰湿证，治疗以附子理中汤及四逆汤化裁治之以达温中健脾、燥湿化痰。然在《金匮要略》中记载"冲气即低，而反更咳，胸满者，用桂苓五味甘草汤去桂，加干姜、细辛，治之以咳满"，即苓甘五味姜辛汤，诸多医者认为该方是治疗太阴咳嗽的经典方。太阴病为脾胃所主，脾胃为气血升化之源，故脾胃亏虚必有气血不足之征象，因此多见于老年或素体虚弱者，临床表现为反复咳嗽咳痰、脘痞胸闷，治之以苓甘五味姜辛汤以温肺化饮，加当归以活血养血、降逆止咳。

2. 咳嗽——太阴证医案评析：患者，男，4 岁。主诉咳嗽半个月。就诊时患者咳嗽，咳有痰声，平躺时咳嗽加重，面色白，既往有哮病，舌稍暗、舌尖稍红、苔薄白，脉沉缓。中医诊断为咳嗽病，痰浊阻肺证，治之以香砂六君子汤加减。

处方：砂仁 4 g，陈皮 5 g，党参 5 g，白术 5 g，茯苓 5 g，法半夏 5 g，炙甘草 2 g，生姜 5 g，大枣 5 g，蜜枇杷叶 5 g，蜜款冬花 5 g，芦根 15 g，酒肉苁蓉 8 g，灵芝 4 g。

二诊：服药 7 剂后，咳嗽减少，仍鼻塞流清涕，上方加白芷 4 g。

三诊：续服 7 剂后偶咳，以睡下时多见，加橘红 5 g，咳嗽愈。

按：本案患者既往确诊有哮病，太阴为脾胃所主，脾主运化水液，脾虚则运化无力，痰饮停肺，故咳嗽咳痰、痰白稀量多，患者年幼，素体偏弱，而脾为先天之本，气血生化之源，故也出现面色白等气血不足表现，舌暗苔白、有齿痕，脉沉缓。本案考虑为太阴证（痰湿阻肺证），治之以香砂六君子汤以化痰止咳、健脾益气。方中砂仁、陈皮、白术以收敛肺气，法半夏化痰止咳，佐枇杷叶以加强化痰之效，佐党参以加强止咳之效，炙甘草以加强宣肺化痰止咳之效，生姜、大枣以鼓舞脾胃升发之气，合茯苓以健脾益气化湿。由于患者年幼、体质偏弱，故加酒肉苁蓉、灵芝以补肾阳之气以抗外邪，提高小儿机体免疫力。太阴为脾胃所主，因脾为气血生化之源，故脾虚，除脾运化水液无力，亦有气血不足之象，反映在咳嗽上多见反反复复的感冒咳嗽，咯稀白痰、面色白、胸闷乏力，常于小儿（哮病）、老年人（慢性阻塞性肺疾病、支气管哮喘等病史），《金匮要略》曰"病痰饮者当以温药和之"，故诸多医家常用附子理中汤、理中汤以温运太阴，调理脾胃。

咳嗽——少阴证

1. 咳嗽——少阴证机制：少阴咳嗽是六经辨证中病情发展中后期的危重阶段，少阴在六经为三阴证的表证，心肾二藏发挥了重大作用，心肾不足则有阴不足和阳不足的表现，相应受邪后即有寒和热的区别，仅次于厥阴证。《伤寒论》条文以少阴寒化证居多，但也有猪苓汤方证为主的少阴热化证。但是除了寒化和热化证，亦有四逆散治疗咳嗽。因此少阴病篇的咳嗽有 4 条，在第 316 条："少阴病，二三日不已……其人或咳……真武汤主之。"肾脏阳气虚衰，无力运化水气，导致水饮内停，饮邪随着气机升降，可遍布全身，当然亦可停于肺，则肺失宣降，此咳嗽为少阴寒化证。临床可见咳嗽、喘促、心悸、形寒肢冷、颜面水肿、神疲乏力、舌淡、苔白滑或边有齿痕、脉沉细等症状，治之以温补肾阳、化气利水的真武汤，达到水气除则咳嗽愈的治疗目的。在第 319 条中曰"少阴病，下利六七日，咳而呕渴……猪苓汤主之"及第 284 条"少阴病，咳而下利，谵语……以强责少阴汗也"，此咳嗽为少阴热化证表现出的少阴阴虚，水热互结，客于下焦，导致水气不化，上犯于肺引发咳嗽。

临床表现可见咳嗽、心烦、纳寐差、小便短赤、渴欲饮水等症状，治之以滋阴清热、化气利水的猪苓汤。除了热化与寒化两种，第 318 条"少阴病，四逆，其人或咳或悸……四逆散主之"。此条文阐述的咳嗽病机阳郁咳嗽，为阳郁于内，肝失升发，气郁上逆，肺失宣发肃降，出现咳嗽、四肢厥冷、心悸等肺寒之象。临证时见患者咳嗽、伴有咽痛，发热或无发热，脉沉细，多选择麻黄附子细辛汤、桔梗甘草汤或合方，临床疗效颇显。第 301 条"少阴病，始得之，反发热，脉沉者，麻黄附子细辛汤主之"，主治阳虚外感。"发热"反馈患者阳气虽虚，但尚存，寒邪入里，邪正相争，故发热；若无"发热"则说明阳气不足，无力抗邪，故不发热亦属于少阴证。咳嗽甚者，加厚朴、前胡、杏仁、紫菀、款冬花以降逆止咳；若咽痛者，加金银花、连翘、山豆根以利咽解毒；鼻塞者，加白芷、辛夷。

2. 咳嗽病——少阴证医案评析：患者，女，69 岁。主诉咳嗽 2 日。就诊时咳嗽，声音重浊，伴有咽痒，无鼻塞，无寒热，周身酸痛乏力，纳呆，舌暗、苔白，脉寸关沉滑。将该患者诊断为咳嗽病，少阴证，治之以麻黄附子细辛汤加减：麻黄 10 g、制附子 10 g、细辛 3 g、厚朴 25 g、生姜 20 g、木蝴蝶 10 g、白前 10 g、甘草 10 g、枇杷叶 15 g、芦根 35 g。1 日 1 剂，水煎服，患者服药 7 剂后咳嗽痊愈。

按：本案以咳嗽为主症，咳声重浊，周身酸痛乏力，为寒邪郁表客肺，无发热，舌暗、苔白，脉寸关沉滑，辨为咳嗽病，少阴证，治之以助阳解表的麻黄附子细辛汤。患者周身酸痛乏力，此为表寒之象，无发热，《素问·上古天真论》曰"五七，阳明脉衰……六七，三阳脉衰于上……七七，任脉虚"，患者年老故阳气虚衰，尤其是肾之阳气。而《灵枢·邪气脏腑病形》曰"形寒饮冷则伤肺"，肾阳虚，寒饮内盛，上犯于肺。方用麻黄开皮毛以散外寒，入肺经而宣肺止咳；生姜以助麻黄散寒解表，加制附子补肾阳以益火，温脾阳以健运，细辛以祛里寒而展脉道（助荣气旁充之力，故可以展示脉道），即可以防止麻黄发阳之弊，又可鼓动阳气以协附子散寒助阳，加木蝴蝶以利咽止痒，白前、厚朴以降逆止咳，枇杷叶以化痰，芦根防止辛温太过伤阴津。

咳嗽——厥阴证

1. 咳嗽——厥阴证机制：厥阴是指两阴交尽，所以厥阴咳嗽的病情是六经中最为复杂的疾病，其疾病发展往往已经是中末期阶段，其预后不良，诸多疾病是寒热虚实夹杂之证，治疗过程相对较长。在厥阴病篇中记载咳嗽的未见详细阐述，《素问·上古天真论》曰"养身有三，饮食有节，起居有常，劳作有序"，但是随着社会经济的变化，人们的生活、饮食、作息习惯的改变，人们均有过度的耗用阳气的表现，所以在临床上诸多患者在过早的年龄段进入六经病的厥阴病状态。第378条"干呕吐涎沫，头痛者，吴茱萸汤主之"，此条文未见咳嗽、气喘等症状，临证时运用该方治疗咳嗽病—厥阴证疗效颇显，阐述的病机是外邪（风邪或寒邪）入里郁肝，肝失升发条达，气郁上逆于肺，导致肺失肃降。而仲景创立的乌梅丸是厥阴证的代表方，辛温、苦寒并用，展示了寒热错杂的配伍特点。诸多医者认为乌梅丸是厥阴证腹泻的常用方，为什么可以用于止咳呢？寒热错杂是指同一患者同时出现寒证与热证，咳嗽亦可出现寒热错杂之证。剖析全方乌梅酸甘化阴，酸入肝以引药入经，滋养肝体，乌梅味酸，参照四气五味理论，可以止咳、止泻、止汗等，所以其方亦可以扩展来治疗久咳难愈的寒热错杂证；附子、细辛、干姜温补肾阳，共奏散经中寒邪，细辛亦可归于温里药，协附子共温肾气以祛寒邪，此药可通三阴之气血，为阴阳的交通使臣；黄柏、黄连苦寒泻肝火，寒热同用，辛开苦降，阴阳交合，使寒得热、热得寒。"寒热者，阴阳之化也"，而"人生有形，不离阴阳，寒热可见但阴阳不可见"，厥阴证的寒热错杂，指出此时的热证为虚热实属于少阳相火，故咳嗽多以下半夜居多、四肢厥冷、晨起时感口干口苦等症状，以吴茱萸汤治之，口干口苦者，加黄芩、茵陈；苔黄腻者，加黄连；若咳者甚，可加干姜及五味子，一收一散，有利于加强肺气的宣发与肃降，治疗时不可一味的辛温散寒，易化火伤阴，亦不可寒凉太过，易致脾肾之阳受损。

2. 咳嗽——厥阴证医案评析： 患者，女，63岁。主诉咳嗽反复10年。患者就诊时咳嗽、稍受寒即发、以夜晚（3～5时）居多、咳痰、色白、口干口苦，畏寒，背恶寒，冬则四肢厥冷，纳可，时有反胃，无反酸，无胃脘痛，无发热，舌淡红、苔白微黄，患者双侧脉紧。中医诊断为咳嗽病，厥阴证，治之以吴茱萸汤加减。

处方：吴茱萸5 g，党参15 g，生姜30 g，干姜10 g，五味子10 g，蜜款冬花10 g，紫菀10 g，厚朴25 g，黄连6 g，芦根35 g，枇杷叶15 g，炙甘草6 g。

二诊：服药7剂后，咳嗽好转，口干口苦好转，仍有背恶寒，四肢乏力，舌淡红、舌尖稍红、苔微黄，脉沉缓；续用上方加柴胡15 g，7剂。

三诊：患者自述基本不咳嗽，无口干口苦，患者夜寐素差，难以入睡，梦多，舌淡红、舌尖稍红、苔白，脉沉缓，在原方基础上改五味子8 g、厚朴20 g、黄芩15 g、芦根35 g、枇杷叶15 g、炙甘草6 g、麦冬25 g、酸枣仁50 g。因患者家住较远，要求带药14剂。随访诸症消。

按：本病例患者咳嗽反复10年，夜咳（3～5时）居多，第328条"厥阴病，欲解时，从丑至卯上"（1～7时），患者口干口苦，第273条"少阳病，欲解时，从寅至辰上"（3～9时），出现寒热错杂之象，此热为少阳相火为虚热，畏寒，背恶寒，肝寒壅塞阳气，冬则四肢厥冷，此手足逆为阳气虚，与四逆散阳郁厥冷相鉴别。脉紧，故考虑为厥阴证。二诊患者仍有可口干口苦，考虑到患者咳嗽时间长，已经严重影响患者的生活质量，情志抑郁，影响肝之疏泄，胆气升发。加用柴胡15 g以疏肝解郁来治疗患者尚存的口干口苦症状。三诊在原方的基础上去生姜（外寒已基本消失），改黄连为黄芩，酸枣仁养心安神，加用麦冬共奏安神之效。方中吴茱萸苦辛温降，大辛大热以止里寒（肝寒）上逆，为虚寒要药，佐党参补肺生津，且以缓苦温燥烈之性，入生姜、炙甘草调和中府，以宣胃阳，蜜款冬花、紫菀、厚朴止咳化痰，芦根生津润肺，配伍五味子以敛肺气，干姜温脾土，益肺气，气机调和则咳可平，炙甘草以调和诸药。

《素问·调经论》曰"夫邪之所生也，或生于阴，或生于阳。其生于阳者，得之风雨寒暑，其生于阴者，得之饮食居处"，由此可见咳嗽多因外邪（风雨寒暑）引发。肺主气，司呼吸，其位最高，为五脏之华盖，邪必先伤，肺又开窍于鼻，外合皮毛，其生理特征决定了肺脏最易受外邪侵袭。肺为娇脏，不耐邪侵，邪侵则肺气不清，肺失宣降，气逆而作咳。因此咳嗽是临床上肺脏受邪最为常见的症状，其迁延不愈易致患者情绪波动，使人体气机紊乱，脏腑气血阴阳失调。现代医家对于咳嗽的认识相对统一，治疗上多以祛外邪为主。叶天士《温热论》"温邪上受，首先犯肺，逆传心包"，治之以辛凉为主。邓铁涛教授认为岭南炎热潮湿气候，结合该地多数人脾气虚弱体质提出"湿咳"之辨，治之以芳香化湿、除秽健脾。程种龄创立了止嗽散，该方性温润平和，不寒不热，配伍精妙，治之以外感风邪犯肺咳嗽，后世医家常用该方加减运用于临床，疗效颇显。王焘《外台秘要》"肺感于寒，微者则成咳嗽，久咳嗽是连滞岁月，经久不瘥者是也。其指出久咳的病因除寒邪外，还有痰饮、风邪等，故治之以外散风寒，内化饮邪"。

在临证过程中，以六经辨证体系为基础切入病机，疗效颇显，往往三五剂见效，与中医内科学中所讲的从脏腑辨证不同。但是无论是六经辨证还是脏腑辨证，两者均是辨证方法，不可拘泥于一种方法。医者一定要从整体入手，分析患者的症状、体征、检查、舌象、脉象，正确辨证，千万不能见咳止咳，孤立地看待问题，应做到"辨证施治"，方可取得显著疗效。

237 喘症从六经辨治

喘症是指由于外感或内伤导致肺失宣降，肺气上逆或气无所主，肾失摄纳，以致呼吸困难，甚则张口抬肩，鼻煽，不能平卧等为主要临床特征的一种病症。严重者可由喘致脱出现喘脱之危重证候。《伤寒论》是中医经典著作，独创六经辨证，为后世医家所重。其对于喘症的论述多散见于六经辨证条文中，探寻《伤寒论》中治疗喘症的学术思想及理法方药规律对于提高临床治喘疗效具有重要指导价值。学者宋元泽等就《伤寒论》中涉及喘症的条文做了总结分析。

六经病喘

1. 太阳病喘：太阳居六经之首，主一身之表，外邪侵袭，太阳首当其冲。《伤寒论》第 35 条曰："太阳病，头痛发热，身疼腰痛，骨节疼痛，恶风无汗而喘者，麻黄汤主之。"肺主呼吸，外合皮毛，风寒之邪束于肌表，肌腠失宣，影响及肺，肺失宣降，故无汗而喘。治宜麻黄汤，辛温发汗，宣肺平喘。方中麻黄辛温散寒，桂枝祛风解肌，以助麻黄发汗之力，杏仁宣肺降气，增麻黄平喘之功，炙甘草和中护胃，以防发散太过。现代药理提示麻黄汤可抑制呼吸道炎症介质，减轻呼吸道炎症，改善呼吸道症状。如刘莹等通过 Meta 分析提出麻黄汤加味联合西医常规治疗可提高急性喘息型支气管炎的临床疗效，缩短症状时间。王思齐等通过细胞实验指出麻黄-甘草可一定程度抑制人支气管上皮细胞向上皮间质转化。YU HE 等认为麻黄汤可通过调节大鼠哮喘模型中 IL-21/STAT3 信号通路减轻气道炎症。《伤寒论》第 40 条曰："伤寒表不解，心下有水气，干呕发热而咳，或渴，或利，或噎，或小便不利，少腹满，或喘者，小青龙汤主之。"患者素有水饮宿疾，复外感风寒，引动内饮，或肺卫不解，水液代谢失调，聚湿成饮，水饮壅塞于肺，肺失清肃而喘。治宜小青龙汤辛温解表，化饮平喘。方中麻黄辛温解表；桂枝、芍药相伍调和营卫；干姜、细辛温化痰饮；五味子止咳；半夏下气止呕；炙甘草调和诸药。张兰兰等认为小青龙汤可降低 TSLP-DCs 体系白细胞介素 4（IL－4）表达，升高白细胞介素 10（IL－10）、干扰素 γ（IFN-γ）表达，改变 Th2 优势分化的微环境可起抗过敏作用。钟连江等应用小青龙汤联合无创呼吸机可促使老年慢性阻塞性肺疾病急性加重期（AECOPD）患者降钙素原水平下降，有效改善患者呼吸功能及血气分析指标，减轻患者临床症状。《伤寒论》第 43 条曰："太阳病，下之微喘者，表未解故也，桂枝加厚朴杏子汤主之。"为太阳病表不解，当以汗解，误用下法，表邪仍在，肺气上逆而微喘，此时因表邪仍未解，当先解表。因误下伤阴，不可强发汗，当以桂枝汤解表，加厚朴、杏子降气平喘。《伤寒论》第 18 条：喘家作，桂枝汤加厚朴杏子佳。患者素有咳喘，久病体虚，又复感风寒之邪，引发宿疾，致咳喘发作。其喘属风寒迫肺，肺寒气逆，宣降失常，因患者久病体虚，是以用桂枝汤解肌祛风，治新感，加厚朴、杏子降气平喘，治宿疾。《伤寒论》第 63 条曰："发汗后，不可更行桂枝汤，汗出而喘，无大热者，可与麻黄杏仁甘草石膏汤。"另第 162 条曰："下后不可更行桂枝汤，若汗出而喘，无大热者，可与麻黄杏仁甘草石膏汤。"太阳病，误下误汗后致脉微弱，不可强发太阳汗，当从太阴解。外邪入里化热，内舍于肺，热壅于肺，故喘逆。肺合皮毛，热迫津泄，则汗出。治宜麻黄杏仁甘草石膏汤清宣肺热，方中麻黄配石膏，清宣肺中郁热而定喘逆，杏仁宣降肺气，协同麻黄增平喘之效，甘草和中，与麻黄相伍以太阴解太阳。临床麻黄杏仁甘草石膏汤多用于肺炎及流行性感冒，戴乐凤通过观察麻杏石甘汤治疗成人社区获得性肺炎痰热蕴肺证的临床疗效，认为在常规治疗基础上加用麻杏石甘汤加减能降低患者炎症因子水平，改善临床症状，增强免疫功能，提高疗效。白辰等分析麻杏石甘汤与抗病毒西药治疗流感轻症的机制差异，提出与抗病毒西药相比，中药复方通过多靶标、多通路调节人体的功能，更集中于提高人体免疫能力，促进宿主自身抗感染能力。

2. 阳明病喘：阳明病是外感病过程中邪入阳明，正邪相争剧烈，邪热盛极的阶段，其性质多属里、热、实证。《伤寒论》第 221 条曰："阳明病，脉浮而紧，咽燥口苦，腹满而喘，发热汗出，不恶寒反恶热，身重。"阳明邪热炽盛，热壅气滞故腹满而喘，热伤元气则身体沉重。治当用清法宜白虎汤。方中石膏辛甘大寒，善能清热；知母苦寒而润，长于泄火滋燥；炙甘草、粳米益气和中。现代研究表明其在解热、抑菌、抗炎、镇痛、增强免疫、抗痛风、降血糖及降血脂方面均有作用。其原方和合方常用于急性传染病及感染性疾病的治疗。《伤寒论》第 242 条曰："病人小便不利，大便乍难乍易，时有微热，喘冒不能卧者，有燥屎也，宜大承气汤。"由于阳明腑实，燥屎内结，腑气不通，故大便乍难。复因小便不利，津液又未至枯竭，部分津液还入肠中，有时又呈现出乍易之象。因燥屎内结，腑气不通，浊邪上干于肺则喘，宜用大承气汤攻下燥屎。方中大黄苦寒泻下，芒硝软坚，枳实、厚朴行气通腑。有学者通过动物实验认为大承气汤可通过 TLR4/NF-κB 信号通路减轻急性肺损伤，抑制炎性细胞因子的产生。

3. 太阳阳明合病病喘：《伤寒论》第 36 条曰"太阳与阳明合病，喘而胸满者，不可下，宜麻黄汤"。此为太阳与阳明合病，而以太阳伤寒为主，见喘而胸满者为表寒外束，肺胃之气被阻之证，病在太阳，非阳明里实之喘，故禁用攻下，治宜麻黄汤。《伤寒论》第 34 条曰："太阳病，桂枝证，医反下之，利遂不止，脉促者，表未解也，喘而汗出者，葛根黄芩黄连汤主之。"太阳病，桂枝证为太阳中风风邪在表，当汗不当下，误下致伤肠胃，故下利不止。邪束于表，热传于里，下迫大肠，肺与大肠相表里，里热外蒸于肌表，故喘而汗出。治以葛根芩连汤，方中葛根解表，又能升津液起阴气而治下利；黄芩、黄连苦寒坚阴；甘草和胃安中，调和诸药。

4. 三阳合病病喘：《伤寒论》第 189 条曰"阳明中风，口苦咽干，腹满微喘，发热恶寒，脉浮而紧，若下之，则腹满小便难也"。邪在三阳未全入胃腑，治宜和解少阳，少阳为三阳之枢，枢机一转，邪可从表而解。治宜小柴胡汤，方中柴胡舒解少阳，黄芩清泻邪热，法半夏、生姜降逆止呕，人参、炙甘草、大枣益气和中。小柴胡汤是治疗邪郁少阳的专方，小柴胡汤可通达气机，正如古人所说，出入废则神机化灭，升降息则气立孤危。

5. 少阴病喘：少阴病是以心肾虚衰、水火不交为主要病理变化的疾病，涉及人体根本，病多危重，复杂多变。《伤寒论》第 299 条曰："少阴病，六七日，息高者死。"少阴气绝于下，肺气脱于上。肺为气之主，肾为气之根。少阴病日久，正气日衰，肾阳日少，病已危重，治当回阳救逆，宜四逆汤。方中附子温肾回阳，干姜温中散寒，两药合用，增强回阳之力，炙甘草温补调中。

6. 厥阴病喘：厥阴病是六经病证最后阶段，若病入厥阴，则肝失调达，气机不利，阴阳失调。《伤寒论》第 362 条曰："下利，手足厥逆，无脉者，灸之不温，若脉不还，反微喘者，死。"下利、肢厥、无脉是阳气虚衰，阴寒内盛的厥阴病危候，此时使用汤剂恐缓不济急，故用灸法急救。若灸后手足仍不温，脉搏不起，反见微喘者，是真阳竭绝于下，肺气越脱于上，故断为死证。

《伤寒论》喘症病因病机和证治规律

1. 病因病机：病因病机可概括为以下几个方面。①邪犯太阳，肺失宣降而喘；②阳明热盛，迫肺作喘；③邪郁少阳，枢机不利作喘；④少厥阳微，肾不纳气而喘。简言之，则不外乎表、里、寒、热、虚、实六字。虽五脏均有喘症，如《素问·脏气法时论》曰："肺病者，喘咳逆气，肩背疼汗出；肾病者，腹大胫肿，喘咳身重。"《素问·经脉别论》曰："淫气病肺，有所坠恐，喘出于肝；淫气害脾，有所惊恐，喘出于肺；淫气伤心，度水跌仆，喘出于肾与骨。"

2. 证治规律

（1）对于邪犯太阳，多见风寒束表，肺失宣降，采用辛温发汗，宣肺平喘之法，方以麻黄汤为首。若心下有水气，其人咳者，可加干姜、细辛之属，温肺化饮，如小青龙汤。汗法禁忌颇多，特别强调固护津液。若误汗、误下、误吐，表证未解者，麻黄汤不中予，多采用桂枝汤发汗解表，加厚朴、杏仁降气平喘。若外邪客肺或下迫大肠，表证不解，多属坏证，不可更行桂枝汤，当知其所逆，随证治之，麻黄杏仁甘草石膏汤、葛根黄芩黄连汤皆属此类。

（2）对于阳明热盛气逆之喘，多采用清法，治宜白虎汤。若表证不解，太阳阳明合病，多先解表，宜麻黄、桂枝之属。若三阳合病，当予小柴胡汤和之。慎不可随意攻下，否则必腹满小便不利。对于阳明燥屎内结，浊邪干肺之喘，多采用攻下之法，大承气汤主之。若其人不能食，小便不利，手足濈然汗出，大便初硬后溏，不可下之。下之必哕，以胃中虚冷故也。

（3）对于肾阳虚衰，肾不纳气之喘，厥阴病与少阴病殊途同归。当回阳救逆，温补肾阳，方宜四逆汤、肾气丸之属。

综上所述，在《伤寒论》六经辨证中，喘证多发生于三阳传变过程中，其中太阳病，最易误治及传变，临床可见太阳阳明合病甚至太阳少阳阳明合病。三阴传变以少阴、厥阴病为主，且多属重症、危症。治法分汗法、和法、清法、下法、补法。治喘者，自当辨证施治。不可见喘治喘，动辄五味子、诃子、罂粟壳等敛肺平喘药，而忽略治病求本的意义。

238 重症肺炎从六经辨证论治

重症肺炎是由肺组织（细支气管、肺泡、间质）炎症发展到一定疾病阶段，恶化加重形成，引起器官功能障碍甚至危及生命。本病的病死率高达 30%～50%，可导致严重的并发症，尽管目前临床检验手段不断发展、生命支持技术不断完善、抗菌药物的治疗效果不断优化，但发病率、病死率仍然很高。多个临床研究发现采用《伤寒论》中的经方联合西医结合治疗重症肺炎，对调节炎症因子水平，促进免疫平衡，改善患者症状具有一定的优势。在中医学中无"重症肺炎"病名，类似的症状及病情发展的描述在许多中医古籍中都能窥见。现代医家多参照"暴喘病""喘脱"等病进行辨证施治。学者刘晓芳等认为，从六经传变的角度阐释重症肺炎的发生发展过程，可以更好地去阐释病情及指导治疗，临床上也颇有疗效。

重症肺炎与六经辨证

六经辨证的实质历来有诸多学说，如六经经络论、六经脏腑论等，单从脏腑或是经络解说六经辨证相对单薄，比较认同的是时振声的观点——六经辨证的全过程是急性热病正邪消长的反映。六经传变融合了人体脏腑、经络、气血、正邪等理论，考虑到了病因、体质、病性、病势、病位的特点，体现整体观念，反映疾病发展的阴阳变化，邪正盛衰及病位深浅，从太阳到厥阴，病邪逐步深入，正气逐渐衰微，十分类似重症肺炎从外感初期逐渐发展到多器官功能障碍的疾病发展过程。治疗上应观其脉诊，知犯何逆，随证治之。

1. 重症肺炎之太阳病：太阳病的总纲——太阳之为病，脉浮，头项强痛而恶寒。肺脏之病应当先考虑太阳病，《伤寒指掌》曰"肺主卫，主气，主皮毛。风寒先从皮毛，内应乎肺，又太阳一身之表。故肺家之邪，即可以候太阳之表"，重症肺炎初起有恶寒发热，鼻塞流涕，咳嗽咳痰等症状，初起时正气充盛，邪气暂未传经入里，如果此时早期干预，驱邪达表，便不会形成重症，治疗上多以桂枝汤或麻黄汤之类，如误治或素体不足，太阳经气气机失调，便容易形成太阳变证，或兼证，病理上炎症逐渐波及肺实质，出现喘促症状，如"汗出而喘，无大热者，可与麻黄杏仁甘草石膏汤"的麻杏甘石汤证，"伤寒表不解，心下有水气，干呕发热而咳……或喘，小青龙汤主之"，此时应当在解表的基础上加以化痰平喘。张高峰等临床研究发现老年重症肺炎患者实施加减小青龙汤联合莫西沙星治疗临床疗效显著，可明显改善患者临床症状，有效提高患者免疫功能，并下调血清 IFN-γ、IL-1β、PCT 水平。

太阳病多在重症肺炎病情早期，应该及早扶正气，驱邪外出，莫以为太阳病病位浅表，病情轻微，却不予重视，治病应该先安未受邪之地，莫待传变。《金匮要略》曰"上工治未病何也？师曰治未病者，见肝之病，知肝传脾，当先实脾，余脏准此"。临床医生在流感高发季节应该多加警惕，但一旦失治误治便容易病邪内陷，形成重症，临床上会发现患者陈述病情多杂而难辨，但是根据六经辨证则相对简单，诸多症状都应当归于表证的范畴，治疗上以解表为首发，可以达以简驭繁之效。

2. 重症肺炎之阳明病：阳明病的总纲——阳明之为病，胃家实也。又有曰：阳明病外证云何？答曰：身热，汗自出，不恶寒，反恶热也。《黄帝内经》曰"大肠小肠皆属于胃""邪气盛则实"，揭示阳明病为邪气渐炽盛，病邪进一步入里，病位在胃肠，病变以里热实，无表症为特点，又可就里热是否与肠中积滞相结合，分为阳明气分热证及阳明腑实证。重症肺炎是阳明气分热证，在临床上可见大渴，大热，脉洪大，甚至可能出现躁狂、昏迷等邪热炽盛的表现，此阶段为感染进一步加重的表现，治疗上应辛凉清热，或兼以养阴，临床上可与白虎汤加减。唐燕等应用白虎汤加减联合胸腺素治疗老年重症肺炎患者也确有实效。而阳明腑实阶段，患者多见肠道功能障碍，肺与大肠相表里，燥屎积聚，腑气不通，肺气不宣，邪热难清。现代医学认为，肠道是机体最大的细菌及内毒素储存库，而重症肺炎患者长期卧床，胃肠蠕动较常人减弱，且严重感染会引起应激性胃肠功能紊乱，致肠道菌群失调，内毒素移至血液或免疫系统，此时应用通便法，有利于调节肠道功能，有利于内毒素的排出，对改善机体的内环境有一定好处。治疗上可根据患者"痞、满、燥、实"轻重情况选择相应的承气汤运用。临床研究发现承气汤应用不局限于内服，更可外用。刘克琴等采用大承气汤灌肠治疗重症肺炎患者较单纯西药相比，能明显改善患者中医证候评分，缩短机械通气时间和抗生素疗程。

3. 重症肺炎之少阳病：《伤寒论》第97条有曰"血弱气尽，腠理开，邪气因入，与正气相搏，结于胁下"，提示少阳病为正气虚弱，邪气进一步入里，或是素体虚弱，抗邪无力，少阳本经受邪，此时正邪交争，各有胜负，少阳为三阳三阴枢纽，如此时治疗得法，当表解里和而愈。少阳病的总纲为"口苦，咽干，目眩"，还可以参见第96条所曰"往来寒热，胸胁苦满，默默不欲饮食，心烦喜呕，或胸中烦而不呕，或渴，或腹中痛，或胁下痞硬，或心下悸，或小便不利，或不渴、身有微热，或咳者"。因邪犯少阳，枢机不利，致病变影响表里内外，出现多种或然证，此时因重症肺炎患者中期多为药物镇静状态接呼吸机辅助通气，许多症状或许不显，临床多见反复发热，热邪难退的情况。或是重症肺炎后期，邪气由里外出，患者正气渐复，反复低热、咳嗽咯痰、纳差、精神疲倦等症状，治疗上予和解表为大法，方选小柴胡汤加减。

4. 重症肺炎之太阴病：太阴病起，病邪由阳入阴，代表正气弱于邪气，"太阴之为病，腹满而吐，食不下，自利益甚，时腹自痛，若下之，必胸下结硬"。太阴病与太阳病皆有胃肠功能障碍，但所谓"实则阳明，虚则太阴"，太阴病时正气虚弱，此时不宜攻伐太过，《伤寒论》中亦有"存胃气"之训。重症肺炎患者在此阶段常已无发热症状，主要表现为吐、泄，或是胃潴留的情况，临床上多认为重症感染的全身多器官功能衰竭多始于胃肠功能紊乱，如果能及早改善肠道功能，可以改善预后。该情况也可见于长期应用广谱抗生素后出现的肠道菌群紊乱，另"脾为生痰之源，肺为储痰之器"。太阴脾虚，水湿失运，痰浊内生，患者多有咳嗽咯痰，痰多色白，又因体虚，咯痰不利，容易加重感染，此时应治疗可选用理中丸、四君子汤、参苓白术散等，强健脾胃，运化水湿。此培土生金法，争取保胃气，存生机。

5. 重症肺炎之少阴病：少阴之为病，脉微细，但欲寐也，此时病邪更深入，正气虚弱，或是本身正气衰微，病邪直接从太阳，直接入里，老年性重症肺炎多见。临床上主要表现为休克早期表现，意识水平下降，或呈嗜睡状态，或是休克血压，少阴主责在肾，此时肾阳衰微，病情危重，有一定死亡的风险，应急予四逆汤、通脉四逆汤以回阳救逆。附子被称为"回阳救逆第一品"。现代药理发现，附子及其成分可通过影响β肾上腺素能受体和NF-κB、AMPK、PI3K/Akt、BDNF等信号转导通路发挥强心、保护心肌细胞、抗心律失常等药理作用，具有一定的升压效果。此时对于患者而言最基础的生命支持及抗感染应放在首要地位，抢救生命于危急中，中药起一定的辅助作用。

6. 重症肺炎之厥阴病：《伤寒论》曰"厥阴之为病，消渴，气上撞心，心中疼热，饥而不欲食，食则吐蛔，下之利不止"。厥阴多死证，此时病多在终末阶段，病情复杂，正气殆，邪气盛。《伤寒论》曰"凡厥者，阴阳气不相顺接，便为厥。厥者，手足逆冷者是也"，阴阳气机失调，脏腑功能紊乱，多为寒热错杂之象，重症肺炎患者在此阶段多出现多器官功能障碍综合征，患者可表现为休克征象——意识障碍、血压低、肤温低、少尿或无尿、急性呼吸窘迫综合征、弥散性血管内凝血等。疾病发展进入此阶段，为抢救的关键时期，此时为阴尽阳生，不仅需救阴还需扶阳，用药上多寒热错杂，如乌梅丸、麻黄升麻汤等。

7. 重症肺炎之六经合病：六经传变可以很好地解释重症肺炎的发生发展过程，但是临床上更多见的是六经并不一定会单独出现，会出现错综复杂的证候。六经传变的过渡状态，各病之间可相兼出现，临床重点在于——观其脉症，知犯何逆，随症治之，两经合病。兼见两经的证候，如太阳阳明合病，便可同时见外感症状合并燥屎结滞肠中。重点在于对于基础六经证候的把握和对《伤寒论》条文的熟悉，在临床可以有以简驭繁之效。

验案举隅

　　患某，男，25 岁。2018 年 10 月 9 日因"发热伴咳嗽 7 日"入院。自诉既往史、接触史无特殊，患者于 10 月 3 日无明显诱因出现恶寒发热，体温达 38.1 ℃，偶有咳嗽、无痰，伴左侧胸痛，无胸闷、气促、咯血，无腹泻、腹痛、恶心、呕吐等症状，在当地医院就诊，胸部 CT 示左肺下叶团片影，性质待定：肺栓塞？肺部感染？予莫西沙星联合多西环素治疗 3 日后，仍反复发热，10 月 7 日复查胸部 CT：左肺病灶较前增多。予比阿培南联合奥硝唑治疗 3 日，患者体温仍波动在 38 ℃～40 ℃，咳嗽症状逐渐加重，咯少量黄黏痰，稍气促，现症见患者神清，精神疲倦，口苦，发热，自汗，微恶寒，发热时头痛，稍气促，咳嗽，咯少量黄黏痰，无鼻塞流涕，无皮疹，无关节疼痛，无头晕，无腹痛腹泻，纳差，眠差，二便调，舌红，苔厚黄，脉移。体格检查：血压 119/78 mmHg，呼吸频率 30 次/min，心率 110次/min，体温 38.5 ℃，SpO$_2$ 90%，左下肺叩诊浊音，听诊左下肺呼吸音减弱。血气分析：pH 7.482，PCO$_2$ 28.3 mmHg、PO$_2$ 65.9 mmHg，吸氧浓度 25%，Lac 2.7 mmol/L。肺动脉螺旋 CT：考虑双肺感染，病灶较前增多，左侧少量胸腔积液（叶间裂局部包裹），双肺 CTPA 未见明显异常。西医诊断为重症肺炎。予亚胺培南西司他丁钠、莫西沙星抗感染联合磷酸奥司他韦胶囊抗病毒治疗。中医诊断为风温肺热病。结合舌脉属太阳与少阳合病，六经辨证考虑为太阳与少阳合病，方用柴胡加桂枝汤加减。

　　处方：柴胡 10 g，桂枝 10 g，黄芩 10 g，法半夏 10 g，甘草 6 g，厚朴 15 g，苦杏仁 10 g，白芷10 g，防风 10 g，龙骨（先煎）30 g，牡蛎（先煎）30 g，青蒿（后下）10 g，连翘 10 g，石菖蒲 10 g，芦根 20 g。每日 1 剂，水煎至 250 mL，温服。

　　服药 3 日后热退，咯痰同前，气促则较前减轻，其效可期。治疗 2 周后，患者一般情况较前明显改善，活动耐量可，予办理带药出院。嘱按时服用（阿昔洛韦、氟康唑胶囊、头孢丙烯），7 日后门诊复诊，复查胸片：左侧胸腔少许积液，左肺感染明显好转。

　　按：《伤寒论》少阳病篇第 225 条曰"伤寒六七日，发热微恶寒，支节烦疼，微呕，心下支结，外证未去者，柴胡桂枝汤主之"。患者伤寒已过 7 日，仍微恶寒，表证未解，逐渐见于少阳里也，外邪袭肺，肺失宣降，发为咳嗽，结合舌脉属太阳与少阳合病，六经辨证考虑为太阳与少阳合病，方用柴胡加桂枝汤加减。本方以柴胡冠桂枝之上，意在解少阳为主，散太阳为兼也。方用柴胡透泄少阳之邪从外而散，疏泄气机之郁滞，黄芩助柴胡以清少阳邪热，柴胡升散，得黄芩降泄，则无升阳劫阴之弊；法半夏降逆和胃，桂枝解肌发表，青蒿、连翘退热解表，还有抗流感病毒作用，杏仁宣肺枳壳，厚朴行气化滞，白芷、防风祛风湿，止头痛，芦根养阴生津，化湿开胃，石菖蒲开窍豁痰，龙骨、牡蛎重镇安神，生甘草泻火和中，调和诸药，其效可期。

239　重度哮喘从六经少阳阳明病论治

　　重度哮喘应属于中医学"哮病"范畴，发作根本是病邪伏留，外感之邪、饮食不当、过劳等是触发之因。正如《景岳全书》曰"喘有宿根，遇寒即发或遇劳即发，亦名哮喘"。朱丹溪认为"哮主于痰"，且《金匮要略·痰饮咳嗽病脉证并治》曰"膈上病痰，满喘咳吐……必有伏饮"，由此知哮喘病发于肺，而痰饮为主因。然哮喘严重发作之时患者除见气喘咳痰外，还常兼胸闷汗多、咽口干燥及大便干结等少阳阳明之征象，临床常用宣肺平喘补纳之法，但难以获效。胡希恕常用大柴胡汤加减治疗重度哮喘，疗效显著。治疗重度哮喘不明病机、不分缓急地应用麻黄、紫河车等宣肺及补肾纳气之品而不解少阳阳明之邪则易生变证。学者谭映辉等根据重度哮喘的临床证候特点，从《伤寒论》原文角度解析并结合临床验案，阐述了辨少阳阳明病在治疗重度哮喘中的重要性。

重度哮喘发作之时常见少阳阳明合病

　　1. 重度哮喘发作之时常见少阳病：从症状来看，重度哮喘发作之时除见气喘痰鸣之外，常伴有烦躁、焦虑不安、胸胁满闷、大汗淋漓等症。根据《伤寒论》原文第 97 条"伤寒五六日，中风，往来寒热，胸胁苦满，默默不欲饮食，心烦喜呕，或胸中烦而不呕……小柴胡汤主之"，可知少阳病主要临床表现有心烦喜呕、胸胁满闷、往来寒热等。又如第 101 条"伤寒中风，有柴胡证，但见一证便是，不必悉具"，表明少阳病但见一证便是。结合以上条文可知哮喘严重发作时出现胸胁满闷提示邪留少阳。从病机病位分析，《黄帝内经》曰"少阳主枢，枢机转也，其出则开，入则合，故居开合之间而为之枢转"。太阳主开主肌表疏泄，阳明主合主胃肠通降，少阳则位于太阳阳明之间调节开合。另据仲景所述"太阳之为病，脉浮，头项强痛而恶寒""太阳病，发热，汗出，恶风，脉缓者，名为中风"及"阳明之为病，胃家实也"可知太阳病位在肌表，阳明病位在胃肠道。综上所述，可知少阳病位较为广泛，可涉及脏腑如肺、心、肝胆、脾、三焦等。胡老亦认为，外感之病邪若知病不在肌表且能排除胃肠道之病症，可得出其病位在少阳。由张景岳"喘有宿根"及《素问·阴阳别论》"起则熏肺，使人喘鸣"可知，哮喘发作之内因为宿邪伏留于肺脏，且据《证治汇补·哮病》"内因有壅塞之气，外有非时之感，膈有胶固之痰，三者相合，闭据气道，搏击有声，发为哮病"可知重度哮喘发病之时多为外感非时之邪与在肺之宿邪相合搏击，其病位在肺，肺六经归属于少阳，由此可知外感诱发的重度哮喘少阳之位较易中病。从传变规律看，重度哮喘发作常由外感诱发，《伤寒论》原文第 4 条"伤寒一日，太阳受之"、第 97 条"血弱气尽，腠理开，邪气因入，与正气相搏，结于胁下，正邪分争，往来寒热……小柴胡汤主之"，提示外感之邪首先侵犯太阳，其传变到少阳的条件为血气虚弱，腠理开。而据《素问·举痛论》曰"劳则耗气"，重度哮喘患者，喘息不宁坐卧不安，故知其易伤正气。另据《类经·经络二十三》所曰"血之与汗，亦非两种……夺汗者无取其血"，可知重度哮喘患者常因大汗出而易使其津血两虚。综上可知，重度哮喘发作因常伴大汗、喘息不止，易导致气血虚弱。故其发作之时即使太阳患病，因气血耗伤亦会使病邪较快传变至少阳。

　　2. 重度哮喘发作之时亦易见阳明病：从临床症状看，《伤寒论》原文"伤寒一日，太阳受之，脉若静者为不传。颇欲吐，若烦躁，脉数急者，为传也"，仲景在此处提出外感邪气先入太阳，若颇欲吐则传入少阳阶段，而若出现烦躁、脉急数则知已传入阳明。由《素问·太阴阳明论》曰"犯贼风虚邪者阳受之……阳受之则入六腑……入六腑则身热不时卧，上为喘呼"，可知其中"喘呼"为气喘呼鸣之意，而"身热不时卧"则表明了气喘痰鸣发作时因邪入六腑而常自觉身热烦躁。又有《金匮要略》曰"咳逆上气……但坐不得眠"，表明气喘发作之时常伴烦躁不眠，故临床上哮喘急性发作多由外感邪气诱发，重度哮喘患者常有烦躁、脉急数等表现。由上可知重症哮喘发作之时病邪常已入阳明。从传变规律看，据原文第181条"太阳病，若发汗，若下，若利小便，此亡津液。胃中干燥，因转属阳明"，表明太阳病亡津液后亦能导致胃中干燥而转属阳明。正如陈修园所曰"本太阳症……亡其津液，致太阳之热乘胃燥而转属阳明""本少阳病……亡其津液，致少阳之邪乘胃燥而转属阳明"，提出太阳及少阳之病皆可因亡津液而转入阳明。重度哮喘发作时多因外邪侵袭诱发，其常伴大汗出津液亡失过多而使邪易入阳明。另津液丢失易致肠道津枯，且兼气喘卧床使胃肠蠕动减弱故临床中常出现大便干结难排的阳明内结之象，亦如原文第213条所曰"阳明病，其人多汗，以津液外出，胃中燥，大便必硬"。从表里关系来看，肺与大肠相表里，正如《灵枢·本输》篇所曰"肺合大肠，大肠者，传道之府"及《素灵微蕴》所曰"肺与大肠表里同气，肺气化津，滋灌大肠，则肠滑而便易"。另《疫疹一得》卷四记载"肺气不能下达，则大肠不得传道之令，而大便亦结矣"，可知肺气壅盛不能下达之时可导致大便秘结。而哮喘发作为外邪入肺与肺之伏邪相搏击所致，易致肺气壅盛而失降导致阳明内结。

综上所述，重度哮喘发作时亦易出现阳明之象。综上可知，重度哮喘临床可见胸闷气喘、焦虑不安之少阳病亦常见大汗淋漓、口舌干燥、便干的阳明病，故治疗重度哮喘发作常合用大柴胡汤加味解少阳阳明证，每获良效。

不辨少阳阳明病而误用宣肺、补纳之法易生变证

1. 见少阳阳明病不解，而用宣肺发汗之法易致谵妄： 临床中重度哮喘发作期中医常用定喘汤、射干麻黄汤、麻杏石甘汤等宣肺化痰清热之法，多用麻黄等解表药，较易忽视少阳阳明的存在。据六经辨证观点，如病见太阳病当"随证治之"可用宣散之法，而如见少阳阳明病仍用宣散解表之法则易使病难愈并出现变证，如《伤寒论》原文第265条"伤寒，脉弦细，头痛发热者，属少阳。少阳不可发汗，发汗则谵语，此属胃，胃和则愈"，表明少阳病发汗属误治，发汗误治可导致谵语，临床中亦常可见重度哮喘因误治而出现神志昏迷、胡言乱语等肺性脑病之象。正如《中医辨证治要》提到"少阳病无太阳之表证，邪不在表，故不可发汗耗伤津液，反使病邪内传"。又如李士懋提到，"少阳证既然有半阴、半虚的一面，若用发汗法，当成实证来治，则犯虚其虚之戒，当然不妥，故少阳禁汗"。清朝名医郑重光在《伤寒论证辨》中提到"胸满口苦，不恶寒……明系伏邪，自内达外……汗则变证蜂起"。另如第203条"阳明病，本自汗出，医更重发汗，病已瘥，尚微烦不了了者，此必大便硬故也"，如《伤寒微悟》解释到"阳明病之证候，可有汗出自流，今医者又重以汗法求汗……必是由发汗之太过，胃中即肠中津液受损，干燥化热，乃使大便发鞭也"。又如原文第211条"发汗多，若重发汗者，亡其阳，谵语，脉短者死"表明如阳明病误发汗，可致谵妄甚至导致患者死亡。正如胡希恕所述，"阳明病外证已备……若误发其汗，必致表虚里实，则烦躁、心愦愦反谵语"。综上可知，病发时若有少阳或阳明为病则要兼以和解少阳或解阳明，不可一味予宣肺发汗之品。

2. 见少阳阳明病不解，而用补肾纳气法易致邪气壅盛： 朱丹溪认为哮喘病发于肺，而痰饮邪气为害为主因，由外感之邪诱发。临床中大部分哮喘患者不发病时与常人无异，并无咳嗽气短及虚损之象，故可知哮喘发作多为实邪所致。朱丹溪所曰"久喘之证未发，宜扶正为主，已发用攻邪为主"，亦说明了哮喘急性发作时以邪实为主。正如夏翔所曰"喘证多虚""哮证多实"。《证治准绳》曰"真元耗损，喘生于肾气上奔"，此处多指肺胀之气喘、喘息，少见于哮病，胡希恕亦认为肾气上奔之重度哮喘理论上有道理，但临床中少见，贾燕平也持此观点。另据《顾氏医镜》"聚积在中，按之则痛，色红气粗，脉来有力，实也；甚则默默不欲语，肢体不欲动，或眩晕昏花，或泄泻不实，是大实有赢状"，故在临床中不能忽略因阳明腑实而出现"赢状"的哮喘。外邪诱发重度哮喘时，虽可见大汗出、气喘等气

血耗损之象，然究其原因仍为实邪所致，胡希恕认为在辨治时应分轻重缓急以驱邪为先后以补虚。如原文第 322 条"少阴病，六七日，腹胀，不大便者，急下之，宜大承气汤"，表明阳明实证合并少阴虚损时，也应先予峻下之法救之。若病邪壅实又用大剂补肾纳气则为关门留寇，使病邪更胜，正如徐灵胎所曰："虽甘草、人参，误用致害，皆毒药之类也。"亦如王金亮所述"补之太过，反致气机壅塞，致成坏病"。胡希恕治疗此类病证时，常先予清少阳阳明之邪而后补其虚，不然也易导致邪气壅盛而出现变证。

验案举隅

患某，男，75 岁。反复咳嗽气喘 20 余年，于当地医院住院诊断为重度哮喘；慢性阻塞性肺疾病，平时口服氨茶碱 1 片，每日 3 次，吸入沙美特罗-氟替卡松（250/50 mg），每日 2 次。2019 年 8 月 9 日患者气喘再次发作服用常规药物未能改善，于当地医院就诊住院治疗，予止咳化痰、解痉平喘、抗感染治疗后，病情稍缓解但仍气喘较甚，而要求中医治疗，予山茱萸、菟丝子、巴戟天、黄芪等补气纳肾及化痰平喘对症治疗半个月余，症状不减反增。2019 年 9 月 9 日来门诊初诊，刻下症状：神疲乏力，汗出较多，偶有烦躁心慌，胸闷气喘，活动后加重，夜间不能平卧，咳吐黄痰，口苦，面部潮红，纳差，大便干结，舌苔黄腻，脉滑数。此为邪居少阳阳明，故予大柴胡汤加味。

处方：柴胡 30 g，姜半夏 10 g，大黄 10 g，枳实 10 g，桂枝 15 g，茯苓 30 g，炒桃仁 15 g，黄芩 10 g，白芍 10 g，牡丹皮 15 g。6 剂。

二诊（10 月 9 日）：患者诉服上药后胸闷气喘、汗出心悸均较前改善，活动后仍有胸闷，气短仍明显，咳嗽咯痰较前增多，大便得通但仍有不畅。曾再次至本院由他医诊治，予定喘汤合苇茎汤加减，药后汗出大增而胸闷气促、神疲烦躁较前明显加重。现症见汗出烦躁，胸闷气喘不得平卧，神疲乏力，咯吐黄痰，腹部胀满，大便 5 日未解，舌苔黄腻，脉细数。考虑邪仍在少阳阳明，继续予大柴胡汤加味。

处方：柴胡 30 g，姜半夏 10 g，大黄 10 g，枳实 10 g，桂枝 15 g，茯苓 30 g，炒桃仁 15 g，黄芩 10 g，白芍 10 g，牡丹皮 15 g，桔梗 15 g，薏苡仁 30 g，冬瓜子 30 g，芦根 30 g。7 剂，嘱托家属，若患者出现神昏、谵语，及时至医院急诊就诊。

三诊（10 月 17 日）：述服上药后大便通畅，腹胀已消，已无汗出心悸，偶有咳痰，胸闷气短均较前明显改善，已能平卧安然入睡，唯觉活动后气喘，仍有疲乏之感，后予李可老中医培元固本散加虫药搜剔死血以调之。

按：该患者初诊时症见胸胁满闷，大便秘结，大汗淋漓，心中烦悸，按照西医标准可诊断为重度哮喘，据临床表现患者胸胁满闷应知邪在少阳，其大便干结、腹胀满可知其阳明内结，故可断定其病邪留居于少阳阳明之位。其虽有神疲乏力，汗多喘甚等虚损之象，然患者此刻邪居于内且无出路，后进大剂补肾纳气之品致邪更胜而病情加重，正如王玉所述"资敌以粮草，助敌伐己"。初诊后，患者服药后病势得减，然仍有胸闷，大便虽通但未畅，邪势虽已去但其仍留少阳阳明之位，此时他医未见太阳之病而予定喘汤宣肺迫使汗出而徒亡津液，终致患者烦躁且胸闷气喘更盛。根据仲景所曰"少阳不可发汗，发汗则谵语"及"阳明病，发汗多……谵语，脉短者死"，故嘱托其家属患者若现神昏、谵语等肺性脑病之象则需来医院救治。二诊之时，患者虽津液损伤，然其胸闷气喘烦躁汗多、腹胀且大便多日未解，少阳阳明之邪仍盛，继续予大柴胡汤加味，后证得减。三诊之时，患者胸闷气喘已明显改善，大便通调，少阳阳明气机已畅，但见患者神疲乏力，活动后气喘，故知其肾气亏虚，遂以李可培元固本散加减调之。重症哮喘发作时常兼有少阳阳明之患，临床中应仔细诊查、辨别有无少阳阳明病。胡希恕认为在论治哮喘之时，若患者无汗出恶风或无汗恶寒、头身痛、脉浮等太阳病症用定喘汤、麻杏石甘汤等宣肺平喘，而徒使其亡津液，使病邪更盛而现变证；若病邪留置于少阳阳明，迫使津液外出，而致气短神疲等气血虚损之象，然尚未陷少阴者，临证时亦应分轻重缓急，以驱少阳阳明之邪为先，后予补肾调气，不然病亦难解。

　　重度哮喘发作时多见少阳阳明病，根据"知犯何逆，随证治之"的治病原则，如能明察则常能获效，然临证时较易被忽视。如无太阳病而予宣肺散表或不分轻重缓急而取补纳之法常难获效，更易坏病。故临床中治疗重度哮喘时应重视少阳阳明病的辨治。

240   从六经辨治哮喘病诊疗方案探索

支气管哮喘（BA）是临床常见病、难治病。社会节奏加快，环境污染加重，人体自身免疫功能下降等均与哮喘病的发病有关。从根源上治愈哮喘是医学上的重大课题。虽然治疗哮喘的新型药物和设备不断问世，但近几十年哮喘的病死率仍在逐年上升。显然现代医学治疗手段满足不了临床需求，这使得其他医学有了一席之地。其中中医中药的优势日渐显著，有很多患者在长期接受西药治疗无果后转而寻求中医中药的帮助，并取得不错的疗效。

支气管哮喘属中医学"哮证、喘证"范畴。朱丹溪在《丹溪心法》中首次将其命名为"哮喘"，并在喘证篇章中提出"未发以扶正气为要，已发以攻邪为主"，可谓治疗哮喘的基本原则。哮喘最早的记载始于《黄帝内经》，"喘鸣肩息"是人们对它的临床表现的描述，张仲景阐述了治疗哮喘的著名方剂"射干麻黄汤"一直被后世沿用，至明代虞抟将哮与喘区别开来，同时代医家李梴在《医学入门》中也试图将哮与喘进行区分："呼吸急促者谓之喘，喉中有痰声者谓之哮"。戴元礼又明确提出哮喘有"宿根"之说。自此以降，论说纷纭，仁者见仁，智者见智。

中医药治疗哮喘从辨证分型、临床治疗方面都取得了一定的进展，但仍存在一定的问题。首先，哮喘辨证的证候名和证型繁杂混乱，辨证诊断标准不统一，理论分型与临床事实有所出入，对于"症状隐匿"患者，临床医生常感觉"无证可辨"。其次，现在通用的脏腑辨证方法过于笼统，病位、病所不够具体，在辨证中容易使医生的判断出现偏差，对辨证结果存在一定的影响。再次，哮喘的中医临床研究方法学薄弱，研究质量的可控性较差。基于上述原因，学者贺丹等认为应进一步发挥中医药治疗哮喘的优势，将中医理论、辨证方法与现代科技手段相结合，规范哮喘的中医辨证分型，探讨证素分布规律，为中医辨证提供实用性强、切实可参考的依据，构建现代化的支气管哮喘中医辨病辨证模式，最大限度发掘六经辨证优势，完善哮喘的中医证型，制定统一的辨证分型及疗效判定标准，实现哮喘中医辨证治疗的规范化，提高诊断水平及治疗水平。方剂的选择上应重视对经方、验方的挖掘。开展哮喘中医全病程治疗方案的研究，体现了中医整体观念及"急则治标、缓则治本"的治疗原则。

研究材料

研究原始材料来源于某医院门诊部，部分资料来源于原姚荷生研究室。通过挖掘整理近 8 年约 3 000 份哮喘电子病历，完成病历的格式转换后，以六经病位为纲领，临床主症、中药和方剂为研究目标，建立了对应的关键词表库。

研究方法

利用文本挖掘技术，将病历中的信息转换成文本信息，其中包括文本数据的收集、清洗、挖掘和降噪处理，并通过建立关键词表来进行挖掘整理，整理频次关系。诊断结论中关键词表包含太阳，太阴，少阳，阳明，太少合病等；主症关键词表有哮喘，咳嗽，恶寒，发热，寒热往来，不欲饮食，胸胁苦满，咳则干呕，偏头痛，恶热，多汗，腹泻，腹痛，面赤，便秘，手足自温，喘憋，恶寒，面色㿠白等；中药关键词表有麻黄，杏仁，白果仁，桑白皮，黄芩，葛根，款冬花，葶苈子，紫苏子，甘草等；方剂关键词表包括麻黄汤，小柴胡汤，射干麻黄汤，定喘汤等；预后关键词表有哮喘加重，减轻，好转，痊愈。依据它们同时出现在病历中的频次，建立相关性，将高频出现的关键词对，按频次高低排序，最后结合中医相关理论知识对挖掘结果进行数据降噪处理，归纳总结出本研究室治疗哮喘的宝贵经验，从六经病位的界定到临床主症的列举，再到选方用药以及预后的判断，将哮喘六经辨证的整个思路以诊疗方案的形式呈现。

研究结果

将挖掘结果按频次高低进行排序，同时将症、药、处方和预后按相关性进行整理，通过人工降噪处理排除干扰因素（即噪声），并按照频次由高到低排序，整理出六经辨治哮喘的诊疗方案，结果如下。

主症当中"哮喘""咳嗽"均是高频次出现的临床表现，以太阳经哮喘主症频次表为例，哮喘出现频率为 300 次，咳嗽 287 次，脉浮 256 次，恶寒（包括背部恶寒）180 次，咳声紧闷 129 次，发热 99 次，脉浮紧 98 次，咯出泡沫痰 92 次，身痛（包括手臂疼痛，腿痛）60 次，其他依据病位和症状相关性频次，在六经辨治哮喘诊疗方案中列举出频次在 50 次以上的相关主症，有些主症临床意义比较接近即括号内的症状，使用频次累计计算原则，综合分析发现挖掘结果与伤寒六经辨证纲领没有大的出入，说明临床医生在辨证时严格遵守了《伤寒论》的指导。

主药当中麻黄出现的频次较高（以太阳经哮喘药物频次为例），炙甘草因为特殊的药物性能，与麻黄均出现 45 次，其次杏仁以 40 次的高频率位居第三，桂枝出现 30 次，羌活 26 次，法半夏 20 次等。另外，太阳，阳明和少阴哮喘中的发热主症与药物麻黄有明显相关性。

方剂的挖掘结果显示经方仍然是临床实践中的主导方剂。在整个哮喘病历当中麻黄汤出现的频率为 187 次，三拗汤出现频次为 254 次，小柴胡汤的频次为 195 次，其频次远高于时方和自拟方。

哮喘治疗过程中出现皮疹和咳嗽咯痰增多等情况与随访中的治愈和好转率有明显相关性。3 000 份哮喘病历当中有效回访约为 50%，在回访描述中出皮疹、咳嗽增多、发热或者恶寒与好转共同出现的次数为 286 次。

依据六经病位，主症，主药，方剂以及预后的相关性，总结出了哮喘六经辨证的诊疗方案。

1. 哮喘六经病位——太阳：主症——哮喘，咳嗽，咳声紧闷，恶寒（或背部恶寒），发热，脉浮，脉浮紧，咯出泡沫痰麻黄。主药——杏仁，炙甘草，桂枝，羌活，法半夏，秦艽。方剂——三拗汤，麻黄汤，小青龙汤。预后——咳嗽增多，出皮疹为佳候。

2. 哮喘六经病位——阳明：主症——哮喘，咳嗽，咳时前额胀痛，大便秘结（或干硬），口渴喜饮，脉右关浮弦，唇红，痰黄，苔略黄厚。主药——杏仁，葛根，麻黄，炙甘草，白芷，石膏，防风，黄连，茯苓。方剂——三拗汤，葛根汤，葛根芩连汤，芎芷石膏汤。预后——大便转畅，咳嗽减少。

3. 哮喘六经病位——少阳：主症——哮喘，咳嗽，咳甚痛引胁肋，寒热往来，干呕，纳差，咽干（或咽痛），脉弦（或关弦）。主药——柴胡，杏仁，黄芩，法半夏，炙甘草，川芎。方剂——小柴胡汤。预后——咳嗽减轻，食欲略增。

4. 哮喘六经病位——太阴：主症——哮喘，咳嗽，哮鸣音，咯痰量多，食欲差，腹胀（或腹痛，或腹部不适），大便溏薄，乏力，手足自温。主药——茯苓，陈皮，法半夏，炒白术，党参，炙甘草，生姜，杏仁。方剂——四君子汤，茯苓杏仁甘草汤，小半夏汤。预后——咳嗽咯痰减少。

5. 哮喘六经病位——厥阴：主症——哮喘，咳嗽，憋闷，咳嗽频繁，夜寐咳嗽，咳时少腹痛。主药——乌梅，川芎，防风，生地黄，陈皮，薄荷，乌梢蛇，当归，炙甘草。方剂——自拟方。预后——出现咽干咽痛或双耳、单耳流滋水为佳候（提示厥阴出少阳）。

6. 哮喘六经病位——少阴：主症——哮喘，咳嗽，畏寒，面色暗，病程长，张口抬肩，乏力，腰酸，脉沉弦，脚肿。主药——炮附子，细辛，麻黄，炙甘草，炒白术，红参须，补骨脂，生姜。方剂——四逆汤，麻黄附子细辛汤。预后——出皮疹，出现恶寒，发热，头痛，咳嗽加重等为佳候（提示少阴出太阳）。

讨　论

　　六经辨证始于《伤寒论》，是东汉张仲景在《黄帝内经》基础上，结合伤寒病证的传变特点所创立的论治外感病的辨证方法。它以六经（太阳经、阳明经、少阳经、太阴经、少阴经、厥阴经）为纲，将外感病演变过程中所表现的各种证候，总结归纳为六类疾病，分别从邪正盛衰，病变部位，病势进退及其相互传变等方面阐述外感病各阶段的病变特点。

　　从挖掘结果来看哮喘病发生可涉及六经中的所有病位，各经均以哮喘或者咳嗽为主症，太阳经哮喘可见恶寒，发热，脉浮紧，阳明哮喘可见口渴，恶热，咳则面红，大便硬等，少阳哮喘以寒热往来，干呕，食欲差，咳则痛引胸胁为判断标准，太阴哮喘以咳嗽痰多，咳嗽咽痒，腹胀，腹痛，腹泻为主，厥阴哮喘可出现哮喘频繁发作，伴有胸闷气憋，咳时巅顶痛，咳时少腹疼痛以及舌质暗红，瘀点瘀斑，脉弦涩等血瘀和厥阴肝风之象。少阴哮喘以畏寒，乏力，腰膝酸痛，脉沉为主要纲领。治疗用药经过关联分析，得出各经的常用药物，已列举排名靠前的七味中药，甘草因为是中药之国老，有调和诸药的功用，因此排名靠前，其次，发现麻黄出现频率也非常高，因为它的宣散风寒，降逆平喘的作用深受医生的喜爱。尤其值得一提的是按照六经辨证方法治疗时的预后转归非常有临床指导价值，哮喘的发生是宿痰，水饮瘀血停于体内，肌体感受的外寒、外湿，引动内邪即可发生喘促、气憋甚至喉中水鸡声，临床观察发现，经过有层次的治疗，可以使体内的病邪由深到浅，由里出表，并且具有表里关系的两经发生传变的概率很高，例如少阴哮喘经过治疗出现太阳经主症恶寒，发热，脉浮之象，厥阴哮喘出现少阳之寒热往来，口苦，咽干，干呕等症状，这些是治疗取得明显效果的指征，如果不是深谙六经辨证的道理，可能会认为治疗出现误差，明明一个不发热的患者怎么经过治疗反而发热了呢，甚至有些患者出现全身皮疹，奇痒难忍，抓挠流滋水，这实际是疾病由里出表的佳象。临床观察发现一般出现发热和皮疹之后，哮喘的发作频率会明显降低，坚持治疗之后症状能够基本消失，这是邪有出路。在整理病历数据时还发现把预后详细地交代在病历当中，可以极大地提高患者的配合度，既往曾有患者出现发热和出疹情况时出现抵触情绪，拒绝再次服药，之后总结经验，按照六经层次，把可能出现的临床表现在病历中尽可能表述清楚，之后患者的复诊率有了明显的提高。

　　六经辨证的纲领即是疾病层次的表达，无论何种疾病，使用六经辨证时必须和六经的纲领紧密结合，这样才可以认清疾病的向愈和恶化。哮喘疾病以它独有的病理特点——湿痰水饮瘀血伏内，使患者喘息抬肩，胸闷气憋，要减轻这些症状，必须从根源上驱除潜伏于身体内部的病邪，而依据中医理论，邪气或是经过药物的对抗被消磨于体内，或是使用药物从体内驱赶至体外，而咳嗽增多，排痰增加，发热，出疹正是湿痰水饮瘀血以另一种方式由里出表的体现。因此患者在出现上述症状之后，才可能获得疾病的向愈。这是六经辨证在治疗哮喘中最大的优势，也是带给中医从业者最深的启迪。

　　六经辨证是《伤寒论》精华之一，通过整理和分析哮喘病临床资料，发现尽管后人在治疗哮喘病时有一些新的想法，然而《伤寒论》的六经辨证和处方用药仍然在现代医疗过程中起着主导作用，而且诊疗方案基本和《伤寒论》当中的纲领无明显出入。与脏腑辨证相比，六经辨证的层次感更清晰，临床处理手段更丰富，尤其在疾病的预后方面有客观的判断指标，疗效也更可观。哮喘的病因可以总结为宿痰，水饮，风寒，瘀血，风湿或兼而有之，而关于病位，脏腑辨证多责之肺脾肾，六经辨证当中的病所，包括"病之所属"及"病之所在"（病位）两层含义，例如太阳经哮喘，判断主要依据为咳喘，恶寒，发热，脉浮，即伤寒太阳经辨证提纲，同时手太阳小肠经以及足太阳膀胱经两条经脉循行地带所出现的任何病理问题，都可以作为太阳经哮喘的辨证依据，这种思维方法简单具体，可以很大程度拓宽医生的视野，也可以发掘很多所谓症状隐匿的患者，因此病所的概念可以极大地帮助医生准确定位。六经辨证所倡导的就是在辨识具体证候时追究"癥结病所"，因此这种辨证方法的优势在于辨别病位既具体又广泛，可以帮助临床医生更精确地定位，使药物直达病所，这或许是六经辨证在临床治疗中效果优于其他辨证方法的原因所在。

　　中医发展的最大障碍在于名老中医的经验难以传承，一个好的中医之所以能在临床获得好的疗效，是因为形成了一套属于自身的中医临床思维体系，在临证过程中，将四诊收集的信息与思维体系相融合，这个融合的过程可能涉及八纲、脏腑、六经、三焦以及卫气营血辨证，六经辨证在哮喘病的治疗过程中有独特优势，因此采用文本挖掘方法整理六经辨治哮喘的常用方药和诊治依据，并以诊疗方案的形式（即包括病位诊断，病性诊断，首选处方，具体药物，甚至包括预后和转归）进行归纳，可为规范化治疗提供方向。诊疗方案实际是对具体疾病整个处理过程的描述，这与现代医学所提出的规范化治疗有异曲同工之妙。

　　整理出的结果可以为临床医生使用六经辨证方法治疗哮喘提供参考，也可以为使用其他辨证方法治疗哮喘的临床医生提供补充。中医临床症状纷繁复杂，甚至可以认为是一人一病，然而凡事都有规律可循，虽然不可能出现一模一样的临床表现，但是某些规律性的表现和趋势仍然值得去探寻。

241　疫病与伤寒六经辨治

　　千百年来，热病（疫病）是人类也是医学主要面对的大问题。中医所谓的外感热病，今天看来，主要是指各种传染病，因此广义上都可以称为疫病。温疫在古代频繁发生，带来灾难，也带来医学发展的机遇。中医辨证论治的方法正是在热病临床的反复应对过程中逐步形成并完善的，中医的临床基础也在热病的应对过程中奠定。众所周知，中医习惯上将热病分为伤寒与温病两大块，瘟疫和温病靠近。每次温疫的大流行都会留下医家努力的痕迹，只是历史久远，很多已经依稀难辨，所以后人的看法不容易统一。今天重新思考，也许要结合一些现代认识，对问题的把握才容易到位。疫病的临床有特殊性，伤寒的六经有普遍性。如果认定伤寒是传染病，也属于疫病范围，将二者放在一起看，能够从中得到启发。今天遇到新型冠状病毒感染的疫情暴发，中医怎么认识、如何应对，仁者见智，看法不一。历史在现实中会产生回响，既往的外感热病的知识，会自觉不自觉地左右我们的认识和实践。历史也是一面镜子，温故可以知新。现实是一个契机，借助这次新型冠状病毒感染的临床表现，联系古人的实践，可以加深对中医临床治疗的理解。学者张再良对此展开了广泛而有见解的论述，颇令人思考。

　　古代"疫"的特点，一个是患者病状相似，另一个是致死率高。今天的传染病，其概念更加宽泛。可以说，张仲景和吴又可遇到的都是传染病，但为什么一个是《伤寒论》、一个是《温疫论》呢？对此，我们是否已经充分注意，是否能够深刻理解呢？从历史过程看，很明显从金元开始，温热（温疫）与伤寒分道扬镳。刘河间倡导"火热论"，指出伤寒"六经传受，自浅至深，皆是热证，非有阴寒之病"，临床遣方用药偏于寒凉泻火，方用双解散、防风通圣散等。到明末清初，吴又可著《温疫论》，可谓登峰造极，将温疫与伤寒对立，想要在疫病的治疗上开创新的局面。

　　中医的临床辨证，伤寒奠基在前，为什么后面的医家不循常规，要另谋出路呢？这里我们注意到吴又可的叙述。原来在疫病的流行过程中，吴又可目睹当时的医者普遍"误以伤寒法治之"，而患者"枉死不可胜计"，书本和现实矛盾。在事实面前，吴又可观察和归纳了温疫与伤寒的不同，强调时疫是"感天地之疠气……能传染于人"，时疫之邪"自口鼻而入""感邪在内，内溢于经，经不自传""感久而发……多有淹缠二三日，或渐加重，或淹缠五六日，忽然加重……时疫发斑则病衰""发汗，虽汗不解……汗解在后"；治疗以"疏利为主"。而伤寒则是"感天地之正气""不传于人"，伤寒之邪"自毫窍而入""感邪在经，以经传经""感而即发""感发暴甚""伤寒发斑则病笃"；治疗"以发表为先""投剂，一汗而解……汗解在前"。在吴又可的眼中，温疫和伤寒，泾渭分明，不容混淆。

　　吴又可敏锐地觉察到疫病的发生，是天地间别有一种疠气所感，与一般的六淫之气不同。从外感六淫到疠气致病，在疫病病因的认识上是明显的进步。吴又可认为《伤寒论》为外感风寒而设，所以疾病的传变和治法与疫病完全不同。伤寒一般发生在冬寒之季，病初多见太阳证，每用发散之剂一汗而解，也有不药而愈者，并且也没有见到因为失汗而致发黄、谵语、狂乱等症。认为此类皆感冒肤浅之病，而非真伤寒。最后的结论是"感冒居多，伤寒稀有，温疫多于伤寒百倍，仲景温疫之论散亡！"吴又可想到发病的原因是疠气，治疗上在应用汗、吐、下三法的同时，根据自然界生克制化的规律，进而产生了"一病一药"的设想："至于受无形杂气为病，莫知何物能治矣。惟其不知何物之能治，故勉用汗、吐、下三法以决之……能知以物制气，一病只有一药到病已，不烦君臣佐使品位加减之劳矣。"可见病因对抗其实并非西方专有，古人对此也曾有意识。

　　吴又可对伤寒的认识，主要来自《伤寒论》的原文叙述。姑且不论吴又可对伤寒能够认识到何种程度，从治法上就可以直接感觉到吴又可面临的困惑。基于以上的归纳，今天的思考应该更加深入一些，应该注意到临床的疾病背景发生了巨大变化。

　　杨栗山的《伤寒温疫条辨》步吴又可后尘，同样对立伤寒与温疫，对温疫的临床治疗作进一步扩展，在治法上别出心裁，制定了升降散及其相关的系列方，提出了以升降散为代表的15首治疗方剂。基本上一个是用清法，所谓"轻则清之"，相关方剂有神解散、清化汤、芳香饮、大小复苏饮、大小清凉散、增损三黄石膏汤等；另一个是用泻法，所谓"重则泻之"，相关方剂有加味六一顺气汤、增损大柴胡汤、增损普济消毒饮、加味凉膈散、解毒承气汤、增损双解散、增损三黄汤等。临证以升降散为基本方，不管病情轻重皆可酌用，随机应变，不必执方。杨栗山的临床遭遇与吴又可不同，其将温疫扩展到了温病，但其中的"温病大头六证辨"讲的是鼠疫，此六证乃温病中之最重且凶者，因为仲景的《伤寒论》中无此证治，所以提出伤寒方不可以治温病。也许在这方面，专病专方较辨证论治的疗效更加独到。杨栗山治疗用升降散加减，比普济消毒饮更有效果，同时认为"惟刘河间《伤寒直格》、王安道《医经溯洄集》，以温病与伤寒为时不一，温清不同治，方差强人意"。可见，温疫与温病相似处多，但和伤寒比较，则有明显不同。

　　温疫在温病中作为分类之一，如《温病条辨》的处理。但也有把温疫另立，分别对待的。不管怎么说，温病宽泛，温疫狭小。如果再把视野放开，伤寒六经基础，温病相对专门。温病的诊疗规律（卫气营血、三焦）可以囊括温疫，但温疫必定还有自己的特殊之处。用今天的认识看问题，好比感染症是个大概念，而传染病的概念要小些，而烈性传染病范围更加有限。尽管临床上大道理可以管小道理，但古人要对立伤寒和温疫，强调二者的不同，主要原因是出于对温疫临床治法方药的考虑。把烈性传染病的病因从一般的热病中区别出来，强调它的特殊。吴又可对比伤寒与温疫，临床上有着积极的一面，告诫人们不要因循守旧，面对温疫，必须另谋新法。

临床上六经与温疫难以分离

　　吴又可已经意识到了瘟疫"一病必有一气"的问题，但治疗上却对疫疠之气无奈，只能用达原饮透达膜原，使疫邪或出表或入里，然后再用汗、下祛邪外出。用六经证治的眼光一看，十分清楚，达原饮是伤寒六经辨治中应对少阳的方法，寒温并用，升降气机，扶正达邪。汗法走表是太阳温散，下法入里是阳明寒泻。只是温疫特殊，没有六经那么明显的传变规律，吴又可又只能用"九传"表示，规律性不强。

　　把眼光移到金元时期，刘河间主"火热论"，倡导伤寒六经传受皆是热证，应对热病以寒凉药为主。以后李东垣主"脾胃论"辨内外伤，有补中益气的甘温除热。用历史的眼光看，他们当时都面临疫病的频繁高发期，用六经证治的框架看，刘河间的方法偏阳明寒泻，李东垣的方法重太阴温补，治法方药仍然走不出六经。这样一看，刘河间、李东垣、吴又可面对疫病，要想有所突破，但方药还是摆脱不了六经。古人的苦心所在，经验独到，但六经还是六经，规律客观实在，不管当事人是否能够清楚地意识到。当然，后来发生的疫病临床不一定能够体现出伤寒六经那么明显的传变规律。从六经的治法方药看，可以说，六经无处不在，疫病的临床也如此。举几个例子来看：

　　对于小儿痘证，吴鞠通在《温病条辨》中讲到"古方精妙，不可胜数，惟用表药之方，吾不敢信，今人且恣用羌防柴葛升麻紫苏矣。更有愚之愚者，用表药以发闷证是也。（紫闷由禀毒太过，法宜清凉败毒；白闷由本身虚寒、气血不支，法宜峻用温补气血，托之外出）痘证初起，形势未张，大约辛凉解肌、芳香透络、化浊解毒者十之七八。本身气血虚寒，用温煦保元者十之二三。大约七日以前，外感用事，痘发由温气之行，用钱（仲阳）之凉者十之八九，用陈（文中）之温者一二。七日以后，本身气血用事，纯赖脏真之火，炼毒成浆，此火不外鼓，必致内陷，用陈之温者多，用钱之凉者少也。若始终实热者，则始终用钱，始终虚寒者，则始终用陈"。

　　最后，吴鞠通总结并感叹道"痘科无一定之证，故无一定之方也。近时之弊有三。一由于七日前过用寒凉，七日后又不知补托，畏温药如虎，甚至一以大黄从事，此用药之不精也。治痘若专主于寒热温凉一家之论，希图省事，祸斯亟矣"。

再看王清任在《医林改错》中有关瘟毒吐泻转筋的说法："上吐下泻转筋一症，古人立名霍乱。"道光元年（1821 年），"瘟毒流行，病吐泻转筋者数省，京都尤甚，伤人过半""彼时业医者，有用参术姜附见效者，便言阴寒；有用芩连栀柏见效者，则云毒火。余曰：非也。不分男妇老少，众人同病，乃瘟毒也。或曰：既是瘟毒，姜附热，芩连凉，皆有见效者何也？余曰：芩连效在病初，人壮毒盛时；姜附效在毒败，人弱气衰时""活其血，解其毒，未有不一药而愈者"。王清任的解毒活血汤（四逆散、桃红四物汤加葛根、连翘）用于病初吐泻，如果见到汗多肢冷、身凉眼塌，就非用急救回阳汤（四逆汤、理中汤加桃红）不可了，不能因为患者有大渴饮冷而不敢用。

吴鞠通讲的是痘证，王清任讲的是霍乱，都是疫病。二者在治法上相通的是，或温补气血，或清热解毒，前者太阴，后者阳明，急救回阳在少阴，还是没有跳出六经证治的范畴。据此，可以追到《金匮要略》中的阴阳毒，用升麻鳖甲汤加减应对，应该是最为简练的表达，阳毒在阳明，阴毒偏太阴。再看喻昌对疫病治疗的归纳："未病前先饮芳香正气药，则邪不能入，此为上也。邪既入，急以逐秽为第一义。上焦如雾，升而逐之，兼以解毒；中焦如沤，疏而逐之，兼以解毒；下焦如渎，决而逐之，兼以解毒。营卫既通，乘势追拔，勿使潜滋。"上焦升散是太阳的方法，中焦疏利是少阳的方法，下焦攻逐是阳明的方法，贯穿始终的是解毒，体现出专病专药的意思。

临床上如果应对疫病没有特效药，那么治疗还是要回到辨证，用俞根初的话表达："以六经钤百病为确定之总诀；以三焦赅疫证为变通之捷诀。"在疫病的特殊诊疗过程中，看不到六经病证的明显传变过程，当时的医家困惑、思索，从而另谋出路，所以金元医家或主火热而用寒泻，或主虚寒而用温补，到了明清时期吴又可主邪伏膜原，而先用疏达宣泄，再考虑汗下。吴又可以后，叶天士、吴鞠通有卫气营血、三焦辨证的明确提倡，也是针对此类疾病的证治特点，在六经中走出了一条临证的快捷通道，集中体现了寒凉药物应用的规律和技巧，有意无意之间更加充实了六经证治代表内容。六经证治可以包容卫气营血、三焦的方法，也可以包容金元医家以及吴又可的方法，所以在辨证的前提下，六经为百病立法，不容置疑。

面对疫病，今天的临床还会提到刘河间的防风通圣散、吴又可的达原饮、杨栗山的升降散、王清任的解毒活血汤等，这些都不是特效方，而是后人在六经治法方药上的变通。其实，即便疫病的治疗有了特效药物，临床仍然离不开辨证论治。支持疗法、对症处理仍然需要，现代医学也是如此。伤寒这种疫病比较独特，没有特效药，只能随证治之，之所以能够提供出六经辨治的方法，道理就在于此。

新型冠状病毒感染中医治疗的六经解析

当年的伤寒病产生了《伤寒论》，留下六经证治的方法。以后由于疾病的变化，临床的应对层出不穷，极大地丰富了六经证治的内容，补充了临床的治法方药。今天的新型冠状病毒感染，中医积极面对，提出了治疗上的指导方案。用六经的方法来解读，古今对照，可以理解方案中中医治疗的基本原理和规律。为了阅读方便，先把《新型冠状病毒感染的肺炎诊疗方案（试行第五版）》中的中医内容择其要列举如下。

1. 医学观察期：以乏力伴胃肠不适为主者，推荐中成药藿香正气胶囊（丸、水、口服液）；以乏力伴发热为主者，推荐中成药金花清感颗粒等。

2. 临床治疗期：初期表现为恶寒发热或无热，干咳咽干，倦怠乏力，胸闷脘痞，或呕恶便溏，舌质淡或淡红、苔白腻，脉濡。辨证属寒湿郁肺，推荐处方：苍术 15 g、陈皮 10 g、厚朴 10 g、藿香 10 g、草果 6 g、生麻黄 6 g、羌活 10 g、生姜 10 g、槟榔 10 g。

中期表现为身热不退或往来寒热，咳嗽痰少，或有黄痰，腹胀便秘，胸闷气促，咳嗽憋闷，动则气喘，舌质红，苔黄腻或黄燥，脉滑数。辨证属疫邪闭肺，推荐处方：杏仁 10 g、生石膏 30 g、瓜蒌 30 g、生大黄（后下）6 g、生麻黄 6 g、炙麻黄 6 g、葶苈子 10 g、桃仁 10 g、草果 6 g、槟榔 10 g、苍术 10 g。

重症期表现为呼吸困难，动辄气喘或需要辅助通气，伴神昏，烦躁，汗出肢冷，舌质紫暗、苔厚腻或燥，脉浮大无根。辨证属内闭外脱，推荐处方：人参 15 g、附子（先煎）10 g、山茱萸 15 g，送服苏合香丸或安宫牛黄丸。推荐中成药：血必净注射液、参附注射液、生脉注射液。

恢复期表现为气短，倦怠乏力，纳差，呕恶，痞满，大便无力，便溏不爽，舌淡胖、苔白腻。辨证属肺脾气虚，推荐处方：法半夏 9 g、陈皮 10 g、党参 15 g、炙黄芪 30 g、茯苓 15 g、藿香 10 g、砂仁（后下）6 g。

在《新型冠状病毒肺炎诊疗方案（试行第六版）》中，中医治疗的内容有所扩展和补充。在临床治疗期（确诊病例）中，首先推出清肺排毒汤，然后，轻型分寒湿郁肺证、湿热蕴肺证；普通型分湿毒郁肺证、寒湿阻肺证；重型分疫毒闭肺证、气营两燔证；危重型增加了中药注射剂的选择；恢复期增加了气阴两虚证。

这次的新型冠状病毒感染的诊疗方案，《新型冠状病毒感染的肺炎诊疗方案（试行第五版）》的中医证型相对简单，治疗期分为寒湿郁肺证、疫邪闭肺证、内闭外脱证 3 型，恢复期有肺脾气虚证。在治疗上，《新型冠状病毒肺炎诊疗方案（试行第六版）》除了推荐清肺排毒汤，很明显增加了湿热蕴肺证、湿毒郁肺证、寒湿阻肺证、气营两燔证，恢复期补充了气阴两虚证等，供临证选择参考的范围更大了。

从六经辨治的角度看，寒湿郁肺或阻肺证要用太阳温散（与太阴温燥也有关），邪热壅肺证、疫邪闭肺证、气营两燔证要用阳明寒泻（与太阳凉泄也有关），而湿热蕴肺证、湿毒郁肺证则寒温兼顾，归在少阳的位置合适，内闭外脱证用少阴回阳，肺脾气虚用太阴温补，气阴两虚则偏于太阳阳明（肺胃）的凉润。这是从六经证治中提取出来的，更加符合新型冠状病毒感染的临床治疗，可以作为临证的参考。这可以视为缩小、简化了的六经治法。看清了其中六经的基础，就容易理解，其实后来温病的卫气营血，再到温病的具体病证治法，都是一样的道理。每一个病都有自己的特殊之处，都有六经变通的问题，亦即每个病证都有自己的六经（证型）。临床多见什么样的证型，今天明白，其实是疾病在背后起了很大的作用。

作为指导方案，需要强调若干要点，以引起临床上的充分注意。但是执行者如果不理解六经证治的原理和规律，就容易墨守成规，不知道变化。比如病初有温散和凉泄的区别，病重有寒湿（湿毒）和温热（热毒、疫毒）的不同，而在病情缠绵、寒热往来、邪正相持之际有和解少阳的方法，在高热伤阴时有少阴的救阴方法等。《新型冠状病毒肺炎诊疗方案（试行第六版）》对有关内容有所补充，也是这个道理。分型体现了临床处理的轻重缓急，六经还会引导我们思考：这几个证型之间有无传变和合并病的规律？是否传变不明显，大部分在轻症阶段痊愈，不往重症走？可能很多规律性的东西有待于临床中的全面观察或事后总结，现在判断还为时过早。另外可以想见，临证合并病（证型之间的重叠）的出现是绝对的，典型是人为设定的，而现实中患者的具体表现都是不典型的。对于复杂情况，治法就不能单一，因此合方加减在临证中多见。所以，即便是指导方案，仍带有一定的主观性，在实践中会不断修正。

六经证治中，温散是麻黄、桂枝同用，凉泄是麻黄、石膏同用，太阳除了温散法、凉泄法，还有调和营卫法。温燥、温补在太阴，寒泻、凉润在阳明，辛开苦降、畅达气机、扶正祛邪在少阳。回阳救逆在少阴，滋养阴液在少阴，寒热兼顾还有厥阴。这样的六经，以法统方，从基本方、类变方到加减方，脉络清楚，层次分明。

以上是基于辨证论治的考虑，在临床上还必须注意的是治病通用方、对症常用药。新型冠状病毒感染的治疗，出现各种用药的方案，有官方的也有民间的，有重点疫区的也有之外的，差别较大的表现在对用药寒温的把握上，好像大多数倾向于寒凉药物的运用，但也不主张太过。这样应该是达原饮的思路，温燥和苦寒并用，辛开苦降，通达气机，扶正祛邪，走的是少阳。寒湿走太阴温燥、温补，燥热走阳明寒泻凉润。今天有了病毒的知识，疫毒、邪毒则要解毒，解毒药寒凉者多，过用有凉遏寒凝之弊。再看有的协定方以麻杏石甘汤、达原饮、神术散、四加减正气散等合方加减，体现了经方、时方相合，寒凉、辛温相合，既化湿也健脾，既发表也解毒，临床上能够起到宣肺透邪、解毒通络、避秽化浊、健脾除湿的功效。这样的方药，既有辨证的思路，也有疾病的针对，临床适应的面较宽。

从现实回看历史，今天的新型冠状病毒感染，可以和过去的伤寒、温疫与温病对照。面对疫病，专家研究、政府部门出面提供指导性的防治方案，并且随时作出修正、补充。这在古代社会是不可能做到的事情，古代医家必定会有一个更加漫长的摸索过程，个人努力所起的作用其实十分有限。所以，从伤寒病中间能够摸到规律，在《伤寒论》中能够将六经病证的方法固定下来，真是一件非常不容易的事情。在现代中医临床背景下，围绕新型冠状病毒感染应该是寒湿疫、温热疫、湿温疫等不同的认识，以及对寒湿、湿热、温热等病因病机方面的争论，有时不容易统一。指导方案中只提属于疫病，感受疫疠之气，病机主要是湿、热、毒、瘀，也是点到为止，避免了争论。因为基本的治疗如果离不开辨证论治，那么各种认识和治法方药上的不同，都存在相对的合理性。中国的地域广阔，人群的体质差异亦大，三因制宜，存在就是合理，多元世界原本不必强求一律。搞懂温疫临床和伤寒六经的关系，对理解问题有帮助。非典型性肺炎和新型冠状病毒感染，主要影响肺，病位相对局限，和伤寒不同，和温疫也不同，有自己独特的一面。对于各个历史时期医家留下的医著，不妨相互对照着看，把整个过程拉成一条线，然后分析各个时空位置上事物的异同。相异的地方，要多思考临床的疾病背景；相同的地方，要提升事物的内在规律。疾病再多变，临床再复杂，治疗总有规律。最后，引用一下当年谢观说过的话："伤寒与温热、瘟疫之别，尤为医家所聚讼。盖伤寒二字，古人既为天行病之总名，则其所包者广……后世医者泥于字面，一遇天行之病，辄以辛温之剂治之。于是阳明成温之症，见杀于麻桂等方者多矣。"（《中国医学源流论》）其进一步指出，后世医者"偶遇不寒之疫，遂谓凡疫皆温，本虑医者以辛温之剂误施之温热，转致末流泥温疫之论，不敢复言伤寒。执一定之方，驭万变之病，圣散子杀人，正由于此"。谢观感叹："有此二误，而伤寒、温热、温疫之争遂如长夜不旦矣。"此对时弊的针砭，在今天的疫病临床中仍有警世作用。

242　基于新型冠状病毒感染论六经方证-病理生理关系

新型冠状病毒感染，虽有疫苗出现，但尚无特效药，目前临床上多以对症支持治疗为主。实践证明，中医在新型冠状病毒感染的治疗过程中发挥着独特的疗效，尤其是以张仲景为代表的经方医学在其中发挥着重要作用。东汉时期张仲景所创的六经辨证理论体系在外感热病的全程诊治中具有显著优势。学者王勇力等通过探讨《伤寒论》六经方证体系，论证了六经方证体系与新冠肺炎的病理生理状态变化具有相通性、融合性，以便建立六经方证-病理生理体系架构。

新型冠状病毒与《伤寒论》

新冠肺炎发病急、传变快，有明显的传染性、流行性，属于中医学"疫病"的范畴。2019 年武汉气温偏高，冬时应寒而反温，温燥之邪侵袭人体而致病，当属外感热病，且以发热为主要临床表现。现代医学认为发热是机体对感染（与）炎症的一种保护性反应。致病微生物感染是病因，炎症反应（局部炎症反应与全身炎症反应）是病机、病理生理过程，发热是临床表现（症状）。除了感染之外，其他如创伤、肿瘤、贫血、甲状腺功能亢进、变态反应等非感染因素也可引起发热。但是无论是急性发热，还是不明原因慢性发热，其最常见的原因都是感染。而中医外感热病学研究的对象是外感发热，就是把"感染—炎症—发热"这一大类疾病作为一个整体，研究其发生、发展、终结的动态变化规律以及在各个不同阶段的临床表现、病机及治疗原则。

2020 年 2 月 7 日，国家卫生健康委员会和国家中医药管理局联合发布通知，根据近期中西医临床治疗及疗效观察情况，将"清肺排毒汤"用于治疗新冠肺炎，推荐各地使用。李静团队研究成果表明：清肺排毒汤可使新型冠状病毒感染死亡率降低。清肺排毒汤由东汉时期张仲景所著《伤寒杂病论》中的多个治疗外感热病的经典方剂优化组合而成，以麻杏石甘汤、射干麻黄汤、小柴胡汤、五苓散为主的 5 首经方构成。从仲景自序称其宗族"死亡者三分有二，伤寒十居其七"可知，《伤寒杂病论》成书于疫病肆虐的东汉末年，为中医学对抗疫病奠定了理论基础，具有深远影响。唐代孙思邈在其《千金翼方》中提及"伤寒热病自古有之，名贤浚哲，多所防御。至于张仲景，独有神功"。后世医家对《伤寒杂病论》"详于寒而略于温"已达成共识，而有学者对其 113 方及其所包含的 91 味药物进行统计分析：药物属性苦味寒的药物达 21 味，占 23%；含苦寒药的方剂 49 首，占 43%，且遍见于六经各篇，至今仍广泛应用。由此可见，张仲景对外感热病已有较为详细的论述。所以，外感热病的六经传变过程与新冠肺炎的发生发展动态演变规律俱可相同。

六经方证与新型冠状病毒感染分期

《伤寒杂病论》对于外感热病的辨证论治，所阐述的六经传变规律与新型冠状病毒感染发病、病机演变过程相一致，即由表及里、由浅入深、由轻到重、多经合病的特点。以六经辨证看待新型冠状病毒感染不同阶段的发展：本病早期其病在表，多以三阳之表太阳和三阴之表少阴为主，临床症状较轻；典型期，病邪传变表邪入里，停于半表半里则以少阳为主，疫毒之邪入里化为热则以阳明为主，症状重且合并其他基础疾病或感染出现重症；极期，邪盛正衰，阳病入阴，表病入里，内陷厥阴、太阴而形成休克期；若治疗得当新型冠状病毒感染恢复，正胜邪退，而形成余热未退，气阴两虚。

1. 新型冠状病毒感染早期： 外邪首攻其表，中医学认为"太阳主一身之表，为六经藩篱"，少阴为三阴之表，具有抵御外邪侵入和驱邪外出使邪不传于里的功能。在新型冠状病毒感染早期，若正气充实的患者，外感风寒之邪气，正邪交争于肌表，出现太阳病的临床表现：常发热且体温处于上升期、恶寒、无汗、身痛、咳嗽，或兼有气喘、稀白痰，脉浮紧。《伤寒论》第35条："太阳病，头痛发热，身疼腰痛……恶风无汗而喘者，麻黄汤主之。"以麻桂之辛温来散表之风寒邪气，若化热兼肺气上逆则加生石膏、杏仁成大青龙汤、麻杏石甘汤解表清里、宣肺平喘，若素有饮邪，出现咳喘稀白痰可加干姜、细辛、五味子、茯苓成小青龙汤解表化饮。本次新型冠状病毒感染以老年人为主，重症患者平素有基础疾病，免疫力抵抗力差，正气虚弱，阳气亏虚，外邪直中阴证之表即少阴，故出现发热但热势不高，汗出乏力，嗜睡，恶寒，四肢厥冷，面色苍白，呕吐腹泻，脉沉细微。《伤寒论》第281条"少阴之为病，脉微细，但欲寐"，第301条"少阴病，始得之，反发热脉沉者，麻黄附子细辛汤主之"，该阶段方证由桂枝加附子汤类、麻黄附子细辛汤类再到白通汤类，从卫阳亏虚进一步传为心肾阳虚，阳气不固，津液亏虚，均以附子为主药，扶阳固脱。

感染病学则认为非特异性宿主防卫功能是抵抗微生物侵入的第一道防线，它包括皮肤黏膜、消化道、呼吸道、泌尿生殖道等与外界相通的管道系统。所以六经中阳之表太阳和阴之表少阴、宿主非特异防卫功能都是指机体抵御外邪（病原体）的第一道防线。当第一道防线被突破时，在临床上首先出现的一组症候群则分别称为太阳病、少阴病、前驱期（非特异性的急性期反应），它们之间既有区别又有重叠，它们的集合可以较好地解决感染病初期的辨证及治疗问题。新冠肺炎前驱期的临床表现是类似于感冒的一组以发热为主的非特异性症候群，它包括了不同季节、不同表现的感冒、流感及全身各器官系统感染（包括传染病）的初期阶段和某些轻型病例。

2. 新型冠状病毒感染典型期： 病在太阳不解，风寒入里化热，尤其素体内热者，内外相合，化热迅速，深入少阳或阳明，进而出现高热不退、呼吸道、胃肠道症状。邪热壅肺而出现咳、痰、轻喘，治用麻杏石甘汤类；邪入阳明则热势亢盛，出现壮热面赤，汗出，烦渴喜冷饮形成阳明经证，治用白虎汤类；亦可出现邪热与糟粕互结，阻于肠道，腑气不通而腹痛、便秘、烦躁形成阳明腑证，治用承气汤类；或经误汗、误火、误下致津液内竭，使阳明热邪深入营血出现神志障碍、皮肤散在出血点，治用桃核承气汤类；阳明热邪误下而水热陷胸膈，出现腹痛拒按，治用大陷胸汤/丸类；阳明热邪夹杂湿，形成湿热瘀滞致使肝胆疏泄不利导致黄疸，治用茵陈蒿汤类、栀子柏皮汤类、麻黄连翘赤小豆汤类；阳明热邪挟水热侵犯下焦，出现小便淋漓涩痛等，治用猪苓汤类；若素有肝胆实热，胃肠湿热，外邪内干，可见往来寒热、不欲饮食、口苦呕吐、腹痛腹泻或便秘，少阳枢机不利挟阳明热邪，出现少阳阳明合并，治用大柴胡汤加减。

随着病情的发展，前驱之后为发病期或症状明显期，也就是新型冠状病毒感染典型期，这是感染性疾病最重要的阶段。这一时期由局部炎症反应形成的红、肿、热、痛及功能障碍等特异性、定位性症状的出现以及全身炎症反应加剧，全身感染综合征的各种病理状态相继出现为其特点。现代医学认为"炎症风暴"如感染性全身炎症反应临床症候群（Sepsis）：其定义为宿主对微生物感染的全身炎症性反应，包括了发热、败血症（毒血症、菌血症、脓毒血症）、感染性休克、弥漫性血管内凝血、多脏器功能障碍及衰竭等多种急性病理过程，这些病理过程没有明确的界限，可单独发生，也可相继发生，也可相互交错同时发生。各器官、系统因部位不同，功能结构相异，当其局部炎症灶形成时往往产生具有特异性及定位性症状及体征。呼吸系统感染（如气管炎、肺炎）会产生咳、痰、喘等；消化系统感染时出现恶心呕吐、腹痛、发热等；若伴有拒按、板样腹，往往是急性腹膜炎；若伴按之软、压痛不明显，往往是胃肠道感染；若数日不大便、压痛，多为肠梗阻及肠道内感染；若胸胁痛，上腹压痛有包块多为胆、胰系统感染；若泌尿系统感染会出现尿痛、尿急、尿频等临床表现。

综上可以看出，各器官系统感染的典型临床表现与阳明病、少阳病中的症状高度契合。尽管脏腑与器官在概念上相差甚远，但是它们都是指内脏器官系统，二者在临床上以一组症状、体征及其所反映的病理状态（证）为桥梁相互沟通，以方剂的治疗效果验证了其相互沟通、融合的正确性。近百年来中西医结合的临床治疗研究、药物药理研究、动物实验等反复证明麻杏石甘汤治疗急性气管炎、轻度肺炎，大柴胡汤加减治疗急性胰腺炎、急性胆囊炎，猪苓汤治疗急性泌尿系统感染等都是有效的。各器官系统感染的典型临床表现，都可以在六经辨证之阳明、少阳系统内很容易找到相对应的证。

3. 新型冠状病毒感染极期：

（1）新型冠状病毒感染并低血容量性休克代偿期：三阳传尽，三阴当受邪也。太阴，言其阴气最重，以《伤寒论》第273条"太阴之为病，腹满而吐，食不下，自利益甚，时腹自痛，若下之，必胸下结硬"为提纲，阐明脾阳亏虚、寒湿内困为主要病理变化，新型冠状病毒感染初起以寒湿疫暂未化热，误治伤于阴寒之邪（如中医过用苦寒药物或西医长时间使用抗生素、抗病毒药和激素治疗等）同气相求，出现寒化湿化，表现为不欲饮食、呕吐、腹泻等胃肠道症状，方可用理中、四逆辈。现代医学中感染病出现水电解质紊乱是常见的病理过程，感染发热、出汗、呕吐、腹泻是其常见原因。剧烈呕吐、腹泻可使大量胃肠液丢失，导致有效循环不足以及钠、钾等电解质丢失和酸碱平衡紊乱都会引起低血容量性休克。中医外感热病学，特别是《伤寒论》中关于误用汗、吐、下之后出现的临床表现与水、电解质紊乱的临床表现相一致，演变过程相一致，现代临床研究和药理研究证实，相应方剂如理中汤、四逆汤等具有调节、纠正、水电解质紊乱的作用，为中医、西医在水电解质紊乱引起的感染性低血容量性休克代偿期的融合提供了依据。

（2）新型冠状病毒感染休克期：该期多见于新型冠状病毒感染休克期，出现阴阳气不相顺接、寒热错杂、厥热胜复等特点，是人体阴阳之气交替转换的阶段，是疾病向愈或加重的关键时期。若此时出现四肢厥逆拘急、恶寒、大汗、下利（腹泻）、面色苍白、脉沉微等症状，其病机为阳气虚衰，阴阳气不相接，方用四逆汤类方，治以温阳通脉，甚则回阳救逆。寒厥与西医学中感染性休克的"冷休克"相似，在临床上可见神志淡漠、嗜睡甚至昏迷、面色苍白、全身皮温降低、全身湿冷症状相一致。若出现高热烦躁、大汗出、四肢抽搐但厥冷、两目上视、舌质红绛、苔黄厚、脉滑数等症状，其病机为热邪入里，内陷厥阴，阳气内郁不能外达，致阴阳气不相顺接，而形成真热假寒之证，方用白虎汤，如《伤寒论》第350条："伤寒，脉滑而厥者，里有热，白虎汤主之。"热厥与西医学中感染性休克的"暖休克"相似，暖休克在临床可见有发热、意识模糊、呼吸频率增快、心慌、呕吐、口干、大便干等症状，类似于热厥病证所论述的发热、躁不得卧、肢厥、汗出不止、呕而烦满、渴欲饮水的病症表现。中医外感热学的六经方证体系之厥阴（寒厥、热厥）与新型冠状病毒感染休克（冷休克和暖休克）病理生理状态变化具有相通性、融合性。

新型冠状病毒感染的实质是一个由轻到重、由表到里、由简单到复杂的病理生理状态的动态变化过程，在遵循和保持原创性六经方证理论体系发展规律、自身特色的基础上，通过"方证-病理生理状态"，探讨分析在新冠肺炎动态发展的各期的方证分布规律，从而扩展经方方证在新冠肺炎中的治疗，并对其重新作出系统梳理和现代诠释，建立起新冠肺炎的六经方证-病理生理体系，坚持未病先治与既病防变充分结合，一人一策，一人一方，辨证施治，精准施策，为今后感染性疾病的防治提供更好的中医药方法和理论。

243 基于六经辨病理论的新型冠状病毒感染诊治探讨

2019 年 12 月以来，湖北省武汉市陆续发现了多例新型冠状病毒感染患者，随着疫情的蔓延，我国其他地区及境外也相继发现了此类病例。新型冠状病毒感染作为一种烈性传染病，主要传染源为新冠肺炎患者，无症状感染者也可能为传染源。基于流行病学调查，该病潜伏期 1～14 日，多为 3～7 日，以发热、干咳、乏力为主要表现，少数患者伴有鼻塞、流涕、咽痛、肌痛和腹泻等症状。重症患者多在发病周后出现呼吸困难和/或低氧血症，严重者可快速进展为急性呼吸窘迫综合征、脓毒症休克、难以纠正的代谢性酸中毒和出凝血功能障碍及多器官功能衰竭等。实验室检查示：早期外周白细胞总数正常或减少，淋巴细胞计数减少；多数患者 C 反应蛋白和血沉升高。胸部影像学检查示：早期多发小斑片影及间质改变，肺外带较为明显。病情发展后常表现为肺部多发毛磨玻璃影、浸润影。确诊依据为新型冠状病毒核酸阳性，或病毒基因测序和已知的新型冠状病毒高度同源，或血清新型冠状病毒特异性 IgM 抗体和 IgG 抗体阳性，或血清新型冠状病毒特异性 IgG 抗体由阴性转为阳性或恢复期较急性期 4 倍及以上升高。临床根据症状轻重分为轻型、普通型、重型和危重型。一般治疗采用卧床休息、支持治疗，监测生命体征、指氧饱和度等措施。

中医学对新型冠状病毒感染的认识

疫病的发生与季节密切相关，具有流行性、传染性的特点。《素问·刺法论》曰："五疫之至，皆相染易，无问大小，病状相似。"又曰：避其毒气，天牝从来。"吴又可认为，"疫者，感天行之疠气也。"指出疫是自然界疫疠之气。《温疫论》记载："此气之来，无论老少强弱，触之者即病。"《温病条辨》曰："疫者，疠气流行，多兼秽浊。"也提出了疫病即为相互传染、病状相似的一种疾病，并兼有秽浊之气。新型冠状病毒感染在全国流行并蔓延，病状与疫病相似，故属中医学"疫病"范畴，多因感受湿、温、热毒所致，病位在肺。该病以发热为主要特征，具有温热病性质，同时在病情进展过程中，热邪易耗气伤津，出现气阴两虚症状。疫毒致病，发病迅速，传变较快，病情凶险，可出现喘促厥脱之症，影响病情转归和预后。在治疗方面，首推张仲景。东汉末年战乱频繁，疾病流行，张仲景在《伤寒杂病论》记载："建安纪年以来，犹未十稔，其死亡者，三分有二……感往昔之沦丧，伤横夭之莫救，乃勤求古训，博采众方。"《伤寒杂病论》参考《素问·热论》"夫热病者，皆伤寒之类也"之论，主要讨论外感热病的诊治，但温疟、风温、温毒、温疫等病散见其中，指导着后世历代医家在伤寒、杂病和疫病方面的辨证与治疗。吴鞠通在《温病条辨》中曰："温病由口鼻而入，鼻气通于肺，口气通于胃。肺病逆传，则为心包；上焦病不治，则传中焦，胃与脾也；中焦病不治，即传下焦，肝与肾也。始上焦，终下焦。"又曰："面目俱赤，语声重浊，呼吸俱粗。"

对于以呼吸困难为特征的邪入阳明经方证叙述清晰明确，并为后世立法用药提出了新的见解。自《伤寒论》提出六经辨证与治法以后，历代医家对外感病理论都提出了新的不同的见解，及至叶天士、吴鞠通提出卫气营血与三焦辨证，标志着温病学理论体系已臻成熟。针对本次疫情，国家卫生健康委员会发布了新型冠状病毒感染诊疗方案，全国各地也陆续发布了诊疗方案，内容庞杂，诊疗标准不一，给临床运用增加了难度。鉴于此，学者崔书克等以"六经辨病"理论为指导，以六经病为纲，病、证、方、药环环相扣，无缝对接，探索路径化诊断和治疗方案，以期对新冠肺炎的诊治提供参考意见。

太阳病

太阳病属表证、阳证。太阳主表，统摄营卫，疫邪侵袭，从体表、口鼻进入，伤及肺气，肺卫郁闭，则发热恶寒，咳嗽气喘。外邪初起侵犯肺卫，邪气在表，治疗以扶正祛邪为原则，防止病邪深入，阻止病情发展。代表方有银翘散、荆防败毒散、柴葛解肌汤、射干麻黄汤、藿朴夏苓汤、小青龙汤加石膏汤、葛根汤、麻杏石甘汤、大青龙汤。

1. 银翘散证：银翘散证以发热微恶寒，或未发热，咽干，咽痛，乏力，肌肉酸痛，舌淡红，舌苔薄，脉浮数为主症。治宜辛凉透表，清热解毒。肺居上焦，外合皮毛，温邪犯表，治宜宣肺透邪。银翘散出自《温病条辨》，曰："太阴风温、温热、温疫、冬温，初起恶风寒者，桂枝汤主之；但热不恶寒而渴者，辛凉平剂银翘散主之。"该方是温病外感的基础方，为温病初起，邪在上焦所设，其立方旨在辛凉清宣、透热外达，是温病学中辛凉清解法的代表方剂。方中金银花、连翘、薄荷、牛蒡子等芳香辛凉之品配伍荆芥、淡豆豉等辛而微温之品，疏散风热，清热解毒，辟秽化浊，解毒利咽；加芦根、竹叶清热生津；桔梗开宣肺气；甘草片止咳利咽，调和诸药，既有外散风热之效，又有内清热毒之功。现代药理研究证明，银翘散具有抗炎止痛、防止过敏、杀灭细菌、抑制病毒等作用，常用于急性上呼吸道感染、咽喉炎、扁桃体炎、腮腺炎、麻疹、肺炎、水痘、猩红热、出血热等多具有传染性的病毒性疾病。临证时，只要把握温病初起，发热，微恶风寒，头痛，无汗或汗出不畅，口渴，咳嗽咽痛，舌尖红，苔薄白或微黄，脉浮数等几个方证要点即可对证运用。

2. 荆防败毒散证：荆防败毒散证以恶寒，发热，无汗，头项强痛，胸闷脘痞，肌肉关节酸痛，舌质淡，苔白腻，脉浮或浮紧为主症。治宜发汗解表，散寒祛湿。疫毒之邪夹湿外侵，卫气受邪，正邪相争则发热，卫阳郁闭则恶寒；肌表腠理闭塞，开阖失司，则无汗；湿遏经脉，脉络失和则肢节肌肉酸痛，阻滞气机，升降失常，胸闷脘痞。疾病初期，邪在肌表，表湿重而里热轻，故给予荆防败毒散。本方出自《摄生众妙方》，方中荆芥、防风发汗解表，透邪散寒；柴胡透表泻热；羌活、独活祛风除湿、止痛；川芎为血中之气药，行气和血，祛风止痛；羌活、独活宣痹止痛，配伍川芎可除肢节疼痛；桔梗、枳壳一升一降，宣畅气机；茯苓健脾渗湿；甘草益气和中健脾，调和诸药。吴又可《瘟疫论》对"疫毒"的论述，开启了温病学治疗疫病采用解毒法的先河。荆防败毒散内含透邪与解毒之药，透邪为先，解毒为要，透邪以助解毒，解毒以利透邪，可用于疫毒邪侵袭机体所致疾病。相关研究证实，透邪解毒法对呼吸道病毒感染性疾病疗效确切。临证时，把握好表湿重而里热轻的病机和发热、恶寒、无汗、头项强痛、肌肉关节酸痛、胸闷脘痞、舌质淡、苔白腻、脉浮或浮紧的方证要点，便可标本兼顾，共奏散寒祛湿，透邪解毒之效。

3. 柴葛解肌汤证：柴葛解肌汤证以发热，无汗头痛，鼻干，眼眶痛，心烦不眠，舌苔薄黄，脉浮洪为主症。治以解肌清热为法。本方出自明代陶节庵《伤寒六书》，为太阳风寒未解，入里化热之三阳合病代表方。太阳表邪未解，风寒阻滞经脉，则恶寒发热、头痛，故以柴胡解表退热，生姜、羌活发表散寒、祛风止痛，桔梗宣畅肺气以利解表；表邪入里侵犯阳明、少阳，故鼻干、眼眶痛，黄芩、柴胡透解少阳之邪热，葛根解肌清热，石膏清泻里热，大枣、芍药敛阴养血以防疏散太过伤及阴液，甘草调和诸药。此方温清同用，表里合治，既疏散太阳风寒，又清解阳明、少阳内在之郁热，共奏辛凉解肌、清泻里热之效。临证时，需把握邪在三阳的病机和发热、无汗、头痛、鼻干、眼眶痛、心烦不眠、舌苔薄黄、脉浮大的方证要点即可收桴鼓之效。

4. 射干麻黄汤证：射干麻黄汤证以咳而上气，喉中水鸡声，痰稀而白，遇寒加重，胸膈满闷，不能平卧，舌苔白腻或白滑，脉象浮紧或浮弦为特征。治宜温肺化饮，降逆止咳。本方见于《金匮要略·肺痿肺痈咳嗽上气病脉证治第七》，第6条曰："咳而上气，喉中水鸡声，射干麻黄汤主之。"寒邪入侵，寒饮郁肺，宣肃失职，痰液内生，痰阻气道，气机壅塞，痰气相搏，肺气上逆而致咳喘。方中麻黄温肺散寒、化饮，宣肺止咳平喘：射干泻肺降逆，祛痰化饮；生姜、细辛散寒行水；紫菀、款冬花温肺化痰以止咳；半夏降逆化痰；五味子敛肺止咳；大枣补益中气，使邪祛而不伤正。临证时，要把握寒饮郁肺的病机和咳嗽、气喘不能平卧、吐痰、痰白而稀、遇寒或劳累加重、胸膈满闷、舌苔白润或白滑、脉象浮紧或浮弦的方证要点。

5. 藿朴夏苓汤证：藿朴夏苓汤证以恶寒无汗，身热不扬，倦怠乏力，肌肉烦疼，胸脘痞闷，面色垢腻，口不渴或渴不欲饮，便溏，舌苔白滑或腻，脉濡缓为辨证要点。治宜宣通气机，燥湿利水。本方出自《医原·湿气论》，主治湿温初起，湿阻中焦，湿盛热微之证。方中藿香、淡豆豉芳香化湿；厚朴、法半夏燥湿运脾，豆蔻芳香醒脾，使脾能运化水湿，不为湿邪所困；杏仁开泻肺气，肺气宣降，水道自调；茯苓、猪苓、泽泻、薏苡仁淡渗利湿，使湿从小便而出。诸药合用，兼顾上、中、下三焦，以燥湿为主，开宣肺气、淡渗利湿。临证时，要把握身热恶寒、肢体倦怠、胸闷口腻、舌淡苔薄白、脉濡缓的方证要点，常用于治疗感冒、肝胆脾胃疾患证属湿热内蕴或湿阻中焦者。

6. 小青龙汤加石膏汤证：小青龙汤加石膏汤证以咳喘，痰多清稀，无汗，发热，烦躁，苔白而黄，脉浮为主症。治宜祛寒解表，清泻内热。《金匮要略·肺痿肺痈咳嗽上气病脉证并治》第14条曰："肺胀，咳而上气，烦躁而喘，脉浮者，心下有水，小青龙加石膏汤主之。"方中麻黄辛温，发汗散寒；桂枝发汗解肌，助阳化气，配伍麻黄即可发汗解表散邪，又可温阳化气利饮。干姜温中散寒，燥湿消痰；细辛祛风散寒，温肺化饮，两药共助麻桂温肺化饮散邪。五味子、白芍具有收敛之性，既助止咳平喘，又制约君臣之燥性；法半夏燥湿化痰；生石膏以清热除烦，炙甘草调和诸药。诸药相伍，共奏散寒祛饮，清泻里热之效。本证病机为太阳病痰饮，表寒外束，内有郁热；方证要点为小青龙汤方证合咳喘、烦躁。

7. 葛根汤证：葛根汤证以发热恶寒，头痛，颈项强直，脉浮紧为主症，治宜发汗解表，升津舒筋。《伤寒论·辨太阳病脉证并治》第31条曰："太阳病，项背强几几，无汗恶风，葛根汤主之。"主治风寒束表，经输不利之太阳表实证。葛根解肌散邪生津舒筋，麻黄、桂枝合用发汗解表，疏风散寒；白芍配伍桂枝，调和营卫，配伍甘草片，补养阴血；生姜、大枣调和脾胃，助津液升发之源。诸药合用，共奏解表散寒，解肌舒筋之效。药理研究发现，葛根汤加减治疗可有效促进机体免疫细胞的成熟与增殖，改善血清免疫蛋白水平和T淋巴水平，进而发挥增强机体免疫力的效果。

8. 麻杏石甘汤证：麻杏石甘汤证症见发热或高热，咳嗽或喘，咽干少痰，口渴，小便赤，大便溏，舌红苔黄，脉濡数，病机为湿疫毒邪入里化热，热毒夹湿，肺失宣降。治宜清宣肺热，解毒祛湿。方中麻黄、石膏相配，宣肺平喘而不温燥，清泻肺热而不凉滞；杏仁宣肺降气平喘；甘草和中缓急，调和诸药。诸药合用，共收清肺泻热之效。现代药理研究表明，麻杏石甘汤具有解热、抗炎、镇咳、抑菌的作用。可加金银花、连翘以增强清热解毒之力，加入苍术、藿香等以助祛湿之功。

9. 大青龙汤证：大青龙汤证以发热，恶寒，身疼痛，不汗出而烦躁，脉浮紧为辨证要点。治宜解表清热。《伤寒论》第38条曰："太阳中风，脉浮紧，发热，恶寒，身疼痛，不汗出而烦躁者，大青龙汤主之。"第39条曰："伤寒，脉浮缓，身不疼，但重，乍有轻时，无少阴证者，大青龙汤发之。"明确了本方主治寒邪束表、热邪郁里之证。方中麻黄、桂枝、生姜外散风寒，内泻郁热，使表邪随汗而出；生姜、大枣、甘草补中焦，益阴血，以补热伤之津；石膏配麻黄透达郁热，杏仁肺降祛邪。全方表里同治，寒热并用，针对病机以收解表清里之效。

阳明病

阳明病属阳证、热证、实证。机体脏腑阳气亢盛，或疫毒邪气入里化热，热邪壅肺，肺与大肠相表里，肺气肃降功能失常，腑气不通，太阴阳明脏腑同病。此阶段邪气亢盛，病情较重，治宜快速祛邪为要，口服药物的同时，可煎汤灌肠以助药力。代表方有宣白承气汤、解毒活血汤、葶苈大枣泻肺汤、厚朴大黄汤、甘露消毒丹、葛根芩连汤、黄芩滑石汤。

1. 宣白承气汤证：宣白承气汤证症见发热，咳喘气逆，口渴不欲饮水，腹胀便秘，乏力倦怠，舌暗红或红，苔浊腻或黄腻，脉滑数或沉实。治宜清肺定喘，泻热通便。"宣白"是指宣通肺气，"承气"即顺承畅通腑气。本方出自吴鞠通的《温病条辨》，曰："喘促不宁，痰涎壅盛，右寸实大，肺气不降者，宣白承气汤主之。"是"脏腑合治"的代表方剂。疫毒入里化热，与肠道糟粕互结，故大便干结；邪毒壅肺，肺气宣降失司则喘憋气逆，乏力倦怠；湿热困阻，则口渴不欲饮。方中石膏清肺泻热；大黄泻热通便；杏仁粉宣肺止咳；瓜蒌润肺化痰。四药合用，宣肺、通腑、泻热，痰热除则咳喘止，腑气通则大便畅。临床时，需把握发热咳喘、憋闷气急、口渴不欲饮水、腹胀、便秘、倦怠乏力、舌白或红、苔黄腻或厚腻、脉滑数或沉实的方证要点，还需根据证情变化，加减用药。伴咳血者，为毒伤肺络，加解毒活血汤以增强清热解毒、凉血活血之力；伴高热烦躁、神昏谵语者，加安宫牛黄丸或紫雪丹以清热解毒、醒脑开窍。

2. 葶苈大枣泻肺汤证： 葶苈大枣泻肺汤证以咳逆上气，胸满而胀，喘息不得卧，面目水肿，鼻塞流涕为主症。治宜泻肺行水，下气平喘。本方出自《金匮要略·肺痿肺痈咳嗽上气病脉证治第七》，第11条曰："肺痈，喘不得卧，葶苈大枣泻肺汤主之。"第5条曰："肺痈胸满胀，一身面目浮肿，鼻塞清涕出，不闻香臭酸辛，咳逆上气，葶苈大枣泻肺汤主之。"主治邪实气闭喘，甚至支饮或肺痈。此方由葶苈子、大枣两味药物组成，葶苈子开泻肺气，消痰逐饮，佐以大枣甘温安中，顾护脾胃，缓和药性，防止泻力太过损伤正气。本方药力峻猛，临证时，针对形气俱盛之人，需把握咳喘不得卧、痰涎壅塞、口渴、面水肿、鼻塞流涕、胸满而胀或胸中隐痛、舌淡红、苔白腻或滑、脉数而实的方证要点。

3. 厚朴大黄汤证： 厚朴大黄汤证以胸腹胀满，咳喘气急，大便秘结为主要症状，治宜理气逐饮、荡邪通腑。本方见于《金匮要略·痰饮咳嗽病脉证治第十二》，第26条曰："支饮胸满者，厚朴大黄汤主之。"主治饮邪蕴肺，壅滞肠胃之痰饮结实证。本方重在荡涤中焦而下水饮，厚朴行气除满，大黄泻下通腑，枳实破结逐饮。清代名医张璐在《千金方衍义》中曰："此即小承气汤，以大黄多，遂名厚朴大黄汤；若厚朴多，即名厚朴三物汤。此支饮胸满，必缘其人素多湿热，浊饮上逆所致，故用荡涤中焦药治之。"药理研究发现，厚朴大黄汤止咳化痰作用明显。临证时，重点把握咳喘多痰，支饮胸满、腹胀便干，舌红苔黄腻、脉滑数的方证要点。此外，对发热困倦、咽痛吐泻者，可选用甘露消毒丹；对太阳阳明合病的协热利，可选用葛根芩连汤；对发热身痛、汗出热解者，可选用黄芩滑石汤；痰盛黏腻者可合用皂荚丸、千缗汤等。

少阳病

少阳病属半表半里证，邪在膜原。邪犯少阳，枢机不利，故见胸胁苦满；正邪分争，消长变化，故寒热往来；肝胆气郁，疏泄失职，可致脾胃不和；邪郁少阳，化热成实，则腑气不通，燥屎内结。治以和解少阳，畅达气机，攻下逐邪，辟秽化浊之法。代表方有小柴胡汤、达原饮、大柴胡汤。

1. 小柴胡汤证： 小柴胡汤证以往来寒热，胸胁苦满，心烦喜呕，不欲饮食，口苦咽干为主症。治宜和解少阳，宣通内外。本方见于《伤寒论·辨太阳病脉证并治》，第96条曰："伤寒五六日，中风，往来寒热，胸胁苦满，默默不欲饮食，心烦喜呕，或胸中烦而不呕，或渴，或腹中痛，或胁下痞硬，或心下悸、小便不利，或不渴、身有微热，或咳者，小柴胡汤主之。"方中柴胡专入少阳、疏邪透表；黄芩清少阳胆腑之郁火；气逆不降，以半夏降泻浊气，气郁不升，以生姜辛升宣散，兼制柴胡、黄芩苦寒伤胃；正气虚，以人参补益中气，扶正抗邪；甘草益气和中，调和诸药。诸药合用，共同维护少阳水火气机之通道，通利上下内外之枢机。

2. 达原饮证： 达原饮证邪在膜原，以恶寒，发热，头疼，身痛，舌红苔垢腻如积粉状为主。治宜开达膜原、辟秽化浊。邪居膜原，阻滞三焦气机，致内外表里气机不通。方中槟榔辛散湿邪，化痰破结；厚朴、草果祛湿化浊，辟秽止呕；三药合用，以透达膜原，逐邪外出；温热疫毒易化火伤阴，故用知母、白芍清热滋阴；黄芩苦寒以增强清热之力，甘草清热解毒，调和诸药。全方合用，使秽浊之气有外达之机，邪气溃散，速离膜原，故名"达原饮"。临证时，需要把握憎寒壮热、发无定时，头痛身痛、呕恶烦躁，舌红苔厚腻糙如积粉、脉弦滑的方证要点。

3. 大柴胡汤证： 大柴胡汤证症见往来寒热，胸胁苦满，腹胀便秘，呕吐，纳差，舌红苔腻，脉弦兼滑、紧、沉、数等。治以和解少阳，通下里实为主。本方见于《伤寒论·辨太阳病脉证并治》，第136条曰："伤寒十余日，热结在里，复往来寒热者，与大柴胡汤。"《金匮要略·腹满寒疝宿食病脉证治第十》第12条曰："按之心下满痛者，此为实也，当下之，宜大柴胡汤。"方中柴胡疏肝透表；黄芩清少阳郁热；柴芩合用以和解少阳，清肝胆之热，专为往来寒热、胸胁苦满而设；大黄泻下通腑；枳实行气除痞；白芍缓急止痛；法半夏、生姜和胃降逆止呕；大枣益气和中；白药酸甘化阴，又能缓枳实、大黄泻下伤阴之弊。此外，如有太阳少阳合病者，可选用柴胡桂枝汤；如有一身尽痛、手足沉重、寒多热少、脉濡者，选用《景岳全书》柴平散。

太阴病

太阴病为里证、阴证。疫毒夹湿，阻滞气机，易困脾胃，导致脾胃功能失常，出现恶心、纳差、便溏、腹胀等症状，治以化浊利湿、理气健脾之法，方用泽漆汤、三仁汤、平胃散。素体中焦阳虚者，湿浊之邪易伤阳气，腹痛泄泻，手足不温。治宜温中复阳，方用甘草干姜汤、附子理中丸。脾为生痰之源，肺为储痰之器，脾虚则痰生，母病及子，痰湿壅肺日久化热，则咳吐腥臭脓痰，治宜清肺祛痰，化瘀排浊，方用千金苇茎汤。

1. 泽漆汤证： 本方证以咳喘，脉沉为主，伴有胸胁引痛，甚或兼有身肿，小便不利等症状。治宜通阳逐饮，益气健脾，降逆平喘。《金匮要略·肺痿肺痈咳嗽上气病脉证治第七》曰："脉沉者，泽漆汤主之。"水饮内停，气机逆乱，上迫于肺则咳喘胸满；水饮结于胸胁，故胸胁引痛；痰饮外溢于表，则身体浮肿沉重；水阻气化不行，故小便不利。方中泽漆逐水通阳、止咳平喘；紫参利二便以逐水；桂枝通阳，温化水饮；法半夏燥湿化痰；生姜温胃散饮；黄芩清郁久之肺热；白前温肺降逆，止咳平喘；人参、甘草片益气健脾，培土制水。诸药合用，祛邪扶正，共奏祛逐痰饮、止咳平喘之效。临证时，要把握咳喘、泡沫黏痰，或全身浮肿，纳差，大便不畅，小便短少，舌淡胖苔白滑，脉沉的方证要点和水饮内停的病机。

2. 甘草干姜汤证： 甘草干姜汤证以肢厥，咽干，烦躁，吐逆为主。治宜温中复阳。甘草干姜汤见于《伤寒论·辨太阳病脉证并治》，第29条曰："伤寒脉浮，自汗出，小便数，心烦，微恶寒，脚挛急，反与桂枝汤，欲攻其表，此误也。得之便厥，咽中干，烦躁，吐逆者，甘草干姜汤与之，以复其阳。"主治中焦阳虚之证，阳虚难以温煦四末，故见厥逆；汗后津伤，阴液不能上乘则咽干；阴阳两虚，心神失养，故烦躁；阴寒犯胃，胃气上逆则吐逆。方中以甘草为重，滋补津液，干姜温中，辛甘化阳，益气和中、温中复阳，是保胃气，存津液的运用典范。

3. 附子理中丸证： 附子理中丸证以脘腹冷痛，手足不温，呕吐，泄泻，舌淡苔白滑，脉沉细迟缓为主症。治宜温中健脾。疫疠夹湿之邪易伤脾胃，或误治、失治后致阳气亏损，中焦虚寒，运化失职，全身失养，故呈一派寒象。方中附子为大辛大热之品，温阳祛寒，合干姜以增温补中阳之力，人参益气健脾，白术健脾燥湿，甘草补中解毒，调和诸药。全方共奏补虚回阳、温中祛寒之效。临证时，要把握中焦虚寒，畏寒怕冷，小便清长，舌淡苔白，脉沉细的方证要点。

4. 千金苇茎汤证： 千金苇茎汤证以咳嗽痰多，胸中隐痛，身有微热，心烦为主症。治宜健脾利湿，清热化痰，活血排脓。本方主治疫毒壅肺，痰瘀互结之肺痈，疫毒壅肺，肺气失宣而咳嗽；损伤肺络，故胸中隐痛。《金匮要略论注》曰："此治肺痈之阳剂也。盖咳而有微热，是在阳分也；烦满，则挟湿矣；至胸中甲错，是内之形体为病，故甲错独见于胸中，乃胸上之气血两病也。"临证时，把握咳嗽、咯腥臭大量黏痰，胸痛，胸满烦躁，舌红苔黄，脉滑数的方证要点。此外，若见头痛恶寒，午后身热，身重疼痛，面色淡黄，胸闷纳差，舌淡苔腻，脉弦细而濡者，治以三仁汤；若见脘腹胀满，肢体沉重，怠惰嗜卧，纳差便溏，口淡无味，恶心呕吐，嗳气吞酸，舌淡胖苔白腻而厚，脉缓为方证要点者，治以平胃散；若素有脾虚，以倦怠嗜卧，饮食不化，二便不调，舌淡苔白腻，脉濡缓为方证要点者，治宜燥湿健脾，化湿去浊，方用升阳益胃汤。

少阴病

邪犯少阴，病情进入危重阶段，热邪闭阻心包，上扰神明，可出现内闭外脱的危重证候，急以开闭固脱，解毒救逆。代表方为参附汤、茯苓四逆汤、黑锡丹；亦可出现心肾阴阳两虚的真武汤证、附子汤证、麻黄细辛附子汤证、黄连阿胶汤证。

1. 参附汤证：参附汤证以高热，神昏，呼吸喘促为主，伴有烦躁、口唇紫暗、手足逆冷、冷汗淋漓、脉沉细欲绝等症状，方用参附汤加减以回阳救逆。参附汤始载于《圣济总录》，主治元气大亏、阳气暴脱证。方中人参大补元气，附子辛热温阳回厥，两者相伍为用，气阳同救，开闭固脱。临证时，需把握神疲欲寐，恶寒倦怠，手足逆冷，汗出不止，舌淡苔白，脉微的方证要点。热闭者可冲服安宫牛黄丸或紫雪散以清热解毒开窍，湿邪困阻心包窍者可冲服苏合香丸以芳香开窍。

2. 茯苓四逆汤证：茯苓四逆汤证以烦躁，肢厥，恶寒，脉微细为主，为阳亡液脱之烦躁证。治宜回阳益阴，方用茯苓四逆汤。本方见于《伤寒论·辨太阳病脉证并治》，第 69 条曰："发汗，若下之，病仍不解，烦躁者，茯苓四逆汤主之。"因汗下之法伤及阴阳，致阴阳两虚，阴虚神无所依，阳虚神失所养。茯苓四逆汤由四逆汤加茯苓和人参组成，干姜温运中阳，生附子回阳救逆，人参大补元气，茯苓淡渗利水、健脾益气，甘草补土制水、调和诸药。全方共奏温阳、利水、除烦之效。茯苓四逆汤加味方托温阳益气作用，作用机制是通过增强心肌收缩力，改善心肌舒张功能，提高心肌兴奋性，加速传导以增加心率来增加心排出量，以及通过调控心力衰竭大鼠神经-体液因子等作用，从而起到改善心功能，缓解心力衰竭的药理作用。此外，若见痰壅胸中，上气喘促，四肢厥逆，冷汗不止的上盛下虚证，可选用黑锡丹；若见发热，心悸，小便不利的阳虚水泛证，可选用真武汤；若见神情倦怠，发热畏寒，脉细微的太少合病者，可选用麻黄细辛附子汤或麻黄附子甘草汤。

厥阴病

厥阴病见于六经病末期，多由他经传变而来，病情复杂而危重，其关键在于半表半里阴证，虚实并见，寒热错杂，多与肝脾有关。厥阴肝经为风木之脏，内寄相火，疫毒余邪侵犯厥阴，致木火上炎，疏泄失常，一则木火燔炽，津液被耗，肝胃阴伤；二则肝木乘脾，脾虚不运，则不欲饮食，脾阳受损，则生下利不止之变证。《医宗金鉴》曰："厥阴者，阴尽阳生之脏，与少阳为表里者也。邪至其经，从阴化寒，从阳化热，故其为病阴阳错杂、寒热混淆也。"针对厥阴病机，治疗上多采用土木两调、清上温下之法，代表方有青蒿鳖甲汤、麻黄升麻汤、干姜芩连人参汤。

1. 青蒿鳖甲汤证：本青蒿鳖甲汤证以夜热早凉，热退无汗，能食形瘦，舌红苔少，脉沉细略数为主症。治宜滋阴透热。疫毒后期，余邪留伏阴分。机体卫气日行于阳，夜行于阴。阴虚余热内留，卫气夜入阴分鼓动余热，则两阳相得，阴不能制，故入夜身热。本证特点是热虽退而身无汗。方以鳖甲滋阴入络搜邪，青蒿芳香通络，配合鳖甲领阴分余热外出。牡丹皮泻伏火，生地黄清余热，知母清热润燥，合用为养阴透邪之方。本方把握发热、夜热早凉、热退无汗、五心烦热、骨蒸潮热、舌红苔少、脉细数等阴虚证候的方证要点，不仅对温病有效，对于具有"阴虚夜热"症的其他病证皆可使用。

2. 麻黄升麻汤证：麻黄升麻汤为厥阴病上热下寒、邪陷阳郁之证而设，出自《伤寒论·辨厥阴病脉证并治》，第 357 条曰："伤寒六七日，大下后，寸脉沉而迟，手足厥逆，下部脉不至，喉咽不利，吐脓血，泄利不止者，为难治，麻黄升麻汤主之。"方中麻黄、升麻、当归为本方主药，故用量较大，他药则用量极少，除知母、黄芩、葳蕤用十八铢以外，其余 8 味仅用六铢，堪称主次分明。本方药物配伍立足于肺热脾寒、虚实互见、寒热错杂的病因病机，具有发越郁阳、清上温下、调和营卫之功，且无顾此失彼之弊，正合仲景治疗大法。其方证要点是手足逆冷，泄泻不止，咽喉部干燥或不利，舌红，苔薄白，脉沉或沉迟。此外，若出现食入即吐、腹胀便溏的寒格证，可用干姜芩连人参汤；若出现头痛烦躁、手足逆冷的肝胃虚寒证，可用吴茱萸汤。

其 他

新型冠状病毒感染发展至后期，疫毒之邪虽除，但正气未复，可见困倦乏力，自汗，纳差腹胀，低热，口燥咽干，食少，舌红少苔等气阴两虚的表现。治以健脾、益气、养阴之法，顾护胃气，扶正为主，代表方有参苓白术散、沙参麦冬汤、麦门冬汤证、小建中汤、竹叶石膏汤、人参蛤蚧散。

1. 参苓白术散证：参苓白术散证以困倦乏力、纳差、腹胀、便溏为主，伴有自汗、心慌、口干等症状，舌淡胖，舌苔白，脉沉迟无力。治宜健脾益气。本方主治脾虚湿盛证，人参、茯苓、白术益气、健脾、渗湿；山药、莲子健脾止泻；白扁豆、薏苡仁以增强健脾渗湿之功；砂仁醒脾和胃；桔梗宣肺利气，载药上行，有培土生金之意；甘草健脾和中。诸药相伍，益气健脾，利水渗湿，扶正祛邪，邪气去而诸症除。临证时，需把握纳差、便溏、呕吐、面色萎黄、四肢乏力脘腹闷胀、舌淡、苔白、脉虚缓等方证要点，若兼有咳声低微，气短者，可合用补肺汤加减以补益肺气，降逆止咳；若兼有咳喘、痰黏黄或咳吐脓血，胸中烦热，舌红苔少，脉浮虚者，可合用人参蛤蚧散以善其后。

2. 麦门冬汤证：麦门冬汤证以咳嗽气喘，咽喉不利，咯痰不爽或咳吐涎沫，口干咽燥，手足心热，舌红少苔，脉细数为主症。治宜清养肺胃，降逆下气。本方见于《金匮要略·肺痿肺痈咳嗽上气病脉证并治第七》，第10条曰："大逆上气，咽喉不利，止逆下气者，麦门冬汤主之。"疫疬之邪日久耗伤津液，肺胃阴虚，虚火上炎。方中麦冬为君药，养阴生津，清虚热；人参健脾益气，生津；粳米、甘草、大枣益脾胃，滋养肺胃，培土生金；法半夏降逆化痰。诸药配伍，滋养肺胃之津，使津液复，虚火降，则咳喘自愈。临证时，需把握其咳喘气逆、咽喉不利、咳痰不爽或咳吐涎沫、口干口渴、咽干咽燥、舌红少苔、脉虚数等方证要点。

3. 小建中汤证：小建中汤证以四肢酸楚，手足烦热，咽干口燥，舌淡苔白，脉细弦为辨证要点。治宜温中补虚，缓急止痛。本方见于《金匮要略·血痹虚劳病脉证并治第六》，第13条曰："虚劳里急，悸，衄，腹中痛，梦失精，四肢酸疼，手足烦热，咽干口燥，小建中汤主之。"本方是由桂枝汤加芍药，重用饴糖组成，然理法与桂枝汤有别。本方为平补阴阳，健运中焦，生化气血，缓急止痛之剂，如王子接《绛雪园古方选注》中所曰："建中者，建中气。名之曰小者，酸甘缓中，仅能建中焦营气也。前桂枝汤是芍药佐桂枝，今建中汤是桂枝佐芍药，义偏重于酸甘，专和血脉之阴。白芍、甘草有戊己相须之妙，胶饴为稼穑之甘，桂枝为阳木，有甲乙化土之意。使以姜、枣助脾与胃行津液者，血脉中之柔阳，皆出于胃也。"培补中焦，调和脾胃，开气血生化之源，而使血气和、正气扶，是本方求本之治。

新型冠状病毒感染传染性强，变化多端。虽然疫病有"五疫之至，皆相染易，无问大小，病状相似"的特点，但在疫病发展过程中，由于各地气候特点、生活方式、个人体质不同，会出现很复杂的病机变化。2019年是己亥年，亥年是厥阴风木司天，吴鞠通曰："厥阴司天之年终之气，民病温厉。"温邪上受，首先犯肺，逆传心包。新型冠状病毒感染初起主症多为发热、咳嗽、气喘、乏力，肺主气，司呼吸，咳嗽、气喘均为肺失宣肃所致。《灵枢·经脉》曰："肺手太阴之脉，起于中焦，下络大肠，还循胃口，上膈属肺。"肺经与胃经相通，肺与大肠相表里，因此，肺部疾病多见阳明胃肠症状，出现胸闷、呃逆、便溏等症状。在新型冠状病毒感染的病情演变中，有邪伏未发无症状者、有在表而解者、有自太阳直入少阴厥阴者、有久居膜原邪留日久不去者；三阴病，有内陷厥阴者、内闭外脱者、阴竭者、阳亡者、阴阳两虚者。故诊疗时，依据病情变化和病症特点，既要抓住方证要点，又要切中病机，六经辨病，病证相应，诊治一体，方药对证。有的一方便可，中病即止；有的需要诸方合并，加减运用。有是证，用是方，不可拘泥于某一个方子因循不变，在危重症治疗中，尤其如此，那种机械地欲以一方通治某病某证、不加辨证地堆砌药物，远离了中医学最基本的治疗原则，无异于刻舟求剑。

244　从六经辨证论新型冠状病毒感染形成机制和治疗策略

　　暴发新型冠状病毒感染后，彭晓洪等采用六经辨证方法对普通型和危重症患者进行治疗，取得较好疗效，其从《伤寒论》角度对新型冠状病毒感染发病机制进行了讨论。

三阳经病与肺脏的关系

　　《伤寒论》六经病是指太阳病、阳明病、少阳病、太阴病、少阴病和厥阴病。六经病变时均可出现经病和腑病，与之相关孔窍、肢体和脏腑出现相应的临床证候。三阳经同肺脏关系尤为密切。太阳病提纲：脉浮，头项强痛而恶寒。太阳主表，太阳受邪，营卫失衡，可出现恶寒发热症状。营卫之气的生成离不开肺的宣发，而肺主皮毛，太阳受邪，邪气可皮毛而入内舍于肺。邪气从口鼻而入影响肺的宣发，影响卫气生成，亦可出现太阳病症状。手阳明经循行属大肠络肺，足阳明循行过胸部，肺与大肠相表里，阳明大肠邪热可传于肺。足少阳胆经循行过胸胁。足少阳经病可出现胸胁满闷的症状。肺属上焦，手少阳三焦受邪可影响肺的宣发肃降。胡希恕更认为少阳属半表半里即胸腹二大腔间，若邪气集中反应于此体部可归入少阳范畴。因此三阳经与肺脏关系十分密切。

太阳受邪部分传阳明

　　根据《伤寒论》太阳病篇第 34 条"脉促者，表未解也，喘而汗出者，葛根芩连汤主之"；第 36 条"太阳与阳明合病，喘而胸满者，不可下，宜麻黄汤"；第 40 条"伤寒表不解，心下有水气，干呕，发热而咳，或渴，或利，或噎，或小便不利，少腹满，或喘者，小青龙汤主之"；第 43 条"太阳病，下之微喘者，表未解故也"；第 63 条"汗出而喘，无大热者，可与麻黄杏仁甘草石膏汤"。太阳病出现气喘主要有两种证候，一种是恶寒而喘为表闭，一种是有汗而喘为邪气内传阳明化热。但两者的共同病因均有"表不解"。太阳受邪，肺脏宣发肃降功能失常诱发咳嗽气促。深圳地区部分确诊患者早期有不同程度恶寒，伴或不伴发热，全身困重酸痛，脉象偏浮。根据《伤寒论》第 3 条"太阳病，或已发热，或未发热，必恶寒，体痛，呕逆，脉阴阳俱紧者，名为伤寒"。此部分新型冠状病毒感染者有太阳受邪情况。而对于大多数脉浮患者，还伴有口渴、舌苔偏干，是邪气内传阳明的表现。

少阳受邪部分传阳明

　　根据《伤寒论》太阳病篇第 96 条"伤寒五六日，中风，往来寒热，胸胁苦满，嘿嘿不欲饮食，心烦喜呕，或胸中烦而不呕，或渴，或腹中痛，或胁下痞硬，或心下悸、小便不利，或不渴、身有微热，或咳者，小柴胡汤主之"。部分患者在病程不同时期有口苦、口干、食欲不振、舌苔厚腻的临床症状，为少阳受邪情况。这部分患者中舌苔有黄有白，考虑一种情况是少阳邪热传阳明，一种是少阳邪气阻遏上焦，影响肺的宣发肃降功能。

　　少阳邪热传阳明导致气喘，《伤寒论》大柴胡汤已有描述。而少阳经脉和三焦腑有密切联系。三焦是水气运行通道。手少阳三焦经脉受邪，邪在上焦可出现咳喘、心悸、胸闷；邪在中焦可出现纳差、呕吐；邪在下焦可出现小便不利。根据我们临床观察，确诊新型冠状病毒感染患者有口苦、口干欲饮、纳差、便干、舌苔偏干、脉象偏滑数者，为少阳受邪热化。而部分患者表现为口苦、口干、不欲饮水、纳差、大便稀烂者，为少阳三焦受邪湿化。需要我们临床区分。

太阴受邪部分热化转输阳明

刘清泉、仝小林临床观察，本次疫情以"湿毒"为主要特点。彭晓洪也同样观察到部分门诊确诊患者早期就有纳差、腹泻、舌苔厚腻等湿阻表现。而呼吸衰竭插管患者尤其是老年危重症患者，多伴有心肺衰竭的基础疾病。从中医角度看，如慢性心力衰竭、慢性阻塞性肺疾病失代偿期均有喘促、腹部胀满、纳差的水湿病证，因此部分患者为太阴脾虚感邪而发。另一方面，临床观察发现部分夹湿患者舌苔有黄有白，但都有一个共同特点，即干。"太阴之上，湿气治之，中见阳明"，太阴脾经受病或邪气中太阴，湿化热化，转输阳明，阳明经气不通，久之可化热而出现肺气闭郁。手阳明大肠经和手太阴肺经相表里，大肠燥热可上攻于肺，导致邪热壅肺作喘。有部分患者在疾病早期以发热、腹泻为主，疾病加重出现喘粗、腹胀、大便不通的情况，推测这部分患者存在太阴湿热从阳明燥化，大肠邪热上攻于肺的情况。

从确诊患者临床症状进行六经辨证，此次新型冠状病毒感染同太阳经、少阳经、太阴经脉、阳明经脉受邪有关。尤其是对于重型新型冠状病毒感染患者，多有少阳、阳明病存在。大部分患者多为合病或并病，在早中期需注意辨以上经病，随证治之。

治疗策略

临证时根据"辨六经、方证对应"的治疗原则，提出以宣肺解表、和解少阳、辛散水湿、清热润燥为治法进行治疗。

1. 宣肺解表：代表处方大青龙汤。药物麻黄 15 g，桂枝 15 g，杏仁 10 g，炙甘草 10 g，生石膏 30 g，大枣 10 g，生姜 10 g。1 剂。先煮麻黄，去上沫，加入余药，武火煮沸，文火 10~15 分钟，服用 150~200 mL，服后喝热水或热粥一碗，覆被取汗，若汗出，不必尽剂，若无汗，证仍在，续服上药，用法同前。兼症及加减：若患者高龄，脉沉细或微，当于上药中加附子 15 g，服用法同前。若除太阳证之外，并见咳吐稀泡沫痰，可考虑使用小青龙加石膏汤（麻黄 15 g，桂枝 15 g，白芍 15 g，炙甘草 10 g，干姜 10 g，细辛 10 g，五味子 15 g，生石膏 30 g）；若有汗而喘，使用麻杏石甘汤（麻黄 10 g，杏仁 10 g，生石膏 30~45 g，炙甘草 5 g）；伴有咽痛者，合用桔梗甘草汤。

邪在太阳，宜以表解。无汗而喘方选麻黄汤、葛根汤、大青龙汤、小青龙汤。有汗而喘予麻杏石甘汤。有无伴随汗出，是选方的关键。部分患者可能存在表邪未解，内传阳明的情况。但若无汗，仍应坚持解表发汗为主，少辅清热即可，防止过用寒凉而引起邪气内传。曾在治疗 2 例新型冠状病毒感染时深有体会。2 例患者肺渗出严重，气管内插管后未见汗出，气道可吸出大量水性痰，均使用宣肺解表，汗出后气道痰液顿减，肺部渗出得以控制。值得注意的是，部分患者还合并有下利情况，临床需加以区分到底是葛根汤证还是葛根芩连汤证，后者气喘、下利时伴有汗出、里急后重感。从此次患者临床症状来看，多为葛根汤证。

2. 和解少阳：代表处方北柴胡 30 g，黄芩 15 g，法半夏 15 g，党参 30 g，炙甘草 10 g，大枣 10 g，生姜 10 g。2 剂。先以武火煮沸，再文火 15 分钟即可，服用 150~200 mL，服后啜粥一碗，覆被取汗，若服后汗出，2 小时后再服第 2 次，第 2 次不必再啜粥，若服后无汗出，服如前法。兼症及加减：乏力汗出，加桂枝 15 g，白芍 15 g；口干甚者，加生石膏 30 g；若咳者，加五味子 15 g；口干不欲饮水或饮不解渴、苔腻者为津液不化，苔白合用五苓散或苔黄合用猪苓汤；腹胀、大便不通者，改用大柴胡汤

（北柴胡 30 g，黄芩 15 g，法半夏 15 g，党参 30 g，生大黄 10 g，大枣 10 g，生姜 10 g，白芍 15 g，枳实 15 g）；若女性适逢月经期或者产褥期，脉滑数或浮数，舌苔白或厚，无阳明证合用桂枝茯苓丸，有阳明腑实证合用桃核承气汤。

观察到部分新型冠状病毒感染的轻型、普通型和重型患者有少阳经病存在。根据《伤寒论》第229条"阳明病，发潮热，大便溏，小便自可，胸胁满不去者，与小柴胡汤"，第230条"阳明病，胁下硬满，不大便而呕，舌上白苔者，可与小柴胡汤"，上焦得通，津液得下，胃气因和，身濈然汗出而解。若咳喘患者兼有少阳下利，舌苔为白，邪热不重可使用小柴胡汤，伴口干不欲饮，腹泻者可合用五苓散。对于合并有腹部胀满、大便不通时，予使用下法，中病即止。重型患者邪热一去，虚象显露，应防止过度泻下导致中焦脾胃进一步受损，出现上热下寒证，增加邪气传厥阴的风险，此刻使用大柴胡汤较为稳妥。

3. 辛散水湿：代表方剂麻杏苡甘汤加减。药物麻黄 10 g，杏仁 10 g，薏苡仁 60 g，炙甘草 10 g，藿香（后下）10 g，厚朴 10 g，茯苓 10 g，半夏 10 g。水煎 30 分钟后取汁服用。兼症及加减：若水湿偏重，苔白者合用五苓散，苔黄者合用猪苓汤；腹胀、大便不通者，合用大柴胡汤。患者临床可见反复发热、酸痛乏力、纳差、大便稀烂、苔腻等症状。《金匮要略·痉湿暍病脉证治》曰："病者一身尽疼，发热，日晡所剧者，名风湿。此病伤于汗出当风，或久伤取冷所致也。可与麻黄杏仁薏苡甘草汤。"部分患者口干饮水不解渴，是水湿不化，可根据偏寒偏热合用五苓散或猪苓汤。随着疾病发展，患者腹泻症状缓解后，反而出现口干、口苦、腹胀、大便不通、苔黄腻，是合并少阳病和阳明病，可根据患者情况合用大小柴胡汤。

4. 清热润燥：代表处方人参白虎汤。药物石膏 50 g，知母 15 g，生晒参 10 g，粳米 10 g，甘草 10 g。上药加大米 1 把同煎，米熟汤成。每日 3 次，饭后服。发热不退者，每 2 小时 1 次。兼症及加减：伴恶寒、关节疼痛加桂枝 10 g；伴口苦、口干加小柴胡汤；舌苔黄腻者加苍术 15 g；痰热明显者合用千金苇茎汤、排脓散或小陷胸汤；腹胀、大便不通者选用承气汤类。

阳明病多在新型冠状病毒感染病程的中后期出现。阳明主燥，易伤津液，因此患者虽然有舌苔厚腻，但都偏干。而部分出现内闭外脱证患者，舌象可出现舌红少苔，需顾护津液，方用人参白虎汤以益气清热、生津止渴。肺炎情况较轻者，可根据有汗无汗，加减石膏剂量甚至合用栀子豉汤清热。而对于内闭外脱者，其本因是邪热郁闭于肺，仍须以清热泻肺为主，防脱为次。气虚明显者，可加用竹叶石膏汤、参麦饮益气清热养阴；伤津明显者，可联用黄连鸡子阿胶汤、猪苓汤以清热养阴，适当兼顾下法急下存阴。疾病发展，由阳入阴，阳气暴脱者，可参考李可的破格救心汤加减治疗。

验案举隅

患某，女，44 岁。因发热咳嗽 4 日入院。患者 2020 年 1 月 23 日受凉后出现恶寒发热，伴头痛、肌肉酸痛，少许咳嗽、咯痰。门诊血常规：白细胞计数 $4.06×10^9$/L，淋巴细胞绝对值 $0.79×10^9$/L，中性粒细胞绝对值 $2.98×10^9$/L，C 反应蛋白（CRP）5.61 mg/L。胸部 DR：考虑双下肺炎。接触史：2020 年 1 月 21 日其父母从湖北黄冈来深圳。急诊予静脉滴注舒普深抗感染 3 日效果不明显。1 月 27 日收入肺病科。症见患者神清，精神一般，发热，咳嗽，咯黄痰，头晕，口干口苦，咽干痒有痰，稍恶寒，无胸闷气喘，无尿频尿急尿痛，纳眠一般，二便正常。舌红苔黄，脉滑。适逢经期。查新型冠状病毒核酸咽拭子检测阳性。1 月 28 日查胸部 CT：考虑病毒性肺炎。予暂停所有抗生素。中药予柴胡桂枝汤合桂枝茯苓丸加减。

处方：北柴胡 30 g，茯苓 30 g，法半夏 15 g，党参 30 g，炙甘草 10 g，大枣 10 g，生石膏 30 g，桂枝 15 g，黄芩 15 g，白芍 15 g，桃仁 15 g，牡丹皮 15 g，生姜 10 g。共 6 剂，每 6 小时 1 次服用。2020 年 1 月 29 日体温逐渐恢复正常。2 月 1 日患者神清，精神可，无发热，轻微咳嗽咳痰，纳眠可，二便正常，舌红苔黄，脉滑。

处方：北柴胡 30 g，法半夏 15 g，党参 30 g，甘草 20 g，黄芩 10 g，大枣 20 g，生石膏 30 g。1 月 31 日、2 月 1 日连续 2 次复查阴性，予出院门诊随诊。3 月 10 日复查胸部 CT 渗出病灶较前明显吸收。

按：根据患者发病症状、核酸阳性以及胸部 CT 表现，确诊新型冠状病毒感染普通型。患者发病早期有恶寒、发热、肌肉酸痛等太阳表证，理应解表驱邪外出，然初诊予静滴抗生素等苦寒药物，导致邪气内传。入院时患者发热、口干口苦、咳嗽、咯黄痰，微恶寒，舌红苔黄，脉滑。邪气在太阳、阳明、少阳，予和解少阳、清热润燥兼解表，因适逢经期，使用柴胡桂枝汤合桂枝茯苓丸加石膏汤取效。

根据此次疫情的临床症状，发现六经合病的情况十分常见。太阳、少阳、阳明、太阴受邪均可导致肺炎喘嗽，而阳明病多在新型冠状病毒感染病程的中后期出现。治则上应防止他经邪气传阳明，又要防止阳明燥热伤津，出现内闭外脱，导致病情加重。由此，确立宣肺解表、和解少阳、辛散水湿、清热润燥的治法，用于临床取得了较好疗效。

245　从六经辨证理论析新型冠状病毒感染的治疗

　　新型冠状病毒感染作为一种急性呼吸道传染病严重危害人类身心健康，目前无论是现代医学还是传统中医，均尚无治疗新型冠状病毒感染的特效药物。国家卫生健康委员会已颁布《新型冠状病毒感染的肺炎治疗方案》对中医药的使用多次进行了强有力的规范指导，同时亦是对中医药疗效的肯定。传统中医学治疗疫病具有丰富的理论基础及辨证体系，《伤寒论》乃后世医家其他辨证体系的思想源泉。学者陈晶晶等从六经辨证的角度分析了新型冠状病毒感染发生发展及演变的过程，以期为临床诊治新型冠状病毒感染提供帮助。

新型冠状病毒感染的中医认识

　　《素问·刺法论》曰："五疫之至……无问大小，症状相似。"明代《温疫论》记载："其年气来之厉……正气稍衰者，触之即病。"清代《温病条辨》曰："温疫者……多见秽浊，家家如是。"以上揭示了传染病暴发流行的特点为传染性强且症状类似，及正气稍弱者容易发病。中医学将此类疾病称为"疫病"。仝小林等在对新型冠状病毒感染患者诊治后发现舌苔多为厚腻腐苔，湿浊较重，且武汉气候偏润，呈现内外湿结合的现象。《温热经纬》曰："温疫白苔如积粉之浓……此五疫中之湿疫。"综合患者的发病时间、地域特点及个体症状等来，多数专家支持本次"疫病"的命名为"湿疫"。

　　目前，新型冠状病毒感染属于"疫病""湿疫"等范畴已达成共识，临床有湿毒疫、湿热疫、寒湿疫等不同观点及看法。王玉光等认为新型冠状病毒感染属于"湿毒疫"，指出湿毒乃本病之病性，病机特点乃"湿、毒、瘀、闭"，治则治法主要以辟秽化浊、分消走泄、宣畅气机为主。董国菊认为本次疫情属于湿热疫，从卫气营血定病位，病位主要留恋在气分，极少数危重患者会出现逆传心包或者热入营血。而仝小林、王永炎等认为新型冠状病毒感染当属"寒湿疫"，是感受寒湿疫毒而发病，以伤阳为主，治疗当以温散为主。目前就新型冠状病毒感染的中医临床治疗，多数医家临床多以温病学及温疫理论进行临床施治，取得满意疗效。然而有不少医家以《伤寒论》六经辨证为指导治疗新型冠状病毒感染，亦取得了不错的临床疗效。国医大师薛伯寿遵从蒲辅周诊治传染病的学术经验，认为应重视五运六气对疫病的影响，指出应融会贯通"伤寒""温病""温疫"学说以守正创新，尤其不能忽视《伤寒论》六经辨证的重要性。

新型冠状病毒感染与六经辨证

　　1. 新型冠状病毒感染与太阳病：太阳主一身之表，其气敷布于体表，直接起到固护卫表、驱散外邪的作用。太阳病为新型冠状病毒感染的初期阶段，如新型冠状病毒感染初起即有发热，微恶寒，鼻塞，流涕，身痛等临床表现。《伤寒指掌》曰："天道或有暴寒……时行寒疫也，此寒疫亦伤寒也，不得以正疫治之。"太阳病乃邪气在表，此时患者正气不虚，邪气尚未循经入里。如果此时对新型冠状病毒感染患者初期进行及时的干预，驱邪外达，使邪气有出路，便不会进一步形成重症及危重症。

　　《神农本草经》曰："麻黄主中风伤寒……温疟，……去邪热气。"麻黄乃新型冠状病毒感染基本用药。薛伯寿曰："治疗新型冠状病毒感染必须善用麻黄剂。"新型冠状病毒感染初起偏表实者乃太阳伤寒证，予麻黄汤治之，表虚者为太阳中风证，当适用桂枝汤之类。如失治或误治，易形成太阳变证，若表现不汗出而烦者，乃风寒束表、内有郁热，当以大青龙汤治之，如《伤寒论》第 38 条曰："太阳中风，脉浮紧……不汗出而烦躁者，大青龙汤主之。"太阳乃寒水之脏，若津液停而为痰饮，痰清量多，咳喘不得卧，以小青龙汤治之，如《伤寒论》第 40 条曰："伤寒表不解……发热而咳……或喘者，小青龙汤主之。"若高热有汗，喘咳兼呼吸困难者，乃表邪入里化热，肺失宣降，当用麻杏石甘汤，如《伤寒论》第 63 条曰："发汗后……汗出而喘，无大热者，可与麻黄杏仁甘草石膏汤。"若能在太阳病阶段，治之得法，可截断病势。

2. 新型冠状病毒感染与阳明病：《伤寒论》第 180 条曰"阳明之为病，胃家实也"。阳明乃阳亢邪热炽盛的极期阶段，为多气多血之经，其本气为燥，治不得法，气血损伤严重，必将会转为阴病。病位在胃肠，病变以里热实且无表症为证候特点。新型冠状病毒感染之邪热在阳明经者，脏腑实未结，应以白虎汤清解里热；在阳明腑者，邪热疫毒内传于肠伴大便难，当以承气汤类方治疗，使疫邪从下而走，肺气自降，症状自减。

早在《黄帝内经》中便有肺胃相关论，白虎汤以辛寒甘润的药物组成，肺胃同治、清热生津，此方神于解热、妙于生津。中医学亦认为肺与大肠相表里，合理采用下法有助改善新冠肺炎患者湿浊阻肺、肺气不宣的病理状态，进而减少疫邪存留的时间。《伤寒论》第 208 条曰："阳明病脉迟……短气腹满而喘，有潮热者，此外欲解……大承气汤主之。"胡希恕认为，病入阳明，当下不下，待正气亏虚，身体更虚，错失急下存阴的机会。承气汤类方并非为结粪而生，其专为祛邪而设，诸如麻杏石甘汤证、白虎汤证以及葛根芩连汤证化热皆可转为承气汤类证。研究证实大承气汤可通过泻下以增强肺肃降功能，提高免疫等。临床当根据新型冠状病毒感染患者"痞、满、燥、实"轻重情况来选择相应的承气汤类方灵活运用，以使疫邪去，则正气易复。

3. 新型冠状病毒感染与少阳病：少阳主枢，可升发气机、调畅气血。《伤寒论》第 97 条曰："血弱气尽……与正气相搏，结于胁下。"提示少阳病乃正气不足，邪气入里，或素体气血偏弱，不足以抗邪外出，少阳受邪，正邪交争。少阳为枢，治疗得法，使表解里和。第 263 条："少阳之为病，口苦，咽干，目眩也。"临床主要以往来寒热，胸胁苦满，不欲饮食，脉弦等为主症。少阳枢机欠畅，表里内外皆受影响，若治疗不得其法，会延误病情。很多新型冠状病毒感染患者在疾病初期就会表现出少阳证，如发热恶寒、咳嗽、乏力、胸闷、口苦、咽干、纳少及情绪低落等，此乃少阳枢机不利，主要治则为和解少阳。《伤寒论》第 266 条曰："本太阳病不解……干呕不能食，往来寒热……与小柴胡汤。"黄煌认为小柴胡汤乃治疗新型冠状病毒感染的基础方剂，临床当根据表里、寒热、虚实等来定位以灵活运用柴胡类方，诸如柴胡桂枝干姜汤、柴胡桂枝汤及小柴胡合五苓散等，只要方证对应，可供新型冠状病毒感染轻型、普通型以及早期患者个体化治疗参考。

4. 新型冠状病毒感染与太阴病：太阴为至阴，阴气最盛。若太阴病起，疫邪此时由阳经转入阴经，预示着与邪气相比，患者机体正气偏弱。《伤寒论》第 273 条曰："太阴之为病……时腹自痛，若下之，必胸下结硬。"实则阳明、虚则太阴，太阴系肺脾两经，主津液代谢，其功能的正常发挥，依赖于肺脾二气的温煦作用。新型冠状病毒感染患者在此阶段常已无发热症状，主要表现为虚寒湿证，如腹满而吐、下利便溏、纳呆、脘痞、舌苔厚腻等。其原因主要责之于平素脾阳不足；或内有寒湿，复感外邪，致脾失健运；或三阳病误治，伤及脾阳，致脾络受损。太阴病以脾脏的虚、寒、湿为特点，与新型冠状病毒感染"寒湿疫"的基本病机相吻合。太阴病阶段很有可能是导致新型冠状病毒感染患者转向危重阶段，甚至死亡的关键转折点。

新型冠状病毒感染患者太阴病时基本处于正气亏虚的病理状态，此时不宜攻伐太过。有研究表明，胃肠功能障碍的发生率及胃肠损伤程度，与重症肺炎患者的疾病严重程度关系密切。临床上若能及早地培土生金，改善新型冠状病毒感染的脾土之运化功能，则有利于控制病情。李东垣《脾胃论》曰："《黄帝内经》说百病皆由上中下三者……乃知脾胃不足，为百病之始。"《伤寒论》第 277 条曰："自利不渴者，属太阴，以其藏有寒故也。当温之，宜服四逆辈。"太阴病为里阴证，阳气不足，阴寒较重，当以附子、干姜、白术、人参、炙甘草等温阳化饮为主，临床可选用理中汤及四逆汤之辈，强健脾胃，运化水湿，保住新型冠状病毒感染患者的胃气，以留有生机。

5. 新型冠状病毒感染与少阴病：《伤寒论》第 281 条曰"少阴之为病，脉微细，但欲寐也"。第 299 条："少阴病……息高者，死。"此时病入少阴，阴阳俱不足，抗病能力减弱，治疗不当，阴阳离亡。脉微细是言其阴阳俱不足，阳气不足为多见，但欲寐是精神不振。少阴病指伤寒六经病变的后期出现心肾功能减退，全身阴阳衰惫较危险的阶段。

《伤寒论》第 301 条曰："少阴病……反发热，脉沉者，麻黄附子细辛汤主之。"国医大师薛伯寿以及王永炎院士均支持将麻黄附子细辛汤合桂枝去芍药汤作为重症救急要药。从六经皆有表证而言，此次新冠肺炎，起病急暴者，多属正气虚衰的少阴病，有的新型冠状病毒感染病例起病就可用麻黄附子细辛汤。新型冠状病毒感染之少阴病为危重阶段，临床可见休克早期，意识水平降低，或呈嗜睡状态，或是休克血压，汗出肢冷。《伤寒论》第 317 条又曰："少阴病……脉微欲绝，身反不恶寒……通脉四逆汤主之。"若肾阳衰微，有死亡风险，应急于通脉四逆汤。研究证实附子具有强心及抗心律失常等功用。此时对于新型冠状病毒感染患者而言，基础生命支持以及抗感染治疗当放在首位，抢救生命于危急之中。少阴病若中药用之得当，对于挽救新型冠状病毒感染患者生命亦可起到积极的扭转作用。

6. 新型冠状病毒感染与厥阴病：厥阴为三阴之枢、六经之末，主肝。《伤寒论》第 326 条曰："厥阴之为病……心中疼热……下之利不止。"厥阴病多在终末阶段，出现阴阳对峙、寒热错杂、厥热胜复等特点，病情复杂。《伤寒论》第 337 条曰："阴阳气不相顺接，便为厥。"厥阴病会出现阴阳失衡，气机贯通无权，多为寒热错杂之象。新型冠状病毒感染患者在此阶段会出现休克征象，如意识障碍、急性呼吸窘迫综合征（ARDS）以及多器官功能障碍综合征（MODS）等。

新型冠状病毒感染患者因寒湿闭肺，疫毒蔓延，必伤阴耗血，日久将入厥阴病。新型冠状病毒感染发展进入厥阴阶段，为临床抢救的关键时期，不仅需救阴还需扶阳，用药上当"寒温并用而调其阴阳"。《伤寒论》第 357 条曰："伤寒六七日……手足厥逆，下部脉不至……麻黄升麻汤主之。"薛伯寿认为，麻黄升麻汤具有发越郁阳、宣肺救逆、清上温下、扶正透邪之功，适用于新冠肺炎厥阴病阶段。

新型冠状病毒感染与合病并病

六经传变可以较好地阐明新型冠状病毒感染的演变过程，而临床会出现多种变证，即合病及并病证候。两经合病会见两经的证候，如少阳阳明合病，治疗以大柴胡汤治疗；若太阳少阳合病，方用柴胡桂枝汤等。《伤寒括要·合病并病论》曰："太阳阳明并病……尚有表证，当麻黄桂枝各半汤汗之。"部分新型冠状病毒感染的病情传变迅速，涉及多个阳经及阴经，临床运用合病、并病的思想可提高疗效。国家卫生健康委员会颁布的"清肺排毒汤"由多个经方组合而成，主要方剂皆来自于仲景《伤寒论》，在格局上兼顾了太阳、阳明、少阳及太阴等多经的问题，这是对经方组合疗效的肯定，亦是六经辨证合病、并病思想的体现。

新型冠状病毒感染与兼证

新型冠状病毒感染病位在肺，以发热、乏力、干咳为主症，重症者多在一周后出现呼吸困难及低氧血症，严重者可在短时间内出现 ARDS、脓毒症休克、凝血功能障碍、难以纠正的代谢性酸中毒及多器官衰竭等多种危重症。诸多研究认为，ARDS、脓毒症休克及凝血功能障碍等的基本病理改变与中医学的血瘀证概念相一致，因此，临床需在六经辨证的基础上辨证运用活血化瘀、解毒活血及温阳活血等方药，以提高临床疗效。

《伤寒论》乃"万世医门之规矩准绳"，六经辨证乃仲景留给世人的宝贵财富，可以动态地反映新型冠状病毒感染患者的病情变化过程。新冠肺炎之疫邪初起在太阳，可能会迅速传入阳明化燥；亦可入少阳致枢机不利，寒热往来；或者入太阴化湿；严重者甚至直接伤及少阴，分别形成少阴热化证和寒化证；或者传入厥阴，形成寒热互结、虚实夹杂之危候，此应为医者治疗新型冠状病毒感染六经辨证的基本格局。而这一系列病理变化往往发生在很短的时间内，所以医者既需要精准地辨别病位，也需要灵活地遣方用药，以使更多的新型冠状病毒感染患者获益。

246 从六经辨证、新方证对应辨治新型冠状病毒感染

在治疗新型冠状病毒感染的过程中中医药发挥了重要作用，并形成了一定的治疗体系。刘健临床使用经方治疗新型冠状病毒感染多获良效，其用方及所对应的证候均有依据，临床较易普及。学者任伟明等将其运用六经辨证、新方证对应之法辨治新型冠状病毒感染的合理性和优势做了阐述，强调治疗过程中需重视其病邪的传变及合病的处理原则。

运用六经辨证治疗新型冠状病毒感染

1. 六经辨证治疗新冠感染的合理性： 仲景虽将《伤寒论》冠以伤寒之名，然六经的本质是对病位、病机及疾病传变规律的总结，对于所感邪气本身的性质并未过于强调，如《伤寒论方解》曰“小柴胡汤不但能治疗伤寒少阳病，并且能治疗疟疾……劳瘵骨蒸，诸热出血，可见其为用很广”，陈亦人在《伤寒论求是》中指出少阳病病机为“枢机不利”、病位为“半表半里”，故少阳病之病因可不局限于“伤寒”，而“寒、湿、毒、疫、燥”等病理因素及阴虚内伤等若致少阳“半表半里”之“枢机不利”，皆需解少阳之病。又如巫燡在《伤寒论广训》中将原文第 6 条太阳温病解释为“伏气化热之太阳证也”，提示外感温病也可致太阳病。故《伤寒论》治病并不局限于“伤寒”。不少医家认为六经辨证相较于三焦辨证及卫气营血辨证其病位病机描述基本等同，如肖德馨认为“三焦及卫气营血所述病位没有超越六经范畴”，李致重也认为三焦辨证及卫气营血辨证所述病位病机与六经辨证大体相通。据此次新型冠状病毒感染的相关中医文献报道来看，大多数医家着重分析新型冠状病毒感染病因，如“湿毒疫”“寒湿疫”“湿毒夹燥”等，并运用三焦及卫气营血辨证之法施治，各医家对此病的认知及遣方用药均有较大差异，虽有疗效，但临床难以推广。而用六经辨证治疗新型冠状病毒肺炎则可避免以上的分歧，其遣方用药同源，临床易于掌握。

2. 新型冠状病毒感染在六经中易传变： 据《伤寒论》原文第 97 条“血弱气尽，腠理开，邪气因入，与正气相搏，结于胁下……小柴胡汤主之”，表明疾病传变的内在条件是气血虚弱。根据临床观察，新型冠状病毒感染对于有基础疾病者、气血虚弱的老年感染者，临床症状变化较快，致死率较高。故临床诊疗中对此类患者应重视其传变，及时调整方药，常能截其病势。又如原文第 26 条所述“服桂枝汤，大汗后，大烦渴不解，脉洪大者，白虎加人参汤主之”，表述了津液的损伤，是正气损伤而出现疾病传变的重要原因，《新型冠状病毒感染诊疗方案（第八版）》中提到新型冠状病毒感染患者主要临床症状为发热、乏力及腹泻等，在治疗过程中，患者高热常会予布洛芬等发汗退热对症治疗，汗出过多会导致津液丢失，加之腹泻也易丢失津液，故新型冠状病毒感染患者在病程中易出现传变。另新型冠状病毒感染属于“疫毒”范畴，其病邪强于普通“风寒”“风热”之邪，故在临床中受邪之初常在太阳，但因其邪气强盛，在太阳病位予汗法后常难将其完全清除，从而易传入少阳、阳明之位，而根据目前临床观察其毒甚至可直入三阴，导致重症率较高。

3. 六经合病的处理原则： 纵观《伤寒杂病论》全文，除由慢性病导致“不治”“难治”外，其大部分死症都由外感病误治传变至阳明及三阴所致，新型冠状病毒感染在临床中易传变而出现合病，故应在仲景理论指导下妥善处理合病。仲景提出病程中若出现三阳合病或三阴合病时可用合解法，如原文“患

者腹满，发热十日，脉浮而数……厚朴七物汤主之"，表明太阳及阳明同见时可合解之，仲景运用柴胡桂枝汤亦是此意。根据《新型冠状病毒感染诊疗方案（第八版）》中推荐的清肺排毒汤，其由麻杏石甘汤、五苓散、小柴胡汤及射干麻黄汤等组成，其中五苓散是为太阳蓄水证所设，麻杏石甘汤其主证为汗出而喘的太阳阳明合病，小柴胡汤解少阳病，从其验方可推测出新型冠状病毒感染患者常现太阳少阳阳明三阳合病，治疗上亦予合解三阳。

据原文"少阴病，下利，白通汤主之"可知本为少阴病而合"下利"之太阴病时亦予合解。另三阳病合三阴病时，仲景常先救阴后治阳，如原文"下利，腹胀满，身疼痛者，先温其里，乃攻其表"。故对于新型冠状病毒感染疾病的诊疗中出现合病，三阴合病或三阳合病时可按照仲景的原则进行处理。因新型冠状病毒感染传变迅速，若在诊疗中发现三阳病而不解，极易传入三阴，故三阴三阳合病时亦应合解之，如此可从源头截其病势，从而缩短病程。

运用"新方证对应"辨治新型冠状病毒感染

新型冠状病毒感染易传变的特点及六经合病的处理，其在临床论治中亦可通过方证对应来体现。《伤寒论》对其病位、病机的描述是以临床症候群的方式呈现，并大多直接给出治疗方药。如"呕而发热，小柴胡汤主之"，临床中见呕且发热为主要临床表现时，则可用小柴胡汤治之，也说明仲景所述临床主证是对其病位病机的高度概括。黄仕沛亦认为"某证是对疾病的某个阶段的病位、病因、病性的概括"，胡希恕将此称为"方证对应"。方证对应法在临床诊疗中的运用为先查其临床主要证候，后得出相应方药。

1. "新方证对应"含义：中医学经过长期发展，除了经方外，后世医家的验方及临床经验的总结亦不可忽视，故可不拘泥于经方本身的方证总结，应予以扩展，此称为"新方证对应"。如胡希恕先生常用温病经典方桑菊饮治疗"不恶寒，反恶热"却"汗出、身疼痛"之"太阳病"。仲景在《伤寒论》序中写到当时病者多患"伤寒"，且对于"温病"虽有提及却并未有具体方药，后世医家根据《伤寒论》的辨治原则，对"温病"方药多有补充，使其临床运用更广泛，但仍未超出仲景立书原意。新型冠状病毒感染从病因上属"疫毒"范畴，运用"新方证对应"予以施治临床中应谨守仲景治法、治则，但可不拘泥于仲景所列方药。

2. "新方证对应"治疗新型冠状病毒感染要点

（1）结合新型冠状病毒感染发病特点进行主症提炼：以"新方证对应"治疗新型冠状病毒感染，首先应善于抓主症，如新型冠状病毒感染患者在病程中出现"胸闷""往来寒热"，应知与原文小柴胡汤所治的"往来寒热""胸胁苦满"相对应。临床治疗中只需提炼新型冠状病毒感染患者的主要临床症状，与仲景所述主证对应即可知该用何方。其次，疾病辨治中还应注重主症的衍生以方便临证时主症的提取。如新型冠状病毒感染病程中常出现"乏力"一症，仲景在原文所述主症中虽未有直接提及，但从原文第97条："血弱气尽，腠理开，邪气因入，与正气相搏，结于胁下，正邪分争，往来寒热……小柴胡汤主之。"可知，外邪由太阳传入少阳的条件为血弱气尽，血弱气尽者其临床表现常为"乏力"，新型冠状病毒感染由外感疫邪所致，若病程中出现"乏力"则可考虑选小柴胡汤。又如原文第82条"太阳病……振振欲擗地者，真武汤主之"，文中提到"振振欲擗地"亦可理解为全身"乏力"欲倒之象。故新型冠状病毒感染诊治中出现"乏力"还可考虑选用真武汤。至于是用小柴胡汤还是真武汤则需根据二方的方证鉴别予以选择。新型冠状病毒感染辨治中还应注重药物主症的使用，如《伤寒论》原文第21条"太阳病，下之后，脉促胸满者，桂枝去芍药汤主之"，第22条"若微寒者，桂枝去芍药加附子汤主之"。而第22条只在第21条基础上兼有"恶寒"之症，其用药上则在桂枝去芍药汤基础上加用附子一药。又如原文第154条所论"心下痞，按之濡，其脉关上浮者，大黄黄连泻心汤主之"，第155条"心下痞，而复恶寒汗出者，附子泻心汤主之"，第155条只在第154条基础上增加了"恶寒"这一主症，亦加用附子。故可知仲景运用附子其主症在于阳虚之"恶寒"，三阳病若现阳虚"恶寒"亦需合用。如治疗新型冠状病毒感染时，患者现白虎人参汤之"渴欲饮水"症兼伴有长期"恶寒"之象，则应考虑予白虎人参汤加附子。

（2）重视方证之间的鉴别：临床中除了善于总结方证外，还应注意方证间的鉴别，且应贯穿新型冠状病毒感染治疗的全过程。如新型冠状病毒感染常见"口渴欲饮"，在《伤寒论》中阳明经热之"白虎人参汤"、太阳蓄水之"五苓散"二方方证皆有"渴欲饮水"，如不仔细鉴别临床效果常相去甚远。深入分析仲景原文即可知"小便不利，微热消渴者，五苓散主之"，讲述了水饮内停所致"消渴"，患者多兼有小便不利之象。阳明病初期热盛于肠胃，若津液不虚会因小肠分清泌浊功能亢进可出现小便增多，如第250条"微烦，小便数，大便因硬者，与小承气汤和之愈"，原文第192条"阳明病，初欲食，小便反不利，大便自调"所述。故在此时二者的鉴别关键点在于"小便是否通利"。而当阳明病津液大损之后，其与五苓散的鉴别要点又有了变化，原文第59条"大下之后，复发汗，小便不利者，亡津液故也"指出阳明病亡津液后出现口渴，亦可兼有小便不利的症状，另尤在泾《伤寒贯珠集》亦指出"小便不利，渴而不呕者，热盛于内也"。尤氏这里强调了阳明热邪伤津而渴者，亦可见小便不利。此时医者则需明确津枯与水停的差别，临床中需注意观察患者皮肤是否"干枯"，"五苓散"因水饮停滞于内，皮肤常湿润，阳明津枯时皮肤常干瘪。差之毫厘，谬以千里，方证的积累和方证间的鉴别是经方治疗新型冠状病毒感染的核心。

3. 新型冠状病毒感染常用方证总结：从六经的角度来看，新型冠状病毒感染较易传变，目前已明确的传播途径为呼吸道传播及粪-口传播，并且在演变成肺炎及腹泻严重时从患者肺深部痰液及粪便可发现大量新型冠状感染病毒，可知其在机体影响的主要脏器为肺、肠道。根据六经辨证的病位划分，肺为少阳之位而肠道为阳明及太阴之位，而可知新型冠状病毒肺炎常累及少阳、阳明及太阴。从临床症状来看，大部分新型冠状病毒感染患者有发热、口渴、腹泻、乏力、自汗等。少阳病发热时常用方剂有大柴胡汤、小柴胡汤及柴胡桂枝干姜汤，大柴胡汤其主症表现为少阳病主症合阳明腑实"大便干结"之症，结合新型冠状病毒感染常有腹泻的临床表现，可知其临床运用不多。柴胡桂枝干姜汤由原文第147条"已发汗而复下之""小便不利"及"往来寒热"可知其病机存在津液大损并合少阳之病，因津液虚故其汗为"但头汗出"，新型冠状病毒感染常见自汗，故可知柴胡桂枝干姜汤在治疗新型冠状病毒感染中并不常用。患者发热，其病位涉及肺脏，新型冠状病毒感染重症常伴有胸闷气短，由此知小柴胡汤应是其常用方药。另新型冠状病毒感染患者常见口渴、自汗，其症状符合仲景对治疗阳明病所用的方剂"白虎汤"及"白虎人参汤"主症的描述，根据原文可知白虎人参汤相较于白虎汤其主症为"大渴，欲饮水数升"，临床可根据情况予以鉴别。另原文述"渴而下利"仍为阳明病，结合"下利，欲饮水者"应予以白头翁汤，故此在新型冠状病毒感染治疗中若口渴与腹泻两个主症同时出现，可考虑予白头翁汤。而若"下利不渴"则应考虑太阴病，此常由新型冠状病毒感染重症患者病邪传变于太阴所致，可予四逆辈、附子理中汤之类；若合有"脉微细、欲寐"的少阴病则予四逆汤，若合有"脉难出"及"手足逆冷"的厥阴病则予通脉四逆汤。从上文分析，新型冠状病毒感染治疗过程中常见的方证应为小柴胡汤、白虎汤、白虎人参汤、白头翁汤、附子理中汤，临床中应重视此类方剂主症的提炼。

4. "新方证对应"辨治新型冠状病毒感染的优势：新方证对应其本质是抓临床主症而给予所对应方药，其优势在于可不必过分追求病因病机及所涉及脏腑、气血津液所发生的变化。根据《新型冠状病毒感染诊疗方案（第八版）》其主要临床表现为发热、咳嗽、乏力、纳差、口干、腹泻、自汗。其中发热常见于三阳病，"纳差"与少阳病"默默不欲饮食"相应，"口渴"与"腹泻"并见符合"下利而渴"阳明病的论述，"腹泻"亦可提示太阴受邪。从临床主证看新型冠状病毒感染致病常涉及多个脏腑系统及多经合病，其在发病过程中极易传变，病症变化较快，其所涉及病机、自身气血的变化及所关联脏腑均易发生变化，若从此处着手论治势必事半功倍。新方证对应之法辨治新型冠状病毒感染时，医者只需善于捕捉主症，临床运用即可灵活自如，临床应用易达成共识。

验案举隅

1. 三阳俱现，且入血室：吴某，女，44 岁。2020 年 1 月 23 日因"发热咳嗽 6 日"入院，患者 1 月 17 日出现恶寒发热、伴头痛，肌肉酸痛，热峰 39.5 ℃，就诊于某医院急诊，予口对症治疗后症状未见缓解，后收入院呼吸科住院治疗。入院相关辅助检查：血常规：白细胞计数 4.06×10⁹/L，淋巴细胞绝对值 0.79×10⁹/L；C 反应蛋白（CRP）：5.61 mg/L。1 月 24 日查胸部 CT：双肺多发渗出病变，考虑病毒性肺炎。1 月 25 日呼吸道感染病原体 IgM 九项检测：副流感病毒抗体阳性。1 月 26 日患者呼吸道标本新型冠状病毒核酸检测阳性。

初诊（1 月 23 日）：患者暂无发热，微恶寒，咳嗽咳黄痰，头晕，口干欲饮，口苦、咽干痒有痰，暂无其他不适，舌红，苔黄，脉滑。考虑患者为邪陷少阳阳明，痰热内盛之象，以和解少阳阳明，佐以清热化痰。方用小柴胡汤加石膏合苇茎汤加减。

处方：柴胡 30 g，黄芩 15 g，党参 15 g，法半夏 15 g，大枣 10 g，炙甘草 10 g，生石膏 30 g，麦冬 30 g，薏苡仁 30 g，冬瓜子 30 g，芦根 10 g，桃仁 10 g，姜厚朴 15 g，紫苏子 10 g，茯苓 20 g。3 剂，每日 1 剂，水煎饭后温服。

由《伤寒论》第 263 条所述"少阳之为病，口苦，咽干目眩也"，本病临床见"口苦、咽干、头眩晕"，表明了邪留少阳，而予小柴胡汤。该患者此处症见口渴欲饮、脉滑而无大便秘结之象，符合阳明经证"烦渴、脉大"的症候群特点，故以小柴胡汤中的党参、炙甘草合用石膏取白虎加人参汤之意以少阳阳明合解。

二诊（1 月 24 日）：患者起夜不慎受凉，现症见咳嗽减，痰淡黄，口干口苦咽干稍减，发热恶寒，头身痛，无汗出，乏力，纳稍差，无其他不适。舌红，苔淡黄，脉浮紧。考虑太阳复感而兼有少阳阳明合病；另予大青龙汤颗粒剂 1 剂冲服而解太阳，嘱其频服，得汗停服，避免过伤津液，而初诊所用汤剂继续服用。患者现用小柴胡汤加石膏合苇茎汤 1 剂后症状稍减，而后太阳复感，考虑三阳合病，故予继续合解少阳阳明兼驱太阳之邪。该患者现见头身疼痛、发热恶寒、无汗而渴，与《伤寒论》原文第 38 条"太阳中风，脉浮紧、发热恶寒，身疼痛，不汗出而烦躁者，大青龙汤主之"中所描述相符，予合用大青龙汤。

三诊（1 月 25 日）：已无恶寒、身痛，仍有反复高热，最高体温 39.2 ℃，口干口苦，咽干，仍有乏力，无胸闷气喘，纳稍差，无其他不适。太阳证罢，仍为少阳阳明合病，继续与小柴胡汤加石膏。

处方：柴胡 30 g，法半夏 15 g，黄芩 15 g，大枣 10 g，党参 10 g，生石膏 60 g，炙甘草 10 g。每日 1 剂，1 日温服 4 次。

四诊（1 月 28 日）：患者发热较前明显好转，稍口干苦，偶有低热，患者昨夜月经来临，无它证。观其证，属少阳阳明合病，合热入血室，与小柴胡汤加石膏合桂枝茯苓丸。

处方：柴胡 30 g，法半夏 15 g，黄芩 15 g，大枣 10 g，党参 10 g，生石膏 30 g，茯苓 30 g，桂枝 15 g，白芍 15 g，桃仁 15 g，牡丹皮 15 g，炙甘草 10 g。

1 月 29 日热退，后予两次取新型冠状病毒核酸检测均为阴性，于 2 月 2 日出院。

《伤寒论》第 144 条"妇人中风七八日，续得寒热，发作有时，经水适断者，此为热入血室……小柴胡汤主之"，而知"值月经、发热"之证候对应小柴胡汤。而后世医家对其方药有所补充，胡希恕先生认为经期热入血室，若大便正常应予加用桂枝茯苓丸。

2. 湿毒瘟病，却陷太阴：范某，男，66 岁。2020 年 1 月 24 日患者发热伴咳嗽，就诊于某医院查血常规淋巴细胞低下，胸部 CT：双肺磨玻璃影，病毒性肺炎可能，予收入住院治疗。1 月 27 日，患者呼吸道标本新型冠状病毒核酸检测阳性。入院后西医予以抗病毒、抗感染、营养及内环境管理对症治疗，中医专家组辨证为湿毒瘟病，以清热化湿解毒为治则，予以薏苡仁、杏仁、郁金、槟榔、竹茹等清热利湿之品，患者经治后已无发热，咳嗽减少，但出现胸闷气短、少气懒言、腹泻等症，2 月 6 日转入重症病房予无创呼吸机辅助通气，氧合指数偏低。2 月 17 日邀专家组刘健主任会诊，症见少气懒言，活动则有气喘，偶有胸闷，无发热，纳差，睡眠一般，小便可，大便溏稀一日数次（因在重症病房查看患者需带三层手套，故脉不可得，又因患者使用呼吸机而舌苔质亦不可而知），无创呼吸机辅助呼吸，氧合指数 248。刘健考虑为太阴病，予附子理中汤加减。

处方：附子 10 g，干姜 10 g，白术 10 g，党参 30 g，炙甘草 10 g。3 剂，每日 1 剂，频服。

服药 1.5 日后患者胸闷气促缓解，已无须使用呼吸机，氧合指数恢复至 300 以上，腹泻已，转入普通病房后继续予附子理中汤合清热化湿之品，于 3 月 6 日康复出院。

《伤寒论》原文第 273 条 "太阴之为病，腹满而吐，食不下，自利益甚，时腹自痛" 所述可得出该患者 "纳差、腹泻" 为太阴病症候群。正如原文第 277 条所述 "自利不渴者，属太阴，以其藏有寒故也。当温之，宜服四逆辈"，故予附子理中汤。此患者从湿毒温病着手临床起初有效，而后病现太阴病之证候仍用清热化湿解毒之品而不解太阴，遂病缠绵而不见起色。后刘健主任查其病证，拟方两剂未尽太阴即得缓解而病出现转机。后医查其舌脉，仍有湿热之毒为患，遂以治太阴病兼清湿热而病获痊愈。由此可知，六经病在辨治此次疫病时，其地位不可忽视，若不明查临床难获全功，若辨治此次 "疫病" 在考虑外感 "疫毒" 特点时兼结合六经辨证、新方证对应之法，定能相得益彰。

247　从六经辨证析新型冠状病毒感染证候特点

　　新型冠状病毒（COVID-19）感染患者以发热、干咳、乏力为主要表现，少数患者伴有鼻塞、流涕、咽痛、结膜炎、肌痛和腹泻等症状，与仲景所言"伤寒病"的症状特点有契合之处。仲景在《伤寒论》中运用六经辨证体系对各经的证候特点作了详细阐述，对后世治疗伤寒病有重要意义。学者周鑫等认为，若能从《伤寒论》中寻得新型冠状病毒感染的踪影，那将为疫情的防控提供一条新的中医思路，并为此做了广泛的论述。

《伤寒论》是疫论专著

　　有史料记载，建安年间瘟疫此起彼伏，其中造成高死亡率的主要有4次：建安前期（196—205年）、建安十三年（208年）、建安二十二年（217年）、建安二十四年（219年）。又曰："建安二十二年（217年），病气流行，家家有僵尸之痛，室室有号泣之哀；或阖门而殪，或覆族而丧。""士宦之家亦不能幸免，建安七子中，便有五人殁于此难。"可见其疫情持续时间之长、死亡人数之多，是历史上非常少见的具极高危害性的疫灾。仲景言其族人自"建安纪年以来，犹未十稔，其死亡者三分有二，伤寒十居其七"。陶弘景曾在书中指出，"外感之疾，日数传变，死生往往在三五日间""外感天行，经方之治。昔南阳张机，依此诸方，撰为《伤寒论》一部"。《小品方》也曰："伤寒，雅士之辞，云天行温疫，是田舍间号耳。"可见，仲景所载之书是记载建安年间时行疫病的著作。

新型冠状病毒感染与伤寒病的发病气候特点

　　《后汉书·五行志》记载"献帝初平四年（193年）六月，寒风如冬时"，气候明显变冷，导致"阴阳失位，寒暑错时，是故生疫"。在寒冷的气候背景下，患者多以感受风寒为诱因致病，以发热恶寒、头身强痛为主要症状，仲景便称之为"伤寒"，这提示建安年间的疫病与"寒暑错时"、天气寒冷有关。

　　2019年12月开始流行新型冠状病毒感染，虽然12月隶属冬季，寒气当令，但是单纯六淫邪气中的"寒邪"致病不会引起大规模流行，早在《素问·六元正纪大论》就指出，"厥阴之政奈何？岐伯曰：已亥之纪也……初之气，寒始肃，杀气方至，民病寒于右之下……终之气，畏火司令，阳乃大化，蛰虫出见，流水不冰，地气大发，草乃生，人乃舒，其病温厉"。即已亥年岁末，阳气盛，火司令，气温当寒而不寒，此时就容易发生瘟疫。有相关数据表明，武汉2019年冬季气温确实比往年要高出几度，受"非时之气"的影响，谓"阴阳失位"。虽为暖冬，但新型冠状病毒感染在我国出现时总体气候仍是寒冷的，故新型冠状病毒感染患者首发症状以寒邪袭表导致的恶寒、发热、体痛、乏力等为主，这与仲景所言的伤寒病类似。

新型冠状病毒感染与六经辨证

　　感邪后机体的临床表现、病情发展、转归等，还受邪气强弱、体质差异、治疗方法等因素的影响。仲景通过六经辨证体系，将病情变化复杂的伤寒病按照六经本证、兼证、变证等进行归纳，为后人提供了宝贵的辨证经验。新型冠状病毒感染可在现有的临床分型基础上，据仲景六经辨证体系来进行证候分析。

1. 轻型： 新型冠状病毒感染轻型表现为发热或不发热、乏力、周身酸痛、咳嗽、咯痰、胸紧憋气、纳呆、恶心等症状，无明显肺炎表现，见于初感新型冠状病毒或抗邪能力强的患者。《伤寒论》第1条就指出，"太阳之为病，脉浮、头项强痛而恶寒"。认为寒邪侵袭人体，太阳经脉首先受邪。又曰"太阳病，或已发热，或未发热，必恶寒、体痛、呕逆、脉阴阳俱紧者，名为伤寒"。寒为阴邪，寒邪袭表，最易伤人阳气，卫阳被伤，温煦失司，故恶寒先出现且较重；寒邪外袭，卫阳被郁，营阴郁滞，卫阳被遏制则见发热，但由于表阳被郁程度不同，发热程度亦有差异，故曰"或已发热，或未发热"；"体痛"即浑身酸痛，因寒性凝滞，寒主收引，寒主痛，寒伤肌表，外闭卫阳，内郁营阴，使营卫气血凝滞，经脉拘挛；寒邪闭于外，肺气不利，宣肃失司，津液不布，则可见胸紧憋气、咳嗽、咯痰；"呕逆"就是恶心想吐，为寒邪束表，正气抗邪于表，不能顾护于里，里气升降失常，胃气上逆致呕逆、食欲不振。《温热经纬·仲景疫病》曰："疫邪达表，当从汗解。"治疗可选用麻黄汤、桂枝汤、九味羌活汤等散寒祛湿，调和营卫，而麻、桂、姜、辛等在解表的同时亦可振奋阳气。新型冠状病毒感染轻型患者多为初感病邪，病位轻浅，且正气充足，卫阳奋起抗邪，正强邪弱，进而正胜邪退，可迅速驱邪外出。

2. 普通型： 普通型患者因表寒渐进，伤寒表实证更为明显，故发热、恶寒、乏力症状较轻型更重。此外，部分此型患者或可出现脘痞、呕恶、便溏，抑或可见胸闷气促、腹胀、便秘等症状。这是因为太阳病在发展过程中会受人体体质的影响而出现不同的症状特点。对于平素肺气虚，肺脏素有积痰者，感染新型冠状病毒感染后太阳病久不愈，肺气闭郁加重，宣发肃降功能受损，津液输布障碍而出现咳大量白痰、口渴、喘促等症状。仲景曰："伤寒表不解，心下有水气，干呕发热而咳，或渴，或利，或噎，或小便不利、少腹满，或喘者，小青龙汤主之。"此为外寒内饮证，故以小青龙汤外散风寒，内化水饮，表里同治。部分患者平素脾胃虚弱，具有寒湿特性的体质，新型冠状病毒袭表后，机体大部分阳气到达太阳肌表抗邪，脾阳更弱，中阳不运，寒湿内阻，清阳不升、浊阴不降则不欲饮食、呕恶，寒湿下注见腹泻，所谓"腹满而吐，食不下，自利益甚，时腹自痛"也，应温中补虚止利，仲景曰"当温之，宜服四逆辈"，强调视病情轻重选方用药，轻则用理中丸、理中汤，稍重加附子，当发展为少阴下利时，当用四逆汤一类的方剂了。平素中阳偏盛的患者，表证虽经发汗后渐轻，但发热仍不能缓解，还伴有心烦、腹满、不大便等症状，如仲景曰："太阳病三日，发汗不解，蒸蒸发热者，属胃也。"这是因为胃家燥热素盛，邪已化热，内传阳明，里实初成，故曰"属胃也"，治用调胃承气汤泄热除实。

总的来说，新型冠状病毒感染轻型、普通型患者症状多以太阳伤寒证为主，按六经辨证体系可以归属于太阳证，但辨证时还应注意根据个体化差异兼顾易感之经的证候。

3. 重型： 新型冠状病毒侵袭太阳肌表，若邪气来势凶猛或机体抗病能力不足，太阳病不解，病邪就会由表向半表半里之少阳传变，出现发热面红、轻微恶寒、喘憋气促、疲乏倦怠、口干苦黏、恶心不食、大便不畅、小便短赤等症状。书中第146条："伤寒六七日，发热，微恶寒，肢节烦疼，微呕，心下支结，外证未去者，柴胡桂枝汤主之。"此时虽邪气已达少阳，但仍有表证，只是随着病情深入表证渐轻，故以小柴胡汤、桂枝汤药量减半，合为柴胡桂枝汤，既可调和营卫，又能和解少阳。或出现典型的少阳病表现，如"本太阳病不解，转入少阳者，胁下鞕满，干呕不能食，往来寒热，尚未吐下，脉沉紧者，与小柴胡汤""呕而发热者，小柴胡汤主之"。邪气侵扰胆腑，邪正相争于半表半里之间，致少阳经脉枢机不利，气失调畅进一步加重，少阳胆热犯胃，胃气上逆致欲呕，少阳经脉受邪后经气不利，胆郁生热，循经上炎见口干苦黏，此时可用小柴胡汤加减和解少阳。

随着病情再发展，患者就会出现大热烦渴、喘憋气促、大便干结、谵语神昏、视物错瞀等以阳热亢盛、胃肠燥热为主要表现的阳明病证。如书中曰："伤寒若吐、若下后，七八日不解，热结在里，表里俱热……白虎加人参汤主之。"邪气入阳明之里而化热，胃热弥漫，伤津见大渴，耗气则喘憋气促，热扰心神即心烦，治以白虎加人参汤辛寒清热，益气生津。又如"伤寒六七日，目中不了了，睛不和……大便难，身微热者，此为实也。急下之，宜大承气汤"，此为阳明燥热内实进一步加重，机体阴精耗损而出现不大便、谵语神昏、视物错瞀等重症，治宜急下存阴，方选大承气汤加减。

4. 危重型：新型冠状病毒感染出现少阴、厥阴证时，提示邪气入里，正气虚弱，抗邪能力极弱，症见呼吸困难、动则气喘或需呼吸机辅助通气，伴神昏烦躁，汗出肢冷等危重证候。如仲景曰："少阴之为病，脉微细，但欲寐也。""病发热，头痛，脉反沉，若不差，身体疼痛，当救其里，宜四逆汤。"邪入少阴，全身性正气虚弱，心肾阴阳气血俱虚，以肾阳虚衰为主，此时即使有发热，头痛，身痛等表证，仍应先治其里，当选四逆汤加减温里祛寒，回阳救逆；再如"少阴病，六七日，腹胀不大便者，急下之，宜大承气汤"，新型冠状病毒感染患者在危重型病例中，多有不大便的情况，参照此条可知为少阴阴虚精竭，亡阴失水，不能濡养肠道，燥热内阻，治以大承气汤加减泻下存阴，但此时患者已处于亡阴失水的状态，故后世在此基础上加以增液之法则更为稳妥。另因肺与大肠相表里，肺气闭郁、肺内痰饮比较重时则大肠不运，也可见大便不通，治宜麻黄附子甘草汤、麻黄细辛附子汤，肺闭开则大便通。

随着少阴病进一步传变，在心肾真阳虚衰的基础上，可出现厥阴肝与心包相火的衰竭，即"伤寒脉微而厥，至七八日肤冷，其人躁，无暂安时者，此为藏厥"。五脏六腑阳气大虚，四末、肌肤失温，不仅手足厥冷，而且全身肌肤都已经发凉，故曰脏厥，烦躁不安是真阳衰微，正不胜邪之象，此时阴寒盛至极，真阳衰至极，最后会发展为厥阴死证，可见于新型冠状病毒感染患者病情发展的终末期。

《伤寒论》是仲景在总结建安年间伤寒疫病治疗经验基础上所撰写的，通过对新型冠状病毒感染形成发展规律分析，发现它与伤寒病六经传变规律极为相似，说明了《伤寒论》六经辨证符合现代医学的科学内涵。新型冠状病毒感染的轻型、普通型患者多为初感病邪或正气强盛，邪正斗争激烈，多以太阳伤寒病证表现为主，或可兼他经证候；重型患者为寒邪入里化热化燥，与少阳、阳明病证候相似；危重型提示正气衰弱，机体气血阴阳皆虚，抗邪能力极低，其证候与伤寒病邪入少阴、厥阴二经证多有相合。但是病情的变化还可受气候，饮食习惯，体质等因素的影响，故在辨证时切记还要从整体出发，综合分析。

248 从六经辨证析新型冠状病毒感染

新型冠状病毒感染是一种由新型冠状病毒感染引起的以发热、乏力、干咳为主要表现的急性呼吸道传染病，针对新型冠状病毒并无特效药，但是中西医结合治疗抗击疫情等措施，有效控制疫情在国内的传播。东汉时期张仲景著《伤寒论》，创立六经辨证体系，在新型冠状病毒肆虐期间，从《新型冠状病毒诊疗方案（试行第六版）》起，在中医药治疗方面首推清肺排毒汤，并贯穿治疗的始终，该方由《伤寒杂病论》中的多方组合而成，可见经方中体现的六经辨证方法在当今社会出现疫情时仍有重要的临床价值。学者周蓉蓉等从六经辨证的角度分析了新型冠状病毒感染。

伤寒与疫病

熊继柏认为新型冠状病毒感染，属中医学"疫病"的范畴，病性为温热浊毒，提出伤寒在广义和狭义上都不是指传染病，就此观点提出了不同见解，在此论述广义伤寒的概念。"伤寒"概念的形成于特定的历史时期，又随着历史的不断进展而发生变化，不能以现代的角度去分析特定时期的名词概念。《素问·热论》曰："今夫热病者，皆伤寒之类也。"可以明确广义伤寒是一切外感热病的总称。《千金方》引《小品方》曰："伤寒，雅士之词；云天行、瘟疫，是田舍间号耳。"古人将"寒"作为"邪"的代称，是一种提喻法，是古代时空观的心理积淀的反映，古人认为寒与冬天、北方、死亡是联系在一起的，是与生命相反的东西，外感疾病都以"伤寒"代之，是这种心理积淀在语言文字上的反映。《肘后备急方》曰："贵胜雅言，总名伤寒，世俗因号为时行。"又曰："伤寒、时行、瘟疫，三名同一种耳，而本源小异。"可见伤寒、天行、时行、瘟疫本质相同，伤寒包括传染病。

新型冠状病毒感染的病性

新型冠状病毒感染属中医学"疫病"的范畴，湿邪是其重要致病因素，不同专家对其寒热属性的认识有所不同，主要是寒疫和瘟疫的争论，如王永炎、仝小林院士等认为新型冠状病毒感染属"寒湿疫"，倡导要善用麻黄，而熊继柏则认为新型冠状病毒感染的病性为温热浊毒。中医学治病有三因制宜的特点，因时因地因人而异，同一种病邪新型冠状病毒其感染后的病症会因地域、时间、人的不同而表现有所差异。但是湿邪贯穿新型冠状病毒感染的始终。

在疾病的不同阶段，所表现的不同证候也有所差异，一项756例对新型冠状病毒感染患者中医四诊信息收集和中医辨证的横断面研究显示，寒湿郁肺证在疾病早期常见，湿热蕴肺证在早期、中期均较常见，肺脾气虚证和气阴两虚证在中期、后期占比较高。张伯礼院士认为，"通过对不同病情分级患者中医证候信息的分析，认为疫病是以湿毒为主要表现的湿毒疫。轻证表现为湿邪初起主要证型为寒湿郁肺和湿热蕴肺为主，普通型为湿毒阻肺，重证为疫毒闭肺，邪从热化明显"。在明确以湿邪为主的基础上，再细分为寒湿与湿热并给出具体治疗方案，不着重强调寒热偏性，根据具体病情辨证论治，大江南北不共用一方，更加符合临床实际。

病位及六经辨证

新型冠状病毒感染的病位主要在肺脾，从六经辨证角度分析，新型冠状病毒感染初期属于太阳病或直中太阴，可进一步发展进入少阳或阳明，终末阶段发展至少阴。从清肺排毒汤的角度来分析新型冠状病毒感染的六经辨证，其组方：麻黄9 g，炙甘草6 g，杏仁9 g，生石膏15～30 g，桂枝9 g，泽泻9 g，猪苓9 g，白术9 g，茯苓15 g，柴胡16 g，黄芩6 g，姜半夏9 g，生姜9 g，紫菀9 g，款冬花9 g，射干9 g，细辛6 g，山药12 g，枳实6 g，陈皮6 g，藿香9 g。主要由麻杏石甘汤、五苓散、小柴胡汤、射干麻黄汤、橘枳姜汤加芳香化湿药物组成，治以宣肺化湿，适用于轻型、普通型、重型患者，在危重型患者救治中，可结合患者实际情况合理使用。此方贯穿整个疾病治疗的全过程，但每个阶段侧重有所不同，临床需辨证选用。

新型冠状病毒感染初期以太阳和太阴为主，方中麻黄剂用以邪入太阳，治以宣肺解表，以肺热为主时，麻杏石甘汤主之，以寒痰闭肺为主时，选用射干麻黄汤。初期出现少阴表证时选用麻附细辛汤。邪入太阴以胃肠道症状为主，治以温中散寒，健脾燥湿，太阴兼表证治以桂枝汤。清肺排毒汤方中山药补脾养胃，陈皮和藿香醒脾化湿，枳壳理气宽中，调节中焦升降，生姜温中散寒，共奏温里化湿之功。方中橘枳姜汤辛温降气，行肺胃之气以除气滞，并能和胃化饮，使邪气除而气机通利。当证以胃寒为主而邪气较轻时，方用理中剂为主。中期病邪多在少阳或阳明，方中小柴胡汤用于邪入少阳，治疗口苦、咽干、目眩之少阳证。阳明气分热盛时，方用白虎汤，阳明腑实者，以承气汤为主，少阳、阳明合病时用大柴胡汤加减。危重期出现内闭外脱则属于少阴证，方选四逆汤回阳救逆，当以闭证为主，出现高热惊厥则用安宫牛黄丸，在此阶段西医的生命支持手段必不可少。恢复期正气虚损，余邪未清，当邪在太阳，湿热阻滞，膀胱气化不利出现下肢水肿时，方用牡蛎泽泻散，病在太阴胃阳不足时以理中丸为主，寒热往来邪在少阳以小柴胡汤为主，余热未清，气津两伤时多用竹叶石膏汤。

治湿之法

新型冠状病毒主要致病因素是湿邪，脾喜燥恶湿，易为湿困，胃肠道症状不可忽视。研究显示血管紧张素转换酶Ⅱ受体是新型冠状病毒的宿主细胞受体，除人类呼吸道上皮细胞外，食道、回肠和结肠的吸收性肠上皮细胞中，血管紧张素转换酶Ⅱ受体同样呈现高表达，提示除肺部感染外，胃肠道也是重要感染部位。新冠肺炎发生于乙亥年末，从运气角度分析，乙亥年厥阴风木司天，少阳相火在泉，土运不及，是六十甲子中木强土弱最显著的年份；在经络循行上"肺手太阴之脉，起于中焦，下络大肠，还循胃口，上膈属肺"，肺脉连于胃肠，邪气犯肺时，胃肠易受影响；从病性角度看，新型冠状病毒感染以湿邪为主，湿为阴邪易困阻脾胃气机；另一方面感染新型冠状病毒后，患者易出现情绪紧张、恐慌等心理问题，易造成肝气横逆克犯脾胃，加重胃肠道症状。

除湿有四法：①风药发汗法；②健脾祛湿法；③利小便之法；④畅利三焦法。寒湿重的新冠肺炎患者多是肺气郁闭，鬼门不开，肺通调水道功能失常，治当开鬼门、洁净府。三仁汤的作用主要为畅利三焦，虽可去湿，但是寒邪束表仍需使用发汗解表药物。麻黄汤为风寒束表的主方，患者湿邪偏重，当以健脾祛湿，苍术是健脾祛湿要药，麻黄加术汤将二者结合，肺脾同治，是治疗寒湿郁肺的重要方剂。麻黄加术汤出自《金匮要略·痉湿暍病脉证治》曰："湿家身烦疼，可与麻黄加术汤发其汗为宜，慎不可以火攻之。"原文用于治疗湿家身痛，在新型冠状病毒感染患者治疗中加强散寒除湿的效果。新型冠状病毒感染患者在接受中医治疗前用过抗生素或苦寒中药的会出现湿阻、寒凝、冰伏现象。在治疗过程中一方面要发汗解表，开鬼门、洁净府，另一方面要时时顾护脾胃，将健脾祛湿化痰法贯穿于治疗全过程，以调畅肺脾气机，尽快恢复脾胃功能。清肺排毒汤中的麻黄汤合五苓散，通过发汗利小便之法，开鬼门、洁净腑，配合橘枳姜汤降气化饮，共奏解表祛湿、通调水道之功，当患者出现咳逆气急、鼻煽、脉滑数等外有风邪、内有肺热壅盛的证候时加用石膏内清肺热，方药根据不同症状加减变化灵活，体现中药复方在疫病治疗中的优势。

辛温配辛凉是治疗外感的重要法则。对于不同派别同一疾病如感冒等用方用药不同，有的看似用药方向相反，但其背后体现的治疗法则一致，如温病学派治疗外有风寒内有郁热的感冒，常用银翘之类，但会配伍防风、荆芥等辛温解表药解除寒邪束表，而擅用经方者则会选择麻杏石甘汤，二者都体现辛温配辛寒之法，外解表寒内清郁热，治疗重在"法"，具体的方药只是侧重点不同。六经辨证利于研究新型冠状病毒感染的发展过程以及传变方式，有是证用是方，以知为度，有效地指导临床治疗。

在新型冠状病毒感染的治疗中，清肺排毒汤紧紧围绕寒湿疫毒，辛温配辛凉，扶正与祛邪并施，宣肺平喘，解毒化湿，在新型冠状病毒感染患者治疗中取得显著疗效，全方虽然无太多补益药物，但是邪气驱除后，肺脏之宣降功能恢复，脾湿得解，脾胃生化功能可在日常调护中慢慢恢复，对于虚损较重的老年患者需要重视病后调护，尤其是恢复期的治疗。中医药在疫病治疗中历史经验丰富，并且贯穿治疗的全过程，在辨证治疗的基础上筛选针对性的中药复方，在疫情治疗中降低死亡率、复发率，提高治愈率及预后方面发挥中医药的优势。

249 从六经病机析新型冠状病毒感染

新型冠状病毒感染以发热、干咳、乏力为主要表现，可伴有食欲不振、恶心、呕吐、腹胀、腹泻或便秘等消化系统症状。基于新冠肺炎的临床表现及高度人传人的特点，应将之归为"寒湿疫"的范畴。学者何友成等结合抗击新型冠状病毒感染过程中的具体临床实践，从《伤寒论》六经病机角度辨析了新型冠状病毒感染的传变规律及其辨治思路。

新型冠状病毒感染的病邪属性

明确新型冠状病毒感染的病邪属性是临床辨治的重要前提。新型冠状病毒感染具有高度人传人的特点，故应将之归于中医学"疫病"的范畴。新型冠状病毒感染患者多伴见消化道症状，舌象以白厚腻苔为主，甚或可见舌质暗，此为太阴寒湿内盛之象。"三因"辨证下，本病的病邪属性应为寒湿疫。

新型冠状病毒感染的六经病机传变规律及治则

《伤寒论》是阐述外感热病辨治规律的专著，尤以外感寒邪致病为主。其成书于东汉，时值战乱，疫病流行，张仲景于序文中有曰："余宗族素多，向余二百。建安纪年以来，犹未十稔，死亡三分有二，死于伤寒者十居其七。"《伤寒论》所阐述的六经传变规律及其辨治理论适用于"寒疫"。新型冠状病毒感染的病邪属性为"寒湿"，其发病与病机演变过程符合六经传变的规律。本病新起，多以太阳和/或少阳和/或太阴合病，似"脏腑病机"范畴的寒湿困脾郁肺、三焦膜腠枢机不利之证，另因寒湿郁遏少阳，有易化热之势，故亦有湿热蕴郁肺脾，少阳枢机不利的证候。湿为阴邪，重浊黏腻，郁闭肺卫，故太阳病仍未解，而少阳为半表半里，若素体阳盛，病邪由浅入深、由寒转热，传入阳明，则出现阳明腑实之象；少阳又为阴阳枢机，若素体阳虚，正气无力祛邪，邪陷少阴，出现少阴阳虚之征。此为进展期（中期）因体质寒热、正气强弱而可能出现的两种传变局面，即太阳阳明并病与太阳少阴并病。极期，邪盛正衰，"肺病逆传，则为心包"，邪气传入少阴厥阴，此为心肾阳衰、邪闭心包。若经治疗得当，正盛邪退，为瘥后病，以肺脾气虚或气阴两虚为主。

新型冠状病毒感染在起病及演变过程中，符合六经病传变趋势，即由表及里、由浅入深、由轻到重、多经合病的特点，且其病机演变中，阶段性特征显著，故临床辨治过程中需要把握以下 3 项重要原则。

1. 首重祛邪：疫气为外感之邪，致病迅速而强烈，常伤正气，易致死亡。因此，在起病发展的过程中，邪气始终是主要矛盾，祛邪始终是主要任务，正如吴又可所言"逐邪为第一要义"，邪去正气方有喘息之机。

2. 重视截断扭转：该法为姜春华首先提出，是《黄帝内经》"治未病"思想的具体作用。在了解本病六经传变过程后，更应使用截断法，如在初期太阳少阳太阴合病，寒湿初郁，尚未成饮，就宜早用"温药和之"。

3. 勿忘扶正：本病虽首重祛邪，但用药时勿忘扶正。因本病病邪为"寒湿疫毒"，佐用茯苓、薏苡仁、白术等药，既可祛邪，又能扶正，顾护"后天之本"，维持"生生之机"，还可防止祛邪太过伤及正气。

六经辨证，分期分型

1. 初期：

太阳少阳太阴合病：临床表现为干咳，痰少；发热，不欲饮食，恶心，口干苦，咽喉不利；乏力倦怠突出，纳差，甚至呕吐、大便溏等；舌质多暗或边尖稍红，舌苔多厚腻，脉濡数。胸部影像学表现为多发小斑片影及肺间质改变，以肺外带明显。

病机分析：太阴阳虚，同类相招，寒湿疫毒侵袭，郁于少阳，少阳为表里阴阳枢机，故可内传太阴，外迫太阳。发热，不欲饮食，恶心，口干苦，咽喉不利，为少阳病证候，寒湿内郁少阳，克犯太阴，或有化热之势，转为少阳湿热，内蕴于肺；干咳，痰少，为太阳病证候，寒湿或湿热蕴郁于肺，肺气不利；乏力倦怠突出，纳差，甚至呕吐、大便溏等，为太阴病证候，寒湿或湿热内蕴，脾失健运，胃失和降。

治法：祛湿运脾，和解少阳，宣肺散邪。

方药：五苓散、达原饮、小柴胡汤或蒿芩清胆汤、小青龙汤、射干麻黄汤或麻杏石甘汤等合方化裁。寒湿尚未化热，则用小柴胡汤合小青龙汤、射干麻黄汤；若已转为湿热，则选蒿芩清胆汤合麻杏石甘汤。常用药物茯苓、猪苓、白术、泽泻、槟榔、厚朴、草果、柴胡、黄芩、麻黄、射干、细辛、款冬花、紫菀、半夏、青蒿、杏仁、石膏等。

2. 中期：

（1）太阳阳明并病：临床表现为高热不退，咳嗽少痰，或有黄痰，或痰中带血，胸闷胸痛，喘憋气促，腹胀便秘；舌质暗红或紫，苔黄腻或黄燥，脉滑数。胸部影像学表现：双肺多发磨玻璃影、浸润影。

病机分析：素体阳盛，寒湿疫毒随体化热，热毒郁闭，肺失宣降；肺与大肠互为表里，太阳病不解，邪入阳明，腑气不通，故为太阳阳明并病。

治法：宣肺解毒，通腑泄浊。

方药：麻杏石甘汤、宣白承气汤、升降散等合方化裁。常用药物麻黄、杏仁、石膏、大黄、瓜蒌、僵蚕、蝉蜕、姜黄。

（2）太阳少阴并病：临床表现为低热，胸憋气促，心下撑急坚满，食欲不振，或伴恶心呕吐，肢冷便溏；舌淡形嫩，形胖大或齿痕，苔白或边水滑。胸部影像学表现：双肺多发磨玻璃影、浸润影。

病机分析：素体阳虚，无力祛邪，邪陷少阴；又湿为阴邪，重浊黏腻，缠绵太阳，故可发为太阳少阴并病，且此时少阴病见症突出。

治法：通阳散寒，蠲饮开闭。

方药：麻黄附子细辛汤合桂枝汤去芍药，加干姜、葶苈子、桑白皮。常用药物麻黄、附子、细辛、桂枝、干姜、甘草、葶苈子、桑白皮。

3. 极期：

少阴厥阴并病：临床表现为发热，胸憋喘促，时有谵语或昏聩不语，舌謇肢厥，口唇发绀，面色暗黑，极度乏力，烦躁，伴体温骤降，大汗淋漓，面色苍白，四肢厥冷，唇指发绀；舌暗红，苔浊腻或黄腻，脉细数。胸部影像学表现可出现肺实变。

病机分析："肺病逆传，则为心包"，邪入厥阴，内陷心包，闭阻神机，致全身气机升降出入失常，表里之气不相顺接，邪闭于内，阳脱于外，出现少阴病见症，内闭外脱之象，故为少阴厥阴并病。

治法：开闭固脱，回阳救逆。

处理及方药：首选现代医学呼吸支持、循环支持等，辅以中医辨治。论治，处方选药：四逆汤、参附汤、生脉散、"凉开"三宝（安宫牛黄丸、至宝丹、紫雪丹）、苏合香丸。常用药物人参、附子、麦冬、五味子、干姜。热闭选用"凉开"三宝冲服，寒闭用苏合香丸冲服。

4. 恢复期：

瘥后病：临床表现为热退或低热，口干，自汗，疲乏减轻，纳差、恶心，胸闷，大便黏滞不爽或干而量少；舌暗苔腻或舌干少津，脉细数或细而无力。

病机分析：邪少正虚，余邪未解，气阴两伤，以肺脾气虚或气阴两虚为主，属《伤寒论》瘥后病。

治法：益气养阴，健脾益肺。

方药：竹叶石膏汤、五叶芦根汤、生脉散、参苓白术散。常用药物竹叶、石膏、麦冬、姜半夏、人参、茯苓、白术、山药、莲子、桔梗、藿香叶、佩兰叶、荷叶、芦根。

有争议的临床表现及影像学表现的病机认识

1. 对乏力的认识： 大部分患者在起病时乏力显著且多伴消化道症状，此不应辨为脾虚。此次新型冠状病毒感染属于中医学"疫病"的范畴，除了恢复期，其主要发病及传变过程均以邪实为主要矛盾，而多数病人经治疗后，乏力症状可改善，提示乏力为邪实为患、表里之气不和所致，正如《顾氏医镜》曰："大实有羸状。"因此，在病机分析上，应辨为寒湿疫毒困遏脾胃（太阴），胃纳脾运、升清降浊失常，或壅滞中焦而见腹胀，或冲逆向上而见呕恶，或清浊不分而见大便溏泄，或因寒湿留滞筋骨肌肉而见乏力身重等。临床处方用药不可乱投补益，当重视李中梓"大实有羸状，误补益疾"之言。

2. 对干咳及胸部影像学表现的认识： 本病的胸部影像学表现为多发小斑片影及肺间质改变，以肺外带明显，进而发展为双肺多发磨玻璃影、浸润影，甚至可出现肺实变。患者肺系症状主要表现为干咳，结合影像学表现及近期对死亡病例的病理解剖，发现本病的渗出在肺间质，也说明新型冠状病毒感染的"湿饮"假说应是成立的，解释了患者干咳少痰的病理机制。关于肺间质及其他结缔组织的中医学认识，陈潮祖提出了"膜腠三焦"概念，并提倡以小青龙汤治疗饮郁"上焦膜腠"。

验案举隅

黄某，男，66 岁。以咳嗽 2 日为主诉于 2020 年 2 月 9 日入院。有与确诊的新型冠状病毒感染患者接触史，否认接触及食用野生动物个人史。自诉入院前 2 日受凉后出现咳嗽少痰，伴乏力、厌食，无寒战、发热，无全身酸痛，无呼吸困难，无胸痛、胸闷，无头晕头痛，无恶心、呕吐，无腹痛、腹泻，起病后患者自行口服甘安合剂，症状无好转，遂当日就诊，血常规：白细胞计数 5.59×10^9/L，淋巴细胞计数 2.09×10^9/L。CRP 9.81 mg/L。胸部 CT：右肺中下叶感染性病变，考虑病毒性肺炎；双肺纤维灶；双肺小结节。由救护车转院至某人民医院，拟"疑似新型冠状病毒感染"收住入院。既往史：2 型糖尿病病史 10 年，现服二甲双胍片 0.85 g，3 次/d，血糖控制尚可；吸烟史 40 年，5 支/d；饮酒史 40 年，50 g/d。余既往史、个人史无特殊。体格检查：T 37 ℃，P 88 次/min，R 23 次/min，BP 145/80 mmHg，SpO_2 96%。神志清楚，精神差，舌暗红，苔白厚稍腻，口唇无发绀，全身未触及肿大淋巴结，结膜无充血，咽部充血，扁桃体无肿大。双肺呼吸音粗，未闻及干湿啰音，心脏、腹部、神经系统体格检查未见明显异常体征。入院后完善相关检验检查：2020 年 2 月 9 日，新型冠状病毒核酸检测：阳性（＋）。2020 年 2 月 10 日，血常规：白细胞计数 5.1×10^9/L，中性粒细胞百分比 47.5%，淋巴细胞百分比 39.6%，平均血红蛋白浓度 297 g/L↓，血小板比积 0.117%↓，血小板体积分布宽度：18.3 fL↑。糖化血红蛋白 7.9%↑。红细胞沉降率：21 mm/h↑。CRP：13.5 mg/L↑。血气分析：氧分压 108 mmHg↑，乳酸 2.46 mmol/L↑，余正常。根据患者症状、体征、既往史、个人史及辅助检查，确诊为新型冠状病毒感染，遂予洛匹那韦-利托那韦（克力芝）、重组人干扰素 α-2b 喷雾剂抗病毒应用 10 日，以及对症支持治疗。2020 年 2 月 12 日，复查胸部 CT：①右肺感染（病毒性），建议随诊复查；②右侧胸膜肥厚；③肝脏脂肪变性。（2020 年 2 月 13 日，血常规：白细胞计数 5.8×10^9/L，淋巴细胞百分比 32.8%，中性粒细胞百分比 55.3%。CRP：21.7 mg/L↑；降钙素原：0.09 ng/mL。红细胞沉降率：41 mm/h↑。2020 年 2 月 17 日，复查胸部 CT：①右肺感染（病毒性），较前略好转；②右侧胸膜肥厚；③肝脏脂肪变性。2020 年 2 月 18 日，血常规：白细胞计数 5.3×10^9/L，淋巴细胞百分比 27.9%，中性粒细胞百分比 58.7%。

2020 年 2 月 21 日，患者转入中医病房，因抗病毒西药治疗疗程已足，予中医为主方案治疗。症见咳嗽，咳痰，痰色黄质稠，乏力困重，胸闷，口干苦，食欲不振，纳欠，寐尚安，大便黏腻挂壁，日 1～2 行，小便黄；舌暗红，苔中根黄厚腻，脉滑。西医诊断为新型冠状病毒感染（确诊），中医诊断为疫病（太阳少阳太阴合病）。治以祛湿化浊，和解少阳，宣肺散邪。方用麻杏石甘汤合达原饮化裁。

处方：麻黄 6 g，杏仁 9 g，石膏 18 g，黄芩 12 g，槟榔 10 g，厚朴 10 g，草果 10 g，苍术 12 g，茯苓 30 g，青蒿 10 g，赤芍 12 g，丹参 20 g，甘草 3 g。4 剂，水煎服，每日 1 剂，早晚分服。

二诊（2020 年 2 月 25 日）：咳嗽频次稍减少，仍有咳黄稠痰液，乏力身重，胸闷减轻，口干微苦，纳食转佳，寐安，大便黏腻，日 1～2 行，小便黄；舌暗红，苔中根黄腻，较前稍转薄。（2020 年 2 月 24 日）复查胸部 CT：①右肺感染（病毒性），较前好转；②右侧胸膜增厚；③肝脏脂肪变性。守上方去丹参、茯苓，加知母 12 g，连翘 15 g，茵陈 20 g，陈皮 12 g，北柴胡 12 g。4 剂，水煎服，每日 1 剂，早晚分服。

三诊（2020 年 2 月 29 日）：咳嗽频次减少，痰色白质稠，乏力身重，胸闷续减，口干，无口苦，纳可寐安，大便质软，稍黏腻，日 1 行，小便偏黄；舌暗红，苔中根黄腻。（2020 年 2 月 27 日）新型冠状病毒核酸检测：阳性。守初诊（2020 年 2 月 21 日）方，4 剂，水煎服，每日 1 剂，早晚分服。

四诊（2020 年 3 月 4 日）：咳嗽频次较前增多，痰色白质稠，量明显增多，但乏力、胸闷较上诊有所减轻，仍口干，纳可寐安，大便质软，日 1 行，小便稍黄；舌暗红，苔中根白腻。（2020 年 3 月 2 日）复查胸部 CT：①右肺感染（病毒性感染），较前好转；②右侧胸膜少许增厚；③肝脏脂肪变性。守上方去丹参、石膏，加葶苈子 15 g，法半夏 9 g，胆南星 12 g，浙贝母 12 g，天竺黄 15 g，枳实 15 g，薏苡仁 30 g，黄芪 14 g。4 剂，水煎服，每日 1 剂，早晚分服。

五诊（2020 年 3 月 8 日）：咳嗽若失，未再咳痰，无胸闷，稍乏力，口干，纳可寐安，大便成形，日 1 行，小便调；舌暗红，苔中根部白微腻。（2020 年 3 月 5 日）新型冠状病毒核酸检测：阴性。患者体温正常，呼吸道症状明显好转，胸部影像学显示肺炎已明显吸收，连续 2 次核酸检测阴性，符合出院标准，经专家组审核后同意出院。嘱患者服用参苓白术散颗粒善后。

按：本案患者经现代医学抗病毒等治疗后，呼吸道咳嗽、咳痰等症状持续存在，且伴有胸闷、乏力、二便不调等不适，此为太阴阳虚，同类相招。寒湿疫毒侵袭，郁于少阳，少阳为表里阴阳枢机，故可内传太阴，外迫太阳。食欲不振，口干苦，为少阳病症候，寒湿内郁，久则化热，湿热内郁少阳，入院与转科舌象可互为佐证。咳嗽、咳痰、胸闷，为太阳病证候，湿热蕴郁于肺，肺气不利；乏力突出，纳差，大便黏腻等，为太阴病证候，湿热内蕴，脾失健运，胃失和降。故应辨证为太阳、少阳、太阴合病，治宜祛湿化浊，和解少阳，宣肺散邪，方拟达原饮合麻杏石甘汤化裁。二诊时，见湿浊之邪有消退之势，故着手清化湿热，守方加清热、祛湿之品，续进 4 剂。三诊时，痰色转白，余症续减，此为湿热浊邪开始消退之征象，恐前方太过寒凉，遂守初诊方药，再投 4 剂。四诊时，咳嗽频次增多，痰量突增，并非病情加重，实为正气渐复，排邪外出之佳象，故守方去石膏之凉遏，加清热化痰药，且佐益气健脾之黄芪、薏苡仁，既可健脾益气以扶正，又可促进排痰以祛邪。五诊，诸症几无，各项指标符合出院标准，嘱患者服用参苓白术散颗粒培土生金，以为善后之法。

新型冠状病毒感染属于中医学"疫病"的范畴，病邪属性应定性为"寒湿疫"。结合新型冠状病毒感染患者的临床病情资料，本病的病机演变符合六经传变规律，因此，临床辨治可参考运用《伤寒论》

的辨治思路。同时，根据本病的阶段性特点，可对其进行临床分期分型：初起以太阳少阳太阴合病为主，或为寒湿，或为湿热；中期因体质寒热、虚实发生传变，出现太阳阳明并病和太阳少阴并病；极期少阴厥阴并病，为内闭外脱之危局；恢复期为瘥后病，以肺脾气虚或气阴两虚为主，或伴余邪留恋。治疗上总原则以祛邪为主，后期注意扶正，需重视截断扭转法在初期与中期的运用，以遏制传变，减少危重症的发生和降低死亡率。

250 从六经传变论新型冠状病毒感染

新型冠状病毒感染主要经呼吸道飞沫和密切接触传播，特殊情况下也存在经气溶胶传播的可能。其早期以发热、干咳、乏力为主要临床表现。少数患者可伴有鼻塞、流涕、咽痛、肌痛和腹泻等症状。临床分为轻型、普通型、重型、危重型 4 型。学者吴二利等从"六经传变"理论探讨新型冠状病毒感染。

病因病机

新型冠状病毒感染属中医学"疫病"的范畴，疫与疠相通，故又可称"疠气"。《说文解字》中载"疠恶疾也"。隋代巢元方《诸病源候论》中曰："病无长少，率皆相似，如有鬼厉之气，故云疫疠病。"《瘟疫论》中指出"疫者感天地之疠气"，又曰："瘟疫之为病，非风非寒，非暑非温，乃天地间别有一种异气所感。"仝小林院士认为本病病机为寒湿，寒湿之邪夹天地间之疫气，故将本病归属于"寒湿疫"范畴；又有学者提出"寒湿疫毒"病机，认为疫病要先辨其毒性；上海地区学者根据疾病表现将其归为"湿瘟"范畴，以湿邪为主，广东、山东、南京等地区学者均认为本病与湿邪关系密切。湖北武汉地区又称"江城"，临江河而建，气候潮湿，且冬季湿冷，结合天时与地形，故可将本病病机概括为寒湿疫毒犯肺，病理因素为湿、热、瘀、虚。

新型冠状病毒感染的六经辨证

新型冠状病毒感染以发热、干咳为主要表现，部分患者伴有乏力、周身酸痛、咳嗽、纳呆、恶心、呕吐等症状，可不发热。《伤寒论》第 3 条："太阳病，或已发热，或未发热，必恶寒，体痛，呕逆，脉阴阳俱紧者，名曰伤寒。"这里的恶寒指怕冷，体痛指周身酸痛，呕逆指恶心、呕吐，故可将新型冠状病毒感染归于伤寒病，张仲景辨病分两个层次，先辨伤寒，再辨六经，伤寒属太阳病，故可将新冠肺炎归属六经中的太阳病。尚有部分患者主要表现为发热、乏力、胃肠道症状，《伤寒论》第 191 条："阳明之为病，胃家实是也。"第 34 条："太阳阳明合病，必自下利，葛根汤主之。"此处自下利指腹泻，太阳经与阳明经表同时受邪出现腹泻，武汉大学人民医院报道部分新冠肺炎患者的首发症状仅为腹泻，故本病与阳明经病密不可分。无论病在太阳还是阳明，病只在阳经，所谓"阳道实而阴道虚"，三阳经反映的表证、实证、热证出现在疾病的早中期，此时正气抗邪有力。轻型或普通型新型冠状病毒感染患者临床表现为发热、咳嗽、乏力及胃肠道症状，根据《新型冠状病毒感染的肺炎诊疗方案（试行第六版）》，用药以麻黄、石膏、柴胡、黄芩、虎杖等为主，太阳病的代表用药以麻黄、桂枝为主，大黄、虎杖、石膏临床常用于治疗胃肠道疾病，为阳明经常用药。

新型冠状病毒感染部分患者起初发病并无发热、咳嗽、乏力等症状，而是以腹部胀满、呕吐、腹泻腹痛、纳呆、口干不欲饮等症状为主。《伤寒论》第 286 条曰："太阴之为病，腹满而吐，食不下，自利益甚，时腹自痛。若下之，必胸下结硬。"太阴病实则是脾虚里寒证，脾病及肺，肺脾同属太阴经，脾虚气机升降不利致腹满而吐，《素问·玉机真藏论》曰："脾为孤藏，中央土以灌四傍。"此时以太阴温补法为主。临床有极少部分患者起初并无症状，发病后出现神昏、烦躁、胸腹灼热，手足逆冷。《伤寒论》第 340 条："厥阴之为病，消渴气上撞心，心中疼热，饥而不欲食，食则吐蛔，下之不止。"第 351 条："凡厥者，阴阳气不相顺接，便为厥。厥者，手足逆冷是也。"厥阴经病离不开肝与心包，阴阳气相逆，出现手足逆冷，此时应以回阳救逆为主要治疗大法，以四逆汤为主方进行加减。若患者首发症状以三阴经为主，病情较凶险，治疗较棘手，预后较差。

新型冠状病毒感染的六经传变

六经受邪后，正邪相争，若正气抗邪有力，疾病向愈，若正气虚、邪气盛，或失治误治，疾病就会通过六经传变。因此辨治新型冠状病毒感染要"观其脉证，知犯何逆，随证治之"。可用"六经传变"理论来辨析新型冠状病毒感染的病情发展。六经传变包括循经传、表里传、直中、合病、并病等形式，新型冠状病毒感染最常见的是循经传、合病与直中。

多数新型冠状病毒感染患者最初发病表现为太阳病，太阳病可传阳明、少阳，若耽误病情或者失治误治，则出现胃肠道疾病，或便秘或腹泻，此时疾病已传入阳明经。且太阳与阳明合病较常见，《新型冠状病毒感染的肺炎诊疗方案（试行第六版）》指出：普通型患者临床表现既有发热、咳嗽，又有腹胀、便秘不畅、舌苔黄燥等症状，阳明经病所在胃与大肠，是一个多气多血之腑，此时泄胃肠燥热，其余症状即可减轻，《伤寒论》中曰："太阳与阳明合病，必自下利，葛根汤主之。"孙宏源等对天津地区88例新冠肺炎患者调查发现最常见的症状中有发热与腹泻。合病病情较急，多为实证、热证，治疗要参考其特点选方用药。首发神昏、烦躁、手足厥冷等一派厥阴、少阴症状，发病不经三阳经而直中三阴经的老年人病情凶险；老年人气血虚弱，正气不足而邪气较重，可致内闭外脱，治疗常用四逆汤加附子以回阳救逆，预后一般较差。

正气盛衰与六经传变

六经病邪的传变与正气的盛衰关系密切，《灵枢·百病始生》曰"两虚相得，乃客其形"，邪气与正气是人体发病的两个重要因素，人体的正气与体质、先天禀赋、脏腑及气血津液等因素有关，并且与情志因素关系密切。《素问遗篇》从天、人、邪三方面论述疫病发病，认为五脏虚则人虚。而脏腑功能正常与人体正气关系密切，脏腑功能正常可从情志、饮食、劳伤等方面去调护。《素问·上古天真论》曰："恬淡虚无，真气从之，精神内守，病安从来。"情志调养可分别从情志相盛、移情易性、行为疗法与五行音乐疗法等方面入手。《素问》中指出"五谷为养，五果为助，五畜为益，五菜为充，气味合则服之，以补精益气"。饮食方面要营养充分，要涉及各类食物，避免偏食，饮食清淡的同时禁止食用野生动物。《素问·金匮真言论》指出，"夫精者，身之本也。故藏于精者，春不病温"。老年新型冠状病毒感染患者病情较重，老年人的生理特点为肾精亏虚，正气不足，导致机体免疫功能下降，故"肾精亏虚"成为老年人感染新型冠状病毒感染的重要机制。不止老年人，所有人群都要保护肾精，适当劳作，房劳适度，做到"正气存内，邪不可干"。加强锻炼，如太极拳、五禽戏、八段锦等可使血脉流通，增强人体正气。同时"避其毒气"是防治疫病的重要方法，《素问遗篇·刺法论》曰："不相染者，正气存内，邪不可干，避其毒气，天牝从来，复得其往，气出于脑，即不邪干。"强调在疫病防治中正气是很重要的一方，但是避其毒气更加重要，现代医学的隔离防护充分体现这一观点。

顺应六经防治新型冠状病毒感染

六经的物质基础是脏腑经络，六经病变是脏腑经络病变的客观反映。三阳经病变反映六腑病变，三阴经病变反映五脏病变，六经病的变化与脏腑密切相关，同时与经络关系密切，《伤寒论》中曰："太阳病，头痛至七日以上自愈者，以行其经尽故也。若欲作再经者，针足阳明，使经不传则愈。"张景岳曰："经脉者，脏腑之枝叶；脏腑者，经络之根本；治十二经之道，在阳明，表里析，气血分，虚实见。凡人之生，病之成，人之所以治，病之所以起，莫不由。"经络通行内外，脏腑深藏体内，脏腑疾病可反映于经络，经络疾病可反映于脏腑。新型冠状病毒感染的防治应顺应六经，从脏腑经络特点出发预防其发生发展。

从脏腑的生理特点出发，通过导引法防治新型冠状病毒感染，新型冠状病毒感染的发生离不开五脏，导引法的本质是顺应脏腑经络特点，将体内外气机通过呼吸变换，运送至全身，使疾病向愈。心主神志，疾病的发生及防治离不开情志因素，心情舒畅是治疗疾病的关键，练习导引首先要做到心神宁静，通过调心神而去心火，使身体向愈；肺主宣发肃降，脾主升清，肝主条达，将吸入之清气通过肺的宣发肃降功能运送至各脏腑；利用脾主升清功能使气血津液正常输布；顺从肝主条达之性，使气机上至巅顶，下达四肢；同时加以补肾固气法，如八段锦中"两手攀足固肾腰"来达到调身、调息、调心神的目的，使身体向愈。

从经络角度出发，可通过艾灸及针刺防治新型冠状病毒感染，艾叶"生温熟热，纯阳也，灸之则透诸经，而治百种病邪"。艾灸可以通过穴位作用于经络，调节脏腑功能，增强机体免疫力，预防传染病的发生与传播。《肘后备急方》中指出，"断瘟疫病令不相染，密以艾灸病人床四角，各一壮，佳也"。研究表明艾灸可以起到空气消毒的作用。新型冠状病毒感染疑似病例可通过艾灸足三里、气海、中脘提高其免疫力，改善症状，轻型及普通型患者可艾灸合谷、太冲、足三里、神阙来缩短病程，恢复期患者可艾灸大椎、肺俞、膈俞、足三里、孔最来恢复肺脾功能，增强正气。除艾灸处，针刺以上穴位也可达到相同作用，再配合汤药治疗，效果更佳。

六经病欲解时指疾病在特定时间内缓解或痊愈。人与自然是一个整体，太阳经为诸阳之长，《伤寒论》曰："太阳病，欲解时，从巳至未上。"巳、午、未中的午时正是自然界阳气最盛时，此时病邪最弱，对于缓解太阳病有利，第193条："阳明病，欲解时，从申至戌上。"申至戌时阳明经气最旺，利于阳明病解，邪气退却。新冠肺炎患者起初症状一般为太阳病、阳明病或两经合病。《伤寒论》第291条："少阴病，欲解时，从子至寅上。"子时至寅时阳气已升，少阴病本是寒证，少阴得阳气生长，疾病见好，第328条："厥阴病，欲解时，从丑至卯上。"寅、卯、辰是少阳之气得旺之时，也是疾病欲解之时，新型冠状病毒感染后期或危重患者一般都以厥、少阴经表现为主，了解其经欲解时，对于临床治疗或疾病预后有帮助。

新型冠状病毒感染的病机以寒湿疫毒为主，根据其六经辨证，新型冠状病毒感染前期与太阳、阳明经关系密切，以实证为主，后期与三阴经关系密切，以虚证为主。临床多见太阳经传至阳明经，太阳与阳明经合病，危重患者不经三阳经直中三阴经，病情凶险，预后不佳。同时顺应六经传变规律，通过增强正气、脏腑导引、艾灸针刺作用于经络及六经病欲解时等来防治新型冠状病毒感染，有助于机体的康复。

251　从六经传变论新型冠状病毒感染的转归

对于此次疫情，有医家以温病论之，然温病是以发热为主症，热象偏重的外感热病，而本次疫情病人多表现为发热或不发热、恶寒、全身乏力、肌肉酸痛、纳差、干咳无痰或白痰、胸闷、恶心、腹胀腹泻等一派寒湿之象，疾病过程中可有因素体阴虚或有伏火使得病邪入里化热，在后期患者多为低热或不发热，精神萎靡，嗜睡，呼吸困难等虚寒表现，另外，武汉 2020 年 1 月降雨量达过去 20 年同时期平均降雨量 4.6 倍，又地处河流密集地带且病发于寒冬，使得寒湿肆虐，溯本求源本次疫情应属寒湿为主的外感疾病。又因其具有强传染性及流行性、人群普遍易感，符合瘟疫特点，故其病因应为外感疫毒夹寒湿之邪。各地诊疗方案中也多以外感疫疠之邪分析，多数医家认为此次疫毒以寒湿为主，主以湿邪。《伤寒论》专论外感疾病，"伤寒理明，则百病皆通"。且成书于东汉末年中原瘟疫大流行时代，后人结合《伤寒论》的成书背景、序文、辨证治疗等推断书中所述"伤寒"是以感染寒邪所致瘟疫为主，是其在连年疫情中通过大量病例总结而出的疾病发展规律，其所言伤寒亦包含了"外感天行"，《伤寒论·伤寒例》曰："从春分以后至秋分节前，天有暴寒者，皆为时行寒疫。""非其时而有其气"进而解析瘟疫本质。而"六经钤百病"，六经传变反映的正是在疾病过程中整体脏腑经络表里、阴阳、寒热、虚实的病理变化，展现斗争中正邪盛衰、反映疾病发展变化，也是论治准则。故基于《伤寒论》来诠释本次疫病是可行的，学者吴琪等认为，以六经传变理论阐述新型冠状病毒感染的转归具有重要的指导意义。

六经传变理论渊源

《伤寒论》成书于东汉末年，此时盛行研究《周易》，而文学、数学、天文、地理、医学等多种学科皆奠基于此，被誉为"大道之原"，是我国最具影响力的哲学巨作，《伤寒论》中有以《周易》星宿命名的真武汤、白虎汤、大小青龙汤等，还有阴六、阳七等水火之数，更重要的是《周易》有自然界整体观，仲景先生重人体的整体观，六经缘于"六爻"，六经辨证本质是整体的辨证。《黄帝内经·素问·热论》有曰"今夫热病者，皆伤寒之类也"，伤寒一词来源于《黄帝内经》，六经也来自《黄帝内经》，其书中不乏六经辨证，但是《伤寒论》的伤寒不再只是狭义的伤寒，而是包含寒、风、暑、湿、燥等多种邪气的杂病，仲景在原先六经的基础上进行了丰富与发展，在《黄帝内经》单一的太阳→阳明→少阳→太阴→少阴→厥阴传变规律上以病为纲纪，辨以经络、脏腑、气血、表里、寒热、虚实，阴阳，使之不再局限于经脉循行表现和单纯的外感热病，而衍生出表里经传、越经传、直中等复杂的多维传变方式，出现并病、合病、兼病等形式，适用于伤寒、温病、瘟疫等各种杂病，成为成熟的六经辨证这一综合性辨证论治系统，也是"三焦辨证""卫气营血"等理论的基石。从叶天士"辨营卫气血虽与伤寒同，若论治法则与伤寒大异也"到吴鞠通"暑兼湿热，偏于暑之热者为暑温，多手太阴证而宜清；偏于暑之湿者为湿温，多足太阴证而宜温"等均蕴含六经辨证的影子。在仲景撰写《伤寒论》时，中医的临床治疗已经取得了不小的成就，原理上有《黄帝内经》《难经》及《周易》，用药上有《神农本草经》《胎胪药录》，方剂上有《汤液经》及各经验方，立于前人经验之上，加上自己长期的临床实践与研究，方才得出这本融理法方药为一体的辉煌之作，其书中所创立的六经辨证成为临床辨证论治准则。依据六经辨证所立 113 方方简力宏，称为"经方"，在本次疫情中也发挥了强大的作用。比如在试点省份有效率达到约 90% 的情况下，2020 年 2 月 6 日国家卫生健康委员会、国家中医药管理局联合发文向全国推荐使用清肺排毒汤。此方由小柴胡汤、麻杏石甘汤、五苓散、射干麻黄汤等少阳、太阴、少阴病常用方巧妙相合，以伤寒经方为根基，性味平和，在轻型、普通型、重型及部分危重型中结合患者实际情况合理使用均有可观疗效。

六经传变理论基础

六经辨证是《伤寒论》的精髓与核心，但对于六经传变的完整规律却语焉不详。对于六经辨证的本质学术界多有争端，六经传变规律没有得到很好的运用。《伤寒论》论的是杂病，以狭义外感伤寒论述六经传变是以管窥豹，以机械的太阳→阳明→少阳再入里由太阴→少阴→厥阴来概括疾病走向是以偏概全，临床上以该顺序的传变极为少见。

六经传变是以脏腑经络的病变为基础，兼有五行生克理论、经络循行规律，经络连接表里上下、四肢脏腑，脏腑又相互生克联系，更是加上对人体的气血津液、阴阳盛衰、表里虚实、寒热偏盛等的判断。有学者笼统认为三阳为表、实、热证，入里，伤正，变为三阴里、虚、寒症，其实远非如此，仲景书中所描写的每一经病，没有固定以寒热描述，太阳有中风表虚也有伤寒表实，少阴有寒化也有热化，有上热下寒，有寒热夹杂，各经还有经证、腑证，更有合病、并病、直中和变证、坏证、兼证等，并没有固定形式。《景岳全书·伤寒典》曰"合病者，乃两经三经同病也""并病者，一经先病，然后渐及他经而皆病也"，《伤寒指掌》曰"大抵今之伤寒，无不兼经而病"，越经者如"伤寒脉结代，心动悸，炙甘草汤主之"。始于太阳，传于少阴。书中有"若已吐下发汗温针，谵语，柴胡证罢，此为坏病"。以上种种，当"知犯何逆，以法治之"，以不变之理应万变之势。"六气之邪有阴阳不同，其伤人也，又随人身之气血阴阳而为病"。人体感邪，病证表现与邪气的寒热属性及强弱有关，与人体体质阴阳偏向、脏腑强弱有关，阳盛从阳化热，阴盛从阴为寒，总体而言，疾病的走向是多种因素联动相关，辨证统一。故而仲师对病因描述不详，更注重脉、症表现，观其脉证，审症求因，知犯何逆，随证治之。

新型冠状病毒感染的六经辨证

1. 新型冠状病毒感染六经传变概述：《伤寒溯源集》曰"盖仲景以外邪之感，受本难知，发则可辨，因发知受"。对于外邪所引发的外感疾病，仲景以六经辨证辨证论治，以六经所系脏腑经络、气血津液的综合变化为基础，判断人体所处病理状态。而脏腑、经络乃不可分割的整体，当一经病变之时，常累及其他经，某一脏腑病变之际，其他脏腑亦难独善其身，六经传变成为诠释疾病转归的重要方式。但机体脏腑经络盛衰在不同时期各有起伏，"人之生也，有刚有柔，有弱有强，有短有长，有阴有阳"，人的体质不同，感邪有差异，所犯"经"亦不同，除了太阳—阳明—少阳—太阴—少阴—厥阴的顺传与逆传的双向线性关系，还会有越经传、多经并病、合病等形式，病证千万。疾病症状纷繁复杂，重在抓住核心表现，挖掘核心病机，给予及时准确的治疗。

在本次新型冠状病毒感染的疾病进程中，可以见到明显的脏腑经络传变的痕迹，早期多数患者出现太阴肺经伴太阴脾经表现，可兼见阳明与少阳病变，预后一般较好，随着疾病的进展，可顺经传至少阴心肾，出现心悸、喘憋、脉微细、但欲寐等表现，亦有病邪直中太阴、少阴，同期而病。若未能得到有效控制，易出现广泛的少阴心肾经损伤和严重的厥阴肝经受邪表现，至太阴、少阴、厥阴三阴并病，至最后的全身器官衰竭，正衰危重。对于患有基础疾病的老年患者，甚可出现"外邪直中"三阴，患病率及致死率高。疫情早期，收集了武汉市截至 2020 年 1 月 2 日共有 41 名确诊患者，发现患者的中位年龄为 49.0 岁，14 位（34%）年龄在 50～64 岁。Nanshan Chen 等纳入 2020 年 1 月 1 日至 2020 年 1 月 20 日在武汉金银滩医院诊治的 99 例病例数据显示患者的平均年龄为 55.5 岁，有 50 名（51%）患者患有慢性疾病，包括心脑血管疾病、内分泌系统疾病、消化系统疾病、呼吸系统疾病、恶性肿瘤和神经系统疾病等。中国疾病预防控制中心新型冠状病毒感染应急响应机制流行病学组通过研究 44 672 例确诊病例发现大多数年龄在 30～79 岁（86.6%），多数为 60 岁及以上患者，且患有基础性疾病，如高血压、心血管疾病和糖尿病等。老年人有着正气不足、肾精亏损的特点，免疫能力低下，邪气毒烈加上正气衰微导致太阳抗邪无力，直入三阴，病情急重。当今社会，人们以妄为常已然成为常态，平人体质愈发少见，不当的作息不断破坏人体的平衡，面对四时不正之气，又有几分底气，因此，面对如此强势的病毒，无论哪个年龄层的人都需重视对新型冠状病毒感染的防治，预测新型冠状病毒感染发展的轨迹，分析其六经传变规律，辨疾病过程中正邪消长与气血盛衰，及时采取有效治疗，可提高患者生存率，更好地发挥中医药治疗的作用。

2. 新型冠状病毒感染的分期传变：

（1）初期：

1）初犯太阳：外邪侵袭，首犯太阳。太阳为六经之首、六经藩篱，"太阳主外"，主抵御外邪，调和营卫的作用。当寒湿疫毒外受，卫阳首先御敌。多数患者早期的症状为低热、乏力、干咳等表现，或出现明显高热，或是无明显症状。正邪相争，表气郁闭可见发热，但因疫毒夹湿邪为主，多数患者反倒热势不扬，或因正气不足，邪气强盛，正气抗邪势微，发热不高。邪气束表，寒性收引，湿性黏滞，太阳经气运行不畅，故周身疼痛、乏力较明显。表里气机失衡，又易致干咳、胸闷等表现。北京佑安医院收集的 27 例患者中发热是最多见的首发症状，有 17 例（62.96%），其次为倦怠乏力 11 例（40.74%）、周身疼痛 9 例（33.33%）等。上海市收集 50 例新型肺炎患者病例，其中伴发热 84%、咳嗽 62%、乏力 62%、纳差 58%、自汗 56% 等，患者舌象以淡红舌或红舌为主，舌苔以腻苔（68%）、白苔（74%）多见，脉象为滑脉者占到 44%。在多个版本的《新型冠状病毒感染的肺炎诊疗方案》中显示初期症状为恶寒发热或无热，干咳，咽干，倦怠乏力，胸闷，脘痞，或呕恶，便溏，舌质淡或淡红，苔白腻，脉濡。

《温热经纬·仲景疫病》曰："疫邪达表，当从汗解"，此时为太阳寒湿之证，治疗可选用麻黄汤、黄芪桂枝汤、九味羌活汤等散寒祛湿，调和营卫。病毒进入人体以后，整体免疫机制启动，出现发热等一系列症状，此时患者体内正气也发挥防御作用，而麻、桂、姜、辛等在解表的同时亦可振奋阳气，在临床中运用广泛。

2）太阴受邪：太阳经虽奋起抗邪，但单独的太阳病较为少见，或时间短暂，病邪更多的是由太阳直入太阴，一则此病毒猛烈，又有侵犯肺经的特性，人体没有有效的免疫机制，靠的是天然免疫，多数时候正气不足以抵抗，病邪入里，进展快速；二则"天气通于肺"，肺合皮毛，主气司呼吸，病邪自口鼻、皮毛而入，太阴肺经率先受累，且肺为娇脏，不耐寒热，表现较明显；此外，太阳经病变也与手太阴肺经密切相关，《温病条辨·卷四》中也有提及："足太阳如人家大门，由外以统内，主营卫阴阳；手太阴为华盖，三才之天，由上以统下，亦由外以包内，亦主营卫阴阳，故大略相同也。"寒湿郁肺，气机不畅，可见咳嗽伴或不伴咳痰、胸闷气喘等症，影像学资料显示在病变初期胸片多无异常发现，或呈支气管炎、细支气管炎表现，病变常于外 1/3 肺野、胸膜下分布。根据报道，除了发热、乏力、咳嗽、肌肉疼痛外部分病例兼有腹泻、胸闷、纳差等太阴脾经表现。"太阴之为病，腹满而吐，食不下，自利益甚，时腹自痛"，此时尚为三阴病初始，病情并未过于严重。出现此类症状的患者可考虑先天禀赋不足或素体脾阳虚弱，使得中阳更伤，可出现清阳不升、泄泻不止等表现。脾主运化水湿，为气机升降之枢纽，肺又主宣发肃降，两者共同调节水液代谢，调理气机运行，疫毒夹寒湿壅塞肺脾，使水液代谢紊乱，气机阻滞，易生痰饮等有形实邪，助长邪势。

《新型冠状病毒感染中医诊疗手册》推荐寒湿疫毒袭肺证可使用九味羌活汤，羌活散寒祛风胜湿，宣痹止痛，防风辛甘温，为太阳本经药物，全方辛温解表，发汗祛湿，兼清里热。在多个版本的《新型冠状病毒肺炎诊疗方案》中均推荐过使用藿香正气散类制剂。藿香正气散主药藿香辛温，疏散太阳表邪，又可芳香燥湿，配紫苏、白芷疏散风寒，桔梗宣肺气；半夏、陈皮等温燥化湿合胃；苍术、茯苓、甘草健脾利湿以助运化。全方性温燥，擅祛表里风寒湿郁，可配伍桂枝汤、小青龙汤等增强辛温解表、温化水饮之功。

（2）中期：疾病初期未得到及时的治疗，或正弱邪胜，疾病可顺经或越经深入，如太阴寒湿郁久化热，可转入阳明，累及少阳，或伤阳耗气可深入少阴、厥阴，由表入里，表里同病，虚实夹杂。尤其此次疫毒以湿为主，湿邪易从寒化、热化，易夹杂他邪，体质在转归之中起到一定的作用，但此期的主要病位依旧在肺。若治疗得当，正胜逐邪，疾病向愈。新型冠状病毒感染部分表现出自限性，治愈率较高，全国大多数病例都是普通型的，或者是轻症的。所以对于早中期的患者，得到正确的治疗，将缩短病程，降低重症转化率。

1）太阴阳明并病：若素体阴虚有热，内有伏火，加之气机不利，寒湿之邪可在太阴经郁而化热，形成湿热蕴肺证，并且可传入阳明。一方面肺与大肠相表里，邪热易传至阳明经，阳明多气多血，阳气昌盛，致邪势加重；另一方面，邪盛正弱，太阳经病邪可顺传至阳明。太阴、阳明里热炽盛，津气两伤，可出现身热、汗出、喘憋气闷，烦渴等表现，可予白虎加人参汤清热泻火，益气生津。若邪热进一步与腹内糟粕结合，形成里实热结，可出现腹满而喘、便秘、咽燥口苦的阳明经腑证表现。治疗上需注重通腑泻热，可宣白承气汤、大小承气汤、升降散等加减运用，亦有提壶揭盖之妙，下焦气机得畅，上焦热气得散，且邪无所依。若顺经传至少阳，又可累及少阳枢机不利，"口苦、咽干、目眩也"，可配伍小柴胡汤、柴胡桂枝汤、半夏泻心汤等，往往能取得良效。总体而言，太阴证未罢，阳明证又起，为太阴、阳明并病，最为多见，部分患者可累及少阳。因病情进展较快，可能伴有部分太阳表证之象，呈太阳、阳明、太阴并病，病证虚实、寒热夹杂，表里同病，波及多经病变。但阳明少阳多是兼证，太阴肺经为主要病位，湿热深入，最主要的还是邪热阻肺，亦可夹痰。熊继柏认为在痰热壅阻肺气之时，小陷胸汤最合适，但需要注意腹泻的副作用，而邪热壅肺主方为麻杏石甘汤。张伯礼、刘清泉团队对各地诊疗方案进行统计分析，按照应用频次，中药方剂中麻杏石甘汤使用率最高。《伤寒论》曰"汗出而喘，无大热者，可与麻黄杏仁甘草石膏汤"，此时无大热，为里热炽盛。范逸品等认为本次疫病为冬温感寒，麻杏石甘汤加减较为适宜。

2）太少两感：寒湿为阴邪，易伤阳气，肾主一身之元阳，在疾病之初已然调动阳气抵抗病邪，必然受累，若本身患有肾脏类疾病，素体肾阳亏虚，御邪不利，加之新型冠状病毒对肺肾都有直接攻击性，病邪可直中太阴、少阴，太少合病。此外，少阴病变可由太阳病邪内陷及太阴经顺传所致。"实则太阳，虚则少阴"太阳与少阴互为表里，病邪亢盛，太阳邪气表里传变，易内陷于少阴，而少阴之病，多属虚、寒，疫毒慓悍，耗损阳气，阳气虚衰，阴寒内盛，太阴疫毒夹寒湿最易顺传入少阴，呈太阴化症，为太少两感，可兼有太阳表征。"少阴之为病，脉微细，但欲寐也"，累及少阴病时，阳虚难以养精神，时可见精神萎靡，倦怠无力的表现。肾阳不足，气化不利，水液泛滥，浊阴上逆易与肺中痰浊邪气结合，症状迁延难愈，而"肺为气之主，肾为气之根。肺主出气，肾主纳气"，肺肾亏虚，气若浮萍无根，呼气困难、气喘憋闷逐渐加重。在临床上，在注重开宣肺气的同时也要注意固护肾气。生理情况下，肾水上制心火，心火下温肾水，而此时，水火不济，心火失于约束，虚阳上扰，心中烦燥，心肾皆受牵连。可出现低热或不发热，或恶寒，胸闷喘憋，动则气喘，食欲不振，或呕恶，肢冷，便溏，舌淡或胖大有齿痕、苔白等寒湿阻肺、水火不济表现。通过报道和各类统计可以发现，有部分患者有明显的心肾损伤症状，尤其对于有相关基础疾病的人，会成为转向危重症的重大隐患。

即便未出现心肾的损害，也需注意"先安未受邪之地"，中医可诊治患者之疾病于微末，这是西医难以匹敌的优势。仲景对于少阴寒化善用四逆辈，温肾回阳，通达内外，若出现阳虚水泛，"其人或咳，或小便利，或下利，或呕者，真武汤主之"。黄煌推荐有肾损害，出现蛋白尿的，可以使用黄芩汤、黄连解毒汤、柴苓汤等。王永炎主张使用桂枝汤去芍药合麻黄附子细辛汤加葶苈子、桑白皮。桂枝去芍药汤是伤寒论中太阳病误下后胸阳不振的方子，为温通心阳之佳品，而麻黄附子细辛汤多用来治疗少阴阳虚复感外邪而兼表，可温阳发汗，表里双解。薛伯寿亦支持用该方作为重症治疗方药，同时提醒大家重视和善用麻黄剂，发挥宣散肺邪的作用。

（3）后期：邪陷三阴，太阴病初始在三阴病中病情多较为清浅，一旦未得到及时治疗或者治疗不当，加上人体对于新型冠状病毒没有足够的免疫机制，疾病会深入少阴阶段，影响心肾的气血阴阳，如果本身存在此方面的基础疾病，会加速这个过程，最终顺传入厥阴，甚者外邪直中三阴，三阴并病。疫毒内陷，诸窍闭塞，心神被扰，则烦躁不安、神昏谵语，肝风内扰易致抽搐惊厥，最终可导致内闭外脱，《新型冠状病毒感染的肺炎诊疗方案（试行第七版）》中后期表现为呼吸困难、动辄气喘或需要辅助通气，伴神昏，烦躁，汗出肢冷，舌质紫暗，苔厚腻或燥，脉浮大无根。病至三阴，为病情恶化之征。

在各地方案中均提出需监测肝酶、心肌酶、肾功能等指标，后期患者会迅速进展为急性呼吸窘迫综合征、代谢性酸中毒、出凝血功能障碍及多器官功能衰竭等，形成内闭外脱。王拥军团队研究发现新型冠状病毒可利用血管紧张素转化酶2（ACE2）受体激活肾素-血管紧张素系统，作用于肺、肾、心等多种脏器，导致多脏器损伤。多所单位研究了59例患者，63%的患者蛋白尿，100%患者出现异常肾脏CT。在患者死亡前，100%患者出现了中等以上程度的肾衰竭，该研究提出新型冠状病毒感染患者可能存在广泛的肾脏损害，并强烈建议在感染确诊患者入院第一日起，应尽早采用肾脏功能保护措施以降低危重患者死亡率并表示该病毒的关键受体ACE2在人体肾脏中表达水平比肺部高近100倍，提示肾脏可能是病毒主要攻击靶点之一。17例死亡病例中，有6名（35%）高血压患者，3名（17%）冠状动脉支架术患者，有2例患者无心血管病史，但在治疗过程中也出现了明显的心脏损伤。对84例患者分析中指出，治疗过程中若心肌激酶及心肌激酶同工酶等心肌酶升高，提示病情严重有恶化倾向。在治疗中，多种药物需经过肝脏代谢，肝损害也不可忽视。《柳叶刀》公布了首例新型冠状病毒感染患者病理解剖结果，其肝活检标本显示中度的微血管脂肪样变性以及轻度的肝小叶汇管区活动性炎症，可能由病毒感染或药物损伤。Liu C等收集2020年1月23日至2月8日7所指定医院的病例进行多中心回顾性研究，发现存在可能由药物不良反应和全身性炎症引起的并发肝损伤表现。总而言之，在疾病的进程中需要注意对于心、肾、肝、血管等的防治，尽可能减少疾病的恶化，降低死亡率。

或由太阴失治，阴阳虚衰，疫毒损伤人体正气，伤阴耗阳顺传至厥阴，或由正气衰弱，外邪直中三阴。《灵枢·百病始生》曰"此必因虚邪之风，与其身形，两虚相得，乃客其形""邪之所凑，其气必需""太阳主外"，起着抵御外邪的重要作用，同时病邪来临之时首当其冲，邪气势盛与正气衰微可致抗邪无力，越过三阳直达三阴经，为外邪"直中"。故在后期，病情变化疾速，用药当机立断，更要注重扶正亦能祛邪。麻黄附子细辛汤、麻杏石甘汤、宣白承气汤、柴胡汤等只要辨证准确，用药时机恰当，当不拘于病期，灵活运用，疾病危重之时，乃全身气血阴阳失于平衡，不必拘泥于某一经病变。对于热厥，可善用白虎汤，辛寒清热，而"吐利汗出，发热恶寒，四肢拘急，手足厥冷者，四逆汤主之""阴阳气不相顺接，便为厥"对于厥脱，重在回阳救逆、清热开窍，纠正阴阳平衡，四逆汤加减及温病"三宝"、回阳救急汤、参附龙牡蛎汤等加减在临床运用广泛，血必净注射液、生脉注射液及喜炎平注射液等也得到广泛认可。

（4）恢复期：太阴虚损，恢复期乃人体正气抵御邪气后，正气必然有所亏损，依据每人病情的不同，但以肺脾气虚最为主要。全国4 021例确诊患者的分析发现，重型、普通型和轻型患者的比例分别为25.5%、69.9%和4.5%。总体而言，大部分患者还是集中于初中期，随着治疗手段的不断提高，治愈患者数不断提升，恢复期患者愈来愈多，故不可忽略恢复期的治疗。即便邪退正胜，正气已然受损，需严防余邪卷土重来，逆传而上，重在扶正固本。病邪直伤肺脾，故而恢复期多存在太阴肺脾气虚表现，气短，倦怠乏力，纳差呕恶，痞满，大便无力，便溏，舌淡胖，苔白腻。需补肺健脾，益气化湿，常用参苓白术散、六君子汤等加减，配合藿香、佩兰等芳香化湿之品。除了气虚表现，病程中热象明显者热邪耗灼津液，多为气阴两虚，伴有口渴、心烦、纳呆、少寐及舌红少苔、脉虚数等症状，竹叶石膏汤以白虎加人参汤化裁，能够清热和胃，益气生津，"伤寒解后，虚羸少气，气逆欲吐，竹叶石膏汤主之"。补中益气汤能补中焦脾胃气虚，升清阳，气血生化有源，可配合生脉冲剂、参麦饮等中成药。王琦院士主编的《新冠肺炎中医诊疗手册》中对于恢复期肺脾气阴两虚证可使用百合固金汤、清燥养荣汤、麦门冬汤等加味，百合固金汤取其金水并补之意，润肺为主，清热凉血，宣肺化痰。若寒湿侵袭，必然损伤阳气，可配伍运用理中丸、香砂六君子汤等。除了肺脾，心肾等脏腑也会受到牵连，唐德志等认为针对老年人群，可能还会出现肺肾气阴亏虚和脾肾阳虚证，方选左归丸、右归丸等，若伴气虚血瘀者，可合用补阳还五汤。六经为病尽伤寒，症状百变，每人的疾病过程不尽然相同，在治疗中也应具体情况，具体运用，但在整体过程中需时刻谨记顾护正气，扶正即祛邪，以病为本，以平为期。

新型冠状病毒感染以感染疫毒夹寒湿之邪为主，主要病位在肺心肾，临床表现及传变符合六经病表现与六经传变规。在此次发病中，太阳经首当其冲，表里传经入于太阴，可兼有阳明少阳经表现。但在正邪强弱交争作用下，太阳病表现有强有弱，可由太阳传至太阴后顺传至少阴、厥阴，多数患者经过有效治疗病情得到有效控制，正气得胜，祛邪而出，预后良好。对于老年患者及患有基础疾病、免疫力低下的患者，病邪可以直入少阴或直陷三阴，致病率及致死率皆高于一般患者。在疾病的恢复期，正气消耗较大，表现为太阴肺脾虚损。通过辨析新型冠状病毒感染的六经传变规律，将更好地解释疾病的转归，及时截断病邪随经深入，尤其对于少阴心肾及厥阴肝经，也应注重早期防护，起到"未病先防、已病防传"的作用，也可以指导新药的创新研究，如清肺排毒汤、透解祛瘟颗粒等药物的临床实践。

在运用六经辨证治疗新型冠状病毒感染时，应明确病程中会出现多经并病，夹有不同的兼证、次证，且疾病处于动态变化之中，其转归与体质、治疗等因素相关，抓住疾病的主要病机，才能发挥中医药优势。面对其他疫情也是如此，只有灵活运用六经传变理论，才能掌握疾病整体的传变规律，明确病情走势、采取准确的防治策略，使中医经典理论更好地服务和指导临床工作。

252 从六经辨证治疗新型冠状病毒感染的思考

新型冠状病毒感染属于中医学"疫病"的范畴，病因为感受疫戾之气，病位在肺或肺脾。据不完全统计，包括国家卫生健康委员会、国家中医药管理局及多个省、自治区和直辖市及社会学术团体、行业组织协会在内发布了超过20个新型冠状病毒感染中医防治和诊疗方案，其中除分期、证型划分、指导方剂外，各地也非常注重结合当地的气候特点及人群体质特点进行辨证论治。学者李晓晨等通过临床对比发现，认为此次新型冠状病毒感染疫情两地虽感受同一疫毒，但证候特点却表现各异。一方面是地域因素，辽宁地处北方，寒冷干燥，而湖北处于长江中游，洞庭以北，气候湿冷，地域气候差异造成证候不同；更重要的因素在于患者体质不同，感受疫戾之气后所表现的病理反应各异。因此，在实践中主要以患者的症状特点为基础，综合分析病因、疫情传变规律，充分把握病机实质，化繁为简，采用六经辨证方法治疗新型冠状病毒感染，取得了较好疗效，并将其有关体会做了总结。

疫病多流行，辨证归六经

新型冠状病毒感染属于中医学"疫病"的范畴，并同属于广义"伤寒"范围。其疫者，着眼于"发病急骤、传染性强、一气一病"的流行特点；而伤寒归属，在于人体感受邪气后疾病的病位病性及传变规律仍未出六经范围。疫为防治原则所设，伤寒为辨证施治所立，二者互为补充，各司其职，相互结合，对于新型冠状病毒感染的防治大有裨益。

六经辨证长于外感疾病的辨证论治，从感邪途径分析，新型冠状病毒感染无疑是外感疾病的一种，因此其正邪斗争的临床反应、消长盛衰，符合六经辨证的证候特点，无出其外。通过实际临床观察，发现新型冠状病毒感染患者多表现为发热、咳嗽、乏力，部分患者表现为干咳无痰、咽部不适、肌肉酸痛，而极少数患者有恶寒、鼻塞、流涕。依据六经辨证实质，太阳病以恶寒、发热、身痛、流涕、脉浮为主要表现，此疫大多数患者并无上述症状，故太阳病者较少，因此，麻黄汤、桂枝汤、葛根汤以及包括银翘散、桑菊饮在内以汗法解表为主的方剂均鲜有应用机会。这也显现了疫病特点，即病情重于常见外感，易于传变入里。

根据患者多以发热不恶寒、咳嗽、咽痛等特点，结合《伤寒论》相关条文（如第96条、第182条等），新型冠状病毒感染多属于阳明病、少阳病，或者太阳阳明合病，或太阳少阳合病。少阳病的病机实质，是病位在半表半里的阳证，其病理基础为"血弱气尽腠理开"，病邪突破了表证，到达了半表半里，表现为"口苦咽干目眩""默默不欲饮食、心烦喜呕"等一系列症状，其与发生频率较高的"干咳咽痛""食欲差"等症相呼应，临床可辨为少阳病。阳明病的病机实质，是病位在里的阳证，即里实热证。正邪交争于里，表现为"身热，汗自出，不恶寒，反恶热"，与新型冠状病毒感染的常见症状"发热且不恶寒"相对应。

作为呼吸系统的传染性疾病，新型冠状病毒感染的咳嗽、喘息等肺系症状始终处于病证判定的核心位置，由此便明确了其邪热壅肺、宣降失司的核心病机。结合之前的阳明病、少阳病，形成新型冠状病毒感染以太阳少阳合病、太阳阳明合病为主的总体证候特点。另外，痰饮作为病理产物和致病因素，几乎贯穿了新型冠状病毒感染的全过程，患者表现为身重困倦、大便不爽、苔腻脉滑等，在六经辨证时需作为重要的兼加因素考虑在内，通过药味的增减或合用其他方剂，完善整体治疗方案。

临床治疗1例确诊患者，其症表现为发热、咽痛、目眩、口苦、干咳、纳呆、舌苔黄。根据《伤寒论》相应条文（如第263条、第182条）进行六经辨证：患者无恶寒发热并见，无肢体疼痛；除外表证，主要表现为口苦、咽干、不思饮食的少阳病，即半表半里阳证，加之发热、烦渴及苔黄等阳明病，故辨为少阳阳明合病。进一步辨方证：少阳阳明合病涉及诸多方剂，如大柴胡汤、小柴胡加芒硝汤、柴胡去半夏加瓜蒌汤等，而与症状相应者当属小柴胡汤；在阳明病方面，患者既无里实的大黄芒硝证，亦无心火亢盛的泻心汤证，而表现为里热炽盛的白虎汤证，故选用小柴胡汤加石膏。方证相应，本例患者用药后即获良效。

此外，还有一些患者表现为低热，伴有乏力、食欲不佳及腹泻等症。依六经辨证，低热属太阳中风证，加之患者里虚，故出现上述诸症，符合太阳太阴合病，很多轻型、普通型和恢复期患者多见上述证候。六经辨证及辨方证是对病机的准确识别，最终落脚于对方剂的选择。正如胡希恕所曰："辨六经，析八纲，再辨方证，此即中医辨证施治的方法体系……方证是六经八纲辨证的继续，亦即辨证的尖端。"

组方各千秋，六经参机变

在有关新型冠状病毒感染诸多版本的中医治疗指南中，针对"发热、咳嗽、喘息"主症，很多推荐方剂均以麻杏石甘汤为基础方。此方为治疗咳喘发热的太阳阳明合病主方，方中以麻黄宣肺解表，伍以杏仁定喘，以石膏直清内热，虽无除疫解毒之品，但着眼于太阳阳明合病的基本病机，以麻黄、石膏相配以清宣肺中郁热而定喘，成为此次新型冠状病毒感染喘咳方剂的基础药对，体现了六经辨证对于整体病机把握的准确性，突显了方证辨析的重要性。

在第六版及第七版《新型冠状病毒肺炎诊疗方案》中，清肺排毒汤被列在确诊病例中医治疗方案的首位，其药物组成为麻黄9g，炙甘草6g，杏仁9g，石膏15～30g，桂枝9g，泽泻9g，猪苓9g，白术9g，茯苓15g，柴胡16g，黄芩6g，姜半夏9g，生姜9g，紫菀9g，款冬花9g，射干9g，细辛6g，山药12g，枳实6g，陈皮6g，藿香9g。本方由麻杏石甘汤、射干麻黄汤、小柴胡汤、五苓散等《伤寒论》中的多个经典方剂组合而成，全方蕴含了六经辨证及辨方证的精髓，体现出基于六经传变规律的防治原则。

根据临床观察，新型冠状病毒感染患者多以发热、干咳、乏力，伴有痰不易咳、咽痛、不思饮食、腹泻便溏，而少有恶寒流涕为特点。清肺排毒汤中含有的麻杏石甘汤用于治疗"汗出而喘"的太阳阳明合病，射干麻黄汤用于治疗"咳而上气，喉中水鸡声"的太阳阳明太阴合病，小柴胡汤用于治疗"口苦咽干目眩""嘿嘿不欲饮食"的少阳病并暗合石膏治疗"但热不寒"阳明外证，五苓散利水渗湿、温阳化气，兼顾津液运化。全方共奏清热解表宣肺、化痰温阳利湿之效。清肺排毒汤契合新型冠状病毒感染之整体病机，紧扣核心症状，疾病涉及的证候均涵盖于内。六经辨证明晰，方证特点突出。前期在山西、河北、黑龙江、陕西四省应用，共纳入确诊患者214例，总有效率达90％以上，故国家卫生健康委员会颁布的新型冠状病毒感染诊疗方案将清肺排毒汤列为重点推荐方剂。

此外，仝小林院士推荐的"武汉抗疫方"，即诊疗方案中寒湿郁肺证的代表方剂，其药物组成为麻黄6g，石膏15g，苦杏仁9g，羌活15g，葶苈子15g，贯众15g，地龙15g，徐长卿1g，藿香15g，佩兰9g，苍术15g，茯苓45g，白术30g，焦山楂9g，炒麦芽9g，焦神曲9g，厚朴15g，焦槟榔9g，煨草果9g，生姜15g。全方由麻杏石甘汤、葶苈大枣泻肺汤、藿朴夏苓汤、神术散、达原饮等化裁而成，其中仍以麻杏石甘汤作为太阳阳明合病的基础方，合用葶苈大枣泻肺汤以加强泻肺平喘之效，并以藿朴夏苓汤、神术散以化湿健脾，达原饮开通膜原、祛秽除浊。

达原饮为吴又可专为疫邪伏于膜原之病所创。膜原之名首见于《黄帝内经》，其中《素问·疟论》篇和《素问·举痛论》篇均有记载，后世医家也多有阐述，基本认为是"腹之夹缝之外"。但究其病位，正如《通俗伤寒论》所曰："膜者，横膈之膜；原者，空隙之处。外通肌腠，内近胃腑，即三焦之关键，为内外交界之地，实一身之半表半里也。"而再观《瘟疫论》对本方主治的描述："憎寒壮热，发无定时，胸闷呕恶，头痛烦躁，脉弦数，舌边深红，舌苔垢腻或白厚如积粉。"虽然膜原之病位在《伤寒论》中未有提及，但究其方证，既有少阳病的"寒热往来"（憎寒壮热，发无定时）、"心烦喜呕"（胸闷呕恶）、脉弦等症，又有阳明病之"身热……不恶寒，反恶热也"（壮热）、烦躁、脉数等症，故达原饮实为少阳阳明合病所设，且更倾向于阳明病之方。方中去掉改善"血弱气尽腠理开"的人参，加入清热效果更强的知母，而以槟榔、草果和厚朴 3 药除去膜原之秽浊毒邪，与柴胡之半表半里的推陈致新功效不谋而合。

新型冠状病毒感染与六经病变，其方虽异，但质却同；病位病性的名称虽异，但最终病机相同。是故我们强调把握六经的辨证方法，并依法化裁时方方剂，可有效用于新型冠状病毒感染的治疗。

分期分型为首辨，个体辨证紧相连

国家卫生健康委员会发布的《新型冠状病毒肺炎诊疗方案》，从第四版开始均明确给出了中医治疗方案，包括基本病因病机、分期分阶段及具体的中药治疗复方，自第六版起更加细化，将本病分为二期（医学观察期和临床治疗期）五型（轻型、普通型、重型、危重型及恢复期）九证（寒湿郁肺证、湿热蕴肺证、湿毒郁肺证、寒湿阻肺证、疫毒闭肺证、气营两燔证、内闭外脱证以及恢复期的肺脾气虚证和气阴两虚证）一方（清肺排毒汤），为新型冠状病毒感染的中医防治提供了完备的依据。

纵观新版中医治疗方案，在具体辨别证型前，首先细化了临床分期分型，将患者首先分为医学观察期及临床治疗期，体现了疑似患者和确诊患者在防治原则上的本质区别。其中医学观察期推荐用药基本为非处方用药，为很多具有类似新冠肺炎症状的疑似患者居家隔离提供了中医干预方案；其次对于确诊患者进一步细化，分为"四型一期"，其目的在于更好地区分患者的病情严重程度，为选方用药进行初筛，进而为方剂的临床应用提供便利条件。这些分期分型突显了对疫病防治的基本原则，即疑似与确诊严格鉴别，轻证与重证区别施治。既是对中医辨证的有力补充，也是疫病防治指导思想质的飞跃。

此外，新型冠状病毒感染的九个证型，其辨证以病因病机为基，但从其遣方用药分析，亦未出以太阳阳明合病、太阳少阳合病为主的六经辨证范畴。相应的组方有麻杏石甘汤、白虎汤、葶苈大枣泻肺汤、小柴胡汤、竹叶石膏汤等经典方剂合用，而后世方剂的应用亦体现了六经辨证的主旨，如宣白承气汤，方中石膏、大黄合用，以石膏清里热，大黄泻大肠火，伍以杏仁宣肺止咳，瓜蒌皮清热化痰，全方为里实热之阳明病所设，共奏清热泻火、宣肺化痰之功。沙参麦冬汤、达原饮等均符合上述精义。对于内闭外脱之危重型，用药以参附汤合用安宫牛黄丸，用于阳虚至极伴有热深厥深之重症。其不仅补充了六经辨证用药之局限，更体现出治疗方案的优越性。

新型冠状病毒感染作为一种疫病，其名称虽新，但其病机未出六经方证之范围。谨守病机，准确发现病毒作用于人体后的一般规律，此为中医治病求本的根基所在。无论在理论上还是在临床实践中，辨析六经，确定方证，均显示出这种辨证方法对于今病仍然具有有效性。

验案举隅

程某，男，44 岁。2020 年 1 月 31 日初诊。患者新型冠状病毒感染确诊后接受莫西沙星以及阿比朵尔治疗，但体温始终未能降至正常，并伴有咽部疼痛、干咳等症，心情焦虑。刻诊：发热（体温38.0 ℃），咽痛，目眩，口苦，干咳少许，纳呆，舌质淡，苔黄。中医诊断为疫病，辨证属少阳阳明合病，方以小柴胡汤加减。

处方：柴胡 20 g，法半夏 10 g，党参 15 g，炙甘草 10 g，黄芩 20 g，生姜 10 g，大枣 15 g，石膏20 g。3 剂。每日 1 剂，水煎，早晚饭后半小时服。禁食辛辣。

患者服上方 1 剂后体温即降至正常，2 剂后咽痛、口苦症状皆大为减轻，3 剂后诸症皆有改善。

　　按：本例患者口苦、咽干、目眩、不思饮食，依《伤寒论》第 63 条"少阳之为病，口苦，咽干，目眩也"及第 96 条"伤寒五六日……默默不欲饮食，心烦喜呕……或不渴，身有微热，或咳者，小柴胡汤主之"，此为少阳病，属于小柴胡汤方证。另患者发热无恶寒，依第 182 条"阳明病，外证云何……身热，汗自出，不恶寒，反恶热也"，辨为阳明病。其六经总属少阳阳明合病，其八纲为表及半表半里的阳热证。少阳证取小柴胡汤无疑，又因患者无大便干、无腹痛、无心下急，此为白虎汤方证，取石膏一味以清阳明里热，故最后方证为小柴胡汤加石膏。

253　伤寒六经辨证与瘟疫新型冠状病毒感染论治

　　《伤寒杂病论》是中医药学术发展史上的一本恢宏巨作，后世医家对"伤寒"的理解各有千秋。仲景生活的年代（150—219年），正是瘟疫多流行之时，其在《伤寒杂病论》中所论述的对"伤寒病"的各种认识，比如六经辨证、分经论治、预防调护等，与本次新型冠状病毒引发的疫情十分契合。学者朱丽婷等从时间、空间、疾病传变等多个维度对两者进行了比较，期望为抗击新型冠状病毒感染提供思路和借鉴。

新型冠状病毒感染与伤寒的相似性

　　1. 发病气候相似：此次新型冠状病毒感染疫情最早发现于 2019 年 12 月，为己亥年终。《素问·六元正纪大论》曰：（己亥年）"终之气，畏火司令，阳乃大化，蛰虫出见，流水不冰，地气大发，草乃生，人乃舒，其病温厉。"田合禄等运用五运六气理论分析，认为己亥年终之气（农历的十一月、十二月）会发生"温厉"疫病。当时武汉市正处于冬季的低温潮湿气候，阴雨连绵。新型冠状病毒对热敏感，56 ℃下 30 分钟就可有效灭活病毒，而低温潮湿环境十分利于该病毒的滋生，也为疫情的蔓延提供了条件。《伤寒杂病论》约成书于东汉末年，该段时期我国气候异常，气温有下降的趋势，加之降雨丰沛，气候持续寒冷高湿，至少有三次重大疫情暴发于此背景之下，而同期较为温暖的年份，几乎无大型疫情发生。故当时曹植在《说疫气》中感叹："此乃阴阳失位，寒暑错时，是故生疫。"与仲景年代之伤寒病所发生时的气候相仿，本次新型冠状病毒感染疫情发生于冬季，气候寒湿，因此许多医家总结新冠病毒感染的特点，提出本次疫情的病因首推寒湿。

　　2. 发病地域相近：从《伤寒杂病论》成书的年代考证，仲景所在的南阳郡，今属河南邓州市，处于黄河中下游地区，人口密集，气候寒冷，故外感病以寒邪居多。人之生禀天地之气，人感天地之疠气而为疫。《素问·五常政大论》曰："地有高下，气有温凉，高者气寒，下者气热。"提示瘟疫发生的地理位置在一定程度上可以决定病邪的性质。武汉地处长江中游，洞庭以北，属东汉十三州之荆州，覆盖了当时的南阳郡，在地理位置上两地相近。

　　3. 疾病传染性相仿：自新型冠状病毒感染疫情暴发以来，其基本传染数（R0）为 2~3.5，国家卫生健康委员会其纳入法定传染病乙类管理，采取甲类传染病的预防控制措施。仲景在《伤寒论》序中写道："余宗族素多，向余二百，建安纪年以来，犹未十年，其死亡者，三分有二，伤寒十居其七……虽未能尽愈诸病，庶可见病知源。"结合《素问遗篇·刺法论篇》所曰"五疫之至，皆相染易，无问大小，病状相似"，可以推测当时仲景所经历的疫病，也有着病症类似、传染性强、死亡率高的特点，绝非普通的外感热病或者内伤杂病，而是属于瘟疫性质，这也更证实了《伤寒杂病论》是仲景治疫的临证经验总结，其理论体系适用于本次新型冠状病毒感染的治疗和防护。

证候特点的一致性

　　新型冠状病毒感染的患者以发热、干咳、乏力为主要表现，少数伴有鼻塞、流涕、咽痛、肌痛等症状，后期甚至出现大热烦渴、喘憋气促、谵语神昏、视物错瞀等危重证候。死亡病例的病理解剖提示，新型冠状病毒不仅严重破坏肺部，还涉及全身多个脏器系统，如肾脏、心脏、脾脏、睾丸等都存在不同程度的损害，从而表现出不同的临床症状和体征。冬之节气，本是君子周密，则不伤于寒，伤寒者，冒触使然。肺为华盖，寒湿之邪从口鼻而入，最易侵袭肺卫，而后长驱直入，五脏六腑各受其气，表现出的证候既繁杂迥异，又有规律可循，这些证候表现多可囊括于六经病证之中。刘渡舟认为，《伤寒论》中的六经以三阴三阳为纲，具有物质性，是脏腑经络的客观表现，如树木的枝蔓一样将人体连为整体，具有提纲挈领的作用。

1. 三阳病：病邪在三阳经时，患者一般呈现亢奋的状态，此时多正气充沛，邪气实满，证候多属热属实。新型冠状病毒感染初期，疫毒直入肺系，打开营门，肺卫失宣，输经不利，表气郁闭，则出现出"太阳病，脉浮，头项强痛而恶寒"的太阳经证。邪气进一步深入，循经传腑，水蓄下焦，胃津被伤，则出现以"小便不利，发热，消渴"为主症的太阳腑证。病势发展，邪气由表入里，充斥阳明，阳明多气多血，耗气伤津之下，可出现大热烦渴、喘憋气促之候。《伤寒论》第 168 条曰："热结在里，表里俱热，时时恶风，大渴，舌上干燥而烦，欲饮水数升者，白虎加人参汤主之。"而后正邪交争剧烈，邪气与有形实邪相结，则出现腹满、喘息、便秘之阳明腑实证。因热中夹湿，湿郁不能发越，瘀热在里，临床上不少患者常出现身目发黄，此为阳明变证，且可排除与肝损性药物的使用有关。如《伤寒论》第 199 条曰："阳明病无汗，小便不利，心中懊侬者，身必发黄。"少阳枢机不利，则可能会出现少阳病典型的八大症，如少阳病提纲"少阳之为病，口苦，咽干，目眩也"，且可但见一证，不必悉具，提示邪气已入少阳。

某医院共收治轻症和普通型新型冠状病毒感染患者 472 例，首发症状多以发热、干咳、乏力为主，部分伴有咳痰、咽部不适、胸闷憋气、周身酸痛、胃肠道症状等，这时轻证患者病邪多在三阳，通过 95％的中药覆盖率，使重症转化率为零。三阳证相对于三阴证，病位在表在腑，当病情处于此阶段，提示正气尚充足，病邪尚未深入，正确的辨证施治对鼓邪外出大有裨益，也可以调节免疫系统，避免阳气过度耗散，或生发太过而攻伐自身，引发免疫因子风暴而导致严重的全身性并发症。

2. 三阴病：病邪在三阴经时，病势多沉静，阴邪偏盛，正气虚衰，证候多属寒属虚。在临床上发现，新型冠状病毒感染初期，患者往往不会以单纯太阳病为主要证候，该病不同于其他普通外感病，易于传变入里，直入三阴。寒湿上犯，首犯肺卫，在肺经上常表现为时有胸闷气短、喘息、发热不甚或持续低热；或患者素体脾虚，寒湿之邪阻碍中焦气机斡旋，常可表现为低热、乏力、咽痒咳嗽、纳差、腹泻、欲呕等。正如《伤寒论》第 273 条："太阴之为病，腹满而吐，食不下，自利益甚，时腹自痛。"病在少阴，"少阴之为病，脉微细，但欲寐也"，此时心肾水火不足，阴阳俱衰，临床上患者就会有神疲乏力、四肢不温、纳谷不馨等正虚的表现；邪气入肾经，肾不纳气，呼吸困难、憋闷气喘的情况进一步加重，氧饱和度下降，部分患者还会发生心肾等靶器官受损的表现，如心肌酶谱、肾功能指标等出现异常。病入厥阴，刘渡舟先生认为这是一个寒至极点的阶段，这时阴极生阳，寒热错综，证候十分复杂，后期患者则会出现神昏谵语、动辄气喘、手足逆冷、恶寒、淋漓汗出、下利不止等症状，甚至导致邪陷三阴，病情也发展到危重的地步。

《温病条辨》曰："治外感如将，兵贵神速，机圆法活，去邪务尽，善后务细。"病入三阴，往往提示病邪深入且变化多端、传变迅速，此时迅速而准确地辨证救治，可以尽可能地阻止患者的病情恶化，降低死亡率。

传变规律的一致性

新型冠状病毒感染患者虽然"病状相似"，但是对于不同的个体，由于体质禀赋、饮食习惯、地域环境、抗病能力强弱等的不同，或是病邪的进退缓急，导致疫病常常呈现出多种多样的证候表现。总结此类患者的临床表现，从中可以追溯到伤寒六经传变的迹象。在疾病初期，邪气多先入太阳经或直入太阴经。《温病条辨·卷四》也有提及"足太阳如人家大门，由外以统内，主营卫阴阳；手太阴为华盖，三才之天，由上以统下，亦由外以包内，亦主营卫阴阳，故大略相同也"。疾病进一步发展，可由太阳顺经传至阳明、少阳；太阴寒湿郁久化热，也可转入阳明，或累及少阳。结合患者发热而不恶寒、咳嗽、咽干、口苦、目眩，或高热不退、息高声粗、烦渴而欲饮水等证候特点，在疾病中期，可归纳出其多属阳明病、少阳病，或太阳阳明合病，或太阳少阳合病。

此次疫情虽普遍易感，但多发于有基础疾病的老年人。中国疾病预防控制中心的 44 672 例确诊病例中，发现大多数患者年龄在 30～79 岁（86.6%），多数为 60 岁及以上。老年人肾气不固，命门火衰，以致腠理疏松；或平素摄生失宜，后天气血不足，正气不足以抗邪，故老年人感染新冠病毒，常无明显三阳证的表现，可直入少阴。又由于新型冠状病毒以"寒湿"为主要病理特性，寒邪耗损阳气，凝滞收引，湿邪重浊黏滞，使阳气消耗迅速，胶着不解，病邪可以很快转入少阴、厥阴经。现在普遍认为，炎症因子风暴导致的免疫系统过度激活，细胞因子的过度表达，是新型冠状病毒感染许多严重并发症如急性呼吸窘迫综合征（ARDS）、急性肾损伤、脓毒症休克、难以纠正的代谢性酸中毒和凝血功能障碍及多器官功能衰竭等的重要原因，也是大多数重症患者死亡的最终原因。《伤寒论》第 299 条："少阴病六七日，息高者，死。"提示此时肺肾之气俱衰，肺主气在上，司呼吸，肾主纳气在下，为气之根，上下离绝，息浅而浮于上，体现患者呼吸困难、气闷喘憋的状态，与新型冠状病毒感染并发症 ARDS 相类似。《伤寒论》第 295 条："少阴病，恶寒，身蜷而利，手足逆冷者，不治。"第 346 条："伤寒六七日不利，便发热而利，其人汗出不止者，死，有阴无阳故也。"此时患者阳气极度衰败，阴阳不相顺接，阳气不能达于四末，不能温煦固摄腠理分肉，与新型冠状病毒感染循环衰竭、凝血功能障碍时的症状相似，这时亟待活血化瘀、回阳救逆，临床上常用桃核承气汤、抵当汤、桂枝茯苓丸等活血类方及四逆辈。

临床用药的指导意义

国家中医医药管理局宣布，根据临床总结和实践，筛选出有明显抗疫疗效的"三药三方"，三药是金花清感颗粒、连花清瘟胶囊、血必净注射液，三方是清肺排毒汤、化湿败毒方、宣肺败毒方。其中金花清感颗粒、莲花清瘟胶囊两方均由麻杏石甘汤和银翘散加减化裁而来，清肺排毒汤主要由麻杏石甘汤、射干麻黄汤、小柴胡汤、五苓散组成，化湿败毒方由麻杏石甘汤、藿朴夏苓汤加减而来，宣肺败毒方由麻杏石甘汤、麻杏薏甘汤、葶苈大枣泻肺汤、千金苇茎汤等化裁而来。其中清肺排毒汤为国家中医药管理局重点推荐方剂，更是集《伤寒论杂病论》四个经典名方于一身，实践证明其总有效率达 90%以上，表明了经方抗疫的有效性。

麻杏石甘汤是本次抗疫的代表经方。《伤寒论》第 63 条曰："汗出而喘，无大热者，可与麻黄杏仁甘草石膏汤。"其"无大热者"为表无大热，邪气入里化热，肺热壅盛而喘，里热蒸腾津液故汗出，全方奏清肺清热、降逆平喘之功。现代药理学研究发现，麻杏石甘汤具有解热、抗炎、抗病毒和镇咳平喘等作用，常用于治疗肺炎、支气管炎、上呼吸道感染等呼吸系统疾病，因此可用于新型冠状病毒感染患者发热、咳喘等的对症治疗。

五苓散为祛湿剂，具有利水渗湿、温阳化气的功效，在《伤寒论》一书中被多次提及。如第 71 条："若脉浮，小便不利，微热消渴者，五苓散主之。"条文中多以口渴、小便不利、脉浮为主症，一方面该方可以化气利水，使湿邪有所出路；另一方面可以顾护卫阳，防止寒邪进一步耗损阳气，还兼有解表的作用。五苓散常常应用于新型冠状病毒感染的初期与中期阶段，新型冠状病毒感染患者肺部电子计算机断层扫描（CT）提示存在部分实变，病理表现为肺部的炎性反应，肺泡壁水肿，肺泡腔内充满渗出的浆液、纤维蛋白，而后渗出物形成有形之痰。初期病变范围较小，肺部水肿较轻，用五苓散淡渗利湿，开调中焦水道，以助肺部水的转输，减轻肺水肿的症状，防止肺部炎症进一步加重。后期随着病情发展，肺部病灶增多，范围扩大，重症者双肺弥漫性病变，少数呈"白肺"，临床上表现为 ARDS，病理解剖显示肺泡腔内可见黏液及黏液栓形成，这时可用葶苈大枣泻肺汤攻逐水饮、涤痰开闭。《长沙药解》曰："葶苈苦寒迅利，行气泻水，决壅塞而排痰饮，破凝瘀而通经脉。"该方效力很强，有险症用峻药之意。现代研究提示，该方具有明显的强心、利尿作用，且能够抑制炎症的水肿、渗出。麻杏薏甘汤出自《金匮要略·痉湿喝病脉证》，曰："一身尽疼，发热，日晡所剧者，名风湿。此病伤于汗出当风，或久伤取冷所致也。可与麻黄杏仁薏苡甘草汤。"麻杏薏甘汤有散寒解表、健脾除湿之功，契合寒湿型感染患者。

小柴胡汤为和解剂，是少阳证的主方。小柴胡汤证主要见八大症：邪气交争客于表里之间，则往来寒热；少阳枢机不利，上焦火郁，则口苦咽干、心烦；胆腑内热，蒸腾胃津，中焦胃虚，则嘿嘿不欲饮食、呕逆；疏泄失常，气化失司，下焦饮逆，则水饮上行，故目眩、胸胁苦满。小柴胡汤的八大症也体现在新型冠状病毒感染患者发病早期，现代药理学研究也表明小柴胡汤有解热镇痛抗炎、调节免疫系统等作用。

射干麻黄汤为《金匮要略·肺痿肺痈咳嗽上气病脉证治》中的方剂，曰："咳而上气，喉中水鸡声，射干麻黄汤主之。"射干麻黄汤具有温肺化饮、散寒祛痰的作用，可用于寒邪入里，客于脏腑，痰饮滞于肺而致喘咳，现代药理表明其可平喘、减轻呼吸道反应、调节免疫性炎症通路。

危重期患者表现出明显呼吸困难、动辄气喘，或需要机械通气，同时伴神昏、烦躁、汗出肢冷，提示多伴发 ARDS、弥散性血管内凝血等严重并发症。此时患者凝血功能、D-二聚体等实验室指标异常，而未出现吐血、衄血等出血表现，表示邪气深入营血，气血凝结，瘀血内阻，该阶段可用活血类方，如桃核承气汤、桂枝茯苓丸加减行气活血化瘀。

验案举隅

林某，女，69 岁。2020 年 2 月 13 日初诊。既往高血压病史 3 年，血压控制可。主诉乏力纳差 10 日，发热伴咳嗽咳痰 5 日。现病史：患者于 10 日前无明显诱因下出现乏力纳差，呈持续性，休息时不能缓解，无发热畏寒，当时未就医。5 日前患者出现发热，体温达 38.4 ℃，伴畏寒，咳嗽咳痰，咳白色黏痰，遂就诊于当地医院。查胸部 CT 示两肺感染性肺炎，新型冠状病毒核酸检验阳性，考虑新型冠状病毒感染，予连花清瘟胶囊、干扰素吸入、阿比多尔及洛匹那韦利托那韦软胶囊抗病毒及止咳化痰等治疗，症状无改善，转至某医科大学附属第一医院继续治疗。体格检查：T 36.9 ℃，P 63 次/min，BP 163/82 mmHg，R 19 次/min，血氧饱和度 93%，心肺听诊无殊，腹软，无压痛、反跳痛，双下肢无水肿，神经系统查体无殊。西医诊断：新型冠状病毒感染（重型）、高血压病。入院后完善相关检查，予阿比多尔、α-干扰素抗病毒，头孢克肟抗感染，沙利度胺片免疫调节治疗及补液、营养等对症支持治疗。

2020 年 2 月 13 日中医初诊。患者昨日发热，神疲乏力，咳嗽，痰白黏，大便量少，难解，口干热饮，口苦，纳差，时有恶心，晨起欲吐，睡眠一般，舌淡红，苔厚微腻。中医诊断为疫病，疫毒闭肺证；治以宣肺止咳、清热解毒，兼以化湿，方用麻杏石甘汤合小陷胸汤、苇茎汤加减。

处方：麻黄 5 g，苦杏仁 10 g，石膏 20 g，芦根 30 g，桃仁 15 g，冬瓜子 30 g，瓜蒌子 10 g，瓜蒌皮 10 g，姜半夏 15 g，陈皮 12 g，竹茹 12 g，石菖蒲 15 g，莪术 12 g，甘草 10 g，茯苓 30 g，浙贝母 15 g，郁金 10 g，仙鹤草 30 g，豆蔻 6 g。3 剂，每日 1 剂，水煎，每次 200 mL，早晚温服。

2020 年 2 月 16 日中医二诊。患者神疲乏力缓解，咳嗽，痰白黏减轻，无咽喉疼痛，大便溏软，口干欲热饮，口苦，纳可，睡眠可，舌淡红，苔厚微腻。原方去豆蔻，浙贝母增至 20 g，加葛根 20 g。3 剂，每日 1 剂，水煎，每次 200 mL，早晚温服。

2020 年 2 月 19 日中医三诊。患者精神可，身疼痛，偶有咳嗽，痰白黏，无咽喉疼痛，大便 2 日解，口干欲热饮，口苦，纳可，睡眠可，舌淡红，苔厚微腻。上方去葛根 20 g，加北沙参 30 g、炒牛蒡子 15 g、玄参 15 g。3 剂，每日 1 剂，水煎，每次 200 mL，早晚温服。

2020 年 2 月 22 日中医四诊。患者精神可，稍乏力，偶有咳嗽，痰白黏，咳嗽时稍胸闷，右膝仍疼痛，较前缓解，口苦，无口干，无咽喉疼痛，纳可，大便畅，睡眠可，舌淡红，苔厚微腻。处方：原方去北沙参 30 g、炒牛蒡子 15 g、玄参 15 g，加人参 6 g、薤白 15 g、川芎 9 g。3 剂。每日 1 剂，水煎，每次 200 mL，早晚温服。

2020 年 2 月 27 日起，隔日检测患者新型冠状病毒核酸 2 次，均为阴性，新型冠状病毒核酸检测阴性，影像学检查明显改善，体温正常超过 3 日，经核心专家组讨论后，予以出院。

按：本案例为新型冠状病毒感染重型患者，老年女性，起病初期主要为乏力纳差、发热伴咳嗽咳痰等太阳经证，住院期间主要临床特征为高热、乏力、纳差、咳嗽，血氧饱和度下降，考虑感疫疠之气，上犯肺卫，肺气被郁，邪毒内闭，痰热结于胸中，出现高热、咳嗽及血氧饱和度下降。患者居住沿海潮湿之地，人群体质多易夹湿，湿邪为患，最易困脾，脾失健运，出现乏力、纳差。本案例六经辨证为太阳阳明合病，立足肺脾，治以宣肺止咳、清热解毒，兼以化湿，方选麻杏石甘汤合小陷胸汤、苇茎汤加减治疗。麻杏石甘汤宣肺清泄，小陷胸汤合苇茎汤方清肺化痰，佐以姜半夏、陈皮健脾化湿。诸药合用，共奏宣肺止咳、清热解毒，兼以化湿之功。

新型冠状病毒感染证候复杂，变化多端，因地因时因人各有不同，给防治工作带来困难。通过考证古今文献，探析《伤寒杂病论》古义，新型冠状病毒感染疫情的流行气候、地域、疫病的传染性、传变规律及患者的症状体征等都与伤寒病有着高度的一致性，因此《伤寒杂病论》中揭示的伤寒病的辨证思路和理法方药对于新型冠状病毒感染的防治具有指导意义。国家中医药管理局根据临床总结和实践，筛选出有明显抗疫疗效的"三药三方"，三药为金花清感颗粒、连花清瘟胶囊、血必净注射液，三方为清肺排毒汤、化湿败毒方、宣肺败毒方，均由经方化裁而成，该系列方药的成功应用再次印证了经方抗疫的有效性。在特效药和疫苗空白的情况下，临床医生可以深入发掘《伤寒杂病论》中的方药，用于临床上新型冠状病毒感染的防治；并可对其具体药理成分加以分析，提取分离其中的活性成分，为研发传染病治疗新药奠定基础。深入发掘《伤寒杂病论》中治疗疫病的治法方药等，对中医药防治传染病具有重大意义。

254 新型冠状病毒灭活疫苗不良反应从六经辨治

当下新型冠状病毒感染疫情席卷全球，我国研发并现推行的新型冠状病毒灭活疫苗（以下简称新冠疫苗）作为防疫战略手段。疫苗接种过程中，发现受种者常出现不同程度的不良反应。因此，制定针对其不良反应的中医"廉、简、效、验"治疗方案，对顺利推广疫苗接种、减轻群众身心负担具有现实意义。通过研究已有临床试验记录的接种新冠疫苗后不良反应，发现其大部分临床病证符合仲景对六经病证的论述。学者任伟明等从中医对疫苗认识理论出发，以《伤寒论》六经辨证为纲，结合临床实践经验，系统探讨了疫苗接种后所出现的相关病证辨治方法，以充分发挥中医药抗击外感病的优势。

新冠疫苗不良反应及"病邪"特点

根据目前境内外开展的临床试验数据及我国所接种新冠疫苗官方公布说明书，得出其主要不良反应按发生概率依次为头痛（＞10%）；发热、乏力、肌肉酸痛、关节疼痛、恶心、腹泻、咳嗽、皮肤瘙痒等（1%～10%）；头晕、咽痛、呕吐、便秘等（0.1%～1%）；极少出现如嗜睡、困倦、神昏休克等。新冠疫苗作为生物制剂，接种后以引起人体适当的免疫应答为目的，太过则为不良反应。现代疫苗接种与古人所述"种痘"同源，并认为是一种"以毒攻毒"的治病手段，故疫苗本身应具备一定"毒邪"性质才能达其目的。从病症发生概率来看，接种新冠疫苗后大多不良反应为头痛、发热、关节肌肉痛、咽痛等阳热有余之象，还出现以乏力、肌肉酸痛、恶心、腹泻为主要表现的湿邪黏滞之证。故从病邪性质来看，新冠疫苗就其不良反应而言，应为一种阳热之邪，其性偏湿。其中极少患者还可见便秘、嗜睡、倦怠，甚至神昏休克之证，则多因其素体虚弱、饮食作休失常及误治使病邪传变所致。故从辨标本来看，绝大部分不良反应者应为"标本皆实"，亦可少见"标实本虚"之象。

六经辨证论治新冠疫苗不良反应的可行性

1. 运用六经辨证的合理性：从六经的本质来看，三阳经正常运行能维持正气有效的布输以荣养机体，且能及时排出体内生理及病理毒素，如阳明之病为"胃家实"，即指由肠道病邪壅盛，以致正气运行受阻及邪毒难以驱除。三阴经的本质则描述了机体生化能力及正气的强弱，如仲景所述太阴之病为"食不下""自利益甚"及少阴之为病"脉微细""但欲寐"，表明了三阴病常表现为气血生化之源虚弱，且正气亏虚神失所养的状态。故归纳六经辨证的本质，是对"扶正"与"驱邪"的统一论述。综上所述，结合新冠疫苗不良反应"标本皆实"及"标实本虚"的病证特点，认为六经辨证是论治新冠疫苗不良反应的合理手段。另《伤寒论广训》所述"伏气化热之太阳证也"，表述了温热之邪仍可用六经辨证论治。故新冠疫苗就其不良反应虽为湿热之邪，其亦可用六经辨证论治。

2. 运用六经辨证的优势：气血津液是脏腑功能活动的物质基础，故临床上脏腑辨证与气血津液辨证常合一使用，临床中脏腑辨证多用于内伤杂病的论治。接种新冠疫苗出现不良反应究其本质为外邪入体，故六经辨证论治其不良反应相较于脏腑辨证及气血津液辨证具有相对优势。另《伤寒论》所论述某证是对疾病某阶段病机、病位的概括，故仲景常现其证即用其方，胡希恕称之为方证对应。如原文所述"呕而发热，小柴胡汤主之"表明了临床证见呕且发热即予小柴胡汤治之，故方与证关系的论述是《伤寒论》的核心。就新冠疫苗不良反应而言，其病因、病性目前尚未完全清楚，但疫苗说明书所述其临床病症已较为明确。结合《伤寒论》运用方证对应论治疾病的特点，相较于卫气营血辨证及三焦辨证论治依赖于病邪性质的判别，运用六经辨证、方证对应论治新冠疫苗不良反应临床更具操作性。

六经辨证论治新冠疫苗不良反应的临床经验总结

新冠疫苗所现不良反应符合仲景所述六经病证，从其不良反应发生概率来看，大体可归纳为太阳病证、少阳病证及较少见到的阳明病证、少阴病证，而不见"手足逆冷谓之厥"的厥阴病及"食不下""时腹自痛""自利益甚"的太阴病，现将其分经论治如下。

1. 太阳病证：《伤寒论》对太阳病的论述为"太阳病，头痛、发热、汗出、恶风，桂枝汤主之""太阳病，头痛发热、身疼腰痛、骨节疼痛、恶风无汗而喘者，麻黄汤主之"，其主要病机病位为邪束肌表，使其开合功能失常。根据新冠疫苗不良反应发生概率来分析，可知其大部分为太阳病证，故可推断其致病力较弱，其病大多在太阳阶段即可解除。根据上文所述可知接种新冠疫苗后出现头身骨节疼、发热，若兼有汗者则予桂枝汤，无汗者应予麻黄汤。若出现皮肤瘙痒，则可予麻黄桂枝各半汤治之，正如原文所述"太阳病，得之八九日……以其不得小汗出，身必痒，宜麻黄桂枝各半汤"。又考虑其"病邪"性偏湿滞，结合原文"湿家，身烦痛，可予麻黄加术汤，发其汗为宜"，在临床中治疗新冠疫苗不良反应出现太阳病证时常在辨证基础上合用白术。结合临床发现，接种疫苗后若现太阳病证者，治疗宜早，久则易生它变。

2. 少阳病证：仲景对少阳病的论述为"口苦，咽干，目眩也""胸胁苦满、往来寒热、心烦喜呕、默默不欲食"，其治疗代表方为小柴胡汤。少阳病其病位在半表半里，病机为正邪交争以致机枢不利。新冠疫苗不良反应常见发热、头晕、恶心不欲饮食甚至呕吐的情况，结合原文"呕而发热、小柴胡汤主之"，可知其辨治过程中小柴胡汤常用。另在小柴胡汤基础上还可见其他兼证，如接种者素体气血虚，或接种前过食辛燥伤其津液等因素，致接种者出现大便秘结，则治以大柴胡汤。再者新冠疫苗先由太阳机表入体，且多居太阳之位，又因其邪性偏湿易黏滞。即使"邪"传入少阳，太阳之证常不能快速消退，故临床常见少阳机枢不利合并太阳营卫不和之证。如接种者出现发热、恶心欲呕伴肢节疼痛，即予柴胡桂枝汤治之。另见少阳证而发热者，发汗之品布洛芬需慎用，常徒伤津液而生变。

3. 阳明病证：张仲景定义阳明病为"胃家实"，其包括身恶热、汗多、口渴的阳明经证及大便秘结的阳明腑证。接种者有极少部分患者出现便秘之证，可知为阳明内结。根据仲景运用承气汤类治疗阳明内结原则，结合接种者常兼出现发热之证，应首选调胃承气汤治之，用之不效后予大承气汤。除大便秘结外，若见肠道邪热炽盛而下利者亦应属阳明。如原文"下利重者，白头翁汤主之""太阳病……利遂不止，脉促者，表未解也……葛根黄芩黄连汤主之"。所述下利之证皆为阳明邪热壅盛所致。"下利"之证，仲景在太阴病中描述较多，然究其病机为太阴虚寒、运化失常所致，其病程常缠绵不愈。"腹泻"之证作为接种后可见的不良反应，其病程较短且为"病邪"所致，可知其病因应为阳明通降失常。故据上文分析可知，接种后出现腹泻，兼太阳证者予葛根芩连汤，不兼者则为白头翁汤。

《伤寒论》对"咽痛"的相关论述主要集中在阳明病、少阴病及厥阴病中。少阴病致咽痛病机为阴液虚于内、虚（实）火炎于上，其人平素常见"脉微弱""但欲寐"等体弱之象。目前我国接种对象多为正气强盛的青壮年，故接种后见"咽痛"因少阴致病少见。阳明病致咽痛其病机为阳明热邪攻于咽，正如原文第198条所述"阳明病……故能食而咳，其人咽必痛。若不咳者，咽不痛"。另厥阴病对咽痛的描述为"伤寒先厥后发热……而反汗出，咽肿痛者，其喉为痹……便脓血者，喉不痹"，不难发现厥阴病导致咽痛及喉痹的本质仍为阳明热邪上攻于喉。结合接种新冠疫苗出现不良反应的病机、病程特点可知，其出现"咽痛"者应治阳明而予白虎汤治之，若大便不通则予调胃承气汤。结合其不良反应发生概率可知，阳明病证少见，从临床上来看，阳明病证多由病久及误治传变所致。

4. 少阴病证：仲景对少阴病的定义为"脉微细，但欲寐也"，在仲景原文的论述中表明了少阴病本质为全身气血阴阳亏虚。阳气衰故脉微，津血虚少则脉细，神失所养则欲寐。有极少接种新冠疫苗者亦会出现嗜睡、困倦等欲寐之象，甚至脉微弱的"休克"之证，临床治疗应以四逆辈。然从新冠疫苗的主要不良反应来看，其致病多在太阳，其"病邪"毒性较弱，接种者又多为身体强健者，故接种后出现少阴病概率应极低。结合临床可发现，如接种前后饮食休作失常伤津耗气而"病邪"可直入少阴。又或接种后现少阳阳明病证，医者反予布洛芬及麻桂之剂以汗法误治伤正亦可传少阴。若接种前后加以注意，或能减少少阴重症的出现。

新冠疫苗就其不良反应而言，为湿热之邪，由机表入里。据其病证特点，从六经辨证来分析，临床不见太阴病证及厥阴病证。"病邪"首袭太阳之表，常出现头身痛、发热及皮肤瘙痒，而辨证后予以麻黄汤、桂枝汤及麻黄桂枝各半汤治之，因其"邪"性偏湿滞，故在其基础上合用白术。"病邪"犯少阳的主要表现为发热、头晕、恶心不欲甚至呕吐，而用小柴胡汤以解之，重点需注意太阳少阳及少阳阳明的合病。"邪"居阳明的主要病症为便秘、腹泻及咽痛，临床常以白虎汤、调胃承气汤、葛根芩连汤及白头翁汤荡其病邪。从其病证发生的概率来看，少阴者少见，可予四逆辈救之。而根据疾病的传变条件结合临床观察，适当生活方式的宣教及合适治疗方案的推广，或可减少不良反应的发生。从新冠疫苗不良反应发生的规律及特点分析，发现其太阳及少阳病证较多，而阳明及少阴病证较少，亦可见各种合病及并病。

据六经的传变条件探讨接种前后相关调护

仲景认为外感邪气先由太阳受之，且认为疾病的传变依赖于正邪强弱关系的转换。根据仲景对六经疾病传变、合病及并病的论述，可知其发生传变常有三方面因素，分别为病患素体虚弱抗邪无力、误治伤正致邪传变及病邪势强而直驱入里。新冠疫苗接种后由太阳肌表入体，其"病邪"毒性较弱，而接种者多正气强盛，结合六经病传变的条件来看，认为有两类情况在接种前后需注意。一是从饮食及休作规律来看，在接种前应当避免空腹，以免胃气不振而御邪失常，亦不能暴饮暴食，而致阳明壅实，还应忌寒凉、油腻饮食以脾阳受损。接种前后需避免熬夜、剧烈运动、房劳等，以防伤津耗气而致"病邪"入里。接种者可适当练习太极拳、五禽戏、八段锦等古人养生之法，以调情志、通气血来减少不良反应的发生。二是从临床来看，接种者出现不良反应，还可因误治伤气耗津而发生传变，如少阳阳明病证者常自用布洛芬迫汗出以退其热，实则徒耗气血而与驱邪无益，且易致"病邪"传变。接种前若能对接种者进行饮食休作注意事项的宣教，并强调若出现不良反应需及时就医，则可较大程度上避免不良反应的发生，并能做到"即病防变"以减少较重不良反应的出现。

验案举隅

1. 太阳少阳合病案：患者，女，33岁。患者于2021年1月8日接种新冠疫苗后开始出现发热，自服抗病毒口服液、小柴胡颗粒等中成药对症处理，1月12日症状未见好转而来我科门诊就诊，初诊症见发热，最高体温38.5 ℃，头痛，汗出恶风，口苦恶心，自觉脸有麻木之感，无口渴欲饮，无腹痛腹泻，纳差，睡眠一般，大小便可。舌质红，苔薄黄，脉浮数。证属太阳少阳合病，予柴胡桂枝汤加白术。

处方：柴胡30 g，黄芩10 g，党参30 g，法半夏15 g，炙甘草10 g，大枣10 g，桂枝15 g，白芍15 g，白术20 g，生姜3片。2剂，按仲景之法，嘱其2小时服药4次，药后食热白粥50 mL以助药力，忌食寒凉、油腻及辛燥之品，并告知无需恐慌使情志调达。

1月13日复诊，诉服药2剂后，唯余轻度咽痒咳嗽，已无其他不适，后与半夏厚朴汤合麦门冬汤加减2剂而愈。

按：患者头痛发热、汗出恶风可知其为太阳病，属桂枝汤证，又因其邪性偏湿滞故予合用白术以利水道；其出现口苦、恶心又见发热，结合原文"呕而发热，小柴胡汤主之"，可知应予小柴胡汤。可知其病机为少阳机枢不利合太阳营卫不和，故予柴胡桂枝汤加白术治之，在结合《伤寒论》中桂枝汤的服用方法及情志调节，2剂尽而证解。

2. 少阳阳明合病案：患者，男，23岁。患者于2021年1月13日接种新冠疫苗后开始出现发热、头身痛、恶心欲呕，自服头孢及布洛芬等对症处，后已无头身痛，但仍有发热、恶心欲呕、自觉乏力。1月15日来门诊就诊，初诊症见发热乏力，最高体温38.9℃，恶心欲呕，偶有汗出、恶热、渴欲饮水，无腹痛，纳差眠可，小便偏黄，大便2日未解。舌质红，苔黄腻，脉滑数。证属少阳阳明合病，予大柴胡汤合白虎汤。

处方：柴胡30 g，黄芩10 g，枳实15 g，法半夏15 g，生大黄10 g，大枣10 g，白芍15 g，炙甘草10 g，生石膏30 g，知母15 g，生姜3片，大米20 g。2剂，每日1剂，分2次服。嘱其清淡饮食，忌油腻、生冷。2日后其已无发热、大便已解，他症均减。

按：发病之初，患者发热身疼、恶心欲呕本为太阳少阳合病。本应以太阳少阳同解，其误治后传阳明。初诊之时，患者见发热、乏力、恶心欲呕知为少阳病，又兼大便干结，故予大柴胡汤；又现渴欲饮水、恶热、脉滑数知为阳明经证，应予白虎汤治之。从病机来分析，发病之初本为太阳宣发不畅及少阳机枢不利，误治后太阳证罢而邪热内攻，致使阳明热盛及腑气不通同时出现。故治以大柴胡汤合白虎汤疏少阳通腑热，药尽而证解。

3. 太阳少阴并病案：患者，女，28岁。患者于2020年12月31日接种新冠疫苗后开始出现头痛、肌肉酸痛、微恶寒，无其他不适，自服布洛芬止痛，2021年1月1日自觉疼痛稍缓解，继而出现神疲乏力、但欲寐之象。遂来门诊就诊，初诊症见头痛、肌肉酸痛，神清乏力，昏昏欲睡，无口干口苦，无腹痛腹泻，无胸胁满闷，纳一般，欲眠难以深睡，二便可。舌质红，苔薄白，脉偏弱。证属太阳少阴并病，予以桂枝汤合四逆汤加白术。

处方：桂枝15 g，白芍15 g，炙甘草15 g，大枣10 g，制附子（先煎30分钟）15 g，干姜15 g，白术20 g，生姜3片。3剂，每日1剂，分2次服。嘱其药后啜以热粥，清淡饮食，忌油腻、生冷。3日后随访，病症均解。

按：发病之初，患者自觉头身疼痛恶寒，结合原文可知原属太阳证，1日后太阳未罢，而出现神疲乏力、但欲寐、脉偏弱的少阴证，故初诊时诊断为太阳少阴并病。仲景在三阴病与三阳病同在时常先温其里后攻其表，正如原文所述"下利腹胀满，身体疼痛者，先温其里，乃攻其表"。而分析其病机患者虽见神疲乏力、欲寐之象，但其病程较短，且脉为稍弱，其少阴之机初现，病尚较轻，故治以太阳少阴同解。

按《伤寒论》辨治精髓结合新冠疫苗不良反应的病证特点，认为临床对其运用六经辨证进行论治合理且具一定优势。临证中常只需随证而治，每获良效，并能有效做到"即病防变"。根据六经传变条件对接种前后提出了饮食及修作的相关调护，可减少接种后发生不良反应，并能有效避免严重不良反应的出现。

255 从新型冠状病毒感染解读伤寒六经实质及寒温统一

中医学对于外感发热类疾病初期的辨证论治与疾病归属历来存在争议，其核心之处就在于伤寒与温病的病名归属之争，以及六经辨证与卫气营血辨证、三焦辨证之争。可以说，寒温之争由来已久。且一般认为，伤寒详于寒而略于温，温病详于温而略于寒，伤寒与温病为两种不同的理论体系，两者相得益彰，共同构成外感发热性疾病的治疗体系。新型冠状病毒感染的致病病原体为既往未曾发现的新型冠状病毒，目前尚无特效药物。在中医学中，新型冠状病毒感染属于温病，还是伤寒？一般认为，新型冠状病毒感染属温病、温疫范畴，但临床运用《伤寒论》经方合方——"清肺排毒汤"等取得显著疗效。伤寒有广义与狭义之分，如果将新型冠状病毒感染归属于伤寒，其属广义，还是狭义？基于新型冠状病毒感染这一临床难题，结合常年在重症监护病房主管重症肺部感染、脓毒症、感染性休克、高渗性昏迷、全身炎性反应综合征、弥散性血管内凝血（DIC）、多脏器功能衰竭等急危重症患者的临床经历，学者熊兴江等认为，应重新思考该疾病的中医认识及治疗方案，重新探索伤寒广义与狭义的内涵，重新梳理伤寒与温病的关系，重新解读寒温统一这一关键科学问题。

新型冠状病毒感染虽属温病，但运用伤寒经方取效

1. 新型冠状病毒感染的流行性与传染性与历代瘟疫相似： 新型冠状病毒感染是一种急性感染性肺炎，该病发病之初即表现为发热、乏力、干咳，后逐渐出现呼吸困难，其传播途径主要为呼吸道飞沫和接触传播，传染性强，传播速度快，影响范围广。

中国古代有大量关于瘟疫发病及流行性与传染性特征的记载。《周礼·天官·冢宰》中记载"疾医掌养万民之疾病，四时皆有疠疾"，《吕氏春秋·季春纪》中曰"季春行夏令，则民多疾疫"，《黄帝内经·刺法论》中指出"五疫之至，皆相染易，无问大小，病状相似"。本次新型冠状病毒感染感染人数众多，与古代瘟疫流行特征非常相似。

2. 新型冠状病毒感染属温病范畴： 对于新型冠状病毒感染病名归属的认识，目前倾向于属温病范畴。根据《温病条辨》记载，温病包括风温、温热、温疫、温毒、暑温、湿温、秋燥、冬温、温疟 9种。其中"温疫者，厉气流行，多兼秽浊，家家如是，若役使然也"。根据本病发病特征，多将其归属于温病温疫中的"湿毒疫"范畴。

3. 伤寒方治疗新型冠状病毒感染有效： 数千年来，中医药在治疗急性传染性疾病方面积累了丰富的经验，特别是在 2003 年抗击严重急性呼吸综合征（SARS）过程中，发挥了重要作用。新型冠状病毒感染虽属温病、温疫范畴，但临床运用《伤寒论》经方合方"清肺排毒汤"取得显著临床疗效。

清肺排毒汤为《伤寒论》经方小柴胡汤、麻杏石甘汤等合方。对 1 183 例确诊病例的临床观察，共有 640 例出院，457 例症状改善，清肺排毒汤总有效率达 92.73％，60％以上患者症状和影像学表现改善明显，30％患者症状平稳且无加重，服用 1 天后 51.8％新型冠状病毒感染患者体温即恢复正常，46.7％的患者咳嗽症状消失。其作用机制可能与调控 ACE2 共表达的蛋白、抑制病毒 mRNA 翻译以及与疾病密切相关的一系列信号通路有关，达到平衡免疫、消除炎症、抗病毒的目的。因此，《新型冠状病毒肺炎诊疗方案（试行第六版）》将清肺排毒汤作为临床治疗各期推荐的通用方剂。

伤寒实质考证——伤寒为狭义伤寒，其本质可能为炎症，六经实质很可能为人体对炎症反应不同阶段的描述

　　伤寒有广义与狭义之分。根据《素问·热论》中"今夫热病者，皆伤寒之类也"，广义伤寒为一切外感热病的总称；而狭义伤寒则专指感受风寒外邪的疾病。《难经·五十八难》曰："伤寒有五，有中风，有伤寒，有湿温，有热病，有温病。"这里的广义伤寒就包括狭义伤寒、中风、湿温、热病、温病等疾病。既往研究认为，《伤寒论》中的伤寒为广义伤寒，包含温病在内，为所有外感热病而设。然而，在多年重症监护病房的临床工作中，通过对大量急危重症患者的仔细观察及运用经方抢救的经历，从临床重症病例及文献研究的角度对"伤寒"实质重新进行考证与解读。

　　1. 伤寒可能为急危重症：张仲景在《伤寒论·序》中指出"余宗族素多，向余二百。建安纪年以来，犹未十稔，其死亡者，三分有二，伤寒十居其七。感往昔之沦丧，伤横夭之莫救，乃勤求古训，博采众方"，且在《伤寒论》条文中，还存在大量有关"死""不治""难治"等预后判断的论述。

　　另外，据史料记载，从汉桓帝至汉献帝的70余年中，共流行瘟疫达17次。同时期的曹植在《说疫气》中也记载了瘟疫大规模流行及死亡率高的特征："建安二十二年（217年），疠气流行，家家有僵尸之痛，室室有号泣之哀。或阖门而殪，或覆族而丧。或以为疫者，鬼神所作。夫罹此者，悉被褐茹藿之子，荆室蓬户之人耳！若夫殿处鼎食之家，重貂累蓐之门，若是者鲜焉。此乃阴阳失位，寒暑错时，是故生疫。"建安七子之一的王粲在《七哀诗》中也记载："出门无所见，白骨蔽平原。路有饥妇人，抱子弃草间。顾闻号泣声，挥涕独不还。未知身死处，何能两相完？"从上述经典医籍及史料记载中不难发现，伤寒这一疾病属瘟疫范畴，传染性极强，流行范围极广，病情极其危重，死亡率极高（高达46.7%），很可能为急危重症。

　　2. 伤寒为狭义伤寒，可能为急性热性传染性疾病，其本质可能为炎症：从病情的发展转归来看，伤寒很容易引起DIC（衄、亡血、便血等各种血证）、急性肾衰竭、心力衰竭（小便不利、小便少、小便难、不尿）、休克（厥、四逆厥、厥逆），这与现代医学中的感染性休克、脓毒症、全身炎症反应综合征、多脏器功能衰竭、DIC等疾病从轻到重的发展演变规律极为相似。因此推测，伤寒为急性热性传染性疾病，根据其发病特征，以流行性出血热可能性最大。

　　流行性出血热，又称肾综合征出血热，是由汉坦病毒（即流行性出血热病毒）感染引起，以鼠类为主要传染源的自然疫源性疾病，临床主要表现为发热、出血、充血、低血压休克及肾脏损害。流行性出血热临床可分为5期，即发热期、低血压休克期、少尿期、多尿期、恢复期，死亡率高达20%~90%。病因方面，病毒宿主主要为小型啮齿动物，包括野鼠及家鼠，病毒能通过宿主动物的血及唾液、尿、便排出，鼠向人的直接传播是人类感染的重要途径。这也符合东汉末年，因气候严寒，导致寒疫流行，卫生条件差，人鼠同居，进而很容易导致鼠传人有关。有鉴于此，《伤寒论》中的伤寒为狭义伤寒，而非广义伤寒，以急性热性传染性疾病可能性最大，其本质为炎症。而六经的实质很可能为人体对炎症反应的不同阶段的描述与总结，《伤寒论》极可能为国内第一部急危重症的专著。

温病实质考证——温病是急性热性传染性疾病，其本质可能为炎症，卫气营血和三焦辨证实质是人体对炎症反应不同阶段的描述

　　温病是指感受温邪引起的一类急性外感热病的总称，属于广义伤寒范畴，以发热、热象偏盛、易化燥伤阴为临床主要表现。温病的内涵较为广泛，在一般外感疾病中，除风寒之邪以外的急性热病，都属于温病范围，包括风温、春温、暑温、湿温、伏暑、秋燥、温毒等。温病具有明显的季节性，大多起病

急骤、传变迅速，且具有不同程度的传染性与流行性。温病按发病季节可分为春温、风温、暑温、湿温、秋燥、冬温六类；按初起发病类型可分为新感温病和伏邪温病两类；按传染性和流行性可分为具有强烈传染性和大流行特征的温疫，流行性小或不引起流行的温病两类；按病证性质是否兼湿分为温热和湿热两类。

上述温病可按照卫气营血辨证和三焦辨证进行治疗。对于温病实质，基于文献研究及现代病理生理学角度对其进行考证与解读。

1. 温病可能为急危重症：关于温病的病因学问题，古代医家均对此进行过深入探究。明末医家吴又可所著《瘟疫论》（又称《温疫论》），是中国第一部温病学专著，是系统研究急性传染病的医学书籍。吴又可所处的时代，正为传染病大流行之际。根据《吴江县志》记载，在《温疫论》成书前后，吴县连年流行疫病，一巷百余家，无一家幸免；一门数十口，无一口幸存。吴又可在其《温疫论》序中也曰："崇祯辛巳，疫气流行，感者多，于五六月益甚，或合门传染。其于始发之时，每见时师误以正伤寒法治之，未有不殆者……医者彷徨无措，病者日近危笃。病愈急，投医愈乱。不死于病，乃死于医；不死于医，乃死于古册之遗忘也。"由此可见，大规模流行，传染性强，死亡率高为当时温病的重要特征。因此推测，温病很可能为急危重症。

2. 温病可能为急性热性传染性疾病，其本质为炎症：吴又可在《温疫论》中也强调，本病致病原因与既往的伤寒等不同，有其特殊性，即"夫温疫之为病，非风、非寒、非暑、非湿，乃天地间别有一种异气所感"。值得注意的是，在现代医学中，温病大多由病毒等病原体感染引起，而温病名下的风温、春温、温热、温疫、温毒、冬温、暑温、伏暑、暑湿、湿温、秋燥、温疟等不同类型均为不同病原体感染所致。

在治疗方面，温病可按照叶天士《温热论》的卫气营血辨证学说和吴鞠通《温病条辨》的三焦辨证学说等进行辨证论治。然而，无论是传统的卫气营血还是三焦辨证，其本质仍为人体对不同致病原感染导致的不同的炎症反应状态的描述。其中卫分证属于感染性疾病的发热初期，此时需积极控制感染，在中医治疗上以疏散风热、清热解毒为主；气分证则属于感染性疾病的发热极期合并高渗、高钠血症阶段，此时在抗感染治疗的同时还需积极补液，纠正高渗、高钠血症，在中医治疗上以清热泻火、解毒生津为主；营分证属于感染性疾病的发热后期，长期高热不退合并低蛋白血症、高渗性昏迷阶段，此时在抗感染治疗的同时还需要予补充人血白蛋白、补液等对症支持治疗，在中医治疗上以清营泻热、养阴生津为主；血分证属于感染性疾病合并休克、DIC、多脏器功能衰竭等阶段，此时病情危重，急需清热解毒、凉血散血。同理，在三焦辨证中，上焦病证属于发热初期，与卫分证相似；中焦病证属于发热极期，与气分证相似；而下焦病证属于发热后期合并津液阴分耗竭状态，与营血分证相似。因此推测，温病很可能为急性热性传染性疾病，其本质也为炎症。

寒温统一实质解读

1. 基于传统认知的寒温关系解读：关于伤寒与温病的关系，历代医家既有持寒温迥异学说者，也有持寒温统一学说者。之所以会出现寒温对峙，是因为部分医家在治疗外感发热类疾病时发现，临床运用伤寒治法及处方收效甚微，甚至死亡率极高，因此不得不别求他法，正如吴又可在其《温疫论》中以"正伤寒法治之"而无效。因此，传统观点认为，无论在病因、症状和治疗上，伤寒与温病均判若水火。首先，在病因上，伤寒主要感受寒邪、风邪，而温病则主要感受温热、湿热之邪。其次，在症状上，伤寒临床表现主要为恶寒重、发热轻、无汗、口不渴、尿清长、脉浮紧、舌质淡、舌苔薄白，而温病临床表现主要为发热重、微恶寒或者不恶寒、心烦、口渴、有汗或者无汗、尿微黄、脉数、舌尖赤、苔薄黄。第三，在治疗上，伤寒首选麻黄、桂枝、麻黄汤，而温病首选银翘散、桑菊饮。值得注意的是，之所以会出现"以伤寒治温病无效"现象，在现代病理生理学机制中，其根本原因就在于伤寒与温病的致病原不同。感染不同的病毒等致病原所导致的疾病诊断、临床表现与治则治法必然不同，这也是寒温对立的原因所在。

2. 基于病理生理机制与方证辨证的寒温统一：然而，在临床收治大量重症感染患者的工作中深刻体会到，伤寒与温病往往很难截然区分。首先，两者在现代病理生理机制中同为炎症，其本质均为人体对炎症反应的状态，且无论是伤寒方还是温病方，均具有一定的抗炎、抗病毒药理作用。其次，伤寒的三阳（太阳、阳明、少阳）病机与温病的卫气营血病机存在交叉重叠。第三，温病学派与《伤寒论》经方方证一脉相承。叶天士、吴鞠通等温病学家皆为变通运用经方的临证高手，统计叶天士《临证指南医案》341 方中约 30％源于经方，吴鞠通《温病条辨》208 方中高达 40％方剂源于经方，诚如吴氏在凡例中所曰"是书虽为温病而设，实可羽翼伤寒""《伤寒论》六经由表入里，由浅及深，须横看。本论论三焦由上及下，亦由浅入深，须竖看。与《伤寒论》为对待文字，有一纵一横之妙"。第四，方证辨证是寒温统一的重要依据。"有是证，用是方"为方证辨证的核心所在，无论是伤寒还是温病，只要临证具备某方证的临床运用指征就可以考虑运用该方。以小柴胡汤证为例，只要具备口苦、咽干、目眩、寒热往来、呕而发热等指征，即可将本方用于伤寒与温病的治疗。这也提示，大量的有效经方可用于温病的治疗之中。

基于寒温统一及方证辨证的新型冠状病毒感染临床治疗启示

在本次新型冠状病毒感染的临床治疗中，存在大量关于新型冠状病毒感染属于伤寒与温病的病名归属的探讨。新型冠状病毒感染的实质与伤寒、温病相同，均为病毒感染之后的炎性反应状态，因此可不拘泥于伤寒与温病的病名之争，直接从疾病的方证特征入手，探讨该病的方证治疗规律。

新型冠状病毒感染的常见临床症状为发热（40/41 例，98％）、咳嗽（31/41 例，76％）和肌痛或疲劳（18/41 例，44％），40 例患者中有 22 例（55％）出现呼吸困难。《新型冠状病毒肺炎诊疗方案（试行第六版）》也指出，该病以发热、干咳、乏力为主要表现，少数患者伴有鼻塞、流涕、咽痛、肌痛和腹泻等症状。结合患者纳呆、恶心呕吐等消化道症状，不难看出三阳合病为本病关键病机。

其中发热、咽痛、纳呆、恶心呕吐为典型的少阳证。发热伴恶心呕吐与《伤寒论》第 379 条"呕而发热者，小柴胡汤主之"相似；发热与《伤寒论》条文中"往来寒热"相似；纳呆与"默默不欲饮食"相似；咽痛是少阳提纲证中"咽干"的延伸，多提示少阳阳明合病。结合《伤寒论》第 263 条"少阳之为病，口苦、咽干、目眩也"，及第 96 条"伤寒五六日中风，往来寒热，胸胁苦满、默默不欲饮食、心烦喜呕，或胸中烦而不呕，或渴，或腹中痛，或胁下痞硬，或心下悸、小便不利，或不渴、身有微热，或咳者，小柴胡汤主之"，根据"但见一证便是"原则，是为小柴胡汤方证。干咳为火热上冲，肺气不降，病位属于阳明。鼻塞、流涕、肌痛、乏力，这属于典型的风寒束表证，病位在太阳。部分患者的呼吸困难，轻症可归属于"胸胁苦满"，重症可归属于"喘"。综合太阳阳明合病，伴见干咳、呼吸困难，在病机上属于风寒束表，兼见肺热，这与第 63 条"发汗后，不可更行桂枝汤。汗出而喘，无大热者，可与麻黄杏仁甘草石膏汤"条文中所述的症状相似，可予麻杏石甘汤。另外，部分患者腹泻，属于风寒夹湿下注。小柴胡汤合麻杏石甘汤为临床治疗外感病属三阳合病的经典组合，因其合方方证主治为便秘，很少见有腹泻，因此针对偏于发热伴腹泻的类型，很可能属于《伤寒六书》柴葛解肌汤方证。随病情进展，在疾病的重症及危重症阶段，主要表现为呼吸衰竭、全身炎性反应综合征、多脏器功能衰竭等病理改变，此时也从三阳合病的病机逐渐转变为兼夹痰热，甚至呈现内闭外脱的衰竭表现。而在恢复期，则多表现为肺脾气虚、气阴两虚、余热未清等病机。

自明清温病学术体系形成之后，中医学派即分为两派：一派是以《素问·热论》及张仲景《伤寒论》为理论基础的伤寒学派，另一派则是以明清时期的吴又可、叶天士、吴鞠通等医家为代表的温病学派。而其争论焦点则在于，伤寒学派主张"仲景伤寒为百病立法""六经钤百病"，认为《伤寒论》为论述外感热病的专著，不专为狭义伤寒而设，且在辨证上详于寒略于温，用药上温散多于寒凉；而温病学派则认为，温病为感受温热病邪导致的急性热病总称，且在辨证上详于温而略于寒，用药上寒凉多于温散。寒温之争由来已久，历来争执不断，新中国成立后，逐渐有融会、融合趋势。以江西名老中医万友生为代表，发现伤寒与温病在各自发病的外因（外五淫毒、外五疫毒）、内因（内五淫邪、内五体质）及其发生发展规律等方面均有密切联系，积极提倡寒温统一。结合急危重症病例，基于传统文献及现代病理生理学研究，从中西医结合角度重新探索伤寒与温病的实质与内涵，认为伤寒与温病无论在病理生理机制还是在方证辨证上均存在相通之处。根据寒温统一理论，结合新型冠状病毒感染这一全新的疾病，认为伤寒与温病理论皆可用于指导临床辨证。且新型冠状病毒感染虽属温病、瘟疫、疫病等范畴，但临床运用《伤寒论》经方小柴胡汤、麻杏石甘汤等中医药治疗取得显著疗效，这也印证三阳合病为其重要病机。

256 慢性阻塞性肺疾病从六经辨治

《伤寒论》是中医第一部理法方药完备、理论联系实际的临床著作，以经络理论为辨证论治依据，依据脏腑营卫气血的生理病理变化，结合阴阳、表里、寒热、虚实八纲辨证，创立了独特的六经辨证之法，被誉为"启万世之法程，诚医门之圣书"。六经则为《伤寒论》的辨治纲要，主要以脏腑经络，气血精液的生理功能和病理功能为根本，对人体的抗病力、病源、病势、缓急进行分析，综合，归纳。慢性阻塞性肺疾病，简称慢阻肺，此病是慢性的、本虚标实的呼吸系统疾病，以气道不完全可逆性气流受限为特征的呈进行性发展的动态过程，有研究指出慢阻肺在全球范围内的患病率都很高，当前居全世界死亡原因的第4位，成为全世界面临的难题。运用六经辨治慢阻肺的优势在于，首先慢阻肺发病过程较长，病变波及各脏腑经络，而六经辨证综合全面，涵盖了慢阻肺的诊治；其次六经病之变证，其病机多寒热错杂、表里相兼、虚实夹杂，与慢阻肺症状多样、症情复杂的病理特点一致；最后在治疗上六经辨治善用精方验方，在选方运用上不拘于一格，有自身独到的见解，为慢阻肺治疗提供更广阔的空间。近代医家运用六经辨治慢阻肺的防治取得很好的疗效，并得到了广泛的认可，运用中医中药治疗慢阻肺也逐渐在引起重视，根据慢阻肺反复发作，虚实夹杂，阴阳消长，表现为六经病证，与六经有密切的内在联系。学者吕艳杭等运用六经分经辨治，对此病进行了分析、归纳、总结、系统剖析，为治疗慢性阻塞性肺疾病提出了理论指导。

从太阳经辨治

太阳包括足太阳膀胱经和手太阳小肠经。此经主要致病特点为外邪侵袭，正邪交争，营卫失调。具有阳气较多，正气旺盛；职司卫外，统摄营卫；六经藩篱，受邪首当；藏蓄津液，主司气化；内应少阴，表里互通的生理功能。慢阻肺临床常表现为汗出、背凉、易感冒三联证。《伤寒论》原文第2条："发热，汗出，恶风，脉缓，名为中风。"由于慢阻肺病程较长，肺气虚为气根本，肌肤疏松，不胜风寒，故表现为易感冒；风寒之邪侵袭，卫阳与邪气相搏故，卫外不固，营不内守故汗出。背部为一身阳气体现，在经脉循行上从足太阳膀胱经的循行位置分析，此经受邪气，会影响腠理功能失调，汗液调节失常。故而会出现喘息、咳嗽，痰量增多，汗出，背凉，易感冒，舌淡苔薄白，脉浮等症。治疗上《伤寒论》原文第43条："太阳病，下之微喘者，表未解故也，桂枝加厚朴杏子汤主之。"此证体现出了根据太阳经辨证，慢阻肺患者在表现出喘促、咳嗽、汗出、恶风寒等表证特征，将此证归属于风寒袭肺证，运用桂枝加厚朴杏子汤，其中根据患者主证特点，调整药量。《伤寒论》原文第40条："伤寒表不解，心下有水气，干呕，发热而咳……少腹满，或喘者，小青龙汤主之。"此证为外寒内饮证，常表现为咳逆喘满不得卧、口干不欲饮、头疼、恶寒等症，如渴重，去半夏加瓜蒌；若喘重，加杏仁。李建生将慢阻肺分为3类10个证候，其中风寒袭肺证、外寒内饮证作为实证类的主要证型，可见太阳经辨治对慢阻肺的实证治疗尤为重要。

从阳明经辨治

阳明包括足阳明胃经和手阳明大肠经。此经主要致病特点为邪入阳明，正邪相争，邪热盛极。具有沟通脾胃，化生气血；维持代谢，奉养周身的生理功能。"饮入于胃，游溢精气，上输于脾，脾气散精，上归与肺"。中医上胃与肺病紧密相关，脾升胃降，运化水谷，补益肺脏，肺气得以输布，津液得以运行。《伤寒论》原文第 180 条："阳明之为病，胃家实是也。"指出邪入阳明，多从燥化，胃肠燥热亢盛，影响肺脏正常生理功能，而出现喘咳。《伤寒论》原文第 218 条"伤寒四、五日，脉沉而喘满"，指出阳明经所致的喘咳，多由太阳经失治误治入里而出现。临床上常表现为喘咳、痰黄量多、烦躁、身热、汗出、恶热、脉洪数等症。治疗上《伤寒论》原文第 34 条："太阳病桂枝证，医反下之，利遂不止，脉促者表未解也；喘而汗出者，葛根黄芩黄连汤主之。"太阳表证入里，阳明经病，胃热不和，肺热不宣，出现喘咳、汗出，选用葛根黄芩黄连汤。方中重用葛根，以解在表之邪，黄芩、黄连清里热，达到清里热，宣肺气的作用。《伤寒论》原文第 208 条："阳明病脉迟，虽汗出不恶寒者，其身必重，短气，腹满而喘。有潮热者，此为欲解也。手足濈然而汗出者，此大便已硬也，大承气汤主之。"由于经脉相互联系，构成肺与大肠相表里的关系，病变时相互影响，大肠实热，传导不畅，腹气不通，影响肺宣降功能，加重肺的喘咳胸满。研究证明大承气汤体现肺肠同治，有助于疾病的好转，改善通气功能，本证选用大承气汤，重用软坚散结、泄热通便之品，意在解除痞、满、燥、实四种典型表现，达到通腹气以利肺气作用，同时可根据患者兼证在本方基础上随症加减。

从少阳经辨治

少阳包括手少阳三焦经和足少阳胆经。此经主要致病特点为邪入少阳，枢机不利，胆火内郁、三焦失常。具有藏精寄火，疏泄决断；通调水道，疏泄气机的生理功能。《伤寒论》原文第 263 条："少阳之为病，口苦，咽干，目眩也。"根据五行学说，肝胆互为表里，内有经络相连，胆火上炎，肝火亢盛，反侮肺金，进而导致出现咳喘胸闷、口苦、咽干、目眩、舌红、脉弦等症。在治疗上《伤寒论》原文第 96 条："伤寒五六日中风，寒热往来，胸胁苦满，默默不欲饮食，心烦喜呕，或胸中烦而不呕……身有微热，或咳者，小柴胡汤主之。"少阳在半表半里之间，邪犯少阳，胆火内郁，枢机不利，内外失和，病变可及表里内外，上下三焦，水液气机失常，故而出现喘咳。小柴胡汤为和解少阳的主方，其中柴胡、黄芩苦寒清降，生姜、半夏辛开散邪，人参、大枣、甘草甘补调外，方中寒温并用，升降协调，攻补兼施，宣通内外，调畅三焦气机，肺气宣肃，咳喘病愈。陈明认为小青龙汤主枢机运转，具有调理阴阳气机的作用。如是三焦决渎功能失常，此为水饮内停，表现喘咳不能平卧，咳痰清稀，胸满憋闷，面部水肿等症，应在本方基础上加之化饮利水之品，如白术、茯苓、泽泻、猪苓等。

从太阴经辨治

太阴包括手太阴肺经和足太阴脾经。此经主要致病特点为脾阳虚弱，寒湿阻滞。具有脾纳腐熟、运化输布，水精四布，五脏得荣的生理功能。"脾气散精，上归于肺"，然脾气亏虚，运化无力，会令痰湿内生，致使肺气虚弱。《伤寒论》原文第 273 条："太阴之为病，腹满而吐，食不下，自利益甚，时腹自痛。"太阴经为多气之经，太阴经经气不利，可出现肺部胀满，膨胀气满，咳嗽等，此经病患者常表现为胸膺满闷，咳嗽，痰白质稀，四肢不温，腹痛或腹胀，口淡无味，舌苔白腻，脉沉滑。治疗上《伤寒论》原文第 277 条："自利不渴者，属太阴，以其藏有寒故也，当温之，宜服四逆辈。"脾阳虚弱，运化失职，肺失敛降，文章提出以温药和之，取四逆汤、理中汤之类，方中取温阳散寒之品，忌用温热之药。《丹溪心法·痰十三》曰："痰之为物，随气升降，无处不到，凡痰之为患，为喘为咳。"脾失健运，痰浊内生，常为肺系疾病的病理产物，同时也是病理因素，太阴困脾，肺虚痰阻，可致痰浊阻肺、痰热郁肺、痰蒙神窍等证，有研究表明健脾化痰、燥湿化痰、清热化痰是治疗本病的重要方法，疗效显著。因此太阴为病，应温阳健脾，清贮痰之器，燥湿化痰，以祛痰为主，开宣肺气，痰消咳喘自平。

从少阴经辨治

少阴包括手少阴心经和足少阴肾经。此经主要致病特点为气血阴阳俱虚，致全身性虚寒，虚热或阳郁。具有心肾相交，水火既济，维持人体阴阳动态平衡的生理功能。《伤寒论》原文第 281 条："少阴之为病，脉微细，但欲寐也。"心肾两脏对慢阻肺的发病有极大影响。"肺胀而咳，或左或右，不得眠，此痰夹瘀血碍气而病"，心主血脉，心阳衰败，气滞则血不行，血瘀则气不顺，则出现胸闷气憋，喘咳，痰清稀，心悸，舌紫暗，有瘀点，脉细涩等；肾为气之根，肺为气之主，肾主纳肺吸入之气，肾阳衰微，气不化水，阳虚水泛，水饮凌肺，故出现喘咳不能平卧，咳痰清稀量多，面浮，下肢肿，尿少，舌白滑，脉沉等。有研究根据现代文献研究中医分型得出结论，慢阻肺病位主要在肺、肾、脾，病性主要为痰、气虚、热、血瘀、虚。可以说明少阴为病会导致慢阻肺。治疗上《伤寒论》原文第 323 条："少阴病，脉沉者，急温之，宜四逆汤。"说明选用四逆汤，以温肾回阳，在此之上酌量加用活血行气化瘀之品，以助散寒通脉。薛鸿浩等用补肾纳气方对慢阻肺肺肾气虚型患者，症状体征显著改善。张惠勇等认为补肾法在慢阻肺稳定期的运用为临床的治疗提供有效的途径。说明从少阴经，从肾论治，可以治疗此病。《伤寒论》原文第 316 条："少阴病，二三日不已……或小便不利，或下利，或呕者，真武汤主之。"肾阳日衰，阳虚水泛，治水无权，泛溢为患，选用真武汤，温补肾阳，行气利水，以遏水凌心肺，达到平喘作用。何欣等将 60 例患者进行临床观察，得出真武汤加减可更好地改善稳定期慢阻肺临床症状和肺功能。

从厥阴经辨治

厥阴包括手厥阴心包经和足厥阴肝经。此经主要致病特点为肝失调达，木火上炎，脾虚不运，上热下寒。具有肝胆条达，气机和畅，肝火不亢，肾水不寒。"肺虚为微寒所伤则咳嗽，嗽则气还于肺间则肺胀，肺胀则气逆，而肺本虚，气为不足，复为邪所乘，壅痞不能宣畅，故咳逆短乏气也。"肺气日虚，宣降不利，五行中肺属金，肝属木，木火刑金，不利则肝气亢盛，金鸣异常，可致肺脏受损，加重本病。《伤寒论》原文第 316 条："厥阴之为病，消渴，气上撞心，心中疼热……下之利不止。"在风木之脏，内藏相火，上逆于肺。侯新在慢阻肺与五脏的关系中指出，肝病和肺病互传，肺与肝的气机协调，升降有顺，反则气机不顺而发病。表现为喘咳气急，胸胁满闷，心烦，口苦，嘈杂善饥，饥不欲食，舌苔薄白，脉弦。治疗上《伤寒论》原文第 338 条："伤寒脉微而厥……今病者静，而复时烦者，此为藏寒……乌梅丸主之。"邪犯厥阴，肝失疏泄，影响脾胃，气机不相顺接，致上热下寒，寒热错杂，选用乌梅丸，临床上很多老慢支、支气管哮喘的患者属于下焦虚寒、上焦实饮之证，起到升降水火、调和阴阳之功。

慢性阻塞性肺疾病，历史悠久，目前西医治疗无非是控制感染，应用平喘药物，疗效不明显，而近年传统医学备受关注，其治疗越来越能得到广泛认可，应用传统医学理论《伤寒论》中六经辨治，结合慢性阻塞性肺疾病，在发生、发展过程中的病情变化，证候特点，详细地用太阳经、阳明经、少阳经、太阴经、少阴经、厥阴经来辨明本病，结合《伤寒论》中的理、法、方、药，来治疗本病，对于临床的运用有重要的指导意义，值得临床运用与深入研究。

257 慢性阻塞性肺疾病六经证治规律

慢性阻塞性肺疾病（COPD），简称慢阻肺，是一种严重危害人类健康的常见病、多发病，严重影响患者的生活质量，病死率较高，并给患者及其家庭带来了沉重的经济负担。慢阻肺的特征性症状是慢性和进行性加重的呼吸困难、咳嗽和咳痰。西医对慢阻肺的病理变化及病程进展有比较清晰的认识，治疗以抗生素、解痉药、激素、祛痰药为主，但是对部分患者的症状控制及生活质量的改善仍有不足之处。慢阻肺可归属于中医学"肺胀""咳嗽""痰饮""喘证"等范畴，病性为本虚标实，急性期以痰、瘀、热等实证为多见，稳定期则以肺脾肾虚损为主。临证应以整体恒动观对慢阻肺的发生发展过程有全面认识，不能见症治症。脏腑形气相合，急性病往往多在气病，而未损至形质，故调理五脏气化则病可愈；慢性病往往日久迁延已损及形质，甚者邪气留伏不去，可通过六经整体恒动观，把握慢性病的六经传变规律，随六经形证治之，常有良效。学者周建龙从六经整体恒动观论述了慢阻肺之证治规律。

太阴本病

1. 始在手太阴：慢阻肺是一种以持续气流受限为特征的疾病，病变初期主要累及肺脏，慢性支气管炎和肺气肿是其主要的病理基础。本病特征性的病理变化是在中央气道，炎性细胞侵润表层上皮，黏液分泌腺增大、杯状细胞增多使黏液分泌增加，黏液高分泌和纤毛功能失调则导致慢性咳嗽和多痰。"所谓太者，大也。太阴者，阴之盛大也。"机体正常的生命活动需要源源不断地提供足够的津气，而人体后天津气最主要的两大来源便是肺与脾。肺吸清呼浊，未敢一时停歇，此清气是天食人之五气，非为一般天之阳气，确为有形之气可查，故属阴。脾运化水谷，日夜不休，此水谷是地食人之五味，味为阴。由此可知，水谷清气乃人体需每日摄取的重要之阴物，故谓之太阴也。因此，太阴以肺脾为主要脏腑完成其津气代谢的功能。由于长期炎性刺激导致肺形质发生改变，肺管缩窄而肺气不能宣布，致使脾气上输于肺之津气不能更好地宣发于外而护肌表、润皮毛，亦不能更好地肃降于下而润肠道、助下焦。这些留存肺中之津气"不当其位则为邪"，不化精微反生痰湿，留伏肺中。盖肺为清虚之脏，纤毫不容，一有留邪则必咳唾。然有其形则必有其气，今肺受病既久而形质为损，则肺气必内耗。故慢阻肺的基本病机是肺虚伏痰，其始在手太阴，治疗以运太阴、化痰湿为基本方法，方选六君子汤加减。值得注意的是，由于痰邪深伏肺中，若日久夹瘀，痰血胶凝，毒邪内蕴，往往又变生肺部癌肿。现代研究亦表明，慢阻肺是肺癌发生的重要危险因素，并且影响着肺癌患者的预后。

2. 涉及足太阴：脾者，足太阴也。脾主运化而升清，为胃行其津液而至四肢，故谓脾主四肢肌肉也。《素问·太阴阳明论》曰："四肢皆禀气于胃，而不得至经，必因于脾，乃得禀也。今脾病不能为胃行其津液，四肢不得禀水谷气，气日以衰，脉道不利，筋骨肌肉，皆无气以生，故不用焉。"《脾胃论》亦曰："脾虚则肌肉削……脾病则怠惰嗜卧，四肢不收。"肺与脾同属太阴，脾属土，肺属金，土能生金而脾为肺之母。慢阻肺日久，肺之形质损而气渐耗，则肺金必盗其母之气。故慢阻肺在太阴之时，可有同经手足相传之传变，其始在手太阴，渐传足太阴。脾土被盗则运化不及，故慢阻肺往往亦有食欲减退之表现。《证治汇补》曰："脾为生痰之源，肺为贮痰之器。"脾虚而运化不及，则水谷不化精微而反生痰湿，一方面使得肺中伏痰难以根除，另一方面脾虚不能为胃行其津液，同时精微物质生成又稍不足，则四肢不得禀水谷气，故慢阻肺患者也可出现四肢萎弱不用、肌肉瘦削的表现。治疗可以健脾化痰为法，方选理中汤加减。

3. 多兼在阳明：太阴、阳明相表里。太阴主湿，阳明主燥，二者燥湿相济，共同维护机体水液平衡。手太阴肺与阳明胃肠一气相通，以通降为顺。足太阴脾布散津气以润胃肠，慢阻肺病程中由于太阴肺虚而伏痰，致使肺之宣降失常，阳明胃肠缺少肃降之气则难以通降，病及足太阴脾则胃肠乏津。故慢阻肺每多兼阳明之病，易发生腹胀、便秘、大便先干后溏等情况，尤其是当外邪初犯，太阴肺气郁闭的时候，更容易出现排便困难的症状。

少阴阶段

1. 病至手少阴：现代医学研究认为，心血管疾病是慢阻肺最常见和最重要的并发症，常见如缺血性心脏病、心力衰竭、心房颤动、高血压等。而随着慢阻肺病程的发展，由于肺循环的阻力增加，肺动脉压力增高，进而导致患者的右心室心肌扩大变厚，从而形成慢性肺源性心脏病（简称肺心病），最终导致右心衰竭，甚至出现左心衰竭。心力衰竭的主要表现为运动耐量下降（呼吸困难、疲乏）和液体潴留（肺淤血、体循环瘀血及外周水肿）。

少阴之上，热气治之。少阴上统心君之火，下辖肾主之水，水火既济则热气化生。手少阴主血，手太阴主气。大抵饮食水谷入胃，经胃气消磨，形成食糜，顺承入小肠。小肠乃清浊分判之地，处三焦油膜之中，得心火之气化。水谷精微由小肠而入于心血脉之中，脉中水津同下焦气化上承之肾水，入于心中而奉心化赤，随出心脉络而散布诸脏以荣养之。五脏六腑、四肢百骸、五官九窍得脉络中之精微，这其中除了经口而来的水谷精微，也包括经鼻入肺，再经肺之肃降而入于脉中之清气。形体脏腑官窍清浊更迭之后，浊毒随回心血脉入肝中，肝木疏泄，降浊毒以为浊气，再入于心中，心阳温化而上达于肺，经肺之宣发而呼浊气于外，同时经肺之肃降，吸清气注于脉中，由此青蓝之浊血，化而为红润之清血，接次由出心脉络散布诸脏。由此可见，太少二阴功能相关，共同参与气血的生成输布。

慢阻肺则由于肺之形质受损，痰邪留伏，肺失宣肃，吸不能纳清气内入，呼不能排浊气外出，气机痞塞于胸中，故慢阻肺亦有气促、胸闷之表现。再者，浊气难出而蓄积不消，心阳经久难化，致使回心血脉瘀阻，水液停聚，故可见下肢水肿（体循环瘀血）；瘀血水饮蓄积则心阳耗伤，胸阳不振则肺脉瘀滞，故又加重原有之呼吸困难等症（肺瘀血）；回心血脉不畅则肝胃瘀滞，火不暖土，又加重足太阴虚损，进一步表现为心下痞满、不饥不食之症。由此可知，慢阻肺发展到肺心病心力衰竭阶段即病传至手少阴，且以手少阴君火式微为主要病理变化。治疗上，以扶助心阳为法，以桂枝甘草汤为基础方，阳虚甚者加参附之类。肝胃瘀滞合四逆散加减，其中芍药用赤芍，再加当归、莪术、鸡内金等药；肺脉瘀滞则合血府逐瘀汤；阳虚水液停聚则合真武汤或五苓散等方。其中针对瘀血阻滞之情况，重用当归30 g可速消瘀滞，对太少二阴阶段之瘀阻皆有良效，其量可用至50 g左右。

2. 常损足少阴：现代研究亦发现，慢阻肺是骨质疏松症的危险因素之一，而骨质疏松是慢阻肺患者的肺外表现之一。骨质疏松是一种以骨量降低、骨微结构破坏、骨脆性增加、骨强度下降、骨折风险性增大为特征的全身性、代谢性骨骼系统疾病。中医学认为，肾属水，主骨而生髓；肺属金，金能生水。正常情况下，饮食水谷经脾胃运化后产生水谷精微，经肺气之肃降而下行，入下焦之中，蓄膀胱而滋肾水，如此便是后天养先天的过程。慢阻肺患者，由于肺虚伏痰而宣降失职，致使金水不能相生。肾乏精微物质之荣养则不能主骨，故可出现肢体无力、疼痛等表现。由此可知，慢阻肺日久，病及少阴，亦可在足少阴，且以肾精亏虚为主要病理变化。治疗上，以补肺祛痰、助肾固精为法，方选参芪地黄汤或金水六君煎加减。

厥阴阶段

1. 扰神动风在厥阴：厥阴统肝与心包两脏。后世多认为《伤寒论·辨厥阴病脉证并治第十二》难解，为拼凑之文。实际上，结合温病学的相关理论，便可以很清楚地把握厥阴的实质。温邪致病，最为严重的阶段大概有两种情况：一是逆传心包，以神志昏蒙等意识障碍为主要表现；二是邪陷厥阴，这里的厥阴一般是指足厥阴肝，以痉挛、抽搐等动风症状为主。厥阴之上，风气治之。所谓风者，乃流动之气耳。活人全在气之流动也。故《金匮要略》曰："夫人禀五常，因风气而生长，风气虽能生万物，亦能害万物。"

慢阻肺的急性加重期往往由感染所致。肺性脑病多发生于此期，其病理改变为严重缺氧和二氧化碳潴留引起的脑细胞水肿及颅内压增高，从而使脑功能发生障碍，导致中枢神经系统功能紊乱，是引起慢阻肺急性加重期意识障碍最常见的原因。本病早期表现为头痛、烦躁不安、记忆力和判断力减退，后期可出现神志恍惚、谵妄，严重者逐渐进入昏睡状态、神志模糊乃至昏迷等。盖心包者，筋膜也，其与脑气筋同源。人之能任物通于心者，全在心包之传递，其外接于天地，内传于心脑，如风气之流行，无处不到。慢阻肺急性加重期，由于外邪侵袭，若邪气盛实而内陷厥阴心包，则可出现谵妄、昏蒙等神志异常。若正气尚能抗邪，邪正剧争，引动肝风，亦可出现高热同时伴有寒战、抽搐等动风之症。

2. 喘脱危候难兜底： 慢阻肺病至厥阴的另一种情况则是喘脱危候，亦即现代医学所谓呼吸衰竭。慢阻肺是呼吸衰竭的重要原因之一，其呼吸衰竭类型以Ⅱ型呼吸衰竭为主。呼吸困难可表现为呼吸浅速、张口抬肩、鼻煽、端坐呼吸等。严重呼吸衰竭如不及时有效救治，可发生多器官功能障碍综合征，甚至死亡。厥阴风木主阖，为兜底之阖，是生命运动的最后关键，阴阳机转的重要阶段。当发生严重呼吸衰竭时，肺气大亏，清气不入，浊气不出，肾不纳气，此时阴阳清浊格拒而不能顺承转接，如不能及时纠正，可发生阴阳离绝、元气脱失的情况，即所谓"肝气脱，风气泄，命将绝"。如《医学衷中参西录》曰："凡人元气之脱，皆脱在肝。故人虚极者，其肝风必先动，肝风动，即元气欲脱之兆也。"

病至厥阴，往往病情危重，且病机瞬息万变。此时以中西医结合治疗为主，在西医开放气道、兴奋呼吸、祛痰、抗感染等治疗的基础上，若正气仍能抗邪者，可以祛邪开窍为法，方选苏合香丸或至宝丹等加减。元气欲脱者，当以固脱之法，方选张氏来复汤加减，方中山茱萸的用量颇为关键，量少则难挽其危亡。

外兼三阳

慢阻肺虽本在太阴，但其急性加重期往往兼有外感。慢阻肺的肺功能分级在轻到中度时，其本虚多未至少阴、厥阴，故感受外邪之时，亦可出现三阳病变。由于卫阳之气本经胸，由肺气宣发而出表以温煦周身，今肺虚伏痰，故卫阳相对不足于表。六淫邪气中以风寒最易伤阳，故首先犯之。慢阻肺的发病也呈现明显的季节性，往往在秋冬季发病或病情加重。而太阳主一身之表，风寒初犯，在太阳之表，若胃气充实，则部分慢阻肺患者仍可表现为恶寒、无汗、咳喘等风寒表实的麻黄汤证，但由于内有伏痰，最终亦多形成外寒内饮的小青龙汤证。若胃气稍有不足者，相当一部分病患表现出汗出、恶寒、咳喘的桂枝加厚朴杏子汤证，因其内有伏痰，往往多形成苓桂术甘汤证。但毕竟有太阴本虚的基础，邪气虽自表而来，多不流连于表，而渐传于里，其表邪未尽，半在表半在里，从而形成了少阳证，故小柴胡汤证亦为多见。邪气在表，郁闭肌腠而肺失宣降，胃肠不得肃降之气，故亦可兼阳明之证。此时可开太阳以通阳明，即所谓"提壶揭盖法"是也。

验案举隅

刘某，女，81岁。2019年9月30日初诊。主诉全身乏力20余日。患者既往有慢阻肺病史20余年。2019年2月6日再次于本院呼吸科住院治疗，查胸部CT：双肺陈旧性肺结核，左肺毁损，纵隔左移；右肺代偿性肺气肿，右肺病灶范围及大小均与前片相仿，右肺上叶支气管稍扩张；双侧胸膜增厚伴钙化。给予氨溴索口服液、多索茶碱片等药物治疗后，患者咳嗽咳痰等症状缓解，但仍反复发作。刻诊：少气乏力，头昏，心累，心悸动则尤甚，四肢无力，肩背部强痛，时有发热，喷嚏，少许咳嗽，咯白色黏液痰，食纳可，心下痞满，食后尤甚。舌淡紫、苔白腻，脉细数。西医诊断为慢性阻塞性肺疾病急性加重；中医诊断为肺胀病（太阴里虚伏痰、少阴瘀滞证）。治以扶太阴、化痰湿、通瘀滞，方选瓜蒌薤白半夏汤合桂枝甘草汤化裁。

处方：瓜蒌壳 15 g，瓜蒌子 15 g，法半夏 10 g，桂枝 15 g，炒枳壳 15 g，生白术 30 g，党参 15 g，黄芪 30 g，火麻仁 20 g，当归 30 g，麦冬 15 g，葛根 20 g，炙甘草 15 g。2 剂。2 日 1 剂，水煎，每日 3 次，每次 150 mL，饭后服。

二诊（2019 年 10 月 17 日）：患者诉服药后乏力明显好转，遂自行按原方续服 2 剂。现心下痞满消失，肩背痛明显减轻，心累、心悸亦较前减轻，少许咳嗽，咯白色黏痰。舌淡红、苔白腻、舌下络脉瘀曲，脉沉滑略数。效不更方，仍以瓜蒌薤白半夏汤合桂枝甘草汤化裁，初诊方生白术减量为 20 g，炙甘草加量为 20 g，并加生地黄 20 g，3 剂，煎服法同前。

此后患者规律门诊随诊，症状逐渐改善，生活质量较前提高。

按：患者年老，慢性肺病日久，加之左肺毁损，药虽能解一时之苦，难复亏损之形。盖肺主气而司呼吸，宗气居于胸中，人居大气之中，呼则宣卫气出表、贯宗气入于心脉，吸则导大气入胸、降津气归肾间。肺为手太阴，心为手少阴。慢性咳嗽日久，损伤肺之形质，形以寓气，形损则气无所附，肺失宣肃，宗气内虚，心脉瘀滞。久则少阴命火衰微，水饮泛溢，而可出现下肢水肿、喘促难卧之症。本案老妪，肺形既损，草木之品何能化为有情血肉？所以能缓其症者，调其气血使之流通耳。方中重用当归，助心脉之行，故淡紫之舌能转为淡红之象，心下痞满能消之于无。虽然加参、芪之类，但难固生气之亡失；虽有地、冬之品，亦难生乏源之精血。故服药能收一时之效，但需常服，并辅之以吐纳导引、康复锻炼之法，如此尚可延年。又需慎加调摄，勿使感受虚邪贼风，方能暂缓疾病之进展。

258　六经病之呕吐

《伤寒论》虽以论外感热病为主，但其六经辨证体系对内伤杂病亦有指导作用，学者章浩军等通过认真分析、归纳《伤寒论》中有关呕吐病证治条文，探寻了其证治规律，以期发掘出仲景论治呕吐病的理论体系，并用诸指导临床实践。

六经呕吐之证

在《伤寒论》中论及呕吐有"呕""呕吐""干呕""欲呕吐""呕逆""吐逆""胃反"及"哕""噫"等名称，涉及条文 79 条，遍及所有六经之病篇。

1. 太阳病呕吐：太阳病之呕吐，作为次要症状而见于太阳病"伤寒""中风"，如第 3 条"太阳病，或已发热，或未发热，必恶寒，体痛，呕逆，脉阴阳俱紧者，名为伤寒"以及第 12 条"太阳中风……鼻鸣干呕者，桂枝汤主之"，此二者皆均系邪中太阳之表，太阳经气不利，若影响胃气之和顺，使其气上逆则可见呕。

太阳之病未解向里发展，若同见阳明之证则成太阳阳明合病，其见呕者，如第 33 条"太阳与阳明合病，不下利，但呕者，葛根汤主之"，是因里气为表病所伤，胃气上逆而致呕。若太阳与少阳证同见则为太阳与少阳合病，亦可见之呕，如第 177 条"太阳与少阳合病，自下利者，与黄芩汤；若呕者，黄芩加半夏生姜汤主之"，其为太阳之表邪并入少阳，邪犯肠则下利，而邪在上胃气上逆则呕。

故太阳之呕，因太阳属表，表证初起可见之呕，为表邪内干于胃，胃气上逆所致，而非主症；进而，太阳表邪向内侵犯阳明则成太阳阳明合病，伤及少阳则为太阳少阳合病，此时，二者之呕已升至主症，然其胃气上逆则更加显现。

2. 阳明病呕吐：阳明之呕吐，一者可见于由太阳转属阳明之呕，如第 185 条"伤寒发热无汗，呕不能食，而反汗出濈濈然者，是转属阳明也"，其为太阳表证未罢，而里热阻于胃则呕不能食。二者为阳明病邪郁少阳致胃气不和者，如第 230 条"阳明病，胁下硬满，不大便而呕，舌上白胎者，可与小柴胡汤"。三者阳明本病致呕者多属虚寒之证，如第 194 条"阳明病，不能食，攻其热必哕，所以然者，胃中虚冷故也；以其人本虚，攻其热必哕"及第 226 条"若胃中虚冷，不能食者，饮水则哕"，胃阳虚寒邪窃据则胃中虚冷，胃气不降则上逆而哕作，哕者，嗳气是也。再如第 243 条"食谷欲呕，属阳明也，吴茱萸汤主之"，亦属阳明中寒，胃气虚寒，寒饮内蓄，水饮上犯，卫失和降而呕吐。

故阳明之呕，因阳明属里，其病性一般认为多为热证、实证，然阳明之呕，除从太阳转属或邪郁少阳外，仲景却以阳明中寒所致为常，以胃中虚冷为其病机，凸显仲景"保胃气"之思想，当值临证者深思。

3. 少阳病呕吐：少阳之呕，一者以呕与不呕为有无少阳证标志，呕吐之病位在于胃，为胃气上逆而致，《伤寒论》本应以阳明病多见，但却将少阳之呕列为常见，且仲景还特将"颇欲吐""不呕"分别作为太阳表证传与不传以及是否属少阳证之标志，如第 4 条"伤寒一日，太阳受之，脉若静者，为不传；颇欲吐，若躁烦，脉数急者，为传也"以及第 61 条"下之后，复发汗，昼日烦躁不得眠，夜而安静，不呕，不渴，无表证，脉沉微，身无大热者，干姜附子汤主之"其见"不呕"者知病不在少阳。再如第 270 条"伤寒三日，三阳为尽，三阴当受邪，其人反能食而不呕，此为三阴不受邪也"，能食不呕可知胃气尚和，故邪不内传而三阴不受邪。

二者少阳之呕可从太阳转属，如第 266 条"本太阳病，不解，转入少阳者，胁下硬满，干呕不能食……与小柴胡汤"。此言表邪向内传途中，处半在表半在里之少阳，其呕因少阳枢机不利，升降失司所致。

三者少阳之呕特征为呕剧次频，从将第 96 条"伤寒五六日……心烦喜呕……小柴胡汤主之"之"喜呕"列为治少阳病主方小柴胡汤之主症之一以及第 103 条"呕不止，心下急……与大柴胡汤下之则愈"之"呕不止"为少阳兼里实之大柴胡汤主证之一，即可见端倪，邪热郁阻胸中，气机不宣，影响于胃，胃逆则呕，胆病及胃是为其病机，此等正点出仲景良苦用心——呕吐较频或不止者常属少阳病。

故少阳之呕，从"不呕""喜呕"到"藏府相连""邪高痛下"等字眼不仅点出呕为少阳病的标志，呕之剧、之频当属少阳，而且还详析了胆胃相关连之病理机制，虽六经皆有呕，然从因从症到论到治俱全者，独见于少阳，故可看出仲景论呕倚重少阳之真谛矣。

4. 太阴病呕吐：太阴病呕吐属其常见之证，故仲景在太阴病提纲即提及呕吐，如第 273 条"太阴之为病，腹满而吐，食不下，自利益甚，时腹自痛。若下之，必心下结硬"，太阴之病多为脾虚湿盛之证，寒犯中焦，胃气上逆则吐。

故太阴之呕，以脾虚不运为特征，常与腹满、食不下等症并见，其阳虚程度较浅，而有别于少阴呕吐。

5. 少阴病呕吐：少阴病呕吐有寒热之分，其属寒居多，一者阳虚阴寒之邪上逆所致，如第 282 条"少阴病，欲吐不吐，心烦，但欲寐，五六日自利而渴者，属少阴也"，此少阴病阴盛于下，阳扰于上，正虚邪僭，水火不济而致心烦欲吐不吐。又如第 300 条"少阴病，脉微细沉，但欲卧，汗出不烦，自欲吐"，此为阳气外亡而阴邪上逆所致欲吐而非有物真吐。

二者少阴病之呕多"干呕"，如第 315 条"少阴病……干呕烦者，白通加猪胆汁汤主之"及第 317 "少阴病……或干呕……通脉四逆汤主之"，前者，干呕为阳无所附，欲上脱；后者，干呕属阴盛格阳之证寒气上逆而致，二者之呕，多为有声无物。

三者少阴病呕吐常与下利并见，如第 292 条"少阴病，吐利，手足不逆冷，反发热者，不死"，为少阴阳复可治之证；而第 296 条"少阴病，吐利，躁烦四逆者，死"，却为少阴阴寒独盛虚阳欲脱之极危候，此一"不死"、一"死"可资鉴别。再者第 309 条"少阴病，吐利，手足逆冷，烦躁欲死者，吴茱萸汤主之"，其与上第 296 条文字相似，但病情却有天壤之别，但是证之呕为寒邪犯胃，胃气上逆所致，而非真阳欲绝可比。

少阴病之呕属热者，可见于阴虚水热互结，如第 319 条"少阴病，下利六七日，咳而呕渴，心烦不得眠者，猪苓汤主之"，为水热互结在里，犯胃则呕。

少阴病呕吐因水而呕，有阳虚水停与阴虚水热互结之不同，如第 316 条"少阴病……或呕者，真武汤主之"，其呕为阳虚不能化气，水饮变动不居上犯于胃所致，其与上第 319 条相比，二者之呕同为因水所犯，却有寒热之不同，故少阴属水火两极之性已显。

故少阴之呕，属寒者多见，常为阳虚重，甚则阳虚欲脱，阴寒内盛之证，其呕常为"干呕"或"欲呕不呕"之有声无物。属热者为阴虚水热互结之证。

6. 厥阴病呕吐：厥阴病呕吐，一见厥阴病属寒热错杂之吐蛔证，如提纲第 326 条"厥阴之为病，消渴，气上撞胸，胸中疼热，饥而不欲食，食则吐蛔，下之，利不止"，其食则吐蛔，因于下寒，胃肠虚寒，得食则蛔闻食臭而上出。

二见寒格之呕，如第 358 条"伤寒本自寒下，医复吐下之，寒格，更逆吐下，若食入口即吐，干姜黄芩黄连人参汤主之"，为阴寒格阳拒食不纳而吐。

三见厥阴病浊阴上逆作呕，如第 377 条"干呕，吐涎沫，头痛者，吴茱萸汤主之"，其呕吐为肝胃寒邪夹浊阴之气上逆所致。

四见厥阴转少阳之呕，如第 379 条"呕而发热者，小柴胡汤主之"为脏邪还腑，自阴出阳，厥阴转少阳之证。三见四见，二者一阴一阳，一寒一热，相比之意，明矣。

故厥阴之呕，多属寒热错杂之性，其上热下寒、阴寒格阳、肝寒夹阴上逆、厥阴转少阳而吐，是为特点。

7. 水饮呕吐：六经病中因水而呕者较为多见，特单列之。

一者表邪不解心下有水气，如第 40 条"伤寒表不解，心下有水气，干呕，发热而咳……小青龙汤主之"，以心下为胃所居，其有水气，则胃气因而上逆而致干呕。而心下水气偏里之呕者，如第 316 条"少阴病……或呕者，真武汤主之"，其呕为阳虚不能化气，水饮变动不居，上犯于胃所致。若水饮较甚者则为水逆，如第 74 条"中风发热，六七日不解而烦，有表里证，渴欲饮水，水入则吐者，名曰水逆，五苓散主之"，此为饮水过多，不能下行，饮入则格拒而致，水入则吐而为水逆之证。

二者水饮停聚胸胁而呕者，如第 152 条"太阳中风，下利呕逆……干呕短气，汗出不恶寒者，此表解里未和也，十枣汤主之"，此水停于胸胁，阳气升降之道受阻，胃气上逆则呕。

三者痰饮内聚而呕者，如第 161 条"伤寒发汗，若吐，若下，解后，心下痞硬，噫气不除者，旋覆代赭汤主之"，此伤寒汗下吐后表虽解而中阳气已虚，痰饮内聚而致胃气上逆，则噫气不除。

故六经病中水饮呕吐，皆因水而呕，其水均居处于胸胁、心下之所，水阻气机不利，升降失司是其发病共同机制。

呕吐之治

六经病皆有呕吐，观其脉证各有不同，故能知犯何逆，随证治之。

1. 太阳呕吐解表和胃以止呕：太阳之呕初期，外邪初犯太阳影响胃气顺行，胃气上逆而致，其属太阳中风表虚证者，治以桂枝汤调和营卫，方中除桂、芍调营卫外，还有生姜温胃止呕，故能表解里自和，而呕逆得止。伤寒表实之呕则可用麻黄汤治之，发汗解表，表解里气自和而呕止。

太阳合病呕吐：表邪再进一层，若与阳明合病而呕者，以葛根加半夏汤治之，方中以葛根汤以解其表，加半夏降逆而止呕。若与少阳合病而呕则用黄芩加半夏生姜汤治之，方中黄芩汤清在里之热，再加生姜以和胃止呕。

故治太阳在表之呕，宜分表虚、表实，重在解表，表解里自和而呕止，专治其呕；太阳合病呕吐之治，则需分清所合之病不同而以表里同治。

2. 阳明呕吐寒者温中和胃，热者从少阳论治：阳明之呕属阳明中寒所致者，治用吴茱萸汤，方中吴茱萸温中散寒、降逆下气，生姜散寒止呕，人参、大枣补虚和中，故能温中降逆而止呕。

阳明呕吐属热者，为热结于胸胁，尚未成结于腹，只能从少阳论治，方选小柴胡汤，却不可轻率攻之，正如第 204 条"伤寒呕多，虽有阳明证，不可攻之"是之谓。

故阳明呕吐之治，中寒者宜温中降逆而止呕；属热者常因其热结在胸胁，而不在腹，仍需从少阳而治，不可轻率攻之。

3. 少阳呕吐清胆和胃以止呕：少阳之病因"血弱气尽，腠理开，邪气因入，与正气相搏，结于胁下"而致，其呕为"脏府相连，其痛必下，邪高痛下，故使呕也"，方选小柴胡汤和解少阳，方中柴胡气质轻清味苦微寒，疏解少阳郁滞，黄芩苦寒，气味较重，清泻少阳胆热，生姜、半夏调理胃气以止呕，人参、大枣、炙甘草益气和中，是方寒热并用，攻补兼施，能疏三焦气机，调达上下升降，宣通内外，运行气血之功，为和法之代表方剂。若少阳兼阳明之呕不止者，为邪气留积于里不去，胃气不降反升所致，方选大柴胡汤和解少阳兼清里热，方中用小柴胡汤和解少阳，去参、草恐其缓中留邪，加枳实、大黄、芍药涤除热滞，热清滞除而呕止，为少阳兼阳明双解之剂。

故少阳呕之治，因其病位在胸胁心下，为胆热犯胃所致，治其呕不可用汗吐下法，仅宜用和法治之，清胆和胃而呕自止。

4. 太阴呕吐健脾和胃以止呕：太阴之呕因脾虚寒湿中阻而胃气上逆而致，即如第 277 条"以其藏有寒故也，当温之，宜服四逆辈"，故治用理中、四逆辈温补脾胃而呕止。故太阴之呕治，重在温补中焦脾胃之气，脾健则运化如常，而胃气自顺，呕吐自愈。

5. 少阴呕吐阳脱者回阳，阴虚热结者清热滋阴： 少阴阳虚寒呕者，若阳脱之干呕，方以白通加猪胆汁汤或通脉四逆汤救阳回阳固脱而止呕。阳虚水泛或见呕者用真武汤温阳行水而止呕。少阴阴虚热结者，少阴阴虚水热互结之呕，用猪苓汤滋阴清热利水而止呕。

故治少阴之呕，其属寒呕者，若下焦阳虚较重甚者阳脱，治以回阳固脱为急，阳回脱固，不治呕而呕自止；若阳虚水泛者重在温阳化气，气化水亦行而呕吐止；其属热呕者，为阴虚水热互结之呕，则当清热与滋阴并用，热清水结除而呕自止。

6. 厥阴呕吐温清和胃以止呕： 厥阴呕吐，属寒热格拒而致者，方选干姜黄芩黄连人参汤，方中芩、连泄热于上而除吐逆，干姜温中助阳则利止，参以补胃气，而使阴阳升降之机复常，而寒热格拒自愈、呕自止。若属上热下寒之吐蛔证，治以温下清上、寒热并用、攻补兼施之乌梅丸。若为肝胃寒邪挟浊阴之气上逆而呕者，方选吴茱萸汤温中降逆止呕。若厥阴转少阳而呕者，从少阳论治方用小柴胡汤和解少阳而止呕。故厥阴呕吐之治，因其性多属寒热错杂，常以温清并用、攻补兼施治之。

7. 水饮呕吐因势利导、邪去呕止： 水饮呕吐，若表不解心下有水气之干呕者，治以小青龙汤解表化饮而呕止。若阳虚水泛或见呕者，治以温阳化气行水，方选真武汤加生姜治之。若水入则吐者之水逆者，方以五苓散淡渗利水而止呕。若水饮停聚胸胁之呕，方用十枣汤峻逐水饮，饮除气机得畅而呕自止。若痰饮内聚噫气不除之呕，用旋覆代赭汤涤饮降逆而止呕。

故水饮呕吐，皆因水阻气机不利，升降失司而致，治之关键当据"水"居之位不同，而以因势利导之法，其偏在上者，吐之；其偏在下者，渗之；其偏在外者，汗之。如此，则水饮除而呕吐止。

以上所论，将《伤寒论》有关呕吐病证治条文，进行分析归纳，初步整理所得仲景呕吐病证治规律——六经皆有呕吐之证，应随证治之，其中又以少阳之呕较为常见，治呕倚重少阳，可谓仲景治呕之真谛。

验案举隅

1. 葛根加半夏汤治太阳阳明合病之呕吐： 王某，女，53岁，农民。2012年7月21日初诊。昨日下午汗出受凉，今晨进食后约一时许，呕吐胃物3次，且见胃脘稍痛，大便略溏，恶寒，不热，身痛，无汗，口干，喜热饮，尿淡黄，舌淡红，苔腻微白，脉浮紧。是证寒邪袭表，内犯阳明，胃气上逆而见呕，为太阳阳明合病，病机重心在表，宜发汗解表，寒解阳明之气则和，而呕可止。拟用葛根加半夏汤加减治之。

处方：葛根20 g，麻黄15 g，生姜10 g，桂枝10 g，炙甘草10 g，生白芍10 g，大枣10 g，法半夏20 g。1日进2剂，每剂以水600 mL煎至300 mL，每3小时温服1次。

二诊（7月22日）：患者药后，身遍微汗出，呕吐止，今晨身痛亦除，大便成形，舌淡红，苔薄白，脉细。药已中病，方以桂枝人参汤加减，善其后。

处方：桂枝10 g，党参15 g，白术10 g，炙甘草10 g，干姜10 g，茯苓15 g，再进3剂。

按：本案患者病发于汗出受凉，系风寒之邪犯太阳肌表，卫阳被遏，则恶寒、身痛、无汗；表寒不解内干于胃，则胃气上逆而见呕，是证当属太阳阳明合病之呕吐。正如《伤寒论》第33条："太阳阳明合病者，不下利，但呕者，葛根加半夏汤主之。"方选葛根加半夏汤加减，以葛根汤解表散寒，而加法半夏降逆止呕，故药后微汗遍及全身，太阳卫表之邪得解，在里之胃气因和，不专治呕，而呕自止。再以桂枝人参汤益气健脾，固其本。

2. 小柴胡汤治少阳呕吐： 刘某，男，38岁。2012年8月25日初诊。患者近周来因家庭琐事不顺，常感胸闷不适，昨日又外出淋雨，今晨起发热，恶寒，呕吐次数频多，半日许，已吐十余次，脘腹连及胸胁闷痛，二便尚调，舌质偏红，苔白腻，脉弦细。当属少阳之呕，胆热犯胃，胃失和降，方选小柴胡汤加减治之。

　　处方：柴胡 30 g，黄芩 10 g，法半夏 20 g，桂枝 10 g，生姜 50 g，炙甘草 6 g，大枣 10 g。每剂水煎去滓后，将 2 次药汁合再煎 10 分钟，药汁约 500 mL 为 2 次剂量，每 3 小时服 1 次，昼夜连进 2 剂。

　　二诊（2012 年 8 月 26 日）：服药后，身微汗出，热退，寒除，呕吐得止，守上方，再进 3 剂。

　　按：是案患者情志不畅为内所因，加之雨淋为外所感，外邪直犯少阳，少阳枢机不利，而胸胁心下正为少阳之所，邪结于此，不仅可见寒热往来交替，脘腹痛连胸胁，而且呕吐频繁。呕与发热同见，正与《伤寒论》第 379 条"呕而发热者，小柴胡汤主之"相符，故选用小柴胡汤加减清利少阳，和畅气机，药后，能寒热外解，气机得顺，里气因和而呕吐得止。

259　化学治疗相关性呕吐从六经辨治经验

化学治疗相关性呕吐（CINV）是化学治疗期间最常见的不良反应，其发生率可高达70%，即使联合使用5-羟色胺3受体拮抗剂（5-HT3RA）、糖皮质激素等药物，胃肠道副反应的控制率仍然不佳，且易出现更多的不良反应。CINV不仅影响了患者的生活质量，还会导致患者治疗依从性下降，进而影响化疗疗效。有效控制其发生可以提高患者生活质量及化学治疗耐受性。中医药在防治CINV方面优势明显，不仅治疗手段多，而且联合5-HT3RA等西药能起到增效减毒之功。孟金成等研究表明中药联合帕洛诺司琼治疗化学治疗相关性恶心呕吐的总控制率为93.75%，明显高于单纯使用帕洛诺司琼的对照组；谭林深等研究表明中药不仅能够提高恶心呕吐的缓解率，还能有效减轻昂丹司琼带来的便秘、皮疹等不良反应。

李佩文从事中医药防治恶性肿瘤研究五十余年，在中医药治疗CINV方面经验丰富，其从六经辨证体系论治化学治疗相关性呕吐疗效显著，为临床治疗提供了新的思路与方法。学者张磊等将其经验及学术思想做了归纳总结。

病因病机

CINV归属中医学"呕吐"的范畴，其基本病机为胃失和降，气逆于上，病位在胃，与肝、脾关系密切。《素问·举痛论》曰："寒气客于肠胃，厥逆上出，故痛而呕也。"《诸病源候论》曰："呕哕之病者，由脾胃有邪，谷气不治所为也，胃受邪气，逆则呕。"均表明胃气上逆是呕吐发生的基本病机。古人认为凡脾胃不足及虚弱失调之人多有积聚之病，恶性肿瘤患者中焦本虚，化疗药物之毒邪乘虚直犯中焦，脾胃伤于药毒而导致升降相因，纳运相得功能失调，胃气不降反升而发生呕吐；同时脾虚不能运化水液则痰饮内停，阻碍中焦，不能运化水谷则气血乏源，脾胃失养；土虚木乘，肝气冲逆使中焦气机紊乱；脾肾先后天互资互助，中焦受邪致脾胃不足，无力滋养先天，肾气亏损则肾火不能生脾土，肾水不能抑胃火。以上病理变化均会加重呕吐。

张仲景以六经辨证为纲，将呕吐的病机归纳为"实则阳明，虚则太阴"，《古今名医荟萃》也记载："厥阴所至，为胁痛呕泄；少阳所至，为呕涌；太阳所至，为中满霍乱吐下；太阴所至，为濡化也。"皆从六经角度概括了呕吐发生的病机，有利于指导临床以分经论治的方法实现精准治疗。

基于六经辨证论治 CINV

六经辨证的本质是基于脏腑经络、气血津液并结合病因、病势、疾病传变规律，对某种疾病发生发展全过程中病位、病机、证候的把握。李佩文认为在CINV疾病发展过程中，由化疗药物之邪导致的人体正邪消长转变、阴阳盛衰变化同样适用于六经辨证体系。由于化学治疗药物不同，用法用量各异，以及药物累积效应的出现，患者临床症状各异。六经病皆可见呕，以六经辨证体系辨治CINV可以更好把握不同阶段的不同特点，进而实现更精准的治疗。李佩文认为CINV并不完全按照张仲景所述六经传变规律进行发展变化，初起可以太阴病、少阳病为主，而后易传入相表里之经脉而见阳明病、厥阴病，病程迁延则以少阴病、太阳病为主。治疗方面以调和阴阳为核心，三阳病以祛邪为主，三阴病以扶正为主。

1. 太阴病：CINV 初起可属太阴病范，多见于消化道肿瘤患者，因消化道肿瘤患者病理性质以虚、寒为主。又因致吐性化学治疗药物药性多偏寒凉，脾脏为阴中之至阴，同气相求，药毒之邪直犯中焦，进一步耗损脾阳，太阴湿土，得阳始运，脾阳不振则温煦运化无力，寒湿内生阻闭中焦，清阳不升，浊阴不降，而成脾阳不足，寒湿内盛之证。患者当以腹满而吐，食不下为主症，伴见倦怠乏力、便溏、腹痛，舌淡胖或兼齿痕，脉沉迟无力等表现。治疗方面，法遵张仲景"当温之，宜服四逆辈"的治则，予理中汤为主方加减化裁。方中人参、炙甘草健脾益气，顾护中州；干姜温补脾阳，降逆止呕；白术燥湿健脾。若湿盛者可加砂仁、泽泻、生薏苡仁以健脾利湿，或合用平胃散以除湿运脾；虚象明显者可加黄芪、太子参益气正，同时配以枳壳理气和中，防止补而壅滞；呕吐严重者去白术，加生姜以温胃止呕，并防白术壅塞气机。此外，脾阳不足往往致肾阳亏虚，且铂类致吐性化学治疗药物多有肾毒性，若患者出现脾肾两虚之证时多配伍桂枝，因桂枝辛甘性温，可温肾降逆，通阳化气。《长沙药解》曰："桂枝升清阳脱陷，降浊阴冲逆。"现代药理研究表明桂枝有良好的利尿功效，可起到"水化"作用使铂类药毒随小便而去。CINV 太阴病阶段多用温燥药物，应中病即止，防止耗伤津液而出现病证传变。临床研究表明理中汤治疗化学治疗相关性恶心呕吐总有效率达 97.50%，并可以有效提高患者的生活质量及对化学治疗耐受性。

2. 阳明病：因太阴、阳明同属中土，若太阴病阶段反复呕吐，或过用温燥的药物，或寒湿郁久化热损伤津液可转变为阳明病。阳明病以"胃家实"为核心病机，但此期患者有化热伤阴之象，病理改变以燥为本，且化疗会加重正气耗损，病理性质为虚实夹杂，并非单纯之"胃家实"。患者除呕吐外常伴见潮热、口干、便秘、舌红苔厚而干、脉沉细等症，治当以保胃气、存津液为原则。《素问·灵兰秘典论》曰："大肠者，传导之官，变化出焉。"大肠为行道传泻之腑，若腑气不通则影响胃气通降而加重呕吐。故常先予增液汤增水行舟，后予橘皮竹茹汤调理收功。增液汤中以玄参为君药，养阴清热润燥，配伍麦冬、生地黄甘寒滋阴壮水，三药合用大补津液，清热养阴，并寓通于补，既可攻实，又可防虚，兼顾了肿瘤患者体虚的特点，未用大黄、芒硝等峻下之品，能达到通腑降气的作用。橘皮竹茹汤为胃虚有热呕逆的常用方，《医方考》曰："橘皮平其气，竹茹清其热，甘草和其逆，人参补其虚，生姜正其胃，大枣益其脾。"六药合用既可清胃之余热，又能降逆止呕，还可培补胃中元气有利药毒驱散。曹一波等研究表明，与单用托烷司琼干预 CINV 的对照组比较，加用橘皮竹茹汤的观察组在治疗第 8 日后血清 5-HT3 受体浓度下降程度更明显，治疗总有效率更高。

3. 少阳病：CINV 发病初期除太阴病表现外，也可直接表现为少阳病，尤以乳腺癌患者居多。乳腺癌患者多情志抑郁致肝胆气机不畅，化学治疗药物之毒邪可直犯少阳，致胆腑（泄失常，精汁外溢，同时三焦枢机运转不利，气化无常，导致胆火内郁，木郁克土，症见口苦、咽干、胸胁苦满、嘿嘿不欲饮食、心烦喜呕。其但见一症便是，不必悉具，法当和解，常予小柴胡汤加减化裁。方中柴胡使半表之邪得以宣透，黄芩使半里之邪得以内彻，两药相伍为和解少阳的基本药对；人参、甘草益气扶正；半夏降逆止呕；生姜、大枣调和营卫。诸药合用，脾胃得调，邪气得散，少阳得解。若患者情志不畅严重，加郁金、玫瑰花（肝解郁；纳呆者加陈皮、鸡内金、焦神曲开胃消食；口干咽干者加麦冬、天花粉养阴生津；口苦心烦者加栀子、淡竹叶使邪热从小便而去；胸中烦闷者去人参，加瓜蒌皮宽胸理气。研究表明小柴胡汤可以提高 NK 细胞活性及 INF-γ 水平，并抑制肿瘤细胞生长，还可以有效降低包括 CINV 在内的多种化学治疗不良反应发生率，提高患者生存质量。

4. 厥阴病：若患者以寒热错杂症状为主则病至厥阴，因少阳、厥阴互为表里，少阳之邪最易内陷厥阴，胆合于肝，同属木行，当以条达为畅，胆腑郁热致肝失泄，木郁化火犯于胃则为上热，乘伐脾土致脾虚失运而为下寒，最终形成寒热错杂之证。厥阴病以寒热错杂为主要特征，就 CINV 在厥阴病阶段的论治当从肝着手，因肝本属厥阴，其又对脾胃纳运功能有重要影响，临床以肝热乘犯中焦所致的胃热脾寒证，以及肝寒冲逆所致的肝寒犯胃证为主。若患者表现为食入即吐，嘈杂反酸，手足不温，便溏，脉沉细等寒热错杂的临床表现，即为胃热脾寒证，如《伤寒贯珠集》曰："里气：虚，阴寒益甚，胃中之阳被格而上逆，脾中之阴被抑而下注。"此乃中寒为本，上热为标，方用干姜黄芩黄连人参汤，取黄连、干姜寒热异气，分走上下，黄芩助黄连清热，人参助干姜辛温祛寒，并防连芩苦寒伤中。反酸者加乌贼骨、煅牡蛎制酸止痛；便溏者加白术、茯苓健脾止泻，后可予丹栀逍遥散调治，以求（肝清热，健脾和中。若患者症见干呕，吐涎沫，头痛，或腹满冷痛，舌淡苔白或白腻，脉沉弦，当属厥阴肝寒证，为肝寒犯胃，胃寒生浊，浊阴上逆所致，常予吴茱萸汤加减。《伤寒寻源》认为"吴茱萸本厥阴药，温中散寒，以泄土中之木，并以人参甘草大枣，奠安中土，则浊阴自退矣"。临床中呕吐严重者，加法半夏、砂仁温胃止呕；少腹冷痛者加乌药暖肝散寒止痛；头痛者加川芎、藁本通窍止痛并引经报使。王朋倩等研究发现，吴茱萸汤可以通过调节多种氨基酸的合成与代谢，以及调节三羧酸循环通路来发挥抗呕吐作用。

5. 太阳病：CINV 患者一般不见恶寒发热之症，少见太阳病本证，但因化学治疗药物剂量累积性原因易导致脾胃功能长期受损，病程延绵，此时 CINV 进入慢性过程，转变为太阳病变证之痞病。患者正气长期受挫，药毒积累乘虚内陷，脾胃升降功能失常，气机窒塞于心下而成痞证，症见"但满而不痛"，"心下痞，按之濡"，患者此时不以呕吐为主症，而主要表现为恶心或心下堵闷不舒，不硬不痛，治当理气消痞散结，予半夏泻心汤治之。《伤寒括要》曰："辛入肺而散气，半夏干姜之辛，以散结气，苦入心而泄热，黄芩黄连之苦，以泻痞热，脾欲缓，急食甘以缓之，人参甘草大枣之甘以缓脾。"半夏泻心汤辛开苦降，寒热同调可使中气得和，上下得通，阴阳得位则痞消也。临证中会配伍砂仁、山药、茯苓、陈皮健运脾胃，添补脾运化之动力，并配合厚朴、枳壳、木香以调理中焦气机，气行则痞消。研究证明半夏泻心汤可通过提高血管内皮生长因子蛋白表达，降低胃酸 pH 来增强胃黏膜的保护作用。

6. 少阴病：若患者每个化疗周期均出现恶心呕吐的症状，病程迁延则久病及肾，致肾阳亏虚。心者，君主之官，神明出焉，水谷不入则气血化生乏源致心失所养，加之蒽环类药物心脏毒性的损害，终致心肾两虚，病至少阴。CINV 在少阴阶段多表现为少阴寒化证，症见欲吐不吐，手足不温，但欲寐，脉微细等，类似于现代医学的低钠血症、低钾血症。此期患者病情较为严重，应配合西医治疗措施，积极补液纠正患者电解质紊乱，待患者病情平稳后仍可遵"四逆辈"原则治之。

验案举隅

1. 太阴病：患者，男，50 岁。2020 年 4 月 8 日初诊。主诉结肠癌术后 1 个月，呕吐 1 日。患者 2 年前出现大便不规律，1 个月前行肠镜检查诊断为结肠癌，后于腹腔镜下行结肠癌切除术，现为行 FOLFOX 辅助化学治疗第 1 周期入院，化学治疗前常规予地塞米松、昂丹司琼、奥美拉唑预防性护胃止吐，化学治疗后第 1 日出现呕吐。刻下症：呕吐清水，每日 3～5 次，手足不温，纳差，便溏，口淡，倦怠乏力，舌质淡，苔微腻边有齿痕，脉沉。西医诊断为化学治疗相关性呕吐。中医诊断为呕吐（太阴病，脾胃虚寒证）。治以温中健脾，和胃止呕，拟予理中汤加减。

处方：党参 20 g，干姜 10 g，炙甘草 6 g，麸炒白术 15 g，厚朴 15 g，茯苓 15 g，陈皮 12 g，砂仁 6 g，黄芪 15 g。4 剂。每日 1 剂，水煎分服 2 次。

服药后患者呕吐止，但胃纳仍不佳，上方去干姜、厚朴，加鸡内金 12 g，焦神曲 12 g。每日 1 剂，水煎分服 2 次。服药 7 剂，诸症好转。

按语：患者平素饮食不节，胃肠虚弱，患癌后复加金刃、化学治疗损伤致脾阳虚弱，寒湿内生，浊阴上逆则见呕吐清水、手足不温；脾虚运化无力，则见纳差、便溏、倦怠乏力，结合舌脉符合太阴病脾胃虚寒证表现，法温之，治以温中健脾，和胃止呕，予理中汤加减。方中干姜、厚朴温运中焦，以散寒邪；党参、白术、茯苓、甘草、黄芪，取四君子之义，健脾益气，祛湿和中；陈皮、砂仁添补运化之力。诸药合用，中焦重振，寒湿得解，呕吐自止。

2. 阳明病：患者，女，57 岁，2021 年 1 月 13 日初诊。主诉发现胰腺恶性肿瘤并发肺转移 2 个月，呕吐半日。患者 2 个月前体检发现 CA199＞1 000 U/mL，胸部 CT：双肺多发结节，后行 PET-CT：胰腺体部局部高代谢，考虑恶性病变，伴双肺多发转移。1 个月前肺结节病理结果：形态学结合免疫组化，符合伴黏液分泌的腺癌，结合病史考虑来源于胰腺导管的肺转移可能性大，21 日前已行紫杉醇联合吉西他滨化学治疗第 1 周期，现为行第 2 周期化学治疗入院，化学治疗前常规予护胃止吐治疗，化学治疗结束后患者出现呕吐。刻下症：呕吐酸苦水，不欲饮食，口干、口气重，大便三日未行，小便色黄，舌红苔薄黄而干，脉弦细数。西医诊断为化学治疗相关性呕吐。中医诊断为呕吐（阳明病，胃虚有热证）。治以益气清热养阴，降逆止呕，拟方增液汤合橘皮竹茹汤加减。

处方：陈皮 15 g，竹茹 15 g，法半夏 9 g，太子参 15 g，麦冬 20 g，生地黄 15 g，天花粉 10 g，瓜蒌 10 g，生姜 6 g，炙甘草 5 g。3 剂。每日 1 剂，水煎分服 2 次。服药后便通呕止。

按语：患者以呕吐酸苦水为主症，根据《素问·至真要大论》记载："诸呕吐酸，暴注下迫，皆属于热。"四诊合参，当有一热内蕴，口干、便秘、尿黄皆为邪热耗损津液之症，然化疗药物之毒必伤脾胃，故当为虚实夹杂之阳明病，治以祛补虚兼顾，益气清热养阴，降逆止呕，予增液汤合橘皮竹茹汤加减。方中陈皮、法半夏、竹茹和胃降逆，清热化浊；太子参、生姜、炙甘草补脾益气，调和气血；麦冬、生地黄、天花粉、瓜蒌滋阴增液通便，腑通则气降。诸药合用，清而不寒，补而不滞，益气清热，降逆止呕。

3. 少阳病： 患者，女，68 岁，2020 年 9 月 1 日初诊。主诉右乳腺癌术后 1 年，发现皮肤转移 2 个月，恶心呕吐 1 日。患者 1 年前因确诊右乳浸润性乳腺癌而行右乳改良根治术，术后行蒽环类联合紫杉类辅助化学治疗方案 2 个周期，并行右胸壁放疗 25 次。2 个月前因右侧胸壁多发结节，色红不痛行 PET-CT 及活检示皮肤转移癌，现为行一线吉西他滨联合顺铂化学治疗方案第 1 周期入院，化学治疗前常规予地塞米松、格拉司琼预防性止吐，患者化学治疗后消化道反应 3 级。刻下症：恶心呕吐，口干口苦，纳差，偶有咳嗽，痰色黄量少，心烦喜太息，舌淡红，苔薄黄，脉弦细。西医诊断为化学治疗相关性呕吐。中医诊断为呕吐（少阳病，邪郁少阳证）。治以疏肝和胃，降逆止呕，拟方小柴胡汤加减。

处方：柴胡 10 g，黄芩 10 g，法半夏 9 g，党参 15 g，大枣 10 g，生姜 5 g，生甘草 5 g，瓜蒌皮 15 g，竹茹 10 g。5 剂。每日 1 剂，水煎分服 2 次。

服药后患者恶心呕吐明显好转，消化道反应降为 1 级。

按语：乳腺癌患者本以肝郁为先，该患者复伤于化学治疗药毒致肝胆枢机不利，胆木横逆，木邪犯土则见恶心呕吐、纳差；气郁化火，胆汁上逆则见口苦口干；木火刑金则见咳嗽痰黄；肝气不舒则见善太息，脉弦之症，符合少阳证表现，法当和解，治以（肝和胃，降逆止呕，予小柴胡汤加减。方中柴胡气质轻清，黄芩苦寒味重，合用外透内泄以和解少阳；法半夏、生姜降逆止呕；党参、大枣、甘草益气和中，防木邪之害；患者伴见咳嗽，痰黄量少，加用瓜蒌皮、竹茹清热化痰，宽胸除烦，并增强和解止呕之功。诸药寒温并用，升降同调，使枢机得利，呕吐自止。

4. 厥阴病： 患者，女，45 岁，2019 年 11 月 2 日初诊。主诉左乳腺癌术后 1 年余，肺转移 1 个月，恶心呕吐半天。患者 1 年前因"左乳肿物"于当地医院行左乳肿块切除术＋右乳腺癌改良根治术，术后病理：浸润性乳腺癌，三阴型。术后行 AC-T 化学治疗 8 周期，1 个月前复查发现肺、胸膜多发淋巴结转移，现为行一线 NP 化学治疗方案第 2 周期入院，化学治疗后患者出现呕吐。刻下症：干呕，欲吐不吐，伴头痛，失眠，畏寒喜热，口淡黏腻，舌淡苔白腻，脉弦滑。西医诊断为化学治疗相关性呕吐。中医诊断为呕吐（厥阴病，肝寒犯胃证）。治以温中补虚，降逆止呕。拟方吴茱萸汤加减。

处方：吴茱萸 5 g，生甘草 5 g，党参 12 g，法半夏 9 g，砂仁 6 g，生薏苡仁 15 g，生姜 10 g，大枣 10 g，石菖蒲 12 g，藁本 10 g，酸枣仁 15 g。5 剂。每日 1 剂，水煎分服 2 次。

服药后干呕止，头痛解。

按语：本案患者以干呕、头痛为主症，四诊合参当为厥阴肝寒证。足厥阴肝经夹胃属肝，与督脉交于巅顶，寒邪犯胃，湿浊上逆则见干呕，欲吐不吐，口淡黏腻；寒邪循经上逆清窍则见头痛，扰乱心神则失眠。治以温中补虚，降逆止呕，予吴茱萸汤加减。方中吴茱萸暖肝温胃止呕；生姜、法半夏增强和胃降逆之力；党参、甘草、砂仁、大枣培补中焦；石菖蒲、薏苡仁分走上下以消湿浊；藁本循经上行散寒止痛；酸枣仁养肝安神。诸药合用，暖肝温胃散寒，健脾泻浊止呕。

5. 太阳病： 患者，男，57岁，2020年12月23初诊。主诉发现胃腺癌伴肝转移8个月，恶心干呕2周。患者8个月前因腹胀、乏力、呕吐鲜血就诊于当地医院，行胃镜检查，病理示胃窦低分化腺癌，腹部增强CT示：肝脏S5/S6交界区异常强化灶，转移瘤不除外，后完成7周期SOX化学治疗方案。2周前患者出现恶心，间断干呕，为求中医调理就诊。刻下症：恶心，偶干呕，厌食，胃脘满闷不舒，口干口苦，便溏，舌红苔薄黄，脉沉弦。西医诊断为化学治疗相关性呕吐。中医诊断为痞满（太阳病变证之痞病，寒热错杂证）。治以辛开苦降，寒热同调，拟方半夏泻心汤加减。

处方：法半夏9g，黄芩6g，炙甘草5g，干姜6g，大枣10g，党参12g，黄连3g，炒山药12g，枳壳10g，陈皮10g，焦神曲15g。14剂。每日1剂，水煎分服2次。服药后诸症减轻。

按语：胃癌患者本就脾胃气虚，该患者又数次行SOX化学治疗方案，药毒之一内陷于里致中焦长期受损，气机紊乱，升降失常而见恶心，厌食，胃脘胀满不舒；中阳虚损，寒热互结，则见口干口苦，便溏。予半夏泻心汤辛开苦降，寒热平调，方中法半夏消痞散结，降逆止恶；干姜助法半夏消痞和阴；黄连、黄芩清热和阳；党参、山药、炙甘草、大枣甘温益气，健脾补中；枳壳调理中焦气机；陈皮、焦神曲健脾开胃消食。诸药合用寒去热清，气机得畅，痞证得消。

260　胃食管反流病从六经开阖枢论治

　　胃食管反流病是指胃、十二指肠内容物因各种诱因反流入食管引起烧心、反酸、呃逆等为主要症状的临床综合征，包括非糜烂性反流病、糜烂性食管炎、Barrett 食管等，其发病机制涵盖食管下括约肌压力降低、一过性下食管括约肌松弛、食管黏膜防御作用减弱、食管清除能力降低、胃排空延迟等。根据其主要表现，可归属中医学"吞酸""嗳气"等范畴。其基本病机为脾胃气机失衡。临床研究表明，胃食管反流病患者病机本质为任督二脉升降失调。任为阴脉之海，督为阳脉之海，任督二脉升降失调，导致阴阳升降失调，阴阳一分为三，为六经三阴三阳"开阖枢"升降失调。三阴三阳开阖枢障碍，导致脾胃升降枢机、肝肺枢机、肺肾枢机、心肾枢机失调，进一步导致食管门户开合障碍，食管括约肌压力降低、一过性食管括约肌松弛，胃排空延迟，食管清除能力降低，发为胃食管反流病。当以六经"开阖枢"和脾胃枢机、肝肺枢机、肺肾枢机、心肾枢机，即以枢调枢。学者戴文杰等从六经三阴三阳开阖枢"以枢调枢"论治胃食管反流病做了探析。

六经三阴三阳"开阖枢"理论

　　《素问·阴阳离合论》曰："是故三阳之离合也，太阳为开，阳明为阖，少阳为枢……是故三阴之离合也，太阴为开，厥阴为阖，少阴为枢。"《素问·至真要大论》曰："两阳相合为阳明，两阴交尽为厥阴。"太阳、少阳主阳气生长，以少阳、太阳两阳相合之阳明，以助阳气肃降，太阴、少阴主阳气之封藏，以厥阴两阴尽，终止阳气封藏以开生长之门。《道德经》曰："一生二，二生三，三生万物。"阴阳开阖枢为三，三生万物。阴阳者，可推之十，数之百，不可胜数，然其一也，以一阴阳含三阴阳"开阖枢"，以化生万物，为天地之道，万物根基，生杀之本。《素问·天元纪大论》曰："阴阳之气各有多少，故曰三阴三阳。"以三阴三阳气有多少表示天地阴阳盛衰，以三阴三阳之数，示三阴三阳之象，并以表示三阴三阳不同状态，当以三阴三阳不同象"开阖枢"以推万物。

　　太阳为开，阳气发于外也，为三阳之表；阳明为阖，阳气蓄于内，为三阳之里。太阴为阴分之开，厥阴主阴分之阖，开为阳气入，阖为阳气出。太阳开机当以厥阴阖机相配，以厥阴终止阳气收藏，太阳以助阳气释放，阳明阖机当以太阴开机相配，以阳明终止阳气释放，太阴以助阳气潜藏，亦当太阴与厥阴相合以开阖阴门，阳明与太阳相合以开阖阳门。

　　少阳为阳门之枢，枢以助气机出入，阳枢主乎阳门太阳、阳明开阖。《伤寒论·辨少阳病脉证并治》曰："伤寒四五日，身热，恶风，颈项强，胁下满，手足温而渴者，小柴胡汤主之。"以阳明病手足温而渴，太阳病身热恶风、颈项强，少阳病胁下满，此为三阳合病，以小柴胡汤枢转太阳、阳明开阖。

　　少阴为阴门枢，阴枢主乎太阴、厥阴开阖，主水火之交际，阳门枢转为阳气用，阴门枢转为阳气根，少阴枢转不利根本为病，故少阴病较少阳病多死。水火枢转不利，或寒或热，为少阴寒化、热化，阴阳不交，天地不通，万物死生不长，后世医家以肾为先天之本，并产生扶阳学派，以附子等扶助坎中一阳，扶助先天一点真气。

　　太阴为开，以助阳气之潜藏，后世以李东垣为代表补土派谓清气、荣气、卫气、春生之气，此皆胃气之别称，《黄帝内经》亦有"脾气散精，上输于肺"，皆谓脾主升清，然太阴为开，阳气潜藏，中气乃能运化，阳气不降，中土不能运化，土生于火而灭于水，水谷消磨全赖一点阳气运行，后火以生土。《四圣心源》曰："水、火、金、木是名四象，四象即阴阳之升降，阴阳即中气之沉浮……合而言之不过中气所变化耳。"四象皆中气旋转，己土半升化温肝木，全升化热心火；戊土半降化凉肺金，戊土全降化寒肾水，中气调升降调，以开三阴三阳开阖枢。况三阴三阳开阖枢运行人体，以一点真气运行人体不同状态，期间必有阳气磨损损耗，是以阳升耗阴，阴升化阳，脾土散精消磨水谷，以助真气之运行。《素问·太阴阳明论》曰："足太阴者三阴也，其脉贯胃，属脾，络溢，故太阴为之行气于三阴。阳明者表也，五脏六腑之海也，亦为之行气于三阳。"况脾土敦厚伏火，以潜藏一点阳气，以存性命之根，后阳气主升主动，以开阖枢以运万物。

三阴三阳"开阖枢"为气机升降之本，气机升降无器不有，气止则生命息，临证当重视少阴、少阳枢机及脾主四象四时枢机，以助三阴三阳"开阖枢"。

"开阖枢"失调与胃食管反流病相关性

《医理真传》曰："太阳为寒水之区，居坎宫子位，人身之气机，日日俱从子时发起，子为一阳，故曰太阳……阳光自内而发外……所以主皮肤、统营卫，为一身之纲领。"太阳主开，为阳气开发，关乎一阳生，太阳底面为少阴，太阳开一阳发动，为一元之主，以运化于皮肤而不生腹胀，运化于脾胃而不生痞满，运化于下焦而不生畏寒，无微不照、光临大地，诸脏腑之气以输注于足太阳膀胱经，膀胱经太阳以主统一身脏腑、经络、营卫。扶阳学派以桂枝法和四逆法为治病法则，以桂枝法主太阳，四逆法主少阴，少阴太阳为人身之根本，开太阳以鼓舞阳气升发，人体上下内外皆得阳气宣导，阳主阴从，故上下内外亦得阴血涵养，则正气存内，邪不可干。太阳开则诸气随升，脾土以升清，肝木以疏泄。如太阳不开，则脾土无阳不升而为土湿，肝木无以疏泄而木郁，肾水阳气不长则水寒，发为"水寒土湿木郁"，肝木郁而反酸。《四圣心源》曰："木曰曲直，曲直则作酸……己土不升，则水木下陷，而作酸咸。"《医家心法·吞酸》曰："凡是吞酸，尽属肝木曲直作酸也。"土湿升降窒，己土不升，戊土不降，胃气上逆，况肾水过寒，水寒龙不潜，木郁强欲疏泄，坏肾水封藏，胃气上逆合木郁之酸、飞越之龙火，上犯于食管，遂发为胃食管反流病。又"水寒土湿木郁"，致心火炎上，肺金郁滞，心火炎上亦上逆于食管，火性炎上则见灼烧感，肺金不能肃降，上逆食物不能及时为食管清除。阳不生阴不长，木郁疏泄耗阴血，诸气以降为气含阴，阴不足而气上逆，加重胃食管反流病发生。

阳明主阖，主阳气敛藏以行秋令，阳明以通为要，阳不敛降，则阳热过亢，肺气上逆，腑气不通，白虎汤西方凉降以清肃阳热，承气汤以顺腑气通降。《素问·经脉别论》曰："饮食入胃，游溢精气，上输于脾，脾气散精，上归于肺，通调水道，下输膀胱，水精四布。"肺气宣发肃降有助脾胃散精，使饮食不壅滞于脾胃而上逆于食管，胃气肃降为诸气下降之门，肺胃气降则饮食息息下降，饮食借其下行之力，传化小肠至大肠而成大便，自然不上逆发为胃食管反流病，反之则发为吞酸、嗳气。

少阳为枢，为半表半里枢机，主太阳开机与阳明阖机，故《伤寒论》太阳病篇可见少阳柴胡汤证，阳明病篇亦见少阳柴胡汤证，以少阳柴胡汤枢转太阳、阳明。《脾胃论》曰："胃中清气在下，必加升麻、柴胡以引之，引黄芪、甘草甘温之气上升。"《医学衷中参西录》曰："柴胡为少阳之药，能引大气之陷自左升。"少阳春生之气能升胃气，能开太阳引诸气上升。少阳枢机利，甲木不逆上犯肺金，乙木不坏肾水封藏，则阳明阖机如常，少阳枢机以助阳明阖机。如少阳枢机不利，致太阳开机不利，阴不生阳不长，肝木郁滞，相火上逆，克脾土及肺金，则发为胃食管反流病。如少阳枢机枢转过快，太阳开机过、阳明阖机不利，阳气烦劳而张，精血耗伤，肝肺不和，亦可发为胃食管反流病。

太阴为开，主阴气上达，阳气内入，以收藏万物，运化水谷，反之则"太阴之为病，腹满而吐，食不下，自利益甚，时腹自痛"（《伤寒论》）。阳气不潜，火不生土则土湿而四维皆病。《四圣心源》曰："中气衰则升降窒，肾水下寒而精病，心火上炎而神病，肝木左郁而血病，肺金右滞而气病。"天地交通在于中焦，中焦不通，天地不交，肝肺气逆，相火不降，君火不宁，进一步发为胃食管反流病。

厥阴为阖，阴气渐消，阳气渐长，两阴交尽，如阖机太过，阳升而动，木火炎上克脾土，《伤寒论》谓之热厥，阳升太过亦耗散阴血，坏肾水封藏、肺金敛降、胃气肃降而发为胃食管反流病。厥阴阖机不利,《伤寒论》谓之寒厥,阳不及时而复,致春行冬令,阳气不生,肝脾之气不升,木郁克脾土,发为胃食管反流病。

少阴为枢,水火升降之枢纽,主厥阴、太阴开阖,少阴寒化,《医理真传》曰:"天一生水,在人身为肾,一点真阳含于二阴之中,居于至阴之地,乃人身立命之根,真种子也。"《医法圆通》曰:"是将一元真气分为六气,六气即六经。"先天真气运行人身四旁,为三阴三阳六部,少阴为枢乃六经枢机,以主三阴三阳"开阖枢",少阴病而水火不交,肾水寒则脾土不运,肝木郁滞,肺金壅滞而发为胃食管反流病。少阴热化,肾阴不足,水浅龙不潜,水不涵木,冲气上逆,致肺胃气逆而发为胃食管反流病。

三阴三阳分为六步,其实一阴一阳,三阴三阳开阖枢相互影响,阳明阖机与厥阴阖机相合,阳明阖机与太阳开机相合,太阳开机与厥阴阖机相合,阳明阖机与太阴开机相合,太阳开机与少阴枢机相合等,当以圆通思想以辨之,三阴三阳"开阖枢"为一天地气机圆运动,故以阴可治阳,阳可治阴。六经"开阖枢"可和脾胃枢机、肝肺枢机、肺肾枢机、心肾枢机,即"以枢调枢",天地交通而成泰卦,则胃食管反流病必自愈。

开阖枢"以枢调枢"与胃食管反流病治疗

太阳为阳之开,厥阴为阴之尽,为递进关系。素体阳虚之人,下焦虚寒,生气不足,阴不升,阳不长,太阳开机不利,厥阴不合,为"水寒土湿木郁"之象,可以当归四逆汤加荆芥、防风等开太阳、合厥阴,加干姜、木香、陈皮等调脾土以助太阳开、厥阴合。若太阳不开、厥阴不合而致"水寒土湿木郁",木郁疏泄太过而强欲疏泄,致甲木不降犯肺金,肝肺不和,乙木不升,耗肾中精血,阴不生、阳不长。当平调肝肺兼补益精血,可选柴胡桂枝干姜汤加减。方中柴胡推陈出新,调肝木;黄芩清泻相火;牡蛎散肝结、降肝逆;桂枝可升,以和脾土,降可助肺胃气降;干姜、甘草等补脾土,以调肝肺不和;以熟地黄、白芍、砂仁以助精血封藏。

肺金居上喜肃降,肾主封藏,阴足阳降,若阳明阖机不利,火气不降,而肝木不调,甲木犯肺金,乙木坏肾封藏,则阳明不阖,火热不降,治当补益肝肾精血以助阳明之敛降,可选当归芍药散加减。方中当归、白芍补益肝肾精血;川芎以稍调肝气;茯苓、白术以运脾土,化生精血;龙骨、牡蛎以助精血收藏。

若火热之气太过,阳明不阖,合滋肾丸或封髓丹加减,方中黄柏、知母以清泻浮游相火,肉桂引火归元,砂仁纳五脏之气归肾。

若少阳枢机太过,过度开阖疏泄,致肺肾不和,可选建中汤加减。方中以桂枝调和肝木,白芍养肝体,两者相合,肝木体阴用阳;生姜、大枣、甘草调和脾土,取"厥阴不治,求之阳明"之意。如精血耗散太过,酌以紫石英、熟地黄、龙骨、牡蛎、山药等。

若太阴开机不利,阳热不潜,火不生土,阳热化为浮游贼火,治当健脾除湿,以助太阴开机,可选李东垣补脾胃泻阴火升阳汤加减。方中黄芪、苍术、党参、羌活以健脾胜湿,以开太阴开机;黄芩、黄连、石膏清泻阳热相火。如浮游相火煎熬胃阴,致肺肾不和,当佐以滋养肝肾、敛藏精血之法。

若少阴枢机不利,少阴寒化太过,宜以四逆类加减,重视坎中一阳,阳不足则阴无以长,故阴血亦不足,然补益以附子等辛辣之品,恐为壮火不助人反害人,宜补益精血以含阳,水中之阳能生万物,可酌以熟地黄、当归、白芍,并兼顾补益脾土,以土降能伏火,升能长阳气,可加党参、白术、茯苓等。

胃食管反流病基本病机为胃气上逆,升降失调,其本质在于三阴三阳"开阖枢"失调。三阴三阳"开阖枢"为整体圆运动,当以整体审视,以阳"开阖枢"调阴"开阖枢",以阴"开阖枢"调阳"开阖枢",即以阴治阳,以阳治阴。其中三阴三阳"开阖枢"当重视少阳阳门枢、少阴阴门枢,枢机以司开阖,亦当重视脾主中生四脏枢,脾土和四维和,三阴三阳"开阖枢"如常。

261　胃食管反流病从六经之厥阴辨治

胃食管反流病属中医学吐酸、食管瘅、梅核气等范畴，临床以烧心、反流、非心源性胸痛为特征性症状，或伴食管外症状，如咽部异物感、慢性咳嗽、咽喉炎、支气管哮喘、口腔溃疡等。其病位在食管、胃，与肝胆脾肺关系密切，与肝郁密切相关，并可与瘀血、痰浊等病理产物互为因果，临床表现复杂多变，寒热错杂。学者张晶晶等从伤寒六经厥阴辨治角度入手，探讨了胃食管反流病的发病机制及辨证治疗。

厥阴病的特点

厥阴系统是平衡气机功能的概括，既使阴阳之气互为交通、相互顺接，又主肝经、心包经的调达。《伤寒论》提出"厥阴之为病，消渴，气上撞心，心中疼热，饥而不欲食，食则吐蛔，下之利不止"。厥阴病生理特点是阴尽阳生、阴中有阳，其病理变化亦是在阴阳交替的状态下产生的，以寒热错杂、易寒易热、虚实夹杂、阴阳之气不相顺接、厥阴枢机受阻为主要病理特点。气机的升降、出入属阴阳对立统一矛盾运动，只有阴阳协调、升降出入平衡，才能维持正常的生理活动。若阴阳之气不相顺接，升降出入失衡，即出现气机失调、阴阳失衡等病理状态。厥阴风木为阴收至极，是化物升阳之始，体阴用阳。厥阴主中气转运，胃降脾升，则阴阳顺接，气机顺畅。治则上，厥阴病临证多变，有寒温兼施、清上温下、补泻并施、土木同调、和解枢机等，以和协阴阳，使之互相顺接，恢复阴平阳秘、互根为用的生理状态。

厥阴经与胃食管反流病的关系

食管属胃，以下行为顺，胃主受纳，其气宣降，脾主升清，升降相宜，则水精四布，脏腑充养。《灵枢·经脉》曰："肝足厥阴之脉，起于大趾丛毛之际……挟胃，属肝，络胆，上贯膈，布胁肋，循喉咙之后，上入颃颡……其支者，复从肝，别贯膈，上注肺。"《血证论》曰："木之性主于疏泄，食气入胃，全赖肝木之气以疏泄之，而水谷乃化。"厥阴风木，其本封藏精气，脾阳升清，赖以厥阴风木之宣发，肝主条达，保障脾胃气机升降有序、水湿气化的顺畅。

胃食管反流病包括非糜烂性反流病（NERD）、反流性食管炎（RE）及 Barrett 食管 3 种类型。本病中医亦对应"梅核气"，《古今医鉴·梅核气》曰"窒碍于咽喉之间，咯之不出，咽之不下，核之状者是也"。其病理乃"始因喜怒太过，积热蕴隆，乃成厉痰郁结"。综上可见，吐酸与梅核气等皆因肝郁失疏、胃失和降所致，厥阴肝、心包经病变则是贯穿本病的病理基础。

肝是机体调节心理应激反应的核心，是灭活血浆胃动素的主要场所。对于本病的发病机制，目前主要考虑食管抗反流、防御机制减弱和/或反流物对食管黏膜攻击综合作用所致。但越来越多的研究发现，精神心理因素在该病的发生中起重要作用。现代研究已证明，心理情志因素可通过免疫—神经—内分泌网络影响胃肠动力及内脏敏感性，延缓胃排空，出现一系列症状，心理疗法的治疗作用日益受到重视。

辨证分型

1. 肝胃不和，胃气上逆：《灵枢·经脉》曰"肝足厥阴之脉……循股阴，入毛中，环阴器，抵少腹，挟胃"。《血证论》曰："木之性主于疏泄，食气入胃，全赖肝木之气以疏泄之，而水谷乃化。"生理上，中焦脾胃属土，一升一降，司气机之升降；下焦肝胆属木，司气机之疏泄。肝气条达，可助脾运升清，胃纳降浊，即土得木则达，肝木之气条达，胃纳健运，气机顺畅。

病理上，《症因脉治》曰："恼怒忧郁，伤肝胆之气，木能生火，乘胃克脾，则饮食不能消化，停积于胃，遂成酸水浸淫之患矣。"《临证备要·吞酸》曰："胃中泛酸，嘈杂有烧灼感，多因于肝气犯胃。"一方面，肝性喜条达，恶抑郁，有条畅周身气机作用，忧思恼怒，肝气横逆犯胃，胃气上逆，出现嗳气，反酸等症；另一方面，脾胃同居中焦，一升一降，互为表里，为机体气机升降枢纽，木旺乘土，肝郁气滞，疏泄失职，横逆犯脾胃，木郁土壅，厥阴枢机不利，肝胃失和，胃气上逆。临床表现嗳气食少，反酸，烧心，多伴两胁胀闷，善太息，胸骨后疼痛或心窝疼痛，症状每于情志不遂则加重，舌质淡，苔薄白，脉弦。治以土木同调、和厥阴枢机，疏肝理气、和胃降逆。临证辨治以柴胡疏肝散、逍遥散、四逆散、柴芍六君汤等加减。代表方柴胡舒肝散由陈皮、川芎、柴胡、香附、芍药、枳壳、炙甘草组成。

2. 肝热脾寒，寒热错杂：《素问·至真要大论》曰"诸呕吐酸，暴注下迫，皆属于热"。厥阴为三阴之枢，内寄相火，厥阴经气血阴阳失调，不相顺接，机体升降出入、表里上下紊乱，厥阴阳郁，肝阳失用，阴阳失和，寒热错杂，上有厥阴气、火上冲之热，中有太阴脾土虚弱。与提纲"厥阴之为病，气上撞心，心中疼热，饥而不欲食，食则吐，下之利不止"相契合。张仲景认为，伤寒病太阳阶段，医者早下之，正气虚而邪气内陷，升降失调，中焦气机不畅，阴阳上下不相交通，而出现寒热错杂证。始创泻心汤及其类方平调寒热阴阳，畅通中焦气机。辛开苦降法之立方当以《伤寒论》为首推，后世医家得以延伸辨治。明确提出辛开苦降大法者是清代叶天士。《临证指南医案》中描述"微苦以清降""微辛以宣通""苦寒能清热除湿""辛通能开气泄浊"。此法经典方半夏泻心汤，出自汉代张仲景的《伤寒论》："伤寒五六日，呕而发热者，柴胡汤证具，而以他药下之，柴胡证仍在者，复与小柴胡汤……若心下满而硬痛者，此为结胸也，大陷胸汤主之。但满而不痛者……宜半夏泻心汤。"由半夏、黄芩、黄连、干姜、人参、大枣、炙甘草组成。临床证见烧心、嘈杂与肢冷、便溏并见，胸闷，反酸，口干口苦，纳差，乏力，舌质淡，苔黄白相间，脉沉细。厥阴阴阳失调，虚实互见，寒热错杂，气机升降、出入紊乱，胃热上逆，脾虚不化，治宜寒温并调，调畅气机。《温病条辨》曰："乌梅丸酸甘辛苦。酸甘化阴，辛苦通降，辛甘为阳，酸苦为阴。"乌梅丸为和解剂，寒温兼施、补泻并进、贯通阴阳，以条达厥阴之阴阳寒热、虚实错杂，可作为厥阴病的主方。综上，临证辨治用半夏泻心汤、左金丸、柴胡桂枝干姜汤、乌梅丸、连朴饮等。

3. 肝郁痰凝，热扰胃逆：厥阴肝经主风木，条达周身气机，与脾共司三焦水道，使水津四布、五经并行。隋巢元方《诸病源候论》曰："隐醋者，由上焦有痰，脾胃有宿冷，故不能消谷，谷不消则胀满而气逆，好隐而吞酸，气息醋臭。"情志不畅，肝郁失宣，气机疏泄失司，脾胃升降、肺气宣肃功能紊乱，不能运化水湿，输布津液，停积生痰、涎，与气相搏结于咽喉、食管，其人或见形体肥胖。肝经循走胸胁，其上入咽喉，气郁则化津不能，水道不通，痰浊由生，循经上逆，郁结咽喉，而成"梅核气"。木郁化热，热扰胃逆，而见胃脘嘈热、胀满、胸闷、情志不遂则加重等临床症状，舌淡，苔薄白或腻，脉滑或濡。肝郁气滞，水湿内停，痰浊自生，痰气交阻，结于食道。肝热挟胃气上逆，肝胃郁热，肝胃同病，病位在气分。治则以疏肝和胃，降逆化痰，临证辨治用旋覆代赭汤、半夏厚朴汤、小陷胸汤、清膈降逆汤等。代表方旋覆代赭汤组方重用生姜，由旋覆花、半夏、炙甘草、人参、赭石，生姜、大枣加减而成，降逆化痰、益气和胃。其出自《伤寒论》："伤寒发汗，若吐若下，解后，心下痞硬，噫气不能除者，旋覆代赭汤主之。"胃虚痰阻型胃食管反流病临床上用之则效。

4. 肝胃血瘀，胃失和降： 叶天士曰"久病入络"，气滞、热邪、气虚、痰湿等邪蕴日久，入厥阴之血室，气血循环受阻，阴阳气不相顺接，困少阳之枢机，阻中焦之交通，升降反常，出现反酸、烧心、吞咽困难、腹胀。气郁久及于血，气滞血瘀，肝胃血瘀，其人胸骨后有压痛，痛处固定，或有针刺感，口渴但欲漱水不欲咽，伴两胁、胃脘的隐痛，纳差，舌质紫暗，脉涩。《灵枢·邪客》曰："营气者，泌其津液，注之于脉，化以为血。"津血同源，厥阴血室瘀滞，水津输布阻遏，水积脉中而外渗，水湿停聚。故纵观仲景方，于此类病症，在活血祛瘀的基础上多兼顾健脾护胃、利水渗湿，以助生化有源，复厥阴风木之升降斡旋。胸中气血壅滞之证，后世《医林改错》推血府逐瘀汤，组方为桃仁、红花、当归、生地黄、牛膝、川芎、桔梗、赤芍、枳壳、甘草、柴胡，既行血分瘀滞，又解气分郁结，活血而不耗血，祛瘀又能生新，使"多血之厥阴"瘀逐而气畅，从而诸证悉除。由桃红四物汤加四逆散及桔梗与牛膝，以通为主，通补兼施，可辨证同治一切气滞血瘀等症，为"逐瘀"名方。其他主方临证可辨用丹参饮、失笑散、金铃子散、桂枝茯苓丸、黄芪建中汤等。

厥阴，其一为三阴之枢，为多血少气之经，一身神明出入、气机肇始之端，有多病气滞，久及厥阴血室之特点；其二为阴阳转化之枢，交通阴阳，以助气机表里出入，畅达三焦，实现厥阴肝、心包二经的顺序交接，多病寒热错杂。凡外邪致厥阴肝经郁滞失疏，心包护主失常，或伤及营血，阴不制阳，肝气内伐，厥阴经脉两阴交尽，阴尽阳生，以致阴阳枢机转化不利，此为厥阴胃食管反流病的基本病机。临床辨治胃食管反流病若能兼顾其他五经论治，不失为一条辨证思路清晰的捷径。

262　胃食管反流病内脏高敏感与六经厥阴病

内脏高敏感是指引起内脏不适，或异常疼痛的阈值降低，内脏对伤害性刺激反应强烈或对生理性刺激产生不适感的现象，是胃食管反流病（GERD）重要发病机制。而内脏高敏感的产生，与精神心理因素密切相关。精神心理因素通过脑-肠轴影响内脏神经调控机制，主要包括改变胃肠道运动、增加内脏感知、胃肠道分泌的变化、增加通透性、减少黏膜血流、影响微生物群等，改变了患者察觉症状以及症状严重性的阈值，增加机体对酸的敏感性，加重无酸反流的症状。GERD 症状加重又增加患者焦虑，结果形成恶性循环，以致烧心、胸痛症状持续存在，反复发作。研究表明，情志干预如抗焦虑、抗抑郁、心理治疗等，可以恢复大脑皮层功能状态，改善内脏高敏感状态，调节神经递质浓度等，对于胃食管反流病自觉症状的消除有积极作用。

胃食管反流病属中医学"吐酸""食管瘅""痞满""胃脘痛"等范畴，病因为外感六淫、饮食不节、情志失调、脾胃虚弱，病位在食管和胃，与肝、心（心包）密切相关。肝胆失于疏泄、脾失健运、胃失和降、肺失宣肃等，导致胃气上逆，上犯食管，发为本病。学者马天宾等从内脏高敏感角度对胃食管反流病与六经厥阴病的相关性做了探析。

厥阴病与胃食管反流病之内脏高敏感

《伤寒论》第 326 条曰："厥阴之为病，消渴，气上撞心，心中疼热，饥而不欲食，食则吐蛔，下之利不止。"病入厥阴则木郁化火，风火相煽，上灼心胸胃脘，故见心中疼热等上热之证，肝火犯胃，故胃中嘈杂；木郁土虚，运化无力，故虽饥而不欲食；脾虚肠寒，进食水谷难以消化，反致胃气上逆而呕吐吞酸，且其"气上撞心，心中疼热"不是指心脏，而是泛指心胸及胃脘部位。厥阴受邪，肝疏泄不利，木邪犯土，脾胃失和，发为呕吐、哕、下利等症。厥阴病症状与胃食管反流病症状基本一致，发病脏腑和病位相似。

1. 厥阴经络所属脏腑与食管：食管由咽至胃，《难经集注》称为"胃之系"。赵献可《医贯》指出"咽系柔空，下接胃本"，胃食管反流病病位在食管和胃。厥阴之脉，在体分属厥阴肝经与厥阴心包经，在脏，为肝及心包。《灵枢·经脉》曰："肝足厥阴之脉……抵小腹，挟胃，属肝，络胆。"《灵枢·经脉》曰："肝足厥阴之脉，起于大趾丛毛之际……挟胃，属肝，络胆，上贯膈，布胁肋，循喉咙之后，上入颃颡……其支者，复从肝别贯膈，上注肺。"《血证论》曰："木之性主于疏泄，食气入胃，全赖肝木之气以疏泄之，而水谷乃化。"《灵枢·经脉》曰："心主手厥阴心包络之脉，起于胸中，出属心包络，下膈，历络三焦。"《医学发明》曰："脾经络于心。"《灵枢·经脉》则明确记载手厥阴经的主治病证"是主脉所生病者，烦心，心痛，掌中热"。可以得知，厥阴之脉与食管、胃关系密切，存在经络相通，五行相关的生理基础。厥阴本脏包括手厥阴心包、足厥阴肝，与少阳相表里。正常厥阴五行生态为肝主藏血，内寄相火，体阴用阳，上接君火，为母子相应，下接癸水，成乙癸同源。肝为风木之脏，性喜调达而主疏泄，对脾胃及胆腑的功能有着重要的调节作用。心包之火以三焦为通路而达于下焦，使肾水温暖以涵养肝木，故厥阴功能正常，则上焦清和，下焦温暖，而脏腑升降有序，气机畅达。

2. 胃食管反流病之内脏高敏感与厥阴病：《素问·至真要大论》及《素问·阴阳类论》中明确提到厥阴病本义："厥阴何也？岐伯曰：两阴交尽也。""一阴至绝，作朔晦。"但此"厥"非"尽也"。厥者，有始、生、兴之意，故厥阴，应理解为两阴交尽之时，有阳气从中而发。两阴交尽为阴极，阴极则阳生，此阴阳自然消长之理，故两阴交尽为"厥阴"，非谓"厥"为"尽"之意。厥阴阴尽阳生，阳气转出于阴精，其致病具有复杂多变性，以寒热错杂、易寒易热、虚实夹杂、阴阳之气不相顺接、厥阴枢机受阻为主要病理特点。"经络所过，主治所及"，经络不仅是正常生理情况下脏腑气机调节的通道，亦是病理情况下疾病传变的途径，厥阴受邪，肝之疏泄不利，则木邪犯土而脾胃气机为之失和，故厥阴病中，多呕吐、哕、下利之变，这也进一步佐证厥阴肝与心包病理下，对食管和胃的影响，从而出现厥阴病证提纲所论述之症状。

《素问·至真要大论》曰："厥阴司天，其化以风。"风者，天地之使也。《素问·六微旨大论》指出"厥阴之上，风气治之，中见少阳""少阳之上，火气治之，中见厥阴"，且"厥阴从中，少阳从本"。《四圣心源》曰："风者，厥阴木气之所化也，在天为风，在地为木，在人为肝，足厥阴以风木主令，手厥阴主以相火而化为风木，缘木实生火，风木方盛，子气出胎，而火令来肝也。"手足同经，但心包附属于心，仅得离火之余气；肝得震卦之全而独主风木。厥阴心包气质偏弱，厥阴肝经气质偏强，强者司令，弱者从化，自然形成两经一气而火从风化，足经司令而主脏在肝的病理变化。风火相合，引发胃食管症状，正如叶天士《临证指南医案·木乘土》所曰"厥阴顺乘阳明，胃土久伤，肝木愈横""乃郁勃嗔怒，肝胆内寄之相火风木，内震不息，犯胃则呕逆吞酸""郁勃于内，肝阳直犯胃络，为心下痛"。

《素问·灵兰秘典论》曰："肝者，将军之官，谋虑出焉。""膻中者，丞使之官，喜乐出焉。"肝者，谋虑为体，勇猛为用，体阴用阳。膻中者，心包也。《素问·邪客》曰："心者，五脏六腑之大主，精神之所舍也，其脏坚固，邪弗能容，容之则心伤，心伤则神去，神去则死矣，故诸邪之在于心者，皆在心之包络，心主之脉也。"肝为刚脏，体阴而用阳，阴常不足，阳常有余，病则阴血易亏，阳气易亢，加之其风木之性，动阳而化风。《灵枢·邪客》曰："心主手厥阴心包之脉，起于胸中……是动则病手心热，臂肘挛急，腋肿，甚则胸胁支满，心中儋儋大动，面赤，目黄，喜笑不休，是主脉所生病者，烦心，心痛，掌中热，诸邪之在于心者，皆在心之包络。"故手厥阴经主治均为心之病证。厥阴心包又禀心火之余气，代心受邪，情志过激，常化为火。故情志失常，心失所主，肝失疏泄，制化乘侮，从而引发脾胃病证，此为发病之脏腑基础。

胃食管反流病之内脏高敏感辨治

胃食管反流病之内脏高敏感外在证候虽表现不一，但其基本病机均为厥阴变动。《症因脉治》曰："恼怒忧郁，伤肝胆之气，木能生火，乘胃克脾，则饮食不能消化，停积于胃，遂成酸水浸淫之患矣。"情志不畅，忧思恼怒，首伤及肝，加之反酸，烧心日久，"胃不和则卧不安"，忧虑日甚，郁久化火，灼伤肝阴，耗伤心气。饮食不节，嗜食偏好，损伤脾胃，脾胃虚弱，运化失常，气血生化乏源，新血无以生，肝体失阴血充养。即如《柳选四家医案·评选环溪草堂医案》曰"土衰则木横，木横则土益衰"；"土虚木胜，内风动跃"。简而言之，即土虚不能载木，木失土培而动摇。两因交织，新血不生，气阴暗耗，风火相煽，循经乘犯脾胃，升有余而降不足，发为本病。《素问·太阴阳明论》曰："今脾病不能为胃行津液，四肢不得禀水谷之气，气以日衰，脉道不利。"脾土虚弱，不能利湿，湿自内生，形成痰浊，浊阴上干胸中清阳，导致清阳不宣。抑或嗜食生冷，损伤脾阳，病程日久，心阳亦虚，出现子病及母。胸中清阳不展，痰浊内干，阻滞气机，故见厥阴病提纲所述之一系列寒热虚实夹杂症状。

《伤寒论》中，乌梅丸为厥阴病主方，由乌梅、黄连、干姜、附子、黄柏、花椒、桂枝、细辛、人参、当归、蜂蜜等组成，可谓集酸苦甘辛、大寒大热于一体，调理阴阳、攻补兼施、通理气血、调和三焦、清上热、温下寒，具有酸苦并用、寒温并用、泻中有补的配伍特点。胃食管反流病之内脏高敏感为肝之逆气，乘胃入膈，侵入阳明所致。乌梅丸中，乌梅为君药，敛肝息风，以止横逆之肝气；人参、当归益气养血补肝；干姜、附子、花椒、细辛、桂枝温阳助运，扶助肝阳，助厥阴阴阳转化，恢复生理特性；黄连、黄柏清肝之郁热，兼清妄动之相火。纵观全方，补肝体，助肝用，肝疏泄功能恢复，情志畅达，脾胃升降有序，食管症状缓解。研究表明，乌梅丸可以有效改善胃食管反流病食管动力，提高食管体部蠕动功能，缓解临床症状。临证要注意内在脏腑经络变化，适当配伍柴胡疏肝散、逍遥散、四逆散、柴芍六君汤、柴胡桂枝干姜汤、柴胡加龙骨牡蛎汤等，以肝胃同调，心胃兼顾。

胃食管反流病之内脏高敏感与厥阴肝经及厥阴心包经关系密切，其病机为寒热错杂，气血阴阳失衡，涉及脏腑较多，症状多端。作为一种与精神心理因素密切相关的心身疾病，精神心理干预越来越受到重视，合理心理治疗可有效改善患者的身体及精神状态，缓解胃食管反流病临床症状，与中医"神形一体观"契合。

263 肠炎从六经辨治

肠炎是由于细菌、病毒、真菌或寄生虫因素而引起的一种肠道炎症，包括小肠、结肠和直肠的炎症，《黄帝内经》称其为"肠澼""赤沃"，如《素问·太阴阳明论》曰："入五脏则䐜满闭塞，下为飧泄，久为肠澼。"《素问·至真要大论》曰："少阴之胜……腹满痛，溏泄，传为赤沃。"《难经·五十七难》按邪犯部位将其分为"五泄"。《伤寒论》多以"下利"论述，其中涉及原文有84条，有明确用方的42条，涉及方剂32首，这些方剂散在于《伤寒论》的六经病症之中。学者景燕燕等在临床中运用《伤寒论》六经辨证指导肠炎的治疗，取得较好疗效。

三阳经辨治肠病

1. 太阳肠病辨治：太阳为一身之藩篱，主一身之表，其卫气由脾胃化生，经膀胱气化布于肌表以抵御外邪侵袭。当外邪侵袭人体时，太阳之气奋起抗邪，致卫外失司而见恶寒发热，或表邪未解、内陷于阳明胃肠，也可出现影响脾胃升清降浊功能的表现，即上吐下泻，临床多称之为胃肠型感冒，在《伤寒论》太阳病中以表里同病出现，此即太阳经肠病。

《伤寒论》第32条曰"太阳与阳明合病者，必自下利，葛根汤主之"，为外邪侵袭人体，太阳表邪不解，内迫阳明，致肠道传化失司而见下利。通常治以葛根汤发汗解表，升清止利，方中葛根性辛味甘，既可辛散解太阳之表邪，又可入脾胃经升津止利，使脾胃清阳上升而行止利之效。二者为失治或误治后表邪未解、内陷于阳明胃肠，所致表里同病的协热下利，如第34条曰："太阳病，桂枝证，医反下之，利遂不止，脉促者，表未解也，喘而汗出者，葛根黄芩黄连汤主之。"此为太阳表证尚未解，然医者误用下法，使邪陷阳明，迫于肠腑而致下利，常表现为身热，喘而汗出，下利不止，肛门灼热，伴有胸脘烦闷，口干渴，脉数等，以葛根黄芩黄连汤解表清里，治疗下利肠病。再如第163条曰："太阳病，外证未除，而数下之，遂协热而利，利下不止，心下痞硬，表里不解者，桂枝人参汤主之。"此为太阳病误下，损伤脾阳则精微不升，故见下利不止。方有执在《伤寒论条辨》中曰"误下则致里虚，外热乘里虚而在，里虚遂协同外热而变为利"，治以桂枝人参汤解表温中而下利得止。

此外，还有第91条为太阳伤寒误下，致下利清谷不止与身体疼痛并存，即以下利为急为重之表里同病，处理上当以四逆汤救里止利为先，桂枝汤解表调和营卫为次。

2. 阳明肠病辨治：阳明为二阳，是人体抵御邪气的第二道屏障，外邪进一步发展，突破太阳而内传可进入阳明，形成阳明肠病。从《伤寒论》阳明病篇来看，此经病症随着患者的阳气旺盛程度，即患者的禀赋情况，素体阳旺者可从热化形成阳热炽盛、胃肠燥屎内结、迫津外泄的热结旁流之热证肠病下利；也可随素体脾胃阳虚患者寒化而成大便初硬后溏的寒证肠病下利。

阳明热证肠病下利，如《伤寒论》第256条曰："阳明少阳合病，必下利……脉滑而数者，有宿食也，当下之，宜大承气汤。"此为邪热偏重阳明之里，阳明属胃土而能化燥。少阳属胆木而能化火，火燥相结，邪热过盛，直走大肠，使大肠传导功能失常，出现热结旁流之阳明腑实证，治当以大承气汤峻下热结，属于通因通用治疗肠病下利之法。方中大黄为君，芒硝与其相须为用，更添泻下热结之功，如张锡纯在《医学衷中参西录》中曰："用芒硝者，取其性寒味咸，善清热又善软坚，且兼有攻下之力，则坚结之燥粪不难化为溏粪，而通下矣。"又有厚朴、枳实行气散结、消痞除满，并助硝、黄荡涤积滞，加速热结排泄，热泻而下利得止。

阳明寒证肠病下利，如《伤寒论》第 191 条曰："阳明病，若中寒者，不能食，小便不利，手足濈然汗出，此欲作固瘕，必大便初硬后溏。所以然者，以胃中冷，水谷不别故也。"此为邪随寒化，胃腑失于和降，水谷清浊不分之阳明寒利证。第 243 条指出"食谷欲呕，属阳明也，吴茱萸汤主之"，对于阳明虚寒呕、利之证，可以采用吴茱萸汤以温中散寒、升清降浊、和胃止呕止利。

3. 少阳肠病辨治： 少阳为一阳，外邪经太阳表证、阳明里证之后，进入阴阳经脉气机枢纽分界之少阳，即半表半里，正邪相争，枢机不利，一则为少阳自身气郁化火，胆火内郁下迫肠道之热利肠病，一则为胆气郁滞、乘犯及脾之泄泻、便溏之寒利肠病。

热利肠病证治，如第 165 条曰"伤寒发热，汗出不解，心中痞硬，呕吐而下利者，大柴胡汤主之"，此为少阳胆经热邪下迫肠腑则发为热证下利之肠病，治以大柴胡汤清泄少阳，通下邪热，热清则利止。再如第 172 条曰"太阳与少阳合病，自下利者，与黄芩汤"，此亦为以少阳证为主，少阳胆火内郁不伸，致邪热下趋胃肠，胃肠功能失司则发为下利，主要以大便不爽、腹痛下重、肛门灼热以及有红白黏秽等为表现，治以黄芩汤清热止利。方中黄芩味苦性寒，苦能泄能燥，可清泄肝胆邪热，燥湿止利；芍药性寒味酸，可养血补阴，缓急止痛；甘草、大枣和中缓急，共奏清热止利止痛之功效。

关于少阳寒利肠病证治，《伤寒论》第 147 条曰："伤寒五六日，已发汗而复下之，胸胁满（阳）微结，小便不利，渴而不呕，但头汗出，往来寒热，心烦者，此为未解也，柴胡桂枝干姜汤主之。"陈慎吾教授指出柴胡桂枝干姜汤在"少阳病有阴证机转"；刘渡舟教授按胆热脾寒对本方主证进行解释，在其《伤寒论十四讲》中明确指出本方"治胆热脾寒，气化不利，津液不滋所致腹胀、大便溏泻、小便不利、口渴、心烦，或胁痛控背、手指发麻、脉弦而缓、舌淡苔白等证"，应用本方应以口苦、便溏为主症，因此本方是少阳寒利肠病证治的主方，临床多获较好疗效。

三阴经辨治肠病

1. 太阴肠病辨治： 太阴病为三阳经气耗损，无力抗邪，外邪由此进一步深入阴经，以"腹满而吐，食不下，自利益甚，时腹自痛"为提纲，反映了太阴病脾阳虚弱，运化失司，寒湿内生，升降失常的基本病理机制。病邪传至阴经，太阴首当其冲，为三阴病症的初始阶段，太阴属脾土，脾喜燥恶湿，脾虚升清降浊失常，湿浊下注肠腑而见下利，故太阴肠病多以脾虚寒湿为病变特点。第 277 条曰："自利不渴者，属太阴，以其脏有寒故也，当温之，宜服四逆辈。"《医宗金鉴》指出，"自利不渴，则为里有寒，属阴也。今自利不渴，知为太阴本脏有寒也，故当温之"。此为脾阳虚损，湿浊内生困脾，致脾运化水湿功能失调，寒湿下注肠腑而利。"当温之"为太阴肠病之治疗法则，意在温阳健脾、祛寒燥湿，治疗当以"四逆辈"，即在理中丸、理中汤之类方剂的基础上，配合温补肾气之品，如四逆汤之类方剂，或附子、肉桂、小茴香、吴茱萸、乌药、巴戟天等药物，通过温补肾气增强脾气、恢复脾阳、促进水湿运化有常，提高临床中太阴肠病的治疗效果。

2. 少阴肠病辨治： 六经病变发展至少阴阶段，可出现心肾阳气亏虚、全身性阴阳衰败的表现。少阴内蕴真阴真阳，随患者体质可出现寒化、热化之别。一者为少阴寒化，肾阳亏损，脾阳之锅下无火，肠腑虚寒，传化失司所致，可见大便稀溏、完谷不化等；甚则下利日久，肾阳愈衰，下焦失固，滑脱不禁；或少阴阳虚水泛，寒水下达肠腑，可见下利、腹痛等。如《伤寒论》第 314 条曰："少阴病，下利，白通汤主之。"第 315 条曰："少阴病，下利，脉微者，与白通汤。"此为阴盛格阳于外而有里寒外热者，可见下利、脉微、恶寒、肢厥、面赤等表现，治以白通汤破阴回阳，宣通止利。此外，原文第 306 条、307 条所曰"下利不止"及"下利便脓血者"，此为脾肾阳气俞衰，下焦失于固摄出现滑脱不禁，下利脓血之虚寒下利，当以桃花汤温阳止利、涩肠固脱。再如第 316 条"小便不利，四肢沉重疼痛，自下利者"，此为少阴阳虚水泛之证，水寒之邪外犯肌肤四肢，则四肢沉重疼痛，内达肠腑则下利腹痛，当以真武汤治之。以上皆为少阴阳虚寒化之下利。

再者为少阴热化，误用火劫强责发汗而致津液内伤，阴虚则热，症见咳而下利，小便难，伴有心烦不得眠，口燥咽干，舌红脉细数等表现的少阴热证肠病。如第 319 条"少阴病，下利六七日，咳而呕渴，心烦不得眠者，猪苓汤主之"，此为少阴阴虚有虚热，水热互结所致下利。阴液不足，加之水热互结，渗泽肠腑，故发下利，治以猪苓汤养阴清热、渗水止利。

除少阴寒化和热化肠病下利外，还有一种是少阴阳郁之下利，如原文 31 条"少阴病，四逆，其人或咳，或悸，或小便不利，或腹中痛，或泄利下重者，四逆散主之。"此因肝肾同源，少阴不足致肝气疏泄无力而郁滞不畅，木横侮土，三焦水道不利，水液潴留，下迫肠道而见腹痛，或泄利不爽、里急后重，可用四逆散治疗。方中柴胡疏肝解郁，枳实行气散结，炙甘草调和肝脾，芍药柔肝缓急和中，诸药合用，使肝气条达，郁阳得伸，则肢厥、下利自愈。

3. 厥阴肠病辨治：厥阴经为阴经之终，阳经之始，病至厥阴，一般为疾病发展的最后阶段。因厥阴主司阴阳之气交接，其病症多以阴阳对峙，寒热交错，厥热胜复为主，故《伤寒论》中厥阴肠病下利可分为热厥下利、寒厥下利及上热下寒下利。

厥阴肠病下利，如第 317 条："热利下重者，白头翁汤主之。""热利"即厥阴肝经热邪下迫大肠所致下利臭秽，肛门灼热，小便黄赤等症，肝经热邪迫于血分，热伤血络，蕴而化脓，可致利下脓血，当以白头翁汤清泻肝热、凉血止利。

厥阴寒厥下利，如第 370 条："下利清谷，里寒外热，汗出而厥者，通脉四逆汤主之。"此因脾肾阳衰，阴盛格阳，阳不固阴，故见下利清谷，里寒外热，汗出，脉微欲绝等，当以通脉四逆汤回阳通脉止利。

厥阴肠病上热下寒下利，如第 338 条："伤寒脉微而……乌梅丸主之，又主久利。"张锡纯指出，"其因伏气化热，窜入肝经，遏抑肝气太过，能激动其疏泄之力上冲，亦可激动其疏泄之力下注以成下利。"主要病机为阴阳不相顺接，上热下寒，寒热错杂之厥阴肠病下利，治以乌梅丸清上温下，待寒热平调，阴阳平衡则下利自止。寒热错杂之下利还包括第 359 条之干姜黄芩黄连人参汤证，此乃是寒性下利经误治后形成了寒热错杂之呕吐下利，以干姜黄芩黄连人参汤寒温并用，辛开苦降，调整气机而呕利并止。

此外，厥阴病第 356 条曰："伤寒厥而心下悸者，宜先治水，当服茯苓甘草汤，却治其厥；不尔，水渍入胃，必作利也。"此为厥阴阳虚，助脾胃运化水湿无力，水湿留胃、迫肠，可出现下利，故以茯苓甘草汤通阳化气利水而达止利之效。

肠炎在临证中虽病性复杂难辨，病情变化多端，但若在临床中遵循张仲景"观其脉证，知犯何逆，随证治之"之训，将六经辨证运用于肠病诊治，化繁为简，便可收到事半功倍的效果。

264　溃疡性结肠炎从六经辨治

溃疡性结肠炎（UC）是一种主要累及直肠乙状结肠黏膜及黏膜下层的慢性非特异性炎症性疾病，临床以腹痛、腹泻、黏液脓血便及里急后重为主要表现。UC 的病因及发病机制尚未完全明确，目前研究认为其可能与自身免疫损伤、遗传易感性、环境等多种因素有关，西医治疗以水杨酸类、激素及免疫抑制剂为主，但治疗效果欠佳，病情易于反复。根据症状表现，本病属中医学"久痢""肠风""肠澼"等范畴。沈洪在治疗 UC 方面有独到的见解，学者张天涵等对其运用《伤寒论》六经辨证理论辨治 UC 经验做了归总结。

三阳经辨治溃疡性结肠炎

纵观伤寒，三阳病均属阳证、热证、实证。就表里而言，太阳病主表，少阳主半表半里，阳明主里。邪在三阳，多为正盛、邪实，正邪斗争激烈。UC 活动期多表现为黏液血便，血色鲜红，伴有腹痛腹胀，多证属六经之三阳证，病在三阳，反映此时以邪实为主而正气不衰。三阳热利证重心在阳明，邪在太阳、少阳均可内犯阳明致泄利。因 UC 病机复杂易变，故六经辨证本病可为两经或三阳经合病、并病而成。

1. 阳明热利，清肠化湿：UC 病位主在大肠，大肠为阳明多气多血之腑，湿邪极易化热。沈教授认为无论在活动期还是缓解期，湿热均贯穿疾病全程，湿热内蕴，滞于肠腑，气血与之搏结，久之肠络受损，腐败化为脓血，随糟粕而出，即为脓血便。临床常症见下利急迫，便下脓血、鲜血，伴肠鸣腹痛，肛门灼热。内镜下表现为肠黏膜表面充血、糜烂，严重者出现溃疡、出血及脓性分泌物。沈教授以芍药汤加减化裁治疗活动期 UC，自创清肠化湿组方：黄连 3 g，黄芩 10 g，白头翁 15 g，煨木香 6 g，炒当归 6 g，炒白芍 15 g，生地榆 10 g，白蔹 10 g，炮姜 5 g，炙甘草 5 g。全方共奏清热化湿、凉血止痢、调气和血、敛疮生肌之效，符合 UC 活动期湿热蕴肠、气滞血瘀、肠络受损之病机。若病灶局限于直肠，可配合局部灌肠治疗，灌肠组方：黄柏 30 g，石菖蒲 20 g，苦参 10 g，地榆 20 g，白及 9 g，三七粉 5 g，锡类散 1.5 g。全方清热解毒，凉血消痈，敛疮生肌，直达病所，修复黏膜。此期除阳明本病热重下利外，太阳之邪不解或少阳误治，邪气就势入里化热而传阳明，热注大肠，便下糟粕。此时均当治从阳明，以清肠化湿为治疗大法，方选葛根芩连汤、黄芩汤等。

2. 病在太阳，宣利枢机：UC 初起由于感受外邪，导致表气失和，太阳经舒不利，邪气内迫大肠，致阳明开阖失司，发为下利。常症见大便稀溏，或夹有黏液泡沫，可兼见恶寒发热、头痛恶风等。《伤寒论》第 32 条："太阳与阳明合病者，必自下利，葛根汤主之。"两阳经合病，以表邪盛为主，表解则里自和。故治宜疏散肌腠、驱邪外出。腠理开泄，则邪有外达之路，诸症自平。沈教授临证常予此方化裁，以葛根为君，可升清阳止泻，又兼解肌退热，黄连、黄芩清大肠湿热，黄芩兼有止血之功，为治痢要药，合甘草、大枣调和诸药，恶寒重者加桂枝、生姜，全方共奏解表清里、升清止利之功。沈教授用药强调轻宣透达，见热势不退者，运用豆豉、蝉蜕、金银花之品解表透热达邪，自里而表提内陷肠腑之邪外出，使表解邪散，不治痢而治致痢之源，痢之初起，非此不可。另一方面，肺合皮毛，邪气首犯太阳之表，由肌肤腠理传入肺脏。肺与大肠相表里，肺气不利，宣肃失职，痰湿内生，下注肠道，而成痰泄。《医学入门》曰："痰泄，或泻不泻，或多或少，此因痰留肺中，以至大肠不固。"故临证常配合调肺化痰药，如桔梗、贝母、白芷、陈皮等，宣肺化痰以止利。

3. 邪入少阳，升清化浊：凡治痢者，以肠胃论，大肠为标，胃为本；以经脉论，手足阳明为标，少阳相火为本。少阳为春生之气，其气生则万物荣，其气衰则万物殃，胃肠之气得少阳之气的生发，才能发挥功能。胃受湿热，水谷从少阳火化，变为秽浊，传入大肠，故不治少阳，但治阳明，以苦寒夺之，痢无止期矣。邪气内犯少阳，继而化热迫于阳明，大肠传导失司，继而逼津下陷，少阳热郁，疏泄不利，而见口干苦、脉弦数等症。治予黄芩汤和解少阳郁热以止利。黄芩清少阳郁热止利，芍药敛阴固肠，缓急止痛，甘草、大枣益气和中。沈教授论治下痢，反对一概苦寒燥湿之治，苦寒伤胃气，亦耗伤少阳生发之气。对于下痢兼外感亦或表邪陷里日久者，可用逆挽之法升发少阳之气，邪气得以表解，胃肠内蕴之湿热得以表出。故选方用药在黄芩、黄连、白头翁清热燥湿止利的基础上，辅以生黄芪、党参、茯苓扶正升阳，木香、枳壳行气化滞，共同升举清气，宣通气机，枢转邪气外出。肠间热气上冲，可发为口疮，予黄连伍升麻、白残花，以升散之法，旨在火郁发之。下痢日久者，阳气下陷，邪陷阴分，少阳之气衰而升达失职，大肠湿毒久稽，则泄利难返。《金匮要略·呕吐哕下利》曰："下痢，脉反弦，发热身汗者，自愈。"病深入阴分，太阴脾阳不升，寒湿下陷，此时脉象按之当沉涩微弱，身必不热，当从少阳半表之法，缓缓逆挽其下陷之清气与卫外之阳同领下陷邪气出于表，阳气渐复，少阳相火蒸化寒湿，泄利自止。

三阴经辨治溃疡性结肠炎

《素问·太阴阳明论》曰："饮食不节，起居不时者，阴受之。阳受之则入六腑，阴受之则入五脏……入五脏则䐜满闭塞，下为飧泄，久为肠澼。"初病在腑，久病入脏。五脏藏精气失职，致清气下陷，清浊不分，化为泄利。UC缓解期，病程日久，由阳明陷入太阴，土湿水寒则木郁，故三阴皆可受病。病居阴分，此期正虚邪恋，常出现病机变化，证候兼夹，并产生痰热瘀毒等一系列病理产物，甚则演变为难治性UC。叶天士《临证指南医案》亦指出："痢症治腑以三焦见症为凭，治脏以足三阴为要领。"

1. 太阴寒利，健运中焦：《伤寒论》太阴病提纲证"太阴之为病……自利益甚，时腹自痛。"可见下利乃太阴脾经本症。UC患者常因饮食不节、过食肥甘，化为湿浊，内伤太阴脾土，水谷运化失司，气机升降失常，则肠腑传化不利，而见下利不止，或夹有黏液、白冻。伴腹痛隐隐，肛门坠胀，排便不尽。《伤寒论》曰："自利不渴者，属太阴，以其脏有寒故也，当温之。"UC缓解期，热邪渐退，脾胃虚弱为此期发病之本。中焦失运，湿浊内蕴为发病之标。沈教授治疗缓解期UC，健脾益肾固本，兼以清肠化湿。自拟健脾清化方：党参15 g，炒白术10 g，茯苓15 g，炒山药20 g，炒薏苡仁30 g，炒白芍15 g，木香6 g，黄连3 g，地榆10 g，炙甘草3 g。此方合参苓白术散之意，主方旨在健脾化湿止利，薏苡仁渗湿健脾并能清肺肠之热而排脓消痈，佐白芍缓急止痛，木香行气导滞，黄连清留恋肠腑之湿热，地榆凉血止血，愈疡敛疮。而太阴下利，随病机转化，可演变为少阴、厥阴下利或相兼为病。病在太阴脾，从寒化易伤少阴肾之阳气致少阴寒化证。热化内耗厥阴肝血，而演变为厥阴热利。厥阴上热下寒，正虚邪实，可久利不止。太阴脾虚引厥阴肝气乘袭，则见少阴痛利时作。

2. 少阴久利，培元固脱：《景岳全书》曰"脾肾亏虚之辈，但犯生冷，极易成痢"。"凡里急后重者，病在广肠最下端，而其病本不在广肠，而在脾肾也。"UC病久不愈或反复发作，脾气衰弱，清阳不升，则泻下无度，日久脾病及肾，肾阳虚而火不暖土，下焦失约，关门不利，滑脱不禁，泄利更甚。此期本虚标实，以脾肾阳虚为主，因运化失司，水湿滞留，湿浊留恋不化，久可瘀滞化热，络损成疡。故沈教授提出治以温阳益肾的同时，不忘兼以清肠化湿，活血通络。《伤寒论》第306条："少阴病，下利便脓血者，桃花汤主之。"见斯证，用斯方。一方面，扶助正气，补肾以助气化之功，气化湿亦化，湿化则泄利得止。固肾止泻首选益智仁、菟丝子。对于补骨脂的选择，考虑其肝损不良反应，宜权衡慎重。根据临床表现，症见血色暗淡，腹中冷痛，畏寒怕冷较甚，配合附子、炮姜温摄止血，化瘀宁络，修复肠络；若大便次数过多，滑脱不禁，可适当加诃子、乌梅等敛肠止利，但不可过用，以防闭门留寇，导致肠麻痹、中毒性巨结肠等严重并发症。

3. 寒热进退，治从厥阴： 厥阴之下利，可由他经越经传入，也可由外邪直中。厥阴乃两阴交尽，阴极阳生，若阳复太过，则表现为热利；厥阴寒邪与来之少阳阳气互有胜负，则为寒热错杂。邪气传入阳明之腑时，余邪由经入少阳，进而传厥阴，邪从热化，热毒深陷厥阴血分，搏血成瘀，瘀热伤络，酿为脓血，而见下利脓血，赤多白少。邪毒壅滞大肠，气机不通，故见腹痛里急，肛门重坠。热毒耗伤阴液，可兼有阴伤表现。沈教授常运用白头翁汤加减，便血较甚者佐以地榆凉血兼顾收敛止血，善治下焦出血，槐花清大肠火热，茜草走血分，活血行血。瘀热较重者，予牡丹皮、赤芍、紫草清血分实热，散瘀敛疡；便血鲜红，虚火伤络者，予生地黄、墨旱莲、侧柏叶凉血止血，养阴清热。厥阴久痢，耗伤气血，正虚邪实，寒热错杂，证属脾胃虚寒、肠滑失禁，气血不足而湿热积滞未去之久泻、久痢。症见腹中隐痛，久泻不止，大便夹有黏液脓血，口渴，心中烦热，四肢逆冷，临症常予乌梅丸，集酸收涩肠、温阳补虚、清热燥湿等诸法于一方，若泻下无度，予益智、肉豆蔻、石榴皮等加强收涩之功。《黄帝内经》曰："厥阴之胜，肠鸣飧泄。岁木太过，民病飧泄。"据此，厥阴肝木之邪，不能调达，郁伏于脾土之中，中土虚寒，则风木更胜，脾土反下陷而为泻也；临床伴见腹痛里急，肠鸣飧泄者，可参用风药，如防风、徐长卿等祛风止痛、和络养血。

验案举隅

患者，男，45 岁。2018 年 3 月 4 日初诊。患者因黏液脓血便间作 3 年余。2015 年 4 月 6 日肠镜检查：溃疡性结肠炎，全结肠及直肠黏膜充血糜烂，散在浅表小溃疡。病理：黏膜慢性炎。2017 年 6 月 4 日复查肠镜：溃疡性结肠炎；病理：距肛门 20 cm 示慢性炎症伴炎性渗出及脓肿形成，粪常规：隐血（＋）。粪便钙卫蛋白：369.7 μg/g，C 反应蛋白：3.55 mg/L，红细胞沉降率 10 mm/h，目前口服美沙拉嗪 4 g/d 治疗。刻下：大便日行 4 次，不成形，夹有少量黏液脓血，伴肛门灼热，里急后重，便时腹痛肠鸣，口渴，身热，小便短赤，纳可，夜寐尚安。舌质红，苔薄黄微腻，脉细滑，左脉兼弦。诊断：溃疡性结肠炎（慢性复发型，全结肠型，轻度，活动期）；中医证属厥阴热利。

处方：白头翁 15 g，黄连 3 g，黄芩 10 g，秦皮 12 g，木香 6 g，炒白芍 15 g，地榆 10 g，白蔹 10 g，炙甘草 3 g，炒白术 10 g，炒山药 20 g，炒薏苡仁 30 g，陈皮 10 g，防风 10 g，广藿香 10 g，六神曲 15 g，茜草 15 g，槐花 15 g。14 剂，水煎服。

二诊（2018 年 4 月 5 日）：大便日行 2~3 次，时不成形，夹有少量暗红色血液，腹痛缓解，仍感口渴，身热心烦，舌质红，有裂纹，苔薄白中剥，脉细滑。上方去防风、白蔹、炒白芍、炙甘草，加石斛 15 g，麦冬 15 g，生甘草 3 g。14 剂，水煎服。

三诊（2018 年 6 月 12 日）：大便日行 1~2 次，尚成形，夹有少量黏液，腹痛不显，纳可，寐安，舌淡红，苔薄白，脉细弦。上方去秦皮、茜草，加白芷 10 g。继服 14 剂后，患者症状稳定，大便日行 1~2 次，尚成形，无黏液血。

按语：邪气亢盛，深陷厥阴血分，迫于大肠，致络损血溢。湿热蕴结肠道，影响厥阴肝木之疏泄，气机不畅，致腹痛里急。故症见黏液脓血便，肛门灼热，肠鸣腹痛，里急后重，口渴，身热，小便短赤。治予凉血疏肝，清热止痢。方选白头翁汤合痛泻要方加减治疗。方中黄芩、黄连、白头翁清热解毒、凉血止痢。地榆、槐花、茜草清热凉血、宁络止血。白芍、防风疏肝祛风，缓脾止痛。山药、炒薏苡仁健脾燥湿。为防过用苦寒药，伤脾胃之阳，碍于中焦健运，取藿香温阳化湿，既能使湿去，亦能防正伤。全方共奏清肠化湿、凉血止痢之功。

沈洪运用六经分期辨治 UC，他认为 UC 的发展变化规律与六经传变理论"实则阳明，虚则太阴"相符合。UC 活动期，多邪犯三阳，此时邪实为主，而正气未衰，临床表现为热利下重，肛门灼热，以阳明肠腑热盛，与湿相结，滞于肠道，搏结气血，损肠伤络为主要病机，邪在太阳、少阳均需内犯阳明方可致泻利。UC 病程迁延日久，多病入三阴，往往寒热、虚实并见，病机复杂，三阴下利，关键在太阴，随病机转化，可演变为少阴、厥阴下利或相兼为病。病在太阴脾，从寒化易伤少阴肾之阳气致少阴寒化证。热化内耗厥阴肝血，而演变为厥阴热利。厥阴乃两阴交尽，寒热进退，易致寒热错杂，正虚邪恋，可出现久利不止。太阴脾虚引厥阴肝气乘袭，则见少阴痛利时作。三阳热利，邪气在太阳之表者，治用葛根汤解肌透邪，升阳止泻，辅以豆豉、蝉蜕、金银花等透热达邪，提内陷肠腑邪气外出；邪气入半表半里，少阳热郁，疏泄不利，予黄芩汤清解郁热，敛肠止泻；邪热内迫阳明，拟清肠化湿组方，集清热除湿，凉血止痢，调气和血，敛疮止痛于一体；三阴下利，此期邪恋正虚，太阴脾土亏虚，湿邪下注大肠为主要病机，创健脾清化方，参苓白术散的基础上配合清热凉血止血药，健脾化湿止利的同时，兼清化肠间留恋湿热邪气。太阴证易出现寒化而出现太阴少阴寒利，下焦失约，滑脱不禁，下痢不止，治以桃花汤加减健脾温肾，培元固脱。太阴热化出现厥阴热利治以白头翁汤凉血止痢，厥阴寒热错杂，久痢不止，以乌梅丸清上暖下，攻补兼施。少阴痛利方选四逆散、痛泻要方平肝抑肝以扶土。

265   便秘六经证治辨析

便秘是指粪便在肠内滞留过久，秘结不通，排便周期延长，或周期不长，但粪便干结，排便艰难或粪质不硬，虽有便意，但便而不畅的一种病症。《伤寒论》对本病的论述较多，原文中涉及便秘的条文共计 78 条，基本奠定了后世对于本病证辨证论治的规律，文中对便秘的描述有"大便难""不大便""脾约""燥屎""阳结""阴结"等之说。六经病证均有涉及便秘的问题，其中又以太阳、阳明篇最为集中。学者刘启鸿等就《伤寒论》中有关于六经便秘相关内容进行了辨析探讨。

太阳经便秘证治

1. 桂枝汤证：《伤寒论》第 56 条"伤寒不大便六七日，头痛有热者，与承气汤。其小便清者，知不在里，仍在表也，当须发汗。若头痛者，必衄。宜桂枝汤"。仲景认为在太阳病中，不大便六七日，大多情况属邪热传里，热结阳明，理应予承气汤；此外原文通过小便的颜色判断病位的表里，伤寒不大便六七日，小便清白者，故邪仍在表，还应从表论治，表气开则里气合。在太阳经，阳气过重，风寒外束肌表，肺失肃降，肺与大肠相表里，大肠气不降，故大肠传导失司，营卫功能失调，营气不能下润肠道致秘，故当以桂枝汤调和营卫，方中桂枝配芍药，一辛一酸，一开一合，于发汗之中寓有敛汗之意，于和营之中又有调卫之功，姜枣内和脾胃，炙甘草调和诸药，五药相合，共奏解肌祛风，调和营卫，敛阴和阳之效，表解而里自和，营气下布，肠道得润而便秘自解。

2. 五苓散证：《伤寒论》第 71 条"太阳病，发汗后，大汗出，胃中干，烦躁不得眠，欲得饮水者，少少与饮之，令胃气和则愈。若脉浮，小便不利，微热，消渴者，五苓散主之"。从条文来看，其主治为太阳病，汗不如法，发汗过多，可致胃阴亏损。口渴欲饮者，少少与饮之，令胃气和则愈，脾运复，津液四布而病愈。表邪未解，表邪入腑，气机失职，水蓄于中，则升降失司，糟粕内停而为便秘。本方具有利水渗湿，温阳化气之效，方中重用泽泻为君药，利水渗湿，桂枝温阳化气以助利水，茯苓、猪苓导水下行，白术除湿益燥，和中益气，和胃生津液，以助津液运化及转输，促进津液输布有常，则津液自复。在临床治疗便秘，可加大白术的剂量，《医学启源》记载"白术之功在燥，而其所以妙处在于多脂"；《本草正义》记载其"能振动脾阳，而又疏通经络，然又最富脂膏，虽苦温能燥，而亦能滋津液，且以气胜者流行迅利，本能致津液通气也"。故本证可治因湿气过重，湿阻大肠气机之便秘。

3. 大陷胸汤证：《伤寒论》第 137 条"太阳病，重发汗而复下之，不大便五六日，舌上燥而渴，日晡所小有潮热，从心下至少腹硬满而痛，不可近者，大陷胸汤主之"。经文中"不大便五六日，舌上燥而渴，日晡所小有潮热"此乃阳明腑实证的特征，"舌上燥而渴"是阳明燥热伤津液的表现，此外本证因"重发汗而复下之"，加重津液的耗伤，邪热内陷，与水饮之邪相结于胸膈，导致腑气不通，故五六日不大便；正如《尚论篇·太阳篇》所曰："不大便，燥渴，日晡所潮热，少腹硬满，证与阳明颇同，但小有潮热则不似阳明大热，从心下至少腹，手不可近，则阳明又不如此大痛，因是辨其为太阳结胸，兼阳明内实也。缘误汗误下，重伤津液，不大便而燥渴潮热，虽太阳阳明亦属下证，但水饮内结，必用陷胸汤由胸胁以及胃肠荡涤始无余。"故选用大陷胸汤，由大黄、芒硝、甘遂 3 味药物组成，方中甘遂性竣而泻水逐饮，大黄泄热导小，荡涤实邪，芒硝软坚散结，3 药相合，共奏泻热逐水破结之效。

4. 半夏泻心汤证：《伤寒论》原文第 149 条 "伤寒五六日，呕而发热者，柴胡汤证具，而以他药下之，柴胡证仍在者，复与柴胡汤。此虽已下之，不为逆，必蒸蒸而振，却发热汗出而解。若心下满而硬痛者，此为结胸也，大陷胸汤主之。但满而不痛者，此为痞，柴胡不中与之，宜半夏泻心汤"。脾胃居中央，为阴阳升降之枢纽，今中气虚弱，寒热互结，气机升降不相顺接，清阳不升，浊阴不降，肠胃失和，腑气不降，故致便秘。方中法半夏、干姜、黄芩、黄连，君臣相伍，寒热平调，辛开苦降。然寒热互结，又因于中虚失运，升降失职，故佐以人参、大枣甘温益气，顾护胃气，甘草补脾调和诸药。诸药相合，寒温并用，阴阳并调，旨在疏通肠道，令气机通畅，清阳自升，浊阴自降，临床多用于治疗寒热错杂型便秘。

5. 桂枝附子去桂加白术汤（白术附子汤）证：《伤寒论》第 174 条 "伤寒，八九日，风湿相搏，身体疼烦，不能自转侧，不呕，不渴，脉浮虚而涩者，桂枝附子汤主之。若其人大便硬，小便自利者，去桂加白术汤主之"。经文中去桂枝的原因是辛温发散太多，则伤气耗津，加白术健脾生津助脾运，此处白术用量四两，为《伤寒论》含有白术十首方剂中最大用量，首载大剂量白术治疗便秘的用药经验。《本经逢原》曰："白术甘温味厚，阳中之阴，可升可降，入脾、胃二经……补脾胃药以之为君，脾土旺则清气升而精微上，浊气降而糟粕输。"本证由湿困脾虚，阳微阴盛，脾气健运所致便秘。方用白术附子汤渗湿健脾，温脾扶阳，白术为君健脾燥湿，附子温脾扶阳，生姜、甘草、大枣调和营卫。故在临床上根据便秘程度的不同加入一味大剂量生白术，其疗效明显提高，进一步证实大剂量生白术治疗虚证便秘的可靠疗效。

阳明经便秘证治

1. 三承气汤证：《伤寒论》第 207 条 "阳明病，不吐不下，心烦者，可与调胃承气汤"。第 213 条："阳明病，其人多汗，以津液外出，胃中燥，大便必硬，硬则谵语，小承气汤主之。若一服，谵语止者，更莫复服。"第 238 条："阳明病，下之，心中懊侬而烦；胃中有燥屎者，可攻；腹微满，初头硬，后必溏，不可攻之。若有燥屎者，宜大承气汤。"津液不足，胃中干燥为阳明腑实证致秘的核心病机，也是《伤寒论》实秘的主要病因。燥热初结，腑气不通者，以调胃承气汤泻下阳明燥热结实，取 "下而去实，缓而不伤" 之效，泄尽胃中无形热结，而阴津之气上润，津液得输，便秘自除，方由炙甘草、芒硝、大黄而成，大黄苦寒泻下，芒硝咸寒，炙甘草甘缓和中，全方合《素问·至真要大论》曰 "热淫于内，治以咸寒，佐以辛苦" 之义。阳明病里热炽盛，迫津外泄多汗，致胃肠内津亏干燥结实者，以小承气汤通腑泻热，消滞除满；大黄、厚朴、枳实合用，使肠胃气机调畅，腑气得通，柯韵伯曰："若小承气汤三物同煮，不分次第，而服只四合，此求地道之通，故不用芒硝之峻，且远大黄之锐矣，故称为微和之剂。"仲景曰 "若更衣者，勿服之"，以免耗伤正气。

《伤寒论》中第 215、第 238、第 239、第 241、第 242、第 255 条体现阳明腑实重证，痞、满、燥、实、坚俱备，腑气不通，发作绕脐痛，而无消谷善饥者；下后邪热未清，宿食未尽，燥热与宿食重结于肠腑者；小便不利，大便乍难乍易，时有微热，喘冒不得卧者；循衣摸床者，宜用大承气汤攻之。方中大黄苦寒泻热去实，芒硝咸寒软坚散结，厚朴苦辛行气除满，枳实苦寒理气消痞，四味相合，共成攻下实热，荡涤燥结之峻剂。

2. 蜜煎方证：《伤寒论》第 233 条 "阳明病，自汗出，若发汗，小便自利者，此为津液内竭，虽硬不可攻，当须自欲大便，宜蜜煎导而通之"。阳明病，用于发汗或利小便等治疗之后，津液耗伤，肠道干燥，失于濡养所致的排便困难，盖白蜜为百花之英，性味甘润，入脾、胃经，能补中益气，润燥，助太阴之开，导大肠之气下行，因势外导之用。"蜜煎导方" 是世界上最早的栓剂处方，临床发现其治疗老年人功能性便秘，不仅能缓解症状，而且能调整结肠功能，有很好的远期疗效。

3. 茵陈蒿汤证：《伤寒论》第 236 条 "阳明病，发热汗出者，此为热越，不能发黄也。但头汗出，身无汗，剂颈而还，小便不利，渴饮水浆者，此为瘀热在里，身必发黄，茵陈蒿汤主之"。第 260 条：

"伤寒七八日，身黄如橘子色，小便不利，腹微满者，茵陈蒿汤主之。"本证因湿热蕴结，困阻中焦脾胃，脾胃气机升降枢纽受阻，腑气不通所致便秘。《金匮要略·脏腑经络先后病》曰："色青为痛，色黑为劳，色赤为风，色黄者便难，色鲜明者有留饮。"因湿热蕴结脾土，脾气郁滞所致的黄疸兼便难，虽然经文未言其治，从其病因病机分析，茵陈蒿汤亦可用此。方中茵陈蒿为主药，清热利湿，疏利肝胆而退黄；栀子苦寒清泄三焦而利小便；大黄苦寒泻热解毒行瘀，三药合用，二便通利，诸黄皆退。

4. 麻子仁丸证：《伤寒论》第 247 条"趺阳脉浮而涩，浮则胃气强，涩则小便数，浮涩相搏，大便则硬，其脾为约，麻子仁丸主之"。本方为润下的重要方剂。乃因胃肠燥热，脾津液不足所致，其主症为小便数、大便硬，而"不更衣十余日，无所苦也"称之为脾约。趺阳脉浮主胃有热，趺阳脉涩主脾阴虚，胃强脾弱，脾为胃输布津液的功能受到了制约，不能够把津液还入胃肠道，肠道失润导致大便干结。脾输布津液的功能，受到了胃的阳气的制约和约束，所以称之为"脾约证"，方用麻子仁丸。方中麻子仁、杏仁、白芍，润肠通便，养阴润燥；大黄泻热通便以通腑，枳实、厚朴行气破结消滞；蜂蜜润燥滑肠，调和诸药。本方为丸剂，且用法中要求"饮服十丸"，强调"渐加，以知为度"，意在缓下，润肠通便。

5. 抵当汤证：《伤寒论》第 257 条"病人无表里证，发热七八日，虽脉浮数者，可下之。假令已下，脉数不解，合热则消谷喜饥。至六七日不大便者，有瘀血，宜抵当汤"。因阳明邪热与胃肠旧有之瘀血相互搏结，胃肠津亏，大肠传导失司，故见不大便。瘀血与热结于肠中致不大便，用抵当汤治以破血逐瘀，泻积滞然下后，脉浮已去而数脉不解，知血分之热仍在，血分之热合于肠，则热邪灼液而不大便，均宜抵当汤泻热逐瘀。方中水蛭、虻虫直入血络破血逐瘀，桃仁活血化瘀通便，大黄导瘀热，全方集活血化瘀药之大成，为破血逐瘀之峻剂。

少阳经便秘证治

1. 小柴胡汤证：《伤寒论》第 148 条"伤寒五六日，头汗出，微恶寒，手足冷，心下满，口不欲食，大便硬，脉细者，此为阳微结，必有表，复有里也。脉沉，亦在里也。汗出为阳微，假令纯阴结，不得复有外证，悉入在里，此为半在里半在外也。脉虽沉紧，不得为少阴病。所以然者，阴不得有汗，今头汗出，故知非少阴也，可与小柴胡汤。设不了了者，得屎而解"。何谓阳微结？从症状的描述来看，乃三阳气机的轻度郁结（"微"乃轻之意，"结"乃郁结之意，"阳"指三阳）。此条经文提示了小柴胡汤可以治疗阳微结，阳微结实际上是三阳同病的一种轻度的证候，其中以大便硬为一个突出的表现，这又提示了小柴胡汤可以通大便。本方升降并用，邪正兼故。方中柴胡苦平，疏泄少阳气机之郁滞，为君药；黄芩清泄少阳半里之热，为臣药。柴胡之升散，得黄芩之降泄，两者配伍，是和解少阳的基本结构。胆气犯胃，胃失和降，佐以法半夏、生姜和胃降逆止呕；邪从太阳传入少阳，缘于正气本虚，故又佐以人参、大枣、甘草益气健脾。诸药合用，邪气得解，枢机得利，升降协调，"上焦得通，津液得下，胃气因和"，则便结自除。

2. 大柴胡汤证：《伤寒论》第 103 条"太阳病，过经十余日，反二三下之，后四五日，柴胡证仍在者，先与小柴胡。呕不止，心下急，郁郁微烦者，为未解也，与大柴胡汤，下之则愈"。本证属少阳病兼阳明里实证，邪至少阳，气机不利，少阳热聚成实，兼阳明之证，当见腹满痛，不大便等阳明里实之证。少阳病不解，则不可下，而阳明里实，又不得不下，故用大柴胡汤和解与通下并行，两解少阳、阳明之邪，正如《医方集解》曰："少阳固不可下，然兼阳明腑实则当下。"方中重用柴胡为君，臣以黄芩，二者相伍，和解清热，以解少阳之邪；轻用大黄、枳实邪热通腑，行气破结；芍药缓急止痛；法半夏、生姜和胃降逆止呕；大枣和中益气。诸药合用，既不悖于少阳禁下的原则，又可和解少阳，内泻热结，使少阳与阳明合病得以双解，可谓一举两得。诚如《医宗金鉴·删补名医方论》所曰："斯方也，柴胡得生姜之倍，解半表之功捷；枳、芍得大黄之少，攻半里之效徐，虽云下之，亦下中之和剂也。"

太阴经便秘证治

1. 理中汤证：《伤寒论》第 273 条 "太阴之为病，腹满而吐，食不下，自利益甚，时腹自痛。若下之，必胸下结硬"。第 277 条："自利不渴者，属太阴，以其藏有寒故也，当温之，宜服四逆辈。"本证的病机为脾阳不足，寒湿内盛；中州虚馁，脾阳不运，大肠传导失司所致便秘。《灵枢·口问》曰 "中气不足，溲便为之变"，太阴病属里寒证，治则应为 "寒者温之""虚者补之"，治法应为温中散寒，健脾燥湿。"脾以升则健，太阴湿土得阳始运"，故方用理中汤。方中干姜为君，大辛大热，温脾暖胃，臣以人参、炙甘草益气健脾，补虚助阳，白术白术健脾燥湿，脾阳得运，寒湿得去，津液得行，则中州升降调和而大便自通。

2. 桂枝加芍药汤和桂枝汤加大黄汤证：《伤寒论》第 279 条 "本太阳病，医反下之，因尔腹满时痛者，属太阴也，桂枝加芍药汤主之；大实痛者，桂枝加大黄汤主之"。本证本是太阳病，治疗应当发汗解表，"医反下之"，不当下而误用下法。太阳病误下后，损伤了太阴脾阳，引起脾虚气滞不运，气血失和，兼有糟粕传导不利，形成了太阴腹痛证。太阴腹痛证也称太阴里实证，是本虚标实的 "阴实证"，与阳明病中的 "阳实证" 不同，本证乃因虚致实，因脾虚气滞，引起气血失和，导致大便不通；轻证多由太阴脾虚气滞不运，气血失合，糟粕传导不利所致，表现为腹满时痛，用桂枝加芍药汤治疗。若病机由气血失和、糟粕传导不利，进一步发展到气滞血癖，兼有腐秽内停的程度，出现了大实痛，此为重证，用桂枝加大黄汤治疗。

少阴病便秘证治

1. 真武汤证：《伤寒论》第 316 条 "少阴病，二三日不已，至四五日，腹痛，小便不利，四肢沉重疼痛，自下利者，此为有水气。其人或咳，或小便利，或下利，或呕者，真武汤主之"。本证属脾肾阳虚，温煦无权，不能蒸化津液，津气不布，大肠传导功能失常推动无力所致便秘。方中重用大辛大热之附子补命门真火，温补肾阳，使水有所主；白术甘温，健脾燥湿，使水有所制；生姜辛温，宣肺肺气，使水有所散；茯苓淡渗，走膀胱，佐白术健脾；芍药活血脉，利小便，且其有敛阴和营之用，可制姜附的刚燥之性。全方共奏温补肾阳之功，津气得布，肠道得润，则便通。

2. 四逆散证：《伤寒论》第 318 条 "少阴病，四逆，其人或咳，或悸，或小便不利，或腹中痛，或泄利下重者，四逆散主之"。本条文治疗 "泄利下重"，并未提到治疗便秘，但 "便秘" 与 "泄利下重" 病位同在大肠，与肝脾二脏密切相关，病机上均为气机不畅，肝脾不和，传导失司，故异病同治；方中柴胡疏肝解郁，透邪外出；枳实理气结郁，泄热破结，与柴胡为伍，一升一降，舒畅气机；芍药、甘草相伍，可以酸甘化阴，缓急止痛；四药配伍，共奏透邪解郁，疏肝理脾之效，气机流转，大便自通。

厥阴病便秘证治

《伤寒论》第 326 条："厥阴之为病，消渴，气上撞心，心中疼热，饥而不欲食，食则吐蛔，下之利不止。"第 338 条："伤寒脉微而厥，至七八日肤冷，其人躁无暂安时者，此为藏厥，非蛔厥也。蛔厥者，其人当吐蛔。令病者静，而复时烦者，此为藏寒，蛔上入其膈，故烦，须臾复止，得食而呕，又烦者，蛔闻食臭出，其人常自吐蛔。蛔厥者，乌梅丸主之。"本证乃寒热错杂型，热则出现消渴，饮水自救的证候，表明机体阴虚的症状特点，阴液相对不足，肠道失于津液的濡润，则大便秘结；寒则出现寒凝，气机阻滞，肠道失与蠕动，阳气虚弱，推动无力，导致糟粕停留肠道，形成大便秘结。乌梅丸中乌梅为主药，顺肝木曲直作酸之性，酸甘生津，滋阴养血，柔肝补肝，配辛热之附子、干姜、花椒、细辛、桂枝温补心肝脾肾阳气，又用苦寒之黄连、黄柏清泄邪热。该方寒温并用，酸甘生津，补泻兼施，升降脾胃，调和中焦，气机得畅，其便自通。

　　《伤寒论》作为中医经典，通过按归经论述便秘的证候分辨明析，注重辨证，经方运用的思路方能得到进一步的拓宽，经方运用的范围才能不断扩大，同时在临床上更有利于医者辨别病位，推测预后，确定治则，对临证水平的提高大有裨益。

266　急性胰腺炎六经平脉辨证体系探索

急性胰腺炎（AP）是常见的消化系统疾病，约20%AP可发展为重症急性胰腺炎（SAP），SAP并发症多，病死率高。AP临床表现复杂多变，虚实寒热不同，阴阳各异，传统辨证方法多样。四川大学华西医院中西医结合科在蒋俊明教授指导下，基于AP病因病机及其演变特点，结合脏腑辨证和温热病理论，提出了AP的"热病观"（即将急性胰腺炎病程分为气分证期、营血分证期、脏衰期和恢复期）及"益活清下"（即益气养阴、活血化瘀、清热解毒、通里攻下）的综合治法，疗效斐然。但AP临床辨证分型仍不精细。学者康鸿鑫等将伤寒六经辨证思想和平脉辨证方法结合AP国际最新分类、分期标准，基于唐文富撰写的《急性胰腺炎中西医结合诊疗共识意见》徐汝奇平脉辨证思想，进行AP的六经平脉辨证探索，拟建立AP的六经平脉辨证体系，更加关注早期器官功能和后期局部并发症，以期促进AP的中医药治疗。

脉诊的历史沿革

中医诊病讲究"望闻问切"四诊合参，"切"即脉诊是中医独具特色的诊断方法。脉象能反映机体阴阳消长、气血盛衰、邪正虚实、脏腑强弱等，诊脉可判断疾病的病性病位、邪正盛衰及预后等，以此指导临证处方。故《素问·阴阳应象大论》曰"善诊者察色按脉……观权衡规矩而知病所主，按尺寸观浮沉滑涩而知病所生以治"。以脉诊病的历史可追溯至春秋战国时期，《史记·扁鹊仓公列传》所载"至今天下言脉者，由扁鹊也"，秦越人开切脉诊病的先河。《黄帝内经》详细记载了人迎寸口诊法、三部九候诊法、独取寸口脉法等，是迄今为止最早、脉学内容最丰富的典籍。《难经》曰："寸口者，脉之大会，手太阴之动脉也……五脏六腑之所终始，故法独取于寸口也。"《难经》承《黄帝内经》之旨，明确提出并完善了"寸口脉法"。东汉张仲景重"寸口脉"，将诊脉与辨证结合，以此指导临床，后世广为效之。晋代王叔和撰写的《脉经》，被认为是历史上中医脉诊的第一次完全标准化，该书记载了寸口、九候等多种脉法，完善了寸口、寸关尺三部脉与各脏腑的对应关系等。明代李时珍所著《濒湖脉学》，取各家脉论之精华，创以阴阳属性分类脉象，对后世脉诊影响颇深。此外，孙思邈、崔嘉彦、张景岳等医家分别以各自的学派观点对脉诊进行了完善。故而，中医脉诊（尤指寸口脉）是辨证论治中及其重要的部分，掌握并熟用脉诊，对于临证论治意义重大。

平脉辨证之脉辨八纲

"平脉"即"辨脉"之意，仲景曰："感往昔之沦丧，伤横夭之莫救，乃勤求古训，博采众方……并平脉辨证。""观其脉证，知犯何逆，随证治之"为《伤寒论》辨证论治之总纲，且在《伤寒论》及《金匮要略》中有大量从脉求证以论治的实例。故仲景尤重脉诊，以脉定证，即平脉辨证。国医大师李士懋在临证时也极其重视脉诊，他认为"在纷纭变幻、错综复杂的临床表现中，如何探求其本，寻觅其真谛，关键在于脉诊"。然古今脉学芜杂繁多，分类各异，"脉理渊微，其体难辨；胸中易了，指下难明"，临证难以适从。若以八纲为辨脉之提纲，以定脏腑和六经，则可去芜存菁，指导临证处方，简便易行。

左右寸口脉三部分别有所候之脏腑，即左寸主少阴心和太阳小肠，左关主厥阴肝和少阳胆，左尺主少阴肾水和太阳膀胱；右寸主太阴肺和阳明大肠，右关主太阴脾和阳明胃，右尺主少阴命火和太阳膀胱或少阳三焦。左右寸关尺所主脏腑各异，其病机也有所不同。左血右气，左手心肝肾，主阴血；右手肺脾命，主阳气。左脉细小，阴血虚损；右脉沉弱，阳气不足。左手脉多主表、主外感；右手脉多主里、主内伤。如李东垣曰："外感风寒皆有余之证，是从前客邪来也，其病必见于左手，左手主表；内伤饮食及劳役不节，皆不足之病也，必见于右手，右手主里。"左手左寸辨伤寒，右手右寸知温病，如《脉说》曰："初病风寒，紧脉必盛于左部；初病温暑，洪脉必盛于右部。"此外，还可辨气机升降。

正常气机左升右降，阴升阳降，若升动太过则左寸脉粗大有力而上寸上，升不及则左寸沉弱无力；降不及则右寸脉粗大有力而上寸上，降太过则右寸沉弱无力。故明确左右寸口脉的阴阳虚实表里寒热，以定脏腑经络、阴阳气血、外感内伤进而平脉辨证，临证组方。如见左关弦紧，右关沉弱，即为肝木克脾土，投以逍遥散疏肝健脾。

1. 脉辨阴阳：察脉之精，莫过《黄帝内经》，然《黄帝内经》论脉之大法，无外乎阴阳。《素问·阴阳应象大论》曰："察色按脉，先别阴阳。"《素问·脉要精微论》也曰："微妙在脉，不可不察，察之有纪，从阴阳始。"《难经·九难》曰："何以别知脏腑之病耶？然：数者腑也，迟者脏也。数则为热，迟则为寒。诸阳为热，诸阴为寒。故以别知脏腑之病也。"此言脏腑之病与脉之阴阳相应，即阳脉归腑，阴脉属脏。后仲景以阴阳着脉，以浮大滑动数为阳，沉弱涩弦微为阴，进而据阴阳以归脏腑，以此察阴阳之脉，是诊脉之精。平脉先辨阴阳，后定脏腑，明确寸关尺之阴阳属性和脏腑归属，即可凭借脉诊确定疾病的脏腑归属或六经定位。脉位分阴阳，包括左右分阴阳，即左手脉主心肝肾，主阴血，属阴，右手脉主肺脾命，主阳气，属阳。明代吴昆明确提出了"左阴右阳"之说，其将"诸浮不躁者皆在阳……诸细而沉者皆在阴"解释为"浮，阳脉也，其脉在左手人迎谓之在阳，是重阳也；细而沉，阴脉也，其脉在右手寸口谓之在阴，是重阴也"。

浮沉分阴阳：浮取为阳，沉取为阴。如《难经·六难》曰："浮之损小，沉之实大，故曰阴盛阳虚。沉之损小，浮之实大，故曰阳盛阴虚，是阴阳虚实之意也。"此即言浮沉可定脉之阴阳。张景岳曰："阴虚者，沉取不足；阳搏者，浮取有余。"《伤寒论》中以浮沉论脉之阴阳也较为多见，如"太阳中风，阳浮而阴弱，阳浮者热自发，阴弱者汗自出"。而脉象不浮不沉，从容和缓则是有胃气之象。寸尺也分阴阳，即寸为阳，尺为阴，关前为阳，关后为阴。《难经·二难》曰："从关至尺是尺内，阴之所治也；从关至鱼际是寸内，阳之所治也。"《难经经释》谓之"关以下为尺，主肾肝之沉，故属阴；关上为寸口，主心肺而浮，故属阳"。此外，寸阳尺阴还有阴阳互根的关系。《脉经》曰："阳生于尺动于寸，阴生于寸动于尺。"阳生于尺动于寸，即阳气根源于尺，右尺少阴君火生左寸火，右尺命门为阳之源，其脉气表现在寸，即寸为阳；阴生于寸动于尺，即阴津根源于寸，右寸肺金生左尺水，右寸肺金为阴之源，其脉其体现于尺，即尺为阴。脉象之太过、不及也可以阴阳划分，即太过之脉为阳，不及之脉属阴。仲景在《伤寒论·平脉法》曰："三部不同，病各异端，太过可怪，不及亦然。"太过之脉有浮、数、滑、大、长等，不及之脉有沉、迟、涩、小、短等。阴阳脉诊在《伤寒论》中有大量应用实例，如第100条"伤寒，阳脉涩，阴脉弦，法当腹中急痛。先与小建中汤，不差者，小柴胡汤主之"。寸为阳脉而涩，尺为阴脉而弦，上焦营卫不足而见涩脉，下焦有寒而弦紧，阴阳不能交汇于关而枢机不利、气机不畅，故腹痛，其因根于太阴脾虚，土虚木乘，故先投以小建中汤培补中虚，和缓里急；若营卫充足、阳脉不涩而腹痛仍不差者，当为少阳有邪，投以小柴胡汤和解祛邪。阴阳脉诊还用于阐明病机，《金匮要略·胸痹心痛短气病脉证治》曰："阳微阴弦，即胸痹而痛。所以然者，责其极虚也。今阳虚知在上焦，所以胸痹、心痛者，以其阴弦故也。"即寸脉微而弱，尺脉紧弦，上焦阳气不足，下焦阴寒太甚，寒气上逆于胸中而痛。总之，平脉辨证当首辨脉之阴阳。阴阳脉诊结合六部脏腑定位以定疾病脏腑归属和六经病位。

2. 脉辨表里寒热虚实：在脉辨阴阳的基础上，还要辨脉之表里寒热虚实。脉之表里，从浮沉而辨。脉象之浮为"举之有余，按之不足"，沉则为"举之不足，按之有余"。脉位之浅深为浮沉的鉴别点。浮为在表属阳，沉为在里属阴。浮而有力为表实证，沉而有力为里实证；浮而无力为血虚或阴虚阳浮，浮缓无力为表虚太阳证，沉弱无力为里虚；表证分阴阳，表阳之太阳六脉俱浮，表阴之少阴六脉沉微细弱；里证分阴阳，沉而有力为里之阳明热实证，沉而无力为里之太阴虚寒证。

　　脉之寒热，从迟数而辨。《脉经》曰"迟脉，一息三至，去来极慢；数脉，一息六至"。迟属阴主寒。迟滞有力为实寒，迟弱无力为虚寒；浮为表冷，沉属里寒，然阳明腑实证可见沉迟有力之脉象；数属阳主热。脉见数多为有热，数而大、有力为实热，数而细、无力为虚热；浮数有力为表热，浮数无力为阳浮；沉数有力为里实热，沉数无力为里虚火。脉之虚实，从有力、无力而辨。《脉经》曰"实脉，浮沉皆得，脉大而长，应指幅幅然……虚脉，迟大而软，按之无力，隐指豁豁然空"。《医宗金鉴》直言之"浮中沉三部俱无力，谓之虚脉；浮中沉三部俱有力，谓之实脉"。即有力为实，无力为虚。实脉主实证属阳，虚脉主虚证属阴。正气尚足，假有邪犯，也当实而有力；正气虚耗，气血亏损，脉见虚而无力。虚实之脉，临证多合他脉。实数为热，实迟为寒，实弦多为气滞、癥瘕，实滑多为痰饮水湿或食积；虚脉之兼脉，当分阴阳气血。阳虚脉虚迟无力，阴虚脉虚数无力，气虚脉虚弱无力，血虚脉虚细无力。此外，临证还可见兼脉。如滑脉主痰饮、食积、实热等；弦脉主肝胆病、气滞、实邪、痛证等；紧脉主寒、痛、食积等；涩脉主精亏、血少、血瘀等。基于寸关尺三部脏腑定位和脉辨八纲，结合主兼脉，以此分类八纲和六经以平脉辨证，进而遣方用药。

六经辨证的脉诊定位

　　胡希恕认为《伤寒论》源于伊尹的《汤液经》，伤寒"六经"实质是八纲辨证，而非《黄帝内经》之"六经"。基于八纲分类《伤寒论》六经，再据病位之表、里、半表半里而分为三阳和三阴六类证型，即表阳证（太阳病），表阴证（少阴病），里阳证（阳明病），里阴证（太阴病），半表半里阳证（少阳病），半表半里阴证（厥阴病）。因此，临证时先辨六经八纲，后辨方证，同时要结合病因分析（如水饮、瘀血、食毒、六淫等）。基于《伤寒论》脉位脉形分阴阳以定六经脏腑，"大浮滑动数为阳，沉涩弱（迟）弦微为阴"。阳脉属腑，阴脉归脏；寸为阳，尺为阴，关前属阳，关后为阴；左右寸关尺六部阴阳划分而定脏腑归属。因此，寸脉见阳脉，左寸为手太阳小肠，右寸为手阳明大肠；寸脉见阴脉，左寸为手少阴心，右寸为手太阴肺。关脉见阳脉，左关为足少阳胆，右关为足阳明胃；关脉见阴脉，左关为足厥阴肝，右关为足太阴脾。双尺脉见阳脉，均为足太阳膀胱，也有医家认为左尺为足太阳膀胱，右尺为手少阳三焦；双尺脉见阴脉，为足少阴，左属肾水，右为肾阳命门（包括子户）。

六经平脉辨证纲要

　　脉辨阴阳，证论八纲。然证有主次之分，脉当存主兼之别，证易脉应，三阴三阳六经之病分类易辨。人之皮毛经络、四肢百骸、脏腑气血互应，病证之象皆可现之于脉，并可归类于三阴三阳六经病证。平脉辨证，以分八纲六经，后而论治。如《伤寒论》所曰"尺寸俱浮者，太阳受病也……尺寸俱长者，阳明受病也……尺寸俱弦者，少阳受病也……此三经皆受病，未入于府，可汗而已。尺寸俱沉细者，太阴受病也……尺寸俱沉者，少阴受病也……尺寸俱微缓者，厥阴受病也……此三经皆受病，已入于府，可下而已"。平脉辨证法从表里三焦立论，平脉法强调：邪不空见，终必有奸，审查表里，三焦别焉。三阴三阳的辨证论治不仅从表里认定，也从三焦区别，《伤寒论》第230条可佐证"阳明病，胁下硬满，不大便而呕，舌上白苔者，可与小柴胡汤。上焦得通，津液得下，胃气因和，身濈然汗出而解"。此如曹颖甫所曰"惟有小柴胡汤，发内陷之水气以达于上焦，俾津液之上出者，还入胃中，胃气得和，则胆火平而呕吐止"。故此，如徐汝奇之意，三阴三阳病不局限于六经病，而且是从古代解剖部位即上下三焦以认识疾病的表里内外病位，形成独特的经方症候群。因此，基于三阴三阳的六经平脉辨证，察色按脉，首别阴阳，法从三焦，辨在独脉。

急性胰腺炎的平脉辨证

AP 患者病情轻重不一，或兼有合并症，故病证复杂，传统辨证方法难以准确分类。基于八纲辨证和伤寒六经，平脉辨证，并四诊合参，进而指导遣方用药，则简便易行。基于多年临证经验总结，AP 六经辨证思路可归类如下：早期见痞满燥实坚的阳明腑实证；胆道共病，口苦口干、腹胀便秘的少阳病或少阳阳明合病；腹水肿胀，腹腔出血，口渴、小便不利而见太阳蓄水或蓄血证；腹胀纳差，大便稀溏之太阴病；神差欲寐、小便不利，脉微细之少阴病；寒热虚实错杂或合并感染、弥散性血管内凝血（DIC）之厥阴病等。

1. 早期——胆源性 AP 的平脉辨证：

（1）少阳病（肝郁气滞证）：方以柴胡疏肝散（《医学统旨》）、小柴胡汤（《伤寒论》）或四逆散《伤寒论》加减。脉见弦紧或弦数，以左关脉为主。症见右中上腹痛，或向季肋背部窜痛；两胁胀痛、矢气则舒；善太息，易忧思恼怒；恶呕吐逆，大便不畅，纳差。舌淡红，苔薄白或薄黄。

（2）少阳病夹湿热（肝胆湿热证）：方以茵陈蒿汤（《伤寒论》）加减。脉见弦数或弦滑数，左关脉为主。症见右中上腹胀痛拒按或腹满胁痛；发热恶寒，口干口苦；身目发黄，黄色鲜明；大便秘结或呈灰白色，小便短黄；呃逆恶心，心中懊恼。舌质红，苔黄腻或薄黄。

（3）少阳阳明合病（肝脾湿热证）：方以大柴胡汤（《伤寒论》）加减。脉见滑数有力，双关弦滑而等大。症见心下痞硬而急或满痛；寒热往来，胸胁苦满；郁郁微烦，食欲不振；恶心呕吐，口苦口干，口臭便秘或利下灼热。舌红苔黄腻或黄厚而燥。

（4）阳明病夹瘀（瘀热互结证）：方以血府逐瘀汤（《医林改错》）、桃核承气汤（《伤寒论》）加减。脉见弦数或涩或沉实而有力。症见腹部刺痛拒按，痛处固定；腹部或可扪及包块；出血，皮肤青紫甚可见瘀斑；身热夜甚，口干不渴；小便短赤，大便燥结。舌质红或有瘀斑。

（5）厥阴病（内闭外脱证）：方以柴胡桂枝干姜汤（《伤寒论》）、大黄附子汤（《金匮要略》）、生脉散（《医学启源》）等加减。脉见沉细而弱或细数，或浮大而空。症见脐周剧痛；寒战发热，烦渴多汗，皮肤可见花斑；喘促、肢冷抽搐；神志不清；大便不通，小便量少甚或无尿。舌质干绛，苔灰黑而燥，或苍老无苔。

2. 早期——非胆源性 AP 的平脉辨证：

（1）阳明病（阳明腑实证）：方以大承气汤（《伤寒论》）加减。脉见洪大或滑数，右关或寸关明显。症见上腹剧烈胀痛，见痞满燥实坚之象；日晡潮热，口干口渴；大便秘结，小便短赤。舌质红，苔黄厚腻或燥。

（2）阳明经腑同病：方以白虎汤（《伤寒论》）合大承气汤（《伤寒论》）加减。脉见滑数，右寸关洪大或洪数为主。症见中上腹痛；午后高热；大便干结，小便短赤涩痛；伴痞满燥实坚之象；全身或头汗出、口渴饮冷。舌红，或舌红绛而干，苔黄或干等。

（3）阳明病夹瘀（瘀热互结证）：方以血府逐瘀汤（《医林改错》）、桃核承气汤（《伤寒论》）加减。脉见弦数或涩或沉实而有力。症见腹部刺痛拒按，痛处固定；腹部或可扪及包块；出血，皮肤青紫甚可见瘀斑；身热夜甚，口干不渴；小便短赤，大便燥结。舌质红或有瘀斑。

（4）太阴阳明合病（寒实积聚证）：方以大黄附子汤（《金匮要略》）、温脾汤（《千金备急方》）加减。脉见轻取浮滑，重按无力。症见（腹）痛吐胀闭；平素肢冷便溏，少气懒言；无热恶寒，口渴饮热；小便短少而清。舌淡胖有齿痕，苔薄白或腻或淡黄而润。

3. 后期：主要是太阴脾和阳明胃虚弱之轻重不同，或兼夹瘀血、痰饮、湿阻等而脉象各异。

（1）太阴病（脾胃气虚）：方以四君子汤（《太平惠民和剂局方》）等加减。脉见沉弱，右关弱而无力，或双寸沉弱无力，尺脉不弱者。症见腹胀，食后明显，纳差；少气懒言，神疲乏力；恶心，或呕吐清水；大便稀溏。舌淡红，苔薄白。

（2）太阴虚寒（脾胃阳虚证）：方以理中汤（《伤寒论》）或附子理中汤（《三因极一病证方论》）加减。脉见右寸关浮弦或沉迟，尺脉沉弱无力。症见畏寒，腹胀纳差；少气懒言，神疲乏力；恶心，或呕吐清水；大便稀溏或不通，小便清长。舌淡白胖大、齿痕，苔薄白或水滑。

（3）太阴病（脾虚湿阻证）：方以参苓白术散（《太平惠民和剂局方》）、厚朴生姜半夏甘草人参汤（《伤寒论》）加减。脉见脉弱，右关沉滑而弱，或寸关浮滑，沉取无力。症见腹胀纳差，或不饥不食；一身困重，少气懒言，神疲乏力，四肢不温；恶心，或呕吐清水；大便稀溏或不通。舌淡红，苔白厚腻而润。

（4）阳明病（热伤气阴证）：方以白虎加人参汤（《伤寒论》）、生脉散（《医学启源》）加减。脉见左脉细，或双寸脉细或细数。症见口干舌燥，眼干涩；五心烦热或夜间发热，自汗盗汗；少气懒言，神疲乏力；大便干结；纳差。舌淡或舌红少苔。

（5）太阴阳明合病（寒热错杂痞满证）：方以半夏泻心汤（《伤寒论》）等加减。脉见右关轻取浮滑，沉取无力。症见心下痞满而不痛，呃气或恶心呕吐，肠鸣下利；口干口苦；纳差；少气懒言。舌淡，舌苔黄白相间或黄厚腻而干。

（6）厥阴病（肝郁脾虚证）：方以逍遥丸（《太平惠民和剂局方》）或丹栀逍遥散（《内科摘要》）加减。脉见脉弦而虚，或左关沉弦，右脉沉弱。症见两胁隐痛，神疲食少，肠鸣下利；口苦咽干，头痛目眩；少气懒言。舌淡白，舌苔薄白。

4. AP 瘀血阻滞的平脉辨证：由于胰腺炎症渗出、积液或出血等，表现为中医学的瘀血积聚在里，因此活血化瘀应贯穿 AP 治疗始终，但需尺脉不弱，才可大胆使用活血化瘀药，尺脉有力而旺最佳。否则，先除湿、养血、益气、养阴，静待尺脉旺而有力才可加强活血。腹部影像学检查明确积液、假性囊肿、包裹性坏死的具体部位，结合伤寒腹诊进行辨证论治，分别选择当归芍药散、抵当汤、桃核承气汤、奔豚汤等方加减。其脉象多见沉弦或涩。症见腹部包块，固定不移，局部压痛；口干不欲饮，或饮水不多；局部刺痛；舌淡暗、紫暗，苔薄白或黄白。

5. AP 伴发热的平脉辨证：AP 病程中常见发热，其可因炎症反应或继发感染而致，后期残余感染或积液等导致正虚邪恋证而发热，需要仔细辨证，不得专事清热解毒。基于疾病发热和平脉辨证以定六经，从而指导临证用药。

（1）阳明经证（阳明热盛证）：方以白虎汤（《伤寒论》）或白虎加人参汤（《伤寒论》）加减。脉见右寸关脉洪大或洪数。症见发热，多见午后高热；大汗，烦渴引饮；小便短赤，大便秘结；咽干口燥；面色潮红，或烦躁。舌红或红绛而干，苔黄或干。

（2）阳明病夹瘀热（热入营血证）：方以清营汤（《温病条辨》）或合犀角地黄汤（《外台秘要》）加减。脉见细数，左脉为甚。症见身热夜甚，时有谵语；斑疹隐隐或见瘀斑、出血；口渴或不渴；神情烦躁。舌绛而干，苔少或无苔。

（3）少阳阳明合病（热盛肉腐，痈脓积聚）：方以大柴胡汤（《伤寒论》）与桂枝茯苓丸（《金匮要略》）、大黄牡丹汤（《金匮要略》）等加减。脉见滑数或弦数。症见发热，午后多见；恶寒或寒战，汗出热不退；小便短赤，大便不解；神志淡漠、烦躁；面色潮红。舌红或绛紫，苔黄厚干。

（4）阳明病（湿热阻滞证）：方以三仁汤（《温病条辨》）或甘露消毒丹（《医效秘传》）等加减。脉见滑数，以右寸关脉或双关为著。症见午后身热，周身倦怠困重；肢节疼痛，胸闷腹胀；大便黏滞，小便短赤；身目发黄，但头汗出。舌红苔薄黄或黄厚腻。

（5）厥阴病（邪伏阴分）：方以青蒿鳖甲汤（《温病条辨》）加减。脉见弦细或细数，以左脉为主。症见夜热早凉，热退无汗；潮热盗汗，口干咽燥。舌红或绛紫，苔少，或苔白厚腻或薄黄有裂纹。

（6）太阴病（脾气虚弱）：方以补中益气汤（《内外伤辨惑论》）或升阳益胃汤（《内外伤辨惑论》）加减。脉见虚大无力、右脉沉弱无力，右寸或两寸明显，尺脉不弱。症见低热自汗；气短乏力；食少便溏；渴喜热饮。舌淡苔薄。

6. AP 并发黄疸的平脉辨证：

（1）阳明病夹瘀热（阳黄）：方以茵陈蒿汤（《伤寒论》）加减。脉见滑数或弦滑数，以右寸关脉或双关明显。症见身目黄染，鲜明如橘；发热烦渴；小便黄赤短涩，大便秘结；周身困重，但头汗出。舌红苔黄厚腻。

（2）太阴病（阴黄）：茵陈五苓散（《金匮要略》）或茵陈术附汤（《医学心悟》）加减。脉见沉缓或沉滑，或左关或双关弦紧。症见身目发黄，晦如烟熏；畏寒肢冷，腹胀便溏；身困纳差，口淡不渴或喜热饮。舌淡红苔薄白或薄黄润。

7. AP并发胰性脑病的平脉辨证： 胰性脑病是AP最严重的并发症之一，AP患者合并胰性脑病死亡率可高于70%。目前，胰腺脑病的发病机制尚不清楚，也无明确的诊断标准，其临床表现多见：意识模糊或躁动不安，定向力障碍，言语错乱等。中医辨证胰性脑病多见痰、热、瘀等标实，再参以平脉辨证以定六经。

（1）厥阴病（肝胆气郁，阳明腑实，痰热扰心证）：方以柴胡加龙骨牡蛎汤（《伤寒论》）加减。脉见左关弦紧或弦滑而大，右关弦细。症见烦躁惊狂不安，时有谵语；胸胁苦满，往来寒热；小便不利，大便秘结；一身困重，难以转侧。舌淡红苔薄白或薄黄。

（2）太阳阳明合病夹湿（痰迷心窍证）：方以涤痰汤（《奇效良方》）加减。脉见沉滑，或寸脉浮弦或浮滑、右寸为主。症见神志淡漠，反应迟钝；舌强不能语、喉中痰鸣，漉漉有声；胸膈痞塞胀满；头痛吐逆；喘急痰嗽，涕唾稠黏；坐卧不安，不思饮食。舌淡红或胖、苔白厚腻。

（3）阳明病蓄血证：方以抵当汤（《金匮要略》）加减。脉见双尺脉紧弦或沉而数、沉而涩。症见神志异常，健忘；少腹急结、胀满疼痛；消谷善饥；至夜发热；大便色黑。舌紫瘀暗。

267 肝衰竭前期从六经辨治

肝衰竭是我国常见病、多发病，根据肝衰竭诊疗指南分为急性、亚急性、慢加急性（亚急性）和慢性四种类型。肝衰竭的病情危重复杂，预后凶险，病死率极高，临床救治十分困难。据唐荣国等统计，急性肝衰竭、亚急性肝衰竭、慢加急性肝衰竭、慢性肝衰竭的病死率分别为 83.3%、61.9%、72.5%、84.3%，因而有必要在肝衰竭发生前对其进展趋势有足够的认识并进行干预。基于此，张绪清等在国内外首次提出"肝衰竭前期"的概念。学者宋高峰等根据肝衰竭前期的证候特点，以伤寒六经辨证体系为指导进行辨证治疗，取得了良好的临床疗效。

肝衰竭前期概念提出的背景及意义

肝衰竭是肝病领域的危急重症，当患者病情发展到肝衰竭期便已失去内科治疗的时机，病死率高。因此，在尚未发生肝衰竭阶段，如能采取积极干预，阻止向肝衰竭进展的过程，无疑会提高临床救治成功率。张绪清等将疾病进展迅速、具有发生肝衰竭高危险性的严重炎症性肝病定义为肝衰竭前期，并明确其诊断标准：一是极度乏力，有明显消化道症状；二是黄疸迅速加深，血清总胆红素 $\geqslant 171\ \mu mol/L$；三是血清 $ALT \geqslant 10 \times ULN$；四是凝血酶原活动度 $> 40\%$。据统计，肝衰竭前期患者 8 周内有 70.2% 发展为肝衰竭，针对乙型肝炎肝衰竭前期，目前多采用核苷类药物抗病毒、护肝及人工肝支持等内科综合支持治疗，但现有的治疗方法不能有效阻止疾病进展。张绪清等用糖皮质激素进行干预治疗，在降低肝衰竭发生率、提高存活率等方面取得了一定成效。但糖皮质激素对于部分病情持续进展的患者易于发生上消化道出血、细菌感染、真菌感染等不良事件。

"截断扭转"是中医治疗肝衰竭前期的理论基础

中医学早在《黄帝内经》就提出治未病的思想。《素问·四气调神大论》曰："圣人不治已病治未病，不治已乱治未乱，夫病已成而后药之，乱已成而后治之，譬犹渴而穿井，斗而铸锥，不亦晚乎？"《灵枢·逆顺》亦曰："上工刺其未生者……下工刺其方发者。"姜春华总结前人理论，结合大量临床实践，在 20 世纪 70 年代初首先提出"截断扭转"的学术思想。这个观点的主要精神是及时早期治疗，快速控制疾病，掌握辨证规律，采取果断措施和特殊功效方药，直捣病巢，迅速祛除病原，杜绝疾病传变。如不能急速祛除病因，也要断然救危截变，拦截病邪深入，尽可能阻止疾病恶化，为进一步治疗争取时间创造条件，必要时可以先证而治，迎头痛击病邪，掌握主动使疾病早期痊愈。"截断扭转"疗法核心是先证而治，强调在疾病初期即截断病邪，阻止疾病的进一步发展。这种诊疗方法重视早期治疗，强调运用特效方药在疾病初期驱逐病邪，控制疾病发展。"截断扭转"疗法对于感受温热病邪而导致的急性外感热病，特别是瘟疫类疾病来说，有着非常积极的意义。因为这一类疾病通常发病急骤、变化迅速，所以要抢在疾病传变之前祛邪外出，临床上取得了很好的效果。

中医学并无肝衰竭病名，但因黄疸始终贯穿于本病的始终，且多伴有神志昏蒙之候，而临床表现又显示其病重势急，故中医历来多将其归属于"急黄"范畴，并因认识到具有传染特点而称之为"瘟黄""天行发黄"。该病病情严重，发展迅速，往往短期内出现神昏、谵语、衄血、便血、呕血、腹胀（腹水）、尿闭等并发症而危及生命。"截断扭转"学术思想为治疗此类病情凶险的疾病提供了理论支撑。在未发展为肝衰竭的阶段，即肝衰竭前期，采取清热解毒、通腑化瘀的特效方药，截断病情进展，扭转阻止疾病恶化，使病情转危为安、由重转轻、由急转缓、由逆转顺，进而邪退正复，转入坦途。

肝衰竭前期的病位在阳明、少阳

肝衰竭前期以身黄、目黄、尿黄为主要表现，因此可按中医黄疸病辨治。以六经辨证治疗黄疸，《黄帝内经》已开其源，书中记载太阳、阳明、太阴、少阴、厥阴病皆可发生黄疸病证。如《灵枢·经脉》曰"膀胱足太阳之脉……是主筋所生病者……目黄""小肠手太阳之脉……是主液所生病者……目黄""大肠手阳明之脉……是主津液所生病者……目黄口干""脾足太阴之脉……是主脾所生病者……黄疸""心手少阴之脉……是主心所生病者……目黄胁痛""肾足少阴之脉……是动则病不欲食，面如漆柴，是主肾所生病者……黄疸""心主手厥阴心包络之脉……是动则病……目黄"，其论黄疸已涉及五经。至张仲景著《伤寒杂病论》，从理法方药方面更加详细地阐述了黄疸的证治。正如柯韵伯在《伤寒论翼》中所曰"六经为百病立法"，故黄疸病亦可以六经辨证。

从《伤寒论》来看，其论述黄疸主要在阳明病和太阴病篇，阳明病篇如第 236 条："阳明病，发热汗出者，此为热越，不能发黄也。但头汗出，身无汗，剂颈而还，小便不利，渴引水浆者，此为瘀热在里，身必发黄，茵陈蒿汤主之。"阳明经热不得外越，湿不得下泄，湿热蕴蒸于中焦，土壅木郁、肝失疏泄则发为黄疸。结合《伤寒论》"伤寒七八日，身黄如橘子色，小便不利，腹微满者，茵陈蒿汤主之"，不难看出，阳明经黄疸其病性为湿热，主要证候特点是面目肌肤发黄、色鲜明、发热、头汗出、身无汗、口渴、欲饮水、腹满、小便黄短、不欲食、心胸不安、舌质红苔黄、脉滑数等。

另外太阴病篇也论及黄疸。如《伤寒论》第 278 条："伤寒脉浮而缓，手足自温者，系在太阴，太阴当发身黄；若小便自利者，不能发黄。"第 259 条："伤寒发汗已，身目为黄，所以然者，以寒湿在里不解故也。以为不可下也，于寒湿中求之。"太阴不足，寒湿内蕴，则发为黄疸。其病性主要为寒湿，证候特点是身目黄染、黄而晦暗、神疲肢冷、食欲不振、大便不实、小便短少、苔白、脉迟或浮缓等。

通过长期临床观察，并总结出肝衰竭前期的主要证候特点为身黄、目黄、尿黄，黄色鲜明，食欲差，恶心呕吐、口苦口干、心烦、大便多干结，舌质红，苔黄腻，脉弦滑。结合以上分析，肝衰竭前期病位在阳明，为阳明湿热发黄。

肝衰竭前期病性为湿热兼瘀

从《金匮要略》"黄家所得，从湿得之"来看，黄疸的病性以湿为主，此后历代医家治疗黄疸也均从湿着手。湿有寒湿与湿热之别，二者均为黄疸的病因。肝衰竭前期的病位在阳明，生理上阳明经多燥热。如《素问·天元纪大论》曰："厥阴之上，风气主之。少阴之上，热气主之。太阴之上，湿气生之。少阳之上，相火主之。阳明之上燥气主之。太阳之上，寒气主之。"因此阳明经病理特点常以热盛为主，如《伤寒论》第 182 条："阳明病，外证云何？答曰：身热，汗自出，不恶寒，反恶热也。"热与湿合则为湿热之患。结合肝衰竭前期的脉证，其病性为湿热无疑，除湿热外往往兼瘀。《伤寒论》第 236 条："阳明病，发热汗出者，此为热越，不能发黄也。但头汗出，身无汗，剂颈而还，小便不利，渴引水浆者，此为瘀热在里，身必发黄，茵陈蒿汤主之。"明确指出黄疸的病机是"瘀热在里"。清代唐宗海在《金匮要略浅注补正》做进一步阐释曰："一个瘀字，便见黄疸发于血分，凡气分之热不得称瘀……脾为太阴湿土，主统血，热陷血分，脾湿遏郁乃发黄……故必血分湿热发黄也。"根据《伤寒论》对于黄疸病因病机的认识，结合肝衰竭前期的证候特点，认为其病性为湿热兼瘀。

大柴胡汤合茵陈蒿汤为主治方药

　　肝衰竭前期的病位在阳明、少阳，病性为湿热兼瘀。据此我们制定了清热利湿、通腑化瘀、和解少阳枢机的治疗大法。《伤寒论》少阳阳明合病的主方为大柴胡汤，其基本功效为和解少阳枢机、通腑泻热，因此大柴胡汤为肝衰竭前期的主方之一。方中柴胡味苦、微辛、微寒，善于宣透，疏理气机，解少阳郁滞，助少阳之气外达；黄芩苦寒，能清胸腹热，使少阳之火清于里；柴胡、黄芩相配疏利肝胆，通少阳枢机而泄热；大黄苦峻走下，在大柴胡汤中既能泄热破结，功在气分，荡涤气分邪热，使阻滞之气机通畅，蕴结之邪热消除；更能泄热化瘀，功在血分，荡涤血分邪热，使蓄留之瘀血化解，新鲜之血液化生，气血双调。大黄配枳实一者清泄热结，一者开畅结气，通畅胆腑气分郁热。赤芍凉血化瘀，法半夏燥湿开结气，与生姜、大枣合用可调理中焦脾胃，降逆止呕。现代药理也证实，大柴胡汤能防止 CCl$_4$ 引起的大鼠急性肝损伤的发展和脂质过氧化的增长，改善肝损伤的氧代谢活性，因而对药物引起的肝损害、自身免疫性肝炎有一定的治疗效果。

　　《伤寒论》治疗湿热黄疸的主方为茵陈蒿汤，具有"治黄通剂"之美誉，有清热利湿退黄之功效。方中茵陈苦寒泄降，功专清热利湿退黄，为治疗黄疸的要药。《神农本草经》曰："主风湿寒热，邪气，热结黄疸。"《本草求真》称其为"治黄通剂"。栀子具有清热泻火、凉血解毒的功效，善清三焦之热，兼能通利小便，驱湿热下行；栀子、茵陈相配，使湿热之邪得以自小便而出；大黄亦为中医传统的退黄要药，具有清热解毒、攻积导滞、化瘀退黄之功，使瘀热湿浊之毒从大便而解。现代药理研究也证实，茵陈蒿汤具有抑制肝细胞凋亡、抗肝损伤、利胆退黄等作用。如用茵陈蒿汤水提取物预处理小鼠，茵陈蒿汤呈现剂量依赖性，抑制血清转氨酶和乳酸脱氢酶水平增高作用，减少 conA 导致的肝细胞 DNA 断裂和 caspase-3 活性，改善组织学变化，如炎症细胞浸润、肝细胞坏死和变性，以及库普弗细胞（Kupffercell）超常增生。陈廷玉等采用 40%CCl$_4$ 皮下注射制备大鼠实验性肝纤维化模型，观察茵陈蒿汤对肝功能、肝脏组织病理变化和超微结构变化的影响。结果显示，茵陈蒿汤能明显改善实验性肝纤维化大鼠的功能、肝脏组织病理变化和超微结构变化，与 CCl$_4$ 组比较差异有统计学意义（$P < 0.05$）。因为茵陈蒿汤对 CCl$_4$ 损伤性肝细胞有保护作用，可改善肝功能，对线粒体等细胞器的损伤具有保护作用。

　　大柴胡汤合茵陈蒿汤共奏清热利湿、通腑化瘀、和解少阳枢机之功效，为治疗肝衰竭前期的主方。临证可加田基黄、蒲公英、车前草、溪黄草等以增强清热利湿退黄之功，加丹参、牡丹皮、刘寄奴等以增强活血化瘀之效。

验案举隅

　　温某，男，41 岁。因发现 HBsAg 阳性 10 年，乏力、纳差、尿黄 10 日于 2011 年 7 月 14 日入院。体格检查：神志清楚，皮肤巩膜深度黄染，未见肝掌及蜘蛛痣，心肺听诊未见异常，腹平坦，未见腹壁静脉曲张，腹肌软、无压痛及反跳痛，肝脏肋下未触及，剑突下触及 2 cm，质地软，表面光滑，无触痛，边缘钝，脾脏肋下未触及，移动性浊音阴性，双下肢未见浮肿。辅助检查，HBV-DNA：5.04×10^7 copies/mL；肝功能：ALT 828 U/L、AST 726 U/L、TBiL 264.4 μmol/L、DBiL 149.3 μmol/L、ALB 35.3 g/L；HBV-M：HBsAg、HBsAg、HBcAb 阳性，凝血酶原活动度 74%。症见身黄、目黄、尿黄，黄色鲜明，食欲差、恶心、未见呕吐，口干口苦、口黏腻、乏力心烦、大便干结、小便黄如浓茶色、舌质红、苔黄厚腻、脉弦滑。西医诊断为病毒性肝炎、慢性重度乙型肝炎，中医诊断为黄疸，辨证属少阳枢机不利、阳明湿热内蕴，治宜清热利湿、通腑化瘀、和解少阳枢机，方以大柴胡汤合茵陈蒿汤加减。

　　处方：柴胡 15 g，枳壳 10 g，黄芩 10 g，姜半夏 10 g，赤芍 30 g，甘草 6 g，茵陈 15 g，栀子 10 g，大黄 10 g，金钱草 15 g，蒲公英 15 g，牡丹皮 15 g。并给予拉米夫定抗病毒、还原型谷胱甘肽解毒护肝、复方甘草酸单胺 S 抗炎降酶等治疗。

1 周后复查黄疸明显下降，肝功能：ALT 212 U/L、AST 87 U/L、TBiL 207 μmol/L、DBiL 110.4 μmol/L、ALB 36.3 g/L。凝血酶原活动度 82%。乏力、食欲差、口苦、大便干结等症状较前均见好转。继续以上方加减治疗 20 余日，肝功能基本正常出院。

按：患者入院时血清总胆红素≥171 μmol/L，血清 ALT≥10×ULN，凝血酶原活动度＞40%，伴有乏力及食欲差、恶心等消化道症状，属肝衰竭前期。以身黄、目黄、尿黄为主要表现，属中医黄疸范畴。根据食欲差、恶心、口干口苦、口黏腻、乏力、心烦、大便干结、舌质红、苔黄厚腻、脉弦滑等伴随症状，结合伤寒六经理论认为，病位在少阳、阳明，病性为湿热兼瘀，辨证属少阳枢机不利、阳明湿热内蕴，治宜清热利湿、通腑化瘀、和解少阳枢机，以大柴胡汤合茵陈蒿汤加味治疗，取得了良好的临床疗效。

268　原发性高血压传统辨证与六经辨证探究

原发性高血压被纳入中医"头痛""眩晕""脉胀"等范畴，被众多医家所认可并采用。其根本病机为气机功能失司，病因不外乎虚、实两方面。临证医家多采用中医学辨证思维诊治原发性高血压，其中包括八纲辨证、脏腑辨证、三焦辨证等，而又以综合辨证为甚。近年来，经方被广泛运用于原发性高血压的治疗，并取得不错的疗效，但其证型分类不尽相同，经方方证选择凌乱。学者蔡进源等由临床症状入手，从六经辨证角度阐述了高血压的病因、病机，并将其进行六经分型，从而指导经方的运用，旨在完善原发性高血压证治的"症-证-方"诊疗体系。

原发性高血压的中医认识

高血压的名称来源于现代医学，中医学并无与之准确对应的疾病名称，结合其病程较长、症状复杂多变的特点，难以归属于中医的某一病证，故随着病情的发展可归属于"心悸""怔忡""胸痹""水肿""痰饮"及"中风"的范畴。2002 年文献《中药新药临床研究指导原则（试行）》明确将原发性高血压纳入中医"头痛""眩晕"病名，完善了中医诊断标准。高血压的病因多为感受外邪或因误治而致，不外乎虚、实两面，病理因素包括风、火、痰、瘀、虚等，病机多认为以脏腑经络的气血阴阳失调所致，故将原发性高血压分为肝火上亢、阴虚阳亢、痰湿壅盛、阴阳两虚四型，治则多以清肝泻火、平肝潜阳、清火息风、化痰祛湿、阴阳双补等，被众多学者所认可并采用，至此高血压的诊疗体系趋于完善。

中医辨证思维

1. 八纲辨证：20 世纪中叶，对于高血压的中医证候分型，多根据中医学理论，八纲辨证中所包含的阴阳理念被广泛运用于原发性高血压。上海市高血压研究所编写组的文献《高血压病》认为原发性高血压的中医分型应以阴阳为纲，分成二类四型为宜，其主要病机包括"阴虚阳亢"和"阴阳两虚"，阴虚为"本"，阳亢为"标"。王裕颐等将本病分为阳亢、阴虚阳亢、阴阳两虚和阳虚等四型。毛艺等认为中医慢性疾病常虚实夹杂，错综复杂，日久病及多个脏腑，脏腑之间又可相互影响，八纲辨证从阴、阳、表、里、寒、热、虚、实等八个方面来阐述归纳疾病的病因病机，能够较为具体地展现中医临床诊断的实质。

2. 脏腑辨证：脏腑辨证就是依据各个脏腑的不同证候反映，结合不同的病理因素和病情属性进行辨证。周次青认为高血压的病因主要跟情志内伤、劳倦虚衰、饮食失节三方面相关，并指出高血压初期病变重心在肝，以调整肝的阴阳气血为主，中期以肝肾兼顾，后期病变重心在肾，以补肾之阴阳为主。沈承芳根据中医学理论认为本病的证型包括肝阳型、肾虚型、脾虚型，其中前二型临床多见。黄晔认为该病与肝脏密切相关，并将本病归纳为本证（肝肾阴虚）和标证（肝阳上亢）两大类。高飞将原发性高血压三期按中医辨证相应分为心火偏亢、心神不宁、心肾不交气阴两伤和气血失调心脉痹阻等型。申春悌基于前人经验，吸收今人临床及实验成果，深入探讨脏腑辨证的生理病理基础和现代科学相互之间的关系，重新表述脏腑辨证体系，认为脏腑辨证为中医临床辨证的基本思想、基本方法和基本框架。

3. 三焦辨证：陈冰等认为三焦是气、痰（湿）、火之通道，与原发性高血压的产生有密切关系，通过调理三焦的方法，使人体恢复气血调和、阴平阳秘状态，从而达到治疗疾病目的。王进等指出原发性高血压病理特征与三焦辨证论治体系具有高度相关，并将原发性高血压分为上焦证、中焦证、下焦证等主要证型及相应的论治方法和方药，初步建立了原发性高血压三焦辨证论治体系。宋咏梅等指出三焦辨证体系为温病乃至内伤杂病的辨证论治做出了重要的贡献，尤其是在辨病与传变、治疗原则两方面贡献最大。

4. 六经辨证：张磊等从六经气化阐述原发性高血压的中医病机。

（1）太阳少阴气化失司——水火失济，水亏火自盛；水火失济，火衰不归原；水火失济，君火不明，相火失位。

（2）太阴阳明气化失司——燥湿失济，气血失和；升降失司，气血逆乱；纳运失调，阴火上冲。

（3）厥阴少阳气化失司——肝胆升降失司，气血失和；肝胆枢机不利，水火逆乱。李继贵通过研究《伤寒杂病论》、相关文献和临床实践与高血压的关系，结合自己的理解体会指出，太阳病，解肌缓急头痛可除，利水活血血压可降；阳明病，阳热亢盛必滋白虎，釜底抽薪首推承气；少阳病，郁火上扰头目晕眩，疏泄少阳当取柴胡；太阴病，清浊逆乱多缘中焦，协调升降重在脾胃；少阴病，五脏之伤穷必伤及肾，上盛下虚治从少阴；厥阴病，阴风阳风咸起厥阴，平肝息风必别阴阳。

有学者通过阐述六经辨证与高血压的关系，将高血压根据六经分型，运用《伤寒论》中方证理论选择，结合相关经方文献，以及疗效和作用机制，从理论基础总结通过六经辨治原发性高血压的经方方证运用。六经论治高血压具有一定的优势：六经辨证其诊病的过程是先辨六经，最后落实到方证，以此方证为是，是一元论，易于标准化，该标准化的程度严格、准确；六经辨证是人体患病后正邪相争反映出的六种证候，以疾病反映出的症状辨证（包括单经病变、合并、并病）为治疗依据，可涵盖所有患者的证型，故较为具体及全面。

5. 气血津液辨证：有医家认为原发性高血压的发生与气血失调关系密切。孔炳耀根据气血津液理论，认为高血压的血压异常是气血失和的病理表现，建立了气血同治或理血为主的法则。有学者从气血理论角度入手将原发性高血压分为气虚、气滞、血虚、血瘀、气虚血瘀、气血上逆等型，治则包括调气、治血、气血并调。张智珍等认为高血压的病机与气血升降失和（升、降失和）、气血虚实失和（气血两虚、气虚血瘀）、气血失和对脉道影响（脉道不利、脉管弹性减弱）三方面相关。心血管疾病的发生发展与气、血、津液这些物质关系密切，生理上气、血、津液为其能量代谢的基本物质，病理上这些物质是其致病因素也是病理产物，气血津液理论在心血管疾病的辨证中具有重要意义。

6. 综合辨证：邓铁涛根据高血压的证候表现，指出受病之脏主要属于肝的病变，肝脏的阴阳平衡则无病，该平衡又与心、脾、肾密切相关，故将高血压分为肝阳上亢、肝肾阴虚、阴阳两虚、气虚痰浊四型。2002年颁布的文献《中药新药临床研究指导原则（试行）》将高血压通过综合辨证分为四型，该辨证标准被众多学者所采纳。蔡明科等概括高血压的病机为虚（肝肾阴虚）、火（肝火、肝阳）、风（肝风）、痰（痰湿）、气（气逆、气滞）、血（血瘀）等六个方面。2011年中华中医药学会发布的文献《高血压中医诊疗指南》将其分为阴虚阳亢、肾精不足、气血两虚、肝火上炎、痰湿内阻、瘀血内阻及冲任失调七个证型进行论治。近来，综合辨证对高血压的分型被医家广泛认可并采用，进一步完善及统一了原发性高血压中医分型的标准，对指导高血压的中医临床诊疗具有重要意义。李松龄指出采用"综合辨证"的方法，扬长避短，随机运用，法于古，验于今，才能更好地发挥中医辨证论治的整体性和灵活性，才能客观分析证候，予以恰当施治。

由上可见，传统中医辨证方法被广泛运用于中医高血压的辨证分型中，指导临床方药治疗，皆取得不错的效果。近年来，经方在高血压领域的运用越来越多，其对原发性高血压的治疗效果广泛，不仅可降低血压、改善临床症状、减少不良反应率，而且对于高血压的发病因素具有一定的拮抗作用。但经方的应用也存在一定的不足，文献中虽多以综合辨证、客观指标相关性研究为主，但证型分类不尽相同，使得原发性高血压经方方证选择凌乱。再者，医家对伤寒六经的运用尚显不足，也缺乏对伤寒六经的系统运用，难免落入一方一证的经验中。袁泽凡指出临证时既要对"症"，解决对患者当下的危害，又要对"证"，审证察机，治病求本，运用六经辨证的思维全盘把握。张仲景所著《伤寒论》，书名虽曰"伤寒"，但其应用范围不仅限于外感疾病，古今有众多医家认同六经辨证论治的体系可运用于临床各种病证；《伤寒来苏集》中提出"仲景之六经为百病立法，不专为伤寒一科，伤寒杂病，治无二理，咸归六经之节制，六经各有伤寒，非伤寒中独有六经"之论；《通俗伤寒论》一书中博采众医家观点，提出"以六经钤百病"，曰"病常无常，不出六经之外"。查阅相关文献，可见当代医家将六经辨证的思维广泛地应用于临床，头痛、眩晕、发热、咳嗽、黄疸等临床常见疾病的六经辨证论治不胜枚举；在疑难杂病中的应用也不在少数，例如运用在肾病综合征等肾病、肿瘤领域、腰椎管狭窄症及其他常见腰椎疾病、糖尿病合并抑郁等临床难治疾病的治疗中，并取得不错的疗效。

后世医家大大充实了有关杂病辨证论治内容，因此也为中医临床各科疾病的辨证论治提供了一般的规律。六经辨证以八纲、脏腑辨证为基础，加入半表半里。故其虽不是脏腑、经络的概念，但涵盖了两者理念并演化为径界、部位、病位的概念。故深入挖掘认识六经体系，系统地看待高血压及相关疾病，值得进一步研究。

原发性高血压与六经辨证的关系

1. 病因及病机：随着传统医家对高血压的认识不断深入，除了根据症状学将其归属于头痛、眩晕病范畴之外，现代学者根据血脉理论亦将其归为脉胀病范畴，至此中医学对于高血压病的理解进一步完善。由《黄帝内经》中的条文可见，引起眩晕、头痛、脉胀的诸多因素不尽相同，可笼统地概括分为虚实两部分，实则包括枢机不利木火上炎、阳明气机的逆乱及寒邪所扰导致气机功能障碍，与六经中的三阳病相呼应；虚则为本体虚弱不能维持机体功能正常运行，与六经病中的三阴病相关。邪实火炎炼津生痰、痰瘀内阻、寒凝收引；虚则血虚不行易致血瘀，终将引起脉管气血流通不畅，血压因此而升。从六经辨证的本质阐述原发性高血压的发生，其根本病机是气机功能失司，所致病因不外乎虚实两方面，实则包括气滞、气逆、寒邪收引脉道等因素，虚则涵盖本体的不足，原发性高血压属于慢性病，归属于内伤病范畴，故其根本原因为本体不足所引起。从血脉理论的角度看待六经与原发性高血压病的关系：实则不通，虚则不足，阳经属实则血脉不通，阴经属虚则气血不足，虚则易感外邪，久实又易耗伤本体，故不管是外邪原因还是体虚，两者可相互影响通过邪正之争表现为疾病的轻重缓急，并有趋同加重之势。高血压多以老年人群为著，病发季节多在秋冬等寒凉季节，究其根本离不开体虚及寒邪，年老体衰，易感外邪，虚实夹杂病情趋重而发病；其发病常出现头痛、头眩、口干等症状，即少阳经之提纲，查阅相关文献，六经中原发性高血压亦以少阳病为甚。根据血脉理论阐述原发性高血压的六经演变进展：久病体虚，阴虚不能制亢阳，少阳枢机不利，风阳上扰，化郁、化火，属少阳半表半里证，治疗宜以理气、解郁、泻火等手段；气机不畅，复感寒邪，寒邪凝滞，水湿不布，太阳经气不通，属太阳表阳证为著，治疗宜以温阳散寒、化气利水等；腑气不降，气机不利，久滞化郁，久郁化火，炎火内盛，阳明腑热盛极，属阳明里热证，治疗宜以泄下、泄热、平逆；病情日久，加之年老体虚，肝肾本源亏衰加剧，气脉鼓动无力，阳虚脉阻，阳不制阴，阴寒内盛，水饮内停，易复感寒邪，内外交迫，属少阴表虚证，治疗宜以温阳补益、散寒、利水等；太阴脾失运化，清阳不升，上气不足，浊阴降而致痰浊内生，伏痰致瘀阻塞脉管，易感寒邪，气脉不畅，属太阴里证，治疗宜以温中、补虚、祛痰、逐瘀等方法；阴虚肝风内动，内风化燥伤阴加剧，阴虚阳浮，气火上逆，血脉经络阴阳之气不能顺接，属于厥阴半表半里之证，治疗宜以清上（化风、化瘀）、温补、理气滋阴等。

2. 六经辨证的重要性：通过文献查阅总结，可知因存在着地域、年龄、人群的差异，原发性高血压的证候要素及证候分类各有特点、不尽相同，但主要的症状仍以头晕、头痛、心悸心慌、急躁易怒、失眠、健忘、脉弦等为主。因此，对于原发性高血压的中医辨证论治应以症状为首要及关键切入点，六经辨证即以症状对六经分型，六经病之间既有相互联系的一面，又有单独存在的一面，无论"三阳"受病，"三阴"受病，都受着整体循环的影响（在外受五运六气的气化，在内受五脏六腑的制约），因而产生了生克制化关系，由整体到六经，由六经到整体，始终贯穿了"阴阳"二气，在二气中察疾病的变化，并根据变化病证势态进行分型，能包括所有患者之证型。张永树教授主张临证时应以"气（平和心态）—阴阳—五行"为辩证思维，这与六经辨证有异曲同工之妙。

六经论治高血压具有一定的优势，在《伤寒论》以药名方，以方名证，是方药组合、方证印证长期临床实践的经验总结；《伤寒论》以方名证是经方辨证理论体系的重大特点，如桂枝汤方证、小柴胡方证等，不仅代表了其方药组成及功用，而且还代表了病位、病情，即六经所属；六经辨证其诊病的过程是先辨六经，最后落实到方证，以此方证为是，是一元论，易于标准化，该标准化的程度严格、准确；六经辨证是人体患病后正邪相争反映出的六种证候，以疾病反映出的症状辨证、治疗依据，可涵盖所有患者的证型，故较为具体及全面。

3. 六经论治高血压：

（1）太阳病：寒属阴邪，其性收引，客于脉外则血流不畅，太阳经气不利，则出现头痛、颈项不舒、口渴、小便不利、脉浮缓等症，可予五苓散加减，治宜温阳散寒，化气利水而降血压。

（2）少阳病：少阳枢机不利，气机运行不畅，郁滞化热，则出现口苦、咽干、目眩、脉弦等症状，可予小柴胡汤加减，情绪易波动者可加减龙骨、牡蛎等镇静安神之类，治宜调节少阳，疏肝解郁安神而降血压。

（3）阳明病：阳明里热，火热炎上，气机不能敛降充斥于外则表现为阳热亢盛、腑实内滞的状态，则出现前额疼痛，腹满大便难，情绪无常，甚则中风偏瘫，脉沉迟有力等症状，可予大承气汤化裁，治宜通腑泄热，理气降血压。

（4）少阴病：机体阳气不足，气机鼓动无力，阳虚不能温煦，复感寒邪，阴寒内盛，寒水内停，则出现头目眩晕、畏寒肢厥、全身倦怠欲寐，或腹痛，或心悸，或小便不利脉沉弱或浮弱，可予真武汤加减，治宜温阳散寒，化气利水而降血压。

（5）厥阴病：内风作祟，化燥伤阴，阴虚阳浮，气火升腾，致使经脉与络脉中阴阳之气不能顺接，脉管内气血不能正常运行，则出现头晕、巅顶疼痛、口干、四肢繁重、身体肥胖、心中恶寒不足、舌淡苔白、脉沉弦紧等症状，可予侯氏黑散化裁，治宜温中补虚，养血祛湿，调和阴阳而息风降压。

（6）太阴病：太阴脾胃虚弱，气血运化乏源，水饮内停，阴寒内生，肝失濡养，浊阴上逆，则见干呕或呕吐涎沫、头痛，或痛连肩颈、手足冷、烦躁而坐卧不安等症状，可予吴茱萸汤加减化裁，治宜温中补虚，理气降逆止呕而降血压。

原发性高血压的病性属于本虚标实，上盛下虚；其基本病机属于气机失调，气血逆乱，上犯于脑而致头晕、头痛。在原发性高血压的病程演变过程中处于本虚或者标实阶段，寒、痰、瘀始终存在。寒性收引，痰瘀互结，气血逆乱，气不顺达津液施布不畅，聚而更生痰浊，日久化热，灼血致瘀，致而导致疾病转归不利，协同趋重。故在原发性高血压的治疗上，主以畅气、补虚为主，兼以温阳散寒、祛痰逐瘀。现阶段对于经方在原发性高血压临证运用上，常根据有其症用其方的选方思维，虽临床疗效方面颇佳，但尚欠缺一套统一的中医经方辨证诊疗体系，故从血脉角度出发，阐述六经辨证理论与高血压的关系，并通过运用六经辨证指导经方对高血压的诊治进行初步探索。深入探索六经辨证与原发性高血压的关系，运用六经辨证指导经方治疗原发性高血压，完善"症-证-方"诊疗体系。

269   原发性高血压与六经辨证的关系

原发性高血压归属中医学"眩晕""头痛"等范畴，传统中医界认为原发性高血压病位在心、肝、肾三脏，其发病机制多为肝阳上亢，肝火上炎，临床上常以平肝潜阳，滋阴降火为根本治则，但疗效不尽人意。原发性高血压患者常表现出六经证候，学者边显飞等认为，在临床上以六经辨证为基础，治疗不以单纯降低血压为目标，而是以改善整体状态为基本目标，灵活运用经方，临床效果极佳。

太阳病

太阳病以后头痛，连及项背部，眩晕、小便不利、水肿、短气而咳、舌苔白滑、脉缓或浮为辨证要点。阳气不足，膀胱气化不利，水液失布，或水液泛滥，流于全身导致水肿，或反逆于上，则吐涎沫而头眩，小便不利。痰饮水湿内停，血行不畅而致血压升高，导致眩晕。治以温阳化气、利水降压，方用五苓散。在现代药理研究中，肉桂扩张血管，改善循环，增强肾血流量；白术、泽泻又有降低血中甘油三酯，抗动脉粥样硬化的作用。茯苓、猪苓、泽泻、白术均有不同程度的利尿作用，减少血容量；五药合用可化气行水，有效治疗高血压。该方在以茯苓、白术、桂枝健脾温阳的同时，根据水停膀胱，小便不利，水无去路的特点，加入猪苓、泽泻两味以助膀胱之气，引邪下行，小便利则水去眩晕除。

阳明病

阳明病以前额头痛连及眉棱骨，伴有腹胀满大便不通甚则中风偏瘫，狂躁昏迷，舌黄，脉滑数为辨证要点。阳明肠腑邪热燥结，燥屎结于肠道，腑气不通，浊邪熏蒸清阳所致脏腑功能失调，中焦气机紊乱，痰热互结，消灼津液，而出现便干、便秘；腑气不通，浊邪上犯，蒙蔽清窍则可见神志昏迷。治以荡涤肠胃，理气降压，方用承气汤类。

大承气汤常用于治疗高血压脑出血急性期，祛其肠胃积滞，使邪热无所依，起到釜底抽薪，急下存阴的效用。现代药理研究，大承气汤制剂具有明显降低颅内压增高的作用，对脑、肺、肝、肾、胰脏等重要脏器具有明显的保护作用。姜汝明等用急性脑内血肿致颅内高压模型家兔实验表明，大承气合剂较甘露醇降低颅内压作用缓慢，但降低幅度与作用持续时间优于甘露醇。

少阳病

少阳病以侧头痛，随情绪波动明显，口苦咽干，目眩目赤，失眠心烦，胸胁苦闷，苔黄脉弦为辨证要点。少阳肝胆经气不利，郁而化火或胆木失荣，痰热上扰发为高血压。治以调治少阳，疏肝降压，方用小柴胡汤。

柴胡主心腹肠胃中结气，饮食积聚，寒热邪气，推陈致新。黄芩苦寒，清泄少阳之热，二药配伍，使邪热从外而达。对小柴胡汤进行大量的研究，证实小柴胡汤通过：①调节血液凝固纤溶系统作用，抑制血小板的聚集。②促进机体胆固醇代谢，增加高密度脂蛋白，改善高脂血症。③维持血管壁弹性，抑制脂肪对血管壁的浸润，抑制巨噬细胞泡沫化，达到改善动脉硬化以降低血压的作用。潇德仁应用小柴胡汤配合西药治疗原发性高血压，治疗组脑血流图指标均比治疗前显著改善（$P<0.01$），疗效均优于

单纯西药对照组（$P<0.05$）。临床观察表明，小柴胡汤可明显改善原发性高血压患者眩晕症状，增加脑血流量，使眩晕发作频率明显减少，无不良反应发生。若伴有失眠等神经精神症状可用柴胡加龙骨牡蛎汤，若伴有大便干结等阳明经证可采用大柴胡汤。

太阴病

　　太阴病以眩晕、乏力、少气懒言、腹胀纳差、便溏、面白或苍黄无华，舌质淡，舌体胖大有齿痕，脉虚软无力为辨证要点。中焦虚寒，脾胃气虚，气虚则清阳不升，浊阴居空，清窍被蒙，头为诸阳之会，清阳不升则头昏、眩晕、头痛、眼花、视物旋转。升清降浊，必以脾胃为枢纽。中洲亏虚则清阳精微不能上养清窍，浊阴上犯则头晕作矣。治以补中益气，温中降压，方用补中益气汤。黄芪有明显的利尿作用，其水煎剂具有强心、减慢心率及增加心输出量的功效，并有直接扩张血管进而降血压之作用。党参有降血压之作用，据初步分析，认为是属于末梢性的；并有某些抗肾上腺素作用。白术可明显促进电解质特别是钠的排出，促进人体内水的排出，从而有调节血压的效果。当归煎剂对心脏有兴奋和抑制的双向调节作用，对血压有先降后升的双向调节作用。总之，现代药理研究证明补中益气汤中的药物多对血压有直接或间接的调节作用。

少阴病

　　1. 少阴寒化：少阴寒化以头痛或眩晕、胸痛、恶寒、欲寐、脉微细、舌体胖大或淡暗、苔白滑者甚则四肢厥冷，冷汗淋漓，乏力，心悸昏迷为辨证要点。少阴阳气衰微，阴寒内盛，阳逾虚而阴寒盛，阴寒盛而阳欲虚，四肢不得阳气温煦，阴盛格阳，阴阳离绝。虚阳外越，血压升高，甚则休克昏迷。临床上以回阳救逆，温阳降压为治疗原则，应急投四逆汤。

　　有研究证实，四逆汤能够扩张血管，抑制血管平滑肌细胞和心肌细胞的增生。现代药理研究中附子注射液静脉注射后使麻醉犬的血管阻力降低，有明显扩血管的作用。生附子有一过性降血压作用，降血压的成分主要是消旋去甲乌药碱。白芍提取物芍药苷对冠状血管亦有扩张作用，并引起血压的下降。

　　2. 少阴热化：少阴热化以头痛，心烦失眠，面色苍白，精神萎靡，口燥咽干，手足心热，耳鸣目赤头昏，小便短黄，口舌糜烂，边有芒刺，舌质红或深红，苔薄黄裂纹，脉细数为辨证要点。邪热深入少阴，肾阴亏损，心火偏亢，导致心肾不交，水火不济，亢而无制因而出现心烦不得眠。阳水不足，阴火有余，不能潜阳。阳气不潜，阴火亢盛于上，血压升高。临床以养血滋阴，泻心降压为治疗原则，方选黄连阿胶汤。

　　现代药理研究中，黄芩中含有黄芩苷抑制血管运动中枢，直接扩张血管，刺激血管感受器而反射性引起血压下降。黄连含有的小檗碱可降低动脉血压，尤以舒张压降低更为显著，使脉压增宽，降血压作用与剂量成正相关，其降血压机制是竞争性的阻断平滑肌上的受体，使外周血管阻力下降。阿胶可以扩张血管，改善微循环障碍而使血压趋于稳定。

厥阴病

　　厥阴病以头晕，巅顶头痛阵作，遇寒痛剧，呕吐清稀痰涎，手足逆冷，纳差，小便清长，大便溏薄，舌质淡，舌苔白，脉沉弦紧为主证。浊阴之邪循肝经上犯清窍，则头晕耳鸣；足厥阴肝经与督脉会于巅顶，寒邪夹浊阴之气横逆犯胃，时而循经上逆，清阳被扰，故头痛反复发作，痛连巅顶。中焦虚寒，脾阳不振，则畏寒喜暖、四肢发凉；寒凝中焦，脾被湿困，胃不受谷，则食入即吐、时吐清涎，舌质淡、苔白腻。治以暖肝温胃，升清降浊，方用吴茱萸汤。吴茱萸暖肝胃、降浊阴；配生姜、人参和大枣，共奏暖肝降浊之效，浊阴降则血压降。

现代药理实验研究显示，吴茱萸煎剂给犬灌胃或蒸馏液静脉注射都有明显降血压作用，能对抗肾上腺素、去甲肾上腺素引起的升压反应，其机制与兴奋 β 受体、前列腺素合成、组胺系统、外周血管扩张有关，在改善症状方面，吴茱萸汤可升高痛阈，降低痛觉敏感性，对大脑有镇静作用从而治疗头痛。

原发性高血压是严重危害人类健康的慢性疾病之一。原发性高血压在中医治疗上归属于中医学"眩晕""头痛"等范畴。由于原发性高血压临床致病因素极其复杂，临床表现多样，因此其辨证分型至今尚未统一。而中医治疗高血压想取得良好的疗效并得以推广，应该按照其中医独特的理论体系严格进行辨证论治。

从目前临床来看，中医药治疗原发性高血压取得了较大进展，疗效可靠，具有明显改善临床症状，调整阴阳平衡的优势，但由于高血压是多种心血管疾病的危险因素和合并症，在病情复杂，症状多变时候采用这些传统辨证尚显不足。传统中医界治疗原发性高血压的方法多为平肝潜阳，滋补肝肾，方多采用天麻钩藤饮、镇肝息风汤等，疗效欠佳，经过长期临床观察，发现将伤寒六经辨证体系应用于原发性高血压的治疗上，可改善明显中医症状，降血压效果更佳。仲景《伤寒论》认为眩晕（原发性高血压）之病因病机可为邪袭太阳，阳气郁而不得伸展；或邪郁少阳，上干空窍；或肠中有燥屎，浊气攻冲于上；或胃阳虚，清阳不升；或阴液已竭，阳亡于上；或病情日久，损及元阳；或阴虚火旺，心烦晕扑等，概括起来为眩晕的病因多由感受外邪，或因误治而致；病机不外虚、实两个方面，仲师对眩晕病机论述，风、火、痰、虚，外感，内伤无不涉及，基本涵盖了引起眩晕的常见因素，对眩晕病机的认识，诊断和方药的运用都起到了很好的指导作用。

原发性高血压患者多见头痛、眩晕之症，痛引眼目，甚则伴下肢水肿，属太阳经证，临证治疗予利水活血血压可降；原发性高血压患者伴大便不通日久，气机升降受阻，病属阳明，可釜底抽薪、泻下降压；原发性高血压患者若因郁火上窜，多出现口苦烦躁、眩晕头痛等类似少阳病之证候，根据《黄帝内经》"火郁发之""木郁达之""高者抑之"之旨，治宜疏泄少阳，分别施以解郁、泄热、平逆之法，借柴胡剂以主治之；若抑郁或暴怒化火，胸胁胀满疼痛，烦躁多怒，便秘溲赤者则用大柴胡汤清泄之；倘若少阳相火挟厥阴风气上冲而见头目胀痛、眩晕，口苦耳鸣，胸满烦惊者，宜以柴胡加龙骨牡蛎汤以平之；太阴脾土不运，斡旋不力，清阳不升则致上气不足，脑为之不满，头为之苦倾，耳为之苦鸣，目为之眩，阳不化阴则生湿酿痰，清阳不升，浊阴反上，证属太阴，治当以补中益气汤；原发性高血压后期损及肝肾，每有热化、寒化或阴虚格阳等症情，这时应按少阴病论治。病情日久，必入厥阴，可采用相应方剂治疗。把原发性高血压患者的症状分别对应六经病的特点，采用六经辨证体系治疗原发性高血压，可使伤寒经方在治疗原发性高血压方面得到良好的运用，充分发挥中医药在原发性高血压的优势。正如柯韵伯曰："原夫仲景之六经，为百病立法，不专为伤寒一科，伤寒杂病，治无二理。"此言诚是也。

270　原发性高血压从六经辨证论治

　　原发性高血压是指体循环动脉血压持续升高，是一种可导致心、脑、肾和血管等改变的临床综合征。近年来，我国原发性高血压的患病率呈升高趋势，患病人群也逐渐年轻化，但其治疗率和控制率却仍处于较低水平。目前西医对于原发性高血压的治疗以单纯降低血压为目标，易加重肝肾负担。而中医则通过独特的辨证方式，对机体在疾病发展过程中的某一阶段病理反映的进一步概括，通过揭示这一阶段病理变化的本质，来制定不同的治疗方法，并以改善整体状态为基本目标，从而全面保护心、脑、肝、肾等靶器官，减少并发症的发生。学者林秋滢等通过相关文献检索发现，各大医家结合《伤寒论》中的六经辨证，将经方应用于原发性高血压的治疗中，取得了良好的临床疗效。

原发性高血压的中医辨证论治现况

　　中医学里并无"原发性高血压"一词，但千古一辙，故近现代医家将其归属于"头痛""眩晕""中风"等范畴，其机制主要由实证之风、火、痰、瘀，或由虚证之阴阳气血亏虚而形成的机体阴阳失调，病位主要在肝与肾，甚则及心与脾。因此近现代医家治疗本病，习惯从脏腑辨证入手，随着现代研究的不断深入，其中也不乏八纲、气血津液、三焦、六经辨证等辨证方法。目前主要的辨证分型依据《中药新药临床研究指导原则》里将原发性高血压分为肝火亢盛证、阴虚阳亢证、痰湿壅盛证、阴阳两虚证四个证型。但因原发性高血压的致病因素及临床表现复杂多变，且该病的中医辨证分型及治疗随着年龄、性别、地域及个人习惯等方面的差异，有着不同的特点，因此仍是临床研究的热点之一。如张琢在临床研究中发现呼伦贝尔市的原发性高血压患者的中医辨证分型以肝火亢盛、阴虚阳亢为多。张倩则通过临床流行病学群体研究发现原发性高血压的证型主要集中在痰浊中阻证、肝阳上亢证、痰热上扰证、血脉瘀阻证及肝肾阴虚证。并且其证型分布规律符合"久病多虚，久病多瘀""瘦人多火，肥人多痰"等中医理论。张叶青等则发现原发性高血压的临床证型以兼夹证为主，主要是肝火亢盛、阴虚阳亢、阴阳两虚及其兼夹证，而痰湿壅盛型则多单一出现。可见原发性高血压的临床证型多以脏腑、气血津液辨证为主，实证多见肝火旺盛证、痰阻血瘀证；虚证则以阴阳两虚证、气血亏虚证为主。治疗上则多遵循"实则平肝，虚则补益"。进一步的研究发现，对原发性高血压患者进行辨证施治较常规治疗能更好地改善临床症状。

六经辨证对于原发性高血压治疗的意义

　　六经辨证，是后世医家对《伤寒论》一书中三阴三阳辨证方法的简称。《医宗金鉴》认为《伤寒论》乃"诚医宗之正派，启万世之法程，实医门之圣书"，更有柯韵伯认为"六经为百病立法"。该辨证体系是以六经所系的脏腑、经络、气血、津液、精神的生理功能与受邪后的病理变化为基础，并结合人体体质、病因、病性、病势、症状、体征，以及正邪消长的趋势等来确定治法和方药。疾病总结归纳为六大类，分别为太阳病、阳明病、少阳病、太阴病、少阴病、厥阴病，后世医家对其推崇备至。随着时间的推移，后世医家对其相关理论的研究和探讨更是只增不减，致力于将其广泛地应用于临床中。如外感咳嗽、肺炎，又如内伤杂病之糖尿病肾病、类风湿关节炎、癌病、心力衰竭等。临床中原发性高血压常见的"头痛""头晕""颈项板紧""心悸"等症与《伤寒论》中所述之"头项强痛""目瞑""项背强几几"

"心下悸"等症相对应，据张仲景之"观其脉证，知犯何逆，随证治之"，使得越来越多的研究致力于将该书中的理论运用于原发性高血压的临床治疗中。

原发性高血压的六经辨证论治

1. 太阳证：病邪初犯太阳，为体表阳气被风寒邪气所伤，属表阳证，病位主要在足太阳膀胱经。《伤寒论》中太阳病提纲条文指出"太阳之为病，脉浮，头项强痛而恶寒"。寒主收引，故气血运行不畅，血脉凝滞，不通则痛。头痛一症作为原发性高血压的常见症状，或引项背，或连额目，或及两侧，在《伤寒论》中共出现 15 次，其中 11 次出现在太阳病篇。《长沙药解》曰："桂枝，味甘、辛，气香，性温……入肝家而行血分，走经络而达营郁。"在现代研究也发现了桂枝具有改善血管内皮功能、调节血管活性因子等作用。因此，临床中各大医家常喜用桂枝来缓解原发性高血压引起的太阳经症。如郭立中善用温通之法来辨治原发性高血压，其中温通寒湿法方选桂枝汤和二陈汤加减，温通息风法则选用桂枝汤和半夏白术天麻汤加减。仝小林提出，风寒湿邪是原发性高血压的基本病因，因此他认为以葛根、桂枝、白芍为代表药物的葛根汤在临床治疗原发性高血压中发挥着不可替代的作用。葛根与桂枝相配伍既能通过升阳达表来增强解肌舒筋之功，又能通过生津液的功能来滋阴润燥，缓解筋脉拘挛。邪气循经入里，太阳膀胱气化不利而饮邪内留，出现蓄水证；或表邪入里化热，热与血结于下焦，形成蓄血证，病位则以膀胱腑为主。患者常见以小便不利、渴欲饮水、甚则如狂发狂、少腹急结硬满为主的临床表现。其中，太阳蓄水之代表方五苓散被广泛应用于原发性高血压、肾性高血压、难治性高血压等，这一类型的原发性高血压常因膀胱气化不利，津液既不能输布上乘，而见烦渴、渴欲饮水等症；又水蓄下焦，下窍不利，而见小便不利、小便少等症。而五苓散可通经脉、利小便、降浊脂，在现代研究中被发现具有利尿、舒张末梢血管、改善血液循环、降血压等作用。临床中常用该方加减来调治原发性高血压伴有小便不利等症，收效甚佳。而作为逐瘀剂的代表方，桃核承气汤和抵当汤能够显著改善原发性高血压脑出血的预后。太阳腑证的原发性高血压伴脑出血，既有有形瘀血阻碍气机，又有无形邪热迫血妄行，扰动心神，故当"下血乃愈"，以提高临床疗效。

2. 阳明证：病及阳明，表示邪气已入里化热，阳明病提纲"阳明之为病，胃家实是也"提示病位在胃肠系统。热尚于阳明之经，可清宣郁热，或辛寒折热，或育阴利水以清阳明经热；热入阳明之腑，与阳明糟粕相结，或因燥热内结，或因津亏液竭，患者多见大便难下，又或因热迫血妄行，故见"便虽易解，其色反黑"。临床上血压骤升往往会伴随面红目赤、渴欲饮水、心烦等里实热证的表现，与后世医家所认为的白虎加人参汤的四大症"身大热、汗大出、口大渴、脉洪大"相似。因此，临床中孙文霞在西医常规治疗的基础上加用加味白虎汤治疗 2 型糖尿病合并原发性高血压，结果明显改善了患者的血糖、血压、血脂及血液流变学指标。前人以"痞、满、燥、实"来概括承气汤的适应证，因此邓旭光则认为只要有大便痹阻于内，或有痰、热、瘀其中之一内结，便可投承气汤治疗原发性高血压急性期出血。同时在现代研究中，以清宣郁热之代表方栀子豉汤进行为期 4 周的自发性高血压病大鼠的治疗研究结果显示：大鼠的血压明显降低，主动脉及血管紧张素 II 1 型受体 mRNA 表达下调。可见，阳明本为多气多血之经，易化热化燥，既上迫肺气，又下劫肝阴，当治以清、下二法。但因该法多投苦寒之品，故当中病即止，既祛实热之邪，又防正气耗伤。

3. 少阳证：病邪由表及里，居于半表半里之位，性为半表半里之热。根据提纲条文"少阳之为病，口苦，咽干，目眩也"，原发性高血压由于少阳枢机不利，气机失调，甚则胆火内郁，影响脾胃气机升降，故常见有眩晕、口苦甚则心烦喜呕等症。足少阳胆经之经别循胸里，贯心，向上夹咽，沟通了心胆之间的联系，因此，少阳胆经的病变也常出现心胆不宁的证候。治疗则以柴胡辈为代表方。黄玉璐（字元御）在《长沙药解》里载柴胡"清胆经之郁火，泻心家之烦热……上头目而止眩晕，下胸胁而消硬满"。临床研究中也发现了将柴胡辈运用于原发性高血压伴焦虑、抑郁、围绝经期综合征等有情志异常的疾病中，取得了良好成效。

在现代药理研究中，柴胡被发现具有降血脂、改善血管内皮和平滑肌的损伤、保护心肌细胞等作用。临床研究中用柴胡加龙骨牡蛎汤治疗原发性高血压合并焦虑状态，结果发现降血压与改善焦虑状态能够协同奏效。在进一步的临床研究中，柴胡疏肝散、小柴胡汤、大柴胡汤等柴胡辈的方剂对原发性高血压的有效性不断得以验证。肝主疏泄，胆主决断，对一身情志气机的调节起着不可替代的作用，针对因此临床中原发性高血压伴有情志、精神等方面的异常多从少阳经辨证论治。

4. 太阴证：三阴病的初始阶段为太阴病，反映了脾阳气虚、寒湿内盛而致的中焦虚寒的病机。根据提纲条文指出的"太阴之为病，腹满而吐，食不下，自利益甚，时腹自痛。若下之，必胸下结硬"，张机提出治疗大法为"当温之"，方选四逆辈。太阴脾脏，主统血，乃一身气血生化之源。原发性高血压久病可见中焦脾土斡旋失职，则清浊逆乱，阴阳反作，痰湿内生，或上犯于脑发为眩晕；或阻滞中焦气机见有腹满腹痛、恶心呕吐；或下注于肠发为小便不利，大便稀薄，均因"其脏有寒故也"。郝万山教授在此认为四逆辈之所以不明示，是因着病情的加重，须斟酌用方，轻则理中丸，继则加附子，再则四逆汤，甚则通脉四逆汤。因此，在临床中见原发性高血压有太阴病证者，不可马虎投之，须细细辨证，再决方药。临床中常见有四逆汤加减治疗太阴证原发性高血压取得了良好的降血压效果。

现代研究中还发现了四逆汤不仅可以扩张血管，还能抑制血管平滑肌细胞及心肌细胞的增生。四逆汤中附子乃辛热之最，温肾回阳，干姜温脾散寒，加炙甘草补虚益中，共奏回阳救逆之功。虚阳得复，则血脉通利，血压得以恢复正常。太阴病证标志着阳气的衰退，故在此阶段，需细细调护，防止其进一步加重，转为少阴阶段。

5. 少阴证：原发性高血压及少阴，一心一肾，一火一水，故提纲"脉微细，但欲寐"提示心肾失交，脉形细小，脉来微弱无力，似有若无，终日昏沉欲睡，精神恍惚。此乃心肾阴阳气血俱虚，阴证较为危重之期。其中，少阴阳衰阴盛而致的少阴寒化证可见一派虚寒之象，如"自利而渴""小便色白""里寒外热""手足厥逆"等。原发性高血压后期每及心肾，君相不得安位，则心肾上下失济，出现心悸怔忡、小便不利、四肢浮肿，此乃水寒之邪为患。临床上常用真武汤来治疗肾阳虚衰、饮邪泛滥之原发性高血压，均有效改善了患者的临床症状。研究还发现真武汤不仅能够降低自发性原发性高血压大鼠的血压以及改善炎症反应，还能保护肾功能，改善肾脏纤维化水平。

原发性高血压阴虚热结而致的少阴热化证则见"心中烦""不得眠""渴而呕渴"等虚热内盛之象；马萍在通过观察老年性高血压并发失眠的患者入睡时间、睡眠时间、睡眠质量、睡眠障碍以及睡眠效率等方面的研究中，发现黄连阿胶汤能有效改善患者的睡眠质量，从而提高治疗效果。《慎斋遗书》曰："心肾相交，全凭升降，而心气之降，由于肾气之升；肾气之升，又因心气之降。"心火升已而降才能资肾阳、温肾水；肾水降已而升才能制心火、滋心阴。原发性高血压少阴热化证乃心肾的阴阳水火升降失常，阴不敛阳，阳不入阴，故当交通心肾，水火既济，诸症自除。正如《吴医汇讲》曰："则知水本阳，火本阴，坎中阳能升，离中阴能降故也。"病及少阴病证，机体多为正虚，故无论是寒化、热化，都应注意不可发汗、攻下、火疗等。

6. 厥阴证：厥阴，两阴交尽也，而"阴之尽，阳之始也"。故病至厥阴，既有阴阳离绝的危重之候，又有阴尽阳生的向愈之机。提纲条文"消渴，气上撞心，心中疼热，饥而不欲食"反映了原发性高血压寒郁厥阴相火，郁极乃发，上冲而形成上热，原有阴寒未尽而成下寒，故成上热下寒，寒热错杂之证。《素问·上古天真论》曰"五八肾气衰……七八肝气衰"，可见老年性高血压肝肾亏虚，清阳不升，脑窍失养，或肾水不济，阳亢于上，则见有头晕、目眩耳鸣、腰膝酸软、小便不利等寒热错杂之象。以乌梅丸为代表的方中有附子、干姜、桂枝辛热温阳，黄连、黄柏苦寒泻热，寒温互用，酸、辛、苦味并投，刚柔并用，治以清上温下。在现代研究中，附子、细辛、干姜、花椒等药被发现有降血压、降低外周血管阻力等作用。王海燕等在临床研究中发现加味乌梅丸煎剂辅助西药能有效改善临床症状、降血压以及降低颈动脉内膜中层厚度。原发性高血压发展至后期，常见多脏器功能失调，寒热错杂，阴阳交复，此时若以六经辨之，或有柳暗花明之势。

现代医学对原发性高血压的发病机制尚不明确，故治疗的首要目的以降血压为主。中医学则认为原发性高血压主要是因肝木升发太过，亢逆于上所致，故治疗上多采用潜阳降逆、平肝息风，方如天麻钩藤饮、镇肝息风汤等清降类方，单从一脏治之，疗效也常因人而异。柯韵伯曰："原夫仲景之六经，为百病立法，不专为伤寒一科，伤寒杂病，治无二理。"六经之法，非特为伤寒所设。因此原发性高血压的发病因素虽复杂难探，但根据临床研究，在辨病的基础上结合六经辨证用经方治疗原发性高血压，疗效显著。故有是证，用是方，观其脉证，随证治之，永不过时。

271 原发性高血压六经经方辨治

原发性高血压以体循环动脉压升高为主要临床表现的心血管综合征。高血压的主要危害是心、脑、肾、眼底、外周动脉的损害，常并发脑血管疾病、冠心病和心力衰竭、慢性肾衰竭、主动脉夹层等。2017 年美国心脏病协会已将其中≥130/80 mmHg 列为高血压 1 级，将血压的防治战线又向前迈进一大步。高血压前期是正常血压与高血压之间的过渡阶段，是进展为临床高血压患者的主要来源，同时部分患者在此阶段已经出现靶器官损害。目前西医对高血压前期干预存在争议，循证医学证据不足。有学者将已经诊断为高血压患者分为：①没有血管或靶器官损害的早期。②已有血管或靶器官损害，但尚处于功能代偿期的中期。③已经发生心脑血管并发症的晚期。其中没有血管或靶器官损害的早期患者主要是危险因素的不控制，神经内分泌因素的激活，血管的调节功能受到影响，但是血管三层结构并未受到损害。随着疾病进展患者并发了脑血管疾病、心力衰竭或冠心病、肾功能不全，由于全身血管功能和结构的损害（内皮细胞损伤，血管平滑肌增殖，纤维组织增生，甚至出现管壁增厚和狭窄等），神经内分泌因素的严重失调导致血压难以控制，甚至出现肾动脉狭窄、肾功能不全、外周动脉狭窄等继发性因素影响血压。

高血压前期、高血压没有血管或靶器官损害的阶段是疾病发病的端倪，中医药干预属于未病先防阶段，可以通过调整人体阴阳的失调将高血压综合征的表现控制住；已有血管或靶器官损害，但尚处于功能代偿期的中期，甚至已经发生心脑血管并发症的晚期，这是中医既病防变的范畴。针对患者出现内科继发性因素时，常出现难治性高血压。针对难治性高血压，除了优化常规降压方案外，中医治疗不仅调整阴阳，还通过祛湿、化痰、息风、活血通络等治疗。六经辨证属于中医辨证体系的主要方面，太阳病、阳明病、少阳病三阳病到太阴病、少阴病、厥阴病的转变与高血压从前期到诊断高血压，甚至出现严重心脑肾等并发症的转变不谋而和。学者王强等从六经辨证角度阐述了对原发性高血压的论治。

六经辨证对原发性高血压的认识

《素问·热论》曰："伤寒一日，巨阳受之，故头项痛，腰脊强。"巨阳即太阳。《伤寒论》中记载"太阳之为病，脉浮、头项强痛而恶寒"。寒邪侵犯太阳，手足太阳经脉受邪，出现恶寒、颈部僵硬、头痛等。腠理致密、经脉拘急导致外周循环阻力增加引起血压升高。天气变化，尤其是秋冬交替时患者血压波动者较多，这与寒邪侵犯太阳有关。《素问·举痛论》曰："寒气客于脉外则脉寒，脉寒则缩蜷，缩蜷则脉绌急，绌急则外引小络，故卒然而痛。"寒邪导致经脉拘急，气血运行受阻。太阳位于六经之首，为六经的藩篱，因此高血压前期及刚发病阶段，此类患者比例较高。治疗以散寒解表为法。治疗方剂以葛根汤、桂枝加葛根汤，可加味龙骨、牡蛎、赭石等。葛根汤中葛根解肌退热，通经活络；桂枝解肌发汗，温通经脉；麻黄协助桂枝增加散寒之力；白芍养血调经；桂枝配白芍调和营卫；甘草健运中焦；生姜解表散寒，大枣补脾和中，桂枝、生姜、大枣合用，辛甘化阳，助阳散寒。有研究表明葛根有效成分总黄酮、葛根素有扩张外周血管的作用。葛根素、大豆苷元能降低血浆肾素及血管紧张素水平，葛根素减少血浆儿茶酚胺代谢；改善血管反应性。另外，葛根醇浸膏及葛根素能减弱去甲肾上腺素或乙酰胆碱对高血压犬的升压或降压反应。因此现代药理研究也证实了葛根方治疗原发性高血压的有效性。

阳明之为病，胃家实是也。阳明病外证云何？答曰：身热，汗自出，不恶寒，反恶热也。阳明病分为阳明气分证、阳明腑实证。前者表现为气血充盛，出现大热、烦渴、脉洪大、大热等心排血量增加、血流速度增快的表现；后者阳明肠腑邪热燥结，燥屎结于肠道，腑气不通，浊邪熏蒸清阳所致脏腑功能失调，腹压升高、肠道菌群失调、炎症因子的释放，出现面红目赤、头目胀痛、口干烦躁、二便不利甚至吐血衄血等。治疗以承气汤、泻心汤（大黄、黄连、黄芩）、栀子豉汤为代表。大承气汤中大黄通腑泄热，荡涤肠道；枳实厚朴降逆上之气，下气除满；芒硝软坚散结，泻热通便，协助大黄通腑泄浊。大黄黄连泻心汤泻热通便、引亢热之火下行、改善气血逆乱。现代研究证实大黄蒽醌衍生物具有抑制血管紧张素转化酶活性，降低血压，降低心脏后负荷；大黄素可降低血清低密度脂蛋白和极低密度脂蛋白水平，改善血黏度，间接改善血流动力学。

少阳之为病，口苦、咽干、目眩也。少阳枢机不利，主要导致郁而化火，脉道不利，气血不循其道甚至出现气血上逆的表现。此类患者除了典型少阳病表现，常合并烦躁、易怒、失眠、焦虑、失眠等表现。治疗以疏解少阳为法。方剂以小柴胡汤、柴胡加龙骨牡蛎汤加减。如便秘溲赤时予以大柴胡汤加减、合并痰湿者加温胆汤加减。小柴胡汤中柴胡清解少阳之邪，疏泄气机之郁滞；黄芩协助柴胡清泄少阳之热；法半夏、生姜和胃降逆止呕；人参、大枣益气健脾，防治邪气内传；炙甘草助参、枣扶正，且能调和诸药。诸药合用，以和解少阳为主，兼和胃气，枢机得利，脾胃调和，则诸症自除。柴胡具有免疫调节和抗抑郁的作用，其中免疫功能紊乱和抑郁状态是血压升高的重要机制，因此柴胡具有间接降血压作用。

太阴之为病，腹满而吐，食不下，自利益甚，时腹自痛。若下之，必胸下结硬。太阴寒化，主要导致脾气亏虚，引起脾升胃降失调，因而引起肺降肝升失调、心肾失交；此外脾胃运化失调，导致后天之本亏虚，气血生化无源，脉道不利，血行不畅，水液运化不利导致水湿内停，加重脉道不利，引起血液黏度增高、动脉粥样硬化，使脉管壁的顺应性下降，导致血压升高。治疗方剂以理中汤；如脾胃虚寒，水湿内停以中焦水湿内胜为主，选用苓桂术甘汤加味泽兰、益母草、葛根、牛膝等活血之品。苓桂术甘汤中茯苓甘淡性平健脾利湿、化饮；桂枝温阳以化饮；白术健脾燥湿；甘草调药和中。现代药理研究证实苓桂术甘汤可以调控脂质代谢、胰岛素抵抗、调节水液代谢、抗氧化等间接调节血压。

少阴之为病，脉微细，但欲寐也。少阴病时人体之气血阴阳处于虚损状态。阳气亏损，血液推动无力导致脉道不利，此外阳气亏虚，痰湿内停加重脉道壅滞；阴血不足导致脉失滑利和脉道空虚，反射引起阳气亢奋导致寒厥，最终心收缩力增强，交感神经兴奋，心率加快，外周阻力升高，出现高血压。此时如果以心肌收缩力下降，水湿内停等阳气不足的表现时即为少阴寒化证，代表方剂真武汤、四逆汤、附子汤、麻黄附子细辛汤。阴阳失交，虚火上浮，水不济火导致心火独亢，导致心肌收缩力增强，心率增快，交感神经兴奋导致血压升高，即少阴热化证，代表方剂为黄连阿胶汤。黄连阿胶汤通过缓解患者的焦虑状态，从而改善交感神经的兴奋性，从而起到协同降压作用。真武汤方中附子温肾气利水；茯苓、白术健脾渗湿利水；生姜温散水气；芍药活血利水。诸药合用，共成暖肾健脾、温阳化气利水之剂。王钰霞认为真武汤具有利尿、降血脂及抗动脉硬化、改善肾脏功能、调节肾上腺皮质醇的作用。朱章志通过研究真武汤对充血性心衰模型血流动力学及血管紧张素Ⅱ的影响，发现真武汤可显著降低模型兔的血管紧张素Ⅱ水平，从而拮抗肾素-血管紧张素-醛固酮系统的激活，发挥正常调节血压及水电解质平衡的作用。

厥阴之为病，消渴，气上撞心，心中疼热，饥而不欲食，食则吐蛔，下之利不止。《素问·至真要大论》曰："厥阴何也？岐伯曰：两阴交尽也。"病至厥阴，两阴交尽，由阴转阳，若阳气不能来复，则阳气难出，导致阴盛阳衰。若阴阳两气不相顺接，则阴阳失调；《诸病源候论》曰"阴阳各趋其极，阳并与上则热，阴并与下则寒"，则寒热错杂。故患者常有以寒热错杂，虚火上炎等表现，如四肢厥冷，巅顶疼痛，口干，心烦失眠，躁动不宁等。治疗方剂主要为乌梅丸、吴茱萸汤。乌梅丸通过清上温下调整人体阴阳平衡，治疗高血压。吴茱萸汤在长期大量服用平肝、潜阳、清热、镇逆等重坠寒凉之剂，会郁遏肝的调达之性；损伤脾胃，或素体阳虚，内生寒湿痰浊，以致脾胃虚寒，肝气郁遏，阴浊之邪上逆，形成本证。因此吴茱萸汤病机为肝胃虚寒，浊阴上逆之病机。其主症多见巅顶部头痛，眩晕时作，干呕，吐涎沫，胸膈满闷，面色晦滞无华，舌淡苔白滑，脉沉弦滑或细滑或沉迟等。厥阴病发生高血压的机制一方面上焦热盛，心肌收缩力增强；一方面中下焦虚寒，水湿等病理产物聚集，导致水钠潴留，最终导致血压升高，这类患者常见于糖尿病肾病、慢性肾脏病等顽固性高血压。现代研究证实吴茱萸提取物的降血压机制与兴奋 β 受体有关，也与前列腺素的合成有关。吴茱萸碱、吴茱萸次碱、去氢吴茱萸碱的扩血管作用是内皮依赖性 Ca^{2+}-NO-cGMP 途径或降低平滑肌细胞内 Ca^{2+}。

六经病机与原发性高血压控制难易的关系

三阳病与阳气周留障碍，感受寒邪、气机不畅、饮食不节参与其中；三阴病与阴阳两虚、病理产物聚集密切有关，涉及风、火、痰饮、瘀。病在三阳，患者处于高血压前期、高血压无明显靶器官损害阶段，患者伴有受寒、焦虑、睡眠障碍等诱发因素。这是中医药治疗高血压的关键阶段。患者处于高血压前期，无降血压药的强适应证。通过疏散太阳经寒邪、清阳明瘀热、和解少阳，结合移情易性、改善饮食起居将血压控制住。患者并未定期检测血压、患有隐匿性高血压、合并慢性肾脏病等，诊断高血压之初已经合并明显靶器官损害，西医的标准降血压方案是必不可少的。该阶段脏腑出现功能失调，甚至出现脏腑阴阳的严重不足，表现为阴血不足、阳气衰败或阴阳两虚，同时伴有痞闷不适、心火独亢、阳明燥结（阴亏燥结）、水饮内停、气血痰的壅滞等病机。从六经辨证来分析，主要为太阴病、少阴病、厥阴病、少阳合并厥阴病、太阴合并少阴病、阳明合并少阴病。因营血分与太阴、少阴、厥阴密切相关，因此原发性高血压合并明显靶器官损害主要涉及营血分，主要表现的病机为瘀血内停、血虚、血热妄行。按照三焦来定位，上焦主要涉及心肺；中焦主要涉及脾胃、肝胆；下焦主要涉及肾、膀胱等，因此该阶段主要涉及中下焦。该阶段除了西医的降血压方案，通过六经辨证，可以恢复脾胃运化功能、心肾相交、疏散气血瘀的壅滞，起到平稳降压、控制靶器官损害，甚至减服降血压药、减少难治性高血压的发生。由此可知在三阳病，病程较短，血压相对容易控制；病在三阴，脏腑功能失调尚可控制，如出现明显脏腑亏虚且伴有病理产物的集聚时，不容易控制，但是六经辨证可以通过调节脏腑阴阳的失调来控制高血压综合征。

俞梦孙认为，"高血压一定是某些重要部位的缺血缺氧"，机体为了维持脏器正常的供应量就得提升压力，从而使血压升高。现代医学对高血压的认识，远远超出了高血压及靶器官损害层面，下丘脑心血管中枢室旁核区中旁核炎性细胞因子、旁核活性氧簇、旁核肾素-血管紧张素系统、旁核核因子 κB、旁核神经递质与高血压发病关系密切；焦虑情绪增加血管压力，体循环血管阻力，交感神经活性和肾素活性，机体内环境稳态和血脂含量；肠道菌群失调的临床表现为腹痛、便秘、呕吐等，最终通过调节血管收缩、5-羟色胺调节自主神经和血管、调节免疫和炎症反应最终引起血压升高；幽门螺杆菌感染可能通过影响炎性反应、血脂代谢、免疫反应、同型半胱氨酸和胰岛素水平促进高血压的发生；血管紧张素Ⅱ可能影响胸腺的功能和转录因子表达，然后影响 T 淋巴细胞的平衡，最终引起内皮功能障碍和靶器官损害，从而导致高血压。这些发病机制学说标明高血压是与人体多系统功能紊乱密切相关，目前现有的降压药物难以完全涵盖降压机制。六经传变与高血压的发病机制虽然未系统研究，但是六经辨证可以很有效的治疗原发性高血压及伴随的并发症。王强等针对从高血压前期、到明确诊断高血压，然后出现明显靶器官损害，甚至发展到难治性高血压过程中变化，运用六经辨证的思路进行了阐述。六经辨证虽然也涉及脏腑的传变，但是同时兼顾卫气营血、三焦辨证思路，不仅定位准确，更通过追溯到阴阳理论，侧重人体气血的运行，与高血压涉及的心肌收缩力、血容量、外周阻力等因素密切相关。

272 论中风六经辨证论治体系构建

六经病变损伤血脉，血脉病损累及脑髓是中风的主要病机。当代临床所见中风多由脑血管病所致。学者丁元庆及其研究团队提出中风"病因多端，病位不一，病性复杂，用脏腑、经脉难以概括，唯有六经方能将其概括无余。是为郁损六经血脉""六郁诸邪、气血阴阳亏虚、六经病损交互牵扯，由各单一病因致成的线性病机，最终形成网络关联"。脑髓病变又会影响六经脏腑气机与营卫气血生化输布，因而中风发病后病机涉及六经与脑髓神机。鉴于中风多元性特征与病机链复杂性特点，此时，用任一脏腑、经脉皆难以概括。根据六经荣脑、病则损脑的生理病理机制，建立脏腑气化、营卫、血脉、脑髓一体的中风六经辨证体系，可以较为全面地概括中风病机与证候，进而指导临床。

六经辨治中风必要性与合理性

1. 六经病变是中风发病基础：

（1）六经病损为中风病本：六经失常，中风发病。中风病因多元，不同病因易感部位与易损脏腑有别，但皆可损伤营卫、累及脏腑经脉，导致六经病变，最终引发中风。中风病在六经，损在脑髓神机。中风发病后，六经、营卫、血脉、脑髓、神机俱损，是为诸病叠加，形成复杂的中风病机链。其病机多方关联，病情轻重急缓有别，皆以六经病损为基础。

（2）中风损脉及脑与六经病变互为影响：中风损脑，脑髓病变影响六经气化，损害脏腑营卫气血、四肢百骸。中风病机多元，脉损及脑只是中风病机链终末环节。脑统六经，脑髓病变可致脏腑经脉损害、营卫气血功能失调。

2. 六经辨证中风之必然性：

（1）六经气化血脉通畅是中风证治之本：六经通脑荣脑是中风六经辨证基础。脑不产生营卫气血，但其功能活动必需营卫气血。营卫气血化于脏腑并通过经脉上注于脑，脏腑经脉、营卫气血无非六经之属。故六经气机、气化、营卫和调与血脉畅通是中风六经辨证之根底。

（2）中风证治，必求六经：中风发病根在六经。无论外风内风、正虚邪实皆责六经失常。六经病变渐生六郁，六郁损脉，终则及脑，发为中风，中风又致六经气机失常，故六经辨治中风合理可行。

（3）中风防治，关注六经：中风危险因素存在于全生命周期。常见危险因素高血压、糖尿病、高脂血症、肥胖、动脉粥样硬化、代谢综合征等相互作用共同致病。在中风发病后原发病与中风共存，还能影响中风预后。已知代谢综合征各组分均为脑梗死独立危险因素。研究发现，高血压、高血脂、高血糖、肺部感染为影响急性脑梗死伴代谢综合征预后的危险因素。显然面对多病叠加的复杂临床问题，只关注中风证治是不够的。

（4）六经辨证中风常见危险因素多有获益：六经辨证是应对复杂临床问题的首选方法。研究显示，六经辨证可以治疗高血压、糖尿病、颈动脉粥样硬化等中风基础疾病。如六经辨证不仅协助降血压，同时还缓解血压升高伴随的症状。以"阴阳六经辨证"使用经方治疗的诊疗方法为基础，结合生活方式调摄等中医综合疗法，可以改善 2 型糖尿病患者临床症状、胰岛 β 细胞功能及胰岛素抵抗，避免或减少降血糖药物的使用，从而提高患者的生活质量。另有学者报道其"研究结果对糖尿病六经辨证治疗具有一定参考价值"。还有研究指出，六经辨证是诊治高血压合并颈动脉粥样硬化的一种可行辨证方法。基于上述，可知中风发病后采用六经辨证十分合理。可以六经辨证为基础，结合古今中风证治经验，构建中风六经辨证体系。

（5）诸病叠加，惟求六经：中风多是因病致病，诸病叠加是其常态。病在六经，损在脑髓神机。此外，中风病因、病位多元，病变不限于一脏一腑，中风发病后六经气机失常、气化失司、营卫失调、气血逆乱，皆能累及脑髓神机。唯有六经气化和调，经脉畅通，营卫气血上荣脑髓，方利于中风防治。

中风六经识别与治则

1. 六经通脑是中风六经辨证基础：中风由多种疾病损及六经气化、损伤血脉、累及脑髓引发。六经血脉贯通脑髓，六经所属脏腑经脉受损，是中风发病最终病机。故从六经可以阐述中风病机，认识中风病损所在；通过调畅六经气机，协调六经气化，疏通六经血脉，畅达营卫气血可修复脑髓病损。

2. 识中风，辨六经，察营卫：

（1）三分三辨识中风：通过三分三辨识别急性中风。急性中风首先要分病类、急缓与病期；其次要辨外风、内风；第三辨中经络、中脏腑。

（2）辨别六经寻病本：六经病变存在于中风发病之先，中风后发生诸多变化。依据六经脏腑经脉营卫气血失常见证察六经病变所在。在辨识六经病位、病性的基础上，进一步辨六经证候。有学者明确提出中风六经辨证标准是"在中风病主症的基础上，出现六经相应提纲证"。

（3）审察营卫知虚实：营卫贯通六经。营卫失常与中风发病密切相关。六经阴阳气有多少，以阴阳对待而言，则营阴卫阳。三阳以阳气盛用事，三阴以营阴充盈为根基，故察营卫可以别阴阳而知其虚实。

（4）中风察局部，六经重整体：中风六经辨证根本在于看病看人结合。中风首先要明确诊断，对症治疗；与此同时，开展对患者的整体评估与救护。诊断治疗中风是看病，六经辨证则主张从整体救治中风之人。人有男女老幼，体有肥瘦盛衰，基础疾病多端，其脏腑、血脉、营卫气血（包括血压、血糖、血脂等相关指标）盛衰各有不同。已知血压、血脂、血糖、血管与营卫相关，通调营卫有助于调控血压、血脂、血糖，保护血脉。中风病机病位病性复杂多变，唯有将六经脏腑经脉、营卫气血结合一体，方能准确辨识。

3. 六经救脑及其举措：

（1）急性中风，借六经通脉救脑：中风发病后急需通脉救脑。窗口期内所采用的血管内治疗技术皆以六经血脉为基础，以贯通营卫气血为手段，以荣脑为目的，是从六经救脑。调气通脉，救脑护髓以六经为基础。气机逆乱是急性中风关键病机，调气通脉是证治要诀。调气通脉首重阳明厥阴。急性中风，责在风火者居多，或肝阳化风，直冲犯脑。《医学三字经·中风》曰："其人脏腑素有郁热，则风乘火势，火借风威，而风为热风矣。"急性中风病责风火，邪实为急，邪实在肝胃，治从足阳明与足厥阴。调气通脉着手于通调营卫。营卫能化生气血，营卫气血共同滋荣温煦脏腑百骸。营卫根于六经气化，循经脉上达髓海。故急性中风以扶正祛邪，疏通血脉、贯通营卫以救脑为首务。

（2）病情稳定，六经与脑同治：急性中风病情稳定后需要通过调六经、化营卫、祛邪通脉以荣脑护脑。临床所见中风影响因素颇多，诸如感染，血管（动脉粥样硬化、狭窄或破裂等）、血压、血糖、血脂异常，水电解质紊乱、二便异常等，皆依赖六经气化活动始能修复。此时辨证论治应着眼于通脉救脑，着手于调理六经气机气化、通调营卫。

（3）六经辨证中风需多措并举：中风六经辨证核心是脑与六经同治。中西医治疗中风目标一致、方法多样。六经辨治中风可针对六经营卫病损性质而多措并举，如中药汤剂、成药、针刺、灸法、推拿、康复等。各种治疗技术通过祛邪扶正、调畅六经气机、鼓舞气化而影响营卫气血、肌肉、使道，恢复与保持血脉畅通、滋荣脑髓。饮食调养与护理也是通过六经气化产生营卫气血而发挥作用。

构建中风六经辨证体系

六经营卫与脑相关是构建中风六经辨证体系的基础。六经统营卫而钤百病。六经一体，气化相关，血脉相连，营卫相通，病则互为影响。中风六经辨证体系立足整体，通过调六经气机、鼓舞气化、调和营卫，以修复血脉、脑髓、神机等病损。

1. 太阳证治： 太阳行营卫于肌表，足太阳之脉上额交巅络脑，还出别下项。营卫能固护肌表、温分肉而润肌肤、充脉化血，卫气传达神机。外风多由营卫受邪致病。劳伤营卫，固护失职，外邪侵袭，邪气循太阳经脉犯脑；又起居失常，扰乱营卫，腠理疏松，血脉受损，邪结遁脉。郁阳六经，营卫失常，最终损伤血脉，引发中风。其治重在扶正达邪，调卫和营。《医醇賸义》曰："为医者当此之时，又当顺时令，调阴阳、和营卫、审病宜，全在活法。"

（1）风邪侵袭，营卫失调：症状初期可见恶寒、发热、乏力、头痛，卒然半身不遂，偏身麻木，肌肤无汗，大小便正常，舌质红，苔薄白或薄黄，脉浮弦。治以疏风散邪，调卫和营。代表方药《古今录验》续命汤。由麻黄、桂枝、当归、人参、石膏、干姜、甘草、川芎、杏仁组成，治中风痱，身体不能自收，口不能言，冒昧不知痛处，或拘急，不得转侧。《素问病机气宜保命集》曰："凡中风，不审六经之加减，虽治多不能祛其邪也。"临证可辨寒热湿毒随症加减。风寒外束，营卫受扰，发热、吐泻，渐致肢体无力、㖞僻不遂，苔白腻，脉浮，葛根加半夏汤；若黄腻，用葛根芩连汤加减。

（2）营血不足，邪滞络痹：症状肌肤麻木，肢体力弱，或作或止，睡眠不实，心悸不宁，时或汗出，饮食减少，体倦乏力，舌质淡红，舌苔薄白，脉细无力。治以益营养血，扶正达邪。代表方药大秦艽汤加减。《素问病机气宜保命集》曰："外无六经形证，内无便溺阻隔，知血弱不能养筋……宜养血而筋自荣，大秦艽汤主之。"

（3）卫虚络痹，肌肤失养：症状㖞僻不遂，肢体瘫软，肌肤不仁，大便不爽，或排便无力。舌质淡，苔薄白，脉细弱。素体不足，体弱乏力，易于外感。治以益气助卫，建中和营。代表方药黄芪桂枝五物汤加味。《时病论》用黄芪五物汤"治风痱身无痛，半身不遂，手足无力，不能动履者。久久服之，自见其功"。《临证指南医案》记载：俞氏"卫虚络痹"治以"固卫阳为主"。临证加人参、炙甘草、炒白术、淫羊藿、红景天、当归、仙鹤草、天麻、菊花、丹参等。

2. 少阳证治： 少阳经脉循颈部两侧至头面，与足阳明经脉互为协调，以行营卫气血、疏调气机。病则经脉气机互为干扰，共同致病。手足少阳失和，气化失常，郁滞化热化火，气滞痰结，兼夹痰浊瘀血，又扰脏腑、损营卫。少阳郁火内生，循经上扰，内灼足阳明人迎脉，日久导致人迎脉积，成为中风发病基础。

（1）少阳气郁，痰湿壅滞：症状半身不遂，肌肤不仁，素多情怀不畅，胸胁胀闷，咽喉不利，或睡眠打鼾，体胖腹满，大便不畅，舌质红，苔白腻，脉弦数。治以疏郁宣滞，化痰利气。代表方药四逆散合二陈汤加减。常用柴胡、陈皮、枳实、白芍、法半夏、炙甘草、远志、石菖蒲。过食肥厚，加炒莱菔子、生山楂、槟榔；颈动脉斑块加射干、制鳖甲等。

（2）少阳郁热，扰络损脉：症状平素郁怒，心烦不宁，口干口苦，头痛眩晕，偏侧肢体麻木无力，时作时止，舌质红，苔薄黄，脉弦数。治以清热开郁，调气宁络。代表方药大柴胡汤加减。柴胡、白芍、大黄、枳实、甘草、连翘、栀子、淡竹叶、黄芩、薄荷，加生地黄、玄参、钩藤、菊花、牡丹皮、赤芍等。

3. 阳明证治： 阳明受纳水谷而化营卫生气血，营卫气血循人迎脉上注于脑，其气以降为顺。病则阳气易盛，水谷易滞。阳盛则热，水滞成湿，谷滞生痰。湿热痰浊壅滞则腑气不通，最易化热化火，是为实则阳明、热责阳明。三阳中风邪实为急，阳明气血旺盛，易盛易实，火热内盛，气逆上攻，燔灼脑髓，《重订通俗伤寒论》曰："阳明热盛，最多蒸脑一症。"故中风邪实先求阳明。

（1）痰热壅滞，腑气不通：症状半身不遂，言语謇涩，面赤垢腻，脘腹胀满，口气秽恶，大便数日不通，或排便不畅，痰多或喉间痰鸣，口渴心烦，口气臭秽。舌质红，苔黄燥或黄腻，脉弦滑。治以降气通腑，泻热化痰。代表方药大黄瓜蒌汤。常用酒大黄、瓜蒌、枳实、土鳖虫、竹茹、陈皮、法半夏。加厚朴、黄连、夏枯草等。中风腑实，初有三化汤（大黄、枳实、厚朴、羌活）。主治中风入脏，邪气内实，热势极盛，二便不通；及阳明发狂谵语；中风内有便溺之阻隔者；中风九窍俱闭，唇缓舌强；大肠燥闭，不见虚症者。再有《温病条辨》承气合小陷胸汤方（苦辛寒法）：温病三焦俱急，大热大渴，舌燥。脉不浮而燥甚，舌色金黄，痰涎壅甚，不可单行承气者，承气合小陷胸汤主之。终则形成星蒌承气汤。至此，中风的痰热腑实证治日臻完善。

（2）心胃火扰，痰蒙清窍：症状卒倒昏不知人，喎僻不遂，渐致神昏，面赤气粗，牙关紧急，喉间痰鸣，口气秽浊，饮食少进，大便不爽，舌质红或绛，苔黄腻，脉弦滑。治以泻火豁痰，开窍醒神。代表方药泻心汤合小陷胸汤加味，送下安宫牛黄丸。常用大黄、黄连、黄芩、夏枯草、生石膏、寒水石、栀子、瓜蒌、半夏泻火降逆，安宫牛黄丸清热豁痰、开窍醒神。本证常需鼻饲。神识昏乱，加人工牛黄粉、郁金、鲜竹沥，清热降火，豁痰开窍，或合安宫牛黄丸鼻饲。便秘腹胀，加枳实、瓜蒌、酒大黄、芒硝。舌质红绛，少苔少津，加玄参、麦冬、玉竹、知母；发热，加生石膏、知母、淡竹叶。面赤、脉洪大滑，加大黄、生石膏、寒水石、生龙骨等。

（3）湿热蕴结，阻络蔽窍：症状半身不遂，偏身麻木，口舌歪斜，言语不利，或神识欠清。口干或黏，饮食减少，大便黏滞不爽，小便色黄，舌质红，苔黄腻，脉弦数。治以清利湿热，通络利窍。代表方药葛根芩连汤加味，神识不清合菖蒲郁金汤加减。何秀山《重订通俗伤寒论》曰："湿遏热郁，中气实，则阳明证多。"葛根、黄芩、黄连、炙甘草、瓜蒌、竹茹、法半夏、天麻、僵蚕、夏枯草、地龙、人工牛黄粉、郁金、珍珠粉、石菖蒲、枳实、竹茹。饮食或静脉补充体液，津液充盈，血脉和利。血糖高，黄连、黄芩可以适当重用；热重，加金银花、连翘清热通络；大便不爽，加薤白、滑石粉、蚕沙利气泄浊。

（4）胃热内盛，伤阴损脑：症状喎僻不遂，烦躁不宁，面赤身热，口干舌燥，大便秘结，心烦少寐，舌质红绛，舌苔黄燥乏津，脉数细滑。或气温过高，饮水摄食不足，营卫乏源，水津不充，乏力神倦，呆滞无神，偏身肢体乏力或瘫痪。治以清热养阴，滋燥荣脑。代表方药增液承气汤加减。热盛伤阴，用生地黄、玄参、麦冬、大黄、芒硝、炙甘草养阴泻热通腑，加竹茹、瓜蒌、天麻、法半夏，甘寒缓急，化痰平肝。痰热闭窍、伤阴，加鲜竹沥（兑服）天竺黄、石菖蒲、化痰开窍。真阴损伤，舌质红绛，少苔少津，用新加黄龙汤加减。

（5）阳明瘀热，阻络损脑：症状喎僻不遂，肌肤不仁，言语不利，健忘呆滞，大便或干或硬，小便黄赤，舌质红或见瘀斑，舌苔黄，脉弦或弦滑。治以清热活血，化瘀通络。代表方药桃核承气汤加减。酒大黄、桃仁、土鳖虫、丹参、赤芍，加怀牛膝、瞿麦、郁金、石菖蒲。配服大黄虫胶囊。肢体瘫痪拘挛，加地龙、瓜蒌、天麻、僵蚕。舌苔黄腻，合小陷胸汤，加石菖蒲、枳实、陈皮、泽泻、远志。

（6）其他证候，胃热气逆：症见喎僻不遂，饮食减少，腹满腹胀，呃逆频仍，声高气急，难以控制。大便不畅，小便短赤，舌质红，苔黄燥，脉浮滑大。治宜清胃泻热，下气降逆。方用调胃承气汤送下熊胆粉。胃热壅滞，胃气冲逆，酒大黄、芒硝（烊化）、炙甘草、怀牛膝、竹茹、旋覆花，通腑泻热，和胃降逆。熊胆粉苦寒泻火清热，降逆平呃。《对山医话》记载："呃逆，诸治无效，与熊胆效；左金丸料亦效。"临证举凡火热亢盛，胃气冲逆，呃逆不止，可以用本方。中虚气馁。中风日久，饮食少进，呕吐不止，出汗过多，损伤胃气，中焦气虚不化不运，舌质淡，苔薄白或腻，脉细无力。治宜补虚益气，和胃助运。方用厚朴生姜半夏甘草人参汤加白术、茯苓、旋覆花、天麻、菊花等。气阴亏虚，症见饥不欲食，舌质红，舌苔少，脉弦细，治宜益气养阴，和胃调气，方用麦门冬汤加味，加竹茹、瓜蒌、玉竹、百合、牡丹皮、夏枯草、旋覆花、陈皮等。

中风邪实，先责阳明。《重订通俗伤寒论》曰："伤寒证治，全藉阳明。"何秀山注曰："伤寒虽分六经，而阳明为要。三阳则又以阳明为尤要。以胃主生阳故也。"中风邪实常见气郁风火痰湿血瘀。阳明受脏腑浊气，易于留邪。中风邪实或发于阳明，或累及阳明。邪结阳明，壅滞气机，妨碍升降，扰乱营卫、损脉伤脑。六经以阳明为化源，故从六经治中风，邪实首重阳明。阳明证治，重在调气机，和营卫、泄浊气，通血脉，护神机。同时中风康复亦全赖化源充盛，方能助正达邪。

4. 太阴证治：太阴在脏为脾肺。脾司运化主肌肉，肺主呼吸朝百脉。五气五味借太阴化营卫生气血、生成宗气。中风气虚责在太阴，气虚不化，痰瘀内阻。饮食劳倦内伤于脾，则致痰湿、湿浊、食郁内结，内困阳亢；肺主一身之气，内伤邪气犯肺，一身之气皆受其害。脾肺受损，气机不畅，营卫气血不充、水湿痰浊内停，阻滞血脉，皆能损脑。

（1）太阴失化，痰湿阻络：症状半身不遂，言语不利，平素体胖困重，或下肢肿胀，困倦昏蒙，睡眠打鼾，饮食减少，脘闷腹胀，大便不实，舌质暗淡，苔白腻，脉沉缓滑。治以运脾燥湿，化痰通络。代表方药《医学心悟》半夏白术天麻汤合外台茯苓饮。清半夏、陈皮、炒白术、天麻、茯苓、炙甘草、生姜、枳壳。言语不利，加石菖蒲、远志、郁金；肢体沉重或肿胀，加苍术、炒薏苡仁、防风、桂枝、防己；腹胀明显，加厚朴、苍术；气虚乏力，加黄芪、人参；胸痹闷窒，合瓜蒌薤白半夏汤。体胖腹满，血压升高而难降，大便不爽，合防己黄芪汤。《临证指南医案》程案"脉濡无热。厥后右肢偏痿，口喝舌歪，声音不出，此阴风湿晦中于脾络"。治法宗古人星附六君子汤益气。

（2）脾弱不运，气虚痰阻：症状喝僻不遂，困倦头眩，多汗乏力，食少痰多，肢体沉重或肿胀，便溏或排便无力，舌质淡胖，苔白腻，脉虚缓。治以健脾益气，化痰通络。代表方药《脾胃论》半夏白术天麻汤。体胖肢重，血压升高而难降，合防己黄芪汤。人参、白术、黄芪、炙甘草、茯苓益气健脾，法半夏、陈皮、神曲、干姜和中降逆、化痰利气，茯苓、泽泻利水降浊，天麻调气豁痰，平肝通络。言语不利，加石菖蒲、郁金、全蝎、茯苓；肢体沉重，加苍术、黄芪、防己、炒白术、淫羊藿、仙鹤草。《临证指南医案》某"阳明虚，内风动，右肢麻痹，痰多眩晕"。治用天麻、钩藤、法半夏、茯苓、广陈皮。

（3）脾肺气虚，瘀阻脑脉：症状喝僻不遂，肢体瘫软无力，肌肤不仁，言语謇涩，面色不华，气短乏力，口角流涎，饮食减少，食后难化，大便不实或排便费力，小便频数。舌质淡，苔薄白腻，脉细弱。治以益气补虚，活血通络。代表方药补阳还五汤合桂枝茯苓丸。血虚重用当归，加熟地黄、酸枣仁；气虚加人参、炒白术、炙甘草、仙鹤草，大补气血，健脾生血；便难，加火麻仁、郁李仁、炒杏仁、枳实、利气润肠。《临证指南医案》唐（六六）"老年力衰……气虚"治"以固卫益气"。若体倦无力，痰多困怠，两太阴合病，气虚不固，气化失常，治宜补益脾肺，化痰利窍，用菖麻六君子汤。

（4）脾虚血少，筋脉失养：症状喝僻不遂，言语謇涩或气短难言，吞咽呛咳，食少不化，精神不振，面色无华，多忘少寐，大便无力，舌体胖舌质淡红，苔薄白，脉虚或数。治以益气生血，助卫通络。代表方药炙甘草汤加减。炙甘草、人参、大枣、桂枝、阿胶补益元气、益卫建中；麦冬、生地黄、阿胶益阴养血。加淫羊藿、巴戟天温润助阳，鼓舞气化；加石菖蒲、远志、法半夏、陈皮化痰开窍；加益智、补骨脂、桑螵蛸，补肾固摄。口角流涎，加益智、沙苑子；小便频数，加沙苑子、补骨脂；便秘，加生白术、肉苁蓉、锁阳、柏子仁、郁李仁。

（5）气阴不充，营虚卫弱：症状喝僻不遂，精神疲怠，形体消瘦，多汗乏力，饮食减少，大便难下，小便或有不利，舌质红或淡嫩，舌苔少或无苔，脉细无力。治以益气养阴，通络荣脑。代表方药生脉饮合四妙勇安汤。人参、麦冬、黄芪、五味子益气养阴，玄参、麦冬养阴增液，金银花配黄芪益气通络。加僵蚕、天麻、石斛、酸枣仁、龟甲，益阴息风，通络柔筋。语言不利，加郁金、茯苓、全蝎、僵蚕；肢体麻木，加丝瓜络、土鳖虫，并重用桑叶；肾虚不固，尿频量多，加枸杞子、沙苑子、桑螵蛸、熟地黄。

5. 少阴证治：心主血脉藏神明，肾司闭藏生髓充脑，二者皆关乎脑髓神机。心肾病损是中风发病基础。《素问玄机原病式》提出中风发病常责"肾水亏虚，心火暴甚"。《临证指南医案》提出"热则真气泄越，虚则内风再旋"，把握心肾精气盈亏、血脉调畅与否，其治在心肾，如调水火，济精神，生精护脑，是从少阴防治中风之核心。

（1）心脉瘀阻，营卫失和：症状心悸胸闷，卒然喝僻不遂，言语謇涩，肌肤不仁，舌质暗红，苔白腻，脉细或疏数不一、三五不调。治以养心通脉，调和营卫。代表方药桂枝茯苓丸加味。桂枝、白芍、赤芍、桃仁、牡丹皮、茯苓活血通络，化痰养心，和营调卫，加郁金、石菖蒲、远志化痰开窍；心气不足，气短乏力，加人参、黄芪、玉竹益气补虚，益心通脉。心悸不宁，加紫石英、炙甘草；睡眠不实，加酸枣仁、柏子仁；水肿，小便不利，重用桂枝、茯苓，加茯苓皮、王不留行、葶苈子，通阳活血，利水通脉；便秘，加当归、郁李仁，养血通脉润肠。心气亏虚，用炙甘草汤。

（2）心火炽盛，伤营扰神：症状平素急躁易怒，心焦少寐，卒然半身不遂，肌肤麻木，语言不利，面赤烦躁，入夜难寐，躁扰不宁，大便不畅，小便黄赤，舌红绛，舌苔黄或黄燥，脉滑数；或少苔少津，脉弦细数。本证属于中风热入心营证，治以清心凉营，养阴宁神。代表方药心火炽盛，用泻心汤合栀子柏皮汤加减；营阴受损，火热内扰，用清营汤加减。黄连、大黄、黄芩、黄柏、栀子、金银花清热降火。火盛伤阴，少苔少津，加生地黄、玄参、麦冬、丹参、牡丹皮，养阴凉营清热。心肝火旺，急躁易怒，卧不安宁，口干口苦，加夏枯草、怀牛膝、珍珠母、石决明、牡丹皮清火平肝降逆；加瓜蒌、郁金化痰开窍；加竹叶、天竺黄、竹茹化痰清热；决明子、瓜蒌清热润肠通便。

（3）心肾阴虚，火灼脑髓：症状素体阴亏，形体消瘦，心烦不宁，㖞僻不遂，言语謇涩，少寐多梦，大便干结，尿少灼热，舌质红瘦，舌体裂纹，少苔或无苔，脉细弦数。治以滋阴降火，宁络安神。代表方药二阴煎加味。用熟地黄、麦冬、生地黄、百合、玉竹滋阴补肾；知母、黄柏、怀牛膝、龟甲、天麻，清热降火，滋阴息风；加瓜蒌、紫草、酸枣仁、柏子仁，凉血养血、润肠通便；心烦少寐，加竹叶、丹参；乏力，加人参、五味子；久病卧床，反复咳嗽咳痰，加瓜蒌、橘红、川贝母；便秘较重，加玄参、决明子、牛蒡子、桃仁。《临证指南医案》曰："心火亢上，皆为营液内耗。""心悸少寐，已见营气衰微，仿金匮酸枣仁汤方，仍兼和阳，益心气以通肝络。"

（4）心气亏虚，血瘀络痹：症状平素心悸气短，多卧少动。卒然㖞僻不遂，言语謇涩，肌肤麻木，舌质淡暗，苔薄白，脉细虚数、或结或代。治以补益心气，和营通络。代表方药保元汤合桂枝茯苓丸加减。心气不足，血脉失主，营卫气血运行失常、瘀滞内生，循脉犯脑，治用保元汤益气补虚，养心通脉，桂枝茯苓丸活血化瘀、理气通络。加土鳖虫、桃仁、三七粉化瘀通络；心悸气喘、小便不利，加茯苓、桂枝、炙甘草通阳化饮；言语謇涩，加石菖蒲、郁金、僵蚕化痰利窍；大便不畅，加当归、瓜蒌、桃仁养血润肠，宽胸通便。

（5）精虚髓空，神机失用：症状中风久延，或高年反复发病，肢体失用，思绪错乱，精神不振，健忘呆滞，言语含糊，口角流涎，伸舌困难，二便失调，舌质淡红，苔白滑，脉沉细。治以补肾添精，生髓怡神。代表方药地黄饮子加减。熟地黄、山茱萸、山药、石斛、麦冬、巴戟天、淫羊藿补肾添精生髓、通阳活血怡神，石菖蒲、远志、茯苓、薄荷豁痰利气、养心活血；肾阳不足，温化失职，肢冷脉细，流涎，舌质淡，加桂枝、干姜、益智，温肾助阳；小便失禁，加补骨脂、桑螵蛸、沙苑子等。

（6）心肾阳虚，神机衰惫：症状久病中风，㖞僻不遂，舌强言謇，或健忘神呆，面白困倦，神疲懒动，肢体肿胀，皮暗不温，口角流涎，小便滴沥不爽或失禁，舌质淡胖，苔白，脉沉细。治以温润补肾，助阳利窍。代表方药金匮肾气丸加减。熟地黄、山茱萸、山药补肾添精，附子、桂枝温阳化气，阴中求阳；茯苓、泽泻、牡丹皮利水泄浊、化瘀导滞。加仙茅、巴戟天，温阳助阳；加石菖蒲、远志、郁金，化痰开窍；衰惫乏力，精神困顿，加人参、黄芪、炙甘草大补元气；神识不清，脉微欲绝，是肾元亏损，阴尽阳衰，可用六味回阳饮加龙骨、牡蛎、山茱萸。

6. 厥阴证治：厥阴在脏为肝与心包。心包代君行令，肝脉交巅络脑。厥阴病损之中风以肝气、肝火、肝风、肝阳为常见病理因素，日久则阴虚阳亢，风火内盛，火热灼津灼血灼脉，痰热瘀血结滞，脑脉痹阻，或血溢脑脉之外。治在调气机、降冲逆、平亢阳、调血脉。

（1）厥阴风火，损络伤脑：症状每因郁怒相激，卒然㖞僻不遂，或突发神昏不语，面红目赤，气粗声高，口干口苦，夜不能寐，言多语乱，舌质红，苔薄黄燥，脉弦大有力。治以清肝泻火，降气宁络。代表方药《医醇賸义》羚羊角汤合白头翁汤。加赭石、怀牛膝、泽泻，降气行血，引气血下行。火盛灼损脑脉，络破血溢，加生地黄、赤芍，紫草、酒大黄，清肝凉血；火盛伤阴，口干舌燥，加生地黄、玄参、麦冬；头痛、眩晕，加石决明、珍珠母、夏枯草、僵蚕、蝉蜕；大便秘结，加酒大黄、瓜蒌、决明子、紫草，泻热通便。

（2）风痰上扰，阻络闭窍：症状卒然喝僻不遂，言语謇涩，或昏不知人，喉间痰鸣如鼾，口干不渴，大便不畅，小便如常，舌体胖、舌质暗红，苔厚腻或白或黄，脉弦滑。治以化痰开窍，平肝通络。代表方药涤痰汤合化痰通络饮。肝风偏盛，加天麻、钩藤、僵蚕、旋覆花平肝通络化痰；瘀血阻滞，舌质暗或见瘀斑，加桃仁、桂枝、香附，活血通络；舌苔黄腻，脉滑数，加瓜蒌、竹茹、黄连、夏枯草，清热化痰；便秘，选加酒大黄、瓜蒌、牛蒡子，通便泻热。

（3）肝经湿热，损络化风：症状喝僻不遂，言语謇涩，肌肤不仁，口苦口黏，腹满胁胀，大便质黏挂盆，小便黄赤，舌质红，苔黄腻，脉弦数。治以清利湿热，调气通络。代表方药茵陈蒿汤合栀子柏皮汤加减。茵陈、栀子、大黄、黄柏清肝胆湿热，大黄泻热逐瘀；加旋覆花、茜草、赤芍、怀牛膝、牡丹皮，凉血活血、化瘀通络。加茯苓、滑石、黄芩、夏枯草，清肝泻热、利湿化浊；选加竹茹、法半夏、陈皮、地龙、僵蚕、天麻、菊花，调气平肝通络；大便黏滞，加枳实、决明子、滑石、薤白，行气导滞通便。

（4）肝阳化风，损络伤脑：症状平素头痛头晕，急躁易怒。卒然喝僻不遂，或昏不知人，面赤气粗，喉间痰鸣，急躁不宁，大便不畅，小便黄赤，舌质红，苔黄或燥，脉浮大滑数。治以平肝潜阳，降气宁络。代表方药天麻钩藤饮加味。加郁金、天竺黄、羚羊角、夏枯草平肝息风开窍醒神。便秘，加决明子、瓜蒌、酒大黄，泻热通便；面赤气粗，加酒大黄、怀牛膝、生石膏，清热降逆；语言不利，加全蝎、郁金、薄荷，通络开窍；阳盛阴伤，加玄参、生地黄、白芍，养阴柔肝；神昏不知人，加用安宫牛黄丸。

（5）阴虚阳亢，风阳犯脑：症状素多眩晕，腰膝酸软，卒然喝僻不遂，头痛难忍，或见呕吐，面赤如醉，大便困难，小便短少，舌质红绛，苔少乏津，脉弦浮大。治以滋阴潜阳，重镇息风。代表方药镇肝息风汤。龟甲、龙骨、牡蛎、玄参、白芍、天冬潜阳滋阴、镇制肝木；怀牛膝、赭石降气又能引气血下行；茵陈、生麦芽、川楝子疏肝利气。加天麻、夏枯草，平肝息风；加牡丹皮、郁金，开郁活血利窍。

（6）阴亏血瘀，阻络扰神：症状半身不遂，肢体麻木，言语謇涩，头晕头痛，急躁易怒，入夜躁扰，卧不能寐，大便干结，口渴多饮，舌质红或绛，苔少或无，脉弦细数。治以滋阴息风，活血通络。代表方药二四六汤加减。由二至丸、四物汤、六味地黄丸合方而成（女贞子、墨旱莲、熟地黄、山茱萸、山药、当归、白芍、牡丹皮、怀牛膝、丹参、天麻、桑枝）。加天麻、钩藤、僵蚕、桑寄生、菊花、珍珠母、石决明，平肝柔肝，通络息风；便秘，加玄参、决明子、生地黄，滋阴润肠。肾水亏虚，水不涵木，治宜滋阴养血，活血通脉。

足厥阴肝藏血而主疏泄，心包敷布心火。阴中有阳，阴尽阳生，是其生理特点。阴虚失制，阳旺化风，风扰络痹，阴血亏虚、肝风内动是厥阴中风常见病机。何秀山《重订通俗伤寒论》曰："风木与相火，两相煽灼，伤阴最速。"中风难愈而易复发。因此，对风火湿热内盛及肝阴不足之人，最当小心。其湿热痰火内盛，多与足阳明相关，是邪实责之肝胃。其阴血亏虚，火旺动风，则与少阴心肾相关，可仿《温病条辨》连梅汤以清热养阴、凉营宁心；心热烦躁神迷甚者，先与紫雪丹。病久常致肝肾阴虚、水不涵木，加减复脉汤、大小定风珠皆可随证选用。

7. 中风合病证治：六经血脉相连，营卫贯通，气化一体，互有表里。中风证治总体规律是三阳多实多热，三阴多虚多火，或因实致虚，或虚中夹实，错综复杂。中风后可见合病。有研究发现，少阳病、阳明病及其合病是中风病急性期常见类型，中风病急性期以少阳病或阳明病为主要表现，若年高病久，肝肾精气匮乏，虚火化风，真阳失于涵纳，则如《临证指南医案》所曰："补肝肾以摄纳肾气为要。"

（1）少阳阳明合病：症状喝僻不遂，心烦不安，腹满胁胀，大便不畅，头晕头痛，或呕吐，舌质红，苔黄燥或黄腻，脉弦数。治宜清利阳明，疏利气机。方用大柴胡汤合小陷胸汤。

（2）阳明少阴合病：症状半身不遂，肢体拘挛，舌卷不语，形体消瘦，食少便难，健忘少寐，舌质红，舌体瘦，苔少，脉沉细。治宜滋阴生津，和营通络。方用增液承气汤或新加黄龙汤加减。

（3）厥阴少阴合病：中风久病，真阴耗损，精血不充，喝僻不遂，言语謇塞，神倦无彩，神识呆滞，健忘失智，形体消瘦，二便不利。舌质红绛多见裂纹，舌苔少或无苔，脉细无力。遵《温病条辨》"热邪深入，或在少阴，或在厥阴，均宜复脉"。治宜滋添真阴，益气充脉。随证选用加减复脉汤、定风珠类方。《临证指南医案》曰"龚（五七）厥症。脉虚数，病在左躯，肾虚液少，肝风内动，为病偏枯，非外来之邪"，由"肾阴虚肝风动"。肝肾阴精亏虚，喝僻不遂，肢体挛急，舌质红绛无苔，脉细数。治宜滋阴补肾，生精怡神。方用大小定风珠化裁。

（4）少阴心肾合病：《临证指南医案》有"下虚上实，君相火亢，水涸液亏"。心肾亏虚，气阴不足，精气匮乏，治用炙甘草汤加减；心肾阴虚，虚风内动，用加减复脉汤类方。

（5）厥阴少阳合病：何秀山《重订通俗伤寒论》曰"少阳与厥阴为表里，若相火之邪，不从外达，势必内窜包络肝经，发现热深厥深，火旺风动之危候"。肝阴不足，肝胆气机不舒，相火内扰，舌质红，舌苔少，脉细弦，治用乌梅丸加减。

（6）阳明厥阴合病：六经病变皆致中风。中风病位虽有六经之分，但阳明、厥阴为首务。叶天士在《临证指南医案》中从厥阴阳明论治最多。邪实、气虚多从阳明太阴识证；肝火、肝阳、肝风为病，责在厥阴。如胡案"阳明脉络已空，厥阴阳气易逆……无非阳化内风"。某（妪）"厥阴肝木内风壮火，乘袭胃火"，清泻阳明厥阴、降气平肝泻火、清热豁痰开窍、益阴和中柔肝是阳明厥阴合病常用治法。中风是由六经损害导致的脑部病变综合征。整体病损病程漫长，其脑部病变因血脉损伤者居多，每卒然起病。整体病变有脏腑经脉阴阳气血营卫津液之别，合之则不出六经范畴。中风病机复杂，临床证候难以枚举，但是依据病在六经、损在血脉、伤在脑髓的发病机制，临证以六经病变为主体，将六经与营卫血脉、脑髓病变综合论治，由此便构成六经辨证体系。"六经协调营卫气血上行以充脑生髓，修复病损，是病机可逆，中风可愈的关键所在。"这一辨证体系，强调急症当重局部，缓则从整体以救中风。

六经病变是中风发病之本，六经病变有邪实正虚之异，风火痰瘀湿热诸邪损脉伤脑，气血阴阳亏虚为基本病机，故可在此基础上构建中风六经辨证体系。六经辨治中风，分为调六经与治中风两途调六经是着眼于整体。常用调气机、助气化、理气血、和营卫、扶正达邪，既能治疗基础疾病，又可调治中风。治中风则着眼于血脉营卫与脑髓病变。常用调气机、通血脉、和营卫，以救脑髓而挽神机。辨证论治同一证候，治法相同，措施多端中风是多种疾病日久所致卒然暴病。其病机、病性、病位、证候复杂，治疗技术多样，临证每多措并举。意在寻求最佳疗效，并兼顾治未病。从六经辨识中风病机病性，逐步将各种慢病病机与证治经验融于救治中风实践，构建中风六经辨证体系。

273 冠心病从六经辨治应用

经方是指载于《伤寒杂病论》之方，经后世整理又分为以"六经辨证"为主的《伤寒论》和以"脏腑辨证"为主的《金匮要略》。且"胸痹""心痛"在书中早有详细记载，而"阳微阴玄""太过不及"为其病不可或缺的特点。其病以痛为要，且《素问·举痛论》曰"痛而闭不通矣""脉泣则血虚，血虚则痛"，故本病虚实互相影响，病机复杂。张仲景首创六经辨证之先河，涵盖外感、内伤之病，全面广泛，学者马镒洋等对六经辨证治疗冠心病的常用经方的临床应用做了探析。

六经辨治冠心病

1. "太阳经"方证论治：太阳病以"脉浮，头项强痛而恶寒"为脉证提纲，《难经·十四难》亦有曰"损其心者，调其营卫"。且太阳病多与它经传变，此经多有"表"象，与现代医学中因"寒冷"等外界因素诱发不谋而合，但终与表证不尽相同，故应用时尤亦注意"发汗解表"的剂量，避免伤正而加重冠心病的发生发展。此经中，由于桂枝汤这一方证中桂枝-甘草以及桂枝-芍药这一经典配伍，故将含此配伍的《金匮要略》中的部分方证列入其中。

桂枝茯苓丸证侧重于合病瘀血，对改善不稳定型心绞痛症状以及合并血脂异常的患者疗效稳定。

小陷胸汤证以"正在心下，按之则通，脉浮滑"为辨证特点，多为痰热互结于下之轻证，可治疗不稳定型心绞痛的症状、降低脂肪因子抵抗素水平，其加味对急性心肌梗死亦有良好的干预作用。且原文指出"先煮瓜蒌"。

半夏泻心汤证以"满而不痛"为要，侧重气机调理，可用于缓解心绞痛症状，且司春婴等提出"运脾化痰""活血化瘀"之法为其治疗胸痹的主要特点。

黄芪桂枝五物汤证强调合病血虚，此方不仅可缓解胸痛症状，而且可减少硝酸甘油用量。

另外，桂枝甘草汤证、桂枝甘草龙骨牡蛎汤证、炙甘草汤证、苓桂术甘汤证均可起到改善心律失常之效。此效得益于"桂枝-甘草"这一经典辛甘化阳之配伍。《绛雪园古方选注》曰："桂枝轻扬走表，佐以甘草留恋中宫，载还阳气。"故心阳得复，心脉则安，心悸乃平。且现代药理研究证实，此配伍可起到兴奋与抑制窦房结冲动的双向作用。此配伍具体是起到兴奋还是抑制之效，暂无量化标准，还应参考方中其他药物配伍。若方药以"升阳鼓动"配伍为主，则此效偏于"兴奋"，若方药以"镇心安神"配伍为主则偏于"抑制"。此配伍好比两效之载体媒介，具体功效还应视其他君药为重要契机。现对此类方证之间的差异加以论述如下：

桂枝甘草汤证"叉手自冒心""心下悸，欲得按"的病机基础为心阳不足、心脉失养，此方证为此类配伍的基本底方。

桂枝甘草龙骨牡蛎汤证在桂枝甘草汤证病机基础上复现"烦躁者"，对治疗室性早搏、心房颤动、房室阻滞等疗效显著。临床中多用于明显"焦虑"情绪的患者，女性尤为适合。

炙甘草汤证为典型心脉失养导致心阴阳两虚"脉结代，心动悸"的证治，且原文提倡清酒煎服以增药力。

苓桂术甘汤证则以"心下逆满，气上冲胸"为要，除上述疗效外，此方加味联合西药亦可减少心绞痛发作、改善相应伴随症状。

2. "阳明经"方证论治：阳明病以"胃家实是也"为辨证提纲，强调里实热证。但冠心病较少以阳明经单经起病，常由它经合病等。在此经中，冠心病多体现"热""瘀"之象。

栀子大黄汤证以"心中懊恼"为要，其清心除烦之效在改善冠心病心绞痛等中医证候、提高心电图疗效方面较为显著。丁书文提出现代生活环境及生活节奏易形成"郁火内伏"的体质，使热结、血瘀互搏为病，此方更适于治疗现代人的冠心病。

桃核承气汤证热在下焦，瘀热互结，临床多用于冠心病室性早搏。

3. "少阳经"方证论治：少阳病以"口苦，咽干，目眩也"为辨证提纲，与患者不良情绪诱发密切相关。冠心病在此经中多体现为感邪后入里化热或枢机不利之症，进行心血管外科治疗后的患者尤易出现此经病变。通条全身气机，使阴阳之气自如出入，精神得安为此经主要治法。

柴胡加龙骨牡蛎汤证"胸满烦惊"为其治疗冠心病之要，阳郁神不安，神扰心不定，故以"和法"治疗少阳寒热阴阳失调之汗症，即冠心病心绞痛汗症疗效甚佳，此类患者在心前区疼痛时常自汗出且时发时止时重时轻，多伴心烦等症，同时也可改善 PCI 术后患者合病焦虑状态、室性早搏。目前心血管外科手术日趋成熟，但术后则又为一病种，在大量西药治疗的过程中，更应重视中医药对患者身心的调养。

鳖甲煎丸由柴胡桂枝汤合桃核承气汤以及消癥软坚之品加减为用，张秋英等以"从络论治"为出发点，推测可能通过调节血脂、降低血液黏滞性而达治疗心绞痛症状之效。原方强调"空心服七丸，日三服"。

4. "太阴经"方证论治：太阴病多为脾阳虚，寒饮盛，痰湿蓄，导致气机升降无序。杨阳等认为冠状动脉血管病变可能与脾虚痰浊的临床表现存在一定因果关系。"当温之"为此经主要治法，故本经中涵盖《金匮要略》中部分痰湿以需"温化"之方证。此经之方可治疗冠心病心绞痛症状，但各方又有轻重等不同功效：

当归芍药散证是在补脾疏肝的基础上，共行瘀、痰、湿兼治之效。

瓜蒌薤白白酒汤证为《金匮要略》中治疗胸痹心痛的基本方，"喘息咳唾，胸背痛，短气"为其基本证治，对改善血脂亦可起到一定作用。

瓜蒌薤白半夏汤与上方相比，症状加重，祛痰化饮之力加强，对调节血脂水平亦有良效。

枳实薤白桂枝汤与上述两方相比，祛痰化饮之效更甚。若枳实薤白桂枝汤证偏虚寒者，可用人参汤。

茯苓杏仁甘草汤与橘枳姜汤为胸痹轻证"胸中气塞，短气"的证治，但茯苓杏仁甘草汤证多偏饮停，而橘枳姜汤多偏气滞。而两方合用可起到抗心肌缺血作用。

桂枝生姜枳实汤证与橘枳姜汤药味仅差一味，但作用却明显不同。桂枝生姜枳实汤侧重通阳化痰而止痛，而橘枳姜汤侧重行气宽胸而止痛。

薏苡附子散证适用于"胸痹缓急者"，其中对"缓急"二字的理解仍颇具争议，偏于"急"字则指病情危重，偏于"时缓时急"则意在湿郁其中。

乌头赤石脂丸证以"心痛彻背，背痛彻心"为用，寒凝阴结为其主要病机。与薏苡附子散相似，鲜有治疗冠心病的报道。

5. "少阴经"方证治："脉微细，但欲寐也"为少阴病提纲，多为心肾阴阳虚损，既可导致冠心病的发生，又为其病的发展趋势。冠心病在此经中，多体现"寒"盛之象。"温阳法"作为八法之一，在治疗冠心病中意义重大。

四逆汤证在少阴病辨证提纲的基础上，又有"心中温温欲吐""手足寒"等一派阳虚的证治，不仅可改善心绞痛症状，而且联合此方服用西药可减少因西药扩冠而出现的凝血障碍，安全有效。

真武汤证"心下悸，头眩，身瞤动""四肢沉重疼痛"皆为此证肾虚水泛之象，此方证因可抑制神经内分泌系统激活、减少炎性细胞分泌的途径从而逆转心室重构，故在治疗心力衰竭方面疗效显著。

6. "厥阴经"方证论治：厥阴经为病，多为"阳并于上则热，阴并于下则寒"寒热错杂之证，条文中"气上撞心，心中疼热"的描述更似于冠心病之症。乌梅丸证用药甘辛酸苦，寒温共施，临床多用于治疗冠心病室性早搏以及稳定性劳力性心绞痛。

当归四逆汤证以"手足厥寒，脉细欲绝者"为主证，血虚寒厥被公认为其主要病机，临床多用于改善心肌缺血、缓解心绞痛，而刘赞则认为肝阳亏虚不升应是本证最基本病机，并强调了"肝阳"主生新血、除瘀血、防寒通脉在此病中的重要作用。

目前经方在治疗冠心病的过程中仍彰显出贵在辨证、随症加减、中西结合的独特优势，但现阶段研究多以"西"论"中"，将中医疗效及理论体系用西医加以论证，淡变中医传统，故着眼于以"中"论"西"则应是今后研究冠心病治疗的重要方向。

274　病毒性心肌炎从六经辨治

病毒性心肌炎发病率高、病程较长，已成为危害人民健康的疾病之一。现代医学对其在急性期除强调卧床休息外，主要以综合和支持疗法为主，一些新药如抗病毒、免疫抑制剂、免疫调节剂等已被应用于实验或临床研究，但始终缺少特效高效的治疗方法。中医药治疗病毒性心肌炎已越来越广泛，近年来有关中医药治疗病毒性心肌炎的理论研究、临床报道和实验研究充分显示出中医药治疗本病的优势。临床研究证实中医药治疗病毒性心肌炎疗效确切，其治疗主要包括辨证分型治疗、分期治疗、单药以及中成药治疗，对于改善临床症状、外周血肠道病毒转阴、各种心律失常发挥着显著的疗效。中医药治疗病毒性心肌炎虽然取得了一定成绩，但辨病后再辨证分型，未突出中医因人因时因地的个体化原则。现代中医药治疗病毒性心肌炎多为单一复方辨病治疗，这显然未遵循疾病的演变规律，更不符合中医辨证施治治疗疾病的宗旨。辨证论治是传统中医的精髓，《伤寒论》是外感疾病的诊疗指南，可用于各种外感疾病。病毒性心肌炎作为外感疾病可以遵循张仲景治疗外感疾病的思路进行治疗，采用伤寒六经辨证论治。学者罗陆一在临床中用《伤寒论》六经辨证论治病毒性心肌炎取得较好疗效。

太阳病

1. 桂枝汤证：外感风寒，营卫不和。症见发热，恶寒，身痛，心悸，乏力，鼻塞，头痛，或咳嗽，或气喘，舌淡红，舌苔薄，脉浮。方用桂枝汤。方中桂枝味辛性温，辛温发散，温经解表，白芍敛阴合营，与桂枝合用调和营卫，生姜辛散止呕、大枣补中和胃，炙甘草补中气，调和诸药。

案例：郭某，男，24岁。感冒后心悸1周，症见发热恶寒，身痛，心悸乏力，鼻塞头痛，咳嗽，舌淡红，舌苔薄，脉浮。实验室检查：肌酸激酶（CK）849 U/L，肌酸激酶同工酶（CK-MB）242 U/L，羟丁酸脱氢酶（HBD）256 U/L，谷草转氨酶（AST）65 U/L，谷丙转氨酶（ALT）82 U/L。抗心肌抗体阳性。西医诊断为病毒性心肌炎，室性早搏。本例发热、恶寒、身痛为风寒表证，心悸、乏力为气虚，属桂枝汤证。

处方：桂枝15 g，白芍20 g，大枣15 g，炙甘草15 g，生姜5片。每日1剂，水煎分2次服。

服上方2日后发热、恶寒、身痛、心悸、乏力、鼻塞、头痛减轻。5剂后发热、恶寒、鼻塞、头痛、身痛症状基本缓解。仍心悸，上方加炒酸枣仁20 g，党参20 g，茯苓20 g，当归15 g。服药30剂后，CK、CK-MB、HBD恢复正常。

2. 麻黄杏仁甘草石膏汤证：邪热壅肺。症见汗多，咳嗽，气喘，发热，舌淡红，苔薄黄，脉数。方用麻黄杏仁甘草石膏汤。方中麻黄宣肺解表平喘，配石膏监制麻黄辛温，使之辛凉，清热解表。杏仁宣降肺气，佐麻黄平喘，甘草和中，缓急，调和诸药。

案例：齐某，女，21岁。高热、胸闷痛5日。心烦心悸，口干咽燥，汗多，咳嗽气喘，发热，舌淡红，苔薄黄，脉数。T 39 ℃，P 92次/min。实验室检查：CK 214 U/L，CK-MB 126 U/L，HBD 204 U/L，AST 130 U/L，ALT 86 U/L，抗心肌抗体阳性。西医诊断为病毒性心肌炎。本例属里热炽盛，耗伤津气，正不胜邪，故见心烦胸痛心悸，口干咽燥，为外邪入里，里热炽热，津液耗伤。属麻黄杏仁甘草石膏汤证。治以清热泻火，益气养阴。方用麻黄杏仁甘草石膏汤。

处方：麻黄15 g，杏仁15 g，甘草10 g，石膏30 g。每日1剂，水煎分2次服。

服上方7剂后，发热、汗多、咳嗽、气喘、发热已平，上方去石膏加厚朴15 g，杏仁15 g，法半夏

20 g。7剂胸闷痛减轻，但心悸、心烦，故改用炙甘草汤，服20剂后无心悸心烦，心肌酶恢复正常。

3. 葛根黄芩黄连汤证：邪热下利。症见心悸，泄泻急迫，口渴烦躁，尿黄，胸痛心悸，舌淡红，舌苔白，脉数。属邪热内陷，邪气凝滞。胃失和降。方用葛根黄芩黄连汤方。方中葛根辛凉，解肌透表，外解表热。黄芩、黄连内清里热。甘草和胃安中。

案例：姜某，男，18岁。外感疾病后，心悸2周，脘痞发热，胸闷，泄泻急迫，口渴烦躁，尿黄，胸痛心悸，舌淡红，舌苔白，脉数。实验室检查：CK 326 U/L，CK-MB 230 U/L，HBD 270 U/L，AST 122 U/L，ALT 104 U/L，抗心肌抗体阳性。西医诊断为病毒性心肌炎。该患者心悸胸闷，兼见脘痞，恶心气逆，便溏下利，属葛根黄芩黄连汤证。治以和中降逆消痞。方用葛根黄芩黄连汤。

处方：葛根15 g，黄芩10 g，黄连10 g，甘草10 g，大枣12枚。每日1剂，水煎分2次服。

服上方2剂，泄泻势缓，口渴烦躁，尿黄，胸痛，心悸等症减轻。继服7剂后症状基本缓解。改用竹叶石膏汤服7剂后，口渴烦躁、尿黄减。改用炙甘草汤去桂枝、干姜，服20剂后查心肌酶恢复正常。

4. 炙甘草汤证：心气阴虚。症见外感后恶寒，随之心悸，胸闷，气短，少气懒言，神疲乏力，舌淡红，苔薄白，脉弱、代。《伤寒论》曰："伤寒脉结代，心动悸，炙甘草汤主之。"方用炙甘草汤。方中炙甘草、人参、桂枝、干姜温阳益气；生地黄、麦冬、阿胶、酸枣仁滋阴补血。

案例：刘某，男，27岁。感冒后，恶寒，随之心悸反复9日，并见胸闷气短，少气懒言，神疲乏力，舌淡红，苔薄白，脉代。实验室检查：CK 542 U/L，CK-MB 366 U/L，HBD 275 U/L，AST 165 U/L，ALT 124 U/L。心电图：频发室性早搏。西医诊断为病毒性心肌炎、频发室性早搏。本例气短、胸闷，心悸，脉弱、代，属炙甘草汤证。治以养心益气。方用炙甘草汤。

处方：炙甘草60 g，红参30 g，桂枝30 g，生地黄120 g，麦冬30 g，阿胶（烊化冲服）30 g，生姜20 g，大枣20枚。每日1剂，水煎分2次服。

服上方7剂后气短胸痛减轻，14剂后胸闷气短、少气懒言、神疲乏力症状基本缓解。1个月后查心肌酶恢复正常，心电图未有室性早搏。

5. 茯苓桂枝白术甘草汤证：脾胃阳虚。症见心悸气短，胸闷头晕，水肿，舌淡红，苔薄白，脉沉。方用茯苓桂枝白术甘草汤。方中茯苓淡渗利水，桂枝温阳通经，白术健脾利湿，甘草补脾和中。共奏健脾温阳，化气利水之功。

案例：朱某，男，23岁。感冒发热后，胸痛反复10日，心悸气短，胸闷头晕，面目微浮，下肢水肿，舌淡红，苔薄白，脉沉。实验室检查：CK 164 U/L，CK-MB 185 U/L，HBD 154 U/L，AST 85 U/L，ALT 62 U/L，抗心肌抗体阳性。西医诊断为病毒性心肌炎。本例为病久失治致脾阳虚弱，阳气不振，不能化气行气，故见心悸气短，头眩，面目微浮，属茯苓桂枝白术甘草汤证。治以健脾温阳，化气利水。方用茯苓桂枝白术甘草汤。

处方：茯苓30 g，桂枝15 g，白术30 g，甘草15 g。每日1剂，水煎分2次服。

服上方7剂后气短、胸痛及下肢水肿均减轻，14剂后心悸气短，胸闷头晕，面目微浮，下肢水肿症状基本缓解，心肌酶恢复正常。

6. 小建中汤证：脾胃亏虚，气血不足。症见心悸心烦，舌淡红苔薄白，脉弦细。方用小建中汤。方中桂枝和营补中，白芍和中养血，饴糖温养脾胃。

案例：文某，男，41岁。感冒后心悸1周，低热，心烦心悸，气短胸闷，脘痞满，困倦肢软，少气懒言，神疲乏力，舌淡红，苔薄白，脉弱。实验室检查：CK 536 U/L，CK-MB 385 U/L，HBD 268 U/L，AST 132 U/L，ALT 143 U/L，抗心肌抗体阳性。心电图：$V_1 \sim V_6$ 导联ST段下移0.1～0.2 mV，室性早搏。西医诊断为病毒性心肌炎，室性早搏。本例心悸而烦，表证仍在，因正气不足，脾气虚弱，邪气内传，阴火上炎，故心烦发热，属小建中汤证。治以温养脾胃。辛温宣通，甘缓化阴，方用小建中汤。

处方：桂枝20 g，白芍30 g，大枣15枚，炙甘草15 g，饴糖（烊化冲服）30 g，生姜5片。每日1剂，水煎分2次服。

服上方 7 剂后低热、气短、胸痛减轻，服 28 剂后心悸气短，困倦肢软，少气懒言，神疲乏力症状基本缓解。心肌酶恢复正常。心电图未有室性早搏，ST 段下移明显改善。

7. 小陷胸汤证：痰热结胸。症见胸痛胸闷，痛引肩背，便秘尿黄，舌淡红，苔白厚腻，脉弦紧滑。方用小陷胸汤。方中黄连苦寒清热，法半夏辛温祛痰，瓜蒌化痰散结，辛开苦降，清热化痰。

案例：曹某，男，24 岁。感冒发热后，胸痛闷满，时时加重 3 周，咳嗽咯痰，口干苦，胸痛，痛引肩背，便秘尿黄，舌暗红，苔黄腻，脉滑。实验室检查：CK 246 U/L，CK-MB 165 U/L，HBD 280 U/L，AST 104 U/L，ALT 66 U/L，抗心肌抗体阳性。西医诊断为病毒性心肌炎。本例邪热内陷，热与痰结，阻滞心下。属小陷胸汤证。治以辛开苦降，清胃泻火。方用小陷胸汤。

处方：瓜蒌 10 g，法半夏 10 g，黄连 10 g。每日 1 剂，水煎分 2 次服。

服上方 14 剂后胸痛减轻，仍心悸心烦，改用黄连阿胶汤，3 周后心肌酶恢复正常。

8. 桃核承气汤证：蓄血轻证。症见胸闷胸痛，少腹疼痛，腹急结，或如狂、发狂，舌暗红，边有瘀点。方用桃核承气汤。方中桃仁、红花活血化瘀，芒硝、大黄泄热活血，桂枝宣通阳气，通络活血。

案例：张某，男，35 岁。感冒发热后，心悸、胸痛反复 1 周，活动即加重，心悸烦躁，大便干结急结，小腹硬痛，舌暗红，边有瘀点，脉滑。实验室检查：CK 380 U/L，CK-MB 286 U/L，HBD 162 U/L，AST 80 U/L，ALT 60 U/L。西医诊断为病毒性心肌炎。本例外感后胸痛心悸，脘痞，又见小腹硬急结，舌暗红有瘀点，为邪热入里，瘀热互结。属桃核承气汤证。治以当以化瘀活血，通下瘀热。方用桃核承气汤。

处方：桃仁 15 g，红花 10 g，大黄 10 g，桂枝 15 g，甘草 10 g，芒硝（冲服）10 g。每日 1 剂，水煎分 2 次服。

服上方 1 周后气短胸痛减轻，上方去芒硝，加生地黄、赤芍、川芎、当归各 15 g，服药 15 剂后症状基本缓解，但胃脘痞胀，去生地黄，加党参、白术、陈皮，服 35 剂后查心肌酶正常。

9. 抵当汤证：蓄血重证。症见胸痛间作，心悸不宁，发热，腹胀满，大便干结色黑，舌质暗，边有瘀点，脉沉细。方用抵当汤。方中水蛭、虻虫为逐瘀破血之猛药，桃仁、红花、大黄活血通络、祛瘀推新，水蛭、虻虫、桃仁、活血通瘀。

案例：吴某，女，37 岁。感冒发热后，近 2 周胸痛间作，心悸不宁，发热，少腹硬满，大便干结色黑，舌质暗边有瘀点，脉沉细。实验室检查：CK 524 U/L，CK-MB 332 U/L，HBD 120 U/L，AST 68 U/L，ALT 62 U/L。心电图：$V_1 \sim V_6$ 导联 ST 段水平压低 $0.1 \sim 0.2$ mV。西医诊断为病毒性心肌炎。患者发热、大便干结、少腹硬满，为热与血结在下焦。心血瘀阻，心神失养，故心悸不宁，胸痛。属抵当汤证。治以泻热逐瘀。方用抵当汤。

处方：炒大黄 10 g，水蛭 15 g，虻虫 10 g，桃仁 15 g。每日 1 剂，水煎分 2 次服。

服上方 5 剂后气短、胸痛减轻。上方去大黄，加当归 20 g，川芎 20 g，服药 15 剂后症状基本缓解，改用胶艾汤，服 15 剂后查心电图 ST 段下移明显改善。心肌酶恢复正常。

阳明病

1. 白虎加人参汤证：胃热伤津。症见胸闷胸痛，心烦心悸，大汗恶风，口干大渴，舌淡红，苔薄黄，脉洪大。方用白虎加人参汤。方中石膏、知母辛苦寒，清阳明之热盛；甘草、粳米、生晒参益气生津，扶正祛邪。

案例：高某，男，32 岁。高热、胸闷痛 5 日。心烦心悸，口干咽燥，大便干结，舌红有瘀点，舌苔黄，脉细数。实验室检查：CK 386 U/L，CK-MB 310 U/L，HBD 284 U/L，AST 86 U/L，ALT 74 U/L，抗心肌抗体阳性。西医诊断为病毒性心肌炎。本例属里热炽盛，耗伤津气，正不胜邪，故见心烦，胸痛心悸，口干咽燥。为外邪入里，里热炽盛，津液耗伤。属白虎加人参汤证。治以清热泻火，益气养阴。方用白虎加人参汤。

处方：石膏 50 g，甘草 15 g，粳米 20 g，生晒参 20 g。每日 1 剂，水煎分 2 次服。

服上方 3 剂后高热已平，胸闷痛、心悸减轻，痰减少，再服 5 剂，胸闷痛、心悸减轻，痰减少，改用竹叶石膏汤，7 剂后心烦心悸，口干咽燥已平，大便干结，大便通畅，去石膏加白术 30 g，茯苓 30 g，白芍 15 g，当归 15 g，服 3 周后胸闷痛已平。心肌酶恢复正常。

2. 竹叶石膏汤证：胃热伤津气逆。症见气短乏力，少气懒言，咳嗽发热，口干，恶心呕吐。方用竹叶石膏汤。方中竹叶、石膏清热除烦，人参益气生津，麦冬养阴生津。粳米、甘草和中养胃。法半夏和胃止呕。

案例：王某，女，30 岁。发热、胸闷痛 5 日。心烦心悸，气短乏力，少气懒言，咳嗽，发热口干，恶心呕吐，舌红苔黄，脉细数。实验室检查：CK 240 U/L，CK-MB 164 U/L，HBD 140 U/L，AST 82 U/L，ALT 60 U/L。西医诊断为病毒性心肌炎。本例属热伤津气，正不胜邪，故见心烦，胸痛，心悸，口干咽燥。为外邪入里，里热炽盛，津液耗伤。属竹叶石膏汤证。治以清热泻火，益气养阴。方用竹叶石膏汤。

处方：竹叶 20 g，石膏 30 g，甘草 10 g，粳米 20 g，生晒参 20 g。每日 1 剂，水煎分 2 次服。

服上方 7 剂热已平，恶心呕吐，咳嗽，胸闷痛，心悸减轻，痰减少。上方去石膏，加黄芪 30 g，玉竹 30 g，白芍 15 g，当归 15 g，服 15 剂后，胸闷痛，心悸，气短已平。上方加党参 20 g，茯苓 20 g，白术 20 g，服 28 剂后查心肌酶恢复正常。

少阳病

1. 小柴胡汤证：邪结少阳。症见心悸心烦，胸闷胸痛，口苦咽干，头晕，腹痛，发热恶寒，寒热往来，舌淡红，苔薄黄或薄白，脉弦。方用小柴胡汤。方中柴胡解半表之邪，黄芩清半里之热，法半夏、生姜和胃降逆，人参甘草扶正气，使邪气从半表半里出表而解。

案例：张某，女，34 岁。感冒近 1 周，胸痛，寒热往来，舌边尖红，苔薄黄，脉数。实验室检查：CK 486 U/L，CK-MB 362 U/L，HBD 275 U/L，AST 58 U/L，ALT 84 U/L，抗心肌抗体阳性。西医诊断为病毒性心肌炎。本例邪在半表半里，外邪扰胸，胸阳失和，邪气壅滞，失降不利，故见心悸、胸闷痛、痞满。属小柴胡汤证。治以和解少阳，疏肝行气。方用小柴胡汤。

处方：柴胡 10 g，黄芩 10 g，生晒参 15 g，法半夏 15 g，甘草 10 g，大枣 10 枚，生姜 5 片。每日 1 剂，水煎分 2 次服。

服药 7 后，寒热往来基本消失。上方去黄芩，加当归 15 g，白芍 15 g，白术 15 g，茯苓 15 g，服 15 剂后，胸痛未再发作。心肌酶恢复正常。

2. 半夏泻心汤证：寒热交错，胃气不和。症见感冒发热后心悸，脘痞发热，胸闷，恶心气逆，大便溏，舌淡红，苔白厚腻，脉虚弱。方用半夏泻心汤。方中法半夏和胃降逆止呕，黄连、黄芩苦寒清热。人参、甘草、大枣甘温健脾和胃，干姜温中散寒。辛开苦降，寒温并用，和胃降逆消痞。

案例：孙某，男，56 岁。感冒后，发热，心悸 2 周，脘痞胸闷，恶心气逆，大便溏，舌淡红，苔白厚腻，脉虚弱。实验室检查：CK 362 U/L，CK-MB 240 U/L，HBD 220 U/L，AST 128 U/L，ALT 84 U/L。西医诊断为病毒性心肌炎。该患者心悸胸闷，而兼见脘痞，恶心气逆，便溏下利，属胃气素虚，邪气内陷，寒邪入里，胃寒肠热，虚实错杂，胃失和降。属半夏泻心汤证。治以和中降逆消痞。方用半夏泻心汤。

处方：红参 15 g，茯苓 15 g，黄芩 10 g，黄连 10 g，干姜 10 g，法半夏 15 g，甘草 10 g，大枣 15 枚。每日 1 剂，水煎分 2 次服。

服上方半日后脘痞发热，气短胸痛减轻。服 1 周后发热心悸，脘痞胸闷，恶心气逆，大便溏症状基本缓解，上方去黄芩、黄连，加白术 15 g，茯苓 15 g，又服药 15 剂后，心肌酶恢复正常。

3. 柴胡加龙骨牡蛎汤证：邪漫三焦，症见胸闷痛，心烦惊悸，阵阵发热，时时恶寒，急躁易怒，激动加重，大便干结，舌暗红，边有瘀点，脉弱。《伤寒论》曰："伤寒八九日，下之，胸满烦惊，小便不利，谵语，一身尽重，不可转侧者，柴胡加龙骨牡蛎汤主之。"故方用柴胡加龙骨牡蛎汤。方中柴胡与桂枝合，辛散除半表内陷之邪；柴胡与黄芩合，苦寒以清半里之热；柴胡与法半夏、生姜合，苦辛以解半表半里之邪；合龙牡，重镇安神。人参、大枣扶正补气，使正气存，邪气解。

案例：郑某，男，46岁。感冒发热后，胸闷痛8日。心烦惊悸，阵阵发热，时时恶寒，急躁易怒，激动加重，大便干结，舌暗红，边有瘀点，脉弱。实验室检查：CK 460 U/L，CK-MB 322 U/L，HBD 120 U/L，AST 86 U/L，ALT 68 U/L，抗心肌抗体阳性。西医诊断为病毒性心肌炎。该病邪气弥漫三阳，表里同病，虚实互见，寒热错杂。故见烦躁易怒，惊惕，属柴胡加龙骨牡蛎汤证。治以和解少阳，泻热安神。方用柴胡加龙骨牡蛎汤。

处方：柴胡10 g，炒大黄10 g，法半夏15 g，桂枝10 g，黄芩10 g，生龙骨（先煎）30 g，煅牡蛎（先煎）30 g，红参15 g，茯苓20 g，大枣10枚。每日1剂，水煎分2次服。

服药5剂后，胸闷痛好转，仍烦躁易怒，上方加白芍15 g，薄荷10 g，炙甘草10 g，服10剂后胸闷痛8日，心烦，惊悸，发热，恶寒症状基本消失。以上方去大黄、黄芩，加当归12 g，白术15 g，茯苓15 g，服28剂后病痛未再发作。

太阴病

理中汤证：脾虚寒湿。症见泄泻。恶心呕吐。口干不欲饮水，胸痛腹痛，身疼痛，头痛发热，舌淡红，苔薄白，脉细。方用理中汤。方中人参温中健脾，大补元气，干姜、白术、炙甘草健脾温阳散寒，用于脾胃阳虚寒湿中阻。

案例：周某，男，41岁。近1周胸痛阵作，心悸，胸闷气短，头痛发热，少气懒言，大便稀溏，神疲，膝软乏力，畏寒肢冷，口干不欲饮水，舌淡胖，脉沉微。实验室检查：CK 536 U/L，CK-MB 443 U/L，HBD 385 U/L，抗心肌抗体阳性。心电图：$V_1 \sim V_6$ 联ST段下移 $0.1 \sim 0.2$ mV。西医诊断为病毒性心肌炎。本病虽发热，但肢冷畏寒，但不欲饮水，当属太阴病，宜温阳健脾，补火生土。患者虽发热头痛，但肢冷畏寒，舌淡苔薄白，脉沉无力，属理中汤证。方用理中汤。

处方：红参10 g，干姜10 g，白术15 g，炙甘草10 g。每日1剂，水煎分2次服。

服上方10剂气短、胸痛减轻，但仍心悸，气短，少气懒言，大便稀溏。上方加黄芪30 g，补骨脂10 g，吴茱萸10 g，服药28剂后症状基本缓解，心肌酶恢复正常，心电图ST段下移明显改善。

少阴病

1. 四逆汤证：阳衰阴盛。症见胸痛胸闷，肢厥冷，畏寒，出冷汗，面色苍白，舌淡红，苔薄白，脉细。方用四逆汤。方中附子温肾回阳，干姜温中散寒，两药合用增强回阳之力，炙甘草温补调中，三药相须为用。

案例：李某，男，45岁。近1周胸痛阵作，心悸，胸闷气短，面色苍白，肢厥冷，畏寒，胸闷，出冷汗，面色苍白，神疲乏力，腹胀便溏，舌淡胖，紫暗，舌苔白，脉沉迟。实验室检查：CK 352 U/L，CK-MB 240 U/L，HBD 336 U/L，AST 145 U/L，ALT 128 U/L，抗心肌抗体阳性。心电图：AVF、$V_1 \sim V_6$ 导联ST段下移 $0.1 \sim 0.2$ mV。西医诊断为病毒性心肌炎。本病肢冷畏寒，当属太阴病，太阴病以其藏有寒，故当温之，宜服四逆辈，以温肾健脾，补火生土。患者虽发热头痛，但肢冷畏寒，舌淡苔薄白，脉沉无力，属四逆汤证。治以温肾回阳。方用四逆汤。

处方：制附子（先煎）15 g，干姜10 g，炙甘草10 g。每日1剂，水煎分2次服。

服上方7剂后，气短冷汗，肢厥冷，胸痛减轻，但仍气短乏力，腰酸膝软。上方加红参15 g，黄芪30 g，仙茅15 g，淫羊藿10 g，又服药14剂后气短乏力，腰酸膝软，畏寒胸闷，面色苍白症状基本缓解，心肌酶恢复正常，心电图 ST 段下移明显改善。

2. 真武汤证：阳虚水泛。症见发热，心悸头晕，身瞤动。方用真武汤。方中辛热温阳补肾散寒，白术苦甘温，燥湿行水，白芍苦酸，养血和阴，调营敛阴，茯苓淡渗，扶白术健脾。

案例：李某，男，48 岁。感冒发热后，胸痛反复 2 周，下肢水肿，心悸，胸痛气短，稍活动即加重，舌淡红、边有齿痕，苔薄白，脉弱。实验室检查：CK 452 U/L，CK-MB 275 U/L，HBD 264 U/L。西医诊断为病毒性心肌炎。本例为病久失治，致肾阳虚弱，阳气不振，阳虚不能化气行气，水气凌心，故见心悸气短，头眩水肿，属真武汤证。治以补肾温阳利水。方用属真武汤证。

处方：茯苓 30 g，白术 30 g，白芍 20 g，制附子（先煎 1 小时）20 g。每日 1 剂，水煎分 2 次服。

服上方 5 剂后，下肢水肿减轻，但仍心悸、胸痛气短，上方加黄芪 30 g，当归 15 g，川芎 15 g，党参 20 g，又服 21 剂后，气短胸痛基本缓解，心肌酶恢复正常，心电图 ST 段下移明显改善。

3. 麻黄附子细辛汤证：表里俱寒。症见外感疾病后，胸痛胸闷如窒，痛引肩背，发热，肢冷畏寒，脘腹胀满，大便溏稀，舌淡红，苔浊腻，脉沉迟。方用麻黄附子细辛汤。方中麻黄辛温解表，附子温肾阳，细辛辛温祛里寒。

案例：古某，男，38 岁。外感疾病后，心悸反复 4 周。胸痛胸闷如窒，痛引肩背，发热，肢冷畏寒，脘腹胀满，大便溏稀，舌淡红，苔浊腻，脉沉迟。实验室检查：CK 363 U/L，CK-M B 272 U/L，HBD 326 U/L，AST 68 U/L，ALT 64 U/L。心电图：窦性心律，心率 38 次/min。西医诊断为病毒性心肌炎、病态窦房结综合症。本例为寒邪外束，阳气内虚，属麻黄附子细辛汤证。治以温阳解表。方用麻黄附子细辛汤。

处方：麻黄 15 g，制附子（先煎）15 g，细辛 15 g。每日 1 剂，水煎分 2 次服。

服上方 2 周胸痛减轻，上方加鹿角胶（烊化冲服）10 g，仙茅 15 g，淫羊藿 10 g，人参 15 g，又服 5 周后心肌酶恢复正常，心电图病态窦房结综合征明显改善。

4. 黄连阿胶汤证：心阴亏虚，虚火上炎。症见胸闷痛，心悸烦躁，失眠多梦，面色潮红，手足心热，盗汗头晕，口干咽燥，腰膝酸软，尿黄大便干结，舌红有瘀点，苔薄白，脉细数。《伤寒论》曰："少阴病，得之二三日以上，心中烦，不得卧，黄连阿胶汤主之。"方用黄连阿胶汤。方中黄芩、黄连苦寒泄热，白芍、阿胶、鸡子黄甘酸滋润，滋阴养营。

案例：余某，女，38 岁。感冒发热后，胸闷痛 2 周余，心悸烦躁，失眠多梦，手足心热，口干咽燥，头晕，腰膝酸软，尿黄大便干结，舌红有瘀点，苔薄白，脉细数。实验室检查：CK 348 U/L，CK-MB 327 U/L，HBD 215 U/L，抗心肌抗体阳性。心电图：阵发性窦性心动过速。西医诊断为病毒性心肌炎。本例外感后见心悸烦躁，失眠，手足心热，口干咽燥，为少阴热化，心肾阳虚，阴虚阳亢，治以当养心滋肾。方用黄连阿胶汤。

处方：黄连 10 g，白芍 15 g，阿胶（烊化冲服）10 g，黄芩 10 g，鸡蛋黄 1 个。每日 1 剂，水煎分 2 次服。

服上方 15 剂胸闷痛、心悸减轻。上方去黄连、黄芩，加炒酸枣仁 30 g，茯苓 20 g，灵芝 20 g，麦冬 20 g，继服 21 剂心悸烦躁，失眠多梦，手足心热，口干咽燥，头晕已平，心电图窦性心动过速明显改善。

厥阴病

1. 干姜黄芩黄连人参汤证：上热下寒，寒热相格。症见心悸心烦，胸痛口干，恶心呕吐，舌淡红，苔薄白，脉细。方用干姜黄芩黄连人参汤。方中黄连、黄芩苦寒，清上焦之热。干姜辛温，祛下焦之寒。人参补中益气，寒温并用，清补兼施。用干姜温下开格，治寒热格拒之证。

案例：曹某，男，42 岁。感冒发热后，心悸 3 周，心悸心烦，胸痛口干，恶心呕吐，舌淡红，苔薄白，脉细。实验室检查：CK 274 U/L，CK-MB 180 U/L，HBD 350 U/L，AST 122 U/L，

ALT 174 U/L，抗心肌抗体阳性。西医诊断为病毒性心肌炎。该患者心悸、胸闷，而兼见脘痞，恶心气逆，便溏下利，属胃气素虚，邪气内陷，邪气凝滞，胃失和降，故见脘痞、恶心气逆，下利，属寒邪入里，胃寒肠热，虚实错杂之证。治以辛温通阳，苦寒泄降。方用干姜黄芩黄连人参汤。

处方：红参 15 g，干姜 15 g，黄芩 10 g，黄连 10 g，甘草 10 g，大枣 12 枚。每日 1 剂，水煎分 2 次服。

服上方半日后脘痞发热，气短胸痛减轻。服 15 剂后症状基本缓解，再服 15 剂后心肌酶恢复正常。

2. 麻黄升麻汤证：热郁肺卫，脾胃阳虚。症见胸闷，胸痛，泄泻，手足厥冷，咽痛，舌淡红，苔薄白，脉数。方用麻黄升麻汤。方中麻黄发越肺经火郁，升麻升散解毒，使阳郁得伸邪能外达，则肢厥可解。知母、黄芩、玉竹、天冬、石膏、当归、白芍滋阴润肺。桂枝、茯苓、白术、甘草温中健脾，使汗出邪去，阳气得伸。

案例：李某，男，45 岁。近 1 周胸痛阵作，心悸，发热恶寒，胸闷便溏，手足厥冷，胸闷胸痛，咽痛，舌淡红，苔薄白。实验室检查：CK 482 U/L，CK-MB 362 U/L，HBD 258 U/L，AST 203 U/L，ALT 136 U/L，抗心肌抗体阳性。心电图：$V_1 \sim V_6$ 导联 ST 段下移 $0.1 \sim 0.2$ mV。西医诊断为病毒性心肌炎。本例为寒热错杂，虚实相兼，肺经火郁，脾胃亏虚。治以散火解毒，散火润肺，温中健脾。方用麻黄升麻汤

处方：麻黄 10 g，知母 10 g，黄芩 10 g，玉竹 15 g，天冬 15 g，石膏 30 g，当归 15 g，白芍 15 g，桂枝 10 g，茯苓 15 g，白术 15 g，甘草 15 g。每日 1 剂，水煎分 2 次服。

服上方 7 剂后，气短，发热恶寒，胸闷泄泻，手足厥冷，胸痛减轻。上方去石膏、知母，又服药 21 剂症状基本缓解，心肌酶恢复正常，心电图 ST 段下移明显改善。

应用《伤寒论》之六经辨证治疗病毒性心肌炎，改变按西医方法使用单一方剂辨病治疗的模式，有利于发扬中医的传统特色。临床运用《伤寒论》辨证治疗病毒性心肌炎，从《伤寒论》之六经辨证立论，探索病毒性心肌炎发病的规律和机理，明确病毒性心肌炎是符合六经传变及其变生他证的规律。使用《伤寒论》六经辨证治疗病毒性心肌炎具有显著的疗效，为中医药治疗病毒性心肌炎提供了一套新方法，开辟了一条新途径。

275　双心疾病从六经辨治

　　双心疾病是指心血管疾病伴发心理疾病的情况，是心身疾病的重要分支。现代临床研究发现，心血管疾病患者是焦虑、抑郁等精神心理疾病的高危人群，另一方面，精神心理障碍也会显著增加心血管疾病的发病率和病死率。

　　中医理论整体观强调"形神一体"，在临床治疗中讲究身心同治，中医学的心系疾病既包括心与血脉的运行障碍，也包括心神的异常，可谓与"双心疾病"异曲同工。《伤寒杂病论》是公认的中医辨证论治经典著作，其中蕴含了关于心系疾病丰富的认识，并开创性地把由身体障碍所引起的精神心理病症作为诊断、治疗的依据，许多条文所述的症状与双心疾病的症状相符，因此应用经方治疗双心疾病是值得深入探索的课题。学者李令康等以《伤寒论》六经病为框架，分析了双心疾病的病因、病机、方证，为六经辨证论治双心疾病提供了思路。

六经辨证论治双心疾病

　　1. 太阳病，风寒袭表，营卫不和：太阳病出现的心脏、心神相关症状有第 64 条"叉手自冒心，心下悸，欲得按"，第 67 条"心下逆满，气上冲胸，起则头眩"，第 117 条"气从少腹上冲心"，第 118 条"因烧针烦躁"，第 112 条"惊狂，卧起不安"等。焦虑、抑郁常见的躯体症状有第 54 条"时发热、自汗出而不愈"，第 1 条"头项强痛"，第 14、第 31 条"项背强几几"，第 32 条"下利"，第 39 条"身不疼，但重，乍有轻时"等。

　　太阳主表，风寒之邪首先侵犯人体肌表，营卫不和是太阳病的主要病机。柯韵伯曰："太阳病篇最多心病"（《伤寒论翼》），究其原因有二：其一，营卫与心息息相关，营行脉中，卫行脉外，二者相辅相成，鼓动心血运行，未有营卫病而心脉无病者，故《难经·十四难》曰："损其心者，调其营卫。"其二，太阳经与心有经脉相连，《灵枢·经脉》记载，足太阳之别脉"当心入散"，手太阳之脉"入缺盆，络心"，手太阳之别脉"入腋走心"。

　　太阳病以发汗为治法，汗为心之液，若汗出过多，易导致心悸、怔忡之症；若汗出不利，则会出现水饮内停之变。太阳病误汗或汗出过度，营卫之气耗伤，使心失所养，出现"心下悸欲得按"，仲景变化出桂枝甘草汤通阳益气。桂枝甘草汤临床可用于治疗心律失常，还可治疗心阳不足所致不寐的患者。烧针以发汗，患者心阳受损加之遭受惊吓，发为奔豚，方用桂枝加桂汤通阳平冲，现代医家把奔豚气病归属于发作性情志疾病，有学者应用该方治疗心脏房室阻滞 286 例取得良好效果。心阳耗伤导致心神外越而烦躁，方用桂枝甘草龙骨牡蛎汤通阳潜镇，临床多用于治疗心律失常、心脏神经症，以及抑郁、焦虑和失眠。心阳亡失者，痰浊蒙窍，心神浮越，出现心悸、惊狂，用桂枝去芍药加蜀漆牡蛎龙骨救逆汤温阳涤痰，镇静安神，临床该方可用于心脏神经官能症的治疗。若胸阳不足，饮停心下，出现"心下逆满、气上冲胸""头眩""身为振振摇"等，方选茯苓桂枝白术甘草汤以温阳化饮，刘渡舟认为本方可治疗"水心病"，即水气上冲所致的心脏疾病；吴荣祖将本方应用于治疗阳虚型抑郁症。故临床上见到心阳受损或心气本虚，水饮、痰瘀互结，心神不安，均可在桂枝汤调和营卫的基础上灵活化裁，兼以温阳、利水、健脾、化痰、活血、潜镇等治法。

　　2. 阳明病，里热腑实，邪热扰心：阳明病出现的心脏、心神相关症状有第 76 条"虚烦不得眠"，"心中懊恼"，第 77 条"烦热，胸中窒"，第 169 条"口燥渴，心烦，背微恶寒"，第 134 条"短气躁烦，心中懊憹"，第 214 条"谵语"，第 221 条"心愦愦反谵语""必怵惕，烦躁不得眠"等。

《素问·平人气象论》曰："胃之大络名曰虚里……其动应衣，脉宗气也。"脾胃为气血生化之源，更说明胃气是宗气的根本。生理上心以通为顺，胃以降为和，《伤寒论·辨脉法》曰："中焦不治，胃气上冲，脾气不转，胃中为浊，营卫不通，血凝不流。"营卫出于中焦，脾胃升降失常则营卫不利，血流不行，即可发为心脏疾病。阳明经又是多气多血之经，胃经热盛最易循经上扰心神。

太阳病误下，导致胃中空虚，邪热入里，郁于胸膈，出现心烦懊憹、不寐、胸中结痛等，方用栀子豉汤清宣郁热，临床研究表明，栀子豉汤加味方治疗冠心病心绞痛、抑郁症，均有明显疗效。痰热结于胸膈、心下，心下痛、心烦者，用小陷胸汤清化痰热。临床研究发现，用小陷胸汤加减方治疗冠心病心绞痛疗效显著，治疗冠心病支架术后伴抑郁症也有良好效果。阳明腑实，心窍因而闭塞，浊气扰神，则见神昏、谵语、狂躁等症，可用承气汤加减化裁，有报道称应用承气汤加味联合西药治疗急性心肌梗死收效良好，临床研究发现，当归承气汤治疗躁狂症可以提高效果，不良反应少。加活血化瘀之桃仁，温经通脉之桂枝，即变化为桃核承气汤，亦可用于治疗冠心病心绞痛、室性早搏，以及焦虑、抑郁、强迫症等精神心理疾患。

3. 少阳病，枢机不利，营卫不通：少阳病出现的心脏、心神相关症状有第 96 条"胸胁苦满，默默不欲饮食，心烦喜呕"，第 142 条"或眩冒，时如结胸，心下痞硬"，第 171 条"心下硬，颈项强而眩"，第 146 条"支节烦疼，微呕，心下支结"，第 147 条"胸胁满微结""心烦"，第 264 条"胸中满而烦"，第 107 条"胸满烦惊""谵语，一身尽重"等。

"血弱气尽腠理开，邪气因入"，少阳病以正气受伤，邪气内陷，枢机不利，营卫不通为特点。阳气郁而不达，则神情嘿嘿、心神不振；少阳郁而化火，扰乱心神又会出现心烦、惊悸。临床常见到焦虑、抑郁患者，情绪波动大，甚至呈双相性，与少阳病正邪相争、往来寒热的机制颇有相通之处。现代多数医者认可少阳枢机不利、阳气郁遏、营卫不和是抑郁症的重要病机。

小柴胡汤被广泛应用于抑郁症等精神心理障碍，同时也有医家用它治疗肝气不舒有关的心脏病，聂惠民用小柴胡汤合生脉饮治疗气滞气阴不足型冠心病疗效颇佳，还有医家用本方治疗肝郁气滞型心律失常和春季发作型的心脏早搏，均收效良好。在小柴胡汤基础上进行化裁，三焦不利、痰饮内停，仲景变化出柴胡加龙骨牡蛎汤，下气化痰、重镇安神，多个临床研究发现，该方治疗冠心病并发抑郁焦虑效果显著。伤寒误治，邪传少阳，气化失常，津液失布，变化出柴胡桂枝干姜汤通阳散结，该方可用于治疗冠心病心绞痛、广泛焦虑症和抑郁症。若太阳、少阳合病，兼见支节烦疼、颈项拘急、自汗等症，方选柴胡桂枝汤和解少阳，调和营卫，临床实验表明该方能够显著提高治疗双心疾病的疗效。少阳病枢机不利、三焦不通、营卫不和，变证多端，其主方小柴胡汤和解少阳、调和营卫，通过加减化裁，兼以温阳、健脾、化痰、散结、安神等治法，故柴胡剂是治疗心血管疾病伴发精神心理问题的良方。

4. 太阴病，脾阳不升，胸阳不足：太阴病提纲症包含了焦虑、抑郁常见的躯体症状，第 273 条"腹满而吐，食不下，自利，时腹自痛"，以病机推测，还可能伴有精神不振，四肢倦怠乏力等。《金匮要略·胸痹心痛短气病脉证治》用人参汤温运脾阳，治疗"胸痹心中痞，留气结在胸，胸满，胁下逆抢心"。有的方证条文虽不在太阴病篇，但病机与太阴有关，如第 102 条小建中汤治疗"心中悸而烦"。

太阴病主要病机是脾阳不足，寒湿内停，中焦升降失常。脾主升清，"脾气散精，上归于肺"（《素问·经脉别论》），脾阳不足则清阳不升，胸中阳气不足；同时浊气亦不得下降，痰浊痹阻心脉，发为胸痹，契合《金匮要略》提出的"阳微阴弦"之病机。脾藏意，在志为思，在情志活动中占有重要的地位，脾阳不足易导致患者出现忧愁、悲伤等负性情绪。"当温之"是太阴病的治疗原则。因"脏有寒"而见自利，宜服四逆汤、人参汤之类的方剂以温中散寒。临床随机对照研究发现，人参汤治疗冠心病心绞痛效果显著。脾胃虚弱，化源不足，营卫不足，出现心悸、心烦、腹痛等，治用小建中汤补益营卫，培土健脾，缓急止痛。小建中汤临床用于治疗气血不足型冠心病、心律失常，包祖晓认为小建中汤可改善腹痛等躯体性焦虑症状，日本学者发现本方对抑郁情绪有速效性。

5. 少阴病，阴阳两虚，心肾不交：少阴病出现的心脏、心神相关症状有第 82 条"心下悸，头眩"，

第 310 条"胸满，心烦"，精力减退、精神萎靡和睡眠障碍尤为突出，如第 281 条"但欲寐"，第 300 条"但欲卧"，第 282 条"心烦，但欲寐"，第 303 条"心中烦，不得卧"，第 61 条"昼日烦躁不得眠，夜而安静"等。

少阴为心肾所属，心属火而主神，肾属水而藏精，心、肾的关系表现为水火相济，精神互用。少阴寒化证表现为肾阳不足、心阳衰惫，少阴热化证表现为肾阴不足、心火独亢。少阴虚寒证主方四逆汤，可治疗"膈上有寒饮"，即胸中阳气不足而寒饮内停，符合胸痹"阳微阴弦"之病机，故四逆汤临床可治疗阳气衰微所致的心源性休克、心绞痛、心力衰竭等。四逆汤治疗"内寒外热"，在神志上表现为寒盛于内、神浮于外，一部分抑郁患者既有精神萎靡、乏力、嗜卧症状，又表现出烦躁、失眠。临床上四逆汤经过化裁，可治疗失眠、抑郁症、精神分裂症。

心肾阳虚，水饮内停，可见心悸、心痛、胸闷气短，伴四肢寒冷、肢体浮肿，方用真武汤以温阳利水。阳虚则神机不振，水饮阻碍则神机不畅，患者可能出现情绪低落、神疲，烦躁，肢体感觉异常等。薛红莉等应用真武汤合逍遥散治疗心力衰竭伴发抑郁。临床研究发现，真武汤能用来缓解抗精神病药物在治疗过程中引起的肌肉跳动、心悸、眩晕等锥体外系不良反应。热邪灼伤肾阴，同时兼有实热，导致心火独亢者，方用黄连阿胶汤以清热除烦，滋阴降火。有医家认为心肾不交是焦虑症的最后转归。黄连阿胶汤临床多治疗失眠、焦虑、围绝经期综合征，还有医家用以治疗阴虚热盛型冠心病、心律失常。

6. 厥阴病，肝失疏泄，郁热扰心：厥阴病的心脏、精神心理症状体现在提纲证第 326 条"气上撞心""心中疼热"，以及第 338 条因"藏寒"所致的"病者静，而复时烦"，第 209 条"烦躁欲死"。还有许多条文中出现焦虑、抑郁常见的躯体症状，如手足厥冷、饥不欲食、呕吐、下利等。

厥阴为肝和心包所属。肝气对全身气的升发、气机的调畅以及情志的正常活动与表达，都发挥着重要的作用。精神心理疾病的患者往往症状繁杂，寒热并见，此多与厥阴肝的失常有关，一方面，肝阴耗伤，寒邪凝滞，另一方面，肝气疏泄失常，或郁遏在里，或冲逆太过。最终造成心营失养，魂不入肝，木火上冲，逆乱心神。古人认为心和心包是通过经脉气血相互贯通的，而不是独立存在的两脏，《灵枢·邪客》更是提出了"心包代心受邪"的认识，是故厥阴病本寒标热，心包感受热邪也可导致心中疼热、烦躁症状。

厥阴肝气不畅，郁热上冲心胃，见消渴，善饥而不欲食，气上撞心，静而复时烦，选用寒热并用之方乌梅丸加减化裁。抑郁患者既有情绪低落、乏力神疲，又时而心烦、急躁易怒，颇为符合本寒标热的病机。现代临床上乌梅丸可用来治疗抑郁症、失眠。谢相智等通过临床实验证明乌梅丸治疗冠心病心绞痛疗效显著，李士懋多次应用乌梅丸诊治心悸、胸痹等心系疾病。

肝胃虚寒，胃气上逆，出现"烦躁欲死"，方用吴茱萸汤。在《金匮要略·呕吐哕下利病脉证治》中，吴茱萸汤还能治疗"胸满"，说明寒邪可上乘入胸中，造成心胸不适症状。有学者用吴茱萸汤加味治疗胸痹属阴寒内结，痰瘀阻络证一例，5 剂后诸症尽消。另有动物实验结果表明，吴茱萸汤具有一定的抗抑郁作用，且无明显中枢兴奋作用。

讨　论

1. 从六经角度认识"双心疾病"：中华心身医学学会的心身疾病分类中，心血管系统的心身疾病包括冠心病、心绞痛、原发性高血压、急性心肌梗死、情绪性心律失常、功能性早搏、心源性猝死等，可见心血管疾病多是心、身同病。中医理论体系中，"心主神明"指心有统帅全身脏腑、形体、官窍的生理活动和人的精神、意识、思维等心理活动的功能，"心主神明"的物质基础是"心主血脉"，心血管疾病在中医学中本就是心脏、心神疾病，也就是"双心"同病。现代医学认为，双心疾病是心脏、心理两个独立的疾病，但在中医学中，应该将其作为一个完整独立的疾病来看待，有的学者机械和简单地把双心疾病认为是"胸痹""心痛""眩晕"等心脏疾病与"郁证""百合病""脏躁"等精神心理疾病的合病，这样对双心疾病病因、病机的理解和治疗上均会出现偏差。

　　现代医学的冠心病多属中医学"胸痹"范畴，在《金匮要略》中有专篇论述，然而"六经钤百病"（俞根初《通俗伤寒论》），临床上诊为"胸痹"的患者也常从六经的角度入手，以六经病基础方合以专病专方治疗。通过梳理《伤寒论》"双心疾病"类似病症，发现六经皆可令心病，非独心也，虽然条文分散，但其实在不同时间和空间上，描绘了双心疾病发病过程的各个侧面，并在六经体系中呈现出一定的规律性。三阳病心脏病症较轻，多为功能性病变，病程短，或为突发性病症；三阴病心脏病症较重，病程长，器质性病变多见。三阳病的精神心理障碍以焦虑为主，三阴病以抑郁为主，少阳病、厥阴病容易出现焦虑、抑郁合病或双相情感障碍。这为"双心"病患的六经辨证治疗提供了参考。

　　2. 经方治疗双心疾病的现状：现代医学对双心疾病采取的是心脏、心理分别治疗的方式，但是由于抗精神疾病的药物对心血管疾病有一定不良反应，因而治疗的有效性还不能确定。近年来，中医中药开始在治疗双心疾病方面发挥优势作用，然而通过文献搜索，有关经方治疗双心疾病的临床研究和病例报道仅集中在桂枝汤、柴胡桂枝汤和柴胡加龙骨牡蛎汤。通过广泛查阅文献，发现临床上很多经方既治疗心脏疾病，又被用于精神心理疾病的治疗，说明仍需开拓经方治疗本病的应用思路，深入研究本病的六经辨证方法。在今后的研究中，应侧重于系统归纳各个方证治疗双心疾病的主症、兼症特点，还可从六经的角度，利用统计学研究双心疾病的发病倾向和发病特点，以期进一步提高本病的中医预防、治疗水平。

276　心力衰竭从六经辨治思路

　　《伤寒论》综合分析了外感疾病演变过程中的各种症候群，归纳其病变部位、邪正盛衰、寒热转化，区分为太阳、阳明、少阳、太阴、少阴、厥阴六经病。六经辨证体系是融经络、脏腑、阴阳、邪正、气化、疾病发展阶段、治法、方药、调护在内的综合性临床辨证论治体系，在中医辨证层面具有良好的概括性和广泛的适用性。因此，心力衰竭等内伤杂病也可按六经辨证进行诊治。心力衰竭临床上以肺循环瘀血和/或体循环瘀血以及组织血液灌注不足等血流动力学改变为主要表现，是各种心脏病的终末期，发病率高，死亡率高。属于中医学"心悸""喘证""水肿""积聚""痰饮""胸痹"等病症范畴。主要由外感、内伤多种原因导致气血阴阳亏虚，水饮内生，水凌心肺，病性属于本虚标实，以气虚、阴虚、阳虚为本，血瘀、痰浊、水饮为标。心力衰竭的治疗，西医以强心、扩管、利尿为主，中医以益气、活血、利水为治法。学者许琳等结合心力衰竭临床证候，初步形成心力衰竭六经辨治体系，拓宽了中医经典在心力衰竭治疗中的运用思路。

心力衰竭从太阳经辨治

　　太阳病是外感的急性阶段，心力衰竭可由外感而起，如病毒性心肌炎、感染性心包炎等。急性期热毒侵心，症见发热、心悸、胸闷、胸痛、脉浮等；若热邪夹湿则影响脾胃，湿热遏阻，气机升降失调，表现为腹满、腹痛、腹泻。感染初期需辨素体虚实。素体虚，卫外失固，汗出，为表虚证，治以调和营卫，可用桂枝汤加减。素体实，无汗出，开表发汗以祛邪外出，可用麻黄汤加减。

　　病毒性心肌炎进一步发展，心肌细胞坏死、水肿，影响到传导系统和心肌收缩力，引起心律失常及急性心力衰竭。而感染性心包炎进一步发展，心包积液增多，引起心脏压塞和心包缩窄，使心脏舒张、收缩受限，心功能减退，引起全身血液循环障碍。患者出现心力衰竭症状，如胸闷气喘，心悸，腹胀，不能平卧，浮肿，小便减少等。实为太阳病内挟水饮，如患者无汗，心下痞满有水气，症见发热恶寒无汗、喘咳干呕者，治以小青龙汤。如患者继发胸腔积液、腹水，为太阳中风而水气僻积胸胁，症见发热恶寒，汗出头痛，心下及胁部痞鞕满痛，干呕短气，表证已解的，用十枣汤攻逐水饮。病毒性心肌炎可并发心律失常，以室性早搏多见，《伤寒论》太阳病兼里虚不足，如阴阳两虚心中悸而烦者，治宜小建中汤；如气血亏乏，脉结代，心动悸者，治以炙甘草汤。

心力衰竭从阳明经辨治

　　《伤寒论》第180条："阳明之为病，胃家实是也。"无论何种原因引起的心力衰竭，可引起消化道循环瘀血、胃肠道功能下降，出现消化不良、脘腹胀满、大便干结等症状。此外，心力衰竭水肿时，治以利尿消肿，但是"利小便而实大便"，进一步加重了便秘等阳明实证。所以心力衰竭患者可出现身烦潮热、纳差腹胀、大便干结的阳明经表现。

　　心力衰竭在阳明经需辨轻重缓急，如消化道瘀血初起，结而未实，或利尿后津液受损，以燥热为主，宜用泻下缓剂调胃承气汤；如已经痞满实为主，治宜小承气汤；如腑实以痞满燥实为主，治宜大承气汤。心力衰竭常兼有血瘀和燥热内结，治宜桃核承气汤；如心力衰竭水液循环障碍，但是尚未出现低灌注的表现，患者下焦湿热，小便少，水肿，可以猪苓汤利水养阴清热；心力衰竭胃瘀血而郁热，痞满内热，可予大黄黄连泻心汤辨治；心力衰竭出现肝瘀血，转氨酶升高，如兼有湿热，可予栀子柏皮汤、麻黄连翘赤小豆汤辨治。

心力衰竭从少阳经辨治

少阳病为合并外感病之亚急性阶段，是正气不足、正邪双方衰竭之势的阶段，病位在半表半里，既胸腹腔间不能入里，也不能出表，也包括所在的心和肺。心力衰竭常心肺证候同见，互相影响。如慢性阻塞性肺疾病继发肺源性心脏病，病程迁延，肺气亏虚，腠理开，一旦感受外邪，引起急性发作，出现发热、汗出或不汗出等太阳表证，若没有腹满下利、四肢厥逆的三阴病证，则外邪容易内传少阳。邪衰与正气同虚，见《伤寒论》第96条少阳病"胸胁苦满""咳""心下悸""胸中烦"的胸症，亦现"嘿嘿不欲饮食""胁下痞鞭""小便不利"的腹症，为心力衰竭从少阳经的表现。

治少阳病禁汗、禁下、禁吐，以和解表里为主，小柴胡汤为正治方。然而少阳病多有兼表兼里，可在和解的基础上随证施治。如心力衰竭诊见发热微恶寒，肢节烦痛，心下痞结，微呕，是少阳兼太阳病，可用柴胡桂枝汤。如腹满痛，郁郁微烦，心以下急，大便不通，舌苔干黄等，是少阳兼阳明里实证，用大柴胡汤。心力衰竭症见胸胁满微结，小便不利，渴而不呕，但头汗出，往来寒热，心烦等，是邪热陷于少阳，水饮不化，当宜柴胡桂枝干姜汤和解宣饮。临床上慢性阻塞性肺疾病急性发作期患者出现Ⅱ型呼吸衰竭，胸满气促；继发肺性脑病，出现神昏谵语；继发肺源性心脏病，胸闷心悸，全身浮肿，一身尽重，尿量减少，大便干结，是邪入少阳正虚神浮，可用柴胡加龙骨牡蛎汤辨治。如原文《伤寒论》第107条"伤寒八九日，下之，胸满烦惊，小便不利，谵语，一身尽重，不可转侧者，柴胡加龙骨牡蛎汤主之"。

心力衰竭从太阴经辨治

太阴经涉及肺脾二脏，患者除出现脾胃功能下降症状外，还因气虚、气滞、血虚、血瘀、水停等，诱发或加重心力衰竭。因为肺主气，朝百脉，助心行血；脾为气血生化之源，脾虚气血生化不足，气虚无以推动血液运行，血虚则心脉失养。同时脾阳亏虚，无以运化水湿，水湿内停引起水肿，进一步阻遏气机，则气滞血瘀，心脉痹阻，引起心力衰竭。临床见于心力衰竭终末期，患者乏力气促、尿少肢肿、恶液质等。"实则阳明，虚则太阴"，心力衰竭入太阴经提示预后差。

太阴病属里虚寒证，治以温中散寒为重点。如表证偏重，先行解表；里证为急，先治其里。如慢性阻塞性肺疾病继发肺源性心脏病，右心衰竭，继发胃肠道瘀血，出现气虚下陷或痰阻气滞腹胀的证候，可投以厚朴生姜半夏甘草人参汤加减，既能行气散结、化痰导滞，又能升补脾气而助水湿运化。心力衰竭肢肿，纳差胃寒，辨脾虚水停，予苓桂术甘汤加减温阳化饮，健脾利湿；心力衰竭水肿不甚，如贫血性心力衰竭或营养不良引起心功能下降，伴神疲乏力、面色无华、虚怯少气、心中悸动者，属气血亏虚，用小建中汤加减，温中补虚。

心力衰竭从少阴经辨治

慢性心力衰竭以少阴为主，涉及太阴厥阴。三阴为病深及五脏，五脏机能不足，经气不能通达内外，则调治困难。《伤寒论》第281条："少阴之为病，脉微细，但欲寐也。""少阴病，恶寒身蜷而利，手足逆冷者，不治。"少阴涉及心肾两脏，所以少阴病是心肾虚衰的阶段。心肾关系密切，心力衰竭可伴有肾功能异常；肾衰竭也可诱发或加重心力衰竭，临床为"心肾综合征"。肾主水，慢性心力衰竭多伴水肿，心力衰竭患者不但要重视心脏本身，而且要重视肾。心力衰竭治本以调动心肾循环为要。病在少阴肾为主，肾阳虚以真武汤主之，另有茯苓四逆汤、附子干姜汤、四逆汤、通脉四逆汤。病在少阴心为主，苓桂术甘汤主之；如心阳虚，治以桂枝甘草汤、桂枝甘草龙骨牡蛎汤、桂枝加桂汤。少阴虚劳，心、肾两脏虚衰，有八味肾气丸、酸枣仁汤、炙甘草汤。心力衰竭少阴也可寒化或热化。心肾水火不济，病邪从水化寒，阴寒内盛，出现恶寒、脉微细、但欲寐、四肢厥冷等寒化症状，宜四逆汤温补扶阳、回阳救逆。若病邪从火化，热伤阴而阴虚阳亢，出现心烦心悸、口燥咽干、舌尖红、脉细数等热化症状，宜黄连阿胶汤清热育阴。

心力衰竭从厥阴经辨治

从少阴向厥阴传变，则肝木失调，邪犯心包，相火上炎为热，寒邪郁遏，心火不能下达为寒，上热下寒。心力衰竭至厥阴，继发各种心律失常，胸中烦热，消化道瘀血胃脘胀满，似"气上撞心，心中疼热"；因利水利尿，常觉口干口渴，但是心下有水气阻滞，所以口干不欲饮，"饥而不欲食"。患者虽然胸中烦热，但是四肢却不温，是外周循环衰竭的表现，既为上热下寒或寒热错杂的厥阴经病表现。治厥阴病寒热错杂证的主方为乌梅丸，辛开苦降，清上温下，清心力衰竭上焦之郁热，温补中下二焦，使气机畅达。心力衰竭"心下悸"多为水饮中阻，"伤寒厥而心下悸，宜先治水"，可服茯苓甘草汤。

临床上感染性心内膜炎继发于脓毒症，发病起于太阳经，患者出现高热神昏，心脏瓣膜细菌性赘生物，瓣膜损伤出现心力衰竭。因阳盛生火而耗阴，灼伤津液和脉络，皮肤栓塞出现皮下瘀斑，指趾屈面出现紫红色结节，内脏栓塞出现腹痛血尿等，并见口干舌燥、烦渴引饮、小便黄赤，舌红绛，脉细数。患者高热，但是手足厥冷，即脓毒血症引起感染性休克，实属热厥证，为太阳直中厥阴，热邪内伏，阳气内郁而不能外达所致，先见发热，后见手足厥冷，热邪越深重，手足厥冷愈甚。

心力衰竭进一步恶化，到心源性休克，少阴命门火衰，则阴盛阳微，阴阳不能顺接，阳气外脱，此时四肢厥冷，轻者不过腕踝，重者可越过肘膝，脉细欲绝，为寒厥证，急当扶阳抑阴，用四逆汤或通脉四逆汤。如在少阴心肾真阳虚衰的基础上，又出现厥阴肝和心包相火的衰竭，五脏六腑阳气亏竭，不仅手足厥冷，而且全身肌肤发凉为脏厥，脏厥是六经病发展的终末期，此时阴寒盛至极，真阳衰至极，乃厥阴死证，为心力衰竭引起全身多器官功能衰竭而死。

心力衰竭病邪可从外侵入，逐渐向里传播，由这一经的证候转变为另一经的证候，既为传经。传经与否取决于受邪的轻重、病体的强弱和治疗得当与否。心力衰竭在太阳经感受外邪，入阳明经出现便秘、胃肠道瘀血等阳明热证；外邪未尽，正气已衰，发展为少阳病；如少阳病不治则入里，太阴脾肺受损，水和津液运化疏布失调，水湿内停，出现肺水肿及外周水肿，心力衰竭典型的"喘""肿""悸"在次阶段皆可见；如不治，进一步发展到少阴经，心肾综合征显现，病危重，在心力衰竭终末期辨证为心肾阳衰、水饮泛滥；"喘""肿""悸"进一步加重，如再不治，出现"手足厥冷""脉微欲绝，阴盛阳微，阳气外脱"等危象，此时如阳气不升，则阴阳离绝，五脏六腑阳气亏竭，至脏厥死证。但是心力衰竭并非必须经过从太阳到厥阴的所有阶段，太阳经病症如治疗及时不一定传变，也可先在少阴或厥阴起病，说明病情危重。所以临证中多观察思考，熟悉六经经气运行特点，结合八纲辨证、卫气营血辨证等，尽可能获取心力衰竭本源和诊治，选择合适方药。

277　慢性心力衰竭从六经辨治

慢性心力衰竭指在适量静脉血回流情况下，由于心脏收缩和/或舒张功能障碍，心排血量不能满足组织代谢需求的一种状态，主要临床表现为肺循环和/或体循环静脉瘀血，属于各种心脏疾病的严重阶段。慢性心力衰竭严重影响患者生活质量，且发病率居高不下，日渐成为公共医疗事业的一大负担。西医目前对慢性心力衰竭的治疗效果有限，而中医药改善患者生活质量方面作用突出，目前临床治疗慢性心力衰竭多采用脏腑辨证，主要围绕心、脾、肾三脏进行治疗。通过临床观察与收集慢性心力衰竭患者症状，其符合六经辨证法则与规律，学者韦细连等对从《伤寒论》六经辨证治疗慢性心力衰竭进行了阐述。

中医对慢性心力衰竭的认知

中医学无"慢性心力衰竭"这一病名，但根据慢性心力衰竭患者心悸、喘咳、水肿、乏力等症状，将其归为中医学"心悸""喘证""痰饮""水肿""虚劳"等范畴。中医学认为，心主血脉，心能推动血液在脉管中运行，遍布全身，以维持人体正常的生命活动。心功能下降时，无力推动血液运行，继而出现体循环瘀血、水肿等全身症状。由此可见，心自身虚损是慢性心力衰竭发病的关键和根本，其他症状为继发症状，所以慢性心力衰竭在中医学上总体属本虚标实之证，心气血阴阳亏虚为本，瘀血痰饮为标。在慢性心力衰竭发病过程中，阳气占有重要地位。藏象学说认为，心属火，为阳中之阳，《素问·生气通天论》曰"阳气者，若天与日，失其所则折寿而不彰，故天运当以日光明"，《素问·脏气法时论》中记载"心病者，日中慧，夜半甚，平旦静"。这些均说明阳气对心功能的维系至关重要，也是决定慢性心力衰竭病情顺逆的关键。阳气不足不能运化水液，水液代谢异常易加重瘀血、痰饮等病理产物堆积，而病理产物又可消耗阳气，造成恶性循环，进一步加重心力衰竭，出现心阳暴脱、阴阳衰竭等危险证候。

六经辨证与慢性心力衰竭的关系

六经辨证起源于古人对自然界光照变化的概括，至东汉张仲景时，将外感疾病的各种症候群进行归纳总结，并以六经命名，分为太阳、阳明、少阳、太阴、少阴、厥阴六经疾病，用来阐述外感疾病不同阶段的病理特点，每一类疾病的病变部位、寒热趋向、邪正关系、预后转归等均有差异，以此指导治疗，临床将这种方法称为六经辨证，统领外感疾病的治疗。时至今日，六经辨证仍是中医临床中的辨证大法之一，柯韵伯《伤寒论翼》中阐述"六经为百病立法"观点，曰"六经之为病，不是六经之伤寒，乃六经分司诸病之提纲，非专为伤寒一证立法"。这一观点与目前六经辨证在临床中的作用相符，六经辨证不仅可用于外感疾病的治疗，亦可用于各类内伤杂病的治疗，上述拓宽了六经辨证的应用范围，也是六经辨证用于慢性心力衰竭治疗中的基础。不仅如此，阳气盛衰是慢性心力衰竭发展、预后的关键，而《黄帝内经》又根据阳气多少划分三阴三阳，故从阴阳角度观察，六经辨证适合于慢性心力衰竭的临床诊治。慢性心力衰竭患者主要出现心悸、气喘、咳嗽、水肿、失眠、少尿等症状，与张仲景《伤寒论》六经病描述的"悸""短气""咳嗽""蓄水证""不得卧""小便不利"等描述一一对应，故六经症候群涵盖了慢性心力衰竭的主要症状，因此可以采用六经辨证治疗慢性心力衰竭。

六经辨证治疗慢性心力衰竭

1. 太阳病证与慢性心力衰竭：太阳主一身之卫表，阳气分布一身之肌表，抵抗外来之邪，太阳病证则为邪气侵袭机体，正气初起抵抗阶段形成的一类病证，故张仲景论述太阳病为"太阳之为病，脉浮，头项强痛而恶寒"。肺主皮毛，太阳病证与肺密切相关，肺与心同处上焦，肺朝百脉，助心行血，若邪犯太阳，肺气壅塞，可影响心的行血功能，但由于太阳病证机体阳气充足，心气损耗较少，故心力衰竭的临床表现或较轻微，如"伤寒心下有水气，咳而微喘，发热不渴；服汤已，渴者，此寒去欲解也，小青龙汤主之"中的"微喘"，或表现为实证，如"短气，躁烦，心中懊恼，阳气内陷，心下因硬，则为结胸，大陷胸汤主之"，或心阳初见损耗，膀胱气化功能初见不利，如"其人叉手自冒心，心下悸，欲得按者，桂枝甘草汤主之""小便不利，微热，消渴者，五苓散主之"。这些证候临床常见于前心力衰竭阶段或临床心力衰竭初期，实证可用小青龙汤、大陷胸汤、五苓散等祛邪，虚证则用桂枝甘草汤一类较平和的补益类方即可。由此可见，心力衰竭的太阳病证阶段，因机体阳气消耗较少，故应及时治疗，祛邪扶正，可延缓甚至截断病势。

2. 阳明病证与慢性心力衰竭："阳明之为病，胃家实是也"，阳明病"胃家实"三字，既反映了阳明病的证候特点，又揭示阳明病的病机特点。阳明经为机体多气多血之经，本气多燥，而阳明腑证多以燥屎结于肠中，大便困难为主症，其邪热与糟粕结于肠中，腑气不通，上扰于心，长期发展为慢性心力衰竭，并伴有"喘""潮热""小便不利""不能卧""谵语"等证候。《伤寒论》描述为"脉迟，身重，腹满而喘，潮热，手足截然汗出，大便硬""伤寒四五日，脉沉而喘满……久则谵语""病人小便不利，大便乍难乍易，时有微热，喘冒不能卧者，有燥屎也，宜大承气汤"等，故慢性心力衰竭的阳明病证实证宜以通下法治疗，诸多学者采用大承气汤类方治疗慢性心力衰竭效果显著。慢性心力衰竭合并发黄疸多为阳明燥热夹湿，熏蒸心胸，且心力衰竭患者小便不利，湿热不得下行，熏蒸皮肤而发黄，《伤寒论》阐述此机制为"阳明病，无汗，小便不利，心中懊恼者，身必发黄"，"阳明病……色黄者，小便不利也"，此证应清热利湿。《伤寒论》曰"伤寒七八日，身黄如橘子色，小便不利，腹微满者，茵陈蒿汤主之"，故临床心力衰竭合并黄疸多用茵陈蒿汤，但茵陈蒿汤药物较苦寒，易伤阳气，应中病即止，并可在处方中加入白术一类药物，既能利水，又能健脾益气，防其阳气耗伤。

3. 少阳病证与慢性心力衰竭：慢性心力衰竭由于瘀血、痰浊等病理产物堆积及机体阳气推动力不足等原因，导致机体气机失调。张曦光等认为调节气机升降之法需贯穿慢性心力衰竭治疗始终。少阳为气机调节之枢纽，《素问·阴阳离合论》指出"少阳主枢"，足见少阳在气机调节中的重要性，故而有"少阳为之病，口苦、咽干、目眩也"描述，气机壅塞少阳同样影响心功能，《伤寒论》将这一机制描述为"伤寒，脉弦细……发汗则谵语，此属胃，胃和则愈；胃不和，烦而悸""伤寒五六日……心烦，或胸中烦而不呕……或胁下痞硬，或心下悸，小便不利，或咳"，故而从少阳调节气机，加速患者病理产物的清除，对慢性心力衰竭的治疗有益处。临床部分慢性心力衰竭患者缠绵难愈，耗伤气血，气滞血瘀，胸胁苦满，抑郁焦虑，食欲不振，均表现为少阳病证，临床常用柴胡类方进行调治，效果甚佳。

4. 太阴病证与慢性心力衰竭：《伤寒论》对太阴病证提纲的描述为"太阴之为病，腹满而吐，食不下，自利益甚，时腹自痛。若下之，必胸下结硬"。此条反映太阴病脾阳不足，寒湿内盛的基本病机。脾阳虚则水谷精微失于运化，气血生化不足，心失所养，且脾阳虚不能运化水湿，水湿内停，上泛至心，影响心功能，发为心力衰竭。临床患者多有畏寒怕冷、食少腹胀、肢体浮肿、小便短少等证候，此证当以温脾散寒、运化水湿为要，《伤寒论》曰："自利不渴者，属太阴，以其脏有寒故也，当温之，宜服四逆辈。"即在慢性心力衰竭的太阴病证阶段，宜服用四逆汤类及理中汤类方。若患者太阴病证较轻，可用理中汤类方，以温脾散寒，黄衍寿等运用附子理中丸为基础方治疗心力衰竭效果妥当。若患者病情较重，已有涉及心肾趋势，则使用四逆汤类方较妥当，临床大量使用四逆汤类方治疗慢性心力衰竭。慢性心力衰竭在太阴病阶段可并发黄疸，《伤寒论》记载"伤寒，脉浮而缓，手足自温者，系在太阴，太阴当发身黄；若小便自利者，不能发黄"，提示心力衰竭并发黄疸的机制为太阴寒湿，小便不利，郁而发黄，临床当用茵陈术附汤治之。太阴病证出现标志着机体阳气衰退，但其只是三阴病的开始，相对而言较好治疗，故慢性心力衰竭在太阴病阶段需合理治疗，避免传入少阴，转化成心肾阳虚证。

5. 少阴病证与慢性心力衰竭： 少阴病是六经病中危险证候最多的一类，其提纲描述为"少阴之为病，脉微细，但欲寐"，提示机体阳气衰微的病理状态，且张仲景《伤寒论》中有"少阴病，六七日，息高者，死""少阴病，脉微细沉，但欲卧……不得卧寐者，死"等死证描述，这些均由于心肾阳衰的缘故，心阳不足导致心不能行血，心功能下降，元阳不足同样影响心阳，且导致膀胱气化不足，水饮上泛或泛溢，出现全身水肿、尿少、咳喘等心力衰竭证候，且心肾阳虚、阳虚水泛证型是慢性心力衰竭终末心肾综合征的主要证型，故而少阴病证多见于慢性心力衰竭的难治性终末阶段，此阶段患者心力衰竭情况较严重，中医药应以改善生活质量为主，《伤寒论》曰："少阴病……小便不利，四肢沉重疼痛，自下利者，此为有水气，其人或咳，或小便利，或下利，或呕者，真武汤主之。"故临床多用真武汤以温阳利水，太少两感者，可用麻黄附子细辛汤合真武汤治疗，而少阴热化证在慢性心力衰竭患者中所见极少。

6. 厥阴病证与慢性心力衰竭： 厥阴病证是六经中较特殊的一类病证，张仲景论述为"厥阴之为病，消渴，气上撞心，心中疼热，饥而不欲食，食则吐蛔，下之利不止"。《伤寒指掌》指出"此皆厥阴自病之热证，并非伤寒传经之热邪。盖厥阴内藏相火，其消渴，火盛水亏也；气上撞心，心中疼热，肝火乘心也"，故而可知厥阴有阴尽阳生、极而复返的特性，厥阴病证阴阳各趋其极，如《诸病源候论》记载"阳并于上则上热，阴并于下则下寒"，从而形成寒热错杂的病证，治宜清上温下。临床部分心力衰竭患者由于阳气亏虚而发为心力衰竭，又合并肺部感染，出现痰黄、口苦等热象，此时应寒热并用，《伤寒论》厥阴病篇记载乌梅丸，乌梅丸不仅是治疗蛔厥证的主方，也适用其他寒热错杂之病症，慢性心力衰竭患者见到寒热错杂之厥阴证，使用乌梅丸治疗，并根据文献报道，乌梅丸尤其适用于充血性和隐性心力衰竭。

验案举隅

患者，女，6岁。2018年11月16日初诊。主诉心慌2年余，加重1个月。患者2年前出现心慌心悸，伴气短乏力，忽视未治疗。1年前双下肢出现水肿，心悸加重，夜间气喘不能卧，遂赴医院就诊，诊断为冠心病，慢性心力衰竭。要求中医诊治，以真武汤为主方，熟附子剂量用至90g，症状减轻后停药。2个月前患者心慌、心悸再次加重，下肢水肿，咳嗽气喘，腰痛膝酸，再次服用真武汤后效果不佳。刻下除心慌心悸、气急气喘、下肢水肿外，同时伴有畏寒肢冷，腰膝酸软，咽干咽痛，心烦不寐，大便干燥，小便白天不利，夜尿频多，舌质淡，有齿痕，苔水滑微黄，脉沉细。西医诊断为冠心病，慢性心力衰竭，心功能Ⅲ级。中医诊断为心悸，水肿，不寐（厥阴证）。治以调和寒热。方以乌梅丸加减。

处方：乌梅15g，炒黄连6g，黄芩10g，制附子（先煎）15g，干姜10g，桂枝15g，细辛5g，生白术30g，炙甘草20g，茯苓30g，党参15g。7剂。每日1剂，水煎分服2次。

二诊：患者水肿消退明显，小便白天通畅，夜尿减少，咽痛减，夜寐较安，但仍心烦，大便较干，心悸未改善，上方加当归30g、生龙骨（先煎）30g、生牡蛎（先煎）30g。7剂。每日1剂，水煎分服2次。

三诊：患者双下肢未水肿，小便白天通畅，夜尿1～2次，无咽痛，夜寐较安，心烦大减，大便通畅，心悸时有发生，考虑患者心气不足，上方去熟党参，加红参（另炖）10g，7剂。

四诊：患者诸症均明显缓解，故守上方治疗，嘱均衡饮食，加强营养。

按：患者心力衰竭起初表现为心悸心慌，气短乏力的心气虚证候，未加干预，气损及阳，心阳不足，累及于肾，出现下肢水肿，夜间气喘等心肾阳虚证候，属少阴证，前医使用真武汤得当，故症状得到控制。然前医制附子剂量使用偏大，温阳同时耗伤阴液，火热内生，已由少阴证转化为寒热错杂之厥阴证，故前医再次运用真武汤，效果不明显。刻下就诊时患者存在明显的阳虚证候，但又有心烦不寐，咽干咽痛，大便干结，苔微黄等热证，故用乌梅丸调和寒热。二诊时患者症状有所缓解，但仍心悸，大便干结，加用生龙骨、生牡蛎安神定悸，并用大剂量当归润肠通便，兼养心血。三诊时患者仍时有心悸，考虑起初心气不足，气短乏力，故用红参以补气以安心神。四诊时患者诸症大有缓解，嘱其注意饮食起居，回家调养。

慢性心力衰竭作为中医优势病种之一，中医药治疗方面有广阔前景，较多学者在治疗方面进行诸多探讨，并积累了一定经验。然中医辨证论治有多种辨证方法，现主流治疗慢性心力衰竭辨证方法为脏腑辨证，但慢性心力衰竭的转归和预后与机体的阳气盛衰息息相关，而阳气盛衰为六经辨证分类的主要依据之一，故六经辨证适合慢性心力衰竭的治疗。慢性心力衰竭病在太阳，以祛邪为主；病在阳明，以通下为要；病在少阳，治宜调气；病在太阴，需温脾散寒；病在少阴，温阳利水；病在厥阴，调和寒热。六经辨证对慢性心力衰竭的预后具有重要意义，慢性心力衰竭病在三阳，阳气尚足，多为实证，需及时治疗，可在一定程度上延缓甚至阻断病程。然病入三阴后，阳气衰弱，虚证居多，慢性心力衰竭的太阴病证阶段是关键节点，应积极治疗，避免传入少阴，慢性心力衰竭进入少阴病阶段则预后不良，而厥阴病尚有转机，也需重视其治疗。

278　劳淋从六经辨治思路

张琪精研《黄帝内经》《伤寒论》《金匮要略》等经典著作，精于仲景学说，运用六经辨治，以经方治疗内科、妇科及疑难杂症，尤其是对肾系疾病的治疗，精准灵活，效如桴鼓。对于劳淋的研究，根据病因和症状特点的不同，可分为热淋、血淋、石淋、气淋、膏淋、劳淋六种。若小便频数涩痛日久、遇劳即发、缠绵难愈，即为劳淋。此病病情虽然不重，但反复发作，患者出现小便频数，日十余次，尤其夜尿频数影响睡眠，或尿痛，或尿后小腹不适，或尿有余沥感等症状。学者李淑菊等对其从六经论治劳淋经验进行了总结探析。

病因病机

尿路感染为临床常见病、多发病，尤以女性多见，常见于中老年人，尤其更年期女性缠绵难愈，反复发作，属劳淋范畴。张琪认为，劳淋的病因病机是本虚标实，虚实夹杂，内外相感。淋证之初多由湿热毒邪蕴结下焦，致膀胱气化不利；若治不得法，或病重药轻，本症虽除，余邪未尽，停蓄下焦，日久则暗耗气阴，转为劳淋；此时脏腑阴阳气血功能失调和机体防御功能减弱，更易因感冒、遇劳、情志不遂等因素而发作。隋代巢元方曰："劳淋者，谓劳伤肾气而生热成淋也，其状尿留茎中，数起不出，引小腹痛，小便不利，劳倦即发也。"提出了劳淋的病机关键是"肾虚膀胱热"。《诸病源候论·小便诸病》曰："小便利多者，多由膀胱虚寒胞滑故也……腑既虚寒，不能温其脏，故小便自多。"《素问·灵兰秘典》曰"膀胱者，州都之官，津液藏焉，气化则能出矣"，小便异常不仅系膀胱所司，与肾、三焦、肺、脾、肝等脏腑也有着密切的关系。小便的正常与否，取决于各个脏器的协调作用。张仲景对小便不利的论述较为详细，六经病变均可以出现小便不利症状。

六经辨治思路

郝万山认为，六经辨证是对《伤寒论》中三阴三阳辨证方法的简称，刘渡舟认为，六经辨证是《伤寒论》的核心，强调六经辨证是以三阴三阳六经经络及其相互络属的脏腑生理、病理变化作为物质基础。膀胱腑是贮存和排泄小便的器官，《素问·宣明五气》曰："膀胱不利为癃，不约为遗尿。"《灵枢·本输》曰："肾合膀胱，膀胱者，津液之府也。"《诸病源候论·膀胱病候》曰"津液之余者，入胞脬则为小便""小便者，水液之余也"，小便异常与膀胱有关。劳淋病位主要在膀胱，病程日久涉及脏腑阴阳气血功能失调，六经与脏腑相连。《中藏经》载"五脏不通，六腑不和，三焦痞涩，营卫耗失"，可致淋。张琪从六经辨治劳淋的思路：

1. 从太阳辨治：足太阳膀胱经别属膀胱络肾，散布于心。《素问·经脉》曰："膀胱足太阳之脉……挟脊抵腰中，入循膂，络肾，属膀胱。"膀胱为太阳经所属，膀胱有主津液，司气化的功能。若邪热与血互结下焦膀胱，"热结膀胱"，热伤血络，迫血妄行，血不循经外溢，而出现尿血。瘀热结于下焦，气血凝滞不通，"少腹急结"，少腹胀满、排尿涩痛。劳淋若出现小便黄赤灼热或肉眼血尿，色鲜红或兼夹有血块或镜下血尿，或见尿急、尿频、排尿涩痛，少腹胀满，大便秘，或见发热，舌尖赤，或舌尖边红干少津，苔白。辨为太阳蓄血，张教授用桃核承气汤去芒硝加入凉血止血之药而自拟桃黄止血汤。药用桃仁 20 g，大黄 7.5 g，桂枝 10 g，甘草 15 g，小蓟 30 g，白茅根 30 g，生地黄 20 g，侧柏叶

20 g，栀子 10 g，蒲黄 15 g。方中主药为桃仁、大黄，桃仁活血润燥，大黄泻热结，二药配伍泻热开结，热除瘀开则血止，此方乃根据桃核承气汤意，桃仁、大黄泻热逐瘀；桂枝辛温通阳行气，以防寒凝；小蓟、侧柏叶、白茅根、生地黄、栀子诸药凉血清热止血，合而为清热止血之有效方剂。

邪气循膀胱经入腑，膀胱气化不利，出现小便不利，小腹胀满，或见小腹冷痛，或口干欲饮，或伴眼睑浮肿，苔白滑，脉浮或浮数。辨证为太阳蓄水，水蓄膀胱，不得通利。下焦气机壅滞，小腹胀满或不舒，"必苦里急"。《伤寒论》曰："若脉浮，小便不利，微热消渴者，五苓散主之。"治以通阳化气利水。张琪常在五苓散方中加入温阳利湿活血之品组成加味五苓散，药用泽泻 20 g，猪苓 20 g，茯苓 20 g，白术 15 g，桂枝 15 g，小茴香 15 g，附子 10 g，乌药 15 g，土茯苓 30 g，桃仁 15 g，丹参 15 g，甘草 15 g。《医宗金鉴·删补名医方论》曰："是方也，乃太阳邪热入府，水气不化，膀胱表里药也。"五苓散温阳化气行水、健脾除湿、通利三焦。加小茴香、附子温肾阳，助膀胱气化，且能散寒止痛；桃仁、丹参活血；乌药《本草经解》曰"主膀胱肾间冷气攻冲背脊"，行气、助利水；土茯苓利湿解毒。寒主收引，阳虚阴寒内生故可见小腹冷痛，尿道拘挛疼痛，加芍药、甘草以缓急止痛，张琪还善用威灵仙治疗寒气上冲之尿道抽掣疼痛。

2. 从阳明辨治： 劳淋病程日久急发，膀胱湿热，因膀胱与大肠均居下焦，热入阳明大肠经，燥热内结、腑气不通，出现小便涩痛、尿色黄赤，五心烦热，或潮热，大便秘结，舌质红，脉滑数。为阳明腑实内结，膀胱湿热蕴蓄，气化不利。治以泄热通腑、利水通淋。方用小承气汤加味。药用大黄 10 g，枳实 15 g，厚朴 15 g，瞿麦 20 g，萹蓄 20 g，滑石（包煎）20 g，木通 15 g，车前子（包煎）15 g，甘草 10 g。

3. 从少阳辨治： 三焦与胆俱属少阳，三焦为全身津液气机之通道，既是水火气机的通道，又是气化的场所，少阳枢机不利，气化失司，而致三焦气机不利，决渎失司，统摄无权，水道不通，发为劳淋。劳淋急性发作，症见小便频数，点滴而下，尿道灼热刺痛，急迫不爽，尿色黄赤，伴恶寒发热，口苦咽干，恶心，舌苔白腻，脉弦数。辨证属少阳外感，膀胱湿热，湿热之邪客于膀胱，气化失司，水道不利，兼外感之邪不解者。用小柴胡汤加石膏合八正散加减，和解少阳、清热利湿通淋，药用柴胡 20 g，黄芩 15 g，法半夏 15 g，党参 15 g，生石膏 50 g，瞿麦 20 g，萹蓄 20 g，车前子（包煎）20 g，石韦 15 g，木通 15 g，大黄 5 g，甘草 10 g。方中小柴胡汤疏利气机，和解少阳，以助膀胱气化功能正常。

4. 从太阴辨治： 劳淋日久，尿有余沥，点滴而出，小腹及外阴坠胀，迫注肛门，少气懒言，精神倦怠，用力或咳嗽即遗尿，舌淡苔白，脉弱无力。《素问·经脉别论》曰"饮入于胃，游溢精气，上输于脾，脾气散精，上归于肺，通调水道，下输膀胱，水精四布，五经并行""中气不足，溲便为之变"，足太阴脾，脾主升清，脾虚气陷，膀胱失司，则尿有余沥、用力或咳嗽即遗尿，治宜补中益气升阳，用补中益气汤化裁，药用黄芪 30 g，党参 20 g，升麻 10 g，白术 10 g，柴胡 15 g，当归 15 g，陈皮 15 g，麦冬 15 g，五味子 10 g，甘草 10 g。

5. 从少阴辨治： "肾足少阴之脉……贯脊属肾，络膀胱"，膀胱与肾脏腑相连，经脉相互络属，相互表里。淋证反复发作，病久及肾，肾阳亏虚，而膀胱湿热留恋，肾与膀胱相表里，寒热互结，病程迁延，为劳淋。症见小腹坠胀冷痛、小便频数，饮水即排尿、尿急、尿痛、尿有余沥，腰酸膝冷，男子阴囊湿冷，女子白带量多清稀，手足及双下肢浮肿、畏寒乏力、舌苔白滑、脉沉。辨病为寒淋，《诸病源候论·诸淋》曰："寒淋者，由肾气虚弱，下焦受于冷气，入胞与正气交争，寒气胜则战寒而成淋。"病情寒热错杂，治以温补肾阳、清热利湿，方用八味肾气丸加清利湿热药。药用附子 10 g，肉桂 10 g，小茴香 10 g，熟地黄 20 g，山茱萸 15 g，山药 20 g，茯苓 15 g，牡丹皮 15 g，补骨脂 10 g，泽泻 15 g，瞿麦 20 g，萹蓄 20 g，蒲公英 30 g，白花蛇舌草 30 g，甘草 10 g。

病程迁延，肾阴不足，虚热内焚，与膀胱湿热合邪，见小便涩痛，灼热不甚，尿急尿频，腰酸痛，五心烦热，口干咽干，舌红无苔或少苔，脉细数或虚数。治以滋补肾阴、清热利湿。方以知柏地黄丸加减。药用知母 15 g，黄柏 10 g，生地黄 20 g，龟甲 10 g，玄参 15 g，萹蓄 15 g，瞿麦 15 g，木通 15 g，枸杞子 20 g，山茱萸 15 g，牡丹皮 10 g，土茯苓 30 g，肉桂 5 g。

若症见小便频数，尿急，尿有余沥，手足心热、畏寒肢冷、乏力、口干口渴，舌苔白、脉沉弱。"小便不利者，有水气，其人若渴"，下焦阳虚，气化不利，津不上承，湿热伤阴，可见口干渴，治以温肾阳为主，兼清下焦湿热养阴，予瓜蒌瞿麦丸化裁，寒热并治。药用瞿麦 20 g，萹蓄 20 g，天花粉 20 g，茯苓 15 g，山药 20 g，附子 10 g，麦冬 20 g，知母 15 g，小茴香 20 g，威灵仙 15 g，桂枝 15 g，橘核 15 g，乌药 15 g，甘草 15 g。方中瞿麦、萹蓄、茯苓清利湿热；附子温阳化气；山药、天花粉、麦冬、知母养阴生津；再加入茴香、威灵仙、桂枝、橘核、乌药等温肾散寒之品，助附片温阳；其中威灵仙有散寒止痛之功，为张琪治疗寒淋之要药。

6. 从厥阴辨治：《灵枢·经脉》曰"肝足厥阴之脉，循股阴，入毛中，过阴器，抵小腹"。肝失疏泄，肝气郁滞，水道阻滞，津液失布，致小便不利。患者以尿涩痛不畅、胸胁小腹胀满为主，伴大便秘，舌质红，苔薄白，脉滑。辨证为气淋，"气行则津行，气滞则津停""或小便不利……四逆散主之"，用加味四逆散。药用柴胡 20 g，白芍 20 g，枳壳 15 g，甘草 15 g，川楝子 15 g，香附 15 g，焦栀子 15 g，黄芩 15 g，石韦 15 g，车前子（包煎）15 g。治以疏肝理气为主，四逆散疏肝理气，加川楝子、香附以助其疏肝之功，焦栀子、黄芩清热，石韦、车前子清热利水通淋，合之功能疏肝行气清热利水通淋，用于气淋偏于化热者有良好疗效。

若劳淋急发，见小便涩痛，灼热不爽，尿色黄赤，心烦易怒，口苦纳呆，或兼胁痛，舌质红，舌苔白少津，脉弦数或弦滑。为肝胆邪热蕴结，膀胱湿热蕴蓄，气化失司。治以清化肝胆、利水通淋。方用龙胆泻肝汤加减。

验案举隅

史某，女，56 岁。2006 年 11 月 8 日初诊。既往尿路感染病史 10 余年，每于受凉、劳累、着急上火即作。1 周前足底受凉后又出现尿痛、尿频，尿常规：白细胞（＋＋＋），服用抗生素后尿白细胞减至（＋），但症状无明显缓解，故来张琪门诊求治。现症尿痛、夜间尿道疼痛连及腹部，尿不净、口干，畏寒，小腹凉，阴部潮湿，后背沉，舌红苔黄，脉沉。尿常规：白细胞（＋）。中医诊断为劳淋，辨证为肾阳虚兼膀胱湿热之寒淋，病位在肾与膀胱，从少阴经辨治，治以温肾阳为主，兼清下焦湿热，予以瓜蒌瞿麦丸化裁。

处方：瞿麦 20 g，萹蓄 20 g，天花粉 20 g，麦冬 20 g，知母 15 g，黄芪 30 g，太子参 20 g，石莲子 15 g，地骨皮 15 g，柴胡 15 g，茯苓 15 g，车前子（包煎）20 g，小茴香 20 g，花椒 15 g，威灵仙 15 g，桂枝 15 g，橘核 15 g，乌药 15 g，甘草 15 g。水煎服，每日 1 剂，分 2 次服。

二诊（2006 年 11 月 22 日）：服上方 14 剂，尿不净及阴部潮湿已愈，尿痛大减、偶于受凉后出现，夜间无腹痛，无口干，畏寒轻，小腹稍凉，后背微沉，舌淡红苔白，脉沉。复查尿常规：白细胞（－）。继以上方调治两月而愈。随访一年半未复发。

按语：劳淋患者湿热久羁伤阴，阴损及阳，加上长期过用苦寒克伐之品，导致肾阳亏虚，膀胱气化不利，阳气不能运化水湿，膀胱湿热未尽，故在淋证中伴有虚寒之象，每于受凉、劳累即作，症见小便频数，尿色清，尿有余沥，腰痛，四肢倦怠，舌质淡润，脉沉迟。将此类淋证辨为"寒淋"。治疗此类患者仅用清热解毒利湿药不仅无明显疗效，而且常加重病情，故治疗时应以补肾温阳固涩治本为主，佐以清热解毒、利湿通淋。本案患者症见尿不净、畏寒，小腹凉，阴部潮湿，脉沉等虚寒之象，故辨证属"寒淋"范畴，同时伴见尿痛、口干，舌红苔黄等湿热征象。本案病机较为复杂，从少阴辨证，为肾阳亏虚兼有下焦湿热之寒热错杂证，仿瓜蒌瞿麦丸寒热并治，温肾阳，清湿热，再加入小茴香、花椒、威灵仙、桂枝、橘核、乌药等温肾散寒之品，助附子温阳；其中威灵仙有散寒止痛之功，可治疗寒气从尿道上冲胃腹，为治疗寒淋之要药。

279   肾脏疾病的六经辨证思路

六经辨证源于《伤寒杂病论》，为汉代张仲景所创立。自六经辨证问世以来，不仅为外感疾病的辨证论治提供了思路与方法，对内伤杂病的辨证论治亦具指导意义。故清代柯韵伯曰："仲景之六经，为百病立法，不专为伤寒一科，伤寒杂病，治无二理，咸归六经之节制。"（《伤寒来苏集》）俞慎初亦曰："以六经钤百病，为确定之总决。"（《通俗伤寒论》）临床上，多种肾脏疾病的发生与感受外邪相关，或因外感而诱发和加重病情。其病变的发展亦遵循由表入里、由经入腑，由三阳至三阴的六经传变规律。其病证亦具六经的经证，腑证，以及合病、并病之临床特点。故临床上诸多肾脏病其证候不越六经之范围，其辨证可宗六经之法度。鉴此，学者刘玉宁等运用六经辨证的基本方法，探讨了肾脏病中医辨证论治的规律，为肾脏病的中医辨证论治开启了新思路。

肾脏病六经辨证的基本方法

肾脏病六经辨证是把仲景六经辨证运用于肾脏病临床，其辨证方法是以六经为纲，八纲为目，以六经病证所涉及的经络脏腑之生理病理为重要内容的中医辨证论治体系。在仲景六经辨证体系中，概括了疾病发生、发展、转归和预后全过程，通过六经本证，合病、并病及误治变证、坏病等来反映出六经证候的特异性、多样性和多变性，对中医肾脏病的辨证论治极具指导意义。由于六经辨证之中又寓有阴阳、表里、寒热、虚实之八纲的辨证分析内容，如三阳证属表证、热证、实证，皆属阳证；三阴证属里证、虚证、寒证，而皆属阴证。从而形成了六经辨证统领八纲的辨证论治方案，可为多种肾脏疾病不同阶段的中医辨证论治提供思路和方法。在肾脏病临床上要以六经辨证为纲，首辨六经之病证。再以八纲辨证为目，进一步探讨其阴阳、表里、寒热、虚实，从而为疾病治疗提供翔实的辨证依据。

肾脏病六经辨治概要

1. 肾脏病之太阳病证治要：太阳经脉循行于体表的头、项、背、腰及四肢后、外侧，其腑为小肠、膀胱，与少阴心、肾互为表里。太阳主一生之表，为六经之藩篱；膀胱乃州都之官，主藏津液和排出尿液，为人体重要的水液代谢器官。小肠主液，除参与一部分消化吸收水谷功能外，主要与膀胱共同参加人体水分的代谢与排泄，但其功能的发挥有赖于心、肾阳气的资助。太阳病证常见于急性肾炎或慢性肾脏病的急性发作期。邪从外袭而引发或加重肾脏病时，太阳首当其冲，邪气外闭营卫，上壅肺气，导致肺失宣降，邪水泛溢而见水肿；人体精微物质不能由肺宣发布散，从而下行合污经尿外泄而出现蛋白尿。故本病初期常见颜面浮肿，尿多浊沫，头项强痛，恶寒，脉浮等太阳表证。临床可分以下几个证型：

（1）太阳风寒证：是由风寒之邪犯及太阳，卫闭营郁，玄府不开，肺气不畅，宣降失常，水邪泛溢，精微漏泄。临床常见恶寒发热，无汗，颜面浮肿，头身疼痛，鼻塞流清涕，咳嗽，口不渴，尿有浊沫，舌红，苔淡苔薄白，脉浮紧。治以发散风寒，宣肺利水。方用麻黄汤合四苓汤加减。

（2）太阳风热证：是以风热之邪犯及太阳，由皮毛而内合于肺，以致风热壅肺，宣降失常，邪水泛溢，精微漏泄。临床常见发热微恶风寒，一身悉肿，咽喉微痛，口微渴，续自汗出，尿有浊沫、小便赤或有镜下血尿，舌边尖红，苔薄白而干，脉浮数或沉滑。治以疏风清热，宣肺利水。方以越婢汤合四苓汤加减。

（3）太阳湿热证：是以湿热之邪犯及太阳，湿闭玄腑，热壅肺窍，肺失宣降，邪水泛溢，精微漏泄。临床常见恶寒发热，身热不扬，一身面目黄肿，头重如裹，口中黏腻，咽喉黏痛，胸脘烦闷，身体酸重，尿少有浊沫、小便赤或有镜下血尿，舌红，苔白腻，脉沉或濡数。治以宣肺清热，健脾利水。方用越婢加术汤合四苓汤加减。

（4）太阳毒热证：是以热毒犯及太阳，外浸淫于皮肤，内燔灼咽喉与肺，以致肺失宣降，邪水泛溢，精微漏泄。临床常见身热汗出，面浮肢肿，咽喉焮红溃烂，皮肤疮疖，咳喘气急，口渴心烦，尿多浊沫，小便赤或有镜下血尿，舌质红苔黄，脉数。治以清热解毒，宣肺利水。方用麻黄连翘赤小豆汤合四苓汤加减。

太阳经证阶段治不得法，或失治误治，以致太阳表邪循经入腑而成为太阳腑证。若邪入于腑，不论是风寒、风热、湿热和毒热皆可影响膀胱之气化，导致水气内停，临床上出现颜面、四肢及全身浮肿，心烦口渴或渴欲饮水、水入则吐，小便不利，尿多浊沫，发热，脉浮，此属太阳蓄水证，治宜温通膀胱，利水消肿，方用五苓散加减。若伴有小腹急结或硬满，小便赤或有镜下血尿，神志如狂或烦燥不宁，舌质暗紫，脉沉结，此属热入下焦，既可阻碍膀胱气化而为水，又能烧炼胞络之血而为瘀，从而导致下焦瘀水互结证，治以逐瘀泄热，利水消肿，方用桃核承气汤合五苓散加减治之。

2. 肾脏病之少阳病证治要： 少阳经脉循行于上下肢外后侧，并行躯体之侧，其腑为胆与三焦，与肝与心包互为表里，少阳位于人体之半表半里，为里之出表，表之入里之户枢。少阳之腑胆为中精之腑，能分泌胆汁，以资助脾胃运化，协调脾胃升降。如胆失输泄，则不能泌精于脾胃，则可影响脾胃之纳化功能，以致饮入之水失于胃之游溢，脾之运化，必致水液内聚而为患；而三焦总司人体气化，且为决渎之官，是水液循环流通的通路，若三焦气化失常，水道不畅，则水液停滞，不得宣行，亦可发生水肿。多种肾脏病在太阳阶段治不得法，则邪入少阳，或慢性肾脏病患者之调摄失宜，以致"血弱气尽，腠理开，邪气因入"，可直中少阳，以致少阳经腑之气郁结，三焦气化失常，而水聚于内，泛溢于外，则发水肿；水谷精微失于中焦之转输，上焦之布散和下焦之封藏从而合污下行则见蛋白尿。在肾脏病临床除可见之全身浮肿，按之胕肿凹而不起，尿多浊沫等表现外，常伴见往来寒热，心烦喜呕，胸胁苦满，嘿嘿不欲饮食，小便不利，苔白脉弦等，此为邪犯少阳，枢机不利，胆火郁结，三焦失畅所致。治以和解少阳，清泄胆火，疏理三焦，利水消肿，方用小柴胡汤合五苓散。

3. 肾脏病之阳明病证治要： 阳明经脉循行于躯体前面，其阳气旺盛，故有二阳合明之说，为三阳之里。阳明所主胃与大肠，与太阴肺和脾表里相应。胃乃戊土，为水谷之海，大肠系庚金，为传导之官。故邪入阳明，易从燥热化，故仲景以"胃家实"为阳明病之病机。肾脏病之阳明病证有经、腑证之分，经证为无形邪热充斥于阳明，肠中无宿食糟粕内结者为阳明经证。若邪热内传，已宿食糟粕相合，互结于肠腑者，为阳明腑证。

（1）阳明经证：肾脏病之阳明病证候的形成多由太阳病或少阳病虽经发汗或和解法治疗后病未解，而入里化热；或病者素体阳旺，内有邪热深伏，故在感邪之后，极易直入阳明而化热、化燥；或太阳、少阳及其他诸经病证而过用温燥或渗利之品，以致津伤液耗，或服用激素等阳刚之药助燥生火，导致病传阳明；也可见于肾脏病太阴病证，经治后阳气来复，而转出阳明。其阳明经证临床常见自汗身热，胸腹灼热，咽喉焮红疼痛，牙龈肿痛，口唇溃烂或唇周疮疖，头昏而痛，口舌干燥，尿赤多沫，舌红苔黄，脉洪大或滑数。病机属"燥热炽盛，充斥内外"，治以清阳明大热，泻火解毒，方用白虎汤合黄连解毒汤加减。

（2）阳明腑证：是由热盛阳明，在大肠与有形之宿食糟粕互结，以致气机壅塞，腑气不通。临床常见脘腹胀满，大便秘结，烦热口渴，发热汗出，面浮肢肿，小便黄赤，舌质红苔黄燥起芒刺，脉大而沉。治以峻下实热，荡涤燥结，方以大承气汤加减。

4. 肾脏病之太阴病证治要： 太阴经脉属肺、脾，而络于胃和大肠。太阴为三阴之表，三阳之邪入里，太阴首当其冲，故有屏障三阳之邪，以防其内陷之功。太阴肺为水之上源，主开发，宣散水谷之精微如雾露之溉。而脾为制水之脏，位于中焦如堤坝之居中，能控制肾水之泛溢，制约精微之流失。二者在水液代谢和精微的封藏中发挥重要作用。在病理状态下，脾肺功能失调，则可发生水肿和蛋白尿。《黄帝内经》有"三阴结谓之水"之说，明确指出太阴气结，可以发生水肿等。又太阴与阳明互为表里，在生理相互资助，病理上相互传变。阳明之热实证，过用攻下，则可转入太阴而成太阴虚寒证。太阴虚寒证，当阳气渐复之时，可以转出阳明而成阳明热实证。即所谓"实者阳明，虚者太阴"。临床上亦可因阳明证误用或过用攻下法导致太阴内伤，湿饮停聚，而阳明燥热尚存，又可见于太阴阳虚寒湿证而过用温燥，以致太阴阳气未复水湿未化，而阳明燥热已成，以致太阴之湿与阳明之热相合而表现为太阴阳明湿热证。病在太阴，一般由急性肾炎失治误治转成慢性，也可见于慢性肾脏病水肿、蛋白尿久延而不能缓解的患者。

（1）太阴阳虚湿胜证：是由太阴阳虚，津液失于正常的转输和布散，致使聚而为水，临床常见全身浮肿，或下肢肿重，按之如泥，尿多浊沫，可伴有胸腔积液、腹水、腹满而吐，纳差便溏，时腹自痛，困倦乏力，气短喘促，面色萎黄，舌质淡苔白腻，脉沉缓。治以健脾温中，行气利水，方用理中汤加五苓散。

（2）太阴阳明湿热证（太阴阳明并病）：临床常见胸脘痞满，肢体困重，口苦口黏，时有呕吐，大便黏滞或肠鸣下利，尿多浊沫，舌质红，苔黄腻、脉滑数或濡数。治以健脾温中，辛开苦降，分消湿热。方以半夏泻心汤加减。

5. 肾脏病之少阴病证治要：少阴经脉属于心、肾，而络于小肠和膀胱。肾与心，一水一火，心火借其手足少阴经脉和三焦而下达于肾，以温肾水而助膀胱气化行水之功能；肾水亦借以上通路而上济于心，以养心火而使其不亢而为害。如此水火升降既济，则肾关开阖有度，其开则水湿外泄，阖则精微内藏，则自无水邪内聚，精微外遗之害。由于少阴心肾内寓水火，故病入少阴，或见火衰水盛而为寒证，或见水亏火旺而为热证，亦可见水火俱衰的病证。各种肾脏病的少阴病证，既可从三阳或太阴失治误治转化而来，又可因少阴阳气内匮，邪气直中少阴，而起病即见少阴病证者。少阴病证中不论是火衰水盛的寒证，还是水亏火旺之热证以及水火俱衰证，其病机总属少阴水火失调，而关乎心肾阴精阳气之虚衰，故临床上皆以"但欲寐，脉微细"为特点。

（1）少阴阳虚阴盛证（寒化证）：是由素体心肾阳虚，或三阳病证过用苦寒药物，损伤阳气，以致阳气虚衰，不能温化水液，则水寒凝滞，泛溢而为病。临床常见面目浮肿或一身悉肿，或下肢肿甚，按之凹陷，腰膝酸软冷痛，少腹胀满或发凉，畏寒或足胫不温，或手足逆冷，夜尿频多，小便清长或不利，大便稀溏或下利清谷，面色白或晦暗，舌淡白，体胖嫩，脉沉细无力。治以温阳利水，方用真武汤加减。

（2）少阴阴虚阳盛证（热化证）：是由素体阴虚，或病在三阴而过用温燥，或兼挟水湿而久用渗利，以致心肾阴虚，阴不制阳而阳亢化热；亦可见于服用大量激素，而见阴虚火旺者，从而导致肾阴亏虚，肾关之窍机失润，或肾阳亢火旺，壮火耗气，肾之气化失常，皆可致肾之关门不利而聚水为患。临床常见眼睑及下肢轻度浮肿，或晨起眼睑轻浮，午后下肢微肿，头晕耳鸣，咽干口燥或渴不多饮，心烦不眠，手足心热，或午后潮热，腰膝酸软，小便不利或小便量少，肉眼或镜下血尿或尿有浊沫，大便时干，舌质红，少苔或苔薄黄、脉沉细数。治以滋阴清热利水，方用六味地黄汤合猪苓汤加减。

（3）少阴阳阴俱衰证：是由少阴经中水火并居，尤其是肾中内寄真阴真阳。阴虚日久，可致阴损及阳；阳伤日久，可致阳损及阴。从而形成阴阳两虚之候。临床常见面目浮肿或全身浮肿，或下肢肿甚，按之凹陷，背微畏寒或足胫不温，或手足逆冷，夜尿频多，或少腹发凉，耳鸣心烦，咽干，盗汗，颜面烘热，或两颧潮红，或午后潮热，或五心烦热，舌质红苔少或白，脉沉细而数。治以阴阳双补，方用济生肾气汤加减。

（4）少阴阳虚太阳伤寒证（少阴太阳两感证）：是由少阴心肾阳虚而太阳复感风寒，而见心肾阳气亏虚，外不能温煦肢体，内不能蒸化水液；风寒外束太阳，玄府闭塞，肺失宣降，水道失调。临床常见面目浮肿或全身高度浮肿，或下肢肿甚，按之凹陷，手足不温，夜尿频多，或少腹发凉，腰膝酸软，发热恶寒，无汗，身体疼痛，舌淡苔白，脉沉。治以温经助阳，解表散寒，方用麻黄附子细辛汤加减。

6. 肾脏病之厥阴病证治要：厥阴经脉内属于心包和肝，络于三焦和胆。厥阴为三阴之末，乃二阴交尽。厥阴心包为心之外围，主相火，与心之君火相应，以暖肾水以助肾之气化。肝藏血而主疏泄，与胆互为表里，肝之疏泄功能是调畅全身气机，推动血液运行和津液输布等的重要环节。肝之疏泄正常则脏腑经络之气机，气血津液之运行，五脏情志之变化皆得其常。肝的气机郁结时，则可导致全身气机发生紊乱，情志不畅而生郁，血运障碍而生瘀，津失输布而生水，尤其在慢性肾脏病后期，常因厥阴阳虚，肝寒木郁，疏泄失常而使肾关不开，以致浊毒内潴而为害。其浊毒犯脑，则眩晕、头痛、神昏；浊毒壅肺，则咳喘、胸闷；浊毒凌心，则心悸、怔忡；浊毒乱胃，则呕恶、纳呆；浊毒浸淫皮肤则瘙痒；浊毒郁久生风则肢挛、抽搐。

厥阴病证在证候转变上，已经进入最后一经，病情演变多趋极端，病常有因虚致实，以致郁、水、痰、瘀、浊混居体内，从而证候表现为正虚明显，邪实亦重，而呈现虚实夹杂之临床特征；又因厥阴为两阴交尽，内寄少阳相火，而有阴尽阳生之机，故以上诸邪久稽不散，极易从阳化热化火，从而与厥阴本寒证以成寒热错杂之变，因此，本经病证是以虚实夹杂，寒热错杂为其特点。临床上肾脏病的太阴、少阴病证，若失治误治皆可传入厥阴。并且厥阴与少阳互为表里，其胆附于肝之左叶间，而包络之火与三焦之水以成水火互济，在生理上相互联系，在病理上相互影响，故在临床上，厥少病证常可互相传变，而成厥少合病则居多。

（1）厥阴阳虚浊逆证：是由厥阴肝与心包阳气虚衰，手足厥阴之火不能下暖肾水，且肝寒木郁，疏泄失常，以致三焦水道不通，气化不行，则邪水停滞；肾关开阖失常，阖多开少或有阖无开，则人体蕴生之浊毒不得外泄，聚于下焦而逆于中、上焦。临床常见手足厥冷，面肢水肿，巅顶疼痛，呕恶吐涎，纳呆腹胀，口气秽浊，皮肤瘙痒，面色秽暗，甚至可出现喘闷、心悸、神昏、抽搐，舌质淡，苔白滑或黄腻秽浊，脉弦细无力。治以温补厥阴，疏利泄浊，方用吴茱萸汤、连苏饮与调胃承气汤加减。

（2）厥阴阳虚少阳火郁证（厥少合病或并病证）：是由少阳病失治误治，以致少阳郁火未熄，厥阴阳气已伤；或厥阴阳气虚衰，肝寒木郁，疏泄失常，以致胆火内郁从而形成厥阴少阳俱病。临床常见手足厥冷，面肢水肿，巅顶疼痛，呕恶吐涎，纳呆腹胀，口苦口黏，咽干，耳鸣，头痛、目眩，默默不欲食，心烦，胸胁苦满，时作寒热，舌淡苔白，脉弦细。治以温补厥阴，和解少阳，方以小柴胡加桂枝吴茱萸汤加减。

（3）厥阴阳虚水瘀互结证：是由厥阴阳虚，肝寒木郁，三焦失疏，气血不畅，水停血瘀，瘀水互结而成本证。临床常见手足厥冷，巅顶疼痛，呕恶吐涎，面肢水肿，下肢肿重，腰痛固定，肢体麻痛，肌肤甲错，皮肤紫暗有瘀斑或瘀点，舌质紫暗苔白腻，舌下络脉色紫怒张，脉沉涩。治以温补厥阴，清热化瘀利水，方以吴茱萸汤、桃核承气汤与五苓散合方加减。

280 肾脏疾病的六经辨证应用

六经辨证作为《伤寒论》的辨证纲领，自成书起经历了东晋南北朝及唐代的多极化发展，宋元的兴盛，明清百家争鸣的极盛时期，至近代中西汇通的继承和发展，经历了上千年临床的验证。六经辨证有效地指导着代历医家的临床实践，具有很高的临床水平和实用价值。学者石凯峰等以《伤寒论》六经条文为基础，结合现代医家对肾脏病六经辨证的研究，探析了六经辨证在肾脏病中的运用。

分类论述

1.《伤寒论》六经传变：所伤寒六经即太阳、阳明、少阳、太阴、少阴、厥阴。张仲景结合《易经》哲学思想和《黄帝内经》基础理论，基于丰富临床实践，针对伤寒病而确立了以三阳三阴为主的六经辨证方法，并且将伤寒病分别归属于太阳病、阳明病、少阳病、太阴病、少阴病和厥阴病。详细清晰阐述了各自发病特点及其由阳入阴，由表入里传变的发展变化规律，以及六经病之间，六经经络和脏腑之间相互影响的关系。因此，运用六经辨证方法能够正确地判断和把握伤寒及杂病的发展变化规律。

历代医家对于六经的看法多从脏腑、经络、气化、部位、阶段等方面来探讨，柯韵伯有"六经地面说"，用纵横方法来阐述六经，认为腰以上为三阳，腰以下为三阴；三阳主外而本于里，三阴主里而不及外，六经实际是涵括人体各部的六块"地面"。朱肱有"六经经络说"，把六经分为手足三阳，手足三阴十二经脉，合之则为六经。认为六经与经络学说密切相关，体现了三阴病、三阳病的病症与六经循行密切关系。张志聪认为《伤寒论》中的三阴三阳对应于天之六气和人之六气。人之六气源于五脏外布于体表，并通过循行于人体脏腑经络，彼此上下、表里相互贯通。陈修园有"六经气化说"，用人体六气与天地之气的相应，将脏腑和经络紧密结合，并且使用开阖枢学说，来说明《伤寒论》中六经的病机传变机制，将理论印证在脏腑之上，说明病机发生的相应变化。并且将张志聪的气化学说结合了标本中气学说，使其"六经气化学说"更为充实实用。现代伤寒学家刘渡舟认为《伤寒论》的核心是六经辨证，强调了六经的实质是经络。认为六经辨证首要辨阴阳，进一步辨表里，寒热，虚实。更重要的一点就是要与人体脏腑经络的病理变化联系起来，三阴三阳的阴阳两纲统摄六经，六经经络与脏腑组织相互络属，以便更加明确各种复杂的病理变化。所以《伤寒论》的六经辨证思想是以三阴三阳六经经络及其相互络属的脏腑的生理、病理变化作为物质基础的。现在认识的六经辨证就是集众家之所长，以六经、脏腑、经络、气化为基础，在临床辨证的过程中结合八纲，对疾病的病因、病性、病位、正邪盛衰等各种情况进行分析和辨识。

2. 肾脏病六经传变：《金匮要略浅注·读法》强调"盖病变无常，不出六经之外，《伤寒论》之六经，乃百病之六经，非伤寒之所独也"。聂惠民认为《伤寒论》是主论外感伤寒，兼论内伤杂病，其所见者大，所括者广，是一部辨证论治的专著。所以六经辨治的思路和方法的应用不局限于伤寒外感，而适用于临床各科杂病，尤其对肾脏病的辨证论治具有十分重要的指导意义。杜雨茂认为肾脏病的证候不越六经范围，其辨治可遵循《伤寒论》的六经辨证，因此提出"肾脏常见疾病治从六经入手"的观点，将六经辨证的方法系统应用到肾脏病中，其认为肾脏病的发病及传变规律与六经辨证极为相似，遵循由表入里，由轻到重，由经入腑，由三阳到三阴的六经传变规律。

肾脏病病变之初多因外邪侵犯，在急性肾炎或者慢性肾小球肾炎的急性发作期均可见到恶寒，发热，头身痛，咽痛等表证。经证不解，随经入腑，致使膀胱气化不利，水液内停出现小便不利，眼睑、颜面及四肢浮肿等症，即《伤寒论》"太阳病病……若脉浮，小便不利，微热消渴者，五苓散主之"之意，而邪在经还是在腑的区别在于肾脏病早期是否出现浮肿。随着病情的进一步发展，邪入少阳，除浮肿加重之外出现胸闷，口苦咽干，小便不利等三焦决渎失职之症，特别是因感邪或劳累复发的慢性肾盂肾炎表现尤为明显。治疗过程中过用激素阳盛化热，或患者素体阳盛，致邪入阳明，临床除肾脏病自身表现外，还会出现发热，心烦口渴，咽喉肿痛，小便短赤不利，舌红苔黄，脉数或细数等气分热盛的经证和大便秘结不通，烦热口渴，日晡潮热，舌红苔黄燥，脉沉弦数等燥屎内结的腑证。若失治误治，迁延不愈，损伤正气，转入三阴，病至太阴首先表现为神疲乏力，气短纳差，大量蛋白尿等脾肾亏虚的症状，同时浮肿反复发作预示着疾病由实转虚，进入肾脏病的慢性期。若病在太阴未能及时正确治疗，可传入少阴而呈现少阴寒化与热化两种不同的证型。寒化因阳气亏虚，或邪留少阴损伤阳气所致。少阴热化证则因肾阴虚，或激素及温燥渗利之品耗伤肾阴所致，多见于各种肾脏病的后期。病至后期，正虚不复，邪毒炽盛，虚实夹杂，寒热错杂，而损伤多脏，甚至邪犯肝脏及心包而出现动风及神志症状，张喜奎认为病已深入厥阴，多见于慢性肾衰竭期。肾脏病的传变并非固定不变，出现并病，合病，表里传及越经传并不少见，临证需要灵活辨证，据证立法，方可选方遣药，以应病机。

3. 六经辨治肾脏病

（1）太阳病：太阳主表而为六经之藩篱。凡外邪之伤人，必先伤于表。肾脏病早期发病，多由感受外邪，肺失宣降，不能输布津液引起浮肿，多以眼睑及面部浮肿为特点，同时伴有恶寒发热、头项强痛、脉浮等伤寒表证。表证较重方以越婢加术汤或麻杏甘石汤化裁。若证兼见咽痛明显，治宜散寒解表，清热祛湿，方以麻黄连翘赤小豆汤加减化裁。若兼见身疼痛，不汗出而烦躁者，治疗以大青龙汤主之。若表证缓解，外邪随经入里，侵及膀胱，形成太阳蓄水证，出现全身高度浮肿，腹胀闷不适，小便不利为主要临床症状的，治以五苓散温阳化气，利湿行水。若邪与血结于下焦，表现出少腹急结硬满，发狂，大便硬结或色黑，小便不利的太阳蓄血证，当以活血化瘀，利水消肿为原则，治以桃核承气汤或抵当丸加减化裁。

（2）少阳病：三阳经中，太阳在表，阳明在里，病邪既不在表，又未入里，介于表里之间，位居半表半里。经方大家胡希恕认为半表半里的提出标志着六经辨证理论体系的完善和形成。多见于各种肾脏疾病的急性期，因太阳病失治误治或者素体正气不足感邪而来，症见胸胁苦满，口苦咽干，心烦喜呕，渴不多饮，或寒热往来，全身浮肿，小便不利，黄赤涩痛伴有肾区叩击痛，脉弦数等症。治以小柴胡汤加减和解少阳。

（3）阳明病：《伤寒论》第181条"太阳病，若发汗、若下、若利小便，此亡津液。胃中干燥，因专属阳明"，是太阳之邪直传阳明。第187条"太阴者，身当发黄，若小便自利者，不能发黄。至七八日，大便硬者，为阳明也"。太阴之邪转出阳明。第179条"少阳阳明者，发汗，利小便也，胃中燥、烦、实，大便难是也"。多数医家认为少阳阳明的成因是少阳传至阳明。由此三条原文可见阳明多由太阳直中，少阳循经而入，或由太阴转出，多见于各种肾炎的急性发作期，尤其以急性肾炎和急性尿路感染多见。临床见全身浮肿，小便涩痛不畅，头昏或头痛，口干而燥，发热或日晡潮热，咽喉肿痛，舌红苔黄，脉数或滑等燥热炽盛的症状，治疗以白虎汤合猪苓汤加减。若燥热与胃肠糟粕互结出现以脘腹胀满，大便秘结，心烦口渴为主症的阳明腑实证，治疗泻热通便，急下存阴，宜予以承气汤类加减化裁。

（4）太阴病：太阴为三阴之首，肾脏病病至太阴，说明已发展为慢性肾脏病，病邪从三阳至三阴，耗伤肾中精气，脾失其健运，太阴脾位于中焦，在水液代谢中起着重要的枢纽作用，对水液有吸收、转输和布散的作用。临床所见慢性肾脏病之水肿皆因脾肾亏虚，运化失职，水液潴留，泛滥肌肤所致。如原文第67条："伤寒若吐若下后，心下逆满，气上冲胸……茯苓桂枝白术甘草汤主之。"多见胸闷逆满，神疲乏力，纳差，身肿尤其腰以下为甚，按之凹陷，方以苓桂术甘汤健脾温阳利水消肿。若尿中出现大量泡沫，怕冷，神疲乏力，大便溏泄等症则因脾虚不能升清，肾虚封藏失司，致精微不固，湿、浊、毒邪留滞使诸症迭起，多见于肾病综合征，糖尿病肾病4期，慢性肾衰竭等。治宜益气健脾，温肾利水，方用理中汤或者薯蓣丸加减化裁。

（5）少阴病：

1）寒化证：《伤寒论》曰"少阴病，脉沉者，急温之，宜四逆汤"。肾脏病迁延不愈，病至少阴，病情进展到比较严重的阶段，常出现恶寒怕冷，腰膝酸软，小便清长，面黄唇白等肾阳虚衰，阴寒内盛之少阴寒化证，临床上多见于各种慢性肾功能不全的患者，治疗附子、干姜等大辛大热之品以回阳救逆，方以四逆汤加减。若全身浮肿沉重，恶寒，小便不利，头晕目眩等阳虚水泛为主要症状，《伤寒论》以真武汤或者附子汤温阳利水，水肿甚者可以合五苓散加强利水之效。

2）热化证：《伤寒论》曰"如脉浮，发热，渴欲饮水，小便不利者，猪苓汤主之"。阴虚有热，水热互结，聚于膀胱引起膀胱气化不利，水液蓄积不能排出而泛溢于肌肤引起水肿，口干咽干，心烦不得眠，小便不利，治疗当以猪苓汤清热利水。少阴热化较容易出现虚热灼津，阴虚火旺上绕心神或者热灼血脉，出现心中烦，不得卧等虚热扰神的症状，据《伤寒论》当以黄连阿胶汤主之。对于热移膀胱，灼伤血络出现的尿血症状，《伤寒论》里并未言明具体方药，后世医家多以白茅根、紫草、玄参等滋阴清热凉血之品治疗。

3）太少两感：肾脏病后期，肾阳虚衰，复感外邪，引起恶寒发热等伤寒表证，同时会加重全身浮肿，仲景治疗太少两感证以温阳祛邪为原则，根据感邪轻重，以麻黄细辛附子汤重解表兼温阳，感外邪较轻以麻黄附子甘草汤温阳散寒。

4）少阴阴阳俱虚：少阴证失治误治极易出现阴竭阳脱，临床表现为全身浮肿较甚，手足逆冷，脉微等阳虚水泛的症状，同时有下利，面赤而口干，心烦阴虚内热的表现，治疗以白通加猪胆汁汤主方。《医宗金鉴》解释"此阴寒盛极，格阳欲脱之候也"。故以姜附破阴回阳，葱白宣通上下，咸寒之人尿、苦寒之猪胆汁引阳药入阴，同时防止虚阳外越。

（6）厥阴病：厥阴为六经的终末阶段，各种肾脏病早期多涉及太阴、少阴、少阳病变，经久不愈发展为慢性肾衰竭，多表现厥阴病变。柯韵伯在《伤寒附翼·卷下》中曰："六经惟厥阴最为难治，其本阴而标热，其体风木，其用相火，以其具合晦朔之理。"可见久病易深入厥阴，涉及多脏器病变且病情复杂，病势凶险，常表现为虚实夹杂，寒热错杂的复杂病情。但病机无非阴枢不利，寒热错杂；肝郁脾虚，湿浊内阻；瘀阻脉络，浊毒内盛。常用治疗方包括大黄附子汤，桃核承气汤，小柴胡汤，牡蛎泽泻散，四逆散，当归芍药散等。由于肾脏病迁延不愈，血行不畅而瘀阻，进而产生痰湿、瘀血、浊毒等诸多病理产物痹阻肾络，临床可见面色晦暗或黧黑，肌肤甲错，四肢麻木，腰痛固定，舌质紫暗有瘀斑等。而肾络深居脏腑内部，故活血化瘀法贯穿整个肾脏病厥阴阶段的治疗，用药多辅以当归，丹参活血药及蜈蚣、全蝎等虫类药入血分，以达病所。

《伤寒论》被誉为中医之魂，六经辨证是辨证论治之祖。肾脏病复杂多变，后期又与多个脏器关联密切，其治法灵活，不同的阶段当有随证而变的治法。所以在临床应用六经辨治肾脏病时，可以辅以八纲辨证，三焦辨证等方法，从六经病的全局出发，要通其常知其变，随证治之，方能曲尽病情，从而体现崇古而不泥古的宗旨所在。

六经辨证是以阴阳为纲领，脏腑经络为核心，把人体划分为三阴三阳六大物质功能系统，将脏腑经络在其所属六经上的疾病性质进行高度概括。无论外感，还是杂病，都离不开六经的范畴，肾脏疾病是复杂的，但其变化也遵循六经传变的规律，中医认为肾脏疾病在早期和初期，多是由于"风水""水肿""淋证"等发展而来，在疾病发展的早期阶段，可以出现表证如太阳中风证、太阳伤寒证等外邪侵犯肌表，正气未虚的实证阶段。随着病情进展，邪盛正虚，病至三阴病阶段，阳气虚衰，阴寒内盛，部分代谢产物如痰湿、瘀血、浊毒等的蓄积也导致肾功能进一步的丧失。六经辨证是动态的辨证方法，并且每经中均有卫气营血病变特点，所以在肾脏病动态的进展过程中首先需要辨明三阴三阳，再辨表里，后辨寒热虚实，而且和八纲辨证、三焦辨证密不可分，是一个综合性的辨证论治体系，所以六经辨证肾脏病的具体应用和方法还需要在临床中不断地拓展和深入挖掘。

281　肾脏疾病从六经辨治经验

　　胡顺金精读中医经典，擅长以中医药为主，中西医结合防治肾脏疾病。学者钱琴等对其运用六经理论辨治肾脏疾病的经验做了总结。

　　六经理论是张仲景根据阴阳五行、脏腑经络理论，结合临床实践所著作的辨证论治典范。六经理论之六经分证方法源自《素问》，它不仅反映脏腑寒热虚实，同时也客观反映脏腑经络、阴阳表里等理论方法。柯韵柏在《伤寒来苏集》中曰："仲景之六经，为百病立法，不专为伤寒一科，伤寒杂病，治无二理。"柯韵伯的论述得到古今众多医家的推崇，同时也得到临床和科研的验证，正鉴于此，将六经理论运用于肾脏疾病的辨证施治中，获效满意。

　　六经辨证是张仲景对脏腑经络发病规律的总结，采用六经分证驾驭诸病，更促进了临床医疗实践。人体六经受邪后，必定形成正邪交争的局面，就会涉及传经等情况。肾脏疾病反复发作，虚实夹杂，阴阳消长，并且具有各种演变形式。因此，临证中，不同的肾脏疾病或某一肾脏疾病的不同阶段，可表现为六经病证，因而六经辨证在肾脏疾病辨治中得到充分体现和运用。

六经辨治肾脏病

　　1. 从太阳经辨治：太阳病为外感病的初期。外邪侵犯人体，正邪相争于肌表，以营卫失调为主要特征，故以"脉浮，头项强痛而恶寒"为提纲。太阳经是阳经之长，和足少阴肾经相表里。太阳之气能卫外而为固，具有抵御外邪侵入的作用。某些因感受外邪而诱发或加重的肾脏疾病，如急性肾炎、慢性肾小球肾炎急性发作及肾病综合征初期大多表现为太阳病证。

　　案例：蒋某，男，24岁，教师。2017年10月5日初诊。颜面及双下肢水肿3日。患者4日前受凉后出现发热，时测体温37.5 ℃，干咳，咽痛，未予以特殊处理。3日前患者开始出现眼睑浮肿，继之颜面及双下肢水肿，自服"头孢类药物"未见明显好转。遂至门诊，症见颜面部及双下肢轻度水肿，发热微恶寒，烦躁，咳嗽，口干咽痛，纳寐可，小便黄少，大便正常，舌边尖红，苔薄黄，脉浮数。患者有慢性肾小球肾炎史2年余，近半年病情基本稳定。尿常规：蛋白（＋＋＋），红细胞78.5/μL，隐血（＋＋）；血常规：白细胞计数109×10⁹/L，中性粒细胞百分比78.3%。西医诊断为慢性肾小球肾炎急性发作；中医诊断为风水。六经辨证为邪犯卫表，风水相搏之太阳病。治以微发其汗，兼清郁热，利水消肿。方选桂枝二越婢一汤加减。

　　处方：桂枝10 g，白芍10 g，麻黄10 g，石膏15 g，白术10 g，连翘10 g，金银花10 g，牛蒡子10 g，白茅根30 g，茯苓10 g，桑白皮10 g，生姜6 g，甘草6 g。7剂。每日1剂，水煎分服2次。

　　7日后患者发热恶寒、咳嗽咽痛症状消失，眼睑及双下肢水肿消退，二便正常，舌淡红，苔薄白，脉濡。复查尿常规：蛋白（＋），红细胞27.6/μL，隐血（＋）。

　　按语：此病案属太阳表证，发热多恶寒少，乃寒邪束表，郁久化热。病机为风邪外袭，邪郁卫表，肺失宣发肃降，风水相搏，水气蕴结，不能通调水道、下输膀胱，故见颜面目及双下肢水肿、发热恶寒、口干咽痛等症状。故以桂枝汤加麻黄微发其汗，石膏兼清郁热，加上利水消肿之品，上下分消，外邪得祛，水肿得消。

　　2. 从少阳经辨治：少阳病是邪气侵犯少阳，枢机不利，胆火内郁所致疾病，是外感热病发展过程中病邪由表入里的中间阶段，其性质为半表半里热证，故以"口苦、咽干、目眩"为纲领。少阳病证常见症状是以口苦、心烦、喜呕为主症。各种肾脏疾病若呈现以上诸症，则可归属于少阳病证。如慢性肾小球肾炎、慢性肾脏病肾功能损害患者病程中均可呈现此类证候。

案例：章某，女，47 岁，农民。2017 年 5 月 8 日初诊。反复乏力 2 年余。患者 2 年前无明显诱因下出现乏力，自诉休息后可缓解，未予治疗。近日自觉症状加重，休息后缓解不明显，遂至门诊。症见乏力，肢体困重，脘腹痞闷，纳差，心烦喜呕，口干而黏，大便稀，呈糊状，日行 1 次，小便不利，夜尿 2～3 次，舌质淡红，苔黄腻，脉弦数。患者 6 年前曾患慢性肾小球肾炎，治疗近 2 年而"痊愈"。近日查肾功能：尿素氮 10.96 mmol/L，肌酐 135 μmol/L，尿酸 308 μmol/L；尿常规：蛋白（＋＋）。西医诊断为慢性肾脏病 3 期；中医诊断为虚劳。六经辨证为邪犯少阳，枢机不利之少阳病。治以和解少阳、通利三焦、利湿泄浊为主，方宜小柴胡汤化裁。

处方：柴胡 10 g，姜半夏 10 g，党参 10 g，黄芩 10 g，姜竹茹 10 g，茯苓 15 g，大黄（后下）6 g，炙甘草 6 g，煅龙骨（先煎）30 g，煅牡蛎（先煎）30 g。14 剂。每日 1 剂，水煎分服 2 次。

2 周后，患者脘腹痞闷、心烦喜呕缓解，乏力明显减轻，纳可，大便日行 2 次，小便通利，舌质红，苔微白腻，脉滑。复查肾功能：尿素氮 9.56 mmol/L，肌酐 115 μmol/L，尿酸 303 μmol/L，尿常规：蛋白（＋）。

按语：《伤寒论》曰"伤寒中风，有柴胡证，但见一证便是，不必悉俱"。此患者出现脘腹痞闷，纳差，心烦喜呕等症状，属于小柴胡汤证的范畴。该患者病程长，本虚标实，涉及少阳，致使正邪相争，枢机不利，胆火内郁，三焦气化不利，而见脘腹痞闷、纳差、心烦喜呕、肢体困重等症状。故以小柴胡汤和解少阳，通利三焦，加上利湿泄浊之品（茯苓、大黄）使脘腹痞闷、纳差、心烦喜呕等诸症缓解。

3. 从阳明经辨治：阳明病是疾病过程中邪至阳明，正邪交争剧烈，邪热盛极阶段，其性质属里热实证。阳明经乃多气多血之经，阳气昌盛，正气不虚，一旦受邪，邪正相争剧烈，常表现为大实、大热之象，故阳明经提纲为"胃家实"，反映了阳明病邪正俱盛，腑气阻滞的病机特点。在肾脏疾病中由于各种原因导致正邪交争，腑气阻滞的病机可归属阳明病证。如肾病综合征足量激素治疗过程中或慢性肾脏病湿热蕴结时多见阳明病证。

案例：李某，女，25 岁，职员。2017 年 6 月 22 日初诊。反复双下肢水肿 1 个月余，伴腹部胀痛 4 日。患者 2017 年 5 月初无明显诱因下出现双下肢水肿，伴尿中泡沫增多，肉眼血尿就诊于外院，测血压 138/88 mmHg，尿常规：尿蛋白（＋＋＋），24 小时蛋白定量 3.69 g/L，血清白蛋白 26.2 g/L，诊断为肾病综合征，于 5 月 11 日口服泼尼松 60 mg/d。4 日前自觉腹部胀满不适就诊于门诊。症见脘腹痞满胀痛，纳呆，烦躁口渴，小便短赤，泡沫尿，大便干结而难解，4～5 日一行，舌质红，苔黄腻，脉弦数。西医诊断为肾病综合征。中医诊断为水肿。六经辨证为实热蕴结之阳明病。治宜清热攻下，方用大承气汤化裁。

处方：大黄（后下）10 g，芒硝（冲服）6 g，厚朴 10 g，枳实 10 g，雷公藤（先煎）9 g，淡竹叶 10 g，川牛膝 15 g。5 剂。每日 1 剂，水煎分服 2 次。

5 日后患者腹胀缓解，烦躁口渴明显减轻，大便偏干 1～2 日一行，小便短赤消失，舌质红，苔薄黄，脉滑。上方去芒硝，加赤芍 10 g，玄参 15 g，7 剂。1 周后诸症缓解。

按语：《伤寒论》曰"病人不大便五六日，绕脐痛，烦躁，发作有时，此有燥屎，故使不大便也"。该患者出现的症状与之相符，属阳明病证之大承气汤证。患者出现上述症状系其服用大量糖皮质激素治疗致使邪热内生，热炽阳明，影响脾胃运化津液的功能，故而出现便秘、脘腹痞满、烦躁等症状。故以大承气汤峻下燥结，荡涤热实从而使上述症状缓解。

4. 从太阴经辨治：太阴病是三阴病初始阶段，此阶段邪气由腑入脏。病入太阴，是以脾阳虚弱、寒湿阻滞为主要病机，其性质属里寒虚证。因此以"腹满而吐，食不下，自利益甚，时腹自痛"为提纲，反映太阴病脾阳虚衰，气血运化失常，寒湿内盛，升降失调的病机特点。若肾脏疾病中出现以脾阳虚弱、寒湿阻滞证者可归属太阴病证范畴。如慢性肾小球肾炎脾虚湿困者多属此。

案例：周某，男，35 岁。2017 年 1 月 19 日初诊。尿中泡沫增多 1 年余，伴双下肢水肿 2 周。患者

1年前受凉后出现尿中泡沫增多，曾查尿常规：蛋白（＋＋），红细胞 42/μl，诊断为慢性肾小球肾炎，治疗不规范。近 2 周于无明显诱因下出现双下肢水肿，就诊门诊。症见腹满胀痛，纳呆，双下肢水肿，尿浊，小便短少，便溏，舌质淡，苔白腻，脉沉缓。尿常规：尿蛋白（＋＋），红细胞 35/μl；尿红细胞形态呈非均一性；24 小时蛋白定量 1.3 g。西医诊断为慢性肾小球肾炎；中医诊断为水肿。六经辨证为脾虚湿盛之太阴病。治以通阳益脾，缓急止痛，利水消肿，宜桂枝加芍药汤合五苓散化裁。

处方：桂枝 10 g，白芍 20 g，党参 10 g，白术 15 g，茯苓 15 g，泽泻 10 g，枳壳 10 g，车前草 15 g，川牛膝 15 g，甘草 6 g。14 剂。每日 1 剂，水煎分服 2 次。

2 周后患者水肿较前明显减轻，腹满胀痛缓解，纳谷增加，二便调和，舌质淡，苔白腻，脉沉缓。

按语：《伤寒论》曰"太阴之为病，腹满而吐，食不下，时腹自痛"。本病案所述的症状与此相符。该病案属太阴病证，系水湿浸渍，日久不退，伤及脾阳则气血不和，气机壅滞则腹痛；脾阳不振，运化水湿功能失调，则见纳呆、便溏、水肿等症状。故以桂枝加芍药汤通阳益脾，缓急止痛，合五苓散加车前草、川牛膝利水肿，兼以引血下行从而使患者诸症得以好转或消失。

5. 从少阴经辨治： 少阴病是外感病发展过程中的危重阶段。病至少阴，心肾阴阳气血亏虚，以全身性虚寒、虚热或阳郁证为主要特征，性质多属阴、属虚、属寒，故以"脉微细，但欲寐"为少阴病证提纲。少阴之肾为一身元气之根本，主气化，司二便之开合，为水火之宅；又内蕴真阴真阳，具有本阴而标阳的性质，故邪气客于少阴，肾气受损，导致阴阳失衡，产生阳虚之寒证，亦即少阴寒化证。少阴寒化证是阳气虚弱，阴寒内盛所致，症见其背恶寒，身倦乏力，恶心呕吐，下利清谷，脉微细，但欲寐等虚寒之象。在肾脏疾病中，病至少阴，主要反映在肾主水的功能失调上。如慢性肾小球肾炎或肾病综合征经久不愈而呈现阳虚水泛者多属少阴寒化证。

案例：夏某，女，48 岁，农民。2018 年 2 月 8 日初诊。双下肢浮肿 3 个月。患者 3 个月前无明显诱因出现双下肢浮肿，自服"偏方"，未见明显改善，遂至门诊。症见双下肢水肿，怯寒神疲，腰酸冷痛，纳谷不香，嗜睡，大便溏薄，日行 2 次，小便清长，夜尿 1～2 次，舌质淡，苔薄白，脉微细。尿常规：尿蛋白（＋＋），24 小时蛋白定量 2.12 g，血清白蛋白 31 g/L，肾功能正常。西医诊断为慢性肾小球肾炎；中医诊断为水肿。六经辨证为阳虚水泛之少阴病。治当温阳利水，方以真武汤化裁。

处方：制附子 9 g，白术 10 g，茯苓 10 g，白芍 10 g，益智 10 g，补骨脂 10 g，肉豆蔻 10 g，生姜 10 g。14 剂。每日 1 剂，水煎分服 2 次。

2 周后复诊，双下肢水肿较前减轻，仍感乏力，腰酸冷痛、嗜睡好转，纳谷渐增，大便调和，舌淡红，苔薄白，脉微沉细，于前方加黄芪 15 g，14 剂。

又 2 周后再诊，双下肢浮肿基本缓解，乏力、腰酸冷痛均明显减轻，纳谷知味，睡眠、二便如常，舌淡红，苔薄白，脉沉。复查尿常规：尿蛋白（＋），血清白蛋白 35 g/L。

按语：《伤寒论》曰"少阴之为病，脉微细，但欲寐也"。本病案所述症状与此相符。该病案属少阴病寒化证，此患者系病程较长，邪气递深，肾阳日衰，阳虚寒盛，制水无权，可致水气不化，泛滥为患，因而出现肢体浮肿，怯寒神疲，腰酸冷痛，小便清长等肾阳亏虚症状。故以真武汤温补肾阳，化气利水，如此可使三焦上下脏腑之水、肌腠表里内外之水皆可一役而去，因而患者诸症得到了有效改善。

6. 从厥阴经辨治： 厥阴病是六经病证的最后阶段。若邪至厥阴，一方面木郁化火犯胃而为上热，另一方面肝气横逆伐脾，致土虚失运而为下寒，形成上热下寒之证，故厥阴病证以"消渴，气上撞心，心中疼热，饥不欲食"为提纲。肾脏疾病若发展至厥阴阶段，大多见于终末期肾病，甚至出现各种并发症。临证中，此类终末期肾病患者若尚未出现明显并发症时，亦可暂时保守辨证治疗。

案例：严某，男，77 岁，农民。2017 年 10 月 26 日初诊。反复乏力 10 年余，加重伴恶心呕吐 1 周。患者 10 年前出现肢体乏力，体检时发现肾功能异常，血肌酐 150 μmol/L，就诊于外院，诊断为慢性肾脏病 3 期，予以对症治疗。此后定期就诊，但血肌酐仍缓慢升高。近 1 周病情加重，伴反复恶心呕吐，遂至门诊。症见体倦乏力，食后恶心呕吐，呕吐物为胃内容物，泛酸嘈杂，大便稀薄，日行 2～3 次，小便调，舌淡红，苔黄腻，脉濡。近日查血常规：红细胞 2.3×10^{12}/L，血红蛋白 69 g/L；肾功能：尿素氮 34.23 μmol/L，血肌酐 610 mmol/L，尿酸 516 mmol/L；血电解质：钙 1.69 mmol/L，磷 2.45 mmol/L；甲状旁腺素 720 pg/mL。西医诊断为慢性肾脏病 5 期。中医诊断为虚劳，六经辨证为胃热脾寒之厥阴病。治宜苦寒泄降，辛温通阳法，方用干姜黄芩黄连人参汤化裁。

处方：干姜 10 g，黄芩 6 g，黄连 6 g，党参 10 g，焦山楂 10 g，大黄（后下）6 g，煅龙骨（先煎）30 g，煅牡蛎（先煎）30 g。14 剂。每日 1 剂，水煎分服 2 次。

2 周后复诊，患者恶心呕吐、泛酸嘈杂明显改善，纳食增加，仍时感乏力，二便调，舌质淡，苔微腻，脉滑。复查肾功能：尿素氮 23.23 μmol/L，肌酐 576 mmol/L，尿酸 385 mmol/L。

按语：《伤寒论》曰"伤寒本自寒下，医复吐下之，寒格更逆吐下，若食入口即吐，干姜黄芩黄连人参汤主之"。病案所论症状与此相符。该案例属厥阴病证，系胃热脾寒，寒热格拒，故而出现恶心呕吐，泛酸嘈杂，故以干姜黄芩黄连人参汤辛开苦降，调和脾胃，并以大黄祛瘀泄浊，从而改善了患者的临床症状。

《伤寒论》曰："观其脉证，知犯何逆，随证治之。"病证与经方相结合是六经辨证的精华。以《伤寒论》的六经辨证为理论原则，运用各经对应的经方对改善肾脏疾病的临床症状效果明显。在具体的临床实践中，应正确把握六经理论的精髓，抓住患者的基本病机，选择恰当的治法方药，才能获效显著。

282 慢性肾脏病从六经辨治研究

慢性肾脏病（CKD）是指各种原因引起的肾脏结构和功能进行性损伤，且病期超过 3 个月。CKD 起病隐匿，呈慢性进展，最终必然出现肾小球硬化和间质纤维化改变，进展为慢性肾衰竭。临床上，该病的治疗多以对症治疗为主。至后期，随着病情加剧，患者不得不进行费用高昂的肾脏替代疗法。中医治疗慢性肾脏病有着临床效果明显、经济实惠的优点。传统中医认为慢性肾脏病属于中医学的"水肿、癃闭、关格、虚劳"范畴，病机为"本虚标实"。本虚主要包括脾肾阳虚、肝肾阴虚、肺肾两虚等，标实主要表现为水湿、瘀血、痰浊。治疗上标本兼治，内外治法同用。基于前人的理论，医家在张仲景所著《伤寒论》的理论指导下，推崇经方治疗 CKD，并结合六经辨证，能够更加准确地辨证论治，取得较好的疗效。黄克基等将《伤寒杂病论》中具利尿之功的方剂分为"发表利尿剂""和枢利尿剂""温里利尿剂"，用以辨治肾病水肿。杨霓芝教授在仲景《金匮要略·水气病》的指导下将肾性水肿分为"风水、皮水、正水、石水、黄汗"，并提出行之有效的辨治方法。王祥生教授以六经辨证为主要原则，治疗 IgA 肾病并取得确切效果。杜雨茂教授在临床治疗慢性肾脏病的过程中，灵活运用六经辨证，并丰富了经方治疗慢性肾脏病的辨证方法和方药。六经辨证是《伤寒论》的主要学术思想，是整个中医理论体系中不可或缺的重要内容，学者黄笛等认为，以六经辨证的方式辨治慢性肾脏病，是中医治疗该病的理论创新，使辨证方式更加具体和系统，同时为临床治疗慢性肾脏病提供了新的思路。

六经辨治慢性肾脏病的理论依据

1. 六经辨证概要："六经"一词最早见于《黄帝内经》，实谓三阴三阳经脉，即太阳、阳明、少阳和太阴、少阴、厥阴。按照六经的循行走向和脏腑所属，分为手太阳小肠经、足太阳膀胱经、手阳明大肠经、足阳明胃经、手少阳三焦经、足少阳胆经、手太阴肺经、足太阴脾经、手少阴肾经、足少阴心经、手厥阴心包经、足厥阴肝经。《伤寒论》首创六经辨证理论体系，阐释了外邪入侵，从"外之藩篱"到"半表半里"，再入里进入阴经，最后传至"两阴交尽"，整个疾病过程的发展规律和证候特点，并提出相应的治法方药。六经辨证一经提出，便成为中医辨证体系重要的组成部分，从古至今应用于临床未病先防、治疗疾病和判断预后，已经发展成为相当成熟且极具古代哲学思维特色的辨证体系，体现了我国传统医学"天人合一"的整体观、"以人为本"的道德观和"阴平阳秘"的恒动观。后世医家深入探究了仲景六经辨证的深刻含义。祝味菊曰："太阳之为病，正气因受邪激而开始合度之抵抗也；阳明之为病，元气愤张，机能旺盛，而抵抗太过也；少阴之为病，抗能时断时续，邪气屡进屡退，抵抗之力未能长相济也；太阴少阴之为病，正邪相搏，存亡危急之秋，体工最后之反抗也。"（《伤寒新义》）时振声、吴玲等也认为六经辨证的全过程是疾病正邪消长的反映，说明六经辨证体现了人体正邪的消长，反映了疾病状态，为判断预后提供依据。徐宋斋、张喜奎等认为《伤寒论》辨证与辨病并重，表明六经辨证中辨证、辨病、辨症的关系，全书以经统病，按病析证，随症出方。宋远忠、岳旭东、张发艳认为六经辨证是从古代哲学中阴阳五行、四时六气、六经运气的角度说明疾病的变化，六经辨证的思想实质上是基于人体与地理方位、自然气象变化规律间的关系。而今，随着西方医学的传入和现代医学的发展，疾病的诊断和治疗方式发生变化，但仍然有许多医家运用六经辨证的方法辨治呼吸系统疾病、心血管疾病、消化道疾病、内分泌疾病等，都取得了令人满意的临床效果。对于临床治疗缺少靶向药物的慢性肾脏病，六经辨证诊治慢性肾脏病具有十分重要的临床意义。

2. 六经辨证对慢性肾脏病的认识： 慢性肾脏病是一个病因复杂、起病隐匿、慢性进展的疾病，在整个病程中，临床表现随病情的变化而变化，且由于病理类型的不同，临床表现各异，故在辨证时，不可执着于少阴肾本脏本经，而应秉承仲景"观其脉症，知犯何逆，随证治之"的原则，精准辨证。慢性肾脏病由初期至末期，发生发展遵循六经由表入里、由浅入深、由腑及脏的特点，辨证过程中，可将六经作为疾病发展的不同阶段。杜雨茂认为，慢性肾脏病的整个发病过程与《伤寒论》六经传变规律相符。慢性肾脏病的不同阶段，临床表现不同。CKD 1～3 期患者可以无明显临床表现，部分患者表现为乏力、腰部困痛、夜尿频、易感冒等轻症。从六经辨证角度，该病始于太阳经，可见卫外失司、膀胱气化不利等相应病症；随病情进展，可进一步入阳明，见阳明腑实诸症；病入少阳半表半里，可见枢机不利、胆郁诸症。至 CKD 4 期，上述症状加重，可出现多尿、血尿、尿浊、水肿、眩晕、恶心呕吐等。依六经辨证，该期可对应少阳、三阴经证，阳气渐衰，虚寒渐盛，由阳转阴，由表入里，出现脾肾阳虚、寒湿内盛诸证。进展至 CKD 5 期，发展为终末期肾病，除了肾功能衰竭，还可出现心力衰竭、严重的水、电解质紊乱、中枢系统障碍等，可危及生命。此时，该期已病入三阴经，阳气衰竭、阴寒内盛、预后极差，若失治误治，甚至发展为阴阳离决，上厥下竭的将死之证。慢性肾脏病的分期依据是肾小球滤过率这一指标，而同一时期患者的临床症状，仍有很大差别。而六经辨证主要依据临床证候、脉象、舌象等判断，因此，慢性肾脏病的各个时期并不完全严格对应六经辨证中各经的证，具体临床运用因人而异，应具体分析。

3. 慢性肾脏病的发病传变：《伤寒论》中，六经病的发病方式有六经单独为病；有两经或三经同时发病的"合病"；一经未罢，而另一经病又起的"并病"。基于《伤寒论》六经辨证分析慢性肾脏病的发病方式同样有单经发病、合病和并病。田子鹤对 172 例慢性肾小球肾炎患者进行临床研究发现，单经病中以少阴病最为多见；二经合病中，太阴/少阴寒化证最多，其次为少阳/少阴寒化证、太阴/少阴热化证、少阳/太阴病。临床上，慢性肾脏病单经发病可见于不同时期，一般起于太阳，太阳经主一身之表，外邪入侵首犯太阳；也可直中太阴或少阴，来势凶险。合病也常发生在慢性肾脏病的病程中。如太阳与阳明合病，见慢性肾脏病初期，太阳受邪，见畏寒、发热、腰痛、脉浮，阳明合病，出现大便难、小便频数、潮热等症。太阴与少阴合病，在慢性肾脏病患者中十分常见，太阴脾病，己土不升，少阴肾虚，命门火衰，脾肾同病，则火不暖土，寒湿乃生，水木陷矣，临床上常见慢性肾脏病患者同时出现以食不下、腹痛下利、呕吐为症的太阴证和以畏寒肢冷、倦怠乏力为症的少阴证。慢性肾脏病也可见少阳与少阴合病，少阳三焦之火，温水脏，又"水之所以善藏者，三焦之火秘于肾脏也，此火一泄，陷于膀胱，实则下热而癃闭，虚则下寒而遗溺"（黄元御《四圣心源》），故慢性肾脏病入少阳往往同时累及少阴，二者合病出现口苦、咽干、多尿或无尿等症状。并病最为常见的是太阳与少阴并病，见慢性肾脏病入少阴，肾气衰少，虚寒内盛，正气不足无以抗邪，感受外邪，外感风寒则见发热汗出、体痛、呃逆等太阳诸症。

《伤寒论》中，疾病的传变方式有循经传、越经传、表里传三种。循经传即按照太阳、阳明、少阳、太阴、少阴、厥阴的顺序传变；越经传是指传变时越过一经或两经；表里传是指互为表里经的两经之间的传变。从《伤寒论》六经辨治慢性肾脏病的方式看，慢性肾脏病的传变方式同样符合以上三种。循经传是慢性肾脏病较为常见的传变形式，该病呈慢性进展，且不可逆，从最初的太阳经轻证逐经传入，渐入三阴，最终发展为终末期肾病。越经传见于慢性肾脏病，如在患病初期未积极治疗，或在某些加重因素的作用下，如服用肾毒性药物、过度劳累、血压升高等，可迅速恶化，直接由慢转急，快速进展至终末期，这时即传入少阴、厥阴经，危在旦夕。表里经的传变见于慢性肾脏病，如一些慢性肾脏病始于急性肾盂肾炎，起初太阳膀胱经为病，水热互结，水气不利，见脉浮发热、渴欲饮水、小便不利；若日久失治，形成肾间质纤维化，造成不可逆损伤，则转为慢性，由腑及脏，传至足少阴肾经，最终转变为慢性肾衰竭。了解慢性肾脏病的发病与传变能够在病及各经之时，根据六经传变规律"见肝之病，知肝传脾"，做到"既病防变、已病防传"，对于慢性肾脏病的防治具有重要意义。

六经辨治慢性肾脏病

1. 辨太阳病脉症并治： 太阳经主一身之表，病犯太阳者，外阳首当其冲。太阳病提纲，"太阳之为病，脉浮，头项强痛而恶寒。"慢性肾脏病初期感邪而发，或急性肾病初得，风寒外侵，卫阳失守，肺失宣降，风水相搏，可见眼睑浮肿，恶寒、发热、头痛、脉浮。此期即慢性肾脏病病在太阳经，病情尚轻，表阳受邪而正气不虚。急性肾小球肾炎发病一般有前驱感染，常见于上呼吸道感染等引起的链球菌感染。素体阳虚者，外感风寒易伤及肾，患急性肾小球肾炎，病仍在太阳，见发热恶寒，身疼腰痛，眼睑浮肿等。该病可因失治误治，病情迁延不愈而转为慢性肾脏病。素体阳虚者，易感受外邪，感邪易损及阳气而患慢性肾脏病，初期卫气失司见畏寒、恶风。风邪易袭阳位，与水相搏，则颜面或眼睑浮肿；寒邪束表，经气不畅则体痛。

治疗上，以发汗解表为法，外窍通则经气行，内外调达，则病症可除。陈英兰等以充足的理论依据证明了汗法治疗慢性肾脏病的可靠性，认为该法能够兼顾表里邪气，调和营卫气机，肺脾同治，助肾行水。肺为水之上源，肺失宣降则水液输布失常，与风相搏，而成浮肿；肺气不宣，则肾水难行，故宜发汗开通腠理行水道，疏解表肌行经气。麻黄汤是发汗解表的代表方剂，可在早期应用。方中麻黄、桂枝发汗解表，解肌祛风；杏仁降逆；甘草调和药性，兼培土建中，全方具发汗解表、宣肺平喘之功。程偲婳用阿奇霉素静脉注射，腺嘌呤连续灌胃建立慢性肾脏病模型，以不同剂量麻黄汤灌胃治疗，结果表明该方能够改善慢性肾脏病模型大鼠肾脏的结构和功能，也表明了汗法开通玄府治疗慢性肾脏病的有效性。发汗的程度以"取微汗"为宜，汗不如法则阳气随汗液消耗，水液失制泛溢，水气凌心则心悸，水湿浸渍则筋肉跳动，上犯清阳则头眩，而表邪仍在，病在太阳。

另外，若太阳表邪不解，随经入腑化热，水热互结，则患急性肾盂肾炎，症见发热，小便短赤，渴欲饮水等。该病失治可出急转慢，发展为慢性肾脏病。治疗可选用猪苓汤化裁，猪苓、茯苓、泽泻能利水渗湿，茯苓又能补益脾肾；滑石利尿通淋，还能导热下行；阿胶具滋阴之功，全方育阴清热利水，可解急性肾盂肾炎之水热互结，阴液耗伤。岳沛芬善治中老年女性泌尿系统感染，认为猪苓汤能够疏泄湿浊，又能滋润真阴而不留瘀滞；赵波、邓伟也分别采用猪苓汤加味治疗泌尿系统感染的患者，临床观察发现该方有明显的治疗效果。总之，太阳为病，虽肾脏受侵，但病邪轻浅，祛邪为主兼以扶正，可痊愈或控制病情发展；若不加重视，或治疗不当，则病情继续进展。

2. 辨阳明病脉症并治： 急性或慢性肾脏病病入阳明经，可因病邪直中阳明所致。《伤寒论》阳明病提纲，"问曰：阳明病外证云何？答曰：身热，汗自出，不恶寒，反恶热也。"阳明经之慢性肾脏病，以热盛伤津为主要病机，特别常见于以糖尿病为原发病所致的糖尿病肾病；或是慢性肾小球肾炎患者感受外邪，未及时治疗，外邪进一步入里化热，呈现内外俱热之象，见发热、尿赤、小便频数、腹痛灼热、心烦口渴。治用白虎汤加味，既清阳明之热，又生津养阴。白虎汤组方中，石膏清热，知母润燥滋阴，甘草、粳米补中益气，制石膏、知母之寒凉。孔令海等用白虎汤加味对 30 名肾病发热患者进行治疗，发现白虎汤治疗肾脏病发热具有显著疗效；李宇轩等建立高尿酸血症肾病模型，以不同剂量的苍术白虎汤进行灌胃治疗，发现该方能够通过抑制 XOD 的活性及炎症因子的表达，起到保护肾脏的作用。慢性肾脏病患者素体肾阳亏虚，邪入阳明，燥热耗津，又肾水不济，易致阴津耗伤，白虎汤清热而不至寒凉伤胃；滋阴而不至滋腻碍脾，乃治慢性肾脏病病入阳明之良方。

《伤寒论》第 180 条："阳明之为病，胃家实是也。"慢性肾脏病患者若误汗伤津；或饮食不当，病情进展至阳明经，出现潮热、烦躁、尿赤、大便硬结或几日不大便等"胃家实"的症状。胃阳被伤，无以腐熟水谷，肠燥津伤，不能分清泌浊，出现实热之症。而实热郁积易生热毒，加重机体代谢负担，影响肾升清降浊，调节水液代谢的功能，可加速慢性肾脏病的进展。近代研究也表明，肠与肾直接有着密切的联系。宋尚明通过临床研究发现肾脏功能与肠道微生态平衡呈正相关；陶芳认为肠道的代谢物质可以影响肾脏功能，可影响慢性肾脏病的发展和预后，并提出中药灌肠治疗慢性肾脏病的理论。病在阳明，治疗上以"通腑"为法，肠腑通则气机调，全身气机调达，则瘀血得化，水湿得行。中医药治疗能够起到改善肠道通透性、建立免疫屏障、调节肠道菌群的作用。临床上常用中药灌肠等外治法进行通便排毒，具有相当肠道透析的作用。张九芝对选取 120 例慢性肾脏病 3～4 期患者进行基础治疗、结肠透析，其中 60 例加用生脉承气汤治疗，结果发现生脉承气汤配合结肠透析能够改善慢性肾脏病患者临床症状、肾脏指标、改善患者营养状况。以"通腑"为治则同样可以内治，承气汤类具有通腑、行气、化瘀的作用。大黄降浊化瘀解毒，厚朴行气通腑，芒硝清热润燥，桃核可活血化瘀、行气散结，合方解慢性肾脏病之浊毒郁滞。林祥发、马来通过 5/6 大鼠模型，以桃核承气汤进行干预，表明以化瘀泄浊为治法的桃核承气汤能够明显改善肾脏功能，延缓肾纤维化的发展；赖昱宇通过单侧输尿管结扎大鼠模型，证实桃核承气汤能够降低血清肌酐、尿素氮含量，减轻肾脏的形态学损害。

3. 辨少阳病脉症并治：慢性肾脏病病入少阳，可因外邪直中少阳，或表邪不解传入少阳而得。少阳病以"口苦，咽干，目眩也"为提纲。足少阳胆经主升发，具有升清降浊的功能，若正邪相争，休作有时，则气血运行不畅，枢机不利，胆火内郁，进而影响脾胃气机。慢性肾脏病病入少阳，可见口苦、呕吐、嘿嘿不欲饮食；少阳胆火上扰清窍则眩晕，手少阳三焦经具有运行水液的生理功能，《黄帝内经·素问》有"三焦者，决渎之官，水道出焉。"慢性肾脏病病及少阳，三焦气化失司，水液代谢失常，津液输布失调则见水肿，津不上承，则口干渴。慢性肾脏病乃本虚标实之病，少阳相火降入肾水，肾水始温，而相火不降，肾水不温，出现脾肾阳虚等本虚之证；清浊逆乱可生实邪，胆失疏泄，脾土不达，可生痰涎；三焦水道不利，水液停聚，可生水饮、湿浊。

治疗上主要以"和解少阳"为治则，临床上越来越多的医家开始重视"和法"治疗慢性肾脏病的意义。张令韶《伤寒直解》曰："可与小柴胡汤，调和三焦之气。上焦得通而白苔去，津液得下而大便利，胃气因和而呕止。三焦通畅，气机旋转，身濈然汗出而解也。"柴胡、黄芩和解少阳，人参、甘草、大枣益气补中；生姜、半夏宣通散邪，全方攻补兼施、和畅气机，治疗慢性肾脏病之正气不足，湿浊、瘀血阻滞恰到好处。于俊生以小柴胡汤治疗慢性肾脏病，在和解少阳的基础上，根据症状特点化裁，或泄浊解毒，或升降枢机，扶正不留郁，祛邪不伤正。饶向荣善以"和解少阳，通利三焦"之法治疗慢性肾脏病急性发作，证候主要以湿热弥漫三焦，少阳郁滞为主，治用小柴胡汤化裁；游梦祺、黄秋华等通过大量的临床观察发现，该法治疗慢性肾脏病急性肾损伤，能够保护肾脏功能，改善中医临床症状。

4. 辨太阴病脉症并治：肾藏命门之火，若命门火衰，火不暖土，则脾土虚寒。肾阳乃一身之元阳，其他脏腑之阳气皆本源于肾，肾阳虚衰，无以推动脏腑功能及温煦脏腑，则脾阳渐虚，寒湿内盛。而脾阳不足，气血生化无源，后天失养，病及先天肾阳，脾肾阳虚，则"脏有寒"，"自利不渴"也。李凯通过对 118 名 CKD 3～5 期的患者进行临床观察，发现慢性肾脏病 4～5 期的患者相当一部分表现出三阴病的脉证，其中以太阴病和少阴寒化证多见；慢性肾脏病病入三阴患者的分布与肌酐、尿素氮值的关系无统计学意义，患者疾病的发生和进展与邪盛正衰及体质有关。太阴脾土乃"后天之本""水中之州"，太阴为病则影响全身多脏。黄元御的《四圣心源》曰："太阴主升，己土升则癸水与乙木皆升……阳虚则土湿而不升，己土不升，则水木下陷。"太阴脾虚则运化失司，水液停聚，又肾阳衰弱，寒水相合，脾肾相干，阳气更衰，浊阴更盛。脾肾阳虚，寒湿内阻见腹胀、腹痛、呕吐；脾失运化，寒湿驱下则下利；正气不足，气血虚衰无力鼓动，见脉沉。慢性肾脏病传入阴经，乃由阳转阴，进入病情危重，预后不良的阶段。

治疗上，主要以"温补脾肾"为法。温补脾肾也是临床上广泛应用于慢性肾脏病的基本治法。张喜奎从"脾肾相关"论治；刘宝厚以"温肾健脾泄浊"法治疗慢性肾脏病；张琪以调补补肾治疗慢性肾脏病，创"调脾六法"：健脾益胃、升阳益气、益气养阴、健脾消满、益胃养阴、化浊泄热。《伤寒论》中一些温补脾肾的方剂，在临床治疗慢性肾脏病中得到广泛应用，如张晶晶等的临床研究表明，以白通汤治疗脾肾阳虚型慢性肾脏病患者能够明显改善临床症状，并延缓病情进展。

5. 辨少阴病脉症并治：慢性肾脏病病入少阴，往往已发展至终末期肾病，阳衰更重，甚至阴阳俱衰，见"脉微细，但欲寐"。因肾不能主水行津，见水肿、腹水、胸腔积液等水气泛滥的症候；阳气虚衰，失于温煦，阳气不振，见困乏、嗜睡、畏寒等症；阳气鼓动无力，肾精衰少，见脉微细。慢性肾脏病患者，多见素体阳虚，在病情发生发展过程中，也以肾阳虚耗为特点，故临床多见有少阴寒化证。阳气衰微，火不暖土，则饮食入口即吐，下利清谷；阴寒内盛，寒饮上逆可见呕吐痰涎；若阴盛格阳则见其人反不恶寒、面赤、手足厥逆、脉微等阴盛格阳见症。

治疗上以回阳散寒，益气扶正为法。郭立中治疗终末期肾病以"扶阳泄浊"为法，临床观察发现该法能够缓解临床症状，改善肾脏功能。在临床上，以温阳为主的四逆类方、真武汤、大黄附子汤等方剂，都是治疗终末期肾病的常用方剂。附子乃回阳散寒的要药，在治疗慢性肾脏病具有重要意义。药理研究表明，附子有显著的抗炎、抑制氧化、抗凝血的作用，而慢性肾脏病的进展与炎症反应、氧化应激反应关系密切。杨洪涛善用附子治疗慢性肾脏病，提出"附子症、附子脉、附子舌"，认为用附子巧妙配伍，具有温阳通络、温阳疏利、温阳益阴、温阳利水等功效。

真武汤是治疗慢性肾脏病病入少阴的代表方剂，具温阳利水之功。《医宗金鉴》曰："用附子之辛热，壮肾之元阳，而水有所主益；白术之苦燥，建立中土，而水有所制矣；生姜之辛散，佐附子以补阳，温中有散水之意；茯苓之淡渗，佐白术以健土，制水之中有利水之道焉。"附子能温肾助阳，散寒止痛；茯苓渗水利湿；白术健脾燥湿，培土制水；白芍不仅能柔肝止痛，还能滋阴舒筋；生姜能解表邪，又能温中散寒。真武汤已成为临床治疗慢性肾脏病的代表方剂，当代实验药理研究也充分表明了真武汤能够抑制各类炎症因子的表达，抑制肾间质纤维化的发生和发展，延缓慢性肾脏病的进程。周波、邱模炎等采用动物模型，以不同剂量真武汤干预，发现真武汤能够通过抑制细胞外基质的沉积延缓慢性肾脏病的发展；韩凌、宋立群等通过 UUO 模型从分子水平对真武汤治疗肾间质纤维化的机制进行探索，结果发现真武汤能够抑制各类炎性因子的表达，何岚等研究表明真武汤能够下调肾组织血栓素 B2、血管紧张素Ⅱ水平，进而改善肾脏血流和血管。少阴病期，肾阳衰微，积极治疗阳气回复，尚可延缓病情；若吐下不止，虚阳浮越，神志昏沉，则说明阳气不复，真阳继续耗损，阴精持续亏竭，终致阴竭阳脱的死候。

部分患者素体阴亏，随病情发展肾精亏耗；或在治疗中过用辛燥之品，或长期服用肾上腺皮质激素致耗伤阴液，亦可引起肾阴虚而热化。临床可见阴虚燥热之症，如心中烦躁、失眠、手足心热，此乃肾水亏于下，不能上济心火；咽干、口渴，此乃阴液耗伤；燥热可下移膀胱，灼伤血络，引起尿血；燥热伤津，燥结成实，可致腹胀满不通。治疗上宜滋阴清热，方用黄连阿胶汤、猪苓汤等。黄连阿胶汤中，黄连、黄芩清心火，阿胶、白芍、鸡子黄滋肾水，全方具交通心肾，泄热滋阴之功。猪苓汤育阴清热利水，用治少阴病水热互结下利者，能止下利，存阴津。"无阴则阳无以生，无阳则阴无以化"（朱肱《类证活人书》），少阴热化证者，补阴而阳气乃存，若肾阴衰竭，则水竭土燥，阴阳离决，危及生命。

6. 辨厥阴病脉症并治："厥阴肝木，生于肾水而长于脾土，水土温和，则肝木发荣，木静而风恬，水寒土湿，不能生长木气，则木郁而风生"（黄元御《四圣心源》）。脾肾寒湿，终必伤及厥阴肝木，木为水火中气，土木郁迫，水火不交，则下寒上热。慢性肾脏病发展至厥阴经，多以上热下寒为主要病机。厥阴经提纲，"厥阴之为病，消渴，气上撞心，心中疼热，饥而不欲食，食则吐蛔。"反映了上热下寒之征象。肝藏血，肾藏精，精血之间互相滋养和化生，肝肾之间藏泄互用，阴阳承制，若肾脏虚衰，精血亏损，可致肝血不足，肝脏失养。肝阴不足，肝阳上亢，风火上炎，致上热，见心中烦热、口燥咽干、舌红少苔等；肾阴阳两虚，无以温煦，则下寒，见四肢厥冷、腹泻、呕吐等。上热之脏不仅包括了肝脏，心阳也失于肾阴制约，水火不济，则心火亢盛；下寒之脏不仅包括了肾脏，脾脏也失于肾阳温煦，又被肝木所乘，则脾阳虚衰。《素问·至真要大论》谓厥阴乃"两阴交尽也"，孙云松认为慢性肾脏病厥阴病的病机为"阴枢不利"，阴阳之气不相顺接则易寒易热、易虚易实、和风不升，木郁不达，故上愈热，下愈寒，从另一角度解释了慢性肾脏病及厥阴出现上热下寒的由来。

治疗宜以清上温下为法，使阴阳平衡、气机条达。王金峰以清上温下的代表方剂乌梅丸治疗肾系疾病，认为该方能够有效减少肾性蛋白尿、血尿，对于 IgA 肾病、紫癜性肾炎同样具有疗效。《伤寒论》厥阴病提纲中有"下之利不止"，提示医家在治疗中禁用苦寒攻下，防止脾阳更伤，下利可致阳气暴脱，病转凶险。慢性肾脏病患者始于肾虚，随病情恶化，逐渐累及多脏，出现厥阴郁火，冲心犯胃；下焦虚寒，血虚寒凝，上热下寒因病家体质不同，各有进退，终致阴阳阻格，危及生命。

慢性肾脏病的治疗，目前临床上缺少有效的靶向药物，多以对症治疗为主，至后期患者不得不进行费用高昂的肾脏替代疗法。而根据《伤寒论》六经辨证理论，慢性肾脏病从起病至发展为终末期肾病，整个过程亦是由阳经发展至阴经，由表证发展至里证的过程。从太阳经、阳明经、少阳经、太阴经、少阴经、厥阴经层层递进，不同时期具有其相应的脉症和治法方药。慢性肾脏病病在太阳，见发热、恶风、畏寒，以汗法治之；病在阳明，见发热、不大便、尿赤，以通腑法治之；病在少阳，见往来寒热、呕吐、目眩，以和解法治之；病在太阴，见腹中痛、呕吐、下利，以温法治之；病在少阴，脉微细、但欲寐，寒化证以温阳法治之，热化证以清热滋阴治之；病在厥阴，上热下寒，以清上温下治之。

283　水肿从六经辨治经验

　　水肿普遍认为是肺失通调、脾失转输、肾失开阖、膀胱气化不利使水液潴留体内所导致的疾病，临床上反反复复，给患者、医者带来极大的困扰。雷根平潜心钻研《伤寒论》，结合多年的临床实践提出了从六经辨证论治水肿，且见效显著。学者崔娇娇等从太阳经、阳明经、少阳经、太阴经、少阴经、厥阴经六个方面系统地介绍了王根平对水肿病辨证论治的学术思想及经验。

水肿与中医

　　1. 水肿病名的渊源：《素问·水热穴论》曰"其本在肾，其末在肺，皆积水也"，表明水肿病与肺肾二脏相关。《千金方》曰"此病皆从虚损所致"，认为其是正气不足虚损所致。《景岳全书·肿胀》曰"凡水肿等证……肺虚气不化精而化水，脾虚则土不制水而反克，肾虚则水无所主而妄行"，指明水肿是由于肺脾肾三脏失调所致。《古今名医荟萃·水肿》曰"使足太阴脾足以转输水精于上，手太阴肺足以通调水道于下，海不扬波矣……水不通而为肿"，从六经的角度阐述了水肿病的由来。

　　2. 水肿病机及治则：一般认为水肿病机在于本虚标实。本虚常与肺脾肾相关，标实常见于外感风、寒、湿、痰、热、瘀等。对于水肿病的治疗，《素问·汤液醪醴论》曰"平治于权衡……开鬼门，洁净府"，讲出了水肿病的总治则，发汗、利小便，使水有出路；同时通过针刺使阳气得以宣行，达"平治于权衡"的目的。《证治汇补·水肿》从阴阳、分汗渗、阴虚宜补、邪实当攻等方面讲了水肿的治则。《肘后备急方》在水肿病治疗中明确记载了对盐的限定。张勉之、蒋健强调补肾活血、清热利湿、化浊排毒在水肿中的运用；吕仁和主张从风论治、六经论治；张炳厚推崇补肾八法；杨宗善提倡分期论治、扶正祛邪；叶传蕙、王小琴、杨霓芝等推崇化瘀利水、健脾益肾法；韩婧、何泽云依据朱丹溪的"提壶揭盖法"，认为治疗水肿的关键是恢复脏腑间气化。刘新祥、段富津、马鸿斌治疗水肿时主张脾肾双补，注重顾护脾肾；李培旭、王亿平主张肾性水肿主要从气、血、水论治；何立群、张琳琪等提倡肾病水肿从肝论治，立论于肝肾二脏。各种医家学说层出不穷，从侧面说明了水肿病临床受众广、疾病类型多、不易治疗等特点。

　　凡病不外六经，精于伤寒法，乃可通治杂病。盖杂病之规矩准绳，已毕具于伤寒中也。雷根平主任阅读经书，并通过多年的临床经验发现，水肿从六经辨治临床效果显著，故提出六经辨证论治水肿。认为治疗水肿病时应把握水肿处于六经的阶段，抓住六经的辨证纲领，明白太阳经的寒热经腑证、阳明经腑不同、少阳枢机不利、太阴寒湿与升降、少阴水火不济、厥阴寒热错杂等特点，快速抓准病因病机，从各个阶段依次判断水肿的转变及预后，从源头治疗而快速起效，防止其反复发作。

水肿与六经

　　水肿的发生看似离不开肺脾肾三脏，然其发生、发展、变化及预后均与六经密切相关。太阳为六经藩篱，统摄全身肌表营卫。外邪侵袭首犯太阳，正邪交争，营卫失调，经脉不利，表邪不解，循经入里，影响膀胱气化功能，水气不能正常运行，则见水肿。外感入里化热或饮食不节等均可引起阳明证，进而影响脾的运化，引起水肿，最终造成水热互结伤阴。邪入膜原，处在半表半里，少阳枢机不利，气和水不能正常运行，亦出现水肿。太阴脾虚，或者外邪传入太阴，均可造成其运化水湿功能失司，引起水肿。素体虚弱或久病体虚等，正不能胜邪，肾阳肾气虚弱，气化失职，水液潴留。邪入厥阴，在气阴两虚的基础上，往往存在水湿、湿热、瘀血等病理产物，加重水肿，使其缠绵难愈，反复发作。六经之间相互联系，互相影响，一经病变极易影响其他经，使之生病，则再影响其他经络，循环往复，使疾病迁延难愈，反复发作。因此，从经典入手，从六经辨证水肿在临床上极为重要。

1. 留心寒热经腑证，通调太阳经：太阳主膀胱与小肠经，与少阴经心、肾相表里。太阳经为六经之藩篱，统摄人体全身肌表之营卫。外邪侵袭首犯太阳，正邪交争，营卫失调，经脉不利，则易发生太阳病经证，初期常见之。表邪不解，循经入里，影响膀胱气化功能，水气不能正常运行，则见蓄水证；若热入血分，致使膀胱瘀热互结，形成蓄血证。膀胱与肾相表里，膀胱功能失职影响及肾，肾之亦然。临床上太阳经水肿亦可以从经证和腑证上论治。临床上经证病机常见于阳气不足、水湿内停；临床表现为突发颜面部水肿或皮表水肿，伴恶寒发热，无汗，舌淡红，苔白，脉浮紧等。以麻黄附子细辛汤为主来解表散寒，宣温水湿。若出现发热重于恶寒，热不甚，可加越婢汤，按照病情变化增减药物份量。若出现太阳中风证，可用防己黄芪汤或玉屏风散。腑证蓄水证常因表邪侵袭，膀胱气化不利，临床表现为水肿，少腹满，小便不利，舌淡苔白，脉沉弦或滑，治以温阳化气、利湿行水，以五苓散为主方。蓄血证多因外邪郁久化热或热入血分、邪瘀互结所致。临床常见水肿日久，兼有舌脉血瘀症状为主，治以活血化瘀、凉血通络为法，以桂枝茯苓丸为主方。

2. 明辨病机与体质，畅通阳明经：阳明主大肠与胃，并与太阴经肺脾相表里。大肠为传导之腑，运输排泄食物残渣；胃为水谷之海，充养全身肌肉。胃的纳谷腐熟需借脾阳和脾津相助；大肠的传导之功需借肺气之下降与脾津液之下濡。阳明病水肿病机常为热盛伤阴，水湿内停所致。临床常见水肿伴发热，心烦，口渴，小便不利，舌红少津，脉弦数。治以利水渗湿、养阴清热，予以猪苓汤。亦可见起病迅速，体质壮实，大便不通，可予以承气汤类，以荡涤肠腑，通二便，达到消水肿的目的。

3. 重视气机之枢纽，和解少阳经：少阳主三焦和胆，处于肌表与脏腑之间，是半表半里之经，沟通人体上下、内外之气机，是人体气机之枢纽。邪入少阳必会影响到胆和三焦，少阳枢机不利，则易引起升降失常，气机不畅。少阳枢机不利，水液不能正常输布则停留于身体各个部位，亦见水肿。临床上不必见寒热往来，若见水肿伴口干口苦，大便稀溏，舌淡红，苔薄黄，脉弦滑。治以调和肝脾、通畅气机，予以柴胡桂枝干姜汤为主方。若寒热之象不明显，且肢体水肿似有游走之性，轻重不一，可以四逆散合五藤一仙汤为主方，来梳理少阳枢机。

4. 熟谙寒湿与升降，温补太阴经：太阴主肺脾，并与大肠和胃相表里。肺主气，为水之上源，有宣发肃降之功。脾主运化，运送精微上归于肺，肺通过宣发肃降之效而布散全身。肺脾功能失职则发生水肿。其病机常见于脾阳虚衰，运化失职，升降失常，寒湿内停。临床常见水肿伴腹胀或腹痛，口不渴，或有下利，舌淡，苔白或水滑，脉沉。治以温阳健脾、运化水湿，用理中丸为主方。但太阴虚寒易向少阴转化，故临床常加附子。临床亦见肺脾气虚、水湿不化之患者，治以健脾益肺、利水渗湿，常以参苓白术散为主方治之，或加玉屏风散等。

6. 强调水火之相济，清补少阴经：少阴主心肾，与太阳经小肠和膀胱相表里。少阴肾经，为先天之本，内寓真阴真。心火通过经脉和三焦下达于肾，以温肾助膀胱化气，肾水上济于心，心肾相济。若各种原因导致心肾相济失调，则易产生各种疾病。少阴经其大多以虚证为主，有寒化证和热化证。寒化证表现为全身性的里虚寒证，多以心肾阳气亏虚为主；热化证表现为阴虚内热证，心肾阴虚，水火不济而生内热。与太阳经小肠、膀胱相表里，故可出现太阳经病证的症状。其寒化水肿多为阳虚水泛，临床常伴见小便不利，全身乏力，欲寐，腰困，怕冷，下利，舌淡苔白，脉沉或滑，治以温补脾肾、扶阳利水，以真武汤等补益肾（气）阳方药为主。太少两感时，可加麻黄附子细辛汤。水肿少阴热化证，常见于阴虚兼热郁水停，临床常伴见心烦、口渴，咽痛，小便不利，舌淡苔红，或少苔，治以滋阴清热利水，以猪苓汤为主方治之。

7. 细观病机之转变，顾护厥阴经：厥阴主心包络与肝经，并与少阳经三焦、胆相表里，多以寒热夹杂为主。手厥阴心包络为心之外围，上为君火，君相相应，外邪入侵，多易化热，或阴虚内热伤阴；足厥阴肝经，内寄相火，主疏泄，易木乘犯土，伤气，且与肾同属下焦，乙癸同源，病易从阴化寒；且多患病时间长，伤及血络，可见瘀相舌脉。临床常伴见乏力，低热，心烦，舌质红，苔少，有瘀斑瘀点，脉弦数或弦涩。治以补气养阴、清热通瘀，以雷根平自拟方芪地固肾汤主之（黄芪 30～120 g、生地黄 30 g、芡实 30 g、丹参 10 g、荆芥 10 g、白花蛇舌草 30 g）。

验案举隅

案例 1：患者，女，35 岁。2017 年 9 月 12 日初诊。主诉全身水肿 2 个月余。现病史：患者 2 个月前无明显诱因出现全身水肿，于外院诊治，确诊为肾病综合征，住院治疗后症状好转出院。服用激素 1 个月后全身水肿，现为求中医治疗特来肾病科门诊。现症见全身水肿，自觉身体肌肉僵硬，全身乏困，双手抖动，颜面部易发红色痤疮。汗多，头汗尤甚。平素怕冷不明显，口干，饮水可。纳可，夜休差，入睡困难。大便可，小便时有泡沫，夜尿 1～2 次。现服用泼尼松 6 片/d，塞可平早晚各 2 片，骨化三醇 1 片/晚，阿托伐他汀钙片 1 片/晚，雷尼替丁规律服用。舌淡，苔少偏红，有瘀斑，脉沉滑。泌尿系 B 超：右肾肾盂分离。肾活检：符合轻度系膜增生性肾小球肾炎（2017 年 7 月 27 日外院）。肝功能：谷草转氨酶 45 U/L，谷丙转氨酶 85 U/L，谷氨酰转肽酶 140 U/L（2017 年 9 月 1 日外院）。中医诊断为水肿（气阴两虚，热瘀互结）。治以顾护厥阴，补气养阴，清热通瘀。方以芪地固肾汤合桂枝茯苓丸加减。

处方：黄芪 120 g，生地黄 30 g，白花蛇舌草 30 g，芡实 30 g，荆芥 10 g，丹参 10 g，茯苓 15 g，桂枝 15 g，桃仁 15 g，赤芍 15 g，牡丹皮 15 g，肉桂 6 g，白芍 30 g，炙甘草 10 g，鳖甲（先煎）10 g，石决明（先煎）30 g，干姜 30 g，连翘 15 g，金银花 15 g。7 剂。每日 1 剂，水煎分服 2 次。

服药后症状明显缓解，主方不变，随症加减，直至激素减量到停用后，再以原方加减巩固治疗 1 个月，随访 3 个月，水肿未再出现。

方义：患者确诊为肾病综合征后服用激素 2 个月余，出现激素症状，结合舌脉，故辨证为热伤气阴，邪入厥阴，造成气阴两伤、热瘀互结。遂给予雷根平自拟方芪地固肾汤合桂枝茯苓丸，以补气养阴，清热通瘀，顾护厥阴。方中黄芪培土制水，健运脾气，利尿消肿，生地厚味，补肾填精，与黄芪共为君药以治本；臣以芡实补益脾肾；佐以白花蛇舌草清热利湿，丹参通经活血、通利血脉；使以荆芥开宣肺气，下病治上。诸药相合，效佳力宏。采用"培、补、固、宣、清、通"六法来治气阴两伤，水湿、湿热、瘀血互结所致的水肿。加之患者有瘀血体征，故用桂枝茯苓丸通络同时，助阳化气，减轻水肿。肉桂引火归元、鳖甲减轻热象，石决明重镇安神，连翘、银花清热，引邪外出。众药合力，补气养阴，清热通络，利水消肿，重镇安神，顾护厥阴，使邪气止步于此。

案例 2：患者，男，53 岁。2018 年 8 月 14 日就诊。主诉双足水肿 3 个月余。现病史：3 个月前患者无明显诱因出现双足水肿，就诊于外院，给予口服西药，疗效不佳，今为求进一步诊治，特来肾病科门诊。现症见双足水肿，脚踝明显，右足较左足重。双足无明显感觉异常，周身余无水肿。稍乏困，腰酸腰困。平素怕冷，汗少，口干不欲饮，饮水少，纳食可，睡眠一般，大便不成形，尿频尿急尿痛，小便无力，尿不尽，夜尿 2 次。余未见明显异常。舌淡胖大，苔薄白，边有齿痕，脉沉。尿常规、肾功能均未见异常（2018 年 7 月 9 日外院）。中医诊断水肿（脾肾阳虚）。治以温补太少二阴，补脾温肾，化气利水。方用肾四味合附子理中汤加减。

处方：补骨脂 20 g，菟丝子 20 g，枸杞子 20 g，淫羊藿 20 g，川牛膝 30 g，乳香 3 g，制附子 15 g，干姜 15 g，甘草 10 g，黄芪 90 g，生麻黄 10 g，车前子（包煎）20 g。7 剂。每日 1 剂，水煎分服 2 次。

服药后自诉水肿有所改善，怕冷减轻，感觉全身畅通。遂主方不变，随症加减，服药 3 周后患者水肿及兼症随之消失，随访 3 个月，水肿未曾复发。

方义：患者年逾五旬，太阴、少阴阳气渐衰，阳不化气，故出现足部水肿，全身怕冷，小便不适，大便不成形等一派脾肾阳虚之象。遂温补太阴、少阴二经，以温补脾肾、化气利水为法，给予肾四味合附子理中汤。方中补骨脂、菟丝子、枸杞子、淫羊藿阴阳并补，重以补少阴之阳，助阳化气，培本固源，温补肾（阳）气，从源头改善全身症状；制附子、干姜、甘草同温太阴、少阴二经，改善全身冷象及水肿；川牛膝、乳香、车前子，在补益少阴同时，重以利尿消肿，改善小便不适；黄芪补益太阴补气健脾，利水消肿；麻黄宣散外寒，兼以利水，用外阳引动内阳，使真阳得以复苏。诸药合用，温补太阴、少阴二经，化气利水。

284 肾性水肿与六经辨证

肾性水肿是临床常见病症，多因肾脏功能障碍导致水液代谢失常留潴肌表或脏腑关窍，从而发为水肿。目前西医治疗效果欠佳，存在易反复且不良反应大的弊端。中医将其归为"水气病"范畴。现代临床中医药治疗肾性水肿的疗效显著提升，相关的实验研究成果也逐渐受到关注和认可，尤其是应用《伤寒论》方治疗肾性水肿的良好疗效肯定。学者付琳等以《伤寒论》六经辨证为理论基础，遵各经辨证为切入点论治肾性水肿，并探讨了《伤寒论》方治疗肾性水肿的理论基础与临床意义，旨在将经方灵活运用于肾性水肿的临床治疗。

中医学关于肾性水肿的范畴

《黄帝内经》最早提出了"水"与"肿"，是水肿病理论发展的根基。《灵枢·水胀》已对肾性水肿诸症有详细描述。《灵枢·邪气脏腑病形》曰"肾脉……微大为石水"，说明"石"为病危而难治，是水肿晚期肾脏受累，迁延难愈而发。经考证，《黄帝内经》中"水""水病""水胀""胕肿""䐃肿""风水""石水"的论述均属现代肾性水肿的范畴。中医学将肾性水肿归为水气病范畴，仲景继承《黄帝内经》著《伤寒杂病论》，其《金匮要略》专以"水气病"命名一篇，虽冠名"水气"，实则论述"水气"乃"水"为患而病，为后世医家论治水肿病开辟新篇章。《伤寒论》中论"水气"相关条文26条，遣方20余首，完备了水肿病的诸多治法，现为后世沿用。

《伤寒论》水肿证治

1. 《伤寒论》六经辨证体系："六经"，最早出自《黄帝内经》，此指人体的经脉。而《伤寒论》之六经是指太阳、阳明、少阳、太阴、少阴、厥阴，即三阴三阳，故六经辨证又可谓三阴三阳辨证。它包括了脏腑、经络、气血及气化功能在生理病理过程中的演变，体现了阴阳、表里、虚实、寒热及机体感邪后所发生的病理变化及脉症特点，以此说明疾病的正邪虚实、表里深浅、阴阳盛衰，得以明辨病性、病位、病势、预后及转归等，从而制定相应的治则、方药。通过脉证并治的理论方法，将疾病归入六经范畴，开创了六经辨证体系。《伤寒论》以六经辨证统领全书，突出各经水肿的病理特点。诊治上，仲景既沿用了《素问·汤液醪醴论》中的"去菀陈莝，开鬼门，洁净府"的治水肿三法，又结合六经辨证要点开创温阳利水、攻逐水饮、解表蠲饮、育阴利水、解表化湿、和胃消痞、疏泄气机、通调三焦等法。

2. 六经辨证理论与肾性水肿

（1）太阳病：太阳在表为六经之首，外邪首犯太阳于表，致营卫失和是其基本病机。此时发为水肿多因感受外邪，肺失宣降，营卫失和，津液输泄失常，以眼睑面部浮肿、急性发作为特点，常伴"恶寒发热、头项强痛、脉浮"等。若为表实证，恶寒重，苔薄白，脉浮紧，方用麻黄汤、小青龙汤。《伤寒论》原文第23、第35、第38、第39、第40、第41条虽未明确指出发汗以治水肿，但外邪侵袭，卫阳阻遏，营阴郁闭，津液不得疏泄，不可发于外则肤肿，不可行于内则水停，必当以汗法，治宜辛温解表，散寒化饮。若属中风表虚类，恶风，汗出，脉浮缓，方用桂枝汤类。而桂枝加附子汤为汗过阴阳俱损，见"小便难，四肢微急"，后世多用于素体阳虚兼表证未解，津液气化失常而水肿者，治宜扶阳解表，阳复阴化，水肿可消。若邪在经不解，随经入腑，引起膀胱气化不行，水饮内停，则成太阳蓄水证，出现浮肿较甚、小便不利、口渴、不喜饮、苔白腻、脉浮或沉弦等症。如《伤寒论》原文第 71 条"若脉浮，小便不利，微热消渴者，五苓散主之"，治以五苓散通阳化气，行水解表。若表邪仍在，水积化热，湿热内阻而见发热恶寒，小便不利，水肿，便黄，甚则肌肤发黄，治宜散寒解表，清热祛湿，方用麻黄连翘赤小豆汤。

茹松甲治疗急性肾小球肾炎水肿患者 80 例，以麻黄连翘赤小豆汤结合常规西药治疗组的总有效率为 97.5%，明显优于常规西药对照组（75.0%），且肉眼血尿、蛋白尿、水肿消退明显快于对照组。蒙向欣等也发现麻黄连翘赤小豆汤加减结合常规西药治疗小儿急性肾小球肾炎水肿症状明显改善，同时病理指标也明显好转。洪钦国提出无论表水或里水都应重视发汗逐水法。临床急慢性肾炎伴水肿、蛋白尿、血尿等，但见有太阳证、邪气留表、水湿不化者，宜选麻黄连翘赤小豆汤或麻桂类汤剂加减，解表散寒以解水气，清热祛湿以利水肿。

（2）少阳病：少阳位居半表半里，是病邪传变、转化的枢轴，与胆和三焦密切相关。邪犯少阳，枢机不利，胆火内郁，三焦水道不畅，治宜和解少阳，通达三焦，方用小柴胡汤。若少阳经气郁滞，气机不行，津液输布失常，三焦决渎失职，兼中焦虚寒水饮内结，则出现原文第 147 条"小便不利，渴而不呕，但头汗出"等，治以柴胡桂枝干姜汤；若太阳少阳并病，太阳表邪入里，致水液停聚胸中而成结胸证，如原文第 150 条"若水停阻碍清阳则见头眩"，原文第 171 条"水气下流则见下利"，原文第 172、第 256 条"水停于胃则见干呕不能食"，原文第 266 条"少阳水聚为患，治法总以和解少阳、温化水饮为则"。

王旭东以小柴胡汤治疗慢性肾小球肾炎伴水肿患者，结果显示小柴胡汤治疗组总有效率达 75.0%，显著优于西药常规对照组（45.8%），其病理指标也优于西药对照组。说明小柴胡汤可通过调节人体免疫状态，改善炎性反应，从而起到减轻水肿、尿蛋白，治疗慢性肾小球肾炎的效果。关亚娟对于难治性肾病综合征用小柴胡汤加小剂量激素治疗，患者水肿显著减轻，总有效率为 88.33%，而西药加小剂量激素对照组总有效率 73.33%，2 组疗效对比显著，且肝功能、肾功能、24 小时尿蛋白定量等临床指标改善明显优于对照组。小柴胡汤联合小剂量激素治疗难治性肾病综合征疗效确切，且能有效改善肝肾功能。对于临床上符合少阳病辨证要点及或然证的肾性水肿患者均可按柴胡汤证加减，如小柴胡汤、大柴胡汤、柴胡加龙骨牡蛎汤、柴胡桂枝干姜汤等，旨在和解少阳，宣通三焦，行气利水。

（3）阳明病：阳明病是以邪热伤津、燥实内结为特点的里证、热证、实证。阳明腑实、燥屎不化、水气不通而聚集肠道会出现腹痛胀满、热结旁流，应急下之，宜承气汤类。若阳明热盛，邪热有余，阴液耗伤，津伤热扰，水热互结，水气不利，失于输布，则口渴、小便不通，发为水肿。如原文第 223 条"渴欲饮水，小便不利者，猪苓汤主之"，原文第 259 条中误治伤及脾阳，寒湿阻滞、郁积阳明而身目发黄或伴肤肿，治以温阳散寒、健脾利湿。

付明洁等治疗原发性肾病综合征 150 例，以知柏地黄丸合猪苓汤加激素为观察组，泼尼松为对照组。结果显示观察组临床总有效率（94.7%）明显高于对照组（81.3%），且观察组生化指标、炎性因子表达及激素药物不良反应发生率均优于对照组。说明知柏地黄丸合猪苓汤可减轻激素不良反应，对于病机为水热互结、热伤阴津的肾病可进一步提高临床疗效，有效改善水肿等临床症状，改善生化指标，降低炎性因子表达，减少药物不良反应。

（4）太阴病：太阴为三阴之首。《黄帝内经》曰"诸湿肿满，皆属于脾"，脾失健运、水湿内停是其基本病机。脾位中焦，为水液运化、输布之枢纽。若脾阳虚衰，水失运化，内停外泛，发为水肿，常伴腹满腹痛，食欲不振，大便稀溏，面色浮黄，神疲乏力，小便量少不利，舌淡胖、苔白或滑腻，脉沉缓或弦。如原文第 67 条："伤寒若吐若下后，心下逆满，气上冲胸……茯苓桂枝白术甘草汤主之。"第 187 条："若寒湿不化，蕴积中焦，水气不得散布，致小便不利，周身发黄，治以温阳健脾，利水消肿。阳复水行，寒湿得化，水气通利，即可黄退肿消。方用茯苓桂枝白术甘草汤、理中汤、桂枝人参汤等。"若寒水施于太阴所过可发为肿胀疼痛。《灵枢·经脉》曰"缺盆中痛……股膝内肿厥，足大趾不用"，此为太阴脏中寒之象。《伤寒论》原文第 277 条："宜服四逆辈，治以温中散寒止痛，温阳化湿行水。"

安志红治疗心肾综合征 100 例，以苓桂术甘汤加味联合西医治疗为观察组，以西医治疗为对照组。结果显示观察组总有效率（90.0%）明显优于西医对照组（66.0%），加用中药后患者肾功能水平显著改善优于对照组，且未出现明显不良反应。说明从太阴论治心肾综合征中西医结合治疗疗效确切，可有效改善心、肾功能，且安全无不良反应。柳媛认为苓桂剂是水液代谢的调节剂，辨证用于治疗各种肾性水肿都可获得良效。病从三阳传至三阴，肾气已伤，脾失健运，对水液吸收、传输和布散起着至关重要的作用。现代肾性水肿多责之于此，治则以温阳健脾、利水消肿为法，使阳复则水化，脾健则水行，亦适用于临床常见的各型水肿病。

（5）少阴病：少阴主心肾，统水火二气，心肾衰惫、阴阳俱虚为少阴病基本病机。肾为水之下源，肾阳主蒸腾气化津液。肾阳虚衰，水气不化，津液不行聚为水肿，可见浮肿、小便不利、心悸、四肢沉重、畏寒怕冷等，宜用真武汤。如原文第 316 条"小便不利，四肢沉重疼痛……真武汤主之"，第 282 条"欲吐不吐，心烦"，第 324 条"少阴病，饮食入口则吐，心中温温欲吐"，皆为阳虚不能制水，水气流溢于脏腑肢窍，此当温补肾阳，化气行水，水肿甚者可合五苓散。若肾阴亏虚、水热互结之水肿、小便不利，伴口干咽干，心烦不得眠，以猪苓汤育阴清热利水；若伴小便淋沥刺痛，甚有血尿者予黄连阿胶汤清心降火，滋补肾阴，交通心肾，使水火相交、上下相通则水行通畅；若肾阳虚衰，复感外邪，见水肿、尿少兼恶寒发热等表证，此为太少两感证，当予温阳解表祛邪，感邪重者予麻黄细辛附子汤，感邪轻者予麻黄附子甘草汤。

李燕等以真武汤治疗慢性肾小球肾炎总有效率 89.9%，明显高于西药常规治疗组（65.6%），提示慢性肾小球肾炎以真武汤加减疗效显著，水肿等临床症状明显改善。郭银雪等发现以真武汤治疗肾病综合征可有效减少尿蛋白，升高血浆蛋白水平，减轻水肿，优化血脂等指标。董扬洲以真武汤加味治疗原发性肾病综合征疗效显著。病在少阴，肾病日久，心肾耗伤，阴阳俱虚。此时多标本同病，治本不离肾，治标注重心肺脾，少阴沟通心肾，实为治疗关键。

（6）厥阴病：厥阴为六经终末阶段，病邪深入厥阴，阴阳偏极，多复杂凶险，易虚实夹杂，寒热错综。厥阴病见水肿机制有三：一是寒热错杂，瘀血阻滞，厥阴阳虚，阴寒内盛，气机不畅，湿瘀交阻，水湿内留，发为水肿。二是肝寒胆热，枢机不利，厥阴阳气亏虚，三焦水气不通，水气不得温化而肿。三是肝寒浊逆，肝肾阳虚，阴寒内盛，水无阳不得行，浊毒内蕴而肿。常用小柴胡汤、牡蛎泽泻散、四逆汤、桃核承气汤、半夏泻心汤等。

张法荣用半夏泻心汤，通过斡旋全身气机治疗肾性水肿，调整机体对水液代谢的能力，尤其对于慢性难治性肾性水肿疗效尤佳。

验案举隅

王某，女，55 岁。患者 10 日前大汗出后见皮疹，自行口服氯雷他定及静脉滴注抗生素治疗后出现无尿，腹胀，口苦，恶心。查尿常规：尿蛋白（+），隐血（+），红细胞计数 10 个/Hp；肾功能：肌酐 419 μmol/L，尿素氮 18.50 mmol/L；B 型超声：肾脏大小及形态无明显异常。症见无尿，大便 4 日未行，双下肢凹陷性水肿，恶心欲吐，腹部胀满隐痛，舌质淡暗色紫、苔薄白腻，脉沉细微滑。西医诊断急性肾衰竭；中医辨证癃闭（气机不利，血瘀水停）。当从厥阴论治，以通调气机、活血荡瘀为法，方选半夏泻心汤合三仁汤加减。

处方：法半夏 15 g，黄芩 15 g，黄连 10 g，干姜 15 g，丹参 15 g，大黄 6 g，砂仁（后下）6 g，薏苡仁 30 g，豆蔻 15 g，桃仁 20 g，红花 20 g，桂枝 10 g，枳实 15 g，炙甘草 6 g，车前子 15 g，白花蛇舌草 30 g。5 剂，水煎 400 mL，每日 1 剂，水煎分早、晚各服 1 次。

二诊：服药 5 剂后尿量增加，双下肢水肿减轻，大便通畅，无恶心欲吐，食纳较前好转，舌苔白腻减少，余无明显改变。继予以半夏泻心汤为主方，增健脾和胃、化湿行气之药。

处方：法半夏 15 g，黄芩 15 g，黄连 10 g，干姜 15 g，丹参 25 g，酒大黄 5 g，砂仁（后下）6 g，薏苡仁 30 g，豆蔻 15 g，枳实 15 g，厚朴 10 g，陈皮 10 g，紫苏叶 15 g，桃仁 20 g，红花 20 g，焦山楂 15 g，神曲 15 g，麦芽 15 g，炙甘草 10 g。服法同前。

患者又服 5 剂后，自觉症状明显改善，腹胀隐痛及纳差消失，水肿基本消失。后自行再服上方 1 剂，水肿消失，24 小时尿量约 2 000 mL，饮食佳，二便正常，查尿常规均无异常。肾功能：肌酐 86 μmol/L，尿素氮 5.7 mmol/L，未再复诊。

人以一身气机调达畅通为本，气机不畅则百病丛生，故有"人病皆起于郁"之说。气机运行不畅则气不布津，停聚为水。而人体气机之枢纽在脾胃升降和肝气疏泄，患者诸症皆因脾胃升清降浊失常，肝失疏泄，水瘀互结。故以半夏泻心汤为主方加减，辛开苦降，调肝健脾，宣通三焦，排毒消浊，温阳利水，行气化瘀，利水消肿，以助二便开通，瘀毒得散，水浊得消。方中砂仁合豆蔻助运脾胃、化湿行气，更加法半夏化湿降浊，杏仁、薏苡仁、豆蔻畅利三焦。紫苏叶外开皮毛，大黄内荡郁浊，二者合用使水行内外皆有出路。血瘀与水停相互阻遏，故重用丹参、桃仁、红花，一者重在化瘀，二者与诸多理气药物相伍，气行则血行，血行则水行。二诊更加分清消浊、健运中焦之品，如陈皮，焦山楂、神曲、麦芽等，以助健脾和胃、祛湿化浊、行气除胀，标本兼顾。全方诸药合用，调周身之气机，行血水之瘀塞，使气血同治，水瘀兼医，达化瘀调气利水之效。

肾性水肿的中医药治疗历史久远，现代对其理法方药的研究日渐增多。肾性水肿为本虚标实、虚实夹杂之证，临床须明辨病因病机，以仲景六经辨证理论为指导，灵活运用经方治疗效果显著，且可减少西医治疗的不良反应，尤其对于反复发作的慢性难治性肾性水肿疗效良好。

285 肾性水肿从六经辨治

肾性水肿是指各种原发性或继发性肾脏疾病所致的水肿，以首发于组织疏松部位（晨起眼睑、颜面水肿），继则发展至足踝、下肢，甚至波及全身为特点。目前，临床上推荐用药首选利尿药，但不良反应率高、易反复发作等缺陷难以避免，长此以往，患者预后不佳，生活质量不高。中医药疗法在治疗肾性水肿方面优势明显，可从整体出发，标本兼治，扶正祛邪。从中医入手治疗肾性水肿可通过究其根源，辨经论治，专人专方，改善脏腑功能，进而改善局部证候。脏腑是人体功能活动的核心，脏腑与脏腑、全身各部之间，通过经络气血等相互联系。如《灵枢·海论》曰："夫十二经脉者，内属于脏腑，外络于肢节。"故六经证候的产生，乃脏腑病理变化的外在反映。鉴于肾性水肿与脏腑经络的密切联系，学者阮冬冬等从六经入手，探析了肾性水肿的辨证论治。

中医对肾性水肿的认识

肾性水肿属中医学"水肿"范畴，首见于《黄帝内经》，但在《黄帝内经》中作为症状名词，并未以"水肿"这一病名出现，与之相关的病名还有"水""水病""水胀""胕肿"等。《素问·平人气象论》曰："目裹微肿，如卧蚕起之状，曰水……面肿曰风，足胫肿曰水。"《灵枢·水胀》曰："水始起也，目窠上微肿，如新卧起之状……以手按其腹，随手而起，如裹水之状，此其候也。"以上认为水肿的病因与风邪、湿邪相关，并且描述了水肿病的特征，易与它病鉴别。《素问·水热穴论》曰："肾者胃之关也，关闭不利，故聚水而从其类也。上下溢于皮肤，故为胕肿。胕肿者，聚水而生病也。"提出了水肿的病因病机，认为肾可调节水液，如肾失气化，则水液停聚易成水肿。《素问·评热论》曰："有病肾风者，面浮然壅……目下肿，腹中鸣，身重难以行……不能正偃，正偃则咳，病名曰风水……诸有水气者，微肿先见于目下也。"提出肾性水肿首发于眼睑、颜面，且认为实证水肿可用针刺治疗。《素问·汤液醪醴论》曰："平治于权衡，去宛陈莝，微动四极，温衣，缪刺其处，以复其形。开鬼门，洁净府，精以时限，五阳已布，疏涤五脏。"首次提出用"发汗、利小便"两大法则来治疗水肿，但未拟出具体方药。后世医家张仲景以六经辨证为纲，对水肿的病因病机及理法方药进行了系统阐述。

六经传变规律

六经病变的产生是在外邪作用下正邪相争的结果，是脏腑经络病理变化的反映。因为脏腑经络彼此联系，相互影响，故某一经的病变，常会涉及另一经或多经，从而出现传变或合病、并病等证候。传变乃是疾病动态发展规律，传变方式不外乎循经传、越经传、表里传。循经传如先太阳后阳明、少阳，越经传乃初太阳而后少阳及三阴，表里传如先太阳后少阴。而合病则为两经或三经证候同时出现者，如太阳阳明合病、太阳少阳合病；凡一经证候未罢，继而又见一经证候者，谓之并病，如太阳阳明并病。就肾性水肿而言，首先由外感六淫之邪引起的以恶寒发热、头痛、颜面浮肿、无汗、脉浮等为辨证要点的太阳表证。若久病不愈，表证逐渐减轻或消失，水肿日益明显，则为外邪乘机侵入膀胱之腑，形成典型的膀胱蓄水证。病至阳明，以阳明热偏盛，津液匮乏为特征，呈现一派伤阴之象。病情进一步发展，则会出现往来寒热、口苦、咽干、目眩、胸胁满微结、小便不利、渴而不呕等少阳见症，其病机为少阳枢机不利，三焦壅滞，水饮内停。若病情久而不愈，则会损伤正气，出现脾气不足之证，标志由以实为主转入以虚为主的水肿。太阴病期若失治误治，则会进入少阴病期，引发少阴寒化或热化等一系列征象，以"脉微细，但欲寐"为总纲。若病仍不解，邪毒炽盛，正虚不复，损伤脏腑，病情虚实互见，则预后欠佳。

分经论治

1. 太阳外邪袭表，肺气失调水阻证：肾性水肿的早期阶段多为外感六淫之邪侵袭人体，太阳首当其冲，肺卫受邪，肺气闭塞，通调失职，导致风遏水阻；而风为六淫之首，风邪伤人，易夹寒夹热。判断为太阳病的主要依据是《伤寒论》第1条："太阳之为病，脉浮，头项强而恶寒。"而太阳病又分为太阳中风证与太阳伤寒证。其一，"太阳病，发热，汗出，恶风，脉缓者，名曰中风"；第12条曰"太阳中风……桂枝汤主之"；《金匮要略》曰"风水恶风，一身悉肿，脉浮不渴……越婢汤主之"；故太阳中风水肿应用调和营卫，宣肺利水之法，越婢汤越过脾土，直取肺金，肺得宣降，水肿自解，桂枝汤和营卫，使风从外出，水从内泄。其二，"太阳病，或已发热，或未发热，必恶寒，体痛，呕逆，脉阴阳俱紧者，名为伤寒"；第35条曰"太阳病，头痛……无汗而喘者，麻黄汤主之"。临床上对于此型肾性水肿，可在辨证的基础上联用发汗之峻剂麻黄汤，使水邪有出路，主要取其复肺气之宣降，通调水道之功。

2. 太阳膀胱蓄水证：若太阳表邪循经入里，膀胱气化失司，水道失调，水湿蓄于下焦，阻遏阳气，气不化津，津不上承，导致上输无力，下注无权，而出现小便不利及口渴为主的诸症。故《伤寒论》第71条曰："太阳病，发汗后……若脉浮，小便不利，微热消渴者，五苓散主之。"临床上治疗此型患者应拟五苓散，以泽泻、茯苓、猪苓渗湿利水，令水从腑去，桂枝温阳化气，引诸利水渗湿之药直趋病所；水不下趋，势必上泛；以白术健脾燥湿，以土制水，该方治在水腑。而取效在水脏，现代药理研究亦证明，五苓散具有化气利水兼散表邪除水肿、减轻肾脏损害的作用。

3. 太阳经变证：若太阳表证失治误治或太阳表邪入里损伤太阴脾气，脾主土而属太阴，脾阳虚弱，运化失常，则水饮内生，脾土虚则不能制水，水饮势必上冲，形成以心悸、眩晕及小便不利为主的诸症。故《伤寒论》第67条曰："伤寒若吐、若下后，心下逆满……苓桂术甘汤主之。"本方可使脾阳得复，水饮得化；且可崇土筑坝，以防水饮上泛。久病及肾，若病情进一步加重，则可内伤少阴阳气，进而传变为少阴病，肾主水属少阴，少阴阳虚，气化失职，主水无权，则水泛成灾，出现以心下悸、头眩及身体震颤为主的诸症。故《伤寒论》第82条曰："太阳病发汗……心下悸，头眩，身𧌒动，振振欲擗地者，真武汤主之。"复肾阳非真武汤不可为功，附子温肾壮阳，使水有所主；白术燥湿健脾，使水有所制；生姜宣散水气；茯苓利水；芍药敛阴和营，共奏温阳利水之功。

4. 阳明误下津伤，水热互结证：《伤寒论》第180条曰"阳明之为病，胃家实是也"。阳明为水谷之海，多气多血之经，主燥热之化，而"胃家"统括胃肠，若邪气深入阳明，故从其化，胃肠燥热亢盛，邪气盛则实也。此证需慎用发汗、利小便之法，一旦误治，易生变证。《伤寒论》第223条曰："若脉浮发热，渴欲饮水，小便不利者，猪苓汤主之。"此条紧承第221条，乃阳明热证误用下法，热未除尽，津液已伤，又与水结，蓄于下焦，终酿为津伤水热互结之证，方用猪苓汤，临床表现以小便不利、口欲饮水、心烦、不眠、舌红少苔等为主症。临床上若阳明经水肿误用下法，则会热邪未尽，而津液已伤，水热互结，蓄于下焦，呈现一派伤阴之象，兼有下肢水肿、小便不利等症，可辨证予以猪苓汤方。方中猪苓与阿胶配伍利水而不伤阴，实属事半功倍，医者可据患者个体差异在主方基础上加减化裁，因人因病制宜。

5. 少阳枢机不利，水饮内停证：《灵枢·本输》曰"三焦者，中渎之腑也，水道出焉，属膀胱，是孤之腑也"。三焦为水火气机运行之通路，故胆腑清利，三焦通畅，枢机运转，则阴阳水火升降自如。若少阳枢机不利，三焦壅滞，决渎失职，水饮运化失常，临床表现多为往来寒热、口苦、咽干、目眩、胸胁满微结、小便不利、渴而不呕等少阳见症，可兼有双下肢或颜面浮肿。正如《伤寒论》第96条曰：

"往来寒热，胸胁苦满……小柴胡汤主之。"少阳病应不可忽视少阳三焦的疏利，仲景曰："有柴胡证，但见一证便是，不必悉具。"故临床上治疗少阳病水肿，应以小柴胡汤为主方加减化裁，重在疏利三焦之壅滞，使三焦气化得以畅利，水湿毒邪得以排除，水肿自消。少阳外邻太阳，内近阳明，病情每多传变，证情常有兼夹，临床上也还需谨遵"知犯何逆，随证治之"的原则。

6. 太阴水湿内停证： 张景岳提出"凡水肿等证，乃肺、脾、肾相干之病，盖水为至阴，故其本在肾；水化于气，故其标在肺；水惟畏土，故其制在脾"。则肾性水肿也与肺、脾密切相关，太阴水肿乃责之手太阴肺与足太阴之脾相应脏腑，肺、脾二脏，一为水上之源，一主运化水湿。判断太阴病的主要依据是《伤寒论》第 273 条，曰："太阴之为病……自利益甚……必胸下结硬。"《伤寒论》第 277 条曰："自利不渴者，属太阴，以其脏有寒故也，当温之，宜服四逆辈。"刘保利认为，太阴病应温运脾阳，拟肾着汤为主方化裁，以干姜配伍白术、茯苓温阳健脾利水。太阴水肿的基本病机乃脾阳虚损，运化失职，寒湿内盛，升降失职，结合病机即可选方用药，如参苓白术散、苓桂术甘汤、实脾饮，此类方药均可参考予之。六经之间的病机演变，复杂多变，亦有规律可循，应以临床事实为依据。

7. 少阴阳气损伤，水湿泛滥证：《伤寒论》第 281 条曰"少阴之为病，脉微细，但欲寐也"。此乃少阴病之总纲，若病情久治不愈，则可能传入少阴，依体质差异而出现寒化和热化两种不同证型，水肿与肾密切相关，肾阳为一身阳气之根本，为水液蒸腾布化的原动力。《素问·逆调论》曰："肾者，水脏，主津液。"若少阴阳虚，阴寒内盛，水气不化，则水湿泛滥，此为寒化，临床上辨证属于此证者。《伤寒论》第 316 条曰："少阴病，二三日不已，至四五日，腹痛，小便不利，四肢沉重疼痛，自下利者，此为有水气……真武汤主之。"故拟真武汤加减治之，若兼有咳者，加干姜、细辛、五味子以散水寒，敛肺气；若兼呕者，加生姜和胃降逆；若肾阴亏损，阴虚有热，呈现一派热化之象，则证属少阴热化证，可选阴虚水热互结之猪苓汤方加减化裁。真武汤现代临床应用广泛，在治疗肾性水肿层面更是疗效显著。诸多研究表明，真武汤加减具有减轻水肿、控制蛋白尿的功效。

现今肾病患者逐年增加，探寻治疗肾性水肿的中医特色疗法显得尤为重要。从六经辨证的角度入手论治肾性水肿，结合八纲辨证、脏腑辨证，明确证型，灵活选用经方加减化裁，达到药到病除的目的。通过通读《伤寒论》，分经论治肾性水肿，对经方治疗肾性水肿进行规律性总结，有益于临床医生灵活运用经方，以期为临床中医药治疗肾性水肿拓宽思路。

286 慢性肾小球肾炎从六经辨治经验

伍炳彩从事临床近 50 年，学验俱丰，善用经方治疗内科疑难杂病并屡起沉疴，尤其在以《伤寒论》六经理论为指导辨治慢性肾小球肾炎（简称慢性肾炎）方面，积累了宝贵的经验，学者宋高峰对其做了归纳总结。

六经辨证施治规律由张仲景开创，它不仅适用于伤寒也适用于杂病。正如柯韵伯在《伤寒来苏集》中曰："仲景之六经，为百病立法，不专为伤寒一科，伤寒杂病，治无二理。"认为慢性肾炎的病情演变符合六经传变规律，完全可以应用六经辨证的规律来治疗。慢性肾炎急性发作期多因外邪侵袭、正邪相争于肌表，病位在太阳之表。太阳病初期如能祛邪外出，则可阻断病情传变，若表邪不解可病及少阳，出现少阳枢机不利、三焦决渎失司的病理变化。太阳、少阳病邪不解常入里化热，出现邪热炽盛、耗伤阴津、水热互结等病理变化。邪在三阳不解可内传三阴，亦可起病直中三阴。病至三阴常常虚实夹杂、寒热互见，多为肺、脾、肾三脏受累。

太阳病阶段

慢性肾炎在太阳病阶段多系急性发作，辨证要点是颜面部先肿，肿在腰部以上，头面部特别突出，并兼有恶寒发热、一身酸痛、脉浮等外感表证，治疗以祛邪解表、利水消肿为主。因所受外邪及病者体质的差异，往往表现出不同的证候类型。如证属风寒束表常拟《金匮要略》麻黄加术汤加减治疗；外寒里饮证常拟《伤寒论》小青龙汤加减；汗出恶风、身重、脉浮缓的表虚证常用《伤寒论》桂枝汤合《金匮要略》防己黄芪汤加减；表寒里热证常用《伤寒论》越婢汤加减；风热表证方用《温病条辨》银翘散加减。总之，太阳病阶段力求祛邪务尽，防止内传入里。

案例：王某，女，22 岁。2007 年 12 月 20 日初诊。主诉颜面浮肿 1 个月余，加重伴恶风 1 周。症见颜面先肿，眼睑肿甚，难以张目，咽喉痛，一身肌肉酸痛，伴恶寒无汗，鼻塞流清涕，口渴欲冷饮，小便黄浊，舌质红，苔薄黄，脉浮。尿常规：白蛋白（＋＋＋），隐血（＋＋），血压 150/90 mmHg，诊断为慢性肾炎急性发作。拟越婢汤加味。

处方：生麻黄 10 g，荆芥 10 g，防风 10 g，生石膏 15 g，茯苓皮 15 g，胡芦壳 15 g，防己 9 g，炙甘草 6 g，生姜 3 片，大枣 5 枚。3 剂，每日 1 剂，水煎，分 2 次服。嘱药后避风寒。

二诊（12 月 24 日）：浮肿明显消退，肌肉酸痛、咽喉痛明显好转，舌红苔白，脉寸浮尺沉，守方 7 剂。

三诊（2008 年 1 月 2 日）：浮肿基本消退，小便黄好转，舌质淡红，苔薄白，脉寸浮。尿常规复查：尿蛋白（－），隐血（－），血压 135/80 mmHg。

按：本病例起病急，以颜面浮肿为主且脉浮，故辨为太阳表证。患者既有恶寒无汗、鼻塞流清涕、一身肌肉酸痛的风寒表证，又有咽喉痛、口渴、舌质红的里热证，因此辨证属外寒内热证，方用《伤寒论》越婢汤外散风寒、内清里热，加用荆芥、防风加强解表，茯苓皮、胡芦壳利水，取得了良好的临床疗效。

少阳病阶段

太阳表邪不解常内传少阳。慢性肾炎少阳病期以枢机不利、三焦决渎失职为主要病机。辨证要点为水肿而兼有胸胁满闷、心烦恶心、口苦、脉弦等表现。治疗以和解少阳枢机、利水消肿为主，方用《伤寒论》小柴胡汤合五苓散加减。

案例：汤某，男，28岁。2007年10月20日初诊。患慢性肾炎6年余，2004年确诊为IgA肾病，经缬沙坦等治疗病情尚稳定。1周前因雨淋而出现发热恶寒、眼睑水肿。症见稍恶寒不发热，眼睑浮肿，食欲差，恶心心烦，口干口苦，大便偏稀色黄，每日2行，小便稍黄，舌质淡红，苔白腻，脉弦稍滑。尿常规：白蛋白（＋＋＋），隐血（＋＋），肾功能正常。故拟小柴胡汤合五苓散加减。

处方：柴胡15 g，茯苓15 g，薏苡仁15 g，姜半夏10 g，黄芩10 g，党参10 g，猪苓10 g，泽泻10 g，白术10 g，桂枝6 g，炙甘草6 g，生姜3片，大枣3枚。5剂。每日1剂，水煎，分2次服。西药缬沙坦治疗不变。

二诊（10月2日）：患者眼睑浮肿消失，食欲好转。

按：该患者IgA肾病多年，今感冒后病情复发。伍炳彩认为患者有心烦、食欲差、口苦等表现，病位在少阳，属少阳枢机不利、三焦决渎失职证，故给予小柴胡汤和解少阳枢机，患者有眼睑浮肿、大便稀，合用五苓散利水消肿，并有利小便以实大便之意，再加薏苡仁健脾渗湿。

阳明病阶段

阳明病阶段的病理特点是燥热偏盛，辨证要点除常见的水肿等症状外，兼有心烦，咽喉肿痛，口渴或脘腹胀满，二便不利，舌红苔黄，脉数或滑，或沉实等表现。治疗以泄热逐水为主，方用《伤寒论》牡蛎泽泻散或《世医得效方》疏凿饮子加减。如兼有脘腹胀满、大便闭结表现的方用《金匮要略》己椒苈黄丸加减。

案例：贺某，女，32岁，已婚。2006年4月13日初诊。5年前被诊断为慢性肾炎，病情控制不佳。2周前感冒后出现发热恶寒，咽喉疼痛，食欲不振，呕吐恶心，腹胀头昏，双下肢浮肿，口干，大便干结每日一行，小便黄赤较平时明显减少，舌质红，苔黄腻，脉沉弦滑。血压155/95 mmHg，尿常规：白蛋白（＋＋＋＋），隐血（＋＋），肌酐153 μmol/L，尿素氮8.3 mmol/L。故拟己椒苈黄丸加味。

处方：防己15 g，车前子（包煎）15 g，大腹皮15 g，葶苈子10 g，生大黄10 g，白茅根20 g，花椒6 g，生甘草6 g。5剂。每日1剂，水煎，分2次服。

二诊（4月28日）：腹胀消失，下肢轻度浮肿、乏力、便偏稀。上方大黄减为6 g，加党15 g，继服7剂，下肢浮肿消失，白蛋白（－），隐血（－），肌酐105 μmol/L，尿素氮5.3 mmol/L，血压135/80 mmHg。

按：本例患者慢性肾炎多年，此次因外感诱发，表邪不解，化热内传阳明，出现腹胀、口干、大便干结、舌质红、苔黄腻等阳明胃肠热结表现，故辨证属阳明热炽、水湿内停证。脾胃同居中焦，二者脏腑相连，燥湿相济，升降相因。阳明燥热内结必然影响太阴脾的运化和升清功能，故患者兼有食欲不振、头昏等表现。治疗之初以攻邪为要，故初诊拟己椒苈黄丸加大腹皮、白茅根、车前子泻热逐水。二诊患者出现乏力、便稀症状，考虑邪去正伤，故减少大黄用量，加党参益气健脾。前后治疗1个月余，患者临床症状基本消失，检验指标正常。

太阴病阶段

太阴病阶段的病理特点以脾肺气虚为主，辨证要点是水肿以下半身为主，病情反复发作，兼有疲劳乏力、食欲差、短气、大便稀溏等表现。治疗以健脾利水渗湿，方用《丹溪心法》胃苓汤或《医宗金鉴》茯苓导水汤加减，如兼有怕冷等阳虚表现的常用《济生方》实脾饮加减。

案例：饶某，女，45岁。2008年11月10日初诊。患者半年前因双下肢轻度浮肿，诊断为慢性肾小球肾炎，经治好转。近半月因劳累再次出现浮肿，下肢尤甚，按之如泥，乏力明显，腰酸不适，大便溏稀，每日三行，小便短少，舌质淡胖大边有齿痕，脉沉弱。尿常规：白蛋白（＋＋＋＋），隐血（－），血压 150/90 mmHg。拟茯苓导水汤加减。

处方：茯苓 15 g，白术 15 g，泽泻 15 g，陈皮 15 g，大腹皮 15 g，杜仲 15 g，木香 10 g，苏梗 10 g，猪苓 10 g，桑白皮 10 g，木瓜 10 g，槟榔 6 g，薏苡仁 30 g。7 剂。每日 1 剂，水煎，分 2 次服。

二诊（11 月 17 日）：患者浮肿明显减轻，大便溏稀好转，仍感疲劳乏力，上方加益母草 15 g、泽兰 15 g。14 剂。

三诊（12 月 3 日）：患者无明显不适，复查尿常规示白蛋白（－），隐血（－），血压 130/78 mmHg。

按：患者起病半年，此次因劳累后发作，初诊见身面皆肿，伴有疲劳乏力、大便稀溏等太阴脾虚的证候，结合舌脉认为病位在太阴，辨证属太阴脾虚水停证，治拟茯苓导水汤加薏苡仁益气健脾利水，患者有腰酸不适症状，故加杜仲补肾强筋骨。《金匮要略·水气病脉证并治》曰"经为血，血不利则为水"，故二诊加益母草、泽兰活血利水。该患者经茯苓导水汤加味治疗 1 个月余，症状消失，尿常规恢复正常，疗效满意。

少阴病阶段

少阴病期病情较为严重，以少阴阳虚气化不利为主要病理特点，辨证要点以下半身肿为主，水肿难消，畏寒肢冷明显，脉沉细无力。治以温阳利水为主，方用《伤寒论》真武汤加减。如以咽干口渴，心烦失眠，舌红少津，脉细数的少阴热化证为主的，常用《伤寒论》猪苓汤合《兰室秘藏》滋肾通关丸加减。如既有手足不温，脉沉细无力又有咽干口燥，心烦失眠的阴阳两虚见症，常用《济生方》济生肾气丸加减。

案例：刘某，女，26 岁。2010 年 9 月 12 日初诊。患者 1 年前曾出现水肿、蛋白尿，诊断为慢性肾炎，经中西治疗效果不理想。症见眼睑浮肿，精神稍差，腰酸痛，心烦口干，手足心热，失眠多梦，小便稍黄，有灼热感，舌红少苔，脉细数。尿常规：白蛋白（＋＋＋＋），隐血（＋＋），血压 130/80 mmHg。故拟猪苓汤合滋肾丸加减。

处方：茯苓 15 g，泽泻 15 g，金樱子 15 g，芡实 15 g，白茅根 15 g，猪苓 10 g，滑石（包煎）10 g，阿胶（烊化冲服）10 g，知母 10 g，益母草 10 g，黄柏 10 g，肉桂（后下）3 g，蝉蜕 6 g。每日 1 剂，水煎，分 2 次服。

前后加减服用 28 剂，失眠、手足心热好转，查尿常规正常。

按：患者初诊症见心烦、口干、手足心热、失眠多梦、舌红少苔、脉细数等。病位在少阴，为少阴热化，辨证属少阴阴虚、水热互结证，治拟猪苓汤合滋肾丸加白茅根滋阴利水清热，患者眼睑浮肿故加蝉蜕祛风以消肿，尿蛋白明显加金樱子、芡实收敛固涩，另加益母草活血利水。二诊患者腰酸痛未见好转，故加杜仲补肾强腰。三诊患者浮肿消退仍失眠，故去蝉蜕，加首乌藤养心安神。

厥阴病阶段

厥阴病阶段多为慢性肾炎后期，其病情往往虚实互见，寒热错杂，病机复杂多变，非一方一法可贯穿始终，当在详辨阴阳虚实的基础上灵活施治。如以神疲恶寒，手足逆冷，气短懒言，烦躁不安，恶心呕吐，纳差脘痞，小便不利，大便闭结，舌质紫暗，脉沉涩为主要表现的，证属阳衰浊瘀互结，方以《伤寒论》真武汤合桃核承气汤加减。如以精神疲惫，畏寒肢冷，全身浮肿，少尿，食欲不振，恶心呕吐，口中尿味，舌质淡胖，舌苔白腻或黄腻，脉沉为主要表现的，证属阳衰浊毒内蕴，方以《金匮要略》大黄附子汤合《三因极一病证方论》温胆汤加减。如以面色少华，头晕目眩，神疲乏力，动则气短，食欲不振，皮肤瘙痒或恶心呕吐，全身或下肢浮肿，大便不畅，小便不利，舌淡、脉沉细为主要表现的，证属气血双亏、浊毒内蕴，方以《正体类要》八珍汤合《金匮要略》大黄附子汤加减。

案例：王某，男，50岁。2011年3月15日初诊。IgA肾病病史15年，经中西药治疗效果均不理想，3年前出现肾功能异常。症见神疲乏力明显，怕冷，食欲稍差，偶有恶心，纳后脘胀，心烦，眠差，夜尿晚3～4行，大便偏干每日一行，舌质暗红，苔白厚腻，脉沉涩。肌酐238 μmol/L，尿素氮7.3 mmol/L，尿酸468 μmol/L。尿常规：白蛋白（＋＋＋），隐血（＋＋）。故拟真武汤合桃核承气汤加减。

处方：茯苓15 g，白术15 g，肉苁蓉15 g，丹参15 g，金樱子15 g，益智15 g，白芍10 g，制附子10 g，桃仁10 g，桂枝10 g，生大黄10 g，黄芪30 g，生姜6片，炙甘草6 g。7剂。每日1剂，水煎，分2次服。

上方加减治疗2个月余，肾功能恢复正常，尿蛋白转阴，继续以健脾益肾方巩固。

按：患者IgA肾病多年，3年前出现肾功能异常，此类患者往往本虚标实，初诊症见精神差、疲劳乏力明显、怕冷、夜尿多，属气耗阳伤的本虚表现，上腹胀，大便干结，心烦，舌质暗红，苔白厚腻，为气虚不化、浊瘀毒内蕴所致，与厥阴病寒热错杂、虚实并见的病机相符，故病位在厥阴，辨证属阳衰浊瘀互结证，治拟真武汤合桃核承气汤益气温阳、化瘀泻浊通便，加黄芪益气补虚，肉苁蓉温肾阳通便；尿蛋白明显加金樱子、益智收敛固涩。经真武汤合桃核承气汤加减治疗2个月余，症状基本消失，肾功能恢复正常。

慢性肾炎的病机传变甚为复杂多变，但始终不越六经范畴，可运用六经辨证的规律施治于临床。在其演变过程中常出现一经未罢又出现另一经证候的合病，以及二经或二经以上同时为病的并病情况，临证不可不辨。

287 IgA 肾病从六经辨治

IgA 肾病（IgAN），又称 Berger 病，为肾组织免疫荧光检查有大量 IgA 或以 IgA 为主的免疫球蛋白及补体成分，在肾小球系膜区呈弥漫性颗粒状或团块状沉积，临床上以血尿为主要表现，可伴有不同程度的蛋白尿、水肿及肾损害等的一种原发肾小球疾病，是我国最常见的原发性肾小球疾病。但 IgAN 临床表现有高血压或肾病综合征者，往往提示病情严重，预后较差，是目前导致终末期肾病（ESRD）的原因之一。王祥生善于治疗各种内科疑难病，尤其擅长肾脏疾病的治疗，学者刘纳等将其运用六经辨治 IgA 肾病的经验做了梳理总结。

中医病因病机

IgAN 常见的临床表现主要为肉眼血尿和镜下血尿，故可归属于中医之"血尿""腰痛"，部分表现为肾病综合征者，则相当于中医学"水肿"等范畴。《黄帝内经》时期，多称为"溺血""溲血"。如《素问·气厥论》曰："胞热移于膀胱，则癃、溺血。"《诸病源候论》曰："风邪入于少阴则尿血。"认为血尿的病机与热有关。但亦有因脏腑失调，寒邪凝滞而为者，如张景岳所曰："盖脾统血，脾气虚则不能摄血、化血，肾气虚则不能运化，是皆血无所主，因而脱陷妄行。"清代《血证论》认为"外因乃太阳、阳明传经之热结于下焦""内因乃心经移热于小肠，肝经移热于血室"，对其因机证治更为全面。总之，其病因病机主要有虚实两个方面，实者，责之风热外袭、湿热瘀血内阻，虚者，责之太阴肺脾气虚、少阴肾阴阳两虚。

六经之间病机演变，实证者以太阳、少阳为主，病初风热之邪外袭，首犯太阳，邪热循经入里，结于太阳膀胱，致其气化失常，又热盛动血，导致血尿的产生。太阳病不解，进而传入少阳，致少阳枢机不利，三焦不通，致水湿瘀血阻滞，发为本病。虚证者以太阴、少阴为主，太阴脾肺气虚，运化与统血失司，或脾不化湿，湿热胶结，或太阴病不解，深入少阴，肾阴损伤，虚热内扰血络，或肾阳损伤，虚寒内生，湿瘀阻滞，均可导致此病。

六经辨证论治

IgA 肾病多为本虚标实，虚实夹杂，故治疗应以扶正祛邪为主。根据不同的见证，采用不同的治法，一般急性发作期多以太阳、少阳为主，以祛邪为主，慢性持续期，以太阴、少阴为主，治以扶正为法。然而，本病起病隐匿，故王祥生认为有症状者当依据其症状辨治，无症状者，要依据患者的舌象和脉象来诊治。

1. 太阳风热外袭，膀胱血络受损证：本证多为 IgAN 急性发作阶段，多由风热之邪侵于肺卫，太阳首当其冲，邪热循经入里，结于膀胱，致膀胱血络受损，流溢于外，故见血尿。常表现为发热重，恶寒轻，口干，咽干，舌质淡，苔薄黄，脉浮数等。治以辛凉解表，凉血止血，方用银翘散加味。药物为金银花、连翘、荆芥、薄荷、桔梗、芦根、白茅根、甘草。方中金银花、连翘清热解毒，宣肺透表；荆芥、薄荷辛散透表，透邪外出；桔梗、芦根宣肺祛痰；白茅根清利小便、凉血止血；甘草扶助正气，亦调和诸药。全方共凑辛散与解毒、清热与祛湿、凉血与止血并举之功。若尿血多者，加大蓟、小蓟、茜草炭、藕节炭等。

2. 少阳湿热内郁，三焦水道不通证： 本证为湿热之邪郁于少阳，以致少阳枢机不利，三焦水道壅塞，水湿、瘀血等实邪阻滞，血不循经，溢出脉外，或湿热之邪伏于肝胆之经而灼肾络，迫血妄行而尿血。若三焦决渎失司，可见水肿等。临床以寒热往来，口苦咽干，尿频，尿急，舌质红，脉弦数等为主症。治以和解少阳，清热解毒，疏达三焦，方用清热通淋汤加减。药物为柴胡、黄芩、金银花、栀子、茯苓、车前子、白茅根、蒲黄炭、甘草。方中柴胡、黄芩和解少阳，清利枢机；金银花、栀子清热解毒；茯苓、车前子清利下焦湿热；白茅根、蒲黄炭清热凉血；甘草解毒，亦调和诸药。全方集解毒益气于一体，又可和解少阳。若小便热涩者，加萹蓄、瞿麦等；心烦失眠者，加首乌藤、茯神等。

3. 太阴脾气亏虚，水湿内停外溢证： 本证为六经之太阴病，太阴之脾气亏虚，水液失于转输，停于内而溢于外，故可见眼睑及下肢水肿；脾失统血，气虚无力推动血液运行，则形成瘀血，血不循经而溢出络外，故见尿血。临床常见面色萎黄，全身乏困，舌质淡，脉弱等。治以健脾利湿，益气摄血，方用参苓白术散加减。药物为党参、茯苓、白术、黄芪、山药、薏苡仁、炙甘草、连翘、丹参、仙鹤草。方中党参、茯苓、黄芪、山药益气健脾，一则化湿浊，再则统血行；白术、茯苓、薏苡仁渗利水湿；连翘清热解毒；丹参活血化瘀。出血之证，一味活血又恐加重出血，王祥生善用仙鹤草以止血，与活血之品相合，使活血而不留瘀，化瘀而不伤血。

4. 太阴脾气不足，瘀血内阻经脉证： 本证多为IgAN日久，脾气不足，一则气虚不能摄血，一则气虚无力推动血液运行，瘀血阻滞经脉，血不归经，迫血从前后二阴溢出，加之脾虚失于固摄血液，则见持续性血尿。常表现为腰部刺痛，舌质紫暗，有瘀点、瘀斑等。治以益气通络，活血化瘀，方用补阳还五汤加减。药物为黄芪、赤芍、川芎、当归、地龙、桃仁、红花、怀牛膝、党参、茯苓。本方以黄芪为主药，功主补气健脾，一则补气以推动血行，一则补气以摄血；配以赤芍、川芎、桃仁、红花、当归、地龙等，以活血化瘀、养血补血；怀牛膝既可以活血化瘀，又可以补肝肾；党参、茯苓助黄芪以补气健脾。兼有蛋白者，加蜈蚣、芡实以通络收涩。腰痛明显者，加桑寄生、续断等。

5. 少阴阴虚火旺，湿热壅滞证： 本证属于少阴热化证范畴。少阴内寓真阴真阳，先天禀赋不足，素体阴虚，或过服温燥之品等致少阴阴虚。肾阴亏虚，腰府失养，则腰痛。阴虚无以制约亢阳，虚火妄动，灼伤膀胱，火迫血行，则出现血尿。湿与热结，蕴结于下焦，影响下焦气化功能，可见水肿。症见五心烦热，舌红少津，脉细数等。治以滋阴益肾，清热除湿，方用六味地黄丸化裁。药物药物为生地黄、山药、山茱萸、茯苓、牡丹皮、车前子、白茅根、仙鹤草、炒蒲黄。方中生地黄、山药、山茱萸等滋阴益肾，壮水制火；茯苓、车前子、白茅根等利水渗湿，除湿热；牡丹皮、白茅根、仙鹤草、炒蒲黄等以凉血解毒，活血化瘀。肝阳上亢者，加天麻、钩藤、石决明等；湿热较重者，加白花蛇舌草等以解毒清热除湿。

6. 少阴阳气损伤，水湿泛溢证： 本证属于少阴寒化证范畴。少阴内寓真阴真阳，素体阳虚，或过用寒凉之品等致阳气亏虚。少阴阳气不足，虚寒内生，血液得寒则凝，血不循经而妄行，则出现尿血，或瘀血阻滞肾络，则见腰痛。阳气亏虚，不能蒸腾气化，水湿泛溢肌肤，或寒湿阻滞，精微非其道而妄泄，可出现水肿、蛋白尿等。治以补肾助阳，利水除湿，方以真武汤加减。药物为制附子、桂枝、茯苓、白术、大腹皮、猪苓、肉桂、益母草、丹参、怀牛膝。方中制附子温肾助阳，化气行水，兼暖脾土，以温运水湿；茯苓、白术、大腹皮、猪苓等健脾利水渗湿；益母草、丹参活血化瘀；怀牛膝补肝肾、强腰膝。少量肉桂助制附子以温阳散寒。王祥生善用桂枝，以助阳化气，促进下焦气化，开动下焦气机，使水湿之邪得以布散。

验案举隅

李某，女，55岁。2017年12月13日初诊。主诉血尿反复发作3年余。患者半年前于某三甲医院行肾穿刺活检术，诊断为"中度系膜增生IgA肾病"。经多次治疗，病情反复不愈。症见尿色淡红，疲乏无力，少气懒言，头晕，腰痛时作，伴有耳鸣，无盗汗，纳眠差，大便溏。舌质暗红，苔黄腻，脉沉弦。尿常规：隐血（＋＋＋），蛋白（＋）。双肾 B 超检查未见异常。中医诊断为尿血，辨证为脾肾两虚、湿热瘀阻证，选用六味地黄丸加减。

处方：黄芪 30 g，生地黄 15 g，山药 20 g，山茱萸 12 g，茯苓 15 g，牡丹皮 12 g，车前子（包煎）15 g，白茅根 30 g，仙鹤草 15 g，炒蒲黄（包煎）10 g，淫羊藿 25 g，丹参 15 g，甘草 6 g。14 剂，每日 1 剂，水煎分早、晚各服 1 次。

二诊（2017 年 12 月 27 日）：精神好转，疲乏无力减轻，尿色偏于正常，但诉头痛，咽部疼痛，舌淡暗，苔微黄腻，脉沉略弦。尿常规：隐血（＋），蛋白（±）。头痛与清阳不升有关，故加大黄芪用量至 60 g 补气以升阳，加用金银花 20 g 以清热解毒，桔梗 15 g 载药上行以利咽喉，14 剂继服。

三诊（2018 年 1 月 11 日）：患者病情已趋于稳定，头痛及咽痛明显改善，余症状基本缓解，舌淡，苔黄白，脉沉。尿常规：隐血（－），蛋白（－）。上方去金银花、桔梗，改黄芪为 30 g，酌加覆盆子 20 g、桑螵蛸 15 g 以补肾固精。再予 14 剂加以巩固。嘱患者避风寒，适劳逸。

按：本证属脾肾两虚、湿热瘀阻证。太阴脾气虚，故见疲乏无力，少气懒言，头晕，纳差，大便溏；少阴肾气虚，可见腰痛时作，伴有耳鸣。舌质暗红，苔黄腻为湿热瘀阻之象。脾肾两虚，统摄无权，加之湿热瘀血阻滞，血不循经而溢于脉外，故见血尿，腰府失于濡养，或实邪阻滞，则腰痛。治以补益脾肾，清热利湿，活血止血为法，以六味地黄丸为主方加减，其中黄芪、淫羊藿补益脾肾，白茅根、车前子、仙鹤草、炒蒲黄以清热利湿止血，丹参活血止血。二、三诊时，根据患者病情适当调整用药并加以巩固，标本同治，持续治疗，效果显著。

IgA 临床表现轻重不一，六经辨治法付诸临床，效如桴鼓。对于血尿较难消除者，应注意以下几点：①预防和控制泌尿系感染，酌加车前草、白茅根、石韦等以清利湿热，凉血止血。②止血的同时，注意益气养阴。持续血尿者，以气阴不足为多，可适当应用生黄芪、党参、生地黄等以补气摄血养阴。③在止血的同时，加入少量活血止血的药物，如蒲黄、三七、仙鹤草等，功在止血而无留瘀之弊。④水肿和蛋白尿的治疗。虚证者，加入生黄芪、菟丝子、金樱子、芡实等；实证者，水湿重者加入猪苓、泽泻等，血瘀者加入红花、益母草等。治疗时应分阶段用药，若有两经合并者，应分清主次，兼顾用药，坚持辨病和辨证相结合，四诊合参，方能奏效。

288 慢性肾衰竭从六经之厥阴辨治

慢性肾衰竭是指各种慢性肾脏病进行性进展，引起肾单位和肾功能不可逆地丧失，导致以代谢产物和毒素潴留、水电解质和酸碱平衡紊乱以及内分泌失调为特征的临床综合征。属于中医学"水肿""癃闭""关格""虚劳"等范畴，其主要病机在于脏腑虚损、气血阴阳不足、湿瘀浊毒壅滞。临床表现复杂多变，寒热错杂，正虚邪实，治疗有一定难度。因其病机与厥阴病的阴阳寒热虚实错杂病机相应，故学者孙云松等提出从六经之厥阴辨治慢性肾衰竭。

厥阴病的特点

自张仲景提出六经病名，确立六经辨证论治体系，厥阴病就一直是古今医家探索的焦点。历代医家对于厥阴病实质的认识分歧甚大，有认为是上热下寒、寒热错杂，有认为是热证，亦有认为是寒证。厥阴的生理特点为阴尽阳生、阴中有阳的阴（血）枢，其病理变化也是在阴阳交替并且阴阳俱少的状态下产生的，为阴阳之气不相顺接，易寒易热，易虚易实，以阴阳寒热虚实错杂为主要病理特点，主血主风。

1. 厥阴血分证：六经辨证以"三阴三阳"为名，体现"阴阳之气，各有多少"的特性。厥阴又称一阴，其阴气于三阴中为最少，因此《黄帝内经》称厥阴为"一阴至绝""阴之绝阴"。厥阴为六经的最后阶段，处于两阴交尽，阴尽阳生之际，阴阳均不足的状态。故厥阴的位置应在太极图上的阴鱼与阳鱼交界处靠阴鱼的一侧，而少阳在靠阳鱼的一侧。少阳与厥阴关系密切，少阳厥阴互为表里，少阳为半表半里，具有自表而里枢转阳气之功；厥阴则阴尽阳生，自内而外疏泄气血之力。少阳之一阳尚足以抗邪由阳入阴而见寒热往来，厥阴之一阴不足以抗邪由阴出阳而见寒热错杂、厥热胜复。少阳为由阳入阴的阳枢，厥阴为由阴出阳的阴枢。少阳偏表主气分，厥阴偏里主血分。《灵枢集注·厥论》曰"厥阴肝经主血"。乌梅丸证、当归四逆汤中均用当归以入血分，《伤寒论》中也仅有厥阴篇的方剂中使用了入血分的当归，可见厥阴病与血分关系密切。

2. 厥阴风证：《素问·六微旨大论》曰"厥阴之上，风气治之，中见少阳"。《素问·至真要大论》曰："六气标本，所从不同奈何……厥阴不从标本从乎中也。"厥阴以少阳为中气，厥阴本阳标阴，标本对立，风木从火化，故取乎中见之少阳，说明少阳火气对厥阴生理的平衡有着重要作用，风中必兼少阳之火，才得以温和流行而发挥生理作用，此温和之风乃阴阳调和的象征。

若风气不足，一阳之气当至而不至，火弱而为寒化，可见厥冷、呕吐。此应予当归四逆汤、吴茱萸汤以振奋风气，鼓舞阳气，使生气上升，逆气下降，阴尽阳生的转换得以完成。若风气太过，一阳之气当至而太过，火旺而为热化，和风转为贼风，可见消渴、热利下重，则当予乌梅丸、白头翁汤以收敛风火。

"消渴，气上撞心，心中疼热，饥而不欲食，食则吐蛔，下之，利不止"作为厥阴病提纲，既体现了厥阴血枢的寒热错杂证，又体现了火从风化的风证。血枢之位，阴阳二气不相顺接，一阳之气相火不能入于厥阴而格于外，上冲而为"消渴，气上冲心，心中疼热，饥不欲食"；一阴之气风木不能出于少阳而格于内，攻冲于内而为冲、为吐、为利、为霍乱，其利不应下，"下之利不止"。厥阴病中血分证和风证二者不是孤立的，而是互相交织，各有偏重而已。风证必兼有血证，风火无形，必有所附。风证中兼有血分证的特点，故乌梅丸以当归调和血中之风气，合"治风先治血"之意也。反之，血分证必兼有风证！血寒证为风气不足，血热证为风气太过。故以桂枝、细辛振奋风气；以乌梅、白头翁收敛风火。

慢性肾衰竭的厥阴病病机

关于慢性肾衰竭的脏腑病机，多数学者认为，该病病机复杂，多属本虚标实。其本为腑脏气血阴阳的亏虚，其实多与湿瘀毒有关。慢性肾衰竭由慢性肾脏病发展而来，早期多涉及太阴、少阴、少阳病变，到衰竭期终末期多涉及厥阴病变。厥阴为由阴出阳的阴枢，处于阴阳交接关键之处的病理表现是复杂多变的，如烦躁、呕、吐、下利、消渴、厥热胜复、喉痹、便脓血等症状。而慢性肾衰竭由于久病及溺毒的影响，几乎涉及全身脏腑的病变，导致慢性肾衰竭复杂临床表现的病机，与厥阴病的阴阳寒热虚实错杂病机相应。

若风气不足，阳气不复，阴盛而为寒化，少阴君火不足，肾失气化，小便不利，可见水肿、癃闭兼见手足厥冷、下利、食少纳呆。甚者出现肤冷、烦躁、脉微欲绝。若风气太过，则易乘虚上扰下迫，横乘流窜，侵犯他脏。横逆者乘犯中焦脾胃，可见呃逆、胃痛、呕血；上逆者扰动清窍，风火相煽，可见消渴、头痛、眩晕、肢体震颤；逆下者风扰肾络，闭藏失司，则见血尿、蛋白尿。风甚者升降逆乱，上下格拒，出现关格。在不断的阴尽阳生，阴阳往复的斗争过程中，更易表现为阴阳寒热虚实错杂之证。

和厥阴法在慢性肾衰竭中的运用

慢性肾衰竭由于其病程迁延，脏腑功能紊乱或减退，机体阴阳气血耗伤并失衡，虚实夹杂，故当缓治。施方选药务必遵循调和为主，以平为期的原则，不妄投辛热、苦寒、阴凝之品，防温燥伤阴，寒凉遏阳，滋腻湿滞。鉴于慢性肾衰竭厥阴枢机不利，阴阳寒热虚实错杂的病机特点，其病在半表半里、阴阳交接、上下沟通之地，既不可汗，又不可下，则用"调和"为治则，以恢复其枢机的作用。临床辨证巧施和血、和风之和厥阴法，缓缓地调整机体的阴阳失调，延缓慢性肾衰竭的进展过程，提高患者的生活质量。

1. 和血法：当归为厥阴血分证的主药，《神农本草经》曰"当归，味甘温。主咳逆上气，温疟寒热洗洗在皮肤中。妇人漏下绝子，诸恶疮疡金创"。因其能于血分中开阳气，使气通利而血流行，则各归其所而得"当归"之谓，故可止咳逆、寒热、漏下及疮疡。

《伤寒论》厥阴病篇中多个方剂用了当归，可见当归可以调和血枢，恢复厥阴阴尽阳生的生理状态。故在慢性肾衰竭的临床治疗中应善用当归剂以调血枢，使阴阳寒热各归其所，则诸症易除。

临床用当归芍药散加减治疗慢性肾衰竭，取其缓攻缓补，以通为用，以和为期，生生不息之意，使肝木之疏泄调达，达运转血枢之目的。对于慢性肾衰竭临床常见的血尿、血肌酐升高，用温通药短期内易引起血尿、血肌酐增加。有医家认为是湿热溺毒壅滞，喜用清热解毒、凉血止血的办法，虽得近功，但反郁滞厥阴之风而失远效。其病机为厥阴郁风下扰，使少阴不合，封藏失司所致，故治当调和厥阴血分，疏肝和血兼温肾。以当归芍药散加芡实、巴戟天、补骨脂温润肾精之品，使和风以顺、厥阴能枢、少阴能合，精血得藏、浊毒得泄、各归其所。若伴有心烦急燥、夜寐梦多、大便不畅、口秽呕吐等热象较明显时，亦不可纯泄其热，当责之厥阴血分寒热错杂，应仿乌梅丸之意，以当归芍药散加生大黄、六月雪、黄连泄热解毒，防风、白芷、桂枝轻宣阳气，则寒温并用以平寒热，而无虚虚实实之虞也。

而对于慢性肾衰竭长期不愈的水肿、蛋白尿，无明显热象，温补脾肾效果不佳者，当责之厥阴血寒，相火不升。予当归芍药散加桂枝、升麻等，宣通气化，加强振奋疏泄通达之力，使阴阳相得，水复其道。若甚者手足厥寒，脉细欲绝，可予当归芍药散合当归四逆汤；至其阳气欲脱，则宜当归芍药散合四逆辈以兼顾少阴。

2. 和风法：厥阴之风，或弱或亢，弱者当振奋之；亢者当收敛之。若阳气不伸，风气郁而下泄，血尿、蛋白尿持续不消，配伍防风、羌活、荆芥等味薄之品；甚则以桂枝、细辛等辛温之品，振奋风气，使清阳得升，浊阴得降，减少血尿、蛋白尿及血中溺毒，恢复体力。此和风之法，寓少火生气之意，可以改善症状，延缓慢性肾衰竭的进展，提高患者的生活质量。

若风气太过者，临床可见头痛、眩晕、肢麻、震颤、抽搐、呕吐、皮肤干燥瘙痒等症状，此厥阴阴阳动荡之贼风非一般镇潜息风之剂所能止，唯以乌梅丸以收之敛之。方中重用醋渍酸收之乌梅敛肝和风，当归养血和风；助以甘温之人参益气培元，以辛温之附子、桂枝、细辛、花椒、干姜宣阳通气，以苦寒之黄连、黄柏泄热坚阴；佐以和中之米饭、白蜜为丸，意在和缓。综观乌梅丸全方，寒热并用，补泻兼施，开达表里，贯通阴阳，和血和风。临床可根据寒热之多少及时调整比例，随症加减。若寒多热少，加重桂、附、辛、归之辛温，而减少连、柏之苦寒；若热多寒少，则反之；病兼他经病机，或合他经治法。乌梅丸作为厥阴主方，不仅有燮理阴阳之功，而且有敛风散火之效，变通用于慢性肾衰竭，可以取得意想不到的效果。

从厥阴辨治慢性肾衰竭，恢复厥阴阴尽阳生、阴中有阳的生理功能，则水肿、蛋白尿易除；而慢性肾衰竭的治疗也可能突破传统的补肾、健脾、宣肺利水治法，为慢性肾衰竭的诊断与治疗提供新的思路。由于六经辨证的辨治方法统领性强，如言厥阴病者，即包涵了阴证、里证、虚证、血分证及风证的特点，也就是说八纲辨证、卫气营血辨证、三焦辨证、经络辨证均在其中，反之则不然。正如柯韵伯在《伤寒来苏集》中所曰："仲景约法，兼赅于六经而不能逃六经之外，只有在六经上求根本，不要诸病名寻枝叶。"六经为百病之纲领，不独为伤寒而设，治疗慢性肾衰竭也不例外，运用六经辨证可以执简驭繁，便于指导临床治疗。

289   三阴三阳辨证与糖尿病

关于《伤寒论》三阴三阳的实质问题，即所谓"六经"实质的问题，是古今研究《伤寒论》者不能回避的问题，也是古今医家争议最大的问题。综合古今医家之论，计有经络说、脏腑说、六经形层说、六区地面说、阶段说、八纲说、气化说、症候群说、系统说、综合说等。目前教材基本倾向于综合说，认为三阴三阳，即六经，是三阴三阳相应的经络、脏腑及其气化功能的综合体，是伤寒疾病不同病理阶段。三阴三阳辨证方法，主要适用于风寒外感病临床。但也有不少医家认为，三阴三阳辨证方法的适用范围，包括各种外感热病，并不限于风寒外感。甚至有医家主张"六经钤百病"，认为可以统治内伤、外感各种疾病。学者赵进喜研究《伤寒论》多年，长期从事中医临床，尤其致力于糖尿病及其并发症的临床和科研工作，对《伤寒论》三阴三阳的实质问题，以及应用三阴三阳辨证方法诊治糖尿病及其并发症，颇有心得。

三阴三阳六系统生理和三阴三阳六系统病变

众所周知，春秋战国到秦汉三国时代，是中医基本理论体系形成时期。限于当时的条件，中医对人体生理功能的认识，只能通过疾病的表现来分析，只能基于"有诸内，必形诸外"的思路，采取宏观观察的方法来进行。同时，中医理论体系形成，又受到当时哲学尤其是阴阳五行学说的巨大影响。以五行学说为指导，归纳人体生理功能则为五脏五大系统，即脏象学说。由此，派生出脏腑辨证方法。以阴阳学说为指导，阴阳可进一步分为三阴三阳，则可归纳人体生理功能为三阴三阳六个系统。由此，产生了三阴三阳辨证方法。三阴三阳六系统与五脏系统，既有关系，又有区别，绝对不能等同视之，以此代彼。近现代医家认识到了五脏六腑的生理功能，常常忽视三阴三阳六系统生理功能的客观存在，可以说已严重影响了中医临床思维，因此必须给予足够重视。

实际上，《伤寒论》的太阳系统是人体肌表抵御外邪、营卫调和功能的概括。以肺主气，外合皮毛，开窍于鼻，督脉主持诸阳，足太阳膀胱之脉，"连于风府，故为诸阳主气"。所以，太阳系统功能的维持，实有关于肺与督脉、足太阳膀胱经脉功能的正常发挥。生理情况下，肌表无外邪侵袭，营卫调和，肺气宣降有序，汗出有度，体温正常。病理情况下，正邪交争于表，营卫不和，肺失宣降，汗出异常，则可表现为恶寒、发热、汗出异常、头项强痛、鼻塞、咳喘等，即为太阳系统病变典型证候。

阳明系统是人体胃肠通降、传导化物功能的概括。以胃主受纳，主腐熟水谷，与脾相表里，共为气血生化之源，小肠为受盛之官，化物出焉，大肠为传导之官，变化出焉。所以，阳明系统功能的维持，关乎脾胃和大小肠功能的正常发挥。生理情况下，胃肠通降有常，胃实则肠虚，肠实则胃虚，更虚更实，大便通畅。病理情况下，胃肠通降功能失调，肠道传导失职，则可表现为大便不通的"胃家实"证，为阳明系统病变证候特点。

少阳系统是人体调节情志、生发阳气、疏利气机功能的概括。以肝主情志，主疏泄，主气机；胆主决断，主人体春升之气；三焦为元气之别使，主气化。所以，少阳系统功能的维持，关乎肝胆和三焦功能的正常发挥。生理情况下，情志调畅，阳气升降出入有序，气机条达。病理情况下，情志抑郁，阳气不伸，气郁化热，则可表现为胸胁苦满、心烦郁闷、口苦咽干、头晕耳鸣等，即为少阳系统病变典型证候。

太阴系统是人体脾胃运化、化生输布水谷精微功能的概括。以脾主运化，与胃相表里，生化气血，输布津液；小肠为受盛之官，分清泌浊；大肠主传导。所以，太阴系统功能的维持，关乎脾胃和大小肠功能的正常发挥。生理情况下，脾胃健运，气血生化有源，津液输布有常。病理情况下，脾胃运化功能失职，升降失司，则可表现为腹满时痛、呕吐下利等证，为太阴系统病变典型证候。

少阴系统是人体内部阴阳固秘、水火交济功能的概括。以心肾同属少阴，心主火而主神明；肾主水而内寓元阴元阳。所以，少阴系统功能的维持，关乎心肾功能的正常发挥。生理情况下，体内阴阳调和，阴平阳秘，精神内守。病理情况下，心肾水火不交，甚至阴阳亡脱，神失舍守，则可表现为心中烦，不得眠，或神疲肢冷，脉微细，甚或出现四肢厥冷、汗出淋漓、脉微欲绝，即为少阴系统病变典型证候。

厥阴系统是人体控制情绪、潜藏阳气、平调气机功能的概括。以肝主气机，主情志，体阴而用阳，与脾胃密切相关，与心母子相应，与肾精血同源。所以，厥阴系统功能的维持，关乎肝与脾胃、心肾功能的正常发挥。生理情况下，情绪稳定，阴精闭藏，阳气有制，气机平调。病理情况下，人的情绪控制无力、阳气不能潜藏、肝气横逆犯胃，则可表现为性急易怒、头晕头痛、咽干口渴、自觉气上撞心、心中痛热等厥阴系统病变典型证候。

可见，三阴三阳六系统与五脏六腑的关系是十分复杂的。绝对不能把三阴三阳理解为相应的脏腑、经络及其气化功能的综合体。如太阳系统与肺关系密切而与手太阳小肠及其经络无涉；太阴系统与脾胃、大肠、小肠关系密切，而与手太阴肺及其经络无涉，皆应予明确。三阴三阳六系统病变的表现相应的也各有特点，但因为不同系统之间，与五脏五系统一样，存在着有机联系。临床上也常有两个或多个系统同时受病的情况，可表现为多系统证候并见，称为并病，如太阳少阳并病刺期门、大椎即是。更有一个系统病变为主，累及其他系统功能，表现为一个系统证候为主，多系统证候同见，称为合病，如太阳阳明合病麻黄汤证、三阳合病白虎汤证即是。而且，三阴三阳各系统病变之间，与五脏病变一样，一定条件下还可以互相转化。如太阳体质之人，患太阳系统病变，失治误治，热结胃肠，可表现为调胃承气汤证；太阳病误下，中阳受伤，转属太阴，更可表现为腹满时痛属桂枝加芍药汤证，皆是其例。

三阴三阳人群体质分类与发病

三阴三阳作为人体六个生理系统，与五脏五系统一样，是客观存在的。由于在人群各个个体，体内各系统生理功能的不平衡是绝对的，所以就形成了人群不同的体质类型。五脏系统功能不平衡，决定了人群体质可划分为木、火、土、金、水五个类型。《灵枢·阴阳二十五人》篇就是以五行学说为指导来划分人群体质类型。三阴三阳各系统功能不平衡，决定了人群体质可划分为三阴三阳六个类型。即太阳体质、阳明体质、少阳体质、太阴体质、少阴体质、厥阴体质。《灵枢·通天》篇就是以阴阳学说为指导来划分人群体质类型。

太阳体质之人，具体可分为卫阳充实之人、卫阳虚弱之人、卫阳亢盛之人。卫阳充实之人，体质壮实，腠理致密，卫阳充实，机体抗邪能力较强，感受外邪，易表现为发热、恶寒、身痛、无汗等表实证（太阳病伤寒）；卫阳虚弱之人，体质虚弱，腠理疏松，卫阳不足，平素易感，感受外邪，易表现为发热、恶风、汗出等表虚证（太阳病中风）；卫阳亢盛之人，体质较强，阳气过盛，或素有内热，感受外邪，则表现为发热重、恶寒轻、头痛、咽痛、汗出不畅、口渴等表热证（太阳病温病、风温）。

阳明体质之人，具体可分为胃阳亢盛之人、胃热阴虚之人、胃寒气实之人。胃阳亢盛之人，体格壮实，肌肉丰满，胃肠消化功能好，食欲亢进，平素能吃能睡，工作效率高，发病易表现为发热、大便干结的阳明腑实证，所谓"正阳阳明""胃家实"；胃热阴虚之人，体格较弱，体形较胃阳亢盛之人要瘦，食欲较好，有大便干倾向，发病易表现为大便干结、小便数多的脾约证，所谓"太阳阳明"；胃寒气实之人，体质尚壮实，食欲好，有大便不畅倾向，但平素畏寒、不任生冷饮食，发病易表现为大便不通、胃痛、呕吐等胃寒实证。

少阳体质之人，具体可分为少阳气虚之人、气郁之人、郁热之人。女性相对多见。其少阳气虚之人，体质虚弱，体力不足，性情忧郁，喜悲观，发病易表现为胸胁胀满、情志抑郁、疲乏无力、腹胀腹泻、妇女月经不调等；少阳气郁之人，体质相对稍好，平素性喜抑郁，体力尚可，发病易表现为胸胁苦满、抑郁心烦、恶心呕吐、口苦咽干、头晕耳鸣等；少阳郁热之人，体质较强，体力较好，或素有内热，喜生气，发病易表现为心烦郁怒、头晕头痛、口苦咽干、胁痛腹满等。

太阴体质之人，具体可分为太阴气虚之人、太阴阳虚之人、太阴湿阻之人。太阴气虚之人，体质虚弱，体力不足，进食生冷油腻后有腹泻倾向，发病易表现为腹满胀痛、呕吐、腹泻等证；太阴阳虚之人，体质虚弱，体力不足，平素畏寒，四肢不温，大便溏稀，发病易表现为腹满冷痛、畏寒肢冷、呕吐下利清水等；太阴湿阻之人，体质较弱，体形虚胖，或素有痰湿，发病则表现为头重、肢体沉重、脘腹胀满、口中黏腻、大便不爽等。

少阴体质之人，具体可分为少阴阳虚之人、少阴阴虚之人、少阴阴阳俱虚之人。少阴阳虚之人，体质虚弱，平素畏寒，腰膝酸冷，性功能减退，发病易表现为畏寒肢冷、腰膝冷痛、神疲思睡，甚至可见四肢厥冷、冷汗淋漓等阳衰危证（少阴寒化证）；少阴阴虚之人，体质虚弱，平素怕热，喜思考，有失眠倾向，性功能虚性亢奋，发病易表现为发热、心烦、失眠、五心烦热、遗精等（少阴热化证）；少阴阴阳俱虚之人，体质虚弱，体力不足，神疲气短，易冷易热，发病则表现为四末冷凉而手足心热、心悸气短，心烦而神疲，甚至出现四肢厥冷、汗出淋漓、躁扰不宁，或神昏，脉微欲绝等阴阳两脱险证。

厥阴体质之人，具体可分为厥阴阳亢之人、阴虚阳亢之人、虚阳亢奋之人。厥阴阳亢之人，体质壮实，性急易怒，控制情绪能力较差，发病易表现为头晕目眩，头胀头痛，或胃脘灼热疼痛，自觉气上撞心等；阴虚阳亢之人，体质较虚，体力相对不足，平素控制情绪能力较差，易怒，发病易表现为咽干口燥，头晕眼花，耳鸣，烘热汗出，失眠健忘，腰膝酸软等证；虚阳亢奋之人，体质虚弱，体力严重不足，神疲乏力，性急易躁，发病则表现为头晕眼花，虚烦不宁，头痛耳鸣，腰膝酸冷，甚至出现面红如妆，时时汗出，四肢厥冷等危症。

可见，三阴三阳不同体质的人，各有各的易感外邪、易受病因。发病后，临床表现各有特点，进一步发展，转归预后也有区别。三阴三阳不同体质者遭遇外邪、情志失调、饮食失节、劳倦内伤等病因而发病，由于"从化"的机转，很容易表现为相应的三阴三阳六系统病变。即上文提到的太阳体质之人，易发生太阳系统病变；阳明体质之人，易发生阳明系统病变；少阳体质之人，易发生少阳系统病变；太阴体质之人，易发生太阴系统病变；少阴体质之人，易发生少阴系统病变；厥阴体质之人，易发生厥阴系统病变。如太阳体质之人，易发生麻黄汤证、桂枝汤证、大青龙汤证、小青龙汤证等；阳明体质之人，易发生承气汤证、麻子仁丸证等。当然，这种情况也不是绝对的。阳明体质之人，初受风寒，也可暂时表现为阳明病麻黄汤证；少阴体质之人，初受风寒，可表现为少阴病麻黄附子细辛汤证；少阴体质之人，情志不畅，气机郁滞，也可表现为少阴病四逆散证；阳明体质之人，感受外邪，郁热不解，也可表现为阳明病小柴胡汤证。这里的阳明病、少阴病是指阳明、少阴体质之人为病，并不能等同于阳明系统病变、少阴系统病变。

三阴三阳辨证与糖尿病临床

三阴三阳辨证，即"六经辨证"，实际上就是在辨三阴三阳六系统病变的基础上，参照患者不同的体质类型所进行的方剂辨证，即"辨方证"。对于三阴三阳辨证方法的适应范围，既然三阴三阳是客观存在的人体生理六系统，三阴三阳辨证方法当然就可能适合于各种疾病，当然也包括糖尿病等内伤杂病。临床观察发现，糖尿病的发生、发展主要与阳明、少阴、少阳、厥阴、太阴五大系统病变有关。结合体质学说来分析，最容易发生糖尿病的体质类型为阳明体质、少阴体质、少阳体质、厥阴体质、太阴体质。所以，糖尿病临床常表现为阳明、少阴、少阳、厥阴、太阴系统病变。其合并感染，尤其是合并上呼吸道感染者，有时也可表现为太阳系统病变。一般来讲，阳明体质之人，平素体壮，能吃、能睡、能干，有便干倾向，患病易表现为阳明系统病变，多食、大便难，进一步发展可发生糖尿病胃肠病变便秘、糖尿病脑病、糖尿病肾病等，常表现为增液承气汤证、大黄黄连泻心汤证、升降散证等；少阴体质之人，平素体虚，体形瘦长，善思，有失眠倾向，患病易表现为少阴系统病变，心烦失眠、小便异常、性功能障碍，进一步发展可发生糖尿病性心脏病、糖尿病肾病、糖尿病阳痿等，常表现为六味地黄汤证、肾气丸证、真武汤证等；少阳体质之人，平素体虚，性抑郁，多愁善感，患病易表现为少阳系统病变，情志抑郁、胸胁苦满、口苦咽干，进一步发展可发生糖尿病视网膜病变、糖尿病性胃轻瘫、月经不调等，常表现为小柴胡汤证、加味逍遥丸证、四逆散证等；厥阴体质之人，平素性急易怒，不善于控制情绪，患病易表现为厥阴系统病变，急躁易怒、头晕头痛，甚至呕血、飧泻，易合并高血压，进一步发展可发生糖尿病视网膜病变、糖尿病性脑血管病变、糖尿病肾病等，常表现为建瓴汤证、杞菊地黄丸证、白术芍药散证等。太阴体质之人，体质相对虚弱，平素食欲较差，有腹泻倾向，面色黄，消瘦或虚胖，患病易表现为太阴系统病变，腹满腹泻等，进一步可发展为糖尿病胃肠植物神经病变等，常表现为参苓白术散证、人参汤证、平胃散证等。可见，不同体质的人，患糖尿病后，会表现出不同系统病变的证候，进一步发生并发症也各有特点。体质是糖尿病及其并发症发生、发展的基础，正因为有这种体质，才患上这种病，正因为患上这种病，才表现为这种证。因此，辨体质是辨病、辨证的基础，辨病是与辨证紧密联系的环节，辨证是决定选方用药的关键。所以，这种辨证方法称为辨体质、辨病、辨证"三位一体"辨证模式。以其重视体质，最能体现"治病求本"的精神，重视辨病，强调糖尿病及其并发症发生、发展的基本病机，重视辨方证，强调有是证用是方，用药针对性强，最能突出中医治病个体化治疗的优势，所以临床用于糖尿病及其并发症的治疗，常可取得较好疗效。

290 糖尿病从六经辨治

糖尿病为仅次于心血管疾病、肿瘤的全球第三位慢性非传染性疾病，属中医学"消渴"范畴。早在《黄帝内经》中就描述了"三多一少"的症状，并基于症状、病机提出"脾瘅""消渴"等病名。临床发现，执仲景《伤寒论》六经辨证方法，且与五脏相结合，实为辨治糖尿病之良法，正如柯韵伯所曰"六经为百病立法"。学者丁念等结合经典著作中相关论述及后世医家之说，对其病因、病机、治则做了探讨分析。

六经与脏腑理论的关系

《黄帝内经》《伤寒论》所说的六经是否相同，一直是中医界争论的焦点。宋代朱肱《类证活人书》开始用六经辨证代指《伤寒论》的三阴三阳辨证。冯世伦教授认为《伤寒论》的六经辨证是独特的辨证理论体系，并非来自《黄帝内经》的脏腑经络。而郝万山教授认为，六经辨证是张仲景对伤寒病独特表现结合五脏阴阳理论所创造的辨治典范。正如刘渡舟先生所说的三阴三阳理论不能脱离脏腑经络学说。《伤寒论》是仲景根据伤寒病特殊的发病和传变规律，在脏腑经络辨证的认识基础上，结合临床实际，创立了既源于《黄帝内经》又有别于《黄帝内经》的六经辨证体系。

中医学从《黄帝内经》时代就认为人体是以五脏为中心，并以此构建脏腑经络理论。人体的脏腑通过经络与其他脏腑以及全身各部分相互联系，经络将气血津液输布一身，形成整体，周而复始。《素问·金匮真言论》曰："肝心脾肺肾五藏皆为阴，胆胃大肠小肠膀胱三焦六府皆为阳。"这种"藏者为阴，府者为阳"的认识又进一步明确阴阳分脏腑之属性。张仲景的著作包括《伤寒论》与《金匮要略》，两书一定有共同的辨治思路。《金匮要略》论述杂病，把"脏腑经络先后病脉证第一"作为篇名，表明全书杂病部分的治疗是以脏腑经络为主的辨证方法。故而六经与脏腑经络辨治应该是不可分割的统一整体。

糖尿病从六经辨治

1. 从太阴经辨治：太阴统脾、肺两脏，是三阴病初始阶段。太阴脾为后天之本，位于中焦，主运化，能升清散精，为津液生化输布之枢纽，可将水谷精微转输以濡养周身。若脾脏元气不充，脾不散精于肺，肺津失布则渴而多饮；脾脏元气亏虚不能行胃之津液，郁而化热，胃阴灼伤，则多食易饥；脾虚不能"蒸津液，化其精微""布化气味"，精微下输膀胱，出现尿频多而甘；脾主四肢，脾虚致水谷精微不能温养肌肉，肢体逐渐消瘦。《素问·脏气法时论》曰："脾病者，身重善饥。"《灵枢·本藏》曰："脾脆善病消瘅。"《素问·奇病论》又曰："此人必数食甘美而厚肥也。肥者令人内热，甘者令人中满，故其气上溢，转为消渴。"金代刘完素《儒门事亲·卷十三·刘河间先生三消论》曰："今消渴者，脾胃极虚，益宜温补，若服寒药，耗损脾胃，本气虚之，而难治也。"《素问·玉机真藏论》曰："五藏者，皆禀气于胃，胃者五藏之本也。"太阴脾胃功能正常则人体气血充足，正气旺盛。若太阴生化不足则津液不足，太阴升清不利则津液不运，发为太阴消渴。

太阴病多见虚证或虚实夹杂证，太阴糖尿病不外脾不生津与脾不运津，治疗上包括健脾生津、健脾运津两大治法。《素问·奇病论》曰："此五气之溢也，名曰脾瘅……故其气上溢，转为消渴，治之以兰，除陈气也。"即以芳香醒脾运津的佩兰治之。明代周之干《慎斋遗书·渴》曰："盖多食不饱，饮多不止渴，脾阴不足也。"用参苓白术散"专补脾阴之不足"，以健脾生津。刘晓可等认为"脾虚致消"为糖尿病之根，运用用健脾补脾的方法使水谷运化有力，精微输布有方。史丽伟等采用半夏泻心汤治疗消渴病，以"辛开苦降"以复脾升胃降，调畅气机，临床收效颇佳。

太阴肺为水之上源，主治节，通调水道，金郁累壅，敷布不暇，肺脏转用失常，津水失布，则口渴多饮，直入膀胱，故尿濒量多且尿甘。《素问·气厥论》曰："心移寒于肺，肺消，肺消者饮一溲二，死不治。""肺消"即现代医学中所论及的糖尿病晚期。明代楼英《医学纲目·消渴》曰："盖肺藏气，肺无病则气能管摄津液……余者为溲。肺病……故饮一溲二，而溲如膏油也……故其病渐成形瘦焦干也。"

2. 从少阴经辨治：足少阴肾为先天之本，五脏之阴阳非肾阴肾阳不能滋养、生发。肾阴为真阴，"五脏之阴非此不能滋"，肾阳为元阳，"五脏之阳非此不能发"，肾脏气化失职，则津液不能上达，出现愈饮口愈渴；水液直入膀胱，故饮多溲亦多。金代刘完素《宣明论方》曰："肾水真阴本虚，心火犯阳，积热以甚，病……痒或消中，善食而痕，或消渴多虚。"清代叶天士《临证指南医案·三消》曰："心境愁郁，内火自燃，乃消症大病。"清代杨乘六《医宗己任编·消症》曰："消之为病，源于心火炎炽。"均认为手少阴心火灼津，肾水不上承则口渴多饮，发为消渴。清代李延《脉决汇辨》曰："肾属下焦，统摄阴液。"宋代杨士瀛《仁斋直指方·消渴》曰："肾水不竭，安有所谓渴哉。"《太平圣惠方》曰："三消者，本起肾虚，或食肥美之所发也。"明代张景岳《景岳全书·三消干渴》曰："有阳不化气则水精不布，水不得火则有降无升，所以直入膀胱而饮一溲一，以致源泉不滋，天壤枯涸者，是皆肾阳不足、水亏于下之消症也。"体现了历代先贤对消渴病重视治肾的思想。现代研究也表明糖尿病发病于肾精不足相关。

少阴又被称为水火交济之地，因此少阴病可定位为水火失常之病。少阴消渴一为少阴热化证，一为少阴寒化。刘河间治疗少阴热化证以苦寒之药物如大黄、黄连、滑石等治疗，意为以寒凉之药泻火保津，达到心火下降，肾水上升的目的。《金匮要略·消渴小便利淋病脉证并治第十三》曰："男子消渴，小便反多，以饮一斗，小便一斗，肾气丸主之。"清代李用粹在《证治汇补·消渴》亦指出："盖五脏之津液，皆本乎肾，故肾暖则气上升而肺润，肾冷则气不升而肺枯，故肾气丸为消渴良方也。"说的就是采用肾气丸以温补肾阳，气化津液以治疗少阴寒化消渴。清代陈士铎《石室秘录》曰："治消渴之法，以治肾为主，不必问其上、中、下三消也。"又曰"消证非火不成也"，主张治疗消渴时，需恢复"水升火降"之常态，虚火要"引"，实火要"泻"。现代药理研究也发现，补肾中药有降血糖、改善胰岛功能等作用。

3. 从厥阴经辨治：厥阴为三阴之尽，容易出现阴阳错杂的变化。厥阴病肝脏疏泄不及，肝气郁滞，元真不畅，气血津液输布失常。在肝郁气滞的基础上，郁久化火，进一步耗损气血津液，上耗于肺津，中劫于胃液，下耗于肾阴，致使消渴进一步恶化，变证丛生。《灵枢·本脏》指出"肝脆则善病消瘅易伤"。"肝脆"之说与现代医学研究表明糖尿病的遗传易感性相一致。《伤寒论》曰："厥阴之为病，消渴气上撞心，心中疼热。"将消渴症列为厥阴病提纲之一。清代郑钦安《医学真传·三消症起于何因》曰："消症生于厥阴风木主气，盖厥阴下水而上火，风火相煽，故生消渴诸。"清代黄元御《四圣心源》曰："消渴者，足厥阴之病也……凡木之性，专欲疏泄，疏泄不遂，则相火失其蛰藏。"《临证指南医案·三消》曰："心境愁郁，内火自燃，乃消症大病。"由此可见先贤已然认识到调畅肝脏是治疗消渴的又一大法。肝气失疏，郁而化火，消灼阴津可导致消渴的发生。《黄帝内经》曰"木郁达之"，治法上应当通过调肝以使元真畅达，恢复脾胃升降有序，正常输布气血津液，则病症自清。李东垣治消渴诸方多采用调畅肝脏的治法，如"和血益气汤""生津甘露饮子"等。现代医家以《伤寒论》之"厥阴病"代表方乌梅丸加减治疗糖尿病疗效满意。

4. 从太阳经辨治：糖尿病属中医"水系"疾病，《伤寒论》之"太阳病"旨在讨论水循环，治太阳病就是治水，治糖尿病亦可从太阳经辨治。《素问·灵兰秘典论》曰："膀胱者，州都之官，津液藏焉，气化则能出矣。"将太阳膀胱定义为人体津液汇聚之所，津液可"气化"而后出。《素问·灵兰秘典》

曰："小肠者，受盛之官，化物出焉。"《丹溪心法·小便不通》曰："肾主水，膀胱为之府，水潴于膀胱而泄于小肠，实相通也。"说明二者之间的密切联系，膀胱所藏之津液，一部分来源于小肠泌别清浊而渗入膀胱。

《伤寒论》曰："太阳病发汗后，大汗出，胃中干，烦躁不得眠，欲得饮水者，少少与饮之，令胃气和则愈；若脉浮，小便不利，微热消渴者，五苓散主之。"《金匮要略·消渴小便不利淋病脉证并治》曰："脉浮，小便不利，微热消渴者，宜利小便、发汗，五苓散主之。"均认为太阳之消渴，治以通阳化气，调畅津液运行，以五苓散泻太阳膀胱腑。

5. 从阳明经辨治：阳明包括阳明胃经、阳明大肠经。《伤寒论》曰："阳明之为病，胃家实也。"阳明病以阳盛、燥实、津伤为其主要病理特点。当胃肠都被阳邪所伤，津液耗伤，则易发消渴，如《素问·阴阳别论》曰"二阳结谓之消"，此句也成为后世医家论治消渴之纲领。《三消论》曰"世为消渴之证，乃肠胃之外燥热……不能渗泄于外，故小便数出而复渴"，意为消渴发生在阳明胃肠，病机是胃肠热结。

《伤寒论》曰："热结在里，表里俱热……舌上干燥而烦，欲饮水数升者，白虎加人参汤主之。"表明阳明消渴以白虎加人参汤加减治之。

6. 从少阳经辨治：少阳胆为中正之官，疏利一身之气机，其气机疏利，气机运动正常津液才能正常运转，少阳为津液运转之枢。当气机不利时，则使津液运化失常，不能上承或下趋，发为少阳消渴。《读医随笔》曰："胆主津液，凡邪伤津液，即属少阳。"刘完素在《黄帝素问宣明论方》中曰："消渴之疾，三焦受病也。"中医认为少阳三焦通利水道，运输津液，为决渎之官，三焦生理功能正常津液才得以敷布全身。三焦水道出焉不利，则发少阳消渴。

刘完素《素问病机气宜保命集》曰："上焦膈消，而不欲多食，小便清利，宜小柴胡汤。"即采用开郁清热，通利上焦的方法治疗消渴病。《东垣试效方·消渴门》中曰："少阳渴，脉弦而呕者，小柴胡加瓜蒌汤主之。"在治疗上应该以疏利气机、和解少阳为治法，可选小柴胡汤加减，促使少阳枢机运化正常，津液运行，则少阳消渴可得缓解。

291　糖尿病从六经八纲诊疗析

目前，临床对 2 型糖尿病的中医诊疗标准主要有两大类，一是教材所列的三消辨证标准；二是有学者根据糖尿病演变过程提出的"郁、热、虚、损"四大阶段分期诊疗标准，而事实上临床上这些标准很难得到广泛的应用。学者王鹏举等以六经八纲的思想，探讨了 2 型糖尿病的中医分型论治方法。

中医治病须遵守辨证论治法则，可是辨证论治的方法有很多，比如脏腑辨证、经络辨证、气血津液辨证、卫气营血辨证等，根据不同的疾病可以选用不同的辨证方法，也可以用一种辨证方法来辨治所有疾病。如脏腑辨证，既可应用于内伤杂病的辨证，也适用于辨治外感疾病；但辨证的目的是论治，也就是说通过某种辨证方法辨为某证后，还需要选择适宜的方药，这样才算辨证论治的完成。上述的辨证方法都侧重于理法分析，并没有将具体的方药紧密结合；如临床常用的脏腑辨证，辨得脾胃气虚证，就是辨证的结束，接下来还需要根据病机理论来确定治法，然后以法定方；因为同一种病机下会出现很多表象，因此临床上常常是根据经验来选择方药。胡希恕曾曰："中医治病有无疗效，其主要关键就在于方证辨得是否准确，方证是辨证的尖端。"可见，辨方证是辨证论治过程中不可缺少的一环。而无论是教材还是重新制定的糖尿病中医诊疗标准，都是建立在脏腑经络、气血津液辨证基础之上，重理法而轻方药，使得临床中还需寻找相对有效的方药。

六经八纲是统一理法方药的辨证体系

1. 六经八纲概述：辨证论治是中医治病之根本，其包含了理法方药四个层次。张仲景勤求古训，博采众方，是古代经验之集大成者。其所著《伤寒论》中不仅记载有极高效验之经方，而且还以六经统率方证。有学者认为"《伤寒论》中已经不仅仅只是方剂与其适应症简单对应的原始层次，而是经进一步归纳整理后使之系统化成为一个完整的理论体系。而这一'系统化'的过程正是通过'六经辨证'的方法来实现的"。正如仲景在其序言中写道："虽未能尽愈诸病，庶可以见病知源。若能寻余所集，思过半矣。"可见仲景以六经分类方证群即是授人以渔，从而便可以有限之经方，愈无限之疾疡，可谓是开创了将理法方药贯穿一线的辨证论治体系。然而古今医家在六经的实质认识上，多有发挥，也多分歧。正如恽铁樵所曰："研究《伤寒论》，最难就在于六经。"就目前有经络说、脏腑说、六经形层说、六区地面说、阶段说、气化说、症候群说及综合说等，那么为什么要对六经实质不断探讨呢？主要原因在于期望能够用一种统一的思维体系，解读《伤寒论》以及在这种思维体系下运用经方。祝味菊在《伤寒质难》中指出六经本质即是八纲；胡希恕曾明确提出六经来自于八纲；也有学者认为六经、八纲的源头即是《伤寒论》。事实上六经病总体可分为阴阳两病，而八纲中寒热、表里、虚实皆统于阴阳，因此六经中包含八纲，六经八纲组成了辨证体系的整体结构。

2. 六经八纲之病性观：《伤寒论》第 7 条曰"病有发热恶寒者，发于阳也；无热恶寒者，发于阴也"。可见疾病的发生不外乎阴阳两种性质。然而阴阳作为疾病之总纲，却有着特殊的内涵。首先，阴阳判断以发热与否为根据。从《伤寒论》六经病论述来看，三阳病多发热，而三阴病多无热；因此仲景总结为"病有发热恶寒者，发于阳也；无热恶寒者，发于阴也"。其次，阴阳代表了疾病发展的不同阶段。病在三阳大多是疾病初期，正气充实，治疗重在祛邪，如病在太阳之汗解；病在阳明以攻下；少阳虽是和法，但柴胡、黄芩相配何尝不是祛邪呢？只是胃气不及，故以人参扶正祛邪。而三阴病，多是疾病发展之后期，正气明显不足，如少阴之欲寐，脉微细；太阴现下利；厥阴出现四逆，厥热与下利往复之象，皆是正气不支之表现。第三，在《伤寒论》中以阳气代表着人体正气。如原文第332条："伤寒始发热六日，厥反九日而利……后三日脉之，其热续在者，期之旦日夜半愈。所以然者，本发热六日，厥反九日，复发热三日，并前六日，亦为九日，与厥相应，故期之旦日夜半愈。"发热属阳病，也意味着正气之旺。本条原文中伤寒先发热六日，说明阳气尚在，正气尚可，但随后厥反而下利九日，是正气不振，阳气不能与伤寒邪气争，邪入里而下利。但若后三日又发热，也就是说发热共九日，与厥反下利之九日相当，说明阳气还，正气复，正邪相争，若能及时治疗，可愈也。由此可见，阳气的存亡是正气抗邪之关键，发热的根本原因是正邪相争。因此，从三阳病到三阴病是疾病正气衰弱，阳气渐虚的发展过程，而在这个过程中，寒热虚实也在不断变化，并且这种变化以正气之虚实为根本。邪犯机体后，若正气不虚，正气抗邪而发热，即阳性病。若正气虚，则正气不可与邪气争，而出现虚寒性之阴性病。故以阴阳代表了人体正气盛衰并作为疾病之总纲。

3. 六经八纲之病位观：疾病作用于人体，除了反映于病性外，还有病位之反映。那么人体按照阴阳来分，上为阳，下为阴，外为阳，内为阴，仲景在《伤寒论》中用"表里内外"来代表这种以阴阳划分的病位结构。但是根据临床实际情况，有些病症并非完全在表，也未完全入里，实为介乎二者之间，仲景将这种非表非里的病位称为半在里半在外，如《伤寒论》第149条："伤寒五六日……不得复有外证，悉入在里，此为半在里半在外也。"成无己将其称为半表半里，因此论及病位当有表、里、半表半里三种。疾病在每一病位上均有阴阳两种性质，由此便构成了六经病。胡希恕教授亦提出太阳病为表阳证，阳明病为里阳证，少阳病为半表半里阳性证，少阴病为表阴证，太阴病为里阴证，厥阴病为半表半里阴性病。

六经八纲分型辨治 2 型糖尿病

一通百通用伤寒。中医没有 2 型糖尿病的病名，但是根据六经八纲的理念，人体任何疾病的发生势必会反映出病位和病性两方面，因此就可以根据 2 型糖尿病病变所现之证，运用八纲思维方法分析之，区分病症目前的病位（表、里、半表半里）和病性（阴阳），从而将 2 型糖尿病病变分为六个类型。

1. 太阳病型：太阳病为表阳证，为疾病作用于人体后正气反映在表的证候类型。《黄帝内经》曰"太阳为开"，开者，升、发之意，是形容正气向外、向上的生理特点。病在太阳，正气不虚，因此欲将邪气祛除于外。表证有着明显的发病节律性，如《伤寒论》指出"发于阳者七日愈，发于阴者六日愈"之外感六日节律，其根本原因就在于体质状态。在《伤寒论》和《金匮要略》中仲景都提出了"某家"或者"某人"的体质特点，其往往揭示了患者在一定阶段的机体正气状态。如《伤寒论》第 84 条"淋家，不可发汗，汗出必便血"；第 85 条"疮家，虽身疼痛，不可发汗，汗出则痉"；第 87 条"亡血家，不可发汗，发汗则寒栗而振"等；这里的"淋家、疮家、亡血家"都提示了机体津液不足的病理状态。《黄帝内经》曰："正气存内，邪不可干。"因此，表证的发生也取决于机体正气状态。营卫之气，环周不休，护于人体肌表，使免受邪侵。然《黄帝内经》早已指出"五脏皆柔弱者，善病消瘅"，患糖尿病后机体正气已然不足，邪气极易乘机侵入，与营卫交争与表位。现代医学也发现，2 型糖尿病患者极易伴发皮肤、肺等脏器感染，因此，当糖尿病患者出现表阳证病机时，就可按照太阳病辨证论治。

2. 阳明病型：阳明病是以"胃家实"为主要病变特点的里阳证。《伤寒论》第 181 条："何缘得阳明病？答曰：太阳病，若发汗，若下，若利小便，此亡津液，胃中干燥，因转属阳明。不更衣，内实，大便难者，此名阳明也。"因此，阳明病之"胃家实"是由于亡津液导致邪气充斥于内，而大便难。然亦有胃家不实者，如《伤寒论》第 182 条："阳明病外证云何？答曰：身热，汗自出，不恶寒，反恶热也。"是邪热入里，充斥三焦，但尚未与有形之物结。但热邪势必伤津，故阳明病之治疗重在护津液，实者，急下存津，可用承气法；不实者，清热生津，可用白虎法。2 型糖尿病类似于中医之消渴病，其病机热为关键，热会伤津，津枯则血燥，血运不畅，脉络瘀阻。现代医学发现，2 型糖尿病多会出现微血管病变，血供不足，神经失养，伴发糖尿病足等。热邪不仅伤津，亦消谷，消谷则善饥，多食则伤脾，运化不及，形盛荣虚。2 型糖尿病后期，患者亦多食善饥，多饮，多尿，但体质量减轻，故当 2 型糖尿病出现发热，汗出，不恶寒，反恶热，咽燥口苦，腹满，内热，大便难等里阳证病机时，可按照阳明病治疗。

3. 少阳病型： 少阳病为半表半里阳性证。《伤寒论》第 263 条："少阳之为病，口苦，咽干，目眩也。"第 97 条："伤寒五六日中风，往来寒热，胸胁苦满，默默不欲饮食，心烦喜呕，小柴胡汤主之。"揭示了少阳病以寒热虚实错杂，气郁火逆为主的病机特点。仲景以柴胡剂作为少阳病主方。徐灵胎曰"小柴胡汤妙在人参"，确是悟道之语。病何以发少阳？《伤寒论》第 98 条"血弱气尽腠理开，邪气因入，与正气相抟，结于胁下，正邪分争，往来寒热"，指出少阳病实乃胃气不振，导致邪气不得从太阳表位而解，但因胃气尚可与邪气争，故邪欲陷里，却不得入里，因此邪正便交争于表里之间。日本汉方医学家汤本求真认为少阳病发于胸腹大腔间，事实上就是胃肠之外，腠理之内。由于邪气不能从表而出，也不能自里而下，故而使气机郁而不通，导致气郁化火，火性炎上，从孔窍而出，表现出口苦、咽干、耳聋等症状，因此小柴胡汤以人参振奋胃气，以助邪外出，又以黄芩清上炎之火，柴胡疏解气机，是少阳病正治之法。刘桂芳等认为 2 型糖尿病在发病前期可无任何临床症状，病机以脏气郁为主，符合少阳病病机特点。当 2 型糖尿病早期无临床症状，且符合少阳病郁热之病机，或者当 2 型糖尿病出现往来寒热、不欲饮食、胸胁苦满、心烦喜呕、口苦等临床表现时，可按照少阳病来治疗。

4. 太阴病型： 太阴病为里阴证。太阴与阳明均是胃肠系统之病变，而阴阳病性相反，实则阳明，虚则太阴。阳气已亏，火不暖土，胃肠虚冷，气血乏源，胃中饮食不归正化，水饮之邪滋生，则腹胀、呕吐、下利丛生。由于水饮性寒，寒主收引，故太阴病常会伴随腹痛症状。如《伤寒论》第 273 条"太阴之为病，腹满时吐，食不下，自利益甚，时腹自痛。若下之，必胸下结硬"揭示了太阴病病变特点。然而在第 278 条中"伤寒脉浮而缓，手足自温者，系在太阴"提示了太阴病又可见到手足自温，何也？水郁化热也。众所周知，水可以化气，是因为水受热所致。病在太阴，中焦阳气不足，使脾不能为胃行其津液，留而成饮。水为有形实邪，易困阻气机，气郁则化火，火与水便会生湿热。水饮生于中焦，并随气机行于上焦，水又易趋于下，故水中之火自将湿热发于四周，故而手足温。治疗上可以四逆辈温中、建中剂养血等。2 型糖尿病患者若出现腹满、时腹自痛、下利、食欲差、头晕等中焦阳气不足，气血亏虚之证时，可按照太阴病治疗。

5. 少阴病型： 少阴病为表阴证。阴是正气不足之病性特点，表位是以恶寒为依据。病见少阴，已是人体阳气不足，气血津液亏虚。若外邪侵袭，更伤表阳，故少阴病时，畏寒较甚，正邪斗争衰弱，而神疲乏力。如《伤寒论》第 281 条："少阴之为病，脉微细，但欲寐也。"第 282 条："少阴病，欲吐不吐，心烦，但欲寐，五六日自利而渴者，属少阴也，虚故饮水自救。"第 286 条："少阴病，脉微，至不可发汗，亡阳故也。"其脉微细、欲寐、欲吐不吐、心烦等都表现出脏腑气血津液阳气衰弱之象。虚者补之，故少阴病当以扶正为主，兼而祛邪，如麻黄附子甘草汤，是以附子、甘草温补阳气，再以麻黄逐邪外出。若 2 型糖尿病出现神疲肢冷、欲寐或心烦、不得眠等符合少阴表阴虚证者可按照少阴病治疗。

6. 厥阴病型： 厥阴病是半表半里之阴性证。主要病变特点如《伤寒论》第 326 条："厥阴之为病，消渴，气上撞心，心中疼热，饥而不欲食，食则吐蛔，下之，利不止。"第 337 条："凡厥者，阴阳气不相顺接，便为厥。厥者，手足逆冷是也。"可见病在厥阴，阳气虚少，寒在内为其病变特点。若病在表，可发汗，使邪从外出。病在里，可用吐或攻下之法，使邪从胃肠而出。但病邪居于半表里时，正邪相争而邪无出路，则气机郁滞，气有余便是火，故厥阴病也会出现消渴、心中疼热等热症，故厥阴病寒热相间，虚实错杂，治疗则以温中、清热、补益为治疗大法，如乌梅丸中以干姜、附子、花椒、肉桂、细辛温中散寒，当归、人参补益气血，黄连、黄柏清虚火上炎，是厥阴病主治之法。

若 2 型糖尿病出现口渴、心中疼热、饥而不欲食、气上撞心、下之利不止等上热下寒之病机，可按照厥阴病治疗。

六经八纲是一种完整的临床辨证论治思维体系，是在阴阳基础之上，对人体病理状态的高度概括总结，并且将具有极高效验之经方紧密结合，使辨证与论治一一对应。临床上正确运用六经八纲体系对 2 型糖尿病进行诊断及治疗具有重要的临床指导意义。

292　糖尿病及其并发症六经辨治思路

学者李赛美将《伤寒论》六经辨证体系融入糖尿病整体、全程辨治过程，取得一定临床疗效，现将其辨治思路略述如次。

立论依据

《伤寒论》理法方药一脉贯通，除对外感病外，于疑难杂证的辨治亦具有重要指导价值。其六经辨证虽是主要反映外感病发生、发展、变化与转归，但由于外感与内伤常兼夹，且经络与脏腑相连，故六经辨证体系是融经络、脏腑、阴阳、邪正、气化、疾病发展阶段、治法、方药、调护在内的综合性临床辨证论治体系，是所有辨证体系的基础，"六经钤百病"，因而疑难杂病均可按六经辨证进行诊治。由于经络内属脏腑，外连皮毛、肌肉、筋膜，是气血、津液、水火、阴阳运行之通道，同时将人体自身、人与外界有机地融为一体，故六经辨证体系在中医辨证层面具有良好的概括性和广泛的适用性。

糖尿病是一种以血糖升高为主要特征的内分泌代谢性疾病，其急、慢性并发症可涉及人体全方位、多脏器，因而是一种全身性疾病。临床上可以用"六经"传变规律辨治相关病证，其优势在于以下几方面：①糖尿病进程演变与六经病转归息息相关，糖尿病由初发至中期而晚期，与六经病之由表入里，由轻转重，由腑传脏，由实及虚，由热转寒之动态发展、转归具有良好一致性。②六经病变证，往往表里相兼、寒热错杂、虚实夹杂，更能体现糖尿病及合并症多样、复杂的病症特点。③糖尿病病变部位涉及面广，损及多器官、多层面，作为全身性疾病，与六经辨证体系的整体、综合特点具有良好的适应性。④《伤寒论》中八法之运用，尤其仲景创立的寒温并用、攻补兼施、表里同治之大法，经方加减及合用之灵活性，为糖尿病及合并症辨治带来巨大的运用空间，是其他辨证体系所不能比拟的。

运用思路

1. 从六经辨证切入：六经与脏腑相关，按照经络与脏腑病位归类方法，六经辨证在糖尿病辨治的运用，大体言之，糖尿病合并皮肤、肺部或尿路感染，或并发周围神经病变者，病在表、在皮毛，可归属于太阳病；三消症明显，多饮多食多尿、体重下降，或合并肠道感染者，病在肌肉、在胃肠，可归属于阳明病；合并抑郁症，或脂肪肝、肝脏疾病者，病在经脉、在肝胆，依据病情轻重，部分可归属于少阳病部分，部分归属于厥阴病；合并胃肠植物神经损伤，证实者，可归属于阳明病，证虚者可归属太阴病；合并心肾损伤者可归属于少阴病。具体如下几方面。

（1）**太阳病**：合并外感病之急性阶段，病在皮毛、在表、在肺，如糖尿病合并上呼吸道感染，或老年慢性支气管炎、肺气肿合并感染者，或合并周围神经病变之轻者。"其在表者，汗之可也。"根据病情寒热虚实之不同，其辨证有伤寒表实之麻黄汤证，中风表虚之桂枝汤证，表郁轻证之桂麻各半汤证、桂枝二麻黄一汤证，外寒内热之大青龙汤证、桂枝二越婢一汤证，外寒内饮之小青龙汤证，太阴兼太阳之桂枝人参汤证，太阳少阳合病之柴胡桂枝汤证，太阳与少阴两感之麻黄附子细辛汤证、麻黄附子甘草汤证，合并尿路感染之五苓散证。

（2）**阳明病**：合并外感病之极期阶段，病在肌肉、胃肠，或合并胃肠植物神经病变之实者。如多饮多食，形瘦乏力之白虎加人参汤证、竹叶石膏汤证，大便燥结之承气汤证、麻子仁丸证，或瘀热燥结之桃核承气汤证、下焦湿热、小便不利之猪苓汤证、心烦抑郁之栀子豉汤证、大肠湿热下利之葛根芩连汤证、合并肝损害有湿热之茵陈蒿汤证、栀子柏皮汤证、麻黄连翘赤小豆汤证、胃热痞满之大黄黄连泻心汤证。

（3）少阳病：合并外感病之亚急性阶段，或病在肝胆，或合并抑郁症者。合并胆道感染之小柴胡汤证、抑郁兼大便秘结之大柴胡汤证，大便稀溏之柴胡桂枝干姜汤证，抑郁重之柴胡加龙牡汤证，兼大肠湿热下利之黄芩汤证。

（4）太阴病：合并外感病之后期阶段，或病在脾胃，合并胃肠植物神经病变之虚者。如中阳不足、寒湿内阻之理中汤证，气虚气滞腹胀之厚朴生姜半夏甘草人参汤证，脾虚水停之苓桂术甘汤证，气血虚弱之小建中汤证，兼腹痛之桂枝加芍药汤证、桂枝加大黄汤证，兼寒湿发黄之茵陈五苓散证、茵陈术附汤证。

（5）少阴病：糖尿病中后期，或危重期，病在心肾，常合并心、肾功能不全，或合并中风后遗症。如心阳虚之桂枝甘草汤证、桂枝甘草龙骨牡蛎汤证、桂枝加桂汤证，肾阳虚之茯苓四逆汤证、附子干姜汤证、四逆汤证、真武汤证，合并抑郁、失眠、眼底出血之黄连阿胶汤证，合并尿路或肠道感染之猪苓汤证。

（6）厥阴病：糖尿病合并抑郁症，或合并肝病，或合并周围神经病变，或有更年期综合征者。如肝胃气滞之四逆散证，寒热错杂之乌梅丸证、麻黄升麻汤证、干姜黄芩黄连人参汤证，血虚寒凝之当归四逆汤证，厥阴肝寒之吴茱萸汤证，阴虚经脉失养之芍药甘草汤证，阴阳俱虚之芍药甘草附子汤证，厥阴热证下利之白头翁汤证。

此外，以痞满为主脾胃失调之"三泻心汤证"、外寒内热之附子泻心汤证，以腹痛为主上热下寒之黄连汤证，以下焦蓄血为主的抵当汤证，以胃痛为主痰热内阻之小陷胸汤证，以悬饮为主的十枣汤证、水热互结之大陷胸汤证、大陷胸丸证等，诸多方证尚难以脏腑定位，但以法归类，在糖尿病诊疗中均具有指导作用。

2. 从糖尿病切入：

（1）糖尿病全程辨治：目前有关糖尿病中医辨证并不囿于古代"三消之说"，而从临床实际出发，依据地域、就诊人群体质、学术师承及经验积累之不同，形成了不同流派或学说。如主白虎加人参汤证之"阴虚燥热说"，主葛根黄芩黄连汤证之"湿热说"，主桃核承气汤证之"瘀热说"，主茯苓四逆汤证之"阳虚说"，主四逆散证之"肝郁说"等。其学说以一为主，或二三组合，同时结合临床辨证。虽各执一端，但无一不以《伤寒论》方证为立足点，并获得良好疗效，实为糖尿病中医临床辨治一大特色。一般而言，糖尿病初发期，往往多由体检发现，患者尚无特殊不适，偶尔问及，方感觉体质量下降，或口渴多饮。患者体质较实，年纪较轻，病在胃、肠、胆、膀胱之腑。中期，一般患糖尿病5年以上，或初次发现血糖高，但症状已存在多年，或由于慢性并发症，检查时方发现血糖高。病由腑传脏，多虚实夹杂。后期，病程多在10年以上，往往出现多脏器功能衰竭，如脑出血、心肌梗死、心力衰竭、肾衰竭、失明、糖尿病足等，病重在肝肾心脾肺之脏，以虚为主，或虚中夹实。

（2）并发症阶段辨治：

1）大血管病变：①冠心病。从证候言，以心悸、胸闷甚或气促为主；从病机言，主心阴阳虚损，邪气上扰。心阳虚有桂甘系列，如桂枝甘草汤、桂甘龙牡汤、桂枝去芍药加蜀漆牡蛎龙骨救逆汤、桂枝加桂汤；脾虚有苓桂系列，如苓桂术甘汤、苓桂甘枣汤、苓桂甘姜汤；肾阳虚有姜附系列，如真武汤、茯苓四逆汤、白通汤、通脉四逆汤；心阴阳两虚之炙甘草汤；气血不足，邪气内扰之小建中汤；心阳受损，兼表邪未尽之桂枝去芍药汤、桂枝去芍药加附子汤；气机郁滞之四逆散；热扰心膈之栀子豉汤。②脑中风后遗症。从病机言瘀热互结有桃核承气汤、抵当汤；从病证言，主眩晕者，脾虚水停有苓桂术甘汤，肾虚水泛有真武汤，肝郁气滞有小柴胡汤、柴胡加龙骨牡蛎汤；痰热内阻有小陷胸汤。③糖尿病足。以下肢疼痛、麻木、拘挛为主，血虚寒凝有当归四逆汤，阳虚寒盛有真武汤、附子汤，阴阳两虚有茯苓四逆汤、芍药甘草附子汤，肝阴不足有芍药甘草汤。

2）微血管病变：①肾病。从病证言，以全身浮肿、小便减少为主，病机责之于脾肾阳虚，不能制水。肾虚水泛之真武汤，脾虚水停之苓桂术甘汤、桂枝去桂加茯苓白术汤，兼外感有麻黄附子细辛汤、麻黄附子甘草汤。②眼底病变。从病机言，兼水肿者有苓桂术甘汤、真武汤、五苓散；兼出血者有黄连阿胶汤。从病证言，气郁有小柴胡汤、四逆散，瘀热有桃核承气汤。③心肌病变。临床表现为心悸，甚或气促、水肿，可参考冠心病心阳虚或兼水饮相关方证辨析。

3）小血管病变：①周围神经病变。表现为肢体疼痛、麻木或灼热感。血虚寒凝者有当归四逆汤，气津不足者有桂枝新加汤，阳虚寒凝有附子汤、四逆汤，肝郁气滞有小柴胡汤、四逆散。②内脏植物神经病变。合并胃轻瘫，表现为胃脘痞满者，寒热错杂有半夏泻心汤、生姜泻心汤、甘草泻心汤，胃热为主有大黄黄连泻心汤，兼肾阳不足者有附子泻心汤，气虚气滞有厚朴生姜半夏甘草人参汤，脾虚兼痰湿者有旋覆代赭汤，脾虚水停有苓桂术甘汤，胃虚停水有苓桂甘姜汤；合并神经源膀胱，表现为小便不利，偏寒有五苓散、真武汤，偏热有猪苓汤，气郁有小柴胡汤、四逆散；合并心脏植物神经损伤，表现为心悸者，多气阴不足或阴阳两虚，兼夹肝郁，即炙甘草汤与四逆散合方运用。

4）脂肪肝：从病机言，多为肝气郁滞，兼夹痰热或痰浊。如四逆散证、小柴胡汤证合并苓桂术甘汤证，或小陷胸汤证之类。

5）感染：合并肺部感染咳喘，热者有麻杏甘石汤，寒者有小青龙汤、桂枝加厚朴杏子汤，湿热者有葛根芩连汤；合并上呼吸道感染发热者，辛温解表有麻黄汤、桂枝汤、桂麻各半汤；合并肠道感染下利，寒者有葛根汤、桂枝加葛根汤，热者有黄芩汤、葛根芩连汤、白头翁汤，虚寒有理中汤、真武汤、四逆汤之类，阴虚水热互结有猪苓汤；尿路感染，小便不利，寒者有五苓散，热者有猪苓汤，气郁者有四逆散、小柴胡汤。

（3）常见证候辨治：①抑郁。"木郁达之"，临床以疏肝、潜镇为常法。然疏泄太过则耗气，镇逆日久则损阳。治宜扶正祛邪为本，贵在通补，即补而不滞，行而不散，其扶正与祛邪之多寡在于守病情之进退。临床常以解郁行滞之四逆散，或小柴胡汤为基础方，多与补气、温阳、养肝、滋肾诸法合用。②失眠。根据失眠产生的原因不同，审证求因，审因论治。如郁热者有栀子豉汤，气郁者有柴胡加龙骨牡蛎汤，胃气不和有旋覆代赭汤，痰热者有小陷胸汤，阴虚水热互结有猪苓汤，肾阴不足、心火独亢者有黄连阿胶汤，心阳虚有桂甘龙牡汤，肾阳虚有干姜附子汤、茯苓四逆汤，营卫不和用桂枝汤。③饥饿。胃热者用白虎加人参汤，胃寒者吴茱萸加生姜汤。④关节痛。"风寒湿三气杂至，合而为痹"，病邪经皮毛而入，次之肌肉，次之筋骨，次之脏腑。在痹证急性发作或加重期，以祛邪为要，尤宜从表散邪。如《伤寒论》之麻黄汤、桂枝汤、桂枝加葛根汤、桂枝新加汤、桂枝加附子汤、柴胡桂枝汤等，均是治痹之有效方。阳虚寒湿凝结有附子汤，血虚寒凝有当归四逆汤，热盛有白虎加桂枝汤。《伤寒论》是中医临床的理论基石与指导源泉，临床是中医的生命所系。从临床实际出发，初步建立糖尿病六经辨证体系框架，融脏腑经络、卫气营血、三焦辨证于一体，对于拓展中医经典临床运用领域，进一步提高疗效，促进中医经典理论发展均具有深远的意义。

293 糖尿病抑郁症从六经辨治

近年来，糖尿病和抑郁症的发病率均呈逐年上升趋势，这两种疾病已经成为继心脑血管疾病、肿瘤及艾滋病后对人类健康威胁最为严重的疾病。有研究表明，糖尿病患者中抑郁症的发生率高于一般人群。糖尿病与抑郁症二者常常互为因果，恶性循环。抑郁症可成为糖尿病之因，又可成为糖尿病的并发症之一。学者章伟明等对糖尿病合并抑郁症的中医六经辨证做了深入广泛的探讨分析。

糖尿病抑郁症的病证特点

东汉末年张仲景所著《伤寒杂病论》是一部阐述多种外感疾病及杂病辨证论治的专书，是我国第一部理、法、方、药比较完善，理论联系实际的重要医学著作。张仲景根据《素问·热论》六经分证的基本理论，创造性地把外感疾病复杂的证候及其演变加以总结，将伤寒与杂病共论，提出了较为完整的六经辨证体系。

糖尿病抑郁症是一种身心疾病，患者除了有情绪低落，活动能力减退及思维、认知功能迟缓等情绪障碍外，还兼有慢性内分泌代谢疾病所表现出的复杂临床特征。由于受多种致病因素的影响，而出现多种复杂的病理转变，往往累及多个脏腑、组织、器官、经络等，使机体整体功能紊乱，临床上多表现为寒热错杂，虚实夹杂。

按六经辨证，更能体现糖尿病抑郁症及合并症的多样、复杂的病证特点；糖尿病病变部位涉及面广，损及多器官、多层面，作为全身性疾病，与六经辨证体系的整体、综合特点具有良好的适应性；"六经钤杂病"，因而对于类似糖尿病抑郁症这类疑难杂病可按六经辨证论治。

糖尿病抑郁症患者以情绪障碍为主要表现时，主要归属中医学"郁证"范畴。"郁证"病位不离乎肝，又不止乎肝，肝木克脾土，伐肾，乘肺，扰心，变证多端，虚实相兼，寒热错杂。气郁化火，脾虚生痰，气郁血瘀；火能灼阴耗气，气郁日久累及脾肾，也能损阳。"木郁达之"，临床疏肝、潜镇为之常法，然疏泄太过则耗气，镇逆日久则损阳。治宜扶正祛邪，贵在通补，即补而不滞，行而不散，其扶正与祛邪之多寡在于守病情之进退。常以解郁行滞之四逆散或小柴胡汤为基础方，多与补气、温阳、养肝、滋肾诸法合用。或佐四君子汤健脾补气，或配四逆汤温脾肾之阳，或佐百合地黄汤养肝，或伍六味地黄丸滋肾，同时也要重视心理疏导对本病的治疗作用。

糖尿病抑郁症主要归属于少阳、少阴、太阴、厥阴病，少阳包括手少阳三焦经和足少阳胆经。"少阳为枢"，是说少阳为枢转表里脏腑阴阳之气，沟通六经表里脏腑之间的通路，少阳与人体情志的调节、阳气的生发、气机的疏利功能相关。厥阴肝经为风木之脏，主藏血，主疏泄，性喜条达。肝的疏泄功能具有调畅情志作用。厥阴闭藏于里，方能生化少阳，枢转阳气。少阴包括手少阴心经与足少阴肾经。"少阴为枢"是说少阴握阴阳之枢要，为一身阴阳之枢机。心主火，主神明。肾主藏精，主水，内寓真阴真阳，为先天之本，生命之根。在正常生理活动中，心火下蛰于肾，肾水上奉于心，心肾相交，水火既济，体内阴阳调和，阴平阳秘，精神内守。足太阴脾主运化，化生输布水谷精微，与胃相表里。脾胃为气血生化之源，为"后天之本"。人体正常的情志活动，主要依赖于气血的正常运行。生理情况下，脾胃健运，气血生化有源，津液输布有常，人体的情志活动正常。

在《伤寒论》中少阳与人体情志的调节、气机的疏利功能相关，厥阴肝的功能主要是控制人体情绪、潜藏阳气、平衡气机，因为肝体阴而用阳，与少阳胆相表里，能调节情志，调畅气机；与太阴脾胃密切相关，参与脾胃的运化功能；与手少阴心母子相应；与足少阴肾精血同源。手厥阴心包经为心之外卫，代心用事，心包之火以三焦为通路下达于肾，使肾水温暖以涵养肝脏。所以厥阴肝功能的维持，有赖于太阴脾胃、少阴心肾功能的正常发挥。在正常生理情况下，人的情绪稳定，肝胆条达，气机和畅，阴精闭藏，阳气有制，气机平调。在病理状态下，病入厥阴，肝失条达，气机不利，阳气郁闭不畅，阳郁化火，灼伤阴津则可表现为"消渴、气上撞心、心中疼热"等糖尿病抑郁症典型症状。

分经论治糖尿病抑郁症

糖尿病抑郁症主要归属于少阴、太阴、厥阴病，阳明、少阳病及太阳病中也可兼见。

1. 少阴病辨证：为伤寒六经病变发展过程中较重阶段。病至少阴，机体抗病能力已明显衰退，多表现为全身性虚弱症。少阴包括手少阴心与足少阴肾。病理情况下，心肾水火不交，甚至阴阳亡脱，神失舍守，则可表现为少阴热化证，如心中烦，不得眠，舌红，脉细数；或少阴寒化证，如神疲肢冷，脉微细，但欲寐，甚者可出现四肢厥冷，汗出淋漓，脉微欲绝等少阴病的典型症状。少阴寒化证的相关论述见《伤寒论》第281条，曰"少阴病，脉微细，但欲寐也"；第282条："少阴病，欲吐不吐，心烦，但欲寐，五六日自利而渴者，属少阴也"；第300条："少阴病，脉微细沉，但欲卧，汗出不烦，自欲吐，至五六日，自利，复烦躁不得卧寐者，死"；第344条："伤寒发热，下利，厥逆，躁不得卧者，死"。当患者阴盛阳微之时，神明失养，魂乱不收，故见心烦不安，手足躁动不宁，虽卧也不能安睡。这通常是患者较危重的情况。少阴热化证相关论述可见《伤寒论》第303条："少阴病，得之二三日以上，心中烦，不得卧，黄连阿胶汤主之"；《伤寒论》第319条："少阴病，下利六七日，咳而呕渴，心烦，不得眠者，猪苓汤主之"。糖尿病合并抑郁症以情绪低落、活动能力减退及思维、认知功能迟缓多伴有睡眠障碍为多见。糖尿病合并抑郁症如见情绪低落，神疲肢冷，脉微细，但欲寐、渴，或见心烦，不得眠，心中烦，不得卧等症时，可归属于少阴病。糖尿病发展至中后期或危重期，病在心肾，常合并心、肾功能不全，或合并中风后遗症。此时患者已出现人体重要脏器病变，严重影响日常生活及生存质量，此时糖尿病抑郁症更为多见。

与少阴病相关方证见于：四逆汤证、真武汤证、黄连阿胶汤证、猪苓汤证等。具体运用如下：糖尿病合并抑郁症如出现情绪低落，神疲欲寐，四肢逆冷，恶寒倦卧，吐利腹痛，口不渴，舌淡、苔白滑，脉沉细微等可用四逆汤治之；如出现情绪低落，腹痛，小便不利，四肢沉重疼痛，自下利者，或咳，或小便利，或下利，或呕者等可用真武汤治之。真武汤在临床应用范围颇广，糖尿病合并抑郁症患者出现不论是消化系统病，还是循环系统病、泌尿系统病，以及呼吸系统病等，只要符合心肾阳虚、水气泛溢病机，用之皆有较好效果。用本方治疗糖尿病肾病合并抑郁症符合心肾阳虚、水气泛溢病机患者，不仅改善患者浮肿、疲倦乏力、恶心、纳差等临床症状和实验室检查指标，而且患者精神状态大为改观，提高了患者治疗的依从性和积极性，取得了令人满意的临床疗效。糖尿病合并抑郁症出现情绪低落、心中烦、不得卧等症，可用黄连阿胶汤治疗。糖尿病合并抑郁症患者出现情绪低落，下利，咳而呕渴，心烦，不得眠者等证，可用猪苓汤治疗。

2. 厥阴病辨证：大多表现为肝木横逆、犯胃乘脾的寒热错杂证。厥阴肝经为风木之脏，主藏血，主疏泄，性喜调达。肝的疏泄功能具有调畅情志作用。生理情况下，肝的疏泄功能正常，则气机调畅，气血调和，心情开朗；病理情况下，肝的疏泄功能减退，则肝气郁结，心情抑郁；肝的升泄太过，阳气生腾而上，则心情易于急躁，易于发怒。相关论述见《伤寒论》第326条"厥阴之为病，消渴，气上撞心，心中疼热，饥而不欲食，食则吐蛔，下之利不止"，是最能体现该病病变特点的条文。糖尿病合并抑郁症见情志异常伴消渴，气上撞心，心中疼热，饥而不欲食，下之利不止等寒热错杂症状时，可归属于厥阴病。

与厥阴病相关方证有乌梅丸证、四逆散证。厥阴病，多属于上（胃）热下（脾）寒、寒热错杂证，乌梅丸为其代表方。乌梅丸滋阴泄热，温阳通降，安蛔止痛。酸甘辛苦复法，刚柔并用，为"治厥阴防少阳，护阳明之全剂"。乌梅丸为厥阴肝经寒热错杂诸证而设，并非专为杀虫之剂，糖尿病抑郁症患者合并以"呕吐""腹痛""下利"为主症的疾病，如胆道蛔虫症、慢性结肠炎、宫颈癌术后呕吐、妇女崩漏、胆囊鞭毛虫症、蛔虫性肠梗阻等，属于寒热错杂情况，均可用本方加减治疗。四逆散是治疗肝胃（脾）气滞的基本方剂，临床应用范围颇广，糖尿病抑郁症患者合并慢性肝炎、胆囊炎、胃炎、胆石症、胃肠神经官能症、肋间神经痛、眩晕、失眠、妇女月经不调、盆腔炎等，只要属肝胃（脾）气滞的证候，即可用本方化裁主治。

3. 太阴病辨证：太阴病为脾虚寒证。足太阴脾主运化、化生输布水谷精微功能，与胃相表里。脾胃为气血生化之源，为"后天之本"。人体正常的情志活动，主要依赖于气血的正常运行。生理情况下，脾胃健运，气血生化有源，津液输布有常，人体的情志活动正常。病理情况下，脾胃运化功能失职，升降失司，脾失健运，气血生化乏源，则可表现为腹满时痛、呕吐下利、情志活动异常等症。相关论述见《伤寒论》第273条，曰"太阴之为病，腹满而吐，食不下，自利益甚，时腹自痛。若下之，必胸下结硬"。糖尿病抑郁症患者如常出现情绪低落，腹满而吐，食不下，自利益甚，时腹自痛等症状时，可归属于太阴病，可予小建中汤治疗。小建中汤建中补脾，调和气血，具有温中健脾之效。

4. 少阳病辨证：少阳包括手少阳三焦和足少阳胆。少阳为枢转表里脏腑阴阳之气，沟通六经表里脏腑之间的通路，少阳与人体情志的调节、阳气的生发、气机的疏利功能相关。肝主情志，主疏泄；胆附于肝，肝胆互为表里，胆主决断；三焦主决渎，为水火气机运行通道。所以少阳功能的维持与肝胆和三焦功能的正常发挥密切相关。生理情况下，情志调畅，气机条达；病理情况下，情志抑郁，气郁化热，则表现为胸胁苦满、心烦郁闷、默默不欲饮食等症状。相关论述见《伤寒论》第96条，曰"伤寒五六日，中风，往来寒热，胸胁苦满，默默不欲饮食，心烦喜呕……小柴胡汤主之"。明确指出少阳病可有神志、行为和躯体胃肠道功能异常症状。糖尿病合并抑郁症如见情绪低落、胸胁苦满、默默不欲饮食、心烦喜呕等症时，可归属于少阳病。

与少阳病相关方证有小柴胡汤证、大柴胡汤证、柴胡桂枝干姜汤证、柴胡加龙骨牡蛎汤证等。具体运用如下：糖尿病合并抑郁症如出现情绪低落，胸胁苦满，默默不欲饮食，心烦喜呕可用小柴胡汤治之；出现情绪低落，呕不止，心下急，郁郁微烦兼见大便秘结，胃脘痛、急不可耐，口苦甚，胁胀满作痛，脉弦有力，舌苔黄腻等症时可用大柴胡汤治之；出现情绪低落，胸胁满微结，小便不利，渴，兼见大便溏泻，腹胀，口渴心烦，或胁痛及背，手指发麻，脉弦而缓，舌淡苔白等可用柴胡桂枝干姜汤治之；出现情绪低落，胸满烦惊，谵语，身重，小便不利等可用柴胡加龙骨牡蛎汤治之。抑郁症兼大便秘结用大柴胡汤，抑郁重症可用柴胡加龙骨牡蛎汤。

5. 阳明病辨证：阳明病多为里实热证，阳明病的证候特点是"胃家实"。阳明是指手阳明大肠经与足阳明胃经，胃主受纳，主腐熟水谷，大肠为传导之官，所以阳明病与胃和大肠功能的正常与否密切相关。在生理情况下，胃肠通降有常，胃实则肠虚，肠实则胃虚，更虚更实，大便通畅。在病理情况下，胃肠通降功能失调，肠道传导失职，表现为大便不通等实热证。相关论述有《伤寒论》第221条，曰"阳明病，脉浮而紧，咽燥口苦，腹满而喘，发热汗出，不恶寒，反恶热，身重。若发汗则躁，心愦愦反谵语；若加温针，必怵惕，烦躁不得眠；若下之，则胃中空虚，客气动膈，心中懊忱。舌上胎者，栀子豉汤主之"；《伤寒论》第242条："病人小便不利，大便乍难乍易，时有微热，喘冒不能卧者，有燥屎也。宜大承气汤"。糖尿病抑郁症出现情绪障碍，内热躁烦，烦躁不得眠，腹满，大便乍难乍易等胃肠功能紊乱属实证时，归属于阳明病。

与阳明病相关方证有白虎加人参汤证、大承气汤证、调胃承气汤证、栀子豉汤证。糖尿病抑郁症患者如症见口干渴，多食易饥，消瘦乏力，心烦等症，可与白虎加人参汤治疗；症见便秘重症，腹满，小便不利，或大便乍难乍易，时有微热，喘冒不能卧者，心中懊忱而烦者，宜大承气汤治疗；症见便秘轻症，腹满，心烦，伴口干舌燥，渴欲饮水，脉滑数，舌苔黄燥等症，宜调胃承气汤治疗；出现咽燥口苦，腹满而喘，发热汗出，不恶寒，反恶热，身重。若发汗则躁，心愦愦反谵语，烦躁不得眠，心中懊忱等症时，可予栀子豉汤治之。

6. 太阳病辨证：太阳病是人体感受外邪，正邪交争于人体浅表出现的病证。太阳主外，为"六经之藩篱"，太阳病与肺、督脉、足太阳膀胱经脉等有关。生理情况下，肌表无外邪侵袭，营卫调和，肺气宣降正常；病理情况下，正邪交争于表、营卫不和、肺失宣降，则见恶寒、发热、汗出异常、头项强痛、鼻塞、咳喘等太阳病变。糖尿病抑郁症如出现外感者可归于太阳病。相关论述见《伤寒论》第1条，曰"太阳之为病，脉浮，头项强痛而恶寒"。第37条："太阳病，十日以去，脉浮细而嗜卧者，外已解也，设胸满胁痛者，与小柴胡汤；脉但浮者，与麻黄汤。"第61条："下之后，复发汗，昼日烦躁不得眠，夜而安静，不呕，不渴，无表证，脉沉微，身无大热者，干姜附子汤主之。"第76条："发汗吐下后，虚烦不得眠，若剧者，必反复颠倒，心中懊憹，栀子豉汤主之。若少气者，栀子甘草豉汤主之。若呕者，栀子生姜豉汤主之。"糖尿病抑郁症患者在外感后，如出现情绪障碍，同时伴脉浮、头项强痛而恶寒、烦躁不得眠、虚烦不得眠、心中懊憹等症状时，可归属于太阳病。

与太阳病相关方证有干姜附子汤证、茯苓四逆汤证、桂枝去芍药加蜀漆牡蛎龙骨救逆汤证、栀子豉汤类证、栀子厚朴汤证、栀子干姜汤证等。糖尿病抑郁症兼见外感，若误治先下后汗，治疗失序出现昼日烦躁不得眠，夜而安静，不呕，不渴，无表证，脉沉微，身无大热者，可予干姜附子汤治之；糖尿病抑郁症兼见外感，若误治汗不得法而伤阳，误下又伤阴，致阴阳俱虚，出现烦躁者，属阴阳俱虚者，可予茯苓四逆汤治疗；若误治，出现惊狂，起卧不安者，属心阳虚，水饮痰邪乘机扰心者，可予桂枝去芍药加蜀漆牡蛎龙骨救逆汤治疗；糖尿病抑郁症兼见外感，出现情绪障碍，伴脉浮，头项强痛而恶寒，虚烦不得眠，心中懊憹，或少气，或兼见呕者等症状时，可予栀子豉汤、栀子甘草豉汤、栀子生姜豉汤治之。糖尿病抑郁症兼见外感，伤寒在表，不当下而用下法，使表邪内陷化热，出现情绪障碍，伴脉浮，头项强痛而恶寒，伴心烦、腹满、卧起不安者，可予栀子厚朴汤治之。若误治，而见下利，腹满疼痛，心烦等症，可予栀子干姜汤治之。

三阴病在糖尿病抑郁症中的地位

张仲景在《伤寒论》厥阴病提纲证中指出："厥阴之为病，消渴，气上撞心，心中疼热，饥而不欲食，食则吐蛔，下之，利不止。"明确指出肝在消渴中的发病地位。认为肝郁是发生消渴的重要因素，郁怒伤肝，易从化火，肝火炽盛灼津致津液亏耗，燥热内生而发生消渴。肝为刚脏，性刚而喜柔，体阴而用阳，木喜条达，好动难静，疏泄太过，气火升发，气有余便是火；肝又藏相火，故肝气郁遏，易从火化，内火自燃，侮土、刑金、冲心、耗胃，消烁五脏之阴精（津）是形成消渴的主要原因。

《伤寒论》认为，"脾胃为中州，升腾心肺之阳，提防肝肾之阴"，是六经发病的内在依据。《伤寒论》中十余次提及胃气，并以脾胃所致的营卫之盛衰作为疾病发展和转归的辨证依据，提出了"无犯胃气""令胃气和则愈"的治疗原则。《伤寒论》从辨证、立法、方药等方面，时时注意脾胃，体现出"四季脾旺不受邪"这一"脾胃为后天之本"之意。《伤寒论》创立的六经辨证，重点论述外感病，兼及内伤杂病。在疾病不同发展阶段，张仲景在理、法、方、药中，处处体现了祛邪与扶正的辨证运用。对于三阳病，以祛邪为主，但祛邪不伤正，如《伤寒论》太阳病中第一方桂枝汤中用生姜、大枣、甘草，少阳病之柴胡剂用人参、大枣、炙甘草，十枣汤用大枣，五苓散用白饮，白虎汤用粳米等；或用攻伐剂中病即止，如承气汤、大陷胸汤"得下止后服"，或阳明三急下证之用大承气汤急下存阴，皆在护胃气。对于三阴病，以扶正为主，如太阴病之"当温之，宜服四逆辈"，少阴病之四逆汤，取附子、干姜相配，补火生土，脾肾同调。少阴病、厥阴病为疾病危重期、终末期，有亡阳证、除中证，其预后转归取决于胃气、阳气，扶阳气、顾胃气成为治疗关键。而突出强调补脾胃者有小建中汤，张仲景首创肾气丸温补肾阳治疗消渴病，开温阳治法之先河。

《伤寒论》中时时注意脾胃，扶阳气、保护先天之肾的理论对治疗糖尿病抑郁症有指导意义。糖尿病抑郁症患者，临床上"三多一少"症状并不典型，细辨其证，阴虚之症不明显，却多伴阳衰气虚诸症，临床表现为倦怠乏力，神疲气短，面色㿠白，形体肥胖，不耐劳作，虚胖体弱，心悸气短，舌淡苔滑腻，有齿痕，脉沉细无力，虽口渴但无舌红少津，反多舌淡齿痕、苔滑之象。若脾阳虚，枢机不利致津液输布障碍，津不上承，出现口渴，饮水自救；脾阳不足，阳气虚衰，燥扰不宁，故引谷自救，而见多食善饥；脾失运化，其气不升反降，津液趋下，渗于膀胱，故见多尿；脾不散精，精微不布，下流原味而出，故小便有脂而味甜。若肾阳亏虚，命门火衰，不能蒸化阴液以荣养五脏，则五脏脆弱，可表现为乏力、消瘦、腰膝酸软、阳痿等症。若肾阳虚不能蒸精化气，肾气不足又不能化津液上润肺胃，则肺胃燥热，亦可出现口渴喜饮、多食善饥等症。久病体虚，阳气渐衰，变症百出，亦耗损阳气，致阴阳俱虚。如偏执阴虚燥热之论，墨守清热养阴之规，见口渴即用大量甘寒滋腻、苦寒清降之品，虽可缓解一时之症状，然则已伐患者生生之气，脾肾阳气受损。可见《伤寒论》中注重调肝气、健脾胃、护肾气对糖尿病抑郁症的诊治有重要作用。

糖尿病抑郁症是一种身心疾病。糖尿病抑郁症患者除了具有糖尿病的慢性内分泌代谢疾病的临床特征外，还兼有以情绪低落、活动能力减退及思维、认知功能迟缓等为主要特征的一类情绪障碍，是颇为棘手复杂的疾病，临床上正确应用六经辨证方法对糖尿病抑郁症进行诊断及治疗具有重要临床指导意义。

294　糖尿病抑郁症从六经厥阴病论治

　　糖尿病抑郁症，属中医学"消渴""郁证"范畴，临床常见情绪抑郁，晨重夕轻，思维迟缓，反应迟钝，记忆力降低，胸闷，心悸，失眠，心下痞塞，脘腹胀闷等症。由于近年来其发病率的逐步上升，日益为临床所重视。研究发现，我国糖尿病抑郁症的发病率是健康人群的2～3倍，51%的糖尿病患者存在不同程度的抑郁症。学者李巨奇等从伤寒六经厥阴病入手，探析了糖尿病抑郁症辨证及诊疗思路。

厥阴经与糖尿病抑郁症的关系

　　《灵枢·五变》曰："五脏皆柔弱者，善病消瘅。"《素问·六元正纪大论》认为本病可"木郁达之，火郁发之，土郁夺之，金郁泄之，水郁折之"。黄元御之《四圣心源》提出"消渴者，足厥阴之病也……凡木之性，专欲疏泄，疏泄不遂，则相火失其蛰藏"。清代高世栻所著《医学真传》则以为，"消症生于厥阴下水而卜火，风火相煽，故生消渴诸症"。本病虽与肺、脾、肾三经密切相关，而厥阴肝、心包经发病，则是贯穿消渴郁证始终的发病基础。情志失调、肝郁失疏、气滞血瘀是消渴病的重要病因病机，而厥阴心包、肝二经功能的失调，在糖尿病抑郁症的发生、发展过程中则起到了极其重要的作用。

糖尿病抑郁症厥阴病辨证分型

　　1. 厥阴血虚寒凝，肝阳失用，阴阳不和致郁：六经厥阴肝经耗伤太过，营血不足，复因外邪所干，寒气郁遏，肝阳失用，伸展升达疏泄失常，出现营卫交接不畅，并阴阳之气不相顺接，因而致病。历代医家均认为，本证在病机上可分阳虚血弱、血虚寒凝、寒凝血瘀，阴阳亏虚，寒凝厥阴经脉，虚实并现的特点，但以血虚寒凝为辨证关键。肝血不足，脏无所藏，心无所主，肝阳失用，在外则营卫不和，在内则阴阳不接，临床乃见心悸、烦躁、失眠、面色无华、眩晕、肢厥、脉细欲绝等证，方选当归四逆汤为宜，以取温经散寒，养血通脉，安神解郁之效。

　　2. 厥阴阳郁失宣致郁：四逆散证虽方属少阴，但其证属厥阴热厥范畴。厥阴风木疏泄失常，肝经阳气郁结，伸展条达不利，致阳气郁而失伸，心失温养，或肝经郁久化热，上扰心神，是以发为消渴郁证。前有学者提出，四逆散当属于少阴阳郁证的范畴。张璐玉则认为，"邪传至少阴，陷下于里，而不能交通于阳分，乃至四逆下利。此证虽属少阴，实脾胃不和"。《医宗金鉴》则提出"热厥者，三阳传厥阴合病也，此则少阳厥阴"。陈亦人认为此证"由肝胃气滞，气机不畅，阳郁于里，不能通达四末所致"。推张璐玉之说，病在少阴兼阳明、太阴，宜和脾胃，通阳分。综《医宗金鉴》之意，病在少阳厥阴，宜调畅枢机，畅达阴阳即可。阳气的升达宣散，与脾胃中州斡旋、肾阳温助、肝阳升发密切相关。若阳郁而体瘦兼有热象者，宜增栀子、牡丹皮之品；若脾胃气虚者，可予四逆散合理中丸；脾胃升降不和者，可予泻心汤、小柴胡汤类方合方加减；若肝阳不足者，可给予吴茱萸汤；兼肾阳不足，阳失温助者，予以四逆汤加减合方治疗。

　　3. 寒热错杂，肝热脾寒，火逆神乱致郁：厥阴寒热错杂之证，上、中、下三焦各有差异，上有真热，中阳不足，下有真寒，元阳大伤。寒邪郁滞肝阳，久致厥阴肝、少阳胆二经相火郁极而发，木火之气上冲，表现出一派上热、中虚、下寒之证。肝血失藏，心营失养，魂不入肝；脾肾阳虚，元阳大伤，心失温煦；木火上冲，逆乱心神，魂不归舍；肝失疏泄，阴阳之气不相顺接，阴阳失交，水火不济。以上诸因兼夹，神魂逆乱，阴阳颠倒，故可发为消渴郁证。

刘渡舟认为，此证初为厥阴阳郁，寒邪凝滞，相火失伸，怠少阴阴寒气衰，二经相火作星火燎原之势，郁极而发，同时兼有中焦脾胃虚寒之证。姜建国强调厥阴阴气之量最小，阴精不足。朱章志认为厥阴病表现为"肝热脾寒，或上热下寒，寒是真寒，热是真热"的病机特点。综合以上各家学说之长，可以较好地概括厥阴病消渴郁证的病机特征。本证临床上，上有厥阴气、火上冲之热证，中有太阴脾阳虚弱，下有少阴肾阳衰怠，外有厥阴在经在表血虚寒凝，入里尤尚可见厥阴脏寒，以"消渴，气上撞心，心中疼热，饥而不欲食，食则吐蛔，下之利不止"，四肢逆冷，呕烦并作，表现为"时烦时止，得食而烦，须臾复止"的临床特点。张仲景方选乌梅丸以清上温下，养阴温阳，引阳入阴。方中以黄柏、黄连泻肝火，乌梅敛肝阴，当归养肝血，桂枝、细辛助肝阳，人参、川花椒、干姜温中阳，附子、干姜固元阳，人参大补元阳之气。纵观本方，实即当归四逆汤、四逆汤、理中汤三方合方而成，三阴并治，重在厥阴，兼顾太阴、少阴，具有寒温并用，偏于酸收的特点。

4. 寒热错杂，肺热脾寒，阳郁阴伤致郁：厥阴病证属寒热错杂，肺热脾寒之证。其证阳气郁遏失于条达，阴阳互伤各居上下，阳气并于上，阴液并于下，阴阳之气不相顺接。阳郁之热逆于上，灼伤肺络，烦乱心神，故见喉咽不利、唾脓血、心胸烦闷、失眠等症。脾虚寒盛滞于中，故见"泄利不止""下部脉不至"。邪陷入里，脏腑所干，阳郁失伸，故见"寸脉沉而迟，手足厥逆"等症。仲景方选麻黄升麻汤以发越郁阳，清肺温脾，调和营卫，滋营养血。刘渡舟认为本证"阳郁不伸，阴阳失和"，遣方寒热并用，偏于宣发。方中白术、茯苓补中焦，止下利，交通阴阳、上下，总不失交通心肾、调和阴阳、调和营卫之旨。

5. 寒热错杂，胃热脾寒，寒热格拒致郁：厥阴病证属寒热错杂，肝热犯胃，肝胃不和，兼太阴脾寒之证。其证胃热脾寒，寒热格拒，寒为真寒，热为真热，易与黄连汤证混淆。临证但除心烦失眠，烦躁易怒，面部烘热，便溏下利，仍以呕吐为主，表现为"食入即吐"的特征。方选干姜黄芩黄连人参汤，以清胃温脾，交通阴阳。有学者认为本方寓有一半理中，故临证治疗"胃热脾寒，脾胃不和"之证，亦可随证加减变化而收良效。

6. 其他：消渴郁证，临床除典型的厥阴病寒热错杂证致郁之外，还有厥阴肝经偏于阴虚、阳虚的病证发生。肝阳虚衰，肝用失助，肝脏的生理机能衰退，临床常见郁郁寡欢、疲乏无力、忧思善虑等症状。范平等亦提出肝肾阳气"主动"维持肾-脑-心-肝系统，是"阳虚致郁"的生理基础。患者阴寒内盛，上扰清阳，中困中州，下伤元阳，外凝于经脉，里侵于肝脾肾，三阴经脉阳气俱虚。厥阴为病，本源于少阴之脏寒，相火抑郁而阳复，兼病程迁延，多耗伤阴精营血，尚可出现心肝血虚、肝肾阴虚之证。针对厥阴、少阴兼见的肝肾阴虚之证，宜取黄连阿胶汤证方意加减。或合仲景酸枣仁汤方，添鸡血藤、首乌藤、珍珠母、石决明、茯神、远志等品平肝养血，重镇安神。兼肝阴虚者，方宜六味地黄汤、一贯煎、当归芍药散等亦佳。兼肝血虚者，必寓四物汤补养方宜。临床若见肝肾阴虚、心火上炎之证，致消渴郁证以心悸、善惊为主症，可参照李东垣朱砂安神丸（《内外伤辨惑论·卷中》）、程国彭安神定志丸（《医学心悟·不得卧》）加减治疗。

讨 论

仲景从六经辨证，厥阴经包括足厥阴肝、手厥阴心包二经。厥阴为三阴之枢，其经多血少气，内寄相火，与足少阳胆经相表里，亦为一身神明出入心主、肾舍的肇始之经。厥阴肝木藏经之血，滋养心神，在脏可助心肾阴阳调和，出表可助四末营卫气血、阴阳气顺利交接。《素问·阴阳类论》曰"一阴至绝作朔晦"，说明厥阴经本具有"两阴交尽，阴尽阳生，阴阳转化"的特点。丁德用亦曰："三焦者，臣使之官，位应相火，宣行居火命令，行使诸阳经中。"说明少阳胆、三焦二经亦可代厥阴于阳经行使相火之令，故谓之"厥阴之使"。厥阴为阴阳转换之枢，可助阴阳上下升降，阳气生发交接，水火阴阳既济。少阳为半阴半阳、半表半里之枢，可助阴阳二气表里出入，营卫交接，畅达三焦。机体通过调畅枢机，调和阴阳，实现厥阴肝、心包二经自身的顺序交接，则肝藏魂、主疏泄及心包护主藏神的功能可维持正常状态。

凡外邪侵犯厥阴，致肝经郁滞不畅，血不归肝，魂不入脏，神无所主，心包护主失常，乃影响厥阴经脉两阴交尽，阴尽阳生，以致阴阳转换之枢不利，这就是实邪所致厥阴消渴郁证的基本病机。如果厥阴经脉营气衰少，血无所藏，阴不制阳，肝气内伐，肝阳上逆，乃影响厥阴经脉两阴交尽，阴尽阳生，以致阴阳转换之枢不利，此为虚邪所致厥阴消渴郁证的基本病机。张有为等辨抑郁症为初、中、末三期，实及肝、胆、脾、胃，虚及心、肺、肝、肾。但临床三期少见，虚实夹杂者仍为多数。施海婷专从脾论治，认为因脾致郁。郁生必因脾虚为本，脾虚而致肝虚；肝虚为机，疏泄失常，是而生郁。临床治消渴郁证，仍需太阴、少阴、厥阴三阴并治，厥阴为重，方为得法。

厥阴经病久，痰瘀互结，血不利则为水，或寒火内停，损伤阳精，或相火妄动，耗伤气阴，最终发展为阴阳互损、阴阳互衰的寒热夹杂之证。痰、瘀、水三大病理产物停于六经，气机郁滞，阴阳失和，阴阳气不相顺接，厥阴枢机受阻，出现消渴郁证六经发病的典型特征，除可按伤寒六经辨证的要求论治外，若从厥阴病寒热夹杂证论治出发，兼顾其他五经论治，不失为一条辨证思路清晰的捷径。

295 糖尿病神经病变从六经辨治思路

糖尿病神经病变临床表现多样，如头面部多汗、四肢远端对称或非对称性麻木、刺痛、烧灼感、蚁走感，双下肢有袜套样的感觉减退或缺失，跟腱和膝腱反射减退或消失，心慌气短，腹泻或便秘，失眠，皮肤瘙痒等。此病可结合主要临床症状，归属中医学"血痹""痹证""汗证""便秘""心悸"等病症范畴讨论。《伤寒论》六经辨证体系是融经络、脏腑、阴阳、邪正、气化、疾病发展阶段、治法、方药、调护在内的综合性临床辨证论治体系。"六经钤百病"，疑难杂病均可按六经辨证论治。学者王静茹等临床采用六经辨证方法治疗糖尿病神经病变，体会较其他辨证方法有简便、治疗目标明确、选方用药灵活、疗效可靠等特点。

六经六病统筹，病证结合辨证

《伤寒论》每篇均以"辨××病脉证并治"为题，这里的"病"指的是六经病，即太阳病、阳明病、少阳病、太阴病、少阴病、厥阴病。糖尿病周围神经病变的临床症状，可从六经辨证。"脉"指脉象，是辨证诊断的重要依据。"证"指每类病的主要证型，如太阳病有太阳伤寒证、太阳中风证等，厥阴病有上热下寒证、厥证等。"治"应该理解为综合治疗方法与步骤，包括治则、治法、遣方、用药、用药、减法、服法、针灸、理疗、禁忌，等等。这种以六经六病统筹汤证，病下分证，病证结合的辨证论治方法，用于糖尿病神经病变的辨证论治，可以化繁为简认病识证，切中病位，提高临床诊疗能力。

1. 泌汗功能异常和皮肤感觉异常时，可归属太阳病论治：糖尿病神经病变常因自主神经或/和交感神经功能受损，影响人体正常的体温调节而发生泌汗异常，常表现为头面目汗多、上半身汗多，皮肤颜色变化、瘙痒感、蚁走感、灼热感，甚至发生皮肤溃疡或毛囊炎，显然病位以皮毛为主，六经辨证在表，属太阳病。《黄帝内经》曰："其在表者，汗而发之。"治疗方面，根据寒热虚实不同，辨证属表虚者用桂枝汤加减治疗；属虚阳气不足者，可选桂枝加附子汤加减治疗。辨证属表实者，可选麻黄汤证或麻黄附子细辛汤加减治疗，属表郁者，可选桂枝麻黄各半汤证加减治疗。

2. 大便时干时稀、胃肠不适时，可归属阳明病太阴病论治：糖尿病胃肠自主神经病变实证者，常表现为心下痞满、难治性便秘、腹胀心烦、胃痛伴大便黏腻、口臭齿痛等，此为热邪留于胸膈和肠胃，属阳明病。热绕胸膈者，可选栀子豉汤加减治疗；热盛伤津者，可选白虎加人参汤加减治疗；肠燥便秘、阳明腑实者，辨证选用泻下类方。如见潮热，手足多汗，躁扰，脐周通者，选大承气汤证加减；潮热，汗出，心烦，腹大满痛者，可选小承气汤加减；全身汗出，心烦、腹满者，可选增液承气汤加减；小便数而大便硬者为脾约，可选麻子仁丸加减治疗；肝胆湿热者，见伤寒，身黄发热者，选用栀子柏皮汤；见一身面目俱黄，黄色鲜明，发热，无汗或但头汗出，口渴欲饮，恶心呕吐，腹微满，小便短赤，大便不爽或秘结，舌红苔黄腻，脉沉数或滑数有力者，可选茵陈蒿汤加减治疗。

糖尿病胃肠自主神经病变虚证，病位多以脾胃虚弱为主，属太阴病。中阳不足见自利不渴，寒多而呕，腹痛便溏，脉沉无力者，可理中汤加减治疗，脾虚气滞见腹胀满，上午轻，下午重，傍晚尤重，发作时候畏寒拒按者，可选厚朴生姜半夏甘草人参汤加减治疗。脾虚腹痛属于土虚木乘之腹痛者，选桂枝加芍药汤加减；属腹满大实痛者，可选桂枝加大黄汤加减治疗。水气凌心见胸胁支满，目眩心悸，短气而咳者，可选苓桂术甘汤加减治疗。脾虚下利见协热下利，利下不止，心下痞硬，症见表里不解者，可选桂枝人参汤加减治疗。

3. 气逆、喜叹息或烦躁，痞满，可归属于少阳病：糖尿病胃肠自主神经病变常表现为虚实夹杂、邪在半表半里，临床检查多见脂肪肝、胆囊炎、胆囊息肉、胆结石等疾病。这些肝胆相关病的病机以肝失疏泄，气机不畅为主。少阳枢机不利者，可选柴胡类方加减治疗。如口苦咽干、右胁疼痛不舒者，可选用小柴胡汤加减；兼情志不畅、大便秘结者，可予大柴胡汤加减；大便硬结、排便困难者，柴胡加芒硝汤加减治疗；大便稀溏者，可选柴胡桂枝干姜汤加减治疗。属太阳少阳合病见发热恶寒、肢体疼痛者，可选柴胡桂枝汤加减治疗。兼见大肠湿热，自下利者，可选黄芩汤加减治疗。兼郁证胸满烦惊，小便不利，谵语，一身尽重，不可转侧者，可选柴胡加龙骨牡蛎汤加减治疗。

4. 心悸、怔忡、眩晕、尿频、阳痿等，可归属少阴病论治：糖尿病心脏自主神经病变主要病位在心、肾。属阴虚火旺，心肾不交心烦失眠，舌红苔燥，脉细数者，可选黄连阿胶汤加减治疗。属心阳虚者，属其人叉手自冒，心下悸，欲得按者，选桂枝甘草汤加减；自觉气从少腹上冲心者，选桂枝加桂汤加减；心悸多梦，不耐寒热，舌淡苔薄，脉来无力者，选桂枝甘草加龙骨牡蛎汤加减治疗。属心阴阳两虚形瘦短气，虚烦不眠，自汗盗汗，咽干舌燥，大便干结，脉虚数者，可选炙甘草汤加减治疗。属肾阳虚衰见四肢厥逆，恶寒蜷卧，神衰欲寐，面色苍白，腹痛下利，呕吐不渴者，可选四逆汤加减治疗。属阳虚水泛见心下悸动不宁，头目眩晕，畏寒肢厥，小便不利，身体筋肉瞤动，站立不稳，四肢沉重疼痛，水肿者，可选真武汤加减治疗。属寒湿身痛见背恶寒，身体骨节疼痛，口中和，手足寒，脉沉者，可选附子汤加减治疗。

5. 面红，胸中烦热或肢麻凉疼痛等，可归属于厥阴病：糖尿病神经病变合并抑郁症或焦虑症，病位主要在肝、脾、心。属上热下寒见脘腹阵痛，烦闷呕吐，时发时止，得食则吐，甚至吐蛔，手足厥冷，或久痢不止，反胃呕吐者，可选乌梅丸加减治疗。属胃热脾寒见胃脘疼痛，饥饿时加重，吞酸，纳差者，可选干姜黄芩黄连人参汤加减治疗。属阳气内郁，肺热脾寒见手足厥逆，咽喉不利，吐脓血者，可选麻黄升麻汤加减治疗。属血虚寒凝见血虚寒滞、湿痹挛痛之证者，可选当归四逆汤加减治疗。属肝胃沉寒手足厥逆，舌淡苔白，脉细欲绝，或兼见头顶痛，干呕、吐涎者，可选当归四逆加吴茱萸生姜汤加减治疗。属厥阴热利腹痛，里急后重，肛门灼热，下痢脓血，赤多白少，渴欲饮水者，可选白头翁汤加减治疗。

基于六经辨证，临床分期治疗

《伤寒论》论疾病按"病"的由表及里、病邪由浅入深、病情由轻到重，分为太阳病、阳明病、少阳病、太阴病、少阴病、厥阴病。六病动态演变过程中，出现变证、并病、合并等情况，体现了临床分期分证的治疗学思想。糖尿病神经病变由糖尿病血糖控制不良所致，随着疾病发生、发展、变化，与糖尿病病程、病情直接相关，也存在显著的病邪由浅入深、病情由轻到重的变化过程。现临床以早期、中期、后期，分期归类辨证论治方案。

1. 病变早期手足麻木为主，以周围神经病变多见：早期糖尿病神经病变患者的感觉以四肢末梢对称性麻木为主，多属中医学"血痹"范畴。主要由糖尿病高血糖引起肺热津伤，或胃热伤津耗气，气血亏虚，气滞血瘀所致。临床或表现为气虚血瘀，或表现为阴虚血瘀；或表现为气阴两虚兼瘀，主要病机为络脉瘀阻，肢体肌肤失荣，主要临床表现为间断性双手和/或双足末梢麻木，或肢体感觉蚁行感、步履踩棉花感等。此期主要病变在表，可归属太阳病论治。

体表为人体藩篱，受太阳经统摄。太阳经气散布于全身皮肤、腠理，起温煦肌肤，抵挡外邪的作用。外邪侵袭人体，太阳首当其冲。体表营卫失调，则络脉瘀阻，气血运行不畅，而出现肌肤麻木不仁，或伴发热恶寒、疼痛，脉浮等症状。此为早期糖尿病神经病变的主要特征，病情较轻。治疗方面，应首重解表法，以调和营卫，调和气血。调和营卫可选桂枝汤加减，调和气血可选黄芪桂枝五物汤加减。黄芪桂枝五物汤加减，能调和营卫、祛风散邪、益气温经、活血通痹，为本病本阶段的治疗良方。研究发现该方能显著提高本病患者的神经传导速度，降低血液黏度。

2. 病中期肢麻、肢痛、肢木，多为神经病变伴下肢体动脉硬化：中期糖尿病神经病变以肢体疼痛，四肢寒凉为主，属少阴病"厥寒"范畴。本期由早期发展而来，病邪由表入里，由浅入深而致。糖尿病神经病变日久，气虚血瘀和/或阴虚血瘀迁延不愈，气损及阳，阴损及阳，逐渐形成阴寒凝滞，气滞血瘀，导致痰瘀互结，脉络痹阻，出现肢体麻凉刺痛，或钻凿痛或痛剧如锯，夜间尤甚症状。此如《伤寒论》辨少阴病脉证并治篇第 351 条所曰："手足厥寒，脉细欲绝者，当归四逆汤主之。"成无己《注解伤寒论》释为"手足厥寒者，阳气外虚，不温四末，脉细欲绝者，阴血内弱，脉行不利。与当归四逆汤，助阳生阴也"。临床以本方治疗该病，与维生素 B_1 和维生素 B_{12} 肌内注射治疗比较，疗效显著。研究证实，该方能提高该病患者的运动和感觉神经传导速度。

3. 病后期肌肉萎缩、肢体废用，多为神经病变伴动脉硬化斑块或闭塞：后期糖尿病周围神经病变临床表现以肌肉萎缩，运动迟缓，四肢麻木为主，属厥阴病。本期多由上两期迁延日久所致。主因为久病气血亏虚，阴阳俱虚。长期肢体麻木疼痛，活动受限，则血行缓慢，脉络瘀滞，肢体、肌肉、筋脉失于充养，导致肌肉日渐萎缩、肢体软弱无力，常表现为寒热错杂症状。上热常伴有心烦，口臭，口舌生疮，口干喜饮。下寒多表现为大便溏泻，下肢寒凉，小便清长。治疗宜寒温并用，攻补兼施，方选乌梅丸加减，临床证实疗效显著。

验案举隅

患者，男，58 岁。2020 年 4 月 28 日初诊。主诉间断口干喜饮 15 年，加重伴四末麻木、疼痛 2 个月余。患者自述 2005 年春，单位常规体检发现高血糖，当时当地医院进一步检查，空腹血糖 9.6 mmol/L，早餐后 2 小时血糖 13.6 mmol/L，糖化血红蛋白 7.8%，诊断为 2 型糖尿病，自己未重视，未规则治疗。曾间断口服阿卡波糖降糖，空腹血糖控制在 6～11 mmol/L，餐后未测。近半年来，血糖控制不理想，空腹血糖 8～13 mmol/L，早餐后 2 小时血糖 9～16 mmol/L，自觉下肢麻木疼痛，发凉、灼热、蚁行感、电击样痛，1 个月前在某三甲医院经肌电图检查确诊为糖尿病周围神经病变，给予甲钴胺口服欠效。刻下症：形体消瘦，倦怠乏力，下肢酸软，肢体麻木疼痛，局部灼热感，下肢时有蚁行感、电击样痛感，自汗，有怕冷、怕热感觉，手足凉，纳眠可，大便每 1～2 日 1 次，不成形、黏腻，小便有泡沫，舌质紫暗，边有齿痕，脉弦滑。既往有高血压、高脂血症、动脉硬化。西医诊断：2 型糖尿病、糖尿病周围神经病变、高血压、高脂血症、动脉硬化症。中医诊断：消渴病痹症，眩晕，血浊。辨证为气虚血瘀络阻证。治以益气活血通络为主。方选黄芪桂枝五物汤加减。

处方：生黄芪 30 g，桂枝 15 g，白芍 30 g，生姜 30 g，大枣 15 g，炙甘草 15 g，姜黄 15 g，吴茱萸 6 g，鸡血藤 30 g。每日 1 剂，水煎分早、晚各服 1 次。

二诊（2020 年 5 月 26 日）：服药 4 周后，患者诉下肢蚁行感、点击样痛消失，乏力改善，四肢麻木疼痛减轻 70%。纳眠可，大小便调。但仍觉有时双下肢烘热或冒凉汗。查舌苔薄白，舌体胖大边有齿痕，舌质紫暗，脉弦细滑。自测空腹血糖 6.8 mmol/L，早餐后 2 小时血糖 7.6 mmol/L。上方去姜黄、吴茱萸，继给予 14 剂。

随访 2 个月，患者诸症除，体质量增加 2 kg，血糖理想控制。改中成药善后。随访至今，未见复发。

按语：本例糖尿病神经病变的临床表现可归属中医"血痹"讨论。本病属糖尿病日久，气阴（血）两虚所致。气虚则血行无力，血虚则脉瘀阻。气属阳，血属阴，阴阳两虚则寒凝血瘀发病。其病可归属太阳病，表虚血瘀证，病机以气血不足，寒凝血瘀为主，气亏血虚，因寒致瘀，脉络肌肉失去温煦。病机特点为气血阴阳俱不足为本，寒凝血瘀为标。《灵枢·邪气脏腑病形》曰："阴阳形气俱不足者……而调以甘药。"甘药入脾，脾主四肢，主肌肉和气血运行。黄芪桂枝五物汤为桂枝汤去甘草，倍生姜，加黄芪组成。桂枝汤本身治太阳体表虚弱证，有温养、调和气血作用。本例糖尿病周围神经病为太阳表虚的血痹，临床症状主要为肢体麻木不仁，因体表虚衰，津液不足于外，机表营养不良，肢节神经麻痹，神经末梢营养不足所致。黄芪甘温，益气养血，助阳固表；桂枝解饥祛风，温养通阳，调和气血。芪桂合用，补中有通，固表而不留邪，扶正祛邪。重用生姜，温中散寒，助芪桂发散表邪。白芍敛阴，和营养血，祛风除痹。大枣甘平，气血两补，姜枣相伍，调和营卫。全方补气养血，通经散寒，和营止痛。本例加入姜黄行气通经止痛，吴茱萸散寒止痛，鸡血藤活血补血止痛，共凑温经散寒，养血活血止痛之功。

　　糖尿病发生机制复杂，变化多端，至今尚未明确，近几年应用中医药辨证施治取得了明显优势，其中大多都以《伤寒论》方证立论，应用经方常收理想效果，灵活运用经方已成为当代中医药治疗糖尿病领域的重要特色。应用《伤寒论》六经辨证初步建立糖尿病神经病变辨证论治框架，同时结合卫气营血、经络脏腑对糖尿病神经病变辨证论治发挥了良好的理论应用性、临床实践性和辨治精确性，从而更好地发挥中医药治疗糖尿病的优势。

296   糖尿病肾病六经辨证理论

《伤寒论》以"三阳""三阴"理论阐释多种外感及内伤杂病的形成、发展及演变，后世把该理论总结为"六经辨证"。多数医者利用六经辨证的方法辨证外感病，杜雨茂宗"仲景之六经，为百病立法，不专为伤寒一科"，创肾脏疾病"三阳""三阴"六经辨证观，临床诊疗中发现糖尿病肾病的发生、发展也遵循由表入里，由轻到重的传变规律，这与仲景疾病由"三阳"到"三阴"的六经传变规律相符合。学者范增慧等受其启发，借鉴杜雨茂肾脏疾病"三阳"到"三阴"的六经传变规律及纲领体系，在遵循中医整体辨病观念的基础上，以六经辨证体系对糖尿病肾病进行了梳理，以六经辨证为依据立法指导糖尿病肾病的诊疗及用药。

六经辨证概要

六经辨证是《伤寒论》的核心辨病理论，该理论以"三阳""三阴"阴阳体系为基本框架，充分汲取了脏腑、经络、八纲、气血生理功能、病理变化学说的精髓，其完善、成熟，具有较高的临床实用价值。刘渡舟认为六经辨证的实质是经络，该理论以三阴、三阳六条经络及其络属的人体脏腑为基础，其独特之处在于以时间轴衡量阴阳变化，把握和判断疾病阶段、病性、正邪盛衰变化规律，对疾病演变过程中各种证候进行分析、归纳，借以判断病位、病性、病机，该理论为临床辨治多种疾病提供了独特的诊疗思路。杜雨茂多年从事经方辨治肾脏病研究，认为肾脏疾病病机虽复杂，但其辨证仍不越六经范围，创造性提出肾脏疾病六经辨证立法用药纲领体系。对临床糖尿病肾病诊疗经验总结发现，首辨阴阳，次辨归经的六经辨证规律，在辨治糖尿病肾病方面有独特价值。

糖尿病肾病六经辨证依据

近年来糖尿病肾病已成为肾病科常见多发的疑难病证，西医治疗常常仅能治标，并不能达到治本的效果。中西医结合治疗成为近年的热潮，因其常累及五脏六腑，中医临证中大多采用脏腑辨证为主。疾病是一个动态变化过程，采用六经辨证糖尿病肾病有以下几点依据及优势：糖尿病肾病初、中、末各期病情发展、变化按照由表入里，由轻转重，由腑传脏，由实及虚，由热转寒之生理、病理动态变化，与六经辨证"三阳"到"三阴"的传变规律相符合；继发于糖尿病的糖尿病肾病临床常因多种并发症而呈现多种证候，病情复杂、多样，又因脏腑互根，阴阳相合，经络相互络属，常不能简单地将其归属于某一脏腑、经络、一阴、一阳，此时采用六经动态发展观及合病、并病理论辨证就独显其优势；按六经辨证方法辨治疾病常依其传变规律，因此治疗时也需逐经施治，临床上糖尿病肾病有其严格的分期，各期六经重点各异，先辨某经，预测该经将传之阶段及时斩断六经传变道路，采用经方有针对性按各经重点施治，达到"未病先防，既病防变"的优化诊疗方法，使经不传则愈；六经辨证以阴、阳为纲建立的表里同治，寒温并用治疗原则适用于病机复杂的糖尿病肾病，其严格以六经辨证为原则创制的药精效宏、组方严谨的经方在糖尿病肾病临床治疗中疗效确定。

糖尿病肾病疾病进展与六经病转归息息相关，利用六经辨证与五脏相结合的方法辨证糖尿病肾病不仅丰富了其临床辨治的方法，还拓宽了六经辨证的应用范围。

然而糖尿病肾病患者体质各异，不同病期疾病病性多样，水肿病机复杂，临床中大多非单纯发病而呈现出典型的六经某一经证候，因此单独使用某一经辨治糖尿病肾病水肿很难收到确切疗效，常需多经辨证。糖尿病肾病素有少阴本虚的证候特点，其初期太阳卫外不固，疾病常因外感而急性发病，或因外感而加重诸症。此时疾病起病较快、肿势传变迅速，按照六经辨证初期临床常辨证为太阳少阴合病，使用经方辨治亦有良好效果。糖尿病肾病中期与太阴少阴相关，少阴肾阳虚损常涉及太阴脾阳，脾、肾俱病阴阳失调，脾运失司，肾失气化，水湿浊邪停聚体内，常辨证为太阴少阴并病；糖尿病肾病末期病情危重，症状复杂多变。其临床出现的恶心呕吐、肢体震颤、动风抽搐、昏迷昏厥等证候符合厥阴寒热错杂、阳阴殆尽之病机，因此可辨证为厥阴病。

糖尿病肾病六经辨治理论

1. 三阳病期：六经辨证的核心是疾病按照六经相关的脏腑、经络及六经传变顺序发生、演变。按六经辨证方法辨证消渴病肾病，在三阳阶段当按照太阳→少阳→阳明的传变规律发展，然而消渴病肾病衍生于消渴病，病初三消症状明显，患者胃热阴虚，食欲较佳，大便干结，小便频数，一派阳明病"胃家实"之象，可辨证为阳明病。少阳居半表半里，为津液运转之枢，阳明"胃家实"逐渐影响少阳，致其枢机不利，三焦水运失司，水饮内停，发为水肿，此时可辨证为少阳病，可使用小柴胡汤化裁治疗。

太阳病阶段当是糖尿病肾病疾病的初始阶段，患者素体虚弱，邪易侵袭，风寒外感客于足太阳膀胱经，病情较轻，仅现风寒袭表恶寒、发热、头痛等太阳经轻症，重则经证传腑影响到膀胱的气化功能，膀胱气化失司，水肿发生，太阳病期当是其水肿急性起病或疾病急性加重阶段。《伤寒论》原文第71条曰："太阳病，发汗后……若脉浮，小便不利，五苓散主之。"临床应用五苓散通阳化气利水治疗糖尿病肾病水肿疗效显著。糖尿病肾病由于其疾病的特殊性，病在三阳并不按照传统疾病三阳规律传变，而依阳明→少阳→太阳的规律发展、演变。

2. 三阴病期：六经辨证重视疾病"三阳"到"三阴"的阶段性传变规律，然而由于糖尿病肾病处于消渴病的中后期，伴随疾病进展，阳损及阴，阴阳俱虚，其并发症逐渐增多，临床表现复杂多样。加之糖尿病肾病患者素体少阴本虚，寒邪可不经三阳直中少阴，或在三阳经停留极短时间即转入三阴病期，临证发现糖尿病肾病处于三阴病期、两阴合病期或阴阳合病期者为多，只是某一经的侧重点不同。在此重点论述糖尿病肾病太阳少阴阶段、太阴少阴阶段及末期厥阴病阶段。

（1）太阳少阴合病："盖太阳者，少阴之表"，太阳、少阴经络表里相关，相互络属，生理上联系密切，病理上相互牵制。太阳阳亡，损及少阴，或少阴阳气本虚，复感外邪，常致太阳与少阴两经同时受邪，互相转化。太阳少阴络属的脏腑与消渴病肾病的病位、证候息息相关。糖尿病肾病的典型症状是水肿，水肿伴随疾病初、中、末期，且病情顽固，病程较长。肾与膀胱阳气的盈亏可侧面反映糖尿病肾病水肿症状的轻重及程度，对预测该病水肿轻重变化尤为重要，常常不能忽视。足太阳膀胱经络肾属膀胱，肾阳是膀胱气化功能调节和控制的关键枢纽，而膀胱本身属足太阳膀胱经，其经脉为人体阳气最盛之处，经脉自身的阳气也是其气化功能发挥的重要来源。肾为一身阳气之根本，水液的正常运行、施布需依靠肾阳的蒸腾、布化。糖尿病肾病太阳防御不及，素体少阴本虚，加之寒邪过重，常致寒邪直中太阳少阴两经，进而邪犯膀胱，膀胱气化失司，肾阳被寒邪闭阻于内，寒凝窍闭，共同导致糖尿病肾病水邪停蓄，内外泛溢。此期少阴本虚是其水肿缠绵、顽固的根本原因，而太阳直中少阴则是其水肿诱发或加重的重要机制。糖尿病肾病另一典型症状是泡沫尿。泡沫尿的发生亦是太阳经防御功能下降及少阴本虚交互影响的结果。少阴肾脏本虚是太阳外邪袭肾的前提；太阳卫外不固又是外邪易中少阴的先决条件。风善动具开泄之性，外风侵袭，太阳防御不及，或少阴本虚外风直中，导致肾虚，其封藏、固摄精微能力下降，精随尿泄，发为泡沫尿。临证中太少俱病，表里相兼的糖尿病肾病很常见。其能辨证为太阳少阴合病是由其疾病本身的特殊性和太阳少阴经络及其络属的膀胱、肾脏腑的生理、病理特性决定的。

按六经辨证理论，太阳之气根源于肾，少阴阳气充盛于内，太阳始能卫外而为固。临床辨证"太少合病"糖尿病肾病时常需透过太阳易感、风邪易袭之现象看到少阴肾脏本虚的实质，治疗直击病所。太少合病之治疗既别于太阳，又异于少阴，仲景提出"少阴病……脉沉者，麻黄附子细辛汤主之""少阴病，得之二三日，麻黄附子甘草汤微发汗"。两方紧抓疾病太阳受寒、少阴阳虚之实质，使用时应权衡疾病表里、轻重、缓急合理选用。另外麻黄附子甘草汤在《金匮要略》中又名麻黄附子汤，专治水气病，治疗水肿疗效显著。糖尿病肾病肾阳不足，复感外邪，浮肿加重；肾气不固泡沫尿增多，证属太少两感时病机与之吻合。因此治疗时合理选用两方温经助阳充内，微汗解表固外，两解表里之邪，临证亦可根据水肿的严重程度酌情加入五苓散化裁。

（2）太阴少阴并病：糖尿病肾病邪气进一步深入，从三阳进展至三阴，疾病已跨入慢性阶段。三阴病期一般为糖尿病肾病中后期，此期脾肾俱病，脾从"阴化"、肾从"寒化"，疾病侧重在肾主水功能失调。因患者体质差异及脏腑虚损程度不同，太阴少阴侧重点也不同，或偏太阴，或偏少阴，最终进展至脾肾阳虚较重而以肾阳虚损为主的糖尿病肾病太阴少阴并病特殊病期。病偏太阴脾从"阴化"，太阴居三阴之首，其主脏在脾，太阴素主湿，能运化精微，太阴虚损，水肿、蛋白尿出现。太阴脾阳需赖肾阳温煦，少阴肾阳虚迁延及脾，脾阳亦虚，太阴失职更甚，土不治水发为水肿；脾气不能散精，精微外泄发为蛋白尿。此时可用苓桂术甘汤或真武汤温经扶阳，培土治水。病偏少阴肾从"寒化"，少阴阳虚，肾阳损，则气不化水，阳虚水泛下焦治当温阳利水，用真武汤治疗；水肿甚者可合五苓散加强利水之效。"太少并病"两阴俱病，脾肾阳虚则畏寒怯冷；腰为肾之府，失阳温煦，则腰膝冷痛；太阴虚，温运失司，少阴损则气不化水，共同导致水液代谢失常，水肿较重。其水肿不同于三阳之病势较急，颜面四肢皆肿，而以病势缓，水肿反复，病涉双下肢为主要特征。

"太少并病"之糖尿病肾病治疗上应立足阴阳，调整阴阳平衡，以温真阳制阴寒为目标，复中阳运津液为宗旨，准确辨证选择合适经方治疗。太阴脾虚不制，少阴肾虚不化，脾肾阳虚，津液输布障碍，精微失其常道是糖尿病肾病"太少并病"病机关键。针对"太少并病"之糖尿病肾病，选用肾气丸合抵当汤合方化裁的通络益肾方治疗，临床疗效显著。全方补虚泻实，太少并治。肾气丸温补肾阳为主，肾阳复则脾阳亦复，诸症缓解；抵当汤主通肾络，以消络中瘀毒。杜雨茂针对"太少并病"之糖尿病肾病虽选经方治疗，临证尤重灵活加减。其肾气丸并非原方直接使用，考虑牡丹皮苦、微寒妨碍"太少"阳气恢复，临证多不用本品。另外糖尿病肾病本是肾中络脉损伤的一类疾病，赵玉庸归纳其病机为肾络瘀阻，因此临证使用六经辨证辨治糖尿病肾病，无论辨证为何型均需根据肾络病变的程度，轻者加入活血化瘀药物改善络中瘀凝状态，重者加入搜剔疏拔之虫类药驱逐络中瘀滞，杜雨茂通络益肾方中抵当汤的化裁使用即是遵循这一原则的体现。

（3）糖尿病肾病厥阴阶段：古人以衰减为阴，糖尿病肾病经历太阴少阴并病期，疾病进一步恶化，最终进展至六经辨证的最后阶段厥阴病期。糖尿病肾病厥阴病期与西医肾功能失代偿、肾功能衰竭期相关，此期患者气血阴阳不足，体内溺毒、浊毒内蕴，症状复杂多变，临床呈现出的寒热错杂、虚实并见之症符合六经厥阴病辨证规律。厥阴为风木之脏，体阴用阳，消渴病肾病末期诸多症状皆可归于厥阴升降失司、厥阴风火相煽，诸脏受损。厥阴肝属火，少阴肾属水，厥阴肝需要肾的滋养，少阴肾又依赖肝的化生，生理上相互为用，病理上一病俱病，一损皆损，相互影响。厥阴风火相煽升降失司，津液输布不循常道泛溢肌肤；风火相煽初损肾阴，日久肾阳亏损蒸腾失职，寒湿内生水湿泛溢，肾水亢害发为水肿。糖尿病肾病厥阴病期水肿程度较重，日久不消，病情反复，较为顽固。厥阴行疏泄之能，厥阴风动，风火相煽，木不疏土，脾失统摄，精微外漏；厥阴风动，风木下陷扰动肾水，肾储藏精微功能失常，发为蛋白尿。少阴肾内寄相火，厥阴风木易郁化热，风火相煽互资互助，一能下劫肾阴、肾精，精不上荣头面，糖尿病肾病厥阴病期患者大多面色黧黑；二者风火相煽灼津炼液为痰为瘀，痰瘀进一步阻痹肾络，加剧糖尿病肾病疾病进展。糖尿病肾病进展至厥阴并发症诸多，既兼各经常症又有其特殊症候。厥阴风火相煽必挟木势而害土，脾胃升降被扰，清不升浊不降，则见恶心呕吐；厥阴风火相煽升降失司，浊毒蓄积上扰清窍，轻者见眩晕、头痛，重则浊毒袭脑可见昏迷昏厥、肢体震颤等凶险之症。

糖尿病肾病进展至厥阴期，本虚标实，内毒蕴结，多脏受损，多种药物使用均受到限制，治疗方法局限。临证当灵活辨证，恰当选用经方辅助西医血液透析治疗，缓解临床症状。临证中符合寒热错杂、阴阳失调的厥阴病机即可选择厥阴代表方乌梅丸化裁治疗，逆转病机，缓解临床症状，促其向愈。但中医药的治疗作用有限，且糖尿病肾病进展至厥阴期，病情深重，治疗棘手，因此应该借六经传变规律及时阻断疾病进展道路，未病先防，提高患者生存质量。

糖尿病肾病病情复杂多变，且临证符合六经辨证之一经者较少，而以合病、并病为多。六经分期有一定的阶段性，使用六经辨证指导糖尿病肾病临床诊疗时要通其常知其变，方法不可古板，治疗不可拘泥，从六经病的全局出发，既要准确把握六经辨治基本法则，又要结合疾病本身合病、并病为多的特点，准确辨证，切勿遗漏。

297　糖尿病肾病从六经辨治

　　糖尿病肾病（DN）为糖尿病严重并发症之一，是糖尿病性微血管病变引起的肾小球硬化症，该病已成为全球范围内慢性肾病和终末期肾病的主要原因。中医中药在防治糖尿病肾病方面具有其独特优势，《伤寒论》是中医基础理论的精华在论治方面的集中体现，书中所载方剂药少味精、法度严谨、配伍精妙，对于该病的治疗起到四两拨千斤的效果，从而得到现代医家的关注和认可，如仝小林等在真武汤、旋覆代赭汤、葶苈大枣泻肺汤、苓桂术甘汤的基础上进行加减治疗糖尿病肾病的不同分型；李平等归纳总结了《伤寒论》中辨证论治慢性肾脏病的具体治法，同时强调了活血化瘀法、滋阴利湿法、疏肝理气法对于治疗糖尿病肾病的重要意义，并运用其中方剂对该病进行治疗。随着《伤寒论》记载方药治疗糖尿病肾病的广泛应用，六经辨证理论对于糖尿病肾病的辨治具有一定的合理性。大量文献资料证明糖尿病肾病的疾病进展规律与《伤寒论》中六经传变规律具有一定相似性，学者张帆等从六经辨证的角度对糖尿病肾病的理法方药进行了探讨分析，以冀为临床治疗糖尿病肾病提供理论基础和新思路。

糖尿病肾病可以六经辨证为辨治思路

　　在中医学中，根据糖尿病肾病不同阶段的病机及临床表现，将其命名为"消渴病""肾消""肾劳""关格""消瘅""胀满""尿浊""水肿""关格"等病名。现代医家认为糖尿病肾病的病位在肾，基本病机为本虚标实、虚实夹杂，本虚以肝脾肾之气血阴阳虚损为主，标实常见气滞、血瘀、湿热、痰浊、浊毒等，且早期以实证为主，后期以虚证为主，在治疗上或健脾补肾，或疏肝养肝，或益气养阴补血，同时兼顾理气、活血、清热、利湿、化痰浊、解毒等。虽然糖尿病肾病病情复杂、多样，在疾病不同阶段有其各自所属主要病机的同时又有其相兼病机，但万变不离其宗，疾病的发生发展皆由于人体阴阳平衡状态被打破而产生。

　　疾病的治疗离不开阴阳，《素问·阴阳应象大论》曰"阴阳者，天地之道，万物之纲纪，变化之父母，生杀之本始，神明之府也"，陈修园曰："良医之救人，不过能辨认此阴阳而已；庸医之杀人，不过错认此阴阳而已。"皆提示当治病求本，本于阴阳。人体阴阳失衡导致疾病的发生，若未能及时纠正失衡状态则疾病继续发展。在糖尿病肾病发生发展的整个阶段，人体阴阳失衡的状态逐渐加重，且疾病的性质总体呈现出由阳转阴的趋势。在分析阴阳状态的具体属性及预测随后的病情走向时需要借鉴较为系统全面的理论，《伤寒论》中"三阴三阳"即是对人体当下阴阳所处状态的描述，因而运用《伤寒论》六经辨证理论辨治糖尿病肾病显得尤为重要。

　　《伤寒论》是理论联系实际的临床著作，其中对于外感及内伤杂病的形成、发展以及演变规律以"三阴""三阳"理论来揭示，后世将该理论称为"六经辨证"。六经辨证是以六经所系脏腑、经络、气血津液的生理功能与病理变化为基础，根据各脏腑经络病变所表现的证候和脉象来分析其疾病的病位、病性、病机、病势等因素，并结合患者体质、环境气候等方面为诊治疾病提供依据。六经辨证首辨阴阳，进一步辨表里、寒热、虚实，同时将人体脏腑经络的病理变化联系起来，用阴阳来统领六经，以便在复杂烦琐的症状中抽丝剥茧，梳理出当下最主要的病机，并针对其主要病机兼顾次要病机进行辨证论治。清代何秀山曾说过"病变无常，不出六经之外，《伤寒论》之六经，乃百病之六经，非伤寒所独也"，俞根初亦有"以六经钤百病，为确定之总决"的见解，柯韵伯有"仲景之六经，为百病立法，不专为伤寒一科，伤寒杂病，治无二理，咸归六经制节"之论，提示凡符合六经之理均可采用六经辨证的方法治疗疾病。因而以六经辨证的方法辨治糖尿病肾病具有一定的参考价值和临床意义。

糖尿病肾病三阳病辨治

糖尿病肾病为糖尿病迁延不愈发展而来，对于糖尿病基本病机的认识早在《素问·阴阳别论》中就有"二阳结谓之消"的记载，既往传统观点认为"阴虚燥热"的发病病机，《素问·阴阳应象大论》"阳盛则热""阳盛则阴病"的论述可认为是由人体阳偏盛、阴偏衰、阴阳失衡所致，因此早期糖尿病肾病在阳盛阴衰基本病机的基础上，结合次要病机呈现出该病特有的证型，可参考三阳病辨治的方法应用于糖尿病肾病。

1. 糖尿病肾病太阳病辨治：太阳为人体的最外层，主通体毫毛、一身之表。《灵枢·本脏》曰："三焦膀胱者，腠理毫毛之应。"太阳经属六腑中的小肠和膀胱，与少阴经心、肾互为表里。小肠为受盛之官，化物出焉。膀胱者，州都之官，津液藏焉，气化则能出焉。因此太阳经除了可以护卫肌表防止外邪侵袭，还具有调节身体津液代谢的功能。"太阳之为病，脉浮，头项强痛而恶寒"是太阳病的提纲，该提纲说明在感受外邪后，机体的全部正气被调配到肤表的位置，从而与外邪交争。若正邪交争时正气可以抵御外邪，则邪气在此经截断，不会出现传经的情况；如正气不足，感邪较重或失治误治，则出现传经、并病、合病的情况。

（1）太阳蓄水证：风寒之邪侵袭太阳，卫气郁闭，汗孔因寒邪而闭塞，肺合于皮毛，因而肺失宣发肃降，玄孔开合失常，卫表肌肤失于温煦濡养，而出现恶寒、身热等表证，且表邪未解，转而入里影响膀胱气化，以水肿、小便不利为主症，应当内外通治，解表散寒、温阳利水，方选五苓散。糖尿病肾病患者因久病正虚，气虚及阳，因而在感受外邪后膀胱气化失职，水蓄膀胱，出现表里同病的情况，五苓散中茯苓、猪苓、泽泻利水渗湿以治标；白术、桂枝通阳健脾以治本，且桂枝可开宣肺气，具有提壶揭盖之效，表里同治之妙。

（2）太阳蓄血证：太阳之邪未解，从本经入于太阳之腑，无形之邪热结于膀胱，熏蒸胞中之血，形成膀胱蓄血证，临床可见小腹急结或硬满，小便不利，尿中有血，神志如狂烦躁不安，应当逐瘀泄热，用桃核承气汤。若蓄血较重出现少腹硬满，其人发狂，小便自利或者周身发黄，治疗选用抵当汤，病情较缓者可选用抵当丸。由于糖尿病肾病以热为本，因热致使血液煎熬成块而形成瘀血，瘀血与热相搏结于下焦导致瘀水互结或瘀热互结，日积月累则形成癥积进一步加重病情，成为一种恶性循环。桃核承气汤、抵当汤、抵当丸三者均为逐瘀之剂，各有侧重，临证时可酌情选用。

（3）太阳郁热证：热邪郁扰胸膈，上焦之君火不能下交于肾，下焦之肾水不能上交于心，水火既济的状态被打破，因而出现心烦躁扰、心中懊侬、失眠的症状，此时应当交通心肾，清解胸膈郁热，方选栀子豉汤。栀子入心而下交于肾，豆豉入肾而上交于心，从而使水火既济；若热邪郁结于肌表，汗不得外泄而出现身痒，此时应当解表开郁，疏风宣散，方选桂枝二麻黄一汤、桂枝二越婢一汤。糖尿病肾病之热邪日久常形成郁热，郁热阻碍于人体经络气机之运行，在治疗上以宣散郁热，透表达邪为主要治法。

（4）病后胃虚证：若邪气犯胃或病后体虚同时夹有水饮而出现心下痞硬、噫气不休，应当用旋覆代赭汤降逆止呕、益气和胃。若病邪结于脾胃导致脾胃气机升降失常而产生嗳气、心下痞硬，根据疾病的具体情况或补虚，或止呕，或除水，但治疗总则为和胃散结消痞，方用甘草泻心汤、半夏泻心汤、生姜泻心汤。在糖尿病肾病后期阶段浊毒犯胃时常可选用以上方剂缓解患者反胃呕吐等症状。

2. 糖尿病肾病阳明病辨治：阳明乃太少两阳相合之阳，多气多血之经。阳明经所主六腑中的大肠与胃，与太阴经的肺和脾互为表里。胃为水谷之海，主腐熟受纳，五味出焉。大肠者，传道之官，变化出焉。"阳明之为病，胃家实是也"为阳明病的提纲。阳明经以谷物的容纳传导为主，陈修园在《伤寒论浅注方论合编》中曰："阳明与他经不同，以其居中，主土也。中土为万物所归，故凡表寒里热之邪，无所不归无所不化，皆从燥化而为实，提示邪入阳明易热化燥化。"

（1）阳明热盛证：病邪以无形之热氤氲全身，临床容易出现汗出、口渴、身热、脉洪大的症状，应当清热生津，方用白虎汤。若热盛同时伤气阴，则用白虎加人参汤，清热生津、益气养阴。若阳明燥热与太阴湿气相合，湿热蕴郁于内，外阻经络肌肤，临床出现身黄、小便不利、尿浊、口中黏腻等症状，应当宣肺解表，祛风除湿，方选麻黄连翘赤小豆汤。糖尿病肾病在糖尿病的基础上发展而来，热邪与阳明之多气多血同气相求，因而在选方用药时多以清热为主。

（2）阳明腑实证：阳明热盛，耗伤肠腑津液，使大肠内无形邪热与有形糟粕互结，因而造成腑气不通，燥屎内结，临床常见身热汗出，脘腹胀满，大便秘结等症状，应当峻下热结，根据其病邪偏重程度不同选用调胃承气汤、大承汤、小承汤、麻子仁丸等。"胃家实"为阳明病典型症状之一，糖尿病肾病各个阶段均可见到大便干结、小便频数的临床表现。"肾者，胃之关也，关门不利，故聚水而从其类也"提示若肾气不化，则二便不利从而影响体内正常水液代谢形成水肿，反之若二便不利，则全身气机不调，亦会影响肾脏气化进一步加重水肿的程度。糖尿病肾病状态下肾脏生理机能受到破坏，更应重视通腑泄浊之法，从而使浊毒水湿及热邪从大便而出。

（3）太阳阳明经并病：因体质因素或感邪性质偏于湿热，邪气由太阳肌表内陷，体内正气抵御内陷之外邪，邪气欲从肌肤腠理外出而不得出，肺感湿热之邪则失于宣发，肺又与大肠相表里，肺部受邪，大肠脏亦与其同而出现汗出、利不止、口渴、口黏、恶心呕吐等症状。治疗应当清热利湿，升清达邪，方选葛根芩连汤。由于糖尿病肾病衍生于糖尿病，糖尿病发病多有饮食不节导致胃肠积热，阳明结热则下灼肾络，肾络经气胀满，肾关不固，则发为尿浊。在临床观察中发现，该方可改善湿热型糖尿病肾病患者临床症状，纠正脂代谢紊乱，且通过阻断血管内皮生长因子的分泌可能可以实现治疗糖尿病肾病的目的。

3. 糖尿病肾病少阳病辨治——少阳枢机不利证：《素问·阴阳离合论》中言"太阳为开，阳明为阖，少阳为枢"。少阳为人体内半表半里之阳，为里入于表、表出于里的枢纽，其主六腑中的三焦和胆，与厥阴经心包、肝互为表里。手少阳三焦主决渎而通调水道，足少阳胆主疏泄，疏泄如常，三焦通畅，升降自如，则津液得以正常输布排泄。"少阳之为病，口苦、咽干、目眩也"为少阳病的提纲。柯韵伯曰"苦、干、眩者，皆相火上走空窍而为病也"，提示少阳枢机不利、疏泄失调、胆火内郁的基本病机。

邪犯少阳，少阳枢机不利，三焦疏泄失职，决渎失司，于是水蓄于下，膀胱气化不利，出现小便不利或水肿、尿浊、往来寒热等症，应当和解少阳、调畅气机、宣透郁热，方选小柴胡汤；少阳之上，相火主之，若少阳胆腑热郁日久或热郁程度较重则伤及津液形成少阳胆腑热实之少阳阳明并病证，临床可见寒热往来，或见发热，汗出不解郁郁微烦，大便秘结或胆热下迫大肠而下利的症状，应当枢转少阳、开结泄热，方选大柴胡汤。少阳枢机不利是慢性肾脏病的一个主要病理机制，糖尿病肾病前期"胃家实"状态未能得到及时纠正，则逐渐影响少阳，致使其枢机不利，少阳之半表半里为津液转运之枢，枢机不利则导致三焦水饮内停，发为水肿，胆失疏泄，影响脾胃之升清降浊，则水谷精微之清浊不分而见尿浊；反之，若少阳枢机不利，则见水肿、尿浊，郁久化热侵扰胆腑继见"胃家实"。在治疗上以和解少阳枢机治其本，内泻热结治其标，达到祛邪扶正的目的。

糖尿病肾病三阴病辨治

糖尿病肾病长期处于阳盛的状态未得到及时纠正，"壮火食气"导致阴伤气伤，又因阴阳互根互用，气虚或阴虚日久则伤阳而出现阴阳俱虚，可由三阳转入三阴，且糖尿病肾病患者本身先天禀赋不足或后天失养所致五脏虚损，致使病邪可不经三阳或仅停留片刻时间即转入三阴，更可出现直中少阴的情况，因其正气已虚，邪气偏盛，正不胜邪，变证百出。

1. 糖尿病肾病太阴病辨治：太阴主五脏中的肺与脾，肺为相傅之官，治节出焉，脾为仓廪之官，五味出焉。太阴经主要与人体的水谷精微生成输布密切相关。脾将腐熟水谷之清扬上输送至肺，在肺宣发肃降的作用下将气血精微运输至人体各个脏腑器官及筋脉腠理。"太阴之为病，腹满而吐，食不下，自利益甚，时腹自痛。若下之，必胸下结硬"为太阴病的提纲。太阴湿土主气，为阴中之至阴，若感邪或误下后则易出现气机不畅，湿气不化等证，其与阳明相表里，因而水谷精微正常受纳、运化、输布受影响。

若太阴虚弱，津液气化不利，脾主升清，脾气不足则津液无以上归于肺，造成体内水液聚集，阳气不足则机体缺乏温煦。临床常见全身浮肿、小便频数、四肢厥冷，腹胀腹满等表现，治疗以温补中阳，方用小建中汤。脾失健运为糖尿病肾病发病的关键因素，太阴脾土多虚多寒，则易内生水湿犯逆肌肤形成水肿，"阴阳相得，其气乃行，大气一转，其气乃散"，因此以平补阴阳，温中补虚为治则。

2. 糖尿病肾病少阴病辨治：少阴为封蛰之本，主五脏中的心和肾。少阴之上，君火主之，少阴本热而标寒，上火下水，神之病，精之处，少阴是人体内部阴阳固密、水火交济功能的概括。以心肾同居少阴，心主火而主神明，肾主水而内寓元阴元阳。"少阴之为病，脉微细，但欲寐也"为少阴病的提纲。由于阴阳两虚，人体内气血精微不能充养血脉则脉微细，五脏神气虚衰则嗜睡，提示了少阴病以阴阳虚损为基本病机。

（1）少阴寒化证：病邪日久，邪犯少阴，出现肾阳亏虚，寒湿凝滞的情况，肾阳虚水湿不化，水湿浊邪泛滥肌肤可发为水肿；心阳不足下焦寒气挟水上逆犯肺可出现心悸咳嗽；阳虚气化不利出现少尿或无尿，日久出现脾肾两虚证和阳虚水泛证，五脏俱虚，肾阳衰败，浊毒内停，进一步进展为肾虚关格证，出现尿少、尿闭等病情危重之象，治疗应温阳化气利水，方用真武汤、苓桂术甘汤、四逆汤类。糖尿病肾病末期肾阳衰微机体功能低下，应当急救回阳，鼓动肾阳以利水。

（2）少阴热化证：因少阴为上火下水，水火济既，若下焦水阴之气不能上交于君火，出现少阴热化，热伤阴伤络，临床可见口渴、心烦、失眠，治疗大法为滋阴清热，方选黄连阿胶汤；若水饮与热邪互结而出现小便不利，应当利水养阴，方选猪苓汤；若热邪循经上及咽喉而出现咽痛，则应当清热利咽，用桔梗汤；若热邪损耗肠腑津液而至便结，可用大承气汤攻下阳明之热，以解肾阴之危，避免真阴枯竭。

（3）太阳少阴合病：太阳少阴互为表里，太阳之气来源于肾，若少阴之气盛于内则太阳可发挥正常的防御外邪功能，然糖尿病肾病少阴本虚，因而外邪常直击病所，常出现太阳少阴合病，临床可见发热或不发热、水肿、尿浊，治疗应当温经解表、表里同治，方选麻黄附子细辛汤或麻黄附子甘草汤，两方仅有表里轻重缓急之异，可用于治疗肾阳不足复感寒邪之糖尿病肾病，从而将少阴之邪气通过发汗于太阳之表的方法托出于外。

3. 糖尿病肾病厥阴病辨治：《素问·阴阳离合论》曰"太阴为开，厥阴为阖，少阴为枢。厥阴以风为本，以阴寒为标，而火热在中也。'厥阴之为病，消渴，气上撞心，心中疼热；饥而不欲食，食则吐蛔，下之利不止'为厥阴病的提纲"。郑钦安《医理真传》曰"消证生于厥阴风木主气，盖以厥阴下水而上火，风火相煽，故生消渴诸症"，厥阴为风木之脏，体阴而用阳，常可引动相火影响人体气血阴阳，又因其为两阴交尽，一阳初生，所以常见寒热错杂之症。

（1）寒热错杂证：厥阴肝木需要肾水滋养以维持其正常疏泄功能，若肾精亏虚、肾阴不足无以涵养肝木，则使厥阴风火相煽，肝肾藏泄失常，全身气机发生紊乱从而出现一系列的症状，临床可见口渴、多饮、多尿、耳鸣、头晕、便干等，应当息风清火，酸收益精，方用乌梅丸加减。糖尿病肾病终末期因病情日久，浊毒内蕴而呈寒热错杂、虚实并见之症，治疗需当寒热平调。

（2）厥阴阳虚证：厥阴为三阴之尽，阴尽阳生。若阴阳俱损，阴阳之气不相顺接，心包主血亦主脉，横通四布，血得寒则凝，血不能四布，则出现手足厥寒等；手足厥阴之火不能下暖肾水，则出现水邪阻滞；气机受阻，从而出现全身浮肿、小便不利、脘腹胀满等临床表现，治疗应当活血补血、温经通脉，方用当归四逆汤加减。糖尿病肾病终末期阴损及阳、阴阳俱损导致气血不足、运行受阻，又有血不利则为水，气血运行不畅进一步加重水肿的程度，以温经补血为基本治法即可。

糖尿病肾病病情较为复杂，其发展变化基本遵循由轻到重、由实转虚、由热转寒的生理病理动态变化之中，与六经辨证从"三阳"到"三阴"的传变规律基本相符合。但糖尿病肾病六经传变顺序并不完全符合《伤寒论》中的传变顺序，如在三阳阶段传变的正常顺序应为太阳、少阳、阳明的传变规律发展，这是因为糖尿病肾病是在糖尿病基础上发展而来，疾病初始阶段三消症状明显，辨证多以阳明经为主，但普遍性中蕴含特殊性，在此阶段中或见太阳经病，或发展至少阳经病等，但只要遵循仲景"观其脉证，知犯何逆，随证治之"的治疗原则，在运用六经辨证的方法辨治糖尿病肾病时灵活得当即可。因此以六经之本病、合病、并病等来反映出其证候的普遍性、特异性、多样性和多变性，通过六经辨证的方法对糖尿病肾病进行论治具有特殊的指导意义。

298　糖尿病下肢血管病变中的六经辨证应用

　　六经辨证体系形成于东汉末年，张仲景受《老子》《周易》、河洛之学思想的影响，继承了东汉以前诸子的三阴三阳理论和医学的三阴三阳理论，将认识论中的时空概念与人体结合，以《素问·热论》六经分证为基础，并结合自己对人体生理、病理的认识和临床经验，使三阴三阳理论更加完善，除具有认识论思想、脏腑形质等概念外，又赋予了功能的概念，形成了独特的三阴三阳生理病理系统。柯韵伯曰："原夫六经，为百病立法，不专为伤寒一科，伤寒杂病，治无二理，咸归六经之节制。""六经钤百病"，因而疑难杂病也可按六经辨证思路进行诊治。糖尿病及其并发症是一种以血糖增高为主要特征的内分泌营养代谢性疾病，其急、慢性并发症可涉及人体全方位、多脏器，是一种全身性疾病，临床上可以用"六经"传变规律辨治相关病症。学者曹明满等对六经体系在糖尿病下肢血管病变中的应用做了初步探讨。

对糖尿病下肢血管病变的认识

　　糖尿病下肢血管病是糖尿病的常见并发症，可导致下肢供血不足，引起局部皮肤发绀或缺血性溃疡，严重的供血不足可导致肢体坏疽。传统中医学认为糖尿病下肢血管病变属于中医的"痹症""血痹""厥证""脉痹""痿证""消渴""脱疽"等范畴，其主要症状有麻木不仁、手足逆冷、疼痛、身重（肌无力、肌萎缩或瘫痪）、间歇跛行、静息痛、皮肤色暗、肌肤甲错、坏疽等。《伤寒论》中对以上症状有不少论述。

　　1. 麻木不仁：麻木在《黄帝内经》及《金匮要略》中称为"不仁"。《金匮要略》曰："邪在于络，肌肤不仁，邪在于经，即重不胜；邪在于府，即不识人；邪在于藏，舌即难言，口吐涎。"邪在于络，病位在表，营卫不和不能运行于肌表，故见肌肤不仁。《素问·逆调论》亦有曰："荣气虚则不仁，卫气虚则不用，荣卫俱虚，则不仁且不用，肉如故也。"从此条文营卫不足的病机来看，可选用桂枝新加汤调和营卫。可见，仲景认为麻木不仁的病机在于营卫不足、失于调和，故需调和营卫。

　　2. 手足逆冷：手足逆冷在《伤寒论》中称为"厥"，如厥阴病篇中提到"凡厥者，阴阳气不相顺接，便为厥。厥者，手足逆冷是也"。"厥"在太阳病篇中见于"伤寒脉浮，自汗出……得之便厥，咽中干，烦躁、吐逆者，作甘草干姜汤与之，以复其阳"，提示其"厥"的病机在于阳气亏虚。在少阳病篇中见于第148条"伤寒五六日，头汗出，手足冷……可与小柴胡汤"，其"厥"的病机在于少阳枢机不利，阳气不能外达。阳明病篇第350条"伤寒，脉滑而厥，里有热，白虎汤主之"，其"厥"的病机在于邪实内闭，阳气闭结。在厥阴病篇中把厥证分为寒厥、热厥、痰厥、水厥、蛔厥，其"厥"的病机或为血虚寒凝；上热下寒；蛔虫内扰；阳气内郁，肺热脾寒；痰食阻滞胸中，阳气不能外达；阳虚水停心下等。少阴病第324、第317、第314、第315条，均属阳虚寒厥，症见手足逆冷、恶寒无汗、肢疼、下利等，其区别在于阳虚程度的不同；第318条属阳气内郁，气机不畅，症见四肢厥逆、腹痛、泻利下重、咳嗽、心下悸、小便不利等。可见，手足逆冷的病机关键在于阳气的宣通与否，阳气不能通达的原因在于阳气亏虚、实热、痰食、水饮、虫积、瘀血、实寒等病理产物蓄积于内。

　　3. 疼痛：在太阳病篇中，论述疼痛的条文较多，第3条"太阳病，或已发热，或未发热，必恶寒，体痛，呕逆，脉阴阳俱紧，名为伤寒"。第36条"太阳中风，脉浮紧，发热，恶寒，身疼痛，不汗出而烦躁者，大青龙汤主之"。第62条"发汗后，身疼痛，脉沉迟者，桂枝加芍药生姜各一两，人参三两新加汤主之"。第146条"伤寒六七日，发热，微恶寒，支节烦痛，微呕，心下支结，外证未去者，柴胡桂枝汤主之"。太阳病篇中疼痛的原因在于感受外邪。太阴病篇中提到"身痛"，第274条"太阴中风，四肢烦疼，阳微阴涩而长者，为欲愈"。太阴中风，使脾不散精，四肢失养，故见四肢烦疼。在少阴病篇中，第305条为肾阳虚衰，寒湿内盛，症见身体痛、手足寒、骨节痛、脉沉者。第301、第302条少阴病兼表证之麻黄细辛附子汤证及麻黄甘草附子汤，症见身痛、恶寒发热，脉微细或沉，神疲者。第316条"少阴病，二三日不已，至四五日，腹痛，小便不利，四肢沉重疼痛，自下利者，此为有水气……真武汤主之"。可见，疼痛多因风、寒、湿、热、瘀血等阻络或气血亏虚，筋经骨节失于濡养所致。

4. 身重：身重是指肢体重着，活动不利，难于转侧的状态。在太阳病篇第39条"伤寒脉浮缓，身不疼但重，乍有轻时，无少阴证者，大青龙汤发之"，身重的病机在外寒内热。第49条"脉浮数者，法当发汗而愈。若下之，身重心悸、尺中脉微"等属于脾胃虚弱肌肤失养。阳明病篇第219条的白虎汤证；第221～223条"阳明病，脉浮而紧，咽燥口苦者，腹满而喘，发热汗出，不恶寒，反恶热，身重……若渴欲饮水，口干舌燥者，白虎加人参汤主之"，都属于阳明经实热弥漫导致的身重不能转侧。第208条"阳明病，脉迟，虽汗出不恶寒者，其身必重……可予大承气汤"属于燥屎内结导致的身重。可见，身重的病因常为湿、热、风、水等邪气壅滞或脾胃虚弱，肌肉失养所致。

综上所述，糖尿病下肢血管病变的症状在《伤寒论》中均有论述，其病机不外虚实两端，虚者为机体气血阴阳亏虚，筋肉肌肤失养，实者为风寒瘀血痰食实热燥屎水饮壅滞，气血运行不畅。

糖尿病下肢血管病变的六经归属

通过以上分析可见，依据六经理论认识糖尿病下肢血管病变，其病变程度是一个由浅入深、由简单到复杂的过程。从太阳病阶段到厥阴病阶段病情在逐步恶化。在太阳经阶段，病邪轻浅，太阳系统是肌表抵御外邪、调和营卫功能的概括，有关肺与督脉、足太阳膀胱经脉等。太阳膀胱气化不行，水液不能温化，津液停聚，发为太阳蓄水，水液内蓄，不得输布，发为消渴；太阳病热结膀胱，或消渴阴津不足生虚热，或消渴水停郁热，灼伤太阳血络，血郁成瘀，太阳蓄血，亦可影响津液循行及灼耗津液，其症可见汗出异常、麻木不仁，手足逆冷、身体痛重、口渴，舌淡，苔白，脉浮。阳明系统是胃肠通降、传导化物功能的概括，归属脾胃和大小肠功能。阳热亢盛、燥实、津伤，有阳明经证、阳明腑证的区别，阳明经证以热盛伤津为主，阳明腑证以化燥成实为主，表现为手足厥冷、身体疼痛伴潮热汗出，易饥，口燥舌干，烦渴引饮，腹胀痛，大便秘结，小便频数或短赤，舌红，苔黄或焦燥起刺，脉滑数或沉实有力。少阳系统是调节情志、生发阳气、疏利气机功能的概括，归属肝胆三焦功能；少阳枢机不利，津液不能上承或下趋膀胱，发为少阳消渴，表现为手足厥冷、身重乏力伴口苦咽干、目眩、嘿嘿不欲饮食、心烦喜呕、脉弦等症状。太阴系统是人体脾胃运化、化生输布水谷精微功能的概括，归属于脾胃和大小肠功能；太阴生化不足则津液乏源，太阴不能升清则津液不运，发为太阴消渴，则出现身体疼重、麻木不仁伴纳差、腹胀、疲乏、便溏、脉沉细等。少阴系统是体内阴阳固秘、水火交济功能的概括，归属心肾功能。少阴相火妄动，相火劫灼津液，阴虚燥热，发为消渴；少阴心肾阳衰，气化不行，津液停聚失运发为消渴，则可见身体疼痛重着、神疲肢冷、下肢浮肿伴有心中烦，不得眠，或脉微细，甚或出现四肢厥冷、汗出淋漓、脉微欲绝，即为少阴系统病变。厥阴系统是人体控制情绪、潜藏阳气、平衡气机功能的概括，归属肝、肾、心、胃功能等。厥阴阴气将尽，肝木相火独盛，木火上炎，消灼津液，厥阴阳气始生，阳气尚衰，气不化津，津液不行，阴尽阳衰而致消渴，症见手足逆冷、身体疼重伴有性急易怒、头晕头痛、咽干口渴、自觉气上撞心、心中痛热等，即厥阴系统病变。由此可见，糖尿病下肢血管病变早期，病邪轻浅，为三阳经病，尚属功能性失调，病情可逆；病到中后期，病邪深重，为三阴经病，属器质性病变，较难调治。而且从其病位深浅的变化，也可从气血理论认识其变化过程。如消渴病发展过程常见的气滞血瘀变化，就有气滞、血郁、血瘀的变化阶段，可分为消渴病的前期、中期、晚期，这和六经病变从三阳到三阴，由浅入深的观点是一致的，用现代医学对糖尿病的认识，即糖调节受损期、代谢综合征期、糖尿病初期、严重并发症期。故糖尿病下肢血管病变也符合由气到血的病变过程。所以，将六经理论与气血理论相结合的指导方法能够更全面完整地认识糖尿病下肢血管病变，更准确地把握其病机病理变化过程和结果，更有效地诊治其病变。

六经辨证在糖尿病下肢血管病变中的临床运用

蔡某，男，75 岁。因右下肢酸痛乏力 1 年余，加重 1 个月，于 2011 年 4 月 12 日入院。患者 14 年前因口干口渴多饮确诊为"2 型糖尿病"，长期服用格列美脲、二甲双胍等口服降血糖药物治疗，血糖控制欠佳。1 年多前开始出现双下肢酸痛、乏力，其中以右下肢感觉明显，曾于 2009 年 12 月份出现右大拇趾青黑，未予重视，天气变暖后皮肤颜色好转。1 个月前患者出现右下肢酸痛乏力症状较前加重，且以右大腿为主，活动后尤甚，伴有肢端发凉。就诊时症见右下肢酸痛乏力，活动受限，精神不振，语声低微，面色萎黄，头晕沉重，口干苦多饮，多尿，腰膝酸软。大便可，夜尿频多，纳眠一般。舌淡暗苔白腻，诊其寸口脉细弱，左侧足背动脉（趺阳脉）搏动减弱，右侧消失，足部冰凉。实验室检查：空腹血糖 8.9 mmol/L，糖化血红蛋白 8.7%；DSA 造影：右侧髂动脉、双侧下肢动脉广泛动脉硬化并狭窄、右侧胫后动脉重度狭窄；24 h 尿微量白蛋白 139 mg/24 h，血红蛋白 90 g/L。西医诊断为 2 型糖尿病（糖尿病下肢血管病变，糖尿病肾病——蛋白尿期），肾性贫血。中医诊断为消渴病并痹症。此乃阳气亏虚、痰瘀阻络。法当温阳补肾，化瘀通络。方拟肾气丸加减。

处方：制附子 10 g，桂枝 10 g，熟地黄 20 g，山药 20 g，山茱萸 15 g，牡丹皮 15 g，茯苓 15 g，泽泻 10 g，细辛 8 g，赤芍 15 g，牛膝 20 g，天花粉 30 g。每日 1 剂，水煎，分 2 次服。

服药 5 剂后，在 DSA 下行介入手术进行球囊扩张，术后右下肢症状明显改善，右侧足背动脉搏动较前明显，肤温恢复正常，再予桃核承气汤加减调理善后。

按语：该患者主症为四肢乏力，厥逆，精神不振，面色萎黄，口干苦多饮，多尿，腰膝酸软。大便可，夜尿频多，纳眠一般。舌淡暗苔白腻，脉细弱。且病程较长，长期控制不佳，年事已高。按六经辨证，符合少阴病提纲"少阴之为病，脉微细，但欲寐也"，心肾两虚，阳气亏损，无力鼓动血行，则肢体失养，出现四肢乏力、厥逆，阳虚阴寒内盛则神失所养，出现精神不振，肾阳亏损，精微不固，则多尿，尿蛋白升高，腰膝酸软。心肾阳衰为本，日久则血行不畅，寒湿不化，生成痰瘀等病理产物蓄积体内，出现动脉粥样硬化斑块，不通则痛，发为本病。其治法应温阳补肾、化瘀通络为主，且患者消渴日久，出现口渴、多饮、多尿、尿蛋白高。符合《金匮要略·消渴小便不利淋病脉证并治》篇"男子消渴，小便反多以饮一斗，小便一斗，肾气丸主之"。进行下肢动脉介入治疗后，血行改善，症状明显缓解，再予桃核承气汤化瘀清热，防止术中代谢废物蓄积体内。中西医结合治疗，相得益彰，疗效显著。我们在用六经理论诊治糖尿病下肢血管病变的时候，结合气血理论、脏腑理论等，并在临证时重点抓主症，运用《伤寒论》的过程中强调方证对照，一方一症，有是证用是方，所以"主症"是《伤寒论》的灵魂，把主症与糖尿病下肢血管病变的量化标准如下肢血管彩超、踝肱比值、下肢血管造影以及相关的血液流变学、凝血指标等结合起来研究是具有现实意义的课题。

299　老年性痴呆从六经少阴病论治

　　老年性痴呆是一种表现为进行性记忆力减退及认知功能障碍的神经退行性病变，病程漫长，发病隐匿。中医学将其归为"善忘""呆病"等范畴，古代医家对其病因病机有着独特的认识，近几十年临床上常用"脏腑辨证"论治老年性痴呆，却忽视了"六经辨证"在论治老年性痴呆的临床意义，即少阴证。少阴经，乃足少阴肾经和手少阴心经，临床多从少阴寒化、心肾不交等方面治疗本病，因少阴病主症中"脉微细，但欲寐也"与老年性痴呆的临床表现趋同，提出了阳虚是老年性痴呆发病之本，乃阴阳之要、阳密乃固。学者王昕等基于阴阳本体结构基础，结合少阴病探讨了"六经辨证"理论指导下老年性痴呆的诊疗思路。

略论"脉微细，但欲寐也"

　　《伤寒论》曰"少阴之为病，脉微细，但欲寐也"，其症为恶寒蜷卧、下利清谷、渴喜热饮、手足逆冷，与老年性痴呆主要临床表现行动缓慢、表情淡漠、认知功能障碍等，两者有不谋而合之处。《康熙字典》曰"寐之言迷也，不明之意"，《医宗金鉴》提出"少阴肾经，阴盛之脏也。少阴受邪则阳气微，故脉微细也。卫气行阳则寤，少阴受邪则阴盛而行阴者多，故但欲寐"。心火下蛰肾水，肾水上养心火，水火相济、阴阳相通，身体健康，若水火不济，则生事端。老年性痴呆早期表现为患者记忆障碍，后逐渐发展成神志障碍、记忆障碍，为心肾不交所致，记为贮藏，为肾主，忆为提取，由心主，心肾失交则肾不藏而神不明，故神志障碍与少阴经脉亦相关。上文《医宗金鉴》提及过阴盛者，乃心、肾阳衰，致脉微细而但欲寐，强调了阳气之重，《素问·生气通天论》曰"阳气者，精则养神"，又曰"阳气者，若天与日，失其所则折寿而不彰，故天运当以日光明，是故阳因而上"，而《周易》曰"天地交而万物通，上下交而其志同也，内阳而外阴"注重阴阳和谐。基于此，人体是一个内阳外阴的状态，而阴阳的升降过程即是阳从内达外、下往上，阴从外至内、上通下，此阴阳结构若出现影响或损害，则机体出现病态，如老年性痴呆，阴阳循环无力，则神失其濡养，故而表现为健忘，即老年性痴呆与人体阳气状态的衰弱呈正相关。

少阴经与老年性痴呆的关系

　　1. 老年性痴呆之历代医家观识：历代医家认为肾精亏虚、髓减脑消是老年性痴呆的主要病机，瘀血痰浊既是导致老年性痴呆的病因，也是本病的病理因素，遂在治疗上以补肾填精、补益心脾、化瘀祛痰为法。现代学者伍大华以补肾之阴阳并活血之法治疗老年性痴呆；余瀛鳌以益智醒脑为大法，用补肾通络、化痰开窍法治疗老年性痴呆；陈民、杨承芝等以补肾活血祛痰法治疗老年性痴呆；杨文明以补肾化瘀为法治疗老年性痴呆。现代研究证明"温阳法"可以有效防治老年性痴呆。上述研究表明历代医家大多以"脏腑辨证、气血津液辨证"论治老年性痴呆，然鲜有人将"六经辨证"融入老年性痴呆的辨证论治中。王昕以少阴经为切入点，结合少阴经脉在老年性痴呆的最新研究进展及温阳法干预老年性痴呆的相关研究，发现少阴对维持人体阴阳平衡、气血调和起到非常重要的作用。王学梅等认为在六经少阴病视角下，不论是少阴证寒化或热化的症状均是老年性痴呆的表现，如健忘、记忆力下降、神情淡漠等。王芸、申红琴等表示少阴病本证为老年性痴呆的核心变化，其寒化、热化等作为老年性痴呆的脑外表现。上述可知老年性痴呆与少阴病的关系密切，因此应当《伤寒论》少阴病的辨证思维为切入点，探究老年性痴呆机制和疗效评估，有望成为老年性痴呆在"六经辨证"中的突破口。

2. 从阴阳结构认识老年性痴呆：《易经》曰"一阴一阳之谓道"。医曰"偏阴偏阳之谓疾"。《素问·六微旨大论》曰"当其位则正，非其位则邪"。人体阴阳的相对关系中，阳在内、在下，阴在外、在上。少阴时相时区为子至寅上，是阳气收藏复极的本源，然内阳虚衰，阳气升发不足；且人之气机，升降同在，少阴病为阴占阳位，寒邪凝滞，内阳不升，二者相辅，导致阳气离位上扰，故但欲寐。因此，出现类似老年性痴呆等人体阳气降极复升障碍而导致内阴外阳的问题，《素问·阴阳应象大论》曰"阴在内阳之守也，阳在外阴之使也"，阴阳本应互根互用，然机体阴阳循环无力，不在正常本体结构时，"神"不得充养，故而出现健忘。

《素问·阴阳应象大论》曰"阴阳者，天地之道也，万物之纲纪，变化之父母，生杀之本始，神明之府也，治病必求于本"，说明人与自然界是一个整体，阴阳调和对健康的重要性。《素问·脉要精微论》曰"诸阳之神气，上会于头，诸髓之精，上聚于脑，故头者，精髓神明之府"，即阴阳相互交通水谷之精微、气上聚于脑，诸阳之神气会于头部，并化生脑髓，发挥脑的正常生理功能。若阴阳失和，髓海空虚，神明失养，痴呆乃生。

3. 少阴肾经与老年性痴呆的关系：《伤寒论》曰"少阴之为病，脉微细，但欲寐也"，是因心肾阳虚，阴寒内盛，神失濡养导致的精神萎靡、神志恍惚、似睡非睡的状态。《医学心悟》问曰"但欲寐，何以是直中寒证"，为寒邪直中少阴肾经，肾中阳气微弱，不能上达奉心，故心阳不足，而致心肾阳虚，阴寒内存。故此非附子、干姜等纯阳之药，不能破其寒而复元阳，当急温经少阴，如用四逆汤等方回阳，《医宗金鉴》分析四逆汤"甘草得姜附，鼓肾阳，温中寒，有水中煨土之功，姜附得甘草，有逐阴回阳之力，肾阳鼓，则寒阴消"，此为老年性痴呆的论治方法。

4. 少阴心经与老年性痴呆的关系：《灵枢·邪气脏腑病形》曰"十二经脉三百六十五络，其血气皆上于面而走空窍"，此说明了脑与心的经络联系，其中手少阴心经本经走目系入脑，其经别经目系入脑；心包络为心之包膜，与心密不可分，而手厥阴心包经络贯穿三焦；心与小肠相表里，而手太阳小肠经的经筋从目周入脑。《灵枢·经脉》曰"肾足少阴之脉……其支者，从肺出络心"。《素问·骨空论》曰"督脉者……并于脊里，上至风府，入属于脑""督脉者……贯脐中央，上贯心"。《类经·藏象类》中亦曰"心为一身之主，禀虚灵而含造化，具一理而应万机，脏腑百骸，唯所是命，聪明智慧，莫不由是，故曰神明出焉"。《灵枢·经脉》曰"人始生，先成精，精成而脑髓生"。《素问·灵兰秘典论》曰"心者，君主之官，神明出焉"。可知心脑密不可分，两者还可通过心与其他脏腑经络的间接联系。近代医家提出"心脑共主神明""心脑相关"等相关理论认识，认识到心与脑在结构与功能诸多方面密切相关，血脉是物质基础，神是外在表现，少阴经是结构基础，心脑相互联系、贯通、影响。痴呆一病，肝肾为之因，而心则为之治，心主神志、为神之舍、血之主、脉之宗，起着主宰人体生命活动的作用。若年老体弱，气虚体弱，气血生化无源，心失所养，心气虚衰推动无力，心血亏虚濡养不足，髓海失养，心脑无以主神明，则致神情呆滞、智能减退、健忘、失眠、语言颠倒等老年性痴呆症状。因此，心和脑在生理病理上密切相关，故"脑"病可以从"心"论治。

温阳法治疗老年性痴呆

1. 对温阳法的认识：温阳法，多数医家将其片面理解为扶阳法，以重视、推崇阳气为基本思想，在遣方用药上擅长运用附子、干姜、肉桂等温阳药物，尤其是擅长大量运用附子治疗阳虚证的治疗方法，理论源于《黄帝内经》，经曰"凡阴阳之要，阳密乃固"。其创始人郑钦安认为阳气是生命的关键，人所以持以立命者，惟阳气乎，有阳气则生、无阳气则死，说明温阳在阴平阳秘中的重要地位。至张仲景对温阳法又有了进一步的阐述，《伤寒论》一书，扶阳之法，变化万千，总为通扶和温扶两者，前者主要针对阳气阻塞，即"阳用"受阻而通之，温扶法指阳气不足，即"阳体"受损而补之，两者关系密切，可得知温阳气是贯穿于六经病中的基本思想之一。例如太阳篇之桂枝汤与麻黄汤二方，前者调和营卫而和阳气，后者解散风寒以通阳气，两则皆为在扶阳气。仲景强调要特别注意太阳少阴两经，太阳治之失当则邪深入而伤阳。一旦患者少阴，仲景又告诉我们少阴病是生死关，提出"阳存则生，阳亡则死"，故创制了关于温阳的方剂，如四逆汤、麻黄附子细辛汤、通脉四逆汤等，至今仍奉为经典，在临床上广泛应用。

2. 温阳法可增加脑血流量：少阴之为病，脉微细，但欲寐。从脉象上来看脉微细提示的是"血液"亏虚，动脉的大血管出现了脉微细，而末端毛细血管的血流是更加的微细，导致人体热量不足（人体热量由毛细血管带到体表），故少阴病主寒，临床表现形体怕冷，人体的微循环属于低能状态，血液系统供能及营养补给就会降低，且皮下毛细血管和四肢毛细血管是血液循环系统的最远端。所以，少阴病主表，病多在四肢百骸。但欲寐指欲睡，精神萎靡不振，西医上脑血流量减少临床表现为头晕、头痛、嗜睡、困倦乏力，或失眠，治疗宜温阳化水饮、辛温驱寒、解除寒邪对毛细血管的收缩束缚，使毛细血管开放正常，组织间的水饮就得以正常地重吸收到毛细血管内，故此增加脑血管流量。《医林改错》曰"元气即虚，阳气运血无力，必不能达于血管，血管无力，必停占为瘀，肾精不足，精不化血，则血少，血脉不足，血行缓慢而瘀"，提示血瘀也是脑血流量不足的一种表现，温阳而通经，化瘀而活络，生髓而扩充血脉，上聚于脑，血流充沛，从而增加脑血流量。

3. 以调理少阴，激发阳气为核心的针灸疗法：《黄帝内经》曰"阴气从足上行至头，而下行循臂至指端；阳气从手上行至头，而下行至足"，提示阴气按阴经循行，阳气按阳经循行其中，根据经脉脏腑相关理论，经脉脏腑的络属和经脉所过脏腑器官之间的联系规律，是针灸治疗疾病的理论依据。《灵枢·九针十二原》曰"五脏有疾也，当取之十二原"，神门为手少阴心经的原穴，具有宁心安神，扶正祛邪的作用。因此在研究"心主神明"的穴位当中，尤以神门穴居多。《针灸大成》曰"神门……主疟心烦……心痛"。《玉龙歌》指出"痴呆之症不堪亲，不识尊卑枉骂人，神门独治痴呆病，转手骨开得穴真"。基于上述理论基础，神门治疗呆病具有一定的疗效。《灵枢·本枢》曰"所过为原"，与五输穴结合起来，指出阳经于输穴之外，可以看出原穴与阳经阳气关系密切。神门穴封为原穴，乃经气经留的部位，气由此处出，当阳气最盛之地，其作用是使原气通达从而发挥其维调和阴阳平衡的，因此这针刺手少阴心经原穴"神门"通其"心"气经过留止调理心脏，激发阳气，通血脉，可增加老年性痴呆脑血流量。同时少阴心经之井穴具有激发阳气、醒神开窍、通心络、调气血之功效，可针刺刺激可以达到治疗痴呆的目的，《难经·六十三难》曰"井者，东方春也，万物之始生"，《六十三难》将井穴类比取象为东方和春，而四方中以东方为日出方向，四季中以春为万物生发之季节，即井穴为阳气生发之处，故可振奋阳气，达到治疗痴呆的目的。

足少阴肾经决定了阳气的封藏，阳气在亥时能否藏于肾，取决于足少阴肾经最旺的酉时，及时滋肾阴，使阳气归肾，这样收藏肾中的阳气就充足。肾中精气亏虚，还会造成髓海失养，出现头目眩晕、健忘等大脑功能异常的病症。涌泉穴是足少阴肾经位于肢体末端的腧穴，肾经之气犹如源泉之水来源于足下，涌出灌溉周身四肢各处，肾为人体阴阳精血之根，足少阴肾经起始于足底，生命之水从这里喷涌而出，通过按摩涌泉穴可激阳气上升，可使大脑得到充足的供养，从而对健忘、头目眩晕等肾虚的病症有很好的作用。

中医学认为，老年性痴呆病位在脑，与心、肝、脾、肾功能失调密切相关，脏腑阳气亏虚，元神失养为本，痰瘀蒙窍为标。治疗时需重视"扶阳"，温阳法对老年性痴呆的防治具有重要意义。故以《伤寒论》的少阴经脉为核心，脏腑为始源，参以《黄帝内经》论述，以《伤寒论》"当温之"的方法上治疗老年性痴呆值得进一步研究。

300　阿尔茨海默病从六经少阴病论治

　　阿尔茨海默病（AD），即老年痴呆症，是一种不可逆的脑功能逐渐退化的疾病，目前尚无特效疗法。中医认为，老年痴呆症是气、血、痰、瘀、火等邪毒在体内阻滞，上犯清窍，导致气血亏虚、阴阳失调，髓海得不到濡养等引发的。治疗应以补脾胃为主，补时切忌油腻，以免产生痰浊，临证有增补肾元、化血化瘀、养心安神、燥湿化痰四法；有采用益精生髓治疗者，有以补肾为主采用地黄饮子加减治疗者，多是从脏腑和气血津液辨证。阿尔茨海默病病机复杂，《伤寒论》独创六经辨证体系，阿尔茨海默病与少阴病符合，学者刘莉莉认为当从六经少阴病辨治。

少阴病辨证思维

　　1. 少阴病提纲：《伤寒论》被称为"启万世之法程，成医门之圣书"，也就说明了它在医学方面的地位。《伤寒论》少阴病辨证论治开篇提到少阴病提纲"少阴之为病，脉微细，但欲寐也"。《濒湖脉学》讲到"微脉，极细而软，按之如欲绝，若有若无，细而稍长"。《素问》曰："气血微则脉微。"《医宗金鉴》曰："少阴肾经，少阴受邪则阳气微，故脉微细也……少阴受邪则阴盛而行阴者多，故但欲寐。"少阴属心、肾两脏，心主血脉，属火，是阳中之阳；肾藏精，主水，是阴中之阴。阳气衰微，鼓脉无力，所以表现为脉微；阴血不足，脉道空虚，不充盈，则出现脉细。心虚神不充则精神萎靡，肾虚精不足则倦怠乏力，因此患者呈似睡非睡、闭目倦怠、精神恍惚的衰弱病症。少阴病的本质就是心肾虚衰，水火两虚。而阿尔茨海默病恰如少阴病的表现。

　　2. 少阴的生理功能：少阴分为手少阴心经和足少阴肾经。手少阴心经属火，主藏神，主血脉，为一身之主；足少阴肾经属水，主藏精，主水液，为先天之本，所以少阴心肾对人体的生命起着至关重要的作用。《素问》曰："脑为髓海""髓海有余，则轻劲多力自过其度；髓海不足证，则脑转耳鸣，胫酸眩冒，目无所见，懈怠安卧。"心在上，肾居下，且心肾同属少阴，心火下蛰以暖肾水，使肾水不寒；肾水上济于心，以制心火，使心火不亢，心肾相交，水火相济，则人体阴阳平衡、气血调和。所以少阴病是以心肾虚衰、水火不交为主的疾病。虽然是少阴病，但有寒化和热化之别；心火衰微不能下行以暖肾水则从寒化，寒化就是在少阴病本证基础上神疲淡漠、四肢厥冷、极度疲乏为主要临床表现；肾水不能上济制约心火则从热化，热化是在少阴本证基础上出现烦躁、不寐、口燥咽干为主要临床表现。因此，少阴对维持人体阴阳平衡、气血调和起到非常重要的作用。

阿尔茨海默病的临床表现

　　阿尔茨海默病属中医学"痴呆"范畴，是以呆、傻、愚、笨为主要临床表现的神志疾病。轻者表现为健忘，记忆力下降，神情淡漠，寡言少语，反应迟钝；重者可见终日不语，或闭门独居，或口中喃喃，或言辞颠倒，或举动不经，或易激易怒，或狂躁多言，或不欲饮食，或亲友不变等。以上症状，若从气血阴阳来看，辨证可能截然不同；然而从六经少阴病来看，上述症状均是少阴证寒化和热化的表现。借用《金匮要略》"千般疢难，不越三条"的名言，可以说，各型阿尔茨海默病，不越少阴寒化热化之变。

心肾与阿尔茨海默病的关系

阿尔茨海默病发生多在 60～75 岁。《黄帝内经》有女子"七七任脉虚，太冲脉衰少，天癸竭"。同样也讲到男子"七八肝气衰，筋不能动，天癸竭，精少，肾脏衰"。天癸是肾脏产生的一种精微物质，能够促进生长发育和生殖功能；天癸竭，自然肾脏也就虚衰。女子七七和男子七八以后天癸也已经枯竭；现代研究显示，阿尔茨海默病发生是在 60 岁以后，与《黄帝内经》非常符合，天癸枯竭说明肾的功能也就下降，肾阴肾阳虚衰，肾藏精的功能也衰弱了。肾主骨生髓，髓包括骨髓、脊髓和脑髓。脑为髓海，若肾精不足，则髓海空虚，脑失所养；患者就会表现为记忆力下降，认知功能障碍，表情淡漠。齿为骨之余，肾主骨，肾虚则齿松。心主血脉，主藏神，神包括了主宰人体生命活动广义的神，也包括了意识、思维、情感等狭义的神，《黄帝内经》中对心定义为"所以任物者谓之心"，也将心称为"五脏六腑之大主"，足见心在人体生命过程中的重要作用。一旦心的生理功能失常，那么神的作用也就会受到影响，人的意识、思维、情感等都会受到改变，就会表现为老年痴呆所见认知障碍、记忆减退、表情淡漠、易激易怒等。

心和肾同属少阴，心属火居上，肾属水居下，水火相济则阴阳平衡。少阴病的辨证要点是"脉微细，但欲寐"，与阿尔茨海默病的呆、傻、愚、笨主要临床表现十分相似，就可以从少阴病的角度来分析和认识此病。少阴为心肾，一个是先天之本，一个是"五脏六腑之大主"，心与肾出现异常都会通过五行的相生、相克、相乘、相侮、制化等影响其他脏腑，如心气虚，母病及子，则脾气虚，脾气虚表现出少气难言，嘿嘿不欲饮食等。这样就通过五行的关系而影响到他脏的生理功能，在临床上表现很多的症状。

少阴病有寒化证、热化证和兼变证。少阴病本证也就是阿尔茨海默病的基本表现，而少阴病的寒化、热化和兼变证就是阿尔茨海默病的其他表现，阿尔茨海默病属于少阴病范畴，应当用《伤寒论》少阴病的辨证思维去诊治。

思　考

脏腑气血津液辨证比六经辨证简单而且易懂，临床运用更简单和广泛。但由于阿尔茨海默病的患者，肝肾不足、心脾气虚、气血失和、经络阻隔，气血津液五脏六腑皆有失调，单从一个方面去辨证治疗，恐有困难，且效果也不理想。目前治疗阿尔茨海默病疗效均不佳。但从伤寒少阴病辨证，属于少阴病本证就依其本证而治，寒化就以寒化而治，热化从热化治之，更符合年老患者的生理特点。辨证准确了，治疗阿尔茨海默病的效果自然会很好。因此，应当从少阴病去辨证论治。目前，我国以及全世界都进入老年化阶段，阿尔茨海默病的患者越来越多，故急切需要在治疗此病上开辟一条新的治疗途径，以改善阿尔茨海默病患者生活质量和预后。

301　心理障碍从六经辨治

中医学强调整体观念，认为人体自身及人与环境之间具有统一性与联系性。因此中医学在观察、分析健康与疾病等问题时，不仅注重躯体的情况，也关注人的心理状态。个体作为生活在特定社会环境中的一员，其发展必然受到社会因素的影响。这种影响与人体的各种生理、心理活动及其病理变化密切相关。当今社会生活节奏快，人们面对来自家庭、事业等各方的压力，出现心理失衡的情况不在少数。东汉末年张仲景的《伤寒论》是奠定中医临床医学基础的著作，书中以六经统百病，虽无明确提出对于心理障碍的治疗，然而其中与个体心理相关的内容却十分丰富，学者吕梦奕等将其进行了归纳与总结，以期指导临床上对于心理障碍的辨治。

《伤寒论》与心理障碍

仲景在描述六经病的证治时，不单是针对躯体症状，对于患者的精神症状也有着精准的描述，如第96条中的"默默不欲饮食，心烦喜呕，或胸中烦而不呕"，第107条中的"胸满烦惊，小便不利，谵语"等。《伤寒论》本着对内经思想的继承，立足于"天人合一""心身合一"的高度思考疾病。阴阳失调、脏腑功能失和、枢机不利是疾病发生的主要机制，亦是心理失衡状态的原因。如心理障碍可伴营卫不和的症状，提示其与太阳经病变有关；阳明热盛，火扰心神，易出现精神方面的症状；心理障碍的患者可能有情志抑郁、不思饮食、口苦咽干的情况，则应从少阳经辨治；此外，太阴、少阴、厥阴经的病变亦与不同种类的心理障碍有关联。《伤寒论》曰："观其脉证，知犯何逆，随证治之。"这是仲景提出的针对六经兼变证的治则，实则是《伤寒论》辨证论治的主要精神所在，强调了有是证、用是方的原则，它适用于临床一切疾病的辨治，也是辨治心理障碍的关键。

六经辨治心理障碍

1. 从太阳经辨治：太阳经统摄营卫，其病变以营卫功能失调为主要特点。如围绝经期综合征中，患者会出现神经衰弱的精神症状，也会出现如头痛、汗出、心悸、恶风、恶寒、骨节疼痛等。因此遇到心理障碍伴营卫失调的病例，可从太阳经辨证论治。裘昌林在治疗神经系统疾病经验中，即灵活运用桂枝系列经方治疗诸如焦虑状态、睡眠障碍的患者，并获得较好的疗效。如对全身酸痛不适、情绪不佳、脾气暴躁、夜寐不安的患者用以桂枝汤加减，其辨证关键为在外营卫失调、在里阴阳不和。《金匮要略》曰："桂枝汤，外证得之，解肌和营卫；内证得之，化气和阴阳。"袁海建等通过对近年来实验研究的文献整理分析后发现，桂枝汤对的汗腺分泌、体温、免疫功能、胃肠蠕动及血压有双向调节作用。因此凡病机上具有营卫阴阳失和或卫阳受伤、营气虚寒等情况都可以用本方化裁治疗。从《伤寒论》第48条之"其人躁烦，不知痛处，乍在腹中，乍在四肢，按之不可得"可知，太阳表郁轻症同样可造成患者心中烦乱不安的情况，此时当予辛温发散之剂，小汗即安。故桂枝麻黄各半汤、桂枝二麻黄一汤、桂枝二越婢一汤均可在此基础上抓住主症，触类旁通。《医林改错》曰："瞀闷，即小事不能开展，即是血瘀。"太阳蓄血亦为论治心理障碍的一方面。陈逊斋曾说："发狂者，热结血胞，血瘀而液浑，血液不清则心脏血管之通于神经者，即发生刺激与障碍，古人曰'血不洁则魂乱'。"此种情况应直接使用攻逐之法，以抵当汤泻热逐瘀、推陈出新。涉及太阳病变证的治疗，同样应遵守"观其脉证，知犯何逆，随证治之"的原则。具体而言，如对于阴损及阳，阴阳俱虚，虚阳浮越所致的焦虑抑郁状态，可用桂枝甘草龙骨牡蛎汤治疗，此方投治精神分裂症患者疗效亦佳。

2. 从阳明经辨治：阳明为多气多血之经，故发病时正邪相争剧烈，多见大实、大热之象，《黄帝内经》曰："诸躁狂越，皆属于火""诸热瞀瘛，皆属于火"。若火热内盛，不管其在经、在脏腑，均易扰乱心神而致神志异常，见心烦、不寐、谵语等症。阳明经所对应的神志障碍多是火热为患。若见邪热内炽弥漫，肢体躁动而心神烦乱，可根据其病机脉证选用白虎汤，其中石膏、知母善清热泻火除烦，汪昂《医方集解》曰："又烦出于肺，躁出于肾，石膏清肺而泻胃火，知母清肺而泻肾火，甘草和中而泻心脾之火，或泻其子肺，或泻其母心，不专治阳明气分热也。"临床观察显示，白虎汤可治疗精神病之食欲亢进。若患者"虚烦不得眠"，则提示热郁胸膈证，用栀子豉汤清宣郁热，宁心安神。临床上孙亚霜等用栀子豉汤加味治疗焦虑症，并指出栀子对中枢神经有镇静作用，淡豆豉"能化阴气上奉于心，故治烦躁"。袁圣龙在临床观察中发现，运用栀子豉汤加减治疗情志不遂，肝脾气结，日久气郁化火而见烦躁失眠的患者确有良效。同时，燥热所导致的胃肠气机受阻、津液受灼、浊热上扰心神，当以承气汤论治，热消腑通则神志清明，故可治疗狂躁抑郁症与精神障碍。阳明邪热不解，侵入血分，宿瘀与邪热相合则成阳明蓄血。"有病急躁，是血瘀"，抵当汤以应之。

3. 从少阳经辨治：《证治汇补》曰"郁病虽多，皆因气不周流"。少阳与人体的疏泄、通调功能息息相关，又因胆主决断，禀少阳春生之气，喜调畅而恶抑郁，故与情志有密切关联。《素问·阴阳离合论》曰："是故三阳离合也，太阳为开，阳明为阖，少阳为枢。"少阳位于表里之间，内合阳明，外达太阳，枢机宣畅则诸症不扰。柴胡汤独特的组方用药正合少阳的生理特点，其作用方式为拨动少阳枢机以调升降出入，疏畅全身气机，而得脏腑安和。故临床多用小柴胡汤治疗抑郁症。柴胡桂枝汤在抑郁症的治疗中亦有临床应用与动物实验的支持，现代研究认为其主要应用已不局限于外感病症，而用于情志病症和疼痛病症中。高美富用柴胡桂枝汤治疗焦虑性神经症性头痛取得了较好疗效。此外，现代药理实验显示，柴胡类经方具有多种抗抑郁活性成分。故柴胡类方在心理障碍的治疗中有较多的应用，如少阳内兼阳明里实所使用的大柴胡汤，临床可治疗精神分裂症；少阳邪气弥漫，表里俱病，虚实互见所使用的柴胡龙骨牡蛎汤，临床可治疗抑郁症及狂躁症。以上诸方在均可结合患者的临床表现，用于心理障碍的辨证施治。另外，《伤寒论》第145条所曰"如见鬼状者，此为热入血室"，即是妇人经期感邪，血室空虚，邪气因入，导致血分蓄热，心神不宁而言语错乱，可启发女性心理障碍的证治。

4. 从太阴经辨治：太阴居阴分之表，主输布营卫阳气于三阴脏腑。病入太阴，以脾阳虚、寒湿阻滞为主要特征。脾胃虚弱，则升清降浊失判，水谷运化失常，营卫气血乏源，湿邪停聚中焦。营卫失则寤寐不安、气血乏则多思心悸，痰浊上扰心神亦可导致病者的不安状态。又如《证治汇补》曰："五脏之精华，悉运于脾，脾旺则心肾相交。"即脾胃功能健全为交通心肾的重要条件。反之，若情志不遂，气机郁滞，便易形成肝木乘脾土的病理状态，加重脾胃虚寒的情况，出现腹中绵绵作痛、痞满不适、泄泻等，加重思虑情况，形成恶性循环。《伤寒论》中论述太阴病的方剂较少，如第277条曰："自利不渴者，属太阴，以其脏有寒故也，当温之，宜服四逆辈。"故对于中阳不足，脾胃虚弱，寒湿内盛，升降失常的心理障碍患者，可用四逆辈治疗。药理研究表明，四逆汤有明显的抗大脑老化及抗氧自由基作用，因而对于学习记忆能力的改善以及精神病的治疗有着积极的作用。

5. 从少阴经辨治：少阴，包括心肾二脏及其所属经脉。《灵枢·经脉》曰："肾足少阴之脉……气不足则善恐。"董兴鲁等认为肾对焦虑症的发病有着极为重要的意义，其病机体现于肾-肝-心轴上，而心肾不交是焦虑症的必然病理转归。病至少阴，机体心肾阴阳俱虚，病以全身性的虚热或虚寒为主要特征。少阴热化证即由阴虚火旺、心肾不交所致，多见心烦失眠的之症。刘渡舟医案中，某患者心烦少寐，自觉居室狭小、憋闷不堪。刘渡舟认为此乃心火燔灼、肾水不能上承，以致火上水下不相既济之证，故投以黄连阿胶汤加减。《素问·生气通天论》曰："阳气者，精则养神。"少阴寒化者，阳气虚衰，阴寒内盛，神用不彰。故见心理障碍伴蜷卧欲寐、四肢欠温等症，治宜温阳散寒、潜阳安神。樊旭升在神经症治疗心得中提出，面对心烦不安、便秘失眠的焦虑症患者，其受吴茱萸汤"少阴病、吐利，手足逆冷，烦躁欲死"和茯苓四逆汤"发汗，若下之，病仍不解，烦躁者"的启发，从寒论治焦虑，用此二方之合方治疗，投药即效。吴荣祖运用吴茱萸四逆汤合苓桂术甘汤治疗抑郁症及精神病时，见患者情绪低落，精神萎靡，对周围事物淡漠忽视，认为其病之标象为厥阴生机不振，而实质在于少阴原动力不逮，故治以温水燥土达木。

6. 从厥阴经辨治： 厥阴指足厥阴肝经、手厥阴心包经及其所络属的脏腑而言。肝失疏泄，可引起五脏气血阴阳失调从而导致一系列病理变化，提示从厥阴论治心理障碍的重要性。厥阴为病，因肝失条达、脾虚不运，故常以上热下寒、寒热错杂为主要表现。病入厥阴，临床可有烦躁易怒、热气上冲撞心感等症状，代表方为乌梅丸。乌梅丸在临床上可治疗蛔虫扰神所致癫疾，同时乌梅丸具有调理阴阳、温脾敛肝、疏肝止痛之功，因此可有效缓解精神症状。赵杰在临床上用乌梅丸合补坎益离丹加减治疗广泛性焦虑症，并指出乌梅为本草中酸性之最，大敛肝气。全方从肝阳入手，以治疗阳虚为主的焦虑症。

《伤寒论》对现今心理障碍的中医辨治有较高的指导意义。然临床上心理障碍种类繁多，其病理变化复杂，一般非单纯一经的病变，多为合病或并病。如肾虚肝旺为少阴与厥阴合病；若火不生土，运化无权，寒湿内盛上冲则体现太阴与少阴的病变；再如太阳与少阴相表里，太阳失固，少阴里虚，阴阳运行失序，则出现躁郁不寐的情况。《伤寒论》中并无治疗心理障碍的明确观点，故在临床辨析中，应严格遵守辨证论治的原则，同时要触类旁通，灵活运用，抓住疾病的主要矛盾，从而拓展临床上对于心理障碍的辨治思路。《伤寒论》中尚有大量经典方药可应用于心理障碍治疗，未来于临床中当辨病与辨证相结合，进行更多的应用与尝试，并加强与之相关的药理研究，从而为经方在心理障碍的治疗中开辟更大的空间。

302 从六经少阴病论失眠症病机及治则

睡眠，乃人体与自然昼夜节律相应，维持并调整阴阳平衡的重要生理活动，而这种平衡由睡眠和觉醒共同构成，关于睡眠—觉醒的生理机制，《灵枢·口问》曰："阳气尽，阴气盛，则目瞑；阴气尽而阳气盛，则寤矣。"其中涉及阴阳的消长与转化。失眠，是临床中睡眠障碍的相关疾病中最常见的类型，具体表现为入睡困难，睡眠质量差、多梦，易早醒且醒后再难入睡，影响日间工作等。至于其病机，《灵枢·大惑论》如是曰："卫气不得入于阴，常留于阳，留于阳则阳气满，阳气满则阳跷盛，不得入于阴则阴气虚，故不瞑。"其中阐述了营卫协调之于寤寐的重要作用，其中，营者，阴也；卫者，阳也，故此，阴阳之失调，致阳不可在其时归于阴，是不寐之核心病机。

基于失眠在临床中的治疗，无不牢牢把握"阴阳失调，阳不入阴"这一核心病机，也由此整理归纳出诸如情志失调、饮食不节、劳作过度、久病体虚等常见诱发因素，结合临证中的辨证要点以及各脏腑的生理特征，总结出了其病位在心，与肝、脾、肾三脏密切相关的病理特点。学者张凯歌等结合《伤寒论》中少阴病篇的相关论述，对于失眠的主要病机进行了深入的探讨，并以此为切入点分析了失眠的主要治疗原则。

失眠与少阴病之间的关联

实际上，在《伤寒论》中，几乎六经的每一个病篇均涉及关于"失眠"相关表现的论述，如"烦躁不得眠""虚烦不得眠""不得卧""卧起不安""但欲寐"等，而这些表现几乎贯穿了六经病篇的终始。以少阴病篇为切入点，并非由于少阴病篇有关失眠的叙述最为详尽，而重点在于少阴之脉涉及心肾，与人体"阳气"之盛衰通达与否关系最为密切。

在此方面，其一，少阴之脉既关乎心肾，心乃五脏六腑之大主，内宿君火，属阳，而肾乃先天之本，为主水之脏，属阴，内藏元阴元阳，内寄相火，受君火之温煦而使君火之责，主周身脏腑经络之阴阳变化。心与肾，一火一水，一阳一阴，水火既济则阴阳和而卧起有时，火水未济则阴阳失衡而卧起不安辗转反侧。其二，心主神明，心神之出入乃阳气出入变化之具体表现，是为寤寐之要，故心乃失眠之病位，少阴亦责无旁贷。其三，《伤寒论》第281条谓少阴病提纲证如是"少阴之为病，脉微细，但欲寐也"。寥寥数笔，执简驭繁。脉微者，阳气不足不得鼓动气血故也；脉细者，阴血不足脉管不得充实故也，直中其"阴阳亏损"之本质。而"但欲寐"是为醒而精神不振，寐而不得沉稳解乏故也，其表现与"失眠"无二。其四，少阴病既由肾中阴阳亏损或阴阳调节能力减弱所致，然关乎个体之差异、刺激因素之不同而呈现出寒化或热化的表现，故少阴乃一身阴阳之本，而少阴病的治疗亦需牢牢把握阴阳之变化。因此，以少阴病为切入点对于失眠的临床诊治思路的建立与拓展具有重要的指导意义。

少阴病相关失眠的主要病机

关于少阴病，结合《伤寒论》少阴病篇的相关病症描述，总结其核心病机在于肾中阴阳亏损，致"阳气"不能温煦脏腑经络，或妄动而灼烧阴津，或不得通达内外而郁结，进而出现诸如阳虚寒盛、阴虚内热或阳气郁闭等相关证候表现，三者之间既各自矛盾亦相互关联，以下将从此三个角度详细探讨少阴病之于失眠的主要病机，并列举相关证治原则。

1. 阳衰：阳气之衰，为少阴病篇最常见的病机，占据少阴病篇大部分的篇幅，具体证候表现为"阳虚寒盛""阴盛格阳"乃至"阴盛戴阳"。而关乎失眠，众多相关条文均提及了"心烦""但欲寐"的叙述，譬如第282条所述"少阴病，欲吐不吐，心烦，但欲寐，五六日，自利而渴者，属少阴也"以及第300条"少阴病，脉微细沉，但欲卧，汗出不烦，自欲吐"。以上所述内容基本相似，其中"但欲寐"之含义已在上文提及，而心烦一症，常与失眠所并见，多见于阳经病或实热证中，如太阳病篇之"五苓散证"及太阳、阳明病篇均提及的"栀子豉汤证"等，何以见于少阴阳衰之候？

既然少阴乃阳气之本，我们便从少阴阳气在寤寐中的生理特性以及少阴阳气虚衰的病理特点加以分析，首先，在生理方面，少阴阳气之运动变化依赖君火之温煦及肾中相火之驱动，使其通过脏腑、经络、血脉升降出入，循环往复，如环无端，恰似《素问·生气通天论》所曰："阳气者，精则养神，柔则养筋。"其所养之神，正是决定正常睡眠—觉醒的关键；而后是病理方面，当少阴阳气虚衰，火不能消其阴翳，相火亦难行君火之责也，故阴寒盛于下，而阻隔阳气于上，不得归于阴，是谓"阴盛格阳"，阳不得在其时归于阴则极易扰动心神，故见心烦而失眠。

因此，阳气虚衰，被阴寒阻隔于上，不能养神，甚则扰动心神，是阳衰所致不寐的病理过程，多见于中老年患者，因其命门火衰，肾中元阳虚损，不能制水，水气可随三焦之气机升降而动，当可见以下或然症：畏寒、四肢厥冷，尤以下肢为主，口渴喜热饮而不多饮，恶心欲呕，头晕心悸，咳嗽喘息，咽喉痹痛，小便清长或不利、色白，大便稀溏，舌质淡胖有齿痕，苔白腻而滑，脉沉细或微细，甚至可见身疼腰痛或双下肢凹陷性水肿等。除此之外，或见头面五官以及皮肤的热证表现，此系阴寒内盛，格阳于上或外所致也，在此方面，郑钦安于《医理真传》中谓之："大凡阳虚之人，阴气自然必盛，阴气盛必上腾，即现牙痛龈肿，口疮舌烂，齿血喉痛，大小便不利之病。"此虽系热证表现，其本仍在乎阴寒内盛，格阳于外，阳气浮越所生阴火故也。

2. 阴虚：阴虚者，阴不得制阳故也。如上所述，肾中相火受君火之温煦而行使君火之责任也，既赖君火之温煦，亦需肾水之制约潜镇，勿令之妄动，如是则阴阳和而寤寐各有其时。倘若肾中之水不足以上济心火，而心火如常普照于下，则相火随其性而妄动，循经上扰，扰动心神，则见心烦不寐。

在临证过程中，基于此病机，此类不寐患者多见阴虚内热证及水热互结证。其中阴虚内热证是不寐的临床治疗中较为常见的证候类型，多见于中青年女性，除心烦、不寐外，主要表现为以下或然症：潮热、盗汗、颧红面赤，五心烦热，口干舌燥、喜冷饮，咽干咽痛，腰膝酸软，小便短少色黄，大便干燥，舌体瘦薄，红绛少苔甚至无苔，脉沉细且数。而水热互结证则是在阴虚内热的基础上，因相火妄动致肾阳气化失司，水液不得从小便出，而蕴结于下焦，与热相合，既不得随小便出，亦随三焦气机升降而变动，除以上阴虚内热的症状表现外，亦可见咳嗽喘息，恶心欲呕，渴欲冷饮而不多饮等表现，系由水气变动致三焦气机升降失调，津液不得正常输布故也。无论阴虚内热，还是水热互结，其本均在乎少阴阴虚所致阳气活跃，不在其位故也。

3. 阳郁：关乎阳郁，郁者，停滞是也，无论阴阳偏重，或因阴阳俱损，致阳气停滞于局部不得行使其职责，可与上述所提及之阳衰或阴虚并见，若阳气停滞，不得自由出入温养精神，则日间神疲乏力但欲寐，而夜间辗转反侧不得眠，而这种病机张仲景亦将其归为少阴病的范畴，少阴之生理、病理与阳气之间关联的重要性可见一斑。

既然如此，究竟哪些病机或病理因素会造成阳气的郁滞？首先，结合《伤寒论》原文第318条所述："少阴病，四逆，其人或咳或悸，或小便不利，或腹中痛，或泄利下重者，四逆散主之。"其最初解读在于伤寒之邪直中或传入少阴，致使阳气内郁，气机不畅而见诸症。然而，在解读的过程中，有学者认为条文中之"四逆"当作"肢厥"之意，加之金元之后关于药物性味归经的引入，致使有学者认为四逆散当属厥阴之剂，在此方面，沈明宗认为"此方原系治厥阴热厥主方，后人不识其旨，湮没已久，今表出之"。在现今的临床教学中，众多学者更喻其为疏肝行气之祖方，这种理解契合了脏腑、经络辨证的基本思路，易于理解记忆，却也容易导致理论经验不足的医生或学子在学习的过程中偏离张仲景之本意。

首先，若以厥阴论之，因其四肢厥逆而谓之寒厥，却又无下利清谷、脉微欲绝之阳衰表现；若谓之热厥，而常见于头面五官及皮肤的阳盛之象同样未能体现。同样，"肝郁气滞证"作为基于后世"脏腑辨证"的常见证型，并不能替代基于"六经辨证"的"四逆散证"，四逆散证既见于少阴病篇，不同于阳气的偏盛或偏衰，其核心在乎"阳郁"，阳气停滞于局部而不得行使其职能，如此所造成的病症表现均可从少阴病加以分析，因此，除肝郁气滞外，痰浊、瘀血等病理产物亦可造成阳气的郁闭，同时，久病后气血不足，阳气亦无力鼓动而停滞于局部，不得温养心神、自由出入内外而造成寤寐难安，此类衍生证候同样可以从少阴阳气的病理状态为出发点加以分析，也由此突出了少阴病篇在失眠治疗中的重要指导作用。

少阴病相关失眠的治疗原则

1. 扶阳潜阳：关于"阳衰"所致失眠的治疗，虽或见热证的相关表现，此为阴寒极盛格阳于外所致也，故亦当遵循"寒者热之"的基本治疗原则，以扶阳之法，使浮越之阳气得以归元，是谓"扶阳潜阳"。因此，四逆汤则为最典型之方药。论及温补少阴虚损之元阳，非辛温大热之附子所不能及也，而若要使阳气通达周身、遍布内外，无干姜则难达其功，二者相辅相成，令元阳得复且通达周身经络血脉脏腑，甘草为佐使勿令二者之燥热损及阴津。三者共奏回阳通脉之功，使阳气得复而升降出入各循其道，由此阴气自和于阳，而寤寐各有其时。此外，根据患者或然症状表现之差异，亦当在此基础上予以加减，如通脉四逆汤、真武汤、附子汤等，均遵循"扶阳"这一核心原则，此外，太阳病篇第61条所述之："下之后复发汗，昼日烦躁不得眠，夜而安静，不呕不渴无表证，脉沉微身无大热者，干姜附子汤主之。"虽见于太阳病篇，实则亦是伤寒误下后损及少阴阳气所致也，干姜附子汤亦通四逆汤之理法，至于后世之潜阳丹，亦是在四逆汤的基础上去干姜而以姜汁炒砂仁，并加龟甲，以贯彻阴中求阳之意，共奏潜阳纳气之功，使少阴元阳得以固摄，则寤寐安矣。

2. 滋阴潜阳：基于少阴阴虚阳盛的两个典型证型，少阴病篇给出了两个经典方剂，针对阴虚内热证，第303条有曰："少阴病，得之二三日以上，心中烦，不得卧，黄连阿胶汤主之。"明确指出了黄连阿胶汤对于少阴病阴虚内热型失眠的治疗，其要在乎"壮水之主，以制阳光"，又称"泻南补北"，即清解妄动之火，兼滋心肾之阴而使阳有所归，而寤寐自安。其中，黄连、黄芩苦寒泻在心之火，令之下降，是谓泻南；鸡子黄、阿胶乃血肉有情之品，滋心肾之阴，是谓补北；芍药酸能敛阴、潜阳，苦能泻妄动之火。

而针对水热互结证，第319条有曰："少阴病，下利六七日，咳而呕渴，心烦不得眠者，猪苓汤主之。"其人下利六七日余，当少阴阴阳俱损，难以判断其侧重，因此仅从条文分析，需与阳虚水泛的真武汤证详细鉴别，倘若以方测证，茯苓、猪苓、泽泻均奏利水渗湿之功，针对的是因肾不气化所生的无主之水；滑石与之相合，既增强利尿之功，又清解郁结之热，使阳气平复而有所归，以上同样是谓泻南；阿胶滋阴，是谓补北，与上药相合是以奏育阴利水之功也。纵观以上二证，皆强调了滋养少阴之阴，而无论清心抑或利水，实则为引导阳气重归其位，方异而法同宗。

3. 透达郁阳：关于"阳郁"所致不寐的治疗，纵观《伤寒论》少阴病篇，唯四逆散一方，而究其组方原则，后世医家为此争论不休，有学者认为其当属厥阴甚至少阳，更谓其乃"柴胡汤"之变方。而应当宗原文少阴之理解，方不至偏离仲师原意，因此需牢牢把握"阳气"在疾病过程中的状态，以及四逆散中各药物对机体的影响，一切则了然于胸，其中柴胡之升散、芍药之内敛、枳实之下气、甘草之调和，共同构成了气机的"升降出入"，使内郁之阳气得以发散通达，使气血得以通畅，精神得以温养，而寤寐各安其时。在这个过程中，"调畅气机，透达郁阳"方为四逆散的核心治疗原则。

此外，随着后世对《伤寒论》的解读日渐丰富，加之金元后关于药物归经理论的逐渐形成与完善，对于四逆散形成了以"疏肝解郁"为核心功效的解读，在此方面，刘渡舟谓之"肝藏血而肾藏精，乙癸同源，同为相火寄宿之脏也，疏通厥阴而少阴自调"。同时，在临证中，阳气之郁闭多系由肝气郁结故也，若气机得以条达则诸症自除，而由肝气之郁结所产生的各种病理产物亦会影响阳气之通达，如痰浊、血瘀等，也正因如此，在四逆散的基础之上，针对不同病理产物进行合理加减，也为后世诸多经典方剂的诞生提供了重要的理论基础，如柴胡疏肝散、逍遥散乃至血府逐瘀汤等，均在失眠的临床治疗中得到了广泛的应用。

验案举隅

国某，女，40岁。2020年3月28日前来就诊。患者长期失眠，表现为入睡困难，需口服佐匹克隆方可正常入睡，多梦，易早醒，脑中鸣响，实际睡眠时间3～4小时，平素畏寒、肢冷，自觉上热下寒，易神疲乏力，头晕、心慌、耳鸣，颈肩疼痛，自觉喉间有痰，色白质稀，平素易口渴而不欲饮水。纳差，小便色白，夜尿较多，大便频且溏泻。舌质淡胖，有齿痕，苔薄白而滑腻，脉沉细弱。辨证属少阴病阳虚内寒，当治以温阳散寒兼潜阳入阴。投以四逆汤合潜阳丹加味。

处方：制附子30 g，干姜15 g，炙甘草15 g，砂仁20 g，制龟甲10 g，党参15 g。颗粒剂7剂，开水冲服，每日1剂，早、晚各1袋。嘱患者清淡饮食，平素可煎煮生姜、葱白作汤服，适当强度运动。

复诊（2020年4月4日）：自述睡眠较前显著改善，兼口服佐匹克隆可熟睡5～6小时，畏寒肢冷、乏力、头晕、心慌、耳鸣等症状显著改善，大便较前成型，仍口舌干燥而不欲饮水，舌脉同前。遂予上方去党参，并加茯苓15 g，以增加其利水渗湿之功。7剂颗粒剂口服，方法同前。

三诊（2020年4月11日）：自述口干症状显著改善，仍需口服佐匹克隆方可入睡，睡眠沉稳，大便仍偶有稀溏，无其余不适，偶然发现双下肢轻度凹陷性水肿，查尿常规、肾功能均未见显著异常，舌象表现同前，脉沉细较前有力。遂予方药调整，真武汤合潜阳丹加减。

处方：制附子30 g，茯苓15 g，生姜15 g，炒白术10 g，干姜10 g，砂仁5 g，炙甘草10 g，制龟甲10 g。7剂颗粒剂口服，方法同前。

四诊（2020年4月18日）：自述睡眠仍沉稳，6小时以上，大便成形，双下肢水肿消失，舌质淡胖，齿痕减轻，苔薄白稍滑，脉沉细。因当前仍需口服佐匹克隆方可正常入睡，继续予上方14剂巩固后效。

按：患者中年女性，长期失眠，其脉沉细而弱，平素神疲乏力，夜间不得入睡，正应《伤寒论》少阴病提纲"脉微细，但欲寐"，且畏寒肢冷，头晕、心慌，渴而不欲多饮，小便色白且夜尿多，均应少阴阳虚内寒，不能正常温煦气化的一系列病症表现，故以大剂量制附子温阳散寒，较大剂量干姜温阳化饮之时亦可通达经脉，二者相辅相成；砂仁与姜相合，且佐以龟甲，取阴中求阳之意，共奏潜阳纳气之功；甘草和中益气，并佐党参健脾益气。阳气得复，而内寒自去。因患者服药后仍口干而不欲饮水，故改党参为茯苓，增强利水渗湿之功，促使阳气气化，津液正常输布。而最终之真武汤合潜阳丹，由于患者大便偶尔稀溏，故按照《伤寒论》第316条所述"若下利者，去芍药，加干姜"效法取之，已获全功。

以少阴病为切入点，进而以"阳衰""阴虚""阳郁"为主要病机，牢牢把握"阳气"在失眠病程中的不同状态，总结出了"阳虚内寒""阴盛格阳""阴虚内热""水热互结""阳气内郁"等证候，以及与以上病机相关的衍生证候，几乎涵盖了失眠临床治疗中的大部分证候类型，也正因如此，对于《伤寒论》少阴病篇的深入探究思考，对于失眠的治疗可以提供重要的思路，也进一步突出了对阴阳的把握在失眠治疗过程中的重要性。

303　焦虑抑郁症从六经辨治

　　焦虑症和抑郁症是临床常见的精神心理疾病。焦虑症以广泛或持续性焦虑或反复发作的惊恐不安为主要特征，最常见的是广泛性焦虑（简称焦虑），表现为缺乏明确对象和具体内容的提心吊胆、紧张不安，伴有显著的自主神经紊乱和运动性不安等症状；抑郁症则以兴趣丧失、思维迟缓、精力减退、精神运动性迟滞或激越等为主要表现。临床上焦虑和抑郁往往共病存在。《伤寒论》中虽然没有专门论述焦虑和抑郁，但书中描述的很多证候表现都符合焦虑、抑郁的特征，经方治疗焦虑、抑郁也屡获良效。烦躁是焦虑和抑郁最常出现的症状之一，学者李令康等以烦躁为线索，围绕《伤寒论》中涉及烦躁的典型方证展开研究，为六经辨证论治焦虑、抑郁提供了新的视角。

烦躁是焦虑、抑郁共有主症

　　针对我国四个城市的流行病学研究显示，综合医院的患者中大约 1/5 患有焦虑或抑郁，而医院对焦虑抑郁的漏诊率在 90% 以上。另一项研究显示 84% 的焦虑抑郁患者以躯体症状为主诉，然而焦虑抑郁的躯体症状均没有特异性。焦虑和抑郁共病的情况使得明确诊断更加困难。抓主症是中医辨证论治的重要方法之一，抓住焦虑抑郁患者的主症，有助于及时发现、早期干预，同时发挥身心同治的中医学理念在治疗身心疾病方面的优势。

　　根据临床统计学研究，烦躁是焦虑和抑郁所共有的，而且是出现频率最高的症状。唐启盛等统计了 705 例广泛性焦虑症患者的症状表现，按出现频率的高低排序，前 3 位的症状分别是烦躁易怒、紧张、易激动。包祖晓统计了 611 例抑郁患者的中医症状，烦躁排第一位，其次是忧愁善感、神疲乏力。因此抓住烦躁这一主症，以点带面，对焦虑、抑郁的诊断和中医治疗十分有价值。

烦躁的含义

　　烦，从字形结构上属于会意字，"页"代表人的头，如颈、项都以页为部首，加一个"火"字旁，代表热性。《说文解字》中曰："烦，热头痛也。从火从页。"头为诸阳之会，火性炎上，头部容易受火邪影响，"烦"的本义是形容头痛脑热的症状。又因脑为元神之府，火邪上扰往往影响人的精神和情绪，所以"烦"也引申为一种情绪状态，多称"心烦"，以区别于生理上的烦。此外，现代汉语对"烦"的解释还包括烦杂，频繁，混乱，搅扰，烦劳，严重等。

　　躁，属形声会意字，足字旁表示疾走，喿表声，也有疾叫之意。《说文解字》曰："躁，疾也。"本义为动作疾急，形容手足乱动，不得安宁的样子。也引申为形容人的性情急躁，"言未及之而言，谓之躁"（《论语》）。

　　在中医学中，烦指心中烦热郁闷，是患者的自觉症状；躁指形体动作扰动不宁，属他觉症状。在《伤寒论》中"烦"字出现 120 次，有多种含义。一指心神不宁、心烦不安，如第 169 条"伤寒无大热，口燥渴，心烦，背微恶寒者，白虎加人参汤主之"。论中也常用"心烦""自烦""烦躁""躁烦"表示此义；二表示"热"，如第 179 条"少阳阳明者，发汗，利小便已，胃中燥烦实，大便难是也"。三表示躁动，如"今病者静，而复时烦，此为藏寒"。四表示严重、剧烈，如第 174 条"身体疼烦"；五表示频繁，如第 315 条"干呕烦者"。具体的含义需放在原文中仔细推敲。烦和躁往往同时出现，如《伤寒论》

中有烦躁、烦而躁、躁烦等表述，表示人的心神和躯体皆处于烦乱、不安的状态。金代成无己曰："烦也躁也，有阴阳之别焉；烦，阳也，躁，阴也。"（《伤寒明理论》）有学者认为，烦躁与躁烦有症状发生先后之别，一般从病机上看，烦躁较轻，躁烦较重，但不可一概而论，必须综合脉症加以审辨。焦虑症和抑郁症患者出现的烦躁，是指心中烦闷不安、急躁易怒的情绪，甚至手足动作及行为举止躁动不宁的表现，是一种情绪状态及相应的躯体状态，与《伤寒论》中所谓的烦躁表现是一致的。

从六经病烦躁症辨治焦虑抑郁

在《伤寒论》条文中，烦躁往往不是单发或最主要的症状，而是伴随各种身体上的异常。焦虑、抑郁也多伴随躯体症状，涉及呼吸系统、心血管系统、神经系统、消化系统、泌尿生殖系统以及皮肤血管反应性等，如胸闷、气短、窒息感；心慌、心悸、头昏；入睡困难、多梦、肌肉紧张、全身或局部疼痛；口干、咽部异物感、食欲减退、腹泻、便秘；尿频、尿急、排尿困难、性冷淡、月经紊乱；出汗、寒颤、手足发冷等。患者一般表现为其中的几个症状，且不具有特异性。上述的大部分症状在《伤寒论》中会伴随烦躁同时出现，此类条文和方证可作为六经辨证论治焦虑、抑郁的重要理论依据。现以六经病为纲目，列举涉及烦躁症状的典型条文、方证进行分析。

1. 太阳病：太阳主表，风寒之邪首先侵犯人体肌表，营卫不和是太阳病的主要病机。太阳病篇出现烦躁症的次数堪称六经之最。清代柯韵伯曰："太阳病篇最多心病。"（《伤寒论翼》）心与营卫息息相关，营卫二气相辅相成，鼓动心血运行，故未有营卫病而心脉无病者，心病则心神不安，人即出现烦躁。

烦躁可见于初感外邪之后，人的机体与病邪相争，是阳气亢奋的表现，也是病邪欲解的表现。如"伤寒发汗，已解。半日许复烦，脉浮数者，可更发汗，宜桂枝汤"（第57条），"欲自解者，必当先烦，烦乃有汗而解"（第116条）。这样的烦躁症状无需格外治疗，只要着重解表散邪，烦躁即消。现代心理学认为，焦虑情绪是外界环境压力引起一种应激状态，是人面对问题、解决问题的必要反应，适当的焦虑是人对自身的保护，压力解除焦虑即随之消失，亦无需治疗。

若外邪不解，引起了身体其他位置的异常而出现变证，此时的烦躁就是病理性的表现。阳气与邪气相争却不得汗出，阳气郁闭太甚导致烦躁，可出现"不汗出而烦躁"（第38条），"身不疼，但重，乍有轻时"（第39条），需用大青龙汤发越在表之郁阳。后世刘河间发展出外感六淫和情志内伤皆能郁而化火的认识，"六气皆从火化……五志所伤皆化为热"。故焦虑症和抑郁症正气未伤之时，患者烦躁易怒伴有表邪郁闭的表现，治疗上可以参考"火郁发之"之法。冯世纶曾用大青龙汤治疗一位西医诊为失眠及抑郁症的患者，经多方治疗效果不显，现症见失眠，乏力昏沉，神情郁闷，胸闷烦躁，鼻塞头痛，舌苔白腻，处方以大青龙汤方加减，10余日则睡眠基本恢复正常。

太阳病误用火法又复攻下，致使正气耗损，心阳耗伤，出现心神浮越之烦躁，如原文第118条"火逆下之，因烧针烦躁者，桂枝甘草龙骨牡蛎汤主之"。桂枝甘草龙骨牡蛎汤临床常用来治疗心神不得安养，表现为心悸或惊悸，易惊恐，多梦和噩梦频发的患者。方中以桂枝、甘草补养心气，振奋心阳，以龙骨和牡蛎潜敛浮阳，镇心宁神，用于治疗焦虑、抑郁时应注意适当调整潜镇安神与温阳补气药物的比例，焦虑情绪为主需加大前者的比例，抑郁情绪为主则加重后者比例。

太阳病误下，胃中空虚，邪热入里，郁于胸膈之间，如第76条"发汗吐下后，虚烦不得眠；若剧者，必反覆颠倒，心中懊憹"，第77条"发汗，若下之，而烦热胸中窒者，栀子豉汤主之"。栀子豉汤所主之证在精神上表现为烦躁、焦虑甚至不能入睡，躯体表现为胸膈有发热、窒塞感，一来热气扰及心神则神不得安；二来胸中为宗气之居处，宗气为热邪所侵扰，则气少而不得畅达。栀子、淡豆豉一降一升，能清能宣，共奏清热开郁之功，为符合此证的患者解除郁结之苦。若"心烦，腹满，卧起不安者"，则用栀子厚朴汤治疗，此证较之栀子豉汤证病位更深，故用枳、朴以泄满，黄煌主张焦虑抑郁见烦躁、失眠、舌红、咽喉充血、剑突下压痛可用栀子厚朴汤治疗。

若太阳病误下，中焦升降失司，邪气结于心下出现心下痞，如第 158 条："腹中雷鸣，心下痞硬而满，干呕，心烦不得安……甘草泻心汤主之。"消化系统疾病患者经常伴随烦躁焦虑和睡眠障碍。《素问》曰"胃不和则卧不安"，《伤寒论》第 265 条曰"胃不和，烦而悸"，可见胃与心神关系密切。焦虑抑郁属情志之郁结，与脾胃升降失常互为因果，辛开苦降亦是散结之法，治疗可选用泻心汤类方。

2. 阳明病：阳明经是多气多血之经，阳明经别上通于心，阳明燥热最易循经上扰心神，烦躁、烦不解、心中懊侬而烦、谵语、独语如见鬼状、不识人、惕而不安均是阳明病篇见症。李克绍提出"肠胃不和，则九窍不通"，肠胃有病，上不能营养清窍，下不能排出糟粕，即"清阳不升，浊阴不降"的状态，容易发生各种神志失常。

阳明燥热腑实证可导致烦躁，阳明病开篇第 179 条曰："少阳阳明者，发汗，利小便已，胃中燥烦实，大便难是也。"此条文中的"烦"可理解为"热"，可见阳明热邪与烦躁相关之密切。第 241 条"大下后，六七日不大便，烦不解，腹满痛者，此有燥屎也"；第 239 条"病人不大便五六日，绕脐痛，烦躁"，治疗可选用承气汤类方。临床上对心烦易怒，大便秘结不通，腹部触诊疼痛拒按的焦虑、抑郁患者，可选用通下法治疗。

瘀血蓄于阳明及下焦可导致精神狂躁、喜忘。《伤寒论》第 124 条"其人发狂者，以热在下焦，少腹当硬满。小便自利者，下血乃愈……瘀热在里故也，抵当汤主之"；第 237 条"阳明证，其人喜忘者，必有蓄血。所以然者，本有久瘀血，故令喜忘。屎虽硬，大便反易，其色必黑者，宜抵当汤下之"。《素问·调经论》曰："血并于下，气并于上，乱而喜忘。"即是说血存于下焦，出现狂乱善忘。焦虑症狂躁者若出现少腹硬满，小便自利，大便硬而排便反易，舌质暗红或有瘀点，可采取通下法攻下瘀血，方选桃核承气汤、抵当汤（丸）通导大便，引瘀血下行，狂忘可愈。临床报道桃核承气汤可用于治疗焦虑、抑郁、强迫症等精神心理疾病。

3. 少阳病：少阳病病机以正气不足，邪气内陷，枢机不利，营卫不通为特点。少阳病提纲证即有"心烦""默默不欲饮食"的主症，阳气郁而不达，则神情默默；少阳郁而化火，扰乱心神，又出现心烦。临床常见到焦虑、抑郁患者，情绪波动大，甚至呈双相性，与少阳病正邪相争、往来寒热的机制颇有相通之处。现代多数医者认可少阳枢机不利、阳气郁遏、营卫不和是抑郁症的重要病机。小柴胡汤被广泛应用于焦虑、抑郁等精神心理障碍，这类患者常有胸中郁闷不舒、胸胁不适之症，足少阳胆经布于胸胁，枢机不运，经气不利故有此表现。以小柴胡汤为底方，仲景创立了柴胡加龙骨牡蛎汤、柴胡加芒硝汤、大柴胡汤、柴胡桂枝汤、柴胡桂枝干姜汤等方剂。第 107 条："伤寒八九日，下之，胸满烦惊，小便不利，谵语，一身尽重，不可转侧者，柴胡加龙骨牡蛎汤主之。"该方主治烦躁、易惊恐、谵语，伴随躯体活动减少、小便不利等症状，可能还伴有睡眠障碍、噩梦频作等。黄煌认为柴胡加龙骨牡蛎汤治疗精神心理疾患具有双向调节作用，对于精神异常亢奋者可以镇静，抑郁者可以疏肝解郁。柴胡桂枝汤以小柴胡汤合桂枝汤，小柴胡汤和解少阳，桂枝汤又能调和阴阳，可谓尽调和之能事。伤寒误治，邪传少阳，肝胆郁热，燥湿相合，出现"胸胁满微结，小便不利，渴而不呕，但头汗出，往来寒热，心烦者"，仲景变化出柴胡桂枝干姜汤通阳散结。小柴胡汤加减化裁，与温阳、健脾、化痰、散结、安神、攻下等相结合，而不离调畅气机之原则，使得柴胡剂成为古今治疗情志疾病的良方。

4. 太阴病：太阴病主要病机是脾阳不足，中焦升降失常。太阴病提纲症"腹满而吐，食不下，自利，时腹自痛"，以病机推测，还可能伴有精神不振，四肢倦怠乏力等抑郁症患者常见的躯体症状。瞿双庆调查了中医学古今代表医案治疗精神异常症状所用的中药，按药物归经理论归属脏腑，发现古今医家治疗神志疾病时虽五脏同治，但更重视心与脾胃。

脾胃虚弱，营卫不足可出现心烦，如第 102 条"伤寒二三日，心中悸而烦者，小建中汤主之"。小建中汤证患者气血不足，营虚卫弱，心神失养而导致情志郁结，出现心烦、心悸、腹痛等症。日本学者研究发现小建中汤对抑郁情绪有速效性。方中桂枝、生姜辛温通行卫阳，芍药益阴和营，饴糖建补中焦并滋养气血，再加上补中益气的甘草和大枣，则辛甘相合，脾胃健而营卫通，心神得养，气机畅达，郁结得消。

5. 少阴病：少阴为心肾所属，心属火而主神，肾属水而藏精，心、肾的关系表现为精神互用、水火相济。少阴寒化证肾阳不足、心阳衰惫，表现出精力减退、萎靡不振，同时又有烦躁和睡眠障碍，如"但欲寐""但欲卧""心烦，但欲寐""昼日烦躁不得眠，夜而安静"等；少阴热化证肾阴不足、心火独亢，则表现为"心中烦，不得卧"。

少阴虚寒证在神志上表现为精神不振伴虚烦，正如原文第 389 条所曰"内寒外热"，患者寒盛于内、神浮于外，主方四逆汤。如阳虚兼有水饮，水饮更加重神机不畅，患者肢体水肿、心悸、气短，可用真武汤以温阳利水。临床研究发现，真武汤还能用来缓解抗精神病药物在治疗过程中引起的肌肉跳动、心悸、眩晕等锥体外系副反应。

少阴热化证患者既有肾水不足，又有心火扰乱心神，烦躁症状更为突出。如第 303 条"少阴病，得之二三日以上，心中烦，不得卧，黄连阿胶汤主之"。有学者认为心肾不交是焦虑症的必然转归。焦虑、抑郁患者的烦躁情绪引起心火亢盛，下耗肾水，最终导致心肾不交，此类患者多有夜间盗汗，口燥咽干，喜饮清凉，小便短黄，脉沉细或细数，舌质干瘦，甚或口舌糜疮等症状，宜黄连阿胶汤清热育阴，交通心肾。临床研究表明黄连阿胶汤用于治疗焦虑症、抑郁症疗效确切。女性绝经前后肝肾真阴不足，容易出现焦虑情绪，也可用本方治疗。

6. 厥阴病：厥阴为肝与心包所属。肝气对全身气机的调畅以及情志的正常活动与表达都发挥着重要作用。精神心理疾病的患者症状繁杂，寒热并见，与厥阴肝的长期失常不无关系。厥阴病作为六经病的最后阶段，肝阴耗伤，魂不入肝，木火上冲，逆乱心神。心包与心通过经脉气血相互贯通，《灵枢·邪客》认为心包有"代心受邪"的职能，厥阴病本寒标热，心包感受热邪也可导致心中疼热、烦躁的症状。

第 338 条："今病者静，而复时烦，此为藏寒……乌梅丸主之。"静而复时烦的表现颇似抑郁症患者之烦躁，张怀亮发现此类抑郁症患者表现为形寒畏冷、情绪低落、乏力懒言等症状，又伴见心烦、急躁易怒、口苦便干等热盛的表现，从而形成肝寒胆热证、肝寒胃热证、胆热脾寒证等复杂证候，治疗选用乌梅丸加减。柯韵伯在《伤寒来苏集·伤寒论翼》中曰："仲景制乌梅丸方……通理气血，调和三焦。"通理气血，调和三焦是乌梅丸能治疗情志疾病的机理。乌梅丸方中苦味的黄连、黄柏配伍干姜、细辛、附子、花椒和桂枝大剂量辛味药物，辛苦并用，通达上下气机，再加乌梅味酸以益肝，人参、当归益气补血，则心血得养，心神得安。

讨　　论

1. 焦虑、抑郁六经辨证论治规律：烦躁是焦虑、抑郁最常见且共有的症状，以烦躁为线索梳理《伤寒论》中有关焦虑、抑郁表现的方证，发现六经病各篇均有治疗焦虑、抑郁的良方，除了医者较常关注的少阳病、少阴病、厥阴病，太阳病的各种变证亦当引起重视，印证了柯韵伯所谓"太阳病篇最多心病"的认识，与脾、胃关系密切的太阴病、阳明病也极易引起情志障碍。

现代医学发现，抑郁症与焦虑症常共病存在，像一对孪生兄弟，有时难以鉴别。目前关于焦虑、抑郁的关系有三种观点："一元论"认为焦虑与抑郁是一种疾病的不同表现形式，"二分论"认为二者是两种不同性质的疾病，"共病论"认为焦虑和抑郁共病时，是一种新的独特的疾病实体。

焦虑和抑郁具有不同的情绪特点，因而对应机体不同的脏腑气血状态，焦虑症患者以过分担忧、焦躁不安为特点，抑郁症患者则表现为兴趣减低、闷闷不乐。通过上文对六经辨治焦虑、抑郁的分析发现，三阳病病机多属实证、热证，症状表现多见于焦虑症，三阴病病机多属虚证、寒证，症状表现多见于抑郁症或焦虑、抑郁共病。从这个角度来说，焦虑与抑郁是一种疾病发展过程中不同阶段的表现形式，这为焦虑抑郁病患的六经辨证治疗提供了参考。

2. 对现代中医研究焦虑、抑郁的启发：近年来，现代中医针对焦虑、抑郁展开了很多研究。在中医学中焦虑症和抑郁症当属于情志病范畴，但并无某一特定病种可与之对应。抑郁症可被诊为郁证、百合病、脏躁、梅核气、卑愫、失志、健忘、不寐或嗜睡等；焦虑症可被诊为郁证、脏躁、惊恐、怔忡、惊悸、梅核气、不寐等；也有很大概率被诊为单纯的躯体疾病来治疗，完全取决于患者主诉的突出症状。由此可见，焦虑抑郁没有明确诊断、缺乏统一的认识，对其深入研究是一个障碍。

清代俞根初《通俗伤寒论》中曰："六经钤百病。"说明各种病症在六经辨证体系中均能找到定位。《伤寒论》六经病皆可出现焦虑症、抑郁症的表现，且在发病过程中呈现出一定的规律性，在今后的研究中，可尝试将焦虑和抑郁看作一个整体来认识，从六经辨证、六经传变规律入手展开研究，以进一步提高中医学对焦虑和抑郁的预防、诊断及治疗水平。

304   从六经辨证论亚急性甲状腺炎的传变规律

亚急性甲状腺炎（SAT），又称肉芽肿性甲状腺炎，是一种常见的疼痛性甲状腺疾病，患病人数占甲状腺疾病的 0.5%～6.2%，目前普遍认为 SAT 与病毒感染密切相关，夏秋季发病率高，数个月后可自行缓解，20%～56% 的患者在甲状腺毒症阶段过后会出现一过性的甲状腺功能减退。虽然 SAT 被认为是一种自限性炎症性甲状腺疾病，但其复发率为 10%～20%，这些复发的患者很难停止糖皮质激素的治疗，而且他们通常会因炎症反应所导致的反复疼痛和糖皮质激素的不良反应而困扰数月以上，并且存在转为永久性甲状腺功能减退的可能，发生率为 5%～26%。

亚急性甲状腺炎的病理生理基础及自然病程

甲状腺滤泡上皮破坏和滤泡完整性丧失是 SAT 的主要病理生理结局，显微镜下可见病灶处甲状腺滤泡组织被肉芽组织所代替，其中有大量炎症细胞、组织细胞和吞有胶质颗粒的多核巨细胞，病变与结核结节相似。

2011 年《美国甲状腺协会和美国临床内分泌学家协会的甲状腺功能亢进及其他甲状腺毒症管理指南》提出，按 SAT 临床表现将其自然病程分为甲状腺毒症期、甲状腺功能正常期（过渡期）、甲状腺功能减退期和甲状腺功能恢复正常期（恢复期）4 个阶段。其中甲状腺毒症期在发病的第 2～6 周，显著特点为甲状腺部位的逐渐或骤然疼痛，伴发热、乏力等，红细胞沉降率增高，甲状腺功能五项呈甲状腺功能亢进表现，可出现一过性心悸、多汗等甲状腺功能亢进表现；在过渡期及甲状腺功能减退期，上述症状逐渐减退；至恢复期临床症状基本消失，甲状腺肿大消失。整个病程长短不一，一般持续 2～3 个月，但存在复发及永久性甲状腺功能减退风险。

亚急性甲状腺炎的现有治疗体系

西医目前对于 SAT 的治疗，主要以缓解症状为主，对于症状轻微的患者，一般首先给予非甾体抗炎药治疗，而对于上述药物治疗无效或中重度疼痛者，均需给予口服糖皮质激素治疗，通常在 24～48 小时内即可迅速缓解疼痛和发热症状。病程中的甲状腺功能亢进，一般不需要使用抗甲状腺药物治疗，甲状腺激素替代治疗可在甲状腺功能减退期有症状患者中使用。但研究表明，治疗药物的选择不影响 SAT 患者 1 年后的永久性甲状腺功能减退的发生，且一旦出现永久性甲状腺功能减退，则需长期服用左甲状腺素替代治疗。另外，对于儿童 SAT 患者来说，是否使用激素治疗，也存在争议。

中医将 SAT 归属于"瘿痛"范畴，多数学者认为 SAT 由外感风温热毒之邪所诱发，建议分期分型论治，但对于具体的辨证论治体系，仍未达成共识。部分医家以温病或结合脏腑辨证论治，也有学者通过络病理论探究 SAT 的治疗。卢园园等通过收集并筛选中国知网中以中医药治疗 SAT 的方剂，发现其中大多组方以清热、补虚、活血化瘀为主。虽然目前中医治疗 SAT 没有一个统一的共识标准，但中药的疗效是肯定的，有研究通过 Meta 分析发现，采用中药治疗 SAT 的总有效率和治愈率明显优于单纯使用西药的患者。

在中医治疗 SAT 的诸多方法中，以六经理论辨治 SAT 的相关研究甚少，学者杨杰等以六经理论为基础，探讨了 SAT 的病情演变，为 SAT 的辨治提供了一种新的思路。

六经辨证析

六经辨证体系繁复，六经，广义上讲也就是三阳经及三阴经。但六经之为病，却并非只是经络之病，还包括其所对应的脏证、腑证。张仲景辨六经，除去脉症，更重审其病情，为六经各设其纲领，以症归经，如太阳症见头痛、恶寒，阳明则以胃家实为纲领，少阳则见口苦、咽干之症，太阴则以腹满而吐等为主症，少阴以脉微细、但欲寐为纲，厥阴证者可见消渴、饥不欲食等，然而疾病的复杂往往不仅限于此。

六经不仅是一种生理形态，更代表了病位、疾病传变的深浅程度和转归。如病在太阳，后由三阳传入三阴，由表至里，此为循经而传；但亦可见太阳直入少阴，或外邪未经三阳直中三阴，以及多经合病、并病的特殊形式，此为六经之传变。其传变形式受正邪之强弱而影响，若正气充沛，邪气已尽，则亦可见未传入三阴之证，如《医宗金鉴》中所曰："伤寒三日三阳尽，热微烦燥入阴传，其人能食而不呕，脉小尿清为不传。"故以六经辨证来分析病证，更能体现出疾病演变的情况。另外，六经辨证虽用于伤寒，但非拘于伤寒，陈修园于《伤寒论浅注》中曰"是书虽论伤寒而百病均在其中……且疾病千端，治法万变，统于六经之中"，故热病也并非不能用伤寒之法。

SAT 因其自限性，西医传统治疗至疾病中后期较为单一，而以六经为理论指导论治 SAT，更能体现中医对于 SAT 的病情演变认识，并且在疾病后期的治疗和 SAT 转归及预后上有着特殊的意义。刘树林提出将八纲释六经的辨证体系应用至 SAT 的治疗，效果明显；周建龙等从少阳温病论治 SAT，临床疗效显著，可见运用六经辨证理论治疗 SAT，亦是可行之法。

六经论治亚急性甲状腺炎

SAT 由外感风温热毒之邪所诱发，其特征性症状为：甲状腺部位的疼痛或压痛，并常向颌下、耳后或颈部等处放射，而甲状腺位于颈部，气管前方，喉部下方两侧，与六经循行均有相关之处。结合其自然病程及六经传变规律可将 SAT 分为三期而治。

1. 早期（甲状腺毒症期）——太阳少阳或太阳少阳阳明并病：此期为疾病初期，发病前 1~3 周常有上呼吸道感染前驱症状，除颈部肿痛外，伴发热、咽痛、怕冷等表现，《灵枢·经脉》曰"三焦手少阳之脉……嗌肿，喉痹……足少阳胆经之脉……缺盆中肿痛，腋下肿，马刀侠瘿，汗出振寒"，其中马刀侠瘿指的是颈部甲状腺区域的肿物。是故 SAT 的颈部肿痛、咽痛，为邪热侵扰少阳所致，然此期患者又有畏寒、发热的表证，发病前还有外感的症状，按六经传变而论，为外邪犯及太阳，然表证未解，已内传少阳。《医宗金鉴》中记载"若不呕利而见太阳、少阳之证，非合病也；宜用柴胡桂枝汤两解之"，且疾病初期，邪气壅盛，邪热郁于表里之间，故 SAT 早期治疗可以柴胡桂枝汤与升降散合方，以疏散风温热毒之邪并达表里双解之功。《伤寒瘟疫条辨》中言升降散"一升一降，内外通和，而杂气之流毒顿消矣"。

另此期患者，若邪气亢盛，则可见烦热、汗出、心悸之症，为邪入阳明所致，当为三阳并病，但非此期患者皆有的表现（有此表现者约占 62.1%，其中心悸非邪热传入少阴、厥阴之故，为阳明之热，循胃经之别上扰于心所致，治疗可于上方加用石膏以清解阳明之热。

2. 中期（过渡期和甲减期）——少阳太阴并病：此期甲状腺功能恢复正常后又逐步进展为甲状腺功能减退，临床症状主要为甲状腺部位疼痛缓解，已无大热或仅有微热，但出现倦怠乏力、腹满、咽干、不欲饮食等表现。其微热、甲状腺部位仍有疼痛为少阳余邪未尽，已无大热为太阳经病气已消，而腹满、咽干、不欲饮食之症则提示邪气已传至太阴，陈修园《伤寒医诀串解》曰"《黄帝内经》云太阴脉布胃中络于嗌，故腹满嗌干。此热伤太阴，自阳部注经之证"，故为少阳太阴并病。张景岳在《景岳全书》中曰"太阴为阴中之阳，治宜微温……然病虽在阴，而有三阳之并病者，或其邪热已甚，则自宜清火；或其表尚未解则应当散邪"，故治疗可以小柴胡汤清透少阳余热合桂枝加芍药汤，行气温中以导内陷太阴之邪外出。

3. 后期（甲状腺功能恢复期）——少阳经气受损或太阴少阴并病：此期患者 SAT 相关症状基本消除，甲状腺功能恢复正常，为病气行经而尽的表现，西医认为 SAT 属自限性疾病，原因如此。但从六经而论，此期为邪去正虚，少阳经气受损之时，仍存传变可能，不可不治，如《景岳全书》中曰"元气更虚，邪将更入"，故 SAT 后期亦多有复发者，所以此期治疗当以逍遥散合黄芪建中汤，以疏理少阳经气兼扶正补虚，邪去正气复方可言自然痊愈。另此期亦有变证，其特点为：SAT 症状消除，但甲状腺功能却未恢复至正常，呈持续性甲减，且遗留腹满、乏力、心烦不得眠，甚则颜面水肿、畏寒之症，为三阳传尽，病入太阴少阴，以其正虚故也，其心烦不得眠为邪热内陷少阴暗耗阴血所致，而颜面水肿、怕冷为阴损及阳，呈虚寒之象，日久恐陷于厥阴，治疗以黄连阿胶汤扶阴血并散少阴之伏热，合理中汤以温太阴脾土。

六经防传，扶正补虚

《金匮要略》曰："上工治未病，何也?"治未病之于六经者，在于防邪气循经而内传也。SAT 患病之前，多有外感的前驱症状，此为病在太阳，若积极治疗，解其外邪，则未见其内传，SAT 也就没有发病之说，此为上工之法。而对于已病者，按 SAT 分期论治之法，于前期或中期积极治疗，亦可阻其循经内传，可达缩短病程的效果，并预防永久性甲状腺功能减退的发生。

另外，SAT 虽多由外邪诱发，究其根本，也有正气不足的原因，若正气充足、肝气条达，则外邪未必会有侵袭人体的机会。而疾病后期，邪去正虚，若不及时固本，亦造成较高的复发风险。故扶正补虚，一则未病先防，一则防其复发，所以 SAT 的易感人群，日常当注意固护正气，起居有常，饮食有度，调畅情志；而患病后期，医者也应当注意使用固本补虚之法。

六经辨证为治百病之法，亦可用于论治 SAT。西医对于 SAT 治疗，独重于甲状腺毒症期，有着较高的复发率及转为永久性甲状腺功能减退的风险，存在局限性；以六经辨证为基础探讨 SAT 的传变规律，并分期论治，治疗贯穿整个病程始终，预防病邪循经而传，以达缩短病程之效，且对于 SAT 的预后起到有利影响，这也是运用六经辨证治疗此病的优势之处。

305 亚急性甲状腺炎从六经辨治经验

亚急性甲状腺炎是常见甲状腺疼痛性疾病的一种，多由病毒感染所引起，以短时间内出现甲状腺疼痛并伴有全身炎症性反应为特征，本病虽然为自限性疾病，但病情严重者常会出现咽痛、头痛、怕冷、发热等症状，甚至因治疗不当，迁延不愈而出现永久性甲状腺功能减退症，目前西医多采用解热镇痛药或激素类药物治疗，但易引起病情反复发作。学者周强总结了张效科从六经辨证对亚急性甲状腺炎的诊治经验。

西医对亚急性甲状腺炎的认识

1. 病因多种，以病毒感染为主：西医认为亚急性甲状腺炎病因主要有三大类：①病毒感染。②遗传因素，多项报道显示 HLA-35 阳性。③免疫因素，各种甲状腺自身抗体在疾病活动期呈普遍升高的趋势，但临床以病毒感染诱发亚急性甲状腺炎最为多见，常见病毒有流行性感冒病毒、腮腺炎病毒、柯萨奇病毒等。

2. 典型临床表现：发病前常会出现上呼吸道病毒感染的症状，如发热、怕冷、咳嗽、乏力等，发病早期最明显的症状和体征是甲状腺部位的疼痛和压痛，常向颈部、颌下、耳后等处放射，做吞咽动作时可加重此典型症状。病变广泛，病情进一步发展时，甲状腺滤泡内甲状腺激素一过性大量释放入血，可有甲状腺功能亢进的表现。中期甲状腺激素由于感染破坏而发生耗伤，临床上又可出现甲状腺功能减退的表现。恢复期，甲状腺肿大及结节消失，少数患者可能会遗留有甲状腺小结节及转变为永久性甲状腺功能减退。

3. 西医学治疗方案及其缺陷：西医以非手术治疗本病为主。因亚急性甲状腺炎时甲状腺激素升高并非甲状腺激素合成增多，而是甲状腺滤泡破坏造成甲状腺激素过多释放入血，所以一般不使用抗甲状腺药物治疗。轻症患者多采用非甾体消炎镇痛药治疗，重症患者多选用糖皮质激素治疗，首选药物为泼尼松，但是对于病情反复发作，热势相对较高患者过快减轻药物的使用剂量、过早停用激素类药物易导致病情复发，相关报道显示复发率高达 33.3%，因此激素治疗并非长久之计。

中医对亚急性甲状腺炎临证立论依据

亚急性甲状腺炎属于中医学瘿病、热病范畴，"瘿"作为病名最早见于《山海经》，以颈前喉结两旁结块肿大为主要特点。针对其病因，早在《吕氏春秋·季春纪》中记载"轻水所多秃与瘿人；重水所，多尰躄人"，指出饮食水土失宜是该病的病因之一，《圣济总录·瘿瘤门》曰："山居多瘿颈"，进一步说明瘿病的发生与饮食水土息息相关。《济生方·瘿瘤论治》曰："夫瘿瘤者，多由喜怒不节，忧思过度，而成斯疾。"《诸病源候论·瘿候》曰"瘿者，由忧恚气结所生""动气增患"。中医学认为情志影响是瘿病形成的重要病因。其病因可归纳为饮食水土失宜和情志内伤致肝失调达，气机郁滞，肝木乘土，脾气亏虚，则使津液输布失常，易于凝聚成痰，气滞痰凝壅结于颈前，日久出现血行瘀滞，从而演变为气滞、痰凝、血瘀，三者共同壅结于颈前，因此中医认为气痰瘀壅结于颈前成为瘿病的主要病机。张效科教授善于从六经传变角度考虑，认为本病初期多因外感风热邪气，首犯太阳经，易损肺卫，卫气受损，邪气盛，正气稍有不足，邪气乘机进一步入侵，侵犯颈部，而出现一系列外感风热症状，尤以咽部不适为典型。日久患者正气进一步受损，邪气入里，侵及少阳经，外加有些患者在身体不适时，情志会受到严重影响，出现情志不遂、气机不畅之象，同样会加重少阳经不利的表现。此外少阳包括手少阳三焦经与足少阳胆经，其中"足少阳胆之脉，循颈"，其经别"以上挟咽，出颐颔中"，可见少阳经是亚急性甲状腺炎的基本病变部位，在内外因的作用下，足以导致少阳经的病理改变，最终多呈现出太阳少阳合病之势。临床中张教授多以太少合病为立论关键点，在临证辨证的过程中特别注意太阳、少阳经病证同治，在临床跟师随诊的过程中，发现通过太阳少阳经同治，只要辨证准确，可以充分提高临床疗效，对疾病的治疗具有指导性意义。

从太阳少阳合病辨证论治亚急性甲状腺炎

1. 太阳经病为发病之首：所谓"太"有最初、开始、最早之意，"太阳"又称巨阳，以太阳命名，其用意在于表明人体肌腠、皮毛等表浅器官最早发病的特征，因此太阳经被定义为六经之首，其主表，由于"表"是人体防卫外邪的第一道屏障，外邪入侵，从表而入，邪正相争，其抗邪能力的强弱取决于卫气的盛衰和营卫的协调，所以后世称"太阳统摄营卫，主一身之表，抗外邪侵袭，故为六经藩篱"。当机体营卫不和，开合无序时，外邪乘机入侵，致太阳经气不利，出现一系列太阳病的症状。可见太阳病变为亚急性甲状腺炎发展的初级阶段，亚急性甲状腺炎在临床上常表现恶寒发热，头痛，咽痛，乏力等症状，恰属于太阳经病的表现，而太阳腑病包括蓄水和蓄血证，无此类表现，所以太阳经病与亚急性甲状腺炎正相契合。

2. 正气虚损，邪入少阳：

（1）邪伤太阳经，传及少阳：少阳位于人体之半表半里，太阳在人体之表，当邪气首犯太阳，营卫失和，邪气损伤正气，此时邪盛正虚，疾病会向里传变，所谓传是指遵行一定的趋势发展；变是指病情不合常规而出现特性方面的改变，两者常并称为传变。传变的基础主要取决于正气的亏损和邪气的亢奋，正如在瘿病的发展过程中，卫气亏虚，邪气不断亢盛，又因颈部为少阳经的循行部位，最终病邪由表而传变入半表半里，即由太阳传入少阳，出现少阳经枢机不利的临床表现。

（2）情志不舒，肝胆不利：少阳为人体半表半里之所，与春气相通，并与脏腑肝胆之气相应，少阳经的气机当以疏通、调达为利，当情志不畅，气机郁滞时，最易伤及肝胆，从而出现肝胆功能失调。人体全身的气血水火有赖于肝胆的控制，肝胆为气血水火的枢机和通道，故而只有当肝胆功能正常时，才会枢机畅通调达，出现上焦如雾、中焦如沤、下焦如渎的正常生理征象。若出现病变时，肝胆不能够左升，气血水火郁结不行，从而出现病变，正如瘿病就是气滞、痰凝、血瘀三者共同壅结于颈前所致，因此情志不舒、肝胆不利是瘿病形成病机演变过程中的重要环节。

（3）少阳枢机不利，半表半里证型突显：《伤寒论》曰："血弱气尽，腠理开，邪气因入，与正气相搏，结于胁下。正邪分争，往来寒热，休作有时，默默不欲饮食。"提示随着病情进展，机体气血虚弱，邪气直犯少阳经，从而使得半表半里证型突显。少阳病的主要临床表现是口苦、咽干、目眩、往来寒热、默默不欲饮食、心烦喜呕、脉弦。少阳受邪，邪热熏蒸，胆热向上升腾则出现口苦，津液被胆热烧灼，则表现为口干，肝胆之外候为目，少阳火热生风，最终风火内动，向上升腾，临床表现为目眩。往来寒热则是因为在外邪与正气相争过程中各有胜负所致。默默不欲饮食中的默默是心情不快之意，郝万山认为少阳气机不枢，导致脾胃受纳和运化功能失职，由此出现不欲饮食之症。手少阳三焦经，布膻中，散络心包；足少阳胆经其支者下胸中，因此少阳经枢机不利，会出现心胸烦满的表现，脉弦为肝胆受累的征象。正如亚急性甲状腺炎在疾病发展的中期，即热毒炽盛期，可表现为发热恶寒，口苦咽干，心胸烦闷，脉弦等少阳证的表现。

3. 终成太阳少阳合病之势：病情日久，正气亏损，邪气乘机入侵少阳，外加情志不畅，使得少阳枢机不利，从而出现一系列少阳证的临床表现，而此时由于卫气不足，营卫失调，病情由实证演变为虚实夹杂证，太阳证也多未解，虽不如少阳证明显，此刻仍然存在太阳证，所以最终出现太阳少阳合病的态势，常基于此病势为机制，取主方小柴胡汤方义，合银翘散加减，旨在调节少阳，祛除太阳之外邪。

确定各期临证治则及方药

张效科在临床中从切入点出发，并且根据临床中的病理变化特点，认为本病可以分为3期，即早期、中期、恢复期。针对每一期均有不同的治则及方药，对于亚急性甲状腺炎的早期，通常以疏散风热、清热解毒为治则，方药以银翘散为主方加减；中期即热毒亢盛期，多在此期出现太阳少阳结合之势，但多以少阳证突显，常以小柴胡汤为主方，合银翘散加减；对于晚期疾病日久，正气虚损，邪气化热生风，耗伤气阴，严重者阴阳两虚，因此本期虚实夹杂突显，不但要祛除外邪，还要益气养阴，固护正气，常在此期加用黄芪、党参、玄参、白芍、知母等药。通过仔细辨证，抓住病机，合理用药，在临床观察及回访中效果尚佳。

1. 亚急性甲状腺炎初期：亚急性甲状腺炎初期在临床中比较少见，因为在初期仅会出现咽痛不舒感，吞咽时自觉有异物感等表现，其余临床症状及体征均不典型，实验室检查可有白细胞、红细胞沉降率异常，甲状腺功能、B超均为正常，很容易被误诊为咽炎、扁桃体炎或普通感冒等疾病。张教授认为此时邪气聚集在颈部，尤以咽喉部为重，正气未见亏虚，以单纯的表实证为主，通过四诊合参，整体审查，辨证论治，临证中以风热犯表证多见，如出现舌尖红、苔薄黄、脉浮数等风热表证的征象，治疗原则以疏散风热、清热解毒为主。张教授常以银翘散为主方加减，主要用药以连翘、金银花、桔梗、薄荷、荆芥、淡豆豉、竹叶、生甘草等药加减。若咽痛明显者，则加马勃、射干以清热解毒、凉血利咽；若颈部肿痛明显者，加当归、丹参、生牡蛎、龙骨等活血化瘀、软坚消肿之品。该期症状多不典型，临床中难以识别，但是如果出现颈部肿痛、咽痛的症状较全身症状明显时，需要警惕很有可能是亚急性甲状腺炎的早期表现，因此在临床中需要用心观察，详细认真辨证，才能正确诊治疾病。

2. 亚急性甲状腺炎中期：此期在临床中最为常见，考虑可能由于早期失治误治或者早期病邪亢盛，则快速进入中期。在临床中，中期多以热毒炽盛、肝胆不利为主，多因早期感染风热之邪传变入半表半里所致，仍然以实证居多，临床症状除外咽喉部、颈部疼痛外，还可见恶寒、发热交替出现，同时伴有口苦、咽干、目眩、默默不欲饮食、心烦喜呕等症状，体格检查可见体温多在38.5℃以上，甲状腺肿大及压痛较为明显，听诊甲状腺部位有时会出现血管杂音，实验室检查有时会呈现三碘甲状腺原氨酸（T3）、甲状腺素（T4）升高，促甲状腺激素（TSH）下降。张教授认为此期最为关键，治疗得当对于疾病的预后至关重要，用药得当可以避免激素的不良反应。治疗方面，因此期已进入少阳太阳合病的阶段，且以少阳证候更为突出，再加此期热毒亢盛，甲状腺肿痛明显，以和解少阳、疏利肝胆、清热解毒、软坚散结为治则，正如《伤寒论》中所曰："伤寒五六日，中风。往来寒热，胸胁苦满，默默不欲饮食，心烦喜呕……或渴……或不渴，身有微热，或咳者，小柴胡汤主之。"张教授常以小柴胡汤加用解毒散结药物治疗此病。药用柴胡、黄芩、清半夏、玄参、连翘、金银花、白芷、生牡蛎、荔枝核、浙贝母、威灵仙、陈皮、鸡内金、甘草。此方配伍特点有二：一为和解少阳，调理气机，疏肝利胆；二为清热解毒，软坚散结。方中柴胡性味苦、辛、微寒，主归肝胆二经，清透少阳胆热，又疏利少阳胆气；黄芩苦寒，也归胆经，可清泄少阳胆热，使胆热从内而彻，正如《滇南本草》所曰"上行清肺火……除六经实火"，两药共为君药。清半夏具有燥湿化痰、降泄浊气之效，临床上常配伍软坚散结药治疗瘿瘤，如《神农本草经》载其"治伤寒寒热，下气，咽喉肿痛"，是其功效的充分体现。玄参，其性味甘苦咸寒，具有滋阴解毒的作用，《本草正义》中记载其"能退无根浮游之火，散周身痰结热痈"，治疗瘿病常与化痰软坚散结药物同用，如《医学心悟》消瘰丸中与生牡蛎、浙贝母同用起到软坚散结的功效，本方中正是其合用组成消瘰丸，软坚散结之功的体现。白芷具有活血排脓、散结止痛之功。连翘、金银花性味苦辛寒，《神农本草经》曰连翘"主寒热……痈肿恶疮，瘿瘤，结热，蛊毒"，说明其有治疗瘿瘤的作用，是清热解毒、消痈散结之效的呈现，又可以疏散太阳风热。生牡蛎性味咸，微寒，归肝、胆经，具有清热软坚散结的功效，善于治疗瘰瘤之病，正如《本草备要》所曰："咸以软坚化痰，消瘰疬结核。"威灵仙性味咸，具有软坚散结、通络止痛之功，其与生牡蛎合用常可以加强软坚散结的功效。荔枝核归肝肾经，功效为疏理肝气、软坚散结止痛，正如《本草备要》所曰"入肝肾，散滞气"，在本方中其既可以疏理肝胆气滞，又可以散结。陈皮、鸡内金可理气健脾和胃，防止上述药物太过滋腻，损伤脾胃；甘草益气和中，调和诸药。诸药合用可以达到和解少阳、清热解毒、软坚散结之功。张教授认为用药的关键之处在于加大清热解毒、软坚散结药物的用量，方中玄参、连翘、黄芩用量达 30 g 左右，白芷、生牡蛎、荔枝核、威灵仙达 30～40 g，只有加大这些药物的用量才能达到与激素的同等作用，并且上述中药不良反应少，局限性低，临床证实疗效明显高于激素。

3. 亚急性甲状腺炎晚期：本期在临床上也不少见，主要因为早期或中期用药不当，风热表证或热毒亢盛，少阳不利的症状加重，热邪稽留耗气伤阴所致，抑或因为激素减药时热势反复从而损伤气阴，属于本虚标实证，因此多在疏利肝胆、清热解毒、软坚散结为主的基础上加用益气养阴药物治疗，常用药物如黄芪、白术、北沙参、百合、麦冬、石斛一类益气养阴药物治疗。若出现阳虚，手足逆冷的症状时常加肉桂、附子、当归、白芍；若出现脾虚湿困症状时，常配伍山药、白术、茯苓、砂仁、白扁豆、薏苡仁等药物健脾利湿。本期治疗应在中期用药原则的基础上，加入维护正气、益气养阴之药物，实践证明预后良好，是中医治疗优势的充分体现。

验案举隅

患者，男，33 岁。2017 年 11 月 24 日初诊。10 日前因感冒出现颈前疼痛不适来门诊就诊。患者自诉：颈前疼痛，咳嗽，汗出，身困，乏力，烦热，口苦，右侧胸胁部隐痛，大小便正常，夜眠差。体格检查：体温 38.6 ℃，甲状腺Ⅱ度肿大伴压痛阳性，舌质红，苔薄黄，脉弦数。辅助检查，甲状腺功能：T3、T4 升高，TSH 偏低；血常规：白细胞 8.1×10^9/L，红细胞沉降率：60 mm/h；甲状腺 B 超：甲状腺对称性普遍性中度肿大，多发带状低回声区。西医诊断为亚急性甲状腺炎。中医诊断为瘿病，证属太少合病证，治则以和解少阳、疏利肝胆、解毒散结为主。

处方：柴胡 15 g，黄芩 15 g，清半夏 15 g，玄参 30 g，金银花 15 g，连翘 15 g，白芷 40 g，生牡蛎（先煎）45 g，荔枝核（先煎）30 g，威灵仙 30 g，浙贝母 30 g，陈皮 15 g，鸡内金 15 g，生甘草 20 g，桂枝 10 g，白芍 10 g。7 剂，每日 1 剂，水煮取汁 300 mL，分早、晚 2 次温服。并嘱其加强营养，避风寒，畅情志，自行监测体温，禁服含碘高的食物。

复诊（2017 年 12 月 31 日）：颈前疼痛、汗出、身困、乏力、右侧胸胁不适均明显减轻，体温仍高，自诉 1 周内体温持续为 38.0 ℃～38.4 ℃，今晨测体温达 38.5 ℃，但仍咳嗽，夜眠差，舌质红，苔薄黄，脉弦数，上方黄芩加量至 30 g，金银花加量至 30 g，连翘加量至 30 g，加山茱萸 30 g、延胡索 30 g、青黛 30 g、海蛤壳（先煎）30 g。7 剂，每日 1 剂，水煮取汁 300 mL，分早、晚 2 次温服。并嘱其继续加强营养，避风寒，畅情志，禁服含碘高的食物。

三诊（2018 年 1 月 6 日）：自诉大部分症状基本消失，体温正常，但仍自觉乏力、口干无口渴，舌淡红，苔薄白，脉沉细，上方去青黛、海蛤壳止咳类药物，黄芩、金银花、连翘寒凉药物减量至 12 g，并加黄芪 10 g、白术 15 g、北沙参 12 g、百合 15 g、麦冬 15 g，继服 7 剂加以巩固，1 个月后复查未见复发。

按：纵观整个病例，首诊时患者少阳太阳合病，但以少阳证为主，用小柴胡汤为主方和解少阳，并加用疏散风热解毒、调和营卫、软坚散结药，二诊时患者颈前疼痛，汗出，身困，乏力等症状明显减轻，但仍然体温较高并伴有咳嗽，夜眠差，加入山茱萸，延胡索镇静安神，加用青黛散止咳，并加大寒凉清热药物的用量，三诊时无咳嗽则去青黛散，体温正常，减少寒凉药物的用量，而此时患者出现气阴两虚的症状，则加入益气养阴之品，继续服药加以巩固性治疗。本例患者从未用过激素治疗，张效科对于本病的治疗注重六经辨证论治，尤其是太阳经、少阳经的辨证论治，并且重视清热解毒及软坚散结药物的灵活配伍，尤其加大解毒散结这一类药物的用量，不只拘泥于理气活血化瘀，患者也未出现病情反复发作，疗效颇佳。

张效科将六经传变理论、经络走行与瘿病传统的病机理论相结合，认为治疗瘿病不但要理气活血化瘀，同时也要重视和解少阳、疏肝利胆、清热解毒散结的治疗原则，处方用药时要把握好解毒散结药的用量才可以达到满意的效果。

306 甲状腺功能亢进症"阴阳六经"证型规律及因素

甲状腺功能亢进症（简称甲亢）是当前内分泌多发病、常见病之一，在中医学中归属于"瘿病"范畴。长期以来，西医治疗该病主要有手术、I[131]和口服抗甲状腺药物 3 种方法，均存在一定的局限性及弊端。中医药治疗甲亢疗效确切，积累了丰富的经验，治疗方法不断完善。但是，对于甲亢的中医辨证分型，至今仍然面临较大分歧，缺乏规范统一的标准。"首辨阴阳，再辨六经"（"阴阳六经"）模式系学者谭宏韬等及其研究团队 30 余年之经验沉淀，以其论治内分泌及代谢病，验于临床，收效显著。本研究采用回顾性分析，立足"阴阳六经"辨证构建甲亢中医证型，并探讨证型与甲亢相关因素的关系，旨在为甲亢的中医药防治提供新思路。

资料与方法

1. 研究对象：所选 360 例病例分别来自惠州市中医医院及广州中医药大学第一附属医院 2000 年 1 月至 2017 年 5 月收治住院的甲亢患者。

2. 诊断标准：西医诊断标准参照 2016 年美国甲状腺协会（ATA）制定的《甲状腺功能亢进症和其他原因所致甲状腺毒症诊治指南》：①高代谢及神经、消化、循环等系统功能高亢症候群（淡漠型甲亢患者症状不典型）。②伴或不伴有突眼、甲状腺肿大。③辅助检查。促甲状腺激素（TSH）降低，游离三碘甲腺原氨酸（FT_3）、游离甲状腺素（FT_4）、总三碘甲状腺原氨酸（TT_3）、总甲状腺素（TT_4）不同程度升高，促甲状腺素受体抗体（TRAb）、甲状腺球蛋白抗体（TGAb）、甲状腺过氧化物酶抗体（TPOAb）可阳性。④病因仅指 Graves 病、桥本甲亢、毒性结节性甲状腺肿、毒性甲状腺腺瘤等由于甲状腺高功能导致的甲亢。

3. 纳入标准：①符合上述诊断标准。②具备完整的症状、体征记录及血常规、肝肾功能、甲状腺彩超、甲状腺功能等辅助检查资料。③性别及年龄不限。

4. 排除标准：①胸骨后甲状腺肿或甲状腺肿对周围脏器有压迫。②疑似甲状腺癌。③并发甲状腺危象。④哺乳或妊娠期患者。⑤合并其他严重原发病或精神病。

5. 剔除标准：①纳入后发现临床资料不齐全。②纳入后诊断不明确，或诊断考虑甲状腺癌、异位甲状腺组织、外源性甲状腺激素、各种甲状腺炎症导致的甲亢。

6. 研究方法：制定信息采集表，采用回顾性研究，查阅研究对象住院病历资料，记录一般情况、症状、体征、辅助检查等临床信息，按照"阴阳六经"辨证标准进行分型，并探讨证型与临床信息的相关性。

7. "阴阳六经"辨证分型标准：根据甲亢的临床表现、发病特点和疾病发展过程，结合《灵枢·经脉》的六经循行部位和《伤寒论》的提纲条文，以及《伤寒论》教材，在朱章志教授的指导下构建甲亢的"阴阳六经"证型。

辨证的原则及步骤：首辨阴阳（辨别疾病证候总的属性），再辨六经（辨别太阳病证、阳明病证、少阳病证、太阴病证、少阴病证、厥阴病证），后分表里（辨别病势深浅和病位内外）、虚实（辨别邪正盛衰）、标本（辨别病变中各种矛盾的主次）、脏腑（辨别心与小肠病证、肺与大肠病证、脾与胃病证、肝与胆病证、肾与膀胱病证）、寒热（辨别疾病性质）。

（1）阴证：①少阴阳虚证。心悸怔忡，冷汗出，畏寒肢冷，手足厥冷，肢体水肿、震颤，头昏欲厥，眼睑水肿，颈肿眼突不明显，淡漠倦怠，少气懒言，反应迟钝，口不渴或微渴，或关节疼痛，腰背寒痛，或性欲减退，腰膝酸软，小便频数量多，五更泄泻，舌淡苔白滑有齿痕，脉沉迟弱。②太阴、阳明虚寒证。手足冷汗出，震颤抽搐，颈肿不明显，眼突无神，眼睑下垂，消瘦明显，肌肉萎缩、乏力，毛发脱落，胃脘痞满或疼痛，喜温喜按，食谷欲呕，呕吐痰涎清水，或呕吐物无酸腐气味，纳呆，不寐，大便初硬后溏或稀烂不成形，舌淡苔白，脉沉细弱。

（2）阳证：①少阳火郁证。心悸心烦，胸胁满闷，右胁部隐痛或胀痛，颈大眼突，目赤目眩，消瘦，四肢震颤，关节烦疼，怕热，上半身汗多或头汗出，口苦咽干，饮水不多，焦虑紧张，或烦躁易怒，或消极抑郁，胃脘痞胀或闷痛，女子月经不调，主诉症状繁杂，纳差，时有呕恶，失眠，小便不利，大便微结或稀溏，舌红或暗，或边尖红，苔薄黄或白，脉弦细数。②阳明热盛兼气阴两伤证。心悸手抖，眼突颈肿，颈部及颜面皮肤潮红，身热，五心烦热，多汗，汗后背部微恶风寒，烦渴咽燥，好冷饮，饮后可舒，消谷善饥，精神亢奋，难入睡，大便干结，舌干红苔黄燥或少苔，脉洪大或细数。

（3）阴阳寒热错杂证：①厥阴寒热错杂证。心悸烦渴，自觉有气上冲心胸，颈肿眼突，多汗怕热，饥不欲食，或易饥多食，肠鸣下利，便质稀溏或成形，舌淡嫩或淡红，苔白或微黄，脉弦细数。②中焦寒热错杂证。颈部肿大，眼突，心烦微渴，纳呆，胃脘痞满，满而不痛，嗳气干呕，肠鸣剧烈，下利不止，完谷不化，舌色稍淡，苔白腻或微黄，脉滑数。

8. 统计学方法：采用 SPSS 17.0 统计软件对所有数据进行分析，计数资料采用 Fisher 确切概率法及 x^2 检验，以构成比表示，$P < 0.05$ 表示差异具有统计学意义。

结　果

1. 甲亢"阴阳六经"证型分布：360 例甲亢患者的"阴阳六经"证型分布为阴证者 82 例，占 22.8％；阳证者 189 例，占 52.5％；阴阳寒热错杂证者 89 例，占 24.7％。阴证中少阴阳虚证者 58 例，占 70.7％，太阴、阳明虚寒证者 24 例，占 29.3％；阳证中少阳火郁证者 102 例，占 54.0％，阳明热盛兼气阴两伤证者 87 例，占 46.0％；阴阳寒热错杂证中厥阴寒热错杂证者 72 例，占 80.9％，中焦寒热错杂证者 17 例，占 19.1％。

2. 甲亢"阴阳六经"证型性别分布：阴证男性比例较高，占 64.6％；阳证女性比例较高，占 81.5％；阴阳寒热错杂证男性和女性比例相当，分别占 46.1％和 53.9％，各证型性别分布差异具有统计学意义（$P < 0.01$）。

3. 甲亢"阴阳六经"证型年龄分布：阴证 60 岁以上者比例较高，占 70.7％；阳证、阴阳寒热错杂证 60 岁以下者比例较高，分别占 92.6％和 87.6％，各证型性别分布差异具有统计学意义（$P < 0.01$）。

4. 甲亢"阴阳六经"证型合并症分布：阴证、阳证、阴阳寒热错杂证合并糖尿病比例分别为 4.9％、5.3％、5.6％，合并重症肌无力比例分别为 18.3％、5.3％、2.2％，各证型合并糖尿病比例差异不具有统计学意义，各证型合并重症肌无力比例差异具有统计学意义（$P < 0.05$）。

5. 甲亢"阴阳六经"证型并发症分布：阴证、阳证、阴阳寒热错杂证者并发甲亢性心脏病比例分别为 57.3％、16.4％、15.7％，各证型并发甲亢性心脏病比例差异具有统计学意义（$P < 0.01$）。

6. 甲亢"阴阳六经"证型突眼度分布：阴证、阳证、阴阳寒热错杂证突眼比例分别为 11.0％、61.4％、43.8％，各证型突眼比例差异具有统计学意义（$P < 0.01$）。

7. 甲亢"阴阳六经"证型甲状腺肿大程度分布：阴证、阳证、阴阳寒热错杂证甲状腺肿大比例分别为 19.5％、89.9％、85.4％，各证型甲状腺肿大比例差异具有统计学意义（$P < 0.01$）。

讨　论

甲亢病程较长，临床表现变化多端，病情复杂，误诊率、漏诊率高，且易于复发，中医药治疗甲亢在调节免疫功能、提高生活质量、改善临床症状等方面突显出独特优势，且可降低复发率，缩短病程，不良反应较少。目前中医学界普遍认为甲亢应归属于"瘿病"范畴，其主要病机为阴虚火旺，以滋阴清热为治疗的根本，然验之于临床多数难离"破气寒凉"之品，破气则伐正，寒凉则伤阳，疗效不尽如人意。反观甲亢中医治疗现状，辨证纷繁，始终没有形成统一的分型标准。再者有学者从治疗学、病因学、流行病学等多个层面的研究认为，多数中医古代文献记载的"瘿病"不是甲亢，所以在一般情况下不能按"瘿病"辨治甲亢。本研究团队自创建以来，始终秉承"首辨阴阳，再辨六经"之宗旨论治内分泌及代谢病，前期研究中探讨甲亢的六经辨证，发现一定的规律性。本研究进一步增加临床样本量，探析甲亢之"阴阳六经"证型分布特点。

1. 甲亢"阴阳六经"证型与性别的相关性：本研究 360 例甲亢患者男女比例约为 1∶1.8，而传统流行病学提示甲亢男女比例为 1∶（4～6），与本研究数据有一定差异。相关文献报道，男性甲亢患者症状隐匿，误诊率、漏诊率高，容易出现突眼、周期性麻痹、甲亢性心脏病等，病情严重，经治疗后恢复慢，复发率较高，住院率高于女性，而本研究主要收集住院的甲亢患者。

"阴阳六经"证型中阴证男性比例较高，阳证女性比例较高，阴阳寒热错杂证男女比例相当。甲状腺激素水平有助于维持下丘脑-垂体-甲状腺轴的平衡，由于下丘脑-垂体-性腺轴与下丘脑-垂体-甲状腺轴存在相互制约、相互调节的关系，故甲亢可导致性功能的异常及生殖激素代谢的紊乱，男性患者多表现为勃起功能减退、性欲减退或不育，女性患者则可能伴有流产、不孕、月经不调。由于先天禀赋差异，男性甲亢不育、阳痿与少阴肾精匮乏有关，《石室秘录》曰"精寒者温其火……则男子无子者可有子"，加之男性甲亢表现隐匿，变症丛生，病情危重，迁延日久，阴损及阳，多出现少阴心肾阳虚之阴证外候，临床上治疗应重视温阳之法。而女性经、孕、产、乳等生理特点与肝经胆腑密切相关，肝主疏泄、胆善决断，与人体情志有关，《圣济总录·瘿瘤门》曰"妇人多有之，缘忧患有甚于男子也"，故女性遇有情志内伤，常引起肝失调达，少阳失枢，气机郁滞，胆火内郁，肝郁化火，火热内盛，耗气伤阴，兼夹气阴两伤等阳证外候。因甲亢病程缠绵，病机复杂，故男女患者均有相当的比例出现阴阳寒热错杂的状态。

2. 甲亢"阴阳六经"证型与年龄的相关性：本研究结果提示，360 例甲亢患者阴证 60 岁以上者比例较高，阳证、阴阳寒热错杂证 60 岁以下者比例较高。年龄在 60 岁以上的甲亢又称老年甲亢，多表现为淡漠型甲亢，起病隐匿，体征、症状不典型，病情迁延，结合老年患者精气不足、后天已亏的生理特点，多以少阴肾阳亏虚、太阴脾阳亏耗为开端，而致少阴心阳虚衰，终致诸阳俱虚。因此，治疗此特殊类型甲亢不可滥用传统的祛瘀、化痰、行气、降火等方法，根据"损则益之""虚则补之"的原则，当以"扶阳"为第一要务。

3. 甲亢"阴阳六经"证型与合并症的相关性：本研究 360 例甲亢患者合并糖尿病的比例为 5.3%，"阴阳六经"各证型合并糖尿病的比例差异不具有统计学意义，提示甲亢合并糖尿病者出现阴证、阳证、阴阳寒热错杂证的比例相当。360 例甲亢患者合并重症肌无力比例为 7.5%，阴证合并重症肌无力的比例最高，占 18.3%。甲亢与重症肌无力均属于自身免疫性疾病，两者可重叠发生，机制可能与遗传因素及免疫交叉有关。"甲亢"的命名冠以"甲"字开头，根据运气学中"甲己化土"，说明甲亢与土系统的异常相关，甲亢合并重症肌无力一方面因木气太过，横逆犯土，或因木气不舒，郁而克土，致使太阴脾土赘生异物而成瘿；另一方面，《灵枢·本神》曰"脾气虚则四肢不用"，太阴脾土受损，大气下陷，升举无力，运化失司，九窍不通，表现为四肢不用、肌肉萎缩、上睑下垂、二目复视、构音障碍、吞咽困难甚至呼吸无力之象。因此，甲亢合并重症肌无力以太阴脾气亏虚为主要病机，属阴证范畴，治疗上法当顾护脾胃、甘温益气、升阳举陷。

4. 甲亢"阴阳六经"证型与并发症的相关性：甲亢性心脏病主要临床表现为心律失常、心脏增大乃至心力衰竭，疾病在确诊时病情往往已经发展到难以控制的阶段，是甲亢最严重的并发症之一，本研究甲亢患者并发甲亢性心脏病比例为25.6%，提示甲亢性心脏病是甲亢发病率较高的并发症，其中阴证并发甲亢性心脏病的比例最高，占57.3%。在中医学中甲亢性心脏病属"心悸""胸痹""瘿气"等范畴，疾病初起或因厥阴失泄，少阳失枢，胆火上犯，灼伤心气，三焦失调，痰浊内生，痰火上扰，耗伤心阴；或因饮食不节，阳明火炽，损耗气阴；或因中焦失运，气滞血瘀，中焦乏源，心神失养。日久病及少阴，肾阴不足，难制心火，水火失济；肾阳亏虚，水饮凌心，阳气不振，心阳暴脱。因此，甲亢性心脏病虽由"瘿气"并发，但论治该病时多已迁延至后期，辨证以少阴阳虚为主，属阴证范畴，治疗首当振奋心阳、温肾利水，佐以涤痰解郁、滋阴清火、益气复脉。

5. 甲亢"阴阳六经"证型与突眼度的相关性：本研究甲亢患者突眼发生率为45.6%，轻、中、重度突眼者所占比例分别为21.1%、15.8%、8.6%，阳证、阴阳寒热错杂证突眼者所占比例较高。甲亢突眼当属于中医目疾中的"神目自胀""肿胀如杯""目珠突出""状如鱼胞""鹘眼凝睛"等范畴。若猝暴悲怒，或郁虑忧思，厥阴不泄，少阳失枢，肝气郁滞，气滞成瘀，内郁胆火，炼液成痰，痰瘀聚窠，则眼球外突，火邪炽盛，循经上扰，灼伤目络，则目赤肿痛；若木旺乘土，中焦失职，斡旋不利，水湿内生，凝聚成痰，痰湿滞目，则胞睑肿胀；若多食肥甘，阳明积热，火热灼津，阴津被耗，目珠失养，则眼部干涩、视物模糊。《灵枢·脉度》曰"肝气通于目，肝和则目能辨五色矣"，甲亢突眼病位在目，目为肝窍，故该症本在厥阴、少阳，涉及阳明、中焦脾胃，临床上多与阳证、阴阳寒热错杂证相关。

6. 甲亢"阴阳六经"证型与甲状腺肿大的相关性：本研究所有病例甲状腺肿大者约占72.8%，Ⅰ度、Ⅱ度、Ⅲ度甲状腺肿大者所占比例分别为25.6%、40.0%、7.2%，阳证、阴阳寒热错杂证甲状腺肿大发生率较阴证高，阳证多发生甲状腺Ⅰ度、Ⅱ度肿大，甲状腺Ⅲ度肿大多见于阴阳寒热错杂证。甲状腺肿大是由气机郁滞，津聚痰凝，痰瘀互结，壅滞颈前而成，气行则血行，气行则痰化，故此症的核心病机是气郁。《四圣心源》曰："脾升胃降，则在中气，中气者，脾胃旋转之枢轴，水火升降之关键。"脾胃是气机升降之枢纽，故气郁不仅局限于肝失疏泄、胆经不枢，还与中焦脾胃密切相关。若中焦气机调畅，斡旋可司，升降有节，上宣下降，清浊归位，气畅痰消，气行瘀化，则可化肿块于无形。《伤寒论》首创的辛开苦降法属"八法"中"消法""和法"范畴，是调理中焦气机之大法。因此，甲状腺肿大多与阳证、阴阳寒热错杂证相关，临床上治疗不应拘泥于疏肝理气，证属中焦寒热错杂者应予辛开苦降、寒热并用之法，则结、郁、痰、瘀等均可迎刃而解。

本研究构建甲亢"阴阳六经"证型，并通过大样本统计分析，结果表明，证型与甲亢患者性别、年龄、合并症、并发症等因素相关，且呈一定的规律性，从而为甲亢的辨证分型提供了崭新角度，在临床论治方面具有参考价值和指导意义。

307　化学治疗后白细胞减少症的六经辨证

　　化学治疗相关性白细胞减少是肿瘤治疗中常见的不良反应之一，一方面导致化学治疗延迟、化学治疗剂量减少从而影响肿瘤的整体治疗；另一方面因白细胞减少所致的疲劳、乏力、怕冷、汗出等不适症状及继发的感染等并发症严重影响患者生活质量。近年来，中医药在防治化学治疗后白细胞减少症方面的优势已得到论证。化学治疗作为现代医学的重要治疗手段之一属中医学"药毒"，所导致的白细胞减少症归属于中医学"虚劳""内伤发热""血虚"等范畴，临床观察发现，化学治疗后白细胞减少症与中医学阳气关系密切。第一，从症状上看，化学治疗后白细胞减少症患者多有乏力、汗出、怕冷等阳虚的表现。第二，不同类型化学治疗药物骨髓抑制程度有差异，因粒细胞半衰期为 6～8 小时，故而在整个骨髓抑制过程中出现时间较短。紫杉醇、吉西他滨等寒性药骨髓抑制程度较重，培美曲塞等热性药物骨髓抑制程度较轻，侧面反映了化学治疗药损伤机体的阳气。第三，华佗《五禽戏》曰："动摇则谷气得消，血脉流通，病不得生。"即是对动则升阳的一种解释，而现代医学研究也证实了剧烈运动后白细胞数量确有增加。第四，从白细胞的日节律特点看，一日之中 14 时左右总数较多，凌晨较低，与中医学"阳气者，一日而主外，平旦人气生，日中而阳气隆"的看法相一致。万病不离阴阳，阴阳不外六经。俞根初有"六经钤百病"之说，柯琴有"六经为百病立法"之论，现代研究也证实了此说法的合理性。化学治疗后白细胞减少症的发生与进展是一个动态变化的过程，其阶段性变化符合六经变化规律，基于此，学者刘倩倩等从六经辨证角度论述了化学治疗后白细胞减少症的辨治，为临床诊疗提供了新思路。

调其功能，治从太阳

　　化学治疗所致白细胞下降的初期，仅有白细胞数目的下降而无不适症状，进一步发展表现为汗出、怕风、怕冷等肤表症状。如《素问·皮部论》曰："百病之始生也，必先于皮毛。"化学治疗药物伤人，太阳首当其冲。此期患者多属机体功能性失调，可从太阳病论治。太阳主表，统营卫，为一身之藩篱。其主外的功能，具体表现为卫阳与营阴的相互协调。具体而言，有阳虚与阳郁两方面。

　　太阳病第 3 条原文提到"太阳病，或已发热，或未发热，必恶寒，体痛"，此条原文揭示了太阳受邪，功能失常，卫阳郁遏，营阴滞涩的病机。根据体质的不同，郁闭轻者，症状以恶风为主，郁闭重者，以恶寒为要，符合化学治疗后白细胞减少症初期的特点。药毒所伤，卫阳受邪，卫气功能下降，失于温煦，故而怕风、怕冷，累及营阴，营卫不和，故而汗出。《灵枢·本脏》曰："卫气者，所以温分肉，充皮肤，肥腠理，司开合者也。"因"卫强"所致的卫阳病理性功能异常，不能发挥温养调节之功所出现的营卫失调属阳郁范畴。第 53 条"病常自汗出者，此为营气和，营气和者，外不谐，以卫气不共营气谐和故尔"进一步提出汗出的病机为营卫不和，其中卫气不和为主导方面。化学治疗后白细胞减少症的初期，治疗可选用桂枝汤加减滋阴和营，解肌发汗，调和营卫。如徐灵胎曰："自汗乃营卫相离，发汗使营卫相合，自汗伤正，发汗驱邪。"对于卫阳损伤较重，出现了"发汗，遂漏不止，其人恶风"者，可用桂枝加附子汤、芍药甘草附子汤等加减论治。此时药毒侵入，卫阳受损，开合失司，固摄失职，营阴外泄，属阳虚范畴。临床中可通过化疗后白细胞减少症的临床表现推测白细胞下降的程度。黄金昶教授认为白细胞下降与卫阳不足有一定关系。申屠埔认为白细胞下降一定程度上反映了卫气的虚损程度。《素问·痹论》曰："卫者，水谷之悍气也，其气慓疾滑利，不能入于脉也，故循皮肤之中，分肉之间，熏于肓膜，散于胸腹。"基于此，刘啸观察认为白细胞的变形运动和趋化性与卫气的上述特性相符合。足太阳膀胱经与督脉并行，督脉为阳脉之海，黄琴峰等通过对 1949—2004 年针灸治疗白细胞减少症的总结发现针灸升高白细胞多从足太阳膀胱经、督脉取穴。黄金昶等也从卫阳角度出发，通过中医外治方法激发卫阳升高白细胞，效果显著，同时对患者生活质量及乏力有良好的改善作用。

此外，足太阳膀胱腑与肾互为表里，主司气化，《灵枢·本脏》曰："肾合三焦膀胱，三焦膀胱者，腠理毫毛其应。"太阳腑承元阳之气，且与卫气相通，故有"卫出下焦"之说。基于此，王卉通过艾灸气海、关元予温补肾阳，能显著改善化学治疗后白细胞减少症患者的白细胞水平，有效率达 100%，并且起效快，效果稳定。

复其形质，治从太阴少阴

化学治疗所致白细胞减少的中期，患者多有乏力症状，伴纳差、腹泻、腹痛等不适，可从太阴病论治。太阴病提纲证曰："太阴之为病，腹满而吐，食不下，自利益甚，时腹自痛。"太阴病以腹满而吐、食不下、腹痛为主要症状，以脾阳虚衰，运化失职，升降失常为基本病机，化学治疗后白细胞减少症的中期，与太阴病病理变化一致。在治疗上，太阴病有里虚证与里实证之分。化学治疗后白细胞减少症以脾阳不足，清阳不升所致的下利、口不渴为主要症状者，可用"当温之，宜服四逆辈"的温通治疗大法。对于脾络不通所致以腹泻、腹痛为主症者，可用桂枝加芍药汤泻太阴脾络之实，从而升高白细胞。

化学治疗药物的应用损伤脾胃，脾阳不足，运化失常，加之肿瘤消耗，故而出现乏力及消化道不适症状。脾为后天之本，气血生化之源，李东垣在《脾胃论》中曰："阴之所和，本在五味……谨和五味，骨正筋柔，气血以流，腠理以密，如是则骨气以精，谨道如法，长有天命。"故有"百病皆由脾胃衰而生也"之言。脾阳不足，生化乏源，正所谓"阳化气，阴成形"，正如张景岳所曰："阳动而散，故化气；阴静而凝，故成形。"脾阳不足，阳不化气，温煦和推动能力下降，有形物质的凝聚和形成乏源，从而导致形质缺失，现代医学表现为白细胞的下降。形质是功能的载体，临床中应注意复太阴形质。诸多学者采用健脾温阳的方法治疗化学治疗后白细胞减少症取得一定效果。冯立志等通过临床研究及动物实验均发现健脾补血方能显著改善肺癌患者化学治疗引起的白细胞减少，同时减少化学治疗药物引起的骨髓抑制，改善造血功能。张梅兰等通过用加味附子理中汤治疗肿瘤化学治疗后白细胞减少症，发现其能明显升高白细胞，改善临床症状。张君等通过临床观察发现桂枝芍药汤能防治肿瘤患者化学治疗所致的骨髓抑制，且避免化疗引起的生活质量下降。

现代研究认为，骨髓抑制分为急性骨髓抑制和潜在骨髓损伤。化学治疗引起的白细胞下降的最低值与使用药物剂量相关。高剂量或密集方案化学治疗时，外周血白细胞将出现较长时间的低谷。粒细胞集落刺激因子虽可短暂升高外周白细胞，但效果不能持久，影响化学治疗进程。此期患者应给予常规升高白细胞治疗，往往效果较差，症状多表现为"但欲寐"的衰竭状态，符合专家共识的第二、第三阶段，体现了药毒对脏腑精气的进一步损伤，为化学治疗后白细胞减少症的后期阶段，可从少阴病论治。少阴病提纲证曰："少阴之为病，脉微细，但欲寐也。"此期患者往往精神萎靡不振，体力极度疲惫，呈现出一种整体虚衰的精神状态，符合少阴寒化证的病机变化特点，治疗上可选用回阳救逆之法，方药可以四逆汤为基础方加减治疗。病入少阴，涉及根本。肾为先天之本，藏精生髓，髓充养骨，《素问·生气通天论》曰："骨髓坚固，气血皆从。如是则内外调和，邪不能害。"徐振晔通过总结临床经验，提出了益气养精补肾生髓法治疗化学治疗引起的白细胞下降，取得了良好的临床疗效，并从理论、临床、实践进行了总结。王庆美通过观察四逆汤治疗化学治疗后白细胞减少，治疗效果确切。余达从抗癌生髓的角度出发，将抗癌生髓煎应用于中晚期非小细胞肺癌化疗中，发现其不仅减少骨髓抑制发生率，而且能提高患者的免疫功能，减轻不良反应。

运其枢机，治从少阳厥阴

临床观察发现，化学治疗所致白细胞下降在单纯升高白细胞治疗过程中，往往白细胞升高了，而血小板却下降了；化学治疗所致的血小板下降在单纯升血小板的治疗中，白细胞却下降了。这种情况属枢机不利，阳气郁遏所致，患者往往伴有默默不欲饮食，心烦等枢机不利症状，如少阳主方小柴胡汤证提到的主症"胸胁苦满""默默不欲饮食""心烦喜呕"及厥阴病提纲证所言"气上撞心，心中疼热，饥而不欲食"，可从少阳、厥阴论治。少阳为由阳入阴的阳枢，厥阴为由阴出阳的阴枢。且肿瘤患者多伴有不同程度的情志异常，肝郁为其核心病机之一。肝胆疏泄失职，阳气郁而不畅，其功能难以正常发挥。阳气贵在流通，肝胆内寄相火，同具升发之性。《读书随笔》曰："凡脏腑十二经之气化，皆必藉肝胆之气化以鼓舞之，始能调畅而不病。"故化学治疗后白细胞下降的治疗不仅仅要调其功能，复其形质，而且要调畅气机。正如《素问·六微旨大论》所曰："出入废则神机化灭，升降息则气立孤危。故非出入，则无以生长壮老已；非升降，则无以生长化收藏。"治疗上小柴胡汤、四逆散、乌梅丸等可加减运用。小柴胡汤调达上下，宣通内外，枢转少阳，和畅气机，如第230条总结"可与小柴胡汤，上焦得通，津液得下，胃气因和，身濈然汗出而解"。四逆散调和肝脾，疏达气机，如尤在泾曰："四逆散制方之大意，亦与小柴胡汤相似，四逆之柴胡、枳实，犹小柴胡之柴胡、黄芩也；四逆之芍药、甘草，犹小柴胡之人参、甘草也。"乌梅丸补肝体，实肝用，非单为蛔厥、久利而设，陈修园认为此方"味备酸甘焦苦，性兼调补助益，统厥阴体用而并治之"，适用于阳气衰微，机体功能低下者。所谓"木郁达之"，三方从调达肝气角度出发，重视肝胆升发之气，通过运转枢机，使气机调畅，阴阳出入升降有序，阳气得以正常枢转。国医大师郭子光认为，四逆散可调厥阴少阳之枢，疏达清阳，凡阴不能顺接于阳之杂病，均可用四逆散加减治疗。黄金昶认为，少阳经疏利作用较强，因而通过针灸原穴丘墟穴通达疏利，促进粒细胞释放到外周以达升高白细胞之效。唐冠豪发现，加味乌梅丸可减轻骨髓抑制的程度。刘秀华从调肝角度出发，论治化学治疗后骨髓抑制，结果表明调肝生血法通过提高外周血血清中促白细胞介素-6、白细胞介素-11的表达，促进造血干细胞的增殖和分化，提高外周血中性粒细胞的水平。

化学治疗后白细胞减少症的发生与进展是一个动态演变的过程，初期以机体功能异常为主，中后期以形质缺失为要。初期病主在太阳，病机多属营卫失和。太阳为六经之始，此期患者症状多较轻，无症状或以汗出、怕风、怕冷等机体功能异常为主；中期疾病进一步发展至太阴，脾阳不足，运化失常，生化乏源，临床多有乏力、纳差、腹泻等表现；后期病主在少阴，乏力症状进一步加重，出现精神萎靡不振。其中，枢机不利，阳气郁遏贯穿病程的始终，对此临床治疗中可参考少阳、厥阴论治。白细胞其体属阴，其用为阳，与阳气关系密切。《素问·阴阳应象大论》曰："阳化气，阴成形。"阳化气是将体内有形的阴质通过气化形成无形之气，阴成形即是将体内无形之气凝聚为有形之阴质，白细胞即是对有形阴质的微观化解释，其功能与阳气作用相符合。结合六经辨证，对于化学治疗后白细胞减少症的治疗，不仅要复其阴质，也要运其枢机，调其功能。辨证论治为疾病诊疗第一要义，如仲景所曰："观其脉证，知犯何逆，随证治之。"

308　身痛六经证治规律

　　"身痛"即一身尽痛，指全身肌肉、关节疼痛，为周身不适之候。李东垣认为"通则不痛，痛则不通"，张景岳提出"不荣则痛"。故医家多从瘀、从虚着手治疗，多采用养血活血，化瘀止痛之法，如身痛逐瘀汤、四物汤等治疗。《伤寒论》被誉为"理无不赅，法无不备。盖古经皆有法无方，自此始有法有方。启万世之法程，诚医门之圣书"。该书对身痛已有充分论述，书中六经皆有身痛记载，学者祝盼盼等分别从六经做了论述。

伤寒六经身痛

　　1. 太阳身痛：《伤寒论》第 35 条 "太阳病，头痛发热，身疼腰痛，骨节疼痛，恶风，无汗而喘者，麻黄汤主之"。柯韵伯认为 "太阳主一身之表，风寒外束，阳气不伸，故一身尽疼；太阳脉抵腰中，故腰痛；太阳主筋所生病，诸筋者皆属于节，故骨节疼痛"。该条文论述了太阳伤寒表实证所导致的"身疼腰痛、骨节疼痛"的治法。认为风寒外束，寒邪凝滞营阴，经脉阻滞不通，而致身体疼痛，需治以麻黄汤发散风寒解表。疏通腠理经络，使风寒之邪随汗而去，使郁滞之营阴通畅，血脉调和，则身痛除。

　　2. 少阳身痛：《伤寒论》第 146 条 "伤寒六七日，发热微恶寒，支节烦疼，微呕，心下支结，外证未去者，柴胡桂枝汤主之"。此条文为伤于寒邪六七日后，仍有发热恶寒，有一分恶寒便有一分表证，可见太阳表证未罢，而又出现微呕，心下支结之少阳证；肢节烦疼，此为表不解，郁而化热所致。此支节烦痛轻于头项强痛及周身疼故无需以麻黄汤峻汗，又见有微呕，心下支结之少阳病轻证，本证外则太阳营卫不和，内则少阳枢机不利，故太少同治，治以柴胡桂枝汤，取小柴胡汤、桂枝汤各半，以调和营卫，散表之余邪。

　　3. 阳明身痛：《伤寒论》第 192 条 "阳明病，初欲食，小便反不利，大便自调，其人骨节疼，如有热状，奄然发狂，汗出而解者，此水不胜谷气，与汗并进，脉紧则愈"。第 190 条："阳明病，若能食，名中风，不能食，名中寒。"可见第 192 条阳明病，初欲食为阳明中风证，骨节疼痛，翕翕如发热状，为风湿热之邪在表蕴蕴发热，然未用解表法，而忽发狂汗而出，乃阳气来复，助正气祛在表之邪外出，大便自调说明无阳明燥烦实之里证，仅为阳明经脉风湿热的表证，脉紧为浮紧，为表证可汗之脉象。此条文中因正气胜邪，自然汗出，故不服药骨节疼痛自愈。三阴表证来路有二：一是风寒直中三阴，病邪尚未入脏，突显以表证为主；二是三阴病变过程中，阳气来复，助正气祛邪外出，其表证突出。《黄帝内经》曰："邪之所凑，其气必虚。""直中"必定以正气虚为前提，当风寒侵袭三阴时，病邪尚未入脏，突显以表证为主；其次，三阴病变过程中，阳气来复，助正气祛邪外出，病势由里出表。此时原来被掩盖三阴表证重新出现。

　　4. 太阴身痛：《伤寒论》第 274 条 "太阴中风，四肢烦疼，阳微阴涩而长者，为欲愈"。太阴之上，湿气主之，此条文为太阴中风从湿化。太阴，脾也，主营四末，太阴中风，四肢烦疼者，风淫末疾也。今脉浮取而微乃邪气渐轻，外邪将解，沉取脉涩，乃太阴中风夹湿化之象，脉长为正气来复，故为欲愈。太阴本虚，抗病力不强，邪正相争不激烈，一般无发热恶风寒之象，但四肢烦痛，仍是太阴中风邪正相争的表现，以脾主四肢故也。《伤寒论》第 276 条："太阴病，脉浮者，可发汗，宜桂枝汤。"可见太阴中风如未自愈，可用桂枝汤。太阴为阴经之表，外受风邪，易中太阴经，因无脾虚之腹满而吐，食不下，自利益甚，时腹自痛的太阴里证，故不用温里之理中汤，而仅有太阴经脉风湿表证，故用解表之桂枝汤。

5. 少阴身痛：《伤寒论》第 305 条 "少阴病，身体痛，手足寒，骨节痛，脉沉者，附子汤主之"。正不虚邪不入三阴经，少阴之表，经脉、骨节是也，虚人伤寒，可直中少阴。起病之初，有客于经脉之表，有客于骨节之表。此条文乃患者素有肾阳不足，初感受寒湿之邪，寒湿之邪直中少阴经。四肢为诸阳之末，加之寒与湿合，痹着骨节，阳气更虚，肢末不温，则手足寒，痛入骨节，寒湿留滞筋骨，故见骨节痛；少阴为阴经，且素体阳气不足，无力鼓动脉象，故脉沉；但未见四肢厥冷，脉微细，欲寐之少阴虚寒里证，而见少阴经脉表证，故不用四逆汤救里，而用附子汤温经散寒，除湿止痛。

6. 厥阴身痛：《伤寒论》第 372 条 "下利腹胀满，身体疼痛者，先温其里，乃攻其表，温里宜四逆汤，攻表宜桂枝汤"。陈修园曰："此节言寒在表里，治有缓急之分也。" 此条乃表里具病而下利，虽有表证，但所急在里，盖里有不实，则表邪愈陷，即欲表之，而中气无力，亦不能散，故当速先温其里，里实气强，则表邪自解。此条 "下利腹胀满"，言脾肾两虚，寒湿阻滞。"身体疼痛者" 为表证，推之，尚有其他表里之见证。尽管有表证，但里证为急，治宜先里后表，治里以四逆汤，治表以桂枝汤。这是表里同病治疗大法，临证尚须细辨表里先后缓急，灵活施治。此条亦为厥阴表证。

验案举隅

验案 1：患者，女，44 岁。2014 年 4 月 18 日初诊。主诉发热恶寒，头身疼痛 2 日，伴腹泻半日。16 日夜受风寒，次日凌晨出现头痛，恶寒，发热（体温最高 38.3 ℃），微汗出，恶风，腰痛，四肢关节痠痛，下肢为甚，静脉滴注（具体药物不详）治疗 1 日效果不佳，今日上午出现泄泻，为淡黄色稀水便，共泻 3 次（患者素有脾胃虚寒史）。头、腰及四肢疼痛加重，给予肌内注射止痛药后汗出症状略减，须臾复故。诊见发热，体温 38 ℃，恶寒，恶风，头、腰及四肢疼痛，汗出时止，泄泻，舌苔薄白略干，脉浮数。血常规、尿常规均正常。西医诊断为发热，中医诊断为感冒。患者素有太阴脾虚，风寒外犯太阳兼太阴之表；治以发汗解表，散寒止痛。方用麻黄汤加减。

处方：麻黄 10 g，桂枝 10 g，白芍 10 g，生姜 3 片，炙甘草 6 g，藿香 6 g，独活 10 g。5 剂，每日 1 剂，水煎分 2 次温服。

二诊（2014 年 4 月 23 日）：发热恶寒症除，身痛大减，恶风症状有所缓解，大便次数明显减少，1 日 2～3 次，不成形，舌淡苔白，脉细缓，两寸浮。用桂枝汤原方 7 剂。

三诊（2014 年 4 月 30 日）：身痛及恶风均除，仅有大便不成形，舌质淡，苔薄白，脉细缓，给予理中丸巩固治疗 1 个月。

按："邪之所凑，其气必虚"。患者素有脾胃虚寒史，太阳主一身之表，外受风寒，太阳经首当其冲，故患者外受风寒后，头腰疼痛；此处身痛给予止痛药，虽然暂得缓解，然非治本之法，然终因之表，邪不解，身痛不除，故首诊用麻黄汤以解太阳之表，二诊时用桂枝汤解太阴之表，散寒止痛，最后表证已衰大半，以中焦里虚寒为主，表除乃可专于温里，故用理中丸以巩固治疗。

验案 2：患者，女，35 岁。2014 年 1 月 23 日初诊。主诉身痛怯风半年余。患者因产后 28 日洗头，后逐渐出现肢体疼痛，头晕头痛，怕风怕冷，悲伤欲哭等症状。症见头晕头痛，两太阳穴及眼眶压痛，肩背部及腰部酸痛，四肢关节酸痛沉重，身怯风寒，头部颈部尤甚，偶汗出，悲伤欲哭。月经周期推迟 1 周，末次月经 2014 年 1 月 7 日，量少，色红，有血块，经前乳胀、腰酸；食纳善可，寐可，小便正常，大便溏，1 日 1～2 次，舌红苔白；脉弦细微浮，两尺沉。类风湿因子及红细胞沉降率均正常。西医诊断为产后关节疼痛，中医诊断为产后身痛，病机为风寒湿郁热犯少阳之表兼少阴厥阴肝肾里虚。方用柴胡桂枝汤。

处方：柴胡 15 g，党参 12 g，法半夏 10 g，黄芩 8 g，桂枝 10 g，白芍 10 g，甘草 6 g，生姜 3 片，大枣 3 枚。7 剂，每日 1 剂，水煎分 2 次温服。

二诊（2014 年 1 月 30 日）：身痛大减，仍怯风寒，悲伤欲哭，纳可，二便正常，舌红苔白，脉弦细寸浮。改用柴胡桂枝合甘麦大枣汤。

处方：柴胡 15 g，党参 12 g，法半夏 10 g，黄芩 8 g，桂枝 10 g，白芍 10 g，甘草 6 g，生姜 3 片，大枣 3 枚，浮小麦 15 g。5 剂，每日 1 剂，水煎分 2 次温服。

三诊（2014 后年 2 月 4 日）：身痛除，怯风寒不明显，情绪好转，此月月经推迟 1 周，经前腰酸，舌淡红，舌苔白，脉弦细，尺沉；给予六味地黄丸巩固治疗 2 个月。

按："血弱气尽，腠理开，邪气因入"。患者产后，因筋骨腠理大开，内外空疏，不慎风寒侵入，而为产后身痛。风寒湿邪入少阳之表，故见少阳经脉循行部位疼痛怯风，此为风寒湿在表，外在之邪不解，难以内补，故先以柴胡桂枝汤解在表之风寒湿，待身痛怯寒除，再以六味地黄丸补肝肾之不足。

309　颈椎病从六经辨治经验

颈椎病指的是颈椎间盘发生退行性改变，引起椎间孔形态或颈椎管发生改变，导致颈椎附近的神经、脊髓、血管等受到压迫，从而造成在颈椎以及肩背部出现疼痛、麻木等主要症状的一种综合征。在临床上颈椎病根据不同的症状特征其可分为颈型、神经根型、椎动脉型、交感型、脊髓型以及混合型六型，颈椎病在中医学上主要以"痿证""痹证""血痹""眩晕"等症状分类论述。《伤寒论》以六经辨证理论为主要体系，从经络、脏腑、立方、用药等方面阐明了外感疾病的病证，为中医辨证奠定了基础。学者吴凯等从《伤寒论》中六经理论视角下，探讨了颈椎病的病理特征，治疗方案及其临床经验。

《伤寒论》六经理论的概述

六经辨证是《伤寒论》辨证论治的纲领，它将外感疾病中错综复杂的证候表现划分为太阳病、阳明病、少阳病、太阴病、少阴病、厥阴病六个类型。三阳病证主要表现为病势兴旺、抗病力强，而三阴病证主要表现为病势缓弱，抗病力减退。六经辨证是分别从病因属性、寒热进退、邪正盛衰等方面阐明由外感引起疾病的不同病证特点的一种辨证方法。手足三阴三阳经脉及其络属脏腑是六经辨证的物质基础，阴阳为纲领，把三阴三阳划分到人体各个系统功能中，这六个系统分型都有其各自特有的的经络、脏腑组织，呈现出不同的病理生理特性。同时这些分型在病理生理上又相互影响、相互制约，构成了一个完整的有机体。施杞等以伤寒论辨证为基础，将颈型颈椎病划分为痰瘀化火和风寒痹阻两型，将神经根型颈椎病划分为气血痹阻、肾脾亏虚、气虚血瘀三型，将椎动脉型颈椎病划分为气血亏虚、湿热内扰、痰湿中阻、痰瘀互结四型，将交感型颈椎病分为心阳痹阻、痰湿内阻、肝阳偏亢、血虚精亏、气滞血瘀五型，将脊髓型颈椎病划分为分肾脾虚弱、肾虚痰滞、痰浊内阻、脾肾两亏四型，对其分症治疗，可获显著疗效。吴宇欢等从辨证论治出发，将神经根型颈椎病分为风寒湿阻、痰湿阻络、肝肾不足、气滞血瘀、气血亏虚这五类，主要以除湿通络、祛风散寒、行气止痛，活血通络为治疗方法。李沁彤等运用中医辨证理论将颈椎病分为五官型、痿证型、眩晕型、痹证型以及落枕型，其中以痹证型和落枕型较为常见。颈椎病的发病机理与六经辨证常相互串联，颈型颈椎病主要表现为头颈痛、恶寒、上肢麻木疼痛等症状，以太阳、阳明经为病位，呈现出太阳阳明合病；神经根型颈椎病初发症状主要表现为项强、颈痛，可进一步发展为上肢尺背侧出现放射痛，呈现出太阳少阳并病；椎动脉型颈椎病主要是由天气转凉、寒气入体等变化诱发，造成头痛、眩晕、干呕、恶寒等，以厥阴、太阴经为病位，呈现出厥阴太阴合病。六经辨证换言之也就是三阴三阳辨证，它用三阴三阳概括疾病中经络、脏腑以及病理变化，并蕴藏了寒热、虚实、阴阳、表里之病症，与机体所犯之邪气与脉证等特点相结合，来阐明疾病的阴阳盛衰、寒热进退、邪正转化、表里动态，以判断疾病的病势、病理、病位，从而辨证遣方用药，也是中医辨证用药之基础。

六经辨证之论治颈椎病

辨证论治在于活用药方，三阴三阳乃脏腑、经络气血之连通。以此为治疗基础，对患者进行遣方用药。

1. 太阳型颈椎病：太阳病证以寒气为主，其病症在于表而易寒化，病位在于小肠，膀胱等部位。

《伤寒论》曰"太阳之为病，脉浮，头项强痛而恶寒"，外邪入体，太阳之气抵御。以手足太阳经脉所见病症与之开机障碍特点，以头项强痛、上肢及肩背疼痛、麻木，脉浮，舌呈淡红而苔浅薄白为太阳之症，乃太阳型颈椎病，颈型颈椎病多以太阳经之病症。覃仕化等以太阳经病症辨证治疗，并配以桂枝加葛根汤治疗颈型颈椎病发现疗效显著。临床治疗多以葛根、白芍、炙黄芪、珍珠母各 30 g，当归、熟地黄各 15 g，桂枝、大枣、炙甘草、生姜各 10 g，制附子、全蝎各 5 g，麻黄、细辛各 3 g 为方剂治之，并以上方随证加减。根据中医辨证论治的思想，采用葛根汤加减治疗太阳型颈椎病。方剂中以葛根为君，功在舒经脉，解肌热，生津液；桂枝走表，取桂枝调和，以葛根、桂枝、麻黄合用，既免过多发汗，又可收汗生津；制附子、熟地黄益肾，白芍可保肝舒经，配以炙甘草化阴，滋养津液，当归、黄芪养血，珍珠母宁神，全蝎通络，再辅以大枣、生姜健脾和胃，故能取效。辨证论治太阳型颈椎病需辨脉遣方：浮紧脉，治宜葛根汤主之，在于舒经散寒；浮缓脉，治宜桂枝加葛根汤主之，在于舒经解肌；浮滑脉且苔黄之状，治宜葛根芩连汤加减主之，在于通络清利。

2. 少阳型颈椎病：少阳病证以相火为主，其病症在于半里半表而易火化，病位在于三焦与胆等部位，少阳为枢，多以寒热之变，正邪相对，为气机升降之通道。见于少阳经脉所过之病症与之枢机障碍，以头颞侧及颈项强痛，肢体少阳经循行处痛麻，头晕目眩，口苦，或呕吐，脉弦，舌呈淡红而苔薄白为少阳之症，乃少阳型颈椎病。此证与椎动脉型颈椎病症相合，颜美心等以少阳之症与椎动脉型颈椎病表症相合，配以桂枝加葛根汤合半夏白术天麻汤加减治疗椎动脉型颈椎病，疗效显著。临床治疗以葛根 30 g，白芍、黄芪各 20 g，桂枝、白术、茯苓、紫苏叶、羌活、天麻、防风、独活、大枣各 10 g，法半夏 9 g，川芎 6 g，甘草 3 g 为方剂治之，随证加减，可取显著疗效。方剂中以葛根、桂枝为君，旨在发汗解肌，辅以紫苏叶可增强君药解表增强发汗之效用，防风、羌活、独活功在祛湿止痛，法半夏、天麻功在化痰，川芎活血祛风，可缓头疼之效，白芍护肝养血，白术、茯苓健脾益气，并辅以大枣、黄芪，补气助健脾，甘草调和，可显疗效。辨证论治少阳型颈椎病治宜柴胡桂枝汤加葛根主之，在于利颈和枢，疗效显著。

3. 阳明型颈椎病：阳明病证以燥气为主，其病症在于里而易燥化，在于胃与大肠等部位，阳明之为病，属阳，阳气旺盛。见于阳明经所过之病症与之合机障碍，以颈项僵痛易疲，头痛头晕或沉重感，胸腹灼热，失眠多梦或心烦急躁，偏身出汗或肢体废萎，舌质干瘦，脉细弦或弦滑为阳明之症乃阳明型颈椎，多以神经根型颈椎病为表症。李良等以温通除痹汤治疗神经根型颈椎病发现，患者疼痛症状显著减轻，疗效显著。临床治疗多以黄芪 30 g，鸡血藤 15 g，葛根、当归、地龙、赤芍、川芎各 10 g，甘草 6 g，桂枝、桃仁、红花各 5 g，蜈蚣 1 条为方剂治之，随证加减可取效。气通则血通，脉络通畅可去瘀阻，痛则可用黄芪补气益神，使气畅血通，故以补气药为君药，桂枝品性温和解肌，活血温经，二者合用，功在补气固表，祛邪扶正，疏通经脉；当归有化瘀而不伤正之功效，鸡血藤、赤芍、川芎、红花、桃仁配以当归活血祛瘀显著，藤类药物行血养血，通达四肢，生血祛瘀，蜈蚣、地龙为虫类之药，功在通畅经络，去瘀血之效，为之佐药，葛根功在舒经脉，解肌热，生津液，甘草为之调和，各药配伍，可起补血益气，缓阳明型颈椎病之功效。

4. 少阴型颈椎病：少阴病证其病症易寒化或易热化，病位在于心肾等部，少阴之为病，属阴为枢，显元气之强弱，见于少阴经所过之病症与之枢机障碍，以颈项不适，头身摇晃，头晕目眩，肢体沉重，活动拘挛不利，腰脊酸软，步履不稳，肌肉萎缩，舌质红而苔少，脉细数为少阴之症乃少阴型颈椎，多以脊髓型颈椎病为表症。刘应开等使用药方加味补阳还五汤治疗脊髓型颈椎病发现，患者病愈且预后较好。临床治疗以黄芪 30 g，肉苁蓉、熟地黄、枸杞子、鸡血藤、川续断各 12 g，当归、党参各 10 g，鹿筋、川芎、怀牛膝、炒白芍、炒生地黄各 9 g，桂枝、陈皮、红花各 6 g，砂仁、三七粉各 2 g 为方剂治之，随证加减，可取显效。本方剂以肉苁蓉辅以鹿筋为君药，功在温通督脉、益肾，枸杞子、续断功在壮筋骨、滋养肝肾，白芍养肝血，桂枝通络舒气，白芍、桂枝合用可护肝养血，红花活血化瘀，党参、黄芪扶正补气，鸡血藤生血行血，疏通经络，三七活血化瘀，怀牛漆引血下行，陈皮理气和胃，随症加减，疗效显著。此外，患者颈项痛强烈，舌质红而苔少，兼有寒邪相对之症，可酌加制草乌和制川乌，功在止痛散寒，而治疗后患者仅颈项板滞感出现部分好转，仍步履不稳，肢体沉重，活动拘挛不利者，加用小茴香、柴胡通厥阴之气，加强理气之功。

5. 太阴型颈椎病：太阴病证其病位较深，太阴属土，主养藏。太阴病证腹满而吐，食不下，偶见腹痛，其病位在于脾胃，太阴为开，阳明阳气入脾，供养肺腑，太阴之气不升，阳明之气不降，可见脾阳虚衰之症。见于太阴经所过之病症与之开机障碍，以肩背疼痛且畏寒，食欲不振，腹胀善噫，大便溏泄，脉缓或濡，舌体有齿痕为太阴之症乃太阴型颈椎病。临床以葛根、黄芪各 30 g，桂枝、威灵仙、川芎、木瓜、羌活、桑枝、白芍、当归、土鳖虫及乌梢蛇各 20 g，砂仁、鸡血藤、生甘草各 10 g 为方剂治之，随证加减，可获效。方中以葛根、桂枝为君药，葛根主治头项强痛，舒经脉，解肌热，生津液，配以黄芪补气增强机体免疫，扶正固本之效，桂枝功在解肌发表，散寒止痛，温通经脉，缓解脊椎肩部酸痛，配以白芍，可养肝血，当归、川芎。鸡血藤在于活血补气而荣筋，功在行气行血，土鳖虫、威灵仙、乌梢蛇、木瓜具有止痹痛、祛风湿功效，药方既祛湿又可除表，可获显著疗效。

6. 厥阴型颈椎病：厥阴病证以风气为主，其病症易风化，病位于心包、肝等部，厥阴之为病，属阴为合，多以寒热错乱风气为主。见于厥阴经所过之病症与之合机障碍，以头晕目眩，颈项不适连及巅顶，消渴夜盛，上肢疼痛麻木，心中疼热，气上撞心，食欲不振，下利，脉细，舌质淡而苔薄黄为厥阴经之症乃厥阴型颈椎病，多以交感神经型颈椎病为表症。官海华等以半夏白术天麻汤加减治疗交感神经型颈椎病发现，颈椎病症状显著改善。临床以葛根、天花粉各 30 g，当归、乌梅、党参、桂枝、黄柏各 10 g，干姜、黄连各 6 g，附子 5 g，细辛、花椒各 3 g 为方剂，随证加减，可获显效。以葛根为君，主治头项强痛，天花粉、乌梅功在清热泻火、生津止渴，黄柏可治湿热带下、热淋涩痛之效，当归、党参在于活血祛瘀，固本培元。辨证论治厥阴型颈椎病治宜乌梅汤加葛根主之，在于柔筋通络，温阳通降，或当归四逆汤加减主之，在于养血散寒。

通过六经辨证理论能更好地了解颈椎病的变化规律，为临床治疗奠定了诊疗的基础，并拓了新思路，不仅可知颈椎病的转归及预后，更能指导诊疗思路，通过对六经理论辨证论治颈椎病，疗效显著。

310 脊柱关节炎从六经辨治

脊柱关节炎（SpA）分为中轴型和外周型，以炎性腰背痛为主要临床表现，伴或不伴外周关节炎，具有一定特征的关节外表现，严重者可致畸、致残。中医学将其归为"痹证""大偻""脊痹"等范畴。其病因病机主要在于肾督亏虚，或因先天禀赋不足，或因房事过度，或因外邪入侵肾督所致，诸因杂至，致肾虚督亏，经络不通，出现颈项部、腰背部等僵硬、疼痛、活动不利等症状。故临证时，若无表证、无里实热证者，可加狗脊、菟丝子、鹿角霜、补骨脂、续断、盐杜仲、枸杞子等补肾壮督，滋而不腻，以达扶正固本之效。学者蔡婕等在补肾强督的基础上运用六经辨治 SpA，取得较好的临床疗效。

六经辨治脊柱关节炎

《伤寒论》之六经，虽称之为"病"，其实质为"证"，且来自于八纲。六经和八纲是辨证的一般规律，胡希恕倡导的六经八纲经方医学理论体系中提到，在疾病发展过程中所出现的动态证候，以病位和病性的统一为标识，即六经病（证）无论出现何种症状，在病位均可辨表、里、半表半里；在病性均可辨阴和阳。

1. 太阳经为病——葛根汤、桂枝加葛根汤证： 太阳病即表阳证，太阳主肤表，为六经之藩篱，行于身体之背，统摄营卫之气，外邪侵袭，首犯太阳经，或循经入腑，或由表入里。风寒束表，阳气被遏，肌腠失于温煦则恶风寒；正邪交争，营卫失调，经输不利则头项及背部作痛；脉气鼓动于外则脉浮紧。

SpA 病在太阳，症见腰背连项痛、颈项僵滞、转侧不利、肩膀酸痛、无汗、恶风、脉浮紧。治宜解肌发表、升津舒筋，予葛根汤。若平素多汗，脉浮弱者，则治宜解肌祛风、调和营卫、升津舒经，予桂枝加葛根汤。

葛根汤出自《伤寒论》第 31 条："太阳病，项背强几几，无汗恶风，葛根汤主之。"方药组成：葛根、麻黄、桂枝、生姜、炙甘草、白芍、大枣。葛根为解肌药，善解颈背部肌肉痉挛，是方中要药，辅以麻黄、桂枝疏散风寒，发汗解表；白芍、甘草生津养液，缓急止痛；生姜、大枣调和脾胃，鼓舞脾胃生发之气。诸药配伍，共奏解肌发表、升津舒筋之功。李翰卿言其适应证："必须具有太阳发热恶寒、无汗脉浮之表实证，没有喜冷恶热等内热证；在下利方面，更没有不敢服冷性饮食的里寒证和平素消化不良的里虚证。因为项背强几几是太阳经津液被伤之证，下利是太阳病外邪内陷之证。"

本方常用于治疗中轴型 SpA 活动期或合并外感者，但因 SpA 患者就诊时多数已病程较长，临床少见单纯太阳病患者，常见其他兼夹证而合方应用。

2. 阳明经为病——白虎桂枝汤证： 阳明病为里阳证，阳明经阳气亢盛，邪从热化最盛，其病机为邪热充斥阳明胃经，证候性质属里实热。SpA 病在阳明，症见关节疼痛、红肿、发热，多汗出、口干、口苦、大便干结等。治宜清热通络止痛，予白虎桂枝汤。

白虎桂枝汤出自《金匮要略·疟病》第 4 条："温疟者，其脉如平，身无寒但热，骨节疼烦，时呕，白虎加桂枝汤主之。"方药组成：知母、炙甘草、石膏、粳米、桂枝。身无寒但热，说明热在里，为里实热证。方中石膏善清肺胃之热，泻热而不伤阴；知母滋阴润燥，泻火除烦；两者配伍，增强清热生津除烦之效。炙甘草、粳米益胃生津，防止大寒伤中。加桂枝甘温解肌，可缓解关节疼痛，也可治疗"时呕"等气上冲的症状。白虎桂枝汤适应证：发热、无恶寒、口渴；骨节烦疼，甚则恶心、呕吐；舌质暗红，脉滑实。

SpA 受累关节表现为红肿热痛，伴发热、大汗出、口腔溃疡等症者，多为阳明经证，予白虎桂枝汤；若口渴甚，可加人参、葛根益气生津；若大便干结难解，可加大黄、桃仁。

3. 少阳经为病——小柴胡汤证：少阳为枢，主持调节太阳、阳明之开合，有调畅气机、转输内外的枢纽作用，其经循行于身体两侧。邪入少阳，阻气机之条达。气机不畅，则肢体两侧少阳经循行之处如髋、膝、踝等关节疼痛、僵滞。

SpA 病在少阳，症见颈项强痛连及颞侧，髋关节僵滞、疼痛，活动受限，腰背静息痛；或伴见寒热往来，胸胁苦满，不欲饮食，或口苦，或咽干，或目眩等。治宜疏肝健脾、舒经通络，予小柴胡汤加减。若见形体壮实，伴大便干结难解或上腹部拘急、口有异味、汗多等，为少阳阳明合病，以清肝泻热为法，予大柴胡汤加减。

小柴胡汤出自《伤寒论》第 96 条："伤寒五六日，中风。往来寒热，胸胁苦满，默默不欲饮食……小柴胡汤主之。"方药组成：柴胡、黄芩、人参、炙甘草、生姜、大枣、法半夏。"往来寒热、胸胁苦满、默默不欲饮食、心烦喜呕"是小柴胡汤证的四大主症，方中柴胡透解邪热，疏达经气；黄芩清泄邪热；法半夏和胃降逆；人参、炙甘草益气；生姜、大枣和胃生津。主症：颈侧、髋、腹股沟僵滞、疼痛，胸胁苦满，舌白，脉浮弦。兼症：头晕，颞侧头痛，口苦，呕吐，头汗出者，大便不畅。若属实而兼寒证者，不宜用本方。不属于半表半里、脾虚失运、寒饮内停者禁用。若上症伴见大便秘结、心下痞硬则用大柴胡汤。

4. 太阴经为病——附子汤证：太阴病即里阴证。水谷进入人体后化为气血津液，荣养周身。若外邪侵袭太阴，太阴虚寒则水谷不循常道，反聚痰成饮，致水饮内生，从而造成气血生化不足而见阴亏血少，另一方面水湿停聚而痰饮内盛。

SpA 病在太阴，症见腰背痛、背部恶寒，口中和，腹满纳呆，时腹自痛，喜温喜按，小便不利，头晕，心下悸，脉沉等。治宜温补脾肾，予附子汤加干姜。

《伤寒论》第 304 条曰："少阴病，得之一二日，口中和，其背恶寒者，当灸之，附子汤主之。"第 30 条曰："少阴病，身体痛，手足寒，骨节痛，脉沉者，附子汤主之。"方药组成：附子、茯苓、人参、白术、白芍。方中附子温阳散寒、止痛，为回阳救逆要药；人参补益元气，复脉固脱；茯苓、白术健脾化湿，白术可助附子去寒湿；白芍和营止痛，以监附子之悍。诸药合用，共奏补阳益气、健脾利湿之效。这里将附子汤归于少阴病，但有医家认为，此条文当属太阴证。如段治钧认为，条文所曰"身体痛""骨节痛"属表，但未见少阴病之脉细，此疼痛不属少阴，应为湿痹。其"手足寒"病机为中气内虚、胃气不振；寒在里，故脉沉。故此身体骨节当为湿痹而非风邪所致，寒湿在里而出现身痛、骨节疼痛，虽无下利、呕吐等太阴主证，也应属于太阴虚寒证，治法应温中逐饮而非解表，以附子汤主之。若下肢拘急痛、屈伸受限、脉沉者，可酌加白芍、附子用量。主症腰背痛、背部恶寒，口中和，腹满纳呆，手足寒，脉沉。若有口干、口苦、喜冷饮者，为里热证，则不可用附子汤。

5. 少阴经为病——麻黄附子细辛汤证：少阴病即表阴证，太阳经与少阴经相表里，太阳经在外，少阴经主里，两者相辅相成。太阳失固，病邪易传少阴。胡希恕言："痹证多在少阴。"其认为，痹证患者病程较长，常表现为阴证，关节痹痛的病位多在表，久病者亦常见表不解的现象，故痹证多为表阴证，即少阴病。

SpA 病在少阴，症见腰背沉重，翻身困难，伴外周关节疼痛（如足跟痛等），天气变化、遇冷时明显，或精神萎靡、恶寒无汗、呕不能食、舌淡苔白、脉微细或沉细者，治宜温经散寒、助阳解表，予麻黄附子细辛汤。若见心烦，脉浮者，予桂枝附子汤。若疼痛剧烈难忍，肢体不可屈伸者，予乌头汤。

麻黄附子细辛汤出自《伤寒论》第 301 条："少阴病，始得之，反发热脉沉者，麻黄附子细辛汤主之。"少阴病始得，邪在表，其人尚可抗邪，正邪交争见发热；内有水饮，故脉沉。方药组成：麻黄、细辛、附子。方中麻黄可化太阳之寒，附子、细辛可扶少阴之阳。左季云认为，脊椎上连巅顶偏偏作痛者，乃肩后寒邪直中肾经之故，予本方效果亦佳。临床上也常用于绵延不愈的感冒，但喜冷性饮食、体质虚弱、易心悸、寐差者忌用本方。本经病较太阴病恶寒程度更甚，多伴见外周关节冷痛。

6. 厥阴经为病——柴胡桂枝干姜汤证： 厥阴病即半表半里阴证，阴阳气不相承接而致厥，阴阳胜复、寒热错杂是厥阴病的特点，常表现为上热下寒的症状。治宜清上温下，寒热并用。

SpA 病在厥阴，病程往往较长，症见腰背及髋部疼痛僵滞，不对称寡关节炎，患者多素体虚弱，时感疲倦，可伴见胸腹动悸不安、心下痞满、食欲欠佳、手足及腰背不温、大便稀溏等寒热错杂之象。治宜温肝经、健脾肾、祛寒湿，予柴胡桂枝干姜汤。

柴胡桂枝干姜汤出自《伤寒论》第 147 条："伤寒五六日，已发汗而复下之，胸胁满微结……柴胡桂枝干姜汤主之。"方药组成：柴胡、桂枝、干姜、瓜蒌根、黄芩、牡蛎、炙甘草。柴胡桂枝干姜汤适用于寒热、虚实、燥湿交错混杂的状态。

兼夹证之加减法

1. 痰瘀痹阻证： SpA 为进展性自身炎性疾病，病情多迁延难愈，患者易心情郁闷、肝气郁滞，肝气疏泄失常则三焦气化失司，水液代谢障碍，聚而为痰；气为血帅，气滞则血瘀，痰瘀既为病理产物，又可作为致病因素诱发、加重疾病的发展。症见关节冷痛，腹直肌挛急、压痛，女性行经时腹痛、经血伴有血块，舌晦暗，或舌边有瘀点。故临证常加桂枝茯苓丸化痰祛瘀。

桂枝茯苓丸出自《金匮要略·妇女妊娠病》第 2 条："妇人宿有癥病，经断未及三月，而得漏下不止，胎动在脐上者，为癥痼害……桂枝茯苓丸主之。"方药组成：桂枝、茯苓、牡丹皮、桃仁、白芍。方中桂枝温通经脉而行瘀滞；桃仁、牡丹皮活血化瘀消癥；白芍养血和血；茯苓利水渗湿、健脾和胃。诸药合用，能温阳化气、化痰祛浊、解凝散滞、祛瘀生新，治阳虚痰凝血瘀诸疾。

2. 虚型水瘀互结证： 对于体质虚弱者，三焦气化失司，水液代谢障碍，亦可表现为肝血不足、水瘀互结者，症见腹痛拘急，头晕心悸，肉瞤筋惕，目赤痛（水气挟血上凌，呈粉红色），面色萎黄，有贫血倾向，腰膝易冷，小便频数或不利等。予当归芍药散养血调肝，健脾利湿。

《金匮要略·妇人杂病》第 22 条曰："妇人腹中诸疾痛，当归芍药散主之。"方药组成：当归、芍药、茯苓、白术、泽泻、川芎。方中重用芍药以泻肝木、缓挛急而治腹痛；川芎、当归调肝养血；佐茯苓渗湿以降于小便也；白术益脾燥湿，泽泻利水渗湿，助脾运化，共奏养血调肝、健脾利湿之效。原条文为治疗妇人腹中诸疾痛，但实际运用时，病机辨为肝血不足、水瘀互结者皆可用之。但偏寒、偏热、偏虚、偏实之腹痛，皆不宜原方照搬以用。

验案举隅

验案 1： 患者，女，26 岁。2019 年 2 月 20 日就诊。患者反复腰背部疼痛 2 年余，未系统诊治。就诊前 3 个月症状再发，伴左髋部疼痛，晨起时疼痛明显，活动后可缓解。于外院行针灸等治疗，未见明显好转，且患者有生育需求，拒绝西药治疗，遂来诊。症见腰背部疼痛、晨僵，活动后可减轻。伴左侧髋关节酸痛，时感胸、腹部轻微胀闷不适，小便如常，大便不畅，质稀软、黏滞，每日 1 次。平素月经周期规律，量少，色暗红，伴行经时小腹刺痛。体格检查：舌晦红，苔薄白，脉沉细。腹肌柔软，少腹压痛（+）。脊柱生理曲度正常，无侧弯畸形，枕墙距 3 cm，弯腰指地距 10 cm，胸廓活动度 4 cm，右侧"4"字试验（-），左侧"4"字试验（-），双侧直腿抬高试验（-），左侧髋关节活动时疼痛，无明显活动受限，右侧髋关节未见异常体征。辅助检查：C 反应蛋白（CRP）、红细胞沉降率（ESR）升高，骶髂关节 MRI：右侧骶髂、左髋关节骨髓水肿。西医诊断为强直性脊柱炎。中医诊断为脊痹病，证属厥阴病挟瘀血。治宜温肝经、健脾肾、祛寒湿、化痰活血。方拟柴胡桂枝干姜汤合桂枝茯苓丸化裁。

处方：柴胡 12 g，炮姜 10 g，黄芩 10 g，牡蛎（先煎）20 g，桂枝 12 g，茯苓 20 g，桃仁 10 g，赤

芍 15 g，牡丹皮 6 g，炙甘草 5 g，党参 10 g，狗脊 30 g，怀牛膝 15 g，酒大黄 3 g，姜黄 10 g，木瓜 30 g。7 剂。每日 1 剂，水煎，分 2 次服。

1 周后复诊，患者腰背部及髋关节疼痛减轻，继以此方为基础加减治疗，病情稳定。

验案 2：患者，女，37 岁。2018 年 4 月 21 日就诊。患者反复腰背疼痛 3 年，夜间及晨起时疼痛明显，活动后可改善，劳累及天气变化时疼痛易发作，时伴中上腹胀闷不适。疼痛发作时服用抗炎止痛药后腰背痛缓解，但上腹闷痛症状加重，并出现反酸、烧心、乏力、纳呆等不适而惧用西药。症见下腰背疼痛，伴中上腹胀闷不适，口干不喜饮，大便每日 1 次，服药后易溏泄，小便可，舌晦红，苔薄白，脉细。自述其母有强直性脊柱炎病史。外院查人类白细胞抗原 B_{27} 阳性，CRP、ESR 均升高，CT 检查：双骶髂关节骨质增生伴部分骨侵蚀。西医诊断为强直性脊柱炎。中医诊断为脊痹病，证属太阴病伴肾督亏虚。治宜温阳健脾、补肾壮督。方拟附子汤加味。

处方：附子（先煎）30 g，茯苓 20 g，党参 10 g，白术 20 g，干姜 15 g，炙甘草 10 g，狗脊 30 g，菟丝子 15 g，鹿角霜（包煎）10 g，补骨脂 10 g，续断 10 g。7 剂。每日 1 剂，水煎，分 2 次服。

1 周后复诊，患者腰背痛、乏力感明显改善，口干减轻，无腹胀、腹痛，大便仍偏溏，舌淡晦苔白，脉细。3 年来不间断门诊随访，继予此方加减用药，腰背痛偶有反复但不影响工作和生活，定期复查血常规、CRP、ESR、肝肾功能均未见异常。

临床治疗 SpA 时，在补肾强督法的基础上，以六经辨治，疗效颇佳。六经病证基本上概括了脏腑和十二经的病变，可阐述外感及内伤病不同病情阶段的病变特点，对于临床上出现的各种证候，均有理可循。六经既辨，则表里别，阴阳判，一目了然。因此，六经辨证法不仅可以用于治疗 SpA，对于其他风湿病亦适用。由于 SpA 病程长，患者异质性高，在临床中也常表现为多经合病，则应予合方治疗，如太阳、少阳合病，可予桂枝加葛根汤合小柴胡汤加减等，临床处方重在方证相应，动态观察患者的症状变化及用药反应，随证治之。

311 痹症从六经辨治规律

痹症是以筋骨、关节等部位发生疼痛、重着、麻木、屈伸不利甚至关节肿大变形为主要临床表现的病症，其发病多由正虚邪侵，导致气血不通、经络痹阻而致。痹症之名首见于《素问·痹论》曰："风寒湿三气杂至，合而为痹也。"后世医籍也有历节、白虎历节、历节风、湿痹、鹤膝风、痛风等相关记载。《伤寒杂病论》较早地论述了痹症的辨证治疗，而《伤寒论》最早提出六经辨证，其中亦不乏诊治痹症之法，散在于六经病各篇之中。学者杜盼盼等从六经辨证出发，结合痹症发展不同阶段的临床特点，梳理了六经证治方药，挖掘了痹症的六经证治规律。

六经辨证的临床指导意义

《伤寒杂病论》成书于东汉末年，张仲景将伤寒与杂病合而论之，伤寒中多兼杂病，杂病又多由外感引发，两者不能截然分开。六经虽为外感病辨证之纲领，亦可指导杂病辨证论治。持此观点者，历代医家不乏其人。如明代方有执在《伤寒论条辨》中曰："六经者，犹儒家六经之经，犹言部也……人身之有，百骸之多，六经尽之矣。由此观之，则百病皆可得而原委。"清代柯韵伯在《伤寒论翼》自序中曰："原夫仲景之六经，为百病立法，不专为伤寒一科。伤寒杂病，治无二理，咸归六经之节制。"徐荣斋亦在《重订通俗伤寒论》中曰："病变无常，不出六经之外。《伤寒论》之六经，乃百病之六经，非伤寒所独也。"当代大量的临床报道也表明，从六经辨证入手，可解决诸多杂病的治疗。诚如李培生所曰："从六经下手，是教人见病知源的绝妙方法。"所以，以六经之脏腑经络、营卫气血的生理病理变化为依据，理清疾病之阴阳、表里、寒热、虚实，依汗、清、下、和、温补等六经相应之法而立方，百病皆可循六经而治。

痹症的六经证治规律

1. 风湿在表，发汗散邪：太阳主一身之表，为六经之藩篱。太阳之气即"卫气"，有固护肌表、防御外邪之功，故外邪侵袭、邪正交争于肌表即表现为太阳病。因其病位在表，遵《黄帝内经》"其在皮者，汗而发之"之旨，治当发汗以散邪。痹症初起多由外感风寒湿邪所致，故有按太阳辨证治疗之机。如《金匮要略·痉湿暍病脉证治》曰"湿家之为病，一身尽疼"，又曰"风湿相搏，一身尽疼痛，法当汗出而解"。可见，痹症初期邪客于表，宜以汗法祛邪于外则阳气不郁，营卫协调而病解。其治疗用方，既有针对表实之麻黄加术汤发汗以利湿，麻杏苡甘汤发汗兼清宣利湿，又有针对表虚之防己黄芪汤益气以行湿。若风湿在表又有阳虚见症，则可用桂枝附子汤或白术附子汤温经祛风除湿；若表里之阳俱虚而骨节疼烦掣痛、不得屈伸，则以甘草附子汤振奋表里之阳兼祛风于表。桂枝芍药知母汤主治历节病"诸肢节疼痛"，其用药也是着重表散，以麻黄、桂枝、生姜、防风走表发汗、祛风除湿，可见汗法在痹症治疗中的作用不容忽视。值得注意的是发汗祛邪治疗痹症，当以温覆取微汗为佳，皆因湿为濡滞之邪，重浊黏腻而难以速去。所以原文曰"若治风湿者，发其汗，但微微似欲出汗者，风湿俱去也"。因此，缓缓蒸发、微微汗出使营卫畅行，方能使肌肉关节间的风湿之邪与汗俱去。

2. 邪郁化热，清热宣痹：阳明主燥多气多血，又主津液所生病，若邪入阳明，化热化燥，燥热郁久，耗伤胃津，则可见身热、汗出、口渴等阳明热证之象，此时燥热未与肠中糟粕相结，治宜辛寒清热，方用白虎汤。白虎加桂枝汤是白虎汤化裁方，是《金匮要略》记载治疗温疟的主方，后世医家根据其原文"身无寒但热，骨节疼烦"之症，也将其应用到热痹的治疗之中。尤怡在《金匮翼·热痹》中曰："热痹者，闭热于内也……脏腑经络，先有蓄热，而复遇风寒湿气客之，热为寒郁，气不得通，久之寒亦化热。"所以，在痹症的发展过程中，或者素体阳盛，邪从热化，或者风寒湿邪郁久化热，邪热与人体气血相搏，而出现肢体关节疼痛肿胀，痛处焮红灼热，伴有发热、烦渴等症状时即可诊断为热痹，按六经辨证的阳明之法治疗。以白虎汤清泻里热，加桂枝以解在表之风寒，则阴阳和、血脉通，得汗而愈矣。方中桂枝既可发散表寒，又能温通经脉，鼓舞气血，透邪外达，以收宣痹止痛之功。临证时可根据邪热的程度调节石膏的用量，也可酌加黄柏、连翘、忍冬藤等以加强清热解毒之功。

3. 少阳气郁，调气和血：少阳主相火，应春生之气，病则易郁而化火；又主枢机，为表里出入之门户，病则正邪争胜，进退于表里之间。所以邪犯少阳，胆火内郁，枢机不利，则有口苦、咽干、目眩、往来寒热、胸胁苦满、默默不欲饮食、心烦喜呕等症。因其半表半里之病位，汗法及清下两法皆非所宜，当以和解少阳、畅达枢机为治，方用小柴胡汤。早在《黄帝内经》就有"少阳主骨"之说，其病则"诸节皆痛"。杨上善在《太素》中曰："足少阳脉主骨，络于诸节，故病诸节痛也。"由此可见，骨与关节疼痛的病变与少阳气郁、枢机不利、气血不和密切相关。在痹症的发展过程中，风寒湿邪客于太阳经脉，营卫不和，日久若邪传少阳，枢机不利，营气郁滞，不能濡养四肢百骸、周身经脉，不通则痛。所以此时关节肿痛的治疗可考虑给予小柴胡汤加减以畅达枢机、调气和血。柴胡桂枝汤是《伤寒论》记载的太少并病治疗用方，其原文除了"微呕，心下支结"等胆热犯胃见症，还有"发热微恶寒、支节烦疼"等表邪未尽之象，故以柴胡桂枝汤和解少阳兼以表散。该方取柴胡汤之半量，调畅在里之枢机，取桂枝汤之半量，解在表未尽之邪，两者相合表里双解，通畅气机，调和气血以达止痛之效。临床上，若辨证不误以柴胡桂枝汤等柴胡剂加减治疗痹症，也可有满意的疗效。

4. 气血不足，温中补虚：太阴主湿，主运化水谷精微，有赖阳气之温煦。病至太阴则脾阳虚衰，运化失司，寒湿内盛，则有"腹满而吐，食不下，自利益甚，时腹自痛"等脾胃升降失常见症，治宜温补。且太阴脾主四肢，若脾虚失运，湿邪流注经脉关节，气血化生不足，四肢不得濡养，则可出现四肢肌肉、关节疼痛之症。小建中汤是《金匮要略》记载的治疗虚劳里急的主方，由于劳伤日久，脾胃虚弱，气血不足，则出现一系列阴阳两虚之证，病变虽涉及多脏腑的虚损，治疗却独重中焦，健脾胃、补中气、培补后天之本是虚劳病治疗的关键所在。《备急千金要方》记载的妇女"四肢沉重、骨肉酸痛"的积劳虚损之证，即给予小建中汤建中补虚为治。所以若痹症日久、气血阴阳两虚当属虚劳范畴，此时的"四肢酸疼"可与小建中汤加减，以温中健脾、调补气血为主。小建中汤可谓是补益脾胃的祖方，通过建中补虚使脾气健运、寒湿得化、气血得生，邪祛而气血充盈通畅，关节、肌肉疼痛肿胀之症自可缓解。

5. 阳虚寒湿，温阳散寒：少阴涉及心肾为水火之脏，阴阳之宅，其病则有寒化、热化两端。以其正虚之因而非邪实为患，故治疗当用补法，阳虚寒化则温阳散寒，阴虚热化则育阴清热。肾藏精主骨生髓，而阳气又有"柔则养筋"之能。若肾阳虚衰则肾虚不能主骨，阳虚无以养筋，筋骨失养不荣则痛。且阳气虚衰，卫外不固，风寒湿邪亦乘虚侵袭，流注关节，不通则痛，所以肾阳虚衰、寒湿凝滞也是痹症发生的重要病机。临床上，若关节肌肉疼痛剧烈得热痛减，伴恶寒肢冷、口和不渴、小便清长或频数、脉沉等症，即可按少阴寒化辨证，以补肾扶阳、祛寒除湿为治。附子汤是少阴寒化证的治疗用方。原文曰："少阴病，身体痛，手足寒，骨节痛，脉沉者，附子汤主之。"其"身体痛""骨节痛"即是少阴阳虚、寒湿不化、凝滞流注骨节、凝涩气血所致。附子汤具有温经散寒、除湿止痛之功，现代临床多用其治疗风湿及类风湿关节炎。方中重用附子温补元阳以散寒邪，配伍人参、白术、茯苓健脾以除寒湿，佐以芍药和营养血通痹，以加强温经止痛之功。阳气充盛，寒湿阴翳之邪得消，痹症之痛亦随之而解。

6. 血虚寒凝，温经养血：厥阴为三阴之尽，有阴尽阳生、极而复返的特点，所以厥阴病既有阴寒过盛的寒证，也有阳气来复的热证，更有寒热错杂之证，其治疗寒者宜温，热者宜清，寒热错杂者寒温并用。厥阴肝藏血，主疏泄，体阴而用阳。若肝血不足，寒凝经脉，气血流通不畅，也可见肢节痹痛之症，同时伴见"手足厥寒，脉细欲绝"等症状，此时可按厥阴寒证辨证，与当归四逆汤治疗。因寒入血脉，邪涩其经，营气不流，只能养血通脉、温经散寒。从用药来看，方中当归为君以补血，芍药为臣以和营，厥阴肝之营血不足自不待言；以桂枝、细辛为佐，散厥阴血分之风寒以通血脉；大枣、甘草为使以益其中气；通草通血脉而利关节，全方相合使阴阳血气通调而病愈。以当归四逆汤治疗痹症，古今医家多有效验。如唐容川在《血证论》记载本方治疗"手足痹痛寒冷"。国医大师朱良春治疗类风湿关节炎多以当归四逆汤加减，即是从寒湿痹痛多兼血虚考虑。姜春华用当归四逆汤合防己黄芪汤治疗风湿性关节炎，也是取其养血通络之功。所以，临床上若辨证属于肝血不足、血行不畅的痹痛之证，可按厥阴之法辨治。痹症治疗名方独活寄生汤，即是当归四逆汤化裁，足见本法在痹症治疗中的重要作用。

六经辨证可指导痹症的辨证治疗，从三阳到三阴，随着正邪交争的盛衰变化，病邪由浅入深，病情由轻到重。在这个过程中需要注意几点，一是太阳藩篱固密与否直接决定外邪能否入侵；二是中焦脾胃的功能状态，若脾胃不健，湿邪内聚，气血乏源，不通不荣，则关节肌肉无以濡养；三是肝肾阴血阳气是否充盛，若痹症日久损及肝肾、伤及根本，则正虚邪恋，病难恢复，须温肾养肝、养血通脉为治。

312　膝骨关节炎从六经辨治

　　膝骨关节炎（KOA）是一种慢性退行性疾病，以关节软骨变性、软骨下骨化、滑膜炎为病理特征，临床常表现为膝关节疼痛、肿胀、屈伸活动不利，上下楼梯及蹲起困难等。本病好发于中老年患者，发病率女性高于男性。据统计，在 45 岁以上人群中，KOA 的发病率为 13.8%，肥胖患者发病率更高。随着人口老龄化，KOA 患者日益增多，发病率、致残率呈增长态势，日益引起人们的重视。KOA 属中医学"痹病"范畴，常见名称包括膝痹、筋痹、历节病、鹤膝风、鼓槌风等。《伤寒论》最早建立六经辨治理论体系，对痹病证治也多有论述。学者夏聪敏等基于《伤寒论》六经辨治体系论述了 KOA 的病因病机、发展变化及治疗思路，为 KOA 的中医辨治提供了参考。

六经辨治理论基础

　　《伤寒论》以六经作为辨证论治的纲领，伤寒学家刘渡舟教授认为《伤寒论》的核心是六经辨证，并且强调六经辨证是以三阴三阳六经经络及其相互络属的脏腑生理、病理变化作为物质基础。KOA 多见于老年人，其发病多由脏腑功能衰退所致，以肝脾肾虚为主，与其他脏腑亦有密切关系。六经与脏腑相连，且足三阳、足三阴经络的走行均绕膝关节，《灵枢·本脏》曰："经脉者，所以行血气而营阴阳，濡筋骨，利关节者也。"由此可以推测，KOA 与经络病变密切相关，《伤寒论》六经辨治理论以足六经为基础，故可从六经辨证论治 KOA。

六经辨治思路

　　1. 从太阳辨治：太阳主肤表，为六经之藩篱，太阳与少阴相表里，太阳主外，少阴主里。太阳失固，易致病邪内传少阴；少阴里虚，导致太阳虚馁，人体易受外邪侵袭。太阳统营卫，营卫之气相互协调，不失其常，才能维持正常的腠理开合及防御功能。《素问·痹论》曰："逆其气则病，从其气则愈。不与风寒湿气合，故不为痹。"若患者先天禀赋不足，营卫素虚，或因起居不慎、劳倦内伤致腠理失密、卫外不固，则六淫之邪乘虚而入，导致营卫失和，痹阻经络而发病。《灵枢·经脉》描述足太阳膀胱经的部分循行路线为"从腰中下挟脊，贯臀入腘中"，"腘中"即腘窝中央，腘窝为膝后区菱形凹陷处，故太阳经病变会引起或加重膝关节病变。

　　KOA 发病初期和加重期多由外感风寒湿邪所致，临床辨证要点为膝关节冷痛，以后外侧为主，局部麻木不仁，恶风寒，活动不利，兼发热、头痛、项背不舒、鼻鸣干呕等全身症状，舌淡红，苔薄白，脉浮缓或浮紧，可从太阳辨治。正如《伤寒论》第 35 条所曰："太阳病，头痛发热，身疼腰痛，骨节疼痛，恶风无汗而喘者，麻黄汤主之。"此时病位在表，《素问·阴阳应象大论》曰："其在皮者，汗而发之。"因此，治当发汗解表、宣通营卫，痹病自除。《伤寒论》第 20 条曰："太阳病，发汗，遂漏不止，其人恶风，小便难，四肢微急，难以屈伸者，桂枝加附子汤主之。"对于 KOA 初期邪客于表而见表阳虚弱，卫失固护，阴失濡养，关节屈伸不利者，宜发汗祛邪、调和营卫，予麻黄汤或桂枝加附子汤。若患者膝关节疼痛、重着，恶风，屈伸活动不利，同时伴有发热、脉浮滑数等全身症状，则为风湿郁表化热，方选麻杏苡甘汤以解肌祛风、清热祛湿。若营卫之气虚，风湿袭表，宜予防己黄芪汤以益气除湿。若外感表邪，内传于太阳膀胱之腑，水湿内停而膝关节疼痛、肿胀明显，同时伴有小便不利、脉浮等全身症状，则以五苓散泻热除湿。矢数道明认为五苓散能调节细胞、血液中的水分，具有消肿功效。因KOA患者就诊时多数已过急性期，因此，临床少见单纯太阳病患者，常见与其他经合病者。又因太阳与少阴相表里，故最多见太阳与少阴合病者。

2. 从阳明辨治： 阳明经乃五脏六腑之海，为多气多血之经，可濡养脏腑、滑利关节。《素问·痿论》曰："阳明者，五脏六腑之海，主润宗筋，宗筋主束骨而利机关也。"阳明充盛可使宗筋濡润，骨骼和关节功能正常。《灵枢·经脉》曰："胃足阳明之脉，起于鼻……其支者……下膝髌中，下循胫外廉……是主血所生病者……膝髌肿痛。"说明足阳明经循行过膝，故其病变会引起膝关节肿痛。在KOA的发展过程中，若患者素体阳盛，感受湿热之邪，或感受风寒之邪，邪从热化，出现膝关节红肿灼热、疼痛剧烈，遇热加重，得凉痛减，兼壮热、烦躁、四肢困倦，头汗出，腹满等全身症状，舌红，苔黄腻，脉濡数或滑数，则从阳明辨治。《金匮要略·疟病脉证并治》曰："温疟者，其脉如平，身无寒但热，骨节疼烦，时呕，白虎加桂枝汤主之。"该条引申到KOA辨治中，即当病机为风湿热邪壅滞经脉、气血闭阻不通时，方用白虎加桂枝汤以清热通络、宣痹止痛。若湿热明显，可用麻黄连翘赤小豆汤泻热渗湿、透邪解表。叶天士总结前人经验提出"治痿独取阳明"的观点，治法提倡"急清阳明，以致小愈""使阳明气爽……而痹痿之根尽拔"，独重宣通阳明经气，并创制"阳明流畅气血方"，选用黄芪、生白术、汉防己、独活、薏苡仁、茯苓等药物。彭建中等报道赵绍琴用白虎汤治疗风湿热痹收效迅速。随着生活水平的提高，临床此类证型越来越多，多见于肥胖患者，此类患者平素过食肥甘厚味，喜卧好坐，脾失健运，湿浊内生，蕴热化毒，郁于膝部，发为本病。

3. 从少阳辨治： 少阳主相火，主枢机，位在半表半里。邪犯少阳，枢机不利，胆火内郁，则出现口苦、咽干、目眩，往来寒热，心烦喜呕等症。《灵枢·经脉》曰："胆足少阳之脉，起于目锐眦……其直者……出膝外廉，下外辅骨之前。"《素问·热论》有"少阳主骨"之说，《黄帝内经太素》亦提出，"足少阳脉主骨，络于诸节，故病诸节痛也。"施杞运用"少阳主骨"理论治疗KOA，制定和解少阳、调和气血，以衡为期的治疗大法，临床疗效明显。可见，关节病变与少阳郁滞、枢机不利密切相关。《灵枢·根结》曰："少阳为枢……枢折即骨繇而不安于地，故骨繇者取之少阳。""骨繇"即肢体摇晃、关节弛缓无力、疼痛等，与KOA症状相似。因此，在KOA发展过程中，邪传少阳，枢机不利，则见膝关节胀痛、以外侧或后外侧为主，关节弛张无力、屈伸活动不利，兼口苦、咽干、目眩，往来寒热，心烦喜呕，胸胁胀满等全身症状，舌红，苔黄腻，脉弦或弦细，治以畅达枢机、调气和血。《伤寒论》第146条曰："伤寒六七日，发热微恶寒，支节烦疼，微呕，心下支结，外证未去者，柴胡桂枝汤主之。"取桂枝之半以散太阳未尽之邪，取柴胡之半以解少阳微结之证，表里双解，通畅气机，气血调和，则诸症皆消。临床此类证型多见于女性患者，特别是绝经期妇女，因年龄和雌激素水平变化导致KOA发病率显著上升，且此类患者除膝关节疼痛、肿胀、僵硬、活动不利等症状外，临床多伴有心烦、胸闷，头晕目眩，焦虑等肝气郁结，少阳失和症状。

4. 从太阴辨治： 太阴脾土，主运化水谷精微。《灵枢·痈疽》曰："肠胃受谷，上焦出气，以温分肉，而养骨节，通腠理。"《灵枢·经脉》曰："脾足太阴之脉，起于大指之端……上膝股内前廉……是主脾所生病者……不能卧，强立股膝内肿厥，足大指不用。"太阴脾主肌肉四肢，若脾虚失运，气血化生乏源，四肢筋骨肌肉不得濡养，湿邪流注经脉关节，则可出现关节疼痛、肿胀，故《素问·至真要大论》曰："诸湿肿满，皆属于脾。"伤科认为，慢性筋骨疾病当脾肾共治。安丙辰等研究发现，KOA发病与膝关节周围核心肌群（如股直肌、股外侧肌、股内侧肌、腘绳肌等）肌力及周围韧带稳定性下降密切相关。病至太阴，脾土运化失司，寒湿内盛，临床辨证要点为膝关节肿胀、疼痛、屈伸活动不利，以内侧为主，周围肌肉萎缩，兼腹满而吐，下利，纳呆食少，腹痛，乏力，气短汗出，面色少华等全身症状，舌淡，苔薄白，脉弱而缓，当从太阴辨治。方选小建中汤加减，以温中补虚、缓急止痛；若患者六脉俱不足，虚寒乏气，可加黄芪，为黄芪建中汤。若患者膝关节周围麻木不仁兼酸胀感，可选黄芪桂枝五物汤以益气通阳、和营行滞。若寒湿偏盛，则用理中丸以温中祛寒、化湿补脾。若中焦脾虚湿盛，水湿停聚于膝关节及腰部，此为"肾着"，方选甘姜苓术汤以温中散寒、健脾除湿。从太阴辨治，使脾气健运，寒湿得化，气血得生，鼓邪外出，经络通畅，则膝关节疼痛肿胀及全身症状自可缓解。临床此证型较为常见，膝关节肿胀明显者多属此证。

5. 从少阴辨治：少阴肾经，水火之藏，肾为元阴元阳之府，藏精主骨生髓，肾阳为一身阳气之根本。《素问·生气通天论》曰："阳气者，精则养神，柔则养筋。"《内经知要》曰："肾主寒水之化，肾虚则阳气不充，营卫凝泣，肢体挛跬，所谓寒则筋急也。"肾阳虚则不能主骨生髓，筋骨失养，则关节疼痛、拘急痉挛。少阴里虚，易致太阳虚衰，卫外不固，风寒湿邪乘虚侵袭，流注关节，不通则痛，临床辨证要点为膝关节冷痛重着，以内侧疼痛为主，遇寒痛剧，得热痛减，昼轻夜重，兼恶寒肢冷，下肢无力，面色㿠白，口淡不渴，小便清长或频数等全身症状，舌淡或胖嫩，苔白滑，脉沉，可从少阴辨治。《伤寒论》第305条曰："少阴病，身体痛，手足寒，骨节痛，脉沉者，附子汤主之。"附子汤补肾扶阳、祛寒除湿，有利于缓解痹痛。若关节疼痛剧烈、屈伸活动不利，可选乌头汤以温经散寒、祛湿通络。若风寒湿郁久化热导致患者膝关节红肿疼痛、屈伸活动不利，同时伴有恶心呕吐等全身症状，可用桂枝芍药知母汤温经散寒，祛风除湿，滋阴清热。《金匮要略·中风历节病脉证并治第五》曰："诸肢节疼痛，身体魁羸，脚肿如脱，头眩短气，温温欲吐，桂枝芍药知母汤主之。"临床此证型亦较多见，经方大师胡希恕先生曾说"痹证多在少阴"。

6. 从厥阴辨治：厥阴者，两阴交尽，阴之极也。《灵枢集注·厥论》曰："厥阴肝经主血。"《灵枢·本脏》曰："血和则经脉流行……筋骨劲强，关节清利矣。"若肝血不足，寒凝经脉，气血流通不畅，临床可见膝关节刺痛，以内侧为主，痛有定处，夜间痛甚，屈伸活动不利，甚则僵硬变形，同时伴有形体瘦弱，心中疼热，手脚冰凉，纳呆食少等全身症状，舌红少苔，舌下脉络青紫，脉沉细无力或细数无力，当从厥阴辨治。《伤寒论》第351条曰："手足厥寒，脉细欲绝者，当归四逆汤主之。"当归四逆汤养血通脉、温经散寒，可使气血畅和，关节通利。国医大师朱良春认为，痹病后期肝血不足、经脉凝滞，故多以当归四逆汤加减治疗。樊效鸿等运用加味当归四逆汤治疗KOA疗效明显，发现加味当归四逆汤能明显缓解膝关节疼痛，改善膝关节功能，安全性好，无明显不良反应。临床对于膝关节慢性疼痛重着、肿胀、屈伸活动不利，而无明显热象，温补脾肾效果不佳者，应考虑厥阴血寒，相火不升，予当归芍药散加桂枝、升麻等，以宣通气化、加强疏泄通达之力，使阴阳相得，水复其道。若患者痹病日久，膝关节肿胀刺痛，周围皮肤瘀斑、可触及瘀核硬结，关节僵硬变形、难以屈伸，肢体麻木不仁，同时伴有面色黧黑，眼睑水肿，或胸闷痰多，舌质紫暗或瘀斑，苔白腻，舌下脉络瘀粗胀、紫黑，脉弦涩，宜予桂枝茯苓丸活血行瘀，化痰通络。王钦和等以桂枝茯苓丸加味配合西药治疗KOA疗效显著，无明显不良反应。若患者虚劳羸瘦，肌肤甲错，两目暗黑，腹满不能食，宜以大黄蟅虫丸攻瘀通络，甘润补虚，攻补兼施，以复正气。临床此证型常见于患病日久、缠绵难愈者。

验案举隅

李某，女，70岁。2017年11月12日初诊。主诉双膝关节疼痛肿胀、活动不利2年余，因受凉加重2周。患者2年前爬山后出现双膝关节疼痛肿胀，活动不利，自行外用膏药、内服止痛药，症状稍缓解，2周前因受凉后疼痛加重，于当地医院就诊，诊断为双膝KOA，建议行膝关节置换术，患者拒绝手术治疗，遂来我院就诊。刻下症见双膝关节疼痛，以内侧压痛为甚，肿胀，屈伸活动不利，上下楼及蹲起困难；同时伴有恶寒，手脚冰凉，倦怠乏力，腰膝酸软，口干不欲饮，纳呆食少，睡眠差，小便频大便稀等症状，舌质淡胖，边有齿痕，苔白腻，脉沉缓。既往高血压病史5年，口服酒石酸美托洛尔片（倍他乐克），血压控制平稳。体格检查：双膝关节肿胀，内膝眼、犊鼻、阴陵泉、曲泉等穴压痛明显，膝关节屈曲80°，抽屉试验（－），侧方应力试验（－），内外侧半月板研磨试验均（＋），无交锁。双膝X线正侧位片：双膝髁间隆突骨赘形成，关节间隙变窄，股骨髁及胫骨髁边缘增生。西医诊断为双膝KOA。中医诊断为膝痹。辨证属太阴、少阴合病，脾肾亏虚、寒湿痹阻。治以温阳散寒、祛湿止痛，方用附子汤合小建中汤加减。

处方：制附子（先煎）15 g，党参 12 g，茯苓 9 g，白术 12 g，白芍 9 g，桂枝 9 g，炙甘草 6 g，生姜 3 片，大枣 5 枚。7 剂，每日 1 剂，水煎分早、晚饭各温服 1 次。嘱患者注意保暖，减少膝关节负重，配合床边膝关节等长肌力训练。

二诊（2017 年 11 月 19 日）：患者服药后双膝关节肿胀已消，疼痛明显改善，膝关节屈曲 100°，食欲、睡眠较前改善，唯上下楼时膝关节疼痛明显，仍倦怠乏力，舌质淡，苔白腻，脉沉缓。上方加山药 20 g，怀牛膝 30 g，继服。

三诊（2017 年 11 月 26 日）：患者双膝关节疼痛基本消失，屈曲 130°，食欲、睡眠、大便均明显改善。继服二诊方药 7 剂，巩固治疗，同时嘱患者注意保暖，继续进行床边膝关节等长肌力训练。随访至今，患者感觉良好。

按：患者为老年女性，双膝关节疼痛肿胀、活动不利 2 年余，反复发作，迁延难愈。双膝关节肿胀，倦怠乏力，口干不欲饮，纳呆食少，大便稀，均为太阴虚寒、水液内停之象；恶寒、手脚冰凉、腰膝酸软、小便频、双膝关节以内侧疼痛为主，则为少阴里虚、阳虚寒凝。纵观整体，辨为太阴、少阴合病，以脾肾亏虚为本、寒湿内停为标，故治以附子汤合小建中汤加减。附子汤温阳散寒止痛，小建中汤大建中州、补气健脾祛湿，同时嘱患者注意保暖，加强膝关节功能锻炼。二诊时，患者双膝关节肿胀已消，疼痛明显缓解，提示脾肾得补、寒湿得化，唯觉膝关节活动不利，倦怠乏力，故在一诊方中加山药、怀牛膝，加强补气健脾、活血祛瘀、强筋健骨功效。三诊时患者诸症明显缓解，效不更方，巩固治疗。

KOA 是一种慢性疾病，病程反复，缠绵难愈，是局部经络病变与整体脏腑功能失调所致，病情较为复杂，从六经辨治 KOA 是局部与整体辨证施治相结合的体现。KOA 发病由初发至中期到晚期，与六经病之由表入里、由轻转重、由实及虚的动态发展、转归具有一致性，其病之初多因六经外感所致，病在三阳，病性多实；病变后期，多及三阴，病性多虚，在发展变化中多出现虚实夹杂、寒热相兼的症状特点。《伤寒论》所创表里同治、寒温并用、攻补兼施等治疗大法，为 KOA 的治疗提供了思路，其治疗原则可总结为发汗祛邪、调和营卫、利湿化瘀、通络止痛治其标；温经养血、调畅气机、温补脾肾、强筋壮骨治其本。因此，运用六经辨治 KOA 可以执简驭繁，有利于临床实践。

313　膝骨关节炎从六经辨治经验

　　膝骨关节炎是一种以关节软骨及软骨下骨退变、滑囊炎症为主要表现的慢性关节炎病，属于中医学"痹证""膝痹病"范畴。《素问·痹论》曰："风寒湿三气杂至，合而为痹也。"杨功旭提出，膝痹病证属本虚标实，以本虚为主，主要病机为肝脾肾亏虚，风寒（热）湿外邪趁虚侵袭，气血经脉痹阻，膝府失养，合而为痹。临证多以六经辨证论治本病，认为膝痹病多为少阴病，常兼夹少阳、太阴、厥阴等他经症候表现，治则为扶正祛邪，扶正以补肝脾肾，祛邪以解表散寒（清热），祛湿通络为主。学者谢珏等对其运用六经辨证治疗膝骨关节炎的经验做了归纳总结。

膝痹病以少阴病为主

　　膝痹病的常见症状以膝关节疼痛、劳累或遇寒加剧、恶寒、乏力为主，其中虚证表现为劳累或遇寒加剧、膝关节乏力等症状，表证表现为膝关节疼痛、恶寒等症状，属于表阴证，即少阴病。膝痹病的患者多为中老年人，《素问·上古天真论》曰"五八，肾气衰……七八，肝气衰，筋不能动"，提示中老年肾、肝、脾等脏腑功能逐渐减退，正气渐虚。《灵枢·百病始生》曰"邪不能独伤人"，外邪只有在正虚的时候才能侵袭人体，正虚为发病主要内因。杨功旭结合软骨生理特性提出，软骨具有束骨、护卫、支撑三种功能，与筋、肉、骨功能特性契合，可归为肝、脾、肾三脏。膝痹病病性本虚标实，以本虚为主，发病与肝脾肾亏虚关系密切。

　　杨功旭提出，"有一分身痛必有一分表症。"就病位而言，膝痹病病位相对于脏腑为体表；就病机而言，膝痹病为"风寒湿三气"外邪共同作用于肌表关节导致的疾病；膝痹病中恶寒、身疼痛等症状与《伤寒论》表证相契合，以上三点提示膝痹病的论治可从表证入手。膝痹病总体病机为肝脾肾亏虚，外邪乘虚侵袭肌表关节，气血经脉痹阻，膝府失于濡养，发为痹病；本病本虚标实，既有虚弱、不及的阴性症状表现，又有表证病机。胡希恕先生提出：少阴病为表阴病，其病位在表，病性为阴性，膝痹病多为少阴病。

膝痹病的少阴本病治疗

　　症见膝关节疼痛，膝后疼痛牵扯，劳累或遇寒加剧，舌质淡、苔白者，或兼有汗出（或皮肤润、皮肤不干燥）、恶寒，辨为少阴病。少阴为病，患者素体正虚，外邪侵袭肌表关节，正气无力祛邪而发病；外邪侵袭肌表关节，膝关节疼痛；正虚感寒，关节恶寒，受寒加剧；正虚腠理不固，有汗出；正邪无力相争故但寒无热，舌脉作证。临证当解表并配以扶正药物，方以桂枝附子汤加减方（桂枝附子汤加炒白芍、细辛、荆芥）。该方为治疗膝痹病基础方，适用于大部分膝痹病患者，其中正虚表现较重者，可合用黄芪、怀牛膝、远志、补骨脂、骨碎补、鹿角霜等药物。

　　《伤寒论》第 174 条曰"风湿相抟，身体疼烦……桂枝附子汤主之"，原文提出少阴痹病可选用桂枝附子汤施治。原文桂枝附子汤去白芍，是由于条文指出脉浮虚而涩，此时病患已有血虚津亏表现，白芍性酸苦，经方多以其为苦泄攻坚之剂，故血虚津亏者经方家不用白芍，而临床膝痹病症见血虚津亏重症者较少，多数患者仍以轻症为主，仍可取白芍调和营卫阴阳之效。方中桂枝解肌合营，合白芍共调营卫阴阳；生姜和胃散寒，助桂枝解肌调卫；大枣养营缓急，助白芍养卫和里；细辛为少阴引经药，功能引诸药共入少阴，又可取其祛风止痛、温经散寒之效；荆芥祛风寒湿邪，疏通经络；甘草调和诸药，诸药合用，扶正祛邪，共调营卫阴阳。素体脾虚或气虚较剧可佐黄芪，少阴肾虚为主可佐怀牛膝、远志，肝肾亏虚可佐补骨脂、骨碎补、鹿角霜等药物。

从六经论治膝痹病合病并病

疾病非一成不变，会依据季节、地理、环境、病程等因素不同而变化，故膝痹病虽以少阴病为主，也可同时兼夹有他经症候，临床以兼夹少阳病、太阴病、厥阴病等症候多见。

1. 少阴、少阳合病：症见（兼有其他）肢节疼痛，疼痛时起时伏，或兼有其他部位游走性疼痛等，恶寒，兼有胸胁疼痛、心烦喜呕、口苦、咽干、目眩等症状，舌苔淡黄明亮，可辨为少阴、少阳合病，常见于肝胆系疾病患者或围绝经期女性。少阴主表，素体正虚，无力抗邪，表邪易于传变，可入里或入半表半里，其中邪气入半表半里，邪与正搏，结于胸胁者，可合并少阳病。邪与正搏，正虚邪盛则进，正胜邪弱则退，故疼痛时起时伏或游走不定；邪气结于胸胁，症见胸胁疼痛；邪气上犯则见心烦喜呕、口苦、咽干、目眩；当发汗解表，共和表里，以柴胡桂枝汤化裁论治。

杨功旭认为柴胡桂枝汤中桂枝汤发汗解表治疗表虚证，小柴胡汤和解少阳，二方合用，共治少阴、少阳合病，方中桂枝解肌散寒，芍药和营，生姜祛风，大枣和中，柴胡和解少阳，黄芩清热燥湿，半夏祛湿化痰，党参和甘草补中益气，该方祛风、散寒、化湿、补气并进，与《医宗必读·痹》曰"治行痹者，散风为先，御寒利湿仍不可废"相合，可攻行痹。

2. 少阴、太阴合病：症见肢节重着疼痛、恶寒，兼有腹满、腹胀、纳差、便溏或溏结不调、舌淡、苔白厚兼有齿痕者，辨为少阴、太阴合病。少阴主表，太阴主里，表里俱虚，邪气侵袭，发为少阴太阴合病，此时脾肾阳虚，症见恶寒等寒象表现；命门火衰无以温化津液，脾阳虚衰无以运化水湿，症见腹满、腹胀、纳差、便溏或溏结不调等脾虚湿盛表现；外邪侵袭表里，与寒湿互结，症见关节重着疼痛。治当发汗解表，温中利湿；方以桂枝术附汤，其中以少阴阳虚症状为主，配伍细辛、补骨脂；以太阴脾胃虚寒症状为主，配伍肉豆蔻、干姜；痰湿较重者配伍茯苓、半夏、厚朴。

桂枝术附汤出自《伤寒论》第174条"风湿相抟……桂枝附子汤主之……若其人大便硬，小便自利，去桂加白术汤主之"，原文大便硬非津液不足所致，实乃湿邪困脾，脾失健运无以运化水液，故并见小便自利，由此可见太阴痹病与该方相合。杨教授提出原方去桂恐发汗伤脾，然少阴邪仍存，需桂枝发汗祛邪，临证适当加以护脾健胃之剂，不必拘于一节。方中桂枝发汗祛邪，白术健脾祛湿，附子温肾祛湿，姜枣共和表里，诸药共用，发汗解表，祛少阴、太阴寒湿。

3. 少阴、厥阴合病：症见关节疼痛、四肢厥冷、口干或口苦、下利等寒热错杂之证，舌苔深黄暗淡，兼见下焦湿热症状者，辨为少阴、厥阴合病。少阴阳衰，正阳不潜，相火外浮郁结于上，相火外浮，不潜于肾，水湿无以运化，湿蕴不畅则易生下焦湿热，寒热错杂，可辨为少阴、厥阴合病；少阴阳衰，可见四肢厥冷等寒证；正阳不潜，相火外浮郁结于上，可见口苦、咽干、目眩等热证；水湿无以运化，湿蕴不畅则症见下利等下焦湿热表现；治当解表祛湿，温肾潜阳，方以桂枝汤加封髓丹（黄柏、砂仁）化裁论治。

封髓丹出自《御药院方·卷六》，原文提出"封髓丹降心火，益肾水"，主张以封髓丹作为滋阴降火、交通心肾之剂。《医理真传》提出封髓丹方属"纳气归肾之法"，为潜阳归肾、补火伏土之剂。杨功旭教授认为封髓丹中黄柏苦寒入肾，可潜相火；砂仁辛温化湿，宣通三焦；二药合用，共治"相火浮外，湿热内盛"之证。

4. 少阴、阳明合病：症见关节疼痛、疼痛较剧，伴大便秘结、口苦、口干、口臭等症状，辨为少阴、阳明合病。素体少阴阴虚阳盛，少阴热化，肾水不足，阴津不充，无以濡润阳明胃腑，阳明胃阴不足，腑气通降不利，外邪侵袭，邪热互结，发为少阴、阳明合病；阳明胃阴不足，腑气不利，症见大便秘结、口苦、口干、口臭等表现，邪热互结，疼痛较剧；治当解表宣痹，通腑泻实，方以桂枝加大黄汤化裁论治。

　　桂枝加大黄汤出自《伤寒论》第279条"大实痛者，桂枝加大黄汤主之"，历代医家认为该方主治太阳误下形成的太阴病。清代《伤寒来苏集》指出"阳明则腹大实而痛，阳道实也"，认为原文"大实痛者"为太阳病误下见阳明病症状。首先，腹实满而痛者，而非虚满，当为阳明腑气不利；其次，太阴病当以温补为法，不可用下法；其三，原方桂枝汤重用白芍，取白芍缓急止痛之功，加大黄可取其止痛通腑之效，全方功能缓急止痛，通腹泻实，又取桂枝汤解表宣痹之效，故综上所述，可用于治疗膝痹病证属少阴、阳明合病者。

　　膝痹病可从六经论治，膝痹病病性本虚标实，以本虚为主，主要病机为肝脾肾亏虚，风寒（热）湿外邪趁虚侵袭，气血经脉痹阻，膝府失养，合而为痹，结合六经辨证体系分析，膝痹病多在少阴经，可兼夹少阳病、太阴病、厥阴病等他经病症；治当扶正祛邪，扶正以补肝脾肾，祛邪以解表散寒（清热），祛湿通络为主，以桂枝附子汤为治疗基础方，常结合柴胡桂枝汤、桂枝术附汤、封髓丹、桂枝大黄汤等方剂辨证施治。

314 类风湿关节炎从六经少阴病论治

类风湿关节炎（RA）是一种全身性自身免疫病，以慢性、对称性、多关节非化脓性炎症为主要表现，进行性发展，最终可造成全身多系统受损。传统中医理论认为，RA 以感受风寒湿热等邪气为发病的外因，正气不足为发病的内因。以往中医治疗 RA，早期多祛风除湿、散寒止痛，晚期多以益气养血、滋补肝肾、活血通络等法为主，而学者李涛等结合相关经典原文及现有临床研究等，分析 RA 的发病特点、临床表现、病情进展等，认为可从六经少阴病论治。

类风湿关节炎病因病机与少阴

RA 属中医学"痹证"范畴，《症因脉治》诠释痹证，"痹者闭也，经络闭塞，麻痹不仁，或攻注作痛，或凝结关节，或重著难移，手足偏废，故名曰痹"。《素问·痹论篇》曰："风寒湿三气杂至，合而为痹也……寒气胜者为痛痹，湿气胜者为着痹也。"《灵枢·百病始生》曰："风雨寒热不得虚，邪不能独伤人。"《景岳全书·风痹》曰："若欲辨其寒热，则多热者方是阳证，则无热者便是阴证，然痹本是阴邪，唯寒者多而热者少，此则不可不察。"在痹证发病过程中，以"寒痹"多见，故"寒"是 RA 发病的重要因素之一，寒为阴邪，其性凝滞，易伤阳气，不论是外感六淫之寒，还是内生五邪之寒，抑或两者相兼而致病的寒，均与人体阳气不足息息相关。《素问·生气通天论》曰："阳气者，若天与日，失其所则折寿而不彰，故天运当以日光明，是故阳因而上，卫外者也。"《素问·生气通天论》曰："阳气者，精则养神，柔则养筋。"《虚损启微》曰："阳者阴之根也，阳气充足，则阴气全消，百病不作。"可知阳气亏虚是 RA 发病的重要原因，阳气充沛与否是寒湿生成的关键，也是祛除寒湿的关键。若阳气虚衰，无力蒸腾气化，则阴浊之气盛行，或无力抗邪，风寒湿外袭，深入经络、关节等，痹阻气血，最后形成痰瘀互结，这也是导致 RA 患者关节疼痛、变形的病机所在。痹证急性发作时多为表阳证，属太阳病，而寻求中医治疗的 RA 患者，大多过了急性发作期，因病史较长，机体往往呈现出抑制、衰退、虚弱等状态，这与少阴病提纲的病机本质及病理状态相符；其次结合 RA 的临床表现可知，RA 的病位在表、病性为阴，即为少阴病（证），故胡希恕提出"痹证多在少阴"的论断。在六经中少阴又包括足少阴肾经及手少阴心经。

肾主命门之火，主水，藏精，主骨生髓，其经脉循行入肺络心。《素问·阴阳应象大论》曰："肾生骨髓，在体为骨。"RA 患者受累关节的骨及软骨由于反复的炎症刺激而被破坏，最终造成关节的畸形改变，使关节活动受限或失去功能，严重降低患者的生存质量。现代医学发现，肾脏可直接调节机体的钙磷稳态，促进更多成骨细胞形成，从而影响骨骼的矿化、结构等功能，进一步证明"肾主骨"的生理功能；免疫功能紊乱是 RA 发病的重要机制，从中医学角度来看，RA 的发生、发展主要与先天禀赋不足、外感六淫之邪等因素密切相关，而肾又为先天之本，通过调节人体的阴阳平衡，在外可卫外而为固，抗御外邪，在内可温通经络气血，温化精血津液，使外邪无隙可乘，内邪无处可生，从而发挥类似于免疫系统的监视与自稳功能，故 RA 的发生、发展与肾关系密切。

心者内寄君火，主血脉，藏神。《素问·六节脏象论》曰："心者，生之本……为阳中之太阳。"在五行属火，通于夏气，为五脏六腑之大主。心阳对肾阳具有振奋作用，从而使肾阳充分发挥生理效应，推动和激发人体的五脏六腑、四肢百骸发挥正常生理功能，故心阳充盛可减少 RA 的发病概率。《素问·至真要大论》曰："诸痛痒疮，皆属于心。"王冰注《黄帝内经·素问》曰："心寂则痛微，心燥则痛甚，百端之起，皆由心生。"心主血脉而藏神，神充则痛觉敏锐，神怯则感觉迟钝，神昏则不知疼痛，反之痛甚亦可伤心神而致昏厥，故疼痛的发生、发展、轻重、转归均与心神密切相关。据此原理临床治疗 RA 常配合"移精变气"法，即通过调控患者的心神调节气机，以疏通气血，减轻患者的疼痛。其次 RA 患者关节疼痛最先累及远端指关节，如掌指关节、腕关节等，后期由于骨质被破坏，双手可表现为尺侧偏斜畸形等，这与手少阴心经的经脉循行相符。综上可知，RA 的发生及临床表现与心密切相关。

类风湿关节炎病情进展与少阴

RA 病情迁延不愈，进一步发展可累及血液、呼吸及循环等系统。血液学方面可表现为贫血，调查发现，贫血是 RA 最常见的关节外表现之一，最常见类型为慢性病贫血，其发病率占 60%～80%。肾影响促红细胞生成素（EPO）的生成，而 EPO 不仅能促进原始红细胞增殖、分化、成熟，还能促进骨髓内网织红细胞的释放和骨髓对铁的吸收，以利于更多的红细胞生成。《诸病源候论·虚劳精血出候》曰："肾藏精，精者，血之所成也。"精血同源，当肾生髓及藏精功能异常时可导致贫血；呼吸系统可累及肺、气道、肺泡、肺间质和肺血管，导致肺功能损害、肺间质纤维化、肺动脉高压等病变。间质性肺疾病则是 RA 最常见的肺部表现，其发病率为 3%～80%，若不加以控制，最终患者常因呼吸衰竭而死亡，且病死率比 RA 高 2～10 倍。《灵枢·经脉》曰："肾足少阴之脉……从肾上贯肝膈，入肺中。"可知肺肾之间经脉相通，从经络角度为肺肾相关提供了理论支持。从五行看肾属水，肺属金，观其病情迁延过程，此属"子盗母气、子病及母"；RA 可累及心脏，引起冠状动脉病变、心律失常及心力衰竭等。流行病学调查发现，约 40% 的 RA 患者死于心血管疾病，是正常人的 2～5 倍，且发病年龄较低。《素问·痹论》曰："淫气忧思，痹聚在心。"其次 RA 属久病顽症，必然对患者造成一定的心理负担，若精神愉快，心情开朗，则预后较好，否则预后不良。

类风湿关节炎临床用药与少阴

《虚损启微》指出"欲补其阳，唯辛甘温燥之剂为宜"。属少阴病的 RA 患者以关节冷痛，遇寒加重最为明显，寒者当热之，故临床治疗阳虚阴寒内盛的 RA 患者当以温热类，归少阴经的药物为主，以通痹解结，反之于平。最具代表性的药物是附子，其性辛甘，大热，归心、肾经，具有回阳救逆、补火助阳、散寒止痛之功效；因其有毒，现多使用制附子以减其毒性。《本草汇言》称附子为"通关节之猛药"，如马永健使用单味制附子治疗 RA 在临床取得良好疗效；刘建磊等通过实验研究发现，制附子可通过抗炎、消肿、改善滑膜组织病理学变化来治疗 RA，其机制为降低血清一氧化氮、白细胞介素（IL）-1β 水平来调控相关细胞因子的表达；谷绍飞等对国医大师李济仁治疗 RA 的处方、药物进行频数分析、相关性分析、聚类分析发现，李济仁治疗 RA 重视固本培元，使用的高频药物有 40.4% 归足少阴肾经；柳春等分析治疗 RA 的中药复方发现，376 首复方中，单味药 205 味，其中前 50 味高频药物，从药物归经看，肾经药居前 3 位，且以温性药使用最多。

类风湿关节炎治疗与少阴病经方

在少阴病篇治疗 RA 的常用经方有麻黄附子细辛汤、附子汤、当归四逆汤等。刘毅等使用麻黄附子细辛汤合附子汤加减，治疗符合少阴辨证的 80 例门诊 RA 患者，取得较好疗效。宋运河等采用附子汤加味治疗 RA，结果治疗组的总有效率、症状、体征及实验室检查均明显优于对照组。范建波等采用当归四逆汤联合甲氨蝶呤治疗 RA，结果观察组临床疗效、主要临床症状改善情况、晨僵时间、压痛关节数、肿胀关节数、C 反应蛋白（CRP）、红细胞沉降率（ESR）、抗环瓜氨酸肽抗体、类风湿因子（RF）、IL-6、IL-17、IL-23、IL-1β 水平等均优于对照组。戴凤翔等采用当归四逆汤联合灸法治疗 RA，结果治疗组 ACR20/50/70 达标率均高于对照组，治疗组 DAS28 评分低于对照组；2 组临床证候、实验室相关指标（RF、CRP 及 ESR）水平均较治疗前明显改善，且治疗组优于对照组（$P<0.05$）。可见使用少阴病篇经方治疗 RA 有较好的临床疗效。

　　阳气亏虚是 RA 发病的重要原因，于六经的病机证而言，少阴与 RA 的临床表现、病情进展等方面都最为贴切，故从少阴论治 RA，不论是从少阴心、肾的生理功能方面，还是经络循行及五行生克方面，都有充分的理论依据。因此，"痹证多在少阴"的论断为临床治疗 RA 提供了更多的思路。

315 从六经辨证论脓毒症的发生发展及治疗

脓毒症和多器官功能障碍综合征已成为全球重要的公共卫生问题，是重症患者的主要死亡原因之一，根据 2016 年 2 月美国重症医学会和欧洲危重病医学会联合发布的定义，脓毒症指的是严重感染引起的宿主反应失调导致的致命性器官功能障碍。多器官功能障碍综合征则是指严重创伤、感染、大手术、大面积烧伤等疾病发病 24 小时后，同时或序贯出现两个或两个以上器官功能障碍，而多器官功能障碍综合征多由脓毒症发展而来。现代医学对其发生机制尚未十分明确，诊治上仍存在一定困难。

在中医学中并无"脓毒症"或"多器官功能障碍综合征"这样的名词，但是有关其类似的症状及病情发展的描述在许多中医古籍中都能窥见。而作为中医学防治外感热病的经典著作之一的《伤寒论》则从六经辨证的角度为脓毒症及多器官功能障碍综合征的中医诊治提供了方向及思路。而学者张元从六经传变的角度阐释了脓毒症的发生发展过程，论述了《伤寒论》学术思想与脓毒症现代医学治疗上的共通性。

从《伤寒论》"扶正论"看脓毒症的诊治进展

1. 脓毒症定义的演变：随着临床研究的深入，脓毒症的定义自发布以来经历了较大的更新，而这种定义侧重点上的转变也与《伤寒论》中强调"扶助正气"的观点相吻合。1991 年美国胸科医师学会和美国危重病医学会将脓毒症定义为感染引起的全身炎症反应综合征，将诊断与治疗的侧重点都放在全身炎症反应上。而随着越来越多的研究显示，感染不仅可以引起全身炎症反应，更为严重的是会引起机体的异常免疫反应、神经内分泌变化，造成器官功能损伤，所以 Sepsis 3.0 将定义更新为宿主对感染产生的失控反应，并出现危及生命的器官功能障碍，强调了感染导致的器官功能障碍，在治疗上除了抗感染，应当加强对各损伤器官功能的支持与保护。而《伤寒论》中六经传变主要责之于阴阳的虚实盛衰，所以"扶阳气，存阴液"的理论贯穿始终，扶正是为了祛邪，祛邪则是为了更好地扶正。从这个角度来看，脓毒症诊断治疗侧重点的改变正是对扶正理念的体现。

2. 脓毒症的免疫治疗：目前对于脓毒症导致患者免疫功能障碍进而死亡的机制存在一种观点，认为患者早期免疫处于激活状态，而晚期则表现为抑制，而这种免疫状态的变化与《伤寒论》六经传变中正气由盛及衰的变化过程十分类似。病原微生物侵入患者机体后，固有免疫被激活，启动防御和清除病原体的作用，激活全身炎症反应，而机体为限制过度激活的炎症反应，就启动代偿调节，表现出代偿性抗炎反应综合征，此时适应性免疫反应则受到抑制。根据目前对于脓毒症免疫功能障碍机制的研究，免疫调节逐渐成为脓毒症研究中的一个突破点和热点，这也充分体现了《伤寒论》"扶正论"的思想。

尽管目前国内外针对脓毒症免疫治疗的研究仍存在一些问题及难处，指南中也并未特别强调免疫治疗的地位，但中医药针对炎症和免疫损伤，调节炎症反应，促进免疫平衡方面具有一定的优势，这也为中西医结合治疗脓毒症提供了一条新思路。

脓毒症的六经传变规律及中西医诊治的共通性

历代关于"六经"的内涵实质存在许多说法,如六经经络论、六经脏腑论等。张元比较认同的是时振声教授的阐释,他认为六经辨证的全过程是急性热病正邪消长的反映,从太阳到厥阴病位由表及里,邪气渐盛,正气渐衰,是病情逐渐进展的一个过程,十分类似脓毒症从局灶性感染逐渐发展到多器官功能障碍的疾病发展过程。

1. 太阳表证、阳明热证——局灶性感染:太阳居六经之首,为一身之表。邪气外犯,正气内盛,则表现为太阳病表证,如提纲证所述,其脉证以"脉浮,头项强痛而恶寒"来概括。如轻微的上呼吸道感染时患者可出现发热、恶寒、头痛、鼻塞、流涕、咽喉不适等症状,治疗上以疏散表邪为主,可根据情况选用桂枝汤、麻黄汤、葛根汤等。如炎症反应渐波及气管、支气管,则会出现咳嗽、咳痰甚至喘促等症状,此时应宣散外邪与化痰平喘共举,可根据情况予小青龙汤、桂枝加厚朴杏子汤或麻黄杏仁甘草石膏汤加减。此阶段,现代医学治疗以对症支持为主,如退热、止咳、化痰等处理。若邪气进一步入里,则可出现高热、大汗出、口干舌燥、四肢温热、脉洪大等症状,甚则可出现烦躁不安、神昏谵语,此为一派邪热内盛的阳明热证,治疗上当以辛凉清热为法,可予白虎汤加减。此阶段为局灶感染加重后的表现,相当于肺部感染、泌尿系感染等,现代医学治疗上多采取积极的抗感染治疗,根据经验选用抗生素,并根据后续病原学结果再行调整。

2. 阳明实证——早期胃肠功能障碍:阳明包括足阳明胃经与手阳明大肠经,"阳明之为病,胃家实是也"充分概括了阳明实证的特点是腑气不通、燥屎内结的状态,治疗上可根据痞、满、燥、实四大证之轻重分别予三承气汤以泻热通便,使邪毒从下而解。此通腑泻下的理论亦与现代医学不谋而合,肠道是机体最大的细菌及内毒素储备库,当发生严重感染时会引起机体应激状态,使得肠道黏膜缺血缺氧,破坏肠道本身具备的屏障功能,使得大量细菌、内毒素移位至血液或免疫系统,引发严重的全身炎症反应,而此时予泻下通便,可改善肠道功能,减轻肠道炎症反应,有利于疾病的预后和转归。若出现阳热内盛、阴液耗竭之时还当予急下存阴之法,此"存津液"的理论亦与现代医学脓毒症治疗中的液体复苏不谋而合,体现了中西医理论在治疗上的共通点。临床研究也表明大承气汤可显著降低多器功能障碍综合征患者病死率,用于脓毒症的治疗可减少炎症介质的产生、抑制炎症反应、调节免疫功能,同时还具有抗菌作用。

3. 少阳病——多器官功能轻度受损:病入少阳则代表邪气进一步深入,正气进一步衰弱,如97条所述"血弱气尽,腠理开,邪气因入,与正气相搏,结于胁下"。少阳为三阴三阳之枢纽,此期为邪正交争的关键时期,若正气盛,则能驱邪外出达表,恢复体内阴平阳秘的状态,若邪气盛,正气不能抵挡,则进入三阴病,正气进入日渐衰败的状态,故小柴胡汤中当予人参以加强扶助正气以祛邪外出。少阳病提纲证"口苦、咽干、目眩"正是反复发热不退之时可出现的临床表现,实则反映的是少阳病处于反复正邪交争,相持不下的状态。所以治疗上强调"和解",既需扶正亦要祛邪。从现代医学角度看,小柴胡汤证中提到"往来寒热,胸胁苦满,默默不欲饮食,心烦喜呕,或胸中烦而不呕,或渴,或腹中痛,或胁下痞硬,或心下悸,小便不利,或不渴,身有微热,或咳者",症状繁杂多样,涉及胃肠、心、肾、肺、肝、脾等多器官,反映脓毒症发展中,感染引发了机体的炎症反应,也对免疫功能、凝血功能、神经内分泌产生影响从而引起一系列器官功能损伤,治疗当以抗感染为主,同时予抗凝、免疫调理、器官功能支持。

4. 太阴病——胃肠功能障碍进一步加重:若邪气过盛,正气进一步衰弱,则进入太阴病阶段。如果说三阳病正气始终强于邪,那么到三阴病阶段,则表现为邪气位居上风的态势。太阴病提纲证提到"腹满而吐,食不下,自利益甚,时腹自痛",与阳明病有类似之处,均以一系列胃肠道症状为主,但不同的是阳明病正气较为充盛,尚能承受通腑泻下的攻伐,而到太阴病时期,正气渐衰,当施予温中补虚之法,如理中汤、附子理中汤之剂。此时期,胃肠道功能障碍加重,在积极治疗原发病的同时要注意改善组织血供与氧供、肠内营养以促进胃肠道功能的恢复。

在《伤寒论》中，"保胃气"是一条非常重要的原则，所谓"有胃气则生，无胃气则死"在脓毒症的治疗中得到了充分的体现。目前胃肠功能障碍被认为是多器官功能障碍综合征的启动因素之一，所以尽早治疗胃肠功能障碍是防止疾病发展的关键，这是中西医理论在脓毒症治疗上的又一个共通点。

5. 少阴病——脓毒性休克：邪气进一步深入，则进入少阴阶段，"少阴之为病，脉微细，但欲寐也"，所描述的症状与脓毒性休克十分类似，治疗上当以大剂四逆、参附等以回阳救逆。现代医学看来，脓毒性休克病理特征为有效循环血容量不足、微循环障碍，当积极给予液体复苏，适当应用缩血管药物及正性肌力药物治疗，而现代药理学研究也发现参附注射液具有升压、改善微循环、增强心肌收缩力等作用，与血管活性药物有类似的作用，在临床上应用广泛。

6. 厥阴病——多器官功能障碍综合征：当进入厥阴病阶段，正气衰退殆尽，邪气长驱直入，若正能胜邪，尚能生还，若邪占上风，则命不久矣，所以厥阴病篇中包含了全书中最多数量的死证。厥阴病提纲证症状寒热错杂，体现了多器官功能障碍复杂的病理状态，患者可表现为意识不清、手足厥冷、呼吸窘迫、口唇发绀、皮肤瘀斑瘀点、水肿、少尿甚至无尿、胃肠蠕动减弱、应激性溃疡出血等症状，疾病发展进入此阶段，可予适当中药清上温下，回阳敛阴，但仅用中药是远远不够的，仍需积极采用各种脏器支持手段，尽可能遏制多器官功能障碍进一步恶化。

脓毒症的其他中医学辨治体系

中医药在防治外感热病方面积累了大量的临床经验，古有张仲景的六经辨治体系，近代随着温病学派的兴起，诞生了卫气营血辨治体系及三焦辨治体系，而卫气营血辨治体系与三焦辨治体系在治疗脓毒症方面也各有侧重，各具特色。

卫气营血辨证中所提出的各期临床表现符合脓毒症的演化过程，卫分为人体第一道防线，具有抵御外邪侵入和驱邪外出的功能，初期在卫分，主要为功能性病变；气分为里热亢盛，为邪涉脏腑的里证、热证，表现为壮热、不恶寒、恶热、汗出、口渴饮冷、小便短赤、脉洪大，此期类似局部的炎症反应，脏腑功能尚未受到明显影响，营分病变则已比较严重，表现为身热不甚，心烦不寐，时有谵语，斑疹隐隐，脉细数等症状，十分类似全身炎症反应综合征的表现，往往已涉及脏器的器质性损伤；血分证表现为身热、躁扰不安，或神昏谵语、斑疹密布、尿血、吐血、便血等以出血为其特点，出现多个器官的功能障碍，表明此期属于多器官功能障碍综合征阶段，从全身类症反应综合征发生发展成脓毒症以致多器官功能障碍综合征过程呈现出类似卫气营血的变化过程。

三焦辨证体系则认为脓毒症的发生发展是从由上焦逐渐至下焦的传变过程。脓毒症早期，温邪犯肺入里，邪热壅肺，肺气闭阻而咳喘痰，此期类似临床上常见的肺部感染。若温邪逆传心包表现为神昏谵语，此时可能存在颅内感染或脑功能障碍。上焦之邪不解，与肠道中糟粕相结，耗伤阴津，肠道传导失司，见腹部硬满疼痛，大便秘结，此时表现为胃肠功能障碍。邪热传入下焦，劫灼肝肾之阴，见低热、手足蠕动、心悸等症状，此时表现为正气不足，进入多器官功能障碍的阶段。

除此之外，刘清泉等将伤寒理论与温病学说相结合来研究，认为脓毒症初期表现为太阳病、卫分证，以非特异性临床症候群为特点；进展期主要表现为阳明病、少阳病、气分证、营分证、血分证，此期正邪交争，邪盛正胜，是治疗及抢救的关键时刻；休克、多脏器功能障碍综合征主要表现为三阴病，太阴病突出了胃肠功能的障碍，少阴病突出了循环系统、肾脏功能的障碍，厥阴病突出了肝功能的障碍等，从而提出六经辨证是脓毒症辨证论治的基本辨证体系，卫气营血是六经辨证的补充和发展。

王今达等用中医理论解释脓毒症可以概括为邪毒入侵（严重感染、中毒、休克等）或各种创伤（外伤、烧伤、烫伤、手术等）导致正邪交争、正气耗伤、邪毒阻滞、正虚邪实。如出现热毒炽盛，即为毒热证；如出现败血阻滞，即为瘀血证；如出现脏腑虚损、阴阳逆乱，即为急性虚证。基于对全身炎症反应综合征发病中肠道功能的再认识及肺与大肠相表里的中医理论的研究，曹书华等对全身炎症反应综合征（SIRS）的辨证思路进一步完善，提出四证四法：毒热证与清热解毒法、腑气不通证与通里攻下法、血瘀证与活血化瘀法、急性虚证与扶正固本法。虽然目前对脓毒症的中医辨治体系众说纷纭，但究其根本，均是建立在中医学辨证论治的基石之上，都应结合患者具体的临床表现具体分析。若出现了胃肠功能障碍，则应积极通腑泻下，若出现脓毒性休克，就应大剂回阳救逆。

通过分析《伤寒论》原文及治则治法，发现外感热病的六经传变与脓毒症的发生发展多有类似，许多学术思想也与脓毒症的现代医学治疗如出一辙，此为中西医结合诊治脓毒症提供了新的思路，从而提高临床中西医诊治脓毒症的水平，降低脓毒症的病死率。

316　脓毒症以六经为纲辨治经验

　　脓毒症（sepsis）是指因感染引起的宿主反应失调导致的危及生命的器官功能障碍，甚则可导致循环衰竭和/或多器官功能障碍综合征（MODS）。脓毒症患者大多病情复杂且多变，后期多进展为多系统、器官功能衰竭，而中医学强调整体观念，尤重既病防变，故在常规西医治疗基础上加用中医药治疗，常能有意想不到的佳效。吴凡伟擅长使用中医药治疗各种急危重症、疑难杂病，对脓毒症的辨证论治造诣较深。学者吴宇焕等就吴凡伟以六经辨证为纲，顾护胃气为本，使用分层截断法治疗脓毒症的临床经验做了归纳总结。

脓毒症的病因病机

　　脓毒症在中医学并无相对应的病名，根据其证候和病机特点，属中医学"伤寒""外感热病""温病""厥病"等范畴。对于脓毒症病因病机的认识，近现代医家提出了多种观点，其中刘清泉的观点尤具代表性，认为脓毒症患者因"正气虚于一时，邪气暴盛而突发"，热毒、瘀血、痰浊瘀滞络脉，以致脏腑气血功能失调。脓毒症的病机，乃因外感六淫邪气，正气不足，邪气逐渐入里化热，热毒炽盛，气阴耗损，进而毒邪内蕴，内陷三阴，令各脏腑功能受损，甚则阳亡阴竭；其病机特点为本虚标实。

六经辨证为纲，顾护胃气为本

　　脓毒症及脓毒症休克，国际共识定义强调了感染系脓毒症最初诱因，机体自身免疫功能障碍是其重要发病机制。六经传变则首载于《伤寒论》，仲景责之于阴阳的虚实盛衰，乃机体的正气（阳气及阴气）与邪气作斗争的过程，类似于机体的自身免疫。六经传变的过程可概括为外感邪气，从太阳传至阳明、少阳，邪胜正却，由表入里，继而传至三阴，正气逐步衰，类似于脓毒症从局部感染逐渐发展多器官功能障碍，再进展至脓毒症休克、MODS，因此脓毒症的发病机制与六经传变实有异曲同工之妙。此外，《伤寒论》第270条曰："伤寒三日，三阳为尽，三阴当受邪。其人反能食而不呕，此为三阴不受邪也。"提出胃气的盛衰与六经传变密切相关。脾胃为后天之本，胃气强弱常常决定脓毒症患者的预后，正如《医门法律》所强调"胃气强，则五脏俱盛；胃气弱，则五脏俱衰"。因此临证辨治脓毒症当以六经辨证为纲，顾护胃气为本。

　　1. 脓毒症之太阳病：脓毒症早期局灶性感染以呼吸系统疾病多见，以急性发热为主要表现，同时伴有恶寒、头痛、咳嗽等症状，实乃太阳病表证的表现，如太阳证提纲证所述，"脉浮，头项强痛而恶寒"。太阳为六经之首、六经藩篱，外感伤寒邪气，首犯太阳，邪气虽盛，阳气旺盛，奋起抗争，治疗当以开郁太阳，临证选用桂枝汤、麻黄汤、桂枝麻黄各半汤、葛根汤等，使邪从表出。若素体不足或误治，太阳经气不利，则易出现太阳变证、兼证，类似于感染已累及支气管或双肺，表现出咳喘、胸闷等症状，此时应清宣肺热与化痰平喘共举，临证选用大小青龙汤、麻杏甘石汤、桂枝加厚朴杏子汤或厚朴七物汤加减。若邪热进一步入里，阳气受遏，水蓄下焦，出现"随经"之变，表现为小便不利、烦渴、壮热、肢厥、目眩等症状，则予五苓散、真武汤、茯苓四逆汤加减，治以温阳利水。

　　2. 脓毒症之阳明病：脓毒症早期患者常伴腹胀、腹痛、便秘等消化系统症状，系感染致胃肠功能紊乱，乃病变传至阳明的表现。"胃家实"指热结阳明、腑气不通，应急则治其标，可根据腑实证之轻重，分别予承气汤类方以泻热通便、急下存阴，使邪有下泄之路，也可减轻肠道炎症反应。与此同时，部分脓毒症患者也可出现阳明经证，以"身热、汗自出、不恶寒、反恶热"为突出表现，盖阳明主燥、热盛于里之故，当选用白虎汤以清解阳明大热；倘若里热太盛，以致胃肠津液耗损、阳气不足，出现口干、大渴，则选用白虎加人参汤，兼顾清热、生津。

3. 脓毒症之少阳病： 脓毒症中期，逐渐出现多器官功能受损，神经-内分泌-免疫网络调节异常，临床症状繁杂多样。如《伤寒论》第96条载"往来寒热，胸胁苦满，嘿嘿不欲饮食，心烦喜呕，或胸中烦而不呕，或渴，或腹中痛，或胁下痞硬，或心下悸、小便不利，或不渴、身有微热，或咳者"，此乃邪气未清，正气渐弱，病邪进入半表半里之少阳病阶段。治疗当施以和解之法，从枢外解，选用小柴胡汤加减；若兼有表证，伴发热、微恶寒，用柴胡桂枝汤以兼治太阳；若兼有阳明腑实证，当以和解兼通腑，主用大柴胡汤。同时，少阳为六经之枢纽，为正邪相争的关键阶段，而胃气的强弱与脓毒症的传变密切相关，故治疗中当固护脾胃、以滋化源，常用人参、大枣、生姜、甘草之属。

4. 脓毒症之太阴病： 脓毒症中期患者也常出现恶心呕吐、胃潴留、泄泻、腹痛等症状，如太阴证提纲证所述，"腹满而吐，食不下，自利益甚，时腹自痛"。此乃邪气过盛，正气衰退，邪气由少阳传至太阴，胃肠功能障碍进一步加重的表现。此时，脾胃虚寒，脾阳不升，浊阴不降，断不能施予攻伐，当温中健脾，选用四逆汤、理中汤类方；若同时伴有腐秽凝滞胃肠，出现"大实痛"，则当以温脾导滞、缓急止痛，宜用桂枝加芍药汤、桂枝加大黄汤、大黄附子细辛汤等加减，若"腐秽当去"，脾阳方得以恢复。此外，患者因消化道蠕动减弱、肠麻痹，会出现纳差及胃肠吸收障碍，汤药宜浓煎后由鼻饲管少量频频注入，稍后可鼻饲少许热稀粥水以助胃气。

5. 脓毒症之少阴病： 脓毒症后期也常合并低血压、意识水平下降等脓毒性休克的临床表现，此乃正气虚衰不能御邪，邪气尤盛，病邪继而传至少阴，以"脉微细，但欲寐"为表现。或本身正气衰微，邪气由太阳直陷少阴，所谓"实则太阳，虚则少阴"也，常见于部分高龄或有基础器官功能障碍的患者，起病即为脓毒症休克。《伤寒论》中载少阴不治及死证者六条，此时肾阳衰微，阴寒内盛，治宜四逆汤扶阳破阴；若阴盛格阳，以致虚阳外越，出现休克合并虚热，则当回阳通脉，施以甘草干姜汤、通脉四逆汤、独参汤；若邪气始入少阴，兼有太阳表证，当温阳解表，宜选用麻黄细辛附子汤。同时应注意，脓毒症休克患者胃气进一步衰弱，此时遣方需酌情加用人参、茯苓、白术、大枣等中药以培补胃气，方能多一分生机。

6. 脓毒症之厥阴病： 脓毒症终末期，正气殆，邪气盛，邪气由太阴至厥阴，可从三阳内陷而至，此时脓毒症患者已进展至MODS，病情复杂且凶险。"凡厥者，阴阳气不相顺接，便为厥"。厥阴为病，病证多为阴阳错杂、寒热混淆，脏腑功能受损，甚者出现胃气衰败之"除中"。如若阴盛阳衰，发为"手足逆冷"之寒厥，当以四逆汤类方回阳救逆；热盛阳郁，发为热厥，则用白虎汤、承气汤，以辛凉清热、攻逐邪滞。《伤寒论》厥阴证中死候达9条，此乃存亡危急之时，应不拘于仲景之方药，宜内外兼治，同时施予针刺、艾灸、中药敷贴，可选用中成药针剂，如生脉注射液、参附注射液等一切可回阳救逆之法。若阳气复生，胃气尚在，病当得愈；若邪盛阳亡，则命不久矣。

六经传变可以很好地解释脓毒症的发病过程，但需注意由于影响因素较多，如胃气的强弱、治疗是否得当等，同时脓毒症患者的传变情况也常常不循常规，或"越经传""表里传"，或"直中""并病""合病"等，临证当"观其脉症，知犯何逆，随症治之"，同时应时刻谨记顾护胃气为本。

运用截断法治疗脓毒症

中国急诊医学专家提出"预防与阻断"脓毒症的概念，这与张仲景"治未病"思想不谋而合。姜春华曾提出了"截断扭转"治疗急性病的方法，吴凡伟在此基础上探讨并提出了"分层截断法"治疗脓毒症的新模式。认为脓毒症有3个重要的转折点，当根据其发病阶段，分层截断扭转，针药结合。发病之初，采取果断措施，直捣病巢，宣肺通腑，阻截细胞因子风暴，正如吴又可所言"客邪贵乎早逐"；发病中期，病入少阳之枢，则当和解转枢，祛邪达表；而到发病后期邪毒内陷三阴，则宜扶阳存津，避免阴竭阳脱，保护脏腑功能。

1. 宣肺通腑，阻断炎症风暴： 脓毒症患者早期易出现高热、喘促、腹痛、腹胀、便秘等急性肺损伤及胃肠功能紊乱的症状，此阶段机体各类促炎因子，如肿瘤坏死因子-α（TNF-α）、白细胞介素-1（IL-1）、IL-6、转化生长因子-β（TGF-β）等迅速释放入血，诱导全身炎症反应，进而出现急性肺损伤、肠道内细菌及内毒素移位的发生，此乃阳热亢盛极期，其病势发展迅速，与太阳、阳明证症状相类似。肺与大肠相表里，毒热壅肺，易传入阳明，导致大肠传导失司；肺主一身之气，肺失宣降，水液通调失司，以致热结积滞，伤阴劫津，甚者可致全身气血逆乱，发为热厥。吴凡伟认为此阶段当以肺肠同治为切入点，通过宣肺通腑截断其病势，抑制炎症反应，阻截细胞因子风暴，临证选用厚朴七物汤、麻杏甘石汤、承气汤类方加减，泻热通肠、宣通表里，以涤荡肠中热毒燥结，使邪有出路。

2. 和解转枢，截断邪毒入里： 脓毒症中期邪入少阳，寒热虚实错杂，病情复杂多变。特别是消化系统感染所致脓毒症，如急性胆囊炎、急性胰腺炎等，症见反复发热、腹痛腹胀、恶心呕吐、喘促等，常伴有多器官功能受损。《灵枢·根结》曰"太阳为开，阳明为阖，少阳为枢"，少阳经居半表半里，主三焦、胆腑，为表里气血阴阳顺接之枢纽，扼正邪之咽喉，与厥阴互为表里。此阶段治疗当以和解少阳、转运枢机，常以大柴胡汤、茵陈蒿汤、蒿芩清胆汤等为主方加减，以泄肝胆、清热利湿，使邪从枢外解，以截断邪毒突入三阴。

3. 扶阳存津，保护脏腑功能： 脓毒症后期脏器功能渐衰并最终发展为多脏器功能衰竭，此乃病入三阴，邪气愈盛，正气渐衰，或寒邪重伤阳气，阳气衰败，或热邪重伤阴液，津液耗损，阴阳互格，以致亡阳亡阴。现代医学虽可通过液体复苏、使用血管活性药物等以暂时维持 MODS 患者的大循环稳定，但微循环灌注不足，以致组织细胞缺血缺氧，炎症渗出增加；吴凡伟认为，此时若不以扶阳气为根本，必会气不摄津，最终诱发急性肺水肿、急性心力衰竭、DIC 等，正如张景岳在《类经附翼·大宝论》所曰："一生之活者，阳气也；五官五脏之神明不测者，阳气也。"故临证当以四逆汤类方加减回阳固脱，佐以麦冬、生地黄、五味子、人参等养阴复脉；或急施以李可之破格救心汤，以挽垂微之阳、救暴脱之阴。治疗脓毒症休克、MODS，中医与现代医学是优势互补，中医更加强调"整体观"，通过阳气以存津液，恢复阴阳平衡，进而保护脏腑功能，方能正安邪退。

4. 运用针刺治疗： 脏腑经络、四肢百骸相通相贯，运用针灸"肺肠同治""肺脑同治"，以调节机体的神经-内分泌-免疫网络系统，从而发挥调节免疫的效用。对于脓毒症急性肺损伤患者，常针刺结合电针刺激足三里、尺泽、天枢、内关、中脘等穴位以截断病势。早期对电针刺激足三里穴对脓毒症患者的临床研究所示，电针刺激足三里能平衡体内抗炎与促炎反应，进而降低 MODS 的发生率和病死率，改善其预后。

验案举隅

患者，女，77 岁。2019 年 5 月 31 日初诊。主诉跌倒致左下肢疼痛、活动不利 1 日。2019 年 5 月 23 日在家中跌倒致"左胫骨平台骨折"，于 2019 年 5 月 26 日行骨折切开复位内固定术，术后出现高热、意识不清，遂入住 ICU。刻诊：高热，意识模糊，喘促不止，恶心欲呕，大便不通。体格检查：体温 39.4 ℃，呼吸 28 次/min，血氧饱和度 90%；听诊双肺呼吸音弱，双下肺可闻及湿啰音；腹部膨隆，腹肌稍紧，左下肢轻度水肿；舌质红，苔黄燥，脉浮数，左脉偏滑，右脉大。既往有原发性高血压、2 型糖尿病、骨质疏松症病史。查感染相关指标：WBC 18.1×10^9/L，N 86.8%，C 反应蛋白（CRP）356.8 mg/L，降钙素原（PCT）4.54 ng/mL，IL-6 128 ng/L；查 CT：右侧颞叶及辐射冠区腔梗，双肺炎症改变，双侧胸腔少量积液，胆囊结石，胆囊炎。西医诊断为脓毒症，双肺肺炎，胆囊炎，左胫骨骨折。中医诊断为风温肺热病（太阳病证）。西医治疗予无创呼吸机辅助通气、抗感染、抗真菌、营养支持、伤口换药等治疗。中医治以开郁太阳，清肺平喘，方用麻黄汤、麻杏甘石汤加减。

处方：麻黄 10 g，桂枝 12 g，薄荷 10 g，红参 10 g，附子（先煎）30 g，杏仁 20 g，炙甘草 15 g，生石膏 30 g，厚朴 15 g，干姜 15 g，龙骨（先煎）30 g，牡蛎（先煎）30 g。每日 1 剂，水煎分早、晚 2 次服。

针刺取穴：足三里、尺泽、天枢、内关、中脘、上巨墟、支沟。操作：患者取仰卧位，局部常规消毒后，选用规格为 0.25 mm×40 mm 华佗牌一次性针灸针，垂直进针，深度为 10～15 mm，针刺用平补平泻法，得气后留针 30 分钟，每日 2 次。

二诊（2019 年 6 月 2 日）：服药 3 剂后，时有发热，气促好转，血氧饱和度上升至 98%，大便通畅，同时炎症指标下降，复查感染相关指标：WBC 9.9×10⁹/L，N 77.2%，CRP 68.8 mg/L，PCT 2.94 ng/mL，但仍意识模糊、纳差、黄疸，肝功能出现恶化：谷丙转氨酶（ALT）499 U/L，总胆红素（TBiL）79.5 mmol/L，血氨 84.7 μmol/L，考虑肝性脑病。中医辨证为少阳病证。西医予加强护肝退黄、灌肠降氨、补充支链氨基酸等治疗。中医治以和解转枢，予大柴胡汤加减。

处方：北柴胡 15 g，白芍 10 g，黄芩 10 g，枳实 15 g，郁金 10 g，茵陈 20 g，大黄 15 g，栀子 15 g，厚朴 10 g，玄明粉（冲服）20 g，法半夏 10 g，石菖蒲 15 g，太子参 15 g，大枣 10 g。5 剂，每日 1 剂，水煎，分早、晚 2 次服。

三诊（2019 年 6 月 7 日）：服药后意识、肝功能逐渐改善，黄疸消失，胃纳恢复，复查血氨 32.2 μmol/L，TBiL 37.8 mmol/L。予上方 3 剂继服，每日 1 剂，水煎，分早、晚 2 次服。2019 年 6 月 15 日转普通病房继续治疗。后经随访，患者康复出院，未再次并发脓毒症、肝性脑病等。

按语：该患者高龄、基础疾病多，素体阳气不足，外感伤寒邪气，首犯肺卫，正邪相争，故见发热、喘息；肺与大肠相表里，邪热壅肺，易传入阳明，伤阴劫津，以致气血逆乱，故见意识模糊、大便不通；舌质红，苔黄燥，脉浮数皆为太阳化热之象。初诊分析其起病以太阳兼阳明经的症状为主，亦有内陷三阴之势，故以"宣肺通腑"为法截断其病势，施以麻黄汤、麻杏甘石汤为主方清肺平喘、温经解表，佐以厚朴行气化滞，龙骨、牡蛎重镇安神，并予四逆汤扶其阳气，同时针刺肺经、胃经、大肠经穴位，以"肺肠同治"。然正气稍复，但邪毒仍盛，二诊出现寒热往来、黄疸、纳差、意识模糊等症状，乃邪入少阳之枢，肝胆受邪，故此时以"和解转枢"为法，施以大柴胡汤合茵陈蒿汤，以泄肝胆，清热利湿，加郁金、石菖蒲化湿退黄、醒神，太子参益气生津，厚朴、玄明粉增强通腑之功，使邪从枢外解，以截断邪毒突入三阴。三诊患者意识改善、黄疸消失，最终阳气得复而邪自退。

脓毒症是临床常见的急危重症，现代医学虽有较快的发展，致残率、病死率均仍高居不下，严重危害人民群众的生命健康。深刻剖析脓毒症病因病机，六经辨证论治是治疗脓毒症的关键，治疗中注重顾护胃气、针药并用，多管并下，同时根据脓毒症不同发展阶段，采用分层截断扭转，有效预防脓毒症的恶化，且方药运用有据可循、灵活有效，充分体现了中医药治疗急危重症的独特优势。

317　皮肤病从六经辨治

李斌致力于中医皮肤病临床和科研工作 30 余年，坚持中医与现代医学结合诊断，辨证辨病相结合，尤其重视六经辨证，取得了显著的临床疗效。学者蒯仂等就李斌运用六经辨证治疗皮肤病的学术思想做了归纳整理。

从太阳辨治

太阳病篇于《伤寒论》中所述最多，其主方为桂枝汤、麻黄汤等及其类方，主要表现为恶寒、恶风、骨节疼痛等。而荨麻疹、丘疹性荨麻疹、血管神经性水肿、急性期湿疹等病引起的皮肤瘙痒、面赤、发作时间不定，常无定处或皮损形态多样，有渗出倾向，伴有恶寒恶风、肢节烦疼、头项强痛、局部皮损肿胀不适等症状，为风寒、风热之邪蕴结于肌肤，气血不畅所致。如《灵枢·终始》曰："痒者，阳也。"风为阳邪，侵于肌肤腠理，稽留不去而发痒疹，风邪善行数变，故皮损形态呈多形性。身痒、面赤从现代医学理解大多属于过敏性的超敏反应，皮疹渗出则属于炎性反应。红斑鳞屑性皮肤病如寻常型银屑病常秋冬加重，夏秋缓解，汗出得减，一般亦可辨为风邪侵袭肌表以致营卫失和，玄府闭塞，血热阳浮，瘀阻于肌表。

《伤寒论》太阳病篇第 23 条曰"太阳病，得之八九日……面色反有热色者……身必痒，宜桂枝麻黄各半汤""其在皮者，汗而发之"。李斌的治疗方案亦每以麻黄、桂枝解表发汗剂化裁，遵无汗用麻黄汤、有汗用桂枝汤之旨。研究表明麻黄汤、桂枝汤等发汗剂确实有抗炎、抗过敏（类似于抗组胺作用）、抑制炎性渗出等功效。于具体治疗过程中，如湿疹患者皮肤伴瘙痒影响睡眠，李斌喜用生牡蛎、生龙骨、磁石、珍珠母等重镇安神之品，取桂枝加龙骨牡蛎汤调和阴阳，固表守中之意。银屑病因肌表受邪，玄府郁闭，壅滞无汗者，李斌常用麻黄汤合养血润燥之品如紫丹参、鸡血藤、全当归，取麻黄辛散开通玄府，给邪气以出路，又领滋腻厚味从阴引阳，透达濡养肌表，获一举两得之效。李斌考虑《伤寒论》中所使用的麻黄是一种中麻黄，与现今临床使用的草麻黄不同，故应用麻黄时剂量一般多在 9～12 g，有汗出者以及部分少阴心肾疾病均慎用麻黄，同时可配伍生石膏、毛知母等药物制约麻黄的温燥之性。

李斌认为桂枝除发汗解表（针对平素容易汗出的患者）外尚有调畅情志、通阳行瘀之妙用。精神敏感、易紧张或烦躁不安，舌质暗淡或紫暗者运用桂枝多获捷效。《伤寒论》中与桂枝有关的情志疾患包括烦躁、烦热（类似于更年期燥热）、烦惊、谵语等，多偏于阳性的精神异常，如桂枝甘草龙骨牡蛎汤治疗患者因"火逆下之"（此治法具有一定的精神刺激）产生心理应激从而导致的精神烦躁。现代研究表明桂枝的主要成分桂皮醛具有镇静、抗惊厥，保护神经元，改善认知障碍等作用，同时能扩张末梢血管，促进皮肤表面的血液循环。

从阳明辨治

《伤寒论》阳明病篇中包括阳明经证和阳明腑证。阳明经证的典型表现便是口干欲饮，代表方为白虎及其类方；阳明腑实证之典型表现为便秘，代表方为承气类。痤疮、脂溢性皮炎等慢性炎性皮肤病，或红斑型、丘疹脓疱型酒渣鼻引起的慢性皮肤病，好发于头面部，为阳明经所过，伴口渴喜饮，大便闭结，小便短赤等症状，早期多因肺胃热毒，炽盛上熏于面所致。

李斌喜用生石膏、软滑石，一般配伍麻黄、桂枝等，认为口干喜饮加之表皮有热，肺胃有郁而导致气血不畅，玄府不通，需用寒凉药物清邪、宣透郁闭，如刘河间曰："一切怫热郁结者，不必止以辛甘热药能开发也，如石膏、滑石、甘草、葱、豉之类寒药，皆能开发郁结。以其本热，故得寒则散也。"即使是需要温补的患者若局部有郁热，李斌亦予生石膏加用温阳扶正药，开通玄府，使局部内蕴肺胃热毒自玄府外达。且麻黄、桂枝得石膏之凉则宣透而不助热，石膏有麻黄、桂枝之助便无寒凝凉遏之弊，寒热并用，各取所长，共奏散结开郁之功。肺和大肠相表里，皮肤病有热证往往伴有大便干结，此时李斌均运用通腑之法，若患者正气尚足，刻下以湿热实证为主多选承气类方剂加用大力子、决明子推陈致新，给邪以去路。

从少阳辨治

少阳病的典型表现为口苦咽干、寒热往来、胸胁苦满，主方为柴胡剂。大部分中青年患者或在更年期发生的皮肤病伴随少阳主证，出现口苦、两胁胀满、脉弦等均可从少阳经论治，但见一证便是，不必悉具。慢性湿疹、慢性荨麻疹、痤疮诸疾和情志不畅相关，且有反复发作的特点，与少阳证之寒热往来相似，李斌以小柴胡汤加减，允为良方。热盛者合合左金丸；伴有神情抑郁（如银屑病等属于身心疾病范畴）、烘热汗出、夜寐不安者或用柴胡加龙骨牡蛎汤加味进行治疗，旨在灵活化裁，酌情随证而投。又如临床常见精神焦虑易紧张，手足冰凉、脉弦的患者，李斌一般辨为枢机不利，气郁影响血液循环以致四肢厥冷属阳郁热厥者，治以四逆散加味。现代研究发现，四逆散中主要含有柴胡皂苷、芍药皂苷、黄酮类等有效成分，能缓解心理压力所致的躯体症状。

李斌治疗少阳病亦重视当归的运用，认为其既补血又活血，适宜血虚（肝郁化火易消耗阴血）而滞的证治。当归苦辛甘温，苦可泻肝，透发肝中郁火，辛能疏理肝之气血郁滞，甘味能缓肝补脾，实为少阳病之主药。

从太阴辨治

太阴病之"腹满而吐，食不下，自利益甚，时腹自痛"即为脾胃中阳受损，升清降浊功能失司进而出现的一系列消化道症状如腹胀、腹满、下利等。用药寒凉损伤脾阳，皮损虽暂退却出现食欲不振、腹泻等症状，或是素体脾胃阳虚（舌淡，边有齿痕或胖大）的患者，当辨为太阴病。治疗上李斌遵张仲景之法，以温中化湿扶阳为旨，选用理中辈化裁，颇有成效。伴有发热恶寒、肢节烦痛、皮肤瘙痒等症状考虑中焦虚寒兼有表证，需要表里同治时，李斌会参考桂枝人参汤化裁，以理中汤温太阴虚寒，加桂枝以解太阳之表。

从少阴辨治

少阴之皮肤病相关论述首见于《黄帝内经》，多责心肾。《素问·四时刺逆从论》曰"少阴有余，病皮痹隐疹"，张景岳以其为少阴心火有余，客犯肺金，致使肺主皮毛之功能失常。在《伤寒论》中见少阴热化，如"少阴病，得之二三日以上，心中烦，不得卧，黄连阿胶汤主之""少阴病，下利六七日，咳而呕渴，心烦不得眠者，猪苓汤主之"。李斌多用于因阴血不足、无以濡养以致皮肤肥厚、粗糙干燥、有皮屑脱落或红斑，伴有口渴、心烦失眠等。遵依张仲景少阴病阴亏血热之病机，治以黄连阿胶汤清心降火、滋阴补肾。若见心家有热同时肾家有寒，如烦热少寐、腰膝冷痛者，李斌则加用交泰丸清心降火，温助肾阳。少阴寒化如"少阴病，身体痛，手足寒，骨节痛，脉沉者，附子汤主之"。附子汤主药为附子，凡属少阴寒证，皮损以疼痛为主，参用附子，多可取效。现代药理研究表明附子有抗炎镇痛的功效，目前运用附子治疗虚寒型慢性荨麻疹亦有确切的临床疗效。

从厥阴辨治

"厥阴之为病，消渴，气上撞心，心中疼热，饥而不欲食，食则吐蛔。下之利不止"。症见下部虚寒，迫使虚阳上浮，故有"撞心""心中疼热"之感，若误断为实热而下之，便下利不止。引申到皮肤病下部虚寒，浮阳上扰之寒热错杂之证，如面部有痤疮、丘疹，油腻化脓，口舌生疮，口干咽燥，同时伴有腰膝酸软，四肢不温，下利诸症。

李斌治疗此症重视麻黄升麻汤的应用，认为其核心病机为肺热脾寒。"伤寒六七日，大下后，寸脉沉而迟，手足厥逆，下部脉不至，咽喉不利，唾脓血，泄利不止者，为难治。麻黄升麻汤主之"。原方所主是伤寒误下之后，阴阳两伤而又上热下寒。虚阳浮于上则见咽喉不利，口吐脓血的热证；下焦虚寒则见泄利不止或阻滞不通。治用麻黄升麻汤发越郁阳以清上热，温中健脾以疗下寒。李斌于临证将其巧妙化裁用于顽固性痤疮等皮肤病，辨为肺热脾寒之证，而厥阴实为半表里、半寒热、半虚实而偏于阴者，故麻黄升麻汤原方亦以肺热脾寒，寒重于热为主，而实际临床过程中，我们则需要根据患者寒热症状的多与少，辨证调整此方寒热药物的比例或合用他方，如顽固性痤疮伴皮脂溢出，油腻化脓，多加重升麻、知母、石膏等药之用量以清上热，使古方今病仍相能。

李斌擅用龙骨、牡蛎、赭石、磁石等主要入厥阴经（肝、心包经），重镇安神、平肝潜阳之品。用于神经功能障碍性皮肤病如皮肤瘙痒症、结节性痒疹等多收改善中枢神经系统、镇静安神、宁心止痒之功；病毒性疾病，如寻常疣、扁平疣、带状疱疹，取其调节免疫，改善局部循环、镇痛之效；过敏性疾病，如各类皮炎、湿疹等，取其抑制组织胺、消炎的作用；红斑鳞屑性皮肤病，如银屑病，取其抗炎、抗过敏、改善微循环、安神定志之用。

李斌认为成医学大家者，无不是以擅用经方而称道。张仲景之意，其理揆度严谨，其法圆通活变，只要辨证准确，切合病机，应用经方加减就会取得确切的疗效。

验案举隅

患者，女，35 岁。2015 年 7 月 27 日初诊。主诉面部痤疮 10 年，加重 3 个月余。患者 10 年前无明显诱因，面部出现红色丘疹、偶有脓疱，曾外用过氧化苯甲酰、夫西地酸软膏等药，短时间有好转，但过段时间易复发，反反复复，经期皮疹有所增多，月经量、质正常，经期偶有腹痛。刻下：双颊、下颌红色结节、丘疹，眼睛周围皮肤微红，油脂分泌旺盛，偶有瘙痒感，手脚冰凉，胃纳可，口干欲饮，二便调。舌红苔腻，脉细弦。西医诊断为痤疮；中医诊断为面游风，辨证属少阳阳明合病（肝郁化火，肺胃蕴热）。治以疏肝清肺祛油。

处方：柴胡 9 g、赤芍 10 g、白芍 10 g、黄芩 10 g、川黄连 4.5 g、吴茱萸 6 g、生石膏 30 g、知母 6 g、白花蛇舌草 30 g、炙甘草 10 g。14 剂，每日 1 剂，水煎，分 2 次服。

二诊（2015 年 8 月 10 日）：患者皮损变为淡红色，新发减少，改生石膏为 15 g，继服 14 剂。

三诊（2015 年 8 月 24 日）：部分脓疱结痂，部分残留痘印，上方加白僵蚕 10 g、炒麦芽 30 g，继服 14 剂。

随访，患者大部分结痂脱落，痘印消退，脾胃功能渐好。

按：患者痤疮反复发作，迁延难愈，手脚冰凉，脉细弦，且皮损以头面部居多，口干欲饮，中医辨识为少阳阳明合病，刻下油脂分泌旺盛，以疏肝清肺祛油为治疗大法。取四逆散、小柴胡汤、左金丸、白虎汤联用，投白花蛇舌草解毒祛油，炙甘草补气健脾、调和诸药。灵活变通，慎察巧思。

318　皮肤瘙痒症从六经三阳病辨治

皮肤瘙痒是许多皮肤病最常见的症状。现代医学认为，瘙痒与瘙痒递质、神经传导、受体表达等多种机制密切相关，但迄今为止，在组织学上尚未发现特殊的痒觉感受器。该病病因复杂，发病机制不明给临床治疗带来了一定困难。皮肤瘙痒归属于中医学的"瘾疹""风疹""身痒"等病名，临床辨证准确可收佳效，且其疗效较为巩固。现代中医临床研究大多将此病的病位归之于肺，多从肺论治，病邪则责之于风、湿、热、瘀等。然早在汉代，张仲景在《伤寒杂病论》中对"身痒"便有论述，可从六经角度辨治此证，且此病大多见之于三阳"（太阳、阳明、少阳）。学者浦琼华等就此做了辨析阐述。

三阳病的病位及治法

张仲景在《伤寒杂病论》中，以六经为经论治伤寒，以脏腑为纬论治杂病，经纬交织，纲举目张，蔚为大观。依照后世医家对仲景原意的解析，六经并非只辨伤寒，实可统领百病。诚如柯韵伯所曰："夫仲景之六经，为百病立法，不专为伤寒一科，伤寒杂病，治无二理，咸归六经之节制。"故皮肤瘙痒不唯从脏腑辨治，可从六经入手。皮肤为人体面积最大的器官，位于最表层，宛若天然之屏障，故最容易被外邪入侵。《黄帝内经》曰："虚邪之中人也，洒淅动形，起毫毛而发腠理……其气外发，腠理开，毫毛摇，气往来行，则为痒。"是以古人认为，善治者必先治皮毛，其次治肌肤，其次治筋脉，其次治六腑，其次治五脏。此乃根据机体部位的深浅拟定的截断病邪内传的大法原则。"三阳"属表，"三阴"为里，皮肤位于人体的最表层，故皮肤的疾病多从"三阳"论治。《黄帝内经》曰："太阳为开，阳明为阖，少阳为枢。"根据阴阳的无限可分性，"三阳"之中又可分表里，其中太阳为表，阳明为里，少阳为半表半里。根据"三阳"的病位浅深不同，仲景分别拟定发汗、清下、和解的治疗大法，具体到皮肤瘙痒的诊疗，亦难出其圃。

太阳与皮肤瘙痒

1. 病在太阳，宜汗之散之：《黄帝内经》曰"太阳为开"。太阳，又称巨阳、三阳，为六经之屏障藩篱，位于机体最外层，主抵御外邪的侵袭。卫气布散于皮肤之外，营气内守于血脉之中，卫气与营气协调，则阴阳平衡，气血和顺，正如《黄帝内经》曰："阴者藏精而起亟也，阳者卫外而为固也。"若机体卫气强大，腠理致密，汗孔开合有度，则不易被外邪侵犯。反之，则易感邪而受病。若风寒之邪侵于肌肤，影响腠理开合，营卫失调，玄府失约，机体或无汗，或自汗出，此时宜遵"其在皮者，汗而发之"（《黄帝内经》）的原则，运用麻黄汤或桂枝汤等汤药，通过发汗以祛散表邪。

《伤寒论》第23条曰："太阳病，得之八九日，如疟状，发热恶寒，热多寒少……面色反有热色者，未欲解也，以其不能得小汗出，身必痒，宜桂枝麻黄各半汤。"若病者感受外邪发汗不彻，微邪束于肌肤，或感邪日久，外邪留着而不去，出现面色缘缘正赤，皮肤瘙痒，或见风团，皮色不变，或微烦躁，短气，脉浮等症，如徐灵胎曰："微邪已在皮肤中，欲自出不得，故身痒。"仲景认为，此时当继续使用汗法，发汗则愈，选用桂枝麻黄各半汤，微微发汗，令其"小汗出"，则微邪当散，瘙痒可除。桂枝麻黄各半汤中桂枝汤与麻黄汤各为原方剂量的1/3，其中桂枝、麻黄、生姜，辛甘发散，配以芍药、大枣、甘草酸收甘缓，散收相宜，刚柔相配，发汗而不伤正，养营而不敛邪。若病者腠理闭塞不甚，或营阴不足，则可予桂枝二麻黄一汤，益气化源，微发其汗；若病者腠理较为疏松，外邪日久，有化热之嫌，则可予桂枝二越婢一汤，微汗之余佐以清热。此三方专为表郁轻证而设，病者皆因外邪着而不去，欲汗不汗，故均可见皮肤瘙痒，根据具体情况，灵活选用，可收良效。若风、寒、湿三气袭于肌肤，腠理闭塞，玄府不通，病者出现无汗、怕冷、皮肤瘙痒、身体疼痛、肌肉关节酸楚沉重等症，可予麻黄加术汤，发汗解表，健脾燥湿；若风寒之邪闭郁肌表，日久不除，外邪有化热之嫌，病者出现无汗、恶寒、高热、皮肤瘙痒剧烈、心烦躁、口渴、脉浮紧等症，可予大青龙汤，发汗解表，兼清里热。

2. 验案举隅：廖某，男，58 岁。2016 年 10 月 3 日初诊。主诉四肢、躯干皮肤瘙痒反复发作 6 年余，加重 2 日。近 6 余年来，患者四肢、躯干出现风团，瘙痒，此起彼伏，遇天气变冷时尤甚，发作时以头面部、双上肢瘙痒剧烈。曾至当地人民医院诊治，诊断为慢性荨麻疹，给予氯雷他定、咪唑斯汀缓释片等抗过敏类药物治疗，效果不佳，服药则能缓解，停药后又发作。现症见风团时起，分布于头颈部、双上肢为多，瘙痒甚，肤色不红，搔抓后留有浅红色划痕，畏风寒，手足稍凉，纳眠可，二便可，舌质淡红、苔白润，脉浮。西医诊断为慢性荨麻疹。中医诊断为瘾疹。证属风寒郁表，稽留不散。治以辛温解表，小发其汗。方用桂枝麻黄各半汤。

处方：桂枝 15 g，麻黄 10 g，赤芍 10 g，杏仁 12 g，大枣 20 g，炙甘草 10 g，生姜 3 片。3 剂。每日 1 剂，水煎，分 2 次服。

药后明显减轻，后以原方合桃红四物汤 10 剂而愈。随访半年未复发。

阳明与皮肤瘙痒

1. 病在阳明，宜清之利之：《黄帝内经》曰"阳明为阖"。两阳相合而为阳明，阳明包含手阳明大肠经、腑以及足阳明胃经、腑。《伤寒论》阳明病篇曰："阳明之为病，胃家实是也。"此处"胃家"，其范围除包含胃、大肠之外，尚囊括小肠。《黄帝内经》曰："大肠小肠皆属于胃。"阳明属里，为多气多血之经，其经气充足，正气强盛，感邪后正邪交争最为剧烈，病性易从燥从热化。阳明病大体可分为阳明经证与阳明腑证，治疗大法为清法与下法。阳明经证，其热邪散漫，未与肠胃燥屎相结，具有向外透散之趋势，仲景描述为"蒸蒸发热""热越"等，其阳明热炽，蒸腾于外，肌肤为之熏灼。其症见全身皮肤瘙痒剧烈、皮肤灼热而红赤，或伴发风团，或泛发红斑皮疹、高热、自汗出、不恶寒、心烦、口渴、喜冷饮、脉滑数有力等。治当以辛寒清气，透热止痒。以白虎汤为主方，加味金银花、连翘、牡丹皮、生地黄、赤芍等，以增强清热透表、凉血的功效。皮肤科名家朱仁康创制的皮炎汤，即是从白虎汤、银翘散、犀角地黄汤三方化裁而来，以清阳明气分为主，兼透卫、凉血，实为经验良方。若病者素体津气亏虚，或误治后伤津耗气，导致气虚无力运化津液以作汗，津伤则作汗无源，病邪欲出而不得，游行于皮中，亦可出现身痒。《伤寒论》第 196 条云："阳明病，法多汗，反无汗，其身如虫行皮中状者，此以久虚故也。"因此，针对此类病证，宜辛寒清热之中加益气生津之品，以充化源，达邪外出，方药可选用白虎加人参汤、竹叶石膏汤等。

阳明为多气多血之经，病邪归于阳明，易化燥化热，若病者本为痰湿体质，则易致湿与热相合。诚如叶天士在《温热论》中云："在阳旺之躯，胃湿恒多；在阴盛之体，脾湿亦不少，然其化热则一。"阳明湿热相合，蕴结于里，其症见身目为黄、皮肤瘙痒、皮疹色红、口渴、心烦、脘腹痞闷、恶心呕吐、小便短赤不利、大便干、舌红苔黄腻、脉滑数等。治以清热利湿为法，方选茵陈蒿汤。方中茵陈功擅清热利湿，具退黄之特效，为黄疸专药；栀子，《神农本草经》载"面赤，酒疱，皶鼻，白癞，赤癞，疮疡"，功长泻三焦之热、除烦、利小便；大黄，《神农本草经》载"荡涤肠胃，推陈致新"，使湿热之邪从大便而去。三药相合，清泄湿热之力强，使邪从小便而去，仲景曰："尿如皂夹汁状，色正赤，一宿腹减，黄从小便去也。"

2. 验案举隅：张某，男，35 岁。2015 年 9 月 28 日初诊。主诉全身泛发红斑，密集融合成片，伴瘙痒 3 日。患者自诉于 3 日前大量饮用啤酒及进食荔枝后全身起红斑，伴瘙痒，初不以为意，2 日后皮疹继续扩大增多,遂来医院就诊。刻下症:全身泛发红斑,密集融合成片,瘙痒剧烈,伴有口干口苦、烦躁、胃纳差、厌油腻食物、眠差、全身困重、小便短黄、大便秘结、舌暗红、苔黄腻、脉滑数等症状。西医诊断为中毒性红斑。中医诊断为斑疹。证属湿热内蕴。治以清热利湿,凉血化浊。方用茵陈蒿汤加味。

处方:茵陈 40 g,栀子 20 g,生大黄 10 g,蝉蜕 10 g,丹参 30 g,牡丹皮 10 g,赤芍 15 g,紫草 30 g。3 剂。每日 1 剂,水煎,分 2 次服。

连服 3 剂后,红斑颜色减轻,部分消退,瘙痒明显减轻。原方再服 6 剂,巩固疗效而愈。

少阳与皮肤瘙痒

1. 病在少阳,宜和之解之:《黄帝内经》曰"少阳为枢"。少阳又称为一阳、小阳、幼阳,以其阳气初生,阳性不烈而言。其抗邪力量不如阳明与太阳,蕴有抗邪不济之倾向。少阳经脉循行于身体两侧,界于太阳与阳明两经夹界之间,故为太阳与阳明交通的枢纽,主斡旋阴阳、表里、上下、出入、开阖之气机。少阳包含手少阳三焦经、腑及足少阳胆经、腑。三焦为人体最大的腑,又称其为"孤府"(《黄帝内经》),乃为元气、水液运行之通道。胆腑依附于肝脏,贮藏精微之胆汁,故为"中精之府"(《黄帝内经》),胆属木,内寓相火,具木之生长、升发之性,喜条畅、伸展、通达。因此,少阳病多见于三焦水道运行失常所致的水饮病以及肝胆气机郁滞所致的气郁病。少阳位于半表半里,其受邪易致气机郁滞不通,气无以行水则出现水液内停,湿浊泛于筋膜、经脉、关节,流于肌肉、皮肤等地。肝胆气郁日久,郁而化热,相火循经上扰。因此,少阳受病,其症见皮肤瘙痒、口苦、咽干、目眩、往来寒热、胸胁苦满、心烦喜呕、脉弦等。治宜和解少阳,疏肝清胆,畅达三焦。方选小柴胡汤。如仲景曰:"上焦得通,津液得下,胃气因和,身濈然汗出而解。"(《伤寒论》)由于少阳位于半表半里,为表里、上下、左右、前后之气机枢纽,故其病证易与他病相合,若兼有太阳表证,见恶寒、无汗、身痛等症,可合方麻黄剂、桂枝剂等;若兼有阳明里证者,见身热、汗出、面赤、心烦等症,可合方白虎汤、茵陈蒿汤等;若兼有水饮者,见小便不利、渴欲饮水、水入则吐等症,可合方五苓散、猪苓汤等;若兼有瘀血者,见唇口干燥、肌肤甲错、舌瘀点瘀斑等症,可合方当归芍药散、桂枝茯苓丸等。诚如欧阳卫权曰:"柴胡剂及合方是否运用得得心应手,决定了临床运用经方辨治皮肤病的能力。故欲活用经方,必当于此处多下功夫。"

2. 验案举隅:林某,女,23 岁。2016 年 7 月 26 日初诊。主诉全身皮肤风团瘙痒 1 周余。患者 1 周前全身突然泛发风团块,伴发热、怕冷、皮肤瘙痒,遂于当地医院诊治,给予钙剂、维生素等药物治疗后,稍有改善,然而皮肤依然瘙痒难耐。刻下症:全身泛发如蚕豆般大小的风团,色鲜红,瘙痒甚,伴见口苦、咽干、两胁满闷、稍有汗出,无发热恶寒,舌暗红、苔微黄,脉浮弦数。西医诊断为急性荨麻疹。中医诊断为风疹。证属邪入少阳,肝胆火郁。治以和解少阳,疏肝清胆。方用小柴胡汤加味。

处方:柴胡 30 g,黄芩 10 g,党参 10 g,法半夏 10 g,大枣 10 g,炙甘草 10 g,牡丹皮 10 g,丹参 15 g,蝉蜕 10 g,路路通 15 g,生姜 3 片。6 剂。每日 1 剂,水煎,分 2 次服。

服 2 剂后,风团即消失,瘙痒明显减轻,服完 6 剂后,瘙痒基本消失。二诊,前方加刺蒺藜 10 g,防风 10 g,3 剂后痊愈。

皮肤瘙痒,可从六经"三阳"角度辨治之。其病位不局限于肺之一脏,亦不仅仅囿于风、湿、热、瘀之邪。根据病位之浅深,其在太阳,其位最表,故宜汗之散之,可选用桂枝麻黄各半汤、桂枝二麻黄一汤、桂枝二越婢一汤、麻黄加术汤、大青龙汤等方剂治疗;其在阳明,病为在里,故宜清之利之,可选用白虎汤、白虎加人参汤、竹叶石膏汤、皮炎汤等方剂治疗;其在少阳,病为半表半里,故宜和之解之,可选用小柴胡汤、柴胡桂枝汤、柴胡桂枝干姜汤等方剂治疗。然而,临床病证往往错综复杂,病位可有合病之态,病邪亦可有相兼之时,此时宜遵仲景原意,即"观其脉证,知犯何逆,随证治之",不拘于一经,而又不忘其一经,灵活辨治,随机活法,临床可收桴鼓之效。

319　寒冷性荨麻疹从六经辨治

　　慢性荨麻疹是皮肤科常见的过敏性疾病，因其瘙痒剧烈严重影响患者生活质量，多数患者病程可持续 2 年以上。流行病学研究表明寒冷性荨麻疹的女性发病率高于男性，并且常合并变应性鼻炎、变应性哮喘、特应性皮炎等过敏性疾病。西医多以抗组胺药物治疗为主，但疗效不甚理想，而中医治疗具有独特的优势。临床研究表明中医辨证治疗荨麻疹的治愈率与复发率明显优于西医治疗。学者侯艺涵等将运用六经八纲辨证治疗寒冷性荨麻疹的临床思路及辨证施方经验做了归纳总结。

寒冷性荨麻疹的病因病机

　　《诸病源侯论·风病诸侯下·风瘙身体瘾胗侯》曰："白轸得天阴雨冷则剧，风中亦剧，得晴暖则灭，著衣身暖亦瘥也。"因其具有遇风、遇冷频发、风团苍白、遇暖缓解的临床特点，故病因病机与临床症状可与六经八纲辨证明确对应，多为太阳太阴合病，表虚里寒证。

寒冷性荨麻疹的六经辨证

　　胡希恕率先提出《伤寒论》的六经来自八纲：表即体表，反映在体表的阳证为表阳证（太阳病），阴证为表阴证（少阴病）；里即是消化道，在消化道的阳证为里阳证（阳明病），在消化道的阴证为里阴证（太阴病）；不在体表且不在消化道者为半表半里（胸腹腔间），属阳的为少阳病，属阴的为厥阴病。胡希恕及冯世纶善用经方治疗皮肤病，诊疗思路以六经八纲为基础，先辨六经、后辨方证，将经方灵活地应用于临床，疗效较好。寒冷性荨麻疹多为太阳太阴合病，表虚里寒证。其病所虽然在表，但多有内在的潜伏病灶引诱外邪，故极易出现表里同病，临床结合六经八纲辨证表里同治效果较好。其中临床运用当归四逆加吴茱萸生姜汤治疗寒冷性荨麻疹表虚里寒证最为契合，临床疗效较好。

寒冷性荨麻疹临床特点

　　1. 发病特点：通过观察临床病案，总结归纳临床寒冷性荨麻疹患者发病情况，发现本病具有以下特点：①既往存在怕冷怕风的表现，可表现为易感冒，易腹泻、腹痛等。②瘙痒性风团由某次遇冷后诱发，此后风团多次遇冷后诱发。③部分患者具有过敏性鼻炎、过敏性哮喘等变应性疾病史或家族史。

　　2. 临床症状特点：寒冷性荨麻疹患者临床多表现为以下三种证候。①太阳表虚证：怕冷、怕风、汗出较多、遇冷后见苍白色瘙痒性风团等。②太阴里寒证：风团遇热后缓解、手足厥逆、得衣不减、食冷饮后腹胀痛、便质稀溏、无味、不黏滞，小便清长。③舌象及脉象：舌象常表现为舌淡或淡暗，苔薄白；脉象多为脉细弱，迟缓无力。由此可见，寒冷性荨麻疹按六经八纲辨证应为太阳太阴合病，营血亏虚，表虚里寒证。

当归四逆加吴茱萸生姜汤应用辨析

　　1. 当归四逆加吴茱萸生姜汤方证：当归四逆加吴茱萸生姜汤是治疗太阳太阴合病的代表方，其组成包括当归、芍药、炙甘草、通草、桂枝、细辛、生姜、吴茱萸、大枣。《伤寒论》中关于当归四逆加吴茱萸生姜汤的原文第 351 条 "手足厥寒，脉细欲绝者，当归四逆汤主之"；第 352 条 "若其人内有久寒者，宜当归四逆加吴茱萸生姜汤"。

胡希恕认为，由血虚而致的手足厥寒，当用当归四逆汤。在当归四逆汤证的基础上，复见内有久寒，寒在胃，临床可见手足厥寒伴胃寒之呕吐、腹痛、泄泻的情形，可以加吴茱萸、生姜，即当归四逆加吴茱萸生姜汤。冯世纶和张长恩认为，当归四逆汤为桂枝汤去生姜加当归、细辛、通草而成。当归甘温补血通脉，通草有通利血脉的作用，细辛辛温化寒饮。《神农本草经》曰："细辛……主百节拘急，风湿痹痛，死肌。"故本方不仅治桂枝汤证，又可对血虚寒饮而致手足厥寒、脉细欲绝者进行治疗。此方证虽有寒饮在里，但手足厥寒而无呕吐下利或下利清谷等症，故以肢体虚寒为主，里虚寒为辅。脉细欲绝为荣气不足、血少不应，血少则手足厥冷，故本方既治血少，又治有寒，有内补气血、外和营卫之效，此为桂枝汤的加减方，故主治荣卫不利的外寒。当归四逆加吴茱萸生姜汤是以上方证又见内有久寒、里虚寒的心腹剧痛、呕逆、头疼等症为主要治疗对象，适用于表虚里寒的慢性病。

当归四逆加吴茱萸生姜汤属太阳病类方，主治血虚肢体虚寒，并见里虚寒之血虚表虚里寒之证，临床可用于治疗表虚证、里寒证之太阳太阴合病。类比临床寒冷性荨麻疹患者，多表现为怕冷、汗出恶风，皮损表现为遇冷后见苍白色瘙痒性风团，辨为太阳表虚证（表阳证）；手足厥逆、得衣不减、食冷饮后腹胀痛、大便次数增多、便质稀溏、无味、不黏滞为太阴证（里阴证）；手足厥逆、易疲乏，舌淡苔薄白，脉细，均是血虚不得濡养的表现。寒冷性荨麻疹辨为太阳太阴合病，营血亏虚，表虚里寒证，与当归四逆加吴茱萸生姜汤方证对应，辨证施方，临床疗效较好。

2. 当归四逆加吴茱萸生姜汤方解： 当归四逆加吴茱萸生姜汤由桂枝汤加当归、细辛、通草、吴茱萸化裁而成，可看作是桂枝汤的变方。当归为君药，甘而辛温，入肝经，善于养血和血；桂枝、白芍为臣，桂枝温经通阳，辅助当归提高温通之能，白芍益阴和阳，助当归增强养血之力；桂枝与白芍相伍，外和营卫；佐药细辛、通草、吴茱萸、生姜，细辛能达三阴、外温经、内温脏，通草善通关节、内通窍而外通营，吴茱萸、生姜辛苦而温，温肝和胃、通阳散寒、理气降浊，善治沉寒；使以大枣、甘草补益脾胃、调理生化之源，以酒助力，增强养血通脉散寒之力，尤善治血虚表虚里寒之证。在皮科疾病中，若患者恶寒喜暖、皮损苍白或色暗淡，或口淡不渴，或小便清长，或大便清稀、遇冷诸症加重，伴见口唇色淡、面色少华等血虚之象，可考虑用当归四逆加吴茱萸生姜汤，尤适用于血虚肢体虚寒，并见里虚寒之血虚表虚里寒之证，结合患者临床表现加减应用该方，具体组方及常用剂量为：当归、桂枝、白芍、炙甘草、生姜、大枣各 10 g，细辛 3 g，通草、吴茱萸各 5 g。黄酒 500 mL，加水 500 mL 共煎分早、晚温服。

3. 当归四逆加吴茱萸生姜汤煎服法： 在临床应用中当指导患者进行正确的方药煎煮。原方煎服法：煮以黄酒 500 mL，加水 500 mL。《汉书·食货志》记载："酒，百药之长。"《伤寒论》中对本方的煎服法要求为："上九味，以水六升，清酒六升和，煮取五升，去滓。温分五服"。《伤寒论》中需要清酒和水同煎的方子有当归四逆加吴茱萸生姜汤和炙甘草汤。原文第 351 条血虚寒凝的当归四逆汤证，并没有用清酒煎服，而第 352 条血虚表虚里寒的当归四逆加吴茱萸生姜汤中加入了与水等量的清酒。以清酒治疗 "内有久寒者"。取酒的辛热之性以助药力，驱散沉寒痼冷，同时加强活血驱寒的能力，使药力直击久寒。周平安、贾亚玲等研究都证实加酒煎服的疗效更为显著。但清酒是一种液体，工艺技术要求较高，不便于购买服用。而黄酒是以谷物为原材料，佐以酒药、麦曲或米曲酿造而成的发酵原酒，与清酒同为谷物酿造，均具有辛热活血驱寒之性，故本案例嘱患者取黄酒共煎温服，效果较好。

对于酒的选择结合古代医籍记载选用黄酒助药力。《周礼·天官·酒正》曰："辨三酒之物，一曰事酒，二曰昔酒，三曰清酒。""事酒……其酒则今之醳酒也。昔酒，今之酋久白酒，所谓旧醳者也。清酒，今中山冬酿接夏而成。"郑玄注曰："式法，作酒之法式。作酒既有米、曲之数，又有功沽之巧。"可见三者均以米为原料，按比例加入引起发酵的酒曲，特定的方法而制作。根据酒的具体用途、制造工艺分为以上三种，其中事酒工艺最简，昔酒和清酒均为陈酒，已沉淀澄清，清酒相对昔酒更陈久，可见清酒之效更为卓越。郝万山概括经方中白酒与清酒的作用曰："《周礼》所说的事酒，是随酿即用的新米酒。所说的昔酒，是冬酿春成的陈米酒，汉人亦称之谓白酒，所说的清酒，是冬酿夏成，较白酒更为陈久而清纯的米酒，汉人称之为清酒。张仲景为汉人，故经方中的白酒与清酒当与此同。"罗东逸曰："若其人内有久寒，非辛温之品不能兼治，则加吴茱萸、生姜之辛热，更用酒煎，佐细辛，直通厥阴之脏，迅散内外之寒，是又救厥阴内外两伤于寒之法也。"可见以酒之性佐以当归四逆加吴茱萸生姜汤才可助其药力直达病所。临床以陈酿米酒为最佳，但因其不便于制作、购买，临床可用黄酒代替以助药力。

4. 当归四逆加吴茱萸生姜汤联合过敏煎的应用：部分寒冷性荨麻疹患者具有变应性鼻炎、过敏性哮喘等变应性疾病史，临床表现多伴见鼻塞流清涕、眼睛瘙痒等过敏性疾病表现，临床可用当归四逆加吴茱萸生姜汤与过敏煎合方，往往收效甚佳。过敏煎为祝谌予教授所创，在各种过敏性疾病的治疗中应用广泛，尤其适用于与过敏因素密切相关的过敏性鼻炎、过敏性荨麻疹、过敏性哮喘等。由银柴胡、防风、五味子、乌梅、甘草组成，其中银柴胡滋阴清虚热，防风祛风止痒，乌梅、五味子益气收敛，共奏益气固表、收敛祛风之效。

5. 当归四逆加吴茱萸生姜汤的其他相关应用：当归四逆汤加减方在皮肤病的论治较多，辨证为太阳太阴合病之营血亏虚、表虚里寒的皮肤科疾病均可异病同治。丁中正等观察当归四逆加吴茱萸生姜汤治疗寒冷性多形性红斑 24 例，疗效较好。刘和平等以当归四逆汤加减内服，配合冻疮膏外用治疗冻疮患者 49 例，内服外用联合组疗效明显优于单用外用药组。王六银应用当归四逆汤合补阳还五汤治疗寒冷性多形红斑 96 例，中药组有效率优于对照组且复发率低。侯树德等以当归四逆汤化裁治疗荨麻疹 200 例，疗效较好。李兴应用当归四逆汤加味治疗硬皮病寒湿阳虚证 70 例，治疗组疗效明显优于对照组。当归四逆汤加减方在临床应用广泛，血虚表里皆寒之证均可异病同治。

临床除皮肤科疾病外，当归四逆加吴茱萸生姜汤也广泛应用于血虚表里皆寒的妇科、心内科等多种疾病。何莉娜等将 81 例头风病患者随机分为两组，分别予当归四逆加吴茱萸生姜汤与西药治疗，治疗 3 个月后当归四逆加吴茱萸生姜汤组的临床疗效优于对照组，作者指出这与该方具有温经散寒、活血通脉、通达表里、散滞止痛的作用密切相关。韩文舫将当归四逆加吴茱萸生姜汤应用于痛经寒湿凝滞证的临床治疗中，疗效较好。

6. 当归四逆加吴茱萸生姜汤现代药理学研究：现代药理学研究表明，当归四逆加吴茱萸生姜汤具有促进外周血液循环、镇痛、抑制平滑肌收缩和痉挛、加速机体新陈代谢、增高皮温、消退红斑水肿、缓解瘙痒感等作用。张保国等对本方的近期药理学研究进行综述，分析指出当归四逆加吴茱萸生姜汤具有明确的促进外周血液循环，改善末梢循环和增加血流的作用，广泛用于血虚寒侵，滞凝机体为患的多种病证。丁中正等观察当归四逆汤加吴茱萸生姜汤对寒冷性多形性红斑的疗效，发现其有明显的提升皮温、消退水肿、减轻瘙痒的功效。

寒冷性荨麻疹因其遇冷起风团，遇热缓解的临床特点，根据其临床症状、体征运用六经八纲辨证体系，以太阳太阴合病，营血亏虚，表虚里寒证高度概括核心病证。方证结合施以当归四逆加吴茱萸生姜汤，以入太阳太阴、通阳散寒、活血通脉、通达表里，故可解里寒与表虚。以黄酒助药效共煎温服，疗效较好。

320　痤疮从六经辨治策略

　　痤疮中医称之为"粉刺""肺风粉刺""面疮"或"酒刺"。西医认为痤疮发病主要由体内激素分泌失衡、毛囊皮脂腺开口角栓和痤疮丙酸杆菌感染导致，还与免疫、遗传、饮食、情绪等相关。治疗主要内服外用抗角化的药物、抗生素、抗雄激素药物为主，辅助有光疗、激光治疗等，但长期大量使用会有明显的副作用。痤疮是中医皮肤科的优势病种之一，大量文献显示，六经辨治和经方的使用治疗各种类型的痤疮疗效确切。六经辨治是指以阴阳为总纲，用太阳、阳明、少阳、太阴、少阴、厥阴作为辨证纲领，对疾病进行分析辨别，并用以指导临床治疗。学者李世秀等通过文献总结了六经辨治痤疮的理法方药，以便掌握其规律，以更好地指导临床。

从太阳论治痤疮

　　太阳病为表证，《伤寒论》提纲为"太阳之为病，脉浮，头项强痛而恶寒"。痤疮的病位主要在皮毛、在肺。肺主皮毛，肺气不宣，则发为痤疮。如痤疮患者属于太阳证者，整体上多表现为恶寒、有汗或无汗，或鼻塞流涕打喷嚏，或全身肌肉疼痛或关节疼痛。局部皮损多表现为颜面或背部丘疹，或伴有瘙痒，多位于面及胸背部。杨向军用麻杏苡甘汤合麻黄加术汤等加味治疗痤疮，其认为抓住太阳怫郁之机，使阳气通畅，一气周流，则诸症自愈。黄泽林认为痤疮多发于表位，其皮损多色红，属阳，多属湿热。郁而成痤疮，在上有表之实，病在太阳，当用宣发之品。中医临证酌加麻黄等辛散之品，还可加石膏等进行佐制，发其所"郁"。麻黄加桂发汗，而麻黄加石膏清湿热，发在表之水湿。林峻生用桂枝汤加味治疗痤疮患者39例，认为临床上运用桂枝汤适当依照和血气、清热、去湿排脓，可有效治疗痤疮。从太阳论治痤疮，当分清太阳伤寒和太阳中风证。属太阳证型痤疮多有表证。有表则需要发汗，但是不可发汗太过伤其津液及阳气，中病即止。

从阳明论治痤疮

　　《伤寒论》曰："阳明之为病，胃家实是也。"胡希恕认为腹证胃家实或外证身热、汗自出、不恶寒反恶热。阳明病可由太阳、少阳病转化而来。《医宗金鉴》曰："凡自利而渴者，里有热，属阳也。若自利不渴，则为里有寒，属阴也。"属于阳明证的痤疮的患者皮肤大多油腻、毛孔粗大，伴有口干、口渴、喜冷饮，纳可，小便多短黄，大便干结或几日一行，同时伴有下腹部胀满不适。舌偏红，苔薄黄偏干或黄厚苔，脉洪大或滑或数。陈伟栋用白虎汤治疗痤疮，有效率为90%，其认为白虎汤加用五味消毒饮可助其清泄阳明之热。从阳明热毒立论辨治痤疮，升麻葛根汤善于清解阳明经郁热。

　　可用桃核承气汤泻三焦热邪以治痤疮。熊立新用大黄牡丹汤合桃核承气汤治疗寻常型痤疮，燥盛或阴虚可加生地黄、牡丹皮，湿盛可酌加薏苡仁、白术，毒盛可加蒲公英、白花蛇舌草等，瘀滞可加丹参、山楂，正虚可加芪、桑寄生。葛根芩连汤是阳明经方，阳明经循行部位经过颜面部，故以葛根芩连汤为主方，同时注意饮食调摄，每获良效。麻黄连翘赤小豆汤合清胃散对于邪犯三阳，六腑壅滞，邪热郁结经络的寻常痤疮疗效好。多囊卵巢综合征型痤疮可运用葛根汤合桂枝茯苓丸治疗，诸药合用，调畅气机升降，清解太阳阳明，方证相应，更是效如桴鼓。

从少阳论治痤疮

少阳病的提纲为"寒热往来，胸胁苦满，默默不欲饮食，心烦喜呕"。李惠林认为痤疮属少阳证者，皮损多表现为丘疹或结节形成，常伴咽干、口干口苦、胁痛、脉弦等。经前乳胀是胸胁苦满的特殊表现；皮损多分布于面颊、颞部及耳周，经前痤疮加重，可予丹栀逍遥散加减治疗少阳郁热型痤疮。杨素清予小柴胡汤加减治疗痤疮，其认为常用花类药作为临床中治疗颜面疾患的引经药，生山楂可以减少面部油脂分泌。李明权予小柴胡汤合清胃散加减治疗伴有脓疱的重度痤疮，其中妙在加入白花蛇舌草、茯苓，可护胃气及给邪出路。大柴胡汤为少阳、阳明并病而设，具有调和气血，全方疏肝泄热，治疗痤疮效果显著。少阳病不能发表也不能用苦寒攻下，唯有和解少阳以驱邪外出。

从少阴论治痤疮

少阴病的提纲为"少阴之为病，脉细微，但欲寐也"。少阴病是以阳气亏虚为主要表现的病变。患者平素气血亏损，体内阳亏虚，同时外受寒邪，阻遏阳气，致气血不畅。气血壅滞致使郁而化热，火性炎上蒸于头面，则发为痤疮。患者多有虚寒表现，如疲乏，畏寒怕冷，面色苍白，或伴有腰膝酸软。女性多见月经量少、痛经、有血块、色暗淡、舌暗淡、苔白、脉沉细无力。局部皮损多见皮疹色暗，同时见皮肤粗糙，或毛孔粗大，油脂泛溢。临床多用当归芍药散、温经汤加减治疗。少阴病的转归分为少阴热化和寒化症。素体阳虚阴盛，邪从阴化阳形成寒化症。若素体阴虚阳亢，则外邪易从阳化热，形成热化症。少阴化热型痤疮要点在于心烦失眠、脉微细而除面部潮红外，皮疹表现往往不具有特征性。黄连阿胶汤是治疗少阴热化症的代表方剂。少阴痤疮表现为面部潮红时，不可先入为主，认为其是湿热证而过用苦寒药伤其阳气。

从太阴论治痤疮

太阴病的提纲为"太阴之为病，腹满而吐，食不下，自利益甚，时腹自痛"。太阴病归属于里阴证，患者多素体脾胃虚寒，多偏瘦或虚胖，纳差，疲乏，或腹胀满，舌偏淡或胖，有齿印，舌苔偏厚腻，脉滑或弱。皮损多见粉刺、囊肿、颜色暗淡。四逆汤、封髓丹合四物汤化裁头面部痤疮，以引火归肾、养血通腑为法。四逆汤水中温火，引火归原，以土伏火，合用封髓丹，苦甘化阴、辛甘化阳，阴阳协调、水火既济，四物汤养血行气、通畅气机。从太阴论治痤疮，当温健其脾胃。

从厥阴论治痤疮

厥阴病的提纲为"厥阴之为病，消渴，气上撞心，心中疼热，饥而不欲食，食则吐蛔。下之，利不止"。痤疮见厥阴证者可见口干口苦、耳鸣、心烦、面赤等上热的表现，同时见大便溏烂、四肢凉等下寒的临床表现。皮损局部多表现为面部散在皮疹，色暗红。"手足厥逆，寒脉细欲绝者，当归四逆汤主之。"当归四逆汤原方医治营血虚弱，寒凝筋脉，血行不利之症，有散寒温阳化瘀的功效，可加用活血和散结软坚的药物治疗痤疮。当归四逆汤证型的痤疮皮损多见密集型红色丘疹，伴脓头。许爱娥教授认为一些久治不愈的痤疮患者多为寒凝血瘀，不可予常规的清热凉血解毒之品治疗，恐更加耗伤阳气，可用当归四逆汤以温通经脉、活血化瘀，加益母草、泽兰等以活血调经，阳气温通全身，则诸症皆消。赵凯教授主张从厥阴论治月经前痤疮，虚实兼顾，清上温下，譬如乌梅丸、黄连汤、麻黄升麻汤等。凡遇口干口苦、肝区疼痛等证，同时伴有四肢逆冷、渴而不呕、脉沉细等厥阴证，均可考虑使用柴胡桂枝干姜汤方。对口干口苦、寐差易惊醒、四逆者采用柴胡桂枝干姜汤合当归芍药散。胃胀嗳气、易腹泻者用半夏泻心汤治疗；痛经、月经量稀少、少腹冷者予温经汤治疗。乌梅丸组方特点具有寒热并用，清上温下，酸辛苦甘、辛开苦降、上下共治、标本兼治的特点，对虚实并存、寒热错杂的症状痤疮患者尤为适用。乌梅丸证型痤疮可运用清热解毒药，也需兼顾下焦虚寒的证候，寒温合用，上下兼顾。

痤疮的发病机制和传变规律符合六经的传变规律，初发多在三阳，使用抗生素过多或过服寒凉中药或平素体质虚寒，病则易入三阴。太阳证多见于痤疮初起，皮损表现为颜面、背部红色毛囊性丘疹，或伴有瘙痒，或有脓头，方用桂枝汤、麻杏苡甘汤或麻黄加术汤、葛根汤等；痤疮太阳证未解或治疗不当，饮食肥甘厚味，传变至阳明，表现为体质壮实或肥胖，皮肤油腻、毛孔粗大，伴有口干、大便干结、腹部胀满，舌红，苔黄，脉滑数，方用白虎汤、升麻葛根汤、桃核承气汤、大黄牡丹汤、葛根芩汤、麻黄连翘赤小豆汤等。发病日久，情志不畅，或由太阳证传少阳证，表现为面部丘疹或结节，伴咽干、口苦、胁痛、脉弦，多用丹栀逍遥散、小柴胡汤、大柴胡汤等。痤疮属少阴证者临床皮损多见皮疹色暗、久治不愈、毛孔粗大、油脂泛溢、乏力、怕冷、面色苍白、体格偏瘦，或伴有腰膝酸软，或心烦失眠等，多用当归芍药散、温经汤加减、黄连阿胶汤治疗。太阴证属少阴阴寒未解，再加素体脾胃虚寒，易生痰湿，舌苔厚腻，脉滑或弱，皮损多见粉刺、囊肿、面色暗淡，方用半夏泻心汤加减、四逆汤、封髓丹合四物汤化裁，以引火归源，温化寒痰。厥阴证为三阴之尽，寒热错杂，证见口干口苦、耳鸣、心烦、面赤、大便溏烂、四肢凉等，常用归四逆汤、柴胡桂枝干姜汤合当归芍药散、半夏泻心汤治疗、温经汤治疗、乌梅丸等，对虚实并存、寒热错杂，须辨证准确，不可见热则妄用苦寒药物。

熟练运用六经传变理论，结合各种类型痤疮的临床表现和患者的性别、年龄、体质的特点，掌握其中方证病机，准确辨证，选方精当，标本兼治，治疗痤疮症状的同时，可以提高患者的生活质量，降低复发率。避免使用抗角化的药物、抗生素、抗雄激素药物。

321　以六经-方证辨证体系论治痤疮

张仲景《伤寒杂病论》辨证论治体系完善，方剂配伍精当，临床疗效确切，更创立了"六经学说"，即太阳、阳明、少阳、太阴、少阴、厥阴。方证者，经方的适应证；方与证，乃是《伤寒论》的核心。六经辨证是基础，方证辨证是核心。经方治病不是辨病论治，也不是刻板使用某一经验方，而是依据症状反应进行"六经-方证辨证"，即据患者的症状特点，先辨六经，继辨方证，求得方证对应而达到治愈疾病之目的。清代医家柯韵伯曰："仲景之六经，为百病立法，不专为伤寒一科，伤寒杂病，治无二理，咸归六经之节制。"现立足于该理论，学者宋玮等将痤疮六经-方证辨治进行了总结归纳。

六经辨治痤疮

1. 太阳痤疮方证：

（1）葛根汤：葛根汤是由桂枝汤加葛根、麻黄组成，既包含桂枝汤营阴不足、津液不足的特征，更重要的是方中含有麻黄，故患者体质偏壮实，肌理肌肤致密偏暗，无汗。葛根汤适用于痤疮颜色发暗，疮头深陷不出，面背部均有，背部较多者。局部的皮疹多见复发性结节型、囊肿型痤疮，泛发于头面部，脓水不止。临证不可因其反复脓水不愈而误施"补托"，此为玄府闭塞，邪不得出，故用麻黄开通玄府，使邪有出路。

（2）五苓散：五苓散方重用泽泻为君，取其甘淡性寒，配合茯苓、猪苓增强利水渗湿之力；白术健脾培土而运化水湿；桂枝辛甘性温，外解太阳之表邪，内助膀胱之气化。诸药合用，利水渗湿、兼解表邪。患者面部油腻即属于湿邪盛的表现，痤疮皮疹渗出较多，面部肿胀，多伴有汗出，口渴，呕吐，水泻，小便少，舌胖大，舌质淡嫩或滑嫩甚至水滑

2. 阳明痤疮方证：

（1）葛根芩连汤：葛根芩连汤以葛根为君药，乃阳明经脉方，而痤疮主要以额头多见，额头属阳明；"诸痛痒疮，皆属于心"，采用黄连清心火，利湿热；头面属上焦，运用黄芩清上焦，治疗湿热上熏头面，湿热型痤疮。患者体质壮实，腹泻，大便臭秽，烦热，多汗，面部皮脂溢出旺盛，皮疹以脓疱，炎性丘疹为主，舌红苔黄，脉弦数。

（2）小陷胸汤：黄连苦寒，泻心下热结；半夏辛温，化痰开结气；配合清热化痰散结之瓜蒌，三药合用，用于结节囊肿型痤疮。患者多伴见胸胁痞胀疼痛、心烦、痰黄黏腻、便秘，舌质红，苔黄厚稍腻，脉滑或弦滑而数。局部痤疮结节不消，囊肿流脓血水。

（3）茵陈蒿汤：茵陈蒿，《神农本草经》谓"味苦，平。主治风湿寒热邪气，热结黄疸"；栀子"面赤酒疱渣鼻"、"面赤，酒鼻白癞，赤癞，疮疡，此皆肉肌之病，乃阳明之表证"；再配伍大黄清瘀热，荡涤肠胃热实，使湿热从大便去。故本方用于湿热型痤疮。从整体看，患者体格多偏壮实，口渴欲饮，干呕，腹满，溲赤，便秘结，舌红苔黄腻，脉滑数；局部皮损面部油腻，伴丘疹、脓疱，是湿热状态。

（4）栀子厚朴汤："伤寒下后，心烦腹满，卧起不安，栀子厚朴汤主之"。本方治疗痤疮要考虑到气郁而上的状态。患者大多体质壮实，痤疮色红，面部反复起囊肿、丘疹，皮脂分泌旺盛，毛孔粗大，舌边尖红，苔黄厚。临床若阳明里实热证、郁热在里兼夹湿热，可投本方合当归贝母苦参丸；若见脘腹胀满，心烦失眠，可投本方合小陷胸汤，酌加白芷、薏苡仁、藿香等。

（5）桂枝茯苓丸：桂枝温血脉，茯苓渗湿气，牡丹皮清血热，桃仁破血结，赤芍行血滞。桂枝茯苓

丸方药物组成及配伍契合血瘀型痤疮的病机。本方适用于痤疮颜色暗红、疮体饱满硬结、囊肿结节偏暗、瘢痕结节久不消失者。女性患者体质不虚、面色暗红或暗黄、唇色暗红，素有痛经，月经夹有血块，皮肤粗糙干燥，肌肤甲错，舌质暗，伴有瘀斑、瘀点，脉涩；男性患者可见体表脉络迂曲，若小便不畅，下腹或会阴隐痛，可投本方酌加柴胡、生牡蛎、白芷、薏苡仁、丹参之品。

3. 少阳痤疮方证：

（1）四逆散：《神农本草经》谓柴胡"主治心腹，去胃肠中结气，饮食积聚，寒热邪气"；枳实"除寒热，热结"。白芍"主治邪气腹痛"，配合甘草之缓急，四药相合，治少阳证之气郁四逆、胸胁苦闷等。本方用于气郁型痤疮。患者体质壮实，肤色偏白，四逆口稍苦，精神压力大，舌淡红，苔根黄腻，脉弦。面部红油腻，痤疮皮疹多见密集暗红色结节，多脓疱，以及大的暗红色结节。

（2）柴胡桂枝干姜汤：柴胡、黄芩解少阳往来之寒热、除烦；瓜蒌根生津止渴；牡蛎咸能软结，敛而止渴，治在上热也；更加干姜、桂枝祛寒逐饮，治在下太阴之寒也。上热表现为心烦失眠、咽干口渴、口苦或头汗多；下寒表现为平素周身困倦、胃脘胀、隐痛、大便溏、易腹泻等脾胃虚寒的表现。本方为治上热下寒之少阳、太阴合病。少阳三焦为行水之脏，太阴脾脏为运水之脏，三焦升降之枢在于中，而中焦枢机根于脾，故少阳主症偏于寒而内涉太阴，乃为其转归之一，柴胡桂枝干姜汤证即属此证。痤疮患者只要辨证准确，均可运用柴胡桂枝干姜汤。

4. 太阴痤疮方证：

（1）理中汤：干姜温中祛寒逐饮；配伍人参补虚；白术苦温燥湿、健脾利水；甘草缓急止痛、调和诸药，治疗太阴里虚寒证痤疮。此类痤疮患者重在整体辨证，多见面色萎黄或苍白，疲倦乏力，怕冷，手足冷，畏寒喜温，口淡不渴，泄泻便溏，腹痛腹胀，喜温喜按，唾、涕、尿、胃酸等分泌物清晰量多，舌体胖大，舌淡苔白或水滑，脉弱。治本之法，当先行温补脾肾，扶助其阳气，稳住其根本，整体辨证，不必拘泥于局部痤疮皮损。

（2）半夏泻心汤：黄芩、黄连苦寒降泄，除热而止利；法半夏、干姜辛寒燥热，逐饮而止呕，二者相合，辛开苦降，寒热并调，清上温下，以调和脾胃。又以人参、甘草、大枣益气和中，补胃气之虚。故本方可治疗寒热错杂、湿热型痤疮。从整体来看上热表现为口干口苦、舌红苔黄厚腻、脉弦；下寒表现为素有胃胀，纳差，恶心，肠鸣腹胀。从局部来看，痤疮丘疹常色红，甚至出现脓疱、囊肿（痈疽原是火毒生），皮肤油腻（湿性浊，即秽浊垢腻），易复发（湿性黏滞，缠绵难愈），食辛辣、肥甘厚腻食物（易生湿热）后加重。

（3）当归芍药散：当归、川芎、白芍养血活血而调经，白术、茯苓、泽泻健脾利湿而逐水气，治疗太阴病之血瘀、血虚兼水饮内盛型痤疮。患者畏寒，手足湿冷，无汗，口淡不渴，面色萎黄，虚胖，女性经量偏少或偏多而色淡，痛经，体倦乏力，舌胖大有齿痕、苔白润或白腻。针对局部痤疮皮损，加减化裁。急性发作期，皮疹红肿，先以清热解毒、透脓消肿为主，化痰散结为辅；慢性期以散结化痰、活血化瘀为主，清肺解毒为辅。

5. 少阴痤疮方证：真武汤：真武汤以附子温肾扶阳、振奋颓衰；白术、茯苓温中健脾、利水；芍药调养厥阴肝木；而以生姜温中、逐饮，兼解表散寒。诸药合用，治疗阳虚水盛而兼有表证者。患者形寒畏冷、面色㿠白、倦怠欲寐、身重乏力、面浮肢肿、四肢沉重、小便不利、舌暗淡、舌体胖大、苔白厚或白滑润、脉沉细等，均可考虑为阳虚水盛之真武汤证。不必因痤疮色鲜红或肌肤灼热而一叶障目，或有所顾忌，不敢用此温热之剂。待阳气来复，"离照当空，阴霾四散"，不治而皮疹自消，且形寒畏冷、乏力倦怠诸症亦解。

6. 厥阴痤疮方证：乌梅丸：《神农本草经》谓乌梅"味酸，平。主下气，除热烦满，安心，肢体痛，偏枯，不仁死肌"；附子、干姜、桂枝、细辛、川椒温阳散寒；人参、当归益气养血，以扶正虚；黄连、黄柏清热燥湿，组方精妙，补泻兼施，寒热并用，用于寒热错杂型痤疮。痤疮反复顽固不愈，既表有邪热未尽，如疹色偏红、偏热，或口干苦，大便带黏、带臭，或苔根见黄厚、黄腻；又见正气亏虚，如畏寒、四肢厥冷、疲倦、易腹泻等。口苦、脉细弦，是半表半里少阳证，半表半里少阳而又见里虚寒证，为半表半里之阴证，即厥阴证，故予乌梅丸寒温并用，清上温下。

验案举隅

1. 太阳阳明合病案：患者，男，19 岁。2018 年 7 月 20 日初诊。主诉颜面部散在红色丘疹、结节 3 个月。3 个月前因熬夜出现红色丘疹及密集小脓疱，多处就治，未见明显好转。形体适中，平素口干，纳眠可。现症见面部油腻明显，散在较密集红色丘疹及暗红色结节，时起脓疱。舌质红，舌苔稍黄，脉弦滑。西医诊断为痤疮，中医诊断为粉刺。四诊合参，辨为太阳阳明合病，治以解表清里，予葛根芩连汤加减治疗。

处方：粉葛根 30 g，黄芩 15 g，黄连 10 g，金银花 30 g，连翘 25 g，白芷 10 g，夏枯草 30 g，生石膏 30 g，桑叶 15 g，甘草 6 g。8 剂，每日 1 剂，水煎分 3 次服，每次 100 mL。

二诊（2018 年 7 月 29 日）：面部油腻减，丘疹、脓疱明显减少。舌边尖红，苔薄白，脉弦。前方加玄参 15 g，以养阴清热，7 剂。服法同前。

三诊（2018 年 8 日 6 日）：药后丘疹、脓疱基本消失，暗红结节处遗留色素沉着。随证调治，继续巩固。随访 6 个月未再复发。

按：本案患者面部油腻，鲜红色丘疹、脓疱，平素口干，结合舌红苔黄，脉弦滑，皆阳明热盛之象，故方选葛根芩连汤，清阳明之热。方中黄连、黄芩苦寒能清阳明里热，葛根甘平能解肌透表。素体阳热偏盛，肺经蕴热，复受风邪，熏蒸面部而发为痤疮。虽然痤疮临床兼证复杂，总以"阳郁"为病本，治疗时以"消散"为治疗大法。酌情少予轻清宣透之品发越之，使阳热从外而散，故加金银花、连翘、白芷清热透表，夏枯草清热散结。《本草纲目》曰："石膏辛、微寒，除胃热肺热，散阴邪，缓脾益气。"桑叶性寒，味甘苦，功用疏散风热，清肺润燥。二者合用，相辅相成，石膏清泄肺热，使得内闭里热除，桑叶疏散风热，使表热得以宣散，外邪除则腠理自开。再者玄参，其凉血滋阴，解毒护心，软坚消疹，散结化痰，攻邪而不伤正。诸药合用，则使太阳、阳明之邪两解而愈。

2. 少阳太阴合病案：患者，女，35 岁。2018 年 5 月 4 日初诊。主诉面部反复丘疹脓疱 1 年，复发加重伴结节 1 个月。1 年前无明显诱因面部出现红色丘疹、小脓疱，予中西医治疗（具体不详），皮损稍有好转。之后病情反复发作。1 个月前患者因恣食辛辣，颜面部丘疹、脓疱加重伴结节，遂来诊。形体中等，自感上半身燥热，下半身怕冷，疲倦，口稍干，大便稀，眠差，纳可。现症见颜面部散在红色丘疹、小脓疱、结节。舌质淡红，舌体胖大，舌苔白，脉弦细。西医诊断为痤疮，中医诊断为粉刺。四诊合参，辨为少阳太阴合病，当和解少阳，兼治脾寒，平调寒热，予柴胡桂枝干姜汤加减治疗。

处方：柴胡 15 g，桂枝 10 g，干姜 10 g，黄芩 10 g，牡蛎 15 g，龙骨 15 g，天花粉 10 g，夏枯草 20 g，金荞麦 15 g，皂角刺 20 g，白花蛇舌草 20 g，炙甘草 6 g。7 剂，每日 1 剂，水煎分 3 次服，每次 100 mL。

二诊（2018 年 5 月 12 日）：药后上半身燥热、下半身怕冷好转，面部痤疮略减。患者诉月经至，经色暗，稍感腹部隐痛。舌体大，舌质略暗，苔白，脉细弦。前方合用当归芍药散以养血利水。上方去夏枯草、皂角刺、白花蛇舌草，加当归 10 g，川芎 5 g，麸炒白术 10 g，茯苓 10 g，泽泻 10 g，酒白芍 15 g，木香 10 g，5 剂。煎服法同前。

三诊（2018 年 5 月 18 日）：面部皮疹较前明显减少，上热下寒明显好转，未诉腹痛。二诊方去木香，加淫羊藿 15 g，菟丝子 20 g，佐以温阳补肾，8 剂，煎服同前。

药后面部丘疹、脓疱已明显减轻，而上热下寒，感觉基本消失，继服巩固。随访至 2019 年 6 月病情稳定。

按：本案患者面部起丘疹、脓疱，上半身燥热，口干，属上热；下半身怕冷，疲倦，大便稀，属下寒。综合分析，上热下寒证候较典型，考虑少阳、太阴合病之柴胡桂枝干姜汤方证。二诊时因经水适来，故合用当归芍药养血健脾利水，加木香以行气止痛，淫羊藿、菟丝子以补肾调经。夏枯草味苦辛、寒，辛能散结，苦寒能泄热；金荞麦味微辛、凉，功在清肺排痰，排脓消肿。二者相伍，既能散痤疮之红肿热痛，又可排痤疮之脓疱。再者，皂角刺出自《本草衍义补遗》，性味辛、温，功能拔毒、消肿、排脓；白花蛇舌草出自《广西中药志》，性味甘淡、凉，功在清热解毒，活血止痛。皂角刺排脓消肿，白花蛇舌草清热解毒消肿，故皂角刺、白花蛇舌草治疗热毒蕴结之痤疮，意在抑制毛囊皮脂腺的分泌。诸药合用，方证对应，见效甚速，不但面部丘疹、脓疱明显缓解，而且月经调，疲劳、口干、怕冷诸症亦明显改善。

3. 阳明湿热证案：患者，男，26 岁。2018 年 11 月 11 日初诊。主诉面部散在丘疹、脓疱、结节 6 个月余。6 个月前无明显诱因面部出现红色丘疹、脓疱，未治疗。病情逐渐加重，遂来诊。患者形体壮实，平素常伴见胸胁痞满，心烦，口干稍苦，胃纳可，小便黄，便秘结。现症见：面部油腻明显，多发红色丘疹、脓疱及暗红色结节。舌暗红，有瘀斑，苔黄厚根腻，脉滑而弦。西医诊断为痤疮，中医诊断为粉刺。四诊合参，辨为阳明湿热证，治以清解阳明湿热，予小陷胸汤合茵陈蒿汤加减。

处方：茵陈 30 g，栀子 10 g，酒大黄 6 g，黄连 6 g，瓜蒌皮 30 g，法半夏 9 g，苦参 15 g，连翘 25 g，猫爪草 30 g，白芷 15 g，薏苡仁 20 g。6 剂，每日 1 剂，水煎分 3 次服，每次 100 mL。

二诊（2018 年 11 月 17 日）：药后面部油腻减，丘疹、脓疱较前有所减少，暗红色结节亦见平塌。效不更方，继服 8 剂。煎服法同前。

三诊（2018 年 11 月 25 日）：面部丘疹、脓疱基本消退，结节亦平塌，略有少许新发红色丘疹，黄厚腻苔已消退。前方去苦参、猫爪草，加丹参 30 g，5 剂，煎服同前，巩固疗效。随访半年，病情稳定。

按：本案患者面部油腻，心烦，口干苦，苔黄厚腻，皆属阳明湿热内盛之证，"有是证用是方"，故予小陷胸汤合茵陈蒿汤加减清解阳明湿热。患者皮疹暗红，舌见瘀斑，可知病久湿热久羁，逐渐由气分转入血分，血热互结，瘀阻脉络。正如朱丹溪所曰："血受湿热，久必凝浊。"湿热之邪与郁滞之气血锢结，脉络瘀阻，当参活血，故配合酒大黄、丹参诸药活血消痈。栀子能治"面赤酒皶鼻，白癞，赤癞，疮疡"，苦参清热利湿，酌加连翘、猫爪草以加强清热散结之力，加皂角刺、白芷、薏苡仁以散结排脓，薏苡仁兼能利湿。诸药合用，则清热利湿，散结排脓，则痤疮得愈。

遵张仲景《伤寒论》辨治精髓，提出"六经-方证"理论，并以此为指导辨治痤疮，以指导临床为主旨，可获良效。临证辨治痤疮，先辨六经定主向，次寻方证析根本，立足于"六经-方证"的理论体系，方证对应，随证治之。

322　妇科病症从六经辨治探析

张斌精研《伤寒杂病论》，临证擅用六经辨证治疗妇科病，每获桴效。学者郝海霞等对其经验做了探析总结。

带下病多为太阴病

张仲景《伤寒论》以《黄帝内经》三阴三阳理论为基础，创立了六经辨证论治体系，太阴病是《伤寒论》三阴病之一，张斌认为太阴经其脏为肺脾，与妇科病相关的主要是脾经，其气为湿，其经属阴，太阴为病，常表现为气虚湿盛。故以补气升阳、燥湿健脾为主要治法。就带下病而言，其主要病因病机为湿邪下注，带脉失约，湿邪合寒邪为病则成寒湿带下，合热邪为病则成湿热带下。寒湿凝滞、湿热胶结，最易病势缠绵。故治疗上应特别注重健脾燥湿，使湿去则寒热无所依附，则寒湿、湿热自去。阳气虚则蒸运无力而成内湿，因此，临证时常加温阳之法。常用《伤寒论》败酱附子薏苡散加减治疗带下病。方中重用甘、淡、微寒之薏苡仁，归脾、胃、肺、大肠经，可健脾渗湿，清热排脓。现代药理表明，薏苡仁还具有抗炎、免疫调节的功效；败酱草辛、苦、微寒，归肝、胃、大肠经，可解毒消痈，活血行瘀；小剂量辛热之附子"破积聚，血瘕寒湿"。全方着力于足太阴脾经，方中附子壮肾阳以温脾阳，薏苡仁专利脾湿，败酱草祛除与湿胶结之热邪，使脾湿更易除去，寒温并用，攻补兼施，每获良效。

月经病多为少阴厥阴合病

张斌认为月经病，以少阴、厥阴合病为主。六经的传变主要是足经的相传，足少阴经属肾，从少阴本证来讲，主要表现的是足少阴肾经的病变。肾藏精，精能生血，血能化精，精血同源而互相资生，成为月经的基础物质。精又能化气，肾精所化之气为肾气，肾气盛衰，主宰着天癸的至与竭，而天癸与月经相始终。肾为水火之宅，既藏元阳，又藏元阴，肾阳虚者感受邪气后容易化寒，形成少阴寒化证，妇女容易出现月经后期、量少，经色暗淡、质稀等阳气不足，气化不及为特点的月经病；肾阴虚则不能制阳，患者感受邪气后容易化热，形成少阴热化证，妇女容易出现月经先期、量多，经色鲜红质稠等邪热煎熬伤阴为特点的月经病。

厥阴经为六经之尽，阴气达到顶点，阳气开始承接，所谓"阴尽而阳生"。所以足厥阴肝经为病常常表现为本虚标实、寒热错杂之症。月经病在发生、发展过程中，常出现虚实夹杂之证。如患者常出现阳虚温化不及，血行迟滞为瘀为病机的月经不调，但瘀久又会化热；如肝肾不足，肝脾不和，酿生湿热，湿热下注还会造成经间期出血。所以，在月经病治疗上，张斌常少阴、厥阴并治，运用滋肾养肝、调理冲任之法，常用《丹溪心法·卷三·六郁五十二》之越鞠丸。越鞠丸证具有"情、郁、烦、缠"四个临床要点，常用于治疗女性月经病。该方由苍术、香附、川芎、神曲、栀子组成。具有通治六郁、行气解郁之功效。其配伍特点是以行气药为主配伍活血、清热、燥湿、化痰、消食药。方中香附素有妇科良药之称，疏肝理气，调经止痛，其为"气病之总司"，以开气郁；川芎为血中之气药，活血行气，祛风止痛，以治血郁，可助香附行气解郁之功；两者配合，气血同治，活血行气之功益胜；苍术燥湿运脾以除痰，以除湿郁；神曲消食导滞，以消食郁；栀子清热利湿，凉血解毒，以清火郁。五药相须，共奏疏肝解郁之功。女子以肝为本，以血为用，正如傅山所曰"女子多郁"。月经不调、痛经、闭经的变化多在于气血，病症多表现为气血郁滞，故治疗当以调畅气机为主，选用越鞠丸加减疏肝行气解郁，兼治血、痰、湿、食诸郁。如心、肝、脾有一经之郁，则其气不能入于肾中，肾之气即郁而不宣矣。肾气本虚，则不能盈满而化经水外泄耶。因此，行气解郁是治月经病的重要方法，且往往能收到少阴、厥阴并治的效果。

癥瘕多为厥阴病

妇科肿瘤有良恶之分。良性肿瘤主要有子宫肌瘤、子宫腺肌病、卵巢纤维瘤以及卵巢囊肿等，恶性肿瘤主要有外阴癌、阴道癌、宫颈癌、子宫内膜癌、卵巢癌、输卵管癌等，均属中医学"癥瘕"范畴。有形可征，固定不移，推揉不散，痛有定处，病属血分，为癥。假聚成形，聚散无常，推之可移，痛无定处，病属气分，为瘕。瘕在气分，多引起功能性变化，癥在血分，多引起器质性损伤。西医子宫肌瘤或卵巢肿瘤、盆腔炎症包块或结核性包块、子宫内膜异位症结节包块、结核性包块及陈旧性宫外孕血肿等，非手术治疗的，可按癥瘕论治。《寿世保元》曰："不能移动者是癥，或有或无，或上或下，或左或右者，是瘕。气不能成块，块乃有形之物，痰与食积死血，此理晓然。"子宫肌瘤患者常出现痛经，月经先期、量多，经期延长甚至崩漏等病症。癥瘕的产生部位多为胞宫，而胞宫为奇恒之腑，其功能不同于一般脏腑，脏是藏而不泻，腑是泻而不藏。胞宫是亦泻亦藏，藏泻有时，它行经、蓄经、育胎、分娩，藏泻分明，各依其时。胞宫的功能是人体活动的一部分，是脏腑、经络、气血协同作用的结果。而气血的运行输布离不开肝的疏泄作用。肝藏血主疏泄，肝所藏之血由肝经运至少腹，而且冲脉为血海，冲脉起于胞中而通于肝，二者相互作用而使精血运达胞宫。血的统摄和运行有赖于气的输布调节，气又要靠血的濡养，如若肝之疏泄失常，气血运行紊乱，则气机阻滞，或气郁，冲任损伤，而血行迟滞，郁遏脉道甚或血液淤积，旧血不去，新血难安，渐成癥瘕。因此，本病多因足厥阴肝经之气机不畅，瘀血内停，以气、血、痰、水互结于下腹，气聚为瘕，血结为癥，形成癥瘕。故预防和治疗癥瘕，气机的升降、出入是关键，主张从足厥阴肝经论治癥瘕，有学者也从另一个角度对此理论进行了验证，如司富春等对近 30 年子宫肌瘤证型及用药的研究中，药物归经归肝经的占首位为 31.8%，证型以气滞血癥型为首位，在脏腑病位中以肝为首位，占 35.94%。

张斌治疗子宫肌瘤时先按包块的性质、大小、部位、病程的长短、兼症和月经情况确定是否能够单用中医治疗，再辨其在气在血，处方用药。治疗大法以行气活血、软坚散结为主，常用桂枝茯苓丸合月季花、凌霄花加减。方中桂枝辛甘而温，可温通经脉，助阳化气为君。妇人生理以血为本，《素问》曰："血气者，喜温而恶寒，寒则泣不能流，温则消而去之。"桂枝温通之效，对人体病理产物，如瘀血、痰湿、水饮的消除起到很大作用，正因如此，经方中桃核承气汤、温经汤、桂枝茯苓丸、苓桂术甘汤等均有桂枝。桃仁味苦甘平，擅入心肝血分，泄血滞祛瘀滞为臣。癥瘕之成，常夹湿为窠囊，故用茯苓以渗湿气；牡丹皮清利血热；白芍敛肝而扶脾，使其统血，达养正祛邪之功。丸以白蜜，甘缓而润，以缓解诸药破泄之力，缓消积块。有学者也对此进行了研究，发现桂枝茯苓胶囊的确能明显降低子宫肌瘤组织中孕酮受体和大鼠血清中孕酮水平，能下调盆腔炎大鼠血清中 TGF-β_1 的水平，进一步证明了桂枝茯苓丸治疗子宫肌瘤疗效显著。

验案举隅

徐×，女，24 岁。1991 年 5 月 24 日初诊。14 岁初潮，去年曾停经半年，经治疗痊愈。现月经停闭已经 3 个月，自感腰痛头晕，四肢发凉，但饮食、二便尚可。舌体瘦苔薄白，指甲色红，手足静脉膨胀（为气郁之征），脉沉细迟，均为气郁肝寒、气滞血瘀之证。

处方：当归 15 g，川芎 9 g，苍术 9 g，香附 9 g，益母草 15 g，柴胡 15 g，郁金 12 g，桂枝 12 g，土鳖虫 6 g，红花 12 g，桃仁 12 g，透骨草 15 g，天麻 12 g，钩藤 12 g，赤芍 12 g，炙甘草 6 g。6 剂，

每日1剂，水煎，分2次服。

二诊（5月31日）：头晕消失，饮食、二便正常，喜凉恶热，眼睑色淡红，舌体瘦苔微黄，脉沉数，有血虚内热之象。

处方：当归15 g，白芍12 g，川芎9 g，白术9 g，茯苓9 g，泽泻9 g，柴胡15 g，陈皮12 g，牡丹皮9 g，焦栀子9 g，土鳖虫6 g，益母草30 g，薄荷（后下）6 g，炙甘草3 g，五灵脂（包煎）9 g。6剂，每日1剂，水煎，分2次服。

按语：停经已有3个月，腰痛头晕，四肢冰凉，脉沉细稍迟，手足静脉膨胀，为气郁较重而致的血气不畅。方用越鞠丸去神曲、栀子，加柴胡、郁金疏肝理气开郁，加桃仁、益母草、当归、赤芍、红花活血化瘀调经；加土鳖虫、透骨草活血散瘀通经；加炙甘草、桂枝温阳散寒，加钩藤、天麻平肝息风。二诊时头晕消失，眼睑色淡红，舌红瘦苔微黄，脉沉小微数，喜凉恶热，为血虚内热之象。采用《金匮要略》之当归芍药散方（白术，泽泻，川芎，当归，白芍，茯苓）和丹栀逍遥散去生姜加五灵脂、益母草、陈皮、土鳖虫，以养血活血，疏肝理气，清热调经。本案月经停闭病在厥阴、少阴，故为厥阴、少阴合病。

323   六经辨证在月经病的应用

《伤寒论》中直接描述治疗妇科疾病的条文极少，但近代医家运用经方治疗妇科病的报道却屡见不鲜。月经不调作为妇科中的常见病、多发病，具有一定的复杂性和难治性。六经辨证是张仲景基于《黄帝内经》的阴阳五行、脏腑经络理论，结合临床实践总结出的一套治疗疾病的法则。柯韵伯指出"夫仲景之六经，为百病立法，不专为伤寒一科，伤寒杂病，治无二理，咸归六经之节制"。明确指出"六经辨证"为治疗百病之立法与前提。学者梁春云等对六经辨证在月经病中的应用做了梳理归纳。

六经辨治月经病的理论基础

《伤寒论》所言之六经分别指太阳、阳明、少阳、太阴、少阴、厥阴。六经辨证最重要的即是辨阴阳。所谓治病必求于本，此"本"就是本于阴阳，阴阳具有无限可分的属性，六经即是张仲景在阴阳基础上三分阴阳而得来。《伤寒论》中的六经反映了人体脏腑经络气血的生理功能及其病理变化，在临床实践中应从整体角度把握六经之间的传变关系。正如《伤寒论》第 16 条所曰："观其脉症，知犯何逆，随证治之。"所有疾病都有自身特殊的发展规律，但也有其共通之处，月经病亦不例外。就月经病而言，其包含疾病种类繁多、病机错综复杂。中医学认为月经病的发生多与虚、寒、瘀、痰、郁等多种病理因素有关。但究其根本，不外乎阴阳失衡，脏腑功能失常，冲任气血失和。而《伤寒论》的六经辨证，也是以脏腑经络为基础，病位上有在表、在里、在经、在腑、在脏之分；病性上有属阴、属阳、属热、属寒、属虚、属实之别。这为六经辨证治疗月经病提供了理论基础。

六经论治月经病的临床应用

1. 从"太阳经"论治：《伤寒论》第 1 条"太阳之为病，脉浮，头项强痛而恶寒"。此条文为太阳病之提纲。太阳经从头项循身之背，夹脊抵腰足，是人体最大的一条经脉，其为六经之藩篱，主一身之表，职司卫外，外寒侵袭人体，太阳首当其冲，最先表现为太阳经症，出现头项强痛、恶寒、脉浮等表证。寒主收引，其性凝滞，易阻碍气血之运行，表窍闭则里窍不通，对于表寒不解，寒性入络所致的痛经、闭经等症皆可从太阳论治。陈燕萍运用麻黄汤加味治疗风寒入络型闭经 1 例，仅服 4 剂后月经正常。张敏运用葛根汤治疗寒凝血瘀型原发性痛经，发现其能明显改善 VAS 评分和中医证候评分，其总有效率达 96.67%。现代研究也表明麻黄中的麻黄碱与伪麻黄碱能够抑制原发性痛经模型小鼠的扭体反应，下调 COX-2 蛋白的表达和增加 cAMP、降低 Ca^{2+} 的含量，从而发挥抗炎、镇痛的作用，缓解痛经症状。其次，女子月经前后，气血运动变化明显，若此时摄生不慎，外感六淫之邪，导致营卫失和，易出现经行诸症，如经行发热、经行身痛等症。李耀清运用桂枝汤治疗经行风疹，即取其调和肤腠之营卫气血之效。

邪风之至，疾如风雨，外感疾病若不及时治疗往往传遍迅速，若太阳经病不解，病邪循经入腑，膀胱水液代谢和血液代谢出现异常，则易导致蓄水、蓄血证。国医大师斑秀文认为，月经病虽种类繁多，但经者血也，故调经不离治血，临床上凡属瘀积引起的月经后期、月经过少、痛经等症均可宗蓄血证之法辨证施治。张少聪依据"血不利则为水"的原则，运用五苓散加减治疗气化不利所致的痛经，常有佳效。又太阳与少阴相表里，《伤寒论翼·太阳病解》曰："太阳之根，即是少阴。"太阳病如治不及时，易传少阴肾经，损伤生殖之本，易出现月经后期、月经过少甚则闭经、不孕。故对于月经病的治疗应重视表证，谨守中医学治未病的思想，把疾病扼杀于萌芽状态，减少疑难杂症的发生率。

2. 从"阳明经"论治：《黄帝内经》曰"两阳相合谓之阳明"。阳明经为足阳明胃和手阳明大肠，是六经之中阳气最旺盛的一经。饮食五谷入于胃，在阳明胃府受纳、腐熟后，变为食糜下传肠道，经脾气的作用化生气血而营养全身。故称阳明经为多气多血之经。女子以气为主，以血为用，其月经的来潮及孕育与气血的充盛与否密切相关。《临证指南医案》有"冲任隶属于阳明"之说，任通冲盛则月事通畅，冲脉之血充盈与否直接影响月经的情况。若阳明不足，中宫虚乏，冲脉失养，则冲阳不守，可见崩漏带淋；若阳明浊阻，瘀血结滞于胞脉，可导致闭经、痛经等病。柴松岩对 200 例月经病患者进行调查发现有 65.38% 的患者存在饮食、大便之异常改变。其中纳呆者占 21.25%，消谷善饥者占 15.64%，大便秘结者占 45.23%，大便溏泄者占 8.39%，并结合多年的临床经验及古人观点，提出"二阳致病"的学术思想，认为女子月经病与阳明病变密切相关，临证治疗月经病，注重询问患者饮食、大便的情况以判断胃肠虚实，从而增强用药之针对性。刘奉五善从阳明论治妇科疾病，其所创立的瓜石汤既能补阳明以益冲脉，又能清阳明以凉血调冲任，在治疗因邪在阳明、胃热阴虚导致的月经量少、月经后期、闭经等疾病方面疗效显著。许昕认为阳明胃肠功能改变经由冲脉，向上可影响心脑（中枢），向下可影响胞宫（卵巢）。故常以中焦为切入点，以阳明是否气机和顺，是否内蕴浊热，是否热扰冲脉为依据，辨治妇科疾病，效果满意。

3. 从"少阳经"论治：《素问·阴阳离合论》提到三阳太阳为开，阳明为阖，少阳为枢。少阳胆经分布于胸胁，位居半表半里，是太阳和阳明之间的枢纽，主司开合。《伤寒论》第 263 条："少阳之为病，口苦，咽干，目眩也。"刘力红说人体之中，开合作用最明显的即是口、咽、目三窍，开合越灵敏，那必然是枢机越灵敏；开合的特征越显著，那必然是枢机的特征越显著。因此，仲景以口、咽、目三窍的病变描述作为少阳病的提纲，一针见血地指出了少阳病最关键的机要：枢机不利。少阳胆经以阳木化相火，火降则下温，火逆则上热。若枢机不利，阴阳交接失常，易致上热下寒，气血津液运行失常，聚而生湿生痰，阻滞胞宫胞脉，冲任气血不畅，则经血不能按时满溢；其次若下焦阳气不足，木气无力生发，一则卵泡生长之动力乏源，二则排卵之通路不畅，易出现排卵障碍，则胎孕难成。"枢"之为病，病在半表半里、阴阳交接之地，既不可汗，又不可下，唯宜"和"解。仲景所创立的"小柴胡汤"即为和解少阳的代表方，用以治疗少阳本证，三阳合病，热入血室等疾病。《伤寒论》第 101 条曰："伤寒中风，有柴胡证，但见一证便是，不必悉具。"首次提出"有是证，用是方"的理论。

临床上凡因枢机不利、热与血结所致的月经紊乱，冲任失调均可从少阳论治，和解少阳，枢机得利，里热得清，胞脉通畅，则月事以时下。范薇等认为小柴胡汤既可以疏肝气以助脾运化，又可以透邪外达，解郁除热，擅用小柴胡汤加减治疗枢机不利、气血虚弱或气血运行不畅所致的痛经、崩漏等症。缪玉娟擅长运用小柴胡汤加减治疗本虚受邪、少阳阳明同病、胆火内郁、热入血室所致的月经不调，验之临床，颇有佳效。闫博馨运用柴胡桂枝干姜汤治疗肝郁脾虚月经过少，发现其可显著改善临床症状，并可降低血清促卵泡素的水平，其治疗总有效率达 94.12%。

4. 从"太阴经"论治：三阴之始，始于太阴，太阴经包括足太阴脾经和手太阴肺经。肺居上焦，为水之上源，被称为相傅之官，主治节，又主宣发肃降，肺为娇脏，喜润恶燥。若太阴为燥邪所伤，宣发肃降功能失常，肺气虚不能治血，则上虚无以治下，可见月经先期，甚则崩漏。代波等运用麦门冬汤加味治疗月经先期而至，即取其降气逆、润肺燥之功。吴倩等认为月经来潮是肺适时肃降所致，经血皆赖肺气之输布而达于子宫。王遵来认为气血的生成与运行与肺密切相关，肺气虚则经血枯；肺阴不足，阴虚火旺则亦出现经行吐衄等异常出血；肺气不畅则会导致月经先后无定期、逆经、闭经等症，临床常通过宣通肺气、补肺滋阴、泻肺祛邪等方法治疗月经病，疗效颇佳。

《伤寒论》第 277 条："自利不渴者，属太阴，以其藏有寒故也，当温之，宜服四逆辈。"太阴脾经的许多病变都与藏寒密切相关，而藏寒之本为阳虚，脾阳虚不能运化水湿，水湿停聚，阻于胞宫胞脉，排经之通路受阻则出现月经量少、月经后期、痛经、闭经等症；脾气虚，不能摄血，可出现月经量多、崩漏等症；不能运化水谷，无以化精微奉养全身，经血生化乏源，也可出现月经量少、月经稀发等症。国医大师班秀文亦认为：妇女经、带、孕产等病变，多与脾虚不运、不升有关，故可从太阴论治。陈武彦运用理中汤治疗太阴脾虚之经行泄泻，其总有效率达 90％。张卫明运用四逆汤治疗虚寒型痛经，发现其可显著降低 VAS 评分，治疗总有效率高达 95.6％。夏桂成运用附子理中汤化裁治疗脾肾阳虚之崩漏，即有"求阴阳之和者必求于中气"之理。

5. 从"少阴经"论治： 少阴包括手、足少阴二经和心、肾两脏。心主血，肾藏精，精血同源而互相资生，成为月经的基础物质。《傅青主女科》曰："经水出诸肾。"肾气的盛衰主宰着天癸的至与竭，而天癸与月经相始终。心主火，肾主水，少阴兼水火二气。若少阴寒化，心肾阳虚，妇女容易出现月经后期、量少，经色暗淡、质稀等阳气不足，气化不及为特点的月经病。马淑然认为肾阳为一身阳气之根本，肾阳虚卫外不固，寒邪侵袭易出现太少两感——即表实里虚、表里俱寒证，故临床擅用麻黄附子细辛汤治疗阳虚感寒的多种月经病及其他妇科杂病。王建新等认为温阳化气是截断崩漏出血恶性循环的关键，临床使用真武汤治疗脾肾阳虚、冲任不固之崩漏，即取其"阳回则阴不外泄"之理。若少阴热化，虚热内生，妇女容易出现月经先期、量多，经色鲜红质稠等邪热煎熬伤阴为特点的月经病。侯秀红等认为卵巢储备功能下降（DOR）患者所表现的月经量少、月经先期等症常与阴血亏损致肾气不足有关，临床运用黄连阿胶汤加味治疗 DOR，发现其可显著临床症状，并可调节 AMH 水平。《伤寒论》第 318 条："少阴病，四逆，其人或咳，或悸，或小便不利，或腹中痛，或泄痢下重者，四逆散主之。"清代医家邹澍认为："咳、悸、小便不利，不降也；腹中痛、泄利下重，不升也。"四逆散的主要病机为中枢不旋，故临床由少阴阳郁、肝气不舒、气机不畅所致的经行前后诸证、经间期出血、痛经、崩漏等月经病均可仿四逆散证治之。

6. 从"厥阴经"论治： 厥阴经为六经之尽，是"阴尽阳生"之时期。所以足厥阴肝经为病常表现为本虚标实、寒热错杂之证。刘河间曰："妇人天癸既行，皆从厥阴论之。"刘渡舟也曾提出"凡临床见到的肝热脾寒，或上热下寒，寒是真寒，热是真热，又迥非少阴之格阳，戴阳可比，皆应归属于厥阴病而求其治法"。在月经病的发生、发展过程中，也常表现为虚实夹杂之证。如若阳虚温化不及，可导致血行迟滞，出现月经后期，月经量少等症，血不循经，可致崩漏等异常出血。久瘀必有热，迫血妄行，也可导致月经先期。如素体肝肾不足、肝脾不和，酿生湿热，湿热下注胞宫，影响阴阳转化，可致经间期出血。张娟从厥阴肝经入手，以肝脏"体阴而用阳"的特点，运用补肝、柔肝、疏肝、敛肝、养肝、泻肝等法治疗月经不调等多种生育期妇女疾病。王国建认为肝的疏泄失常，既可导致气滞、血瘀、寒凝，使气血经行不畅，引起以实证为主的痛经；也可损伤肝脏的藏血功能，引起以冲任气血不足为主的虚证痛经，故临床运用独取厥阴的针刺方法治疗原发性痛经，其总有效率高达 90％。李淑萍认为乌梅丸具有辛甘助阳、酸苦坚阴、温清并补、调理寒热之功效，临床用之治疗寒热错杂之痛经、崩漏，多获良效。故临床上对于因虚致实或因实致虚而出现寒热错杂的月经病均可从厥阴论治。

月经不调作为妇科的常见病、多发病，其病机复杂，非单一因素所致，临床上常表现为多经络、多脏腑病变，严重者常可导致不孕，对女性的身心健康及生活质量造成极大影响。《伤寒论》所提出的六经辨证是从外感入手，阐述疾病发生发展的普遍规律，被后世称为百病之立法。临床中应以整体观念为基础，先辨六经，次辨方证，通过六经与脏腑的关联性全面把握月经病的病因病机，以明确六经辨证指导月经病诊治的作用机制，并探索伤寒理论在月经病中的更多运用，为中医药治疗妇科疾病拓宽新思路，提供新方法。

324　妇女腹痛从六经辨证论治

从六经着手论治妇人腹痛，为妇科急慢性盆腔痛的辨证治疗提供新思路。学者杨朝梅等反复研读，将六经辨证运用于妇人腹痛之心得做了归纳。

妇女腹痛的古今定义及范畴

妇女在非行经、妊娠及产后期间发生于小腹或少腹疼痛，甚至痛连腰骶的，称为妇人腹痛。妇人腹痛有急、缓之分，现代医学中的盆腔炎性疾病及其后遗症与之对应。盆腔炎性疾病是指包括子宫内膜炎、输卵管炎、输卵管卵巢脓肿和盆腔腹膜炎在内的一组女性上生殖道感染性疾病。若盆腔炎性疾病未得到及时正确的治疗，可继发盆腔炎性疾病后遗症，即妇人慢性腹痛。中医古籍中并无盆腔炎之名，在"热入血室""带下病""产后发热""癥瘕""不孕"等以腹痛为主要表现的病症中散在记载。

《伤寒论》之六经辨证

《伤寒论》创造性地对外感疾病错综复杂的证候表现及演变规律进行了分析归纳，创立了六经辨证的理论体系。六经辨证原为外感疾病立法处方的基本法则，但古今很多医家认为六经是脏腑经络由表及里演变规律的总结，即六经为诸病而设，非为伤寒一病而设，故六经辨证同样适用于妇人腹痛的论治。

从六经论病因病机

太阳为六经之首，能统摄营卫，主一身之表，太阳之气能卫外而为固，故太阳又为诸经之藩篱。外邪入侵人体时，太阳首当其冲，以致营卫不和，发为各种疾病，其中包括妇人腹痛。再者，太阳经证因治法不当，如误汗、误下后，导致邪热内传入腑时，可见太阳蓄水证和太阳蓄血证。

阳明叫两阳合明，意为阳明在太阳和少阳之间，以它的阳气最强，乃多气多血之经，故阳明经病多燥热。阳明病常见于盆腔炎性疾病的急性发作阶段。

少阳为出入之枢机，少阳为胆，同厥阴肝互为表里。若邪入少阳，胆火内郁，影响肝气疏泄，故见因情志因素发为妇人腹痛。

太阴病为三阴病的初始阶段，太阴为脾，又与阳明胃互为表里，故病入太阴，多表现为脾阳不运，寒湿阻滞所致的妇人腹痛。

少阴肾为一身阴阳之根本，少阴病见阳气衰微，阴寒内盛，或外感寒邪太盛，直中少阴，导致阳气被遏，从而出现阴寒内盛或阳热内郁等所致的急性或慢性妇人腹痛。

厥者，极也，尽也。厥阴有"阴极阳衰""阴尽阳生"的含义，所以，病至厥阴，可见寒热错杂、病情变化多端。足厥阴肝经绕阴器，过少腹，布胸胁，所循行的部位与妇科疾病的发生密切相关，故可从厥阴论治慢性妇人腹痛属病久而病情复杂者。

从六经论治方药

1. 太阳经论治：桂枝汤为《伤寒论》的第一张方，柯韵伯称其为"群方之冠"。桂枝汤的功效在于调和营卫气血，调和阴阳，故治疗范围较为广泛。桂枝类方的灵活运用更是拓宽了其临床运用范围。谭政通过对桂枝类方治疗妇人痛症的疾病种类统计得出：桂枝类方治疗妇人痛症的疾病主要涉及产后腹痛、妇人腹痛、痛经、产后身痛和妊娠腹痛 5 种，其中，妇人腹痛占比 31.7%。

太阳蓄水证：为外邪不解，循经入里，气化不利，导致水蓄膀胱而引起的一系列证候，方用五苓散，以通阳化气利水，如急慢性肾盂肾炎、间质性膀胱炎等。在妇人腹痛范畴，卵巢囊肿、带下病以及慢性盆腔炎性疾病辨证属阳虚气化不利者，也可用五苓散加减，临证时根据湿热、瘀滞等兼夹，酌情加入清热利湿、活血行气之品。

太阳蓄血证：《伤寒论》中提及的蓄血证分为轻证和重证。第 106 条曰："太阳病不解，热结膀胱，其人如狂……外已解也，但少腹急结者，乃可攻之，宜桃核承气汤。"此条不仅说明了太阳蓄血证的病机为太阳经证不解，邪热内传入里，与下焦瘀血互结于下焦，也说明了蓄血轻证治当用桃核承气汤泻下瘀热。第 124 条："太阳病六七日，表证仍在……以太阳随经，瘀热在里故也。抵当汤主之。"表邪尽而里热既深为蓄血之重证，此时应当以抵当汤攻之。因此，桃核承气汤、抵当汤可用于治疗子宫内膜异位症、急慢性盆腔炎性疾病、盆腔瘀血综合征等病机属瘀热互结于下焦型妇人腹痛，病性属实者。叶润英等用桃核承气汤类加减治疗瘀热互结下焦型妇科下腹痛病，患者常见面色晦暗、下腹胀痛、舌暗红苔薄白、脉沉。故临床运用时，根据患者舌脉症临证加减，能取效。

2. 阳明经论治：阳明病是疾病过程中邪入阳明，正邪交争剧烈，邪热亢盛至极的阶段，病性多属里、热、实。故阳明病可以见于盆腔炎性疾病的急性发作阶段，临床可表现为下腹部疼痛拒按、寒战高热、带下量多色黄或赤白如脓血、大便秘结等症。急则治标，缓则治本，若盆腔炎性疾病见高热不退、大便不通，舌苔黄，脉滑数等阳明腑实证时，可先予大承气汤通腑泄热。《伤寒论》第 327 条："阳明证，其人喜忘者，必有蓄血……宜抵当汤下之。"此条阐述了素体本有瘀血，加之阳明邪热内扰，与瘀血相结而成的阳明蓄血的证治。慢性盆腔炎性疾病中属邪热与瘀血内结证者，可予抵当汤治疗，以取逐瘀泻热之功，奏止痛之效。

3. 少阳经论治：妇女因房劳、多产、调摄失宜等原因导致正气不足，胞脉空虚，易受邪扰。当邪犯少阳，枢机不利，胆火内郁，又因肝胆互为表里，肝的疏泄功能失常，气血运行不畅，故可发为妇人腹痛。小柴胡汤为和解少阳的代表方，其功能特点在于一个"和"字，所谓"随其所而调之"。所以，本方可用于因阴阳气血不和所致的急性或慢性妇人腹痛。在此基础上化裁而来的柴胡类方，临床运用更为广泛。柴胡类方亦为妇人腹痛常用方，盆腔炎性疾病者可予柴胡类方加清热解毒、活血化瘀药加减。

4. 太阴经论治：妇女因经期、产后摄生不慎，感受寒邪，或者原本脾之阳气虚弱，不能运化水湿，导致寒湿之邪阻于下焦，则见少腹疼痛，痛势绵绵，得温痛减，还可伴见白带增多、四肢不温、大便溏等表现。《伤寒论》第 277 条"自利不渴者，属太阴……当温之，宜服四逆辈"。"四逆辈"即为四逆汤、理中汤一类的方剂，有温中、散寒、养血、补虚、和营止痛之功，故对于病机属太阴脾土不足，中焦虚寒所致的妇人腹痛，可用理中汤（丸）、四逆汤等加减治疗。

5. 少阴经论治：少阴为三阴之枢，如若少阴枢机不利，气机不畅，阳气内郁，则有阳郁致厥的表现。《伤寒论》第 318 条论述了四逆散，有调畅气机、疏利血脉之功，常用于治疗少阴阳热内郁，不能布达四末，四肢厥冷之证。魏绍斌常将四逆散用于治疗妇科痛症，针对妇人腹痛伴经期乳房胀痛者，常用四逆散合金铃子散；妇科临床见盆腔包块，疼痛性质以刺痛为主时，用四逆散合失笑散加减；盆腔炎性疾病患者小腹疼痛，伴白带量多色黄等湿热征象时，用四逆散合四妙散；对于盆腔炎性疾病，疼痛绵绵，喜揉喜按并伴见气血亏虚之象时，用四逆汤合四物汤加减论治。

6. 厥阴经论治：从厥阴论治妇人腹痛，以各种原因导致的慢性腹痛为主。乌梅丸见于《伤寒论》

第388条："伤寒脉微而厥，至七八日肤冷……蛔厥者，乌梅丸主之，又主久利。"后世据此将乌梅丸作为治蛔祖方，但仅将本方作为驱蛔专剂，则太过局限。柯韵伯在注疏《伤寒论》第338条时提出"看厥阴诸症，与本方相符，下之利不止，与又主久利句合，则乌梅丸为厥阴主方，非只为蛔厥之剂矣"。故乌梅丸可用于慢性盆腔炎性疾病、带下病等属寒热错杂证者。当归四逆汤为治疗血虚寒凝，血行不畅诸证的方剂，有养血通脉、温经散寒之功，见于《伤寒论》第351条："手足厥寒，脉细欲绝者，当归四逆汤主之。"妇女因各种原因导致血虚经脉失养，阴寒内生，痰饮、瘀血等病理产物蓄积于胞宫胞脉，则可见以腹痛、手足不温等为主要表现的带下过多、癥瘕、不孕等病，治宜养血通脉，温经散寒。万青等用当归四逆汤加减治疗闭经、癥瘕、输卵管阻塞、积水等有腹痛而辨证属血虚寒凝者。

白头翁汤为治疗厥阴热证的代表方，《伤寒论》第371条："热利下重者，白头翁汤主之。"白头翁汤方证的病机是肝经湿热，下迫大肠，故可用于治疗下焦少腹的病变，证属肝经湿热者。凡带下病、阴痒等属肝经湿热下注，蕴结胞宫，阻滞气血所致的少腹疼痛，均可用白头翁汤加减清热燥湿、和血止痛。于善堂、王付等用白头翁加减治疗急、慢性盆腔炎均取得较好的疗效。在临床运用时，湿热重者可酌情加入金银花、蒲公英、紫花地丁、败酱草等加强清热利湿之功；腹痛甚者，予川楝子、延胡索活血行气止痛。

验案举隅

患者，女，36岁。已婚，2020年7月26日初诊。主诉下腹胀痛3个月，加重1周。患者3个月前因下腹胀痛就诊于外院，行阴道彩色多普勒超声检查：左侧卵巢内囊性回声，大小约4.2 cm×4.0 cm×2.9 cm，考虑左侧卵巢囊肿。此后患者前往药店自行购买药物口服（具体不详），未见明显好转。1周前下腹胀痛加重，白带量多、色黄及腰部酸胀。LMP：2020年7月18日，既往月经规律，经期5～6天，周期28～30天。刻下症见：下腹部胀痛、刺痛交作，带下量多、色黄，大便秘结难解，舌暗红，舌苔黄，舌边散在瘀斑，脉沉涩。复查B超：包块较前增大（5.6 cm×6.0 cm×3.9 cm）。西医诊断为盆腔炎性疾病后遗症。中医诊断为妇人腹痛（瘀热互结证）。治当清热利湿，逐瘀止痛。

处方：桃仁12 g，大黄10 g，芒硝（冲服）9 g，桂枝9 g，炙甘草6 g，川楝子15 g，延胡索20 g，柴胡10 g，蒲公英20 g，紫花地丁15 g。7剂，每日1剂，水煎，分2次服。嘱患者注意避孕。

复诊（2020年8月6日）：服药后下腹疼痛较前明显好转，白带量较前减少，色淡黄，偶有外阴瘙痒，面色少华，二便调，纳眠可，舌淡红，苔薄黄，脉细涩。上方去芒硝，大黄减为6 g，加生地黄15 g，当归12 g，白芍12 g，川芎10 g。7剂继服。保妇康栓2盒，外用，每次1粒，每日1次。并嘱注意避孕。

三诊（2020年8月25日）：诉下腹疼痛已不明显，白带量色可，复查B超：左侧附件区包块较前减小（3.8 cm×3.2 cm×2.3 cm），嘱患者定期复查子宫附件B超。随访至2021年1月病情稳定，未见复发。

妇人腹痛之病因病机较为复杂，从六经论病因病机，以厥阴肝功能失常，太阴脾、少阴肾的亏虚为本，太阳蓄血、阳明胃肠瘀热互结、少阳胆郁热为标，其病变复杂，亦可寒热实夹杂，多经同病。

325　绝经期综合征从六经气化诊治经验

绝经期综合征（MS）指妇女绝经前后出现的由于性激素波动或减少所致的一系列症状，包括血管舒缩症状、精神神经症状、骨骼肌肉症状、泌尿生殖症状等。据统计，有超过 90％的围绝经期女性会出现与绝经相关的症状。其中有些症状会反复出现，甚者可长达 5～10 年，严重影响绝经期女性的生活质量，甚至影响家庭和谐。中医治疗绝经期综合征具有一定优势，疗效显著且安全性较高。杨洪艳教授提出的基于《伤寒论》六经气化学说诊治绝经期综合征的经验颇有特色，学者温兆瑞等就此做了归纳整理。

六经气化学说

六经气化学说是我国古代医家研究《伤寒论》的重要学说。六经气化学说的主要内容是六经营卫气血在正常及遭受外邪侵袭时的变化规律，六经的开阖枢及标本中见是气化学说的中心。六经气化学说的"六经"是指阴阳的动态变化导致三阴经与三阳经产生的开、阖、枢的六种状态。六经气化是以风寒暑湿燥火之化为本，三阴三阳之辨为标，三阴与三阳相互协调的过程。张景岳《类经图翼》曰："六经之气，以风寒热湿火燥为本，三阴三阳为标，本标之中见者为中气。中气者，如少阳厥阴为表里，阳明太阴为表里，太阳少阴为表里，表里相通，则彼此互为中气。"由此可见，三阴三阳两两互为表里，其气互通，称为"中见之气"。《素问·六微旨大论》提出，太阳之上，寒气治之，中见少阴；阳明之上，燥气治之，中见太阴；少阳之上，火气治之，中见厥阴；太阴之上，湿气治之，中见阳明；少阴之上，热气治之，中见太阳；厥阴之上，风气治之，中见少阳。由此可见标本中气的对应关系，即寒热二气合化成太阳少阴，太阳与少阴互为表里；燥湿二气合化成阳明太阴，阳明与太阴互为表里；风火二气合化成少阳厥阴，少阳与厥阴互为表里。再结合顾植山教授根据《素问·阴阳离合论》所创的"三阴三阳开阖枢图""三阴三阳太极时相图"以及三阴三阳与脏腑的联系，可知太阳与少阴同居北方，均含一水寒气，"实则太阳，虚则少阴"；阳明与太阴同居西方，均含四金燥气，"实则阳明，虚则太阴"；少阳与厥阴同居东方，均含三木风气，"实则少阳，虚则厥阴"。

除了上述六气的配属关系，六经气化还存在标本从化规律。《素问·至真要大论》认为少阳太阴从本，少阴太阳从本从标，阳明厥阴，不从标本，从乎中。从本者，化生于本；从标本者有标本之化；从中者以中气为化也。少阳本火标阳，火属阳，火与阳标本同气，太阴本湿标阴，湿属阴，湿与阴标本同气，故少阳太阴标本同气，当从本；少阴本热标阴，热属阳，热与阴标本异气，太阳本寒标阳，寒属阴，寒与阳标本异气，故少阴、太阳标本异气，当从本从标，然治之有先后。本中相从即本气与中气相从。阳明本燥，因本气阳明燥金与中气太阴湿土相从，燥从湿化，故从中见太阴湿土；厥阴本风，因本气厥阴风木与中气少阳相火相从，木从火化，故从中见少阳相火，故阳明厥阴不从标本，从乎中也。从化关系的本质是阴阳二气的对立统一、互根互用、消长转化的动态变化。

由以上六经气化的标本中气的对应关系（六气的配属关系）及六经气化的标本从化规律可看出，六气分主六经，三阴三阳六气发挥各自的属性特点，遵循标本中气的配属和从化关系，形成了一个相互资助、相互制约的气化关系体，共同完成升降出入、周而复始的生命周期规律。

《素问·六微旨大论》指出"出入废则神机化灭，升降息则气立孤危。故非出入，则无以生长壮老已；非升降，则无以生长化收藏。是以升降出入，无器不有"。由此可见，任何原因导致六经气化异常，都会使得气机周流转化失常，从而导致标、本、中气的太过与不及，出现寒热、燥湿、升降调节功能失常，发生从寒化、从热化、从燥化、从湿化等临床证候。基于临床实践，绝经期综合征虽然表现为多系统症状，究其根本也是六经气化失常所致。故提出以六经辨证为纲，运用气化理论对绝经期综合征进行辨证施治。

基于六经气化理论诊治绝经期综合征

六经气化理论诊治绝经期综合征患者，常结合不同系统的症状特点进行辨治，其具体临证思路：

1. 潮热汗出等血管舒缩症状： 血管舒缩症状是围绝经期最常见的症状，多表现为潮热汗出，面部和颈部皮肤阵阵发红，伴有烘热，继之汗出。症状轻者每日发作数次，重者出现十余次或更多，夜间或应激状态易促发。结合六经辨证，此类病症的病位主要在少阴，心肾同处少阴，肾虚则首先影响及心。"少阴肾经，水火之脏，邪伤其经，随人虚实。或从水化以为寒，或从火化以为热。水化为阴寒之邪，是其本也，火化为阳热之邪，是其标也"。肾虚为病之根本，少阴肾为病之本脏，少阴之为病多从本标，少阴本热标阴，中见太阳寒水，少阴之为病，从本从标，多寒化或热化。少阴精不足，则君火失潜，浮火上游，出现少阴热化证。

治疗此类肾虚所致的潮热汗出等血管舒缩症状，宜引火归原，代表方剂为黄连阿胶汤、封髓潜阳丹、引火汤等。阴损及阳，继之肾阳不足，出现少阴寒化证，治宜温肾养心，可予附子类方等扶阳方剂。女子年过七七，任脉虚，太冲脉衰少，天癸竭，少阴精亏，精不足气化不及则阴损及阳，导致肾阴阳不足，出现少阴阴阳不足证，治疗代表方剂为二仙汤。少阴阴阳不足，易气化不及，表现为阴阳升降失调，治疗时主要代表方剂为玉浊汤，方药组成主要包含生黄芪、香附、柴胡、当归、生地黄、玄参、知母、甘草等。

在临床实践中，尚需辨别潮热、汗出两个症状的轻重，以潮热为主时，偏阴虚，可加大中药黄柏、知母的用量，另可酌加地骨皮、白薇、银柴胡等清热凉血之品，肝肾阴虚甚者加龟甲、鳖甲；以汗出为主时，偏阳虚，可加大淫羊藿、仙茅的用量，另可加桂枝汤；汗出阳虚甚者可加防己黄芪汤，酌情给予仙鹤草、糯稻根、浮小麦等收涩敛汗之品。

临床实践过程中发现变证时，需仔细甄别，抓准病机，辨证施治。心肾同处少阴，常同时发病，肾阳虚衰则肾水上泛凌心，心火偏衰，心肾虚寒，易出现肢体与面部浮肿、心悸怔忡、畏寒肢厥等心肾阳虚证，治宜温阳化气，代表方剂为五苓散。久病不愈，缠绵日久，水气聚而成湿，湿气郁而化热，出现四肢倦怠、关节酸痛重着，情绪烦躁，舌苔厚腻等湿热证，治宜祛湿化热，代表方剂为温胆汤。气血同源，阴血不足则气化不及，易致气阴不足，出现精神倦怠、少气懒言、心悸乏力、皮肤干枯无泽等气阴两虚证，治宜益气养阴，代表方剂为炙甘草汤。女子以血为用，气行不畅则血瘀，出现胸胁胀闷、面色黧黑、肌肤甲错、口唇爪甲紫暗、舌质紫暗、脉细涩等气滞血瘀证，治宜行气化瘀，代表方剂为四物汤及二仙汤、血府逐瘀汤等，可酌加丹参、刘寄奴等活血化瘀之品。

2. 焦虑失眠等精神神经症状： 围绝经期妇女精神神经症状的发生率也很高，多表现为易怒、焦虑不安、情绪低落，兼有失眠多梦、记忆力下降等。此类病症的病位主要在厥阴、少阴。风火二气合化成少阳厥阴，少阳与厥阴互为表里，体现了木火相生，木随火化的运化关系。少阳本火标阳，标本同气，少阳气化从本火。厥阴本风属阳而标阴，中见少阳之气，厥阴气化从中。少阳为一阳初生，由阴出阳；厥阴为两阴交尽，阴极阳升。少阳借赖厥阴风阳温煦，向上向外，生长不息。气化易太过，生长气机被遏而致枢机不利或相火郁极乃发，火性上炎，轻则气机不畅，重则郁久化热，出现口苦咽干目眩、胸胁苦满、头汗出、四肢不温、情绪焦虑抑郁、性格急躁等少阳郁热证。

治疗此类病症宜和解少阳，代表方剂为柴桂龙骨牡蛎汤。少阳位于半表半里，其病每多传变，故常兼夹厥阴、阳明等为病，出现情绪易激、面红、胃脘不舒、肛门灼热、大便秘结或下利臭秽不爽等少阳阳明合病，治宜少阳阳明合治，代表方剂为大柴胡汤。部分患者以失眠为主症求诊，则临床辨治的核心多从"六经病欲解"着手治疗，常用方剂为乌梅丸，疗效显著。

3. 骨质疏松、关节肌肉疼痛等骨骼肌肉症状： 围绝经期妇女骨骼肌肉症状多易表现为骨质疏松、关节肌肉疼痛等。脾在体合肉，脾失健运，气血亏虚，肌肉失养，则肌肉瘦弱，倦怠无力。肾主骨生髓，肾精不足，髓化无源，骨骼失养，则骨质脆弱，易于骨折。结合六经辨证，此类病症的病位主要在太阴、少阴、厥阴。"太阴之上，湿气治之，中见阳明，太阴从本。太阴本湿标阳，中见阳明燥化，气化从本湿，多见寒湿证。"因此太阴为病，运化失司而导致湿浊停滞为患，中阳不运，则易寒化，治宜温阳利湿，代表方剂为理中汤、附子理中汤、甘草干姜汤等；湿邪郁而化热，则易热化，治宜祛湿除热，代表方剂为温胆汤、茵陈蒿汤。太阴为后天之本，先天之肾经有赖于后天滋养，太阴脾虚累及少阴肾虚，命门火衰难以温煦脾阳，二阴同病，治宜养血健脾补肾，代表方剂为当归芍药散、当归生姜羊肉汤、胶艾汤合左归丸、右归丸、六味地黄丸等。足厥阴肝藏血，主筋，为风木之脏，内寄相火，体阴用阳，性刚，主动主升。肝郁化火，热甚动风或阴虚血少，筋脉失养皆可致筋脉拘急，治宜养肝舒筋通络，代表方剂为黄芪桂枝五物汤、一贯煎、当归四逆汤等。

4. 膀胱炎、尿频尿急等泌尿生殖症状： 围绝经期妇女泌尿生殖症状多表现为易反复发作的膀胱炎、尿频尿急、尿道缩短、黏膜变薄、肛门括约肌松弛、盆底松弛、乳房萎缩、下垂等。肾在窍为耳及二阴。二阴是指前阴和后阴，前阴是指排尿和生殖器官，后阴是指排泄粪便的通道。尿液的生成、粪便的排泄均依赖于肾气的蒸化、推动及固摄，若肾气虚衰，则见尿频尿急、遗尿、尿失禁、尿少或尿闭，及便秘、大便失禁或久泻滑脱等。肾主生殖，肾气不足，则可见女子月经异常或不孕等。临证过程不必拘泥于临床症状的具体表现形式，把握病机为关键。此类病症的病位仍主要在少阴，以少阴肾虚为病之根本，其治疗可采用左归丸、右归丸、六味地黄丸等为基础方，根据症状进行加减用药。

验案举隅

1. 少阴太阳合病： 温某，女，52 岁。2019 年 12 月 26 日初诊。患者因"月经紊乱 1 年，潮热汗出心悸半年"前来就诊。自诉 14 岁月经初潮，平素月经规律，30 日行经 1 次，5～6 日干净。近 1 年开始月经周期紊乱，25～60 日行经 1 次，末次月经（LMP）：2019 年 12 月 15 日。婚育史：已婚育，无生育要求，避孕环避孕。2019 年 12 月 18 日辅助检查。①性激素检测，卵泡刺激素（FSH）：28.16 U/L；促黄体生成素（LH）：26.63 U/L；雌二醇（E2）：48.15pmol/L。②妇科 B 超：子宫内膜厚约 4mm，子宫大小、双附件未见明显异常；可见宫内节育环（T 环）。近半年开始出现潮热汗出，白天 5～6 次，夜晚 1～2 次，伴明显心悸，易心烦，口干，纳可，眠差，失眠多梦，二便调。舌淡红苔薄白，脉细数。西医诊断为女性围绝经期综合征；中医诊断为绝经前后诸症（证属少阴太阳同病）。治宜滋肾填精，引火归原，佐以清宣肺气。

处方（1）黄连阿胶汤：炒黄连 5 g，黄芩 10 g，白芍 10 g，阿胶 10 g。炒黄连、黄芩、白芍同煮30 分钟后去渣，100 ℃时放入阿胶烊化，50 ℃～70 ℃放入 1 枚鸡子黄搅拌、摇匀，睡前服。14 剂。

处方（2）栀子豉汤颗粒剂：栀子颗粒 1 袋，淡豆豉颗粒 1 袋，炙甘草颗粒 1 袋，早饭后冲服。

二诊（2020 年 1 月 2 日）：自诉潮热汗出次数较前减少，白天 2～3 次，偶有夜晚盗汗，心烦心悸、失眠多梦等症状也较前好转，仍有口干，舌淡红苔薄白，脉细数。处方继续以黄连阿胶汤加减：炒黄连5 g，黄芩 10 g，白芍 10 g，阿胶 10 g，麦冬 15 g；煎服法同前，共 14 剂续服。

2 周后随访，服药后基本无潮热汗出，睡眠较前明显好转，但心悸心烦等症状改善不明显。因春节已回老家，未能继续复诊。

按：肾为封藏之脏，先天之本，元气之根，主藏精气，内寓元阴元阳，与人体生长、发育和生殖的密切相关。此患者年过七七，天癸将竭，月经紊乱，少阴肾虚为其根本病因。少阴肾水亏少，不能上济心火，使心火独亢于上，出现从阳化热的少阴热化证，故见心神不宁、心烦；心不宁则魂不安，故眠差、失眠多梦；汗为心之液，虚火内扰，迫津外泄，故潮热汗出；少阴太阳同居北方，互为表里，少阴肾虚常累及太阳，太少两感，肺肾气虚，气不化水，故口干，水饮内停，饮邪凌心则悸；舌淡红苔薄白及脉细数均为水亏火亢之象。本病虚实互见，阴阳错杂，病位主要在少阴太阳，肾虚火亢为其主要病机。治以滋肾填精，引火归原为法，佐以清宣肺气，方药选用黄连阿胶汤滋阴清热，栀子甘草豉汤清宣肺气，使心火不亢，水火互济，肺气得宣，则心肺肾阴阳气血得以协调，诸症皆除。黄连阿胶汤出自《伤寒论·少阴热化证》曰："少阴病，得之二三日以上，心中烦，不得卧，黄连阿胶汤主之。"黄连阿胶汤为少阴病阴虚火旺的专方，病机为肾水不足，不能上济心阳，而致心火独亢于上，即所谓心肾不交，水火失济，采用黄连阿胶汤可滋阴清热，交通心肾。栀子甘草豉汤出自《伤寒论·太阳病变证·热证》，其曰："发汗吐下后，虚烦不得眠，如剧者，必反复颠倒，心中懊恼，栀子豉汤主之；若少气者，栀子甘草豉汤主之。"栀子甘草豉汤为太阳病热扰胸膈，气机不畅的专方。病机为无形之热郁于胸膈，以致烦扰不宁，甚则心中懊恼，反复颠倒，只有轻苦微辛的栀子豉汤可清宣其胸膈郁热；少气者，指患者兼气息不足，故加甘草补益中气，即栀子甘草豉汤。"从寅至辰上"为少阳病欲解而阳气升发之时，病邪易于向外发越，"从亥至丑上"（21时至次日3时）为太阴病欲解时，结合天人相应理论，故栀子豉汤晨起早饭后冲服，黄连阿胶汤睡前服，服药后人体正气得天时相助，有利病症解除。

2. 少阳阳明合病：曾某，女，48岁。2019年11月28日初诊。患者因"失眠多年，停经半年"前来就诊。自诉13岁月经初潮，既往月经规律，30日行经1次，5～7日净，量中，色暗红，末次月经2019年4月至今无月经来潮，已婚育，无生育要求，避孕套避孕。2019年10月15日行妇科彩超：子宫内膜厚3mm，子宫及双附件未见异常。患者有多年失眠病史，平素入睡困难，夜间易醒，醒后难以入睡，曾多次受到惊吓，无口干口苦、心慌心悸、头晕头痛等不适，纳可，小便调，大便偏干，2～3日大便1次，舌暗红苔薄白，脉弦紧。西医诊断为女性围绝经期综合征；中医诊断为绝经前后诸症（证属少阳胆火内郁，兼阳明燥热里实证）。治宜和解少阳，通下热结。中药处方以柴胡加龙骨牡蛎汤合大柴胡汤加减。

处方：柴胡10 g，法半夏10 g，党参10 g，黄芩6 g，茯苓15 g，桂枝10 g，煅龙骨（先煎）30 g，煅牡蛎（先煎）30 g，酒大黄10 g，干姜5 g，大枣15 g，火麻仁20 g。14剂。每日1剂，水煎2次共取药汁约300 mL，分早、晚2次温服。

二诊（2019年12月12日）：患者自诉大便较前明显好转，每日1次，质软，睡眠较前有所好转，仍多梦，夜间易醒，醒后较前易入睡，舌暗红苔薄白，脉弦细。上方酒大黄、火麻仁用量减半，酌加远志10 g，首乌藤10 g以加强安神定志之力。续服2周，煎服法同前。

三诊（2019年12月26日）：患者自诉大小便正常，偶有心事时入睡困难，其他时间入睡尚可，做梦、夜间觉醒次数较前减少，舌暗红苔薄白，脉弦细。上方去火麻仁，续服2周，煎服法同前。

按：少阳之本为暑气，证多热化，总以枢机不利、内郁化热为少阳病的主要病机。此患者既往受惊吓病史，邪火内郁少阳，少阳枢机不利，胆火内郁，心神逆乱，故入睡困难，夜间易醒。少阳位于半表半里，其病每多传变，病证常有兼夹。邪传阳明，故见大便偏干，肠中燥实结聚之象。本病虚实互见，治疗当和解少阳与通下阳明并施，使气机得通，血气得调，气血调和，阴阳自调，故诸症自愈。柴胡加龙骨牡蛎汤出自《伤寒论·少阳病本证》曰："伤寒八九日，下之，胸满烦惊，小便不利，谵语，一身尽重，不可转侧者，柴胡加龙骨牡蛎汤主之。"该方为治疗少阳邪气弥漫，烦惊谵语的专方，具有和解少阳、通阳泻热、重镇安神之功效。大柴胡汤出自《伤寒论·少阳病兼变证》，其曰："太阳病，过经十余日，反二三下之，后四五日，柴胡证仍在者，先予小柴胡汤。呕不止，心下急，郁郁微烦者，为未解也，予大柴胡汤，下之则愈。"该方为少阳阳明双解之剂，具有和解少阳、通下热结之功效。

3. 厥阴少阴合病：谢某，女，51岁。2019年10月31日初诊。患者因"停经4个月，晨起手指关节痛1个月余"前来就诊。自诉15岁月经初潮，既往月经规律，30～35日一行，5～7日干净，量中，色红，经行夹血块，偶有痛经，末次月经为2019年6月10日，量色质同前。已婚育，已结扎。2019年9月15日妇科B超：子宫内膜厚2 mm，子宫及双侧附件未见异常。2019年9月开始出现晨起双手指关节痛，以刺痛为主，不伴红肿、灼热感，曾于骨科门诊就诊，查风湿免疫相关指标未见异常。平素神清，精神一般，无口干口苦、心慌心悸、头晕头痛等不适，纳一般，眠差，夜尿频，大便正常，舌淡红苔白，脉细沉。西医诊断为女性围绝经期综合征；中医诊断为绝经前后诸症（证属少阴厥阴合病）。治宜温养厥阴、补益少阴，佐以活血化瘀。方以黄芪桂枝五物汤加减。

处方：黄芪 50 g，桂枝 10 g，白芍 10 g，干姜 5 g，大枣 20 g，当归 10 g，地龙 10 g，法半夏 15 g，酸枣仁 30 g。14 剂。每日 1 剂，水煎 2 次共取药汁约 300 mL，分早、晚 2 次温服。

二诊（2019 年 11 月 15 日）：患者自诉晨起关节痛、睡眠均较前明显好转，舌淡红苔白，脉细沉。守原方，续服 2 周，煎服法同前。

按：此患者年过七七，冲任二脉衰少，精气、精血不足，肾精亏虚，肝肾同源，加之气血亏虚导致营卫失和、卫外不固，邪毒侵袭关节、经脉等而致经脉痹阻，所谓"不通则痛"；瘀血阻滞则气血运行不畅，关节经脉失之濡养，遂出现关节疼痛不适，所谓"不荣则痛"。眠差为脑髓失养，心神不宁所致，夜尿频为肾气不固，膀胱失约所致。故本病为虚实夹杂之证，治疗当标本兼顾，以温养厥阴、补益少阴为主，酌加活血化瘀之品，使气机得通，气血调和，则疾病自愈。黄芪桂枝五物汤出自《金匮要略·血痹虚劳病脉证并治》，"血痹阴阳俱微，寸口关上微，尺中小紧，外证身体不仁，如风痹状，黄芪桂枝五物汤主之"。该方为治血痹病重证的专方，具有温通阳气，祛邪行痹之功效。

4. 少阴热化证： 张某，女，66 岁。2019 年 11 月 7 日初诊。患者因"绝经 11 年，尿频尿痛 1 年"前来就诊。自诉 16 岁月经初潮，既往月经规律，35 日一行，6 日干净，经量中等，经色暗红，2008 年自然绝经，至今无阴道不规则出血、阴道异常排液等不适。已婚育，近 10 年余无性生活。2018 年 2 月开始出现尿频、尿痛等不适，曾至泌尿科查尿常规：尿白细胞（＋＋）。予抗生素对症处理，但患者上述症状仍反复，遂至我科就诊。平素神清，精神一般，无口干口苦、心慌心悸、头晕头痛等不适，纳眠一般，舌淡红苔薄白，脉细滑。西医诊断为女性围绝经期综合征；中医诊断为绝经前后诸症（证属少阴热化证）治宜清热利水滋阴。中药处方以猪苓汤加减。

处方：猪苓 20 g，茯苓 20 g，泽泻 10 g，滑石 10 g，阿胶 10 g，炒白术 15 g。7 剂。每日 1 剂，水煎 2 次共取药汁约 300 mL，分早、晚 2 次温服。

二诊（2019 年 11 月 15 日）：患者尿频尿痛等不适较前好转，舌淡红苔薄白，脉细滑。守原方，续服 1 周，煎服法同前。

按：该患者年过七七，冲任二脉衰少，天癸已竭，精气、精血不足，肾脏亏虚。肾虚津液运行不畅，复生内热而伤阴，水热而水道不利为其病机。湿热之邪居于下焦，气化受阻，故见尿频、尿痛。故此病阴不足为正虚，水内停为邪实，虚实夹杂，治宜清热利水为主，同时顾护阴津，使邪去而正复，故疾病自愈。《诸病源候论·淋病诸候》指出，诸淋者，由肾虚而膀胱热故也。猪苓汤出自《伤寒论·少阴热化证》曰："少阴病，下利六七日，咳而呕渴，心烦不得眠者，猪苓汤主之。"该方为治疗阴虚水热互结-水气病的方药，具有清热育阴利水之功效。

围绝经期女性因个体生理和心理素质的差异，以及发病前后人体内外环境因素影响的不同，临床症状表现多样，病症的严重程度亦不同，临证时需仔细审察，因人因时因症施治。以六经气化理论为辨证纲领，临证选用药需顺应三阴三阳开阖枢升降出入的气机变化，灵活运用，恢复六经气化功能，以解除临床诸证，为绝经期综合征的辨证论治提供了新的思路。

326 女性盆腔炎性疾病从六经辨治

　　盆腔炎性疾病是指女性生殖道的一组感染性疾病，炎症可局限于一个部位，也可同时累及几个部位，按发病过程、临床表现可分为急性和慢性。急性盆腔炎可发展成弥漫性腹膜炎、脓毒症、败血症、感染性休克等，严重者可危及生命，若在急性期未能彻底治愈，病程迁延，则转为慢性盆腔炎，导致输卵管梗阻、积水、输卵管卵巢囊肿、盆腔结缔组织增生、子宫粘连等，从而造成不孕、异位妊娠、慢性盆腔痛、月经异常等。

　　中医古籍中并无盆腔炎之病名，根据其临床症状，散见于"热入血室""妇人腹痛""带下病""不孕""产后发热"等病症中。临床实践中，中医治疗此病有明显优势，急性期多从"热、毒、湿"治疗，非急性期和后遗症期以"寒、瘀、气滞、脾虚、肾虚"为主。六经辨证是后世医家对《伤寒论》中三阴三阳辨证方法的简称，此辨证方法是医圣张仲景在收集了大量的临床资料之后，对这些资料采取的一种分类研究方法。其以六经所系的脏腑、经络、气血、津液、精神的生理功能与受邪后的病理变化为基础，结合人体抗病力的强弱、病因的属性、病势的进退缓急等因素，对疾病发生发展过程中的各种症状、体征进行分类、归纳，进而判断病变的部位、证候的性质与特点、邪正消长的趋向，并以此为前提，决定治法和处方等问题的一种辨证论治方法和体系。故六经辨证不但在外感伤寒中适用，对临床各科都具有指导意义。《伤寒论》中对盆腔炎相关症状的描述虽甚少，但其六经辨证体系指导盆腔炎的治疗较现代中医理论的脏腑辨证更能应对错综复杂的临床症状。学者王翠霞临床运用六经辨证治疗盆腔炎，每获良效。

　　1. 太阳太阴合病案：张某，女，33 岁。2018 年 10 月 15 日初诊。患者下腹隐痛 1 年，加重 2 个月。1 年前行人流术，术后时感下腹隐痛、腰酸，未予重视。近 2 个月疼痛频作，伴下腹坠胀，劳累后加重。月经提前 8～10 天，经期长，经量多、经色淡、经质稀。时觉恶风，自汗，微微发热（但测体温正常），神疲乏力，夜寐不安，二便正常，面色晦暗无华，形体消瘦，舌质淡、苔白腻，脉浮略数。孕 2 产 1 人流 1，宫内置环，末次月经 9 月 29 日。妇科检查：外阴发育正常，阴道畅，宫颈光滑，举痛（一），子宫前位，大小正常，压痛（±），双附件未触及明显异常。B 超：子宫双附件未见异常，盆腔积液 2.8 cm×1.6 cm。血常规：白细胞 8.9×10^9/L，西医诊断为慢性盆腔炎；中医诊断为月经先期；辨证属太阳太阴合病，肝脾不和，治以解肌祛风，调和营卫，养血止痛；方用桂枝汤合当归芍药散。

　　处方：桂枝 15 g，白芍 25 g，炙甘草 10 g，生姜 10 g，当归 15 g，川芎 10 g，茯苓 15 g，炒白术 15 g，泽泻 10 g，大枣 5 枚。每日 1 剂，水煎，分 2 次服。

　　复诊（10 月 23 日）：服药后下腹疼痛减轻，恶风、自汗缓解，无发热，脉浮缓不数，时腰酸。上方加黄芪 25 g、柴胡 6 g、山茱萸 15 g，继服。

　　三诊（10 月 30 日）：服药后偶有恶风、自汗，无发热，下腹疼痛明显减轻，腰酸减轻；月经于 10 月 27 日来潮，量中、色红，持续 7 日。上方桂枝减为 10 g，白芍减为 15 g，续服。

　　患者服上方后腹痛消失，月经正常。

　　按：此患者为肝郁脾虚所致盆腔炎症，同时见太阳太阴合病。患者虽以下腹痛为主症来诊，但时常有"恶风、自汗、微微发热"的自觉症状。《伤寒论》曰："太阳病，发热，汗出，恶风，头痛，桂枝汤主之。""本太阳病，医反下之，因尔腹满时痛者，属阴也，桂枝加芍药汤主之。"太阳病失治，邪气内侵。脾经行于大腹，经气壅滞则腹满，血脉拘急则腹痛。故用桂枝汤解肌和营卫，重用白芍以缓急止痛。脾虚不摄血，冲任不固故月经先期、量多。当归芍药散出自《金匮要略》，其曰："妇人腹中诸疾痛，当归芍药散主之。"方中以当归、白芍养血，茯苓、白术扶脾，泽泻泻其有余之湿，川芎调畅血气。方证契合，患者药后气血阴阳调和，疾病很快痊愈。

2. 太阳蓄血案： 曹某，女，21岁。未婚。2018年3月15日初诊。患者平素月经基本规律，近2个月下腹胀痛，月经3个月未潮，心烦，头痛，睡眠欠佳，小便正常，大便干，面色晦暗，口唇紫暗不润，舌质暗、苔白边有瘀点，脉沉弦。末次月经2017年12月10日。彩超：子宫双附件未见明显异常，盆腔积液2.3 cm×1.2 cm。诊断为妇人腹痛，月经后期。辨证属下焦蓄血证，治以活血化瘀，方用桃核承气汤加减。

处方：桃仁10 g，大黄10 g，芒硝10 g，桂枝10 g，川芎10 g，当归10 g，炙甘草10 g。每日1剂，水煎，分2次服。

复诊（3月23日）：患者服上方后，月经于3月20日来潮，下腹胀痛缓解，心烦、头痛缓解，二便正常。上方去芒硝、大黄，加白芍15 g、生地黄20 g、桔梗5 g、牛膝10 g，继服。

三诊（4月18日）：下腹胀痛消失，偶有心烦头痛，睡眠，二便正常。继服方加大黄10 g、芒硝10 g，继服。

患者服上方后，诸症消失，月经于4月19日来潮。

按：本例为太阳蓄血证所致腹胀痛、月经不潮。《伤寒论》曰："太阳病不解，热结膀胱，其人如狂，血自下，下者愈，其外不解者，尚未可攻，当先解其外。外解已，但少腹急结者，乃可攻之，宜桃核承气汤。"方中桃仁破血祛瘀、润燥通便，大黄苦寒峻下实热、行瘀破结，芒硝咸寒软坚、清热消瘀，桂枝温通血脉，甘草顾护胃气，配伍当归、川芎养血活血，香附行血中之气。诸药合用，可使瘀血得祛、气血得通，故药后胀痛消失、月经来潮。经后加用养血、调气、化瘀方平调，经前气血瘀滞时加大黄、芒硝清热化瘀。方证相应，故疾病痊愈。

3. 阳明腑实案： 李某，女，34岁。2017年12月10日初诊。患者既往慢性盆腔炎反复发作，近7日下腹胀痛，伴午后发热（37.8 ℃～38.2 ℃），心烦，手足多汗，便干，舌质红、苔黄腻，脉弦滑。孕1产0人流1，工具避孕，末次月经11月21日。妇科检查：外阴发育正常，阴道畅，白带略多，色黄，宫颈光滑，子宫前位，大小正常，压痛（＋），双附件区增厚压痛（＋）。彩超：子宫双附件无异常，盆腔积液3.0 cm×2.6 cm。血常规：白细胞14×10⁹/L，中性粒细胞90％。诊断为急性盆腔炎。辨证属阳明腑实，治以清热泻实，方用大承气汤。

处方：大黄（后下）15 g，厚朴（先煎）30 g，枳实（先煎）20 g，芒硝（后下）10 g。3剂，每日1剂，水煎，分2次服。同时配伍拜复乐口服。

复诊（12月18日）：服药第1日后大便通，每日1～2次，便干，下腹胀痛明显缓解，仍时有发热。服药第2日，仍有轻微胀痛，不发热，大便正常，每日2～3次。服药第3日矢气较多，便干湿杂下，无发热，腹胀痛轻微，手足多汗缓解。复查血常规：白细胞8.6×10⁹/L，中性粒细胞80％。上方去芒硝，改大黄5 g、厚朴15 g、枳实10 g，加川芎10 g、生地黄20 g、丹参15 g、没药6 g、蒲公英20 g、紫花地丁20 g、当归10 g，继服。

三诊（12月25日）：患者服药后腹痛消失，偶有手足出汗，二便正常。

按：此例盆腔炎患者，下腹胀痛，伴午后发热、便干、手足多汗，正是阳明腑实证的方证。阳明胃肠实热壅结，腑气不畅，故下腹胀痛、便干；浊热循经上扰心神，则可出现心烦；阳明之气旺于日晡，当阳明燥热内感时，每于日晡前后正邪斗争激烈，故见定时发热；阳明燥热逼迫津液外越，故表现为手足多汗。用大承气汤峻下热结，通腑行气，消瘀除满。症状明显缓解后，减大黄、芒硝量，加生地黄以滋阴凉血、增水行舟，当归、川芎活血止痛，蒲公英、紫花地丁清热解毒。因治疗得当，很快痊愈。

4. 少阳太阴同病案： 姜某，女，27岁。2018年3月9日初诊。患者下腹胀痛2年，婚后1年未孕。平素月经后期，45～50日1行，经量少，经前10天乳房胀痛，时心悸而烦，口苦咽干，食少便溏，夜寐不安，面色无华，舌淡暗、苔白腻，脉沉弦。孕0产0，未避孕。末次月经2018年2月8日。妇科检查：外阴阴道正常，宫颈1度糜烂，子宫前位，压痛（±），左附件区增厚，压痛（±），右附件区（一）。双侧输卵管造影：左侧伞端梗阻，右侧通而不畅。血 HCG 阴性。诊断为慢性盆腔炎，不孕症。辨证属少阳太阴同病，肝郁脾虚，方用柴胡桂枝干姜汤合当归芍药散加减。

处方：柴胡 10 g，黄芩 15 g，桂枝 15 g，干姜 10 g，生牡蛎（先煎）30 g，当归 15 g，赤芍 10 g，川芎 10 g，白术 15 g，泽泻 10 g，茯苓 15 g，天花粉 25 g，白芍 15 g，炙甘草 10 g。每日 1 剂，水煎，分 2 次服。

复诊（2 月 15 日）：下腹疼痛缓解，经前乳胀好转。月经 3 月 15 日来潮，量中，仍时便溏心烦。上方天花粉减为 20 g，加路路通 20 g、香附 15 g、菟丝子 20 g、杜仲 15 g、通草 10 g，继服。

三诊（3 月 1 日）：下腹疼痛消失，月经正常，口苦消失。上方续服。6 月成功妊娠。

按：此例盆腔炎合并不孕症，月经不调，同时见口苦咽干、便溏、食少，柴胡桂枝干姜汤证俱备，故予柴胡桂枝干姜汤疏散少阳并温散太阴。当归芍药散是治腹痛的主方，可通调气血、健脾除湿，其后又加用路路通、通草、香附以活血通络并引药入少腹，菟丝子、杜仲温肾助孕。方证相应，故获良效。

5. 少阴寒化案：李某，女，46 岁。2018 年 9 月 20 日初诊。患者左下腹痛 1 年余，无发热，时嗜睡，头晕乏力，腿肿、腿沉，便溏，行走乏力，面色苍白，眼睑水肿，小腿凹陷性水肿；舌质淡胖、苔白腻、有齿痕，脉沉微。自述已服中药 1 年余，未见好转。孕 1 产 1，离异多年。末次月经 8 月 28 日，经量少。妇科检查：外阴阴道正常，宫颈轻度糜烂，子宫前位，稍大，压痛（一），左附件区增厚，压痛（＋），右附件区（一）。彩超：子宫肌瘤（2.1 cm×1.1 cm），盆腔积液（2.0 cm×1.1 cm）。诊断为慢性盆腔炎。辨证属肾阳虚水泛，方用真武汤加减。

处方：制附子 10 g，白芍 15 g，炒白术 15 g，茯苓 15 g，干姜 10 g，没药 6 g，丹参 10 g，川芎 10 g，当归 10 g，泽泻 10 g。每日 1 剂，水煎，分 2 次服。

复诊（9 月 28 日）：服药后第 2 日下腹疼痛明显缓解，头晕水肿好转；7 剂后水肿消失，偶有下腹疼痛，便溏。上方加杜仲 10 g，10 剂后诸症消失。

按：此例盆腔炎属少阴阳虚水泛证。《伤寒论》曰："太阳病，发汗，汗出不解，其人仍发热，心下悸，头眩，身瞤动，振振欲擗地，真武汤主之。"少阴病，脉微细，但欲寐。患者一派真水虚衰，肾阳不足，水气四泛之症，故投真武汤以温阳利水，配当归芍药散、没药、丹参活血止痛。方证相应，故收全功。

6. 少阴热化证（水热互结）案：姚某，女，62 岁。2018 年 9 月 23 日初诊。患者下腹痛伴尿急尿痛 1 个月，于当地医院查妇科彩超、白带常规、支原体、衣原体均无异常。妇可靖胶囊、知柏地黄丸口服，黄柏洗液及保妇康栓外用，无效。近 1 个月无明显诱因见下腹痛伴尿急尿痛、腹胀尿黄，口苦口渴喜饮，心烦失眠，大便黏腻不爽，舌红、苔黄腻，脉弦数。妇科检查：外阴老年性改变，局部潮红，阴道畅，宫颈光滑，子宫前位，稍小，压痛（±），双附件区略增厚，压痛（±）。彩超：盆腔积液（2.0 cm×1.3 cm）。尿常规正常。诊断为慢性盆腔炎。辨证属水热互结下焦，方用猪苓汤加减。

处方：猪苓 10 g，茯苓 10 g，泽泻 10 g，阿胶（烊化冲服）10 g，滑石（包煎）10 g，百合 20 g，生地黄 15 g，黄连 5 g，白芍 15 g。每日 1 剂，水煎，分 2 次服。

复诊（9 月 30 日）：自觉腹痛、尿急尿痛明显缓解，尿色尿量正常，心烦口渴缓解，能正常入睡。效不更方，上方续服。

按：本案水热互结，膀胱气化不利，故尿急、尿痛、腹胀痛、小便短赤；水热互结又有阴伤，所以有口渴喜饮；肾阴虚于下，心火亢于上，心肾不交，故心烦不得眠。以猪苓汤合黄连阿胶汤治疗，疗效显著。临床当治疗主症（下腹痛）不得法时，要考虑副症，如尿急、尿痛、心烦不得眠。从此入手，亦有旁开支路、异曲同工之妙。

7. 厥阴寒热错杂案：平某，女，56 岁。2018 年 9 月 26 日初诊。患者下腹疼痛 1 个月，四肢关节疼痛，遇冷加重，怕风，带下黄水样，有异味，绝经 7 年，无异常流血，小便黄，大便溏，面色晦暗，舌质淡暗、舌苔黄腻，脉沉细略数。妇科检查：外阴老年性改变，阴道畅，黄白色分泌物少量，宫颈光滑，萎缩，子宫前位，稍小，压痛（一），右附件区增厚。压痛（＋），左附件区未触及异常。彩超：宫腔积液（0.2 cm×0.2 cm），盆腔积液（2.0 cm×1.8 cm）。诊断为慢性附件炎，宫腔积液。辨证属阳虚寒湿瘀结，方用薏苡附子败酱散合桂枝茯苓丸加减。

处方：薏苡仁 30 g，败酱草 25 g，制附子 10 g，桂枝 15 g，茯苓 15 g，桃仁 10 g，牡丹皮 15 g，赤芍 15 g，黄柏 15 g。每日 1 剂，水煎，分 2 次服。

复诊（10 月 3 日）：下腹疼痛明显缓解，带下较前减少，四肢关节仍时有疼痛，二便正常。上方加香附 15 g、络石藤 25 g、海风藤 25 g，续服。

三诊（10 月 10 日）：下腹冷痛基本消失，带下量可色白，无异味，偶有四肢关节疼痛。

按：本例患者阳虚寒湿下注，瘀久化热成脓，气血不通，故少腹冷痛、带下黄水有异味；寒邪阻遏气机，故四肢关节疼痛。《金匮要略》曰："肠痈之为病，其身甲错，腹皮急，按之濡，如肿状，腹无积聚，身无热，脉数，此为肠内有痈脓，薏苡附子败酱散主之。"其原为治疗肠痈之剂，具有清热化湿、温阳散结排脓之效。方中桂枝助附子益气通阳扶助人体正气，茯苓化湿，牡丹皮、赤芍、桃仁凉血活血、祛瘀止痛，黄柏清热燥湿。全方共奏温阳益气、除湿排脓、祛瘀止痛之功。

临床每遇病情复杂、寒热错杂、表里同病的盆腔炎患者，单纯用脏腑气血辨证多疗效不佳。而用六经辨证的方法，明辨阴阳、分清表里虚实寒热，用经方，往往收到奇效，体现了经方的精妙。六经辨证不仅适用于伤寒，而且对其他疾病均有普遍的指导意义。

327 多囊卵巢综合征从六经辨治探究

多囊卵巢综合征（PCOS）是一种常见的妇科内分泌疾病，其主要临床表现为月经失调、不孕、痤疮、多毛、黑棘皮症和形体肥胖等。育龄期妇女患病率5%～10%，是女性排卵障碍性不孕症的主要病因。PCOS患者2型糖尿病、代谢综合征及心脑血管疾病等远期并发症的发病风险明显高于一般人群，这些均与PCOS的胰岛素抵抗（IR）、肥胖和血脂异常等有关。诸多临床研究都发现，PCOS普遍存在胰岛素抵抗，PCOS属于中医学"月经后期""闭经""崩漏""不孕""癥瘕"等范畴。柯韵伯《伤寒来苏集》曰："只在六经上求根本，不在诸病名目上寻枝叶。"并进一步指出，"仲景之六经，为百病立法，不专为伤寒一科，伤寒杂病，治无二理，咸归六经之节制。"六经不是专为伤寒立法，而是各种疾病的分类方法。《伤寒论》之六经辨证是所有疾病（包括杂病）辨证的基础，也是各种疾病的治疗通则。学者许金榜等就六经辨证治疗PCOS做了探究分析。

从太阳利其水逐其瘀

PCOS患者临床常表现为月经后期、形体肥胖等症。《丹溪心法》曰："过期淡色来者，痰多也。二陈加当归、川芎。"《万病回春·调经》曰："经水过期而来，色淡者，痰多也，治当活血化痰，经自调也。"素体肥胖，痰湿内盛，或饮食失节，过食肥甘，损伤脾气，运化失常，痰湿内生，痰湿黏腻重浊，易沉聚下焦，注于冲任，壅滞胞脉，胞脉被阻致经行后期。

《伤寒论》第74条："中风发热，六七日不解而烦，有表里证，渴欲饮水，水入则吐者，名曰水逆，五苓散主之。"本证病机系太阳表邪未解，内传太阳膀胱腑，致膀胱气化不利，水蓄下焦，而成太阳经腑同病。外有太阳表邪，故头痛发热脉浮；内传太阳腑以致膀胱气化不利，则小便不利，水液蓄而不行以致津液不得输布，则烦渴引饮，饮入之水不得输布则水入即吐，而成水逆。本方被历代医家广泛用于各种因水饮内停所导致的小便不利或水肿等疾病，具有化气利水逐饮之功。现代研究也证实，五苓散不仅可辅助降低肥胖型2型糖尿病患者的血糖，还能降低患者BMI、WHR和血脂含量，表明五苓散可能通过清除肥胖患者体内的痰湿等病理产物起到减肥降脂之功。临床辨证运用五苓散治疗月经后期及肥胖，辨证要点要抓住经色淡质黏、脘闷恶心的关键指征，加减用药常配合当归、川芎等养血活血药。此外，现代一般用汤剂热服但不宜浓煎，以免减弱渗利之性。

《伤寒论》第106条："太阳病不解，热结膀胱，其人如狂，血自下，下者愈。其外不解者，尚未可攻，当先解其外；外解已，但少腹急结者，乃可攻之，宜桃核承气汤。"太阳之邪化热传腑，与血相搏，结于下焦，形成少腹急结、神志错乱如狂者为蓄血证，瘀热结于下，故下腹急结硬痛，扰于心神故神志烦乱如狂。临床辨证运用桃核承气汤治疗闭经或月经后期，辨证时应注意"瘀""热"见症，主要抓住以下几个方面的症状，一是闭经或月经紫暗夹瘀块，舌红紫暗有瘀斑瘀点、脉沉或弦数或沉涩等"瘀"象。二是少腹急结、便秘、如狂或发狂（或者表现为忧郁烦躁、喜怒无常等精神症状），以及痤疮、发热、口干、烦躁少寐、目赤、小便黄赤等"热"象。尤其少腹急结和舌脉反映更为辨证之关键，临床运用多原方不变，方中桃仁可重用至30 g，余药可常规用量，加减用药常配行气养血活血药。

从阳明解其热泻其邪

PCOS 部分患者临床常表现为面部痤疮，很多患者常因此症首诊。手阳明大肠经和足阳明胃经均上行于面部，由于素体肠胃有热或食饮不节，过食辛辣肥甘厚味，使胃肠积热或湿热壅滞，循经上攻于颜面，郁聚于毛孔则发本病。

《伤寒论》第 35 条："太阳病，桂枝证，医反下之，利遂不止，脉促者，表未解也；喘而汗出者，葛根黄芩黄连汤主之。"本证病机系太阳表邪未解，邪陷阳明，大肠湿热壅滞，里热蒸肺迫肠，升降失调，津液外泄。面部痤疮主要以额头、唇周多见，额头、唇周皆属阳明，故葛根芩连汤以葛根为君药，解肌清热；"诸痛痒疮，皆属于心"，故用黄连清心胃之火而利湿热；头面属上焦，故用黄芩清上焦之热，诸药合用可升散脾胃郁热、清热燥湿解毒。现代实验研究证实，葛根芩连汤可明显降低正常小鼠及四氧嘧啶诱导的糖尿病小鼠血糖，能减轻四氧嘧啶引起的氧自由基对胰岛 β 细胞的损害，改善胰岛素抵抗。而 PCOS 的核心病理机制也是胰岛素抵抗，胰岛素抵抗是导致 PCOS 远期并发症如 2 型糖尿病、代谢综合征等的主要因素之一。因此，葛根芩连汤临床辨证运用治疗 PCOS 面部痤疮及改善 PCOS 胰岛素抵抗甚为合拍，辨证要点要抓住颜面部痤疮、额部及唇周为甚、经色鲜红等阳明经热的关键指征，加减用药常佐以理气化湿之品。

从少阳和其枢解其郁

PCOS 患者的面部痤疮尚有一部分以面颊部为甚，并常伴有烦躁易怒、口苦、脉弦等肝胆郁热的表现。本证多因少阳相火郁发、经气不利致肤腠壅滞而痤疮密集。近代经方家胡希恕指出，"少阳病，就是阳热在半表半里的部位，半表半里就是胸腹腔间，阳热在胸腹腔间，不能入里，也不能出表，热邪只能顺孔道往上涌，在孔窍的地方发生热象"。所以本证当以和解少阳、宣发郁热为治。

《伤寒论》第 96 条曰："伤寒五六日，中风，往来寒热，胸胁苦满，默默不欲饮食，心烦喜呕，或胸中烦而不呕，或渴，或腹中痛，或胁下痞，或心下悸、小便不利，或不渴、身有微热，或咳者，小柴胡汤主之。"本条文系小柴胡汤之主证，但第 101 条曰："伤寒中风，有柴胡证，但见一证便是，不必悉具。"因此，临床辨证应用小柴胡汤治疗 PCOS 面部痤疮时，只要见到一部分少阳证症状，即可放手使用小柴胡汤，而不必拘泥于主证悉具方可用之，加减用药常佐以凉血散瘀之品。

从太阴温其中化其痰

PCOS 多数患者体态肥胖，而肥胖是 PCOS 患者胰岛素抵抗的一个重要原因。中医学也正是从"肥人多痰"理论来阐释 PCOS 核心病理机制，认为人体物质能量的代谢与各脏腑的功能协调有关。其中与脾胃的关系最为密切，脾胃功能失常，水谷精微不能化生输布，蓄积体内而为痰湿脂浊，躯脂满溢则为肥胖。由脾虚所致的痰证是肥胖之根本，也是 PCOS 胰岛素抵抗所致能量代谢异常之根本。痰湿脂膜壅塞胞宫，造成 PCOS 月经不调、排卵功能障碍、不能摄精受孕，因此温中健脾、化痰除湿方为根本之治。

《伤寒论》第 163 条："太阳病，外证未除，而数下之，遂协热而利，利下不止，心下痞，表里不解者，桂枝人参汤主之。"本证病机主要是太阳病误下数次，表证不解，反伤脾阳，脾气虚寒。桂枝人参汤具有温中健脾、化痰除湿之功。现代临床及实验研究也证实，本方具有抗炎、抗氧化、调节免疫、调脂、改善胰岛素抵抗等多种药理作用，可以针对 PCOS 的多种病理机制进行调节。因此临床辨证应用桂枝人参汤治疗 PCOS 肥胖、月经失调以及改善胰岛素抵抗时，辨证要点要抓住纳差、口淡乏味、神疲面黄、下利不渴、舌淡脉沉细等脾胃虚寒的关键指征，加减用药常佐以化痰燥湿之品。

从少阴温其肾调其经

肾为先天之本，肾藏精，主生殖，女性生殖功能的发育、成熟、衰退均与肾密切相关。《素问·上古天真论》曰："女子七岁，肾气盛，齿更发长；二七而天癸至，任脉通，太冲脉盛，月事以时下，故有子。"《傅青主女科》中提出"经水出诸于肾""经本于肾"的观点。张景岳《妇人规》也认为，"调经之要，贵在……养肾气以安血之室"。历代医家都非常重视从肾着手来进行调经。

PCOS 患者的月经失调和不孕多因命门火衰，脏腑失于濡养，气血化生迟滞，以致精亏血少，冲任不充，血海不能按时盈满，故无血可下或者不能摄精成孕。《傅青主女科》曰："寒冰之地，不生草木；重阴之渊，不长鱼龙。今胞胎既寒，何能受孕？"因此温肾助阳乃是本证的根本之治。《伤寒论》的四逆汤是扶阳的代表方剂，后世医家的许多温阳方剂都是在此基础上发展而来。临床应用四逆汤治疗 PCOS 月经失调和不孕问题时，辨证要点要抓住肢冷、畏寒、性欲淡漠、腰酸、舌淡脉微细等肾阳虚衰的关键指征。加减用药时一定要注意配伍滋阴填精之品，因为阴阳互根互用。《景岳全书》曰："善补阳者，必于阴中求阳，则阳得阴助而生化无穷；善补阴者，必于阳中求阴，则阴得阳升而泉源不竭。"所以在温肾助阳的同时，佐以养阴之品可以提高临床疗效。

从厥阴柔其肝疏其滞

《灵枢·经脉》曰："肝足厥阴之脉，起于大指丛毛之际……过阴器，抵小腹，挟胃属肝络胆。"因此，厥阴病多涉及肝经病变。《临证指南医案》曰："女子以肝为先天。"肝为藏血之脏，主疏泄，喜条达，恶抑郁，具有储藏血液和调节血量的作用。肝的功能正常气机条达、气血畅通则肝藏血功能正常，能将多余血液通过冲脉下注胞宫而为月经。《医宗金鉴·妇科心法要诀》曰："血之行止与顺逆，皆由一气帅而行。"若素多抑郁或暴怒伤肝，可使肝气郁结，疏泄功能失司，气机转输升降不利，血行不畅，脉络瘀阻，冲任二脉功能失调，血海蓄溢失度，从而形成冲任阻滞、肝气郁结的月经失调及不孕。

《伤寒论》第 318 条："少阴病，四逆，其人或咳，或悸，或小便不利，或腹中痛，或泄下重者，四逆散主之。"本证系因肝气郁结导致周身阳气运行不通，心肾阳气不得布散。四逆散具有柔肝疏肝、理气行滞之功效，临床辨证应用治疗 PCOS 月经失调及不孕时，辨证要点要注意以下几点：一是肝郁患者常诉四肢不温，但其不温多以秋冬季为主，春夏季常自觉手足心热，不像肾阳虚者四季均手足冰凉。二是肝郁患者面部多有褐色斑或点状分布或连成一片，颜色或黄或黑；而肾阳虚患者则整个面部晦暗无泽，如面带灰尘一般。三是肝郁患者常有经前乳房胀痛、喜太息、烦躁易怒、脉弦等肝气郁结的兼症；而肾阳虚患者常有畏冷、性欲淡漠、舌淡胖大、脉微细等肾阳亏虚的兼症。加减用药常佐以养血活血之品，因"肝体阴而用阳"，故用药还应注意"疏肝而不劫肝阴"。

六经辨证可以作为 PCOS 的辨证纲领及遣方用药基础。六经的物质基础是经络和脏腑，是受邪之所也是病变所在。PCOS 以太阴脾、少阴肾的亏虚为本，以太阳膀胱的水、瘀，阳明胃肠和少阳胆的郁热，厥阴肝的气滞为标，临床上应注意分经论治，使邪去正复、阴阳协调，从而达到治愈疾病的目的。

328   多囊卵巢综合征从六经辨证论治

多囊卵巢综合征（PCOS）是一种育龄期女性常见的妇科内分泌疾病，临床上主要有月经改变、不孕、多毛、痤疮、黑棘皮症等表现，多伴有肥胖、血脂异常、胰岛素抵抗等代谢性疾病。根据临床特点及表现，中医将其归属为"月经后期""不孕""闭经""癥瘕"等范畴，其病位在胞宫，与脏腑经脉密切相关。清代医家吕震名指出"凡病不外此六经，能解仲景六经辨证之法，可以识伤寒，即推此六经辨证之法，可以识万病"。六经辨证不仅仅可以用于外感病，也可以对内伤杂病的治疗起到指导作用。学者史巧等从中医整体观出发，运用六经辨证探讨了 PCOS 的发病机制及其辨治方法，为其临床诊疗提供了新的思路。

从太阳辨证

1. 太阳蓄水证：太阳表证未解，邪气循经入腑，引起三焦不利，膀胱气化不行，水饮内停，则成太阳蓄水证。《伤寒论》第 74 条："中风发热，六七日不解而烦，有表里证，渴欲饮水，水入则吐者，名曰水逆，五苓散主之。"五苓散既可治蓄水有表证，亦可治蓄水无表证，主要为人体水液运行失常而设，起到通利三焦水湿、畅通水道的作用。其中猪苓、茯苓利下焦之水，水去则肾气恢复；白术健中焦之脾，脾强则输布水湿；茯苓安心神、利小便，与桂枝配伍助阳化气通经，使三焦水湿各有出路。女性经血的化生输布濡养也赖于三焦如雾、如沤、如渎的气化之性，若通达三焦，分消水湿，则经血化生有源，胞宫得养。对于痰湿肥胖型的 PCOS 患者，《丹溪心法》中提到其病机关键，"肥盛妇人，禀受甚厚，恣于酒食，经水不调，不能成胎，谓之躯脂满溢，闭塞子宫"。在治疗方面，《景岳全书》总结"病痰饮者，当以温药和之"。因此，顾映玉采用自拟桂葛五苓散治疗 60 例肥胖型 PCOS 患者，五苓散起到温阳化气、利水渗湿的作用，同时可干扰外源性胆固醇吸收、脂化，影响内源性胆固醇代谢，调节脂质转运。还有研究表明，五苓散具有健脾利水、除湿化痰的功效，对于肥胖型的 2 型糖尿病患者，能够降低血糖和血脂，因此对于胰岛素抵抗的肥胖 PCOS 患者，运用五苓散可降低血胰岛素水平，从而改善卵巢的排卵功能，提高促排卵的效果。

2. 太阳蓄血证：《伤寒论》第 106 条"太阳病不解，热结膀胱，其人如狂，血自下，下者愈。其外不解者，尚未可攻，当先解其外；外解已，但少腹急结者，乃可攻之，宜桃核承气汤"。这条讲的是太阳经邪不解化热，随经入里，热与血结，气血凝聚，形成少腹急结的蓄血证。用中医妇科的理论阐述，可理解为妇人经期或产后，冲任之血汇于少腹，热邪客之，循经入里，热极血下而反结，症见痛经、经期烦躁，可选用桃核承气汤治疗。方中桂枝、桃仁通阳活血，大黄、芒硝泻里热，共奏邪热逐瘀之功。黄陈招等运用此机制治疗气滞血瘀型的 PCOS 患者，通过下瘀结、清郁热，使月事得下，达到釜底抽薪的效果。此外，对于血瘀证的 PCOS 患者，亦可采取活血利水的方法进行治疗，如《金匮要略·妇人妊娠病脉证并治第二十》指出"妇人宿有癥病，经断未及三月，而得漏下不止，胎动在脐上者，为癥痼害……所以血不止者，其癥不去故也，当下其癥，桂枝茯苓丸主之"。楼雪莉等研究发现，毓麟珠合桂枝茯苓丸加味有助于改善 PCOS 排卵障碍性不孕患者的性激素水平，促进排卵，提高妊娠率。

从阳明辨证

1. 冲脉隶于阳明：《素问·上古天真论》曰"五七，阳明脉衰……六七，三阳脉衰于上"。中医认为阳明脉衰是女性衰老的开始，也是生殖功能减退的开始。因冲为血海，隶于阳明，冲脉起于胞中，女性的月经按时行至胞宫有赖于冲脉血满；若月经之本的冲脉功能失常，则会影响女性的生理与生殖功能。胃为中土、气血化生之源，胃气以降为顺，中焦化生气血下循冲脉，否则经行不畅，出现月经后期、闭经，因此阳明胃与冲脉相互依存，保证了女性气血的充盛。胃喜润而恶燥，主受纳腐熟水谷，若女性素体木火偏旺，导致胃肠积热或湿热壅滞，湿热之邪循经上攻于颜面，郁聚于毛孔则生痤疮，胃热津伤导致月经量少、闭经。因此在治疗上，潘金丽采用瓜石汤补阳明以益冲脉，清阳明以凉血调冲任。正如《医宗金鉴·删补名医方论》中罗东逸所曰："阳明胃多气多血，又两阳合明为热盛，是以邪入而为病常实……若醇饮肥厚，炙煿过用，以致湿热壅于胃腑，逆于经络，而为是病，此伤血分，治宜清胃。"

2. 阳明经多气多血：从经络走向上看，足阳明胃经"下鼻外，入上齿中，还出挟口环唇，下交承浆"，手阳明大肠经"上肩，出髃骨之前廉，上出于柱骨之会上……入下齿中，还出挟口，交人中"，因此阳明胃肠湿热，熏蒸头面，其所过之处口唇、肩背均为痤疮好发部位。《灵枢·阴阳二十五人》提出，"足阳明之下，血气盛则下毛美长至胸，血多气少则下毛美短至脐……手阳明之上，血气盛则髭美"。因阳明经为多气多血之经，多毛多发生于上唇及下腹部，应证了"发为血之余""血独盛则澹渗皮肤生毫毛"的理论。

3. 太阳阳明合病：从 PCOS 患者痤疮的分布特点来看，不仅与阳明经有关，太阳经的循行分布也是痤疮好发的部位，因此 PCOS 也属太阳与阳明合病。《伤寒杂病论》第 32 条："太阳与阳明合病者，必自下利，葛根汤主之。"其中葛根既能发伤寒表邪、疏通经络、调畅气血，又能入足阳明经，起到清胃腑之燥热、生津止烦渴、解肌透疹的作用；麻黄去邪热气、破癥坚积聚，桂枝温通经脉、温运脾阳、化湿利水，麻黄与桂枝合用善轻清发散头面之邪，并助葛根宣散表邪；石膏泻阳明实火，使胃肠火退而邪除，同时解肌发汗、止消渴，与麻黄清解郁热、发在表之水湿；白芍、甘草养血敛阴和营、通顺血脉，生姜、大枣调和营卫，诸药合用，共达清解太阳阳明郁闭之热、解肌透疹之功。现代药理学研究表明，葛根素具有拟雌激素样作用，能够作用于下丘脑-垂体-卵巢轴，调节 PCOS 大鼠的激素水平，从而促进排卵。此外，PCOS 患者存在不同程度的胰岛素抵抗，有研究表明，葛根素能够优化血液流变学指标，降低全血黏度，增强胰岛素、糖的跨膜转运能力，从而可改善胰岛素抵抗。

从少阳辨证

1. 少阳枢机：《素问·阴阳离合论》曰"太阳为开，阳明为合，少阳为枢"。少阳三焦向外可助太阳之开，向内助阳明之阖。"少阳为枢"说的就是三焦枢转气机的功能，通过调畅三焦的气机升降出入，使表里内外上下相互联系，若少阳三焦经气不利，使邪气不易外达透表，郁而发热，形成痤疮；三焦亦是决渎之官，是人体气血津液运行的通道，若三焦水液代谢障碍，形成寒痰水湿，滞留胞宫，影响两精相搏，导致不孕；三焦在外是腠理，少阳相火炽盛，从孔窍出表，因此毛发浓密。《伤寒论》第 101 条："伤寒中风，有柴胡证，但见一证便是，不必悉具。"从药物组成上看，柴胡轻清升散，透出少阳之邪，疏泄气机之郁滞，黄芩清泄少阳之热，一散一清，共奏和解少阳之功；生姜、半夏辛开热泻，人参、甘草、大枣补益脾胃、扶正祛邪。全方寒温并用、辛开苦降、攻补兼施，从而除三焦之阻隔，补脾胃之虚弱，去痰湿之阻滞，并调胆胃之功，以达到宣通内外、调达上下、和畅气机的目的。因此，在临床上治疗少阳证的 PCOS 患者时，只要属于少阳枢机不利，均可使用枢转少阳法。施燕运用小柴胡汤加减治疗 40 例 PCOS，能够调节机体的内分泌状态，改善卵巢功能，促进排卵，恢复正常月经。

2. 阴阳交接：少阳气机不利，影响阴阳交接。夏桂成认为经前期阳气渐长，阴气渐衰，行经时阳长至盛，经血下注胞宫，按时来潮，行经后阴血亏虚，阴长阳衰，经间期阴气最重，胞宫得养，最终排卵，整个月经周期赖于阴阳的协调转化，若阴阳转化不相顺接，则会引起月经异常、排卵障碍，导致不孕。李伟华等在治疗寒热错杂型的 PCOS 时，多选用柴胡桂枝汤加减，认为因少阳气机不利致使阴阳不得顺接，出现上热下寒的征象，即腰以上出现痤疮、多毛、心烦、口中异味，腰以下则出现怕冷、四肢不温之象，生化指标中睾酮水平明显升高，而选用柴胡桂枝汤能枢利少阳、平调寒热，即可达到平衡阴阳的目的。研究表明，柴胡桂枝汤具有降血脂、降血糖，抑制胰岛素抵抗及增加胰岛素分泌的功效，对胰岛素抵抗的 PCOS 患者有治疗作用。

从太阴辨证

1. 脾主运化：《素问·经脉别论》曰"脾气散精，上归于肺，通调水道，下输膀胱，水精四布"。脾位于中焦，是水液升降输布的枢纽，内养五脏，外润肌肤。若脾虚运化无权，水湿输布无常，停聚为痰，壅阻胞宫，经水不行，水湿壅盛肌肤，躯脂满溢致肥胖，而肥胖也是导致 PCOS 患者胰岛素抵抗的原因。

现代研究认为，胰岛素抵抗是指胰岛素促进葡萄糖摄取和利用率降低，机体代偿性分泌过多胰岛素产生高胰岛素血症，维持血糖稳定。高胰岛素血症会引起食欲亢进，导致血糖升高，而脂肪细胞的胰岛素抵抗发生较晚，导致过多能量蓄积，形成脂肪；若痰脂瘀阻机体，闭塞胞宫致月经改变或不孕，则与西医的脂代谢异常相似。《伤寒论》第 163 条："太阳病，外证未除，而数下之，遂协热而利，利下不止，心下痞，表里不解者，桂枝人参汤主之。"本条文提到太阳病误下导致脾阳虚、脾气虚，仲景选用桂枝人参汤健脾化痰、温中除湿，对于脾虚湿盛证的 PCOS 患者也同样适用。邱昌龙等研究发现，桂枝人参汤具有抗炎、抗氧化、调节免疫、调血脂、改善胰岛素抵抗等多种药理作用，可以针对 PCOS 的多种病理机制进行调节。

2. 脾为气血生化之源：脾为后天之本，将水谷精微物质上注于心肺，化生气血，供养五脏六腑。血是月经的物质基础，脾气旺则气血化生充足，行于常道，蓄溢胞宫，月事以时下，因此女性的生理特征经、孕、产、乳都与脾脏的关系密切。脾化生气血，下注充养胞宫，为月经和妊娠提供物质基础；产后气血随冲脉之气上行，化为乳汁营养婴儿。PCOS 患者多为青春期与育龄期女性，若脾气亏虚，气血化生匮乏，血海空虚，常表现为月经后期、不孕、闭经。罗岚采用补肾健脾促卵方治疗 PCOS 伴胰岛素抵抗患者，通过补肾健脾养血，改善胰岛素抵抗，降低血糖水平，并能够提高排卵率。也有研究表明，益气健脾方四君子汤可调节 2 型糖尿病模型大鼠的胰岛素、胰高血糖素水平。李顺景等运用加味桃红四君子汤治疗青春期的 PCOS 患者，其中四君子汤健脾养胃，当归补血活血，桃仁、红花、香附活血化瘀、去瘀生新，使中焦气血化生旺盛；同时可改善女性内分泌紊乱，重建月经和排卵周期，达到共同治疗的目的。

从少阴辨证

1. 肾主生殖：《素问·上古天真论》中"女子七岁，肾气盛，齿更发长；二七而天癸至，任脉通，太冲脉盛，月事以时下，故有子""肾者主水，受五脏六腑之精而藏之"以及《素问·奇病论》中"胞络者，系于肾"，均指出了肾中精气对女性生长发育及生殖功能的重要作用。肾气旺盛，肾精充足，化生天癸，任通冲盛，血海满溢胞宫，按月行经，女子就有妊娠生子的可能。现代医学研究表明，PCOS 患者持续无排卵的临床表现与下丘脑-垂体-卵巢-子宫轴功能失调有关。补肾药直接作用于该轴上，能提高卵巢对黄体生成素的反应，从而改善内分泌调节功能，促进卵泡生长发育和排卵。韩国征等采取补肾调经方治疗肾阳亏虚型不孕症，发现能促进卵泡生成素、雌二醇、黄体生成素、睾酮激素的释放，从而调节患者内分泌紊乱，改善临床症状。王懿娜研究发现，补肾活血化瘀汤联合针灸治疗 PCOS 肾虚血瘀型不孕患者，通过"活血化瘀、补肾益精"的作用，能够有效改善此类患者的性激素水平，达到促排卵的目的。

2. 元阴元阳： 肾主藏精，为水火之宅，藏真阴而寓元阳，肾阴充足滋润五脏六腑之阴，肾阳旺盛温煦五脏六腑之阳，肾阴肾阳相互协调制约，使天癸生成有源，女性的生理与生殖过程正常进行。肾虚是 PCOS 的主要病因病机，胡国华认为补肾之法在治疗 PCOS 时尤为重要，应兼顾肾阴和肾阳，使阴得阳升，阴精充足，温煦有源；阳得阴助，温而不燥，补而不峻，从而达到阴阳双补的目的。正如《景岳全书》曰："善补阳者，必于阴中求阳，则阳得阴助而生化无穷；善补阴者，必于阳中求阴，则阴得阳升而泉源不竭。"丛慧芳认为肾虚是 PCOS 发病之本，其中肾阴亏虚是导致 PCOS 的关键，肾精不足，脉道涩滞，新血不生，形成瘀血，导致"黑棘皮症"；肾阴虚不能制约心火，火热上炎头面导致痤疮、脱发；水不涵木，母病及子，影响肝脏的升发调达，日久肝郁化火也会上炎头面；肝郁克脾，脾失健运，痰湿内生，与 PCOS 患者的肥胖密切相关；同时肾阴亏虚日久也可导致脾肾阳虚，阳虚水泛内生"痰浊"。因此肾阴阳不足可打破机体元阴元阳动态平衡，累及多脏，导致 PCOS 多种临床表现。

从厥阴辨证

《临证指南医案》曰："女子以肝为先天。"肝主疏泄喜条达，具有藏血和调节血量的作用，因此肝的气机条达，气血旺盛，经脉通畅，则多余的血液可通过冲脉按时到达胞宫，使经候如常，胎孕有期。从经脉运行上看，足厥阴肝环阴器、抵小腹，与冲任二脉相交，冲脉为血海，任主胞宫，冲任二脉的通盛也离不开肝的调节，而肝脉则通过冲、任、督三脉与胞宫相联系。肝气怫郁、气滞血瘀，则胞脉不通，横逆犯胃；运化失司，则痰湿脂膜积聚，致体胖丰盛；女性"善怀多郁"，致肝失疏泄，气机转输升降不利，血行不畅，则冲任二脉受阻，血海蓄溢失度，导致月经不能按时来潮，孕卵不能摄精成孕；木克脾土，气血生化之源匮乏，血海空虚，出现月经量少或闭经；肝郁化火，热扰冲任，引起月经先期或淋漓不尽；肝胃蕴热，熏蒸颜面，则出现面部痤疮、毛发浓密、皮肤粗糙。此外，足厥阴肝经循行于乳房，肝经郁热，迫乳外溢，故部分 PCOS 患者会出现溢乳，或出现血清泌乳素异常升高。研究发现，肝气郁结可致神经内分泌紊乱，抑制胰岛素的分泌，导致人体对葡萄糖的利用度降低，胰岛素代偿性分泌过多，形成高胰岛素血症。邓高丕认为，在治疗 PCOS 时应常兼养肝血、疏肝气，从而达到柔肝木以滋水涵木、疏肝气以防木克土、益气血以助长真阴的目的。

PCOS 病因复杂，缠绵难愈，严重影响患者的生活质量。西医认为其病理机制主要为下丘脑-垂体-卵巢轴失调及内分泌紊乱，导致雄激素过高、持续无排卵。对于肥胖型的 PCOS 患者，提倡控制饮食、加强运动来降低体重，从而增加胰岛素的敏感性，同时调整月经周期，促进排卵。中医重视"整体观"，强调人体是一个有机整体，以五脏为中心，通过经络系统将全身脏腑器官联系起来，认为 PCOS 是由脏腑失调和经络病变所致，属本虚标实证，辨治时应注重表里之间的联系，临床上不仅可以通过受邪的经络辨病治疗，还可以根据相应的脏腑辨证治疗。六经辨证出自《伤寒论》，论述了太阳病、阳明病、少阳病、太阴病、少阴病、厥阴病的脉症，而 PCOS 在发病过程中，证候表现具有表里不均、寒热错杂、虚实夹杂、阴阳转化的特点，适用于六经辨证。因此在临床治疗中，可从六经辨证出发，遣方用药，调理脏腑，疏通经络，使邪去正复、阴阳协调，从而达到治疗的目的。

329　从六经辨治子宫肌瘤与月经性肺系疾病的思路

　　子宫肌瘤（HMO）为妇科常见多发的女性良性肿瘤，患者易发生于 18～75 岁，其中 30～50 岁的育龄妇女为高发年龄，其发病率为 20％～25％。石一复等研究发现，HMO 的发病率为 50％～70％，部分地区远高这一指标。HMO 临床以良性为主，亦可见交界性及恶性改变可能，临床上常可见下腹疼痛、月经异常，并可导致自发性流产、胎盘早剥及不孕症等多种妇科问题，是子宫切除术的首位因素。学者李巨奇等在临床诊疗中发现，女性青少年期常见月经性肺系疾病（PSDP），至育龄期常合并 HMO。另外，HMO 合并 PSDP 的发病率较单纯 PSDP 更高，提示 HMO 发病与 PSDP 存在某种关联，可能与长病程 PSDP 所致免疫功能低下、内分泌功能失调相关。积极治疗 PSDP，对于预防和治疗 HMO，提高患者生命质量具有极其重要的意义。

子宫肌瘤、月经性肺系疾病与肺肾阳虚证

　　女性特殊生理周期包括月经期、妊娠期、哺乳期、围绝经期等，其中月经期总体时间最长，对女性生理、病理的影响最大。月经期疾病如未能适时纠正，对女性神经、内分泌、免疫、生殖等系统产生巨大影响。PSDP 常见月经性咳嗽、月经性感冒、月经性哮喘、月经性咳嗽变异性哮喘、月经性发热、月经性咯血、月经性气胸（血胸）、月经性纵隔气肿，其中月经性感冒、咳嗽、哮喘、咳嗽变异性哮喘更为常见。研究显示，月经期前后，因内分泌失调，抵抗力减弱，外邪侵袭，引起鼻黏膜、气管、支气管充血水肿，可导致肺系系列疾病、证候的反复发作。HMO、PSDP 患者免疫功能低下疾病的共性与中医"肺肾阳虚"紧密相联。现代医学对 HMO 及月经性感冒、咳嗽、哮喘、咳嗽变异性哮喘等 PSDP 的发病机制均尚不明确，目前认为，HMO 作为激素水平依赖性肿瘤，患者血清雌、孕激素分泌偏高，雌激素、孕激素受体表达增强，是促进子宫肌瘤发生、发展的重要因素。月经性哮喘患者月经期体内雌激素、孕激素处于最低水平，尿促卵泡素、黄体激素等促性激素因性激素的降低而调节性升高。正是雌激素、孕激素的下降及黄体酮生成减少等导致血栓素 A2（TXA2）、血栓素 B2（TXB2）升高，前列腺素 F1α（PGF1α）、前列腺素 I1（PGI1）明显降低，PGF2α 水平升高，促进平滑肌细胞增生和肥大，气道狭窄、阻塞，释放组胺等炎性介质，引起支气管平滑肌痉挛，黏膜水肿，分泌物增多。两者在雌激素、孕激素的体内变化方面正好相反，正是这种现代医学发病机制的不明确性及相互矛盾性，决定了现代医学药物治疗方面临床疗效的不确定性，对子宫肌瘤只能起到缩小和控制等有限作用，甚至可进一步加强病情复杂性，不利于疾病的整体评估，影响下一步有效诊疗方案的确立。近年研究表明子宫肌瘤患者体内 CD4＋细胞减少、CD8＋细胞增多、白细胞介素-2（IL-2）降低、白细胞介素-6（IL-6）、白细胞介素-8（IL-8）升高、干扰素（IFN）减少及肿瘤坏死因子（TNF）升高等，均提示 HMO 与机体免疫功能低下密切相关。月经性咳嗽变异性哮喘（PCVA）、月经性哮喘（PMA）与神经内分泌关系的相关研究显示，月经期神经内分泌失调，通过下丘脑-垂体-性腺轴引起植物神经功能紊乱，引起支气管黏膜肥大细胞、嗜碱性粒细胞脱颗粒，释放大量组胺（HA）、儿茶酚胺等炎性介质，引起支气管平滑肌收缩，气道反应性增高，导致月经性哮喘或咳嗽变异性哮喘的发作。肾阳虚证患者免疫球蛋白 E（IgE）、免疫球蛋白 A（IgA）等免疫球蛋白、B 淋巴细胞、T 淋巴细胞转化率、补体等均低于正常水平，提示免疫

功能低下与肾阳虚证密切相关。补肾温阳法通过恢复 T 淋巴细胞亚群 CD4$^+$/CD8$^+$ 的正常比例以及 IgE 表达，维持细胞膜的稳定，即可有效阻断气道高反应性，减轻呼吸道黏膜水肿，从而改善临床症状。

下丘脑-垂体-肾上腺轴（HPA）、下丘脑-垂体-卵巢轴（HPO）功能与肺、肾阳气功能正常与否关系密切，HPA、HPO 功能状态不稳定即是肺肾阳虚证的内在表现。子宫肌瘤的基本病机为肾虚血瘀，肾阳气虚为其本，瘀血阻滞为标。中医学谓之"肾"，近似于现代医学的免疫、内分泌和神经调节系统等，癥瘕的发生与肾阳不足关系密切。吴水生指出血清性激素含量的不同水平可反映肾虚证的不同程度，并可作为肾虚证的现代科学指标，而睾酮/雌二醇（T/E2）比值是反映不同肾虚证的最佳指标。临床肾虚证候多伴随性激素水平的变化或比例的失调，补肾中药通过对 HPA、HPO 功能的双向调节作用，影响人体雌二醇（E2）、孕激素（P）水平及比例，恢复体内性激素平衡，调节机体免疫状态，提高垂体对下丘脑的反应，改善内分泌调节功能；配合活血化瘀药则可改善盆腔、局部肿瘤的血液流变学及微循环，调整内分泌状况，改善内环境，加强卵巢、子宫供血，促进卵泡正常发育、排出，调节体内 E2、P 稳态水平。即使补肾活血法无法显著性降低 E2、P 水平，亦可通过选择性降低子宫内膜 E2、P 受体表达，抑制子宫肌瘤生长，达到缩小肌瘤，甚至消瘤的目的。

肺肾阳虚证与六经关系

肺肾阳虚证与六经关系密切。临床上，肾阳气虚多见，而肺阳气虚少见，对肺肾阳虚的探讨则更少。肺阳是肺气的组成部分，特指肺气中具有温煦、宣发和兴奋性质的那部分阳气，是人体阳气在肺功能方面的具体反映。近年来关于肺肾阳虚的论述时有所见。从仲景六经辨证思路来认识肺肾阳虚，有其独特之处。肺外合皮毛，主宣发、肃降。六经太阳主表，为人体全身之藩篱。卫阳之气固护于外，营阴固守于内，营卫调和，人体则处于正常的生理状态。太阳卫表之气开发于上焦，与《黄帝内经》所曰："上焦如雾……若雾露之溉"极为形似。发病之初，PSDP 患者寒邪犯肺，轻则肺阳被遏，肺失宣降，重则阳气受损，津液不得布散，停聚为痰饮。气耗日久，必损及阳，导致肺阳虚弱。卫气开发于肺阳之气。太阳受伤，肺阳、卫气受损，表邪乘虚入里，出现咳嗽、哮喘等系列肺系疾病，说明《黄帝内经》之肺与六经太阳密切相关，太阳病及其变证包涵了肺系疾病。肾属六经少阴，心肾相交，水火既济，肾阳虚属少阴病寒化证范畴。胡希恕认为，太阳病为六经表阳证，少阴病为六经表阴证，将太阳病、少阴病皆归属于六经表证，虽皆为表证，病位相同，但阴阳属性各异。太阳病为三阳之表，少阴病则为三阴之表，即肺肾阳虚证候与六经表证密切相关，属于六经太阳病、少阴病范畴，同时与里证太阴病联系紧密。张仲景提出"肺中冷，必眩，多涎唾，甘草干姜汤以温之"（《金匮要略·肺痿肺痈咳嗽上气病脉治》）。"肺中冷"即肺阳虚，与脾阳虚水湿内停所致"必眩，多涎唾"相关。《灵枢·邪气脏腑病形》认为"形寒寒饮则伤肺"。肾阳虚则见形寒，寒饮停肺则伤肺阳，肺肾阳虚，饮停水聚，在上则见胸满、咳喘之症，在下则见形寒、水肿之症。可见肺肾阳虚多水饮停聚，与太阴病脾阳虚衰，运化水饮无力密切相关。同时，月经期疾病，多与邪入血室，邪瘀搏结相关，仲景谓之"热入血室"。所谓热入血室证，是指妇女在月经期间（或产后、人工流产后），即所谓经水适来、适断之时，感受外邪，出现了往来寒热，或胸胁下满等少阳经的症状，以及谵语如见鬼状等神志异常的病症。月经性疾病作为月经周期前后周期性发作的疾病，与"热入血室"关系密切。后世医家凡治妇科病中经产期外感高热、精神疾病等均宗热入血室证，多以小柴胡汤为主，配合活血调经之品。小柴胡在经主气，在脏主血，热入血室用之，借少阳之枢以泻厥阴之用，调经气而行散瘀结之功，具有开门揖盗之妙，与刺期门功相对应。

六经论治思路

根据 PSDP 与 HMO 的基本病机、治则，临床治疗上提出太阳、少阴、太阴、厥阴四经同调，温补之法兼肺、脾、肝、肾，结合调畅枢机、补气纳气、化痰祛瘀之法。采取月经期与月经间期分治相结合，月经期以苓甘五味姜辛汤温补肺阳，四逆汤温固肾阳，小柴胡汤调畅枢机，解血室之邪，三方合一，三阴同治，配合乌药温肾纳气，法半夏降气化痰，鸡血藤补血调经、活血通络，淫羊藿温肾助阳，固元阳之根本。月经间期以金匮肾气丸合桂枝茯苓丸加减，重用红参、当归、鹿角胶益气温阳，壁虎、石上柏化瘀散结。两方配合交替使用，共收温补肺肾，化痰祛瘀，调畅枢机之功。对于变证的治疗，仍参仲景法，不离桂枝法、麻黄附子细辛汤法、桂枝甘草汤法、桃核承气汤法等方证。

讨　论

在临床诊疗中发现，大部分以 HMO 为基础疾病的患者，均在治疗过程中出现 PSDP。通过追溯病情，回顾性研究显示其 PSDP 的发病时间常常较早，且病程较长，数年至数十年不等，病机特点表现为热入血室，肺肾阳虚，痰瘀内结。女性的生理、病理特点有其特殊性：月经前期为黄体退化阶段，阳长阴消，阴充阳长，肾阳由盛趋衰；月经期体内激素水平下降，阳气至重，重阳转阴；月经后期为卵泡早期，血海空虚，阴精不足；月经间期重阴转阳，阴阳转化。上述病程如果不能调整平衡，病情日久，反复发作，肾气虚耗，累及肺中阳气，水津失布，化液生痰，久病成瘀，痰瘀互结，最终必形成肺肾阳虚，痰瘀内结的病机特征。肺属太阳，肾为少阴，太阳、少阴相表里。根据《伤寒论》小柴胡汤证"热入血室"，围月经期肺肾阳虚，正气不足，复因感受外邪，邪热乘虚而入，侵入血室，与血相搏，少阳、厥阴经脉气血瘀滞，枢机不利，瘀血上结胸肺、两胁，下结下焦血室，每月而至，反复发作，而成胶结之势。故热入血室，肺肾阳虚，痰瘀内结是 PSDP 的主要发病机制，热入血室，痰瘀内结为其标，肺肾阳虚为其本。病情进一步发展，肾阳气虚，冲任虚损，瘀阻胞宫，痰瘀互结，可发为癥瘕，形成 HMO、PSDP 共存的疾病状态，虚实相兼，寒热错杂，病情缠绵，临床治疗更显复杂，非单纯养肾阴、温肾阳即可中病即止。结合国内近 20 年来有关月经性哮喘、咳嗽变异性哮喘及子宫肌瘤的中医药研究进展，发现对上述疾病的认识，从热入血室，肺肾阳虚，痰瘀内结角度探讨的尚无报道，目前多从温肾活血、调经平喘、舒肝养血、补气活血、降肃肺气、化痰平喘等方面论治。有学者提出月经性咳嗽变异性哮喘治疗上宜温养冲任，活血通络，补肾纳气，认为温阳补肾药是降低哮喘患者气道高反应性，清除哮喘夙根的重要途径。张靖等以运气学说探讨月经性咳嗽变异性哮喘患者围月经期在不同阶段病理特征及治疗，提出月经前期应调补肾阳为主，兼以补阴；月经期关键以通为法，以疏肝理气调经为主；月经后期应以补肾养阴为主；月经间期调和肾中阴阳，补阴为主，兼以补阳，促进阴阳转化。针对 PSDP、HMO 的治疗，从肺肾阳虚，尤其是肺阳气虚的探讨仍然所见不多。目前从肺肾论治多偏于温补肾阳，或疏肝解郁，辅于宣肺平喘，或以阶段性诊治，调补肾阴、肾阳平衡为法。肾阳为一身阳气之本，肾阳不足，无以温暖肺阳、脾阳、肝阳；肺阳不足，亦可累及肾阳，从而导致肺肾阳虚。金土相生，肺阳虚亦可累及脾阳，最终导致肺、脾、肾、肝三阴经脉阳虚气虚之病。痰饮、瘀血为肺肾阳气虚衰的必然病理性产物，为 PSDP、HMO 发病的诱因。热入血室，致厥阴、少阳经脉瘀滞，枢机不利，则为 PSDP、HMO 发病的外因。肺肾阳虚为 PSDP、HMO 发病的内因。以上三因相并，枢机不利，水寒之气上逆胸肺，虚阳浮越而失下潜，乃发为本病。故临床治疗上，以温补肺肾，化痰祛瘀，调畅枢机为基本治则，在温补肾阳的同时，重视温补肺阳，结合化痰祛瘀、调畅枢机，是 HMO 合并 PSDP 的主要治疗方向，对临床诊疗具有较好的指导意义。

330　卵巢储备功能减退从六经辨治经验

卵巢储备功能减退（DOR）是指女性提早出现卵母细胞的数量减少或质量下降，同时伴有窦卵泡数减少、卵泡刺激素（FSH）升高、抗米勒管激素（AMH）降低，主要表现为月经失调、生育力下降及类绝经期症状。现代医学病因尚不明确，多采用雌激素补充替代疗法，虽能缓解症状，对骨质疏松等起一级预防作用，但长期使用增加乳腺癌和血栓栓塞等风险。中医古籍中无本病名记载，其临床表现散见于"月经不调""不孕""年未老经断"等范畴。历代医家认为"肾藏精，主生殖"，《素问·上古天真论》曰"七七任脉虚，太冲脉衰少……而无子也"，傅山提出经水"乃天一之水，出自肾中""经本于肾"，均解释了肾之精气充足是"肾-天癸-冲任-胞宫"轴稳定的前提，强调了补肾为调经、种子大法。赵宏利在深研仲景、傅山等医家相关论著的基础上，结合二十余年临证经验，在诊治卵巢储备功能减退方面积累了丰富、独特的临床经验。学者陈贤微等将其诊疗本病的经验做了归纳总结。

机制探析

现代医家多认为本病病机总以"肾之阴阳平衡失调为本，肝脾心肺失调为标"。针对该病，赵宏利主任在深研经典基础上，结合自身体会，提出其辨证可依据六经辨证理论，分"虚""实"两端，属实证者，以太阳少阳合病为主。属虚证者，可分少阴病、太阴少阴同病。其中少阴病又可分寒化、热化、心肾不交三型，累及脏腑包括膀胱、肝胆、心、肾、肺、脾。太阳为六经藩篱，统膀胱及其经络，当代女性风寒易侵，若外感风寒，太阳首当其冲，营卫失和则恶寒；邪入胞中，正如"妇人之病，因虚、积冷、结气，为诸经水断绝"所述，致"胞中风冷"则月经失调；邪气入里，膀胱气化不利，津不上承，则小便不利、烦渴。少阳胆腑主枢机寓相火，肝胆互为表里，当代女性常昼夜颠倒，情志不畅，致肝胆郁热，枢机不利，则口苦、咽干。少阴包括心、肾两脏，肾藏精，主生殖，心主神明，若少阴寒化，心肾阳虚则恶寒肢冷；若少阴热化，阴虚内热故见类绝经期诸证，肾阴不足，无以滋养卵泡发育故不孕，心火亢旺，耗灼肾阴，故癸水早竭，热扰神明，故心中烦；心属火在上，肾主水在下，若少阴心肾不交，则不寐。太阴包括肺脾两脏，临床以足太阴脾病变为主，现代女性多因忧思伤脾、饮食劳倦、脾阳素虚致中焦虚寒，化源不足，冲任失养故月经停闭。

辨证分型

1. 太阳少阳合病：症见畏寒、足冷、面痤、心烦，惊惕不安，多梦，小便不利，一身尽重，口干口苦，月经失调，潮热盗汗等类绝经期诸症，舌微红苔黄，脉弦数。治以和解少阳，调和营卫。选方自拟七七汤。七七汤源于《伤寒论·辨太阳病脉证并治》"伤寒八九日，下之，胸满，烦惊……柴胡加龙骨牡蛎汤主之"。在此基础上加白芍、甘草。原用于治疗少阳变证之烦惊谵语。方中柴芩和解少阳，桂芍调和营卫，龙牡重镇安神，佐党参益气扶正，制大黄开郁泻热，茯苓利水安神，苓桂配伍温阳化气利水。诸药合用，攻补兼施，寒温并用。根据太少病情的轻重，调整用量。如少阳郁滞甚者，增柴芩剂量；太阳营卫不和甚者，加桂芍用量；阳气浮越者以龙骨、牡蛎为对，重镇潜阳。若兼不欲食、不大便等阳微气结证候，可加瓜蒌子、制大黄、柏子仁调胃润肠。

2. 少阴病

（1）少阴寒化证：症见腰膝酸痛，恶寒蜷卧，手足冷，小腹冷痛，小便不利，月经量少，舌淡胖，脉缓虚。治以补肾助阳。选方《金匮要略》肾气汤。方中地黄、山茱萸、山药益精填髓、补益肝脾，附桂温肾助阳，意在少火生气，苓泽利水渗湿，泽泻、牡丹皮共泻相火。诸药合奏，补中有泻，阴中求阳，解少阴之寒。临证配合胚宝胶囊补肾温阳，养血填精，疗效显著。

（2）少阴热化证：症见腰酸，心烦，口干咽痛，手足心热，耳鸣，潮热，盗汗，舌红少苔，脉细数。治以益精填髓，选方麦味地黄丸，其中肾气汤去附桂补肾填精，麦冬解热除烦，五味子滋养肾阴，共凑滋肾清热之功。

（3）少阴心肾不交证：症见心中烦，不得卧，口干，胸胁痛，头晕耳鸣，月经失调，舌红少苔，脉沉细数。治以滋阴清火，交通心肾。选方《伤寒论》黄连阿胶汤。方中黄连、黄芩苦降心火，白芍、阿胶、鸡子黄甘补肾水，诸药合用，水火共济。

3. 太阴少阴同病：症见腹部胀满或痛，呕吐，下利，不欲食，手足冷，月经量少，失眠多梦，舌淡苔白润腻，脉缓滑少力。治以补益脾肾，兼养心调肝。选方《傅青主女科·调经篇》益经汤。以熟地、白术补益脾肾，山药、生晒参培土化源，杜仲益肝肾，当归、白芍柔肝养血，酸枣仁养心安神，柴胡疏肝，牡丹皮泻热，沙参润肺增液，增水之上源，金水相生。诸药合用，大补肾水，补心肝脾之气，解心肝脾之郁，从而达到傅山所述"精溢而经水自通""经水出诸肾"之效。适用于太阴少阴合病，脾肾两虚，兼心肺不足，肝郁略有化热的卵巢储备功能减退的患者。

用药圆机活法

1. 因人分期调治：根据体质、月经时期不同选方遣药。身体羸弱者，多予归脾汤培补后天之本；禀赋不足者，善用龟板、阿胶、鹿角等血肉有情之品补养奇经，大补先天。首创"癸乙丁辛调周法"，认为卵泡期前半段应补肾疏肝，后半段在疏肝补阴阳基础上加防风、荆芥、丹参、香附等活血鼓动之品。黄体期前半段应助火泻肺，后半段则泻肺或敛肺。脾土居中，勿忘补益脾，如此四维方运，经水复常。

2. 衷中参西：重视利用现代医学手段，首先排除卵巢抵抗综合征、甲状腺疾患等。认为检验是望诊的延续，若 FSH 升高多为肾精不足；血清雌二醇（E_2）低，多为肾阴不足；血清泌乳素（PRL）升高，多为少阳郁滞。根据西医药理，排除肌瘤、乳腺增生等疾病者可适当加葛根、菟丝子、女贞子、巴戟天、紫河车等雌激素样作用药物；若骨节疼痛，投以补骨脂、仙灵脾等改善骨质疏松作用药物。

3. 身心同调，药食同治："气结"为妇科疾病的重要病因，而卵巢储备功能减退患者尤其是年龄尚轻、久婚不孕者往往因家庭及心理压力导致忧思气结，少阳郁滞，正如《灵枢经·寿夭刚柔》所曰，"忧恐忿怒伤气，气伤脏，乃病脏"，故建议与患者勤于沟通，培养兴趣爱好，常服豆制品、蛋类、贝壳类、玫瑰花茶等天然食品，顺应四时，起居有常，从而达却病延年之效。

验案举隅

袁某，女，32 岁。2017 年 8 月 28 日初诊。主诉试孕 10 年未孕，月经量少 1 年。患者婚后 10 年未孕，且无流产史，输卵管造影及男方精液无殊，2016 年 10 月同济大学附属同济医院检测 AMH 1.8 ng/mL。月经周期 30～40 日，7 日净，量渐少。末次月经 8 月 8 日。平素畏寒，足冷，易感风寒，易口糜疱疹，心烦易怒，口苦，咽干，入睡晚、多梦，易便秘，肛裂便血。舌淡红边有齿痕，舌苔白腻润，脉浮滑。8 月 2 日阴道彩超检查：内膜双层 0.8 cm，回声不均，双侧卵巢内见多枚小卵泡，大者约 0.8 cm。

处方：柴胡 10 g，黄芩 6 g，桂枝 6 g，生白芍 6 g，制半夏 9 g，瓜蒌皮 10 g，瓜蒌子 10 g，党参

15 g，茯苓 15 g，生白术 15 g，龙骨 15 g，生牡蛎（先煎）15 g，甘草 6 g，制大黄 3 g，柏子仁 15 g。12 剂。每日 1 剂，水煎，分 2 次服。

二诊（2017 年 9 月 11 日）：今基础体温（BBT）未升，褐色分泌物 3 日，腰腿酸，余均改善。舌脉同前。复查阴道彩超：内膜 0.8 cm 双层，左卵泡 1.1 cm，右卵泡 0.9 cm。上方去瓜蒌皮、瓜蒌子、制大黄、柏子仁，加用海螵蛸 40 g，茜草 10 g，紫石英（先煎）30 g。后以上述二方为基础加减调理，11 月 2 日测血人绒毛膜促性腺激素（HCG）796.3 IU/L，后以专方安胎饮调理。

按语：患者年不足五七，多年未孕，经少 1 年，AMH 显著降低，诊断为卵巢储备功能减退，女性不孕症。赵主任认为应抓住主症，"口苦、咽干"，符合《伤寒论》"少阳病之为病，口苦、咽干、目眩"的描述，故证属少阳枢机不利；而"畏寒，足冷，脉浮"，说明其兼有太阳营卫不和的一面，齿痕舌苔白腻润，为脾虚征象，故以调和营卫，和解少阳为主要治法贯穿始终，佐四君健脾和胃，瓜蒌皮、柏子仁润肠通便。二诊为卵泡期后半段，加紫石英温肾暖宫，促卵泡排出；氤氲之期漏褐，予海螵蛸、茜草，一则行血通经，二则止血固经。除此之外，还给予精神鼓励和心理疏导。药证合拍，终毓麟得子。

六经辨证理论系仲景首创，对 DOR 的治疗，以"六经主证"为纲，遵从"有是证用是方"原则，即根据临床证候特点判断疾病的表里、寒热、虚实及是否合并兼夹证，如气结、瘀血、燥屎等，并采用相应的方药，符合六经辨证"整体观念"和"方证辨证"这两大基本思想。DOR 属妇科疑难杂症，若不早期干预可发展为卵巢早衰，是发挥中医药治疗的优势病种。其属实证者，以太阳少阳合病为主，治疗以七七汤和解少阳、调和营卫；属虚证者，分为少阴病、太阴少阴同病，分别运用黄连阿胶汤交通心肾、益经汤补益脾肾，因人分期调治，重视心理疏导，结合西医辅助检查早期诊断，未病先防，既病防变，在仅出现月经失调、FSH 轻度升高时就积极干预，改善症状，提高生育力，从而最大程度地延缓卵巢早衰进程。

331　盆腔炎性疾病六经辨治规律及应用

　　彭卫东结合临床提出"变被动除湿为主动除湿——温阳化气、健脾除湿法治疗盆腔炎性疾病后遗症"以及"将伤寒六经辨证运用于妇科炎症性疾病的治疗"等理念，并运用于临床，取得了显著疗效，为临床治疗盆腔炎性疾病提供了新的思路，学者何美秀等将其治疗经验做了归纳阐述。

盆腔炎的病因病机特点

　　中医古籍无盆腔炎之名，在"热入血室""带下病""产后发热""癥瘕""不孕"等病症中可散见记载。彭卫东教授认为，盆腔炎起病之初主要为外感湿热之邪，若急性期未能彻底治疗，或患者体质虚弱，或病程迁延，反复不愈，日久正气不足，水液代谢失衡，水失气化，湿邪留驻，故湿邪贯穿疾病的始终。

　　1. 外感湿热，邪正交争：急性盆腔炎多因经期、产后、流产后或宫腔手术后，血室正开或余血未净，患者摄生不慎、房事不节或不注意个人卫生，导致湿热之邪内侵，发病急骤，邪正交争剧烈，病情较重且传变迅速，若延误治疗或无效治疗会发展为弥漫性腹膜炎、败血症、感染性休克甚至危及生命。其主要发病机制为湿、热、毒交结，与气血相搏，邪正相争，导致发热疼痛，积脓结块，甚至诱发腹膜炎、感染性休克。

　　2. 湿困阳伤，寒热错杂：盆腔炎性疾病后遗症病情多反复难愈，病机多虚实夹杂、寒热错杂。究其原因，一方面因为被湿邪所困，所谓湿为阴邪，易伤阳气，阻遏气机，湿性黏滞，易缠绵难愈；另一方面加之长期使用清热药物，更易耗伤阳气。究其病机，"邪之所凑，其气必虚"，久病多虚，正气虚弱，脾肾阳虚，中下焦水失气化，水饮停聚失温化，久则郁而化热，出现整体偏寒而局部偏热的寒热错杂证，症见形寒肢冷、腰酸、腹痛、纳差、便溏等脾肾阳虚症状，又见外阴瘙痒、白带黄、有异味、下腹坠胀疼痛等湿热为患表现，久病多瘀，故见经血色暗红、夹血块等瘀阻之征。盆腔炎性疾病后遗症特点：①病机特点为寒热错杂，虚实夹杂，邪正胶滞。②涉及多个脏腑，病位复杂，难以判断。③邪正交争，正气已伤，阳气不足。④病已入里，正气不足，湿邪留驻。导致临床辨证时，病性难辨，病位不准，难以准确辨证。

从六经辨证审视盆腔炎的病机发展

　　目前对于急性盆腔炎重症及盆腔炎性疾病反复发作的患者，现有的辨证系统用于治疗有些难度。目前临床上对于急性盆腔炎主要运用抗生素治疗，但由于其致病的病原体种类繁多，且长期应用广谱抗生素易引起机体菌群失调，以及病原体耐药性逐年增高等一系列问题，故而急需一种教人见病知源的辨证方法。

　　《伤寒论》中尽管六经主要运用于外感病辨证，但是百病均可循六经而治。如徐荣斋亦在《重订通俗伤寒论》中曰："病变无常，不出六经之外。《伤寒论》之六经，乃百病之六经，非伤寒所独也。"《伤寒论》中有关热入血室的条文有4条，分别是第143条、第144条、第145条、第216条，其详述了仲景对于热入血室的治疗，张景岳《类经附翼》曰："故子宫者……医家以冲任之脉盛于此，则月事以时下，故名之曰血室。"热入血室者，由热邪侵及子宫而引起全身证候之病。从现代医学解剖来看，热入血室类似于现代的盆腔炎范畴，所以六经辨证适用于盆腔炎性疾病。

1. 急性期，热入血室，证在三阳：急性盆腔炎以三阳证为主，极少见三阴证，三阳证中以少阳证最常见，亦常出现太阳少阳合病证及少阳阳明合病证。盆腔炎急性期，热入血室，病程短，正气盛，邪正交争，正气抗邪有力，故盆腔炎急性期多见三阳证。少数患者体质虚弱，正气不足，病邪直入三阴，所以急性盆腔炎中可出现三阴证，但所占比例极小。疾病的病位不出表、里、半表半里。表证就是病邪集中地反应于皮肤、肌肉、筋骨所组成的体表；里证就是疾病集中地反应在由食管、胃、大小肠所组成的消化管道；半表半里证，就是病邪集中反应于里之外、表之内——胸腹腔间的脏腑。盆腔炎性疾病的病位属于半表半里，考虑到女性盆腔感染主要是通过生殖道黏膜逆行感染所致的特殊途径，以及湿为阴邪，湿性重浊趋下，易伤阳气，易袭阴位，易缠绵难愈的特点，决定了以直中为主，即半表半里证为主。盆腔炎急性期，正气抗邪有力，故急性盆腔炎常见少阳证。半表半里证可向表证发展，亦可向里证发展。急性期正气盛，正盛邪退，出现脉浮，头项强痛而恶寒等表证时，则见太阳少阳合病证。急性期虽正气盛，但邪气亦强盛，正气难以祛除邪气，邪气向里传变，出现胃家实或身热，汗自出，不恶寒反恶热等症状时，则见少阳阳明合病证。

2. 慢性期，正气亏虚，邪入三阴：盆腔炎性疾病后遗症以厥阴证为主，常见少阴证、太阴证，由于正气虚弱，亦常出现合病，常见太阴少阴合病证、太阴厥阴合病证。盆腔炎反复发作，迁延日久，病程长，患者正气不足，邪正交争，正气抗邪无力，故盆腔炎慢性期仅见三阴证，未见三阳证。盆腔位于半表半里，主要是通过生殖道黏膜逆行感染所致，决定了以直中为主，由于患者正气不足，抗邪无力，故盆腔炎性疾病后遗症以厥阴证最多见。慢性期正气不足，若病邪入侵，表现为下腹疼痛，脉微细，但欲寐等症状，则为少阴证。若病邪直入于里，表现为时常腹痛，纳食不佳，腹胀满，大便不成形，甚至恶心呕吐等症状，则为太阴证。由于盆腔炎性疾病后遗症期迁延不愈，正气难以抗邪，病邪长驱直入，多部位受邪，因此常出现合病证，且以太阴少阴合病证、太阴厥阴合病证多见。

盆腔炎六经辨证的临床应用

盆腔炎性疾病的治疗原则为就近祛邪，通过脏腑在人体的开窍来祛除邪气。在表以汗法解之；在里则以温法或下法治之；在半表半里则以和法治之。循经论治，简单易行，重视邪气的不同，重在除湿。

1. 急性盆腔炎的六经辨治：急性盆腔炎以三阳证为主，极少见三阴证，三阳证中以少阳证最常见，亦常出现太阳少阳合病证、少阳阳明合病证。急性盆腔炎中三阴证其治法同盆腔炎性疾病后遗症。

（1）太阳少阳合病证：症见下腹疼痛，脉浮，恶寒，头项强痛，口苦，口干，头晕，恶心呕吐，胸胁苦满，不欲饮食等症状，舌红润，苔薄白，脉浮弦或浮细。治以解表和里、清热除湿止痛。方用柴胡桂枝汤酌加败酱草、大血藤、茯苓、连翘、蒲公英、薏苡仁等。

（2）少阳证：症见下腹疼痛，胸胁苦满，不欲饮食，口干，口苦，头晕，恶心呕吐，舌红润，苔薄白，脉弦细。治治以和解少阳、清热除湿止痛。方用小柴胡汤随症加黄柏、薏苡仁、大血藤、蒲公英、厚朴、延胡索等。

（3）少阳阳明合病证：症见下腹疼痛，口苦，口干，头晕，恶心呕吐，胸胁苦满，不欲饮食，大便干，脘腹硬满，身热，溅然汗出，舌红，苔黄，脉弦大。治以和解少阳、内泄热结、除湿止痛。方用大柴胡汤，随症加龙胆、大血藤、贯众、败酱草、苍术、薏苡仁、厚朴等。

2. 盆腔炎性疾病后遗症的六经分型：盆腔炎性疾病后遗症以三阴证为主，未见三阳证，常见厥阴证、少阴证、太阴证，因正气虚弱，亦可见太阴少阴合病证、太阴厥阴合病证，合病证随证治之。

（1）少阴证：症见下腹疼痛或腰骶部胀痛，常在劳累、性交后、月经前后加重，脉微细，但欲寐，舌暗红，苔白滑，脉微细。

1）少阴病轻证：症见下腹疼痛或腰骶部胀痛，常在劳累、性交后、月经前后加重，并出现脉微细或脉沉、但欲寐，可伴有小便不利、眩晕等症状，当辨为少阴轻证。治以温阳化气、除湿止痛。方用苓桂术甘汤，酌加苍术、厚朴、肉豆蔻、薏苡仁、延胡索等以除湿。

2）少阴病重证：症见下腹疼痛或腰骶部胀痛，常在劳累、性交后、月经前后加重，并出现小便不利或小便清长、畏寒甚、四肢沉重疼痛，泄泻、眩晕等症状，应为少阴重证。治以温阳利水、除湿、活血止痛。方用真武汤，酌加用延胡索、路路通、苍术、厚朴、肉豆蔻、薏苡仁、乳香、没药等以除湿、活血止痛。

（2）厥阴证：症见下腹疼痛或腰骶部胀痛，常在劳累、性交后、月经前后加重，口渴，心中懊恼，不欲饮食，形寒肢冷，发热或潮热或低热起伏，舌暗红，苔白腻或黄腻。治以寒温并用、除湿、活血止痛。若见心下痞，满而不痛，恶心呕吐甚，方用半夏泻心汤加减；若见心下痞，腹中雷鸣，完谷不化，下利不止，心烦不得安等症，方与甘草泻心汤加减；若见心下痞，干噫食臭，腹中雷鸣下利等症，方与生姜泻心汤加减；若见四肢厥冷、饥不欲食、消渴、心中疼热、久利等症，方用乌梅汤加减。上各方，酌加用大血藤、黄柏、牛膝、薏苡仁、苍术、延胡索、乳香、没药等以除湿、活血止痛。

（3）太阴证：症见下腹疼痛或腰骶部胀痛，常在劳累、性交后、月经前后加重，脘腹痞满，不欲饮食，大便稀溏，舌淡红，苔白腻，脉弱。治以温中回阳、除湿、活血止痛。方用四逆辈加减，酌加苍术、厚朴、肉豆蔻、砂仁、草豆蔻、乳香、没药、延胡索等以健脾除湿、活血止痛。

332 六经体质理论的儿科应用

体质是个体在先天禀赋的基础上受到后天环境的影响而形成的在形态结构、功能活动方面固有的、相对稳定的个体特征，并表现为与心理性格的相关性。体质具有可调性，研究表明，儿童体质的改善可有效降低相关疾病的发生率。因此，儿童体质研究对儿童防病治病工作具有重要意义。张仲景将中医理论与临床实践紧密结合，开创了六经辨证治疗外感和杂病的先河。近十多年来，医家通过对六经辨证体系进行深入研究，将六经病的理论体系进行拓展，以六经为纲阐发了六经体质理论，并应用于临床。学者张显等根据儿科疾病特点，探讨了六经体质在儿科的应用，为小儿疾病的中医防治提供了思路和参考。

六经体质的理论基础

张仲景创立了六经辨证理论体系，其所著《伤寒论》的核心即是六经辨证，全篇贯穿了八纲辨证的精神。其采用六经驾驭诸病，有阴阳、表里、寒热、虚实，均是一分为二。后世医家也认识到这一点，如许叔微认为，"伤寒治法先要明表里虚实"。《古今医统大全》曰："表里虚实阴阳寒热，八者为伤寒之纲领。"陈逊斋曰："伤寒六经者，阴阳寒热虚实表里之代名词也。"柯韵伯和方有执等医家提出"六经为诸病而设""非为伤寒一病而设"。后世医家将伤寒论的辨证论治归纳为三部定位、虚实寒热定性的辨证体系；三部即表、里与半表半里，是对病位的界定。实际上六经辨证已经包括病位和病性的全部内容，如此便为辨识体质、预知病势提供了坐标，为六经体质提供了理论依据。

成人六经体质的研究及应用

1. 六经体质分型：六经体质理论虽然贯穿于《伤寒论》的辨证论治体系，但该书没有明确提出六经体质的概念及分型。郑元让等依据人体脏腑功能在正常状态下的偏盛与偏衰及由此造成的整体阴阳之气的多少，提出了"六经人"的假设，最早明确提出了六经体质的概念，将人的体质分为太阳人、少阳人、阳明人、太阴人、厥阴人和少阴人。李真等根据后世医家的伤寒论三部定位、虚实寒热定性的六经辨证体系研究成果，提出了7个体质类型，分别为太阳体质、太阴体质、少阳体质、少阴体质、阳明体质、厥阴体质与阴阳平和体质，还归纳出了六经体质各自的疾病易感性，对中医治未病理论的发展具有一定的借鉴意义。赵进喜等提出，"三阴三阳"是人体生理的六大系统功能的概括，不同于根据五行学说形成的五脏，是对人体的生理功能在另一个层次上的划分。同五脏五大系统一样，三阴三阳系统也是客观存在的，但各个系统的生理功能不可能达到绝对的平衡，这种特性决定了个人体质的差异性。基于此，赵进喜等提出了三阴三阳体质，并且遵循古人三阴三阳的三分法思想，结合临床经验，将六经体质进一步细分为18种亚型，具体可分为太阳甲型（阳充实）、太阳乙型（阳虚弱）、太阳丙型（阳亢盛）、阳明甲型（胃阳亢盛）、阳明乙型（胃热阴虚）、阳明丙型（胃寒气实）、少阳甲型（少阳气虚）、少阳乙型（少阳气郁）、少阳丙型（气郁郁热）、太阴甲型（太阴气虚）、太阴乙型（太阴阳虚）、太阴丙型（太阴湿阻）、少阴甲型（少阴阳虚）、少阴乙型（少阴阴虚）、少阴丙型（少阴阴阳俱虚）、厥阴甲型（肝旺阳亢）、厥阴乙型（阴虚阳亢）、厥阴丙型（虚阳亢奋）。这种体质分型虽冠以三阴三阳体质之名，但实质仍是六经体质的细化。以上成人六经体质的分类及方法为儿童六经体质的研究提供了宝贵的经验。

2. 六经体质量表的研制： 宫晴在赵进喜三阴三阳体质理论的指导下，经过访谈、专家问卷调查等方法筛选条目，结合定量与定性的方法判定体质，最终形成了成人的三阴三阳体质初量表。该量表涵盖了形态结构、疾病易感性、心理状态、生理功能4个不同的领域，已经应用于临床，对糖尿病、代谢综合征等疾病的诊治及并发症的预防具有重要的指导意义，取得了很好的效果。

3. 六经体质与证候相关性研究： 六经体质不同，则机体对外来邪气的反应状态存在差别，发病的证候类型亦有不同。如同样感受寒邪，不同的人会表现为表实证或表虚证的病证类型，病证类型的差异与体质类型不同有关。郭子嘉研究太阴体质与阳明体质的2型糖尿病患者，发现痰湿证和热结证在两种体质中占比具有明显差异。赵翘楚研究发现，在糖尿病伴发原发性高血压患者中，厥阴体质患者出现血瘀证的可能性较高，而少阳体质患者出现气郁证和血瘀证的可能性较高。以上关于糖尿病患者六经体质与证候相关性的研究，为糖尿病的治疗提供了参考，这正是此类研究的价值所在。

4. 不同疾病中六经体质的分布及其特点： 在不同的疾病中六经体质的分布存在差异。蔡欣研究糖尿病患者六经分布规律，发现三阴体质在50岁以上患者中分布最多，三阳体质则在50岁以下患者中分布最多。何沐发现阳明和太阴体质的人群罹患代谢综合征的可能性较其他体质人群更大。金建宁研究证实，阳明体质糖尿病患者的并发症可能多于太阴体质者。研究六经体质类型的分布特点及观察疾病人群的体质特征，有助于帮助医者及早对那些有潜在发生某些特定疾病的人群进行干预，调整其体质偏颇，预防疾病的发生；针对已患特定疾病的人群，可帮助医者更准确地从体质角度认识其中医证候规律，预估其发生并发症的可能性及类型，从而制订科学的治疗方案。

儿童体质的研究

目前比较公认的对儿童体质发展影响较大的4种中医体质学说，分别为《颅囟经》的"纯阳"学说、吴鞠通的"稚阴稚阳"学说、万全的五脏"二有余三不足"学说及张锡纯的"少阳"学说。现代儿童中医体质的分型大多运用或参考匡调元的六分法和王琦教授的体质九分法。现代医家对小儿体质分型的研究，主要是结合自身临床经验，以五脏禀赋、气血、阴阳等方法为主的单独一种或多种方法的综合运用。如王明明、潘佩光等从五脏禀赋角度划分体质，孔金凤等从气血、阴阳两个角度划分体质，郑军等从五脏、气血、阴阳3个角度划分体质，各有其特色和独到之处。

近年来关于成人六经体质的辨识及研究发展较快，已经取得一些成果。但从六经角度对儿童进行体质分类及体质辨识尚属空白。六经体质的分类及辨识对指导临床具有重要的价值。但是小儿体质毕竟不同于成人，成人体质观点虽可取却不可全取。在儿童六经体质研究中，要充分认识到儿童这一群体体质的特殊性，兼顾其特有的生理和病理特点，充分吸取历代儿科医家小儿体质学说的精华。

六经体质理论应用于儿科的可行性

六经理论对儿科临床具有重要指导作用。张横柳擅治儿童多动症，致力于从六经辨证的角度研究儿童多动症证治规律，成果累累；李树勋临证多以六经论治小儿外感与内伤杂病，取得了满意的效果。用六经辨证，治以六经之法，能取得良好的临床效果，说明六经应用于儿科是可行的。

1. 六经体质对儿童疾病的影响

（1）影响发病的倾向性：《灵枢·逆顺肥瘦》曰"婴儿者，其肉脆，血少气弱"。儿童生理特点与六经体质特殊性共同作用，决定了儿童发病的倾向。有研究者对咳嗽变异性哮喘患儿进行中医体质辨识并进行统计，结果发现，血瘀质、气虚质和积滞质患儿所占比例最多。说明体质不同决定了个体对不同邪气的易感程度存在差异，从而影响发病。

太阳卫阳虚弱体质的儿童，多腠理疏松，汗出较多，体质弱，抵抗力低，容易感受外来之邪，易患感冒等呼吸系统疾病且感冒后不易痊愈，多表现为表虚证。小儿"肺常不足"，肺脏娇嫩，卫外功能不健全，故外邪袭体，多伤于肺，决定了太阳卫阳虚弱体质儿童呼吸道疾病尤多。小儿"脾常虚"，精微化生不及或输布失常，导致儿童气血生化功能虚馁，荣卫补充不足，体质虚弱，以致机体免疫功能下降，极易外感，再加上进食不知节制，太阴体质的儿童常会出现腹胀、便溏、食欲欠佳等症状。因此，太阴体质儿童消化系统疾病多发，易患慢性腹泻、功能性消化不良、胃肠功能紊乱、胃肠炎等胃肠疾病。

　　小儿之阴阳乃稚阴稚阳，稚阴未长，稚阳未充，故其阴阳极易受到损伤，从而发生寒化和热化。发生寒化的少阴体质儿童平素四肢欠温，喜温恶寒，生长发育较慢，发病易表现为畏寒肢冷、遗尿、尿频等。小儿"肾常虚""心常有余""阴常不足"，稚嫩之肾阴难济君相二火，心火亢盛，则心烦少眠。发生热化的少阴体质儿童多手足心热，面色偏红，有失眠倾向，发病易表现为发热、心烦、失眠等症。

　　（2）影响发病病证类型：易患六经病之人，体质平素多有相关脏腑经络的功能偏颇，一旦受到致病因素的影响，则相关脏腑经络功能失调，病邪易从体质而化，表现出相应的病证类型。阳明体质儿童体格壮实，胃肠消化功能较好，食欲偏亢，嘴里多有口臭或异味，感邪发病，易发为发热、大便干结的大青龙汤证；太阴体质小儿素体阳气偏虚，感邪发病则更易发生寒化，发为虚寒之畏寒肢冷、腹满冷痛、腹泻、呕吐等症。

　　（3）影响疾病的传变：体质不同，邪气侵袭人体后传变趋势不同。如太阴体质素体虚寒者，如感受外来寒邪易传于太阴，而阳明体质素体火亢者则易传于阳明。儿童具有易于传变、易于感触、易虚易实、易寒易热的病理特点，患病后虚实、寒热的转化及病位的扩大与传变较成人更为迅速和复杂。

　　2. 六经体质对儿童疾病预防保健的指导：未病先防是儿科医生临床工作的重要指导原则。体质不同则发病倾向存在差异，对儿童体质进行辨识，有助于预测小儿某些疾病的发生。根据儿童不同的体质特点，对其健康状态进行初步筛查，可采取具有针对性的干预措施，通过生活保育指导、推拿按摩、穴位贴敷、服用中药等手段，纠正机体的失衡状态，从而防止疾病的发生。如王英等对高危哮喘儿进行早期干预，通过回避变应原，改善居住环境，调护饮食，结合辨体论治，改善其偏颇体质，预防典型哮喘的发生。

　　中医药在儿童疾病防治方面具有独特优势，对儿童体质进行辨识，根据体质偏颇的不同预测疾病的传变及转归情况，适时调整治疗方案，可以达到更好的治病效果。现阶段，在儿科领域对六经体质理论应用的相关研究仍然很少。前期研究可以从以下几个方向努力。第一，可以制定适合儿童的六经体质量表。通过系统的文献研究，结合德尔菲法，建立儿童六经体质理论模型，探索儿童的六经体质辨识方法，制定适合儿童的六经体质量表。第二，探索并建立儿童健康管理模式。这是六经体质理论应用于儿科临床的重要环节。

333 六经辨证在眼科的应用

　　《伤寒论》是一部中医辨证论治的著作，通过伤寒和杂病的具体病例，反映六经辨证的方法。以柯韵伯琴为代表的诸多伤寒学家都主张，"六经为诸病而设，非为伤寒一病而设"。六经辨证内含《黄帝内经》五脏阴阳理论，是中医基本辨证治则的具体运用，对临床各科皆有普遍指导意义。陈达夫将《伤寒论》六经辨证与中医眼科传统辨证相结合，提出眼科六经辨证的理论和方法，总结于《中医眼科六经法要》一书，学者盛倩将《伤寒论》六经辨证发展至眼科的应用做了阐述。

六经辨证辨治眼病的缘由

　　1. 眼与六经实质的关系：《伤寒论》六经是指太阳、阳明、少阳、太阴、少阴、厥阴。六经是物质性的，有其脏腑经络的客观存在，概括了脏腑经络、营卫气血的生理功能和病理变化，反映了手足经脉与相应脏腑的病变。眼与六经实质的关系体现在眼与脏腑经络的关系。《灵枢》曰："十二经脉，三百六十五络，其血气皆上于面而走空窍，其精阳气上走于目而为睛。"《灵枢》亦曰："目者，五脏六腑之精也。""五脏六腑之精气，皆上注于目而为之精。"一方面，脏腑经络的精气都上注于眼；另一方面，五脏六腑、十二经脉为病，均可病及眼。

　　2. 眼科辨证应强调人体的整体性：中医辨证对病机的定位，落实在脏腑（包括经络、气血、津液）之上。因此，要精辨病机，首先要运用中医脏腑相关理论，按照整体观的思维方法，确定病位，落实脏腑。自唐宋以来，辨治眼病，多用五轮八廓的诊法。但五轮辨证过分强调单一的轮脏关系，忽视了眼与脏腑间的整体关系。八廓是某种眼病所表现的现象，并非每个患者都有廓病，更不是正常人也分八廓。二者都具有明显的局限性。眼科临床辨证，应运用四诊方法，重视中医整体辨证，才能辨证全面。

　　3. 六经辨证执简驭繁：《伤寒论》继承了《黄帝内经》"治病求本，本于阴阳"的辨证法思想，强调人体的整体性，用六经分证的方法来驾驭诸病。六经辨证，以三阳经统摄六腑，三阴经统摄五脏，反映脏腑经络的病理变化。首论阴阳，继则分表里先后治则，审寒热虚实，据证立法、据法处方，是一种层次分明、执简驭繁的方法。

眼科六经辨证的特点

　　陈达夫总结历代医家辨治眼病的方法、经验及不足，结合自身临床实践，突破历代中医眼科以证命名立论的格局，按《伤寒论》六经辨证方法，将各种眼病，归于六经节制之下，以三阴三阳分病，根据疾病表现与脏腑经络的内在联系，把目病分为太阳目病、阳明目病、少阳目病、太阴目病、少阴目病和厥阴目病。眼科六经辨证充分体现了《伤寒论》辨证论治的思想，同时，也具有自身的一些特点。

　　1. 眼科六经辨证具有整体性和灵活性：眼科六经辨证，以六经为纲，贯穿五轮、八廓等眼局部辨证，以脏腑经络理论为基础，以八纲辨证贯彻始终，内含病因辨证、气血津液辨证、卫气营血辨证等具体内容，辨证全面，体现了眼科辨证的整体性和灵活性。现借分析《中医眼科六经法要》六经目病表证的辨治，具体阐述眼科六经辨证的方法。《伤寒论》六经均有表证，各经经证即为各经表证。太阳主表，为表纲，为有别于太阳表证，其余各经表证都称为经表之证。眼科六经辨证各经目病也均有表证，列于各经目病前。

(1) 辨目病归经：目病表证的归经，一是通过八廓辨证，如大眦内震廓血丝较粗归太阳；乾廓坤廓血丝尤多归阳明；锐眦兑廓血丝较甚归少阳。三阴目病或可见其相表里的廓病，如太阴目病见乾坤二廓血丝较多；少阴目病见坎离两廓血丝较多。二是通过经络循行部位归经，如白珠血丝从上而下者特甚、头项痛归太阳；白珠血丝从下而上者特甚、额前痛、目眶痛归阳明；两额角或太阳穴胀痛、两耳闭气、胸胁不快归少阳；巅顶头痛归厥阴。三是根据《伤寒论》六经辨证确定的辨证要点归经，如口苦、咽干、脉弦细归少阳；四肢烦疼归太阴；脉沉归少阴；手足时冷复热归厥阴。

(2) 辨目病在表在里：六经病证根据病位在表在里决定治则。《中医眼科六经法要》目病在表在里的辨证标准为暴发为表，久病为里，在腑为表，在脏为里。目病各经经证主表、脏证主里这是和《伤寒论》表里定位一致的，唯有腑证的定位，《伤寒论》为在里，而眼科六经辨证辨为在表，陈达夫教授的解释是腑属三阳在表，脏属三阴在里，眼病少有入腑恶症，故腑证多数主升散，以求表解。眼科六经辨证表里的辨治，亦是二分法的，虽在腑为表，但若见少数病例腑中积结，亦当按里实证治疗；虽暴发为表，间或有里证暴发的，亦当按里证辨治。六经目病也有表里同病，如太阳表里俱虚目病属桂枝附子汤加海螵蛸证、太阳表里俱实目病属麻杏石甘汤证等，均按《伤寒论》表里先后治疗原则辨治。

(3) 辨目病寒热虚实：太阳目病表证，据畏光不畏光、无汗有汗分为表实麻黄汤证和表虚桂枝汤证；阳明目病表虚、表实证眼局部证候相同，据恶风寒、项背强兼有汗无汗分为表虚桂枝加葛根汤证和表实葛根汤证。阳明辨有汗无汗，首辨表里尤为重要，因阳明里证、表证均可有汗出，里证有汗为胃气实，无汗为胃气虚；经表之证有汗为虚，无汗为实，治法大不相同。阳明里证恶热不恶寒，阳明经表之证恶风寒，临证当首辨之。少阳目病同《伤寒论》少阳病禁汗，表证、里证、虚证、实证都予小柴胡汤和解少阳。太阴目病表证，因外感风寒、风热不同，分为外感风寒表虚桂枝汤证、外感风寒表实桂枝加大黄汤证和外感风热表实桑菊饮证。太阴目病桂枝加大黄汤证是表郁轻证，病仍在太阴之表，表有郁热属实，故归为表实证，其与太阴目病桂枝汤证均必见四肢烦疼，其鉴别要点主要在眼局部辨证，前者表郁化热见肉轮浮肿而硬，气轮血丝细碎而赤，眵多。后者伤风无热见肉轮浮肿而软，气轮血丝细碎。太阴目病桑菊饮证虽与桂枝加大黄汤证同属表实证，然感邪不同，证见治法亦不相同。少阴目病表证，因少阴的中见为太阳，故多见太阳症状，少阴表虚目病桂枝加附子汤证"突然目赤，坎离两廓血丝较多，不畏光，无眵"，不归太阳归少阴的辨证要点在于头痛如锥。少阴表实目病证见与太阳表实目病相同，鉴别要点在于脉沉紧，是证为太阳表证，脉为少阴之脉，故不予麻黄汤而予麻黄附子细辛汤。厥阴表实目病为"突见厥阴头痛，风轮随见灰白色翳膜，白珠红赤梗痛，手足时冷复热"，由厥阴头痛、手足时冷复热归厥阴，头痛突见为新病属表，风轮起灰白色翳膜为本经自病且属寒，故治以《伤寒论》厥阴辨证当归四逆汤温经散寒。厥阴表虚目病为"两眼轮廓正常，突然若有风吹，胞脸紧闭，不敢展视"，为表虚不固，肝郁乘脾所致，故予桂枝加芍药汤外和营卫，内益气血，调和肝脾，作安内攘外之剂。

2. 结合《伤寒论》及温病学对疾病的认识分析目病：《伤寒论》具体内容上叙述的重点在于风寒外感，温病和风温作为需鉴别的类证提及，后世在此基础上发展出温病学说。《伤寒论》与温病学是中医在外感病方面的两个互补的辨证论治体系。《中医眼科六经法要》集合《伤寒论》及温病学对外感病的认识，既分析目病被温热所伤，也分析目病为风寒所伤，并均归于六经节制之下。温热伤阴，以太阴为主。"温邪上犯，首先犯肺"，病在肺卫属表，以实证为主，所致眼病《中医眼科六经法要》辨为太阴表实目病，"气轮血丝满布，梗痛羞明，睑硬泪热，眵稠而多，涕稠而黄者，桑菊饮主之，银翘散去豆豉亦主之。"风温初起，风热病邪犯肺，肺热传目，所见均为火热伤阴之象。风寒伤阳，首伤太阳，太阳主表与肺主皮毛一脉相承，在目主要表现为白睛病变。所致眼病《中医眼科六经法要》辨为太阳表虚目病，"凡目暴病，白珠红赤，大眦内震廓血丝较粗，或从上而下者特甚，鼻鸣、或不鸣，脉浮，微恶风，或顶巅脑项痛，或半边头肿痛，太阳伤风也，法当温散，宜桂枝汤。"太阳表实目病，"凡目暴病太阳，白珠血丝作淡红色，涕清如水，泪涌如泉，畏光甚，无眵，两眉头痛者寒也，麻黄汤主之。"

风寒伤阳，温热伤阴，在疾病初期所致的临床表现有所不同，治法也不同。风热病邪所致太阴目病表实证，治以温病桑菊饮、银翘散等辛凉解表剂，若误用伤寒桂枝、麻黄汤等剂则助热伤阴，后患无穷。反之，风寒外感目病若误用桑菊饮、银翘散之类，就会郁遏阳气，使表邪不解进而传经。自刘河间"目病属火"的理论，后世许多医家只知温热邪气致目病，不知风寒邪气亦致目病，治眼病只用寒凉，完全是种偏向。当知目病故由火热，有为温热邪气所致；也有外感风寒，腠理闭密，火热不得外泄，上行走窍而病，治当散其风寒。故风寒、风热致目病临证当明辨之。

3. 太阴目病包括手太阴肺与足太阴脾：太阴虽包括手太阴肺与足太阴脾，但《伤寒论》太阴病篇仅涉及足太阴脾。因肺外合皮毛主表与太阳主表关系密切，太阳为病多关系到肺，故手太阴肺的病变多列入太阳病篇论述。在眼科六经辨证，太阴目病既包括足太阴脾也包括手太阴肺。因为胞睑为肉轮属脾，白睛为气轮属肺，根据轮脏对应关系归太阴。肉轮、气轮可同时发病，亦可单独发病。

白睛为气轮属肺，但并非太阴、太阳才见白睛病变，各经目病均可见白睛病变。这是因为目常统于肺，肺主制节，上结白睛，各经经脉到眼内，都要通过白睛。三阳目病因三阳经络起于眼部，白睛为目表，三阳主表，故多见白睛病变。太阴目病见白睛病变是本经自病。少阴目病仅少阴表证见白睛病变，属少阴经病。厥阴目病见白睛病变多为木旺侮金所致，风轮病变才是本经主证。故眼科临床虽见白睛（主要指白睛外层，即结膜）病变最多，但并非所有白睛病变都归太阴，临证除局部辨证，还需从整体观出发确定病位，落实脏腑，方能辨证准确。

4. 《中医眼科六经法要》未设眼科六经辨证提纲证：《伤寒论》六经各有提纲，用以高度概括一经的基本特点，采用"之为病"的体例，多列于每经病篇的第 1 条（阳明病篇在第 2 条）。有学者将《中医眼科六经法要》各经目病举要篇首节内容认为是眼科六经辨证各经目病提纲，若细读《伤寒论》提纲及各经经表之证的条文，当知各经目病举要篇首节内容只是各经目病表证的证治，多与《伤寒论》六经表证的治法相同，将其提为各经目病提纲，实为不妥。《伤寒论》提纲对六经目病的辨治仍有一定的指导作用，《中医眼科六经法要》未再设各经目病提纲。

眼科六经辨证是《伤寒论》六经辨证在眼科的发展。《中医眼科六经法要》是阐述眼科六经辨证的专著，示人以眼科六经辨证的方法。通过学习和实践，将有益于眼科临床诊疗水平的不断提高。

334　六经辨证在眼科的阶段论与部位论

中医六经学说源于《周易》，形成于《伤寒论》。近代中医眼科名家陈达夫把《伤寒论》六经辨证移用于中医眼科，形成了眼科六经辨证学说，是对六经学说的一大发展。眼科六经辨证是按伤寒六经分证，以六经命名各种目病；并将眼疾呈现于六经证型，分别列出，作为各经之纲领；把病情的发展变化，按伤寒六经传变方式进行归纳，是中医眼科辨证论治的阶段论和部位论的体现。学者庞龙综合陈达夫及王明芳的眼科六经学说精髓，对在临床中运用六经辨证的经验做了归纳总结。

眼科六经辨证

以六经传变的阶段论为纲，以由外至内的部位论为目。

1. 太阳目病： 因太阳经脉主一身之表，外邪侵袭，太阳首当其冲，其病变多为表证。因目珠暴露于外的部分为白睛和黑睛，病变部位以白睛和黑睛为主。太阳目病临床上常分为太阳伤风证、太阳伤寒证两型。

太阳伤风证临床证候为：目暴病，白睛（气轮）红赤，色泽鲜红，大眦内震廓（白睛鼻侧）血丝较粗，或赤脉自上而下，沙涩痒痛；或黑睛（风轮）上出现星点翳者，兼有微恶风、汗出、鼻鸣、头项痛，或偏头痛、脉浮等。常见于白睛病中的暴风客热、赤丝虬脉、赤脉传睛等，属外感风热者常用驱风散热饮子（《审视瑶函》）加减治疗，以达疏风清热之功；兼见黑睛生翳的，酌加清肝明目退翳的石决明、密蒙花、蝉蜕等。

太阳伤寒证临床证候为：目暴病，白睛血丝淡红、细碎，无眵羞明，泪如泉涌，涕如清水，兼有恶寒无汗、两眉头痛、头项强痛、脉浮紧等。常见于白睛病如金疳、白涩症等属外感风寒者；或风寒所致的黑睛生翳如聚星障；或长期使用清热解毒之品，使邪气蔽伏而出现白睛红痛不甚，眼部卡涩不适，黑睛翳障难消及出现以上诸症者。常使用辛温发散之法，选方用四味大发散或八味大发散加减治疗。

2. 阳明目病： 因太阳目病未愈，邪入阳明；或风邪直中阳明化热，病变部位多在眼睑、眼眶等。阳明目病常分为阳明经证和阳明腑证。

阳明经证临床证候为：眼睑（肉轮）红赤、肿胀，形成硬结；白睛红赤以乾廓（白睛外下方）、坤廓（白睛外上方）血丝明显或粗大，色红而紫，或如虬状，眵黄干结，热泪频流，羞明疼痛，兼有前额痛，口干欲饮，苔黄，脉洪数。治以白虎汤加减。

阳明腑证临床证候为：眼睑红肿而硬，白睛丝脉紫暗，睛珠突出，眼眶胀痛，兼有大便燥结，苔黄少津，脉洪数。临床上常见于眼睑赤肿、疼痛难睁、痛连眼眶、热泪频流、白睛赤脉紫暗等病属胞肿如桃的全眼球炎、眶蜂窝织炎。因此证多属于脾肺壅热，上犯于目，客于胞睑，侵犯白睛，故宜泻肺清热解毒，用桑白皮汤加蒲公英、连翘、生石膏；肺与大肠相表里，故大便燥结阳明腑实证者，用桃仁承气汤加减治之。

3. 少阳目病： 病邪客于少阳，因少阳与厥阴互为表里，故常相互影响，病变部位多在黄仁、神水等。少阳目病常分为少阳表证和少阳里证。

少阳表证的临床证候为：白睛抱轮红赤，或兑廓（外眦）赤脉较甚，羞明怕光、眼珠胀痛，兼有太阳穴痛，口苦咽干，或两耳堵塞感，胸胁满闷，苔薄黄，脉弦，可用小柴胡汤加减治之。

少阳里证的临床证候为：白睛赤脉如环似带，或混赤通红，风轮内不明洁，黑睛后下方有沉着物，神水混浊，黄仁肿胀，纹理不清，或血灌瞳神前部，或黄仁上冲，或瞳仁紧小，眼痛羞明，视物昏蒙，兼有头角疼痛，或患侧偏头痛，口苦咽干，溲赤便结，舌红苔黄，脉弦数，可用龙胆泻肝汤治之。

4. 太阴目病：病邪客于太阴，病变部位多在眼睑、瞳神内。太阴目病分太阴表实证、太阴里实证和太阴里虚证。

太阴表实证证候为：眼睑红肿而硬，白睛红赤而肿胀，碜痛羞明，多眵多泪，泪热如汤，眵黄而干，兼有鼻塞身热，涕稠而黄，舌红苔白，脉浮数，可用桑菊饮或银翘散加减治之。

太阴里实证证候为：眼睑红硬，干烂结痂，白睛色黄，或视网膜水肿，兼有口干便燥，溺黄，苔黄，脉数，偏于湿热壅盛者，宜用茵陈蒿汤加减治之。若眼睑内渐起硬核，不红不痛不痒者，或白睛紫红结节隆起，按之疼痛，或视网膜有黄白色硬性渗出，兼有胸闷食少、口淡苔腻等痰湿偏盛者，可用二陈汤或三仁汤治之。

太阴里虚证证候为：头痛如裹，眼睑浮肿，湿烂色白，流泪湿痒，或胞睑虚肿如珠，或视网膜水肿经久不消，视物变形、变小，兼有腹满食少，便溏，四肢不温，舌质淡，苔薄白，脉细，可用理中汤、苓桂术甘汤加减治之。

太阴目病多见于视网膜水肿，特别是黄斑水肿，如老年黄斑变性（湿性）、糖尿病性视网膜病变的黄斑水肿，其他血管性疾病引起的黄斑水肿，强调黄斑属脾，视网膜属肾，水湿运化与脾肾的关系，注意补益肝肾，健脾益气，化湿利水，常用杞菊地黄汤和参苓白术散加减。

5. 少阴目病：病邪客于少阴，病变部位多在内眦、黄仁及瞳神内。少阴目病可分为少阴里虚证和少阴里实热证。

少阴里虚证的临床证候为：眼外观端好，视物模糊，眼前黑花飞舞，或瞳仁散大，或圆翳内障，夜盲或青盲，兼有头昏耳鸣，腰膝酸软，乏力欲睡，夜尿清长，苔薄白，脉细，属肝肾亏虚者，可用驻景丸加减方治之。若两眦（血轮）红赤，痛如针刺，或瞳仁（水轮）紧小如针尖或瞳仁状如梅花，或如锯齿，视物昏蒙，眼前黑花飞舞，兼有咽干喉痛，烦躁不眠，头痛如锥，舌红、苔少，脉弦细，属阴虚火旺者，可用知柏地黄丸加减治之。

少阴里实热证的临床证候为：外眼轮廓完好，眼前觉有红色阴影，视力骤降，血灌瞳神后部，舌红、苔黄，脉数。少阴目病初期应凉血止血兼活血，用生蒲黄散治之；继而以桃红四物汤或血府逐瘀汤加减治之；以后要加强破血逐瘀、软坚散结的作用；后期还要注意扶正散结。

6. 厥阴目病：病邪客于厥阴，病变部位多在黑睛、黄仁及瞳神内。分为厥阴里实热证和厥阴里虚证。

厥阴里实热证临床证候为：眼胀痛，黑睛破损、溃烂及生翳（星翳、花翳白陷、凝脂翳），蟹睛疼痛，兼有头顶痛，口苦，舌红，脉弦，可用石决明散加减治之。若眼胀如裂，头痛如劈，或头痛如雷鸣，牵连眼眶、头额及颊部，太阳穴疼痛，黑睛雾状混浊，瞳仁散大，呈淡绿色，视力骤降，兼有恶心呕吐，舌质红、苔黄，脉弦，属中医学绿风内障、雷头风，因肝胆火炽生风者，用陈氏息风丸加减以清肝泻火，息风通络。

厥阴里虚证的临床证候为：妇女经前眼痛欲裂，碜涩发痒，或黑睛生翳，口中酸涩，巅顶痛，舌红、苔薄黄，脉细弦，可用丹栀消遥散加减治之。

眼科六经学说的近现代认识

眼科六经辨证中，一般来讲，三阳目病，多见于外障，三阴目病，多见于内障。但对外眼疾病的认识描述较为详细，对内眼疾病缺乏细致深入的探讨，描述较笼统。陈达夫提出"内眼组织与脏腑经络相属"学说，王明芳联系《黄帝内经》中有关理论，结合现代医学对眼的解剖生理知识，将现代眼科学中所指组织部位和结构名称同六经分属紧密联系起来，使六经辨证在中医眼科辨证治疗中的部位论更为鲜明化。现加以归纳如下。

1. 视神经、视网膜、虹膜、睫状体以及睫状小带属足厥阴肝经：以《素问·痿论》曰"肝主身之筋膜"为依据，再从眼与十二经脉之间关系中眼与肝经的关系来看，足厥阴肝经本经直接与目系相连，目系为现代眼科解剖所指的视神经，因此视神经属足厥阴肝经。至于视网膜，是视神经的感应系统，也应属足厥阴肝经。虹膜为风轮之里层，风轮在脏属足厥阴肝；睫状体、睫状小带与虹膜相连，亦属风轮范畴，故应属足厥阴肝经。因此，在治疗视神经、视网膜、虹膜、睫状体的病变及屈光不正等，强调应从足厥阴肝经入手。如急性视神经炎、急性视神经网膜炎初期多从肝经实热着手，用龙胆泻肝汤治之；若属肝气郁结所致者，可用丹栀逍遥散加减治之；若属素体虚弱肝肾不足者，可用驻景丸加减方治之。视神经萎缩，多认为是肝肾不足，精血亏损，可用驻景丸加减方治之。急性虹膜睫状体炎，属肝胆火炽，气分热重，主以龙胆泻肝汤；若属热入营血者，可用犀角地黄汤加减。慢性虹膜睫状体炎，多属肝经余热未尽，可用石决明散加减治之；屈光不正认为与足厥阴肝经之疏泄调节失司，气机不利所致，可以补肾调肝为主，佐以舒筋通络，常用驻景丸加减治之。

2. 视网膜黄斑区属足太阴脾经：据《素问·金匮真言论》曰"中央黄色入通于脾"，以及《素问·阴阳应象大论》曰"中央生湿，湿生甘，甘生脾，其在天为湿，在体为肉，在脏为脾，在色为黄"等理论，眼底黄斑区位于视网膜的中心，属足太阴脾经。黄斑区病变时，应从足太阴脾经着手，同时兼顾足厥阴肝经。针对眼底黄斑病变，王明芳教授很注意肝脾两经，特别是脾运化水湿的功能。如脾经湿热的中心性视网膜脉络膜病变，黄斑区充血水肿，可用黄连温胆汤加减；湿重于热者，用三仁汤加减；肝肾阴虚者，用知柏地黄丸加减；兼肝肾不足者，用驻景丸加减方；脾胃虚弱者，用六君子汤加减；脾胃阳虚者，用真武汤加减；脾经有湿，复感外寒者，多用麻杏薏苡甘草汤加减。

3. 脉络膜属手少阴心经：《素问·五脏生成》曰"心之合脉也""诸血者皆属于心""诸脉者，皆属于目"。《素问·痿论》也有"心主身之血脉"之说。脉络膜是眼部血液供应的主要来源，故属于少阴心经。在临床上，凡是脉络膜的病变和眼底血管方面的病变，要从手少阴心经着手。由于脉络膜与视网膜紧密相连，脉络膜、视网膜炎与心、肝、肾三经有关。

4. 玻璃体属手太阴肺经：以《素问·宣明五气》曰"肺藏魄"为依据，玻璃体属手太阴肺经，玻璃体的病变应从手太阴肺经着手。如玻璃体液化、混浊，从肺、肝、肾治疗，用生脉散加黄芪大补肺气，用杞菊地黄丸兼固肝肾。继发性视网膜脱离或原发性视网膜脱离术后，多属肺肾元气不固，用生脉散（重用参）加黄芪大补元气。若网膜下积液多，可用温阳化水之法治之，亦可与驻景丸加减方合用。

5. 房水属足少阳胆经：以《灵枢·天年》曰"五十岁肝气始衰，肝叶始薄，胆汁始减，目始不明"及《养生书》"肝开窍于目，胆司其明"为依据，房水属足少阳胆经。房水的病变应从足少阳胆经着手，肝胆相表里，故肝胆同治。王明芳在治疗肝胆实热所致的房水混浊，如手术后前房炎症反应、急性虹膜睫状体炎等，常用龙胆泻肝汤加减治疗；若因火闭窍道，神水瘀滞所致的急性闭角型青光眼，用龙胆泻肝汤加羚羊角或用陈氏息风汤加减治之；如属肝郁化火者，用丹栀逍遥散加减治之；属阴虚火旺者，用知柏地黄丸加减治之。

6. 眼中一切色素属足少阴肾经：以《素问·五脏生成》"心之合，脉也，其荣色也，其主肾也"为依据，眼中一切色素属足少阴肾经。色素方面的病变，应从足少阴肾经方面着手治疗。如脉络膜方面的色素，从心肾辨证；虹膜睫状体的色素，从肝肾论治；黄斑区色素，从脾肾着手治疗。另外，色素是有形之物，可看作瘀滞，治疗时要考虑加用活血消滞之品。视网膜色素变性，为先天禀赋不足，宜补肾养肝，兼活血消滞。

眼科六经学说和六经辨证具有如下特点：按伤寒六经分证，以六经命名各种目病，将八纲辨证、脏腑辨证、眼局部辨证贯穿于始终。病情的发展变化，按伤寒六经传变方式归纳；以六经来统帅脏腑，反映了伤寒六经的病理变化。从眼中自觉异常和临床症状来辨证，从眼的五轮八廓所属脏腑来分经，以六经传变为经，以眼部各部位疾病为纬。六经学说在中医眼科辨证中如此应用，不仅发展了六经学说，也丰富了六经辨证的内容；同时是对眼科中医临床辨证方法的发展，对眼科五轮辨证的深入和细化也有一定的指导意义。伤寒六经辨证方法引入眼科临床辨证论治中，但自始至终均未离开八纲辨证，脏腑辨证，分经论治，具有执简驭繁，概括全面，揭示目病本质的特点与长处，使眼科疾病的中医辨证更具有系统性、全面性和可操作性，对指导中医眼科临床治疗起到了良好的作用。

335 论干眼与六经辨证

干眼是一种以泪膜不稳及眼表损害为主要特征，以眼部干涩感、异物感、灼热感、疲劳感、视力波动为主要症状的眼表疾病。津液是体内一切正常水液的统称，眼表泪液也包含其中。津液代谢发生障碍，会导致其无法正常地被输送至眼睛表面；眼表泪液缺乏的同时，泪膜失去稳定性，从而导致了干眼的产生。因此，干眼可从津液角度论治。津液异常大致可分为两类，即津液缺乏（生成障碍）和津液停滞（输布障碍）。但是其病机相对复杂。为求取得好的临床治疗效果，学者陈立浩等从六经辨证角度着手进行论述，梳理了津液致病的相关内容，以求对干眼有更加深入的了解。

六经辨证简要

六经辨证出自汉代《伤寒论》，该书备受医家推崇。喻嘉言认为，"张仲景《伤寒论》一书，天苞地符，为众法之宗，群方之祖"。徐灵胎认为，"医者之学问，全在明伤寒之理，则百病可通"。虽然《伤寒论》主要论述了外感热病的治疗，但是众多医家将其应用至其他疾病，开拓了治疗思路，并取得良效。

六经辨证是一种独特的、动态的辨证体系，它创造性地将错综复杂的证候表现及传变规律进行归纳分析，形成了比较完备的理法方药体系，脉证并重，书中运用汗、吐、下、和、温等多种治疗方法，乃临床祛疾之利器，为后世医家提供了一种临床非常实用的思维体系。《素问·阴阳应象大论》曰："阴阳者，天地之道也，万物之纲纪，变化之父母，生杀之本始。"六经辨证正是中医阴阳理论对应于人体之部位结构、脏腑经络、气血盛衰、生理病理的具体呈现。

六经辨证按照邪气的传变及正邪相抗的过程将疾病分为太阳、阳明、少阳、太阴、少阴、厥阴六大类，每一类都代表着一组相似的、具有一定证治规律及特征的症候群，并根据其不同的证候和病机特点，提出了六经病各自的治疗原则和治疗方法。六经各有其不同的特性，在生理状态下，对立统一，协调运转，开合得当，枢机通利；在病理状态下，则会因病邪特点、个人禀赋及治疗是否得当等出现疾病的六经传变。该体系的特点决定了其具有预知疾病产生、明确病位所在和预判疾病的转归的作用，并提供了治则治法，从而有效指导临床。明悉六经辨证的方法，可执简驭繁，知病位所在，明阴阳表里，判邪正盛衰，断吉凶预后。六经辨证体系也可以帮助眼科医生从多角度、全方位地了解干眼。

干眼与六经辨证

1. 太阳证：

（1）太阳经证：外邪侵犯机体，首当其冲的即为太阳经。《素问·生气通天论》曰："阳气者，卫外而为固也。"太阳经为六经之藩篱，发挥卫外功能。太阳经证对津液产生相关影响，例如麻黄汤证中寒邪凝滞，导致机体腠理闭塞、津液内郁，患者恶寒无汗；桂枝汤证中风邪清扬开泄，津液外泄，患者恶风汗出。但由于其病位尚表浅，津液停滞或津液外泄两种情形初现端倪，病变轻浅尚不足以威胁到眼表泪液，且机体正气充盛，对阴阳和津液的调节能力强，一般不会诱发干眼。但是在邪气盛正气虚的情况下，邪气或循经入膀胱腑，或按顺序循经传变，又或直中三阴，造成津液更大程度的损失或停滞，最终可诱发干眼。中医具有"未病先防、已病防变"的治未病理念，干眼的防与治同等重要，充分重视太阳经证，才能防"干眼"于未然。

（2）太阳蓄水证：《素问·灵兰秘典论》记载，"膀胱者，州都之官，津液藏焉，气化则能出矣"。膀胱气化失司是引发干眼的危险因素之一。太阳蓄水证为太阳腑证，大汗出后阳伤，表寒未解，正伤邪入，循经入腑，传至膀胱，膀胱内寒水互结，寒性凝滞，故膀胱气化失司，三焦水道失调。这一方面导致了津液无法下行，小便不利；另一方面津液气化不利，无法上承，由此可出现口渴、眼干等症。《伤寒论》应用五苓散等来治疗此病。

（3）太阳、少阴两感：太阳、少阴两经互为表里，素体阳虚之人在感受外邪后，不按正常顺序传经，可直接从太阳传至少阴，称为太阳、少阴两感。寒性凝滞，表寒可使全身皮肤腠理闭塞，津液闭郁其中，无法与外界相通。太阳伤寒证以恶寒无汗为辨析要点，其实不仅汗液无法排泄，尿液、泪液等其他体液也同样如此；此外，阳气能够温煦，并推动津液的运行；阳气虚衰则津液不行，最终导致干眼。表里俱寒，内外夹击，产生一种干眼新证，即太少两感型干眼。治疗干眼太少两感的代表方——麻黄附子细辛汤，这也正是处方能够取效的关键。

2. 阳明证：

（1）阳明经证：从传经角度看，阳明与太阴相近且为表里经，阳明病如果没有得到及时治疗，极易传入太阴阶段，导致"脾肺络湿热"，正如《审视瑶函》认为，干眼为暴风客热或者天行赤眼等眼病治疗不彻底，热邪未能完全清除所致，继而诱发干眼。从津液角度看，阳明为阳气最盛的经络，如果说太阳证中邪气尚浅，机体仍可自我调整、恢复津液的话，当邪气从太阳传至阳明时，热毒已盛，很大程度上耗伤了津液、血液。津血的亏虚使得燥邪内生，燥易伤津，内外因素里应外合加剧津液亏损，且这一局面无法靠机体自身逆转。这对眼表泪液量保持充足上绝无积极意义，直接或间接地导致干眼发病。所以，应当及时治疗，防止津液进一步丢失导致干眼。治法应以清热为主，方药可用白虎加人参汤、竹叶石膏汤等。

（2）阳明腑实证：足阳明之腑为胃，阳明腑实证为胃肠道内容物阻塞，便不解，中医采用下法（釜底抽薪法）存津液。祁晓民认为，消化液属于中医津液范畴，通过采用承气类方剂来解除胃肠道完全或部分梗阻，可以使得消化液在消化道内被重新吸收利用，从而达到存津液的目的。这在一定程度上可给予干眼启示，干眼患者未必症状如大承气汤条文所述的症状"大便难而谵语"那么严重，但是治疗干眼需重视胃肠道是否通畅，即观察大便是否正常，这直接影响了体内津液的运行，继而影响眼表泪液的转化。若患者存在大便干燥、便难等症状，当视作阳明证，应用承气汤等或在方剂中加入生大黄以清解阳明，通下便结。

3. 少阳证：少阳经包括足少阳胆经与手少阳三焦经，胆的疏泄功能可使水谷精微布散三焦，而三焦为决渎之官，为元气之别使，可通行元气和津液，三焦阻隔可致元气运行障碍，津液输布失常，少阳气机不利，肝胆气郁、三焦阻滞，导致津液停滞不行，无法传输至眼表产生泪液，诱发干眼。少阳病位为半表半里，邪气处于太阳和阳明之间，治法当予以和解少阳、疏利三焦；而小柴胡汤可调畅少阳枢纽之气机，恢复津液流注传输，以上注奉养肝之清窍。针对性情急躁，证属肝胆气郁化热的干眼患者，彭清华采用解郁清热之法以柴胡类方剂丹栀逍遥散加减治疗，患者各项症状很快得到改善；梁艳使用小柴胡汤加减联合人工泪液治疗干眼也取得了令人满意的效果。

4. 太阴证：邪气三阳传尽，进入三阴经。太阴包括足太阴脾经和手太阴肺经，脾、肺受邪与津液的代谢及干眼的形成最为相关。《素问·经脉别论》中对脾、肺在津液输布上做了阐释："饮入于胃，游溢精气，上输于脾，脾气散精，上归于肺，通调水道，下输膀胱，水精四布，五经并行。"据此可见，脾为后天之本，化生津液之源头，脾虚则津液化生无源，直接影响眼表泪液生成；此外病理因素影响脾导致津液病变，进而产生一系列病理产物，如痰、饮、水、湿，皆影响了津液的正常状态，非但不能起到濡润作用，反而进一步阻碍津液的正常化生和输布。肺将脾化生的津液输布至全身包括眼部，而肺的虚实寒热亦可导致全身水液代谢失常，津液道路运行不畅，继而影响眼部泪液传输。

明代眼科专著《审视瑶函》认为，白涩症（干眼）的病机为"脾肺络湿热"，可采取桑白皮汤加减。

现代研究也证实，桑白皮汤对多种类型干眼均有良效。其实不仅脾肺湿热可导致干眼，太阴寒证亦可致此。太阴寒凝则津液性质改变，津液停滞易成痰湿，无法顺利化生泪液而充养眼表。附子理中丸可治疗脾阳虚型干眼，温阳健脾能够使津液恢复运行，从而滋润眼表；如果太阴寒证夹杂表寒，出现太阳、太阴合病，医者可应用小青龙汤温化表寒里饮证。

5. 少阴证：少阴包含足少阴肾经与手少阴心经。《素问·逆调论》载"肾者水脏，主津液"，肾水充沛是全身包括眼部津液充足的必要保障。但若心火不足，少阴寒化，肾阳亏虚，水火不相济，肾水犹如死水，无法蒸腾而上、濡养目系；另外少阴寒化证可见"自利而渴"，肾与膀胱相表里，肾阳虚衰，统摄无权，故见小便色白、自利，同时出现口渴症状，可见阳虚不能蒸化津液上承，上部津液缺失，依此推理也可出现眼部干涩的症状。所以少阴心肾二脏与津液关系密切。

针对肾阳亏虚证干眼，患者可伴有全身畏冷、脉沉细等症，可采用附子类方剂温下焦之阳，以恢复津液形态，使之顺利上注眼表。例如，国内有医家采用金匮肾气丸治疗肾阳虚型干眼，效果显著。此外，少阴热化即阴虚火旺之证也与干眼相关。《伤寒论》中有"少阴病得之二三日以上，心中烦，不得卧"的描述，"人卧则血归于肝"，肝血充沛、津血互生，方能滋养目窍。但肾阴亏虚导致虚火上炎，灼耗眼部津血，此为内燥，燥盛则干。对于此类舌红少苔、潮热盗汗、脉细数等症属阴虚的患者，可予以黄连阿胶汤泻心火、滋肾水。现代也常用滋阴补肾方治疗干眼，它能有效延长泪膜破裂时间，改善干眼患者症状。方证对应，六味地黄丸、杞菊地黄丸等方剂对干眼均有疗效。

6. 厥阴证："两阴交尽，谓之厥阴，阴极阳生，极而复返"。厥阴是伤寒六经传变的最后一个阶段。《伤寒论》曰"阴阳气不相顺接便为厥"，阴阳不接是厥阴病的病机。若阴阳不接，心包之火不能下达，上炎为热；火不能下达温暖肾水而涵养肝木，形成下寒。一方面，厥阴证隔断的心包之虚火可灼耗上部津液，导致眼部泪液干涸；另一方面"肝开窍于目"，厥阴证中肝木不得肾水滋养，津血不能上达于目，目失所养，亦可造成干眼。所以无论是从津液角度还是肝血角度，厥阴病都必然影响泪液分泌。

厥阴病寒热错杂的特点，在临床常表现为上半身发热畏热而下肢发冷惧寒。针对这一特点，如果滥用辛热药物会导致虚火更旺而无法清除，滥用寒凉，则会极大程度上伤阳影响疾病转归，所以应当根据具体情况寒热并用，选取乌梅丸等方剂加减化裁，灵活使用。中医具有整体观念，无论是眼干涩作为主要亦或次要症状，乌梅丸均具显著效果。此外，医者也可采用引火下行的治法进行处理，例如对下肢三阴交、阴陵泉、太溪、涌泉等穴位施以温针灸。

干眼发病率高，患者群体庞大且逐年递增，包括医生群体在内社会各界对其也愈发重视。目前，干眼的主流治疗手段包括人工泪液替代治疗、抗炎治疗、除螨治疗、泪小点栓塞、强脉冲光疗法、腺体移植等，但治疗效果仍不甚满意。中医药是防治干眼的重要手段。中医学具有整体观念，治病求本，在充分重视眼表局部损害的同时，亦不忽视患者全身症状；同时辨证论治，针对干眼进行个性化诊疗。患者症状不尽相同，理法方药也应有所差异。

"经脉所过，主治所及"，眼与经络关系密切，眼病可从经络论治。通过运用六经辨证，从津液角度对干眼进行宏观地梳理与分析。太阳为六经之始，正气充盛，患者眼睛一般不会持久干涩；但若产生传变，则可能会导致干眼。阳明热盛，煎灼津液；少阳不利，肝气郁结，津液停滞，此二者均可导致此病的发生、发展。《审视瑶函》认为，白涩症的主要病机为气分伏火、脾肺湿热。此外，脾肺阳虚也能导致干眼。少阴病中，肾阴虚，则津液供给不足；肾阳虚，则阳气推动津液无力；而在厥阴病中，寒热错杂，阴阳隔离，肝木不得肾水滋养，水不达木，目失所养，眼睛自然干涩。干眼应防、治相结合；其防治的关键在于顾护津液，同时保证其运行道路通畅，津液充足、运行通畅则眼表泪液充足、泪膜稳定。

336　从六经"厥阴病欲解时"论治眼科病

"六经病欲解时"首见于《伤寒论》，其后世文献记载不尽相同，历代医家对此也有不同理解。当代龙砂医学流派代表性传承人顾植山教授基于对《黄帝内经》"三阴三阳""开阖枢"的理解提出"六经病欲解时"辨治特色理论，临证时谨守"辨象—辨时—握机"的临床思维，从动态的、时间的、相互关系的角度抓病机，"握机于病象之先"从而提高临床疗效。学者倘孟莹等将张丽霞临证运用六经厥阴病欲解时理论，论治眼科病的经验做了归纳总结。

厥阴病与欲解时

1. 六经病欲解时：近代中医大师恽铁樵言"《伤寒论》第一重要之处为六经，而第一难解之处亦为六经，凡读伤寒者无不于此致力，凡注伤寒者无不于此致力"。张仲景之《伤寒论》突出成就之一即为确立了六经辨证体系，运用"病脉证并治"的多维度辨证方法治疗三阴三阳各经病证。在《伤寒论》六经病中，除了列出每一经病的"提纲证"外，还于书中第 9 条、第 193 条、第 272 条、第 275 条、第 291 条及第 328 条分别列举了每一经病"欲解时"。如第 328 条曰："厥阴病欲解时，从丑至卯上。"故"六经病欲解时"自然也成为了研究《伤寒论》的重点之一。然历代医家对此各有不同的认识，张志聪认为"日西而阳气衰，阳明之所主也。从申至戌上，乃阳明主气之时，表里之邪欲出，必随其旺时而解"；陈修园认为六经之病欲解"亦可于其所旺时推测而知之"，主张"值旺时而解矣"。可见各家大都着眼于其时"欲解"，而对于"欲解"不解，甚而症状加重，或在"欲解时"节点出现其他症状的情况并未予以重视。

龙砂医学流派绵延数百年传承至今，其重视《黄帝内经》五运六气学说与《伤寒论》六经经方。对于《伤寒论》的"六经病欲解时"，顾植山在传承前人思想的基础上，根据《黄帝内经》解读"三阴三阳""开阖枢"的动态有序变化的时空规律，发现六经病在其欲解时间段可规律出现某些症状的临床特征，创造性地将"欲解时"解释为"相关时"，即六经病证在其对应的时间段可以"欲解"而"解"，也可以"欲解"而"不解"，也可能因相关原因在该时间段出现一些症状的反复或加重。据此顾植山教授进一步提出了"六经病欲解时"的特色临床辨治理论，建立"辨象—辨时—握机"的临床思维模式，临床上根据疾病变化的特定时间可以辨病在何经，从而指导遣方用药。

2. 厥阴之为病：《素问·至真要大论》曰"厥阴何也？岐伯曰：两阴交尽也"。两阴交尽，即是阴气最少之意，故厥阴又称为"一阴"；《素问·阴阳类论》曰"一阴至绝做朔晦"，故厥阴主阴阳枢机，寓阴尽阳生之意。《伤寒论·辨厥阴病脉证治》厥阴病提纲，"厥阴之为病，消渴，气上撞心，心中疼热，饥而不欲食，食则吐蛔。下之利不止。乌梅丸主之"。该条文反映了厥阴阴尽阳生、阴阳转化的病理特点，厥阴之脏为肝，内寄相火，藏血而主疏泄。邪入厥阴，一则肝失疏泄，气郁化火，横逆上冲，可见气上撞心、心中疼热；一则肝火犯胃，可见消谷善饥，胃中嘈杂，然土虚木承，故不欲食，肝木乘土则脾虚肠寒见上热下寒之证。"厥阴病欲解时，从丑至卯上"，丑寅卯即凌晨 1 时至次日早晨 7 时，这 3 个时辰在子时阴极之后，阴尽则阳生，借助自然界阳气生发之机，既可扶助厥阴之阳气祛除寒邪，又可借助其升发之性使郁闭之相火得以外发，阴阳之气顺接则病易解。故厥阴之为病，其病象为寒热错杂、上热下寒之证，病机为阴阳之气不相顺接，治当以乌梅丸清上温下。

厥阴病代表方乌梅（丸）汤

乌梅丸首见于《伤寒论》第 326 条厥阴病提纲篇，及第 338 条又有"蛔厥者，乌梅丸主之。又主久利"。书中亦给出乌梅丸之组方"乌梅、细辛、干姜、黄连、当归、附子、花椒、桂枝、人参、黄柏"，集酸、辛、苦、甘味于一方。乌梅丸清上热、温下寒、调气血、安蛔虫，被后世奉为治蛔虫之祖方。方中重用乌梅为君药，历代本草对该药功效均有阐释，《神农本草经》曰："梅实，味酸平。主下气，除热，烦满，安心，肢体痛，偏枯不仁，死肌，去青黑痣，恶疾。"张仲景重用乌梅乃是缓解"气上撞心，心中疼热"之症状，通调气机，畅达肝气，味酸以滋补阴液，缓解烦热，以苦酒浸泡增强止痛之功。辛热药之桂枝、蜀椒、干姜、细辛、附子，温阳散寒以止利，对此《辅行诀脏腑用药法要》曰："味辛皆属木，桂为之主，椒为火，姜为土，细辛为金，附子为水。"即以桂枝暖肝、蜀椒温心、干姜暖脾、细辛温肺、附子温肾，如此暖五脏、除脏寒、益肝之用。苦寒药之黄连、黄柏，泻相火郁热达除烦之功，厚肠止利，兼制辛热诸药，以绝伤阴动火之弊，且苦以驱蛔。甘味之人参、当归，气血双补，扶正祛邪。

乌梅丸全方集清、温、补、涩诸功于一体，然《汤头歌诀》《医方集解》等方书及现在高校通行版本《方剂学》教材均将其列为"驱虫剂"首方，大大缩小了该方的应用范围。但清代以来诸多医家就对此提出质疑，认为该方当为厥阴病之主方，用以治疗上热下寒证。顾教授在总结前人经验的基础上，提出"辨时握机"的诊疗思维方法，认为在临床应用乌梅丸时应抓住厥阴病病机，即枢机不利，阴阳气不相顺接，"厥阴病欲解时，从丑至卯上"，此时正值阴气将近，阳气初生，证属厥阴，该时间段出现的不同症状对于把握病机有重要意义。故在临床见因阴阳之气不能顺畅交接而出现的寒热错杂证，且患者症状在下半夜出现或加重者，均可使用乌梅丸治之，拓展了该方在临床的治疗范围。

厥阴病欲解时与眼科病证治

"厥阴病欲解时"不仅强调了天人相应的关系，也兼顾了辨证施治。临床眼科疾病多由热引起，治疗很少使用温热药，但因寒中包火、上热下寒、寒热错杂引起的眼病也不在少数，患者症状常表现为寒热错杂之象，此病象反映了该类眼病枢机不利，阴阳气不相顺接之病机，故在临床辨证施治中可使用乌梅丸寒热并调。《灵枢·大惑论》曰："五脏六腑之精气，皆上注于目而为之精。"表明眼禀先天之精所成，受后天之精所养，而脏腑精气上注于目主要依靠经络的沟通作用。"厥阴病欲解"之时间节点为丑至卯上，子午流注规律丑时为足厥阴肝经主之，肝脉连目系，目为肝之外候，由此可见眼与肝关系最为密切，肝功能失调，则必然引起眼部疾病。肝失疏泄，水火不济，则见厥阴上热下寒，阴阳不交之症。临床诊疗眼科疾病时将辨时与辨证相结合，在人体正气"得天气之助"之时，疾病"解"与"不解"的正邪交争之际予以乌梅丸进一步扶正，则正胜而邪衰，更易取得良好疗效。

验案举隅

1. 中心性浆液性脉络膜视网膜病变：张某，男，48 岁。因"右眼眼前暗影、视物变形 2 个月"于 2018 年 1 月 30 日就诊。诉 2017 年 12 月 18 日曾于外院行光学相干断层扫描（OCT）检查，示视网膜神经上皮层浆液性脱离，诊断为中心性浆液性脉络膜视网膜病变"，予相关药物治疗（具体不详），疗效不明显。眼科检查：右眼视力 0.4，矫正不提高；左眼视力 1.2。双眼眼前节检查未见明显异常；双眼底视盘边界清色可，视网膜血管及神经未见明显异常，右眼黄斑部有约 1.5 个视盘直径（DD）大小、边界清楚的盘状浆液性神经上皮脱离区，色较暗，中心凹反光消失，左眼黄斑中心凹反光可见。刻下：右眼视物不清，眼前暗影伴视物变形，平素性情急躁易怒，时胃痛，纳差，饥不欲食，眠差，每晚于凌晨 2 时左右醒，醒后不易入睡，双足凉，小便可，大便不成形，每日 2～3 次；舌淡红，苔薄黄腻，脉弦细。西医诊断为右眼中心性浆液性脉络膜视网膜病变。中医诊断为右眼视瞻昏渺（寒热错杂证）。治以清上温下，方用乌梅（丸）汤加味。

处方：乌梅 10 g，炒黄连 3 g，炒黄柏 6 g，太子参 15 g，制附子 5 g，桂枝 10 g，干姜 9 g，细辛 3 g，当归 9 g，吴茱萸 2 g，川芎 9 g，淫羊藿 9 g，焦白术 30 g，茯苓 30 g、瞿麦 30 g。7 剂。每日 1 剂，水煎早、晚各温服 1 次。患者连服中药 3 周，自行停药 1 周。

二诊（2018 年 2 月 27 日）：患者诉右眼前无黑影、视物变形，双足凉减轻，纳可，睡眠时间延长，可至凌晨 5 时，二便调。右眼视力 0.8，矫正 1.0。行 OCT 检查示水肿消失。

按语：本案患者同时伴有上热及下寒症状，表现为寒热错杂之象，且常于凌晨 2 时左右醒，醒后不易入睡，发病时间属"厥阴病欲解时"丑时至卯时期间，乃阴阳之气不相顺接，属厥阴病，故予厥阴病之主方乌梅丸加味。患者胃痛不欲食为肝气犯胃，予吴茱萸疏肝下气止痛；舌淡红脉沉细，予川芎、焦白术更增本方补气和血之功；视物不清，眼前暗影，予淫羊藿补肾精以明目退翳，伴见视物变形，予茯苓、瞿麦驱逐水饮缓解症状。服药 3 周后，无黑影及视物变形，睡眠等全身症状较前明显好转。

2. 视神经炎：石某，男，34 岁。因"右眼视力下降反复发作近 1 年，加重 2 个月"于 2019 年 9 月 10 日就诊。患者诉 2018 年 10 月出现右眼视力下降，伴头晕头痛，2～3 日后视物不见，外院诊断为右眼视神经炎，予糖皮质激素局部注射 3 次，右眼视力恢复至 1.0，其后视力下降反复发作。2019 年 7 月 8 日右眼视力再次下降至指数，视野检查示，右眼视野缺损，予以糖皮质激素治疗后视力提高，激素减量后症状反复。现口服醋酸泼尼松片 40 mg，每日 1 次，已连服 3 日，为求中医治疗前来就诊。眼科检查：右眼视力 0.15，左眼视力 0.8，矫正均不提高。双眼眼前节未见明显异常，右眼瞳孔对光反射迟钝；右眼视盘水肿，左眼视盘色淡红，边界清，双眼视网膜血管走行比例大致正常，黄斑中心凹光反射不清。眼压：右眼 17.0 mmHg，左眼 13.8 mmHg。刻下：右眼视物不清，平素怕热，双下肢凹陷性水肿，自觉双足麻木感，下肢畏寒，盗汗，纳可，整夜不寐，凌晨 1～3 时仍无法入睡，便溏，1 日 20 行，夜尿频，每晚 3～4 次；舌质紫暗有裂纹，苔白厚腻，尺脉沉细。既往白血病病史 3 年余，已行骨髓移植术，2019 年 9 月复查示术后骨髓象大致正常。西医诊断为右眼视神经炎；中医诊断为右眼目系暴盲（寒热错杂证），方用乌梅（丸）汤加味。

处方：制乌梅 15 g，炒黄连 3 g，炒黄柏 3 g，酒当归 9 g，制附子 3 g，川桂枝 6 g，干姜 3 g，细辛 3 g，太子参 30 g，丹参 15 g，灯盏花 10 g，青蒿 12 g，炒牡丹皮 6 g，醋柴胡 15 g，冰片（黄酒溶服）0.3 g。7 剂。每日 1 剂，水煎早、晚各温服 1 次。

二诊（2019 年 9 月 17 日）：患者视物较前清晰，下肢水肿减轻，睡眠时间较前延长，大便成形，1 日 4～5 行，夜尿较前减少。右眼视力 0.4（矫正 0.6），左眼视力 0.8（矫正 1.0）。原方去丹参、炒牡丹皮，加麦冬 15 g、覆盆子 15 g、炙金樱子 12 g，7 剂，用法同前。

三诊（2019 年 9 月 24 日）：患者诸症基本消失。右眼视力 1.0，左眼视力 1.0；视野示，右眼视野缺损范围较前明显缩小。效不更方，继服 14 剂巩固治疗。门诊随诊，病情未复发。

按语：本案患者因白血病继发视神经炎。原发病迁延日久，患者阴阳失和、脏腑虚弱，五脏之精气无法上注于目，故生眼病。详询病史结合舌苔脉象综合分析，辨证为寒热错杂证，且患者夜间眠差，凌晨 1～3 时仍无法入睡，属于"厥阴病欲解时"时间段，故予乌梅丸加味配灯盏花、冰片等以活血通络、明目开窍。二诊时患者视物较前清晰，双下肢水肿减轻，大便成形且次数减少，夜尿频次减少。考虑应是方中附子、干姜温肾暖脾，水湿运化有度，故患者下肢水肿减轻；肾司二便，肾阳得温，故二便改善。为巩固疗效，在原方基础上加覆盆子、炙金樱子益精明目、固精缩尿。三诊时诸症基本消失。患者虽症状繁多，但抓住寒热错杂之病象，紧扣阴阳气不相顺接之病机，把握症状出现之时间节点，投以寒热并用，刚柔并用之乌梅丸，调燮阴阳，开利厥阴枢机，阴阳和则病自愈。

3. 慢性闭角型青光眼：陈某，女，55 岁。因"双眼视力逐渐下降 3 年"于 2015 年 12 月 1 日就诊。眼科检查：右眼视力 0.6（矫正 1.0），左眼视力 0.8（矫正 1.2），双眼颞侧前房约 1/4 角膜厚度

（CT），虹膜激光周切孔通畅，眼底视盘边界清，C/D＝0.6，黄斑中心凹反光可见。测 24 小时眼压曲线，凌晨 2 时为眼压高峰，右眼 40.7 mmHg，左眼 40.6mm Hg。刻下：视物模糊，平素怕冷，易急躁，眠差，每晚凌晨 2 时开始自觉燥热；舌质暗，苔薄黄，脉弦细。西医诊断为双眼慢性闭角型青光眼。中医诊断为双眼青风内障（寒热错杂证），方用乌梅（丸）汤加味。

处方：乌梅 10 g，炒黄连 6 g，炒黄柏 6 g，川桂枝 6 g，干姜 6 g，细辛 3 g，酒当归 12 g，制附子 5 g，太子参 12 g，灯盏花 10 g，鸡血藤 15 g，紫丹参 15 g，瞿麦 15 g，泽兰 10 g，益母草 15 g，怀牛膝 10 g。14 剂。每日 1 剂，水煎早、晚各温服 1 次。

二诊（2015 年 12 月 25 日）：患者诉夜间燥热减轻，夜寐转安，余无不适。原方继服。

2016 年 2 月 19 日监测眼压曲线：眼压较前平稳，右眼波动在 17.7～31.8 mmHg，左眼波动在 18.0～24.8 mmHg。青光眼病情稳定，全身状态良好，患者坚持自服乌梅丸。

2019 年 1 月 22 日患者因失眠自服乌梅丸无效再次就诊，症见眠差，每晚 22 时、凌晨 2 时、5 时燥热难安，到点必醒，醒后眠不实，畏寒畏热，汗多可浸透衣衫，前胸及关节疼痛，大便偏干，1 日 1 行；舌质暗红边有齿痕苔薄白，尺脉沉细。予乌梅丸合黄连阿胶鸡子黄汤加减调理睡眠，效佳。其后微信随访，病情未复发。

按语：本案老年女性患者，平素情绪急躁，日久气郁化火，上逆壅塞于目，致神水排出不畅而发本病。且患者年老，肾阳不足故而怕冷，肾阴不足则夜半燥热，阴阳不和则眠差，综合舌脉，辨为寒热错杂证。予乌梅丸加味，上清气火、下温脾肾，服后患者病情稳定且眠安，故其奉乌梅丸为良药常自服。2019 年 1 月 22 日患者以"失眠"为主要诊断再次就诊，诉失眠后自服乌梅丸无效。回顾患者病历，以顾植山"六经病欲解时"辨证理论分析其病情，发现 2015 年患者每晚凌晨 2 时自觉燥热易醒，且眼压曲线显示其眼压每于凌晨 2 时达到峰值，即"厥阴病欲解时"，故予厥阴病主方乌梅丸加味调燮阴阳、调畅气机效佳。

乌梅丸为《伤寒论》"厥阴病"主方，集酸苦、辛、甘、寒、热之药于一体，刘渡舟曰："凡临床见到的肝热脾寒，或上热下寒，寒是真寒，热是真热，又迥非少阴之格阳，戴阳可比，皆应归属于厥阴病而求其治法。"故以上案例虽病名有异，但只要辨证得当，把握厥阴病发病时间规律，均可运用乌梅丸治疗，此即辨证论治，治病求本也。张丽霞亦在临床多次验证了根据"欲解时"理论遣方用药的疗效，认为六经病皆有"欲解"的时间窗，当值之际，经气正盛，正能胜邪，易于愈病，若能捕捉良机，"得时而调之"，施以方药，则可得益天时资助，却病除疾。该理论也正是中医学"天人相应"思想的体现，根据患者病情和机体气血、经络等运行状况，顺应时间的节点，恰时给药，顺时帮助患者调整阴阳顺接，疏通气机，扭转局势，往往可收奇效。

337　变应性鼻炎从六经辨治

变应性鼻炎（AR）又称过敏性鼻炎，是易感个体接触变应原后，主要由免疫球蛋白 E 介导的以发作性喷嚏、流涕和鼻塞为主要症状的鼻黏膜变态反应性疾病。根据变应性鼻炎的症状，此病属于中医学"鼻鼽"的范畴（鼻鼽是指以突然和反复发作的鼻痒、连续喷嚏、流清涕、鼻塞为特征的疾病）。西医学对于本病的药物治疗主要是使用抗组胺、抗白三烯药和糖皮质激素等，均具有一定的副作用，并且病情容易复发。本病发病率高，症状虽容易控制，却极易复发，严重时影响患者的工作学习和正常生活。中医学在本病的诊治中有较大优势，在辨证论治的基础上，病症结合，治病求本，往往能药后痊愈，并且降低复发率。《伤寒论》六经辨证是最早的辨证论治体系。学者胡镇将刘元献在六经证治理论指导下，辨治变应性鼻炎的经验做归纳阐述。

变应性鼻炎六经证治的理论依据

六经，指太阳、阳明、少阳、太阴、厥阴、少阴，它涵盖了脏腑经络。六经辨证，就是以六经所系经络、脏腑的生理病理为基础，分析外感或者内伤杂病的病理变化以及传变规律。疾病的发生，尤其是伤寒病，由表入里，无不经过六经的传变；而六经的传变，又可以分为传经、直中、合病、并病等。然六经辨证具有它的普遍性，有"六经钤百病"之说，正如柯韵伯所言"仲景之六经，为百病立法，不专为伤寒一科"。从六经去认识变应性鼻炎，不但可以明确当前的病证分型，还能预示疾病的传变，更能明确指导疾病的防治。

变应性鼻炎六经传变规律

疾病初期邪犯肺卫，病机主要为表虚感寒、营卫失和。症状以发热汗出、畏风怕冷为主，兼有鼻流清涕、喷嚏、鼻塞，甚者出现嗅觉减退。肺气虚寒，失于温煦，水湿内停，故可见下鼻甲肿大，鼻腔黏膜淡白等。由于太阳病失治误治，病邪入阳明；或素体阳盛，或食积，致阳明化燥而成。足阳明胃以降为顺，手阳明以通为用，食积化热影响脾胃之升降，则痰饮内生，燥屎内结，出现口干、口臭、大便干结、鼻腔黏膜色红、清涕不止；鼻窍易受风寒异气侵袭，故鼻痒、喷嚏不止。少阳病期以少阳经失常，相火旺盛为主要表现。胆失疏泄，三焦失于决渎，则表现为气机不畅，水液内停；应春升之气，故此类型的变应性鼻炎好发于春季，同时患者平素亦脾气急躁易怒。三阳失治误治，可传入太阴。素体阳虚，寒邪亦可直中太阴肺脾；寒湿困中，日久不解，可由实转虚。常见于久病不愈患者，或因气候变化而加重。患者常体虚易感，或食欲不振，消瘦，便溏或完谷不化等，鼻腔常见下鼻甲肿大光滑，大量水样分泌物。少阴由外邪直中或者它证传变而来，常多见于疾病后期，多为全身性里虚证，肾阳不足，水饮上泛，可见清涕长流，鼻腔黏膜苍白或淡白，鼻甲肥大，甚者全身水肿；肾精亏虚，则见腰膝酸软、遗精早泄；温煦失职，则见畏寒肢冷，倦怠乏力等表现。少阳失治误治，或者少阴传入厥阴，病机以阴阳不接、寒热错杂为主，多见于疾病后期，除喷嚏频频，鼻腔见水样分泌物外，还可表现为四肢厥冷、呕吐等。

变应性鼻炎的六经证治

1. 太阳阶段：多为变应性鼻炎的急性发作期。常见证型有：①风寒袭肺。起病急，病程短，或已发热，或未发热，恶风，自汗，鼻塞，鼻痒，流清涕，或咳嗽，舌质淡，苔白，脉浮缓，鼻腔黏膜淡白，见水样分泌物。治法以祛风散寒，宣通鼻窍。方用桂枝汤合苍耳子散加减。鼻痒甚者，加僵蚕、蝉蜕；伴喘者，加厚朴、杏仁。②外寒里饮。症见发热，恶寒，头痛，无汗，或咳或呕，鼻塞，频频喷嚏，清涕不止，或小腹胀满，舌质淡，苔白滑，脉浮。治以解表散寒，温肺化饮、通窍。方用小青龙汤加减。

病例：李某，男，34岁。主诉鼻痒、打喷嚏、流清涕反复1年余，加重2周。1年前因受凉后出现鼻痒、打喷嚏、流清涕，经服中西药，症状好转，但易反复。2周前因受凉后出现晨起喷嚏频频，流大量水样涕，吹空调冷风后加重，自汗，鼻塞。体格检查：双下鼻甲稍大，鼻腔黏膜淡白，大量水样分泌物。舌质淡红，苔白，脉细。此因肺为风寒之邪所袭，以致营卫不和，乃鼻鼽之典型案例。

处方：桂枝10 g，白芍10 g，苍耳子10 g，辛夷10 g，全蝎5 g，僵蚕10 g，甘草5 g，生姜3片。每日1剂，水煎，分2次服。

二诊：服药5剂后，患者症状明显减轻，受空调冷风后仍有喷嚏。初诊处方去生姜、白芍，加防风10 g、黄芪10 g、白术10 g。

三诊：又服药7剂后，患者鼻塞、鼻痒症状基本消失。二诊处方去全蝎，加地龙5 g、山药15 g，再服14剂以巩固疗效，并嘱其勤加锻炼，劳逸结合。随访半年无复发。

2. 阳明阶段："阳明之为病，胃家实是也"，常表现为太阳阳明合病。症见鼻痒、喷嚏频频、流清涕，鼻塞，常伴有口臭，牙痛或牙龈出血，口干口臭，大便干，舌质红、苔黄，脉滑数等胃火炽盛之象，可见鼻腔黏膜充血，色深红或暗红。治以清胃凉血、通窍为法，方用辛夷清肺饮或清胃散加减。

病例：甘某，女，39岁。主诉鼻塞、鼻痒、喷嚏反复2年，加重伴间有鼻出血半个月。症见鼻塞、鼻痒、喷嚏频频，流清涕，腹胀，口臭，口干欲饮，纳差，大便干结。体格检查：双下鼻甲肿大，鼻腔黏膜深红，左侧利氏区黏膜糜烂，见有血痂。舌质红、苔黄腻，脉滑数。"阳明之上，燥气主之"。此为脘腹胃肠的实热之象，治当清热泻火通窍，以清胃散清热凉血，借"脱敏汤"的茜草、紫草、墨旱莲泻热凉血，取其脱敏之效，加苍耳子以通窍。

处方：生地黄20 g，牡丹皮10 g，黄连6 g，当归10 g，茜草10 g，墨旱莲10 g，紫草10 g，地龙10 g，苍耳子10 g。

二诊：服药5剂后，患者述无鼻出血，鼻痒减轻，早起喷嚏频频，流清水样涕，口干口臭缓解。再以初诊处方5剂巩固疗效。后服用玉屏风合四君子汤适量加减5周，患者述鼻塞、鼻痒、喷嚏均消失。随访半年无复发。

3. 少阳阶段：常表现为太阳少阳证。太阳病不解，外邪内传至少阳，以致枢机不利，三焦失渎。症见鼻塞，鼻痒，喷嚏，流涕，或口苦，心烦，目眩，咽痒咽干，眼痒，舌质红、苔薄白，脉弦。治以和解少阳、通窍为法，方以小柴胡汤合苍耳子散加减。

病例：吴某，女，38岁。主诉鼻塞、鼻痒、喷嚏反复3年，加重并伴头痛1周。一年四季均发，发作时鼻痒、喷嚏不断、咽干痒，偶有咳嗽，曾在社区医院就诊，口服氯雷他定片后缓解，停药后症状易反复，后每当发作时自行服用氯雷他定片。近1周来鼻塞、鼻痒加重，咳吐淡黄色痰，口微苦，目眩，咽痒，眼痒，纳可，眠差、多梦，小便黄。体格检查：鼻中隔左侧偏曲，双下鼻甲肿大，黏膜充血，肿胀，左侧鼻中隔见少量分泌物流至鼻咽部。舌质红、苔薄黄，脉弦滑。辨证为少阳枢机不利，胆热上犯。治宜和解少阳，清热通窍。方拟小柴胡汤加减。

处方：柴胡15 g，法半夏10 g，黄芩10 g，龙胆10 g，荆芥15 g，蝉蜕10 g，地龙10 g，徐长卿15 g，苍耳子10 g，辛夷10 g，远志10 g，生甘草10 g。

二诊：服药 7 剂后，患者鼻塞、鼻痒较前减轻，喷嚏减少，无口苦，鼻涕量减少，色白，睡眠稍改善。初诊处方去黄芩、龙胆，加薄荷（后下）5 g、陈皮 10 g。

三诊：又服药 7 剂后，症状明显改善。以二诊处方作适量加减，14 剂。后随访半年无复发。

4. 太阴阶段：以脾胃阳虚证型多见。因先天禀赋不足、饮食不节致脾阳虚弱，水气上冲，痰饮内留。症见鼻塞，喷嚏，或头晕目眩，腹胀腹泻，或手足不温，乏力，舌质淡、苔白腻。体格检查：鼻腔黏膜淡白或苍白，鼻甲肥大，水样分泌物增多。治以温补脾阳、化饮、通窍为法，方用苓桂术甘汤加味。

病例：王某，男，15 岁。主诉鼻塞、喷嚏、流清水样涕 3 年余，加重 2 个月余。患者喜食冷饮，近 1 周来食差，消瘦，注意力不集中，大便溏。体格检查：双下鼻甲肿大，鼻腔黏膜淡红，鼻道见水样分泌物。舌质淡、舌苔白，脉细。患者平素喜食冷饮，易损伤脾阳。治以健脾温阳利水。

处方：茯苓 10 g，桂枝 10 g，白术 10 g，黄芪 10 g，辛夷 10 g，蝉蜕 5 g，地龙 5 g，山楂 10 g，炙甘草 10 g，干姜 10 g。嘱患者勿食煎炸、虾蟹、冷冻和油腻食物。

二诊：服药 7 剂后，鼻塞、喷嚏减轻，吹空调冷风后加重，食欲未见明显好转，大便成形，夹有未消化之物。守初诊处方加防风 10 g、山药 10 g、神曲 5 g。

三诊：又服药 7 剂后，患者鼻塞、喷嚏明显减轻，食欲有所好转。守二诊处方，改干姜为生姜 3 片。

四诊：服药 7 剂后，患者鼻塞、喷嚏消失。予三诊处方 14 剂以巩固疗效，嘱其多锻炼身体，勿食冰冻之物及西瓜。随访 1 年无复发。

5. 少阴阶段：少阴病的提纲为"脉微细，但欲寐"，体现了少阴病的心肾阳虚、气血虚衰等特点。此阶段以阳虚水犯型常见。症见鼻塞、鼻痒，喷嚏频频，流大量清涕，腰膝酸软，畏寒肢冷，遗精、早泄，小便频等。舌淡胖，有齿痕，舌苔白，脉沉细无力。治以温肾利水、化饮、通窍为法，方用真武汤加减。体虚出汗多者，可加玉屏风散。

病例：陈某，男，29 岁。主诉晨起鼻痒、喷嚏不断、流清水样鼻涕反复半年。平素较怕冷，穿衣服比平常人多，近来易觉疲乏，腰部酸痛，早泄，夜尿 2～3 次，大便稀。体格检查：鼻腔黏膜苍白，双下鼻甲肿大，鼻道有大量清水样分泌物。舌质淡、舌苔白，脉细。辨证属肾阳亏虚，温煦失职。治法以补肾温阳，利水通窍。

处方：制附子（先煎）10 g，黄芪 20 g，茯苓 15 g，白术 10 g，肉桂（后下）10 g，僵蚕 10 g，乌药 10 g，辛夷 10 g，防风 10 g，徐长卿 15 g，淫羊藿 10 g。嘱其房劳适度，注意休息。

二诊：服药 7 剂后，鼻痒、流涕依旧，喷嚏减少，疲劳感缓解，腰酸减轻，仍有夜尿，纳可，大便正常。守初诊处方加全蝎 5 g。嘱其勤锻炼，以不觉疲劳为度。

三诊：又服药 7 剂后，鼻痒、流涕症状缓解，唯晨起喷嚏 2～3 次，或偶尔吹空调受凉后喷嚏、流涕。守二诊处方去肉桂，黄芪减为 10 g。

四诊：服药 7 剂后，无明显不适。处以口服玉屏风颗粒，配合运动锻炼。随访半年无复发。

6. 厥阴阶段：太阳阶段之变应性鼻炎患者，过食寒凉，或误用下法，导致邪陷正伤，阳气被郁，不达四肢，出现四肢厥冷。上焦肺热可出现鼻咽疼痛，下焦虚寒可出现泄利不止，小腹冷痛，小便清冷。体格检查：双下鼻甲肥大，黏膜暗红，有水样分泌物。证属上热下寒，正虚阳郁。治以宣发郁热、温下为法，方用麻黄升麻汤加减。

病例：杨某，男，31 岁。鼻塞、喷嚏 2 个月，小便不适、小腹冷痛 1 个月。患者 2 个月前因受凉后出现鼻塞、喷嚏，未予重视，1 个月前因食用冰冻饮料后，出现小便不适，小腹隐痛，偶有恶心，口臭，时有腰部隐痛，纳差，眠一般，舌质淡、苔薄黄，脉细弱。体格检查：双下鼻甲肿大，黏膜暗红，有水样分泌物。治以宣上焦郁热，温中下焦之阳。

处方：升麻 10 g，石膏 15 g，桂枝 10 g，干姜 5 g，知母 10 g，白术 10 g，茯苓 10 g，苍耳子 10 g，辛夷 10 g，全蝎 5 g，蝉蜕 5 g。同时贴敷吴茱萸于涌泉穴，温针灸中脘、天枢、关元等。

二诊：服药 5 剂后，小腹疼痛明显缓解，鼻塞、喷嚏减轻，小便仍偶有不适。予初诊处方去知母，加益智 10 g、淫羊藿 10 g。

三诊：又服药 5 剂后，患者腹痛、腰痛等明显好转，无小便不适，鼻塞、喷嚏明显缓解。再予二诊处方 5 剂以巩固疗效。

变应性鼻炎，属于中医学"鼻鼽"的范畴，多由脏腑虚损，正气不足，腠理疏松，卫表不固，风邪、寒邪或异气侵袭所致，但其传变过程较为符合六经辨证。因变应性鼻炎的初始症状可轻可重，相当一部分患者的工作和生活短期内并不受太大影响，大多数患者往往不予重视，故本病易因延误治疗而发生传变，临床上多以太阳合并阳明，或太阴，或少阴证居多。选方用药宜整体与局部相结合，局部症状如鼻塞甚者，可加苍耳子、辛夷、白芷等通窍药物；鼻痒甚者或喷嚏频频者，可加全蝎、地龙、僵蚕、蝉蜕等息风通络药物。由于本病多由腠理疏松，卫表不固所致，既需在处方中加黄芪、白术、防风等以固护卫表，也应嘱咐患者经常适当的运动锻炼以增强机体抵抗力。

338 变应性鼻炎从六经辨治研究

变应性鼻炎（AR）又称过敏性鼻炎，是由变应原引起，IgE 抗体介导的发生于鼻黏膜的变态反应性疾病。临床上以阵发性鼻痒、喷嚏频作、流清水样涕及鼻塞为主要症状，为耳鼻喉科常见病之一。近年来，随着环境污染的日趋严重，AR 的发病率也在不断攀升，影响世界范围内 10%～40%的人口。AR 具有发作突然、迁延难愈、病情易反复发作的特点，加重了患者的经济负担，还严重影响着人们的日常生活、情绪状态、心理健康。

中医学将 AR 归于"鼻鼽"范畴，《素问•脉解》中记载"所谓客孙则头痛、鼻鼽、腹肿者，阳明并于上，上者则其孙络太阴也，故头痛、鼻鼽、腹肿也"。中医药在治疗 AR 方面具有不良反应小、效率高、复发率低等特点，越来越受到患者的认可。中医学者根据六经辨证规律确定相应治法，取得了可靠的临床效果。六经辨证治疗 AR 可以遵从个体化诊疗基本原则，根据不同临床特点，辨别发病阶段，紧扣病机用药，提高临床疗效。学者黎玉秀等总结经方治疗 AR 的文献，立足于《伤寒论》六经辨治理论，以各经辨证要素为切入点论治 AR，探讨了六经辨证及《伤寒论》方药治疗 AR 的理论基础与临床效果，以期为中医治疗 AR 病提供辨证论治依据。

六经辨证治疗变应性鼻炎的理论基础

六经辨证体系包括脏腑、经络、气血及气化功能在生理病理过程中的演变，可以明辨病性、病位、病势、预后及转归等，从而制定相应的治则、方药。尤其是对中医外感疾病，其病机及转变往往符合六经转变规律。中医学认为，鼻鼽是由于内因、外因合而致病，内有肺脾肾功能失调，外有风邪、寒邪、异气侵袭。从六经认识 AR，可以明确当前的病证分型，预示疾病的传变，指导疾病的防治。

从太阳病论治变应性鼻炎

太阳主肤表，统摄营卫，为六经之首，外邪侵袭，首犯太阳，太阳经受寒，必导致肺气失宣。肺主皮毛，开窍于鼻，肺失宣发，鼻窍无力驱邪外出，故发为鼻鼽。AR 太阳经阶段初期以太阳表证为主，邪在经不解，随经入腑，引起膀胱气化不行，水饮内停。肺为水之上源，膀胱为水府，膀胱气化不行，则水液不寻常道出，上泛可为饮、为痰，则成太阳蓄水证。

1. 太阳表实证：AR 急性发作期，风寒之邪侵袭卫表，多以太阳表实证为主，主要表现为鼻塞、流清涕、恶寒重、苔薄白、脉浮紧，治宜辛温解表，温肺化饮，方用麻黄汤、小青龙汤。表证不解，日久郁而化热，则表现为鼻塞、流黄涕、量少、脉弦滑等郁热之象，治宜麻杏石甘汤宣肺泄热。刘丽军和张保伟治疗过敏性鼻炎 58 例，以麻黄汤合苍耳子散加减，观察组总有效率 93.33%，明显优于常规西药鼻喷剂对照组 82.14%。朱正民等运用小青龙汤加减治疗 AR 36 例，与西药组比较，观察组总有效率 80%，明显优于对照组 70%。潘虹在常规观察组基础上加用小青龙汤加减治疗 AR，结果小青龙汤组改善率、生命质量评分高于基础观察组（$P<0.05$）。马登殿等选取变应性鼻炎患者 86 例，以麻杏石甘汤结合基础治疗为观察组，对照组给予氯雷他定片，治疗后患者喷嚏、鼻涕等症状明显改善，肺大小气道功能检测优于治疗前，且观察组有效率优于对照组。

临床研究表明，AR 在急性发作期多表现为太阳表实证，使用麻黄汤加减辛温解表、宣通鼻窍，小青龙汤温肺化饮，散中有收可以驱邪外出而又不伤正；麻杏石甘汤宣清结合可以治疗兼有郁热之症，在提高临床有效率的同时调节机体状态降低复发率。

2. 太阳表虚证：风邪侵袭，卫气失固，营阴耗损，营卫失调则表现为太阳表虚证，以阵发性喷嚏、流大量清涕为主证，鼻塞、鼻痒、反复发作，消失后如常态为特点，伴恶风、汗出、脉浮缓，治宜调和营卫、温阳化气，方用桂枝汤。吕金法用加味桂枝汤治疗变应性鼻炎 40 例，总有效率 90%。袁碧华使用桂枝汤加减治疗变应性鼻炎 60 例，疗效显著。李昀骏等认为 AR 患者多为肺气虚弱，腠理疏松，卫外失司导致本病缠绵难愈，治疗上从肺气虚弱，卫外不固着手，方用桂枝汤疗效显著。桂枝汤中桂枝辛温通阳，合芍药益阴敛营，使营卫同治，邪正兼顾，散中有收，治疗肺虚卫气不固的 AR 效果明显。

3. 太阳蓄水证：随着病情发展，表邪入腑，下注太阳膀胱经，水饮运化失常，临床表现为喷嚏连续发作，大量清水样涕，鼻塞、鼻痒，部分患者有嗅觉减退，伴口渴、不喜饮、苔白腻等水饮内停之症。治以五苓散通调水道，温阳行水。李夏林用五苓散合小青龙汤加减治疗 AR 43 例，有效率 90.70%，优于对照组，生命质量评分高于对照组（$P<0.05$）。王美琴和任勤认为阳气亏虚，不能化气行水，水湿停聚上犯清窍，溢出鼻外，而成鼻鼽，治以五苓散温阳化气行水。五苓散以泽泻、茯苓、猪苓为主药利水祛湿，又以桂枝温阳化气合白术健脾运化水湿，使水湿之邪得散，从根本上祛除病因，提高疗效。

从阳明病论治变应性鼻炎

太阳表邪未解，阳明郁热内生，则见鼻鼽兼有阳明郁热表现，或阳明病"胃家实"即腑内实热，肠腑郁热，腑气不降，浊气上逆，最易循经上犯鼻窍而发鼻鼽。

太阳阳明合病则临床表现为鼻塞、鼻痒，伴口渴欲饮、苔腻而黄等阳明郁热之症，治宜发汗解表、解肌清热，方选葛根汤加减。尚万珂临床应用葛根汤治疗风寒外袭，内有郁热型 AR，认为先解表邪，使内热宣散有门。葛根汤以葛根为主药，入阳明经清阳明之热又解太阳肌表之邪，全方发汗解表兼清内热治疗太阳阳明合证之 AR。腑内实热、上犯鼻窍则临床表现为鼻塞、鼻痒兼有身热汗出，恶热，口干口臭，大便干，舌红、苔黄，脉滑数等阳明腑实之象。刘显章临床应用小承气汤治疗 AR 阳明腑实证，认为此为阳明腑实，腑气不降，浊气上逆所致，治以攻泄腑实。小承气汤以大黄为君泻热通便，枳实厚朴通腑除滞，可以治疗肠腑实热上犯鼻窍之鼻鼽。

从少阳病论治变应性鼻炎

少阳位于机体半表半里，是气机运转核心，邪犯少阳，必导致气机升降出入紊乱，外不能驱邪外出，内不能温煦机体，邪正交争，导致 AR 反复发作，临床表现为鼻塞、流涕、鼻痒，伴有寒热往来、胸胁苦满、口苦、目眩、喜呕等少阳病之象。

少阳病阶段时病位半表半里，病机以少阳枢机不利为主要病机，治宜和解少阳，宣通鼻窍，方用小柴胡汤。王绍洁等用小柴胡汤加减治疗小儿 AR 50 例，治疗 1 个疗程后，总有效率为 94%。谭智敏认为鼻居面中，为阳中之阳，清阳之气从鼻窍出入，清气出入有赖于肝胆的疏泄正常，临床善于应用小柴胡汤合桑白皮汤治疗肝胆蕴热型鼻鼽。常克临床应用小青龙汤加减合小柴胡汤治疗寒郁少阳型 AR，效果显著。刘敏等认为少阳病日久，阳损及阴，肝胆余热未尽而又伴有太阴脾家虚寒者，方以柴胡桂枝干姜汤，治以和解少阳，散寒敛阴，对于胆热脾寒、气化不利所致鼻炎效果明显。小柴胡汤方用柴胡、黄芩入少阳经，一清一散，共解少阳之邪，全方配伍升降并用、邪正兼顾，临床上对反复发作兼有寒热往来的 AR 效果显著。结合各名家之言，AR 少阳阶段病机可兼有肝热、寒郁、脾虚等症，当以小柴胡汤合方用药，既祛除少阳之邪，又要兼顾变证，可以起到事半功倍的效果。

从太阴病论治变应性鼻炎

太阴为三阴之首，病变部位主要在脾胃，寒湿之邪侵袭入里，正气已有不足，《黄帝内经》曰"诸湿肿满，皆属于脾"，主要病机是寒湿侵袭，脾胃虚弱。脾为生痰之源，寒湿之邪侵袭，脾气虚弱，运化无力，则水湿成饮，上溢鼻窍，故清涕长流，常伴头重、腹满腹痛、食欲不振、大便稀溏等脾胃湿寒之症。

太阴病时期 AR 以脾胃虚弱、水饮不化、水气上冲为病机，病痰饮者，当以温药和之，以苓桂术甘汤温化痰饮、健脾利湿。刘敏等认为脾阳被伤土虚不能制水，加之上焦心阳不振水气上冲，则有向上冲逆之势。临床上可见鼻涕常有剧烈上冲之势而嚏出，且常头目不清，当以苓桂术甘汤温化水饮且平冲降逆为要。赵艳萍临床用苓桂术甘汤治疗 52 例脾虚痰饮型 AR 患者，治疗后 34 例治愈，12 例好转，6 例未愈，总有效率 90%。罗恬和王乃平将对照组给予西替利嗪治疗，观察组给予苓桂术甘汤治疗，结果后 2 组患者的症状体征评分降低明显，观察组有效率为 90.7%，远高于对照组的 60.5%。高燕采用苓桂术甘汤治疗 AR，对照组给予抗组胺药氯雷他定，结果显示，苓桂术甘汤加减对反复发作性 AR 临床效果明显，并且能提高患者的生命质量。苓桂术甘汤以茯苓为君祛湿健脾，以桂枝为臣温阳化气，佐以白术燥湿健脾，既能祛除体内上冲之湿邪所化之鼻涕，又能健脾温阳化饮，可以治疗脾阳亏虚、水饮上冲之鼻鼽。

从少阴病论治变应性鼻炎

少阴主心肾二经，真阴真阳寄寓其中。《素问·阴阳应象大论》曰："（肾）气大衰，九窍不利，下虚上实，涕泣皆出矣。"肾主一身阳气，肾阳亏虚则肺脾失于温阳，无力运化水液，寒水上泛于鼻窍，可致鼽嚏；或素有肾阳虚衰，又外感风寒，侵犯鼻窍，阳虚不能驱邪外出而致鼻炎日久不愈。

1. 肾阳虚衰，寒水上泛：肾阳不足，温化不利，水饮上犯鼻窍为 AR 少阴阶段主要病机。临床常表现为清涕涟涟，伴水肿、小便不利、四肢沉重阳虚水泛之症。常用真武汤、肾气丸，治以温补肾阳、温化水饮。段晓慧等以肾气丸联合马来酸氯苯那敏片治疗 AR，对照组给予马来酸氯苯那敏片，观察组与对照组症状疗效比较，差异有统计学意义（$P<0.05$），观察组症状改善优于对照组。和立建以温补肾阳兼补脾肺为法，选择 60 例确诊病例采用四逆汤加味治疗，总有效率 95%。蔡玮和付文洋认为用真武汤以治疗少阴阳虚水泛之证，对于肺肾阳虚，阳不制阴，阴液外溢，而见清涕涟涟的 AR，乃对证之举。卢跃卿等认为肾阳虚弱，金水不能相生致肺肾阳虚，卫气无根，则外易入侵发为鼻塞，阳气不足不能蒸腾津液发为清涕，治宜补肾温肺兼化饮。

少阴病阶段当以肾阳虚为主要病机，真武汤以温肾助阳附子为君，以健脾利湿茯苓、白术为臣，可以治疗肾阳虚导致水饮上犯鼻窍之鼻炎，而肾气丸以地黄为君，以附子桂枝温肾助阳为臣，以丸剂给药，可以缓补肾阳，从根本上治疗肾阳虚型 AR。

2. 肾阳虚衰，外感风寒：素体肾阳亏虚，又伴风寒外侵，此为太阳少阴合病，临床表现为鼻塞，流涕反复发作，常伴有腰膝寒冷肾阳虚衰之症。风寒在表，少阴阳虚在里，治当助阳与解表并用。《伤寒论》曰："少阴病，始得之，发热，脉沉者，麻黄附子细辛汤主之。"方用麻黄附子细辛汤温补阳气，驱散外寒。展照双治疗 30 例 AR 患者采用麻黄附子细辛汤治疗，总有效率 90%。冯绍斌等治疗 AR 观察组采用麻黄细辛附子汤，对照组采用氯雷他定，以临床有效率、免疫因子水平、生命质量为评价指标，结果观察组患者临床总有效率、治愈率分别为 95.8%、50.0%，明显高于对照组的 77.1%、25.0%，2 组比较差异有统计学意义（$P<0.05$）；观察组患者的 CD3$^+$、CD4$^+$、CD8$^+$ 细胞水平及生命质量评分也高于对照组（$P<0.05$）。通过临床研究发现该方可以显著提高 AR 的有效率和生命质量。肖厥明认为麻黄附子细辛汤治疗阳虚兼有外感寒冷所致的 AR，使阳虚得以温补，并能驱邪外出。王庆

国认为麻黄附子细辛汤温少阴之经而发太阳之表，温阳兼发散，解表兼补虚，共同发挥扶正祛邪、温经解表的作用，适用于阳虚内寒而兼外感寒邪之证，正合肺寒之机。结合各名家所言，麻黄附子细辛汤补散兼施，使外感风寒之邪得以表散，在里之阳气得以维护，则阳虚外感可愈。

从厥阴病论治变应性鼻炎

厥阴为六经终末阶段，主肝与心包，邪入厥阴，肝木失调，肝主升，肺主降通降失司，肺失宣降，浊邪上犯鼻窍，引发鼻炎。常用当归四逆汤温经散寒，养血通脉；乌梅丸温补脾肾，疏肝达郁，阴阳并补。

AR在厥阴阶段以肝木失调，通降失司，寒热虚实错杂为主要病机。临床上常表现为鼻涕、鼻塞反复发作，日久不愈，伴有四肢厥冷、上热下寒、肝郁血虚等厥阴病症。尹文艳采用当归四逆汤加减治疗65例AR患者，经1~2个疗程治疗后症状体征消失，3个月以上痊愈者38例（59%）；发作时症状、体征减轻，发作次数减少，好转者21例（32%）；症状与体征无明显改善者6例（10%），总有效率90%。贾德蓉认为从肝论治AR，当以当归四逆汤为基本方根据不同症状加减应用，可以改善患者机体功能，缩短病程，提高治愈率和有效率；当归四逆汤以当归、桂枝为君温阳通脉；细辛散寒，调节机体阳虚寒凝之证。谭智敏和宁云红认为年老患者肝肾阳气亏虚，阳虚则寒，鼻窍为外邪所扰，加之肝虚木郁不达，出现寒热错杂，虚实并见的复杂证候，乌梅丸临床疗效颇佳。乌梅丸酸苦辛并用，气血并补，散寒清热，通过内调以治疗机体功能失常的AR。该阶段机体脏腑功能失调，虚实夹杂，寒热错综，当以机体内在病机为主，通过对机体的调节而达到治愈长期反复发作性AR。

通过对以上文献的分析发现，从六经辨证角度论治AR具有治疗方法个体化、疗效显著、不良反应少等优势。在三阳经辨证中，当以外感实邪为基本病机，以太阳病阶段研究较多，多以散寒解表麻黄汤、温肺化饮小青龙汤、调和营卫桂枝汤、温阳行水五苓散为主，针对不同的病机，制定相应治法，显著提升治疗效果。在三阴经辨证中，当以脏腑功能失调为基本病机，以太阴、少阴两经为主，AR多以肺脾肝肾亏虚为本，常用苓桂术甘汤健脾温化痰饮、真武汤补肾化饮、肾气丸温补肾阳、麻黄附子细辛汤温补肾阳兼祛邪。从阳明和厥阴辨治AR的研究偏少，反映了人们对阳明厥阴经与AR的关系仍缺乏足够的认识。中医学在漫长的临床实践中，对本病的辨证思维和治疗方法积累了一定经验，《伤寒论》经方治疗AR疗效确切。

339　复发性口腔溃疡郁热病机与六经辨证

　　复发性口腔溃疡（ROU）常发生于唇、舌、颊、软腭等无角化或角化较差的黏膜部位，为自限性、复发性、周期性溃疡，呈孤立的圆形或椭圆形，表面覆有黄色或灰白色假膜，周围有红晕，中央凹陷，基底柔软，口腔黏膜神经末梢丰富，故 ROU 疼痛明显，呈自发性、烧灼样、刺激性疼痛，严重时可无间歇期，连续发作，影响进食、言语甚至情绪，使生活质量明显下降。ROU 的患病率接近 20%，在特定人群中甚至可以达到 60%，是最常见的一种口腔黏膜溃疡类疾病。ROU 病因复杂，可能与发病的遗传倾向、社会心理环境失调、植物神经功能紊乱、胃肠功能障碍、微量元素缺乏、局部创伤等因素有关。但其根本病因及发病机制尚未完全明确。

　　在治疗方面，现代医学尚缺乏特效的治疗方法，以减轻局部疼痛、延长复发周期等对症处理为主，但常常反复发作，迁延不愈。而在中医方面，观医家临证，技法方药虽多，却无一以贯之的认知理论或辨证体系。学者陈会娟等根据 ROU 的"郁热"病机特点，从六经辨证论治取得了较好临床疗效。

复发性口腔溃疡"郁热"病机理论

　　复发性口腔溃疡，属于中医学"口疮""口糜""口疳"等范畴。"口疮"的病名可以追溯到《黄帝内经》的记载，一般认为出自《素问·气交变大论》中"岁金不及，炎火乃行……民病口疮"。《素问·至真要大论》亦曰"诸痛痒疮、皆属于心"，又因传统的藏象理论认为，"脾开窍于口""其华在唇四白"（《素问·六节脏象论》）。所以，心脾火热或者阴虚所致心脾火旺往往被认为此病的主要病因病机。

　　中医认为，火热为阳邪，火热所致疮证，其势炽烈急剧，局部红肿热痛，全身症状显著。而临床上所见 ROU，相当部分病例并没有这样的特点，其势隐伏迁延，局部隐痛，反复发作，有时没有明显的全身症状。清泻火热方药针对急性起病有效，而对其他证候时效果不明显。可见，论治 ROU，仅仅停留在"火热"病机层面是远远不够的。除"火热"病机之外，可从邪气郁结、蕴伏化热，即"郁热"的病机论治。

　　1.　"郁热"病机的理论源头——阴格阳郁："口疮"病名出自《素问·气交变大论》，原文记述"岁金不及，炎火乃行，生气乃用，长气专胜，庶物以茂，燥烁以行，上应荧惑星，民病肩背瞀重，鼽嚏血便注下，收气乃后，上应太白星，其谷坚芒。复则寒雨暴至，乃零冰雹霜雪杀物，阴厥且格，阳反上行，头脑户痛，延及囟顶发热，上应辰星，丹谷不成，民病口疮，甚则心痛"。大略是说金气不及，则火气盛行，因此，出现血便注下等证候；不及过后金气来复时，寒雨冰霜等肃杀之气盛行，阴气格厥，阳气郁结而上逆，因此，出现头热、口疮等证候。可见，原文之意并非"炎火"导致"口疮"，而是"阴格阳郁"，化热而上逆，这正是 ROU 基本的"郁热"病机。

　　2.　阳分"郁热"病机——郁热上扰：《素问·阴阳别论》曰"二阳结谓之消，三阳结谓之隔，三阴结谓之水，一阴一阳结谓之喉痹"。无论脉象还是病机，可以认为，口咽之病反复发作必与"郁结"相关。《伤寒论》《金匮要略》对"郁热"病机的阐述可以作为参照。《伤寒论》阳明病篇提到"但头汗出，剂颈而还，腹满微喘，口干咽烂"，非常接近 ROU 病候。"郁热"在表，可见"面色缘缘正赤""阳气怫郁在表"不得越的证候。"郁热"在于少阳者，可见柴胡证之"口苦咽干"以及"血虚下厥，孤阳上出，故头汗出……小柴胡汤主之"的证候。"郁热"在气分者，可见栀子豉汤证、栀子檗皮汤证，"心中懊侬""心中结痛""烦热胸中窒"等。"郁热"而至"瘀热在里"者，可见茵陈蒿汤证："心中懊侬，阳气内陷，心下因硬，则为结胸，大陷胸汤主之。若不结胸，但头汗出，余处无汗，剂颈而还，小便不利，身必发黄""发热汗出者，此为热越，不能发黄也。但头汗出，身无汗，剂颈而还，小便不利，渴引水浆者，此为瘀热在里，身必发黄，茵陈蒿汤主之"。这些条文都阐释了郁热在里而上逆的医理，与《黄帝内经》"阴厥且格，阳反上行……民病口疮"的医理暗合，也合于《素问·六元正纪大论》"火郁发之"的治疗原则，而非简单的"炎火"致"口疮"的医理以及"苦寒直折"的治法。

3. 阴分"郁热"病机——伏气化热：邪气伏留于阴分可能是口咽疾病的重要病机之一。前贤创"伏气"理论以阐释温、暑诸病病机，即邪伏于三阴，遇时而发，初起即发热；伏气在阴分常致口咽证候；因病不在三阳，遂不恶寒，不可发汗。《素问·阴阳应象大论》中"冬伤于寒，春必温病"可谓是理论发端，《伤寒论·平脉法第二》"中伏气之病……若脉微弱者，当喉中痛似伤"以及《金匮要略》中"病者如热状，烦满，口干燥而渴，其脉反无热，此为阴伏""病人胸满，唇痿舌青口燥，但欲漱水不欲咽"均阐述了"伏气"为病的病机特点和临床表现，以口咽部的症状尤为突出。由此可见，ROU 反复发作与伏邪为病密切相关，从三阴伏火论治能够切中其病机要害，清其伏留之邪，绝其反复之源。

"郁热"六经辨证

《素问·阴阳应象大论》曰"治病必求于本"，本于阴阳，所谓"阴阳者，天地之道也，万物之纲纪，变化之父母，生杀之本始，神明之府也"。故而郁热病机可从三阴三阳分析。于三阳者，气机怫郁内陷，时而逆上发作，于三阴者，邪气伏留阴分，时发时止，这乃是 ROU 的核心病机。病在三阳，其势急重，红肿热痛等外科阳证实证明显。初发者常因太阳外寒郁而不散，阳明者常为实热壅滞重证，少阳者气机郁结之候明显。邪陷三阴，其势迁延，多属虚证。邪蚀太阴者，常漫肿不著，邪留少阴者，常痛势延绵，邪伏厥阴者，常反复往来。

1. 太阳郁热：ROU 属太阳郁热者，以外寒表散未尽，凝于口咽为基本病机，以恶寒发热同时伴有口咽症状为基本特点，常伴鼻塞、流涕、恶寒、舌质浅淡，苔白水滑，脉象浮紧。此类 ROU 多属轻型，易反复发作，常见于发作初期或急性发作者。初起时，常在患处出现针尖样大小或稍大的充血区，旋即形成 2～3 个直径 2～4mm、圆形或椭圆形、边界清晰的浅小溃疡；溃疡中心常微凹陷，表面覆以淡黄色假膜，溃疡周围黏膜充血呈红晕状，其底扪之不硬。其脉浮，溃疡形成后则有较剧烈的烧灼痛，脉常有紧象。可治以麻黄升麻汤之法，表散外邪，清解郁热。药如麻黄、升麻、当归、知母、黄芩、玉竹、芍药、天冬、桂枝、茯苓、甘草、石膏、白术、干姜等皆可辨证选用。

病在巨阳寒水，邪伤阳气，常作寒证，又因太阳主外，故其证在外，常见恶寒发热等外证表现，因此，治法当以升发越散为顺，下陷蕴结为逆。或因病久不愈，或因下元亏虚，禀赋不足，内陷不得发越，若结于口咽，反复迁延，则不可纯任发散。考虑参照麻黄升麻汤证、麻黄连翘赤小豆汤证论治。初起轻浅时，考虑存在汗出不彻等郁热病情，可见面有热色，身痒，可考虑参用桂枝麻黄各半汤、桂枝二麻黄一汤、桂枝二越婢一汤等治法。然则太阳为开，其势外越，不易郁结，又手足太阳之脉皆不循口唇，故 ROU 此类证候不为多见。

2. 阳明郁热：ROU 属阳明郁热者，以脾胃邪热蕴伏，犯于口咽为基本病机，以脾胃之气不和同时伴有口咽症状为基本特点，常伴面赤鼻热，口臭牙宣，壅肿赤烂，舌红苔黄，脉象洪滑。此类 ROU 发病常与胃肠道症状相关，病情较重，有的属于重型复发性阿弗他溃疡范畴，亦称复发性坏死性黏膜腺周围炎或腺周口疮。溃疡常在唇内侧及口角区黏膜单发，两个以上者少见。初起与轻型复发性阿弗他溃疡相似，很快其直径可扩大至 1～2 cm，并向深层发展至黏膜腺，呈紫红或暗红色、边缘不规则的中央凹陷、瓣状隆起形致，犹如"弹坑"，溃疡底不平，呈小结节状，微硬，周围红晕。局部剧烈疼痛，可伴淋巴结肿大、发热等。病程较长，愈后可遗留瘢痕，甚至形成组织缺损或畸形。当泻脾胃伏火，清散郁热，折起热势，治以泻黄散之法，药如藿香、栀子、石膏、甘草、防风、茵陈等皆可辨证选用。

阳明为阖，"阳明居中主土也，万物所归，无所复传"（《伤寒论》），病在阳明燥金，易于郁留而化热。"胃足阳明之脉，起于鼻……入上齿中，还出夹口环唇，下交承浆"。"大肠手阳明之脉……其支者，从缺盆上颈，贯颊入下齿中。还出夹口，交人中，左之右，右之左，上夹鼻孔"。手足阳明之循行，正在口唇，若经气怫郁，热不得越，常导致口唇之病。郁热在气分的栀子豉汤证、栀子檗皮汤证，瘀热在里的茵陈蒿汤证，论治 ROU 时，皆可参照。方中栀子清"胃中热气"（《神农本草经》），豆豉辛温，越散"烦满"（《名医别录》）；茵陈主"邪气热结"（《神农本草经》），后世张寿甫镇肝息风汤中佐茵陈，以镇潜之中发越郁气。时方《小儿药证直诀》泻黄散，主治脾胃伏火之证，方中石膏、栀子泻阳明积热，但剂量很小，大量应用甘草、防风，剂量十倍于石膏、栀子，意在和解开泄伏郁之热，火郁发之，亦可合用清胃散，清散火郁。此型病证应避免应用白虎汤、承气汤等苦寒直折之方。

3. 少阳郁热： ROU 属少阳郁热者，以气机枢机不利，结于口咽为基本病机，以诸气郁结同时伴有口咽症状为基本特点，常伴胸胁满闷，情志抑郁，舌暗苔厚，脉象弦急。此类 ROU，病情严重程度常介于"太阳"与"阳明"之间，而病势则更为猖急善行，很多此类 ROU 属于口炎型口疮、疱疹型复发性阿弗他溃疡的范畴。此类溃疡常与轻型复发性阿弗他溃疡表现相似，但直径小、数目多（可达 20～30 个），溃疡散在，分布广泛，黏膜充血明显。常痛势急骤，有时伴有急发的头痛发热，甚至局部淋巴结肿大等。有时发病与情绪紧张、环境改变、疲劳等因素有密切关系。可治以大、小柴胡汤，四逆散之法，疏解少阳，清解郁热。药如柴胡、黄芩、半夏、白芍、大黄、枳壳等，皆可辨证选用。

少阳为枢，枢机不利，则多郁结，医家关于此类证候阐释颇多。少阳火热郁结常有口苦咽干、舌上胎者、胸胁满闷、情志不舒等症，治以大、小柴胡汤，四逆散，柴胡加龙骨牡蛎汤，柴胡桂枝干姜汤等，辨证应用。时方丹栀逍遥散、柴胡疏肝散等，也可参用。证属湿温蕴结三焦者，可参用柴平散、柴朴汤、柴胡达原饮等，亦可合用甘露消毒丹、三仁汤、普济消毒饮、龙胆泻肝汤、当归龙荟丸等时方。

4. 太阴郁热： ROU 属太阴郁热伏火者，以肺脾气虚，邪热伏留于口咽，时而发作为基本病机，以脾肺虚热同时伴有口咽症状为基本特点，常伴纳呆易感、肢体困重、便溏不爽，时而发作口疮但火热证候不著，舌嫩红苔水滑，脉象濡弱。"太阴阳明为表里"（《素问·太阴阳明论》），此类溃疡之形致类似上文阳明郁热所致 ROU，但常常漫肿而痛势不著，或未发时不痛，阳热之证不显，而病势迁延，反复发作。可治以"三泻心汤"之法，如甘草泻心汤、半夏泻心汤等，调摄中土，清解郁热。药如甘草、黄芩、半夏、大枣、黄连、干姜等皆可辨证选用。

邪气伏于阴分，迁延不愈，反复发作，伏而不发时，则症状不显。《素问·热论》曰："（伤寒）四日太阴受之，太阴脉布胃中络于嗌（嗌意为咽喉），故腹满而嗌干。"《伤寒论》曰："虚劳里急……手足烦热，咽干口燥，小建中汤主之。"可见，太阴经气病则口咽不利。如肺脾气虚，邪伏太阴，发则口咽不利，此证与古之狐惑病机相类似。"狐惑之为病……蚀于喉为惑，蚀于阴为狐。不欲饮食，恶闻食臭。蚀于上部则声喝，甘草泻心汤主之。"医家常用甘草泻心汤治疗口咽病症，然而生姜泻心汤、半夏泻心汤、甘草泻心汤，同体别名耳，取其法则即可，不必拘泥方药。方中以"理中人参黄芩汤，去桂枝术，加黄连，并泻肝法"（《伤寒论》），可见，以理中汤为本化裁而来，根本上在于调摄中焦。现代中医学又认为，辛开苦降甘调，即和解，是三泻心汤的特点。所以说，调摄中焦，和解郁热，是此证的基本法则。

5. 少阴郁热： ROU 属少阴郁热伏火者，以心肾不交，邪热伏留于口咽，时而发作为基本病机，以君相虚火同时伴有口咽症状为基本特点，常伴头晕耳鸣、烦躁失眠、潮热汗出，时而发作口疮但火热证候不显，舌光红苔干，脉象沉细。手足太阳与少阴为表里，此类溃疡形态上类似太阳郁热所致 ROU，又因"诸痛痒疮，皆属于心"，故而少阴郁热所致 ROU 以痛势延绵为特点，虽疼痛不甚剧烈，阳证不显，但却常表现为灼痛，反复难愈。可治以六一、导赤之法，清心利小便，清解郁热。药如生地黄、木通、生甘草、竹叶、滑石等皆可辨证选用。

《素问·热论》曰："（伤寒）五日少阴受之，少阴脉贯肾络于肺，系舌本，故口燥舌干而渴。"因少阴经循于咽喉，经方对于少阴郁热的论治多在咽喉局部，如猪肤汤、甘草汤、桔梗汤、苦酒汤、半夏散及汤等。而时方导赤散之法，清解少阴伏火从太阳膀胱而出，知柏地黄丸之法，泻南补北，解君相伏火，局方清心莲子饮之法，透散心经郁热，皆取法少阴，均可参用。

6. 厥阴郁热： ROU 属厥阴郁热伏火者，以外厥内热，邪热伏留于口咽，时而发作为基本病机，以寒热错杂同时伴有口咽症状为基本特点，常伴四末不温、烦热冲逆，时而发作口疮但火热证候不显，舌暗红苔少，脉象沉涩。"厥阴之表，名曰少阳"（《素问·阴阳离合论》），此类溃疡，局部表现与少阳郁热者相类，有时发病亦与情志因素相关，而厥阴为六经之末，气阴耗伤，阴阳逆乱，病势深重，迁延反复。可治以乌梅丸之法，调济阴阳，清解郁热。药如乌梅、细辛、干姜、黄连、附子、当归、蜀椒、桂枝、人参、黄柏等皆可辨证选用。

厥阴证候寒热并见，为临床辨证要点，然经气亏虚为其主要特点。《素问·厥论》曰："黄帝问曰：厥之寒热者何也？岐伯对曰：阳气衰于下，则为寒厥；阴气衰于下，则为热厥。"阴阳气衰为其根本，寒热并见为其表现。《伤寒论》曰："阴阳气不相顺接，便为厥。"如前所言阴气格厥，阳气郁结而上逆之病机，阴阳气衰，不相顺接，相与离绝，阳气伏郁化热，上逆发为诸多虚阳证候，其中重要的就是口咽诸证。在经方中，病至厥阴，郁热不除者，如"反汗出，咽中痛者，其喉为痹""厥应下之，而反发汗者，必口伤烂赤"。以上诸证阐述了口咽证候的病因病机。寒热错杂是其特点，乌梅丸平治阴阳。

阳热郁而不得越，阴火伏而遇时发是 ROU 发病的重要机制，参照前人对 ROU 的卓见高论，结合自身在临床工作中的点滴经验，以六经六气系统概括 ROU 的理法方药，冀以拓展 ROU 的辨治思路，提高其诊治水平。

340 六经辨证与肿瘤诊疗

恶性肿瘤为临床较为常见疾病，近些年来，随着社会经济快速发展，人们生活方式与饮食习惯发生了较大改变，恶性肿瘤发病率逐年升高，对患者身心健康产生了严重影响。中医学源远流长，医圣张仲景《伤寒杂病论》则开创辨证治疗先河，经过后世医家不断研究创造，中医体系也日渐完善，对肿瘤疾病诊疗也逐渐形成系统与独特理论。学者陈祥等通过分析《伤寒杂病论》六经辨证及杂病辨治思想对肿瘤病诊疗思路，为临床患者治疗提供了借鉴。

六经辨证与肿瘤治疗

《伤寒杂病论》把外感疾病发展中不同症候群，进行了综合分析，同时将其邪正盛衰、寒热趋向和病变部位进行归纳总结，创造性分成少阴、太阳、厥阴、阳明、太阴和少阳六经。八纲辨证精神则始终贯穿于六经辨证内，凡病势亢奋、抗病力强、正盛邪实多表征为实、热，一般属于三阳病证；凡病势虚衰、抗病力弱、正气虚衰多表征为虚、寒，一般属于三阴病证。六经病证其病床表征都是以脏腑和经络病变当作病理基础，故六经辨证不但在外感伤寒中适用，对临床各科都具有指导影响。使用六经辨证可以准确了解疾病发展规则，病邪有外部侵入，而后渐渐向内部传播，从一经证候变成另一经证候，称传经。患者传经与否，决定条件为治疗是否得当、体质强弱和病邪轻重。当疾病不经过阳经，而是直接传入到阴经，表征三阴经证可称作直中。六经传变对于患者病情转归有重要影响，和临床肿瘤患者转移或者发病位置侵犯其他组织具有相似地方。

1. 肿瘤兼有太阳病，知患何逆，以法治之：机体内太阳对盈卫有统摄作用，主要控制一身之表，是诸经的藩篱。当风寒侵入时，太阳最先受到损伤，所以患者外感前期阶段是太阳，由于患者外感邪气及体质不同，主要表征有表郁轻证、伤寒和中风3种类型。从中医学发病观来看，肿瘤产生之根本为正气亏虚。正气亏虚，将息失宜，情志失调，外邪内侵而发病，正气亏虚为肿瘤发病主要因素，而外感风邪、正气亏虚为肿瘤始发因素。太阳经是人体最长经脉，位于体表，外邪侵入时首先会侵犯太阳经。肿瘤始发因素为外感六淫，外邪乘机体正气亏虚时侵入太阳经并传入脏腑，和体内瘀血、气滞、痰饮及水湿等病理因素互相搏结而成。

太阳本证包含伤寒表实证与中风表虚证，前者病机是肺气不宣，卫阳被遏，风寒束表，临床表征为无汗而喘、恶风寒、骨节疼痛、发热、腰身痛等，可使用经方麻黄汤治疗。肿瘤患者病症为气机郁滞、实邪内闭，麻黄汤可破滞宣通化裁；后者病机是营阴外泄，卫外不固，风寒袭表，临床表征为干呕、恶风寒、鼻鸣、头项强痛、脉浮缓等，可使用经方桂枝汤调和营卫、解肌驱风。肿瘤患者病情持久，且经过放疗或者手术治疗以后营卫失和、气血不足，发生恶风发热、自汗肢冷等症状，可服用桂枝汤。

2. 肠道肿瘤，治从阳明：外感邪气侵入里表而化热，胃内燥、热相合，造成津液消烁，出现脉洪大、身热、口渴引饮等症状。阳明经为多血多气之经，邪入阳明，一般表征是气分实热证。对于肿瘤发热表征出阳明经热证患者，可以脉洪、大渴及大热等作为辨证要点，若患者在高热散漫时，可使用寒凉药物清热治疗，故阳明证一般使用清法，选择清解里热、辛寒苦寒方剂。如果患者实和热相合在大肠内，则治疗以寒下药为主，若急下存阴，要及时治疗，不宜煎熬津液，可选取苦寒泻下方剂。章文亮以白虎汤合增液汤加减治疗47例鼻咽癌放疗后患者，和单纯放疗患者对比，两组五年生存率差异有统计学意义，说明鼻咽癌患者在放疗以后使用清热解毒、益气养阴中药不仅可减轻放疗以后的毒副反应，还可扶正培本，抑制残余肿瘤细胞生长，预防转移复发，提升患者远期生存率。

3. 癌性发热，治从少阳：少阳经在人体表里间，内藏相火，和肝脏相表里，肝主要控制疏泄，人体气机和肝胆联系很紧密。肝胆气机郁滞，则全身气机郁滞，气滞痰湿内停，气滞血瘀，日久成积而为瘤。少阳风火相煽，炼津成痰，长时间则成毒成块，经络隧道被阻塞，发生腋下及颈部淋巴肿大，符合淋巴瘤的表征。患者外感邪气侵入到肝胆，体内气火逆行而亢，导致患者出现目眩、咽干及口苦等症状。邪气在胆进而逆行至胃，所以患者会发生食欲不振、呕吐等消化能力异常。气机不爽造成胸胁苦满，正邪对抗，正气虚弱对邪气无力抵抗而往来寒热。少阳病证患者邪位于半里半表，可使用经方小柴胡汤治疗，同时还可治疗病毒性肝炎，有效预防患者转变肝癌。

4. 脾主稼穑，胃主收纳，扶助正气，治从太阴：脾胃是后天之本，气血生化之源。肿瘤发病内在因素是正气不足，而脾胃为气血化生之源，正气不足中脾胃虚弱占很大比重，另外，肿瘤患者在放化疗及手术等治疗时都会进一步对正气和胃气造成损伤，降低患者生活质量，所以固护脾胃之气需要贯穿肿瘤治疗全程。《伤寒论》曰："太阴之病，食不下，腹满即吐，且自利益甚，腹疼痛，若下之，则胸下结硬。"主要是由于寒湿内阻，脾虚湿盛，进而脾阳受损，或者由于邪气直接侵犯了脾胃，对机体水谷排泄与消化产生影响。脾气不升且寒湿不化，则表现出自利；寒湿阻止了运化，则表现出腹部疼痛；脾胃运转异常，则表现出食不下；寒湿侵入胃部，则表现出呕吐。太阴病为里虚寒证，所以在治疗时注重温法补法。消化道肿瘤患者一般属于脾胃寒虚，可由太阴论治，使用理中汤化裁。赵家善以理中汤加减治疗食管和贲门癌手术以后顽固性腹泻患者15例，1个疗程后11例患者临床病症消失，且两周内无复发；两个疗程后剩余4例临床症状消失，且两周内无复发。

5. 少阴经，心主神志，肾主先天，从精神和先天精气论治肿瘤：少阴经包含足少阴肾经与少阴心经，心主神明，神气充沛对肿瘤预防有重要影响。肿瘤患者在不知其病情时，往往一般状况较好，抗病能力强；一旦得知自己患有肿瘤，则发生精神崩溃，病情急转直下。从心理上对患者进行疏通、培养患者乐观情绪，有助于提升患者自身免疫力。《伤寒论》曰："少阴病，脉微细，但欲寐。"邪气在心肾处发生病变，一般表现出欲睡不得、精神非常衰惫，似睡非睡状态。患者由于阴血不充足表现出脉细，阳气不充足表现出脉微，患者心肾水火不济，体内病邪由水而化寒，寒气日盛，临床表征是寒化症状。若病邪由火化热伤阴造成阴虚阳亢，则表现出热化症状，所以少阴病证治疗以育阴、扶阳为主。热化症状主要育阴，同时兼顾清热法；寒化症状则主要扶阳，使用温补方法。

6. 复发转移，治从厥阴：《伤寒论》曰"厥阴病，饥不欲食，消渴，食则吐蛔，心中疼热，气上撞心，下利而不止"。厥阴病证在三阴末期，为病证最后阶段。发病至厥阴，其症候特征复杂多样，厥热胜复，肝木失调，正邪相争，气机不利。正如肿瘤晚期患者体内虚实混淆、正邪交争，为正气取胜关键时刻。肿瘤患者发生转移与复发，体内邪气勒留，正气衰弱，病机格局为正虚邪恋。其临床表征舌淡脉弱、面白神疲、动则汗出、消瘦乏力、心悸失眠和食欲不振等正气亏虚症状，还因为肿瘤浸润与阻塞而表征出低热、梗阻不通等邪气闭阻症状。所以仲景于厥阴病辨治中注意寒热并用、攻补兼施，此方法对晚期肿瘤寒热错杂证辩治有指导意义。

肿瘤治疗与杂病病脉

《金匮要略》内杂病病脉证虚劳、积聚、黄疸等病机和证治等，病邪理论痰饮与瘀血等都进行了理论阐述，对肿瘤患者病证论治有重要价值。①积聚：《金匮要略》曰"积者脏病也，终不移，聚者腑病也，发作有时，展转痛移为可治"。五脏主藏精血，脏病则精血凝涩；六腑主传化物，腑病则气机不行。患者机体正气亏虚，加上外感邪气，或者是脏腑功能紊乱，气机失常，致使毒阻、气滞、痰凝、血瘀和湿聚等胶结混杂，日久不解而形成肿瘤。《金匮要略》阐述了五脏积聚病证，以为邪气内肝，邪气从表入里为造成五脏之积主要因素。在致病原因内肝失疏泄造成气机不畅，肾及脾胃亏虚形成停痰留瘀，在治疗上以化痰散结和活血化瘀为主，可使用桂枝茯苓丸和活血散结法等。②黄疸：主要病床症状为尿黄、身黄和目黄等，包含肝胆肿瘤、乳腺癌、胃癌及大肠癌等出现肝转移都会引发。仲景将黄疸分成阴阳二证，为后代医家辨证论治黄疸打下基础，治疗可使用温中补虚（如小建中汤）、清热利湿（如栀子柏皮汤）、化瘀通利（如大黄硝石汤）等经方。③虚劳：一般是由于不同因素引发脏腑阴阳气血虚弱进行性和消耗性证候总称，肿瘤患者晚期症状和虚劳表征非常接近，《金匮要略》将其分成虚劳夹瘀、阴虚、阴阳两虚和阳虚等证，治疗以黄芪建中汤、肾气丸等为主，如《金匮要略·血痹虚劳病》曰："虚烦不得眠，酸枣仁汤主之。"本证是由于肝血不充足、虚热内扰而形成，方中酸枣仁可养血补肝、宁心安神；茯神宁心安神；知母滋阴清热；生甘草清热和中；川芎调气疏肝。肿瘤患者在放疗以后其病症见心烦失眠，属于肝血不足、虚热内扰者宜之。④瘀血：《金匮要略》曰"妇人之病，结气、因虚及积冷"。造成"经络凝结、胞门寒伤及血寒积结"。各种因素造成血溢脉外、气机郁滞及气血虚弱，长时间都会造成气血凝结，产生瘀血，在治疗上可使用桂枝茯苓丸、旋覆花汤等。

辨证论治为中医治疗精髓，关键为权衡邪正盛衰、辨清标本、辨明阴阳。临床恶性肿瘤患者在发病初期多为阳，随着病情发展转为阴。标本为中医治法与辨证的重要概念，治病求本，急时治标和标本兼治是变法。恶性肿瘤在发病进展中也为肿瘤和机体互相争斗的进程，因此要全面权衡肿瘤和机体间的联系状况以制定对应治疗方法，在保护正气基础上进行攻毒祛邪。

341 六经辨证论治肿瘤

　　恶性肿瘤的发病率、致死率逐年增长，严重危害人类健康。现代医学治疗肿瘤多采用手术、化学治疗、放射治疗、靶向治疗、生物治疗、免疫治疗等综合疗法，然而对患者生存期的延长、生活质量的提高远远不能满足临床的需求。中药具有减轻肿瘤患者手术及放射治疗、化学治疗毒副作用，延长其生存期，提高生活质量的作用。六经辨证是仲景伤寒辨证的主要方法，不仅适用外感病的辨证，而且对内伤病及疑难杂病同样适用。正如柯韵伯《伤寒来苏集》所曰："仲景之六经，为百病立法，不专为伤寒一科，伤寒杂病，治无二理，咸归节制。"学者杜延军运用六经辨证论治肿瘤取得了良好的效果。

太阳经与肿瘤治疗

　　1. 肿瘤预防应重视太阳经：《素问·遗篇刺法论》曰"正气存内，邪不可干"。《素问·评热病论》曰："邪之所凑，其气必虚。"从中医学发病观来看，肿瘤产生的根本是正气亏虚。正气亏虚，将息失宜，情志失调，外邪内侵从而致病，正气亏虚是肿瘤发病的重要原因，而正气亏虚、感受外邪是肿瘤的始发因素。《灵枢·九针论》曰："四时八风之客于经络之中，为痼病者也。"说明了外感风邪入里成瘤。太阳经为人体最长的经脉，居于体表，外邪入侵首先侵犯太阳经。肿瘤的始发因素是外感六淫，外邪乘人体正气亏虚，入侵太阳经而后传入脏腑，与体内的气滞、水湿、痰饮、瘀血等病理因素相互搏结而成。《金匮要略·脏腑经络先后病脉证》中指出，"若人能养慎，不令邪风干忤经络，适中经络，未流传藏府，即医治之；四肢才觉重滞，即导引、吐纳、针灸、膏摩，勿令九窍闭塞。"重视太阳经，提高自身正气，预防六淫之邪侵犯太阳经；同时积极、正确治疗太阳病，不使其出现传变入里，截断外邪向脏腑入侵是预防肿瘤的第一道屏障。

　　2. 太阳经证与肿瘤治疗：目前临床上对肿瘤的治疗多采用燥湿化痰、活血化瘀、行气软坚散结、清热解毒、解毒抗癌、扶助正气。但是从肿瘤的始发因素是外邪入侵考虑，治疗上不可忽视风药作用，这其中以桂枝、麻黄为代表。桂枝具有祛风解肌、温阳化气、活血化瘀作用，可以用来治疗肿瘤、肿瘤疼痛、肿瘤所致胸腔积液和腹水、肿瘤发热等。运用其治疗肿瘤与活血化瘀、利水健脾药物配伍，如桂枝茯苓丸；治疗肿瘤疼痛时常与细辛、附子等温经通络药物合用；治疗肿瘤性胸腔积液、腹水如五苓散；治疗肿瘤引起的发热运用桂枝汤合柴胡汤。麻黄可发汗解表，宣肺平喘，利水消肿。《神农本草经》载其具有"破癥坚积聚"的功能，说明麻黄具有抗肿瘤的作用。《伤寒论》第35条曰："太阳病，头痛发热，身疼腰痛，骨节疼痛，恶风无汗而喘者，麻黄汤主之。"明确指出麻黄汤可治疗头痛、腰痛、骨节疼痛。肿瘤骨转移癌病因病机复杂，其中与肾气亏虚、不能主骨密切相关，同时与气、血、痰、湿、毒邪结聚有关。《素问·痹论》曰："痛者，寒气多也，有寒故痛也。"寒邪凝滞气机是肿瘤骨转移疼痛的重要原因，常加用麻黄，以透邪外出，温通经络、散寒止痛。

　　3. 太阳腑证与肿瘤治疗：

　　（1）太阳蓄水证与肿瘤治疗：中医学认为，体内水液代谢与肺的宣发肃降、通调水道，脾胃的运化和传输，肝脏的疏泄，以及肾脏的开阖，膀胱的气化均有关系。《素问·经脉别论》曰："饮入于胃，游溢精气，上输于脾，脾气散精，上归于肺，通调入道，下输膀胱。水精四布，五经并行，合于四时五脏阴阳，揆度以为常也。"膀胱经为足太阳寒水之经，其气化作用在水液代谢过程中具有重要的意义。足太阳经气化异常，形成太阳蓄水证，肿瘤的胸腔积液、腹水的形成与足太阳膀胱经代谢失常关系密切。运用五苓散治疗肿瘤胸腔积液、腹水，可助膀胱外散内疏，恢复气化。戴超颖运用五苓散联合腹腔热化疗治疗晚期癌性腹水取得了良好的效果。

（2）太阳蓄血证与肿瘤治疗：太阳经邪不解，侵入太阳之腑的血分引起太阳蓄血证。《伤寒论》第124条曰："太阳病六七日，表证仍在，脉微而沉，反不结胸，其人发狂者，以热在下焦，少腹当硬满。小便自利者，下血乃愈。所以然者，以太阳随经，瘀热在里故也，抵当汤主之。"其主要症状是尿血、少腹硬满，其临床表现符合膀胱癌。对膀胱癌引起的血尿，采用抵当汤加白茅根、三七治疗，往往3～5日肉眼血尿明显减少。国内外已有诸多学者利用动物实验模型，肯定了关于抵当汤全方或其拆方的抗肿瘤作用和提高荷瘤动物模型免疫功能的作用。

4. 太阳变证与肿瘤治疗：

（1）痞证与肿瘤治疗：肿瘤患者特别是食管肿瘤、胃肠肿瘤患者，在放射治疗、化学治疗中会出现消化道反应如恶心、呕吐、腹胀、呃逆，症状比较严重的甚至终止放射治疗、化学治疗。其病机多是肿瘤本身损伤胃气，以及放射治疗、化学治疗引起脾胃损伤，虚实寒热错杂，属于六经辨证的痞证。对于这些消化道反应，治疗上酌情选用半夏泻心汤、甘草泻心汤、生姜泻心汤、大黄黄连泻心汤、附子泻心汤及旋覆代赭汤等方随证治疗，疗效较好。

（2）结胸证与肿瘤治疗：太阳结胸证是太阳病下之过早形成的坏病。《伤寒论》第131条曰："病发于阳而反下之，热入因作结胸；病发于阴而反下之，因作痞也。所以成结胸者，以下之太早故也。"《伤寒论》第134条曰："太阳病，脉浮而动数，浮则为风，数则为热，动则为痛，数则为虚。头痛发热，微盗汗出，而反恶寒者，表未解也。医反下之，动数变迟，膈内剧痛，胃中空虚，客气动膈，短气躁烦，心中懊憹，阳气内陷，心下因硬，则为结胸，大陷胸汤主之。"结胸证主要临床症状为心下硬满，按之石硬且疼痛；结胸证的病机是水热、痰热结滞。从结胸证的症状及病机来看，与现代医学的恶性肿瘤胸部淋巴结转移相符。其运用大陷胸汤或小陷胸汤加白花蛇舌草、龙葵、白芥子、壁虎、鳖甲治疗各种肿瘤纵隔淋巴结转移。对此王三虎教授认为，小陷胸汤证多用于恶性肿瘤肺或肝胆、胰腺转移初期，此期病灶较小，症状较轻，但往往伴有感染，因此要用黄连、法半夏、瓜蒌清热化痰。

5. 太阳类证与肿瘤治疗：十枣汤证是太阳类证，《伤寒论》第152条曰"太阳中风，下利呕逆，表解者，乃可攻之。其人漐漐汗出，发作有时，头痛，心下痞硬满，引胁下痛，干呕短气，汗出不恶寒者，此表解里未和也。十枣汤主之"。从其临床表现及病机来看，符合恶性肿瘤引起胸腔积液的临床表现。临床对肿瘤患者体质壮实且无肝门脉高压及消化道出血的患者，可用芫花、甘遂、大戟等分为散，先煮大枣10枚，每日早上空腹送服1g，连服3～5日，根据患者病情调整，然后服用真武汤固护正气，治疗恶心肿瘤引起的胸腔积液。张华等运用加味十枣汤联合胸腔循环灌注热化疗治疗恶性肿瘤胸腔积液具有提高化学治疗疗效、减少化学治疗不良反应、提高患者生活质量的效果。

阳明经与肿瘤治疗

阳明经为多气多血之经，邪入阳明，多表现为气分实热证。对于肿瘤发热表现出阳明经热证者，临床以大热、大渴、脉洪大为辨证要点，运用白虎汤治疗；表现为腹满、潮热、谵语、惊厥、脉沉数实者，给予大承气汤、小承气汤、调胃承气汤，随证运用。阳明胃喜润恶燥，以通为用，胃肠道肿瘤多出现肠梗阻，宜采用承气汤灌肠治之。对于放射治疗、化学治疗引起的便秘，采用麻子仁丸加大量生白术治疗。肝胆胰腺肿瘤引起黄疸，临床表现腹满，腹胀，口苦，面目肌肤发黄，脉弦数，属于阳明湿热证的，运用茵陈蒿汤加金钱草、郁金治疗。

少阳经与肿瘤治疗

少阳经居于人体表里之间，内藏相火，与肝脏相表里，肝主疏泄，人身的气机与肝胆关系非常密切。肝胆气机郁滞，则全身气机郁滞，气滞痰湿内停，气滞血瘀，日久形成积而成瘤。少阳风火相煽，炼津成痰，日久成毒成块，阻塞经络隧道，出现颈部、腋下淋巴肿大，符合淋巴瘤临床表现。治疗上用小柴胡汤加夏枯草、生牡蛎、鳖甲、山慈菇、玄参等。同时，根据病情或合用桂枝汤，或者合用白虎汤治疗肿瘤发热。许馨月通过临床研究发现，小柴胡汤加减对恶性肿瘤发热患者具有较好的效果。

太阴经与肿瘤治疗

脾胃为后天之本，气血生化之源。肿瘤致病的内在原因就是正气不足，而脾胃为气血生化之源，正气不足中脾胃虚弱占很大的比重，正如《脾胃论·脾胃虚实传变论》中曰："历观诉诸篇而参考之，则元气之充足，皆由脾胃之气无所伤，而后能滋养元气。若胃气之本弱，饮食自倍，则脾胃之气既伤，而元气亦不能充。而诸病之所由生也。"此外，肿瘤在放射治疗、化学治疗、手术等这些治疗过程中进一步损伤正气，损伤胃气，从而加快病情进展，降低患者生活质量，故固护脾胃之气需要贯彻肿瘤治疗的始终。

脾喜燥恶湿，消化道肿瘤多表现出现脾阳不足，寒湿蕴结的病机。《伤寒论》277 条曰："自利不渴者，属太阴，以其藏有寒故也。当温之，宜服四逆辈。"其中以理中汤为代表方，理中汤有益气温阳、燥湿健脾之功效。治疗胃癌用理中汤，重者加附子。

少阴经与肿瘤治疗

少阴经包括手少阴心经和足少阴肾经。心主神明，神气充沛对预防肿瘤具有重要意义。《素问·上古天真论》曰："夫上古圣人之教下也，皆谓之虚邪贼风，避之有时，恬淡虚无，真气从之，精神内守，病安从来。"肿瘤患者在不知其病情时，往往一般状况好、抗病力强；一旦得知自己患有肿瘤，就会出现精神崩溃，病情往往急转直下，迅速恶化。从心理上对患者疏通、培养患者乐观情绪，有助于提高患者免疫力。肿瘤晚期患者往往出现顽固性失眠，而致心肾不交，阴虚火旺，运用黄连阿胶汤可滋阴清热，交通心肾，具有安心神、促睡眠作用，可提高患者生活质量。肿瘤晚期患者经过手术、放射治疗、化学治疗、介入等攻邪治疗，往往脾胃后天之本受损，出现纳差、恶心、呕吐、腹泻；进而损伤先天之本，伤及肾精、肾阴，表现为头发脱落，头晕目眩，口燥咽干；再进一步影响到肾气和肾阳，表现为面白无华，腰膝酸软，乏力畏寒；最后阴阳两伤，到生命最末期出现阴阳离决。肿瘤晚期的治疗宜运用四逆汤加红参益气回阳救逆。真武汤具有温运脾肾，其主治脾肾阳虚，寒水饮内停的一系列病症，如肿瘤、肿瘤疼痛、肿瘤放射治疗、化学治疗后出现的消化道反应。

厥阴经与肿瘤治疗

厥阴为一阴，阴尽阳生，具有寒热错杂的病机特点。《伤寒论》第 326 条曰："厥阴之为病，消渴，气上撞心，心中疼热，饥而不欲饮食，食则吐蛔，下之利不止。"此是典型的寒热错杂证，而肿瘤病因病机复杂，特别是肝癌、胰腺癌临床多表现出虚实错杂、寒热错杂，运用乌梅丸攻补兼施，寒热平调，刚好切中其病机。舒鹏认为胃癌术后患者出现的泛酸、嗳气、腹胀、嘈杂等消化道症状，与胃肠的协调性运动紊乱及胃酸的分布错位有关，有其自身解剖学特点，而不同于一般的反流性炎症。此类病症病机错综，寒热夹杂，运用乌梅丸加减治疗胃癌术后反流征有明显的疗效。另外，肿瘤放射治疗、化学治疗引起的顽固性泄泻，属于上热下寒、寒热错杂证者，常予乌梅丸治疗。

中医药在治疗恶性肿瘤方面具有独特疗效。《伤寒论》熔立法方药为一炉，是中医辨证论治的基础。伤寒六经辨证所蕴含的思想及其有效方剂不仅可以指导肿瘤的预防，还可以指导肿瘤的治疗，有人报道运用小柴胡汤治疗甲状腺癌、乳腺癌、肝癌取得良好效果。同时经方也可以治疗肿瘤放射治疗、化学治疗引起的毒副作用，如有关研究表明，半夏泻心汤可以预防和治疗胃肠肿瘤放射治疗、化学治疗引起的消化道反应。对于肿瘤引起的合并症，也可以选用经方治疗，如有学者报道真武汤对肿瘤性胸腔积液、腹水及心包积液均具有治疗作用。经方药少而力宏，可提高临床疗效，并减轻患者的经济负担。临床上用经方，或者经方与经方合方，或者经方与时方合方治疗肿瘤，取得了良好的效果。

342   三阳三阴病与恶性肿瘤

　　恶性肿瘤又称癌症，严重威胁人们生命健康，目前尚不能根治。中医药辨治恶性肿瘤疗效较好，且较安全，可改善西药的不良反应。六经辨证为《伤寒论》独特的辨证方法，可用于外感和内伤杂病的辨治。学者刘薰等认为，应用六经辨证可防治恶性肿瘤及其并发症，可为临床治疗恶性肿瘤提供思路与方法。

六经辨证与恶性肿瘤

　　《伤寒论》根据疾病的病位、发展趋势、邪正关系，将疾病分为太阳病、阳明病、少阳病、太阴病、少阴病和厥阴病六病。疾病类型有三阴病与三阳病，病位有表、里、半表半里之别，病性有阴、阳、寒、热、虚、实之分。六经辨证以人体脏腑经络、营卫气血的生理病理变化为指导，以阴阳、表里、寒热、虚实的发病规律为指南，不仅可掌握疾病发展变化的规律，还可以指导临床治疗。六经辨证可广泛应用于伤寒、杂病及其他相关疾病。诚如《伤寒翼论》所曰"仲景之六经，为百病立法，不专为伤寒一科，伤寒杂病，治无二理，咸归六经之节制""盖伤寒之外皆杂病，并不能脱六经，故立六经而分司之"。恶性肿瘤为一种复杂性疾病，原发部位侵犯其他内脏与组织或恶性肿瘤转移类似于六经辨证之传经，传经是指病邪由外逐渐向内传变，由一经证候转变为另一经证候，影响因素有邪之轻重、机体强弱及治疗是否得当，故借鉴六经辨治恶性肿瘤及其并发证有较大意义。

三阳病与恶性肿瘤

　　太阳经分布于体表，外邪入侵首犯太阳。《素问·评热病论》曰："邪之所凑，其气必虚。"正气亏虚则易发太阳病，恶性肿瘤患者发病之本为正气亏虚。《伤寒论》第35条曰："太阳病，头痛发热，身疼腰痛，骨节疼痛，恶风无汗而喘者，麻黄汤主之。"麻黄汤可治疗头痛、发热、腰痛、骨节痛等症。骨转移性癌痛病因病机为肾气亏虚与寒、湿毒邪相兼，麻黄汤可用于治疗恶性肿瘤骨转移性疼痛。吕桂帅等认为，肝癌发病早期，正邪相争于肌表，出现发热、汗出、恶风等症，可归属于麻黄汤证或桂枝汤证，可用麻黄汤或桂枝汤加减治疗。胃癌切除术后，患者胃脘部胀闷不舒、饭后加重、大便不畅，为脾失健运、胃失通降所致，给予厚朴生姜半夏人参甘草汤治疗，疗效较好。

　　阳明经为多气多血之经，阳明四大症为大热、大渴、大汗、脉洪大。恶性肿瘤患者表现为阳明经证者可用白虎汤、承气汤等治疗。三承气汤加减可用于治疗恶性肿瘤伴腹部胀满、潮热、谵语等症；肝胆部位恶性肿瘤患者属阳明湿热者，多表现为腹部胀满、口苦、咽干、面黄，可用茵陈蒿汤加减治疗。肺癌患者见阳明郁热、肺受热扰之证，联合白虎汤合小陷胸汤加减治疗，可提高患者生活质量，改善临床症状，稳定瘤体，减轻不良反应。化学治疗患者出现大便干结、下腹胀满等症者，可用大承气汤加减治疗。嗅神经母细胞瘤胰腺转移患者出现身目黄染、小便色深、皮肤瘙痒等症，且见肝功能异常、血尿胆红素升高者，以茵陈蒿汤加减治疗可控制病情。

　　少阳病以"口苦、咽干、目眩"为主症，兼见寒热往来、胸胁苦满、嘿嘿不欲饮食、心烦喜呕等症。肝癌早期，部分患者常有情志不畅、烦躁易怒、口苦咽干等症，运用小柴胡汤治疗可明显改善症状。小柴胡汤可治疗肝癌患者的黄疸、腹水、发热等症。结肠癌术后患者若出现疼痛、眠差、纳差、腹泻等症，予小柴胡汤疏泄气机、调和脾胃，可明显改善患者症状。右肺上叶小细胞肺癌并骨转移患者化学治疗后出现全身乏困无力、低热、恶心欲吐、纳差、头晕、口苦咽干、自汗、心烦急躁等症，辨为少阳证，予小柴胡汤加味治疗，症状明显改善。

三阴病与恶性肿瘤

脾胃为后天之本，气血生化之源，脾胃虚弱是导致正气不足的重要原因，恶性肿瘤也常因脾胃虚弱而发生。足太阴经属脾属土，太阴之为病，常表现为腹满而吐、食不下、自利益甚、时腹满自痛，当温化太阴寒湿。《伤寒论》第 277 条曰："自利不渴者，属太阴，以其藏有寒故也。当温之，宜服四逆辈。"在治疗恶性肿瘤的过程中，手术、放射治疗、化学治疗均会影响脾胃生理功能，故顾护脾胃尤为重要。赵家善采用理中汤加减治疗食管及贲门癌术后顽固性腹泻患者，疗效较好。慢性粒细胞性白血病伴萎缩性胃炎患者呕吐大量清水样胃内容物、纳差、烧心、乏力、便溏，考虑为脾胃虚寒所致，以理中汤加减治疗，服药 1 个月余，症状明显减轻且 1 年未复发。附子理中汤治疗乳腺癌化学治疗后患者出现的延迟性恶心、呕吐，效果明显，且无毒副反应。

少阴病为太阴病进一步发展而成，少阴病提纲证为"脉微细，但欲寐"。猪苓汤为少阴热化证常用方，用于肝癌晚期阴虚水热互结之腹水收效较好。《伤寒论》第 305 条曰："少阴病，身体痛，手足寒，骨节痛，脉沉者，附子汤主之。"肺鳞状细胞癌患者全身骨转移化学治疗后出现全身疼痛、痛无定处、口服止痛药奥施康定后效果尚可，但出现头晕、干呕、手足湿冷等症状，给予附子汤 3 剂后上述症状好转。肺腺癌肾上腺转移患者化学治疗后出现反复干呕、呃逆、手足冰冷、眠差等症状，考虑为化疗后肝气郁结、脾胃虚寒所致，诊断为少阴病轻证，以吴茱萸汤温肝暖胃、散寒降浊止呕，服用 3 剂后上述症状减轻，1 周后症状基本消失。《伤寒论》曰："少阴病，吐利，手足逆冷，烦躁欲死，吴茱萸汤主之。"曾麟等在研究吴茱萸对化学治疗呕吐抑制的临床观察中发现，随机将 80 例接受化学治疗的恶性肿瘤患者分为对照组和治疗组，每组各 40 例，两组在化疗期间均给予格拉司琼预防化疗所致呕吐，治疗组在对照组基础上加用吴茱萸汤预防化学治疗所致呕吐。研究结果发现，治疗组出现呕吐事件的发生率明显低于对照组，且治疗组出现呕吐症状的持续时间短于对照组。

少阴病进一步发展为厥阴病，厥阴病属半表半里之阴证，以上热下寒、寒热错杂为主要特征，乌梅丸为其代表方，临床用于治疗寒热交错、虚实夹杂的恶性肿瘤取得了不错的效果。大肠癌患者化学治疗后出现腹痛腹泻、遇冷加重、发热烦躁、纳差，辨证属于脾胃气虚、上热下寒证，给予乌梅丸清上温下，连服 7 剂后上述症状明显减轻。胃癌术后患者出现腹胀、嘈杂、嗳气、泛酸、大便稀溏等症，辨证为胃阴不足、脾虚不运之证，方以乌梅丸养阴和胃、健脾益气，服用 14 剂后胃脘嘈杂不适、大便稀溏症状明显减轻。李迎霞等观察乳岩方治疗乳腺癌合并甲状腺结节的研究中，将 120 例患者随机分为对照组和治疗组，两组均给予常规西药治疗，观察组在对照组治疗的基础上加用乳岩方治疗。结果发现，治疗组中医证候疗效明显优于对照组，甲状腺结节明显小于对照组。吕英等提出，晚期癌症应从厥阴及阳明二经辨治，他认为，晚期癌症患者肿瘤复发多因阳明、厥阴二经主阖功能失常而导致。祁烁等认为，恶性肿瘤病位在厥阴，厥阴为太阴、少阴相交而尽之经，阴气渐退，阳气始升，阴中求阳，阴中生阳，阴阳失衡则寒热错杂、虚实夹杂，与癌症病机相符；从经络循行角度讲，厥阴经循行全身，交太阴而通三阴，交阳明而通三阳，交督脉而通奇经八脉，交通阴阳表里。故恶性肿瘤的发生发展与厥阴经密切相关。

《伤寒论》六经辨证详述了外邪侵入机体后的传变规律，恶性肿瘤原发部位侵犯其他内脏与组织或恶性肿瘤转移符合六经传变规律。然恶性肿瘤进展迅速、病情复杂、病机多元化，呈现多脏器、多系统损害，故恶性肿瘤不能仅用一证来解释，不能仅用一方来治疗，应全面系统地掌握六经辨证，明确诊断才能准确治疗。

343 从六经病和法探析肿瘤论治思路

《素问·生气通天论》曰："凡阴阳之要，阳密乃固。两者不和，若春无秋，若冬无夏，因而和之，是谓圣度。"而和法之定型则源于《伤寒论》，张仲景既是和法的创立者，又是和法的践行者，也可谓是和法的集大成者。此说的事实依据，首先是医圣开创了"半表半里"病位概念，实现了从"八纲"辨证到六经辨病的历史性飞跃，完善了伤寒六经辨病体系。《伤寒论》将《黄帝内经》阴阳理论细化落到实处，在扁鹊阴阳两分法的基础上融入了三分法。阴阳之理，由一而三，从而形成太阳、少阳、阳明；太阴、少阴、厥阴六经，创立了伤寒六经辨病证治体系。其次是张仲景又在伤寒表证中纳入了"中风"概念，这是医圣对表里观的一次革命性创新，非常圆融地打通了疾病的表里关系，不但揭示了六经病传的路径，也为里邪出表、阴病转阳的愈病规律奠定了理论基础。前者和解表里，而后者调和阴阳，表里阴阳，又统于水火，可分而不可离。

肿瘤病机复杂，正虚、血瘀、痰浊、癌毒形成相互影响之因果链，导致机体气机升降出入失常、阴阳格拒，因而肿瘤多表现为虚实夹杂、寒热互兼、水火/燥水并存的临床格局。学者马萌等认为，肿瘤病机的这些特点与《伤寒论》六经病涉及的经方病位证治特征不谋而合，尤其体现于少阳病与厥阴病以及阳明病篇中，提示和法在肿瘤论治中的重要地位。《金匮要略》与《伤寒论》一脉相承，张仲景论治杂病仍重视表证及其病传。临床真实世界之伤寒三阴三阳病各经都有表里关系及其各自的病传特点，打开《伤寒论》亦可见其中六经病脉证并治篇每一经都有表证、里证、本经证、变证和类证之分。而且医圣又对表证进行了进一步的划分，确立了中风、伤寒为主的表证不同理论体系，太阳病之中风又总体暗涵六经病表邪入里、里邪出表的病传法度。寒性凝滞收引，羁绊百骸而困表，因此只有表证的太阳、少阴有伤寒；而风性开泄善行，遍行六经，洞开腠理而入里，因而六经病皆有中风。

肿瘤经方理法之和解表里

《伤寒论》第148条："伤寒五六日，头汗出，微恶寒，手足冷，心下满，口不欲食，大便硬，脉细者，此为阳微结，必有表，复有里也。脉沉，亦在里也。汗出，为阳微。假令纯阴结，不得复有外证，悉入在里，此为半在里半在外也。"故张仲景半表半里本义是邪气在半表半里，是指邪正斗争的部位，而非解剖部位。《素问·阴阳离合》曰"厥阴之表，名曰少阳"，这一关系在《伤寒杂病论》延伸为厥阴病与少阳病阴阳相对，均为半表半里，各自又寒热错杂、表里互兼、水火并存。

张仲景基于"八纲"提出了半表半里病位概念，又基于半表半里所创立的伤寒六经体系，就在于其立足于病传法度上的辨病论证立方，因为表正是邪气的来路，愈病就要让邪气出表，给邪气以出路，就是给患者以生路。伤寒六经体系的形成，同时也奠定了张仲景作为医圣的基础地位。《伤寒论》涵盖的六经病不但各有表证，而且医圣也暗示了六经病各自的解表药，如太阳病用麻黄解表、少阳病用柴胡解表、阳明病用石膏解表；太阴病用黄芪解表、少阴病用桂枝解表，而厥阴病的解表药则是前胡。经方应用这些药物的前提均为必有表证，并非所有的表证均需麻桂来解，麻桂法也难以解决所有的表证。而柴胡与前胡既可解表，又推陈致新，所对治的病位均为半表半里，前者是阳证之半表半里，而后者为阴证之半表半里。

《伤寒论》六经体系下，表、里、半表半里为病位，阴阳为总纲。邪在表可从汗解，邪在里可从吐、下而解，而邪在半表半里唯有和解。同时也说明半表半里邪无出路，故少阳病常可见郁久化热之证，厥阴病常可见上热下寒之证。而在各自病位中，基于肿瘤临床真实世界辨证的需要，仍然可以再分为半表半里阴证、半表半里阳证。而小柴胡汤主症是口苦咽干，小前胡汤主症是寒疝腹痛，一阴一阳，两两相对。将八纲与六经对应，可以明确半表半里之阳证为少阳病，半表半里之阴证为厥阴病。

1. 半表半里阳证：少阳之枢—小柴胡汤类方。张仲景在"八纲"表里病位的基础上，加入半表半里病位，使得"八纲"辨证发展、升华到六经辨病。少阳病也是里邪出表的一种途径，三阳合病，其治也在少阳，而且阴病转阳，三阴病也往往由厥阴转属少阳而解。和法的概念本质上是调和寒热、虚实、水火、阴阳以达到通调津液之功的一种治法。和法的运用始于张仲景，《伤寒论》在提出半表半里病位的同时，也明确指出了半表半里的治法不可汗、不可吐下，只能为和法。然至金代成无己《注解伤寒论》邪在少阳，为半表半里，与小柴胡汤以和解之；《伤寒明理论》小柴胡汤主和解始成为定论，小柴胡为和解表里之剂也。

少阳病的特点是半表里、半虚实、半寒热而偏于阳者。小柴胡汤的病机特点是正邪交争于半表半里，而综合来看柴胡推陈致新的特点是先升后降，因而上焦得通，津液得下，胃气因和。从小柴胡汤的症状表现来看，口苦、咽干、目眩提示上焦郁火；胸胁苦满、默默不欲饮食、腹中痛提示中焦虚寒；心烦喜呕、心下悸、小便不利提示下焦饮逆。总之，小柴胡汤证治病位在半表半里，证治基础是血弱气尽腠理开，邪气因入。证治之要点在于上焦郁火、偏于半表半里之阳证，因此，也可以把小柴胡汤看作是三阳证的半表半里。

2. 半表半里阴证：厥阴之枢——小前胡汤类方。张仲景创立的伤寒六经来源于"八纲"，半表半里隶属病位概念。既然半表半里为病位而设，具有时空背景，就仍可有阴阳之分，而绝非专指少阳病而言，厥阴病概莫能外。少阳与厥阴互为表里、阴阳，厥阴病的特点是半表里、半虚实、半寒热而偏于阴者。小前胡汤出自《外台秘要·伤寒门·崔氏方》，其曰："疗伤寒六七日不解，寒热往来，胸胁苦满，默默不欲饮食，心烦喜呕，寒疝腹痛。"方后注胡洽云出张仲景。胡洽生活的年代距张仲景相去不远，《胡洽方》的记载比《小品方》更早。因此，小前胡汤很可能是《伤寒论》厥阴篇被误认为小柴胡汤遭丢弃，而被胡洽、崔知悌等名医慧眼识中，记载于各自方书中，后又被王焘收录在《外台秘要》中的方子。《名医别录》曰前胡："味苦，微寒，无毒。主治痰满，胸胁中痞，心腹结气，风头痛，去痰实下气。治伤寒寒热，推陈致新，明目，益精。"《日华子诸家本草》曰前胡："治一切劳、下一切气、止嗽，破症结，开胃，下食，通五脏，主霍乱转筋，骨节烦闷，反胃呕，气喘，安胎，小儿一切疳气。"

与小柴胡汤症状相似、阴阳相对，小前胡汤治方特点是偏降、偏寒、偏里，偏治水；而小柴胡汤偏升、偏热、偏表，偏疗火。前胡与柴胡均可治伤寒寒热、推陈致新，但前胡的性味特点乃先降后升，能调和胃气，下一切气，治心腹结气、制化浊水浊气。两者主治之别在于，小前胡汤证治特点是寒疝腹痛，血弱气尽、胃虚水逆较为明显；而小柴胡汤是口苦咽干，同样是血弱气尽腠理开，而胃虚火逆明显、推陈致新作用较强。因此，小前胡汤又可以看作是三阴证的半表半里，小前胡汤及其类方非常适用于肿瘤患者身体虚弱、咳嗽气喘、胸满、寒热交替、恶风怕冷、大便或硬或溏或干稀不调等各种并发症，尤其适用于肿瘤患者的胸腔积液、腹水、四肢水肿等水逆症。在伤寒六经方证中有多少小柴胡汤的变方，就对应有多少小前胡汤的类方。

值得注意的是，与现代中医学病位观不同，肿瘤六经论治之所以和解表里，并非指肿瘤病位在半表半里，而是邪正相争（表现）于半表半里。表里观是贯穿于《伤寒论》六经病各篇章最重要的法则之一，也是六经病传遵循的首要法度，表邪入里、里邪出表对疾病预后的判断具有重要意义。伤寒表邪不断地入里，人就会死亡，这就是经方的病传观和正邪观的意义所在。肿瘤真正到了疾病的终末期，患者都会以不同程度的表证为所急所苦，如周身不适、全身酸痛、脊背疼痛、腰痛，或者肌肉枯槁，大骨陷下，甚至窒息、昏聩等。《金匮要略》还魂汤救卒死，客忤死便是明证。因此，胡希恕独具睿智地把少阴病称作表阴证，深刻揭示了六经与"八纲"之间的关系，探尽医圣伤寒六经内涵本义。从《伤寒论》六经病各条文来看，表里观也是贯穿于《伤寒论》六经病始终的，绝不仅限于太阳病。三阴三阳各经病不但各自都有表里关系及其各自的病传特点，而且伤寒六经囊括八纲，阴阳、表里、寒热、虚实皆在其中。

肿瘤经方理法之和解水火

《汉书·艺文志》曰："经方者，本草石之寒温，量疾病之浅深，假药味之滋，因气感之宜，辩五苦六辛，致水火之齐，以通闭解结，反之于平。及失其宜者，以热益热，以寒增寒，精气内伤，不见于外。"因此，经方派辨病用药的基础是药味，如酸药既可以除火，又可以治水，这与医经派的辨证用药特点有较大差别。《伤寒论》中的许多经方，的确蕴含着丰富的伤寒定理、治病大法。如前所述半表半里兼火为柴胡法，兼水为前胡法，兼虚则为酸药法，而酸药法又并不拘泥于半表半里病位。用酸药法度和解水火又是医圣《伤寒论》的另一大创举，酸药补益而又能泄越，敛降而又能升散，基于药味而又以六经来统摄"八纲"，如酸温除火、透表以解虚证之热，对应的是厥阴法；而酸寒除水、清里，以除实证之寒，对应的则为阳明法。阳明者厥阳也，因此，阳明与厥阴关系尤其密切，厥阴病也往往通过转属阳明而解，是医圣愈病阴病转阳的主要途径之一。因而，临床研究《伤寒论》不能仅局限于方证对应，更高的境界是依法统方，以方测证。

临床真实世界中，肿瘤患者的病机常是寒热错杂、水火并存、虚实夹杂，表里互兼，治疗上是相当棘手的。水与火的程度相当，偏重哪一方都很难全解病机。张仲景立酸药法度调和这一矛盾，显示其在肿瘤血液病论治中具有无可比拟的优越性，而且一旦知道了邪气的来路，反过来就可以为邪气安排去路。伤寒六经病皆有表证可言，绝非太阳病所独有，而且很多酸药如乌梅、淡豆豉、神曲等本身都兼具解表之功。《黄帝内经》曰："水火者，阴阳之征兆也，左右者，阴阳之道路也。"需要注意的是和解水火又要以不戕害中土为要，概土既能伏火，又能制水。当血虚、水盛、火极而兼气证，经方理法常以酸药为气药，现就《伤寒论》厥阴病篇与阳明篇中蕴含的酸药法度解析六经伤寒和法的应用。

1. 阳证：厥阴法之酸温除火——赤小豆当归散。 《伤寒论》中医圣昭示酸温除火法度的代表药物首当其冲应归为赤小豆、乌梅等药物，其代表方剂是赤小豆当归散。赤小豆（浸令芽出，曝干）《神农本草经》谓甘酸、平，除血中水湿。胡希恕认为赤小豆当归散针对的是太阴层面的血水同治，因此把它归属为太阴病证治方。《千金方衍义》曰："赤小豆清热利水，且浸令芽出，以发越蕴积之毒，佐当归司经血之权，使不致于散漫也。"以方测证，赤小豆当归散又隶属厥阴病证治方，解决的是水病中的火证，针对的是血少的病机，又可以酸泄热，对治疗阳明的热燥，赤小豆合浆水酸苦涌泄又可以化饮以治水，顾护津血。因此，当火热、里虚、水饮夹杂而以火热为所急所苦时，张仲景以赤小豆当归散蕴含的是厥阴病之酸温法度，以除水证之火。

《金匮要略》曰："病者脉数，无热，微烦，默默但欲卧，汗出，初得之三四日，目赤如鸠眼，七八日，目四眦黑。若能食者，脓已成也，赤小豆当归散主之。"又曰："下血，先血后便，此近血也，赤小豆当归散主之。"此热在血，不在荣卫，故不发热，因此，赤小豆当归散又能对治水热病，除水中之火，也即所谓的酸温除火。是水热导致了血液不循常道，但并一定会见到疮疡的表现，水热伤血即成痈脓、下血，因此，痈脓、下血在这里仅指代的是水热伤血的病机，而绝不能仅把赤小豆当归散视作痈脓、便血的专剂，其蕴含的是酸温除火法度，针对的是水热伤血一大类病机。赤小豆当归散在血液病、肿瘤病中常用，也是对治血小板减少症之屡效方。酸温除火经方理法治剂又如《伤寒论》中的乌梅丸、《古今录验方》之乌梅当归汤等。

2. 阴证：阳明法之酸寒除水——栀子豉汤。 经方理法的立法原则是保胃气、存津液。如果理解了《伤寒杂病论》就是一部津液大论，那么杂病之水饮病也就不能仅看作是一种病名，在整个伤寒六经经方体系中，其本义就是一种理法的高度。可以说经方就是在不同的层面治水，用不同的理法方药，去治不同病位的水。肿瘤和法论治过程中之所以强调阳明法，就在于利用阳明法除结、降燥，祛除燥结、火结甚或水结，以达到和解水火、虚实并调之目的。而且阳明者厥阳也，与厥阴病关系也最为密切。阳明病胃家实不但包括实热证，而且也蕴含了虚寒之水结在内，胃家实与不典型阳明病之间的关系，就集中反映在脉腑与胆腑之中，因此，医圣把脉腑与胆腑之病悉纳入阳明病范畴。脉与胆均为奇桓之腑，脉既为血腑，又为湿腑。

《伤寒论》中体现医圣酸寒除水法度的代表药物首当其冲应归为芍药、淡豆豉、商陆等，其代表方剂是栀子豉汤。栀子豉汤在六经病经方理法中是张仲景专为阳明水结而设，因为里位水饮层面不能利小便，会导致胃中水竭而口舌干燥，表寒亦不适宜麻桂发越，否则在表之津液越少而肌肤甲错，因此，医圣在阳明病中创立酸药法。里位津血虚，兼有痰饮，不耐发散，更不受攻伐，酸寒法就是专为此而设。方中淡豆豉味酸性温，既能发散解表，又能温胃化饮，配合苦寒升散之栀子，形成以栀子豉类方为代表的酸寒法度，可以完美对治火证中的水证、虚证和表证。以方测证，栀子豉汤隶属阳明病证治方，解除的是火病中的虚证、水证、表证。阳明病之酸药法度妙于调和水火这一对立病机，在肿瘤临床中极其广用。由于临床肿瘤病证常是水火夹杂、寒热互兼、虚实并存，难以分割，因此厥阴与阳明关系密切，酸寒法就是厥阴法中的阳明法。酸寒治水经方理法治剂又诸如《伤寒论》当归芍药散、麻黄连翘赤小豆汤、《肘后方》乌梅豆豉汤等。

临床真实世界阳明病中的确有一类表现以火证为主，却以虚寒水饮为基础的病变，而当火热、里虚、水饮夹杂时，张仲景首先昭示的是酸寒法度，以除火证之水。《伤寒论》第76条："发汗后，水药不得入口，为逆，若更发汗，必吐下不止。发汗吐下后，虚烦不得眠，若剧者，必反复颠倒，心中懊侬，栀子豉汤主之。"郑钦安《医理真传》曰："栀豉汤一方，乃坎、离交济之方，非涌吐之方也。"此一条提示水逆虽有表里证，仍不可发汗，亦不得吐下，本为五苓散证，但若病情加剧者，则唯和为妙，用栀子豉汤更为妥当。因此胡希恕把栀子豉汤归属为半表半里病证方也是有道理的。当火热、里虚、水饮夹杂而以水饮为所急所苦时，医圣首倡的是阳明病之酸寒法，以对治阳明水热病。因此胸中窒、心中结痛又是栀子豉汤之方证特点，《伤寒论翼》曰："凡在胃之外者，悉属阳明之表，但除胃口之热，便解胃家之实，此栀子豉汤为阳明解表和里之圣剂也。"需要注意的是，尽管《金匮要略》有"病痰饮者，当以温药和之"之语，但与五苓散相似，苓桂术甘汤显然亦不宜隶属《伤寒论》六经本义之和法范畴。原因在于此"温药和之"只是涉及肿瘤病机之一端，尚达不到牵一发而动全身之作用。

肿瘤经方论治之虚实并调——麻黄升麻汤

《素问·六微旨大论》曰："出入废则神机化灭，升降息则气立孤危，故非升降出入则无以生长壮老已，非升降则无以生长化收藏。是以升降出入，无器不有。"升降遂则表里通，表里通则有出入，有出入则有升降，有升降出入则机体之气血流通，有升降出入则人之阴阳升降回环。升降出入受阻，轻则为病，重则即死。五脏之间的相生相克，本义也并非克杀、一味制约，而是有升有降，相互制约，从而达到一升降出入的阴阳和谐状态。许叔微《伤寒发微论》中曰："伤寒最要，表里、虚实为先。"

麻黄升麻汤乃厥阴病虚实夹杂而致上热下寒之半表半里之阴证类方，《伤寒论》第357条曰："伤寒六七日，大下后，寸脉沉而迟，手足厥逆，下部脉不至，喉咽不利，唾脓血，泄利不止者，为难治，麻黄升麻汤主之。"本病所谓难治，并非脉证有多么凶险，一则是先有伤寒，后有大下之病理难明，主要是病因难明。二则此为正虚邪实、表里不解之征，适用于虚实夹杂之证。欲补其虚，必碍其实；欲祛其实，必伤其虚，故难治。治宜和解表里，虚实并调。伤寒之后大下而病不愈，意味着寒邪入里，三焦热陷。本方证治总属厥阴病，病位在半表半里而偏于阴者。而本方的辨证要点是伤寒表不解，陷于厥阴，上实下虚，虚实、燥湿交错的治剂。

从麻黄升麻汤的药物组成分析，本方暗合麻黄汤或大青龙汤、黄芩汤、白虎汤、理中丸类方，以麻黄、桂枝散太阳之表实；石膏、知母、黄芩、白芍开阴结清阳明之里燥结、实热；茯苓、白术、干姜、炙甘草温补太阴之里湿、虚寒；方取麻黄、升麻升清举陷以宣上焦，麻黄主出入，升麻先升后降，升降出入，无器不有。而当太阴的寒证、水证、血证里结到一定程度，则需要用阳明法度除结，方可釜底抽薪；又当表有寒有饮、里有燥有结时，又需要麻桂法配合阴旦法，使里邪出表。因此在麻桂类方、理中丸类方的基础上需配合白虎汤和黄芩汤类方来解决这一问题，方可达到疾病根除之目的。

肿瘤经方论治之燥水互济——千金前胡汤

经方中蕴含表里、寒热、虚实、阴阳，体现的是"八纲"辨证，张仲景首创和法虽源于表里病位，定位在半表半里，但医圣和法本义绝非仅局限于病位概念，理应蕴含病性在内，这是由于六经与"八纲"的不可分割性决定的，也正是研究《伤寒论》的至高境界所在。燥湿为病性之常，寒热言病性之变。药王孙思邈晚年得以见识到《伤寒论》，发出"江南诸师秘仲景方而不传"之感慨，原因之一就在于《伤寒论》六经病所统摄之证治法度为孙思邈的临床实践提供了坚实的理论支撑。由此看来《伤寒论》不仅是一本临床之作，更可称得上是一部理论专著，认识到这一点才可以提高对《伤寒论》研究的层次与境界。《千金要方》才是一部名副其实的临床大作，张璐毕一生之精力完成《千金方衍义》，是目前唯一一本注解《千金要方》的医学名著。

《千金要方·卷第十八》曰前胡汤"治胸中久寒澼实，隔塞胸痛，气不通利，三焦冷热不调，食饮损少无味，或寒热身重，卧不欲起"。《深师方》曰："若胁下满，加大枣十二枚，此利水亦佳。"千金前胡汤是对治肿瘤晚期之燥水互结之代表方，适用于上焦燥热、中焦阻隔、下焦水逆的临床疑难病症，既具有虚热又有实热，既有虚寒又有实寒，所以特别适用于临床晚期肿瘤患者，需要攻伐又需要补益，攻不可太过，补又不可太温。肿瘤晚期由于胃气和津血的亏虚，以及阳明的燥烦满实，既不能用麻黄苦泄更伤津液，也不能用附子、黄芪等甘温抱薪救火，由此选用更能照顾津血的前胡汤类方以和解燥水则最为稳妥之法。方中吴茱萸汤破阴实、散寒化饮；配麦门冬汤润燥除结、小半夏汤降支饮之冲逆；大黄甘草汤对治食已即吐者；合前胡、杏仁对治胃虚饮逆，下气平喘，推陈致新；防风、当归祛风止咳、养血润燥。千金前胡汤方证辨病大体属于厥阴病范畴，然又不止于厥阴病，临床十分广用，尤其适用于肿瘤伴有胸腔积液、腹水、四肢水肿，甚至于脑水肿，以及伴顽固咳嗽的乳腺癌、食管癌和肺癌等患者。除此之外，经方中病机重点为虚实、燥水夹杂之方还有很多，在名医辈出的魏晋南北朝时代，这些证方多被范汪、胡洽、崔知悌、陈延之等名医收集，充实了《伤寒杂病论》六经病证方之内容。至唐、宋则集中收录于《古今录验方》《千金方》《外台秘要》以及《圣济总录》等古方典籍中，如深师白前汤、古今录验商陆散、千金大桂皮汤等，努力挖掘这些证方蕴含的证治法度应该成为肿瘤经方论治的捷径之一。

肿瘤经方理法之调和阴阳——桂枝汤法度

张仲景作为医圣的第二大创新便是拓展了伤寒的范畴，创立了中风概念，打通了疾病的表里关系，使表里不再孤立，使病传观得以确立。而历代医家对于伤寒六经病传之规律，常将三阴三阳按表里分组，而多未能从整体上把握伤寒。事实上，《伤寒论》三阴三阳六经病证各自相对独立，病理上并非有必然的联系，但又不可分割，而更多见的是本病经内之传变。因此，可以说所谓的伤寒表里传变规律，不但存在于伤寒六经之间，更是体现于各自的三阴三阳病之中。医圣首创和法虽源于病位概念，然纵观《伤寒论》和法之应用远不止于少阳病与厥阴病。肿瘤乃阴阳格拒之产物，因此和解阴阳是肿瘤论治之至高境界。

伤寒六经不但各有其表证（中风），而且三阴中风还包含了里邪出表或阴病转阳之表征。《伤寒论》六经统于太阳经，而太阳一经，又统司营卫，由此知营卫实为六经辨证之法眼。张仲景开创中风法度之前的经方体系中，表证是表证，里证是里证，两者的关系是割裂的，但医圣在表证中纳入中风概念之后，这种临床格局被打破。伤寒表证入里以后，表证与里证究竟还有没有关系，这个要用中风法度去解析。桂枝汤作为伤寒开篇第一方，具有调和营卫、统领阴阳之作用，尽管桂枝汤作为和法尚有争论，但可以肯定的是凡医圣言"中风"者，均是里病兼表，而以表位为所急所苦，这就是中风法度的内涵。因此伤寒六经病均有中风，不但有表证，还有很多里病也属于中风范畴。认识到这一点，要远比伤寒六经病传本身的意义大很多，对杂病尤其是肿瘤病的临床意义更大。仲景之学术特点就是以"中风"为中心思想贯穿表里，重视表里观，并且以"中风"体现里病出表、阴病转阳。

桂枝汤本为太阳病之调和营卫之代表方，营卫均源于中焦，由此可知，桂枝汤从发汗解肌至调和阴阳这一过程之转化，太阴中风之中枢地位。因此，医圣用营卫统言气血阴阳，调和营卫就是调和脾胃、调和气血、调和阴阳。吕搽村《伤寒寻源》曰："伤寒以六经为纲，六经以太阳为纲，太阳尤以营卫为要。"由此伤寒六经中风之通剂，亦应为桂枝汤应有之义。《伤寒论》第 95 条曰："太阳病，发热汗出者，此为卫强营弱，故使汗出，欲救邪风者，宜桂枝汤。"因为卫行于脉外，而营行于脉中，桂枝汤也就不能再单纯理解为一个解表的方子了。其实中风已经就是表里合病了，若真能领悟《伤寒论》桂枝汤类方论治肿瘤之义，则仲景杂病心法，思过半矣。

《伤寒论》之魅力，就在于其所建立的六经格局和所蕴含的治病法度可以容纳后来的一切病证，且历久弥新。皇甫谧《释劝论》曰"华佗存精于独识，仲景垂妙于定方"，可谓一语中的。医圣把包括《汤液经法》在内的许多经验之方赋予其理法的高度，从而打造成为经典之方。肿瘤经方论治之关键就在于合理运用伤寒六经病所蕴含的治病法度，以经方理法架构肿瘤病机的不同层面。而且医圣治病孜孜以求的是全部地涉解病机，而让里邪出表、阴病转阳。人身不过表里，气血亦不外阴阳，遵病传病解，重表位表邪，为经方和法法度奠定了理论基础。在《伤寒论》六经辨证体系中，表、里、半表半里为病位，虚实、寒热为病性，阴阳、水火为总纲。基于真实世界的临床实践，以及肿瘤精准辨证的需要，在半表半里病位中，同样存在着阴阳、水火之别。尽管目前对和法的内容尚未有统一的认识，但其虚实夹杂、燥湿未济、寒热互兼、水火并存的特质却是毋容置疑的。由此，努力挖掘《伤寒论》中所蕴含的和法治病法度，应该是我们经方论治肿瘤孜孜以求的目标所在。

《伤寒论》六经辨病之本义并不在于方证，而是以法统方、以方测证，医圣敦敦教导后学的是要运用经方理法架构伤寒六经病的不同层面，并提出随证治之、依法治之、按病传治之 3 种由低至高的愈病境界。认识到这一点，对肿瘤的经方论治尤为必要。正如医圣在《伤寒论》序中所托"虽未能尽愈诸病，庶可以见病知源。若能寻余所集，思过半矣"。《伤寒论》所创立的和法法度非常契合肿瘤病机之水火并存、寒热错杂、虚实互兼、表里同病的特点，临床实践中运用非常广泛。而且，这些治病法度往往相互交叉，各有侧重地契合肿瘤病机，单独应用的机会较少。因此，深入研究《伤寒论》六经病所蕴含的经方理法，以及《小品方》《千金要方》《外台秘要》《圣济总录》中经方所蕴含的和法法度，或许会成为打开经方论治肿瘤病的一种方式。

344   癌症从六经辨治经验

　　癌症是世界的难题，是全球人类的灾难。西医放疗、化疗、手术被誉为抗肿瘤的"三板斧"，是治疗癌症的传统方法。何乃举长期从事《伤寒论》研究临床应用工作，学者季清华等将其运用六经辨治癌症的经验做了归纳总结。

开鬼门——解表

　　外感属于三阳表证，通过辛凉与辛温解表的方法，解表通阳，三阳外证自解。长期感冒不发烧，长期大便干燥难解，长期三阳内热携带的患者，经热就是肌肉酸胀疼痛，口干、口燥、口苦、口渴，这就称三阳经热，只能辛凉解表。出汗口渴，口干舌燥，胸中烦躁，心烦引起两胁胀满，头晕目眩，耳聋头晕，这属于阳明经热、少阳经热证，二阳经热证小柴胡汤加白虎汤。

　　汗少，目疼鼻干卧不宁，肌肉酸痛，有时烦躁不安，甚至于大便干燥，还是辛凉解表，葛根汤加麻杏石甘汤。烦满加柴胡、黄芩，过烦加栀子，大便不爽加小承气汤。辛温解表法，二阳外感长期不解，风寒侵肺，用小青龙辛温解表。

　　还有一种解表法，长期怕冷怕风，见风就咳，出汗后见风就咳，那就桂枝汤原方不动，吐白痰重用干姜，黏痰、稠痰甚至吐黄痰加黄芩，咳嗽日久长期不愈，大口的稠痰黏痰，咳嗽引起两肋疼痛，加上石膏柴胡黄芩。

　　还有一种咳嗽，久咳不愈，始终嗓子里有似水鸡的鸡鸣声，这是二阳病长期不解，用葛根汤加射干。咳声连声不断，能咳得眼睛流泪，咳得两胁胀满，这是经热腑气不通，上方加上小承气加上石膏，口干口渴，加知母。

　　还有一种咳嗽，长期背后怕冷，身无汗，又咳又喘，两肩抬起，大口的白痰黏痰，那小青龙原方不动，痰稠痰黏加石膏和杏仁。太阳与阳明并病，若太阳之邪并于阳明之经，治以发汗为主，若太阳之邪并于阳明之腑，治以泄下为主。如此时太阳表证不罢者，可先小发其汗，以解太阳之表，宜桂枝麻黄各半汤，然后攻下阳明之里宜承气汤。

顺水行舟——通腑

　　长期感冒传经入里化热，引起腹满者，想吃饮食，吃过就胀，属厚朴七物汤证。还有一种不舒服，长期腹满，吃也胀，不吃也胀，甚至于胃脘部长期胀满，大便难解不爽。如果有寒热来往兼柴胡证，那就是柴胡芒硝汤证。如果结肠难受，大便始终不好解，肛门细小，有时大便解的是扁形筷子形的，那是肛肠水肿，结肠有热。如果是条状的大便，那小承气汤原方不动，大便像球状，大承气汤为主。手足心出汗，动则汗出，以夜里出汗腹满为主，以大承气汤泻下为主，泻到不出汗，手足轻松，夜里不出汗，大便爽快为度。

　　如果肛门细小的问题还没有解决，继续用大承气汤加槟榔，2～3日服1剂，甚至于1周1剂，任意调节。泻到肛门扩大，大便成形，这个病才算治愈。如果腹部触按时还有疼痛的地方，继续泻下，泻到整个腹部软软的，触按不痛，这个大病就算治好了。癌症也要按照这个思路去做。腑气不通也很痛苦，明白了这两个痛苦后癌症并不可怕。其实癌症就是内热烧起的，胃热大肠热，大便常常难以解出，造成了腹部胀满，腹内形成了氨酸甲烷，氨酸是热毒，甲烷更是热毒，有人做过实验，大便放在塑料袋子里，过一段时间后产生的气体就可以点火烧饭，那就是沼气。这种热毒脏气存在体内会对人体产生毒害，治疗的方法就是泄下，泄的越多越好，把甲烷脏气泄到体外，病也就痊愈了，这是癌症正确的治疗方法，西医放射治疗、化学治疗就是消耗的气血，癌症还没有好转，血肉就已经没有了，这就是大便常常不通，小便不黄，甚至于小便清长。这种癌变一般长到肺、胃底、大肠、肛门上，女性左边的乳腺癌也是这种大便造成的。仲景在三阴篇提到，三阴急下三证，急下存阴，存阴才能筑根基。气不通脏不顺，大病来临，肺癌、乳腺癌、胃癌、胰腺癌、结肠癌、肛肠癌、子宫癌，都与阳明经腑有关，上述癌变早期者，尚未误诊误治，若能辨清阳明三证，治愈者虽不能百分之百，却能过半以上。

洁净府—利小便

还有一种癌变的诊断思路，小便黄，常常黄的能染地，甚至小便不通，这种癌变，一般是肝癌、胆管癌、肾炎、尿毒症、肾癌、肝腹水、肝硬化等，小便黄怎么能引起癌变呢，小便黄是高酸毒气，这种强酸藏在胰腺里，胰腺是分泌高酸的第一大器官。长期三阳热传给胰腺，胰腺肿胀，引起胆道闭锁，高酸强碱无出路，小便尿不出。这种强酸高碱一旦排到体外可以把小树小草烧死。这种强酸强碱如果在体内泄露，脏腑经不住这种强酸的腐蚀。治疗方法常常利小便，清湿热。把高酸强碱由小便排出体外，一旦小便发黄，小便不通，小便染地要及时正确地治疗，否则命悬胰腺。临床上的3种治癌思路都是长期研究实践伤寒论的结果，仲景已经有解表的论述，大承气的论述，黄疸的论述。

大承气汤证引起的癌症就是肺癌、纵膈肌心绞痛、贲门癌、热化的食管癌、胃癌、幽门癌、十二指肠癌、肠梗阻、肠癌、结肠癌、直肠癌，这都是大承气汤的范围，与小便没有太大的关系，只是小便黄，不会太黄，小便常常也是清的。如果热结旁流日久可能引起膀胱癌、子宫癌。黄疸病引起癌症，肝癌肝腹水、肝硬化、病毒携带、肝肿瘤、肝囊肿肝血管癌、肝大、肾衰竭、肾炎、红斑狼疮、见热气爆发的皮肤病、肾炎尿毒症。小便由饮食所化生，小便的正常生成和排泄，有赖于饮食物的正常摄入和三焦、膀胱的气化功能。水液在体内的输布有赖于肺气的通调，脾气的转输，肾气的蒸化，膀胱的储存与排泄。中医治病是给病找出路，这种毒气热气找个出路，随大便、小便、汗液排出体外。有些患者来诊时腹胀如鼓，通过一个疗程的治疗，精神大有好转，腹部胀满大减变软。如这个包块长期日久不散，热气泛滥，到处走窜，西医就说癌转移，什么叫转移，不就是脏气毒气没有出路，癌症就不能消散，没有手术还是一个完整的身体，手术后毒气就在眼前爆发，就是大的灾难，动刀以后扩散很快，那就像出了马蜂窝一般，那就没法收拾了。

如再放射治疗、化学治疗，灾难加上灾难，那就是破釜沉舟难以收复。就是仲景在世也难以回天，这种癌变病根本与气血、血肉毫不相干，因为毒气是脏气所生成的，血肉无病，放射治疗、化学治疗人体的好血好肉，最终落下皮包骨，大腹便便。

权威专家说癌症需要放射治疗、化学治疗，最终把癌症治消失，身体也败了，不是癌致死的人。最终人财两空，患者无怨无悔，因为患者不知道癌症究竟是何物。

要想治愈癌症，一定学会六经辨证，六经上去找病，辨出了在哪一经，哪一脏，哪一腑，在哪一个位置，以六经辨证，开鬼门，洁净府，祛菀陈莝，温肾阳，实脾土，营卫调和。邪在表开鬼门；邪在经，清经热，顺水行舟；经热不解，小便不利，利小便，也算给邪气找个出路，邪在腑大便不通，大承气汤用上。这就是给邪气找出路。

癌症，为什么同样的生活环境，有的人得癌症，有的人不会得癌症？五脏六腑的本能之气，本能之气来源于肾不亏，骨不空。人的体质有厚薄，体质虚的人，风寒常常侵袭人体，三阳经虚，邪长期携带，日久入里化热，热结旁流。正气存内，邪不可干称正气，就是肾不亏，骨不空。中医人必须要学经典，那就是医圣《伤寒论》的六经辨证，六经辨证好学易懂入门快。六经辨证是人类必不可缺少的中医医学，它是一本保命的书，亦是一本救命的书。

　　人初次生病也就是六经，六经受了风寒之后，也有规律性地变化，把六经辨证的规律掌握了，看病并不难，虽说不能百分之百，但也能见病知源。以六经辨证为纲，六经辨证是我们学医的指路标，又是指南针，懂得了六经辨证，你就知道病跟经走，方跟病行，经病同行，六经大道找病，不会脱纲离题。

345　癌性发热从六经辨治思路

发热是指机体在致热源作用下或各种原因引起体温调节中枢的功能障碍时，体温升高超出正常范围或体温在正常范围内，而自觉热甚的一种症状。中医学认为，引起发热的原因有很多，主要包括内伤和外感两大类。外感发热多是由于外感六淫侵犯腠理，引起正气抗邪于表，正邪交争所致，而内伤发热则多由饮食劳倦或七情过极所致。癌病是多种恶性肿瘤的总称，以脏腑组织发生异常增生为其基本特征。临床表现主要为肿块逐渐增大，表面高低不平，质地坚硬，时有疼痛，发热，并常伴见纳差，乏力，日渐消瘦等全身症状。癌性发热是指癌病患者出现发热的症状，而非仅仅因肿瘤本身导致的发热。癌病患者因其邪气深重，病机复杂，除了肿瘤本身引起的发热之外，患者因为免疫力低下、放化疗过程中的不良反应、升白治疗等，其发热往往由内伤合并外感，或由外感引动伏邪，故较其他疾病引起的发热更为复杂难治。学者周家程等在临床中发现，《伤寒论》六经辨证体系，因其六经发热热型各有特点，在临床辨证中容易把握，且尤其适合应用于癌病发热，故结合临床经验，将其整理成文，以为临诊应对提供治疗思路和策略。

癌病发热特点

1. 恶寒发热： 太阳中风证的病机为外受邪风，卫强营弱，营卫不和。脾胃为后天之本，气血生化之源。脾胃不足则生化乏源，营阴孱弱。脾属土，肺属金，土藏不足则母病及子，难以生金布液，邪气侵犯肌表，营卫虽不足，但卫气依旧奋起抗邪，故而卫强发热，治以桂枝汤疏风解表、调和营卫。桂枝汤中的桂枝具有消炎解热的作用，而甘草则有类肾上腺皮质激素的作用，和桂枝具有协同解热的效果。由于肿瘤患者因肿瘤疾病而致体质虚弱"其气本虚"，尤其是肿瘤术后不久的患者，营阴孱弱。骤受风寒则易形成卫强营弱之太阳中风证。太阳伤寒表实证的病机为风寒闭表，卫阳被遏，肺气失宣，治以麻黄汤发汗散寒、宣肺解表。方中麻黄味苦性温，能开发腠理，除寒热邪气，配伍桂枝又可透营达卫，助麻黄解肌发汗退热，相须为用。麻黄与杏仁配伍，使肺气宣降得宜，更有杏仁调和诸药。这种证型常见于患者本素体质壮盛，猝然受病而正气未衰的新病患者。这一类患者邪实内闭，复感外邪，内外合邪，壅滞气机，郁而发热，且易转传阳明，可予麻杏石甘汤解表清里，宣通破滞。《神农本草经》曰麻黄能"除寒热，破癥坚积聚"。对实体瘤亦有治疗作用。

2. 寒热往来： 少阳病发热的特点为往来寒热，其病机为表邪自太阳循经传少阳，又未入阳明，故又称半表半里证。之所以会出现这种战寒发热这种独有的热型，是因为患者"血弱气尽，腠理开"，肿瘤患者病程日久，邪气深重，无力抗邪。或为外受邪风传经而来，或为内邪活跃，伏于焦膜，结于肝胆。少阳经经气不利，开阖失度，正邪交争于表里之间，正气胜一分则有一分热，邪气胜一分则有一分寒。此种发热多见于外感后细菌内毒素脂多糖入血，也可由恶性肿瘤快速生长，导致正常组织缺血缺氧坏死或由于治疗引起肿瘤细胞大量破坏，释放肿瘤坏死因子（TNF）所致。少阳为三阳之枢机，三阳之热皆可从少阳而解。治以和解少阳、调和枢机，方用小柴胡汤加减。《神农本草经》曰："柴胡主治心腹肠中结气，饮食积聚，寒热邪气。"柴胡药性升浮，可疏和三阳，与络石藤配伍应用治疗咽喉部的肿瘤。根据少阳经循行规律，在治疗少阳发热的时候，可以采取辨病位与辨病性相结合的方法。例如肝胆系的肿瘤，归属少阳经，即可直接从少阳论治，变柴胡为青蒿。柴胡和青蒿都是少阳经解热药，与柴胡相比，青蒿更能"主治风湿寒热邪气，热结黄疸""除头热，去伏瘕"，较柴胡对肝胆系肿瘤患者更为适宜。

3. 日晡潮热： 阳明病发热的特点为但热不寒，蒸蒸发热，日晡潮热。这种热是持续性的发热，并且往往在下午加重。阳明病发热的病机为里热炽盛，气血翻腾。阳明病的热是较前两经有了进一步的发展，有了红、肿、热、痛等典型的炎症反应。在炎症的状态下，大量的如白介素等内源性致热因子分泌，引起中枢性的发热。这种热型常见于原发性胃肠道恶性肿瘤或其他部位肿瘤胃肠道及腹腔转移的恶性肿瘤，这些患者往往伴有恶性的腹水或下利脓血。可予承气类方通腑降浊，清热解毒。

4. 气虚发热： 太阴病发热"手足烦热，咽干口燥"实为气虚发热。劳则耗气，气耗则反身热而烦。太阴阴火上冲，身大热，然热伏于脉中，故反不渴，此点需与阳明经证相鉴别。胃肠道肿瘤患者初病，热在中焦，可予补中益气汤用甘温除热之法治之，《脾胃论》曰："甘草气薄味厚可升可降，阴中阳也，阳不足者，补之以甘，甘温能除大热。"火与元气不两立，火渐盛则元气渐虚。故病情后期，病性由热转寒，患者元气不足，不可再行升阳，恐有助火焚薪之虞。应当用建中类方缓图其本。

5. 厥热胜复： 厥阴病发热为寒热错杂，厥热胜复。之所以出现厥热胜复，类似于少阳，是由于肝胆互为表里，两阴交尽谓之厥，阴极阳升，厥而复返。厥阴病是肿瘤患者疾病最后的转归，里邪再无出表之可能。处理处于这个阶段的患者，当以减轻患者痛苦，提高生存质量为治疗目标。可予柴前梅连汤加减化裁。

6. 阴虚内热： 少阴病发热为阴虚内热或虚阳外越，真寒假热。至于肝肾，已是疾病的后期，病情多属危重。有形实邪闭阻气机，郁久化热，煎灼津液，亏耗阴血，阴阳俱微。患者自觉有热透骨而发者为少阴热化证，应当育阴清热，泻火除蒸。可予黄连阿胶鸡子黄汤育阴清热，骨蒸劳热，热势较深也可用青蒿鳖甲汤加减。

兼夹及传变特点

虽然伤寒论中关于合病与并病的内容多出现在三阳病篇，然而三阴病未尝没有合病与并病，仲景虽未明言，但癌病多起于三阴，且一经受病，它经也必然受病。正如柯韵伯所曰："病有定体，故立六经而分司之；病有变迁，更求合病、并病而互参之，此仲景之法而尽善也。夫阴阳互根，气随分而神自合，三阳之里，便是三阴，三阴之表，即是三阳。如太阳病而脉反沉，便合少阴；少阴病反发热，便合太阳；阳明脉迟就，即合太阴；太阴脉缓，即合阳明；少阳脉小，是合厥阴，厥阴脉浮，是合少阳。虽无合、并之名，而有合、并之实……学者当于阴阳两证中，察病势之合与不合，更于三阳三阴中，审其证之并与不并……若阳与阳合，不合于阴，即是三阳合病……阴与阴合，不合于阳，即是三阴合病……并病与合病稍异，合则一时并见，并则以次相乘。"据此当可根据癌病发病特点思忖一二。恶性肿瘤患者病情复杂，病程持久，往往不会仅仅出现一经的证候，经常会出现两经甚至多经的合病或者并病，因临床中较难区分，癌病发热常见的几种证型：

1. 太阳与阳明合病： 太阳阳明合病常见于癌病患者应用例如 AC 方案等高致吐性化疗方案后出现发热并见呕吐症状。西医治疗时会在化疗前采取胃复安及激素提前对症止吐，有时甚至会与阿瑞匹坦联用。但发现在应用这些药物止吐时，很多患者经常会出现呕而不吐，心中懊忱，甚则数日辗转不得眠。此类患者排除下利、腹痛等里证后，则可从太阳阳明合病论治。《伤寒论》第 33 条"太阳与阳明合病，不下利，但呕者，葛根加半夏汤主之"，予葛根加半夏汤合栀子豉汤降逆止呕，清热除烦。《本草经疏》曰："葛根，解散阳明温病热邪主要药也，故主消渴，身大热，热壅胸膈作呕吐。"现代药理研究发现，葛根素能够降低氧化应激损伤、抑制炎症反应，可显著抑制宫颈癌细胞的迁移及侵袭能力，改善血液流变学及肌电图对化疗药物引起的神经毒性具有保护作用。

2. 太阳与少阳合病： 《伤寒论》第 172 条"太阳与少阳合病，自下利者，与黄芩汤；若呕者，黄芩加半夏生姜汤主之"。虽是太阳少阳合病，仍应以少阳为主，如此类癌病，常见于乳腺癌、甲状腺癌、胆囊癌等且病性属湿热者。患者可见头疼，身热，口苦，热势缠绵，胸闷脘痞，面目多眵，头身困重。

苔黄腻，脉弦数。可予甘露消毒丹合三仁汤加减清热利湿，疏利三焦。

3. 三阳合病：《伤寒论》第219条"三阳合病，腹满，身重，难以转侧，口不仁，面垢，谵语，遗尿；发汗则谵语；下之则额上生汗，手足逆冷；若自汗出者，白虎汤主之"。《伤寒论》第268条："三阳合病，脉浮大，上关上，但欲眠睡，目合则汗。"三阳合病，胆胃不降，里实热也，虽是三阳，但以阳明为主，气机虽在胆胃，病位却可在肺。肺癌因痰、热、瘀三种病理产物相互搏结，酿生癌毒，痰热阻肺，流窜经络，表里相传，腑有热结。证见壮热烦渴，大便秘结，可予宣白承气汤。

4. 太阳与太阴合病：《伤寒论》第171条"太阳病，外证未除而数下之，遂协热而利，利下不止，心下痞硬，表里不解者，桂枝人参汤主之"。原文讲的是太阳病表邪未解，误用了下法，导致表邪内陷太阴而出现了泄利。而肿瘤患者脾胃本虚或因腹部局部放疗造成放射性肠炎，出现发热后伴见下利的证候即可参照此条证治。虚人建其中，阴阳同病时当先救其里，而后解表，以防虚虚实实之误。太阴为至阴，至阴者无热也，其有热必是虚热，当补不当泄。此类患者本不能食或不欲食，而反食膏粱厚味，则必然导致脾胃阳气与之相争不胜，阳气暴出，胃气垂绝之危象。故虽是虚证，反复嘱患者饮食清淡为宜。

5. 太阴与阳明合病：六经皆有表证，故六经皆可发热。章虚谷曰："胃为戊土属阳，脾为己土属阴，湿土之气同类相召，故湿热之邪始虽外受，终归脾胃也。"与薛生白之"此非太阳之表，乃太阴阳明之表也"所论不谋而合。太阴阳明合病为湿郁化热，中气实者当清中化湿，中气虚者当补中益气，疏风除湿。中气实者可予清中汤清热利湿，中气虚者可予升阳除湿汤流气化湿。此种热型为消化道肿瘤病人所常见，可能与消化系肿瘤组织坏死后易发生炎性渗出、糜烂、溃疡等有关。

6. 太阳与少阴合病：《伤寒论》第301条"少阴病，始得之，反发热，脉沉者，麻黄附子细辛汤主之"。《伤寒论》第302条："少阴病，得之二三日，麻黄附子甘草汤，发微汗。以二三日无证，故微发汗也。"太少两感原是指太阳与少阴并病，外邪由太阳传经少阴。而癌病患者，真阳衰微，先有少阴证，外感后无力发热，故此热型实为低热。可见于恶性肿瘤患者放化疗后升白治疗引起的低热症状，此证有时可见患者出现咽喉疼痛，而临床医生容易误用蓝芩口服液等清热解毒药物，此证乃咽喉为肾经所过故耳，甚不可行清泄之法，以免更伤阳气。

7. 太阴、少阳、厥阴合病：《伤寒论》中无明确条文描述太阴、少阳、厥阴合病，然此证在癌病患者治疗的临床实践中实为常见，故也把此证在此进行列举。此证常见于肝病导致的肝硬化腹水患者，证见时时发热，入夜尤甚，腹痛肠鸣，肛门坠胀，大便溏泄，昼轻夜重，胸胁刺痛，舌胖苔腻，脉细弦。可予柴桂干姜汤合乌梅丸加减。

8. 肿瘤发热传变特点：《伤寒论》论述发热时是以太阳经外感后病邪的传经等变化为主展开论述，而癌性发热与外感不同，总是先有内伤而后外感或者不合并外感即发热，即总以三阴经先起病而三阳经后病或无形邪气先内伏三阴，病发于三阳。疾病传变是一个不断变化的过程，只能辨病情阶段的不同随证治之，不可拘泥于模型不知达变。三阴属脏，与相应的脏腑肿瘤一一对应。胰腺和脾脏癌皆属太阴，肾癌属少阴，肝癌属厥阴。三阴系的肿瘤往往未发病时即有伏邪先蓄积于里，发病时邪毒由里及表传变化热。合病太阳时恶寒发热，合病少阳时往来寒热，合病阳明时日晡潮热。若热型不明确时，当根据其他兼证或病位帮助诊断。三阳属腑，也与其相应的脏腑肿瘤一一对应。膀胱和前列腺癌属太阳，胆囊癌属少阳，胃癌和大肠癌属阳明。三阳本身即可发热，故三阳经常见的就是三阳合病发热，阳经伏邪内传，也可与三阴经合病而发热甚至可以和多条阴经合病，且其传变具有一定的趋向性和规律性，这与六经辨证体系的特点有关。太阳易与少阴合病乏力低热，少阳易与厥阴合病厥热胜复，阳明易与太阴合病壮热不渴。

临诊策略

肿瘤本身区别于其他疾病即有其特殊性，肿瘤非阴非阳，亦阴亦阳，故而病机复杂，病情深重。

"阳化气，阴成形"，肿瘤以其形质而言，属阴。而恶性肿瘤易复发易转移，其性善动，故以其性质而言，属阳。故在其治疗上有强调扶阳者，以重视人体生机立论扶正祛邪；有强调清热解毒者，以间者独行立论攻毒抑癌。

正因如此，癌性发热也应其兼夹证候较多而阴阳难辨，寒热难分。而六经辨证本身就是一种阴阳和合的模型，恰恰能避免寒热难分的僵局。辨癌性发热应当首辨阴阳，即三阴病为主还是三阳为主。三阳辨热型，三阴辨病机。寒热者，阴阳也。先辨热型，符合三阳经热型特点的即直接定位到三阳，再辨其兼变。再辨病位，原发病灶在脏者，归阴经，在腑者，归阳经。再根据其复发转移的特点和位置辨其兼变。最后辨病程发展的阶段结合证候特点，抓主症，抓病机，做出综合判断。

1. 首辨阴阳： 恶性肿瘤的发病初期总以血瘀痰毒等有形邪实闭阻气机，中期或气郁化火伤津耗液，津亏热极，生风动血或气郁日久，壮火食气，气微阳弱。最后渐至阴阳两虚，甚则阴竭阳脱，阴阳离决。肿瘤早期发热以阳经为主，当发热热型不典型时，三阳解热皆可疏和少阳。太阳发热除发热恶寒外还可兼见头项僵痛，小便不利等足太阳经证；少阳发热除往来寒热外还可兼见情志不遂，胸胁作痛等足少阳经证；阳明发热除日晡潮热外还可见腹满烦渴，身热面赤等足阳明经证。中晚期发热多为阴经先开始起病而兼夹阳经受邪。太阴发热虽为气虚发热，但太阴之表与阳明之表相合，也可见壮热烦躁，但与单纯的阳明之热比较，太阴发热，其人虽热不渴，少气乏力，气短懒言。少阴发热可见以内火灼津导致的阴虚发热，证候表现为上半夜盗汗，骨蒸，舌苔黄腻或黄燥，脉细数。也可见病程日久耗伤真阳导致的虚阳外越发热，虚阳外越为热实是阴虚内热的进一步发展，证候表现为脉微细，但欲寐，身疼痛。厥阴发热为癌病发热的终末期，病机寒热错杂，往往为阴阳之气不相顺接，出现于癌病患者的弥留之际，证见厥热胜复，阳气奋起抗邪但精元不足，粮草不济，无以为继，只能频频抵抗却无法持续，故表现为阵阵发热。邪气若能从厥阴转出少阳则尚有一线生机，若终于厥阴则亡。癌病虽亡于厥阴，厥阴却也是三阴之枢纽，三阴发热可从厥阴解。

2. 辨病位与辨证相结合： 治疗癌病发热，也可以采取辨病位与辨证相结合，先辨病位，后辨证的方法。膀胱癌归属太阳，易通过淋巴道转移至骨骼，即可兼少阴。甲状腺循行于颈部两侧，归属少阳经，少阳为阳经主相火，甲状腺癌易燥化易动火伤阴。而胆管癌则不然，胆管癌虽也属少阳，因其平素症状不明显，因而较难发现，且肝胆互为表里，故胆管癌易兼厥阴，如出现目黄身黄甚至身痒者更兼太阴。胃肠道癌归属阳明，为后天之本，后天之本不立，三阴无精气可藏，故阳明经的癌病最易波及三阴。中焦湿热者兼及太阴，播散于腹腔后兼厥阴，锁骨上转移后则兼太阴。"三阳结，谓之膈"，食管癌属三阳合病。肺部的癌病归属太阴，痰热积聚于胸中兼有腹满便秘者而发热者兼有阳明，水郁化热证在心下兼有胸腔积液喘逆者兼有太阳，水寒射肺水气凌心者兼有少阴，肺癌脑转移后压迫脑组织，出现神昏谵语者兼有阳明，出现脑组织水肿者兼太阳、阳明，影响督脉。肾癌属少阴，肾主骨，最易因骨转移而疼痛发热。入夜热甚，盗汗，舌红苔黄燥或黄腻，脉细数者证属少阴热化证。蒸蒸发热，气少汗多，畏风怕冷，舌淡苔白，脉细弱者证属少阴寒化证。肝癌属厥阴易兼太阴、少阳。肝癌后期兼见癌性腹水者证见阵阵发热，肠鸣泄利，遇寒加重，胸闷心烦甚至口舌生疮，舌红苔黄腻或白腻或黄白相间，脉弦者，证属寒热错杂。还有因应用强阿片类药物后导致的便秘发热是因脾热所致，可归属于太阴脾约证，因 EGFR-TKI 所致皮疹者为热毒伤络，湿热留连，可归属太阴论治，因化疗药物所致神经毒性者为气虚血滞，寒气入经，可见太阳及少阴证候，可予黄芪桂枝五物汤加减。

治法总结

癌病发热的治疗应该中西相参照，根据其经络走形特点及易复发转移的部分先行干预，应熟悉六经辨证的特点以及六经病发热证治的常用代表药物。如太阳病的麻黄，少阳病的柴芩、青蒿，阳明病的石膏、知母，太阴病的桂枝、甘草，少阴病的细辛，厥阴病的乌梅。太阳中风发热者，调和营卫、益气养阴，予桂枝汤加减。太阳伤寒发热者，解表散寒，祛风除热，予麻黄汤加减。合病阳明者予葛根汤，呕者加半夏、烦者加生栀子、淡豆豉。合病少阳者清热利湿，疏利三焦，予甘露消毒丹合三仁汤加减。三阳合病者通腑泄热，可予宣白承气汤。少阳经癌病发热因疏和抑郁，清热和解，可予蒿芩清胆汤。合病厥阴者，可予柴前连梅汤。阳明经癌病清热为主，可予白虎汤。合病太阴者，中气实者清中化湿予清中汤，中气虚者升阳除湿予补中益气汤。太阳经癌病易传经三阴，当先予天冬、地黄、人参等补益气血。太阴发热为气虚发热，当甘温除热，予小建中汤加减。太阴与太阳合病，可予桂枝人参汤，退热实里。少阴寒化证，予麻黄附子甘草汤，温经散寒。少阴热化证，予黄连阿胶汤滋阴除热。少阴合病少阳，可予青蒿鳖甲汤退热除蒸。厥阴病寒热错杂，予乌梅丸清上温下。厥阴合病少阳时，可予柴前连梅汤加减。太阴、少阳、厥阴合病时，可予柴桂干姜汤合乌梅丸加减。

周家程等从六经辨证入手，结合四诊八纲，为构建癌病发热证治模型提供了一个初步的思路，提供了首辨阴阳，再辨热型，三阳病辨热型，三阴辨病机，最后辨病位与辨病性相结合的辨证思路，为临床医生临诊应对癌病发热提供了参考和模板。但因癌病患者有其复杂性，故癌病发热模型无论是在证型分类上，还是在应对方药上还不够成熟完善，需要多中心的临床实验进一步验证、检验和挖掘，更需要业内专家形成一套相对完整的癌病发热证类共识。

346　癌性发热从六经辨治

发热是肿瘤的常见症状之一，临床上多数的癌症患者都会出现发热。肿瘤性发热原因复杂，类型多样，常难以控制，单纯以西药抗病毒或抗感染、消炎、对症支持等措施治疗往往收效甚微，不能取得满意的疗效。若配合中医辨证论治，临床能取得良效。学者黄学武等在临床上根据六经辨证，灵活运用经方治疗癌性发热有事半功倍之效，对于提高患者的生存质量具有重要意义。

从太阳病辨治

方有执《伤寒论条辨·辨太阳病脉证并治上》曰"太阳主表，为六经之首，总统营卫，而为一身之外藩""巨阳主气，故先受邪"。凡受外邪，自表而入，每先侵犯太阳，故太阳病多见于外感病的早期阶段。

由于癌症患者多存在内伤基础，正气虚极，虽容易感受外邪，但极其容易传变入里，出现虚实夹杂之证，所以在肿瘤临床上很少见到单纯的太阳病。感邪之初，如能及时把握病机，正确施治，往往有力挽狂澜之功。

鼻咽癌：黄某，男，59岁。因反复鼻腔出血、咳嗽10个月余收入院。患者于2006年12月开始出现鼻塞、鼻衄、耳鸣，伴面部麻木，以左侧为甚，在当地肿瘤医院确诊为鼻咽癌（低分化鳞状细胞癌）并左上肺转移。遂予以化疗两个疗程，续贯放射治疗1个疗程后，症状缓解，瘤灶减退。但2周后患者出现恶寒发热，来我院要求中医药治疗。症见精神倦怠，形体消瘦，恶寒发热，时有汗出，尤以上半身汗出为重，头痛，颈背部僵硬不舒，口干欲饮，偶感鼻塞，纳差乏力，大便干结，小便短少，舌质紫暗，舌苔薄黄，脉象浮数。证属营卫不和，气阴两虚。治宜解肌祛邪、调和营卫、益气养阴。予以两方并进：①拟桂枝加葛根汤化裁。桂枝12 g，白芍15 g，天花粉15 g，葛根30 g，炙生姜10 g，甘草6 g，大枣5枚。本方中午12时服药。②拟生脉饮加减。党参30 g，五指毛桃30 g，白茅根30 g，麦冬20 g，五味子15 g。本方下午6时服药。服药3日后，患者鼻衄消失，恶寒发热明显缓解，仍有汗出，二便通利，继进5剂后，恶寒发热消失，汗出停止，神振纳增。

按：初见该病例，有无从下手之感，斟酌之余，豁然开朗，"恶寒、发热、头痛、汗出"四症岂非柯韵伯之"桂枝本证"也？程郊倩《伤寒论后条辨·辨太阳病脉证》亦曰"太阳之见证，莫确于头痛恶寒，故首揭之，使后人一遇卒病，不问何气之交，而但兼此脉此证，便可作太阳病处治，亦必兼此脉此证，方可作太阳病处治"。该患者起病缓慢，病程日久，久病体虚，正气虚损，又逢放射治疗，首伤肤表，营卫受扰，与邪相争，故既有乏力、倦怠、纳差、大便干结、小便短少、舌质淡暗等里证，又见恶寒发热、时有汗出、头痛、项背强几几、脉浮等表象，宜表里同治。本病治表易损正，扶正易恋邪，为求全效，一方拟桂枝加葛根汤以调和营卫，根据"太阳病欲解时，从巳（上午9时）至未（下午3时）上"，在一日阳气最隆盛的中午12时服药，借人体的阳气随自然界的阳气而充盛于外，有助于药力驱散外邪。桂枝汤五药解肌和营卫，防上药过燥更加耗伤阴气，故加重葛根用量，加用天花粉；一方取生脉饮益气养阴，扶正祛邪，服法宗叶天士"暮进纯甘清燥，晚滋胃阴之理"，于下午6时服，以期于上方并行不悖。

从阳明病辨治

"阳明多血多气"，致病多属于实证，或为阳明经热证，或为阳明腑实证，临床上许多癌性发热的患者可表现为阳明病，这类患者一般处于病程的早中期或平素体质尚可。

1. 阳明经证： 无论何因所致，本证病机特点为无形邪热炽盛，充斥内外，表里俱热，常见四大症，即身热不恶寒，口渴喜冷饮，汗出，脉洪大，但实际临床中不一定四症悉具，只见一二症即可辨证应用。

（1）结肠癌：何某，男，42岁。患者于2004年初确诊为结肠癌并行手术切除，术后曾行4次化学治疗。2005年5月出现咳嗽、咯血，检查发现肺多发转移癌，为求中医药治疗，遂入我院。入院后予康莱特静脉滴注以扶正抑瘤，并加强对症及支持治疗。入院后3日患者突然出现高热，体温达39.2℃，急予静脉滴注抗生素、激素等，口服吲哚美辛，并予以物理降温。随后体温降至38℃，复又升高，最高达39.5℃，持续35小时，提示西药无效，予以中医辨治。症见壮热，不恶寒，头时有汗出，咳嗽，咳血，口渴喜饮，口唇干裂，纳差，倦怠嗜睡，大便2日未解，小便黄，舌质红，苔薄黄，脉洪大。辨证属于阳明热盛，耗伤阴津。里热炽盛，充斥内外，故见壮热，热盛伤津则口渴喜饮、口唇干裂；邪热伤阴，津亏肠失濡润则见大便秘结；肺与大肠相表里，肠热上犯于肺，肺气不利，故咳嗽；热伤肺络则咳血；舌红苔黄，脉洪大为阳明热盛佐证。治宜辛寒清热、滋养阴津。予白虎汤加牡丹皮15 g，麦冬15 g，生地黄15 g，不定时少量频服，每1小时监测体温1次。服药6小时后体温降至38.8℃，10小时后体温降至37.4℃，15小时后体温降至正常，遂停服上方。

按：白虎汤为治疗阳明无形邪热的代表方，现代临床广泛应用于暑热、小儿夏季热、感冒高热、不明原因发热等多种热证。该患者阳明四症具备，且本已正虚，高热不退必致伤阴耗气，正所谓"壮火食气"（《素问·阴阳应象大论》）、"热盛伤津"，致使加重病情，故白虎汤在此必用，酌加滋阴之品，收效甚佳。若津气大伤，症见"大渴、舌上干燥而烦""口燥渴、心烦"等，可用白虎加人参汤辛寒清热、益气生津。白虎汤虽然应用广泛，但考虑到癌性发热患者多有正虚之机，故亦不能滥用，根据仲景原意，表邪未解者、里热未盛者以及病非阳明实热者皆在禁用之列，吴鞠通所谓"四禁"亦有参考价值。

2. 阳明腑证： 阳明在五行居中主土，为水谷之海，气化主燥，若燥化太过，邪入胃肠，而成"胃家实"，即程郊倩在《伤寒论后条辨》曰"六经虽分阴阳，而宰之者胃。五脏六腑皆朝宗而禀令焉。一有燥热，无论三阳传来之表寒，从而归热；即三阴未传之阴寒，亦归而变热，纯阳无阴"。故阳明腑证多伴发热，相反癌性发热患者亦有属阳明腑证者。

原发性肝细胞癌：陈某，男，50岁。因右上腹胀满1周于2007年8月入院。经CT扫描及穿刺活检诊断为原发性肝细胞癌（巨块型），遂行肝动脉灌注化疗栓塞术。术后第2日开始出现肝区疼痛，发热，体温38.7℃，纳差，口干多饮，小便量少色黄等，考虑为介入术后反应，遂予以口服曲马多片止痛，肌注复方氨基比林及冰敷以降温，之后疼痛缓解明显，体温稍降，但维持在37.8℃～38.3℃；至第4日患者体温高达38.9℃，对症处理无效，考虑予以中药降温。症见高热，头有汗出，面红如炽，心中烦热，腹中胀满，口干喜饮，时有恶心欲呕，纳少，大便量少，干燥难排，小便量少色黄，舌红，苔干燥，脉滑数。辨证考虑胃热炽盛、胃阴不足之证，予以调胃承气汤加减。大黄9 g，芒硝9 g，甘草6 g，沙参12 g，麦冬12 g，玉竹12 g。每剂徐徐温饮下。12小时后体温至37.3℃，第2日查房，未有发热，自感心静身凉，无恶心、腹胀，大便正常，尚有不欲饮食、口干、小便量少，遂停上方，经进一步调补而诸症消除。

按：《伤寒论》第248条"太阳病三日，发汗不解，蒸蒸发热者，属胃也，调胃承气汤主之"。第207条"阳明病不吐不下，心烦者，可与调胃承气汤"。综合这两条经文，恰为该病例表现。患者以化疗药物介入后，异物当属邪气，邪直入于里，阳明应之，致正邪相争，胃热炽盛，蒸腾于外，故高热不退，头有汗出；阳明经脉布于颜面，热气熏蒸于上，故面红如炽；胃络上通于心，故胃中实热可致心烦；胃热影响胃气通降，气机不畅，故恶心欲吐；口渴欲饮，大便干结，小便量少，为邪热伤津所致。治疗宜泻热和胃，方当属调胃承气，即喻嘉言所曰："惟热在胃，故用承气以调其胃，胃调则病涣然除矣。"该患者伤津较重，故加滋阴之品。

从少阳病辨治

少阳位于半表半里，具有枢机作用，宣达内外，少阳癌性发热由太阳转入者，多属正气较弱，即"血弱气尽，腠理开，邪气因入"所致。同时少阳主疏泄，郁则发病，亦有自发于少阳本经者，病变以少火被郁为主；但殊途同归，均为少火被郁和枢机不利所致，病位总在半表半里，治亦相同。

胆囊癌：刘某，男，35岁。2005年9月初经CT检查发现胆囊癌，累及肝Ⅳ段，伴肝门区、胰头周围及腹膜淋巴结转移，患者拒绝手术治疗，遂转入我院。入院症见精神一般，情志抑郁，善太息，疲倦乏力，右胁下部及剑突下隐痛，偶有腹胀，胃纳一般，二便尚调。以亚砷酸注射液静滴3日后患者症状出现变化：午后寒战高热（37.8 ℃～39.4 ℃），无汗出，头晕，恶心呕吐，口干，口苦，纳差，大便干，小便黄，舌红，苔薄黄，脉弦细。综合以上诸症，辨证属于少阳被郁，枢机不利。治宜和解少阳，方用小柴胡汤化裁。柴胡12 g，黄芩12 g，法半夏15 g，党参15 g，炙甘草6 g，白芍6 g，生姜9 g，大枣5枚，鳖甲（先煎）30 g，生地黄10 g，牡丹皮10 g。服药4剂后体温降至37 ℃以下，头晕、口苦、欲呕消失，仍感口干、纳少、胁下隐痛、身倦乏力，上方加北黄芪20 g，鸡内金15 g，枸杞子15 g，又进5剂，热退身凉，口干消失，饮食增加，疼痛减轻。继以上法加减调理而好转。

按：《伤寒论》第96条提供了少阳病的重要诊断依据：往来寒热、胸胁苦满、嘿嘿不欲饮食、心烦喜呕，结合少阳病提纲症（口苦、咽干、目眩）和"有柴胡症，但见一症便是，不必悉具"的应用原则，本证不难准确辨证。邪郁少阳，正邪相争，互为进退，则寒热交替，休作有时；少阳之脉循胸络胁，邪犯少阳，经气不利，则胁下隐痛；胆失疏泻，气机不畅，故情志抑郁，善太息；胆气犯胃，胃气失和，则口苦欲呕；胆木克土，脾运不及，故不欲食；口苦者，热蒸胆气上溢也；口干者，热耗其津液也；胆火内郁，清窍不利，故头晕；气机不畅加之热耗津液，故大便干结；胆火蕴蒸，故小便黄；舌红、苔薄黄、脉弦细为胆火被郁之佐证。另外，晚期肿瘤患者多为正气虚弱，免疫功能低下，感受外邪，易客太阳，传变少阳，出现小柴胡汤的主证，治以和解少阳、疏利三焦、调达上下、宣通内外、调畅气机、驱邪外出，同时临床上可以增加抗癌散结之品，如白花蛇舌草、半枝莲、山慈菇，对于增强抗癌力量，控制癌症发热，提高生存质量，延长生存期具有重要意义。

从太阴病辨治

脾属湿土，位居中宫，为阴中之阴，职司运化。太阴病或因三阳传变，或因外邪直中，或因平素脾阳不足而感受寒湿而成，但性质总属中焦虚寒。如尤在泾曰："然太阴为病，不特传经如是，即直中亦如是，且不特伤寒如是，即杂病亦如是。"（《伤寒贯珠集·太阴脏病脉证治六条》）柯韵伯亦曰"总不出于虚寒"，太阴癌性发热多属于内伤杂病之类。

腺癌转移：周某，男，61岁。主诉剖腹探查术后10日余。2006年11月患者因"胃溃疡伴上消化道出血"行"胃大部切除术"时发现腹腔内广泛肿瘤转移病灶，有少量血性腹水，转移灶分布于大网膜、肠壁、肠系膜、肝脏表面以及壁层腹膜，尤以下腹部明显，局部腹膜浸润融合。切除大网膜上部分转移病灶，病理活检：腺癌转移。术中予氟尿嘧啶1 000 mg加入蒸馏水200 ml浸泡腹腔，并留置腹腔引流管1条备术后腹腔灌注化疗。术后第2日下午出现发热（37.2 ℃～38.4 ℃），予抗生素、退热药物等治疗1周未效，而转入我科。症见形体瘦弱，神疲乏力，下午发热，四肢冷感，腹部胀满，隐痛，咽干口燥但不欲饮，时有恶心，不欲饮食，大便稀，日行4～5次，小便量多；手术伤口已拆线，表面尚有稍许黄色渗出液；舌淡苔白，脉细缓。辨证属于脾阳虚衰、寒湿内盛，治疗当温中散寒，方选理中汤化裁。党参 15 g，干姜 15 g，白术 15 g，炙甘草 6 g，葛根 6 g，肉豆蔻 6 g，鸡内金 6 g，诃子 9 g。考虑患者胃大部切除术后，嘱其 1 日 3 次服，服药 30 分钟后进热粥少许。

服药 3 剂后体温降至正常，咽干口燥、恶心、腹胀、便溏等症状明显减轻，余症如故。

按：患者年老体弱，脾阳素虚，后天失养，故形体消瘦，神疲乏力；又因手术，以及麻醉、化学治疗等药物的使用更加损脾伤胃，"阳气者，烦劳则张"（《素问·生气通天论》），故患者术后出现低热，机制在于阴阳失和，则"阳以其热独行，为烦热、为咽干口燥，而实非阳之炽也"（日本丹波元简《金匮玉函要略辑义·卷二·血痹虚劳病脉证并治第六》。脾主四肢，阳虚失温，故四肢冷感；脾主运化，司大腹，脾阳不振，运化失职，寒湿内盛，气机不畅，则腹必胀满，即"脏寒生满病"（《黄帝内经素问·异法方宜论》）也；不通则痛，故兼疼痛；脾虚不运，则不欲食，《注解伤寒论·辨脉法第一》曰："脾，坤也。坤助胃气，消磨水谷，脾气不转，则胃中水谷不得消磨。"脾主疏布津液，脾阳不足，敷布失职，津不上乘，故口干咽燥，但寒湿内蕴，津液未亏，故不欲饮；脾虚失摄，则水精下流，故小便量多。程郊倩《伤寒论后条辨·辨太阴病脉证》曰："盖谓阳虚，即中气失守，膻中无宣发之用，六腑无洒陈之功，犹如釜薪失焰，故下至清谷，上失滋味，五脏凌夺，诸症所由来也。"治以温里助阳，根据《素问·至真要大论》曰"寒淫所胜，平以辛热""寒淫于内，治以甘热"为法立方，恐患者素虚不受补，故用药宜轻，首选辛热甘温之理中汤。方有执曰："理，治也，料理之谓；中，里也，里阴之谓。参术之甘，温里也；甘草甘平，和中也；干姜辛热，散寒也。"（《伤寒论条辨·辨霍乱病脉证并治第十》）加味葛根升发脾胃清阳，疏布津液而止渴润燥；鸡内金促脾之健运，消化饮食；肉豆蔻、诃子为暖脾涩肠之品。服法宗仲景之意，饮热粥助药力以内温。当然只要辨证准确，根据"以其脏有寒，当温之，亦服四逆辈"的指导原则，尚可适当选择四逆汤、桂枝人参汤等方。

从少阴病辨治

手少阴属于火，主藏神，主血脉，为一身之主；足少阴肾属水，主藏精，主水液，内蕴真阴真阳，为先天之本。少阴病的发生由直中或转属而成，由于致病因素、感邪轻重及体质的不同，少阴病有表证、里证、寒化、热化之分，但总以心肾虚衰、水火不交为主要病机。晚期肿瘤多涉及人身根本，病情多危重，复杂多变，故少阴病常见。

1. 少阴寒化证：其成因或素体阳虚，一经病邪侵袭，阳气更加涣散，或病势太重，正不胜邪所致，或因误治，阳气随之浮散所致，由于虚阳浮游于上，格越于外，故可见发热。

淋巴细胞性白血病：朱某，男，24 岁。1998 年诊断为淋巴细胞性白血病，7 年来行多次化学治疗，2005 年 4 月出现发热（约 39.4 ℃），予以抗生素、激素等治疗 1 周，高热仍不退，遂到当地诊所行中医治疗，连下寒凉方药 10 余剂，且重加犀角、羚羊角、黄连等，愈进愈剧，危在旦夕，始转入我院诊治。症见身热似炭，体温达 39.2 ℃，烦躁不安，欲掀衣揭被，目赤，唇肿而焦，饮食不进，大便已数日不解，小便短少，舌质淡红，少苔，脉浮数无力。由于病情严重，即刻会诊。患者虽表现实热之象，但寒凉药物反而加重病情。遂予患者两杯饮水，一寒一热，任其选择，结果患者触及冷水杯壁即刻缩手，而趋向热水杯，且畅饮之。此试验虽佐证真寒假热之说，但患者体弱，实则犹疑，遂予四逆汤稍试之。炮附子 15 g，红参 15 g，干姜 10 g，炙甘草 6 g。服药 1 日后体温降至 38.2 ℃，效不更方，继进 2 剂，体温降至正常。

按：此证乃典型的寒热真假之辨。患者病史已久，阳气本虚，加之误服苦寒太过，阳气虚甚，阴寒内盛，真阳逼越于外而成阴极似阳之证；外虽现一派热象，是为假热；而内则寒凉已极，是为真寒，如确系实热证，内热熏蒸，应见大渴饮冷，岂有喜热饮之故？况舌淡少苔、脉来虚浮无力是为阳气将脱之兆。治之急宜回阳救逆，拟四逆汤。仲景在四逆汤证中，有 8 条提出此证有热，如发热（条文第 94，第 387）、热不去（条文第 352）、微热（条文第 376）、内寒外热（条文第 388）、表热里寒（条文第 228）和里寒外热（条文第 317，第 369），因此四逆汤证之里寒外热绝非偶然之证，而是其主要症状之一。作为回阳救逆的基本方，四逆汤在临床上运用非常广泛，临床上正确运用四逆汤还要以脉证为凭，唯陈修园言之凿凿："良医之救人，不过能辨此阴阳而已；庸医之杀人，不过错认此阴阳而已。"（《医医偶录·表里寒热虚实辨》）

2. 少阴热化证：少阴热化证多由素体阴虚，复感外邪，邪从热化或感温热之邪，内灼真阴，更耗阴津，虚火更旺，典型代表方证为黄连阿胶汤证。尤在泾《伤寒贯珠集·少阴》曰："少阴之热，有以阳经传入者，有自受寒邪，久而变热者……至心中烦而不卧，则热气内动，尽入血中，而诸阴蒙其害矣。盖阳经之寒变，则热归于气，或入于血；阴经之寒变，则热入于血，而不归于气，此余历试之验也。"

鼻咽癌：黄某，男，57岁。2007年5月初诊。主诉鼻咽癌放射治疗后5日。现患者午后发热，体温38.4℃，手足心热甚，间有夜间盗汗，鼻腔干燥，咽喉干燥、疼痛，心烦少寐，尤以入夜为甚，纳食乏味，大便干结，小便量少，赤涩感，舌红，苔少色黄，脉细略数。证属真阴亏损，虚火内灼，方用黄连阿胶汤化裁。黄连12g，白芍12g，黄芩9g，阿胶（烊化冲服）15g，生地黄15g，知母15g，淡竹叶10g。水煎服，再以汤冲服鸡子黄1枚，每日1剂，并嘱忌食辛辣温燥之品。连服5剂后体温正常，自感舒适，仍有纳差，进一步调理，诸症皆失。

按：放射治疗相当于中医的火邪，患者年老素体阴亏，火邪灼阴，真阴更伤，邪热更炽。阴虚生内热，下午阳渐衰、阴渐长，正邪相争故午后发热，手足心热甚，虚热外蒸，营阴外泄，故间有夜间盗汗；虚火上扰孔窍，诸窍失于润养，故鼻腔干燥、咽痛且干；阴虚而肾水不能上济于心，心火无水以制则阳亢致心烦少寐；阴虚肠道失润则大便干结；心火下移小肠则小便赤涩；舌红、苔少色黄、脉细略数为阴虚兼实热之征。治以滋阴清热、扶阴泻阳为法，用药以芩、连直折心火，以阿胶补肾阴，鸡子黄佐芩连于泻火之中补心血，白芍佐阿胶于补阴之中敛阴气，加生地黄、知母滋真阴以清虚热，淡竹叶利尿、泻心，总之使心肾交合，水升火降，所谓"壮水之主以制阳光"。

从厥阴病辨治

厥阴病病机复杂，证候多端，变化无常，对于厥阴病的本质、提纲、主方历代颇有争议，但抓住厥阴肝脏内寄相火、功主疏泄的生理特征和阳气升降出入紊乱，于厥阴枢机之位的病理，临床将不难辨证。

杨某，女，56岁。2007年4月门诊就诊。主诉宫颈癌放射治疗后壮热5日。患者体温大于38.8℃，服用非甾体消炎药无效，午后热甚，有蒸热感，头晕头痛，四肢乏力，心内烦热，纳少，口渴欲饮，时有腹胀、腹痛，近2日出现下利，每日4～6次，大便成脓液性质，频厕不爽，里急后重，舌绛苔黄，脉弦滑。此乃热毒内蕴、肝经湿热所致，治宜清热燥湿、凉肝解毒，方以白头翁汤加减。白头翁15g，黄柏12g，秦皮12g，黄连9g，金银花9g，连翘9g，赤芍9g，牡丹皮9g。水煎服，每日1剂。3剂后，热退身凉，痢去大半，倍感舒畅，续用白头翁汤原方2剂，痢止。

按：本病属于现代医学之放射性肠炎，中医或可诊断为发热或热痢，但病机均为热毒内蕴、肝经湿热。热毒炽盛，则壮热；内有湿存，则蒸蒸发热，午后热甚；火毒熏蒸、伤津，故头晕头痛、口渴欲饮；邪热扰心，则心内烦热；壮火食气，气虚则四肢乏力；肝经湿热毒邪下注，壅滞肠道，湿邪黏腻，阻遏气机，故下利、腹胀、腹痛，且下重难通；舌绛苔黄，脉弦滑为肝经湿热毒邪内盛之象。方选白头翁汤清热燥湿、解毒，加用金银花、连翘清散热毒，赤芍、牡丹皮凉血泻肝。总之治疗肝失疏泄、热盛气滞、下迫大肠、湿热火毒、内蒸外熏、郁滞肠道之证。本方的实验研究证实，该方无论在体内或体外，对金黄色葡萄球菌、痢疾杆菌等具有较强的抑制作用，并能增强机体抵抗力，达到解热镇痛、抗菌消炎的目的。

六经之间互相联系，临床癌性发热尚有两经同病者，如太少两感，因太阳与少阴相表里，其脉相互络属，太阳之邪不解，可直入少阴，故既可以见太阳之发热，又可以见少阴阳虚之脉沉，即第301条：

"少阴病始得之，反发热，脉沉。"宜表里同治，用麻黄附子细辛汤或麻黄附子甘草汤温阳发汗解表。此外柴胡桂枝汤、竹叶石膏汤、小建中汤等经方亦是治疗癌性发热的常用方剂。

对癌性发热进行六经辨证治疗具有理论可行性。仲景六经病实际上是六经所属脏腑生理病理反应的证候概括，无论外感，还是杂病，都离不开六经，同时六经病皆有发热为主症，所以对癌性发热治疗具有指导意义。诚如俞根初曰："以六经钤百病，为确定之总诀。"(《重订通俗伤寒论·六经总诀》)柯韵柏曰："仲景之六经，为百病立法，不专为伤寒一科，伤寒杂病，治无二理，咸归六经之节制。"

对癌性发热进行六经辨证具有实践可行性。历代医家以六经辨证指导临床就有广泛性，并有较多充实和发展，如叶天士善用六经分析病机、决定治法，既用于外感温热之病，更用于杂病；吴鞠通临床尤擅运用经方治疗疑难危重病证，屡起沉疴。虽然对癌性发热进行六经辨证尚属于探索阶段，但临床实践中屡投屡中，给人以重大启迪。辨识病机，据病机选方，是活用经方和运用六经进行辨证的规范思路与方法，同时强化了对癌性发热进行六经辨证治疗的目的性和意识性。

肿瘤患者体质、病情的复杂性决定了癌性发热的复杂性。癌性发热虽然从临床上可以分为几个相对独立的证型，临床上却很难截然区分，往往兼夹出现，单纯六经辨证尚不能满足临床要求，应权衡轻重，辨证用药，不可拘泥于某一证型。

347　癌症治疗后副作用的六经辨证应用

随着医疗技术的进步，恶性肿瘤在现代医学诊断仪器下得到确诊，并且癌症多学科治疗方法日新月异，治疗方法从手术到放射治疗、化学治疗、分子靶向药以及联合治疗日益完善，即使癌症晚期出现转移的患者，多学科治疗后疾病进展时间延长，死亡率降低，提高了生存期。但恶性肿瘤并没有完全达到治愈水平，现代医学与传统医学都在探索更好的治疗癌症的方法，以现代医学主导的癌症医疗中，传统中医药学被归类为补充替代医学（CAM），中医药的替代与补充主要是中药与放化疗联合应用以减轻症状或减毒增效的补充治疗以及治疗后的中医药维持治疗，中医药与免疫抑制剂、靶向药联合应用能够增效减毒或增敏并改善患者生活质量。中医处方可大致分为经方和时方两种，经方主要指仲景学说指导辨证论治的医学体系，多是《伤寒论》《金匮要略》所载方剂，其辨证思想主要是八纲辨证、六经辨证，应用的两者又相互融合。学者崔文静等认为，六经辨证是经方的主要特点，依据各经证主证和纲领，参考兼证加减是经方治疗副作用的主体思路。

现代医学治疗癌症后相关副作用

现代医学治疗方法可以控制部分患者的病情，但其副作用严重影响患者的治疗效果和进程。患者在化疗初期可能会出现恶心，呕吐，脱发等短期并发症，晚期并发症可见于治疗数年后的继发恶性肿瘤、心血管疾病、代谢综合征及心理障碍。头颈部肿瘤在放射治疗时会出现口腔黏膜炎、骨放射性坏死、味觉障碍、口干等症状，胸部肿瘤例如乳腺癌放射治疗，可因大量辐射引起心脏病。靶向免疫治疗后可出现发热、低血压、皮肤反应、肺部感染、血栓栓塞，胃肠道出血穿孔以及中枢神经系统中毒等多种症状，还可以见到疼痛、疲劳等副作用。针对癌症晚期及转移患者出现中重度疼痛，用阿片类镇痛药的不良反应有呼吸抑制；恶心、呕吐、便秘等胃肠道以及低血压等心血管反应。癌症在现代医学治疗后常见副作用包括发热、呕吐、腹泻、便秘、疼痛等。中医药是依据患者的主要症状以及舌脉等四诊情况总结出患者的阴阳属性和六经归经，辨证施治，帮助患者减轻甚至消除不良反应以辅助补充现代医学治疗方法完成治疗，无论是将中医药归为癌症治疗 CAM 还是癌症治疗的重要组成部分，经方对癌症治疗后的副作用起到的疗效不可忽视。

常见现代医学癌症治疗后副作用与六经归经治疗

六经辨证是中医学体系中的一种辨证论治的方法与体系，六经之间既独立又统一，当时是仲景虽为伤寒而设，但现又不局限于伤寒。在中医体系中，因有八纲辨证、六经辨证、三焦辨证、气血津液辨证、脏腑辨证等辨证体系，因此可以从不同角度分析疾病，仲景总结前人经验归纳出较完整的辨证思路，自东汉以来的医家一直传承着这一方法，现代医家与时俱进的将其与现代治疗方式结合，中医六经辨证论治完全可以应用于发热、呕吐、腹泻、便秘、疼痛等癌症治疗可见的副作用，用经方治疗时应抓住各类副作用的主要症状以归属六经，依据六经提纲辨证论治。值得一提的是，同一症状可见于不同归经，复杂者还有合并、并病。

1. 发热：癌性发热分为感染发热和非感染发热，病因可见肿瘤部位感染发热，化疗导致免疫力降低引起发热，服用药物后导致的药物热。在中医学理论中，肿瘤患者治疗后常见的发热可归为外感发热、里实热证、阴虚发热等几种常见证型。六经证皆可见发热，许多癌性发热验案举隅中提出患者出现的太阳表证发热、少阳半表半里证发热、阳明经证和阳明腑实的里实热证、太阴经和少阴经的阳虚发热、厥阴相火所致发热。

　　患者可因素体虚弱，肿瘤耗伤正气，手术和放射治疗、化学治疗导致机体抗邪能力减弱，易感风寒火热之外邪，邪气在表，病在太阳，太阳经行于项背并主一身之阳，表阳受寒则"脉浮，头项强痛而恶寒"。太阳病分为太阳中风和太阳伤寒，可见有汗或无汗、恶寒发热、头痛项强、骨节疼痛或见喘促，以桂枝汤、麻黄汤加减化裁，桂枝、生姜辛温可调养周身阳气，白芍、大枣、甘草苦甘相合以滋周身阴液，固护卫气以驱赶邪气。但有患者体质虚弱，卫阳固护不利易传至里，见太阳少阳合病或见少阳病，可有寒热往来，口苦咽干目眩，嘿嘿不欲饮食，以小柴胡汤为主方，国医大师庞德湘运用小柴胡汤治疗癌性发热，患者发热，纳少，脉弦细为少阳枢机不利，予小柴胡汤和解枢机以扶正清热。因此有医家以柴胡桂枝汤治疗虚人癌性发热。依据病人个体差异随证加减，寒热往来以小柴胡汤为主，热相重者以桂枝汤为主，可见临床中太阳、少阳证变化之快。若是实热者则属阳明，出现在化疗后，可见"身热，汗自出，不恶寒反恶热也"。患者表现为大热、大汗、大渴、脉洪大的阳明经证以白虎汤加减治疗；患者表现为身热、不恶寒、汗出、腹胀满而肠中燥屎大便不出的阳明腑实证以承气剂治疗。临床有用白虎汤和麻黄汤治疗甲状腺癌高热，白虎汤中石膏、知母可清阳明之热又护阴液，麻黄汤中麻黄、桂枝散寒以解表邪，高热可退。"自利不渴者属太阴，以其藏有寒故也"，太阴病发热以理中汤、四逆辈治疗。有临床试验依据肿瘤患者发热多是外热内寒，在退热和生存质量上用通脉四逆汤加减都优于激素或非甾体药物。此发热多见于阳气虚衰，阴寒内盛之人，兼腹满、疲劳、畏冷等脾胃阳虚证候，以低热为主，乃真寒假热，寒及似热，不可与三阳经发热混淆，应抓住辨证关键，以沉细脉和阳虚证候为辨寒热的要点。《伤寒论》曰"少阴病，始得之，反发热，脉沉者，麻黄附子细辛汤主之""厥阴之为病，消渴，气上撞心，心中疼热，饥而不欲食"，患者本有少阴病，后因外感所致发热应在补阳基础上散表邪；厥阴病中的厥阴热证多是肝经相火上炎，肝经湿热下注，可伴有口渴喜饮，下痢脓血，肛门灼热，里急后重，治以白头翁汤清热止利、解毒凉肝。有报道宫颈癌放射治疗后壮热患者辨证为肝之相火乱入厥阴，治以清热燥湿、凉肝解毒。

　　发热可见于六经中任何一经，但发热特点各不相同，首先辨寒热，有恶寒发热、寒热往来、蒸蒸发热、畏寒发热、潮热等热邪，其不同发热特点及兼证可辨别发热来自于哪一经，同时注意多经合病现象的出现，抓住主要发热特点是治疗癌性发热的关键。

　　2. 呕吐： 患者行介入和化学治疗后多会耗伤阳气表现为呕吐、食少。太阳经之心下痞证"胃中不和，心下痞硬，干噫食臭""干呕，心烦不得安"。这与化学治疗后呕吐症状相似，王三虎教授擅长运用泻心下痞的泻心汤治疗胃癌呕吐，以黄芩、黄连降胃气，干姜、半夏散脾寒。化学治疗后胃气大伤，脾气不升，胃气不降，此时中焦阳气衰减，正如仲景所曰："太阴之为病，腹满而吐，食不下，自利益甚，时腹自痛，若下之，必胸下结硬。"有现代医家予以辛热甘温之理中汤加减治疗呕吐，可温里、散寒、燮理阴阳，胃为水谷之海，受盛和腐熟水谷，胃气当降；脾主运化水谷精气，脾气当升。若胃失和降，胃气上逆，脾气不升，无法运化水谷精华，则会出现呕吐，因此太阴中土的脾胃是导致呕吐的主要脏腑。厥阴病篇又提出"干呕，吐涎沫，头痛者，吴茱萸汤主之"，临床中用吴茱萸汤与化学治疗药同时使用，预防并治疗患者化学治疗后呕吐效果比较理想。厥阴肝经属木，肝经热邪迫使胃气上逆而见呕吐。在六经体系中呕吐一症见于失治误治和病程日久之里证，治疗时要调理中焦，因此恢复胃脾之气在中焦的升降功能是治疗呕吐的关键。

　　3. 腹泻： 是肿瘤患者化学治疗后常见的副作用之一，主要因为腹泻患者肠黏膜屏障的破坏引起肠源性细菌感染，轻中度腹泻可服用调理菌群的药物，但顽固性腹泻治疗效果不佳。《伤寒论》太阳病篇有"胃中不和，心下痞硬……腹中雷鸣，下利者，生姜泻心汤主之""伤寒中风，医反下之，其人下利日数十行，谷不化，腹中雷鸣，心烦不得眠……甘草泻心汤主之"。有学者以泻心汤为主方用半夏泻心汤和生姜泻心汤治疗伊利替康所致的迟发性腹泻发现，中药通过保护肠黏膜结构完整性降低严重腹泻次数。在中医学理论中此类腹泻又多见于上热下寒，寒热错杂的厥阴经病，"厥阴之为病，消渴，气上撞心，心中疼热……下之，利不止"。对于癌症化学治疗后导致的寒热错杂性腹泻可用消痞散结的泻心汤类以及可主久痢的乌梅丸治疗，国医大师周仲英运用乌梅丸加减治疗食管癌化学治疗导致的寒热错杂型腹泻效果显著，以乌梅丸中寒热之药性调节厥阴经寒热并收涩止痢，腹泻自止。其次《金匮要略·呕吐哕下利病》有"下利，腹胀满，身体疼痛者，先温其里，乃攻其表，温里宜四逆汤"。由方测证可知是太阴病，脾主归太阴，寒湿之邪使喜燥勿湿的脾失常运而见泄泻。临床研究理中汤加味联合食疗可减轻胃癌化学治疗腹泻与西药效果相当，理中汤温中健脾，可散太阴中焦之寒。化学治疗腹泻与呕吐相似，多归为太阳经、太阴经、厥阴经，治疗时多从这三经考虑用药便能抓住主要矛盾。

4. 便秘：是癌症晚期及转移后出现疼痛的患者服用阿片类止痛药的主要不良反应，发病机制主要是阿片类药物与肠内受体结合使肠蠕动缓慢，肠液减少，降低肠神经兴奋性，而调节饮食与服用刺激性泻药无效。化学治疗药特别是长春碱类药物对支配肠道蠕动的自主神经有毒性，导致胃排空肠道蠕动减慢，服用化学治疗止吐药物也可引起便秘，并且患者患病后活动减少，食量减少，都可导致或加剧化学治疗后便秘。

"太阳病，过经十余日……心下急，郁郁微烦者，为未解也，与大柴胡汤，下之则愈"。大柴胡汤是少阳病兼阳明里实证治方，可和解少阳并清阳明热邪，临床实验发现应用大柴胡汤加减治疗、化学治疗后便秘效果较泻下药效果好，"阳明病，脉迟……腹满而喘……若腹大满不通者，可与小承气汤""趺阳脉浮而涩，浮则胃气强，涩则小便数，浮涩相搏，大便则硬，其脾为约，麻子仁丸主之"。阳明腑实的便秘以大黄、芒硝涤荡肠胃，峻下热结；而脾约证则是胃肠燥热，脾津不足，气机受阻，以小承气汤加麻子仁、杏仁、蜂蜜等质润多脂的果仁类药物轻下热结，益阴润肠通便。又有"阳明病，自汗出，若发汗，小便自利者，此为津液内竭，虽硬不可攻之，当须自欲大便，宜蜜煎导而通之"。临床研究小承气汤合增液汤治疗阿片类止痛药所致便秘，治疗组患者便秘症状较对照组比较明显改善。因此可以总结出阿片类药物致使患者肠内燥化，热耗津液，燥屎内结的阳明经病、少阳阳明合病之阳明腑实证，由此应用承气类泻热通便。

5. 疼痛：是患者在疾病进展期间或放射治疗、化学治疗后出现的一个症状。可因介入化学治疗栓塞后组织缺血缺氧使组织细胞水肿坏死，刺激脏器包膜感觉神经末梢以及细胞释放炎症因子引发疼痛。癌痛症状恰与少阴病、厥阴病证相符，邪气入里，阳气不通，瘀血阻滞是疼痛主要病机。《伤寒论》中"少阴病，四逆，其人或咳，或悸，或小便不利，或腹中痛，或泻利下重者，四逆散主之""少阴病，始得之，反发热，脉沉者，麻黄附子细辛汤主之"。少阴病主要因为阳虚阴寒，寒凝血瘀而痛。四逆散可调节中焦气机外透郁热，缓急养阴而止痛，对气机不利有热症的癌痛治疗效果明显，临床对照试验肺癌疼痛患者用麻黄附子细辛汤治疗，其效果优于氨酚羟考酮，治疗效果满意。厥阴病篇"手足厥寒，脉细欲绝者，当归四逆汤主之"。临床上又用当归四逆汤治疗癌症中厥阴经血虚寒凝证引发的疼痛，王德全等临床观察发现泰勒宁结合当归四逆汤治疗癌性疼痛可明显缓解疼痛并改善机体情况，不良反应小。也有医家另辟蹊径，虽运用少阳病的柴胡桂枝汤，但却从阴阳、气血、寒热三方面入手，以小柴胡汤和解少阳，疏理枢机。桂枝汤解太阳之表又于太阴病中温阳建里，共奏理气行血通阳而止痛。

在现代医学治疗体系中，肿瘤治疗是多学科交叉合作，一种癌症可以根据不同分期予以合适的治疗方法。前期可以手术切除治疗，无法手术的局部放射治疗，非局灶癌症予以全身化学治疗，并且免疫疗法以及靶向药的治疗也逐渐广泛应用。在多科学综合治疗癌症的同时，不可避免的药物副作用导致患者治疗期间生活质量下降，甚至迫使患者停止当前的治疗方法。中医药是国内甚至全世界医学领域的组成部分，其在许多疾病治疗中有一定优势，特别是经方对各类疾病的治疗作用，临床实践也证明了经方对癌症治疗出现的副作用有较好疗效。从现代医学进入中国，中西医之争便没有停止过，但是在肿瘤治疗领域中，中西医很顺利地走上了抗癌之路，中医药对现代医疗的弥补得到了大多数医生和患者的认可，将经方应用于癌症治疗既是对经典的继承，又是依据时代需求的创新，六经辨证是《伤寒杂病论》的主要辨证方法，是经方的精髓，三阴三阳经有其特有的证型，如仲景所曰"观其脉证，知犯何逆，随证治之"，医圣用最简洁的语言告诉后人每一经的主要特点，只要见是证便可用是方。即使同一症状可以表现多经证甚至六经证，但仍旧有主要的纲领性症状出现以辨别经络，灵活用药，切忌见到呕吐只用理中汤，见到便秘只用大承气汤，对应六经纲领抓主证是六经辨证的关键，在看到某一症状时要结合证型归属阴阳，总结出归经才能用药。临床症状可以千变万化，只要确定了主要病机与六经归属方能对证用药。

348　癌因性疲乏从六经辨治

美国国家癌症综合网络将癌因性疲乏（CRF）定义为"一种痛苦的、持续的、主观上的，关于躯体、情感或认知方面的疲乏感或疲惫感，与近期的活动量不符，与癌症或者癌症的治疗有关，且妨碍日常生活"。研究表明癌因性疲乏在肿瘤患者中发病率高达90％，能够降低患者的生活质量，影响治疗效果、增加并发症的发病率，甚至加速患者的死亡，预后较差。目前西医诊疗CRF仍处于探索阶段，癌因性疲乏属于中医学"虚劳"范畴。学者邓哲等根据张仲景六经辨证思维体系，探讨了六经辨证在癌因性疲乏治疗中的运用。

虚郁为癌因性疲乏的病机关键

癌因性疲乏属中医"虚劳病"，疲乏者，脏腑失养故也。人体气血阴阳的改变是发病的关键，脏腑的失养可以从气血阴阳的不荣与不通两方面寻求病因。《诸病源候论》曰"虚劳之人，阴阳伤损，血气凝涩，不能宣通经络，故积聚于内也"，述虚劳之人，气血阴阳虚损运行无力，易生成癥瘕积聚之邪。其间又曰"积聚成病，蕴结在内，则气行不宣通，气搏于腑脏，故心腹胀满；心腹胀满则烦而闷，尤短气也"，述积聚之人，脏腑气机不通可致疲乏短气，同时肿瘤患者在发病以后常伴有恐惧、消极等负面情绪，情志疏泄不利更加重气机的阻滞。诚如《伤寒论》曰"血弱气尽，腠理开，邪气因入，与脏气相搏，结于胁下"，正气不支、邪气趁虚而入是发病的基础，同时邪气与气血相搏，气血阴阳枢机不利而易形成"脏结"。由此，一方面血弱气尽，气血阴阳虚损；另一方面，枢机不利，积聚阻滞，气血阴阳郁阻不通，两者皆导致脏腑失去荣养。因此癌因性疲乏的发病可从"虚"与"郁"两方面寻求病机，从而对证治疗。

因虚致病，太阴为本

1. 太阴脾虚为病机根本：癌因性疲乏因虚致病者，太阴脾虚为病机根本。癌因性疲乏患者常以疲乏、纳差、恶心欲呕等消化道症状最为突出，六经辨证中称之为邪犯太阴，或应肿瘤侵袭消耗，或应放射治疗、化学治疗等治疗伤及脾胃，"有胃气则生，无胃气则死"，肿瘤患者的治疗在任何阶段都应注重顾护脾胃，切忌一味打击癌细胞而过用苦寒败胃之药伤及脾胃，否则治疗将得不偿失。太阴病以"腹满而吐，食不下，自利益甚，时腹自痛"等脾虚气弱表现为主，《素问·灵兰秘典论》曰"脾胃者，仓廪之官，五味出焉"，言脾胃为全身营养供给的仓库，脾胃同居中焦，脾主运化、升清阳、主四肢，胃主受纳、腐熟水谷，二者共同完成饮食水谷的受纳、腐熟、运化、输布过程，为后天之本，脾胃相协，则水精四布，五脏得荣。若脾胃虚弱，中阳不足，运化无力，寒湿内盛，升降失常，则易发为太阴病。《素问·太阴阳明论》曰"脾病不能为胃行其津液，四肢不得禀水谷气，气日以衰，脉道不利，筋骨肌肉，皆无气以生，故不用焉"，若脾胃运化失司，水谷精微无以化生为气血津液精五大类基础物质，则全身脏腑组织不得荣养，四肢筋骨痿废失用，可发为疲乏倦怠无力。因此，太阴脾虚是癌因性疲乏的根本病因，脾胃功能的健运也是肿瘤治疗转归预后的关键，癌因性疲乏的治疗应始终以太阴为本，宜补太阴以安五脏。

2. 治当扶太阴复形质：复形质即是恢复形体的荣盛，形体的充盛与否反映着正邪的盛衰，癌因性疲乏患者往往脾胃功能较差，西医的肠外营养支持难以取代机体的自身肠内营养，机体常处于进行性的代偿消耗状态，治疗上应始终以太阴脾虚为本，注重健运脾胃以复形体充盛。《伤寒论》中大量处方皆含有"人参、炙甘草、生姜、大枣"健脾团队，相当于时方中的四君子汤，疾病任何阶段都不忘补益、顾护脾胃，深刻体现了仲景重视顾护太阴之气的思想。治疗癌因性疲乏应根据脾胃的虚损程度辨证处方，若单纯的脾阳不足兼有下利者可用理中汤；太阴脾虚兼太阳表虚不固者，可选用桂枝汤、桂枝人参汤；太阴脾虚兼阳明腹痛，可选桂枝加大黄汤，兼有呕吐头痛者，可用吴茱萸汤；太阴太阳少阳合病者，可选用柴胡桂枝干姜汤；脾胃阳气不足致气血亏虚者，可选用小建中汤、黄芪建中汤，太阴脾阳进一步虚损，可用大建中汤；合并少阴、厥阴病者，可选用四逆汤、附子理中汤、附子汤等回阳救逆。若气血阴阳俱亏者，可用薯蓣丸健脾益气、气血津液精俱补。癌因性疲乏的治疗以"太阴为本"的思想应贯穿始终，经方论治在疾病任何阶段都应注重固护太阴，扶助太阴以恢复五脏六腑能量供给，改善机能以复形体充盛。

因郁致病，疏泄为机

1. 郁滞失养为机，治当分阴阳散积郁：癌因性疲乏的基础疾病是肿瘤，气血阴阳运行失畅，可郁而化毒，生成癥瘕积聚有形之邪，癥瘕积聚反过来又进一步阻滞气血阴阳的运行，二者互为因果，可称为因"郁"致病，导致脏腑组织失去荣养，并促进癌因性疲乏的发病。治疗上除了运用西医手术、放射治疗、化学治疗等方法对癌症病灶进行集中打击清除以外，更应重视气机疏泄。六经辨证根据气血阴阳的盛衰程度区分三阳病与三阴病，其中主疏泄之经，以少阳与厥阴经为主。若患者正气充足、阳热充盛，发病以后常常从阳化热，或在疾病早期气血阴阳虽有损伤但尚未伤及根本，仍属阳证，此阶段以少阳病多见。若体质较弱，或因肿瘤相关治疗损伤正气、阳衰正损，疾病易向阴证传变，此阶段以厥阴病多见。治疗当辨明阴阳，疏气机、散积郁，以改善肿瘤生长的土壤环境，使气血阴阳荣和通畅，恢复五脏荣养，则疲乏可解。

2. 阳证以少阳为枢，正气尚充按少阳论治：癌因性疲乏正气尚充，枢机不利者可按少阳病论治。肿瘤发病常因气血津液的郁滞聚而为癥瘕，发病以后癌瘤组织加重阻滞之机，气血阴阳不通则无以荣养五脏，加之肿瘤侵蚀消耗，可发为癌因性疲乏。但在疾病早期，正气尚存，枢机不利，阳郁化热，常见到口干口苦、胸胁苦满等症状，此阶段恰与少阳病病机相合。少阳病以"口苦，咽干，目眩"为主症，此阶段为邪入半表半里，患者虽有正气不支，但阳气尚存，少阳经疏泄不利，阳郁化热而口干口苦、咽干目眩，正邪抗争而见往来寒热，胆热内郁、影响脾胃运化，则食欲减退、恶心欲呕、疲乏倦怠、肝胆气郁、疏泄失职而心烦不安、精神疲惫。少阳包括手少阳三焦、足少阳胆两经。足少阳胆腑，与肝脏相表里，主决断，性疏泄，寄相火，具生发之气。手少阳三焦经，为元气之别使，水谷之道路，司气化，主决断，调水道，与心包经互有经脉联络。胆腑与三焦同主疏泄，疏泄功能正常，则枢机运转，三焦通畅，上焦如雾，中焦如沤，下焦如渎，各司其职，气血阴阳升降自如。若少阳疏泄不利，则气血阴阳布散周流全身通道阻滞，脏腑无以充养可发为疲乏。因此治疗癌因性疲乏时，若患者素体结实，或尚未经放射治疗、化学治疗等治疗过度打击，疾病早期疲乏程度尚轻、形体尚充、阳热症状明显，气血虽损但正气尚充，同时枢机不利，在此阶段从少阳病出发展开论治。

癌因性疲乏在病程初期，若阳气尚充，正气抗邪有力，可从少阳病展开论治，根据郁阻程度辨证处方。若以胆经枢机不利、气郁不疏而疲乏者，可用四逆散加减理气解郁、通达气血。若枢机不利兼气虚血弱者，可用小柴胡汤为基础方，方中柴胡、黄芩、法半夏调达枢机、清解郁热，人参、甘草、生姜、大枣补太阴以扶正祛邪。若因少阳胆热内蕴、津伤痰结，兼太阴脾虚而为疲乏者，可用柴胡桂枝干姜汤，方以柴胡、黄芩透邪清胆经郁热，天花粉、牡蛎清热生津散结，干姜、甘草温脾阳，桂枝温心阳、降冲气。若少阳三焦火郁、胃虚痰滞、胸满烦惊、寐差疲乏者，可用柴胡加龙骨牡蛎汤清三焦火郁、重振安神。若胆腑郁热进一步加重，波及阳明，燥热内甚、耗气伤津而疲乏者，可用柴胡加芒硝汤，泄下存阴以除郁热，使枢机运转则上焦得通、津液得下、胃气因和、疲乏得解。癌因性疲乏在少阳阶段，邪未入里，气血虽有损伤但正气尚能胜邪，气机郁滞，加之癌瘤阻滞，阳热症状明显，以气血阴阳不通而发为疲乏；此时治疗重在疏通气机、清解郁热，兼顾扶太阴助正气抗邪，根据阳郁内热的程度辨证处方，使气血阴阳通达则疲乏可解。

3. 阴证以厥阴为要，阳衰正损按厥阴论治：癌因性疲乏邪盛正衰，枢机不利，可按厥阴病论治。肿瘤疾病到了后期，患者因癌细胞对机体的过度侵袭消耗，或者肿瘤相关治疗的打击损伤，常常出现极度的疲乏无力、消瘦倦怠、不欲饮食、恶心呕吐、形寒畏冷、下利等阳衰正损之症。此阶段气血阴阳的极度亏虚，气机推动无力，加之情志抑郁，癌瘤阻滞，枢机不利，尚存的一点阳气仍可郁而化热，形成虚火浮游于上焦，又可见口干、气上冲胸、心烦痞满、焦虑不寐等症。此阶段的病机寒热错杂，与六经辨证中的厥阴病类似，厥阴病是六经辨证的最后阶段，厥者，极也、尽也，有"阴极阳衰"之意，表示疾病在这个阶段气血阴阳极度亏虚；也有"阴尽阳生"之意，此阶段是阴阳盛衰转归的关键时期，治疗得当则有好转之机，若辨证不明，进一步损伤阳气，则加速疾病发展。厥阴包括手少心包经与足厥阴肝经。手厥阴心包经，为心之卫外，代心用事，心包之火以三焦为通路而达于下焦，使肾水温暖、肝木荣养。足厥阴肝脏，主藏血、疏泄，性喜条达而恶抑郁，与胆相表里，对脾胃的收纳、消化和气机的升降起重要的调节作用。生理情况下，心火通下焦以暖肾水，肾水上荣肝木，肝胆条达，气机和畅，肝火不亢，肾水不寒，胆木生发之机充盛，以维持人体各部分组织器官正常的功能活动。若病入厥阴，心火不济肾水，心肾阳衰，肝木不荣，肝失条达，气机不利，郁火上炎，脾虚不运，易出现下元虚衰、虚火上炎的上热下寒病理变化。癌因性疲乏在此阶段，常因气血阴阳的极度匮乏与肝经疏泄不利而致，病机寒热错杂，但有一分虚火便尚存一分阳气，治疗的关键重在回阳救逆，轻用疏泄清虚火，厥逆的胜负传变是疾病转归预后的关键，若阳气逐渐充盛、正胜邪退，则病情稳定。反之，若辨证稍有不慎伤及阳气，或为打击癌细胞治疗过度伤及根本、正衰邪胜，则可能使疾病进一步恶化，甚至厥逆不复而为死证。因此，阴证阶段，癌因性疲乏可从厥阴病展开论治，且为疾病转归预后的要塞阶段。

癌因性疲乏若气血阴阳进一步亏损，肝疏不及，气机郁滞，脾失健运，心肾阳衰，病入厥阴，可从厥阴病展开论治此时病机常常寒热错杂，以气血阴阳的亏虚为本质，兼夹气机疏泄不通，经方治疗当辨明气、血、阴、阳以何种物质亏虚为主，用药上寒温并用，但应注重寒热配比，重在复阳扶正，轻用疏泄，挽病于厥逆之机。若以正虚阳郁为主，可选用厥阴病代表方乌梅丸，其症见"时烦时止，得食而呕，久泻久利"，病机以阳虚为主，兼肝郁化热，寒热错杂，方以附子、人参助阳益气，乌梅、细辛疏泄肝气，桂枝、当归养心血、温心阳，干姜、川椒温太阴，黄连、黄芩清郁热，使阳衰得补、肝郁得疏、太阴得温、心阳以充、郁热以清，则疲乏可解。若以阴亏为主，肝失濡养，疏泄失职，心阳不通，虚劳倦怠，心悸心慌，治当以补为疏，可用炙甘草汤滋阴柔肝缓急，益气通阳复脉。若血虚寒厥为主，肝气郁滞，波及血分，阳郁不达而疲乏者，可用当归四逆汤温经通脉，养血活血；若寒厥较甚，可以当归四逆汤加吴茱萸生姜汤辛散透达，寒厥以通则疲乏可解。若以卫阳失疏为主，血行不畅，郁而化毒，上热下寒者可用麻黄升麻汤，方以麻黄宣卫阳，黄芩、石膏、知母、升麻清郁热、解郁毒，天冬、玉竹滋阴清热，方含当归四逆汤解血虚寒厥，茯苓、白术、干姜扶助太阴，温下清上以解疲乏。癌因性疲乏病入后期，阳衰正损，可立足于厥阴病病机特点辨证论治，其预后转归的关键在于阳复正盛，厥逆得通，使全身脏腑得以恢复气血阴阳荣养，则疲乏可解。

重心理畅情志

癌因性疲乏的表现可分为躯体性、情绪性、认知性三大类。情绪性疲乏是指患者在诊断为癌症以后，会产生一系列震惊、恐惧、紧张、焦虑、害怕等负性情绪。心理因素使患者求生意志不强甚至丧失，导致食欲减退、疲乏低迷。研究发现负性情绪可以导致癌因性疲乏，临床应给予积极的心理干预。在治疗上，应从专业支持与家庭社会环境支持两方面入手。一方面，在医疗支持上，及时地对患者进行心理测试评估，早期发现问题，与患者充分沟通，积极疏利引导，使患者正确认识及对待疾病。运用经方治疗注重疏泄情志与濡养肝经，如以四逆散疏肝理气，甘脉大枣汤养血柔肝，柴胡龙牡汤疏肝解郁、镇静安神，酸枣仁汤养心安神等。另一方面，家庭与社会环境支持也尤为重要，家属对患者疾病的治疗态度与精神关怀，社会对患者的接纳程度，都影响着患者的求生意志。家庭应给予患者足够的支持，社会对患者应有更多的包容，在医患、家庭、社会的多方努力下，使患者对治疗保持信心，积极乐观，让患者早日回归家庭，融入社会，以使肿瘤患者得到从身体到心理的全面诊治。

临床对于癌因性疲乏的治疗，愈加重视提升患者的生活质量和生存期。邓哲等从虚劳病角度，探讨六经辨证在癌因性疲乏治疗中的应用，认为癌因性疲乏在病因上总属"虚"和"郁"，病机属气血阴阳的不荣与不通。因"虚"致病，太阴脾虚为本贯穿疾病始终；因"郁"致病，按气血阴阳的盛衰程度，正气尚充可从少阳病论治，阳气虚损可从厥阴论治，立足于少阳与厥阴病的特点展开辨证施治。经方治疗应始终以太阴为本，固护脾胃之气，同时重疏泄气机以散积郁，恢复五脏荣养，并且重视患者的心理情绪调节，以达到心身同治的目的，为六经辨治癌因性疲乏的经方诊疗提供思路与借鉴。

349　肝癌从六经辨治思路

"以六经钤百病，为确定之总诀"。六经认识疾病基本逻辑是方证和药证。六经为百病之纲领，不独为伤寒而设。著名中医肿瘤学家周岱翰教授指出，"《伤寒论》奠定了中医对肿瘤认病辨证施治原则的基础"。六经辨治肿瘤，首辨明病属寒热虚实，病变在何脏何腑，属何经脉，再抓住其辨证要点，"谨守病机，各司其属"，证药合机，药专力宏，以便于更好指导临床。就六经诊治肝癌而言，肝为乙木，胆为甲木，本经以少阳、厥阴病为主。肝癌不同演变期间，易旁涉诸多脏腑，变证丛生，其病机特点和症状表现与太阳、阳明、太阴、少阴病他经颇多吻合之处。学者周蓓等就肝癌六经的辨证要点及施方做了探析，从而明确肝癌是符合六经传变及其变生他证的规律。

少阳、厥阴本经论治

肝为半表半里之阴，胆为半表半里之阳，二者互为表里。肝为厥阴之脏，主疏泄；胆为少阳之腑，主升发。少阳、厥阴相互影响，肝气失于条达，胆气难以升发，肝胆不和以致阴阳枢机不利，总治则以"调和"为主，以恢复其枢机通利。

肝癌初期，符合少阳病正邪相争于半表半里的病机。辨证要点：胸胁隐痛，善太息，口苦咽干，舌淡苔薄白或薄黄，脉弦。临证选方以小柴胡汤为主，调和肝胆、和解少阳、攻补兼施。现代药理研究亦表明，小柴胡汤可通过调节机体免疫功能，从而达到抑制、杀死肿瘤细胞的目的。在临床上，此方也能控制六经传变，延缓肝癌的进展。肝癌末期，由于复发和转移，正气衰竭，加上苦寒泄火解毒抗癌药物或西医放射治疗、化学治疗损伤正气，热未尽，内寒暗生，符合厥阴病寒热错杂、虚实交杂基本病机。《伤寒论》曰："厥阴之为病，消渴，气上撞心，心中疼热，饥而不欲食，食则吐蛔，下之利不止。"厥阴病为三阴病之末，病情变化复杂，辨证要点：口干口渴、心烦失眠、上下血溢等上热及消瘦乏力、腹痛下利、食欲不振等下寒症状。临证选方以乌梅丸加减，寒热并用，补泻兼施。药以附子、肉桂、干姜、桂枝等温阳散寒化湿，茵陈、栀子、半枝莲、白花蛇舌草等清热泻火解毒温清同施，并行不悖。

总体来说，肝癌的病机阳始于少阳，而阴尽于厥阴，少阳、厥阴贯穿肝癌的发病、病程、传变、结局中，具有重要的意义。

以传变他经论治

1. 少阳太阳证：太阳经主人体之表，为诸经之藩篱。外感病邪侵犯人体，太阳首当其冲。外感风邪，则为太阳中风证。肝癌患者在经过西医手术或介入栓塞、化学治疗后，体虚易感外邪，在少阳本经病基础上，常出现如自汗肢冷、发热恶风、头痛等营卫失调之证。"伤寒六七日，发热，微恶寒……外证未去者，柴胡桂枝汤主之"。方中小柴胡汤和解少阳经之邪，桂枝汤解肌调营卫，以解太阳经之邪，病证贴切，药证符合。

肝癌常见并发症恶性腹水，乃风邪随经入腑，影响膀胱气化功能，水津不布，气结水停，小便不利，乃至腹部胀大、下肢水肿，此为蓄水证。方用小柴胡合五苓散加减化气行水。若下焦热结膀胱，瘀热互结，瘀血在少腹不去，硬满疼痛，腹部急结或硬满，身体发黄，脉沉结者，此为蓄血证，方用桃核承气汤加减，使血分瘀滞得行，热结得清。

2. 少阳阳明证：阳明经涵盖胃与大肠。肝为刚脏，主升主动，以气为用，气有余便是火，肝气郁滞，郁而日久易从化火。王旭高《西溪书屋夜话录》曰"肝火燔灼，游行三焦，一身上下内外皆能为病，难以枚举，如目红颧赤，痉厥狂躁，淋秘疮疡，善饥烦渴，呕吐不寝，上下血溢皆是"。肝热内盛之人，邪已入阳明易化热成积，腑气不通，此为阳明证。辨证要点：腹满胀痛，疼痛拒按，郁郁微烦，大便不通，舌苔干黄等。《伤寒论》曰"呕不止，心下急，郁郁微烦者，为未解也，与柴胡汤下之则愈"，方用大柴胡汤加减。

肝热煎熬血液，血稠成瘀，临床更为常见肝癌之肝热血瘀证。临床辨证要点：面色黧黑，口唇暗红，口干口苦，"肝三征"（蜘蛛痣、肝掌、青紫舌），脉弦数。方用大柴胡汤基础上加用《金匮要略》之下瘀血汤，取清热通腑，攻瘀逐血之功。同时常配土鳖虫、白僵蚕、法半夏、浙贝母、夏枯草等软坚散结，全方扶正为主，祛邪为辅，减少患者痛苦，提高生存质量，最终达到"带瘤生存"的目的。

3. 少阳太阴证：太阴居于中焦之地，以脾土为主。因肝木乘土，肝失疏泄，肝气横逆，侮脾犯胃，肝癌病情发展与脾关系密切。《伤寒杂病论》中明确指出，"夫治肝病者，见肝之病，知肝传脾，当先实脾，四季脾旺不受邪，即勿补之"。太阴为病，脾土运化功能下降，在少阳病机基础上，肝脾失调而致少阳太阴病。辨证要点：倦怠乏力，腹胀纳呆，痞满呕恶，大便不爽或干稀不调，小便不利，甚则出现肢体肿胀、腹水、舌苔白腻，脉弦沉滑等木郁土虚之象。方用小柴胡汤合四君子汤加减，有疏肝解郁、补气健脾之效，如此配伍，肝脾并治，切中病机，立法全面。

肝癌发病期间，常见少阳、太阴、阳明合证。太阴生湿，阳明生热，盛湿热浸淫肝胆，肝血受热煎熬，湿、热、瘀三者胶滞而致胆汁疏泄不利，郁遏熏蒸，外溢肌肤而发为黄疸。临床常见肝癌术后黄疸、癌性发热等。《金匮要略》曰："脾色必黄，瘀热以行。"《伤寒论》曰："阳明病，发热汗出者，此为热越，不能发黄也；但头汗出，身无汗，齐颈而还，小便不利，渴饮水浆者，此为瘀热在里，身必发黄，茵陈蒿汤主之。"少阳、太阴、阳明合证辨证要点：身目发黄，口干口苦，小便短赤，舌红紫暗，舌苔黄腻，脉滑数。方用茵陈蒿汤合栀子柏皮汤加减，有清利湿热退黄，疏利肝胆之功，并加用溪黄草、田基黄等清肝利胆之品。

4. 少阴证：《伤寒论》曰"少阴之为病，脉微细，但欲寐也"。少阴病机有阳虚寒化和阴亏热化，但阳虚易解，阴虚常被忽视。肝为风木之脏，体阴而用阳，肝癌末期以阴亏热化为多，临证中更应重视阴液的耗伤。责之于肝藏血，血属阴，癌毒邪必先伤其肝阴，肝之阴血亏虚，穷必及肾，乙癸同源，终见肝肾阴虚之证候。辨证要点：形体消瘦，腰膝酸软，潮热盗汗，五心烦热，唇红口干，舌红少津，苔剥脱或无苔，脉弦细虚弱无力等。治宜补肝益肾、滋液培本，方用知柏地黄丸合一贯煎，加女贞子、墨旱莲、山茱萸、枸杞子等。

350 从六经辨证析肝细胞性肝癌

原发性肝癌为常见恶性肿瘤之一，肝细胞性肝癌为其主要类型。目前虽有多种治疗手段，但疗效都不尽如人意。中医药参与治疗后可改善患者临床症状，减轻痛苦，延缓疾病进程，提高生活质量。学者韩海成等对肝细胞性肝癌从六经辨证做了辨析。

《伤寒论》六经实质的认识

《伤寒论》为方书之祖，六经辨证为其精髓，目前关于六经实质的认识不尽相同，而韩海成等更倾向于"病理层次说"，即认为三阴三阳实际上是 6 个大的病理层次的反应。所谓太阳病，属于人体表阴阳的失调；阳明病是病在里，多涉及胸中肠胃；少阳病在半表半里，多涉及胆和三焦；太阴病病位较深，多涉及脾胃；少阴病的病位更深，多涉及心肾；厥阴病则多涉及肝经。在这 6 个大的病理层次里面，又可分为若干个小的病理层次，人们将这种小的病理层次的反应和针对其治疗的方药联系起来，就是汤证。这些病理层次反映了人体正气与病邪抗争的状态。

肝细胞性肝癌的六经辨证

肝细胞性肝癌的发病主要是由于感染乙肝病毒、丙肝病毒、幽门螺旋杆菌等，加之不良的生活饮食习惯、遗传因素和环境因素等相互作用的结果。就我国而言，乙肝病毒感染是此类肝癌发病的主要病因，逐步发展为肝硬化、肝癌。从中医学角度来看，肝细胞性肝癌发病的病理过程简单概括为乙肝病毒入侵人体，机体正气奋起抗邪，而这一正邪相争的动态病理过程，恰好可以用六经辨证予以概括。

1. 太阳病证："太阳之为病，脉浮，头项强痛而恶寒"。外邪入侵，首犯太阳，正气奋起抗邪，正邪交争于表。乙肝病毒多归纳为湿热之邪，机体感染之后，多为太阳表证，并据体质及正气情况而出现不同的临床表现。如正气充盈，与邪抗于肌表，可表现为"麻黄汤证"或"桂枝汤证"等太阳表证。如正气不足或阳虚等体质，正邪交争不剧烈，则直接传入他经，如少阳经，且湿性黏滞，病程迁延不愈。而部分患者感染该类病毒后可无明显症状，成为"伏邪"。

2. 阳明病证："阳明之为病，胃家实""胃家者，统阳明经腑而言"。"邪气盛则实"，阳明证主要见于疾病发展的两个阶段，以阳明经证和阳明发黄证多见。

第一个阶段是乙肝病毒感染机体阶段，类似于现代医学的急性病毒性肝炎。大量肝炎病毒感染机体后，素体正气强盛，抗邪于阳明，或者部分患者太阳表证未解，邪入阳明，出现"身大热、大汗出、大烦渴、脉洪大"白虎汤证，如金义用白虎汤加减治疗小儿急性病毒性肝炎取得良好疗效。属湿热之邪的乙肝病毒入侵机体后，如正气强盛，则极易形成"身黄如橘、小便不利、腹微满"的湿热发黄证，类似于现代医学急性黄疸型肝炎，并由于体质以及治疗的不同，证候上也存在偏湿、偏热、偏表的不同，相应的予以茵陈蒿汤、栀子柏皮汤和麻黄连翘赤小豆汤治疗，如覃晓雾等进行临床文献荟萃分析得出，茵陈蒿汤联合西药治疗急性黄疸型肝炎取得较好的疗效，黎芬芬等阐述了茵陈蒿汤治疗病毒性肝炎的多方面优势。栀子柏皮汤和麻黄连翘赤小豆汤在治疗黄疸型肝炎方面也有较好的疗效。

阳明证出现的第二个阶段是部分肝癌的中晚期，由于乙肝病毒入侵机体到肝癌中晚期时间较长，此时正气有所恢复，正邪再次交争于阳明经，如出现温度较高的癌性发热，临床上使用白虎汤加减治疗，获得了较好的疗效。同样，黄疸往往是中晚期肝癌常见症状之一，由于肿瘤灶阻塞胆管，使得胆汁不得正常排泄，反泛溢肌表，多起病急骤，病势凶险，此时机体正气充盈或素体为阳热，可见湿热之象明显，此为阳明湿热发黄证，对证予以相应方药同样会取得一定的疗效。

3. 少阳病证："少阳之为病，口苦，咽干，目眩也"。典型代表为小柴胡汤证，此证属少阳本证，症见往来寒热，胸胁苦满，默默不欲饮食，心烦、喜呕，加之此提纲证"口苦，咽干，目眩"，合称为小柴胡汤八证。早期肝癌，部分患者无明显临床症状，但大部分患者则出现情志不畅、烦躁易怒、口苦咽干等临床表现，与此八证基本相同。"血弱气尽，腠理开，邪气因入，与正气相搏，结于胁下"，正气不足，乙肝病毒入侵机体，经太阳阳明，仍未祛除，而入少阳，或于机体直接形成伏邪，因性属湿热，湿性黏滞，正邪交争日久于胁下肝区形成癌肿。又因湿为阴邪，阻遏阳气，手少阳三焦是水火气机之通道，阳气被阻，便形成了小柴胡汤证。

张俊英报道小柴胡汤可以预防、治疗肝癌，还可治疗相应的黄疸、腹水以及癌性发热等并发症。于绍华报道小柴胡汤治能够改善肝癌患者的生活质量。另有肝癌患者经肝动脉化学治疗栓塞术后，出现栓塞术后综合征，表现为发热、肝区疼痛、呕吐、便秘等症状，此属少阳阳明合病的大柴胡汤证。乔喜婷等、李永伟等用加味大柴胡汤治疗该病，取得较好的疗效。

4. 太阴病证："太阴之为病，腹满而吐，食不下，自利益甚，时腹满自痛"。太阴湿土，主运化，太阴证多为运化功能失职。机体正气不足，邪经三阳，而入太阴，或直中太阴，损及脾阳，出现脾虚泄泻。而腹泻也是早期肝癌最常见症状之一。此时大部分患者因癌瘤已成，且多合并见小柴胡汤八证，八纲辨证可归纳为肝郁脾虚证。大量临床研究表明该证型患者肝功能较好，预后也相对较好，均提示该证型为早期肝癌的主要证型。

太阴证代表方剂为四逆汤，部分体外细胞实验也证明四逆汤可以抑制肝癌细胞增殖，诱导其凋亡。而部分患者，如阳气进一步被损，则可见以"身目发黄、色泽晦滞、纳差脘闷、神疲乏力、畏寒肢冷"为表现的寒湿发黄。"伤寒发汗已，身目为黄，所以然者，以寒湿在里，不解故也。以为不可下也，于寒湿中求之"，此属太阴。

5. 再入阳明病证：由乙肝病毒感染发展到肝癌时间较长，部分患者正气可有一定的恢复，邪毒则进一步入侵机体，故此临床上可见在少阳证和太阴证之后，出现正邪再次激烈交争，因乙肝病毒为湿热之邪，故出现湿热相搏，常表现为阳明湿热发黄的黄疸，或者出现白虎汤证，少部分患者甚至可出现热迫血行的消化道出血。以八纲辨证来看，属湿热蕴结型，此证型多于中晚期肝癌常见，其预后较肝肾阴虚型要好。

6. 少阴病证："少阴之为病，脉微细，但欲寐也"。少阴属心肾两脏，心主血，属火；肾藏精，主水。阳气衰微，无力鼓动血行则脉微；阴血虚少，脉道不充则脉细，脉微细实指气血两虚。肝癌患者经过了少阳、太阴、阳明经的长时间正邪交争，导致机体大量气血亏耗，或者患者本身体质较弱，出现气血两虚，到少阴证时已属于该病的终末期。

据患者体质的不同，少阴证大体可分为少阴寒化证和少阴热化证，乙肝病毒属湿热之邪，故往往少阴热化证常见。肝脏为其本脏，主藏血，而少阴热化证营阴不足，则可兼见肝阴虚所致的阳亢表现，此即多数学者所认为的肝肾阴虚证，预后较其他证型都差，此证型属六经中少阴厥阴合病。另外，晚期肝癌常会伴有腹水，阴虚水热互结所致的猪苓汤证为肝癌少阴热化证中的常见证型，临床用猪苓汤治疗肝癌腹水会有一定的疗效。"少阴病，脉沉者，急温之，宜四逆汤"，此少阴寒化治则，"急"说明阳气不足较太阴证严重。在肝癌晚期患者中，素体阳虚或有寒邪，病邪由太阴入里为少阴寒化证，或者部分少阴热化证随正气逐渐消耗，出现少阴寒化证。临床可见肝癌晚期低蛋白血症致周身浮肿或癌性腹水，此即机体阳气严重不足，损及肾阳致水气泛溢，为真武汤证。辨证治疗后可取得较好疗效。

少阴证"脉细微，但欲寐"，类似于肝癌终末期的肝性脑病典型表现；八纲辨证中肝肾阴虚型也是肝癌终末期的证型，此型为少阴证合厥阴证。故从六经辨证角度，可以认为少阴证为肝癌六经辨证的最后阶段。

7. 厥阴病证: "厥阴之为病,消渴,气上撞心,心中疼热,饥而不欲食,食则吐蛔。下之利不止",厥阴风木为肝,病入厥阴,木火上炎为上热,火不下达肾水而为下寒,故厥阴病机为上热下寒、寒热错杂之证。而肝癌病之本脏在于肝,无论是理论还是临床上,肝癌疾病的各个阶段都可能见到厥阴证。如乌梅丸治疗肝癌癌痛,厥阴阳热内郁所致肝癌癌痛可用四逆散治疗。

张仲景之六经,为百病立法,不专为伤寒一科,伤寒杂病,治无二理,咸归六经之节制,在肝细胞性肝癌整个疾病进程中均可见到六经相关证型,并且随着正邪的变化可能有着一定的传变规律,传变因体质及病邪强弱的不同而不同。以肝炎病毒为其主要发病因素来看,初起部分患者经太阳、阳明而入少阳,部分患者由太阳进入少阳,部分患者则由伏邪直入少阳。大量文献证明少阳证为早期肝癌所常见,故少阳阶段为癌肿初步形成阶段。而后继续发展为太阴证、部分患者再入阳明证,出现发黄,而后进入少阴热化证;而部分阳虚寒湿患者则太阴证后进入少阴寒化证。少阴证为肝癌六经的最后阶段。厥阴经为肝脏本经,故在疾病发展各个阶段均有可能出现。

肝细胞性肝癌的发病从基因角度分析是多基因参与的复杂过程,从疾病角度大都又包含了病毒性肝炎、肝硬化等疾病,在其诊治发展过程中,现代医学存在多个分期评分系统。而传统的八纲辨证也认为肝癌单一证型少见,多为复合证型。所以,以六经辨证完全准确地归纳概括肝癌的疾病发展过程是非常困难的。韩海成等以六经辨证对肝癌的疾病发展过程进行了简单的概括,并指出了其可能存在传变规律,对临床上治疗肝癌过程中各个阶段经方的使用和"既病防变"有着一定的借鉴意义。

351　乳腺癌从六经厥阴辨治

　　乳腺癌是女性常见的恶性肿瘤之一，根据美国癌症协会（ACS）的数据，乳腺癌占全球女性恶性肿瘤发病的 25%。我国每年新发病例数在 23 万左右，且以每年 3%～4% 速度增长。中医学常将乳腺癌称为"乳痞""乳岩""乳石痈"等，历代医家对其病因病机的阐述颇多，脏腑辨证多从肝气郁结论治，经络辨证多归属于厥阴经，六经辨证也将其归为厥阴病。学者李玉潇等系统地从六经厥阴病的角度探讨了乳腺癌的证治方法。

理论渊源

　　1. 经络之厥阴与乳腺癌关系： 经络是运行气血、联系内外的通道，有其规律的循行路线和复杂的联络方式，具有表里经络相合，内外脏腑相络的特点。《灵枢·经脉》中手厥阴心包经的经脉、经别、经筋循行路线均与胸相关："心主，手厥阴心包络之脉，起于胸中……其支者，循胸出胁，下腋三寸，上抵腋下""手心主之正，别下渊腋三寸，入胸中""手心主之筋……其支者，入腋，散胸中，结于贲"。足厥阴肝经的经脉循行描述包括："肝足厥阴之脉，起于大趾丛毛之际……布胁肋，循喉咙之后……与督脉会于巅"。故而在"经络所过，病之所及"的指导原则下，有医家认为胸部乳腺与厥阴经尤其是足厥阴肝经密切相关，且乳腺癌转移的器官也多为手足厥阴经循行所过之处。

　　又因肝主疏泄，肝经之气血流利畅达则排邪有力。如若肝血充足，肝气条畅，则经血充足输注于乳房，气化成乳，气机宣畅，乳汁分泌。《格致余论》曰："厚味所酿，以致厥阴之气不行，故窍不得通而不得生。"故若情志不遂、饮食厚味导致肝经不畅，则肝经有力载邪而无力外达，乳络之邪越积越剧，重则生变，终致乳腺癌变。

　　2. 脏腑之厥阴与乳腺癌关系： 厥阴对应脏腑以肝为主脏，肝脏属木，源于水而能生火，一旦平衡失调，母子同受其扰，则可导致上热下寒，阴阳夹杂。《临证指南医案·肝风》中将此描述为"故肝为风木之脏，因有相火内寄，体阴用阳，其性刚，主动主升，全赖肾水以涵之，血液以濡之"。

　　同时，肝为刚脏，内寄相火。"君火以明，相火以位"，相火辅君火以行其令，随君火以行其身。当相火不足即肝寒时，阳气弱而失其升达，肝气郁则相火亦郁，不能随君火以行其责，积于脏腑内而化热。形成阳虚火郁之寒热错杂，即《伤寒贯珠集》中所曰"积阴之下，必有伏阳"。

　　肝主调畅情志，若情志不遂，肝失条达则肝气郁滞，一方面气滞血结而致血瘀；另一方面木郁侮土，肝郁克脾，脾失健运，气滞津停而致痰凝，痰瘀互结，积于乳络，终成此病。《格致余论》曰："若不得于夫，不得于舅姑，忧怒郁闷，昕夕积累，脾气消阻，肝气横逆，遂成隐核。"《外科正宗》认为乳岩的病机为"忧郁伤肝，思虑伤脾，积想在心，所愿不得者，致经络痞涩，聚积成核"。《青囊秘诀》曰"乳岩乃性情每多疑忌……失于调理，忿怒所酿，忧郁所积……以致厥阴之气不行"。都说明在乳腺癌的发病过程中，情志不遂是重要诱因。

　　3. 六经之厥阴与乳腺癌关系： 乳腺癌为多种病因混杂，发展至后期，往往病情已较为危重，病变较为复杂，可表现为寒热错杂、厥热胜复、阴尽阳生，既处于阴阳即将离绝的危重之境，又存在阴极转阳的向愈之机。这些症状特点与《伤寒论》厥阴病有许多相似之处。厥阴从阴阳论，属两阴交尽，一阳初生，属阴属寒，从六气论，《素问·六微旨大论》称"厥阴之上，风气治之，中见少阳"，厥阴从中而化，故从少阳相火而化热，又属阳属热，病至厥阴，阴尽而阳生，若阴阳气转接不畅，则阴阳往复，阳进阴退则热生，阴进阳退则寒长，阴阳胶着则成寒热错杂之势。另有一种情况，则是阴阳因不能协调而各趋两极，"阳并于上则上热，阴并于下则下寒"。同时尤在泾曰"馁弱之阳伏而不布，必郁而化热"，即阴寒盛而阳气衰的同时，必有虚阳伏郁于内，久而化火，亦是寒热错杂的原因之一。

验案举隅

案 1. 患者，女，38 岁。2019 年 9 月 21 日初诊。左乳腺癌术后化学治疗后 2 年。患者于 2 年前体检时发现左乳房肿物，伴局部皮肤橘皮样改变，当地医院彩超检查：左乳实性结节（BI-RADS 4c 类）。2017 年 4 月 21 日行左乳腺癌改良根治术，术后病理检查：左乳浸润性导管癌，乳头、基底未见癌，淋巴结未见转移。免疫组化检查：雌激素受体（ER）（－），孕激素受体（PR）（－），血管内皮细胞生长因子受体（VEGFR）（－），E-钙蛋白（＋），Ki-67（20％＋）。术后接受 AC-T 方案化学治疗 8 周期，期间出现胃肠道反应及骨髓抑制，对症治疗后好转。近半个月患者自觉情绪消极易怒，遂来诊。自诉平素情绪不稳，易怒易郁，胸闷喜叹息，胸胁胀满，烦躁时尤甚，纳谷不馨，食少嗳气，大便不调，时干时稀，眠差多梦，乏力心烦，月经先期。舌边尖红、苔薄黄，脉弦细。西医诊断为乳腺癌；中医诊断为乳岩，证属脾虚肝郁，厥阴气滞。治以疏肝健脾，调畅气机。方以四逆散合六君子汤加减。

处方：柴胡 15 g，炒枳壳 15 g，白芍 12 g，太子参 15 g，炒白术 15 g，清半夏 10 g，茯苓 15 g，郁金 10 g，香附 10 g，青皮 10 g，牡丹皮 6 g，栀子 9 g，山慈菇 30 g，重楼 30 g，薏苡仁 30 g，浙贝母 30 g，地龙 6 g，炙甘草 6 g。14 剂。每日 1 剂，水煎分早、晚各服 1 次。

二诊（2019 年 10 月 17 日）：患者自诉情绪较前稳定，饮食、二便较前好转，唯睡眠仍不佳，乏力仍在。舌淡红略胖，苔薄白，脉细。辨证为脾气虚损，遂在原方基础上去郁金、香附、青皮等疏肝之品，太子参改为党参 15 g，另加黄芪 20 g、陈皮 15 g、砂仁 10 g 增强全方益气健脾之力，同时加用安神之品，使夜间神魂潜入阴分而眠安，加柏子仁 15 g，首乌藤 15 g，合欢皮 15 g。14 剂，煎服法同前。嘱患者上午多外出散心，舒畅心情并辅以运动。

三诊（2019 年 10 月 21 日）：患者自诉睡眠较前好转，情绪较前稳定，身体较前轻松，嘱其前方可间断服用 1 个月用以巩固。

按：本例患者先天体质偏弱且与情绪关系密切，久病忧思抑郁，气机郁久则蕴内热，肝郁犯脾，加之忧思亦伤脾，致脾土运化无力，痰湿瘀滞内结，无形之气郁与有形之痰瘀互为因果，结于乳络，发为乳岩。临床表现符合肝气郁结的证候特点，且化学治疗后脾阳虚损，故将治疗重点放在疏肝扶脾，疏调厥阴肝木气机、扶助太阴脾土运化。方药以四逆散为主，四逆散在《伤寒论》中虽归属于少阴病篇，但治法从肝论，为气机疏泄之主，后世疏肝诸方如逍遥散、柴胡疏肝散，皆从本方化裁而来，"师其法而不泥其方"。一诊柴胡入肝经，理气升散，郁金、香附助柴胡疏肝，引药归经，且能解郁散结；枳壳行气除痞，伍青皮加强行气之力；白术、太子参、炙甘草健脾益气，先安未受邪之地；半夏、茯苓化痰利湿；气郁而化火，心烦眠差、舌边尖红、苔薄黄为虚火内扰的表现，故加牡丹皮、栀子清泄肝火。山慈菇、重楼、薏苡仁、浙贝母、地龙为肿瘤常用药组。再诊时脾虚症状为主，脾虚血弱，神不得养，故失眠仍在，故上方减少疏肝力度，去郁金、香附、青皮，加陈皮、砂仁以增强健脾功效，柏子仁、首乌藤、合欢皮健脾养血，安神养心。全方共奏调畅肝木，扶助脾土之功。

案 2. 患者，女，39 岁。2019 年 10 月 16 日初诊。左乳腺癌术后、化学治疗后、放射治疗后，内分泌治疗中。患者于 2018 年 10 月 20 日，因左乳肿块伴乳头溢液在某医院行左乳腺癌改良根治术，术后病理：（左）乳腺浸润性导管癌Ⅲ级，左腋窝淋巴结（3/16），免疫组化检查：ER（90％），PR（80％），人表皮生长因子受体-2（Her-2）（－），表皮生长因子受体（EGFR）（＋），P53（5％），Ki-67（10％）。术后接受 6 周期的 TAC 方案化学治疗，放射治疗 2 周期后因不耐受而停止，现规律口服他莫昔芬。2 个月前发现左侧腋下淋巴结肿大，病理检查显示增生活跃。平素心烦易怒，神疲乏力，面色暗黄，胃脘心口处憋闷不舒，烧灼感，牵引两肋处胀满疼痛，口干渴，喜热饮，食后呃逆，气上冲胸，旋即呕吐，下腹觉凉，经期迟而量少色淡，伴腹痛，畏寒，手足冷，纳食一般，夜寐不安，大便质溏。舌暗红，苔薄黄，脉沉细弦。西医诊断为乳腺癌；中医诊断为乳岩，证属寒热错杂，虚实相兼。治以寒热并治，平调阴阳。方以乌梅丸加减。

处方：乌梅 18 g，黄连 10 g，干姜 6 g，黄柏 6 g，桂枝 3 g，细辛 3 g，黄芩 6 g，川楝子 10 g，柴胡 10 g，青皮 10 g，太子参 10 g，当归 10 g，麦冬 10 g，大枣 5 枚，炙甘草 6 g。14 剂。每日 1 剂，水煎分早、晚各服 1 次。

二诊（2019 年 10 月 23 日）：患者自诉服药后整体觉舒，胃脘症状觉轻，手足膝冷尤在，夜眠较安。舌暗红，苔薄白，脉沉弦。辨证为上热下寒，寒热错杂，治以寒热平调以热为主，遂以乌梅丸合当归四逆散加减。

处方：乌梅 18 g，黄连 10 g，黄芩 6 g，干姜 6 g，肉桂 6 g，细辛 6 g，川芎 10 g，牛膝 10 g，柴胡 10 g，青皮 10 g，太子参 10 g，茯苓 10 g，当归 10 g，白芍 10 g，麦冬 10 g，厚朴 6 g，大枣 5 枚，炙甘草 6 g。14 剂，煎服法同前。三诊（2019 年 10 月 30 日）：患者自诉服药后好转，上热下寒感减轻，饭后偶有气上冲感，夜眠安，大便成形。嘱其间断服药，不适时门诊就医。

按：此患者经过手术、化学治疗后、放射治疗后正气受损，气血亏虚。内分泌治疗亦有扰乱脏腑阴阳平衡之弊。阴阳气不相顺接则见寒热错杂。乌梅丸为《伤寒论》厥阴篇主方，后世医家因其药含辛温、苦寒、酸敛，故将其扩大临证范围，治一切寒热错杂之证，尤以厥阴证之上热下寒疗效最为显著。方中乌梅酸收敛肝，"厥阴之邪，以酸泻之"，故用之急泻厥阴；黄连、黄柏苦寒，清其上焦郁热，干姜、桂枝、细辛辛温补阳，通其下焦寒滞，原方中另有附子、川椒，去之以防过于燥热。加用黄芩、川楝子以透散郁热，柴胡、青皮引药归经，太子参、当归、麦冬扶正补虚，大枣、甘草调和诸药，各行其效，并顾护胃气，以防寒热药性损伤脾胃。全方太子参、甘草、大枣合诸辛药以辛甘化阳，合乌梅酸甘化阴，平调寒热阴阳；黄连、黄柏泄实通滞，共涤虚实。二诊时因寒证为主，且伴四肢厥逆，故在原方基础上加用当归四逆散，略减寒药比例，桂枝换肉桂，配干姜以增强温下之力，加牛膝助药力下行，全方寒热平调，共奏温肝阳、解肝郁之效。

乳腺癌的形成，不外乎阴阳气不相顺接，气机郁滞不畅，多种因素复合交杂，导致经络瘀阻，脏腑功能受限，气血痰瘀结于乳络，形成乳岩。有学者从开阖枢理论探讨了厥阴的气化运动规律，认为厥阴气化特征偏于阴，且与气机及情志的调控密切相关。

352　乳腺癌相关抑郁症从六经辨治

　　乳腺癌是困扰我国女性的第一大恶性肿瘤。近年来，随着生活工作压力加大，女性乳腺癌发病率逐年升高，且呈日渐年轻化趋势。此类人群极易产生紧张、焦虑、悲观等负面情绪，尤其患病后担心肿瘤恶化，或癌症手术后乳房缺失、患侧上肢水肿，或化学治疗后引起脱发、容颜衰老等身体形象改变，继而伴随产生的精神障碍如抑郁症，严重影响着患者的身心健康、生活质量和正常工作。有国内外研究数据表明，乳腺癌患者并发抑郁症的风险较高，为 10%～63.5%，其患病率明显高于健康人群。作为全身性疾病，乳腺癌相关抑郁症患者病情颇为复杂，往往累及多个脏腑、经络，具有表里相兼、寒热错杂、虚实夹杂的病理特征。虽不属于外感病，但在其发生发展的过程中可出现六经相应的证候。有研究显示，在乳腺癌相关抑郁症干预过程中，通过合理的中医辨证治疗，可针对性地对患者实施个体化干预，可有效降低抑郁症发生率。尤其从肝论治乳腺癌已有一定理论基础，在临床得到广泛应用。学者李菁等从整体观念出发，运用《伤寒论》六经辨证方法，对乳腺癌相关抑郁症进行了讨论，以丰富临床辨证思路，提高临床治疗水平。

乳腺癌相关抑郁症

　　仲景之《伤寒论》，首辨病，再辨证。古往今来，各位医家基于遵循疾病的自然发展规律，对六经辨证实质的综合认识各有千秋。六经辨证是在探讨外感热病发生发展的不同阶段，气、血、津液和脏腑经络功能失常所表现出的不同病理现象。尤其是对疾病发生发展过程中的症状进行分析、归纳，以此判断疾病处于何种病理阶段、证候的性质与特点以及疾病转归的趋向，从而深刻阐述疾病的内涵和发生发展的演变规律，最终来决定疾病治疗的原则。

　　《外科正宗》记载乳岩与郁证的关系，"乳岩忧思郁结，肝脾气逆，以致经络阻塞，结积成核"。仲景虽未提出"郁"相关理论学说，但与现代中医有类似认识，认为凡是外感六淫、内伤七情、饮食不节、劳逸过度等均可导致气、血、津液运行受阻，脏腑功能失调而体现不同程度的"郁"。而乳腺癌相关抑郁症皆散见于六经之中。当患者确诊为乳腺癌后，容易表现为焦虑、抑郁、急躁、怀疑等情绪障碍，归属中医学"郁证"范畴。故其在六经辨证中极为重视情志因素对人体发病的影响，并以此为基础开创了各类治郁大法。

分经论治

　　六经与"郁"病密切相关。太阳经主肌表，统摄营卫，风寒外邪侵袭，多以太阳而入，故人之表阳被遏，营卫升降失和，肺失宣发肃降，则寒邪郁遏表阳。阳明病或为寒邪入里，郁而化热，气血郁滞，或由太阳、少阳之邪不解，传入阳明，皆与郁有关。少阳病多为半表半里、寒热往来之证。肝胆互为表里，胆经和肝经关系密切，肝胆相照则心平气和，而肝郁气滞则疏泄不利，胆汁生成运行受阻，同时胆决断失司，无力助肝之疏泄以调畅情志，继而诱发郁证。少阴病枢机不利，疏泄失常，阳气郁遏在里，不能温煦四肢，郁结甚者可出现阴阳格拒不通之证。厥阴病属阴证末期，病邪直中或少阴传入，或失治误治，邪气内陷，累及肝和心包。病入厥阴，实质为寒热错杂。肝失疏泄，肝火上逆，无以温肾水，则形成上热下寒。

1. 重视太阳经，培养正气：叶金竹等指出，注重培养正气，提高机体的免疫力，可有效防治乳腺癌相关抑郁症。太阳主表，统摄营卫，乳腺癌病变部位在皮部，病位当属太阳。人体正气亏虚，加之外感六淫，阴阳脏腑失调被认为是乳腺癌发病的基础。凡外邪入侵，病邪初起，必由太阳，故乳腺癌相关抑郁症的预防应重视太阳经。乳腺癌相关抑郁症患者内分泌治疗期间，体内激素水平下降，常可伴随头项强痛、汗出发热、兴趣低落、口干潮热、虚烦难眠等情绪抑制症状。辨证属气血不足，营卫失和者，属太阳病范畴。临床可选用桂枝汤治疗以解肌和营卫，使阴平阳秘，益气安神。而仲景名方柴胡桂枝汤也被证实可抗焦虑抑郁情绪，改善乳腺癌患者郁病证候，提高生活质量。

若太阳表邪不解，循经入腑，影响膀胱气化功能，水蓄下焦可导致太阳蓄水证。邪气内入膀胱，致水停气结，小便不利。这一病机与乳腺癌合并肝转移，或者肝功能损害而出现的腹腔积液证的病机颇为相似。乳腺癌相关抑郁症患者在出现腹水证时，症见恶风发热、消渴、小便不利、脉浮、心烦抑郁、不得入眠，可选用五苓散主之。临床上，黄煌运用五苓散主方治疗癌性腹腔积液取得良效，患者诸症得以缓解，心情愉悦。

2. 明辨阳明经，调畅气机：阳明归属胃与大肠经，故阳明病和胃、大肠的正常传导功能密切相关。阳明病以里实热证为主，其提纲为"阳明之为病，胃家实是也"（《伤寒论》）。其中"实"为邪气盛实，故阳明病以热实为特征，又有热证、实证之分。癌性发热见于乳腺癌相关抑郁症患者，此时素体尚正气旺盛，虽感外界邪气侵袭，正邪相争但能抗邪于阳明，或者部分患者太阳表证尚未解，而邪已入阳明，无形邪热弥漫全身，以身大热、汗大出、恶热、脉洪大为四大主症，可运用白虎汤以清热生津。谢立芳在临床上使用白虎汤加减治疗温度较高的癌性发热，获得较好的疗效。乳腺癌相关抑郁症患者腹满、便秘、烦躁不得眠、苔黄、脉滑有力属实证时，亦归属于阳明病。与其相关的阳明病方证有大承气汤证、调胃承气汤证、白虎加人参汤证等。

《伤寒论》第199条曰："阳明病，无汗，小便不利，心中懊侬者，身必发黄。"阳明湿热证的主症是周身发黄，类似于乳腺癌相关抑郁症患者伴肝转移时出现的黄疸症。《伤寒论》里"观其脉证，随证治之"的理念，跟现代医疗强调的肿瘤个体化治疗有类似之处，即"因人制宜"，根据患者的实际情况，采取具有针对性的治疗方法。临床肝转移癌的发展迅速，病势凶险，易堵塞胆管，影响胆汁正常排泄，反溢肌表，表现为皮肤及目睛发黄。此时机体正气充盈，或素体为阳明湿热之象。而湿热郁蒸于内，缠绵而不得泄，使三焦气化失司，气机阻滞则见心中烦郁。湿热瘀于里，症见头汗出而无身汗、小便不利且渴欲饮水者，故必发黄，治疗上可选茵陈蒿汤。方中茵陈蒿除湿解热，与栀子协力以清上祛黄除烦，伍以涤下通便的大黄，使湿热自去。若证属无形邪热，郁扰胸膈，宣发不能，可兼见胸痛、心烦腹满等，宜清火开郁，宣畅气机，方选栀子豉汤；腹满者，宜栀子厚朴汤治疗；呕者，栀子生姜豉汤治之。

3. 和解少阳，疏肝解郁：少阳包括手少阳三焦、足少阳胆两经，故少阳之气是三焦气化与胆经气机的具体表现。明代徐春甫较早指出情志因素与郁证的发生有关。少阳与情志的调节关系密切，肝为风木之脏，体阴而用阳，肝主疏泄功能亦能调畅情志。若乳腺癌患者气机郁滞，则肝木失调达，常可出现头晕目眩、口苦咽干、胸胁胀痛，可因情志变化增减。仲景宗"木郁达之"之旨，以小柴胡汤诊治少阳郁证以开郁调气，通利升降。除少阳病提纲证所述之外，凡寒热往来、胸胁苦满，尤其出现嘿嘿不欲饮食、心烦喜呕等典型的抑郁症状，皆可用仲景名方小柴胡汤来和解少阳、调达枢机，并治疗乳腺癌伴发的抑郁症，改善患者机体免疫功能。乳腺癌患者"虚"字贯穿疾病全程，故提升人体正气，鼓励邪气转出少阳，使病势向愈，则显得尤为重要。此外，少阳病本具有小柴胡汤证，若郁证加剧，肝胃不和，气机失常，胃气上逆可见呕不止、心下急、胃脘及胁胀痛、郁郁微烦，兼见大便秘结、脉弦有力、舌苔黄腻等症时，可选用大柴胡汤主之。若兼见小便不利、大便溏泻、腹胀、口渴心烦，或胁痛及背、手指发麻、脉弦而缓、舌淡苔白等，可用柴胡桂枝干姜汤治之。若症为郁郁寡欢、夜寐欠安，甚者可有神昏谵语，可用柴胡加龙骨牡蛎汤加减辨治。

4. 运化太阴，情志得安：足太阴脾经与胃经相表里，而脾胃乃后天之本，气血生化之源。而中药四气是以药物作用于机体所发生的反应为依据，以病证寒热为基准，侧面体现药物对人体阴阳盛衰、寒热变化的影响。李娜等通过对比肿瘤患者化学治疗前后中医证型的变化，研究、判断化疗药物的四气属性，进而推测顺铂类药的四气属性为寒凉。乳腺癌患者反复多次化学治疗后，尤其使用以铂类为主的抗癌药物，常表现为脘腹饱胀、食欲减退、恶心呕吐、自利不渴、手足不温、倦怠少气，甚至心情低落、闭经，随后发展成为抑郁状态，并影响性激素水平的变化。由此可见，与太阴病证表现相符，而太阴病本为脾胃虚寒证，舌质淡、苔白，主方可用理中汤治之。

太阴病兼变证的临床处方也灵活多变。若乳腺癌患者出现情绪低落合并腹满而吐、食不下、自利益甚、时腹自痛等症状时，宜用小建中汤温中健脾，调气和血。足太阴脾主水液运化，手太阴肺主通调水道，若脾肺失司，水液运化输布失常，气滞痰凝，湿浊内生，治宜半夏厚朴汤合桔梗汤理气解郁，化痰散结。若心肺阴虚、失眠、精神失常、咽喉不利、口干渴、痰黏、舌红、苔少、脉细数、饮食无味，用麦门冬汤合百合知母汤。若脾虚气滞、腹胀食少、得食胀甚、便溏、舌质淡、苔白厚、脉虚，用厚朴生姜半夏甘草人参汤。化热则可用小陷胸汤，临床灵活加减应用。

5. 补益肾精，水火既济：少阴，包括心肾水火二脏。心肾相交，水火既济，则人体阴阳处于动态平衡。病至少阴，大多病情危重，心肾阴阳气血俱衰，病理特征表现为全身性虚衰。少阴病以"脉微细，但欲寐"为提纲，微为阳微，细为阴细，但欲寐为精神差，嗜少阴热化证，症见月经紊乱、头目晕眩、烘热汗出、五心烦热、心烦不得眠、腰膝酸软、舌红少苔、脉细数等阴虚内热表现。同样少阴病可从寒化。乳腺癌患者晚期，素体阳气虚衰，阴寒内盛，症见无热恶寒、神倦而卧、呕吐下利、脉微细、但欲寐时，可考虑用四逆汤类方。吴雄志教授认为，乳腺癌病位在太阳，而病机在少阴，并且是少阴寒化，即太少两感证，辨乳腺癌是少阴病的形质性疾病，用阳和汤治疗。窦建卫等通过实验证明，阳和汤可明显下调裸鼠荷人乳腺癌组织 CD90 表达，并抑制人乳腺癌细胞的增殖，从而控制乳腺癌的进展。

"郁者心病也"，各经均可影响少阴心经，从而出现情志问题，导致患者依从性差，影响疾病治疗，故诸郁可从心论治。如伴有腹痛、小便不利、四肢沉重疼痛、自下利者，或咳，或呕，或小便利，或下利等可选用真武汤。该方临床应用广泛，凡心肾阳虚，水湿泛溢等病证均可使用。尤其对于治疗乳腺癌晚期，合并多浆膜腔积液有一定临床疗效，减轻周身水肿、疲倦乏力、呼吸困难等症状，一定程度上改善患者精神状态，提高生活质量。若心气不足、精神恍惚、志乱神迷、喜悲善哭、体倦乏力、舌质淡、脉虚细，治以益气补中，养心安神，甘麦大枣汤合百合地黄汤主之。

6. 理气化痰，疏肝通络：厥阴包括肝与心包二经，而厥阴病是六经病证的末经病证。乳腺癌发展至厥阴病阶段，此时往往病情已较为危重，病变较为复杂，可表现为上热下寒、寒热错杂、厥热胜复、阴尽阳生，既有阴阳离绝的危重证候，又有阴证转阳的向愈之机。《伤寒论》第 326 条曰："厥阴之为病……气上撞心。"其中"气上撞心"即为厥阴病的情志症状。此为乌梅丸证，但不局限于杀虫之用。临床上乌梅丸专治厥阴肝经寒热错杂诸证，故乳腺癌相关抑郁症患者在出现上热下寒的寒热错杂证候时，可选用此方以滋阴泄热。冯建军等认为，化疗合加减乌梅丸可改善晚期乳腺癌生活质量，提高患者依从性，有望稳定病情，提高远期生存。

研究表明，长期使用化疗药物可致使机体气血亏虚、阳气受损，加之经脉受寒，寒邪凝滞，血行受阻，营血不能充盈血脉，故阳气不能达于四肢末端，符合当归四逆汤的病机，乳腺癌患者使用卡培他滨、紫杉醇等化疗药物后出现四肢末端冷痛、麻木，治以温经散寒，养血通脉。若伴有呕吐等不良反应，可用当归四逆汤加吴茱萸生姜汤加减。《伤寒论》第 331 条曰："伤寒先厥，复发热而利者，必自止，见厥复利。"此为厥热胜复之象，乃正邪相争，阴阳消长所致。故在乳腺癌相关抑郁症厥阴病阶段，应密切观察患者，注意阳气的来复，使厥冷自消。

四逆散是治疗肝胃气滞的基本方剂，乳腺癌相关抑郁症患者，凡属肝胃（脾）气滞的证候，尤其随情绪波动而变化，多为肝木不舒，横逆犯胃，即可用本方化裁主治。如患者胸胁胀满、喜嗳气叹息、舌质淡红、苔薄白、脉弦，可选用四逆散合半夏厚朴汤以疏肝理气，调畅气机。若肝郁化火化热，治宜清肝泻热，宣郁疏肝，合栀子豉汤，或白头翁汤。若肝郁日久，气滞血瘀，可选用桂枝茯苓丸。

乳腺癌和抑郁症均与情志因素密切相关，二者相互影响，互为因果关系。故乳腺癌相关抑郁症是一种极其复杂的身心疾病，治疗棘手。从六经辨证角度入手论治乳腺癌相关抑郁症，具有其他辨证方法不具备的特点，进一步体现中西医结合防治恶性肿瘤的优势。本文着眼从六经辨证角度出发，分别论述了太阳、阳明、少阳、太阴、厥阴、少阴六经与乳腺癌相关抑郁症之间的关系，从发病机制与临床表现、治疗原则及预后分析各个方面探讨乳腺癌相关抑郁症。从六经辨治乳腺癌相关抑郁症，主要归属于少阳、太阴、厥阴、少阴病，且在太阳与阳明病中也有涉及，故恰当运用六经辨证方法，可指导乳腺癌相关抑郁症的预防和诊断，以达到精准治疗的目的。

参考文献

[1] 万晓刚. 六经概念源流考 [J]. 湖北中医学院学报，2001，3（1）：5-7.

[2] 路玫，曹大明. 六经命名本源探析 [J]. 辽宁中医杂志，2013，40（4）：693-695.

[3] 梁华龙，田瑞曼.《伤寒论》六经及六经辨证来源 [J]. 河南中医学院学报，2003，18（1）：7-9.

[4] 梁启军. 六经的解剖基础 [J]. 甘肃中医，2009，22（3）：1-2.

[5] 李浩澎. 试论《伤寒论》六经的生理基础 [J]. 河南中医，1983（2）：5-7.

[6] 雒晓东. 试论《伤寒论》六经生理 [J]. 国医论坛，2006，21（3）：1-4.

[7] 黄飞. 论《伤寒论》之六经源宗《黄帝内经》《难经》[J]. 世界中西医结合杂志，2019，14（2）：161-165.

[8] 潘龙康，钱屠萧萧，潘鹏康，等.《伤寒论》与《黄帝内经》六经之辨 [J]. 中国中医基础医学杂志，2021，27
     （7）：1056-1058.

[9] 赵进喜.《伤寒论》"六经钤百病"探识 [J]. 中医药学刊，2005，23（2）：210-212.

[10] 姜元安，张清苓.《伤寒论》"六经"之名实 [J]. 环球中医药，2012，5（12）：932-935.

[11] 柴瑞震，陈业兴.《伤寒论》"三阴三阳六病"的内涵及辨证探讨 [J]. 河南中医，2012，32（4）：397-399.

[12] 王庆国，李宇航，王震.《伤寒论》六经研究41说 [J]. 北京中医药大学学报，1997，20（4）：23-29.

[13] 黄飞，闫晓光.《伤寒论》六经本质要素十论 [J]. 陕西中医，2018，39（12）：1806-1810.

[14] 时振声.《伤寒论》的六经与六经病 [J]. 河南中医，1981（4）：1-5.

[15] 梁华龙. 六经层次学说的提出与内涵 [J]. 河南中医，1999，19（1）：6-7.

[16] 杨茹芸，姚鹏宇.《伤寒论》"六经气化"说探析 [J]. 陕西中医药大学学报，2017，40（3）：82-84.

[17] 刘辰昊，刘毅. 从真气流行论郑钦安"六经仍是一经"[J]. 中华中医药杂志，2021，36（11）：6385-6388.

[18] 姚海强，赵伟鹏，马垒，等.《伤寒论》气化学说当代研究 [J]. 吉林中医药，2011，31（9）：830-832.

[19] 黄德彬，张沁园. 从《黄帝内经》气化理论探析伤寒六经实质与传经 [J]. 山东中医药大学学报，2021，45（2）：
     164-166.

[20] 梁华龙. 六经气机升降学说原委 [J]. 河南中医，1998，18（3）：132-134.

[21] 张磊. 六经标本中气理论浅析 [J]. 广州中医药大学学报，2010，27（5）：531-533.

[22] 孔维红，王画，姜莉云. 从"少阴枢""少阳枢"理论解析阴阳之圆运动 [J]. 长春中医药大学学报，2020，36
     （4）：616-618.

[23] 陈明. 六经"开、阖、枢"解读 [J]. 北京中医药大学学报，2021，44（9）：789-794.

[24] 梁华龙. 六经开、阖、枢学说的渊源及应用 [J]. 河南中医，1998，18（2）：5-6.

[25] 王雷. 伤寒"或然症"对阴阳"开阖枢"的启示 [J]. 中医学报，2019，34（1）：43-45.

[26] 马坤，庞晓晨，张涛，等. 管窥少阴为开阖枢中阴枢之所在 [J]. 中华中医药杂志，2021，36（8）：4491-4493.

[27] 周世雄，雒晓东. 论开阖枢理论在《伤寒论》六经气化学说中的作用 [J]. 中国中医基础医学杂志，2019，25
     （11）：1496-1498.

[28] 刘南阳，李振华，史彬，等. 合病、并病研究述要 [J]. 中国中医基础医学杂志，2019，25（11）：1490-1492.

[29] 徐培平，符林春. 伤寒六经营卫观 [J]. 安徽中医学院学报，2000，19（6）：7-9.

[30] 孟宏伟. 六经血气多少学说及临床运用 [J]. 医学研究与教育，2021，38（3）：41-43.

[31] 魏秀楠，王帅，迟莉丽. "六经为川，肠胃为海"内涵探析 [J]. 山东中医药大学学报，2022，46（1）：39-43.

[32] 刘春香，张国骏.《伤寒论》六经之常在水液代谢中作用初探 [J]. 山东中医杂志，2014，33 (5)：339－341.

[33] 李吉武，陈文辉孟，立锋，等. 基于阴阳气化从升降角度析识六经病证治 [J]. 北京中医药大学学报，2020，43 (1)：12－16.

[34] 唐农. 从人体阴阳本体结构谈谈对《伤寒论》六经实质的认识 [J]. 湖南中医药大学学报，2018，38 (1)：7－9.

[35] 李磊. 三阴三阳学说文化哲学探源 [J]. 南京中医药大学学报（社会科学版），2006，7 (2)：74－77.

[36] 王文蔚，王用书，贾成祥，等.《伤寒论》三阴三阳的本质 [J]. 中华中医药杂志，2018，33 (6)：2547－2550.

[37] 张洪钧.《伤寒论》三阴三阳的物质基础 [J]. 北京中医药大学学报，2000，23 (1)：9－11.

[38] 赵京伟，朱珍.《伤寒论》六经学说与《内经》三阴三阳理论关系的探讨 [J]. 浙江中医杂志，2004，39 (5)：185－186.

[39] 彭慧婷，陈梓越，李奕诗，等. 从三阴三阳之象看《伤寒论》之六经 [J]. 中华中医药杂志，2018，33 (8)：3249－3251.

[40] 鲍艳举，孙婷婷，吕文良，等. 从《伤寒论》三阴三阳位序看六经实质及经方发展史 [J]. 中华中医药杂志，2011，26 (9)：1924－1926.

[41] 苏庆民. 一分为三与三阴三阳 [J]. 中国中医基础医学杂志，2010，16 (6)：447－449.

[42] 田合禄.《伤寒论》两套三阴三阳体系探析 [J]. 浙江中医药大学学报，2016，40 (7)：507－509.

[43] 赵进喜，贾海忠，冯淬灵，等. 传承仲景理法，当明六经实质；融汇各家学说，综论三阴三阳 [J]. 环球中医药，2018，11 (8)：1264－1266.

[44] 邱晶晶，张卫.《伤寒论》三部定位探析 [J]. 亚太传统医药，2019，15 (8)：199－200.

[45] 杨玉英. 从生化坐标系看伤寒六经实质 [J]. 山东中医学院学报，1990，14 (6)：19－21.

[46] 廖云龙. 从模糊理论看六经辨证 [J]. 广州中医学院学报，1990，7 (1)：1－3.

[47] 廖子君. 从现代系统论看《伤寒论》六经体系 [J]. 国医论坛，1992，7 (3)：1－4.

[48] 王琦. 六经非经论 [J]. 中医杂志，1983 (6)：4－7.

[49] 王琦. 提纲非"纲"论 [J]. 吉林中医药，1983 (2)：40－42.

[50] 李宇铭. 论《伤寒论》"之为病"条文的意义 [J]. 环球中医药，2011，4 (5)：360－362.

[51] 王琦. 无分"经""腑"论 [J]. 云南中医杂志，1985 (3)：10－12.

[52] 梁华龙，郭芳. 六经形成三段论 [J]. 贵阳中医学院学报，1990 (2)：15－17.

[53] 朱昌荣. 六经新释 [J]. 光明中医，2011，26 (8)：1534－1536.

[54] 李敏，荆鲁. 从《伤寒来苏集》初窥柯韵伯六经新论 [J]. 环球中医药，2019，12 (11)：1667－1669.

[55] 张再良，杨文喆. 关于六经中合病与并病 [J]. 国医论坛，2008，23 (4)：1－4.

[56] 杨金亮，季然，齐文升.《伤寒论》六经实质与六经病 [J]. 中医学报，2019，34 (1)：35－38.

[57] 张涛，毕虹博，张国骏. "六经实质"的诠释学思考 [J]. 江苏中医药，2013，45 (8)：7－8.

[58] 肖建喜，许越，曹越，等. 从概念隐喻角度解析《伤寒论》六经本义 [J]. 新中医，2019，51 (3)：52－83.

[59] 王国栋. 六经是由抽象到具体的识证桥梁 [J]. 浙江中医杂志，2003，38 (12)：507－509.

[60] 王军，吴彬，权晓玲.《伤寒论》六经体系与《黄帝内经》十二经脉体系的关系刍议 [J]. 中华中医药杂志，2018，33 (3)：926－928.

[61] 朱旺旺，张保伟. 从经络方面浅析六经传变理论 [J]. 中华中医药杂志，2018，33 (7)：2757－2759.

[62] 张继烈，鞠鲤亦. 用动态观点读《伤寒论》：兼谈六经传变 [J]. 中国中医药现代远程教育，2014，12 (8)：13－19.

[63] 刘文平，王庆其. 六经体用模型的构建及其意义 [J]. 中医杂志，2018，59 (7)：541－545.

[64] 张再良. 伤寒、六经与方证 [J]. 上海中医药杂志，2019，53 (5)：10－13.

[65] 叶光明，鞠春英. 试述柯琴先生的六经纵横论 [J]. 黑龙江中医药，2001 (1)：2－4.

[66] 王东琪，梁尚华. 河间学说与仲景思想关系探析 [J]. 中国中医基础医学杂志，2021，27 (6)：895－897.

[67] 李金明，傅文录. 祝味菊对《伤寒论》六经概念的现代认识 [J]. 光明中医，2013，28 (9)：1781－1783.

[68] 刘芳，罗雄. 王一仁之六经汇通析义 [J]. 南京中医药大学学报（社会科学版），2019，20 (4)：241－244.

[69] 李玉国，王军.《伤寒论》六经理论浅析 [J]. 长春中医药大学学报，2019，35 (2)：367－370.

[70] 黄建波. 六经理论是解决中医临床症状规范化的有效途径之一 [J]. 中华中医药学刊，2010，28 (3)：521－523.

[71] 薛公佑，马淑然. "辨证"的实质是对人体系统功能信息关系的描述 [J]. 环球中医药，2020，13 (7)：1173－

1177.

[72] 郭任. 伤寒六经病变本质探究 [J]. 河南中医, 2009, 29 (3): 221-223.

[73] 万晓刚. 《伤寒论》六经病证关系的研究 [J]. 中医函授通讯, 1999, 18 (6): 5-8.

[74] 张再良. 思考《伤寒论》成书的疾病背景 [J]. 上海中医药杂志, 2012, 46 (10): 20-23.

[75] 何赛萍. 论《伤寒论》六经病证的承续性与相对独立性 [J]. 浙江中医杂志, 2014, 49 (8): 547-549.

[76] 祝茜, 赵明君. "从一般到特殊" 思维方法在《伤寒论》中的运用 [J]. 河南中医, 2016, 36 (6): 936-938.

[77] 刘庚鑫, 张沁园. 从 "奇之不去则偶之" 探讨经方组方思路 [J]. 山东中医药大学学报, 2021, 45 (5): 599-603.

[78] 吴昶, 吴邱保. 《伤寒论》六经辨证之我见 [J]. 广州中医药大学学报, 2015, 32 (2): 344-348.

[79] 陈星. 《伤寒论》六经方证及其辨证机理 [J]. 现代中医药, 2019, 39 (3): 20-23.

[80] 张楠. 《伤寒论》六经病特殊证型浅析 [J]. 吉林中医药, 2021, 41 (6): 709-712.

[81] 卢雯湉, 周惠芳. 管窥《伤寒论》六病的时空思维 [J]. 中华中医药杂志, 2021, 36 (7): 3904-3907.

[82] 邹建华, 肖战说, 汪受传. 《伤寒论》六经病向愈时刻初探 [J]. 四川中医, 2018, 36 (6): 33-35.

[83] 田合禄. 解析六经病欲解时: 张仲景创作《伤寒论》的大纲之一 [J]. 中医临床研究, 2011, 3 (17): 1-3.

[84] 朱红俊, 陆曙. 基于《伤寒论》学术思想探析六经欲解时内涵 [J]. 中华中医药杂志, 2021, 36 (5): 2593-2596.

[85] 陈志刚, 郜贺, 窦健卿, 等. 再以六经欲解时为切入点探讨六经实质 [J]. 环球中医药, 2020, 13 (5): 389-393.

[86] 王倩, 张欢, 张效科. 从六经欲解时浅谈六经病治法 [J]. 四川中医, 2020, 38 (8): 28-30.

[87] 刘华平, 李兆荣. 浅析根据六经病 "欲解时" 分时段服药 [J]. 中医学报, 2021, 36 (6): 1199-1202.

[88] 孙志其, 韩涛. 基于气本体论的六经病欲解时研究 [J]. 中国中医基础医学杂志, 2019, 25 (3): 297-299.

[89] 马坤, 庞晓晨, 卢艳, 等. 管窥六经病欲解时时辰问题 [J]. 中医学报, 2020, 35 (11): 2290-2292.

[90] 马坤, 庞晓晨, 张涛, 等. 管窥丑时阴阳变化对临床的指导意义 [J]. 中医学报, 2021, 36 (12): 2529-2532.

[91] 朱汇滨, 夏骏, 史锁芳. "少阳病欲解时" 析疑与临床运用要点 [J]. 辽宁中医杂志, 2021, 48 (7): 60-63.

[92] 李花, 王仁媛. 少阴病欲解时的中医研究 [J]. 现代医学与健康研究, 2020, 4 (13): 101-103.

[93] 张玉苹, 王青青. 试论伤寒六经病与 "郁" 证 [J]. 环球中医药, 2014, 10 (3): 301-305.

[94] 张再良. 六经框架位置说 [J]. 中华中医药杂志, 2009, 24 (10): 1260-1263.

[95] 赵体浩, 张金玺. 六经病性说异 [J]. 江西中医学院学报, 2020, 3 (2): 34-36.

[96] 黄开泰. 六经 "病" 的病机探讨 [J]. 河南中医, 2005, 25 (6): 6-9.

[97] 徐凤凯, 曹灵勇. 六经病主脉探析 [J]. 中华中医药杂志, 2015, 30 (6): 1868-1870.

[98] 任宁, 杨惠婷, 叶海勇, 等. 《伤寒论》六经病误治与 "胃气津液" 的关系探析 [J]. 国医论坛, 2018, 33 (6): 6-8.

[99] 张宁, 孙开元, 杨洪娟, 等. 《伤寒论》六经病动态演变的方证解析 [J]. 环球中医药, 2017, 10 (3): 301-305.

[100] 吕萍, 阮婴丹, 鲍建敏, 等. 牟重临论《伤寒论》六经病用人参临床意义 [J]. 新中医, 2022, 24 (2): 215-218.

[101] 赵鸿飞, 高阳, 赵德喜. 《伤寒论》六经病内涵与复杂方剂再认识 [J]. 中华中医药杂志, 2016, 31 (5): 1559-1562.

[102] 王付. 论六经辨证 [J]. 河南中医, 2006, 26 (3): 9-10.

[103] 朱天宇, 甘文平, 于莉华, 等. 《伤寒论》六经辨证源流与传承 [J]. 中医学报, 2022, 37 (1): 15-17.

[104] 梁华龙, 田瑞曼. 《伤寒论》六经辨证的内涵与外延 [J]. 河南中医学院学报, 2003, 18 (2): 9-11.

[105] 李赛美. 《伤寒论》临床辨治思路探略 [J]. 北京中医药大学学报, 2012, 35 (4): 233-236.

[106] 张清苓, 姜元安. 有关六经辨证方法之再认识 [J]. 北京中医药大学学报, 2006, 29 (8): 520-522.

[107] 王伯章. 六经辨证的原义、结构与本质及相关问题探讨 [J]. 中医药学刊, 2004, 22 (1): 20-22.

[108] 尹龙. 《伤寒论》六经本质及传变规律辨析 [J]. 湖北中医杂志, 2018, 40 (2): 43-46.

[109] 武冰, 郝万山. 《伤寒论》六经辨证体系与《黄帝内经》五脏阴阳理论的关系 [J]. 北京中医药大学学报, 2007, 30 (12): 802-804.

[110] 常虹，王栋，张光霁. "四时"变化对《伤寒论》六经辨证及脉学体系的影响 [J]. 浙江中医药大学学报，2015，39（6）：433-434.

[111] 李顺达，何新慧. 浅析《黄帝内经》对《伤寒论》六经分证及治法的影响 [J]. 中华中医药杂志，2019，34（8）：3373-3375.

[112] 汪剑. 从《周易》卦理解析《伤寒论》六经辨证实质 [J]. 中华中医药杂志，2020，35（8）：3926-3928.

[113] 张广华，杨钰沛. 从周易六爻之变探讨伤寒六经之病 [J]. 中国民族民间医药，2022，35（3）：8-10.

[114] 罗桂青，李磊.《伤寒论》六经辨证体系与《周易》哲学思想的理论渊源 [J]. 河南中医，2013，33（1）：4-6.

[115] 李国鼎. 六经辨证与创造性思维 [J]. 南京中医学院学报，1991，7（4）：193-195.

[116] 汪珺，李家庚，胡旭，等. 六经辨证中自然辩证法三大规律初探 [J]. 中华中医药杂志，2018，33（5）：1905-1907.

[117] 何赛萍.《伤寒论》辨证思想之解析 [J]. 浙江中医药大学学报，2012，36（9）：965-967.

[118] 莫政，王旭东.《伤寒论》中的辨证思维方法 [J]. 辽宁中医药大学学报，2010，12（12）：95-97.

[119] 陈宝明.《伤寒论》六经证治思维逻辑方法初探 [J]. 大同医学专科学校学报，1999，19（4）：27-29.

[120] 何新慧.《伤寒论》中相关证分析思维与反测证候 [J]. 浙江中医药大学学报，2006，30（3）：225-227.

[121] 姜侠. 六经辨证恒动观思想探讨 [J]. 江西中医药，2007，38（7）：10-14.

[122] 于玫. 张仲景脾胃观思想六经辨证浅析 [J]. 环球中医药，2021，14（8）：1446-1448.

[123] 周唯. 论六经辨证的阴阳一体观 [J]. 中医研究，2007，20（2）：11-14.

[124] 张再良，杨文喆. 辨病辨证话六经 [J]. 新疆中医药，2009，27（1）：1-4.

[125] 陈俊秀，朱敏. 从感染性疾病探讨《伤寒论》六经理论实质 [J]. 中国中医急症，2019，28（12）：2232-2234.

[126] 翁超明. 从络病理论解读"六经辨证"本质 [J]. 疑难病杂志，2007，6（4）：223-225.

[127] 曲夷. 从《伤寒论》发病观看六经辨证的特色 [J]. 山东中医杂志，2006，25（4）：219-221.

[128] 王东昌，周永学. 基于病势探析《伤寒论》中合病并病治则 [J]. 四川中医，2021，39（9）：27-29.

[129] 魏云平，邓杨春. 从六经传变理论探"虚不受补"[J]. 浙江中医药大学学报，2020，44（2）：146-149.

[130] 余天泰. 阳气是伤寒六经病证传变的决定因素 [J]. 中医药通报，2014，13（4）：17-19.

[131] 李瀛，隋毅. 基于复杂网络的《伤寒论》六经病证用药规律研究 [J]. 中国中医药信息杂志，2016，23（8）：37-41.

[132] 崔书克.《伤寒论》六经辨病思维探赜 [J]. 河南中医，2020，40（4）：487-489.

[133] 许生，黄笛，夏娟娟，等. 基于八纲视角《伤寒论》研究初探 [J]. 辽宁中医杂志，2020，47（2）：98-100.

[134] 柴瑞震.《伤寒论》六经辨证与八纲辨证之研究 [J]. 中医药通报，2011，10（4）：9-11.

[135] 许滔，杨炼. 六经合脏腑辨证探析 [J]. 贵阳中医学院学报，2019，41（3）：1-5.

[136] 阎艳丽，宗国英.《伤寒论》非六经辨证 [J]. 河北中医杂志，1991，13（1）：19-20.

[137] 罗桂青，李磊. "六经辨证"与"三阴三阳辨证"[J]. 光明中医，2014，29（5）：915-917.

[138] 樊新荣，范铁兵. 三阳三阴辨证的理论基础 [J]. 医学综述，2015，21（9）：1656-1658.

[139] 柴瑞震.《伤寒论》三阳病和三阴病的辨证论治规律 [J]. 河南中医，2014，34（8）：1437-1440.

[140] 樊新荣.《伤寒论》三阳三阴辨证研究概况 [J]. 时珍国医国药，2008，19（1）：28-30.

[141] 张再良. 六经九分法概述：六经九分法的来龙去脉 [J]. 上海中医药杂志，2019，19（9）：47-50.

[142] 曾祥珲，陈党红，徐国峰，等. 经方"方机—病机相应"临证思路探析 [J]. 中国中医急症，2021，30（12）：2130-2132.

[143] 冯世纶. 经方辨证依据症状反应 [J]. 中华中医药杂志，2021，36（1）：22-26.

[144] 王庆国，王雪茜，刘敏. 经方现代拓展应用的原则与方法 [J]. 中医杂志，2017，58（5）：380-383.

[145] 赵文，吴长汶，周常恩，等. 近20年经方的现代临床应用研究 [J]. 中华中医药杂志，2021，24（4）：135-139.

[146] 陈晓晖，杨耀忠.《伤寒论》气血辨证规律与特色 [J]. 中国中医基础医学杂志，2020，26（10）：1433-1435.

[147] 潘超，郑丰杰. "寒者热之，热者寒之"在六经辨证中具体体现之分析 [J]. 河北中医学报，2015，30（4）：7-9.

[148] 徐国龙，昂文平.《伤寒论》非症状征象在六经病证辨证中的意义 [J]. 中国医药学报，2002，17（2）：79-81.

[149] 孙静，任秀彬. 表里内外各有所指：再论《伤寒论》中的"表里内外"[J]. 上海中医药杂志，2021，55（9）：

42 - 44.

［150］ 纪鑫毓，王燕平，范逸品，等. 六经辨证中象思维的运用浅析 ［J］. 中华中医药杂志，2021，36（4）：2145 - 2147.

［151］ 王冕，邢玉瑞. 象思维与《伤寒论》六经辨证体系的构建研究 ［J］. 医学争鸣，2021，12（5）：39 - 43.

［152］ 彭健，陶国水，陆曙. 许叔微六经辨证思路及处方策略探讨 ［J］. 江苏中医药，2021，53（9）：21 - 23.

［153］ 李敏，何庆勇. 沈金鳌六经辨证思想与用药经验探讨 ［J］. 中华中医药杂志，2021，36（5）：4603 - 4606.

［154］ 王慧，李鹏英. 关于恽铁樵对《伤寒论》六经认识的探讨 ［J］. 环球中医药，2017，10（11）：1396 - 1398.

［155］ 马鹏，曾朝英，成茂源，等. 薛生白《湿热病篇》与六经辨证 ［J］. 中华中医药杂志，2018，33（5）：1935 - 1937.

［156］ 张再良，程磐基. 定六经为百病之总诀：重温俞根初的六经证治 ［J］. 中医药学刊，2006，24（7）：1337 - 1338.

［157］ 孙其新. 谦斋六经辨证钩玄：谦斋辨证论治学 ［J］. 辽宁中医杂志，2006，33（11）：1406 - 1408.

［158］ 张文婧，廖华君，许帅，等. 立足"兵法"探六经辨治 ［J］. 中华中医药杂志，2019，34（9）：4069 - 4072.

［159］ 肖元宇. 张仲景六经辨证体系中医内涵浅析 ［J］. 中医临床研究，2016，8（4）：6 - 8.

［160］ 吴凤全. 论六经辨证理论体系的形成 ［J］. 中医杂志，1986，27（4）：52 - 54.

［161］ 张瀚文，谷松. 探析《伤寒论》中外感病诊疗框架 ［J］. 辽宁中医杂志，2016，43（3）：497 - 499.

［162］ 刘南飞，孙增涛. 从《伤寒论》谈外感热病辨证论治体系的发展 ［J］. 北京中医药，2021，40（1）：14 - 18.

［163］ 陈建国，马家驹，陶有强. 经方独特理论体系的辨证观 ［J］. 中华中医药杂志，2011，26（6）：1286 - 1288.

［164］ 刘岳，张严峰，邱建烽，等. 系统与精确：试论《伤寒论》的辨证体系 ［J］. 上海中医药杂志，2016，50（10）：12 - 15.

［165］ 宋红普. 从六经辨证体系中探讨《伤寒杂病论》体质思想 ［J］. 时珍国医国药，2016，27（11）：2703 - 2705.

［166］ 马文辉，姚博. 《伤寒论》三阴三阳辨证论治理论体系浅析 ［J］. 山西中医学院学报，2014，15（5）：15 - 17.

［167］ 马文辉，孙小红. 试论《伤寒论》三阴三阳时位辨证 ［J］. 中西医结合学报，2005，3（4）：257 - 259.

［168］ 赵进喜，倪博然，王世东，等. 三阴三阳体质学说及其研究述评 ［J］. 中华中医药杂志，2018，33（11）：4807 - 4812.

［169］ 潘禹硕，谷松，李令康，等. 广义六经辨证理论体系提出与研究 ［J］. 辽宁中医药大学学报，2020，22（7）：107 - 110.

［170］ 于长雷，陈茂蒙. 从《黄帝内经》阴阳本义探讨《伤寒论》六经证治体系 ［J］. 山东中医药大学学报，2015，39（1）：12 - 14.

［171］ 吴承玉，许爱兰. 六经辨证研究思路与方法探讨 ［J］. 江苏中医药，2002，23（11）：3 - 5.

［172］ 马萌. 解码《伤寒论》六经之温病法度 ［J］. 中华中医药杂志，2018，33（2）：448 - 452.

［173］ 姜元安，张清苓，李致重. 伤寒病与六经辨证 ［J］. 北京中医药大学学报，2000，23（1）：5 - 8.

［174］ 张泽智，尹相乾，马文辉. 基于三阴三阳辨证体系对湿热病研究进展 ［J］. 中国中医药现代远程教育，2020，18（4）：59 - 63.

［175］ 柳红良，董斐. 从"少阳与三焦"论辨证体系的交叉融合 ［J］. 中华中医药杂志，2021，36（3）：1263 - 1299.

［176］ 薛公佑，马淑然. 论《伤寒杂病论》中的诊疗模式：从信息论的角度 ［J］. 中国医学伦理学，2020，33（8）：975 - 979.

［177］ 张佳乐，张震，代金刚. 基于症状群的方证对应模式解构与优化 ［J］. 时珍国医国药，2020，31（10）：2442 - 2444.

［178］ 尹相乾，马文辉. 基于三阴三阳辨证体系贯通温热病文献研究综述 ［J］. 中国中医药现代远程教育，2019，17（7）：122 - 125.

［179］ 姜建国. 论六经辨证与寒温统一 ［J］. 山东中医药大学学报，2000，24（1）：10 - 12.

［180］ 吴昶，吴邱保，李赛美. 论三胚层理论与六经辨证体系的相关及实践意义 ［J］. 中华中医药杂志，2016，31（8）：3090 - 3094.

［181］ 余滨，王伯章. 三阴三阳与三胚层 ［J］. 时珍国医国药，2010，21（8）：2100 - 2102.

［182］ 姜建国. 论《伤寒论》的复杂性辨证论治思维 ［J］. 山东中医杂志，2012，31（2）：83 - 86.

［183］ 王兴华，刘华东. 《伤寒论》研究层面探索与剖析 ［J］. 南京中医药大学学报，1999，15（4）：196 - 198.

[184] 辛智科. 对张仲景和《伤寒论》的几种误读 [J]. 中医药通报, 2008, 7 (2): 23-25.

[185] 宋佳, 傅延龄. 刘渡舟教授对伤寒学派若干问题的再认识 [J]. 西部中医药, 2019, 32 (8): 32-35.

[186] 廖若晨, 张卫. 《伤寒论》三阳经传变规律探讨 [J]. 陕西中医, 2019, 40 (11): 1616-1618.

[187] 马玉杰, 程引, 宋长恒, 等. 解读太阳病的分类 [J]. 北京中医药大学学报, 2021, 44 (7): 597-603.

[188] 刘玉良. 《伤寒论》六经病中小肠经腑病机探析 [J]. 中国中医基础医学杂志, 2011, 17 (12): 1297-1299.

[189] 王付. 解读太阳病辨证论治体系 [J]. 中医药通报, 2019, 18 (3): 8-11.

[190] 史莎莎, 余成浩. 《伤寒论》太阳病下利条文及方药整理分析 [J]. 新中医, 2021, 53 (14): 6-9.

[191] 王付. 阳明病辨证论治体系 [J]. 中医药通报, 2019, 18 (4): 5-8.

[192] 李凯平. 《伤寒论》阳明病病机传变规律探讨 [J]. 光明中医, 2012, 27 (6): 1071-1072.

[193] 伍小红. 论阳明病的实质及临床运用 [J]. 中医研究, 2012, 25 (9): 6-8.

[194] 刘姝晨, 周荣新. 张仲景在阳明病中运用大承气汤的辨证要点简析 [J]. 河北中医, 2020, 42 (12): 1884-1886.

[195] 关庆亚, 王阶, 何浩强, 等. 《伤寒论》三阳阳明钩沉 [J]. 中医学报, 2019, 34 (12): 2492-2495.

[196] 范顺, 郭蕾, 尚懿纯. 俞根初藉阳明以治六经病 [J]. 中医学报, 2021, 36 (2): 337-339.

[197] 杨介钻, 方辉, 肖党生. 探讨阳明病与人体能量物质获取障碍之间的关系 [J]. 中医临床研究, 2020, 12 (6): 13-15.

[198] 肖党生, 方辉, 杨介钻. 论能量物质在人体内代谢过程是少阳病的生理基础 [J]. 中医临床研究, 2020, 12 (33): 132-135.

[199] 闫宁哲, 阎玥, 史绮, 等. 六经表证脉证与病机探析 [J]. 中医药导报, 2021, 27 (10): 165-167.

[200] 曹魏, 李牧, 白长川. 热病传变中"半表半里"的涵义探析 [J]. 中国中医急症, 2015, 24 (12): 2146-2149.

[201] 孙寅翔, 石强. 论"半表半里"的意义改换与应用范围 [J]. 中国中医基础医学杂志, 2021, 27 (8): 1208-1209.

[202] 师小茜, 牛阳. "半表半里"的研究进展 [J]. 光明中医, 2016, 31 (5): 750-753.

[203] 王付. 解读太阴病本证辨证论治体系 [J]. 中医药通报, 2019, 18 (6): 7-10.

[204] 肖党生, 方辉, 杨介钻. 论能量物质在人体内存储异常为太阴病的病理基础 [J]. 中医临床研究, 2020, 12 (21): 13-15.

[205] 方辉, 杨介钻, 肖党生. 论干细胞激活过程是少阴病的生理学基础 [J]. 中医临床研究, 2020, 12 (18): 1-3.

[206] 李登岭, 赵红霞, 田宝军. 《伤寒论》厥阴病篇考辨 [J]. 中医文献杂志, 2020, 38 (6): 25-27.

[207] 王付. 解读厥阴病辨证论治体系 [J]. 中医药通报, 2020, 19 (2): 15-17.

[208] 薛卡明, 范恒. 浅论厥阴病之实质 [J]. 中国中医基础医学杂志, 2021, 27 (1): 20-21, 31.

[209] 赵睿学, 王停, 李海燕, 等. 从厥阴病探讨"络风内动"学说 [J]. 现代中医临床, 2022, 29 (2): 29-32.

[210] 张再良. 伤寒一线贯古今 [J]. 上海中医药杂志, 2021, 55 (9): 6-9.

[211] 李守业. 《伤寒论》"随证治之"的理论医学范式 [J]. 中国中医药现代远程教育, 2009, 7 (9): 103-107.

[212] 朱良春. 《伤寒论》是奠定中医辨证论治的基石 [J]. 中医药通报, 2007, 6 (2): 14-19.

[213] 何新慧. 仲景辨证论治体系探析 [J]. 上海中医药杂志, 2012, 46 (9): 27-29.

[214] 薛公佑, 马淑然. 试论常见辨证方法所反映与构建的人体系统模型 [J]. 中华中医药杂志, 2021, 36 (5): 2456-2460.

[215] 乔模, 乔欣. 《金匮要略》运用六经辨证论治杂病探讨 [J]. 山西中医, 2011, 27 (12): 1-3.

[216] 卢正滨, 童慧羲, 周亚滨. 周亚滨教授运用六经辨证治疗心病证治经验 [J]. 时珍国医国药, 2020, 31 (1): 217-219.

[217] 王浩, 张念志, 张一萌, 等. 六经辨证在肺胀治疗中的应用 [J]. 中医杂志, 2016, 57 (8): 708-710.

[218] 彭旋, 陈晓锋. 陈晓锋教授运用六经辨证法治疗眩晕症验案举隅 [J]. 亚太传统医药, 2021, 17 (6): 82-84.

[219] 张培丽. 《伤寒论》六经辨证论治在偏头痛中的应用探究 [J]. 陕西中医, 2019, 40 (2): 267-269.

[220] 罗燕文. 基于六经-八纲-方证理论分析《伤寒论》中的汗证 [J]. 新中医, 2021, 53 (11): 5-11.

[221] 林舒婷, 郑祎. 章浩军从六经辨治自汗病经验浅析 [J]. 中医药通报, 2021, 20 (2): 24-26.

[222] 陈烨文, 许琳, 龚一萍. 论"六经中风"的证治特点 [J]. 浙江中医药大学学报, 2015, 39 (2): 92-94.

[223] 范顺, 郝征. 痰饮六经辨治初探 [J]. 长春中医药大学学报, 2019, 35 (1): 6-8.

［224］ 吴斌，刘英锋. 从六经病机览视水饮辨治规律［J］. 环球中医药，2013，6（12）：908-910.

［225］ 娄亮，郭华. 六经血证辨治探析［J］. 吉林中医药，2017，37（3）：230-233.

［226］ 商蔚然，郝征. 六经辨治出血病证探析［J］. 中医药导报，2021，27（1）：115-117.

［227］ 段春梅，胡永东，李娜，等. 六经辨治《伤寒论》之发热初探［J］. 新疆中医药，2019，37（4）：87-90.

［228］ 王叶，耿立梅. 耿立梅教授四诊合参辨治六经发热［J］. 吉林中医药，2021，41（5）：603-606.

［229］ 陈明祺，史锁芳. "六经病欲解时"在 ICU 危重患者定时发热诊治中的应用及体会［J］. 中国中医急症，2020，29（12）：2137-2140.

［230］ 刘淼，廖尖兵，王文㘣，等. 基于六经辨证理论《伤寒论》六经病篇慢性疼痛中医证治探析［J］. 辽宁中医药大学学报，2018，20（7）：134-137.

［231］ 关芳，艾梦环，李卫强. 六经辨治乙肝探析［J］. 中华中医药杂志，2018，33（7）：3011-3013.

［232］ 宋高峰，李顺民. 慢性乙型病毒性肝炎六经证治探微［J］. 江苏中医药，2016，48（3）：14-16.

［233］ 谢红东，蔡力. 应用六经辨证体系治疗病毒性肝炎及肝硬化黄疸经验［J］. 中西医结合肝病杂志，2019，29（6）：554-555.

［234］ 任伟明，谭映辉，刘文琛，等. 从六经辨证入手谈戒烟综合征以抓主证为核心的方证鉴别［J］. 环球中医药，2021，14（6）：1101-1104.

［235］ 张建生，陈志斌. "六经方证辨证"在肺病中的应用［J］. 福建中医药，2019，50（2）：56-58.

［236］ 吕艳杭，黄文宝，陈卿倩，等.《伤寒论》咳嗽病六经辨治规律与临床应用［J］. 环球中医药，2021，14（4）：722-726.

［237］ 宋元泽，李颖.《伤寒论》六经治喘浅探［J］. 西部中医药，2022，35（1）：69-71.

［238］ 刘晓芳，刘琼，潘家文. 六经辨证论治重症肺炎［J］. 中国中医急症，2019，28（6）：1095-1097.

［239］ 谭映辉，刘文琛，任伟明，等. 胡希恕经验从少阳阳明病论治重度哮喘［J］. 中国中医急症，2021，30（6）：1102-1104.

［240］ 贺丹，张政杰，胡鑫才. 中医六经辨治哮喘病诊疗方案探索［J］. 中医临床研究，2020，12（31）：26-28.

［241］ 张再良. 疫病临床与伤寒六经：兼析新型冠状病毒肺炎中医治疗中的六经辨证［J］. 上海中医药杂志，2020，54（4）：5-9.

［242］ 王勇力，陈新宇，陈青扬，等. 基于新型冠状病毒肺炎浅谈六经方证-病理生理关系［J］. 湖南中医药大学学报，2022，42（1）：78-81.

［243］ 崔书克，刘成藏，刘倩. 基于六经辨病理论的新型冠状病毒肺炎诊治探讨［J］. 中医研究，2020，33（6）：1-7.

［244］ 彭晓洪，黄亚秀，张远杰，等. 从伤寒六经辨证角度探讨新型冠状病毒肺炎的形成机制和治疗策略［J］. 中国中医急症，2021，30（3）：382-384.

［245］ 陈晶晶，张念志，韩明向，等. 基于六经辨证理论浅析新型冠状病毒肺炎的治疗［J］. 云南中医学院学报，2020，43（3）：24-27.

［246］ 任伟明，刘文琛，谭映辉，等. 浅析六经辨证、新方证对应辨治新型冠状病毒肺炎［J］. 四川中医，2020，38（11）：1-4.

［247］ 周鑫，李志. 基于《伤寒论》探讨新冠肺炎的中医证候特点［J］. 江西中医药，2021，52（11）：14-16.

［248］ 周蓉蓉，张理云. 从六经辨证的角度分析新型冠状病毒肺炎［J］. 中华针灸电子杂志，2021，10（2）：83-85.

［249］ 何友成，黄健，陈慧，等. 从六经病机辨析新型冠状病毒感染肺炎［J］. 云南中医学院学报，2020，43（2）：28-32.

［250］ 吴二利，雷根平，董盛，等. 从"六经传变"理论探讨新型冠状病毒肺炎［J］. 西部中医药，2021，34（5）：3-6.

［251］ 吴琪，张新雪，赵宗江. 从《伤寒论》六经传变理论探讨新冠肺炎的转归［J］. 世界科学技术-中医药现代化，2020，22（3）：544-551.

［252］ 李晓晨，刘万里，刘若实，等. 运用六经辨证治疗新型冠状病毒肺炎的思考［J］. 上海中医药杂志，2020，54（6）：9-11.

［253］ 朱丽婷，袁拯忠，陈念昭，等. 发皇"伤寒"微旨，探究新冠论治［J］. 浙江中医药大学学报，2021，45（4）：325-329.

[254] 任伟明，刘文琛，谭映辉，等. 六经辨证论治新型冠状病毒灭活疫苗不良反应 [J]. 中国中医急症，2021，30 (7)：1215 - 1218.

[255] 熊兴江，苏克雷，王朋倩. 基于新型冠状病毒肺炎解读伤寒实质及寒温统一 [J]. 江苏中医药，2021，53 (5)：13 - 17.

[256] 吕艳杭，黄文宝，陈卿倩，等.《伤寒论》咳嗽病六经辨治规律与临床应用 [J]. 环球中医药，2021，14 (4)：722 - 726.

[257] 周建龙. 慢性阻塞性肺疾病之六经证治规律探讨 [J]. 江苏中医药，2021，53 (11)：44 - 47.

[258] 章浩军，范文东，罗秀清，等.《伤寒论》呕吐病证治规律研究与应用 [J]. 中医药通报，2015，14 (4)：23 - 26.

[259] 张磊，袁梦琪，罗璠，等. 李佩文教授基于六经辨证治疗化疗相关性呕吐经验 [J]. 中医药导报，2021，27 (11)：191 - 194.

[260] 戴文杰，刘园园，李建锋，等. 基于六经开阖枢 "以枢调枢" 论治胃食管反流病理论探讨 [J]. 中国中医药信息杂志，2019，26 (9)：8 - 11.

[261] 张晶晶，彭卓嵛，陈婧. 从六经之厥阴探讨胃食管反流病辨治思路 [J]. 吉林中医药，2016，36 (5)：441 - 444.

[262] 马天宾，罗勇兵，黄紫锋，等. 厥阴病与胃食管反流病之内脏高敏感 [J]. 吉林中医药，2016，40 (11)：1621 - 1623.

[263] 景燕燕，兰苗苗，李卫强. 肠炎六经辨治探析 [J]. 亚太传统医药，2020，16 (8)：162 - 164.

[264] 张天涵，沈洪. 沈洪教授运用六经辨证治疗溃疡性结肠炎经验探析 [J]. 天津中医药，2019，36 (8)：784 - 787.

[265] 刘启鸿，张凯玲，蔡华珠. 六经便秘证治辨析 [J]. 世界中医药，2016，11 (12)：84 - 85.

[266] 康鸿鑫，唐文富. 急性胰腺炎伤寒六经平脉辨证体系探索 [J]. 中国中医急症，2020，29 (1)：100 - 104.

[267] 宋高峰，尹燕耀，宗亚力，等. 基于伤寒六经理论辨治肝衰竭前期的理论探讨 [J]. 中国中医基础医学杂志，2013，19 (10)：1129 - 1130.

[268] 蔡进源，叶靖. 原发性高血压的传统辨证思维及六经辨证探究 [J]. 中外医学研究，2021，19 (35)：192 - 196.

[269] 边显飞，姜萍. 高血压病与六经辨证的关系 [J]. 中医学报，2015，30 (1)：68 - 70.

[270] 林秋滢，陈晓军，叶靖. 从六经辨证论治高血压病 [J]. 中医临床研究，2021，13 (28)：63 - 66.

[271] 王强，杨静. 高血压病的经方辨证论治 [J]. 辽宁中医杂志，2022，49 (1)：214 - 216.

[272] 丁元庆. 中风六经辨证论治体系构建 [J]. 山东中医药大学学报，2021，45 (6)：719 - 728.

[273] 马镱洋，庞敏. 六经辨治冠心病的临床应用探述 [J]. 辽宁中医杂志，2017，44 (7)：1384 - 1386.

[274] 罗陆一.《伤寒论》六经辨证论治病毒性心肌炎的探讨 [J]. 中华中医药学刊，2011，29 (1)：26 - 30.

[275] 李令康，谷松.《伤寒论》六经辨证论治 "双心疾病" [J]. 中华中医药学刊，2020，38 (6)：46 - 48.

[276] 许琳，陈永灿. 浅析心衰病的六经辨治思路 [J]. 浙江中西医结合杂志，2021，31 (12)：1161 - 1163.

[277] 韦细连，朱晨晨，李湘玉. 从六经辨证论治慢性心力衰竭 [J]. 中西医结合心脑血管病杂志，2020，18 (12)：2008 - 2011.

[278] 李淑菊，强盼盼. 国医大师张琪从六经辨治劳淋的思路探析 [J]. 长春中医药大学学报，2021，37 (2)：282 - 285.

[279] 刘玉宁，方敬爱，刘伟敬. 肾脏病的中医六经辨证思路与方法 [J]. 中国中西医结合肾病杂志，2020，21 (1)：1 - 4.

[280] 石凯峰，张宁，毛森. 六经辨证在肾脏病中的应用 [J]. 世界中医药，2018，13 (2)：496 - 498.

[281] 钱琴，胡顺金，曹媛茹. 胡顺金主任运用六经理论辨治肾脏疾病经验 [J]. 陕西中医药大学学报，2019，42 (6)：17 - 20.

[282] 黄笛，谭颖颖. 基于六经辨治思想的慢性肾脏病诊治研究 [J]. 商洛学院学报，2021，35 (2)：41 - 46.

[283] 崔娇娇，雷根平，董盛. 雷根平主任从六经辨证论治水肿的经验 [J]. 中国医药导报，2021，18 (9)：160 - 163.

[284] 付琳，向光维，李小会.《伤寒论》六经辨证与肾性水肿 [J]. 吉林中医药，2020，40 (1)：48 - 51.

[285] 阮冬冬，袁军，孟祥燕，等. 从六经辨治肾性水肿 [J]. 中医学报，2021，36 (4)：747 - 750.

[286] 宋高峰. 伍炳彩六经辨治慢性肾小球肾炎经验撷英 [J]. 中国中医基础医学杂志，2016，22（7）：994-996.

[287] 刘纳，王祥生，赵旭涛. 王祥生六经辨治 IgA 肾病经验 [J]. 中医药临床杂志，2018，30（10）：1802-1804.

[288] 孙云松，于俊生. 从六经之厥阴探讨慢性肾衰竭的辨治思路 [J]. 中华中医药杂志，2011，26（5）：1225-1227.

[289] 赵进喜.《伤寒论》三阴三阳辨证与糖尿病临床 [J]. 浙江中西医结合杂志，2009，19（4）：199-211.

[290] 丁念，郑承红. 从六经辨治消渴病的思考 [J]. 湖北中医药大学学报，2028，20（5）：54-57.

[291] 王鹏举，殷丽平. 六经八纲诊疗 2 型糖尿病浅析 [J]. 光明中医，2017，32（20）：2916-2918.

[292] 李赛美. 浅谈糖尿病及其并发症六经辨治思路 [J]. 中华中医药杂志，2007，22（12）：857-859.

[293] 章伟明，李赛美. 糖尿病合并抑郁症的中医六经辨证探讨 [J]. 中医杂志，2013，54（16）：1370-1373.

[294] 李巨奇，李卫青，张横柳，等. 从伤寒六经厥阴病论治糖尿病抑郁症思路 [J]. 中医学报，2013，28（5）：720-721.

[295] 王静茹，倪青. 糖尿病神经病变六经辨证论治思路与方法 [J]. 世界中医药，2021，16（5）：730-732.

[296] 范增慧，马锋锋，李小会. 消渴病肾病六经辨证理论探讨 [J]. 吉林中医药，2020，40（6）：725-728.

[297] 张帆，刘伟敏，郑慧娟，等. 糖尿病肾病之六经辨证初探 [J]. 环球中医药，2021，14（5）：835-839.

[298] 曹明满，曾科学，吕雄. 六经体系在糖尿病下肢血管病变中的应用初探 [J]. 中国民族民间医药，2011，20（12）：50-51.

[299] 王昕，班璐，杨志宏，等. 基于"脉微细，但欲寐也"谈从少阴经论治老年性痴呆 [J]. 环球中医药，2021，14（4）：672-674.

[300] 刘莉莉. 从少阴辨证论治阿尔茨海默病 [J]. 长春中医药大学学报，2017，33（6）：914-919.

[301] 吕梦奕，叶海勇.《伤寒论》辨治心理障碍概述 [J]. 中国中医药现代远程教育，2018，16（9）：67-69.

[302] 张凯歌，谷松，吕阳婷，等. 从《伤寒论》少阴病探讨不寐主要病机及治疗原则 [J]. 辽宁中医药大学学报，2021，23（5）：93-96.

[303] 李令康，谷松. 从《伤寒论》烦躁症探讨焦虑抑郁的六经辨证论治 [J]. 辽宁中医杂志，2020，47（6）：61-64.

[304] 杨杰，苗桂珍，缪娟，等. 基于六经理论探讨亚急性甲状腺炎的传变规律及防治 [J]. 中华中医药杂志，2020，35（12）：5960-5963.

[305] 周强，张效科. 基于六经辨证分析亚急性甲状腺炎诊治经验 [J]. 山东中医杂志，2020，39（11）：1219-1223.

[306] 谭宏韬，朱章志，林明欣，等. 甲状腺功能亢进症的"阴阳六经"证型分布规律及相关因素分析 [J]. 中华中医药杂志，2019，34（6）：2705-2709.

[307] 刘倩倩，杨田田，齐芳华，等. 化疗后白细胞减少症的六经辨证思路 [J]. 中医学报，2022，37（2）：245-248.

[308] 祝盼盼，陈宝国.《伤寒论》六经身痛证治规律 [J]. 中华中医药杂志，2016，31（10）：4078-4080.

[309] 吴凯，江晓霁，万斌. 应用六经理论辨证论治颈椎病经验 [J]. 中国中医骨伤科杂志，2020，28（10）：75-77.

[310] 蔡婕，邱明山. 六经辨治脊柱关节炎探析 [J]. 风湿病与关节炎，2021，10（7）：56-59.

[311] 杜盼盼，朱辉，朱爱松，等. 基于六经辨证理论探析痹症临床辨治规律 [J]. 中国中医基础医学杂志，2018，24（2）：144-145.

[312] 夏聪敏，许波，陈帅，等. 膝骨关节炎六经辨治思路探讨 [J]. 山东中医杂志，2020，39（2）：113-117.

[313] 谢珏，杨功旭，徐嘉祺，等. 杨功旭六经辨证治疗膝骨关节炎的经验 [J]. 中国中医骨伤科杂志，2021，29（12）：79-81.

[314] 李涛，王特，张丽萍，等. 从少阴论治类风湿关节炎探析 [J]. 风湿病与关节炎，2021，10（1）：42-44.

[315] 张元. 从六经辨证的角度看脓毒症的发生发展及其治疗 [J]. 环球中医药，2018，11（3）：405-410.

[316] 吴宇焕，张舒婷，张宇，等. 吴凡伟基于"六经辨证为纲，顾护胃气为本"运用"截断法"治疗脓毒症经验 [J]. 中医药导报，2021，27（11）：187-190.

[317] 蒯仂，许逊哲，迮侃，等. 李斌运用六经辨证治疗皮肤病思想探微 [J]. 中华中医药杂志，2017，32（12）：5383-5386.

[318] 浦琼华，廖华君，张红陶. 立足六经"三阳"探讨皮肤瘙痒的证治规律 [J]. 中医学报，2019，34（9）：1840-1843.

[319] 侯艺涵，季云润，张伟森. 六经八纲辨证在寒冷性荨麻疹治疗中的应用 [J]. 陕西中医，2021，42（12）：1736 - 1738.

[320] 李世秀，李芳梅，邓玉霞，等. 基于六经辨治探讨痤疮的中医临床诊治策略 [J]. 大众科技，2021，23（1）：59 - 61.

[321] 宋玮，焦亮，曾兴琳，等. 以六经-方证辨证体系论治痤疮 [J]. 中华中医药杂志，2020，35（8）：3922 - 3925.

[322] 郝海霞，师建平，麻春杰. 张斌教授运用六经理论辨治妇科病证探析 [J]. 贵阳中医学院学报，2018，40（1）：5 - 7.

[323] 梁春云，王宇慧，于红娟.《伤寒论》六经辨证在月经病中的应用概况 [J]. 吉林中医药，2021，41（8）：1117 - 1220.

[324] 杨朝梅，王琪. 从六经辨证论治妇人腹痛 [J]. 中国民族民间医药，2021，30（22）：96 - 99.

[325] 温兆瑞，刘建，聂广宁，等. 杨洪艳基于六经气化学说诊治绝经期综合征经验 [J]. 广州中医药大学学报，2021，38（11）：2506 - 2512.

[326] 王翠霞. 运用六经辨证治疗女性盆腔炎性疾病体会 [J]. 上海中医药杂志，2019，53（4）：33 - 36.

[327] 许金榜，林莺. 六经辨证治疗多囊卵巢综合征探究 [J]. 中国中医基础医学杂志，2016，22（9）：1178 - 1180.

[328] 史巧，肖新春，崔晓萍，等. 基于六经辨证理论探究多囊卵巢综合征的辨治方法 [J]. 浙江中医药大学学报，2021，45（7）：726 - 729.

[329] 李巨奇，李卫青，马全庆，等. 从六经辨证探讨肺肾阳虚相关子宫肌瘤与月经性肺系疾病的临床思路 [J]. 中医学报，2016，31（2）：217 - 220.

[330] 陈贤微，赵宏利. 赵宏利六经辨证治疗卵巢储备功能减退经验 [J]. 成都中医药大学学报，2019，42（1）：26 - 28.

[331] 何美秀，彭卫东. 盆腔炎性疾病六经辨证分型规律探讨及临证应用 [J]. 现代中西医结合杂志，2021，30（5）：507 - 510.

[332] 张显，刘芳. 六经体质理论在儿科的应用探讨 [J]. 中国民间疗法，2021，29（3）：11 - 13.

[333] 盛倩.《伤寒论》六经辨证在眼科的应用和发展 [J]. 四川中医，2012，30（9）：13 - 15.

[334] 庞龙. 中医眼科六经辨证论治中的阶段论与部位论 [J]. 新中医，2011，43（1）：6 - 8.

[335] 陈立浩，孙文丽，汤钰，等. 试论干眼与六经辨证 [J]. 中国中医眼科杂志，2021，31（2）：127 - 130.

[336] 倘孟莹，陈文黎，陈爽，等. 基于"厥阴病欲解时"治疗眼科病证 [J]. 中国中医眼科杂志，2021，31（10）：725 - 729.

[337] 胡镇. 变应性鼻炎六经证治探微 [J]. 江西中医药，2016，47（1）：16 - 18.

[338] 黎玉秀，张立峰，谭智敏. 从六经辨证论治变应性鼻炎的研究进展 [J]. 世界中医药，2021，16（11）：1751 - 1753.

[339] 陈会娟，毕伟博，崔红生. 复发性口腔溃疡的郁热病机与六经辨证探析 [J]. 中华中医药杂志，2016，31（8）：2989 - 2992.

[340] 陈祥，李平.《伤寒杂病论》六经辨证及杂病辨治思想对肿瘤病诊疗思路探讨 [J]. 四川中医，2018，36（11）：20 - 23.

[341] 杜延军. 六经辨证论治肿瘤 [J]. 中医研究，2017，30（5）：6 - 9.

[342] 刘薰，杨柱，龙奉玺，等. 六经辨证防治恶性肿瘤 [J]. 河南中医，2020，40（12）：1783 - 1785.

[343] 马萌，王克穷. 基于《伤寒论》和法理论探析肿瘤经方论治思路 [J]. 中华中医药杂志，2021，36（2）：997 - 1001.

[344] 季清华，何乃进，汪莹莹，等. 何乃举主任中医师伤寒六经辨治癌症学术经验 [J]. 中国中医药现代远程教育，2020，18（5）：41 - 43.

[345] 周家程，罗毅. 从六经辨证治疗癌病发热证治思路初探 [J]. 辽宁中医药大学学报，2021，23（2）：90 - 93.

[346] 黄学武，代兴斌. 癌性发热的六经辨治 [J]. 安徽中医学院学报，2010，29（4）：21 - 25.

[347] 崔文静，王菊勇. 探讨经方在癌症治疗后相关副作用中的六经辨证应用 [J]. 陕西中医，2019，40（12）：1736 - 1738.

[348] 邓哲，胡玉星，吴泳蓉，等. 六经辨证在癌因性疲乏治疗中的应用 [J]. 环球中医药，2020，13（9）：1489 - 1492.

［349］ 周蓓，王增铎，胡小勤，等. 六经辨治肝癌临证思路探析 ［J］. 河南中医，2018，38 （1）：93 - 94.

［350］ 韩海成，林丽珠. 六经辨证浅析肝细胞性肝癌 ［J］. 中华中医药杂志，2017，32 （8）：3650 - 3652.

［351］ 李玉潇，张英，侯炜. 从厥阴辨证论治乳腺癌 ［J］. 中华中医药杂志，2021，36 （4）：2142 - 2144.

［352］ 李菁，邝高艳，林宏远，等. 从六经辨治乳腺癌相关抑郁症 ［J］. 中医学报，2019，34 （10）：2092 - 2095.

图书在版编目（ＣＩＰ）数据

六经辨证从此来 ： 名医解读《伤寒论》六经理论与临床 / 瞿岳云
编著. — 长沙 ： 湖南科学技术出版社,2024.5
　　（中医从基础走向临床丛书）
　　ISBN 978-7-5710-1823-8

Ⅰ．①六… Ⅱ．①瞿… Ⅲ．①六经辨证 Ⅳ.①R241.5

中国国家版本馆 CIP 数据核字(2024)第 014630 号

LIUJING BIANZHENG CONGCI LAI

MINGYI JIEDU 《SHANG HAN LUN》 LIUJING LILUN YU LINCHUANG

六经辨证从此来　名医解读《伤寒论》六经理论与临床

编　　著：瞿岳云
出 版 人：潘晓山
责任编辑：李　忠
出版发行：湖南科学技术出版社
社　　址：长沙市芙蓉中路一段 416 号泊富国际金融中心
网　　址：http://www.hnstp.com
湖南科学技术出版社天猫旗舰店网址：
　　　　　http://hnkjcbs.tmall.com
邮购联系：0731-84375808
印　　刷：湖南省众鑫印务有限公司
　　　　　（印装质量问题请直接与本厂联系）
厂　　址：长沙县榔梨街道梨江大道 20 号
邮　　编：410100
版　　次：2024 年 5 月第 1 版
印　　次：2024 年 5 月第 1 次印刷
开　　本：889mm×1194mm　1/16
印　　张：85
字　　数：2563 千字
书　　号：ISBN 978-7-5710-1823-8
定　　价：498.00 元